鲁克皮肤病学

Rook's Textbook of Dermatology

第9版

第1册

主　编　Christopher Griffiths　Jonathan Barker　Tanya Bleiker　Robert Chalmers　Daniel Creamer

总主译　李　强　刘　玮　王　刚　李承新

主　译　李承新　冉玉平　李　强

副主译　单士军　蔡　宏　王兴旺

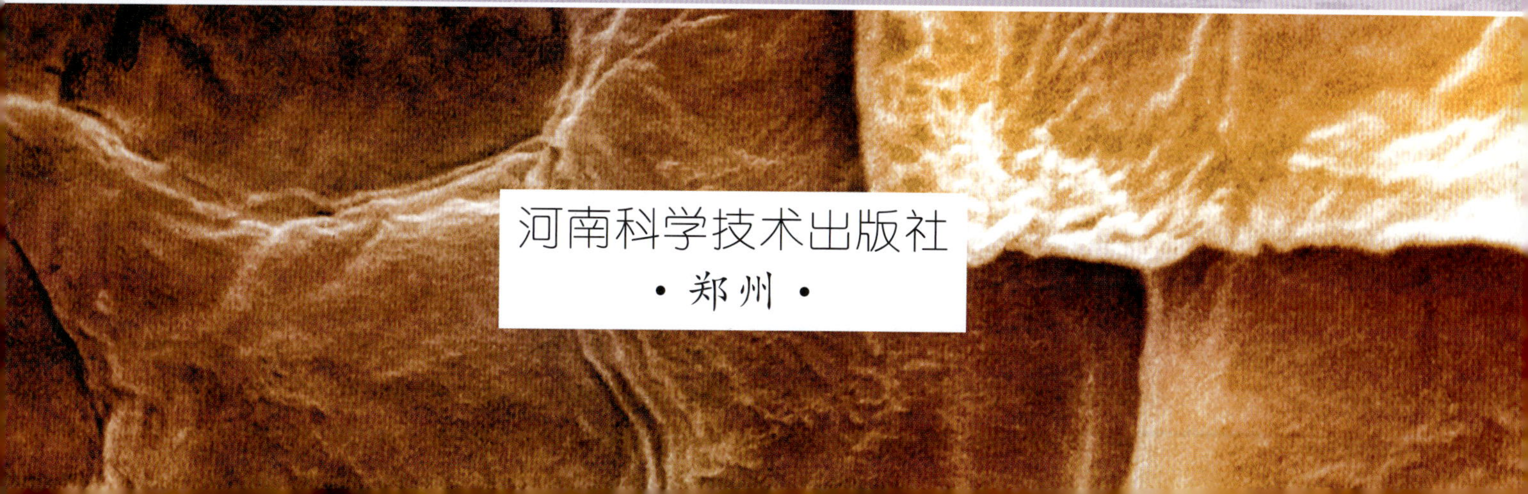

河南科学技术出版社

·郑州·

内容提要

《鲁克皮肤病学》(*Rook's Textbook of Dermatology*)约880万字,被誉为皮肤病学圣经级巨著。本书由曼彻斯特大学萨尔福德(Salford)皇家NHS基金会皮肤病中心克里斯托弗·格里菲斯(Christopher Griffiths)等5位教授领衔主编,汇集了150名世界顶级皮肤病学专家参与编写而成。本书特点:①基础理论深入完整;②理论与临床相结合;③临床实用性突出;④约5000幅清晰彩图,每种疾病均用清晰的彩色图片展示相关皮肤病损害;⑤病种约4000种。全书内容包括皮肤科基础、皮肤科临床、性传播感染、皮肤外科学、皮肤美容等部分。对具体疾病逐项介绍了定义、病因、病理、临床表现、基础检查、诊断与鉴别诊断、治疗方法等。本书完整地介绍了皮肤科学的基础理论,基本操作技能及方法,世界皮肤科学新进展等。本书适合皮肤科医师、全科医师及皮肤科技术人员阅读参考。

图书在版编目(CIP)数据

鲁克皮肤病学/(英)克里斯托弗·格里菲斯(Christopher Griffiths)等主编;李承新,冉玉平,李强主译. —9版. —郑州:河南科学技术出版社,2022.7

ISBN 978-7-5725-0817-2

Ⅰ.①鲁… Ⅱ.①克… ②李… ③冉… ④李… Ⅲ.①皮肤病学 Ⅳ.①R751

中国版本图书馆CIP数据核字(2022)第085025号

Rook's Textbook of Dermatology, 9th Edition, ISBN 978-1-1184-4119-0
This edition first published 2016

备案号:豫著许可备字-2021-A-0234

出版发行: 河南科学技术出版社
北京名医世纪文化传媒有限公司
地址:北京市丰台区万丰路316号万开基地B座115室　　邮编:100161
电话:010-63863186　010-63863168
策划编辑: 焦万田
文字编辑: 郭春喜　杨永岐　韩　志　陈　鹏
责任审读: 周晓洲
责任校对: 龚利霞
封面设计: 中通世奥
版式设计: 崔刚工作室
责任印制: 程晋荣
印　　刷: 河南瑞之光印刷股份有限公司
经　　销: 全国新华书店、医学书店、网店
开　　本: 889 mm×1194 mm　1/16　　**总印张:** 281.5　　**总字数:** 8870千字
版　　次: 2022年7月第9版　　2022年7月第1次印刷
定　　价: 3398.00元(1、2、3、4册)

如发现印、装质量问题,影响阅读,请与出版社联系并调换

原著主编简介

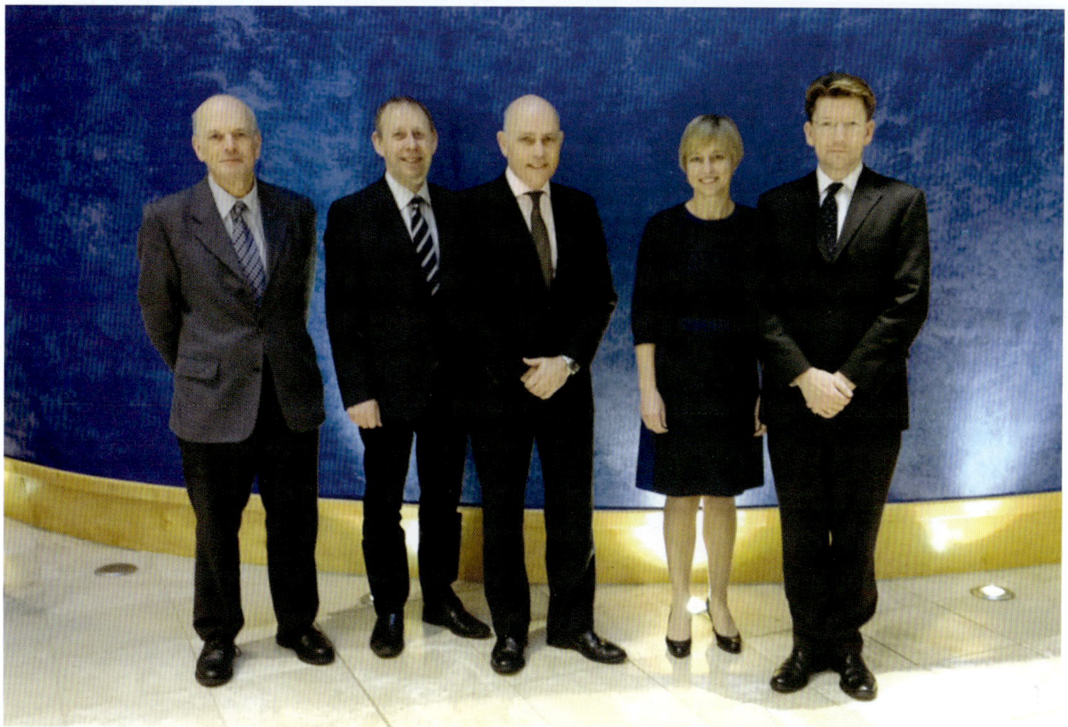

克里斯托弗·格里菲斯(Christopher Griffiths)教授,萨尔福德(Salford)皇家 NHS 基金会皮肤病中心,曼彻斯特大学(左 3)

乔纳森·巴克(Jonathan Barker)教授,伦敦国王学院(左 2)

塔尼娅·布莱克(Tanya Bleiker)教授, NHS 基金会德比教学医院(左 4)

罗伯特·查尔默斯(Robert Chalmers)教授, 萨尔福德(Salford)皇家 NHS 基金会皮肤病学中心,曼彻斯特皇家医院(左 1)

丹尼尔·克里默(Daniel Creamer)教授,伦敦国王学院附属医院(左 5)

总主译简介

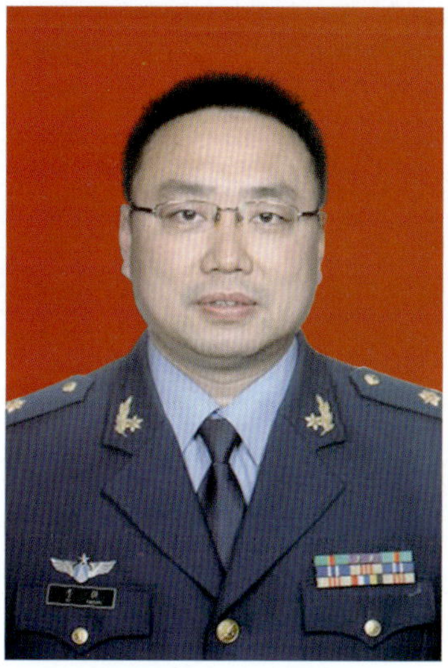

李　强　医学博士、博士后(日本),副主任医师,硕士研究生导师,空军特色医学中心皮肤科副主任。兼任中华医学会医学美学与美容学分会第八届委员会皮肤美容学组委员,中国医师协会皮肤科分会委员,中华医学会白癜风研究中心委员,中西医结合皮肤病分会青年委员。2007年9月至2009年12月赴日本北海道大学医学研究科皮肤科分野做博士研究员工作。先后负责2项国家自然科学基金、1项北京市自然基金、1项军队后勤科研重点项目、1项军医大学人才基金科研项目。以第一作者发表SCI论文20篇、统计源期刊文章40余篇,主编专著4部、副主编3部、参编10余部。

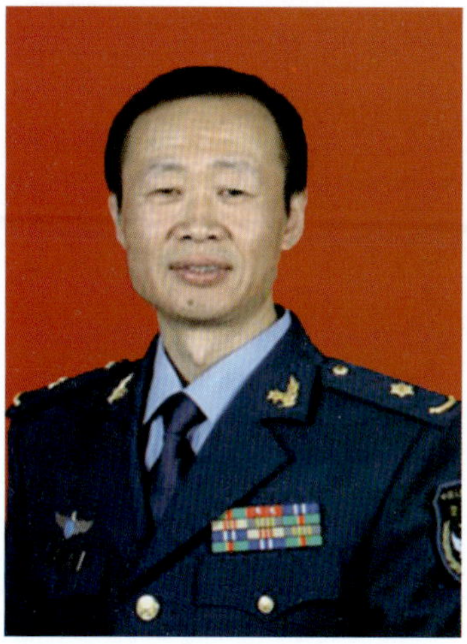

刘　玮　主任医师、教授、博士研究生导师,空军特色医学中心皮肤病医院院长、皮肤科主任。现任中央军委保健委员会会诊专家。兼任中国医师协会皮肤科医师分会顾问,中华医学会医学美学与美容学分会副主任委员,中国整形美容协会标准委员会会长,中国照明学会光生物及光化学委员会主任委员等。2019年被评为国之名医(卓越建树)。《中华皮肤科杂志》《临床皮肤科杂志》《中国皮肤性病杂志》《中华医学美容杂志》等十余种期刊编委。长期从事皮肤病性病专业的医疗、科研和教学工作,主要研究方向为皮肤光生物学、化妆品皮肤不良反应及化妆品功效性评价,编写《化妆品皮肤病诊断标准及处理原则》等7项强制性国家标准。在国内外专业期刊上发表学术论文100余篇,主编及主译著作20余部,代表著作《现代美容皮肤科学基础》《皮肤科学与化妆品功效评价》。

总主译简介

王　刚　医学博士、主任医师、教授、博士研究生导师，空军军医大学西京皮肤医院院长、西京医院皮肤科主任。兼任中华医学会皮肤性病学分会副主任委员、实验学组组长，中国医师协会皮肤科医师分会会长，亚洲银屑病学会副理事长，*Eur J Dermatol* 和 *JID Innovations* 副主编。2005 年和 2007 年先后赴日本北海道大学和美国托马斯杰弗逊医学院做访问学者，从事合作研究工作。先后负责国家自然科学基金重点项目等国家级课题 16 项，以第一和通讯作者发表 SCI 论文 86 篇，主编专著 6 部，获得国家和省部级科技进步奖 7 项，入选第二届国之名医。

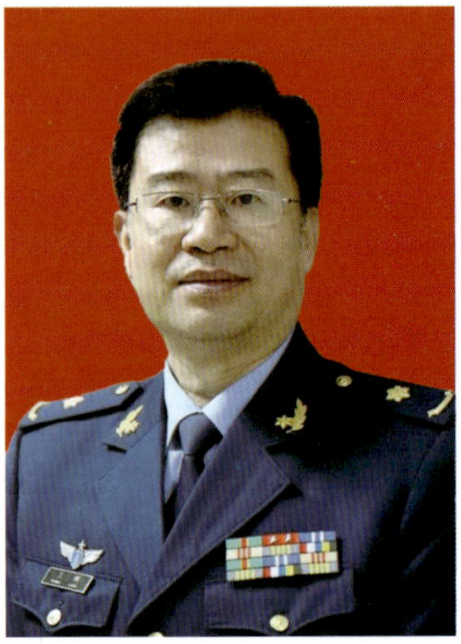

李承新　医学博士、博士后（美国）、主任医师、教授、博士研究生导师，解放军总医院第一医学中心皮肤科主任。兼任中国整形美容协会医疗美容继续教育分会会长，中国中西医结合学会变态反应专业委员会候任主任委员，中国整形美容协会激光美容分会副会长，全军皮肤病专业委员会副主任委员，北京市医学会皮肤性病学分会副主任委员等。曾获"教育部新世纪优秀人才""中国人民解放军总后勤部科技新星"等称号。先后承担国家"863"计划课题 3 项、国家自然科学基金课题 6 项等十余项科研课题。发表论文 300 余篇，其中 SCI 收录 40 余篇。获国家科技进步三等奖 1 项、陕西省科技进步一等奖 2 项。

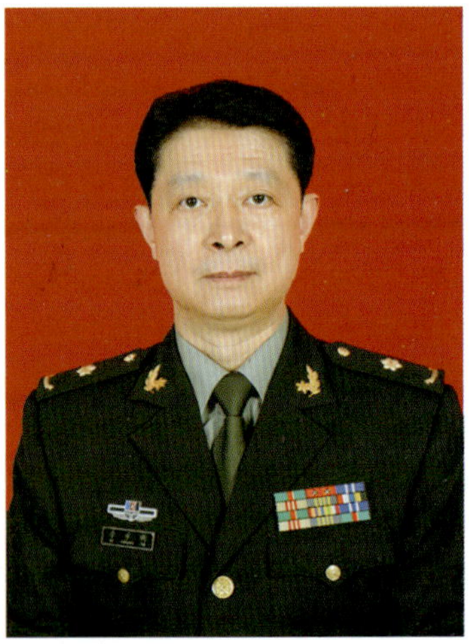

原著副主编名单

Anthony Bewley
BA(Hons), MB ChB, FRCP
Consultant Dermatologist, Department of Dermatology, Barts Health NHS Trust, London; and Senior Lecturer, Queen Mary College of Medicine, University of London, London, UK

Eduardo Calonje
MD, DipRCPath
Consultant Dermatopathologist, St John's Institute of Dermatology, Guy's and St Thomas' NHS Foundation Trust, London, UK

Tamara Griffiths
MD, FRCP, FAAD
Consultant Dermatologist, The Dermatology Centre, Salford Royal Hospital, Manchester, UK

Gregor B. E. Jemec
MD, DMSc
Professor and Clinical Lead, Department of Dermatology, Roskilde Hospital; Health Sciences Faculty, University of Copenhagen, Copenhagen, Denmark

Nick J. Levell
MD, FRCP, MB ChB, MBA
Clinical Director of Dermatology, Norwich Medical School, Norfolk and Norwich University Hospital, Norwich; National Specialty Lead Dermatology, National Institute for Health Research, London; Clinical Vice-President, British Association of Dermatologists, London, UK

John A. McGrath
MD, FRCP, FMedSci
Professor of Molecular Dermatology, St John's Institute of Dermatology, Division of Genetics and Molecular Medicine, Faculty of Life Sciences and Medicine, King's College London, London, UK

Graham Ogg
DPhil, BM BCh, FRCP
Professor of Dermatology, MRC Human Immunology Unit, Weatherall Institute of Molecular Medicine, University of Oxford; and Consultant Dermatologist, Oxford University Hospitals NHS Trust, Oxford, UK

Nick J. Reynolds
BSc, MB BS, MD, FRCP
Professor of Dermatology, Department of Dermatology, Royal Victoria Infirmary and Institute of Cellular Medicine, Newcastle University, Newcastle upon Tyne, UK

Robert P. E. Sarkany
FRCP, MD
Consultant Dermatologist and Head of Photodermatology, St John's Institute of Dermatology, Guy's and St Thomas' NHS Foundation Trust, London, UK

Eli Sprecher
MD, PhD
Professor and Chair, Department of Dermatology, Tel Aviv Sourasky Medical Center; and Department of Human Molecular Genetics and Biochemistry, Sackler Medical School, Tel Aviv University, Tel Aviv, Israel

Jane C. Sterling
MB BChir, MA, FRCP, PhD
Senior Lecturer and Honorary Consultant Dermatologist, Department of Dermatology, University of Cambridge, Addenbrooke's Hospital, Cambridge, UK

Hensin Tsao
MD, PhD
Head, Skin Cancer Genetics Laboratory/Wellman Center for Photomedicine; Director, MGH Melanoma and Pigmented Lesion Center/Department of Dermatology; Director, MGH Melanoma Genetics Program/MGH Cancer Center Massachusetts General Hospital, Boston, MA; Professor of Dermatology, Harvard Medical School, Boston, MA, USA

原著者名单

Christina Antoniou
MD
Professor of Dermatology, Department of Dermatology, University of Athens Medical School, Andreas Sygros Hospital, Athens, Greece
Chapter 132

Michael R. Ardern-Jones
BSc, MB BS, DPhil, FRCP
Dermatoimmunology, University of Southampton, Southampton General Hospital, Southampton, UK
Chapters 12, 41, 118

H. Ruth Ashbee
PhD
Principal Clinical Scientist, Mycology Reference Centre, Leeds Teaching Hospitals NHS Trust, Leeds, UK
Chapter 32

Matthias Augustin
MD
Director and Professor of Dermatology and Health Economics, Institute for Health Services Research in Dermatology and Nursing, University Medical Center Hamburg-Eppendorf, Hamburg, Germany
Chapter 6

Robert Baran
University of Franche-Comté, Nail Disease Centre, Cannes, France
Chapter 95

Richard J. Barlow
MD, FRCP
Consultant Dermatologist, St John's Institute of Dermatology, Guy's and St Thomas' NHS Foundation Trust, London, UK
Chapter 23

Saqib J. Bashir
BSc(Hons), MB ChB, MD, FRCP
Consultant Dermatological Surgeon, King's College, Hospital, London, UK
Chapters 123, 125

Tanya N. Basu
MA, PhD, MRCP
Consultant Dermatologist, King's College Hospital, London, UK
Chapter 38

Jürgen C. Becker
MD, PhD
Head of Department, Translational Skin Cancer Research (TSCR), German Cancer Consortium (DKTK), University Clinic of Essen, Essen, Germany
Chapter 145

Emma C. Benton
MB ChB, MRCP
Consultant Dermatologist, St John's Institute of Dermatology, Guy's and St Thomas' NHS Foundation Trust, London, UK
Chapter 4

John Berth-Jones
FRCP
Consultant Dermatologist, University Hospital, Coventry, UK
Chapter 18

Anthony Bewley
BA(Hons), MB ChB, FRCP
Consultant Dermatologist, Department of Dermatology, Barts Health NHS Trust, London; and Senior Lecturer, Queen Mary College of Medicine, University of London, London, UK
Chapters 84, 86

Balbir S. Bhogal
BMS, BSc, MSc
Head, Immunodermatology Laboratory, St John's Institute of Dermatology, Guy's and St Thomas' NHS Foundation Trust, London, UK
Chapter 3

Michael Bigby
MD, FAAD
Associate Professor of Dermatology, Harvard Medical School and Beth Israel Deaconess Medical Center, Boston, MA, USA
Chapter 17

Laurence M. Boon
MD, PhD
Coordinator, Center for Vascular Anomalies, Cliniques Universitaires Saint-Luc; Professor, Division of Plastic Surgery, Cliniques Universitaires Saint-Luc; Professor of Human Genetics, Human Molecular Genetics, de Duve Institute, Université catholique de Louvain, Brussels, Belgium
Chapter 73

Elena Borzova
DMedSci
Associate Professor of Allergy, Russian Medical Academy of Postgraduate Education, Moscow, Russian Federation
Chapter 44

Johnny Bourke
MD, FRCPI
Consultant Dermatologist, South Infirmary-Victoria University Hospital, Cork; Clinical Senior Lecturer, University College, Cork, Ireland
Chapters 61, 64, 97

Stephen M. Breathnach
MA, MB BChir, MD, PhD, FRCP, DipDerm(USA)
Consultant Dermatologist, St John's Institute of Dermatology, Guy's and St Thomas' NHS Foundation Trust, London, UK
Chapter 37

Aparna Briggs
MA, MB BChir, MRCP, DipGUM, DFSRH, DipHIV
Specialist Registrar in Genitourinary Medicine, Sheffield Teaching Hospitals NHS Foundation Trust, Sheffield, UK
Chapter 30

Christine Bundy
PhD, CPsychol, AFBPS
Senior Lecturer in Behavioural Medicine and Honorary Consultant Health Psychologist, Institute of Inflammation and Repair, University of Manchester, Manchester, UK
Chapter 11

Christopher B. Bunker
MA, MD, FRCP
Consultant Dermatologist, University College London Hospitals and Chelsea & Westminster Hospitals, London, UK; Professor of Dermatology, University College and Imperial College, London, UK
Chapters 31, 111

A. David Burden
MD, FRCP
Consultant Dermatologist, Western Infirmary, Glasgow; Professor of Dermatology, University of Glasgow, Glasgow, UK
Chapter 35

Nigel Burrows
MD, FRCP
Consultant Dermatologist, Department of Dermatology, Addenbrooke's Hospital, Cambridge University Hospitals NHS Foundation Trust, Cambridge, UK
Chapter 72

Eduardo Calonje
MD, DipRCPath
Consultant Dermatopathologist, St John's Institute of Dermatology, Guy's and St Thomas' NHS Foundation Trust, London, UK
Chapters 3, 137, 138

Rino Cerio
BSc, MB BS, LRCP, MRCS, FRCP(Lond), FRCP(Edin), FRCPath, DipRCPath, ICPath
Consultant Dermatologist and Director of Dermatopathology, The Royal London Hospital, Bart's Health NHS Trust, London; Queen Mary's Medical and Dental School, University of London, London, UK
Chapter 47

Kelly B. Cha
MD, PhD
Assistant Professor of Dermatology, Department of Dermatology, University of Michigan Health System, Ann Arbor, MI, USA
Chapter 143

Amy Y.-Y. Chen
MD, FAAD
Assistant Professor of Dermatology, Department of Dermatology, University of Connecticut School of Medicine, Canton, CT, USA
Chapter 100

Ai-Lean Chew
MB ChB, MRCP
Consultant Dermatologist, Guy's and St Thomas' NHS Foundation Trust, London; King's College Hospital, London, UK
Chapters 123, 125

Fiona Child
MD, FRCP
Consultant Dermatologist, St John's Institute of Dermatology, Guy's and St Thomas' NHS Foundation Trust, London, UK
Chapters 135, 140

Olivier Chosidow
MD, PhD
Professor and Chairman, UPEC-Université Paris-Est Créteil Val de Marne, Department of Dermatology, Hôpital Henri Mondor, Créteil, France
Chapter 34

Anthony C. Chu
FRCP
Professor of Dermatology, Hammersmith Hospital, Imperial College Healthcare NHS Trust, London, UK
Chapters 36, 87

Derek H. Chu
MD
Resident, Department of Dermatology, Children's Hospital of Philadelphia, Philadelphia, PA, USA
Chapter 63

Lis Cordingley
PhD, CPsychol
Senior Lecturer in Health Psychology, Institute of Inflammation and Repair, University of Manchester, Manchester, UK
Chapter 11

Ian H. Coulson
BSc, MB BS, FRCP
Consultant Dermatologist, Burnley General Hospital, East Lancashire NHS Trust IHC, Burnley, UK
Chapters 4, 94

Daniel Creamer
MD, FRCP
Consultant Dermatologist, Department of Dermatology, King's College Hospital, London, UK
Chapters 53, 119, 121

Robert Dawe
MB ChB, MD, FRCPE
Consultant Dermatologist and Honorary Reader, Photobiology Unit, University of Dundee, Ninewells Hospital and Medical School, Dundee, UK
Chapter 127

David A. R. de Berker
BA, MB BS, MRCP
Consultant Dermatologist, Bristol Dermatology Centre, Bristol Royal Infirmary, Bristol, UK
Chapters 89, 95

Pascal Delaunay
PharmD, PhD
Professor and Chairman, Department of Parasitology-Mycology, Centre Hospitalier Universitaire de Nice, Hôpital de l'Ardet, Nice, France; INSERM, Centre Méditerranéen de Médecine Moléculaire, Université de Nice-Sophia Antipolis, Nice, France
Chapter 34

Christopher P. Denton
PhD, FRCP
Professor of Experimental Rheumatology, Division of Medicine, University College London, London; Consultant Rheumatologist, Royal Free London NHS Foundation Trust, London, UK
Chapter 56

Nemesha Desai
MB BS(Hons), BSc(Hons), FRCP, PGCHE
Consultant, St John's Institute of Dermatology, Guy's and St Thomas' NHS Foundation Trust, London, UK
Chapter 92

Anne Dompmartin
MD, PhD
Coordinator, Consultation of Vascular Anomalies, Université de Caen Basse Normandie, Caen; Department of Dermatology, CHU Caen, Caen, France
Chapter 73

Christopher Downing
MD
Dermatologist, University of Texas Health Science Center, Houston, TX, USA
Chapters 33, 131

Reinhard Dummer
MD
Professor, Department of Dermatology, University Hospital Zurich, Zurich, Switzerland
Chapter 143

Alison B. Durham
MD
Assistant Professor of Dermatology, Department of Dermatology, University of Michigan Health System, Ann Arbor, MI, USA
Chapter 143

Jan Dutz
MD, FRCPC
Professor, Skin Care Centre, Vancouver General Hospital, Vancouver, BC, Canada
Chapter 51

E. Anne Eady
PhD
Principal Research Fellow, Department of Dermatology, Harrogate and District NHS Foundation Trust, Harrogate, UK
Chapter 90

David J. Eedy
MD, FRCP
Consultant Dermatologist, Department of Dermatology, Craigavon Area Hospital, Craigavon, UK
Chapter 85

Lennart Emtestam
MD, PhD
Professor, Department of Medicine Huddinge, Karolinska Institutet, Stockholm; Department of Dermatology, Karolinska University Hospital, Stockholm, Sweden
Chapter 147

Robyn Evans
MD, CCFP
Director, Wound Healing Clinic, Women's College Hospital; Lecturer, University of Toronto, Toronto, Ontario, Canada
Chapter 124

Khaled Ezzedine
MD, PhD
Doctor and Consultant, Service de Dermatologie et Dermatologie Pédiatrique, Hôpital St André, Bordeaux, France
Chapter 70

Paul Farrant
MB BS, BSc(Hons), FRCP
Consultant Dermatologist, Brighton and Sussex University Hospitals, Brighton, UK
Chapters 89, 107

Hiva Fassihi
MA, MD, MRCP
Consultant Dermatologist and Clinical Lead for the National XP Service, St John's Institute of Dermatology, Guy's and St Thomas' NHS Foundation Trust, London, UK
Chapter 78

Louise Fearfield
MA, DM, FRCP
Consultant Dermatologist, Chelsea & Westminster and The Royal Marsden Hospitals, London, UK
Chapter 120

Andrew Y. Finlay
CBE, FRCP(Lond, Glasg)
Professor of Dermatology, Department of Dermatology and Wound Healing, Cardiff University School of Medicine, Cardiff, UK
Chapter 16

Gary Fisher
PhD
Professor of Dermatology, University of Michigan Medical Center, Ann Arbor, MI, USA
Chapter 155

Carsten Flohr
FRCP, FRCPCH, MA, MPhil, DLSHTM, MSc, PhD
Reader and Consultant, St John's Institute of Dermatology, Guy's and St Thomas' NHS Foundation Trust, London, UK
Chapter 41

Paul D. Flynn
PhD, FRCP
Consultant Physician, Acute and Metabolic Medicine, Addenbrooke's Hospital, Cambridge; Associate Lecturer, Department of Medicine, University of Cambridge, Cambridge, UK
Chapter 62

John Frew
MB ChB, MRCP, FRCR
Consultant Clinical Oncologist, Northern Centre for Cancer Care, Freeman Hospital, Newcastle upon Tyne, UK
Chapter 24

Amit Garg
MD, FAAP
Associate Professor and Founding Chair, Department of Dermatology, Hofstra NSLIJ School of Medicine, Manhasset, NY, USA
Chapter 100

Caroline Gaudy-Marqueste
MD, PhD
Assistant Professor of Dermatology, Service de Dermatologie et Cancérologie Cutanée, Hôpital de la Timone, Marseille, France
Chapter 143

Andrew R. Gennery
MD, FRCPCH, MRCP
Reader in Paediatric Immunology and HSCT, Institute of Cellular Medicine, Newcastle University, Newcastle upon Tyne, UK
Chapter 82

Sam Gibbs
FRCP
Consultant Dermatologist, Great Western Hospital, Swindon, UK
Chapter 15

Mary T. Glover
MA, FRCP, FRCPCH
Consultant Dermatologist, Great Ormond Street Hospital for Children NHS Foundation Trust, London, UK
Chapter 117

Robert Gniadecki
MD, PhD
Consultant and Clinical Professor of Dermatology, Department of Dermatology, Bispebjerg Hospital and University of Copenhagen, Copenhagen, Denmark; and Division of Dermatology, University of Alberta, Alberta, Canada
Chapter 148

Chee-Leok Goh
MD, MB BS, MRCP(UK), MMed, FRCPE
Senior Consultant Dermatologist and Clinical Professor, National Skin Centre, National University of Singapore, Singapore
Chapter 159

Simone M. Goldinger
MD
Senior Physician, Department of Dermatology, University Hospital Zurich, Zurich, Switzerland
Chapter 143

Portia C. Goldsmith
MD, FRCP
Consultant Dermatologist, Barts Health and Homerton University Hospital, London, UK
Chapter 103

Mark Goodfield
MD, FRCP
Professor and Consultant Dermatologist, Department of Dermatology, Chapel Allerton Hospital, Leeds, UK
Chapters 51, 52, 54, 55

Kristiana Gordon
MB BS, MRCP, MD(Res)
Consultant in Dermatology and Lymphovascular Medicine, St George's Hospital, London, UK
Chapter 105

Patrick Gordon
FRCP, PhD, MB BS
Consultant Rheumatologist and Honorary Senior Lecturer, Department of Rheumatology, King's College Hospital, London, UK
Chapter 53

Michael Gossop
BA, PhD
Emeritus Professor, National Addiction Centre, King's College London, London, UK
Chapter 121

Clive E. H. Grattan
MA, MD, FRCP
Consultant Dermatologist, Norfolk and Norwich University Hospital, Norwich; and St John's Institute of Dermatology, Guy's and St Thomas' NHS Foundation Trust, London, UK
Chapters 42, 43, 44, 45, 46

Malcolm Greaves
MD, PhD, FRCP
Emeritus Professor of Dermatology and Honorary Consultant in Dermatology, Cutaneous Allergy Clinic, St John's Institute of Dermatology, Guy's and St Thomas' NHS Foundation Trust, London, UK
Chapter 83

Jean Jacques Grob
MD
Professor of Dermatology, Head of Dermatology and Skin Cancers, Service de Dermatologie et Cancérologie Cutanée, Hôpital de la Timone, Marseille, France
Chapter 143

Richard Groves
MB BS, FRCP
Head, Clinical Immunodermatology, St John's Institute of Dermatology, Guy's and St Thomas' NHS Foundation Trust, London, UK
Chapter 50

Girish Gupta
MB ChB, FRCP
Consultant Dermatologist and Skin Cancer Lead, Department of Dermatology, Monklands Hospital, Airdrie, UK
Chapter 142

Nadi K. Gupta
MB ChB, MRCP, DipGUM, DFFP, DipHIV
Honorary Senior Clinical Lecturer, University of Sheffield, Sheffield; Consultant Physician in Genitourinary Medicine, Sheffield Teaching Hospitals NHS Foundation Trust, Sheffield; Rotherham Hospital NHS Foundation Trust, Rotherham, UK
Chapter 30

Richard H. Guy
MA, PhD
Professor of Pharmaceutical Sciences, Department of Pharmacy and Pharmacology, University of Bath, Bath, UK
Chapter 13

Jürg Hafner
MD
Professor, Dermatologist, Angiologist and Phlebologist (SIME/FMH) and Senior Staff, Department of Dermatology, University Hospital of Zurich, Zurich, Switzerland
Chapter 104

Philip J. Hampton
MB BS, BMedSci, PhD, FRCP
Consultant Dermatologist, Newcastle Hospitals NHS Trust, Newcastle Upon Tyne, UK
Chapter 49

Catherine A. Harwood
MA, PhD, FRCP
Professor of Dermatology and Consultant Dermatologist, Department of Dermatology, The Royal London Hospital, London; Centre for Cutaneous Research, Blizard Institute, Barts and the London School of Medicine and Dentistry, Queen Mary University of London, London, UK
Chapter 146

Roderick J. Hay
DM, FRCP, FRCPath, FMedSci
Professor of Cutaneous Infection, Dermatology Department, King's College Hospital, London, UK
Chapters 26, 32, 93

Elisabeth M. Higgins
MA, FRCP
Consultant Dermatologist, King's College Hospital, London, UK
Chapter 117

Colin A. Holden
BSc, MD, FRCP
Consultant Dermatologist, Department of Dermatology, Epsom & St Helier NHS Trust, St Helier Hospital, Carshalton, UK
Chapter 41

S. Walayat Hussain
BSc(Hons), MB ChB, MRCP(UK), FRACP, FACMS
Consultant Dermatological Surgeon, Leeds Centre for Dermatology, Chapel Allerton Hospital, Leeds Teaching Hospitals NHS Trust, Leeds, UK
Chapter 20

Sally Ibbotson
MB ChB, MD, FRCPE
Clinical Senior Lecturer in Photobiology and Honorary Consultant Dermatologist, Photobiology Unit, University of Dundee, Ninewells Hospital and Medical School, Dundee, UK
Chapters 21, 22, 127

John R. Ingram
MA, MSc, DM, MRCP(Derm), FAcadMEd
Senior Lecturer and Consultant Dermatologist, Department of Dermatology & Wound Healing, Cardiff University, Cardiff, UK
Chapter 39

Alan D. Irvine
MD, FRCP, FRCPI
Consultant Dermatologist, Our Lady's Children's Hospital, Crumlin; St. James's Hospital, Dublin; and Trinity College, Dublin, Ireland
Chapters 76, 77, 79, 80

Peter Itin
MD
Professor for Dermatology and Venerology, Head of Department of Dermatology, University Hospital Basle, Basle, Switzerland
Chapter 67

Natalia Jaimes
MD
Attending Physician, Dermatology Service, Universidad Pontificia Bolivariana and Aurora Skin Cancer Center, Medellín, Colombia
Chapter 144

Gregor B. E. Jemec
MD, DMSc
Professor and Clinical Lead, Department of Dermatology, Roskilde Hospital; Health Sciences Faculty, University of Copenhagen, Copenhagen, Denmark
Chapters 92, 93

Melinda V. Jen
MD
Assistant Professor, Department of Dermatology, Children's Hospital of Philadelphia, Philadelphia, PA, USA
Chapter 63

Marc G. Jeschke
MD, PhD, FACS, FCCM, FRCSC
Professor, Ross Tilley Burn Centre, Sunnybrook Health Sciences Centre, Toronto; Department of Surgery, Division of General Surgery, Plastic Surgery, Department of Immunology, University of Toronto, Toronto; Sunnybrook Research Institute, Toronto, Ontario, Canada
Chapter 126

Timothy M. Johnson
MD
Lewis and Lillian Becker Professor of Dermatology, Professor of Otolaryngology and Surgery (Division of Plastic Surgery), Department of Dermatology, University of Michigan Health System, Ann Arbor, MI, USA
Chapter 143

Charles G. Kelly
MB ChB, MSc, FRCP, FRCR, FBIR, DMRT
Consultant Clinical Oncologist and Lead for Radiotherapy, Northern Centre for Cancer Care, Freeman Hospital, Newcastle upon Tyne; Deputy Degree Program Director and Honorary Clinical Senior Lecturer, Northern Institute for Cancer Research, Newcastle University, Newcastle upon Tyne, UK
Chapter 24

Cameron Kennedy
MA, MB BChir, FRCP
Consultant Dermatologist, Bristol Royal Infirmary and Bristol Royal Hospital for Children, Bristol; Honorary Clinical Senior Lecturer, University of Bristol, Bristol, UK
Chapter 108

Alexandra B. Kimball
MD, MPH, FAAD
Department of Dermatology, Massachusetts General Hospital, Boston, MA, USA
Chapter 156

George R. Kinghorn
OBE, MD, FRCP
Honorary Professor and Consultant Physician in Genitourinary Medicine, Sheffield Teaching Hospitals NHS Foundation Trust, Sheffield, UK
Chapters 29, 30

Veronica A. Kinsler
MA, MB BChir, MRCPCH, PhD
Consultant Paediatric Dermatologist and Academic Lead Clinician, Paediatric Dermatology, Great Ormond Street Hospital for Children NHS Foundation Trust, London, UK
Chapter 75

Brian Kirby
MD, FRCPI
Consultant Dermatologist, St Vincent's University Hospital, Dublin; Associate Clinical Professor, University College, Dublin, Ireland
Chapter 35

Eubee Koo
BS
Department of Dermatology, Massachusetts General Hospital, Boston, MA, USA
Chapter 156

Magdalene Krensel
MSc
Project Manager in Health Economics, Institute for Health Services Research in Dermatology and Nursing, University Medical Center Hamburg-Eppendorf, Hamburg, Germany
Chapter 6

Alison M. Layton
MB ChB, FRCP
Consultant Dermatologist, Department of Dermatology, Harrogate and District NHS Foundation Trust, Harrogate, UK
Chapter 90

John T. Lear
MD, FRCP
Consultant Dermatologist, Department of Dermatology, Manchester Royal infirmary, Manchester, UK
Chapters 133, 134, 141, 142

Laurence Le Cleach
MD
Consultant Dermatologist, Service de Dermatologie, Satellite Français du Cochrane Skin Group, Hôpital Henri Mondor, Créteil, France
Chapter 37

Haur Yueh Lee
MB BS, MRCP(UK), MMed(IntMed), FAMS(Derm)
Head of Department and Consultant Dermatologist, Department of Dermatology, Singapore General Hospital; Adjunct Assistant Professor, DUKE-NUS Graduate Medical School, Singapore
Chapters 118, 119

Jonathan N. Leonard
BSc, MD, FRCP
Consultant Dermatologist, Department of Dermatology, Imperial College Healthcare NHS Trust, London, UK
Chapter 109

Tabi A. Leslie
BSc(Hons), MB BS(Hons), FRCP(Lond)
Consultant Dermatologist, Royal Free Hospital, London, UK
Chapter 101

Nick J. Levell
MD, FRCP, MB ChB, MBA
Clinical Director of Dermatology, Norwich Medical School, Norfolk and Norwich University Hospital, Norwich; National Specialty Lead Dermatology, National Institute for Health Research, London; Clinical Vice-President, British Association of Dermatologists, London, UK
Chapters 1, 102

Fiona Lewis
MD, FRCP
Consultant Dermatologist, Wexham Park Hospital, Frimley Health; St John's Institute of Dermatology, Guy's and St Thomas' NHS Foundation Trust, London, UK
Chapter 112

Joyce Teng Ee Lim
MB BS, FRCPI, FAMS(Derm)
Senior Consultant Dermatologist, National Skin Centre, National University of Singapore, Singapore
Chapter 159

Dan Lipsker
MD, PhD
Professor, Faculté de Medicine, Université de Strasbourg, Strasbourg, France
Chapter 45

Diana N. J. Lockwood
BSc, MD, FRCP
Professor of Tropical Medicine, London School of Hygiene & Tropical Medicine, London; Consultant Leprologist, Hospital for Tropical Diseases, University College Hospital NHS Trust, London, UK
Chapter 28

Christopher R. Lovell
MB ChB, MD, FRCP
Consultant Dermatologist, Department of Dermatology, Royal United Hospital and Royal National Hospital for Rheumatic Diseases, Bath, UK
Chapters 45, 96, 154

Nicholas J. Lowe
MB ChB, MD, FRCP, FACP, FAmAcadDerm
Consultant Dermatologist, The Cranley Clinic, London, UK; Clinical Professor of Dermatology, UCLA School of Medicine, Los Angeles, USA
Chapter 158

Calum Lyon
FRCP
Dermatologist and Honorary Clinical Lecturer, York Hospital NHS Trust, York; Salford Royal Hospital NHS Trust, Salford, UK
Chapter 114

Vishal Madan
MD, FRCP
Consultant Dermatologist, Laser and Mohs Surgeon, Dermatology Centre, Salford Royal NHS Foundation Trust, Salford, UK
Chapters 23, 133, 134, 141, 142

Eleanor Mallon
MB BS, MD, FRCP
Consultant Dermatologist, Croydon University Hospital, Croydon; Honorary Senior Lecturer in Dermatology, St John's Institute of Dermatology, Guy's and St Thomas' NHS Foundation Trust, London, UK
Chapter 113

Juan Mañá
MD, PhD
Associate Professor of Medicine and Internal Medicine Clinical Chief, Department of Internal Medicine, Bellvitge University Hospital, Barcelona University, Barcelona, Spain
Chapter 98

Joaquim Marcoval
MD, PhD
Associate Professor and Consultant Dermatologist, Department of Dermatology, Bellvitge University Hospital, Barcelona University, Barcelona, Spain
Chapter 98

Ashfaq A. Marghoob
MD
Attending Physician, Dermatology Service, Memorial Sloan-Kettering Cancer Center, New York, NY, USA
Chapter 144

Alexander M. Marsland
BSc(Hons), MB ChB, FRCP
Consultant Dermatologist and Honorary Senior Lecturer, Salford Royal Foundation Trust and University of Manchester, Manchester, UK
Chapter 42

Marcus Maurer
MD
Professor of Dermatology and Allergology, Charité, Berlin, Germany
Chapter 43

Collette McCourt
MB, BCH
Clinical Fellow in Immunodermatology, Skin Care Centre, Vancouver General Hospital, Vancouver, BC, Canada
Chapter 51

John A. McGrath
MD, FRCP, FMedSci
Professor of Molecular Dermatology, St John's Institute of Dermatology, Division of Genetics and Molecular Medicine, Faculty of Life Sciences and Medicine, King's College London, London, UK
Chapters 2, 7, 71

Jane M. McGregor
MA, MB BChir, MRCP, MD
Senior Lecturer and Consultant Dermatologist, Department of Dermatology, The Royal London Hospital, London; Centre for Cutaneous Research, Blizard Institute, Barts and the London School of Medicine and Dentistry, Queen Mary University of London, London, UK
Chapter 146

Kevin McKenna
MD, FRCP
Consultant Dermatologist, Dermatology Department, Belfast Trust, Belfast, UK
Chapters 21, 22

Jemima E. Mellerio
BSc, MD, FRCP
Consultant Dermatologist and Honorary Senior Lecturer, St John's Institute of Dermatology, Guy's and St Thomas' NHS Foundation Trust, London, UK
Chapters 76, 77, 79, 80

Andrew G. Messenger
MB BS, MD, FRCP
Professor of Dermatology, Department of Dermatology, Royal Hallamshire Hospital, Sheffield, UK
Chapter 89

Dieter Metze
MD
Professor, Department of Dermatology, University Hospital Münster, Münster, Germany
Chapter 65

George W. M. Millington
PhD, FRCP
Consultant Dermatologist, Dermatology Department, Norfolk and Norwich University Hospital, Norwich, UK
Chapter 74

Sonja Molin
MD
Assistant Professor, Department of Dermatology and Allergology, Ludwig Maximilian University, Munich, Germany
Chapters 150, 151, 152, 153

Gentiane Monsel
MD
Professor and Chairman, UPEC-Université Paris-Est Créteil Val de Marne, Department of Dermatology, Hôpital Henri Mondor, Créteil, France
Chapter 34

Fanny Morice-Picard
MD, PhD
Doctor and Consultant, Service de Dermatologie et Dermatologie Pédiatrique, Hôpital St André, Bordeaux, France
Chapter 70

Andrew Morris
BM BCh, MA, PhD, FRCPCH
Consultant in Paediatric Metabolic Medicine, Manchester Centre for Genomic Medicine, Central Manchester University Hospitals NHS Foundation Trust, Manchester, UK
Chapter 81

Rachael Morris-Jones
BSc, MB BS, MRCP, FRCP, PhD, PCME
Dermatology Consultant, Dermatology Department, King's College Hospital, London, UK
Chapters 26, 93

Peter S. Mortimer
MD, FRCP
Professor of Dermatological Medicine, St George's Hospital, London, UK
Chapter 105

Richard J. Motley
MA, MD, FRCP, FAcadMEd
Consultant in Dermatology and Cutaneous Surgery, Welsh Institute of Dermatology, University Hospital of Wales, Cardiff, UK
Chapter 20

Megan Mowbray
BSc(Hons), FRCP, MD
Consultant Dermatologist, Department of Dermatology, Queen Margaret Hospital, NHS Fife, Dunfermline, UK
Chapter 107

Chetan Mukhtyar
MB, MSc, MD, FRCP, FRCP(Edin)
Consultant Rheumatologist, Norwich Medical School, Norfolk and Norwich University Hospital, Norwich, UK
Chapter 102

Colin S. Munro
MD, FRCP(Glasg)
Honorary Consultant Dermatologist, Queen Elizabeth University Hospital, Glasgow, UK
Chapter 66

Rabindranath Nambi
MD, DD, DNB
Consultant Dermatologist, Royal Derby Hospitals Foundation NHS Trust, Derby, UK
Chapter 122

Janakan Natkunarajah
MRCP(Derm)
Consultant Dermatologist, Kingston Hospital, London, UK
Chapter 120

Tim Niehues
MD
Professor of Paediatrics, Centre for Child Health and Adolescence, HELIOS Klinikum, Krefeld; Academic Hospital, RWTH, Aachen; Immunodeficiency and Rheumatology Centre, Krefeld, Germany
Chapter 82

Síona Ní Raghallaigh
MRCPI, MD
Clinical Research Fellow in Dermatology, Charles Institute of Dermatology, University College Dublin, Dublin, Ireland
Chapter 106

Stephanie Ogden
MRCP, PhD
Consultant Dermatologist and Honorary Senior Lecturer, Salford Royal Hospital, Greater Manchester, UK
Chapter 4

Vinzenz Oji
MD
Private Lecturer, Department of Dermatology, University Hospital Münster, Münster, Germany
Chapter 65

Rasha Omer
MB BS, MRCP, DTM&H, DipGUM, DipHIV
Specialist Registrar in Genitourinary Medicine, Sheffield Teaching Hospitals NHS Foundation Trust, Sheffield, UK
Chapter 29

Anthony D. Ormerod
MB ChB, FRCP(Edin), MD, FRCP(Lond)
Emeritus Professor of Dermatology, University of Aberdeen, Foresterhill, Aberdeen, UK
Chapter 49

Catherine H. Orteu
MB BS, BSc, MD, FRCP
Consultant Dermatologist, Department of Dermatology, Royal Free London NHS Foundation Trust, London, UK
Chapters 56, 57

David Orton
BSc(Hons), MSc(Allergy), MB BS, FRCP
Consultant Dermatologist, Hillingdon Hospitals NHS Foundation Trust, Uxbridge; Honorary Consultant Dermatologist, Royal Free London NHS Foundation Trust, London, UK
Chapter 128

Edel A. O'Toole
MB, PhD, FRCP
Professor of Molecular Dermatology and Honorary Consultant Dermatologist, Centre for Cutaneous Research, Barts and the London School of Medicine and Dentistry and Barts Health NHS Trust, London, UK
Chapter 10

Carol Ott
MD, FRCPC
Physician, Wound Healing Clinic, Women's College Hospital, Toronto; Geriatrics and Wound Care Clinics, Baycrest Hospital, Toronto, Ontario, Canada
Chapter 124

David G. Paige
MB BS, MA, FRCP
Consultant Dermatologist, Department of Dermatology, Barts Health NHS Trust, London, UK
Chapter 116

Amy S. Paller
MS, MD
Walter J. Hamlin Professor and Chair of Dermatology, Professor of Pediatrics, Departments of Dermatology and Pediatrics, Northwestern University, Chicago, IL, USA
Chapter 69

Ralf Paus
MD, FRSB
Professor of Cutaneous Medicine and Director of Research, Centre for Dermatology Research, Institute of Inflammation and Repair, University of Manchester, Manchester, UK; Head, Laboratory of Hair Research and Regenerative Medicine, Department of Dermatology, University of Münster, Münster, Germany
Chapter 149

Vincent Piguet
MD, PhD, FRCP
Clinical Professor of Dermatology, Department of Dermatology, Cardiff University; Consultant Dermatologist, University Hospital of Wales, Cardiff, UK
Chapters 31, 37

Elena Pope
MD, MSc, FRCP(C)
Staff Dermatologist and Associate Professor, Hospital for Sick Children, Toronto, Ontario, Canada
Chapter 136

William M. Porter
BSc, MB BS, MRCP
Consultant Dermatologist, Gloucestershire Hospitals NHS Foundation Trust, Gloucester, UK
Chapter 111

Frank C. Powell
FRCPI
Professor and Consultant, Charles Institute of Dermatology, University College Dublin, Dublin, Ireland
Chapters 91, 106

Charlotte M. Proby
MA, FRCP
Professor of Dermatology and Consultant Dermatologist, Skin Tumour Laboratory, Division of Cancer Research, Medical Research Institute, Jacqui Wood Cancer Centre, Dundee, UK
Chapter 146

Deepti H. Radia
BSc(Hons), MRCPI, FRCPath, MSc(MedEd)
Haematology Consultant, St John's Institute of Dermatology; Department of Haematology, Guy's and St Thomas' NHS Foundation Trust, London, UK
Chapter 46

Madhuri Reddy
MD, MSc
Director, Wound Healing Program, Hebrew Senior Life Instructor, Department of Medicine, Harvard Medical School, Boston, MA, USA
Chapter 124

Luis Requena
MD, PhD
Chairman of Dermatology and Professor of Dermatology, Department of Dermatology, Fundación Jiménez Díaz, Madrid, Spain
Chapter 99

Nicole Revencu
MD, PhD
Consultant Clinical Geneticist, Center for Human Genetics and Center for Vascular Anomalies, Cliniques Universitaires Saint-Luc, Université catholique de Louvain, Brussels, Belgium
Chapter 73

Nick J. Reynolds
BSc, MB BS, MD, FRCP
Professor of Dermatology, Department of Dermatology, Royal Victoria Infirmary and Institute of Cellular Medicine, Newcastle University, Newcastle upon Tyne, UK
Chapter 41

Bertrand Richert
MD, PhD
Clinical Professor, Dermatology Department, Brugmann – St Pierre and Children's University Hospitals, Université Libre de Bruxelles, Brussels, Belgium
Chapter 95

Franco Rongioletti
MD
Professor of Dermatology, Section of Dermatology, Department of Health Sciences (DISSAL), University of Genova, Genoa; Consultant in Dermatopathology, University of Genova, Genoa, Italy
Chapter 59

Adam Rubin
MD
Assistant Professor of Dermatology, Pediatrics, and Pathology and Laboratory Medicine, Hospital of the University of Pennsylvania, the Children's Hospital of Philadelphia and Perelman School of Medicine at the University of Pennsylvania, Philadelphia, PA, USA
Chapter 69

Malcolm Rustin
BSc, MD, FRCP
Consultant Dermatologist, Royal Free London NHS Foundation Trust, London, UK
Chapter 47

Thomas Ruzicka
MD
Professor and Chairman, Department of Dermatology and Allergology, Ludwig Maximilian University, Munich, Germany
Chapters 150, 151, 152, 153

Berthold Rzany
MD, ScM
RZANY & HUND, Private Practice for Dermatology and Aesthetic Medicine, Berlin, Germany
Chapter 157

Dana L. Sachs
MD
Professor of Dermatology, University of Michigan Medical Center, Ann Arbor, MI, USA
Chapter 155

Nazanin Saedi
MD
Assistant Professor, Department of Dermatology and Cutaneous Biology, Thomas Jefferson University, Philadelphia, PA, USA
Chapter 160

Robert P. E. Sarkany
FRCP, MD
Consultant Dermatologist and Head of Photodermatology, St John's Institute of Dermatology, Guy's and St Thomas' NHS Foundation Trust, London, UK
Chapter 60

Karin Sartorius
MD, PhD
Consultant Dermatologist, Department of Clinical Sciences and Education, Karolinska Institutet, Stockholm; Department of Dermatology, Södersjukhuset, Stockholm, Sweden
Chapter 147

Valerie P. J. Saw
MB BS(Hons), FRANZCO, PhD
Consultant Ophthalmologist, Moorfields Eye Hospital NHS Foundation Trust and UCL Institute of Ophthalmology NIHR Biomedical Research Centre, London, UK
Chapter 109

Enno Schmidt
MD, PhD
Consultant, Department of Dermatology, Lübeck Institute of Experimental Dermatology, University of Lübeck, Lübeck, Germany
Chapter 50

David Schrama
PhD
Group Leader, General Dermatology Department, University Clinic of Würzburg, Würzburg, Germany
Chapter 145

Stephan Schreml
MD, PhD
Attending at the Department of Dermatology, University Medical Centre Regensburg, Regensburg, Germany
Chapter 58

Crispian Scully
CBE, MD, PhD, MDS, MRCS, BSc, FDSRCS, FDSRCPS, FFDRCSI, FDSRCSE, FRCPath, FMedSci, FHEA, FUCL, FSB, DSc, DChD, DMed(HC), Dr.h.c.
Co-Director, WHO Collaborating Centre for Oral Health-General Health; Council Member and Examiner, Royal College of Surgeons of Edinburgh; and Emeritus Professor, University College London, London, UK
Chapter 110

Neil J. Sebire
BSc, FRCPath, MD
Professor of Paediatric Pathology, Paediatric Pathology Department, Great Ormond Street Hospital for Children NHS Foundation Trust, London, UK
Chapter 75

Rodney D. Sinclair
MB BS, MD, FACD
Professor of Medicine (Dermatology), University of Melbourne, Melbourne; Director of Dermatology, Epworth Healthcare, Richmond, Victoria; Director, Sinclair Dermatology, Research and Clinical Trials Centre, Melbourne, Australia
Chapters 89, 107

Catherine H. Smith
MD, FRCP
Professor of Dermatology and Therapeutics and Consultant Dermatologist, Skin Therapy Research Unit, St John's Institute of Dermatology, Guy's and St Thomas' NHS Foundation Trust, London, UK
Chapters 14, 19

Reinhart Speeckaert
MD, PhD
Dermatologist, Department of Dermatology, Ghent University Hospital, Ghent, Belgium
Chapter 88

Eli Sprecher
MD, PhD
Professor and Chair, Department of Dermatology, Tel Aviv Sourasky Medical Center; and Department of Human Molecular Genetics and Biochemistry, Sackler Medical School, Tel Aviv University, Tel Aviv, Israel
Chapter 68

Sonja Ständer
MD
Dermatologist and Dermatopathologist, Department of Dermatology, University Hospital Münster, Münster, Germany
Chapter 83

Irene Stefanaki
MD
Dermatologist, Department of Dermatology, University of Athens Medical School, Andreas Sygros Hospital, Athens, Greece
Chapter 132

Martin Steinhoff
MD, PhD, MSc
Professorial Chair, Department of Dermatology; and Director, UCD Charles Institute of Dermatology, University College Dublin, Dublin, Ireland
Chapter 8

Jane C. Sterling
MB BChir, MA, FRCP, PhD
Senior Lecturer and Honorary Consultant Dermatologist, Department of Dermatology, University of Cambridge, Addenbrooke's Hospital, Cambridge, UK
Chapter 25

Alexander Stratigos
MD
Professor of Dermatology, Department of Dermatology, University of Athens Medical School, Andreas Sygros Hospital, Athens, Greece
Chapter 132

Alain Taïeb
MD, PhD
Professor and Head of Department, Service de Dermatologie et Dermatologie Pédiatrique, Hôpital St André, Bordeaux, France
Chapter 70

Ruth E. Taylor
MRCPsych, PhD
Consultant Liaison Psychiatrist, Department of Liaison Psychiatry, Barts Health NHS Trust, London; and Senior Lecturer, Queen Mary College of Medicine, University of London, London, UK
Chapter 86

Fernanda Teixeira
MD, PhD
Consultant Dermatologist, Imperial College Healthcare Trust, London, UK
Chapter 87

Michael J. Tidman
MD, FRCP(Edin), FRCP(Lond)
Consultant Dermatologist, Department of Dermatology, Royal Infirmary of Edinburgh, Edinburgh, UK
Chapter 19

Thai Hoa Tran
MD, FRCP(C), FAAP
Research Fellow, Hospital for Sick Children, Toronto, Ontario, Canada
Chapter 136

Heiko Traupe
MD
Assistant Professor, Department of Dermatology, University Hospital Münster, Münster, Germany
Chapter 65

Kenneth Y. Tsai
MD, PhD, FAAD
Assistant Professor, Departments of Dermatology and Translational Molecular Pathology, University of Texas MD Anderson Cancer Center, Houston, TX, USA
Chapters 137, 139

Stephen Tyring
MD, PhD
Clinical Professor, University of Texas Health Science Center, Houston, TX, USA
Chapters 33, 131

Jouni Uitto
MD, PhD
Professor and Chair of Department of Dermatology and Cutaneous Biology, Thomas Jefferson University, Philadelphia; Director, Jefferson Institute of Molecular Medicine, Sidney Kimmel Medical College, Thomas Jefferson University, Philadelphia, PA, USA
Chapter 2

Hessel H. van der Zee
MD, PhD
Department of Dermatology, Erasmus Medical Center, Rotterdam, the Netherlands
Chapter 92

Nanja van Geel
MD, PhD
Dermatologist, Department of Dermatology, Ghent University Hospital, Ghent, Belgium
Chapter 88

Samantha Vaughan Jones
MD, FRCP
Consultant Dermatologist, Department of Dermatology, St Peter's Hospital, Ashford; and St Peter's Foundation Trust, Chertsey, UK
Chapter 115

Miikka Vikkula
MD, PhD
Coordinator, Center for Vascular Anomalies, Cliniques Universitaires Saint-Luc; Professor of Human Genetics, Human Molecular Genetics, de Duve Institute; Principal Investigator, Walloon Excellence in Lifesciences and Biotechnology (WELBIO), Université catholique de Louvain, Brussels, Belgium
Chapter 73

John J. Voorhees
MD, FRCP
Duncan and Ella Poth Distinguished Professor of Dermatology and Chair of Department of Dermatology, University of Michigan Medical Center, Ann Arbor, MI, USA
Chapter 155

Shyamal Wahie
MB BS, MD, FRCP
Consultant Dermatologist, University Hospital of North Durham, Durham, UK
Chapter 52

Sarah Wakelin
BSc, MB BS, FRCP
Consultant Dermatologist and Honorary Senior Lecturer, Imperial College Healthcare Trust, London, UK
Chapter 40

Stephen L. Walker
PhD, MRCP(UK), DTM&H
Clinical Lecturer, Faculty of Infectious and Tropical Diseases, London School of Hygiene and Tropical Medicine, London, UK
Chapter 27

Sarah Walsh
MB BCh, BAO, BMedSci, MRCP
Consultant Dermatologist and Clinical Lead, Department of Dermatology, King's College Hospital, London, UK
Chapter 119

Timothy S. Wang
MD
Associate Professor, Department of Dermatology, and Director, Cutaneous Surgery Unit and Micrographic Surgery and Dermatologic Oncology (Mohs) Fellowship Program, Johns Hopkins Health System, Baltimore, MD, USA
Chapter 20

Molly Wanner
MD, MBA, FAAD
Department of Dermatology, Massachusetts General Hospital, Boston, MA, USA
Chapter 156

Sheila Weitzman
MB BCh, FCP(SA), FRCP(C)
Senior Staff Oncologist and Professor, Hospital for Sick Children, Toronto, Ontario, Canada
Chapter 136

Jonathan M. L. White
BSc, MRCP(UK)
Consultant Dermatologist, Department of Cutaneous Allergy, St John's Institute of Dermatology, Guy's and St Thomas' NHS Foundation Trust, London, UK
Chapters 129, 130

Sean J. Whittaker
MD, FRCP
Professor of Cutaneous Oncology, Division of Genetics and Molecular Medicine, King's College London, London; St John's Institute of Dermatology, Guy's and St Thomas' NHS Foundation Trust, London, UK
Chapters 135, 140

Mark Wilkinson
MD, FRCP
Consultant Dermatologist, Leeds Teaching Hospitals NHS Trust, Leeds, UK
Chapter 128

Hywel C. Williams
DSc, FRCP, FMedSci
Professor of Dermato-Epidemiology and Director, Centre of Evidence-Based Dermatology, Nottingham University Hospitals NHS Trust, Nottingham, UK
Chapters 5, 17

Niall J. E. Wilson
BSc(Hons), MB ChB, FRCP, FRCPI
Consultant Dermatologist, Royal Liverpool and Broadgreen University Hospitals, Liverpool, UK
Chapter 94

Albert C. Yan
MD, FAAP, FAAD
Section Chief, Associate Professor, Department of Dermatology, Children's Hospital of Philadelphia, Philadelphia, PA, USA
Chapter 63

Victoria M. Yates
MB ChB, FRCP, DTM&H
Honorary Consultant Dermatologist, Formerly at The Dermatology Centre, Salford Royal NHS Trust, Manchester, UK
Chapter 27

Antony R. Young
BSc, MSc, PhD
Professor of Experimental Photobiology, St John's Institute of Dermatology, Division of Genetics and Molecular Medicine, Faculty of Life Sciences and Medicine, King's College London, London, UK
Chapter 9

Christopher B. Zachary
FRCP
Professor and Chairman, Department of Dermatology, University of California, Irvine, Irvine, CA, USA
Chapter 160

Joanna M. Zakrzewska
MD, FDSRCS, FFDRCSI, FFPMRCA
Consultant and Lead for Facial Pain, Facial Pain Unit, University College London Hospitals NHS Foundation Trust, London, UK
Chapter 84

Mozheh Zamiri
MD, MRCP
Consultant Dermatologist, Queen Elizabeth University Hospital, Glasgow, UK
Chapter 66

Christos C. Zouboulis
Prof.Dr.med., Prof.h.c., Dr.h.c.
Director and Professor of Dermatology and Venereology, Departments of Dermatology, Venereology, Allergology and Immunology, Dessau Medical Center, Dessau, Germany
Chapters 48, 90

Axel zur Hausen
MD
Chair, Department of Pathology, Maastricht University Medical Center, Maastricht, the Netherlands
Chapter 145

译委会名单（以姓氏笔画为序）

丁　明　空军特色医学中心皮肤科医师
王　刚　空军军医大学西京医院皮肤医院院长、主任医师、教授
王兴旺　南部战区总医院主治医师
冉玉平　四川大学华西医院皮肤科教授、博士生导师
朴永君　大连医科大学附属第一医院皮肤科主任医师、教授
刘　玮　空军特色医学中心皮肤病医院院长、主任医师
许　阳　南京医科大学第一附属医院主任医师
许德田　同济大学附属上海市皮肤病医院助理研究员
牟宽厚　西安交通大学第一附属医院皮肤科主任、主任医师
李　强　空军特色医学中心皮肤科副主任、副主任医师
李承新　解放军总医院第一医学中心皮肤科主任、主任医师
陈玲玲　江苏省苏州市立医院皮肤科副主任、主任医师
陈爱军　重庆医科大学附属第一医院皮肤科主任、副主任医师
单士军　厦门大学附属翔安医院主任医师
侯麦花　江苏省人民医院（南京医科大学第一附属医院）皮肤科教研室副主任、主任医师
施　辛　苏州大学附属医院皮肤科主任、主任医师
高　敏　安徽医科大学第一附属医院-医院教育处临床实践教育科科长、主任医师
高天文　空军军医大学西京医院主任医师
崔　勇　中日友好医院副院长、主任医师
蔡　宏　空军特色医学中心皮肤科副主任、副主任医师
魏爱华　首都医科大学附属北京同仁医院皮肤科、主任医师

秘书

丁　明　空军特色医学中心
王　涛　空军特色医学中心
王一宇　空军特色医学中心
池佼妮　空军特色医学中心
李智敏　空军特色医学中心
王姚俊　空军特色医学中心

译者名单（以姓氏笔画为序）

丁　明　空军特色医学中心
丁　薇　浙江中医药大学附属第三医院
于春水　四川省遂宁市中心医院
马　彦　山西医科大学第二医院
马　莉　厦门医学院附属第二医院
马一平　中国医学科学院皮肤病医院
马小莹　空军第九八六医院
马慧敏　首都医科大学电力教学医院
王　千　空军特色医学中心
王　月　民航总医院
王　刚　空军军医大学西京医院
王　伟　安徽省阜阳市人民医院
王　涛　空军特色医学中心
王　娟　陆军军医大学第一附属医院
王　颖　中国医科大学附属盛京医院
王　睿　解放军总医院第一医学中心
王　蕊　北京市鼓楼中医医院
王一宇　空军特色医学中心
王大光　南京医科大学第一附属医院
王子仪　中日友好医院
王文菊　成都市第二人民医院
王兴旺　南部战区总医院
王红梅　天津市中医药研究院附属医院
王明科　海军军医大学特色医学中心
王忠杰　北京泰美丽格医疗美容诊所
王春花　河南省南阳市第一人民医院
王思佳　南方医科大学南方医院
王姚俊　空军特色医学中心
王彦晰　空军特色医学中心
王艳青　山西医科大学第二医院
王晓露　中国科学院大学宁波华美医院
王清玉　武警北京总队医院
王毅侠　空军特色医学中心
云　晴　空军特色医学中心
巴　伟　解放军总医院第一医学中心
牛建荣　空军特色医学中心
毛　宁　安徽省太和县人民医院
方　圣　重庆医科大学附属第一医院
方润平　江西省上犹县人民医院
尹利莎　烟台芝罘医院
尹晓雅　空军特色医学中心
甘钊炎　首都医科大学附属北京同仁医院
石　航　深圳市儿童医院
石　琼　空军军医大学西京医院
叶张章　澳门科大医院
叶莉华　海口市人民医院
田洪青　山东第一医科大学附属皮肤病医院
田金兰　四川省遂宁市中心医院
史冬梅　济宁市第一人民医院
冉　昕　四川大学华西医院
冉玉平　四川大学华西医院
冉立伟　首都医科大学附属北京朝阳医院
丛　林　北京市美莱医疗美容医院
付　俊　橙蝶医美集团上海中心
冯仁洋　首都医科大学电力教学医院
冯文莉　山西医科大学第二医院
宁小荔　中日友好医院
宁静茹　空军特色医学中心
司佳薇　河南省南阳市第一人民医院
邢晓婧　解放军总医院第一医学中心
朴永君　大连医科大学附属第一医院
毕世鹏　空军特色医学中心
毕晓东　河南省南阳市第一人民医院
吕亚萍　山西白求恩医院
朱龙飞　西安交通大学第二附属医院
朱丽萍　苏州大学附属第一医院
朱晓玲　哈尔滨市第一医院
朱婷婷　苏州大学附属第一医院
乔　丽　空军特色医学中心
乔建军　浙江大学医学院附属第一医院
向　娟　重庆医科大学附属儿童医院
庄凯文　四川大学华西医院
刘　丹　空军特色医学中心
刘　方　首都医科大学附属北京朝阳医院
刘　玮　空军特色医学中心
刘　玲　空军军医大学西京医院

刘　艳　西安交通大学第二附属医院
刘　莎　南阳市第一人民医院
刘　腾　首都医科大学附属北京同仁医院
刘　毅　中国医学科学院皮肤病医院
刘子君　广州中医药大学第一附属医院
刘付倩　中山大学附属第一医院
刘仲荣　南部战区总医院
刘军麟　海南医学院第二附属医院
刘丽琴　中国科学院大学宁波华美医院
刘海霞　空军特色医学中心
刘建彬　空军特色医学中心
刘思萌　空军特色医学中心
刘梦茜　南京医科大学第一附属医院
刘鹏月　中国医科大学附属盛京医院
齐显龙　齐显龙医疗美容诊所
江　维　空军特色医学中心皮肤激光医学中心
池佼妮　空军特色医学中心
汤自洁　解放军总医院第一医学中心
汤庄力　浙江大学医学院附属第二医院
许　阳　南京医科大学第一附属医院
许丛丛　南阳市第一人民医院
许灿龙　空军特色医学中心
许静凯　中日友好医院
许德田　同济大学附属上海市皮肤病医院
孙　欣　首都医科大学附属北京佑安医院
孙中斌　新疆军区总医院
孙东杰　昆明医科大学第一附属医院
孙明强　沈阳市第七人民医院
孙晓颖　上海中医药大学附属岳阳中西医结合医院
牟宽厚　西安交通大学第一附属医院
严冬梅　空军特色医学中心
杜　娟　河北医科大学第三医院
李　凡　四川大学华西医院
李　鸣　95876 部队医院
李　欣　上海中医药大学附属岳阳中西医结合医院
李　峥　广西壮族自治区皮肤病防治研究所(皮肤病医院)
李　娟　首都医科大学附属北京佑安医院
李　菲　空军特色医学中心
李　琳　中国医科大学附属盛京医院
李　琛　中山市人民医院
李　强　空军特色医学中心
李力翠　石家庄市藁城人民医院
李小红　郑州大学第一附属医院
李可可　中日友好医院
李永荷　空军特色医学中心
李安琪　解放军总医院第一医学中心
李志强　解放军总医院第三医学中心
李泓馨　首都儿科研究所附属儿童医院
李承旭　中日友好医院
李承新　解放军总医院第一医学中心
李晓欣　空军特色医学中心
李智敏　空军特色医学中心
李清扬　空军军医大学西京医院
杨　帆　中国医科大学附属盛京医院
杨　军　江苏省无锡市人民医院
杨　青　山东第一医科大学附属皮肤病医院
杨　枫　宁波大学医学院附属医院
杨　怡　解放军总医院第一医学中心
杨　静　山西医科大学第二医院
杨　璐　中国医学科学院皮肤病医院
杨庆琪　空军特色医学中心
杨宇光　解放军总医院第四医学中心
杨闰平　解放军总医院第六医学中心
杨京润　解放军总医院第一医学中心
杨宝琦　山东第一医科大学附属皮肤病医院
杨桂兰　深圳禾正医院
杨晓雯　苏州明基医院
肖学敏　福建医科大学附属协和医院
吴伟伟　海南省第五人民医院
吴良才　中山大学附属第六医院
吴朋娟　河南省南阳市第一人民医院
吴盼倩　昆明市儿童医院
何晓玥　四川省遂宁市中心医院
狄正鸿　中国医科大学附属盛京医院
应为红　浙江中医药大学附属第三医院
汪　奕　海南省第五人民医院
沙　爽　空军特色医学中心
沈　雪　成都市第二人民医院
沈长兵　北京大学深圳医院
宋冰冰　首都医科大学附属北京康复医院
宋育瑶　空军特色医学中心
张　龙　陆军军医大学陆军特色医学中心
张　松　空军特色医学中心
张　明　首都医科大学附属北京佑安医院
张　悦　中国医科大学附属盛京医院

张　悦　空军特色医学中心
张　萍　空军特色医学中心
张　敏　空军特色医学中心
张　斌　山东第一医科大学第一附属医院
张士德　福建中医药大学附属福鼎医院
张天骄　首都医科大学附属北京同仁医院
张伟刚　空军军医大学西京医院
张延浩　北京希诺谷生物科技有限公司
张江安　郑州大学第一附属医院
张希萌　中国医科大学附属盛京医院
张春韶　深圳市龙岗中心医院
张莉莉　同济大学附属同济医院
张继刚　火箭军特色医学中心
张朝霞　山东第一医科大学附属皮肤病医院
张燕飞　西安交通大学第二附属医院
陆捷洁　海南省第五人民医院
陈　垚　空军特色医学中心
陈　杰　空军特色医学中心
陈　鑫　96717 部队医院
陈玉欣　首都医科大学附属北京佑安医院
陈向齐　解放军第九〇〇医院
陈红清　广州和睦家医院
陈秀峰　空军特色医学中心
陈玲玲　江苏省苏州市立医院
陈柳青　武汉市第一医院
陈思倩　厦门大学附属福州第二医院
陈莹莹　河南省南阳市第一人民医院
陈爱军　重庆医科大学附属第一医院
陈晶晶　空军特色医学中心
陈嘉雯　上海交通大学医学院附属新华医院
范　星　安徽医科大学第一附属医院
范秀针　清远市人民医院
林志鹏　陆军军医大学陆军特色医学中心
罗　杨　海南医学院第二附属医院
罗　翔　成都市第二人民医院
罗玲玲　中国医学科学院皮肤病医院
罗娅珺　联合利华研究发展中心
岳红红　解放军总医院第三医学中心
周　艳　西安交通大学第一附属医院
周　蜜　上海中医药大学附属岳阳中西医结合医院
周春丽　陆军军医大学第二附属医院
周炳荣　南京医科大学第一附属医院
周琼艳　宁波大学医学院附属医院
周澜华　解放军总医院第一医学中心皮肤科
庞晓文　空军特色医学中心
郑力强　陆军第 81 集团军医院
郑思婷　浙江大学医学院附属第一医院
郑智心　中山大学附属第六医院
郑锦芬　深圳市慢性病防治中心，深圳市皮肤病防治研究所
郑新瑶　南方医科大学南方医院
单士军　厦门大学附属翔安医院
孟　晓　中国中医科学院广安门医院
孟如松　空军特色医学中心
赵　洋　北京市顺义区妇幼保健院
赵敏玲　广州贝漾美天医疗美容门诊部
赵敬军　同济大学附属同济医院
胡小平　北京大学深圳医院
胡莉芳　杭州市第三人民医院
钟剑波　浙江大学医学院附属杭州市第一人民医院
侯麦花　南京医科大学第一附属医院
施　辛　苏州大学附属第二医院
宫　姝　北京大学第一医院
费文敏　中日友好医院
贺　赞　解放军总医院第一医学中心
骆彦霏　海南省人民医院
秦　思　广东省第二人民医院
袁　超　上海市皮肤病医院
晋　亮　空军特色医学中心
夏　旋　中部战区总医院
夏艾婷　空军特色医学中心
夏汝山　南京医科大学附属无锡第二医院
顾　华　昆明医科大学第一附属医院
顾伟杰　空军特色医学中心
党　林　深圳市人民医院
徐　劲　空军特色医学中心
徐刚林　湖北省荆门市第二人民医院
翁文佳　首都医科大学附属北京佑安医院
奚志琴　山西医科大学第二医院
栾兴宝　首都医科大学附属北京佑安医院
高　敏　安徽医科大学第一附属医院
高天文　空军军医大学西京医院
高方铭　海南省人民医院
高金平　安徽医科大学第一附属医院
高艳青　首都医科大学附属北京佑安医院
郭　杰　空军特色医学中心

郭伟楠　空军军医大学西京医院
郭运达　61889 部队门诊部
唐利利　安徽医科大学第一附属医院
唐教清　四川大学华西医院
竞　艳　中日友好医院
涂　颖　昆明医科大学第一附属医院
涂云华　昆明医科大学第一附属医院
涂瑶筠　四川大学华西医院
陶　冶　空军特色医学中心
陶安琪　北京大学口腔医学院
黄　也　空军特色医学中心
黄　晨　南京医科大学第一附属医院（江苏省人民医院）
黄巧荣　北京同仁医院
黄显琼　陆军军医大学陆军特色医学中心
黄谢平　湖北省荆门市第二人民医院
崔　勇　中日友好医院
崔丽霞　海南医学院第二附属医院
符文好　海南省人民医院
梁齐飞　同济大学医学院
彭智鹏　南宁市第四人民医院
葛　格　解放军总医院第七医学中心
董海玲　空军特色医学中心
韩　科　海南省人民医院
韩　洋　中日友好医院
韩向春　天津市北辰区中医医院
韩秀萍　中国医科大学附属盛京医院
焦　彬　武警北京总队医院
焦　婷　中国科学院大学宁波华美医院
游　弋　陆军军医大学第一附属医院
雷　霞　陆军军医大学陆军特色医学中心
虞亦武　上海市同济医院
路雪艳　北京大学第三医院
鲍　丽　空军特色医学中心
解　方　解放军总医院第一医学中心
慕珍珍　中国医科大学附属盛京医院
蔡　宏　空军特色医学中心
裴晨晨　空军军医大学西京医院
廖宁馨　海南省人民医院
廖培羽　广东省深圳市人民医院
谭伟华　广州市第一人民医院
翟瑞洁　中国中医科学院广安门医院
樊　仪　北京市第六医院
樊一斌　浙江省人民医院
樊建勇　南部战区总医院
潘　之　甘肃省中医院
潘　芸　重庆医科大学附属第一医院
潘　毅　德国波恩大学
薛　珂　中日友好医院
薛亚东　哈尔滨医科大学附属第一医院
穆　欣　西安交通大学第一附属医院
穆　潺　重庆医科大学附属第一医院
戴韵佳　昆明市盘龙区人民医院
魏　萌　首都医科大学附属北京同仁医院
魏爱华　首都医科大学附属北京同仁医院

序　一

作为一门历史悠久的临床科学，皮肤病学具有临床病种多、皮疹表现千变万化等特点。许多全身性的系统疾病可以通过皮疹等外在表现“窥一斑而知全豹”，同一疾病在不同患者或不同时期又有不同表现，具有很大的不典型性和不确定性，皮肤科医师在临床实践中时刻要面临着如何正确诊断和处理。“工欲善其事，必先利其器”，一名好的皮肤科医师，面对复杂的皮肤病要做到诊断正确，除了要有扎实的基本功外，迫切需要有一部优秀的参考书作为指导。

《鲁克皮肤病学》（第 9 版）（*Rook's Textbook of Dermatology*）由美国威立出版社（Wiley-Blackwell）于 2016 年正式出版，曾荣获 2017 年度 PROSE 图书奖，被评为皮肤病学领域最权威的多卷本教学参考书。本书由全球 150 余位皮肤病专家联合编辑，全书共 14 部分，160 章节，880 多万字，涵盖病种约 4000 种、彩色图约 5000 幅，是全球最权威的皮肤病学教科书之一，具有极高的临床参考价值，其内容可为很多学者提供学术研究参考。本书第 1 至第 9 版已有法文、日文等多种语种版本，但至今尚无中文版面世。

作为我国皮肤病学科的一支重要力量，以空军军医大学为代表的军队皮肤病学科队伍近年来不断发展壮大并逐渐形成了独特的专科特色，其在学科发展、师资力量、科学研究等方面，一直位居国内本专业发展领域的第一梯队，在国内外专业领域具有较大的影响。在 2018 年中国医师协会皮肤科分会年会上，由空军军医大学、解放军总医院等单位牵头，联合全国 127 所大学附属医院的 280 余名资深皮肤科医师、博士研究生参与，启动了《鲁克皮肤病学》（第 9 版）的翻译工作，经过 3 年的艰苦努力，终于完成了这部书的中文翻译、互审、二审、修订、润色、编辑、校稿等一系列工作。该书将由河南科学技术出版社北京名医世纪文化传媒有限公司付梓出版，相信本书一定会成为广大皮肤科医师的一部重要的参考书。

出于对青年皮肤科同仁的欣赏，当本书的主译人员找到我时，“吾乐而序之”！

中国工程院院士　陈洪铎

二〇二一年八月八日

序　二

随着科技的进步和信息化的发展，现代皮肤病学进入了知识“大爆炸”时期，不仅内容快速增加而且变化日新月异，同时皮肤科临床医师也面临着日益繁重的医疗服务工作。在如此背景下，如何能更快速、便捷和高效地获取皮肤科的重要信息并准确地应用到临床实践中，就显得尤为重要。为顺应这一临床需求，由空军军医大学、解放军总医院等多家单位牵头，组织全国近 300 名专家、学者，历时 3 年共同编译完成的皮肤病专业著作《鲁克皮肤病学》(第 9 版)终于与读者见面了。

《鲁克皮肤病学》(*Rook's Textbook of Dermatology*)是全球皮肤科学界的经典专著，它以体量大、病种多、图文并茂而著称。本书的主译是目前活跃在我国皮肤科科研、临床诊疗一线的中坚力量，他们年富力强，经验丰富，是当代皮肤科领域的著名专家。参加本书翻译的有全国 127 所大学 280 余名中青年皮肤病专家和博士研究生，他们是我国皮肤科领域的后起之秀，是我国皮肤科未来的希望之星。好马配好鞍，这部集皮肤病之大成的专著的编译饱含了国内众多皮肤病专业机构和专业医务人员集体协作和集体智慧的结晶，体现了我国年轻一代皮肤科学工作者团结协作的精神。本书的翻译全程遵循了“忠于原著、精益求精”的思想，3 年时间里，大家集思广益，按照国人的阅读习惯对版式进行不断优化，对文字进行反复润色，翻译、互审、二审、中文润色、文字修订……每一步都精雕细琢，每一个环节都是再学习、再创作、再提高的过程。“千淘万漉虽辛苦，吹尽狂沙始到金”，今天，当我们手捧这部装帧精美、有面子又有里子的好书，我们由衷地感谢全体编译人员的辛勤劳动。

一部好书能升华我们的思想、开豁我们的心智，它能让我们学会思考，使我们思想深厚、知识增长；一部好的专业书更是很多专业人士长期经验的总结，它能指导我们的实践，让我们在专业探索的过程中少走很多弯路。《鲁克皮肤病学》(第 9 版)正是这样一部好书，它基础理论完整、与临床结合紧密、实用性强，又有国内一流的专业队伍精心编译，相信一定能成为广大皮肤科医师得心应手的参考书。同时，我也要为我们专业的编译队伍点赞，有这样朝气蓬勃的专业队伍，相信这部书的编译出版只是万里长征的第一步，假以时日，他们一定会在皮肤科科研、诊疗等领域带给我们更多的惊喜，我国皮肤病学科的明天必将会更加美好！

中国工程院院士

二〇二一年五月八日

第 9 版前言

大家亲切地将第 9 版 *Rook's Textbook of Dermatology* 谓之“教材”，这标志着本书的结构和格式有别于传统。第 9 版的编辑团队发生了较大的变化，Tony Burns，Stephen Breathnach 已经退休了，Neil Cox 英年早逝，幸运的是，Chris Griffiths 成为团队中唯一保留下来的成员。我们谨向 3 位作者致以崇高的敬意，他们用自己的智慧、热情为本书前几版的成功发行倾注了大量的精力。

Rook's Textbook of Dermatology 是一部内容丰富、规模宏大的教科书，4 名主编远远不够，因此第 9 版成立了一个由 5 名主编及 12 名副主编组成的团队。本书的整体篇幅变化不大，但内容被重新改编成 14 个部分，共 160 章。皮肤学基础是新设立的内容，它不仅提供了一个全面的主题介绍，还有一个扩展的部分——皮肤美容。作者团队也得到了壮大，在保留了前一版本作者的基础上，又有新作者的加入。其中，有许多作者来自英国以外的国家，这为英国“本土化”的 *Rook's Textbook of Dermatology* 增加了非常重要的“国际范”。

本版最重要的一个变化是将其成功带入 21 世纪的出版界，这就要求将本书设计成既可用于传统印刷的图书，也可用于在线使用的电子书。因此，本书的模板将被分为两个层次，全部模板须进行重新编辑和格式修订。印刷版本与在线版本基本类似，主要区别在于，前者只打印关键的参考文献列表，而后者可获取完整的参考书目。这使我们能够增加图形和图片的数量，而且所有这些内容都可以下载为 PPT。我们还吸纳了关于第 8 版索引只在一册中印刷造成阅读不便的意见，确保第 9 版的每一册都有索引。

作为英国皮肤病学学会成员，很荣幸我们主编 *Rook's Textbook of Dermatology* 一书，并认识到自己需要承担的责任。因此，我们会非常谨慎地对待本书任何一部分的任何修改。皮肤病学作为一门不断发展的学科，正处于一个重要而激动人心的发展阶段。正如 Arthur Rook，Darrell Wilkinson，John Ebling 在 1968 年第 1 版 *Rook* 序言中所期盼的那样，尽快实现基础研究成果的转化，以对皮肤病学基础病理、发病机制有更充分的理解，让更多的患者得到更高质量的医疗救助。我们在第 9 版本中也将继续贯彻这一理念。

非常感谢来自 Wiley 的 Jenny Seward，Catriona Cooper，Nick Morgan，Charlie Hamlyn，Oliver Walter 和 Martin Sugden 等组成的优秀团队，他们为实现新版 *Rook* 出版做出了不懈的努力！还要感谢我们杰出的项目经理 Lindsey Williams 和编辑 Jane Andrew，Karen Stephenson，Jill Halliday，以及美工师 David Gardner 等。

Chris Griffiths
Jonathan Barker
Tanya Bleiker
Robert Chalmers
Daniel Creamer

第1版前言

近10年来，全球一直没有出版一部全面的、综合性的英文皮肤病学专著；近25年，英国也没有出版类似的著作。虽然，近期出版了很多最新的篇幅较短的皮肤病学文献和专著，但并不能完全满足读者需求。长期以来，以英文为母语的皮肤科医师需要一部既可用于日常工作参考，又可为其他专题专著和期刊文献提供指导的专著，于是本书就诞生了。本书不仅能用于皮肤科医师的临床培训、指导临床实践，也能满足其他医学领域对皮肤毒理学、皮肤美容学感兴趣的研究者的需求。

本书整合了大量最新的皮肤生理学、病理学的基础知识，为解决临床实际问题做了一些有益的探索，但离解决所有临床实际问题仍有较大的差距，因此，还需要我们付出更多的辛苦和努力。由于篇幅限制，本书仅保留部分密切相关的基础科学知识，确保这些章节的相对完整性，方便临床医师和其他工作者阅读。为了便于大家学习，本书重复使用了一些与各章节密切相关的资料，确保每个章节的独立性、完整性及可读性。

到目前为止，皮肤疾病的发病机制、发病诱因尚不完全清楚，无法根据病因做到皮肤疾病更为科学、更为合理的精确分类，因而本书仍然采用了传统的、实用的疾病分类方式。因为某些临床综合征会涉及多种病因，如果过分强调某一病因而忽视了其他病因，则容易产生误导。例如，大部分皮肤疾病在某种程度上会受到遗传因素的影响，还有很多皮肤疾病会由患者的情绪变化而诱发，如果简单地将上述的数百种疾病归类为遗传性皮肤病，将其他的数十种由情绪变化诱发的疾病归类为心身疾病，临床医师并不能从此分类中获益。

目前，人们会通过统计某疾病的发病率来揭示其发病因素，但是，现在报道的疾病发病率数据往往不是完全可靠，据此找到的疾病发病因素也不完全准确。因此，为了对种族及环境因素的评估更加科学，本书做了更细致的设计。

医师临床实践的有效性取决于其对疾病临床诊断的准确度。本书对疾病的临床表现和疾病的诊断、鉴别诊断进行了非常详尽的论述。组织病理学检查作为一种主要的辅助检查，可为疾病的最终确诊提供更全面的参考依据。

治疗方法非常关键，也必须实用。许多经验性疗法证明是有效的，我们不能因为其有效性未得到科学的解释而弃用。本书略去许多熟知的老药和新药，因为临床试验证实这些药物疗效不确切，或者其已被其他更有效、更安全的药物所取代。

本书附900余幅图片，但并没有为每种疾病提供插图。否则，本书的体量和价格都会大幅增加，而实用价值却没有多少提升。选用插图目的是为文字描述提供补充。个别病例没有加入插图的原因，可能是未找到合适的未出版的图片。

为方便读者查阅，我们提供了参考文献列表。本书省略了很多只具有历史意义的重要文章，简化了病史对现有概念和术语的理解。星号标记处提示该处提供了较多的参考文献和书籍。

我们写作团队的全体成员及特邀专家仔细阅读完全部章节，在此需要特别感谢 Wilson Jones 教授、R. S. Wells 博士及 W. E. Parish 博士在组织病理学、遗传学、免疫学相关问题上给予的巨大帮助。还有许多专家，分别在不同的章节中为我们提供过巨大的支持，一并予以致谢！书中如有未勘正的错误均由本书的编辑和作者负责。

我们非常希望本书能帮助到所有对皮肤病学感兴趣的人，无论您是临床医师还是研究工作者。本书如有不妥之处，欢迎读者提出宝贵的批评意见和建议，以使其再版时更加完善。

Arthur Rook，Darrell Wilkinson，John Ebling

译者前言

《鲁克皮肤病学》(第 9 版),被誉为皮肤病学圣经级巨著。本书由英国伦敦国王学院附属医院等多家医院,邀请 150 名世界顶级专家编写而成,由全球知名出版机构 Wiley-Blackwell 于 2016 年出版发行,先后历经 8 次修订再版,对近年来皮肤医学领域的新进展进行了补充与更新,是世界最权威的皮肤病学教科书。本书第 1 至第 9 版已有法文、日文等多种语种版本,但至今尚无中文版面世。因此,能够将这部内容丰富、实用性强、彩图精美的皮肤病学圣经级巨著向中国医师引荐,是我们翻译本书的初衷。

本书是一部百科全书式的著作,全书分为 4 册共 160 章,其特点:①基础理论深入完整;②理论与临床相结合;③临床实用性突出;④约 5000 幅彩图,每种疾病均用清晰的彩色图片展示相关皮肤病损害;⑤病种多,全书涵盖近 4000 种;⑥引用参考文献多,对日新月异的医学研究进展进行了跟进,使得我们对皮肤病的认识不断深入。本书完整地介绍了皮肤科学的基础理论、基本操作技能及方法,世界皮肤科学的进展等,内容包括皮肤科学基础、皮肤科临床、性传播感染、皮肤外科学、皮肤美容等部分,并逐项介绍了疾病定义、病因、病理、临床表现、基础检查、诊断与鉴别诊断、治疗方法等。

译者们采用分章节翻译,然后交叉校对的方式,要求符合汉语的表达习惯,并努力达到医学专著的"信、达、雅"标准,对每章节反复审校,包括翻译、一审、二审、终审、文字润色等。本书既适合年轻医师的系统学习,也适合高年资医师的知识扩充和资料查阅。尽管经过多轮校对,鉴于东西方文化、语言结构的不同,加上参编作者较多,各自对问题的见解及水平的差异,在翻译上可能会有疏漏或不准确之处,恳请各位专家、同行斧正。

由于本书内容涉及面广,与多个学科相关,故我们特邀全国皮肤科专家、教授、相关学者对专业问题给予了指导。本书的译作完成,凝聚了许多专家和同仁的心血,为此表示诚挚的感谢。

在本书的翻译过程中,我们得到了河南科学技术出版社北京名医世纪文化传媒有限公司的大力支持,在此深表感谢。希望这部宏伟译著出版后,能够对每一位从事皮肤病与性病的工作者有所帮助。

刘　玮

空军特色医学中心皮肤病医院院长

全军皮肤病研究所所长

2021 年 2 月

目　录

第一册

第二册

第 4 部分　炎症性皮肤病

第 5 部分　营养与代谢性皮肤病

第 6 部分　遗传性皮肤病

第三册

第四册

第1部分　皮肤病基础

第 1 章

1

皮肤病学发展简史

Nick J. Levell

Norwich Medical School, Norfolk and Norwich University Hospital, Norwich, UK

概述:皮肤病学的历史源自何时

皮肤病学是随人类历史不断发展的。不注重护肤会增加皮肤感染风险,继而增加其他疾病发病率及致残率,而卓有成效的皮肤保养可以提高对异性的吸引力,有利于个体基因的存续。为减少感染,灵长类动物会相互梳理毛发,有些动物则会舔舐伤口。对于在原始人类部落中负责驱魔除疾的萨满和女巫师们来说,与皮肤病学活动有关的重要内容包括清除寄生虫、在干燥的皮肤上涂抹油脂,以及清洁、包扎外伤和烧伤的创面。

文字发明之前的医疗活动情况,我们可以通过考古学家提供的相关证据进行了解。例如,有考古学家发现在 2400 年前的哥伦比亚印加木乃伊中,就可能存在转移性黑素瘤的放射学表现,这为皮肤病的影响提供了早期证据[1]。

文字发明的时间恰与非洲(埃及,公元前 3100 年),中东(美索不达米亚,公元前 3000 年),印度(印度河流域,公元前 2500 年),欧洲(克里特岛,公元前 1800 年)和中国(商朝,公元前 1400 年)等地区城市初具规模的时期重叠。早期文字记录主要用于行政统治或宗教传播,但很快就出现了医学著作,其中不乏与皮肤疾病相关的记载。

古代皮肤病学著作

最早的医学文稿

公元前 3000 年至公元前 400 年的医学著作中都有一个共同特点,即理论基础是建立在宗教信仰之上的,并与实践技能相结合。历史学家们经常说,最初的医学时代是由巫术主宰的。随后在公元前 400 年左右,Hippocrates 领导的理性医学得到了长足发展,从而改变了之前的面貌。然而,真实的历史进程是循序渐进演化的,并不像历史学家总结的那样清晰、割裂。经验表明，完全依赖巫术和宗教的医师治愈不了多少患者，因此所有医疗保健系统都包含了许多切实可行的措施。

最早的医学著作可能是由一个不知名的苏美尔人（中东地区的美索不达米亚）在公元前3000年撰写的一部药典[1]。他在一块黏土片上，描述了一系列精选的外用药物，包括雪松油、葡萄酒和植物、矿物、动物材料。其他制剂包括与蜂蜜，水和油混合而成的黏土。

医学资料的载体从黏土片到莎草纸再到纸张，在21世纪的今天又来到了不同类型的写字板上。

古埃及

Imhotep是法老Zoser（公元前2700年）的首席大臣，以医师的身份而闻名，并很快就被埃及人所崇拜（图1.1）。埃及的医学著作可以追溯到1000年之后，Edwin Smith在纸莎草（公元前1600年）上所著的“伤口之书”，提出使用新鲜肉类，接着用蜂蜜、油脂和棉绒进行伤口处理。然而，最重要的医学著作要数写在超过20m纸莎草上的亚伯斯古医籍（公元前1550年）[2]。它描述了700种特效配方和800种普通配方，用于治疗15种腹部疾病，29种眼部疾病和18种皮肤疾病。书中还提到了一种治疗秃顶的方法——一种用黑驴睾丸或黑蜥蜴的外阴和阴茎提取物制成的饮料。该书还记录了一种治疗麦地那龙线虫的有效方法——把蠕虫刚露出的一端缠绕在棍子上，然后慢慢地把它拉出来。

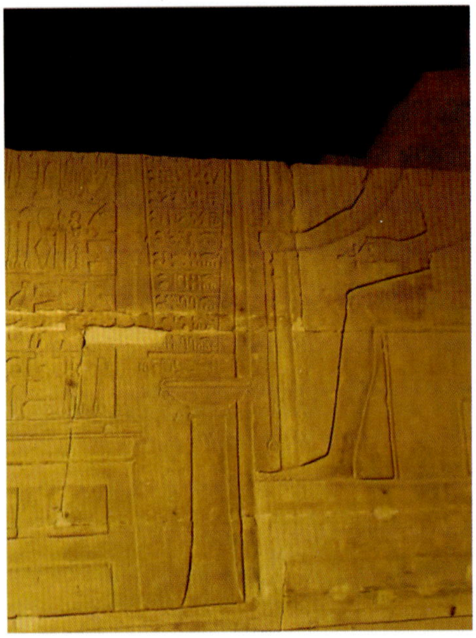

图1.1 Imhotep坐在右边，手握手术器械

美索不达米亚

大约在公元前1000年，巴比伦医师Esagil-kin-apli在1000多块黏土片上记载了医学相关内容，其中40块被认为是医学诊断手册。这里面关于皮肤病的记述则展示出巫术与经验主义的相互渗透[3]：

- 黏土片9，第48行：“如果他的脸上长满了白色的脓疖，奉太阳神Ama的旨意，他将幸存下来……”
- 黏土片9，第49行：“如果他的脸上长满了黑色的脓疖，奉上帝的旨意，他将会死去……”
- 黏土片14，第128行：“如果他的睾丸是黑色的，他就会死……”（可能是关于Fournier坏疽的第一个文字描述。）

古希腊

既往认为，Asclepius（医术之神）曾经在公元前1000年的古希腊践行医术。由于过多的神话传说，有关他实际的医学工作，已经无从考证。希腊传说将他与埃及的神/医师Imhotep相混淆，并将他描述为男神Apollo（医治者）和女神Panacea的儿子。传说Asclepius因索取黄金救治死者而被诸神处死，这对所有受贪婪诱惑的现代临床医师来说都是一个教训。Asclepius神庙里有许多狗能透过舔舐伤口治愈疾病。他在希腊的追随者众多，时间跨度长达几个世纪，其中包括Hippocrates和Aristotle。

古印度

早在公元前1500年，婆罗门（世袭神父）就守护着梵文的宗教教义，即吠陀（知识）。大部分医疗都是围绕着一种与美索不达米亚和埃及相似的巫术与宗教方法展开。吠陀仪式可能包括活人祭祀，但著作中则描述了实用皮肤病学的信息，如使用烧灼止血。

理性医学的发展

丝绸之路：理性医学之路

公元前400年，被称为丝绸之路的贸易路线连接了中国、印度、中东和东欧。大约此时，理性医学在欧洲发展起来，在印度南部和中国也出现了类似的观念。因此，似乎在开展贸易项目的同时，医学思潮也同步传播。基于这些现象，对于知识主要由东方流向西方还是从西方流向东方，一直是有争议的。公元前1000年，来自美索不达米亚的“诊断手册”仍然在印刷流传。但是在公元前600至前400年，人们对疾病的了解发生了根本性的变化——疾病受制于自然的力量，起源于身体，而并非神性。

中国

现存的文献可以追溯到至少公元前200年，但有些人认为它们起源于2000多年前。一些原始配方至今仍在使用。虽然这与西方医学所推崇的以解剖学或生理学为基础的人体系统几乎没什么关系，但其基本概念并非基于宗教或精神。古人认为疾病的发生是基于阴阳平衡的失调，阻滞了气（能量）和经络[1]。一种通用的思想认为，皮肤病是由内因导致的。公元前652年的经典著作中就有关于皮肤病的章节。荨麻疹或“风型隐蔽性皮疹?”被认为是阴邪过多? 导致皮肤液体阻塞。《黄帝内经》描述了荨麻疹和湿疹。

南印度早期佛教

公元前400年左右的巴利文字描述了佛陀的著作[2]。《吉里玛南达经》记载了皮肤病护理学、精神皮肤病学、足部湿疹的遮盖治疗，以及一些可能是早期皮肤病相关的描述，包括麻风病、疖（脓肿）、淋巴结核、癣、疥疮、脓疱疹、红细胞增多症、瘘管病和性传播疾病。

圣经

公元前450年写的《利未记》描述了如何诊断“麻风病”——文中描述了许多慢性皮肤感染，包括癣感染、脓疱疮和感染性湿疹，也记载了关于传染性皮肤病管理的实用技巧，如焚烧衣服和隔离感染者。

希腊人：理性时代

Hippocrates（公元前400年）被称为“希波克拉底大帝”——这是柏拉图和苏格拉底时代的荣誉。他是科斯岛上的阿斯克勒庇安的医师、教师。关于他的一些伟大思想可能是由他的学生记录下来的，这些学生在他的学校里为后世积累了大量的医学知识。Hippocrates的学派摒弃了巫术和宗教对医学的影响，采用了基于逻辑和因果的思维方法。他的方法是，像中国人一样，从整个患者的角度看待疾病，把人看作是受世界自然规律支配的实体。他将饮食和运动作为一种治疗方式，并采用了保守疗法，而不是急于干预。他写的关于腿部溃疡的文章现在读起来也很有意义：“在溃疡的情况下，站立是不合适的；特别是溃疡位于腿部时，坐着或行走都不可取。选择静止和休息是才是特别有利的方法……”

罗马帝国

Galen于公元120年出生于土耳其的佩加蒙，在定居罗马之前，他曾经前往埃及学习非洲和印度的医学知识。他通过解剖动物（而非人类）来研究解剖学，但后来并没有正确地将希波克拉底思想运用于解剖学和生理学。他认为人体内存在4种过量可能导致体温升高的液体：黄胆汁、黑胆汁、痰和血。这掀起了医师们使用放血疗法来维持人体平衡，从而实现治疗发热和预防发热功效的热潮。

Galen智力超群，性格专横，善于自我宣传，是一位多产的作家。因此，他的这种医学理论基础在欧洲和中东变得根深蒂固。在此后的1500年，直到文艺复兴时期，可能由于宗教和文化均禁止人体解剖，关于潜在疾病过程的认知就一直处于相对停滞的状态。

在接下来的500年里，希腊和罗马系列的诸多学者在这个不完善的基础科学模型中定义了各种疾病。各种草药和矿物质疗法在治疗皮肤病方面也取得了进展。木焦油和煤焦油用于治疗湿疹和牛皮癣[3]一类的炎症性皮肤病。希腊-罗马系列作家中的最后一位是Paul of Aegina（公元700年左右）。他编写了一部百科全书，共7卷，其中第4卷谈及了皮肤病[4]。这可能是最早的皮肤病学教科书。

罗马帝国衰亡后的皮肤病学

早期伊斯兰医学和皮肤病学

随着罗马帝国的衰亡和欧洲黑暗时代的开始，西方医学知识的接力棒又传回了中东。公元832年，如果不是基督教和伊斯兰学者在伊斯兰帝国首都巴格达成立Bayt al Hikma中心，并将相关医学古籍翻译成阿拉伯语，很多东西都会丢失。数以百计的希腊语、拉丁文和梵语文本被翻译，使伊斯兰文化成为学习的中心。一系列的医学概要被制作出来，第一本是Ali ibn Rabban al-Tabari（公元850年左右）的《智慧天堂》（*Firdaws al-bikma*）。

伟大的波斯医师Muhammad ibn Zakariya al-Razi（865—925；在西方被称为“Rhazes”）在定居巴格达之前，曾在德黑兰附近的雷伊学习。他写了200多篇文章，最初挑战了Galen的许多戒律——尽管最终他自称是Galen的门徒。他写了一本名为《天花和麻疹》的书，成为第一个辨别出发热性皮疹的人，“麻疹的皮疹通常一次性出现，而天花疹则是一个接一个地出现。”Al-Razi的著作在阿拉伯享有盛誉，并被翻译成拉丁文，在他去世 600 多年后的 1542 年仍在西方重印。

波斯作家 al-Majusi（Haly Abbas，10 世纪），Ibn Sina（Avicenna，980－1037）和 al-Zahrawi（Albucasis，936－1013）都写过有影响力的医学著作。

欧洲文艺复兴时期的意大利

在 16 世纪中叶，欧洲正慢慢摆脱黑暗时代和中世纪特有的宗教迷信，帕多瓦的一群才华横溢的医师，包括 Vesalius 和 Mercurialis（Geronimo Mercuriale），建立了一个学习系统，并编写了医学教科书，振兴了欧洲医学。Mercurialis 在 1572 年撰写了《德摩比斯库塔尼斯》（*De Morbis Cutaneis*），这本书总结了早期的医学著作，重点是毛发疾病。这是自 800 年前 Paul of Aegina 时代以来西方第一本皮肤病学教科书。

欧洲启蒙运动

18 世纪编写的一系列皮肤病学教科书把皮肤病学带入了现代医学的历程。Daniel Turner（图 1.2）在 1712 年撰写了第一本英语皮肤病学教科书[1]（图 1.3）。它由一系列的病例报告组成，非常受欢迎，20 多年的时间里便发行了 4 版。Turner 是一位有崇高医学理想的英国外科医师。他把这本书献给了伦敦皇家内科医学院的主席，被授予皇家学院协会的"行医执照"，但他需要从牛津大学或剑桥大学获得医学学位才能成为正式会员。随后 Turner 在美国耶鲁大学捐赠了一个医学图书馆，并获得了在美国被授予的第一个医学学位，但这一荣誉仍未能使他成为皇家学院会员。

在欧洲，皮肤学与性病学联系是相互交叉的。巴黎法院的内科医师 Jean Astruc 写了一篇权威性的文章，总结了有关梅毒的所有知识。他描述了皮肤的解剖结构，并将皮肤疾病与皮脂腺联系起来。

在意大利，Bernardino Ramazzini 在 1700 年撰写了一本关于职业病的教科书。这本书将职业性皮肤病进行了分类，里面谈及了牧师的静脉曲张，也讨论了助产士、乳母所患梅毒等疾病[2]。在 Linnaeus 之后，整个欧洲的临床医师都在努力地对皮肤疾病进行分类。出生于维也纳的 Joseph Jacob Plenck 在 1776 年撰写了一份皮肤病分类法，将皮肤病分为 14 类[3]。这是第一次对皮肤病进行严谨的分类，在皮肤病学史上具有里程碑意义。次年，法国的 Antoine Charles Lorry 写了一篇文章，分别论述了皮肤病的病理学、生理学和病因学[4]。

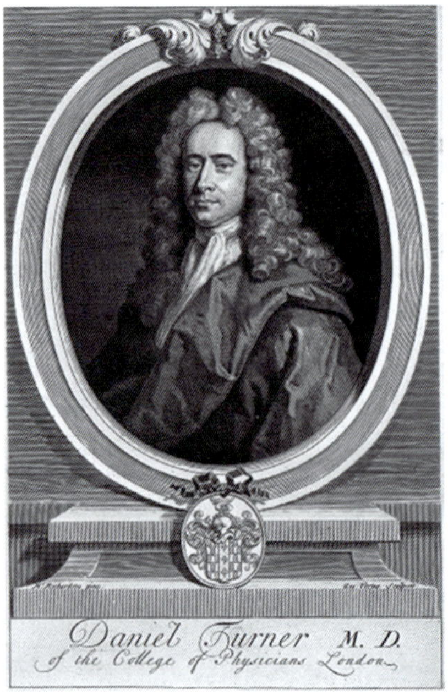

图 1.2 Daniel Turner（图片来自 http://wellcomeimages.org/. 版权作品可在知识共享署名许可协议 4.0 版本下许可使用 http://creativecommons.org/licenses/by/4.0/. 伦敦 Wellcome 图书馆）

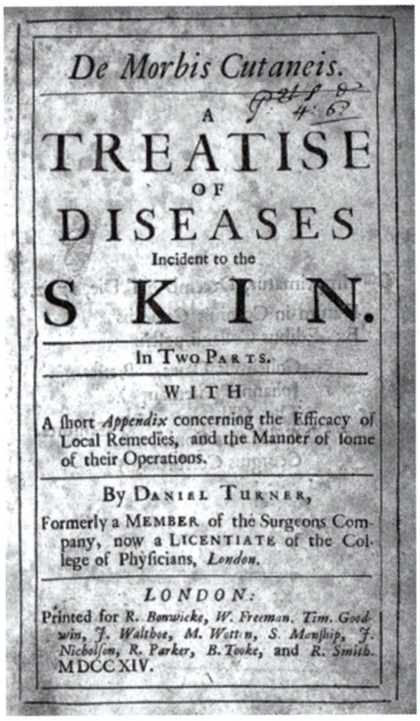
De Morbis Cutaneis.

A TREATISE OF DISEASES Incident to the SKIN.

In Two Parts.

WITH

A short Appendix concerning the Efficacy of Local Remedies, and the Manner of some of their Operations.

By Daniel Turner,

Formerly a Member of the Surgeons Company, now a Licentiate of the College of Physicians, London.

LONDON:

Printed for R. Bonwicke, W. Freeman, Tim. Goodwin, J. Walthoe, M. Wotton, S. Manship, J. Nicholson, R. Parker, B. Tooke, and R. Smith. MDCCXIV.

图 1.3 Turner 撰写的第一本英文皮肤病学教科书（图片来自 http://wellcomeimages.org/. 版权作品可在知识共享署名许可协议 4.0 版本下许可使用 http://creativecommons.org/licenses/by/4.0/. 伦敦 Wellcome 图书馆）

皮肤科学发展历程

Willan 和 Bateman:皮肤病的定义

在 Robert Willan 之前,人们对于皮肤病的描述性术语使用并不规范。不同的皮肤表现可能会被两位医师用相同的术语进行描述。对于疾病特征分类的描述也没有统一的标准。直到 Willan(图 1.4)精确定义了用于描述皮肤病的术语。他根据这些定义进行了分类,并于 1798 年在 Breslau 首次发表[1](图 1.5)。Willan 在他的下一部书稿还未完结时便辞世了,后来这部作品是由他的朋友兼学生 Thomas Bateman 在 1813 年续写完成。Bateman 的《皮肤病实用纲要》被翻译成多种欧洲主要国家的语言,直到 19 世纪 30 年代都是权威的教科书[2]。

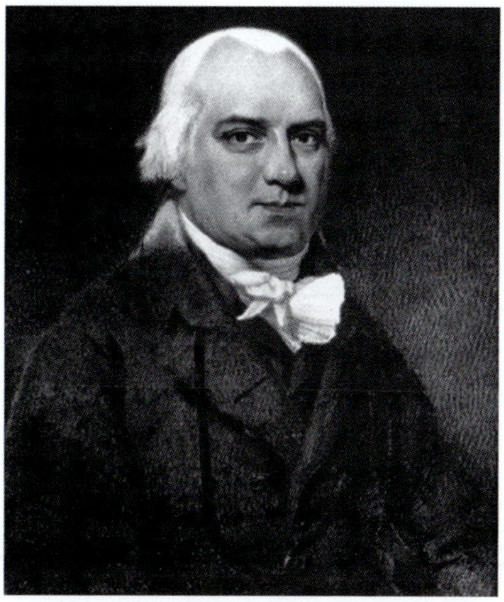

图 1.4 Robert Willan(图片来自 http://wellcomeimages.org/. 版权作品可在知识共享署名许可协议 4.0 版本下许可使用 http://creativecommons.org/licenses/by/4.0/. 伦敦 Wellcome 图书馆)

Willan 在他的教科书(图 1.6)中制作了皮肤病图像。这就是后来 Bateman 在 1817 年完成的第一本皮肤病学图谱[3]。这本图谱出版了多个版本,直到 1877 年仍在印刷中。

Willan 和 Bateman 改变了皮肤病学的实践形式,他们的追随者遍布欧洲各地,如法国的 Biett 和 Cazenave,佛罗伦萨的 Chiarugi,西班牙的 Alfaro,以及德国的 Klaatch 和 Schreiver。

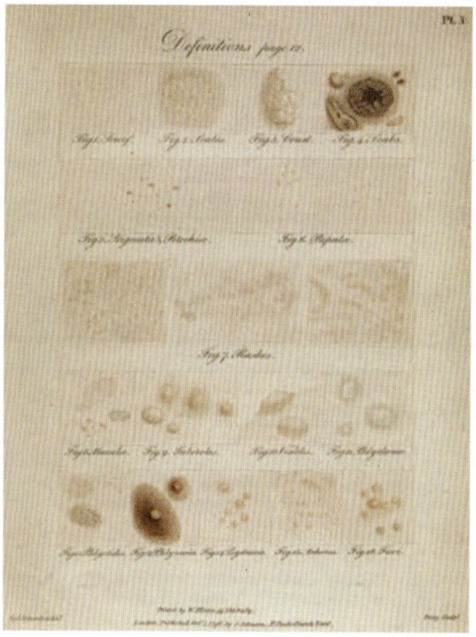

图 1.5 Willan 的定义(图片来自 http://wellcomeimages.org/. 版权作品可在知识共享署名许可协议 4.0 版本下许可使用 http://creativecommons.org/licenses/by/4.0/. 伦敦 Wellcome 图书馆)

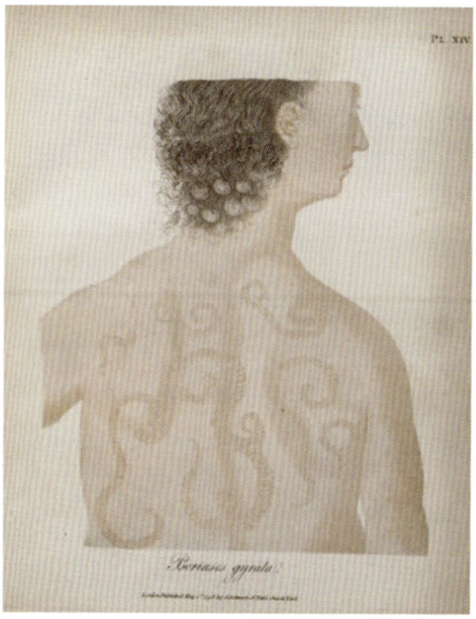

图 1.6 Willan 教科书中的回旋状银屑病(图片来自 http://wellcomeimages.org/. 版权作品可在知识共享署名许可协议 4.0 版本下许可使用 http://creativecommons.org/licenses/by/4.0/. 伦敦 Wellcome 图书馆)

巴黎圣路易斯洛必达医院：第一家皮肤病医院

在拿破仑统治时期的欧洲，战争不仅使英格兰向前迈进了一大步，而且还促成了法国科学的发展。1801 年圣路易斯洛必达医院在 Jean-Louis Alibert 的领导下成为一家皮肤病医院（图 1.7）。他性格开朗，写作数量多，辞藻华丽并且擅长图册编撰，其中最具代表性的就是著名的“阿尔布雷皮肤病”的分类（图 1.8 和图 1.9）。他的学生 Laurent Biett 于 1816 年师从 Bateman 并将威廉主义带到了法国，随后与 Cazenave、Rayer、Bazin 一起进一步发展和完善了这项工作，使法国和圣路易斯洛必达医院成为 19 世纪初领先的皮肤病学中心。

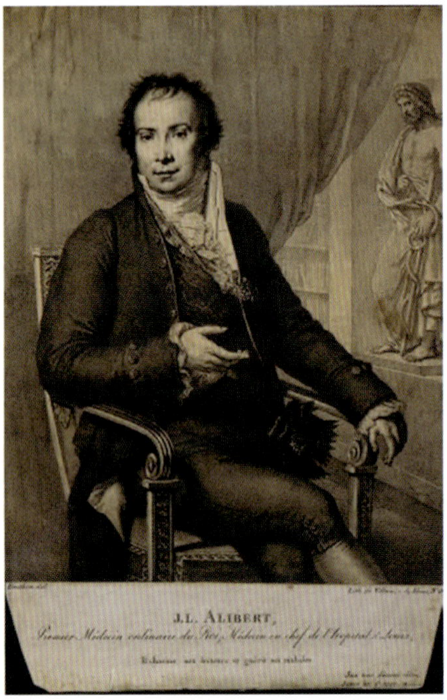

图 1.7 Jean Louis Alibert（图片来自 http://wellcomeimages.org/. 版权作品可在知识共享署名许可协议 4.0 版本下许可使用 http://creativecommons.org/licenses/by/4.0/. 伦敦 Wellcome 图书馆）

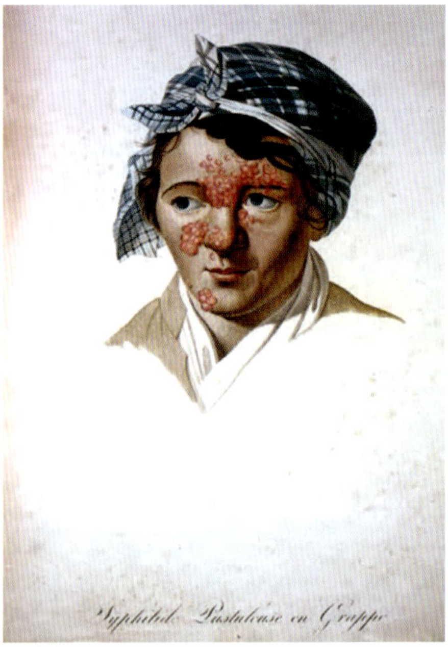

图 1.8 Alibert 编撰图册中的疱疹性梅毒（图片来自 http://wellcomeimages.org/. 版权作品可在知识共享署名许可协议 4.0 版本下许可使用 http://creativecommons.org/licenses/by/4.0/. 伦敦 Wellcome 图书馆）

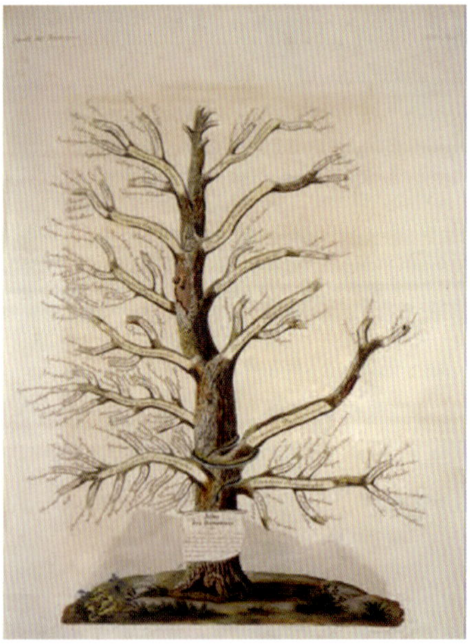

图 1.9 Alibert 编撰图册中的“皮肤病树”（图片来自 http://wellcomeimages.org/. 版权作品可在知识共享署名许可协议 4.0 版本下许可使用 http://creativecommons.org/licenses/by/4.0/. 伦敦 Wellcome 图书馆）

自然科学和讲德语的欧洲人

19 世纪下半叶，中欧的德语国家率先实现了医院和大学的一体化。细菌学和组织病理学的新发现使得人们对皮肤潜在性疾病的发病过程理解得更加深入。这最终结束了 Galen 的古老教义，标志着现代科学皮肤病学的起源。

在奥地利维也纳，综合医院（Allgemeines Krankenhaus）成为世界医学教学中心。Ferdinand von Hebra（图 1.10）从一群杰出的临床医师中脱颖而出，将新的病理学科学引入皮肤病学。他使用解剖学和病理学框架对皮肤病进行了重新分类，定义了皮肤真菌感染，并为包括湿疹在内的许多炎症性疾病的定义做出了巨大贡献。许多伟大的皮肤科医师曾是 Ferdinand 的学生，并将他的方法推广到世界各地；正如 Filip Pick 将这种分类方式带到了布拉格，Schwimmer 在布达佩斯率先使用这种方法[4]。布雷斯劳（现为弗罗茨瓦夫）的 Heinrich Köbner、Oscar Simon 和 Albert Neisser，将 Allgemeines Krankenhaus 建立成德国和波兰皮肤病学中心。1872 年，Köbner 移居柏林，成立了柏林皮肤病学会。Neisser 利用他在组织病理学、微生物学、免疫学、X 射线和紫外线方面的知识，在 25 岁时发现了淋球菌，并与 Hansen 合作为麻风杆菌染色。他在许多领域取得了进展，包括与 Wassermann 一起研究梅毒[5]，成为欧洲皮肤病学领域的杰出人物。

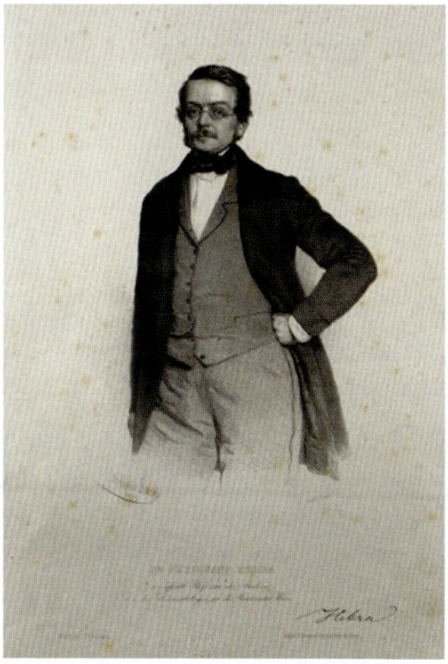

图 1.10　Ferdinand von Hebra（图片来自 http://wellcomeimages.org/. 版权作品可在知识共享署名许可协议 4.0 版本下许可使用 http://creativecommons.org/licenses/by/4.0/. 伦敦 Wellcome 图书馆）

19 世纪末的英国

Erasmus Wilson 爵士（图 1.11）是维多利亚时代最著名的皮肤科医师。他是一位富有且魅力十足的外科医师，在皇家外科医学院为自己设立了一个皮肤学讲座，出资将 Cleopatra's needle 从埃及运到伦敦，并于 1867 年创办并编辑了第一本英国皮肤病学杂志。他还负责废除在英国军队中施用鞭刑。他与 John Laws Milton 在伦敦共同创建了备受争议的圣约翰皮肤病医院。另一位联合创始人 William Tilbury Fox 成为首位英国大学医院顾问。他定义了脓疱疮，并在早期撰写了一篇描述印度皮肤病的文章。

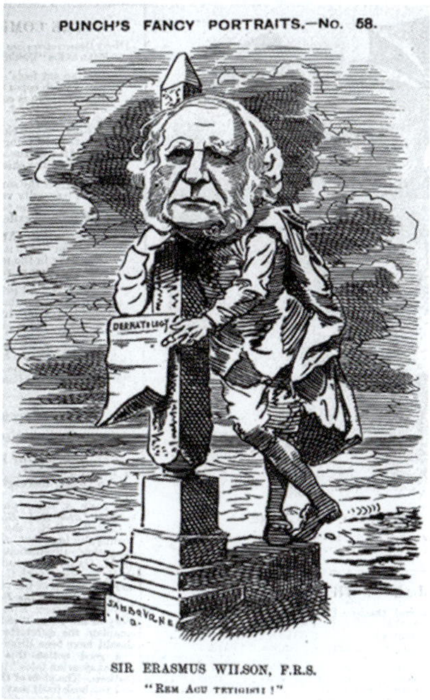

图 1.11　Erasmus Wilson（图片来自 http://wellcomeimages.org/. 版权作品可在知识共享署名许可协议 4.0 版本下许可使用 http://creativecommons.org/licenses/by/4.0/. 伦敦 Wellcome 图书馆）

Jonathan Hutchinson 爵士是一位博学的外科医师、眼科医师、神经学家和皮肤科医师。他描述了梅毒和许多其他皮肤病的症状。他时常重新命名这些疾病，从而引起其他医师对疾病描述的混淆，比如哈钦森病的周期性夏季暴发，以前被 Bazin 描述为牛痘样水疱病。

19 世纪的美国

Henry D. Bulkley 在法国师从 Cazenave 和 Biett，1837 年回到纽约市，与 John Watson 一起建立了 Broome Street 皮肤病医院。他将 Cazenave 的著作翻译成英文，并于 1869 年成为世界上第一个皮肤病学会——纽约皮肤病学会的首任会长。Noah Worcester 受 Willan 和 Bateman 的影响，于 1845 年编写了美国第一本皮肤病学教科书《皮肤疾病》。

Faneuil Weisse 曾在英国师从 Erasmus Wilson 爵士，并于 1865 年担任纽约市大学皮肤病学讲师，帮助建立了纽约皮肤病学会。1871 年，von Hebra 的学生 James White 被任命为哈佛大学皮肤病学科的新一届主席。他在哈佛医学院任教 8 年后在马萨诸塞州总医院执医。White 在哈佛大学为美国皮肤病学及医学教育等方面做出了突出贡献，担任马萨诸塞州医学会会长。

Louis Duhring(图 1.12)是 von Hebra 的另一名学生，从 1875 年起在宾夕法尼亚大学担任皮肤病学的第一任主席，任期长达 35 年。他曾在巴黎和伦敦留学，这影响了他曾经认为皮肤病学是普通医学一部分的观点。Duhring 撰写的《皮肤病实用疗法》和有关疱疹样皮炎的著作，加上对该专业的诸多贡献，推动了皮肤科在美国的建立与发展。

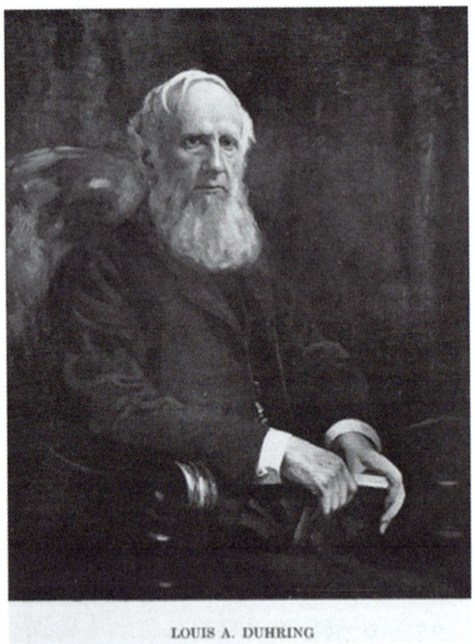

图 1.12 Loius Duhring(图片来自 http://wellcomeimages.org/. 版权作品可在知识共享署名许可协议 4.0 版本下许可使用 http://creativecommons.org/licenses/by/4.0/. 伦敦 Wellcome 图书馆)

20 世纪世界皮肤病学的发展

在 20 世纪初，皮肤病学在大多数欧洲和北美国家蓬勃发展，皮肤病学协会和皮肤病学杂志层出不穷，且经常有跨国合作与交流。从这一点出发，考虑到专业领域和科学的发展，我们可以把皮肤病学视为一个世界性专科。20 世纪初，人类战胜了肆虐了几个世纪的传染病，并发现了炎症疾病的有效疗法。这与公共卫生举措一起，大大延长了人类寿命。20 世纪末，随着人口老龄化带来的皮肤癌的高发，皮肤外科得以迅速发展。分子遗传学的诞生预示着在未来个性化医疗时代，重新定义疾病和预测治疗反应方面会有更大的变革。

皮肤感染

Paul Ehrlich 和日本的 Sarachiro Sata 在法兰克福与 Paul Uhlenhuth 合作，于 1910 年研制出了一种名为“艾氏银弹”的胂酚胺，为梅毒患者提供了有效的化学疗法。这一直都是主流的治疗方法，直到 1928 年 Alexander Fleming 在伦敦偶然发现了青霉素。20 世纪 40 年代，Florey、Heatley、Chain 三人在牛津首次合成了青霉素，随后实现了商业化生产。青霉素的横空出世，为梅毒和许多其他皮肤感染提供了治疗方法。

自《圣经》时代以来，麻风病一直是一种容易被误诊、污名化的疾病。很多患者被误诊为麻风而不被社会所接纳，这种现象在各个年龄段都很普遍。1873 年至 1880 年，挪威人 Gerhard Hansen 与 Neisser 在布雷斯劳发现并具体描述了麻风杆菌。普罗明，一种砜类药物，于 1941 年问世；R. G. Cochrane 于 1950 年在路易斯安那州卡维尔市对氨苯砜进行研究后，便在世界各地推广使用较低剂量氨苯砜治疗麻风病。在 20 世纪 70 年代，马耳他的研究人员提出使用多种药物联合治疗麻风病，该方案于 1981 年被世界卫生组织采用。此后麻风病在许多国家的患病率明显下降甚至绝迹。

炎症性疾病和免疫调节治疗

20 世纪中叶，皮质类固醇激素的发现在皮肤病学界掀起了革命性的变化[1]。在 20 世纪后期开始使用的多种调节免疫系统的药物，如硫唑嘌呤、甲氨蝶呤和环孢素等，使得饱受严重炎症疾病折磨的患者病情有所缓解。对这些使用有潜在全身毒性药物的疾病管理模式也从长期住院转变为门诊。到了 21 世纪，随着人们对皮肤病分子机制认识的不断深入，更具有针对性的个体化治疗方法将逐步实现。

皮肤外科手术

20 世纪末的 30 年间，由于白种人皮肤癌患病率大幅度增加，欧洲和北美的皮肤病学实践方向发生了相应变化。与此同时，皮肤科的手术量也相应增长。皮肤科医师不仅提升了莫氏显微外科技术，还将皮瓣移植与修复等多种整形手术方法在临床中开展。随着皮肤外科执业医师数量的增加，许多皮肤外科方面的创新技术被引入到临床实践中。此外，近年来随着对基底细胞癌和黑素瘤潜在机制的研究进展，预示着用于治疗皮肤癌的药物即将问世。

自 20 世纪末以来，皮肤科医师对皮肤外科技术的运用、消费者的需求和财政奖励措施促进了美容皮肤科的迅速发展。人们早在古埃及的木乃伊身上就发现了染发剂、文身和其他美容项目的实施痕迹，然而，化妆品、护肤品的普及与消费增长是伴随着经济社会的发展同步实现的。填充剂、肌肉松弛药、整容手术和毛发移植上消费支出的增加为一些皮肤科医师提供了执业方向的改变。

接触性皮炎和过敏

职业性皮肤病自古以来就存在，但是斑贴试验是于1895年由Jadassohn在布雷斯劳发明的[3]。巴塞尔和苏黎世的Bloch，哥本哈根的Bonnevie和纽约的Sulzberger开发了这项技术并在世界各地进行推广。1967年，Niels Hjorth成立了国际接触性皮炎研究小组，该小组由来自欧洲和美国的临床医师（包括本书的原编辑Darrell Wilkinson）组成，他们在世界内标准化了斑贴技术的使用。

光疗

1894年至1897年，Niels Finsen基于科学基础就紫外线治疗结核病的价值进行了学术研究[4]。然而，3000多年前印度和埃及人就开始局部外用和口服植物提取物配合阳光照射来治疗疾病。在1974年补骨脂素和UVA（PUVA）出现之前，宽波紫外线UVB一直用于临床。直到第一批接受维持治疗的患者开始出现皮肤癌时，大家对这种疗法的态度开始趋于理性。从1990年开始，随着窄波段UVB设备的出现，PUVA的使用随之减少。1987年用于皮肤T细胞淋巴瘤的体外光导入治疗开始普及，20世纪90年代光动力疗法出现。

生殖器皮肤病学

在美国和英国，皮肤病学和泌尿生殖医学自20世纪中期以来就是各自独立的专业。但在世界上大多数地方，它们已经发展成为同一专业。在这些国家，随着人们对生殖器疾病的认识逐渐加深，性病已经发展成为皮肤病学一个分支学科。

精神皮肤病学和社会医学

20世纪下半叶，医学和皮肤病学的研究重点发生了根本性的变化。它从患者只能被动地接受医师诊治疾病，发展到鼓励患者积极主动地提出自己的需求与愿望，而医疗团队旨在实现这一目标。随着这种变化的产生，人们逐渐意识到所有疾病的病因，尤其是皮肤病，都有抑郁、焦虑心理因素掺杂其中。衡量医学成功的标准已经发生了变化。疾病转归的衡量重点在于考量正在接受治疗的患者的体验，以及治疗对患者正常活动能力的影响。

近年来，在精神病学家和心理学家的密切合作下，分支学科心理皮肤病学也逐步发展起来。

儿童皮肤病学和遗传学

对分子遗传学的进一步了解，正在彻底改变儿童皮肤病学这一相对较新的分支学科。最初有些疾病只能通过外观、表型进行描述，发展到现在可以对异常遗传物质进行检测来重新定义疾病。皮肤病可以基于遗传方面的异常进行重新分类，这也有助于深入了解更加复杂的多基因病，如炎症性疾病与肿瘤。遗传学与皮肤病的融合不仅实现了对疾病的重新分类、个体化治疗、患者利益的最大化，还降低了使用精确分子靶向新药的风险。

皮肤病学的历史上还从未出现过比这更令人激动的时刻。

（译者：张天骄　一审：刘腾　二审：李承新　杨怡　三审：池佼妮　润色：董海玲）

参考文献

所有文献请查阅网址：www.rooksdermatology.com.
以下列出的是重要参考文献。

Ancient dermatology writings

[2] Ebbell B, translator. *The Papyrus Ebers: the Greatest Egyptian Medical Document*. Copenhagen: Levin and Munksgaard, 1937.

Growth of rational medicine

[2] Elangasinghe V, Lee KYC, Levell N. An historical account of dermatology from Buddhist Sri Lankan literature. *Int J Dermatol* 2014;53(3):390-2.

Dermatology after the fall of Rome

[1] Turner D. *De Morbis Cutaneis*. London: Bonwicke, Walthor, Wilkin, Ward and Tooke, 1712.

[3] Plenck JJ. *Doctrina De Morbis Cutaneis*. Vienna: Graeffer, 1776.

Growth of scientific dermatology

[1] Willan R. *On Cutaneous Diseases*. London: Johnson, 1808.

[2] Bateman T. *A Practical Synopsis of Cutaneous Disease*. London: Longman, Rees, Orme, Brown and Green, 1813.

[4] Pusey WMA. *The History of Dermatology*. Baltimore: Charles C Thomas, 1933.

[5] Bilianicki-Birula R. The 100th anniversary of the Wasserman-Neisser-Bruck reaction. *Clin Dermatol* 2008;26:79-81.

Development of dermatology as a world specialty in the 20th century

[3] Adams R. Profiles of greats in contact dermatitis. Josef Jaddasohn(1863-1936). *Am J Contact Dermatitis* 1993;4:58-9.

[4] Honigsmann H. History of phototherapy in dermatology. *Photochem Photobiol Sci* 2013;12(1):16-21.

第1部分

2

第2章
皮肤的结构与功能

John A. McGrath[1], Jouni Uitto[2]

[1] St John's Institute of Dermatology, Division of Genetics and Molecular Medicine, Faculty of Life Sciences and Medicine, King's College London, London, UK

[2] Department of Dermatology and Cutaneous Biology, Thomas Jefferson University, Philadelphia, PA, USA

正常人体皮肤结构

皮肤是人体最大的器官。一名体重为70kg的成年人其皮肤重量超过5kg,面积接近2m²。人体的皮肤由表皮和其下面的真皮组成,表皮由多层细胞组成,真皮由结缔组织构成,表皮与真皮由基底膜隔开(图2.1)。真皮下面是皮下脂肪层,该脂肪层与人体的其余部分之间由一层残留的横纹肌层隔开。

表皮主要由角质形成细胞组成,就活性细胞层而言,其厚度一般为0.05～0.1mm。表皮是由基底层的细胞分化而来的,基底细胞逐步分化并向上移动形成了棘层。棘层细胞不断分化形成了颗粒层和角质层。角质形成细胞从基底层分化到皮肤表层大约需要30d,但在银屑病等疾病中这一过程则会加速。角蛋白中间丝构成的细胞骨架使得角质形成细胞具有“砖样”外观。随着表皮的分化,角质形成细胞逐渐变得扁平。分化过程涉及微丝凝聚蛋白,即丝聚合蛋白,一种由角质透明蛋白颗粒构成的蛋白。角蛋白和丝聚合蛋白占表皮总蛋白的80%～90%。

表皮最外层是角质层,这些细胞(也被称为角质细胞)无细胞核和细胞器,有高度不溶的角质包膜,由可溶性蛋白质前体(包括内披蛋白和兜甲蛋白)交联而成,兜甲蛋白占角质包膜总蛋白的70%～85%。它还含有几种脂类(脂肪酸、胆固醇和神经酰胺),这些脂类物质是表皮代谢过程中板层小体释放出来的。角质层可分为外侧溶质吸收体、中间水合功能及内侧屏障功能三个不同的生化和功能区。

表皮的其他细胞有黑素细胞、朗格汉斯细胞和梅克尔细胞。黑素细胞是一种树突状细胞,它将黑素小体中的黑素包裹并输送到周围的角质形成细胞中,从而使皮肤有了颜色。黑素细胞的数量在不同的

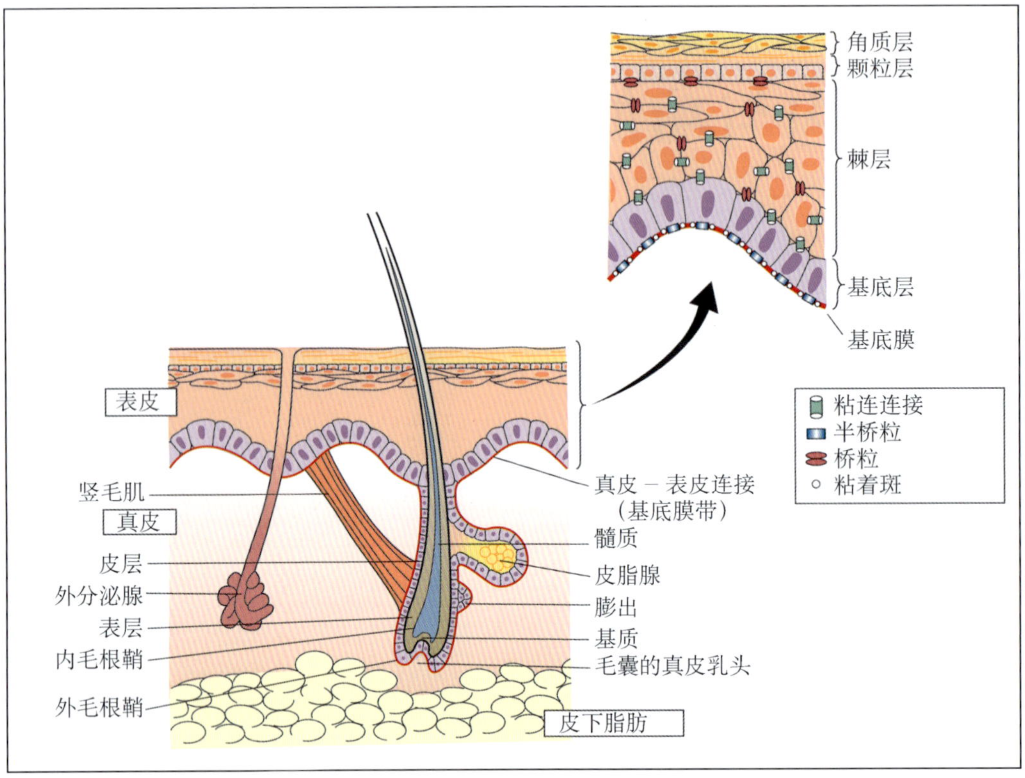

图 2.1 皮肤及其附属器

皮肤类型之间没有太大的差别，黑素的性质和黑素小体的大小决定了肤色的差异。虽然朗格汉斯细胞起源于骨髓，属于间叶组织，但本质上也是树突状细胞。朗格汉斯细胞是抗原呈递细胞，将皮肤中的抗原处理并呈递给局部淋巴结，在皮肤的适应性免疫反应中起着关键作用。梅克尔细胞可能来源于角质形成细胞，在触觉反应中起着机械感受器的作用。

人类皮肤含有毛囊、皮脂腺和汗腺。毛囊是由上皮细胞构成的小囊，毛囊可以看作是表皮的延续，其基底部包含一小部分毛囊乳头。竖毛肌是一束平滑肌，其一端附着真皮浅层，另一端插入毛囊，并形成一个钝角。皮脂腺是全浆分泌腺体，分布于毛囊壁附着点上方，开口位于毛囊漏斗部。在某些部位，如腋窝，毛囊可能与顶浆分泌腺相关联。汗腺是一种外分泌腺体，同样源于表皮，直接开口于皮肤表面。

表皮和真皮是由蛋白和糖蛋白构成的复杂网络结构连接在一起的，这种网络结构从表皮基底层细胞内部延伸到真皮浅层。除了具有黏附功能之外，真皮-表皮连接部的结构有也利于细胞迁移（如创伤恢复），同时在上皮细胞间质信号传导中也发挥着重要作用。在不足 200μm 厚的基底膜带中有超过 30 种的大分子物质（胶原蛋白、层黏连蛋白和整合素）。真皮由基质组成，其中多糖和蛋白交织成网络结构，可以保持皮肤弹性，具有显著的锁水能力。根据皮肤部位的不同，真皮厚度从小于 0.5mm 到超过 5mm 不等。真皮内的蛋白纤维主要由胶原纤维和弹性纤维两种类型构成。

胶原是主要的细胞外基质蛋白，占真皮干重的 80%～85%。在脊椎动物组织中已经发现了 29 种不同的胶原型别（用罗马数字表示，从Ⅰ到ⅩⅩⅨ），其中皮肤至少表达 12 种。真皮间质的胶原纤维主要为Ⅰ型胶原和Ⅲ型胶原，而基底膜带（位于真表皮连接处及包围在真皮血管、神经和附属器周围）的胶原是Ⅳ型胶原。三螺旋的胶原单体聚合成前胶原和胶原纤维，然后通过分子内和分子间的交联结构形成稳定的结构。胶原纤维有很强的弹性，为皮肤提供抗拉强度。

在成人皮肤避光部位中，弹性纤维占真皮细胞外基质的 2%～4%。弹性纤维由两部分组成，分别是弹性蛋白和弹性蛋白相关的微纤维，它们共同维持着皮肤弹性和韧性。弹性微纤维由多种蛋白质组成，包括原纤蛋白，这些蛋白围绕着弹性蛋白形成网络样结构，并且贯穿真皮，止于真表皮交界处。真皮还含有许多非胶原糖蛋白，包括纤连蛋白、纤维蛋白和整合素。这些细胞外基质成分可以促进细胞黏附和细胞运动。

皮肤胶原和弹性组织之间是由糖胺聚糖/蛋白聚

糖大分子组成的基质。虽然这些物质只占真皮总干重的 0.1%~0.3%，但由于透明质酸的高亲水性，这些物质对于保持皮肤水分至关重要。真皮的重量约 60%是水分。

虽然真表皮连接处没有血管通过，但真皮有非常丰富的血液供应，真皮有浅血管丛和深血管丛。皮肤的运动神经支配是自主的，包括胆碱能纤维支配的外泌汗腺、肾上腺素能神经纤维支配的外泌和顶泌腺体、平滑肌、小动脉、竖毛肌。皮肤感觉神经末梢有几种，即游离神经末梢、特殊形状的囊状感受器和毛囊周围末梢神经网。

皮肤发育

皮肤主要由两个并列的胚层发生而来，即起源于早期原肠胚表面的表皮，以及在原肠胚形成过程中与表皮内表面相接触的中胚层。中胚层不仅形成真皮，同时也是诱导表皮结构（如毛囊）分化的关键。黑素细胞来源于神经嵴。

在原肠胚形成后，胚胎表面有一单层神经外胚层，这一层将根据其所表达的分子信号发育成神经系统或皮肤上皮结构（图 2.2）。激活 Wnt 信号将阻断外胚层对成纤维细胞生长因子（FGFs）的反应。在没有 FGFs 的情况下，细胞表达骨形态发生蛋白（BMPs）并分化为表皮细胞。相反，Wnt 信号的缺乏促进了神经的发育[1]。p63 是皮肤发育过程中的关键转录因子之一，它参与表皮定向分化、表皮分化、细胞黏附和基底膜形成[2]。胚胎表皮由单层的多能上皮细胞组成，其表面覆盖着周皮，且周皮是哺乳动物所特有的（图 2.3 和图 2.4）。周皮对新形成的皮肤有一定的保护作用，并能与羊水进行物质交换。

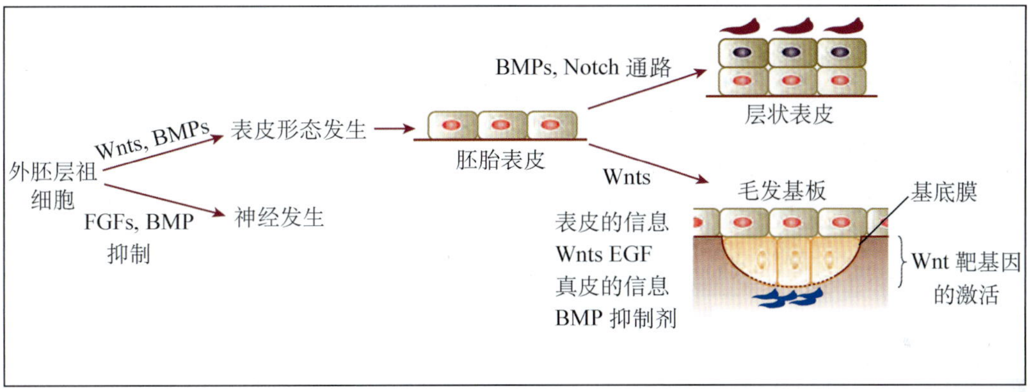

图 2.2 皮肤的胚胎发育依赖于特定的信号分子

这些信号分子的相对刺激或抑制也决定了胚胎表皮是否进展为分层表皮或是否诱导皮肤附属器的形成。BMP，骨形成蛋白；EGF，表皮生长因子；FGF，成纤维细胞生长因子。

胚胎真皮在早期含有不同的细胞类型，在 6~14 周时主要有三种类型的细胞存在：星状细胞、巨噬细胞、颗粒分泌细胞，也可有黑素细胞或肥大细胞。从 14 周到 21 周，成纤维细胞增多且活跃，同时也可见到神经周围细胞、周细胞、黑素细胞、梅克尔细胞和肥大细胞。成纤维细胞有两种不同的谱系：一种形成真皮上层和毛囊，另一种是形成真皮深层和皮下脂肪[3]。

人体皮肤各种结构成分是在不同的胚胎发育时间开始出现，如毛囊和指甲（第 9 周），汗腺（手掌和脚掌第 9 周，其他部位第 15 周）和皮脂腺（第 15 周）。第 6 周就可以在手指和脚趾上识别出触觉垫，在第 15 周发育最明显，之后它们变得扁平且越发不明显。正是这些区域决定了皮肤的纹理特征。

中胚层不仅形成真皮，还可以诱导表皮结构（如哺乳动物的毛囊）的分化[4]。眉毛、上唇和下颏区域，毛发发育最早发生在大约第 9 周（图 2.5）。皮肤中的间质细胞，来源于生皮肌节，与上覆的表皮相互作用，诱导毛囊基板形成[5]。诱导毛囊间质信号的关键成分包括 FGF 和 BMP 抑制因子，如 Noggin（头蛋白）；过多的 BMP 刺激可降低毛囊密度。形成毛发基板的表皮反应是由 Wnt10b 和 sonic hedgehog（Shh）等 Wnt 信号通路分子引起的，它们在真皮乳头的形成中也起着关键作用[6]。在基板形成后，真皮乳头进一步发送信号，将基板转化为毛囊。信号交流的中心是淋巴增强子结合因子 1（LEF 1）和稳定的 β-连环蛋白组成的双向转录因子，这对于毛囊的形成是必不可少的。毛囊的发育还受到一组信号转导递质和转化

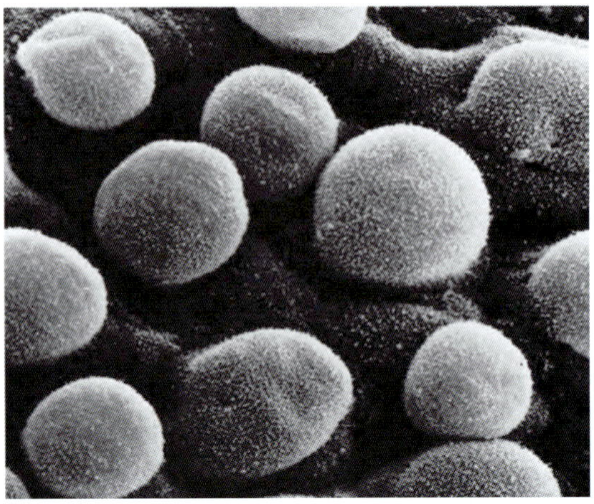

图 2.3 85～110d(约妊娠时间)人胚胎的扫描电子显微照片

单个球状大泡从周皮细胞伸出。(由 K. A. Holbrook 教授提供)

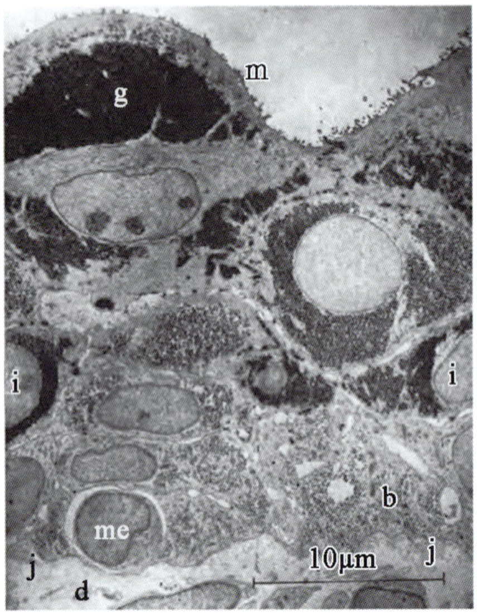

图 2.4 14周胎儿背部全层表皮的电子显微图

周皮细胞充满糖原(g),其羊膜缘有微绒毛(m)。中间层(i)的细胞也含有糖原。基底层细胞(b)在此阶段已失去糖原。在真皮-表皮交界处(j)正上方有1个黑素细胞(me);周围空间表明它是最近从真皮迁移的(d)。锇固定和铅染色。(由 A. S. Breathnach 教授提供)

生长因子β(TGF-β)超家族拮抗药(即 Smad)的影响。Smad-4 通过调节 BMP 信号来影响毛囊分化;Smad-7 通过阻断 TGF-β/Activin/BMP 途径影响毛囊的发育和分化[7]。皮肤发育通过激活和抑制基因的复杂平衡来进行调控;小的非编码 microRNA 和信使 RNA 之间的交互作用对协调信号转导与转录激活非常重要[8]。

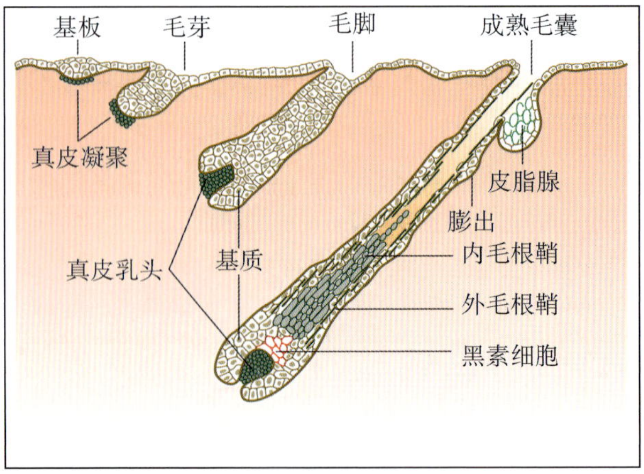

图 2.5 毛囊形态发生的胚胎阶段

毛囊和毛囊间皮的信号反应不同:BMP 信号在毛囊间皮中活跃,既是促进表皮信号,也是抑制毛囊信号;表皮生长因子受体(EGFR)信号在调节毛囊密度中可能具有类似的作用。多种信号通路参与毛囊成熟并形成内、外毛根鞘的过程,包括 Wnt、Notch 和 BMP 受体;一些细胞黏附蛋白,特别是 E-钙黏蛋白和 P-钙黏蛋白,也有显著变化。毛囊通常以三根一组的模式排列。观察发现早期毛囊以 274～350μm 的固定间隔发育。随着皮肤生长,这些早期毛芽开始分离,在身体不同区域达到临界距离时,它们之间形成新的毛囊。出生后发育过程中,毛囊并没有被大量破坏,而是随着体表的增加,实际密度随之降低;同时成人皮肤中也不会出现新的毛囊。毛囊间的表皮、皮下是规则的,但在第4个月时,毛囊开始发育时,它开始变得不规则。

皮脂腺最初表现为毛囊峡部毛脚的半球形突起,这些细胞含有中等量的糖原,但很快细胞中央就失去了糖原,体积变大,并积聚大量脂质。皮脂腺在第13～15周分化,体积变大并开始具有功能。皮脂是胎脂的一部分。在胎儿发育末期,皮脂腺发育良好,一般体积较大。出生后皮脂腺迅速缩小,只有在青春期后,它们才会再次增大并具有功能。诱导皮脂腺分化的分子信号包括 c-Myc 转录因子和成脂转录因子过氧化物酶体增殖物激活受体 γ(PPARγ)[9]。

在胚胎大约3个月时,手掌和足底的外泌汗腺开始发育,但身体其他部位的外泌汗腺直到第5个月才开始发育[10]。在胚胎第12周时,发育中的表皮有波浪样规则分布的汗腺雏形。形成汗腺的细胞呈长方形栅栏状、紧密联系在一起。除此之外,它们与其他发育中的表皮基底层没有区别。到了第14～15周,早期外泌汗腺雏形的尖端已经深入真皮,并开始形成卷曲。在表皮中，形成表皮内汗腺导管的柱状细胞是可以辨别出来的。每个圆柱形结构由两层不同的圆柱层构成，包含两层内侧细胞，这些细胞细长又弯曲，以便它们能够包围内层圆柱细胞。表皮内导管是由两个相邻的内侧细胞形成的细胞质内管样结构构成。皮内部分，内腔是由构成小汗管胚芽内核细胞间桥粒附着斑溶解形成的。

指甲在胚胎第 3 个月开始发育。指(趾)甲发育过程中关键信号包括 R-海绵蛋白家族(R-spondin family)转录因子[11]。16～18 周龄的胎儿(头部至臀长 120～150 mm)，可区分出背侧和腹侧的角化细胞。黑素细胞起源于神经嵴，在人类早期胚胎中是可以辨别的，但其产生的成分很快就会在间质中消失，在孕期 4～6 个月前，即使在深色皮肤胎儿皮肤中，也无法辨别出含色素的黑素细胞。但早期即可发现多巴阳性的黑素细胞。朗格汉斯细胞来源于单核-巨噬细胞组织细胞谱系，第 12 周左右进入表皮。梅克尔细胞在大约第 16 周出现在指尖、唇部、牙龈和甲床的无毛皮肤及其他部位中。

虽然真皮的某些细胞可以从皮节(胚胎体节的外侧壁部分)迁移而来，并参与皮肤的形成，但真皮大部分是由从其他中胚层区域迁移的间质细胞分化形成的[12]。这些间质细胞分化形成皮肤的血管和结缔组织细胞，包括真皮成纤维细胞、肥大细胞及皮下脂肪细胞。在第 2 个月，真皮和皮下组织无明显区别，在第 3 个月末，真皮胶原纤维明显可见，且随后乳头层和网状层逐渐形成。在第 5 个月，结缔组织鞘在毛囊周围形成。弹性纤维最早在第 22 周可被检测到。

表皮及附属结构

正常表皮是一种终末分化的、分层的鳞状上皮，95%的细胞是角质形成细胞。角质形成细胞自表皮基底膜逐渐向皮肤表面移行，分化形成数个明显的细胞层[1]。基于简单的形态基础，表皮可分为基底层或生发层、棘层、颗粒层和角质层 4 层。术语 Malpighian 层包括基底细胞层和棘细胞层。表皮内的其他组成细胞包括黑素细胞、朗格汉斯细胞和梅克尔细胞(图 2.6)。

基底层通常为单层细胞，但在光滑无毛的皮肤和过度增殖的表皮中可具有 2～3 个细胞层。基底细胞小，呈立方状(直径 10～14μm)，细胞核大、深染，胞质致密，含有许多核糖体和致密的张力丝束。在基底层以上，表皮角质形成细胞体积增大形成棘/刺细胞层

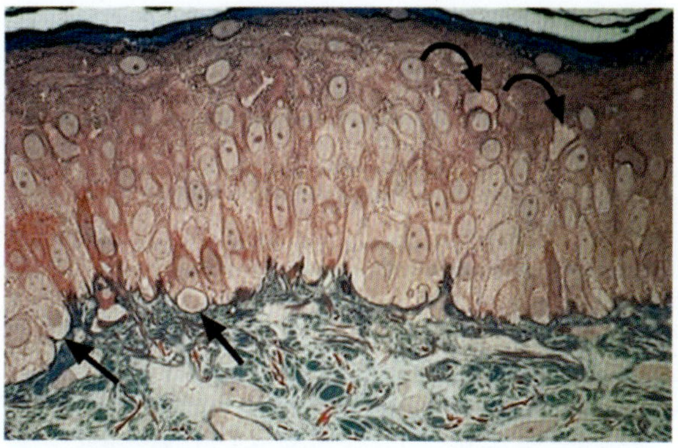

图 2.6　正常人皮肤 1μm 厚塑料切片的显微照片
组织用半强度 Karnovsky 固定液固定，并包埋在环氧树脂中。该技术可清晰分辨表皮的细胞成分，包括角质形成细胞、黑素细胞(直箭)和朗格汉斯细胞(弯箭)。放大 400 倍(碱性品红和亚甲蓝)。(由英国伦敦大学国王学院圣约翰皮肤病研究所 R. A. J. Eady 教授提供)

或棘层(图 2.7)。

棘层上部是细胞内含有透明角质颗粒的颗粒层。高倍镜下，表皮透明角质颗粒呈颗粒状亚结构，形状不规则，平均长度 2nm，呈行或格状随机排列。上层细胞如棘层细胞和颗粒层细胞的细胞质中也含有平均 100～300 nm 的片状颗粒。这些被称为板层颗粒或小体(lamellar granules or bodies)、被膜颗粒或 Odland 小体。它们在棘层最上层细胞内数量众多，进入颗粒细胞层后向细胞外周迁移(图 2.8)。它们将其脂类成分排入细胞间隙，在角质层屏障功能和细胞间黏附中发挥重要作用(图 2.9)[2]。

表皮最外层是角质层，现在称为角化细胞，没有细胞核和细胞器。在角蛋白颗粒的蛋白成分——丝聚蛋白的影响下，细胞变扁平，角蛋白丝排列成二硫化合物交联的长纤维。丝聚蛋白负责角蛋白纤维的聚集，随后分解成吸水性氨基酸单体。这是角化细胞内形成天然保湿因子的基础。研究发现，丝聚蛋白在皮肤生物学中有关键作用，丝聚蛋白基因功能缺失或突变是寻常型鱼鳞病(一种遗传性疾病)的原因，也是特应性皮炎、特应性哮喘和系统性过敏的主要危险因素[3]。角质层细胞在细胞膜内具有高度不溶的角质化套膜，由可溶性蛋白前体——内披蛋白交联形成，该交联是在表皮谷氨酰胺转移酶作用下形成的，这种酶在棘层上层也可合成出来(图 2.10)。许多参与终极分化的蛋白质，均来自于位于 1 号染色体长臂上，2 Mb 区域内的约含 25 个基因的基因簇。这些编码元件被称为表皮分化复合体(EDC)，来自于至少三个家

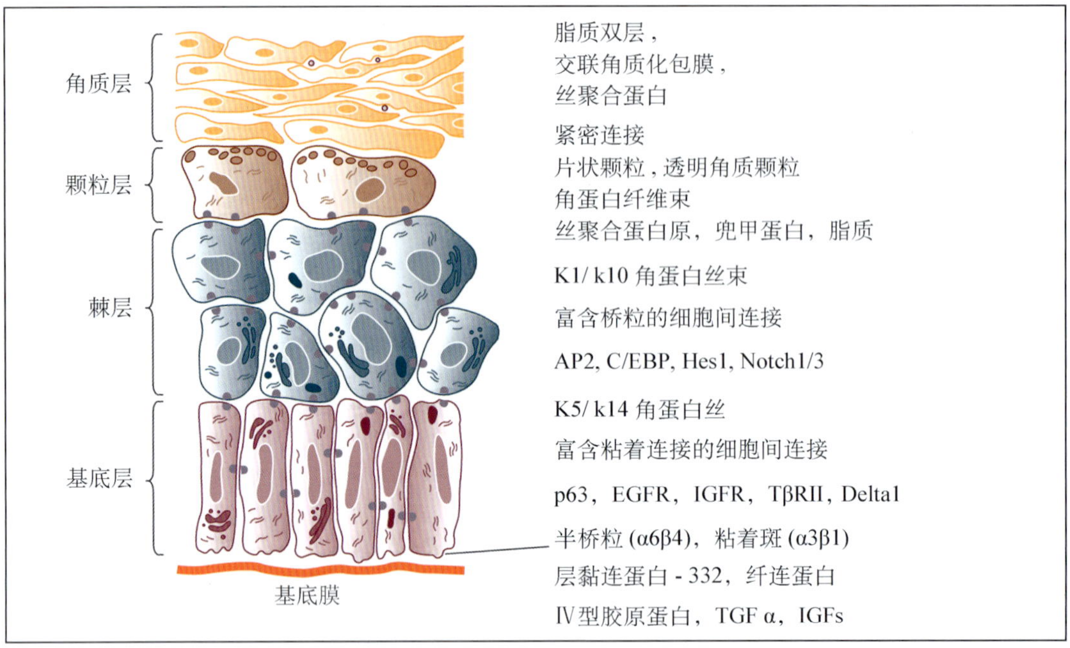

图 2.7 表皮分化的过程与不同结构，不同角质形成细胞层中的大分子、转录因子和其他信号分子及其受体的表达有关

EGFR，表皮生长因子受体；IGF，胰岛素样生长因子；IGFR，胰岛素样生长因子受体；TGF，转化生长因子。

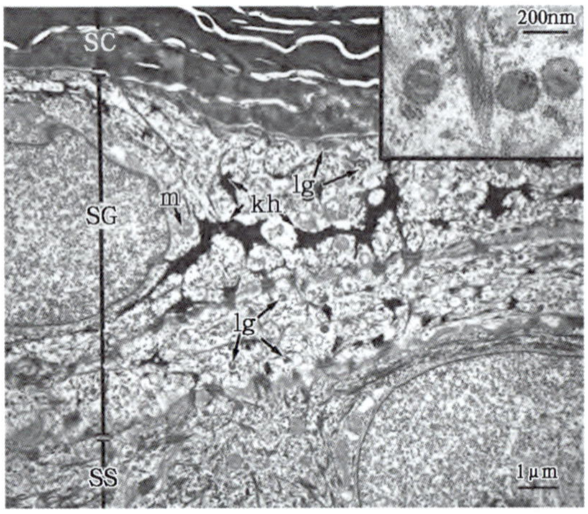

图 2.8 电子显微图示表皮上部的细节，包括角质层(SC)、颗粒层(SG)和棘层(SS)的最浅细胞层

注意不规则形状的透明角质颗粒(kh)和小的圆形板层颗粒(lg)。后者同时存在于 SS 和 SG 中，且小于线粒体(m)。插图显示了层状颗粒的详细信息。(由英国伦敦大学国王学院圣约翰皮肤病研究所 R. A. J. Eady 教授提供)

族中与结构、功能和进化相关的基因。总之，EDC 蛋白在细胞结构完整性、信号转导和细胞周期进展中发挥作用，并可能是一些炎症或肿瘤性疾病中主要或次要受到破坏的蛋白。

脱屑过程，包括细胞间隙层状脂质降解和残余细胞间桥粒连接丢失[4]。掌跖皮肤，在颗粒层和角质层之间有一个额外区域，也就是电子透光层，即透明层。这些细胞仍然有核，可以称为“过渡”细胞。

角质形成细胞

包括表皮角质形成细胞在内，所有哺乳动物细胞的丝状细胞骨架都包含如下成分：直径约 7 nm 含有肌动蛋白的微丝；直径 20～25 nm 含有微管蛋白的微丝；以及直径 7～10 nm 中等大小的微丝，称为中间丝。中间丝有上皮细胞角蛋白、间质细胞波形蛋白、胶质细胞胶质丝酸性蛋白(GFAP)、神经元神经丝、肌肉细胞结蛋白，以及周围神经外周蛋白 6 种类型。细胞核基质蛋白及核层纤层蛋白 A、B 和 C 核层也是中间丝。所有组成中间丝的多肽均具有类似的主链结构，包括有典型的 α-螺旋区和七肽重复序列，有 4 个独立的螺旋区和螺旋间连接序列，以及非螺旋羧基和氨基末端。目前已知有 70 个中间丝基因(包括编码角蛋白、结蛋白和层黏连蛋白基因)，其与至少 72 种人类疾病有关，包括水疱性皮肤、肌营养不良、心肌病、早衰综合征、神经退行性疾病和白内障[1,2]。

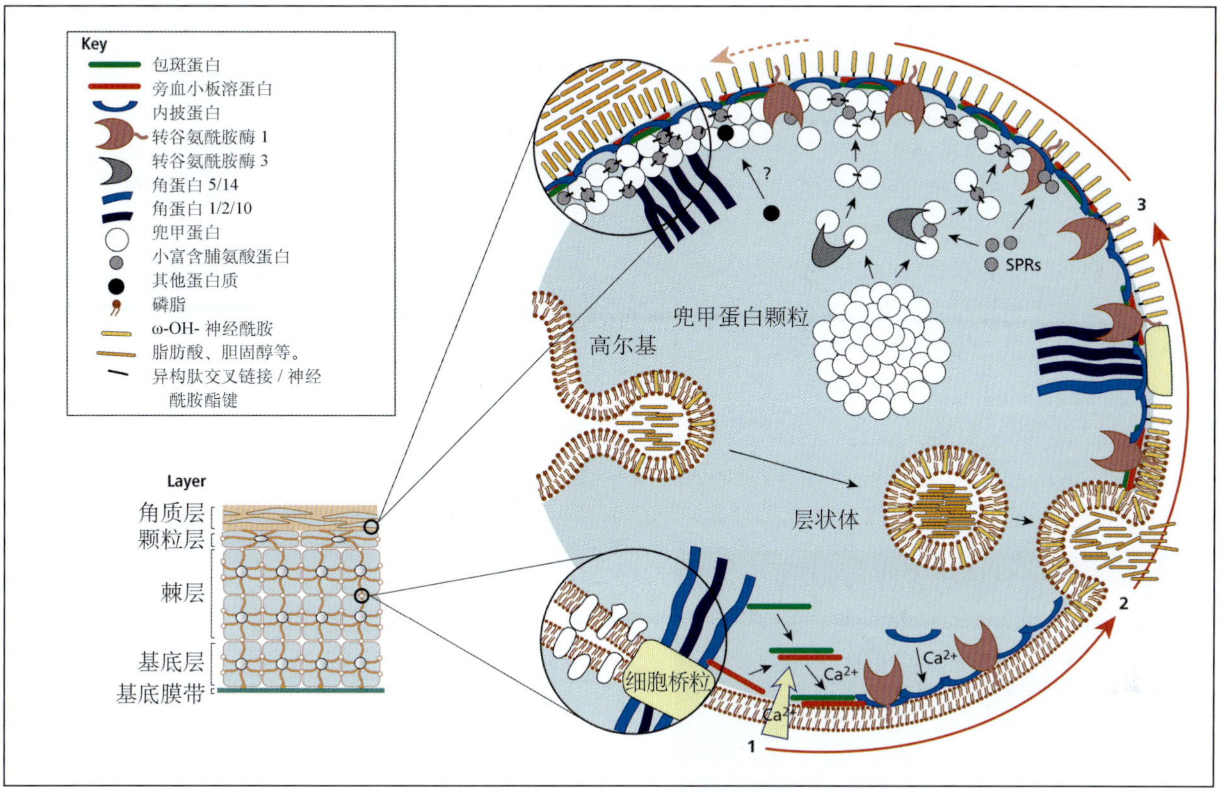

图 2.9　**表皮角化细胞套膜的组装**

由于细胞内钙的增加，桥粒蛋白的内部支架沿着质膜形成。板层小体（神经酰胺和其他脂肪酸、胆固醇和胆固醇酯）的内容物释放到细胞外，形成脂质膜。然后通过募集各种蛋白，包括兜甲蛋白、小富含脯氨酸蛋白（SPR）、其他桥粒残余物和附着的角蛋白丝，套膜形成并增强。由此产生的角质化细胞套膜具有耐用性和灵活性，并提供重要的机械和屏障功能。

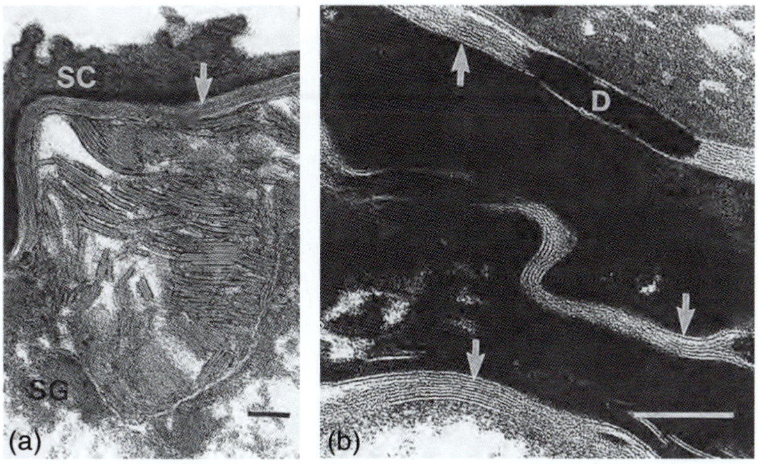

图 2.10　**电子显微图通过氧化钌染色显示表皮脂质的位置**

（a）在颗粒层（SG）和角质层（SC）之间的界面可以看到板层小体的脂质板层的分泌。比例尺 0.1 μm。（b）SC 细胞间隙中存在双层脂质板层（箭）。一些区域显示重复的染色模式。D，桥粒。比例尺 0.1 μm。（德国埃尔兰根大学皮肤科 M. Fartasch 博士提供）

人类基因组中有 54 个功能性角蛋白基因，位于两个紧凑的基因簇中，还有许多无功能的假基因散布在基因组周围[3]。角蛋白基因的表达模式非常特殊，每一个高度分化的上皮组织都有自己的角蛋白基因表达谱系。头发和指甲表达的是修饰过的角蛋白，含有大量半胱氨酸，形成大量化学交联，进一步强化细胞骨架。编码单个角蛋白的基因，分为Ⅰ型（碱性）和Ⅱ型（酸性）两个基因家族。绘制角蛋白的组织分布图显示，特定的酸碱蛋白在特定细胞、组织内均有表达。异二聚体通过复杂的反平行排列组成原纤维和原丝。

单层上皮特异性表达 K8/K18 角蛋白，复层鳞状上皮特异性表达 K5/K14 角蛋白(图 2.11)。此外，在上皮分化过程中，复层鳞状上皮细胞最多可表达 4 对角蛋白。表皮基底层表达 K1/K10 蛋白，是表皮分化的特征。在颗粒层中，角质透明颗粒释放丝聚蛋白形成纤维束。维 A 酸、生长因子和激素可调节角蛋白基因的表达。间质信号也可以诱导或启动固有的角化细胞分化模式。在毛囊的基底层角质形成细胞中，K15 表达于多能干细胞位点。K9 和 K2 的表达受皮肤部位限制，K9 表达于掌跖表皮，K2 表达于毛囊间表皮上层。角蛋白除了具有结构特性外，还可能在细胞信号转导、应激反应和细胞凋亡中发挥直接作用[4]。在表皮增生过程中，如创面愈合、银屑病等，基底上层角蛋白 K6/K16/K17 的表达可迅速增加。

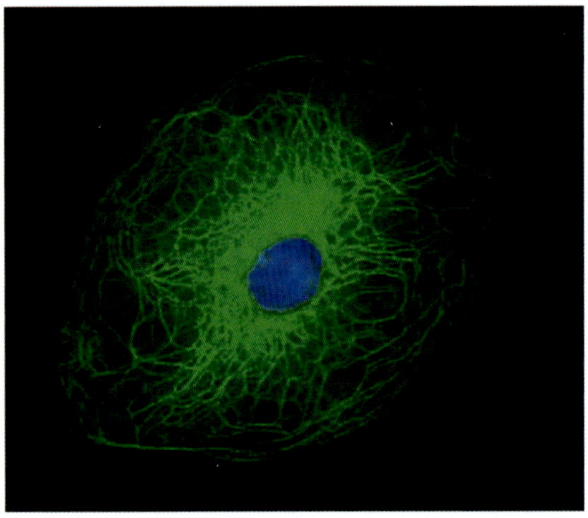

图 2.11 角质形成细胞内角蛋白纤维网络结构
(由英国邓迪大学 W. H. I. McLean 教授提供)

目前，已知 54 种角蛋白(28 种为Ⅰ型，26 种为Ⅱ型)中有 21 种与单基因遗传疾病有关，有些与更复杂的疾病有关，如肝病或炎症性肠病[5]。与角蛋白相关的第一个遗传性疾病是单纯性大疱性表皮松解症，涉及编码 K5 或 K14 基因突变。54 个角蛋白基因中约有一半表达于毛囊(毛细胞硬角蛋白，trichocyte 'hard' keratins)，尽管其中只有 4 个基因与人类遗传疾病有关(念珠状毛发，毛发-甲外胚层发育异常，须部假性毛囊炎及羊毛状发)[6]。

外泌汗腺和顶泌汗腺

人体汗腺一般分为外泌汗腺和顶泌汗腺[1]两种类型。外泌汗腺是调节人体排汗和体温的主要腺体。外泌汗腺几乎分布于整个体表。胎儿第 16 周手掌和脚底出现汗腺，第 22 周起，身体其他部位开始出现汗腺。人类汗腺的数量差异很大，从 160 万到 400 万不等。外泌汗腺由球状卷曲分泌腺体与连通的导管组成。卷曲分泌腺体位于真皮深部，导管向上穿行于真皮，直接开口于皮肤表面。脚底、前额和手掌汗腺最多、最活跃，其次为手背，再次为腰部和四肢的伸侧，在躯干、屈肌和四肢的屈侧面分布最少。卷曲分泌腺体拉伸后直径为 30～50μm，长度为 2～5mm。成人汗腺分泌腺体大小为(1～8)×10^{-3} mm^3。

人体出汗分为隐性出汗和显性出汗两种类型。隐性出汗包括通过呼吸道和皮肤丧失水分。在皮肤中，表皮由皮肤微循环和组织间隙中的血液提供水分，水从干燥的皮表蒸发。因此，皮肤水分的蒸发取决于几个环境因素，如环境温度和环境湿度。热、精神刺激和肌肉运动都能引起人体的显性出汗。显性出汗分为温热性出汗和精神性发汗两类。温热性出汗为保持体温恒定起着重要作用，它可发生在体表任何部位[2]。精神性发汗通常出现在手掌和足底。精神性发汗的生理特征与温热性出汗的生理特征有很大不同。精神性发汗的发作潜伏期较短，可立即达到与刺激强度相对应的分泌率，在刺激持续期保持不变，在结束后迅速消退[3]。这两种出汗方式均由外泌汗腺完成。

支配人汗腺分泌的神经纤维是胆碱能性交感神经，毛果芸香碱可以诱发出汗，阿托品可以抑制出汗[4]。血管活性肠肽(VIP)存在于胆碱能神经纤维中，作为控制汗腺血液循环的候选神经递质。调节出汗的神经系统也被分成温热性出汗和精神性发汗两部分，每个部分都由大脑调节中心控制。导致出汗的确切神经通路尚不完全清楚。

交感神经末梢主要聚集在汗腺卷曲分泌腺体周围，推测也有少量突触延伸到汗腺导管。乙酰胆碱是胆碱能泌汗神经释放的主要神经递质，并与小汗腺上的毒蕈碱受体相结合。然而，通过外源性给予 α-或 β-肾上腺素能激动药也可诱发出汗。释放的乙酰胆碱被乙酰胆碱酯酶迅速水解，这种反应可能是调节出汗频率的多种机制之一。

当乙酰胆碱与汗腺上的毒蕈碱受体结合时，细胞内 Ca^{2+} 浓度增加，这导致 K^+ 和 Cl^- 通道通透性增加，从而导致等渗前体液从分泌细胞释放[5]。这种前体溶液与血浆相似，但不含蛋白质。当液体沿导管向皮肤表面流动时，钠和氯化物被重新吸收，导致表面汗液相对于血浆呈低渗状态。然而在运动或热应激导致出汗率增加时，可能会因大量汗液分泌到汗管，而使离子再吸收机制不堪重负，从而导致更多的离子损失。因此，出汗率对皮肤表面的钠含量有很大影响。

除了小汗腺，皮肤中还有顶泌汗腺[6]。分泌过程中，小汗腺没有表现出细胞学变化，而顶泌汗腺以断头分泌为特征，在断头分泌中，细胞部分成分被挤压并释放到管腔中。顶泌汗腺只位于生殖器、腋窝和乳腺区域，它们一般与毛囊相连。顶泌腺分泌量低，因此在体温调节中不起重要作用。它们由一个卷曲的分泌部分和分泌导管组成。分泌部分的内层是单层柱状分泌细胞，顶端含有许多大而致密的颗粒，这有助于产生富含脂质的分泌物。内层外包被有孔的肌上皮细胞，但管腔的直径通常大于小汗腺的管腔。顶浆分泌导管不具有再吸收功能，由双层立方细胞组成，与远端毛囊上皮相连，分泌物直接排入毛囊。顶泌汗腺在人体中的确切作用尚不清楚。第三种汗腺类型为中间汗腺，即顶外泌汗腺，也曾在腋窝皮肤中被发现，但它们的存在尚未得到广泛认可。

毛囊皮脂腺单位

皮脂腺单位的发育是来自于孕龄 10～14 周时，间充质干细胞的凝集导致表皮向下生长，并形成一个口袋样结构。它们具有复杂的特化细胞层和独特的分化途径。毛囊皮脂腺单位有四类：头皮和胡须的终毛毛囊皮质腺；腋窝和腹股沟的顶泌毛囊皮脂腺；大部分皮肤上的毳毛毛囊皮脂腺；胸部、背部和面部的皮脂腺。毛乳头分布在毛囊基底部，有丰富的细胞外基质。毛乳头周围有高分裂率的生发细胞、产生毛纤维的梭形毛皮质细胞，以及毛表面单层扁平叠瓦样排列的毛小皮细胞。有些毛发中央可见髓质，表现为有规则的密集排列的细胞，中间穿插着有气泡或低密度的髓核。毛皮质细胞内充满角蛋白中间丝，沿细胞长轴方向排列，其间密集穿插的是丝状蛋白基质。

毛皮质细胞的终末分化，与连续层状胞间层的出现有关，而胞间层对纤维的完整性至关重要。毛小皮细胞形态不同，扁平细胞朝向外侧，内侧有三层浓缩扁平蛋白颗粒的表皮：内小皮、外小皮和“a”层[1]。毛小皮细胞周围是内毛根鞘(IRS)，它由三层角化程度不同的细胞组成：IRS 小皮、Huxley 层和最外层的 Henle 层[2]。IRS 的分化涉及毛透明蛋白颗粒的产生，8～10nm 的细丝沿着毛发生长方向排列。IRS 沿毛囊向上生长形成对毛发纤维的支持，并在皮脂腺上方退化消失。最外层为外根鞘(ORS)，与表皮相连，浅层表达上皮角蛋白 K5/K14、K1/K10、K6/K16，深层则表达角蛋白 K5/K14/K17。

正常毛纤维的生长速度为 300～400μm/d，由毛球中高增殖率的祖细胞产生。毛球内区域化导致毛囊内出现不同分层，大多数毛球细胞形成 IRS。头发的周期性生长有生长期、退行期及休止期(图 2.12)三个阶段。毛囊重新进入生长期时，旧发被新发取代。

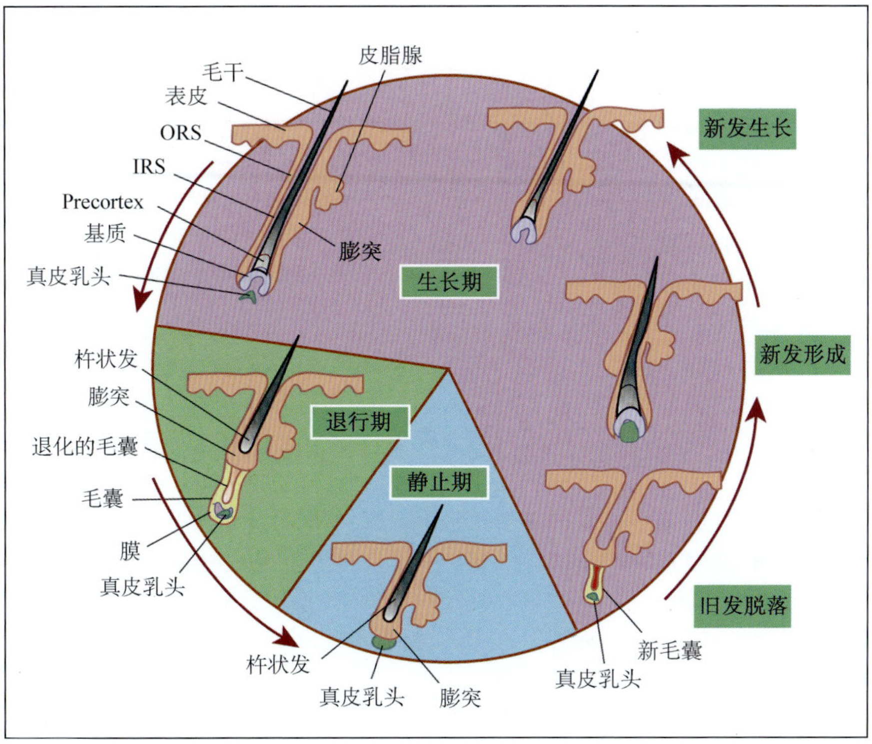

图 2.12　毛发生长周期分三个阶段：生长期(新毛发形成和生长)，随后是退行期(退化期)和休止期(静止期)，最后是旧毛发的脱落

毛发周期与毛囊解剖结构的不连续的变化相关，无论是毛囊形状还是底层真皮乳头。IRS，内根鞘；ORS，外根鞘。

紧连在毛囊基底层上的细胞经历“毛囊细胞”或毛发分化的二次过程，并表达一组更复杂的角蛋白，即硬角蛋白[3]。在哺乳动物中存在两种类型的毛发角蛋白，分别为Ⅰ型和Ⅱ型，它们具有独特的氨基和羧基末端及高水平的半胱氨酸残基，但缺乏表皮角蛋白中可伸展的甘氨酸残基。这些蛋白质在二维凝胶电泳上的位置不同于表皮角蛋白，但它们可以分为酸性和碱性角蛋白对；每个类型都有4个主要的蛋白质和几个次要的蛋白质，包括Ha 1-4和Hb 1-4。最近克隆技术发现了更多的毛发角蛋白基因，主要集中在12号和17号染色体上，如HaKRT1-6（包括3.1和3.2）和HbKRT1-6。研究发现，头发角蛋白基因突变是导致人念珠状发的原因，该病为常染色体显性遗传疾病。此外，小鼠年龄和种系不同，角蛋白17缺失小鼠也表现出不同程度的脱毛。

在过去的20年里，一些针对自然发生的人类毛发遗传性疾病的研究，为人类提供了有关头发发育和生长的独特见解。包括关键的信号分子，如作为转录因子的外异蛋白、少毛和维生素D受体、结构毛发角蛋白、桥粒蛋白、G蛋白-偶联受体、丝氨酸蛋白酶和铜转运体[4]。更常见的毛发变异，如卷发，可以用头发生长过程中的动态变化来解释[5]。卷曲的毛发从毛囊基底部开始弯曲，毛发弯曲与毛球下部缺乏轴对称有关，进而影响结缔组织鞘、ORS、IRS和毛小皮。

甲

指甲的主要用途是保护指尖，增强感觉辨别能力，增加灵活性，有助于抓挠或梳理毛发。对一些人来说，它还可以满足美观的需求[1]。最早出现指甲发育迹象是在妊娠第8～9周时：原始表皮发生内陷，形成一个不间断的凹槽，在每个手指的末端划出一个扁平的表面，称为甲区（nail field）。指甲发育的一个关键转录因子是R-spondin 4，其突变导致先天性无甲[2]。来自近端甲皱襞的一组细胞向指骨端生长，在距离指骨约1mm处停止生长，形成基质原基。这个部位最终会形成近端、远端甲皱襞上皮和中间基质上皮。在每个甲皱襞远端，可见细胞堆从手指末端背面长出，称为远极嵴[3]。妊娠13周时，近端甲皱襞形成，月牙形出现，可观察到甲板生长的第一个征象。在这个阶段，甲床上皮开始分化出角质层和颗粒层，从远端开始向甲皱襞近端推进。妊娠18周时，甲床上皮颗粒层消退，即与出生后甲床上皮表现一致。同样，在妊娠20周时，甲母质细胞分化和成熟过程类似于成人指甲。在孕32周时，几乎所有的指甲成分都能被辨别出来。趾甲的发育与指甲的发育类似，但这一阶段发生大约晚4周。

指甲单元由甲板和4个上皮结构组成：近端甲皱襞、甲母质、甲床和甲下皮（图2.13）[4]。甲板为长方形、半透明、相对不灵活的结构，含有钙、磷酸盐、铁、锌、锰和铜，但维持甲板特性的成分主要是甲板基质中的硫。甲板从近端甲皱襞的下方出现，两侧以侧甲褶皱为界。近端面包含白色半月形区域，称为甲半月，是远端甲母质的可见部分[5]。由于甲床下方血管增多，指甲单元背面呈粉红色。近端甲皱襞分为背侧和腹侧上皮。它是每个手指皮肤（背侧上皮）的延续，在其下方折叠，位于甲母质（腹侧上皮）之上。背侧近端甲皱襞无毛囊、皮脂腺和皮肤纹理，腹侧近端甲皱襞也无网状纹路。背侧面和腹侧面之间的连接处是甲上皮，具有保护甲母质不受损伤的作用。侧缘甲皱襞是指手指皮肤侧面的延伸，并与甲床中间相连。

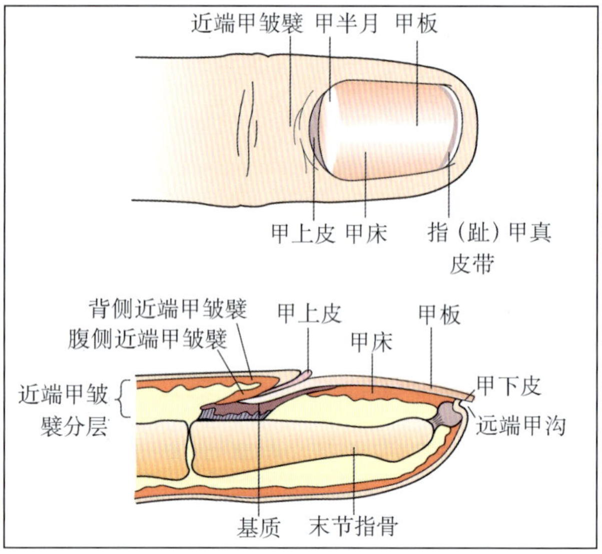

图2.13 人体指（趾）甲的解剖结构

甲母质分化形成甲板，分为3个区域：甲母质背侧面形成甲板最表层，而甲母质中间区域形成甲板深层。腹侧部分是甲母质最远端分化而来的。甲床是甲板下方（甲半月和甲下皮之间）的区域。甲床薄表皮层即是指甲母质腹侧部分，它的作用是形成甲板更深层的部分。甲下皮位于甲板游离边缘下方，是甲床向手指和脚趾正常表皮的过渡。甲下皮也有一部分，称为甲真皮带，附着于甲板腹侧表面，保护甲软组织不受创伤。

甲母质上皮至少由2到3层活跃分裂的基底层角质形成细胞组成。这些立方细胞的纵轴以对角线方式排列，这使得甲板可以向上和向外延续。随着这些细胞的分化和迁移，它们变得扁平并失去细胞核，最终作为甲细胞或甲板细胞形成发育中的甲板。细胞成熟的过程类似于表皮角质层的形成，但不需要角质透明蛋白。甲母质中还含有黑素细胞，黑素细胞为周围的角质形成细胞提供黑素，在甲板上呈纵向条带；这可能是深肤色人群中常见的种族变异。甲床由较薄的表皮层和真皮层组成，但无皮下脂肪。由于表皮较薄，角质形成细胞向甲细胞的分化过程，只在一到两层细胞内完成。甲床的表皮也包含从甲半月到甲下皮的平行纵向褶皱。这些褶皱相互吻合，使得甲床和甲板之间结合得非常牢固。甲床的真皮层包含供应甲单位的血管、淋巴管。这些血管的损伤会导致裂片形出血。

梅克尔细胞

Merkel 首先给他在鼹鼠鼻部皮肤靠近表皮突基底部发现的某些细胞起名叫“tastzellen”。由于与有着膨胀顶端的表皮内神经纤维（梅克尔盘）相邻，Merkel 认为它们是物理刺激的传感器。梅克尔细胞是遍布于脊椎动物全部表皮中有丝分裂后的细胞，占表皮细胞的 0.2%～5%[1]。梅克尔细胞存在于角质形成细胞的基底部，主要分布于有毛皮肤和无毛皮肤的触觉区、味蕾、肛管、唇上皮和汗腺等有高触觉敏锐力的部位（图 2.14）。

光暴露部位皮肤所含的梅克尔细胞可能是非光暴露部位皮肤的 2 倍。它们与感觉神经末梢紧密联系，分泌或表达许多肽类。除了神经元特异性烯醇化酶、突触素样和胰酶样物质之外，人梅克尔细胞还对多种神经肽（包括 Met-脑啡肽和血管活性肠多肽）有免疫反应。梅克尔细胞还含有铬粒蛋白 A[2]。

在透射电子显微镜下，梅克尔细胞很容易被识别出来。它们呈椭圆形，长轴约 15μm，平行于基底膜。细胞核呈分叶状，细胞质为电子透明区，这说明细胞器相对缺乏。梅克尔细胞含有大量的神经内分泌颗粒，每个颗粒直径 50～160 nm，这些颗粒与感觉神经末梢连接点是相对的。梅克尔细胞与神经纤维的密切接触被称为梅克尔细胞-轴突复合体。事实上，梅克尔细胞积极地参与接收触觉感受，表现为快速、触觉激发的机械力传导电流，并为表皮细胞与感觉神经元之间提供直接、有效、刺激性的联系[3]。

人类皮肤包含由胆碱能和肾上腺素能神经，以及有髓和无髓感觉纤维组成的广泛的神经网络。皮肤中还含与触觉、压力和振动有关的传感器，包括毛囊周围的鲁菲尼小体，触觉小体和位于真皮深层的环层小体，以及穿过表皮基底层的神经末梢。其中一些传感器包含有梅克尔细胞，形成了梅克尔细胞-轴突复合体，而另一些传感器则是游离神经末梢。所有这些神经元的细胞体都位于背根神经节之中。梅克尔细胞-轴索复合体被认为是机械力感受器，负责感受触觉。

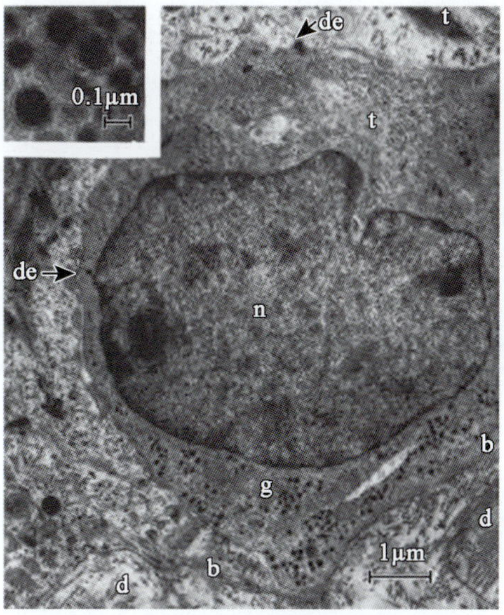

图 2.14　人表皮梅克尔细胞

真皮（d）和胶原纤维见于图片的下部；b，基底膜；de，桥粒与邻近的基底角质形成细胞连接；g，球形颗粒（见插图）；n，梅克尔细胞核；t，张力丝。（由 A. S. Breathnach 教授提供）

在无毛皮肤中，梅克尔细胞的密度约为 50/mm²。它们聚集在无髓感觉神经末梢附近，在表皮突基底形成“触点”。这些复合体也被称为发盘、触盘、触觉小体或 Iggo 小体。该复合体由慢适应的单个 1 型神经纤维支配。在有毛的皮肤中，梅克尔细胞聚集在毛囊的脊和外根鞘中，这也是竖毛肌附着的地方。尽管它们可能参与了新生毛发的生长周期，但梅克尔细胞在毛囊中的作用仍尚不清楚。

关于梅克尔细胞的起源，有两种假说，一种是由表皮角质形成细胞样细胞分化而来；另一种是来源于神经嵴干细胞，类似于黑素细胞，从胚胎发育过程中迁移过来[4]。然而统一的观点是，可能在人类胚胎第 6 周或第 7 周，梅克尔细胞很早从神经嵴和表皮细胞中迁移而来，这些细胞随后在表皮中仅进一步分化一次。

针对梅克尔细胞的循环自身抗体已出现在天疱

疮和移植物抗宿主病中。白癜风皮损处缺乏梅克尔细胞，这与自身免疫破坏或神经受累相一致。梅克尔细胞增生是一种常见的组织学表现，可伴角质形成细胞增生。此外，也经常出现在附件肿瘤，如皮脂腺痣、毛母细胞瘤、毛上皮瘤和结节性汗腺瘤[5]。梅克尔细胞增生与神经纤维瘤、神经鞘瘤、结节性瘙痒或神经性皮炎的神经末梢增生有关。梅克尔细胞癌是一种高度侵袭性的神经内分泌癌，其发病率似乎在增加。其大多数病例与梅克尔细胞多瘤病毒有关。但是该疾病确切的病理生理学机制仍有待阐明[6]。

天然免疫

皮肤不断地遇到微生物病原体侵袭，为了防止感染，表皮和真皮内的细胞进化出几种固有免疫方法。皮肤在免疫防御早期主要机制之一是抗菌肽的合成、表达和释放[1]。皮肤中有 20 多种抗菌肽，包括 cathelicidins 家族、β-防御素、P 物质、RANTES、RNase 2,3,7 和 S100A7(图 2.15)。

许多多肽对细菌、病毒和真菌都有抗微生物作用。大多数多肽的抗微生物活性是由其独特的结构特征而产生的，它们能够破坏微生物膜，同时使人类细胞膜保持完整。有些可能对正常皮肤中某些微生物发挥特定的作用，而另一些则只在皮肤受伤和物理屏障被破坏时才起作用[2]。其他多肽可能发挥更大的作用，通过趋化、血管生成、生长因子和免疫抑制活性来传递宿主反应，这些肽被称为警报素[3]。例如，一些警报素不仅能杀死细菌，而且还能刺激皮肤成纤维细胞 syndecan-1 和 syndecan-4 的表达，这对伤口的愈合至关重要。警报素还可能刺激宿主防御系统，如修复屏障和募集炎症细胞[3]。

人体皮肤产生防御素、cathelicidins 家族等抗菌肽，且在感染、炎症或损伤后也大量增加。一些皮肤病，包括特应性湿疹或玫瑰痤疮，显示出抗菌肽表达有改变，部分解释了这些疾病的病理生理学机制[4]。在特应性湿疹中，多种抗菌肽表达减少，导致感染易感性增加。玫瑰痤疮中存在过量和异常生成的 cathelicidin 抗菌肽，由此可在小鼠模型中复制玫瑰痤疮的疾病特点。某些抗菌肽能以特定的方式影响宿主的细胞反应，如人抗菌肽 LL-37 可以激活上皮细胞中的丝裂原活化蛋白激酶(MAPK)和上皮细胞胞外信号相关激酶，在人类皮肤等效模型中阻断抗 LL-37 抗体即会阻碍皮肤的创面修复。防御素和 cathelicidins 抗菌肽家族具有免疫刺激和免疫调节能力，可作

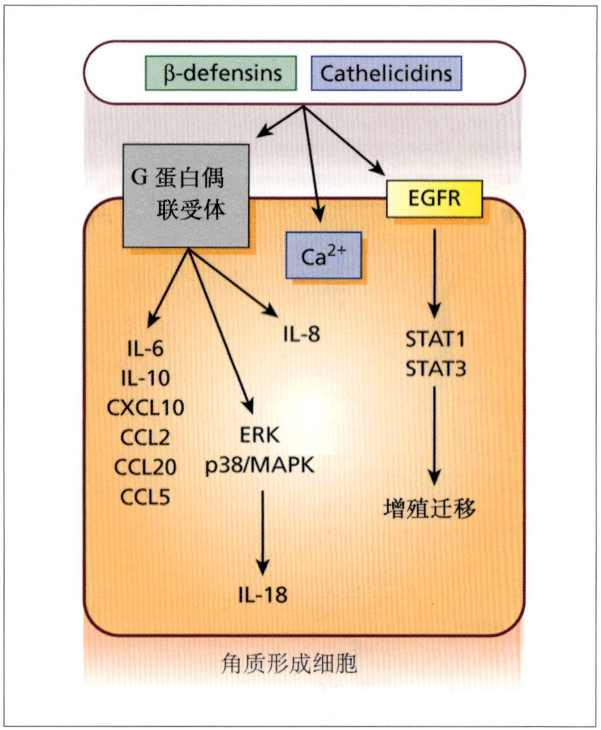

图 2.15 作为先天性免疫防御系统的一部分，抗菌肽可刺激 G 蛋白偶联受体，诱导角质形成细胞释放细胞因子和趋化因子，以及表皮生长因子受体(EGFR)信号转导，从而影响细胞增殖和迁移

CCL，趋化因子(C-C 基序)配体；CXCL，C-X-C 基序趋化因子；IL，白细胞介素；MAPK，丝裂原活化蛋白激酶；STAT，信号转导和转录激活子。

为次级宿主防御机制的催化剂。在纳米摩尔浓度下，它们对特定的白细胞亚群有趋化作用，并且对一些非白细胞也有作用。人 β 防御素(hBDs)1-3 对记忆 T 细胞和未成熟树突状细胞具有趋化作用。hBD2 吸引肥大细胞和活化的中性粒细胞，hBD3 和 hBD 4 对单核/巨噬细胞也具有趋化作用。cathelicidins 是中性粒细胞、单核/巨噬细胞和 CD4 T 淋巴细胞的趋化因子。表皮角质形成细胞在 β 防御素或 cathelicidins 刺激下通过 G 蛋白偶联受体释放一系列细胞因子。此外，抗菌肽还能诱导角质形成细胞增殖和迁移，包括激活 EGFR 信号和 STAT 。

皮肤微生物群

皮肤上生长着复杂的细菌、真菌和病毒群落，每平方厘米的皮肤大约有 100 万细菌(涉及数百种不同的菌群)[1]。细菌主要由放线菌、厚壁菌、拟杆菌和变

形细菌组成，亚种较多。放线菌是最大的门，包括短棒杆菌和棒状杆菌。厚壁菌包括梭菌和芽孢杆菌，后者包括葡萄球菌类。这些微生物的精确构成取决于皮脂腺的浓度、湿度和温度，以及宿主遗传和外部环境因素，且有可能非常多样化（图 2.16）。例如，一项对手掌微生物群的调查发现，在 51 名健康受试者中有 4742 种不同的菌种，一只手掌上平均有 158 种[2]。显然，这些生物不仅是共生的，而且在免疫调节和上皮健康方面所起的作用比预期要大得多。了解微生物与宿主之间的相互作用，并发现使微生物定植的因素，很可能有助于更深入地了解皮肤病的发病机制，如葡萄球菌在特应性湿疹中的作用，以及新微生物进展和抗菌药物疗法[3]。

朗格汉斯细胞

Langerhans 最先发现并描述了一种与黑素细胞类似，但没有色素且多巴染色阴性的树突状细胞。他用氯化金染色证明了其在人类表皮中的存在。最近，我们将延时活细胞共聚焦成像技术和 I-Aβ 增强绿色荧光蛋白（EGFP）植入小鼠相结合，以此研究表皮朗格汉斯细胞的动态行为，利用 EGFP 标记荧光鉴定朗格汉斯细胞。在无刺激情况下，一些朗格汉

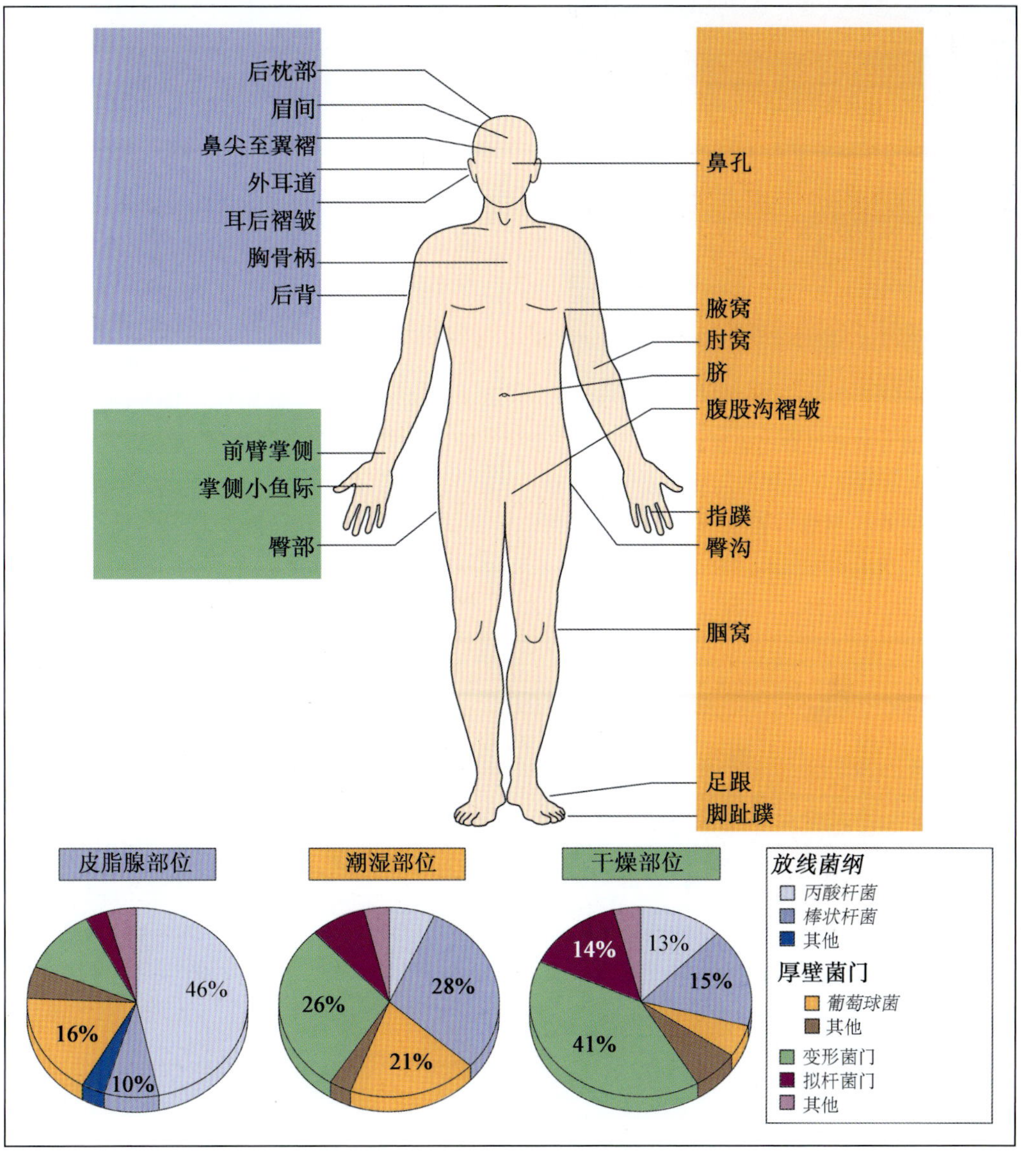

图 2.16　皮肤微生物包含大量存在于不同身体区域的细菌（改编自 Chen 和 Tsao 2013[3]）

斯细胞表现出独特的运动，这被称为树突监视延伸与收缩循环习性（dSEARCH），特征是细胞间树突状突起有节奏的延伸和收缩。局部的抗原刺激，如二硝基氟苯，会导致更大的 dSEARCH 运动，也会触发相邻朗格汉斯细胞之间细胞间接触的形成。看来在体内，dSEARCH 运动通过扫描大面积区域来进行更有效的抗原取样。同样明显的是，在病理性刺激下，相邻的朗格汉斯细胞可以在细胞间交换抗原（图 2.17）[1]。

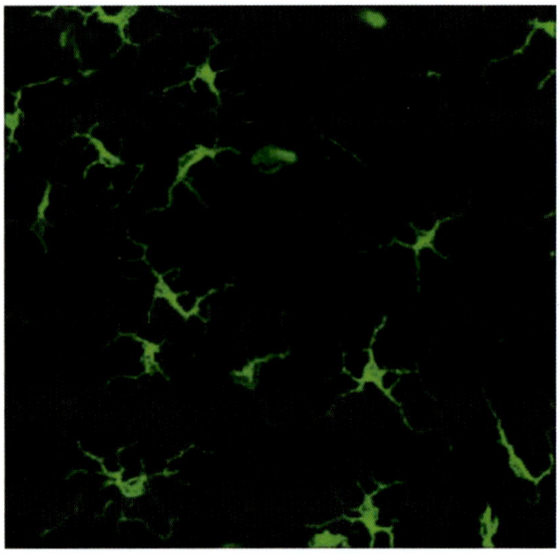

图 2.17　**表皮朗格汉斯细胞呈树突状**

暴露于抗原可引起朗格汉斯细胞运动增强以及朗格汉斯细胞之间的直接细胞-细胞接触。（由美国俄亥俄州托利多大学 R. Mohr 博士提供）

朗格汉斯细胞与巨噬细胞、真皮树突细胞被统称为皮肤的单核巨噬细胞系统[2]。朗格汉斯细胞具有吞噬、抗原处理和抗原呈递功能，可以与淋巴细胞相互作用（图 2.18），并可释放细胞因子，如 IL-1，来促进淋巴细胞的趋化和活化[3]。朗格汉斯细胞是表皮内巨噬细胞，树突捕获角质形成细胞中的抗原后移行，离开表皮，通过淋巴管迁移到局部淋巴结。在淋巴结的副皮质区，朗格汉斯细胞（也被称为“指状突网状细胞”）在细胞表面表达蛋白，并将其呈递给 T 淋巴细胞，然后 T 淋巴细胞进行克隆增殖。某些抗原是由朗格汉斯细胞还是由真皮树突细胞呈递给淋巴结，有一定的选择性。抗原呈递的时间点是变化的，皮肤获得性抗原的连续呈递会调节细胞免疫功能。

朗格汉斯细胞参与多种皮肤病病理进展，如感染、炎症和癌症，在调节免疫和外周耐受之间的平衡方面起关键作用[4]。然而，朗格汉斯细胞与其他树突状细胞比较则具有独有的特征，它们更有可能诱发 Th2 反应，而不是诱发 Th1 反应，这通常是细胞对病原体的免疫反应所必需的。研究还表明，朗格汉斯细胞对于接触性超敏反应是非必需的，在没有朗格汉斯细胞的情况下，真皮树突细胞可以作为抗原呈递细胞。然而事实上，朗格汉斯细胞缺陷的小鼠似乎具有更强的接触性过敏反应。朗格汉斯细胞或其亚型的特定功能，可能是具有降低周围角质形成细胞的促炎活性的调节特性。在非炎症的稳定状态下，朗格汉斯细胞携带皮肤特定成分引流到淋巴结，以防止免疫反应，并诱导外周表皮细胞分泌募集免疫细胞的相关抗原[5]。此外，朗格汉斯细胞由不同的亚群组成，炎症

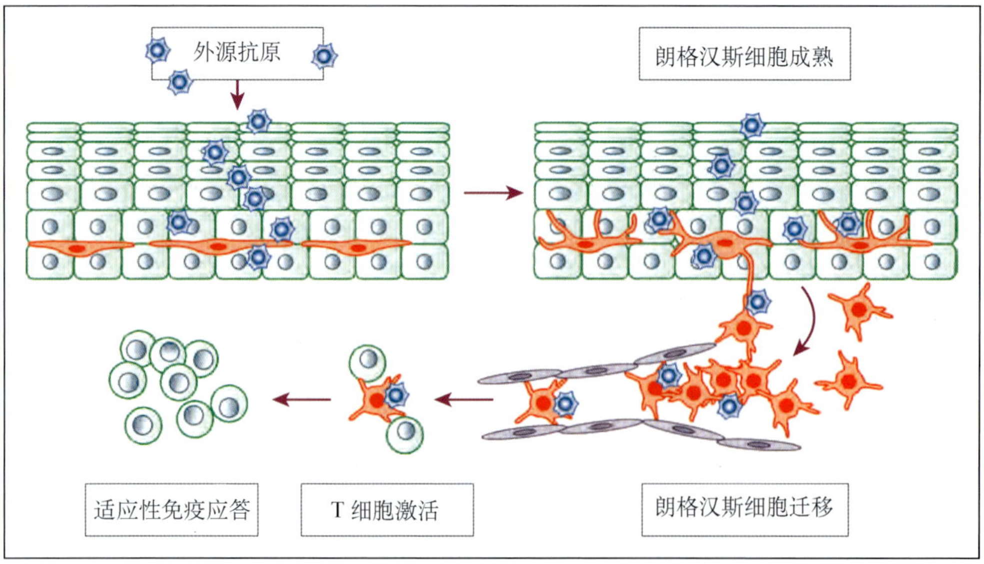

图 2.18　**当暴露于外源抗原时，静息朗格汉斯细胞的活性增加，细胞成熟。抗原然后被处理并转运至淋巴结。而后 T 细胞被激活，并触发免疫反应**

后重新回到皮肤的朗格汉斯细胞已被证实来自单核细胞前体。

电镜下，朗格汉斯细胞与黑素细胞均有一个分叶状核、相对清晰的细胞质、发达的内质网、高尔基复合体和溶酶体(图 2.19)。它们的不同之处在于前者缺少黑素小体或前黑素小体，并且还具有一种特征性的棒状颗粒或网球拍状颗粒。这些"Birbeck"颗粒是内涵体再生的亚结构域，并形成于 Langerin 蛋白聚集的部位。通过观测朗格汉斯细胞中颗粒的超微结构特征，在人毛发的外毛根鞘、皮脂腺分泌管和人扁桃体隐窝上皮中均发现了朗格汉斯细胞。在组织细胞增生症 X 的真皮细胞中发现了类似的颗粒，由此被该病重新命名为朗格汉斯细胞组织细胞增生症。

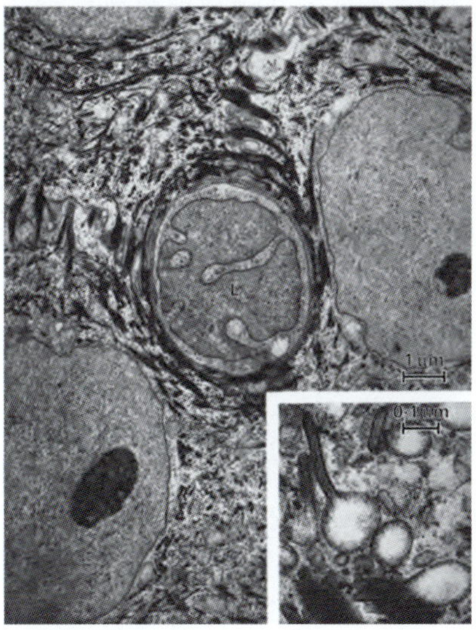

图 2.19 **朗格汉斯细胞(L)，其特征性的锯齿状核位于角质形成细胞之间**

插图显示朗格汉斯细胞颗粒呈球拍状。(由 A. S. Breathnach 教授提供)

免疫监视

除了表皮朗格汉斯细胞的抗原检测和呈递功能外，皮肤的免疫监测也包括真皮中大量常驻 T 细胞、巨噬细胞和树突状细胞(图 2.20)[1]。如果表皮被破坏，这些免疫前哨细胞和效应细胞能够提供快速和有效的备份免疫功能，以恢复组织平衡。值得注意的是，真皮含有约有 2×10^{10} 个的常驻 T 细胞，是循环血液中 T 细胞总数的两倍[2,3]。真皮中树突状细胞有几个不同的群体。有的抗原呈递能力很强，有的抗原呈递能力很低，有可能发展成 CD1a 和 Langerin 阳性的朗格汉斯细胞，有些细胞群则具有促炎作用。

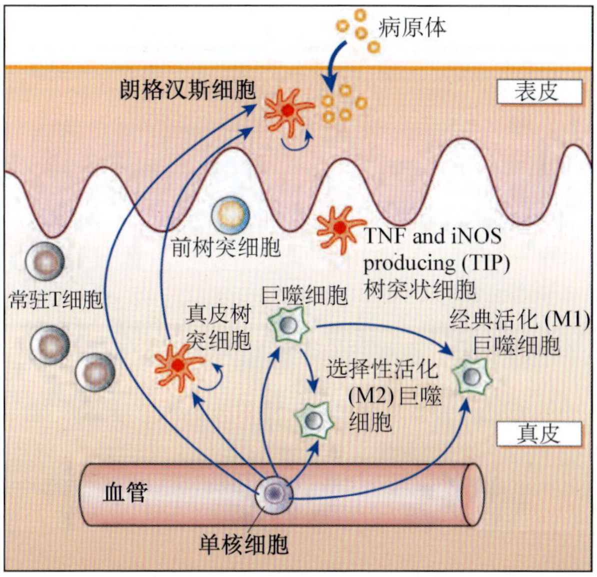

图 2.20 **正常皮肤中的免疫监视由一系列基于皮肤的树突状细胞、巨噬细胞和固有 T 细胞进行**

iNOS，诱导型一氧化氮合酶；TNF，肿瘤坏死因子。

最近，另一个皮肤免疫岗哨细胞的新成员，是浆细胞样前树突状细胞，它能分泌Ⅰ型干扰素。这种细胞在正常皮肤中少见，但在炎症皮肤中会积聚[4]。真皮免疫系统还包括真皮的巨噬细胞。真皮免疫细胞的多样性反映了免疫功能的灵活性和可塑性。例如未成熟的树突状细胞，包括真皮树突状细胞，具有通常巨噬细胞才有的吞噬功能[5]。另外，巨噬细胞通常是吞噬细胞，也可以是 $CD8^+$ T 细胞的有效抗原呈递细胞。这意味着真皮组织常驻岗哨单核细胞以多能状态存在。根据微环境因素和信号，它们可能具有抗原呈递模式、迁移模式或组织驻留吞噬模式。

肥大细胞

1877 年，Ehrlich 首次发现肥大细胞，他用甲苯胺蓝染色从结缔组织中区分出肥大细胞。肥大细胞比嗜酸性粒细胞和嗜碱性粒细胞要大，它们出现在很多组织中，在皮肤、支气管、鼻黏膜和肠道中尤其多。肥大细胞分布在皮肤的血管、神经和附属器附近，在真皮乳头下分布最多，特别是真皮浅层血管丛区域。正常皮肤中肥大细胞密度约为 7000/mm^3。

真皮肥大细胞呈卵圆形或梭形，单核，偶有双核，在正常皮肤中很少出现有丝分裂。它们的主要特征是存在丰富的圆形胞质内颗粒(图 2.21 和图 2.22)。肥大细胞有异质性，分为结缔组织型和黏膜型两种主

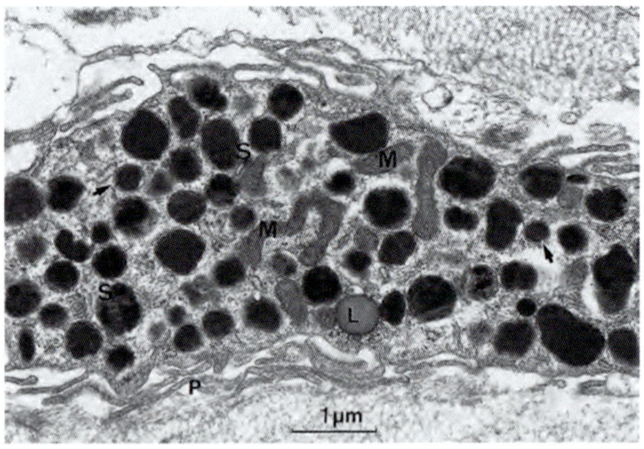

图 2.21　人体皮肤肥大细胞部分显示的特征性颗粒，有些呈卷轴样轮廓(S)

箭表示胞膜；L，脂滴；M，线粒体；P，周围突。(由英国伦敦大学国王学院圣约翰皮肤病研究所 R. A. J. Eady 教授提供)

要类型，可根据其形态、组织分布、组织化学特性及对脱粒剂的反应等进行鉴别。胞质内颗粒在甲醛中的可溶性和中性蛋白酶，即类胰蛋白酶和胃促胰酶(类糜蛋白酶)的含量，将会根据细胞的类型而变化。例如，人类包皮中肥大细胞含有两种蛋白酶，而肠黏膜和肺中的肥大细胞主要含有类胰蛋白酶[1]。

人肥大细胞来源于骨髓 $CD34^+$ 多能干细胞。然后它们作为前体进入血液循环，并在干细胞因子(SCF)、局部细胞因子及其他因素影响下成熟，并归巢到组织中。肥大细胞的生长和分化也受到多种细胞因子的影响，包括白介素 IL-3、IL-4、IL-6、IL-9、IL-10，以及神经生长因子。肥大细胞寿命长，可能与 IgE 依赖的活化以及 IL-4 的存在有关[2]。

Kit(CD117)表达于造血干细胞和祖细胞，是 SCF 的酪氨酸激酶跨膜受体，与髓系和淋巴系细胞的分化有关。当 Kit 在其他骨髓来源的细胞分化过程中被下调的时候，Kit 在肥大细胞上仍有高表达。Kit 对肥大细胞的许多功能是至关重要的，如在肥大细胞活化过程中的存活、分化、趋化和增强信号传递等。在色素性荨麻疹患者中发现 Kit 基因的激活突变，这也表明了 Kit 的重要性[3]。

肥大细胞的活化通过与高亲和力 IgE 受体(FcεRⅠ)或非 IgE 介导的补体受体或 Toll 样受体(TLR)的相互作用，释放组胺、5-羟色胺和蛋白酶，以及合成新的白三烯、前列腺素、细胞因子和趋化因子。干扰素-γ(IFN-γ)作用于人肥大细胞，除了通过 IgE 介导的活化外，也可以通过 IgG 介导的 FcεRⅠ凝集来释放类似的递质。此外，还发现了 IgE 非依赖性的肥大细胞触发因子，包括 SCF、补体(C3a 和 C5a)、神经肽(P 物质)、腺苷、TLR 和清道夫受体。

肥大细胞产物既可诱导速发型反应，又可导致迟发型反应。FcεRⅠ交联后数分钟内发生速发相反应，其导致的后果被称为速发型超敏反应。速发相反应在抗原激发后 6～12h 达到峰值，这是与二次募集的嗜酸性粒细胞、中性粒细胞和嗜碱性细胞的细胞因子和趋化因子有关。肥大细胞活化导致血管通透性增加、平滑肌收缩、成纤维细胞在胶原沉积、诱导 B 细胞类别转换来合成 IgE、嗜碱性细胞分泌组胺、募集嗜中性粒细胞和嗜酸性粒细胞以及促进 T 细胞向 Th2 表型分化。

肥大细胞在获得性免疫和天然免疫中都扮演着重要的角色，并参与接触性皮炎、特应性湿疹(AE)、免疫大疱性病、硬皮病和慢性移植物抗宿主病的皮肤病理过程[4]。在 AE 中，皮损中肥大细胞数量增加。肥大细胞出现在真皮乳头中，并通过基底膜带迁移到表皮。虽然 AE 中的组胺总量没有增加，但类胰蛋白酶和胰蛋白酶活化受体-2(PAR-2)的激活可能与 AE 的瘙痒有关。据报道，类胰蛋白酶在 AE 患者中增加了 4 倍，AE 患者皮肤活检组织可见初级传入神经纤维中 PAR-2 的表达明显增强。胃促胰酶可能通过海绵样水肿损害皮肤屏障，诱发和维持 AE 的慢性炎症。肥大细胞与神经的相互作用也可能促进了 AE 的炎症[5]。在皮损区域和非皮损区域都发现了肥大细胞与神经的交互作用大量增加，这可能是由神经肽

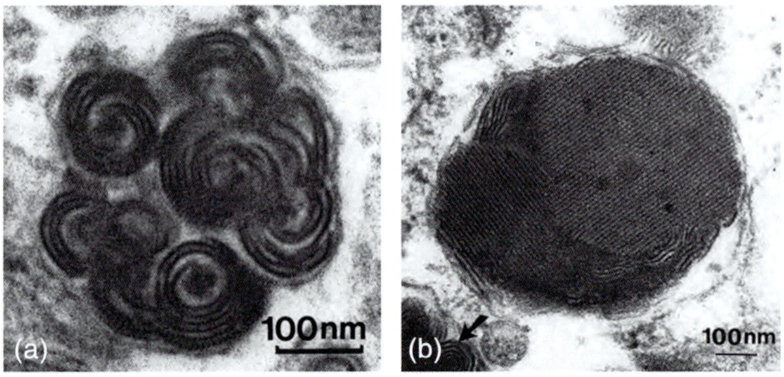

图 2.22　真皮肥大细胞颗粒的高倍图

(a)典型的片状卷轴状结构，其中有些呈规则周期性的交叉带。(b)该颗粒的亚结构为高度有序的晶格(箭所示)。(由英国伦敦大学国王学院圣约翰皮肤病研究所 R. A. J. Eady 教授提供)

（如 P 物质、降钙素基因相关肽、血管活性肠肽、神经生长因子等）介导的炎症反应所引起的。

黑素细胞

黑素细胞是产生色素的细胞，位于皮肤、内耳、眼脉络膜和虹膜。在皮肤和头发中，有两种形式的黑素：棕色/黑色的真黑素和黄色/红色的棕黑素（图 2.23）。黑素随后从黑素体中转移到表皮中邻近的角质形成细胞中，并进入毛囊中生长的毛干。黑素种类的变化及其在皮肤和头发中的分布导致了颜色的多样性。与黑素小体形成有关的一个关键蛋白是 NCKX5，由基因 *SLC24A5* 编码[1]。这种基因在小鼠中的表达缺失会导致皮肤颜色的明显变化和色素的

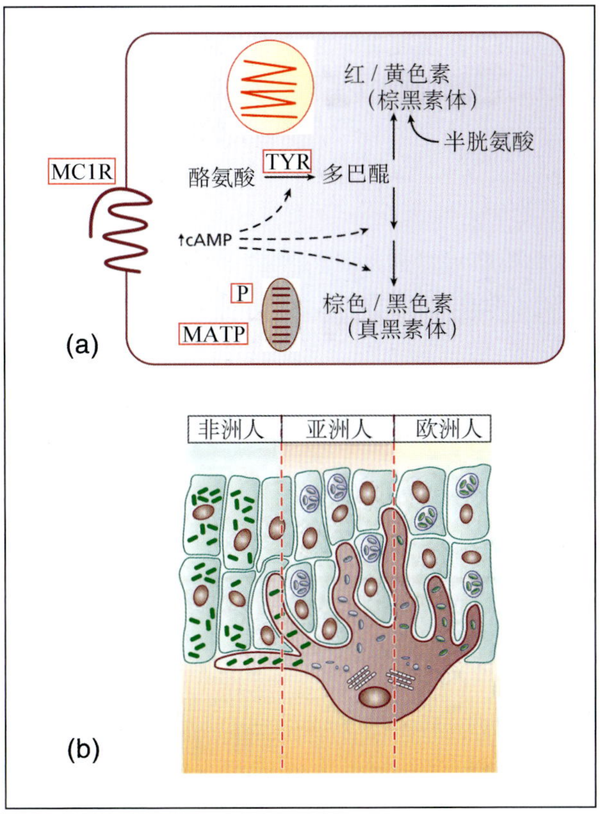

图 2.23 (a)黑素皮质素 1 受体(MC1R)的活化促进真黑素的合成，减少褐黑素的合成。酪氨酸酶(TYR)氧化酪氨酸是两种色素合成所必需的。黑素颗粒的被膜成分，包括膜相关转运蛋白(MATP)和红眼稀释蛋白(P)，是决定黑素小体内色素合成量的关键因素。(b)在非洲、亚洲和欧洲皮肤中，存在黑素体大小和数量的阶梯状差异；此外，非洲人皮肤中的黑素体分布更广泛

丢失。黑素也可以保护皮肤，减少紫外线辐射对皮肤的损害。人体中黑素细胞发育和功能的改变会导致各种色素异常。这些疾病包括皮肤黑素细胞减少的疾病，如斑驳症和 Waardenburg 综合征，以及色素产生或加工缺陷的疾病，如白化病和 Hermansky-Pudlak 综合征和 Chediak-Higashi 综合征。

成人皮肤和头发中产生黑素的黑素细胞是由胚胎来源的黑素细胞前体（称为黑素母细胞）发展而来的。发育过程中，黑素母细胞从神经嵴细胞的分支产生，并迁移进入表皮和发育中的毛囊。毛囊中，黑素细胞分为两个不同的群体：一个是分化的黑素细胞，位于毛母质区；另一个是黑素细胞干细胞，位于毛囊的永久区下部。毛囊黑素细胞和黑素细胞干细胞的生命周期与毛囊的周期性密切相关。在毛囊生长期中，新的黑素细胞是从缓慢增殖的黑素细胞干细胞池中产生的[2]。分化后的黑素细胞表达 *Sox10*、*Kit*、*Mitf*、*Pax3* 和 *Dct*，而黑素干细胞只表达 *Pax3* 和 *Dct*[3]。尽管某些黑素瘤干细胞确实表达了一些诸如 CD166、CD133 或神经上皮干细胞蛋白等标志物，这些标志物存在于其他来源的干细胞中，是多能的，且能够分化成各种细胞类型（如脂肪细胞、软骨细胞），但目前尚不清楚这些黑素母细胞亚群是否与黑素瘤发病有关。

黑素细胞信号通路的改变，也有助于毛发异常，如头发变灰[4]。Notch 信号通路是一个特定的通路[5]，该通路是细胞间相互作用的重要机制，可以调节细胞增殖、细胞命运决定、分化或干细胞维持等过程。黑素细胞中的 Notch 信号对保持适当的毛发色素沉着是必不可少的，包括毛囊循环过程中黑素细胞的再生。黑素细胞系中 Notch 1、Notch 2 或 RBP-Jkappa 的缺失可以导致黑素母细胞和黑素细胞干细胞的缺失，从而出现基因剂量依赖性的过早的头发变白。异常 Notch 信号也可能与黑素瘤的发展有关。

黑素细胞具有黑素细胞特异性受体，包括黑素皮质素-1（MC1R）和褪黑素受体[6]。激活或抑制黑素细胞特异性受体，可增强正常黑素细胞功能、调节肤色和光防护作用。此外，受体多态性也是红色毛发表型的基础。受体靶向也与黑素瘤的治疗有关。值得注意的是，黑素细胞还具有 G 蛋白偶联受体，如 Frizzed5 和酪氨酸激酶受体，包括 c-Kit 和肝细胞生长因子受体。这些受体激活了两个重要的细胞信号通路，分别是 RAS/RAF/MEK/ERK 和 PI3K/AKT，这是黑素瘤细胞生存所必需的，并可作为今后治疗播散性黑素瘤的靶点。

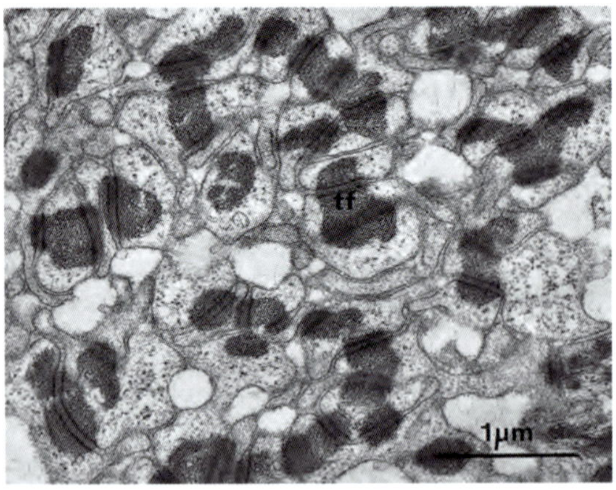

图 2.24　棘层桥粒的电子显微图

这些细胞间的连接与张力丝(tf)密切相关，在这个视野中，许多都是横切的。(由英国伦敦国王学院圣约翰皮肤病研究所 R. A. J. Eady 教授提供)

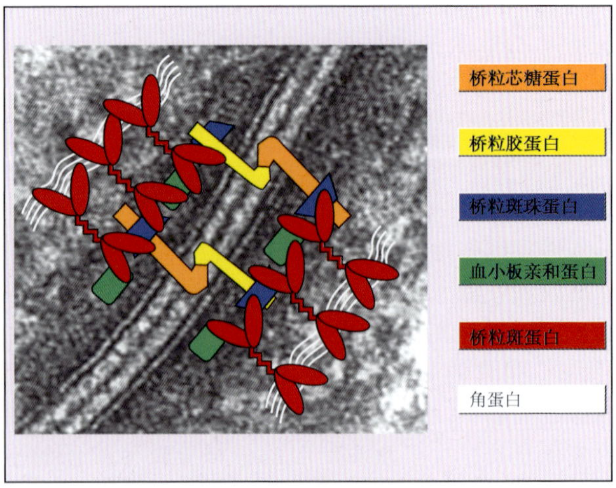

图 2.25　连接相邻角质形成细胞的桥粒的大分子组成。细胞通过跨膜钙黏蛋白糖蛋白(桥粒芯糖蛋白和桥粒胶蛋白)连接。这些分子通过桥粒斑块蛋白(桥粒斑蛋白、斑珠蛋白和斑菲素蛋白)网络与角蛋白丝细胞骨架结合。该图的背景是桥粒的透射电子显微照片，以突出分子如何作为黏附复合物发挥作用

细胞桥粒

细胞桥粒是表皮中的主要黏附复合体，它将角蛋白中间丝锚定在细胞膜上，并连接相邻的角质形成细胞，让细胞经得起创伤。在心肌、脑膜和淋巴结的皮质中都可发现桥粒。桥粒具有特征性的超微结构，其中两个相邻细胞的细胞膜形成一个对称的连接，细胞间的致密线状隙宽为 30nm(图 2.24)。电子致密斑块沿着细胞质平行于连接区，其中三条超微结构带可以区分：细胞膜旁电子致密带，电子密度较小的带，还有纤维区[1]。

表皮桥粒的主要成分包括三个基因超级家族产物：桥粒钙粘蛋白，核蛋白和连接蛋白家族以及血小板溶素[2]。跨膜钙黏蛋白主要由桥粒芯糖蛋白和桥粒胶蛋白组成。有四种主要的表皮特异性桥粒芯糖蛋白(Dsg1-4)和三种桥粒胶蛋白(Dsc1-3)，均呈分化特异性表达。例如，Dsg1 和 Dsc1 主要在表皮浅层表达，而 Dsg3 和 Dsc3 在角质形成细胞的基底表达较多。这些糖蛋白的胞内部分通过桥粒斑蛋白、斑珠蛋白和其他大分子(包括犰狳蛋白和斑菲素蛋白 1，其中斑菲素蛋白 1 是角质细胞黏附到不同角质细胞上重要的稳定剂)，以及其他位点特异性的斑蛋白细胞被膜蛋白，如包斑蛋白和周斑蛋白，将自身黏附到角蛋白丝网络上[3]。主要相互作用的桥粒蛋白网络如图 2.25 所示。

这些桥粒组分的生物学功能和体内对角质形成细胞黏附作用的更多信息，来自不同的小鼠模型和人类疾病，既有遗传性的也有后天获得性的[4-5]。而在自身免疫性水疱性皮肤病中，桥粒蛋白也可以作为自身抗原在发挥作用[6]。

多种桥粒蛋白抗体通过表位扩展在副肿瘤性天疱疮等疾病中产生[7]。Dsg1 胞外区的破坏也被证实是葡萄球菌烫伤样皮肤综合征和大疱性脓疱病的基础，其中这种桥粒钙黏蛋白被细菌毒素裂解[8]。

黏着连接

黏着连接是电子致密的跨膜结构，与肌动蛋白骨架相结合[1]。它们紧密连接以及与桥粒相结合，也可单独存在于这些连接复合物中。黏着连接有助于上皮组装、黏附、屏障形成、细胞运动和细胞形态的改变。它们的特征是两对膜相隔约 20 nm，直径为 0.2～0.5μm。黏着连接也可以在空间上协调信号分子和极性，也可以作为囊泡释放的对接点。它们由两个基本的黏合剂单元组成：Nectin-afadin 复合物和经典的钙黏着蛋白复合物(图 2.26)[2-3]。

有几种不同的连接蛋白和钙黏蛋白，它们以不同的方式结合到黏着连接中；组分不同会影响连接的黏附特异性和其他功能。连接蛋白分子通过 afadin(也

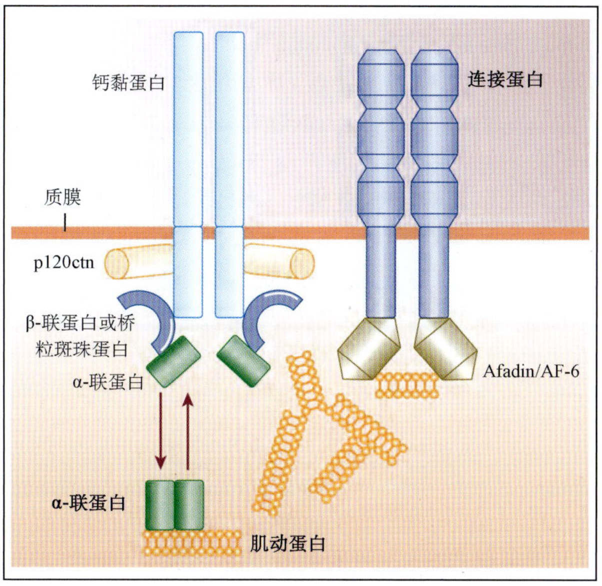

图 2.26　角质形成细胞黏附连接的大分子组成

主要有两种成分，nectin-afadin 和经典的 cadherin-catenin 复合体，它们都能附着在肌动蛋白细胞骨架上。

称为 AF-6)与肌动蛋白细胞骨架形成黏着连接，这对黏着连接的初始形成很重要。钙黏蛋白与连环蛋白(α-,β-和 p120 catenin)形成复合物，有助于介导黏附和信号传递。信号传导通过 β-catenin 激活 Wnt 通路，介导黏着连接协调形态运动和细胞命运。黏着连接也与多种肌动蛋白结合分子有关，这表明其与细胞骨架有多种动态的相互作用。

首次报道有关黏着连接的人类基因突变，是在 Naxos 病的患者身上发现的，即斑珠蛋白基因的突变，斑珠蛋白也是桥粒的组成部分[4]。然而，CDH 3 基因的突变已被报道，该基因编码胎盘钙黏素，其突变导致常染色体隐性少毛症合并青少年黄斑营养不良[5]。胎盘钙黏素突变也出现在另一种疾病中，外胚层发育不良-先天性缺指-斑点状营养不良(ectodermal dyplasia ectrodactyly macular dystrophy, EEM)综合征，表现为一系列症状，即肝硬化、黄斑变性、牙龈及肢体缺损，其中包括先天性缺指(趾)、并指(趾)现象、先天性指屈曲[6]。在一组外胚层发育不良综合征中，Nectin-1 和 Nectin-4 的突变也有报道，有时被称为 nectinopathies(粘连蛋白的病变)[7]。

缝隙连接

缝隙连接由细胞间通道簇组成，称为连接子，直接形成相邻角质形成细胞(和其他细胞)细胞质之间的连接[1]。目前有 13 种连接蛋白已被研究发现，连接子起源于高尔基网，由 6 个连接蛋白亚基组成，随后被转运到细胞膜上。根据连接蛋白基因结构、全基因同源性和特定序列模体，将连接蛋白分为 3 组(α,β 和 γ)[2]。在细胞膜上，连接子与其他连接子相结合形成缝隙连接(图 2.27)。

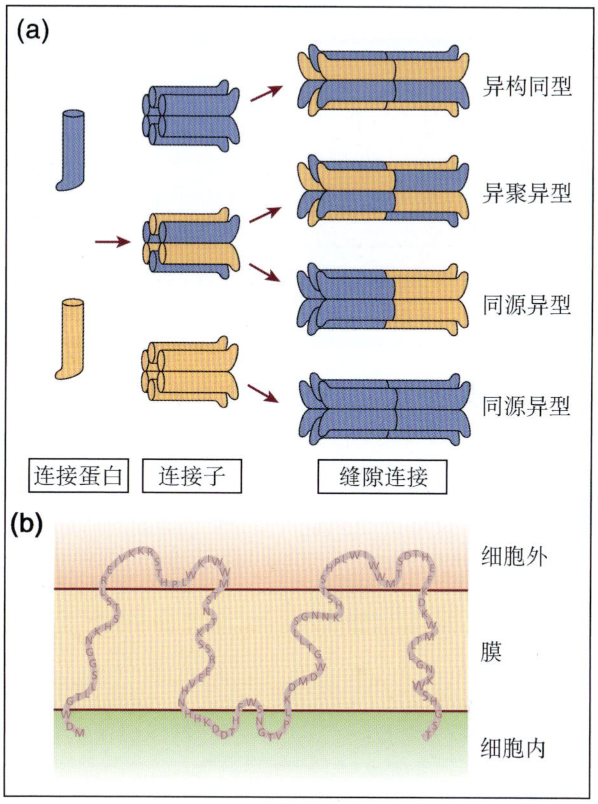

图 2.27　人类皮肤缝隙连接的形成和结构

(a)在高尔基体网络中，6 个连接蛋白亚基组装形成一个连接蛋白。然后将连接子转运到质膜上。然后，其他连接子共聚集形成同型或异型缝隙连接。(b)缝隙连接蛋白是一种跨膜分子，具有细胞内、跨膜和细胞外结构域(此处图示为 Cx26)。

同型或异型连接蛋白(分别由一种或一种以上的连接子组成)是可以区分的，蛋白激酶 C、Src 激酶、钙离子浓度、钙调素、腺苷 3、5-环磷酸腺苷(cAMP)和局部 pH[3]，均可调节缝隙连接的形成和稳定性。除了连接蛋白外，脊椎动物还含有另一类间隙连接蛋白，即泛连接蛋白，这与在非脊索动物中发现的无脊椎连接蛋白有关[4]。缝隙连接的功能是允许低分子质量代谢物(<1000 Da)互通和相邻细胞间离子交换，因此，在多细胞有机体内，细胞间的协调一致可以保持组织/器官的动态平衡[3]。缝隙连接通讯对无血

管组织是必需的，如细胞（包括表皮）同步化、细胞分化、细胞生长和代谢。

在几种角化皮肤病和（或）听力丧失疾病中检测到编码 4 种不同连接蛋白（Cx 26，-30，-30.3 和-31）的基因遗传异常。但是非皮肤科疾病也可能由高分子量连接蛋白（Cx 32、-40、-43、-46 和-50）突变引起。

紧密连接

紧密连接是上皮细胞通透性的主要调节因子，也存在于皮肤中，对皮肤屏障完整性与细胞极性的维持有重要作用。紧密连接可以调节相邻细胞间水溶分子的通量[2]。紧密连接的主要结构蛋白是密封蛋白，其中约有 24 个亚型。另一组跨膜蛋白是连接性黏附分子的类 IgG 家族（JAMs）和闭合蛋白群。7 种密封蛋白在人表皮中表达，但主要表达 1 和 4。这些跨膜蛋白彼此不结合，而密封蛋白和闭合蛋白可与胞内紧密连接蛋白 ZO-1、ZO-2、ZO-3 结合。这些蛋白质也可以与肌动蛋白相互作用，从而直接连接细胞骨架[1-3]。紧密连接结构组织如图 2.28 所示。

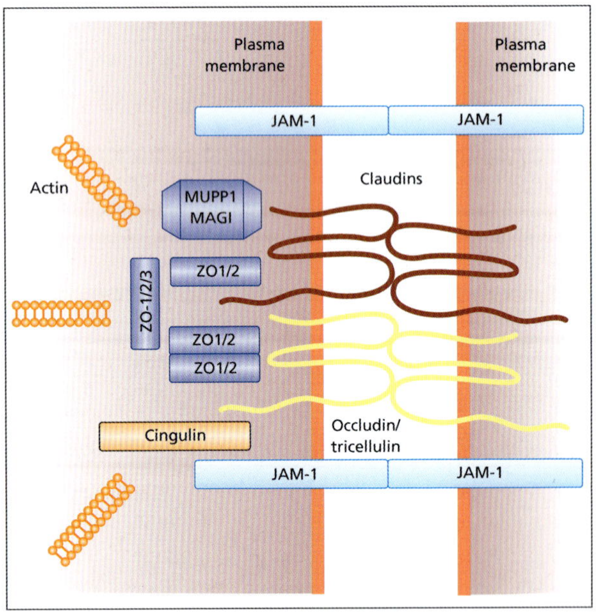

图 2.28 人体皮肤紧密连接的结构组成

蛋白质有三个跨膜家族，连接黏附分子（JAMs）、claudins 和 occludins，其中后两者与闭锁小带蛋白（ZOs）结合，然后直接与肌动蛋白结合。MUPP1，多个 PDZ 结构域蛋白；MAGI，膜相关鸟苷酸激酶倒置蛋白。

密封蛋白 16 的突变（也称为 paracellin-1），导致家族性低镁血症并伴有高钙尿症和肾钙质沉着症；密封蛋白 14 突变是常染色体隐性耳聋（DFNB 29）中导致耳蜗毛细胞变性的原因；密封蛋白 19 突变导致肾和眼部疾病[4]。此外，在家族性高胆碱症患者中，ZO-2 蛋白的编码基因发生突变。皮肤方面，已经证实密封蛋白 1 基因突变导致一系列病谱，临床特征为大范围弥漫性鱼鳞病、肝硬化、瘢痕性脱发与硬化性胆管炎，这些人类遗传病都是常染色体隐性遗传，也说明了紧密连接在皮肤、肾、耳、眼和肝中的作用。

真皮-表皮基底膜带

真皮-表皮基底膜区（BMZ）由表皮下部与真皮顶层共同组成，包括许多细胞外基质大分子（框图 2.1，图 2.29）[1,2]，其中糖蛋白占多数，通过 PAS 染色的阳性标记可以在组织学上识别 BMZ。透射电子显微镜下，BMZ 的超微结构存在两个不同的光学密度层（图 2.30）。

框图 2.1 表皮基底膜区的分子组成

中间丝组分
- 角蛋白 5
- 角蛋白 14

半粒斑块组分
- 230 kDa 大疱性类天疱疮抗原（BP230/BPAG1）
- 网蛋白

跨/膜组分
- α6β4 整合素
- XVII 型胶原（180 kDa 天疱疮样抗原/BPAG2）
- α3β1 整合素
- XIII 型胶原
- Syndecans 1 和 4

透明层/致密层组分
- 层黏连蛋白 332（层黏连蛋白 5）
- 层黏连蛋白 311（层黏连蛋白 6）
- 层黏连蛋白 511（层黏连蛋白 10）

致密层组分
- IV 型胶原
- 层黏连蛋白 111（层黏连蛋白 1）
- Nidogen
- BM-40/SPARC
- Perlecan

锚定纤维组分
- VII 型胶原
- GDA-J/F3 抗原

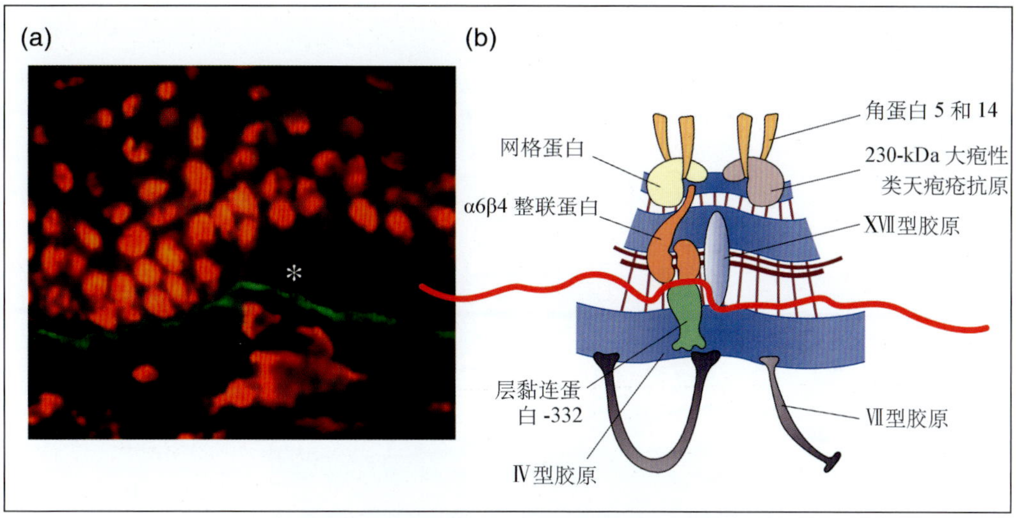

图 2.29 NaCl 诱导的表皮和真皮之间的分离及皮肤基底膜内的抗原分布

(a)通过Ⅶ型胶原抗体免疫荧光染色显示真皮-表皮基底膜。这映射到分裂的底部，因为裂解通过透明层发生，Ⅶ型胶原位于致密层下方。(b)真皮-表皮交界处的分子复杂性以及各种蛋白如何映射到 NaCl 诱导裂解的上方或下方(红线和星号)。

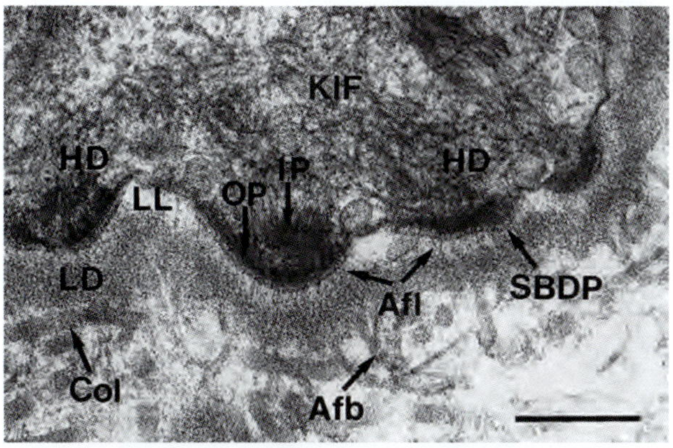

图 2.30 人体皮肤真皮-表皮连接的透射电镜观察人皮肤中的半粒体(HD)、锚定细丝(Afl)和锚定纤维(Afb)。HD 包括细胞内斑块(IP)和外斑块(OP)以及透明上板(LL)的基底下致密板(SBDP)。锚定的细丝穿过 LL，以线状结构的形式出现，集中在 HDs 下，并与密度层(LD)合并。锚定纤维从 LD 的下部延伸到上乳头真皮，在此它们与间质胶原纤维(COl)密切相关。角蛋白中间丝(KIF)与 HDs 的胞内成分有关。标尺 0.25μm(由英国伦敦国王学院圣约翰皮肤病研究所 R. A. J. Eady 教授提供)

上层，即透明板，是一个电子密度低的区域，直接与基底角质形成细胞的细胞膜相连。在透明板下面是致密板，这是一个电子密集高的区域，在下部与真皮上层的间叶基质相互作用。BMZ 的主要生化成分是Ⅳ型胶原和一些非胶原糖蛋白，包括层黏连蛋白 322[3]。皮肤 BMZ 在超微结构上有附着结构，该结构形成连续的网络，从基底细胞的胞内环境向基底细胞的质膜延伸，穿过真皮-表皮基底膜，延伸到真皮乳头状(图 2.29)。这个网络结构的组成部分是半粒体、锚定细丝和锚定纤维。BMZ 的生化成分是由基底角质形成细胞和真皮成纤维细胞合成的，两者都有助于基底膜的发育和修复[4]。

这种网络结构对于确保表皮与真皮的黏附至关重要，其病理学改变(半粒体、锚定细丝或锚定纤维的成分基因改变或缺失)表现在疾病上即为大疱性表皮松解症，皮肤-表皮连接处的脆性增加，轻微创伤即可出现糜烂和水疱(图 2.31)[5]。

基底膜胶原蛋白

真皮-表皮基底膜的主要组成是Ⅳ型胶原蛋白，Ⅳ型胶原蛋白是一组在不同的基底膜中以不同组合存在的异质大分子(图 2.32)[1]。和所有胶原蛋白一样，每种Ⅳ型胶原蛋白都由 3 个多肽亚单位组成，称为 α-链。一些胶原蛋白分子是同源聚合物，例如 3 个基因相同的 α-链组成的Ⅱ、Ⅲ和Ⅶ型胶原蛋白。另一些胶原蛋白分子是异源聚合物，例如两种或三种不同多肽组成的Ⅰ型和Ⅵ型胶原蛋白。Ⅳ型胶原蛋白包含6个遗传学上不同但结构相似的α-链，α-链的具体

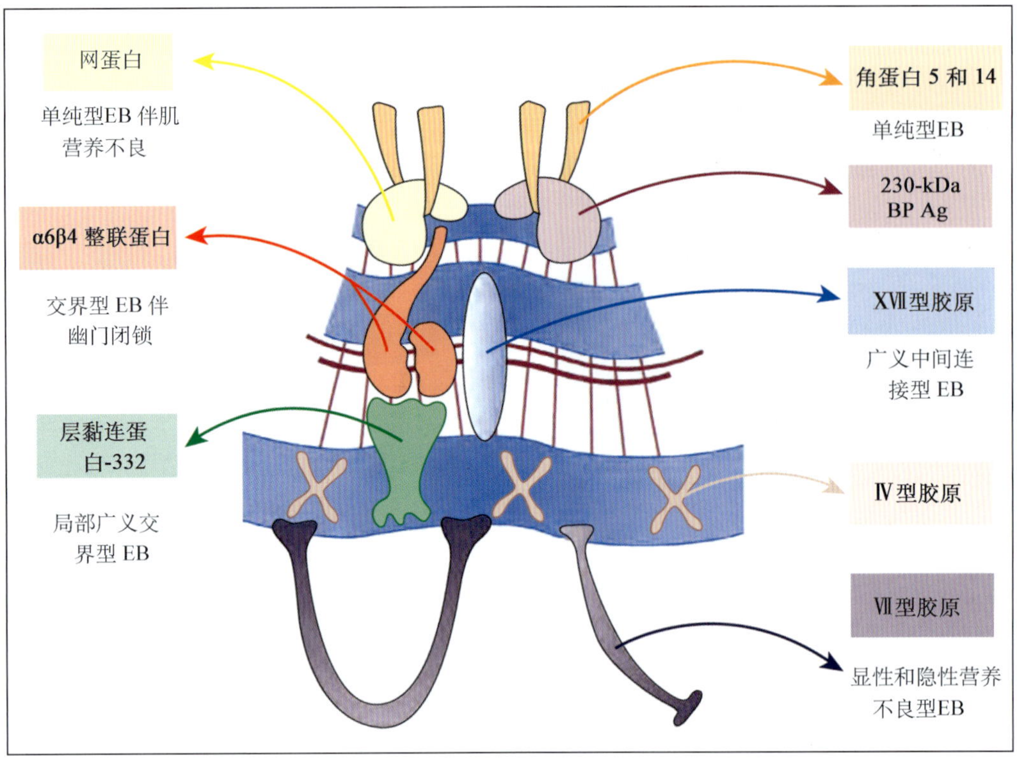

图 2.31 皮肤基底膜区的基因/蛋白质系统可能携带突变,并导致不同形式的大疱性表皮松解症(EB)的皮肤起疱

BP,大疱性类天疱疮。

构成因基底膜的定位不同而不同。皮肤基底膜带中的Ⅳ型胶原蛋白主要由 α1 和 α2 链组成,其链组成是[α1(Ⅳ)]$_2$α2(Ⅳ),也存在少量由其他类型亚单位多肽组成Ⅳ型胶原蛋白。已证实Ⅳ型胶原蛋白 α3 链是肺出血肾炎综合征中循环自身抗体识别的抗原,而 α5 链结构变异与家族性出血性肾炎相关[2,3]。也有报道称抗 α5 和 α6 链抗原表位自身抗体存在于肾小球肾炎和表皮下水疱的患者中[4]。

以Ⅰ型胶原蛋白为例,间质胶原的特征性纤维结构是由 1/4 错开排列的单个分子横向聚集形成;在透射电子显微镜下形成 64nm 的横纹图案(图 2.33)。在Ⅳ型胶原蛋白中,单个胶原蛋白分子氨基末端和羧基末端的非胶原球状结构域相互作用,形成二聚体和四聚体,然后组装成晶格状结构,并以一种复合六边形横向排列(图 2.34)。这种排列使基底膜结构具有高度灵活性,并且可以与其他的胶原和非胶原基底膜组分相互作用[1]。

层黏连蛋白

BMZ 的其他组分包括多结构域的层黏连蛋白家族成员。到目前为止,已经发现多达 16 种不同的层黏连蛋白,正常情况下至少有 4 种层黏连蛋白大量存在于皮肤中(表 2.1)[1,2]。每个层黏连蛋白分子由 3 个多肽亚单位 α-、β-和 γ-链组成,在旋转阴影电子显微镜下,蛋白分子是具有三个短臂和一个长臂的十字形结构(图 2.35)。

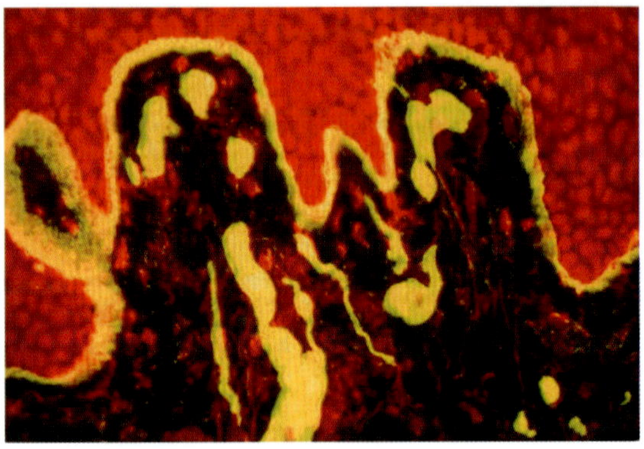

图 2.32 用Ⅳ型胶原抗体对真皮和皮肤基底膜带进行免疫荧光染色

真皮-表皮基底膜及真皮血管周围染色阳性。图示为 250 倍放大图。

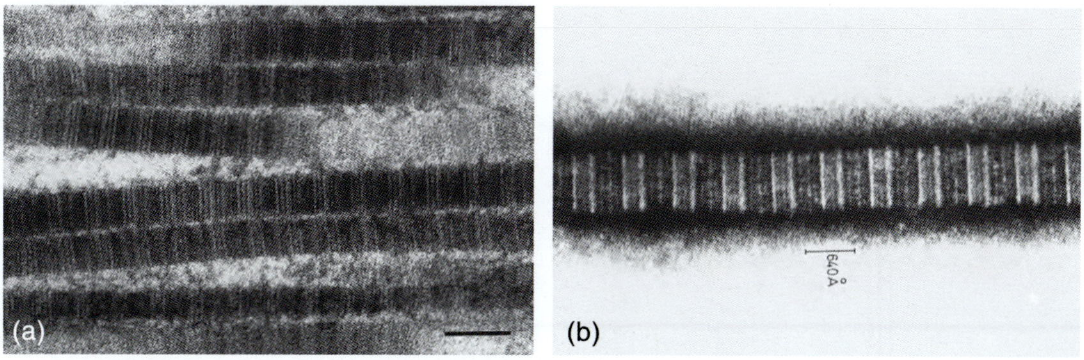

图 2.33 640Å 胶原蛋白的周期性图示

(a)经标准处理和醋酸铀酰及枸橼酸铅染色后在透射电镜下可见真皮网状层中的胶原蛋白纤维呈现出典型的条带状结构。标尺 0.1μm。(b)透射电子显微镜下未固定、冰冻、表面纯化的大鼠尾部胶原腱的阴影复制，显示阶梯状条带。图示为 40 500 倍放大图。(图片由 G. A. Meek 提供)

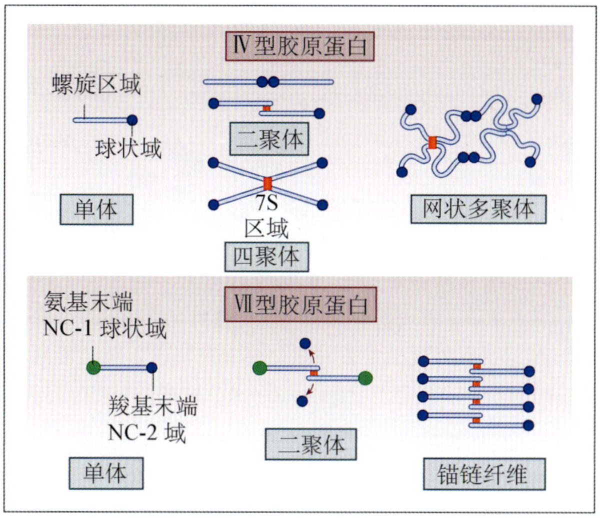

图 2.34 Ⅳ型和Ⅶ型胶原分子组装成超分子结构

红色方框表示分子间的二硫键。

表 2.1 皮肤主要层黏连蛋白的链组成

类型	链组成	旧称	基底膜分布
111	α1β1γ1	1	Blood vessels, LD
332	α3β3γ2	5	LL/LD
311	α3β1γ1	6	LL/LD
511	α5β1γ1	10	LL/LD

LD,致密层;LL,透明层。

α-、β-和 γ-链的短臂代表氨基 N 末端。长臂由 3 条重链形成 3 倍体线圈状结构域延伸呈棒状结构组成。这个区域是 3 个亚单位多肽的锚链位点。α 链长臂末端还有一个 5 个球状节段构成的 C-末端，称为 G 结构域。皮肤基底膜带的主要层黏连蛋白是层黏连蛋白 332,曾称为层黏连蛋白 5(图 2.36)。另外，层黏连蛋白 311 和层黏连蛋白 511 是构成完整 BMZ 的必要组分，而层黏连蛋白 111 还存在于人类真皮血管的基底膜中[3]。

层黏连蛋白与细胞的结合是由整合素介导的。整合素是一种细胞受体家族，每个受体由 2 个多肽亚单位组成(图 2.37)。整合素还介导层黏连蛋白诱导由外向内的信号转导，并调节细胞迁移、增殖、分化和黏附[4]。皮肤 BMZ 中的主要整合素是 α6β4 整合素，也是基底细胞与底层 BMZ 粘连的关键。

层黏连蛋白十字形结构由球状和棒状片段组成，它们均能单独发挥功能，包括与其他细胞外基质分子(如半桥粒组分和Ⅶ型胶原)相互作用，以及参与细胞黏附、细胞扩散、轴突生长和细胞分化。总而言之，层黏连蛋白在基底膜的超分子组织的发展和维持中起着至关重要的作用[5]。*LAMA*3,*LAMB*3 和 *LAMC*2 基因分别编码 α3,β3 和 γ2 三种多肽亚单位，这三种多肽亚单位的任一编码基因突变，均可导致皮肤脆性明显增加的交界型大疱性表皮松解症(epidermolysis bullosa,EB)。可见层黏连蛋白 332 对皮肤 BMZ 的完整性起至关重要的作用。此外，分别编码整合素亚基多肽 α6 和 β4 的 *ITGA*6 和 *ITGB*4 的基因突变，会引起一种与幽门闭锁相关的交界型 EB[6]。

在真皮-表皮连接处的基底膜区组成成分中，还包括一种称为巢蛋白的糖蛋白(以前称为 entactin),可单独或以层黏连蛋白-巢蛋白复合物形式与Ⅳ型胶原相互作用(图 2.38)。巢蛋白是结合蛋白谱系中高度保守的硫化糖蛋白。虽然巢蛋白是多种基底膜的主要组成部分，但遗传分析表明，巢蛋白不是基

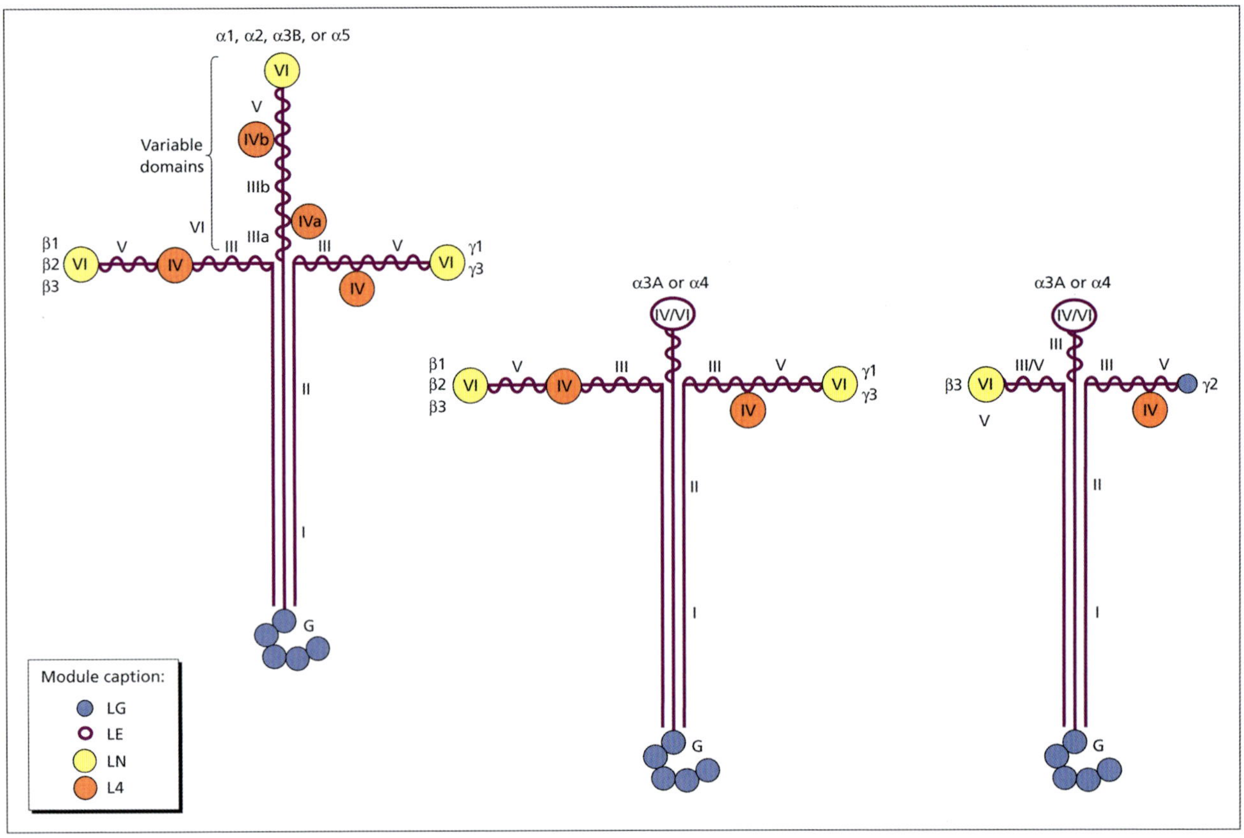

图 2.35 层黏连蛋白的不同亚型和结构域，由 3 个不同的多肽亚单位 α-，β-和 γ-链组成

每个 LE 模块大约由 60 个残基组成，与表皮生长因子具有同源性。LN 和 L4 模块折叠成位于 LE 模块（结构域Ⅳ）之间或每个链的氨基末端（结构域Ⅵ）的球状结构。由 3 个多肽组成的线圈状中心区域，外观呈垂直直线。研究证明在 α-链的羧基末端存在一个由 5 个球状区段（LG）组成的 G 结构域。（引自 Aumailley and Rouselle 1999[8]. 经 Elsevier 允许转载）

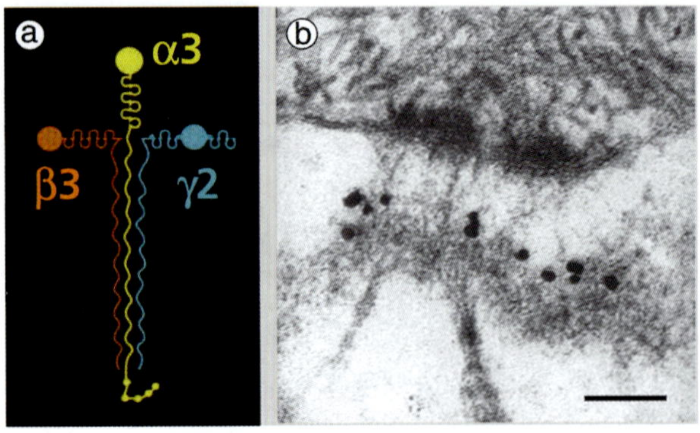

图 2.36 (a)层黏连蛋白 332 表达在基底膜带。(b)在免疫金电子显微镜下，用抗层黏连蛋白 332 γ2 链抗体将其显示在半桥粒下方的透明层-致密层的交界面。标尺 50nm

底膜构成的必要成分。然而研究发现巢蛋白在快速生长或更新的组织中的基底膜形成上起关键作用。

另一构成完整基底膜的成分是硫酸乙酰肝素蛋白多糖（HSPGs），它由一种核心蛋白与数量不等的硫酸乙酰肝素共价结合组成，使得这些分子具有高负电荷和高亲水性。这些蛋白多糖能够与基底膜许多成分相互作用，有助于基底膜的整体结构形成。细胞表面特异性 HSPGs 也存在于上皮细胞表面，可能介导细胞与基质的相互作用。

半桥粒

皮肤的真皮-表皮交界处有着对皮肤功能完整性至关重要的特征性结构。这些可识别的超微结构包括半桥粒、锚丝和锚定纤维。这些分子的成分和组成大分子的特定结构域已基本研究完成（图 2.39）。

研究发现，半桥粒在超微结构上是电子致密物复合物，从基底层细胞内部一直延伸到真皮-表皮基底膜上部的透明板（图 2.40）。半桥粒在基底层细胞的胞内结构域与角蛋白中间丝网相连接，在透明板的胞

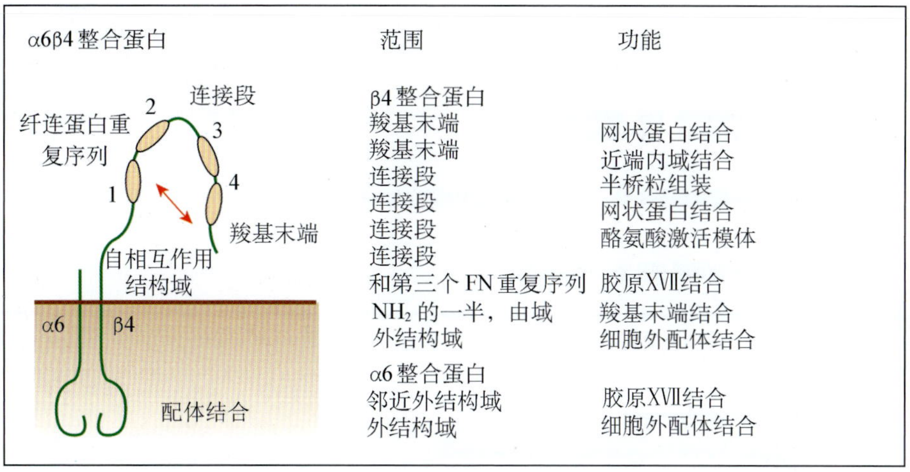

图 2.37 α6β4 整合素(半桥粒的主要角化细胞整合素)的分子结构、结构域组成和功能

α6β4 整合素在半桥粒组装和蛋白质-蛋白质相互作用中起重要作用。

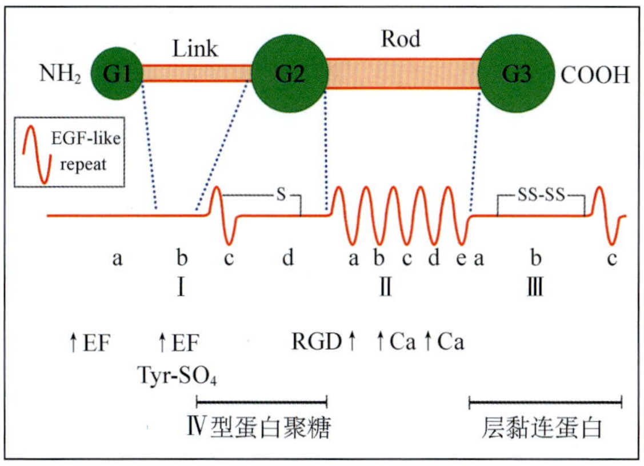

图 2.38 巢蛋白模型，包含具有与Ⅳ型胶原，蛋白聚糖和层黏连蛋白 1 潜在结合活性的亚结构域

EF 和 Ca 指假定的钙结合位点；RGD 指假定细胞结合序列；EGF，表皮生长因子。(引自 Niessen et al. 1994[9]. 经 Elsevier 允许转载)

外结构域与锚丝相连接；这种结构称为半桥粒-锚丝复合物。

早期的生物化学研究发现，半桥粒至少有 5 个主要组成部分，最初命名为从 HD1 到 HD5，分子量分别约为 500、230、200、180 和 120 kD。使用多种分子和免疫学方法将 HD2 和 HD4 区分为 230 kDa 和 180 kDa，分别对应大疱性类天疱疮抗原(BPAG1 和 BPAG2)[1]；HD3 和 HD5 对应 α6β4 整合素亚单位多肽；HD1 对应网蛋白，这是一种胞质内黏附大分子。细胞内半桥粒斑块包括 230 kDa 的大疱性类天疱疮抗原，作为大疱性类天疱疮的自身抗原，它是一种血小板溶素家族的非胶原蛋白。180 kDa 的大疱性类天疱疮抗原是一种跨膜胶原蛋白，也称为XVII型胶原蛋白，与 α6β4 整合素相互作用，并从基底细胞的胞内层延伸出来到胞外区，从而稳定基底层角质形成细胞与其下基底膜的连接。

编码半桥粒蛋白基因的突变会导致不同类型大疱性表皮松解症的发生，这证明了半桥粒在稳定基底层细胞与其下方 BMZ 连接的重要作用(见图 2.31)[2,3]。这些半桥粒基因突变的致病性已通过构建靶向突变(“基因敲除”)小鼠模型证实，该模型具有与大疱性表皮松解症患者相吻合的临床、遗传、组织学和超微结构特征[4,5]。

半桥粒可与在半桥粒外斑下聚结的细线状锚丝相结合(见图 2.36)。电子显微镜和免疫组化分析表明层黏连蛋白 332 可能是锚丝的主要成分，即使也有研究认为还存在其他分子。如前所述，层黏连蛋白 332 是 α3、β3 和 γ2 链经二硫键结合的复合物，结合形成十字形三聚体结构。初始组装后，α3 和 γ2 链经蛋白水解，许多构象表位可被特异性抗体识别。如果相应基因的两个等位基因功能丢失或突变，造成层黏连蛋白 332 三个亚基中任一多肽完全缺失，都会导致严重泛发的交界型大疱性表皮松解症[6]。由于层黏连蛋白 332 是与半桥粒中的 α6β4 整合素和锚定纤维中的Ⅶ型胶原相结合，因此该类型大疱型表皮松解症中皮肤松解的严重程度显然反映了桥连半桥粒与锚原纤维功能丢失的多少。这导致表皮由于轻微创伤即可在透明板内与真皮产生分离。

锚定纤维

锚定纤维是一种可识别的超微U型结构，从致

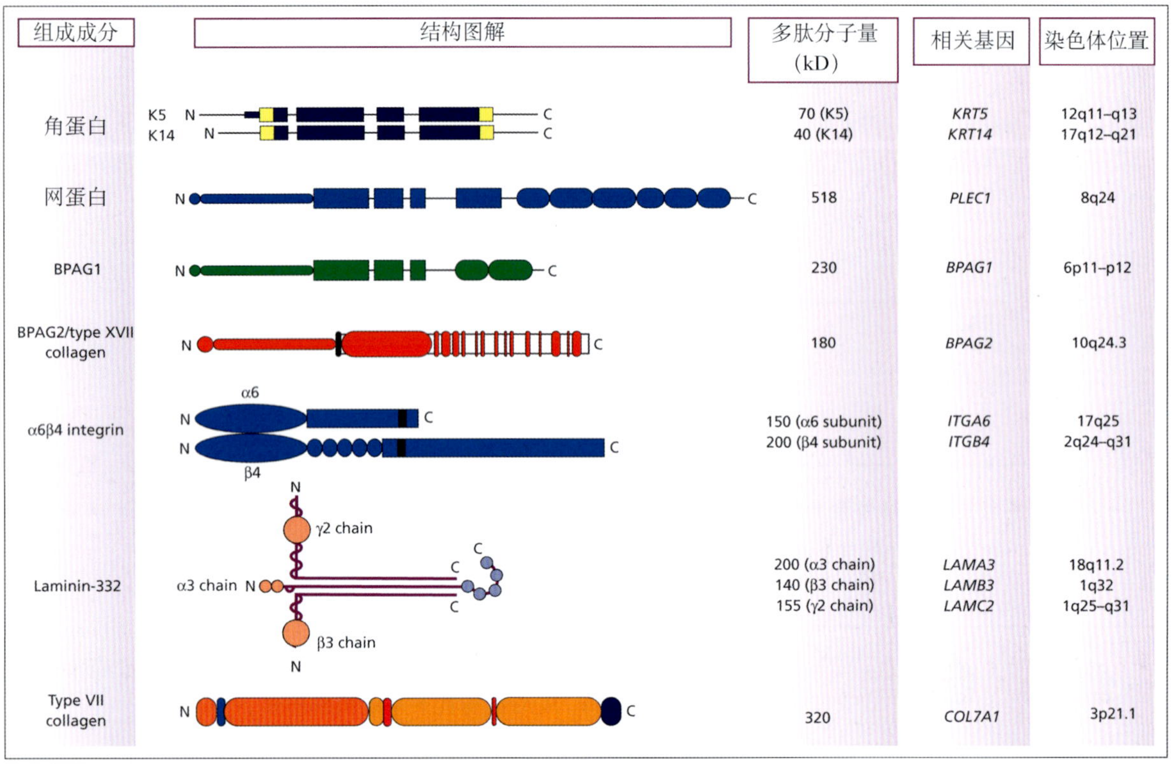

图 2.39 皮肤基底膜区主要蛋白成分的组成和结构域构成,以及其分子量和相关基因在染色体的位置

BPAG,大疱性类天疱疮抗原。(引自 Pulkkinen and Uitto 1998[7]. 经 John Wiley & Sons 允许转载)

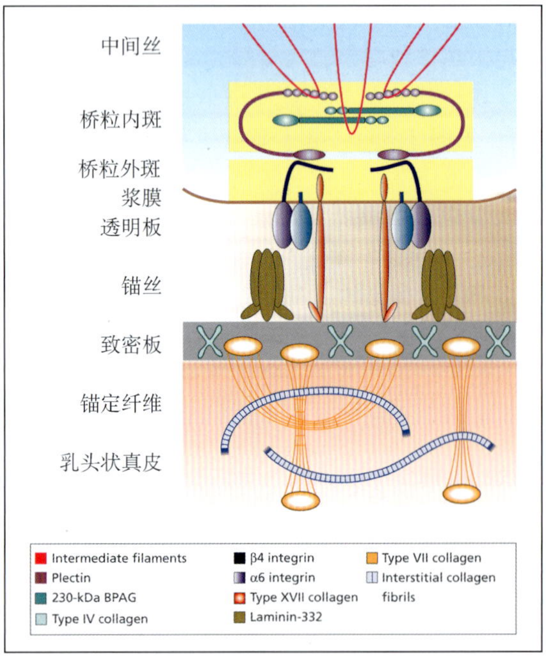

图 2.40 皮肤基底膜区主要成分的分子间连接

各组分以颜色标识,它们的结构域如图 2.39 所示。BPAG,大疱类天疱疮抗原。(引自 Pulkkinen and Uitto 1998[7]. 经 John Wiley & Sons 允许转载)

密板底部延伸至真皮网状层上部(图 2.41)。Ⅶ型胶原是锚定纤维主要的成分,但并非唯一组分[1]。单个胶原蛋白分子长约 450 nm,包括一个中心是三螺旋片段,侧面尾部是非螺旋球状结构域的三螺旋结构:NC1 位于氨基酸末端,NC2 位于羧基末端(见图 2.34)。此外,Ⅶ型胶原蛋白的三螺旋片段在三螺旋结构中央区有一个含 39 个氨基酸的非胶原蛋白段缺陷区。这些甘氨酸-X-Y 序列的中断使得Ⅶ型胶原蛋白分子具有一定的灵活性。

编码Ⅶ型胶原蛋白的基因(COL7A1)极其复杂,由人类 3 号染色体短臂上的 118 个外显子组成[2]。虽然在胎儿早期皮肤发育时,Ⅶ型胶原主要由基底层细胞合成,后期Ⅶ型胶原蛋白由真皮成纤维细胞和表皮角质形成细胞合成。当分泌到细胞外时,两种Ⅶ型胶原蛋白分子排列成一对 NC2 结构域重叠的反向平行二聚体。在 NC2 结构域经部分蛋白水解后,二聚体可被分子间二硫键稳定下来。随后大量Ⅶ型胶原分子侧向聚集形成锚定纤维,其中两端的 NC1 结构域连接基底膜。其后 U 形环内陷并可能对Ⅰ、Ⅲ和Ⅴ型胶原蛋白组成的大分子间质胶原纤维产生作用[3]。

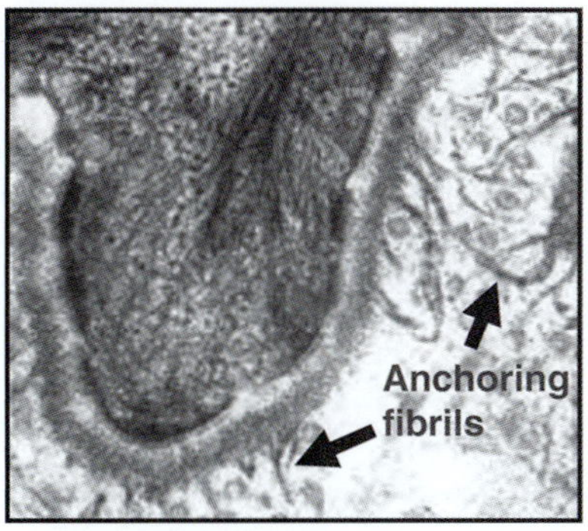

图 2.41 透射电子显微镜下显示真皮-表皮交界处的致密层下小麦束状锚定纤维

这些纤维为表皮基底膜和真皮内间质胶原之间的黏附提供了保障。

营养不良型大疱性表皮松解症，说明了锚定纤维在维持真皮-表皮基底膜与底层真皮之间的黏附，以及对伤口愈合的重要性[4]。具体来说，Ⅶ型胶原蛋白完全缺失可导致重度泛发性隐性营养不良型大疱性表皮松解症，伴皮肤黏膜脆性增加及手足残毁性瘢痕。错义突变，特别是甘氨酸替代性突变，会导致轻度的显性遗传营养不良型大疱性表皮松解症[5]。

细胞外基质

真皮是人体皮肤的重要组成部分，上界是真皮-表皮基底膜下缘致密层，下连皮下组织。与表皮不同，真皮大部分为非细胞成分，主要是细胞外基质组成的结缔组织，由多种大分子组成的复杂网状结构。真皮结缔组织的细胞外基质包括 4 大类：①胶原纤维，具有张力和强度，保护皮肤免受外界损伤；②弹性结构，为正常人体皮肤提供灵活性和弹性；③非胶原糖蛋白，如原纤维蛋白、纤维蛋白和整合素，它们通常作为基质的主要成分，促进细胞-基质相互作用；④蛋白多糖/糖胺聚糖，是为皮肤提供水合作用的大分子。维持适当数量的细胞外基质及稳定基质间相互作用，是维护皮肤生理稳态的先决条件。

真皮的细胞外基质主要成分是胶原蛋白，胶原蛋白由一系列关系密切但表达基因不同的蛋白家族组成[1-4]。真皮中胶原纤维主要为皮肤提供张力和韧性，对外部损伤有防护作用（图 2.42）。所有胶原蛋白的特征是三螺旋结构，由多肽亚基的初级氨基酸序列（α-链）组成，是重复性甘氨酸-X-Y 序列。胶原蛋白在单个分子的末端也含有非胶原蛋白侧翼片段。目前在脊椎动物组织中已经发现有 29 种不同的胶原蛋白，并且按其发现顺序以罗马数字（Ⅰ-XXIX）命名，其中许多胶原蛋白存在于皮肤中（表 2.2）。

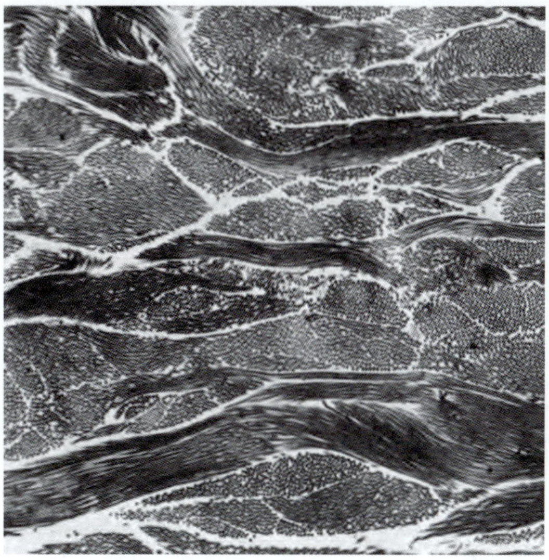

图 2.42 透射电镜显示人前臂真皮切片横纵切面的胶原蛋白纤维束

4900 倍放大图。（图片由 A. S. Breathnach 教授提供）

所有胶原蛋白分子均由 3 个亚基多肽组成，由完全相同的同源三聚体或两个甚至 3 个基因上不同的多肽组成的异源三聚体。不同的亚基都是不同的基因产物，人类基因组中有超过 40 种不同的基因编码这些不同胶原的多肽亚基，即编码 α-链[5]。

胶原蛋白

根据其在组织中纤维结构不同，基因表达不同，胶原蛋白被分为不同类型[1,2]。Ⅰ型、Ⅱ型、Ⅲ型、Ⅴ型和Ⅸ型胶原排列成粗纤维，称为纤维型胶原。Ⅳ型胶原在基底膜内呈交错网状排列，Ⅵ型构成一种独特的微纤维形成胶原，Ⅶ型胶原是构成了锚定纤维。FACIT 胶原（fibril-associated collagens with interrupted triple helices）包括Ⅸ、Ⅻ、XIV、XIX、XX 和 XXI 型。许多 FACIT 胶原和较大的胶原纤维形成有关，通常作为稳定细胞外基质结构的分子桥梁。对皮肤生理和病理起显著作用的主要胶原蛋白如表 2.2 所示。而其他种类的胶原蛋白（包括Ⅱ、Ⅸ、Ⅹ、Ⅺ、XIX、XX 和 XXI 型），因为它们大多数不存在于皮肤内或它们在皮肤生理学方面的作用尚不清楚而未详细讨论。

Ⅰ型胶原是人体真皮中含量最丰富的胶原，约占总胶原总量的80%。Ⅰ型胶原蛋白包含两种不同的

表 2.2　胶原的遗传异质性

胶原类型	链组成	超分子结构	分布组织[a]
Ⅰ	$[\alpha1(\text{Ⅰ})]_2\alpha2(\text{Ⅰ})$	原纤维	真皮，骨骼，肌腱
Ⅲ	$[\alpha1(\text{Ⅲ})]_3$	原纤维	胎儿真皮，血管，消化道
Ⅳ	$[\alpha1(\text{Ⅳ})]_2\alpha2(\text{Ⅳ})^b$	基底膜	组织普遍存在
Ⅴ	$[\alpha1(\text{Ⅴ})]_2\alpha2(\text{Ⅴ})^b$	原纤维	组织普遍存在
Ⅵ	$[\alpha1(\text{Ⅵ})\alpha2(\text{Ⅵ})\alpha3(\text{Ⅵ})]^b$	微纤维	组织普遍存在
Ⅶ	$[\alpha1(\text{Ⅶ})]_3$	锚定纤维	上皮基底膜
Ⅷ	$[\alpha1(\text{Ⅷ})]_3$	网格状结构	血管内皮
ⅩⅢ	$[\alpha1(\text{Ⅷ})]_3$	基底膜	普遍存在包括表皮
ⅩⅣ	$[\alpha1(\text{ⅩⅣ})]_3$	FACIT	皮肤，角膜
ⅩⅤ	$[\alpha1(\text{ⅩⅤ})]_3$	基底膜	组织普遍存在
ⅩⅦ	$[\alpha1(\text{ⅩⅦ})]_3$	跨膜结构	半桥粒
ⅩⅩⅨ	未知	未知	表皮

[a] 存在于皮肤及已证明的其他主要组织；可能少量存在于另外的组织。

[b] 确定存在另外的 α-链。

FACIT，具有间断三螺旋的原纤维相关胶原蛋白。

α 链，$[\alpha(\text{Ⅰ})]_2\alpha2(\text{Ⅰ})$。也存在着含有三条相同的 α1(Ⅰ)链组成的胶原蛋白[称为 α1(Ⅰ)三聚体]，它在皮肤结缔组织中的含量很少。真皮内的细胞外胶原主要是Ⅰ型胶原和Ⅲ型胶原相结合。Ⅰ型和Ⅲ型胶原或相关酶的突变会造成结缔组织异常，如 Ehlers-Danlos 综合征中胶原异常表达，Ⅰ型胶原蛋白突变还会导致成骨不全症中的骨骼脆性增加。

Ⅲ型胶原约占成人真皮胶原总量的 10%。胚胎发育期间Ⅲ型胶原在皮肤合成中占有优势，出生后Ⅰ型胶原合成开始加速，成人皮肤中Ⅰ型和Ⅲ型胶原的比例约为 8∶1。Ⅲ型胶原主要分布于血管结缔组织、胃肠道和子宫，它由 3 条相同的 α 链构成，由 α1(Ⅲ)组成，Ⅲ型胶原蛋白的基因突变可导致血管型 Ehlers-Danlos 综合征[3]。

Ⅳ型胶原是基底膜的主要成分，存在于真皮-表皮连接处和血管基底膜。人类皮肤中Ⅳ型胶原的主要形式是$[\alpha1(\text{Ⅳ})]_2\alpha2(\text{Ⅳ})$的异源三聚体，偶尔也有来自两条链的同聚物。Ⅳ型胶原蛋白分子的特征是在三螺旋结构域内存在非胶原间隔，使分子结构更加灵活。除了 α1 和 α2 链外，还发现了Ⅳ型胶原的其他 4 个多肽[4]，这些多肽的Ⅳ型胶原分子主要存在于肾小球基底膜，编码 α5(Ⅳ)多肽的基因突变会导致家族性出血性肾炎，由此证实这些多肽对肾脏生理的重要性。α3(Ⅳ)链含有肺出血肾炎综合征的抗体识别表位，Ⅳ型胶原的 α5 链已被证明是伴表皮下水疱和肾功能不全的自身免疫性疾病的自身循环抗体的靶点。

Ⅴ型胶原蛋白由含四种不同而又相互关联的 α-链组成。Ⅴ型胶原存在于包括真皮在内的大多数结缔组织中，低于总胶原总量的 5%。Ⅴ型胶原蛋白位于真皮中粗胶原纤维表面，调节这些纤维的侧向生长。因此，缺少Ⅴ型胶原蛋白会导致胶原纤维直径变化和单个纤维轮廓不规则，使得其中一些纤维横截面具有“花朵样”形态。典型常染色体显性遗传病 Ehlers-Danlos 综合征患者的Ⅴ型胶原基因突变证明了Ⅴ型胶原对稳定结缔组织的重要性[3]。

最初发现的Ⅵ型胶原蛋白是由 3 种组成不同的 α-链构成：α1(Ⅵ)，α2(Ⅵ)和 α3(Ⅵ)，它们折叠成相对较短的三螺旋结构域，两端包含大的球状结构域。最近有研究证明另外 3 种 α 链属于Ⅵ型胶原蛋白家族[5]。Ⅵ型胶原蛋白在人体真皮中是相当小的胶原分子，可以聚集成薄的微纤维，与Ⅰ和Ⅲ型胶原组成的宽胶原纤维相区别。微原纤维网络具有锚定功能，是稳定胶原纤维及基底膜的基础。3 种Ⅵ型胶原的基因突变可导致不同形式的肌营养不良，而对皮肤的生理影响甚微[6]。

Ⅶ型胶原蛋白是主要的但非唯一的锚定纤维，由一种 α1 链：α1(Ⅶ)组成。该多肽具有特征性的模块结构，中央胶原结构域的两侧端为已知蛋白质序列异体同形的氨基末端(NC1)和羧基末端(NC2)胶原结构域。

Ⅶ型胶原分子通过羧基末端连接形成反平行二

聚体而形成锚定纤维(见图 2.34)。大的氨基末端、非胶原 NC1 结构域与真皮-表皮基底膜的Ⅳ型胶原和层黏连蛋白 332 相互作用,形成 U 形环,包埋较大的纤维以稳定致密板下层到真皮乳头上层的连接(见图 2.41)。因此,Ⅶ型胶原表达异常或改变Ⅶ型胶原与其他基底膜分子间的相互作用会导致皮肤脆性增加,如营养不良型大疱表皮松解症[7]。除了遗传型大疱表皮松解症,Ⅶ型胶原在自身免疫性水疱性皮肤病获得性 EB 中作为自身抗原靶位点,大多数抗原表位均在 NC1 结构域内[8]。

ⅩⅦ型胶原蛋白最初被确定为 180 kDa 的大疱性类天疱疮抗原(BPAG2),可被大疱性类天疱疮或妊娠疱疹患者血清中的循环自身抗体所识别。随后对蛋白质和相应基因的特征研究发现,BPAG2 实际上是由 15 个胶原结构域组成的特征性 Gly-X-Y 重复序列形成三螺旋结构的一种胶原分子(图 2.43)[9]。ⅩⅦ型胶原蛋白是一种 2 型跨膜蛋白,即分子的氨基末端区段位于细胞内,而包含胶原区段的羧基末端位于胞外。ⅩⅦ型胶原对真皮-表皮连接的稳定性起重要作用,相关基因突变(*COL17A1*)可导致中度泛发性交界型 EB(原称非-Herlitz 或泛发性营养不良性良性大疱性表皮松解症),ⅩⅦ型胶原的循环自身抗体(BPAG2)与大疱性类天疱疮相关[10]。

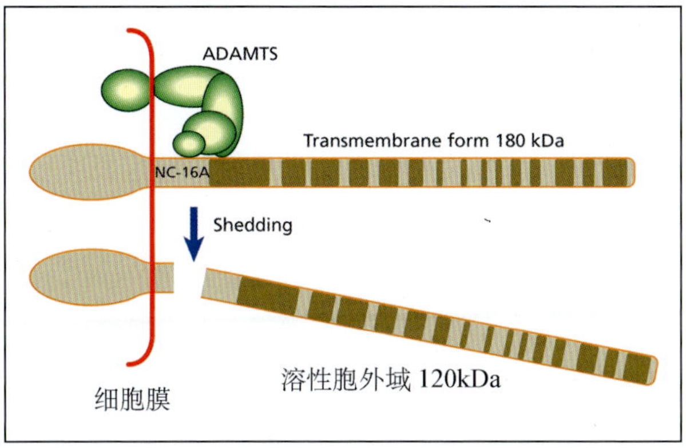

图 2.43　**ⅩⅦ型胶原是一种 2 型跨膜蛋白**

穿过透明层的外显域包含 15 个不同的三重螺旋胶原节段(COL1-15)。COL15 和跨膜区、NC-16A 之间的非胶原段,包含了大疱性类天疱疮自身抗体的主要表位。ADAMTS 是一个解离素和含有血小板反应蛋白基的金属蛋白酶,在 NC-16A 序列切割蛋白,释放至胞外。(引自 Powell et al. 2005[12])

ⅩⅨ型胶原蛋白是一种特定基因表达的假性表皮胶原蛋白,最常表达于皮肤、肺和胃肠道[11]。在皮肤中高表达于表皮基底层。这种胶原蛋白最初通过特应性皮炎患者染色体 3q21 短臂上的连锁基因发现。该位点含有编码胶原单一基因片段,该胶原侧链为多个血管性血友病因子 A 样结构域,与Ⅵ型胶原 α3 链具有高度同源性。特应性皮炎患者皮肤免疫荧光染色发现棘层最外层,以及颗粒层中明显缺乏 ⅩⅨ 型胶原,也表明了其在 AE 中的作用。

胶原蛋白生物合成

胶原蛋白具有明显组织特异性,它们也由包括真皮成纤维细胞、表皮角质形成细胞、血管内皮细胞和平滑肌细胞等不同类型的细胞构成。单个 α-链初期合成为前体分子前 α 链,其末端胶原蛋白结构域含有非胶原延伸区(图 2.44)。

在粗面内质网中,三条独立的前 α 链通过羧基末端非胶原序列的相互作用组装成三聚体分子。当脯氨酰完成羟基化反应后,α 链的胶原结构域折叠成三重螺旋结构,然后经高尔基囊泡分泌到细胞外。在细胞外,部分非胶原多肽的延伸段被特定蛋白酶切割,胶原分子组装成组织特异性超分子构架。例如,纤维状胶原排列成典型的四分之一交织排列并形成纤维,纤维延长至纤维顶端。真皮中层的粗胶原纤维主要由Ⅰ型和Ⅲ型胶原组成,通过与Ⅴ型胶原在纤维表面结合以调节生长纤维的直径。Ⅶ型胶原在真皮-表皮基底膜区内聚集成中心对称的锚定纤维,ⅩⅦ型胶原蛋白为 2 型跨膜半桥粒组成成分。胶原蛋白的特点是存在羟脯氨酸和羟赖氨酸残基,在翻译后期分别通过脯氨酸和赖氨酸残基羟基化合成(图 2.45)[1]。

这些羟基化反应在粗面内质网中分别由脯氨酰和赖氨酰羟化酶催化发生,这些酶需要抗坏血酸、氧分子和二价铁作为辅助分子。生理温度下脯氨酰残基的羟基化对于形成稳定的三螺旋构象必不可少,而羟赖氨酸残基对于形成稳定的共价交联也是必需的。例如,在坏血病中,由于抗坏血酸的缺乏,羟基化反应不佳,新合成的胶原功能差,因此临床上坏血病表现为结缔组织张力降低。同样,由于循环不良导致的慢性溃疡和伤口中的低氧张力可能损害胶原蛋白生成,导致愈合不良。

赖氨酰残基羟基化后首先由半乳糖基转移酶催化发生 O-糖基化,在羟赖氨酸羟基上添加一个半乳糖基,然后发生葡萄糖基转移酶反应,在 O-糖苷键上生成葡糖基-半乳糖-羟赖氨酸。N-糖苷中的其他糖基化反应将发生在三螺旋分子末端的非胶原延伸区,但这些糖基化反应的意义尚不清楚。

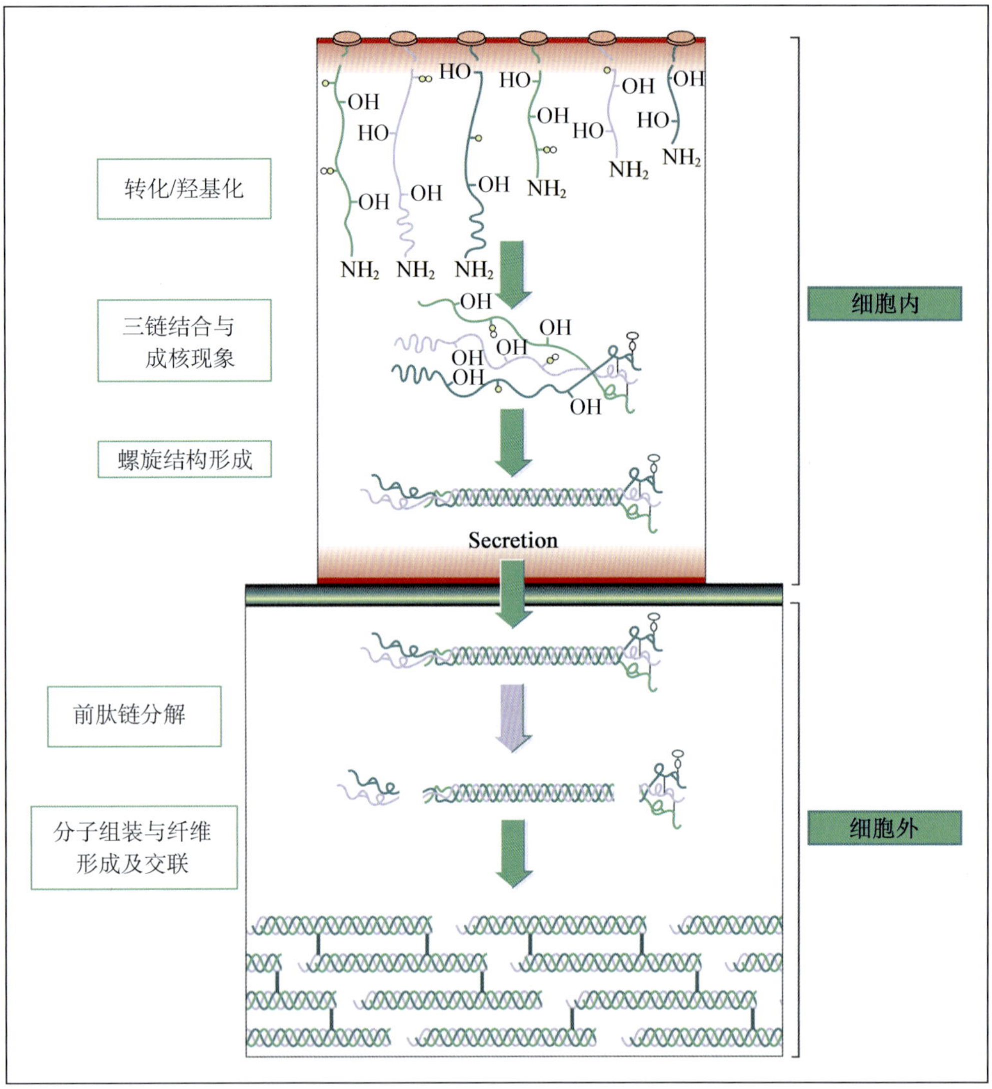

图 2.44 胞内合成Ⅰ型前胶原三螺旋结构，分泌至胞外与胞外成熟纤维合成及交联的步骤示意图

胶原生物学

为维持生理条件下胶原蛋白正常含量和不同比例，其基因表达调控必须严格。同时，在伤口愈合等修复过程中，调节机制必须符合修复过程中胶原蛋白快速合成的需求。另一方面，不受控制的胶原蛋白合成可能造成纤维化疾病中过量胶原的过度积累，如系统性硬化症、瘢痕疙瘩和增生性瘢痕[1,2]。

调节相应基因转录活性以控制胶原 mRNA 的形成是一种重要的调控机制。多种体外模型包括体外培养成纤维细胞均证实，胶原的生物合成速度与相应的前胶原 mRNA 转录水平相符合。胶原基因表达的转录调控涉及许多顺式和反式作用元件。在大多数胶原蛋白基因调控区中，已经确定了代表基因调控区中核苷酸序列的顺式作用元件，该核苷酸序列作为反式作用调节蛋白的结合位点，共同上调或抑制转录启动子的活性。维 A 酸核受体（RAR 和 RXR）与配体（维 A 酸）形成复合物，随后与靶基因中的维 A 酸反应元件（RARE）结合，这就是反式作用元件的一个例子。研究发现维 A 酸类物质，如全反式维 A 酸可以调节胶原基因在体外和体内的表达，维 A 酸还可以通过刺激休眠的非增殖细胞来激活Ⅰ型胶原的合成。这些研究证明，在光损伤皮肤表面局部应用维 A 酸后胶原合成率会升高[2]。也有研究发现全反式维 A 酸可以增加基底膜带锚定纤维的密度，表明维 A 酸能够上调Ⅶ型胶原基因表达。

胶原蛋白基因表达也可以通过一些细胞因子和生长因子进行调节，其中结缔组织中表达最有效的调节因子之一是 TGF-β[1,3]。研究证实 TGF-β 有促纤维化作用，它可以上调许多细胞外基质蛋白基因的表达，

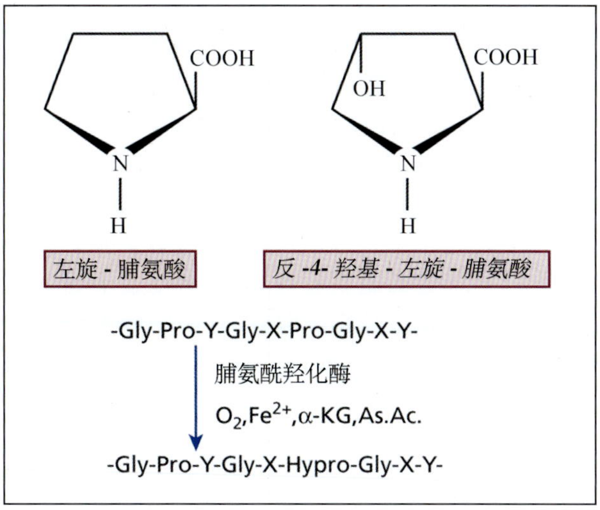

图 2.45　在重复的 Gly-X-Y 氨基酸序列 Y-位置上的酶促脯氨酸残基羟基化，形成一种胶原蛋白特有的氨基酸-羟脯氨酸

注意反应需要氧分子、二价铁、α 酮戊二酸（α-KG）和抗坏血酸（As. Ac.）作为共同反应因子。

包括编码Ⅰ、Ⅲ、Ⅳ、Ⅵ和Ⅶ型胶原的基因。TGF-β 水平的上调也已在多种纤维化病中得到证实，包括系统性硬化症和瘢痕疙瘩。TGF-β 的上调活性可以被其他细胞因子抑制，如肿瘤坏死因子 α 和 γ 干扰素可以拮抗 TGF-β 的作用[1]。这些细胞因子在治疗瘢痕疙瘩和其他纤维化疾病中的疗效各异。

研究表明，许多激素可以调节胶原蛋白的基因表达，某些严重的内分泌失调会改变（包括皮肤的结缔组织）胶原蛋白的含量。糖皮质激素也会影响胶原蛋白的生物合成，氟化类固醇与氢化可的松相比，前者抑制作用更明显。弱效糖皮质激素，通过抑制启动子活性，在转录水平上抑制胶原蛋白生物合成。中效和强效糖皮质激素对脯氨酰羟化酶活性抑制也很明显，导致胶原多肽的羟基化效率降低，进一步导致新合成的胶原蛋白数量减少。此机制解释了激素应用对结缔组织的不良反应，如病灶区或局部长期应用氟化糖皮质激素会导致真皮萎缩。

胶原蛋白交联

胶原蛋白分子排列成特异性超分子结构，通过特定的分子内、分子间交联形成共价键连接，纤维结构才具有一定拉伸强度[1]。Ⅰ型胶原中最常见的交联形式来自赖氨酸和羟基赖氨酸残基，其他胶原蛋白也有半胱氨酸衍生的二硫键。交联过程第一步是从赖氨酸和羟基赖氨酸残基中除去这些氨基酸的 ε 氨基，酶促合成醛残基（图 2.46）。这种氧化脱氨反应由赖氨酰氧化酶（一类需要铜作为辅助因子的酶）催化，这些酶主要作用于天然胶原纤维，对于变性胶原蛋白（明胶）或单独的 α-链也有轻度作用。弹性蛋白也会发生由赖氨酰氧化酶催化的类似脱氨反应。

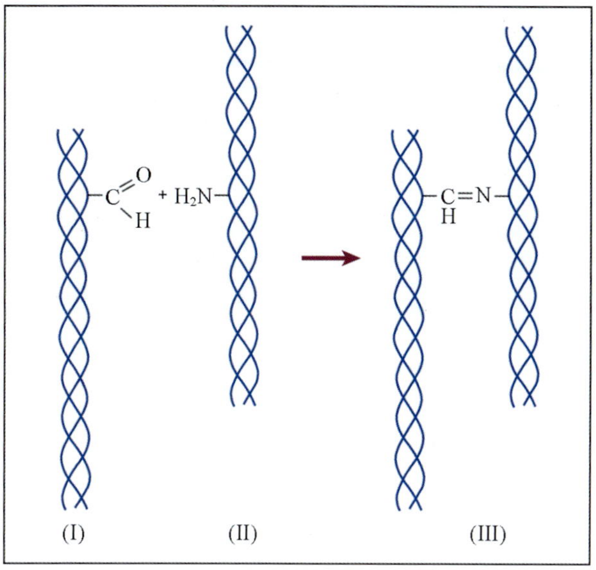

图 2.46　每个胶原蛋白分子之间形成分子间交联

交联是由赖氨酸或含有 ε 氨基的羟赖氨酸残基转化成相应的醛基来启动交联（Ⅰ）。这个醛基接着与邻近胶原分子上未被修饰的 ε 氨基（Ⅱ）反应形成一种席夫碱（Schiff base）型的共价交联（Ⅲ）。

除经典的人体赖氨酰氧化酶外，研究发现还存在 4 种赖氨酰氧化酶样（LOXL1-4）基因/蛋白质，这些赖氨酰氧化酶样物质在许多疾病过程中发挥作用。例如，LOXL1 基因序列变异者易患剥脱性青光眼，并且发现弹性蛋白是本病在眼部病变的主要靶点[2,3]。LOXL2 在许多癌症中表达增加，研究发现在鳞状细胞癌中，LOXL2 是一种预示机体功能降低、预后不良，以及对生存期有影响的标志物[4]。LOXL3 和 LOXL4 广泛分布在组织中，结构特征与赖氨酰氧化酶类似[5,6]。在一些涉及与年龄相关的心血管系统变化的实验中，证实了赖氨酰氧化酶活性的改变[7]。

胶原蛋白的分解

胶原纤维通过交联过程变得成熟，且结构更加稳定，可以在正常生理条件下于组织中长期存在。尿液中含有持续分泌的羟脯氨酸，可以作为胶原蛋白降解的标志。实验证实，在正常情况下，胶原蛋白也存在连续但缓慢的降解和转化。另外在某些生理情况下(如产后子宫的重吸收)或在病理条件下(如组织被侵袭和肿瘤的转移)，结缔组织特别是胶原的降解会加速。人体基质金属蛋白酶(matrix metalloproteinases，MMPs)家族包括许多种类，包括胶原酶、明胶酶、间质溶解素、基质溶解素和膜型 MMPs，这些酶能降解细胞外基质成分(图 2.47)[1,2]。

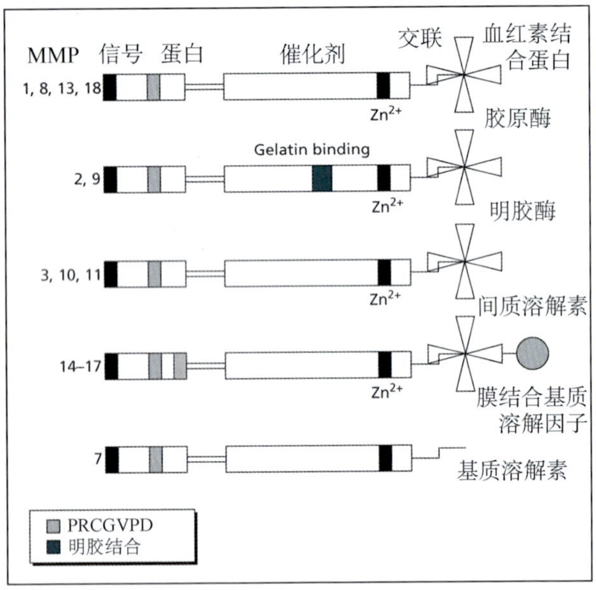

图 2.47 不同基质金属蛋白酶(MMPs)的结构组成包括不同的亚单位

已研究发现的包括信号区、前肽区、具有催化活性交联区和血红素结合蛋白区。注意 MMP7 缺乏血红素结合蛋白区域，而 MMP14-17 的膜-结合序列在羧基末端。

由于生理情况下一般蛋白酶不易降解三螺旋构象，天然胶原蛋白可抵抗非特异性蛋白水解的降解。然而胶原酶可在生理 pH 和温度下降解胶原的三螺旋构象。脊椎动物的胶原酶最初是从蝌蚪尾巴中分离出来的，它们在天然Ⅰ型胶原蛋白底物上重组后进行蛋白水解。而后采用类似的实验研究，证明人体皮肤中也存在胶原酶。最初的研究显示间质胶原酶(MMP1)，是由培养的成纤维细胞合成的酶，随后发现不同类型细胞，包括表皮角质形成细胞，均可表达相似或相同的酶。由于具有特异切割甘氨酸-异亮氨酸 α1(Ⅰ)链或甘氨酸-亮氨酸肽键上 α2(Ⅰ)链的特定能力，间质胶原酶具有降解Ⅰ型胶原三螺旋的功能。这种初始降解产生了两种降解产物，分别是原始胶原蛋白分子 3/4 和 1/4 大小。这些缩短的三螺旋碎片比原始全长的分子具有较低的螺旋至线圈转换温度(Tm)。随后，当温度低于 37℃时三重螺旋解开，形成对一般蛋白水解敏感的单个多肽。需要提醒的是，Ⅰ型胶原蛋白有几种额外的甘氨酸-异亮氨酸和甘氨酸-亮氨酸序列，但这些胶原蛋白在天然三螺旋构象时不易受胶原酶降解影响。另一种类似的酶(MMP8)已经在人中性粒细胞中鉴定出来，也具有降解特性。中性粒细胞胶原酶在中性粒细胞颗粒中储存，并在受刺激时释放出来。除了Ⅰ型胶原蛋白外，MMP1 和 MMP8 还可以降解许多包括Ⅲ型和Ⅶ型在内的其他胶原蛋白。

另一组细胞外蛋白水解酶是明胶酶，它能够降解变性胶原蛋白(明胶)，也可以切割某些天然胶原蛋白，如Ⅳ、Ⅴ和Ⅶ型。它们使胶原三螺旋结构断裂或损坏，在这些位点对蛋白进行水解切割。基底膜中的Ⅳ型胶原蛋白也可以被 MMP3(基质溶解素-1)和 MMP10(基质溶解素-2)降解。

通常 MMPs 作为无活性酶合成并分泌，去除前肽且被蛋白水解才能变成活化状态。MMPs 是锌金属酶，具有钙依赖性需要钙。此酶可以被二价阳离子螯合剂抑制，药理学研究发现四环素由于能够结合钙而抑制 MMP 蛋白水解活性。MMPs 家族还有一些特异的小分子肽类抑制因子，即金属蛋白酶的组织抑制因子(TIMPs)。这些蛋白与 MMPs 形成化合物以阻止其对胶原蛋白的降解。

在正常人皮肤内，成纤维细胞和角质形成细胞可以合成并分泌一些 MMPs。病理状态下(包括皮肤恶性肿瘤的侵袭和转移、真皮伤口愈合和表皮再生)，这些酶的表达会上调[2-4]。最后，蛋白水解酶在大疱型皮肤病(如大疱性类天疱疮、疱疹样皮炎和大疱性表皮松解症)皮肤组织分离中发挥致病作用[5]。

另一种金属蛋白酶家族属于 ADAMTS(a disintegrin and metalloproteinase with thrombospondin motifs，一种具有血小板反应蛋白序列的解聚素金属蛋白酶)。*ADAMTS*-1 基因可以被白介素 1 体外诱导或通过向小鼠注射脂多糖产生，这种金属蛋白酶早期表达与炎症相关。随后发现许多 ADAMTS 基因具有相似结构域，由信号序列、前肽区、金属蛋白酶结构域、解整合素样结构域、富含半胱氨酸区域和一定数量的 1 型血小板反应蛋白分子区构成(图 2.48)。这些分子是锌依赖性蛋白酶，在胎儿组织中高水平表达。ADAMTS 蛋白酶在肿瘤细胞和组织中也有较高表达，包括黑素瘤和结肠癌。ADAMTS-2 也参与胶原蛋白的合成，被认为是前Ⅰ/Ⅱ型胶原氨基前肽加工酶。

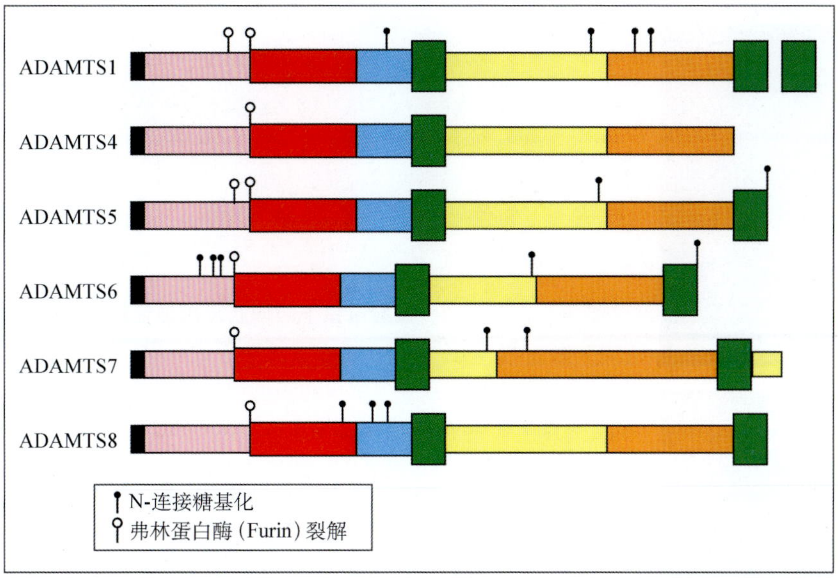

图 2.48 各种 ADAMTS 家族金属蛋白酶的主要组织结构

催化结构域用红色表示，其他结构域包括：1 型血小板反应蛋白重复序列（绿色）、类解聚素结构域（蓝色）和半胱氨酸结构域（黄色）。信号肽酶为黑色，前肽序列为粉色，间隔域为橙色。ADAMTS，a disintegrin and metalloproteinase with thrombospondin motifs，一种具有血小板反应蛋白序列的解聚素金属蛋白酶。

松弛素是一种与妊娠状态有关的激素，可以通过调节细胞外基质、降解胶原从而利于产后子宫复原。最近研究发现，许多组织包括皮肤，均可作为松弛素的靶点。这些组织中含有松弛素家族肽受体 1（RFPR1），它介导松弛素对结缔组织代谢产生影响，维持组织稳态。松弛素及其受体的关键作用是通过靶向突变的小鼠实验来证实的，这类小鼠由于缺乏松弛素，导致许多组织中胶原蛋白累积，疾病发展与系统性硬化症相似[6,7]。

弹性纤维

弹性纤维网状结构是真皮结缔组织的组成部分，为皮肤提供弹性和灵活性[1,2]。弹性纤维在成人非光暴露部位皮肤中含量相对较少，低于真皮干重的 2%～4%。真皮网状层的弹性纤维水平方向相互交联形成网状结构。这些水平纤维与相对较纤细的垂直分布的纤维交互延伸，形成网状结构，包括微纤维束（耐酸水解性纤维）或少量交联的弹性纤维（前弹性纤维）（图 2.49）。

弹性纤维有两个主要组成成分：①弹性蛋白，一种有成熟纤维核心的特异性结缔组织蛋白；②弹性蛋白相关微纤维，由蛋白家族组成，部分蛋白并不太明确。通过透射电子显微镜，可观察到成熟弹性纤维有弹性蛋白组成的电子透明核心（图 2.50）。弹性蛋白核心周围是不同的微纤维结构，在常规电子显微镜下显示高电子密度。虽然弹性蛋白是主要成分，微纤维在完全成熟的弹性纤维中不太明显，但这两种成分的相对比例，在弹性纤维胚胎发育期间和（或）结缔组织修复的过程中是不同的。弹性纤维的早期成分由一束束的微纤维组成，这些微纤维在妊娠的第 3 个月即可以通过电子显微镜观察到。这些微纤维形成支架，使得弹性蛋白分子平行排列，从而引导纤维直径相对均匀地生长。在胎儿发育的第 3 到 6 个月期间，弹性纤维仍然不成熟。但随着胎儿年龄的增长，弹性纤维逐渐成熟，弹性蛋白成分变得更加突出。弹性纤维完全成熟后，弹性蛋白含量远远超过总含量的 90%，微纤维组分相对较少，且通常局限于纤维的外表面。

弹性蛋白

弹性蛋白首先是被合成多肽前体，即“弹性蛋白原”，大约由 700 个氨基酸组成，分子量约为 70 kDa[1]。弹性蛋白原的氨基酸组成和胶原蛋白相似，1/3 的氨基酸残基为甘氨酸。然而甘氨酸在弹性蛋白中的分布，并非像典型的胶原序列那样每 3 个一组分布在弹性蛋白中。弹性蛋白原的一级序列是富含甘氨酸、缬氨酸和脯氨酸的结构域，与富含赖氨酸和丙氨酸的序列交替出现。后一序列的特征性氨基酸排列顺序是 2 个赖氨酸残基之间被 2 个或 3 个丙氨酸残基间隔（图 2.51）。

弹性蛋白原中的赖氨酸残基，对于形成共价交联、弹性蛋白独有的锁链素及其异构体——异锁链素是至关重要的。形成这些弹性蛋白特异性交联的第一步是 3 个赖氨酸残基氧化脱氨基形成相应的醛，即

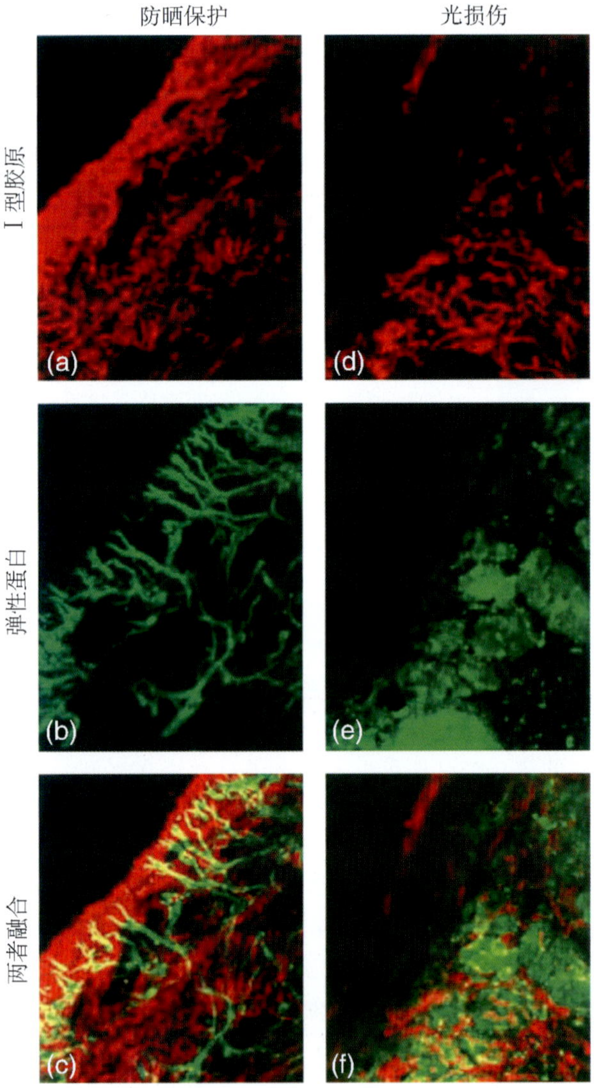

图 2.49 共聚焦激光扫描显微镜下观察免疫荧光染色的人真皮I型胶原(a,d)和弹性纤维网络(b,e)。合并后的图像(c,f)显示弹性纤维在真皮中部呈水平方向分布,而垂直延伸(耐酸水解性 n 和前弹性纤维)到达真皮上部,终止于真皮-表皮交界处下方。需要注意的是,有光损伤的皮肤与防晒的皮肤相比,胶原蛋白和弹性纤维都有显著的减少和紊乱。(引自 Uitto and Bernstein 1998[3])

醛赖氨酸。其中 3 种醛与含有完整未修饰 ε-氨基的第 4 个赖氨酸残基自发融合形成稳定的锁链素化合物,共价连接 2 种弹性蛋白多肽。在分子其余部分添加锁链素,将弹性蛋白原分子逐渐转换成可以伸展的不溶性纤维结构,但释放后纤维会回弹,为皮肤提供顺应性和弹性(图 2.52)。各种弹性蛋白的锁链素含量相当稳定,每 1000 个氨基酸约 1.5 个残基,因此通过测量锁链素和异锁链素可以定量检测组织中不溶性弹性蛋白的含量。

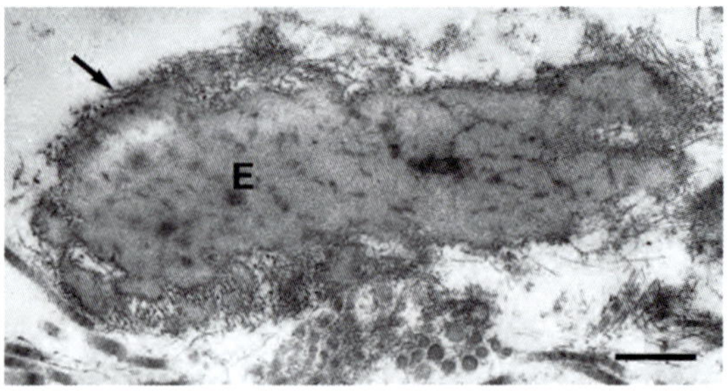

图 2.50 透射电镜下的网状真皮弹性纤维

中央电子-苍白核心由弹性蛋白组成(E),而电子致密区代表弹力蛋白相关的微纤维蛋白,这种蛋白在纤维周边(箭所指)尤为明显。标尺 0.5 μm。(图片由英国伦敦 King's College,St John's 皮肤病学院,R. A. J. Eady 教授提供)

人弹性蛋白基因在 7 号染色体上跨越 45kb 的基因组 DNA,由 3.5kb 的人弹性蛋白 mRNA 序列的 34 个外显子组成。对基因结构的检测揭示了交替的交联结构域,其特征是赖氨酰残基被 2 个或 3 个丙氨酸分开,以及疏水结构域由独立外显子编码。弹性蛋白 mRNA 在富含弹性蛋白的组织中由多种类型细胞中合成,如动脉结缔组织中的血管平滑肌细胞。在皮肤上,负责弹性蛋白生成的主要细胞是成纤维细胞,在组织培养下,它可表达弹性蛋白基因。角质形成细胞可以表达弹性蛋白基因,但相对真皮成纤维细胞来说,表达水平非常低,表皮中弹性蛋白的潜在意义尚不清楚。

弹性蛋白基因的原发突变,在一组以弹性纤维缺失或碎裂为特征的疾病-皮肤松弛症中已被证实[2,3]。这组遗传性疾病具有高度特异性,同时纤维蛋白-4 和纤维蛋白-5 基因突变。Williams 综合征是一种涉及弹性蛋白基因的连续基因缺失综合征,前期临床表现主要在心血管系统中[4],皮肤松弛为炎症进展后的表现,可能是由炎症细胞中释放的蛋白水解酶介导所致[5]。

弹性蛋白 mRNA 前体分子的加工过程,经历了广泛的剪接拼接变化,形成不同初始序列的弹性蛋白分子。研究发现,人类弹性蛋白基因至少有 6 个外显子可替代性剪接,它们由提供多种弹性蛋白多肽的一级序列组成,产生不同组织中不同类型的弹性纤维。然而替代性剪接的生理意义尚未明确。

赖氨酰残基的氧化脱氨生成对应的醛类,是由一组酶,即赖氨酰氧化酶催化发生的,铜为这组酶提供活性。因此铜缺乏可导致赖氨酰氧化酶活性降低、锁

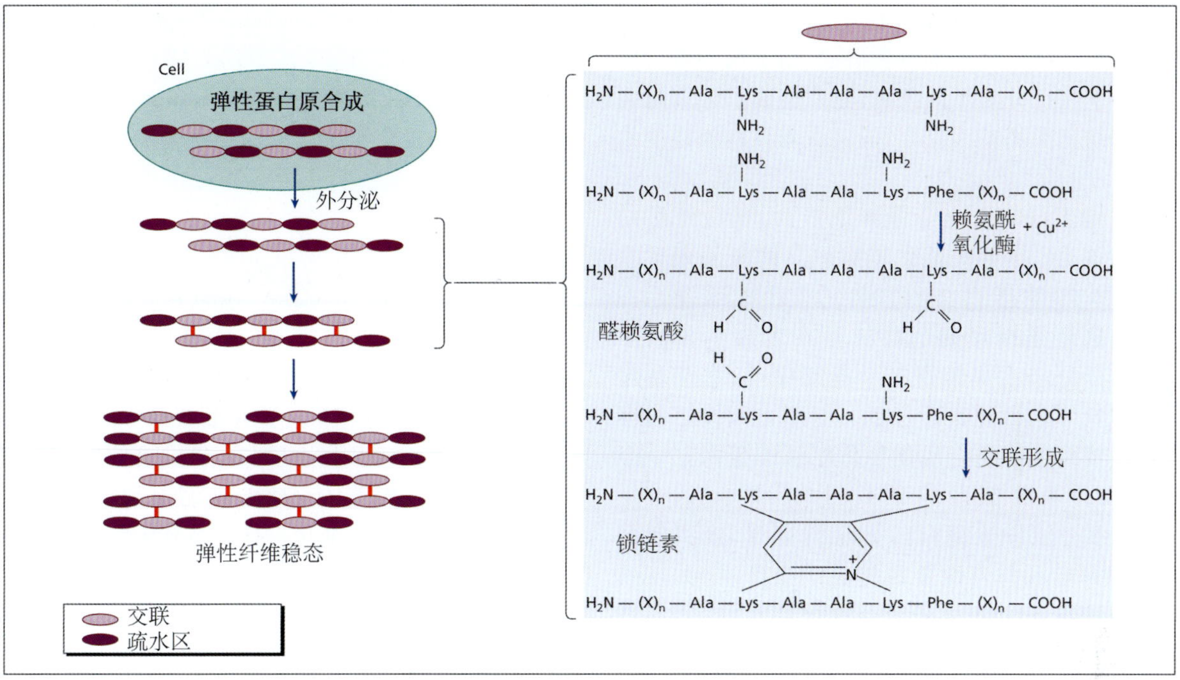

图 2.51 **弹性纤维的组装和交联**

新合成的具有交替疏水和交联区域的弹性蛋白前体多肽-弹性蛋白被分泌到细胞外环境中。交联区特征性 lys-ala-ala-lys 或 lys-ala-ala-ala-lys 序列中的赖氨酸残基在赖氨酰氧化酶催化下发生 ε-氨基的氧化脱氨基作用，赖氨酰氧化酶是一种需要铜作为辅助因子的酶。由此产生的三个醛赖氨酸残基与未修饰的赖氨酸残基融合，形成锁链素、弹性蛋白特异性交联分子。（引自 Mahoney et al. 2009[7]）

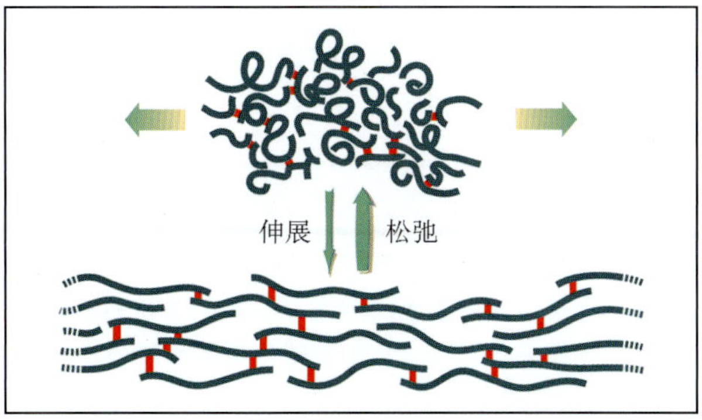

图 2.52 **弹性纤维由锁链素（标红色）交联**

在松弛状态下纤维呈线圈状构象。当纤维被拉伸并释放时，它们会回到放松状态，这种收缩为皮肤提供弹性和顺应性。

链素不足，进而导致合成的弹性纤维不稳定。在这种情况下，每一个弹性蛋白原多肽都保持可溶性状态，并且很容易出现非特异性的蛋白水解，造成富含弹性蛋白的组织脆性增加。铜缺乏的临床表现因人及其循环转运蛋白-血浆铜蓝蛋白的水平而异，如铜转运蛋白基因 ATP7A 突变引起的 2 个等位基因突变疾病：Menkes 病和枕角综合征[6]。铜缺乏也会发生在长期大剂量接受一种铜螯合剂（D-青霉胺）治疗的患者身上，会导致弹性结构在皮肤或其他组织中的功能异常。

弹性蛋白的代谢转换缓慢，身体中有部分弹性蛋白不断降解，表现为尿液中持续出现锁链素。正常组织中弹性纤维的持续更新和修复。另外，许多情况下弹性蛋白组织出现病理性降解，如皮肤松弛症和皮肤老化。弹性纤维可被弹性蛋白酶降解，弹性蛋白酶是一组不同组织中、具有不同分解特性的弹性纤维溶解酶。经典的弹性蛋白酶，如最初从胰腺中分离的丝氨酸蛋白酶，它们的活性可被 α1-抗胰蛋白酶和 α2-巨球蛋白等血清因子抑制。除了这些经典的丝氨酸弹性蛋白酶，还有许多能够降解弹性结构，特别是微纤维成分的金属弹性蛋白酶。这些由成纤维细胞和单核细胞-巨噬细胞产生的金属弹性蛋白酶均存在于皮肤中。

弹性蛋白相关微纤维

弹性蛋白相关的微纤维由直径 10～12nm 的管状结构构成。超微结构和生化分析均证实，微纤维与弹性蛋白不同，研究发现多种组织中含有与弹性蛋白无直接关联的独立微纤维结构。当前研究证实弹性蛋白相关微纤维由多个蛋白质组成，基于这些蛋白质不同的分子特征分为不同类别，它们构成了许多结构和功能密切相关的基因家族，但又有着各自独特的结构特征。

微纤维蛋白家族之一原纤维蛋白，是微纤维结构的关键部分[1]。两个截然不同但又同源的人类基因编码，原纤维蛋白 1（FBN1）和原纤维蛋白 2（FBN2），这些蛋白序列的特征是在表皮生长因子（EGF）前体分子上观察到多个重复序列，每个基序具有 6 个保守的半胱氨酸残基。电子显微镜下观察发现通过成纤维细胞合成的单体原纤维蛋白是一个具有延展性和灵活性的分子，其长约 148nm，宽 2.2nm。多个原纤维蛋白随后平行排列，以头对尾的方式排列形成与弹性蛋白相关的微纤维，如皮肤和动脉结缔组织中的微纤维。应该注意的是，原纤维蛋白也是某些纤维组织中的微纤维主要成分，如眼睫状韧带和牙周韧带等，显微镜或免疫学方法研究发现，这些组织中不含弹性蛋白。原纤维蛋白 1 基因（FBN1）突变会导致马方综合征，表现为骨骼异常、主动脉扩张、晶状体半脱位和皮肤弹性过度[2]。原纤维蛋白 2（FBN2）基因突变导致与马方综合征相似又不同的先天性挛缩性蜘蛛指综合征。

隐性 TGF-β 结合蛋白家族（LTBP）与原纤维蛋白结构相似，包括重复的 EGF 样结构域[3]。TGF-β 是一种促纤维化细胞因子，作为具有潜在 LTBP 结合能力的复合物进行分泌。其家族中至少有 4 种不同的蛋白质，分子量从 125 到 310 kD。LTBP 已证实是促进 TGF-β 的分泌或与细胞表面非活性复合物结合进行活化激活。LTBP 也可作为与细胞外基质组分相关的游离蛋白质。LTBP1 是弹性蛋白相关微纤维的亚家族原型，是人体皮肤弹性纤维中的组分，其含量在日光性变性弹性组织中有所改变。

弹性蛋白相关微纤维的另一家族是纤维蛋白，它是细胞外基质糖蛋白，具有典型的钙结合 EGF 样结构域。纤维蛋白有 5 种不同类型（纤维蛋白 1-5；FBLN-1-5），并且至少有 4 种位于不同组织的弹性纤维内[4]。此外，研究证明 FBLN-5 可以结合肌肉细胞和弹性蛋白，具有显著促进细胞-基质相互反应的作用。FBLN-4 和 FBLN-5 在皮肤生理学中的重要性可以通过皮肤松弛患者中相应基因发生突变而证明，患者表现为皮肤疏松下垂，弹力回缩功能缺失[5]。

除了原纤维蛋白、LTBPs 和纤维蛋白，研究还发现其他一些蛋白质与弹性纤维微纤维网络有关。这些蛋白质中有几种属于微纤维相关糖蛋白（MAGPs）家族或微纤维相关蛋白（MFAPs）家族，是强酸性、分子量相对较小的分子，其中部分特点已被人们详知。另外研究发现，界面蛋白（即 emilins）及对弹性纤维交联和结构稳定至关重要的赖氨酰氧化酶，均与弹性纤维有关[6]。

蛋白多糖/糖胺聚糖

蛋白多糖亚家族成员由蛋白质核心和无分支的双糖聚体组成，双糖聚体是糖胺聚糖（GAGs）通过 O-连接与丝氨酸残基相连（图 2.53）。有许多不同的核心蛋白质由于附着的双糖数量不同，形成的 GAGs 分子量也会发生很大变化。作为细胞膜的重要成分，有关皮肤发育、体内平衡和疾病发生的细胞外基质的关键组分，不同的蛋白多糖具有适应性、可变性结构，发挥相应功能[1]。

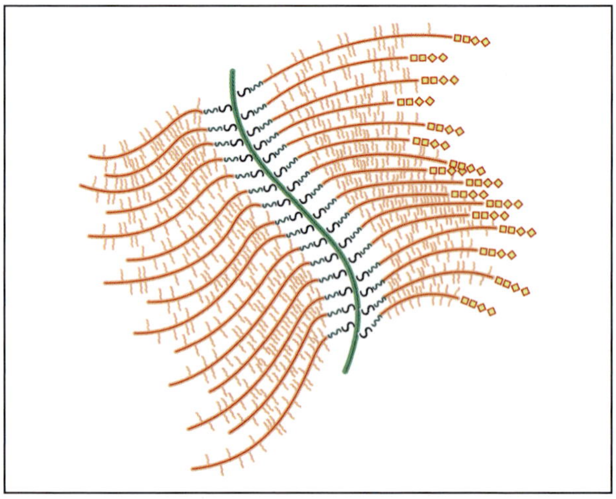

图 2.53 蛋白多糖原型，其中核心（绿色）为透明质酸，连接蛋白呈 S 形，连接蛋白侧链和高分子糖类。（引自 Stryer 1995[6]）

GAGs 是带有大量负电荷的分子，附着于蛋白质核心。GAGs 的特征是它们的原始结构由交替成对、不同单糖、葡萄糖或半乳糖组成，以 1-3 或 1-4 连接（图 2.54）。GAGs 初期合成后，由特定的酶催化聚合物进行复杂的组装后修饰。硫酸酯酶催化 N-硫酸盐替代 N-乙酰基，通过差向异构酶将 D-葡萄糖醛酸转化为 L-艾杜糖醛酸。线性 GAG 链由连接的双糖单位组成，分子大小变化很大，从几个到几千不等。因此天然存在的 GAGs 的分子量可以从 5×10^3 到 5×10^7 Da 不等。

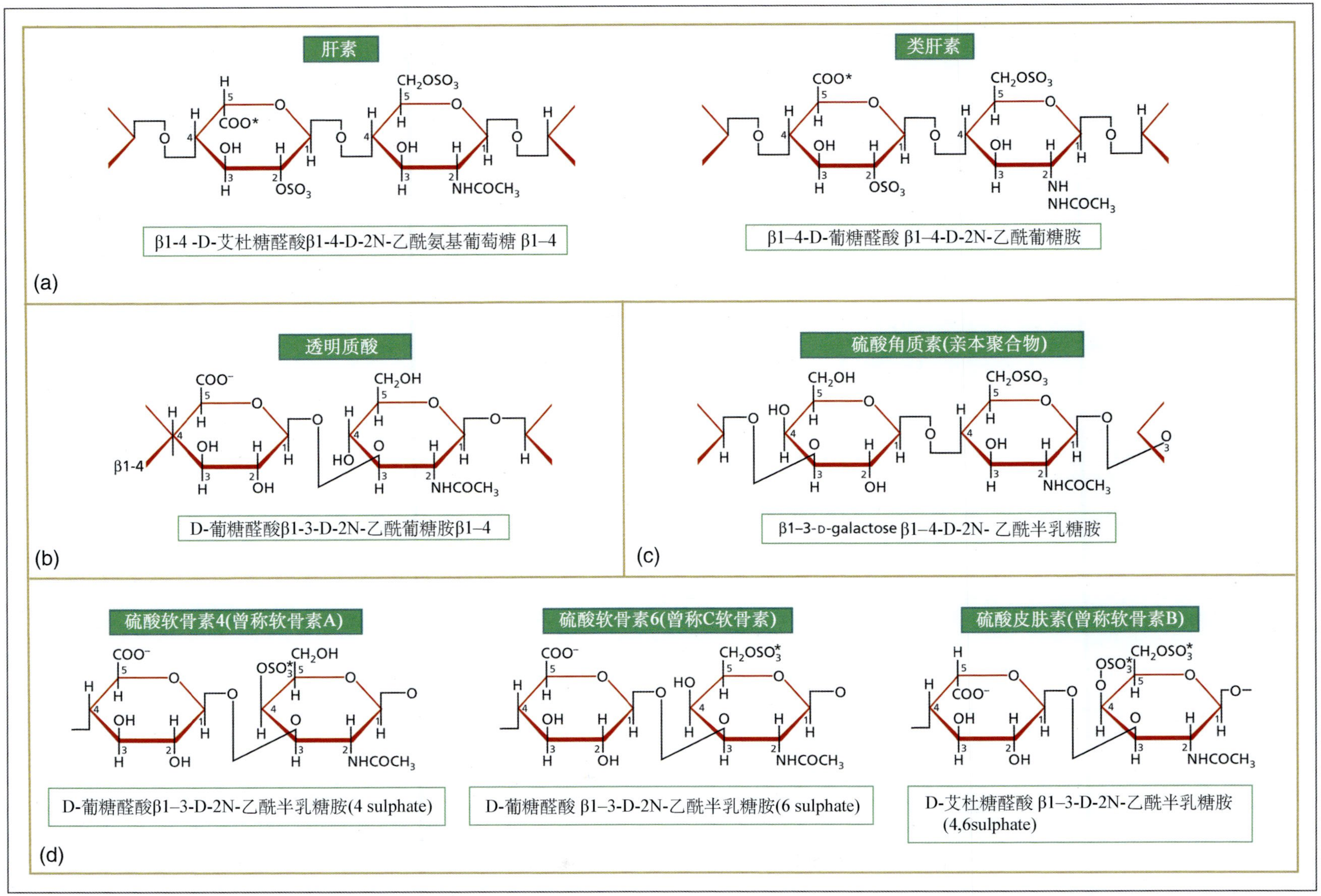

图2.54 糖胺聚糖分子包含蛋白质多糖分子的高分子糖类侧链，包括肝素和乙酰肝素(a)，透明质酸(b)，硫酸角质素(c)，各种硫酸软骨素(d)。值得注意的是葡萄糖胺和半乳糖的6位均含有O–硫化物的变异

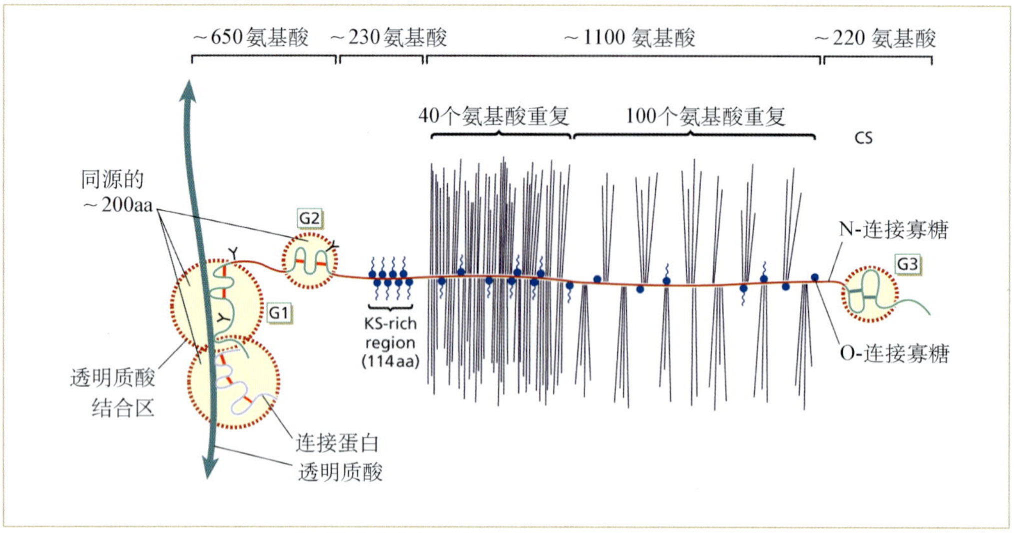

图 2.55 **聚糖核心蛋白通过连接蛋白与透明质酸相结合,形成硫酸角质素(KS,蓝色)和硫酸软骨素(CS,紫色)侧链(引自 Heinegard and Oldberg 1993[7])**

GAGs 组装修饰后程度各不相同,该反应的调控取决于不同 GAGs 的特异性特征、相关核心蛋白、细胞类型和组织环境(图 2.55)。最简单的 GAG 透明质酸没有被硫酸化,而其他 GAGs 则表现出不同程度的硫酸化。单个 GAG 链中有低程度硫酸化或高程度硫酸化区域,这样可以促进蛋白多糖和 GAGs 与众多结合物间相互作用。

蛋白多糖的核心蛋白质特点已通过相应基因克隆和测序阐明。这些基因在许多不同类型细胞中表达,包括作为真皮蛋白多糖主要的合成细胞——真皮成纤维细胞。新合成的核心蛋白多肽转移到高尔基体囊泡中发生 GAG 链的附着。最终产物是具有 GAG 链附着的核心蛋白,进而对蛋白多糖进行分类。应注意透明质酸是未合成核心蛋白的 GAG 产物;而这种大分子由酶复合物在细胞膜合成,随后分泌至细胞外。

表 2.3 列出了已知核心蛋白及其主要组织分布和相关 GAG 成分。核心蛋白可以位于胞内、细胞表面或作为细胞外基质部分。例如,胞内丝甘蛋白聚糖核心蛋白存在于嗜酸性粒细胞等造血细胞的分泌颗粒中,与硫酸乙酰肝素或硫酸软骨素 GAGs 有关。这种蛋白多糖存在于皮肤肥大细胞或嗜酸性粒细胞浸润的区域,随后分泌的丝甘蛋白聚糖是皮肤中高度硫酸化的硫酸乙酰肝素 GAG 的主要形式。

有许多细胞表面蛋白多糖在细胞膜和细胞外基质交界处发挥作用。细胞表面附着形式多种多样,例如蛋白聚糖的磷脂酰肌醇聚糖家族通过磷脂锚附着于细胞表面,同时多配体聚糖具有跨膜核心蛋白。多配体聚糖和磷脂酰肌醇聚糖存在于许多细胞和组织中,在皮肤上表达丰富。多配体聚糖的表达随不同组织的发育和成熟而不同,例如黏结蛋白聚糖-1 在角质形成细胞中大量存在,附着 GAG 链的种类随着角质形成细胞的不同而发生变化。在真皮和肉芽组织中也可以诱导产生黏结蛋白聚糖-1 和黏结蛋白聚糖-4,研究发现小鼠黏结蛋白聚糖-4 缺失会造成伤口修复的速度迅速降低。此外黏结蛋白聚糖-1 的表达异常也是组织恶变的结果之一。

细胞外基质含有许多不同的蛋白聚糖作为结缔组织网状结构的组成部分。真皮中成纤维细胞产生大的蛋白多糖,以多能蛋白聚糖为例,它包含可连接 12-15 GAG 侧链的核心蛋白的位点(图 2.56)。多能蛋白聚糖中的 GAGs 主要是硫酸软骨素或硫酸皮肤素,但也可以结合透明质酸形成大分子聚合体。研究发现,皮肤中多能蛋白聚糖在真皮和表皮内分别由成纤维细胞和角质形成细胞产生。

细胞外基质含有许多小的蛋白多糖,如富含亮氨酸重复序列家族。该家族原型是大量存在于皮肤中的核心蛋白聚糖。核心蛋白聚糖核心相对较小且含有单一硫酸皮肤素侧链,与丝氨酸残基共价结合在核心蛋白的氨基酸 4 的位置。由于这种蛋白多糖与胶原蛋白和体内纤维"修饰"相关,而被认为是"饰胶蛋白聚糖"。这归因于核心蛋白聚糖可与I型胶原蛋白结合,但单一 GAG 链也可以与一种胶原蛋白亲和的细胞外成分(细胞黏合素 X)相结合,因此它们之间的相互作用有助于结缔组织形成和正常皮肤生理功能的构建[2]。

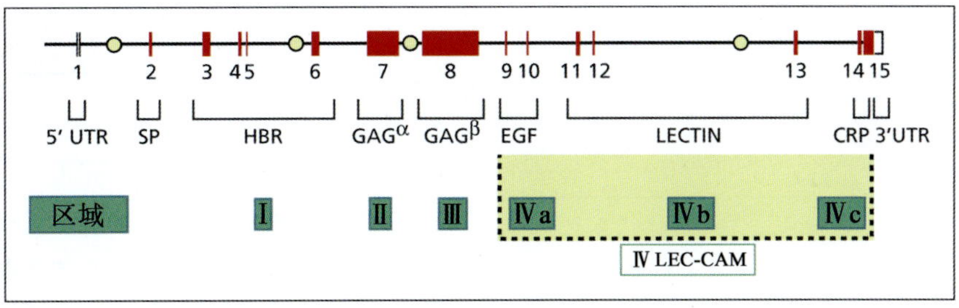

图 2.56 人类多能蛋白聚糖基因：内含子-外显子结构（顶部）及产生的编码蛋白功能域

CRP，补体调节蛋白；EGF，表皮生长因子；GAG，糖胺聚糖；HBR，透明质酸连接域；SP，信号肽；UTR，非翻译区。（引自 Dours-Zimmerman and Zimmerman 1994[8]）

表 2.3 部分蛋白多糖（PG）的分子特征及组织分布

PG（蛋白多糖）	蛋白质分量（kDa）	糖胺聚糖	基因位点	组织分布
核心蛋白聚糖	36	CS/DS	12q21-23	结缔组织
二聚糖	38	CS/DS	Xq28	细胞表面
纤调蛋白	42	KS	1q32	胶原基质
基膜聚糖	38	KS	12q21-22	角膜，肠道，软骨，肌肉
表聚糖	36	CS/DS		骺软骨
多能蛋白聚糖	260～370	CS/DS(10～30)	5q13	皮肤，血管，软骨，脑组织
聚蛋白多糖	220	CS(100)	15q26	软骨，血管，脑组织
基底膜聚糖	400～470	HS/CS	1p36	软骨，骨，骨髓
人聚集蛋白	210	HS(3～6)	1q32	细胞膜，肾，神经肌肉
神经聚糖	136	CS(3～7)		脑组织
短小蛋白聚糖	100	CS(1～3)		脑组织
睾丸蛋白聚糖	44	HS/CS	21	睾丸

CS，硫酸软骨素；DS，硫酸皮肤素；HS，硫酸乙酰肝素；KS，硫酸角质素。

蛋白多糖-GAG 复合物具有多种功能。例如，含有硫酸乙酰肝素和硫酸皮肤素蛋白聚糖可以与包括多种胶原蛋白在内的细胞外基质组分相连接。此外，这些蛋白多糖与多种生长因子、细胞因子、细胞黏附分子和生长因子连接蛋白结合，作为抗蛋白酶发挥作用。除了与许多细胞外分子结合外，蛋白多糖还可使细胞黏附于细胞外基质。例如，选择性富集于真皮成纤维细胞的黏结蛋白聚糖-4；促进细胞黏附于其他细胞外基质的连接分子，如整合素。局限性黏着斑的形成需要硫酸乙酰肝素，以及需要随后通过黏结蛋白聚糖-4 核心蛋白细胞质尾部的结构域激活的蛋白激酶 C[3]。

除胶原蛋白外，蛋白多糖还与其他细胞外基质分子相互作用。已知饰胶蛋白聚糖与Ⅰ型胶原蛋白结合，硫酸软骨素和硫酸皮肤素与纤连蛋白和层黏连蛋白也可以相互连接。透明质酸是最大的细胞外 GAG，它在稀溶液状态下具有亲水性和黏性，对于维持皮肤的理化特性非常重要。值得注意的是，透明质酸具有很强的吸水性，从而为正常皮肤提供水分。研究发现透明质酸的表达、合成所需基因的表达以及透明质酸合酶均可根据皮肤发育阶段的不同进行调节。伤口愈合过程中，透明质酸的理化性质有助于基质扩展，从而有协助细胞转运。胎儿皮肤伤口愈合不留瘢痕也可以通过透明质酸相对含量较高来解释。皮肤的一些其他特征也和大分子的蛋白多糖如多能聚糖或基底膜蛋白聚糖有关，如蛋白多糖可以作为离子滤过膜调节水盐平衡，还可以作为皮肤的弹性缓冲垫[4]。

组织蛋白多糖沉积的数量改变，可见于多种病理过程中（如瘢痕疙瘩和其他纤维化过程，也包括胫前黏液水肿），在这些病理过程中透明质酸均合成增加。在其他皮肤病，包括黏液水肿性苔藓、系统硬皮病和弹性假黄瘤，病变区域蛋白多糖量表达异常。大多数情况下，蛋白多糖/GAG 含量变化是次要的。光防护区域皮肤的自然老化期间，透明质酸含量是减少的，这可能是老年人皮肤萎缩的原因[5]。

成纤维细胞

成纤维细胞起源于间叶细胞，是合成真皮中结缔组织的主要细胞。成纤维细胞指完全分化的具有生物合成活性的细胞，而纤维细胞则指无活性的细胞。具有生物合成活性的成纤维细胞，存在于发育或再生组织中，它具有丰富的细胞质、发达的粗面内质网和附着在膜表面上显著的核糖体，使得细胞具有主动合成和分泌细胞外基质大分子的特征（图 2.57）。例如，成纤维细胞中胶原蛋白的合成过程，首先是新合成的多肽在粗面内质网囊泡中组装，随后前体多肽经历进一步翻译修饰，之后转移至高尔基体囊泡，分泌到细胞外基质中。

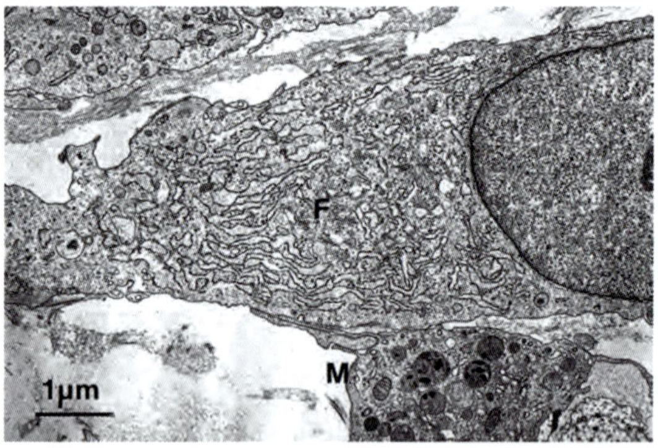

图 2.57 透射电镜下的愈合伤口中激活的真皮成纤维细胞(F)。可见细胞质内明显的粗面内质网。邻近的巨噬细胞(M)具有特征性吞噬溶酶体，部分含有摄取的黑素体（图片由英国伦敦 King's College，St John's 皮肤病学院，R. A. J. Eady 教授提供）

人皮肤成纤维细胞是真皮中合成胶原蛋白的主要细胞。虽然皮肤中的弹性纤维来源尚不清楚，但成纤维细胞具有体外合成弹性组织的能力，因此它们可能是真皮内弹性蛋白的主要来源。成纤维细胞是主要的但不是唯一的蛋白多糖/糖胺聚糖大分子的细胞来源。然而，成纤维细胞群中存在相当大的异质性，研究已经证明Ⅰ型、Ⅲ型胶原的合成比例或纤连蛋白表达的比例在任何已知的成纤维细胞群中都是可变的。例如，从真皮乳头层分离出的成纤维细胞与从真皮网状层分离的相比，其合成Ⅲ型胶原的能力更强，在单个细胞水平纤连蛋白表达量相差可达 30 倍[1]。

脊椎动物基质的多种功能取决于细胞外基质的结构，其包含间充质细胞，以及为血管、淋巴管和神经提供的支架结构。间充质细胞和上皮细胞的相互作用在皮肤等组织的发育和形态构建上起关键作用。最近研究证明，来自胎儿和成人皮肤不同解剖部位培养的成纤维细胞的特定基因表达模式已经确定[2,3]。来自不同位点的成纤维细胞有着明显不同特点的转录模式，差异表达的基因组包括一些来自细胞外基质合成、脂质代谢和调控细胞增殖信号的传导、细胞迁移和细胞命运决定。基因表达程序的巨大差异也与前-后、近-远和解剖学真皮与非真皮部位不同有关。

值得注意的是，成人成纤维细胞保持着胚胎发育过程中的 HOX 基因表达模式的关键特征，表明 HOX 基因在成纤维细胞中指导形态部位分化，并包含详细的部位记忆。因此来自皮肤不同部位的成纤维细胞应作为不同分化的细胞类型。总的来说，这些发现表明成纤维细胞基因表达程序的位点特异性变化，与它们主要解剖学部位相关的位置特点有系统相关性[2,3]。

虽然成纤维细胞基因谱的表达有一定特异性，但它们是分化完全、可塑性相对较小的细胞。最近研究表明成纤维细胞可以被诱导成为多能干细胞，基本上与胚胎干细胞无区别[4,5]。具体而言，培养基中加入 4 种转录因子 Oct4、Sox2、Klf4 和 cMyc 的成纤维细胞可转化成为多能干细胞，操作过程中不需要反转录病毒 Myc 的参与[6]。进一步以人类皮肤癌细胞 mir-302 系为例，它是微型 RNA 家族的成员，在生长缓慢的人类胚胎细胞中高表达，在分化和增殖后数量迅速减少，通过表达胚胎细胞关键标记物快速将癌细胞转化为多功能状态[7]。总的来说这些技术的发展为成纤维细胞的重新转化提供希望，在无明显的免疫排斥风险的情况下，以一种匹配患者和疾病特异性的多功能干细胞的方式对疾病进行治疗，且没有免疫排斥的风险。

Micro-RNAs(miRNAs)是一类短的、对基因进行转录后调控的非编码 RNA，迄今为止人类中已发现 500 多种 miRNA[8]。最初在癌症中发现了它们的生物学重要性，随后发现它在临床症状中也发挥重要作用。某些 miRNAs 促进皮肤发育，如抑制干细胞“多能性”来诱导分化[9,10]。最近的研究结果也说明 miRNA 调控减弱可能参与了银屑病的发病机制，从而导致固有细胞和浸润细胞之间的相互作用功能紊乱[11]。

皮肤的血管和淋巴管

进入皮肤的动脉形成一个深部血管丛，即"筋膜"网络，单个血管从这里上升到皮下脂肪组织和真皮边界，形成"皮肤"血管网络。然后这些血管向各种皮肤附属器伸展，继续向上的小动脉产生乳头下血管丛，形成毛细血管襻进入表皮突之间的真皮乳头层。皮肤脉管系统相当复杂且仅限于真皮，表皮中不含血管（图 2.58）[1-3]。

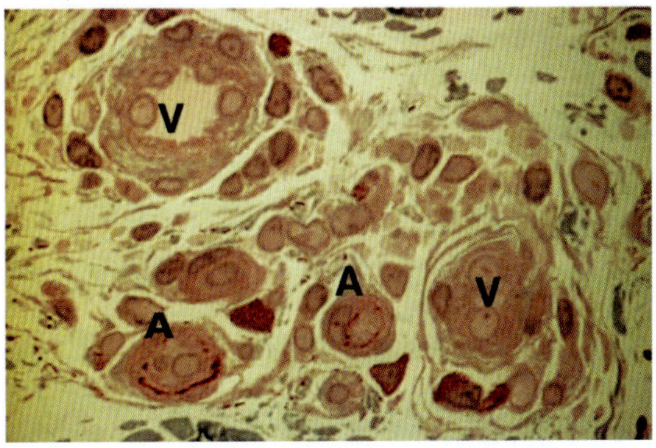

图 2.58　网状层真皮微血管的组织学

小动脉（A）红染，由于存在弹力膜可以与小静脉（V）相区别。肥大细胞周围可见明显的红/蓝色胞质颗粒。放大 400 倍图片（碱性品红和亚甲基蓝染色）。（图片由英国伦敦 King's College，St John's 皮肤病学院，R. A. J. Eady 教授提供）

除了为皮肤提供营养和氧气外，脉管系统在调节体温方面起着重要作用。这是通过控制真皮上层的毛细血管血流来实现的，通过扩张的血管散失多余的热量，或通过收缩血管减缓流向皮肤的血流速度保存机体能量。流过真皮表层的血液量也可以通过动脉-静脉吻合来控制，它可以作为短路分流器。

血管最内层是血管内皮，连续的内皮细胞组成血管腔。小动脉内皮下层是弹性组织（图 2.59），而小静脉血管壁一般没有弹性组织（图 2.60）。毛细血管、小动脉和小静脉的内皮被周细胞包围，周细胞具有内皮细胞和平滑肌细胞的某些特征。毛细血管包含一个不连续的周细胞层，而小静脉皮内可能包含不止一层周细胞。平滑肌细胞主要存在于上升方向的小动脉壁中，但也存在于浅表和深层小动脉、静脉丛中。平滑肌细胞和周细胞被基底膜包围，内皮细胞的外层表面也围绕着基底膜。幕细胞形态细长而细胞质少，更像成纤维细胞而不是周细胞。它们没有基底

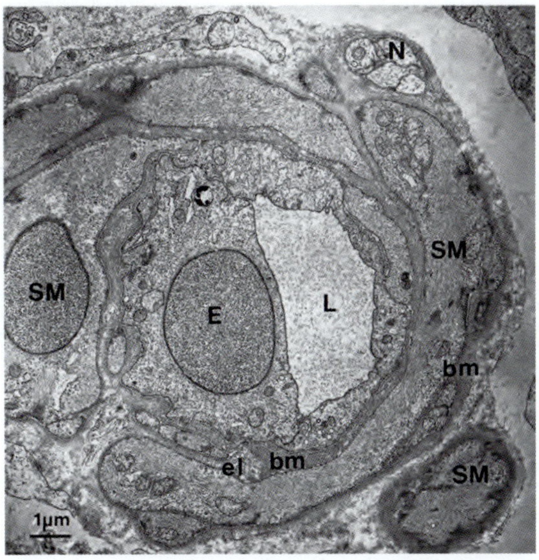

图 2.59　透射电子显微镜下的皮肤小动脉横断面

管腔周围（L）内皮细胞（E）表面相对光滑，平滑肌细胞（SM）伴随相关神经（N）。在内皮基底膜（bm）附近有少量弹性组织（el）。（图片由英国伦敦 King's College，St John's 皮肤病学院，R. A. J. Eady 教授提供）

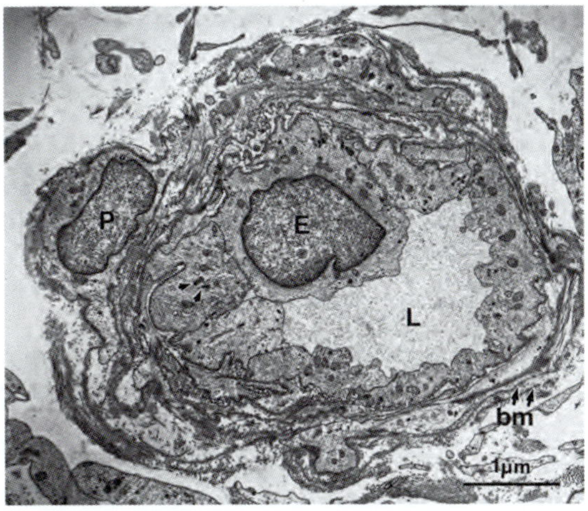

图 2.60　透射电子显微镜下的皮肤小静脉横断面

腔内（L）的内皮细胞（E）的表面比小动脉细胞（见图 2.59）更加卷曲。内皮细胞被周细胞包围（P），而不是平滑肌细胞，基底膜（bm）含有致密链（小箭所示）。箭前端指示 Weibel-Palade 小体。（图片由英国伦敦 King's College，St John's 皮肤病学院，R. A. J. Eady 教授提供）

膜，主要位于血管壁外[4]。

在超微结构水平，内皮细胞具有许多常见的细胞器，包括粗面内质网、滑面内质网、线粒体和溶酶体，微胞饮小泡也很明显。据报道，含有波形蛋白的中间

丝在静脉中比在动脉数量多。较大的细动脉内皮细胞中可见直径 5～6nm 的致密小体，它们与肌动蛋白丝相连，可能对内皮收缩有一定的作用。

Weibel-Palade 体是内皮细胞的特殊包含物，常见于在微血管系统的静脉一侧(图 2.61)。未在真皮淋巴管中发现，但有报道较大的淋巴管中可以存在。Weibel-Palade 体含有Ⅷ型相关抗原因子(von Willebrand 因子和 GMP-140)，是一种首先在血小板 α 颗粒中被描述的蛋白质。

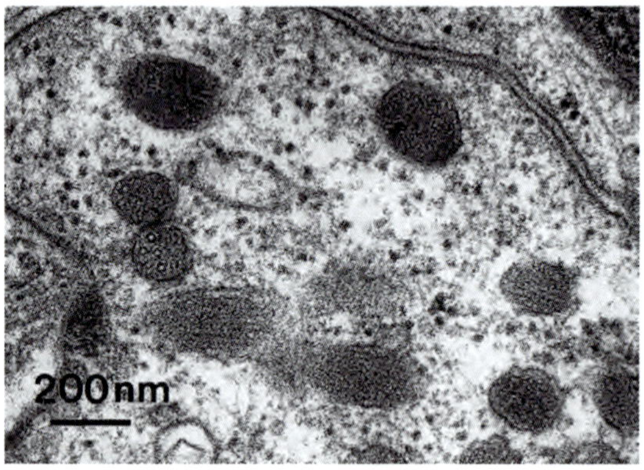

图 2.61 **高倍镜下的 Weibel-Palade 体管状横截面**
(图片由英国伦敦 King's College，St John's 皮肤病学院，R. A. J. Eady 教授提供)

区分动脉和静脉微血管的主要特征的是基底膜的超微结构外观。小静脉和静脉毛细血管具有多层基底膜，而小动脉具有更均匀的膜基质，缺乏致密电子链。血管基底膜含有层黏连蛋白Ⅲ、Ⅳ型胶原、纤连蛋白和硫酸乙酰肝素蛋白多糖。然而它不含表皮基底膜区的组成成分如大疱性类天疱疮抗原、Ⅶ型胶原蛋白或层黏连蛋白 332。

研究发现，许多内皮细胞特异性抗原在皮肤病理研究中具有特殊的价值。内皮细胞是血管紧张素转换酶及各种细胞因子和黏附分子的主要来源。微血管也是酶的丰富来源，可能参与内吞作用和胞膜运输等细胞活动。酸性磷酸酶定位于内皮细胞的溶酶体样结构，活性碱性磷酸酶已被广泛用于调整真皮上层动脉网络的分布和分支的产生(图 2.62)。

皮肤中的淋巴系统网络作用是从真皮的血管外转运颗粒和液体物质(如蛋白质)。淋巴管的盲端起源于乳头层，淋巴液排入淋巴结，形成淋巴系统。淋巴管有一个由单层内皮包围的宽腔，内皮细胞之间是不连续的，附着于不连续的基膜上。这些结构对于皮肤的正常功能至关重要，淋巴管功能和发育异常可导致包括原发性和继发性淋巴水肿等疾病[5]。

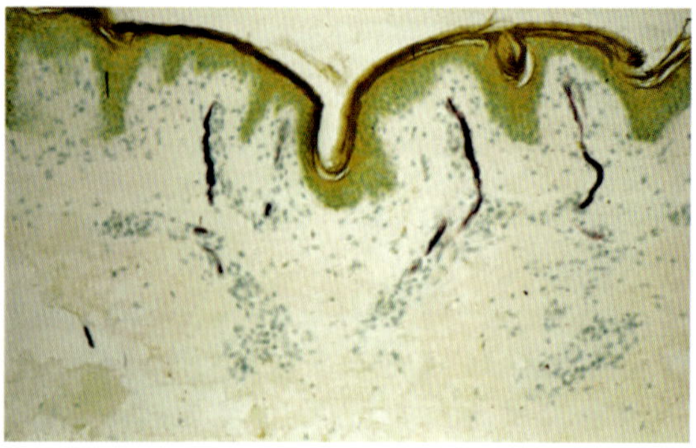

图 2.62 **组织化学检测碱性磷酸酶的活性，表明真皮表面存在动脉微血管**
放大 160 倍图片。(图片由英国伦敦 King's College，St John's 皮肤病学院，R. A. J. Eady 教授提供)

皮下脂肪

脂肪是人体的主要组成部分，其中约 80% 的脂肪位于皮下，其他分布于内脏器官周围。对于非肥胖的成年男性，脂肪占体重的 10%～12%，女性则为 15%～20%。脂肪包括白色脂肪和棕色脂肪。棕色脂肪常见于婴儿和儿童，由于其线粒体特性的不同，能产生更多热量[1]。脂肪具有提供绝缘、缓冲机械外力、储存能量的功能。此外，脂肪具有内分泌功能，通过分泌瘦素等分子作用于下丘脑以调节能量转换控制食欲[2]。脂肪细胞在骨生成和血管生成中起重要的信号转导作用，并具有其他的物理功能，如吞噬作用。人类脂肪中含有多能干细胞，可分化为脂肪细胞、成骨母细胞、肌母细胞和软骨母细胞。随着分子生物学对一些罕见遗传疾病(如脂肪萎缩或肥胖综合征)和人群中常见肥胖状态的深入研究，明确了基因、蛋白、激素和其他分子的对脂肪沉积和分布变化的影响[3,4]。

皮肤的生理功能

皮肤的主要功能之一是作为机械屏障来对抗外界不良环境[1]。角化细胞被膜和角质层能够抑制皮肤失水，同时角质形成细胞产生的内源性抗生素(防御素和组织蛋白酶)能对细菌、病毒和真菌启动固有免疫防御[2]。表皮中含有的 2×10^9 个朗格汉斯细胞形成守卫细胞网，其主要功能是监测表皮环境并启动针对微生物的威胁而产生免疫应答，也可能诱导皮肤的免疫耐受。黑素主要存在于基底层的角质形成细胞，可以防止紫外线辐射对 DNA 造成损伤。

皮肤的另一个重要功能是调节温度，通过收缩、舒张皮肤浅表和深处的血管层来调节皮肤热量散发。小汗腺分布于皮肤各处，每平方厘米包含 100～600 个小汗腺。在人体中等强度运动时，小汗腺每小时分泌约 1L 汗液以调控体温[3]。来自大汗腺的分泌物形成体味（外激素）。从皮脂腺分泌的皮脂具有润滑皮肤和防水的功能。

皮下脂肪在缓冲创伤、给机体绝缘保护，以及储备热量方面具有重要作用。在非肥胖受试者中，身体总脂肪的 80%存在于皮下组织中。脂肪还具有内分泌功能，它可以释放瘦素作用于下丘脑，以调节饥饿感和能量代谢。脂肪细胞还有重塑组织和吞噬作用[4]。

指（趾）甲为手指和脚趾的末端提供保护，并且有夹住和撬动物体的功能。头发提供重要的社会和心理价值，研究发现人类皮肤及其相关结构对人际关系和个人幸福感有着重大影响。皮肤还具有合成各种代谢产物（如维生素 D）的重要功能。

人体皮肤主要有无毛皮肤和有毛皮肤两种。手掌和脚掌是无毛皮肤，表面存在带有交替棘沟的凹槽，从而产生皮纹（指纹）。皮肤具有致密角质层，厚的部位可达其他身体部位（如表皮最薄的屈侧部位）的 10 倍。无毛发的皮肤在真皮内有被包裹的感觉器官，同时它还缺乏毛囊和皮脂腺。相比之下，有毛发的皮肤既有毛囊又有皮脂腺，但缺乏被包裹的感觉器官[5]。毛囊的大小、结构和密度在不同的身体部位是不同的，头皮有大体积的毛囊，可以延伸到皮下脂肪；而前额只有小体积的毳毛生发毛囊，然而却有着很大的皮脂腺。毛囊的数量在中年之前保持不变，但在整个生命过程中，毳毛和终毛数量之间存在动态平衡。在腋窝等部位除了外分泌汗腺外还有大汗腺。皮脂腺在新生儿期开始发挥作用，从青春期开始相对活跃，可以改变皮肤表面脂质的组分。真皮-表皮连接的结构还显示半桥粒锚定的细丝复合体的数量具有差异（腿部比臂部更多）。在真皮弹性纤维的排列和大小变化很大，肛周皮肤中的纤维多体积较大，而阴囊中几乎没有纤维。皮肤血液供应在具有延展性的皮肤区域（如眼睑）和延展性相对较差的区域（如指尖）也有显著变化，生物力学性质也存在区域性差异，这些因素都会影响乳膏和软膏的经皮吸收效果。

皮肤稳态

皮肤的干细胞可以维持皮肤稳态，如受伤后皮肤附属物的再生和自我修复，它们通常位于毛囊的隆起区、毛囊间皮肤基底层和皮脂腺基层（图 2.63）[1]。这些干细胞的产生具备分化功能的细胞。参与调节表皮干细胞增殖和分化的分子信号如图 2.64 所示。

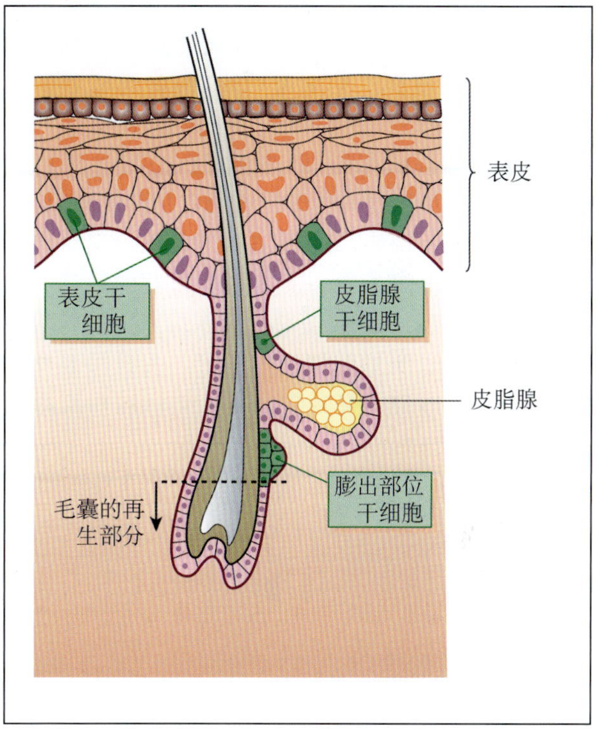

图 2.63 上皮干细胞存在于毛囊间上皮、皮脂腺基层和毛囊隆起处

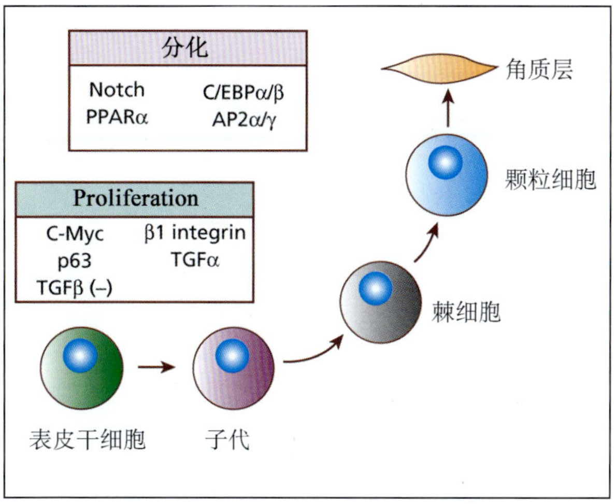

图 2.64 表皮干细胞的增殖受 β1 整合素和转化生长因子 α(TGF-α) 正向调控，受 TGF-β 信号负向调控。转录因子 c-Myc 和 p63 也促进表皮细胞增殖。Notch 信号和转录因子过氧物酶增殖激活 α 受体(PPARα)、AP2α/γ 和 C/EBPα/β，控制表皮细胞的分化

干细胞能够自我更新并产生进一步分化的细胞[2]。在表皮中，一些基底细胞可以周期性地退出细胞周期，并走向终末分化。然而，目前尚不清楚基底层中有多少比例的细胞可以作为干细胞发挥作用。传统观点认为，基底层角质形成细胞可以划分表皮增殖单位，其中包括一个自我更新的干细胞和大约 10 个紧密堆积的短暂扩充细胞（每个细胞能够分裂几次，然后离开基底层进行终末分化）[3]。该单元产生一列较大而扁平的细胞，最终形成六边形外观的细胞。表皮增殖单元内的干细胞有特定化学成分、分子和生物学特征。例如，干细胞在重复细胞分裂后仍保留有注入的 3H-胸苷或 5-溴-2-脱氧尿苷的标记。在连续传代培养后，干细胞分化出活跃的克隆细胞后仍表达着那些代表原始干细胞的标记。毛囊间表皮干细胞的潜在标志物是整合素 α6、β1 及 p63，而皮脂腺细胞干细胞表达 Blimp1。毛囊膨出干细胞的标记物包括 CD34、NFATc1、维生素 D 受体、TCF3、Sox9 和 Lhx2，在毛囊部分和其他部分还存在相当多的标记，这表明多变的干细胞群能够对组织稳态、损伤或急剧增长等需求产生应答[4]。

在干细胞特性相关的表皮增殖单元中，基底细胞的分化被视为一种对称过程，一方面产生适量的子细胞；另一方面基底细胞与下面表皮基底膜的黏附性逐渐降低、分层并走向终末分化（图 2.65）。然而，研究数据还表明，基底细胞也可以经历不对称的细胞分裂，这种分裂将纺锤体从水平移动到垂直方向[5]。不对称细胞分裂的其中一部分子细胞保留了与干细胞相关的细胞标记，而另一部分子细胞的标记减少（如 β1 整联蛋白），这导致 Notch 信号的表达增加，并走向终末分化。因此，不对称的细胞分裂可以减少短暂扩充细胞。

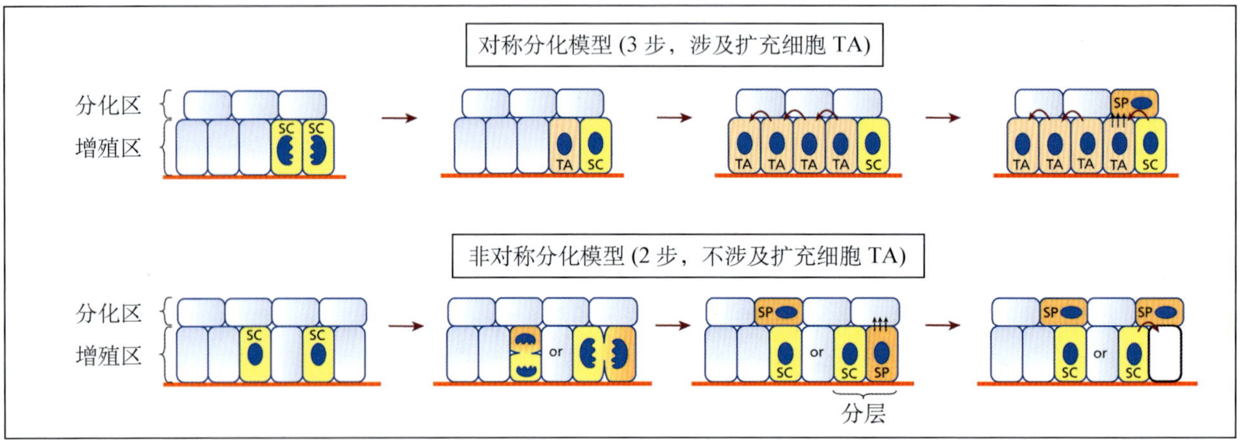

图 2.65 推测基底层角质细胞中的干细胞(SC)增殖潜能的可能机制

在对称分化模型中，产生两个干细胞，其中部分与表皮基底膜连接的细胞是扩充细胞（TA）。这些细胞在离开基底层（分层，黑色箭所示）成为棘层细胞（SP），进入最终分化之前，能够分裂 4～5 次。在不对称分化模型中，增殖相关因子优先分配进入干细胞的子细胞，而分化诱导相关因子优先进入注定成为棘层细胞的细胞内。根据细胞纺锤体方向，分化的子细胞可以直接成为棘层细胞，也可以从基底层脱离进入最终分化。在体内这两种机制都可能存在。

真皮-表皮连接的结构和生物学组成也影响基底层角质形成细胞的增殖特性。层黏连蛋白 332 通过半桥粒中的 α6β4 整合素促进锚定点作为配体，并通过其与局灶性粘连的 α3β1 结合，促进信号的传导/迁移。α3β1 整合素的信号传导刺激 MAPK 途径，影响粘着斑的周转和表皮迁移。基底膜也是生长因子的储存库，它具有促进表皮增殖（如 TGF-α，EGF，胰岛素生长因子）或抑制增殖（如 TGF-β）的作用。EGFR 信号传导还可以通过磷酸化 β4 整合素和促进半桥粒解体来增强表皮的增殖和迁移。因此，在维持体内稳态和对损伤做出反应时，需要通过调节至少两个相对的酪氨酸激酶途径和两个整联蛋白结构以实现对基础角质形成干细胞活性的控制。

p63 是调节干细胞自我更新和长期增殖能力的关键转录因子，是原癌基因 p53 家族的成员[6]。但是 p63 的确切作用尚不清楚；它可能对干细胞更新或谱系定向产生直接影响，对细胞从增殖转变为终末分化也有影响[6]。Notch 信号传导在由基底细胞到基底上层细胞的过渡过程中具有重要的监测功能；例如 Notch 配体（Delta1）是在基底细胞中表达，Notch 受体及 Notch 下游靶点（Hes1）则在基底上层表达。

毛囊中的干细胞位于外毛根鞘内毛囊的底层固定的部分。这些细胞比其他细胞循环更慢，并且具有迁移能力（如迁移到毛囊再生区的毛发基部），以及分化成不同的谱系(如外毛根鞘、内毛根鞘、毛干、皮脂腺细胞、毛囊间表皮)。尽管具有多能性,毛囊干细胞仅对于毛囊皮脂腺单位内有平衡作用。毛囊干细胞对毛囊间表皮是没有作用的,除了在皮肤受伤时[7]。

毛囊在整个生命过程中经历退化和再生的循环。在需要激活毛囊干细胞的生长期(毛发生长期),基质细胞迅速增殖但随后经历突然的细胞凋亡(退化期)。毛球和根部皱缩形成上皮素,迫使真皮乳头停留在毛囊的非循环部分的基部[8]。然后毛发进入静止期(休止期)。在分子水平上,通过抑制 BMP 信号传导和激活 Wnt 信号传导共同调节干细胞活化。通过基因芯片研究发现,无论毛囊干细胞处于静止还是增殖状态,Sox9、Tcf3 和 Lhx2 都是其标志物。

除毛囊和毛囊间表皮中的干细胞外,真皮和皮下组织中的其他细胞也可能具有干细胞特性,包括皮肤衍生前体细胞,这种细胞可以分化为神经和中胚层[9]。一些皮肤成纤维细胞的亚类具有脂肪形成、成骨、软骨形成、神经源性和肝细胞源性分化潜能[10]。此外,真皮成纤维细胞可以通过 4 种关键转录因子(Oct4、Sox2、Klf4 和 Myc)的参与,使细胞重新转化为胚胎干细胞(多能)表型的细胞[11]。

皮肤老化

皮肤老化是衰老过程中不可避免的生理过程,对人体健康产生很大影响。因此,人们付出很大的努力来研究皮肤老化的生理和病理生理过程,试图找到可以用作治疗、干预与预防老化的新靶点。

多年来,人们一直试图定义并且描述皮肤老化过程中的生理变化和病理变化[1],这些变化通常可分为皮肤内源性老化(按时间发生)和光老化(发生于阳光暴露的部位)。但是这种分类在某种程度上有些武断,因为光镜下两种类型的皮肤老化有相同特征:胶原纤维减少、弹性纤维断裂、不规则色素沉着、含有灰色毛发的瘦弱毛囊数量减少、真皮中炎性细胞减少,以及一些皮肤老化所共有的物理变化,如表皮保水能力下降和皮肤表面的酸化减少(图 2.66)[2,3]。然而老化的皮肤常呈松弛状,且并不能反映皮肤含水量的变化。事实上,光老化的皮肤其内含水量甚至可能增加[4]。皮肤老化过程中,肥大细胞、单核细胞和中性粒细胞数量增加。光老化过程中,成纤维细胞呈星状且其超微结构中内质网高度活跃,提示生物合成活性增加[5]。

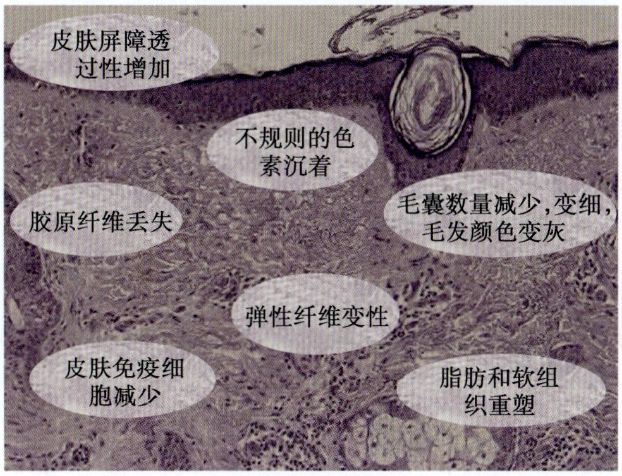

图 2.66　与皮肤衰老有关的结构和功能变化

老化皮肤感觉功能减退,痛觉阈值升高[6]。老化的皮肤常表现出逐渐进展的组织结构紊乱与感觉器官功能丧失。例如,末端肢体皮肤中触觉小体的密度在年轻时为 30/mm^2,而到 70 岁时则下降为大约 12/mm^2[7]。即使在防晒区域,老年人皮肤中朗格汉斯细胞的数量也会大大减少[8]。随着年龄的增长,表皮中朗格汉斯细胞数量减少,同时肿瘤坏死因子 α 对朗格汉斯细胞迁移能力的影响有所下降[9],尽管外源性 IL-1β 对老化皮肤中受损的朗格汉斯细胞的迁移能力具有一定改善作用[10]。

老年人外周免疫功能发生了改变。尽管皮肤中 T 细胞和 B 细胞的绝对数量未发生显著变化,但在老化的皮肤中,两者对特定的有丝分裂原的应答反应发生了变化[11]。迟发型过敏反应强度的下降[11,12],光致癌风险的增加,以及慢性皮肤感染易感性的增加均是(皮肤)免疫系统老化的结果[11,12]。

其他可能导致老化的因素还包括内分泌因素、营养或热量的摄入[13]、机械压力/组织张力或炎症[14],以及电磁辐射[15]。

了解皮肤为何及如何精确地发生这些变化是一项巨大的挑战,也是开发能够延缓或预防皮肤老化的新型、有效的治疗药物的关键。解决这个问题的一种方法是通过各种化学、物理、生物和分子技术对年轻与老化的皮肤进行对比。在过去的 60 年中,人们已经提出了几种理论来解释老化(系统老化和皮肤老化)。20 世纪 50 年代认为,氧化损伤是老化的病因学要素,游离氧自由基蓄积产生造成损伤细胞的蛋白质、脂质与核酸的受损[16]。导致老化的进一步细胞变化则包括核 DNA 损伤的累积、蛋白质的错误折叠,以及线粒体 DNA 缺失频率的增加。这些作用因素彼此之间互不排斥,实际上,通过免疫与非免疫介导的慢性炎症已被证实为促进衰老的另一个因素，其作用方式与氧化损伤类似[17]。

除细胞损伤外，其他导致老化的因素可能还包括端粒的短缩，老化细胞不能表达足够的端粒酶用以维持端粒末端，从而阻止复制性衰老[18]。总之，研究发现，个体中不同类型的损伤发生速率不同，个体中当毒性达到阈值时，对于老化速率和程度方面产生的影响也不同。事实上，培养中的成纤维细胞进行衰老的研究已经证实了细胞应激的作用、胞内损伤的累积和影响其附近其他细胞行为的因子的分泌[19]。因此，细胞周围的微环境对细胞老化、组织完整性，以及老化表型有直接影响。

另一种皮肤老化的研究方法是比较不同个体中皮肤老化严重程度和时间进程的差异。这主要是通过改善基因组学技术促进对人类基因组的了解，以及改进新的技术以进行功能研究，最终使皮肤老化的研究得以实现。老化过程中的关键问题，是通过收集并分析那些与平均寿命相比，寿命明显过长或过短的人群，以及那些外表上看老化速度明显增加（如早衰综合征）的群体而得到的[20]。这些研究并不仅仅涉及皮肤的老化，但作为老化过程的一个代表，皮肤提供了一种有效模型，用以观察可能与老化相关的基因组中特定的变异所造成的下游功能变化。

关于寿命的延长，相关研究已经通过全基因组筛选和靶向探究的方法，揭示了与寿命增长有关的某些基因或遗传变异[21]。例如，在许多与老化相关疾病的研究中，p16/p15 基因位点（INK4a/INK4b，CDKN2a/b）的多态性已经被证实可能与干细胞的功能有关[22]。此外，其他研究已经确定了几种与胰岛素或类胰岛素生长因子 1 信号通路相关的基因[23]。通过开发合理的动物模型来更深入地研究这些信号通路，有望进一步了解寿命与生物组织老化的相关性，包括维持皮肤健康及如何减缓或加速皮肤的老化。

从还原论的观点来看，罕见的遗传性疾病中，与正常老化相关的病理变化累积似乎在加速积累，这也有助于加强我们对正常皮肤老化的病理生理过程的理解。这些疾病包括 Werner 综合征、Hutchinson-Gilford 早衰综合征、Cockayne 综合征，以及毛发低硫性营养不良等疾病[8]。总的来说，已有研究证实，这些疾病的分子特征中存在 DNA 损伤增强、DNA 修复减少、基因组不稳定、基因毒性应激的易感性及表观遗传稳态受损等方面的异常。在对特定个体疾病模型进行研究的过程中，常出现与老化相同的一些变化[24]。例如，Hutchinson-Gilford 早衰综合征患者的成纤维细胞与正常老化的成纤维细胞变化相似，均表现出活性氧累积增加、基础 DNA 损伤增加、增殖减少和早衰[25]。尽管这些理论尚未被证实，但我们有理由相信，在引起这些罕见单基因综合征（即与疾病相关突变相比，基因异常改变较少）的基因中，更常见的编码或非编码的基因变异可能会通过罕见遗传病发生更大规模的类似过程，来增加或降低老化的易感性。

关于光老化在紫外线照射后的病理变化的相关研究中，有人对皮肤老化的机制提出了其他的观点。举例说明，众所周知紫外线辐射可以诱导多种破坏性酶的合成，特别是 MMPs[26]，值得注意的是，MMPs 中 MMP-1、MMP-3 和 MMP-9 的表达水平增强[27]。MMP-1 可裂解主要间质胶原蛋白Ⅰ型和Ⅲ型胶原蛋白，而这些片段又可被 MMP-3 和 MMP-9 进一步降解。已有研究表明，不同个体中 MMP-1 的活性不同，与 MMP-1 基因启动子内的功能多态性相关[28]。值得注意的是，1607 位点存在一个常见的多态性变体，可产生单个 G 核苷酸或 GG 序列。该 GG 序列可产生 ETS（E26 转化特异性）转录因子的结合位点，该转录因子可导致 MMP-1 活性增加，导致真皮中胶原的大量分解。

MMP-1 中的单核苷酸多态性（或具有相似功能的）可能会使我们对皮肤老化的不同速率有一定程度的了解：基因型为 GG 者，其皮肤更快更明显出现老化。然而基于当前研究，这仅仅是一种推测。尽管如此，有研究表明，MMP-1 启动子中的 GG 基因型可以在区分皮肤表型时发挥重要作用，例如，通过瘢痕形成的严重程度可以区分遗传性水疱性皮肤病与隐性营养不良性大疱性表皮松解症[28]。也有研究表明，在吸烟者（无论是否受到阳光暴晒）的皮肤中，MMP-1 活性更强，这一发现可以部分解释为什么与同龄非吸烟者相比，吸烟者皮肤老化的迹象更重[29,30]。然而 MMP-1 只是 20 000 个基因中的一个，显然单独分析单个基因并不是剖析造成一般人群皮肤老化因素的最佳选择。

研究老化还有一种方法，即检测相对基因的表达情况，对激活或抑制基因的不同方式进行一个更为全面的评估。年轻和年老受试者的淋巴细胞 RNA 进行转录组分析发现，内源性老化与 RNA 加工基因的修饰，以及与选择性剪接的破坏有关[31]。但到目前为止，已发表的皮肤老化相关研究数据十分有限。此外，通过全面比较年轻皮肤与老化皮肤、紫外线暴露与非暴露皮肤中整体基因的表达情况，可能会生成无数的假设数据，也可提供对内源性老化与光老化的独特见解。

实际上，已经有研究对内源性老化与光老化皮肤基因表达情况的进行分析，人们对于皮肤老化过程已经有了新的理解，两种皮肤老化在转录水平上有一些共同的变化，也有一些不同的变化[32]。值得注意的是，两种类型的老化与脂质生物合成基因和表皮分化基因表达水平降低有关，也与炎症和伤口愈合相关的某些基因表达水平上升有关，细胞外基质的变化情况则影响不定。研究老化时要观察老化的整个过程而不是单个基因变化，这提示老化相关的信号通路与蛋白酶、基质蛋白和炎症相关。

关于对转录组中特殊变化的分析，所有老化的皮肤中均有脂质合成的改变，同时胆固醇、脂肪酸和鞘脂类合成中所必需的关键酶数量显著减少，这与皮肤屏障功能和修复能力降低的表现相一致。在老化的皮肤内，表皮或毛囊中有几种基因的表达水平降低，这一发现表明，皮肤老化不仅仅是真皮的问题。值得注意的是，表皮分化基因表达水平的下降表明，皮肤老化会对表皮的完整性、角质形成细胞的结构、紧密连接、角质形成细胞的黏附，以及干细胞等产生影响。尽管脂质代谢和角质形成细胞相关基因表达水平的变化可能是内源性老化和光老化共有的变化，但表皮分化相关基因的变化往往在内源性老化中更明显。对细胞外基质的基因表达模式研究发现，光老化皮肤中弹性纤维组分表达情况通常明显增加，皮肤老化（尤其是内源性老化）过程中，一些真皮胶原蛋白的表达水平降低，然而在光老化和内源性老化中均可发生某些胶原蛋白反常性增加。除了细胞外基质基因表达方式的变化，在老化皮肤中发现氧化应激的标记物具有一定的相似性。值得注意的是，所有老化皮肤对过氧化氢和其他自由基的解毒能力降低，同时抗氧化能力有所下降。

总的来说，内源性老化与光老化明显影响很多相同的生物学过程。常见的包括脂质生物合成异常、表皮分化和氧化应激。两种老化方式的差异主要在于细胞外基质组成。转录组学分析也为老化皮肤的生物标记物提供了一定线索，尤其是蛋白酶、基质蛋白和炎症等方面的异常，以及表皮和真皮中结构蛋白的病理变化。现在的挑战就在于这些数据是否能为干预老化提供新的靶点以及为新药物的研发提供新的机制，这些新的药物可以用来延缓或预防一些病理生理改变，这些数据分析不仅需要关注单个基因/蛋白质水平上的改变，还需要分析分子通路中的整合或交互。用组学分析的方法探索皮肤老化的病理生理过程，这在基础科学层面上十分有价值，至少可以为进一步进行抗老化的研究和治疗（特别为是抵抗皮肤老化的视觉性变化）提供平台。

（译者：王红梅　张希萌　**一审：**单士军　韩秀萍　**二审：**李承新　张晓宁　**三审：**葛格　**润色：**董海玲**）**

参考文献

所有文献请查阅网址：www. rooksdermatology. com.
以下列出的是重要参考文献。

Skin development

[3] Driskell RR, Lichtenberger BM, Hoste E, *et al*. Distinct fibroblast lineages determine dermal architecture in skin development. *Nature* 2013;504:277-81.

Epidermal and adnexal structures

[2] Feingold KR, Elias PM. Role of lipids in the formation and maintenance of the cutaneous permeability barrier. *Biochim Biophys Acta* 2014;1841:280-94.

[4] Eckhart L, Lippens S, Tschachler E, Declerq W. Cell death by cornification. *Biochim Biophys Acta* 2013;1833:3471-80.

Skin microbiome

[3] Chen YE, Tsao H. The skin microbiome: current perspectives and future challenges. *J Am Acad Dermatol* 2013; 69: 143-55.

Immune surveillance

[1] Pasparakis M, Haase I, Nestle FO. Mechanisms regulating skin immunity and inflammation. *Nat Rev Immunol* 2014; 14:289-301.

Melanocytes

[4] Nishimura EK. Melanocyte stem cells: a melanocyte reservoir in hair follicles for hair skin skin repigmentation. *Pigment Cell Melanoma Res* 2011;24:401-10.

Desmosomes

[1] Kowalczyk AP, Green KJ. Structure, function, and regulation of desmosomes. *Prog Mol Biol Transl Sci* 2013; 116: 95-118.

Dermal-epidermal basement membrane

[1] Bruckner-Tuderman L, Has C. Disorders of the cutaneous basement membrane zone-the paradigm of epidermolysis bullosa. *Matrix Biol* 2014;33:29-34.

Subcutaneous fat

[4] Algire C, Medrikova D, Herzig S. White and brown adipose stem cells: from signaling to clinical implications. *Biochim Biophys Acta* 2013;1831:896-904.

Physiological functions of skin

[1] Kubo A, Nagao K, Amagai M. Epidermal barrier dysfunction and cutaneous sensitization in atopic diseases. *J Clin Invest* 2012;122:440-7.

第 3 章

皮肤组织病理学:总原则

3

Eduardo Calonje with a contribution from Balbir S. Bhogal (Immunofluorescence techniques)

St John's Institute of Dermatology, Guy's and St Thomas' NHS Foundation Trust, London, UK

概述

皮肤组织的显微镜检查是皮肤科医师在皮肤疾病诊断中使用的最重要的辅助诊断技术。将临床表现与皮肤病理学改变联系在一起,不仅有益于疾病诊断也使我们重新认识了许多新的皮肤病,增加了我们对皮肤病机制的了解。皮肤病理学的科学和艺术始于 19 世纪早期的欧洲,有 Simon、von Baerensprung 和 Gans 等先驱者的著作。有趣的是,这些人都是皮肤科医师。皮肤科医师书写皮肤病组织病理学的传统始于 P. Unna, F. Pinkus, A. Civatte, J. Darier, H. Montgomery, H. Pinkus 和 W. Lever,以及 20 世纪后半叶的 R. K. Winkelmann, E. Wilson-Jones 和 A. B. Ackermann 等学者。在过去 20 年中,许多新疾病的定义及组织病理学和相关技术的巨大进步,催生了大量关于皮肤病组织病理学的出版物。现在有许多重要的参考文献[1-3,4]。

临床医师与皮肤病理学家之间的密切合作是必不可少的。皮肤病的范围很广,包括罕见的遗传性疾病、传染病、肿瘤和各种炎症性疾病。尽管许多情况下,特定皮肤病的组织学特征是相对独特的,但在某些情况下,这些变化可能是非特异的。只有通过临床皮肤病学和组织病理学之间的密切联系,才能理解皮肤活检的有效性和局限性。临床医师回顾活检过程,可能会认识到,组织学解释不充分的问题来自不适当或不具代表性的病变,以及活检时操作不当的影响等。病理学家反过来也可以学习到,如表皮海绵水肿、淋巴细胞外渗和轻度真皮炎症改变是海绵水肿性皮炎的标志,并且多种临床疾病都可能有类似的组织学表现。使用"慢性非特异性皮炎"的术语来表示这种情况,是对临床医师是没有帮助的,也是有误导性的。病理学家应该做的是将临床图片与组织学检查结果紧密联系,并尝试进行更具体的诊断。即使这是不完全可能的,如果可以排除许多鉴别诊断,仍将对临床诊治提供非常大的帮助。

皮肤病理学是一门迅速发展的医疗专科,近期出版物众多,许多国家皮肤病学学会的发展以及目前正在举行的许多国际会议都验证了这一点。在英国,二十多年来,皇家病理学院的皮肤病理学毕业证书颁发给精通皮肤病理学的病理学家和皮肤科医师。在欧洲,欧洲医学专家联盟/皮肤病学和病理学部门已经建立了类似的测试[5]。这项举措得到了欧洲乃至全世界两个专业的医师的热烈欢迎。在伊比利亚-拉丁美洲皮肤病学会的赞助下，类似测试也在拉丁美洲进行。

皮肤活检

如果组织病理学家要从活检切片研究中最大限度地获得有用的信息，那么有必要彻底了解皮肤活检的适应证、各种活检技术及其局限性。除了石蜡包埋组织的光学显微镜检查之外，从皮肤活检获得的材料可用于许多研究[6-8]，包括超微结构检查（现在很少使用）、免疫荧光检查、先天性大疱性疾病的抗原定位、免疫组织化学、微生物学检查、组织培养，以及分子生物学方法如原位杂交（包括 fish：荧光原位杂交）和聚合酶链反应（PCR），后者主要用于免疫球蛋白和 T-细胞受体基因重排检查。这些检查技术通常需要特定的标本和运输条件。在手术之前，进行皮肤活检的医师应该清楚地知道要对所获得的样本进行什么样的研究。应该记住，如果将标本分成许多小部分用于多种检查，如培养、直接免疫荧光研究和光学显微镜检查，可能导致标本太小、没有代表性或组织破坏太严重，从而无法提供有用的结论。进行两次或更多次活组织检查，通常可以更好地保证足够的组织，以最大化获得标本的信息。

在皮肤活检的各种适应证（框图 3.1）中，诊断性皮肤活检经常用于确认临床诊断或帮助明确诊断临床诊断不清楚的疾病。切除性活组织检查是治疗皮肤损害、特别是恶性肿瘤的首选方法。皮肤活检很少用于美容原因完整切除的损害。

框图 3.1 皮肤活检的适应证

- 切除表皮或真皮肿瘤，无论是良性还是恶性。恶性肿瘤需要清楚的边界
- 用于明确较大的单一病变诊断的活检（剃刮或穿刺活检），之后将选用其他方法治疗，例如更复杂的手术（莫氏），放疗或冷冻疗法。尤其适用于基底细胞癌或原位鳞状细胞癌（Bowen 病）；避免黑素细胞病变，尤其是疑似黑素瘤的病变
- 皮疹诊断不明的活检。大多数是炎症性皮肤病，经常需要进行穿刺活检；有时怀疑皮肤 T 细胞淋巴瘤，可能需要不止一次活检。
- 新鲜组织切口皮肤活检，用于免疫病理学研究。特别是免疫荧光，用于疑似自身免疫性皮肤病，例如大疱性疾病（病灶周围皮肤）或红斑狼疮（皮肤皮损）
- 怀疑感染时，同时进行皮肤普通病理和新鲜未固定组织培养的连续切口活检。可以培养组织用于各种生物，包括分枝杆菌和深部真菌，或检查蠕虫或丝虫。

当皮损泛发时，活检的方法、部位及皮损的选择是最重要的。理想情况下，活检的皮损应该是早期的、未治疗的、可以代表整个疾病的。要获取足够的疾病信息，避免继发病变至关重要，应当避免表皮剥脱性皮损及继发性改变导致原发皮损特征模糊的皮损。如果存在病情发展各个阶段的皮损，如苔藓样糠疹中，对多个皮损进行活组织检查可能是合适的。多部位活组织检查通常也有助于一些组织病理学诊断困难的疾病，如早期皮肤 T 细胞淋巴瘤等。诊断性活检取材应尽可能包含正常皮肤，直接免疫荧光研究的活组织检查必须包含病灶周围皮肤。在某些情况下，与正常邻近皮肤的比较是非常有助于诊断的，如结缔组织痣。同时，临床医师应该标记正常皮肤的区域以便于比较。同样重要的是确保活检足够深。对于病理学家和临床医师而言，收到提示诊断为脂膜炎的标本，却发现切片仅显示表皮和真皮浅层的部分是令人沮丧的。怀疑患有脂膜炎的病例一般是进行穿刺活检。然而，在脂膜炎的情况下，从穿刺活检获得的信息是最小的，通常医师希望进行大的、深切活检以获得最多信息。如果病变很多而且需要活检，那么明智的做法是避免不易于愈合的区域（如骨突出部位和下肢部位），以及影响美容的区域。身体某些部位的继发改变，如老年人小腿活检组织中的静脉淤滞，可能会使缺乏经验的皮肤病理医师感到困惑，最好避免这些部位。

在皮肤活检之前，首先要与患者签署书面知情同意书，即使最小的活检，仅在活检部位表面局部麻醉——通常是含或不含肾上腺素的 1%或 2%利多卡因。应避免因局部麻醉药注入皮肤而引起的浅表性水疱。将过多的局部麻醉药注射到皮肤，可以在活检组织制备的切片中引起明显的人为假象。过去，我们过分强调了肾上腺素对真皮血管和肥大细胞的影响，然而，当对怀疑色素性荨麻疹的患者做活检时，要么避开活检部位在周围皮肤注射麻醉药，要么选择不含肾上腺素的麻醉药，这是必要的。手指或脚趾部位活检取材时，不宜用肾上腺素和其他血管收缩药，因为偶尔的强烈血管痉挛可导致组织坏死。局部麻醉凝胶可作为注射的替代方法，用于去除浅表皮肤病变。这些局部麻醉药对儿童进行活组织检查时尤其有用。使用的主要局部麻醉药是利多卡因和丙胺卡因（EMLA：局部麻醉药的混合物）的组合。尽管这种局部麻醉药非常有效，但要知道它可能引起继发的组织学变化，而这可能影响病理诊断。这在患有炎性皮肤病的患者中更常见，似乎与接触药物的时间有关，是一种刺激性接触性皮炎[9,10]。组织学变化包括表皮上层

角质形成细胞的空泡变性、真表皮交界处的裂隙伴表皮浅层水肿、角质形成细胞的坏死和颗粒状嗜碱性变、真皮乳头层水肿和血管扩张。

在某些情况下,最好避免皮肤活检,除非绝对必要(表 3.1)。

表 3.1 皮肤活检的相对禁忌证

患者组	注释
婴幼儿	虽然局部麻醉药膏/凝胶使这更容易
躯干上部	为了避免瘢痕疙瘩形成
老年患者的小腿	可能发生愈合不良
心脏病患者	瓣膜病意味着存在潜在的风险
阿司匹林/抗凝药患者	亚急性细菌性心内膜炎可产生大量出血
黑素瘤(切口)活组织检查	原发性切除是优选的,以允许适当的评估和准确的诊断
	在肢端部位和面部的较大病变中,有时进行切口活检以确认诊断并规划明确的治疗

皮肤活检技术(表 3.2)

椭圆形手术活检[8]

这是最常用的诊断性皮肤活检技术之一。所需设备包括手术刀、细齿钳、持针器、剪刀和无眼缝合针(图 3.1)。皮钩的使用极大地方便了活检操作并避免损伤组织。椭圆形活检的合理尺寸约为 5mm,但是由于美观原因,更小的样本也是可以的。小的皮损可以被完全切除,但是较大皮损的活组织检查,应该以正确的角度越过边缘,切除包括相邻正常皮肤的组织。在可能的情况下,伤口的长轴应沿着皮纹的方向。对于可疑的黑素细胞病变,先沿着边缘进行简单的切除,确认诊断后进行更广泛的切除。关于手术技术和缝合材料的全面讨论超出了本章的范围,但有几个很好的综述[7,8]。与皮肤外科手术有关的问题将在第 20 章中讨论。

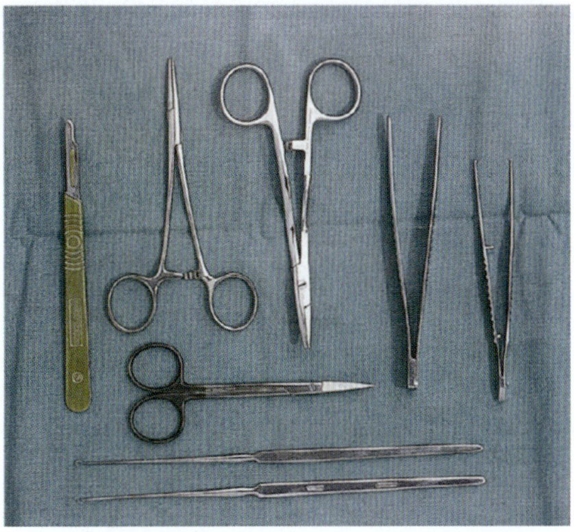

图 3.1 活检工具(包括手术刀、剪刀、持针器和皮肤钩)

表 3.2 皮肤活检技术[6-8]

技术	应用
切除	用于切除单个病灶;切除椭圆形或纺锤形的皮肤区域
切口活检(楔形)	与切除相似,但更窄;在疑似脂膜炎中要切到脂肪;包括一些正常的病灶周围皮肤用于对照
环钻活检(3~6mm)	如果可用的组织有限,但必须活检,准确采样是必要的;采样程序快,对儿童有用
刮除术	对于角化过度病变,如脂溢性角化病,病毒疣,基底细胞癌;通常伴有烧灼感
削除活检	对于面部隆起病变,如良性皮内痣
剪除	用于皮赘;皮肤剪除也适用于盘尾丝虫病

环钻活检[11]

环钻是一种直径可变的金属圆柱体,一端有锋利的切割边缘,通常连接在塑料手柄上(图 3.2)。通过向下扭转运动将冲头推入皮肤,然后取出。将组织样本提起并与下面的组织分离,取出。在不缝合的情况下伤口可以愈合,伤口的底部可以电凝或者用止血药物止血。然而,许多操作者喜欢用一根或两根缝合线固定止血。

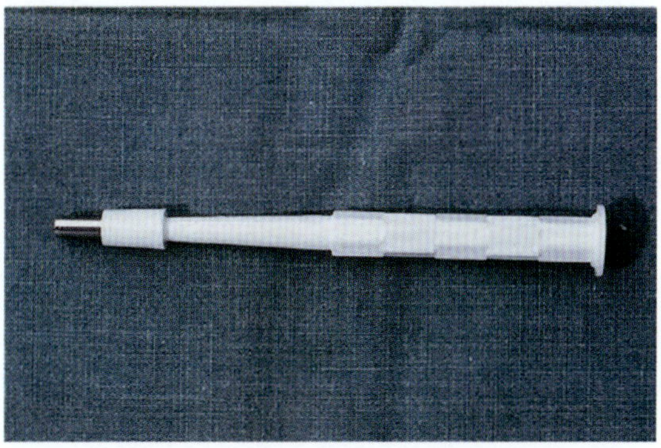

图 3.2 皮肤活检用一次性冲头

环钻活检方便且快速，但应使用至少3mm的环钻才能获得令人满意的样本。活检环钻非常容易变钝，因此建议使用一次性环钻。小环钻活检的另一个问题是标本通常难以定位，所以大多数病理学家非常喜欢椭圆切除组织进行活检。一般而言，环钻活检不应用于皮肤肿瘤的诊断，对于黑素细胞病变尤其如此。然而，在繁忙的门诊和临床工作中，环钻活检确实占有一席之地，尤其是小皮损的诊断和治疗。

刮除术[12,13]

用锐利的沃尔克曼勺子或一次性刮除器进行刮除，然后进行烧灼，通常用于治疗小的良性和恶性皮肤病变，如病毒疣、日光性和脂溢性角化病、基底细胞癌等。如此得到的样本是破碎的，通常不能确定是否完全清除病变。为克服这个问题，提出了刮除术和削除术结合的方法。相比于提供适合皮肤病理的理想活检标本，单独的刮除术更适合作为治疗方法。必须强调的是，所有标本都应进行组织病理学检查。止血可以通过电凝、藻酸盐敷料或水合三氯化铝溶液蘸在棉球上擦拭伤口来实现。很有必要提到另一种止血药，Monsel溶液（硫酸亚铁），它可能会干扰再切除标本的组织学分析，目前它已不再广泛使用。Monsel溶液中的色素可覆盖在胶原纤维束上，并可诱导组织细胞反应，产生噬含铁血黄素细胞[14]。这可能使活组织检查的分析变得非常困难，特别是对于黑素细胞皮损来说。

削除法活检

对于某些浅表的、良性丘疹或结节性病变，可通过削除使其与周围皮肤表面平齐，从而达到治疗目的。这种方式可以治疗许多浅表皮肤病变，特别是黑素细胞痣。尽管它可以获得有效的美容效果，但该技术具有若干缺点。整个病变很少会被完整切除，容易复发。有时，黑素细胞痣部分切除后复发的病变可能表现出非典型增生的组织病理学特征，有时导致恶性病变的错误诊断[15]。与刮除和环钻活检的技术一样，削除法活检产生的伤口通常需要某种形式的烧灼或使用水合三氯化铝来止血。

其他活检技术

还有一些其他活检技术，用于诊断目的的皮肤取材，包括针穿刺活检技术，类似于用于肝疾病和淋巴结病理的组织活检（参见关于细胞学诊断和Tzank涂片的部分）。这种活检的病理结果与使用更常规的外科手术所获得的结果相比，尽管它的损伤较小，但通常不令人满意。用于麻风病检查的皮肤涂片和用于盘尾丝虫病检查的皮肤剪开技术，分别在第28章和第33章讨论。

随标本提供的信息

为了能从病理学家那里获得最佳帮助，临床医师必须提供完整的临床细节。完整的组织病理学申请表应包括每个标本的以下详细信息。应根据姓名、性别、年龄以及医院参考编号或其他一些记录编号来识别患者。患者的种族类别是有用的，因为显著的表皮基底层黑素沉着在某些情况下可能是病理性的，但在某些种族个体的皮肤是正常的。应提供皮肤疾病持续时间的简要临床病史，以及任何治疗的细节，包括局部和全身治疗。每个活组织检查的部位应在申请表上清楚标明，每个标本标记清楚，装在单独的容器中，不但在一个容器中有来自同一患者的几块活检标本的情况并不罕见。有时可以发现这些皮损中的某一个在组织学上的恶性的，而其他皮损是良性的，在这种情况下，可能无法确定恶性肿瘤的部位。

申请表应包含活检前的详细病史，可能的情况下包括以前病理报告的编号；最后，提出临床诊断及鉴别诊断是有帮助的。在可能的情况下，应避免使用缩写。许多病理学家可能会认识PLC字母代表了苔藓样糠疹，但很少有人能够立即认出TMEP字母代表一种色素性荨麻疹。

最后，也是最重要的，皮肤科医师或外科医师应该在活组织检查的申请表上给出一些明确的指示，谁是送检者或者报告应该发送给谁。如果上述一些简单的建议能够被进行活组织检查的临床医师听取，那么皮肤病理学家的工作就会变得更加容易。

标本的保管

在整个活检过程中需要注意避免使用镊子或任何其他器械对样本造成损伤。在活检期间使用皮肤拉钩是有帮助的[16]，而将样本分成多个较小部分的组织用于不同的检查，会造成样本的人工损伤，影响诊断结果，应尽量避免。如果4个不同的检查都需要标本，比如石蜡包埋、直接免疫荧光、电子显微镜检查和微生物培养，通常最好取两个单独的标本，并将每个标本分成两部分，而不是试图将一个标本分成4个部分。用于超微结构研究的活组织检查标本应该很小（1～2mm的立方体），以充分的固定。取出活检标本后，应将表皮侧放在一小块滤纸上，以防止卷曲，并迅速转移到适当的保存媒介中。

对于石蜡包埋材料的常规诊断性显微镜检而言，10%中性福尔马林仍然是最广泛使用的固定剂，并且在大多数情况下都令人满意[17]。许多其他固定剂[17]和保存媒介如Michel培养基（表3.3）[18]是可用的，这些适用于特定疾病或组织成分的研究，或特定诊断技术如免疫荧光的应用[19]。使用 Michel 培养基可以保存抗原，用于免疫荧光研究可保存 6 个月[20]。通过使用 Michel 培养基，可以安全地运送标本而无须立即冷冻。这种培养基也可用于固定免疫电子显微镜研究中使用的样品[21]，并且亦可保留与遗传性水疱性皮肤病研究相关的抗原[22]。在冷冻样品之前，必须彻底清洗样品，以避免人为假象。0.9％氯化钠可以作为 Michel 培养基的替代保存媒介[23]。然而，抗原的保存仅维持 24h，并且经常出现人为假象，包括角质形成细胞的水肿变性和真表皮交界处的裂隙。此外，该方法不适用于做免疫电子显微镜或抗原表型检查。表 3.4 列出了重要固定剂和保存媒介的详细内容。

表 3.3 用于新鲜皮肤组织的 Michel 转运培养基

培养基成分	试剂
硫酸铵	55g，在 100ml 缓冲液中
缓冲液	1mol/L 枸橼酸钾(pH 7)，2.5ml
	0.1 mol/L 硫酸镁，5 ml
	0.1mol/L 乙基马来酰亚胺，5ml
	蒸馏水，87.5ml
	以1∶2的比例与 1mol/L 氢氧化钾混合至 pH 7.0

表 3.4 皮肤活检标本的固定剂和运输培养基

研究技术	固定剂/运输培养基	说明
大多数用于石蜡包埋材料的常规诊断研究	10％中性缓冲福尔马林溶液(pH 7)	最常用的固定剂
	10％福尔马林水溶液(无缓冲)	H&E 染色通常优于用福尔马林缓冲剂导致的色素干扰
	Carnoy 的溶液(pH 2.8)	溶血红细胞核；使用小样本
需要快速固定	将标本浸入酒精放入烤箱中	微波固定
当需要良好保存黏多糖时	正常的盐水溶液(pH 3.8)	细胞核严重扭曲 不能满足常规目的
麻风杆菌的检测	FMA 固定剂或 Zenker 溶液	Wade-Fite 染色对抗酸杆菌有良好效果
透射电子显微镜和一些电子免疫细胞化学	Karnofsky 溶液或 2.5％缓冲戊二醛溶液 用四氧化锇固定	必须清除汞沉积物需要小样本，通常不超过 $1mm^3$
免疫荧光和免疫酶技术	多种；高碘赖氨酸多聚甲醛固定和冷处理可用于一些内皮细胞标记物	根据技术和抗原选择合适的固定剂/待鉴定物质 可能需要冷冻组织
用于免疫荧光研究的标本	Michel 培养基转运	样品必须在磷酸盐缓冲盐水中彻底清洗后再浸入 Michel 培养基中
微生物学研究，脂肪组织研究和一些免疫组织化学研究	新鲜或冷冻组织	用于微生物检验的标本应放在无菌容器中，并尽快运送到实验室

实验室方法

标本制备

除 Mohs 显微外科手术(在第 20 章中描述)和免疫荧光检查外，冰冻切片不常用于皮肤病理学检查。用于皮肤病理学诊断的大多数抗体可以在福尔马林固定的样品中充分发挥作用，因此除了用于研究外，冰冻切片不常用于免疫组织化学检查。冰冻切片用于诊断自身免疫性水疱性疾病，也用于诊断遗传性水疱性皮肤病(抗原图谱，参见第 50 章)。虽然有人提出自体免疫性水疱病可以用福尔马林中固定的样品进行免疫组织化学诊断，但结果通常是质量较差并且难以解读，导致假阴性和假阳性结果。因此，不建议使用此方法。

在处理之前仔细识别和准备组织样本最重要。第一个要求是将活检标本立即放入固定液中。使用各种常规固定剂，大多数含有 10%福尔马林。因为福尔马林的储备溶液由 40%甲醛组成，10%福尔马林实际上是 4%甲醛。对于大多数样本，建议至少 12h 固定，但小样本可能只需要 6h，较大的样本需要较长时间的固定，以产生最佳结果。固定后，将组织从其容器中取出，仔细检查样本是否符合申请表中给出的详细信息，并且病理医师描述大体标本以及"切割"细节。

当存在多个组织碎片时，应特别小心，可通过刮除法获得的样本。可能需要将活组织检查容器的内容物通过滤纸过滤，以确保处理和检查所有的组织部分。在固定样本之后，应该描述样本的大小和形状，以及是否包括皮下或其他组织。然后仔细描述表面，特别是颜色和表面纹理的变化，如糜烂或溃疡。应描述大体标本上存在的任何明显的临床病变。在一些手术标本中，外科医师在活检标本中留下诸如皮肤缝合线的识别标签，以使标本能够精确定位。这在处理肿瘤病变时尤其重要，需要评估活检标本边缘的肿瘤清除情况。

在切割大体标本（特别是切除的肿瘤）之前，比较好的做法是，使用处理组织不会褪色的彩色染料对活检标本的边缘进行染色。可以使用各种商业制剂，并且可以使用一种或多种颜色。如果在病理学家检查的最终组织切片上可见染料，这意味着在加工过程中没有组织丢失，并且该切片的边缘对应于活组织检查的真实边缘。在修整包埋组织边缘后，制备组织块之前还要切割大体标本。有几种技术可用于切割标准的椭圆形皮肤活组织标本。理想的方法在某种程度上取决于疑似诊断的性质。来自良性或恶性皮肤肿瘤的标本最好用横切的标本块，从而可以检查最窄的切除边缘。对于恶性病变，尤其是疑似黑素瘤，理想情况下，应在病变的整个长度上以 2 mm 的间隔采取横切片（图 3.3a）[1]。从炎性皮肤病斑块的边缘取材的椭圆形活组织检查最好纵向切片，以便可以看到正常和异常皮肤（图 10.3b）。对于较大的样本，若以诊断为目的，检查由肿瘤各个部分制成的横向标本块可能足矣。任何未经处理的活检组织都应贴上标签，放回容器内的固定剂中储存。实验室对固定组织标本的保存有不同的政策。理想情况下，所有标本都应保存，但由于空间有限，在组织病理学报告获得批准和签署的几周后，大多数常规标本可以丢弃。

除了对大体样本的描述及如何制备切片外，样本的粗略图表非常有用，特别是对于较大的样本。这使得病理医师能够清楚地识别各个样本所在部位。大样本的替代方法，特别是在处理肿瘤病变时，要么拍摄样本，要么将样本包裹在透明的保鲜膜中并拍摄表面的影印件。这样可以生成与大样本相同大小的图像，并且可以将所拍摄的切块的详细信息直接记录在影印图像上（图 3.4）。

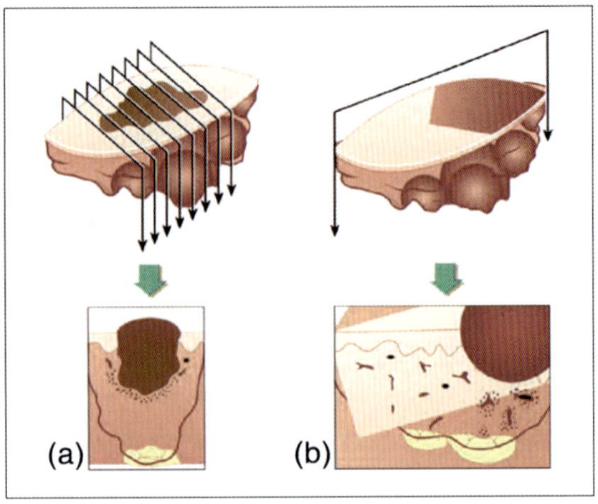

图 3.3 椭圆形皮肤活检标本的取材

（a）肿瘤性病变。通过整个病变的多个横向取材允许在所有水平上对肿瘤进行组织病理学检查，并评估最窄的切除边缘。（b）炎性病变的切口活检。建议纵向取材；这样可以对受影响和邻近的正常皮肤进行最佳比较。

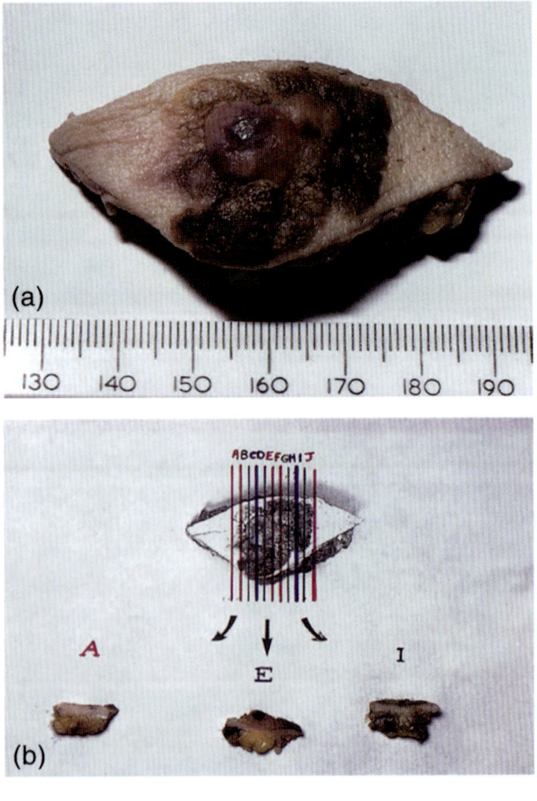

图 3.4 用于记录取材准备的影印过程

（a）黑素瘤的大体样品的外观。（b）从样本中取出横向切块，并将它们的确切位置记录在根据大体样本外观制成的影印件上。

修剪后,非常小的样本可能会被直接切片。其他切片技术可用于特定目的。例如,头皮疾病的环钻活检标本(直径至少 4mm)的横切面切片[2-5]。该技术对评估各种类型的炎性脱发特别有用,并且有助于毛囊皮脂腺和毛发本身的形态学定量分析。该技术还提供了研究毛囊横切面解剖结构的有效方法,包括正常毛发周期的各个阶段。理想情况下,在研究脱发疾病时,应提供两块活检组织:一个用于垂直切片,一个用于水平切片。目前,在头皮活组织检查中,对水平切片和垂直切片进行病理解读优于单种切片,可以获得很高的诊断价值[4]。如果需要免疫荧光研究,垂直切片的样本可分为两部分。

常规组织处理

尽管皮肤活检样本可以用于很多检查,但活检样本石蜡包埋组织切片进行光学显微镜镜检是最常规的检查。在大多数现代病理科中,组织处理通过使用自动化机器来进行。虽然手动方式可能获得更好的结果,但这通常耗时耗力。目前,经常使用两种主要类型的自动化组织处理机器:传统的旋转式传送带类型和封闭的泵送流体类型。这两种机器都具有处理多个独立步骤的能力。无论是通过机器还是通过手动方式进行组织处理,在完成固定之后,都涉及相同的脱水透明和包埋步骤。脱水过程是除去固定剂和任何组织中的水。透明剂,如二甲苯,它可以与之前的脱水剂和其后的包埋剂完全相溶。

对于包埋,56℃的石蜡仍然是最受欢迎的材料。它既便宜,又可以在相对短的时间内处理大量的组织块,并且随后可以直接进行切片和染色。现代自动化的组织处理设备,使用真空脱水技术大大减少了整体处理时间。在包埋过程结束后,将石蜡块切割并染色,然后准备用于显微镜检查。皮肤病理学家应该知道一些可能引起混淆和误解的相对常见的潜在现象(见框图 3.3)[6]。当需要紧急制备组织样本时,可以缩短各种处理步骤。使用非常薄的组织标本、提高固定剂的温度、使用微波固定技术[7,8]和缩短用于洗脱的时间都可以加速处理,或者可以应用低温恒温器。

常规染色技术,包括组织化学法

到目前为止,在组织病理实验室的活检切片中,苏木精和伊红(H&E)是最广泛使用的染色剂。该染色技术能很好地显示皮肤中大多数细胞和组织的结构,足以诊断大多数皮肤病。然而,这种染色剂并不能清楚地显示某些组织成分,如弹性纤维(图 3.5),并且不能区分黑素、含血铁黄素和其他皮肤色素。为了区分这些组织,包括确认真皮异常沉积物的性质,如钙、黏蛋白和淀粉样蛋白,需要特殊染色。特殊染色技术的另一个重要应用是证明微生物的感染。标准参考文献[9-11]列出了诊断性皮肤病学中使用的特殊染色剂的技术和应用的具体内容。表 3.5 中列出了可用于特殊疾病诊断的常用染色技术。

过碘酸-希夫(PAS)染色能证明存在糖类,特别是一些多糖如糖原和含有中性黏多糖的黏蛋白。这些物质通过 PAS 反应染成紫红色。由于真菌和酵母的细胞壁含有中性黏多糖,所以 PAS 染色呈阳性(图 3.6)。这是一种廉价而且可靠的诊断方法,目前已经提倡在所有炎性皮肤病活检中常规使用 PAS 染色[12]。该提议的推理基于以下事实:真菌感染的临床和组织学表现是相当非特异性的。该技术

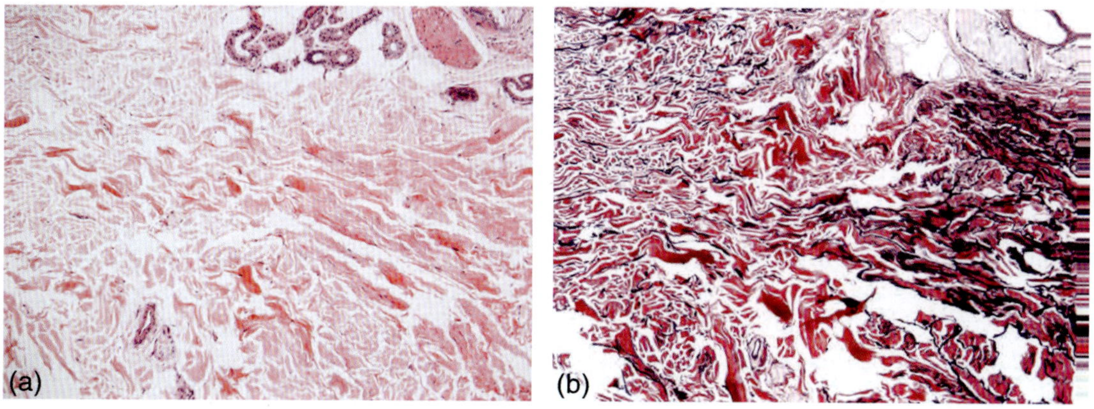

图 3.5 (a)结缔组织痣。用 H&E 染色的切片仅显示胶原的局部凝聚。(b)van Gieson 弹力染色显示弹力纤维数量明显增加

表 3.5 皮肤科中使用的一些染色

特殊染色	组织成分	外观
过碘酸-席夫(PAS)	糖原	紫红色(淀粉酶敏感)
	黏多糖	红色(真菌壁红色)
van Gieson	胶原	红色
	肌肉神经	黄色
刚果红	淀粉样蛋白	红绿色
		双折光性
酸性地衣红和吉姆萨	弹性纤维	棕黑色
	胶原	粉红色
	黑素	黑色
	含铁血黄素	绿/黄色
	淀粉样蛋白	浅蓝色
	肥大细胞颗粒	紫色
Masson 三色	胶原	绿色
	肌肉+纤维	红色

特殊染色	组织成分	外观
醛品红	弹力纤维	紫色
Gomori 染色	网状纤维	黑色
阿新蓝(pH 4.5,0.5)	酸性黏多糖	蓝色
甲苯胺蓝	酸性黏多糖	紫色异染
		包括肥大细胞
普鲁士蓝	铁(含铁血黄素)	蓝色
Masson Fontana 染色	黑素	黑色
von Kossa 染色	钙盐	棕/黑
Grocott 染色	真菌壁	黑色
Methenamine 银染色	细菌	
	革兰阳性	蓝/紫色
	革兰阴性	红色/粉红色
Ziehl-Neelsen/Wade-Fite	抗酸杆菌	红色

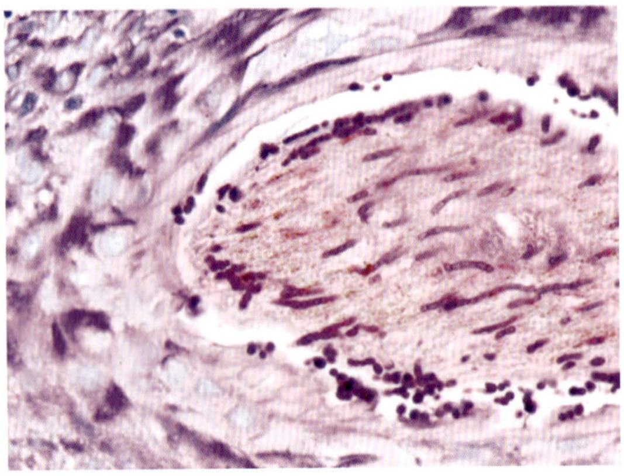

图 3.6 过碘酸-席夫染色(PAS 染色)显示在毛癣菌感染的毛干内有许多菌丝

还可用于证明血管壁、基底膜(图 3.7)、纤维蛋白沉积和糖原沉积的存在。该技术还常用于某些汗腺和毛囊肿瘤中,如透明细胞汗腺瘤、毛鞘瘤和一些组织发生不确定的上皮病变,如 Degos 透明细胞棘皮瘤。糖原的鉴定可以通过酶解消化来进一步证实,在 37℃将标本切片放在 1%淀粉酶溶液中孵育 30min。使用淀粉酶后的阳性染色表明存在中性黏多糖。

阿新蓝反应在酸性黏多糖存在下会产生蓝色。除了证明皮肤黏蛋白病中黏蛋白的存在外,该技术在一些乳房外 Paget 病的病例中也有价值,偶尔也会在肠道转移癌中的杯状细胞中显示出来。在正常真皮的基质中存在少量酸性黏多糖,而阿新蓝反应非常依赖于 pH 值。因此,应该慎重解读阳性染色结果。

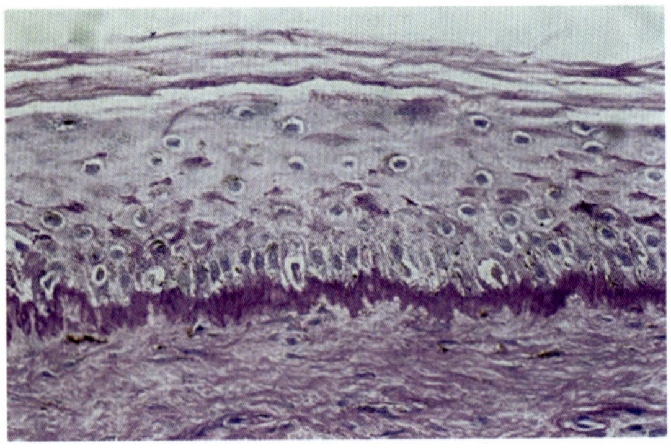

图 3.7 过碘酸-席夫染色(PAS 染色)显示皮肤红斑狼疮中基底膜区增厚

Pinkus 和 Mehregan 推广使用酸性 orcein-Giemsa 染色剂,推荐将其用作第二种常规染色剂[13]。这项技术可以染出存在的肥大细胞、嗜酸性粒细胞、异染物质和弹性纤维,这些通常在 HE 染色是不可见的。常规使用 orcein-Giemsa 染色剂通常可替代部分其他特染,不需要重新活检取材。orcein 本身是其他染色方法的组成部分,特别是那些用于显示弹性纤维的方法。

特殊染色技术通常是区分表皮和真皮沉积的黑素、含铁血黄素和其他物质所必需的。Masson 含氨硝酸银与黑素产生黑色反应产物。在酸性 orcein-Giemsa 染色时,黑素呈现墨绿色。皮肤活检标本存在铁,通常代表含铁血黄素的沉积产物,它通过普鲁士蓝证实,在铁和亚铁存在下产生深蓝色反应产物(图 3.8)。三色染色可以证实结缔组织的各种成分。常见的例子是

van Gieson 染色,其中胶原蛋白呈现红色,肌肉和神经呈黄色,而 Masson 三色染色中胶原蛋白是绿色、肌肉呈红色。后一种染色现在已很少使用。

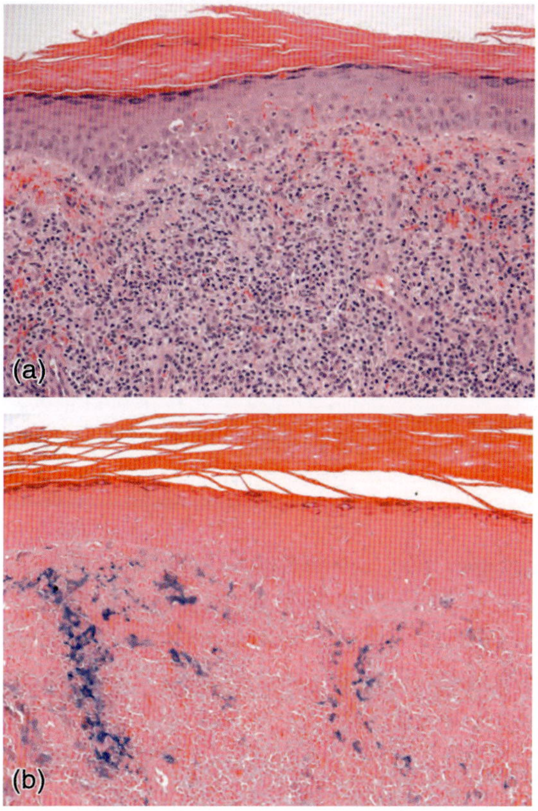

图 3.8 (a)显示的淋巴细胞浸润,其为局部苔藓样改变,在金黄色苔藓的情况下与红细胞外渗有关(H&E)。(b)缺血黄素染色(Perls 染色)突出了许多含有血铁黄素的巨噬细胞,这有助于确认诊断为金黄色苔藓

网状纤维是由六胺银染色技术验证。这种技术在某些皮肤肿瘤的研究中特别有用,包括血管肿瘤和黑素瘤。这种方法在黑素细胞病变中,可能会发现在正常的 HE 切片中不能发现的浸润性生长的病灶。

皮肤内存在的某些类型的细胞在传统 HE 切片上可能难以识别。肥大细胞就是一种这样的细胞,可通过使用一种异染性的染色技术进行识别,如甲苯胺蓝染色;也可以通过在石蜡包埋的组织上用几种酶组织化学方法进行识别,如氯乙酸酯酶反应。Leder[14] 描述了这种技术在福尔马林固定石蜡切片中的应用,肥大细胞和髓样白细胞很容易通过明亮的粉红色鉴定(图 3.9)。常规染色难以观察到的其他组织细胞和树突状细胞,最好用免疫组织化学方法显现。

各种天然和外来物质的皮肤沉积,通常需要特殊

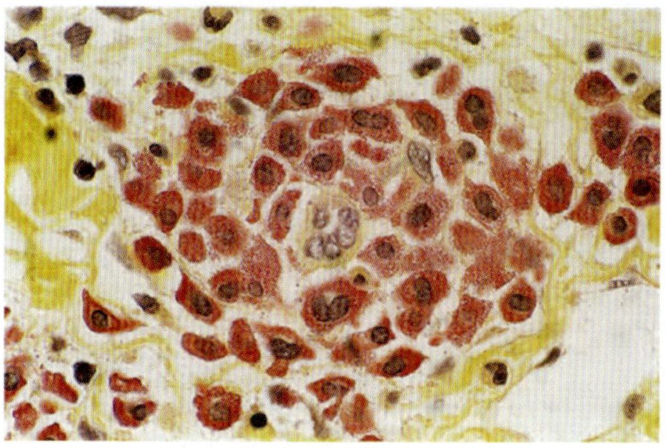

图 3.9 氯乙酸酯酶染色
用这种方法肥大细胞呈红色。

的染色技术来显示。von Kossa 方法在钙盐存在下产生黑色,并且可以使用结晶紫或刚果红来证明淀粉样沉积物。后一种技术可使淀粉样沉积物染成粉红色,经偏振光镜检查显示绿色双折射。另一种用于显示淀粉样沉积的技术是 T 硫黄素法,用荧光显微镜检测时产生绿色荧光。不幸的是,推荐用于证明淀粉样蛋白的几种染色方法在技术上并不完全可靠,且没有一种技术对淀粉样变是绝对特异的。刚果红以外的一些棉花染料,如宝塔红,据称与刚果红一样敏感,且更具特异性[15]。如果怀疑淀粉样蛋白,建议使用多种特殊染色剂。偶尔,即便使用几种特殊的染色,也不能证明淀粉样蛋白,那么电子显微镜检查就是必要的。

目前,我们采用多种技术来检查皮肤中的微生物。前面已经提到了 PAS 染色在证明酵母菌和真菌中的作用。Grocott 银染技术在鉴定真菌菌丝和酵母方面也非常有用。这些结构在淡绿色背景下染成黑色。其他银染色技术,包括 Warthin-Starry 技术,可用于显示螺旋体、巴尔通体(导致细菌性血管瘤病的微生物)和组织切片中的疏螺旋体。巴尔通体也可以使用吉姆萨染色来证明。传统的革兰染色剂可以显示皮肤中的球菌和细菌。有几种技术可用于证明抗酸杆菌。Ziehl-Neelsen 方法广泛用于分枝杆菌的染色,特别是结核分枝杆菌。基于分枝杆菌富含脂质的细胞壁能吸收强酚染料溶液,该染料在酸或酒精处理后保留下来,分枝杆菌染色呈洋红色,背景为蓝色。Auramine-rhodamine 染色也是一种在组织切片中显示分枝杆菌的敏感方法。它的主要缺点是需要使用荧光显微镜进行诊断[16]。Ziehl-Neelsen 方法不能应用于麻风杆菌的诊断,使用这种技术通常会导致假阴性结果。其原因是麻风杆菌中的酸和乙醇含量较低。Wade-Fite 染色或该技术的改进更适合于鉴定麻风杆菌和非结核性杆菌,因为它使用极少的乙醇和酸处

理。事实上，在病原体极少的情况下，如果使用 Ziehl-Neelsen 代替 Wade-Fite，可能会漏诊。

即使使用上述技术，灵敏度仍然非常低，证实皮肤中少量微生物可能非常困难，可能需要检查多个切面。值得庆幸的是，在 20 世纪 90 年代，越来越多的新的检测石蜡包埋组织中微生物的方法已经可用，简化了病理学家和皮肤病理学家的任务。这些技术包括原位杂交、PCR 和免疫组织化学技术，用于检测多种微生物，包括细菌、真菌、分枝杆菌、病毒、立克次体和利什曼原虫[17-30]。PCR 是确认这些感染诊断的非常有价值的技术，但需要非常严格的条件来避免假阳性结果，特别是在分枝杆菌感染的情况下。当特殊染色和培养呈阴性时，PCR 有助于组织学可疑病例的诊断。重要的是要强调在结节性血管炎和丘疹坏死性结核疹的皮肤病变中发现了分枝杆菌 DNA[31,32]。这虽然证实了这两个疾病与结核病之间的关系，但并不一定意味着该发现是诊断该部位结核感染的证据。卡介苗多克隆抗体经常用于筛选组织中的真菌和细菌，这是基于该抗体在不同物种之间存在广泛的交叉反应性[33-35]。然而，该抗体不能用于检测病毒、利什曼原虫或螺旋体，并且遗憾的是它已不再销售。梅毒螺旋体的单克隆抗体非常有用，并且比银染技术更敏感，以证明组织切片中的微生物[36]。可以通过免疫组织化学方法使用共聚焦显微镜在组织切片中鉴定伯氏疏螺旋体[37]。已经建立了用于 Epstein-Barr 编码区（EBER）的原位杂交作为在石蜡包埋组织中检测 EB 病毒的选择方法[38]。免疫组织化学和原位杂交（石蜡包埋切片）可用于检测人乳头瘤病毒[39]。

免疫病理学

在某些情况下，即使对合适的皮损进行活检，组织处理和切片很专业，并且使用几种特殊染色技术，也不能确定组织学诊断。免疫学方法的使用允许鉴定抗原、抗体和各种其他细胞及组织成分，极大地促进了我们实现确诊的能力。单克隆抗体杂交技术对识别许多细胞和组织结构铺平了道路（框图 3.2）。

免疫荧光法

免疫荧光技术由 Coons 和 Kaplan 开创[1]。它已广泛用于研究和临床诊断，包括评估悬浮细胞、培养细胞、组织、微丸和微阵列以检测特定蛋白质。在该技术中，抗体与荧光染料有机结合，如异硫氰酸荧光素（FITC）或四甲基罗丹明异硫氰酸酯（TRITC）。这些标记的抗体（直接或间接）结合细胞或组织切片中的目标抗原，其可通过荧光或共聚焦显微镜观察，并通过流式细胞仪、阵列扫描仪或自动成像仪定量。

在临床免疫皮肤病学中，存在两种基本类型的免疫荧光染色方法：①直接免疫荧光染色，其一抗用荧光染料标记（图 3.10a）；②间接免疫荧光染色，其用荧光染料标记的二抗来识别一抗（图 3.10b）。这些技术操作简单，可靠且可重复，并且在自身免疫疾病的诊断方面取得了重大进展。

诊断大疱性疾病的准确性始终很重要，因为其中一些疾病可能危及生命。尽管大疱性疾病具有明确的临床和组织学特征，但免疫荧光技术可以证实阳性诊断。这些技术现在被视为研究和治疗大疱性疾病的“黄金标准”。在其他疾病中，如结缔组织病和血管炎，它们不能用于确诊，但对诊断有帮助。

光漂白或褪色可限制免疫荧光技术。长时间或重复检查会降低发射强度，如果制剂暴露在阳光下，发光强度也会降低。通过向缓冲的甘油固定液中加入对苯二胺可以减少这种褪色[2]。

免疫荧光技术使得皮肤科医师能够对水疱性疾病进行分类诊断，并开发出新的技术，如免疫印迹、免疫电子显微镜和酶联免疫吸附测定（ELISA）。目前仍通过这些技术进行自身免疫疾病的研究，这可使我们进一步了解其发病机制。

使用这些技术，已经鉴定了自身免疫性疾病中自身抗体识别的抗原。它们各自的基因已被克隆并用于产生重组蛋白，可用于这些分子功能方面的研究。对于皮肤科医师来说，从中获得的信息非常有价值。

重要的是，要知道免疫荧光不是组织病理学的完全替代品，实际上是对它的补充。通过将临床、组织学和免疫荧光发现结合在一起，确保诊断准确性最大化。实验室工作人员的经验、技术及报告者的水平，决定了免疫荧光阳性或阴性结果。与临床医师密切合作是至关重要的，他们应该选择代表性和新鲜的皮损进行活组织检查。这些简单规则的任何改变都可能导致免疫荧光检测结果无效或误导。

方法和技术

临床上，根据所研究自身免疫性疾病的类型，从适当的部位取活检很重要。活检应取自 24～48h 的新鲜水疱/皮损。应该避免陈旧水疱和炎症部位的活检，因为这些部位的免疫沉积物会降解，并且可能发生变性或继发感染等变化。这些变化反过来可使显微镜下的解读变得困难。取材时在新发水疱周围看

框图 3.2 细胞标记物的免疫细胞化学组合

1 未分化的恶性肿瘤组合
- MNF 116(角蛋白)
- AE1/AE3(角蛋白)
- CAM 5.2(低分子量角蛋白)
- 上皮膜抗原(EMA)
- 白细胞共同抗原(LCA)
- S-100
- CD31

2 梭形细胞组合

如上文 1 所述，另加：
- 肌间线蛋白
- 高分子钙调结合蛋白
- 钙调蛋白
- 平滑肌肌动蛋白
- Q bend 10 (CD34)

3 黑素细胞组合
- S-100
- HMB45
- Mart-1(Melan-A)
- MIFT-1
- 酪氨酸酶
- Melanoma cocktai
- SOX10

4 小蓝细胞组合
- 嗜铬粒蛋白
- 突触素
- NSE(神经元特异性烯醇化酶)
- Cam 5.2
- EMA
- CEA
- S-100
- 细胞角蛋白 20
- CD99
- FLI-1
- 肌间线蛋白
- 肌细胞生成素
- 肌肉特异性肌动蛋白
- 平滑肌肌动蛋白

5 淋巴瘤组合
- LCA(CD45)
- CD20，CD79a(泛 B 细胞标记物)
- CD2，CD3，CD5，CD7，CD43(泛 T 细胞标记物)
- CD4(辅助/诱导 T 淋巴细胞)
- CD8(细胞毒性/细胞抑制性 T 细胞)
- UCHL(CD45Ro)(泛 T 细胞标记物)
- Ber-H2(CD30)
- κ 轻链 λ 轻链(现在也可做原位杂交)
- ALK-1
- Bcl-2
- CD10(滤泡中心细胞标记物)
- Bcl-6(滤泡中心细胞标记物)
- Ki-67(增殖标记物)
- CD56(自然杀伤细胞标记物)
- TIA-1(细胞毒性颗粒标记物)
- 颗粒酶(细胞毒性颗粒标记物)
- 穿孔素(细胞毒性颗粒标记物)
- MUM 1
- FPOX-1
- PD1
- ICOS
- CXCL13

6 白血病组合
- LCA
- 溶菌酶
- 髓过氧化物酶
- HLA-DR
- MT1(CD43)
- KP1
- PGM1
- CD163
- TDT
- CD34
- CD4
- CD56

7 朗格汉斯细胞组合
- S-100
- CD1a
- Langerin(CD207)

8 血管组合
- ERG
- CD31
- Q bend 10(CD34)
- FLI-1
- LYVE-1
- 平足蛋白(D2-40)

9 肥大细胞标记物
- CD117
- 类胰蛋白酶
- 小眼病转录因子

10 免疫荧光标记
- IgG，IgM，IgA，C3，纤维蛋白(冰冻切片效果更好)

起来正常的皮肤也应该取到，对于结缔组织病和血管炎应该取新鲜的皮损(表 3.6)。

理想情况下，免疫荧光检查的活检标本应放入优化切片温度(OCT)的化合物中，并在活检后立即快速冷冻。在大多数情况下，没有直接免疫荧光检查设备，需要将组织标本运送到实验室。在这种情况下，活检标本应在蒸馏水或生理盐水中清洗，并置于 Michel 培养基中。该培养基含有蛋白水解酶抑制剂，可防止组织结构和免疫反应物的自溶。洗涤组织去除血液蛋白质并确保在培养基中维持中性 pH。这将确保免疫反应物室温下可保存长达 6 个月并可产生合格的免疫荧光反应[3]。Michel 培养基中的标本可以邮寄到实验室。Michel 培养基本身可以在室温下保存 1 年而不会变质。

在实验室，用磷酸盐缓冲盐水(PBS)彻底洗涤收于 Michel 培养基中的组织样本，除去铵盐和任何残留的血液蛋白质，然后将其快速冷冻。

快速冷冻活组织检查

在该技术中，将一滴 OCT 包埋化合物置于一片软木或低温条上，将其浸入冷己烷中片刻直至外周 OCT 冷冻。然后将皮肤活检组织摆放在液体的中央位置，用另外的 OCT 覆盖并置回冷己烷中片刻。而后将 OCT 壳中的冷冻皮肤活组织储存在液氮中。该方法减少了冷冻人为假象，并正确定位活检组织以用于随后的切片。

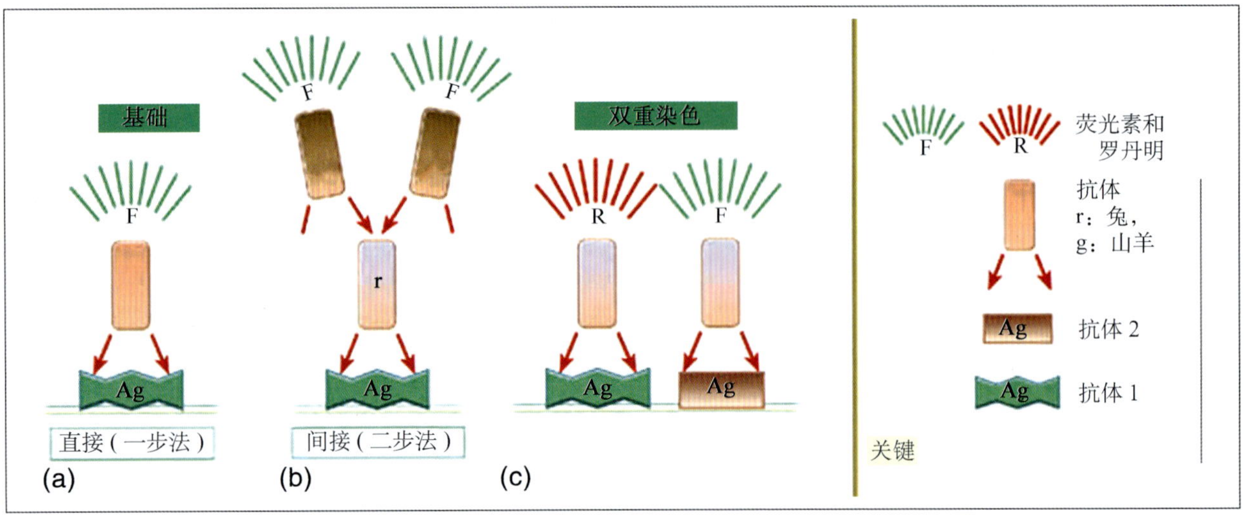

图 3.10 不同的免疫荧光技术

(a)直接；(b)间接；(c)双重染色。

表 3.6 不同疾病中直接免疫荧光的标本选择

自身免疫性水疱病	标本的种类
天疱疮(所有类型)	病灶周围皮肤或黏膜
类天疱疮(所有类型)	避免糜烂，溃疡和大疱
大疱性表皮松解症	
IgA 大疱性皮肤病	
儿童慢性大疱性疾病	
疱疹样皮炎	病灶周围皮肤或正常皮肤
红斑狼疮等胶原血管疾病	受累的皮肤，如红斑或活跃的边缘
	系统性红斑狼疮应避免溃疡、陈旧性病变和未受累未曝光的皮肤
血管炎	红斑或新皮损的活跃边缘
	避免陈旧性皮损和溃疡
迟发性皮肤卟啉病	受累皮肤
	避免陈旧病变和溃疡

血液标本

通过间接免疫荧光方法检测循环自身抗体需要血清样品。血液应收集在没有任何抗凝血剂的普通红顶管中或黄顶真空管中。将通过离心分离的血清移到无菌容器中并在−25℃下储存。血清和未凝结的血液应该冷冻，否则会引起大量溶血，从而导致自身抗体的破坏。

直接免疫荧光

直接免疫荧光(DIF)是一步法，用于直接检测和定位在患者皮肤或黏膜中沉积的免疫反应物。免疫反应物包括抗体、补体成分和纤维蛋白原。

用冷冻切片机切割厚度为 4～5μm 的冷冻切片并置于载玻片上。用风扇吹干。切片在处理步骤之间干燥不充分可能导致其在洗涤过程中脱离。然后将载玻片在 pH 7.4 的 PBS 中洗涤以除去周围的 OCT 化合物。将切片再次风扇吹干，并在 37℃下与 FITC 标记的抗人 IgG、IgA、IgM、纤维蛋白原和补体的 C3 组分一起孵育。通过使用最佳稀释浓度的标记抗体使染色的灵敏度和特异性最大化。这是通过利用已知阳性组织样本的棋盘滴定法来确定。用 PBS 洗涤切片以除去未结合的抗体，风干并放置在缓冲的甘油中。然后用荧光显微镜观察它们，记录免疫反应物沉积的分布和类型。注意免疫球蛋白的类别和补体的存在与否。过量的纤维蛋白沉积表明免疫反应物已经存在超过 24～48 h。免疫反应物以在表皮细胞间隙和沿着基底膜带(BMZ)两种主要模式沉积。细胞间隙间免疫复合物可以在整个表皮中发现或限于某些位置；BMZ 沉积物可以是光滑的和线性的、颗粒状的和不连续的或两者的组合。

许多人为假象必须与特定的染色模式区分开来[4]。蛋白质如角蛋白和弹性纤维的自发荧光可能是一个重要问题。不需要的特异性染色是由不想要的特异性抗体所产生，导致荧光素结合物与不相关结构的结合。

具有皮肤病理学和免疫荧光知识的训练有素的观察者，可以通过同时检查苏木精和伊红染色的冷冻切片而获得提示，以帮助鉴定荧光结果。

间接免疫荧光

间接免疫荧光(IIF)是二步法，用于鉴定患者血清中皮肤或黏膜结构的循环自身抗体。这些抗体最常见于 IgG 或 IgA 类。

对于患者血清的常规筛选，需要具有至少两个或更多个载有 4～5μm 厚的冷冻组织切片载玻片。然后将它们用风扇吹干，以 PBS 洗涤并再次用风扇吹干。然后用 PBS 中 1∶10 和 1∶100 稀释的患者血清滴在载玻片，并在 37℃孵育。将载玻片在 PBS 中洗涤，风扇干燥并在 37℃下用最佳稀释的 FITC 标记的抗人 IgG 孵育。接着将它们在 PBS 盐水中充分洗涤，在蒸馏水中短暂洗涤，风扇干燥，然后放在一滴缓冲的甘油中并用荧光显微镜观察。

每一系列 IIF 研究必须包括已知的阳性和阴性对照。对于阴性对照，将切片与正常人血清而非患者血清和 FITC 标记的抗人 IgG 孵育。这提供了有关免疫球蛋白在组织中的非特异性结合，并排除可能存在非特异性异源抗体。

许多不同的上皮底物已用于 IIF，包括猴食管、豚鼠和兔的唇和食管，以及正常的人类皮肤。豚鼠和兔子的唇或食管都不能令人满意，因为它们被证明会产生不可接受的高假阳性率[5]。

不应使用来自头皮、面部、晒伤部位和新生儿包皮的皮肤，因为这些底物也会产生很高的假阳性结果。

现在建议使用猴食管和正常人皮肤基质的组合用于天疱疮中的 IIF 筛查。与仅使用一种底物相比，这两种底物的使用增强了诊断灵敏度并且还有助于疾病监测。此外，这些信息可能有助于区分寻常型天疱疮和落叶型天疱疮，因为猴子食管的较高滴度提示前者，而人体皮肤的较高滴度则表明后者[6]。大鼠膀胱上皮被认为是 IIF 中用于检测副肿瘤性天疱疮患者中自身抗体的最合适的诊断底物。据报道，其敏感度范围为 75%至 86%，特异性为 83%至 98%[7,8]。

分裂皮肤间接技术

循环 IgG 抗 BMZ 抗体是获得性表皮下大疱性疾病的特征性抗体。免疫电子显微镜根据其超微结构位点将它们分成两组。在大疱性类天疱疮和妊娠性类天疱疮中，抗体靶向半桥粒和上层透明板中的蛋白质，称为表皮侧结合。在获得性大疱性表皮松解症中，抗体靶向致密板下层中的抗原并被称为真皮侧结合。因此，区分它们很重要，特别是在临床和组织学诊断特征可能重叠的情况下。

分裂皮肤方法是用于区分表皮和真皮结合自身抗体的简单且可靠的方法。该方法依赖于通过透明层分裂皮肤，其中大疱性类天疱疮和妊娠性类天疱疮抗原黏附于表皮侧致密层的组分（层黏连蛋白 332），而获得性大疱性表皮松解症的抗原（Ⅶ型胶原）和Ⅳ型胶原黏附于真皮侧。黏膜类天疱疮和线性 IgA 疾病不止一种抗原，并且抗原黏附于表皮或真皮侧或两者兼有。

有各种方法通过透明层分裂皮肤，这是 BMZ 中阻力最小的区域。这些方法包括吸疱和在氯化钠和蛋白水解酶中孵育，如胰蛋白酶和中性蛋白酶。将皮肤置于 1 M 生理盐水中 4℃温育 24～48h 是诱导裂解的最可靠方法[9,10]。该技术可用于对患者皮肤活检组织进行直接免疫荧光检查，或用于对皮肤底物进行 IIF 筛选。

钙增强间接技术

钙增强间接技术通过含钙缓冲液两次或更多次倍增稀释增强了某些患者对 IIF 的敏感度。这在猴子食管和人类皮肤上都可以观察到。在敏感度增加的情况下，可能是由于桥粒芯糖蛋白（Dsg）自身抗体，其与钙敏感的构象表位结合。Dsg1 和 Dsg3 都是钙依赖性黏附分子的钙黏蛋白家族的成员，并且先前的研究已经显示 Dsg1 和 Dsg3 上的构象决定簇是钙依赖性的。该技术不会增强大疱性类天疱疮或大疱性表皮松解症中抗基底膜带抗体的检测[11,12]。

补体结合间接法

这种三步间接免疫荧光方法用于评估循环自身抗体是否能够结合补体。如果存在，这些补体结合抗体的荧光染色将增强，这是常规免疫荧光方法所不能实现的。这种增强是基于放大效应，即通过将不止一个补体分子与单个免疫球蛋白结合，继之可见多个补体分子。该方法的主要用途是诊断妊娠性类天疱疮（疱疹），其中自身抗体强烈地结合补体，但使用常规间接免疫荧光难以检测。这项技术显著提高了 IIF 在类天疱疮中的敏感度[13]。

在盖玻片上以标准方式制备正常皮肤的冷冻组织切片。将患者的血清在 PBS 中稀释至 1∶5或 1∶10，并与切片在 37℃下孵育 30min。用 PBS 洗涤每次以常规方式进行 3 次，每次 10min，将切片风扇干燥并与活性补体源在 37℃下孵育 30min。补体来源是在补体稀释缓冲液中稀释至 1∶20 的新鲜人血清。将切片用 PBS 洗涤，风扇干燥并用荧光素标记的抗 C3 的抗体的最佳稀释液，在 37℃下孵育 30min。PBS 再次用于洗涤切片，然后将它们风扇干燥，放置在缓冲的甘油中并用荧光显微镜检查。

免疫酶法

免疫酶（免疫过氧化物酶）法与免疫荧光法相比具有以下优点[1-3]。

1. 使用标准显微镜和照明；
2. 制剂是永久性的，反应产物通常在反复检查时不会褪色；

3. 更容易鉴定含有抗原的细胞，比使用暗视野的免疫荧光检查更可靠；

4. 对于使用显微镜的人来说检查更加轻松；

5. 这些样品可以通过电子显微镜检测。

技术限制

炎症性病变可能含有内源性活性过氧化物酶，必须对这些切片进行预处理以除去它[3]。此外，预处理可以改变抗原，使结果更难以检测。这主要适用于病变的检查。正常组织，如用作检测患者血清中的抗体的底物，很少需要预处理。内源性过氧化物酶的问题类似于免疫荧光制剂中自发荧光导致的不足。

与免疫荧光技术处理切片相比，免疫过氧化物酶处理切片的对比度会差一些，并且免疫过氧化物酶不容易检测到通过免疫荧光观察到的细小的点或细胞骨架结构。尽管免疫荧光在冰冻切片中检测少量抗原可能更具优势，但在石蜡包埋组织中制备的抗原更稳定，使用免疫过氧化物酶方法可提供更可靠的分辨率和抗原位点。

免疫过氧化物酶方法具有另一个优点，是在常规组织学检查后，重新检查石蜡块中组织的首选方法，条件是抗原在固定剂和脱水剂中是稳定的。最近对免疫酶技术的改进已经使它能够应用于许多研究。抗体与酶（通常是辣根过氧化物酶）结合，抗体与酶的结合物与测试的抗原结合。通过添加酶的底物来检测结合位点：许多底物分子的降解留下限于结合位点的沉积物。过氧化物酶活性的位点表现为深棕色颗粒沉积物，与合适的对照区别明显，如甲基绿或 Mayer 苏木精明矾。

尽管这里描述的是应用于检测组织切片和细胞悬浮液或单层细胞中的抗原，但该方法的原理与 ELISA 的原理相同。

过氧化物酶与抗体的化学结合

可商购获得文内提及的与过氧化物酶结合的抗球蛋白，以及过氧化物酶-抗过氧化物酶（PAP）复合物。

结合物的使用

与抗体或球蛋白结合的辣根过氧化物酶，可以通过与用于免疫荧光的方法类似的程序应用于切片以检测抗原。然而，存在增加该方法灵敏度的修饰，使其等于或可能比间接免疫荧光更敏感。

图 3.11 中表示了不同形式的结合。针对待检测抗原的抗体可以直接与酶结合（图 3.11a）。这不是一个非常有鉴别性的方法。通过间接法或两步法，与抗原结合的未标记的抗体可以被与酶结合的抗球蛋白抗体发现（图 3.11b），可以增加与该位点结合的抗体的数量来增加发现抗原的灵敏度。

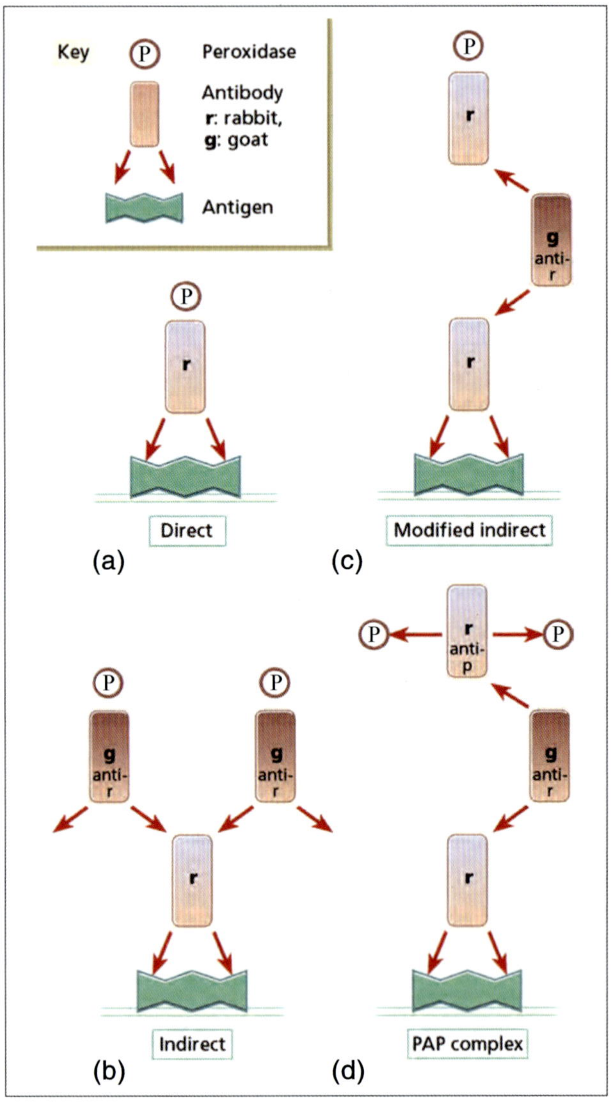

图 3.11　不同的免疫过氧化物酶技术

（a）直接，（b）间接，（c）改良间接，（d）过氧化物酶-抗过氧化物酶（PAP）复合物。

另外，两种方法提高了这项技术的灵敏度，与抗原结合的抗体用未结合的抗球蛋白预处理，然后用同一种的正常球蛋白作为一抗（图 3.11c），如兔抗体序列、山羊抗兔球蛋白，然后与过氧化物酶结合的兔正常球蛋白。在第二次改变中，不在第三阶段使用球蛋白与酶的化学结合物，而是添加 PAP 复合物（图 3.11d），如针对过氧化物酶的兔抗体，其产生比化学制备的结合物更离散、更强的反应产物。正常球蛋白-过氧化物酶可能是因为化学处理倾向于改变正常球蛋白的抗原决定簇，并使过氧化物酶聚合。

最常用的酶是辣根过氧化物酶，与其底物形成深棕色产物。也可以使用碱性磷酸酶，与其底物的反应产物是红色。这两种酶可以与相同组织或细胞上对应的抗体一起使用，以检测不同抗原并检查一种抗原与另一种抗原的关系（即双重染色）。还可以使用另外的酶来获得更持久的红色产物，以避免因其他着色（血铁黄素，特别是黑素）的存在而受到干扰。这就是3-氨基-9-乙基咔唑[4]。

固定冷冻切片检查

该过程分为 3 个阶段。

1. 组织切片的准备；

2. 用过氧化物酶标记的抗体处理切片；

3. 化学反应检测组织中的过氧化物酶。

切片的准备和固定。切片可以由常规的低温恒温切割样本或石蜡包埋的样本制备，并且可以如前所述进行抗原修复处理。低温恒温制备部分的一些改进可以通过在稀释的福尔马林中短期固定来实现，方法如下。

1. 用 1% 甲醛固定薄切片（2mm 厚）在 0.1 mol/L 磷酸盐缓冲液中，pH 7.2～7.4，保持 30 min；

2. 15% 蔗糖洗涤 3 次，在 pH 7.2～7.4 的 0.1mol/L 磷酸盐缓冲液中，4℃保持 18～24h。

3. 用液氮在异戊烷中快速冷冻；

4. 在低温恒温器中切割 4～6μm 的切片，放在载玻片上，在室温下用风扇吹干。

用抗体处理切片。如针对免疫荧光所述控制抗体特异性，可以通过上述方法处理切片（图 3.11）。间接方法可能是最适合常规使用的，先使用未标记的抗体，然后是标记的抗球蛋白。

1. 在 PBS 中润湿切片；

2. 在室温下潮湿的条件下用适当稀释的 PBS 中的特异性抗体处理 30min 至 2h；

3. 在 PBS 中冲洗干净，然后再用 PBS 冲洗两次，每次轻轻搅拌 5min（在免疫荧光技术中，由于组织是固定的，与未固定的组织相比，它们不太可能被洗掉）；

4. 用步骤 2 中应用的抗体特异的过氧化物酶结合的抗球蛋白处理，在 PBS 中以最佳稀释度浸泡 30min；

5. 冲洗干净，用 PBS 洗涤 15min。

通过染色检测过氧化物酶反应产物。底物是致癌物质，应采取适当的防护措施少量使用。它由以下组成。

- 3′,3′-二氨基联苯胺四-HCl（DAB），25mg；
- 0.05 mol/L pH 7.6 Tris-HCl 缓冲液，50 ml；
- 3%过氧化氢（H_2O_2），0.15 ml。

将 DAB 溶解在缓冲液中，并在染色前立即添加 H_2O_2，方法如下。

1. 用结合抗体或抗球蛋白处理的载玻片与底物溶液一起温育 5～15min（太长的时间并不好）；

2. 用自来水冲洗 5min（如果需要，可以通过使用 2%四氧化锇 1h 来强化反应产物，然后洗涤载玻片）；

3. 如果需要，载玻片可以用甲基绿或 Mayer 苏木精明矾复染；

4. 用 70%、90%和 100%乙醇处理约 1min，然后用二甲苯处理两次；

5. 使用二甲苯增塑剂封片。

质控

必须确认观察到的结果是抗体结合的过氧化物酶而非内源性过氧化物酶，并且抗体结合对抗原具有特异性。一组应仅用 DAB 染色；另一组用 DAB-甲醇-H_2O_2，以证实不存在内源性过氧化物酶。

石蜡切片

如果要检测的抗原在固定剂和脱水剂中是稳定的，则免疫过氧化物酶方法可以应用于来自石蜡包埋组织的切片。用二甲苯和乙醇除去石蜡；随后将这些切片视为冷冻切片。该方法比低温恒温切片法或免疫荧光法更容易标记含有抗原的细胞和组织。可以方便地检测免疫球蛋白和激素，但是一些抗原在处理过程中如血管炎病变中的细菌可能被去除。

涉及亲和素-生物素偶合的抗体和酶连接

代替抗体与酶的化学共价结合以制备连接物，两种试剂可以通过生物素（广泛分布在哺乳动物组织中的维生素）和亲和素（蛋白的糖蛋白）之间的非常强的亲和力非共价连接。生物素通过形成中间体生物素衍生物与试剂抗体耦联，亲和素蛋白通过戊二醛与选择的酶耦联[5]。每个生物素分子都有一个亲和素蛋白的结合位点，亲和素蛋白有 4 个生物素位点，尽管并非所有这些都会在测试系统中结合。Guesdon 等[5]描述了以下两种方法。

1. 抗体-生物素结合物与测试部分或细胞中的抗原一起孵育并与抗原结合。然后加入与抗生物素蛋白结合的过氧化物酶。抗生物素蛋白将过氧化物酶与任何生物素结合，随后用酶底物处理可以显示抗原位点（图 3.12a）。

2. 抗体-生物素结合物如上所述用于结合任何抗原。然后加入抗生物素蛋白，它与生物素紧密相连。然后加入生物素标记的酶，抗生物素蛋白桥接生物素分子。由于抗生物素蛋白具有潜在的 4 种生物素能力，酶结合的增强或扩增，抗原位点会放大（图 3.12b）。

进一步的修饰是抗生物素蛋白-生物素-过氧化物酶复合物（ABC）方法（图 3.12c），类似于已经描述的 PAP 方法。制备的 ABC 遵循生物素标记的抗球蛋白的使用(以检测未标记的试剂抗体或组织中的组织结合的抗体)。该复合物通过抗生物素蛋白与抗球蛋白上的生物素结合。该方法染色效果更强。

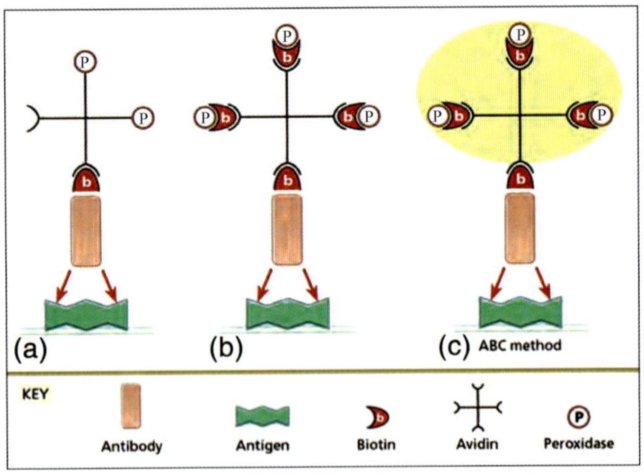

图 3.12 抗生物素蛋白-生物素染色方法

(a)与生物素偶联的抗体与组织中的抗原结合。与过氧化物酶结合的抗生物素蛋白与抗体上的生物素结合。用酶底物处理显示结合的过氧化物酶,因此显示抗原的位点。(b)与生物素耦联的抗体与组织中的抗原结合。抗生物素蛋白将结合生物素-抗体复合物。然后,与过氧化物酶耦联的生物素将与游离的抗生物素蛋白结合位点结合。最后,用酶底物处理揭示了结合的过氧化物酶。(c)复合物(在黄色圆圈内显示)由生物素形成,与过氧化物酶耦联,与中等过量的抗生物素蛋白一起孵育(确保一些游离的抗生物素蛋白结合位点)。与生物素耦联的抗体与组织中的抗原结合。将复合物添加到组织中,并且游离抗生物素蛋白位点与抗体上的生物素结合。最后,用酶底物处理揭示了结合的过氧化物酶。

与其他免疫检测技术一样,有必要确保在解释结果时不会产生混淆的自体组织干扰。在抗生物素蛋白-生物素方法中,有必要消除任何过氧化物酶方法中含有内源性过氧化物酶活性的可能性。还需要灭活组织中存在的内源性生物素,其将结合抗生物素蛋白标记的试剂。然而,清除所有内源生物素活性是复杂的、烦琐的,如果选择适当的对照(如用抗生物素蛋白结合物处理的组织)显示没有结合发生,则这不必要。

免疫病理学技术的应用[1-3]

上述免疫病理学方法彻底改变了诊断性组织病理学,并帮助我们识别、分类和了解各种皮肤病的发病机制。尽管有许多具有诊断价值的抗原在福尔马林固定和组织石蜡包埋后不稳定,但仍有许多稳定的抗原。这里描述了一些更重要的诊断性皮肤病理学领域,强调了免疫病理学技术的有效性(表 3.7)。

用于诊断结缔组织疾病和自身免疫性水疱疾病的免疫病理学技术,主要依赖于免疫荧光方法。尽管有些人认为免疫过氧化物酶方法在这种情况下同样可靠,但福尔马林固定不能很好地保存抗原,导致经常出现假阴性结果。在过去十年中,免疫荧光技术(抗原定位)越来越多地用于诊断遗传性水疱疾病,特别是大疱性表皮松解症(见第 50 章)。将样品固定在 Michel 培养基中,冷冻切片的处理方式与用于诊断自身免疫性水疱疾病的样品相同。

表 3.7 自身免疫性水疱病的直接免疫荧光表现

疾病	免疫反应物的形态与性质
天疱疮	表皮细胞表面沉积 IgG 和 C3
大疱性类天疱疮	线状,IgG(盐裂皮肤的表皮侧)和 C3 均匀沉积在真皮-表皮交界处
线状 IgA 皮肤病	真皮-表皮交界处 IgA 线状均匀沉积
妊娠性类天疱疮	真皮-表皮交界处 C3 的线状均匀沉积。IgG 很少被发现
获得性大疱性表皮松解症	IgG(盐裂皮肤的真皮侧)和 C3 线状均匀沉积在真皮-表皮交界处
黏膜类天疱疮	IgG 和 C3 线状均匀沉积在真皮-表皮交界处
疱疹样皮炎	IgA 在乳头顶端局灶性颗粒状沉积
红斑狼疮的大疱性皮疹	多种免疫球蛋白、C3 和纤维蛋白在真皮-表皮交界处呈线状均匀或非均匀沉积

红斑狼疮

免疫球蛋白和补体在真表皮交界处的沉积对于患有红斑狼疮的患者具有诊断价值(图 3.13),被称为狼疮带试验。免疫球蛋白,特别是 IgM 以外的免疫球蛋白,在正常非曝光皮肤真表皮交界处存在,在一定程度上与系统性红斑狼疮肾受累存在相关性[4]。连续活组织检查可以证明,在疾病不活动期间狼疮带阳性反应消失,这可以帮助临床医师了解疾病的活动度。然而,这种方法很少使用,因为可以通过血液检查这种更简单的方式监测疾病活动度,以代替这种重复的侵入性检查。在皮肤红斑狼疮患者皮损中,通常可见阳性狼疮带[5],但在非红斑狼疮患者光暴露皮肤中可见假阳性结果。免疫荧光研究与其他血清学研究相结合,已经识别出红斑狼疮的各种重要亚型。包括亚急性红斑狼疮和新生儿系统性红斑狼疮,患者血清中抗 Ro/SSA 和抗 La/SSB 抗体的阳性率通常较高。

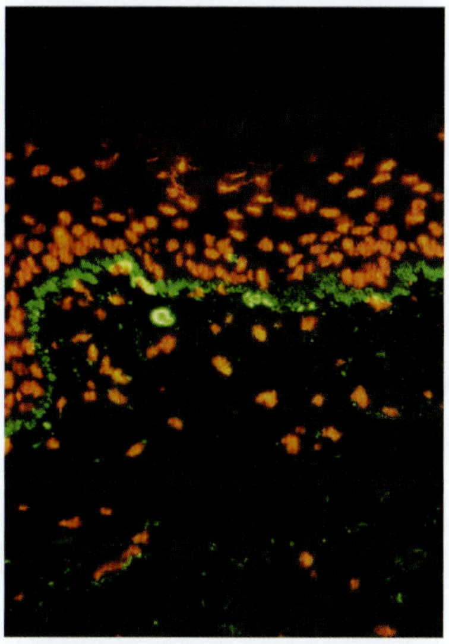

图 3.13 红斑狼疮的直接免疫荧光显示有斑点的基底膜区沉积的 IgM(绿色)和溴化乙锭复染(橙色)

大疱性疾病(另见第 71 章)

各种皮肤自身免疫性疱病的组织学诊断一定要用免疫荧光技术证实。尽管对于许多非自身免疫性大疱性疾病而言,可以根据福尔马林固定活检标本的光学显微镜特征进行诊断,但在免疫性疾病中,通常不可能确诊。在这些情况下,免疫荧光研究是必不可少的;包括免疫电子显微镜和免疫印迹在内的其他技术也是非常有用的,许多大疱性疾病的分类和发病机制的阐释得益于这些技术上的进步。理想的情况是,在对患有获得性水疱性疾病的患者进行皮肤活检的同时,要做组织免疫病理学检查和血清间接免疫荧光检查。提交免疫荧光的活组织检查应来自病灶周围或临床正常的皮肤。如果提交损伤皮肤进行免疫荧光研究,通常会得到假阴性结果。

疾病的不同和活检部位的差异,导致直接免疫荧光检查的结果差异很大。几乎所有的天疱疮都存在表皮细胞间 IgG 的沉积(图 3.14)。补体沉积也经常出现,并且在较少的病例中可以看到 IgA 和(或)IgM 沉积。同时伴有基底膜带 IgG 或补体 C3 的沉积将诊断指向大疱性红斑狼疮。基底膜带 IgG 和补体线状沉积,偶尔有 IgA 或 IgM 的沉积,考虑与大疱性类天疱疮相关(图 3.15)。通常在大疱性表皮松解症中获得相同的结果。使用盐裂皮肤技术可以很好地进行鉴别诊断。在这项技术中,样品暴露于 1 mol/L 氯化钠会诱发表皮下水疱[6]。在大疱性表皮松解症中,免疫反应物排列在水疱的底部,而在大疱性类天疱疮中,免疫反应物排列在水疱的顶部。对患者血清进行间接免疫荧光检测,经典型大疱性类天疱疮基底膜带免疫球蛋白抗体线性沉积阳性率高于瘢痕型类天疱疮,后者阳性率仅 10%。免疫病理学研究也极大地促进了其他大疱性疾病如妊娠疱疹(妊娠性类天疱疮)和疱疹样皮炎的诊断。

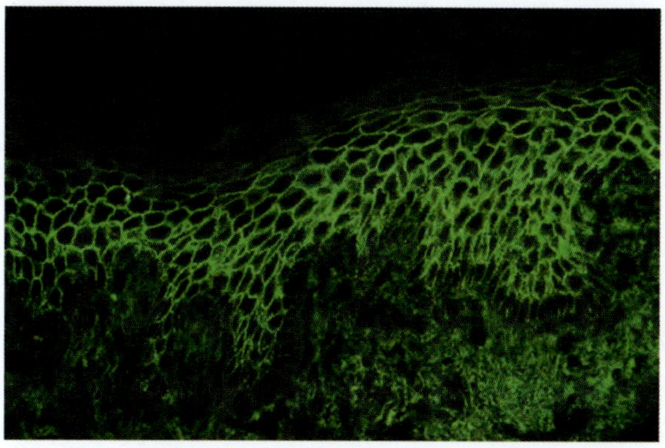

图 3.14 天疱疮的直接免疫荧光显示表皮中细胞间 IgG 的沉积

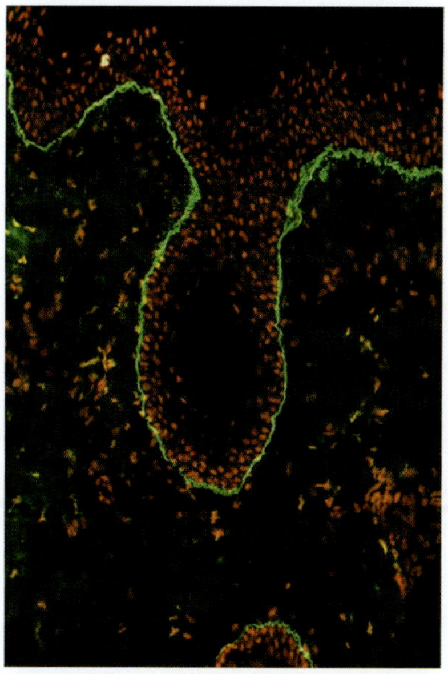

图 3.15 大疱性类天疱疮的直接免疫荧光显示 IgG(绿色)和溴化乙锭复染剂(橙色)的线性基底膜区沉积

对大多数表皮下水疱性疾病进行研究时,除了对皮肤活检组织行直接免疫荧光检查、对患者血清行间接免疫荧光检查外,盐裂皮肤技术在亦是有价值的,方便确定抗体结合位点的位置[6]。从这些研究中获得的数据已经为许多大疱性疾病的发病机制提供了很好的启示[7,8]。自免疫病理学技术出现以来,已经对几种大疱性疾病进行了分类,并且已经进一步完善了已知的疾病。免疫印迹和相关技术使特异性抗原能够更精确地分类。

皮肤肿瘤[1-3,9]

免疫病理学最有用的应用之一是帮助确定可能由皮肤和相关组织内各种细胞引起的良性、低分化和恶性肿瘤的分类。在过去几年中，越来越多用于福尔马林固定的石蜡包埋材料的抗体和其他标记物增加了免疫病理的实用性。下面讨论的所有抗体在福尔马林固定的石蜡包埋材料中能很好地发挥作用。

角蛋白和其他上皮标志物

细胞角蛋白代表一组中间丝，称为张力微丝，具有可变分子量，存在于角化和非角化上皮细胞中[10,11]。它们是上皮细胞中细胞骨架的主要构成部分。通过使用双扩散凝胶电泳已经在人类中证实了约 30 种不同的角蛋白。它们的分子量范围为 40～68kDa。根据分子量及其电荷特性将角蛋白分为酸性(Ⅰ型)和中性-碱性(Ⅱ型)[10,11]。酸性和碱性角蛋白多肽成对出现，每个上皮细胞中至少含有一对角蛋白。

最常用于皮肤病理学检查的角蛋白的抗体，包括 AE1/AE3，MNF116(图 3.16)和 CAM 5.2。它们都是含有几种不同分子量单克隆抗体的混合抗体。CAM 5.2 是一种低分子量角蛋白抗体，可以标记除复层鳞状上皮外的大部分上皮细胞[12]。CAM 5.2 在鳞状细胞癌中通常是阴性的。因为在正常表皮上皮细胞中 CAM5.2 的表达是阴性的，因此，它不能应用于低分化鳞状细胞癌的诊断。CAM5.2 在皮肤病理学中的主要用途是诊断 Merkel 细胞癌(原发性皮肤神经内分泌癌)，它使该病变中的肿瘤细胞显示为典型的核周点状阳性细胞。

细胞角蛋白 20(CK-20)是一种低分子量的蛋白，通常仅在膀胱上皮、胃肠道上皮细胞和 Merkel 细胞中表达，在 Merkel 细胞癌的诊断中也非常有意义[13,14]。染色模式与 CAM 5.2 相同(核周点状；图 3.17)，强阳性结果表明肿瘤原发于皮肤而非源自另一器官的转移性神经内分泌癌。只有 Merkel 细胞癌和唾液腺小细胞癌倾向于阳性，而来自其他器官的神经内分泌肿瘤一律呈阴性。

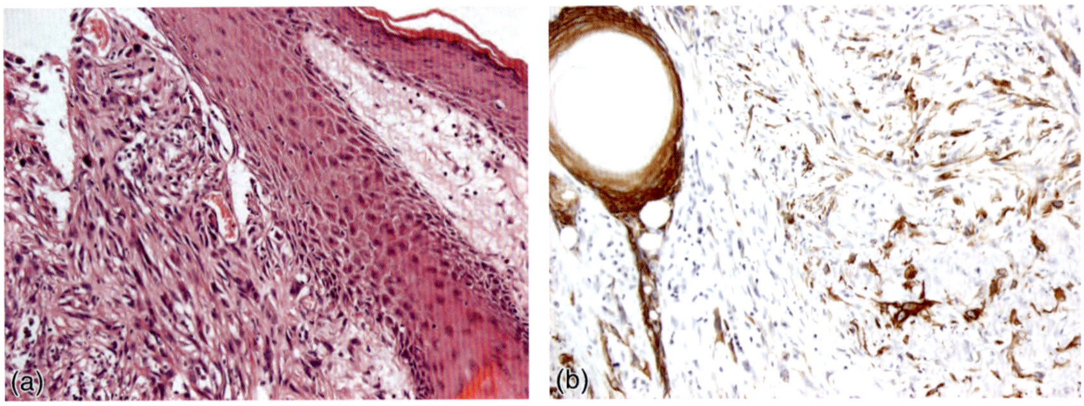

图 3.16　(a)由真皮中的多形梭形细胞(H&E)组成的低分化肿瘤。(b)肿瘤细胞对抗角蛋白抗体 MNF116 的表达阳性，证实肿瘤是肉瘤样鳞状细胞癌

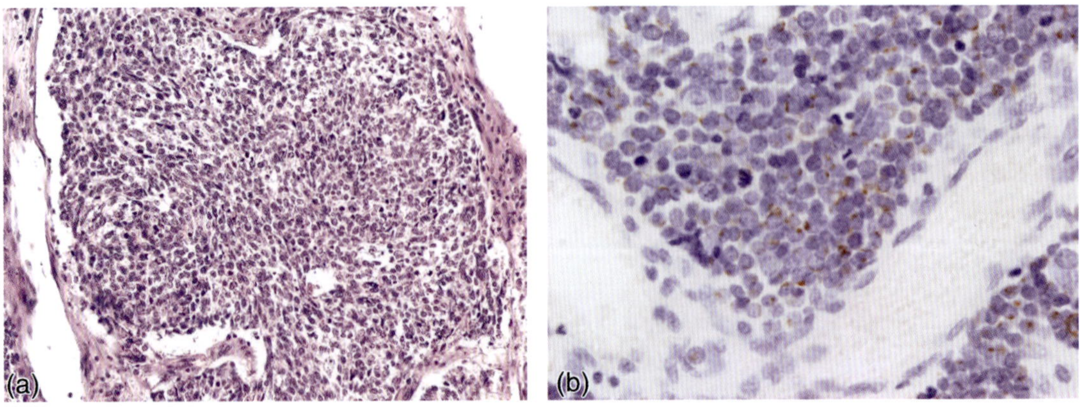

图 3.17　(a)Merkel 细胞癌的典型例子，由具有少量细胞质的深染细胞组成。(b)用 CK20 进行免疫染色，肿瘤细胞呈典型的核周点状阳性

角蛋白 7(CK-7)是一种非常有用的抗体，可用于确诊乳腺和乳房外 Paget 病(图 3.18)[15]。后者的肿瘤细胞对该抗体染色阳性，而周围的表皮为阴性。然而，CK-7 染色并不特异表达于乳腺和乳房外 Paget 疾病，已经有文献报道在克隆型 Bowen 病和极少数日光性角化病中会出现阳性[16,17]。重要的是要记住，角蛋白和上皮膜抗原(EMA)表达常见于各种肉瘤，包括上皮样肉瘤、滑膜肉瘤、上皮样血管肉瘤，以及一些罕见的肿瘤，如平滑肌肉瘤和横纹肌肉瘤[18-21]。

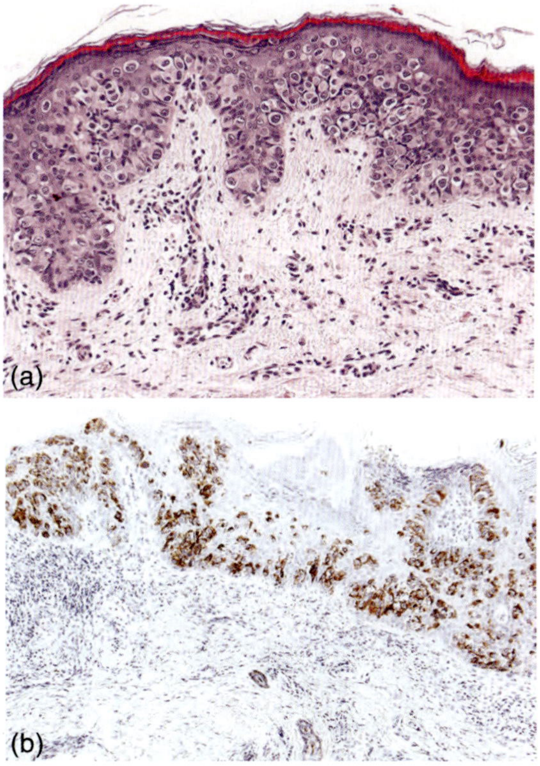

图 3.18　(a)乳房外 Paget 病表现出许多非典型的、圆形和粉红色胞质的细胞在表皮的克隆性增生。(b)CK7 对肿瘤细胞染色阳性

EMAs[22] 源于人乳脂肪球蛋白膜，由高分子量糖蛋白组成。抗 EMA 及相关标记物的抗体可与正常及肿瘤上皮起反应，阳性表达于鳞状上皮、导管上皮以及内分泌腺、大汗腺和皮脂腺等。在鳞状细胞癌、皮脂腺癌、神经束膜瘤和各种附件癌中，EMA 往往至少局部阳性。它在浆细胞、上皮样肉瘤、滑膜肉瘤、上皮样血管肉瘤、上皮样纤维组织细胞瘤，以及全身和较少见的原发性皮肤 $CD30^{+}$ 大细胞间变性淋巴瘤中也可以呈阳性[23]。

癌胚抗原(CEA)是一种通常存在于小肠和大肠杯状细胞中的蛋白质。它存在于许多附属器癌中，特别是显示导管分化的肿瘤[24]。它也在许多转移性腺癌中表达。它在皮肤病理学中的主要用途是突出附属器肿瘤中的导管分化。

抗脂肪分化相关蛋白抗体是脂滴特异性标记物，用于辅助皮脂腺分化肿瘤的鉴别诊断[25]。向皮脂腺分化的肿瘤染色模式是膜囊泡，而对该标记物呈阳性的非皮脂腺肿瘤倾向于呈颗粒状染色。鳞状和基底细胞癌中的肿瘤细胞通常对该标志物呈阴性，但转移性肾细胞癌可能呈阳性[25]。

神经内分泌标志物

用于诊断 Merkel 细胞癌的 CK-20 已在前文中被阐述，其他神经内分泌分化的标志物包括神经元特异性烯醇化酶、嗜铬颗粒蛋白和突触素。神经元特异性烯醇化酶是一种分布在脑组织中的酶，同时存在于神经内分泌细胞中[26]。由于缺乏特异性，其在诊断病理学中的应用非常有限。嗜铬颗粒蛋白 A 是存在于神经内分泌细胞分泌颗粒中的钙结合蛋白家族的一部分。这种蛋白非常特异，但对神经内分泌分化不敏感[27]。突触素是一种跨膜糖蛋白，分子量为 38 kDa，是神经内分泌分化的特异性标志物[28]。CD56(神经细胞黏附分子)在神经组织、自然杀伤细胞和 T 细胞亚群以及其他组织中表达[29]。神经丝蛋白在 Merkel 细胞癌的肿瘤细胞中以一种核点状模式持续表达，而在其他器官中出现的神经内分泌癌中未见[30]。该蛋白通常在具有神经内分泌分化的肿瘤中表达，可用于诊断 Merkel 细胞癌的免疫组织化学组中，但其缺乏相对特异性。

黑素细胞标记

近年来发现了许多黑素细胞的标记物 S-100、HMB45、Melan-A、Mel-5、酪氨酸酶、MIFT-1(小眼畸形相关转录因子 1)和 SOX-10。必须强调的是，没有任何标记物可以区分良性和恶性黑素细胞，不同标记物的敏感度和特异性是可变的。S-100 蛋白非常敏感，但特异性比 HMB45、Melan-A 和 MIFT-1 等其他标记物要低得多。黑素细胞标记物在低分化恶性肿瘤的鉴别诊断中尤其有用。促结缔组织增生性恶性黑素瘤通常 S-100 阳性，而 Melan-A、HMB45 和 MIFT-1 等黑素瘤标记阴性。

S-100 蛋白是一种来源于牛脑的酸性蛋白，因其可在 100%硫酸铵中溶解而得名。它是黑素细胞的敏感标记物[31-33]。而研究发现抗 S-100 抗体也可与施万细胞、神经胶质细胞、脂肪细胞、软骨细胞、朗格汉斯(后面都是用的这个)细胞和外泌汗腺弯曲部的细胞反应，包括来源于这些细胞的肿瘤和错构瘤细胞。S-100 蛋白在 Rosai-Dorfman 中也存在表达。由于绝大部分黑素瘤均表达 S-100 蛋白，因此其对可疑黑素瘤的诊断具有重要意义，但并非所有黑素瘤均 S-100 表达阳性[34]。在此背景下，该技术在以下方面尤其有价值：鉴别黑素瘤与其他梭形细胞肿瘤，确定可能存在于深层皮肤组织中的微小黑素瘤病灶，确定准确的 Breslow 厚度和(或)血管内扩散以及评估向前哨淋巴结的扩散。由于表皮中朗格汉斯细胞也表达 S-100 蛋白，当用 S-100 蛋白标记表皮中黑素细胞时其可靠性降低，需要选用更具特异性的黑素细胞标记物(如 Melan-A)。由于 S-100 蛋白还常在许多软组织肿瘤中局灶性表达，也可被用作低分化肿瘤的标记之一。

HMB-45(gp100)[35-37]可识别前黑素小体囊泡中 10kDa 大小的抗原，该抗体来源于转移到淋巴结的黑素瘤提取物，不在正常成人黑素细胞或皮内痣表达。HMB-45 是非常特异的抗体，在结缔组织增生性黑素瘤中通常是阴性的，而约 90％的原发性和转移性黑素瘤 HMB-45 阳性。

Melan-A(MART-1)[38,39]是一种相当特异的黑素细胞标记物，能识别黑素瘤细胞中被 $CD8^+$ 细胞毒性 T 淋巴细胞识别的抗原。Melan-A 在痣和黑素瘤中表达阳性，但在结缔组织增生性黑素瘤、梭形细胞黑素瘤和神经化痣中呈阴性。尽管 Melan-A 是一种有用的黑素细胞标记物，但它在区分曝光部位的皮肤原位黑素瘤和色素性日光性角化病时非常困难[40]。其原因是 Melan-A 也可能偶尔着色角质形成细胞，这可能是由于蛋白从黑素细胞转移到角质形成细胞的结果。

Mel-5 是针对黑素细胞、痣细胞和黑素瘤细胞中 75kDa 糖蛋白而研制的单克隆抗体[41]。而 Melan-A 不在结缔组织增生性黑素瘤、梭形细胞黑素瘤和神经化痣中表达。

MIFT-1 是最近发现的黑素细胞标记物[42]，为一种核蛋白，参与黑素细胞的发育和黑素合成的调控。MIFT-1 可在痣和黑素瘤中表达，但在结缔组织增生性黑素瘤通常是阴性的。尽管 MIFT-1 最初被认为是黑素细胞中非常特异的标记，但有研究发现其在巨噬细胞、肥大细胞、成纤维细胞、淋巴细胞、施万细胞甚至平滑肌细胞中都有表达[43]，因此该蛋白作为诊断困难的肿瘤标志物之一作用仍然有限。

SOX-10 是一种转录因子，在施万细胞和黑素细胞的发育过程中起着至关重要的作用。它主要表达于细胞核，有助于鉴别结缔组织增生性黑素瘤和组织学上与之混淆的肿瘤，包括肉瘤样癌、非典型纤维黄瘤和各种肉瘤。SOX-10 在恶性外周神经鞘瘤中往往仅为局灶阳性，在结缔组织增生性黑素瘤的肿瘤细胞中则呈弥漫性阳性表达[44]。

鸡尾酒抗体是由不同的抗黑素细胞单克隆抗体组成的混合抗体，是一种有效检测黑素瘤的抗体，特别是在前哨淋巴结活检中检测少量黑素瘤细胞方面，其中一个主要抗体混合物是由 Mart-1、Melan-A 和酪氨酸(MCW)[45]组成的。

间充质标记物

许多间充质分化的标记物可用于肿瘤的鉴别，尤其是低分化肿瘤的标记物。但这些标记物的特异性和敏感性也有很大差异，表明它们仅可被作为更广泛的标记物组之一。常用的有波形蛋白、S-100、结蛋白、平滑肌肌动蛋白、肌肉特异性肌动蛋白、钙调蛋白、h-钙调结合蛋白、CD34、CD10、CD31 和 Fli-1。

波形蛋白分子量为 57kDa，存在于所有间充质细胞及其肿瘤中，特异性非常差。由于它在黑素瘤、淋巴瘤、甚至是癌症中均有表达[46]，因此诊断价值非常有限。

如前所述，S-100 是神经纤维瘤和神经鞘瘤非常有价值的标记物，在神经鞘瘤中的表达呈均匀阳性，而在神经纤维瘤中阳性的肿瘤细胞百分比则有不同。

结蛋白是一种分子量为 53kDa 的多肽，是平滑肌、骨骼肌和心肌的特征性蛋白[47]。在骨骼肌中，结蛋白丝与肌节的 Z 盘和肌细胞膜附着斑相关。在平滑肌细胞中，结蛋白丝将纺锤形致密体与浆膜致密体连接起来。结蛋白是肌肉分化高度特异性蛋白，是种有用的标记物，偶有报道亦表达于其他肿瘤如神经鞘瘤和上皮样肉瘤[48,49]。

肌动蛋白属于真核细胞骨架中的一个中间丝家族，它们是参与控制肌肉细胞和非肌肉细胞运动的收缩蛋白。根据氨基酸序列肌动蛋白可分为 6 种主要亚型。在诊断病理学中，最有用的单克隆抗体是 HHF35(肌肉特异性肌动蛋白)和 1A4(α 平滑肌肌动蛋白)[50-52]。前者与骨骼肌和平滑肌反应，后者仅与平滑肌反应，这两种抗体均表达于肌成纤维细胞、周细胞、血管球细胞(图 3.19)和肌上皮细胞[51]。

钙调蛋白是一种基本的肌钙蛋白 T 样蛋白，调节肌动蛋白与肌球蛋白的相互作用，它是平滑肌和肌成纤维细胞分化的较好标记物[53]。

H-钙调结合蛋白是由肌动蛋白和原肌球蛋白组成，调节细胞的收缩。它是标记平滑肌分化的特异性蛋白，而在肌成纤维细胞中表达相对较少[54,55]。

CD34 是一种分子量为 110kDa 的糖基化跨膜蛋白，常表达于造血祖细胞和血管内皮细胞[56,57]。但 CD34 特异性差，在许多软组织肿瘤中也有表达，包括皮肤纤维肉瘤(DFSP)(图 3.20)、神经纤维瘤和梭形细胞脂肪瘤。在皮肤病理学中主要作为内皮细胞标记物，并用于鉴别 DFSP 与纤维组织细胞瘤及其亚型，特别是细胞型纤维组织细胞瘤。在 DFSP 中

CD34 趋于呈弥漫性阳性,而在纤维组织细胞瘤中主要在肿瘤周围灶状阳性[58,59]。

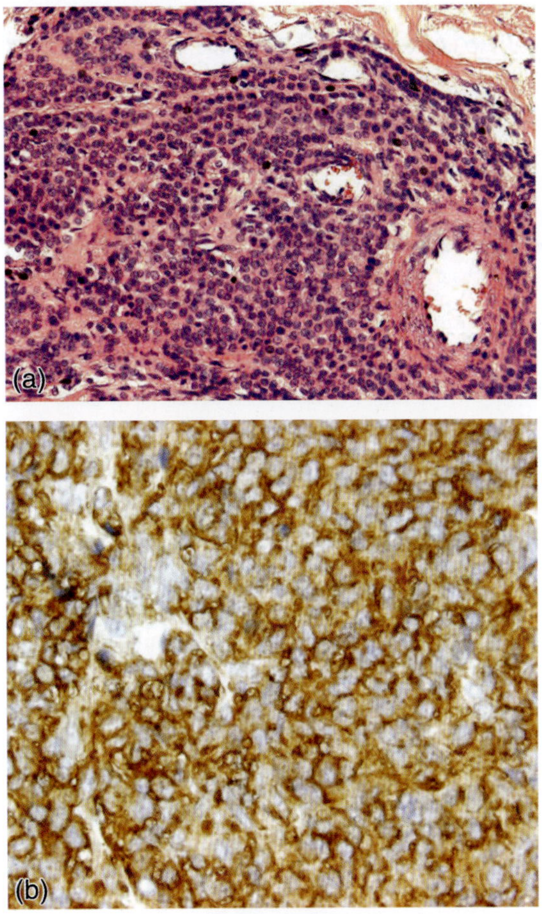

图 3.19 (a)血管球瘤由均匀一致的小圆形细胞组成,胞质苍白,界限清楚的细胞膜;(b)血管球瘤中 SMA 胞质染色强阳性

在软组织肿瘤中,其中一大类纤维组织细胞肿瘤非常需要有用的标记物进行鉴别。而包括 α1-抗胰蛋白酶和 α1-抗糜蛋白酶在内的所谓的组织细胞标记物是非特异的,在这些肿瘤的诊断中没有任何作用,且所谓的纤维组织细胞肿瘤通常并不存在真正的组织细胞分化。ⅩⅢa 因子是另一种有趣的针对凝血转谷氨酰胺酶产生的多克隆抗体,似乎是皮肤树突状单核巨噬细胞(被称为真皮树突状细胞)的一个特定亚群的标记物[60],在许多不同类型的软组织肿瘤中存在表达。但联合其他标记物,ⅩⅢa 对良性纤维组织细胞瘤和 DFSP 的鉴别是有价值的,前者常富含ⅩⅢa 因子阳性细胞,尤其是在肿瘤周围组织中,而在 DFSP 中则为阴性。

CD10 是一种细胞膜金属肽酶,存在于许多血液病肿瘤中,主要是 B 细胞系肿瘤,在间充质细胞中也广泛表达。它已经被广泛用于非典型纤维黄瘤与肉

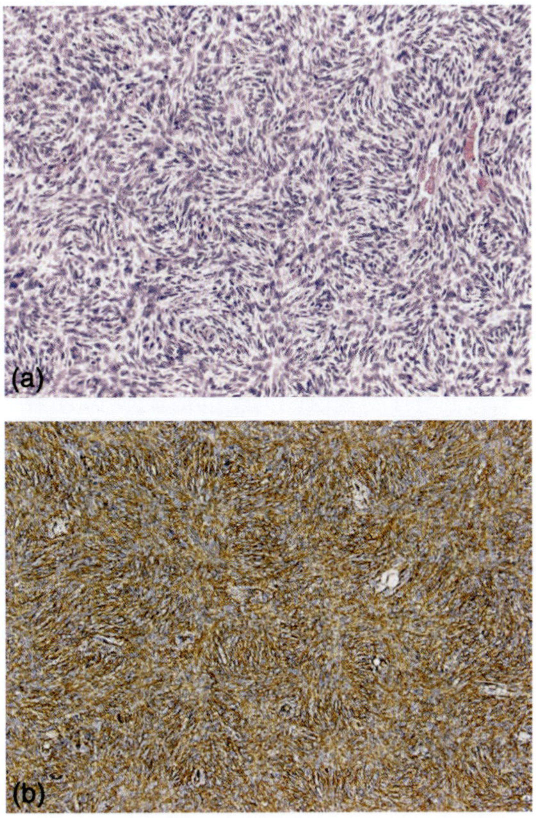

图 3.20 (a)典型的隆突性皮肤纤维肉瘤,由单一的纺锤形细胞组成,细胞核深染,排列成明显的席纹状模式(H&E);(b)CD34 染色:肿瘤细胞弥漫性染色

瘤样鳞状细胞癌和梭形细胞黑素瘤的鉴别诊断[61],后两者对这一标记也可能阳性,但通常较为局限。

许多内皮标记物被用于诊断血管肿瘤,其中最有用的是 CD31、CD34、Fli-1 和最近发现的 ERG(Ets 相关基因)。淋巴管的内皮标记物范围也在逐渐增多,其中有些具有很高的特异性。

CD31 是免疫球蛋白超基因家族的糖蛋白,分子量为 130kDa,也被称为血小板内皮细胞黏附分子 1(PECAM-1),表达于内皮细胞和一些造血细胞。虽然 CD31 是内皮细胞最敏感的标记物[62-64],但由于在巨噬细胞中也有表达[65],因此解读时应谨慎。

Fli-1(Friend 白血病病毒插入位点 1)是 ETS 基因家族的 DNA 结合转录因子成员。大多数尤因肉瘤(90%)存在 t(11,22)(q24,q12)易位,提示 EWS 与 Fli-1 融合。此外,Fli-1 在内皮细胞中也有表达,是内皮细胞分化的一个有用的特异性标志[66],在细胞核中阳性着色。

ERG 是一种 ETS 家族调控转录因子,目前被认为是内皮细胞最特异、最敏感的标记物[67],在细胞核

中阳性着色。其在部分前列腺癌中亦可为阳性，在上皮样肉瘤中亦可表达[68]。

这些内皮细胞标记物都不能区分淋巴管和血管内皮。近年来，许多抗体被认为对淋巴管内皮具有特异性，包括血管内皮生长因子受体3（VEGFR-3）、平足蛋白、LYVE-1（淋巴管-内皮透明质酸受体）和Prox-1（一种对淋巴管生成有重要作用的核转录因子）[69-75]，其中一些标记物在淋巴管分化中并不是很特异，特别是VEGFR-3[69]。

INI1（hSNF5/SMARCB1）是一个位于染色体22q11.2上的抑癌基因。免疫组化提示INI1在上皮样肉瘤中的表达始终是阴性的，而与上皮样肉瘤易混淆的其他肿瘤倾向于呈阳性反应[76]，因此INI1在鉴别诊断上非常有用。

转移性皮肤肿瘤

重要的是要记住，所有存在于皮肤上的肿瘤不一定来源于皮肤。已经有几种上皮标记物被提及，其中许多可能有助于诊断转移性腺癌。然而，免疫组织化学并不总能确定原发肿瘤的部位，除少数情况外，包括前列腺癌的前列腺特异性抗原和甲状腺癌的甲状腺球蛋白。雌激素和黄体酮受体的标记物对转移性乳腺癌的诊断没有帮助，因为附属器癌也可能有一个或两个标记物呈阳性。多个标记物的组合常有助于确定肿瘤是原发性还是转移性的。

甲状腺转录因子1（TTF-1）是一种表达于肺和甲状腺上皮细胞中的38kDa的核蛋白，是诊断皮肤转移癌的有用标记物[77]。p63是p53基因的同源基因，已被证明在皮肤原发性和转移性腺癌的鉴别诊断中是有用的。p63在转移性皮肤腺癌中通常是阴性的，而在原发性附属器腺癌中往往呈阳性[78,79]。在转移到其他器官的附属器癌中也有类似发现。同样的发现最近也有报道，转移到皮肤的腺癌其肿瘤细胞中平足蛋白往往是阴性的，而在原发性附属器癌的肿瘤细胞中该标记物则呈阳性[80]。ERG有助于转移性前列腺癌的诊断[68]。

组织细胞标记

多年来，CD68（KP1）一直是证实石蜡包埋组织中组织细胞分化的主要标记物[81,82]。它是一种针对肺巨噬细胞中110kDa糖蛋白的抗体。该抗体可染色正常的组织细胞、粒细胞前体细胞、髓单核细胞肿瘤中的肿瘤细胞和真正的组织细胞淋巴瘤。然而，KP1对组织细胞分化并不特异，在许多肿瘤中都有表达，包括癌、黑素瘤、颗粒细胞肿瘤和多种肉瘤[83-85]。组织细胞分化的一个更特异的标志是PG-M1，它是CD68蛋白组的成员，仅存在于巨噬细胞，不存在于髓系细胞[86,87]。CD163是富含清道夫受体半胱氨酸超家族的糖蛋白，作为组织细胞的标记物比CD68更特异[88]。

朗格汉斯细胞标记物

朗格汉斯细胞的主要标记物为S-100和CD1a。最近，采用和CD1a同样敏感且特异的langerin（CD207，一种朗格汉斯细胞特异性凝集素）作为朗格汉斯细胞的标记物[89,90]。S-100非常敏感，但特异性差，尤其当它染黑素细胞时，后者和朗格汉斯细胞均存在于正常和异常的表皮中。通常在炎症条件下，表皮内朗格汉斯细胞增生且呈巢状排列。朗格汉斯细胞巢与Pautrier微脓肿容易混淆，可能导致误诊为蕈样肉芽肿。在这种情况下，朗格汉斯细胞的免疫组织化学（图3.21）和其他组织学参数有助于鉴别。

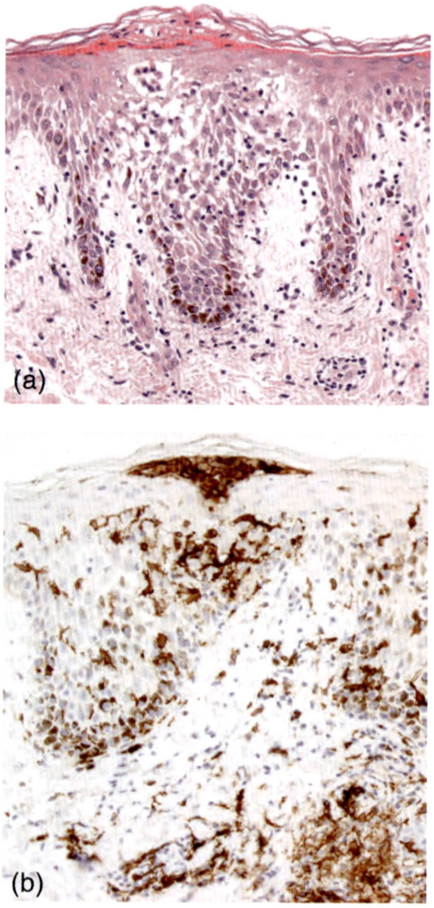

图3.21 （a）伴有朗格汉斯细胞增生的亚急性海绵状水肿（湿疹），表现为表皮内模拟Pautrier微脓肿的大细胞巢（H&E）；（b）CD1a染色，强调表皮内巢状细胞的本质

淋巴标记物

对皮肤活检中大量淋巴细胞浸润的解读是诊断性皮肤病理学中最困难的情况之一。可以产生模拟

淋巴瘤组织学改变的情况很多,从昆虫叮咬和病毒感染,到梅毒,再到反应性淋巴组织增生,在这些情况下无法证明病因。此外,人们对皮肤中可能遇到的各种恶性淋巴增生性疾病的认识也在不断增加。现在有许多不同的淋巴细胞及其亚群的标记,当组合使用时特别有效。应该谨记,皮肤淋巴瘤的组织学和抗体标记模式不一定反映对应的淋巴结,而且很少有标记物对某一谱系的细胞具有绝对的特异性。此外,必须认识到,在疾病过程中许多类型淋巴细胞可能失去其抗原决定簇,并可能以异常的方式表达。这在某些晚期皮肤淋巴瘤中尤为常见。然而,经过仔细的解析和抗体谱的使用,可以从多种单克隆抗体的使用中获得相当多的信息[3]。

人白细胞抗原相关的合理化命名法,即 CD(或分化簇)命名法,已经取得了很大的进步,它使不同实验室开发的许多不同单克隆抗体能够进行有益的比较,并促进它们的分类[3,91,92]。正如免疫病理的其他领域,对皮肤诊断病理学家的更大好处是能在石蜡包埋的组织中大量使用这些白细胞抗原标记物[92-94]。关于免疫病理学在皮肤活检淋巴细胞亚群识别中应用的讨论超出了本章的范围。可用于标记常规处理材料的抗体包括 CD45(白细胞共同抗原)、panB 细胞标记物如 CD20(L26)、Pax5 和 CD79a,以及 panT 细胞标记物(如 CD3、CD2、CD5 和 CD7[95,96])。对石蜡包埋皮肤活检中 T 细胞亚群的测定也是可行的,因为针对 CD4(辅助性 T 细胞)和 CD8(细胞毒性 T 细胞)T 细胞的抗体已经商业化[3,97,98]。免疫组织化学在检测克隆性,特别是 B 细胞浸润的克隆性病变方面也非常有用。抗 κ 和 λ 轻链抗体可用于显示石蜡包埋材料的克隆性病变[3,99,100]。然而,最近 κ 和 λ 轻链的原位杂交已经取代了免疫组织化学,因为这种方法的结果更容易解读[101]。单一型免疫球蛋白轻链的表达提示 B 细胞淋巴瘤的可能性非常大。

其他感兴趣的标记包括与 T 细胞活化密切相关的决定簇,如 CD30 抗原。Ber-H2 是针对 CD30 表位的一个抗体,它识别活化的 T 细胞、B 细胞和 R-S(Reed-Sternberg)细胞。在皮肤活检中,它通常出现在 CD30 阳性淋巴细胞增生性疾病中,包括淋巴瘤样丘疹病和 CD30 阳性间变性大细胞淋巴瘤(图 3. 22)[102-104]。

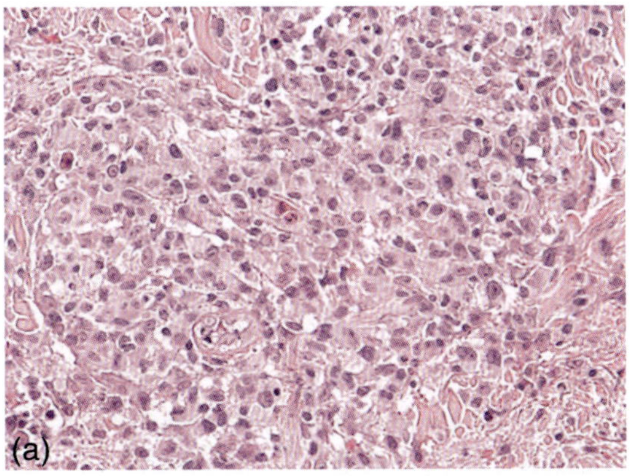

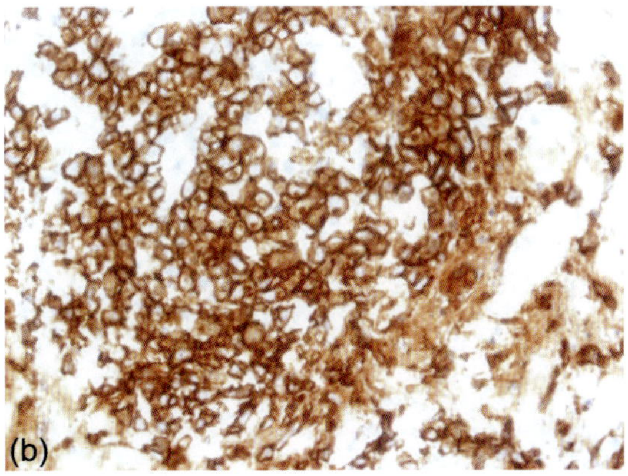

图 3. 22 (a)大而不典型的淋巴样细胞,细胞核多形性,胞质粉红色;(b)CD30 阳性间变性大 T 细胞淋巴瘤中的不典型细胞阳性染色,注意典型的胞膜强阳性和点状核周染色

间变淋巴瘤激酶(ALK)是由于 ALK 和核仁磷酸蛋白之间 2;5 易位而成的一种蛋白标记物。其作用在于该蛋白在系统性大细胞间变性淋巴瘤中表达,但在原发性皮肤大细胞间变性 CD30 阳性淋巴瘤中通常不表达[105,106]。

CD4、BCL-6、PD1、ICOS、CD10 和 CXCL13 是滤泡辅助性 T 细胞的标记物,目前用于诊断这些细胞的皮肤淋巴增生性疾病,包括 $CD4^+$ 小/中多形性 T 细胞淋巴瘤和皮肤滤泡辅助 T 细胞淋巴瘤[107,108]。

CD56(神经细胞黏附分子)在中枢和外周神经系统中均有表达,也是 NK 细胞的标志。它在皮肤病学中的主要用途是诊断皮肤 NK/T 细胞淋巴瘤[109,110]。一些皮下脂膜炎样 T 细胞淋巴瘤也可能表达此标记[111]。

TIA-1、颗粒酶和穿孔素是 NK 细胞和细胞毒性 T 细胞胞质颗粒中的细胞毒蛋白。这些蛋白的表达可以在石蜡包埋组织中显示出来,可以帮助诊断 NK 或细胞毒性淋巴瘤[112,113]。

CD123 是人白细胞介素 3 受体的 α 亚单位,是浆样树突状细胞的特异性标志物。它对诊断浆样树突状细胞白血病/淋巴瘤(以前称为 $CD4^+$/$CD56^+$ 血液皮肤肿瘤)[114]很有用。

滤泡中心 B 细胞的标记,如 CD10 和 bcl-6,虽然不是完全特异性的,但可以显示这些细胞在皮肤中的存在。阳性染色并不代表这些细胞是肿瘤,而是代表来自滤泡中心[115-117]。反应性皮肤生发中心对这些标记物呈阳性反应。另一方面，bcl-2 阳性的滤泡中心细胞浸润提示滤泡中心细胞淋巴瘤，通常提示存在14;18 染色体易位[5,118]。然而，许多原发性皮肤滤泡中心细胞淋巴瘤不染色，t(14;18)染色体易位通常不存在[119]。值得注意的是，正常的反应性 T 淋巴细胞通常 bcl-2 呈阳性且在 B 细胞浸润中尤为突出。正常套细胞也呈 bcl-2 阳性。

B 细胞进一步分化的标记物还包括 MUM-1/ITRF4(多发性骨髓瘤 1/干扰素调节因子 4)和 FOXP-1。MUM-1 是一种由晚期中心细胞和生发中心 B 细胞表达的蛋白，FOXP-1 是 B 细胞发育过程中必不可少的转录调节因子[119]。皮肤滤泡中心细胞淋巴瘤不表达 MUM-1 或 FOXP-1，而弥漫性大 B 细胞淋巴瘤则倾向于上述两种标记物广泛阳性表达[120]。在皮肤边缘区淋巴瘤中，MUM-1 仅由浆细胞表达。这种染色模式，再加上其他常用的免疫组织化学标记，有助于鉴别诊断[121]。

总的来说，免疫病理学领域，特别是有关淋巴细胞增生性疾病的研究，继续迅速发展。除了这里讨论的技术，在未来几年内，通过对细胞因子、黏附分子和类似物质的研究，可能会为诊断病理学家提供更多有用的信息。利用最新分子生物学技术进行免疫表型与免疫分型的相关性研究可能有助于我们进一步了解皮肤和系统性淋巴瘤。

其他诊断方法

细胞诊断与 Tzanck 涂片

皮肤病理学中的细胞诊断不应被视为一种新的诊断方法替代常规活检。该技术已被用于多种皮肤疾病的快速诊断，包括上皮性肿瘤、Paget 病、黑素瘤、皮肤淋巴瘤和皮肤转移性肿瘤。在大多数情况下，更应采取的是诊断性外科活检，而非针吸活检。皮损的细胞学检查对大疱性疾病、水疱性病毒疹和基底细胞上皮瘤最有价值。

在水疱性疾病中，最理想的选择是小的、早期的、未感染的皮损。用剪刀将水疱顶部剪掉，用钝的手术刀轻轻刮擦水疱底部，避免出血，所获得的材料在玻片上薄涂，这叫作 Tzanck 涂片。然而，使用这种简单的技术不能将单纯疱疹和带状疱疹区别开。对于疑似基底细胞上皮瘤的细胞诊断，应去除溃疡性肿瘤的所有表面痂皮，对于非溃疡性肿瘤可用锋利的尖刀切割。切口应足够浅，以避免过度出血。然后用钝手术刀或小刮匙获取肿瘤样本，并将它压在两张玻片之间。取自水疱和基底细胞上皮瘤的涂片应立即在无水乙醇中固定 2min，并用 H&E 染色，冲洗干燥后，将涂片盖住进行镜检。

显微镜下表现

大疱性疾病

细胞诊断在各种类型的天疱疮和家族性慢性良性天疱疮中都是最有价值的诊断方式，因为有大量的棘层松解性角质形成细胞。在寻常型天疱疮、增殖型天疱疮和家族性慢性良性天疱疮中，从皮肤涂片获得的细胞通常是圆形的，大小大致相同，核浆比相对较大，可见核周苍白晕，细胞周边染色较暗。在较表浅的天疱疮中，包括落叶型天疱疮和红斑型天疱疮，角质形成细胞的形状呈立方状，细胞核较小，细胞质较明显，这些细胞可能含有角蛋白颗粒，并显示角化的迹象。偶尔可以看到巨细胞，但与病毒性巨细胞不同，病毒性巨细胞呈气球样变性。除上述的棘层松解性疾病外，偶尔也可在毛囊角化病(同时有角化不良)和大疱性脓疱病中看到棘层松解细胞。在后一种情况下，除棘层松解细胞外，通常还有大量的中性粒细胞和细菌。细胞诊断在表皮下大疱性皮肤病中的作用有限，在大多数情况下涂片只含有炎症细胞。嗜酸性粒细胞常见于大疱性类天疱疮，但也可在疱疹样皮炎中出现。

病毒性疾病

因为有特征性的多核巨细胞的存在，单纯疱疹、带状疱疹和水痘的细胞学检查往往是诊断性的。细胞学检查可见大小不等的角质形成细胞，随着细胞的增大，细胞核呈现出染色质的模糊和染色的缺失。有些细胞可能显示核膜染色质的凝结。多核巨细胞通常含有 8 个或 8 个以上的细胞核，其大小和形状不一(图 3.23)。

嗜酸性包涵体在疱疹病毒性疾病中偶尔会见到，但很多涂片的检查可能无法找到揭示这种变化的任

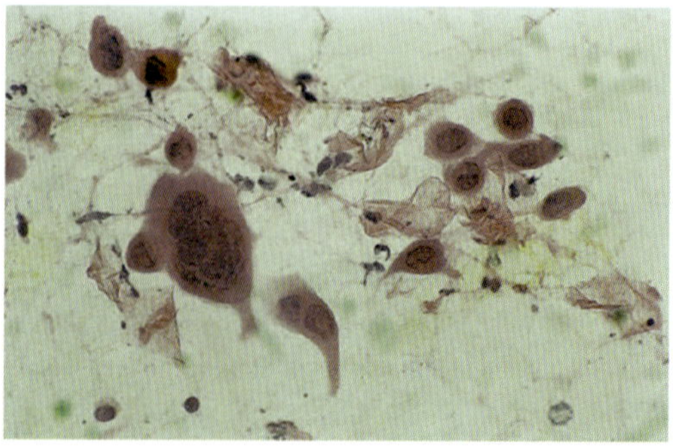

图 3.23 单纯疱疹病变的 H&E 染色涂片显示多核巨细胞和变性的细胞核

何证据。上述典型的气球样变性和巨细胞形成通常不发生在牛痘中，但偶尔也可发现一些增大的棘层松解细胞，有时还可检测到嗜酸性包涵体。在传染性软疣中，特征性的软疣小体很容易被识别。这些是大的、圆形的、嗜酸性的小体，可以在氢氧化钾制片中不经 H&E 染色即可被识别。

基底细胞癌

在基底细胞癌的涂片中，可发现紧密排列的卵圆形或圆形的深嗜碱性细胞团块。细胞质通常非常稀少，在某些情况下可能无法看到。细胞核呈细颗粒状，核仁不清，涂片中的细胞大小和形状非常规则。当细胞异型性明显时，应考虑另一种诊断，如鳞状细胞癌或 Bowen 病。

电子显微镜检查

皮肤组织的电镜检查比光镜检查要少得多，目前很少用于皮肤病的诊断。免疫组化的抗原定位技术已经取代电镜用于许多遗传性疾病中的诊断，尤其是大疱性表皮松解症。第 71 章描述了这种技术及其应用。透射电镜和扫描电镜不仅大大提高了我们对正常皮肤微观解剖的认识，而且也加深了我们对许多疾病过程的认识。由于使用新包埋材料，可以对主要用于光学显微镜的单个组织块进行超微结构检查。如果仔细的话，即使是常规固定和石蜡包埋材料，也可采集电子显微照片以提供有用的诊断信息。近年来，电镜与免疫病理技术、放射自显影技术和细胞化学方法的结合，极大地提高了对组织和细胞病理生理学的认识。超微结构研究有助于我们理解正常皮肤显微解剖结构及其亚型(详见第 2 章)。下面列出了一些可以用电镜辅助诊断的皮肤疾病。

大疱性疾病

在电镜和免疫电镜的帮助下，大疱性疾病的分类和细化有了很大的进展。电镜下更容易对大疱性表皮松解症的种类进行区分。单纯性大疱性表皮松解症的裂解面位于基底细胞内，还可以看到张力细丝团块。交界性大疱性表皮松解症临床表现形式多样，虽然电镜观察显示透明板有分离，但它可能是一组异质性疾病。某些案例中，半桥粒数量减少，这可能是一个主要的缺陷。然而，在其他形式的交界性大疱性表皮松解症中，半桥粒可能正常。在营养不良性大疱性表皮松解症中，再次观察到各种异常，但分裂位于致密板下。免疫电镜技术为大疱性表皮松解症及其他一些特发性水疱病提供了进一步的信息。例如，在瘢痕性类天疱疮中，免疫反应物在透明层中的位置可能低于典型的大疱性类天疱疮。在线状 IgA 疾病中，在透明层或其下方都可发现免疫复合物。在获得性大疱性表皮松解症中，也可有致密层下的免疫复合物质沉积。

色素性疾病

在超微结构水平上对黑素细胞和黑素小体进行定量和定性评价，对于色素沉着和色素减退性疾病具有重要的价值。在白化病中，虽然黑素小体不成熟，但黑素细胞数量正常。白癜风病灶部位的皮肤活检显示黑素细胞完全缺失或大量减少。在白癜风的早期，可以发现表皮黑素细胞的空泡变性。

细胞识别

除了显示黑素细胞外，炎症和肿瘤性疾病也可以借助电镜清楚地识别各种其他细胞。Sézary 综合征患者外周血中出现卷曲的细胞核具有诊断价值。顶浆分泌细胞超微结构上均可见环状片层、大而致密的颗粒和断头分泌物。其他可能具有诊断价值的细胞亚结构有鉴别各种上皮细胞的桥粒、肌源性肿瘤中的肌丝、朗格汉斯细胞的 Birbeck 颗粒，以及血管内皮细胞中的 Weibel-Palade 小体。

真皮沉积物的鉴定

不同类型淀粉样变的超微结构表现为直径 6～7nm、直的、无分支的、不吻合细丝的特征性沉积。其周围电子密度明显增加，产生空心圆柱体样外观。成人和青少年胶样粟丘疹，光镜下有时可能与淀粉样物质沉积相混淆。然而，从超微结构上看，胶样粟丘疹的纤维厚度与淀粉样变的纤维厚度不同，呈波浪状，并不直。在光镜下所见无定形透明沉积物，如卟啉症和类脂质蛋白沉积症，也有典型的电镜表现。

病毒性疾病技术

许多确认病毒感染诊断的传统技术，如病毒分离和培养，以及各种血清学测试，都是滞后的，患者往往在确诊时已康复。无论是活检还是从水疱底部刮取(如单纯疱疹或带状疱疹)，这些传统的组织学检查对有经验的人来说是有用的，但有相当高的假阴性率。包括 PCR 在内的分子生物学技术具有较强的特异性，尤其是用于人乳头瘤病毒的鉴定，但目前尚未得到广泛的应用。用电子显微镜直接观察病毒颗粒，采用负染色技术，可在采集病变后半小时内得到阳性结果。这项技术对于确认由许多主要病毒家族引起的疾病，特别是对单纯疱疹、带状疱疹和手足口病的诊断具有重要价值。免疫组化染色广泛应用于多种病毒的检测，包括疱疹病毒 1、2 和巨细胞病毒，并对石蜡包埋切片的诊断很有帮助。人类疱疹病毒 8 是一种新型疱疹病毒，可在卡波西肉瘤患者的所有肿瘤中检测到[1]。针对病毒核潜伏抗原的单克隆抗体具有很高的敏感性和特异性。

免疫基因分型

在大多数炎症性疾病中，皮肤组织中的淋巴细胞通常是多克隆的，含有许多不同亲本淋巴细胞的后代。相反，大多数淋巴瘤是单克隆的，细胞来源于同一亲本细胞。随着检测免疫球蛋白和 T 细胞受体分子编码基因重排的 DNA 探针技术的发展，免疫基因分型已成为检测 T 细胞和 B 细胞克隆性的常规技术[1-3,4]。技术上的改进意味着现在可以从相对较小的组织中获得有意义的结果。目前，PCR 技术已被广泛应用于皮肤淋巴浸润的克隆性研究。这方面问题将在第 140 章中详细讨论。

人为假象

处理组织标本最终呈现的镜下表现，因为很多原因反映的是复杂器官在某一时间点上病变的人为假象。活检固定和处理过程会使组织成分的大小、形状和结构发生重大变化。我们倾向于认为脂肪细胞是大的、圆形的、空的、核在周边的细胞，这是我们用显微镜观察它们的方式。通常富含脂质的囊肿（如多发性脂囊瘤），在石蜡包埋切片中会显得相对较空。在表皮下层的黑素细胞周围经常能看到清晰的空晕，在一定程度上是人为假象。一些常规观察到的组织人为假象能帮助诊断。比如所谓的人工裂隙假象（真皮结缔组织与基底细胞癌的细胞巢分离），能帮助我们区分基底细胞癌和毛囊上皮瘤。除了这些常见的人工假象外，还有各种各样的变化可能是偶然或者是由于处理技术不佳而引起的（框图 3.3）。这些变化在某些情况下可能误导病理医师的诊断。

框图 3.3 潜在的皮肤病理人为假象

- 定位不良：横切面使表皮和真皮难以评估；有时会导致表皮完全缺失
- 甲醛固定：表皮空泡化
- 无缓冲甲醛固定：色素沉积
- 冰冻人为假象：角质形成细胞内明显的胞质内空泡
- 切片时造成组织划痕
- 从切片刀上转移过来的组织
- 异物，如甲醛色素、缝线、链格孢属、孢子、淀粉
- 电流对切除组织的细胞核极化
- 用鬼臼毒素治疗的疣有成簇有丝分裂
- 甲氨蝶呤或羟脲酸酯治疗后的棘细胞固缩

由于活检技术差而造成的人为假象

钳子过度挤压标本会产生明显的人为假象，导致结缔组织变成无定形和嗜碱性变，浸润的细胞也有相当大的变形。有齿钳可以在组织标本上导致一个洞，虽然很少引起诊断混乱，但美观性较差。本身就小的组织标本被切成更小时，部分边缘可由刀产生的挤压导致结缔组织和细胞变形。同一区域的几次单独环钻活检，要比在患者皮损部位取出整块标本后再进行切分效果好得多。

在刮取或削除活检之后，使用各种烧灼技术来止血都会导致异常的组织学表现。透热疗法会使细胞和核形态发生奇怪的改变，并产生一种致密的嗜酸性均质的结缔组织外观。止血剂 Monsel 溶液（20%次硫酸铁溶液）在皮肤活检中偶尔能产生广泛的纤维蛋白、真皮胶原，甚至横纹肌的铁化[1]。铁沉积可能与黑素相混淆（图 3.24）。对黑素细胞痣刮除活检时使用这一技术会遇到一些特殊的问题，这种色素的沉积可能导致对黑素瘤的错误诊断[2]。局部麻醉也会偶尔产生人为假象。局部麻醉药中含有的肾上腺素可能会导致肥大细胞的脱颗粒，对真皮血管的影响很小，但这些通常不是重要的问题。大量的局部麻醉药，特别是直接注射到病变部位或在真皮浅层时，可模拟组织高度水肿的表现，或能破坏细胞性痣的正常结构。

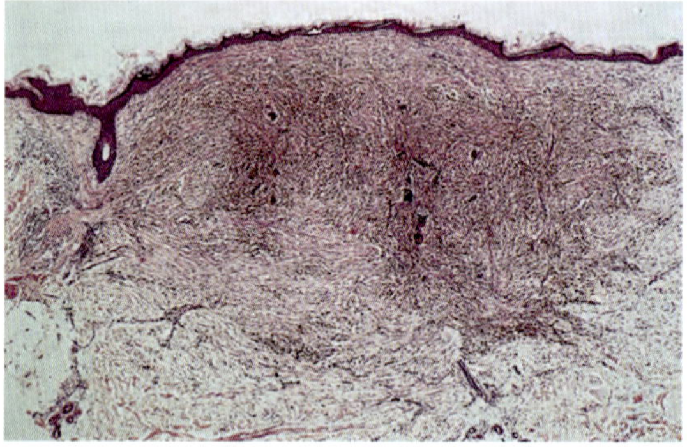

图 3.24 由于应用 Monsel 溶液而造成广泛的真皮色素沉着

与固定递质有关的人为假象

已经有人强调，皮肤组织活检标本的充分固定是获得最佳组织学解释的必要条件。固定时间不足的标本显示细胞结构和结缔组织的清晰度很差；细胞可能出现肿胀，这种固定不良的标本染色往往会产生污秽的外观。当标本没有放置在正确的固定液中，而是在一些不合适的溶液（如生理盐水）中时，可能会看到类似的结果。福尔马林色素可以沉淀到一些皮肤活检的组织中，特别是在使用含有福尔马林

的酸性固定剂中。福尔马林色素人为假象在含有大量出血或者大量充血的活检组织中特别常见。即使在中性缓冲福尔马林生理盐水中，长时间的固定也会增加福尔马林色素生成的可能。有一些固定剂（如 Zenker 溶液和 Heidenhain's Susa）含有氯化汞，固定在这些递质中的组织可形成颗粒状的棕黑色沉积物。这种沉积物可以通过先后使用 Lugol 碘和硫代硫酸钠来去除。

由于固定和切片造成的人为假象

最常见的问题之一是标本的方向问题。固定的方向如果是斜的可以出现误导的表现——看起来是表皮假上皮瘤样或银屑病样增生，实际上是来自正常的皮肤。在需要进行测量的地方，如在评估黑素瘤 Breslow 厚度和 Clark 分级时，准确无误切片和固定尤为重要。有时活检的组织碎片会附着在切片刀的刀刃上并随切刀移动到表皮的上部，如组织细胞瘤切片的表皮上方可能看到基底细胞癌样的结构。通常这种人为假象很容易被识别，但偶尔也会引起混淆。切片刀的钝化导致组织学切片的厚度不均匀。这会让人对细胞浸润的程度和结缔组织的性质产生错误的印象。切片刀边缘的不规则会导致一种被称为粉碎痕迹的不美观的人为假象。当组织中存在钙等非常坚硬或致密的异物时，异物可通过组织被排出，并形成切片中的撕裂痕迹。

染色技术造成的人为假象

需要记住的是，各种染色液配制后的保质期很短，陈旧染色液的染色效果会非常不满意。染色液被各种外来物质（如植物毛[3]或微生物）污染也很常见，当观察切片时活检组织中可能会存在这些异物。

组织切片的显微镜检查方法

了解显微镜的基本原理和对显微镜的仔细维护对获得组织切片最佳镜下效果至关重要，并最终实现正确的组织病理学诊断。此处还涉及了解荧光显微镜、干涉显微镜和偏振光显微镜的技术和应用。

显微镜的准备

在使用显微镜之前，应注意各种实际操作要点。所有的光学表面都是干净的吗？油腻的指纹和灰尘可能会严重损害图像的质量，在使用显微镜之前，所有镜头表面都应该清洁。可以用光学拭镜纸来完成，有些制造商推荐使用石油乙醇。清洗凹形物体是困难的。一种推荐的方法是使用一小块刚刚破碎的聚苯乙烯。重要的是，用这种方法处理的物镜上不能有二甲苯或其他有机溶剂的痕迹，否则会有留下一层被溶解的塑料薄膜的危险。

显微镜光源应该居中，在大多数现代显微镜上，这很容易通过一对作用在弹簧上的定心螺钉来实现，或者通过松开螺旋柱并定位灯座来实现。然后调整冷凝器。显微镜底座上的光圈应关闭，并调整冷凝器的高度，直到视野在膜片的图像聚焦。然后调节螺丝将光圈居中。确定中心后，应打开视场光阑，直到它从视野中消失。然后调整光圈（镜台下部显微镜的可变光圈）。根据经验，这可以在查看切片上的图像时完成，或者可以取下目镜，当经过目镜镜筒向下看时，光圈被打开，直到它占据大约 1/3 的视野。在此位置，冷凝器的数值孔径近似于使用的物镜的数值孔径，得到了最佳的分辨率。

然后用肉眼观察待阅切片。标本是固体组织切片，还是像组织或细胞涂片一样均匀分布在切片上？应注意切片的大小和形状，并可通过肉眼检查来识别有几块组织。重要的是，要注意在同一张载玻片上切片的数量，以及这些切片是否来自同一块蜡块，还是放在一起的不同蜡块。最后，在将载玻片放在显微镜载物台上之前，载玻片上的名称或标识号应与临床申请表上的详细信息一致。当把载玻片插入显微镜时，请确保载玻片正面向上，否则可能无法对高倍物镜的图像进行聚焦。

显微镜下判读

切片检查

正常和推荐的程序是从低倍镜检查开始，逐步向高倍镜、仔细浏览。以×2.5 或×4 为物镜的低倍镜扫描可以提供丰富的信息，包括组织的鉴定、标本的定位、病变的主要部位。也可以认识病理变化的基本性质，例如，主要病变是肿瘤还是炎症。对载玻片上的所有材料进行低倍镜扫描可以清楚地表明，所有切片是否来自同一组织，还是代表组织的不同部分。活检的低倍镜检查是解决问题的第一步，也是良好的皮肤病理诊断的关键。在低倍镜检查中，应评估活检部位及其与临床资料的相关性，其次，应尝试模式诊断。

当怀疑异物时，在偏振光下检查切面是非常有用的。这是一种快速确认组织中存在异物的方法。然而，重要的是要强调一些内源性物质可有极化表现，而且并不是所有的异物都有极化表现。

活检部位与正常组织学变异

如果不了解人体不同部位皮肤显微解剖的差异，

很容易得出错误的诊断结论。例如，面部皮肤，尤其是鼻子上的皮脂腺突出，可能会诊断为皮脂腺增生，而手掌和足底上通常较厚的角质层可能被解释为角化过度。下面的注释描述了在特定部位皮肤活检中看到的一些典型的特征。

手掌和足底的皮肤。在这些部位的活检中，可见相当厚的马尔皮基层，有一较厚的网篮状角质层和一非常明显的表皮嵴突起。有时，在真皮乳头内可见到特殊的神经末梢(Meissner 小体)。汗腺相当多，但没有发现毛囊皮脂腺。Vater-Pacini 小体是皮下的特征性发现。它们是大的、特有的神经末梢，卵圆形或圆形，呈典型的洋葱圈状。

乳晕和阴囊的皮肤。在这些部位，常见乳头瘤样增生，在真皮浅层通常有许多小的束状的平滑肌纤维。在乳晕和乳头活检中，偶尔可发现输乳管。

黏膜。黏膜表面的组织学通常显示相当厚的上皮，缺乏明确的角化。通常出现局灶性轻度角化不全。通常皮肤无毛，表皮突不明显，表皮马尔皮基层的细胞很大，苍白，典型的空泡化。

腋窝皮肤。腋窝皮肤表面的乳头状瘤样增生往往是明显的。毛囊丰富，大量的大汗腺，以及通常见于其他部位的小汗腺。

头皮。头皮活检通常很容易识别，因为皮下脂肪中有大量可见毛球部的大的毛发(末端毛囊)。

面部皮肤。面部皮肤的特点是毛囊比头皮毛囊小，尤其是在面中部，存在大量成熟的皮脂腺。表皮很薄，黑素细胞多。真皮-表皮交界处的表皮突往往不明显，这使区别真皮乳头层和网状层变得困难。毛囊口及皮脂腺深处可见蠕形螨。在面部的某些区域，如眼周或口周，肌肉可以相对靠近表皮。

躯干皮肤。躯干皮肤没有特殊的组织学特征。然而，它通常很厚，表皮和皮下脂肪之间的距离比其他部位要大得多。汗腺通常位于真皮和皮下脂肪的交界处，在躯干皮肤中，可能出现在真皮网状层。背部皮肤真皮非常厚，胶原束粗大，其中基质很少。这一正常模式常与皮肤硬化过程(如形态)相混淆。

低倍镜组织学模式诊断

在尝试识别活检的位置并将其与临床信息相关联后，下一个任务是解释所有异常发现并试图得出一些诊断结论。有时，扫描放大时，切面上的异常部位会立即显现出来。这样我们就可以更详细地检查适当的区域。当切片中没有明显的病理变化时，一个有用的方法是依次检查每个可识别的皮肤结构。例如，从角质层由上向下检查，厚度是增加还是减少？是否存在角化不全？角化的模式是正常的产生一个网篮状模式，还是角质层是致密的？对表皮的检查可显示萎缩或棘层增厚、海绵水肿或细胞异型性，也可显示表皮内炎症或其他异常细胞。可以发现各种形式的表皮病变。下文将介绍其中的一些病变形式。一个小疱或大疱可能存在于表皮内或其下方。

再观察真皮，结缔组织在真皮乳头层和网状层中的排列是否正常，胶原纤维是否增厚或透明变性？间质是否水肿？还是有证据表明胶原束间的黏液量增加了？弹性纤维正常吗？应仔细检查所有附属器的结构，最后对任何皮肤浸润进行评估非常重要，包括浸润的密度、浸润的类型[弥漫性、间质性和(或)局灶性和局限性]，以及浸润的成分。浸润在真皮中的位置，无论主要是深层还是涉及表皮也值得注意，浸润与附属器和血管的关系也是值得注意的。血管本身也应仔细检查，以寻找证据，例如，任何血管改变或扩张，弯曲度增加或增厚。应寻找任何不正常的沉积或色素，如淀粉样蛋白，钙或文身色素。当一个人在评估皮肤活检中不同结构方面有一定的经验时，他很快就会学会识别某些肿瘤改变和炎症的模式。阿克曼建立了一种适合于炎症性疾病模式的诊断方法[1]。他提出识别皮肤炎症变化的九种主要模式，从浅表血管周围皮炎到脂膜炎。根据其中一种模式对切片中的表现进行分类后，仔细检查可以得到更准确的诊断。其他作者也描述了类似的方法。模式分析可为皮肤病理学的新手提供参考。有经验的病理学家几乎总是不断改善自己的模式分析体系。

高倍镜显微镜检查

当组织切片以×2.5 为物镜检查时，或视个人情况而定的×4～×8 或×10 物镜低倍扫描后，在大多数情况下有一个初步的鉴别诊断。用×25，×40 或×50，有时用×100 油镜进行的高倍镜检查来明确初始印象。

在高倍镜下，应以各种特定的方式仔细检查皮肤中的细胞和其他结构。在处理肿瘤性疾病时，应研究单个肿瘤细胞的细胞学，特别是细胞核的细节及相同群体细胞之间大小和形状的变化。记录有丝分裂的数目和异常有丝分裂的数目。肿瘤细胞之间的相互关系模式也是一个重要的特征。鳞状上皮中角质形成细胞极性的丧失是癌前病变上皮不典型增生(如 Bowen 病和日光性角化病)的一个特征，尽管在侵袭性上皮性肿瘤中也可能发生。肿瘤细胞与神经血管的关系也很重要，肿瘤细胞与真皮结缔组织的关系也应该得到评估。所谓单行排列模式，癌细胞一个接一个排列，夹在胶原纤维束之间，在某些情况下提示恶性疾病。

在高倍镜下的炎症疾病,有机会对浸润的不同类型的细胞进行分类。观察整个区域是很重要的,因为在某些区域,可能是由一种细胞类型浸润,而在其他区域,另一种细胞类型可能占主导地位。有些浸润几乎是由单一的淋巴细胞组成,被描述为单细胞型,而另一些浸润由浆细胞、组织细胞、淋巴细胞和嗜酸性粒细胞组成,并被描述为混合细胞型。只有在有经验的情况下,人们才有信心识别皮肤浸润的细胞学,而且必须记住,在某些活检材料中,可以看到传统标准无法分类的细胞。下面的注释描述了常见的炎症细胞和相关细胞更为典型的表现,并描述了可能遇到的一些情况。

淋巴细胞

淋巴细胞起源于骨髓,在骨髓和胸腺中经过一系列的阶段成熟后释放到外周血和机体组织。淋巴细胞家族是一个异质性很强的家族,有许多亚型。常规的光学显微镜下,T 淋巴细胞和 B 淋巴细胞无法区分,但在体外扫描电镜下,B 淋巴细胞表面比 T 淋巴细胞粗糙,并显示绒毛状突起。HE 染色切片的光学显微镜检查下,淋巴细胞直径 7～12μm,拥有小而圆的深嗜碱性的细胞核,周围环绕着薄的细胞质,边缘通常很难看见。许多免疫组织化学方法可以很容易地区分 T 淋巴细胞和 B 淋巴细胞,其中大多数方法可以使用石蜡包埋切片。在大多数真皮炎症浸润明显的皮肤病中,T 细胞数量多于 B 细胞。成熟的 T 细胞和 B 细胞当然不是皮肤中唯一的淋巴细胞。除浆细胞外,在一定条件下还可见到各种滤泡中心细胞和 T、B 免疫母细胞。

浆细胞

浆细胞负责产生免疫球蛋白。它们是一种 B 淋巴细胞,直径大约 10μm,HE 染色切片下有独特的外观。它们有丰富的嗜碱性细胞质,细胞核圆且偏于细胞一侧。核染色质分散在细胞核周围,呈现出“钟面”外观。靠近细胞核的细胞质中有一个苍白的区域,有时称为核周凹陷。这个区域与高尔基体所处的位置相对应。通常在较成熟的浆细胞的细胞质内含有大小不等的均质嗜酸性小体,称为 Russall 小体。浆细胞可见于多种状况,特别是毛发、黏膜的炎症和某些肉芽肿的晚期。

中性粒细胞

中性粒细胞是循环系统中数量最多的白细胞,在正常人中占 50%～70%。它们有一个多叶核(3～4 个),叶由核质狭窄的桥连接。微嗜碱性的细胞质含有许多小颗粒,其中许多颗粒在超微结构上与膜结合的溶酶体相对应。中性粒细胞的功能主要是吞噬,并受趋化因子及组织中存在的有害物激发的补体级联反应的控制。这些外来物包括细菌、真菌和受损伤的组织。在各种感染性疾病(如脓疱疮和葡萄球菌性毛囊炎)、各种不明原因的炎症性疾病(如坏疽性脓皮病和 Sweet 综合征)和各种血管炎性疾病包括白细胞碎裂性血管炎、面部肉芽肿和持久性隆起性红斑中,都可以看到中性粒细胞的聚集。

嗜酸性粒细胞

嗜酸性粒细胞,与中性粒细胞一样起源于骨髓,但比中性粒细胞大,直径 12～17μm。嗜酸性粒细胞的细胞核通常是双叶的,胞质内充满嗜酸性颗粒,该颗粒大于中性粒细胞中的颗粒。嗜酸性粒细胞具有很强的吞噬能力,能够吞噬各种细菌、真菌、免疫复合物和惰性颗粒,与中性粒细胞一样,嗜酸性粒细胞在膜结合颗粒中含有水解酶和蛋白水解酶。嗜酸性粒细胞可见于某些感染的皮肤活检组织、昆虫叮咬和其他异物反应、某些药物反应,以及大疱性疾病(如大疱性类天疱疮和某些类型的天疱疮)。它们在嗜酸性蜂窝织炎中非常重要,在某些皮肤 T 细胞淋巴瘤中,它们也可能与淋巴细胞的增殖有关。

组织细胞/单核细胞/组织巨噬细胞

组织细胞这个术语对不同的作者而言指代的含义不同,是一个令人不满意的术语。血液中循环的单核细胞可能被招募到皮肤中发挥吞噬作用。它们被称为组织细胞或组织巨噬细胞。然而,许多间充质细胞和粒细胞系的细胞也具有吞噬功能。组织细胞的外观差异很大。许多细胞相当大,细胞核呈浅色,有时呈空泡状,细长。通常胞质苍白,细胞边缘模糊不清。这些细胞可能是树突状、梭形或上皮样细胞,尤其后者参与了上皮样细胞肉芽肿的形成。组织细胞的大小变化很大,范围为 15～25μm。与前面描述的一些细胞相比,在皮肤活检组织中,它们不太容易识别,尤其是对初学者来说,通常需要通过免疫组织学方法来鉴别组织细胞亚群。在浅表微血管丛附近可见Ⅻa 阳性树突状吞噬细胞(真皮树突细胞)。这些细胞可能与其他免疫细胞、肥大细胞和内皮细胞共同协作,在这个微环境中协调呈递抗原、诱导细胞炎症、伤口愈合和止血。各种组织细胞广泛存在多种炎症性和肿瘤性疾病中,尤其是肉芽肿性炎症,诸如环状肉芽肿和皮肤感染(如分枝杆菌感染)。

巨细胞

在皮肤组织中可以识别出许多类型的巨细胞。其中最常见的是朗格汉斯巨细胞、异物巨细胞和 Touton 巨细胞 3 种。这些巨细胞均来源于组织巨噬细胞,有时可以看到不同特征类型之间的中间形式。

这些细胞的大小变化很大，但通常在 40～120μm。朗格汉斯巨细胞细胞核排列在细胞外周，呈典型的马蹄形分布，在结节病和肺结核中最常见。异物巨细胞的细胞核分布在整个细胞质中，呈不规则排列，也可能含有异物。虽然通常见于异物肉芽肿，但也常见于其他形式的肉芽肿炎症及由于毛囊皮脂腺结构破坏，角蛋白释放进入真皮结缔组织的情况。Touton 巨细胞具有一个中心核环，核环周围有一层玻璃样基质，周边区域有更清晰的细胞质。它们通常见于一些黄瘤和幼年黄色肉芽肿。

值得注意的是，还有许多其他形式的巨细胞，在多中心网状组织细胞增多症中，存在细胞核分散、核仁突出、胞质 PAS 阳性的典型巨细胞。并不是所有的巨细胞都来自巨噬细胞系。来源于感染的角质形成细胞的多核细胞可见于各种病毒感染中，如疱疹病毒和痘病毒感染中。来源于黑素细胞的多核细胞是典型的上皮样和梭形细胞(Spitz)痣(图 3.25)。

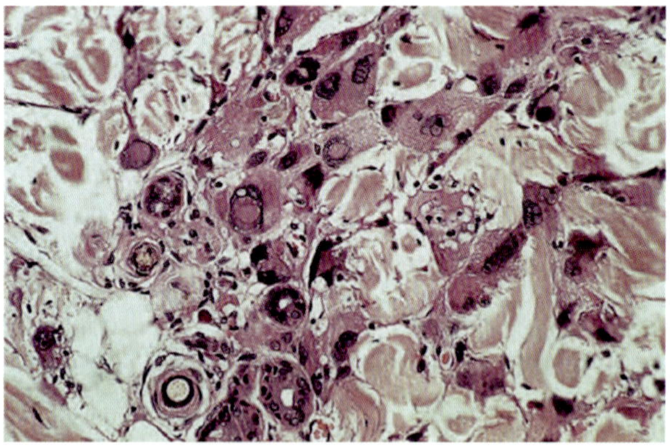

图 3.25 来自 Spitz 痣的奇异多核巨细胞

肥大细胞

不同于白细胞和一些组织细胞都可能起源于骨髓，肥大细胞很可能起源于未分化的间充质细胞。在正常皮肤中，它们存在于真皮小血管周围。直径 9～16μm，它们拥有一个中央圆形到卵圆形的深染的细胞核。细胞质中含有小颗粒，这些颗粒与甲苯胺蓝等染料呈异色反应。颗粒中含有血管活性物质如肝素、组胺及过敏反应的嗜酸性和中性粒细胞趋化因子等。肥大细胞的激活可能是由围绕血管周围肥大细胞的无髓鞘轴突产生的神经肽引起的。这进而触发白细胞和血管内皮细胞之间的黏附，导致血管为中心的炎症反应。

虽然在正常的皮肤中，肥大细胞往往具有树突状形态，但在各种病理条件下，包括某些类型的色素性荨麻疹，细胞更大，呈多边形，中央有圆形核。除了在肥大细胞增生症中发现数量增加外，肥大细胞还常见于各种良性和恶性神经肿瘤中，并与一些黑素细胞痣有关。

成纤维细胞

成纤维细胞通常很难在常规的光学显微镜下识别。细胞核呈卵圆形或梭形，中度嗜碱性染色。它们通常出现在胶原束之间，在真皮结缔组织或基质产生增加的情况下(如硬斑病和硬化性黏液水肿)，它们可能比较明显。它们增生可导致皮肤纤维组织细胞肿瘤的发生。

肌成纤维细胞

这些细胞主要是因为它们电子显微镜下的外观介于成纤维细胞和平滑肌细胞之间的特征来定义。它们主要见于反应性修复过程和肿瘤中。组织学上，它们具有不明显的细胞质边缘、粉红色苍白的细胞质、泡状的逐渐变细的核，以及单个不明显的核仁。肌成纤维细胞只有在电镜下才能确定。

平滑肌细胞

平滑肌细胞通常出现在皮肤的立毛肌、外生殖器的肉膜、乳头、乳晕和血管壁。通过其正常结构中的细胞形态很容易识别它们，其具有丰富、明亮、嗜酸性细胞质和泡状核，单个不明显的核仁。

横纹肌细胞

骨骼肌位于颈部和面部皮肤。其组成细胞呈束状排列，具有典型的横纹和丰富的亮粉色细胞质。

施万细胞

施万细胞是神经的主要组成细胞。它们包裹着神经轴突，其特征是细胞核细长、深染，胞质不明显。

内皮细胞

单层内皮细胞排列在皮肤所有类型的血管壁上。这些细胞通常呈扁平状，胞质不明显，胞核小，呈泡状。然而，在大多数病理过程中，它们变得更加突出，可能出现某种程度的深染。再加上有丝分裂活性的增加，这可能导致与恶性细胞混淆，尤其是横切面，血管的管腔结构往往不明显。

周细胞

周细胞是真皮小血管周围一层不明显的细胞。它们通过位置和肌动蛋白阳性染色来识别。

其他

除了在高倍镜下有目标的仔细检查细胞外，还应该仔细检查微生物、异物或淀粉样蛋白等物质沉积。这通常需要特殊的染色来证实怀疑，用这些染色技术可以识别细菌、真菌和原虫生物，以及各种形式的寄生虫。也可以通过特征性细胞病变的存在来推断病毒感染，如疱疹病毒感染和巨细胞病毒感染。当怀疑存在微生物或肿瘤时，应对神经和血管进行仔细观察。检查完附属器和皮下组织,再调回到低倍镜下并确定没有错过任何一个病理特征。在组织切片中发现一种以上的异常并不罕见。患有日光性角化病的患者也可能患有脂溢性角化、痣和基底细胞癌。艾滋病患者的活检往往有多种病理表现,例如,有证据表明在一个肛周活检组织中,内皮细胞中有巨细胞病毒感染,表皮中有人乳头瘤病毒感染,并可合并卡波西肉瘤。

无论如何强调仔细评估皮肤切片变化的低倍镜模式,以及更详细的细胞学病理变化的重要性,都不过分。

如何出皮肤组织病理学报告

在仔细进行常规的低倍镜和高倍镜扫描皮肤活检切片后,病理学家或者需要更多的信息,或者在大体标本的基础上补充一个微观组织病理学报告。如果没有明显的异常,可以从组织块上切得更深,甚至可以考虑重新包埋任何存放的剩余组织。如果标本已被斜向包埋,或表皮缺失,则需要重新包埋。如仅有局部的病理特征,可能需要连续切片,如头皮活检中毛囊皮脂腺的改变。为了评估异常的真皮沉积物,检测微生物的存在,或者为了阐明活检组织中各种色素的性质,可能需要特殊的染色。也可能需要免疫组织化学,例如,皮肤淋巴瘤或恶性梭形细胞肿瘤。如果因为这些额外的检查会导致不必要的延误,就应该先发一份初步报告。

虽然组织病理学的报告在某种程度上是一门主观艺术,每个病理学家都有自己的观点,认为什么是合适的报告,但对客观组织学变化的描述,以及建议诊断或鉴别诊断,总是可取的。在病理描述中,重要的是永远不要描述不存在的特征,即使它们可能与正确的诊断相一致。病理医师建议的鉴别诊断应充分考虑到临床医师提供的临床信息。如果临床医师提出慢性浅表鳞屑性皮炎的建议,在没有进一步证明的情况下将其报告为亚急性湿疹是不礼貌的。除了对客观病理变化的描述和诊断建议外,在某些情况下补充评论是十分合理的。如果临床医师提示肿瘤已经切除,那么对切除是否充分的评论显然是有用的。相反,如果临床医师表明这是一个诊断/切口或浅表活检,而收到一份肿瘤需要扩大切除的报告时,他会感到恼火。

对于某些皮肤科疾病,皮肤活检的各种组织病理学参数需要反复记录,如黑素瘤,可以专门设计表格便于记录信息和随后的计算机分析。

对于组织病理学家在任何情况下是否有责任提出治疗建议,存在一定程度的分歧,对此没有一般规则。如果一个人非常了解他的临床同事,在某些情况下,如早期浅表扩散性黑素瘤,建议适当地在活检部位再切除是非常合适的。一些病理学家喜欢在单独的注释中做出这样的评论。在一些比较罕见的情况下,特别是对患者有严重影响的情况下,给临床医师打个电话,或者再做一个说明,可能是一种合理的方法。病理学家对任何有趣的病例提出更详细的讨论通常是一个好办法,而且通常会被采纳。在组织病理学家和临床医师之间建立密切的工作关系总是符合患者的最佳利益的。

最后,最重要的是要认识到自己能力的局限。一个人永远不要害怕向同事征求第二意见。据说,皮肤活检的切片可分为 3 类。首先,有一些切片的组织学表现很容易解释和诊断。其次,还有一些切片——例如分化非常差的梭形细胞肿瘤——人们不知道诊断结果是什么,其他人可能也不知道。第三,有些你不知道如何解释的组织学表现,但很可能其他人会。一旦一个人能够把组织学材料分为这三组之一,他就已经在成为一个成功的诊断皮肤病理学家的道路上了。

皮肤病理学常用术语及其诊断意义

棘层松解

棘层松解是指由于细胞间桥破坏角质形成细胞之间失去连接。它导致表皮内裂隙、小疱和大疱的形成。可以是一组疾病的主要病理改变,包括天疱疮及其亚型、Darier 病、暂时性和持续性棘层松解性皮病及疣状角化不良瘤。棘层松解的部位对这些疾病很重要。落叶型天疱疮和红斑型天疱疮的棘层松解通常局限于表皮上部,而寻常型天疱疮的棘层松解在表皮较低的位置。家族性良性天疱疮(Hailey-Hailey 病),虽然棘层松解往往是局灶性的或不完全的,但在发生棘层松解的地方,往往会影响表皮全层的厚度。

棘层松解也可继发于其他病理改变,如表皮细胞发生改变或损伤。它可能发生于大疱性脓疱疮、病毒性疾病、日光性角化病和某些类型的鳞状细胞癌。当在这些疾病中发生棘层松解时,继发性棘层松解一词常被用来与原发性棘层松解相区别,后者发生于天疱疮及相关疾病中(图 3.26)。

棘层肥厚

棘层肥厚是指表皮马尔皮基层或棘细胞层细胞数量增加(来自希腊语的 prickle or thorn)。有时,角质形成细胞增大而导致的表皮增厚(假性棘层肥厚)和角质形成细胞数目增多而导致的真性棘层肥厚之间是有区别的。事实上,棘层肥厚通常有两种形式。

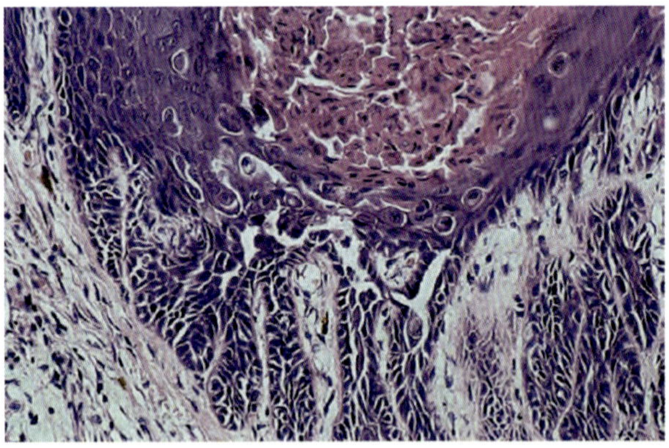

图 3.26 一例 Darier 病活检，表现为角化不全、角化不良、棘层松解及绒毛形成的组织学特征

表皮厚度的增加可能是由于表皮突长度增加，如银屑病样改变，或其可影响整个表皮，如苔藓样改变。棘层肥厚通常伴有其他组织学变化，如颗粒层增厚，角化过度和乳头状瘤样增生。

当反应性表皮增生明显时，其过程可能模拟恶性上皮肿瘤，这种情况称为假上皮瘤样增生。棘层肥厚可以在多种炎症和肿瘤疾病中见到，可能出现此特征的常见情况如下。

1. 痣样病变和局部良性表皮肿瘤——如角化病、表皮痣和脂溢性角化病。

2. 病毒引起的乳头状瘤——如病毒疣和传染性软疣。

3. 继发于影响表皮的炎症，尤其是慢性的——如持续摩擦、苔藓样皮炎、痒疹和慢性湿疹、银屑病和扁平苔藓。

4. 继发于与角质形成细胞连接丧失相关的疾病——例如天疱疮类的疾病和 Darier 病。

5. 继发于与表皮内存在外来细胞相关的疾病——如黑素瘤、Paget 病、蕈样肉芽肿和朗格汉斯细胞组织细胞增生症。

6. 棘层肥厚常见于真皮的各种异常如下。

- 真皮肿瘤，如纤维组织细胞瘤和颗粒细胞瘤。
- 某些皮肤感染，如寻常狼疮和孢子丝菌病。
- 真皮沉积物质，如淀粉样蛋白、弹性组织异常或与异物有关。
- 与慢性水肿有关，如下肢慢性淋巴水肿、黏液性水肿。

间变

间变是指核大小改变，异染色质致密而聚集，核轮廓成角，为典型的恶性细胞，如转移性黑素瘤。

细胞凋亡

这是一种形态独特的细胞变性和死亡，通常适用于角质形成细胞，这些细胞变得均质和嗜酸性，并挤压入表皮的基底部。这些嗜酸性小体（称为 Civatte 或胶样小体）和细胞凋亡过程，在苔藓样组织反应中具有特征性。在许多其他病变中也能观察到类似的病变，如紫外线照射后、移植物抗宿主病和皮肤型红斑狼疮。

基底层（见第 2 章）

也称为基底膜带，是一种亚显微结构，厚度约 40nm，沿表皮基底细胞下表面延伸。光学显微镜是看不见的。基底膜带用 PAS 染色技术可以显示（见图 3.7）。基底膜是由大量蛋白质组成的一种非常复杂的结构，在维持皮肤结构方面具有重要作用。这些蛋白在遗传（大疱性表皮松解）和获得性疾病（自身免疫性水疱疾病）中具有重要意义。

大疱

大疱指在表皮内或表皮下出现的含有液体的空腔。小疱被称为水疱。在皮肤活检的组织学评估中，大疱形成部位很重要。表皮内大疱可能是海绵水肿的结果，如急性湿疹，网状和气球样变性与病毒性疾病有关，或由棘层松解或表皮细胞坏死引起。表皮下水疱通常由以下情况导致。

①基底膜区的缺陷，如在某些形式的大疱性表皮松解症和卟啉病中发生；②基底膜的破坏，严重的基底液化变性或基底细胞层的坏死，如大疱性扁平苔藓或大疱性红斑狼疮；③在某些情况下，由于真皮炎症过程累及真皮上部结缔组织和基底膜区，如多形红斑，表皮下和表皮内因素似乎都参与大疱的形成。

胶样小体

胶样小体被认为是 Civatte 小体的同名词，描述由于角质形成细胞变性和死亡而形成均质的、嗜酸性的圆形体，尤其是在表皮下层。这种结构存在于各种苔藓样改变中，并参与细胞凋亡过程。

痂

痂是指表皮浅层炎症细胞、红细胞、血浆和纤维蛋白的混合物。痂也可能含有微生物，而且经常取代部分或者全部表皮。

卷曲（席纹状）模式

卷曲（席纹状）模式是指真皮纤维组织细胞围绕胶原束呈扭曲和弯曲状，通常位于真皮肿瘤的边缘。这种类型主要见于隆突性皮肤纤维肉瘤。这个术语描述的模式与席纹状术语所引用的模式相同（见图 3.20a）。

变性

真皮

胶样变性。胶样变性是指细胞外、均质的、胶样的、成分不定的沉积物。它通常见于胶样粟丘疹，但也可见于某些上皮肿瘤。

弹力纤维变性。弹力纤维变性是指随着年龄增长而发生的退行性变，尤其是在曝光部位皮肤的真皮上部。早期改变包括弹力染色阳性结缔组织纤维增多、增粗。晚期出现大量的无结构的弹力纤维，特别是在真皮的上 1/3，似乎取代了正常胶原。染色正常的狭窄的结缔组织带将变性的弹力纤维与表皮分离开。在 H&E 染色的切片中，弹力物质是嗜碱性的。

纤维素样变性。纤维素样变性是指组织中沉积的类似于纤维蛋白的嗜酸性、粒状或纤维样物质。嗜酸性无定形物质的组成在不同的情况下可能有所不同，但纤维蛋白原、血浆蛋白、免疫球蛋白和真皮基质可能是纤维素样变性的组成部分。最常见于坏死性血管炎，也见于红斑狼疮和结缔组织疾病。

玻璃样变性。玻璃样变性是指真皮结缔组织中或与血管有关的均质、嗜酸性、变性的物质。这种物质具有玻璃状外观并具有折光性。玻璃样变发生在卟啉症、类脂蛋白沉积，有时表现为苔藓样变。上皮结构也可能表现出类似的改变，如圆柱瘤的肿瘤细胞经常发生玻璃样改变。

黏液样变性。这表明有无定形、黏稠的嗜碱性物质沉积或替代真皮结缔组织。可见于局部黏液性水肿、丘疹性黏蛋白病、硬肿病和皮肌炎，以及各种神经、上皮和附件肿瘤。

表皮

气球样变性。角质形成细胞的这种变性与单个细胞的明显肿胀和苍白有关，并伴有细胞间桥的丧失，由于随后的棘层松解而形成水疱。气球样变性伴随网状变性是上皮病毒感染的特征，如疱疹病毒感染。

水样变性。这也称为液化变性，是指影响表皮基底细胞层的液化改变。在基底细胞内和基底细胞之间形成小水疱和空泡。这一过程通常与色素失禁有关，并且剧烈时可能导致表皮下水疱形成。它通常发生在苔藓样变中，包括红斑狼疮、扁平苔藓、皮肌炎、萎缩性皮肤病，血管萎缩性皮肤异色病和硬化性苔藓（图 3.27）。

网状变性。网状变性是指大的、多个表皮内水疱的形成，其中残存的表皮细胞形成参差不齐的网状结构。如前所述，网状变性通常与疱疹病毒和痘病毒急性感染中的气球样变性有关。这种表皮变性模式有时也可见于接触性皮炎的急性大疱性反应。

结缔组织增生

本术语描述了真皮结缔组织纤维化或硬化的模式，通常与上皮细胞或黑素细胞增殖性病变相关。如促结缔组织增生性毛发上皮瘤和促结缔组织增生性黑素瘤。

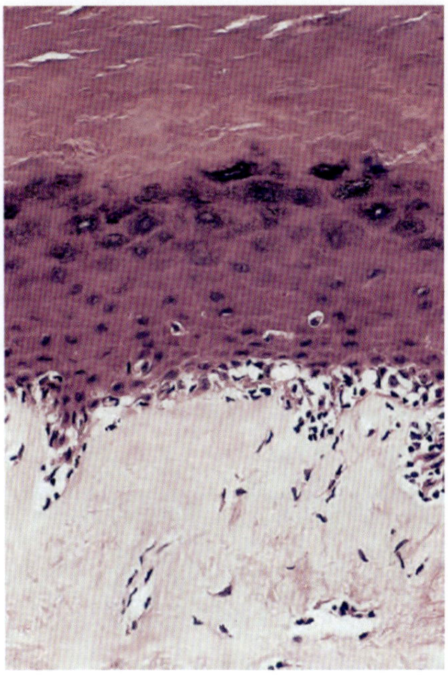

图 3.27　一例硬化性苔藓的明显液化变性

角化不良

该术语与表皮细胞角化异常有关。这些变化通常包括核固缩和角质形成细胞质的嗜酸性变。这主要发生在两种情况下。首先，在恶性和癌前病变中，如鳞状细胞癌、Bowen 病和日光性角化病。其次，各种形式的棘层松解性疾病，如 Darier 病。在后一种情况下，存在特定类型的角化不良细胞如圆体和谷粒（见图 3.26）。

图 3.26 Darier 病活检显示角化不全、角化不良、棘层松解，以及绒毛形成的组织学特征。

发育不良

这是一个令人困惑的术语，尤其是当用于描述非典型黑素细胞痣时，因为如果与临床医师沟通不足，它可能被解释为不同的意思。它通常反映了细胞成熟、细胞形态学或与上皮细胞间关系的某些异常。并暗示有可能发展为肿瘤性疾病。

炎细胞外渗

本术语描述炎性细胞从真皮血管向上迁移至表皮。该过程可能与海绵水肿有关，如湿疹，也可能发生在没有海绵水肿的情况下，如蕈样肉芽肿。后者，通常首选“亲表皮”一词。

肉芽肿

肉芽肿是指含有单核细胞、巨噬细胞、淋巴细胞和上皮样细胞的局限炎症灶。也可观察到异物、朗格汉斯或 Touton 多核巨细胞。常伴有不同程度的表皮增生、毛细血管增生。真皮纤维化肉芽肿性炎症发生在多种感染性和非感染性疾病中。许多不同类型的微生物，从病毒到细菌再到真菌，都能产生肉芽肿。皮肤活检中肉芽肿的存在可能提示系统性疾病，如结节病，或不明原因的局限性皮肤病，如环状肉芽肿或聚合性痤疮。真皮肉芽肿的确切组织学表现不仅取决于病因，而且取决于疾病活跃的时间和宿主的免疫状态。

境界带

这个词来源于德语，意思是边界，在皮肤病理学中，指表皮和其下方真皮内病变之间狭窄的正常真皮区域。

颗粒层增厚

是指表皮颗粒层厚度增加，通常伴有角化过度和棘层肥厚。常见于慢性苔藓样变、扁平苔藓及相关疾病。

角化过度

角化过度是指角质层厚度的增加，可能与马尔匹基层棘层增厚有关。角化过度可发生于各种角化性疾病中，如角化病和一些鱼鳞病，相对角化过度常见于慢性盘状红斑狼疮。在某些情况下，如在 Flegel 病中，除了角质层厚度增加外，角质层细胞从正常的网篮状结构变为紧密排列。在评估角质层厚度时，重要的是将组织学表现与活检部位联系起来。角质层在手掌和足底通常很厚，在眼睑周围和黏膜交界处附近非常薄，甚至没有。

表皮松解性角化过度

这种特殊的变化，有时也被称为颗粒变性，是许多皮肤病中出现的特殊和特征性的变化。颗粒层增厚，角质形成细胞似乎包含更多的透明角质颗粒。该区域发生核周空泡化，并且细胞边界可能不清。空泡化显著，在某些情况下可能导致形成表皮内水疱。尽管这种组织病理学特征最广为人知的是大疱性鱼鳞病样红皮病（图 3.28），但它也发生在许多其他遗传和获得性疾病中，包括一种掌跖角化病，所谓的表皮松解性棘皮瘤和某些形式的线状表皮痣。它偶尔被视为是偶然现象，可以出现于正常的皮肤或皮损中，如痣、病毒疣或脂溢性角化病。

毛囊角化过度

毛囊角化过度是指毛囊口不同程度的角化过度和堵塞，这种改变可能与毛囊壁的破裂相关。它发生于许多疾病，包括毛发红糠疹、红斑狼疮、扁平苔藓和硬化性苔藓。

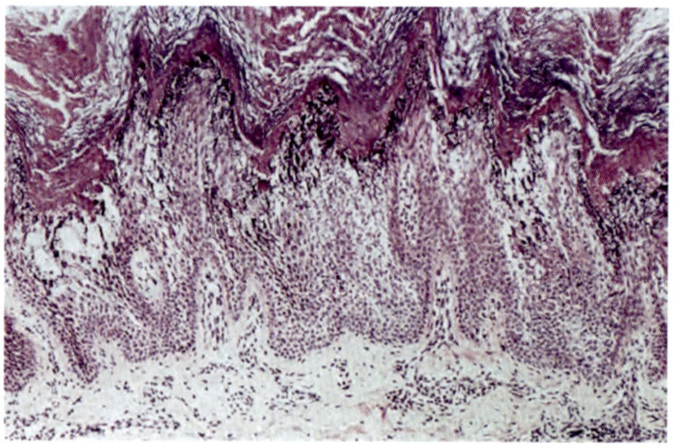

图 3.28 先天性大疱性鱼鳞病样红皮病活检显示表皮松解性角化过度

Kamino 小体（嗜酸性小体）

是指在梭形及上皮样细胞痣（Spitz 痣）表皮内或真表皮交界处的嗜酸性小体。它们几乎总是在 Spitz 痣中发现，但也可能出现于一些黑素瘤中。

核碎裂

是指细胞核碎裂，可出现于各种形式的嗜中性皮肤病和脓皮病中。它常见于坏死性血管炎。白细胞碎裂是特指中性粒细胞的碎裂，然而，有时也用来指其他炎性细胞如淋巴细胞的碎片。

苔藓样组织反应

苔藓样变组织反应可以发生于真表皮，尤其是真皮中，见于多种情况，从扁平苔藓到红斑狼疮、硬化性苔藓和皮肤异色症。一些药疹也可以出现苔藓样改变。真皮上部有主要由单一核细胞组成的带状浸润，与真表皮交界处紧密相接，后者可能呈锯齿状。可有基底细胞层液化变性，胶样小体形成。表皮厚度通常会增加，影响马尔匹基层和角质层（图 3.29）。

化生

这个术语用来表示一种组织转变为另一种组织，如在某些上皮肿瘤中骨的形成，如毛母质瘤。

渐进性坏死

渐进性坏死是一个令人不满意的术语，由表示生命和死亡的词派生而来。适用于某些肉芽肿性疾病，其中真皮结缔组织均质化，失去正常染色特征，导致黏液样、纤维蛋白样或硬化性改变。正常结构的轮廓通常仍然存在，炎症程度也有所不同。坏死性组织通常被栅栏状的组织细胞性肉芽肿所包围。此病与环状肉芽肿、类脂质渐进性坏死、类风湿结节和聚合性痤疮有关。

坏死松解

是指细胞死亡所致组织成分的分离。坏死松解

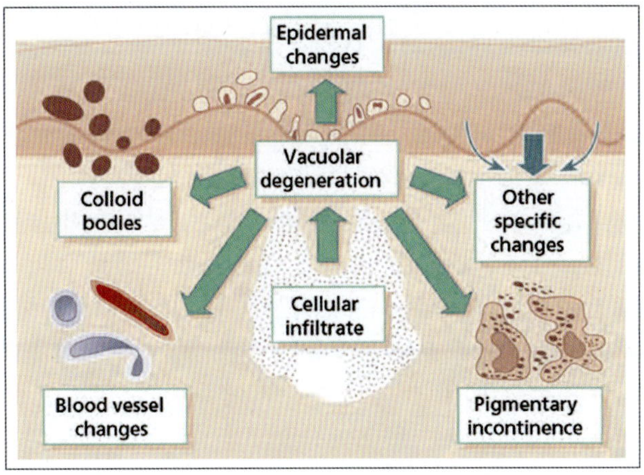

图 3.29 苔藓样变

真皮-表皮交界处的损伤引起各种组织病理学改变。这些组织病理学变化见于多种苔藓样反应,扁平苔藓、红斑狼疮,血管性萎缩性皮肤异色病,硬化性苔藓和苔藓样药疹。

的表皮变化见于多种炎症反应,如多形红斑、中毒性表皮坏死松解症和胰高血糖素瘤综合征相关的坏死松解性游走性红斑。

坏死

是指细胞或组织的死亡。

乳头状瘤

是指肿瘤或肿瘤样增生,表现为乳头瘤样增生和角化过度。亦可有棘层肥厚。皮肤乳头状瘤的例子包括病毒疣、脂溢性角化病和一些表皮痣。

乳头瘤样增生

其特征为真皮乳头向上延伸,在真表皮交界处形成不规则的波浪状。常见于银屑病及各种其他炎症和肿瘤性皮肤病。

角化不全

角化不全是指角质层内角质形成细胞核的存留。它代表角化的异常,通常与颗粒层厚度的缺失或减少有关。角化不全的组织学特征常见于多种炎症性皮肤病,与表皮细胞更替增快或表皮发生的炎症反应密切相关。它常见于银屑病和亚急性湿疹样反应,以及苔藓样糠疹,这种变化反映了表皮基底层早期的增生紊乱。在表皮更替不受影响的慢性炎症中,如苔藓样反应,很少见到角化不全。发育异常的上皮改变,如日光性角化病和 Bowen 病,通常伴有角化不全。

色素失禁

指表皮基底层细胞中黑素丢失,其下方真皮中黑素聚集,这些黑素可以是游离的,也可以被树突状巨噬细胞吞噬。它与表皮下层的角质形成细胞损伤有关,常见于苔藓样变。正常色素性皮肤真皮上层可见少量的黑素。

多形性

是指细胞外观具有差异性,特别是相同类型细胞的细胞核。虽然它可以存在于恶性和癌前病变中,但在如 Spitz 痣等良性病变中也可以见到明显的多形性。

多态性

通常是用来描述皮肤病变中细胞类型的变化。这与多形性不同。

脓疱和脓肿

是指表皮或真皮内由中性粒细胞或嗜酸性细胞聚合形成的腔。这个术语偶尔被用来描述其他白细胞的聚集,如 Pautrier 微脓肿。皮肤脓疱可能是无菌的,或与微生物感染有关。某些特殊类型的微脓肿和脓疱在皮肤病理学中有诊断价值。

Kogoj 海绵状脓疱。是指脓疱性银屑病表皮浅层形成的多房小脓疱。它们的形成方式与 Munro 微脓肿相似,但过程更为广泛。

Munro 微脓肿。是指少量中性粒细胞聚集,常见于角质层。常见于慢性银屑病病灶,并且还有其他银屑病样反应的组织学特征,如表皮不规则增厚和角化不全。

真皮乳头顶端微脓肿。是指中性粒细胞或偶为嗜酸性粒细胞小灶状聚集于真皮乳头顶端,虽然它们是疱疹样皮炎的特征,但也可能发生在其他大疱性疾病,如获得性大疱性表皮松解症和大疱性红斑狼疮。

Pautrier 微脓肿。在没有明显海绵水肿的情况下,表皮内淋巴细胞聚集是蕈样肉芽肿的特征。表皮内的细胞可表现出一定程度的核染色过深或异型性。在许多早期蕈样肉芽肿中,表皮内单个细胞侵入比真正的 Pautrier 微脓肿更常见。

角层下脓疱。大量的角层下中性粒细胞常见于脓疱病或角层下脓疱病。有时,这两者与脓疱性银屑病鉴别困难。

核固缩

是指细胞核深染和收缩。它通常与细胞死亡有关,见于多种疾病,包括上皮细胞发育不良、药疹和对紫外线的反应。

锯齿状

这是指真表皮交界处发生了改变,真皮乳头扩张并且表皮突顶端是尖的。由此产生的模式与锯齿相似,这种变化可见于扁平苔藓和其他苔藓样变中。

海绵水肿

海绵水肿又称细胞间水肿，由于液体积聚而导致角质形成细胞间间隙扩大。海绵水肿是急性和亚急性湿疹特征性的组织病理学改变，但也见于各种其他疾病；当海绵水肿明显时，会导致表皮内水疱形成。毛囊上皮的海绵水肿可能与黏蛋白沉积有关，其组织病理学反应模式称为毛囊黏蛋白病。

席纹状模式

这是一种在真皮和软组织肿瘤中常见的增殖模式，其中梭形肿瘤细胞甚至胶原束排列成相互交织的模式。有时也适用于梭形肿瘤细胞束或结缔组织细胞，这些细胞束似乎从中心向四周呈放射状延伸，类似于车轮的辐条。车辐状模式可能是一个更好的术语用来描述这种特殊的外观。席纹状和车辐状模式，虽然通常在 DFSP 中提到，但绝不仅限于此（见图 3.20a）。

痣细胞团

这个词来源于法语和希腊语盒子的意思（*thèque*，θηκη），在皮肤病理学中用于描述少量细胞的聚集和细胞巢，特别是真表皮交界处的痣细胞聚集。

绒毛

是指真皮乳头延长，表面通常覆盖着一层上皮细胞，形成基底层上棘层松解所致疱腔的基底部。绒毛可见于各种形式的天疱疮和 Darier 病（见图 3.26）、疣状角化不良及暂时性和持久性棘层松解性皮病。

组织学切片显示很少或没有异常

组织学上第一眼看上去类似于正常的皮肤，对于诊断皮肤病理学家来说这种情况并不少见，这可能是由于病理改变被漏掉了。有可能是临床医师的错，他们可能从疑似脂膜炎的病变中取了过于浅表的活检，也可能是病理学家的错，他们封包活检标本有问题，或者从标本中取材太少。在这种情况下，怎么强调多次连续切片的重要性也不过分。然而，在许多情况下，虽然存在细微的病理异常，但需要高度的怀疑才能做出正确的诊断。以下包含了其中一些更重要的线索。

表皮病变

日光性角化病。一些扁平的日光性角化病可能很少表现出现角质形成细胞的异型性，除非活检标本中包括合理数量的正常皮肤，否则活检组织可能被视为没有诊断价值。

真菌感染。当存在片状表皮海绵水肿和局灶性角化不全时，用 PAS 染色排除真菌感染总是很重要的。角质层上部的马尔匹基层偶尔可见少量中性粒细胞，为正确诊断提供了线索。花斑糠疹常不出现海绵水肿，所以经常被忽略。

鱼鳞病。寻常型鱼鳞病的典型表现通常是存在一定程度的致密的角化过度，无颗粒层或颗粒层变薄。如果角化过度不明显，诊断可能被忽略。在评估角质层时，不仅要看角质层的厚度，还要看角质层的密度。从正常的网篮状模式改变为致密的角质层通常表明病理学异常。

汗孔角化病。各种类型的汗孔角化病中，表皮通常表现为萎缩，但也常常变化不明显，第一张切片可能看不到具有诊断意义的角化不全柱，在诊断性活检中，可能不存在角化不全柱。所有类型的汗孔角化病都可能被误诊，但播散性光化型最常见。

色素性疾病

皮肤色素沉着性疾病可能很难确诊，特别是在活检患者皮肤颜色不确定的情况下。白癜风色素的脱失通常与黑素细胞的缺失或减少有关。然而，在咖啡牛奶斑和雀斑中，黑素细胞数量正常。黑素染色可以显示病变皮肤和相邻皮肤之间的区别。在炎症后色素减退或色素沉着中，黑素细胞数量保持正常，基底细胞中的黑素减少或增加。噬黑素细胞通常位于真皮乳头层，特别是炎症后色素沉着。

皮肤沉积物

斑状淀粉样变中少量淀粉样蛋白常难以用 H&E 染色显示，需要特殊染色，但真皮乳头轻度扩张及苔藓样反应，可能对病理学家有提示作用。另一个有用的线索是存在分散的凋亡的角质形成细胞。真皮中少量含铁色素的存在很容易被忽略，无论是挫伤等常见病还是特发性血色病等罕见病。Perls 染色通常突出显示 H&E 染色片中未能发现的铁沉积。在银质沉着病中，真皮汗腺导管基底膜区周围银沉积最为明显。

结缔组织增生

硬皮病，特别是晚期，往往很少出现组织病理学异常。胶原束的增粗和透明样变，以及胶原束之间间隙的缩小通常并不明显，特别是浅表型硬皮病。在疾病早期，真皮血管周围的细胞数量通常会有所增加。如果活检中有正常的皮肤，对比评估是非常重要的。不同形式的结缔组织痣和弹力纤维异常如皮肤松弛也可能遇到类似的问题。在皮肤萎缩中，弹力组织多或少是正常的，但真皮层的总厚度有所减少，很难评估。解决这个问题的方法是获得一块椭圆形的皮肤，其中一半的标本代表临床正常的皮肤。为了显示临床正常的皮肤，临床医师用针对标本进行标记。

真皮浸润

蓝痣及相关疾病。真皮黑素细胞增多症中出现的树突状黑素细胞，尤其是蒙古斑，如果不使用特殊的标记，如 S-100 的免疫组织化学标记，通常很难识别。主要问题在于噬黑素细胞和黑素细胞之间的区别，除蓝痣外，大部分真皮黑素细胞增多症中只包含少量散在的真皮黑素细胞。将免疫组织化学标记物用于黑素细胞是有用的，如 S-100，但在最终过氧化物酶检测中得到的产物通常是棕色的，这与黑素非常相似。这个问题可以通过在免疫组化之前对载玻片进行脱色素来解决，或者通过将二氨基苯齐丁转变为氨基乙基咔唑来解决，其可产生红色产物。

环状肉芽肿。在大多数情况下，可直接给出该诊断，其有真皮栅栏状肉芽肿并伴坏死。然而，播散型中的这种变化往往非常轻微，可能仅表现为几个单一核细胞穿插到胶原束间。

肥大细胞疾病。成人型色素性荨麻疹，尤其是变异型持久性发疹性斑状毛细血管扩张，常常表现为真皮内肥大细胞数量轻度增加。在这种类型的色素性荨麻疹中，肥大细胞往往是树突状或短纺锤形。其颗粒可能不明显，可类似于正常的结缔组织细胞，如成纤维细胞。在肥大细胞瘤和一些幼年肥大细胞增多症中，肥大细胞较大，细胞圆形，细胞核位于中央，易于识别。

荨麻疹。荨麻疹皮损活检，可能只有轻微的真皮水肿，这通常很难进行评估，真皮上部血管周围的炎性细胞亦为轻微增加。应该记住的是，在正常的皮肤中，真皮中可有少量单一核细胞、成纤维细胞和其他细胞。荨麻疹的一个诊断线索是存在至少几个嗜酸性粒细胞。

头皮疾病

除非有足够的活检组织可用，否则许多头皮疾病可能难以评估。休止期脱发和持久性斑秃这类疾病几乎都没有炎症，可能只能根据毛囊皮脂腺结构的数量和毛囊在毛发周期不同阶段的相对数量来进行诊断。横向切片活检是研究毛囊周期、病理改变和数量的理想方法（见第 89 章）。

结论

正如本章开头所提到的，从恰当皮损取活检进行组织病理学检查，非常有助于临床医师做出正确诊断，从而对患者的治疗做出决定。在未来，对福尔马林固定和石蜡包埋的皮肤活检组织切片进行光镜检查仍是最有用的诊断技术。正常皮肤及炎症和肿瘤性皮肤病可能出现多种多样的组织和细胞学变化，这意味着皮肤病理学家需要丰富的经验以帮助患者治疗。现在有许多关于皮肤组织病理学的优秀文献，但是没有什么可以代替在有经验者的指导下，个人日复一日学习尽可能多的材料。临床医师和病理学家之间的反馈和沟通是必不可少的，并且可能是过去十年皮肤病理学进展最重要的因素之一。光学显微镜工作者已经有了非常广泛的附加技术，以帮助诊断和研究正常和病变组织的解剖和生理学，其中一些在本章中已经有概述。在过去的几年里，许多新领域已经有了发展，包括分子生物学技术如 PCR、原位杂交和生物反应调节剂，以及细胞因子和黏附分子的研究，无疑今后将继续推动我们在了解皮肤健康和疾病方面取得进展。

（译者：张萍　游弋　**一审：**周春丽　**二审：**李承新　巴伟　**三审：**冉立伟　**润色：**董海玲**）**

参考文献

所有文献请查阅网址：www. rooksdermatology. com.
以下列出的是重要参考文献。

Introduction, Biopsy of the skin

[1] Calonje E, Brenn T, Lazar A, McKee P. *McKee's Pathology of the Skin with Clinical Correlations*, 4th edn. New York: Elsevier Mosby, 2011.

[2] Weedon D. *Skin Pathology*, 3rd edn. Edinburgh: Churchill Livingstone, 2009.

[3] Ackerman AB, Boer A, Bennin B, Gottlieb GG. *Histologic Diagnosis of Inflammatory Skin Diseases*, 3rd edn. New York: Ardor Scribendi, 2004.

Laboratory methods

Specimen preparation, Routine tissue processing, Routine staining techniques, including histochemistry

[9] Bancroft JD, Gamble M, eds. *Theory and Practice of Histological Techniques*, 5th edn. Edinburgh: Churchill Livingstone, 2001.

[10] Luna LG. *Histological Procedures and Special Stains: a Practical Guide*. Gaithersburg, MD: Center for Histotechnology Training, 1988.

[12] Al-Amari A, Chatrath V, Bhawan J, *et al*. The periodic acid-Schiff stain in diagnosing tinea: should it be used routinely in inflammatory skin diseases? *J Cutan Pathol* 2003; 30: 611-15.

[20] Buffet M, Grange PA, Gerhardt P, *et al*. Diagnosing *Treponema pallidum* in secondary syphilis by PCR and immunohistochemistry. *J Invest Dermatol* 2007; 127: 2345-50.

[30] Swick BL. Polymerase chain reaction-based molecular diagnosis of cutaneous infections in dermatgopathology. *Semin Cutan Med Surg* 2012; 31: 241-6.

Immunopathology

Immunofluorescence methods

[1] Coons AH. The beginnings of immunofluorescence*J Immunol* 1960; 87: 937-43.

[2] Johnson GD, Nogueira Araujo GM de C. A simple method of reducing the fading in immunofluorescence during microscopy. *J Immunol Methods* 1981;43:349-50.
[3] Vaughan Jones SA, Salas J, McGrath JA, *et al*. A retrospective analysis of tissuefixed immunoreactants from skin biopsies maintained in Michel's medium. *Dermatol* 1994; 189 (Suppl. 1):131.

Applications of immunopathology techniques

[2] Schach CP, Smoller BR, Hudson AR, *et al*. Immunohistochemical stains in dermatopathology. *J Am Acad Dermatol* 2000;43:1094-100.
[3] His ED, Yegappan S. Lymphoma immunophenotyping: a new era in paraffinsection immunohistochemistry. *Adv Anat Pathol* 2001;8:218-39.
[9] Ordonez NG. Application of immunocytochemistry in the diagnosis of soft tissue sarcomas: a review and update. *Adv Anat Pathol* 1998;5:67-85.
[11] Cooper D, Schermer A, Sun TT. Classification of human epithelia and their neoplasms using monoclonal antibodies to keratins: strategies, applications and limitations. *Lab Invest* 1985;52:243-56.
[33] Nakajima T, Watanabe S, Sato Y, *et al*. An immunoperoxidase study of S-100 protein distribution in normal and neoplastic tissues. *Am J Surg Pathol* 1982;6:715-27.
[44] Palla B, Su A, Binder S, *et al*. SOX10 expression distinguishes desmoplastic melanoma from its histologic mimics. *Am J Dermatopathol* 2013;35:576-81.
[62] Newman PJ, Berndt MC, Gorski J, *et al*. PECAM-1(CD31) cloning and relation to adhesion molecules in the immunoglobulin gene superfamily. *Science* 1990;247:1219-22.
[64] De Young BR, Wick MR, Fitzgibbon JF, *et al*. CD31: an immunospecific marker for endothelial differentiation in human neoplasms. *Appl Immunohistochem* 1993;1:97-100.
[67] Miettinen M, Wang ZF, Paetau A, *et al*. ERG transcription factor as an immunohistochemical marker for vascular endothelial tumors and prostatic carcinoma. *Am J Surg Pathol* 2011;35:432-41.
[90] Dzigiel P, Dolilnʹska-Krajewska B, Dumanʹska M, *et al*. Coexpression of CD1a, langerin and Birbeck's granules in Langerhans cell histiocytoses(LCH) in children: ultrastructural and immunohistochemical studies. *Folia Histochem Cytobiol* 2007;45:21-5.
[93] Zola H, Swart B, Banham A, *et al*. CD molecules 2006-human cell differentiation molecules. *J Immunol Methods* 2007; 319:1-5.

Other diagnostic methods

Viral disease techniques

[1] Robin YM, Guillou L, Michel JJ, *et al*. Human herpesvirus 8 immunostaining: sensitive and specific method for diagnosis of Kaposi's sarcoma in paraffinembedded sections. *Am J Clin Pathol* 2004;121:330-4.

Immunogenotyping

[4] Wood GS. T-cell receptor and immunoglobulin gene rearrangements in diagnosing skin disease. *Arch Dermatol* 2001;137:1503-6.

Approach to microscopic examination of tissue sections

[1] Ackerman AB Boer A, Bennin B, Gottlieb GG. *Histologic Diagnosis of Inflammatory Skin Diseases*, 3rd edn. New York: Ardor Scribendi, 2004.

第1部分

第 4 章
皮肤病诊断学

Ian H. Coulson[1], Emma C. Benton[2], Stephanie Ogden[3]

[1] Burnley General Hospital, East Lancashire NHS Trust IHC, Burnley, UK

[2] St John's Institute of Dermatology, Guy's and St Thomas' NHS Foundation Trust, London, UK

[3] Salford Royal Hospital, Greater Manchester, UK

诊断基础

疾病的正确诊断对指导治疗、预防及判断预后至关重要。虽然皮肤病通常较为直观,但并不是所有皮肤病都能直观判断。因此患者和其他学科医师认为仅通过观察就能诊断皮肤病是一种偏见。

皮肤病的诊断与其他医学学科一样,需要依靠病史采集和全身皮肤(包括头皮、皱褶部、手掌及足底、指甲,以及黏膜)的检查,再辅以适当的特殊检查。这些特殊检查包括"初级的"检查,如皮肤镜、Wood 灯、皮肤活检、微生物检查等,也包括"高级的"检查,如基因检测和活体共聚焦显微镜等。有时需要结合患者的临床和检查信息才能做出最准确的临床病理诊断[1]。再次评估所有这些因素,并对不同的、甚至是新的诊断方式持开放包容的态度,将会促进皮肤病学的不断发展与成熟。

越来越多的患者就诊时提供自己拍摄的照片,这有助于诊断那些不断变化的、复发的或很快消退的皮疹(如荨麻疹、多形红斑或单纯疱疹)。

病史采集,尤其是治疗史和用药史,需要查看所能找到的医疗记录及全科医师记录。除视觉以外其他的感觉也可以帮助诊断,触诊可以识别出硬化的皮疹(如脂膜炎和局限性硬皮病)、痂皮和鳞屑的性状、硬度(如钙质沉着症),以及温度[2]。嗅觉对某些疾病(如三甲基胺尿症)的诊断也有帮助。

疾病定义

许多皮肤病病因不明,所以它们的定义是以一系列显著的症状、体征及组织病理学特征(如玫瑰痤疮)为基础,其他信息(如遗传和免疫病理学)用来进一步完善诊断(如线状 IgA 大疱性皮肤病)。即使在已知病因的情况下,同一病因也可能产生多种不同反应模式(如包柔螺旋体可诱发游走性红斑、萎缩性肢端皮炎及皮肤淋巴瘤)。即使是银屑病这样常见的皮肤病,也没有严格的诊断标准,随着新的遗传信息的出现,不同形态学类型的银屑病其基因可能是不同的,我们可借此对其进行更加细致的分类[1]。

对于日常临床应用,相对宽松的诊断标准更实用,但在流行病学研究和治疗试验中,需要有严格的纳入标准来保证入选患者的一致性。很多疾病都存在类似的诊断标准,如美国风湿协会制定的系统性红斑狼疮诊断标准,该标准中的主要及次要标准在诊断疾病的同时,也保证了诊断的特异性及敏感度[2]。皮肤病学中其他几种重要的疾病也有诊断标准,如白塞病[3]、异位性皮炎[4]、化脓性汗腺炎及 Sweet 综合征。诊断标准并非固定,应该考虑到新的科学发现(如异位性皮炎的丝蛋白突变,新发现的药物能够诱导 Sweet 综合征)。某些情况下,复杂疾病不只有一种诊断标准(如异位性皮炎的 Hanifin,Rajka 标准,以及 Williams-Pembroke 诊断标准[5])。

分子和遗传学技术给遗传性皮肤病的定义带来革命性的改变,越来越多的遗传皮肤病除了根据临床表型命名外,还可根据其精确的分子畸变来命名。

对诊断数据进行核实的意义有很多。它有助于评估国民的卫生健康需求,从而帮助国家财政支出和基于保险报销的卫生经济对其的资金分配。这些信息是否有价值,取决于数据是否有效,编码、成本计算及病例混合是否准确。一些诊断编码系统,如世界卫生组织(World Health Organization,WHO)的国际疾病分类(International Classification of Diseases,ICD)系统,对皮肤病的临床及流行病学应用过于宽泛,因此很多国家建立了自己的诊断索引系统(如英国皮肤病学家协会皮肤疾病诊断索引系统)。收集严重药物反应的诊断信息可确定引起药物反应的"真凶",不过医师自主上报病例可能会使最终统计结果出现差错,但这样能够发现更多的新药引起的不良反应,以及较为严重的不良反应。

病史

在皮肤病的诊断中,仔细、全面、有针对性的病史采集对正确诊断相当重要(框图 4.1)。相比较而言,采集某些皮肤肿瘤(如皮肤纤维瘤)的病史可能会比较快,而对炎症性皮肤病和职业性皮肤病进行病史采集则比较耗时(确定与工作的关系、工作情况、暴露因素的性质、其他受累工人、个人防护及所使用的治疗等复杂情况)。对那些诊断不确切或对治疗反应较慢且效果不乐观的患者,应对其进行长期的病史采集。开放式的提问,比如"你知道这可能是什么原因造成的吗?"是一种有效的调查手段,并且可以减轻患者的恐惧。关于一致性的详细询问,特别是对局部治疗反应的一致性,可以确定疗效欠佳的原因。很多疾病指南及系统治疗指南中都规定了病史部分应包含的必要内容[1-5]。

框图 4.1 病史采集要点

病史要点——皮疹

- 部位——皮疹开始部位,向何处播散?
- 时间——何时开始出现,出现后是自行消退吗?如果是,持续多长时间?
- 加重因素——哪些因素会加重皮疹(如物理因素、月经周期、饮食、外用及口服治疗、压力)?
- 缓解因素——物理因素、饮食、治疗?
- 最突出的症状——痒、影响睡眠、疼痛、毁容?
- 职业因素——工作时加重,脱离工作环境时缓解,是否影响工作?
- 开放性问题——你认为是什么原因引起的?你最担心的是什么?

病史要点——病灶(lesions)

- 病灶在哪个部位?第一个病灶出现后是否有其他病灶再出现?
- 该病灶出现前是否存在其他病灶?
- 该病灶出现前是否存在其他类型的损伤?
- 时间——多长时间发展到现在的大小?是否仍在生长或是否消退?
- 症状——炎症性疼痛,触痛还是单纯疼痛?使疼痛加剧的因素?
- 既往史——以前是否有类似的疾病?
- 曝光史——既往是否有长时间日光暴露史?

现病史

以下内容是构成皮肤病特别是炎症性皮肤病现病史的要素。皮肤肿瘤及术前病史相关的共性问题将在之后的内容中详细介绍。

症状

瘙痒

瘙痒是皮肤病最常见的症状。瘙痒可泛发也可局限于特定部位,亦可伴或不伴明显的皮疹。例如疥疮,在病理性窦道形成及疥疮结节变明显之前,微小的皮疹也可引起强烈的泛发性瘙痒,当患者处于温暖环境时瘙痒更为明显。瘙痒可以局限于炎症性皮损存在的部位（如体癣或钱币状湿疹）。泛发性瘙痒是异位性皮炎的特征，且夜间加重引起睡眠障碍。扁平苔藓通常有强烈的瘙痒感，但常观察到的是患者的摩擦损伤而不是搔抓损伤。面积相似的玫瑰糠疹、真菌感染和脂溢性湿疹的瘙痒程度可能较特异性湿疹弱。

肩胛下区皮肤外观正常但瘙痒剧烈是感觉异常性背痛的特征。搔抓最终导致皮肤苔藓样变、色素性改变甚至局限性淀粉样变。

疼痛

触诊某些皮肤病或皮损时可引起疼痛或触痛。

单纯疱疹、带状疱疹或细菌性蜂窝织炎的疼痛常先于皮疹出现。夜间耳郭受压，压力增大使耳轮结节性软骨炎的疼痛尤为明显。肿瘤，如血管球瘤特别是甲下血管球瘤受压时会产生剧烈疼痛。血管脂肪瘤、蓝色橡皮大疱痣综合征和汗腺螺旋腺瘤可引起疼痛。平滑肌瘤遇冷刺激后会产生压痛。

荨麻疹发生于手掌和足底时，特别是压力性荨麻疹，可引起疼痛但不会产生瘙痒。压痛是结节性红斑的常见症状。大血管病变、血管炎及药物（尼可地尔和羟基脲）引起的缺血性溃疡可出现疼痛。

毁容

有些皮疹无自觉疼痛及瘙痒症状，但皮疹或皮损引起的外观改变是患者主要关注的问题（如白癜风或炎症后色素沉着）。对于担心患有癌症、微生物或寄生虫感染的患者，需要医师进行针对性的询问病史，谨慎考虑后，排除这些疾病。

持续时间

患者很容易关注新发的皮损或皮疹，但实际上对于基底细胞癌而言，它可能已经存在了数月甚至数年，只有当皮损出现渗液或出血时，才会引起患者的注意。角化棘皮瘤可在几周内快速出现，6 个月内自发性消退。荨麻疹的特征是在 24h 内出现并消退，但慢性荨麻疹可反复持续数月或数年。持续时间较长的荨麻疹样皮疹可能是荨麻疹性血管炎。离心性环形红斑可在几周内向外扩散。幼虫移行症的轨迹可在几天内扩展延伸，而类圆形线虫引起的肛周匍行疹的轨迹可在几分钟内形成。皮损一夜间变黑常见原因是皮损内出血，并非皮损恶变的表现。

进展

患者对皮疹进展过程的描述有助于诊断。典型的远端甲下真菌病起始于甲的游离缘并向近端扩展，而慢性念珠菌性副甲营养不良则始于近端甲皱襞的连接处，而后甲营养不良向甲远端扩展。典型的毛发红糠疹常起始于头皮并向下蔓延。下肢蜂窝织炎常始发于足趾间且红斑向近端扩展。玫瑰糠疹出现特征性的母斑，即先于泛发性皮疹几天或几周出现皮疹。接触性皮炎的范围可超出致敏物接触皮肤的部位，因此确定皮疹最初出现的部位有助于确定真正的致敏物质。

周期性

皮损或皮疹随时间推移以固定模式复发的特征有助于诊断。单纯疱疹病毒感染在典型水疱出现前会在每次复发的同一部位出现疼痛。固定性药疹与之相似，患者再次暴露于致敏药物后的几小时内，皮疹会在相同部位复发。若与月经周期有关，排卵后迅速发生且在月经前逐渐达到高峰，此种发作周期提示自身免疫性黄体酮皮炎的可能。子宫内膜异位症（常发生于脐周）的皮肤沉积物随月经周期同步变化。

仅在假期出现的皮疹可由曝光引起（如多形性日光疹），也可能由个人护理产品过敏所导致，这些致敏产品常保存在仅在度假时使用的洗漱包里。一些香水的降解产物具有致敏性，皮肤可以耐受未降解的产品。因此同样的产品，日常使用不会引起过敏，但放于度假地点或旅游包里开封很长时间就会产生致敏性。

一般病史

躯体疾病会伴有皮肤表现，尤其要注意伴有发疹和有全身皮肤症状的患者。近期所患的疾病，即使已经明显缓解，也需要引起特别注意，因为几周前的病毒或细菌感染可引起荨麻疹、血管炎、点滴型银屑病和多形红斑。

用药史

应将近期或正在使用的所有系统性药物记录下来，这些药物包括规律或间断自行服用的药物，或从亲戚或朋友那里得到的药物，这两种情况都有可能引起药疹；同时也要避免其与治疗皮肤病的处方药物产生相互作用。可将患者药箱或药柜里的药物取出以帮助其回忆用药史。一个新的问题是，患者很容易忘记这种几个月一次的注射治疗（如乌司奴单抗或英夫利昔单抗）；药物清单里通常也没有列举这类治疗。

考虑药疹时，用药史中最重要的是用药时间、停药后再服药的反应。需考虑局部治疗的有效性（或缺乏）及局部治疗隐藏皮损或引起皮肤病的可能性。患者对药物或其他制剂（包括术前局部麻醉药及皮肤清洁剂）的过敏史很重要，同样可能与麻醉药或血管收缩药（β 受体阻滞药和肾上腺素受体阻滞药）产生相互作用或引起手术出血（如阿司匹林、华法林或肾上腺素）的药物也应重点关注。医用植入物（起搏器、除颤器、牙科或关节假体）可能会干扰成像、影响诸如透热治疗仪等止血方法的使用，偶尔也会引起某些特定的皮肤病。

饮食

饮食史对某些患者可能很重要，特别是间歇性荨麻疹或过敏性皮炎患者，以及特应性湿疹患儿。一份记录摄入食物的清单及可疑症状出现的时间都有助于诊断。然而，食物常被误认为皮疹发作的原因。

家族史

家族史对遗传性皮肤病的诊断很重要，对较为复杂的遗传疾病（如特应性皮炎、银屑病），以及某些家庭亲密接触致病而非遗传病（疥疮、水痘）的诊断也具有重要作用。

职业因素

职业性接触性皮炎在休假时得以改善，仅在重返工作岗位时才会再次发作。手部湿疹是职业接触性皮炎最常见的表现，劳作史可以确定引起职业接触性皮炎的工作环境，并确定潜在的刺激物或致敏物质。应仔细阅读健康和安全数据手册，同时要注意使用个人防护设备（如手套、屏障保护乳液及工作后使用乳膏，常常有助于改善手部湿疹的症状，但偶尔也会产生不利影响）。表4.1概述了与不同职业相关的特异性的皮肤病。

表4.1 发生于某些职业人群的皮肤病

活动	可能发生的皮肤病
农业	刺激性皮炎（如寄生虫感染，物理性“磨损”）
	接触性过敏（如手套或鞋里的橡胶制剂）
	来源于动物的危害（如癣）
	来源于植物的危害（如林地苔藓过敏）
	光化性损伤
	冷损伤——冻疮和软骨皮炎
园丁	与多种植物相关的刺激性或接触性皮炎
	手套接触过敏
	咬伤和蜇伤；秋螨等
建筑业和 DIY	水泥、石膏、溶剂、防腐剂、玻璃纤维等引起的刺激皮炎（也可由化学烧伤引起）
	接触性皮炎，特别是水泥中铬酸盐，环氧树脂，甲醛树脂，焊剂中树脂
	机械性——工具造成的摩擦性手掌皮炎；使用某些工具引起的震颤性苍白指
汽车（商用或家用）	溶剂、油漆、洗手液引起的刺激性皮炎
	油漆、树脂、金属、橡胶（手套、轮胎、油管）引起的接触性皮炎
	轮胎制造业橡胶助剂引起的化学性白癜风
烹饪（工作或家里）	刺激性皮炎（清洁剂/洗手液，肉汤，水果和蔬菜）
	水果、大蒜、香料、肉、鱼、手套接触性皮炎（某些情况表现为荨麻疹）
	物理性——切伤、烧伤
清洁（工作或家里）	清洁剂引起的刺激性皮炎
	对洗涤剂、抛光剂等中的香料或抗菌剂，或手套发生接触性过敏性皮炎
医务工作者	清洗剂/洗手液引起的刺激性皮炎
	接触性过敏——乳胶过敏（荨麻疹或皮炎）
	药物过敏（牙医对调味香料、汞、树脂过敏）
	接触性荨麻疹及乳胶过敏反应
	微生物和寄生虫感染，如疥疮，特别是在养老院
美发师	洗发剂、漂白剂等引起的刺激性皮炎
	香水、染料、漂白剂、羊毛脂、抗生素引起接触过敏性皮炎
	海娜染料引起的接触性荨麻疹
纺织业（工作或爱好）	溶剂、漂白剂、洗涤剂/洗手液引起的刺激性皮炎
	接触过敏性皮炎——染料、甲醛树脂（油漆）、媒染剂
旅游	物理性——光照性皮肤病，痱子
	动物性——昆虫动物叮咬、海水浴者皮疹、游泳疹，其他海洋无脊椎动物的危害
	感染性——皮肤幼虫移行症，潜蚤病，利什曼病，热带病毒皮疹
	接触性过敏——外来植物，植物日光性皮炎

休闲因素

某些皮肤病与休闲活动或运动有关(如慢跑者乳头、趾甲,骑行者会阴区,小提琴演奏者的颈部)。DIY 过程中会接触溶剂和灰尘,可能导致特应性皮炎加重。某些业余爱好活动中,丙烯酸酯和环氧树脂黏着剂可引起局限性或空气源性接触性皮炎。园丁的皮肤可暴露于多种因素,包括刺激、过敏、光毒性、节肢动物以及光化学损害,这些因素常具有季节周期性。

地理因素

近期旅游及远途旅行会扩大病灶和皮疹的鉴别诊断范围,因此应该将旅游情况记录在病史内。即使短期停留某地也可能罹患疾病。

种族及文化因素

少数疾病易发生于某些特定种族,如黑人患者更易发生结节病[1],色素性痒疹好发于日本人[2]。在某些种族中某些疾病的症状更明显,如在非裔加勒比人和中国人群中的发生特应性湿疹[3,4]。

表亲联姻习俗会增加隐性基因遗传病的发病率,如大疱性表皮松解症。宗教习俗会在足部和前额引起独特的祈祷人结节,戴头巾的人可能因为头巾的压力引起耳郭下部软骨皮炎。某些地区和种族内流行的替代医学疗法也会引起特别的临床表现(如穿刺和拔火罐的印迹),因此需要在病史中找到答案。非正规产品的传入及非法传播也可引起多种皮肤问题[如超强效的皮质类固醇激素被当作皮肤美白制剂来售卖,高浓度对苯二酚乳膏可引起褐黄病(加罗德斯综合征),无商标(无标识)的染发剂可能含有对苯二胺]。如果没有被刻意问到,患者是不愿说明他们曾经接受过美容手术的(如填充剂注射),患者不会意识到这些手术可以在几年后引起迟发性反应。

社会及心理因素

患者的生活条件,包括洗浴设施、经济状况、营养水平以及交通条件,均对诊断和确保患者对治疗的依从性有指导意义。某些治疗方法(特别是局部治疗或光疗)可根据患者有无配偶或护理人员、是否邻近医疗保健人员或机构,来决定是否使用该治疗手段。

重要社会因素的具体实例包括吸烟与掌跖脓疱病之间的密切联系,过量饮酒对银屑病严重程度和治疗方案的多重影响。

某些情况,特别是怀疑皮疹由特定的性传播疾病如梅毒或 HIV 引起时,需要询问冶游史。

很多皮疹可能不完全由"神经因素"引起,但心理因素能够明显加重或延长症状(特别是银屑病);心理因素可能是某些情况下最主要的异常表现(见第 86 章)。

皮肤病患者的生活质量

皮肤问题会对患者的生活方式、人际关系、娱乐活动及经济支出造成重要影响,皮肤病引起的工作时间减少会对社会造成损失,询问这些可以了解患者尤其是慢性皮疹患者所担心的问题。可以利用现成的生活质量工具量表进行调查,量表包括通用的[皮肤病生活质量指数(DLQI)]、特定疾病的(如痤疮的心理和社会影响评估),以及特定年龄的(儿童DLQI),患者仅需要几分钟就能完成,可提供患者不愿意说出的重要信息[1-3]。它们是评估疾病严重程度的有价值的辅助工具(如银屑病面积严重指数),有助于评估治疗的有效性。事实上,很多国家在对银屑病患者进行昂贵的药物治疗前,资助机构要求患者进行量表评估。虽然这些量表的范围不够详尽(如 DLQI 不包括睡眠障碍),且并未区别对待某些群体(如疾病对运动、工作和性关系的影响可能与年长患者关系不大),尽管如此,病史采集仍可以收集到需要的数据。

皮肤检查

大多数就医的患者其皮肤的外观或连续性都发生了改变。即使那些主诉瘙痒而无皮疹的患者,通常也会有皮肤干燥或其他可诱发的特征,如皮肤划痕症。随着手机拍照和平板电脑的广泛应用,越来越多的患者带着他们皮损或皮疹的照片就诊,只要这些照片质量足够好,而且背景明亮,便可作为直接检查的辅助手段,尤其是在皮疹很快消失的情况下。大多数皮疹或皮损可以通过临床检查给出诊断,或至少将其归类到某类诊断里;事实上,对很多疾病来说,临床诊断较实验室检查更加准确。因此,在皮肤科培训中,诱导和解读皮肤病体征的能力是最基础的也是最重要的。

对患者进行检查时应保证良好的光线,最好在自然光下进行,根据需要可将皮损放大后进行检查。人工光源能改变皮疹的颜色,使扁平苔藓皮损的红色色调不容易被发现。铰接式支架上的移动光源可照亮处于头顶灯阴影下的区域,如臀沟、肛周、外阴区及口腔。

应对患者所有的皮肤进行检查,特别是起初诊断不明朗时,因为这样可能会发现那些更易于辨认的皮损，且这些皮损并未被继发性改变所掩盖。如果未发现皮损，青少年和老年人往往会否认除供检查的病变之外的其他病变，前者是因为他们不愿脱衣进行检查，后者是因为他们没有看到病变而否认皮疹的存在。

进行皮肤检查时，综合考虑单一皮损的形态、皮损整体的模式、相互之间的空间关系，以及它们的躯体分布部位对诊断都有帮助。以上各个方面都将在下文中进行全面讨论。需特别关注头发、指(趾)甲及黏膜部位。使用术语对皮损进行详细描述有助于随访过程中监测皮损变化，方便与同事讨论病情。

皮肤触诊十分重要，将在下文进行详细阐述。检查口、外阴部/会阴区、传染性或感染性皮肤病时需戴手套。

其他可用于临床检查的简易辅助工具，包括Wood灯、玻片压诊、皮肤镜、确定汗腺开口的淀粉碘试验，以及毛发显微镜。

皮损描述

在描述皮损或皮疹时，需要对下文所列特征进行描述，再加上病史特征，这些是得出诊断的关键。

受累部位及分布

皮肤病和肿瘤均倾向于发生在某些特定部位；对于这种特性，现在还没有明确的解释。皮损或皮疹的分布可能是对称的或不对称的，或者是由"特殊"因素决定，比如按Blaschko线分布，或局限于大的或小的皱褶部位。

已知决定皮损或皮疹分布的因素如下。

解剖学因素

- 血液供应，如静脉性湿疹、网状青斑。
- 皮肤附属器，如痤疮、汗腺炎。
- 皮肤类型，如局限于手掌或足底无毛皮肤的皮疹。
- 神经，如带状疱疹。
- 发育或胚胎学，如沿Blaschko线分布的疾病(见第7章)，皮样囊肿。
- 皮肤表面微生物环境的部位差异，如红癣常局限于皮肤皱褶区。
- 其他，如多发软骨炎局限于软骨部位，累及鼻、眼、关节(以及气管等皮肤以外区域的软骨)。

外部因素

- 日光暴露，如光敏感性疾病、鳞状细胞癌。
- 化学因素暴露，如接触性皮炎。
- 感染性因素，如羊痘。

分布

- 对称性分布——与疱疹性皮炎类似，经典银屑病对称性累及肘部和膝部，特应性湿疹对称性分布于肘窝和腘窝。汗管瘤常对称分布于下眼睑。
- 非对称分布——皮肤T细胞淋巴瘤、皮肤真菌感染、脓疱疮和接触性皮炎常呈不对称分布。
- 皱褶——皱褶部位银屑病和良性家族性天疱疮特征性累及腋窝和腹股沟等大的皮肤皱褶区。
- 光-分布-皮肤病——光线引起的慢性日光性皮炎(光化性皮炎)可累及面部、无毛发头皮、前胸"V"区及手背，皮疹于袖子遮盖处突然中断。曝光区域内光"豁免"区域包括上眼睑、耳后区及耳下区(Wilkinson三角)、下颌下、指缝间及表带下区域(图4.1和图4.2)。

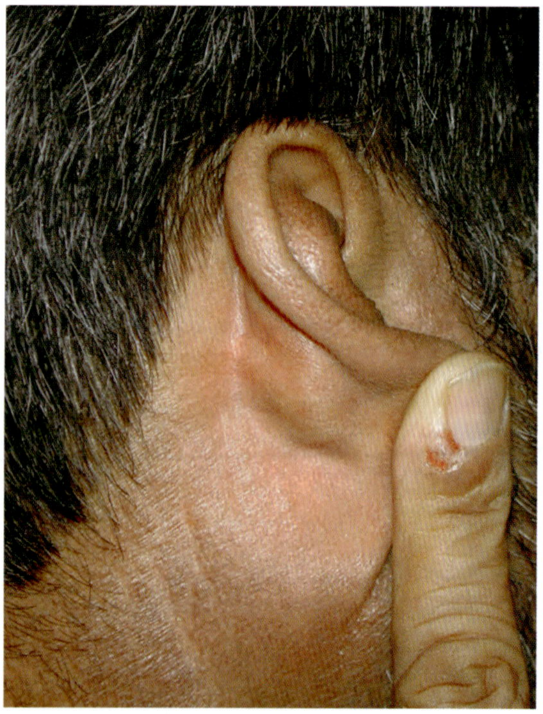

图4.1 慢性日光性皮炎患者耳廓下未受累区

D.S Wilkinson医师去世后，该区域被称为Wilkinson三角。D.S Wilkinson医师是第1版Rook皮肤病学的编者。

- 空气传播分布——这些区域包括面部和手部，与光线性分布区域相似，但是背光区域如上眼睑、Wilkinson三角以及指缝间会被累及，因为这

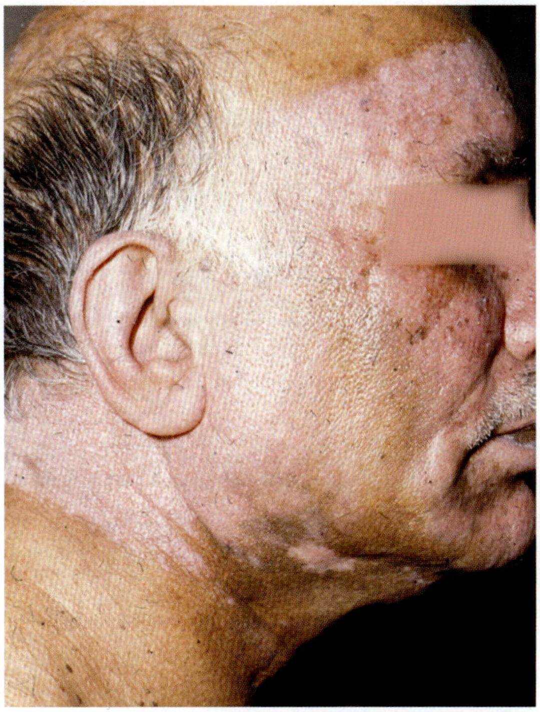

图 4.2 奎宁诱导的光线性苔藓样皮疹
衣物覆盖的头颈部未受累。

些区域能够接触到空气源性过敏物质。过敏物质包括植物、环氧树脂，三硫化四磷和木屑。

模式及排列

单一皮损排列在一起可形成特征性形态（图 4.3），如单纯疱疹的水疱成簇分布，这种形态十分醒目，因此还用于描述其他病因不同的疾病（如疱疹样口腔溃疡，疱疹样皮炎）。

用来描述分布模式的术语如下所述。

- 聚集的、成簇的——用来描述丘疹性坏死性结核疹，眼睑区可见成簇分布的肉芽肿性皮损；或聚集性痣，不常见的成簇的黑素细胞痣。
- 成群或聚集的——某些感染性皮肤病（如疱疹性小疱、传染性软疣、扁平疣）、跳蚤叮咬的特征；也是某些内源性皮损，如扁平苔藓、平滑肌瘤、局限性淋巴管瘤的特征。
- 卫星样——围绕中央较大皮损分布的一簇皮损。可由肿瘤如黑素瘤的局限性淋巴播散引起；也可发生于儿童期慢性大疱性疾病/线性 IgA 病。
- 融合——皮损相互融合，呈局限性或播散性分布，如花斑糠疹。
- 散在、广泛及发疹性——很多药疹、病毒性皮疹，也可由外源性原因引起。
- 未受累区——未受累区形态对诊断也很重要，如毛发红糠疹中常融合分布的黄红色斑疹中可见未受累皮岛、太滕丘疹性红皮病皮肤皱褶颜色正常，光敏性皮肤病患者衣物或腕部手表覆盖的皮肤没有皮疹。
- 红皮病——红皮病定义为伴有鳞屑的泛发性红斑，累及 90% 以上皮肤。可为原发性皮肤病如银屑病、异位性皮炎或脂溢性湿疹的表现，可由药物诱发或是先天性皮肤病（鱼鳞病样红皮病）的表现，也可由皮肤 T 细胞或特发性 T 细胞淋巴瘤所引起。

线状、孢子毛状（sporotrichoid）、环状、弧形、多环、青斑状和盘状皮损

单一皮损的形状及相邻皮损排列类型对诊断有很大意义，可为裸眼快速诊断提供易于辨识的线索（图 4.4～图 4.9）。皮损常见主要形状见表 4.2。有时根据皮损形状可推断出分布机制或解剖因素，如很多呈线状皮损的疾病（见表 4.2），血管分布类型引起青斑（图 4.8）；另一些情况，皮损排列成环状（框图 4.2）及网状的原因尚不明确。

表 4.2 皮损的主要形状

形状	描述	举例
盘状（圆形）	被填充满的圆环	盘状湿疹，银屑病
花瓣状	盘状皮损融合	躯干部脂溢性皮炎
弧形	不完整圆环	荨麻疹
环形	相对皮损边缘具有多个中心开放性环	体癣，环状肉芽肿
多环	多个圆融合在一起	银屑病
青斑	网状纵横交错	火激红斑，结节性多动脉炎，微血管阻塞性疾病
网状	精细的蕾丝样形态	口腔扁平苔藓
靶形	多个同心圆	多形红斑
卫星状	星状的	脑膜炎球菌败血症皮损
指状	手指状	慢性浅表性皮肤病
线状	直线	扁平苔藓或银屑病搔抓后 Koebner 反应
波形	蛇状	皮肤幼虫移行症
螺旋状	旋转模式	表皮痣，晚期色素失禁症

改编自 White and Cox 2000[6]，经 Elsvier 授权转载。

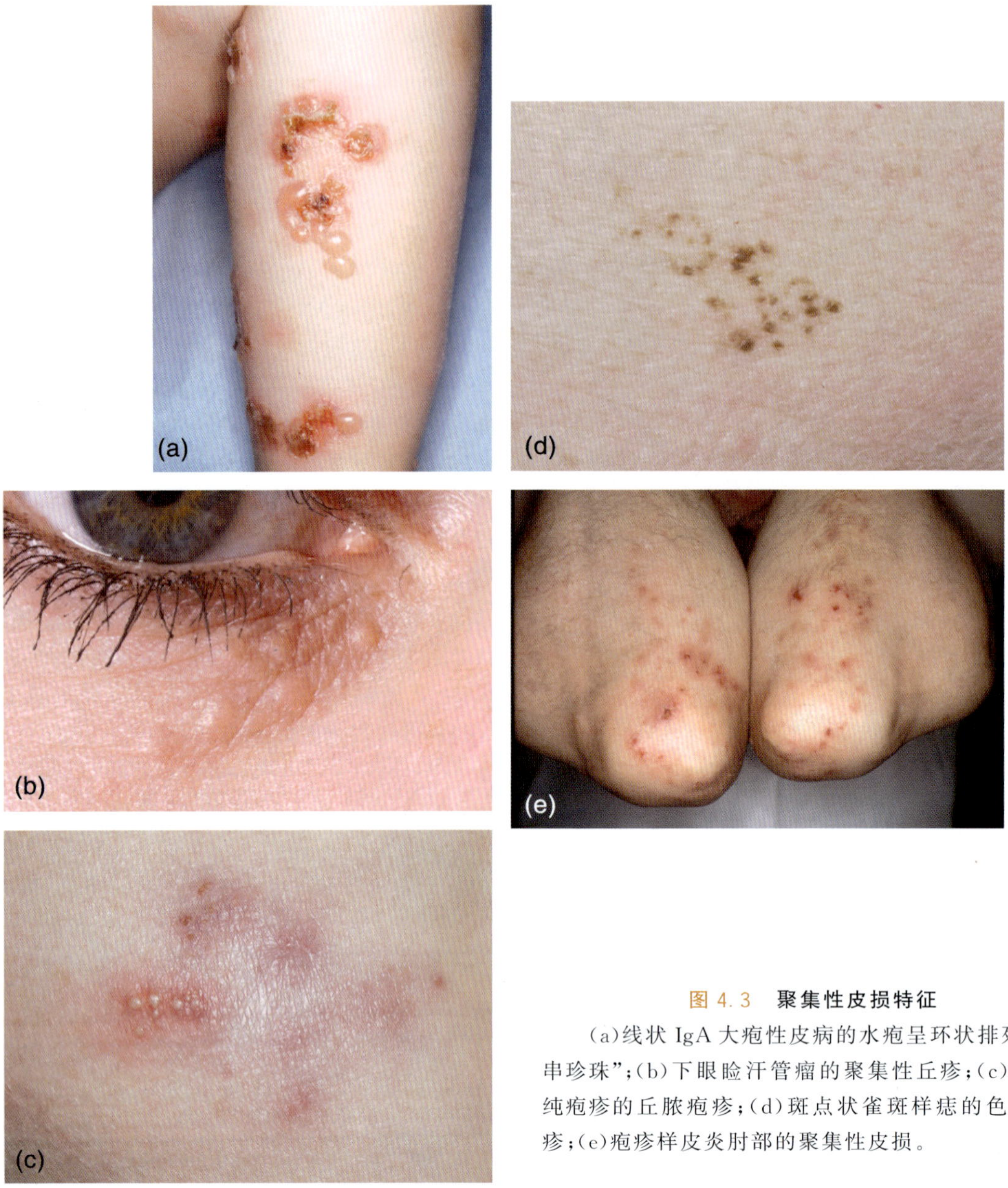

图 4.3 **聚集性皮损特征**

(a)线状 IgA 大疱性皮病的水疱呈环状排列像"一串珍珠";(b)下眼睑汗管瘤的聚集性丘疹;(c)臀部单纯疱疹的丘脓疱疹;(d)斑点状雀斑样痣的色素性丘疹;(e)疱疹样皮炎肘部的聚集性皮损。

框图 4.2 环状或包含环形皮损举例

感染性

- "癣"皮肤癣菌感染
- 脓疱疮
- 慢性游走性红斑
- 梅毒(二期、三期)
- 麻风

炎症性

- 银屑病
- 脂溢性皮炎
- 异位性皮炎(某些)
- 晕状湿疹(Meyerson 现象)
- 亚急性皮肤型红斑狼疮
- 扁平苔藓
- 结节病
- 环状肉芽肿
- 光线性肉芽肿
- 多形红斑
- 荨麻疹
- 血清病及血清病样皮疹
- 线状 IgA 病/儿童慢性大疱性皮肤病
- 大疱性类天疱疮
- 角层下脓疱性皮肤病
- 离心性环形红斑
- Jessner 淋巴细胞浸润
- 风湿性边缘性红斑
- 玫瑰糠疹(母斑)

血管性

- 毛细血管扩张性环状紫癜

肿瘤性

- 表浅性基底细胞癌
- 蕈样肉芽肿
- 其他皮肤型淋巴瘤

角化性疾病

- 汗孔角化症

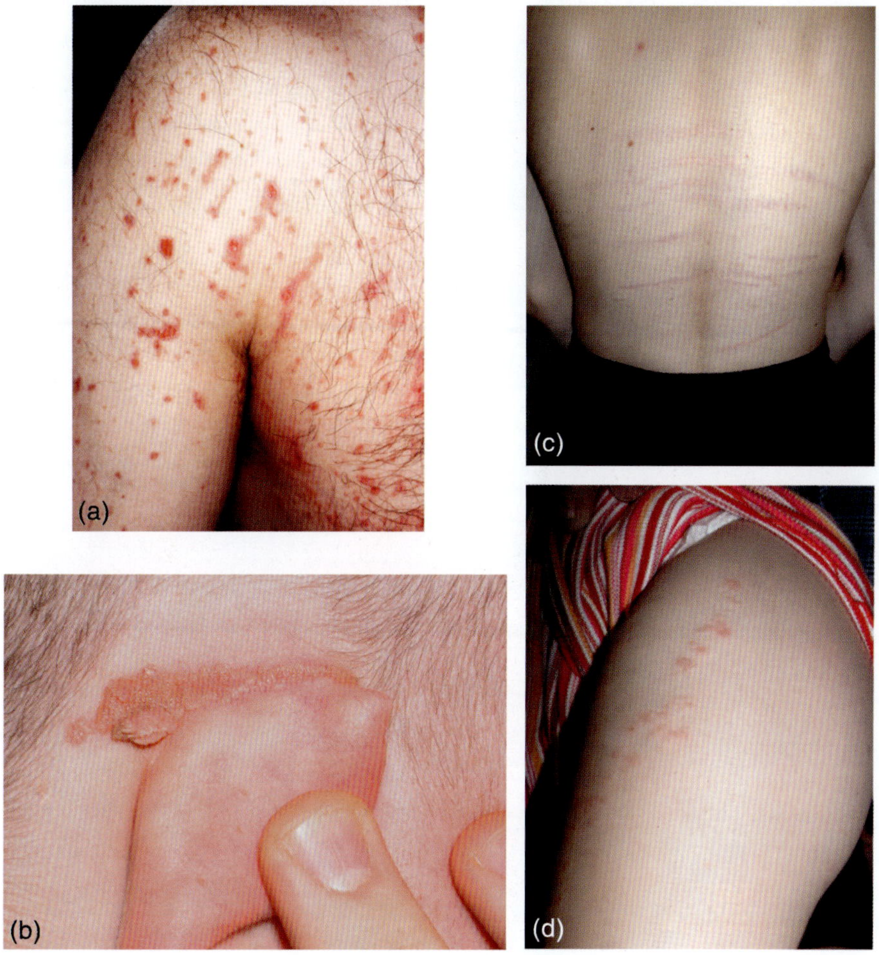

图 4.4　线状皮损

(a)“草坪修剪者”光线性皮肤病;(b)线状表皮痣;(c)生长纹;(d)线状苔藓。

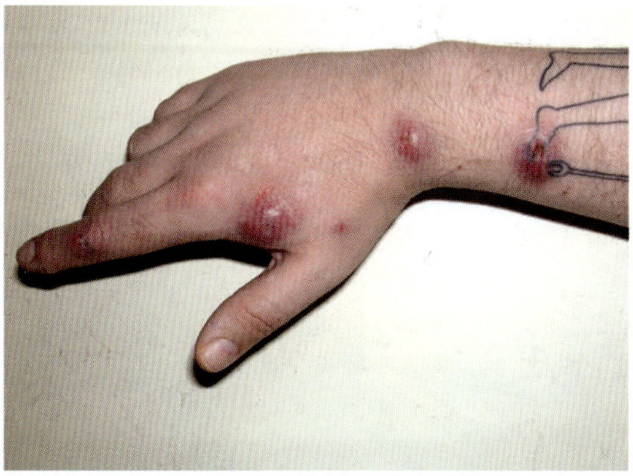

图 4.5　皮损聚集成线状延伸至肢体远端,即海鱼分枝杆菌感染引起的孢子状分布

线状损害的特殊原因是 Koebner 现象或同形反应现象[1]。Koebner 现象指局限性非特异性创伤所诱发的皮肤损害,这类皮损常同时存在于其他部位,且常处于相对“活跃”状态或发疹阶段。该现象在银屑病(见第 35 章)和扁平苔藓中尤为常见,其他几种皮肤病也存在类似现象(表 4.3)。搔抓或类似的轻微刺激可引起 Koebner 或同形反应现象,光或热也可引起同形反应。有时,一种疾病是另一种局限性疾病的原因,如带状疱疹区域发生环状肉芽肿、接触性皮炎区域发生银屑病,这种现象被称为同位反应[4]。坏疽性脓皮病或白塞病患者在注射血清或生理盐水(或仅在针刺伤或静脉穿刺)部位发生皮损是同形反应。

由感染接种点离心性扩大形成环形损害(皮肤真菌感染引起的体癣或包柔螺旋体引起的慢性移行性红斑)。此外,肿瘤或炎症扩散在皮损中央形成鳞屑或溃疡,如浅表性基底细胞癌及盘状红斑狼疮。与过敏相关的环状皮疹与中心区域不应状态有关。某些疾病的环形损害与血管网有关;少数环形损害与医源性因素相关,如疣复发于冷冻部位的水疱周围。线状苔藓、硬皮病或银屑病等很多皮肤病复发皮损呈环

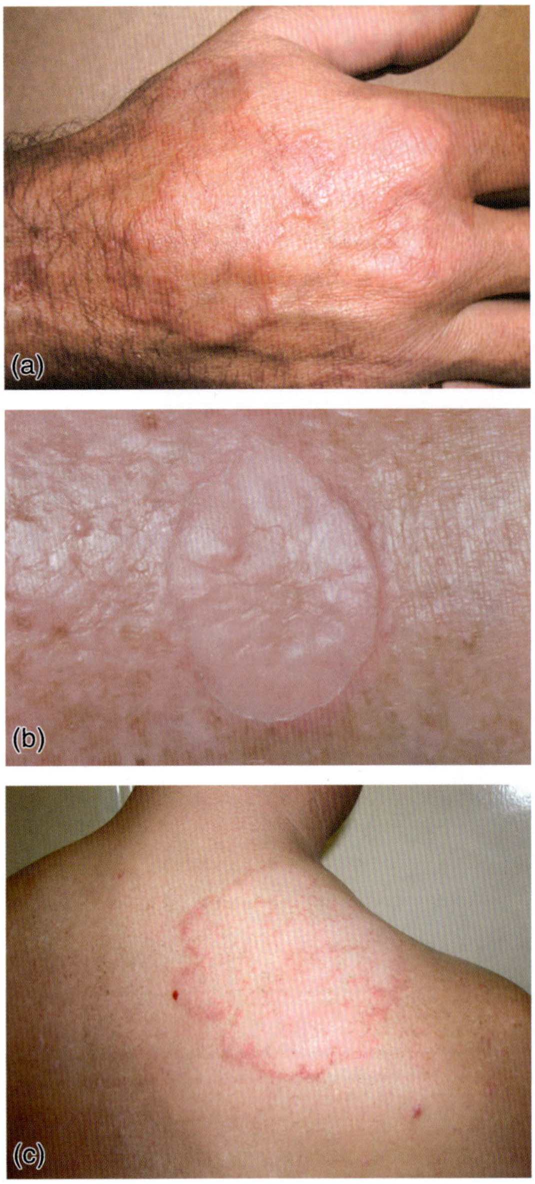

图 4.6　环状皮损
(a)环状肉芽肿;(b)汗孔角化症;(c)体癣。

状,这种复发环状损害没有合理的解释。对环状皮损进行临床评估时,皮损表面特征尤为重要,如鳞屑可以确定表皮受累,由此可以缩小鉴别诊断范围。

单一皮损:术语

下面列出了常用于描述皮肤损害的术语。这些定义与国际皮肤病学会联盟命名委员会所推荐的具有广泛一致性[1],然而,应该注意到其中一些定义受到了质疑[2-5]。被很多作者忽视的具体问题是皮肤疾病的动态变化特点,如某些丘疹(<0.5 或 1cm,根据定义来源)一定会变大发展成结节,有些丘疹(如汗管瘤)却几乎不会变大。此外,某些本质上相似的皮损其大小可以不同,临床上可以表现为丘疹或结节。记录皮损的实际大小或范围,是较为实用的临床记录。

表 4.3　线状皮损的解剖学因素及发病诱因

分布模式决定性因素	举例
血管	血栓性静脉炎,Mondor 病(胸壁浅表性静脉炎)
	与静脉曲张有关的湿疹
	颞动脉炎
淋巴系统	淋巴管炎
	孢子丝菌病、鱼缸肉芽肿
皮区	带状疱疹、带状痣、带状毛囊角化病、肿瘤带状转移
神经干	麻风(皮肤神经增大)
进展性、Blaschko 线	色素性分界线、黑线(孕妇)、表皮痣、色素失禁症、伊藤痣、线状银屑病、线状扁平苔藓、线状苔藓
皮肤拉伸	生长纹(躯干下部)
寄生虫感染	疥疮、幼虫移行症(常呈匐行)
外部因素	
植物	植物日光性皮炎
过敏源	弹性绷带、指甲油(颈部)、项链、腰带等
化学性	腐蚀剂,如苯酚
温度	烧伤
物理性	发生于正常皮肤的创伤
	瘢痕疙瘩、挫伤、人工皮炎、羊膜收缩带(羊膜带综合征)
	已有皮肤病上的皮肤创伤
	紫癜(冷球蛋白血症、淀粉样变性、血管炎)
	水疱(表皮松解性大疱、卟啉病)
	Koebner 现象
	银屑病、扁平苔藓、光泽苔藓、白癜风、硬化性苔藓、毛发红糠疹
	接种
	疣、传染性软疣
	其他机制
	瘢痕肉瘤
其他决定因素	带状硬皮病(肢端、前额中央)
	Senear-Caro 脊(手掌银屑病)
	皮肌炎(手指背部,Gottron 疹)
	间质性肉芽肿性皮炎(rope 或 cord sign)
	细胞毒性药物引起的鞭毛虫样色素沉着(如博来霉素)

改编自 Lawrence and Cox, 2002:21[6],经 Elsvier 授权转载。

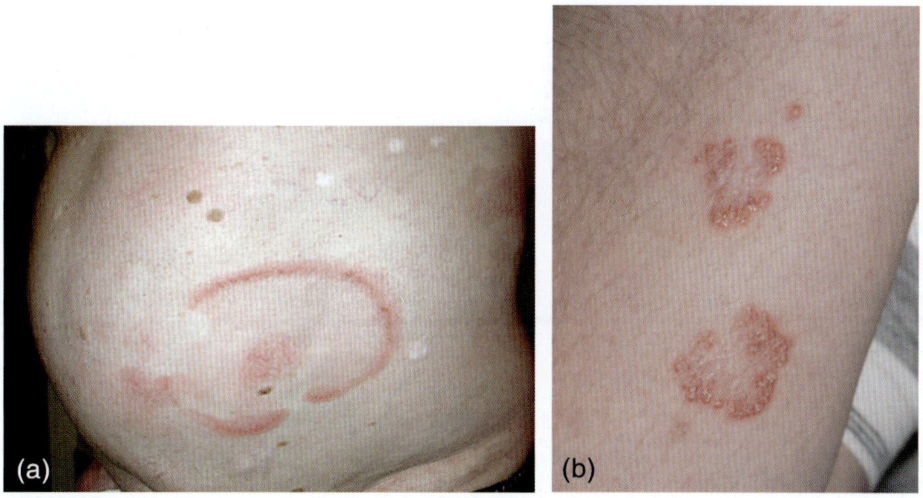

图 4.7 弧形及多形性皮损

(a)离心性环形红斑;(b)匍行性穿通性弹性纤维病:非正常的弹性纤维组织经表皮排出。

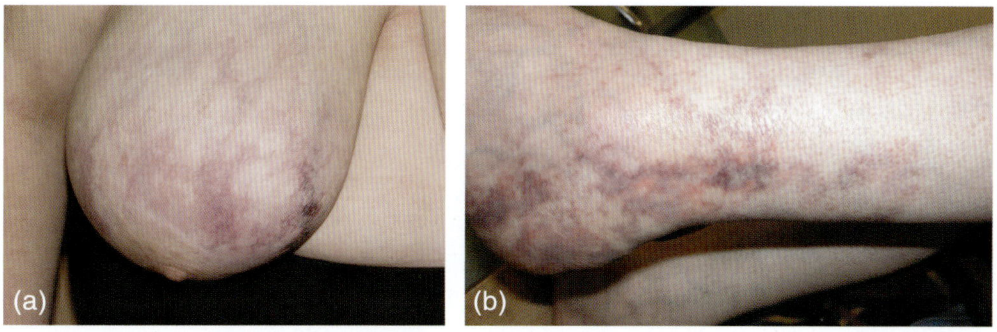

图 4.8 青斑样损害

(a)乳房弥漫性真皮血管扩张;(b)皮肤结节性多动脉炎断续的网状青斑。

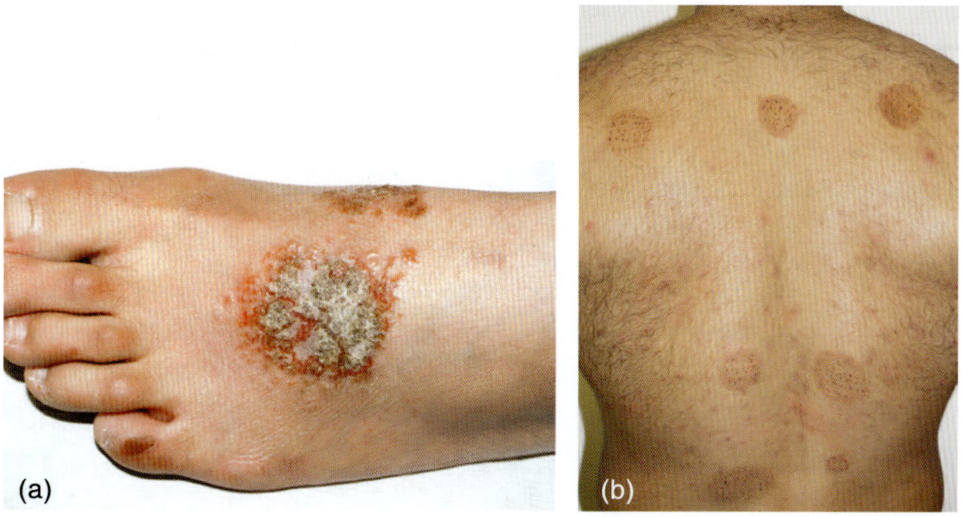

图 4.9 盘状皮损

(a)盘状湿疹;(b)盘状色素沉着及拔火罐引起的少见出血性损害。

术语表

斑秃　正常毛发区域毛发缺失

阿弗他溃疡　黏膜小溃疡

萎缩　表皮、真皮或皮下脂肪组织缺失，表现为细小皱纹，如果萎缩比较表浅，皮肤透明度增加

隧道　寄生虫在皮肤内寄居的小隧道，如疥虫

胼胝　角质层局限性增生

蜂窝织炎　细胞组织炎症反应，尤指真皮深部及皮下组织融合性炎症反应

粉刺（黑头粉刺）　扩张的毛囊皮脂腺开口内充满角蛋白和皮脂栓

痂皮　血浆及其他渗出液干燥后形成痂

囊肿　闭合性具内衬表皮、内皮或膜，含有液体或半固体物质的腔或囊（正常或不正常）

瘀斑　直径大于 2mm 的出血性瘀点

帽徽状　同心圆玫瑰花环状图案，常用来描述痣

糜烂　表皮丢失，愈合后不留瘢痕，常继发于水疱

红斑　血管扩张或血流灌注增加引起皮肤红斑

抓痕　搔抓引起的皮肤缺失

表皮剥脱　鳞屑或呈片状的表皮角质细胞剥离

纤维化　过多纤维组织形成

裂隙　皮肤表面线性裂隙或裂缝

瘘管　源于深部结构的非正常通道，如空腔脏器到皮肤表面或两种结构之间，通常被覆鳞状上皮

坏疽　组织坏死，常由血液供应缺失引起

点滴状皮损　小圆形或椭圆形皮损，散布成“阵雨样”水滴。通常用于对银屑病的描述

血肿　局限性肿块样的血液聚集

皮肤角化　皮肤增厚角化

苔藓样　长时间摩擦使表皮增厚（真皮也存在不同程度的增厚）

斑疹　扁平的局限性不可触及的皮损，颜色与周围皮肤不同，可以是任何颜色或形状。在北美，直径小于 1cm 为斑疹，大于 1cm 的被称为斑片

斑丘疹　同时包含斑疹和丘疹的皮疹

粟丘疹　含有层状角质的白色微小囊肿

结节　位于真皮或皮下组织的坚硬可触知的皮损，突出皮面易于观察、触诊，直径＞0.5cm；有时将其定义为直径＞1cm。结节内容物可以是液体、细胞外基质（如淀粉样物质）、炎症性或肿瘤性细胞

乳头状瘤　突出于皮肤表面呈乳头样的肿物

丘疹　突出皮面的坚实皮损，直径＜1cm。丘疹与结节的唯一区别是人为规定的大小不同；某些典型损害由较小丘疹发展而来，另一部分典型皮损则由丘疹扩大成结节。描记皮损界限边缘及其颜色有助于临床诊断

瘀点　点状出血斑，直径 1～2mm

斑块　突出皮肤直径＞1cm 的局限性皮损，表面扁平，可由丘疹融合而成

皮肤异色症　皮肤色素沉着、萎缩及血管扩张

脓疱　含脓性物质的局限性皮损，常发生于毛囊、皮脂腺内或无毛皮肤的汗腺导管内。由感染引起，但是某些暴发性皮疹常引起无菌性脓疱

脓皮病　任何化脓性皮肤病

鳞屑　平板状或薄片状角质层。领圈状鳞屑是炎症性皮损边缘附着的细小鳞屑，皮损中央鳞屑分离（图 4.10）。环形鳞屑常见于汗孔角化症；糠状鳞屑细小且附着不紧密；鱼鳞状鳞屑较大且呈多角形。鳞屑与炎症性疾病可伴发或在炎症性疾病后出现。银白色鳞屑是角化不全的特征，特别是银屑病。银色是由于光在多个空气-角质交界面反射造成的，湿润皮肤后可以改变其颜色

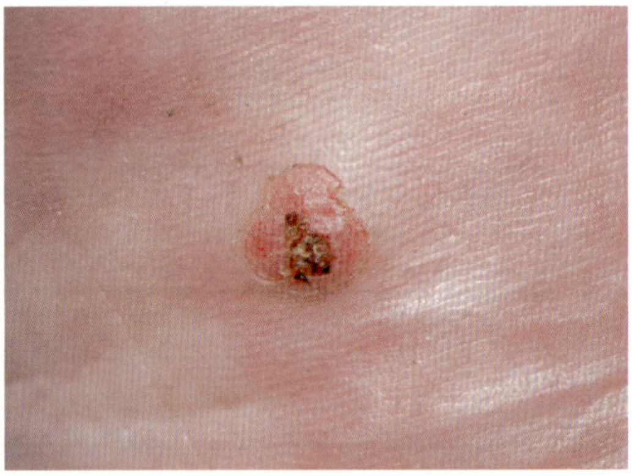

图 4.10　小汗腺腺孔瘤皮损的周围领圈状鳞屑

瘢痕　损伤或疾病破坏的组织被纤维组织所替代。萎缩性瘢痕较薄且有皱纹；肥厚性瘢痕突出于皮面，伴有纤维组织过度生长；筛状瘢痕有多个小孔

硬化　皮下组织弥漫性或局限性硬化，可累及真皮，表皮萎缩，是硬皮病的典型表现；硬化与很多疾病相关，是很多疾病的后遗症

窦道　腔洞或具有盲端的隧道

靶形损害　皮损直径＜3cm，三条以上区带，中央区为暗红色斑或紫癜区，中间区带为苍白水肿区，外缘为界限清晰红斑

肿瘤　字面意思为肿块，常指正常或病理性物质的扩大或由细胞形成的团块。肿瘤可以是炎症性的或非炎症性的，良性的或恶性的。需谨慎使用该术语，因为很多患者认为“肿瘤”意味着预后不良的恶性疾病

溃疡（皮肤）　表皮或真皮缺失，常伴有下层组织的缺失

疣状增生　多个紧密相邻乳头瘤样团块组织的病理性增生

水疱和大疱　直径＜1cm 的局限性突出皮面的水疱，疱内含液体（清亮、浆液或出血性），常聚集成簇；大疱直径＞1cm，可呈单腔或被分成多个腔隙（多个囊泡融合，湿疹典型性改变）

风团　由真皮和皮下水肿引起的短暂性皮肤隆起，中央浅色边缘红色，是荨麻疹的特征性皮损

红斑

红斑指毛细血管扩张引起的皮肤变红，受压后变白。压力使毛细血管排空，皮损或皮疹颜色暂时变苍白。红斑需与紫癜鉴别，紫癜受压时不褪色。毛细血管扩张症的红色由可见的血管扩张引起。

表面特征

皮损或皮疹的表面可以是光滑的、不平的（由于鳞屑）、也可因痂或角质的存在变粗糙（常被触诊和检查所发现）。轻轻去除皮损表面的痂皮，可以找到重要的诊断特征（如基底细胞癌的毛细血管扩张，或已溃破恶性黑素瘤的色素）。

颜色

正常皮肤的颜色是由黑素、棕黑素、血红蛋白、氧合血红蛋白和类胡萝卜素决定（图 4.11）。虽然与周围皮肤对比会改变对皮肤和皮下结构颜色的感知，但光的散射却可以很大程度上改变皮肤颜色，例如，光的散射使鳞屑呈白色、使位于真皮深部的黑素呈蓝色[7]。

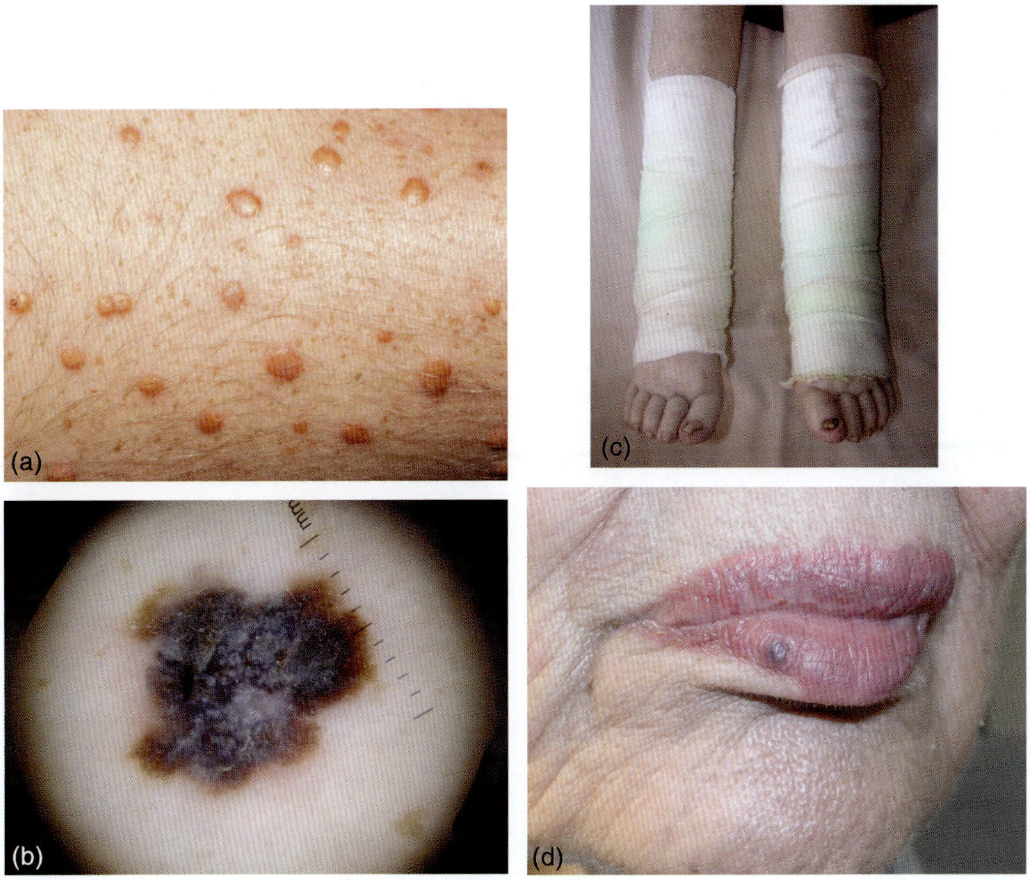

图 4.11　颜色及其变化对诊断具有重要意义

（a）黄瘤病呈黄色；（b）恶性黑素瘤的黑色、蓝色、灰色及白色；（c）伤口绿色假单胞菌定植使敷料呈绿色；（d）唇部静脉湖呈蓝紫色。

皮损的颜色千差万别（表 4.4）。尽管红色鳞屑性皮损彼此相似，但大多皮肤病具有自己特征性、可辨识的颜色；例如，毛发红糠疹和胡萝卜素血症，其手掌颜色分别呈橙色及黄橙色；有些皮损颜色有合理的解释，如炎症反应呈现的红色及真皮内黑素的蓝、棕色色素共同作用使扁平苔藓呈紫色。

表 4.4　皮损颜色

颜　色	举　例
黑色	黑素，如某些痣、黑素瘤
	外源性色素沉着，如文身、铅笔/墨水
	外源性化学物质，如硝酸银、金盐
	深层血液或黑素，如血管瘤、蓝痣
蓝-灰色	炎症性疾病，如羊痘
	药物诱导的色素沉着，如吩噻嗪、米诺环素
深棕	接近皮肤表面的黑素，如很多黑素细胞痣
	外源性色素沉着，如地蒽酚（蒽林）染色
浅棕	接近皮肤表面的黑素，如斑点、雀斑
土褐色	位于真皮浅部的黑素，如炎症后色素沉着
紫色	血管损害，如血管瘤
	其他以毛细血管扩张为显著特征的疾病，如冻疮样狼疮（慢性结节病）、皮肌炎
深蓝色	氧合血红蛋白减少，如动脉供血不足、中枢性发绀、高铁血红蛋白血症
紫罗兰色或淡紫色	扁平苔藓、局限性硬斑病斑块边缘、结缔组织病如皮肌炎
粉红色	很多黄瘤病及常见疾病，如银屑病
红棕色	炎症性皮肤病，如脂溢性湿疹、二期梅毒
	含铁血红素，如色素性紫癜性皮病
猩红色	动脉血供丰富的皮损，如化脓性肉芽肿、蜘蛛痣
	血红蛋白改变，如一氧化碳中毒
橘色	含铁血红素，如金黄色苔藓
	炎症性皮肤病，如毛发红糠疹
黄白色/黄粉色	黄瘤病
黄橙色	胡萝卜素血症（摄入胡萝卜素、黏液性水肿）
黄绿色	黄疸
绿色	外源性色素沉着，如铜盐
乳白色	硬化萎缩性苔藓、局限性硬皮病
白色（或浅粉色，取决于血管）	白癜风、贫血痣、动脉供血不足、血管化学性脱色

改编自 Lawrence and Cox，2002：21[6]。经 Elsvier 授权转载。

药物（如米诺环素和羟氯喹）在皮肤中聚集或外源性色素黏附于皮肤使皮损呈现特殊的颜色。

皮损的物理性特征可被掩盖，因此检查皮肤颜色需要进行一定的练习。红斑可被看成暗区、黄斑。真皮水肿使皮肤颜色变浅，风团显得苍白。水肿、棘层肥厚或角化过度可以掩盖色素，使得丘疹的颜色可深可浅。紫癜很难被发现，但肤色较浅的紫癜可以表现为亮黑色。与苍白皮肤相比，炎症后色素脱失和炎症后色素沉着会更加明显，例如，带状疱疹、梅毒、麻风、扁平苔藓及许多其他皮肤病消退后的炎症性色素改变。肤色较深人群身体部位间的正常颜色差异更明显，可能会引起混淆（如浅色手掌上相对深色折痕线）；也可见到色素分界线（Futcher 及 Voigt 线）[8]。

边界

肿瘤或炎症性损害表现为界限清晰的局限性皮损。沿受累及未受累皮肤之间的边界可将这些损害描绘出来。Bowen 病及浅表基底细胞癌与银屑病一样具有清晰的边界，界限不清的皮损其边界与正常皮肤相融合（如湿疹）。某些皮损具有活动性边缘，周围可见红斑和鳞屑，中央相对消退，如皮肤癣菌感染。

形状

皮损形状是重要的诊断指标。圆形或椭圆形皮损常常是良性疾病的特征，形状不规则是恶性疾病的指征（如浅表播散性恶性黑素瘤、鲍温病）。血管类型可以提示并解释网状青斑的形状。

产生线状皮损的原因尚不明确(如扁平苔藓),可以是 Koebner 现象的结果,通常微小的物理性损伤、热损伤及手术创伤可以在这些受伤部位诱发新皮损。Koebner 皮损易发生于炎症性疾病的活动期,银屑病、扁平苔藓和白癜风可以观察到典型的 Koebner 现象。某些疾病易发生于原有瘢痕上(如瘢痕结节病或药物性瘢痕色素沉着,常见于使用米诺环素后),因此皮损可呈线状分布。坏疽性脓皮病和白塞病可发生于近期物理性创伤的皮肤部位,该现象被称为同形反应。

环状皮损由感染性疾病离心性扩展而成(如皮肤癣菌感染引起的体癣,或包柔螺旋体感染引起的慢性游走性红斑)。肿瘤性疾病,如基底细胞癌,中央退化可形成环状损害;盘状红斑狼疮的皮损中央形成瘢痕且向周围扩展而呈环状;过度冷冻治疗后,病毒性疣接种于冷冻治疗产生的水疱周围皮肤而形成环状疣。某些皮损大多呈现特征性环状(如亚急性皮肤型红斑狼疮和环状肉芽肿)或偶然呈环状(肉瘤样和银屑病),其原因尚不明确。同心圆状红斑使多形红斑皮损呈现靶心或靶样表现(图 4.12);皮肤幼虫移行症(图 4.13)的不规则 S 状皮损呈蛇形表现(或匍行网状形态);网状形态(图 4.14)是某些皮肤病的特征(口腔扁平苔藓、融合性网状乳头瘤病)。指状突出皮损可在指状皮病中见到(图 4.15)。

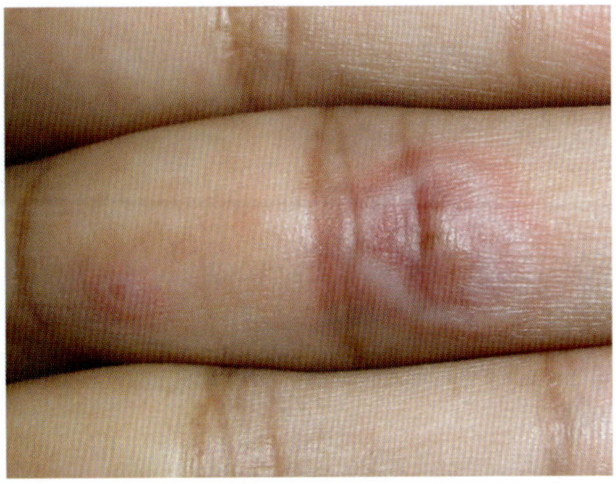

图 4.12 多形红斑的靶形皮损

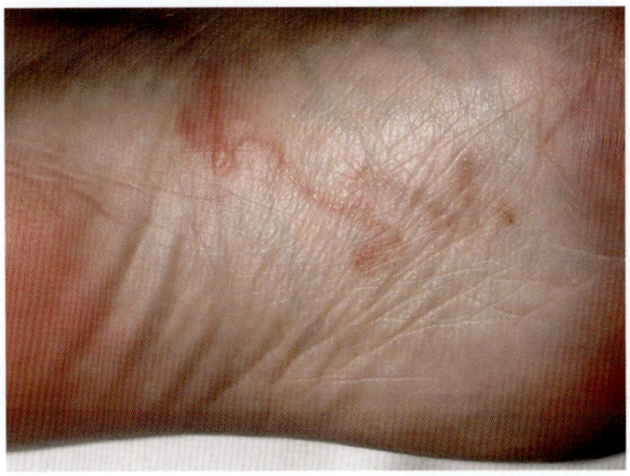

图 4.13 足部皮肤幼虫移行症的蜿蜒状皮损

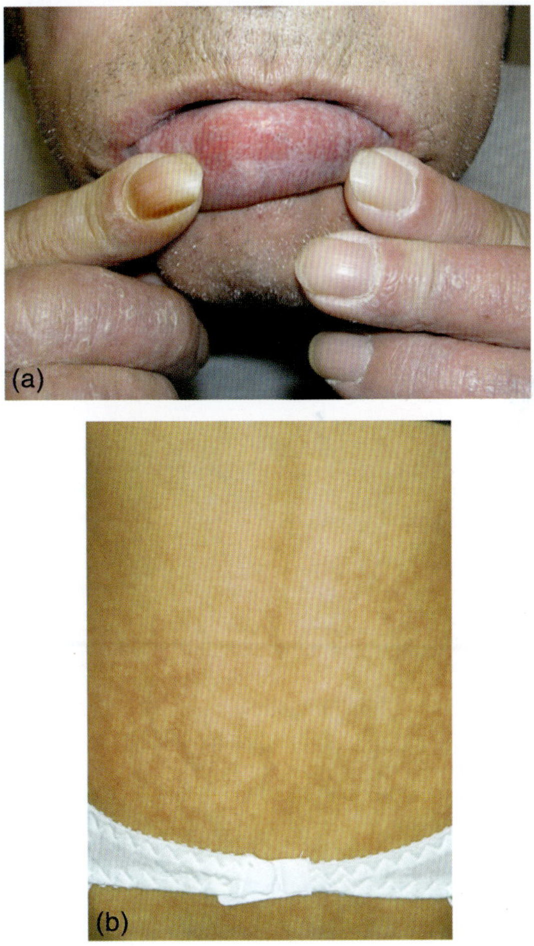

图 4.14 网状皮损

(a)下唇部呈网状的扁平苔藓,注意手指上红肿的扁平苔藓;(b)靠在散热器上引起的火激红斑。

皮损分布

尽管皮损分布机制尚不清楚,但很多常见皮肤病皮损整体分布的特征对临床诊断有很大帮助。表 4.5 展示了皮肤病的好发部位。好发部位有时可用解剖、接触部位等解释,但某些可能具有解剖学基础的分界线尚未完全被理解,如手或足上的 Wallace 线。某些位于皱褶处的皮损(表 4.6),其表现常因潮湿闭塞的环境而发生改变。决定皮肤病分布的重要因素如下文所述。

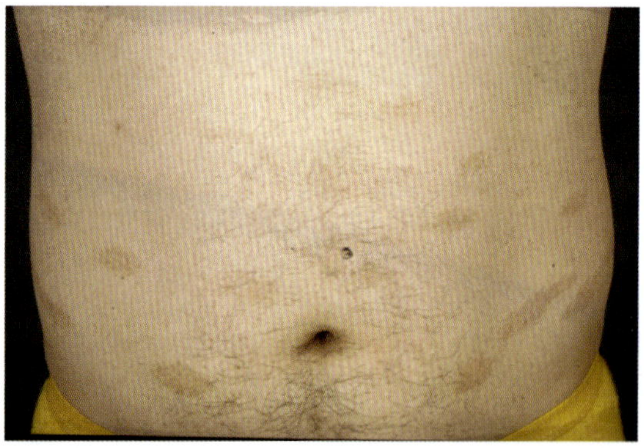

图 4.15　慢性浅表鳞屑性皮肤病的指状皮损

解剖因素

- 血液供应，如静脉湿疹。
- 皮肤附属器，如痤疮、汗腺炎。
- 皮肤类型，如皮疹局限于手掌和足跖的无毛皮肤。
- 神经性因素，如带状疱疹。
- 进展性，如沿 Blaschko 线分布的疾病。
- 皮肤表面微环境的区域性变化，如红癣常局限于腋下。
- 其他，如多发性软骨炎，仅发生于软骨存在的部位，累及耳、鼻、关节(及气管)。

表 4.5　具有特异性好发部位疾病举例

躯体部位	疾病类型	举　例
头皮	毛发疾病/脱发	斑秃、雄激素源性脱发
	炎症性疾病	银屑病、脂溢性皮炎、单纯苔藓
	局限性皮损	毛发囊肿、皮脂腺痣、鳞状细胞癌、非典型纤维黄瘤、皮肤转移癌
眼睑	炎症性疾病	异位性皮炎、接触性过敏(化妆品、镍)、脂溢性睑板炎、血管性水肿、皮肌炎
	局限性皮损	基底细胞癌、睑黄瘤
耳	炎症性皮肤病	脂溢性皮炎、银屑病、异位性皮炎、复发性多软骨炎
	感染性	假单胞菌(恶性)外耳炎
	局限性皮损	日光性角化、鳞状细胞癌、结节性软骨皮炎、非典型纤维黄瘤、血管淋巴样增生伴嗜酸细胞增多、痛风(石)
面部	炎症性皮肤病	痤疮、异位性皮炎、脂溢性皮炎、酒渣鼻、红斑狼疮、光敏感
	感染性	带状疱疹、丹毒、脓疱疮
	局限性皮损	痣和雀斑、日光性角化、基底细胞癌、鳞状细胞癌、角化棘皮瘤、恶性雀斑样痣
唇	炎症性皮肤病	皮炎(异位性、接触性)、唇炎(口角、光化性)、血管性水肿、接触性荨麻疹、多形红斑
	感染性	单纯疱疹、病毒疣
	局限性皮损	血管性皮损(静脉湖、化脓性肉芽肿)、鳞状细胞癌
手部	炎症性及其他皮肤病	皮炎(出汗不良性、汗疱疹、接触性)、银屑病及掌跖脓疱病、点状掌跖角化病、多形红斑、光敏感(手背)、胶原血管疾病与血管炎、环状肉芽肿
	感染性	甲沟炎、甲真菌病、疥疮(手缝间)、病毒疣
	局限性皮损	日光性角化、鳞状细胞癌、甲下黑素瘤
	甲疾病	反甲、先天性厚甲、其他疾病
四肢	炎症性和其他皮肤病	银屑病(肘部、膝部)、异位性皮炎(四肢弯曲处)、盘状湿疹、静脉湿疹及溃疡(小腿)、干性湿疹(小腿)、扁平苔藓(前臂屈侧、胫前)、疱疹样皮炎(膝、肘)，环状肉芽肿(肘)、结节性红斑(腿)、血管炎(腿)、丘疹性荨麻疹/跳蚤咬伤(小腿)
	局限性皮损	Bowen 病(小腿)、皮肤纤维瘤
足	炎症性和其他皮肤病	皮炎(汗疱疹、接触性、幼年跖部皮病)、银屑病及掌跖脓疱病、血管炎及动脉疾病、胼胝/鸡眼
	感染性	皮肤真菌感染(皮肤和趾甲)、窝状角质松解症、疣
	局限性皮损	小汗腺汗孔瘤、外生性甲下骨瘤
腋窝(表 4.6)	炎症性皮肤病	银屑病、接触性皮炎、化脓性汗腺炎、黑棘皮病、纤维上皮息肉、神经纤维瘤病的雀斑(Crowe 征)
	感染性	葡萄球菌性疖、红癣
	局限性皮损	顶分泌汗腺囊瘤

（续　表）

躯体部位	疾病类型	举　例
外阴区	炎症性皮肤病	银屑病/反应性关节炎、扁平苔藓和光泽苔藓（阴茎）、硬化性苔藓（阴茎、女性外阴）、单纯苔藓（阴囊、女性外阴）、固定性药疹（阴茎）、浆细胞性局限性龟头炎（龟头）、浆细胞性外阴炎、其他外阴皮肤病
	感染性	性传播疾病、生殖器疣、传染性软疣
	局限性皮损	表皮样囊肿（阴囊）、鳞状细胞癌（阴茎、外阴）

表 4.6　某些倾向发生于躯体皱褶部位的皮肤病

疾病类型	疾　病	评论（若无特殊说明均指大皱褶）
炎症性皮肤病	银屑病	常发生于皱褶部，常呈红色且光滑，无白色鳞屑；如果皮损主要分布于皱褶部，也可被称为“反常型银屑病”
	脂溢性皮炎	皮损常分布于其他部位；面中央区，头皮等
	接触性皮炎	刺激性或过敏性；可累及腋窝穹（如香体剂）或腋窝皱褶（如服装皮炎）
	间擦疹	乳房下；可能仅由浸渍引起，但可继发感染（葡萄球菌、链球菌、念珠菌）
	尿布疹	病因众多，最常见的是刺激性或念珠菌感染引起
	扁平苔藓	较少发生于皱褶部位，但皱褶和生殖器部位皮损常呈棕色环形，而非紫色斑疹，且常无瘙痒感觉，因此易于混淆
	化脓性汗腺炎	累及腋窝、腹股沟、乳房区
	克罗恩病	皮肤损害常累及会阴区
	异位性皮炎	累及肘窝或腘窝，婴儿异位性皮炎常泛发，不累及皱褶处
大疱性疾病	增殖型天疱疮	罕见、主要累及皱褶处
	Hailey-Hailey 病	遗传性、表现多样
感染性	皮肤癣菌	主要累及男性腹股沟区；常与足癣相关
	红癣	褐色，Wood 灯下可见荧光
	腋毛癣	毛干被覆外膜
	念珠菌病	常发生于尿布疹或长期卧床的老人，糖尿病患者；周围脓疱是其特征
	细菌性	多种类型——毛囊感染（疖）、肛周脓肿、间擦疹继发感染、趾缝革兰阴性菌感染等
	疥疮	皱褶部位多个瘙痒性结节高度提示疥疮慢性结节的表现，阴茎部位的疥疮也常表现如此
	细小病毒 B19	通常发生于肢端，胸廓外侧型可累及腋窝，躯干型累及腹股沟区；常感瘙痒
局限性皮损	纤维上皮息肉（皮肤赘生物）	常见的正常表现
	神经纤维瘤病	可见腋窝雀斑（Crowe 征）
	Fox-Fordyce 病	顶泌汗腺阻塞性皮肤病
	弹力纤维假黄瘤	弹力组织遗传缺陷、颈部和腋下较明显
其他疾病	多汗症及其他汗腺疾病	主要累及腋窝
	黑棘皮病	可能与内分泌相关或副肿瘤性
	肢端皮炎/锌缺乏	婴儿严重的尿布疹及口周皮疹；成人为获得性；胰高血糖素瘤综合征的坏死性移行性红斑
	朗格汉斯细胞组织增生症	多数表现为严重的尿布疹
	蕈样肉芽肿	常累及隐蔽部位，可仅限于主要的皱褶及臀部
	颗粒状角化不全	罕见的角化过度，主要累及女性成人腋窝
	“反向型”药疹	

改编自 White and Cox，2000[6]。经 Elsvier 授权转载。

外部因素

- 日光暴露，如光敏性疾病，鳞状细胞癌。
- 化学因素暴露，如接触性皮炎。
- 感染性因素，如羊痘。

皮区分布

某些皮损沿感觉神经皮区分布。坏疽性脓皮病的初发皮损呈带状，发生同形反应时其皮损则沿感觉神经皮节分布。带状疱疹样扁平苔藓的皮损沿感觉神经皮节分布的原因不明。

Blashkoid 分布

20 世纪，Blashkoid 发现某些痣（伊藤色素减少症、色素失禁症和 Conradi-Hunnerman 病的萎缩性皮疹）和炎症性疾病（如扁平苔藓）的线性分布不遵循已知线性的解剖结构，如神经、血管和淋巴管（图 4.16），大部分这类疾病被认为是基因镶嵌疾病。

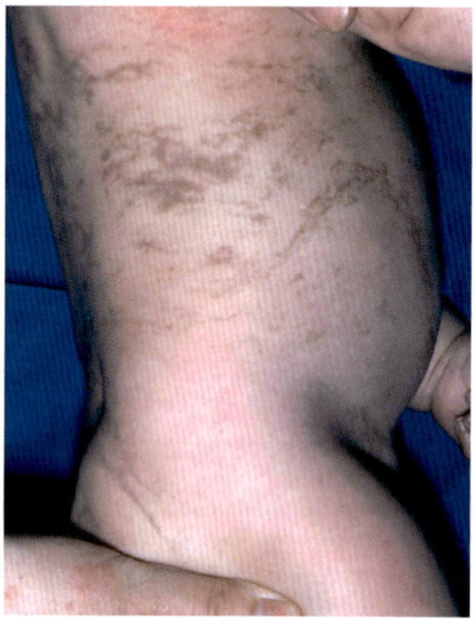

图 4.16　色素失调症皮损沿 Blaschkoid 线分布

皮肤触诊

触诊皮疹或局限性皮损可为触诊者提供关于皮损质地、连续性、厚度、柔软度及温度等信息（图 4.17）[9]。已经证实训练有素的"盲"检者，仅凭触诊就可区分银屑病及湿疹的鳞屑[10]。轻柔地刮除或搔抓能够改变鳞屑外观并可诱发皮肤划痕反应。检查皮肤时主要触诊"方式"如下所述。

- 简单触诊——确定质地等上文所述特征。
- 轻压——例如，检查水肿、评估毛细血管再充盈、确定皮肤松弛症的真皮缺损。
- 线性或剪切压力——激发皮肤划痕反应或天疱疮的尼式征。

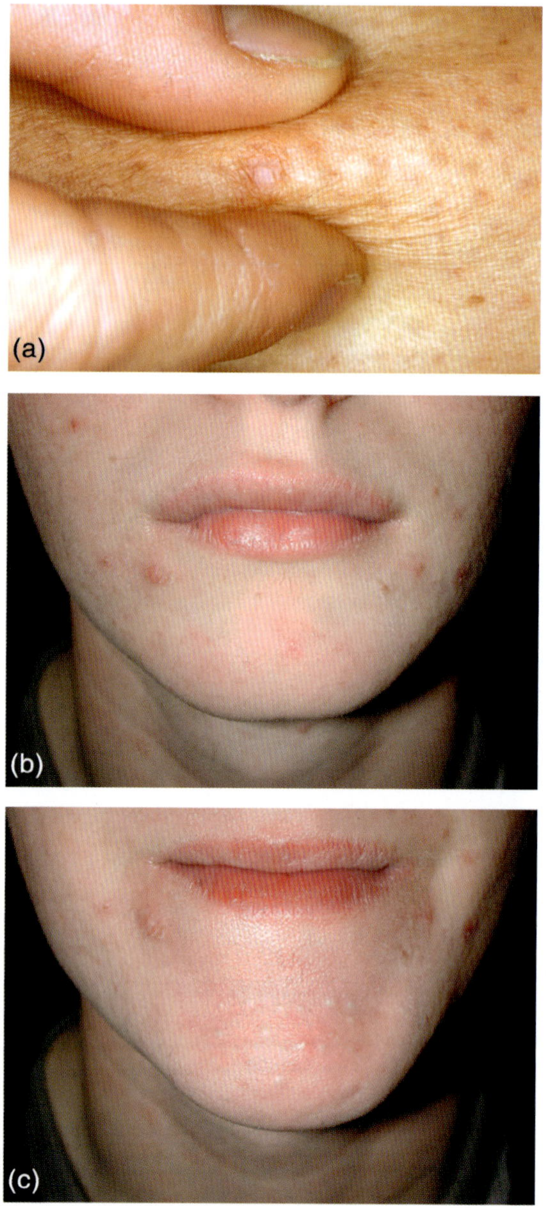

图 4.17　挤压和拉伸皮损可激发出某些皮损诊断特征

（a）两手指挤压皮肤纤维瘤使皮损向深部凹陷进入真皮形成酒窝征；（b、c）扮鬼脸动作可使下颏皮肤绷紧，使痤疮患者深层的粉刺变得明显。

- 挤压或捏——可确定皮损的局限性或连续性，如皮下结节顶部的一小撮皮肤可以被捏起，挤压与真皮相连的皮损如皮肤纤维瘤会产生凹陷。
- 拉伸——可使血管性皮损颜色变淡，有助于观察被隐藏的黑头粉刺、Buschke-Ollendorf 综合征的弹性瘤，以及浅表型基底细胞癌的光滑边缘。

- 摩擦——可使化学物质释放，如摩擦使得肥大细胞释放组胺，引起荨麻疹和红斑（红晕 Darier 征），摩擦使神经母细胞瘤释放儿茶酚胺，周围皮肤变白。
- 搔抓及刮除——搔刮银屑病鳞屑，空气进入鳞屑之间，因空气-角质界面的存在使皮损颜色呈银白色；稍强的搔抓并刮除鳞屑，可产生小点状出血（Auspitz 征），这两种情况均不是银屑病特有的表现。移除结节上覆盖的痂可更准确地显示皮损的范围及其他具有诊断意义的特征。

其他简易临床检查

- 湿润皮肤：用水或矿物油（持续时间更久）湿润皮肤，鳞屑内空隙被填满，使皮损特征更明显。某些情况下，湿润皮肤后银屑病潜在红斑更明显；此外，在其他放大设备的帮助下（如使用皮肤镜检查色素性皮损），与裸眼相比，诊断特征变得更明显（如扁平苔藓的 Wickham 纹）。浸润皮肤使窝状角质松解症皮损更明显。
- 冷或热的应用：可识别特异性物理性荨麻疹。使身体变暖可证实胆碱能性荨麻疹，使躯体变冷以确定舌雷诺现象引起的构音障碍。
- 针刺检查：麻风患者对针刺检查缺乏敏感度；浅感觉减弱（使用特定的分级单丝）提示糖尿病相关神经性溃疡。
- 削去皮肤：可以区别疣和鸡眼，也可证实黑踵（黑趾）的陈旧性出血或血肿的存在。
- 闻：有助于诊断伤口厌氧菌感染或诊断三甲基胺尿症。
- 简易显微镜：简易显微镜对毛干异常具有诊断意义，可以区分管状发鞘和虱卵（幼虱），也可检测皮肤真菌性疾病。皮肤镜是体外放大设备，将在第 144 章进行讨论。

其他临床研究（调查/病史）

玻片压诊法

将玻璃片或透明无色的硬塑料片（更安全）压在皮肤上，将小血管中的血液排出，来观察除血液外的其他颜色。检查肉芽肿性结节时，玻片压诊法具有独特的价值，玻片压诊时其外观呈现半透明褐色被称为“苹果酱”结节（如寻常狼疮）。贫血痣，局限性血管收缩区域，色素未发生改变——因此玻片压诊会发现相邻部位皮肤其颜色与“色素减少”区域颜色一致；相反，白癜风因其黑素脱失，玻片压迫相邻部位皮肤，白癜风部位颜色仍较周围皮肤浅。对蜘蛛痣施加中等压力使流出动脉受压可观察到流入血管的血流搏动。

Wood 灯检查

Wood 灯是光通过 Wood（氧化镍）滤片去除所有可见光的紫外光源。Wood 灯的应用列于表 4.7[1,2]。

表 4.7　Wood 灯的应用

真菌感染	头癣——绿色荧光与微孢子菌属及黄癣相关（见第 32 章） 花斑癣——黄色荧光
细菌感染	红癣，痤疮——珊瑚粉（卟啉物质） 铜绿假单胞菌——黄绿色（绿脓菌素）
寄生虫感染	疥疮——Wood 灯下可观察到荧光素充满洞穴
卟啉症（第 60 章）	迟发性皮肤卟啉症的尿、粪便及疱液；红细胞生成性卟啉症的牙齿；原卟啉症的血液
色素性疾病	白癜风的表现更加明显，真皮色素沉着变得不明显 检测结节性硬化的鲨鱼斑
药物和化学性皮肤病	检测组织，如服用四环素的牙齿和血清及服用米帕林的指甲 检测皮肤上接触性荧光或光敏性荧光，或皮肤上的化妆品和工业物质，如圆珠笔油墨、伊红、呋喃香豆素、水杨酰苯胺、沥青成分 荧光可以加到外用药物中对应用部位做检测（如检查人工皮炎）
肿瘤	某些恶性肿瘤及其他皮损可发出红色荧光，在鳞状细胞癌尤其明显 光动力治疗时，肿瘤内氨基酮戊酸转化成原卟啉Ⅸ，Wood 灯下可检测到荧光
其他	Wood 灯检测色汗症患者被染色的衣物，可确定汗液中的脂褐素 研究中使用荧光标记物以检测皮肤渗透性和表皮更替 检测皮肤上的矿物油可对隔离乳液进行评估

Wood 灯下，表皮色素的变化更明显，而真皮色素变化则相对不明显[3]，因此，Wood 灯可区分白癜风和贫血痣。Wood 灯下色素脱失区会更明显；局限性真皮血管收缩引起的贫血痣表皮色素正常，因此，Wood 下贫血痣浅色区域完全消失；Wood 灯下结节性硬化的鲨鱼斑更明显[3]。

很多微生物产生的化学物质在 Wood 灯下可发出荧光，这些微生物包括痤疮丙酸杆菌、引起红癣的微小棒状杆菌（图 4.18）；细菌将皮肤肿瘤或其他皮肤损害中的氨基酮戊酸转化成原卟啉，使光动力诊断技术和光动力治疗成为可能。将荧光素加到外用制剂中用来研究其使用，如检测涂抹遮光剂时遗漏的区域[8]。Wood 灯也可观察体外标本[9]，如色汗症患者的衣物[10]。Wood 灯被认可用于检测人工皮炎——在人工皮炎相邻皮肤处涂抹含四环素的乳膏后用衣物遮盖皮肤，Wood 灯下发现手指上的荧光则证明患者有搔抓皮肤的行为[11]。

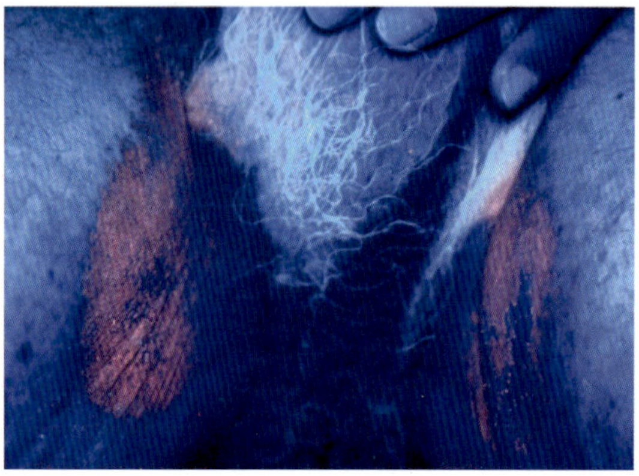

图 4.18　Wood 灯检测腹股沟区红癣——荧光呈珊瑚粉色

应用 Wood 灯时存在以下缺陷。

- Wood 灯有助于诊断猫狗来源的头癣，但大多数真菌不生产荧光，因此 Wood 灯检测阴性并不能排除真菌感染的可能。
- 鳞屑性皮肤病会产生光反射，可能会与 Wood 灯下花斑癣相对微弱的颜色改变相混淆。
- 洗涤剂中的增白剂能发出强烈荧光——白衬衫或白外套会对 Wood 灯检查产生较大干扰。
- 卟啉的存在使红癣发出粉色荧光——如果就诊之前对受累皮肤进行清洁，其荧光检测可出现假阴性的结果。

临床显微镜、皮肤镜及其他成像系统

显微镜是一项重要的实验技术，下面将做简要阐述。显微镜可应用于多种临床情况。

皮肤镜

皮肤镜技术又被称为皮肤血管镜或表皮透光显微镜，是广泛应用于临床的简易放大设备。皮肤镜有内置光源，皮损表面涂抹油膜能提高角质层下结构的可见度。该技术常用来诊断疑似的色素性皮损（第 144 章），可直接观察图像，也可采集数码图像进行后续分析。分析结构性元素颜色和表现（如色素网、小叶和点，角质囊肿和假毛囊开口及血管模式分析）的结构性系统可提高恶性黑素瘤诊断的准确性[1]。建立的评分系统包括皮肤镜 ABCD 评分（评估对称性、边界、颜色和皮肤镜下结构）[2]及“7 分列表法”[3]。计算机成像分析有助于区别良性黑素细胞性损害及恶性黑素细胞瘤[4]。皮肤镜也有助于黑素细胞性损害与血管瘤、血管角皮瘤、色素性基底细胞癌和脂溢性角化病的鉴别诊断，还可用于确定疥疮隧道及其他寄生虫感染，用于毛发检查[5]（使用皮肤镜检查毛发和头皮损害）可提高诊断的准确率，也可评估硬化症患者的甲皱微循环状况[6]。

其他局部皮损成像系统

色素性皮损分光光度成像系统（SIAoscopy）利用 400nm 到 1000nm 波长范围之间的 8 段窄波光谱对 24mm×24mm 的皮肤进行图像采集并进行评估。该项技术利用诊断算法[5]用于非黑素瘤的皮肤肿瘤的诊断[4]，但其临床和皮肤镜辅助检查的价值具有争议[1-3]。

反射共聚焦显微镜（RCM）可对表皮和深约 250μm 的真皮浅层进行非侵入性成像（图 4.19 和图 4.20）。RCM 正面采集图像，在细胞水平观察皮肤。这种检查图像是病理学检查以外的另一种检查方法。该装置使用激光二极管，产生 830nm 近红外光，透过皮肤后照亮少许内部组织，光线被反射后通过小孔到达探测器，因仅检测反射后经过焦点的光线，因此被称为共聚焦显微镜。RCM 检测图像以灰度呈现，组织反射性不同其对比度不同，高反射系数的组织如黑素，成像灰度较亮。该项检查耗时短、无痛苦、无须等

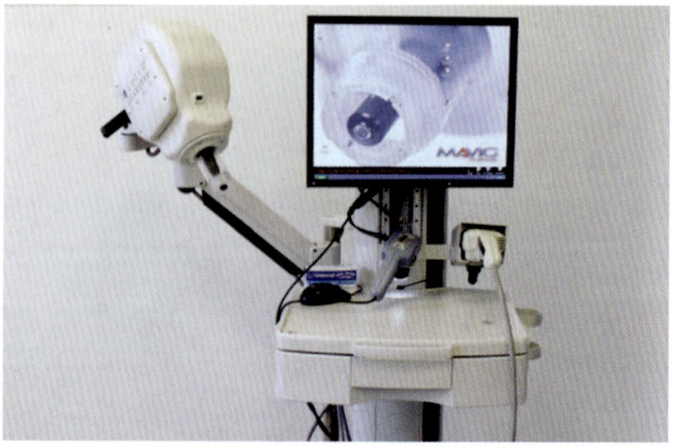

图 4.19　反射共聚焦显微镜

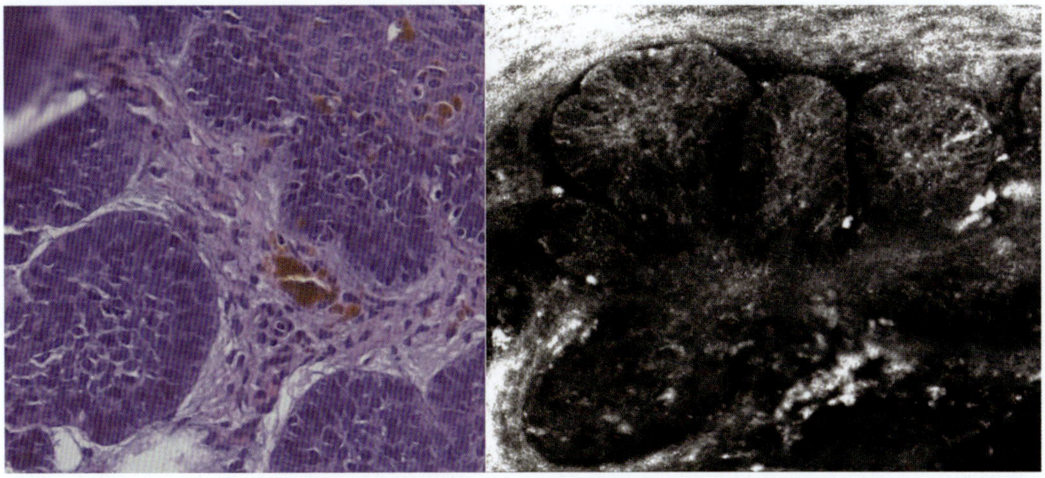

图 4.20 基底细胞癌:标准 H&E 组织学与反射共聚焦显微镜比较

待。将 8mm×8mm 玻璃片及金属环置于皮损处皮肤上,通过磁力与物镜相连,在水平方向获得图像并将图像返回监视器。RCM 在皮肤病学中的应用显著增加:临床筛查皮肤癌,对可疑皮损进行 RCM 检查可代替活检作为区分黑素细胞性及非黑素细胞性皮损的筛查工具[6],还可用于 Mohs 显微外科手术或放射治疗前基底细胞癌的诊断,对评估恶性雀斑样痣或基底细胞癌边缘及确定治疗方案具有特别重要的意义[7]。RCM 也可应用于离体组织,因与荧光相结合则被称为荧光共聚集显微镜,对切除组织如 Mohs 显微外科手术切除的组织进行快速评估具有重要意义[8]。Mohs 手术以常规方式切除组织,用吖啶橙处理切除的组织并将物镜放于组织表面,3min 内即可检测图像,如果肿瘤仍然存在,将进行第二步 Mohs 手术。相较于传统的 Mohs 手术,与荧光共聚焦相结合的 Mohs 手术的优势在于可快速读取各个切面边缘的信息[9]。RCM 可与远程通信相结合,通过远程通信,阅片专家可对图像做出解读[10]。

其他简易显微镜操作

简易光学显微镜有助于评估毛干异常(简易及复杂电子显微镜将在第 89 章讨论)。

皮肤刮片真菌镜检在第 32 章讨论。轻刮疱疹水疱基底行 Giemsa 染色可显示巨细胞(Tzanck 涂片);同样的简易方式可用来诊断传染性软疣。皮肤脓疱涂片固定及 H&E 染色可快速诊断婴儿嗜酸性毛囊炎及色素失禁症,其脓疱内充满嗜酸细胞。

显微镜检查可确诊阴虱、体虱和头虱及其空卵壳(卵)等寄生虫感染,还可用来检测寄生虫妄想症患者携带的标本。

胶带剥离或显微镜载玻片黏附压在皮肤上进行皮肤表面活组织检查可以观察到角质层细胞及细菌、真菌如马拉色菌和蠕形螨[1-3]。塑料聚合物(Silflo®)压至皮肤表面有助于研究汗腺开孔大小及数量。

可用细针在隧道末端抽取疥螨,用显微镜确定诊断,显微镜诊断技术对确诊可疑疥螨感染有意义。此外,在受累指间应用矿物油[1]或 5%氢氧化钾溶液后用手术刀轻刮皮肤,可以暴露疥螨和卵。发现螨的粪便(粪粒)也有诊断意义,粪便在矿物油中可完整保存但可被氢氧化钾溶解。浅表刮除术可使隧道消失,皮肤表面涂抹黑墨汁或荧光素后 Wood 灯下隧道更明显。皮肤镜(见上文)或带有标准光学显微镜的高分辨率显微镜[2]下疥螨隧道呈现为黑色三角形。除本部分介绍的方法外,聚合酶链反应通过检测疥螨抗原来确诊疥疮[3]。

淋巴结穿刺术

用 25～27G 针穿刺抽吸淋巴结组织,对淋巴结进行细胞学检查,可对恶性黑素瘤及皮肤鳞状细胞癌进行分期。对超声提示异常但瘤体不明显的黑素瘤行淋巴结穿刺术具有高度特异性和敏感度[1,2],与流式细胞术相结合有助于淋巴瘤与反应性和皮肤病性淋巴结病相鉴别[3]。

放射学及影像学检查

这些检查技术在皮肤病学中具有重要作用,但比在其他专业中作用要小，因为皮肤很容易被看见和感知到。超声[1,2]、MRI[3-5]、同位素扫描，甚至正电子成像术[6-8]，均被应用于临床皮肤病学，主要用于检测淋巴结病或其他转移性皮肤癌，并可用于副肿瘤性疾病，如皮肌炎中隐匿性恶性肿瘤的鉴定。高分辨率超声在记录结节扩大和肿瘤浸润中起着越来越重要的作用，还能引导活检，在某些国家指南中被推荐用于Breslow厚度超过1mm黑素瘤的常规随访。超声和多普勒扫描相结合有助于评估转移性淋巴结病，也可用于测量肿瘤（特别是大的非黑素细胞性肿瘤）的厚度并描绘其边界。超声在皮肤病学中的其他应用包括精确测量硬皮病的皮损厚度，严重蜂窝织炎的受累范围（MRI可将其与坏死性筋膜炎相鉴别）并评估化脓性汗腺炎囊肿性皮损的范围。多种成像技术在疾病管理中也起着重要作用，如神经纤维瘤病和结节性硬化病，这些疾病可能累及中枢神经系统；或评估皮肌炎中肌肉的改变，确定嗜酸性筋膜炎的炎症性改变。随着小型高分辨率线圈的出现，MRI可用作指、趾的成像，因此可帮助诊断黏液样囊肿和其他骨膜疾病。MRI在评估脂肪疾病方面具有重要意义（如脂肪萎缩和脂肪水肿）。淋巴结成像是评估肿胀下肢淋巴系统功能的有效方法（第105章）。使用高压绷带治疗静脉性溃疡之前，必须用多普勒超声评估下肢周围动脉（第104章）；使用标准电子血压计测量收缩压并不能准确反映周围动脉压[9]。

皮肤试验（点刺法及抓痕法，皮内试验和斑贴试验）[1]

多项技术可以将外源性物质经皮导入到皮肤内，以便在可控条件下研究药理学或免疫学反应。这些检测技术具有重要意义，但是测试的类型和结果判定的时间等细节必须与所考虑的疾病病理过程相对应。相关检测的解读，阳性或阴性，一定要与临床图片相联系。很多时候测试中得出的证据没有意义且有时会产生误导作用。

完整皮肤对很多物质吸收差且不稳定，但斑贴试验是在皮肤表面直接应用抗原。移除表皮或将物质直接导入到真皮可以克服表皮屏障功能。以下是皮肤测试中最常使用的技术。

皮肤测试技术

表皮试验：斑贴试验

斑贴试验通常用来检测迟发型变态反应的接触性过敏。通常在48～72h读取结果，然后在1周内再次判读结果，但在检测接触性荨麻疹时也可在15～30min时判定结果。有时斑贴试验可与划痕试验结合使用。这些技术的细节将在128章讨论。

皮内注射

用细孔（26或27G）针斜面向上注射到真皮浅层。注射量可在0.01ml至0.1ml之间。对少量物质做精确测量很困难，需要带有特别适合塞子的注射器和螺旋测微计。对于常规临床检测，大约0.05ml或刚刚引起可见风团的量（0.01～0.02ml）就足够了。

判读结果的最佳时间根据药物或免疫反应类型的不同而变化。此类测试大多在15～20min或48h判定结果，但是其他时间如4～12h或4d后的结果判定也十分重要。15min时（注射组胺后或即刻水肿过敏测试后）观察到的反应是周围伴有红晕的风团。风团比红晕更易进行精确测量。如果在48h判定结果（如结核菌素试验），应注意观察硬化性结节和红斑反应。

检测部位也具有重要意义[2,3]。通常整个皮肤表面均会对皮肤检测发生反应，但这些反应有部位差异性。背部及前臂屈侧是最常使用的部位。前臂尺侧较桡侧皮肤更为敏感。这些差异并不足以影响常规检测，但在任何定性检测中必须考虑使用对称性区域作为对照。

测试溶液必须与对照溶液同时注射进入相类似部位。显著区别于对照部位的反应被认为试验阳性。要确定出显著不同是很困难的，且与检测者的“主观性”有关。如果接受小于5mm的差异，则在重复检测时可能很难获得可重复的结果[4]。

虽然可用更复杂的方法，如体积测量和血流多普勒来测量风团，但测量直径是最常用的方法[5]。如果风团不是圆形的，可使用平均最大/最小直径进行估算，或通过公式 $D_1 \times D_2 \times \pi/4$ 进行更精确的计算，D_1、D_2 代表最大最小直径[6]。可在坐标纸上描记不规则形状的风团。应该注意伪足，但测量直径时可以不考虑伪足。常规使用时通常不去评估风团体积。

风团体积与反应制剂的剂量不成正比，但会随注入液体总体积的变化而变化。在较窄范围内，用剂量对数与风团反应绘图可得到近似线性的关系。精确定量观察时，风团直径<4mm时或>15mm时并不遵从线性关系。

抗组胺药可显著抑制风团。长效药物抑制作用可以持续3周。抗组胺药物对斑贴试验的迟发型超敏反应没有抑制作用。与抗组胺药不同，中到大剂量的糖皮质激素可抑制斑贴试验的反应，但服用小剂量（泼尼松10mg/d）糖皮质激素并不是斑贴试验的禁忌。

点刺试验

点刺试验是对皮内注射的改进。将少量检测液放在皮肤上，用尖针垂直通过检测液刺破皮肤。以只刺破表浅皮肤，不引起出血为宜。估计进入皮肤的量为 3×10^{-6} ml[3]。15min 后测量风团及红晕的大小(图 4.21)。该试验可给出可重复结果，便于多数常规过敏检测。由于注射量的差异，点刺试验及皮内试验的检测液浓度不同。进行皮内注射试验时使用点刺溶液是危险的。

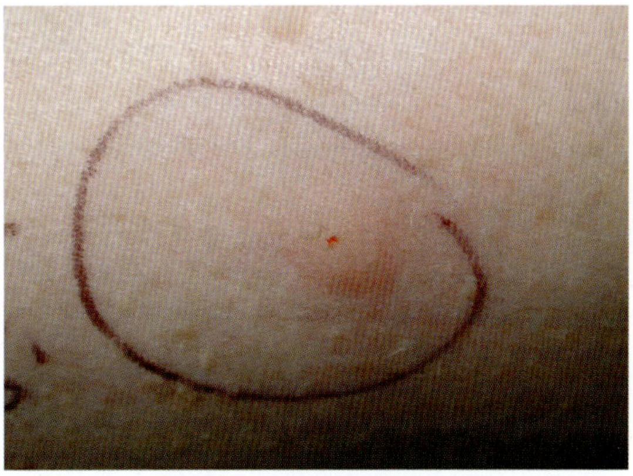

图 4.21　乳胶针刺反应阳性

划痕试验

划痕试验类似点刺试验。一条长约 1cm 的线状划痕穿过表皮，但不会出血。这个测试给出的结果比点刺试验的重复性要差。

修正点刺试验

修正点刺试验是将一滴点刺液置于皮肤上，在几乎与皮肤相平行方向浅刺入皮肤，并向上抬起针头使表皮轻度紧张。该试验较常规点刺试验更敏感，但其结果的可重复性更差些。

皮肤窗技术[7,8]

用手术刀轻刮几平方毫米范围的皮肤，在该部位涂抹检测液且用盖玻片覆盖。在不同的时间移除盖玻片(如 3h、6h、12h、24h 和 48h)，随即用另一盖玻片覆盖。普通血液染色对盖玻片上的细胞进行染色。该技术可以评估不同时间段的细胞反应。

即刻风团测试

即刻试验用来检测 IgE 抗体。之前用被动转移试验来检测循环 IgE，但由于血清有感染肝炎和 HIV 的风险，因此人们认为该项实验既危险又不符合伦理。这些抗体在花粉症、哮喘、异位性皮炎及过敏反应中起着重要作用。IgE 抗体升高多发生于但不仅限于异位性皮炎的个体或具有异位性皮炎家族史的人。这些患者行皮肤试验时会对很多抗体发生阳性反应，且必定始终存在相应的病史。这些试验主要用于评估枯草热和哮喘，对异位性皮炎的诊疗也具有一定的作用。这些试验对荨麻疹的诊断效果不佳，常出现假阳性和假阴性反应。

正确使用标准检测溶液，则很少发生严重的系统性反应和死亡，进行皮肤检测时应该备好肾上腺素和氢化可的松注射液[1,2]。

其他可检测和测量循环抗体的方法是放射过敏吸附试验(RAST)和酶联免疫吸附试验。RAST 与皮肤检测有很好的相关性[3,4]。对年幼患儿进行检测或检测针刺试验有风险的过敏源(药物)时，该试验具有特别的意义。

自体血清试验是将患者自体血清注射进入皮肤内，这项技术可用来研究慢性特发性荨麻疹。如果 30min 时试验部位风团直径大于生理盐水对照注射部位 1.5mm 以上，则判定阳性。阳性反应表示存在抗高亲和力 IgE 受体 FcεRⅠ的自身抗体或抗 IgE 的自身抗体[5](第 42 章)。

迟发反应(4～8h)

临床上难以对 4～8h 出现的阳性反应结果做出解释。有时，这种反应代表 Authus 反应，理想情况下应该通过组织学来证实。其他此类检测是即刻风团(15min)检测的迟发性变化形式。

检测细菌、真菌及病毒抗原引发的迟发性超敏反应的皮内试验

结核菌素试验

结核杆菌感染试验在皮肤病学中发挥了新的重要作用，部分原因与 HIV 感染相关的结核病发病率增高有关，也与使用抗肿瘤坏死因子生物制剂(如银屑病)前必须筛查是否存在结核杆菌感染有关。一个标准强度(10U 结核菌素，TU)阳性结果表明既往分枝杆菌感染，但并不一定是结核分枝杆菌感染(特别是该反应不明显或可疑时)。而 1TU[1/100 纯化蛋白衍生物的稀释液(PPD)]的阳性反应是有意义的。结节病患者对结核菌素试验反应可以是全阴性的或 100TU 阳性。判定为阳性反应的最小直径为 5mm，有时会发生中间反应(24h)。

因为来源不同，PPD 的相对剂量存在差异。该试验已经被 IRGA(γ 干扰素释放试验)如 QuantiFERON-TB Gold In-Tube® 所替代，用于使用生物制剂前对炎症性皮肤病进行预先评估。需要注意，应用免疫调节药物后，皮肤结核菌素试验可能出现假阴性。

结核菌素试验将在第27章进一步讨论。

Heaf试验

Heaf试验用于大规模检测和儿童患者，敏感度约等同于或稍高于将结核菌素稀释100倍的结果[6]。

念珠菌抗原

该试验应用方式类似于结核菌素试验。在结节病患者和其他免疫被抑制的患者中，念珠菌抗原反应被抑制。然而，正常受试者的阴性反应并不少见，且反应与年龄和地域有关。

癣菌素

该实验检测既往癣菌素感染，其价值有限。

麻风毒素试验

该试验将在第28章中讨论。

荚膜组织胞质菌素，球孢子菌素

这类试验及相似抗原试验在疾病未流行时最具价值。Frei(弗莱士)试验及猫抓热抗原在英国有一定价值，但相关疾病十分罕见。试验阳性反应有意义。相反，布鲁杆菌抗原及弓形虫素在皮肤病学中的作用则十分有限。

迟发型细菌抗原试验[7-9]

该试验应用范围并不广泛，其中部分原因是难以对它的特异性及原因进行评价。这些试验包括细菌提取液的标准制备，每种细菌提取液都是可能含有抗原成分的混合物，这些成分可能产生即刻反应或48h及更迟的迟发反应。正常48h反应表现为丘疹，在组织病理上表现为淋巴细胞型结核菌素样反应。然而，极少的情况下血管炎患者可在6～8h发生并在24～48h完全形成急性白细胞性破碎反应[8]。有时反应极其剧烈甚至可产生无菌性脓肿。在多形红斑、结节性红斑(链球菌性)、过敏性血管炎及脓疱性银屑病等疾病中有意义。然而，目前使用的抗原相对不纯，因此反应可能是非特异性的，需要进一步进行更加细致的免疫学研究。

长期延迟(6周)皮内反应

该类迟发反应包括Kveim和Mitsuda试验。6周时对试验反应进行观察，但Kveim试验需要活检。Kveim试验抗原在英国已不再应用。

远程皮肤医疗

远程皮肤医疗可增加患者获得治疗的机会，特别是那些偏远地区或本地缺少皮肤病学专家的地区。远程皮肤医疗有实时远程咨询和存储转发技术两种主要形式，这两种形式可将图像和临床信息通过电子信息的方式发送，以备查看。有证据表明，对于初级保健医师来说，存储转发远程皮肤医疗会诊比传统会诊更耗时间，主要原因是存储转发远程皮肤医疗会诊需要获得图像并完成电子转诊表格[1,2]。

据报道，远程皮肤医疗诊断的正确率和可靠程度与面对面诊断相似，且诊断也大致相似[3,4]。对于非皮肤来源的恶性肿瘤，远程皮肤医疗管理的正确性相当于传统会诊[4]。然而，临床会诊在评估恶性皮损，特别是黑素性恶性肿瘤中其诊断正确性较高[5,6]。近年来，为了提高储存和转发远程皮肤医疗服务中黑素细胞性和非黑素细胞性皮肤病变诊断的准确性，引入了皮肤镜检查[5,7,8]。

储存和转发远程皮肤医疗的主要缺点，在于不能进行全面的体格检查。有研究报道，超过1/3的黑素瘤是接受二级护理的潜在皮肤癌患者，在接受全面皮肤检查时才偶然发现；这些病例如果仅凭单张皮损照片来进行远程皮肤会诊就可能会漏诊[9]。远程皮肤病会诊不能触诊患者也是其缺点之一，比如触诊检查更容易发现小的浅表的日光性角化病[10]。

从经济方面考虑，存储转发会诊较实时远程会诊更经济；然而，存储转发会诊导致医院会诊的可能性更大，主要是为补充转诊会诊时不能获得的临床信息和图像[11]。存储转发远程皮肤病会诊可用于初级保健转诊的分诊，这样可减少医院会诊的次数[12]。与传统门诊咨询相比，实时远程皮肤病会诊可能并不划算，除非患者需要长途跋涉来就诊[13]。转诊医师也可通过远程皮肤病会诊专家的反馈意见进行学习[1,12]。

移动手机越来越多地用于远程医疗。皮损的临床和皮肤镜图像或炎症性皮肤病的相关临床资料可通过移动手机发送给远距离的皮肤病学专家，这些皮肤病专家可以来自不同国家[14,15]。有报道称，尽管与传统的面对面诊疗相比，移动远程皮肤病学诊断者间的一致性相对低一些[17]，但诊断正确率及给予的治疗方案与传统存储转发会诊大致类似[16]。这需要移动手机带有高清摄像头及相关的软件，并能确保临床信息安全传输[18]。

医师也可通过移动手机来指导和激励那些慢性皮肤疾病患者。短信提醒和教育工具有望在短期内提高银屑病患者的依从性并改善其预后[19]。远程医疗也用于监测患者接受系统性治疗后的不良反应及患者对治疗的反应，从而减少预约医师的需求[20]。报道显示患者对这种方式十分满意，如果要求患者通过远程皮肤病学平台定期提交数据，可能会提高患者的依从性，虽然仅有少量的数据支持这一结论[20]。

普通皮肤科医师也可通过远程皮肤医疗途径来

咨询"三级远程皮肤医疗"的国家级远程皮肤病学专家,这可以避免患者长途跋涉复诊。值得注意的是,虽然有些患者发现远程皮肤医疗服务很方便,但仍有相当比例的患者更喜欢面对面的咨询,甚至感觉在远程皮肤病咨询时,无法畅所欲言[22,23]。然而,皮肤特异性生活质量结果测量显示,远程皮肤医疗和传统的面对面咨询的满意度和选择偏好方面大致相同[24]。

远程皮肤医疗是一个正在不断发展的领域,特别是应用于分诊方面或在那些获得本地专家诊疗机会有限的地区。目前缺乏关于远程皮肤医疗诊疗患者预后的长期数据,当我们获得充分的数据时,就能确定广泛提供远程皮肤医疗服务的效果。

智能手机应用程序(APP)

互联网使患者更容易获取医疗信息,这样患者就可以向临床医师提供自己在网上找到的关于诊断和治疗的信息[1]。同样,临床医师也常常通过互联网给患者提供来源可靠的信息和支持。当前一项研究发现,229 个与皮肤病学相关的移动手机应用程序,其中大部分是面向患者的[2]。大多 APP 针对常见皮肤病,其次是关于自我诊断和监测的 APP。一些 APP 允许患者上传自己的皮肤图像,并从皮肤科医师那里得到反馈。本科生和皮肤科实习生也可通过教育性 APP 学习,其中包括考试辅助 APP[2]。临床医师也可使用智能手机进行远程皮肤医疗、教育培训并用作测量工具,例如银屑病面积严重指数(PASI 评分)和 DLQI 计算器。然而,APP 并未得到合理的管理,且仅有少量关于其安全性和有效性的研究。

(译者:马慧敏 冯仁洋 **一审:**陈晶晶 **二审:**李承新 张丽 **三审:**王涛 **润色:**董海玲**)**

参考文献

所有文献请查阅网址:www. rooksdermatology. com.
以下列出的是重要参考文献。

Description of skin lesions

Additional clinical investigations

Wood's light examination

[2] Asawanonda P, Taylor CR. Wood's light in dermatology. *Int J Dermatol* 1999;38:801-7.

[7] Fritsch C, Lang K, Neuse W, *et al*. Photodynamic diagnosis and therapy in dermatology. *Skin Pharmacol Appl Skin Physiol* 1998;11:358.

Clinical microscopy, dermoscopy and other imaging systems

[1] Stolz W, Braun-Falco O, Bilek P, *et al*. *Colour Atlas of Dermatoscopy*. Boston: Blackwell Scientific Publications, 1994.

[2] Binder M, Schwarz M, Winkler A, *et al*. Epiluminescence microscopy: a useful tool for the diagnosis of pigmented skin lesions for formally trained dermatologists. *Arch Dermatol* 1995;131:286-91.

[5] Rudnicka L, Rakowska A, Olszewska M. Trichoscopy: how it may help the clinician. *Dermatol Clin* 2013;31:29-41.

[6] Marghoob AA. Current status of dermoscopy in the diagnosis of dermatologic disease. *J Am Acad Dermatol* 2013; 69: 814-15.

Other imaging systems for localized lesions

[1] Moncrieff M, Cotton S, Claridge E, Hall P. Spectrophotometric intracutaneous analysis: a new technique for imaging pigmented skin lesions. *Br J Dermatol* 2002;146:448-57.

[2] Haniffa MA, Lloyd JJ, Lawrence CM. The use of a spectrophotometric intracutaneous analysis device in the real-time diagnosis of melanoma in the setting of a melanoma screening clinic. *Br J Dermatol* 2007;156:1350-2.

[6] Gerger A, Koller S, Kern T, *et al*. Diagnostic applicability of *in vivo* confocal laser scanning microscopy in melanocytic skin tumors. *J Invest Dermatol* 2005;124:493-8.

Radiological and imaging examinations

[1] Kleinermann R, Whang T, Bard R, Marmur E. Ultrasound in dermatology: principles and applications. *J Am Acad Dermatol* 2012;67:478-87.

[7] Böni R, Huch-Böni RA, Steinert H, *et al*. Staging of metastatic melanoma by whole-body positron emission tomography using 2-fluorine-18-fluor-2-deoxy-dglucose. *Br J Dermatol* 1995;132:556-62.

[8] Selva-O'Callaghan A, Grau JM, Gámez-Cenzano C, *et al*. Conventional cancer screening versus PET/CT indermatomyositis/polymyositis. *Am J Med* 2010;123:558-62.

Skin testing(prick and scratch, intradermal and patch testing)

[1] Pepys J. Skin tests. *Br J Hosp Med* 1984;32:120-4.

Immediate-weal tests

[4] Seltzer JM. Correlation of allergy test results obtained by IgE RAST and prickpuncture methods. *Ann Allergy* 1985; 54: 25-30.

[5] Sabroe RA, Grattan CE, Francis DM, *et al*. The autologous serum skin test: a screening test for autoantibodies in chronic idiopathic urticaria. *Br J Dermatol* 1999;140:446-52.

Teledermatology

[1] Thind CK, Brooker I, Ormerod AD. Teledermatology: a tool for remote supervision of a general practitioner with special interest in dermatology. *Clin Exp Dermatol* 2011; 36: 489-94.

[4] Warshaw EM, Hillman YJ, Greer NL, *et al*. Teledermatology for diagnosis and management of skin conditions: a systematic review. *J Am Acad Dermatol* 2011;64:759-72.

[5] Warshaw EM, Gravely AA, Nelson DB. Accuracy of teledermatology/teledermoscopy and clinic-based dermatology for specific categories of skin neoplasms. *J Am Acad Dermatol* 2010;63:348-52.

[8] Tan E, Yung A, Jameson M, *et al*. Successful triage of patients referred to a skin lesion clinic using teledermoscopy (IMAGE IT trial). *Br J Dermatol* 2010;162:803-11.

[20] Koller S, Hofmann-Wellenhof R, Hayn D, *et al*. Teledermatological monitoring of psoriasis patients on biologic therapy. *Acta Derm Venereol* 2011;91:680-5.

第 5 章
皮肤流行病学

5

Hywel C. Williams

Centre of Evidence-Based Dermatology, Nottingham University Hospitals NHS Trust, Nottingham, UK

什么是流行病学，为什么它与皮肤病学相关

流行病学是研究人类疾病病因的最简单、最直接的方法，先前有关计算、逻辑思考和想象力的研究也都对此做出了许多贡献。

（Richard Doll 爵士，1987[1]）

许多皮肤科医师认为流行病学只用于描述一种特定皮肤病，包括其患病率、年龄、性别和地理特征。正如理查德·多尔爵士（Sir Richard Doll）在上文所指出的，流行病学确实经常以这种方式来描述人群中疾病的负担，同时流行病学也是评估人群中皮肤病病因最有力和最直接的方法之一。因此，流行病学的一个定义就是“研究人群中疾病的分布和病因”。除了描述人群中皮肤病的负担和病因外，临床流行病学还可描述疾病的自然病程和预后，以及评价预防或治疗疾病的干预措施[2]。皮肤流行病学是指对皮肤病的流行病学研究[3]。由于流行病学研究经常涉及对高度复杂的自然实验进行观察，因此需使用尽量减少偏倚或调整混杂因素（见词汇表）的方法。这些新方法，以及在进行设计和阐述流行病学研究时，所持有的科学严谨的态度，对所有的皮肤病学研究都有益处。

综上，流行病学与皮肤病学相关的六个原因如框图 5.1 所示。

框图 5.1　流行病学与皮肤科的相关性

- 量化社区中皮肤病的负担。
- 确定皮肤病的病因或危险因素。
- 描述皮肤病的自然病程、预后及与疾病的关系。
- 评价皮肤病防治的有效性，评价卫生保健的组织机构。
- 为皮肤科循证医学实践提供方法论框架。
- 为临床皮肤病学研究的设计和解读提供适当的方法。

虽然有时流行病学仍被看作是皮肤科的一个新事物，但皮肤病学的第一个流行病学发现可以追溯至1746年，当时James Lind[4]得出结论：水手的坏血病与饮食因素有关。他通过一项对照研究发现，在水手的饮食中添加新鲜橙子和柠檬，坏血病很快得到控制。利用Lind制定的流行病学研究原则，最终建立了记录卫生保健治疗中公正测试发展的数据库[5]。1914年，Joseph Goldberger[6]发现在乔治亚州立疗养院住院的418例患者中有8%出现糙皮病，而293名疗养院员工中无一人出现。他认为糙皮病是由于缺乏"必需的维生素"所致，也就是今天所说的烟酸，于是他在社区试验中验证了他的这一想法。因此，皮肤流行病学并不是一个新的学科，其描述了2000多种皮肤病的反应模式，病种覆盖范围很广泛。因此，本章将不讨论特定皮肤病的流行病学，而尽可能地将相关的疾病部分进行阐述，届时我们将试图用具体的例子来阐述现代流行病学与皮肤病的相关性。而循证皮肤病学的相关原理，很大程度上依赖于从临床流行病学发展而来的方法，这些将在第17章由Bigby和Williams详细讨论。在本章的最后，我们将提供流行病学常用术语的词汇表和进一步的阅读资料。

从人群而不是从个体的角度来思考

社区诊断

当考虑一种皮肤病的流行病学时，首先要克服的障碍之一是从群体而不是从个体的角度来思考。许多医师发现这种观念上的转变是相当困难的，因为他们已经习惯了每天与单个患者打交道，而流行病学研究对象则是一个群体。正如分子、基因和个体表现出不同的聚集性特征一样，一个群体或整体人群也表现出各自独有的特征和问题，从而实现社区诊断[1]。

当人们不治疗单个患者（高风险方法），而是对整个社区可能出现的潜在疾病进行治疗方法的探索时（公共卫生方法），就会出现有趣的现象。例如，Rose[2]发现，如果将整体血压降低10mmHg（如通过减少盐摄入量），可降低约30%的总归因死亡率，这些改变仅仅是因为该分布曲线上与特定"疾病"临界点相关的形状变化，换言之，让整体中的每个人都收获一点益处，那总体收益就是巨大的。

20世纪80年代巴拿马附近的岛屿上疥疮流行，人们发现[3]，即使个体化地给予最合适的外用药，也没能对疥疮的总体患病率产生持久的影响（该人群中疥疮患病率非常高，并且与继发性脓皮病的高发病率有关）。当采用针对总人群的方法，即对所有个体采用持续监测其治疗效果之后，如表5.1所示，疥疮的患病率持续下降至不足2%，并且一直维持在该水平，直到美国入侵巴拿马而中断了这一措施。因此，正如个体会"患病"一样，整个群体也会患病[2]。在这些情况下，无论是疥疮这样的传染病，还是肥胖等现代社会疾病，基于群体诊断来解决这一问题是既有效又划算的方式[4]。

表5.1 Ticantiki岛上756名库那族印第安人疥疮患病率情况[3]

时间	社区治疗状态	患病率(%)
1986.7	常规处理	33.0
1986.10	社区控制和监督	0.7
1987.7	因供应问题暂停	3.6
1988.12	项目重启	1.5
1990.3	美国入侵巴拿马	12.0

数据来源于Taplin 1991[3]，Elsevier授权同意转载。

在人群中作为"实体"的皮肤病

把人群看作一个单位时，原有皮肤病的分类同样适用。一般来说，皮肤科医师更关注一些特殊的患者，比如那些因出现重症或慢性疾病相关的棘手症状而需要接受二级或三级医疗的人，还有皮肤问题和疾病变化最极端的患者。这些个体通常有明确的生理指标，这使得研究他们的人将他们当作为单一疾病来看待[5,6]。但在社区进行普查时，这种差别往往不易区分。例如，在一项关于特应性湿疹的社区调查中[7]，常见到皮肤干燥面积较局限的病例或者仅有一小块湿疹样炎症的不易确诊的病例。在这种情况下，也许更应该关注的问题不是"这个人是否患有湿疹？"而是"达到何种程度才能判定此人患有湿疹？"

在群体水平上疾病严重程度的分布特征对治疗策略的制定也有影响。例如，据估计，在中度到重度痤疮病例中，异维A酸治疗阈值的微小变化可能导致其用量增加15倍，这是因为中度痤疮病例数远多于重度病例[8]。

进行比较并做出推论

流行病学推理通常按照一套完整的流程进行，从细致的临床观察（如掌跖部银屑病似乎在吸烟者中更为常见）或人群描述性研究提出的假设开始。然后在流行病学研究中对这一假设(吸烟是患掌跖部银屑病的危险因素)进行检验,该研究系统性的收集和分析数据,并与适当的对照组进行比较,以确定结果是否存在统计学意义。通过这样的研究,最终证实吸烟与掌跖部银屑病发病之间存在密切联系[9]。因此,分析流行病学更加注重对照间的比较。这些比较依赖于疾病和危险因素在人群内部和人群之间的不均匀分布,以此找出危害健康的可能原因。因此,在之前的病例对照研究中[10],吸烟在肺癌患者中更为常见——之后便采用了更复杂的研究来确定二者之间的因果关系[11]。但若每个人都吸烟,则不可能将吸烟确定为肺癌的一个诱因。

在最简单的流行病学研究中,直接计算某一特定皮肤病(分子)在总样本人群中(分母)中的占比,然后可以比较两个或两个以上人群中疾病发生的概率或频率——例如,一个人群暴露于一个假定的致病因素,而另一个人群则不暴露于该因素,然后根据其他的可能解释,如偶然性、偏倚和混淆性,再根据两个人群之间发病率差异的大小得出推论(见术语表)。如果结果显示疾病与诱因可能存在关联,通常需要进一步的证据来确定它们是否具有因果关系[12]。若这些病因可以由个人/公共卫生进行控制,那就可以实现预防皮肤病的终极目标。预防皮肤病显然比治疗患病个体更重要(见图 5.1)。

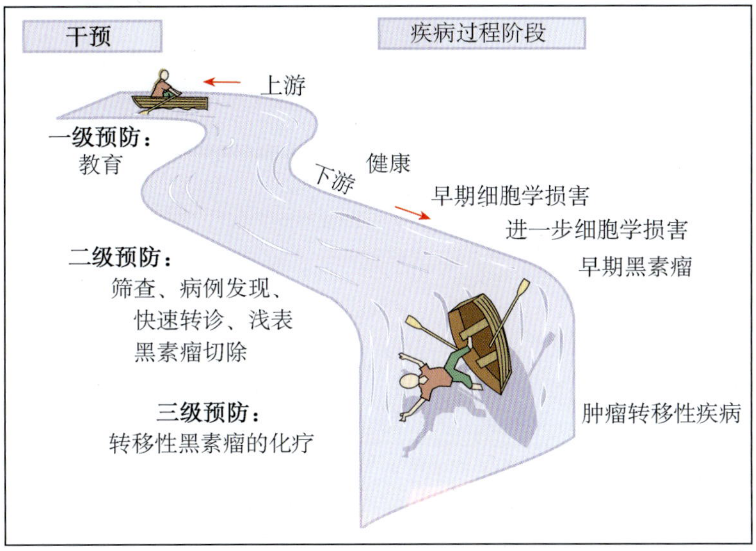

图 5.1　在黑素瘤等严重疾病中进行疾病预防,要比在疾病终末期再用昂贵的药物治疗患者明智得多

当提到流行病学研究时,重要的是要明确需要研究的特定人群(如在医院门诊就诊的人群)和用于作为对照的人群,如图 5.2 所示[13]。

预防悖论

那些对人群健康有益的干预措施,对某些个体而言可能并不会有好处。以巴拿马的疥疮为例[3],虽然预防措施对国民的总体健康水平有了明显的改善,但许多看似健康的人可能不愿意接受疥疮治疗,因为不采取预防措施也不一定会患上疥疮。同样,很难说这个儿童没有感染结核就一定归功于接种了卡介苗。整体人群健康水平的提升与个人健康水平的微小提升之间的这种矛盾被称为"预防悖论"[4]。又如,在接触性皮炎中,禁用一种罕见但强效的致敏剂可能对易感者有巨大影响,但对普通人来说影响甚微。另一方面,甲醛是一种虽效力较低但在日常生活中很常见的致敏剂,因此,对于普通人而言,减少与甲醛的接触量将大大降低该人群罹患接触性皮炎的风险。如表 5.2 所示,从群体的角度来看,影响很多人的微小伤害加起来可能远大于影响少数人的巨大伤害。因此,在考虑皮肤病的流行病学时,第一步是考虑群体,而不是个人。

表 5.2　预防悖论:影响多数人的微小伤害累计起来可能远超过对少数人的巨大伤害[14]

	在……中消除暴露	
	人群	个体
罕见:暴露于风险相对较高的环境中(例:接触二苯莎莫酮致敏)	收益微小	收益巨大
常见:暴露于风险相当较低的环境中(例:吸烟与银屑病)	收益巨大	收益微小

来自 Williams[14],Karger 授权同意转载。

不止一种疾病

随着时间的流逝,今天认为是单一疾病的许多疾

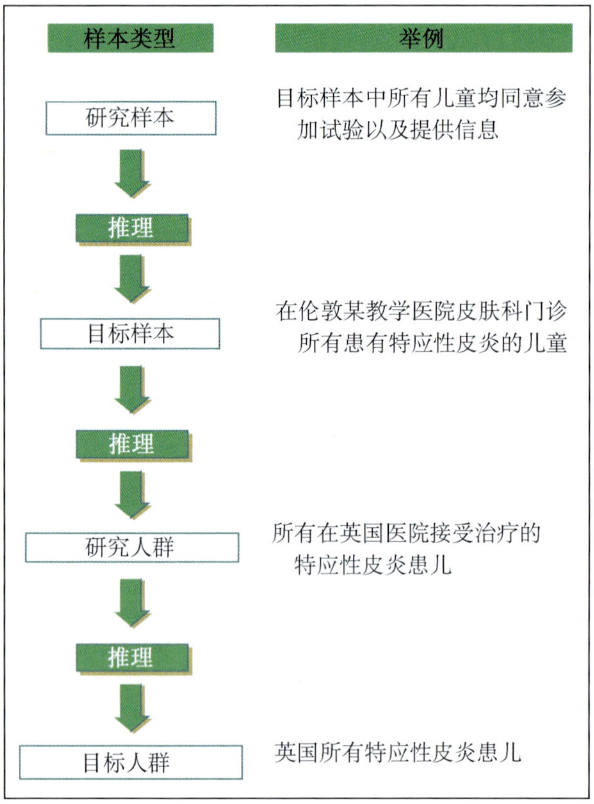

图 5.2 将一项新的特应性皮炎治疗的临床研究结果，从一家医院就诊的儿童推广到英国所有患有特应性皮炎的儿童，需要进行几次推理

病，如特应性皮炎和白癜风，可能最终发现是由几种不同的疾病组成。虽然通过一系列的检查化验可以把疾病分为不同的亚型，比如将特应性皮炎根据斑贴实验和 IgE 测定结果分为 4 种亚型[15]，关键问题是在更改病名后能够提高预测能力，也称为先进的疾病分类学方法。例如，疱病是几种以水疱为特征的疾病，包括天疱疮、类天疱疮、线状 IgA 及其他变异疾病等，基于免疫学对天疱疮的分类，对指导免疫抑制治疗强度和持续时间起着关键作用[16]。潜在疾病类别分析等技术已被用于化脓性汗腺炎等疾病上，提示该病可能存在 3 种主要类型，需要不同的治疗方法[17]。基于外表型特征的分类的医学观念在某种程度上已经被个体化医学及基于遗传或血清学试验（内表型）分类的观念所取代。

皮肤病在公共健康问题中占多大比重

明确疾病定义在流行病学研究中的必要性

浏览一下皮肤病学杂志就可以发现，目前大多数研究的主题词全部或部分由诊断标签或诊断标准来定义的。但是，如果这些诊断标准没有阐述明确，每个患者在疾病的表现上都存在不可知的差异，并且在不同的地点和时间也会出现不同的变化，那么此类研究结果将受到很大的影响。虽然“由皮肤科医师诊断”或“由两名有经验的医师独立诊断”及“均具有典型症状”等短语可能足以应付个别患者，但在流行病学研究中描述群体时，它们却远远不够[1]。例如，有研究表明，即使是经验丰富的医师面对特应性皮炎的典型症状时，也完全有可能提出不同的看法，而且即便当两个人意见一致时，第三个人也可能持有不同意见[2]。在伦敦被视为“典型”的病例，在兰彼得、利马、拉萨或卢萨卡可能并不这样认为。

医院研究中有效的诊断标准可能不适用于社区研究，这是由于低发病率对阳性预测值（见术语表）的影响和边缘病例的增加。可用于流行病学研究的诊断标准特征总结见框图 5.2[3]。

框图 5.2 可用于流行病学研究的疾病定义属性

- 有效性：它通过纳入病例并排除非病例来进行衡量。
- 可重复性：在观察者之间和自身能够容易重复结果。
- 可接受性：对研究人群确保高应答率。
- 连贯性：与现行的临床观念一致。
- 易于现场工作人员操作。
- 反映某种程度的发病率。
- 全面性：适用于不同年龄、种族和疾病严重程度。
- 可比性：包含一些可以与以前的研究进行比较的因素。

来自 Williams 1997[3]，经 CRC 出版社许可转载。

在流行病学研究中，不仅要使用已知有效及可重复性的诊断标准，而且通过某种疾病严重程度对由这些标准确定的病例进行鉴定也很重要（框图 5.3）。例如，在缺乏严重程度评估的情况下，痤疮流行情况的调查对疾病量化问题帮助不大，因为 90% 以上的青少年受到生理痤疮（非炎症性病变）的影响[4]。同样，用医院中使用的严重程度分级系统（通常是非线性的，倾向于严重和当前活跃的疾病）来评估较轻的社区病例，这种做法并无太大意义，因为在社区中间歇性疾病可能更为常见。

皮肤病导致的缺陷、伤残和身心障碍

皮肤病负担可以用患病率或发病率（流行病学负担）、皮肤病对人的健康的影响（生活质量负担）或与皮肤病相关的直接和间接的花销（经济负担）等术语

来指代。隶属于美国国家关节炎和肌肉骨骼疾病研究所(NIAMS)的工作组对这类概念框架进行了更详细的研究,并对当前数据进行了全面的审查[5]。他们的结论是,需要进一步研究如何定义皮肤病及其相关负担,并达成最终共识。

框图 5.3　在人群水平评估皮肤病严重程度时需考虑的因素

- 选择一种能够识别从非常轻微到严重的整个严重程度的工具。
- 应该对观察员进行严重程度评估方法的培训,并在随机选择一个参与者来进行重复评估以检验培训效果。
- 如果将疾病进行有序的分类或有序的分数分段来衡量严重程度,可以考虑给"重症"预先设定一个临界值。例如,在痤疮中,可以将"留下瘢痕"看作是"重症"。
- 考虑使用高质量的问卷,因为通过护士或医师来检查成千上万的病例代价高昂,而且人群后勤保障也很困难。

除了负担的概念外,考虑到缺陷、伤残和身心障碍这三个概念,可能有助于将功能失调而产生的影响与社会对个体产生的影响区分开。缺陷是指由疾病引起的器质性病变,如肢体骨折;伤残是由这种缺陷导致的功能障碍,如不能走路;身心障碍是在社会关系中,由于身体缺陷而对个人产生的不利影响,比如失业。皮肤病引起的身心障碍可能不像肢体骨折那样明显,但皮肤病造成的心理影响,包括"外观挫败(failure of display)"[6,7],可能同样危害很大。研究表明,相比其他更严重的健康问题,轻微的皮肤不适更容易让人们感到痛苦[6]。而且,因为皮肤病如此普遍,影响很多人。这些病情轻微的疾病累计起来的影响远远超过那些只影响少数人但是病情严重的疾病。正是这种高患病率辅以中度病情的患病模式,使得皮肤病从公共卫生的角度来讲是非常重要的(见图 5.3)。卫生政策的细微变化可能会使国家对皮肤疾病的财政支出产生巨大影响,因为它们影响了很多人。

一项由美国皮肤科医师在 1971 年至 1974 年对随机抽取的 20 479 人开展了基于人群的横断面研究[8],对皮肤病所致的伤残和身心障碍程度进行了调研。据报道,在受访的 1—74 岁人群中,每 1000 人中有 10.5 人受到皮肤问题影响,即 9%的受访者存在皮肤病。10%的皮肤病患者认为疾病对他们工作或做家务产生影响,1%的人认为自己属于严重伤残。约 1/3 的皮肤病患者表示,疾病使他们在社交生活中

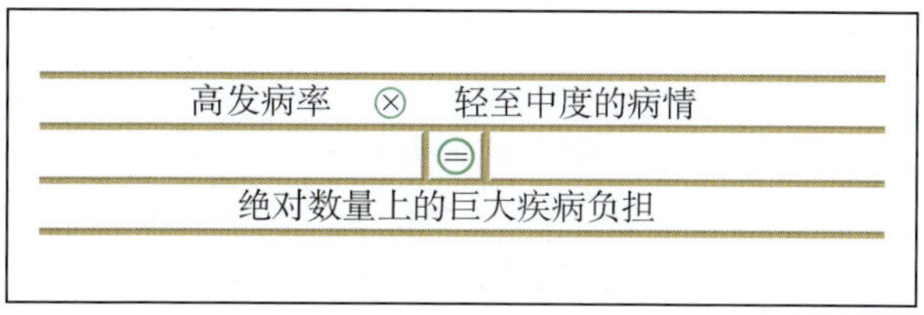

图 5.3　**皮肤病是一个重要的公共卫生问题:从公共卫生的角度来说,影响很多人但病情轻微的疾病累计起来的影响远远超过那些只影响少数人但是病情严重的疾病**

产生了身心障碍。这些皮肤科医师评估,2/3 以上的人因皮肤病导致一定程度的毁容,其中约 1/5 的人可被评估为中度毁容或重度毁容。通常,一半以上的皮肤病患者感到全身不适,比如瘙痒或灼烧感。据估计,每 1000 名美国居民中有 62.8 人(或 56%的皮肤病患者)表示疾病会反复发作,其中 49%的人在过去的 7～12 个月里病情处于活动性。

1989 年英国家庭普查估计,每 1000 人中有 16 人受到长期严重的皮肤病的影响,足以限制其日常活动[9]。另一项于 80 年代中期对 1.4 万名成年人进行的伤残调查显示,在私人住户及公营机构中,分别有 1%及 2%的伤残投诉是由皮肤病所导致[10]。在瑞典乌普兰,一项针对 8000 名成年人自诉皮肤问题的调查发现,20.5%的人自诉存在皮肤问题[11]。那些报告皮肤问题的人在一种通用的生活质量量表——SF-36 的八个方面上得分均较低。

除伤残和身心障碍之外,一些慢性皮肤病,如特应性皮炎,也给家庭带来大量额外开销,如需要购买保湿剂、特殊肥皂、额外洗衣费用、纯棉衣物和床上用品。洛锡安特应性皮炎的研究估计,患者的平均费用为每 2 个月 25.90 英镑,而 1994 年英国国民医疗保险平均费用仅为 16.20 英镑[12]。一项针对美国特应性皮炎费用研究的系统回顾发现,每年的直接费用估算值范围很广,在 3.64 亿美元到 38 亿美元之间,而间接费用的资料很少[13]。另一项研究估算了美国银屑病和银屑病关节炎患者的直接治疗费用[14]。美国一个耗资巨大的项目试图估计 2004 年 22 种最常见的皮肤病的直接和间接花费,直接花费(医疗服务和产品)约 290 亿美元,生产力损失约 100 亿美元,以及生活质量损失约为 560 亿美元[15]。

2010 年全球疾病负担研究

在本书的先前版本中,作者试图描述过去 40 年来世界各地进行的各种基于人口的重要研究。在发布 2010 年全球疾病负担(GBD 2010)研究数据之前,

实现以标准化方式估计全球皮肤病负担的目标仍然遥不可及[16]。以往在尝试对世界卫生的总体情况进行总结时，其方法学存在重大缺陷[17]，GBD 2010 调查克服了许多缺陷。GBD 2010 调查涵盖了所有人类疾病，并使用精良的贝叶斯方法评估了 1990 年至 2010 年期间 187 个国家的 200 多种人类疾病的患病率、发病率、死亡率和致残率，并按年龄和性别进行了分类。关于伤残调整生命年(disability-adjusted life years)和因所有疾病和伤害导致的伤残生活时间(years lived with disability for all diseases and injuries)的数据已在此处[18,19]发表。GBD 2010 还包含了大量的皮肤数据，这些数据是通过对相关研究的详尽搜索收集而得到的，例如本书最后一版中详细介绍的那些研究。GBD2010 的皮肤数据已经完整发表在 *Journal of Investigative Dermatology* 中[16]，其中包括 16 种常见的非致死性可致残的皮肤病：湿疹、银屑病、痤疮、斑秃、瘙痒症、压力性溃疡、荨麻疹、疥疮、真菌性皮肤病、脓疱疮、脓肿和其他细菌性皮肤病、蜂窝织炎、病毒性疣、传染性软疣、非黑素瘤皮肤癌和其他疾病。这些来自 187 个国家的数据，分别按国家、年龄和性别进行了描述。用于描述伤残的主要衡量指标包括因伤残造成的健康寿命损失年(years lost due to disability，YLD)和伤残调整生命年(disability-adjusted life year，DALY)。一个 DALY 可以被认为是失去了一年的健康生命，其计算方法是将因过早死亡所造成的寿命损失年(years of life lost，YLL)与 YLD 出现了健康问题或产生了相应结局的人的 YLD[20]。用于计算这些估计值的假设在相应处有详细说明[16]。

图 5.4 显示了 2010 年按地区划分的 16 种主要皮肤疾病组的 YLD 在总 YLD 的比例，以及每 10 万人口 YLD 中所占的比例。非洲等地区，因传染性皮肤病致残率较高，而在欧洲，瘙痒症和湿疹等疾病较高。图 5.5 显示了皮肤疾病的 YLD 随年龄的变化，呈现出显著的双峰分布，其中一个高峰出现在幼年，主要因为湿疹和痤疮，在老年阶段，一系列皮肤病的发病率稳步上升。总体来说，在不同地区和不同年龄组中，湿疹是最常见的 YLD 原因。图 5.6 显示全球皮肤病 DALYs 的分布情况，并说明了主要在撒哈拉以南的非洲地区的皮肤病不成比例的过重负担，而俄罗斯、蒙古和中国大部分地区则较低。

2010 年，皮肤病与其他疾病相比在非致死性负担(以 YLDs 表达)病因中排名第 4，在 DALYs 病因中排名 18。全球常见的十大疾病中，皮肤病有 3 种(真菌感染、其他皮肤和皮下组织疾病及痤疮)，另外有 5 种(湿疹、瘙痒症、传染性软疣、脓疱疮和疥疮)进入前 50 名。

尽管 GBD 2010 数据有局限性，比如缺少了一些地方的研究和零散数据，它仍然是首次尝试全面的使用一种强效而又明确的统计方法来整理数据、模拟缺失的数据，以及处理皮肤疾病中有缺陷的数据，并将作为未来有计划实施的年度 GBD 调查的基准。这些调查为公共卫生规划提供了必要的数据，并提出皮肤病是世界上大多数国家的头等大事。

需要指出的是，上述均为非致死性皮肤病的数据，所有对死亡率有重大影响的疾病(包括由皮肤科医师治疗的疾病，如黑素瘤和传染病)的数据均已在另一份重要出版物中整理出来[21]。毫无疑问，登革热和麻疹等传染病似乎是皮肤疾病死亡的首要原因。尽管黑素瘤的数量在老年期稳步增长，但它也在年轻的、经济活跃的人群中发病，并也是导致他们死亡的癌症之一。非黑素瘤皮肤癌虽然很少引起患者死亡，但其死亡率接近黑素瘤，这可能是由于涉及的肿瘤(尤其是鳞状细胞癌)的数量相当多。

什么决定了人群中皮肤病的发病率

危险因素、关联和因果关系

起初，流行病学研究试图确定疾病的危险因素，即与疾病发病率增加有关的因素。当发现皮肤病与危险因素之间存在联系时(例如，通过证明吸烟者患掌跖部银屑病的风险增加[1])，应当注意这种关联不一定是因果关系。吸烟与银屑病的关联可能只是一个偶然发现(由于偶然性，P 值<0.05 的研究中，每 20 个就大约会出现一个错误的结果)，也可能是由于混淆(即存在第三种与吸烟和银屑病独立相关的因素，如乙醇或者社会阶层[2])。这种联系可能是由于一种偏倚所致——例如，住院的银屑病患者与健康对照者相比，更有可能回忆起以前的事件或寻找解释其疾病的原因[3]。正如布拉德福德-希尔(Bradford-Hill)的因果关系准则所建议的，进一步分析或新的研究以确定风险因素是否存在致病性——例如，通过评估相关性、生物梯度、时间关系、不同研究之间的一致性，生物学合理性、外部来源证据、实验证据，以及特异性的结果的一致性等[4]。

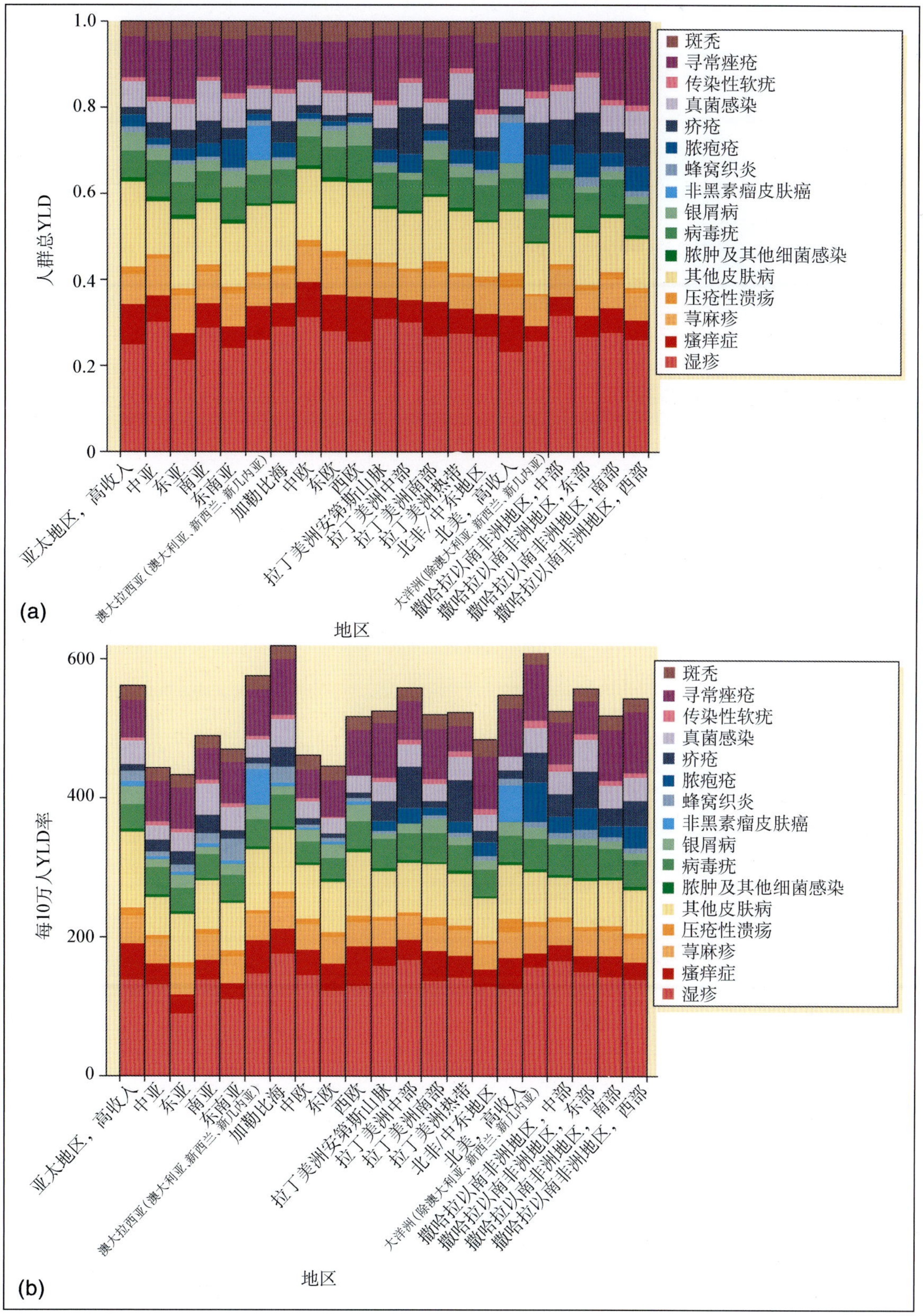

图 5.4　2010 年按地区划分的主要 16 种皮肤疾病组的健康寿命损失年(YLD)在总 YLD 的比例(a)，以及每 10 万人口 YLD 中所占的比例(b)

数据来自 Hay 等，2013[16]，Nature 出版集团授权同意转载。

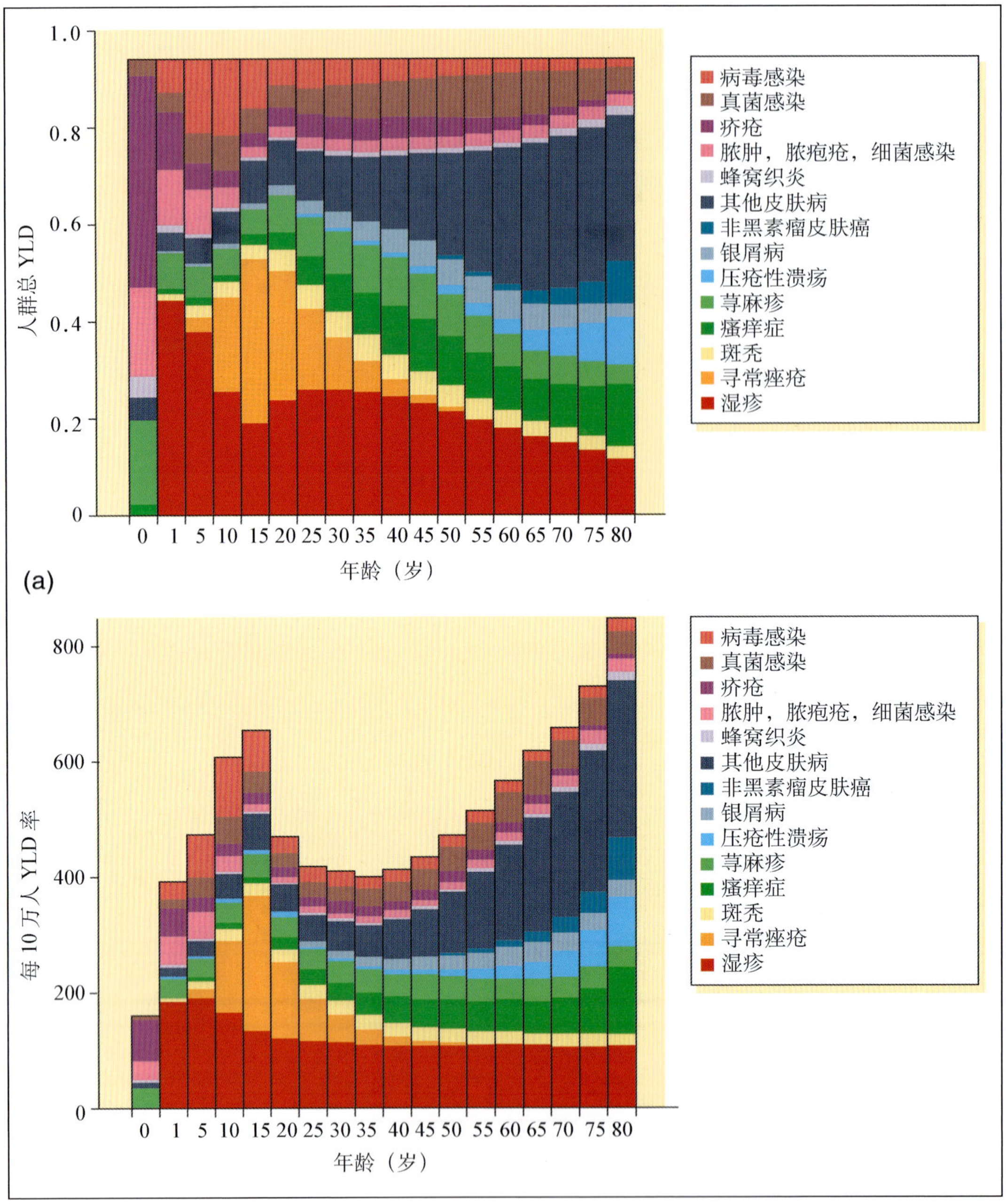

图 5.5 根据 2010 年全球疾病负担研究中的数据，皮肤病导致的因伤残造成的健康寿命损失年(YLD)在低年龄期出现一个高峰，在老年期稳步增加(a,b)

数据来自 Hay 等，2013[16]，Nature 出版集团授权同意转载。

已经确定了一些皮肤病的病因——例如，单纯疱疹病毒引起口唇疱疹——但是对于大多数皮肤病的病因还不清楚。尽管如此，流行病学研究已经确定了许多导致皮肤病的危险因素，这些因素可能有助于指明具体的病因。甚至在发现具体原因之前，直接干预这些危险因素可能有助于预防或减少疾病的发生。例如，在 19 世纪 50 年代伦敦霍乱流行时，John Snow[5] 假设疾病是由供水系统中的某种"病态物质"传播的，并通过移除宽街(地名，在英国牛津，译者注)的水泵手柄进行干预，使霍乱病例急剧下降。这些都发生在欧洲建立细菌理论之前的 20 年。Snow 的工作说明了流行病学研究的一个精妙之处，即病理生理学知识不是确定病因的先决条件。

即使发现了病原体，如霍乱弧菌，暴露于该病原也不一定会患病。在霍乱暴发期间，接触到霍乱的人当中，有些人会死于这种疾病，有些人会病重，有些人

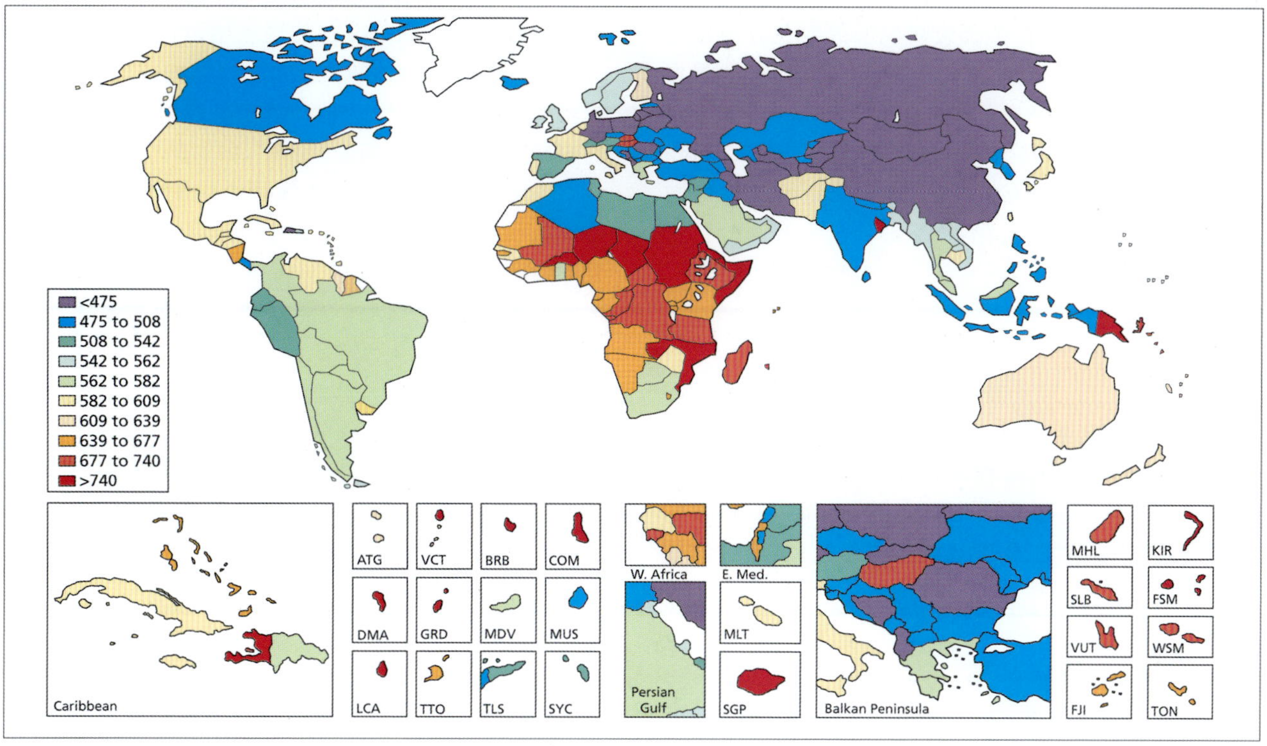

图 5.6 2010 年全球疾病负担研究中关于皮肤病导致的伤残调整生命年(disability-adjusted life year,DALY)全球分布,说明撒哈拉以南非洲地区的皮肤病负担不成比例

Caribbean,加勒比地区;ATG,安提瓜岛和巴布达;VCT,圣文森特和格林纳丁斯;BRB,巴巴多斯;COM,科摩罗伊斯兰联邦共和国;DMA,多米尼克联邦;GRD,格林纳达;MDV,马尔代夫共和国;MUS,毛里求斯共和国;LCA,圣卢西亚;TTO,特立尼达和多巴哥共和国;TLS,东帝汶;SYC,塞舌尔共和国;W. Africa,西非;E. Med,中东;PersianGulf,波斯湾;MLT,马耳他共和国;SGP,新加坡共和国;Balkan Peninsula,巴尔干半岛;MHL,马绍尔群岛共和国;KIR,基里巴斯共和国;SLB,所罗门群岛;FSM,密克罗尼西亚联邦;VUT,瓦努阿图共和国;WSM,萨摩亚独立国;FJI,斐济共和国;TON,汤加王国。

会稍有不适,有些人会看上去很健康(但仍然携带病菌),而有些人则完全不会受到影响。某些个体在暴露后没有患病,可能是由于一系列因素,如运气、感染剂量、遗传异质性和其他体质和环境因素共同作用,从而形成最终的临床现象。当出现虽已暴露于危险因素,但身体仍然健康的人时,其他人会借助这个现象去辩驳,来避免改变自己接触危险因素的行为。人们经常听到这样的说法,“我的祖父一生中每天吸烟40支,也没有得肺癌”,以证明他们的习惯是正确的。为了解释这一现象,我们可以回到人群和疾病概率的流行病学概念[6]。平均而言,吸烟人群患肺癌的概率是不吸烟人群的10倍。

将与疾病发病率(在一个特定的人群中特定的时间段内发生新病例的数量)相关的危险因素与决定疾病慢性化(影响特定疾病持续时间的决定因素)的危险因素区分开也很重要,因为每个方面的危险因素都可能是不同的。许多皮肤流行病学调查在检查了危险因素后计算皮肤疾病的患病率[7],但是因为流行率是发病率乘以慢性程度的函数,因此很难判断这些危险因素在人们首次患病时是否重要,或者一旦确诊该因素能否是病情持续存在的原因之一。

皮肤疾病的危险因素可能在许多不同的层面上起作用。一些是易患疾病(例如,从遗传学角度上患有特应性皮炎的母亲更容易使她的孩子患上特应性皮炎),有些是诱发疾病(如首次暴露于高水平的户尘螨可能诱导特应性皮炎发作),还有些可能对疾病持续存在起重要作用(如未能规范治疗可能加重特应性皮炎的病程)。这里,讨论一些最常见的皮肤病危险因素。

遗传学

除了一些罕见疾病,如大疱性表皮松解症,其中特定的染色体突变与不同的疾病表型密切相关,许多基因可能在许多主要炎症性皮肤病中发挥重要作用。因此,在特应性皮炎中,在皮肤屏障功能中起到关键作用的聚丝蛋白基因以及其他几个编码炎症反应的基因发生突变，可能在解释疾病表型的变化方面发挥重要作用[8]。当携带黑素瘤易感基因的个体暴露在紫外线等关键环境危险因素中时，这些基因（如那些易于患上黑素瘤的基因）才表达其有益或有害的作用。有些基因可能与疾病易感性有关，还有些可能与疾病的严重程度和慢性化有关，如硬皮病基因表达特征的分子亚群[10]。

先天环境

有证据表明，胎儿在子宫内的经历（如在营养方面）对成人疾病（如高血压和糖尿病）的"编程"至关重要[11]；在子宫阶段的编程可以很好地控制许多皮肤病，如特应性皮炎[12]。表观遗传学是另一个有趣的领域，通过环境暴露，如吸烟或饮食暴露，可以诱导基因转录形成持久稳定的遗传状态[13]。

后天环境

许多皮肤病的流行病学描述中常常包括年龄和性别，并可能进一步指出的危险因素。激素可能在女性硬化性萎缩性苔藓的发病中起着重要作用。

族群可能是发病率变化的原因之一。研究表明，特应性皮炎在加勒比黑人儿童中的发病率是英国地区白人儿童的2倍[14]，相反，在英国大多数癌症的死亡率在黑人族群较低[15]。族群，是指包括各种饮食和文化因素的生活方式，必须区别于种族因素[16]，因为现代不同种族的人口大量混杂在一起，导致种族因素往往更难以界定。把许多不同的民族归并在一起时也必须小心——例如，把不同文化的非洲黑人和加勒比黑人归为"黑人"的可能完全不合适，不论是从尊重不同文化的特性方面来讲，还因为这样的混为一谈的做法可能掩盖重要的流行病学关联[17]。"种族"一词不应该应用于流行病学研究，因为它没有科学意义[18]。迁移本身可能是决定皮肤病的一个重要因素；例如，从中国（特应性皮炎在中国并不常见）移居到夏威夷的人，移居后患病的概率要高得多（与当地人口的患病概率类似）[19]。移居者也许不能完全代表其土著人民，但他们可能显示出环境在决定皮肤病发病率方面的影响。

长期因素可能反映了皮肤病自然史或短暂环境暴露的变化。因此，黑素瘤的流行被一些人归因于过去50年来日光暴露的时间增加[20]。目前，《国际儿童哮喘和过敏研究》已有明确的证据表明，在过去10年中世界上大多数国家的特应性皮炎发病率都在增加，但这一变化的原因尚不清楚[21]。

社会经济因素也可能是影响皮肤病分布的关键因素。在许多经济条件差的国家中，可能过度拥挤和卫生条件差，传染性或寄生虫皮肤病，如疥疮继发感染或虱病更为常见[22,23]。在经济条件较好的国家，传染性皮肤病不太常见，新的"疾病"，如对晒伤皮肤或毛细血管的美容需求，这些可能才是人们关注的重点。某些皮肤病，如特应性皮炎，也证实与社会阶层成正相关，即在较富裕的群体中发病率较高[7]。部分湿疹增多的原因可能是不同社会经济群体之间的差异，但其他环境因素，如卫生、地毯、集中供暖、家庭规模或治疗及其他寻求健康行为的差异，也可能是部分原因。

地理和气候对皮肤病的发病率有重要影响。因此，考虑到白人中黑素瘤的发病率显著增高，说明日光暴露是这种疾病的一个重要危险因素[24]。Paul[25]注意到了宏观气候的概念，宏观气候在通常的地理意义上是指温度、降雨和湿度，而微观气候指的是个体直接接触的家庭和职业环境。Marshall[26]和Canizares[27]进一步讨论了这些问题。温度、降雨和湿度的结合可能对维持某些传染病媒介至关重要，如盘尾丝虫病中的黑蝇（Simulium蝇），并可能解释例如马拉维首都利隆圭在雨季由疥疮而继发脓皮病的季节性波动[28]。Silverberg等做了一项简单的研究，他们将来自全国各地91 642名17岁以下湿疹儿童的自我报告数据与国家气候数据结合起来分析后，发现湿疹的发病率下降与较高室外湿度，高紫外线照射和高温有关[29]。

职业因素有时是导致皮肤病的一个非常重要的因素。因此，在轻工业和重工业中暴露于刺激物和接触性致敏物对手部皮炎产生了非常不良的影响，以及对个人和国家造成了经济损失。某些职业，如采矿业，工人经常处于潮湿的环境中，可能易感染真菌。偶尔暴发的一些疾病，可能与工作中接触的物质有关，如由二噁英引起的氯痤疮、氯乙烯病及对苯二酚引起的白癜风。读者可参阅《职业性皮肤病标准书》和第130章进一步阅读[30,31]。

感染源可直接引起或可能引起许多皮肤病。因此，长时间以来，人们一直怀疑第5病是由一种传染性病原体引起的，直到1983年，人类细小病毒B19才被确定为病原体[32]。同样，有合理的间接证据表明，像玫瑰糠疹这样的疾病是由感染病原体引起的，尽管一直以来还没有分离出特定的病原体[33,34]。

饮食可能是一些皮肤病的关键因素。如本章开篇Lind和Goldberger的例子所示，缺乏维生素可能直接导致皮肤病。其他伴有皮肤表现的营养不良性疾病，如肠病性肢端皮炎，在给予适当的药物（本例为锌）后完全可以逆转。某些疾病，如苯丙酮尿症和疱疹样皮炎，可以通过限制摄入那些机体无法代谢的物质来改善——例如苯丙氨酸和谷蛋白。某些皮肤病，如特应性皮炎和急性荨麻疹，在某些情况下可通过避免摄入过敏原来改善。休闲活动，如园艺、吸烟及饮酒等习惯可能是接触性皮炎、银屑病和迟发性皮肤卟啉症等许多皮肤病的重要危险因素。药物虽然旨在减轻人类疾病，但也是皮肤病发病的一个非常常见的原因，其中一些(如中毒性表皮坏死松解症)可能是致命的。

描述特定皮肤病的自然史和相关因素

皮肤病患者常常会问“这种病会持续多久?”和“它会复发吗?”，但这类问题的可靠答案却寥寥无几。为了回答这些问题，需要专门的研究。理想情况下，需要对皮损典型和严重程度明确的患者进行长期随访[1]。这种前瞻性研究在皮肤科极少[2]。另一种方法是从以前的医院记录中挑选出某种特定皮肤病的病例，然后对其进行追踪，以查明自他们就诊后的情况[3]。对疾病自然史的研究很难解释清楚，因为随访不完整，以及许多皮肤病间歇式发作的特点，这对“真正的”和“表面的”清除率的区分变得困难[4]。因为对许多疾病的治疗可以随着时间的推移而改善，使一些在之前被归为患病组的轻微疾病的患者被归为了非患病组。关于如何进行良好的随访研究的指南在别处[5]进行了总结。

特定皮肤病的相关疾病也能使我们了解可能的病因。因此，银屑病患者的喉癌高发病率可能是吸烟在银屑病中起作用的证据[6]。在过去的7年中，许多文献将银屑病与代谢综合征联系起来，认为银屑病是一种系统性疾病，银屑病患者应筛查心血管相关危险因素[7,8]。确立疾病的共存，如特应性皮炎和银屑病，也可能有助于阐明共同或相反的免疫病理机制[9,10]。在解释医源性疾病的联系时必须十分小心，因为在没有适当对照组的情况下，可能会出现许多类型的偏倚[11,12]。来自于大型代表性全科医师数据库的数据链对疾病的相关性研究做出了一些贡献，如水痘后增加中风的危险[13]，坏疽性脓皮病患者死亡率增加3倍[14]，以及患有特应性皮炎的儿童患脑瘤的风险降低，而患注意力缺陷多动障碍的风险增加[15]。

皮肤病学健康服务研究

广义的皮肤科健康服务研究是研究如何提供皮肤科健康服务，其最终目标是使患者受益。因此皮肤健康服务研究涵盖了各个服务领域，如转诊到医院科室的决定因素，评估替代治疗方案的成本效益，量化社区的皮肤病学需求，评估远程皮肤病和皮肤护理的作用，以及探索更经济的筛查手段和其他预防措施。这些不同的研究需要一系列的定量和定性研究方法，如小组座谈、调查、对常规收集的转诊和输出结果的数据分析、前后研究、比较研究、间断时间次序研究、行为研究、随机对照试验、决策分析、健康经济模型，以及证据合成。研究确定应该使用哪些治疗或服务，而审计则试图确定卫生保健提供者是否按照标准来执行[1]。与流行病学的其他分支一样，健康服务研究需要仔细设计研究的各个方面。在其他地方将提供皮肤病学健康服务研究的有益介绍[2]。

皮肤病学需求评估

在评估皮肤科健康服务时，需要遵循以下特定步骤[3]。

1. 根据流行病学数据确定皮肤科所需求的规模和性质。
2. 总结目前能为该问题提供的服务。
3. 评估这些服务有效性的证据。
4. 在现有资源范围内，提供最符合流行病学数据的护理模式及护理有效性的证据。
5. 提供实施后可供监测成果的措施和目标。

本文作者[4]曾尝试对英国皮肤科健康服务机构进行这样的评估，随后Schofield等[5]对评估进行了全面的更新。

为皮肤病患者提供的服务

有皮肤问题的患者可以从各种渠道获得帮助，包括自我医疗、药师建议、初级保健团队建议和治疗，以及专家服务。很少有研究阐明不同皮肤病亚群的相对健康增益和各种保健设置的适宜性。表5.3汇总了英国目前在各入境点使用皮肤病学健康服务的估计人数，即10万人口在1年内使用的人数[6-11]。

自我医疗

虽然传统意义上不认为自我医疗/用药是一种健康服务，但非处方护肤品的使用范围和可获得性是供需平衡的一个重要因素。约有30%的皮肤不适患者决定自行用药，这一比例跟轻度与中度至重度疾病的比例类似[6]。在英国，有许多有效的非处方药用于皮肤病，如治疗轻度湿疹的1%氢化可的松，治疗口唇疱疹的阿昔洛韦软膏，治疗痤疮的外用过氧苯甲酰，以及许多抗真菌制剂和除疣剂。药师在向公众建议使用这些产品方面发挥着关键作用，但这种建议是有益的还是仅仅推迟了及时的医疗咨询，在英国还没有得到充分的研究[12]。对于那些患有慢性皮肤病的人来说，自助小组往往可以提供有用建议的[13]。

表 5.3 每年每 10 万人使用皮肤科服务的人数指南

组别	使用服务人数
有一种皮肤问题人数	25 000(至少总人数的 25%)
自助治疗人数	7500(有皮肤问题人数的 30%)
向全科医师寻求建议人数	14 550[a](有皮肤问题人数的 15%，或全部全科医师咨询数的 19%)
转诊至皮肤科医师人数	1162(因皮肤问题去看全科医师的人数的 8%，或总人数的 1.2%)
住院治疗人数	24～31(全部新发皮肤病转诊的 2%～3%)
皮肤病死亡人数	5[b](全部新发皮肤病转诊的 0.4%)

数据来自 Williams 1997[4]，已获得许可。

[a]不包括皮肤肿瘤、病毒疣、单纯疱疹和疥疮。

[b]包括可能没有得到皮肤科医师治疗而死于蜂窝织炎、慢性皮肤溃疡和严重药物反应的人。

初级医疗

在英国和其他一些国家(如加拿大和荷兰等)，大多数有皮肤问题的患者向他们的家庭医师(全科医师或 GP)寻求医疗帮助。在 2006 年，英格兰和威尔士人向医师咨询的新问题中最常见的是皮肤问题，相当于总人口(1290 万人)的 6.1%(80 万人)左右。最常见的是皮肤感染和湿疹[5]。在美国，在 2 年的时间里，据估计约 36.5%患者向他们的家庭医师咨询过皮肤问题[14]。全科医疗中所见到的皮肤疾病的范围与普通人群中所见到的范围相似，会诊的大多数都是相对少见的几种疾病。正如人们所预料的那样，在初级医疗中，皮肤感染(如脓疱、单纯疱疹和病毒疹)等机会性疾病的比例高于二级医疗[8]。

二级医疗

虽然皮肤科涵盖的疾病约为 2000 种，但 70%以上的专科诊疗的主要疾病不超过 10 种，如框图 5.4 所示[4]。在女性患者中，就诊率高低与年龄有很大关系，并且随着年龄的增长而上升。在英国的一项研究中发现，皮肤科医师认为大约 12%的转诊是不适合的[14]。在英国，专科治疗的转诊率存在很大的差异，并有证据表明，许多地区的转诊率差异可能是由既定的医疗模式和现有顾问的数量决定的，而不是由客观的皮肤科需求决定的[4]。Roland 和 Morris[15] 通过标准化死亡率或全科医师所开处方的平均数(标准化回归系数 0.1)发现，皮肤科转诊率与医疗需求之间没有关系。但需要强调的是，死亡率并不是皮肤病学合适的替代指标。然而，在其研究中，皮肤科转诊率和每 10 万人口中皮肤科医师人数之间存在密切关系(标准化回归系数为 0.82，$P<0.001$)。

框图 5.4 初级和二级医疗中 70%以上的 9 大类皮肤病诊断

- 皮肤癌(包括黑素瘤)
- 痤疮
- 特应性皮炎
- 银屑病
- 病毒疣
- 其他皮肤感染情况
- 良性肿瘤和血管病变
- 腿部溃疡
- 接触性皮炎和其他湿疹

数据来自 Williams 1997[4]，已获得许可。

皮肤病医疗需求和供需之间的关系

与旨在平衡供需的商业不同，照顾患者需要考虑第三个因素——医疗需要。医疗需要的定义是从医疗保健中获益的能力，需求是人们所要求的，供应是服务所能做到或能提供的[3,4]。虽然所提供的一切通常是需要或要求的，但并非所有的皮肤病的需求都是必要的(例如，一个人可能察觉不到他或她患有早期黑素瘤)；同样，不是所有的需求都是必要的(例如，美容手段去除所有的痣)。在皮肤学中，合理需求(如担心痣可能癌变)和要求(如要求切除一个“难看的”痣)之间的界限尤其模糊。因此，界定皮肤科的“需要”是相当困难的，这是一个需要社会参与的过程，以便能够根据有限的资源制定适当的政策。

20 世纪 70 年代进行的两次人口调查提供了关于皮肤病医疗的需要、供应和需求之间的关系。对伦敦朗伯斯区 2180 名接受皮肤病检查的成年人进行的一项研究中[7]显示，对于中度/重度皮肤病患者，只有 24%的人在过去 6 个月里接受过医疗服务。另有 30%的人则使用了自我医疗。轻症皮肤病患者的医疗需求仍然很高，10%的患者使用医疗服务，33%的患者自行用药。

在美国 HANES-1 的研究[16]中，皮肤科医师认为代表医疗需求的事物和人们所关心的事物之间存在着相当大的不匹配。在被皮肤科医师诊断出严重病理改变的患者中，只有 1/3（31%）表达了对这些皮肤问题的担忧。而那些抱怨自己皮肤状况的人中，近18%的人并没有被皮肤科医师诊断患有严重皮肤病。因此，这两项人群研究都表明，在有皮肤问题的人群中，有 1/4～1/3 的人可以从医疗保健中受益，大约80%的人不去寻求医疗帮助。

发展中国家对皮肤科医疗服务的需要、供应关系可能与发达国家有很大不同。大量调查显示出发展中国家的医疗需求更为普遍，这主要是感染性皮肤病导致的。在世界各地，对皮肤病患者的医疗服务明显分布不均，许多国家缺少或缺失皮肤病医疗服务。麻风病、盘尾丝虫病和利什曼病可能是世界上最常见的皮肤病，但为这些疾病提供的流行病学研究却很少。国际皮肤病学基金会等组织致力于纠正这种不平等现象，最终目标是让所有人拥有健康的皮肤[17]。让合适的人得到合适的服务是一个重大挑战。例如，在墨西哥的格雷罗州，皮肤问题是到农村诊所的第二大常见病因，这对免疫接种规划和产前保健等其他重要活动造成了不利影响[18]。除了这些机会成本，这项研究还表明，有许多家庭收入花费在了皮肤感染和疥疮的无效疗法上。

结论

本章介绍了流行病学在理解皮肤病从临床到人群的背景中所起的重要作用。流行病学不仅涉及描述皮肤病的发病率、患病率、人力和财政成本等问题，也是寻找皮肤病病因的最直接的方法之一。找出病因是很重要的，可以有助于大规模的皮肤疾病的预防。例如，通过许多流行病学研究发现，在经济条件较差的大家庭中，特应性皮炎较为少见[1,2]。根据这一观察结果提出了卫生学假说，假设在幼年时增加微生物和感染的暴露，可能有助于预防特应性疾病[1,3]。根据这个卫生学假说开展了一项对孕妇和婴儿使用乳酸杆菌的全面、随机对照试验。这项研究表明，通过这种措施可以预防大约 50% 的婴儿特应性皮炎[4]。尽管这项特别的研究有一些缺陷，但仍然证明了预防的潜在力量[5]。

流行病学原理是发展的，为第 17 章所述的循证医学原理及与皮肤病有关的健康服务研究的关键。虽然随着生物医学知识的发展，传统流行病学可能被遗传流行病学和的其他新的交叉学科取代，但还是需要对风险评估的原则和“三大”因素，即机会、偏倚和混淆在研究中所起作用有透彻的了解。同样，使用源自流行病学的框架对已发表的文献进行批判性评价的原则，与诊断皮疹一样，都是皮肤科临床实践的基础[6]。Nijsten 和 Stern 很好地总结了现代流行病学如何使人们更好地了解皮肤病及其治疗手段，如莱姆病、严重的皮肤反应、长期使用 PUVA（补骨脂-UVA）的安全性、银屑病共患疾病，以及异维 A 酸的致畸性等[7]。强化流行病学观察研究报告（STROBE；http://www.strobe-statement.org/，最后一次访问 2014 年 5 月），强调了各类流行病学研究清晰报告的重要性[8,9]。

流行病学术语表

疾病频率的量化

- 患病率。在任何时间内患病人数的比例。点患病率是指某一时间点的患病率。期间患病率是指某一疾病（现有和新发病例）在较长时间内（如 1 年）的患病比例。
- 发病率。在一段特定时期内新发病例的比例，例如 1983－1987 年美国男性黑素瘤发病率为每年每 10 万人 6.9 例[1]。

疾病关联度的量化

- 风险因素。增加患病风险的因素。可以是一种特定的暴露，例如石棉增加间皮瘤风险，或者诸如性别或社会阶层等与疾病频率间接相关的属性。
- 相对风险。暴露于被调查药物的人患病的风险与未暴露者患病的风险的比率。它将风险因素强度量化。
- 归因风险。暴露于某种因素的人群的发病率与未暴露于某种因素的人群的发病率之差。它可衡量暴露因素影响力的大小。
- 比值比。病例对照研究中使用的相对风险的近似值。它是病例中暴露的概率与对照组中暴露的概率之比。
- 风险比。一种特殊形式的相对风险，用于研究生存率，以显示在任何给定时间内出现死亡或“危险”的相对风险。

结果解读

- 抽样误差。是指一个给定的样本的值仅因偶然因素而出现的变化。

- *P* 值。当提到疾病与特定暴露之间的关联时，*P* 值<0.05 意味着，在<1/20（或<5%）这样的研究中，偶然观察到一个与研究获得的极端值相同的值。这通常说明比较组间存在明显差异。
- 可信区间。这指的是一个主要用于研究发现合理值范围。它是基于样本的大小和比较组之间的差异大小。例如，在银屑病患者样本中，吸烟的相对风险是 2.0，95 %可信区间是 1.5～2.5。如果这种关联是真实存在的，这意味着我们有 95 %的把握认为，人群中的相对风险的真实值在 1.5 和 2.5 之间。
- 偏倚。偏倚是一种系统误差，可导致对暴露和结果之间的关系得出错误的结论。已有超过 30 种类型的偏倚[2]，但主要分为两类：①选择偏倚，也就是说，除了研究的暴露因素之外，要比较的两组在其他因素方面是没有可比性的；②信息偏倚，收集关于疾病和暴露的信息的过程中可能会产生偏倚，例如，评估新药的人在评估患者对治疗的反应时知道治疗分组。在别处[3]可以找到流行病学研究中对主要偏倚形式的描述。
- 混淆。暴露与疾病之间的关联与第三种因素相混淆，而这个因素又与暴露和疾病独立相关。例如，长期母乳喂养（暴露）对特应性皮炎（疾病）进展的保护作用，可能因为患有特应性疾病的父母而造成混淆。特应性父母所生的孩子患特应性皮炎的风险更高，但由于他们可能更了解母乳喂养具有的保护作用，因此特应性父母更有可能对其婴儿进行长时间的母乳喂养，从而对母乳的保护效果产生了影响。
- 关联和因果关系。暴露与疾病之间的关联不一定意味着因果关系。其他因素如机遇、偏见和混淆，也可解释这种联系。

有效性和可重复性

- 内部有效性。例如，一个诊断试验的内部有效性，是指该测试想要衡量其应衡量的内容的程度。通常以敏感度（正确识别的真实病例的比例）和特异性（正确识别的非病例的比例）来衡量的。
- 外部有效性。这是指可以将一项特定研究（研究人群）的研究结果推广到目标人群的最低标准——例如，一项针对患有严重特应性皮炎的儿童的一种新型口服制剂的临床试验，其治疗效果达到何种程度才适用于社区中症状较轻的湿疹儿童？
- 预测值。将测试或诊断标准与金标准（如临床诊断黑素瘤与组织学诊断）进行比较，阳性预测值是指某人在测试结果为阳性的情况下是真实病例的概率。阴性预测值是指某人在测试结果为阴性的情况下，没有患病的概率。除了敏感度和特异性，预测值还取决于所研究疾病的总体患病率[4]。
- 可重复性。是指两个观察结果相互一致的程度。这可能是在两个观察者之间（观察者间一致）或在一个观察者进行重复测量（观察者内一致）。可重复性的衡量由机会-校正一致性测量（chance-corrected agreement measures）如 κ 统计[5]，或由两个观测者之间数据的差异与相应的观测资料，而非相关系数绘制而成[6]。

流行病学研究的类型

- 观察或描述性研究。在这些研究中，是根据其与年龄、性别和种族等各种背景属性的关联来描述疾病频率的。
- 分析研究。旨在检验关于潜在暴露和疾病之间关系的特定假设。这些可能是横断面研究（如“特应性皮炎在伦敦的加勒比黑人儿童中比白人儿童更常见吗？”），病例对照研究（如“既往感染史在玫瑰糠疹患者中是否比对照组更常见？”）或队列研究（如“暴露在柴油烟雾中的人比不暴露在柴油烟雾中的人更容易患哮喘吗？”）。
- 干预性研究。在这些研究中，将个体前瞻性地分配到一个实验性治疗中。临床试验是最常见的例子。偶尔，这类试验也在社区水平中进行，如疫苗试验。
- 筛选。指的是对健康的人的检查，否则他们不会为不一定存在的疾病寻求医疗帮助。评价筛选的有效性的原则在其他地方有描述[7]。

皮肤病学“流行病学研究”的清单

本清单代表了探讨流行病学研究中应包括的关键因素的一般方法。关于报告病例对照研究、队列研究和流行性研究时应包括哪些内容的建议，请参考 http://www.strobe-statement.org（最后访问 2014

年 5 月）上的 STROBE 清单（强化流行病学观察研究报告）。

1. 是否有明确的目标？
2. 研究设计对所提问题是否适当和有效？
3. 是否明确定义了病例（分子）？
4. 有人群分母吗？
5. 是否已事先阐明了主要假设和测量结果？
6. 研究的样本量是否合理？
7. 是否考虑并衡量了潜在的混杂因素？
8. 这项研究是否将选择和信息偏倚降至最低？
9. 数据分析是否恰当？
10. 主要结果是否有明确的可信区间？
11. 是否对亚组或事后调查结果进行了适当的处理？
12. 作者是否讨论过其他的解释，如机会、偏倚和混淆？
13. 这项研究的结论是否得到了主要结果的支持？
14. 谁赞助了这项研究？赞助是否会影响数据的选择和呈现方式？

推荐进一步阅读和有用的皮肤流行病学资源

General epidemiology

Gordis L. Epidemiology，3rd edn. Philadelphia：Elsevier Saunders，2004.

Hennekens CH，Buring JE. Epidemiology in Medicine. Boston：Little，Brown，1987.

Holmes L，Jr. Concise Guide to Epidemiology and Biostatistics for Clinicians. Boston：Jones and Bartlett Publishers，2011.

Rothman KJ，Greenland S，Lash TL. Modern Epidemiology，3rd edn. London：Lippincott，Williams and Wilkins，2008.

Sackett DL，Haynes RB，Guyatt GH，Tugwell P. Clinical Epidemiology：A Basic Sciencefor Clinical Medicine，2nd edn. Boston：Little，Brown，1991.

Schlesselman JJ. Case Control Studies：Design，Conduct，Analysis. Oxford：OxfordUniversity Press，1982.

Biostatistics

Altman DG. Practical Statistics for Medical Research. London：Chapman and Hall，1992.

Gilmore SJ. Evaluating statistics in clinical trials：making the unintelligible intelligible. Aust J Dermatol 2008；49：177-84；quiz 185-6.

Gore SM，Altman DG. Statistics in Practice. London：British Medical Association，1991.

Kahn HA. Statistical Methods in Epidemiology. Oxford：Oxford University Press，1989.

Kirkwood BR. Essentials of Medical Statistics. Oxford：Blackwell Scientific Publications，1988.

Systematic reviews

Chalmers I，Altman D. Systematic Reviews. London：British Medical Journal PublishingGroup，1995.

Cochrane Library：www. thecochranelibrary. com（last accessed May 2014）.

Higgins JPT，Green S，eds. Cochrane Handbook for Systematic Reviews of Interventions，Version 5. 1. 0（updated March 2011）. Cochrane Collaboration，2011. www. cochrane-handbook. org（last accessed May 2014）.

Reddi A，Prescott L，Doney E，et al. The Cochrane Skin Group：a vanguard fordeveloping and promoting evidence-based dermatology. J Evid Based Med 2013；6：236-42.

Dermatoepidemiology reports

Barzilai DA，Mikkilineni R，Davis BR，Stevens SR，Mostow EN. Implementation ofdermato-epidemiology curriculum at Case Western Reserve University dermatologyprogram. Dermatol Online J 2004；10：1.

Chuang TY. Dermatoepidemiology. 1：Epidemiologic methods. Int J Dermatol1993；32：251-6.

Grobb JJ，MacKie RM，Stern R，Weinstock MA. Epidemiology，Causes and Prevention ofSkin Diseases. Oxford：Blackwell Science，1997.

Langan SM，Bouwes Bavinck JN，Coenraads PJ，et al.；European Dermato-Epidemiology Network. Update on the activities of the European Dermato-Epidemiology Network（EDEN）. Dermatology 2006；213：1-2.

Marks R. Dermatoepidemiology：wherefore art thou in this perilous time of need? Int J Dermatol 2001；40：167-8.

Nijsten T，Stern RS. How epidemiology has contributed to a better understanding ofskin disease. J Invest Dermatol 2012；132：994-1002.

VanBeek M, Beach S, Braslow L, et al. Highlights from the report of the working group on ' Core measures of the burden of skin diseases'. J Invest Dermatol2007;127:2701-6.

Weinstock MA. Dermatoepidemiology. DermatolClin1995;13:505-716.

Williams H, Svensson A, Diepgen T, et al.; European Dermato-EpidemiologyNetwork(EDEN). Epidemiology of skin diseases in Europe. Eur J Dermatol2006;16:212-18.

Dermatoepidemiology textbooks

Williams HC. Atopic Dermatitis. Cambridge: Cambridge University Press, 2000. (一本专门介绍特应性皮炎流行病学的教科书。)

Williams HC, Strachan DP. The Challenge of Dermato-epidemiology. Boca Raton, FL: CRC Press, 1997. (这本书的开头包含一个全面的"工具箱"部分,后面是对特定皮肤病流行病学的摘要。)

Epidemiology computer software

Dean AD, Dean JA, Burton JH, Dicker RC. Epi Info, Version 3. 5. 1: a Word Processing, Database and Statistics Programme for Epidemiology on Microcomputers. Atlanta, GA: Centers for Disease Control, 2008. Available as a free download from http://www.cdc.gov/epiinfo/ (last accessed May 2014).

Gardner MJ, Gardner SB, Winter PD. Confidence Interval Analysis (CIA), Version 1. 2. London: British Medical Journal Publishing Group, 1991.

Evidence-based dermatology

Bigby M. Evidence-based medicine in a nutshell: a guide to finding and using the best evidence in caring for patients. Arch Dermatol 1998; 134: 1609-18.

Bigby M. Snake oil for the 21st century. Arch Dermatol 1998;134:1512-14.

Rees J. Evidence-based medicine: the epistemology that isn't. J Am Acad Dermatol 2000;43:727-9.

Williams H. Dowling Oration 2001. Evidence-based dermatology-a bridge too far? Clin Exp Dermatol2001;26:714-24.

Williams HC. Why is the center of evidence-based dermatology relevant to Indian dermatology? Indian J Dermatol 2009:54(2):118-23.

Williams HC, Bigby M, Herheimer A, et al. Evidence-Based Dermatology, 3rd edn. London: BMJ Books/Wiley Blackwell, 2014.

Williams HC, Dellavalle RP. The growth of clinical trials and systematic reviews in informing dermatological patient care. J Invest Dermatol 2012; 132: 1008-17.

Interest groups/societies

American Dermatoepidemiology Network (ADEN): http://adenet.us/.

British Epidermo-Epidemiology Society (BEES). BEES runs an annual meeting, annual 3-day course on understanding epidemiological principles in evidencebased dermatology and a summer school. http://www.bees.org.uk/about/.

European Dermato-Epidemiology Network (EDEN). Website containing details of current epidemiological projects and meetings. http://eden.dermis.net/content/e02eden/e01aims/e01programm/index_ger.html.

International Dermatoepidemiology Association (IDEA). Normally accessed via EDEN or ADEN.

(All last accessed May 2014.)

Useful websites and online resources

Centre for Evidence-Based Medicine (CEBM). The Centre is based at Oxford, UK. The website contains a list of useful teaching resources for evidence-based medicine, along with a glossary of terms and Palm resources. http://www.cebm.net/.

Centre of Evidence Based Dermatology. This author's team, which includes the Cochrane Skin Group and the UK Dermatology Clinical Trials Network. The Centre website has a large resource section that includes databases of all randomized controlled trials for eczema, the UK Diagnostic Criteria for Atopic Dermatitis manual, annual evidence updates for common skin diseases and details about the international Harmonising Outcomes for Eczema (HOME) project. http://www.nottingham.ac.uk/dermatology/.

Cochrane Library. Widely acknowledged as the most reliable source of evidence, it contains the largest collection of systematic reviews and clinical trials in the world. It is free to any user in the UK with an IP address, and also in many other countries such as India, Finland, Ireland and Norway. http://

www. thecochranelibrary. com.

Guidelines on reporting various study designs such as epidemiological studies, randomized controlled clinical trials, diagnostic test studies, etc. are all to be found at the EQUATOR (Enhancing the QUAlity and Transparency Of health Research) website. http://www. equator-network. org/.

ProQolid. Patient-reported outcome and quality of life instruments database. http://www. qolid. org/

Trainees' curriculum for dermato-epidemiology. A list of guided reading and questions developed by dermatoepidemiologists from the International DermatoEpidemiology Association (IDEA) in conjunction with the American Academy of Dermatology (AAD). http://www. nottingham. ac. uk/～muzidea/aadcurric. htm.

(All last accessed May 2014.)

(译者:杨帆　一审:刘鹏月　二审:李承新　郑艺　三审:王涛　润色:沙爽)

参考文献

所有文献请查阅网址:www. rooksdermatology. com.

以下列出的是重要参考文献。

What is epidemiology and why is it relevant to dermatology?

[6] Goldberger J. The etiology of pellagra. *Public Health Rep* 1914;29:1683-6.

Thinking in terms of populations rather than individuals

[3] Taplin D, Porcelain SL, Meinking TL, *et al*. Community control of scabies: a model based on the use of permethrin cream. *Lancet* 1991;337:1016-18.

How much of a public health problem is skin disease?

[3] Williams HC. Defining cases. In: Williams HC, Strachan DP, eds. *The Challenge of Dermato-Epidemiology*. Boca Raton, FL: CRC Press, 1997:13-23.

[16] Hay RJ, Johns NE, Williams HC, *et al*. The Global Burden of Skin Disease in 2010: an analysis of the prevalence and impact of skin conditions. *J Invest Dermatol* 2014;134:1527-34

What determines the frequency of skin disease in populations?

[29] Silverberg JI, Hanifin J, Simpson EL. Climatic factors are associated with childhood eczema prevalence in the United States. *J Invest Dermatol* 2013;133:1752-9.

Describing the natural history and associations of specific skin diseases

[5] Williams HC, Wuthrich B. The natural history of atopic dermatitis. In: Williams HC, ed. *Atopic Dermatitis: the Epidemiology, Causes and Prevention of Eczema*. Cambridge: Cambridge University Press, 2000:41-59.

[14] Langan SM, Groves RW, Card TR, Gulliford MC. Incidence, mortality, and disease associations of pyoderma gangrenosum in the United Kingdom: a retrospective cohort study. *J Invest Dermatol* 2012;132:2166-70.

Health services research in dermatology

[5] Schofield J, Grindlay D, Williams H. *Skin Conditions in the UK: a Health Care Needs Assessment*. Nottingham: Centre of Evidence-Based Dermatology, University of Nottingham, 2009.

[18] Hay RJ, Hernandez HA, Lopez GC, *et al*. Wastage of family income on skin disease in Mexico. *BMJ* 1994;309:848.

Conclusions

[7] Nijsten T, Stern RS. How epidemiology has contributed to a better understanding of skin disease. *J Invest Dermatol* 2012;132:994-1002.

[8] Langan S, Schmitt J, Coenraads PJ, Svensson A, von Elm E, Williams H; European Dermato-Epidemiology Network (EDEN). The reporting of observational research studies in dermatology journals: a literature-based study. *Arch Dermatol* 2010;146:534-41.

6

第6章
卫生经济学与皮肤疾病

Matthias Augustin, Magdalene Krensel

Institute for Health Services Research in Dermatology and Nursing, University Medical Center Hamburg-Eppendorf, Hamburg, Germany

背景

疾病的经济负担是指疾病带来的直接、间接和无形经济成本的总和。随着医疗保健的不断创新和国家与国际卫生政策的转变，人类寿命不断提高，但国家、社会和个人经济资源是有限的，必须对医疗程序的方法进行卫生经济评估，优化经济资源分配。在皮肤科领域，过去10年的特点是许多疾病的发病率和患病率不断升高，导致对医疗保健资源消耗需求的不断增加。由于人口普遍老龄化，在皮肤癌、过敏等多个领域，这一增长超出预期。例如，在澳大利亚，皮肤癌的数量、比例和社会负担正逐步增加，是在所有癌症中经济影响最大的[1]。在欧洲国家，皮肤癌的发病率也在上升[2-5]。例如，在英国，基底细胞癌（basal cell carcinoma，BCC）的发病率从1996年的134/10万增加到2003年的162/10万[6]，上升了12%；在斯洛伐克，1978年至1995年，非黑素瘤皮肤癌（nonmelanoma skin cancer，NMSC）的发病率男性增加了59.1%，女性增加了58.5%；在丹麦，1987年至2007年，非黑素瘤皮肤癌的发病率从46.2/10万增加到121.2/10万。在德国，2003年至2010年，非黑素瘤皮肤癌和黑素瘤[7-9]的总体增长率约为80%，意味着平均年增长率为8%～10%。

过敏性疾病和特应性湿疹（atopic eczema，AE）患病率增长趋势也很明显。例如，有研究显示，英格兰AE患病率从2001年的9.6%增加到2005年的13.6%；在丹麦儿童中，AE患病率从1986年的17.3%升高到2001年的27.3%[10,11]；但与之相反，AE的发病率在丹麦1993年至1998年间保持稳定[12]；另一项瑞士的研究同样没有得出确切的结论，该研究显示，患者报告的AE症状从1992年的4.6%增加到2001年的7.6%，但医师诊断报告的发病率却保持稳定[13]。慢性损伤是人口老龄化导致皮肤疾病负担加重的案例，其常见于老年人中。例如，英国65岁及以上男性发病率约为0.76/1000，女性发病率为1.42/1000[14]。据估计，1997年欧洲国家约有1%的人口患有慢性腿部溃疡[15]。由于社会正逐步老龄化，人们预计该病流行率将更高，并且在未来会逐步上升，从而导致疾病的经济负担增加。

由于疾病流行病学的变化、医疗不断进步创新和财政资源有限性，导致我们要在公平的基础上，来制定卫生经济资源分配的决策。在这方面，卫生经济分析可以为卫生政策、医院、制药业和其他医疗保健领域的决策者提供一些支持和指导。此外，皮肤科医师也是合理使用医疗资源治疗皮肤疾病的关键。

本章概述了卫生经济学及其在决策皮肤疾病经济负担中的应用。

卫生经济学方法介绍

卫生经济学分析了卫生保健的经济学因素[16]，是一种集经验性、理论性和跨学科于一身的科学，侧重于研究卫生服务的生产、分配及在卫生领域的经济成果。尤其注重资源（如人力、药物、医院密度和利用率、诊断和治疗项目的供应）的平衡使用及分配，以及获得卫生服务的效果、效用、质量和公平性。因此，卫生经济学家的责任范围包括获取、评估和比较不同类型卫生保健的成本、效益、效果和效用。利用作者和目标群体的基本视角和专业背景，来决定卫生经济学的范畴和使用，包括社会政策学、金融学、精算学、管理或微观经济学。

卫生经济学分析是使用不同经济学方法考察和评估医疗程序的总称[17]。根据研究的问题、视角和目的，可以选择不同的效益和成本估算方法进行分析。卫生经济学的基本任务是对可用资源进行描述、评估、分配和合理布局。因此，可以设计卫生经济评价研究，评估特定干预措施、卫生机构和程序等在不同适应证之间的成本和成本效益比，或卫生保健系统变化对利益相关方的影响[18]。无论如何，鉴于医疗卫生资源的有限性，卫生经济学分析结果可作为优化卫生服务的基础。

卫生经济学的评估视角

在评估成本和效益数据之前，必须选择卫生经济学分析的视角（图 6.1），这就定义了评估信息的角度。社会视角关注各种成本，而不论这些成本是由谁承担。除治疗、药物和医疗器械产生的直接医疗费用外，还关注直接的非医疗费用，例如交通、护理或儿童保育的费用和由于健康损害造成的生产力损失等间接费用。从第三方支付者（如医疗保险公司）的视角来说，特别要考虑其预算责任范围内的费用。而其他部门可能节约的费用（如防止过早退休），要么没有被考虑进来，要么被认为不太重要。负责患者照护的医师主要关注药物或医疗器械治疗产生的直接成本，而不需要关注与社会和医疗保险公司相关的后续费用。与医师一样，医院管理人员不但应该关注治疗所产生的费用，而且还必须考虑更广泛的直接成本，例如员工、住宿和餐饮开支。而从患者的角度来看，患者则应侧重于自负费用和治疗效果。卫生经济学分析通常不是独立进行，而是对其他评估的补充。如图 6.1 所示，评估中包含的因素取决于研究视角，以上推荐的视角类型也因国家而异。例如，瑞典整体考虑医疗、人道主义和社会经济因素；英国采用国家医疗服务体系和患者视角[19,20]；在德国研究人员选择法定医疗保险或社会视角；而在西班牙，必须采用社会和第三方支付者的视角[21,22]；在法国，视角取决于研究目的[23]。这就从一定程度上解释了为什么应谨慎对比从不同视角进行的卫生经济评价结果。

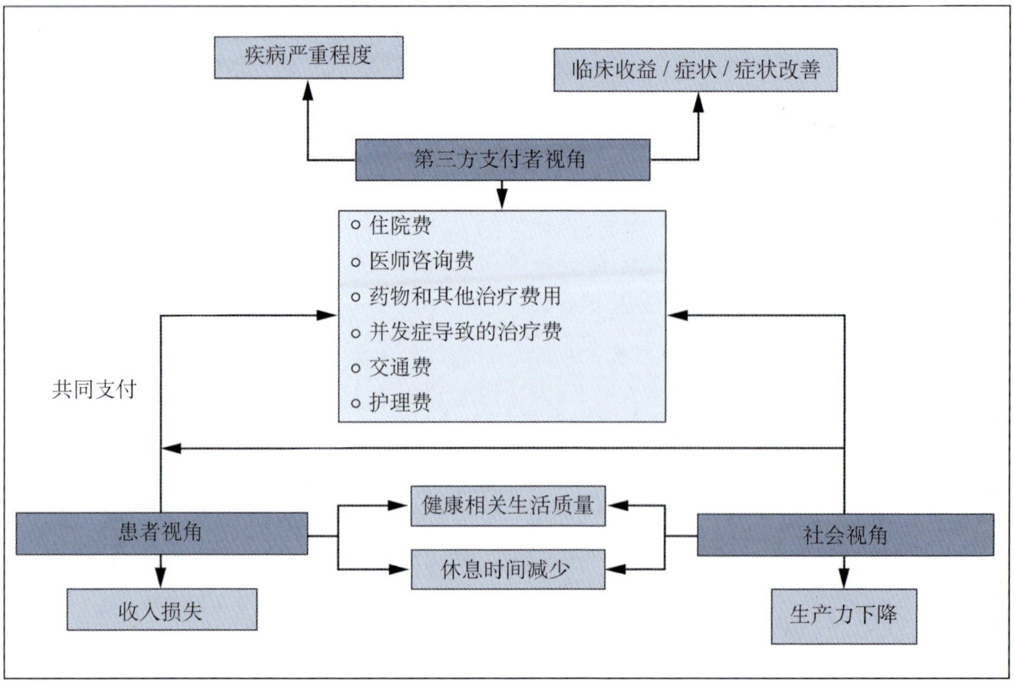

图 6.1 卫生经济学分析的各种视角

卫生经济学评估的方法

在下一步的经济评估中，必须确定数据来源。如果要分析回顾性数据，可以使用的是已存在的数据进行二次研究。二次研究的方法包括荟萃分析和建模，比如决策树、马尔可夫模型或离散事件仿真。另一种研究设计基于实地研究，针对给定的研究问题明确记录数据。从实地研究中获得的数据具有高度可信度，因为它们的准确性和及时性更高，因此在卫生经济评价中具有更大价值。实地研究可以采用回顾性或前瞻性分析，如德尔菲法与临床或观察研究。此外自下而上和自上而下的方法有所区别，自下而上的方法意味着在个人层面收集流行病学、医学和经济学数据，使用这种方法，输入和输出可以追溯到特定的人，主要用于实地研究，其优势在于可以在个人层面、子群体或上级层面进行分析；与之相对，自上而下的方法使用了自下而上研究的汇总数据，因此主要用于二次研究，包括来自官方统计的二次数据，其主要优点是成本低，更容易获得数据，缺点是收集的数据是针对其他的目的，对卫生经济学分析缺乏针对性。由于信息质量和完整性的不同，这些数据在用于分析时具有局限性。

如图 6.2 所示，卫生经济学分析有不同的研究设计，使用数据的来源不同，水平和质量也各有差异。但根据所使用的成本和效益数据，不同类型的研究之间也有区别。第一步是需要明确，要进行非比较研究还是比较研究。

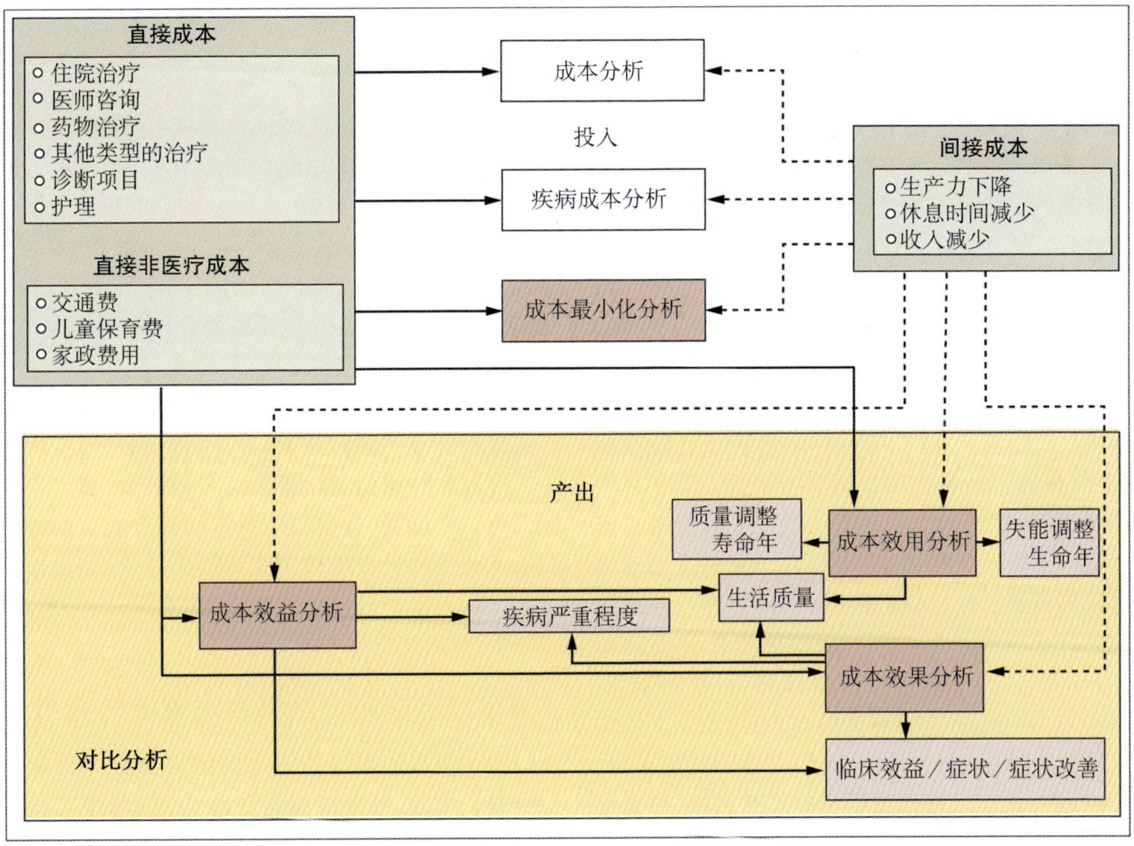

图 6.2　卫生经济学分析的方法

实施非比较研究是进行卫生经济学分析的最简单方法，可以设计为成本分析或设计为确定直接、间接和无形成本的疾病成本研究。

间接成本是那些没有支付任何费用，但可能产生的机会性花费或预期收益。通常，间接成本由疾病导致的生产力丧失引起。生产力成本包括缺勤、带病出勤和无偿劳动。许多皮肤疾病会对缺勤（由于请假而导致的成本）和带病出勤（由于疾病导致生产效率下降影响工作时间而产生的成本）有重要影响。

间接成本可以通过人力资本法或摩擦成本法两种不同的方式进行评估。人力资本法是在一个人终身都充分工作的假设下计算生产力损失的方法，这种方法保守性不足。而摩擦成本法则是假设了缺勤的情况，从而评估了在找到完全代替患病者的这段时间内生产力的损失。如果疾病导致长期缺勤，则通过人力资本法计算间接成本会导致成本增加。即使短期缺勤，使用人力资本法也有可能高估间接成本，因为有同事承担了这些工作，或者患者在康复后回归工作[24,25]。无形成本反映了生活质量(quality of life，QoL)受损，因此只能在单个患者水平上进行评估。为了评估与健康相关的生活质量，皮肤科领域已经研发了大量工具[26,27]。疾病成本研究的目标是了解一种疾病的经济负担，并比较不同疾病的影响，为政府和医疗服务提供者(如医院)用于支持决策。分析成本可以针对每个患者在个体水平上进行，也可以针对不同疾病阶段的亚组或针对特定区域的整个人群进行。此外，具体类型的成本可以单独考虑。分析成本研究不涉及某种干预的效果(产出)，而只关注于成本(投入)。

比较研究的目的是评估替代疗法或诊断程序的成本和健康效益，包括成本-效益，成本-效用，成本-效果和成本最小化分析。成本-最小化研究使用的数据类型与成本研究相同，均不对结果进行分析，因为所作的假设是，所有比较的备选方案都具有相同的结果。这种研究类型的优点在于可行性好。在成本效益分析(cost-benefit analysis，CBA)中，除了考虑所需的成本外，还要考虑效益(产出)，均以货币来表示。评估的根据是人力资本增加对于支付意愿(willingness to pay，WTP)的影响或者基于体现患者偏好的联合分析法[17]。这类研究的目标是用货币比较净收益，由于两种或多种替代治疗的成本和收益的差异会产生不同的净收益，因此这种方法的优点在于考虑到无形收益。该方法的困难，一方面在于支付意愿和人力资本相互依赖；另一方面在于受访者的净收益难以获得。进行成本-效益分析时，会给医疗保健中的每个相关者(参与者)分配一个固定预算，可进行成本-效果分析(cost-effectiveness analysis，CEA)，评估对患者和社会产生的最大效益。产出以临床效果评价，例如受银屑病及其严重程度影响的皮肤区域，黑素瘤的分期或生活质量(QoL)。QoL 可以用四种不同的方式测量[28]：第一项是使用一般的健康情况问卷调查，如《简明健康测量量表 SF-36(SF-36)》或《欧洲五维健康量表(EQ-5D)》，后者是检测偏好的问卷，如使用联合分析或离散选择研究[29,30]。这两种方法都会得到总体的 QoL 值。最后两种方法评估了具体疾病和特定条件下的 QoL。皮肤病学专用量表，如皮肤病生活质量指数(dermatology life quality index，DLQI)或 Skindex，可用于比较一组不同皮肤疾病的成本效益，但不能用于其他系统的疾病；而使用疾病特异性量表，如银屑病残疾指数评估的 QoL 只能在同一疾病范围内进行比较[31-33]。成本-效用分析(cost-utility analysis，CUA)可以归为 CEA 的子群，侧重于将 QoL 作为结果[17]。此处，效用、精度选择或数值是通过实施不同类型的调查来确定的[34]，可以通过视觉模拟量表(visual analogue scales，VAS)、标准博弈法、时间交换法(TTO)或 EQ-5D、SF-36 等评估生活质量的问卷进行测量。VAS 是一种直接的方法，也是衡量效用的最简单方法。QoL 是对于明确疾病的视觉评分量表。使用标准博弈法，人们必须在两种情况之间做出选择，第一种情况是健康状态明确，第二种情况是健康状态不明确，患者健康生存或死亡的概率不确定，概率会改变，直至患者对两种选择犹豫不决。时间交换法是调查人们愿意放弃生命剩余的多少健康生活时间，而不是承受某种特定的慢性病度过余生。在健康状况暂时下降的情况下，人们必须在疾病持续期间 QoL 中度降低和在更短时间内 QoL 明显降低之间做出选择，在这两种情况之后患者都会恢复健康。QoL 恶化持续时间不等，直到被问及的患者对两种选择态度无差别。这些测量可用作质量调整寿命年(quality-adjusted life year，QALYs)或失能调整寿命年(disability-adjusted life-years，DALYs)的权重，不仅考虑了某个项目或治疗所获得的生存时间，还考虑了 QoL(图 6.3)。本研究设计的另一个优势是可以针对不同疾病的干预措施、不同的结果，以及结果组合或不同疾病的负担进行比较。

如果产生的费用带来适当的效益，就可以从不同疗法/项目的比较研究中得出的符合有效性标准的结论。此处的效益可以定义为临床疗效(如银屑病的面积严重程度指数)、货币(如疾病费用)或无形参数(如 QoL、幸福感)。

卫生经济学研究结果在决策中的应用

决策者使用这些研究的结果来分配资源和医疗服务。因此，可以根据对于优先级、合理优化和缩减规模的监管和限制程度来调整影响。优先级是指根据医疗需求的等级制定医疗服务的顺序，分为垂直优先级和水平优先级[35]。垂直优先级是通过治疗相同适应证来实现的，而水平优先级是在不同疾病的治疗之间进行。如果研究目标是限制医疗服务，则可以将优先级作为缩减规模的基础。缩减规模是指由于资源有限而停止必要的医疗服务或项目，因此是成本控制最有效的工具。但是，缩减规模的程度存在不同，轻度缩减允许人们自费支付医疗保险未覆盖的医疗服务，但在最严格缩减时，患者不可以使用医疗保险

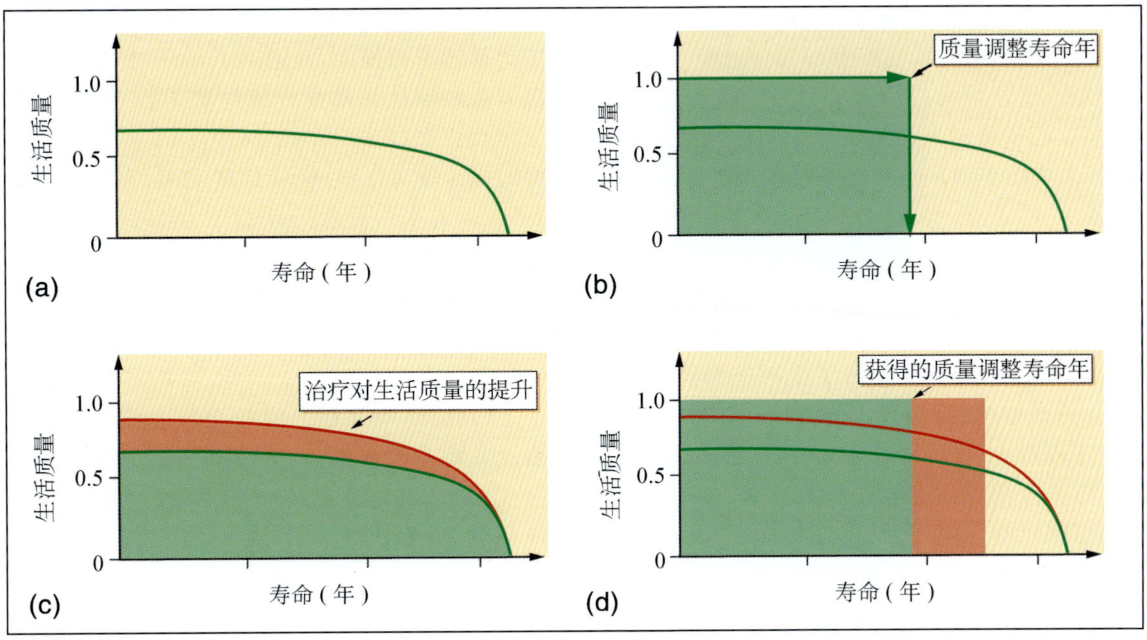

图 6.3 生活质量(QoL)与质量调整寿命年(QALYs)

未覆盖的服务。与缩减规模相比,合理优化的目的是在保持供应质量稳定的前提下,通过降低成本来提高效率或生产力。此外,合理优化是一种经济学理论,要求以最小的投入实现既定目标,或以现有的手段尽可能多地实现目标。

如图 6.3 所示,卫生经济学分析可以采用不同的方法和研究设计。在下文中,将详细阐述皮肤病的经济负担以及成本与效益之间的关系。皮肤疾病种类虽数以千计,但每种疾病范畴较小,所以皮肤科的卫生经济学只能通过一些常见的病种来说明。

皮肤疾病的经济负担

在美国,疾病的年度经济负担被证明是社会的相关成本因素[36]。因此,Bickers 等分析了直接、间接和无形成本的二次数据。所涉及的 22 种皮肤疾病的直接和间接费用总计为 393 亿美元,其中 3.5%(13.58 亿美元)来自银屑病,14.1%(55.55 亿美元)来自皮肤癌,30.4%(119.51 亿美元)来自皮肤溃疡与伤口。在下面,介绍两种具有不同临床过程和成本结构的皮肤疾病的国家经济负担,从而概述皮肤病引起的成本、卫生经济学的方法如何在实践中使用,以及这种方法怎样导致结果的实质性差异。

皮肤癌

皮肤癌是一种危及生命的皮肤病,具有重要的经济影响。一旦患病很容易复发,非黑素瘤皮肤癌比黑素瘤更易复发。例如,在德国,大规模筛查中诊断出的黑素瘤中有 22/1815(1.2%)为复发,而在非黑素瘤皮肤癌中,复发比例为 1352/14 178(9.5%)[37]。另一项在美国进行的研究发现非黑素瘤皮肤癌的复发仅出现 21/487 例(4.3%),但仍比黑素瘤的复发率高了三倍多[38]。疾病成本研究具有确定经济负担最适合的研究设计,因此是此处应考虑的唯一研究类型。

在 Seidler 等的一项成本研究中,对美国 65 岁及以上人群($n=15\ 130$)估算了黑素瘤的经济负担(见第 143 章)[39]。作者使用全美人口数推算了 1858 例黑素瘤患者的医疗保险费,该预测仅从医疗保险的角度考虑了门诊就诊和咨询、手术和病理治疗、放射干预、实验室检查、急诊就诊、住院和化疗以及外部放疗的直接成本。每年花费是按疾病阶段而不是所使用资源来区分,1996 年全国人口的总费用为 2.49 亿美元。根据疾病的阶段,每个患者每年的费用为 5247~23 285 美元。根据 5 年观察期间死亡患者数据计算的黑素瘤终身治疗费用总计高达 28 210 美元。

另一项来自美国的经济成本回顾性研究评估,由于皮肤癌死亡导致的生产力损失[40],研究对象包括

15 岁及以上的人群，平均预期寿命被设定为计算潜在寿命减少的界限。作者指出，2006 年美国因黑素瘤死亡的人数为 8437 人（男性 5474 人，女性 2963 人），平均每人潜在寿命减少 20.4 年，总计寿命减少 166 261 年。为了确定死亡导致的生产力损失的货币价值，选择人力资本法来估算终身收入的现值。男性的平均每人死亡成本为 441 903 美元，女性为 401 046 美元，因此共计 35 亿美元。

从英国社会视角来看，2002 年皮肤癌的成本来自英国国家医疗服务体系（NHS）的常规数据，采用自上而下的方法得出[41]。评估了全科医师咨询、门诊就诊、住院治疗、缺勤和死亡的费用。如果工资由法定病假工资系统承担，则考虑继续支付工资。通过使用人力资本方法评估死亡造成的成本。结合当时英格兰的退休年龄，如果死亡发生在女性 60 岁之前或男性 65 岁之前也考虑在内。药品费用未包含在内。NHS 承担的费用总计为 1.016 亿英镑，用于治疗 67 571 例新诊断的皮肤癌，其中 6928 例为恶性黑素瘤，费用包括 131 880 次全科医师咨询（260 万英镑）、14 000 次住院（2490 万英镑），49 000 次日间治疗（1350 万英镑）和 90.7 万次门诊就诊（6050 万英镑）。患者自负费用达到 1930 万英镑，包括全科医师咨询费用（90 万英镑）、住院费用（6 万英镑）、日间治疗（90 万英镑）和门诊就诊费用（1740 万英镑）。由于失去 218 000 个工作日而导致的生产力损失约为 2090 万英镑，在达到退休年龄之前死亡引起的额外支出达到 9820 万英镑，因此 2002 年英国因皮肤癌造成的总费用为 2.4 亿英镑。

Tinghög 等从社会视角分析了 2005 年瑞典的疾病成本[42]。采用自上而下的方法进行住院治疗统计，采用自下而上的方法进行门诊和基础保健统计。在这种情况下，还考虑了疑似诊断的费用。3125 例住院病例的直接医疗费用为 1310 万欧元，100 982 例门诊患者为 6000 万欧元，42 135 次基础保健为 650 万欧元，总计 7964.3 万欧元，药物费用和直接非医疗费用未包含在内。考虑到受教育的时长和法定退休年龄，25—64 岁人群由于死亡率和发病率而产生的间接费用也包括在内。病假总计损失 181.5 个工作年，提前退休则损失 87.75 个工作年，这种生产力损失导致了 950 万欧元的间接成本。另外一项成本是由 454 例患者过早死亡引起的生产力损失，导致了 1816 个工作年度损失，成本为 5330 万欧元。2005 年瑞典皮肤癌的社会成本总计高达 1.42 亿欧元。

Chevalier 等从医疗机构的视角评估了法国一家医院中黑素瘤的经济负担[43]。数据来源于 2004 年卫生部国家数据库，共记录了 42 911 次住院治疗，因黑素瘤或原位黑素瘤导致的费用为 5895.4 万欧元。大多数患者（$n=32\ 989$）接受了门诊治疗（定义为住院时间少于 48h）。根据诊断结果，平均住院时间在 1～14.4d，平均放射治疗费用为 161 欧元/d，平均手术费用为 913 欧元/d。26 735 例（62.3%）无转移患者的治疗费用为 3221 万欧元（54.6%），16 176 例（37.7%）转移患者的治疗费用为 2674.3 万欧元（45.4%）。

Fransen 等从社会视角分析了澳大利亚非黑素瘤皮肤癌的发病率和治疗费用[1]。对澳大利亚联邦医疗保险 1997 年至 2010 年期间的数据进行了回顾性评估，并预测了 2015 年。费用包括住院和门诊（全科和专科）治疗、处方药物和病理检测，但各项花费未进行单独分析。1997 年非黑素瘤皮肤癌的诊治项目达 412 493 次。截至 2010 年，服务总额增长了 86%，达到 767 347 项，包括个人支出的总成本共计 5.11 亿澳元。从这些数据推算，2015 年服务总数将进一步增加到 938 991 项，总成本将增加到 7.03 亿澳元。

Stang 等从法定医疗保险的视角评估了 2003 年德国非黑素瘤皮肤癌和黑素瘤的经济负担[44]。通过将每种诊断治疗的病例数与诊断相关分组（diagnosis-related groups，DRG）的费用相乘，对住院费用进行回顾性分析。为了估计门诊治疗的费用，门诊服务的数据来自 35 名皮肤科医师，并推算至整个人群。黑素瘤或原位黑素瘤的住院天数为 159 083d，花费为 6160 万欧元，非黑素瘤皮肤癌的住院天数为 332 500d，花费为 1.369 亿欧元。在门诊，黑素瘤的诊断和治疗进行了 372 850 项服务，非黑素瘤皮肤癌进行了 711 350 项，其未计算门诊护理费用。

比较这些研究的结果，门诊咨询是皮肤癌中最常用的医疗服务（表 6.1）。在英格兰占 94.2%，在瑞典占 97.9%，在德国占 99.2%，分别占医疗服务费用的 66.9%和 83.5%。这与先前的研究结果一致，即门诊咨询的费用约占皮肤癌所有直接医疗费用的 3/4（表 6.2）[36]。在分析直接和间接医疗费用的研究中，直接成本占总成本的比例略高，瑞典为 55.9%，英格兰为 50.1%。此外，还发表过有以疾病预防成本效益为研究重点的论文，讨论了其中一些项目降低死亡率和皮肤癌经济负担的潜力[45,46]。

表 6.1 使用的医疗资源和皮肤癌患者数量

参考文献	国家	视角	数量					
			就诊人次	住院人次	药物	人口	患病人数	寿命损失年
Seidler 等[39]	美国	医疗保险	有	有	有	—	1858	—
Ekwueme 等[40]	美国	社会	—	—	—	—	8437	166 261
Morris[41]	英国	国家医疗服务体系患者	1 038 800	63 000	—	—	67 571	—
Tinghög 等[42]	瑞典	社会	143 117	3125	—	—	—	—
Chevalier 等[43]	法国	医院	—	42 911	—	—	—	—
Fransen 等[1]	澳大利亚	社会						
		1997 年	412 493	—	—	18 514 741	—	—
		2010 年	767 347	—	—	21 911 011	—	—
		2015 年	938 991	—	—	23 626 109	—	—
Stang 等[44]	德国	法定医疗保险	1 084 200	64 622	—	82 500 000	—	—

表 6.2 选定国家的皮肤癌患病率

参考文献	国家	视角	直接医疗费用(百万)			间接费用(百万)	总花费(百万)
			门诊	住院	药品	生产力损失	
Seidler 等[39]	美国	医疗保险	有	有	有	—	US$ 249
Ekwueme 等[40]	美国	社会	—	—	—	US$ 3500	US$ 3500
Morris[41]	英国	国家医疗服务体系	£ 63.1	£ 39.3	—	£ 119.1	£ 240.8
		患者	£ 18.3	£ 1.0	—	—	
Tinghög 等[42]	瑞典	社会	€ 66.5	€ 13.1		€ 62.8	€ 142.4
Chevalier 等[43]	法国	医院	—	€ 58.95	—	—	€ 58.95
Fransen 等[1]	澳大利亚	社会					
		1997 年	有	有	有	—	
		2010 年	有	有	有	—	US$ 511.0
		2015 年	有	有	有	—	US$ 703.0
Stang 等[44]	德国	法定医疗保险	—	€ 198.5	—	—	€ 198.5

银屑病(见第 35 章)

银屑病是一种慢性皮肤病，影响了 1.5% 的英国人口[47]、2.5% 德国人口[48] 和 1.17%～1.43% 西班牙人口[49]。全世界有 0.2%～4.8% 人口患有这种疾病[50]。德国儿童患病率为 0.7%[51]。其经济负担不仅是由于发病率高，还因为生物制剂等创新医药产品价格高昂。此外，由于缺勤和带病出勤导致的间接成本也预计相当高。在美国最近的一项研究中，49% 的银屑病患者由于患病而经常缺勤[52]。下面讨论研究银屑病经济负担的调查研究(表 6.3)。

Levy 等从社会视角评估了加拿大中度至重度斑块型银屑病引起的疾病成本[53]，包括医师咨询、处方药、非处方药物、光疗、住院、实验室检查，以及工作、休闲活动中丧失生产力的费用。因此，该研究包括直接医疗费用和间接费用，还评估了皮肤病生活质量指数(DLQI)，但没有对成本进行分析。分析使用了自下而上的方法，从 3 个诊所的 90 例患者收集数据，并推算出加拿大总人口的预计费用。治疗银屑病的年平均直接医疗费用为人均 4557 加元，由银屑病引起的生产力损失为 2953 加元。在这项分析中，还考虑了银屑病间接导致的生产力损失，相当于额外增加 489 加元。根据这些费用推算加拿大全国大约 212 500 例中重度银屑病患者，每年的直接医疗费用总计高达 7 亿～10 亿加元。

表 6.3 选定国家的银屑病患病成本

参考文献	国家	例数	视角	每位患者每年的直接医疗费用			间接费用	总成本
				咨询	住院治疗	药物	生产力损失	
Levy 等[53]	加拿大	90	社会	—	CDN $ 4557[b]	—	CDN $ 2953	CDN $ 7510
Navarini 等[54]	瑞士	170	医务人员	CHF779	CHF691	CHF2658	—	CHF5321
		383	患者	—	CHF1193	—		
Sohn 等[55]	德国	184	法定医疗保险	€ 204	€ 2299	€ 2014	€ 1310	€ 6621
			患者	€ 794[b]	—	—	—	
Berger 等[56]	德国	192	国民保健署	€ 350[c]	—	€ 513	€ 1441	€ 2866
			患者	€ 562[c]	—	—	—	
Yu 等[57][a]	美国	56 528	医院	US $ 720	US $ 111	US $ 847	—	US $ 1976
Carrascosa 等[58]	西班牙	797	社会	€ 352	€ 36	€ 503	€ 189	€ 1079
Colombo 等[59][a]	意大利	150	社会	€ 158	€ 2510	€ 1092	€ 2682	€ 8371

[a] 其他项目的成本也包括在总成本中。[b] 直接医疗费用合计(咨询+住院治疗+药物治疗)。[c] 咨询和住院治疗的直接医疗费用。

Navarini 等使用混合方法估算了 2005 年瑞士因银屑病导致的费用[54]。为了确定自负费用、与健康相关的生活质量和生产力损失、疾病严重程度、处方药、诊断和治疗花费，使用自下而上的方法对患者和医师进行调查。住院治疗的利用情况、每个病例的平均住院时间、病例数和每位患者的就诊次数是由联邦统计局使用自上而下的方法得出。共有 383 例患者归还了问卷，并显示他们每年的自负费用为 1185 瑞士法郎。医师返回了 170 份关于患者的问卷，其中轻度银屑病的平均治疗费用 1100 瑞士法郎，中度为 2500 瑞士法郎，重度为 9900 瑞士法郎。用生物制剂治疗重度银屑病引起的额外费用为 2 154 547 瑞士法郎。关于住院治疗，2004 年瑞士医院共治疗了 3043 例患者共 3578 个病例，平均住院时间为 18.3d。若将患者平均住院时间与日均费用 1070 瑞士法郎相乘，则每例患者住院治疗费用为 19 581 瑞士法郎，所有人的总费用为 59 584 983 瑞士法郎。咨询费和药物治疗费分别为 929 瑞士法郎和 3780 瑞士法郎。根据瑞士总人口推断，患病人数为 86 170 人，2005 年的直接医疗费用总额将上升至 4.58 亿瑞士法郎，其中 38%由轻度银屑病产生，43%为中度，19%为重度。每例患者年度药物费用(2658 瑞士法郎)、门诊费用(779 瑞士法郎)、住院费用(691 瑞士法郎)和自负费用(1193 瑞士法郎)加起来共为 5321 瑞士法郎。尽管在问卷上有调查，但未分析与健康相关的生活质量和生产力损失。

一项从德国社会视角评估银屑病经济负担的回顾性研究，包括直接医疗费用和非医疗费用，以及由患者、保险公司、雇主和疾病基金承担的间接费用[55]。通过向患者和医师分发问卷共收集到 184 例患者数据。52 例患者共入院 63 人次，平均住院时间为 29.8d，每例患者花费 2299 欧元，患者的年度自负费用为 794 欧元。使用摩擦成本法估算生产力损失，将就业人员的平均每日总收入乘以患银屑病的前 3 个月内病假($n=57$)、旷工($n=6$)或“收入能力下降”($n-44$)的天数。每例患者每年会导致 1310 欧元的间接成本损失。门诊就诊和药物治疗费用分别为每年 204 欧元和 2014 欧元。因此，合计平均成本为每例患者 6709 欧元。将患者按治疗类型分为 3 组(分别为非系统治疗、常规系统治疗、未充分治疗)，统计自费支出、生产力损失、住院风险和住院时间，医疗需求(治疗是否足够)产生的住院治疗费用分别从 609 欧元增加到 1002 欧元，1048 欧元增长到 1635 欧元，1187 欧元增长到 3887 欧元不等。相比之下，在门诊，医师咨询和药物治疗费用在使用常规系统治疗组中最高(224 欧元和 3089 欧元)。然而，对于银屑病控制不佳的患者，总费用最高(6709 欧元)。这些调查结果并未推及整个国家以估算国家经济影响。

另一项多中心研究从社会视角评估了德国中重度银屑病患者的疾病花费，包括直接费用和间接费用[56]。通过回顾性调查、前瞻性调查和患者记录获得了 192 例患者的资料，106 例为中度银屑病，82 例为重度银屑病。每位患者得到的服务包括 7.2 次门诊咨询和 0.4d 住院治疗，平均每年花费 350.85 欧元。91.7%的患者药物治疗费用为 513.50 欧元。因此，第三方支付者的直接医疗费用总计为 864.35 欧元。从患者的视角来看，部分报销和不可报销的治疗和器材的总费用额外增加了 561.68 欧元。使用人力资本法计算年度间接费用，包括因病假、提前退休、失业或因银屑病无法工作而损失的工作日，每位患者的费用为 1440.20 欧元。德国银屑病治疗的年度总费用为每名患者 2866.23 欧元。从疾病的严重程度比较，没有发现显著差异，但接受系统治疗患者的总费用(4985 欧元)显著高于接受其他治疗的患者的费用(1173 欧元)。此处调查结果没有推及总人口来估算对国家经济的影响。

Yu 等使用从国家数据库获得的信息，从第三方支付者的视角回顾性评估了美国银屑病的年度直接成本[57]。他们选择了另一种研究设计，比较了 56 528 例银屑病患者与健康人群因任何原因产生的医疗服务总费用。银屑病患者并发症的发生率、医疗服务使用次数和医疗保健费用均明显高于健康人群。每位患者增加 1976.3 美元的经济负担，其中门诊治疗的年度费用为 719.5 美元，住院治疗费用为 111.4 美元，药物费用为 846.8 美元。接受系统治疗的患者诊断为中度至重度银屑病，约占患者总数的 9.3%。未接受任何系统治疗的患者治疗花费为 5010.9 美元的费用，而系统用药的患者治疗费用为 10 592.5 美元。与接受其他类型的治疗或没有接受治疗的患者相比，系统用药患者的处方药物及住院和门诊使用率显著增高，导致校正后的直接医疗费用分别高出 3886.4 美元、166.5 美元和 1747.7 美元。与未接受系统治疗的患者相比，接受系统治疗的患者成本增加了 7517 美元。该研究未对全国人口进行推算，由于选择的视角，也没有考虑自负费用和间接费用。

在西班牙，一项前瞻性观察研究采用了自下而上的方法，从社会角度考虑了银屑病的直接和间接成本[58]。研究共纳入 797 例患者，并要求他们记录卫生资源的使用情况，然后由作者进行货币定价。直接成本包括处方药、非处方药、诊断项目、医师咨询(如常规就诊、私人皮肤科医师、门诊就诊)和住院治疗的费用。平均每年直接成本为 890.5 欧元(占总成本 82.5%)，其中 502.9 欧元(46.6%)用于药物，36.4 欧元用于住院治疗，351.4 欧元用于咨询。患者平均需要支付 154.9 欧元的非处方药费用。间接成本被定义为因银屑病请病假而导致的生产力损失，达到 188.5 欧元。总成本合计高达 1079 欧元。按疾病严重程度分类，治疗重度银屑病(2169.3 欧元)的成本显著高于中度(1265.4 欧元)或轻度银屑病(893.3 欧元)。将这些调查结果推算到整个西班牙人口，银屑病的经济负担每年约为 5.32 亿欧元。

Colombo 等开展了一项多中心前瞻性研究，从社会视角评估了意大利的中重度银屑病成本[59]，该研究对 150 名患者及其医师采用了自下而上的方法进行调查。直接费用包括住院费、日间住院费、体检费、实验室检查费、光疗费和药物费，金额高达 5690.10 欧元，其中 44%由住院治疗引起，19%由药物治疗引起(没有患者接受生物制剂治疗)。间接成本被定义为由银屑病引起的早退、病假和休息时间减少而导致生产力下降，通过人力资本法计算，将生产力损失乘以平均国民总收入，得出每位患者的间接成本为 2681.51 欧元。银屑病的年度总费用高达 8371.61 欧元。严重银屑病患者的花费平均为 11 434.40 欧元，明显高于中度银屑病患者(5226.04 欧元)。根据意大利人口推算，全国花费每年约为 24.03 亿欧元。本研究中不包括自负费用。

对疾病负担研究的反思

卫生经济学分析有许多方法和研究设计。即使只分析疾病负担，文献也显示出大量不同的基本假设和研究方法，这导致同一个国家的研究结果的可比性也有限，一项用于确定几种疾病花费的研究方法的综述也得出相同结果[60]。例如，78%的文章分析了住院治疗的费用，64%的文章分析了药物费用，45%的文章仅分析了生产力损失费用。研究之间的更深层的差异在于研究设计(如自上而下与自下而上的方法，以及总成本与增量成本)。即使仅考虑一种适应证，间接成本的评估方法也会有所不同，在某些情况下使用摩擦法，在其他情况下使用人力资本法。当使用人力资本法时，缺勤和带病出勤也发现存在较大的差别。

这两种高花费疾病的成本结构差异很大[36]。首先，直接成本在银屑病费用中占有最大比例(91.6%)，而在皮肤癌中仅占 31.4%；其次，更详细的分析也表明直接成本的构成存在巨大差异，银屑病治疗中占比最大的是药物(84.6%)，而皮肤癌是就诊费用(75.0%)。如将生活质量(QoL)损失考虑在内，则无形成本额外增加了 56 244 美元。

因此，对于任何有关疾病负担的数据都需要采用批判性的态度，审视所采用的方法、数据收集的质量、实施研究的时间和卫生系统的框架。

对皮肤病治疗决策的影响

皮肤病的经济负担包括支付方和患者的自负费用,社会的间接成本和患者及其亲属的无形成本。在实践中,很难确定个体患者的总成本。然而,在常规照护中,从患者视角开展评估,特别是评估与健康相关的生活质量至关重要。从经济上讲,患者的疾病负担使诊断和药物治疗等医疗措施的费用变得合理。在实践中,应该使用明确的治疗目标来确定治疗的成本效益。皮肤科医师应遵循卫生经济学原则,在以最低成本实现治疗目标(即患者利益)的前提下,为患者提供最有效的治疗。如果最经济的治疗方案失败,则有理由采用更昂贵的治疗方案,因此应在具有相同成功机会的几种治疗方案中选择最经济的。治疗决定后的所有费用都需要包括在内,而不仅仅是药物费用。此外,需要长远考虑,因为"早期投入"可能会带来长期回报。在国家、社会、法律和道德框架内,个人决策应该有利于患者的利益而不是成本。

(译者:石航 一审:裴晨晨 二审:李承新 王睿 三审:乔丽 润色:沙爽)

参考文献

所有文献请查阅网址:www. rooksdermatology. com.
以下列出的是重要参考文献。

[17] Drummond MF, Sculpher MJ, Torrance GW, O'Brien BJ, Stoddart GL. *Basic Types of Economic Evaluation of Health Care Programmes*, 3rd edn. Oxford: Oxford University Press, 2005.

[18] Icks A, Chernyak N, Bestehorn K, *et al*. Methods of health economic evaluation for health services research. *Gesundheitswesen* 2010;72(12):917-33.

[25] Evans C, Mertzanis P, Abetz L. Measurement strategies for indirect costs in economic evaluations. *Expert Rev Pharmacoecon Outcomes Res* 2003;3(6):703-16.

[27] Augustin M, Langenbruch A, Gutknecht M, Radtke MA, Blome C. Quality of life measures for dermatology: definition, evaluation, and interpretation. *Curr Derm Rep* 2012;1(3):148-59.

[28] Both H, Essink-Bot M, Busschbach J, Nijsten T. Critical review of generic and dermatologyspecific health-related quality of life instruments. *J Invest Dermatol* 2007;127(12):2726-39.

[36] Bickers DR, Lim HW, Margolis D, *et al*. The burden of skin diseases: 2004, a joint project of the American Academy of Dermatology Association and the Society for Investigative Dermatology. *J Am Acad Dermatol* 2006;55(3):490-500.

[39] Seidler AM, Pennie ML, Veledar E, Culler SD, Chen SC. Economic burden of melanoma in the elderly population: population-based analysis of the Surveillance, Epidemiology, and End Results (SEER)-Medicare data. *Arch Dermatol* 2010;146(3):249-56.

[53] Levy AR, Davie AM, Brazier NC, *et al*. Economic burden of moderate to severe plaque psoriasis in Canada. *Int J Dermatol* 2012;51(12):1432-40.

[55] Sohn S, Schoeffski O, Prinz J, *et al*. Cost of moderate to severe plaque psoriasis in Germany: a multicenter cost-of-illness study. *Dermatology* (Basel) 2006;212(2):137-44.

[60] Akobundu E, Ju J, Blatt L, Mullins CD. Cost-of-illness studies: a review of current methods. *Pharmacoeconomics* 2006;24(9):869-90.

7

第 7 章

遗传学和皮肤

John A. McGrath

St John's Institute of Dermatology, Division of Genetics and Molecular Medicine, Faculty of Life Sciences and Medicine, King's College London, London, UK

遗传学研究进展

医学遗传学领域的研究保持着快速发展的势态。大部分已知的单基因遗传性皮肤病已经至少被定位到了染色体的特定区域，越来越多的致病基因被发现[1]。此外，高通量二代测序技术（全基因组和全外显子组测序）的应用，得以发现多个皮肤疾病的致病基因，为皮肤病病理生理学提供了新认识，并为遗传性皮肤病带来了全新的诊断方法[2]。

相比之下，更常见而复杂的皮肤疾病（如银屑病和特应性皮炎）的分子遗传学基础研究进展则稍微缓慢，尽管某些遗传疾病已经明确了关键的易感基因突变，如丝聚蛋白基因功能缺失突变与特应性皮炎相关。举例来说，研究发现如果遗传了丝聚蛋白基因的一个突变，患特应性皮炎的风险会增高 6 倍，而遗传到丝聚蛋白基因两个突变时，风险则增高 150 倍[3]。

人类基因组计划是一项绘制人类完整基因组序列（30 亿个碱基对）的国际性研究项目，结果已表明人类基因组含有的基因只有大约 2 万个。但是，其中一些基因可以通过一种称为选择性剪接的过程编码出不同长度的蛋白质，2 万个基因从而编码产生了大约将近 10 万种基因产物[4]。不过，基因还有许多未知的调控和功能有待进一步研究和探索。值得注意的是，基因组的编码区只占总 DNA 的 1.5%左右，目前其他 DNA 所具有的功能（或缺失的功能）是研究的重点和热点。

展望未来，各种人类遗传学研究项目（如 Encode 计划）提供了许多基因调控方面的新数据，这些数据可能将提供更多的基因组信息，需要谨慎研究其临床相关性。Encode 计划展现出勃勃的雄心，旨在发现人类基因组中所有的功能元件[5]。于 2003 年成立、在 2012 年下半年发表了第一批数据，举世瞩目。Encode 计划的数据显示，约 60%的基因组进行了转录（但功能未知），约 20%的非编码 DNA 实际上是有功能的，在调控已知编码基因的表达方面发挥作用——称为"调节物组"功能。

目前一个非常重要的研究领域，就是分析破解这些功能性基因组与特定疾病的具体相关性。鉴于与其他病变器官相比，研究皮肤疾病的表型相对容易一些，因而可能很多人羡慕皮肤科医师。他们能够将基因组的新数据与患者皮肤的特定变化进行比对，实现更完善细致的基因型-表型关联性分析，从而为遗传性皮肤病的治疗和如何为患者提高临床疗效提供更深入的见解。

遗传信息、数据库和工具都可以进行在线共享，这为临床医师和研究人员提供了至关重要的支持。几项遗传研究方面的信息和数据在网络上保持着更新，具有研究价值。以下列出了若干信息网站（截至 2014 年 7 月都可访问）。

- 英国医学研究理事会人类遗传学分部遗传与分子医学研究所（Medical Research Council Human Genetics Unit, Institute of Genetics and Molecular Medicine)：http://www.hgu.mrc.ac.uk.该链接提供了遗传学研究的各种数据库和资源。

- 美国国家生物技术信息中心(National Center for Biotechnology Information)：http://ncbi.nlm.nih.gov/guide/.该网站是人类基因组计划相关信息的主入口站点。
- 英国卡迪夫大学医学遗传学研究所人类基因突变数据库(Human Gene Mutation Database，Institute of Medical Genetics in Cardiff)：http://www.hgmd.cf.ac.uk/ac/index.php.该网站收集了各种遗传疾病中发现的最新基因突变的重要信息。
- 加利福尼亚大学圣克鲁兹分校(University of California Santa Cruz)：http://genome.ucsc.edu/.该网站包含大量基因组参考序列和序列拼接工作草案图，还有数字门户连接多个有用的基因组学项目。
- 在线人类孟德尔遗传数据库(Online Mendelian Inheritance in Man，OMIM)：http://www.ncbi.nlm.nih.gov/omim/.OMIM是汇集超过12 000种已知人类孟德尔性状的目录，由美国巴尔的摩约翰霍普金斯医院已故的Victor McKusick博士创立。OMIM是获取最新人类孟德尔性状或者表型信息的绝佳起始点。每个性状都有一个6位MIM数字编号，在医学文献中该编号广泛应用于遗传性疾病的鉴定识别。MIM号的第一位数字表示遗传方式(经典)：1代表常染色体显性(1994年5月前的条目)；2代表常染色体隐性(1994年5月前的条目)；3代表X连锁基因座或表型；4代表Y连锁基因座或表型；5代表线粒体基因座或表型；6代表常染色体基因座或表型(1994年5月后的条目)。
- 美国国家人类基因组研究所Encode计划项目(Encode Project，National Human Genome Research Institute)：http://www.genome.gov/10005107.该网站提供Encode计划得出的基因组功能元件的最新信息。

医学遗传学的疾病分类与原理

"家族性""遗传性""先天性"这些术语经常被误解或误用。家族性是指某种疾病具有家族聚集发生的现象，表现为近亲属中发病率比一般人群预测患病率更高。遗传性疾病需经遗传变异，从一代传递到下一代。先天性简单地说，就是其特征在出生前就存在或者可检测到，这些异常也可能不是由遗传因素导致的，如环境中感染因子(如风疹)造成的发育缺陷和身体损伤(如羊膜带综合征)引起的畸形。只有一部分遗传性疾病在出生时就显现出来(即也为先天性)，但很多疾病到老年才发病。形成这种年龄依赖关系可能有多种因素，包括细胞或组织特异性功能的成熟、接触外源性物质或有毒物质的累积。

成年期发病的另一个重要的例子是遗传性癌症综合征，如2型神经纤维瘤病(NF)。其肿瘤形成需要肿瘤抑制基因的正常等位基因产生二次突变，这种突变表现为"体细胞"变异。

在遗传性皮肤疾病中，最大的一类是单基因遗传病，需要有一个基因的功能发生改变，通常称为遗传性皮肤病[1]。经典遗传性皮肤病有常染色体显性遗传(图7.1)、常染色体隐性遗传(图7.2)、X-连锁隐性遗传(图7.3)和X-连锁显性遗传(图7.4)4种遗传模式。较常见的皮肤病(包括银屑病和特应性皮炎)的易感性是由多个基因的共同作用决定的(有时涉及基因-基因的交互作用，称为上位性)。并且有充分的证据表明，环境因素还有进一步调节易感性的作用。这类疾病呈家族聚集性的复杂模式，称为多因子遗传。染色体的异常，无论是数量(非整倍体)还是类型(易位、复杂重排或微缺失)，对临床医师而言都很重要。特别是当患者出现伴有发育迟缓等一系列异常时，这种异常尤其重要。然而，染色体异常极少仅表现在皮肤上。

遗传特征是通过双螺旋DNA组成的染色体代代遗传的。基因是编码多肽的DNA碱基序列片段。基因在遗传图谱中的精确定位称为基因位点。在女性的大多数体细胞中，46条染色体呈同源配对状态；因此，每个基因都有两份拷贝，一份来自母本，另一份来自父本。在男性中，Y性染色体仅能在拟常染色体区域与X性染色体配对。减数分裂是产生雄配子和雌配子(生殖细胞)的细胞分裂过程。位于单个基因位点上控制同一性状不同表观类型的基因称为等位基因对。如果个体在某一特定基因位点存在两个不同的等位基因，即为杂合；如果两个等位基因相同，则此基因位点为纯合。与所有复杂的哺乳动物基因组一样，人类基因组序列是由数量相当可观的重复DNA组成(图7.5)。目前估算基因总数约为2万个，包括内含子在内，基因的平均大小为10～15kb。基因组中可能存在基因的多次重复拷贝，称为拷贝数变异。单个基因也可能出现基因内拷贝数变异，如

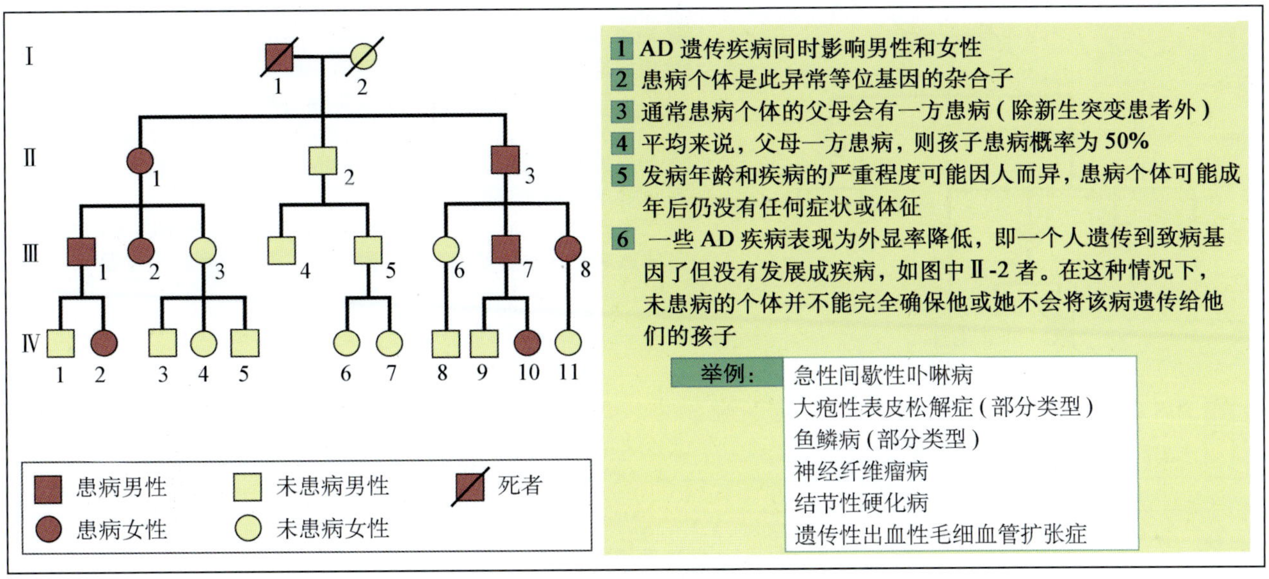

图 7.1 常染色体显性(AD)遗传

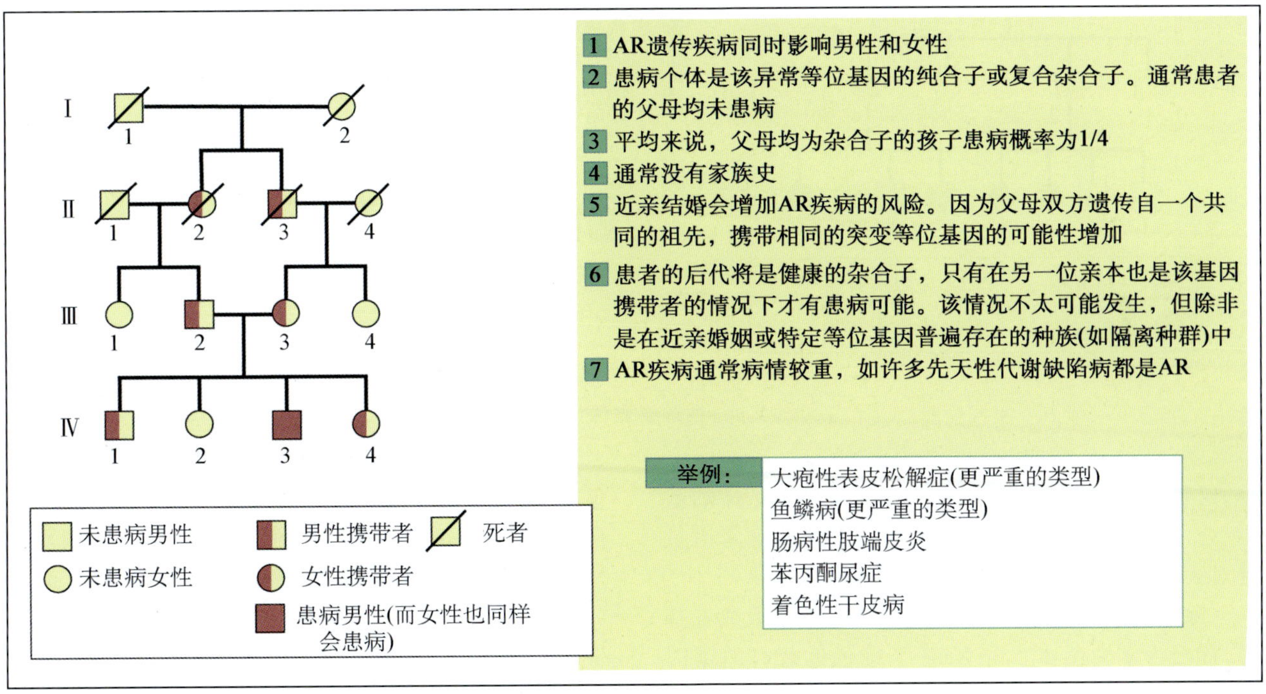

图 7.2 常染色体隐性(AR)遗传

FLG 基因编码序列中丝聚蛋白重复单元的数量有所不同(10、11 或 12)[2]。FLG 基因内拷贝数变异的临床意义在于皮肤干燥程度的差异性(10 个拷贝数与一种更干燥的皮肤表型相关)。

如果当染色体对中只有一条染色体上的位点存在单个等位基因(杂合状态)，就可以表现出一种表型，那么该等位基因为显性(图 7.1)；如果此等位基因对必须同时存在于两个相应位点(纯合状态或复合杂合状态)才能发挥其全部作用，则该等位基因为隐性(图 7.2)。半显性是指遗传到一个或两个突变等位基因后呈现出的一种表型，通常这两个等位基因有着更实质性的临床表现。即使父母双方没有患病，但常染色体显性遗传性状仍可能会在不止一个兄弟姐妹身上出现。这种现象可以通过性腺镶嵌现象来解

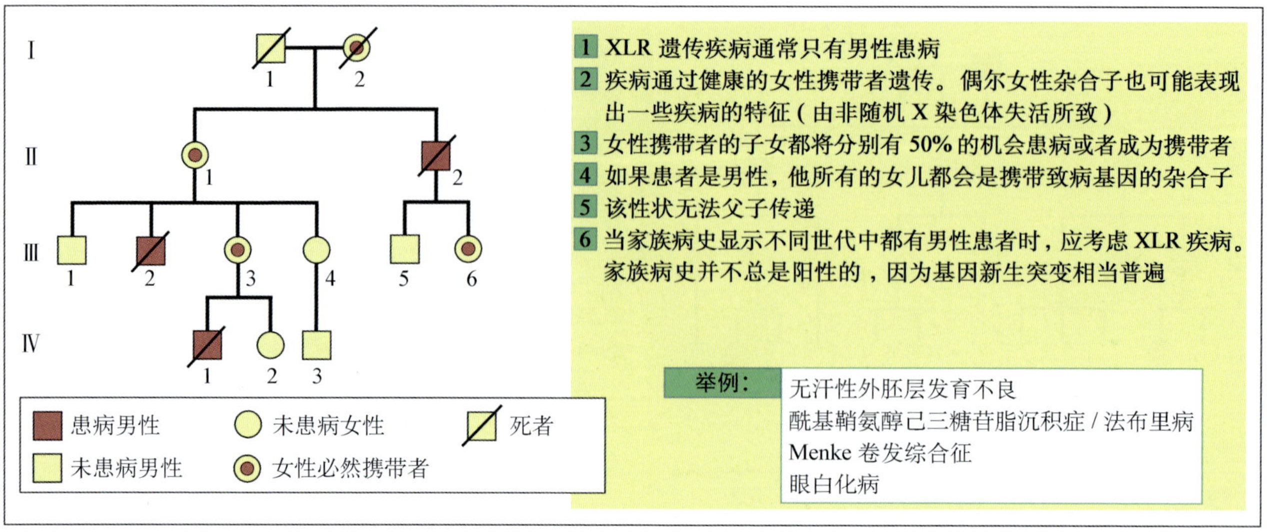

图 7.3 性连锁隐性(XLR)遗传

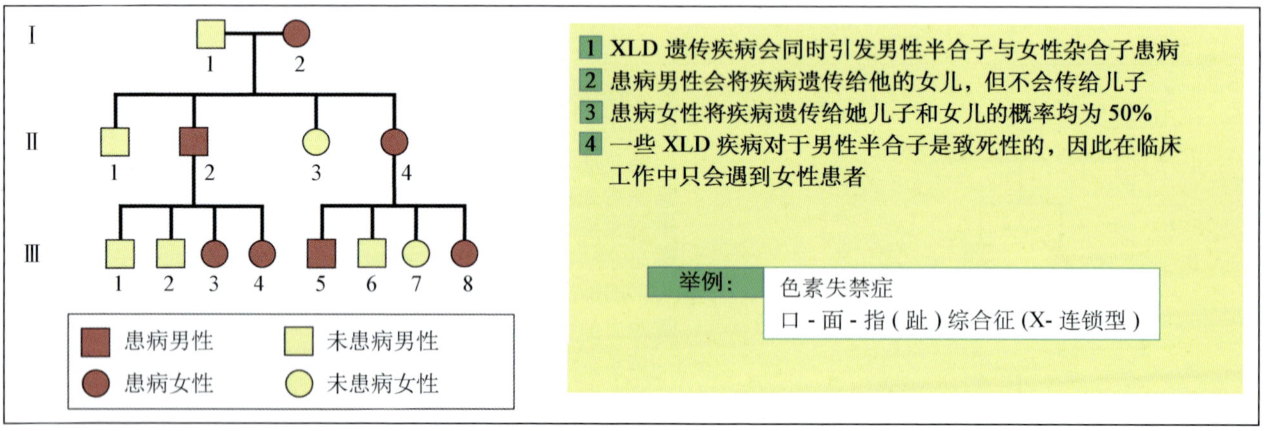

图 7.4 性连锁显性(XLD)遗传

释，这是由于该突变发生于生殖细胞中而不是体细胞中[3]。需要注意的是，“显性”和“隐性”这两个术语是针对表型性状而言的，而不适用于基因。

除性染色体(X 和 Y)外，其他染色体也承载着基因，称之为常染色体。由 X 或 Y 染色体载有的基因所控制的性状，称为性连锁(图 7.3 和图 7.4)。Y 染色体比 X 染色体小很多。绝大多数性连锁基因为 X 染色体所独有，Y 染色体上没有与之配应的基因位点。因此，“隐性”一词适用于只携带一个(突变的)等位基因的男性。对于男性，X 染色体上的基因不是成对的。当该类基因在男性中发生异常时，则适用半合子一词。携带 X 连锁突变的女性通常是杂合子，除了极少数以外(如 X 染色体失活偏移)，其他均无临床异常表现。在 X 染色体短臂末端存在一段足以使 X 染色体和 Y 染色体配对的同源区域，称为拟常染色体区，此区域可实现的 X 连锁传递与常染色体遗传特性相似。Y 连锁基因主要参与男性的性别决定过程(如 SRY 基因编码睾丸决定因子)或精子生成。

突变等位基因的作用不一定是恒定不变的，其产生相关性状的效果程度不同，可通过表达来衡量；致病基因产生任何作用的比例，可通过外显率衡量。遗传异质性用来描述由不同的遗传缺陷引起临床相似的疾病(表型)。遗传异质性这个概念之所以重要，有以下几个原因：①表现相同的疾病，可以是由完全不同的分子缺陷导致，自然病程不同，需要的治疗策略也不同；②由于缺陷可能具有不同的遗传模式，因此需要进行准确精细的遗传咨询；③遗传异质性在常见的复杂疾病中起着关键作用。相同位点(等位)的不同等位基因和在不同位点(非等位)的基因都能够产生相似的表型。来自一位亲本的DNA序列与来

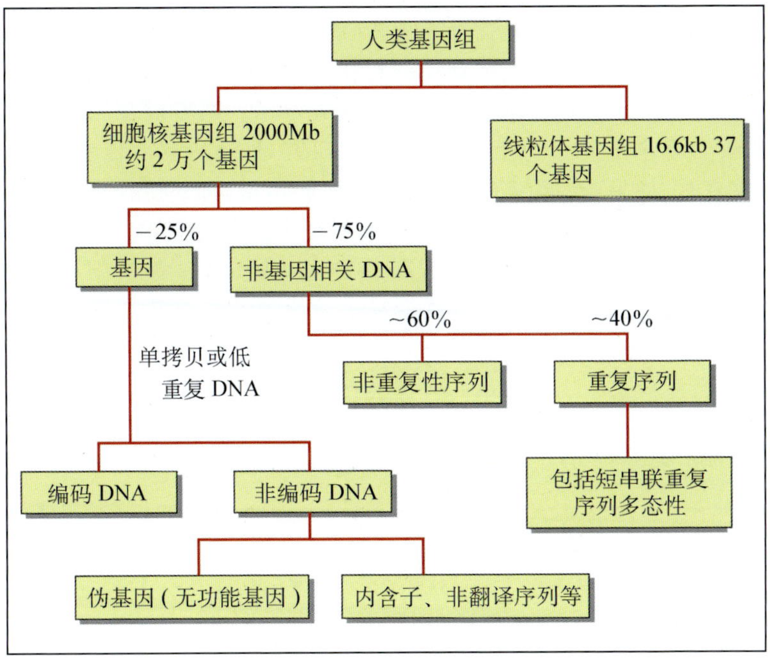

图 7.5 人类基因组组成

自另一位亲本的 DNA 序列的作用方式不同，这一现象描述为基因组印记[4]。印记（编码或非编码）携带的信号或特征性标记，可以反映核转录机制中该序列的亲本来源。在人类大多数的基因组中，来自母本和父本的基因之间，除多态性差异以外并没有什么区别。学界认为基因印记的分子基础是通过甲基化作用实现印记，甲基化是指将甲基基团（CH_3）加到 DNA 核苷酸上（通常是胞嘧啶）。甲基化通常与基因表达水平的降低有关。对于某些基因，甲基化只对来自父本或母本拷贝中的一方产生作用[5]。

除了占总基因库 99.995% 的细胞核 DNA，线粒体的内部还有一个环状染色体，由 14 个蛋白质编码区组成[5]。线粒体 DNA 主要编码参与呼吸链和氧化磷酸化的酶[6]。线粒体疾病主要是肌肉、神经系统和眼科疾病，这类疾病几乎完全遗传自母亲。线粒体基因组的改变也可能与衰老有关。

基因突变与疾病

大多数的基因突变是自发的，且原因不明。然而，某些因素会增加突变的概率，比如致突变的化学物质和电离辐射。如果没有这些物质，突变率为每复制 10 亿～100 亿个碱基对，才会有 1 个碱基对产生突变。如果体细胞发生了突变（体细胞突变），只有其子代细胞会受到影响，这个突变并不会传给下一代个体。只有配子或其前体产生的突变才能遗传给后代。通常，DNA 的复制是准确的，但突变还是会发生，或因为接触致突变物诱发，或因为减数分裂期 DNA 复制和修复过程中的错误而自发产生。染色体疾病可能源于染色体的数量或结构异常，常染色体或性染色体的异常都有可能发生[1]。体细胞为二倍体，整套有 46 条染色体；而配子（卵子和精子）是单倍体，减数分裂期染色体数目减半之后只携带 23 条染色体。由 1 条或多条染色体的增、减引起染色体数目异常，称为非整倍体。染色体断裂，随后进行不同构型的愈合重连，这个过程形成了染色体结构重排。重排可能是平衡的或不平衡的，它取决于遗传物质的获得（或丢失）。大约 7.5% 的受孕过程受染色体疾病影响，然而大部分都自然流产了，因此新生儿中仅有 0.6% 患有染色体疾病。染色体疾病在早期自然流产中的发生率是 60%，而在晚期自然流产和死产中的发生率是 5%。染色体异常通常导致先天性多发畸形。带有不止一种生理疾病的患儿，尤其是如果有精神疾病，需要在他们接受的检查治疗中纳入染色体检测。染色体疾病无法治愈，但可以通过产前诊断技术可靠地检测出来。羊膜腔穿刺术或绒毛膜绒毛取样应当提供给怀孕风险增高的女性，即 35 岁以上的女性和已有患病子女的夫妻。

能影响基因功能的突变最常发生于编码区（外显子）内，并可能改变氨基酸序列，从而进一步改变蛋白质的结构和功能（图 7.6）。染色体结构除了总体改变外，可能还会发生一些亚显微结构的变化，包括替换（一个核苷酸被另一个核苷酸替换）、缺失（一个或多个核苷酸的丢失)和插入(一个或多个核苷酸的增加)。单碱基替换,通常也称为点突变,得到了最广泛的研究。这种突变改变了 DNA 序列,结果编码了一个不同的氨基酸被编码(错义突变),或一个密码子(编码特定氨基酸的三个核苷酸编组)被改为终止密码子,导致蛋白质的合成提前终止(无义突变)。如果碱基对的缺失和插入不是 3 的倍数,则会引起 RNA 翻译阅读框被阻断,从而导致移码突变和肽链合成提前终止(图 7.6)。点突变也会影响剪接,剪接是从基因模板直接转录出的 RNA 再形成成熟信使 RNA (mRNA)的过程。基因组大片段缺失可能会涉及几个邻近基因座,引起邻近基因缺失。突变会导致相应基因的蛋白质产物失去或获得功能,从而产生影响。总而言之,功能丧失突变会导致蛋白质的活性降低或功能完全丧失,功能获得突变会造成蛋白表达水平的升高或新功能的获得。"突变"一词传统上用于表述孟德尔病的遗传变异原因。随着对常见复杂性疾病中遗传作用的深入研究,理解所有遗传变异(包括基因多态性)微妙的功能作用,将变得越来越重要。基因多态性是指没有血缘关系的人群中存在 DNA 序列的变异(有些常见,为 50%;有些则罕见,为<1%)。这类变异虽然可能改变疾病的表达或促成某些表型特征,通常不会引起疾病[2]。DNA 的非编码区和编码区都会存在多态性,而编码区多态性可能会沉默或引起氨基酸改变。

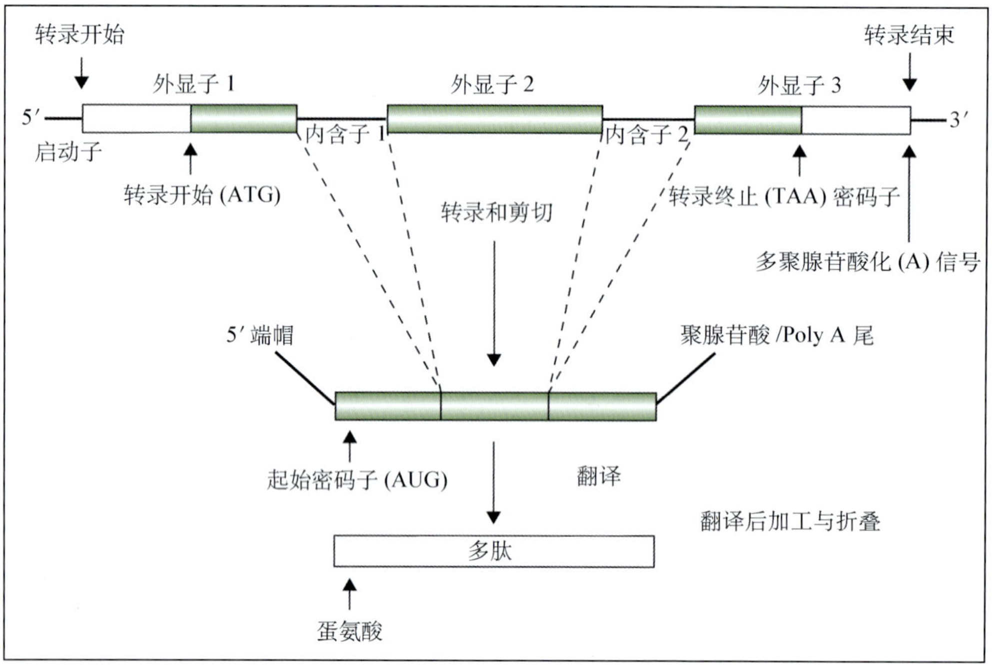

图 7.6 **典型人类基因的特征**

疾病的表型特征往往是特定基因型和环境相互作用的结果,但是有时两者都不能引起变异,比如同卵双生子中发生的变异。这类变异称为表观遗传现象,它们是受处于生物化学、细胞、组织和机体水平的其他影响所致。表观遗传效应包括 DNA 的化学修饰,这些修饰不改变 DNA 序列,但能影响基因转录的水平[3],如 DNA 甲基化。DNA 超甲基化通过阻止活化转录因子的结合,以及通过吸引阻遏蛋白复合物,诱导形成非活性染色质结构,从而导致基因沉默。哺乳动物 DNA 甲基化的机制由两部分构成:①DNA 甲基转移酶,建立和维持全基因组甲基化谱式;②甲基化 CpG 结合蛋白,参与识别和解读甲基化谱式。分析研究这些过程中的任何变化,都被称为表观基因组学。这种变化可能影响 DNA 与该区域转录复合体的可接近性,从而将基因组结构和转录调控联系起来。目前表观基因组分析是相当引人注目的研究焦点,识别全基因组甲基化谱式,以及探究全人类基因图谱。在任何个体的生命历程中,表观遗传突变的发生频率都高于 DNA 突变。因此,认识表观遗传现象在表型变异中的作用及影响是今后研究的关键领域。

多年来,关于人类白细胞抗原(HLAs)和各种疾病的关系,一直吸引着遗传学家专注探求的目光,其中包括皮肤病中的多因子疾病[4]。HLAs 是人类大多数有核细胞膜表面上的糖蛋白。这些白细胞抗原在人与人之间有细微的差别,并且每个人的细胞都有独特的"指纹"。这些"指纹"使得个体免疫系统可以识别某特定细胞是否属于自身。由于人体器官移植中需要匹配供体与受体,这就突出了 HLA 系统的重要性。HLA 区域位于 6 号染色体的短臂上，称为主要组织相容性复合体(MHC)。每个人都会遗传到一对 HLAs，一条 HLA(单体型)来自父亲，另一条来自母亲。HLA 至少有 4 个或 5 个基因位点，分别命名为 A、B、C、D 和 DR(按发现的先后顺序命名，而不是位置顺序)。它们的基因产物分别被称为 HLA-A、HLA-B、HLA-C、HLA-D 和 HLA-DR。每个位点又有许多等位基因(HLA 基因多态性)。以往采用血清分型细胞试验进行 HLA 分型，现在已经被 DNA 测序分型取代，测序方法可以检测各种 HLA 类型的序列特征。每个基因位点上的每个等位基因都决定一种抗原，该抗原由该位点顺序字母后标注的数字来识别，如 HLA-A1 或 HLA-B5。数字前的字母"w"表示其特异性经由某次国际研讨会的讨论后得到认可，给予临时命名，但还需进一步研究才能确定。在 A、B、C 位点编码的 HLAs 由血清学细胞毒性方法测定，而 D 位点编码的抗原用混合淋巴细胞反应试验来检测。HLA-DR 抗原可用血清学分型检测，它和 D 位点其他抗原即使不完全相同，也很相似。现在已经可用基于 DNA 的方法来进行所有 HLA 位点分型了。

特定疾病与某种 HLA 表型的关联性是指，该病的患病人群携带该种 HLA 抗原的频率高于未患病人群。一种特定的 HLA 可能有以下几种方式参与疾病的发病机制。

1. 分子模拟。当某种感染因子和 HLA 抗原分子结构相似时，就不会受到人体免疫系统的攻击。或者，感染因子可能与 HLA 结构只是略有不同，以致产生的抗体在清除感染因子的同时，还会攻击含有 HLA 的细胞，从而造成自身免疫损伤。

2. 受体效应。许多化学物质，包括药物和毒素，在进入细胞质之前会先结合到细胞表面。而 HLAs 位于细胞表面，类似一种受体，可改变与这些潜在有毒物质的结合，并且 HLA 分子的 DNA 变异至少可以部分决定这种结合的特异性。

3. 遗传连锁。HLA 基因可能与同一染色体上另一致病基因紧密连锁，而表现出相关性。因受直接(如酶缺乏)或者间接的影响，免疫应答可能异常增强，导致自身免疫病；或异常降低，导致感染。

HLA 和特定疾病的关联性极少是绝对的。对此有很多可能的解释，包括在发病原因中环境因素或诱因(如化学物质或感染因子)的作用。非 HLA 连锁基因可能也很重要，其中一些可以赋予人体疾病抗性。相对危险度就是以数字形式回答这一问题"有特定 HLA 表型的人比没有该表型的人，患某种疾病的可能性要高多少倍"(表 7.1)。

表 7.1 部分已知与特定 HLAs 相关的皮肤疾病

疾病	抗原	相对危险度
疱疹样皮炎	B8	15
	Dw3/DRw3	>15
天疱疮	DRw4	10
反应性关节炎	B27	35
白塞病	B5	10
银屑病	B13	4
	B17	5
	B37	5
	Cw6	12
	Dw7	10
关节病型银屑病(中轴型)	B27	10
关节病型银屑病(外周型)	Bw38	9

妊娠性类天疱疮(疱疹)有遗传易感性，90%的患者表达 HLA-DR3 或 HLA-DR4[5]。

镶嵌现象、莱昂化与 Blaschko 线

镶嵌现象：可用来描述一个生物体有两个或多个不同基因型的细胞系，而这些细胞系起源于同一个受精卵[1]。实际上，任何组织由含不同遗传物质的不同类型细胞混合组成，导致表型多样性，都可以称为镶嵌体。具体镶嵌的分型可能有所不同，包括单基因(体细胞)、染色体、功能性和回复镶嵌等[2]。体细胞镶嵌是指受精后发生的突变。这在发育过程中发生得越早，下游细胞受到的影响就越大，就越有可能影响疾病的临床表现。生殖细胞-体细胞镶嵌是指生殖器和体细胞组织共同参与，但如果镶嵌只发生在生殖腺组织中，则称为生殖细胞镶嵌。常染色体显性遗传病的节段性镶嵌现象能够以Ⅰ型和Ⅱ型两种方式中的任一种发生。在Ⅰ型节段性镶嵌中，发生合子后突变形成皮损区域，而皮损区域外是正常的基因组 DNA。在Ⅱ型节段性镶嵌中，所有细胞都存在着基因杂合突变，因为二次打击突变引起杂合性缺失，或导致皮损加重，或沿 Blaschko 线分布。Blaschko 线在 1901 年被首次描述，最初被描述为"线状表皮痣和线状皮肤病在体表分布，形成的规律性有特点的一系列线条表现"(图 7.7)[3]。许多痣样皮损的排列都沿这些线条分布。Blaschko 线与任何已知的神经、血管或淋巴结构都不相对应，却代表了皮肤的生长发育模

式[4]。Blaschko线镶嵌现象也可见于染色体镶嵌和功能性镶嵌(通过莱昂化作用的X染色体随机失活)中。染色体镶嵌是由于受精后发生了染色体不分离所致。功能性镶嵌则与X染色体上的基因有关。在女性胚胎发育过程中,来自父本和母本的两条X染色体,其中一条会失活。所有健康女性的X染色体对都是功能性的镶嵌。在胚胎发育早期(受精后第12~16天),正常女性细胞的两条X染色体中的一条会失活,这一过程被称为莱昂化[5]。失活的X染色体浓缩成染色较深的染色质团,即为巴氏小体。在每个体细胞内,父本X染色体还是母本X染色体非活性化是随机选择的;但对于该细胞的所有子代细胞,则是固定的不会再有变化。因此,女性同时带有两种不同类型的细胞,一些带有活性的父本X染色体,另一些带有活性的母本X染色体。因为失活过程的随机性,女性个体之间的不同亲本失活相对比例相差很大(即使是同卵双胞胎)。由于莱昂化作用,各种X连锁基因缺陷的杂合子,可能导致皮损呈镶嵌模式,并沿Blaschko线分布。

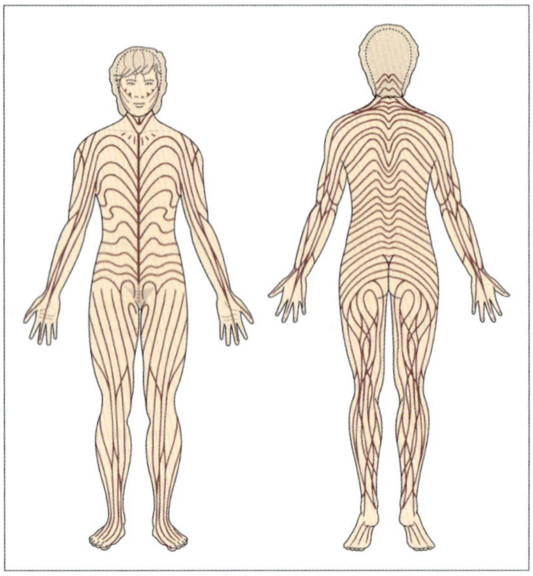

图7.7 Blaschko在其1901年的文章《体表线状表皮痣和线状皮肤病分布遵循的线条系统》中绘制的Blaschko线示意图

回复镶嵌:又称自然基因治疗,指疾病通过各种不同的现象(包括回复突变、基因内交叉、有丝分裂基因转换、第二位点突变)得到遗传性修正[6]。实际上,同一位患者可能会发生多次不同的修正。回复过程的临床意义取决于多个因素,其中包括涉及的细胞数量、回复实际发生的程度,以及回复发生在生命的哪个阶段。回复镶嵌现象在治疗遗传性皮肤疾病方面具有发展潜力,并已在患者身上进行了试验,采用钻孔移植或培养回复突变的角质形成细胞,再移植到未回复的区域。回复突变的角质形成细胞也被用于产生可诱导的多功能干细胞,以供将来的临床应用。因此,这些突变回复的细胞可以生成一组用于再生医学的细胞,而不需要对致病基因做进一步的基因组编辑(图7.8)。

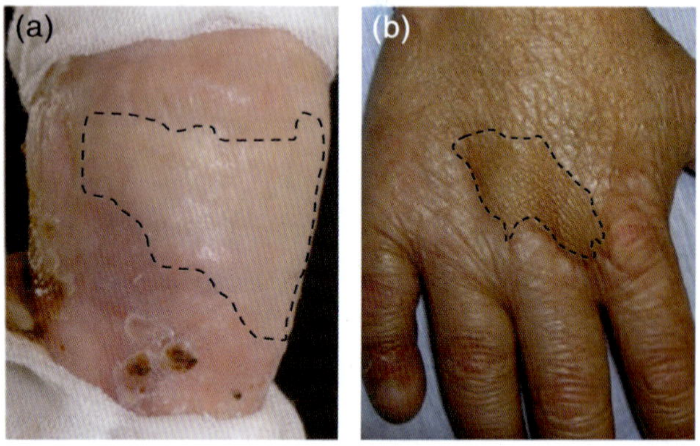

图7.8 隐性营养不良型大疱性表皮松解症(a)和金德勒综合征(b)中的回复镶嵌现象

两例患者中,虚线内的区域皮肤由于新发的体细胞基因事件,经过自发改善,部分功能和生化已修正。

遗传疾病的基因组序列与分析

人类基因组测序工作的完成带来了基因图谱技术的突飞猛进,现在有成千上万的DNA标记已经被明确,并涵盖了所有染色体。这些分子标记极大地推动了孟德尔遗传病家系的连锁研究。连锁分析探讨每个DNA标记与疾病紧密连锁遗传的概率是否比随机的更高,采用的统计检验方法就是LOD值(对数优势比)。当LOD值为3分及以上,被认为是存在连锁的重要证据,而值为2则排除了该位置存在连锁的可能。传统的DNA标记就是限制性片段长度多态性(RFLP),即通过DNA的限制性内切酶消化后,经Southern印记技术分析,用放射性探针所检测的片段。目前大多数遗传标记用基于聚合酶链反应(PCR)的分析方法进行快速检测,开发利用了大量的DNA序列变异(即简单串联重复序列或单核苷酸多态性变异)。基因跟踪这个术语是指利用分子标记与致病基因位点已知确定存在的连锁信息,来预测特定家系成员中致病基因位点的基因型,比如用于无症状携带者的检测或产前诊断。连锁研究只是致病基因进行定位克隆的第一步。早期的连锁研究依据一些分散的分子标记，这些标记通常在整个基因组中分布广泛，因此实用价值有限。然而，随着人类基因组序列数据的出现，更多的多态性分子标记已被识别，并共同用于全基因组关联研究，为基因（或基因组）与具体疾病提供了更详细的联系[1]。

只要染色体保持完整，同一染色体邻近基因位点上的等位基因在遗传中就能保持连锁。然而，在还原分裂（减数分裂）过程中，如果发生了交叉互换，这种连锁关系可能会被破坏。两个基因位点在同一染色体中位置越近，它们被交叉互换分离的可能性就越小，被同时遗传下去的可能性就越大。这样的两个基因位点就被认为是连锁的，并且可以用适当的遗传标记，有可能表示出来一个家族内的遗传连锁。当两个等位基因在一个群体中同时出现的频率高于或低于单个等位基因的频率时，称为连锁不平衡。这可能是由于近期的新突变或者DNA序列的特定组合引起的，例如，由于具有选择性优势，从而通过自然选择获得了不平衡[2]。连锁不平衡是疾病关联的重要原因之一。遗传连锁是家族内普遍出现的现象。与此相反，连锁不平衡造成的关联则需要在患病人群和对照人群之间进行比较，才能明显表现出来。

DNA标记用于跟踪和识别疾病特征和相关基因尽管已有几十年了，但许多精细的检测工作已经被DNA测序技术的进步所取代。这些技术实现了快速、全面的基因组完整定向测序（全基因组测序）或编码区定向测序（全外显子组测序）技术[3]。如此一来，即使是全基因组的关联研究，如今也已经发展到了必须引入新一代测序方法，否则将被其取代的地步。这一发展为遗传性疾病的诊断和探索或疾病中遗传因素作用的研究提供了通用工具。随着准确、有效的二代基因诊断方法的改进和增多，未来对遗传性皮肤疾病进行昂贵且有创的医院检查的需求可能会减少。鉴于20年来DNA测序技术的成本已经下降了到1/10万，预计这一成本还将继续下降，到时大多数机构都负担得起。随着这项技术的不断发展，认识其对伦理的影响也是至关重要的。每一个生成的全基因组或全外显子组数据库都将揭示多个基因的序列改变，尽管绝大多数的序列改变对健康的潜在影响目前尚不清楚，但未来它们可能会得到充分的认识和理解。因此，最相关的伦理问题集中在所产生遗传信息的使用上。这种大量新兴信息的过剩引发了一些伦理问题，比如，应当向患者公开多少数据？是否诊断和预后都应当征求个人的知情同意才能进行？这些数据对生育计划有什么影响？用全球数据分析，是否可以合理化终止妊娠？或者从更广泛的层面上来说，保险公司会根据患者的遗传档案来厘定保费吗？尽管存在这些伦理和社会挑战，然而，下一代测序技术的进步和对皮肤科临床活动的影响仍将继续下去[4]。

大量新基因组数据的可及性突出了在临床遗传学许多领域进行精确的遗传咨询的重要性。遗传咨询的定义为“帮助人们理解和适应遗传因素对疾病的作用及其对医学、心理和家庭影响的过程”。遗传咨询应包括：①根据患者的个人疾病史和家族病史进行解读，来评估某种遗传性疾病发生或者再发的可能性；②帮助患者理解不同的遗传模式、基因检测、遗传疾病的治疗和预防，整合有效资源并进行必要的研究；③向患者提供咨询，协助其充分知情，做出合适的决定，并且适应疾病的影响或者患病的风险；④就个人遗传数据的意义或局限性进行交流。遗传咨询必须建立在对遗传学原理及遗传性、先天性异常的常见特征有充分理解的基础上。同样重要的是，要了解某种疾病的临床严重程度范围、专科中心的治疗情况（如果有的话），以及对于有再发风险的孕妇，进行分子学检测和产前检查的选择。这些原则直接适用于单基因疾病，但针对银屑病或特异性皮炎等多因子疾病的咨询则较困难。

产前诊断

在大多数国家，产科和围产期保健有了持续不断的进步，这意味着更多带有先天性畸形的孩子存活下来，从而降低了患有先天性畸形、单基因缺陷和染色体异常婴儿的死亡率和患病率。高达5%的活产新生儿可能患有先天性缺陷或者遗传性疾病，而目前约有20%的婴儿死亡是由这些疾病导致的。先天性缺陷和遗传性疾病会对有遗传疾病风险的患者个人和家庭产生巨大的影响，并给医疗卫生服务和整个社会造成沉重的健康、经济、财务负担。

产前诊断的目的是在子宫内阶段检测或排除遗传性疾病或先天性缺陷。对后代有高危患病风险的父母来说，如能选择性流产患病的胎儿，可以帮助他们生育正常的后代。因为早期产前诊断的干预，很多妊娠能够持续到足月，并生出健康的宝宝，而不只是基于高风险就终止妊娠。

历经35年的时间，针对严重遗传性皮肤疾病，开展的产前检查工作取得了长足的进步。20世纪70年代末，对胎儿皮肤有限地进行了透射电镜检查，包括Herlitz交界性大疱性表皮松解症（EB）和表皮松解性鱼鳞病（先天性大疱性鱼鳞病样红皮病）。该检查能够显示胎儿皮肤结构，与年龄和部位匹配的对照皮肤比较，有明显差异[1]。

早期胎儿皮肤活检取样流程是先用质硬的胎儿镜直接观察胎儿，随后在超声引导下使用更精细、更灵活的设备来取样。20 世纪 80 年代早期获得的胎儿皮肤活检样本，只能在光学显微镜和透射电镜下进行检查[2]。而到了 20 世纪 80 年代中期，许多针对某些基底膜成分的单克隆抗体和多克隆抗体推动了免疫组化检测的发展，来辅助超微结构分析进行疾病的确诊。举例来说，对于严重的隐性营养不良型 EB，透射电镜可能显示锚定纤维的结构异常和致密板下方的裂隙。而通过免疫组化染色，可见真皮-表皮交界处的Ⅶ型胶原减少，有助于疾病的诊断，尤其是在胎儿皮肤上没有明显水疱的情况下[3]。对于 EB 等疾病的胎儿皮肤活检通常在妊娠第 16～17 周时进行，但对于某些类型的鱼鳞病，如丑角样鱼鳞病，皮肤异常可能要到妊娠第 20～22 周才出现。对于眼皮肤白化病的胎儿皮肤活检，通常需要对眉部等有毛部位进行取材，或者对皮肤进行酪氨酸酶活性的免疫组化分析。

然而，自 20 世纪 90 年代初以来，随着越来越多的遗传性皮肤疾病的分子基础被揭示，胎儿皮肤活检也已经逐渐被淘汰了，取而代之的是应用绒毛膜绒毛或羊水细胞中胎儿 DNA 进行基于 DNA 的诊断性筛查[4]。绒毛膜绒毛通常在妊娠第 10～12 周时采样（即妊娠早期末），而羊膜腔穿刺术通常在妊娠中期初进行。绒毛膜绒毛采样可在 10 周内进行，但是考虑到存在诱发胎儿肢体畸形的风险，一般都会往后推迟。可从子宫颈或母体腹部获得绒毛样本，不过需要根据妊娠情况与胎盘位置进行选择（图 7.9）。

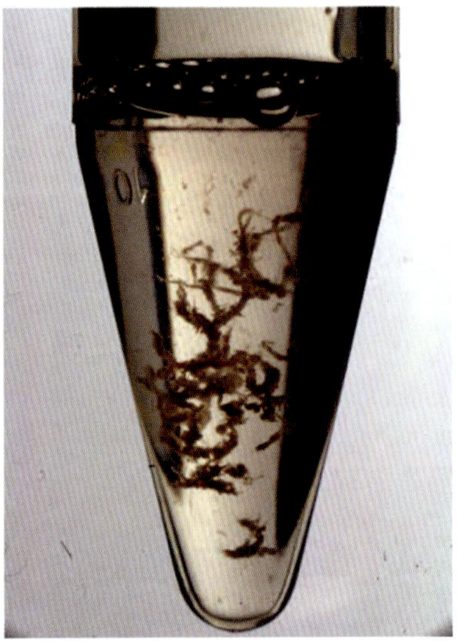

图 7.9 绒毛膜绒毛进行基于 DNA 的产前诊断

如果遗传性皮肤疾病的分子基础被发现并得到了充分的研究，就有可能通过胎儿 DNA 分析检测到更多的遗传性皮肤病。这些信息应包括已患病孩子的突变情况，以及父母双方的突变携带情况。掌握这些信息可以排除一些混杂因素，如新生突变（即亲本配子中首次发生的突变）、单亲源同二体（即已患病孩子只从一个亲本就遗传到了双份基因异常拷贝），或非亲子关系[4,5]。

近来，随着体外受精和胚胎显微操作的进展，通过胚胎植入前遗传学诊断（PGD）（图 7.10）[6]即可能实现更早期的基于 DNA 的评估，这种方法已成功应用于遗传性皮肤疾病[7]。DNA 标记研究的进步也完善了 PGD 检测技术方法。如今很多医疗中心已经开展了胚胎植入前单体型连锁分析（PGH）技术，包括对遗传性皮肤病的研究[8]。PGH 技术意味着不必筛选特定基因的精确突变，而只需选择该基因位点及其周围的多态性标记即可。PGH 的优势在于，让更多的夫妇可以更快地得到筛查。此外，针对全身性重型（Herlitz）交界性 EB 等疾病，PGH 检测已经被批准，获得许可用于临床。从伦理上来说，这种方法也可能更容易被一些夫妇接受。

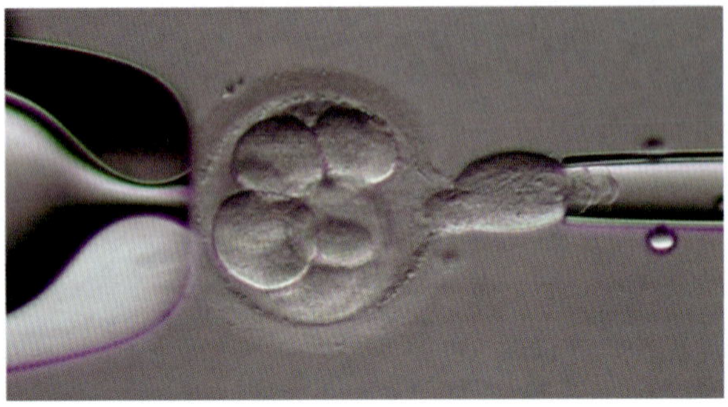

图 7.10 从囊胚（3 日龄胚胎）中进行单细胞活检采样，用于胚胎植入前诊断或单体型分析（由英国伦敦盖氏医院辅助生殖部门提供）

对于某些遗传性皮肤病，目前也在开发其他侵入性较小的检测方法，包括分析母体血循环中胎儿游离 DNA。这种 DNA 在妊娠 6 周时就可以检测到，并在分娩后可迅速从循环中清除[9]。母体血液也含有胎儿 RNA，而为了确定胎儿的异常来自母亲而不是父亲，就必须检测特定胎儿的表观遗传学标记。三维超声也可用于一些遗传性皮肤病的筛查。鉴于目前尚无任何遗传性皮肤疾病的治愈方法，产前诊断为有生育患病子女风险的夫妇提供了生育计划的选择，而遗传咨询也应作为患者及家庭管理的一部分提供。

在临床工作中，只有当患有遗传性皮肤病的患儿母亲表示希望讨论再次妊娠的风险时，皮肤科医师才需要进行产前诊断。如果她已经怀孕,并有可能再生育一个患病孩子,而前来寻求遗传咨询,这种情况就不太常见。皮肤科医师的首要目标是确立准确的诊断和遗传模式,其次是收集家族中先前检测的实验室诊断信息。如果没有,那面临的挑战则是找到可以进行必要检测的诊断实验室。重要的是,要确定获取这些信息最快需要多久。如果需要几周的时间,那么对当前的妊娠来说可能为时已晚。然后,需要联系可以开展进行产前诊断检测的中心,以便计划具体的检测手段,并安排遗传咨询和随访。大多数情况下,详细计划的制订可以借鉴临床遗传服务机构的经验,或者在一些国家,由负责诊断治疗遗传性皮肤疾病患者的三级转诊中心推荐。

(译者:罗娅珺 一审:沈长兵 二审:李承新 汤自洁 三审:乔丽 润色:沙爽)

参考文献

所有文献请查阅网址:www. rooksdermatology. com.
以下列出的是重要参考文献。

Advances in genetics

[2] Takeichi T, Nanda A, Liu L, *et al*. Impact of next generation sequencing on diagnosticsin a genetic skin disease clinic. *Exp Dermatol* 2013;22:825-31.

[4] International Human Genome Sequencing Consortium. Initial sequencing of the human genome. *Nature* 2001; 409: 860-921.

[5] Qu H, Fang X. A brief review on the Human Encyclopedia of DNA Elements (ENCODE) project. *Genomics Proteomics Bioinformatics* 2013;11:135-41.

Nosology and principles of medical genetics

[5] Cheng JB, Cho RJ. Genetics and epigenetics of the skin meet deep sequence. *J Invest Dermatol* 2012;132:923-32.

[6] Friedman JR, Nunnari J. Mitochondrial form and function. *Nature* 2014;505:335-43.

Mutations and disease

[1] Riegel M. Human molecular cytogenetics: From cells to nucleotides. *Genet Mol Biol* 2014;37(Suppl. 1):194-209.

[2] Haraksingh RR, Snyder MP. Impacts of variation in the human genome on gene regulation. *J Mol Biol* 2013;425:3970-7.

Mosaicism, Lyonization and the lines of Blaschko

[1] Vreeburg M, van Steensel MA. Genodermatoses caused by genetic mosaicism. *Eur J Pediatr* 2012;171:1725-35.

[6] Pasmooij AM, Jonkman MF, Uitto J. Revertant mosaicism in heritable skin diseases: mechanisms of natural gene therapy. *Discov Med* 2012;14:167-79.

Prenatal diagnosis

[4] Fassihi H, Eady RA, Mellerio JE, *et al*. Prenatal diagnosis for severe inherited skin disorders: 25 years' experience. *Br J Dermatol* 2006;154:106-13.

8

第 8 章

炎症、免疫与变态反应

Martin Steinhoff

Department of Dermatology and UCD Charles Institute of Dermatology, University College Dublin, Dublin, Ireland

炎症的临床特征

几个世纪前，Celsus 描述了炎症的红、肿、热、痛和功能障碍五个特征性表现。然而，在一个特定的炎症反应中，上述五个炎症表现并不一定会在所有皮损中同时出现。有趣的是，炎症在皮肤上还可以表现为灼痛、刺痛或瘙痒[1,2]。而这是 Celsus 没有提到的。

红（红疹）。这反映了小动脉和毛细血管中增加的血流（血管扩张）。无血流增加的血流淤滞也可以引起皮肤发红。炎症引起的浆液外渗会促进白细胞迁移至炎症部位。选择素和细胞黏附分子（CAMs）的高表达对于促进白细胞的移行和允许特定类型的白细胞迁移十分关键（见下文）。

肿。这包括了因毛细血管后微静脉水肿导致的快速肿胀，常由神经肽、一氧化氮（NO）衍生物、类前列腺素或细胞因子的释放而引起。这种机制通常会在 4～6h 后终止。在慢性炎症中，肿胀可由血浆外渗和（或）淋巴水肿引起。此外，细胞外基质（ECM）成分的增加（如黏液性水肿）也可导致肿胀。肿胀的持续还取决于致病因子的性质及其被清除过程的动力学。随后表皮或真皮细胞失调，促进棘层肥厚、成纤维细胞增殖或血管生成，使肿胀更持久、炎症过程的终止延迟。图 8.1 显示了人类皮肤不同炎症亚型的组织学特征。

热。这也是皮肤血流增加的结果。在急性皮损中，局部代谢率增高、pH 升高、由炎症递质或炎性代谢物[如瞬时受体电位香草酸亚型 1(TRPV1)]引起的受体或离子通道激活都可以直接引起皮温升高（见下文）。

痛、痛觉过敏、感觉迟钝或瘙痒。在不同疾病中皮肤炎症伴随的感觉不同，包括疼痛（如红斑性肢痛病）、灼痛（如晒伤、玫瑰痤疮）、刺痛（如蜂蜇、红斑狼疮）、瘙痒（如特异性湿疹）、机械性压痛和感觉迟钝（如疱疹后感觉迟钝）。这些感觉中哪一种占主导地位某种程度上取决于所释放的递质和涉及的免疫或炎症细胞，因为这些递质激活其在感觉神经（Aδ 或 C 纤维）上的受体，决定了向大脑传递的信号和继而认识到的感觉。例如在迟发性压力性荨麻疹中，长期的深在性皮损可合并疼痛和压痛。特应性湿疹患者在搔抓掉表皮后瘙痒缓解，表明在炎症早期荨麻疹和特应性湿疹有不同的瘙痒通路。某些递质如组胺或白细胞介素 31(IL-31)通常会诱发瘙痒。类前列腺素或缓激肽等递质可以降低疼痛阈值，而其他递质如神经生长因子(NGF)或蛋白酶可根据情况参与疼痛或瘙痒[3]。

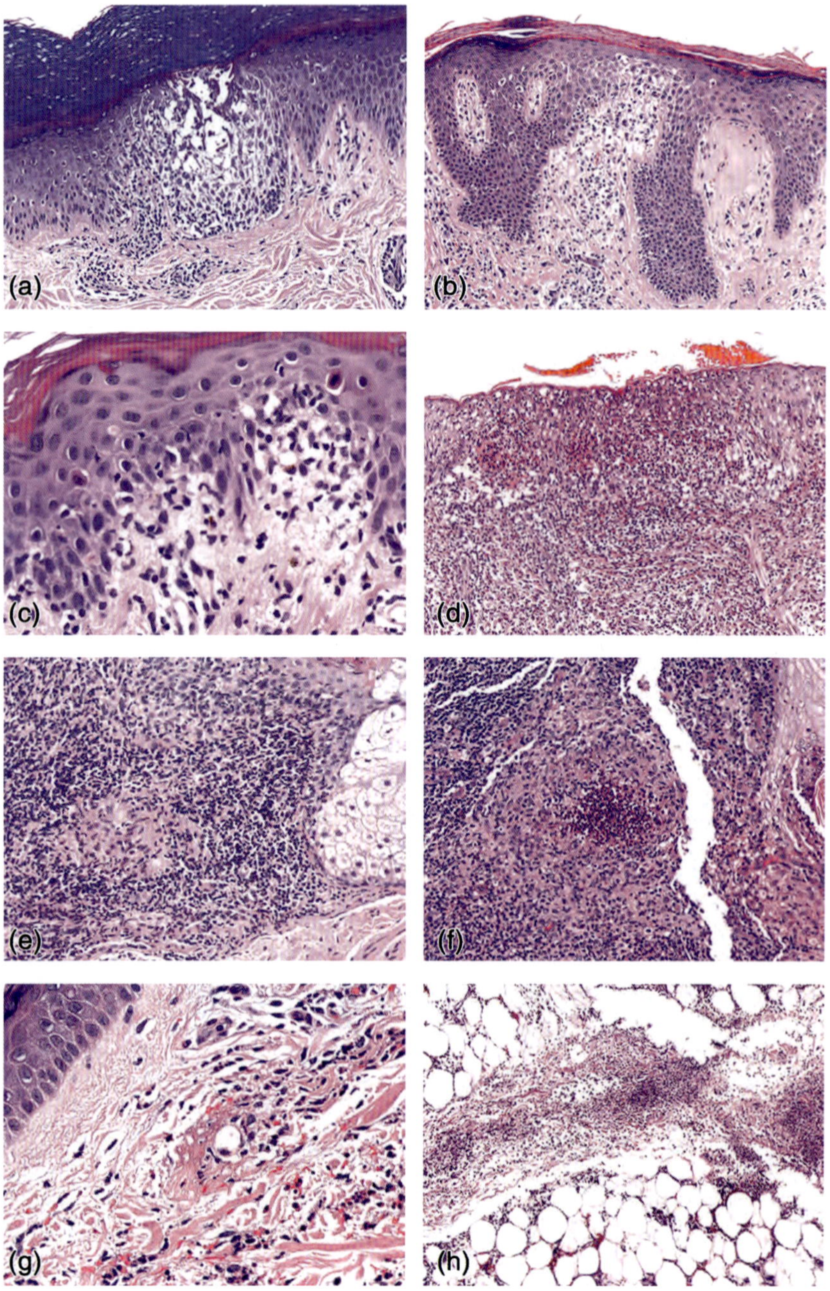

图 8.1　皮肤炎症的组织学特点

(a)亚急性汗疱疹样皮炎伴有表皮内细胞间水肿（海绵形成），以及真皮上层内血管周围炎细胞积聚。(b)棘层水肿性皮炎合并表皮角化过度（银屑病样反应模式），常见于慢性炎症皮损。注意，由搔抓、棘层水肿引起的表皮角化不全和真皮内 T 淋巴细胞大量浸润。与(c)相比，基底膜没有受到损害。(c)“界面”皮炎。炎细胞（如移植物抗宿主反应中的 T 细胞和嗜酸性粒细胞）侵入受损的表皮基底层或以上（“空泡化”），与凋亡（“嗜伊红的”）角质形成细胞密切相关。(d)嗜酸性粒细胞性皮炎。真皮浅层内大量嗜酸性粒细胞浸润，可见于婴儿嗜酸性粒细胞性皮炎。(e)肉芽肿性皮炎模式。由巨噬细胞形成的毛囊周围肉芽肿的外围环绕大量淋巴细胞，可见于肉芽肿性玫瑰痤疮。(f)结核性肉芽肿。肉芽肿周围大量巨噬细胞、上皮样细胞、巨细胞和淋巴细胞，胶原束间酸性黏多糖堆积，松散的细胞外基质以及由于细胞凋亡导致的成纤维细胞的偶然变性，可见于结核病。(g)血管病变炎症组织模式。纤维蛋白样内皮细胞肿胀，纤维组织细胞增多。白细胞穿过炎症浸润的血管内皮细胞间隙、侵入血管外结缔组织，可见于白细胞破碎性血管炎。(h)间隔性脂膜炎，深层皮肤及皮下脂肪的炎症。本图显示了 1 例结节性红斑患者皮损中，间隔中充满了浸润的中性粒细胞。

炎症的分期

早期。在皮肤炎症的急性期(前 6h),前文所提到的递质会在不同的疾病中激活不同的皮肤组成细胞,如角质形成细胞(如特应性湿疹、晒伤)、朗格汉斯细胞(如过敏)、内皮细胞(如血管炎)、成纤维细胞或肥大细胞(如荨麻疹)。大多数反应是通过激活一些配体的特异性受体而发生的。这些配体包括细胞因子、趋化因子、干扰素(IFNs)、前列腺素、白三烯、活性氧簇(ROS)、激肽类、蛋白酶类、胺类或神经肽。一些酶[如 IL 转化酶、神经肽酶、NO 合酶抑制剂或基质金属蛋白酶组织抑制剂(TIMPs)]通过裂解并终止刺激物来抑制递质功能,从而限制促炎刺激物。而感染因子或促炎递质可不受控制地下调上述酶的表达,导致慢性炎症[4]。识别 PAMPs(病原体相关分子模式)的感受器,如 Toll 样受体(TLR)和 NOD(核苷酸结合寡聚化结构域蛋白)样受体,在识别病原体中"外来的危险分子"中起着重要作用[5]。因此,固有免疫机制对"外来的危险分子的诱导物"做出迅速应答,直至在必要时启动适应性免疫应答。在细胞内,递质除了调节"炎症小体"或细胞信号级联放大之外,还在转录或转录后水平调节细胞对炎症刺激的反应[6]。随后,活化的免疫细胞释放细胞因子、趋化因子、蛋白酶和其他递质,有效地推进免疫系统转向由 T 细胞或 B 细胞主导的强有力的防御体系。此外,大多数皮肤细胞可以在早期释放趋化因子,将白细胞募集到炎症部位,如特应性湿疹中的 CCL27 或胸腺间质淋巴细胞生成素(TSLP)[7,8]。角质形成细胞可以释放抗菌肽、ROS 和蛋白酶,使炎症在可控范围内(参见图 8.1)。最后,固有免疫系统也对激活适应性免疫反应起重要作用[9]。

慢性炎症。与急性炎症相反,慢性炎症以原本可控的炎症-抗炎机制持续失调为特征,进而导致炎症细胞在细胞阶段长期活化和(或)不能进入抗炎清除阶段(如释放抗炎细胞因子或蛋白酶抑制剂)。最近在慢性炎症失调领域有一个有趣的发现,即三磷腺苷(ATP)或 S100 蛋白可以激活 NALP-3 炎症小体[10-14],其中这至少部分是由半胱氨酸天冬氨酸蛋白酶介导的[15]。正如在急性炎症中一样,在慢性炎症反应中炎症小体和随后的细胞内信号传导级联反应对于维持慢性炎症起重要作用。值得注意的是,同一分子的功能可能因环境而异,如核因子(NF)-κB[16]。在我们所理解的炎症中,树突细胞已被确定为连接固有和适应性免疫的关键参与者[17,18]。

皮肤炎症的细胞成分

表皮

角质形成细胞

角质形成细胞在之前被视为身体外围"墙壁"上的"砖"。然而,除了可以产生结构蛋白和脂质外,角质形成细胞还能够产生和释放大量不同炎症递质,这些递质可以与皮肤和免疫系统中几乎所有细胞和结构相通。因此,角质形成细胞是炎症、过敏反应,是适应性免疫和固有免疫应答中的关键细胞。

角质形成细胞对外源性刺激和内源性触发因子都有反应。外源性刺激包括寄生虫、螨、细菌、病毒、真菌、半抗原、抗原、物理、化学或机械性应力、紫外线辐射或温度变化。此外,内源性炎症递质如细胞因子、趋化因子、神经肽、蛋白酶、类花生酸类物质、NO 或其他自由基可以直接调节角质形成细胞的功能。为了重建皮肤内稳态,角质形成细胞能够调节真表皮细胞和移行的免疫细胞之间的通讯。因此,角质形成细胞是皮肤炎症的重要递质。

角质形成细胞对损伤的反应可分为两个阶段。在第一阶段,它们产生促炎递质。促炎递质通过对危险信号做出反应而促进身体的防御机制,如果其失调可能导致慢性炎症。在第二阶段,角质形成细胞释放抗炎递质或下调其"促炎机制"。对于炎症的内源性控制研究得还不清楚。一个例证是 IL-10 可以抑制银屑病中的促炎通路。

表皮屏障是由角质形成细胞形成,是皮肤抵抗炎性刺激的防御系统。当表皮屏障被破坏时皮肤更容易形成炎症,如特应性湿疹。

结构蛋白

物理屏障主要位于角质层(SC)中,由富含蛋白成分的细胞(角质细胞含有角化包膜、细胞骨架元件和角化桥粒)和富含脂质的细胞间结构域组成。有核表皮通过紧密、缝隙和黏着连接形成,桥粒和细胞骨架元件也参与了屏障的形成。在表皮分化期间,角质形成细胞合成脂质并排泌至细胞外,形成细胞外富含脂质的片层。角化包膜是一种坚韧的蛋白质/脂质聚合物结构,位于角质细胞外围的细胞质膜下方。神经酰胺 A 和 B 在 SC 中与角化包膜蛋白共价结合形成主链,在此基础上添加游离神经酰胺、游离脂肪酸和胆固醇。丝聚合蛋白与角化包膜交联,并将角蛋白丝聚集成粗原纤维。丝聚合蛋白参与了特应性湿疹某些亚型的病理生理学过程。外皮蛋白和兜甲蛋白对于角质形成细胞的分化十分重要。屏障功能的形成和维持受细胞因子、环磷腺苷(cAMP)或钙的影响。在特应性湿疹中,表皮分化和脂质成分的改变会破坏皮肤屏障,引起环境中变应原进入皮肤屏障,进而发生免疫反应和炎症。许多皮肤病都会引起皮肤屏障受损,如 Netherton 综合征、鱼鳞病、大疱性疾病、接触性皮炎、银屑病和特应性湿疹[1-3]。

脂质及衍生物

脂质代谢在维持表皮稳态和皮肤炎症中起重要作用。角质形成细胞可以产生多种脂质。近期报道了过氧化物酶体增殖物激活受体(PPAR)及其配体家族参与了上述过程。PPAR-α、-β/δ 或-γ 或肝 X 受体(LXRs)的激活引起角质形成细胞分化、产生大量参与炎症和细胞代谢调节的转录因子。这激活了脂质的合成及板层小体的形成和分泌。相应地,SC 中的蛋白酶和加工细胞外脂质所必需的酶的活性影响层状膜的形成,进而影响渗透性屏障功能。在胎儿发育期间,角质形成细胞的分化和渗透性屏障的形成也会被激活,加速表皮发育。激活 PPAR 和 LXR 将调节角质形成细胞递质的释放、黏附分子、细胞增殖和凋亡。正如过敏性和刺激性接触性皮炎的动物研究中所示,激活 PPAR 和 LXR 产生抗炎作用。在过度增殖的银屑病表皮和特应性湿疹中,PPAR-α 和 PPAR-γ 的表达均降低。PPARs 抑制角质形成细胞的增殖,诱导其终末分化、生长停滞和发生细胞凋亡。某些 PPAR 和 LXR 激动剂可作为湿疹、银屑病和其他疾病的治疗靶点[4-6]。

细胞因子和趋化因子

细胞因子和趋化因子可调节角质形成细胞的功能,角质形成细胞不仅是这些因子的丰富来源,也是这些炎症递质的靶点[参见后面章节中细胞因子、趋化因子、肿瘤坏死因子(TNF)和 IFNs 部分][7]。促炎及抗炎的细胞因子/趋化因子均可调节角质形成细胞功能,反之亦然。细胞因子和趋化因子促进递质释放,激活炎症相关的关键信号通路[如 NF-κB、有丝分裂原激活蛋白(MAP)激酶、钙],调节角质形成细胞迁移、分化、增殖、凋亡和生长。细胞因子和趋化因子也参与影响了皮肤屏障功能障碍、伤口愈合延迟、炎症状态下 Th1/Th2 比例的调节、湿疹和紫外线照射后的细胞凋亡[8]。角质形成细胞产生 T-辅助细胞的"归巢因子"以将其募集到炎症部位[9]。角质形成细胞与朗格汉斯细胞和上皮 γδT 细胞相互作用(图 8.2),启动朗格汉斯细胞的淋巴细胞运输,从而在淋巴结中激活适应性免疫应答。

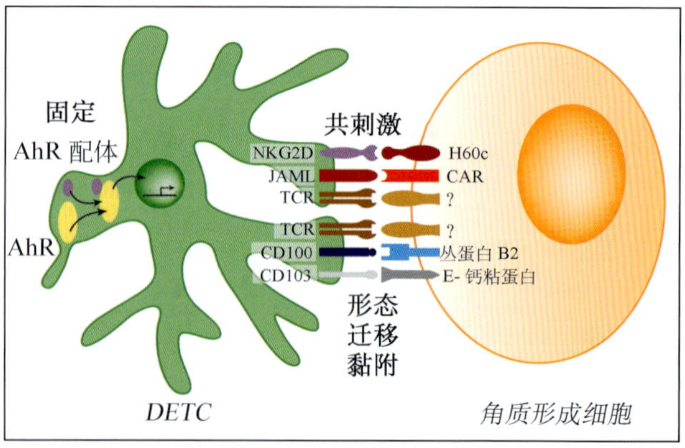

图 8.2　上皮 γδT 细胞与表皮角质形成细胞的相互作用

树突状表皮 T 细胞(DETC)与小鼠皮肤表皮中的邻近角质形成细胞之间发生独特的功能性相互作用。DETC 对角质形成细胞表达的未知的 T 细胞受体(TCR)配体产生应答。该应答是相互作用,具有多种功能,如调节共刺激、形态、迁移、黏附和通可能介导 DETC 在表皮中固定。所有这些相互作用都是达到 DETC 有效激活和效应物功能所必需的。

IL-1 及其家族成员 IL-18 和 IL-33,是角质形成细胞来源的早期炎症反应分子。在皮肤中,IL-1 主要在基底层及其上方的角质形成细胞中合成,并在各种有害刺激下释放。角质形成细胞来源的 IL-1 可以刺激粒-巨噬细胞集落刺激因子(GM-CSF)的释放。这是朗格汉斯细胞激活和分化的关键递质。角质形成细胞来源的细胞因子如 TNF-α、IL-1 或 IL-6 可进入循环,发挥系统性作用,如发热和生成急性期蛋白。角质形成细胞还释放各种趋化因子,如 TSLP、CCL-8、CCL-27、RANTES、GRO-α、单核细胞趋化蛋白 1(MCP-1)、IFN 诱导蛋白 10(IP-10)、嗜酸细胞活化趋化因子等。这些趋化因子调节淋巴细胞、中性粒细胞、嗜酸性粒细胞、树突细胞和肥大细胞的运输。因此,在大多数炎症性皮肤病的起始和持续阶段均有角质形成细胞的参与。值得注意的是,角质形成细胞甚至在临床上无明显表皮参与的皮肤病中也被激活,如荨麻疹或玫瑰痤疮。这些促炎作用可被调节分子抑制,如细胞因子信号传导抑制因子(SOCS)。在银屑病和变应性接触性皮炎的表皮中 SOCS1、SOCS2 和 SOCS3 的表达上调,但在特应性湿疹患者中无此变化[10]。它们对角质形成细胞发挥多种抗炎作用,如下调人白细胞抗原(HLA)-DR、ICAM-1、IP-10 和 MCP-1。

生长因子

在炎症和组织修复过程中,表皮生长因子(EGF)可以影响角质形成细胞功能,甚至以自分泌的方式[11]。

角质形成细胞产生的生长因子在皮肤中发挥多

种功能，如转化生长因子（TGF-α、TGF-β）和集落刺激生长因子（G-CSF、M-CSF、GM-CSF）。在损伤和炎症刺激后也可观察到角质形成细胞中的 TGF-β、碱性成纤维细胞生长因子（bFGF）和血管内皮生长因子（VEGF）表达水平增加。这表明，角质形成细胞在皮肤炎症和重塑（包括控制趋化因子的释放）中对于调节生长因子的自分泌和旁分泌十分关键[7]。静息角质形成细胞组成性合成 TNF-α，其在低浓度下可以控制角质形成细胞增殖和朗格汉斯细胞的成熟、调节 T 细胞活化和树突细胞功能[12]，以及调节真皮微血管内皮细胞。

紫外线辐射

紫外线辐射在炎症过程中通过各种机制激活角质形成细胞的功能，是一种重要的触发因素[13-15]。UVB 可以激活角质形成细胞表面上的受体或在细胞核中直接产生破坏（DNA 损伤）。紫外线不仅会导致细胞死亡或凋亡，还会通过激活 NF-κB 与释放 ROS、细胞因子、生长因子、蛋白酶和基质金属蛋白酶（MMPs），诱导角质形成细胞的炎症级联反应。角质形成细胞和肥大细胞来源的 TNF-α 与紫外线介导的皮肤免疫反应有关[16-18]。NF-κB 的靶基因［IL-1、IL-6、TNF-α、VEGF、巨噬细胞迁移抑制因子（MIF）］参与了紫外线照射后的晒伤反应[7,18]。最后，紫外线还会诱导产生抗炎因子，如 IL1-RA、IL-10、TGF-β 和 α-黑素细胞刺激素（MSH），可能有助于预防慢性炎症[19]。角质形成细胞表面黏附分子［如细胞间黏附分子 1（ICAM-1）］在紫外线照射后表达上调，这对于募集白细胞浸润表皮、使炎症过程持续存在起着重要作用[20,21]。吲哚丙酮酸似乎可以拮抗 UVB 保护角质形成细胞。

蛋白酶、蛋白质和糖蛋白

多种微生物，如病毒、细菌、真菌或螨虫影响角质形成细胞的功能，最终导致炎症反应。例如，人乳头瘤病毒（HPV）可以调节角质形成细胞内信号表达、细胞增殖，以及炎症递质的释放。HPV-16 使角质形成细胞的 IFN 反应基因表达下调、NF-κB 反应基因上调，改变了免疫应答[22]。链球菌或葡萄球菌通过攻克角质形成细胞的防御机制使皮肤更加易感。CD44 是除防御素外，对于 A 组链球菌定植角质形成细胞的另一重要受体。因此，阻断角质形成细胞受体（如 TLRs、CD44 或激活抗炎系统如 PPAR）可能是治疗皮肤感染和炎症的新策略[23]。

角质形成细胞功能的遗传学变化导致炎症性皮肤病

最近，利用遗传和炎症机制之间的相互作用来阐释遗传性皮肤病的发生的一个实例就是 Kindler 综合征[24,25]。它是一种常染色体隐性遗传性疾病，以创伤后引起水疱、皮肤异色症、皮肤萎缩、黏膜炎症和不同程度的光敏感为特征。Kindler 综合征与肌动蛋白细胞骨架相关蛋白的丧失功能突变有关。这个新近发现的蛋白是由 FERMT1 基因编码的 fermitin 家族同源物 1，通过黏着斑介导肌动蛋白细胞骨架和 ECM 之间的锚定。而其他形式的大疱性表皮松解症与角蛋白中间丝-半桥粒网和 ECM 的破坏相关。因此 Kindler 综合征与其他形式的大疱性表皮松解症在发病机制及其结构定位上有所不同。Fermitin 家族同源物 1 在皮肤中主要在基底角质形成细胞中表达，与 β1 和 β3 整合素的胞内末端、fermitin 家族同源物 2 及结合丝蛋白的 LIM 蛋白 1 结合。Fermitin 家族同源物 1 也在角质形成细胞迁移、增殖和黏附中起着至关重要的作用。因此，该基因的失调会导致表皮水疱和炎症[26]。另一个重要的例子是 Netherton 综合征，它由于蛋白酶抑制剂缺乏（淋巴上皮 Kazal 型相关抑制剂，LEKTI-1）导致特应性湿疹样临床表型（见第 65 章）。许多炎症性皮肤病与角质形成细胞来源的蛋白酶及其遗传病理学有关[27]。

角质形成细胞和细胞黏附

CAMs、桥粒和细胞间接触在调节角质形成细胞功能和表皮屏障稳态中的重要作用在其他章节中有所描述（见第 2 章和第 71 章）。整合素在炎症期间有调控角质形成细胞的多种功能[28]。接下来的一个关键问题是这些分子是否能成为炎症或大疱性疾病的基因治疗靶点。最近的一项研究表明，基因治疗成功治愈了 1 例交界性大疱性表皮松解症患者。该方法是使用反转录病毒载体，诱导患者皮肤产生层黏连蛋白 5[29]。培养角质形成细胞干细胞，从而产生上皮组织片来修补皮肤、黏膜和角膜的严重缺陷。最终，研究者观察到患者皮肤中有结构、功能和表达水平正常的 LAM5，形成了牢固黏附的表皮，并在随访期间（1 年）保持稳定，无水疱、感染、炎症或免疫反应的发生。

真皮

成纤维细胞

成纤维细胞是真皮和基底膜的关键细胞。它与角质形成细胞共同组成了大部分 ECM 蛋白的来源，包括胶原蛋白、纤连蛋白、层黏连蛋白、多配体聚糖、核心蛋白多糖、透明质酸，硫酸乙酰肝素和（或）糖胺聚糖（GAGs）（见第 2 章）。GAGs 与蛋白质共价结合形成蛋白聚糖，蛋白聚糖能够在细胞外空间结合细胞因子、趋化因子或生长因子。基质分子如胶原蛋白、层黏连蛋白或纤连蛋白能够调节成纤维细胞和炎症细胞之间的相互作用。例如,迁移的T细胞或肥大细胞通过β2整合素与ECM蛋白相互作用,调节炎症或伤口愈合过程中的细胞迁移。

成纤维细胞在受到刺激后能够转化为多种特定的细胞,如成肌纤维细胞、平滑肌细胞、软骨细胞和骨细胞,但尚不清楚不同的细胞表型是来源于多能干细胞,还是来源于分化受限的干细胞亚型。一些分化的成纤维细胞可以恢复到原始的间充质状态,而其他成纤维细胞则保持为成熟的定型细胞。因此,在不明刺激诱导的瘢痕组织中偶尔发现成纤维细胞来源的软骨和骨,这并不稀奇。正常情况下,成纤维细胞在皮肤内成熟并称为真皮纤维细胞。它们的功能在成熟后仅限于合成ECM蛋白,如胶原蛋白、弹性蛋白、透明质酸和GAGs。胶原蛋白Ⅰ、Ⅲ、Ⅳ、Ⅶ、ⅩⅦ、纤连蛋白和层黏连蛋白在皮肤中受到特别关注,因为它们可以通过调节真-表皮边界、血管周围和皮肤附属器的基底层组成,来调节真-表皮相互作用。因此,成纤维细胞既参与皮肤稳态,又参与炎症反应。

在病理生理条件下,成纤维细胞/纤维细胞参与许多炎性或结缔组织疾病(如硬皮病、硬化性黏液水肿)、血管炎、移植物抗宿主病、伤口修复、皮肤老化、瘢痕形成、瘢痕疙瘩或自身免疫(如红斑狼疮)。

在炎症期间,成纤维细胞的形态和特性严格依赖于周围的微环境[1]。例如,在不同底物(如胶原蛋白或层黏连蛋白)上体外培养的真皮成纤维细胞在形态学、整合素表达和细胞因子合成方面表现不同。例如,在(可收缩的)胶原凝胶中培养的成纤维细胞表达的前列腺素E_2(PGE_2)是在塑料上培养的6倍[2]。漂浮胶原凝胶中的成纤维细胞是具有长细胞质凸起的星状细胞[3],但在凝胶收缩后DNA合成减少[4]、胶原酶合成增加[5]。相比之下,在固定的(非可收缩的)凝胶上生长的成纤维细胞变得细长、双极化,并与纤维细胞类似,沿张力线分布[6]。它们进行DNA合成和细胞增殖[4,7],但胶原酶合成并不增加。

成纤维细胞引起ECM的改变可能取决于某些细胞因子、趋化因子、蛋白酶或生长因子的刺激。例如,在以纤连蛋白和纤维蛋白为底物培养的成纤维细胞中,其β1整合素α2、α3和α5链的表达受血小板衍生生长因子(PDGF)的调节,并与新鲜伤口中观察到的相似。此外,PDGF还可调节成纤维细胞中整合素的合成,类似于伤口的颗粒组织[8],而且基质组成的差异会改变PDGF受体的磷酸化[9]。因此,成纤维细胞对生长因子的应答,比如PDGF,对于控制成纤维细胞功能及真皮内稳态的十分关键。

炎症在硬皮病的发生发展中起重要作用[19]。例如,在硬皮病中胶原蛋白形成增加、整合素表达降低[11,12](后者与胶原蛋白合成增加有关),反映了成纤维细胞与周围环境之间的通信存在缺陷。

作为定居细胞,纤维细胞在皮肤损伤的早期反应中释放促炎递质。它们合成前列腺素、白三烯、多种细胞因子、趋化因子、生长因子或内啡肽。一方面,纤维细胞产生白细胞吸引因子;另一方面,组织学上几乎不会观察到淋巴细胞在成纤维细胞周围聚集。两者之间有些矛盾。一种解释是因为某些细胞因子具有结合蛋白多糖的能力,导致了白细胞广泛浸润。PDGF、TGF-β和FGF是刺激成纤维细胞增殖的主要因素。有趣的是,TGF-β根据细胞活化的状态发挥促进增殖或减少增殖的作用[13],而TNF-α根据激活状态发挥刺激或抑制胶原合成的作用[13]。

一些体外研究表明,嗜酸性粒细胞可能在与IgE介导的超敏反应相关的纤维化、重塑和修复过程中起一定的作用。嗜酸性粒细胞来源的TGF-β和IL-13与肌成纤维细胞的形成、肌腱蛋白和前胶原蛋白Ⅰ的沉积相关。这提示两种炎症递质可能都通过调节成纤维细胞功能促进炎症性皮肤病的修复和重塑[14]。最近还有证据表明神经肽在成纤维细胞功能的调节中起作用[15]。成纤维细胞可受免疫细胞调节,包括中性粒细胞或肥大细胞[16,17]。有趣的是,皮肤成纤维细胞中维A酸降解酶Cyp26b1的表达水平很高。Cyp26b1表达增加会引起所谓的维A酸皮炎,表明成纤维细胞通过ATP依赖性肥大细胞激活来调节皮肤屏障稳态[18]。总之,成纤维细胞对炎症、表皮屏障和白细胞调节起关键作用,并且根据成纤维细胞/纤维细胞的分化状态产生不同炎症递质反应。

炎症时表皮和真皮的细胞间通信

内皮细胞

细胞-细胞和细胞-基质的通信和黏附是细胞在炎症期间的基本功能。虽然黏附分子(如整合素、选择素或CAMs)可能是潜伏的(即直到细胞被刺激时才表达,如在血小板中),或表达非常短暂(如选择素),但是它们参与了许多炎症功能。上调或下调整合素/选择素/CAMs,可以调控炎症期间基底角质形成细胞-基底膜、内皮细胞-白细胞或白细胞-白细胞的相互作用。由于白细胞的募集及其功能取决于黏附分子功能,所以黏附分子对控制炎症起重要的调节作用。在实际情况中,白细胞在从穿过内皮到炎症部位的过程中会依次上调不同的表面分子。相应地,内皮细胞必须通过诱导细胞因子、趋化因子或蛋白酶等递质上调其细胞表面的受体。这表明白细胞和内皮细胞之间存在密切的细胞通信。因此，黏附分子的表达是相邻细胞或基质诱导的一个复杂过程。

将免疫细胞募集至皮肤组织是由多种细胞因子、趋化因子和黏附分子递导的复杂的多级的级联反应，对于皮肤炎症的病理生理学、发展、持续或终止十分关键。因此，阐明介导白细胞运输的机制和分子仍然是探索皮肤病治疗的重要方法。越来越多的人认识到，如在银屑病的发病机制中，T 细胞、树突细胞、巨噬细胞、肥大细胞、内皮细胞和角质形成细胞之间多边的相互作用在炎症反应的结果中起作用。特异性抑制皮肤中与白细胞募集相关的关键分子的生物制剂已被批准用于治疗多种皮肤病[1]。然而，迄今为止，由于某些黏附分子之间作用有限、造成不利事件或者冗余限制了它们的治疗效果[2-4]。

选择素

选择素是钙依赖性跨膜糖蛋白，其氨基末端与其他细胞上的唾液酸化的糖类反受体结合。选择素与其配体结合对白细胞与血管内皮暂时黏附，以及白细胞的滚动和附壁具有关键作用。选择素家族包括 P-选择素、E-选择素和 L-选择素三个成员。它们聚集在 1 号染色体上（表 8.1）[1]。每个选择素在氨基（NH_2）末端具有凝集素样结构域与紧邻的 EGF 样结构域共有重复序列。

表 8.1 选择素家族（缩写参见正文）

分子	细胞	功能	激活
P-选择素			
CD62P GMP 140 PADGEM LECAM-3	血小板、内皮细胞	连接中性粒细胞、单核细胞与血小板、内皮	凝血酶、组胺、抑瘤素 M、IL-4、IL-13、自由基、过氧化物
E-选择素			
CD26E ELAM-1 LECAM-2	内皮细胞	连接中性粒细胞、单核细胞、CLA T 细胞亚群与内皮	IL-1β、TNF-α、LPS、P 物质
L-选择素			
CD62L LAM-1 LECAM-1 $gp90^{MEL}$ DREG	中性粒细胞、嗜碱性粒细胞、嗜酸性粒细胞、单核细胞、淋巴细胞	白细胞在内皮上滚动，暂时附壁	由内皮持续激活

P-选择素。 P-选择素（CD62P、GMP-140、PADGEM、LECAM-3）储存在血小板内的 α-颗粒和内皮细胞的 Weibel-Palade 小体中[2,3]。在组胺、IL-4、IL-13、制瘤素 M 或凝血酶的刺激下，Weibel-Palade 小体与质膜融合，P-选择素在内皮表面表达[4-6]。P-选择素的表达在 30min 内迅速发生。内皮上的瞬时表达有助于早期白细胞募集[7]。当凝血酶、组胺或自由基激活血小板和内皮时，P-选择素的表达将持续更久。这导致血小板与中性粒细胞或单核细胞发生黏附，血小板活化因子（PAF）增强白细胞进一步黏附[8-10]。一旦在细胞表面表达 P-选择素，细胞便通过内吞作用迅速使其内化[11]。

P-选择素的主要配体是在髓系、淋巴系和树突细胞上表达的 P-选择素糖蛋白配体-1（PSGL-1）[12]。因为干扰 PSGL-1 基因会阻断中性粒细胞的滚动，所以说 P-选择素-PSGL-1 的结合对于这一过程至关重要[13]。P-选择素的另一个配体是 CD24，它可以介导细胞在炎症内皮上滚动而不依赖于 PSGL-1[14]。最近，研究已经显示 P-选择素与白细胞的黏附会激活细胞内信号传导途径[15]。例如，与 T 淋巴细胞黏附导致蛋白质发生酪氨酸磷酸化（如桩蛋白）[16]。已经在血浆中检测到可溶性 P-选择素，但其作用尚不确定。

E-选择素。 E-选择素（CD62E、ELAM-1、LECAM-2）仅由内皮合成表达。与 P-选择素不同的是，E-选择素不是组成型表达。TNF-α、IL-1、脂多糖（LPS）和 P 物质（SP）在转录水平调节 E-选择素的表达[17-19]。在受到刺激后，E-选择素的表达在 4h 内达峰值并在 24～48h 消退[17]。E-选择素配体 1（ESL-1）是 E-选择素的主要受体之一，仅在髓系细胞上表达[20]。PSGL-1 和 L-选择素也能够与 E-选择素结合[21,22]。白细胞不需要活化就能结合E-选择素，而这一结合将激活中性粒细胞上的β2整合素淋巴细胞功能相关抗原1(LFA-1)受体[23]。有趣的是，E-选择素通过ESL-1数量和结构的差异，来调节其与中性粒细胞和嗜酸性粒细胞结合的比例[24]。

在所有炎症性皮肤病的真皮内皮中，可以检测到E-选择素的表达，而实际上E-选择素是在皮肤中优先表达的[25]。皮肤淋巴细胞相关抗原(CLA)是一种在特异性归巢至皮肤的T细胞上表达的糖蛋白分子[26]。T细胞对CLA的表达依赖于糖基化酶的诱导。在T细胞从非活化表型转变为记忆表型时，该糖基化酶对预先存在的PSGL-1进行修饰[27,28]。炎症性皮肤病中T细胞表达CLA，而非皮肤炎症中大多数T细胞为CLA阴性[27]。皮肤特异性的E-选择素-CLA结合有望成为炎症性皮肤病生物治疗的靶标[29]。然而，系统性使用抗E-选择素抗体对于银屑病的治疗无效[29]，因为可溶形式的E-选择素也可诱导β2整合素表达。在硬皮病、结节性多动脉炎、系统性红斑狼疮(SLE)、银屑病和特应性湿疹的血浆中可溶性E-选择素水平升高[30]。在特应性湿疹、银屑病和掌跖脓疱病中观察到可溶性E-选择素水平与疾病活动之间有相关性[31,32]。可溶性E-选择素是否在银屑病中具有任何直接致病作用或仅仅是皮肤炎症的反映是值得商榷的。

L-选择素。L-选择素(CD62L、LAM-1、LECAM-1、gp90^MEL、DREG)在成熟过程中在白细胞表面上组成型表达，并且持续表达直至白细胞与内皮结合[33]。L-选择素在白细胞-内皮细胞结合的初始阶段十分重要(图8.3)。L-选择素是已知的参与淋巴细胞运输到淋巴组织的唯一的选择素，因此说L-选择素是独一无二的。在白细胞活化(结合)后，L-选择素从细胞表面脱落[34]。在炎症反应的后期，L-选择素是募集中性粒细胞的重要递质[35]。迄今已鉴定出4种L-选择素配体：

1. 糖基化依赖的CAM1(GlyCAM-1)：一种分泌蛋白，未在高内皮微静脉(HEV)上发现。

2. 黏膜加压素CAM1(MadCAM-1)：在肠道中Peyer斑的HEV中对淋巴细胞的滚动和附壁很重要。

3. CD34：在扁桃体淋巴细胞滚动中起作用。

4. Sgp200：对于其他两个选择素，PSGL-1可能也是一个L-选择素配体。

虽然最初研究认为选择素为黏附分子，但是现在的研究对它们作为信号分子的作用有更大的兴趣。例如，通过L-选择素在白细胞上的交联活化导致初始而非记忆T细胞表面的β1和β2表达上调，以及外周血单核细胞中钙通量的增加[36-38]。特别是在中性粒细胞中，L-选择素交联激活MAP激酶Erk1/2[39]。

至少在各种炎症动物模型中，下调选择素功能已被证明是一种有效的治疗范例[40-43]。例如，L-选择素在接触性皮炎的早期致敏阶段减少了T细胞介导的过敏反应[44]。

最近开发了用于治疗各种(自身)炎症性皮肤病(包括银屑病和特应性湿疹)的选择素功能阻断药。β-1,3-葡聚糖硫酸盐(PS3)对L-和P-选择素功能有抑制作用[45]。

内皮黏附分子调节白细胞迁移

在炎症期间，活化的内皮使滚动的、活化的白细胞发生附壁。L-选择素分子先表达然后脱落。内皮的P-选择素迅速动员，连接白细胞与内皮；内皮上的E-选择素与白细胞上的唾液酸化的路易斯寡糖基团结合，增强黏附性(见图8.3)。白细胞在附壁之后发生牢固的黏附：白细胞在内皮上铺开、黏附力逐渐增强、白细胞开始响应趋化因子和其他吸引因子。LFA-1整合素迅速转变为激活状态，与内皮上的ICAM-1和ICAM-2结合，增加ICAM-1的表达。另一种β2整合素Mac-1的功能活动也会增强，并且仅与ICAM-1结合(见图8.3)。

随着白细胞对趋化因子如IL-8、中性粒细胞激活肽2(NAP-2)或生长调节基因α(GRO-α)产生应答，白细胞从黏附状态转为迁移状态。血管游出在毛细血管后内皮是最明显的，但也可发生在其他血管壁完整性大量缺失的静脉系统中。中性粒细胞经过ICAM分子，插入细胞连接处(PECAM-1位于此处)，完成游出过程；这似乎对细胞的通过至关重要(见图8.3)。然而，一些出版物也描述了白细胞的跨细胞运输。

白细胞的游出整体上是相似的，仅在每种白细胞亚型的黏附分子和趋化因子方面有一些差异。组成型表达的α4β1整合素与血管CAM1(VCAM-1)结合，有助于白细胞滚动和黏附[1]。单核细胞表达所有三种CD11/CD18β2整合素，以及一些ICAM-1[2]。这对单核细胞结合未激活的内皮有调节作用，而单核细胞结合激活的内皮和游出更显著[2]。大量趋化因子对单核细胞和嗜酸性粒细胞游出有促进作用，特别是影响单核和嗜酸性粒细胞的RANTES、MIP-1α、MCP-2、MCP-3，与吸引单核细胞的MIP-1β、MCP-1。

对炎症中黏附分子的生物学特征进一步了解，将有利于开发有效的阻断配体，这可能提供控制组织损伤性炎症的潜力。

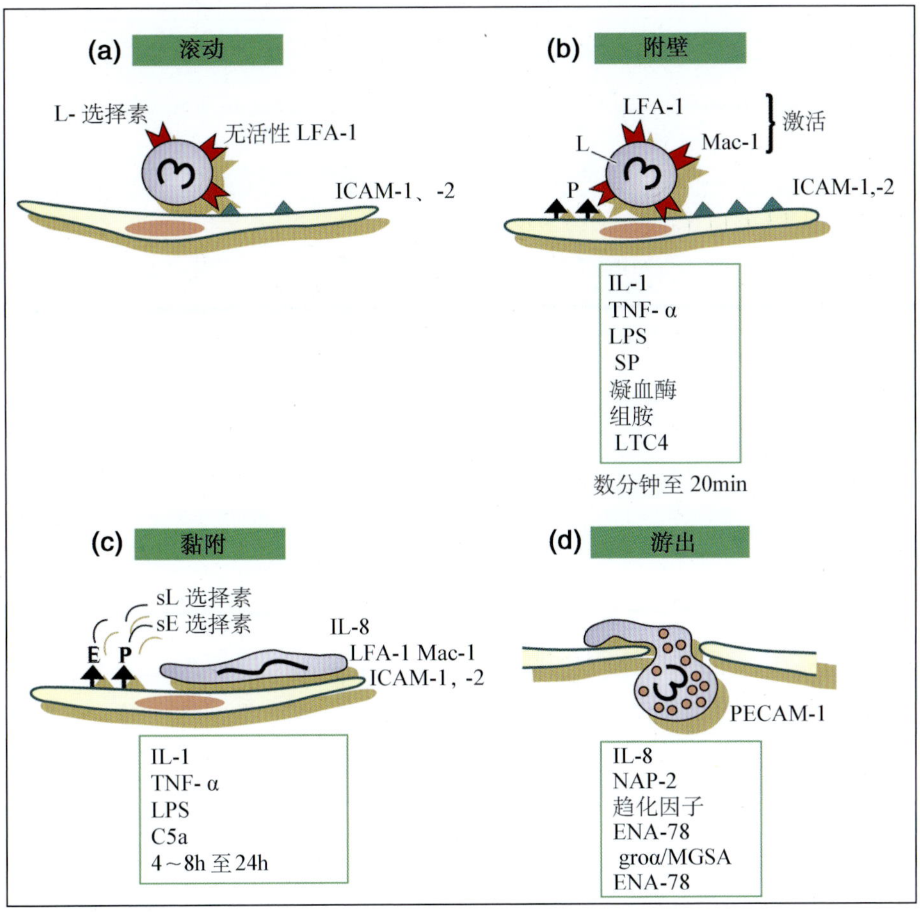

图 8.3　中性粒细胞迁移

(a)滚动：细胞通过与选择素(特别是 L-选择素)短暂而非黏附接触，沿内皮滚动，不结合整合素。(b)附壁：当与活化的内皮接触时，选择素结合暂时性增加、整合素激活、细胞间黏附分子 1(ICAM-1)在内皮表面上增加。[单核细胞和嗜酸性粒细胞也通过 α4β1 与血管细胞黏附分子 1(VCAM-1)结合。](c)黏附：中性粒细胞在内皮上变平、亲和力增加并启动对趋化因子的活性反应。(d)游出：在整合素、血小板/内皮 CAM1(PECAM-1)和趋化因子的调节下，中性粒细胞穿过内皮细胞间的细胞连接离开血管。IL-1，白细胞介素 1；LPS，脂多糖；SP，P 物质；TNF-α，肿瘤坏死因子 α。

炎症时表皮和真皮的细胞间黏附

整合素

整合素是细胞黏附受体超家族中研究最多的成员[1]。整合素及其配体对胚胎发生、组织发育和分化、免疫应答、白细胞运输、癌症转移和组织稳态具有关键作用。整合素是由 α 和 β 链组成的富有多样性的异二聚体，共有 8 种 β 链和 18 个 α 亚单位；一个 α 亚单位与一个 β 亚单位非共价连接[2]，组成 24 种不同的整合素(表 8.2)。有的 α 亚单位(如 v)可以与多种 β 链连接，从而能够结合不同底物(如玻连蛋白、纤连蛋白或胶原蛋白)[2]。然而，β 链特异性识别三肽序列 Arg-Gly-Asp(RGD)[3]。可能没有不涉及整合素的炎症性皮肤病[4-8]。

整合素结合其配体，启动了大量信号转导事件。这些事件调节细胞行为，包括增殖、凋亡，以及上调炎症、细胞极性和迁移相关基因[9]。许多整合素刺激的细胞信号传导途径与生长因子受体和细胞因子/趋化因子受体引发的细胞信号传导途径相似。

对敲除小鼠的研究有助于阐明 24 种整合素中每一种整合素各自独特的功能。实际上，在基因敲除小鼠中，研究揭示了每种整合素(所有 β 亚单位和 α 亚单位)的作用有显著不同。该小鼠的表型多样，从围产期致死(α3、α6、α8、αv、β4 和 β8)到白细胞功能(αL、αM、αE、β2 和 β7)、炎症(β6)和血管生成缺陷(α1 和 β3)都有[10]。

细胞通过 β1 组整合素，也称为 VLA(迟现抗原，在 T 细胞活化后出现很晚)与其底物结合(见表 8.2)。β1 整合素在表皮中具有重要的细胞-细胞和细胞-膜连接功能。整合素在培养的表皮中其分布是相当一致的。α2、α3、α5 和 β1 链存在于基底细胞中，特别是在细胞间连接处；α6β4 整合素在基底细胞的底部表达最高，而 αvβ1 的表达却较弱且不规则。这两种整合素与基底膜的纤连蛋白、层黏连蛋白和玻连蛋白结合[3,9-13]。如果在发育初期将培养基底物从层黏连蛋白变为胶原蛋白，则基底-底物区中主要的整合素从 α3 变为 α2β1[11]。整合素在培养基中的半衰期为 12～15h。整合素在基底层之上的细胞中消除是因为它们没有被替换，这与终末分化有关。细胞从基底层向上迁移需要消除基底膜蛋白黏附作用，而后

表 8.2 调节细胞-细胞和细胞-细胞外基质结合的整合素 β1 和 β2 家族(缩写参见正文)

	家族	α:CD 编号	配体	整合素出现/反应细胞
VLA-β1				
α1β1	VLA-1	CD49a	层黏连蛋白、Ⅳ型胶原蛋白	成纤维细胞
α2β1	VLA-2	CD49b	层黏连蛋白、胶原蛋白	角质形成细胞(基底)、成纤维细胞、血小板
α3β1	VLA-3	CD49c	层黏连蛋白、胶原蛋白,纤连蛋白	成纤维细胞、角质形成细胞(基底)
α4β1	VLA-4	CD49d	纤连蛋白、VCAM-1	成纤维细胞、白细胞(非中性粒细胞)、朗格汉斯细胞
α5β1	VLA-5	CD49e	纤连蛋白	成纤维细胞、内皮、血小板、巨噬细胞、角质形成细胞
α6β1	VLA-6	CD49f	层黏连蛋白	成纤维细胞、角质形成细胞
α7β1			层黏连蛋白	
α8β1				
α9β1			纤连蛋白,VCAM-1	成纤维细胞、白细胞、朗格汉斯细胞
α10β1			胶原蛋白	成纤维细胞
α11β1			胶原蛋白	成纤维细胞
αvβ1		CD51	纤连蛋白,玻连蛋白	成纤维细胞、角质形成细胞
LEUCAM-β2(主要为细胞-细胞)				
α1β2	LFA-1	CD11a/CD18	ICAM-1、-2、-3	白细胞
αmβ2	Mac-1	CD11b/CD18	ICAM-1、纤维蛋白原,C3bi	白细胞
αxβ2	p 150.95	CD11c/CD18	纤维蛋白原、C3bi	白细胞、内皮
αdβ2			ICAM-3	巨噬细胞
αIIBβ3		CD41,gpIIb	纤维蛋白原、纤连蛋白(RGD)	血小板
α6β4		层黏连蛋白(LN-332,LN511)		内皮、上皮、成纤维细胞
αvβ1		CD51	纤维蛋白原、纤连蛋白(RGD)	
αvβ3		玻连蛋白,纤维连接蛋白,纤维蛋白原(RGD)		B 激活的、T 激活的单核细胞
αvβ5		玻连蛋白(RGD)		单核细胞、巨噬细胞
αvβ6		纤连蛋白,TGF-β-LAP(RGD)		
αvβ8		玻连蛋白,TGF-β-LAP(RGD)		
αEβ7		CD103,HML-1	E-钙黏蛋白	上皮内 T 淋巴细胞
α4β7		MadCAM-1、纤连蛋白、VCAM-1		

与基底层角质形成细胞结合的 β1 整合素可在正常表皮的基底层之上的细胞中微弱表达;在炎症期间表达升高。LEUCAM,白细胞(细胞)黏附分子。

α5β1 整合素和纤连蛋白减少、消失[14,15]。

在活体正常表皮中,基底细胞的整合素表达最高,要么是在基底细胞间连接处(α2 和 α3β1 特异性表达),要么是在基底细胞-基底膜连接处(α3β1 高表达,αvβ1 和 α1β1 低表达)[11,16,17]。整合素 α6β4 是一种层黏连蛋白受体,在半桥粒中高表达[18]。关于 α5 整合素是位于正常基底细胞中,还是持续存在于基底层上,大家意见不一;这些观点的差异可能是因为测试抗体的表位特异性不同,或者采样时间不同(在皮肤激活期间或者之后)。β1 链在基底层上的细胞表面持续存在,但其水平低于基底细胞[3,11]。文献报道在正常表皮基底层上的细胞上识别出 α2β1 和 α3β1[11],可能是由β1 链识别引起的,而非α链。如在α5β1 的培养研究中所述,首先断开与 ECM 组分的结合,然后在分化中丢失整合素[15],从而可能使β1 细胞-细胞连接更持久。

整合素也在炎症性皮肤病中起作用。银屑病中表皮角质形成细胞的过度增殖与基底层之上的α6 和β1离散簇[13],以及α3、α5(特别是在表皮突)有关[19]。整合素在伤口愈合中起着重要作用,特别是对于过度增殖角质形成细胞的快速向上和侧向迁移、细胞外物质(如纤连蛋白和玻连蛋白)或基底膜成分的合成[16,20-22]。

小鼠配体上缺乏一种或多种β2 整合素,可表现出皮肤感染等表型。β2 整合素的基因突变引起白细胞黏附缺陷症(LAD)的遗传性疾病。根据以上实验证据,可以认为β2 对白细胞运输和炎症有重要作用。LAD 患者患有白细胞增多症,其白细胞不能被募集到感染部位[4]。阻断β2 整合素是治疗皮肤炎症(特别是银屑病)的一种非常有前景的生物疗法[5]。

整合素在白细胞-内皮相互作用中也发挥重要作用。例如,人 Thy-1 是内皮细胞上的受体,与中性粒细胞上的整合素 Mac-1 结合。因此,Mac-1 有助于募集中性粒细胞至炎症部位。中性粒细胞与人 Thy-1 的结合也刺激 MMP-9 和 CXCL8 从中性粒细胞中释放,从而增强迁移。这表明整合素不仅可以结合配体,也可以促进递质释放[23],如调节 TNF-α阻断剂[24]或 1α,25-二羟基维生素 D_3(维生素 D_3)的功能[25]。

SHARPIN 是一种衔接蛋白,参与淋巴细胞中的β1 整合素和 NF-κB 信号传导。Sharpin 基因缺失的小鼠会发生嗜酸性皮肤炎症,而 Sharpin 对β1 整合素和 NF-κB 信号传导有调节作用。以上事实提示,参与细胞信号传导的衔接蛋白缺陷可导致慢性皮肤病。这在人类疾病中研究得很少[26](图 8.4)。

白细胞运输和整合素

白细胞运输与细胞黏附、整合素亲和力和细胞骨架肌动蛋白聚合增强有关。大多数白细胞上表达有β2 整合素 LEUCAM 亚家族(也称为 CD11/18)的成员,它们在“休息”时活性较低。细胞激活后,LFA-1(CD11a/CD18;α1β2)的构象发生变化、结合位点的增加。移动的非活化白细胞上的黏附分子不与内皮细胞配体结合,从而避免自发细胞聚集和血管损伤。当白细胞活化后,LFA-1 发生快速变化,促进其与内皮配体(免疫球蛋白超家族成员)ICAM-1 和 ICAM-2 的结合,使得白细胞在该部位附壁、游出或引起局部炎症改变[1,2]。α-和β-链出现新的表位[3,4],并且钙离子流入,导致结合位点的表达增加[2,5,6]。

免疫球蛋白超家族的细胞黏附分子

CAMs 是整合素的配体或反受体(表 8.3)。它们具有一个或多个免疫球蛋白样结构域(因此称为免疫球蛋白超家族),并且具有类似于纤连蛋白的重复序列。它们的主要功能是使白细胞与表达 CAMs 的细胞结合:与表达 CAMs 的内皮结合,以促进血管迁移;或者与表达 CAMs 的细胞因子激活的成纤维细胞和角质形成细胞结合,以在炎症部位聚集白细胞。

表 8.3　免疫球蛋白超家族的黏附分子(缩写参见正文)

黏附分子	细　胞	配体/反受体	细　胞
LFA-3(CD58)	大多数细胞	CD-2	T 淋巴细胞
ICAM-1	内皮	LFA-1	白细胞
	成纤维细胞	(α1β2)	
	激活的白细胞	Mac-1	单核细胞
	激活的角质形成细胞		(αnβ2)
ICAM-2	内皮	LFA-1	白细胞
ICAM-3	激活的白细胞	LFA-1	白细胞
	树突细胞		
	朗格汉斯细胞		
VCAM-1	内皮	VLA-4(α4β1)	白细胞(非中性粒细胞)
	巨噬细胞		
	树突细胞		朗格汉斯细胞
	纤连蛋白		
PECAM-1	血小板、白细胞内皮	PECAM-1,CD31	

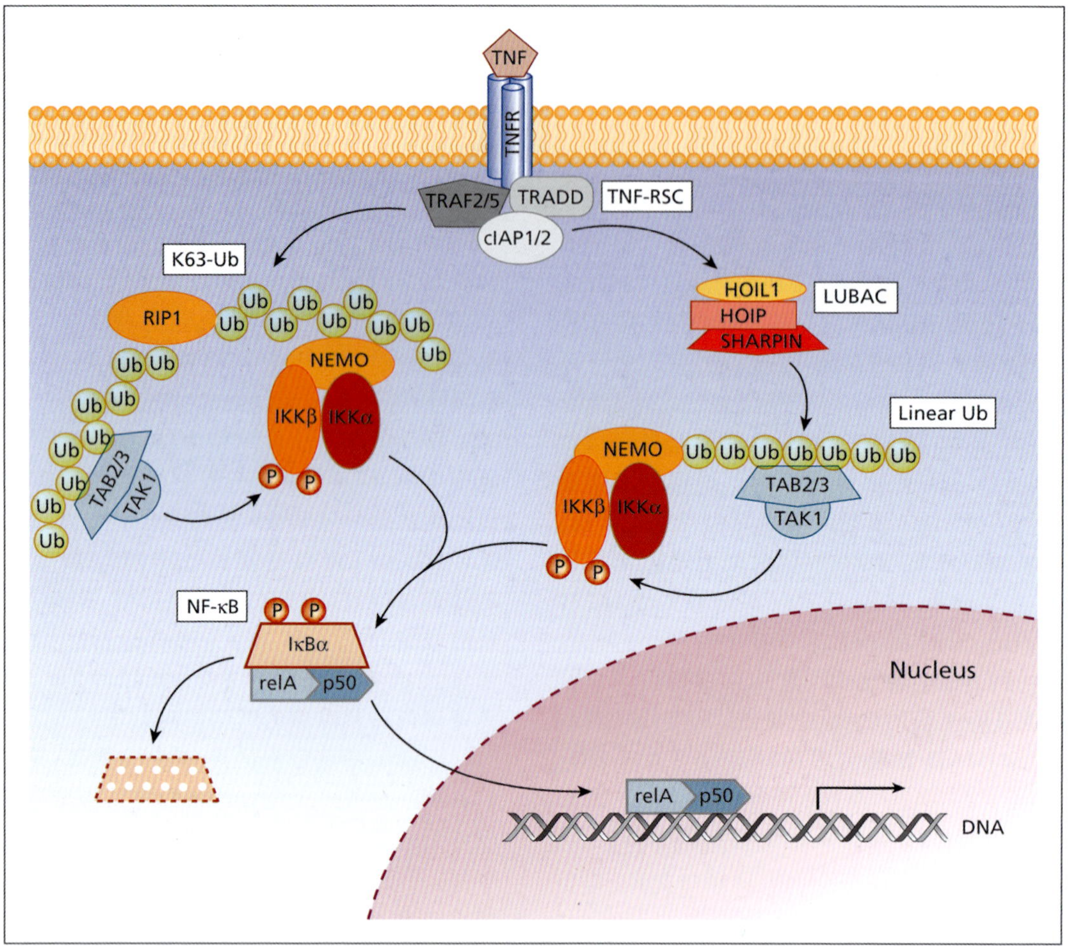

图 8.4 SHARPIN 通过线性泛素化调节肿瘤坏死因子(TNF)诱导的 NF-κB 活化的可能模型

TNF 与其受体结合诱导 TNFR1 三聚化、促进称为 TNF-RSC(TNF 受体信号复合物)的多蛋白复合物的装配。TNF-RSC 由衔接蛋白 TRADD、TRAF2/5 和 E3 泛素连接酶 cIAP1/2 组成。此后信号转导通路分为两支:“TNFR-Lys63 Ub”和“TNFR-线性 Ub”,它们依赖于不同的泛素依赖性调节策略。第一个下游通路 TNFR-Lys63 泛素级联利用 E3 连接酶 cIAP1/2 催化 Lys63 连接的泛素链形成 RIP1,从而募集两个激酶复合物 TAK1-TAB2/3 和 NEMO-IKKα-IKKβ,使它们在空间上接近。然后激活的激酶 TAK1 使 IKKα 磷酸化,而磷酸化的 IKKα 进一步将 IκBα 磷酸化,促进其被蛋白酶体降解。另一个下游 TNFR-线性 Ub 级联采用线性泛素链依赖机制。TNF-RSC 可以作为吸引 LUBAC 组分的平台,包括 HOIL1、HOIP 和 SHARPIN。LUBAC 诱导线性泛素链形成 NEMO,而 NEMO 募集激酶复合物 TAK1-TAB2/3。然后,与 TNFR-Lys63 Ub 途径类似,TAK1 使 IKK 复合物磷酸化而激活。TNFR-Lys63 Ub 和 TNFR-线性 Ub 级联两条通路在 IκBα-RELA-p50 复合物交汇,在 IκBα 释放并被降解后,该复合物迁移到核内激活下游基因(来自 Wang 等 2012[26])。

ICAM-1 有 5 个免疫球蛋白样结构域,在正常内皮上表达较低,但在 IL-1、TNF-α 或补体成分 C5a 的刺激下表达显著增加[1]。ICAM-1 在其他细胞(如角质形成细胞和成纤维细胞)不是组成型表达,但经 TNF-α 或 IFN-γ 刺激后表达。内皮上组成型表达的 ICAM-2 不会因炎症刺激而增加。第三个成员 ICAM-3 含有 5 个免疫球蛋白样结构域,由静息单核细胞、淋巴细胞和表皮朗格汉斯细胞组成型表达[2]。ICAM-3 在刺激(如体外处理)后表达增加并与 LFA-1(CD11a/CD18)结合。ICAM-1 通过与 LFA-1 和 Mac-1β2 整合素结合,促进白细胞黏附(见表 8.3)[3]。VCAM-1 受细胞因子刺激后表达增加,与 α4β1 整合素结合,介导单核细胞和嗜酸性粒细胞的血管外迁移。另一种黏附分子 PECAM-1(或 CD31),又称血小板-内皮黏附分子,位于血小板与内皮细胞的连接处,可促进白细胞从血管内穿出(见图 8.3)[4]。

与选择素一样，ICAMs 和 VCAMs 的细胞外区域以可溶形式(sICAM-1，sVCAM)释放到组织液中。ICAM-1 的体外研究表明，其可溶形式是从血液单核细胞释放，而非上皮细胞、成纤维细胞或内皮释放。正常人血清中可检测到的 sICAM-1 含量最大为 450ng/ml，但在炎症时可增加至其 2 倍或 3 倍(如糖尿病、特发性肺纤维化和肝疾病)；类风湿关节炎患者的关节滑液中也可检测到 sICAM-1[5]。血清 sICAM-1 在多种皮肤病中显著升高，包括特应性湿疹、银屑病和转移性黑素瘤[6-8]，并且 sICAM-1 水平与治疗前的临床严重程度相关。sICAM-2 并不存在。sICAM-3 在银屑病和特应性湿疹患者的血清中增加，但与 sICAM-1 不同，sICAM-3 和疾病活动相关性较小[9]。sVCAM 存在于正常血清中，癌症和炎症性疾病(如类风湿关节炎)可使其增加。血清 sVCAM 水平在晚期皮肤黑素瘤、局限性硬皮病、系统性硬化症和 SLE 中升高[10-12]。目前，对于可溶性黏附分子的作用知之甚少。它们可能在细胞间连接中竞争，或者可能激活具有同源配体的细胞。

L1CAM 属于免疫球蛋白超家族，最初在神经系统中被发现。最近的研究表明，L1CAM 在多种类型的癌症中均有表达，主要是在肿瘤的侵袭前线和转移处。这提示 L1CAM 在晚期肿瘤的进展中起一定作用[13]。

最近在胚胎发育期的造血干细胞和内皮细胞中，发现了一种新的免疫球蛋白超家族，活化白细胞黏附分子(ALCAM)。ALCAM 可促进造血干细胞的发育及毛细血管的生成。其可溶形式为 sALCAM，在 TNF-α 的刺激下可调节人微血管内皮细胞(HMVEC)。ALCAM 显著增强了 Matrigel® 中内皮样细胞形成毛细血管，抑制内皮样细胞的迁移。而 sALCAM 可完全抵消 ALCAM 的作用，表明 sALCAM 具有诱饵受体的作用。sALCAM 还增强了 HMVEC 的迁移，表明这种新的黏附分子在调节内皮细胞功能中起到重要作用[14]。

癌胚抗原相关细胞黏附分子 1(胆汁糖蛋白)(CEACAM1)在调节 T 细胞功能和细胞因子释放中起重要作用。它也是 T 细胞活化后的共同抑制受体。

CD99 是一类高度 O-糖基化的细胞表面蛋白，在大多数白细胞上表达，可调节皮肤内皮细胞功能。它也在与内皮细胞接触处表达，并参与单核细胞和中性粒细胞的跨内皮迁移过程。在迟发型超敏(DTH)反应的小鼠模型中，抗 CD99 抗体抑制体内活化 T 细胞向炎症皮肤募集，以及抑制水肿的形成，这表明 CD99 可能是治疗皮肤炎症的潜在靶点[15]。

活化角质形成细胞上的黏附分子

从血管中游出的白细胞穿过组织，并借相同的黏附分子与活化细胞结合。ICAM-1 在成纤维细胞、活化的胸腺上皮细胞和活化的角质形成细胞上表达[1-4]。至于内皮细胞，IL-1、IFN-γ 和 TNF-α 可诱导成纤维细胞表达 ICAM-1，这些细胞因子在受损组织中被激活或释放[4,5]。

众所周知，黏附分子在调节免疫反应[6]、细胞增殖和迁移[7]，以及内皮细胞和上皮细胞中的炎症信号通路[8]起关键作用。

常规的免疫组织化学方法不能检测出正常角质形成细胞 ICAM-1 的表达，但在免疫电子显微镜下可以检测到极少量的 ICAM-1，这些表达足以使正常白细胞和朗格汉斯细胞迁移，同时又可避免白细胞介导的损伤[9]。浸润性炎症皮肤中的淋巴细胞释放 IFN-γ 和 TNF-α，诱导角质形成细胞表达 ICAM-1[10]。活化的淋巴细胞 IFN-γ 诱导角质形成细胞表达 ICAM-1 和 HLA-DR，促进炎症和过敏性表皮反应[11,12]。表皮下部 ICAM-1 表达较高；而其上方表皮的表达较低，这与外皮蛋白的分化和形成有关[13]。如果表皮上部表达 ICAM-1，这可能反映存在相对未分化的过度增殖性表皮。许多疾病中角质形成细胞表达 ICAM-1，如变应性接触性皮炎[14-16]、刺激性接触性皮炎[17]、银屑病[18-20]、扁平苔藓、大疱性类天疱疮、发疹性疾病和荨麻疹[21]。

内皮素 1

内皮素 1(ET-1)最初被认为是内皮细胞的产物[1]，有助于内皮细胞的更新和完整性。它也由角质形成细胞合成[2]。ET-1 已被证明在紫外线引起的皮肤反应中至关重要，如晒黑或晒伤。ET-1 是由 21 个氨基酸组成的多肽，源于血管内皮细胞，有较强的血管收缩活性。ET-1 涉及多种生理或病理过程，包括与败血症相关的血管变化。它对成纤维细胞[3]、平滑肌细胞(包括血管细胞[3,4])、黑素细胞和肾小球系膜细胞具有促进有丝分裂和刺激酪氨酸酶活性[5]的作用。在体外，肥大细胞可以产生 ET-1，在 ET-1 和内皮素 A 受体(ET-A)的作用下被激活，并释放降解 ET-1 的蛋白酶。肥大细胞可以抵消由高浓度 ET-1 诱导的毒性，从而促进体内平衡[6-8]。

固有免疫防御机制

固有免疫是一个复杂的防御系统，该系统在整个物种中高度保守并且在出生时已经存在。固有防御对有害物质产生的反应是即时的、非抗原特异性的，不被病原体相关分子模式(PAMPs)激活[1]。与适应性免疫反应相反，固有防御不会在第二次暴露时增强，并且在大多数情况下不具有记忆性。固有防御的主要成分是抗菌肽、TLRs、三型补体受体(CR3)、清道夫受体(SR)、甘露糖受体(MR)和其他 C 型凝集素[2,3]。从更广泛的意义上讲，ROS、NO 衍生物、补体化合物，甚至某些神经肽也可被视为固有防御系统的组成部分。

抗菌肽

抗菌肽或蛋白质是一个新的效应分子家族，其对宿主防御、炎症或细胞毒性具有重要贡献，并对感染性和炎症性皮肤病的治疗具有实质性益处。在人类中，已确认有三个家族的抗菌肽，分别定义为防御素、组织杀菌素及富组蛋白。它们均具有杀灭和(或)灭活细菌、真菌和包膜病毒的能力。因此，当皮肤受到微生物因子的攻击时，抗菌肽可以保持机体的完整性。抗菌肽的产生是皮肤的第一道防御系统之一。抗菌肽通过两种不同的途径保护皮肤：①直接抗菌活性；②引发宿主反应，从而导致细胞因子释放、炎症、血管生成和再上皮化[4]。抗菌肽的失调涉及许多皮肤疾病的病理生理学，如银屑病、特应性湿疹和玫瑰痤疮。维生素 D_3 可能是人组织杀菌素的关键调节因子[5]。除病原体外，许多抗菌肽可由促炎细胞因子或蛋白酶诱导。它们在炎症期间从角质形成细胞或免疫细胞中快速释放。因此，抗菌肽可能是调节免疫防御而不引起炎症的治疗工具[6]。

防御素

防御素是一种古老的抗菌和细胞毒性肽，由 29～35 个氨基酸组成的三链 β-折叠结构。前多肽原[如在基质溶解因子(MMP-7)的作用下]发生蛋白水解，活化生成防御素[7,8]。

防御素占人中性粒细胞总蛋白质含量的 5%，也可由巨噬细胞或角质形成细胞产生[9,12]。防御素的抗微生物谱包括革兰阳性以及革兰阴性细菌、分枝杆菌、梅毒螺旋体、许多真菌和一些包膜病毒。防御素的非特异性细胞毒活性可广泛作用于正常和恶性的靶点，包括对 TNF-α 和 NK 细胞溶解因子具有抗性的细胞。

α-防御素：它们都有助于吞噬微生物，一种不依赖氧气的杀菌方式。

β-防御素：人类有三种 β-防御素(HBD-1、HBD-2 和 HBD-3)。HBD-1 由角质形成细胞组成型表达，而 HBD-2 和 HBD-3 是可诱导的抗菌肽[13]。HBD-2 和 HBD-3 是从银屑病角质形成细胞中分离出来的，对许多皮肤致病菌有很强的抗菌活性[14,15]。IL-1α、IL-1β、TNF-α、LPS 和微生物(革兰阳性和革兰阴性细菌，以及白色念珠菌)可诱导 HBD-2 产生。HBD-2 的表达依赖于 IL-1[16]，而组胺可诱导 HBD-3 生成[17]。HBDs 在角质形成细胞迁移、细胞因子产生[18]、屏障功能和抵抗金黄色葡萄球菌中发挥作用[19,20]。

θ-防御素：是最近从恒河猴中性粒细胞中分离出来的一类新的防御素。它们表现出与盐无关的抗菌活性。目前为止，尚未在人体皮肤中检测到 θ-防御素。β-防御素是 α-和 θ-防御素的前身。α-和 θ-防御素密切相关；θ-防御素具有额外的终止密码子，从而限制其长度为 12 个残基。由于在所有 θ-防御素拟基因的信号序列中存在过早的终止密码子，人类和新大陆猴不产生 θ-防御素肽。然而，旧大陆猴可以产生 θ-防御素以更好地应对特定的微生物挑战。

组织杀菌素

组织杀菌素家族的抗菌肽(“cathe-L-in”＝组织蛋白酶 L 抑制剂)含有高度保守的信号序列，但在编码成熟肽 C 末端结构域中表现出显著的异质性，其有 12～80 个氨基酸残基。LL-37/hCAP-18 是人唯一的组织杀菌素，最初从人骨髓中分离出来[7,8]，但也可在炎性皮肤中检测得到。

研究发现 LL-37/hCAP-18 受各种炎性刺激如细胞因子、蛋白酶或维生素 D 的调节，并且在各种炎症性皮肤病中起作用，如特应性湿疹、痤疮和玫瑰痤疮[15,21]。LL-37/hCAP-18 基因含有几个可以结合参与炎症调节的转录因子的潜在位点[如急性期反应因子和表达 IL-6 的 NF(NF IL-6)]。

富组蛋白

富组蛋白家族存在于人唾液中，其成员是富含组氨酸的肽[22]。它们除对牙龈炎[25]有保护作用外，似乎也在人唾液和伤口闭合中发挥抗病毒的防御作用[23,24]。富组蛋白具有抗白色念珠菌的抗菌活性[26]，在败血症中可能也发挥一定作用。

抗菌肽在免疫和炎症中的作用

抗菌肽，包括防御素、组织杀菌素和富组蛋白，对革兰阳性和革兰阴性细菌，以及真菌和包膜病毒具有广谱活性。抗菌肽与其他宿主防御分子有协同作用，如溶菌酶和乳铁蛋白。防御素的杀微生物活性是基于对阴离子脂质双分子层的渗透作用、细胞内容物的释放，以及膜电极电位的破坏。另一个机制模型认为抗菌肽聚集成带正电荷的斑块，导致瞬时间隙形成。此外，防御素相关的细胞死亡与蛋白质合成干扰或

DNA 损伤有关。重要的是，微生物已经具有抵抗抗菌肽的策略，可能导致炎症持续、皮肤屏障功能受损或伤口愈合延迟（如脂多糖、磷壁酸和磷酸胆碱对紧密连接的修改或对外排泵的调节[8,27]）。

除了作为内源性抗生素外，抗菌肽在炎症中还有其他功能，如适应性免疫或固有免疫反应的二次调节。研究表明，人中性粒细胞防御素对各种类型细胞均具有细胞毒性，并可诱导上皮细胞、单核细胞、T 细胞，以及树突细胞合成细胞因子。此外，它们增加细菌与上皮细胞的结合，诱导肥大细胞释放富组蛋白。肥大细胞中 LL-37 和蛋白酶的减少可能在玫瑰痤疮中发挥作用[28,29]，因此肥大细胞可能是未来玫瑰痤疮治疗的靶点。最后，α-防御素还具有以下功能：单核细胞、T 细胞的趋化；调节细胞增殖；促进 B 细胞生成；抑制补体激活；抑制蛋白酶[30-32]。最近研究发现，人 β-防御素是树突细胞和 T 细胞上趋化因子受体 CCR6 的有效配体，表明抗菌肽具有联系固有免疫和适应性免疫应答的作用[33]。此外，防御素可诱导促炎递质，如 IL-8、IFN-γ、IL-6、IL-10 和 LTB4 的释放。IL-1 似乎是人角质形成细胞中 HBD-2 合成的重要诱导物[34]。相反，防御素也可通过诱导 IL-10 分泌而表现出抗炎活性[35]。抗菌肽也参与树突细胞的诱导和调节[8,11,25,31,32,36,37]。由于树突细胞对诱导适应性免疫应答至关重要，因此防御素可直接促进抗原特异性的免疫应答。而且，防御素可吸引炎症细胞，如中性粒细胞、B 细胞、T 细胞和巨噬细胞，并激活上皮细胞（包括角质形成细胞）释放细胞因子和趋化因子[38]。防御素可能参与补体激活的调节[39]。在银屑病[13]、痤疮[40]和毛囊炎[41]中，皮肤中的防御素（如 HBD-2）上调。相比之下，在特应性湿疹患者的皮损中发现 HBD-2 和 LL-37 的表达和释放减少[42]。LL-37 控制炎症性皮肤病的许多炎症反应，如银屑病、特应性湿疹、痤疮、玫瑰痤疮和多种传染性皮肤病。LL-37 的下调或抑制似乎是持续皮肤炎症的重要指标。LL-37 可以诱导角质形成细胞对 DNA 驱动的免疫反应的耐受，而细胞因子可抵抗这些免疫反应[43]。有趣的是，在新生儿中毒性红斑和新生儿炎症性皮肤中，LL-37 和 HBD-1 等抗菌因子上调[44]。此外，生长因子如胰岛素样生长因子 1（IGF-1）和 TGF-α 可增强 hCAP/LL-37 和 HBD-3 的表达，表明抗菌肽在伤口愈合过程中表达上调[45]。相应地，HNP1 增加 pro-α-(I)-胶原的表达、降低 MMP-1 的释放，从而支持防御素在伤口修复中的作用[46]。Hornerin 是抗菌肽家族中的一种 S-100 蛋白，是皮肤屏障的重要组成部分和转谷氨酰胺酶-3 的底物。它还在各种炎症性皮肤病和感染中发挥作用，其失调与特应性湿疹的易感性有关[47-49]。细胞因子可以降低丝聚合蛋白、丝聚合蛋白-2 和 hornerin 的水平，这些都支持了细胞因子参与特应性湿疹中表皮屏障失调的观点[50]。

Toll 样受体

TLRs 是免疫系统识别微生物的关键受体分子。TLRs 被认为在许多炎症性皮肤病、感染或伤口修复中发挥重要作用，如分枝杆菌病、肉芽肿性多血管炎[1,2]、银屑病、特应性湿疹[3]、痤疮、玫瑰痤疮、毛发红糠疹或皮肤纤维化等[4]。在哺乳动物中已发现 12 个 TLR 家族成员（表 8.4）。它们可识别微生物结构，如细菌 LPS、细菌 DNA、病毒双链 DNA，以及药物（咪喹莫特）或内源性炎症分子[S-100 蛋白髓样相关蛋白（MRP）][5]。还有证据表明，一些益生菌可能通过与 TLRs 相互作用而有效预防过敏。这些受体的配体数量逐步增加，并且似乎每种受体都存在多个配体。TLRs 激活共同的信号传导途径，激活转录因子 NF-κB 及促分裂原活化蛋白激酶（MAPKs），从而导致产生促炎细胞因子，调节炎症过程、细胞凋亡或细胞生长。相反，个别 TLRs 可以通过其特定的信号系统诱导产生针对单一微生物的免疫应答。因此，TLRs 是固有免疫和适应性免疫应答的关键组分。

TLRs 由细胞质区域中一个 Toll/IL-1 受体（TIR）结构域和细胞外区域中一个包含富含亮氨酸的重复序列的结构域组成。关键问题在于，信号传导通路及不同 TLRs 诱导的不同反应，对于不同微生物的宿主防御机制的产生是否重要。在这方面，含有两个 TIR 结构域的衔接蛋白 MyD88 和 TIRAP/Mal 具有重要意义[6-8]。然而，TLRs 在免疫活性细胞上广泛表达，从而参与树突细胞和 T 细胞的活化、分化[9,10]，这也将它们与适应性免疫相关联。表 8.4 显示了使用调节性 TLRs 治疗各种炎症性疾病的可能性。透明质酸也可调节 TLRs[11]。TLR-12 调节小鼠接触性超敏反应（CHS）的易感性[12]。糖皮质激素诱导角质形成细胞上 TLR-2 活化，这表明糖皮质激素诱导 TLR-2 同痤疮丙酸杆菌一起，在寻常痤疮及糖皮质激素诱导的痤疮中发挥作用[13]。TLR-3 似乎参与了皮肤的抗病毒防御[14]。

核苷酸结合位点和富含亮氨酸的重复序列蛋白

TLRs 参与检测细胞外区室中的微生物，而 NBS-LRR 蛋白质（核苷酸结合位点和富含亮氨酸的重复序列）（如 Nods、Nalps 和 Naip）作为一个新发现

表 8.4　各种疾病中 Toll 受体(TLR)激动剂的潜在用途(缩写参见正文)

疾病/状况	有关的 TLR	治疗方法	评论和预期结果
痤疮	TLR-2	拮抗剂	抑制痤疮丙酸杆菌诱导的细胞因子产生
特应性湿疹	多种	菌苗 激动剂	转化 Th2 为 Th1 反应
病原体入侵	TLR-7	激动剂	将细胞因子引起的宿主防卫反应恢复原状、清除病毒
急性炎症	TLR-2、TLR-4	拮抗剂	通过抑制 TLR-2、TLR-4 表达和 HSP-70 释放,减轻炎症
慢性炎症	TLR-2、TLR-4	拮抗剂	建少 TLR 诱导的炎症递质释放(热休克蛋白、脂肪酸类、透明质酸)。诱导纤维化
自身免疫病	TLR-9	拮抗剂	阻断自身抗体产生和包含 DNA 的免疫复合物诱导的 B 细胞增殖
败血症	多种	可溶性 TLR	配体中和
		拮抗剂	递质阻断
		信号抑制剂	受体封闭

的蛋白质家族,参与微生物及其产物的细胞内识别。研究显示,NBS 蛋白参与自身免疫疾病或特应性湿疹的病理生理过程。Nod1 和 Nod2 通过细菌配体诱导的 NF-κB 对促炎途径起调节作用。大量人类遗传疾病与 NBS-LRR 蛋白有关。例如,Nalp3 与某些罕见的自身炎症有关[15]。

核苷酸结合寡聚化结构域蛋白(NOD)与凋亡调节因子凋亡蛋白酶活化因子 1(APAF1)、哺乳动物 NOD-LRR(富含亮氨酸的重复序列)蛋白和植物抗病基因产物同属一个家族。NOD1 和 NOD2 介导对特定细菌成分的识别。值得注意的是,炎症性疾病或细菌感染的易感性增加与基因的遗传变异有关,如编码人 NOD 蛋白 NOD2、cryopyrin、CIITA[主要组织相容性复合体(MHC)Ⅱ类反式激活因子]的基因和编码小鼠 Naip5(神经细胞凋亡抑制蛋白 5)的基因。因此,细胞内微生物可经“细胞传感器”NOD 蛋白识别,从而诱导固有免疫、细胞凋亡和炎症反应[16]。

清道夫受体

SRs 代表由巨噬细胞和特定的内皮细胞表达的、结构无关联的膜分子家族,对聚阴离子配体具有广泛的特异性,提示 SRs 在宿主防御(固有免疫和适应性免疫)和炎症中起作用。例如,SR-A 有助于宿主抵抗体内革兰阳性菌感染[17]。LPS 也是 SR-A 的配体,从而刺激诱导 TLR-4 介导的促炎反应。SRs 能够起到黏附分子的作用,同时也可以介导细胞的内吞作用和吞噬作用。SCART1 和 SCART2 与正在发育、成熟的 γδT 细胞中的 CD5、CD6 和 CD163 有关。SCART2 阳性的 γδT 细胞属于产生 IL-17 的亚群,具有不同的归巢能力[18]。CD163 是一种血红蛋白清道夫受体,对单核细胞、巨噬细胞和组织细胞具有高度特异性。因此,CD163 可用作区分皮肤纤维瘤、细胞性纤维组织细胞瘤和皮肤纤维肉瘤突起的标记物[19]。

甘露糖受体和其他 C 型凝集素

MRs 和 C 型凝集素可由巨噬细胞、树突细胞和某些内皮细胞等表达[20],并参与固有免疫。多种细菌、真菌、病毒感染的细胞和寄生虫上存在其配体。糖类识别结构域(CRD)的内源性自身配体包括与细胞迁移相关的 L-选择素和许多甘露糖末端溶酶体水解酶[21]。最近的数据提示,在外周淋巴器官中有 MR 的新配体。有趣的是,巨噬细胞能够将可溶形式的 MR 释放到血浆中。因此在炎症、伤口修复和感染期间,MR 参与和单核细胞/巨噬细胞相关的复杂功能。MR 在炎症性皮肤病中的作用仍然不清楚[22-24]。它们可能调节细胞因子释放、趋化因子水平、抑制中性粒细胞浸润和髓过氧化物酶活性,并抑制 NF-κB[25]。

调节固有免疫的细胞

自然杀伤细胞

NK 细胞或大颗粒淋巴细胞是骨髓来源的淋巴细胞,以能够溶解多种肿瘤目标和感染的细胞为特征。它们与 T 淋巴细胞拥有共同的祖细胞,现被认为是固有淋巴细胞大家族中的一员(见后文)。它们最初被称为裸细胞，因为它们既无 T 细胞的特征也没有 B 细胞的特征。这些细胞通常表达 CD56，与神经 CAM 同源，而有时表达 CD16（IgG 的 Fc 段的低亲和力受体）。CD16 的调节通常与炎症性疾病和感染有关。它与 TCR-CD3 复合物中发现的 CD3-ζ 同型二聚体有关。NK 细胞约占外周血淋巴细胞的 10%，既不表达 B 细胞特异性膜免疫球蛋白，也不表达 TCR-CD3 复合物。然而，它们可能表达一些 T 细胞分化抗原，如 CD2 和 CD8（作为 α/α 同源二聚体）和骨髓单核细胞分化抗原，如 CD11b、CD11c、CD14 和 CD15[1]。

众所周知，NK 细胞能够分泌大量细胞因子（IFN-γ 和 TNF-α）以及趋化因子。与 T 细胞、B 细胞对抗原的反应（通常需要增殖期）相反，固有 NK 细胞反应是即时的，这意味着 NK 细胞在感染的最初几天内参与抑制病原体。实际上，NK 细胞有助于抵御细胞内的细菌和寄生虫，对于控制多种类型的病毒感染至关重要。此外，它们的抗肿瘤能力在体外和体内均已得到充分证实[2-4]。

与其他细胞一样，NK 细胞表达特异性针对 MHC Ⅰ类蛋白和具有不同特异性的刺激性受体的抑制性受体。因此，它们不需要专门的基因重排机制来组装 T 细胞、B 细胞抗原受体基因。尽管如此，NK 细胞仍表现出显著的区分靶细胞的能力。以细胞为靶目标时，NK 细胞对靶细胞的敏感度与 MHC 表达水平降低相关。NK 细胞也能够排斥 MHC 不相容的骨髓移植物。这些现象引出了“自我逃逸”的假设，即 NK 细胞可以忽略自体Ⅰ类分子表达水平正常的潜在靶细胞，而攻击表达水平不正常的细胞。然而，“逃逸自我识别”只是 NK 细胞-靶细胞辨别的多种模式之一[5-8,9]。

NK 细胞优先杀伤其表面缺乏 MHC Ⅰ类分子表达的靶细胞。这意味着 NK 细胞上存在识别这些靶细胞上的非 MHC 配体的触发受体。T 淋巴细胞通过基因重排，产生克隆分布的 TCRs，从而识别 MHC-肽复合物。而 NK 细胞与此不同，它不需要这种遗传过程，仅通过触发和抑制受体识别。这些受体可以启动或抑制 NK 细胞活化和靶细胞裂解。这些数据表明，参与自然细胞毒性的抑制性 NK 受体及其触发不仅能够识别异常细胞表达的非 MHC 配体，而且也能够识别正常细胞表达的非 MHC 配体[10,11]。

NK 受体：来自受体的相反信号调节 NK 细胞，从而激活或抑制效应功能。三个不同的受体家族，Ly49、CD94/NKG2 和 KIR（杀伤细胞抑制细胞受体）参与 NK 细胞识别多态性 MHC Ⅰ类分子。最近的研究表明，这些抑制性 NK 细胞受体是含有免疫受体酪氨酸抑制基序（ITIM）超家族的成员，被定义为抑制性受体超家族（IRS）。因此，刺激性受体（特异性识别多种配体）和抑制性受体（特异性识别 MHC Ⅰ类分子）的平衡信号共同调节 NK 细胞[12]。

三种新发现的 NK 特异性触发性表面分子（NKp46、NKp30 和 NKp44）与其自然细胞毒性有关。它们是一类新兴受体的第一批成员，这类受体被统称为自然细胞毒性受体（NCRs）[13]。有趣的是，三种 NCRs 在细胞表面协调表达，不同个体间、同一个体的不同 NK 细胞间的 NCRs 表面密度均不一样。虽然现在研究认为 NCR 或 NKG2D 表达或功能的改变可能是由免疫紊乱造成的，但功能障碍已经被认为与严重免疫缺陷相关。在 NCR 被激活后，NK 细胞发生母细胞样转化、产生细胞因子、增强细胞毒性并进行迁移。相反，抑制性受体防止杀伤正常细胞并限制 NK 细胞产生炎性细胞因子，包括 TNF-α、IFN-γ 和 GM-CSF。

其他 NK 细胞受体包括 IgG 的低亲和力受体 CD16（FcγRⅢ）。跨膜锚定的 CD16 亚型在大多数（但不是所有）NK 细胞、活化的单核细胞和 T 细胞亚群上表达。经 CD16 介导激活后，NK 细胞分泌细胞因子[14]、介导抗体依赖性细胞的细胞毒性，并可能因 Fas 配体诱导的细胞死亡而发生凋亡[15]。CD2 可作为共刺激受体增强 NK 细胞的初级活化。

MHC 特异性受体可以区分不同的 MHC Ⅰ类等位基因，并以多样化的重叠方式表达，使得每个 NK 细胞表达多种抑制性和刺激性受体。这些机制共同确保 NK 细胞群具有自身耐受性和最大程度区分作用。

在受到刺激后，NK 细胞产生大量特定细胞因子和趋化因子，它们在抵抗多种感染和肿瘤方面起着至关重要的作用。证实该功能的第一个现象是病毒诱导的 IFN（IFN-α 和-β）可引起 NK 细胞介导的细胞毒性，而这些 NK 细胞促进了对病毒感染的固有防御。此后，发现了大量固有细胞因子参与介导 NK 细胞生物学功能，调节其对细胞毒性、增殖和产生 IFN-γ 或 TNF-α 的反应。例如，某些病毒感染诱导产生 IL-12，引发 NK 细胞产生 IFN-γ，从而诱导抗病毒机制。因此，在微生物刺激后（特别是病毒），NK 细胞立即引起宿主防御。而且，趋化因子如 MIP-1α 能够通过结合 CCR5 趋化因子受体来刺激 NK 细胞的迁移。其他趋化因子，如 MIP-1β、MCP-1、-2、-3 和 RANTES 也可激活 NK 细胞。此外，许多细胞因子（包括 IFN-α 和-β）可调节 NK 细胞功能、诱导细胞毒活性、刺激增殖并抑制 IL-12 的产生[13,16]。

与 T 细胞或 B 细胞不同，NK 细胞在 scid 小鼠或扰乱重排基因的小鼠中可以正常发育，表明基因重排不是 NK 细胞分化或功能所必需的。NK 细胞有助于固有免疫反应，特别是提供 IFN-γ 的早期产生，以及控制某些细菌、寄生虫和病毒感染所必需的其他细胞因子。在感染期间引起 NK 细胞活化的因素仍不清楚，但可能涉及可溶性因子，如 IFN-α 和 IFN-β、细胞因子(TNF-α、IL-12、IL-15)和趋化因子，以及周围组织中存在的某些膜结合分子。虽然激活 NK 细胞迁移和效应功能需要正性刺激，但该过程也会在抑制性受体和细胞因子的严格调节下受到限制或终止[17-19]。

信号淋巴细胞活化分子(SLAM)家族受体和 SLAM 相关蛋白(SAP)相关衔接子在免疫系统中发挥重要作用。NK 细胞至少表达 SLAM 家族的 3 个成员。它们是 2B4、NK、T 细胞、B 细胞抗原(NTB-A)和 CD2 样受体激活细胞毒性细胞(CRACC)，分别识别靶细胞或其他 NK 细胞上的配体 CD48、NTB-A 和 CRACC。在成熟的人 NK 细胞中，SLAM 家族受体似乎具有激活功能。然而，在成熟的小鼠 NK 细胞中，只有 2B4 具有刺激或抑制 NK 细胞活化的能力。SLAM 家族受体调节 NK 细胞功能的能力似乎在很大程度上取决于它们通过其细胞质结构域与 SAP 家族衔接子成员相关联的能力，包括 SAP、Ewing 肉瘤激活转录 2(EAT-2)和 EAT-2 相关传导子(ERT)。通过与 SAP 结合，SLAM 家族受体与 Src 激酶 FynT 偶联，从而引发蛋白酪氨酸磷酸化信号。SAP 在人 NK 细胞中对 2B4 和 NTB-A(除外 CRACC)的活化性功能至关重要，而在小鼠 NK 细胞中对于 2B4 的活化性功能也是至关重要的。这两种 SAP 相关衔接子可能与小鼠 NK 细胞中观察到的 2B4 的抑制性功能有关。因此，SAP 蛋白和 SLAM 受体在 NK 细胞生物学中具有重要功能[20]。因突变影响衔接分子 SAP 是原发性免疫缺陷病 X 连锁淋巴组织增生综合征的基础。SAP 可介导 SLAM 免疫调节受体家族成员的信号。最近研究数据表明，SAP 对固有样 T 细胞谱系[自然杀伤 T(NKT)细胞]的生长具有重要作用，以及 SAP 可调节 B 细胞、T 细胞相互作用，形成生发中心和长期体液免疫。这些数据显示，SLAM 家族成员和 SAP 在调节淋巴细胞相互作用和黏附方面起着至关重要的作用，这是维持免疫系统正常发育、稳态和功能所必需的[21]。

在皮肤中，最近的研究表明，NK 细胞参与了银屑病、特应性湿疹[22]、接触性皮炎[23]、结节病[24]、移植[25]和感染[26]的病理生理学。

免疫系统不断受到病原体和抗原的攻击，而 NK 细胞是免疫系统的重要哨兵，对于实现消除病原体的同时避免发生自身免疫反应至关重要。例如，扰乱 CTLA-4 基因的小鼠表型极大地说明了免疫自我攻击的可能性。这些动物在没有 CTLA4 负性调节[27,28]的情况下，由于 CD80 或 CD86 激活 CD28，引起 T 细胞淋巴增生性疾病而发生死亡。具有 ITIM(CD22、LAIR-1、gp49、LIR1、gp91/PIR、ILT1/2 和 ILT3)共有序列的受体似乎在这方面至关重要[13,17,27,28]。

多形核粒细胞

多形核粒细胞、中性粒细胞、嗜酸性粒细胞和嗜碱性粒细胞，是人体防御系统对感染、创伤及某些过敏的“游击部队”。所有细胞均来自造血前体细胞、在骨髓内成熟，并以成熟白细胞的形式释放到血液中。根据它们在某些疾病中的特征性计数，可以将苏木精/伊红染色计数作为“标记物”来鉴别区分不同的皮肤病。细胞因子和趋化因子受体拮抗剂，或激活细胞因子的肽酶阻断剂的发展，均有利于了解临床治疗中的炎症机制。

中性粒细胞

中性粒细胞的直径约为 7μm，在常规细胞学制剂下呈粉红色细胞质和独特的多形性细胞核结构。当在电子显微镜下观察中性粒细胞时，可见许多异质颗粒。嗜天青颗粒是过氧化物酶阳性的，而较小的所谓的二级颗粒是过氧化物酶阴性的。其他亚细胞结构(如高尔基体)很少见。

中性粒细胞是血液中数量最多的白细胞，通常代表免疫系统抵抗感染和组织损伤的细胞防御的第一线。因此，它们必须能够非常迅速地到达炎症部位。一旦从骨髓中释放出来，大多数中性粒细胞会通过边集过程在血管内“储存”。据估计，体重 70kg 的男性，中性粒细胞的数量为 $3\sim10^{10}$[1]。中性粒细胞表面高表达的黏附蛋白可以使它们从边集部位快速移动到炎症组织中。实际上，它们可以在组织刺激后几分钟内聚集。中性粒细胞上有多种黏附蛋白，其中最重要的是整合素 LFA-1(CD11a/CD18)，它是 ICAM-1 的配体[2]。为了能在血管外区域中快速移动到炎症部位，中性粒细胞还必须针对广泛的趋化因子表达高水平的受体，如 IL-8 和 LTB4(见图 8.3)。神经营养因子也能调节中性粒细胞的功能[3]。

与其他粒细胞一样，中性粒细胞预先形成中性粒细胞递质并储存在颗粒中，或者在细胞活化后从头合成。预先形成的递质包括吞噬并消化细菌及其他外来颗粒的酶，可维持中性粒细胞的主要功能。

中性粒细胞溶血颗粒含有 20 多种酶，包括蛋白酶、弹性蛋白酶、明胶酶、胶原酶、溶菌酶、组织蛋白酶 G 和防御素[4]。这些酶可以在细胞内消化摄入的细菌，或者在炎症过程中被释放到细胞外环境中。另一种酶，髓过氧化物酶，可促进杀菌性呼吸暴发，这是中性粒细胞活化的特征[5]。在这个反应中，由过氧化物酶产生的氧自由基、过氧化氢（H_2O_2）和过氧化物（O_2^-）转化为毒性更强的次氯酸（HOCl）和氢氧基（$OH^·$）自由基。

作为愈合过程的一部分，中性粒细胞使植入异物（如碎片）的周围组织发生萎缩并促进异物排出。这一现象可证明中性粒细胞具有引起组织损伤的能力。脓液是由于组织和死亡的白细胞的严重降解导致的，是中性粒细胞具有该能力的极端例子。然而，抗蛋白酶限制了中性粒细胞引起明显组织损伤的潜能，如 α_2-抗蛋白酶、α_2-巨球蛋白和抗弹性蛋白。这些抗蛋白酶在炎症期间从血浆中穿透进入组织。因此，在正常水平抗蛋白酶的存在下，中性粒细胞不太可能引起明显的组织损伤。然而，在抗蛋白酶缺乏症中（如肺气肿），中性粒细胞诱导的组织损伤发生的可能性增加[4]。中性粒细胞在金黄色葡萄球菌感染和耐甲氧西林金黄色葡萄球菌感染的发病中也起重要作用[6,7]。

新生成的递质的主要作用似乎是募集更多的中性粒细胞。在短期内，这是通过合成和释放大量 LTB4（一种有效的中性粒细胞引诱物）来促进的。在体外，中性粒细胞可以合成细胞因子 IL-1β、TNF-α 和 IL-8（用于募集和激活更多的中性粒细胞），以及 IL-6、IL-12 和 GM-CSF（刺激中性粒细胞前体细胞的生成）。然而，值得注意的是，生成细胞因子的峰值通常在细胞刺激后 12～24h，而其在组织中的寿命却不到 6h。因此，细胞因子生成的临床意义值得质疑。

中性粒细胞在炎性疾病中的潜在作用甚至不如嗜碱性粒细胞和嗜酸性粒细胞的清楚。在许多情况下，当在显微镜下发现中性粒细胞时，很难评估它们的存在是否是病情的原因还是结果。此外，有证据表明，在皮肤白细胞碎裂性血管炎中，血管壁的损伤是由活化的中性粒细胞的酶引起的[8]。还有人提出中性粒细胞弹性蛋白酶参与大疱性类天疱疮中的真皮-表皮裂隙的形成[9]。

L-选择素分子定位于中性粒细胞微绒毛并在中性粒细胞活化期间被切割或“脱落”，进而可能允许中性粒细胞从血管内腔迁移到炎症部位。激活后，P-选择素促进和支持中性粒细胞脱颗粒、超氧化物（O_2^{2-}）的产生和极化，对 PAF 和细菌甲酰化肽［如甲酰-甲硫氨酰-亮氨酰-苯丙氨酸（fMLP）[10]］产生应答。在化学引诱物的作用下，L-选择素在中性粒细胞上交联，为细胞产生 O_2^{2-} 和钙流入做准备并刺激黏附。中性粒细胞与内皮细胞的相互作用，也导致 TNF-α 和 IL-8 的 mRNA 水平增加。

许多趋化因子，包括 IL-8 和其他化学引诱物，如甲酰肽、补体 C5a、LTB4 和 PAF，可引起中性粒细胞快速黏附，从而支持它们从脉管系统中迁移[11]。相反，在炎性小静脉中各种递质和趋化因子激活中性粒细胞滚动的作用仍不清楚。在某些体外系统中，单一化学引诱物即可使中性粒细胞停止滚动而黏附。例如，用组胺或凝血酶处理的人脐静脉内皮细胞（HUVEC）支持 P-选择素依赖性中性粒细胞滚动和 PAF 依赖性激活[12]。然而，在体内大多数炎症模型中，PAF 合成或受体拮抗剂几乎没有效果。

多发性下肢溃疡的患者中，严重的炎性或细菌产物可抑制中性粒细胞的趋化。在糖尿病患者中，也观察到中性粒细胞趋化功能属于获得性缺陷，通过添加钾、葡萄糖和胰岛素可弥补其缺陷。因此，即使是以往正常的、无颗粒变化的中性粒细胞，在严重细菌感染时，也会出现趋化能力下降。这种下降是可逆的，因为在有效治疗期间内趋化降低的中性粒细胞可以恢复正常。在这种情况下，要区分是成熟细胞中诱导的活性减少，还是感染后的活性降低。

中性粒细胞的异常会对疾病的抵抗力产生深远的影响，如酶活性出现缺陷。H_2O_2-髓过氧化物酶-卤化物系统缺乏会损害白细胞的杀菌活性。一个很好的例子是慢性肉芽肿病，以皮肤和淋巴结的复发性肉芽肿为特征，与中性粒细胞杀菌能力有关[13]。烟酰胺腺嘌呤二核苷酸（NADH）氧化酶的损伤导致不能形成 H_2O_2[14]，而 H_2O_2 对有效的杀菌活性至关重要。此外，葡萄糖-6-磷酸脱氢酶（G6PD）的缺乏不能杀死含有过氧化氢酶活性的细菌。

已经发现几种疾病与中性粒细胞功能缺陷有关。在 LAD-Ⅰ缺乏症中，患者缺乏 CD18，因此缺乏所有 β2 整合素。它们的中性粒细胞既不能紧密黏附在内皮上，也不能在感染时从血液循环中排出。LAD-Ⅰ患者有复发性皮肤和黏膜的感染，大多数患者在 10 岁之前死亡[15]。然而，β2 整合素“质”的激活似乎对刺激中性粒细胞黏附至关重要，而不是“量”的表达[16,17]。另一组患者具有糖类岩藻糖基化缺陷和缺乏 sLeX 配体的表达[18]。这些“LAD-Ⅱ”患者的中性粒细胞在体外运动性降低，患有中性粒细胞增多症和复发性细菌感染。有趣的是，经典药物，如秋水仙碱已被证明可降低内皮细胞上的 E-选择素密度，并下调中性粒细胞上L-选择素的表达[19]。甲氨蝶呤抑制中性粒细胞与结缔组织的黏附[16]。糖皮质激素降低内皮细胞[20]和中性粒细胞[21]上黏附分子表达。水杨酸盐可能通过阻断CD11b/CD18的激活,也可抑制中性粒细胞的黏附[22]。

Chédiak-Higashi病是一种罕见的常染色体隐性疾病,影响中性粒细胞和体内所有其他含有溶酶体颗粒的细胞。该疾病继发于Lyst的突变。Lyst是一种编码参与溶酶体运输的细胞质蛋白的基因[23,24]。该病患者的中性粒细胞含有由特殊颗粒和嗜天青颗粒融合产生的巨大颗粒。患者有复发性细菌感染、神经系统疾病,部分痴呆、血小板功能障碍和早期死亡[15]。

另一种以复发性细菌感染为特征的遗传性颗粒疾病是特殊颗粒缺乏,主要表现为缺乏中性粒细胞特殊颗粒和防御素。该疾病可能继发于转录因子CCAAT/增强子结合蛋白E的缺乏,其在正常骨髓细胞发育中具有关键作用。最近,研究阐述了编码该蛋白质的基因突变情况并设计了敲除该基因的小鼠。该小鼠表现出受损的烟酰胺腺嘌呤二核苷酸磷(NADPH)氧化酶活性[25]、吞噬作用、细胞内杀伤和迁移[26-28]。

嗜酸性粒细胞

人们很早之前就知道嗜酸性粒细胞与过敏性疾病,特别是哮喘之间存在关联。但直到20世纪80年代,人们才认为嗜酸性粒细胞可能具有抗炎作用。然而,随着认识到嗜酸性粒细胞颗粒蛋白具有高毒性,嗜酸性粒细胞被认为是促炎细胞的一员。实际上,哮喘和相关过敏性疾病的许多特征被认为是由嗜酸性粒细胞产物介导的。最近关于抗IL-5和IL-12(消除嗜酸性粒细胞但未能缓解哮喘[29,30])的研究,对嗜酸性粒细胞或至少这些细胞因子是否对过敏性疾病起关键作用提出质疑。然而,哮喘亚组可能对抗IL-5有反应。除过敏外,嗜酸性粒细胞还可在寄生虫感染、嗜酸性弹性蛋白病和Shulman综合征中发挥作用。

同嗜碱性粒细胞一样,嗜酸性粒细胞也具有双叶核,并在细胞因子和生长因子刺激后迁移至皮肤。嗜酸性粒细胞胞质中有两种类型的颗粒,一个是含有核心的特殊颗粒,其含有碱性蛋白质,使嗜酸性粒细胞具有特有的微观表现。另一种颗粒,即所谓的"初级颗粒",缺乏核心,大小可变。在细胞质中还有许多脂质体,用于存储花生四烯酸代谢物,从而合成类花生酸。

嗜酸性粒细胞膜富含黏附蛋白、趋化因子和细胞因子的受体,例如,IL-5、结合CCR3的趋化因子和黏附分子P-选择素与VCAM-1的协同作用使嗜酸性粒细胞选择性地募集到过敏组织中[31]。一旦进入组织中,GM-CSF、IL-5和嗜酸细胞活化趋化因子可引发嗜酸性粒细胞的趋化和脱颗粒反应、细胞黏附或细胞毒性并延长细胞生存期[32]。嗜酸性粒细胞还具有IgA、IgG和IgE的免疫球蛋白受体,因此与免疫系统具有广泛的相互作用。

嗜酸性粒细胞颗粒的主要蛋白质是碱性蛋白(MBP)、嗜酸细胞阳离子蛋白(ECP)、嗜酸性粒细胞过氧化物酶(EPO)和嗜酸性粒细胞衍生的神经毒素(EDN)。为了解释它们的功能,必须记住,嗜酸性粒细胞的过敏反应最初被认为是应对蠕虫感染的免疫防御系统,所有上述蛋白质对蠕虫都有很高的毒性。由于它们对哺乳动物细胞也有潜在毒性,它们可能在过敏反应过程中引起组织损伤,从而解释了在嗜酸性粒细胞被激活时发生的组织破坏。此外,EPO的过氧化物酶作用可能导致有毒自由基的产生。

嗜酸性粒细胞可能是过敏性炎症中LTC4的主要来源,因此它们是除肥大细胞外白三烯抑制剂的主要靶标之一。白三烯受体拮抗剂对特应性湿疹的某些阶段[33]和某些荨麻疹亚型[34]有部分有益作用,提示这类疾病中有嗜酸性粒细胞的参与。

相应地,在荨麻疹[35]和特应性湿疹[36,37]中都发现大量细胞外嗜酸性粒细胞颗粒蛋白沉积,同时外周循环中MBP水平升高[38]。

嗜碱性粒细胞

虽然嗜碱性粒细胞占循环中白细胞不到1%,但最近已证明嗜碱性粒细胞是急性和慢性炎症的重要参与者。虽然嗜碱性粒细胞用苯胺染色时与肥大细胞一样发生异染,但可以通过其双叶核与肥大细胞区分开来。

嗜碱性粒细胞与肥大细胞在结构和功能上有许多共同之处。最重要的相似之处可能是表面均存在FcεRI(IgE的高亲和力受体)。过敏患者的每个嗜碱性粒细胞含有多达50万个IgE受体[39]。然而,仅通过其中的1%的交联即可激活嗜碱性粒细胞[40],因此它们对变应原刺激非常敏感。有人提出,嗜碱性粒细胞表面的IgE可能可能有两种形式,即IgE^+或IgE^-,具有前者形式IgE^+的细胞被IL-3和组胺释放因子激活[41,42]。此外,与皮肤肥大细胞一样,嗜碱性粒细胞被补体成分C5a激活。嗜碱性粒细胞上的其他受体是IL-4和GM-CSF(延长嗜碱性粒细胞的存活),以及组胺H_2受体(调节嗜碱性粒细胞的功能)。由于从患者身上获取嗜碱性粒细胞较容易,嗜碱性粒细胞在体外被广泛用于过敏性疾病的研究和诊断(如用于检测慢性荨麻疹中外周循环里的组胺释放自身抗体[43])。

每个嗜碱性粒细胞含有约 1pg 的组胺。肥大细胞内的组胺与蛋白聚糖一起储存在修饰的溶酶体颗粒中,而嗜碱性粒细胞内的组胺与硫酸软骨素一起储存在修饰的溶酶体颗粒中。嗜碱性粒细胞含有极少量的类胰蛋白酶,但没有糜蛋白酶。在刺激时,嗜碱性粒细胞产生相对大量的白三烯 LTC4,但不产生 LTB4 或 PGD2[44]。嗜碱性粒细胞的另一个重要功能是产生 IL-4 和 IL-13,这对于促进 B 淋巴细胞产生 IgE 至关重要[45,46]。

在过敏性疾病中,嗜碱性粒细胞从骨髓中迁移,以成熟细胞进入循环并渗入组织以响应炎症刺激。嗜碱性粒细胞在组织中的作用是明确的,但很大程度上证据不足。一个原因是,过敏性疾病的活跃皮损中浸润的嗜碱性粒细胞会迅速发生脱颗粒,因此难以检测。另一个原因是直到最近才能将组织嗜碱性粒细胞与肥大细胞区分开来。然而,最近已经描述了针对嗜碱性粒细胞蛋白的单克隆抗体[47,48],这将彻底改变对嗜碱性粒细胞的研究,例如,已经明确证明嗜碱性粒细胞在Ⅰ型过敏反应迟发相中发生募集[49]。

肥大细胞

肥大细胞是驻留在组织内的一类组成多样的多功能细胞,多种条件下可发挥作用,如过敏、寄生虫感染、炎症、血管生成和组织重塑。1876 年,Paul Ehrlich 将此细胞命名为"Mastzellen"(希腊语 mastos,乳房),因为他认为被苯胺蓝染料染成紫色的细胞内颗粒含有吞噬物质或营养物质[1]。我们现在知道这种颜色的变化或异染,代表着染料与肥大细胞颗粒中高酸性肝素的相互作用。肥大细胞起源于造血系统,以单核细胞前体从骨髓进入循环,均表达干细胞因子(SCF)的 mRNA 并在其细胞膜上具有 SCF 受体(SCFR,CD117)[2]。前体细胞从血液迁移到组织中,在局部微环境作用下,逐渐分化、成熟成为具有识别功能的肥大细胞。在成熟分化阶段,肥大细胞与嗜碱性粒细胞是可区分的,嗜碱性细胞被认为是外周循环中的肥大细胞,从骨髓中粒细胞前体直至完全成熟时,最终才进入外循环[3]。尽管肥大细胞和嗜碱性粒细胞关系密切,但实际上其释放递质不同(表 8.5)。

根据肥大细胞的中性蛋白酶含量、通过免疫细胞化学手段将肥大细胞分类,即仅含有类胰蛋白酶的 MC_T 表型与含有类胰蛋白酶和糜蛋白酶的 MC_{TC} 表型[4]。MC_T 和 MC_{TC} 肥大细胞也表达不同的受体(表 8.6)。动物实验已经证实,这些亚型具有黏膜或结缔组织特异性。但最新研究认为任何组织中均存在不

表 8.5 人肥大细胞和嗜碱性粒细胞形成的递质的比较

递质/产物	肥大细胞	嗜碱性粒细胞
组胺	+	+
白三烯 C4	+	+
白三烯 B4	−	(+)
前列腺素 D2(PGD2)	+	−
5-HETE	+	−
血栓素 A2(TXA2)	+	−
血小板活化因子(PAF)	+	−
白介素 1β	+	
白介素 3	+	
白介素 4	++	+
白介素 5	+	?
白介素 6	+	?
白介素 8	+	+
白介素 9、10、13、14	+	
MCP-1α(趋化因子)	+	
肿瘤坏死因子(TNF)-α	++	−
类胰蛋白酶/糜蛋白酶	+	−
羧肽酶	+	−
肝素	+	−
神经生长因子(NGF)	+	
嗜酸细胞趋化因子	+	+
中性粒细胞趋化因子	+	?

表 8.6 肥大细胞和嗜碱性粒细胞膜上的受体(缩写参见正文)

	肥大细胞			
受体	MC_{TC}	MC_T	嗜碱性粒细胞	配体/激动剂
FcεR1	+	+	+	IgE
CD32FcγRI	−	−	+	IgG
CD88				
C5aR	+	(−)	+	C5a
C3aR	−	−	+	C3a
CD25				
IL-1R	+	−	−	IL-1
IL-2R	−	−	+	IL-2
IL-3R	−	+	+	IL-3
IL-5R	−	−	+	IL-5
CDw128 IL-8R	−	−	+	IL-8
GM-CSFR	−	−	+	GM-CSF
Toll 样受体(TLR)				
TLR-1	+	(−)	−	
TLR-2	+	−	+	细菌肽
TLR-4	+	−	+	LPS

（续　表）

肥大细胞				
受体	MC_{TC}	MC_T	嗜碱性粒细胞	配体/激动剂
TLR-6	+	−	−	细菌肽
趋化因子受体				
CCR1	+	(−)	(+)	MIP1-α
CCR2	−	−	+	MCP
CCR3	+	(−)	+	MCP
CCR4	+			
CD40L	+	−	+	CD40:B 细胞
CD117 c-kit(KL)	+	+	(+)	干细胞因子 c-kit 配体

同比例数量的 MC_T 和 MC_{TC} 亚型，它们的细胞浓度随疾病不同而变化，如过敏或纤维化。MC_T 似乎是"免疫系统相关的"肥大细胞，在宿主防御中起主要作用；而 MC_{TC} 似乎是"非免疫系统相关的"肥大细胞，具有血管生成和组织重塑的功能，没有免疫保护。然而，两种表型均表达 FcεRⅠ，因此可充分参与 IgE 依赖性过敏反应。

此外，不同组织中的肥大细胞，功能似乎不同，这在很大程度上与免疫细胞化学异质性无关。例如，皮肤中肥大细胞可单独表达 CD88，它是补体 C5a 的受体，在补体介导的疾病中，肥大细胞可被激活[5,6]。此外，皮肤肥大细胞可独自对各种非免疫原性促分泌物产生应答，包括神经肽和药物，如吗啡、可待因和肌肉松弛药[7,8]。但这些药物所激活的肥大细胞功能并不完全，与生成的类花生酸不伴发肥大细胞脱颗粒密切相关[7]。敏感个体发生潮红反应而不伴鼻衄或支气管收缩，可能与皮肤（而非其他组织）肥大细胞对过敏毒素和碱性非免疫性促分泌物的反应有关。物理性荨麻疹也可能涉及这些反应。

人肥大细胞的分泌颗粒含有一种结晶复合物，由肝素蛋白多糖基质与预先形成的炎症递质离子结合而成。与肥大细胞关系最密切的递质是单纯的二胺组胺，在颗粒中的浓度约为 100 mmol/L，相当于约 1～4pg/细胞。组胺在过敏反应的即刻阶段中发挥许多相关的作用，包括引发风团和潮红反应[9]。然而，这些作用通常持续时间相对较短，因为组胺通常在 1～2min 被组胺-N-甲基转移酶（约 70%）和二胺氧化酶（组氨酸酶）快速代谢（约 30%）。降低的二胺氧化酶活性与复发性荨麻疹有关[10]。

从皮肤肥大细胞释放的其他"早期"递质是 PGD2 和 LTC4[11]。白三烯受体拮抗剂在特应性湿疹[13]和荨麻疹[14]中的成功应用，尤其是在 LTC4 合酶等位基因变异[12]的个体，表明这种花生酸在皮肤病中可能更重要。

类胰蛋白酶是肥大细胞的主要蛋白酶，是一种大约 130kDa 的丝氨酸蛋白酶，以完全活性的形式存储在颗粒体中[15,16]。当释放到细胞外环境中时，在中性 pH 条件下，类胰蛋白酶与肝素结合成四聚体发挥酶的功能。与皮肤有关的类胰蛋白酶的特性包括可以裂解血管扩张药降钙素基因相关肽（CGRP）；具有类似激肽释放酶的活性；裂解基质成分（包括 75kDa 明胶酶/Ⅳ型胶原、纤连蛋白和Ⅵ型胶原）和活化溶基质蛋白酶（其可能进而裂解其他基质成分）；促进成纤维细胞有丝分裂。虽然似乎没有类胰蛋白酶的内源性抑制剂，但它的作用非常局限。因为在没有肝素的情况下，类胰蛋白酶的生物活性四聚体形式会快速分解成无活性单体。除了在细胞外空间中发挥酶的作用外，已经证明类胰蛋白酶和其他丝氨酸蛋白酶被蛋白水解后可激活特异性受体。在皮肤中，类胰蛋白酶激活主要由角质形成细胞和肌成纤维细胞组成型表达的蛋白酶激活受体 2（PAR-2）完成。在炎症刺激下，内皮细胞、神经和免疫细胞可上调 PAR-2 的表达。类胰蛋白酶通过激活 PAR-2 来模拟组胺的各种作用，如水肿、血浆外渗、募集中性粒细胞和引起瘙痒。因此，除了组胺之外，类胰蛋白酶是炎症反应的重要递质，在炎症性皮肤病如特应性湿疹、荨麻疹和血管性水肿中起一定作用[17,18]。

糜蛋白酶是一种 30kDa 的单体蛋白酶，与肥大细胞 MCTC 亚型中的类胰蛋白酶一样存储在相同的分泌颗粒中。糜蛋白酶可降解神经肽神经降压素，但不降解 SP 或血管活性肠肽（VIP）。糜蛋白酶可以比血管紧张素转换酶（ACE）更有效地将血管紧张素Ⅰ水解成血管紧张素Ⅱ，并且还可能导致大疱性类天疱疮的真皮-表皮连接的分裂[15,19]。另外两种蛋白酶，羧肽酶和组织蛋白酶 G，与人肥大细胞的 MCTC 亚型有关。羧肽酶是一种独特的 34.5kDa 的金属蛋白酶，可去除一系列肽中的羧基末端残基，包括血管紧张素、亮氨酸 5-脑啡肽、运动升压素、神经介素 N 和神经降压素。组织蛋白酶 G 是一种糜蛋白酶，其结构与中性粒细胞组织蛋白酶 G 的结构完全相同。当肥大细胞被激活时，糜蛋白酶、羧肽酶和组织蛋白酶 G 以一种 400～500kDa 的复合物形式与蛋白聚糖一起释放，可能与其他酶协同作用降解蛋白质。

随着发现 SPINK5（一种编码丝氨酸蛋白酶抑制剂的基因）的多态性与 Netherton 综合征和其他过敏性疾病相关[20]，蛋白酶在皮肤病中的潜在作用似乎正在扩展。

细胞因子在过敏性炎症的起始和协调中起一定作用，而且可以合理地认为肥大细胞是这种细胞因子的来源。特别值得注意的是，NF-κB 依赖性细胞因子，TNF-α、GM-CSF 和 IL-8[21,22]，以及 Th2 细胞因子、IL-4、IL-5 和 IL-13[23,24]。由于嗜碱性粒细胞、嗜酸性粒细胞和中性粒细胞的汇集[25]，肥大细胞不仅具有引发速发反应以及造成组织损伤的能力，还具有刺激过敏性炎症的能力。肥大细胞释放组胺（本章后面有详细阐述），其结合并激活组胺受体。迄今为止已经克隆了 4 种组胺受体（H1R～H4R）。除了其在感觉神经和内皮细胞上的作用外，组胺还直接调节角质形成细胞的功能，如 MMP-9 的产生和细胞迁移。因此，组胺在炎症的急性或慢性期也可能导致表皮调节异常[26]。

许多病理过程影响皮肤中肥大细胞的活化，并且在不同皮肤和过敏性疾病，以及肿瘤和纤维化疾病中肥大细胞分布不同。事实表明，肥大细胞在许多疾病中具有重要的调节作用。实际上，肥大细胞能够释放超过 30 种具有不同作用的递质，包括促炎细胞因子/趋化因子、TNF-α、生长因子、蛋白酶和前列腺素[27]。在肥大细胞严重缺陷或遗传改变的突变小鼠中，其肥大细胞在炎症或免疫反应、组织重塑、宿主防御和皮肤稳态期间显示出多种特征[28,29]。

单核细胞和巨噬细胞

单核细胞-巨噬细胞系统代表在不同组织内变化的异质性细胞类型家族。单核细胞和巨噬细胞的功能范围总结在框图 8.1 中，它们的受体表达和递质组成见框图 8.2。它们来自骨髓中相同的祖细胞，在骨髓中依次经历单核母细胞和前单核细胞而发育成熟。人体内细胞的成熟时间为 19～25h。作为成熟细胞，单核细胞可在血液中保留 2～5d。在炎症刺激后，单核细胞黏附于内皮并随后迁移到炎症部位，在那里它们分化成活化的巨噬细胞或树突细胞[抗原呈递细胞（APC）]的多种亚型。在急性炎症期间，单核细胞形成的速率可以显著增加。这很重要，因为巨噬细胞表现的分裂能力较差[1,2]。

巨噬细胞通过细胞表面受体[3]迅速识别结缔组织中的病原体和“危险信号”，如 CD14、MR、SR、RAGE、蛋白酶激活的受体[4]和 TLR（见前文）。这些受体识别微生物释放的特定配体，改变细胞内信号转导通路并最终引发炎症反应。通过产生免疫调节细胞因子如 IFN，巨噬细胞还是适应性免疫系统中的重要一环。此外，它们通过释放 IFN-γ 并表达 MHC Ⅱ 类抗原 HLA-DR 来刺激淋巴细胞。

框图 8.1　单核细胞和巨噬细胞及其受体和分泌物的主要功能

- 抗肿瘤活动
- 动脉粥样硬化
- 控制 T 和 B 淋巴细胞
- 控制树突细胞功能
- 凝血和纤维蛋白溶解
- 解毒
- 肉芽肿形成
- 宿主防御
- 脂质和铁的代谢和储存
- 调节急性和慢性炎症
- 调节角质形成细胞功能
- 抗原加工
- 招募白细胞
- 调节血细胞生成
- 释放酶以降解
- 清除坏死的碎片和衰老细胞
- 伤口愈合

框图 8.2　单核细胞和巨噬细胞释放的主要产物和其表达的受体（缩写参见正文）

受体（R）

- IgG、IgE、IgA
- C-反应蛋白
- C1q
- C3b、C3bi
- 纤维蛋白
- 纤连蛋白
- 层黏连蛋白
- 转铁蛋白
- 肝素
- IFN-α、-β、-γ
- TNF-α
- GM-CSF
- 胰岛素
- 胰岛素样生长因子
- 血小板活化因子（PAF）
- HLA-DR（Ⅱ类 MHC）
- 巨噬细胞抑制因子（MIF）
- IL-2、-3、-4、-8、-10、-13、-16、-19、-23、-26
- LTC、LTD4、LTB4
- PGE2
- 组胺 H1、H2
- CCR4、CCR5
- 血管紧张素 Ⅱ
- Toll 样受体
- α-肾上腺素能因子

（续框图）

• β-肾上腺素能因子
• 胆碱能因子

分泌的产物

• 心房利钠肽（ANP）
• 溶菌酶
• 中性蛋白酶
• 酸性蛋白酶
• 脂肪酶
• 胶原酶、弹性蛋白酶
• α_2-巨球蛋白
• α_1-抗蛋白酶
• 补体 C1、C2、C4、C3、C5
• B 和 D 因子
• NO
• 前列腺素 E_2、$F_2\alpha$
• 白三烯 B、C、D、E
• 血栓烷（TXA_2）
• 谷胱甘肽
• IL-1α、-1β、-1RA、-6、-8、-10、-12、-18
• 巨噬细胞抑制因子（MIF）
• PAF
• TNF-α
• IFN-α/β
• TGF-β
• PDGF
• GM-CSF、M-CSF、G-CSF
• 活性氧（ROS）

研究证明，巨噬细胞可利用来自补体系统的分子与病原体相互作用，而后经历凋亡或变性。在病理生理条件下，巨噬细胞可以形成肉芽肿或转化为上皮样细胞，并且其合成酶或其他炎症递质的能力增强。此外，巨噬细胞也可以通过与其他巨噬细胞融合而形成一个巨细胞。这一慢性病理生理学炎症过程可在有皮肤损害的疾病中出现，如结核病、麻风病和结节病。

巨噬细胞是专业的吞噬细胞，它们通过特异性受体识别病原体并随后吞噬它们。在这个能量驱动的活跃过程中，巨噬细胞产生酸性吞噬体和溶酶体递质，如氧自由基。在炎症期间释放巨噬细胞来源的蛋白水解酶、组织蛋白酶 D 和 G、酸性磷酸酶或 MMP。正常情况下，这种防御分子网络是维持组织稳态非常有效的屏障。然而，在病理生理条件下，当防御机制受损时，这些递质也可能对宿主产生不良影响，导致组织破坏和纤维化，如在关节炎等各种疾病中所观察到的。

MIF 最初被描述为 T 细胞来源的淋巴因子，具有抑制巨噬细胞随机迁移的潜力。然而，最近的报道显示，许多组织均可产生 MIF，包括皮肤。最近研究确定 MIF 存在于许多皮肤细胞，如角质形成细胞[5]、成纤维细胞[6]和内皮细胞。据报道，MIF 在多种皮肤病中具有重要作用，如红斑狼疮[7]、CHS[8]、特应性湿疹[9]、银屑病[10,11]、伤口愈合[12]、系统性硬化症[13]、移植物抗宿主病[14]和败血症[15,16]。因此，MIF 可作为巨噬细胞相关性皮肤病治疗的重要靶分子之一。

花生四烯酸衍生物的产生似乎是炎症期间巨噬细胞介导反应的关键。例如，PGE2 参与巨噬细胞活化淋巴细胞，并且还以自分泌方式抑制巨噬细胞。这表明存在一个通过特异性前列腺素受体的负反馈系统。

巨噬细胞是 HIV-1 感染的主要目标，除了作为病毒复制的来源外，感染或未感染的巨噬细胞的不适当激活均参与了疾病的发病机制。这些反应建立了复杂的细胞因子网络，可以增强或抑制 HIV-1 复制。此外，gp120-趋化因子受体信号传导引起巨噬细胞功能失调，可能导致局部炎症和损伤，并进一步募集其他炎症和（或）靶细胞[17]。

单核细胞/巨噬细胞表达的其他受体是 PPARs。这些配体激活的转录因子形成核受体基因家族的亚家族。该亚家族由 3 种具有异质组织分布的同种型组成，PPARα（NR1C1）、PPARγ（NR1C3）和-β/δ（NRC1C2）。PPARs 由配体激活，如天然存在的脂肪酸是所有 3 种 PPAR 同种型的激活剂。为了具有转录活性，PPARs 需要与维 A 酸 X 受体（RXR）形成异二聚体。PPARs 在脂质和葡萄糖稳态中具有关键作用，但最近它们被认为是炎症反应的调节因子，包括在皮肤中。PPARs 参与炎症控制的第一个证据来自 PPARα 敲除小鼠，证明 PPARα 和 PPARβ 敲除小鼠的皮肤伤口愈合能力受损。PPARα 参与早期炎症，而敲除 PPARβ 的角质形成细胞更多地参与角质形成细胞的增殖和迁移[18]。PPARα 活化将抑制不同细胞类型中 NF-κB 信号传导和炎性细胞因子的产生。尽管 PPARγ 配体的部分抗炎作用机制与 PPARγ 无关，但是研究报道了这些配体可抑制巨噬细胞的活化和炎性细胞因子（TNF-α，IL-6 和 IL-1β）的产生，揭示了 PPARγ 在单核细胞-巨噬细胞中对炎症的作用。PPARs 还调节血管炎症相关关键蛋白的基因表达。通过调节促炎基因的转录，如细胞因子、趋化因子、内皮 CAM 和金属蛋白酶，PPARs 直接影响炎症事件。总之，这些发现表明 PPARs 对控制炎症反应和治疗炎症性疾病有潜在应用价值，如痤疮、特应性湿疹和银屑病[19-21,23]。

一种新的单核细胞来源的受体家族在调节炎症反应中有重要作用。这种由髓系细胞表达的触发受体(TREMs)属于快速扩增的单核细胞来源的受体家族，该家族包括由与MHC连接的基因簇编码的激活和抑制同种型。TREM1和TREM2通过衔接蛋白DAP12发出信号激活髓系细胞。TREM1触发吞噬细胞分泌促炎趋化因子和细胞因子，增强由细菌和真菌诱导的炎症反应[24]。

处于静息期的巨噬细胞可以在组织内存留数月，直到配体与其受体中的一种或多种结合而被激活(图8.5)。它们表达IgG(FcγRⅠ、FcγRⅡ、FcγRⅢ)和补体成分C3b和C3bi的受体[25]。它们还表达CRP受体，其在血液单核细胞中诱导IL-1β和IL-1受体拮抗剂(IL-1RA)的合成。

有证据表明，T淋巴细胞和巨噬细胞之间存在密切的相互作用。T细胞衍生的IFN-γ不仅使巨噬细胞对其他细胞因子产生的反应增强，而且可激活巨噬细胞以增加氧的利用和H_2O_2的形成。它还诱导NO形成、增加吞噬和杀伤肿瘤活性、启动或增强MHC Ⅱ类膜抗原表达、并刺激多种细胞因子和受体表达的合成。T细胞IL-2可刺激巨噬细胞，特别是如果巨噬细胞已接触过IFN-γ。巨噬细胞还合成许多细胞因子如IL-1，一种有效的促炎信号。

巨噬细胞可识别、吞噬、并通过溶酶体降解途径杀死潜在的病原体，是固有免疫的有效组成部分。它们还通过合成一系列炎症递质来协调其他宿主反应，这些递质可以激活适应性免疫反应并建立保护性免疫。虽然它们是哺乳动物防御系统的关键组成部分，但巨噬细胞活性并不总是对宿主有益。巨噬细胞在疾病过程中的中心地位使巨噬细胞调节成为预防、控制和治愈炎症过程的主要目标。因此，限制巨噬细胞的基因表达可能是治疗干预的关键靶点。大规模cDNA微阵列可用于比较两个巨噬细胞亚群[骨髓来源的巨噬细胞(BMM)和炎性巯基乙酸盐诱发的腹腔巨噬细胞(TEPM)]与非巨噬细胞亚群(由原代胚胎成纤维细胞和脾非黏附细胞组成)中差异表达的巨噬细胞炎症基因。表达谱表明巨噬细胞炎症基因与预期的功能类别相关，如溶酶体降解、吞噬作用、宿主防御和内稳态。

对于炎症性皮肤病时巨噬细胞中细胞因子信号传导的分子调节，有研究表明Jak-Stat-Socs途径可调节与皮肤炎症的起始、增殖和消退的所有细胞类型。Jak-Stat途径可被细胞因子信号传导抑制剂(Socs)蛋白途径负调控。因此，Jak-Stat-Socs信号可调节发育、促炎或抗炎结果，这取决于激活的细胞因子受体和当前的炎症状态下哪些基因的表达[26]。

巨噬细胞也与许多疾病病理生理学中T细胞功能的调节有关，如银屑病[27-31]、特应性湿疹、结节病、伤口愈合和川崎病[32]，以及自身免疫性疾病如红斑狼疮[33]。

血小板

血小板来源于骨髓中的巨核细胞，是血液凝固和内稳态的主要成分。在受伤和炎症时，血小板调节白细胞聚集和对内皮的黏附，表现为细胞附壁，并游出到组织中。最近利用视频显微镜观察到了血小板在内皮上的瞬时滚动。血小板在损伤附近积聚，使其产生即刻反应[1]。而且，血小板含有多种有效的炎症递质和生长因子，有助于血细胞的正常稳态、急性炎症、组织修复和免疫反应。相应地，血小板释放递质，如类花生酸类物质、二磷腺苷(ADP)、胺类、蛋白水解酶和阳离子蛋白。它们也是5-羟色胺(5-HT)的来源，其在血管损伤期间释放，增强免疫复合物在内皮上的沉积。因此，血小板聚集体的形成和递质释放在皮肤小血管炎期间的组织损伤中起作用[2]。

与其在凝血中的经典作用相反，血小板的生成和活化似乎是早期炎症、损伤和免疫的关键细胞类型。血小板活化并与内皮细胞相互作用，从而刺激炎症转录因子和递质(如NF-κB和IL-6)的增加。因此，血小板的持续活化导致炎症信号传导的持续存在，从而扩大炎症反应，如在血管炎中所观察到的。

血小板的功能与所有类型的白细胞密切相关。活化的血小板分泌趋化物质、促进白细胞与内皮细胞结合而后外渗，并可能通过刺激和抑制白细胞的炎症反应。然而，血小板还含有一系列有效的促炎物质，因此是炎症的效应细胞。由于血小板在IgE依赖性杀伤和嗜酸性粒细胞浸润中的作用，目前认为血小板直接参与过敏性IgE介导的反应[3]。

血小板表达多种受体，可被血浆产物、免疫球蛋白、补体、ECM成分、白细胞(特别是中性粒细胞)和内皮细胞激活。可溶性激动剂的受体包括ADP[4]、FcγRII[5,6]和补体成分C3a[7]。它们还表达PARs，其属于G蛋白偶联受体(GPCR，有七个跨膜结构域，可被丝氨酸蛋白酶激活)的一个新的亚家族[8,9]。PAR-1、PAR-3和PAR-4在小鼠(PAR-3、PAR-4)和人(PAR-1和PAR-4)中是凝血酶受体。在炎症期间，PARs被血小板上的凝血酶激活，导致释放递质并调节内皮细胞和白细胞功能。PAR-1主要参与血管生成和白细胞迁移[8]。

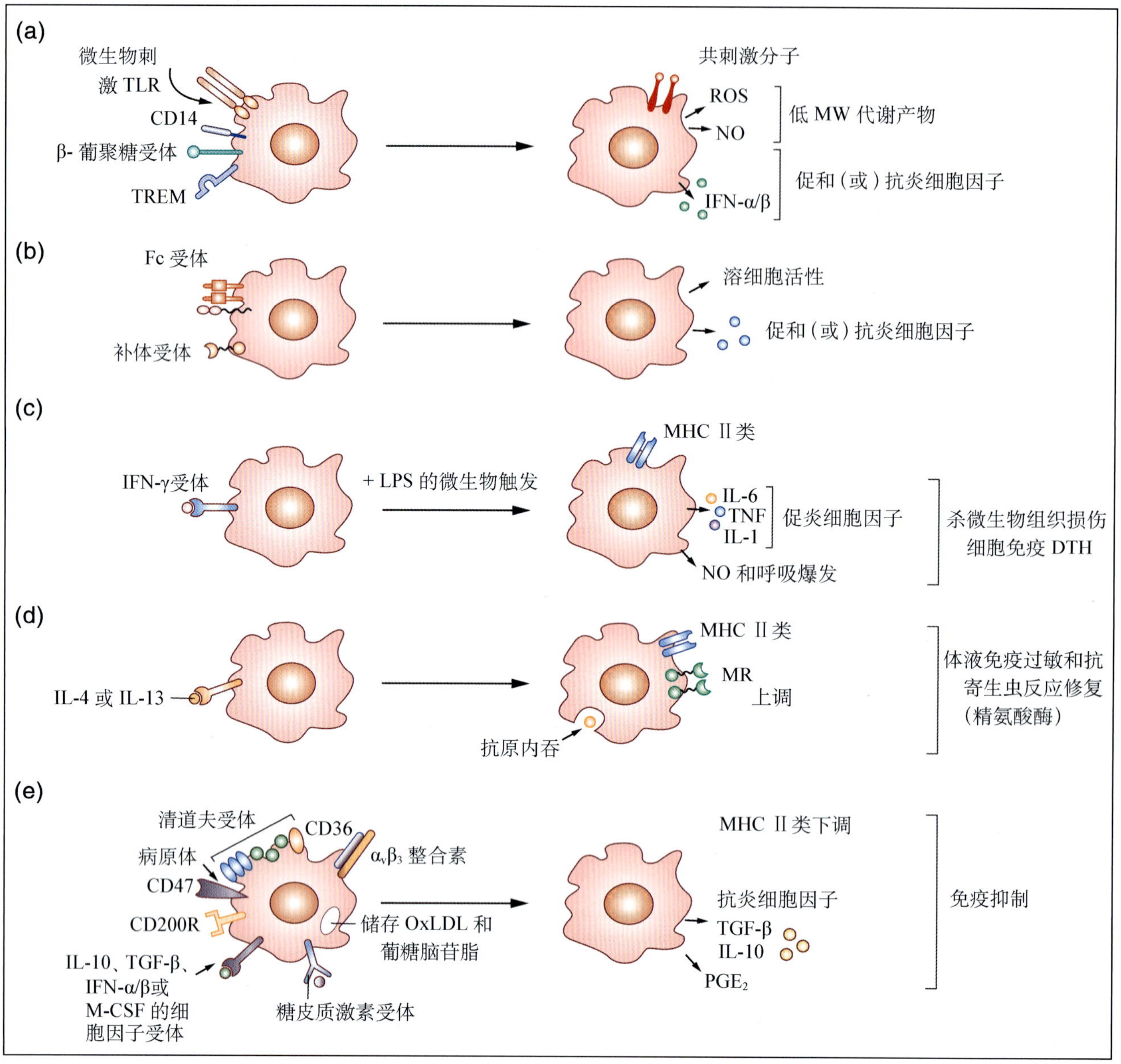

图 8.5 巨噬细胞在固有和适应性免疫中的作用

摘自 Gordon S. Alternative activation of macrophages. Nature Rev Immunol 2002；3：26[33]，并经允许后修改。(a)巨噬细胞识别模式识别受体，如 Toll 样受体(TLRs)、CD14-脂多糖(LPS)结合蛋白和其他。这些刺激诱导产生促炎细胞因子，如干扰素(IFN)、一氧化氮(NO)和活性氧(ROS)。尔后出现调整良好的抗炎反应。清道夫受体(SR-A)和甘露糖受体(MR)促进吞噬和内吞宿主体内和外源的配体。(b)体液活化和吞噬作用由一些 Fc 和补体受体介导，而其他受体则下调这些反应。(c)IFN-γ 刺激启动、随后微生物触发(如 LPS)引起经典的激活。(d)替代的激活由白细胞介素(IL)-4 和 IL-13 介导，通过共同受体链(IL-4Rα)起作用。(e)灭活可以是固有的，也可以是适应性的。摄取凋亡细胞或溶酶体贮存宿主分子可产生抗炎反应。通过激活特异性受体，引起巨噬细胞与 T 细胞、成纤维细胞或细胞外基质的相互作用，从而调节细胞活性。糖皮质激素和抗炎因子可以抑制巨噬细胞功能。病原体可使巨噬细胞失活，从而导致感染。DTH，迟发型超敏反应；M-CSF，巨噬细胞集落刺激因子；MHC，主要组织相容性复合体；OxLDL，氧化低密度脂蛋白；PGE2，前列腺素 E2；TGF-β，转化生长因子 β；TREM，髓系细胞上表达的触发受体。

α11bβ3(也称为糖蛋白 11b-111a 或 GP11b-111a)是一种重要的血小板特异的整合素。活化后，它被募集到细胞表面，从而与凝血酶、胶原蛋白或层黏连蛋白结合[10]。血小板整合素 $α_2β1$(GP1a-11a)结合胶原[11]；α5β1 和 α6β1(GP1c-11a)结合纤维连接蛋白、胶原蛋白和层黏连蛋白；而 CD36(GPIV)结合血小板反应蛋白，也可能与胶原蛋白结合[12]。补体结合颗粒膜蛋白 140（GMP-140）。激活后，GMP-140 在血小板和内皮上被诱导表达，导致 E-选择素的上调并促进白细胞黏附[13]。

一些受体可能与多种配体结合，且不同配体的活化潜力不同。“强激动药”［凝血酶、胶原蛋白、血栓素 A_2（TXA_2）和 PAF］引起直接反应，而“弱激动药”［9-ADP、肾上腺素（肾上腺素）、血管加压素和血清素］依赖于分泌来介导完全反应。拮抗药包括 PGI_2、PGD_2、内皮来源的舒张因子（EDRF）和 NO[14]，其中一些是由血小板激活其他血小板（TXA_2、ADP 和血清素）而产生的。

正常血小板的受体位于细胞内或细胞表面，如果在细胞表面，在无损伤组织中受体不会接触其配体。激活后，受体的快速暴露和重新排列会刺激第二信使 G 蛋白、蛋白酪氨酸激酶和磷脂酶[14]。血小板发生形状改变、产生许多微刺，引起血小板聚集并与其他细胞结合[15]。据报道，血小板在体外释放微粒，优先结合、激活和聚集中性粒细胞，增加 CD11b 受体的表达[16]；在体内，这将增加中性粒细胞-内皮结合。血小板-中性粒细胞的相互作用促进白三烯和脂氧素的形成，它们的前体来源于这两种细胞。Di-HETE 由血小板 12-脂氧合酶（12-LO）和中性粒细胞 5-脂氧合酶（5-LO）的相互作用形成；中性粒细胞释放 LTD4 和 LTC4[17,18]。这种跨细胞递质的合成导致促炎性脂氧素和白三烯在血管损伤部位的浓度增加。对 12-LO 缺陷的小鼠的研究显示了小鼠中血小板 12-LO 对正常经表皮通透性屏障功能的作用[16]。其他血小板促炎递质包括 TGF-α 和-β、PDGF 和前列腺素；凝块中血小板聚集体是炎症期间血液中大多数前列腺素的来源[19]。PDGF 既是促炎递质，可激活中性粒细胞和单核细胞；又是生长因子，可通过调节成纤维细胞增殖、趋化性和胶原合成来诱导组织修复。

血小板上免疫球蛋白受体和补体的表达可能导致炎症和去除潜在的激动药。因此，通过 IgG 和 IgE 受体[3,5,6]的信号传导，促炎递质的释放增强，并且 C3a 受体的激活诱导血清素的释放和血栓素（TX）的合成[5]。IgG 受体结合 IgG-抗原复合物，当血小板复合物随后被脾、肝和其他来源的吞噬细胞摄取后，IgG-抗原复合物便从循环中被清除。

血小板应答蛋白 1（TSP-1）是一种由内皮细胞、成纤维细胞和巨噬细胞表达的黏附糖蛋白，对血小板黏附、炎症和细胞间相互作用具有重要作用[20,21]。TSP-1 在组织损伤的早期上调，并通过与内皮细胞直接相互作用参与血管生成、炎症和血管性皮肤病。

最近的数据强烈表明血小板直接参与免疫反应，积极参与免疫防御和炎症过程。例如，被三磷腺苷（嘌呤能受体）或 PAR-1 活化后，血小板释放多种递质，包括细胞因子、趋化因子［如胸腺和激活调节的趋化因子（TARC/CCL17）或 RANTES］、血小板因子 4（PF-4）、PDGF、β-血小板球蛋白、血清素、蛋白酶和花生四烯酸代谢物（前列腺素类）[22,23]。血小板还诱导免疫调节分子和细胞黏附分子（如 CD154 和 P-选择素）的表达。反之亦然，皮肤中的炎症过程诱导血小板活化，这有助于加速和调节许多炎症过程，如血管炎。活化的血小板能够促进皮肤中的白细胞滚动和皮肤中炎性递质的释放。血小板功能的修饰在某些类型的皮肤炎症状况中不尽相同，因此血小板可能是皮肤免疫系统的重要效应细胞，从而对某些炎症性皮肤病如荨麻疹或银屑病的病理生理学有重要作用[24,25]。已经证实血小板活性和反应性的变化对皮肤病的不同致病机制具有重要影响，如伤口愈合[26,27]、荨麻疹、特应性湿疹和银屑病[3,28,29]。

固有淋巴细胞

几十年来，NK 和淋巴组织诱导（LTi）细胞被认为是唯一与固有免疫有关的淋巴群。最近，在多种器官（包括皮肤和黏膜）内发现了不同的固有淋巴细胞（ILCs）亚群。基于它们释放的细胞因子谱，研究发现已定义的 3 种类型的 ILCs（ILC1、ILC2、ILC3）与 Th 细胞的所有组成部分相似[1]（图 8.6）。ILCs 很少见，在大多数组织中仅占所有淋巴细胞的不到 1%。目前为止，未发现它们表达独特的细胞表面标志物，因此只能通过结合多种细胞表面标志物和细胞因子谱来鉴定。LTi 细胞是促炎性 $ROR\gamma t^+$ ILCs 大家族的一部分。与 RORγt（＋）T 细胞相反，$ROR\gamma t^+$ ILCs 在没有病原体的情况下生长[2]。ILCs 似乎在“早期”组织保护和内稳态中起重要作用。ILCs 分泌的所有可溶性因子与适应性 T 辅助细胞亚群的表型十分相似。然而，ILCs 对刺激的反应似乎比 T 细胞更快，为随后的 T 细胞反应做准备[3]。例如，视黄酸 $ROR\gamma t^+$ ILCs 是感染时免疫所必需的。ILC 亚群的功能性分化受不同的转录因子[4]，如 T-bet[5]共同影响。Ⅱ型 ILCs 被定义为依赖 RORα 生长和产生Ⅱ型细胞因子（如 IL-5、IL-13）的 ILCs。所有 ILC 亚群均需要 IL-2 受体的共同 γ 链，并且细胞的生长和功能依赖于转录阻遏因子 ID2。其他转录因子包括 Notch、$ROR\gamma t^+$ ILC 中的芳烃受体（AhR）和Ⅱ型 ILCs 中的 GATA 3[6]。类似于 CD8 和 CD4T 细胞之间的二分法，ILCs 被建议分为细胞毒性 IL-$7R\alpha^-$ ILCs 和辅助样 IL-$7R\alpha^+$ ILCs。

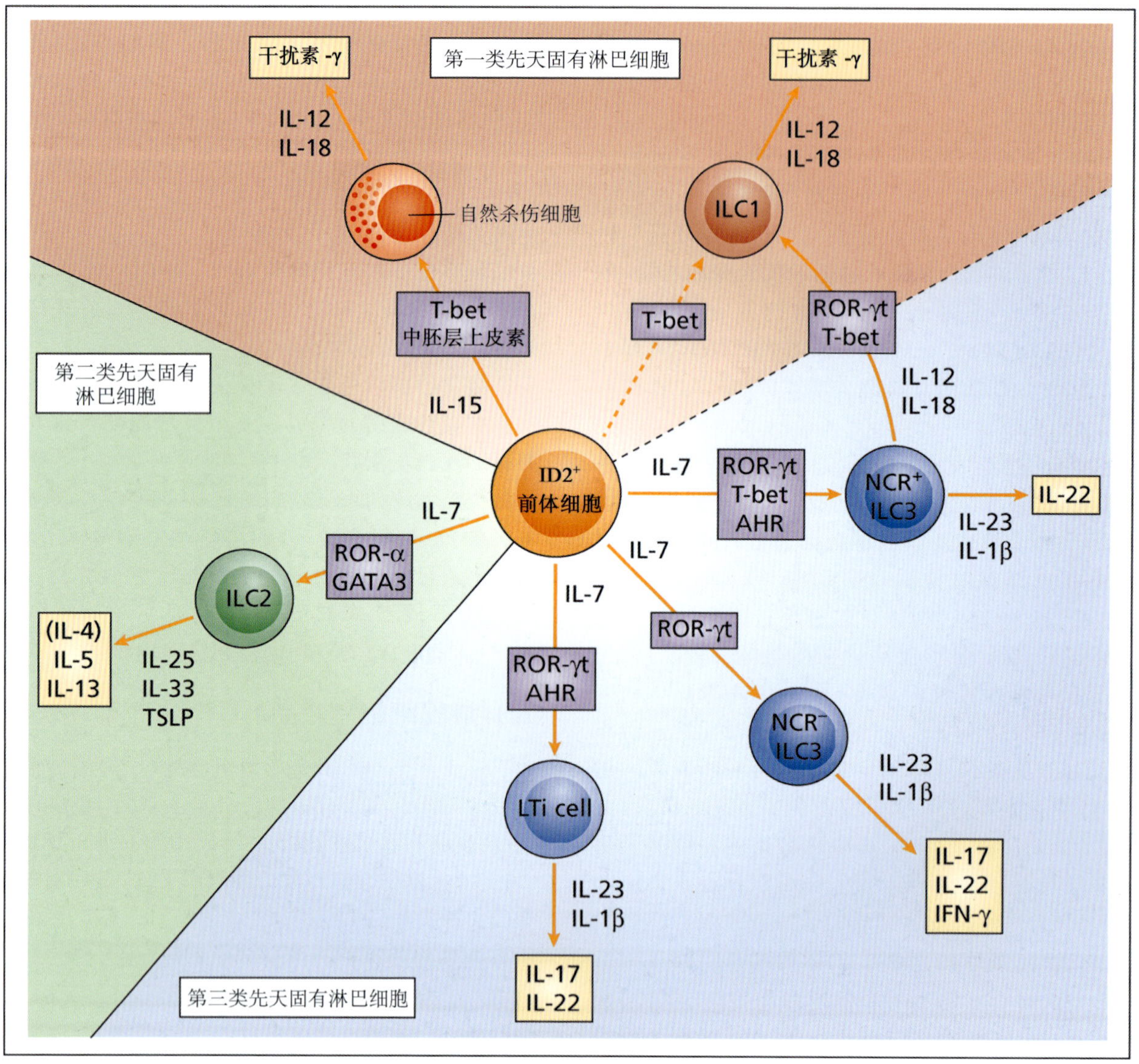

图 8.6 先天固有淋巴细胞(ILCs)分类

根据其功能特征将 ILCs 分为三类(目前推荐分类标准)。第一类 ILCs 以其能否产生干扰素 γ(IFN-γ)来界定;第二类 ILCs 以其能否产生 T 辅助淋巴细胞 2(Th2)的相关细胞因子来定义,包括白介素 5(IL-5)和 IL-13,值得注意的是,在人体内,第二类 ILCs(ILC2s)能产生白介素 4(IL-4),但在小鼠体内则不能。第三类 ILCs 能产生 Th17 淋巴细胞和其相关的细胞因子 IL-17 和 IL-22。我们假设所有的 ILCs 由共同的一类前体细胞发育而来,它的功能可能取决于 DNA 连接 2(ID2)的转录因子抑制物的表达。这类共同前体细胞至今还没有被确认,因此其发育途径并没有完全明确。ILCs 的发育与生长均依赖于共同的细胞因子受体 γ 链(它是 IL-2R、IL-7R、IL-9R、IL-15R 和 IL-21R 复合体的组成部分)(图中未示)。例如,天然杀伤细胞(NK)需要白介素 15(IL-15),而其他 ILCs 依赖于白介素 17(IL-7)。另外,细胞因子信号、多种转录因子调控 ILCs 分化成为独特的亚群。第二类 ILCs 的分化发育依赖于转录因子 GATA-连接蛋白 3(GATA3)和维 A 酸受体相关的孤立受体 α(RORα)。相比之下,第三类 ILCs 需要转录因子 RORγt 来维持其分化过程及其功能。此外,第三类 ILCs 的一个亚组命名为 NCR^+ ILC3s,其最优生存条件依赖于 AHR。这种 NK 细胞发育所需要的转录因子是 T-bet 和中胚层上皮素(EOMES)。而第一类 ILCs(ILC1s 是来源于 NK 细胞的独特亚组)发育所需要的条件至今仍没有完全明确。大部分的 ILC1s 是从 NCR^+ ILC3s 发育来的,NCR^+ ILC3s 可以下调 RORγt 或者上调 T-bet。目前尚不清楚,是否存在由共同前体细胞发育而来的,以 RORγt 的一个独立方式形成的 ILC1s。受到 IL-12 和 IL-23 刺激后,ILC1s 和 ILC3s 可分别产生相应的细胞因子。IL-1 家族成员 IL-18 和 IL-1β 的共刺激显著上调了这些 ILCs 产生细胞因子的数量。IL-17 家族成员 IL-25、IL-1 家族成员 IL-33 和胸腺基质淋巴生成素(TSLP)是诱导 ILC2s 激活的最强激动剂。LTi,淋巴组织诱导因子;T-bet,T 盒转录因子;NCR,天然细胞毒性受体。

在许多器官中，ILCs 形成了抵御病原体入侵的第一道防线，并可能在组织稳态、重塑和免疫病理学中发挥作用。由不同 ILC 亚群引发的免疫应答失调与慢性炎性疾病有关，如炎症性肠病、特应性湿疹或哮喘。ILCs 也与共生菌和低水平系统性炎症引起的适应性免疫应答失调有关。值得注意的是，ILC 介导的适应性免疫细胞调节似乎与 IL-17A、IL-22 或 IL-23 无关。

ILCs 严格控制 T 细胞介导的针对病原体的反应，如其在肠道中的作用。RORγt$^+$ ILCs 表达 MHC Ⅱ类抗原，因此可以呈递抗原。然而，鼠 RORγt$^+$ ILCs 中 MHCⅡ类抗原的选择性缺失导致 CD4$^+$ T 细胞对共生菌的反应失调并促进肠道炎症。这表明 ILCs 通过与 MHCⅡ类抗原依赖性相互作用，对维持肠内稳态至关重要。然而，ILCs 在皮肤中的作用仍不清楚。

ILCs 也存在于皮肤中，并且可以在皮肤保护、皮肤屏障调节和急、慢性皮肤炎症中起关键作用。ILC3s 产生 IL-17 和 IL-22，而人 ILC2 细胞（CD127$^+$/RORC$^+$ 和 CD56$^+$/CD127$^+$）在激活后表达 IL-2、IL-5 或 IL-13。TLR-2 信号传导以 NF-κB 依赖的方式诱导自分泌 IL-2 依赖性的 IL-5、IL-13 和 IL-22 表达增加，但 IL-23 共刺激仅诱导 IL-22 产生。相反，CD127$^+$ ILCs 在产生 IL-13 和 IL-5 时表现出克隆的异质性[7]。因此，ILC 亚型参与早期 TLR 依赖性细胞因子的产生。

ILCs 存在于皮肤中并促进皮肤炎症。人的皮肤中似乎存在 ILCs 的所有 3 个成员（ILC1、ILC2 和 ILC3）[8]。ILC1 释放 IFN-γ 并且在银屑病中富集，而 ILC2 在特应性湿疹患者的皮损中增强。ILC2 释放 Th2 细胞的细胞因子，如 IL-5 和 IL-13。不同器官中的 ILC2 似乎受不同细胞因子和趋化因子的调节。已有描述皮肤 ILC2 依赖于小鼠特应性湿疹中的 TSLP。相应地，ILC2 的消耗与特应性湿疹样炎症减少有关[9,11]。在银屑病患者的皮肤和血液中检测到富集的 IL-17A 和 IL-22 CD3-ILCs，其中大多数是 NKp44$^+$ ILC3，这些细胞表达 CLA，提示其具有皮肤归巢能力。值得注意的是，银屑病患者非皮损皮肤中 NKp44$^+$ ILC3 也显著增加。循环中 NKp44$^+$ ILC3 对 TNF-α 治疗有反应，提示 NKp44$^+$ ILC3 在银屑病中具有作用[8]。产生 IL-22 的 RORγt$^+$/CD56$^+$ ILC3s 在银屑病患者的非皮损和皮损中均升高，并表达 NK 受体 NKG2D。该受体可与 MHC Ⅰ类相关链 A 结合，其在银屑病中也上调。因此，ILC3 可能在银屑病病理生理学中发挥作用[10]。

适应性免疫系统

适应性免疫系统（adaptive immune system）是在先天固有免疫系统之后发展形成的，由 T 细胞和 B 细胞组成。T 细胞和 B 细胞主要功能是对病原体的特异性免疫识别。树突状细胞有助于加强先天免疫系统和适应性免疫系统功能。为了理解抗原呈递细胞（APCs）和 T 细胞在适应性免疫中的调节功能及其相互作用，我们需要理解主要组织相容性复合体（MHC）的活化机制和抗原呈递机制两种免疫机制。

主要组织相容性复合体和皮肤炎症（major histocompatibility complex and skin Inflammation，MHC）

负责针对非自身组织排异反应的基因位点位于 6 号染色体上的一个称为主要组织相容性复合体（MHC）的区域。MHC 基因编码具有高度多态性的细胞表面结构，称作 MHC 抗原或者人类白细胞抗原（HLA）。

MHC 抗原在很大程度上与免疫反应各环节和多种皮肤病相关，如遗传性皮肤病、银屑病和多种自身免疫性疾病（如贝赫切特病）。MHC 抗原的三类分子（Ⅰ、Ⅱ、Ⅲ）已被识别鉴定，其中Ⅰ类和Ⅱ类糖蛋白具有相似的总体结构，参与抗原呈递过程，包括有三个主要的Ⅰ类基因（HLA-A、HLA-B 和 HLA-C）和三个主要的Ⅱ类基因（HLA-DP、HLA-DQ 和 HLA-DR）。有关详细信息，请参见参考文献[1-5]。

在正常情况下，自身蛋白暴露后会导致免疫耐受状态。然而，有害的细胞内分子事件会导致 MHC Ⅰ类分子与外源多肽结合，促进 CD8$^+$ T 细胞的活化和细胞毒性 T 细胞（CTLs）的增殖。同样，细胞外基质受外来物质影响，会导致与外来肽结合的细胞表面 MHC Ⅱ复合物暴露，引起 CD4$^+$ T 细胞活化，通过辅助 T 细胞活性或免疫球蛋白的产生诱导 B 细胞。

CD8$^+$ T 细胞的Ⅰ类分子途径与细胞内分子事件相关。因为几乎所有的有核细胞都表达Ⅰ类分子，本质上所有细胞都可以作为 CD8$^+$ T 细胞的 APCs，为 CD8$^+$ T 细胞提供重要的保护和对抗细胞内的有害事件发生，如炎症、感染、肿瘤的发生。CD4$^+$ T 细胞的Ⅱ类分子途径与细胞外分子事件相关，但是针对 B 细胞、巨噬细胞、树突细胞、血管内皮细胞，可能还有角质形成细胞，形成Ⅱ类分子的表达和抗原呈递能力是相对有限制的，结果也就限制了激活 CD4$^+$ T 细胞的可能性。

在各种皮肤病和免疫疾病中发现 MHC 等位基因的功能障碍或遗传变异，例如，在 CHS 的病理生理学中 MHC Ⅰ类限制性 $CD8^+$ T 细胞起着重要作用。Ⅰ类限制性 $CD8^+$ T 细胞足以诱导 CHS 发病已经被证明，支持 MHC Ⅱ类限制性 $CD4^+$ T 细胞可以下调炎症反应的观点。此外，$CD8^+$ T 细胞通过穿孔素或 Fas-Fas 配体途径的细胞毒性活性介导皮肤炎症。因此，细胞毒性 $CD8^+$ T 细胞直接有助于 DTH 反应[6]。炎症相关的 MHC 调节功能在人类皮肤微血管内皮细胞（HDMEC）中也显得至关重要。如，细胞因子（干扰素，IFNs）、TNF-α 或 IFN-γ，而不是 IL-1α，增加了 HDMEC 上 MHC Ⅰ类的表达[7]。

MHCⅡ类抗原也参与扁平苔藓、移植物抗宿主病和贝赫切特病（Behçet）的病理生理。然而，在携带 MHC Ⅰ类链相关基因 B(MICB)的转基因小鼠中，皮肤组织病理学分析显示，表皮显著角化过度，颗粒层明显增厚，伴有真皮轻微的炎症渗出[8]。此外，缺乏 MHC Ⅱ类分子会在急性移植物抗宿主病小鼠模型中产生系统性自身免疫效应[9]。一般而言，个体对多种自身免疫紊乱的易感性，以及一组基因编码炎症的相关蛋白随同 MHC 基因基因变异，似乎对 MHC 相关疾病的发生发展起到关键作用[10]。现代抗感染治疗策略似乎在治疗 MHC 相关炎症性疾病有明显疗效[11,12]，包括银屑病和特应性湿疹[13-15]。

抗原呈递（antigen presentation）

最初，T 细胞以非特异方式通过 CAMs 与 APCs 结合。随后，当 TCR 识别 APC 表面的 MHC Ⅰ类Ⅱ类分子相关的特异性抗原时，T 细胞特异性活化被诱导。还有树突状细胞可以分别通过 MHCⅠ或 MHC Ⅱ分子呈递抗原给 T 细胞（图 8.7）。此外，需要多个“共刺激”分子来诱导 T 细胞的有效活化（图 8.8）。在许多重要针对T细胞/APC突触的、APC衍生

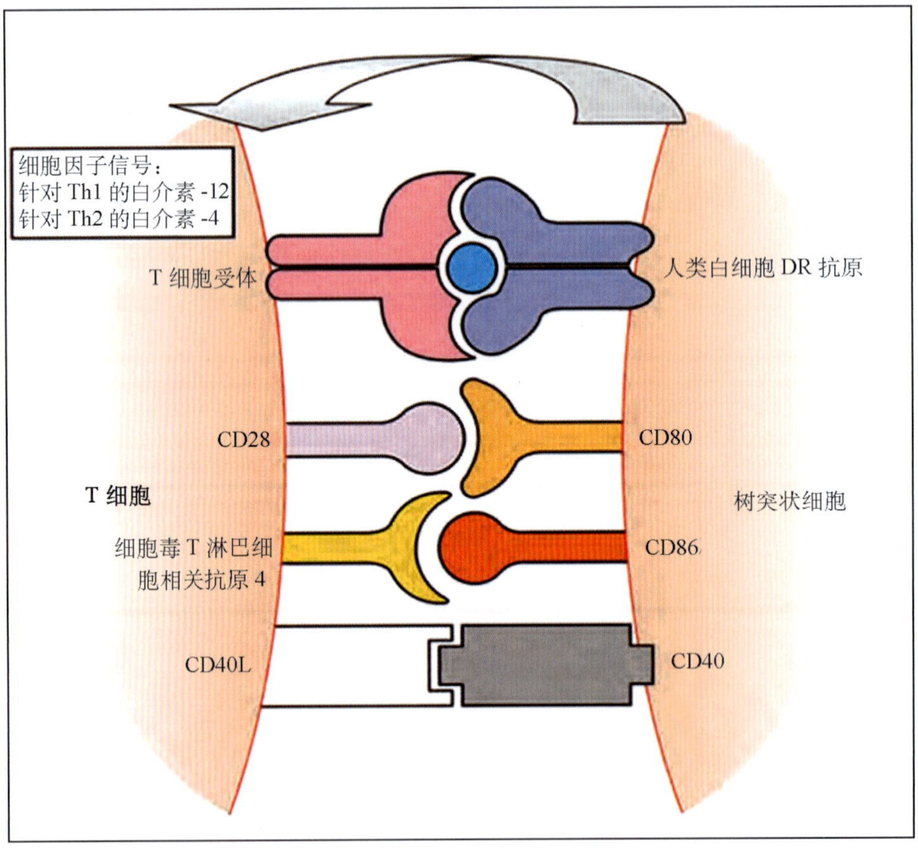

图 8.7　树突状细胞抗原呈递与天然 T 淋巴细胞作用激活

信号 1 来自具有Ⅱ类主要组织相容性复合体（MHC）的 T 细胞受体（TCR）和位于树突状细胞表面的凹槽里的抗原肽（蓝圈）的相互作用。信号 2 由树突状细胞上相对应受体的共刺激分子（CD80、CD86 和 CD40）相互作用的结果。CD28 被认为会产生阳性信号刺激，而 CTLA-4 则会产生阴性或者抑制信号。信号 3 由包括白介素（IL）-1β 和 IL-12 在内的可溶性细胞因子提供，白细胞介素（IL）1β 和 IL-12 可促使 T 细胞向 T 辅助因子 1（Th1）表型分化，而 IL-4 则有利于向 T 辅助因子 2（Th2）表型分化。Th17 是最近描述的一个 CD4 亚群，其特征是产生 IL-17，其发育存活需要 IL-23 维持。对 Th 细胞进一步细分是基于 T 调节细胞的分化情况而产生的，受本章内容限制，在此不对其进行更深入讨论。

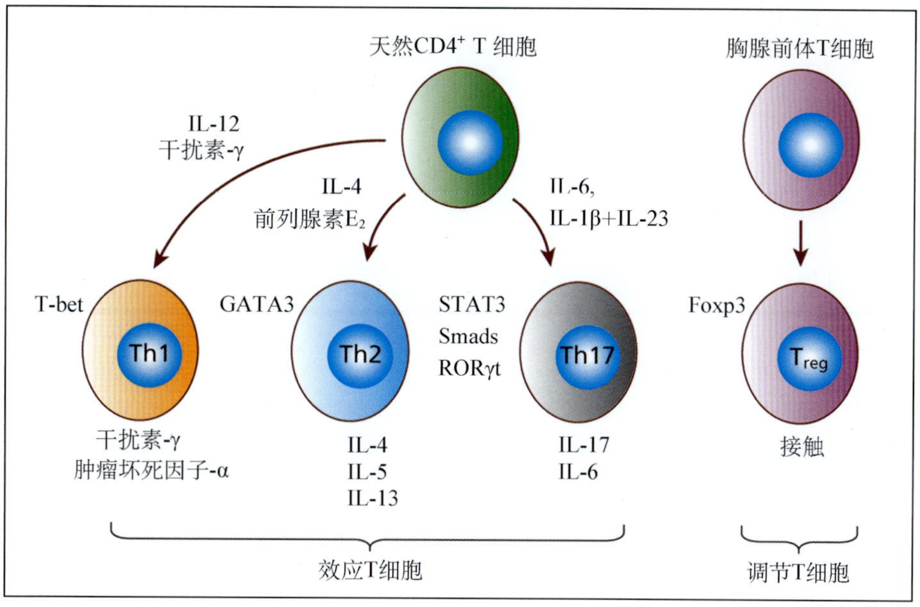

图 8.8 CD4$^+$ T 淋巴细胞分化

天然 T 细胞前体细胞具有潜在分化为 Th1、Th2 或 Th17 细胞的能力，分化类型取决于其和抗原呈递细胞(APC)相互作用过程中接收到的信号而定(另见图 8.7)。分化方向则取决于细胞表面共刺激分子相互作用和存在的特定细胞因子。白细胞介素(IL)12 是 Th1 传代分化的关键决定因素，通过转录因子 T-bet 发挥作用；IL-4 和 IL-6 通过 GATA3 调控 Th2 细胞形成；转化生长因子(TGF)β 通过 STAT3、Smads 和 RORγt 调控 Th17 细胞。特应性单核细胞(以及可能的树突状细胞)产生更多的前列腺素 E_2(PGE_2)，这有助于推动 T 细胞向 Th2 表型分化，胸腺前体 T 细胞(Tp)能分化为天然调节性 T 细胞，以接触抑制方式抑制效应性 T 细胞的作用。

的细胞表面共刺激分子中，同源二聚体 B7-1(CD80)和 B7-2(CD86)可与 T 细胞上的 CD28 结合。CD28 激活后，T 细胞产生 IL-2、IFNγ 和其他细胞因子，并阻止免疫耐受的发生发展。然而，在小鼠中，这个系统可能是多余的，因为 CD28 基因缺乏的小鼠仍然可以识别抗原。CD28/B7 共刺激因子的一个负调控因子是 CTLA4，由于其对 B7 分子有更高的亲和力，从而阻断了 CD28 和 B7 分子的结合。当朗格汉斯细胞和角质形成细胞接触抗原和刺激物时，B7-1(CD80)的表达也可上调[1]。如在皮肤炎症过程中，T 细胞识别朗格汉斯细胞和皮肤树突状细胞(DDC)上的 MHC 分子，多肽和抗原与 MHC 相连被呈递到树突状细胞的表面。树突状细胞通过抗原/MHC Ⅱ 和 TCR 复合物调控 CD4$^+$ T 细胞的功能，但树突状细胞与 CD8$^+$ CTL 间联系是通过抗原/MHC Ⅰ 和 TCR 的结合。此外，各种炎症刺激上调角质形成细胞 MHC Ⅱ 或 CD1d 的表达，提示角质形成细胞在抗原表达中起一定的作用[2]。角质形成细胞也是提供可以与化学半抗原结合的抗原蛋白的来源[3]。抗原呈递后，朗格汉斯细胞和角质形成细胞通讯，随后角质形成细胞释放趋化因子，吸引白细胞到炎症部位[4]。

免疫反应调节药，如他克莫司，也通过调节角质形成细胞对抗原的呈递能力来发挥作用[5](见前面的 T 细胞)。

“超抗原”的呈现是 APC 活化 T 细胞的另一个特定的非经典机制。超抗原是一种多肽，如葡萄球菌肠毒素(急性食物中毒)、中毒性休克综合征毒素(TSS)、葡萄球菌烫伤皮肤综合征(SSSS)或剥脱性皮炎毒素(剥脱性皮炎)等。它也可能与某些接触性皮炎的表发病有关。与经典的激活途径不同，超抗原能够直接结合 TCR 的 Vβ 链。

抗原呈递细胞(antigen-presenting cells)

尽管包括角质形成细胞在内的多种细胞均能呈递抗原，但经典专职的抗原呈递细胞(APCs)是特定的树突状细胞，如淋巴结中的相互交错的树突状细胞或表皮中的朗格汉斯细胞。

朗格汉斯细胞(Langerhans cells)

朗格汉斯细胞是皮肤中的一线专职抗原呈递细胞。在细胞形态学上，它们可以通过树突状突出物和含有特异性凝集素(C 型凝集素结构域家族 4 成员 K，CD207)的 Birbeck 颗粒来识别。尽管特异性凝集素似乎与抗原或病原体的摄取有关，但缺失特异性凝集素的小鼠并不表现出明显的朗格汉斯细胞功能受损，真皮内 CD103$^+$ 树突状细胞和脾 CD8$^+$ 树突状细胞中也有表达特异性凝集素。它是一种甘露糖结合的 C 型凝集素，控制抗原内化和转运抗原到 Birbeck 颗粒，从而诱导非经典抗原呈递途径。朗格汉斯细胞也表达 CD1a、CD45、FcεRⅠ受体、HLA-DR、CD1a、CD39(ATPase)、CLA、波形蛋白和某些 S-100 蛋白。CD1a 是检测人皮肤朗格汉斯细胞的重要标记物，而 MHCⅡ类分子则用于小鼠组织。由于 TGF-β 基因缺失小鼠皮肤中缺失朗格汉斯细胞，因此似乎 TGF-β 对朗格汉斯细胞的发育很关键。相反，GM-CSF 和 IL-4 促进树突状细胞前体细胞发育为非朗格汉斯细胞树枝细胞。在炎症和慢性紫外线辐射中，朗格汉斯细胞从表皮迁移。朗格汉斯细胞前体细胞在暴露于 M-CSF 后可发育为单核-巨噬细胞型的树突状细胞，而暴露 GM-CSF 和 TNF-α 后，可发育为皮肤树突状细胞样细胞。CCL5 和 CCL20 可能对朗格汉斯细胞迁移到皮肤很重要，如朗格汉斯细胞在解剖学上和角质形成细胞相邻，并通过神经肽 CGRP、细胞因子或生长因子(如 TGFβ)，与之联系。在炎症过程中，朗格汉斯细胞祖细胞在 CCR2 和 CCR6 结合趋化因子的调控下迁移到皮肤，这些趋化因子可能来源于角质形成细胞和内皮细胞。朗格汉斯细胞缺失小鼠在银屑病进程中表现为 Th17 相关细胞因子水平降低，表明朗格汉斯细胞在银屑病 Th17 调控中的作用。在银屑病小鼠模型中，朗格汉斯细胞诱导 IL-23 的释放，这与产生 IL-17a 的 CCR6$^+$ γδT 细胞的减少有关。这些结果表明，至少在小鼠模型中，朗格汉斯细胞是银屑病样皮损病变发展所必需的。此外，朗格汉斯细胞还调节 T 细胞介导的自身免疫耐受或针对过敏源的耐受性(主动耐受)。此外，在炎性递质的刺激下，朗格汉斯细胞通过淋巴管以 IL-1-和 TNF-α 依赖的方式迁移到淋巴结中，在那里它们向 T 细胞呈递抗原。在朗格汉斯细胞迁移过程中，上调共刺激分子的表达，如 CD80、CD86、CD40 和 CD83。特应性湿疹中朗格汉斯细胞迁移导致 IL-16 上调的机制所知甚少。朗格汉斯细胞迁移涉及的其他趋化因子还有骨调素、CCL21 和 MCP，朗格汉斯细胞功能还可以收到如 HBD-3 等抗菌的调控[6,7]。

非朗格汉斯细胞树突状细胞(non-Langerhans cell dendritic cells)

除了极少数能迁移到淋巴管内的朗格汉斯细胞外，真皮中多数的树突状细胞都被定义为 dDC。与朗格汉斯细胞一样，dDC 是一种遗传(Lin-)阴性骨髓家系来源性白细胞。dDCs 没有很好的特征性，但可以被 CD1b、CD1c 或凝血因子Ⅷ染色。它们也能因缺少特异性凝集素与朗格汉斯细胞相区别，或通过高密度的 MHCⅡ、CD205 和 CD39 与巨噬细胞相区别。dDCs 密度最高的部位位于上真皮血管附近。dDCs 的迁移主要依赖于 CCR2 结合，而不依赖 CCR6 结合的趋化因子，如 CCL20 和 CXCL14。

在炎症过程中，其他 dDCs 如浆细胞样树突状细胞(pDCs)侵入皮肤。“浆细胞样”一词来源于它的组织学有“浆细胞样”特征，该特征来源于高密度的内质网(ER)。在 CXCR3 结合趋化因子的刺激下，炎症过程中 pDCs 迁移到皮肤内，正如在许多皮肤病被观察到的那样，在这些疾病中，pDCs 产生大量的 IFNs，因此这一过程可能有助于解释病毒感染、自身免疫病和接触性皮炎等过敏反应的病理生理。pDCs 也在特应性湿疹和银屑病的发病中起一定的作用。值得注意的是，感觉神经可诱导 pDCs 释放 IL-23，在小鼠银屑病模型中，这一过程有助于 Th17 细胞的病理生理[8]。

另一个特定的 dDC 亚群，首次在特应性湿疹中描述，是表皮炎症树突状细胞(CD1a$^+$，CD1b$^+$，FcεRⅠ，CD23，CD36，HLA-DR)，(iDECs)，这些细胞可将炎症反应转化为 Th1 依赖性炎症反应。与成熟树突状细胞相比，未成熟树突状细胞能够通过诱导调节性 T 细胞(T-regs)的激活、T 细胞的分化(无反应性)和凋亡而非激活来诱导外周免疫耐受。

T 细胞(T cells)

T 淋巴细胞(T lymphocytes)

T 淋巴细胞在胸腺中通过“阴性选择”发育，在许多炎症性皮肤病中发挥关键作用，如银屑病、特应性湿疹、接触性皮炎、酒渣鼻、痤疮或扁平苔藓。根据发育(CD4、CD8)、生物功能(记忆、效应细胞)或细胞因子家族不同功能(细胞因子谱)，T 细胞可细分为几种细胞亚型。虽然 CD4$^+$ T 细胞最初被定义为“辅助性”细胞，而 CD8$^+$ 细胞则被定义为“细胞毒性”细胞，但我们现在知道这不再是真实的，因为这两种细胞都可以充当“辅助”细胞，并发挥“细胞毒性”功能。

受到刺激后，幼稚先天的 Th 细胞(Th0 细胞)可根据微环境(刺激因子)和细胞因子/趋化因子谱分化为 Th1 细胞、Th2 细胞、Th17 细胞和 T-regs 细胞。1 型辅助 T 细胞(Th1 细胞)主要与单核细胞和树突状细胞相互作用破坏细胞内的病原体，而 2 型辅助 T 细胞(Th2 细胞)主要与 B 细胞相互作用。CTLs 毁坏被病原体感染的宿主细胞，T 细胞用特定的 T 细胞受体(TCR)识别抗原。T 细胞存在两种类型的

TCR:αβ 和 γδ 异质二聚体。前者占血液含量的 90%～95%，后者占 5%～10%。在某些情况下，γδ T 细胞也能被发现"归巢"到皮肤中的现象。其中一个异二聚体与包含 5 个亚单位(γ，δ，ε，ζ，η)的 CD3 非共价连接，CD3 对 TCR 跨膜功能至关重要。CD4 和 CD8 是细胞表面 TCR 稳定化的附加辅助分子。TCR 复合体活化后，Lck 酶和酪氨酸激酶被激活，最终导致转录因子激活，这些转录因子作用于 T 细胞激活所需的基因，包括 IL-2 产生和 IL-2 受体上调。T 细胞活化的重要细胞内信号传导途径包括 Ras/MAP 激酶/Fos/Jun 途径，以及 NF-κB/AP-1 或 NF-AT(T 细胞活化的核因子)途径。后一种途径对 T 细胞具有很强的选择性，能被钙调神经磷酸酶抑制药(如他克莫司)阻断，他克莫司在器官移植或包括皮肤在内的炎症/自身免疫性疾病后用作抗炎制剂。

研究发现，T 细胞在皮肤病发病机制中起到关键作用，因为体内 T 细胞的缺失可致各种炎症性皮肤病，包括银屑病、特应性湿疹和某些自身免疫疾病，病情显著改善。根据微环境的不同，T 细胞作为效应细胞和调节细胞都是起关键作用的细胞。T 细胞在免疫反应中的作用将在后面的过敏和免疫章节中广泛讨论。

T 辅助细胞(T-helper cells)

T 细胞存在两种类型的 TCR:αβ 和 γδ 异质二聚体。αβ T 细胞既能产生 $CD4^+$ T 细胞，也能产生 $CD8^+$ T 细胞。$CD4^+$ T 细胞随后能分化为 Th1、Th2 或 Th17 细胞或其他亚群，在与 APC 结合后(见抗原呈递)，T 细胞转录因子激活导致 1～2d 内产生 IL-2 并上调 IL-2 受体，从而导致自分泌调节的 T 细胞分化。另一个重要的 T 细胞分化早期细胞因子是 IL-15。尽管 IL-12 对 Th1 分化和 IFN-γ 产生很重要，但参与 Th2 分化的细胞因子是 IL-4。

Th1 辅助细胞(Th1 cells)

Th1 细胞主要分泌 IFN-γ、TNF-α 和 IL-2。T-bet(T-盒转录因子)是 Th1 发育的一个重要转录因子。Th1 细胞与树突状细胞和单核细胞通过细胞因子释放相互作用，细胞因子释放后，Th1 细胞与树突状细胞和单核细胞衍生细胞相互作用，以控制由细胞内病原体(如病毒、细菌或寄生虫)诱导的感染，从而促进细胞介导的免疫。如在过敏性接触性皮炎、酒渣鼻或红斑狼疮中观察到的，干扰素 γ 对 T 细胞激活巨噬细胞至关重要。

Th2 辅助细胞(Th2 cells)

Th2 细胞已被用来控制包括蠕虫在内的细胞外病原体引起的感染，与 B 细胞相互传导产生特异性抗体来对抗这些病原体(体液免疫)。Th2 细胞主要释放 IL-4、IL5、IL-13、IL-6、IL-15 和 IL-10，它们能抑制 Th1 细胞的发育。Th2 发育的一个重要的转录因子是 GATA3。Th2 细胞主要作用是有助于细胞外免疫，如过敏源(如屋尘螨、气源性、花粉、动物皮屑)、毒素(如葡萄球菌肠毒素 B、SEB)或寄生虫。在特应性湿疹被观察到，肥大细胞也能释放 IL-4，刺激 Th0 细胞发育为 Th2 细胞。最近的数据显示在特异性湿疹的治疗中，抗 IL-4R 有着很好的效果。

Th17/IL-22 细胞(Th17/IL-22 cells)

近来，把分泌 IL-17 或 IL-22 的 Th 细胞亚群分别称为 Th17 或 Th22 细胞，其他 Th 细胞也分泌大量的 IL-9。因此，根据啮齿动物和人类的细胞因子谱，可以推测出更多的 Th 亚型。Th17 细胞起源于幼稚的 Th0 细胞，主要被 IL-23 激活，后者由浆细胞样树突状细胞释放。在 IL-23 刺激下，Th17 释放 IL-17，IL-17 是一种重要的促炎细胞因子，参与多种炎症反应和自身免疫疾病，包括类风湿关节炎、炎症性肠病或银屑病。基于其促炎作用和参与这些疾病的早期病理生理，IL-17 抗体及其受体已得到充分开发，目前正处于治疗银屑病的临床试验。

Γδ T 细胞(Γδ T cells)

ΓδT 细胞存在于皮肤和黏膜中，在那里它们可以对"危险信号"做出反应，如紫外线暴露或病原体。值得注意的是，表皮或上皮内 γδ T 细胞(IELS)与循环中的 γδ T 细胞相比，可以在细胞表面表达 CD8，它们表达识别病原体衍生的抗原和内源性抗原的特定 TCR 序列。

调节 T 细胞(regulatory T cells)

调节 T 细胞(T-regs)最初被定义为抑制性 T 细胞。然而，最近人们了解到，T-regs 通过维持对自身抗原的免疫耐受性，以及通过控制和终止免疫系统对病原体(微生物)的反应，发挥更广泛的功能。在某一特定阶段，T-regs 被活化并终止促炎辅助 T 细胞的免疫反应，从而阻止和预防组织损伤。因此，T-regs 功能缺失可能导致慢性持久的炎症反应和自身免疫性疾病。

T 细胞介导的细胞毒作用(T-cell mediated cytotoxicity)

T 细胞介导的细胞毒作用参与皮肤炎症反应的几个阶段。CTL 分泌称为穿孔素的成孔糖蛋白，穿孔素可以整合到细胞膜中，从而导致靶细胞解体。穿孔素在感染和炎症性皮肤病如特应性湿疹过程中显著上调。此外，在 MHC Ⅰ复合体微环境中 CTL 识别通过抗原呈递的靶细胞。相反，NK 细胞通过上调和释放 Fas 配体部分发挥作用，在炎症期间激活 Fas 对靶细胞的作用[9]。因此，在炎症反应、感染和肿瘤生长过程中，CTL 和 NK 细胞以不同的方式参与组织保护。

有证据表明，$CD4^+$ T 细胞也能产生细胞溶解活性。它们是否分泌一种直接的细胞溶解因子或通过免疫调节机制发挥作用尚不清楚。然而，Fas 和穿孔素依赖性细胞溶解途径似乎都是可能的[10,11]。

自然杀伤 T 细胞(natural killer T cells)

NK 细胞表达 TCRs 和 NK 的细胞标记物，因此可以被视为先天免疫系统和适应性免疫系统之间的沟通者。有趣的是，NKT 细胞可以释放 Th1 细胞因子(如 IFN-γ)和 Th2 细胞因子(IL-4)，并与树突状细胞紧密沟通，树突状细胞也有助于适应和先天免疫。NKT 细胞被认为能够识别 CD1d 分子所呈递的脂质抗原。

B 细胞(B cells)

B 细胞在胎儿肝和成人骨髓中发育。B 细胞在胎儿肝和成人骨髓中程序化表达由特定抗原选择性的特异受体。抗原与受体结合后，B 细胞产生大量的特异性抗体，并发育成浆细胞释放这些抗体。B 细胞占循环淋巴细胞的 5%～10%，产生的抗体表达在细胞表面，是特异性抗原的受体，共有 5 种同种型免疫球蛋白(IgM、IgD、IgG、IgE、IgA)。超过 90%的 B 细胞表达 IgM 或 IgD，而低于 10%的 B 细胞表达 IgG、IgE 或 IgA，但这在不同的组织中是不同的。跨膜抗体与共刺激分子(CD79A、CD79B)一起形成 B 细胞受体(BCR)。此外，B 细胞表达 MHC Ⅱ，根据 BCR 与 T 细胞组建通信信号。B 细胞/T 细胞通信的另一个重要共刺激分子是 CD40。B 细胞也表达其他具有不同生物学功能的表面分子，如补体 C3b(CD35)和 C3d(CD21)，这些表面分子与补体细胞毒性有关，FcγRⅡ(CD32)负性调节 IgG 抗体的细胞信号传导，以及作为人类 B 细胞标记物的 CD19/CD20。循环抗体不仅能通过 Fab 段识别抗原，还可以通过 Fc 段与单核细胞、巨噬细胞、树突细胞、NK 细胞、中性粒细胞、嗜酸性粒细胞、肥大细胞和嗜碱性粒细胞表面的 Fc 受体与细胞结合，从而调节先天免疫应答、吞噬、肿瘤杀伤，以及嗜酸性粒细胞、嗜碱性粒细胞或肥大细胞的递质释放。

炎症递质(mediators of inflammation)

炎症反应的主要作用是消除外源性的有害刺激，如刺激原、致敏原、病原体或内源性刺激因子，如内毒素或病原体，此外，炎症反应的另一重要作用是保护组织，避免细胞结构解体，维持组织稳态。在这些看似对立的需求之间取得平衡的重要途径是炎症因子的参与，它们可以通过自分泌、旁分泌、近分泌或内分泌的方式发挥作用。

多种不同的递质，包括细胞因子、激酶、激肽、前列腺素、白三烯、神经递质、氧气、氮和碳产物参与炎症反应。重要的是，这些炎症因子不仅可以由白细胞和淋巴细胞释放，而且在损伤过程中，炎症部位的多种细胞都可以释放并激活上述炎症因子。炎症事件的结局由两个方面因素决定，一是取决于有害刺激因子的性质、严重性和持续作用时间，另一方面是不同种类的细胞释放的炎症因子间的级联相互作用情况。此外，这些递质的特定受体的激活和上调对于任何炎症反应的结果都至关重要。有时，一些递质可以激活一个以上的受体，反之亦然，一些受体也可以被几个配体激活。

急性期蛋白(acute-phase proteins)

在炎症的急性期，细胞因子 TNF-α、IL-1 和 IL-6 能快速刺激肝细胞释放蛋白质，以保护组织的正常功能。如果其蛋白血清浓度在组织破坏后增加超过 25%，则可被定义为急性期蛋白(APPs)。它们由肝细胞释放，可促进病原体的调理作用，抑制蛋白酶功能并清除细胞碎片。APPs 包括 CRP、甘露聚糖结合凝集素、补体蛋白、纤维蛋白原、α1-抗胰蛋白酶、α1-抗胰凝乳蛋白酶、触珠蛋白、血清淀粉体 A 和 α-糖蛋白酸等，它们可能具有几种促炎和抗炎活性。另外，某些激素(如糖皮质激素)能在数小时内刺激 APP 合成。

CRP 是一种 APP，在感染或者组织损伤的 24～48h，就能在血清中被检测到。由于 CRP 与病程发展密切相关，因此可将其作为炎症和感染疾病病情变化的生物学标记。CRP 可以与细菌和真菌细胞膜上 LPS 的胆碱磷酸酯结合，从而激活经典补体途径[1]，刺激白细胞的趋化和吞噬，并诱导自发性血管炎的形成[2]。此外，另有一种观点认为，CRP 的另一个功能是在特异性抗体形成之前，帮助组织细胞发挥快速抗感染作用。激活补体途径另一个 APP 是甘露聚糖结合外源凝集素。与肺表面活性物质蛋白一起，甘露聚糖结合凝集素属于"集合蛋白"家族，该家族蛋白都包含能够结合病原体外膜结构的球状凝集素样结构域[3,4]。经典补体途径由 CRP、肝素、鱼精蛋白和 DNA 启动，也由 C1s 上的纤溶酶或胰蛋白酶作用启动。替代途径由细菌和内源性内毒素及细胞碎片触发。补体 C5 由白细胞释放的蛋白酶裂解，尤其是中性蛋白酶、嗜中性粒细胞弹性蛋白酶、酸性组织蛋白酶 G[5]。表皮细胞含有丝氨酸蛋白酶，在中性环境中酸碱度下有活性，可裂解 C5，该过程可引起中性粒细胞水平升高，比相同条件下纤溶酶和肝素的变化更为显著[6]。C3 被中性粒细胞弹性蛋白酶和胰蛋白酶活化，以下过程，如高凝及血栓，激肽生成和纤维蛋白溶解都能激活补体。肥大细胞和嗜碱粒细胞所释放的促炎因子 C5a、C3a 和 C4a 可以介导相应细胞，释放过敏毒素。至于 C5a，则可以起到吸引和激活白细胞（如中性粒细胞）的作用。C3a、C4a 和 C5a 也被定义为过敏毒素，因为它们可诱导肥大细胞脱颗粒，并在 Ⅰ 型超敏反应和肥大细胞增生症中起到重要作用。血清因子如补体、脱氧核糖核酸酶 Ⅰ（DNase Ⅰ），五聚蛋白（如 CRP）和 IgM 有助于强化调理作用并上调细胞的坏死及凋亡。上述炎症因子的负面作用之一则为，其在导致和促进 SLE 发病与疾病进展中具有关键作用[7]。然而，在细胞因子治疗风靡的现状下，APPs 的生物学地位获得了各方关注[8]。

细胞因子(dytokines)

细胞因子是结构上相关的多肽或糖蛋白，在极其微量的浓度范围内下发挥作用。最初，它们被认为是免疫活性细胞所产生的免疫调节剂，由免疫调节器官而来。然而，最近研究表明，细胞因子、生长因子、神经递质和激素之间明确区分是不可能的。细胞因子的主要作用是介导炎症和免疫反应。细胞因子决定免疫反应的方向，并控制损伤期间的组织完整性。因此，损伤组织内产生细胞因子的质量和数量决定了免疫系统是直接进入体液还是细胞毒性细胞介导的过敏反应。此外，是细胞因子（连同其他递质）决定了免疫系统从促炎状态向抗炎状态切换。

在过去的几十年里，细胞因子在皮肤炎症中的作用被广泛研究并获得了深入了解。它们基本在炎症反应的各个阶段均有参与。当促炎细胞因子诱导机体对外部或内部损伤进行反应时，抗炎因子能够通过抑制炎症进程，恢复组织稳态。各种分子生物和现代免疫学技术已被应用于细胞因子的研究，其中许多因子的基因已被克隆并在皮肤中被特异性标记。总之，这些研究明确证实，许多细胞因子的功能具有多样化特点，如 IL-1 最初被描述为白细胞致热原、内源性致热原、B 细胞活化因子和淋巴细胞活化因子。而如今，众所周知，各种皮肤细胞，包括角质形成细胞在内，在皮肤炎症过程中，IL-1 参与了相邻细胞信号传导的作用[1]。因此，引进了白介素（IL）的命名，从而替换了旧有的易混淆的描述名称。

为了更好地理解皮肤炎症中细胞因子的作用，我们必须整理从有关人类和动物包括体内和体外的研究数据的综合信息。对细胞因子和细胞因子的拮抗剂进行重组整合，对研究该细胞因子在体内的特异性作用具有巨大的益处。现代技术，如基因组学和蛋白质组学方法，为研究细胞因子作用的调控机制提供了新的可能性与见解。此外，细胞因子和细胞因子受体基因缺陷小鼠模型的应用有助于我们理解这些分子在皮肤炎症中的特殊作用。同时，我们必须认识到，在体内环境中，多种细胞因子的混合体类似“鸡尾酒”，是同时或按次序在炎症微环境中发生作用的，是同时进行或次序发生的。因此，在现实炎症过程中，这些细胞因子相互间无论是协同作用，或是拮抗作用，均是在一个自身协调出的“总和”状态下进行的。

细胞因子利用不同的细胞生物学机制来调节炎症。一些细胞因子（如 IL-1、IL-2 或 IL-4）通过与细胞表面的特异性受体相结合发挥其作用；另一些细胞因子（如 TGFβ 或 IL-6）可能还需与 ECM 成分发生其他结合，来调节炎症期的皮肤功能。

白介素(interleukins)

白介素是一组可参与到所有常态和应激细胞功能中的多肽。目前，已有 35 种白介素被发现和标记，一些前体细胞对其他因子有反应，并且大多数以协同的方式发挥作用。

关于炎症性疾病期间皮肤和免疫细胞中细胞因子信号的分子调节，JAK-STAT-SOCS 途径已被证明可参与调节多种细胞因子激活后皮肤炎症的启动、传播和消解的细胞类型。JAK-STAT 通路被 SOCS 蛋白通路负调控。因此，JAK-STAT-SOCS 信号传导是根据所激活的细胞因子受体和当前炎症状态情况进行基因调节发育、促炎和抗炎的结果[2]。因此，了解细胞因子功能的细胞外受体调节，以及细胞因子的细胞内信号传导途径可能为治疗皮肤炎症反应提供新的治疗方法（表 8.7）。

干扰素(interferons)

干扰素最初被描述为“干扰”病毒复制的因子。它们包括一类细胞因子家族，具有重要的生物学作用，特别是在防御癌细胞和病毒感染方面发挥重要作用。此外，干扰素是重要的调节因子，在正常组织生理、炎症和免疫反应中具有多种活性，可以增强或抑制其他细胞因子活性。病毒感染后由于受到双链RNA

表 8.7 参与皮肤炎症的体内来源和已知功能的细胞因子

细胞因子	体内来源	功能
IL-1	角质形成细胞、巨噬细胞、血管内皮细胞、成纤维细胞、树突状细胞(DCs)	帮助促炎细胞因子刺激修复和分化。它是免疫调节的重要递质。B细胞生长因子,增加NK细胞的活性。激活巨噬细胞和中性粒细胞并诱导前列腺素合成。调节角质形成细胞上ICAM-1的表达[3]。参与自身免疫性疾病的发病机制,如天疱疮
IL-2	活化T淋巴细胞	促进B淋巴细胞增殖、NK细胞活化、Th1介导的皮肤病(银屑病,CTCL)中T细胞功能的调节[3-5]
IL-3	T淋巴细胞、髓样细胞、角质形成细胞	肥大细胞和中性粒细胞的活化、嗜酸性粒细胞趋化性和吞噬作用[6,7] 调节嗜碱性粒细胞的活化
IL-4	T淋巴细胞、角质形成细胞、肥大细胞	促进活化的成熟T细胞增殖,抑制Th1细胞形成细胞因子。B细胞类别转换。降低角蛋白细胞产生抗菌肽和丝状聚集蛋白的能力
IL-5	—	促进B细胞和嗜酸性粒细胞的生长和分化
IL-6	单核细胞、骨髓细胞、成纤维细胞、内皮细胞、T细胞、B细胞、角质形成细胞[7]	调节T细胞、B细胞和NK细胞功能 B细胞成熟过程中的至关重要
IL-7	单核细胞,T细胞	刺激ILC、T细胞和B细胞增殖,激活单核细胞和巨噬细胞
IL-8	—	趋化因子CXC家族的成员
IL-9	$CD4^+$ T细胞	作为T辅助淋巴细胞和肥大细胞的生长因子
IL-10	Th1,Th2淋巴细胞,细胞毒性T细胞,肥大细胞,B细胞,单核细胞	减少Th1细胞产生IFN和IL-2,以及Th2细胞产生IL-4和IL-5。在单核细胞中抑制IL-1β、IL-6、IL-8、IL-12和TNFα的释放,在NK细胞中抑制IFNγ和TNFα的释放。下调单核细胞和树突状细胞中MHC Ⅱ类分子、CD 23、ICAM-1和B7分子的表达和释放。它还可抑制趋化因子(IL-8)和趋化因子受体,例如CXC-2。抑制嗜酸性粒细胞存活和IL-4诱导的IgE合成。IL-8激活B细胞增殖和产生免疫球蛋白
IL-11	—	促进对Th2的免疫偏离,抑制异常角质形成细胞继续分化
IL-12	单核细胞、巨噬细胞、树突状细胞、B细胞、中性粒细胞、肥大细胞、角质形成细胞	激活NK细胞并调节T细胞功能。抑制肿瘤血管生成,对角质形成细胞受到紫外线损伤提供细胞保护作用[8]
IL-13	T细胞、肥大细胞、角质形成细胞	减少角质形成细胞和内皮细胞中促炎细胞因子的产生。降低趋化因子诱导的T细胞趋化性[9] B细胞类别转换。减少角蛋白细胞合成抗菌肽和丝状聚集蛋白
IL-14	恶性B细胞、T细胞 正常T细胞	记忆性B细胞的形成与维持
IL-15	巨噬细胞、角质形成细胞和成纤维细胞	作为T细胞生长因子,对T细胞具有趋化作用,并可以激活NK细胞。刺激B细胞生长和分化,并在DC成熟中发挥作用[10,11]
IL-16	朗格汉斯细胞,角蛋白细胞	$CD4^+$ T细胞、单核细胞、嗜酸性粒细胞和朗格汉斯细胞的募集
IL-17	Th17 T细胞[12,13]	释放生长相关癌基因a(gro-a)、GM-CSF、IL-6和IFNγ诱导的ICAM-1表达。诱导IL-1分泌和细胞黏附分子的上调。白介素-17a和白介素-17f参与宿主抵抗黏膜上皮感染
IL-18	树突状细胞、巨噬细胞、成骨细胞、小胶质细胞和成纤维细胞	诱导T细胞和NK细胞成熟,刺激细胞因子(IFN-γ)和趋化因子的释放。它增加了Fas介导的NK细胞毒性,诱导B细胞产生IgE,并与IL-2协同增强IL-4的产生。在皮肤中,IL-18调节朗格汉斯细胞的迁移、T辅助细胞的活性和伤口愈合[14]。红斑狼疮和银屑病患者的表达增强。它是宿主抵抗病毒、细菌、真菌和原生动物的重要调节物

（续 表）

细胞因子	体内来源	功能
IL-19	免疫细胞、巨噬细胞、B 细胞	刺激 IL-20 和 IL-22 受体
IL-20	角质形成细胞的受体[15]	IL-20 受体在银屑病患者皮损中高表达，被认为在银屑病的诱导和维持中发挥作用[16]
IL-21	活化的 T 细胞[17]	活化 B 细胞、T 细胞和 NK 细胞，抑制 DCs 的活化和成熟[17]
IL-22	$CD4^+$ T 细胞、NK 细胞、NKT 细胞、γδ-T 细胞	在皮肤中，IL-22 可促进角质形成细胞增殖，诱导表皮增生，抑制角质形成细胞的终末分化。诱导编码抗菌蛋白基因的表达。它在银屑病、特应性湿疹、接触性皮炎和 CTCL 患者的血清和皮损中的表达增加[18]
IL-23	树突状细胞和巨噬细胞	增加皮肤中的朗格汉斯细胞的数量
IL-24	角质形成细胞	通过诱导细胞凋亡抑制肿瘤细胞包括黑素瘤细胞的增殖。IL-24 也参与宿主防御、组织重塑和伤口愈合。刺激角蛋白细胞中的 JAK1-STAT3 和 MAPK 通路，促进促炎性递质 IL-8、PGE2 和 MMP-1 的分泌[19]
IL-25	Th2 细胞，肥大细胞	通过产生 IL-4、IL-5 和 IL-13 增强过敏性炎症反应[20]
IL-26	单核细胞，T 细胞	HSV 感染后参与 T 细胞表型的作用
IL-27	APCs	促进天然 $CD4^+$ T 细胞克隆扩增，诱导 IFNγ 的产生[21]
IL-28	活化的树突状细胞和巨噬细胞	在皮肤清除病毒和抗感染和肿瘤切除中的具有重要作用。在角质形成细胞中，诱导生长抑制，上调病毒和微生物传感细胞受体，包括 TLR2、TLR3 和黑素瘤分化相关基因 5[22]
IL-29	T 辅助 17 细胞[1]	具有抗病毒活性（根据 IL-28）
IL-31	Th2 淋巴细胞	在适应性和先天免疫、神经源性炎症[23-25]、特应性湿疹和结节性瘙痒中发挥作用[26]
IL-32	角质形成细胞、T 细胞、NK 细胞和成纤维细胞	促炎细胞因子在感染性和自身免疫性疾病，以及皮肤 T 细胞淋巴瘤中的作用[27]。诱导 TNFα、IL-8 和 MIP-2[28]，激活 NF-κB
IL-33	皮肤内皮细胞和角质形成细胞	诱导 ILC2 和 Th2 相关细胞因子 IL-4、IL-5、IL-13。在皮损处和白癜风患者血清中的表达也上调[29]
IL-34	角质形成细胞，小胶质细胞	促进小胶质细胞和朗格汉斯细胞的发育、存活和功能[30]
IL-35	调节性 T 细胞	介导免疫抑制功能、参与调节性 T 细胞的 T 细胞调节作用[31,32]
IL-36	角质形成细胞，B 淋巴细胞，树突状细胞	发挥促炎细胞因子。包括 IL-36α、IL-36β、IL-36γ 和 IL-36 受体拮抗药（RA）。IL-36 受体途径激活 DCs，在极化 Th 细胞中起作用。IL-36R 由 $CD4^+$ T 细胞、巨噬细胞和树突状细胞表达。这导致 MAP 激酶和 NF-κB 的激活。银屑病皮损处表达 IL-36RA 和 IL-36 激动剂，IL-36RN 基因突变可导致泛发性脓疱性银屑病[33]
IL-37	记忆 T 细胞，巨噬细胞	先天免疫的有效抑制剂。属于 IL-1 家族。由 TLR 受体激动剂调节，表明在先天免疫中起作用。可抑制 TNFα、IL-1b、IL-6 和 IL-8 的释放。鉴于其可发挥免疫抑制作用，最近有人提出其在银屑病中的潜在治疗作用[34]
IL-38	—	低浓度时促炎，高浓度时抗炎，抑制 IL-1、IL-17 和 IL-22 的释放。IL-38 受体 IL-36RA 的突变可导致脓疱性银屑病

迄今为止，在人类已有 38 种细胞因子在人类中被识别定义，细胞因子可以在皮肤中发挥抗炎和促炎功能，其中大多数是促进炎症的前可溶性的、可与受体结合的拮抗剂或酶，均可抑制细胞因子的功能。细胞因子及其相应的膜受体结合的机制可为治疗炎症性皮肤病、自身免疫性皮肤病和癌症提供新靶点（缩写见正文）。

刺激，干扰素 α 和干扰素 β 迅速释放。相反，在针对病原体的炎症反应中，IFN-γ 是被间接诱导产生的，但这也是归因于宿主的防御反应。IFN-α 的主要细胞来源是巨噬细胞和 B 细胞，而 IFN-β 是由成纤维细胞产生，IFN-γ 是活化的 T 细胞合成。前不久，Ⅰ型 IFN 家族的一个新成员被克隆，定义为 IFN-κ[1]。它诱导单核细胞和树突状细胞释放几种细胞因子，并抑制单核细胞释放 IL-12。单核细胞和树突状细胞中的 IFN-γ 诱导了 IFN-κ 的合成。在特应性湿疹和银屑病的皮损细胞中也能检测到 IFN-κ。

这 3 种干扰素具有特定的受体和不同的特性，可以协同或拮抗的方式发挥作用。IFNα 和 IFNβ 通过抑制宿主细胞中的病毒复制发挥作用。此外，通过与干扰素受体结合，这两种分子不仅可作用于受感染的细胞，而且可通过旁分泌方式激活邻近"健康"细胞的防御机制。通过 IFN-α 和 IFN-β 激活能够诱导炎症和宿主防御相关细胞内信号传导通路的受体。例如，IFN-α 和 IFN-β 激活 STATs、P1 激酶和 Mx 蛋白，这些因素可以提高细胞对病毒复制的抵御能力[2]。

IFN-γ 可独立诱导单核细胞和角质形成细胞的细胞膜合成 MHC Ⅱ类分子 HLA-DR[3-5]，而 IFN-α 和 IFN-β 可以上调多种细胞类型上 MHCⅠ类抗原的表达。这将优化向 T 细胞等适应性免疫系统免疫细胞的抗原呈递过程。IFNs 活化 NK 细胞活性，从而成功杀伤被感染的细胞。相比之下，IFN 通过诱导这些细胞上的 MHC Ⅰ类分子表达，来保护没被感染的宿主细胞免于被 NK 细胞的破坏。此外，IFN-γ 激活蛋白酶组织蛋白酶 S 活性[6]。IFN-γ 可以诱导角质形成细胞释放血管内皮生长因子（VEGF），并且抑制成纤维细胞释放血管内皮生长因子（VEGF），这表明 IFN-γ 这种细胞因子参与血管生成的调控[7]。

IFN-γ 还可以促进单核细胞分泌 TNF-α 和 TNF-β，这有助于进一步发挥 IFNs 的抗病毒和抗增殖的作用[8]，同时，它还可以上调 IL-2R 的表达水平，以及与人类白血病、正常淋巴细胞结合的配体表达水平[9]。这 3 种 IFNs 均可增强 NK 细胞和巨噬细胞的活性[10]，并刺激了巨噬细胞合成花生四烯酸产物[11]。IFN-α 也可能参与促进 B 细胞合成 IgG 和 IgM[12]。

由此可见，干扰素可直接作为先天免疫应答和适应性免疫应答中的重要递质来发挥相应作用。在特应性湿疹等炎症性皮肤病中，已报道了干扰素 γ 治疗的有效性。此外，在小鼠中，肥大细胞似乎有助于炎症皮损处干扰素 γ 的调节[13]。另外，IFN-γ 的功能也与红斑狼疮等自身免疫性疾病有关。因此，表皮 IFNγ 的过度表达导致了 SLE 样的皮损产生[14]。

由 IFN-γ 激活角质形成细胞而诱发的促炎效应可被定义为的调节因子（SOCS）所抑制。SOCS1、SOCS2 和 SOCS3 蛋白在银屑病和变应性接触性皮炎的表皮上调，但在特应性湿疹患者中则没有发现这种现象[15]。它们作用于角质形成细胞发挥多种抗炎作用，如下调 HLA-DR、ICAM-1、IP-10 和 MCP-1。

IFNs 也参与对感染、外伤、紫外线等外源性触发因素发生反应，导致炎症过程的产生。先天免疫系统的细胞可通过包括干扰素在内的多种免疫刺激细胞因子去激活适应性免疫系统。IFNs 也能诱导树突状细胞表达色氨酸分解代谢酶吲哚胺（IDO），该酶在 pDCs 上具有效应性 T 细胞抑制活性。树突状细胞也能促进幼稚的 CD4T 细胞分化为 T-regs，刺激成熟的 T-regs 获得有效的抑制活性。pDCs 可通过依赖于细胞自主的 IFNI 型信号来响应 CD80/86（B7.1/2）的机制向上调节 IDO。

总之，IFNs 不仅是抗病毒药物，而且是皮肤炎症和免疫反应的重要递质。

肿瘤坏死因子（tumour necrosis factor）

肿瘤坏死因子（TNF）被定义为恶病质因子或内源性致热原，是一种约 17kDa 的蛋白质，以分泌和跨膜形式存在，释放后形成二聚体或三聚体[1]。它可以由单核细胞、巨噬细胞、肥大细胞、成纤维细胞、平滑肌细胞、内皮细胞、角质形成细胞、T 细胞和某些 NK 细胞分泌。它同时具有促炎和抗炎活性，并且在正常生理性再生和外伤修复中发挥生长因子的作用[2,3]。在细菌脂多糖、葡萄球菌毒素、病毒等外源性因子或 C5A、IL-1、IL-2、GM-CSF、SP、缓激肽、TNF 等内源性递质的刺激下，TNF 可在数分钟内大量释放，其合成也迅速增加。TNF 合成速率由 IFN-γ 控制[4]，但其他几种细胞因子可能会拮抗并影响它进一步释放（如 TGFβ、IL-6、PGE2 或维生素 D_3）。TNFα 在细胞膜上被一种跨膜酶，即 TNFα 转化酶，处理后激活。

已经鉴定出几种类型的 TNF 受体，如 TNF-R1（CD120a，p55）和 TNF-R2（CD120b，p75），它们几乎被所有细胞表达，并结合 TNF-α 和 TNF-β，仅由人肝细胞合成并结合 TNFα 的 TNF-R3。不同的受体似乎可介导不同的细胞反应[5]。TNF 受体也属于能够诱导细胞凋亡的死亡受体超家族，（如在皮肤炎症进程中的角质形成细胞和淋巴细胞）（本章后面有详细阐述）。

从细胞膜所释放出的受体可溶形式，可中和两种形式的 TNF，从而防止局部炎症引起的全身的系统症状[6]。可溶性受体存在于正常人的血液和尿液中，在各种炎症性疾病和脓毒症期间显著升高[6-8]。TNF结合蛋白(TBPs)也能在释放到细胞外后调控TNF功能。TNF具有许多生物学作用,与IL-1的生物功能多样化相似,IL-1还可以通过协同作用加强TNF活性。它能引起败血症休克和发热[9],恶病质[10],是强效的炎症递质,可增强巨噬细胞和中性粒细胞的趋化性、吞噬作用、细胞毒作用和呼吸爆发活性[11,14-16]。研究人员观察到,在TNF基因敲除的小鼠中,它们不会发展为败血症性关节炎,在一方面可证明TNF的保护作用,但同时,这些小鼠也缺乏但缺乏有效的系统性感染防御能力[17]。因此,TNF的一个重要功能是通过使炎症局部化而保护组织。相反,一旦感染成为系统性感染,TNF可能会产生有害影响,导致败血症和休克[16]。TNF能够刺激许多其他细胞因子和递质的合成,包括IL-1、GM-CSF、PDGF、TGF-β、前列腺素和白三烯,这些作用可能会使得上述严重机体反应更加恶化。

TNF-α在皮肤中也可发挥许多效应。毒素和半抗原,以及紫外线都可诱导和促进角质形成细胞释放TNF-α。TNF受体还可参与角蛋白细胞凋亡的调节[18]。此外,TNF-α还可诱导角质形成细胞中ICAM-1的密集表达。TNF-α也可通过激活NF-κB和C/EBPβ,调控细胞骨架蛋白的合成,参与表皮对炎症或伤口愈合损伤修复的反应过程。与组织损伤特性不同,TNF也是一种生长因子,通过增加EGF受体(EGFR)、PDGF和胰岛素的表达,刺激成纤维细胞增殖和合成,并与EGF一起发挥协同作用[2]。

在内皮细胞中,TNF通过增加E-选择素、ICAM-1和VCAM的表达来促进白细胞黏附,该过程可能是通过激活转录因子NF-κB来实现的。TNF-α也是一种有效的中性粒细胞激活剂,可调节细胞募集、趋化、脱粒和释放细胞因子,以及介导氧化应激反应。TNF-α被鉴定为树突状细胞成熟所需的细胞因子之一,因此也在免疫反应的启动中发挥一定作用。许多感染、炎症和自身免疫疾病模型都已经证实,TNF-α与这些疾病的发展在病理生理机制上存在相关性[19,20]。以TNF-α为靶点的生物制剂可用于治疗T细胞介导的皮肤病(如银屑病)的事实,进一步支持了上述观点[21,22]。此外,另有一种与Ⅰ型TNF受体突变相关的疾病近期被报道。它被称为肿瘤坏死因子受体相关的周期性综合征(TRAPS),是一种罕见的遗传性疾病,其特征是长期存在的周期性发热和严重的局部炎症反应[23]。

鉴于TNF-α似乎是许多皮肤疾病(包括银屑病)的关键蛋白,这一事实催生了靶向结合TNF-α和(或)TNF-α受体的新的治疗策略,旨在阻止相关炎症因子及其受体的结合。几种中和促炎因子TNF-α的药物已经获批并应用于临床,如人源化抗体(英夫利昔单抗)、全人抗体(阿达木单抗)和含有TNF-α受体(TNFαRⅡ)的蛋白(与人源化免疫球融合蛋白片段,依那西普),均可用于治疗炎症性疾病,如银屑病或银屑病关节炎,另外,也可用于类风湿关节炎和克罗恩病(Crohn病)的治疗。目前,正在研究一种聚乙二醇化的可结合可溶性人类TNF-α受体(pegsunercept)的药物。相反,在临床中观察到,有患者在使用英夫利昔单抗治疗后,皮肤出现特应性湿疹样皮损。由于TNF-α似乎在特应性湿疹的病理生理学中不具备重要作用,在疾病的转归过程中,尚未发现可发挥重要作用,因此,学者们认为TNF-α阻滞剂有助于治疗银屑病、扁平苔藓、脂膜炎,但对特应性湿疹的治疗无甚益处。

细胞因子抑制剂和阻断剂(cytokine suppressors and inhibitors)

除促炎性细胞因子外,某些细胞因子,包括IL-1RA、TGF-β和IL-10家族成员也具有有效的抗炎作用。在体液中的细胞因子,其物理存在状态很难确定。免疫技术检测细胞因子可证实其存在性,但不能评估其活性。细胞因子可能与某些分子耦合后,起到了阻止与特定受体结合的分子结合的作用。耦合可能发生在如下几种情况中:①保护性脂蛋白的可分离复合物,释放细胞因子与它的受体相互作用;②紧密结合复合体为细胞因子和转运蛋白,干扰受体连接[1,2];③复合体为细胞因子和它的特异性可溶性受体连接,阻断和细胞受体的相互作用[3]。

抗炎细胞因子可通过以下机制发挥它们的作用。

1. 细胞因子分泌的调控,以及刺激分泌的激动剂的差异。
2. 细胞因子受体表达的调控。
3. 不同细胞因子的受体竞争。
4. 可溶性结合因子和(或)抑制剂。
5. 活化细胞因子形式蛋白酶调控(转换酶)。

以上机制为寻找炎症性和变态反应性疾病的治疗策略方面提供了新的思路。

IL-1RA和IL-18RA

目前,已经确定了两种IL-1活性的特异性阻断剂。第一种是一种不具有跨膜结构的可溶性受体,它与游离IL-1结合,使其结合位点失活。第二种是IL-1RA,它是非活性的IL-1同源物,可阻断细胞上的受体位点。IL-1RA通常在炎症反应期间分泌。其产生和释放受到许多细胞因子的调节，如 IL-4、IL-6、IL-13 或 TGFβ。IL-1RA 的重要作用是潜在地抑制炎症期间 IL-1 的有害作用。角质形成细胞、成纤维细胞和单核细胞也能产生细胞内形式的 IL-1RA，但其功能尚未完全了解[3]。

IL-1α 或 IL-1β 活性的释放通常伴随着细胞因子与相应应答细胞上 IL-1R Ⅰ 型受体的结合情况[4]。其他细胞如 B 细胞和中性粒细胞，可表达另一个 IL-1R，属于 IL-1R Ⅱ 型[5]。有学者指出，IL-1R Ⅱ 从细胞表面脱落，并与游离的 IL-1 结合，最终阻止了其与细胞结合 IL-R1 的能力。另一种可替代的阻断分子是 IL-1，IL-1RA 的非活性同源物，它与细胞受体结合而不诱导信号产生。因此，惰性同系物阻断受体，随后阻止活性 IL-1 的结合[6-9]。这种拮抗剂是 IL-1 特有的。主要由单核细胞和巨噬细胞分泌的，但也由中性粒细胞和成纤维细胞分泌。该拮抗剂已被指定为分泌性 IL-1 受体拮抗剂（SIL-1RA）。

IL-1α 和 IL-18 的前体需要通过细胞内半胱氨酸蛋白酶（也称为衣原酶 1），即 IL-1α 转化酶（ICE）的作用，将其转化为一种活性成熟分子发挥作用。裂解酶也被称为是衣原酶 1。因此，ICE 抑制剂可以抑制 IL-1α 和 IL-18 的活性。IL-1RA 是一种生理拮抗剂，其结构与 IL-1α 和 IL-18 相似，因此与天然配体与受体的竞争结合。IL-18BP 是一种天然拮抗剂，能和 IL-18 高亲和力结合并中和其活性，但不能中和 IL-1 的活性。最近发现，另一种 IL-18 拮抗剂 IL-1H 与 IL-1RA 具有序列同源性，可与 IL-18R 结合，但不能结合 IL-1R。IL-1F7b 与 IL-18 具有序列同源性，可与 IL-18Rα 结合，但没有 IL-18 样的激动或拮抗活性。IL-F7b 与 IL-18BP 结合后可以阻断 IL-18Rα，最终抑制 IL-18 的活性发挥。

现发现一种可能起到保护载体蛋白或抑制物作用的非受体可溶性蛋白是 α_2M[10]；它是 IL-1、IL-6 和 PDGF 的载体[11,12]，但同时也可使 IL-2 和 FGF 失活[10]。在紫外线照射过的角质形成细胞培养基，以及在紫外线暴露的小鼠和人类的血清中发现了其他主要针对 IL-1 的可溶性抑制剂。这种物质和相关的抑制 IL-1 活性的表皮细胞的特性仍有待确定[13]。

TGF-β

转化生长因子（TGF-β）属于一个多肽家族，几乎参与所有细胞的生长和分化。在纤维化、伤口愈合和瘢痕形成等病理生理过程中，具体参与了成纤维细胞和角蛋白，以及 ECM 蛋白的调节。TGF-β 对于将成纤维细胞转化为肌成纤维细胞，从而促进纤维化至关重要。

在免疫系统 angiopepin，TGF-β 是一种有效的抗炎症分子，可以下调 T 细胞、B 细胞、单核细胞和 NK 细胞的功能。T 细胞在凋亡过程中释放 TGF-β，通过调节炎症微环境起到免疫抑制作用[12]。TGF-β 还可以通过抑制肥大细胞增殖和 IgE 合成下调肥大细胞功能。TGF-β 下调了 IL-1 和 IL-2 的合成。TGF-β 以非活性形式分泌，暴露于伤口液中的酸性 pH 后，可在角质形成细胞和内皮细胞上与 EGFR 弱结合，并与刺激分子 EGF 和 TGF-β 竞争，从而减少角质形成细胞和内皮细胞的增殖。

TGF-β 也与 T 细胞调节和适应性免疫密切相关。例如成对的碱性氨基酸蛋白酶（弗林蛋白酶），可以裂解 TGF-β，从而下调效应性和调节性 T 细胞的功能，减少 TGF-β 的产生。因此，成对碱性氨基酸蛋白酶（弗林蛋白酶）可以激活免疫应答，但可能通过 TGF-β 作用导致外周的耐受免疫力下降[14]。

IL-10 家族细胞因子（IL-10 family of cytokines）

由于与 IL-10 功能相似，IL-10、IL-19、IL-20、IL-22、IL-24 和 IL-26 被归为 IL-10 家族。IL-28 和 IL-29 与 I 型干扰素和 IL-10 细胞因子有相似之处。它们在炎症和免疫反应中的功能和作用如前所述。

趋化因子（chemokines）

趋化因子包括一个由可溶性趋化细胞因子组成的大家族，与四个保守半胱氨酸通过二硫键连接而成。根据前两个半胱氨酸的位点不同而区分四个亚家族：CXC、CC、CX3C 和 C 趋化因子，其分类是根据头两个半胱氨酸位点的不同而区分的。迄今为止，已有超过 40 种趋化因子被定义和描述（表 8.8）。大多数趋化因子为基因编码的 90～125 个氨基酸的蛋白质。不同趋化因子亚家族聚集在不同的染色体上[1]。

趋化因子的主要特征是可以吸引和活化白细胞到炎症部位。因此，趋化因子在炎症和免疫反应过程中起着关键作用。有趣的是，在这一家族中，CXC 趋化因子主要吸引中性粒细胞和淋巴细胞，但 CC 趋化因子吸引单核细胞、嗜酸性粒细胞，嗜碱性粒细胞和淋巴细胞的同时并不能吸引中性粒细胞。

趋化因子的经典作用是将白细胞吸引到炎症部位发挥作用。例如，$CD34^+$ 树突状细胞表达趋化因子的受体，如 CCR1、CCR5、CCR6、CXCR4 或 CCR9 进入靶组织在上皮组织（如表皮细胞）成熟后，树突状细胞通过促进 CCR7 向淋巴结转移而改变其表型[2]。在皮肤中，特定的趋化因子（如 CCL27）吸引一种特殊的记忆T细胞亚群，这些记忆T细胞通常表达一种

表 8.8 人类趋化因子命名法(缩写见正文)

系统名称	人类配体	小鼠配体	趋化因子受体
CC 趋化因子/受体家族			
CCL1	I-309	TCA-3，P500	CCR8
CCL2	MCP-1，MCAF	MCP-1，JE	CCR2
CCL3	MIP-1α，LD78α，LD78β，AT464. 1，AT464. 2，GOS19-1，GOS19-2	MIP-1α	CCR1，CCR5
CCL4	MIP-1β，AT744. 1，AT744. 2，Act-2，G-26，HC21，H400，LAG-1	MIP-1β	CCR5
CCL5	RANTES	RANTES	CCR1，CCR3，CCR5
CCL6	未知	C10 MRP-1	未知
CCL7	MCP-3	NC28，FIC，MARC	CCR1，CCR2，CCR3
CCL8	MCP-2，HC14	MCP-2	CCR2，CCR3
CCL9，CCL10	未知	MRP-2，CCF18，MIP-1γ	未知
CCL11	嗜酸性粒细胞趋化因子	嗜酸性粒细胞趋化因子	CCR3
CCL12	未知	MCP-5	CCR2
CCL13	MCP-4，NCC-1，CKβ-10	未知	CCR2，CCR3
CCL14	HCC-1，HCC-3，NCC-2	未知	CCR1
CCL15	HCC-2，MIP-1δ，NCC-3，MIP-5，LKN-1	未知	CCR1，CCR3
CCL16	HCC-4，NCC-4，LEC，LMC	LCC-1	CCR1
CCL17	TARC，dendrokine	TARC	CCR4
CCL18	DC-Ck1，PARC，MIP-4，AMAC-1	未知	未知
CCL19	MIP-3β，ELC，exodus-3，CKβ-11	MIP-3β	CCR7
CCL20	MIP-3α，LARC，exodus-1	MIP-3α	CCR6
CCL21	6Ckine，SLC，exodus-2，TCA-4	6Ckine	CCR7
CCL22	MDC，STCP-1，DCtacin-β	ABCD-1	CCR4
CCL23	MPIF-1，MIP-3，CKβ8，CKβ8-1	未知	CCR1
CCL24	Eotaxin-2，MPIF-2，CKβ-6	未知	CCR3
CCL25	TECK	TECK	CCR9；(GPR9-6)
CCL26	Eotaxin-3	未知	CCR3
CCL27	CTACK/ALP	CTACK，ALP	未知
CXC 趋化因子/受体家族			
CXCL1	GRO-1，GROα，MGSA-α	GRO (KC)	CXCR2 > CXCR1
CXCL2	GRO2，GROβ，MIP-2α，MGSA-β	GRO (KC)	CXCR2
CXCL3	GRO3，GROγ，MIP-2β	GRO (KC)	CXCR2
CXCL4	PF4	PF4var1，PF4alt	未知
CXCL5	ENA-78	LIX	CXCR2
CXCL6	GCP-2	CKα-3	CXCR1，CXCR2
CXCL7	NAP-2	未知	CXCR2
CXCL8	IL-8，MDNCF，NAP-1，NCF	未知	CXCR1，CXCR2

（续 表）

系统名称	人类配体	小鼠配体	趋化因子受体
CXCL9	Mig，Humig	Mig	CXCR3
CXCL10	IP-10	crg-2，mob-1	CXCR3
CXCL11	I-TAC，H174，b-R1	未知	CXCR3
CXCL12	SDF-1α，SDF-1β，PBSF	SDF-1α/β	CXCR4
CXCL13	BLC，BCA-1	BLR1L，Angie	CXCR5
CXCL14	BRAK/bolekine	BRAK	未知
CXCL15	未知	Lungkine	未知
C 趋化因子/受体家族			
XCL1	淋巴细胞趋化因子，SCM-1α，ATAC	淋巴细胞趋化因子	XCR1
XCL2	SCM-1β		XCR1
CX3C 趋化因子/受体			
CX3CL1	不规则趋化因子，重组人蛋白	不规则趋化因子	CX3CR1

摘自 1999 年 1 月 18 日至 23 日美国 Keystone 趋化因子会议。
MDC，巨噬细胞源性趋化因子；TARC，胸腺和激活调节的趋化因子。

选择性地将这些细胞运输到皮肤的 CLA。CLA 似乎对 T 细胞与皮肤内皮、ECM 和其他细胞之间的相互作用至关重要[3]。

除了募集白细胞外，趋化因子还可能调节白细胞-内皮相互作用。通过支持 CAMs 与整合素的结合（如 VCAM 与单核细胞 α4β1 整合素、嗜酸性粒细胞和嗜碱性粒细胞上 α4β1 整合素的连接）或 L-选择素与中性粒细胞上 E-选择素的结合来促进跨内皮的迁移。CC 趋化因子（如 RANTES 和 MIP-1α）也可能诱导嗜碱性粒细胞的炎症递质（如组胺或白三烯）的合成和释放[4-6]。

趋化因子的效应是通过结合和激活跨膜螺旋结构 GPCRs 介导而发挥的。趋化因子的活化迅速导致细胞骨架重排，以及细胞内第二信使和整合素的激活。中性粒细胞或单核细胞中的趋化因子激活导致炎症因子的产生，如脂质递质、NO、前列腺素、脂肪胺、蛋白酶和氧自由基[7]。除了它们特异配体-受体相互作用外，趋化因子还能黏附 ECM 蛋白和内皮细胞顶端表面。这似乎对白细胞向炎症部位迁移至关重要，如 CXCL8 和 CCL19 黏附于内皮细胞表面，从而刺激迁移[8]。与之相反的是，硫酸肝素等药物能够灭活对内皮细胞的趋化因子效应[9]。趋化因子受体被多种细胞所表达，不仅可以调控炎症反应，而且可以调控胚胎形成、先天免疫和适应性免疫反应。趋化因子受体可参与多种疾病的病理生理过程，如 HIV 感染、疟疾、银屑病和外伤愈合[10]。此外，疱疹病毒和痘病毒等病毒编码的趋化因子受体，从而侵入宿主细胞，这表明趋化因子在某些传染病中具有重要作用[11]。

CC 趋化因子（CC chemokines）

CC 趋化因子家族目前由 28 个成员组成。在本部分内容中，仅列举讨论与皮肤炎症关系密切的成员。

RANTES（CCL5）

RANTES（CCL5）首字母缩略词，RANTES 是活化后调节的缩写，它由正常 T 细胞表达和分泌，对嗜碱性粒细胞、嗜酸性粒细胞、淋巴细胞和单核细胞具有趋化作用。它诱导嗜碱性粒细胞和嗜酸性粒细胞脱颗粒释放和白三烯合成，以及嗜碱性粒细胞释放组胺。启动 IL-5 可增强上述促炎物质的活性。它由巨噬细胞、成纤维细胞和 T 细胞合成。

RANTES 是炎症和过敏反应中最有效的趋化因子之一，并被认为是组织嗜酸性粒细胞增多症的重要递质。在被抗原刺激 6h 后，特应性皮炎受试者皮肤中就可检测到 RANTES mRNA，所合成的分泌蛋白存在于特应性湿疹皮屑中[12]。

巨噬细胞炎性蛋白 1a（CCL3）

巨噬细胞炎性蛋白 1a（CCL3）由单核细胞、成纤维细胞、活化的 T 淋巴细胞和 B 淋巴细胞产生，并吸引单核细胞、淋巴细胞、嗜碱性粒细胞和嗜酸性粒细胞。当与内皮细胞结合时，$CD8^+$ T 细胞结合性增加。在小鼠体内，它诱导肥大细胞和嗜碱性粒细胞释放组胺，但人类嗜碱性粒细胞释放的组胺量对照量相比并无显著差异。

巨噬细胞炎性蛋白 1b(CCL4)

巨噬细胞炎性蛋白 1b(CCL4)这与 α 形式密切相关，并共享其许多性质。据报道，通过 α4β1 整合素-VECAM 结合，可以增加该分子与 $CD8^+$ 或 $CD4^+$ T 细胞对内皮的黏附。

单核细胞趋化蛋白(MCPs)。 MCPs 对 T 细胞、树突状细胞和 NK 细胞具有趋化作用。它们也是单核细胞的有效诱导剂，并可以调节黏附分子的表达。MCP-2 和 MCP-3(CCL7 和 CCL8)也能吸引嗜酸性粒细胞，而 MCP-1(CCL2)和 MCP-3 则能吸引嗜碱性粒细胞，并诱导组胺释放和 LTC4 的合成。最近，据报道，MCP-2 在激活嗜酸性粒细胞和嗜碱性粒细胞方面与 MCP-3 同样有效[13]。这些蛋白有助于受损组织的白细胞浸润，特别是在特应性疾病中。抗 MCP-1 抗体使动物对 DTH 的敏感性降低，这表明它们可能为治疗皮肤过敏反应提供一种潜在的治疗策略。

嗜酸细胞活化趋化因子 11(CCL11)。 嗜酸性粒细胞趋化因子(Eotaxin)，是一种强效的针对嗜酸性粒细胞的趋化因子，与 MCP 具有 50%以上的氨基酸同源性[14]。该因子已在鼻息肉上皮中被发现，这可能导致了过敏性炎症中嗜酸性粒细胞增多。在特应性湿疹患者中，嗜酸细胞活化趋化因子吸引 T 细胞和嗜酸性粒细胞到皮肤器官。在嗜酸细胞活化趋化因子基因缺陷老鼠，过敏源诱导的嗜酸性粒细胞的聚集似乎发生了障碍，然而，这一效应似乎在后续效应阶段被其他趋化因子所补偿[15]。

嗜酸细胞活化趋化因子 18(CCL18)。 CCL18 在人体血浆中高水平存在，其功能可能是有助于淋巴细胞和树突状细胞的生理归巢，以及初级免疫反应的产生。在一些疾病中可以观察到 CCL18 产物的增加，包括炎症性皮肤、关节和肺部疾病或恶性肿瘤[16]。

嗜酸细胞活化趋化因子 27(CCL27)。 CCL27 是一种皮肤相关 CC 趋化因子家族成员，与受体 CCR10 具有高亲和力结合。CCL27-CCR10 相互作用对于皮肤-CLA 归巢-记忆 T 细胞至关重要[17,18]。最近的数据表明，CCL27 可直接参与表皮炎症的发生，在银屑病、特应性湿疹和接触性皮炎患者的 $CD4^+$ T 细胞、成纤维细胞和内皮细胞上发现可表达 CCR10。在皮内应用 CCL27 则可吸引淋巴细胞进入皮肤[19]。

CXC 趋化因子

IL-8。 在 CXC 趋化因子家族的 16 个成员中，IL-8 是第一个被定义的趋化因子，是吸引中性粒细胞最有效的递质。IL-8 可结合并激活 CXCR-1 和 CXCR-2，其中 CXCR-1(IL-8R1)仅可被 IL-8 激活，而 CXCR-2(IL-8R2)可以被 GRO-α(CXCL1)、GRO-β(CXCL2)、GRO-γ(CXCL3)、NAP-2(CXCL7)、ENA-78(CXCL5)和 GCP-2(CXCL6)激活。

GRO-a(CXCL1)。 生长调节基因的表达产物，由单核细胞、成纤维细胞、血小板、内皮细胞和黑素瘤细胞生成，可以吸引并激活中性粒细胞，同时具有刺激黑素瘤生长的活性(MGSA)。在银屑病鳞屑性皮损中，GRO-α(CXCL1)可与 IL-8 同时上调[20]。

NAP-2(CXCL7)。 裂解自血小板颗粒的一种碱性蛋白质切割产物，可吸引中性粒细胞，引起钙离子内流、脱颗粒和呼吸爆发[21]。

干扰素诱导蛋白 10(CXCL10)。在单核细胞、活化的 T 细胞、成纤维细胞、内皮细胞和角质形成细胞中，IP-10 可被 IFN 诱导，同时可吸引单核细胞和 T 细胞，促进 T 细胞与内皮结合，可能导致迟发型超敏反应相关的细胞变化[22]。

上皮中性粒细胞激活肽 78(CXCL5)。 ENA-78 可吸引并激活中性粒细胞，其释放的颗粒及递质由血小板、IL-1 激活的Ⅱ型肺泡上皮细胞、中性粒细胞、单核细胞、内皮细胞和 IL-1 或 LPS 激活的血管平滑肌细胞合成。成人呼吸窘迫症患者的肺组织中大量中性粒细胞浸润，其中可检测到 ENA-78，类风湿关节炎患者的血清中也可见其升高[23]。

趋化因子受体

目前已定义了 5 种 CXC 受体亚型，大多数受体可以被一种以上的趋化因子激活，少数趋化因子也可与一种以上的受体结合。因此，趋化因子释放后可以观察到受体结合的高度可变性，从而导致受体冗余，这使得趋化因子受体难以作为治疗切入点[1,10,16]。

首先被定义的 IL-8 趋化因子受体是 CXCR1 和 CXCR2，可在 T 细胞、活化的嗜酸性粒细胞、肥大细胞、嗜碱性粒细胞和树突细胞上表达，提示 IL-8 在急性炎症和固有免疫中的作用。CXCR1 和 CXCR2 均可被 IL-2 激活。被 IL-8 或 NAP-2 激活后，CXCR1 是趋化性、磷脂酶 D 的生成和超氧化物产生的主要受体。在低浓度 NAP-2 和 GRO-α 的条件下，CXCR2 可介导中性粒细胞趋化。人类疱疹病毒(HHV)和 HHV8 均可表达功能性 CXCR2 受体，但其意义尚不明确[24]。CXCR3 是 T 细胞活化的受体，可结合 I-TAC(CXCL11)、Mig(CXCL9)和 IP-10(CXCL10)。CXCR3 主要由 Th1 细胞和 $CD45RO^+$ 记忆 T 细胞表达，而在结节病中，几乎所有 T 细胞都表达 CXCR3。

CXCR4 可在大多数造血细胞上表达，如 B 细胞、树突细胞、朗格汉斯细胞、巨噬细胞和 T 细胞。此外，CXCR4 也是 HIV 病毒的共受体，在 CD4 的存在下，来自 HIV 包膜的糖蛋白 gp120 可与 CXCR4 结合[25]。而在无 CD4 时，研究表明 gp120 与 CXCR4 也存在关联。因此，CXCR4 可能参与了 HIV 感染过程，并且与 HIV 神经毒性有关。CXCR5 是一种 B 细胞趋化因子受体，在 T 细胞活化后，通过与趋化因子 BCA-1（CXCL13）的作用，记忆 T 细胞和（或）效应 T 细胞表面的 CXCR5 上调，表明 CXCR5 在 T 细胞-B 细胞相互作用中的重要作用。

CCR1。多种趋化因子的受体，包括 MIP-1α、RANTES、MCP-2、MCP-3、MIP-5、MPIF-1（CCL23）和 HCC-1（CCL14）。MIP-1β 和 MCP-1 也是其弱激动剂。CCR1 由 T 细胞表达，尤其是记忆 $CD45RO^+$ T 细胞。敲除 CCR1 的小鼠不会获得自发感染，但当小鼠感染烟曲霉时，其死亡率会明显增加，表明 CCR1 在中性粒细胞介导的疾病中起到了重要作用[26]。同时，CCR1 也可调节肉芽肿的形成和 Th1-Th2 细胞因子的平衡。近期数据表明，CCR1 是一种可以根据微环境来正向或负向调节炎症反应的受体。

CCR2。是由单核细胞、树突细胞、NK 细胞、T 细胞、B 细胞和嗜碱性粒细胞表达的白细胞 MCP-1 受体。缺乏 CCR2 的小鼠可正常发育，但在实验条件下，炎症小鼠模型不能募集巨噬细胞。这种小鼠不能清除感染，形成小肉芽肿且无法募集单核-巨噬细胞到炎症的部位，表明 CCR2 在巨噬细胞功能中发挥了重要作用。此外，CCR2 也参与了 HIV 的感染过程[1,5,10,25]。

CCR3。可介导嗜酸性粒细胞的趋化性，因而可能在过敏性炎症和过敏反应中发挥重要作用。该受体可被 MIP-1α、MIP-1β、嗜酸性粒细胞趋化因子、RANTES、MCP-3、MCP-4、MIP-5 和 HIV 的 TAT 蛋白激活，其中，嗜酸性粒细胞趋化因子是 CCR3 最有效的激动剂。在嗜碱性粒细胞、肥大细胞、Th2 淋巴细胞和树突细胞上也可表达 CCR3。用敲除嗜酸性粒细胞趋化因子的小鼠进行卵清蛋白激发试验，只有较弱的反应。动物模型实验表明，在使用过敏源激发后，中和嗜酸性粒细胞趋化因子会导致嗜酸性粒细胞增多症被部分阻断[27]。

CCR4。由 Th2 细胞表达，可被巨噬细胞源性趋化因子（MDC＝CCL22）及胸腺和活化调节趋化因子（TARC＝CCL17）激活。该受体也可能参与了树突状细胞的功能调节、T 细胞向淋巴结的转运和 T 细胞的迁移，以及记忆 T 细胞向皮肤炎症部位的归巢[28]。

CCR5。这是一种广为人知的主要 HIV-1 共受体，可以控制 HIV-1 感染和疾病的易感性[10]。CCR5 由 T 淋巴细胞、巨噬细胞及朗格汉斯细胞表达，可被 MIP-1α、RANTES、MIP-1β 和 MCP-1 激活，MCP-3 则是 CCR5 的拮抗剂。敲除 CCR5 的小鼠在正常条件下是健康的。有研究提出了 CCR5 在下调 T 细胞依赖性免疫应答中具有一定作用。在 HIV 感染的人类临床试验中，CCR5 是首批应用了受体拮抗剂的受体之一[29]。

CCR6。介导记忆 T 细胞对趋化因子 LARC（CCL20）的反应性，在记忆 T 细胞和树突细胞向次级淋巴器官迁移的过程中发挥重要的作用。研究表明，趋化因子 MIP-3α 可通过激活 CCR6 来调节朗格汉斯细胞向表皮归巢。CCR6 的配体 LARC 可由巨噬细胞、树突细胞和内皮细胞释放。有研究证明，人 β-防御素 2（HBD-2）也可功能性地结合 CCR6，在机体被感染期间可由肠细胞产生，起到抗微生物因子的作用，还可通过激活 CCR6 吸引树突细胞和记忆 T 细胞。总而言之，上述结果表明 CCR6 在先天性免疫和获得性免疫之间发挥了重要的桥梁作用[30]。

CCR7。B 细胞、T 细胞的归巢受体，可控制树突状细胞穿透高内皮静脉。CCR7 可被趋化因子 ELC（CCL19）和 SLC（CCL21）激活，其表达在淋巴组织的 T 细胞区域，但不表达在 B 细胞区域。敲除 CCR7 的小鼠表现出 B 细胞和 T 细胞归巢缺陷，但没有 T 细胞发育的缺陷。

CCR8。与 Th2 淋巴细胞的功能密切相关，但关于各种因子（如 TARC 和 MIP-1β）激活 CCR8 的报道仍存在争议。有趣的是，CCR8 可以被传染性软疣病毒趋化因子激活[31]，同时其也是 HIV-1 的共受体。

CCR9。近期被定义的受体，可被 TECK（CCL25）激活，用于趋化树突状细胞、T 细胞和活化的巨噬细胞，也参与胸腺内 T 细胞的发育调节。

CCR10。皮肤相关的 CC 趋化因子 CCL27（CTACK）的受体，可将皮肤归巢记忆 T 细胞募集到炎症部位[17]。

CCR11。是 MCP-1、MCP-2 和 MCP-4 的受体，在心脏、小肠和肺组织中发挥作用。

CX3CR1。一种与细胞间黏附和白细胞转运功能密切相关的受体，其配体曲动蛋白是一种跨膜蛋白，可激活中性粒细胞、单核细胞、NK 细胞和 T 淋巴细胞上表达的 CX3R1。该受体也是 HIV-1 的共受体之一，而其在皮肤中的作用目前尚不清楚。

许多研究通过使用同源重组技术删除相关基因，

从而观察到了趋化因子和趋化因子受体在皮肤炎症中的关键作用。例如，CXCR2 基因缺失的小鼠不能在体内动员中性粒细胞[32]。进一步结果表明，中和 CXCR2 配体会导致对皮肤炎症的反应缺陷，证明趋化因子受体拮抗剂有潜在治疗炎症性皮肤病（如银屑病）的作用。敲除 CXCR2 的小鼠表现出中性粒细胞募集功能缺陷、一过性单核细胞募集功能改变，以及 IL-1β 的分泌方式改变，证明该趋化因子受体在伤口愈合中发挥了重要作用[33]。

近期数据显示，趋化因子也参与了机体血管生成的过程。有研究表明，IL-8（CXCL8）可作为恶性黑素瘤的一种生长因子，其中，黑素瘤细胞过度表达某些可激活 CXCL8 的趋化因子，表明 CXCL8 具有自分泌促瘤作用。有研究显示，包括 CCL20/MIP-3α 在内的许多趋化因子还具有与防御素功能相当的抗菌活性。

另外，趋化因子也可能参与了调节肿瘤生长期间的血管生成。例如，CXCL8（IL-8）和 CXCL10（IP-10）是血管生成抑制因子，而 CXCL12（SDF-1）在体内则发挥血管生成因子的作用[2,8,10,34]和 VEGF 协同调节血管生成。其他趋化因子如 CXCL4、CXCL9 和 CXCL10 可减少血管生成，从而抑制肿瘤的生长。此外，趋化因子在慢性炎症损伤中调节血管形成方面的作用还有待进一步研究。

综上，近期研究均表明了趋化因子在皮肤炎症中的关键作用，其受体拮抗剂可能具有有效治疗炎症性、自身免疫性、过敏性、感染性皮肤病和皮肤肿瘤的作用。

蛋白酶

蛋白酶构成了最大的酶类家族，约占人类基因组的 5%，成了人体内最大的蛋白质家族。过去人们认为，蛋白酶仅是一种可降解多肽的破坏性酶，然而事实上，蛋白酶参与了几乎所有的生物过程与活动，包括胚胎发生、细胞周期、生长和分化、凝血、炎症、肿瘤发生、毛发生长、内分泌和组织修复，以及协助细胞间的信号通讯[1-4]。

根据介导所催化的分子类型，蛋白酶可分为 5 类，分别是丝氨酸蛋白酶、苏氨酸蛋白酶、半胱氨酸蛋白酶、天冬氨酰蛋白酶和金属蛋白酶。由于水解过程本身不能逆转，因此蛋白酶的作用是不可逆的，所以蛋白酶一般保持在前体状态，仅在需要时才被激活。当蛋白酶参与到失调的炎症过程中时，或在蛋白酶激活或蛋白酶抑制药功能障碍时，机体则可能会出现严重的组织损伤和修复机制的破坏。蛋白酶调节系统在病理机制中起关键作用的最好例证是凝血级联系统效应和细胞程序性死亡（细胞凋亡），其中半胱氨酸蛋白酶（半胱天冬酶）起到了至关重要的作用[5]。

在皮肤中，外源性蛋白酶，如来自屋尘螨的 Der p 3 或 Der p 9、细菌（如来自葡萄球菌的 V8 蛋白酶）或真菌蛋白酶（天冬氨酰蛋白酶）都能够引发表皮或真皮的炎症反应。可能导致炎症的来源于角质形成细胞的生物酶类，包括酸性磷酸酶、组织蛋白酶（酸性蛋白酶）B、C 和 D，主要分布在具有酸性磷酸酶和中性丝氨酸蛋白酶[如鳞状细胞胰蛋白酶（SCTE）、鳞状细胞胰糜蛋白酶（SCCE）和胰蛋白酶Ⅳ]的溶酶体中。肠肽酶通过裂解胰蛋白酶原从而激活胰蛋白酶，该酶可以被角质形成细胞表达。同时，角质形成细胞也可与蛋白酶抑制剂发生反应，以上现象表明表皮内有完整的一套蛋白酶调节机制。而另一种酶——纤溶酶原的激活剂则可由整个表皮生成，尤其是颗粒层导致。

遗传性血管性水肿，以皮肤或黏膜反复发作的局部血管性水肿为特征，是由杂合缺失一种血浆蛋白酶抑制剂——C1 酯酶抑制剂（C1INH）引起的。C1INH 可预防过高的血管通透性，调节补体的激活，是炎症反应的重要调节剂。

转化酶是一种可将分子的前体状态转化为活性状态的重要蛋白酶，如 IL-1 转化酶或前激素转化酶。它们在炎症过程中尤其重要，转化酶的功能障碍可能导致疾病的发生。

相比于其他酸性水解酶，皮肤中酸性磷酸酶的数量很多，尤其是在表皮的角化层上层中。酸性磷酸酶可能参与了核酸的降解。紫外线照射和应用维生素 A 可引起皮肤细胞的增生，该效应与酸性磷酸酶的上调有关。在 SC 中，弱刺激测试可使酸性磷酸酶上调，而强刺激则导致酸性磷酸酶下调。对大鼠皮肤进行轻度刺激可使酸性磷酸酶增加，在第 3 天达到峰值，该过程与棘层和颗粒层的增厚过程相一致。

组织蛋白酶 B、C 和 D 是表达在人类表皮中的酸性蛋白酶。动物兔实验的研究发现，组织蛋白酶 D 在细胞内蛋白质消化过程中起到主要作用，其释放也可降解细胞外的蛋白质。在受到刺激后，蛋白酶首先通过释放溶酶体酶降解受损的细胞，随后通过激活补体、哈格曼因子和裂解纤维蛋白，引发白细胞浸润，导致炎症的发生。相应地，人类皮肤中的中性蛋白酶也存在于成纤维细胞、中性粒细胞和淋巴细胞中，有证据证明该蛋白酶能切割补体并激活小鼠中性粒细胞的趋化性[6]。因此，表皮的损伤通过释放蛋白水解酶和激活其他 APP，从而引发趋化物质的产生，导致中性粒细胞的浸润和进一步的炎症发生。

在炎症、过敏反应和组织修复期间，肥大细胞释放类胰蛋白酶,并促进了促炎细胞因子(IL-6、IL-8、GM-CSF)和其他炎症递质(NO、前列腺素)的释放[7-9]。肥大细胞在炎症期间释放的另一种蛋白酶是糜蛋白酶,该酶是血管反应、白细胞募集和ECM蛋白调节的重要调节剂。因此,糜蛋白酶可能参与过敏反应、炎症和组织修复的病理生理过程[10]。

许多蛋白酶是机体重要信号网络的组成部分,除了ECM蛋白催化剂的作用之外,某些丝氨酸蛋白酶还可激活特异性受体。已确定的第一个由蛋白酶所介导的受体系统是凝血酶受体(PAR-1)[11],此后是另外两种凝血酶受体PAR-3和PAR-4[12]。凝血酶不仅在凝血级联中起到重要作用,还可以激活血小板和内皮细胞,从而促进炎症和组织修复。PAR是G蛋白偶联受体(GPCR),具有7个跨膜结构域,当其被激活后,可介导数种炎症反应,如可释放细胞因子、前列腺素、NO或趋化因子。PAR还可以介导微血管内皮细胞上CAM水平上调,表明在炎症期间,蛋白酶直接参与了白细胞与内皮细胞的相互作用[7]。在体内,PAR-2可被皮肤衍生的蛋白酶(如类胰蛋白酶和胰蛋白酶Ⅳ)激活,导致瘙痒、水肿、血浆外渗,中性粒细胞透过血管内皮外迁导致的CAM上调[13-15]。因此,PAR的激活是急性和慢性炎症发生的多方面关键点。

细胞表面的纤溶酶原的激活取决于尿激酶型纤溶酶原激活物(uPA)及其受体的活化,这种蛋白酶受体家族被定义为纤溶酶原激活物受体(也缩写为PAR受体)。与其他PAR相比,这些受体是具有蛋白激酶活性的单跨膜受体。尿激酶受体(uPAR)可以通过尿激酶和玻连蛋白相互结合来激活[16],当其在内皮细胞上被激活后,尿激酶受体即可介导炎症细胞的黏附、增殖和迁移。有报道证实,在HIV感染期间uPAR在白细胞上可高表达,并且血清中可溶性uPAR(suPAR)也是HIV病毒存活与否的有效预测因子[17];在皮肤中,uPAR与天疱疮中棘层松解的病理生理过程有关[18];uPA还可以激活金属蛋白酶,从而导致血管损伤[19];完备的uPA-uPAR系统还需要有纤溶酶原激活物抑制剂(PAIs)的存在。总之,uPA、uPAR和PAI的相互协调,在炎症、血管生成和癌症中都具有重要的作用[20]。众所周知,缺乏蛋白酶抑制剂或其功能障碍(比如α1-抗胰蛋白酶),可能会导致气道疾病的发生[21],而在最近的一项重要研究中发现,某些蛋白酶抑制剂与皮肤炎症和疾病发展也有密切的关系。*SPINK*5可能是编码多结构域丝氨酸蛋白酶抑制剂LEKTI的基因,最近研究确定,在Netherton综合征中存在该基因的缺陷[21],LEKTI主要表达在表皮的颗粒层和棘层上部,以及复层上皮细胞的分化层,表皮中LEKTI表达的缺失是Netherton综合征的诊断特征。

蛋白酶抑制剂目前也常常被用于疾病的治疗,例如,ACE抑制药被广泛用于治疗高血压,而由于其同时具有促炎作用,ACEI也可导致炎症性皮肤病(如银屑病)的恶化。此外,最近HIV蛋白酶抑制剂也被用于治疗艾滋病。可见,蛋白酶在许多疾病的病理生理过程中发挥的关键作用,使其成了未来药物研发的新一代靶标[22-25]。

蛋白裂解酶是一种胰蛋白酶样的蛋白酶,可由各种上皮细胞产生,可在一些具有上皮组织来源的肿瘤中过表达,在人的表皮中,主要由颗粒层和角膜首层的角质形成细胞产生。蛋白裂解酶是表皮内的一种重要酶,可确保丝聚合蛋白原的正确加工。丝聚合蛋白可将角蛋白聚集在角质形成细胞内并促进角质化包膜形成,并帮助形成脂质基质。因此,蛋白裂解酶可能参与了皮肤的多种生理学过程,如皮肤稳态、屏障功能、炎症和癌症的发生。进一步研究发现,缺乏蛋白裂解酶的小鼠会发生严重的水分流失,并在出生后不久死亡,此外毛囊的生长也会受损。肝细胞生长因子激活剂抑制剂1(HAI-1)是蛋白裂解酶的抑制剂,可以使蛋白裂解酶失活。有证据表明,蛋白裂解酶/HAI-1的比率在上皮肿瘤和炎症条件下是失衡的,因此蛋白酶/蛋白酶抑制剂系统状态可能是影响慢性炎症状态下癌症发展的重要环节[26]。

激肽释放酶可能在表皮稳态、Netherton综合征和屏障功能障碍中发挥了重要作用[27-32]。

研究发现,外肽酶(二肽基肽酶Ⅳ,DP Ⅳ和氨基肽酶N,APN)和内肽酶(中性肽链内酶,NEP、ACE和内皮素转换酶,ECE)及其相关酶可作为治疗各种炎症性皮肤病的靶标[33-35]。

皮肤的细胞可以表达DP Ⅳ和APN,以及与其相关的DP Ⅳ样家族DP2、DP6、DP8、DP9和成纤维细胞活化蛋白(FAP)分子、细胞质丙氨酰胺肽酶(cAAP)。DP Ⅳ样活性的抑制剂Lys[Z(NO_2)]-噻唑烷(LZNT)和Lys[Z(NO_2)]-吡咯烷(LZNP),以及APN抑制药放线菌素和抑氨肽酶均可影响角质形成细胞和皮脂细胞的增殖、分化、细胞因子的产生,与痤疮的发生有密切的关系。此外,它们在体外可抑制由痤疮丙酸杆菌刺激诱发的T细胞增殖,并诱导了抗炎细胞因子的产生。另外,此类抑制药还可抑制皮肤成纤维细胞增殖,仅抑制DP Ⅳ样活性可降低TGF-β1的表达,下调细胞中由TGF-β1介导激活的TGF-β1和纤维连接蛋白的生成、胶原合成和基质沉积的作用[36]。

综上，蛋白酶、蛋白酶抑制剂和蛋白酶受体在皮肤稳态和皮肤疾病病理过程中起着非常重要的作用。一套完整有序的蛋白酶系统对维持皮肤各种炎症过程的稳态至关重要，例如水肿、血浆外渗、白细胞募集、细胞间信号传递、ECM 降解、血管生成、细胞保护、炎症后色素沉着、海绵水肿和角质细胞剥脱。在未来临床上有效应用蛋白酶抑制剂、蛋白酶受体拮抗剂/激动剂将使我们更好地理解蛋白酶在治疗皮肤病中的重要性。

基质金属蛋白酶

MMP 是一个多结构域锌肽链内切酶家族，包含常见的锌蛋白酶拓扑结构的催化结构域（表 8.9），不仅参与了 ECM 降解，还涉及许多其他的生物学过程。MMP 通过调节细胞对环境的反应，是 ECM 调节的关键参与者；MMP 也可通过使细胞和 ECM 蛋白水解降解或活化，从而影响了细胞迁移、增殖和细胞存活。MMP 主要与胶原蛋白、纤维蛋白、层黏连蛋白和弹性蛋白有重叠活性。当其活性被限制时，受到炎症递质或生长因子（如 IL-1、TNF-α、TGF-β、EGF、FGF 以及 PDGF）的刺激，并被 TGF-α 和 IL-4 抑制。其细胞外的活性可被 4 种不同的金属蛋白酶的组织抑制剂（TIMP-1～TIMP-4）和选择性较低的α1-抗胰蛋白酶（α1-蛋白酶抑制剂）、α2-巨球蛋白所抑制[1-4]。

表 8.9　脊椎动物基质金属蛋白酶（MMPs）（参见文本缩写）

MMP	名称	分组	基质
MMP-1	胶原酶	胶原酶	胶原蛋白Ⅰ、Ⅱ、Ⅲ、Ⅶ、Ⅷ、Ⅹ、明胶
MMP-2	明胶酶 A	明胶酶	胶原蛋白Ⅰ、Ⅱ、Ⅲ、Ⅳ、Ⅴ、Ⅶ、Ⅹ、Ⅺ
MMP-3	间质溶解素 1	间质溶解素	PG 核心蛋白、层黏连蛋白、纤维连接蛋白
MMP-7	基质分解素 1	基质溶分解素	胶原蛋白Ⅰ和Ⅳ、弹性蛋白、纤连蛋白、巢蛋白、肌腱蛋白、聚集蛋白聚糖、玻连蛋白、核心蛋白聚糖、多功能蛋白聚糖、骨桥蛋白、E-钙黏蛋白、Fas 配体、TNF-α 前体蛋白
MMP-8	中性粒细胞胶原酶	胶原酶	胶原蛋白Ⅰ、Ⅱ和Ⅲ、聚集蛋白聚糖
MMP-9	明胶酶 B	明胶酶	胶原蛋白Ⅳ、Ⅴ、Ⅺ和ⅩⅣ、明胶、弹性蛋白、纤连蛋白、玻连蛋白、层黏连蛋白、聚集蛋白聚糖、多功能蛋白聚糖、核心蛋白聚糖
MMP-10	间质溶解素 2	间质溶解素	胶原蛋白Ⅲ、Ⅳ和Ⅴ、明胶、弹性蛋白、纤连蛋白、聚集蛋白聚糖
MMP-11	间质溶解素 3	间质溶解素	胶原蛋白Ⅳ、明胶、纤维连接蛋白、层黏连蛋白、胰岛素样生长因子结合蛋白(IGFBP)
MMP-12	巨噬细胞弹性蛋白酶	金属弹性蛋白酶	胶原蛋白Ⅰ、Ⅳ和Ⅴ、明胶、弹性蛋白、纤连蛋白、玻连蛋白、层黏连蛋白、巢蛋白、骨粘连蛋白、聚集蛋白聚糖
MMP-13	胶原酶 3	胶原酶	胶原蛋白Ⅰ、Ⅱ、Ⅲ、Ⅳ、Ⅵ、Ⅸ、Ⅹ和ⅩⅣ、明胶、纤连蛋白
MMP-14	MT1-MMP	MT-MMPs	胶原蛋白Ⅰ、Ⅱ和Ⅲ、明胶、纤连蛋白、肌腱蛋白、玻连蛋白、层黏连蛋白、内功素、聚集蛋白聚糖、基底膜蛋白多糖
MMP-15	MT2-MMP	MT-MMPs	纤连蛋白、肌腱蛋白、巢蛋白、层黏连蛋白、聚集蛋白聚糖、基底膜蛋白多糖
MMP-16	MT3-MMP	MT-MMPs	胶原蛋白Ⅲ、明胶、纤维连接蛋白、玻连蛋白、层黏连蛋白
MMP-17	MT4-MMP	MT-MMPs	明胶、纤维连接蛋白、原纤维蛋白
MMP-18	胶原酶 4（非洲爪蟾）		
MMP-19	RASI-1	其他 MMPs	胶原蛋白Ⅳ、明胶、肌腱蛋白、纤连蛋白、聚集蛋白聚糖、巢蛋白、层黏连蛋白

（续 表）

MMP	名称	分组	基质
MMP-20	釉质溶解素	其他 MMPs	釉原蛋白、聚集蛋白聚糖
MMP-21	XMMP(非洲爪蟾)		未确定
MMP-22	CMMP(鸡)		未确定
MMP-23	CA-MMP	其他 MMPs	未确定
MMP-24	MT5-MMP	MT-MMPs	未确定
MMP-25	MT6-MMP	MT-MMPs	胶原蛋白Ⅳ、明胶、纤维连接蛋白
MMP-26	子宫内膜酶、基质分解素 2	基质分解素	胶原蛋白Ⅳ、明胶、纤维连接蛋白
MMP-27			未确定
MMP-28	上皮水解素	其他 MMPs	未确定

28 种 MMP(MMP-1～MMP-28)是指在静息组织中少量存在的锌依赖性内肽酶，根据不同的结构域可分为明胶酶、胶原酶、溶血素和基质溶素，其在正常组织重塑时和病理变化(包括肿瘤浸润和组织修复)时上调，存在形式为分泌形式与跨膜形式，两种形式都参与了细胞通讯的蛋白水解调节。TIMP-3 是 ADAM(具有金属蛋白酶和去整合蛋白样结构域的去整合蛋白样蛋白酶)功能的抑制剂。此外，存在具有血小板反应蛋白样结构域(ADAM-TS)的基质相关 ADAM。除了 TIMPs，ADAM 可能也是皮肤稳态和疾病期间 MMP 活性的重要调节剂。例如，研究表明 TNF-α 转化酶(TACE)、ADAM-10 和 ADAM-9 在角质形成细胞中可以功能性表达。激活此类 ADAM 可导致跨膜胶原ⅩⅦ从角质形成细胞脱落增加，表明其可作为 ADAM 的基质，在各种不同亚型的炎症、伤口愈合、皮肤老化或水疱性疾病中调节皮肤的 ECM 功能[5-9]。另外，由于皮肤老化具有一定炎症基础，因此上述成分也参与了该过程[10]。

银屑病等炎症性皮肤病患者的 MMP 活性较健康人群呈现上调[11]，且紫外线照射可增强人体角质形成细胞的 MMP-9 活性[12]，上调肥大细胞释放的组胺量[13,14]。此外，在小鼠模型中，MMP 凝胶酶 B (MMP-9)可在伤口愈合过程中协同并影响上皮再生[15]。在体外培养的成纤维细胞中，MMP-1 也直接影响了其自身被弹性蛋白肽的上调作用[16]，而成纤维细胞本身能够产生 MMP-2 和 MMP-9[17]。MMP-9 和 MMP-13 通过调节胶原蛋白功能等来调节皮肤炎症期间的炎症反应[18]。在炎症性皮肤病(如瘀积性皮炎)的皮损中，可观察到 MMP-1，MMP-2 和 MMP-13 的水平上调。

相反，TIMP-1 和 TIMP-2 水平的下调则表明 MMP 在瘀积性皮炎中直接参与并调节了皮肤重塑和炎症反应[19]。研究表明，由于 MMP-2 的水平与痤疮丙酸杆菌感染相关，因此认为其在痤疮发病中发挥了一定的作用[20]。此外，通过对缺乏胶原酶 2 (MMP-8)小鼠进行研究发现，由于炎症的持续存在，小鼠伤口愈合被延迟[21]。

MMP-19 在细胞增殖、细胞黏附和迁移方面均发挥了重要作用，在小鼠的研究中发现，MMP-19 也是皮肤免疫反应的重要因子，且可影响 T 细胞的发育[22]。此外，TNF-α、MMP-1、MMP-9、MMP-10 和 MMP-26 在坏疽性脓皮病和炎性肠病溃疡中的改变可能提示了皮肤和黏膜炎症具有相似的发病机制，可能阐述了在某些坏疽性脓皮病患者中这两种疾病表现的相关性[23]。

急性和慢性伤口组织中的酶种类几乎没有差异，此处发挥主要作用的酶是 MMP-2、MMP-9(明胶酶和前胶原酶)和 MMP-1(胶原酶)[24,25]。在伤口愈合期间，角质形成细胞迅速(在 4～6h)合成胶原酶，在无并发症的伤口中第 3～5 天的合成速度可达到峰值，在修复完成(约第 9 天)下降。胶原酶将天然胶原蛋白消化为短肽链，使其易被其他非特异性蛋白酶降解。在伤口边缘，胶原酶为角质形成细胞制备 ECM 床，并促进角质形成细胞迁移[26-29]。此外，有研究发现，在慢性伤口中 MMPs 的抑制剂(TIMP)含量较正常皮肤下调[27,30]。皮肤急性损伤的渗出体液可以刺激成纤维细胞增殖、上调蛋白酶表达和基质元素形成，且其含有各种细胞因子，如 PDGF 和 βFGF[31,32]。

MMP 还可在紫外线诱导的自身免疫性疾病(如红斑狼疮)的发病中起到重要作用，不同亚型的皮肤 LE 与其 MMP 表达谱差异非常相似。例如，MMP-3 和 MMP-10 介导了表皮的改变和真皮的组织重塑，但其不在淋巴细胞中表达。此外，TIMP-1 的低表达表明狼疮皮肤以蛋白水解为特征，使用选择性的靶向 MMP 抑制剂可以减少狼疮诱导的炎症组织损伤[33]，这一点还需要进一步深入探讨。

对银屑病关节炎患者使用抗 TNF-α 治疗后可观察到 MMP-9 和血管生成因子的水平下调，强烈提示 MMP-9 在银屑病的皮肤炎症过程中发挥了关键作用[34]。

因此，靶向 MMP 和（或）TIMP 可用于治疗各种炎症性皮肤病、Sjögren 综合征和外伤。某些抗炎药物（包括糖皮质激素和抗生素）的抗炎作用仅有部分有效[35,36]，四环素可能部分通过对 MMP 的抑制作用进而有效治疗各种炎症性皮肤病，如痤疮、红斑痤疮、硬皮病、大疱性皮肤病和坏疽性脓皮病[37]。

溶酶体递质

Winkelmann 和 Lazarus 几百年前就已经认识到了溶酶体在皮肤炎症中的重要作用[1,2]，最近的研究表明，溶酶体蛋白参与了炎症、伤口愈合、纤维化和衰老及自身免疫性疾病[3,4]，这是由于许多炎症递质（尤其是组织破坏性酶）来源于细胞的溶酶体，当其释放到细胞质中可导致细胞自溶。而在细胞外，溶酶体蛋白可降解组织成分（如胶原蛋白和弹性蛋白）及死亡的细胞[5,6]。此外，上述蛋白还可以激活血浆或组织液中的炎症递质，例如激肽释放酶衍生的激肽是由溶血性蛋白酶的胰蛋白酶样活性诱导的。此类蛋白酶还可切割补体 C3 以激活补体的旁路途径。

溶酶体几乎存在于所有的活细胞中，其形态是一个由半透膜围成的小液泡，内含有酸性水解酶、其他酶和物质。不同类型的细胞中存在的溶酶体组分不同[5,6]。中性粒细胞发育时，溶酶体来自高尔基复合体；在巨噬细胞和包括角质形成细胞在内的一些其他细胞中，溶酶体来自粗面内质网，并被转移到位于高尔基复合体内滑面内质网的特定区域。

表皮细胞的溶酶体含有酸性磷酸酶、芳基硫酸酯酶、几种蛋白酶（包括酸性蛋白酶组织蛋白酶 D）和其他酶[7-9]。由于抑制剂的存在，可以使表皮细胞、真皮和血浆的酶失活，因此很难检测到这些酶。

溶酶体参与了表皮细胞的吞噬功能，在伤口再生过程中尤为活跃。由于黑素小体通过类似于吞噬作用的过程转移到角质形成细胞，因而溶酶体也参与了皮肤的色素沉着的形成。而表皮细胞来源的溶酶体则参与了角质化过程、对紫外线的反应和成瘤反应[7,10]。由于溶酶体在细胞崩解过程中增大并破裂，因此其可能也参与了皮脂分泌。

在炎症期间，表皮溶酶体的释放导致了细胞外酸性磷酸酶和蛋白酶上调，该过程发生在白细胞浸润之前，主要集中在炎症部位而非血清中。进入病变部位的白细胞（尤其是中性粒细胞）被那些由酸性或中性蛋白酶活性产生的趋化因子所吸引，这些趋化因子可裂解补体、激肽释放酶或哈格曼因子。因此，从兔皮肤中提取的中性蛋白酶注射到皮肤中，可在 15min 内出现红肿，18h 内出现急性中性粒细胞的浸润，表明表皮细胞的溶酶体酶可能参与了炎症的过程[11]。

溶酶体蛋白还参与了淋巴管功能的调节[12]、伤口愈合[4]、调节 T 细胞-朗格汉斯细胞间的相互作用[13]、角质形成细胞的功能[14]、肉芽肿性皮肤松弛症[15]、分枝杆菌病[16]和肉芽肿伴多血管炎[3,17]等生理或病理过程。

氧自由基

ROS 在许多急性和慢性炎症过程中都发挥了关键的作用，例如衰老、细胞分化、凋亡、释放炎症递质等。ROS 可监测氧气张力以控制细胞稳态和递质的产生，并参与了各种生理和病理过程中膜受体的信号转导。ROS 的激活主要由膜刺激、吞噬作用、免疫复合物或聚集的免疫球蛋白（IgG 和 IgA）及 IFN-γ 引起。氧自由基生成后可能仅能存在几秒钟，其作用可能并不明显，但也可能对机体有毒性作用，这都取决于细胞内控制机制是否可用[1-3,4]。

NO 和 ROS 通常是在特定的酶类严格调控下产生，例如 NO 合成酶（NOS）和 NADPH 氧化酶；也可在调控线粒体电子传递链障碍等不良情况下产生。在炎症环境中，产生大量抗微生物和抗肿瘤作用的 ROS 称为“氧化爆发”，作为第一道防线对抵抗环境病原体起到了非常重要的作用。研究表明，NADPH 氧化酶可作为机体的防御剂，缺乏 NADPH 氧化酶组分 gp91phox 或 p47 的小鼠表现出对感染的抵抗力降低[5-7]。

活性氧和其中间体存在各种不同的形式：超氧阴离子 O^- 是毒性产物 H_2O_2、MPO 的前体，尤其是其在吞噬细胞中形成时；羟基（HO·）和单线态氧（·O_2）自由基则可产生化学发光。氧气（O_2）本身是无毒的，少量的 H_2O_2 也是正常的细胞信号分子，两者都可以转换为反应因子。尤其在当有铁元素存在时，H_2O_2 可转化为非常活泼的羟基 HO·，可介导与脂质的连锁反应，终产物为环状过氧化物，并导致细胞死亡和细胞膜裂解。此外，人单核细胞的超氧阴离子可氧化低密度脂蛋白，并将其转化为细胞毒素，导致成纤维细胞系的破坏[8]。

在线粒体中，ROS 是氧化能量途径的毒副产物，

ROS 的过量生成和(或)持续增加与紫外线损伤、皮肤老化、自身免疫性疾病、癌症、外伤、伤口愈合及许多其他疾病的发病机制均有关。越来越多的证据表明,ROS 也涉及了皮肤衰老的病理生理过程,在自由基的介导下,基因表达可能发生变化(如 NF-κB)。研究表明,氧元素依赖的细胞毒效应在皮肤癌的发生中产生了关键作用,可使控制 DNA 合成和细胞分裂的作用减弱[9,10]。

越来越多的证据表明,氧化应激在各种疾病过程中起着关键的作用,如炎症、肿瘤的发展、动脉粥样硬化及血栓形成、代谢性疾病和感染(如 HIV 感染)等。"线粒体氧化应激"在代谢性疾病和肿瘤发展中至关重要,该过程可导致机体硫醇-二硫化物氧化还原状态的促氧化转变,以及 ROS 生成的增加。在这种情况下,ROS 水平的上调或细胞内谷胱甘肽水平的变化通常与病理改变相关,因此可能导致炎症所需的信号传导或基因表达的失调,如 CAM 或细胞因子[11,12]。

机体炎症期间,NO 和 ROS 能够杀死微生物,有助于宿主对外界的防御。当细胞暴露于外来物质时,其活动与呼吸爆发密切相关。当皮肤受到紫外线辐射暴露于光毒环境或接触光过敏化学物质后,NO 和 ROS 物质被诱导活化,导致细胞因子和激肽等各种炎症递质产生。因此在 PUVA 治疗期间,UV 辐射可导致皮肤自由基产生,卟啉症患者暴露于紫外线中也可观察到类似的情况。一般来说,聚(ADP-核糖)聚合酶(PARP)途径在调节皮肤的炎症反应中可以发挥重要的作用[13],单核-巨噬细胞、中性粒细胞和嗜酸性粒细胞的一些炎症活动往往是自由基引起的。越来越多的证据表明,地蒽芬分子水平的作用机制与氧化还原活性有关,其可导致活性氧的产生,包括单线态氧、超氧阴离子和羟基[14]。ROS 分子还参与调节了白细胞-内皮细胞之间的相互作用,如 ROS 激活 ICAM-1 和 L-选择素介导了中性粒细胞与内皮细胞的黏附作用[15,16]。

氧化还原调节也是机体重要的生理过程,由酶介导产生的超氧化物和 NO 分别受细胞因子和其他炎症递质的严格调控,其后所产生的氧化物质充当第二信使,可控制各种生理反应,如扩张血管、生成激素等[17]。

通过刺激生成 ROS 来上调信号转导通路可导致参与炎症的受体表达上调,如血管紧张素 Ⅱ 受体和 EGFR。此外,H_2O_2 半衰期相对较长,且可直接通过细胞膜以调节细胞功能,例如,活化的巨噬细胞和中性粒细胞生成的 ROS 可以促进激活对病原体的抗原特异性免疫应答。JNK、p38 MAPK 相关的信号通路和转录因子 AP-1、NF-κB 对氧化还原调节特别敏感,因此,各种不同的细胞内信号级联反应都可由 ROS 分子调节[18-20]。

由非吞噬性 NADPH 氧化酶异构型产生的 ROS 也可以在非吞噬性细胞(包括成纤维细胞)的胞内信号传导中起到调节作用。此外,活化的巨噬细胞和中性粒细胞可通过 NADPH 氧化酶中具有吞噬作用的异构体来产生大量的超氧化物及衍生物。被激活的中性粒细胞和巨噬细胞也分别通过 MPO 和 NADPH 氧化酶反应产生单线态氧。重要的是,生理条件下 ROS 的浓度也可以调节对氧化还原敏感的信号级联反应,并增强淋巴细胞的免疫功能[20,21]。

炎症反应的平衡态必须通过终止自由基的活性来实现,各种内源性和外源性分子可迅速使细胞外氧自由基的功能失活,其中包括超氧化物歧化酶、过氧化氢酶和谷胱甘肽过氧化物酶、游离 α-托吡酯和抗氧化剂。

总之,免疫系统中的许多细胞和皮肤产生的 ROS 可以调节炎症和感染,临床应用 ROS 调节剂可能有助于减轻与炎症直接相关的氧化应激反应。

一氧化氮

最近几年的研究认为 NO 是免疫系统的一种多功能因子,可参与炎症、感染性疾病、自身免疫过程、肿瘤的发生和慢性退行性疾病的病理生理过程,在各种皮肤病中也具有相当重要的意义(表 8.10)。最初,NO 被认为是巨噬细胞的产物,由细胞因子激活并通过诱导型 NO 合酶(iNOS 或 NOS2)由氨基酸 1-精氨酸衍生而来。而最近的研究发现,NO 的功能其实十分复杂。NO 在免疫细胞中分布广泛,包括树突细胞、嗜酸性粒细胞和中性粒细胞、库普弗细胞、巨噬细胞、肥大细胞、小神经胶质细胞和 NK 细胞,以及可能参与免疫反应的其他细胞,包括软骨细胞、内皮细胞、上皮细胞、肝细胞、肾小球系膜细胞、施万(Schwann)细胞和血管平滑肌细胞[1,2]。此外,除 iNOS 外,还发现了各种不同的 NO 合酶异构型:内皮 NOS(eNOS 或 NOS3)、神经元 NOS(nNOS 或 NOS1),二者均称为组成型 NOS(cNOS),它们在免疫系统内催化相同的反应,即将 L-精氨酸转化为 NO[2]。重要的是,NO 的活性与其生成地点无关,其具有高度的可扩散性,同时,NO 形成复合物的能力使其能够长距离地桥接。循环的亚硝酸盐(NO_2^-)是 NOS 反应的稳定产物,可以被还原为 ·NO,而 ·NO 是嗜酸性粒细胞和中性粒细胞过氧化物酶途径的底物,在远处形成新的 NO 衍

表 8.10　一氧化氮(NO)在人体皮肤中的病理生理作用(参见文本缩写)

疾　病	功　能
接触性皮炎(CD)	过敏性和刺激性接触性皮炎的表达改变 促进刺激性 CD 中的 NOS 表达:表皮和真皮中的局灶性染色
特应性湿疹	NOS 抑制药已应用于特应性湿疹的治疗 表皮棘细胞层水肿区域和血管周围区域(炎症细胞?)的染色增强
急性荨麻疹	促进 NOS 表达与炎性细胞因子及 CD23 共定位
银屑病	iNOS mRNA 和 IL-8 mRNA 在银屑病皮损处角质形成细胞中共定位 银屑病皮损角质形成细胞中 iNOS 过度表达 NO 可能是银屑病感染发生率降低的原因
红斑狼疮(LE)	促进 iNOS 在 CLE 和 SLE 中表达。LE 患者中,由 UVA 诱导的 iNOS 表达时间点异常 LE 患者中 NO 的生成、内皮细胞和角质形成细胞 iNOS 生成上调
系统性硬化症(SSc)	SSc 中内皮细胞 iNOS 和 eNOS 表达上调 SSc 患者 iNOS 合成增强 SSc 皮损中单核细胞、内皮细胞和成纤维细胞内 NO 生成和 iNOS 合成上调
Stevens-Johnson 综合征(SJS)/中毒性表皮坏死松解症(TEN)	促进 iNOS 在 SJS 和 TEN 炎细胞中表达
晒伤红斑	局部应用 NO 抑制药可防止 UVB 诱导的红斑 UVB 是角质形成细胞中 eNOS 和黄嘌呤氧化酶的有效刺激物
腿部溃疡	慢性腿部溃疡中 NOS 表达上调 糖尿病足溃疡(巨噬细胞)的 NOS 活性增加
烧伤	烧伤创面中 NO 生成增加 iNOS 在烧伤创面中的表达(角质形成细胞、毛细血管内皮细胞)
足癣	使用 NO 释放霜(酸化硝酸盐)可治疗足癣
传染性软疣	使用 NO 释放霜(酸化硝酸盐)可治疗传染性软疣

关于 NOS 抑制药、NO 供体和敲除 NOS 小鼠的研究表明,NO 可引发广泛的反应。NO 通过下调黏附分子(如 E-选择蛋白、P-选择蛋白、ICAM-1 和 VCAM-1)的表达来抑制血小板和白细胞与内皮的黏附[6-8]。此外,NO 可以抑制整合素(如 LFA-1)在中性粒细胞上的表达[6-8],并通过调节趋化因子的产生和活性从而影响白细胞的趋化反应[2,9-11]。另外,NO 还可介导免疫细胞的分化、增殖和细胞凋亡。在缺失 TCR 激活双阳性胸腺细胞的胸腺中,需要依赖于胸腺基质细胞释放 NO[12-16]。

生的氧化剂[3,4]。因此,NOS 阴性的免疫细胞既可以产生 NO,也可以成为 NO 作用的靶标。

iNOS 的表达受细胞因子的调节,而在细胞内表达的 nNOS 和 eNOS 则通过细胞内 Ca^{2+} 浓度升高和结合钙调蛋白激活。所有 3 种 NOS 异构型都只有在同源二聚体的结构下才有活性。在低浓度下,NO 本身可激活 NF-κB 并上调 iNOS,而高浓度则可发挥相反的作用,这有助于防止 NO 生成过量。确定 NOS 活性还可通过判断其底物精氨酸是否可用,实际上,即使胞内的精氨酸足够,NO 的生成(比如由巨噬细胞生成)还是取决于细胞外的 l-精氨酸水平[2,5]。

还有证据表明,NO 在试验性的自身免疫性疾病中具有复杂的作用,包括关节炎(EAA)、脑脊髓炎(EAE)、葡萄膜炎(EAU)和肾炎(EAN)。从动物研究中发现,iNOS 可作为自身免疫性 Th1 细胞反应的负反馈调节因子,从而保护宿主免受免疫病理损伤造成后遗症[1,17]。然而,对敲除 iNOS 的小鼠和用 NOS 抑制剂治疗的小鼠研究结果并不支持这种观点[17-19],McCartney-Francis 等关于链球菌细胞壁诱导的大鼠关节炎模型给出了该机制的可能解释[19],其中提到,eNOS 和 nNOS 可能介导了急性和慢性侵蚀性关节病的发生,而 iNOS 则有助于抑制炎症。此外有研究证实,在 T 细胞依赖性和 B 细胞介导的类似重症肌无力样的自身免疫性疾病、局部卡拉胶诱导的胸膜炎样反应[21]和TNF诱导的小鼠休克[22]中，iNOS均有保护性的抗炎作用[20]。在对人类疾病的研究中，也有研究证实了NOS在寻常型天疱疮中的作用[23]。

组胺

组胺[2-(4-咪唑基)乙胺]是人们在1932年发现并命名的第一个过敏反应的递质，而早在1910年，组胺在药理学方面就已经被描述为一种内源性物质[1]。组氨酸通过L-组氨酸脱羧酶(HDC)合成组胺，可由神经元细胞、肥大细胞、嗜碱性粒细胞和血小板产生，其在细胞内储存于囊泡中，并在刺激后迅速释放。研究表明，HDC通过与细胞因子网络结合的机制可在多种组织中被诱导，导致非经典组胺的生成。与类胰蛋白酶一样，组胺是在炎症和超敏反应期间从肥大细胞中快速释放的递质之一，而近期的研究表明，组胺并不是肥大细胞释放的唯一炎症递质。

组胺对血管可以发挥强大的作用，导致血管平滑肌的收缩、血管扩张和毛细血管的血浆外渗。经典情况下，当IgE桥接在肥大细胞的表面上引起抗原-抗体反应时，组胺即可释放。进一步的研究表明，组胺的释放也可以非IgE依赖性的方式触发，如通过分子与细胞膜相关G蛋白或跨膜脂质递质的直接相互作用。在速发型超敏反应期间，高浓度组胺的释放会导致全身性休克症状，如血管舒张、水肿、平滑肌收缩、血压下降和随后的呼吸循环衰竭。

组胺可通过激活皮肤感觉神经的组胺受体介导瘙痒反应，尤其是在炎症反应开始时。然而，组胺似乎并不是炎症性皮肤病(如特应性湿疹)中瘙痒的关键递质，各种与瘙痒发生有关的不同炎性递质负责介导不同炎性皮肤病中的瘙痒症状，例如，在炎症反应期间释放的细胞因子或蛋白酶通过介导神经纤维的作用刺激产生瘙痒症状[2]。

另外，组胺可通过激活组胺受体对免疫细胞、内皮细胞和初级传出神经纤维直接发挥作用。目前为止已发现并克隆了4种组胺受体，它们均属于具有7个跨膜结构域(H1-H4)的GPCR家族。除了在大脑中特异表达的H3R外，组胺受体在全身均广泛分布，H4R位于胸腺、小肠、肝、脾、结肠、骨髓和外周血白细胞[3]；H1R由组织表达，包括哺乳动物脑、视网膜、气道、皮肤[4]、生殖泌尿道、血管平滑肌、肾上腺髓质、肝、内皮细胞、星形胶质细胞、脑微血管和淋巴细胞[5]；H2R与H1R有类似的表达模式，在哺乳动物大脑、肺系统、心血管系统、肠道、皮肤[4]、内分泌以及外分泌腺[6]，以及免疫系统中的T细胞[7,8]、巨噬-单核细胞和淋巴细胞[9]。

在皮肤中，H1R可表达于成纤维细胞[10]和内皮细胞[11]上，H1R、H2R和H4R均可在角质形成细胞上表达[12,13]。组胺被激活后，H1R可介导数种血管反应，如增加血管通透性、扩张血管和收缩平滑肌细胞。而H2R可对免疫细胞发挥各种不同的作用，如介导嗜碱性粒细胞、中性粒细胞和淋巴细胞释放递质。与之对应的是，H2R还可增强抑制性T细胞的活性，而H1R可激活调节性T细胞起到与之相反的效果。H3R的功能则与中枢神经系统的神经调节有关。

免疫细胞(肥大细胞、嗜碱性粒细胞和其他可能的细胞)和神经元细胞可在人体中生成组胺，尽管在组胺的分子活性水平方面存在很大的差异。H4R可在较低浓度(5nM)下被组胺及人工合成的激动药(4-甲基组胺、OUP16及其他)激活，可被小分子JNJ7777120及其苯并咪唑类似物VUF6002等小分子选择性拮抗。H4R能够引起瘙痒和炎症反应，如水肿和白细胞募集，还参与了由组胺诱导的细胞趋化作用。此外，组胺诱导CAM的表达效应可能也是通过H4R介导的。同时，H4R还参与了组胺诱导的小鼠的搔抓反应[14]。综上，H4R参与了皮肤炎症、过敏和瘙痒的病理生理过程。

组胺的活性作用可以通过受体下调、酶和抑制因子而终止，后者是指组胺抑制因子(HSF)，由活化的淋巴细胞等合成。研究发现，在单核细胞中组胺是抑制淋巴细胞迁移的产物递质[15]。除了组胺的这些直接活性外，它还能上调细胞受体的表达，并且由于浓度的不同，还可能会抑制或刺激体外培养的表皮生长[16]。因此，不同浓度的降解酶及与组胺相关的受体谱可能参与了组织的促炎作用和再生作用。

除了IgE，组胺的形成和释放还受其他几种因子的调节，如细胞因子、前列腺素、白三烯和神经肽。而相反地，组胺的活性也能调节细胞因子的形成。因此，一些细胞因子和趋化因子如IL-1、IL-3、IL-5、IL-8和MCP-1是组胺合成和释放的有效诱导剂。组胺通过H2受体，可下调受内毒素刺激的单核细胞而产生的IL-1、IL-6和TNF-α水平[17,18]，还可抑制IL-2的生成，并间接地通过抑制IL-2而下调IFN-γ的活性[17]。

近期的研究表明，组胺通过影响H1和H2受体的差异表达实现对T细胞和B细胞的功能调节[8]。组胺通过靶向激活H1R上调Th1，而H2R则通过不同的胞内信号通路的激活而负向调节Th1和Th2的反应。在小鼠试验中，缺失H1R会导致IFN-γ的抑制、特异性抗体应答(IgE,IgG1,IgG2b 和 IgG3)的上调及相关的 Th2 细胞因子(IL-4 和 IL-13)的显著分泌,而缺乏 H2R 的突变小鼠体内可见 Th1 和 Th2 细胞因子的上调[8]。这些发现表明,通过释放组胺可以控制炎症过程和免疫功能。另外,组胺还可调节角质形成细胞生成 MMP-9[19]。

血小板活化因子

1-O-烷基-2-乙酰基-sn-甘油-3-磷酸胆碱(PAF)是一种具有多种生物学功能的磷脂,主要在炎症期间发挥作用。PAF 可在活化的磷脂酶 A_2 水解脂肪酸酰基(如花生四烯酸)等刺激下快速合成,然后再进行乙酰化。PAF 可结合并激活由多种炎性细胞所表达的特定 PAF 受体。PAF 的失活主要由 PAF 乙酰水解酶催化,受降解速率的调节。除了发挥炎症递质的作用外,PAF 还能在神经系统中发挥激素和递质的作用。PAF 与前列腺素和白三烯同为花生四烯酸衍生物,三者可以同时生成。

在人类机体中,PAF 由单核-巨噬细胞、中性粒细胞、嗜酸性粒细胞、内皮细胞、肥大细胞、嗜碱性粒细胞和血小板合成,可对免疫、感染或急性炎症递质的刺激产生应答。PAF 在被激活的几分钟内可促进血小板聚集以及 5-羟色胺、TX 和 PAF 等递质[1]的合成与释放。在中性粒细胞中,PAF 可诱导趋化运动(活化的移动性)、趋化性(吸引)、溶酶体产物的分泌、12-HETE 和 LTB4 的合成及呼吸爆发[2,3]。在单核细胞中,PAF 可诱导 NF-κB 的活化和基因表达的改变[4]。在体内,嗜酸性粒细胞和内皮细胞对 PAF 特别敏感。此外,PAF 可介导毛细血管后微静脉收缩及血管通透性一过性增加,随即出现晚期红斑。在人体试验中,皮内注射 PAF 可引起局部的嗜酸性粒细胞[5]和中性粒细胞增多,并出现迟发红斑[6]。在皮肤中,PAF 参与了黑素瘤的发展,并可介导皮肤的炎症过程。在 PAF 转基因动物中应用内毒素可增加其死亡率,诱导发生黑素瘤并增加支气管高反应性的发生率[7]。

PAF 可在活化的微血管内皮细胞表面释放白细胞启动和激活的信号。此外,PAF 和 CAM P-选择素可协同地表达在被激活的内皮细胞上,P-选择素可将白细胞锚定到内皮细胞上,允许 PAF 与其在内皮细胞和多形核白细胞上的受体结合,这构成了一种近分泌信号传导形式,可能是受空间限制强化多效递质(如 PAF)作用的一种常见方法[8]。PAF 受体属于具有 7 个跨膜结构域的 GPCR 亚家族,在许多免疫细胞及上皮细胞上表达。PAF 诱导的信号可通过 NF-κB 和蛋白激酶 C 介导。

失调的 PAF 信号传导可能导致疾病的发生,例如 PAF 乙酰水解酶的发育缺失可能导致患儿 PAF 促炎信号传导的失调,引发新生儿坏死性小肠结肠炎[9];在 PAF 乙酰水解酶遗传缺陷患者中,失调的 PAF 信号也可导致严重的哮喘。近期的研究中使用了外源性重组 PAF 乙酰水解酶和 PAF 受体拮抗剂,证明 PAF 是活化血小板表面的一种近分泌信号分子,其作用与内皮细胞一样,在炎症和血栓形成反应中在细胞间相互作用方面发挥非常重要的作用[10]。

许多文献均记载了 PAF 在炎症性皮肤病中的作用,例如,PAF 参与了炎症反应和紫外线引起的皮炎[11]、CHS[12]、银屑病[13]、瘙痒症[14]和痤疮[15]的痛觉传输。

前列腺素和血栓素

PG 和 TX 是一个包含自身活性物质的家族,其合成是由环氧化酶介导的不饱和 20 碳脂肪酸花生四烯酸到内过氧化物中间体 PGG_2 和 PGH_2 代谢开始的[1]。前列腺素最初由 von Euler 在 20 世纪 30 年代发现,他的研究表明,精液中的成分有降低血压的可能。前列腺素是花生四烯酸被环氧化酶催化的产物,在小范围中也是其他不饱和脂肪酸的产物,通过中间产物被不同的异构酶催化释放 PGE_2 和 PGD_2,并通过还原酶释放 $PGF_{2\alpha}$。许多细胞都可以合成 PG 和 TX,其中有 5 种具有生物活性:TXA_2、PGD_2、PGE_2、PGF_2 和 PGI_2,可作为炎症、肿瘤生长和心血管内稳态的递质,每种不同前列腺素都由特定的合成酶催化。由于前列腺素在化学结构或代谢方面并不稳定,所以它们只能局限性地发挥作用[2]。

前列腺素被释放后,通过与 8 个肝 GPCR 亚家族结合并激活其功能而发挥作用,上述 8 个受体包括 PGE_2 的 4 种亚型受体 EP,以及 PGF_2、PGD_2、$PGI_{2\alpha}$ 和 TXA_2 的受体 FP、DP、IP 或 TP[3]。尽管每种受体亚型对其配体都有最高的亲和力,但也可见家族成员之间存在交叉反应[4]。此外,研究发现某些 PG 受体的剪接变体可导致受体功能的改变,并可能导致疾病的发生。PG 受体可通过激活 IP-3、二酰甘油,并抑制腺苷酸环化酶或 Gi 来发出信号。除 PG 的跨膜受体外,核 PPAR-γ 也是前列腺素的受体,其可以使 NF-κB 失活,从而调节炎症反应[5]。

各类前列腺素及其受体分布广泛,在许多细胞中均发挥了生物学作用。它们可能对表皮或平滑肌等特定细胞产生协同或拮抗的作用。在气道中,PGE_2 具有舒张气道的效应,而 $PGF_{2\alpha}$ 则是有效的血管收缩药。PGE_2对T细胞有强烈的免疫抑制作用,并通过与LPS或IL-4的协同作用促进B细胞的IgE转换。$PGF_{2\alpha}$可诱导平滑肌细胞的收缩,从而介导支气管和血管的收缩,还可抑制PGE_2介导的皮肤通透性。

可见,$PGF_{2\alpha}$可以抵消PGE_2的活动,在正常组织中,两种递质的浓度往往是平衡的。然而,在病理条件下,血管扩张药PGE_2上调并发挥促炎作用,而在组织再生期间则可以再次建立这样的平衡。

在皮肤中,PGE_2诱导的血管舒张加强了组胺、血清素和缓激肽的促炎作用,从而诱发水肿、血浆外渗、瘙痒和疼痛[6]。此外,PGE_2可通过减少Th1细胞的增殖或通过刺激IFN-γ的合成来发挥重要的免疫调节功能[7],具有实际的临床意义,例如在特应性湿疹的患者中可以观察到外周血单个核细胞中PGE_2的合成上调,Th1淋巴细胞增殖减少,以及IFN-γ合成减少。PGE_2还有助于IL-4的合成,从而调节IgE的合成,并影响Th1/Th2的平衡[8,9]。在体内,前列腺素也参与了皮肤的炎症过程,如接触性皮炎或紫外线诱导的炎症,并可加重由组胺引起的瘙痒。

前列环素(PGI_2)是依前列醇的常用名称,是花生四烯酸在血管组织(尤其是在内皮细胞)中的主要代谢产物[10]。PGI_2半衰期为2~3min,并不稳定,是最有效的内源性血小板聚集抑制药,可以使聚集的血小板分散,抑制血栓的形成,增加皮肤出血时间,是一种强大的血管扩张药。

12-HETE和15-HETE是花生四烯酸的产物,由12-和15-脂氧合酶通过过氧形式转化而来,二者均由成纤维细胞和角质形成细胞合成。12-HETE可发挥促炎作用,在体外可吸引中性粒细胞、嗜酸性粒细胞和单核细胞,并使白细胞聚集[11]。12-HETE还可刺激表皮DNA的合成,将其应用于皮肤后即出现红斑,随后表现出中性粒细胞和单核细胞浸润,但没有嗜酸性粒细胞的浸润[12]。在银屑病患者的皮肤和紫外线照射后的皮肤中均可检测到生理含量的12-HETE。由于比LTB_4和其他化学引诱物的效力低得多,12-HETE在皮损中的作用和意义尚不清楚。15-HETE是花生四烯酸在真皮中的主要代谢物,其来源基本可确定为成纤维细胞,可通过T淋巴细胞对有丝分裂剂诱导的DNA合成起抑制作用,并抑制由血小板和角质形成细胞合成12-HETE。因此,15-HETE具有抗炎的作用,可调节由12-HETE介导的促炎过程。角质形成细胞也可合成15-HETE,但其控制12-HETE生成的意义尚不明确[13-15]。有研究使用药理学和遗传学的方法进一步确定了前列腺素受体在炎症和免疫应答中的作用,缺乏EP2的小鼠表现出PGE_2诱导的支气管扩张功能丧失,EP3缺陷的小鼠表现出对致热原和黏膜完整性的发热反应障碍,EP4和IP缺陷的小鼠中可以观察到炎症反应下调,表明该受体在炎症反应过程中有直接的作用[16,17]。PGI_2通过激活IP参与了急性水肿反应[18]。PG受体如IP、EP1、EP3和EP4由感觉神经元表达并且在炎症期间参与了疼痛反应。

此外,研究发现过敏反应与前列腺素的分泌上调有关,在过敏原攻击期间肥大细胞释放的主要前列腺素是PGD_2,在诸如特应性湿疹和哮喘等特应性疾病中也会大量合成。

前列腺素的合成关键取决于环氧合酶的作用,其存在COX-1和COX-2两种亚型。COX-1位于靠近质膜的ER中,COX-2则出现在核周区域。大多数细胞均可表达COX-1,生长因子、细胞因子或促瘤形成剂可使其轻微上调[5]。尽管COX-1不参与炎症反应,但在COX-1缺陷型的小鼠实验中,可见炎症反应的减少,如耳水肿和过敏性气道疾病。COX-2的表达可被多种因子诱导,如细胞因子、生长因子和内毒素。与野生型小鼠相比,COX-2缺陷型小鼠在炎症反应方面没有表现出显著差异。可见,COX-1可能对炎症的贡献作用更大。COX-2基因在上皮细胞中的过度表达可导致ECM的黏附增加、E-钙黏蛋白表达下调、Bcl-2水平上调,以及对丁酸盐诱导的细胞凋亡抗性增强。此外,COX-1和COX-2分别对血管内皮的形成和血管生成因子的产生起到至关重要的作用。可见,环氧合酶在炎症和肿瘤发展过程中对内皮细胞发挥了关键的影响作用[19]。

目前已经研发了许多PG受体化合物和COX-2的抑制药,这些化合物大多数不是选择性的,可以激活或灭活几种受体的亚型[20,21]。经典的COX抑制剂阿司匹林可将二者阻断,但往往优先阻断COX-1。相反,COX-2抑制药如罗非考昔和塞来昔布是非常有效的抗炎药物,比COX-1抑制药和其他非甾体类抗炎药相比,消化道毒性更低。

白三烯

白三烯由5-LO裂解花生四烯酸并进一步降解而成,可由多种细胞合成,从化学和生物学角度分为LTB_4和LTC_4[20-23]两种,并可进一步转化为代谢物LTD_4和LTE_4。LTB_4可激活多形核白细胞的趋化因子,并诱导血浆渗出。白三烯可诱导平滑肌的持续收缩,故而引起小气道的收缩,并可刺激黏液分泌,诱导毛细血管水肿。近期已有研究成功分离了银屑病和特应性湿疹患者的皮肤中的LTB_4。

促进白三烯形成的 5-LO 途径在炎症产生期间的促炎级联反应中起到了关键作用[21]，例如，LTB_4 通过特异性的整联蛋白促进了中性粒细胞的趋化性和血管内皮的黏附作用。半胱氨酰白三烯可引起后毛细血管小静脉血浆渗漏并使黏液分泌增加。LTD_4 和另一种 5-LO 衍生的类花生酸 5-氧代-ETE 是嗜酸性粒细胞的化学诱导剂。通过同源重组删除了小鼠白三烯途径的 5-LO 等特定基因，证实了其在过敏性炎症中至关重要的作用。

研究发现，5-LO 可在淋巴细胞中诱导 ROS 的生成，然而，目前关于氧化还原信号传导中的此种生理相关性仍不明确。有研究表明，由 5-LO 产生的氧化代谢物会改变细胞内氧化还原平衡，并诱导信号转导途径和基因表达。LTB_4 可募集细胞毒性效应 T 细胞到炎症组织部位[22]。此外，Th2 细胞因子可协同调节肥大细胞产生 IgE 依赖性半胱氨酰白三烯，而 IL-4 可诱导白三烯 C4 合酶的表达，从而调节 T 细胞和肥大细胞之间的相互作用[23-25]。

白三烯通过结合和激活特异性肝脏来源 GPCR 而发挥生物学作用，目前已经发现并克隆了 4 种受体亚型。白细胞上的高亲和力 B4 白三烯 1(BLT1)受体在纳摩尔范围内与 LTB_4 结合，可刺激中性粒细胞的分泌。半胱氨酰白细胞介素受体的两种亚型 CysLT1 和 CysLT2 可介导 LTC4 和 LTD4 的作用，CysLT1 存在于气道平滑肌细胞和血管内皮细胞上，促进支气管收缩和内皮 CAM 的上调，而目前我们对这些组织中白三烯受体在生理和病理条件下的作用仍不清楚。

脂氧素在化学结构和功能上与白三烯均有差异。LXA_4 和 LXB_4 在结构上相似，但二者表现出完全不同的生物活性。LXB_4 无法识别 LXA_4 与中性粒细胞的相互作用所涉及的结合位点[26,27]。LXB_4 是一种刺激单核细胞增殖和分化成粒细胞-单核细胞集落的有效激动药[28]，其可延长细胞周期中的 S 期并增强核蛋白激酶 C 的活性[29]，而 LXA_4 并未发现有此类的作用。然而，LXA_4 和 LXB_4 都可选择性地激活人外周血单个核细胞[30]并促进骨髓祖细胞的生长[31]。

目前，白三烯调节药和抗白三烯药物愈发热门，如 5-LO 抑制药齐白通(Zyflo)、CysLT1 受体拮抗药扎鲁司特(Accolate)和孟鲁司特(Singulair)，这些药物已被临床用于哮喘治疗并进行了长期的研究[32]。然而，关于它们的临床疗效仍存在很多争议。临床研究证明，其对于运动诱发的哮喘和阿司匹林不耐受型哮喘的疗效确切，支气管扩张效应可超过 β 受体激动药的效果，还可使痰中嗜酸性粒细胞的数量减少。而相反，临床也观察到了许多患者对该类药物并无反应，这可以通过哮喘类型的非白三烯依赖性机制或药物遗传因素来解释。可见，白三烯调节药可以作为新的药物用于治疗某些炎症性疾病，例如可以减少轻/中度哮喘中激素的用量。然而，目前尚不明确抗白三烯药物是否有助于治疗包括荨麻疹和过敏反应在内的炎症性皮肤病[33]。

靶向治疗各种促炎或抗炎的前列腺素受体可能有益于治疗炎症性皮肤病，如银屑病和湿疹等。应用小分子拮抗药(例如化合物 A)可通过下调 IL-4、IL-1β、TNF-α、TGF-β、GRO-α、MIP-2 和 TSLP，有效预防水肿的形成，大大减少过敏性接触性皮炎模型中的炎症浸润[34,35]。相反，PGE_2 是由成纤维细胞释放的可溶性因子，可抑制树突细胞生成炎性细胞因子[36]。

神经递质

越来越多的证据表明，皮肤神经元系统、神经内分泌轴和免疫系统之间存在相互作用的信号网络。神经与皮肤的相互作用影响了皮肤各种生理和病理的功能，如发育、生长、分化、免疫、炎症、瘙痒和伤口愈合等(表 8.11)。不同类型的皮肤神经纤维可释放不同的神经递质并激活皮肤靶细胞上的特异性受体，从而调节炎症反应，这些靶细胞包括角质形成细胞、肥大细胞、朗格汉斯细胞、微血管内皮细胞、成纤维细胞和浸润性免疫细胞[1-4]。

神经性疼痛是一种与原发性病变或中枢/外周系统功能障碍相关的症状，神经元信号的神经生理基础仅发生在皮肤感觉神经、皮肤感觉末梢或神经组织中，其发生是由足够强度的感觉刺激所致，取决于神经末梢电位差巨大的诱导作用。这些变化部分是通过诱导离子通道介导的，在去极化之后产生动作电位，引起膜的一过性修饰，释放阶段普遍选择性透过 Na^+ 而不透过 K^+。此外，钙通道通过激活蛋白激酶可促进去极化的过程，深入了解离子通道的作用可提供治疗炎症、疼痛和(或)瘙痒的新策略[5]。

毛囊单位。毛囊是一种非常独特的小器官，终身都能够保持生长(生长期)、退化(退行期)和静息(休止期)的循环。近期的研究证实，皮肤神经外胚层和中胚层之间存在复杂而严格的局部信号传导机制，可协调毛囊的周期循环。最近的研究认为，毛囊皮脂腺单位是原始应激因素的来源靶标。可见，神经系统在毛发周期和黑素生成的调节中都起着重要的作用[6]。

应激。应激与炎症、过敏反应、瘙痒、皮肤敏感、刺痛和灼烧感、伤口愈合延迟均有关联，包括 SP 在内

表 8.11 皮肤中的神经递质;神经递质/神经肽的来源和靶细胞(参见文本缩写)

神经递质	受体	来源	靶细胞/功能
乙酰胆碱	烟碱能和毒蕈碱能乙酰胆碱受体	自主神经胆碱能神经、角质形成细胞、淋巴细胞、黑素细胞	汗腺的神经支配和动静脉吻合;角质形成细胞和淋巴细胞分化;增殖、黏附;迁移
儿茶酚胺、去甲肾上腺素	肾上腺素能受体	自主肾上腺素能神经、角质形成细胞、黑素细胞	血管、骨骼肌肉的神经支配;疼痛的传播;调节NK细胞和单核细胞的活性;诱导淋巴细胞凋亡
P物质	速激肽(神经激肽)受体(NK1-、NK2-、NK3R)	感觉神经纤维	调节皮肤红斑、水肿、瘙痒;上调角质形成细胞和内皮细胞的CAM表达;释放IL-8、TNF-α、组胺、白三烯B4、PGD_2
神经激肽A	速激肽(神经激肽)受体	感觉神经纤维	角质形成细胞的神经生长因子表达上调
VIP	VPAC受体	感觉神经纤维梅克尔细胞	汗液分泌、血管扩张;角质形成细胞的增殖、迁移;肥大细胞释放组胺
PACAP	VPAC受体	自主神经和感觉神经纤维、淋巴细胞、真皮内皮细胞	扩张血管、对T细胞和巨噬细胞的免疫调节作用;调节肥大细胞功能,抑制抗原诱导的成熟T淋巴细胞凋亡,下调T细胞中的促炎细胞因子和趋化因子,上调真皮微血管内皮细胞中的细胞因子和CAMs
CGRP	CGRP受体	感觉神经纤维	角质形成细胞和内皮细胞的增殖,刺激细胞因子的产生
POMC	黑色皮质素受体	黑素细胞、角质形成细胞、内皮细胞、朗格汉斯细胞、肥大细胞、成纤维细胞、单核细胞、巨噬细胞	拮抗促炎细胞因子(IL-1α、IL-1β、IL-6、TNF-α、内毒素);上调IL-10;肥大细胞释放组胺;调节树突细胞功能

的神经肽可能在该过程中也起到了一定的作用,由SP和其他递质介导的应激作用与神经源性炎症和小鼠毛囊中的细胞凋亡增加有关。例如,暴露于声音应激反应时,SP阳性神经纤维的数量显著上调,而在休止期神经纤维数量则下调。神经纤维与肥大细胞有着非常紧密的联系,脱颗粒的肥大细胞占比增加与皮肤中凋亡细胞数量的上调显著相关。肽能神经纤维数量的增加与生长相关蛋白43(Gap-43)+神经纤维数量的增加相关,而Gap-43神经纤维是神经生长的标志物。因此,神经元的可塑性和增加的神经免疫相互作用发生于应激反应的作用下,并可能改变炎症性皮肤病的状态[7]。

特应性湿疹。特应性湿疹小鼠模型暴露于声音应激后,可等效地提高含有原型应激神经肽SP的皮肤神经纤维数量。应激使特应性湿疹各项参数增加了至少30%,如嗜酸性粒细胞浸润量、血管CAM阳性血管数量、表皮厚度等,这种明显的病理改变与神经源性炎症的增加有关(脱颗粒的肥大细胞、间质神经肽能致密核心颗粒、肥大细胞凋亡、内皮细胞间隙)。然而,缺乏神经激肽1 SP受体的小鼠则不能诱导特应性湿疹进展的各项关键特征。有趣的是,应激反应对$CD4^+$细胞数量并没有显著的额外影响,但是细胞因子的分布则向皮肤中的Th2方向改变。可见,应激反应主要通过SP依赖性皮肤神经源性炎症来加剧过敏性皮炎[8,9],而感觉神经和自主神经的数量可在慢性炎症中增加[10]。

皮肤神经肽和神经激素是一种小分子肽的大家族,包括SP、CGRP、生长抑素(SOM)、VIP、垂体腺苷酸环化酶激活肽(PACAP)、MSH和β-内啡肽。此外,NGF等神经营养因子也可能与皮肤有关。这些神经递质可以由感觉神经纤维和少量的自主神经纤维释放,其末梢主要在真皮中,也可存在于表皮中,因此在炎症反应期间,各种不同的表皮细胞在形态学方面特征相近。另外,几种皮肤细胞在炎症反应期间可产生神经肽受体,其大多数归属于G蛋白耦联肝细胞来源跨膜受体家族,可与异源三聚体G蛋白耦联。由于感觉神经元也表达神经肽、前列腺素、组胺、神经营养因子、蛋白酶和细胞因子的特异性受体,因此在皮肤炎症期间可能存在感觉神经和免疫细胞之间的交互式通信网络[1,11,12]。研究证明有一些神经肽也能够直接激活细胞内 G 蛋白。内肽酶是一种跨膜分子,包括 NEP、ECE 和 ACE,可通过细胞外降解,或控制细胞内核内体受体配体来调节神经肽功能,从而导致神经肽功能的抑制[13],其中 NEP 是疼痛和急/慢性炎症的重要递质[14],有研究证明,内肽酶还可以通过限制皮肤中神经肽的作用来调节神经源性炎症[15]。可见,神经递质、神经递质受体和肽酶之间存在一个复杂的网络用于调节皮肤炎症。

皮肤中的轴突反射反应非常复杂,取决于皮肤轴突反射的解剖学分布和不同类型神经肽的释放[15]。在皮肤中,至少 30% 的皮肤传入神经属于具有双重感觉传入/传出功能的感觉神经亚型,可介导神经源性的炎症。辣椒素敏感的 C 纤维及小部分 Ad 纤维不仅能够将冲动输送到中枢神经系统(顺向信号),而且还能释放神经肽(逆向信号)并导致皮肤中的炎症活动。从皮肤神经纤维释放的神经肽能够通过旁分泌、近分泌或内分泌途径作用于靶细胞,这些靶细胞表达特异性神经肽受体,耦联细胞内信号转导途径或离子通道,它们在被激活时,可诱导红斑、水肿、发热和瘙痒等反应。尽管它们在皮肤炎症中的确切作用仍不清楚,但由于与皮肤神经存在解剖学关联,因此认为肥大细胞及其释放的产物在调节皮肤中的神经元逆行反应中起到了重要的作用。

速激肽 SP 可强效激活炎症反应和瘙痒,SP 能够介导促炎细胞因子 TNF-α 的分泌及肥大细胞中组胺的释放,也可通过激活血管平滑肌细胞上的 H_1 受体而导致血管舒张。SP 还可以诱导白三烯和前列腺素的释放。急性制动应激可通过 SP、促肾上腺皮质激素释放激素和神经降压素诱导皮肤的肥大细胞脱颗粒[16],这解释了长期研究观察的表现,即通过释放某些神经肽引起的应激反应,可能引发皮肤肥大细胞的脱颗粒,并对皮肤炎症和瘙痒起到影响的作用。既往应用 SP 受体(神经激肽 1 受体)拮抗药的研究表明,通过激活神经激肽 1 受体,SP 可调节皮肤的水肿,并且不依赖于组胺的作用[17]。

神经肽还可以在炎症期间调节皮肤中的血管反应,例如,PACAP 在兔皮肤中是有效的血管扩张药和水肿增强剂,也可介导大鼠皮肤的血浆外渗[18,19]。PACAP 是 VIP-分泌素肽家族的一个较新的成员,存在于脊髓和背根神经节的自主神经和感觉神经纤维中,可能会影响炎症和伤害感受[20]。近期的研究中,在与 VIP、SP 或 CGRP 共存的皮肤神经纤维中均可检测到 PACAP,所有这些都可能在皮肤炎症期间发挥重要的作用。PACAP 在大鼠中可产生由 C 纤维诱发的屈曲反射的持续抑制[21],还可能通过下调促炎递质(如 IL-2 或 IL-6)和上调抗炎递质(如 IL-10)来参与免疫调节[22],表明 PACAP 可能在皮肤神经源性炎症中发挥了重要作用。

SP 和 NGF 也可能参与了神经源性炎症和毛囊上皮干细胞(HFeSC)中神经源性炎症的调节[23]。SP 还通过激活神经激肽 1 受体调节声音应激反应期间神经免疫的相互作用。而事实上,在缺乏神经激肽 1 受体的小鼠中,不会发生应激反应诱导的毛发生长退行期过早活化和毛囊细胞的凋亡。

有研究显示,神经肽 CGRP 在体外和体内都可调节免疫应答和炎症反应,是机体最有效的血管扩张药之一[24],并且在神经源性炎症和急性炎症反应(如晒伤和急性接触性皮炎)中对血管舒张效应发挥了非常重要的作用。CGRP 主要介导了抗炎和神经营养作用,还可调节朗格汉斯细胞功能[25],并增强巨噬细胞的吞噬能力,表明 CGRP 对单核-巨噬-树突细胞的功能具有调节作用。CGRP 还可刺激中性粒细胞和单核细胞与 HUVEC 和真皮微血管内皮细胞的黏附[26]。此外,CGRP 还加强了 IL-1 诱导的中性粒细胞聚集和水肿形成[27],并诱导肥大细胞释放 TNF-α,从而对周围皮肤细胞产生炎症反应[28]。相反,CGRP 也可诱导 IL-10 的产生,并阻断 CHS 小鼠模型中的致敏作用,以及诱导特异性免疫耐受[25]。在朗格汉斯细胞中,CGRP 可抑制 Th1 相关趋化因子(CXCL9、CXCL10)的产生,刺激 Th2 相关趋化因子(CCL17、CCL22)的产生。因此,神经元衍生的 CGRP 可驱动朗格汉斯细胞刺激 T 细胞向 Th2 表型转变,正如在特应性湿疹中观察到的那样[29]。

SOM 是一种免疫和炎症的抑制药[30],其通过 5 种不同的 GPCR 亚型(SSTR1-5)发挥作用。SSTR1-3 在健康皮肤的表皮以及银屑病或特应性湿疹患者的皮肤中显著高表达,而 SSTR4 和 SSTR5 在银屑病患者的表皮中可显著高表达,但在特应性湿疹和正常皮肤的表皮中的表达较弱。其染色的强度在表皮的不同层次之间也有很大差异,特别是在银屑病患者的表皮中。在真皮乳头层和上部网状层中发现的树突状细胞可显著表达 SSTR1-4,但 SSTR5 的表达较弱。在所有皮肤的活检组织中发现,SSTR1-5 均可在汗腺中显著表达,毛囊和皮脂腺也可表达所有 5 种亚型,横纹肌纤维中 SSTR1-4 均可显著阳性表达,而 SSTR5 为弱表达或阴性表达[31]。SSTR 可迅速内化并在可以反应的地方进行循环[32]。研究认为,SOM 是一种主要的抗增殖分子,具有由酪氨酸磷酸酶介导的抑癌特性和对 T 淋巴细胞增殖的抑制作用[33]。SOM 的抑制作用并不普遍，它还可刺激皮肤肥大细胞组胺的释放。SOM 和 SOM 类似物血管肽也可通过不依赖于 ICAM-1 的 cAMP 依赖性机制，降低单核细胞对未受刺激和被 IL-1 刺激的内皮细胞的黏附。可见，SOM 可能在炎症的初始阶段减少不同白细胞亚群的募集[34]。有研究证实，SOM 还参与了特应性湿疹和肥大细胞增多症的病理生理过程[35-37]。

阿黑皮素原(POMC)肽广泛分布于皮肤中，由黑素细胞、角质形成细胞、微血管内皮细胞、朗格汉斯细胞、肥大细胞、成纤维细胞，以及单核细胞和巨噬细胞等免疫细胞表达。在被激素原转化酶 1 和 2(PC1、PC2)切割后，POMC 激素原翻译后加工产生多达 8 种不同的 POMC 肽。

α-MSH 属于 POMC 肽家族，是衍生自 POMC 的十三肽，具有显著的机体保护和抗炎作用。这些作用可以被中枢表达的黑皮质素受体诱导，并协调下调神经源性抗炎通路。α-MSH 可调节各种信号通路，如 NF-κB 的活化、黏附分子和趋化因子受体的表达、促炎细胞因子和递质的产生、IL-10 的合成、T 细胞的增殖和激活、炎症细胞的迁移、抗氧化酶的表达和细胞凋亡。α-MSH 的抗炎作用已在各种实验性动物模型中得到了验证，包括发热动物模型、刺激和过敏性接触性皮炎/血管炎和纤维化动物模型、眼/胃肠/脑和过敏性气道炎症动物模型、关节炎/器官损伤的动物模型。研究表明，由于其无色素活性的抗炎作用，α-MSH 的 C-末端三肽——赖氨酸-脯氨酸-缬氨酸(KPV)可发挥抗炎作用并可用于治疗皮肤疾病[4]。α-MSH 还有拮抗促炎细胞因子的作用，包括 IL-1α、IL-1β、IL-6 和 TNF-α 等[38]，表明 α-MSH 的免疫调节能力也是通过介导单核细胞和巨噬细胞功能而发挥的。α-MSH 还可下调 APC 上促炎细胞因子和辅助分子的产生，上调抑制因子如 IL-10 的产生[39]。研究证实，α-MSH 通过诱导抗炎细胞因子来改善 CHS 以致半抗原产生特异性耐受。此外，近期的研究发现 α-MSH 在哮喘的鼠模型中可以发挥抗炎的活性。

神经递质乙酰胆碱(ACh)和去甲肾上腺素也参与了皮肤的炎症过程。ACh 由自主神经纤维释放，但也可由黑素细胞、角质形成细胞[40]和淋巴细胞生成，ACh 可调节角质形成细胞的不同活动，如增殖、黏附、迁移和分化。研究发现，ACh 对于维持体外角质形成细胞的活力至关重要，胆碱能药物能够调节角质形成细胞的功能，例如黏附和运动。胆碱乙酰转移酶和乙酰胆碱酯酶都可调节角质形成细胞中 ACh 的功能。研究证实，ACh 的皮内应用可以调节各种不同的炎症反应[41]。

ACh 及其衍生物通过激活神经细胞或肌肉细胞表面受体发挥其作用，其烟碱受体是跨膜离子通道，毒蕈碱受体属于 G 蛋白耦联的肝受体的亚家族，定义为 m_1、m_2、m_3、m_4 和 m_5 受体。毒蕈碱及烟碱受体可在机体细胞上广泛表达，并参与了上皮的分化、角质形成细胞的存活和炎症反应[42-44]。尼古丁通过激活 nACh 受体[45]可对微循环产生显著的影响(即血管收缩)，也可影响炎症反应过程[46]。然而，ACh 和吸烟对皮肤炎症的确切作用仍有待阐明。

儿茶酚胺的调节酶和肾上腺素能受体(ARs)可表达于神经纤维、角质形成细胞[47]和黑素细胞[48,49]。去甲肾上腺素及其他具有药理作用的多种衍生物的经典功能是引起血管舒张，而去离子导入的去甲肾上腺素可导致血管收缩，并可部分恢复由高温诱导的皮肤血管舒张的血管反应性[50]。儿茶酚胺还可调节某些淋巴细胞(自然杀伤细胞)和单核细胞的活性，并诱导淋巴细胞的凋亡。相反，儿茶酚胺的释放也可被淋巴细胞(如 T 细胞和 B 细胞)所诱导。在 DTH 期间，去甲肾上腺素也可以作为免疫增强药。在人体皮肤中均可检测到 α-AR 和 β-AR。AR 激动药可抑制肥大细胞释放 TNF-α[51]，并且是体外肥大细胞中 IgE 介导的类胰蛋白酶递质释放的有效抑制药[52]。α-AR 和 β-AR 还可以调节皮肤中的重要血管反应，如可使血管收缩等。研究发现，在银屑病的皮损和非皮损皮肤中，β-AR 的水平都是降低的[53]，而在硬皮病患者的小动脉中，α-AR 的水平则是升高的[54]。去甲肾上腺素能够通过 AR 增加 LPS 诱导的人微血管内皮细胞中 IL-6 的产生。近期的数据表明，除了 CGRP 外，儿茶酚胺也能调节皮肤中朗格汉斯细胞的功能[55]。这些结果清楚地表明，经典的自主神经递质在炎症和免疫反应中发挥了重要的作用。

辣椒素(反式-8-甲基-N-香草基-6-壬烯酰胺)是在辣椒和其他茄科植物中发现的一种香草基生物碱，既往一直被用作抗炎剂。局部应用辣椒素可通过选择性激活感觉 C 纤维来诱导产生灼痛的快速感觉，并引发一系列的炎症过程，如红斑、皮肤和黏膜促炎递质的释放等。较低浓度的辣椒素可刺激感觉神经并释放神经肽，但重复应用会使治疗区域神经对较高浓度的刺激表现钝化，这可能是由于辣椒素受体介导的神经元衍生神经肽在某些感觉神经细胞内被消耗引起的[56]。

长期应用辣椒素会产生感觉神经的神经毒性作用，引起神经脱敏并减少神经肽向炎症部位的释放，因此在皮肤上长期应用辣椒素可产生抗炎和止痒的作用，其中至少有部分是由激活辣椒素（香草素）受体TRPV1介导的[57]。TRPV1是具有6个跨膜结构域的非选择性阳离子通道，是被定义的第一个TRPV超家族成员，目前该家族已定义了6个成员，在由温度、化学物质和炎症递质（如脂质、内源性大麻素）诱导的疼痛传递中发挥作用。TRPV1可以在暴露于高温、质子和大麻素时被直接激活，从而参与炎症和损伤的过程。在皮肤中，TRPV1由感觉神经和角质形成细胞表达，可诱导神经肽、PGE_2和细胞因子（如IL-8）的释放。值得注意的是，TRPV1在特应性湿疹患者的角质形成细胞中上调，表明了TRPV1及其配体（pH值为5.8，某些前列腺素类、内源性大麻素等）在皮肤炎症中可发挥重要作用。皮肤稳态和炎症过程中的其他重要TRPV通道还包括TRPV2（由神经和淋巴细胞表达）、TRPV3、TRPV4和TRPV6（由神经和角质形成细胞表达），其中TRPV3与小鼠的瘙痒性炎症性皮肤病有关[58]，这种作用可能是在角质形成细胞中通过TRPV3诱导激活PGE_2来介导的[59]。

近期的研究数据表明，作为神经递质的蛋白酶可通过激活PARs来参与皮肤炎症、瘙痒和屏障功能，凝血酶或肥大细胞类胰蛋白酶通过从感觉神经末梢释放神经肽（如CGRP和SP）来激活PARs，导致血管舒张、血浆蛋白外渗和中性粒细胞浸润[60]。因此，不仅可以通过组胺受体，肥大细胞还可以通过PARs与感觉神经的相互作用来调节皮肤中的炎症反应。中性粒细胞可释放蛋白酶3，而蛋白酶3可激活PAR-2，从而在自身免疫性疾病、肉芽肿伴多血管炎的病情发展中发挥着潜在的作用[61]。在皮肤中，PARs表达于角质形成细胞、内皮细胞、神经纤维和汗腺的肌上皮细胞。肥大细胞自身可表达PAR-2，通过激活PAR-2，类胰蛋白酶在皮肤神经源性炎症中具有潜在的自分泌调节作用。在体内，PAR-2可介导水肿、血浆外渗和上调CAM，并促进中性粒细胞的跨内皮迁移[62]，其中部分是通过神经源性机制介导的。PAR-2可介导促炎反应和瘙痒的事实，表明PAR-2在炎症性皮肤病变的瘙痒反应中发挥了重要的作用[63]。最后，PAR-2还参与了屏障功能的发挥，也可能与鱼鳞病的发病相关[64,65]。

在神经发育障碍患者中，存在慢性组织损伤性的自伤过程，在该过程中疼痛感觉是减弱的，但具体过程机制尚不清楚。近期的证据提示，感觉神经系统在损伤、伤口愈合和自毁行为（即“假象、自残”）中具有一定意义。科学研究的开展难度在于临床信息收集，大多数具有严重智力障碍的患者往往因为合并病症的影响，难以确定关于疼痛、瘙痒和其他感觉的信息。值得注意的是，在慢性自伤的个体中存在一种亚群，该群体由外周表皮神经纤维（ENF）神经支配、神经肽（SP）含量增加，以及存在特定于自伤的神经免疫活性的异常模式。患有慢性自伤的个体可见显著上调的脱颗粒肥大细胞，在感觉测试过程中对触觉刺激更敏感。因此，疼痛感觉机制和外周传入神经化可能在调节和维持慢性自伤中发挥了重要的作用[66,67]。

细胞凋亡和炎症

细胞凋亡（希腊语：堕落，如树上的叶子）是一种生理性和程序化的细胞死亡形式，是从植物到人类的所有有核细胞均共有的特征性过程。细胞凋亡通过直接调节各种效应子的亚型来调节所有皮肤细胞和白细胞的功能，与坏死过程完全不同[1]。那么细胞凋亡和坏死之间有什么区别呢？在坏死过程中，只有单个或很小的细胞群会受到影响，不激发炎症即可发生核固缩、细胞质的冷凝、残余物质的吞噬，并且可以发生机体组织的分解而不发生主要结构的改变。核固缩往往发生在凝固性坏死中，但细胞凋亡的变化是由DNA核酸内切酶的切割引起的，可导致琼脂糖凝胶分离时出现“阶梯”模式，而坏死细胞的DNA则只能形成无定形涂片[2]。

细胞凋亡是先天性和适应性免疫过程中最常见的细胞死亡形式，该过程的核心是细胞内的半胱氨酸蛋白酶家族，其具有天冬氨酸特异性，定义为半胱天冬酶。半胱天冬酶是细胞内的蛋白酶，受多种抗细胞凋亡分子的负向调节，这些分子在皮肤细胞和免疫细胞中的表达主要依赖于存活因子。因此，细胞凋亡的稳态在不同的病理条件下会发生变化，在炎症期间，存活因子的表达往往是上调的，使更多的细胞存活，以及所涉及的免疫细胞累积，在许多炎症性疾病中，细胞凋亡的延迟有助于增强炎症部位白细胞的募集和存活。

在细胞表面，细胞凋亡受各种受体如TNF-α受体或Fas受体（即“死亡信号”受体）的调节。存活因子则包括IL-3或红细胞生成素等。抑癌基因p53在DNA损伤诱导的细胞凋亡中起着非常重要的作用。除半胱天冬酶外，其他与细胞凋亡主要因素密切相关的分子包括Bcl-2家族蛋白和ICE。细胞凋亡可发生在病毒、细菌或真菌感染、神经源性和非神经性炎症、物理创伤（如UV辐射）等过程中。相反，通过免疫系统抑制细胞凋亡能够使自身反应性B细胞和T细胞存活，这也是自身免疫性疾病发病的原因之一[1,3,4]。

Fas配体(FasL)通过激活角质形成细胞中促炎细胞因子、趋化因子和黏附分子的表达，可引起表皮角蛋白细胞凋亡，并引发许多炎症反应，它可以激活半胱天冬酶的活性，刺激EGFR配体的自分泌生成，并激活EGFR和ERK1/ERK2 MAP激酶[5,6]。细胞凋亡可能是促炎的过程，也可能是抗炎过程，取决于发生这种相互作用微环境的不同[7]。

近期的研究中发现，细胞凋亡不是炎症性的“被动”过程，而是一种主动事件，凋亡细胞的清除可以启动有效的抗炎和免疫抑制作用[2,8-11]。

在皮肤中，几乎所有驻留或入侵的免疫细胞的凋亡都是在以下过程中被诱导的，包括器官发育、缺氧、组织损伤、过敏反应、暴露于毒素和药物、皮肤被离子或紫外线照射，以及自身免疫过程(如寻常型天疱疮)。因此，细胞凋亡是对抗发生在皮肤上“危险信号”的生理防御机制，目的是清除掉威胁组织完整性的“危险诱导”效应。例如，不同的半抗原特异性T细胞亚群能够在自体角质形成细胞中诱导细胞的凋亡。镍特异性$CD8^+$和$CD4^+$ T细胞亚群可以对角质形成细胞发挥细胞毒活性。糖皮质激素和其他免疫抑制药如钙调神经磷酸酶抑制药(他克莫司、吡美莫司)，在某些免疫细胞中可诱导凋亡途径，从而有助于炎症或自身免疫疾病的恢复。在角质形成细胞中，通常可以观察到细胞死亡过程的加速，这是一种放大或维持慢性炎症反应的机制[10-14]。在健康的组织中，不再需要的细胞被快速清除而不影响组织的整体功能，而在炎症过程(如用紫外线超量照射、在感染、急/慢性炎症，以及自身免疫性疾病时)中，角质形成细胞凋亡速度则会加快。近期小鼠的研究结果表明，日光会激活一种集落刺激因子(CSF-1)依赖性的、由巨噬细胞介导的皮肤破坏性炎症，导致狼疮易感，而非狼疮耐药的小鼠CLE[15]。

调节角质形成细胞和皮肤免疫细胞凋亡的新分子包括Bid(BH3-相互作用死亡域蛋白)[16]和MMP-21[17]等。凋亡过程也可能在落叶型天疱疮发病中起到了重要作用[18]，但该机制可能并不适用于天疱疮的所有亚型[19]。另外，抗菌肽也参与了炎症期间的凋亡过程[20]。

变态反应

免疫、T细胞和树突状细胞

脊椎动物已经进化出适应性免疫，以最有效的方式特异性识别并消灭入侵的病原体，如细菌、真菌、病毒和寄生虫等。适应性免疫系统的基础是免疫记忆功能的存在。因此对于大多数之前至少识别过一次的抗原，人体可以启动、增强和维持免疫反应。第一次接触抗原时，产生适度的适应性免疫反应需要数天时间。为了预防严重的疾病，需激活固有和适应性免疫系统，并协同防御入侵的病原体。

固有免疫系统包括因速发型局部反应在组织中驻留的细胞(巨噬细胞和肥大细胞)和具有先天性和非记忆性的循环白细胞(如单核细胞、中性粒细胞、嗜碱性粒细胞、嗜酸性粒细胞、NK细胞和NKT细胞)。另外，可溶性抗菌肽和补体可以明显增强固有免疫系统的防御功能。相对而言，适应性免疫系统由T淋巴细胞、B淋巴细胞和它们所有的分化细胞组成。这些细胞的抗原特异性具有明显的差异，有的与相应的T细胞受体结合，有的却与浆细胞生成的抗体特异性结合。固有免疫系统虽非特异却很强大，通常在第二次或第三次接触相同抗原时，也不具有任何增殖机制，却可比适应性免疫系统更快地引发免疫反应，而后者则需通过一系列不同细胞的参与而激活。然而，由于适应性免疫系统的反应如此强大，因而若干不同层面的负反馈机制确保仅在必要时才发生这种反应。免疫系统若在必要时不能产生免疫反应，将导致免疫缺陷疾病的发生。相反，如果这些安全屏障未能阻止免疫系统对本无须产生任何反应的无害抗原(如花粉或食物)产生免疫反应，则会导致超敏反应发生。

超敏反应通常是指正常免疫系统产生的非预期反应，这个定义包括过敏和自身免疫性疾病。Coombs和Gell将超敏反应分为四种类型，随后，一些学者对Coombs和Gell的分类进行了改动或补充，但至今仍未达成共识。尽管通常所说的“过敏”是指IgE介导的Ⅰ型速发型反应，但其他类型的反应和疾病(尤其是Ⅳ型迟发型反应)确实有显著的过敏特征，因此也被称为过敏反应。过敏性疾病的主要特征包括过敏原接触史、可预测性和病程迅速。这些反应会导致炎症反应，可从轻度不适到危及生命。

学者们根据相应的免疫反应物对超敏反应进行分类(图8.9;虽然在Coombs和Gell提出其分类时，其中一些复合物仍不为人所知)。对免疫反应物的认识有助于理解疾病模式和超敏反应的持续时间，最常见的超敏反应类型是由IgE介导的Ⅰ型过敏，例如过敏性鼻炎、哮喘、食物过敏、大多数类型的荨麻疹和全身性过敏反应。

	Ⅰ型	Ⅱ型		Ⅲ型	Ⅳ型		
免疫反应物	免疫球蛋白 E	免疫球蛋白 G		免疫球蛋白 G	Th1 细胞	Th2 细胞	细胞毒性 T 细胞
抗原	可溶性抗原	细胞或基质相关抗原	细胞表面受体	可溶性抗原	可溶性抗原	可溶性抗原	细胞相关抗原
效应机制	肥大细胞激活	补体 FcR$^+$ 细胞(吞噬细胞 NK 细胞)	抗体改变信号	补体 吞噬细胞	巨噬细胞激活	免疫球蛋白 E 产生嗜酸型粒细胞激活肥大细胞增多症	细胞毒性
	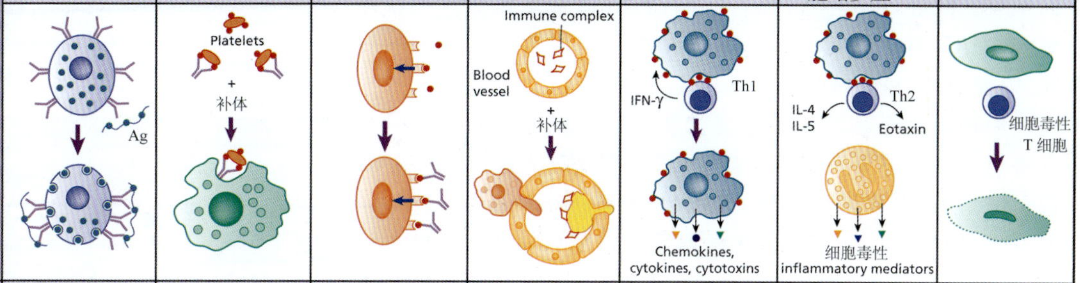						
超敏反应案例	过敏性鼻炎,哮喘,系统性过敏症	部分药物过敏(如青霉素)	慢性荨麻疹(Fcε受体 1α)	血清病 Arthus 反应	接触性皮炎,结核菌素反应	慢性哮喘,慢性过敏性鼻炎	移植物排斥反应

图 8.9 Coombs 和 Gell 超敏反应分类

Ⅳ型超敏反应为直接的细胞间相互作用,因此与由抗体介导的Ⅰ-Ⅲ型反应不同。Ⅰ型超敏反应在通过细胞膜的免疫球蛋白 E(IgE)结合激活肥大细胞后发生,Ⅱ型超敏反应中 IgG 与靶细胞表面抗原或基质抗原结合,而Ⅲ型超敏反应中 IgG 与可溶性抗原结合,形成循环免疫复合物。Ⅳ型超敏反应由 T 细胞介导,根据其主要活化的 T 淋巴细胞亚群[Th1、Th2 和细胞毒性 T 细胞(CTL)]进一步细分。IFN,干扰素;IL,白细胞介素;NK,自然杀伤。(*Janeway's Immunobiology*,第 7 版,第 556 页,经许可重绘)

在过敏反应发生过程中,遗传和环境因素起重要作用。生理条件下,IgE 参与保护性免疫,特别是对寄生虫感染的免疫反应。IgE 的这一作用在欠发达国家更有意义,然而在寄生虫感染少见的发达国家却是增加过敏的一个争议性因素。有趣的是,与我们对在维持免疫系统生理平衡中 IgE 作用的理解相比,我们对其在疾病中所起作用的了解要深入得多。

过敏反应各阶段概述

致敏阶段,重点是 IgE

机体发生Ⅰ型过敏反应的致敏需要最初几种细胞的协同作用,为第二次接触变应原做好准备。只有这样,预先形成的变应原特异性 IgE 才易于结合在肥大细胞和嗜碱性粒细胞上,从而可在激活时触发组胺和其他的促炎复合物的释放。

致敏过程中,少量变应原通过上皮细胞层与遗传易感个体接触,到达上皮下 APCs。在吞噬作用、胞饮作用或内吞作用之后,变应原在细胞内消化,加工后的多肽装载到 MHC 分子上。最后,变应原的多肽以 MHC 为背景表达在 APC 表面,同时生成其他共刺激分子并释放特定的细胞因子。在此过程中,APC 迁移到区域引流淋巴结,与具有可识别特异性抗原的 TCR 的 T 淋巴细胞接触。这种相互作用导致 T 细胞活化并向 Th2 细胞分化,产生 Th2 特异性细胞因子,例如 IL-4、IL-5 和 IL-13 等。T 淋巴细胞活化和分化的关键因素是抗原-TCR 连接的匹配,T 细胞与 APC 上共刺激分子(如 CD80 和 CD86),以及细胞因子的相互作用。呈递变应原的 APC 与 T 淋巴细胞之间的界面通常被称为"免疫突触"。Th2 细胞因子和细胞作为重要递质,促进 B 细胞活化和 B 细胞向浆细胞分化,抗体类别转换,最终产生变应原特异性的 IgE。IgE 既可由变应原进入引流淋巴结中的浆细胞产生,也可由发生过敏反应部位的浆细胞产生。变应原特异性 IgE 与肥大细胞和嗜碱性粒细胞上的高亲和力受体结合,这些细胞主要位于包括黏膜在内的体表区域附近的周围组织中。抗原与结合在细胞上的 IgE 结合导致受体交联,释放组胺和许多其他促炎递质,从而促进了过敏性炎症反应的发展。由于其他活化的效应细胞此时也参与了免疫反应,慢性过敏患者必须面对持续的免疫反应和不可逆的组织重塑。IgE

阻断性抗体奥马珠单抗(Omalizumab)治疗过敏性哮喘的有效性,凸显了 IgE 的重要性。

减缓过敏发展的蛋白质的特性

我们的身体每天接触大量不同的蛋白质,但实际造成过敏反应的蛋白质数量却很少。因此,这些蛋白质具有某些共同的特殊性质,这些特性可能导致遗传易感的个体过敏。大多数变应原分子相对较小,高度可溶,可以在干燥的颗粒上存活,如花粉、螨虫粪便和柴油颗粒。此外,许多变应原具有酶活性(通常是蛋白酶),并且含有能够与人类 MHC-Ⅱ类分子结合的多肽,以便 APC 呈递抗原。由于变应原溶解度高,经干燥颗粒物运送至黏膜后很容易洗脱。变应原的蛋白水解酶活性能够分解部分上皮屏障,更容易进入宿主的免疫系统,尤其是常驻肥大细胞和上皮下 APC。例如,户尘螨的主要变应原是半胱氨酸蛋白酶(Der p 1),这种酶可以裂解细胞间紧密连接的蛋白质复合体——闭合蛋白。蛋白酶在 IgE 生成中具有重要作用的另一个例子是严重的鱼鳞病亚型 Netherton 综合征,表现为慢性皮炎、高 IgE 水平和显著增高的过敏和感染风险。这种常染色体隐性遗传疾病具有 SPINK5 基因突变,导致丝氨酸蛋白酶抑制药 LEKTI 功能异常。因此,皮肤中 LEKTI 抑制由金黄色葡萄球菌等细菌导致的丝氨酸蛋白酶表达的能力降低。有趣的是,单独的屏障功能紊乱不足以诱导 IgE 产生。特应性皮炎与 Netherton 综合征有一些共同特征,尤其是慢性皮炎和较高的过敏可能性。中重度特应性皮炎的患者中,约 50%携带一个或多个丝聚蛋白基因无效突变,导致表皮 SC 中主要结构蛋白丝聚蛋白减少。有趣的是,和不伴丝聚蛋白突变的特应性皮炎患者相比,这些患者发生 IgE 介导的过敏并未增多。

IgE 结构和生物学

测定变应原特异性 IgE 是诊断食物过敏、昆虫毒液过敏和环境空气过敏的一个必不可少的步骤。IgE 与其他免疫球蛋白同种型 IgA、IgG、IgM 和 IgD 显著不同,其血浆浓度最低,是半衰期最短的免疫球蛋白。事实上,健康的非特应性个体中,血清 IgE 水平仅占免疫球蛋白的 0.05%,血清中 IgE 的半衰期约为 2d。因此,应及时进行可靠的过敏诊断,尤其是在过敏反应后,以确保在血清中仍可检测到变应原特异性 IgE。相反,肥大细胞或嗜碱性粒细胞上的细胞结合 IgE 可稳定存在数月。由于供体移植过来的结合 IgE 的肥大细胞现在可能在新宿主中重新激活,因此在之前不过敏的器官移植受体中,很少发生严重的过敏反应。

IgE 以单体形式存在,由两条重链(ε 链)和两条轻链(κ 或 λ)组成,并形成四聚体结构,详见图 8.10。值得注意的是,IgE 不仅以可溶形式分泌,而且负责 IgE 的 B 细胞也表达抗体的跨膜形式,其通过 mRNA 选择性剪接产生,并有一个 C 端附加的 M 结构域,将抗体锚定在 B 细胞的质膜。关于重组以获取高度多样化的 IgE 抗体库和促进 B 细胞发育的详细信息超出了本教科书的范围,可从更深入的免疫生物学文献中获得。

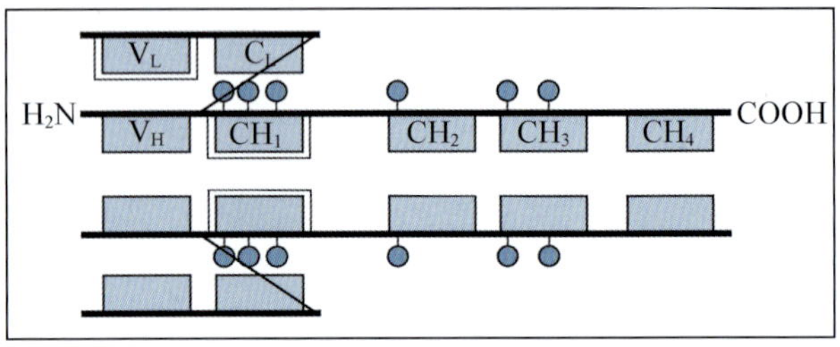

图 8.10 IgE 的结构

它由两条重链和两条轻链组成,每条重链有 5 个免疫球蛋白结构域,每条轻链有 2 个免疫球蛋白结构域。每个免疫球蛋白结构域都含有一个链内二硫键。重链和轻链通过链间二硫键共价结合形成四聚体结构。糖基化位点用圆圈表示。抗原特异性由可变区(V_H 和 V_L)赋予。IgE 的生物学功能由 CH_2 和 CH_3 结构域中的氨基酸与其受体(FcεRⅠ和 CD23)相互作用介导。(*Allergy Expert Consult Online and Print*,第 4 版,2011 年,第 1 章,第 5 页,经许可重绘)

在基本发育成熟离开骨髓后,每个 B 细胞都能产生特异性的 IgM 和 IgD 抗体。为了获得产生其他同种型免疫球蛋白(IgG、IgA 和 IgE)的能力,B 细胞必须经历"免疫球蛋白的类别转换过程"。该过程由抗原(包括类型、剂量和应用途径等)和 $CD4^+$ 辅助性 T 细胞的细胞——细胞间直接接触和分泌的细胞因子触发和控制的。至于 IgE,免疫球蛋白的类别转换过程主要由 IL-4 和(或)IL-13、共刺激分子 CD40/CD40L 以及 B7 家族/CD28 相互作用驱动。同样重要的是,B 细胞表面 MHC-Ⅱ类分子呈递的抗原肽必须与 $CD4^+$ T 细胞的 TCR 完全匹配。仅满足上述因素之一不足以诱导免疫球蛋白类型转换,这再次强调了免疫系统的严密控制和重叠性,以避免非预期反应的发生。进行类型转换的 B 细胞通常位于骨髓外,或在次级淋巴器官中,或在黏膜区附近。

如前所述,由于提供诱导 IgE 产生所需的所有信号,Th2 细胞是过敏反应中最重要的 T 细胞亚群。有趣的是,虽然 Th2 细胞产生了大量 IL-4,但 IL-4 对其最初分化也最为重要,使其成为 Th2 细胞。因此,一旦启动 Th2 免疫应答，它就会迅速扩散并募集更多细胞进入这一循环。虽然免疫系统的这种自我增强在对抗威胁生命的病原体（可能是寄生虫感染产生 IgE）中非常必要，但免疫系统的这些特性可能通过诱发过敏反应而带来灾难性后果。第一个产生 IL-4 的细胞类型最先启动了免疫应答，成为学者们一直以来的研究目标。最近的研究指出，产生 IL-4 的固有淋巴细胞（ILC）是可诱导淋巴细胞的一个亚群，具有早期先天性免疫调节的能力，这一作用至关重要。

IgE 受体和 IgE 扩增机制

IgE 有高亲和力 IgE 受体（也称为 FcεRⅠ）和低亲和力 IgE 受体（FcεRⅡ或 CD23）两种不同的受体。

FcεRⅠ主要为四聚体受体复合物（$\alpha\beta\gamma_2$ 构型），由一条 α-链（IgE 抗体结合位点），一条 β-链（放大下游信号）和两条 γ-链（介导信号转导至下游）。FcεRⅠ在肥大细胞和嗜碱性粒细胞上呈结构性表达，在嗜酸性粒细胞和其他细胞中可以诱导其表达。血清和局部组织中的 IgE 水平以正反馈回路调节细胞表面 FcεRⅠ的表达量。此外，肥大细胞和嗜碱性粒细胞上 FcεRⅠ的活化导致细胞表面 CD40 配体的表达和 IL-4 的分泌。由此，刺激 B 细胞可增加 IgE 的产生和抗体向 IgE 类别转换得以传递下去。由于 B 细胞在炎症部位附近形成生发中心，因此该扩增过程直接发生在过敏反应部位。抗 IgE 抗体奥马珠单抗治疗可导致细胞表面 FcεRⅠ下调，因此变应原引起的肥大细胞和嗜碱性粒细胞的活化阈值显著增加，同时过敏性哮喘的急性发作减少。

与 FcεRⅠ相比，FcεRⅡ（或 CD23）的结构和功能完全不同。它是由可结合 IgE 的 3 个球形头部结构域组成的三聚体结构。值得注意的是，这 3 个头部结构域可以被多种内源性（ADAM-10）和外源性（屋尘螨变应原 Der p 1）蛋白酶切割。如果 IgE 已经结合 CD23，则可稳定受体并阻止蛋白酶介导的切割。可溶性 CD23（sCD23）仍能与 IgE 结合，可自由移动，并与血浆成分相互作用。与 FcεRⅠ一样，CD23 的表达也受环境 IgE 水平的调节。因此，sCD23 捕获血液中的变应原特异性 IgE，与 B 细胞上的 CD23 分子结合，并实现“IgE 易化的变应原呈递”，最终导致 IgE 生成增加和细胞上 FcεRⅠ和 CD23 表达增加（同样归因于环境 IgE 水平的正反馈回路）。相反，膜结合形式的 CD23 与 IgE 结合似乎抑制了 B 细胞的 IgE 生成。

变应原和污染之间的相互作用已成为公认的放大器，可以改变过敏反应的阈值和（或）严重程度。研究表明，与单独的变应原暴露相比，与柴油机废气颗粒结合的变应原可显著增加 IgE 的产生。而且，柴油机废气颗粒刺激皮肤中的树突状细胞产生更多的 Th2 方向分化的细胞因子（如 IL-4），从而使正在发生的过敏反应进一步增强。

过敏的效应阶段

通常过敏反应中的效应阶段可分为早期（速发）相反应和晚期（迟发）相反应。早期相主要是肥大细胞衍生递质的释放，这些递质在细胞内颗粒中预合成，可立即分泌，而晚期相反应包括其他几种免疫细胞延迟地进入过敏反应部位，并导致炎症反应持续发生。

Ⅰ型超敏反应中早期或速发相反应引发的过敏反应

引发早期相反应的关键事件是 IgE 与肥大细胞上的高亲和力 IgE 受体 FcεRⅠ结合后，通过再次接触变应原，FcεRⅠ发生交联。如前所述，只有当变应原与肥大细胞表面两个相邻 IgE 分子完全匹配以进行交联时，该反应才会导致肥大细胞的活化。这种“警报信号”可在几秒钟内触发一系列预合成递质的释放，并开始炎症物质的重新合成。组胺是由肥大细胞释放的相关性最强且研究最充分的分子，主要引起在过敏反应早期相反应中观察到的病理生理学改变。组胺是一种有机含氮化合物，半衰期短，可增加局部血流量增加和血管通透性。根据肥大细胞活化的质量和数量，组胺释放的临床效应可从单个风团或局部水肿的局部反应，以及低血压、哮喘急性发作和心搏骤停的全身反应不等。有关肥大细胞分子的更多详细信息，请参见本章关于不同细胞类型的部分。简而言之，其他释放的重要酶类包括肥大细胞胃促胰酶、类胰蛋白酶和丝氨酸酯酶，可激活 MMPs，导致组织破坏。此外，大量 TNF-α 从颗粒中释放并重新合成。这种细胞因子通过激活内皮细胞来启动并维持晚期相反应，从而将免疫细胞募集到过敏反应部位。其他肥大细胞衍生的递质包括前列腺素、白三烯和其他细胞因子（如 IL-4 和 IL-13）也为这种活化提供了支持。尽管 IgE 水平仍然很高，但通过变应原特异性免疫治疗的脱敏疗法可使肥大细胞和嗜碱性粒细胞反应性快速下降。虽然其中潜在的分子途径仍需进一步阐明，但成功的脱敏可以显著降低过敏反应中肥大细胞和嗜碱性粒细胞递质的释放，甚至可能低于触发过敏反应的阈值。

除上述细胞类型外，巨噬细胞参与了过敏的早期相反应，并在其中起重要作用。这些细胞是固有免疫系统的一部分，因此能够通过吞噬作用非特异性地消除病原体，并在其细胞表面呈递抗原以激活适应性免疫应答。它们由骨髓中的单核细胞发育而来。巨噬细胞的活化通常是由 TLR 激活等古老的“危险信号”

引起的。正如其他 APC 一样，巨噬细胞可通过释放特异性细胞因子和趋化因子来启动免疫应答。促炎细胞因子（TNF-α、IL-1β）和 MMPs（MMP-9、MMP-12）是过敏反应早期相的增强因子，主要受肥大细胞和嗜碱性粒细胞调控。此外，巨噬细胞也可被低亲和力 IgE 受体 FcεRⅡ（或 CD23）和 Th2 细胞因子（如 IL-4 和 IL-13）激活。值得注意的是，免疫反应有负调控机制；IL-10 在消除过敏性免疫反应中起重要作用。当肿瘤细胞生成的 IL-10 抑制免疫细胞攻击肿瘤时，IL-10 介导的免疫应答降低也被认为是一种重要的肿瘤逃逸机制。在过去的几年中，已经鉴定出不同的巨噬细胞亚群，其中 M1 巨噬细胞诱导 Th1 介导的免疫应答，而 M2 巨噬细胞促进 Th2 免疫应答。由于 Th2 标记性细胞因子 IL-4 诱导巨噬细胞向 M2 型分化，初步研究表明 M2 巨噬细胞在过敏性炎症部位的免疫应答中起重要作用。相比之下，M1 巨噬细胞更多地作用于 IFN-γ 介导的 Th1 免疫应答，产生的细胞毒效应细胞来杀死入侵的病原体。过敏反应的病理生理学已经发现巨噬细胞对于哮喘具有一定的刺激作用。一项有关特应性皮炎的研究发现，特应性皮炎患者的抗原特异性 T 细胞的活化增加了 50 倍以上，这不仅由巨噬细胞介导，还由树突状细胞介导。

组织驻留树突状细胞的活化是过敏反应早期阶段的另一个关键事件。树突状细胞以其独特的启动、耐受或消除免疫应答的能力，在免疫系统的调节中起着至关重要的作用；尤其是树突状细胞摄取和呈递抗原表位（如 MHC-Ⅰ 和 MHC-Ⅱ）至 $CD4^+$ 和（或）$CD8^+$ T 细胞的能力，表明树突状细胞在免疫应答中起核心作用。不仅过敏反应如此，传染性疾病、自身免疫、肿瘤免疫监视和移植医学也与之密切相关。树突状细胞表面表达的高亲和力 IgE 受体 FcεRⅠ对过敏反应尤为重要。Th2 分化的免疫细胞识别变应原，引人注目的是，与该受体结合的变应原特异性 IgE 可以使所识别变应原的阈值减少 50～100 倍。除了特异性识别变应原，树突状细胞还可以被肥大细胞、嗜碱性粒细胞、上皮细胞等释放的细胞因子和趋化因子（如 TSLP、IL-25、IL-33）间接激活。一旦树突状细胞活化信号达到一定阈值，树突状细胞就会成熟并向引流区域淋巴结迁移，进一步激活变应原特异性淋巴细胞。这些效应细胞呈克隆性扩增，它们对晚期相反应至关重要，稍后将详细描述。

最后，但也是最重要的一点，表皮细胞尤其是角质形成细胞对过敏反应的免疫应答有重要作用。在过敏反应中，表皮的完整性和屏障功能通常受损，并且早期固有免疫细胞几乎立即开始分泌 IL-1β 和 TNF-α。这些细胞因子可以完美激活上皮细胞，这些细胞本身一旦激活就开始生成和分泌大量细胞因子和趋化因子，导致免疫应答的放大和极化。值得注意的是，在过敏反应的晚期相中，来自表皮细胞的递质[如趋化因子 11（嗜酸细胞活化趋化因子 1]、人单核细胞趋化蛋白-1 和调节激活正常 T 细胞表达和分泌细胞因子等）是抗原特异性适应性免疫应答入侵细胞的最强趋化因子。此外，标志性细胞因子 TSLP、IL-25 和 IL-33 的释放不仅启动和增强免疫反应，而且支持和维持了对过敏性炎症重要的 Th2 免疫应答。

过敏反应的晚期相反应

当然，早期和晚期相反应之间的明确界限必然是人为的。新发过敏反应的最初几秒至第一个小时内开始的免疫反应，可以很容易地将其归类为早期相反应，而完全活化的适应性免疫反应显然发生在反应持续数小时后的晚期相。然而，在新发过敏反应的第一个小时之后，还有一些过程发生并持续进行，不易归类为早期或晚期相反应。嗜酸性粒细胞的募集和活化就是其中一个“中间”过程。这些粒细胞性白细胞起源于骨髓，Th2 细胞因子如 IL-5 可刺激其活化、生成并释放到血液循环中。它们剧毒的颗粒蛋白和自由基能够对入侵的病原体进行抗原非特异性杀伤，但也可能导致严重的组织损伤。此外，嗜酸性粒细胞产生并分泌多种细胞因子和前列腺素，同样是为了控制和增强免疫应答。

早期和晚期相反应之间的区别来源于对患者过敏反应的临床观察。早在发现免疫系统的分子机制之前，变态反应专家就已经意识到在最初（早期相）免疫反应几小时后出现临床相关的二次反应的可能性。特别是在过敏性哮喘中，50%～70%的患者有晚期相反应的经历，在肺活量测定中通过分析 FEV1（1s 内用力呼气量）很容易识别。另一个例子是在皮肤点刺试验操作后最初的数小时内，局部过敏反应的发展，通常可持续 24h 或更长时间。

如前所述，晚期相反应主要由募集至炎症部位细胞的适应性免疫应答介导。效应 T 细胞在协调和启动适应性免疫应答中起重要作用。初始 $CD4^+$ T 细胞分化为 Th1、Th2、Th9、Th17 和 Th22 效应细胞，这取决于所呈递抗原的类型、数量和共刺激分子表达的程度（如 APC 上的 B7 家族蛋白）和呈递部位的微环境。这种微环境（包括所有细胞因子、趋化因子和前列腺素等）由周围各种其他细胞分泌，但 APC 的自身分泌也尤为重要，如图 8.11 所示。

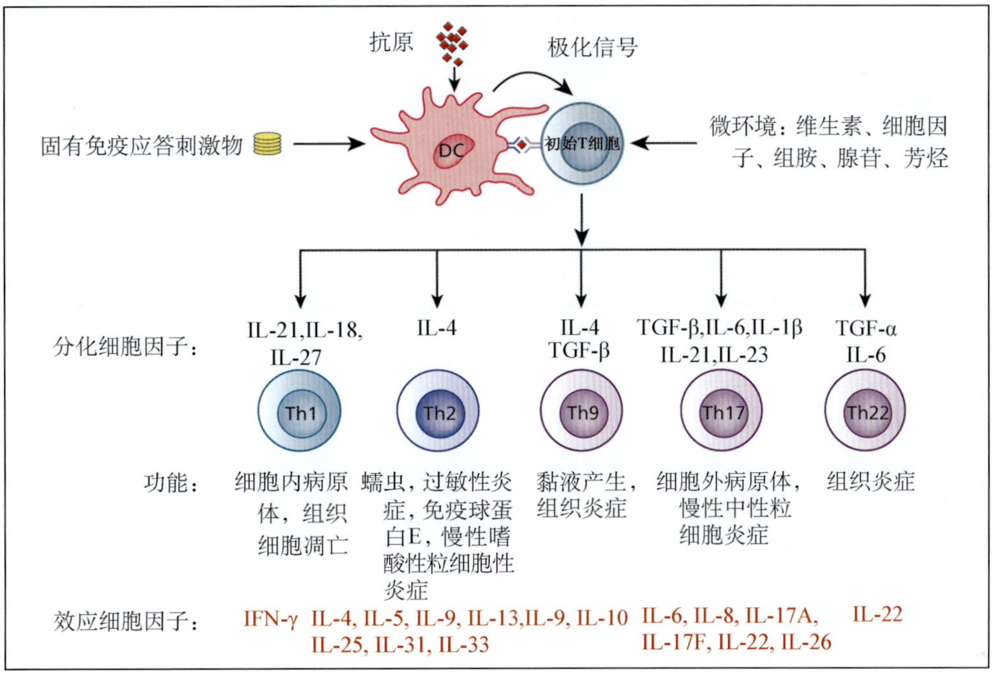

图 8.11　CD4⁺ Th 细胞亚群的分化途径

根据抗原共暴露物质的佐剂作用和微环境中细胞和细胞因子的状态，初始 CD4⁺ T 细胞可以分化为 Th1、Th2、Th9、Th17 和 Th22。根据各自的细胞因子谱、对趋化因子的反应，以及与其他细胞的相互作用，不同 T 细胞亚群可以促进不同类型的炎症反应。[*J Allergy Clin Immunol*，2012；129(6)：1438-49，经 Akdis M 等许可重绘]

当发现效应 T 细胞的第一个亚群时，最初将 Th1 和 Th2 细胞分类并确定为两个排他条件。简而言之，Th1 细胞被认为参与直接的细胞毒作用（分化为 CTL），而 Th2 细胞则通过与 B 细胞的相互作用、抗体产生的诱导和抗体同种型的类别转换来应对体液免疫应答，使 B 细胞分化为浆细胞和记忆 B 细胞。最近，Th1 和 Th2 免疫应答已被认定为 T 细胞分化的两端，细胞之间具有惊人的可塑性，并且细胞活化的不同阶段比两种不同的细胞类型更为明显。由于 Th1 标志性细胞因子 IFN-γ、TNF-α 和 IL-2 支持这种反应，因此 Th1 主导的巨噬细胞和 CTL 的激活仍然有效。Th2 细胞调节 IgE 的生成、肥大细胞的增殖和气道高反应性（Th2-标志性细胞因子 TL-4、IL-5 和 IL-13 参与）。这些 Th2 反应模式显然是过敏性炎症的标志。其他 T 辅助细胞在急性过敏性疾病中的作用较小，唯一的例外可能是 Th9 细胞，它可能通过生成 IL-9 导致过敏性疾病中肥大细胞的增生。尽管 Th9 细胞似乎与其他 T 辅助细胞类型不同，但是一些学者遵循更广泛的观点，将 Th9 细胞纳入 Th2 细胞亚群中，而其他学者则认为产生 IL-9 的细胞在银屑病中起作用。Th17 和 Th22 细胞参与持续性过敏性炎症，如慢性阻塞性肺病。然而，最近还有证据表明 Th17 和 Th22 细胞与玫瑰痤疮的病理生理学有关，玫瑰痤疮是一种非过敏性慢性炎症性皮肤病。

Ⅱ型、Ⅲ型和Ⅳ型超敏反应

上述致敏阶段和效应阶段的机制也适用于Ⅱ、Ⅲ和Ⅳ型超敏反应。此外，尽管这些超敏反应涉及不同的抗原、时间轴、细胞类型和反应模式，但它们在其他许多方面都遵循与Ⅰ型过敏相同的原则。值得注意的是，所有这些过敏性炎症反应都有接触性病史、可预测性和明确的病程。

Ⅱ型超敏反应主要由 IgG 抗体（微量 IgM）介导，与靶细胞或基质相关抗原结合，或直接作用于细胞表面受体。此后，吞噬细胞和杀伤细胞能够通过其 Fcγ 受体与抗体调理的细胞结合，并诱导抗体依赖性细胞介导的细胞毒作用（ADCC），最终导致细胞破坏。这种超敏反应通常在几分钟到几小时内开始。相关抗体可以是内源性或外源性（如自身免疫与药物反应）的；临床案例包括药物引起的溶血性贫血、粒细胞减少症和血小板减少症。

Ⅲ型超敏反应也主要由 IgG 介导，但其致病力是在与相应的可溶性抗原形成免疫复合物后发生的。这些复合物在肺、肾、关节和皮肤的小血管中沉积，并诱发局部炎症和补体激活。接触病原体到疾病发作的时间可能会有所不同，有时甚至可长达 14d。临床案例包括农民或鸟类饲养员的肺病和血清病（如对异种血清或嵌合/人源化抗体输注的超敏反应）。

与其他过敏反应不同，Ⅳ型超敏反应的主要特征是细胞介导的反应，而抗体在其中没有任何明显的致病作用。由于抗原必须被提取、加工并呈递给引流淋巴结中的特定 T 细胞，才能使抗原特异性 T 细胞和巨噬细胞活化和克隆增殖，这种超敏反应的发生通常需要 48h～14d。"迟发型超敏反应（DTH）"最常见的形式是接触性皮炎，接触性皮炎可在接触种类繁多的低分子量和高分子量化合物后发生（目前最常见的接触性过敏原是硫酸镍、秘鲁香脂和香料混合物）。Ⅳ型超敏反应的一个经典例子是结核菌素（Mantoux）反应，通常在皮内注射分枝杆菌抗原后 48～72h 即可识别致敏的个体。其他感染和（或）肉芽肿形成以及自身免疫性疾病可有 DTH 反应参与（如利什曼病、麻风病和乳糜泻）。

（译者：李清扬　王思佳　陈玉欣　李小红　**一审：**杨宝琦　陈玉欣　王思佳　**二审：**李承新　汤自洁　**三审：**岳红红　**润色：**沙爽**）**

参考文献

所有文献请查阅网址：www. rooksdermatology. com.
以下列出的是重要参考文献。

Clinical characteristics of inflammation and phases of inflammation

[2] Steinhoff MS, Von Mentzer B, Gebetti P, Pothoulakis C, Bunnett NW. Tachykinins and their receptors: contributions to physiological control and the mechanism of disease. *Physiol Rev* 2014 Jan; 94(1): 265-301.

[6] Latz E, Xiao TS, Stutz A. Activation and regulation of the inflammasomes. *Nat Rev Immunol* 2013 Jun; 13(6): 397-411.

[17] Ganguly D, Haak S, Sisirak V, Reizis B. The role of dendritic cells in autoimmunity. *Nat Rev Immunol* 2013 Aug; 13(8): 566-77.

Cellular components of cutaneous inflammation

Epidermis

[7] Yoshihisa Y, Norisugi O, Matsunaga K, Nishira J, Shimizu H. Involvement of MIF in basement membrane damage in chronically UVB-exposed skin in mice. *PLOS One* 2014 Feb 21; 9(2): e89569.

[13] Stamatas GN, Morello AP, Mays DA. Early inflammatory processes in the skin. *Curr Mol Med* 2013 Sep; 13(8): 1250-69.

[14] Muller HK, Woods GM. Ultraviolet radiation effects on the proteome of skin cells. *Adv Exp Med Biol* 2013; 990: 111-19.

[15] Sumida H, Yanagida K, Kilta Y, *et al*. Interplay between CXCR2 and BLT1 facilitates neutrophil infiltration and resultant keratinocyte activation in a murine model of imiquimod-induced psoriasis. *J Immunol* 2014 May 1; 192(9): 4361-9.

[25] Duperret EK, Ridky TW. Kindler syndrome in mice and men. *Cancer Biol Ther* 2014 Jun 11; 15(9): 1198-207.

[27] de Veer SJ, Furio L, Harris JM, Hovanian A. Proteases and proteomics: cutting to the core of human skin pathologies. *Proteomics Clin Appl* 2014 Jun; 8(5-6): 389-402.

[28] Ernst N, Yay A, Biro T, *et al*. β1 integrin signaling maintains human epithelial progenitor cell survival in situ and controls proliferation, apoptosis and migration of their progeny. *PLOS One* 2013 Dec 27; 8(12): e84356.

Dermis

[1] Gaspar K, Kukova G, Bunemann E, *et al*. The chemokine receptor CCR3 participants in tissue remodeling during atopic skin inflammation. *J Dermatol Sci* 2013 Jul; 71(1): 12-21.

[7] Grinnell F. Fibroblasts, myofibroblasts, and wound contraction. *J Cell Biol* 1994 Feb; 124: 401-4.

[10] Nikitorowicz-Buniak J, Shiwen X, Denton CP, Abraham D, Stratton R. Abnormally differenitating keratinocytes in the epidermis of systemic sclerosis patients show enhanced secretion of CCN2 and S100A9. *J Invest Dermatol* 2014 Nov; 134(11): 2693-702.

[11] Kozlowska E, Sollberg S, Mauch C, Eckes B, Klein CE, Krieg T. Decreased expression of alpha 2 beta 1 integrin in scleroderma fibroblasts. *Exp Dermatol* 1996 Feb; 5: 57-63.

[14] Phipps S, Ying S, Wangoo A, Ong YE, Levi-Schaffer F, Kay AB. The relationship between allergen-induced tissue eosinophilia and markers of repair and remodeling in human atopic skin. *J Immunol* 2002 Oct 15; 169: 4604-12.

[15] Toyoda M, Nakamura M, Morohashi M. Neuropeptides and sebaceous glands. *Eur J Dermatol* 2002 Sep-Oct; 12: 422-7.

[16] Chryssantholopoulou A, Mitroulis I, Apostolidou E, *et al*. *J Pathol* 2014 Jul; 233(3): 294-307.

[17] Chen L, Schrementi ME, Ranzer MJ, Wilgus TA, DiPietro LA. Blockade of mast cell activation reduces cutaneous scar formation. *PLOS One* 2014 Jan 22; 9(1): e85226.

[18] Kurashima Y, Amiya T, Fujisawa K, *et al*. The enzyme Cyp26b1 mediates inhibition of mast cell activation by fibroblasts to maintain skin-barrier homeostasis. *Immunity* 2014 Apr 17; 40(4): 530-41.

Epidermal and dermal cell-cell communication during inflammation

Endothelial cells, Selectins

[6] Woltmann G, McNulty CA, Dewson G, Symon FA, Wardlaw AJ. Interleukin-13 induces PSGL-1/P-selectin-dependent adhesion of eosinophils, but not neutrophils, to human umbilical vein endothelial cells under flow. *Blood* 2000 May 15; 95: 3146-52.

[15] Hidari KI, Weyrich AS, Zimmerman GA, McEver RP. Engagement of P-selectin glycoprotein ligand-1 enhances tyrosine phosphorylation and activates mitogen-activated protein kinases in human neutrophils. *J Biol Chem* 1997 Nov 7; 272: 28750-6.

[29] Bhushan M, Bleiker TO, Ballsdon AE, *et al*. Anti-E-selectin is ineffective in the treatment of psoriasis: a randomized trial. *Br J Dermatol* 2002 May; 146: 824-31.

[36] Po JL, Mazer B, Jensen GS. The L-selectin antibody FMC46 mediates rapid, transient increase in intracellular calcium in human peripheral blood mononuclear cells and Daudi lymphoma cells. *Biochem Biophys Res Commun* 1995 Dec 26; 217:

1145-50.

[40] Barthel SR, Gavino JD, Descheny L, Dimitroff CJ. Targeting selectins and selectin ligands in inflammation and cancer. *Expert Opin Ther Targets* 2007 Nov;11:1473-91.

[42] Constantin G. PSGL-1 as a novel therapeutic target. *Drug News Perspect* 2004 Nov;17:579-86.

[43] Rossi B, Constantin G. Anti-selectin therapy for the treatment of inflammatory diseases. *Inflamm Allergy Drug Targets* 2008 Jun;7:85-93.

[44] Oostingh GJ, Ludwig RJ, Enders S, *et al*. Diminished lymphocyte adhesion and alleviation of allergic responses by small-molecule-or antibody-mediated inhibition of L-selectin functions. *J Invest Dermatol* 2007 Jan;127:90-7.

[45] Alban S, Ludwig RJ, Bendas G, *et al*. PS3, a semisynthetic beta-1, 3-glucan sulfate, diminishes contact hypersensitivity responses through inhibition of L-and P-selectin functions. *J Invest Dermatol* 2009 May;129:1192-202.

Endothelial adhesion molecules regulating leukocyte migration

[1] Homey B, Steinhoff M, Ruzicka T, Leung DY. Cytokines and chemokines orchestrate atopic skin inflammation. *J Allergy Clin Immunol* 2006 Jul;118:178-89.

Cell-cell adhesion in the epidermis and dermis during inflammation

[4] Kelly M, Hwang JM, Kubes P. Modulating leukocyte recruitment in inflammation. *J Allergy Clin Immunol* 20-07 Jul; 120:3-10.

[6] Siewert C, Menning A, Dudda J, *et al*. Induction of organ-selective $CD4^+$ regulatory T cell homing. *Eur J Immunol* 2007 Apr;37:978-89.

[7] Okigami H, Takeshita K, Tajimi M, *et al*. Inhibition of eosinophilia in vivo by a small molecule inhibitor of very late antigen(VLA)-4. *Eur J Pharmacol* 2007 Mar 22;559:202-9.

[8] Wang H, Peters T, Kess D, *et al*. Activated macrophages are essential in a murine model for T cell-mediated chronic psoriasiform skin inflammation. *J Clin Invest* 2006 Aug; 116: 2105-14.

[23] Saalbach A, Arnhold J, Lessig J, Simon JC, Anderegg U. Human Thy-1 induces secretion of matrix metalloproteinase-9 and CXCL8 from human neutrophils. *Eur J Immunol* 2008 May;38:1391-403.

[24] Shear NH, Langley RG, Ho V. Efalizumab, a reversible T-cell modulator for psoriasis. *J Cutan Med Surg* 2006;9 Suppl. 1: 4-9.

[25] Muller K, Schinn M, Reichrath J, Meineke V. 1-alpha, 25-Dihydroxyvitamin D3 modulates the response of human keratinocytes to ionizing radiation exposure. *Anticancer Res* 2006 Jul-Aug;26:2735-41.

[26] Wang Z, Potter CS, Sunberg JP, Hogenesch H. Sharpin is a keg regulator of immune and inflammatory responses. *J Cell Mol Med* 2012 Oct;16(10):2271-9.

Cell adhesion molceules of the immunoglobulin superfamily

[4] Muller WA, Weigl SA, Deng X, Phillips DM. PECAM-1 is required for transendothelial migration of leukocytes. *J Exp Med* 1993 Aug 1;178:449-60.

[5] Gearing AJ, Newman W. Circulating adhesion molecules in disease. *Immunol Today* 1993 Oct;14:506-12.

[6] Wolkerstorfer A, Laan MP, Savelkoul HF, *et al*. Soluble E-selectin, other markers of inflammation and disease severity in children with atopic dermatitis. *Br J Dermatol* 1998 Mar; 138:431-5.

[7] Hirai S, Kageshita T, Kimura T, *et al*. Soluble intercellular adhesion molecule-1 and soluble E-selectin levels in patients with atopic dermatitis. *Br J Dermatol* 1996 Apr; 134: 657-61.

[8] De Pita O, Frezzolini A, Cianetti A, De Sanctis G, Fontana L, Bottari V. Squamous cell carcinoma-related antigen (SCCr-Ag), sICAM-1 and beta 2-microglobulin are useful markers of disease activity in psoriasis. *Acta Derm Venereol* 1999 Mar;79:132-5.

[10] Vuoristo MS, Laine S, Huhtala H, *et al*. Serum adhesion molecules and interleukin-2 receptor as markers of tumour load and prognosis in advanced cutaneous melanoma. *Eur J Cancer* 2001 Sep;37:1629-34.

[11] Shahin AA, Anwar S, Elawar AH, *et al*. Circulating soluble adhesion molecules in patients with systemic sclerosis: correlation between circulating soluble vascular cell adhesion molecule-1 (sVCAM-1) and impaired left ventricular diastolic function. *Rheumatol Int* 2000 Dec;20:21-4.

[13] Raveh S, Gavert N, Ben-Ze'ev A. L1 cell adhesion molecule (L1CAM) in invasive tumors. *Cancer Lett* 2009 Sep 18;282 (2):137-45.

[14] Ikeda K, Quertermous T. Molecular isolation and characterization of a soluble isoform of activated leukocyte cell adhesion molecule that modulates endothelial cell function. *J Biol Chem* 2004 Dec 31;279:55315-23.

[15] Bixel G, Kloep S, Butz S, Petri B, Engelhardt B, Vestweber D. Mouse CD99 participates in T-cell recruitment into inflamed skin. *Blood* 2004 Nov 15;104:3205-13.

Adhesion molecules on activated keratinocytes

[6] Sugimoto N, Rui T, Yang M, *et al*. Points of control exerted along the macrophage-endothelial cell-polymorphonuclear neutrophil axis by PECAM-1 in the innate immune response of acute colonic inflammation. *J Immunol* 2008 Aug 1;181: 2145-54.

[7] Joachim RA, Handjiski B, Blois SM, Hagen E, Paus R, Arck PC. Stress-induced neurogenic inflammation in murine skin skews dendritic cells towards maturation and migration: key role of intercellular adhesion molecule-1/leukocyte function-associated antigen interactions. *Am J Pathol* 2008 Nov;173: 1379-88.

[8] Morris MA, Dawson CW, Wei W, *et al*. Epstein-Barr virus-encoded LMP1 induces a hyperproliferative and inflammatory gene expression programme in cultured keratinocytes. *J Gen Virol* 2008 Nov;89:2806-20.

[9] Lonati A, Mommaas MA, Pasolini G, Lavazza A, Vermeer BJ, De Panfilis G. Keratinocytes resident in normal human skin constitutively express, at low levels, the intercellular adhesion molecule-1. An in situ immunoelectronmicroscopy study. *Br J Dermatol* 1996 Jul;135:32-5.

[13] Little MC, Gawkrodger DJ, Mac Neil S. Differentiation of human keratinocytes is associated with a progressive loss of interferon gamma-induced intercellular adhesion molecule-1 expression. *Br J Dermatol* 1996 Jul;135:24-31.

[14] Garioch JJ, Mackie RM, Campbell I, Forsyth A. Keratinocyte expression of intercellular adhesion molecule 1(ICAM-1) correlated with infiltration of lymphocyte function associated antigen 1(LFA-1) positive cells in evolving allergic contact dermatitis reactions. *Histopathology* 1991 Oct;19:351-4.

[15] Brasch J, Sterry W. Expression of adhesion molecules in early allergic patch test reactions. *Dermatology* 1992;185:12-17.

[16] Griffiths CE, Nickoloff BJ. Keratinocyte intercellular adhesion molecule-1 (ICAM-1) expression precedes dermal T lymphocytic infiltration in allergic contact dermatitis (Rhus der-

第1部分

matitis). *Am J Pathol* 1989 Dec;135:1045-53.

[17] Willis CM, Stephens CJ, Wilkinson JD. Selective expression of immune-associated surface antigens by keratinocytes in irritant contact dermatitis. *J Invest Dermatol* 1991 Apr; 96: 505-11.

[20] Li YY, Zollner TM, Schon MP. Targeting leukocyte recruitment in the treatment of psoriasis. *Clin Dermatol* 2008 Sep-Oct;26:527-38.

Innate immune defence mechanisms

[24] Oudhoff MJ, Bolscher JG, Nazmi K, *et al*. Histatins are the major wound-closure stimulating factors in human saliva as identified in a cell culture assay. *FASEB J* 2008 Nov; 22: 3805-12.

[26] Vylkova S, Jang WS, Li W, Nayyar N, Edgerton M. Histatin 5 initiates osmotic stress response in Candida albicans via activation of the Hog1 mitogen-activated protein kinase pathway. *Eukaryot Cell* 2007 Oct;6:1876-88.

[27] Akiyama T, Niyonsaba F, Kiatsurayanon C, *et al*. The human cathelicidin LL-37 host defense peptide upregulates tight junction-related proteins and increases human epidermal keratinocyte barrier function. *J Innate Immun* 2014 May 23.

[28] Muto Y, Wang Z, Vanderberghe M, Two A, Gallo RL, Di Nardo AJ. Mast cells are key mediators of cathelicidin-initiated skin inflammation in rosacea. *Invest Dermatol* 2014 Nov; 134(11):2728-36.

[29] Schwab VD, Sulk M, Seeliger S, *et al*. Neurovascular and neuroimmune aspects in the pathophysiology of rosacea. *J Investig Dermatol Symp Proc* 2011 Dec;15(1):53-62.

[41] Oono T, Huh WK, Shirafuji Y, Akiyama H, Iwatsuki K. Localization of human beta-defensin-2 and human neutrophil peptides in superficial folliculitis. *Br J Dermatol* 2003 Jan; 148:188-91.

[43] Chiliveru S, Rahbek SH, Jensen SK, *et al*. Inflammatory cytokines break down intrinsic immunological tolerance of human primary keratinocytes to cytosolic DNA. *J Immunol* 2014 Mar 1;192(5):2395-404.

[47] Wu Z, Meyer-Hoffert U, Reithmayer K, *et al*. Highly complex peptide aggregates of the S100 fused-type protein hornerin are present in human skin. *J Invest Dermatol* 2009 Jun;129(6):1446-58.

[48] Glaser R, Harder J, Lange H, Bartels J, Christophers E, Schroder JM. Antimicrobial psoriasin(S100A7) protects human skin from Escherichia coli infection. *Nat Immunol* 2005 Jan;6:57-64.

[49] Henry J, Hsu CY, Haftek M, *et al*. Hornerin is a component of the epidermal cornified cell envelopes. *FASEB J* 2011 May;25(5):1567-76.

[50] Pellerin L, Henry J, Hsu CY, *et al*. Defects of filaggrin-like proteins in both lesional and nonlesional atopic skin. *J Allergy Clin Immunol* 2013 Apr;131(4):1094-102.

Toll-like receptors, Nucleotide binding site and leucine-rich repeat proteins, Scavenger receptors, Mannose receptor and other C-type lectins

[1] Uehara A, Hirabayashi Y, Takada H. Antibodies to proteinase 3 prime human oral, lung, and kidney epithelial cells to secrete proinflammatory cytokines upon stimulation with agonists to various Toll-like receptors, NOD1, and NOD2. *Clin Vaccine Immunol* 2008 Jul;15:1060-6.

[5] Vogl T, Tenbrock K, Ludwig S, *et al*. Mrp8 and Mrp14 are endogenous activators of Toll-like receptor 4, promoting lethal, endotoxin-induced shock. *Nat Med* 2007 Sep;13:1042-9.

[12] Martin SF, Dudda JC, Bachtanian E, *et al*. Toll-like receptor and IL-12 signaling control susceptibility to contact hypersensitivity. *J Exp Med* 2008 Sep 1;205:2151-62.

[13] Shibata M, Katsuyama M, Onodera T, Ehama R, Hosoi J, Tagami H. Glucocorticoids enhance Toll-like receptor 2 expression in human keratinocytes stimulated with Propionibacterium acnes or proinflammatory cytokines. *J Invest Dermatol* 2009 Feb;129:375-82.

[18] Kisielow J, Kopf M, Karjalainen K. SCART scavenger receptors identify a novel subset of adult gammadelta T cells. *J Immunol* 2008 Aug 1;181:1710-16.

[19] Sachdev R, Sundram U. Expression of CD163 in dermatofibroma, cellular fibrous histiocytoma, and dermatofibrosarcoma protuberans: comparison with CD68, CD34, and Factor XIIIa. *J Cutan Pathol* 2006 May;33:353-60.

[23] Cambi A, Netea MG, Mora-Montes HM, *et al*. Dendritic cell interaction with Candida albicans critically depends on N-linked mannan. *J Biol Chem* 2008 Jul 18;283:20590-9.

[24] Marttila-Ichihara F, Turja R, Miiluniemi M, *et al*. Macrophage mannose receptor on lymphatics controls cell trafficking. *Blood* 2008 Jul 1;112:64-72.

[25] Wijagkanalan W, Higuchi Y, Kawakami S, Teshima M, Sasaki H, Hashida M. Enhanced anti-inflammation of inhaled dexamethasone palmitate using mannosylated liposomes in an endotoxin-induced lung inflammation model. *Mol Pharmacol* 2008 Nov;74:1183-92.

Cells regulating innate immunity

Natural killer cells

[7] Moretta A, Bottino C, Vitale M, *et al*. Activating receptors and coreceptors involved in human natural killer cell-mediated cytolysis. *Annu Rev Immunol* 2001;19:197-223.

[9] Tortorella D, Gewurz BE, Furman MH, Schust DJ, Ploegh HL. Viral subversion of the immune system. *Annu Rev Immunol* 2000;18:861-926.

[16] Natarajan K, Dimasi N, Wang J, Mariuzza RA, Margulies DH. Structure and function of natural killer cell receptors: multiple molecular solutions to self, nonself discrimination. *Annu Rev Immunol* 2002;20:853-85.

[20] Veillette A. NK cell regulation by SLAM family receptors and SAP-related adapters. *Immunol Rev* 2006 Dec; 214: 22-34.

[21] Schwartzberg PL, Mueller KL, Qi H, Cannons JL. SLAM receptors and SAP influence lymphocyte interactions, development and function. *Nat Rev Immunol* 2009 Jan;9:39-46.

[22] De Benedetto A, Agnihothri R, McGirt LY, Bankova LG, Beck LA. Atopic dermatitis: a disease caused by innate immune defects? *J Invest Dermatol* 2009 Jan;129:14-30.

[23] Gober MD, Gaspari AA. Allergic contact dermatitis. *Curr Dir Autoimmun* 2008;10:1-26.

[24] Noor A, Knox KS. Immunopathogenesis of sarcoidosis. *Clin Dermatol* 2007 May-Jun;25:250-8.

[25] Binet I, Wood KJ. In vivo models of inflammation: immune rejection and skin transplantation in vivo. *Methods Mol Biol* 2003;225:239-48.

[26] Smith SA, Kotwal GJ. Immune response to poxvirus infections in various animals. *Crit Rev Microbiol* 2002; 28: 149-85.

Polymorphonuclear granulocytes

[3] Peters EM, Raap U, Welker P, *et al*. Neurotrophins act as

neuroendocrine regulators of skin homeostasis in health and disease. *Horm Metab Res* 2007 Feb;39:110-24.

[6] Iwatsuki K, Yamasaki O, Morizane S, Oono T. Staphylococcal cutaneous infections: invasion, evasion and aggression. *J Dermatol Sci* 2006 Jun;42:203-14.

[7] Kollef MH, Micek ST. Methicillin-resistant Staphylococcus aureus: a new community-acquired pathogen? *Curr Opin Infect Dis* 2006 Apr;19:161-8.

[11] Ley K. Integration of inflammatory signals by rolling neutrophils. *Immunol Rev* 2002 Aug;186:8-18.

[27] Shpacovitch V, Feld M, Bunnett NW, Steinhoff M. Protease-activated receptors: novel PARtners in innate immunity. *Trends Immunol* 2007 Dec;28:541-50.

[28] Zaja-Milatovic S, Richmond A. CXC chemokines and their receptors: a case for a significant biological role in cutaneous wound healing. *Histol Histopathol* 2008 Nov;23:1399-407.

[36] Kiehl P, Falkenberg K, Vogelbruch M, Kapp A. Tissue eosinophilia in acute and chronic atopic dermatitis: a morphometric approach using quantitative image analysis of immunostaining. *Br J Dermatol* 2001 Nov;145:720-9.

Mast cells

[13] Capella GL, Grigerio E, Altomare G. A randomized trial of leukotriene receptor antagonist montelukast in moderate-to-severe atopic dermatitis of adults. *Eur J Dermatol* 2001 May-Jun;11:209-13.

[14] Erbagci Z. The leukotriene receptor antagonist montelukast in the treatment of chronic idiopathic urticaria: a single-blind, placebo-controlled, crossover clinical study. *J Allergy Clin Immunol* 2002 Sep;110:484-8.

[17] Steinhoff M, Neisius U, Ikoma A, *et al*. Proteinase-activated receptor-2 mediates itch: a novel pathway for pruritus in human skin. *J Neurosci* 2003 Jul 16;23:6176-80.

[19] Dimson OG, Giudice GJ, Fu CL, *et al*. Identification of a potential effector function for IgE autoantibodies in the organ-specific autoimmune disease bullous pemphigoid. *J Invest Dermatol* 2003 May;120:784-8.

[20] Walley AJ, Chavanas S, Moffatt MF, *et al*. Gene polymorphism in Netherton and common atopic disease. *Nat Genet* 2001 Oct;29:175-8.

[25] Von Stebut E. Immunology of cutaneous leishmaniasis: the role of mast cells, phagocytes and dendritic cells for protective immunity. *Eur J Dermatol* 2007 Mar-Apr;17:115-22.

[26] Gschwandtner M, Purwar R, Wittmann M, *et al*. Histamine upregulates keratinocyte MMP-9 production via the histamine H1 receptor. *J Invest Dermatol* 2008 Dec; 128: 2783-91.

[27] Galli SJ, Tsai M. Mast cells: versatile regulators of inflammation, tissue remodeling, host defense and homeostasis. *J Dermatol Sci* 2008 Jan;49:7-19.

[28] Galli SJ, Grimbaldeston M, Tsai M. Immunomodulatory mast cells: negative, as well as positive, regulators of immunity. *Nat Rev Immunol* 2008 Jun;8:478-86.

[29] Metz M, Grimbaldeston MA, Nakae S, Piliponsky AM, Tsai M, Galli SJ. Mast cells in the promotion and limitation of chronic inflammation. *Immunol Rev* 2007 Jun;217:304-28.

Monocytes and macrophages

[18] Michalik L, Desvergne B, Tan NS, *et al*. Impaired skin wound healing in peroxisome proliferator-activated receptor(PPAR) alpha and PPARbeta mutant mice. *J Cell Biol* 2001; 154: 799-814.

[20] Chen W, Yang CC, Sheu HM, Seltmann H, Zouboulis CC. Expression of peroxisome proliferator-activated receptor and CCAAT/enhancer binding protein transcription factors in cultured human sebocytes. *J Invest Dermatol* 2003 Sep;121: 441-7.

[25] Takahara M, Kang K, Liu L, Yoshida Y, McCormick TS, Cooper KD. iC3b arrests monocytic cell differentiation into CD1c-expressing dendritic cell precursors: a mechanism for transiently decreased dendritic cells in vivo after human skin injury by ultraviolet B. *J Invest Dermatol* 2003 May; 120: 802-9.

[26] O'Shea JJ, Murray PJ. Cytokine signaling modules in inflammatory responses. *Immunity* 2008 Apr;28:477-87.

[27] Clark RA, Kupper TS. Misbehaving macrophages in the pathogenesis of psoriasis. *J Clin Invest* 2006 Aug;116:2084-7.

[28] Li YY, Zollner TM, Schon MP. Targeting leukocyte recruitment in the treatment of psoriasis. *Clin Dermatol* 2008 Sep-Oct;26:527-38.

[29] Nickoloff BJ, Qin JZ, Nestle FO. Immunopathogenesis of psoriasis. *Clin Rev Allergy Immunol* 2007 Oct;33:45-56.

[30] Stratis A, Pasparakis M, Rupec RA, *et al*. Pathogenic role for skin macrophages in a mouse model of keratinocyte-induced psoriasis-like skin inflammation. *J Clin Invest* 2006 Aug; 116:2094-104.

[31] Wang H, Peters T, Kess D, *et al*. Activated macrophages are essential in a murine model for T cell-mediated chronic psoriasiform skin inflammation. *J Clin Invest* 2006 Aug; 116: 2105-14.

[32] Matsubara T, Ichiyama T, Furukawa S. Immunological profile of peripheral blood lymphocytes and monocytes/macrophages in Kawasaki disease. *Clin Exp Immunol* 2005 Sep; 141:381-7.

[33] Gaipl US, Kuhn A, Sheriff A, *et al*. Clearance of apoptotic cells in human SLE. *Curr Dir Autoimmun* 2006;9:173-87.

Platelets

[2] Meijer-Jorna LB, Mekkes JR, van der Wal AC. Platelet involvement in cutaneous small vessel vasculitis. *J Cutan Pathol* 2002 Mar;29:176-80.

[8] Rattenholl A, Steinhoff M. Proteinase-activated receptor-2 in the skin: receptor expression, activation and function during health and disease. *Drug News Perspect* 2008 Sep; 21: 369-81.

[9] Takeuchi T, Harris JL, Huang W, Yan KW, Coughlin SR, Craik CS. Cellular localization of membrane-type serine protease 1 and identification of proteaseactivated receptor-2 and single-chain urokinase-type plasminogen activator as substrates. *J Biol Chem* 2000 Aug 25;275:26333-42.

[22] Bonner JC. Regulation of PDGF and its receptors in fibrotic diseases. *Cytokine Growth Factor Rev* 2004 Aug;15:255-73.

[23] Steinhoff M, Buddenkotte J, Shpacovitch V, *et al*. Proteinase-activated receptors: transducers of proteinase-mediated signaling in inflammation and immune response. *Endocr Rev* 2005 Feb;26:1-43.

[24] Ludwig RJ, Schultz JE, Boehncke WH, *et al*. Activated, not resting, platelets increase leukocyte rolling in murine skin utilizing a distinct set of adhesion molecules. *J Invest Dermatol* 2004 Mar;122:830-6.

[25] Yang J, Furie BC, Furie B. The biology of P-selectin glycoprotein ligand-1: its role as a selectin counterreceptor in leukocyte-endothelial and leukocyte-platelet interaction. *Thromb Haemost* 1999 Jan;81:1-7.

[26] Anitua E, Andia I, Ardanza B, Nurden P, Nurden AT. Autol-

ogous platelets as a source of proteins for healing and tissue regeneration. *Thromb Haemost* 2004 Jan;91:4-15.

[27] Martin P, Leibovich SJ. Inflammatory cells during wound repair: the good, the bad and the ugly. *Trends Cell Biol* 2005 Nov;15:599-607.

[28] Kasperska-Zajac A, Brzoza Z, Rogala B. Platelet function in cutaneous diseases. *Platelets* 2008 Aug;19:317-21.

[29] Michiels JJ. Platelet-mediated microvascular inflammation and thrombosis in thrombocythemia vera: a distinct aspirin-responsive arterial thrombophilia, which transforms into a bleeding diathesis at increasing platelet counts. *Pathol Biol (Paris)* 2003 Apr;51:167-75.

Adaptive immune system

Major histocompatibility complex and skin inflammation

[2] Janeway CA, Travers P, Walport M, Shlomchik M. *Immunobiology*, 5 edn. New York: Taylor & Francis Inc., 2001.

[3] Lambrecht BN. Allergen uptake and presentation by dendritic cells. *Curr Opin Allergy Clin Immunol* 2001 Feb;1:51-9.

[8] Nomura E, Sato M, Suemizu H, *et al*. Hyperkeratosis and leukocytosis in transgenic mice carrying MHC class I chain-related gene B(MICB). *Tissue Antigens* 2003 Apr;61:300-7.

[9] Teshima T, Reddy P, Liu C, Williams D, Cooke KR, Ferrara JL. Impaired thymic negative selection causes autoimmune graft-versus-host disease. *Blood* 2003 Jul 15;102:429-35.

[11] Venkova K, Keith JC Jr, Greenwood-Van Meerveld B. Oral treatment with recombinant human interleukin-11 improves mucosal transport in the colon of human leukocyte antigen-B27 transgenic rats. *J Pharmacol Exp Ther* 2004 Jan;308:206-13.

[13] Carlen L, Sakuraba K, Stahle M, Sanchez F. HLA-C expression pattern is spatially different between psoriasis and eczema skin lesions. *J Invest Dermatol* 2007 Feb;127:342-8.

[14] Fan X, Yang S, Huang W, *et al*. Fine mapping of the psoriasis susceptibility locus PSORS1 supports HLA-C as the susceptibility gene in the Han Chinese population. *PLOS Genet* 2008 Mar;4:e1000038.

[15] Nair RP, Stuart PE, Nistor I, *et al*. Sequence and haplotype analysis supports HLA-C as the psoriasis susceptibility 1 gene. *Am J Hum Genet* 2006 May;78:827-51.

Mediators of inflammation

Cytokines, Interleukins

[2] O'Shea JJ, Murray PJ. Cytokine signaling modules in inflammatory responses. *Immunity* 2008 Apr;28:477-87.

[3] Jain S, Kaur IR, Das S, Bhattacharya SN, Singh A. T helper 1 to T helper 2 shift in cytokine expression: an autoregulatory process in superantigen-associated psoriasis progression? *J Med Microbiol* 2009 Feb;58:180-4.

[15] Beck R, Otkjaer K, Birkelund S, *et al*. Interleukin-20 protien locates to distinct mononuclear cells in psoriatic skin. *Exp Dermatol* 2014; May 23(5):349-52.

[16] Stenderup KC, Rosada C, Worsaae A, *et al*. Interleukin-20 plays a critical role in maintenance and development of psoriasis in human xenograft transplantation model. *Br J Dermatol* 2009 Feb;160(2):284-96.

[18] Fujita HJ. The role of IL-22 and Th22 cells in human skin diseases. *Dermatol Sci* 2013 Oct;72(1):3-8.

[19] Jin SH, Choi D, Chun YJ, Noh M. Keratinocyte-derived IL-24 plays a role in the positive feedback regulation of epidermal inflammation in response to environmental and endogenous toxic stressors. *Toxicol Appl Pharmacol* Aug 2014;280(2):199-206.

[22] Wolk K, Witte K, Sabat R. Interleukin-28 and interleukin-29: novel regulators of skin biology. *J Interferon Cytokine Res* Aug 2010;30(8):617-28.

[27] Suga H, Sugaya M, Miyagaki T, *et al*. The role of IL-32 in cutaneous T-cell lymphoma. *J Invest Dermatol* 2014 May;134(5):1428-35.

[28] Netea MG, Lewis EC, Azam T, *et al*. Interleukin-32 induces the differentiation of monocytes into macrophage-like cells. *Proc Natl Acad Sci U S A* 2008 Mar 4;105:3515-20.

[29] Li P, Ma H, Han D, Mou K. Interleukin-33 affects cytokine production by keratinocytes in vitiligo. *Clin Exp Dermatol* 2015 Mar;40(2):163-70.

[30] Wang Y, Colonna M. Interkeukin-34, a cytokine crucial for the differentiation and maintenance of tissue resident macrophages and Langerhans cells. *Eur J Immunol* 2014 Jun;44(6):1575-81.

[33] Gresnigt MS, van de Veerdonk FL. Biology of IL-36 cytokines and their role in disease. *Semin Immunol* 2013 Dec 15;25(6):458-65.

[34] Teng X, Hu Z, Wei X, Wang Z, *et al*. IL-37 ameliorates the inflammatory process in psoriasis by suppressing proinflammatory cytokine production. *Immunology* 2014 Feb 15;192(4):1815-23.

Interferons

[1] Nardelli B, Zaritskaya L, Semenuk M, *et al*. Regulatory effect of IFN-kappa, a novel type I IFN, on cytokine production by cells of the innate immune system. *J Immunol* 2002 Nov 1;169:4822-30.

[2] Janeway CA, Travers P, Walport M, Shlomchik M. *Immunobiology*, 5 edn. New York: Taylor & Francis Inc., 2001.

[6] Schwarz G, Boehncke WH, Braun M, *et al*. Cathepsin S activity is detectable in human keratinocytes and is selectively upregulated upon stimulation with interferon-gamma. *J Invest Dermatol* 2002 Jul;119:44-9.

[7] Trompezinski S, Denis A, Schmitt D, Viac J. IL-10 is unable to downregulate VEGF expression in human activated keratinocytes. *Arch Dermatol Res* 2002 Nov;294:377-9.

[13] Alenius H, Laouini D, Woodward A, *et al*. Mast cells regulate IFN-gamma expression in the skin and circulating IgE levels in allergen-induced skin inflammation. *J Allergy Clin Immunol* 2002 Jan;109:106-13.

[15] Federici M, Giustizieri ML, Scarponi C, Girolomoni G, Albanesi C. Impaired IFN-gamma-dependent inflammatory responses in human keratinocytes overexpressing the suppressor of cytokine signaling 1. *J Immunol* 2002 Jul 1;169:434-42.

Tumour necrosis factor

[7] Aderka D, Wysenbeek A, Engelmann H, *et al*. Correlation between serum levels of soluble tumor necrosis factor receptor and disease activity in systemic lupus erythematosus. *Arthritis Rheum* 1993 Aug;36:1111-20.

[15] Tartaglia LA, Goeddel DV. Two TNF receptors. *Immunol Today* 1992 May;13:151-3.

[16] Tracey KJ, Fong Y, Hesse DG, *et al*. Anti-cachectin/TNF monoclonal antibodies prevent septic shock during lethal bacteraemia. *Nature* 1987 Dec 17-23;330:662-4.

[17] Hultgren O, Eugster HP, Sedgwick JD, Korner H, Tarkowski A. TNF/lymphotoxin-alpha double-mutant mice resist septic arthritis but display increased mortality in response to Staphylococcus aureus. *J Immunol* 1998 Dec 1;161:5937-42.

[18] Wakugawa M, Nakamura K, Akatsuka M, Nakagawa H, Tamaki K. Interferongamma-induced RANTES production by human keratinocytes is enhanced by IL-1beta, TNF-alpha, IL-4 and IL-13 and is inhibited by dexamethasone and tacrolimus. *Dermatology* 2001;202:239-45.

[19] Nakayama T, Fujisawa R, Yamada H, *et al*. Inducible expression of a CC chemokine liver-and activation-regulated chemokine(LARC)/macrophage inflammatory protein(MIP)-3 alpha/CCL20 by epidermal keratinocytes and its role in atopic dermatitis. *Int Immunol* 2001 Jan;13:95-103.

[20] Vestergaard C, Bang K, Gesser B, Yoneyama H, Matsushima K, Larsen CG. A Th2 chemokine, TARC, produced by keratinocytes may recruit CLA+CCR4+lymphocytes into lesional atopic dermatitis skin. *J Invest Dermatol* 2000 Oct; 115: 640-6.

[21] Gottlieb AB. Infliximab for psoriasis. *J Am Acad Dermatol* 2003 Aug;49:S112-17.

[22] Leonardi CL, Powers JL, Matheson RT, *et al*. Etanercept as monotherapy in patients with psoriasis. *N Engl J Med* 2003 Nov 20;349:2014-22.

[23] Hentgen V, Reinert P. [TNF receptor-associated periodic syndrome(TRAPS): clinical aspects and physiopathology of a rare familial disease]. *Arch Pediatr* 2003 Jan;10:45-53.

Cytokine suppressors and inhibitors

[3] Fernandez-Botran R. Soluble cytokine receptors: their role in immunoregulation. *FASEB J* 1991 Aug;5:2567-74.

[4] Sims JE, Gayle MA, Slack JL, *et al*. Interleukin 1 signaling occurs exclusively via the type I receptor. *Proc Natl Acad Sci U S A* 1993 Jul 1;90:6155-9.

[5] Dinarello CA. Interleukin-1 and interleukin-1 antagonism. *Blood* 1991 Apr 15;77:1627-52.

[6] Dripps DJ, Brandhuber BJ, Thompson RC, Eisenberg SP. Interleukin-1(IL-1) receptor antagonist binds to the 80κDa IL-1 receptor but does not initiate IL-1 signal transduction. *J Biol Chem* 1991 Jun 5;266:10331-6.

[7] Granowitz EV, Clark BD, Mancilla J, Dinarello CA. Interleukin-1 receptor antagonist competitively inhibits the binding of interleukin-1 to the type II interleukin-1 receptor. *J Biol Chem* 1991 Aug 5;266:14147-50.

[8] Hannum CH, Wilcox CJ, Arend WP, *et al*. Interleukin-1 receptor antagonist activity of a human interleukin-1 inhibitor. *Nature* 1990 Jan 25;343:336-40.

[9] Kupper TS, Groves RW. The interleukin-1 axis and cutaneous inflammation. *J Invest Dermatol* 1995 Jul;105:62S-6S.

[10] James K. Interactions between cytokines and alpha 2-macroglobulin. *Immunol Today* 1990 May;11:163-6.

[12] Chen W, Frank ME, Jin W, Wahl SM. TGF-beta released by apoptotic T cells contributes to an immunosuppressive milieu. *Immunity* 2001 Jun;14:715-25.

[14] Li XH, Simon AE. In vivo accumulation of a turnip crinkle virus defective interfering RNA is affected by alterations in size and sequence. *J Virol* 1991 Sep;65:4582-90.

Chemokines, Chemokine receptors

[2] Homey B, Muller A, Zlotnik A. Chemokines: agents for the immunotherapy of cancer? *Nat Rev Immunol* 2002 Mar;2:175-84.

[10] Murphy PM. International Union of Pharmacology. XXX. Update on chemokine receptor nomenclature. *Pharmacol Rev* 2002 Jun;54:227-9.

[11] Pease JE, Murphy PM. Microbial corruption of the chemokine system: an expanding paradigm. *Semin Immunol* 1998 Jun;10:169-78.

[14] Gerber BO, Zanni MP, Uguccioni M, *et al*. Functional expression of the eotaxin receptor CCR3 in T lymphocytes co-localizing with eosinophils. *Curr Biol* 1997 Nov 1;7:836-43.

[16] Schutyser E, Richmond A, Van Damme J. Involvement of CC chemokine ligand 18 (CCL18) in normal and pathological processes. *J Leukoc Biol* 2005 Jul;78:14-26.

[18] Homey B, Wang W, Soto H, *et al*. Cutting edge: the orphan chemokine receptor G protein-coupled receptor-2 (GPR-2, CCR10) binds the skin-associated chemokine CCL27 (CTACK/ALP/ILC). *J Immunol* 2000 Apr 1; 164: 3465-70.

[19] Homey B, Alenius H, Muller A, *et al*. CCL27-CCR10 interactions regulate T cellmediated skin inflammation. *Nat Med* 2002 Feb;8:157-65.

[25] Lapham CK, Zaitseva MB, Lee S, Romanstseva T, Golding H. Fusion of monocytes and macrophages with HIV-1 correlates with biochemical properties of CXCR4 and CCR5. *Nat Med* 1999 Mar;5:303-8.

[33] Devalaraja RM, Nanney LB, Du J, *et al*. Delayed wound healing in CXCR2 knockout mice. *J Invest Dermatol* 2000 Aug;115:234-44.

[34] Belperio JA, Keane MP, Arenberg DA, *et al*. CXC chemokines in angiogenesis. *J Leukoc Biol* 2000 Jul;68:1-8.

Proteases

[27] Descargues P, Deraison C, Bonnart C, *et al*. Spink5-deficient mice mimic Netherton syndrome through degradation of desmoglein 1 by epidermal protease hyperactivity. *Nat Genet* 2005 Jan;37:56-65.

[28] Eissa A, Diamandis EP. Human tissue kallikreins as promiscuous modulators of homeostatic skin barrier functions. *Biol Chem* 2008 Jun;389:669-80.

[29] Hachem JP, Man MQ, Crumrine D, *et al*. Sustained serine proteases activity by prolonged increase in pH leads to degradation of lipid processing enzymes and profound alterations of barrier function and stratum corneum integrity. *J Invest Dermatol* 2005 Sep;125:510-20.

[30] Hachem JP, Wagberg F, Schmuth M, *et al*. Serine protease activity and residual LEKTI expression determine phenotype in Netherton syndrome. *J Invest Dermatol* 2006 Jul; 126: 1609-21.

[31] Lundwall A, Brattsand M. Kallikrein-related peptidases. *Cell Mol Life Sci* 2008 Jul;65:2019-38.

[32] Voegeli R, Rawlings AV, Doppler S, Schreier T. Increased basal transepidermal water loss leads to elevation of some but not all stratum corneum serine proteases. *Int J Cosmet Sci* 2008 Dec;30:435-42.

[33] Padilla BE, Cottrell GS, Roosterman D, *et al*. Endothelin-converting enzyme-1 regulates endosomal sorting of calcitonin receptor-like receptor and beta-arrestins. *J Cell Biol* 2007 Dec 3;179:981-97.

[34] Roosterman D, Cottrell GS, Padilla BE, *et al*. Endothelin-converting enzyme 1 degrades neuropeptides in endosomes to control receptor recycling. *Proc Natl Acad Sci U S A* 2007 Jul 10;104:11838-43.

[35] Roosterman D, Goerge T, Schneider SW, Bunnett NW, Steinhoff M. Neuronal control of skin function: the skin as a neuroimmunoendocrine organ. *Physiol Rev* 2006 Oct; 86: 1309-79.

[36] Thielitz A, Ansorge S, Bank U, *et al*. The ectopeptidases dipeptidyl peptidase IV(DP IV) and aminopeptidase N(APN)

and their related enzymes as possible targets in the treatment of skin diseases. *Front Biosci* 2008;13:2364-75.

Matrix metalloproteinases

[1] Bode W. Structural basis of matrix metalloproteinase function. *Biochem Soc Symp* 2003:1-14.

[2] Chase AJ, Newby AC. Regulation of matrix metalloproteinase(matrixin)genes in blood vessels: a multi-step recruitment model for pathological remodelling. *J Vasc Res* 2003 Jul-Aug;40:329-43.

[3] Visse R, Nagase H. Matrix metalloproteinases and tissue inhibitors of metalloproteinases: structure, function, and biochemistry. *Circ Res* 2003 May 2;92:827-39.

[4] Baker AH, Edwards DR, Murphy G. Metalloproteinase inhibitors: biological actions and therapeutic opportunities. *J Cell Sci* 2002 Oct 1;115:3719-27.

[5] Bedocs PM, Kumar V, Mahon MJ. Pemphigoid gestationis: a rare case and review. *Arch Gynecol Obstet* 2009 Feb; 279: 235-8.

[6] Kasperkiewicz M, Zillikens D. The pathophysiology of bullous pemphigoid. *Clin Rev Allergy Immunol* 2007 Oct;33: 67-77.

[7] Raffetto JD, Khalil RA. Matrix metalloproteinases in venous tissue remodeling and varicose vein formation. *Curr Vasc Pharmacol* 2008 Jul;6:158-72.

[8] Sagi L, Sherer Y, Trau H, Shoenfeld Y. Pemphigus and infectious agents. *Autoimmun Rev* 2008 Oct;8:33-5.

[10] Thornfeldt CR. Chronic inflammation is etiology of extrinsic aging. *J Cosmet Dermatol* 2008 Mar;7:78-82.

[13] Gschwandtner M, Purwar R, Wittmann M, *et al*. Histamine upregulates keratinocyte MMP-9 production via the histamine H1 receptor. *J Invest Dermatol* 2008 Dec; 128: 2783-91.

Lysosomal mediators

[3] Jennette JC, Falk RJ. Antineutrophil cytoplasmic autoantibodies and associated diseases: a review. *Am J Kidney Dis* 1990 Jun;15:517-29.

[4] Nurden AT, Nurden P, Sanchez M, Andia I, Anitua E. Platelets and wound healing. *Front Biosci* 2008;13:3532-48.

[5] Alberts B, Johnson A, Lewis J, Raff M, Roberts K, Walter P. Molecular Biology of the Cell, 4 edn. New York and London: Garland Science, 2002.

[6] Lodish B, Berk A, Zipursky SL, Matsudaira P, Baltimore D, Darnell J. *Molecular Cell Biology*, 4 edn. New York: WH Freeman, 1999.

[12] Johnson LA, Prevo R, Clasper S, Jackson DG. Inflammation-induced uptake and degradation of the lymphatic endothelial hyaluronan receptor LYVE-1. *J Biol Chem* 2007 Nov 16; 282:33671-80.

[13] Bechetoille N, Andre V, Valladeau J, Perrier E, Dezutter-Dambuyant C. Mixed Langerhans cell and interstitial/dermal dendritic cell subsets emanating from monocytes in Th2-mediated inflammatory conditions respond differently to proinflammatory stimuli. *J Leukoc Biol* 2006 Jul;80:45-58.

[14] Schwarz G, Boehncke WH, Braun M, *et al*. Cathepsin S activity is detectable in human keratinocytes and is selectively upregulated upon stimulation with interferon-gamma. *J Invest Dermatol* 2002 Jul;119:44-9.

[15] Tsang WY, Chan JK, Loo KT, Wong KF, Lee AW. Granulomatous slack skin. *Histopathology* 1994 Jul;25:49-55.

[16] Gutierrez MG, Mishra BB, Jordao L, Elliott E, Anes E, Griffiths G. NF-κappa B activation controls phagolysosome fusion-mediated killing of mycobacteria by macrophages. *J Immunol* 2008 Aug 15;181:2651-63.

[17] Fissolo N, Kraus M, Reich M, *et al*. Dual inhibition of proteasomal and lysosomal proteolysis ameliorates autoimmune central nervous system inflammation. *Eur J Immunol* 2008 Sep;38:2401-11.

Radical oxygen species

[4] Folkerts G, Kloek J, Muijsers RB, Nijkamp FP. Reactive nitrogen and oxygen species in airway inflammation. *Eur J Pharmacol* 2001 Oct 19;429:251-62.

[7] Gao XP, Standiford TJ, Rahman A, *et al*. Role of NADPH oxidase in the mechanism of lung neutrophil sequestration and microvessel injury induced by Gramnegative sepsis: studies in p47phox-/-and gp91phox-/-mice. *J Immunol* 2002 Apr 15;168:3974-82.

[8] Gil-Lamaignere C, Roilides E, Lyman CA, *et al*. Human phagocytic cell responses to Scedosporium apiospermum (Pseudallescheria boydii): variable susceptibility to oxidative injury. *Infect Immun* 2003 Nov;71:6472-8.

[9] Nakamura Y, Feng Q, Kumagai T, *et al*. Ebselen, a glutathione peroxidase mimetic seleno-organic compound, as a multifunctional antioxidant. Implication for inflammation-associated carcinogenesis. *J Biol Chem* 2002 Jan 25;277:2687-94.

[13] Virag L, Szabo E, Bakondi E, *et al*. Nitric oxide-peroxynitrite-poly(ADP-ribose)polymerase pathway in the skin. *Exp Dermatol* 2002 Jun;11:189-202.

[14] Swinkels OQ, Prins M, Gerritsen MJ, van Vlijmen-Willems IM, van der Valk PG, van de Kerkhof PC. An immunohistochemical assessment of the response of the psoriatic lesion to single and repeated applications of high-dose dithranol cream. *Skin Pharmacol Appl Skin Physiol* 2002 Nov-Dec; 15:393-400.

[15] Cooper D, Stokes KY, Tailor A, Granger DN. Oxidative stress promotes blood cell-endothelial cell interactions in the microcirculation. *Cardiovasc Toxicol* 2002;2:165-80.

[16] Ichimura H, Parthasarathi K, Quadri S, Issekutz AC, Bhattacharya J. Mechanooxidative coupling by mitochondria induces proinflammatory responses in lung venular capillaries. *J Clin Invest* 2003 Mar;111:691-9.

[18] Haddad JJ. Antioxidant and prooxidant mechanisms in the regulation of redox(y)-sensitive transcription factors. *Cell Signal* 2002 Nov;14:879-97.

[20] Gil L, Martinez G, Gonzalez I, *et al*. Contribution to characterization of oxidative stress in HIV/AIDS patients. *Pharmacol Res* 2003 Mar;47:217-24.

Nitric oxide

[1] Bogdan C. The function of nitric oxide in the immune system. In: Balligand JL, Mayer BB, eds. *Handbook of Experimental Pharmacology Nitric Oxide*. Heidelberg: Springer, 2000:443-92.

[2] Bogdan C. Nitric oxide and the immune response. *Nat Immunol* 2001 Oct;2:907-16.

[4] MacPherson JC, Comhair SA, Erzurum SC, *et al*. Eosinophils are a major source of nitric oxide-derived oxidants in severe asthma: characterization of pathways available to eosinophils for generating reactive nitrogen species. *J Immunol* 2001 May 1;166:5763-72.

[9] Pfeilschifter J, Eberhardt W, Beck KF. Regulation of gene expression by nitric oxide. *Pflugers Arch* 2001 Jul; 442: 479-86.

[11] Trifilieff A, Fujitani Y, Mentz F, Dugas B, Fuentes M, Ber-

trand C. Inducible nitric oxide synthase inhibitors suppress airway inflammation in mice through downregulation of chemokine expression. *J Immunol* 2000 Aug 1;165:1526-33.

[13] Aiello S, Noris M, Piccinini G, *et al*. Thymic dendritic cells express inducible nitric oxide synthase and generate nitric oxide in response to self-and alloantigens. *J Immunol* 2000 May 1;164:4649-58.

[14] Moulian N, Truffault F, Gaudry-Talarmain YM, Serraf A, Berrih-Aknin S. In vivo and in vitro apoptosis of human thymocytes are associated with nitrotyrosine formation. *Blood* 2001 Jun 1;97:3521-30.

[19] McCartney-Francis NL, Song X, Mizel DE, Wahl SM. Selective inhibition of inducible nitric oxide synthase exacerbates erosive joint disease. *J Immunol* 2001 Feb 15;166:2734-40.

[20] Shi FD, Flodstrom M, Kim SH, *et al*. Control of the autoimmune response by type 2 nitric oxide synthase. *J Immunol* 2001 Sep 1;167:3000-6.

[23] Marquina M, Espana A, Fernandez-Galar M, Lopez-Zabalza MJ. The role of nitric oxide synthases in pemphigus vulgaris in a mouse model. *Br J Dermatol* 2008 Jul;159:68-76.

Histamine

[2] Stander S, Steinhoff M. Pathophysiology of pruritus in atopic dermatitis: an overview. *Exp Dermatol* 2002 Feb;11:12-24.

[3] Oda T, Morikawa N, Saito Y, Masuho Y, Matsumoto S. Molecular cloning and characterization of a novel type of histamine receptor preferentially expressed in leukocytes. *J Biol Chem* 2000 Nov 24;275:36781-6.

[7] Kunzmann S, Mantel PY, Wohlfahrt JG, Akdis M, Blaser K, Schmidt-Weber CB. Histamine enhances TGF-beta1-mediated suppression of Th2 responses. *FASEB J* 2003 Jun;17:1089-95.

[8] Jutel M, Watanabe T, Klunker S, *et al*. Histamine regulates T-cell and antibody responses by differential expression of H1 and H2 receptors. *Nature* 2001 Sep 27;413:420-5.

[9] Sachs B, Hertl M, Merk HF. Histamine receptors on lymphocytes: distribution and functional significance. *Skin Pharmacol Appl Skin Physiol* 2000 Nov-Dec;13:313-23.

[13] Kanda N, Watanabe S. Histamine inhibits the production of interferon-induced protein of 10 kDa in human squamous cell carcinoma and melanoma. *J Invest Dermatol* 2002 Dec;119:1411-19.

[14] Rossbach K, Wendorff S, Sander K, *et al*. Histamine H4 receptor antagonism reduces hapten-induced scratching behaviour but not inflammation. *Exp Dermatol* 2009 Jan; 18:57-63.

[17] Falus A, Meretey K. Histamine: an early messenger in inflammatory and immune reactions. *Immunol Today* 1992 May;13:154-6.

[18] Kuna P, Reddigari SR, Rucinski D, Kaplan AP. Further characterization of histamine releasing chemokines present in fractionated supernatants derived from human mononuclear cells. *Clin Exp Allergy* 1996 Aug;26:926-33.

[19] Harvima IT. Induction of matrix metalloproteinase-9 in keratinocytes by histamine. *J Invest Dermatol* 2008 Dec; 128:2748-50.

Platelet-activating factor

[3] Lin AH, Morton DR, Gorman RR. Acetyl glyceryl ether phosphorylcholine stimulates leukotriene B4 synthesis in human polymorphonuclear leukocytes. *J Clin Invest* 1982 Nov;70:1058-65.

[4] Weyrich AS, McIntyre TM, McEver RP, Prescott SM, Zimmerman GA. Monocyte tethering by P-selectin regulates monocyte chemotactic protein-1 and tumor necrosis factor-alpha secretion. Signal integration and NF-kappa B translocation. *J Clin Invest* 1995 May;95:2297-303.

[7] Prescott SM, McIntyre TM, Zimmerman GA. In: Gallin JI, Snyderman R, eds. Inflammation: Basic Principles and Clinical Correlates. Philadelphia: Lippincott Williams & Wilkins, 1999:387-96.

[8] Prescott SM, Zimmerman GA, Stafforini DM, McIntyre TM. Platelet-activating factor and related lipid mediators. *Annu Rev Biochem* 2000;69:419-45.

[10] Weber C, Springer TA. Neutrophil accumulation on activated, surface-adherent platelets in flow is mediated by interaction of Mac-1 with fibrinogen bound to alphaIIbbeta3 and stimulated by platelet-activating factor. *J Clin Invest* 1997 Oct 15;100:2085-93.

[11] Zhang Q, Sitzman LA, Al-Hassani M, *et al*. Involvement of platelet-activating factor in ultraviolet B-induced hyperalgesia. *J Invest Dermatol* 2009 Jan;129:167-74.

[12] Fukunaga A, Khaskhely NM, Sreevidya CS, Byrne SN, Ullrich SE. Dermal dendritic cells, and not Langerhans cells, play an essential role in inducing an immune response. *J Immunol* 2008 Mar 1;180:3057-64.

[13] Wolf P, Nghiem DX, Walterscheid JP, *et al*. Platelet-activating factor is crucial in psoralen and ultraviolet A-induced immune suppression, inflammation, and apoptosis. *Am J Pathol* 2006 Sep;169:795-805.

[14] Thomsen JS, Sonne M, Benfeldt E, Jensen SB, Serup J, Menne T. Experimental itch in sodium lauryl sulphate-inflamed and normal skin in humans: a randomized, double-blind, placebo-controlled study of histamine and other inducers of itch. *Br J Dermatol* 2002 May;146:792-800.

[15] Zhang Q, Seltmann H, Zouboulis CC, Travers JB. Activation of platelet-activating factor receptor in SZ95 sebocytes results in inflammatory cytokine and prostaglandin E2 production. *Exp Dermatol* 2006 Oct;15:769-74.

Prostaglandins and thromboxanes, Leukotrienes

[1] Guan Y, Zhang Y, Schneider A, *et al*. Urogenital distribution of a mouse membrane-associated prostaglandin E(2) synthase. *Am J Physiol Renal Physiol* 2001 Dec;281:F1173-7.

[2] Narumiya S, FitzGerald GA. Genetic and pharmacological analysis of prostanoid receptor function. *J Clin Invest* 2001 Jul;108:25-30.

[17] Miyaura C, Inada M, Suzawa T, *et al*. Impaired bone resorption to prostaglandin E2 in prostaglandin E receptor EP4-knockout mice. *J Biol Chem* 2000 Jun 30;275:19819-23.

[23] Hsieh FH, Lam BK, Penrose JF, Austen KF, Boyce JA. T helper cell type 2 cytokines coordinately regulate immunoglobulin E-dependent cysteinyl leukotriene production by human cord blood-derived mast cells: profound induction of leukotriene C(4) synthase expression by interleukin 4. *J Exp Med* 2001 Jan 1;193:123-33.

[24] Ott VL, Cambier JC, Kappler J, Marrack P, Swanson BJ. Mast cell-dependent migration of effector $CD8^+$ T cells through production of leukotriene B4. *Nat Immunol* 2003 Oct;4:974-81.

[25] Tager AM, Bromley SK, Medoff BD, *et al*. Leukotriene B4 receptor BLT1 mediates early effector T cell recruitment. *Nat Immunol* 2003 Oct;4:982-90.

[32] Brink C. Leukotriene receptors: state of the art. *Adv Exp Med Biol* 2003;525:7-10.

[33] Drazen JM. Anti-leukotrienes as novel anti-inflammatory treatments in asthma. *Adv Exp Med Biol* 2002;507:217-21.

[34] Boehme SA, Chen EP, Franz-Bacon K, *et al*. Antagonism of CRTH2 ameliorates chronic epicutaneous sensitization-induced inflammation by multiple mechanisms. *Int Immunol* 2009 Jan;21:1-17.

[35] Boehme SA, Franz-Bacon K, Chen EP, *et al*. A small molecule CRTH2 antagonist inhibits FITC-induced allergic cutaneous inflammation. *Int Immunol* 2009 Jan;21:81-93.

[36] Shiraishi H, Yoshida H, Saeki K, *et al*. Prostaglandin E2 is a major soluble factor produced by stromal cells for preventing inflammatory cytokine production from dendritic cells. *Int Immunol* 2008 Sep;20:1219-29.

Neuromediators

[2] Steinhoff M, Bienenstock J, Schmelz M, Maurer M, Wei E, Biro T. Neurophysiological, neuroimmunological, and neuroendocrine basis of pruritus. *J Invest Dermatol* 2006 Aug;126:1705-18.

[4] Brzoska T, Luger TA, Maaser C, Abels C, Bohm M. Alpha-melanocyte-stimulating hormone and related tripeptides: biochemistry, antiinflammatory and protective effects in vitro and in vivo, and future perspectives for the treatment of immune-mediated inflammatory diseases. *Endocr Rev* 2008 Aug;29:581-602.

[6] Paus R. Frontiers in the (neuro-) endocrine controls of hair growth. *J Invest Dermatol Symp Proc* 2007 Dec;12:20-2.

[14] Kramer HH, He L, Lu B, Birklein F, Sommer C. Increased pain and neurogenic inflammation in mice deficient of neutral endopeptidase. *Neurobiol Dis* 2009 Aug;35(2):177-83.

[23] Paus R, Arck P, Tiede S. (Neuro-) endocrinology of epithelial hair follicle stem cells. *Mol Cell Endocrinol* 2008 Jun 25;288:38-51.

[24] Zeller J, Poulsen KT, Sutton JE, *et al*. CGRP function-blocking antibodies inhibit neurogenic vasodilatation without affecting heart rate or arterial blood pressure in the rat. *Br J Pharmacol* 2008 Dec;155:1093-103.

[29] Ding W, Stohl LL, Wagner JA, Granstein RD. Calcitonin gene-related peptide biases Langerhans cells toward Th2-type immunity. *J Immunol* 2008 Nov 1;181:6020-6.

[50] Beed M, O'Connor MB, Kaur J, Mahajan RP, Moppett IK. Transient hyperaemic response to assess skin vascular reactivity: effects of heat and iontophoresed norepinephrine. *Br J Anaesth* 2009 Feb;102:205-9.

[64] Demerjian M, Hachem JP, Tschachler E, *et al*. Acute modulations in permeability barrier function regulate epidermal cornification: role of caspase-14 and the protease-activated receptor type 2. *Am J Pathol* 2008 Jan;172:86-97.

[66] Symons FJ, Wendelschafer-Crabb G, Kennedy W, Hardrict R, Dahl N, Bodfish JW. Evidence of altered epidermal nerve fiber morphology in adults with selfinjurious behavior and neurodevelopmental disorders. *Pain* 2008 Jan;134:232-7.

[67] Symons FJ, Wendelschafer-Crabb G, Kennedy W, Heeth W, Bodfish JW. Degranulated mast cells in the skin of adults with self-injurious behavior and neurodevelopmental disorders. *Brain Behav Immun* 2009 Mar;23:365-70.

Cell apoptosis and inflammation

[4] Conus S, Simon HU. Cathepsins: key modulators of cell death and inflammatory responses. *Biochem Pharmacol* 2008 Dec 1;76:1374-82.

[5] Farley SM, Purdy DE, Ryabinina OP, Schneider P, Magun BE, Iordanov MS. Fas ligand-induced proinflammatory transcriptional responses in reconstructed human epidermis. Recruitment of the epidermal growth factor receptor and activation of MAP kinases. *J Biol Chem* 2008 Jan 11;283:919-28.

[6] Farley SM, Dotson AD, Purdy DE, *et al*. Fas ligand elicits a caspase-independent proinflammatory response in human keratinocytes: implications for dermatitis. *J Invest Dermatol* 2006 Nov;126:2438-51.

[9] Kulms D, Schwarz T. Molecular mechanisms involved in UV-induced apoptotic cell death. *Skin Pharmacol Appl Skin Physiol* 2002 Sep-Oct;15:342-7.

[15] Menke J, Hsu MY, Byrne KT, *et al*. Sunlight triggers cutaneous lupus through a CSF-1-dependent mechanism in MRL-Fas(lpr) mice. *J Immunol* 2008 Nov 15;181:7367-79.

[16] Pradhan S, Kim HK, Thrash CJ, *et al*. A critical role for the proapoptotic protein bid in ultraviolet-induced immune suppression and cutaneous apoptosis. *J Immunol* 2008 Sep 1;181:3077-88.

[17] Skoog T, Elomaa O, Pasonen-Seppanen SM, *et al*. Matrix metalloproteinase-21 expression is associated with keratinocyte differentiation and upregulated by retinoic acid in HaCaT cells. *J Invest Dermatol* 2009 Jan;129:119-30.

[18] Li N, Zhao M, Wang J, Liu Z, Diaz LA. Involvement of the apoptotic mechanism in pemphigus foliaceus autoimmune injury of the skin. *J Immunol* 2009 Jan 1;182:711-17.

[19] Schmidt E, Gutberlet J, Siegmund D, Berg D, Wajant H, Waschke J. Apoptosis is not required for acantholysis in pemphigus vulgaris. *Am J Physiol Cell Physiol* 2009 Jan;296:C162-72.

[20] Chamorro CI, Weber G, Gronberg A, Pivarcsi A, Stahle M. The human antimicrobial peptide LL-37 suppresses apoptosis in keratinocytes. *J Invest Dermatol* 2009 Apr;129(4):937-44.

第 9 章

光生物学

9

Antony R. Young

St John's Institute of Dermatology, Division of Genetics and Molecular Medicine, Faculty of Life Sciences and Medicine, King's College London, London, UK

基本原理

光生物学是研究紫外线(UV)和可见光辐射对生命影响的科学,本章主要阐述正常皮肤的光生物学。这门学科之所以重要是因为皮肤是人体与环境直接接触的界面,而太阳的紫外线辐射(UVR)可能是我们接触到的最重要自然环境危害,并且越来越多的人将自己暴露在人工紫外线下进行美黑。而大部分的太阳 UVR 对皮肤的影响是有害的,应该通过光保护策略将其损害降至最小化。然而,太阳 UVR 对维生素 D 的生成又是必要的,甚至可能对心血管疾病(CVD)有益。UV 和可见光辐射可用于皮肤病的光(化学)和光动力疗法(见第 21 和 22 章),还可用于治疗内科疾病。许多人患有对 UV 和可见光辐射异常敏感的皮肤疾病,这部分光皮肤病将在第 127 章讨论。

UVR 及其产生和来源

紫外光和可见光辐射是原子中的外层电子从高能级轨道向内层低能级轨道跃迁过程中所释放的能量,它只占电磁波谱中很小一部分(图 9.1),称为光子。每一个这样的发射都是一个波长为 λ[纳米(nm),10^{-9} m]、空间传播的速度为 c(3×10^{8} m/s)、能量 E(焦耳,J)$=hc/\lambda$,$h=6.63\times10^{-34}$ J/s(普朗克常数)的离散振荡电磁脉冲(图 9.2)。因此,300 nm 光子的能量为 6.63×10^{-19} J,此处我们定义 1J 为在一个没有摩擦力的环境中把 1kg 物体加速至 1 m/s 的速度所需的能量。一个点光源的重复分子辐射会产生多个球形阵面辐射波,每个阵面总能量等于单个光子能量的总和,但会发散,并且单位表面积的能量强度逐渐减小。UVR 可以用光子(即粒子)或波形来定义。

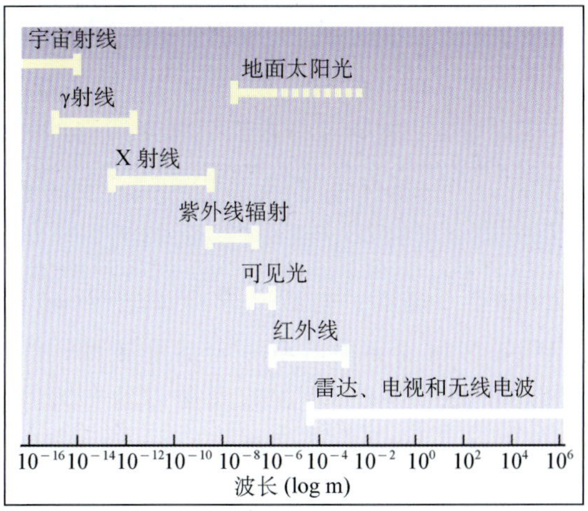

图 9.1 电磁波谱

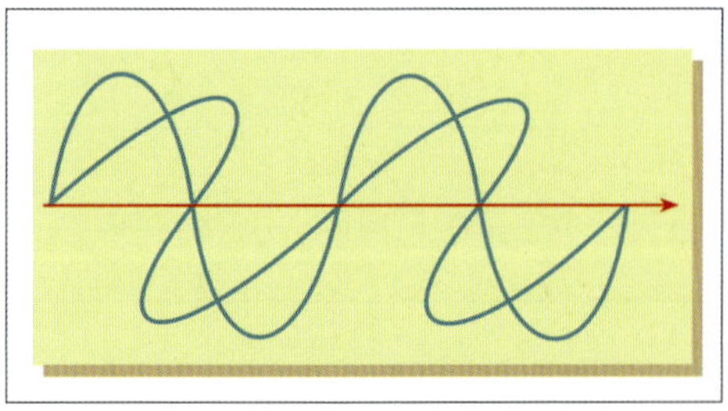

图 9.2 电磁波示意图

根据公约，国际照明委员会（CIE）将 UVR 分为正式指定的三大类。

- UVC（200～280 nm）。
- UVB（280～315 nm）。
- UVA（315～400 nm）。

处于 UVB/UVA 交界的 320 nm 光辐射在光皮肤病学领域应用非常广泛。此外，根据 UVA 光谱区域内不同的分子机制，UVA 通常被细分为 UVA1/Ⅰ（340～400 nm）和 UVA2/Ⅱ（315/320～340 nm），其中 UVA2 在分子水平和生物作用方面更像 UVB。

UVR 测量

准确测量 UVR 对光生物学的各个方面研究都很重要。这种测量被称为放射量测定，可通过物理学[1]或生物学的方法来实现。

物理放射量测定法

物理放射量测量计内含传感器，传感器通常是应用对特定波段做出响应的光电二极管。这种入射在表面的能量称为辐射暴露量、暴露剂量或通量（J/m^2 或 mJ/cm^2），入射率称为辐照度、剂量率或强度（W/m^2 或 mW/cm^2），其中 1W＝1 瓦特＝1 J/s。

实际应用时，皮肤暴露剂量（J/m^2）等于 W/m^2 与时间（s）的乘积。大多数现代光疗舱安装了放射量测量计，这种测量计可以根据设定的剂量计算暴露时间。当然，对这些数据进行独立验证是明智的，光疗机构和研究部门将从与具有 UVR 测量专业知识的物理学家的密切联系中获益匪浅。

手持剂量计中不同光电二极管的光谱响应率差异很大，通常呈钟形。例如，一个专用的 UVB 传感器在 UVA 区域也可能具有一定的灵敏度，反之亦然。因此在使用含有 UVA 的光源测量 UVB 辐照度，或使用含有 UVB 的光源测量 UVA 辐照度时，都可能会导致错误的测量。因为这一点尚未得到重视，在已经发表的文献中确实存在许多 UVR 测量的错误，这些错误也会导致依赖光谱相关生物学结论的错误。因此，特定的紫外辐射剂量计必须针对特定的紫外辐射源进行校准，而且这种校准仅对特定的光源有效。校准普遍使用分光辐射计，该分光辐射计按波长逐个测量给定的 UVR 光谱的辐照度，从而提供出特定光源的发射光谱。一个好的分光辐射计的动态测量范围大约是 6 个数量级。校准非常重要，因为即使是一个低水平的特定波段（通常是 UVB）（＜1.0%）也可能具有非常重要的生物学效应。分光辐射计本身则根据国家标准灯具进行校准。

生物放射量测定法

在生物放射量测定法中，皮肤是传感器，最常使用的测量结果是最小红斑量（MED），这是一种通常在 UV 照射 24h 后评估的反应。MED 是通过几何级数递增暴露量（如 ×1.25 或 $\times\sqrt{2}$）照射小面积皮肤（如 1 cm^2），引起可见红斑或边界清楚红斑的最低 UVR 剂量。在光疗和光生物学实验中，MED 被广泛用于测量暴露量。尽管像 MED 这样由眼睛进行的阈值评估是主观的，但如果在标准照明下仔细地进行，该法具有可重复性，结果可靠。此外，MED 还可用于光线性皮肤病的诊断（见第 127 章）。根据定义，MED 是一种测量个体对特定光谱的 UVR 敏感度的方法。需要注意的是，MED 随身体部位[2]的变化而变化，尤其是在比较常见曝光部位和常见避光部位时。目前使用标准红斑剂量（SED）[3]的情况越来越多，尤其是在科研和流行病学方面。一次 SED 相当于 100 J/m^2 的红斑有效辐射，这是通过将光谱辐射测量值与红斑 CIE 作用谱加权得到的（参见后面作用光谱部分）[4]。与 MED 相比，SED 的一大优点是不受个体 UVR 灵敏度和 UVR 源发射光谱的影响。

地面 UVR

日光性 UVR 抵达陆地前 UVC、UVB 会被氧气（O_2）和平流层臭氧（O_3）吸收。平流层的臭氧层吸收了所有的 UVC 并使 UVB 衰减，但对 UVA 几乎没有影响。日光来源的地面 UVR 受太阳高度的强烈影响，而太阳高度又与纬度、季节和时间有关。对流层（海平面以上 0～10km）的颗粒物和气体（如 O_3、NO_2、SO_2）污染也会影响 UVR 光谱。UVB 在太阳直射时最强，例如在赤道的正午。这是因为穿过平流层的路径比太阳低位的时更短（即 UVB 的衰减更少）（图 9.3）。这意味着 UVB 与 UVA 的比值会随着太阳高度（如一年中的时间）[5]的变化而变化，尤其是在高纬度地区，因为 UVB 的辐照度与 UVA 相比容易随季节波动。然而，即使太阳在正上方（如中午在海平面的赤道上），绝大多数的太阳 UVR 都是 UVA（＞90%）。如

图 9.4 给出的太阳光谱的例子，当太阳位于高位时，UVB 的含量仅为 5%左右。因此，可以说太阳主要是 UVA 源，尤其是 UVA1(>70%)。应注意，太阳辐照度随海拔的升高而增加。例如高寒地区夏季的高山地区，每增加 1000m 高度，总 UVR 和 UVA 辐射增加 8%～9%。当总辐照度以红斑加权(见作用光谱部分)时，这一数值可增加到 18%/1000m[6]。

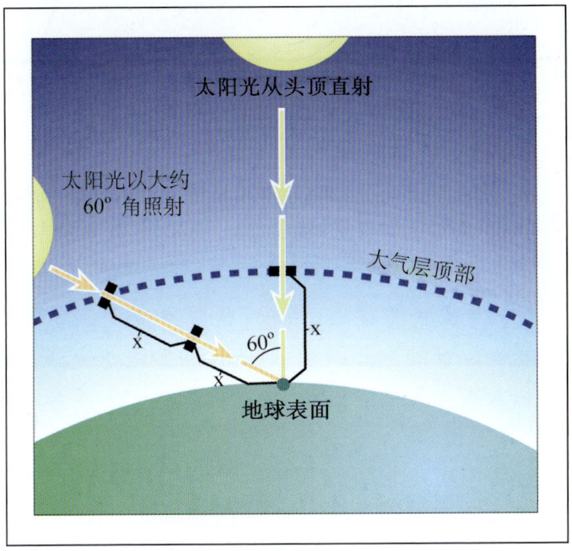

图 9.3 不同太阳高度下的 UVR 路径长度

人工 UVR

有许多人工来源的 UVR[7] 已被广泛应用于光(化学)疗法和美黑行业，最常见的是日光灯管。日光灯管是一个密封的玻璃管，里面含有水银和惰性气体，这种气体通常是氩气。管内测涂有一层磷光粉。当电流通过管道并释放出与荧光粉相互作用的 UV 光子时，水银就会被激发。这种相互作用释放出紫外光和可见光，其发射光谱可以根据荧光粉的组成进行调整。在光疗中应用较广泛的日光灯管通通常为窄谱 UVB(313nm)，接近于单色，以及宽谱的 UVA 和 UVB。美黑管一般以 UVA1 为主，含少量 UVA2 和 UVB。图 9.4 示例光疗管发射光谱。

一些 UV 光源是源于氙气(Xe)电弧，氙气电弧发出的紫外和可见光谱非常宽，可以通过适当的光学器件加以修正。日光模拟辐射(SSR)(见图 9.4)可以通过合适的玻璃滤镜生成，用于科研、临床光检测和防晒霜功效评价。Xe 电弧还可以与单色器耦合生成“单色”辐射，用于确定作用光谱(请参阅后面的章节)。但需要注意的是，这是一种呈钟形的窄谱多色辐射源。这种单色光谱的特征是其光谱具半高宽度(FWHM)，即峰值 50%时的光谱宽度。例如，300nm 处的单色辐射可能有 5nm 的 FWHM。

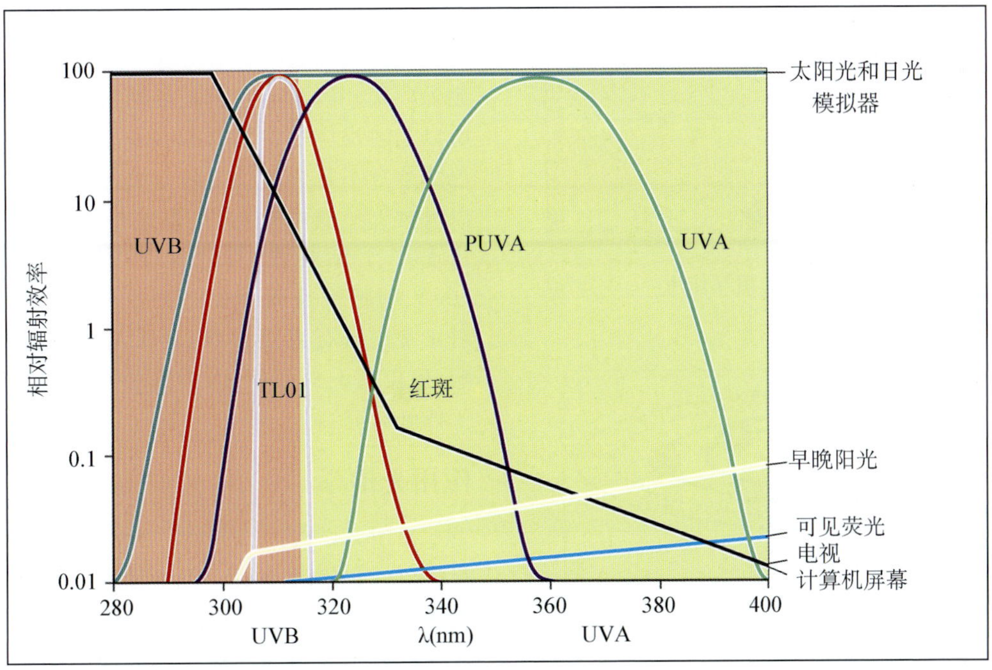

图 9.4 皮肤光生物学和其他领域遇到典型光源的近似发射光谱，并与人类皮肤红斑作用光谱进行比较

金属卤化物灯产生高功率 UVA1，用于照射量大于 60J/cm^2 的大剂量 UVA1 光疗[8]。此外，发光二极管(LED)是近年来较有前景的光疗手段[9]。

UVR 与皮肤的相互作用(理化方面)

光辐射到达物体表面被反射或传导并在下面的递质中散射，尤其是短波辐射(图 9.5)。光辐射最终会消散，除非它一开始能与一个结构适宜的分子发生部分碰撞并被其吸收，我们把这个分子称为生色团。皮肤中的生色团包括 DNA、反式尿酸(tUCA)、含有芳香族氨基酸的蛋白质、黑素、黑素合成代谢产物、黄素和卟啉[10]。连续宽谱波长中的每一波长都可能被吸收，但吸收率略有不同，从而形成一个对特定生色团具有特征性的吸收光谱(图 9.6)。例如裸露的 DNA 在 260 nm 处有最大的吸收峰，这可激发电子跃迁到外层高能级轨道(图 9.7)，从而发生化学反应，进而得到相应的分子效应、细胞效应和临床表现。因此，所有无论是急性或慢性皮肤光生物学的基础都是光化学。

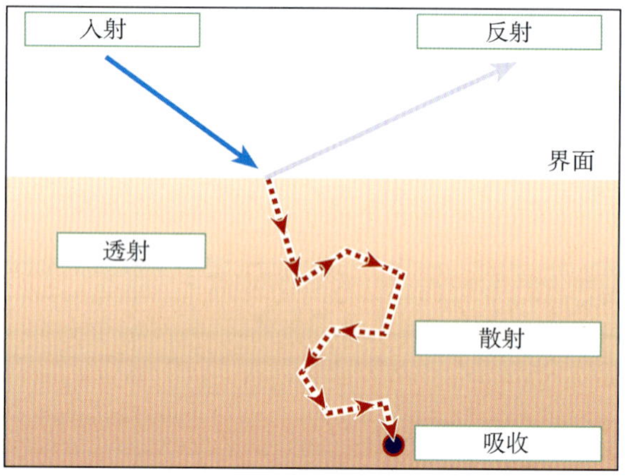

图 9.5 UVR 与物体的相互作用

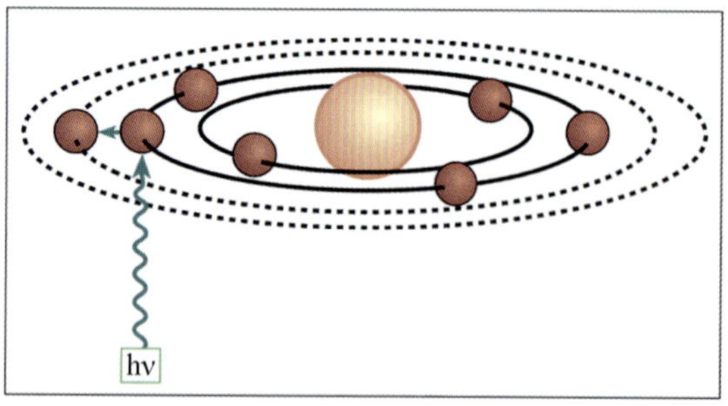

图 9.7 轨道电子吸收光子后向外层电子轨道跃迁的示意图

光子能量，其方程式 $E=h\nu$，h 为普朗克常量，ν 为光的频率。

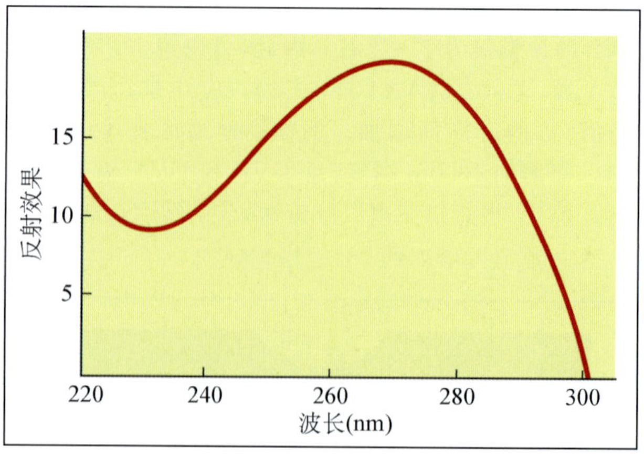

图 9.6 轨道电子受激发至外层电子轨道所对应的波长概率曲线典型表现(吸收谱)

UV 对皮肤的穿透(传输)状况是决定光生物学效应发生位置的主要因素。UVR 的传输研究通常在小鼠和人表皮上独立进行，结果显示 UVA 的穿透要比 UVB 深得多。这是由于 UVB 到达皮肤基底层及真皮过程中被皮肤中的一些主要生色团减弱，如角质层中丰富的 tUCA。另一种评估皮肤 UV 穿透性的方法是测量照射后体内光损伤分子标记。这类研究使用 DNA 损伤标记，证实了 UVA 比 UVB 穿透性更强，同时发现 UVA 散射更多[11,12]。

生色团在吸收紫外或可见光辐射后可能发生结构变化。例如，DNA 中出现双嘧啶损伤，tUCA 异构化为顺式。因为生色团是启动光生物效应的靶分子，所以上述反应被称为直接反应。而在间接反应中生色团本身不是引起反应的分子。例如，一个生色团可以吸收 UV 或可见光，并将这些能量转移到氧气中，从而产生活性氧(ROS)，ROS 可破坏细胞内的 DNA、细胞膜等靶目标。根据经验，UVB 和 UVA2 对正常皮肤有直接影响，而 UVA1 对皮肤有间接影响，但也有不少例外，因为这些经验很大程度上是基于体外研究。

作用光谱学

作用光谱(波长依赖性)决定了光的波长(λ)和生物学效应之间的关系。因为不同光谱区域的许多生物学效应存在非常大的差异，所以作用光谱通常以对数标度表示。图 9.8 展示了正常人皮肤红斑的 CIE 作用光谱，同时显示在特定 UVR 剂量(J/m^2)下 UVB 引起红斑的效应比 UVA 强几个数量级。UVB 和 UVA 引起红斑效应的强弱都依赖于具体的波长，但据经验通常 UVB 引起红斑的效应是 UVA 的 1000

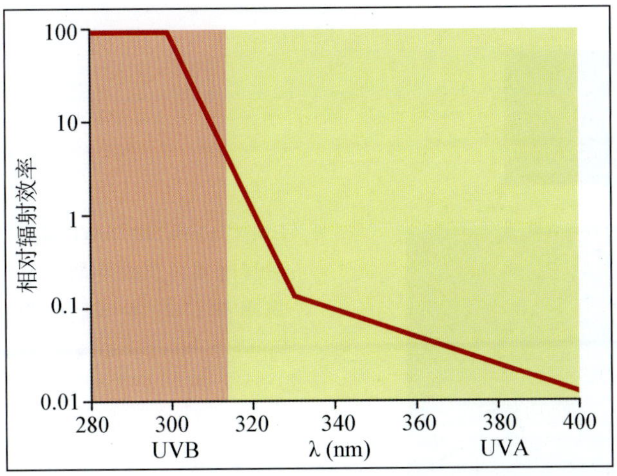

图 9.8　UVR 致人体皮肤红斑的作用光谱

倍。作用光谱学主要有两方面的应用。首先是对引起相应光生物学效应的生物生色团的鉴定，这对理解光生物学机制至关重要。理想条件下，特定生物学效应的作用光谱会与引起效应的生物生色团的吸收光谱重叠。一个与皮肤无关但很好的例子是光合作用的作用光谱和叶绿素的吸收光谱高度重叠。然而，像人类皮肤这样更为复杂的结构中，由于生色团的相互竞争和光散射会改变皮肤光学特性，所以这样高度重叠的可能性要小得多。作用光谱的第二个、也是更重要的实际应用是作为特定 UVR 发射光谱的生物加权函数。生物加权是特定的发射光谱（如太阳 UVR）中的每一波长乘以该段波长的作用光谱从而得到第三曲线，以定义整段光谱的生物有效能量。如上文地面 UVR 部分所述，太阳主要发射 UVA1；然而，比例较小的 UVB（通常<5%）却是导致红斑（晒伤）的主要原因（效应占比>80%）。这意味着如果不能很好地过滤 UVB，防晒霜将是无效的。基于作用光谱的生物加权常能得出令人惊讶的结果，比如光谱中<1%的某段波长可成为某一生物学或临床效应的主要原因[13]。确定人类皮肤的良好作用光谱技术要求高且耗时长。可靠的生物加权依赖于高质量的光谱辐射测定。使用外源生色团可以改变红斑效应的作用光谱。例如，口服或局部应用 8-甲氧基补骨脂素（8-MOP），会使红斑效应的作用光谱峰值移至约 340nm 的 UVA 区[14]。

UVR 对皮肤的常见影响

分子和细胞的影响

表皮细胞富含吸收 UVR 生色团，因此非常容易受到光损伤。表 9.1 总结了 UVR 对皮肤的主要分子和细胞效应。最重要的生色团可能是细胞核 DNA。两个相邻嘧啶碱基的 C5 ═C6 双键在吸收光子能量之后发生断裂，并在两个嘧啶的 C5 和 C6 位之间分别形成新的共价键，形成嘧啶二聚体（也称为二嘧啶损伤）。由于 4-碳环丁烷环结构的产生，嘧啶二聚体被称为环丁烷嘧啶二聚体（CPD）。另一种损伤方式是 C5 ═C6 双键断裂，剩余能量导致其中一个嘧啶环旋转，其 C4 与邻近嘧啶的 C6 形成新的键，最终形成 6-4 嘧啶-嘧啶酮（6-4PP）[15]，本过程中仅形成一个新的共价键。在暴露于亚红斑剂量的 UVB 和 SSR 后，即可在体内检测到 CPD 和 6-4PP。6-4PP 也是由 UVB 诱导产生而不是 UVA1[11]。UVB（300nm）和 UVA1 在人体皮肤中诱导 CPD 和 6-4PP 效应对比如图 9.9 所示。

表 9.1　UVR 对皮肤常见主要效应总结

急性效应		慢性效应
分子/细胞效应	临床效应	临床效应
DNA 光损伤（及其修复）与突变	红斑	皮肤肿瘤
黑素合成	延迟晒黑	光老化
炎性浸润、增生和角质层增厚	即刻色素沉着	
可破坏 DNA 和细胞膜的活性氧	持久色素沉着	
细胞凋亡（晒伤细胞）	抑制获得性免疫	
朗格汉斯细胞损耗	增强先天免疫力	
基因和蛋白质表达	降低血压（通过 UVA）	
维生素 D 光合成		

氧化应激（细胞抗氧化系统被 ROS 破坏的状态）可诱导细胞生物分子学方面的改变，例如脂质、蛋白质和超过 30 种类型的核碱基修饰。鸟嘌呤的氧化阈值较低，通常可发生 8-羟基-7，8-二氢鸟嘌呤（8-oxo-7，8-dihydroguanine，8oxoGua）和 8-羟基-7，8-二氢-2′-脱氧鸟嘌呤（8-oxo-7，8-dihydro-2′-deoxguanosine，8oxodG）[15]两种类型的 DNA 氧化损伤。UVA 和 UVB 均可诱导氧化损伤，但研究普遍显示 UVA 诱导氧化损伤的效应强于 UVB。

修复 DNA 损伤

DNA 光损伤在生命中普遍存在，而大多数生物都有精细的 DNA 修复机制。皮肤中 DNA 修复的基本原理是识别并清除光损伤碱基并用新的碱基替换，

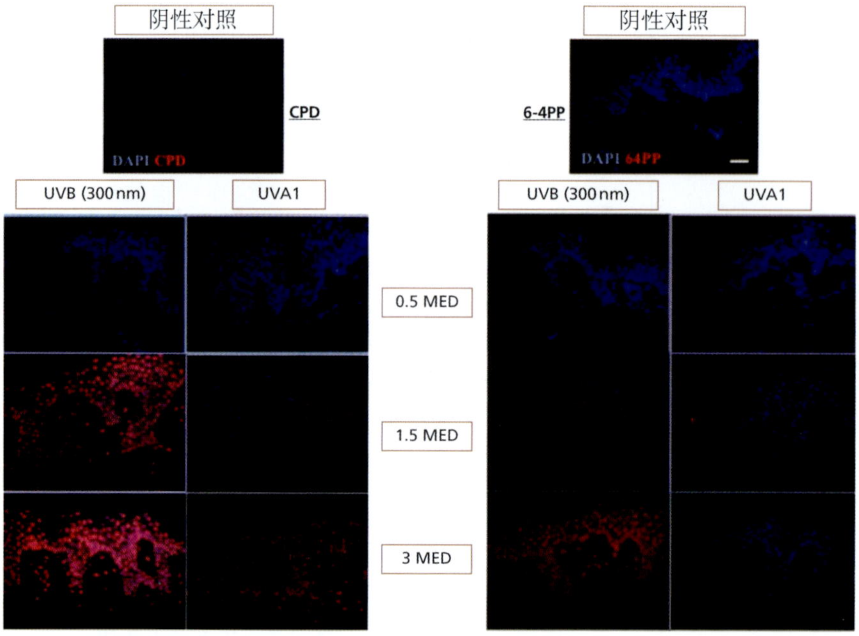

图 9.9 UVB(300nm)和 UVA1 暴露后短时间内皮肤中的环丁烷嘧啶二聚体(CPD)和 6-4PP

注意 UVR 的剂量效应、对真皮细胞的损伤、UVA1 未导致 6-4PP 生成。这种损害具有潜在的致突变性，可被 NER 去除。DAPI 染色指示细胞核。(DNA 损伤图片，由圣约翰皮肤病研究所 Dr. Angela Tewari 提供)

然后连接得到完整的 DNA。可靠的 DNA 修复对基因组完整性至关重要。增殖的表皮细胞中插入不正确的碱基造成突变，可能导致皮肤肿瘤。

核苷酸切除修复

人体皮肤中最重要的修复过程是核苷酸切除修复(NER)。该过程依赖于大量在 DNA 光损伤中起识别和切除作用的酶，并且还依赖互补链作为模板修复 DNA。NER 由活化的 p53 蛋白触发，而 p53 的激活依赖于上游细胞应激信号，包括 DNA 损伤、致癌刺激和缺氧。这引发了 NER 基因的 G1/S 细胞周期停滞和 NER 基因的转录激活。NER 也称为非计划 DNA 合成(UDS)，这一命名主要是与有丝分裂细胞中有规律 DNA 合成相区别。因缺乏一种或多种修复蛋白而无法修复 DNA 可能会造成严重的后果，比如着色性干皮病(XP)患者就极易患皮肤肿瘤(见第 78 章)[16]。对 XP 患者体外细胞培养的研究极大提高了我们对 DNA 修复机制的理解，所以许多 DNA 修复蛋白的名称都带有 XP 前缀。

核苷酸切除修复有全基因组修复(GGR)和转录耦联修复(TCR)两个子途径，后一修复途径选择性地针对活跃的转录链[16,17]。GGR 途径中，XPE 和(或)XPC 识别 DNA 损伤。而在 TCR 途径中，光损伤产物导致 RNA 聚合酶 Ⅱ 停滞，CSA 和 CSB 介入完成损伤识别。两条途径都通过人体细胞中 30 种不同的蛋白质组成的转录因子复制体复合物完成修复。活体人表皮中 GGR 的评估显示 6-4PP 的修复相对较快，在 6h 内基本完成。相比之下，去除 CPD 的半衰期约为 30h[18]。这种差异可能是因为 6-4PP 导致双螺旋更显著的变形，使其更快地被识别和修复。

碱基切除修复

碱基切除修复(BER)可修复氧化造成的非扭曲单碱基损伤[17]，包括 8-氧鸟嘌呤、2,6-二氨基-4-羟基-5-甲酰胺基嘧啶(FapyG，FapyA)、烷基化的嘌呤(3-甲基腺嘌呤、7-甲基鸟嘌呤)，以及水解或脱氨的嘌呤(脱氨腺嘌呤中的次黄嘌呤和去氨鸟嘌呤中的黄嘌呤)。BER 由 DNA 糖基化酶启动，这些酶可识别和清除特定的受损或错配碱基。随后会留下脱嘌呤/脱嘧啶的裸核糖磷酸骨架，通常称为 AP 位点。AP 位点被 AP 内切核酸酶切开，形成的单链损伤可进一步被短片段 BER(仅替换 1 个碱基)或长片段 BER(替换 2～10 个碱基)完成修复。人 8-氧鸟嘌呤糖基化酶(hOGG1)是研究最充分的糖基化酶之一，它负责修复 8oxodG。hOGG1 在基底层中的表达水平很低，因此 UVA 诱导的 8-oxodG 损伤在基底层的修复比在人表皮上层慢，表皮上层中 UVA 暴露所致 8-oxodG 损伤在 2h 内即可修复[19]。

体外研究表明 UVR 可以上调多种基因，包括核转录因子和与炎症、免疫调节和细胞外蛋白重塑相关的基因，在体皮肤情况与之类似。这种基因上调发生的机制，特别是针对特定基因被上调的机制，尚未阐明。但有研究表明直接 DNA 损伤和 ROS 可能是 UVR 诱导基因上调的机制。其中一些基因对 UVB 敏感，而另一些对 UVA 敏感。

细胞效应

皮肤暴露于 UVR 导致广泛的细胞效应。其中最重要的是形成有固缩核和嗜酸性细胞质的表皮晒伤细胞(SBC)。SBC 是 SSR 和 UVB 而非 UVA1 诱导的凋亡角质形成细胞。通过免疫染色可证明 SBC 的形成受 p53 调控。p53 在 UVR 诱导细胞凋亡中的作用在小鼠研究中得到了证实[20,21],UVR 照射 p53 野生型小鼠可诱导 SBC 的形成,而 p53 缺失小鼠对这种 UVR 诱导的细胞凋亡耐受且有 CPD 累积。p53 通过 Bcl2[22] 家族蛋白(BAX、PUMA)和凋亡受体 FAS(也被称为 CD95 和 APO-1)的上调诱导细胞凋亡。Bcl2 和 FAS 通过含半胱氨酸的天冬氨酸蛋白水解酶(caspase)相关途径清除 DNA 损伤的角质形成细胞,从而消除潜在的肿瘤细胞。

研究还观察到朗格汉斯细胞(LC)树突和数量的减少,同时伴有表皮海绵形成(细胞间水肿)、真皮血管扩张、中性粒细胞和 $CD3^+$ 淋巴细胞浸润[23,24]。皮肤增生在暴露于 UVB 或 SSR 后数小时至数天发生(暴露于 UVA 通常无此后果)。在早期几小时内细胞无明显变化,数小时后细胞有丝分裂,DNA、RNA 和蛋白质合成速率显著增加,随后才会出现表皮增厚,特别是角质层增厚。

UVR 的临床效应

UVR 的急性和慢性效应取决于皮肤类型。皮肤类型通常是对皮肤颜色及对 UVR 的急性反应的评估。表 9.2 总结了皮肤的类型和相关风险。Ⅰ型和Ⅱ型浅肤色皮肤受到 UVR 急性和长期影响的风险最大。一般来说,以前未暴露的臀部皮肤的 MED 随皮肤类型的增加而增加[25],但各型皮肤 MED 有相当多重叠,所以不能使用 MED 预测皮肤类型。反之,亦不能通过皮肤类型估算 MED。此外,皮肤类型的遗传基础尚不明确。

表 9.2　基于 Fitzpatrick 分类的皮肤类型摘要。UVR 的急性效应和致癌作用之间存在关联,其机制尚不明确

皮肤类型	光防护区的肤色	晒伤风险	光防护区 1 个 MED 对应的近似 SED	晒黑能力	皮肤癌风险
Ⅰ	白皮肤	++++	2~3	±	高
Ⅱ	白皮肤	+++	2~3	+	高
Ⅲ	白皮肤	++	4~6	++	中
Ⅳ	橄榄色	+	4~6	+++	中
Ⅴ	棕色	±	6~20[a]	++++	低
Ⅵ	黑色/深棕色	±	6~20[a]	++++	低

[a] 此数据对Ⅴ/Ⅵ型皮肤不是特别可靠,因为黑素会掩盖红斑。

急性效应

UVR 的急性临床效应是指单次 UVR 暴露后数秒至数周内发生的改变。

红斑

红斑是最明显 UVR 的急性临床效应,是 UVR 诱导的炎症反应。通常发生于 SSR/UVB 暴露之后约 6h 明显,约 24h 达到峰值,在随后几天内逐渐消退。红斑可能伴随疼痛、灼热感,严重时还会发生水肿。此外,还可伴随皮肤对机械刺激和热刺激所致疼痛敏感性增加,导致日晒后皮肤脆弱[26]。每日反复以亚红斑剂量(0.65MED)照射Ⅱ型皮肤可产生累积效应,在数天后出现明显的红斑,而Ⅳ型皮肤则不会出现[27]。因为Ⅳ型皮肤 MED 较高,即使它们接受了 2 倍的照射量,依然不会出现累积效应。这表明那些浅肤色个体比深肤色个体更容易发生红斑。

红斑的作用光谱研究有超过 90 年的历史,并已建立一系列这样的光谱库[28]。图 9.8 展示了一个标准的红斑 CIE 作用光谱[4]。通常,UVC 和 UVB 界线(280nm)的 MED 约为 500 J/m^2,UVB(300nm)的 MED 约为 250 J/m^2,UVA(360nm)的 MED 约为 320 kJ/m^2。该作用光谱类似于 UVB 和 UVA 在人体皮肤中产生 CPD 的效应光谱,这表明 CPD 的生成很可能是红斑反应的直接原因[29],其中 300nm 附近的波长致 DNA 损伤和红斑的效应最强。一些动物研究也支持 DNA 损伤在红斑反应中的作用。然而,很可能还有其他未知的非 DNA 生色团或机制导致红斑,特别是吸收峰在 UVA1 区的生色团。例如,研究表明 UVA 红斑是氧依赖性的,而 UVB 则不是[30]。同一个体的 UVB 和 UVA1 的 MED 之间没有明显相关性,这表明两者诱导红斑的机制在一定程度上相互独立[31]。UVR 诱导红斑的机制尚未完全明确,但有证据表明它是由前列腺素和一氧化氮(NO)介导的[23,32]。

晒黑

UVR 导致“晒黑”的过程包含以下 3 个方面，相应的作用光谱也已阐明[28]。

- 即刻色素沉着(IPD)。
- 持久性色素沉着(PPD)。
- 黑素合成或延迟晒黑(DT)。

即刻和持久的色素沉着

即刻色素沉着表现为暂时的灰色，这被认为是暴露于 UVA(340nm 处的作用光谱峰值)和可见光(400～500nm)之后，现有的无色黑素前体发生光氧化所致。IPD 是由低剂量 UVA(1～4 J/cm^2)诱导产生，可在 15min 内消退。在浅肤色个体中很难观察到这一现象，但Ⅳ型及以上皮肤这一现象明显。IPD 对红斑没有保护作用，其生物学意义尚不明确，尽管最近有人提出其氧化产物可吸收可见光波段辐射，从而防止可见光辐射对其他重要分子如血液中叶酸[5-甲基四氢叶酸(5MTHF)]的光损伤[33]。而 5MTHF 缺乏可能增加心血管疾病、结直肠癌、巨幼红细胞性贫血、抑郁症和痴呆症的风险。

持久性色素沉着发生于更高剂量(>10 J/cm^2)的 UVA 暴露之后，皮肤会发生棕色改变，在照射后 2h 达到峰值，并持续 1～5d。PPD 也不依赖新的黑素的合成，而是由于黑素前体更持久的氧化。PPD 常常被作为防晒霜保护作用测试的终点指标。

黑素合成

延迟晒黑(可变色素沉着或新黑素生成)是由于基底表皮黑素细胞受刺激后合成了新的黑素，这些黑素经树突转运到邻近的角质形成细胞，再向皮肤表面重新分布。被晒黑的能力取决于皮肤类型，如表 9.2 所述。黑素的密度随身体部位而变化，且随着年龄的增长而下降。新合成的黑素有真黑素和褐黑素两种。真黑素呈深色、黑褐色，不溶于水；褐黑素含硫，呈浅色、红黄色，溶于碱性溶液。真黑素是黑素光保护特性中的主要因素，在浅肤色皮肤类型中被诱导产生真黑素时，可产生 2～3 个单位的保护作用以防止 DNA 光损伤和红斑反应，同时造成明显的晒黑[27]。有体外实验和动物实验证据表明，与黑素生成相关的产品，特别是褐黑素可能具有光敏性，导致红头发人群患皮肤癌的易感性增加。新的黑素经角质形成细胞传递到表皮重新分布，通常在照射后约 3d 才变得明显。当角质层在数周后脱落时，其棕褐色即会随之消失。

UVR 诱导的 DT 由酪氨酸酶活性的增加引起，促进酪氨酸向左旋多巴(L-DOPA)的转化，这是黑素合成的限速步骤。其他前体包括多巴醌、5,6-二羟基吲哚(DHI)和 5,6-二羟基吲哚-2-羧酸(DHICA)。在黑素细胞胞质中，DHICA 可经甲基化产生 6-羟基-5-甲氧基吲哚-2-羧酸(6H5MICA)和 5-羟基-6-甲氧基吲哚-2-羧酸(5H6MICA)，进而产生黑素。

酪氨酸酶可被 UVR 黑素细胞直接激活，还可被角质形成细胞间接激活。UVR 可诱导角质形成细胞膜释放膜结合的二酰基甘油(DAG)，从而激活 PKC-β，进而导致酪氨酸酶的激活。此外，成纤维细胞、神经元和肥大细胞也可刺激少量酪氨酸酶的活化。一项关于多次 UVR 暴露后基因表达的体内研究表明，UVB 是有效激活各种色素相关基因，如酪氨酸酶(TYR)基因、酪氨酸酶相关蛋白 1(TRP1)和多巴色素互变异构酶(DCT)，以及小眼畸形相关转录因子(MITF)[34]。SSR 在诱导这些效应比 UVB 更有效，表明当 UVA 和 UVB 联合时对黑素生成具有协同作用。而单独的 UVA 并不能诱导色素细胞特异性基因的上调，这表明 UVA 诱导的色素沉着可能是通过一种特殊的机制[35]。DNA 光损伤也可介导黑素合成，黑素合成的作用光谱即表明这一点。体外实验表明，局部用 DNA 修复酶(T4N5)处理暴露于 SSR 的小鼠 S91 黑素瘤细胞和人黑素细胞，比热灭活酶处理的细胞产生更多的黑素[36]，并可加速 CPD 切除，促进晒黑。CPD 修复过程中单链 DNA 片段的释放可增强酪氨酸酶活性，导致酪氨酸酶蛋白和下游新黑素合成的增加，从而促进黑素合成[37]。

UVR 诱导的 DNA 损伤可激活 p53 蛋白调节黑素合成[38,39]。p53 蛋白激活后引起阿黑皮素原(POMC)的上调，POMC 转化为促肾上腺皮质激素(ACTH)和 α-黑素细胞刺激素(α-MSH)。分泌的 α-MSH 与黑素细胞上的黑皮质素受体-1(MC1R)结合，诱导环腺苷酸(cAMP)的生成，进而刺激酪氨酸酶的活性。

免疫调节

皮肤是先天和后天免疫系统的重要组成部分(见第 8 章)，表皮富含具有抗原呈递功能的朗格汉斯细胞(LC)。UVR 对皮肤免疫力有很大影响[40-42]，例如，UVR 很容易减少表皮的 LC。20 世纪 70 年代的经典实验表明 UVR 可抑制小鼠免疫，促进鳞状细胞癌(SCC)的发生。UVR 可能对人类有类似作用，但我们无法通过人体实验来验证。完整的免疫系统对于皮肤癌监测和肿瘤排斥很重要，因为在长期使用免疫抑制药物的器官移植患者中，所有类型的皮肤癌的发病率都很高，特别是曝光部位。药物诱导的免疫抑制和光免疫抑制之间的主要区别在于后者具有抗原特异性。小鼠和人获得性免疫的接触超敏反应(CHS)模型可证明这一结论。该模型被广泛用于研究皮肤癌中的光免疫事件。皮肤可以被通用敏化药如二硝基氯苯(DNCB)致敏,皮肤某一部位被 DNCB 致敏后,用 DNCB 在远处刺激,可诱导典型的 CHS 反应。然而,如果致敏位点预先暴露于 UVR,则 DNCB 诱导的 CHS 反应降低或被抑制,并且这些动物随后不能再被 DNCB 致敏,但可以被其他抗原致敏。利用小鼠皮肤研究后发现 CHS 反应的抑制机制是由抗原特异性 T-regs 介导的"免疫耐受"现象。

CHS 反应的抑制容易发生在亚红斑量光暴露的人群中[43]。有充分证据表明 DNA[44] 和 tUCA[45] 是可抑制 CHS 反应的生色团。UVR 诱导的皮肤分子改变可导致光抗原的产生,特异性光免疫抑制可能是进化产生的,它可以防止新抗原导致的慢性过敏反应。有证据表明多形性日光疹(PLE)是针对未知光抗原的 CHS 反应未被有效抑制的结果[46,47]。光免疫抑制的缺点是免疫系统无法清除可能癌变的角质形成细胞和黑素细胞。结合皮肤癌通常发生在生殖和育儿的年龄之后这一现象,我们认为自然选择可能优先选择预防过敏反应,而忽略可能癌变的细胞。但有趣的是,有证据表明 PLE 患者不易患皮肤癌[48]。

小鼠研究表明,UVR 可以抑制对一系列病原体诱导的获得性免疫。因此人们担心 UVR 的免疫抑制作用是否会对疫苗接种产生影响,但是尚无实质性证据支持这一担忧[41]。

上述讨论集中在 UVR 对 CHS 反应致敏阶段(初期)的影响。然而,UVR 还可以抑制 CHS 反应效应过程(记忆期),这可以通过照射皮肤后再用相同抗原处理来证明,其意义尚不清楚。

UVR 可抑制获得免疫和记忆免疫,但最近的研究也表明,UVR 可通过诱导 β-防御素等抗菌肽增强先天免疫,特别是表皮上层的先天免疫[49]。

综上所述,UVR 可抑制抗原特异性的获得性免疫。光化学作用诱导产生抗原,进化产生的这种获得性免疫可防止此类抗原诱导的接触超敏反应。然而,UVR 对获得性免疫长期抑制会增加皮肤癌的易感性。相反,UVR 却可能增强先天免疫力,从而可以更好地防止微生物感染。

维生素 D

维生素 D 的产生是已确定 UVR 后对机体唯一的益处[50]。众所周知维生素 D 对骨骼健康很重要,且越来越多证据表明维生素 D 还有广泛的健康效应,但这些证据仍存在争议。用于维生素 D 合成的皮肤生色团是 7-脱氢胆固醇(7DHC),也称为前维生素 D。它经 UVR 照射被转换为维生素 D 前体,其作用光谱类似于 UVB 波段红斑的作用光谱。没有证据表明 UVA 参与维生素 D 的产生,但有证据表明它可能诱导维生素 D 光降解。维生素 D 前体通过热反应和酶促反应转化为最终具有生物活性的维生素 D。通常通过测量血清 25-羟基维生素 D 来评估机体的维生素 D 水平。一些研究表明,对于大多数人来说,日光是维生素 D 最重要的来源,因为日常饮食中相对较少的成分富含维生素 D,如富含油脂的鱼类。在温带气候中,维生素 D 的状态随季节变化。

流行病学研究表明,在一定纬度下,肤色较深的人维生素 D 水平较低,这可能是由黑素的光保护作用造成的。事实上,有学者认为,当人类迁出非洲时,迫于维持维生素 D 水平的压力,机体在选择减少皮肤黑素的水平[51]。一些研究阐述了黑素在维生素 D 合成中的作用,但结果尚存在争议。本书作者最近未发表的一项综合性研究表明,皮肤色素对维生素 D 状态的影响非常小。这可能是因为在黑素含量较高的基底层之上有足够量的 7DHC。

心血管疾病

一些研究推测血压和 CVD 与 UVR 暴露之间存在关联。这些学者认为,UVB 诱导生成的维生素 D 在其中发挥中介作用,但这一猜想尚未得到干预研究的支持。最近的研究表明,亚红斑剂量(2 SED)的 UVA(320～400nm)单次照射皮肤后,可促使皮肤释放 NO 进入体循环,从而降低血压[52]。这是一个重要的发现,它对其他纬度相关疾病机制的阐明也有重要意义。因此确认这些数据非常重要,因为它们具有重要的公共卫生意义[53],还可能影响光保护策略。

慢性效应

在获得伦理批准的情况下,在实验室中研究 UVR 对人体皮肤的急性效应相对容易。然而 UVR 对皮肤的慢性效应则无法采用上述研究方法,这时需要采用流行病学方法进行研究。有关皮肤癌的大量流行病学研究得到了动物实验和体外研究的支持。相比之下,光老化的流行病学研究很少,很可能是因为光老化一直被视为美观问题,而非健康问题。我们对光老化的大部分理解来自长期的动物研究和短期的人体皮肤中分子替代物的研究。

皮肤癌

长期流行病学数据和身体各部位对比研究支持太阳辐射暴露与皮肤癌之间的关联,包括角质形成细胞来源的基底细胞癌(BCC)、SCC,以及黑素细胞来源的恶性黑素瘤(MM)。UVR 暴露也与光线性角化病(AK)有关,而 AK 与 SCC 高风险相关联。皮肤肿瘤的风险很大程度上取决于皮肤类型(见表9.2)。例如,MM的风险因素包括自我报告的较严重晒伤和一些表型特征。这些表型特征与UVR敏感度相关且由遗传决定,包括浅色皮肤、浅色头发和眼睛、不易晒黑、雀斑和多发痣。参见Lucas等关于UVR和皮肤肿瘤的综述[50]。

自20世纪60年代以来,MM的发病率在浅肤色人群中逐渐上升,每10~20年增加1倍。这归因于娱乐行为的变化导致日晒增加。这种趋势预计将持续至少20年。在澳大利亚和美国,有证据表明最近男女性中新病例的发生率均有下降,甚至趋于稳定。这一现象主要发生在较年轻的年龄组(25—44岁);而60岁以上人群,特别是男性人群的发病率仍在持续大幅增长。20世纪80年代开始的公共卫生防晒运动可能是导致年轻人群中新病例减少的原因。

BCC和SCC是浅肤色人群中最常发生的肿瘤,常被统称为非黑素瘤性皮肤癌(NMSC)。由于各种原因很难获得NMSC的准确发病率,包括人们普遍缺乏向癌症登记处强制报告NMSC的制度,基于人群的研究很少,但仍有大量证据表明NMSC的发病率正在增加。此外,尽管大多数报告记录了病变的多样性,但是并没有用于人群年龄标准化评价的统一方法。

MM仅占全部皮肤肿瘤的4%左右,然而它占皮肤肿瘤死亡的80%。仅2008年全球因MM死亡的人数估计为46 000人。近年来MM的死亡率有所增加,例如20世纪70年代初到21世纪初,欧洲的MM死亡率增加了1倍多。

UVR致癌的实验证据

皮肤癌与日光UVR(295~400nm)各波段的关联已经得到了大量动物实验的证实。比较典型的是无毛小鼠实验,无毛小鼠长期暴露于包括SSR在内的UVR,容易发展为SCC。此外,UVR和MM之间的关系也在小鼠模型中的到了证实[54]。研究人员利用小鼠研究已经得到了小鼠SCC的作用光谱,校正人和小鼠皮肤中透射光学的差异后得到了人类SCC的作用光谱[55]。该作用光谱显示UVB是导致SCC的主要原因。人SCC作用光谱与人红斑和表皮CPD的作用光谱相似,提示DNA也是在SCC发病中起作用的生色团。UVR导致AK、BCC和SCC中发生高频率的特异性突变(T>C和TT>CC),这一现象也支持上述假说。例如,超过90%的SCC和大约50%的BCC中出现p53突变[56,57]。AK中80%的p53突变,以及Bowen病中63%的p53突变中都发现了UVR诱导的C>T突变[57,58]。一项对XP患者中SCC和BCC相关突变的分析显示,90%患者发生G:C>A:T突变[59,60]。p53突变后可抑制细胞周期停滞和DNA修复,导致突变掺入子细胞中。类似地,在MM中也发现肿瘤抑制基因PTEN存在UVR特异性突变[61,62]。MM的作用光谱尚未确定,但有人认为UVA对于MM发生较NMSC更重要。

不同UVR暴露模式对皮肤肿瘤的影响

UVR暴露模式似乎在皮肤肿瘤的发生中有重要影响[63]。SCC与低剂量慢性暴露相关,而MM则与间歇性高剂量晒伤暴露有关,BCC的情况可能与MM类似。研究表明,儿童时期日光照射可能特别重要,10岁后从低日照国家(如苏格兰)迁移至高日照国家(如澳大利亚)与10岁前迁移相比,晚年MM的发生风险显著降低。有趣的是,MM的小鼠模型也只有在出生后几天内进行暴露才会导致病变[54]。

光老化

皮肤老化包括相对独立的两种现象:一种是内在的随时间流逝的自然老化;另一种是光老化,即由慢性UVR暴露引起的结构和功能变化的累积。如果说皮肤肿瘤的发生有一定随机性,那光老化则是一个确定性、不可避免的过程。光老化的主要临床特征是或粗或细的皱纹、干燥、粗糙、毛细血管扩张、黄色和不规则斑片状色素沉着。皮肤同时还会失去其机械性能。表9.3总结了皮肤光老化和自然老化的主要组织学差异。皮肤的机械特性和弹性来自真皮的细胞外基质。细胞外基质的主要蛋白质组分是胶原蛋白,其次是弹力蛋白。弹力蛋白的降解(也称为弹力纤维变性),是皮肤长期暴露于日光UVR的典型组织学特征。通常在SCC附近可观察到弹力纤维变性,这与长期低剂量UVR暴露有关。

表9.3 皮肤自然老化和光老化的主要组织学特征总结

定位	自然老化	光老化
表皮	真皮-表皮交界处扁平	真皮-表皮交界处扁平
	角质形成细胞大小和表皮厚度多变	表皮增厚和萎缩
		角质形成细胞大小多变
	黑素细胞缺失	黑素细胞增多(通常非典型)和黑素含量
真皮	萎缩伴胶原、弹力纤维和蛋白多糖减少	弹力纤维和胶原纤维变性
		蛋白多糖增加
	血管缺失	轻微血管周围炎症
		血管壁增厚

改编自Herschenfeld和Gilchrest 1999[110]。

胶原蛋白降解

胶原蛋白可被基质金属蛋白酶(MMP)降解,而MMP在非曝光部位皮肤中表达水平很低。MMP是一大类具有共同的结构和功能的蛋白酶,它们的催化结构域中有含锌结合位点。MMP以酶原形态释放,必须除去封堵酶活性位点的半胱氨酸残基才能激活酶活性。其主要意义是确保MMP仅在靶点发挥活性。MMP的主要生理功能是通过直接蛋白水解真皮ECM蛋白和非基质蛋白来调节ECM更新,以及从膜锚定的前体分子中释放生物活性细胞因子、生长因子和趋化因子。MMP上调也是正常生理过程的一部分,如伤口愈合、血管生成。同时MMP在癌症侵袭中也起重要作用。

研究显示,UVB和UVA1均可在基因、蛋白和蛋白活性水平调控MMP[64,65]。大多数研究都集中在MMP1,它是一种胶原酶。MMP的组织抑制剂(TIMP)可调节MMP活性,UVR暴露对其表达影响较小[66]。因此,光老化可能是MMP和TIMP活性失衡的结果,也可能是MMP诱导的细胞外蛋白降解发生后,新的细胞外蛋白合成未能完全修复的结果[67]。大多数关于UVR诱导MMP蛋白及其活性的实验室研究表明,MMP在表皮中的表达或活性比真皮更高[64,68]。这个难题有待解释,但有人提出MMP可能会从表皮迁移到真皮。还应注意的是,实验室研究通常是短期急性刺激,而光老化是一个长期过程。

一些研究表明,ROS可诱导MMP的产生。然而,也有研究表明,CPD可能对MMP的产生起重要作用,至少对MMP1的诱导很重要[69]。

线粒体损伤的作用

有学者提出,核基因组外的遗传损伤和不稳定性也参与造成了光老化[70-72]。细胞线粒体通过电子传递链和抗氧化剂[烟酰胺腺嘌呤二核苷酸(NADH)、黄素腺嘌呤二核苷酸2(FADH2)、辅酶Q]介导的一系列氧化还原反应产生能量(ATP)。尽管存在这些组成酶和线粒体BER,线粒体DNA(mtDNA)对ROS诱导的损伤仍比核DNA更敏感,线粒体DNA的突变率约为核DNA的20倍。与非曝光部位皮肤相比,发生光损伤的皮肤有着更高的mtDNA突变率,同时MMP1表达水平更高[73]。

光谱依赖性

因为UVA可以更深地透射到真皮,所以通常认为UVA是光老化的主要原因。一些个案报道显示,虽然玻璃已经极大程度上衰减了UVB,但面部通过玻璃习惯性暴露于日光UVR的一侧发生了明显的光老化。然而,无毛小鼠弹性蛋白病的作用光谱与人类红斑非常类似[74],提示UVB才是光老化的主要原因。针对不同光老化特征的其他小鼠研究也显示,除皮肤松弛主要是因为UVA之外,其他皮肤老化表现的主要原因都是UVB[75]。对不同光谱(包括UVA1)的红斑反应已被证实可预测人体皮肤中MMP1 mRNA的表达[31]。总体而言,这些数据表明日光中UVB是光老化的主要原因,但UVA也起到一定的作用。

光老化与皮肤癌之间的关系

值得注意的是,光致癌和光老化通常被视为独立的现象,但实际上它们很可能是密切相关的。无毛小鼠的研究显示,中性粒细胞弹性蛋白酶缺陷的细胞株未出现UVR诱导的SCC[76]和光老化[77]。

光防护

光防护的目的是减少由太阳UVR引起的分子和临床损害。预防红斑是一个很好的开始。这里有一个不错的经验是,当你的影子比你短时,光保护就是必要的,因为此时的UVB强度较高。这一原则对于Ⅰ型和Ⅱ型皮肤尤为重要,但根据具体情况,对于耐晒型皮肤也是可取的。晒黑对Ⅱ～Ⅳ型皮肤的红斑和DNA损伤有一定的保护作用,但保护水平有限[27,78]。

防晒霜

防晒霜是外用制剂,含有过滤和(或)散射UVR的成分。UVR吸收分子实际上是应用于皮肤的外源生色团[79]。典型的防晒产品是一系列成分的混合物,包括具有不同吸收光谱的有机物和有机或无机(如二氧化钛)的微色素颗粒。在欧洲,防晒霜被作为化妆品,但在美国却被视为药品。防晒霜被设计用于预防和测试红斑,其主要防护指标是防晒系数(SPF)。SPF的计算公式如下:SPF=受保护皮肤上24h MED/未受保护皮肤上24h MED,测试均严格按照监管机构规定执行。方案规定包括在皮肤上以$2mg/cm^2$密度使用防晒霜,且使用明确定义的SSR。理论上,如果正确使用SPF值为15的防晒霜,将使暴露剂量减少至一段时间内未使用防晒霜时红斑剂量的1/15。

红斑作用光谱表明(见图9.8),有效的防晒霜必须能有效阻隔UVB。近年来对UVA的防护水平也呈上升趋势,即实现全面防护,同时现在监管机构也对 UVA 防护做出了不同程度的要求[80]。这些要求可能是基于对 PPD 的防护效果(其生物学意义尚不明确)或防晒霜阻止 UVR 透射能力的指数。欧盟现已就防晒霜测试和标注的相关规定达成一致:防护等级分为低(SPF 6～10)、中(SPF 15～25)、高(SPF 30～50)和非常高(SPF 50+),UVA 防护能力至少为 SPF 标注值的 1/3。事实上,对于特定的 SPF,更好的 UVA 防护意味着 UVB 防护能力的降低。所以,需要优先考虑 SPF 所示的红斑防护能力,其次才是 UVA 防护能力,毕竟增强 UVA 防护的长期效益尚不明确。

如上所述,SPF 是对单次暴露于 SSR 后发生红斑的防护效果指标。假设是在海滩使用防晒霜,一个普通人每天需要使用 100ml,全身涂抹使用 3 次,才能达到标注的 SPF 值。但现实中,人们涂抹防晒霜的厚度可能远远达不到 SPF 测试中所用厚度[81,82],这导致实际的保护作用远低于标注的 SPF 值。这意味着人们可能高估防晒霜的保护效果。因此,标注 SPF 为 15 的产品,实际 SPF 可能只有 3～5。总体上,人们从防晒霜那里得到的防护效果可能比他们期望的小得多,尤其是在人们有意接受日晒时。这是一个公共健康问题,我们必须鼓励人们使用更多的防晒霜或使用更高 SPF 值的防晒霜来弥补使用不当造成的效果降低。

防晒霜对红斑之外其他 UVR 暴露效应的影响

防晒霜能预防红斑,但这并不意味着它也能防止皮肤受到其他类型的光损伤。比如在小于 0.5 MED 的剂量下,Ⅰ/Ⅱ型皮肤 CHS 反应的诱导阶段会被抑制。皮肤分子受损可导致皮肤癌或光老化的发生,然而我们对防晒霜预防这种损伤的能力却知之甚少。流行病学数据表明,规律使用防晒霜可能有助于抑制 AK[83,84] 和 SCC[85]。尽管最近的一些数据显示,防晒霜对预防 MM 有益[88],但这些数据却仍有争议性[86,87]。最近的数据还表明,定期使用防晒霜可能会抑制光老化[89]。

关于防晒霜可能影响维生素 D 合成的担忧,在实际研究中基本没有得到证实[90,91]。虽然理论上存在风险[92],但研究的结论是维生素 D 状态并没有受到不利影响,因为人们不会涂抹足够厚度的防晒霜以达到标注的 SPF 值。但随着未来产品 SPF 值的提高及使用方法的规范,这一情况可能发生变化。

传统的外用防晒霜依赖于对 UVR 的过滤或散射,这是“被动”光防护。然而,在局部和全身进行“主动”保护也成为一种趋势。相关措施包括使用含有天然抗氧化剂的外用产品和含脂质体的 DNA 修复酶。此外,还可皮下注射刺激黑素生成的 α-MSH 类似物[50]。

衣物和遮阳

使用防晒霜并非光防护的唯一选择。衣物可减少暴露于太阳 UVR 的皮肤表面积。它的良好防晒保护取决于织物的性质,如颜色、编织方法、湿度等。一些衣物是经过测试为光防护而设计的,其保护水平用 UV 防护系数(UVP)[93]表示,相当于防晒霜的 SPF 值。在中东和北非人群常缺乏维生素 D,尤其是女性,这一现象便可佐证衣物对 UVR 的防护是非常有效的[94]。所以如果身体长期被衣物充分覆盖,即使在阳光充足的国家,也需要补充维生素 D。寻找遮蔽是一种公认且非常有效地减少 UVR 暴露的方法,特别是太阳处于高位时。在儿童游乐场和公园等公共区域,建设遮阴区和合理的植树是减少日照的一种方式[95]。

UVR 的人群暴露

日晒

对大多数人来说,日晒是 UVR 暴露的最主要来源,而暴露程度主要取决于行为。室内工作的人群较少有机会接触日晒,仅有偶然暴露(比如午休时间)或有意寻求日晒(比如日光浴和海滩度假)。室外工作的人群(比如农民)则会受到职业性暴露。有不同的方法可评估个体暴露水平,但最可靠的方法是个体剂量测定,即在人体的特定部位佩戴剂量计。个体剂量计有两种基本类型。一种是累积计量设备,如聚砜剂量计,它记录固定时间段内的总暴露量。另一种是带时间记录的电子设备,可记录暴露时长。后者更昂贵且技术要求更高,但能提供关于个体行为的重要信息。这些数据非常重要,因为对个体行为的理解可以为公共卫生干预提供更好的基础。例如,最近一项利用有时间记录剂量计的研究表明,在特内里费岛度假的丹麦人在中午受到大部分 UVR 照射(88%的室外时间在 12 点到 15 点)[96],尽管普遍建议大众避免这一时段出行。带时间记录的剂量计还可以显示太阳 UVR 暴露如何随身体不同部位方位和运动的变化而变化[97]。

一些研究使用带时间戳的个体电子剂量计,测量了丹麦哥本哈根(北纬 56 度)的春/夏季不同人群中长期个体 UVR 暴露。结果显示,对于在室内工作且没有“寻求日晒”行为的人群，工作日的每天暴露剂量中位数为 0.3（0～3.9）SED，而假期为 0.6 SED（0.1～3.5）[98]。据此可估算出北欧室内工人每年会受到 150～200 SED 的照射，约占环境总 UVR 的 5%。户外工作人员暴露于更高剂量的 UVR，每年可高达 400～600 SED。儿童在户外的时间更长，此前估计显示英国儿童每年的暴露剂量约为 300 SED[7]；但是由于室内活动量的提高，现在的暴露量可能有所减少。儿童在假期可能会受到一年中较大比例的照射。据估计，北欧儿童的面部在 2 周的暑期中会受到 1/3 全年的暴露量[99]。一项对丹麦度假者的研究显示，他们在 3 月份特内里费海滩仅 6d 内就受到了 43%的年度 UVR 暴露[96]。尽管使用了防晒霜，但这样的暴露仍导致了高比例的晒伤。

研究者使用聚砜剂量计在澳大利亚昆士兰州人群测量到了更高的每日暴露量，例如布里斯班（南纬 27.4 度）室内工人在工作日肩部暴露中位数为 2.0～8.00 SED，依季节而不同[100]。同纬度的户外工作人员暴露中位数为 3.0～10.0 SED。据估计，美国人平均每个工作年的暴露值为 250 SED，暴露主要发生在春季和夏季[101]。3 周的假期会使平均暴露值增长 78 SED（即约 30%，平均每天增加 3.7 SED），即便他们在此期间很可能涂抹了防晒霜。行为是 UVR 暴露的主要决定因素，因此英国儿童的光暴露水平可能高于澳大利亚昆士兰的儿童[102]。

UV 指数

UV 指数（UVI）越来越多地被用作向公众提供特定地区致红斑 UVR 水平的指标。这些信息可以帮助了解日光照射情况和光防护的必要性。有关 UVI 的信息很容易获得，可通过天气预报了解，或上网查看指定地区的 UVI。在报告 UVI 时，大多数会强调一天中 UVR 的最大值，即当天正午 4 个小时内的 UVR 水平。UVI 的范围可从 1 到 11+，11+代表极端值。UVI 达到 3 时，浅肤色人群就需要做光防护。UVI 是环境致红斑 UVR 的量度。有人认为，需要廉价可靠且方便使用的个人 UVR 剂量计，以便人们可以测量自己的 UVR 暴露剂量，进而调整自己的行为和 UVR 暴露水平。此外，还有相应的智能手机应用。这些装置可能有的一个缺点是，它们可能会鼓励人们最大限度暴露，而且通常是在没有使用防晒霜的情况下。

非日光 UVR 暴露

人们还可能暴露于一系列人工来源的 UVR：一些室内工作人员如未采取适当防护措施可能受到严重的照射，如电弧焊设备、医院光疗设备。办公室工作人员和家庭居民可能受到来自室内照明用荧光灯或者石英卤素灯的低强度 UVR 辐照。

日光浴床

日光浴床之类的美黑设备越来越受欢迎，一项关于日光浴床和黑素瘤的研究报告显示，超过 50%的研究对照人群（基于 5 个北欧人群）使用过此类设备[103]。这一结论也得到了其他研究的支持[104]。这些设备可能导致相当多的人群 UVR 暴露。日光浴床被设计用于诱导晒黑（黑素合成），其作用光谱与红斑的作用光谱相似，在 UVR 的范围内约 300 nm 的 UVB 区域达到峰值[28]。人们也使用日光浴床来让自己“感觉良好”和“看起来健康”[105]。最近在德国的一项研究显示，年度中位使用时间为 3h/年，首次使用年龄下降[104]。

一些研究调查了使用日光浴床与皮肤癌之间的关系。一项包括 27 项研究的系统回顾和荟萃分析[106]显示，使用日光浴床显著增加了 MM 的风险［相对风险（RR）为 1.20，95%置信区间（CI）为 1.08～1.34］，特别是首次使用年龄在 35 岁以下的人群，其 RR 为 1.87（95%CI 为 1.41～2.48）。许多国家和国际组织已发布了限制使用日光浴床的指南/法律，特别是严格限制 18 岁以下人群的使用。一些国家甚至禁止使用日光浴床。

通常，日光浴床的发射光谱主要在 UVA1 区域（约占 80%），并有少量的 UVB（2%～3%）。根据黑素合成的作用光谱，这少部分 UVB 是“晒黑”的主要原因。欧盟（EU）标准是日光浴床的红斑加权辐照强度不应超过 0.3 W/m^2，高于此值的设备被认为不安全。英国研究者对超过 500 个日光浴床做了调查，结果显示超过 80%的设备超过此限制[105,107]。在英格兰，402 台日光浴床的平均红斑加权辐照强度约为 EU 标准上限的 2 倍。当这些光源的发射光谱与非黑素瘤性皮肤肿瘤的作用光谱进行加权时，这些设备的平均辐照度是地中海正午日光强度的 2 倍以上[107]。也就是说，每分钟使用这些设备的平均致癌风险是强烈日照暴露的 2.3 倍。上述数据表明，日光浴床照射强度/照射时间发生微小误差即很容易导致红斑。应当引起关注的是，日光浴床的操作员大多是一些不太可能掌握太多技术知识的人员，同时他们还表示那些法规也并未得到执行。

人群 UVR 暴露的利与弊

UVR 暴露的急性和长期风险均可充分证实，

UVR可损伤DNA导致突变和皮肤肿瘤，慢性UVR暴露还会导致光老化。地面UVR（无UVC）中绝大多数作用光谱研究，无论是体外实验、动物实验还是人体皮肤实验，都表明上述效应主要是由UVB引起的。日光UVR暴露的唯一确定的好处是维生素D的生成，而这也是由UVB引起的。实地研究表明，在很大的剂量范围内维生素D的产生和DNA损伤效应，均与暴露皮肤的面积和日光UVB暴露量的乘积正相关[108]。因此，受益总是伴随着风险，但这受皮肤类型的影响。有人认为维持最佳维生素D状态对人群的益处比皮肤癌的风险更重要[109]，但这种观点仍然存在很大争议，特别是在皮肤病学界。最近，有人认为暴露于日光UVA是有益的，因为它可以降低血压，这对人群而言是重大健康受益。但全球的总体趋势却是要求更好的UVA防护。近年来大多数研究者就UVR对皮肤免疫作用的研究主要集中在抑制获得性免疫方面，但目前人们普遍认为UVR可以增强先天免疫力。我们尚没有足够的信息来确定最佳的UVR暴露量，以获得最佳的风险受益比。因此，无论是否使用了防晒霜每天最好将UVR暴露量限制在红斑剂量之下（即大约2 SED），这样的剂量是足够维生素D合成所需的。所以，不论怎样都不应再从日光浴床中获得额外的UVR暴露，这会显著增加MM的风险。日光浴床受到年轻人的欢迎，而且通常不受管制，但除美容之外的受益完全可以通过正常日晒和维生素D制剂补充中获取。

（译者：付俊　**一审：**侯麦花　**二审：**李承新　黄敏　**三审：**郑力强　韩向春　**润色：**沙爽**）**

参考文献

所有文献请查阅网址：www. rooksdermatology. com.
以下列出的是重要参考文献。

[11] Tewari A, Sarkany RP, Young AR. UVA1 induces cyclobutane pyrimidine dimers but not 6-4 photoproducts in human skin in vivo. *J Invest Dermatol* 2012;132(2):394-400.

[28] Schmalwieser AW, Wallisch S, Diffey B. A library of action spectra for erythema and pigmentation. *Photochem Photobiol Sci* 2012;11(2):251-68.

[40] Schwarz T. The dark and the sunny sides of UVR-induced immunosuppression: photoimmunology revisited. *J Invest Dermatol* 2010;130(1):49-54.

[50] Lucas RM, Norval M, Neale RE, *et al*. The consequences for humans of stratospheric ozone depletion in association with other environmental factors. *Photochem Photobiol Sci* 2015;14(1):53-87.

[52] Liu D, Fernandez BO, Hamilton A, *et al*. UVA irradiation of human skin vasodilates arterial vasculature and lowers blood pressure independently of nitric oxide synthase. *J Invest Dermatol* 2014;134(7):1839-46.

[61] Wang Y, Digiovanna JJ, Stern JB, *et al*. Evidence of ultraviolet type mutations in xeroderma pigmentosum melanomas. *Proc Natl Acad Sci USA* 2009;106(15):6279-84.

[85] van der Pols JC, Williams GM, Pandeya N, Logan V, Green AC. Prolonged prevention of squamous cell carcinoma of the skin by regular sunscreen use. *Cancer Epidemiol Biomarkers Prev* 2006;15(12):2546-8.

[89] Hughes MC, Williams GM, Baker P, Green AC. Sunscreen and prevention of skin aging: a randomized trial. *Ann Intern Med* 2013;158(11):781-90.

[108] Petersen B, Wulf HC, Triguero-Mas M, *et al*. Sun and ski holidays improve vitamin D status, but are associated with high levels of DNA damage. *J Invest Dermatol* 2014;134(11):2806-13.

第 10 章

皮肤对损伤的反应和伤口愈合

Edel A. O'Toole

Centre for Cutaneous Research, Barts and the London School of Medicine and Dentistry and Barts Health NHS Trust, London, UK

概述

皮肤是人体最大的器官，皮肤可保护人及动物免于出现脱水、出血的情况，并能抵御环境中的微生物，因而皮肤对于我们人体至关重要。人类和动物已经进化出一种复杂的伤口愈合机制，可迅速填补皮肤缺损，在缺损处重新上皮化，并用新基质快速替换缺失的真皮。因为成人皮肤不会再生，最终形成的不是正常皮肤，而是以表面可见的瘢痕形式修复。

成人伤口修复由一系列相互重叠的阶段组成[1]，首先血小板聚集和脱颗粒，血液凝固并形成纤维蛋白栓（焦痂），初始填充伤口（图 10.1）。接着是炎症阶段，其中最早出现多形核白细胞，它可刺激单核细胞、巨噬细胞和淋巴细胞的募集并杀死微生物，同时分泌多种生长因子和细胞因子，来调节之后的伤口愈合反应。这些免疫细胞侵入充满纤维蛋白的伤口中，并与来自深筋膜和周围真皮的成纤维细胞和血管一起，形成一个富含蛋白多糖和纤维连接蛋白的肉芽组织的临时基质，该基质为细胞的迁移和增殖提供了基础。在肉芽形成阶段，细胞行为和伤口反应的协调由多种

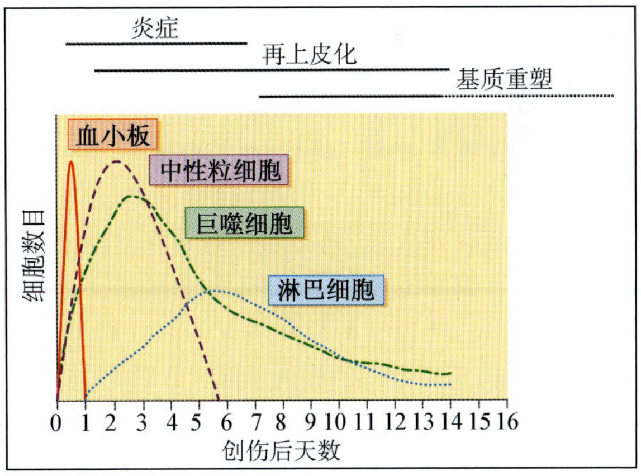

图 10.1 伤口愈合前 2 周的伤口炎性细胞

显示了急性伤口愈合的阶段和伤口床中存在的炎症浸润。

生长因子、细胞外基质分子及其受体调控，发生广泛的细胞-细胞和细胞-基质相互作用。表皮细胞增生并沿着伤口边缘移动，直到到达新的肉芽组织，填充至纤维蛋白焦痂和肉芽组织中间从而闭合伤口。同时，机体主要通过肌纤维母细胞内的收缩成分施加的力量使伤口收缩。随着免疫细胞、成纤维细胞和内皮细胞发生凋亡，短暂的肉芽组织阶段结束，而尚存的

成纤维细胞产生胶原蛋白(主要是Ⅰ型和Ⅲ型),这一过程会持续数月。在伤口愈合的最后重塑阶段,基质中纤维连接蛋白,蛋白多糖和Ⅲ型胶原蛋白的水平降低,而Ⅰ型胶原蛋白的水平增加,这种胶原蛋白集结成厚束并广泛交联形成成熟的瘢痕。

急性伤口愈合迅速,在大多数病例中几乎没有问题。显然,伤口愈合的速度取决于许多因素,包括伤口的大小(切口为切开性或切除性)、该区域的血液供应、异物和微生物的存在、患者的年龄和健康状况、营养状况和可能服用的药物以及各种系统性疾病。氧在伤口愈合中起着关键作用[2,3],一氧化氮的作用也很重要[4]。瘦素可能是伤口愈合的另一个调节因子[5]。伤口愈合受到大量不同细胞因子和生长因子的调节[6,7]。雌激素促进伤口愈合,而雄激素抑制伤口愈合[8-11]。阿片肽也有利于伤口愈合[12]。

有时,伤口愈合过程不能正常进行并形成慢性伤口。静脉溃疡、糖尿病溃疡和压疮是人最常见的慢性伤口。在这些病例中通常存在潜在的病理学异常,如静脉溃疡的静脉功能不全,或糖尿病溃疡中的微血管系统异常和高血糖水平。这些潜在的病理学异常影响伤口愈合反应。例如,在静脉淤滞性溃疡的情况下,常有慢性缺血再灌注损伤,导致局部细胞因子水平升高,在血管周围形成复杂的炎症套袖,伤口蛋白酶水平增加,特别是基质金属蛋白酶 8(MMP-8)、MMP-26 和弹性蛋白酶水平增加,而蛋白酶抑制药如基质金属蛋白酶组织抑制因子 2(TIMP-2)的水平降低[13-15]。糖尿病溃疡时通常存在微循环障碍、血管壁增厚、血栓和局灶性坏死等广泛的异常[16]。在这种慢性伤口中,如果要达到溃疡的长期愈合,则必须针对潜在的病理学异常进行治疗。理解这些慢性伤口愈合过程中的分子发病机制可以为药理学干预提供新的治疗靶点(如应用含有蛋白酶抑制药或"智能基质"的敷料)。微小 RNA 对伤口愈合的调节是一个越来越受关注的领域[17]。伤口愈合反应也可能被过度愈合(不良瘢痕)所破坏,这在极端情况下表现为增生性瘢痕或瘢痕疙瘩。这种伤口的过度愈合是由于伤口内结缔组织的异常沉积造成的,因此瘢痕会隆起,并可能延伸到原始伤口的边界之外。过多的瘢痕显示出明显具有种族遗传倾向(如黑人和东方人比白人更常见)。

最后,急性伤口愈合反应随个体的年龄而变化。早期胚胎的伤口通过完全再生而愈合,而在晚期胚胎或早期胎儿(妊娠中期)形成的伤口呈现无瘢痕愈合,但缺乏真皮附属器的再生。胚胎伤口时炎症反应和细胞递质、细胞因子、生长因子、细胞外基质调节剂、酪氨酸磷酸化模式和同源基因表达的改变显著减少[18]。儿童和年轻人的瘢痕形成能力强大,伤口通常会时迅速愈合,而老年患者在伤口愈合过程中会出现特定的中断,例如蛋白酶水平升高,生长因子及其受体比例改变,愈合速度减慢但愈合质量往往提高(减少瘢痕形成)。有报道认为,伤口炎症反应变化与年龄相关[19]。精神压力可以影响伤口愈合,这可能是由于血清皮质醇增加而导致[20]。

尽管伤口愈合的各个阶段重叠,但为便于理解调节伤口愈合的主要细胞和分子机制,伤口愈合通常分成炎症和免疫反应,再上皮化和基质重塑 3 个阶段。

炎症和免疫反应

损伤后,受损细胞、脱颗粒血小板、常驻组织巨噬细胞和肥大细胞中立即释放炎症递质。此外,创伤使伤口边缘附近细胞的瞬时通透性增加,细胞外和细胞内离子的快速交换,导致伤后几秒内这些细胞启动早期应答基因。这些递质最初引起小动脉扩张,导致进入伤口区域的血流量增加。血管内皮生长因子(VEGF)等生长因子进一步促进了这一过程,致使内皮细胞通透性过高[1]。这导致流体和血浆成分流入伤口,而炎性细胞黏附到血管内皮并通过血管壁迁移到伤口中。

中性粒细胞和血小板

中性粒细胞是募集到伤口的主要的初始炎性细胞,其与血小板一起释放细胞因子和生长因子的复杂混合物。这些放大了炎症反应,导致单核细胞和淋巴细胞的流入,伤口内单核细胞前体的增殖及其向成熟巨噬细胞的分化[2]。使用敲除小鼠模型分析单个细胞因子对伤口修复的作用,揭示了肿瘤坏死因子 α(TNF-α)、白细胞介素 1(IL-1)信号传导、趋化因子(CXC 基序)受体 2(CXCR2)、趋化因子(CXC 基序)配体 10(CXCL10)、IP-10、Smad3 和分泌性白细胞蛋白酶抑制药可在急性伤口愈合中的募集炎症细胞[2,3]。应激诱导的儿茶酚胺可以增加中性粒细胞的募集,导致伤口延迟愈合[4]。

血小板反应非常迅速,当它们到达伤口时,通过选择素和整合素受体黏附[5],脱颗粒并释放多种因子,包括血栓素、前列腺素、12-脂氧合酶产物、血清素、黏附糖蛋白(包括纤维蛋白原、Von Willebrand 因子、纤连蛋白和血小板反应蛋白),以及生长因子[包括血小板衍生生长因子(PDGF)、表皮生长因子(EGF)和转化生长因子-β_1(TGF-β_1)]。这些因素有助于初始的纤维蛋白血栓封闭伤口并且调节随后的细胞行为，包括附着、迁移、增殖和基质沉积。然而，血小板减少症模型小鼠的伤口闭合、血管生成和胶原合成并未显著受损[6]。

来自伤口部位的这些信号以及血管通透性的变化导致白细胞平铺于血管中，游动并附着于活化的内皮 P-和 E-选择素以及整合素，例如 CD18(β_2 整合素）和可变 α 亚基的异二聚体[7]。在伤口愈合早期募集的中性粒细胞通过吞噬作用和活性氧物质、类花生酸和蛋白水解酶（弹性蛋白酶、组织蛋白酶 G、尿激酶型纤溶酶原激活物）的释放来破坏入侵细菌，这可能导致进一步的组织损伤和炎症。一旦进入伤口，中性粒细胞可被细胞因子激活，例如粒细胞-巨噬细胞集落刺激因子（GM-CSF）和 TNF-α，补体或蛋白酶如凝血酶。除非募集中性粒细胞的刺激持续存在，否则几天后中性粒细胞被巨噬细胞吞噬或凋亡细胞消除。

巨噬细胞

当中性粒细胞数量开始下降时，单核细胞和巨噬细胞大量募集到愈合伤口。Leibovich 和 Ross[8] 的经典研究证明了这些细胞在伤口愈合中的重要性；实验性消耗伤口的巨噬细胞导致炎症延长，成纤维细胞增殖、基质沉积和随后的伤口闭合延迟。细胞因子，包括 TNF-α 和干扰素 γ(IFN-γ)，以及细菌产物如脂多糖控制单核细胞和巨噬细胞中从静止状态到活性状态的转变。单核细胞和巨噬细胞响应促炎信号，产生一系列细胞因子，包括 TGF-β 和 TGF-α、碱性成纤维细胞生长因子，以及 VEGF 和 PDGF。这些生长因子与单核/巨噬细胞分化/激活之间的相互作用非常复杂，通常能自我调节。因此，TGF-β_1 在伤口愈合阶段早期起促炎细胞因子的作用，因为它对未成熟的单核细胞具有趋化作用，由于 TGF-β_1 启动子中的自诱导反应，它们被募集到伤口部位并合成和分泌更多的 TGF-β_1。TGF-β_1 对成熟或活化的单核/巨噬细胞具有抗炎作用，因为它抑制它们的活化并调节受体表达。尽管在 TGF-β_1 敲除小鼠中伤口愈合最初是正常的，但炎性细胞的积累和血管生成减少和胶原沉积导致上皮延迟闭合[9]。

除了细胞因子的产生，伤口巨噬细胞还产生一系列细胞外基质分子，其与来自血凝块的纤维蛋白原和纤维蛋白、来自脱颗粒血小板的基质分子、募集的成纤维细胞和内皮细胞一起形成肉芽组织或临时基质。该临时基质富含分子成分，例如纤连蛋白、玻连蛋白、血小板反应蛋白、SPARC（分泌蛋白，酸性，富含半胱氨酸；也称为骨粘连蛋白）、肌腱蛋白和蛋白聚糖如硫酸皮肤素、硫酸软骨素和硫酸乙酰肝素。由于它能促进细胞迁移和增殖，因此可作为重建真皮和表皮迁移的早期支架。这种临时基质的调节机制非常复杂，部分通过转录水平的控制实现，例如，对纤连蛋白的主要转录物进行选择性剪接，导致胚胎样细胞纤连蛋白沉积在伤口内，从而更好地促进细胞迁移和增殖[10]。

淋巴细胞

促炎细胞因子如 TNF-α 和 IFN-γ 可刺激内皮细胞产生趋化因子[11]。内皮细胞和巨噬细胞趋化因子［如 IL-8、CXCL10、血小板因子 4(PF-4)、趋化因子(CC 基序）配体 3(CCL3)、CCL4、CCL5 和 CCL2］将淋巴细胞趋化到伤口区域，并可能在纤维化愈合过程中发挥作用[3]。这些淋巴细胞包括 B 和 T 淋巴细胞，越来越多的证据表明，特定类型的 T 淋巴细胞反应（Th1 或 Th2)（其特征在于不同的细胞因子分泌），可能是导致异常纤维化和瘢痕形成的因素之一[12]。IL-1 家族的成员白介素-33，促进交替激活的巨噬细胞（M2）的发育，消除炎症，增加纤连蛋白和Ⅲ型胶原沉积，改善伤口修复[13]。

人 γ/δ T 淋巴细胞表达并合成结缔组织生长因子（CTGF），已知其调节纤维发生和伤口愈合，也可分泌成纤维细胞生长因子 7(FGF-7)、FGF-10 和胰岛素样生长因子 1(IGF-1）调节角质形成细胞分化和增殖，以及 FGF-9 促进毛囊新生[14,15]。此外，这种 T 细胞亚群调节角质形成细胞透明质酸沉积于临时基质，且随后巨噬细胞浸润到伤口[16]。T 淋巴细胞反应的类型可以由早期伤口中生长因子决定。因此，如自然杀伤（NK）细胞从血管中迁移出来由 VEGF 促进反被 FGF-2 抑制[17]。IL-6 在伤口愈合中也起着至关重要的作用，这可能是通过调节伤口修复后期的早期白细胞浸润和组织重塑来实现[18]。最近的体内功能性研究揭示了不同转录调节因子在伤口修复中的作用。缺乏 PU1 转录因子的小鼠，即该种小鼠缺乏巨噬细胞和功能性中性粒细胞，令人惊讶的是，切口伤口呈正常无瘢痕愈合[19]。缺乏 Nrf2（一种参与活性氧物质解毒的亮氨酸拉链转录因子）的小鼠，能增加伤口中巨噬细胞浸润数量并延长巨噬细胞浸润时间，表明 Nrf2 调节炎症的消退[20]。先天免疫系统的成分，如 Toll 样受体 4，也是伤口炎症的重要调节因子[21]。

这些早期的炎症反应清除了外来抗原，如细菌，提供生长因子（表 10.1）和细胞外基质分子的组合，这些分子通过为成纤维细胞、内皮细胞和角质形成细胞流入提供信号和支架，协调临时基质的后续愈合。单核细胞和巨噬细胞等炎症细胞在炎症期结束时减少，主要是由于生存因子（如特异性细胞因子和基质分子）水平降低而导致的细胞凋亡。

表 10.1 伤口愈合过程中生长因子/细胞因子的主要来源

	血小板	巨噬细胞	淋巴细胞	角质形成细胞	成纤维细胞	内皮细胞
PDGF	×	×		×	×	×
VEGF	×	×		×	×	×
EGF	×	×				
FGF-1/2		×	×			×
FGF-7					×	
CTGF					×	×
IGF-1	×				×	
HGF		×			×	
TNF-α		×	×	×		×
TGF-α	×	×		×		
TGF-β	×	×		×	×	×
GM-CSF		×				
IFN-γ			×	×		
IL-1β		×	×	×		
IL-2		×	×	×		
IL-6		×	×	×		
IL-8		×	×	×		

CTGF，结缔组织生长因子；EGF，表皮生长因子；FGF，成纤维细胞生长因子；GM-CSF，粒-巨噬细胞集落刺激因子；HGF，肝细胞生长因子；IFN，干扰素；IGF，胰岛素样生长因子；IL，白细胞介素；PDGF，血小板衍生生长因子；TGF，转化生长因子；TNF，肿瘤坏死因子；VEGF，血管内皮生长因子。

再上皮化

再上皮化过程开始于创伤后约 24h，角质形成细胞从伤口边缘或毛囊移出，穿过临时伤口基质进入伤口并增殖形成新的表皮[1]。角质形成细胞损伤后改变了镁和钙离子的比例，这进一步诱导角质形成细胞表达迁移表型[2]。迁移的角质形成细胞伸长变得更加扁平，出现片状伪足，以辅助细胞运动，失去细胞-细胞(桥粒)和细胞-基质连接，肌动蛋白网络重排。基底膜上的细胞角蛋白 K1 和 K10 被富有弹性的细胞角蛋白 K6 和 K16 取代，其表达受生长因子如 EGF、TGF-α 和 TGF-β 的调节，这些生长因子在临时基质中高水平表达[3]。

受伤后，来自基质的信号和生长因子诱导许多角质形成细胞蛋白的磷酸化，包括黏着斑激酶、c-Met、精细鸟嘌呤三磷酸酶、Rac、细胞外信号调节激酶 1/2、磷脂酰肌醇-3-激酶、有丝分裂原-活化蛋白激酶(MAPKs)、转录因子的 AP-1、Stat3 和 Tcf3 家族。这些转录因子调节许多参与角质形成细胞迁移的基因，例如整合素、MMP 和生长因子[4-10]。TNF-α 也通过其启动子中的 AP-1 位点刺激 PPARβ/P(过氧化物酶体增殖物激活受体 β 氧化)基因的转录，随后上调整合素蛋白连接激酶和 3-磷酸肌醇依赖性蛋白激酶 1(PDK1)的表达，激活抗细胞凋亡蛋白 Akt[11]。离伤口边缘 300～400 个细胞直径的某些基底层角质形成细胞广泛增殖；这种增殖在创伤后 1～2d 达到峰值，约 14d 后再次回落到基础水平。转录因子 c-Myc 是伤口愈合过程中角质形成细胞增殖的强大的调节因子[12]。大量增殖的基底层上细胞在其附着的基底细胞上移行，在伤口边缘形成新的基底细胞，这一过程由相连的基底细胞重复进行，直到再上皮化完成。

为了到达伤口床，迁移的角质形成细胞表达 MMPs(降解基底膜成分和间质胶原的酶)(图 10.2)和尿激酶型纤溶酶原激活剂，它是一种激活纤溶酶使纤维蛋白溶解的酶[13,14]。缺氧诱导的 MMP-9 和尿激酶纤溶酶原激活物的上调使得角质形成细胞迁移增加[15,16]。这种上调引起纤溶酶原激活物抑制药的同时上调(图 10.3)，它可以控制纤溶酶原激活的程度[16]。这表明了纤溶酶-纤溶酶原系统在伤口愈合中的关键作用，通过靶向破坏纤溶酶原基因的小鼠的伤口愈合研究证实了这个结论[17]。这些小鼠在伤口再上皮化和伤口基质内纤维蛋白异常持久化方面表现出明显的延迟，证明了纤溶酶原-纤溶酶系统在伤口愈合过程中清除纤维蛋白的重要性。Syndecan-1 是一种细胞表面蛋白聚糖，可促进角质形成细胞增殖和再上皮化[18]。

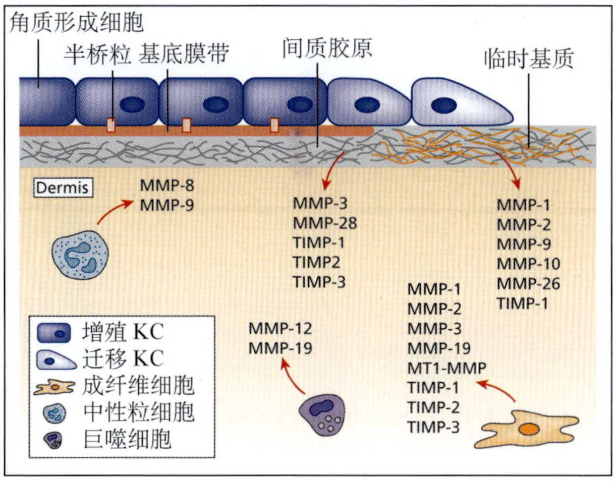

图 10.2 伤口愈合过程中的基质金属蛋白酶(MMPs)和基质金属蛋白酶组织抑制药(TIMPs)

图显示了 MMPs 和 TIMPs 在皮肤伤口愈合过程中的表达和细胞来源。角蛋形成细胞(KC)在失去半桥粒(HD)时改变其表型，后者将其附着在基底膜带(BMZ)，从而与由纤维连接蛋白和纤维蛋白(橙色)构成的临时伤口基质接触。基底膜下方是以Ⅰ型胶原为主的间质基质(灰色)。MMPs 及其抑制药的不同表达模式似乎对伤口愈合至关重要，一些 MMPs 通过伤口前缘的迁移角质形成细胞来表达，而其他 MMPs 仅通过靠近伤口边缘的增殖角质形成细胞群来表达。由成纤维细胞和炎症细胞(如中性粒细胞和巨噬细胞)表达的 MMPs 也有助于调节伤口愈合过程。(改编自 Martins 等 2013[35]，经 Springer 许可转载)

在伤口愈合期间，迁移的角质形成细胞与真皮胶原蛋白和纤维蛋白凝块中的纤维蛋白、纤连蛋白和玻连蛋白接触。再上皮化时，迁移的角质形成细胞中 α_5、β_1、αV 和 β_5 整合素亚基(纤连蛋白和玻连蛋白的主要角质形成细胞受体)表达上调(图 10.3)[19]。这些整合素的表达可能由 TGF-β_1 诱导[20]。一旦再上皮化完成，角质形成细胞就从玻连蛋白/纤连蛋白受体($\alpha V\beta_5$)转变为肌腱蛋白/纤连蛋白受体($\alpha V\beta_6$)。这种转换可能参与表皮的再分化，已经证实 β_6 整合素亚基与发育及肿瘤发生过程中的上皮重塑有关[21]。因为角质形成细胞不表达纤维蛋白特异性整合素 $\alpha V\beta_3$，所以迁移细胞从伤口床分离而不是侵入纤维蛋白凝块[22]。

角质形成细胞、成纤维细胞或炎细胞分泌的许多生长因子促进角质形成细胞增殖和迁移(参见表 10.1 和表 10.2 和参考文献[23-26])。成纤维细胞生长因子 7(FGF-7/KGF)刺激透明质酸合成，这也促进角质形成细胞迁移[27]。抗菌肽、人 β-防御素刺激表皮角质形成细胞迁移、增殖和促炎细胞因子的产生[28]。TGF-α 诱导分泌热休克蛋白 90α 促进表皮和真皮细胞迁移[29]。角质形成细胞可刺激真皮下细胞产生 FGF-7，然后特异性地作用于表达 FGF-7 受体的上覆表皮细胞[30]。在受伤过程中，细胞与血清接触，通过 p38 MAPK 促进角质形成细胞移动，并诱导表皮 MMP 表达[31]。

表 10.2 细胞因子/生长因子在急性创伤中的作用

	白细胞趋化	再上皮化	血管生成	伤口重塑
PDGF	+	++	++	++
VEGF			+	
EGF	+	+++	+	+
FGF-1/2		+	+++	+
FGF-7		+++		+
HGF	+	+++	++	+
IGF-1			++	
TNF-α	++			
TGF-α		++	++	
TGF-β		+	+	
GM-CSF	+			
INF-γ	+			
IL-1β	+++	+		++
IL-6				+
IL-8	++	++	++	

EGF，表皮生长因子；FGF，成纤维细胞生长因子；GM-CSF，粒-巨噬细胞集落刺激因子；HGF，肝细胞生长因子；IGF，胰岛素样生长因子；PDGF，血小板衍生生长因子；TGF，转化生长因子；TNF，肿瘤坏死因子；VEGF，血管内皮生长因子。

在正常皮肤中，基底膜将表皮与真皮分开。创伤后这种真皮-表皮连接必须重建，这是再上皮化过程的一部分。成纤维细胞和角质形成细胞合成基底膜成分并沉积在真皮-表皮连接处，通常受伤后 7～9d 会出现一层薄薄的基底膜[32,33]。锚定纤维的成熟可能需要 3 年[34]。

血管生成

创面愈合炎症期第 2 天临时基质内开始形成新血管。损伤后血小板、成纤维细胞、受损角质形成细胞和巨噬细胞立即分泌血管生成因子，包括血管内皮

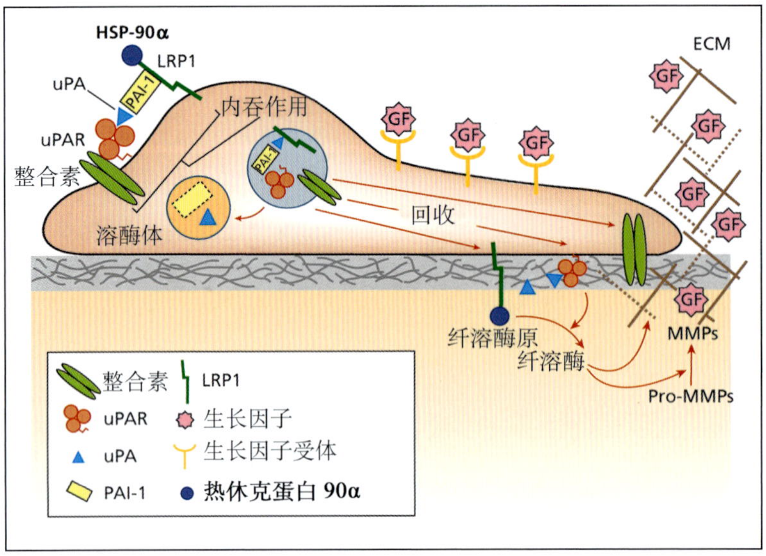

图 10.3 角质形成细胞迁移过程中基质降解的机制

细胞外蛋白水解的生理学控制主要通过调节细胞表面的纤溶酶原激活来实现，而纤溶酶原激活又有助于下游基质金属蛋白酶(MMP)的活性。局部蛋白水解破坏细胞外基质(ECM)结构，破坏细胞-基质与受体(如整合素)的相互作用，释放 ECM 分子的生物活性片段，以及刺激迁移行为的生长因子。纤溶酶原激活物抑制药 1 型(PAI-1)，通过其抑制尿激酶型纤溶酶原激活物(uPA)依赖性纤溶酶激活的能力，控制这个过程，维持促进细胞迁移所需的支架。uPAR，uPA 受体；LRP1，低密度脂蛋白受体相关蛋白 1；HSP 90α，热休克蛋白 90α(LRP1 的配体和角质形成细胞迁移的有效调节器)。(改编自 Czekay 等 2011[36]。根据知识共享署名许可转载)

生长因子(VEGF)、PDGF、FGFs、TGF-β 和补体 1q(C1q)。血管内皮生长因子通过 3 种受体 VEGFR-1/Flt1、VEGFR-2 和神经纤毛蛋白-1 诱导内皮细胞增殖和迁移[3,4]。Periostin 是一种已知的 VEGFR-2 表达诱导剂，在调节血管平滑肌细胞迁移方面起作用，与正常血管相比，其在伤口血管中的表达上调了 100 倍[5]。新生的内皮细胞参与肉芽组织的形成(临时基质内的毛细血管襻使肉芽组织呈红色颗粒状)。缺氧和活性氧也通过激活缺氧诱导因子 1α(伤口边缘角质形成细胞高表达)和 Sp1 转录因子来调节血管内皮生长因子的表达[6,7]。来自邻近血管的内皮细胞以及较大伤口中的骨髓内皮祖细胞，被 VEGF 激活，并由 CXCR4 配体，即基质细胞衍生因子 1(SDF-1)动员，移行到伤口床上[8]。

层黏连蛋白 411(旧称层黏连蛋白 8)和层黏连蛋白 511(旧称层黏连蛋白 10)是真皮微血管内皮细胞基底膜的主要层黏连蛋白亚型[9]。层黏连蛋白 411 促进内皮细胞附着、迁移和小管形成。内皮细胞利用 β_1 和 $\alpha V\beta_3$ 整合素与层黏连蛋白 441α4 链的 G1-3 结构域的相互作用[10]。蛋白水解酶，如 MMP，在毛细血管生长尖端释放，降解细胞外基质向前运动[11]。Ephrin 配体-受体相互作用引导血管襻和小管的形成[12]。

足够的伤口血供重建对于愈合至关重要(图 10.4)；无效的血管生成影响伤口愈合[13]。在临时基质阶段结束时，愈合伤口内的血管数量随着凋亡过程而减少，这可能是由于血管生存因子(如 VEGF)的缺失，以及促凋亡因子(如 TGF-β)的出现而引起[14]。

成纤维细胞募集、基质合成和瘢痕形成

成纤维细胞迁移到临时伤口基质中并在其内增殖，分泌其他的细胞外基质分子。大多数伤口成纤维细胞来源于真皮下和脂肪间隔内的成纤维细胞祖细胞；在小鼠模型中，脂肪细胞是伤口愈合过程中成纤维细胞募集所必需的[1]。在表皮 β 连环蛋白信号的刺激下，伤口的真皮浅层的成纤维细胞前体形成新的毛囊，这解释了为什么再上皮化的伤口最初缺乏毛囊[2]。与角质形成细胞一样，成纤维细胞改变其整合素表达谱，在迁移早期表达纤维连接蛋白、纤维蛋白和玻连蛋白受体，并下调胶原受体。在临时基质沉积的早期阶段，周围未损伤皮肤中的胶原合成受到抑

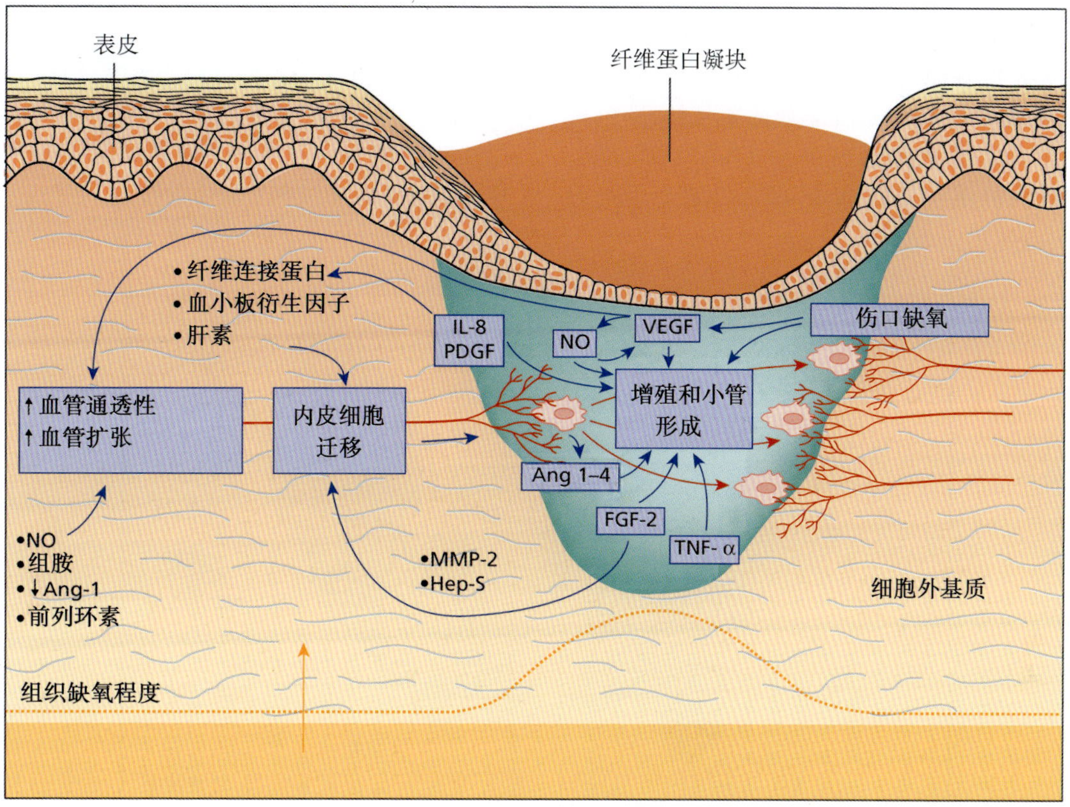

图 10.4 **血管生成所需的分子和细胞因子，以促进内皮细胞迁移、增殖和小管形成**

受伤后，血管生成功能可重新建立正常供氧状态，并向受损和再生组织输送营养物质。由于一氧化氮(NO)、组胺、血管生成素 1(Ang-1)、前列环素和血管内皮生长因子(VEGF)等炎症递质的影响，伤口边缘的毛细血管扩张，通透性增加。这有助于内皮细胞外渗和迁移到血管周围空间。血小板衍生因子、细胞外基质成分[硫酸肝素(Hep-S)和纤维连接蛋白)、血小板衍生生长因子(PDGF)、白介素 8(IL-8)和成纤维细胞生长因子 2(FGF-2)]进一步促进了这一过程，这些因素可能使得纤维蛋白或纤维蛋白原结合到一起。FGF-2 诱导的整合素表达促进基质金属蛋白酶 2(MMP-2)定位，导致胶原降解，从而促进内皮细胞迁移。一旦出现在伤口床上，内皮细胞开始增殖并形成新的毛细血管，这有助于肉芽组织的形成和血液循环完整的恢复。7d 后，VEGF 取代了 FGF-2 作为主要的刺激物，它由一系列细胞(包括巨噬细胞、中性粒细胞、内皮细胞、角质形成细胞和成纤维细胞)分泌。其他重要的增殖因素包括组织缺氧、NO、肿瘤坏死因子 α(TNF-α)和 Ang-1-4。(改编自 Greaves 等 2013[3])

制，而纤维连接蛋白合成得到增强[3]。临时基质内的成纤维细胞分泌并组装复杂的细胞外基质。最初，主要由纤维连接蛋白和蛋白多糖组成，但后来由成熟的Ⅰ型胶原束组成。伤口愈合过程中胶原类型的比例各不相同，早期伤口的特点是Ⅲ型胶原水平升高，而晚期伤口愈合中Ⅰ型胶原占主导地位。在早期愈合伤口中也存在少量胶原，如Ⅻ和ⅩⅣ型，以及蛋白聚糖如核心蛋白聚糖，并在胶原纤维合成中起关键作用。损伤后胶原交联程度也随时间而变化，与后来的伤口相比，早期伤口胶原交联更少和更不成熟，而晚期具有广泛成熟的交联，形成更难溶的胶原基质。间质和上皮细胞都会以旁分泌和自分泌的方式分泌包括 TGF-β 家族、IGF-1、PDGF、CTGF 和缺氧诱导的热休克蛋白 90 等多种因子，来刺激成纤维细胞增殖和迁移以及细胞外基质合成[4-6]。在这个过程中，细胞外基质衍生信号和生长因子信号之间存在着广泛的相互作用。例如，整联蛋白受体在成纤维细胞前缘的聚集导致生长因子受体也随之聚集，而生长因子受体又会与结合于基质的生长因子发生相互作用。

早期肉芽组织的特征是出现转化的创面成纤维细胞，称为肌成纤维细胞，其 α-平滑肌肌动蛋白水平升高，在形态和功能上介于成纤维细胞和平滑肌细胞之间。生长因子如 TGF-β_1 和 IL-6、凝固蛋白酶因子(F)Ⅹa、细胞外基质蛋白如纤维连接蛋白剪接变异体 EDA-FN(胞外区 A 纤维连接蛋白)和肌酐，以及机械微环境都能诱导成肌纤维母细胞的分化[7,8]。肌成纤维细胞可能参与伤口收缩(图 10.5),其持续存在可导致异常瘢痕挛缩。肌成纤维细胞在伤口愈合的凋亡阶段被优先消除,松弛的伤口可以诱导其清除[7]。Smad 蛋白家族介导 TGF-β 超家族的信号转导,包括诱导 CTGF 表达和胶原蛋白以及 TIMP-1 的合成,TGF-β 诱导成纤维细胞收缩,这是伤口愈合所必需的[9]。一系列蛋白酶和蛋白酶抑制药促进了细胞外基质的转换,包括纤溶酶,MMP,透明质酸酶和弹性蛋白酶[10]。这些活性蛋白酶的水平受局部的生长因子(如 IL-6)和蛋白水解抑制药(如 TIMP 和多配体蛋白聚糖)的精细调控[11,12]。伤口愈合过程中 IL-10 和 FGF-2 均可调节细胞外基质的重塑[13,14]。

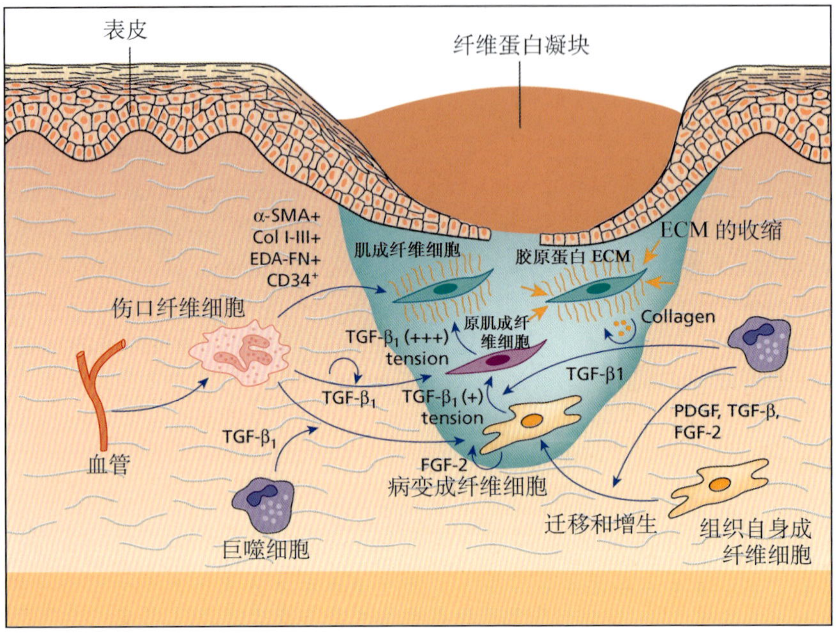

图 10.5 伤口收缩开始瘢痕形成

巨噬细胞源性血小板源性生长因子(PDGF)、转化生长因子 β(TGF-β)和成纤维细胞生长因子 2(FGF-2)导致成纤维细胞从周围健康组织迁移到伤口处,开始纤维增生过程。TGF-$β_1$ 也能诱导骨髓源性纤维细胞分化为成纤维细胞、原肌成纤维细胞和肌成纤维细胞。在增殖期后期,成纤维细胞转化为原肌成纤维细胞,作为对组织张力和 TGF-β 的增加的回应。张力又可以促进 TGF-β 进一步释放从而形成一个正反馈回路,最终原肌成纤维细胞成熟为肌成纤维细胞,伤口中大部分收缩力是肌成纤维细胞产生的。肌成纤维细胞通过 α-平滑肌肌动蛋白(α-SMA)、Ⅰ型和Ⅲ型胶原、A 区外纤维连接蛋白(EDA-FN)和 $CD34^+$ 细胞的高表达来识别。ECM,细胞外基质。(改编自 Greaves 等 2013[31])

随着愈合的进行,成纤维细胞、内皮细胞和炎性细胞的数量减少,主要的胶原基质组织成更厚、更紧密的交联束,这标志着瘢痕的成熟。瘢痕在受伤后很长一段时间内仍在重塑,在受伤至少 2 年后才能处于稳定状态。皮肤瘢痕是对皮肤正常结构和功能的宏观紊乱,是伤口愈合的最终产物[15]。瘢痕可表现为一个隆起或凹陷的部位,皮肤的质地(如硬)、颜色(如色素沉着或红斑)、血管、神经供应、反射和生物力学特性(如弹性)发生变化。组织学上,真皮瘢痕的特征是表皮增厚,真皮-表皮交界处变平,真皮中瘢痕组织胶原束平行排列,而不是真皮胶原正常的网篮状结构。与周围正常皮肤相比,瘢痕胶原纤维通常更细小、密度更大,并且通常具有更高比例的Ⅲ型胶原和纤维连接蛋白。弹性蛋白出现在伤口愈合过程的早期,但随后消失(可能是因为弹性酶的活动),而后再次出现在瘢痕中[16]。瘢痕中弹性蛋白异常地排列成碎片状和混乱的结构,而正常真皮中弹性蛋白纤维排列成特征性的拱廊结构[16]。尽管实验性地在伤口上添加真皮乳头成纤维细胞可以诱导毛囊的形成,但在瘢痕处表皮附属器如毛囊和皮脂腺不会再生[17]。在小鼠模型中,与 Wnt 信号相关的损伤可诱导表皮祖细胞发育成毛囊[18]。增生性瘢痕或慢性创伤可能是由于 TGF-β(1 和 2)的纤维生成亚型的过度表达或调节失调所致[19,20]。TGF-β 三种亚型及其受体在成人伤口中均有较强表达,但在胎儿伤口中没有表达,因为胎儿伤口不形成瘢痕[21]。

瘢痕的严重程度可以通过视觉模拟量表进行临床评估,肉眼检查瘢痕形成的严重程度与表皮和乳头状真皮中的组织学异常一致[22]。切除创伤后，瘢痕发红或红斑平均持续约 7 个月[23]。创伤的初始炎症阶段被认为对瘢痕的形态和严重程度至关重要。在受伤时或受伤后不久，有必要抗瘢痕治疗，如应用 TGF-β_1 或 TGF-β_2 中和抗体（这些 TGF-β 亚型有促进纤维化的作用），或外源性 TGF-β_3（在无瘢痕胎儿表皮中 TGF-β_3 升高），以达到最大的抗瘢痕效果[24,25]。Smad3 是 TGF-β 通路的关键递质，Smad3 缺失小鼠的伤口愈合受损，提示抑制 TGF-β 可能并不一定总是有好效果[26]。将临床前研究转化为人类伤口愈合临床试验需要进一步了解皮肤中这种复杂途径的生物学知识[27]。

表皮存在由连接蛋白亚型构成的细胞间通信通道。连接蛋白 43(Cx43)反义寡核苷酸的应用减少了炎性细胞浸润，加速了小鼠伤口愈合，减少了皮肤热损伤后的瘢痕形成[28,29]。源自 Cx43 羧基末端的生物工程短肽可加速伤口愈合和减少瘢痕[30]。皮肤瘢痕是一个主要的临床问题，可影响美观，导致功能丧失（尤其是跨关节时）和影响儿童的生长。减少皮肤瘢痕的策略也可能对眼睛、中枢神经系统和其他器官有益，在这些器官中，细胞因子分泌或缝隙连接通信在纤维化中起作用。

伤口愈合异常和瘢痕

慢性伤口

炎症、血管生成、再上皮化和伤口重塑等的一系列生物事件的任何缺陷都可能干扰伤口愈合。无论时间有多长，大多数伤口都有愈合的倾向，但这个过程可能会非常缓慢。对先前瘢痕的再次损伤，如腿部溃疡或压疮，以及愈合后的反复破坏，可导致迁延不愈的慢性皮肤伤口或溃疡（见第 104 章）。虽然已经了解皮肤溃疡的机制，但是慢性伤口的生物学特征仍不完全清楚。

慢性伤口环境可能缺乏促生长因子、生长因子受体或蛋白水解酶，或可能是过度产生这些因子中的任何一种[1,2]。缺乏 TNF 超家族成员 4 的小鼠模型具有慢性伤口的许多特征，包括过量产生趋化因子、基底膜缺陷和具有高水平Ⅲ型胶原的肉芽组织[3]。炎症的消退对于伤口闭合很重要。炎症性巨噬细胞（M1）导致的持续伤口炎症可以引起组织损伤并影响伤口愈合[4]。慢性伤口渗出液已被证明可以减少成纤维细胞、内皮细胞和角质形成细胞的增殖，部分是通过 Ras-和 MAPK 信号通路介导的[5-8]。相反，急性伤口渗出液刺激这些细胞的生长[9]。纤维蛋白在慢性伤口中累积（与急性伤口不同），并形成可以结合或灭活其他分子（如生长因子）的复合物。最近的蛋白质组学研究显示，在未愈合伤口渗出物中纤维蛋白原的 γ-和 β-链以及玻连蛋白、纤连蛋白、lumican 和 α_2-HS-糖蛋白水平增加。嗅觉素-4 是一种可能在发育生物学中很重要的基质蛋白，仅在未愈合伤口中被发现[10]。

MMP 是需要激活的酶原[11]。MMP 包括三类，分别是胶原酶、明胶酶和基质溶素（表 10.3），它们均是单链蛋白，其产生受可溶性因子和基质蛋白刺激，并受 TIMP 抑制[12]。慢性伤口有过量的蛋白酶，包括 MMP-1、MMP-8 和 MMP-9[10,11,13]。尽管慢性伤口有增生的上皮细胞，但其中的角质形成细胞不能在伤口床上迁移，伤口床上可能缺乏特定的基质蛋白来允许细胞移动。角质形成细胞在纤维连接蛋白（通常出现在伤口床上）和Ⅰ型和Ⅳ型胶原上迁移最为有效，但在层黏连蛋白上迁移不明显[14]。因此，角质形成细胞与间质的相互作用需要一个富含血管的合适基质，在慢性持续性伤口中基质是受损的。伤口的微生物定植会引起过度炎症并激活先天免疫反应，这也会影响慢性伤口愈合[15]。

表 10.3 参与伤口修复的金属蛋白酶(MMPs)

酶	底物
MMP-1(胶原酶 1)	胶原蛋白(Ⅰ、Ⅱ、Ⅲ、Ⅶ和Ⅹ)、聚集蛋白聚糖、丝氨酸蛋白酶抑制药
MMP-8(胶原酶 2)	胶原蛋白(Ⅰ、Ⅱ和Ⅲ)、聚集蛋白聚糖、丝氨酸蛋白酶抑制药
MMP-13(胶原酶 3)	胶原蛋白(Ⅰ、Ⅱ、Ⅲ、Ⅳ、Ⅸ、Ⅹ和ⅩⅣ)、明胶、纤连蛋白、层黏连蛋白、肌腱蛋白
MMP-2(明胶酶 A)	明胶、胶原蛋白(Ⅰ、Ⅳ、Ⅴ、Ⅶ和Ⅹ)、层黏连蛋白、聚集蛋白聚糖、纤连蛋白、肌腱蛋白
MMP-9(明胶酶 B)	明胶、胶原蛋白(Ⅰ、Ⅲ、Ⅳ、Ⅴ和Ⅶ)、聚集蛋白聚糖、弹性蛋白、原纤蛋白
MMP-3(基质溶解素 1)	胶原蛋白(Ⅳ、Ⅴ、Ⅸ和Ⅹ)、纤连蛋白、弹性蛋白、明胶、聚集蛋白聚糖、巢蛋白、原纤维蛋白
MMP-10(基质溶解素 2)	胶原蛋白(Ⅳ、Ⅴ、Ⅸ和Ⅹ)、纤连蛋白、弹性蛋白、明胶、层黏连蛋白

（续 表）

酶	底物
MMP-11(基质溶解素 3)	丝氨酸蛋白酶抑制药
MMP-7(基质分解素)	弹性蛋白、纤连蛋白、层黏连蛋白、巢蛋白、Ⅳ型胶原蛋白、肌腱蛋白、多功能蛋白
MMP-12(金属弹性蛋白酶)	胶原蛋白Ⅳ、明胶、纤维连接蛋白、层黏连蛋白、玻连蛋白、弹性蛋白、纤维蛋白
MMP-14(MT1-MMP)	胶原蛋白(Ⅰ、Ⅱ和Ⅲ)、明胶、纤连蛋白、层黏连蛋白、玻连蛋白、聚集蛋白聚糖、肌腱蛋白、巢蛋白、基底膜蛋白、原纤蛋白

糖尿病(见第 149 章)

周围神经病变和微血管病变导致组织缺血和缺氧，使糖尿病足更易受皮肤损伤和溃疡的影响，特别是在下肢等易受伤害的部位[16]。高血糖症还通过产生高级糖基化终产物对伤口愈合产生负面影响，这些最终产物会诱发炎症并损害胶原蛋白的转化[17]。高葡萄糖水平也会影响角质形成细胞的分化和增殖。生长因子的变化、MMP 水平的升高、TIMP 水平的降低，以及细胞死亡的增加也会导致糖尿病慢性损伤[18]。糖尿病伤口慢性炎症的增加，随着促炎(M1)与抗炎(M2)巨噬细胞比率的增加，这对伤口修复不利[19]。高血糖症和慢性炎症引起糖尿病患者骨髓内皮祖细胞募集受损，导致血管生成缺陷[20]。失调的神经肽信号也可能发挥作用，因为损伤后皮肤的周围神经纤维立即受到刺激[21]。分泌的热休克蛋白 90α 一个片段称为 F5，通过刺激角质形成细胞、成纤维细胞和内皮细胞促进糖尿病伤口愈合[22]。

增生性瘢痕和瘢痕疙瘩(见第 96 章)

瘢痕疙瘩和增生性瘢痕是易感人群(尤其是加勒比黑人皮肤)对创伤、炎症、手术或烧伤的异常纤维反应，大多数发生在 10—30 岁。肥厚性瘢痕仅限于原发伤口，但瘢痕疙瘩扩展到原发伤口之外，很少消退。大多数瘢痕疙瘩发生在创伤后一年内，易发于上背部、肩部、前胸和上臂等皮肤张力最高的部位。通过沿着松弛的张力线的方向设计切口来降低伤口张力，可以减少瘢痕的形成。显性遗传和罕见隐性遗传的报告说明瘢痕疙瘩形成具有遗传倾向。连锁和全基因组关联研究和一项病例对照研究确定了日本人瘢痕疙瘩的易感性位点位于 1-3、7 和 15 号染色体上，为常染色体显性遗传[23,24]。

增生性瘢痕与瘢痕疙瘩的区别在于发生、病程和结果(表 10.4)。增生性瘢痕发生在创伤或炎症后不久，局限于伤口部位并在数月至数年内消退，但在早期活跃生长阶段很难与瘢痕疙瘩区分开来，病理学也难以区分。正常愈合包括炎症期后的纤维增生，但在瘢痕疙瘩中，纤维增生是进行性的，可形成由成纤维细胞包围的血管增生结节。成纤维细胞持续旋转，使这些结节转化成无血管的胶原束，肌成纤维细胞在活跃的瘢痕疙瘩中很常见。胶原束是随机排列的，而在正常瘢痕中，胶原束与皮肤表面平行。对瘢痕疙瘩成纤维细胞的体外研究表明，TGF-β 引起的胶原交联、降解或调节异常可能参与瘢痕疙瘩的发病[25,26]。还有 $\alpha_1\beta_1$ 整合素胶原受体表达的改变[27]和成纤维细胞凋亡的调节等变化也可能参与发病[28]。体外研究表明，瘢痕疙瘩角质形成细胞可以促进瘢痕疙瘩成纤维细胞(和正常成纤维细胞)增加前胶原Ⅰ和Ⅲ基因和蛋白的表达[29]。基因表达分析表明，在瘢痕疙瘩角质形成细胞中包括血管内皮生长因子在内的参与伤口愈合、细胞运动和血管生成的基因高表达[30]。瘢痕疙瘩组织中 M2 巨噬细胞、肥大细胞和"瘢痕疙瘩相关淋巴组织"增加，表明慢性炎症刺激使瘢痕疙瘩持续生长[31]。

表 10.4 增生性瘢痕和瘢痕疙瘩的区别

	增生性瘢痕	瘢痕疙瘩
损伤部位	局限于损伤部位	生长超过受伤部位以外
进展	稳定化	尺寸增加
是否伤口张力过大	是	是
遗传倾向	否	是
种族倾向	否	Ⅴ型和Ⅵ型皮肤增加倾向

伤口愈合的年龄相关变化

在某些较低的脊椎动物(如两栖动物)发生的创伤，即使是非常大的创伤，也能通过完全的再生而愈合。同样,早期(孕早期)胚胎的伤口也通过完全再生而愈合[1]。然而,对于以这种方式愈合的伤口,它们往往是在皮肤结构分化之前完成的。在妊娠中期,对许多动物进行的实验研究表明,晚期胚胎和早期胎儿皮肤伤口愈合时没有瘢痕,但没有毛囊或皮脂腺等皮肤附属器的再生[2]。这种无瘢痕的胚胎伤口愈合在妊娠晚期和出生后逐渐转变为瘢痕愈合。无瘢痕胚胎创伤缺乏纤维蛋白凝块和血小板脱粒,基质成分发生改变(包括腱糖蛋白 C 和透明质酸的增加),伴稀疏的、轻微的炎症反应及较少真皮肥大细胞浸润[3,4]。因此,胚胎伤口处的生长因子分布是不同的,例如,$TGF-\beta_1$ 和 $TGF-\beta_2$ 水平降低,但 $TGF-\beta_3$ 水平升高[5]。这些无瘢痕胎儿愈合的观察结果启发我们通过改变 TGF-β 亚型来模拟胎儿创面愈合的实验研究,取得了良好的结果[6]。一种在胚胎发生过程中表达的高度保守的 RNA 结合蛋白 Lin26 已被证明可通过改变细胞代谢来促进成人组织的创伤修复[7]。

有趣的是,衰老也会改变伤口愈合过程[8]。对人类年龄相关的伤口愈合特征变化有很多的研究,因为无法控制并发症,所以其研究在方法上存在一定缺陷。然而,对不同年龄的特定受试者的健康状况进行的实验研究显示,随着年龄的增长,伤口愈合过程发生了显著的变化[8]。老年受试者的伤口愈合缓慢,炎症反应减弱,细胞因子谱改变,活性蛋白酶水平升高[8-10]。最令人感兴趣的是,观察到在正常老化的皮肤中,蛋白酶如 MMP 和弹性蛋白酶的水平增加,而蛋白水解抑制药(如 TIMP)的水平降低,使平衡朝着真皮的蛋白水解消化方向倾斜[11]。这可能解释了正常皮肤结构中一些与年龄相关的变化。由于慢性静脉溃疡的特点是蛋白水解过度,它也可能使某些人易患溃疡。相比之下,随着瘢痕的减少,老年人的伤口愈合质量明显提高。这与炎症和生长因子反应的改变有关,在某种程度上类似于胚胎皮肤[8]。这些老龄化研究也显示了男性和女性,以及女性绝经前和绝经后的伤口愈合有显著差异[12,13]。一般来说,绝经后妇女比绝经前妇女的愈合速度慢,但瘢痕质量更好。局部应用外源性雌激素的治疗可显著加快绝经后妇女的伤口愈合速度,并逆转与年龄相关的伤口愈合速度和质量变化[14]。选择性雌激素受体调节药,如三苯氧胺,似乎在皮肤中起着雌激素受体激动药的作用,在小鼠模型中能够加速皮肤伤口愈合[15]。抑制 microRNA-7 可逆转成纤维细胞中与年龄相关的 EGF 受体丢失和透明质酸依赖的分化[16]。这些结果对老年人伤口的治疗具有重要意义。

伤口治疗的生理基础

一期愈合指的是伤口边缘已对齐并缝合,当血液供应良好且没有污染或坏死组织时,可能出现一期愈合。要达到最佳愈合效果需要使伤口边缘外翻、仔细对齐并且没有张力。表皮会在 24h 内穿过缝隙,但直到第 5 天伤口的抗拉伸强度仅为正常皮肤的 5%左右[1]。因此,缝合有助于减轻伤口的张力。埋藏于皮下的可吸收缝线有助于减少无效腔,延长伤口的支撑时间,因为在 3 周时伤口的抗拉伸强度仍仅为正常皮肤的 20%左右。缝合钉或夹子可用于一期伤口闭合,尤其是术后使用可获得良好的美容效果。也可以使用组织黏合剂和无菌皮肤封闭条,特别是对于撕裂伤,缝合线会增加组织张力并影响组织存活,并且具有不需要拆线的优点。关于皮肤手术的更多细节见第 20 章。

二期愈合发生在伤口可以从边缘愈合而不需要手术缝合的情况下,因此再上皮化是一个关键的过程。在伤口污染和有感染风险的情况下通常可采用二期愈合的方法。伤口的深度对愈合方式至关重要。在部分皮肤缺损伤口中,不仅部分真皮保持完整,而且毛囊和其他皮肤附属器关键区域的保留也将提供表皮快速再生的来源。因此,皮肤附属器的密度会影响愈合率。相比之下,全层皮肤缺损伤口会失去真皮和附件的成分,只能从伤口边缘愈合,需要刺激肉芽组织——增生的微血管系统、成纤维细胞和基质成分沉积的混合物。最近的系列研究表明,伤口愈合过程中,皮肤中存在两种不同的间质成纤维细胞前体:真皮下层谱系形成网状真皮成纤维细胞、纤维基质和脂肪细胞,真皮上谱系在表皮 β-连环蛋白的刺激下形成毛囊[2]。伤口收缩发生在 1～2 周后,通过激活的成纤维细胞或肌成纤维细胞,可减少要闭合的表面积。不同位置的二期愈合结果不同,凹面优于凸面,面部优于四肢。三期愈合是指闭合的可以一期愈合伤口发生开裂,然后通过二期愈合。

在开放性伤口中,皮肤的正常保水性丧失,并且表面上的炎性渗出物干燥形成外皮或结痂。这可以作为外部感染的屏障,但会阻止表皮在伤口表面迁移。用适当的敷料保持湿润的伤口比允许形成结痂的伤口上皮化更快。在封闭、不渗透的敷料下加速上皮愈合与含有纤维蛋白和纤维连接蛋白的胶状凝块有关,后者为表皮细胞迁移提供了合适的基质[3]。

慢性创伤通常由全身性疾病引起,包括血管疾病(如充血性心力衰竭、高血压、动脉粥样硬化、静脉功能不全或淋巴水肿),以及代谢性疾病(如慢性肾衰竭、慢性肝病或糖尿病)。营养不良、感染、机械压力和药物也可能对伤口愈合产生不利影响,其中许多因素更有可能出现在老年人身上。

伤口愈合的新疗法

促进伤口愈合的生长因子

所有参与伤口愈合过程的细胞(炎症细胞、表皮角质形成细胞和间充质细胞)都能合成广泛的膜结合和游离生长因子,其作用由每个生长因子家族的特定生长因子受体介导。生长因子是多功能的,对不同的细胞类型有不同的作用,能以自分泌和旁分泌的方式诱导其他细胞因子及其受体的表达。生长因子活性也可以通过细胞外基质成分和蛋白水解酶激活来调节。使用药理学剂量的外源性生长因子可能对伤口愈合模型有显著的影响,但在临床上可能令人失望[1-3]。此外,由于重组蛋白的快速降解,MMPs 的升高和伤口细菌的二重感染可能会完全抵消外源性生长因子的治疗效果[4]。抗蛋白酶生长因子的生物工程是解决这一问题的可能途径[5]。

在动物模型中,许多生长因子对肉芽组织形成和血管生成具有积极作用,包括 PDGF、FGF 和 TGF-β[6,7]。EGF 家族成员似乎增强了再上皮化,并对间充质细胞发挥作用[8-10]。Repifermin 是一种截短了的重组 KGF-2(FGF-10)在静脉溃疡的ⅡA 阶段随机临床试验中显示了应用前景,但在随后的试验中未能达到其主要终点[11]。PDGF-BB(BeaPulermin 贝卡普勒明凝胶)是目前治疗难治性伤口的唯一获得许可的重组生长因子,其在治疗慢性神经性糖尿病溃疡方面的作用已在临床试验中得到证实[12]。然而,贝卡普勒明凝胶的使用受到价格昂贵、需要每天使用,以及关于癌症风险增加的争议的限制。最近的配对队列研究显示,与对照组相比,使用贝卡普勒明凝胶的患者没有增加癌症死亡率的证据[13]。通过对角质形成细胞、成纤维细胞和内皮细胞的影响,分泌的热休克蛋白-90α 的 115 个氨基酸片段 F5 比贝卡普勒明凝胶对 db/db 小鼠糖尿病模型中伤口再上皮化的作用更大,这表明它是一种有前途的伤口愈合药物(图 10.6)[14]。

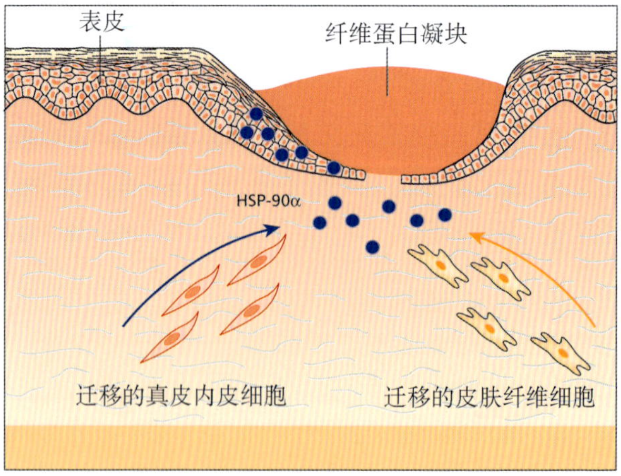

图 10.6 分泌热休克蛋白-90α(HSP-90α)如何促进伤口修复的模型

皮肤损伤引起多种来源转化生长因子 β(TGF-β)的释放,角质细胞变得更具活力,释放传统生长因子。然而,由于存在 TGF-β,生长因子将无法将伤口边缘的真皮细胞募集到伤口床。当角质形成细胞迁移时,它们释放/分泌 HSP-90α。当分泌的 HSP-90α 浓度大于 0.1μmol/L 时,会促使成纤维细胞和内皮细胞迁移到伤口中。

干细胞疗法

干细胞生物学的最新进展为伤口愈合提供了新的治疗策略。已在临床前期和临床试验中研究了几种类型的干细胞,包括骨髓源干细胞、脂肪组织源干细胞、内皮祖细胞、角质形成细胞和成纤维细胞干细胞[1,2]。移植骨髓干细胞的策略[如高迁移率族蛋白 B1(HMGB1)]及直接局部应用是临床前研究的重要课题[3]。骨髓移植显著改善了一种罕见皮肤病隐性遗传营养不良型大疱性表皮松解症的伤口愈合,最有可能是由于骨髓干细胞的作用[4]。单次局部应用 C-X-C 趋化因子受体 4 型直接拮抗药 AMD3100,已被证明可增加糖尿病小鼠的伤口愈合。这与骨髓内皮前体细胞数量增加、细胞因子产生增加,以及成纤维细胞和巨噬细胞活性增加有关[5]。将 AMD3100 与小剂量局部他克莫司联合使用具有协同效应,从而使全厚度伤口的伤口修复更快(图 10.7)[6,7]。

皮肤移植和生物材料

颗粒状皮片移植是指在局部麻醉下取小块(2~3 mm^2)的部分厚度的皮片,并种植在伤口床上形成岛状物以进行再上皮化,从而大大促进伤口愈合,可以门诊手术或在家中由专业护士完成。手术的主要问题是耗时较长,但移植可以重复进行,而且供体部位愈合很快。这种方法可能对动脉和静脉腿溃疡都有好处,并且已经证明它适合初级保健机构[1]。对于刃厚皮片,使用取皮刀切取一大块部分厚度皮肤。可在真皮乳头或真皮网状层平面切取皮片。移植体通

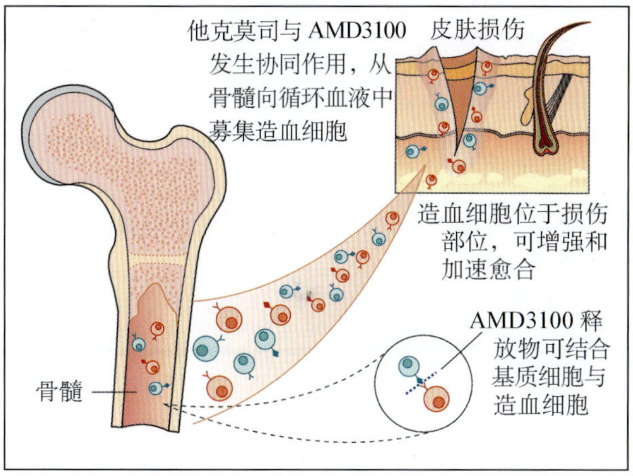

图 10.7　通过 AMD3100 和他克莫司的联合作用实现皮肤伤口更好更快的愈合

AMD3100 干扰 CXC 趋化因子受体 4(CXCR4)及其配体 CXC 基序趋化因子 12(CXCL12)的相互作用，并将骨髓细胞释放到外周血中。他克莫司抑制钙依赖性 T 细胞活化和增生。这种提高先天性愈合潜能的新方法，即动员血细胞并进行有效的皮肤修复，为骨髓细胞迁移到受伤的皮肤来促进创面修复提供了进一步的证据。(改编自 Tolar 和 McGrath 2014[7])

常在使用前进行网格化处理，因为这会降低移植体随后因伤口渗出物而分离的概率。中厚皮片的供体部位常出现疼痛。

1975 年首次确定了培养人类角质形成细胞的可行性方法[2]，并且可以将小供体扩增至 10 000 倍，使得培养的角质形成细胞可以应用于移植[3]。使用 Rho 激酶抑制药可以进一步扩增角质形成细胞培养物[4]。从患者自身皮肤(自体移植物)或同种异体供体(同种异体移植物)建立的移植物随后被用于临床。

最早的临床应用是治疗严重烧伤患者，12～14d 可见到半透明的薄片成为永久稳定的表皮[5]。但由此产生的移植物仍然很脆弱，真皮的重塑发生也很缓慢[6]。单独使用培养的角质形成细胞的用途有限，真皮的等效类似物似乎可以促进伤口床上移植物的存活[7]。培养的表皮自体移植也被用于治疗大疱性表皮松解症[8]、先天性痣[9]和慢性腿部溃疡的伤口[10]，它的一个主要优点可以通过传代培养进行重复的移植。制备培养的角质形成细胞片需要 2～3 周(图 10.8)。角质形成细胞也可以悬浮在纤维蛋白中，喷涂在伤口上，或用透明质酸膜等聚合物载体系统进行输送，从而可以比以前更早的实施移植[11,12]。角质形成细胞培养的同种异体移植物不能长期存活[13,14]，但在慢性腿部溃疡[15]中有促进伤口愈合的作用，可能是因为产生了适当的生长因子和细胞外基质蛋白。

利用角质形成细胞、成纤维细胞、生长因子和生物材料在实验室中生成皮肤的组织工程领域已经取得了长足的进展[16]。现有产品可分为 3 类：①表皮替代物；②真皮替代物；③表皮和真皮联合替代物(图 10.9)。全厚度的伤口需要同时更换表皮和真皮。目前的皮肤替代物缺乏血管丛或附属器结构。多能干细胞，如骨髓和脂肪组织中的间充质细胞，在伤口愈合过程中被募集到真皮中[17,18]。间充质干细胞加速了小鼠和人伤口的愈合，为未来的治疗提供了令人兴奋的前景[19]。不同的成纤维细胞谱系可以再生出不同的真皮成分[20]。含有干细胞的真皮替代物的产生可以使包括血管、神经和附属器结构在内的完整真皮组织工程化。

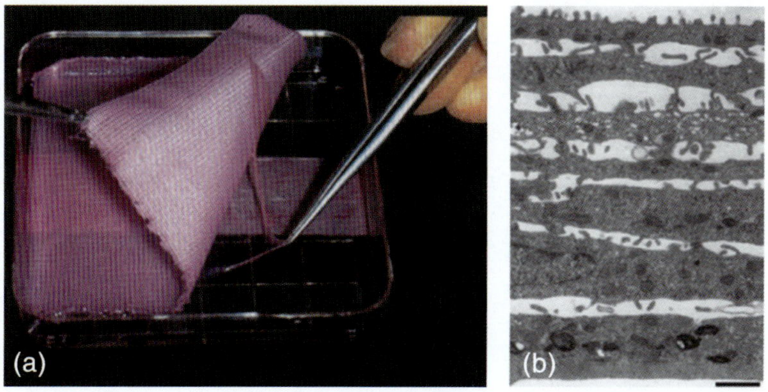

图 10.8　角质形成细胞移植

(a)移植用培养的角质形成细胞片。(b)移植角质形成细胞的超微结构。比例尺 1μm。(由 King's 的 John McGrath 教授提供，英国伦敦大学)

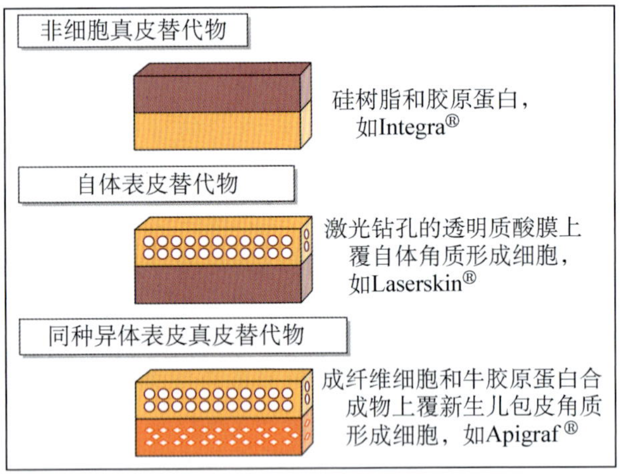

图 10.9　生物皮肤替代品示例

局部应用基底膜成分Ⅶ型胶原可增加小鼠伤口的再上皮化[21]。未来应该能开发出具有基质和细胞的复合聚合物。聚合物的微观结构也可以增强干细胞的再生，并通过促进角质形成细胞和成纤维细胞迁移来促进再上皮化[22]。

（译者：孙欣　一审：彭智鹏　二审：李承新　刘冰　三审：郑力强　韩向春　润色：沙爽）

参考文献

所有文献请查阅网址：www. rooksdermatology. com.
以下列出的是重要参考文献。

Introduction

[7] Müller AK, Meyer M, Werner S. The roles of receptor tyrosine kinases and their ligands in the wound repair process. *Semin Cell Dev Biol* 2012;23:963-70.

Inflammation and the immune response

[15] Gay D, Kwon O, Zhang Z, *et al*. Fgf9 from dermal γδT cells induces hair follicle neogenesis after wounding. *Nat Med* 2013;19:916-23.

Re-epithelialization

[32] Nyström A, Velati D, Mittapalli VR, Fritsch A, Kern JS, Bruckner-Tuderman L. Collagen VII plays a dual role in wound healing. *J Clin Invest* 2013;123:3498-509.

Angiogenesis

[3] Greaves NS, Ashcroft KJ, Baguneid M, Bayat A. Current understanding of molecular and cellular mechanisms in fibroplasia and angiogenesis during acute wound healing. *J Dermatol Sci* 2013;72:206-17.

Fibroblast recruitment, matrix synthesis and scarring

[2] Driskell RR, Lichtenberger BM, Hoste E, *et al*. Distinct fibroblast lineages determine dermal architecture in skin development and repair. *Nature* 2013;504:277-81.

[10] Martins VL, Caley M, O'Toole EA. Matrix metalloproteinases and epidermal wound repair. *Cell Tissue Res* 2013;351:255-68.

Abnormal wound healing and scarring

[4] Willenborg S, Eming SA. Macrophages-sensors and effectors coordinating skin damage and repair. *J Dtsch Dermatol Ges* 2014;12(3):214-21.

[16] Baltzis D, Eleftheriadou I, Veves A. Pathogenesis and treatment of impaired wound healing in diabetes mellitus: new insights. *Adv Ther* 2014;31:817-36.

[22] Cheng CF, Sahu D, Tsen F, *et al*. A fragment of secreted Hsp90α carries properties that enable it to accelerate effectively both acute and diabetic wound healing in mice. *J Clin Invest* 2011;121:4348-61.

Novel therapies for wound healing

Stem cell therapy

[6] Lin Q, Wesson RN, Maeda H*et al*. Pharmacological mobilization of endogenous stem cells significantly promotes skin regeneration after full-thickness excision: the synergistic activity of AMD3100 and tacrolimus. *J Invest Dermatol* 2014;134:2458-68.

第 11 章
慢性皮肤病对心理及社交的影响

11

Christine Bundy, Lis Cordingley

Institute of Inflammation and Repair, University of Manchester, Manchester, UK

皮肤病的心理和社会挑战

本章重点介绍皮肤病对患者的心理和社会影响，以及可能加剧皮肤病的因素。到目前为止，许多这方面的研究都是针对慢性斑块型银屑病进行的，对其他重要的皮肤病，包括特应性皮炎、白癜风、慢性荨麻疹和痤疮等，研究的较少。因此，本章侧重于介绍病程较长的皮肤病相关的心理问题，虽然主要是银屑病，但越来越多的证据表明，心理负担对社会和情绪功能的影响同样适用于许多其他皮肤病，特别是长期迁延不愈的皮肤病。需要进一步研究来确定是否既有与皮肤疾病相关的一般性心理问题，又存在与个别疾病相关的特定心理问题。我们相信，对银屑病研究的相关结论可能也适用于其他皮肤病，除非有证据得到相反的结论或发现了更多与每种皮肤病相关的具体问题。

外在形象在社交中的角色

大多数社会，尤其是西方社会，非常重视人的外在形象。如果人们被认为外表更具吸引力，他们往往被认为更聪明、更值得信赖[1]。尤其对于女性来说，年轻的外表、匀称的五官、均匀无瑕疵的肤色是最理想的。广告甚至经常把肤色和其他令人向往的特征（如年轻和健康）联系在一起，化妆品或美容产品承诺可以“容光焕发”，以此换取顾客相当可观的财务支出。在这种背景下，有皮肤问题的人或多或少会觉得自己在社会上是不受欢迎的。许多皮肤疾病，如痤疮、银屑病、特应性皮炎和白癜风等影响人们对这种“完美外表”的追求，往往会引起人们的过度关注。

除了视觉上的重要性，皮肤作为人体最大的感觉器官，还具有维持健康的基本功能，包括抵御热、冷和其他外部环境攻击以及帮助调节体温。创伤或疾病对这些功能的任何破坏都可能对患者产生生理、社会和心理上的影响。例如，皮肤特别容易受到压力的影响产生生理反应（出汗增多和脸红等），进而建立认知（如归因脸红的原因和后果）、情感（如尴尬、羞愧和进一步的社会焦虑）和行为的恶性循环（如避免社交互动和亲密关系；社交不适和尴尬），给患者带来痛苦并难以应对。

皮肤病的外在表现与自尊[2]降低、焦虑和抑郁[3]、社交回避和社交孤立[4]有关。患有皮肤病的人往往有在儿童期因为自己的外表被欺凌的经历[5]，而患有皮肤病的成年人也常常因为别人对他们外表的反应而感到苦恼。陌生人经常盯着他们看,有时还会评论他们的外表。大多数皮肤病患者有过受到社会排斥的经历。一些普通大众错误地认为,皮肤病可能具有传染性,他们表现出反感和身体上的回避。这种偏见(消极的刻板印象)会导致对皮肤病患者的敌意(基于这些消极信念的情绪反应)和歧视,如要求皮肤病患者离开公共游泳池和美发沙龙,或受到无端的负面评论。一些患者支持协会已提倡为公众开展相应的提高公众认知的宣传活动,以期望将来能逐渐改善这种局面。

英国皮肤科医师协会(2011)[6]报道说,每年54%的英国人受到某种皮肤病的影响,24%的英国人一年中会咨询全科医师皮肤问题[7]。并且85%的皮肤病患者表示,他们的心理和社会状况是疾病的主要组成部分[8],然而对这个领域的研究却相对较少。虽然许多情况会以一系列不同的方式来影响皮肤的外观,但本章在下列常见情况下进行的痤疮、特应性皮炎、白癜风,特别以银屑病研究为例,强调由于皮肤病引起的外貌改变对患者心理和社会的影响。本章概述了这些皮肤病的患者所经历的心理和社会挑战,并考虑到目前为受影响者提供的心理支持和干预措施。

以银屑病为例的皮肤病心理影响

在许多研究中,高度的痛苦与部分皮肤病有关,下面将详细介绍这些情况。然而,由于研究产生痛苦的方法有限,包括样本的个体差异和用来检测痛苦的方法的差异,均影响了流行病学数据的准确性。

许多关于特应性皮炎患者痛苦的研究是在儿童和患儿父母中进行的,表现为普遍的焦虑和生活质量下降。目前普遍的观点认为,这种情况[39]使生活质量严重下降并带来很大的痛苦,反过来又会加重病情发作[40]。此外,Misery和他的同事表明,特应性皮炎对患者和他们伴侣的性关系有额外的影响[41]。在为数不多的有关皮肤状况对挫折感和愤怒反应的研究中,其中一项研究表明,超过半数的受试者声称大部分时间他们对自己的外貌感到愤怒和沮丧[42]。愤怒作为一种对感知到健康威胁或认同威胁的反应,在其他皮肤病中通常未进行研究。

与银屑病相比,关于痛苦在白癜风患者中的作用的研究较少。一些研究表明,白癜风可以对心理功能产生深远影响,包括焦虑、抑郁和自杀想法[43]。社会耻辱感,尤其是在有色人种的白癜风患者中是很常见的,而深色皮肤和色素脱失斑之间的对比可能使这种情况更明显。此外,黑人或少数族裔群体的白癜风患者描述了与色素脱失相关的种族认同感的丧失,这可能与皮肤病的外在可见性一样令人痛苦[43,44]。尽管有关于白癜风患者感到痛苦的报道,但在这一患者群体中,很少有关于情绪管理或降低对患者生活质量影响的干预性研究。

认知在痛苦驱动中的核心作用

认知或看法是理解皮肤病患者痛苦和相关反应的核心(图11.1)。在对其他长期疾病的研究中得到了很好的证实,即对疾病的具体认知,包括对治疗的必要性和对治疗的担忧,是大多数的不依从性行为差异的主要原因(见例[9])。患者对其症状和疾病的主观感知是应对和健康结果(包括生活质量)的重要决定因素,然而在有皮肤病的情况下,患者的生活质量往往是有缺陷的。尽管有大量关于患有皮肤病的情感和社会后果的文献(如下所述),但很少有关于皮肤病患者潜在认知的研究。大多数研究都是在银屑病患者身上进行的,对银屑病的关键认知和对病情无益的思维模式有了更清晰的认识[10]。对疾病严重度的感知、个人及治疗控制程度、对症状的感知和理解这些都被认为是患者皮肤状况的"个人模型"的影响因素。

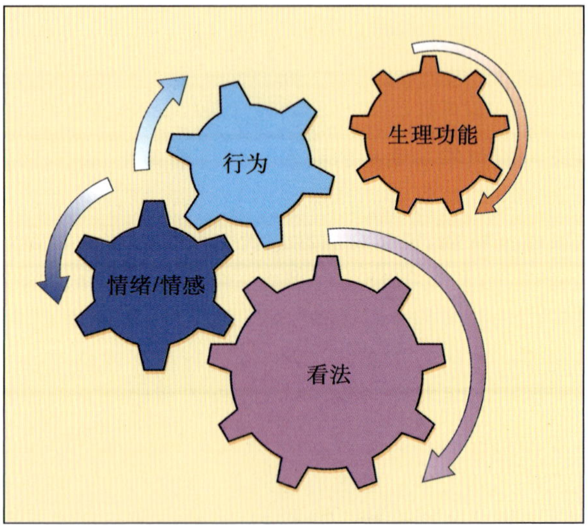

图11.1 综合心理生理模型

害怕别人的负面评价、对外表的尴尬和自卑在各种皮肤病中都很常见,但在银屑病中比其他情况下研究记录得更详细[11,12]。虽然情绪的某些方面,包括情绪低落或焦虑,可能会对药物治疗产生反应,但谈话疗法如认知行为疗法(CBT)等更有可能成功管理情绪。事实上,美国国家健康与护理卓越研究所(NICE)

推荐对慢性身体健康问题相关的低落情绪的一线治疗是谈话疗法,而不是药物治疗[13]。因此,了解对皮肤病患者情绪反应的驱动因素对于皮肤病的有效治疗和管理至关重要。

皮肤病的情绪反应

压力是一个经常用来描述事件(压力源)和个人对它的反应(压力反应)的术语。最近的动态压力模型强调个人对事件意义的评估,以及他(她)应对能力的重要性。这种"事务"模型[14]通过将事件视为一个可控制的挑战或一个不可控制的威胁,帮助解释了人们对相同刺激反应的个体差异。压力在皮肤病患者身上得到了深入研究,主要是银屑病,也包括了痤疮、湿疹和白癜风。

在银屑病中,压力和皮肤状况之间的关系似乎更加明确,有大量的研究探讨了压力与皮肤病之间的关系,以及如何进行干预。压力可以间接影响免疫系统(例如,压力影响人们的健康行为,这些行为会导致人们形成不好的饮食习惯、吸烟、饮酒),也可直接影响皮肤功能(通过下丘脑-肾上腺轴的异常调节)。心理神经免疫学(PNI)领域的出现已经确认了心理和生理功能之间的通路,最近 PNI 对慢性应激人群和对照组的研究也证实了促炎细胞因子的增加与延迟愈合过程之间的联系[15-17]。对于那些患有炎症性皮肤病的患者,可能与之特别相关的是有大量重复性压力思想(即对过去事件的反思或对未来事件的预见性担忧)的患者,皮质醇觉醒反应会增加[18],由此可以解释炎症性皮肤病患者为何特别害怕外表的负面评价。然而,压力和免疫功能之间的关系并没有那么简单直接。事实上,有些炎症状态已经被证明会随着应激期的延长反而会改善[19,20],但更常见的观察结果是应激会加重免疫介导的炎症状态。

痛苦

包括银屑病[21]、痤疮[3]、白癜风[22]和湿疹[23]在内的一系列皮肤病的情绪困扰,都有很详尽的记录。许多皮肤病,与包括糖尿病和心血管疾病(CVD)在内的其他常见疾病,都有一个共同特点,那就是所经历的心理痛苦程度不一定与病情的严重程度有关。在一些报道中发现有些病情不太严重的患者却更加痛苦。这表明,痛苦是由其他因素介导的,这些因素可能包括对病情及其治疗的认知,以及社会和其他背景因素。

常识表明,皮肤病的可见性和严重性是痛苦的主要决定因素,但很少有研究观察情绪、病变部位和皮损面积之间的关系,现有的少量证据提示这种关系十分复杂。对于年轻的痤疮患者来说,痤疮越严重患者越痛苦[24]。相比之下,对银屑病的研究表明,情况并非总是如此[25]。痤疮患者的研究结果可能是由于方法学上的人为因素,包括不同的测量方法,这些方法侧重于抑郁严重的患者或青少年人群,他们往往比成年人更重视外在形象。

一些研究表明,手和脸是"情感加权"的区域,但乳房和生殖器等其他私密区域也可能与痛苦增加有关,即使这些部位通常不可见。确切地说,哪一个部位的皮肤损伤最令人痛苦还不清楚。患有面部银屑病的患者更容易出现瘙痒,疾病也更严重,而且往往表现为早发型[26]。

我们不能对皮肤状况相似的人群使用"常识"假设或一概而论的一个原因是,人们对自己的外表如何被看待的担忧程度不同。例如,Leary 和他的同事发现银屑病的严重程度只与害怕有负面评价个体的痛苦有关[27]。目前还不清楚这种恐惧可以在多大程度上得到缓解,然而这将是心理干预的一个合适的点。

抑郁和焦虑

抑郁和焦虑的特点是消极的思维过程,无法集中注意力,情绪低落或波动,对先前愉快的活动兴趣降低,社交退缩,通常伴有食欲和睡眠障碍。对于那些患有严重和持久抑郁症的人来说,有自杀想法和自杀企图的风险很高。目前在不同皮肤病患者中有自杀念头和实际自杀企图成功与否的具体数据尚不清楚。

最近的研究表明,银屑病患者发生情绪低落、抑郁和有自杀念头的比例高于其他皮肤病患者,如痤疮,或其他非皮肤病的长期疾病[28];然而,银屑病患者抑郁的准确评估尚未获得,其范围取决于所使用的评估方法。据报道,抑郁症症状的自报的患病率高达62%,自杀意念活跃率在 5.6%~7.2%[29]。

银屑病患者通常经历更多的痛苦[11,30],自我意识、羞耻感和尴尬感[31],耻辱感和心理负担增加[32],在某些情况下,自杀的风险可能会增加[29]。这种心理负担的增加可能导致患者采用回避应对策略[31],而这可能是银屑病患者过度饮酒的原因,而过度饮酒反过来又可能加剧银屑病发作。

抑郁症在患有银屑病的年轻男性中更为普遍,而这一群体通常饮酒最多,这可能意味着许多人将饮酒作为一种自我治疗的方法[27]。尽管有这些高度痛苦的迹象,却有充分的证据表明临床医师不擅长发现这种痛苦[30],而且很少有专门针对脆弱患者情绪管理的干预措施。皮肤状况和抑郁之间的确切联系机制尚不清楚，可能涉及生理和心理功能的共同途径。尽管越来越多的人认识到这是一个需要认真对待的问题，但它仍然是皮肤科良好临床护理中未被充分认识和管理的部分。这是一个在皮肤科疾病中迫切需要解决的问题。

焦虑和担忧在各种皮肤科疾病中已经被识别出来。尽管焦虑通常表现为社交尴尬和回避，但更广泛的焦虑，包括对疾病进展或复发的担心也很常见。报告的焦虑程度通常比报告的抑郁程度高得多，但重要的是要注意，焦虑和抑郁的症状经常同时出现。

焦虑，尤其是社交焦虑和抑郁[33]，自卑，自我形象差，过度的自我意识和尴尬[34]在寻常痤疮患者中很常见。痤疮对年轻人来说尤其痛苦，因为它主要影响面部，而且很难遮盖，特别是对男性来说。这种情况通常出现在社会和身份发展的关键阶段，这可能对个人产生持久的影响。在对新西兰 9000 多名年轻人进行的一项大型研究中，Purvis 和他的同事[35]发现了 14.1%的患者有抑郁症状，4.8%的患者有焦虑症状。Purvis 和他的同事们证明了抑郁症状的存在与痤疮严重程度增加相关，在这项研究中，超过 2000 名学生(23.6%)有自杀念头，730 名(7.8%)在过去的 12 个月里有自杀企图。

口服异维 A 酸治疗痤疮被认为是与自杀意念和自杀企图增加有关[36]，但最近的一项研究质疑这种关系并证明异维 A 酸控制痤疮的同时，可减少将来相关的痤疮瘢痕并减少焦虑和抑郁症状[37]。一项针对严重痤疮患者的大规模研究(超过 5000 人)表明，在使用异维 A 酸治疗之前、期间和之后企图自杀的风险与治疗本身无关。然而，在那些患有严重痤疮但未接受治疗的患者中，企图自杀的风险确实增加了[38]。总的来说，中度到重度痤疮似乎会增加自杀企图和自杀的风险，但对于那些接受异维 A 酸治疗的人来说，情况可能并非如此。

应对与自我管理

不良的应对方式，包括过量饮酒、暴饮暴食、吸烟和其他威胁健康的行为，都可能是痛苦的表现。同样，社交回避通常意味着潜在的痛苦。面对偏见和歧视，许多患者诉诸糟糕的自我管理。这种威胁健康的行为模式可能预示着痛苦程度很高，但很难确定因果关系。同样，皮肤病患者常见的过度社交回避，可能表明不良应对与情绪困扰之间存在双向关系。

除了银屑病本身的影响，为银屑病提供的一些治疗可能会令人不快，气味难闻，耗时长，特别是生物制剂，在某些情况下，可以带来严重的、危及生命的不良影响。银屑病患者存在一个固有问题是对局部和系统用药的依从性差[45,46]，这对于自我管理的生物治疗是否也是如此还未知。对药物治疗的看法可能在银屑病患者不依从性和其他疾病中起作用。

缺乏依从性

对处方药物治疗缺乏依从性在皮肤病中普遍存在而并不是特异性存在于特应性皮炎(关于缺乏依从性的更详细研究见下文)。依从性差可能导致儿童湿疹[47]治疗失败，2007 年 NICE 关于儿童特应性皮炎[48]的指南得出结论，依从性差很可能是治疗失败的主要原因。尽管如此，针对特应性皮炎难以坚持治疗的确切原因研究相对较少，干预研究更是少之又少。一项定性研究探讨了坚持治疗的困难，以及护理人员克服这些困难的策略[49]。这些研究者发现，主要的困难包括护理人员对湿疹治疗的理念、局部治疗的耗时性和这些孩子对治疗的抵抗。父母克服这些问题的策略包括让孩子参与治疗，在治疗过程中分散孩子的注意力，做一个游戏，使用奖励，对睡眠中的孩子进行治疗，或在少数情况下对孩子进行身体约束。一些照顾者减少了治疗的频率，试图减少儿童治疗抵抗。后一种策略缺乏对不依从原因的理解，在对依从性的研究中，这将被认为是缺乏依从性，并可能被错误地归因于缺乏父母的关心或合作。

皮肤病对社交的影响

学业和就业成绩不佳

儿童湿疹或特应性皮炎很常见，20 岁之前在英国的发病率为 16%～20%[50]。在这些病例中，90%出现在 5 岁之前，其中 1/3 的人在进入青春期后仍有湿疹[51]。瘙痒影响睡眠，会使孩子昏昏欲睡和易怒[52]，导致白天疲劳，还会增加心理压力。睡眠的中断会导致注意力不集中，从而影响学习，时间久了，会因缺课降低受教育程度[53]。与特应性皮炎相关的行为问题有很好的文献记载[54]，有报道称，孩子们在学校被取笑，尤其是在运动课或游泳活动中，这可能会对自尊和自信产生持久的影响。对家庭的影响也很明显；父母描述了照顾孩子所花费的额外时间，以及由此中断工作所带来的间接经济成本[51]。

社会耻辱感与回避

皮肤病可以影响任何类型的关系，包括亲密关系和社交网络中的关系。在社交网络中，成员的数量和关系的质量是很重要的，幸福感强的人往往社交网络更广泛，与人有密切的信任关系。

社会耻辱感是指一些人由于社会原因而对自己表示极端不满或不赞成的经历。这些经历，无论是真实的还是感知到的，都将他们与社会其他成员区分开来。有皮肤病的人通常会因为别人对他们外表的反应而感到苦恼——陌生人经常盯着他们看，孩子们评论他们的外表，而一些公众错误地认为，皮肤病可能具有传染性[31]。

在儿童后期和成年早期，当外表和吸引力变得越来越重要时，与特应性皮炎相关的慢性炎症、皲裂和干燥皮肤被视为没有吸引力。不知情的人往往误以为特应性皮炎具有传染性，就像对待银屑病患者一样，不愿接触这些人，这会进一步增加这些人的尴尬和痛苦，导致社交退缩，患者经常诉说他们有被歧视的经历。

在白癜风患者中，尴尬、担忧和顾虑是常见的[55]，对关系发展和性活动的干扰也是常见的[56]。人们也报告遭受了歧视和随后对其生活质量的影响[57]。然而，有些人能很好地应对白癜风带来的挑战，许多人学会了用伪装术来掩饰它的高超技巧。因此，一些作者提出，事先存在的脆弱解释了白癜风人群中报告的痛苦差异，而不是每个患者都受到影响。早期的研究声称压力可以引发白癜风[58]，但研究质量更高的对照研究和最近的研究没有显示出明确的发现[59]。

越来越多的证据表明，银屑病对患者有终身的影响。Kimball 及其同事在银屑病方面的研究表明，这种影响是深远和持久的[60]。然而，这些证据大多来自横断面研究，在很大程度上依赖于患者回忆，通常年深月久。在这一领域几乎没有纵向研究，尽管迄今为止的研究还不能确定因果关系，但单个案例研究支持了银屑病确实是相关损害的驱动因素的观点。银屑病的发病（对于 25%的受影响的人来说，发生在 18 岁之前）与明显的生理[61]和心理[62]共病相关，但令人惊讶的是，几乎没有对于早期发病的银屑病对人生关键阶段影响的纵向研究。

一些因素使银屑病患者更容易受到影响。包括更强烈的羞耻感，相关的共患病，例如银屑病关节炎、心血管疾病和抑郁症。这种潜在的累积负担超过了人们有效应对的能力，他们可能采取不良的应对策略、感到绝望和无助，以及对生活和潜在皮肤状况的控制感降低。

对寿命的影响

随着年龄的增长，皮肤结构和色调的变化可能是最明显的衰老迹象。年轻的皮肤比年老的皮肤更厚、更光滑、瑕疵或颜色不均的地方更少。虽然年轻的皮肤本身就很有价值，但许多人认为保持年轻的皮肤外观是他们定期护肤实践的动力。许多疾病及其治疗的老化效应本身就是痛苦的根源。

很少有关于早年患有皮肤病影响生活的纵向研究，尽管迄今为止的研究还不能确定其因果关系，但有单一的个案研究支持这一观点，即皮肤病会导致累积的寿命损害，降低就业的可能性，并严重影响长期关系[51]。

幼儿期

幼儿的皮肤病对儿童及其父母或其他照顾者来说都是非常痛苦的。皮肤病症状可能会改变生活，特别是对于那些病情严重或管理不善的人。父母的触摸、被褥和衣服的接触对皮肤受损的幼儿来说，可能是刺激或疼痛的来源，而不是提供舒适感。这可能导致儿童和父母丧失亲密接触的宝贵体验，而亲密接触是幼儿期依恋过程的一个组成部分。众所周知，“皮肤接触”可以改善婴儿早期许多方面的健康状况，是婴幼儿护理的重要组成部分。强有力的证据表明，有亲密接触的婴儿其有关的生理功能，包括心血管和免疫功能得到改善。限制身体接触对于患有皮肤病的幼儿父母和其他照顾者来说是非常令人苦恼的。

青春期和成年早期

在儿童后期、青春期和成年初期，是尤其注重外表吸引力的时期，与湿疹或银屑病等相关的慢性皮肤炎症、开裂和干燥等症状，尤其令人痛苦。公众经常错误地认为其具有传染性，不愿接触湿疹患者，这会进一步增加痛苦，导致社交退缩。这方面的具体研究很少，但在这一重要的社会发展时期形成的社交退缩等应对策略可能会产生长期影响，是非常有可能的。

寻常痤疮是与青春期最相关的皮肤病，它非常普遍，几乎可以称作在青少年时期一个普遍的经历[63]，15－17 岁有多达 1/5 的人经历了中重度痤疮。但很少发生在青春期前，然而，对于高达 64%的人来说，痤疮及其相关问题会一直延续到成年早期[63]。痤疮对年轻人来说特别痛苦，因为它主要影响面部，而且很难掩饰，尤其是对那些不太接受用化妆品来伪装年龄的男人来说。痤疮通常出现在社会和身份发展的关键阶段，这可能对个人产生长期的影响，包括不良的社会功能导致社交圈受损[64]。

成年中后期

皮肤结构和颜色的变化是身体衰老的直观指标。皮肤状况对晚年生活的影响在很大程度上是未知的。有一个常见的假设,与衰老有关的外貌变化带来的问题比生命早期发生的变化导致的问题要小;然而,对于一部分人来说,衰老过程中的变化,无论是正常衰老还是过早衰老,都是令人痛苦的。

皮肤病及其共病

与皮肤病相关的共病可能会因患有皮肤病的心理和社会影响而增加并发生。对一些人来说,这可能会直接增加负担,因为要应对另一种疾病挑战的可能性增加,不管他们目前是否经历过这种疾病。首先出现的皮肤病也可以被认为是另一种严重的并存疾病(如银屑病性关节炎或白癜风的甲状腺疾病)的危险因素,这一认识增加了人们的恐惧,并且人们对此可能会有高度警觉或将良性症状误解为可能是出现新的疾病的重要标志。

其他身体疾病

银屑病与相当多的共病有关。共病类别包括肌肉骨骼(如银屑病性关节炎[65,66])、胃肠道(如炎症性肠病或克罗恩病[67]),代谢紊乱(如糖尿病[68-71]),非酒精性脂肪肝[72],心血管疾病(如心肌梗死[69,73])。但这些关系的确切性质还不完全清楚[74]。免疫失调[75]和炎症被认为在银屑病的发生和进展中都起着关键作用,这些过程被认为可解释银屑病患者共病发病率增加的机制[76]。

生活行为方式

不健康的生活行为方式在银屑病患者中更为常见,这进一步使我们对银屑病相关共病的理解复杂化。银屑病与过量饮酒[74,77,78]、吸烟[79,80]、缺乏运动和较高的体重指数[81]有关。这些行为可能在银屑病的发病和恶化或严重程度中都有作用[80,82-87]。与银屑相关的极度的心理痛苦可能会使生理和行为过程之间的复杂相互作用变得更加复杂。痛苦及不断增加的风险行为(如过量饮酒)会降低进行健康行为的积极性和能力。

即使是专业的医疗保健从业者也对认识、承认和帮助患者管理皮肤病及其共病表现出信心不足[88,89,90],这对患者来说增加了一系列具有挑战性的健康问题,他们正在努力理解管理皮肤病及增加的共病风险的复杂性。

治疗挑战

目前,“依从性”一词比“顺从”一词更受欢迎,因为依从性是反映患者在多大程度上坚持建议或商定的治疗方案的一种方式。非依从性行为可被归类为无意识或故意行为,前者认为无法达到预期目标,如遗忘或自我照顾的实际困难,如行动限制。故意不依从有可能反映患者对治疗的担忧或他们对治疗必要性的看法[91]。

局部用药是许多皮肤病的最有效的一线治疗方法,但实际上它们可能是杂乱的,不方便,难以应用,因为它们会弄脏衣服、床上用品和家具,涂抹后还影响形象,有异味,而且价格昂贵。由于这些原因,长期使用局部治疗对许多患者和他们的家庭,特别是低收入家庭来说是一个特殊的挑战。再加上对长期使用局部类固醇等治疗方法的焦虑,以及对皮肤变薄的担忧和对未来会缺乏疗效的恐惧,在某些情况下长期使用局部治疗的依从性较低就不足为奇了[46,92]。

对于炎症性皮肤病,使用生物治疗可能会带来严重的,甚至在某些情况下会危及生命的不良效应。在银屑病患者中存在不坚持局部和全身用药的“老难题”[45],但自我给药的生物治疗是否如此尚不清楚。对药物是否有必要性的看法和对“毒性”的担忧可能是不坚持用药的原因之一。

治疗依从性的支持

皮肤病患者经常报告对他们病情的临床管理不满意[93-96],这会进一步加重药物依从性差这个问题,进而导致一些问题[46,97]。最坏的情况是,可能会发生脱离寻求专业医疗保健的情况[89,98,99]。在英国,2009年NICE临床指南(CG76)[91]关于治疗依从性借鉴了广泛的心理学研究,并推荐了一种“非评判性”的方法来与患者沟通依从性,这尤其适用于皮肤疾病。皮肤病治疗方式,如外用药、光疗、遮盖术、自我和临床医师给药或输液尤其烦琐,因此认识到坚持治疗所涉及的困难是实现开放式沟通的第一步。其他的担心或阻碍坚持的因素是人们对治疗本身的看法,比如对毒性或长期疗效的恐惧。研究发现,与患者讨论对治疗必要性的看法,包括每种特定给药方式的有效性,以及患者对不良反应的担忧,会影响依从性[100]。

新兴的电子保健领域为通过技术解决药物依从性问题打开了一条新的道路。通过短信或在线页面的记忆提示可能为优化依从性提供了新的、经济有效的方法。但到目前为止，几乎没有证据表明这些方法的有效性，一些早期研究结果并不统一。然而，总的来说，这是一个快速发展的医疗保健领域，毫无疑问，很快将会有大量的设备和辅助设备来支持药物的依从性，希望这些被采用的方法有足够的证据基础来用于各种健康状况。

对皮肤病心理和社会影响的临床综合管理

心理治疗方法强调认知（信念）在产生情绪反应的中心作用，由此产生的想法和感觉的结合随后决定了行为。因此，为了理解包括痛苦在内的情绪反应和相关行为，检查潜在的认知很重要。这构成了 CBT 方法管理心理困难的基本框架。

综合评估

一个良好的与皮肤病相关的心理和社会问题的临床管理包括以下几点：首先，是对认知、情绪和行为的评估；其次，他们如何自我管理疾病。没有这种评估，制定治疗或干预计划是不可能的，只要可能，使用有效的措施很重要。积极倾听是一项关键的评估技能，不仅是对患者实际所说内容的评估，还要推断出其中的含义，关注患者谈论自己皮肤病的内容和方式。例如，在回答"湿疹/银屑病/白癜风/痤疮是如何影响你的？"这个关键问题时，患者回答"好吧，我必须学会与之共存"，患者类似的回答可以被当作表面意思，不言而喻的事实，但如果强调的重点是关于"我不得不学会与之共存"这就意味着宿命论，并表明了对任何有效治疗都有一定程度的痛苦或无助和绝望。强调的"不得不"可能表示愤怒，因为没有得到必要的支持来有效地自我管理。这可能反过来导致依从性差或自我不良用药。

不言而喻，理想的管理是对整个人的，包括身体和心理，但太多的患者只经历了皮肤检查，没有其他方面检查。在一项对 600 多例英国银屑病患者的调查中，只有不到 10% 的人知道皮肤科生活质量指数[101]。有些皮肤病患者，尤其是那些没有咨询皮肤科医师的患者，报告说他们甚至没有做过全面的皮肤检查，只是粗略地看了一眼最容易触及的斑块或皮损。如前所述，患者可能会对自己的皮肤问题感到尴尬或羞耻，因此不愿透露病情的严重程度。研究文献发现，一些患者，尤其是银屑病患者，在体验、识别和表达他们对银屑病的感受方面存在困难，这被称为述情障碍[102]。反复试图掩盖难看的皮肤病和频繁的尴尬经历可能会导致一种逃避形式的应对方式，使自己远离与这种状况相关的情绪。如果怀疑这一点，那么健康专业人员就有责任温和地坚持检查皮肤，并定期及时处理与疾病密切相关的情绪问题。

在标准的诊疗中，每次患者就诊时需要在有限的时间来涵盖所有内容，因此，将皮肤病作为一种长期疾病来管理是更好地适应了将人视为一个整体的观点。有计划的活动可以在更长的一段时间内进行，但有必要在第一次见到患者时进行简短的心理评估。这个简短的评估可能仅仅是问 7 个关键问题，以了解患者对病情的看法、情绪和行为反应，以及他们希望通过治疗达到的目标。仔细倾听内容和意思有可能可以引出关于自我管理的重要信息。这些问题有助于评估患者对病情的理解程度，以及这种理解是否准确，或者他们的理解是否存在偏差。这种评估可以为临床医师提供信息，从而判断是否有必要进行更彻底的评估。表 11.1 概述了这些问题。

表 11.1 患者对其皮肤状况看法的简要评估

关键认知	建议问题	评 论
因果认知	你认为是什么导致了这种情况（或最近突发情况）	用合适的术语来替换"情况"：痤疮、特应性皮炎、银屑病、白癜风
影响的认知	你认为它将会（或正在）以何种方式影响你的生活	调查预期影响和当前感知影响。随着时间的推移，未来的影响可能会揭示人们的担忧（如对药物使用的担忧）
情绪反应	这种情况让你感觉如何	继续问"还有其他方法吗？"在患者回答"不"之前，请他们说明他们最关心哪一个
后果的认知	患这种病最糟糕的是什么	从个人和亲密关系、社会关系、经济、职业等方面探讨更糟糕的后果，并请患者指出哪个是更糟糕的后果

（续 表）

关键认知	建议问题	评论
治疗的认知	关于这种情况的治疗，你知道些什么	探索拟用治疗的作用机制，并将其作为告知患者病情和（或）治疗或纠正患者可能存在的任何误解的机会
治疗的认知	你认为你正在使用的治疗方法在多大程度上控制了你的病情	从必要性和关注度可以窥探是否有依从性。询问患者是否相信遵医嘱治疗可能会控制病情，以及他们是否对此有任何长期的担忧
治疗目标	有哪件事你希望去做但因患皮肤病阻止了你去做	为患者指明个人目标，并能揭示健康专业人员（专注于减少炎症）和患者（可能想要控制瘙痒或纠正瘙痒导致的睡眠质量不佳）之间的目标不匹配。除非有一个共同的目标，否则依从性差可能成为一个问题

简短的总结（重复患者表述的关键点）或释义（用临床医师的话总结并能反映假定的意思）可以传达给患者一种暗示，即使在短期咨询的限制下，临床医师也已经认识到并理解了他们所关注的具体问题。如果对这种综合的基本心理评估的反应引起了任何担忧，例如情绪低落，临床医师应该利用有效的措施和（或）包括心理健康/心理专家进行更详细的评估。临床医师通常报告说，他们在做心理评估或对心理评估做出反应时感到没有信心和技巧。为了应对这一问题，一个英国团队为临床医师制定了一项培训计划，为医师提供解决这种患者管理问题的综合方法[103]。

综合管理

对皮肤病患者进行管理的第一步是为情感或行为问题寻求支持，允许患者有一个私人空间和时间来谈论他们的生活经历。进行访谈的人必须完成心理或心理健康评估和治疗方面的专业培训。这种重点咨询也是一种更详细的数据收集工作，其具体目标是确定治疗方法和行动计划，以满足患者的特殊需求。目标设定和行动计划是一线治疗的关键方面，不应认为临床医师的医疗管理目标比患者自身的目标更重要。更详细的以问题为中心的治疗方法显然需要更多的心理健康或心理训练才能保障，进而可能针对特定问题进行治疗。NICE 对长期情绪管理的指导不建议将药物作为一线治疗，而是支持使用谈话疗法，必要时可以增加强度[13]。

需要特定信息的患者，如特定治疗方案、遮盖服务或改变生活方式建议等，可以被标记到已经通过测试和质量保证的现有资源和基于证据的服务。有些疾病，如银屑病，专门开展了在线心理或认知行为治疗项目，旨在帮助那些难以获得心理支持或合适心理健康服务的人，如银屑病电子针对性干预（eTIPs）项目[104]。

针对抑郁、焦虑、恐惧或伴随的严重精神疾病，更有针对性的治疗需要通过当地可用的转诊途径提供更专项的投入和专业知识。然而，患者更偏向于综合服务的提供，这些服务团队对皮肤病有一定的了解，但更专注于这些疾病对患者生活的影响，而不仅仅是皮肤。迫切需要制定一项研究方案，研究不同环境下的最佳服务配置，以及哪些卫生专业人员最适合协调和提供哪种心理治疗。

（译者：周琼艳 **一审：**梁齐飞 **二审：**宋翠豪 李承新 **三审：**游弋 **润色：**沙爽）

参考文献

所有文献请查阅网址：www. rooksdermatology. com.
以下列出的是重要参考文献。

[8] Bewley A, Affleck A, Bundy C, *et al*. Psychodermatology services guidance: the report of the British Association of Dermatologists' Psychodermatology Working Party. *Br J Dermatol* 2013;168(6):1149-50.

[21] Fortune DG, Richards HL, Griffiths CE, *et al*. Psychological stress, distress and disability in patients with psoriasis: consensus and variation in the contribution of illness perceptions, coping and alexithymia. *Br J Clin Psychol* 2002;41(2):157-74.

[30] Richards H, Fortune DG, Weidmann A, *et al*. Detection of psychological distress in patients with psoriasis: low consensus between dermatologist and patient. *Br J Dermatol* 2004;151(6):1227-33.

[46] Thorneloe RJ, Bundy C, Griffiths CE, *et al*. Adherence to medication in patients with psoriasis: a systematic literature review. *Br J Dermatol* 2013;168(1):20-31.

[49] Santer M, Burgess H, Yardley L, *et al*. Managing childhood eczema: qualitative study exploring carers' experiences of barriers and facilitators to treatment adherence. *J Adv Nursing* 2013;69(11):2493-501.

[60] Kimball AB, Gieler U, Linder D, *et al*. Psoriasis: is the impairment to a patient's life cumulative? *J Eur Acad Dermatol Venereol* 2010;24(9):989-1004.

[88] Nelson PA, Barker Z, Griffiths CE, *et al*. 'On the surface': a qualitative study of GPs' and patients' perspectives on psoriasis. *BMC Family Practice* 2013;14:158.

[89] Nelson PA, Chew-Graham CA, Griffiths CE, *et al*. Recognition of need in health care consultations: a qualitative study of people with psoriasis. *Br J Dermatol* 2013; 168(2): 354-61.

[100] Phillips LA, Leventhal H, Leventhal EA. Physicians' communication of the common-sense self-regulation model results in greater reported adherence than physicians' use of interpersonal skills. *Br J Health Psychol* 2012; 17(2): 244-57.

第 12 章

药物在免疫系统的不良反应

12

Michael R. Ardern-Jones

Dermatoimmunology, University of Southampton, Southampton General Hospital, Southampton, UK

概述

药物研发时需要尽量避免与免疫系统产生相互作用,但也有一些药物例外,例如咪喹莫特则需要通过结合如 TLR7[1] 等免疫激活受体,直接诱导免疫反应产生"靶向"免疫效应以发挥其药理作用。免疫系统介导的"脱靶"效应是一种不良免疫反应,也称为超敏反应。参与药物超敏反应的免疫细胞机制与免疫系统介导的宿主抗感染防御机制可能相同,因此,药物超敏反应和感染之间存在许多重叠的临床表现、生化、分子和免疫学特征。尽管具有广泛生物利用度的药物应用后产生皮肤黏膜炎症反应的确切原因仍不清楚,但二者之间的一个重要区别是药物超敏反应通常仅累及皮肤。当然也必须考虑到药物超敏反应会导致多器官受累。超敏反应根据致病机制分为两类:一类是由不同种类抗体和(或)T 淋巴细胞介导的免疫机制;另一类是由药物化学作用直接介导的非免疫性机制。

免疫系统的非经典激活可产生"不耐受"或"假过敏"反应。药物直接诱导肥大细胞脱颗粒或释放白三烯等炎性递质,继而产生荨麻疹、哮喘或其他过敏反应,与真正免疫机制介导的超敏反应难以鉴别。

免疫反应的 4 种主要类型最初由 Coombs 和 Gell 定义(表 12.1)[2]。Ⅰ~Ⅲ型超敏反应是抗体介导的,而Ⅳ型超敏反应由 T 淋巴细胞介导,但 4 型之间在临床表现上存在许多不同程度的重叠。

IgE 介导的药物超敏反应

与 T 淋巴细胞不同,抗体可以直接识别可溶性抗原,并且不需要抗原呈递就能在主要组织相容性复合物(MHC)的肽槽中正确匹配。因此,抗体的识别、结合能力明显高于 T 淋巴细胞。IgE 介导的药物反应(如荨麻疹、血管性水肿和过敏反应)为Ⅰ型超敏反应,是肥大细胞和嗜碱性粒细胞表面的高亲和力 IgE 受体(FcεRⅠ)与药物特异性 IgE 抗体结合。与多价过敏原(药物)结合的 IgE 诱导受体交联聚集,并导致靶细胞活化脱颗粒释放组胺等炎症递质。炎症递质分为 3 类:①颗粒内预先形成的递质;②新合成的脂质递质;③细胞因子和趋化因子。组胺、白三烯 C4(LTC4)、前列腺素 D2(PGD2)和蛋白酶等的释放首先引起血管通透性增加及血管扩张,继而皮肤局部出现潮红、水肿性红斑和风团表现(荨麻疹或血管性水肿)。组胺和肥大细胞糜蛋白酶作用于肺或胃肠道平滑肌可导致支气管收缩(哮喘)或引起肠痉挛和腹泻[3]。LTB4 和细胞因子可趋化嗜酸性粒细胞(白细胞介素5、IL-5)和中性粒细胞[IL-8和肿瘤坏死因

表 12.1 4 种类型超敏反应的发生机制和临床特征

超敏反应类型	免疫机制	与药物过敏相关的临床表现
Ⅰ型:速发型	IgE 与肥大细胞或嗜碱性粒细胞表面 IgE 受体结合,引起肥大细胞脱颗粒,释放组胺等递质	荨麻疹;哮喘;过敏性休克
Ⅱ型:细胞毒型	抗体 IgG 或 IgM 直接与靶细胞表面抗原结合,激活补体,或通过与 NK 细胞表面 Fcγ 受体结合发挥细胞毒性,破坏靶细胞或组织	天疱疮;血细胞减少症;溶血性贫血;中性粒细胞减少症;血小板减少症
Ⅲ型:免疫复合物型	循环免疫复合物沉积在血管壁或组织表面,激活补体,引起中性粒细胞浸润,导致组织损伤	血管炎-超敏性血管炎,过敏性紫癜
Ⅳ型:迟发型、T 细胞介导	效应 T 淋巴细胞($CD4^+$ 或 $CD8^+$)产生不同类型的细胞因子和(或)细胞毒性因子	见表 12.2

改编于 Coombs 和 Gell,1968[2]。

子 α(TNF-α)]聚集,引起迟发相过敏反应(早期过敏反应发生后 5～6h)[3]。血管扩张引起低血压,可能导致过敏性休克,危及生命。尽管普遍认为肥大细胞是过敏反应的中枢递质,但已有充分证据支持血小板活化因子(PAF)在疾病发生早期也发挥重要作用。

虽然对Ⅰ型超敏反应个体易感性的探索不如Ⅳ型迟发型反应研究得深入,但可以肯定调控 B 细胞产生 IgE 抗体依赖于淋巴结中抗原特异性 Th2 的信号转导通路。因此,尽管临床表型各有差异,但药物特异性的 T 淋巴细胞活化对Ⅰ型超敏反应至关重要。关于Ⅰ型超敏反应与 HLA 等位基因之间关联性的研究罕有报道。已经证实与特应性个体 IgE 介导的青霉素过敏风险相关的因素有 IL-13、IL-18、IL-10 启动子、IL-4Rα 和 FcεRⅠ基因多态性[4-9]。STAT6 基因多态性也被报道与青霉素过敏易感性有关但并无特应性表现[10]。最近一项有趣的研究发现,FcεRⅠ基因多态性与非甾体抗炎药(NSAID)超敏反应相关[11]。尽管大多数预测价值较低,但青霉素过敏和 IL-4Rα 易感基因多态性相关的研究已被多次重复。

通过对北美易被蜱虫叮咬人群开展的研究,进一步了解了环境暴露与 IgE 介导的过敏反应间的关系。花蜱属蜱虫类主要叮咬动物,但偶尔也会叮咬人。被蜱虫叮咬的个体体内极易产生一种针对哺乳动物抗原决定簇(半乳糖-α-1,3-半乳糖或 α-半乳糖)的特异性 IgE 抗体,该抗原决定簇是一种非灵长类哺乳动物的血型物质。这种特异性 IgE 与非灵长动物肉类(包括牛肉、猪肉和羊肉)临床过敏相关,可能通过识别其血型抗原而致敏。然而,更有趣的是,该 α-半乳糖特异性 IgE 抗体还可识别鼠细胞抗癌单克隆抗体(西妥昔单抗)上结构相似的糖基化位点,这就解释了为什么被蜱虫叮咬的个体在首次接触西妥昔单抗时发生即刻过敏反应风险性显著增加[12]。因此,环境致敏可能与后续发生的药物过敏反应相关。

T 细胞介导的药物超敏反应

急性泛发性发疹性脓疱病(AGEP)、Stevens-Johnson 综合征(SJS)、中毒性表皮坏死松解症(TEN)和伴嗜酸性粒细胞增多和系统症状的药物反应(DRESS),这些主要是由 T 细胞介导的严重药物不良反应,可以通过药物特异性 T 细胞检测证实[13]。Ⅳ型超敏反应又称为"迟发型"超敏反应,其发生迟缓,通常在致敏后数小时后出现。然而,不同的临床表型可能对应于不同的免疫表型,Pichler 最近对两者之间的相关性进行了总结(表 12.2)[14]。

Stevens-Johnson 综合征和中毒性表皮坏死松解症

Stevens-Johnson 综合征和 TEN(另见第 119 章)是以广泛的皮肤和黏膜水疱为表现,在组织学上伴有表皮全层坏死(角质形成细胞凋亡)为特征的一个临床疾病谱。其发生在大多数情况下可以明确是致敏药物引起的,但也有些与感染,特别是肺炎支原体感染有关。有证据表明,TEN 的水疱中存在药物特异性的 T 淋巴细胞[15],说明 T 细胞在疾病发生中发挥关键作用,这一点在免疫记忆反应(偶然再次接触致敏药物时 TEN 会发作更快[16]),以及 TEN 与 T 细胞活化的关键分子结构(某些特定 HLAⅠ类等位基因与 TEN 发生存在显著药物相关性[17])存在遗传易感性方面得到了的支持。然而,角质形成细胞凋亡的确切机制尚不完全清楚。

表 12.2　Ⅳ型超敏反应亚型：发生机制和临床相关性

Ⅳ型反应亚型	免疫递质	免疫细胞	临床表现
Ⅳa	Th1/Tc1 细胞：IFN-γ，TNF-α	T 淋巴细胞，巨噬细胞	接触性皮炎，结核菌素反应
Ⅳb	Th2 细胞：IL-4/-13，IL-5	嗜酸性粒细胞	红色斑丘疹，嗜酸粒细胞增多性皮疹
Ⅳc	细胞毒性 T/NK/NKT 细胞：颗粒溶素、穿孔素、颗粒酶 B	T 淋巴细胞，角质形成细胞凋亡	接触性皮炎，斑丘疹，药物疹、大疱性皮损(SJS/TEN)
Ⅳd	T 淋巴细胞：IL-8，CXCL8，GM-CSF	中性粒细胞	急性泛发性发疹性脓疱病

改编于 Pichler，2007[14]。

GM-CSF，粒细胞-巨噬细胞集落刺激因子；IFN，干扰素；IL，白介素；NK，自然杀伤细胞；SJS，Stevens-Johnson 综合征；TEN，中毒性表皮坏死松解症；TNF，肿瘤坏死因子。

不过研究者已发现 TEN 的角质形成细胞表面 FasL 上调[18]并与 Fas 受体相互作用，介导了角质形成细胞的凋亡。TEN 中角质形成细胞 FasL 表达水平升高或以可溶性形式陆续被不定量地检测到[19-22]。静脉注射免疫球蛋白(IVIg)有阻断抗 Fas 抗体的作用，因此在 TEN 治疗中得到了广泛应用[18]，尽管其有效性仍存在争议。

TEN 组(而非对照组)水疱的淋巴细胞诱导了角质形成细胞的凋亡，并且仅由疱液介导了细胞凋亡，这提示淋巴细胞释放的可溶性递质发挥了关键作用。因此，颗粒溶解素在诱发 TEN 发生中发挥了重要作用。分子和免疫组织化学证据已证实 TEN 中淋巴细胞(包括 $CD8^+$、NK 和 NKT 细胞)产生的颗粒溶解素显著上调。在小鼠模型中，将这种分子注射到皮肤可导致广泛的表皮坏死[23]。有趣的是，在严重的皮肤移植物抗宿主病中也发现了类似的临床和免疫表型[23]。

最近的研究表明，T 细胞分泌的干扰素 γ(IFN-γ)和肿瘤坏死因子 α(TNF-α)可诱导角质形成细胞一氧化氮活性增加，进而显著上调 FasL 的表达[24]。作者认为 TEN 中 FasL 介导的角质形成细胞凋亡可能与颗粒溶解素诱导的细胞死亡同时或以连续的方式发生。

其他的通路和药物代谢变化[25]也与 TEN 发病机制有关，其中包括 CD40/CD40L 活化[26,27]。在 TEN 体外模型中，抑制穿孔素和颗粒酶可以阻止角质形成细胞死亡，但抗 Fas 封闭抗体却无效[15,28]。与烧伤引起的水疱相比，TEN 水疱疱液和皮肤中的 TNF-α 水平更高[29,30]，并通过死亡受体 TNF-R1 激活了凋亡通路。仅有一项 TEN 治疗的随机对照试验是基于沙利度胺抑制 TNF-α 进行，但由于治疗组死亡率增加而被迫提前终止[31]。因此有研究者认为 TNF-α 可能不是关键因子[30]，但值得注意的是，沙利度胺治疗的 TEN 患者水疱中细胞因子水平并没有降低。反而有大量的病例报告证实了 TNF 抑制药的单克隆抗体在 TEN 治疗中的诸多益处[32-35]。

伴嗜酸粒细胞增多和系统症状的药物反应

伴嗜酸性粒细胞增多和系统症状的药物反应(DRESS)(另见第 119 章)的同义词包括药物引起的超敏反应综合征(DIHS)和过敏反应综合征(HSS)。DRESS 的基本特征包括皮疹(伴水肿的发疹样皮疹)和全身炎症反应(包括发热、器官功能障碍、血液学异常和淋巴结增大)，这是欧洲[36]和日本[37]的诊断标准。该病与病毒感染存在相关性而且很难鉴别。DRESS 的发病机制是典型的 T 细胞介导的超敏反应，正如药物特异性 T 细胞的体外实验所证实的[38,39]。

人类疱疹病毒(HHV)与药疹之间的相关性早已被证实，最典型的例子是氨苄西林诱导的药疹，其中 80%合并急性 Epstein-Barr 病毒(EBV)感染，而对照组仅约 5%。而且研究发现约 75%的 DRESS 病例具有长期存在病毒的再活化，这表明除了药物特异性 T 细胞外可能还存在更为复杂的发病机制。即使停用致敏药物，疱疹病毒(尤其是 EBV、HHV-6 和 HHV-7)的再激活也可能会导致病情再次加重[40-44]。因此，一些研究者认为对病毒再激活进行常规检测可以作为 DRESS 诊断的一个重要指标[45]。

虽然还没有明确的共识，但已经提出了几种假说来解释药疹和病毒活化之间的关系。一种假说是 DRESS 的 Th2 环境可能更利于诱导调节性 T 细胞活化，这会削弱宿主对病毒的控制，导致病毒再激活，继而抗病毒 $CD8^+$ T 细胞激增，导致药疹的发生[46,47]。另一种假说是从研究中发现 DRESS 患者的皮肤、血液或其他器官中大量增殖的 $CD8^+$ T 细胞是病毒特异性的，而致敏药物特异性地增强了患者 B 细胞中病毒的产生和复制，这项研究表明在 DRESS 发生机制中，诱导病毒复制可能比药物特异性免疫反应发挥更关键的作用[44]。

其他类型的药物超敏反应

急性泛发性发疹性脓疱病是一种罕见的药物超敏反应，其免疫学发生机制尚未完全明确。与其他迟发型药物超敏反应一样，药物特异性 $CD4^+$ 和 $CD8^+$ T 细胞与之相关[48-51]，中性粒细胞趋化因子 IL-8 被认为是引起脓疱发生的关键因子[51]。尽管 IL-8 主要被认为是由药物特异性 T 细胞产生，但最近的研究表明，AGEP 中 Th17 细胞增加，引起循环中 IL-22 高表达继而导致角质形成细胞 IL-8 产生上调，可能是导致药疹发生的关键机制[52]。

固定性药疹（FDES）的发生原因尚不完全清楚，但其与 SJS/TEN 免疫表型相似，这是因为 $CD8^+$ 效应记忆 T 细胞在皮损发生早期占主导地位[53]。一个有趣的现象是，固定性药疹的斑贴试验结果绝大部分是在皮损处呈阳性，而在未受累皮肤中呈阴性。皮损在同一部位反复发病的原因尚不明确。新近发现皮肤常驻的、非循环、效应记忆 T 细胞可能在其发生机制中起关键作用[54,55]。据报道一种变异的 FDE 称为泛发性大疱性固定型药疹（GBFDE）可引起广泛的表皮剥脱，但不会进展为 TEN[56,57]。GBFDE 倾向于发生在老年人，但其预后优于 SJS 或 TEN[58]。

Ⅱ型超敏反应是由抗体（通常是 IgG）识别的经药物修饰的细胞表面抗原介导。多种细胞类型是此类超敏反应的公认靶点，包括药物诱导的血小板减少症中的血小板，尽管皮肤细胞也可能受累，但较少出现皮肤反应。在某些药物诱导的Ⅱ型超敏反应中，药物本身是抗原的一部分[59]，但在其他情况下，如落叶型天疱疮，针对自身蛋白的自身抗体以及药物发挥的确切作用尚不清楚。Ⅲ型超敏反应产生循环 IgG 抗原复合物。虽然它们的亲和力相对较低，但可黏附在血管内皮细胞表面导致补体固定和中性粒细胞聚集，进而造成内皮损伤，红细胞外渗，引起紫癜等血管炎样的表现。

半抗原药物

任何个体发生药物超敏反应都是特异性药物因素和个体因素共同作用的结果。低分子量的药物由于分子量太小（小于 1000 Da）不能直接被免疫识别，可通过与自身蛋白载体（载体抗原）结合成为“半抗原”而诱导免疫应答。然后，抗原呈递细胞将这种经半抗原修饰的自身载体蛋白呈递加工成蛋白多肽，以经典方式单独加载到相应 MHC 的分子槽中。半抗原多肽-MHC 复合物随后表达在细胞表面，被 T 细胞免疫识别。药物结合自身蛋白的内在能力取决于分子键的形成，虽然与低能键（如氢键）的多重相互作用可能足够完成抗原呈递过程，但稳定的高能共价键更有可能确定新抗原的形成。许多天然药物分子不具有蛋白反应性，但有些分子如青霉素、头孢菌素和卡托普利可直接结合到血清或细胞蛋白[60,61]。药物-多肽复合物被 MHC Ⅰ或Ⅱ类分子识别，限制过敏程度的因素是 T 细胞能否表达具备足够功能的 T 细胞受体以诱导 T 细胞活化。随机体细胞重组在界定人类 T 细胞受体库中起关键作用，据预测可提供 10^{15} 个不同特异性的潜在受体，然而成年人体循环中只有 10^7 个这样的受体[62,63]。因此，药物敏感性也完全可能受到某些个体是否拥有对该药物的特异性 T 细胞受体的影响。

前半抗原药物

普遍认为，在生物降解和解毒过程中，不能直接结合自身蛋白的惰性药物可能在代谢后发生反应。例如，在细胞色素 P450 酶超家族的第一阶段代谢之后，潜在的反应性中间代谢物在第二阶段代谢过程中没有被完全解毒。这些反应性中间代谢物能够结合自身蛋白，经过经典抗原呈递途径，将代谢物-蛋白质-MHC 复合物呈递给 T 细胞。这种药物因此被称为“前半抗原”。研究者试图鉴定出这一过程中的载体蛋白，但尚未取得成功。但有些研究已经提示了细胞色素 P450 酶系统的作用，如由卤代烷引起的药物性肝炎，其中卤代烷的代谢物三氟乙酰卤化物与细胞色素 P450 酶（CYP2E1）结合，其抑制了酶的功能，并导致药物代谢产物-CYP2E1 蛋白降解和抗原形成[64,65]。同样，针对 CYP450 酶系统的抗体在抗惊厥药物引起的超敏反应中也有报道[66]。这种前半抗原方式的药物超敏反应的敏感性可能取决于酶的多态性和突变导致的代谢通路的改变。然而，目前尚无证实第二阶段代谢不足或存在缺陷的证据。

由于免疫系统本质上无法区分良性来源的异种蛋白和病原体来源的蛋白，因此机体进化产生了一种可感知“危险”的信号系统[67]。这种信号对于宿主抵抗感染至关重要。有人认为，先天免疫激活作为一种危险信号，可能是启动对药物免疫反应的关键。这可能为环境因素在药物超敏反应中发挥作用提供依据，从而解释个体的易感性。细菌、病毒和真菌分子提供由模式识别受体感知的经典危险信号，从而增强抗原呈递细胞启动 T 细胞反应。启动药物免疫反应的机制可能与感染相关的危险信号同时存在，因此当机体暴露于抗生素的过程中不可避免地启动了药物免疫反应，这可能解释了为什么这类药物最常引起过敏反应[68]。

有趣的是有些药物本身也会发出危险信号。其中一个可能的机制是药物代谢过程中产生的自由基损伤。活性氧(ROS)的产生耗尽了细胞内的抗氧化防御，并诱导转录因子的激活，其中包括 AP-1[69]、NF-κB[70,71]和 NRF2[72,73]。这些转录因子又引起先天免疫反应，导致细胞因子和趋化因子的释放。内源性抗氧化物的储备和防御对于某一特定药物是否会在个体中产生可导致免疫反应的危险信号至关重要。

非半抗原药物

尽管有大量数据支持半抗原和前半抗原概念，但还是有些药物在其天然非免疫状态下是抗原性的；有些药物不需要抗原呈递处理；有些药物在抗原呈递过程中是可逆的而不是共价结合。这些观察结果认为药物可能通过外部结合 MHC、稳定低亲和力相互作用或直接结合 TCR 等方式促进了 T 细胞-MHC 相互作用。药物可以在不形成半抗原的情况下激活免疫反应，但又具有 HLA 依赖性，这一理论被称为“免疫受体的药理学相互作用”(p-i)[74]。因此，p-i 理论也与加工和代谢无关。有人认为，参与 p-i 反应的 T 细胞可能来自循环记忆中的 T 细胞池[75]。

药物不良反应与特定的 HLA 等位基因的关联越来越被人们所认识。例如，在一项队列研究中，阿巴卡韦诱导了 HLA-B* 5701 患者的超敏反应，其优势比(OR)高达 1945[95%置信区间(CI)，110～34 352][76]，别嘌醇致敏的 HLA-B* 5801 患者优势比(OR)高达 580(95%置信区间 34～9780)[77]，而在汉族人群中，卡马西平引起超敏反应可由 HLA-B* 1502 预测(OR 值高达 1357；95%置信区间 193～8838)(表 12.3)[78]。由于发现了如此显著的 HLA 相关性，大多数监管机构(包括美国和英国)建议在阿巴卡韦使用前对患者进行风险 HLA 等位基因进行预筛选，并对中国人和泰国人使用卡马西平前进行 HLA 等位基因预筛选。

表 12.3 HLA 与药物引起的严重皮肤不良反应的关系

药物	HLA 等位基因	研究人群	优势比(OR)
阿巴卡韦	B* 5701	澳大利亚人、美国(白人、黑人)	900～1945
别嘌醇	B* 5801	中国汉族人、泰国人、日本人、韩国人	63～580
卡马西平	A* 3101	欧洲人、日本人、韩国人、中国汉族人	8～39
卡马西平	B* 1502	中国汉族人、印度人、泰国人	55～1357
卡马西平	B* 1511	日本人、韩国人	16～18
醋甲唑胺	B* 5901	韩国人	250
奈韦拉平	B* 1505	泰国人	19
三氯乙烯	B* 1301	中国人	28

改编于 Kaniwa 和 Saito，2013[84]，经自然出版集团许可转载。

这些药物分子与 MHC 基因之间相互作用的特征已得到最近的 p-i 理论的有力支持。利用 X 射线晶体学数据进行的研究证实，阿巴卡韦在合成过程中可以非共价结合到 HLA-B* 5701 的 MHC 多肽结合槽中[79,80]。与未经治疗的 HLA-B* 5701 相比，阿巴卡韦结合的 MHC 等位基因能够呈递不同的自身多肽序列。因此，在结合的阿巴卡韦/HLA-B* 5701，该等位基因中的非经典自身多肽代表了新抗原产生并继而导致了多克隆 T 细胞应答。目前尚不清楚还有多少其他药物具有与 HLA 相关性的类似机制。

认识临床表型

如上文所述，尽管目前对药物不良反应所涉及的分子机制已有了相对深入的了解，但药物与产生超敏反应的个体临床表型之间的关系仍知之甚少。理解这些复杂通路的一个主要线索来源于与 HLA 风险等位基因高度相关的药物超敏反应。尽管人们对这一研究领域非常感兴趣，但目前已发现与 HLA 等位基因相关的严重药物不良反应仅限于极少数的药物（见表 12.3），而且 HLA 在超敏反应发生中究竟发挥了多大作用尚不清楚。

目前被证实关联性最强且研究最多的是阿巴卡韦和 HLA-B*5701 的相关性研究。5%暴露于阿巴卡韦的患者临床中产生了药物不良反应，其中约 50%都是 HLA-B*5701 阳性个体。有趣的是，多项研究显示随访发生超敏反应的患者，阿巴卡韦斑贴试验阳性仅见于 HLA-B*5701 阳性的个体[81]。94%的阿巴卡韦阳性反应发生在 6 周以内（平均 10～11d），也有报道在开始治疗后 318d 发生过敏反应[82]，且如果再次使用该药物有致死风险[83]。通常，阿巴卡韦超敏反应起初的临床表现为发热，很快出现包括皮肤在内的多器官受累。阿巴卡韦超敏综合征是 DRESS 的一个典型范例，但也有一些重要的区别。与典型的 DRESS 相比，仅 66%的病例出现皮疹而且程度一般为轻中度，表现为荨麻疹或斑丘疹[82,83]，其次为恶心、呕吐和腹泻等胃肠道症状（约 38%），再次是呼吸道受累[82]，低血压也是常见的症状。嗜酸性粒细胞增多并不常见，5%～9%的患者出现肝肾功能和血液学异常[82]。因此阿巴卡韦超敏反应与我们目前常见的 DRESS 还是有明显差异，主要表现为皮肤损害的 DRESS 可能是 T 细胞介导的药物超敏反应的一个特殊亚型。而且即使是在 HLA-B*5701 阳性个体中，也只有 61%使用阿巴卡韦 6 周后出现过敏反应[81]，也有部分 HLA-B*5701 阳性的个体表现为对阿巴卡韦耐受。这些研究结果表明，除了 HLA 限制性免疫应答外，传统的药物超敏反应可能还有其他层面更为复杂的发生机制。

卡马西平导致的超敏反应也有大量研究，已证实与中国汉族人 HLA-B*1502 密切相关。尽管卡马西平可诱导其他类型的超敏反应，但与 HLA-B*1502 相关的个体仅表现为 SJS/TEN，而没有 DRESS 或其他皮疹表现[78]。这也表明 HLA 相关性可能是 T 细胞介导的临床表型的决定因素。但是这一假说受到卡马西平诱导的 SJS/TEN、DRESS 和其他类型药疹同时与 HLA-A*3101 相关的挑战[84]。同样，别嘌醇诱导的 SJS/TEN 和 DRESS 都与 HLA-B*5801 相关[84]。此外，在 DRESS 发生机制中如果将 HLA 遗传易感性和病毒再活化的数据进行对比，会发现现有机制的解释更加不尽如人意。因此，尽管在一些情况下具有特定 HLA 等位基因的个体在药物暴露中可以诱导特定的临床表型，但并不足以确定其他情况下的临床类型。HLA 等位基因相关性尚不足以解释所有可能的临床表型。尽管还没有得到重复验证，一项关于阿巴卡韦的早期报告显示 HLA-B*5701 与热休克蛋白（Hsp70-Hom）遗传变异存在共分离，提示了 Hsp70 在介导超敏反应中可能发挥作用[85]。

总之，药物超敏反应非常常见且临床表现多样。尽管在过去 20 年中半抗原假说在 T 细胞介导的药物超敏反应发生机制中占主导地位，但最近的研究表明药物与宿主免疫受体之间存在直接的相互作用，因此基于 HLA 检测未来可能会不断出现新的可预测皮肤药物不良免疫反应的方法。

（**译者**：范星　**一审**：雷霞　王晓露　**二审**：李承新　王文娟　**三审**：游弋　**润色**：沙爽）

参考文献

所有文献请查阅网址：www. rooksdermatology. com.
以下列出的是重要参考文献。

[14] Pichler WJ. Drug hypersensitivity reactions: classification and relationship to Tcell activation. In: Pichler WJ, ed. *Drug Hypersensitivity*. Basel: Karger, 2007: 168-89.

[15] Nassif A, Bensussan A, Boumsell L, *et al*. Toxic epidermal necrolysis: effector cells are drug-specific cytotoxic T cells. *J Allergy Clin Immunol* 2004; 114(5): 1209-15.

[18] Viard I, Wehrli P, Bullani R, *et al*. Inhibition of toxic epidermal necrolysis by blockade of CD95 with human intravenous immunoglobulin. *Science* 1998; 282(5388): 490-3.

[23] Chung WH, Hung SI, Yang JY, *et al*. Granulysin is a key mediator for disseminated keratinocyte death in Stevens-Johnson syndrome and toxic epidermal necrolysis. *Nat Med* 2008; 14(12): 1343-50.

[36] Kardaun SH, Sidoroff A, Valeyrie-Allanore L, *et al*. Variability in the clinical pattern of cutaneous side-effects of drugs with systemic symptoms: does a DRESS syndrome really exist? *Br J Dermatol* 2007; 156(3): 609-11.

[41] Suzuki Y, Inagi R, Aono T, Yamanishi K, Shiohara T. Human herpesvirus 6 infection as a risk factor for the development of severe drug-induced hypersensitivity syndrome. *Arch Dermatol* 1998; 134(9): 1108-12.

[44] Picard D, Janela B, Descamps V, *et al*. Drug reaction with eosinophilia and systemic symptoms (DRESS): a multiorgan antiviral T cell response. *Sci Transl Med* 2010; 2(46): 46-62.

[79] Illing PT, Vivian JP, Dudek NL, *et al*. Immune self-reactivity triggered by drugmodified HLA-peptide repertoire. *Nature* 2012; 486(7404): 554-8.

[80] Ostrov DA, Grant BJ, Pompeu YA, *et al*. Drug hypersensitivity caused by alteration of the MHC-presented self-peptide repertoire. *Proc Natl Acad Sci USA* 2012; 109(25): 9959-64.

[81] Mallal S, Phillips E, Carosi G, *et al*. HLA-B*5701 screening for hypersensitivity to abacavir. *N Engl J Med* 2008; 358(6): 568-79.

13

第 13 章 局部给药

Richard H. Guy

Department of Pharmacy and Pharmacology, University of Bath, Bath, UK

引言:皮肤屏障功能

皮肤具有多种多样的屏障功能,其中,最重要的是防止组织水分不易觉察的被动流失,以及阻挡接触其表面物质的入侵。当然,后者在缓解皮肤病的局部药物治疗的疗效中起着至关重要的作用。因此,任何皮肤病治疗方案优化都需要了解皮肤物理屏障和皮肤药物吸收及转运的相关理化机制。

从宏观上看,皮肤主要由真皮和表皮两部分组成。真皮约有 1mm 厚,是一种结缔组织,其主要成分为填充在水凝胶状糖蛋白基质中的胶原和弹力纤维。真皮还"容纳"触觉和温觉感受器、毛囊、外泌汗腺、顶泌汗腺、皮脂腺、淋巴管和丰富的微循环。这些血管在给皮肤输送营养物质的同时,也为皮肤提供清除机制,通过该机制,将渗透性的有害物质排出,使之不能进入体循环中。

表皮的平均厚度仅有 0.1mm,为复层上皮,主要由增生的基底细胞和分化的基底层以上的角质形成细胞组成。表皮最外层是角质形成细胞终末分化形成的角质层(SC),厚度仅约 0.01mm(除掌跖较厚的部位外)。表皮也含有黑素细胞、朗格汉斯细胞和梅克尔细胞,但无血管,因此表皮层的物质的转运只能通过被动扩散。

随着角质形成细胞在表皮中不断向上移行,其形态会逐渐变平,细胞核也开始退化。当角质形成细胞最终转化为角质细胞(为扁平无核的细胞,富含角蛋白)时,由胆固醇、游离脂肪酸和神经酰胺组成的复杂脂质混合物也被释放到角质层的细胞间隙,最终形成了角质层。因此,在显微镜下,角质层常被比作"砖墙结构",角质细胞代表"砖块",细胞间脂质代表"水泥"(图 13.1)[1-3]。角化桥粒起着桥梁的作用,将角质细胞连接在一起,直到控制角化桥粒的酶将其降解,后角质细胞向角质层表面移行,引起最外层的细胞的脱落(大约每天都有)。值得注意的是,角质层是皮肤对分子扩散的主要阻力,无论是"由内向外"(如水),还是"由外向内"(局部接触药物或其他外界物质)。采用角质层胶带剥离试验,随着角质层被胶带逐渐剥离(图 13.2),通过检测经皮肤水分"逃逸"的速率,可简捷有效地证明角质层阻止经皮水分丢失(TEWL)的能力。如果皮肤屏障完全受损,TEWL 将会增加一个数量级左右[4]。

通常静止状态下,人体皮肤 TEWL 的正常值约为 0.5mg/(cm^2·h)。假设成年男子的体表面积是 $2m^2$(或 20 000cm^2),这意味着在没有主动出汗的情况下,通过皮肤被动流失的水分在 200~300ml/d。这个数值已经很小了,因为水在人体内的密度大约是 1g/ml(即 50mol/L)。

类似的胶带剥离试验也表明,角质层是外用药物渗透的主要屏障。这一普遍规律却不适用于亲脂性强的化合物,这类化合物尽管很容易被角质层吸收,但由于它们在水相环境中的溶解度低,不易分离,因此进入到下面的活性表皮组织中时会受到限制。

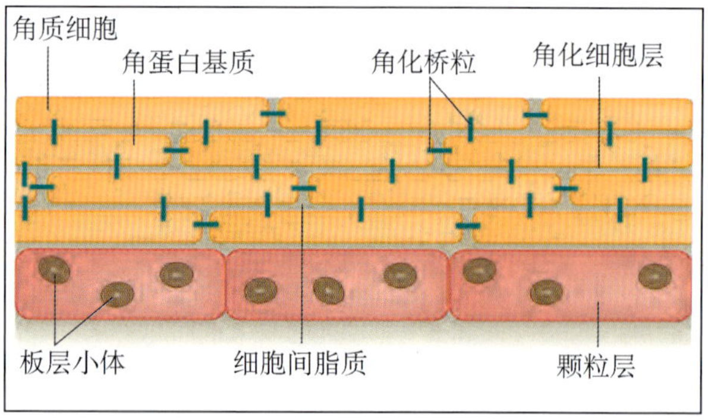

图 13.1 角质层"砖墙结构"的示意图

角质细胞代表"砖"，细胞间脂质代表"水泥"。角化桥粒类似于"铆钉"，将角质细胞连接在一起，直至其在皮肤表面脱落[1-3]。

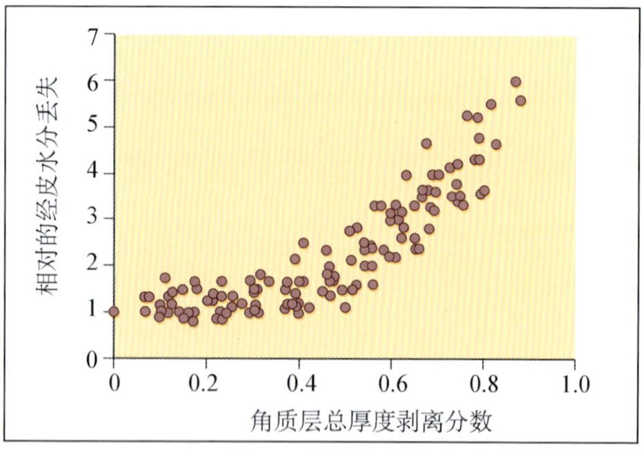

图 13.2 活体内，随着胶带逐渐剥离角质层，人体皮肤的经皮水分丢失[4]。该图显示了 TEWL 相对于角质层被剥离后的厚度发生的变化

渗透途径：经皮吸收的机制

角质层"砖墙"结构模型直接提供了两条透过屏障的潜在途径（图 13.3）[5,6]。第一条是跨细胞途径，包括角质细胞和细胞间脂质之间最直接的通路和最多的输送方式。第二条是细胞间途径，这是一条迂回曲折的通路，限制了细胞间脂质"水泥"在角质细胞"砖块"之间的输送。此外，局部接触的化学物质进入表面的"分流"路径，包括皮肤附属器（特别是毛囊），这是另一种运输方式。目前尚未发现穿透角质层的主动转运机制，因此认为经皮吸收属于被动扩散，分子会沿着阻力最小的路径穿透屏障。从表面上看，跨细胞途径似乎最具有吸引力，因为它有最大的表面积和体积可供输送，并且输送路径很短（约 0.01mm）。相比之下，细胞间脂质只占了角质层体积的 15%左右，鉴于角质细胞为扁平结构，细胞间的路径长度已接近 0.5mm（即跨细胞路径的 50 倍）了。

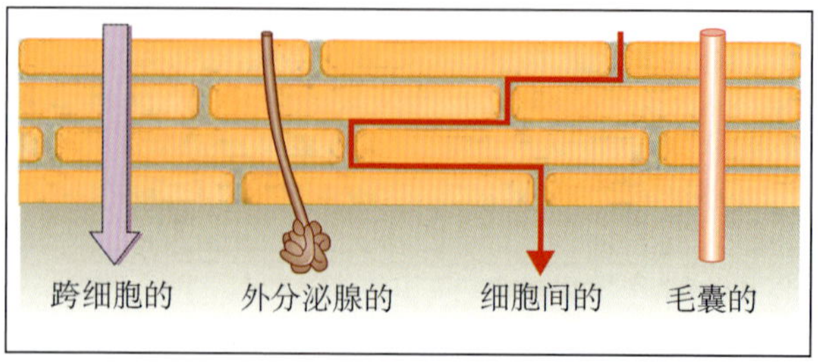

图 13.3 经角质层渗透的潜在途径[5,6]

然而，在 20 世纪 80 年代和 90 年代早期，结合完备的分析化学、电子显微镜和生物物理学研究，人们一致认为细胞间途径实际上是主要的输送途径。阐明 SC 细胞间脂质的组成及其结构是得出这个结论的关键第一步[1-3]。磷脂的缺乏和大量神经酰胺的存在是角质层重要且显著的特征。并且它们精细的结构同摩尔比相近的脂肪酸和胆固醇一起，形成了两个不同层相，直接表明了"砖"与"砖"之间是由复杂的成分组成，而不是简单的"填充"。在观察化学物质如何通过局部渗透到角质层的过程中，人们发现分子渗透确实局限于细胞间隙，进一步印证了转运可能仅仅局限于富含脂质区域的说法。为此，研究人员进行了一项明确的验证性研究。研究表明，角质层的透水性与细胞间脂质结构域的构象高度相关：随着温度的升高，脂质结构逐渐变得无序，水分的渗透性也随之增加。此外，尽管脂质经过相变（明显变得更加无序），水的渗透也以相应不连续的方式增加（图 13.4）[7,8]。不难从这些数据得出结论，水通过角质层的扩散路径是通过细胞间脂质的。这一推论在之后一系列更深入的实验中得到了证实，并且这些实验独立对运输路径长度进行了评估，均显示超过角质层厚度的 50 余倍。

关于附属器的输送途径，各种试验数据提示具有以下两个共同特点：①似乎提供了更快速的"分流"路径而绕行于角质层屏障，特别是毛囊；②在身体大部分毛囊分布密度低的部位，运输通路的容量受限。因此，尽管应用外用药物后，最先到达活性皮肤层的分子，很可能就通过毛囊进行扩散了[1,2,3]。但在"稳定状态"（也就是说，能来得及通过角质层运输）下，附属器的运输在整体运输中的作用是很小的。

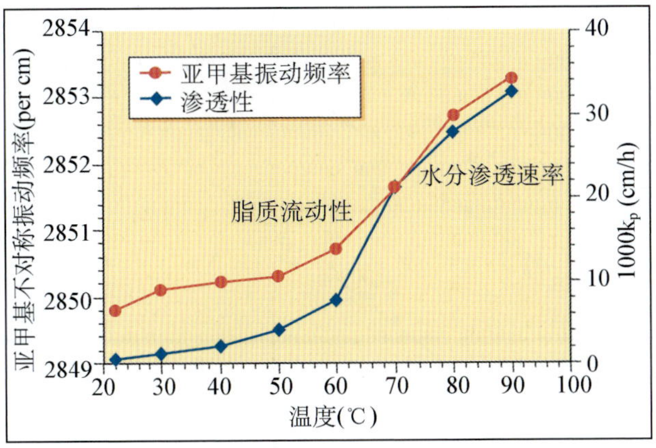

图 13.4　水穿过角质层的渗透系数(k_p)与角质层(SC)细胞间脂质结构域的构象[通过检测亚甲基不对称振动的频率(υCH_2)]随温度升高而变化的函数关系[7,8]

药物经皮渗透的决定因素

化学物质的经皮吸收取决于它的理化性质、在皮肤上的形态(即它运用的“载体”)、皮肤的“环境”(如皮肤与疾病的状态等)和接触的时间。

某分子的固有渗透系数可用透过角质层的最大渗透速率(J_{max})来表示[9],定义为:

$$J_{max}=k_p\times C_{v,sat} \qquad \text{(公式 13.1)}$$

式中,$C_{v,sat}$ 是化合物在载体中的溶解度,k_p 是其用于载体中的经皮渗透系数。J_{max} 的单位是单位时间内单位面积渗透的量[如 $\mu g/(cm^2 \cdot h)$]。k_p 的单位是速率(如 cm/h)并且取决于化学物质穿透角质层的扩散系数(D)、在角质层脂质和所用载体之间的分配系数($K_{sc/v}$)及其透过角质层扩散的路径长度(h):

$$k_p=D\times K_{se/v}/h \qquad \text{(公式 13.2)}$$

大量药物和其他化学物质在水中的渗透系数已通过实验确定,因此有一个简单的算法来估算在水中的 k_p 值(以 cm/h 为单位)[9],并得到验证:

$$\log k_p=-2.7+0.71\times \log P-0.0061\times MW \qquad \text{(公式 13.3)}$$

式中,P 为该化合物的辛醇/水分配系数,MW 是它的分子量(以道尔顿为单位)。$\log P$ 和 MW 是渗透已知的理化参数,前者确定了它的亲脂性(药物研发中很常用的指标,用来评估分子穿过脂质屏障被吸收的能力),后者描述了它的大小及其扩散速度。

公式 13.3 假设(通常也是这样)角质层是经皮吸收速率的决定性屏障。然而,如上所述,对于亲脂性很强的化合物,渗透性是由它分散或溶解到达活性皮肤层的能力决定的。在这种情况下,必须对公式 13.3 中预测的 k_p 的值进行校正[9]:

$$K_{p,corr}=k_p/\{1+(k_p\times \sqrt{MW})/2.6\} \qquad \text{(公式 13.4)}$$

现在可使用公式 13.1 来估算化合物的 J_{max},其中 $K_{p,corr}$ 和在水中的溶解度(即 $C_{v,sat}$)根据公式 13.3 和公式 13.4 确定。而溶解度通常在药物研发过程中就确定了,或者(事实上与 $\log P$ 类似)可以选任何一种算法计算。

目前已有 91 种药物在欧洲和(或)美国被批准用于外用和经皮给药,图 13.5 显示了这些药物在水中的溶解度和 $\log P$ 值区间与分子量(MW)对应的函数关系。显然,大多数化合物的分子量小于 500Da,它们的脂溶性和水溶性跨度很大,从广义上来说,$\log P$ 和 $C_{water,sat}$ 之间呈负相关,前者一般随 MW 增加而逐渐增加,后者则逐渐减少。

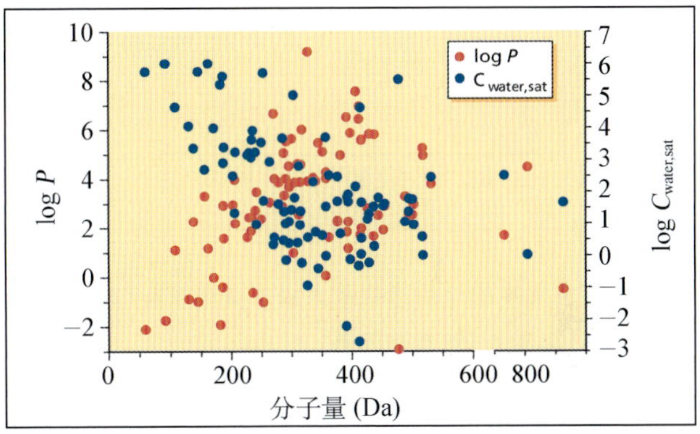

图 13.5　欧洲和(或)美国批准的 91 种外用药物在水中的溶解度和 $\log P$ 值与分子量的函数关系

这些药物的 J_{max} 估算值如图 13.6 所示,分别用 MW、$\log P$ 和 $C_{water,sat}$ 的函数来表示。公式 13.3 显示了两种明确的模式:第一,药物的经皮渗透速率与 MW 成反比;第二,在一组 MW 相近的化合物中,J_{max} 值随着亲脂性($\log P$ 值)的增加而增加。值得注意的是,大部分外用和经皮吸收的药物,经皮渗透速率的最大值并不高[图 13.6 中虚线标示 J_{max} 仅为 $1\mu g/(cm^2 \cdot h)$],证明了这些化合物具有强大的药理作用。

图 13.6(b)对经皮吸收过程的理化分析结果进行了验证,其中 J_{max} 的预测值与已发表在文献中(黑圆圈和星星所示)的 12 种不同药物进行了对比。这些化合物的实验结果与预测的最大渗透速率的平均比值为 2.04,也就是说,非常接近理想值 1。

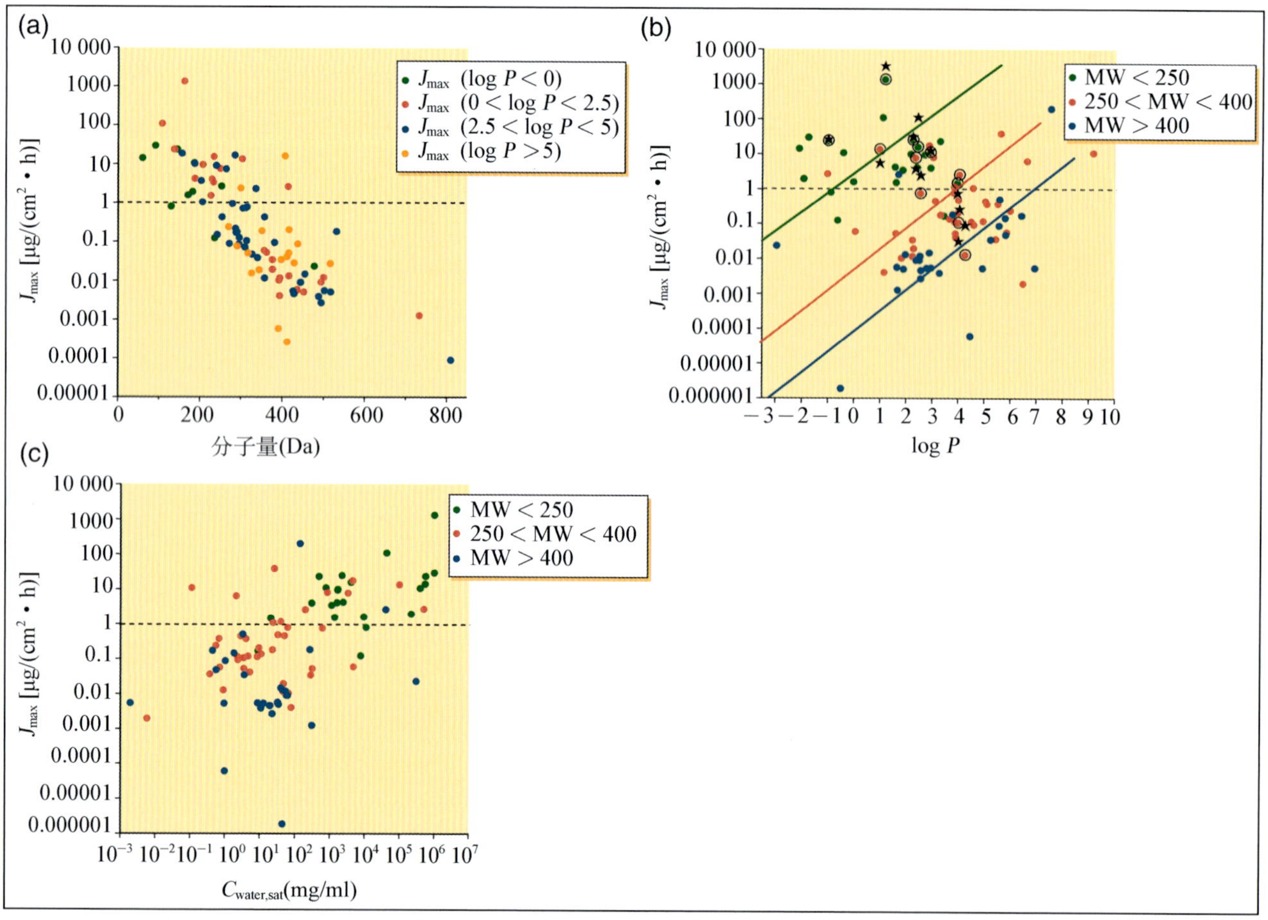

图 13.6 经批准的外用药物最大经皮渗透速率(J_{max})分别与分子量大小(MW)(a)、亲脂性(log$P$)(b)、在水中的溶解度(c)($C_{water,sat}$)的函数关系

因此，总的来说，溶解-扩散法可预测药物的经皮渗透性，从而为渗透速率提供了良好的"初步估算"。影响经皮吸收的关键因素包括分子大小(或 MW)、亲脂性(如用 log$P$ 表示)和溶解度(最易获取在水中的溶解度)。具有良好生物利用度的口服药物具体来说需符合以下标准：MW<500、log$P$<5、化合物可提供不超过 5 个或接受不超过 10 个氢键(后两个条件显然与水溶性相关)。图 13.6 中所示的现象完全支持一组类似的经皮给药标准，不过可能需要更严格的限制来保证足够的渗透性。

皮肤病外用药物制剂

如何选择并优化外用药物制剂以渗透皮肤，为其提供科学的理论基础，是一个合乎逻辑的目标[10,11]。这种方法可以帮助找到理想的载体：①没有药理学的不良效应；②使药物可溶解；③以适当的动力学释放药物；④理化性质稳定；⑤外表美观；⑥无过敏性及刺激性。

同时，还有一些重要的问题需要解决，这有可能使药物制剂的研发过程变得非常复杂。例如，药物载体与皮肤，特别是与角质层之间的相互作用非常重要。再如，载体中的某些成分有促进渗透的作用，也可能刺激皮肤或两者兼有(较少见)。同样，药物和载体之间潜在的相互作用并不一定容易预测到，也没有明确的"规则"来将制剂与特定的药物进行匹配。通常，很多文献数据来自于使用动物模型进行的体外实验。众所周知，这种实验夸大了载体的效果，因此这些数据都无法解释这些问题，使情况更加复杂。

简而言之，对于如何通过使用特定制剂将药物的输送最大化，至今尚未达成共识。并且很少有人注意到药物载体被按摩进入皮肤时所发生的"变形"。也就是说，涂抹后在皮肤上残留的制剂与最初使用时相比，已经明显不同[如挥发性的赋形剂已经蒸发，和(或)迅速渗透进皮肤等]。

然而，一种更强大的“决策树”策略正在逐步形成，以确定某种药物制剂的方案选择。如前所述，首先要评估活性物质的理化性质（大小、亲脂性和溶解度），并在不考虑该载体对皮肤屏障功能影响的情况下，评估以饱和溶液形式使用时的最大释放量。从这一角度看，制剂可以逐步组装而成：先确定合适的制剂成分以保证充足的载药量（即最终产品包含足够的活性成分，以在给药期间提供有效治疗），再优化制剂和用药后残留相的药物释放特性，并创建一种稳定且美观的载体。

通常一些生物源性的混杂因素，使得该策略必然是迭代的。例如，可能需要对在正常皮肤上优化的制剂进行“调整”，以便在病变皮肤实现最佳使用；或者，如果含有促进渗透的赋形剂，则必须特别监测载体对皮肤的长期影响，此类化合物可能具有刺激性。

一般来说，目前的外用剂型可以分为以下几种。

1. 碳氢化合物的基础配方。对于慢性皮肤病，这类配方因其封闭性和保护性而成为首选。然而，尽管这类载体可用于润肤剂，但由于药物溶解性差而限制了它作为局部药物释放系统的使用价值。不过，可以通过使用烃混相溶剂如豆蔻酸异丙酯或丙二醇的配方来增加溶解度。这些无水配方通常很不美观，黏性大，很油腻，为白色或接近白色的软膏，非常容易堵塞皮肤。通常用于治疗银屑病、慢性湿疹和真菌病，以及小范围的干燥或极干燥的皮肤。

2. 极性凝胶配方。这是更好的单相分散系统。它们通常是以水或乙醇为基础（水凝胶、乙醇凝胶），不含或含少量脂质。从物理上来说，这些凝胶是透明到半透明的半固体状，可被迅速吸收，不油腻，不堵塞皮肤，使用后可有“冷却”作用。可用于治疗痤疮、急性湿疹、玫瑰痤疮和过敏性皮肤病（但不适用于银屑病和慢性湿疹），以及小面积的油性或有炎症的皮肤（如面部）。有多种多样的凝胶剂，如纤维素衍生物、多糖树胶和丙烯酸酯聚合物（如卡波姆），从而可以制成不同的配方。这类载体的形式包括含有分散脂质相的水凝胶、乳化凝胶或乳胶剂，以及水凝胶中不溶于水的药物所形成的悬浮液（悬浮凝胶）。

3. 软膏。软膏包括乳膏，代表大多数以水为基础的外用制剂的分散系统。这类载体易于调整的特点使其广泛用于皮肤病治疗。乳膏需要“乳化剂”（如表面活性剂）来使混合的油相和水相处于稳定的状态；油滴在水中的分散或水滴在油中的分散都很复杂，乳化剂膜在油-水界面的排列决定了这些载体的内部结构（晶体或液体-晶体结构、六边形或薄片状结构等）；水既可以作为外部的连续相（水包油，O/W 剂型），也可以作为内部的不连续相（油包水，W/O 剂型）。后者很容易和角质层的脂质混合，通过适当的封闭作用提高脂溶性药物的生物利用度并滋润皮肤。连续的脂质相通常包括三酰甘油或蜡。这些白色至灰白色的乳液有很高的补充脂质的作用，可广泛用于正常或干性肌肤，以及治疗银屑病、慢性湿疹和真菌病等。前者（O/W 剂型）的美观性更好（黏度低、不油腻），因为其中的脂质分散得更精细，并且皮肤与外层水相的接触增加了水分蒸发，从而使用后有冷却皮肤的效果（但还应注意，O/W 乳液中，类似表面活性剂的乳化剂可吸收皮肤中的水分，并促进了角质层脂质的脱失和紊乱）。这些制剂是具有保湿功效、乳白色、易于涂抹的乳白色乳液，可广泛用于痤疮、急性和亚急性湿疹的皮肤（包括正常的、轻度干燥的和有炎症的皮肤）。

4. 其他特殊用途的分散系统。这些制剂更为复杂，包括：①分别以磷脂和非离子表面活性剂为基础，由囊泡状结构组成的制剂（如脂质体和类脂质体）；②多重结构乳液（纳米和微米），需要浓度相对高的表面活性剂来保持其稳定性；③气雾剂、泡沫剂和漆剂，后者最常用于治疗甲病。

评估外用药物的生物利用度和制剂间的生物等效性

生物利用度可定义为“制剂中药物被吸收作用于靶点的速度与程度”。生物等效性是“指在合理设计的研究中，同等条件下，以相同摩尔剂量给药时，药学等效制剂或可替换药物中的活性成分或活性组成在药物作用部位的吸收速率和扩散程度无显著性差异”。对于新化学实体，要想获得药品批准，就需要进行一系列逐步详细的临床试验以证明其安全性和有效性。用于口服的仿制药若要实现商业化，须通过生物等效性试验，公认的方法相对简单，主要比较它与原研药的血药浓度曲线（吸收的速率和程度）。相比之下，对于外用药物，除了糖皮质激素，临床试验基本上是批准仿制药或替换已被批准、成分有明显变化的皮肤科产品的唯一途径。临床对照试验灵敏度低，耗时且成本高昂，需要大量（如数百或更多）受试者才能获得足够的统计学证据来明确评价生物等效性。

图 13.7 总结了外用药物的生物利用度（BA）和生物等效性（BE）的检测方法，可分为体外和体内的方法。斜体字表示的方法尚未受到官方认可，来作为评价外用药 BA/BE 的独立手段；而其他方法在某种程度上，都各自被用于比较不同的外用药物。关于体

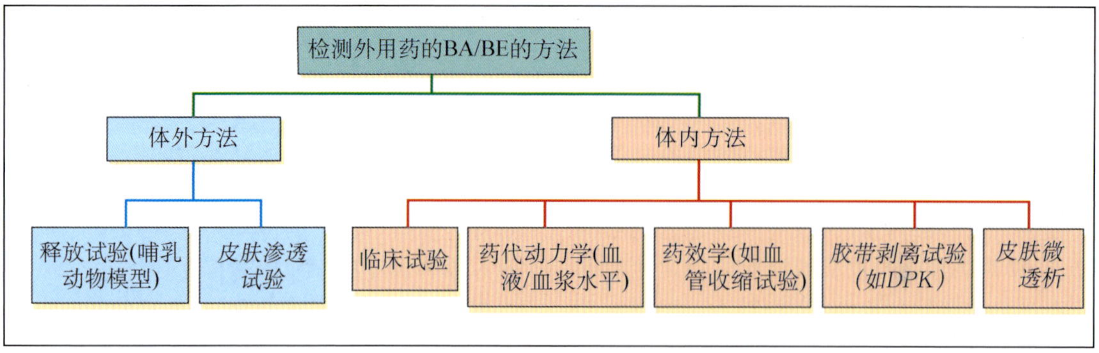

图 13.7　外用药的生物利用度(BA)和生物等效性(BE)的检测方法，均被监管机构接受或正在考虑中(详情见正文)

外方法，美国食品和药品管理局(FDA)已提出了一种措施，可确保活性成分从常用外用药物的半固体制剂中释放出来的动力学稳定。该技术可检测药物活性成分(API)透过人造(如聚合物)多孔膜的传递，并可作为一种有价值的质控方法来检测很多重要的产品特性，如溶解度、API 的颗粒大小及其流变性。因此，在很多情况下，体外释放速率是检测产品一致性的有效手段，尽管有时制剂只发生了微小的改变。然而，半固体剂型的体外释放试验并不能替代体内 BA/BE 试验(固体口服剂型的体外释放试验常常如此)。

利用人离体皮肤来研究经皮吸收的过程非常普遍，在药物研发过程的多个领域及毒理学中都有应用。尽管已有大量文献应用这一模型系统，但是必须严格审查它模拟生命状态的程度，以及在此基础上，数据可以外推的程度。虽然这不是一个完美的模型，但是 40 多年的证据表明，如果采用一致且稳健的方案，则数据是可靠的，并与从活体受试者获得的数据相关。尽管仔细检查了体外经皮吸收研究的原则、实施及其与 BA/BE 的相关性，但监管机构仍未正式采纳这种方法。然而在此期间，体外经皮渗透研究已广泛用于各个方面，包括筛选和优化外用药物、化妆品和个人护理的配方，以及评估皮肤接触家、工作场所和环境中潜在有害化学物质的风险。

关于依赖临床终点评估外用药 BA/BE 的体内方法，已经发现了许多重要问题。其中包括：①当参考上市药物(RLD)功效较低时，很难证明测试产品和 RLD 是有效的，而且研究对检测产品之间的差异需有足够的敏感性；②当 RLD 适用于相对较小的患者人群时；③通常临床研究终点的高度变异性意味着只有当产品在非常大的患者群体中进行测试时才能证明 BE——考虑到临床试验的成本，这使得评估成本高得令人望而却步；④为提高质量而对批准后的变更设置了潜在障碍。

使用“经典”药代动力学法(即检测用药后的血液或血浆药物浓度与时间的函数)来评估 BA/BE 在很大程度上被忽视了，因为通常血液中 API 的含量很少且难以定量，并且一般认为血液中 API 的水平(如果有的话，但很少被证明)与皮肤作用部位的治疗作用无关。然而，有两个关键事实值得考虑。首先，对于大部分局部应用药物(包括皮肤科用药，治疗局部、皮下疼痛和炎症的药物，以及有全身效应的透皮药物)，无论是在表皮、真皮、皮下组织还是浅筋膜室等作用部位吸收的主要屏障是角质层。一旦角质层被破坏，活性皮肤内的运输和微循环的摄取就会相对快速地进行。因此可以合理假设角质层下区域(表皮/真皮、皮下组织、血液/血浆)中的药物水平彼此间是成比例的，尽管药物水平会随着与皮肤表面的距离增加而逐渐降低。如果真是这样，那么常规血浆药物浓度(Cp)与时间曲线的关系可以很好地反映皮肤作用位点上药物水平的波动情况，并且两种外用药的经典药代动力学指标的比较将可用于评估 BE。其次，液相色谱-质谱联用(LC-MS)技术近来有了突飞猛进的发展，这意味着传统外用剂型给药后血液中极低水平的 API 现在可以定量，其准确度和精确度足以进行药代动力学研究。当然，使用这种方法也可能存在例外，可能它没有多大意义(如评估局部抗真菌药物，或在毛囊内具有特定作用的药物)。相反，对于作用于皮下骨筋膜室的药物(如作用于肌肉、关节等部位的非甾体抗炎药)，比较 Cp-时间曲线的敏感度可能会提供比当前可用方案更敏感的 BE 评估方法。

糖皮质激素通过表皮屏障渗透后，由于真皮微血管收缩，对皮肤产生可量化的苍白作用。这种药理效应已被作为评估外用糖皮质激素 BA/BE 的方法。虽然该方法是非侵入性的，而且比临床试验要简单得多，但完善了相当复杂的受试者选择、苍白评估（目视和比色计）及确定给药时间等方案，但并没有减少与试验相关的显著性差异。因此，作为比较外用剂型的替代手段，血管收缩试验的价值有限，仅适用于引起必要的药理学反应（应注意，与这些药物的实际作用机制无关）的糖皮质激素。

在过去 15 年左右的时间里，人们仔细研究了所谓的“皮肤药代动力学（DPK）”方法来评估用于皮肤外用药品的 BE。FDA 的一份指南草案随后被撤回，该草案要求将 SC 中的药物总量作为时间的函数进行定量分析，类似于使用血液采样的传统药代动力学研究的经典 Cp-时间曲线。然而，一项比较维 A 酸凝胶制剂的重大研究结果前后矛盾，引起了人们对该方法的重复性和充分性的关注，以评估作用靶点在角质层外的药物。随后进行了大量工作，旨在确定原始 DPK 草案的问题/局限性，并完善相关程序来生成高质量和可重复性强的数据。本研究的最终成果是一种相对简单的方法，每种制剂仅检测一次吸收和一次消除时间[12]。测量每个部位的角质层中药物的总量，然后比较 RLD 测试制剂中这些药物含量的比值，以评估其等效性。该方法已先后在回顾性研究中用于维 A 酸凝胶的比较，并且在前瞻性研究中用于益康唑乳膏的 DPK 数据分析，且与临床结果一致。

最后，微透析是一种对皮下组织或皮肤内细胞外液中的游离药物浓度进行取样的体内技术。将薄的透析膜管插入皮肤，并用与部位相容的生理溶液灌注。分子穿过膜扩散，可以在几个小时内连续采样和测量经皮吸收药物在真皮细胞外液中的含量。据报道，已成功监测了许多药物的经皮渗透性。然而，对技术要求严格的程序仍然是一种研究工具，随着探针的插入，与组织反应有关的挑战也随之而来，需要高灵敏度的分析工具来检测极少量的渗透药物（特别是那些不能快速穿过 SC 的药物），以及透析探针就位后既能固定在原位，又能使受试者舒适（约 6h）。个体间和个体内变异性相对较大，变异系数高达 100%。

总之，显然可以选择合适的体外和（或）体内替代试验来评估局部用药的 BA/BE。所有替代试验都有一些不同的局限性，这意味着不同方法的结果可以互补，并可增加对推导等效性结果的可信度。可以预见在不久的将来会采用其他方法来促进局部药物产品的批准。

皮肤病药物的优化

为了优化皮肤病药物（即药物和传递系统）的使用[10,11]，重新讨论之前关于药物在皮肤上的最大渗透速率（J_{max}），这个出发点很有意义。结合公式 13.1 和 13.2 得出：

$$J_{max} = (D/h) \times K_{sc/v} \times C_{v,sat} \quad \text{（公式 13.5）}$$

假设目前载体（v）无法改变药物的扩散系数（D）或其通过 SC 的扩散路径长度（h），那么 J_{max} 直接取决于化合物的 SC/载体分配系数（$K_{sc/v}$）及其在载体中的饱和溶解度（$C_{v,sat}$）的乘积。当然，分配系数是衡量药物对 SC 的相对亲和力与对载体相对亲和力的指标，因此，可以表示为药物在两相中的溶解度之比，即：

$$K_{sc/v} = C_{sc,sat} / C_{v,sat} \quad \text{（公式 13.6）}$$

在检验公式 13.5 和公式 13.6 后，可以立即得出两个推论。首先，将后者替换为前者得出：

$$J_{max} = (D/h) \times C_{sc,sat} \quad \text{（公式 13.7）}$$

并且表明某种药物在饱和浓度下，使用任何载体，它的最大渗透速率都相同，并且仅取决于该化合物在 SC 中的溶解度。虽然文献中有一些例子证实了这一推测[9]，但公式 13.7 的推导假设一种理想情况下，载体（或其成分）本身不会分散到 SC 中，和（或）改变药物在其中的溶解度，或与 SC 的脂质相互作用，例如，改变 D 的值。

其次，要达到符合公式 13.5 中的 J_{max}，需要尝试最大化两个参数，即 $K_{sc/v}$ 和 $C_{v,sat}$，但它们彼此“冲突”。也就是说，如果改变载体的性质以增加药物的溶解度，则根据公式 13.6，这将导致 SC/载体分配系数的降低。逻辑上不可避免，药物存在于载体中能提高药物的溶解度意味着药物“喜欢”这个载体，因此，相对于“改良的”载体，它对 SC 的亲和力就必须降低（同样，按照公式 13.6）。

这一点可以通过在水凝胶中配制亲脂性药物（如水溶性低的糖皮质激素）的实际问题来说明[10,11]。为了改善制剂的“负载”，可以引入共溶剂，如丙二醇（PG），以增加 $C_{v,sat}$。如图 13.8（a）所示，这虽然有效，但对 SC/载体分配系数的负面影响是显而易见的。在这种理想情况下，当载体中的 PG 百分比从 0 增加到 100%时，$C_{v,sat}$ 从 0.1 增加至 10 mg/ml，而 $K_{sc/v}$ 从 100 降至 1。

制剂的最佳 PG 百分比的选择取决于所需的药物浓度。图 13.8（b）显示了活性化合物的相对渗透速率（与 $K_{sc/v} \times C_v$ 成正比）如何随载体中 PG 百分比和药物“负载”的变化而变化[10,11]。例如，当目标药物浓度为 0.1%w/v（即 1mg/ml）时，由 100%PG 组成的凝胶的渗透速率相当小，在该共溶剂水平下，药物

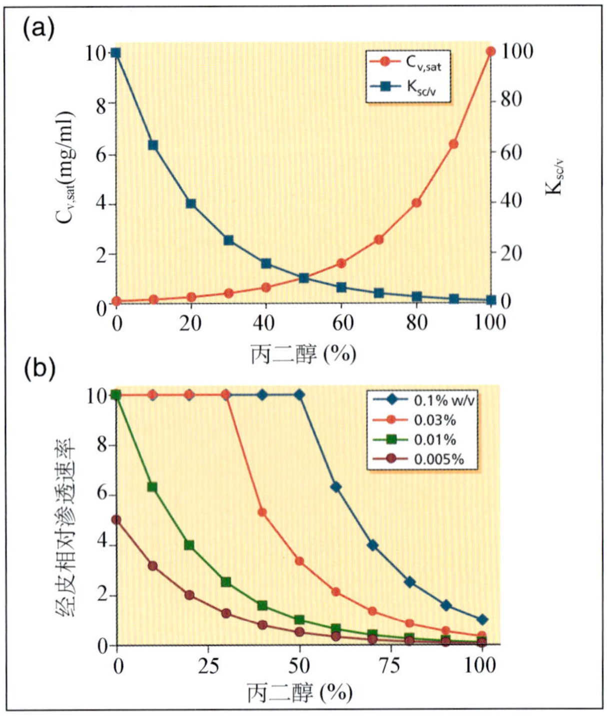

图 13.8 (a)在水凝胶中配制水溶性低的亲脂性药物(如糖皮质激素)[9]。该曲线描述了共溶剂丙二醇(PG)对药物饱和溶解度($C_{v,sat}$)及其 SC/载体分配系数($K_{sc/v}$)的影响方式。(b)药物的相对渗透速率(与 $K_{sc/v}$ * Cv 成正比)与载体中 PG 百分比和药物"负载"的函数关系[10,11]

完全溶解并且远远达不到饱和溶解度。因此,渗透速率远远低于 J_{max},并且由于药物在这种环境中非常"舒适",它与载体的"分离趋势"很小。将 PG 百分比降低到 50%会导致相对渗透速率增加到显著的最大值;因为载体中的药物水平保持恒定,所以随着共溶剂百分比的降低,药物浓度越来越接近其饱和溶解度。因此,在 PG 浓度为 50%(其中达到 J_{max})时,共溶剂仅足以溶解 0.1%w/v 的药物。进一步降低 PG 浓度会导致药物悬浮液的产生,随着共溶剂水平下降,溶液中化合物的百分数越来越小。虽然理论上相对渗透速率保持在 J_{max},但是向皮肤输送的时间变得越来越短。因为化合物的溶解度随着共溶剂水平的降低而降低,共溶剂的分子很快就被结合耗尽。因此,通过固体药物的溶解可能也只是非常缓慢地得到补充。

当所需药物浓度为 0.03%(0.3mg/ml)时,可观察到与上述相似的变化模式。然而,在这种情况下,只需要较低的 PG 浓度(约 30%)就可以溶解这种水平的载药量。目标药物负载量为 0.01%w/v 的曲线表明该浓度等于化合物在水中的溶解度(不需共溶剂即可达到 J_{max});由于共溶剂会逐渐增加药物的溶解度,因此,将 PG 添加到制剂中只会导致渗透速率下降。最后,在 0.005%w/v 的药物浓度中,可能的最大渗透速率(同样,在没有任何共溶剂的情况下)仅为 J_{max} 的一半,因为该浓度为该化合物在水中溶解度的 50%。

从制剂优化的分析中可以学到更多的实践经验。具体而言,用"一刀切"的方法来选择载体显然是不合适的:①如上所示,从含有不同水平化合物的制剂中实现最佳药物递送可能需要不同的载体组合;②稀释药物悬浮液并不总会导致药物递送的减少;③例如,配制与现有药物结构相关但亲脂性更强的最佳制剂将需要含量更高的共溶剂,以最大限度地增加其经皮渗透速率。

实际上,局部制剂的"艺术"比上面概述的更为复杂,迄今为止所假设的"理想"条件很少适用,也许只适用于给药初期。常见的水溶性载体或乳膏可能含有[13](除了药物、水、一种或多种共溶剂和聚合物凝胶剂)挥发性溶剂(如乙醇或异丙醇)、乳化剂或表面活性剂,以稳定输送系统或促进药物进入或通过 SC。除此之外,还会加入其他成分,使其兼具美观性和药理性(如香料、防腐剂等)。在使用药品并将其按摩至皮肤后,可以并且确实会同时发生多个事件[13],这会影响活性化合物的最终配制和生物利用度,包括(但不限于)以下的几点。

掺入挥发性溶剂是将溶解性差的药物溶解在载体中的有效方法(即挥发性赋形剂也可作为共溶剂)。给药后,溶剂(如乙醇)本身会快速分散到 SC 中,并有助于将药物迅速从制剂转移到屏障中。同时,溶剂将被蒸发,从而使之前已被溶剂溶解的药物集中在载体上,从而增加了药物在 SC 中扩散的驱动力。从热力学的角度来看,挥发性物质的丢失(通过蒸发和 SC 吸收)最终将使得残留在皮肤表面的药物不能再完全溶解,因此必然发生沉淀——这一步骤将严重阻碍它进一步转移到 SC 中。然而,由于制剂中这种变化发生得相当快,所以药物在载体中可能存在短暂的"过饱和"[13],在此期间,活性化合物可能以大于 J_{max} 的速率进入皮肤。沉淀动力学可能会被某些聚合物延迟,例如用于凝胶载体或调节其黏度的聚合物。

丙二醇(PG)等共溶剂常用于局部制剂中,含量非常高。当使用载体时,共溶剂不仅影响药物的溶解度及其在 SC 中的分配,还将其自身从递送系统转移到皮肤中。共溶剂的理化性质使得它们易于被 SC 吸收。如此一来,就可改变药物在皮肤外层的溶解度[14];也就是说,违反了公式 13.7 的原理,因此药物的渗透速率可能超过 J_{max}。图 13.9 说明了在人体内，将布洛芬从药物饱和的 3 种制剂（分别为 PG∶水 v/v 50∶50；PG∶水 v/v 75∶25；单独使用 PG）递送到 SC 中[14]。经理想的数学模型分析预测，这 3 种载体的药物渗透速率应该是相同的。事实上，随着 PG 的增加，布洛芬的有效性也在增加。并且相对于 PG∶水为 50∶50 的配方，布洛芬的有效性在 PG∶水为75∶25 和单独使用 PG 的配方中，分别增加了 2 倍和 6.5 倍左右。

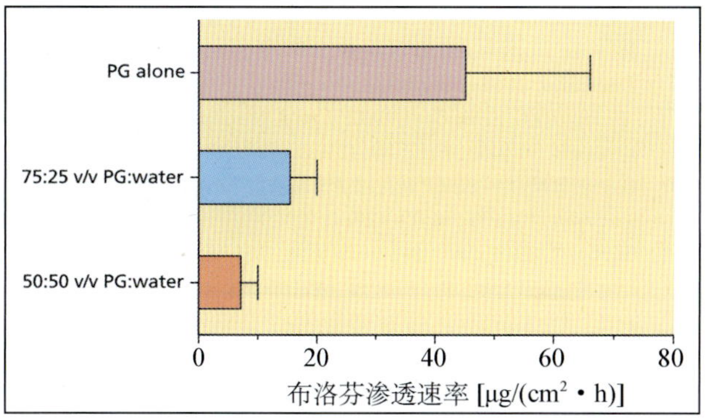

图 13.9　布洛芬在体内从 3 种制剂中进入人体角质层的渗透速率[14]，其中药物以饱和浓度存在

显然，共溶剂转移到 SC 中也会促进从载体中吸收表面活性剂或乳化剂。研究发现，这些化合物能够在结构上扰乱和（或）摄取 SC 细胞间脂质，从而在一定程度上损害屏障功能。因此，这种渗透促进剂可能影响药物的 SC/载体分配系数和经皮扩散系数。

最后，一旦制剂被完全按摩到皮肤中，正如前面提到的，载体明显发生了彻底的“变形”[13]，只在 SC 表面残留一层薄膜（并且不易看见）。共溶剂因挥发和（或）被吸收进入 SC 而被消耗殆尽，这意味着残留的薄膜极有可能含有固体药物颗粒或晶体，而这些颗粒或晶体在制剂组成发生剧烈变化时从溶液中析出（图 13.10）[15,16]。由于缺乏有效的增溶剂，这种固体药物材料不太可能被吸收到皮肤中的靶点，这种推测似乎很合理。实际上，前文所述的导致载体残留的事件可以很好地解释为什么大多数外用药物只有少量被吸收到皮肤中——其余的可能以固态“滞留”在皮肤表面，并最终在下次用药前被物理摩擦消耗或洗涤清除。

结论

皮肤屏障功能主要由 SC 决定。这是生物工程

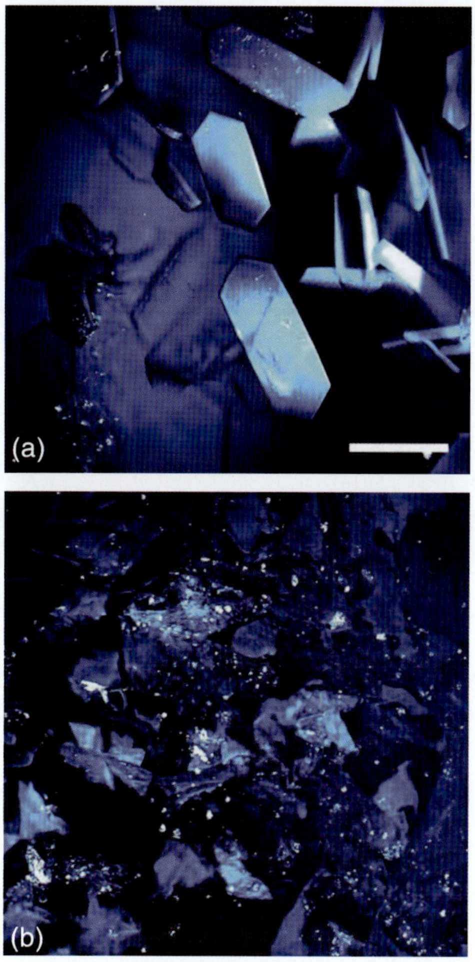

图 13.10　将丙二醇溶液作为载体，用药 30min 后固体布洛芬（a）和戊酸倍他米松（b）颗粒在角质层内外结晶的受激拉曼光谱成像。每幅图像约为 150μm×150μm（由 N. Belsey 提供）

的一项非凡成就，它提供了一种极其有效的方法来延缓水分“由内到外”流失及外源性物质“从外到内”的渗透。尽管药物在 SC 中有多种潜在的扩散途径，但似乎大多数化合物都在通过皮肤屏障中的细胞间脂质进行转运时受到了限制，显著延长了从屏障一侧到另一侧的距离（因此大大降低了膜的渗透性）。

对大量经皮吸收文献的分析明确表明，分子对屏障的渗透性取决于药物的亲脂性（与主要渗透途径一致）、分子大小和溶解性。因此，最终决定药物通过 SC 的最大转运速率的关键理化参数是其辛醇-水分配系数（P）、分子量（MW）和水溶性（$C_{water,sat}$）；具有亲脂性极高的化合物（如 log $P>5$），MW＞400～500 和 $C_{water,sat}$ 低（小于约 1 mg/ml）则不太可能很好地渗透进皮肤。

已研发出多种外用药物制剂来治疗皮肤病，并且许多有效的药物已成功用于解决各种皮肤问题。然而，大多数已获批准的药品的作用效率相当低。通常情况下，作用部位的药量实际上只有所用药物剂量的百分之几。这点令人十分沮丧，因此，皮肤病的药物治疗具有很大的变异性，安全性和有效性（实际上是相同药物不同制剂之间的生物等效性）的证明目前需要大样本的临床试验就不足为奇了。

因此，要提高皮肤病外用治疗的质量，仍然存在两个重大挑战。首先，必须配制出更好的制剂，包含较低的载药量，但能释放更多的药量到作用部位。目前，在应用过程中（例如将制剂按摩至皮肤中），由于辅料共溶剂的消耗（通过挥发和皮肤渗透），大部分的药物可能会以固态形式“滞留”在皮肤表面。在这种载体“变形”之后，需要更加注意残留制剂的性质，以确保药物从残留物中保持着可吸收的分子形式。其次，需要进一步的研究来进行有效的替代试验，以客观、快速和经济地评估皮肤病药物的“药代动力学”，即外用药物的生物利用度，以及达到同一临床终点时，相同药物的不同制剂之间的生物等效性。

（译者：刘子君 一审：杜娟 二审：李承新 郝甜 汤自洁 三审：乔丽 润色：沙爽）

参考文献

所有文献请查阅网址：www. rooksdermatology. com.
以下列出的是重要参考文献。

[1] Menon GK, Cleary GW, Lane ME. The structure and function of the stratum corneum. *Int J Pharmaceut* 2012;435:3-9.

[5] Scheuplein RJ. Mechanism of percutaneous adsorption. I. Routes of penetration and the influence of solubility. *J Invest Dermatol* 1965;45:334-46.

[7] Potts RO, Francoeur ML. Lipid biophysics of water loss through the skin. *Proc Natl Acad Sci USA* 1990;87:3871-3.

[10] Barry BW. *Dermatological Formulations: Percutaneous Absorption*. New York: Dekker, 1983.

[13] Surber C, Davis AF. Bioavailability and bioequivalence of dermatological formulations. In: WaltersKA, ed. *Dermatological and Transdermal Formulations*. New York: Informa Healthcare, 2002:401-98.

第 14 章

临床药理学

14

Catherine H. Smith

St John's Institute of Dermatology, Guy's and St Thomas' Hospitals NHS Foundation Trust, London, UK

概述

药物治疗提高了皮肤病患者的生活质量，可用的治疗方案在过去的 10 年里也发生了转变。药物治疗的一个永恒原则就是能够发挥疗效，或者至少没有坏处(希波克拉底)。事实上，3%～6%的患者住院是因药物的不良反应所致[1,2]。其中，超过一半的患者本可以避免住院[3,4]。临床药理学研究药物的作用、作用机制、用途、不良反应及代谢，从新药开发到安全、有效的处方，涵盖药物治疗的各个方面。

药物的类型和术语

传统的药物制剂通常由较小的有机分子构成(<500kDa)，这种药物到目前为止仍为主流。随着重组 DNA 技术的出现及生物制造技术的进步，蛋白质的设计和大规模生产成为可能，人们迎来了生物治疗(大分子药物)时代。生物疗法、生物治疗和生物医药产品都是可以互换使用的术语，用来描述由生物源产生或从生物源中提取的制剂，包括重组蛋白、单克隆抗体、融合蛋白、血液制品、血清和疫苗等免疫医药产品，以及基因、细胞治疗等先进技术产品[5]。这些药物已彻底改变了疾病的治疗方法，皮肤病也不例外。临床药理学的原则适用于这两种类型的药物，但基于蛋白质疗法的规模和复杂性，其药物代谢动力学和药物效应动力学均不同，开发和许可的伦理和监管框架也不同。

药物代谢动力学

药物代谢动力学(药动学)描述了药物的吸收、分布、代谢(生物转化)和清除过程，通常缩写为 ADME (即机体对药物的反应)(表 14.1)[6]。理解药动学的 ADME 原则是安全、有效处方的基础，因为它阐明了如何及何时将药物运送到主要部位。临床药动学旨在描述和量化给定剂量的药物和药物效应之间的关系，无论是治疗性的、毒性的、还是“非靶向的”(即与已知的治疗效果或毒性无关)，并且假定中心隔室的药物浓度(通常是血液或血浆)和药物作用部位的浓度相关。一般来说，对于在治疗剂量范围内的大多数

表 14.1 临床药理学常用术语

术语	定义
药物的体内过程	药物的吸收、分布、代谢和清除
生物利用度	药物被吸收进入系统循环的部分
分布容积	根据给药量和在系统循环中发现的浓度计算出的体内可容纳药物的表观空间的指标
清除率	衡量人体从全身循环中清除药物效率的指标
清除半衰期	衡量从系统循环中清除药物速率的指标
平衡解离常数(K_D)	衡量药物/受体结合亲和力的指标(具有高亲和力结合的药物具有低 K_D)
半最大效应浓度(EC_{50})	衡量药物效力的指标
半数有效量(MD_{50})	在 50%的人群中产生特定效果所需的药物剂量
半数致死量(LD_{50})	50%实验动物死亡所需的药物剂量(临床前)
治疗窗	以最低毒性产生预期临床效果所需的稳态药物浓度范围

改编自 Buxton 和 Beret，2011[6]。

小分子药物，这种关系是线性的(一级动力学)，这是由于药物清除系统(如代谢酶和转运子)处于不饱和状态。相比之下，由于药物结合、分布、清除路径的饱和及抗药抗体的开发，生物用药通常以非线性药物代谢动力学为特征[7,8]。靶点介导的药物处置，是指药物的很大一部分(相对于剂量)与药理学靶点高亲和力结合，从而在药物的药物代谢动力学特征中反映这种相互作用的情况，通常见于治疗性单克隆抗体的报道中[9,10]。为了充分描述生物药物的处置，经常需要进行复杂的多室药动学建模，这是一个不断发展和充满挑战的领域。大多数生物药物的中心隔室药物浓度水平和治疗效果是相关的。

吸收

吸收描述的是药物从其给药部位进入中心隔室的过程，它紧密依赖于进入体内的途径。

外用。在皮肤病中，通常首选局部外用治疗(见第 13 章)，因为它可直接将药物应用于患病区域，同时也限制了“非靶向”效应和系统暴露(以及由此产生的毒性)。并非所有的药物都能以局部外用方式发挥药效。选择局部或系统性治疗取决于疾病的性质、程度、部位和严重程度、可行性和患者的选择。在单独外用治疗无效的情况下，采用外用和系统性治疗相结合的方法，能够将具有潜在毒性的系统药物的使用剂量降至最低。

口服。口服给药方便，但药物的生物利用度差异很大，这取决于药物特性(如亲脂性、酸碱度)、伴随的食物摄入(如四环素与牛奶中的钙螯合)，以及胃排空率。药物的剂型也会有影响[6]。肠溶制剂适用于可引起严重胃刺激的药物，如泼尼松龙，但也可能会引起不完全溶解及吸收。同样，半衰期较短(<4h)的药物，且其生物利用度与巨大的个体间差异及剂型失效的“剂量倾斜”风险相关时，控释制剂也具有相关性。

注射给药。注射给药(静脉注射、肌内注射、皮下注射)不经过胃肠道，提高了药物的生物利用度。由于肠道酶的存在及肠道黏膜屏障通透性差，治疗性蛋白的口服生物利用度非常低，几乎只能通过注射给药，包括静脉注射(如利妥昔单抗或英夫利昔单抗)和更方便的皮下注射[8,9]。皮下注射的药物通过淋巴和(或)毛细血管网以不同的速率被吸收进入血液循环，吸收速率一部分由分子大小所决定。例如，单克隆抗体阿达木单抗(分子量 148kDa)需 5d 达最高血药浓度(T_{max})，而阿那白滞素(分子量 17.3kDa)皮下给药 3~7h 即可达到 T_{max}。皮下注射药物的吸收和生物利用度受多种因素的影响，包括患者特征(体重、性别、年龄、活动程度)、注射部位的局部因素(如皮下血流、肥胖)和注射技术，以及药物特异性因素(如剂型、容量、剂量、浓度、Fc 受体的存在、糖基化程度)。据推测，目前市场上销售的不同生物制剂的生物利用度为 25%~95%，任何单一制剂在不同患者之间都存在显著差异。

新型给药方法旨在限制系统性的药物暴露(因为毒性)和(或)优化生物利用度，特别是对大分子药物(包括 DNA 和蛋白质)，可通过传统路径(皮肤、肺、肠道)促进药物进入体循环或通过利用特异性免疫系统将靶向药物输入机体。

经皮给药方式[11]的进展，包括化学增强剂、离子导入、电致孔法(其中短脉冲、高压脉冲中断了皮肤的脂质双分子层）、超声空化（已批准用于优化外用利多卡因的给药）、微针（无痛，自发溶解）、热消融。吸入也提高了小分子药物快速分布全身的潜力，由于肺部药物代谢酶的浓度较低，吸入比口服更具生物利用度[12]。大分子口服给药利用胃肠道内多种现有的生理转运过程，如新生儿 Fc 受体（FcRn），这是新生儿吸收母体免疫球蛋白的机制[13]。

分布

药物的表观分布容积主要取决于其理化性质（如电荷和亲脂性）、蛋白结合能力及药物受主动转运机制影响的程度。大多数小分子药物最初分布在灌注良好的器官（如肝、肾、脑）的组织间液和细胞内液中，而在皮肤和脂肪组织中积累缓慢[6]。药物与血浆蛋白、组织结合的能力决定了其在血液-组织的分布，而这种分布也会受到疾病状态的影响。例如，维 A 酸倾向于优先积聚在脂肪组织中，因此肥胖患者的剂量可能需要改变。清蛋白是酸性药物的主要载体，其由于肝、肾或营养不良等疾病含量降低时，会导致游离的药物水平升高、清除率增加。另一方面，α_1 酸性糖蛋白与碱性药物结合，如果在急性炎症状态下 α_1 酸性糖蛋白升高，则游离的药物的浓度会相应地降低。

和小分子药物不同，对大多数治疗性蛋白而言，能够检测到的体内分布容积非常有限，且接近血浆容量，组织中药物的浓度仅仅是血浆中的一小部分。然而，由于治疗性蛋白具有特异性高、亲和力强等结合特性，即使靶组织中的药物浓度极低，依旧能产生显著的药理作用。药物（如单克隆抗体）的分布也可能受到靶抗原分布、浓度的影响，而单克隆抗体又可能受到疾病活动度的影响。这种“抗原沉默”的现象可以进一步促进非线性药物代谢动力学[14]。

代谢[6]

药物代谢传统上为两相。Ⅰ相反应是由细胞色素 P450 酶系（CYPs）、含黄素单加氧酶系和环氧化物水解酶系催化药物的氧化、还原或水解。通常情况下Ⅰ相反应会使药理作用丧失，但也会使某些药物（所谓的前药）活化（例如，霉酚酸酯是一种酯前药，通过血浆酯酶水解成具有生物活性的霉酚酸）。大多数药物由 CYP 超家族中的亚家族 CYP2C、CYP2D 和 CYP3A 催化代谢，其中临床上超过一半的小分子药物由 CYP3A4 催化代谢。这些 CYPs 在底物特异性上存在显著的重叠，也可以在不同部位代谢单一化合物，提示其在药物相互作用中的具有重要意义（见本章下文）。

Ⅱ相反应催化Ⅰ相产物与第二个分子（硫酸盐、葡萄糖醛酸、谷胱甘肽、乙酰基、甲基）的结合。Ⅱ相反应提高药物的水溶性，增加其分子量，可减弱Ⅰ相反应代谢产物的潜在毒性，有助于药物清除。身体的大多数组织包括皮肤均存在药物代谢酶，以胃肠道（肝、小肠和大肠）中发现的药物代谢酶的数量最多。因此，口服药物在到达全身循环之前（所谓的首过效应），可能会发生大量的代谢和清除，首先通过胃肠上皮内的代谢酶催化，然后在肝内吸收入门静脉。因此，肝病（以及肠道疾病或切除术后）可能影响药物代谢（以及药物在系统循环中的浓度），至于影响的程度是无法测量的。即便做肝功能定量检测对明确其对药物代谢的影响也无特别帮助。

排泄

药物不管以原型还是代谢产物从体内清除，肾都是其清除的主要场所，因此，肾功能是决定药物生物利用度和潜在毒性的关键。由于年龄、疾病或伴随治疗（如非甾体抗炎药、利尿药）而导致的肾功能减退，是药物不良反应的一个非常常见的原因。

蛋白质类药物以多种方式从循环和组织间液中清除，包括：①靶向介导清除[14]，即药物与抗原结合后在细胞内被吸收；②非特异性内吞作用；③循环免疫复合物形成[6,15]。在循环中或靶组织中，蛋白质一旦进入细胞内就分解成肽碎片和（或）氨基酸。这些蛋白质降解产物，以及小分子的生物制品（＜30kDa，如阿那白滞素）由肾排泄。单克隆抗体和融合蛋白等具有 Fc 结构域的分子，通过内皮细胞内的 FcRn 而免于细胞内蛋白水解酶降解；这种 FcRn/Fc 复合物转运回细胞表面解离，将活性药物释放回循环中。可能是为了维持健康者的内源性 IgG 水平，这种 FcRn 介导的挽救途径，使得大多数单克隆抗体具有较长的治疗半衰期（大约 4 周），怀孕期间也是如此（见怀孕、妊娠和哺乳）。

药物效应动力学

药物效应动力学（药效学）是研究药物的理化作用及其作用机制（即药物对机体的作用）的学科[16]，包括所期望的治疗效果和不期望的毒性作用。大多数药物通过与特定的细胞大分子（药物靶点或药物受体）结合来发挥作用。药物-受体相互作用是一个多步骤过程中的起始事件，最终改变组织功能依赖于两个关键原则：①药物/受体结合的亲和力和特异性；②与受体结合的药物的内在活性。药物的这种内在活性描述了与受体结合是完全模仿内源性配体的作用(激动药),还是阻止或阻断这种反应(拮抗药),或者介于两者之间(部分激动药)。许多受体在没有内源性配体结合的情况下表现出固有活性;拮抗药以非活性形式来结合和稳定受体,从而抑制这种固有活性。药物可能与内源性配体的同一识别位点(同位结合)或不同区域(变构或同素异形结合)结合,可以是可逆的或不可逆的、竞争性的或非竞争性的结合,所有这些变量最终决定了药物的效能(表14.2)。

表 14.2 药物作用的主要机制

结构家族	功能家族	生理性配体	效应器和传感器	示例药物
跨膜转导机制				
G-蛋白偶联受体	毒蕈碱胆碱能受体	Ach	G_i 和 G_q;AC;离子通道,磷脂酶	肉毒毒素
	类花生酸受体	前列腺素,白三烯,血栓素	G_5,G_i 和 G_q 蛋白	孟鲁司特
	组胺受体(1-4)	组胺	$G_{q/11}$,G_5,$G_{i/10}$	非索非那定,雷尼替丁
离子通道	配体门控	Ach,GABA,5-HT	Na^+,Ca^{2+},K^+,Cl^-	尼古丁,加巴喷丁
	电压门控	无(由胞膜去极化触发)	Na^+,Ca^{2+},K^+,其他离子	利多卡因
跨膜酶	酪氨酸激酶受体	胰岛素,PDGF,EGF,VEGF,生长因子	SH2 和含蛋白质的磷酸酪氨酸结合域	赫赛汀,伊马替尼,维罗非尼
跨膜非酶类	细胞因子受体	白介素和其他细胞因子	JAK/STAT,可溶性酪氨酸激酶	Janus 激酶抑制药
	Toll 样受体	LPS 和细菌产物	NF-κB,MyD88,IRAKs	咪喹莫特
细胞内转导机制				
核受体	类固醇受体(包括维甲受体,维生素 X 受体)	雌激素,睾酮	共同激活剂	糖皮质激素,阿利维 A 酸,贝扎罗汀
	PAR-γ	PAR-γ		噻唑烷二酮,氯丁酸
细胞内酶	cyclic 磷酸二酯酶	循环 GMP cAMP	蛋白激酶 A,被 cAMP 激活的交换蛋白,cAMP 反应元件结合蛋白	血管扩张药,抗炎成分(阿普斯特片、罗氟司特)

改编自 Blumenthal 和 Garrison,2011[16]。

Ach,乙酰胆碱; EGF,表皮生长因子;GABA,γ-氨基丁酸;5-HT,5-羟色胺;IRAKs,白介素相关激酶;JAK,Janus 激酶;LPS,脂多糖;MyD88,髓样分化初级反应 88;NF-κB,核因子 κB;PAR-γ,蛋白酶激活受体 γ;PDGF,血小板衍生生长因子;SH2,Src 同源性 2;STAT,信号转导和转录激活因子;VEGF,血管内皮生长因子。

药物作用的分子机制

最初的药物/受体耦合可直接影响细胞功能,或向中间细胞信号分子(传感器)传递信息。受体、其细胞的靶点和任何中间分子被称为受体效应系统或信号转导途径。通常情况下,转导蛋白通过产生、移动或降解称为第二信使的小分子[如一氧化氮或环磷腺苷(cAMP)]来介导实际的生理效应。这个系统导致细胞协调和放大来自多配体的信号,这可解释微量药物在一个特定受体上产生显著生物学效应的过程。这种复杂性也可产生意想不到的药物效应。药物/受体耦联位点和相关的潜在机制可能在细胞膜处,也可能在细胞外或细胞内。与其他医学领域一样,皮肤病学中的许多临床用药的作用靶点仍是未知的,或来自偶然,通过试验、经历错误后发现,或在传统药物开发之后发现。药物的开发是基于药物对整个生物体的影响,而并非分子水平的作用。然而,随着我们对细胞生物学的了解不断加深,以及人类基因组计划揭示了大量的受体——其中一些具有未知的配体(孤儿受体),这种情况正在发生改变。潜在的“药物靶点”的数量大幅增加。

细胞外机制。许多药物通过细胞外作用以影响细胞功能,通常有两种方式。第一是改变与内源性信号分子的合成或降解有关的细胞外酶的活性[如血管紧张素转化换酶(ACE)抑制药];第二是通过直接与内源性配体相互作用以阻止与其作用位点发生结合(单克隆抗体,如肿瘤坏死因子拮抗药阿达木单抗或英夫利昔单抗)。

跨膜机制。亲水性药物(及其生理对应物)不易进入细胞,因此依赖于膜结合受体发挥其作用。详细情况及相关药物见表 14.2。

这些受体可以分为 5 大类。

1. G 蛋白偶联受体(GPCRs)和异三聚体三磷酸鸟苷(GTP)家族结合,该家族结合调节性 G 蛋白。G 蛋白与配体结合后,向各种效应蛋白发出信号,包括腺苷酸环化酶、磷脂酶 C 和环磷酸鸟苷(cGMP)等酶,然后通过第二信使系统导致细胞内级联事件,最终产生药物效应。G 蛋白存在多达 23 种与不同信号通路耦联的异构体,而与受体相连的 G 蛋白类型,决定了对受体激活的反应。

2. 与细胞内酶相结合的受体具有一个直接与细胞内酶活性以某种方式耦合的细胞外结合域,因此,与配体结合后酶活性通过改变细胞蛋白的磷酸化状态来启动和放大细胞内信号和反馈效应。所描述的受体类型包括:①酪氨酸激酶受体(RTKs),其中酪氨酸激酶是跨膜受体的一部分;②招募胞质酪氨酸 Janus 激酶(JAKs)的跨膜受体,磷酸化 STAT(信号转导和转录激活因子)蛋白,转运到细胞核并调节转录;③丝氨酸/苏氨酸激酶受体,类似于 RTKs,但其具有丝氨酸/苏氨酸胞质结构域。

3. 不具有酶联活性的跨膜受体包括 Toll 样受体,是先天免疫的基本成分,与配体结合后最终通过核因子 κB(NF-κB)途径招募白细胞介素相关激酶和下游通路信号。TNF-α 受体信号的运作方式与 Toll 样受体非常相似,因为它有一个跨膜结构域和一个非酶细胞质结构域(死亡结构域),在配体结合后触发一系列细胞内事件。

4. 离子通道有助于阳离子和阴离子在不渗透的细胞膜上的流动,以维持对神经和肌肉等可兴奋细胞至关重要的电化学梯度,以及触发不可兴奋细胞的生化和分泌功能。这些通道可以是激活的、失活的或静息的,药物可以通过直接打开或关闭通道(配体门控通道)、影响通道的电压依赖性特征(电压门控通道),以及通道在特定状态下的时间,或通过产生第二信使来打开或关闭通道(第二信使门控通道),从而影响其功能。

5. 膜结合转运体在药动学中起着关键作用,它们决定了药物进入细胞和从细胞中清除,同时也是药物靶点,特别是那些作用于神经精神疾病的靶点。[例如转运体 SERT(SLC6A4)负责大脑中 5-羟色胺的摄取和清除,是 5-羟色胺再摄取抑制药的作用靶点]。

细胞内机制。一些小分子药物扩散或主动转运到细胞内,作用于细胞内药物靶点。主要有两种类型。

1. 核激素受体是包含 48 个受体的超家族,作为转录因子,能够与配体结合后直接调节基因表达。典型的家庭成员包括性激素、皮质醇、甲状腺激素和维生素 D 受体。

2. 药物可直接作用于细胞内酶,并且随着对其所涉及信号途径的更深入理解,细胞内酶是药物开发的一个活跃领域。环核苷酸磷酸二酯酶(PDEs)是一个重要的细胞质酶家族,通过水解 cAMP 和 cGMP 在细胞信号转导中发挥重要作用。PDEs 种类很多,部分可水解 cAMP,部分可水解 cGMP,也有可同时水解 cAMP 和 cGMP 者。PDE_3 抑制药是治疗哮喘和心血管疾病的药物,阿普斯特是一种 PDE4 抑制药,近期用于银屑病的治疗。其他包括钙调神经磷酸酶抑制药,如环孢素、他克莫司和吡美莫司,能够阻止胞质中活化 T 细胞核因子(NFAT)的去磷酸化及其向细胞核易位。

药物毒性和不良反应

理想的药物应该只会产生预期的治疗效果,然而,很少有药物具有足够强的特异性,因此非预期的效果(副作用、不良反应)也是治疗的一部分。根据潜在机制,药物毒性可分为五大类,部分有重叠。

1. 靶向药物毒性是指为调节主要药理学靶点(如受体或酶)后的药物毒性。这可能是由于作用于靶点的药物剂量改变,导致药物反应过度。这类事件可由于故意或偶然的给药剂量错误、药动学的改变(例如,由于肝病或肾病或与其他药物的相互作用)或药物-受体相互作用的药动学的改变(例如,受体数量的变化)而改变了药理学反应。药物靶点在非预期组织中的激活是靶向药物毒性的另一种情况(例如,糖皮质激素应用后继发的骨质疏松症,应用他汀类药物治疗后的肌炎)。

2. 靶外毒性是药物与非预期治疗的靶点相互作

用引起的。例如，H_1 受体拮抗药特非那定还可抑制心脏钾通道（由基因 hERG 编码的 Kv11.1），这将导致致命的心律失常并最终被迫停药。

3. 药物对毒性代谢产物的生物活化能结合蛋白质、DNA 和谷胱甘肽（GSH）等小分子，是一种日益被认可的药物毒性机制。对乙酰氨基酚诱导的肝坏死是一个典型的例子，这是由于活性中间代谢物 N-乙酰基-P-苯醌与 GSH 结合（并消耗）。

4. 药物的过敏反应的类型为Ⅰ型到Ⅳ型不等，其发生与剂量无关，且不可预测。

5. 特异质性药物反应是非常罕见的，属于严重的不良反应（例如，中毒性表皮坏死松解症），发生机制不明。药物遗传学为探求这些反应潜在的分子机制提供了可能。

对药物潜在不良反应的评估是从药物研发伊始就开始进行，一直持续至上市后的监管（表 14.3）。一般来说，临床试验是为了有效性而非安全性，并且是在特定的患者群体中进行的，他们不一定能普遍代表临床实践中使用药物的患者。因此，尽管药物在上市前可能会出现常见的不良反应，但罕见的（<1：10 000）特殊事件（例如，用依法利珠单抗观察到的进行性多灶性白质脑病）、潜伏期较长的事件（例如，补骨脂素和 UVA 继发的皮肤癌）或在其他疾病背景下出现的药物使用问题需要很多年才能确定。药物警戒登记对于评估这些长期安全问题至关重要，特别是那些潜伏期较长的不良反应。

表 14.3 用于识别药物相关不良反应及其在药物使用周期内各自作用的方法，从药物开发到许可后药物警戒

方 法	益 处	问 题
临床试验（Ⅰ-Ⅳ期）	有对照组 严格的高质量的数据收集 将找出常见的短期的不良反应	短期 动力是为了功效而非安全 数据可能和临床实践无关 将错过潜伏期长的药物的影响
自发报告	发现新的/罕见的/无法预料的不良反应及药物相互作用的反应	可能会高估这种风险（缺少分母） 可能会缺少常见/相对较轻的不良反应的发病率
注册登记	反映现实的临床实践 以人口为基础 允许进行相对风险/收益分析 允许收集具有较长潜伏期的不良反应	不完整的数据集 观察性；多重混杂 可能缺少对照组

影响治疗效果的因素

药物选择和医疗决策

在采取任何治疗措施之前，必须对患者进行全面评估，涵盖整个患者需要治疗的疾病和共同的治疗目标。每位患者的每次干预治疗都可以认为是一项试验（$n=1$），具有特定的疗效指标和判断成败的时间线。这在皮肤病学实践中可能特别重要。许多皮肤病的罕见性和历来对药物研发投入的不足，常意味着无法获得指导治疗和优化药物使用的有力证据。此外，临床应用未经许可药物，与患者及家属签订清楚的利益（或伤害）文件也是重要的一环。继续进行无效或不完全有效的治疗会使患者面临不良反应和经济压力，不符合皮肤病的优化管理。

多种因素决定了任何特定药物的剂量与结局之间的关系（图 14.1），因此治疗需要根据每个患者的需要和临床特征来精准地决定用药。这是一个相当复杂的驱动过程，在整个治疗过程中，需要持续再评估并不断改进。

影响药动学和药效学的临床因素

年龄

儿童和老年人这两个群体经常被排除在临床试验之外，因此现有的药物特异性信息非常有限，尽管如此，药物的药动学和药效学在儿童和老年人身上仍有不同。当存在医疗错误、治疗依从性和联合治疗等相关问题时，则需考虑年龄这一因素。

儿童期的生长发育伴随着显著的生理变化，特别是在婴儿期和青春期，随之发生药物治疗的非线性改变[17]。与成人阶段相比，婴儿期角质层较薄，儿童期表皮灌注和含水量增加，因此，婴儿和儿童更容易全

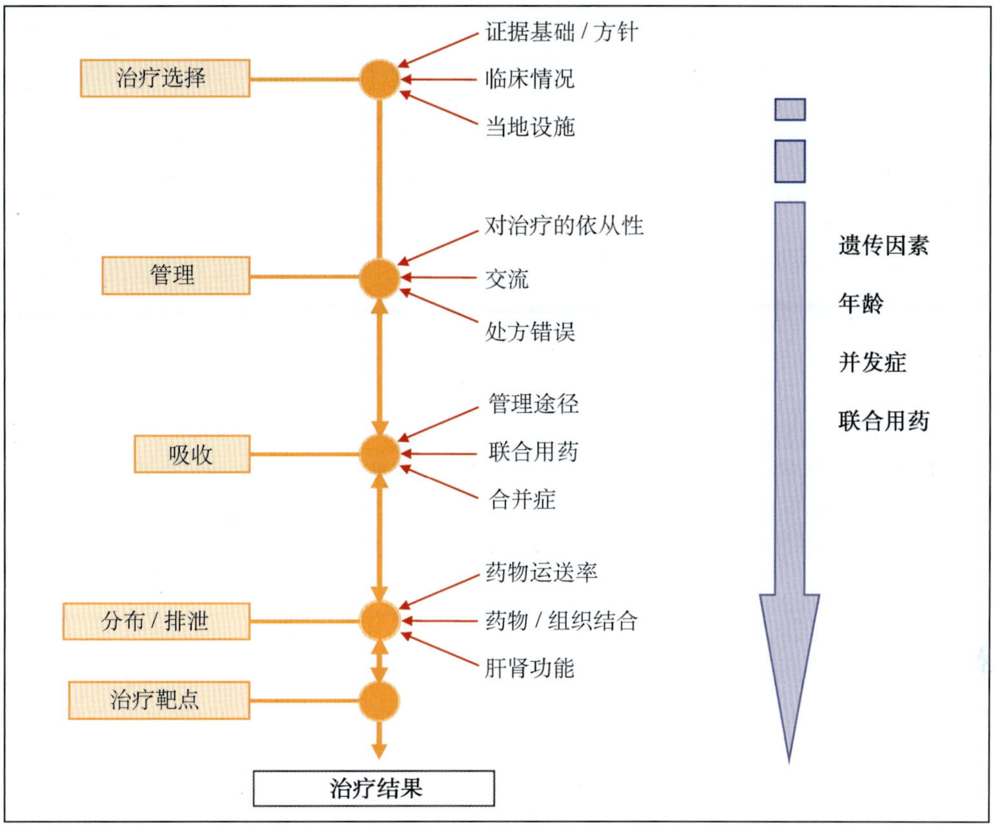

图 14.1 概述任何特定药物的剂量与治疗结果之间的关系

多个(通常是相互依赖的)因素会沿着药理学途径的关键点产生作用(深蓝色圆圈),其中一些因素贯穿始终(右侧箭)。

身接受外用疗法。婴幼儿的体表总面积与体重之比也远远超过成人。口服药物要根据体重或体表面积来计算药物正常剂量,还要考虑肝和肾的发育变化。出生时肝药物代谢酶表达水平低,出生后第一年经历不同亚型的特异性发育变化,其在儿童期的表达水平高于成人。肾小球滤过率在出生后的前 2 周迅速上升,然后平稳上升,直到 8～12 个月大时达到成人水平[6,17]。

衰老与许多进行性的生理变化有关,包括皮肤萎缩、体重减少、肝血流减少 40%、肝酶活性降低(尤其是Ⅰ相 CYP)和肾功能降低。据估计,中年后肾小球滤过率下降约 1ml/(min • 年)或更低,是许多药物排泄的主要决定因素。高血压、糖尿病和缺血性心脏病等并发症的高发病率,加上利尿药和非甾体抗炎药等肾毒性疗法的广泛应用,导致了肾功能的下降。完全健康的老年人中,肾功能未必会显著降低。总的来说,老年人的生理和病理变化倾向于增加药物生物利用度,减少药物代谢和清除(综述见文献[18,19]),考虑到这一普遍现象,一般建议以尽可能低的剂量开始药物治疗,并缓慢增加剂量。药效学反应也可能随年龄而变化,例如老年人抑制中枢神经系统的药物作用增强,疾病本身的病理生理学也可能与年轻人不同,如迟发型银屑病遗传敏感度基因位点是不同的。

20%～40%的老年人常服用 5 种或更多药物,这会影响其对药物的依从性,增加药物相互作用的风险。随年龄增长,这些因素导致药物反应的变异性增加。药物的不良反应也更常见,而且常更严重,患者不太可能识别或主动提及[1,20,21]。

怀孕、妊娠和哺乳

怀孕前、怀孕期间或怀孕后的任何药物接触都可能导致不良的胎儿结局。该风险与药物剂量和服药时间密切相关,处方时应全程予以考虑,并使患者充分了解潜在的风险。

植入前时期(受精-植入)被认为是"全或无"的阶段,损伤可导致整个胚胎丢失;如果只有少数细胞受到影响,则胚胎可存活,因为剩余细胞尚未进入特定的发育路径,可以代偿所受损伤。胚胎期(第 2 周至第 9 周)是器官发生时期,用药具有最大的胎儿畸形风险。然而，孕妇在任何时期用药都可能与子代长期功能或发育异常有关，而这些异常并不立即显现。例如，一项 31 名母亲接受异维 A 酸治疗后出生的孩子组成的队列中，无论孩子出生时是否有结构畸形，其后有近一半孩子发育迟缓[22]。足月前或分娩期间服用药物会对分娩或新生儿产生不良影响(如镇静类抗组胺药物)，而产后哺乳期持续的用药可使药物通过乳汁分泌。沙利度胺、阿维 A 和异维 A 酸都用于皮肤病治疗，是具有特异性、明确致畸风险的药物的典型代表，所有这些药物均附有严格的避孕计划。目前，仍缺乏足够证据来正确区分大多数药物的致畸风险水平。很少有药物是完全安全的。一般来说，除非对潜在疾病的风险和(或)影响可控，否则计划怀孕或怀孕的妇女，应尽量避免或尽量减少应用药物；判断患有严重皮肤病的妇女是否需要积极干预是很重要的。除需要外用大量药物的泛发性炎症性皮肤病外，外用治疗通常是怀孕期间最安全的皮肤病药物应用途径，系统应用致命药物的风险可以降到最低。同样，仍应遵循减少不必要的应用药物的原则，最近研究表明，怀孕期间大量外用强效或极强的糖皮质激素会增加婴儿低出生体重的风险[23]。

药物代谢在怀孕期间会发生显著变化[24]，大部分变化在妊娠前 3 个月开始，到怀孕中间 3 个月达到高峰。总的来说，这些生理变化常增加药物分布的容量，减少清蛋白结合药物的数量，增加肝和肾的清除率，从而对药物浓度产生不同的影响。妊娠期间应用治疗性单克隆抗体和治疗性肽需要特别小心，因为母体抗体在妊娠第 14 周左右通过滋养层上表达的 Fc 受体进行胎盘的主动转运，在妊娠的中、后 3 个月迅速增加[25]。妊娠期应用抗肿瘤坏死因子单克隆抗体的数据表明，治疗性抗体可能与这些自然产生的抗体的代谢方式相同，婴儿出生时体内的英夫利昔单抗和阿达木单抗的药物水平至少与母体内的药物水平相当。有趣的是，塞妥珠单抗聚乙二醇(一种抗肿瘤坏死因子的聚乙二醇化人源化抗体 Fab′片段)很少或不通过胎盘转运，可能因为它缺乏 Fc 受体。母乳中存在母体免疫球蛋白(主要是 IgA)，因此可以检测母乳中的治疗抗体。人体的有限数据表明，母乳中的药物含量远低于母亲体内药物含量，尽管持续母乳喂养，但随着时间推移，婴儿体内的药物含量仍在下降。这表明婴儿肠道黏膜屏障和酶消化降低了母乳中各种药物的生物利用度。

药物可能会影响男性生育能力和(或)精子发生，但有关其绝对风险的可靠信息很少。直接与 DNA 相互作用的药物(如甲氨蝶呤、硫唑嘌呤、细胞毒素)在理论上具有特殊的风险，有研究表明应用者先天性异常的发生率增加[26]，但数据相互矛盾[27]，这可能提示研究不够深入和(或)难以控制疾病指征的混杂影响。

药物的相互作用

一种药物的疗效可因联合应用另一种药物而显著改变，可影响其疗效和(或)诱导毒性。大多数药物相互作用的主要机制与药物代谢酶和转运蛋白有关。所有主要药物代谢酶都与药物相互作用有关，但细胞色素 P40 酶是临床药物相互作用的主要因素，以 CYP1A2、CYP2B6、CYP2C8、CYP2C9、CYP2C19、CYP2D6 和 CYP3A 最常见[28]。例如，环孢素由 CYP3A 亚型广泛代谢。因此，与红霉素或伊曲康唑(CYP3A 的两种抑制药)联合应用可导致环孢素水平显著升高，而苯妥英钠(CYP3A 的一种有效诱导剂)可降低环孢素水平。替代治疗措施也与此相关。例如，圣约翰草中含有 CYP3A(金丝桃素)的有效诱导剂，可降低环孢素水平，而紫锥菊则不同程度地抑制肠 CYP1A2 和 CYP3A 活性，并诱导肝 CYP3A 活性[29]。

药物转运体之间的相互作用可能是由于转运体活性的变化(增加或减少)或竞争引起的。例如，伊曲康唑和环孢素抑制外流转运体 P-糖蛋白(通常起到减少胃肠道吸收和增加药物胆汁排泄的作用)的活性，从而导致相关药物(如非索非那定)底物水平增加[30]。

除了药动学机制外，药物可能在药物效应动力学水平上相互作用。如泼尼松通常与硫唑嘌呤或霉酚酸酯合用，以达到相同的免疫抑制作用，同时减少糖皮质激素单一疗法的毒性，这就是药物相互作用的联合治疗优势，但也可引起不良事件，如环孢素与非甾体抗炎药联合应用出现肾毒性增强。

与临床相关的药物相互作用在生物治疗方面的报告相对较少，如干扰素既能抑制又能诱导特异性 CYP 同工酶[31]，如同时应用甲氨蝶呤似乎能降低阿达木单抗的清除率，这种相互作用有利于治疗。

患者对治疗的依从性

患者按照处方指示接受药物治疗的程度(即依从性)差异很大，可以从偶尔的剂量缺失到完全停止治疗。依从性是否取决于治疗结果目前尚无定论。不能坚持治疗是很常见的，但很少有患者会主动向卫生保健专业人员申报，评估最好不要一概而论。依从性差的原因是多样而复杂的，主要分为无意和有意依从性差可重叠的两类。无意的依从性差包括对规定治疗方案的细节理解或回忆不清、服药困难、难以支付治疗费用；故意不依从，是指患者由于信仰、顾虑或与其病情和（或）处方药有关的问题而决定不服用处方药[32]。一般来说，如果有多种治疗方法，患者希望尽可能减少服用的药片数量，会优先考虑其中一种。他们将评估任何给定治疗的不良反应和疗效，当然，皮肤病的疗效显著者，可能会停止治疗以观察结果。总的来说，尤其是慢性病患者的依从性较差，据估计，NHS 每年在患者未应用或不愿应用的药物上花费近 1 亿欧元[33]。

可改善依从性的因素包括提供关于如何、为什么和何时需要进行治疗的清晰书面和口头沟通，尽可能应用最简单的给药时间表，并根据具体情况采用各种技术提醒和支持患者（如电话提醒、给药盒）[34]。皮肤科专科护士可以通过患者教育和支持、实际演示在何处，以及如何外用治疗，在某些情况下，正规的门诊治疗，对提高治疗依从性发挥关键作用。未经许可的“特殊生产药物”（“特殊药物”）广泛用于外用治疗，可能与其供应不稳定有关，因此依从性差。在英国，为了解决这一问题，“特殊药物”应用已经合理化，生产仅限于少数经批准的中心。

用药错误

药物治疗的部分不良反应的风险是可接受的，可通过仔细的处方和药物应用最小化，但不可完全避免。相反，由于药物的处方、分配和（或）给药中的错误而产生的不良反应是可避免的。处方和接受药物的患者之间涉及多个步骤，每个步骤都可能出错。导致严重或致命不良反应的用药失误总是由一系列事件引发的，是在某些易受环境或系统因素（潜在故障）影响的情况下出现的人为错误（主动故障），即所谓的“瑞士奶酪模型”（图 14.2）。产生错误的原因包括对患者的临床状况、药物史和已知过敏原了解不足、对处方药物的了解不足、药物剂量计算错误、字迹不清、药物名称和产品标签混淆[21,35,36]。

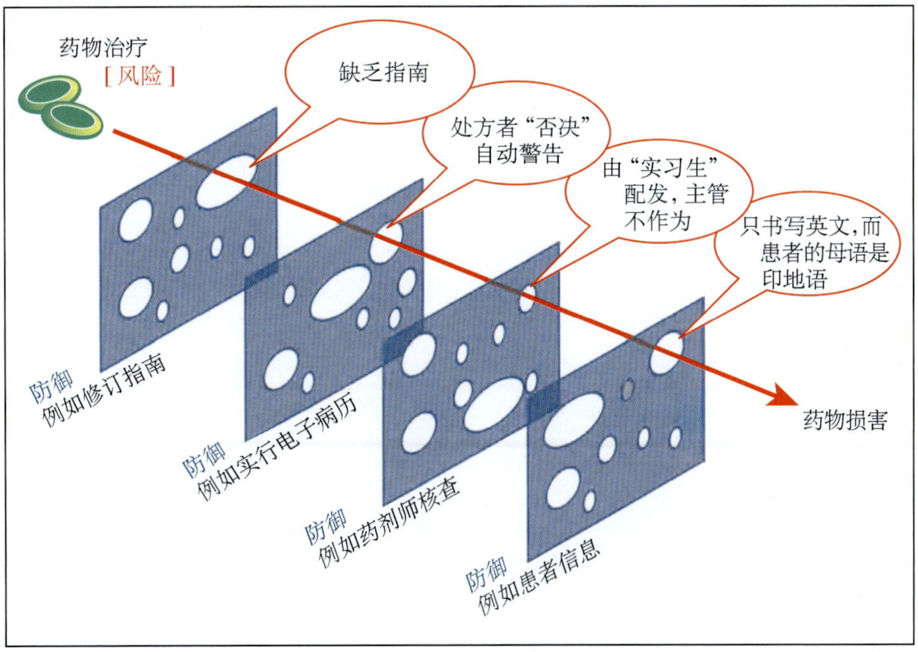

图 14.2　瑞士奶酪模型

用于评估防御机制中多次失败（漏洞）的累积效应，最终将药物危害转化为实际的药物相关的患者危害。防御中的“漏洞”可能是潜在的，例如组织缺陷（如没有主管在场）或主动的（如处方医师主动否决自动警报）。了解未遂事件和（或）实际药物相关不良事件的来源是实现更安全处方和避免可预防药物伤害的关键步骤。

最常见的错误来源之一是处方本身[35,37]。医院里通常指派知识和经验最少的最初级的成员开处方；这本身就是一种风险，也无法营造一种强调处方重要性的文化[36]。易犯错误的其他因素包括写处方时反复中断和开处方者的沮丧情绪。

临床医师之间的沟通不畅，尤其是当存在护理交叉或患者从一个临床环境（如医院）转移到另一个临床环境（初级保健机构）时，是错误的一个重要来源。

这与所用药物的剂量和类型有关，此外对治疗进行审查和监测也同样重要。这种情况下开具治疗单的处方医师和负责持续护理的临床医师之间可能会出现脱节，因此未能进行必要的药物治疗和监测中的要调整，和(或)长期不检查用药错误，有时会造成灾难性后果。回顾英国 137 例甲氨蝶呤相关不良事件，包括 25 例死亡和 26 例需要住院的严重事件(明确确定未及时核对相关用药信息为促成事故发生的主要原因)。这也是门诊治疗中因发生药物不良反应导致入院的最常见的原因[10]。

某些类型的药物经常会出现用药错误[1,3]：①治疗指数较窄的药物或治疗剂量接近毒性剂量的药物(如化疗药物、抗凝药、麻醉药)；②异常给药频率的药物，患者容易混淆(如甲氨蝶呤每周 1 次)；③需要静脉内给药的药物，如果给药速度快或药物渗入组织会导致问题(如免疫球蛋白快速输注和血栓栓塞事件的风险)。可预防的、与住院患者用药错误有关的常见药物是抗凝药、抗血小板药、利尿药和非甾体抗炎药，约 1/3 是由于处方问题，1/3 是由于依从性问题，1/3 是由于监测不足[3,4,35]。

容易发生用药错误的患者群体包括婴儿、儿童与老年患者。有些药物并未获得儿童用药许可，必须进行复杂的剂量计算才可用于儿童。老年患者由于沟通困难、多药治疗及多种疾病并存等情况，用药差错发生的风险也很高。

虽然人们对药物错误的原因和患病率有所了解，但很少有证据表明哪些干预措施能有效地减少错误。处方的职责已不再局限于医师，而是延伸到护士、药剂师和理疗师，都需要对自己的处方实践承担专业责任。处方者需要临床药理学和处方实用性方面的适当培训，以便能够随时获得有关药物应用的明确指南和协议。英国国家患者安全局关于甲氨蝶呤警告还明确规定赋予"护理途径"开处方和监测的责任。所有人都可能出现错误和失误，因此需要进行多次检查。药剂师在交叉核对处方中扮演着关键角色(这种已经到位的保护措施，在医院实践中被认为是处方书写不准确或懒惰的根源)。目前已经制定了针对处方路径各方面的监管技术方案，虽然并非所有的技术方案都与降低用药差错风险相关。例如，电子处方可以减少难以辨认的字迹和药物不良反应的发生[38,39]，但关于潜在药物相互作用和剂量误差的自动警报可能会使处方者不堪烦扰，从而忽略了过于频繁的警报。进一步完善现有系统和该领域的新发展可能会产生实质性效益。

英国药品和保健产品监管机构关于产品标签标准的新立法应有助于减少混淆，从而最大限度地减少配药错误。也许最重要的是，确保患者完全了解治疗计划可以让患者自己纠正错误。

药物遗传学与个体化医疗

个体化医疗(见参考文献[40]所述)可定义为在正确的时间给正确的患者提供正确的药物，并提供优化疗效、减少不良反应和节约资金的机会。考虑到巨大的潜在利益，这是一个非常重要的、正在进行的研究投资，但要成功实现这一目标是具有挑战性的。首先，我们目前的诊断方法主要基于各种临床和(或)研究"表型"标记，很少揭示潜在的发病机制及由此而来的如何最好地"靶向治疗"。任何一个特定的表型，都会存在显著的潜在遗传和(或)免疫异质性，因此药物治疗的反应也会发生变化。其次，药物本身的代谢动力学和效应动力学特征是高度可变的，是多个过程的总和，每个过程都可能受到遗传变异的影响。生物系统内的标志性重复也意味着，一个代谢途径的缺失不一定会导致临床相关的变化。第三，许多潜在的有希望的与疗效相关的遗传或其他生物标志物未能在临床上应用，原因在于在现实生活中进行评估时[41]，其无法显示出比传统的"临床"疗效指标更高的附加值。这可能有多种原因，包括种族多样性及其他影响因素(如依从性)。第四，将实验室中的研究成果，如生物体内与反应、毒物毒性相关的遗传标记物等运用于"床旁"实践，需要以下这些能力：临床医师能够掌握最新研究工具的使用方法并在面对患者时能个体化地解读相关指标参数的意义；实验室能够承载各类新型检测项目；卫生保健体系能够给予财政支持。

药物遗传学

编码药物代谢酶、转运体和药物靶点的基因可能都具有功能相关的多态性，估计占药物反应个体间变异的 15%～30%。

药物代谢酶活性的个体间变异曾称为表型变异(如快、慢乙酰化表型个体与快、慢代谢型个体)，现在已知这些变异起源于特定的遗传变异(分别为下一个例子中的 NAT2 和 CYP2D6 的多态性)，并且在药物不良反应研究中引用的药物，一半以上至少由一种酶代谢，这种酶具有与代谢不良相关的变异等位基因[42]。催化硫唑嘌呤代谢关键步骤的多态性酶硫嘌呤甲基转移酶(TPMT)就是很好的例子。已发现 3 种常见的单核苷酸多态性(SNP)与酶功能丧失有关[42,43]，致硫鸟嘌呤核苷酸生物活性过度积累，从而增加骨髓抑制风险。首先，一小部分人由于存在发生这种严重不良反应的风险应绝对禁用该药物，约 300

例患者中就有 1 例是 *TPMT* 基因变异纯合子，完全没有 TPMT 酶活性而丧失功能。可以预测的是当这类患者应用硫唑嘌呤时会发生致命的骨髓抑制。其次，这种遗传分析方法有助于确定另一部分可能从药物受益的患者，这些患者如果不调整剂量就必须停止用药——这 10%的人群携带一种功能丧失的 TPMT 基因变异，标准剂量下存在骨髓抑制风险，如果减少剂量，则能耐受硫唑嘌呤。第三，TPMT 测试易开展、普及，结果易于解读[44]。这提供了额外的临床相关信息，直接影响处方和疾病的转归。即便如此，在与硫唑嘌呤相关的所有不良反应中，TPMT 等位基因变异所致功能丧失占比不到 30%。其他多态性药物代谢酶引发的机制也可能起代偿作用。

药物转运体编码基因的多态性也影响药物反应。例如，甲氨蝶呤毒性与控制甲氨蝶呤进入细胞的 SLC19A1（溶质载体转运子超家族成员）[43]的特异性多态性有关，而外排转运子 ABCC1 和 ABCG2（第二大药物转运子超家族成员，ATP 结合盒转运子）中的变异体，与甲氨蝶呤疗效相关[45]。ABCB1 基因的变异体（也被称为多药耐药 1 基因，MDR-1，最初被认为是肿瘤细胞系抗癌耐药的一个潜在因素）可以影响许多药物的代谢动力学，包括钙调神经磷酸酶抑制药。其编码的 P-糖蛋白，是一种限制肠道吸收并促进亲脂药物胆汁排泄的转运蛋白[46]。

许多药物遗传学研究集中在药动学差异背后的遗传因素上，这在很大程度上是由先前对药物代谢途径的详细了解所推动的。药物靶点的遗传变异在决定药物反应方面也起着重要作用；例如，华法林的靶点是维生素 K 环氧化物还原酶（VKORC1），该靶点常见的单核苷酸多态性与低剂量短期达到最佳国际标准化比率（INR）的时间有关。

基因也可能通过参与潜在疾病过程来影响药物反应。某些 HLA Ⅰ类等位基因似乎具有发生药物（和种族）特定的严重皮肤反应的风险，这可能是通过为人类白细胞抗原（HLA）限制性 T 细胞的活化提供特定的药物或药物代谢物实现的。7%接受阿巴卡韦治疗的患者中发生与 HLA-B*5701 密切相关的过敏反应。携带 HLA-B*5701 等位基因的（白人）个体避免应用阿巴卡韦可将过敏风险降低 50%，现在常规进行预检测[47]。

药物开发和许可程序

开发一种符合法定疗效和安全性要求的药物并将其用于临床的过程是漫长、复杂和极其昂贵的（图 14.3）。过去几十年，在药物研究和开发方面的大量投资，加上基因组学时代和技术进步，带来了许多新的和“改变游戏规则”的干预措施。

临床前药物鉴定

用于确定潜在候选药物的两种主要方法是表型筛选和靶向筛选[48]。用表型筛选来研究化合物在细胞、组织或整个生物体中诱导的效应或表型，曾是新药鉴定的主要手段。随着分子生物学和基因组学的发展，表型筛选已被基于目标的方法所取代。这需要详细了解特定疾病或致病途径的分子基础，然后根据药物在该途径内改变特定的生物学关键“靶点”（通常是蛋白质）的能力，筛选潜在的候选药物。基于结构的技术，如 X 射线晶体学和计算模型（虚拟筛选），能够精确地锚定目标。可以使用高通量技术快速筛选与这些靶标相互作用的“小分子”化合物文库，并随后进行调整，以优化靶标结合。生物疗法的开发同样采用一种“基于目标”的方法，调节已知与致病相关的内源性途径。这两种方法可以非常有效地结合起来，一方面利用表型筛选鉴定的候选分子在复杂的生物学相关系统中显示药理学活性，另一方面应用所有组织学技术鉴定潜在的分子作用机制的优势，相应地定制药物。

药物开发

一旦候选药物被确定，进一步的优化和测试将在各种体外、细胞、器官模型和动物模型中完成。根据最新的欧洲“3Rs”原则，减少、优化和替代[49]动物实验的操作、质控等应达到最低标准，同时科学研究中应尽量减少动物的使用数量。但在首次人体试验之前，为了确定药动学和安全性（例如基因毒性、突变性、意外毒性），动物实验仍然是药物开发的重要组成部分。Ⅰ期临床试验首先观察人体对于新药的使用情况（图 14.3）。这些研究涉及少数健康志愿者或预后不佳的严重患者，尤其是癌症患者。由于药物的影响是不可预测的，甚至是灾难性的[50]，这些研究总是在一个高度监督的临床研究环境中完成。Ⅰ期临床试验集中评估安全性和药物代谢动力学，通常是在应用药物的交错方案中，从最小剂量开始，向上滴定到一个模型化或预测的治疗剂量范围，只有在满足所有安全参数的情况下，才会逐步增加剂量进行每个阶段试验。如果Ⅰ期临床试验没有发现不良结果，并且与药物的已知药理学一致，则Ⅱ期临床试验将在目标疾病中进行，以确定药物疗效。随后进行Ⅲ期临床试

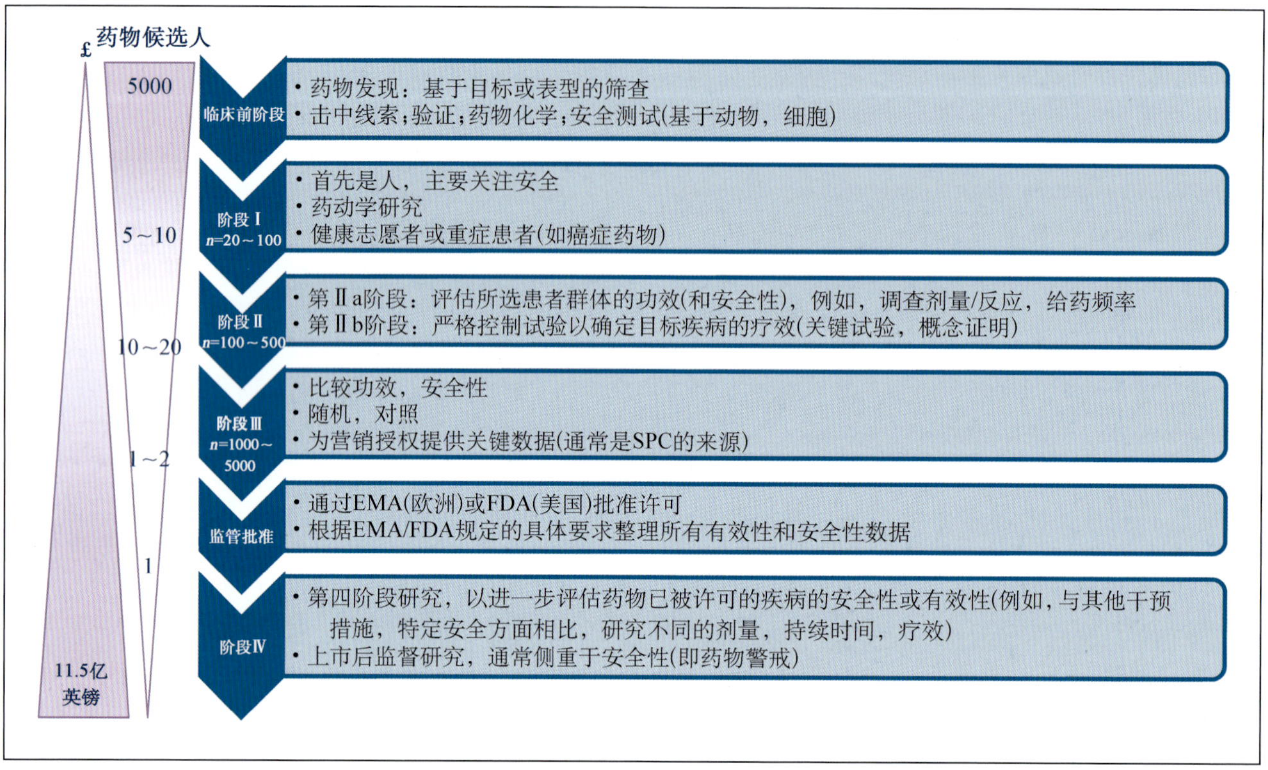

图 14.3 从发现到获得许可，再到上市后监督（Ⅳ期临床试验）的药物开发阶段概述

毒性、失败的疗效和商业原因导致沿着这一途径成功进展的有希望的候选药物数量缓慢减少。药物开发的每个阶段的交付成本几乎呈指数级平行增长，这意味着进入市场的每种药物，投资是巨大的。SPC，产品特性总结。

验，一般需要至少两个大型随机对照试验才能获得监管部门的批准。

向欧洲药品管理局（EMA）和（或）美国食品药品管理局（FDA）提交必要信息的详细档案后，即可向监管机构申请批准。这包括所有临床前测试、Ⅰ～Ⅲ期临床试验数据、药物生产过程的技术信息和上市后药物警戒（另见“药物毒性和不良反应”部分）。“孤儿”药物是指用于罕见疾病（“孤儿”病）的药物，其大规模试验的可行性，以及成本（就可能的市场回报而言）可能是令人望而却步的。调整监管要求以鼓励行业投资（例如，在完成正式批准之前及早获取和销售药物），从而确保高需求群体获得关注和投资。

伦理学和试验报告

国际协调会议关于临床试验管理规范（ICH-GCP）是用于设计、实施、记录和报告人类药物干预实验的国际性伦理和科学质量标准。这旨在确保试验受试者的权利、安全和健康得到保护，符合赫尔辛基宣言中临床试验数据可靠的原则，并促进不同监管机构相互认可临床数据。对人类受试者进行的所有试验都必须遵守 ICH-GCP 标准。试验和试验结果的报告一直存在很多争议，人们担心，相比于监管机构留存的或行业内未公布的大量试验数据[53]，已发表的和在公共领域公布的试验数据仍缺乏透明度，存在显著的报告偏倚[51,52]。总的来说，这些都会让临床医师对药物的疗效和安全性有一个不完整的认识，从而限制了他们获得最佳结果的能力。为了改善这种状况，人们正在制定一些战略。首先，强烈鼓励研究者在公共数据库（如 ClinicalTrials. gov）上注册试验，并提供方案细节、招募进度和最终结果。国际医学期刊编辑委员会强烈支持这一策略，并同意将其作为期刊出版的一项要求。但患者依从性仍然很差，例如，2007 年在 ClinicalTrials. gov 上列出的 677 项试验中，只有 46％的试验结果在试验完成后 30 个月内在同行评审的 Medline 列出的生物医学杂志中发表[54]。其次，EQUATOR 网络已制定标准以提高试验报告质量，许多期刊都同意遵守这些标准，以应用于提交出版的试验报告。第三，EMA 及一些大型制药公司已同意发布以前未发表的数据。

Resources

Further information

EQUATOR (Enhancing the Quality and Transparency of Health Research) Network: http://www.equator-network.org/(last accessed January 2015).

(译者:杨枫 一审:侯麦花 二审:侯麦花 应为红 三审:池佼妮 润色:沙爽)

参考文献

所有文献请查阅网址:www.rooksdermatology.com.
以下列出的是重要参考文献。

[6] Buxton ILO, Beret LZ. Pharmacokinetics: the dynamics of drug absorption, distribution, metabolism and elimination. In: Brunton LL, Chabner BA, Knollman BC, eds. *Goodman and Gilman's The Pharmacological Basis of Therapeutics*, 12th edn. New York: McGraw Hill Medical, 2011: 17-40.

[15] Tabrizi MA, Tseng C-ML, Roskos LK. Elimination mechanisms of therapeutic monoclonal antibodies. *Drug Discov Today* 2006;11(1-2):81-8.

[16] Blumenthal DK, Garrison JC. Pharmacodynamics: molecular mechanisms of drug action. In: Brunton LL, Chabner BA, Knollman BC, eds. *Goodman and Gilman's The Pharmacological Basis of Therapeutics*, 12th edn. New York: McGraw Hill Medicine, 2011:41-72.

[18] Klotz U. Pharmacokinetics and drug metabolism in the elderly. *Drug Metab Rev* 2009;41(2):67-76.

[24] Ke AB, Rostami-Hodjegan A, Zhao P, Unadkat JD. Pharmacometrics in pregnancy: an unmet need. *Ann Rev Pharmacol Toxicol* 2014;54(1):53-69.

[32] National Institute for Health and Care Excellence. *Medicines Adherence: Involving Patients in Decisions about Prescribed Medicines and Supporting Adherence*. 2009. http://guidance.nice.org.uk/CG76/NiceGuidance/pdf/English(last accessed January 2015).

[35] Thomsen LA, Winterstein AG, Sondergaard B, Haugbolle LS, Melander A. Systematic review of the incidence and characteristics of preventable adverse drug events in ambulatory care. *Ann Pharmacother* 2007;41(9):15.

[40] Pirmohamed M. Personalized pharmacogenomics: predicting efficacy and adverse drug reactions. *Annu Rev Genomics Hum Genet* 2014;15(1):349-70.

[50] Suntharalingam G, Perry MR, Ward S, *et al*. Cytokine storm in a phase 1 trial of the anti-CD28 monoclonal antibody TGN1412. *N Eng J Med* 2006;355(10):1018-28.

第2部分　皮肤病治疗学

第 15 章

皮肤病的整体医疗原则

15

Sam Gibbs

Great Western Hospital, Swindon, UK

什么是整体医疗,它重要吗

医务工作中的整体医疗是什么概念?整体这个词来源于希腊语的 ὅλος,自 20 世纪中叶以来,整体医疗被定义为从生物、心理、社会和精神全方位管理疾病的方法。整体医疗的观点认为生理健康与更加广泛、深入、普遍且无形的整体健康之间存在重要关联。简而言之,整体医疗包括获知患者的全部生活状态,了解与疾病发展及治疗效果相关的所有影响因素。

许多受过科学培训并在医疗保健系统中工作的医师,受商业模式的影响越来越多,会对整体医疗的理念产生怀疑,有些人甚至不屑一顾。他们认为,现代医务工作的本质只包括简单的诊断和治疗两个方面。他们还认为(即使在潜意识中),在过去的 50～100 年里,这两方面技术都获得了极大进步,除了医学理论和技术外,几乎没有引入其他技术的空间和需要了。

更确切地说,这些医师认为,尽管患者的心理和精神状态很重要,但只作为次要因素。从这个角度看,尝试进一步了解患者,分析患者的心理或精神状态只会浪费时间,使患者和医师对疾病的认识更加混乱。此外,医师诊断和治疗心理、社会和精神疾病的能力有限,所以分析这些问题只会事倍功半。以上推理得出的结论是,最好把精神和社会心理问题放在一边,以便更高效地利用时间进行诊断和治疗。

因此,在疾病管理的过程中就会有两种观点,一种是整体观(考虑到所有因素),另一种是单纯的技术或科学观(只专注于诊断和治疗相关的事实)。“整体的方法”和“更科学的方法”的界限不像人们想象的那么清晰。为了做好医疗工作,在早期培训中,就要求医师将患者与其所处环境作为一个整体来判断病情,而不是只考虑他们此刻所患的疾病。

以下几个案例将证明诊疗过程中具备一定的整体观能达到更好的疗效,可超越以往仅简单的在技术层面处理疾病的诊疗方式。

1. 以手部皮炎患者为例,如果不能确定是否为职业因素接触过敏源引起的皮疹(着眼点从皮肤病扩展到环境因素),那么诊疗过程是不全面的。

2. 在治疗皮肤肿瘤时,如果仅通过外科手术切除恶性肿瘤,没有向患者(尤其是年轻的患者)介绍有效的预防措施(如减少日晒带来的风险),也是不负责任的行为(从着眼于解决当前问题到预防危险因素)。

3. 在治疗重症银屑病时,如果只推荐使用甲氨蝶呤治疗疾病本身,不关心疾病对患者心理产生的影响,是很无情的做法(着眼点从患者的疾病扩展到他们的社会和心理状态)。

因此,所有高质量的医务工作都包含整体的理念。大家都会赞同前两个案例的观点,优秀的医务工作需要具备整体理念,以获得更好的远期疗效。以至于可以用数据衡量增加的疗效。

然而,当谈及第三个病例时,一些倾向于纯理论和科学观的医师可能会认为，尽管对患者表现出同情与理解，关心患者的心理健康很人性化，但可能不会对结果产生太大影响。因此，这个案例与前两个案例在本质上是不同的。然而，这一观点并不十分确切，有研究表明心理因素确实会影响临床结果。

Tudor Hart 和 Dieppe 在 1996 年发表于《柳叶刀》的一篇文章中探讨了人文关怀对疗效的影响[1]。他们引用了大量的案例，通过一系列随机对照研究表明，经常和患者进行电话沟通比不打电话的标准疗法提高了临床疗效(例如，慢性关节炎患者的活动能力增强且疼痛减轻)。对数据的分析证实，电话联系并没有增加患者对药物和物理疗法等治疗手段的效果。这进一步证明了通过电话沟通、关心和心理安慰产生了可衡量的临床疗效。

然而，这个研究领域经常被忽视，很难找到优秀的文章。在皮肤学领域界，Fortune 等进行了一项引人注目的研究，证明了银屑病患者的心理问题对光化学疗法的疗效有明显可衡量的负面影响[2]。正如第三个案例所示，同样的情况也适用于正在接受甲氨蝶呤治疗的患者。由此推论，如果能够通过医患互动或其他方法来减轻患者心理压力，可以增加治疗效果。大多数有经验的医师会认识到，当患者有一定程度的信任、信心和积极的心态时，诊疗方案(包括那些看起来非常简单的技术，如局部麻醉)往往会取得更好的疗效。

我们是医师还是疾病管理的技术人员

这个问题很好地总结了技术医疗和整体医疗之间的关系。皮肤科医师仅仅是一个诊断和治疗皮肤病的技术人员吗？或者还是这个角色可以做得更多？皮肤科医师对于这个问题的回答再次出现一系列不同的观点。大多数人更倾向于认为皮肤科医师不只是单纯的技术人员。1998 年 W. Mitchell Sams 发表的关于医学道德标准侵蚀的文章中很好地阐述了“something more”[3]。

医师不仅仅是科研工作者和医务工作者，还需要承担更重要的角色。医师是患者健康的守护者与专业顾问，指导患者度过人生中一些最困难的阶段。只有神职人员可以分担这一责任。

技术型医师越是淡化“something more”，医疗实践中患者越是需要人文关怀。正如上述引用 Sams 的文章中提到的一样，即使在最简单的临床诊疗过程中忽视对患者的人文关怀也是危险的行为。

那么如何证明“something more”的重要性呢？心理因素的临床效果不容易测量，但已有的研究为我们提供了一些病例[1,2]。同时安慰剂效应提供了相当直接的证据，证明非技术因素对诊疗结果产生了非常显著和可测量的影响，它的神经生理机制已经开始逐渐被解开[4]。

辅助治疗的普及同样可以证明这个观点。辅助治疗的有效性常常缺乏科学依据，但很受欢迎。毫无疑问，从业者使用的治疗方法更舒适、更人性化和更全面，所以很受欢迎。最近在英国进行的一项系统性回顾研究显示，平均有 26.3% 的人在一年内服用过补充和替代药物[5]。这是一个重要的间接证据，表明部分患者对于某些健康问题“不仅仅”寻求正确的诊断和有效的治疗，也在寻求“something more”。

皮肤病学不同吗

人文关怀、整体医疗，以及“something more”等诊疗手段与皮肤科是否显著相关到目前为止仍有争议。有以下 3 个原因。

第一(也是最重要的原因)，是湿疹、银屑病和痤疮等炎症性皮肤病具有较高的发病率和致残率，需要医护人员的理解与同情。这些疾病对身体健康没有显著影响，但对心理、社会性健康的影响较大且经常被低估，相关文献很好地阐述了这些影响[6]。这类患者需要有效治疗的同时也需要别人的倾听与理解。

第二，这些疾病中有些是慢性病，虽然可以通过治疗缓解，但无法痊愈。例如，有效管理银屑病造成的长期失能需要大量的人文关怀。

第三，白癜风、斑秃、瘢痕性秃发等皮肤疾病治疗方法有限。对于那些受疾病影响较大且疗效甚微的患者来说，更需要医护人员的理解与同情。遇到这样的患者是皮肤科医师职业生涯中最无奈的时刻，它提醒着我们，尽管医学领域已经取得了相当大的进步，医师执业的准则依然应遵循“有时去治愈，常常去帮助，总是去安慰。”

患者的自我管理有多重要

以上篇幅提到全面管理还包括一个非常重要的

领域，那就是患者的自我管理。突出的案例是教育患者（和大众）减少暴晒以降低发生皮肤癌的风险。患者通过皮肤科医师了解紫外线辐射的危害，从而改变自己的行为，避免高风险的暴露。

医师可以从两方面教育患者学会自我管理。第一是医师在诊疗过程中进行教育，在医疗机构将疾病相关知识传授给患者。第二是患有类似疾病的患者成立互助小组，互相学习、互相鼓励，从团体中获得战胜病魔的力量。

患者教育

知识就是力量。让患者了解所患疾病并学会自我管理是整体医疗的重要环节。皮肤科对儿童特应性皮炎的治疗是最有经验且研究最多的领域[7]。然而，无论是在医学界还是民间，特应性皮炎仍然是知之甚少的常见皮肤病之一。此外，皮肤科医师、儿科医师、变态反应科医师和风湿免疫科医师对该病病因学和疾病诊疗的意见也不尽相同。这对"医患教育"来说不是一个良好的开端[7]，但这个慢性、复杂的难治性疾病是一个很好的例子，医疗工作者可以与患者分享对疾病的认知，以及治疗能达成和无法达成的效果。

大量研究表明，患者教育对疾病的严重程度和生活质量具有可衡量的积极影响。特应性皮炎患儿及其家长通过医患教育学会自我管理，如经常使用润肤剂和根据病情调整治疗方案等[7]，增加患儿和家长的依从性。

对慢性皮肤病教育干预的随机试验进行系统性回顾研究，验证了患者教育的价值[8]。在符合纳入标准的 10 项非均质性试验中，8 项涉及特应性皮炎，2 项涉及银屑病和特应性皮炎；6 项试验仅限于儿童，3 项针对成人，1 项同时包括儿童和成人。进行患者教育的 5 个试验，患者生活质量有显著提高；3 个试验疾病严重程度明显下降。上文中值得提及的是 Staab 等的试验，该试验纳入了 823 例儿童和青少年特应性皮炎患者[9]。在综合治疗小组的帮助下，将患者随机分为增加 6 次 2h 教育课的干预组和不增加教育课的对照组。干预组儿童和家长的生活质量明显改善，疾病严重程度评分显著降低。

然而，这方面的研究并不局限于特应性皮炎。另一项随机试验纳入 255 例患有手部湿疹的医护人员，在进行 5 个月的随访后显示，同时进行标准化治疗和二级预防项目（皮肤护理教育）的患者疗效显著[10]。干预组的皮肤病生活质量指数显著高于对照组，手部湿疹严重程度指数和自诉严重程度评分均明显低于对照组[11]。

患者互助组织

这些组织已经成为皮肤科医师帮助从特应性皮炎到着色性干皮病等各类患者的一个重要手段。许多自助小组可以通过互联网找到，下面将给出一些查找方法。

皮肤病学信息网站

专门为特定皮肤病患者提供信息的网站中通常有患者组织网站的链接。当搜索互联网时，需要注意一些网站是高度商业化的，很难确定这些信息的可靠性和真实性，也很难确定提供这些信息人员的资质。下面提供一些相关网址（所有网站最近一次访问是在 2015 年 2 月）。

- www. bad. org. uk：英国皮肤科医师协会的网页，包含有价值的患者须知和患者组织的详细资料。
- www. dermnetnz. org：这是个优秀的新西兰网站，提供了不同皮肤病的大量信息与许多其他网站的链接，包括世界各地的患者组织。
- www. aad. org/dermatology-a-to-z：这是美国皮肤病学会网站的一部分，该网站提供许多美国相关的皮肤病信息和患者组织。
- www. dermis. net：这是一个位于德国的网站，它有七种语言（德语、法语、英语、西班牙语、葡萄牙语、日语和土耳其语），提供多种皮肤病图谱。
- www. ilds. org：国际皮肤病学会联盟网站包含了全球所有会员协会的链接，可以搜索世界各地的患者组织和大量患者所在地区的相关信息。它还在 web. ilds. org/references/patient-support-groups 上提供了一个患者支持组织目录。
- www. orpha. net：这是一个非常有价值的网站，提供了关于各种罕见疾病、皮肤病或其他疾病的信息，以及世界上许多不同地区患者群体的链接。

使用标准搜索引擎从国际分支组织的网站上查找常见皮肤病本地信息并不困难。例如国际银屑病协会联合会（www. ifpa-pso. org/）。

对于患者和他们的家庭来说，有一个代表和支持他们的组织对他们很有帮助。这些组织差别很大，但都可以提供下列部分或全部服务。

- 特殊疾病及其管理的书面和在线信息。
- 当前该病的科学认识及最新研究进展。
- 当前该病治疗方法和最新治疗方法的研究

进展。

- 该病虚假和无效治疗方法的建议和警示。
- 关于如何在本地、国内和国际上寻找、加入甚至组建患者支持组织的信息。
- 负责答疑的组织成员详细联系方式。

所有这些都可以为患者提供很有价值的帮助，但因专业人士的咨询时间有限，并不总是能够及时解决问题。患者支持组织也可以发挥重要的宣传作用，在医疗机构（影响治疗过程）、科研机构（影响研究课题）和政府机构（影响卫生保健资金的使用）启动之前，阐明患者的需求和权利。

结论

无论现代医学的理论基础看起来多么坚实和有理有据，只要稍加思考就会意识到，医疗实践不仅仅是诊断和治疗的技术问题。此外，诊断和治疗过程本身从来不完全受理性的、机械的原则支配；优质的医疗既是科学的也是艺术的。没有两个同病的患者是完全一样的。心理、情感，以及生理的力量影响着很多诊疗措施的结果。治疗皮肤病时理解这一点尤为重要，因为心理和皮肤之间的相互作用十分明显。通过教育和引导让患者学会自我管理是增加患者依从性及提高治疗效果的重要方法。

无论传统医学和科学医学对整体医疗有多么不信任，无论当前简化论的、科学的世界观多么顽固，无论工业化进程对现代医疗保健系统的压力有多大，在医疗实践中忽视人具有更广泛、更深层次的要素，只会使医患双方都遭受严重的损害。有整体观的皮肤科诊疗才是优质的皮肤科诊疗。

（译者：王彦晰 王忠杰 **一审：**毕世鹏 **二审：**蔡宏 **三审：**乔丽 **润色：**夏艾婷**）**

参考文献

所有文献请查阅网址：www. rooksdermatology. com.
以下列出的是重要参考文献。

[1] Tudor Hart J, Dieppe P. Caring effects. *Lancet* 1996; 347: 1606-8.

[2] Fortune DG, Richards HL, Kirby B, *et al*. Psychological distress impairs clearance of psoriasis in patients treated with photochemotherapy. *Arch Dermatol* 2003;139:752-6.

[3] Sams WM. The corroding of our core. *J Am Acad Dermatol* 1998;38:983-6.

[4] Benedetti F. Placebo and the new physiology of the doctor-patient relationship. *Physiol Rev* 2013;93:1207-46.

[5] Posadzki P, Watson LK, Alotaibi A, Ernst E. Prevalence of use of complementary and alternative medicine(CAM) by patients/consumers in the UK: systematic review of surveys. *Clin Med* 2013;13:126-31.

[6] Finlay AY. The burden of skin disease: quality of life, economic aspects and social issues. *Clin Med* 2009;9:592-4.

[7] Stalder JF, Bernier C, Ball A, *et al*. Therapeutic education in atopic dermatitis: worldwide experiences. *Paed Dermatol* 2013;30:329-34.

[8] De Bes J, Legierse CM, Prinsen CA, *et al*. Patient education in chronic skin diseases: a systematic review. *Acta Derm Venereol* 2011;91:12-17.

[9] Staab D, Diepgen TL, Fartasch M, *et al*. Age-related, structured educational programmes for the management of atopic dermatitis in children and adolescents: multicentre, randomised controlled trial. *B MJ* 2006;332:933-38.

[10] Ibler KS, Jemec GB, Diepgen TL, *et al*. Skin care education and individual counselling versus treatment as usual in healthcare workers with hand eczema: randomised clinical trial. *B MJ* 2012;345:e7822.

第16章 皮肤病评估及评估原则

16

Andrew Y. Finlay

Department of Dermatology and Wound Healing, Cardiff University School of Medicine, Cardiff, UK

皮肤病严重程度的评估

为什么要评估皮肤病严重程度

内科医师在管理慢性疾病患者时，通常通过一些可重复测量的指标，如血压、糖化血红蛋白或用力呼气量来跟踪病情的进展。相比之下，对于慢性皮肤病而言，皮肤科医师并没有什么很受欢迎的记录疾病发展的方法。皮肤病如此显而易见，以至于开发评估其活性的方法一直进展缓慢[1]。皮肤科医师仍然使用不精确的术语来记录疗效，如“近乎痊愈”“稍微好一些”“略有改善”“稳定”“更糟”或“加剧”。如果一种新的治疗方法已经开始，他们可能会偏向于记录“稍微好一点”而不是“没有变化”。这种一厢情愿的想法是可以理解的，但可能延误患者接受更加有效的治疗。

即使可以维持长期一对一的随访，皮肤科医师也很难准确地回忆起某患者3个月前的皮损表现，这时，他可能不得不依靠于患者自己的评估。如果一个患者每次就诊于不同的医师，没有可重复的方法来记录病情的活动度或严重程度，想要对患者病情变化进行可靠的评估就变得更加困难了。

对皮肤病严重程度的正式评估直到最近才开始在临床试验之外进行，这在一定程度上是由于引进了强大而昂贵的新疗法，用于治疗炎症性皮肤病，需要评估所获得的受益来验证成本的合理性。

皮肤病严重程度的评估可以影响到临床决策，因此将其纳入常规临床实践非常重要。当然，正式评估是临床研究的一个重要组成部分，也是比较治疗前后疾病严重程度的一个组成部分。

应该评估什么

疾病有很多方面可以被评估，重要的是我们应该确保所评估的指标是有意义的。对一种新型药物制剂进行概念验证研究的要求与常规临床对重症痤疮或银屑病患者进行监测的要求完全不同。此外，也有一些客观的测量方法可以做得相当精确（如经皮失水或表皮厚度），但它们可能与患者对疾病活动的感知无关。

越来越多的人认识到，让患者参与讨论应该评估什么是至关重要的，因为照顾他们的专业人员往往没有充分理解他们的担忧。最容易评估的并不总是患者所能感受到的疾病影响最大的方面。

幸运的是，目前有一系列经过验证的工具可以用于评估患者受到皮肤病的影响，有些通用于各种皮肤病，有些适用于特定皮肤病。许多“客观”工具用于评估疾病的严重程度与患者自身对疾病的认知关联不大。因此，重要的是不仅要考虑疾病本身，而且要考虑其对患者及其家庭和工作在内的更广泛的影响。

谁来实施评估

传统上，患者没有参与对其疾病状态的正式评估，然而，在慢性病的管控中，患者的参与是大有裨益的。观察者通常只是评估可以观察到的迹象，而患者通常能够更好地判断某种疾病对日常生活的影响程度。患者的自我评估和“客观”评估一样重要。

随着患者参与疾病评估越来越受到重视，一大批患者自我评估的工具也被研发出来。然而，遗憾的是，其中许多被错误地称为“患者报告结果测量”(Patient-Reported Outcome Measures，PROMs)，而实际上它们只不过是在特定时间点记录的评估，结果意味着变化，比如严重程度评估分数的特定百分比下降。更合适的涵盖评估和结果的广义描述可能是“患者报告的评估措施”(Patient-Reported Assessment Measures，PRAMs)。

哪些方面可以被评估

临床上，患者的病史、临床症状、体征，以及疾病的影响等关键方面，都可以用主观及客观的方法评估，最广泛的方法是使用半客观方法记录临床症状。

在选择或设计一种特定的评估方法前，必须清楚疾病有哪些方面需要评估。例如，用于长期监测的评估方法与用于短期干预研究比较患者的评估方法不同。皮肤病的不同方面需要不同方法来评估。皮肤病的临床表现千差万别导致其评估需要一系列不同的方法，但目前只有针对最常见的皮肤状况才有特定的评估方法。

评估方法的验证

大多数评估皮肤病的方法都是仅仅对方法进行了简单的描述，然而，我们有必要知道一种方法是否真的能够评估它所针对的东西，以及它的可靠性。我们可以从以下几个方面对其进行验证。

- 内部一致性：用于验证评估方法中各个项目的一致性，通常用信度系数 α 来表示。
- 测试-复测可靠性：用于验证在相同条件下重复测试时评估量表的稳定性。
- 结构效度：用于检验一种评估工具如何评估它想要评估的东西。常通过与现有类似工具相关联来进行检查。
- 对变化的敏感性：用于验证评估工具是否正确地检测到变化。

在制定患者报告的评估和结果测量中，因子分析和 Rasch 分析都被用来确定最合适的项目。这些技术的应用确保删除评估相同事物的冗余项，并能测试将分数合并到整体分数中是否合适。

基于共识的健康评估工具选择标准(COnsensus-based Standards for the selection of health Measurement INstruments，COSMIN)清单包含了评估健康工具研究方法学的质量标准[2]。如果想要了解有关测评属性的更多信息，学习这份清单是一个很好的开始。

评估工具

本节讨论可以用于常见慢性炎症性皮肤病的一些评估工具。

炎症性皮肤病

皮肤病严重程度指数(Dermatology Index of Disease Severity，DIDS)[3]可用于评估所有炎症性皮肤病，并可以随着疾病严重程度而变化[4]。它评估功能损害和体表面积受累的百分比，将每个患者分为五个严重级别之一。

银屑病

银屑病的评估方法见框图 16.1。银屑病面积与严重程度指数(Psoriasis Area and Severity Index，PASI)被引入临床研究[5]，但缺乏支持验证[6]。PASI 要求观察者就每个部位的红斑、浸润、脱屑程度，以及每个部位受累面积的百分比分别评分，并用公式给出 0～72 的总分。大多数银屑病患者的得分小于 10 分。自我评估银屑病面积与严重程度指数(Self-Administered PASI，SAPASI)[7]方便用于大样本调查中的评估[8]。修正的 PASI[9]还没有得到广泛认可。PASI 系统虽然由于评估面积的问题而受到限制，但由于其应用非常广泛，研究人员很少考虑使用其他方法。

框图 16.1 银屑病的评估方法

- 银屑病面积与严重程度指数(PASI)[5]
- 自我评估银屑病面积与严重程度指数[7]
- 医师总体评分[10]
- Lattice 总体评分系统[12]
- 简易银屑病指数[15,16]
- 拍照
- 银屑病及银屑病性关节炎甲评估[20]

最简易的评分系统是医师总体评估(Physician's Global Assessment,PGA)[10],它可以与体表面积结合应用[11]。Lattice 总体评估系统(Lattice System Global Assessment)[12]是一项经过验证的更好的评分系统[13],它将体表面积和平均斑块的厚度、红斑、鳞屑综合起来得出疾病的总体评价[12]。另一个推荐是哥本哈根银屑病严重程度指数(Copenhagen Psoriasis Severity Index)[14],该指数在 10 个部位分别评估红斑、斑块厚度和鳞屑,总分 0～90 分,避免了面积评估的固有误差。

简易银屑病指数(Simplified Psoriasis Index,SPI)[15,16]包括临床严重程度、心理影响(粗略评估)及银屑病病史(涵盖治疗史)三个独立的评分。SPI 非常适合描述、分类和监测患者。

对于头皮或局部脓疱性银屑病等部位有特殊的考虑。有人对银屑病甲严重程度指数(Nail Psoriasis Severity Index,NAPSI)[17]及其简易版[18]进行了综述[19]。一种包括三个组分的评价方法:银屑病甲及银屑病性关节炎评估(Nail Assessment in Psoriasis and Psoriatic Arthritis,NAPPA)也已被介绍[20]。

特应性皮炎

用于临床工作及临床试验的评估特应性皮炎的核心结果域应包括症状,临床医师评估的体征和长期的发作情况[21]。系统评价指出只有特应性皮炎评分(SCORing Atopic Dermatitis,SCORAD)[22]、湿疹面积和严重程度指数(Eczema Area and Severity Index,EASI)、患者为导向的湿疹评估(Patient-Oriented Eczema Measure,POEM)能达到要求[23](框图 16.2),其中 EASI 和 SCORAD 是用来描述特应性皮炎(特应性皮炎)临床表现最好的评估工具[24]。这些评估工具已作为美国皮肤学会指南的一部分进行了综述[25]。最小临床重要评分差异得分 SCORAD 为 8.7 分,客观 SCORAD 为 8.2 分,POEM 为 3.4 分[26]。

框图 16.2 特应性皮炎的评估方法

- Rajka Langeland 严重程度评分[36]
- 诺丁汉湿疹严重程度评分(NESS)[37]
- 特应性皮炎评分(SCORAD)[22]
- 湿疹面积和严重程度指数(EASI)[32]
- 六区六征特应性皮炎严重程度评分(SASSAD)[38]
- 患者为导向的湿疹评估(POEM)[35]
- 三项严重程度评估(TIS)[40]
- 特应性皮炎严重程度客观评估(OSAAD)[42]

SCORAD 创建于 1993 年[22],有指导方针[27]和进一步的指导[28,29]。它综合了临床体征、疾病程度和患者症状(如睡眠)的评分。然而,排除了睡眠及瘙痒的 SCORAD 可能是更准确的[30]。“SCORAD75”被定义为治疗后 SCORAD 下降了 75%[31]。

EASI 在临床试验的设置中是可靠的[32],有在大型研究中使用它的经验[33]。EASI 的自我管理版本也已得到验证[34]。

由患者完成的 POEM[35]包含七项指标:瘙痒、睡眠、流血、渗出、皮肤破损、结痂、干燥或粗糙。POEM 分数与生活质量(quality of life,QoL)得分有良好的相关性[35]。

诺丁汉湿疹严重程度评分(Nottingham Eczema Severity Score,NESS)[37]可以很好地区分轻、中、重度特应性皮炎[36]。六区六征特应性皮炎(Six Area Six Sign Atopic Dermatitis,SASSAD)严重程度评分[38,39]的优点是不纳入皮损面积的评估,因为正常皮肤和受累皮肤之间往往没有明显界限。一项非常简单的三项严重程度评分(Three Item Severity Score)[40]评估抓痕、红斑和水肿或丘疹情况,可以作为提供更详细信息的一种评估技术[41]。

观察者评分存在的差异性激发了基于仪器和其他客观的评估方法的产生。特应性皮炎严重程度客观评估(Objective Severity Assessment of Atopic Dermatitis,OSAAD)包括了角质层屏障功能和水合作用的测量,以及计算机辅助测量疾病程度[42]。OSAAD 与 SCORAD 评分,以及血清白介素-16 水平相关[43]。白介素-31 水平与严重程度得分相关[44]。

痤疮

从整体评估到病灶计数[46],用来评估痤疮严重程度的方法有很多,这阻碍了试验数据的二次分析[45]。

修订后的利兹痤疮分级系统(Leeds Acne Grading

System)[47]包括了对背部、胸部及面部的非炎症及炎症性皮损的直接计数以及分级。原始的利兹摄影分级技术[48]是一种简单的基于照片的分级方法,评分范围 0～8[49]。此法已很少被使用,因为现在鲜有患者存在持续而严重的痤疮。有文献介绍过平行偏振、交叉偏振摄影、视频显微镜和荧光摄影的应用[50]。

痤疮病变分级量表(Echelle de Cotation des Lésions d'Acné,ECLA)或痤疮病变评分量表(Acne Score Scale)具有良好的信度[51],并且可能与生活质量评分(QoL)具有相关性[52,53]。

对痤疮后瘢痕进行评估也是有必要的,已被提出的一项总体瘢痕分级系统把瘢痕分成四个等级[54]。临床痤疮分级评价量表(Echelle d'évaluation Clinique des Catrices d'Acné,ECCA)[55]记录六种类型痤疮瘢痕的数量,这已被用于评估激光治疗[56]。

症状

瘙痒可以单独评估或作为其他标准评估方法(如 SCORAD 或 DLQI)中的一项,常用整体概括或者视觉模拟量表(visualanalogue scale,VAS)来描述。VAS 应该与搔抓活动量表(scratchactivity scales)[57]及 QoL 或患者获益量表(patient-benefit scales)[58]结合应用。瘙痒严重程度量表(Itch Severity Scale)记录了白天的瘙痒频率和瘙痒症状[59]。瘙痒的评估需要进一步完善和改进[60]。

银屑病症状可通过经验证的 8 项银屑病症状列表(Psoriasis Symptom Inventory,PSI)来评估[61,62]。

治疗获益

患者获益指数(Patient Benefit Index,PBI)是第一个经验证的用来评估患者从药物和治疗过程中获益的评估工具[63],已被用于硬化性苔藓,慢性创伤及银屑病[64]。

评价皮肤性质的客观方法

评估皮肤物理特性的客观方法有很多[65]。然而,很少有方法能够在临床或临床试验中得到常规应用。

超声[66]可用于测量银屑病斑块厚度[67,68]。角质层水化程度可通过测量皮肤表面导电性能来评估[69,70],在体测量经表皮水分丢失(transepidermal water loss,TEWL)可以评估表皮屏障功能[71]。光学相干断层摄影已经被用来测量表皮厚度[72]。

对于肤色的测量有标准化程序及指南[73],重要的是要认识到"客观"属性可能是由环境光条件和黑素对红斑评估的影响等因素决定的,反之亦然。简单易用的设备有助于临床工作[74]。人们已经使用了多种技术来测量皮肤色素沉着[75],包括漫反射光谱法[76]。

皮肤弹性[77]、表面粗糙度和微轮廓[78]也可以被测量,虽然这在临床上并不容易实施。

精确评估皮肤病的程度是困难的。照片可以用来记录银屑病,但在图像分析中,人体轮廓的畸变和边缘识别的差异是存在的。专家小组借助照片评估时可获得更准确的全局评估[79];增强的成像方法可以提高 PASI 面积估算的准确性[80]。分析照片上病变时,计算机辅助的手动描边[81]可以提高面积估计的准确性,"老式"的图像计点法在评估白癜风时仍然是可靠的[82]。

皮肤病影响的评估

皮肤病患者生活质量评估

什么是生活质量

为了满足患者的实际需求,评估皮肤病的影响至关重要[83]。然而,定义生活质量(QoL),以及狭义的健康生活质量(Health-Related Quality of Life,HRQoL)并不容易[84-86],应提供 QoL 分数绝对意义信息以及对分数变化的解释。

为什么评估生活质量

评估生活质量可能有助于临床治疗研究、卫生服务研究及服务有效性审计[87]。有利于实施皮肤病心理方面,以及患者行为方面的研究。皮肤病负担数据可能会是加强皮肤病服务和为皮肤病教育提供适当资金的论据[88,89]。一般的 HRQoL 评估可用于阐明皮肤病与其他器官疾病相比的重要性[90,91]。

生活质量评估对临床决策的影响

临床医师关于疾病对患者生活影响的假设会影响他们的临床决策,但这些假设可能并不准确[92-94]。意义明确的 HRQoL 评分可以让临床医师更准确地评估疾病的影响,使他们能够为患者选择更好的治疗方案[95]。

当前重度银屑病可以通过对身体,以及生活质量的组合评估来判定[96],下面介绍的是三个"10"原则(Rule of Tens)。

当前重度银屑病＝体表受累面积＞10% 或 PASI＞10 分或 DLQI＞10 分。

如果达到这一标准,则应考虑积极治疗[96]。英国皮肤科医师协会的生物制剂使用指南[97]和其他国家和国际指南[98-100]对这一概念进行了修订。

皮肤病学中评价生活质量的方法

欧洲皮肤病性病学会(European Academy of Dermatology and Venereology,EADV)工作组总结了四十余种可用于评估皮肤病健康状况生活质量工具[101,102]以及如何选择这些评估工具的大体原则[103,104]。一篇重要的综述建议在研究中使用 SF-36 和 Skindex-29 的组合[105],然而在繁忙的临床工作中,简单简短的问卷更具有实用价值。

已有对皮肤病[106]和银屑病[107]的生活质量评估进行了比较的研究,以及对理解生活质量研究[108]和生活质量研究方法[109]提出的建议。创建新方法的最低标准已被提出[110],并有技术来确定该方法是否为唯一的[111,112]。

HRQoL 通常评估"当前"或固定时间(例如"最近一周")皮肤病的影响,允许对干预前后的数据进行比较。然而,这些指标可能无法反映出对患者生命的长期影响。

生活质量分数意味着什么

我们需要了解与患者相关的最小临床重要差异(minimal clinically important difference,MCID)的信息,以及描述性条目来解释得分,例如 DLQI[113]和 Skindex[114,115]。

在国际研究中使用 HRQoL 时,应使用经过文化验证的翻译。然而,不同国家的银屑病患者对 DLQI 和 Skindex 两项指标的反应不同,尽管他们存在相同的潜在 HRQoL 受损[116]。

皮肤科生活质量评估的应用

一般健康评估

一般健康评估可用于各种疾病,并可以将皮肤疾病与其他系统疾病的影响作以比较。例如英国疾病影响概况(UK Sickness Impact Profile)[90,117-119]、健康状况调查简表 SF-36[120-122]和世界卫生组织生活质量简表 WHOQOL-26 和 WHOQOL-100[123,124]。患者生成指数(Patient-Generated Index)允许受试者确定影响其生活的主要方面并对每个方面进行排序并赋予重要性[125]。这种方法可以洞察个别患者的问题,但不适用于大规模调查。欧洲生活质量(EuroQoL) EQ-5D[126]被欧洲药品许可机构作为效用分析的基础[127,128]。

一般健康问卷(General Health Questionnaire)用于检测精神疾病,对皮肤病患者也是适用的[129]。抑郁症可以使用简明国际神经精神病学访谈问卷(Mini International Neuropsychiatric Interview)[130]来检测。精神疾病的发病率与生活质量损害密切相关[131]。

特定于皮肤病的评估

特定于皮肤病的评估用来比较不同皮肤病造成的影响或用来比较干预前后的变化。适用于各种皮肤病的简单的评估方法更具临床使用优势。应用最广泛的是 DLQI[132]和 Skindex[133]。其他评估方法包括皮肤科生活质量量表(Dermatology Quality of Life Scales)[134]、皮肤科专用生活质量计量表(Dermatology-specific Quality of life instrument)[135],以及德国 DIELH[136]、法国 VQ-Dermatol[137]和土耳其[138]的皮肤病生活质量评估系统。弗莱堡生活质量评估(Freiburg Life Quality Assessment,FLQA)问卷结合了一个共同的核心模块和一个特定于疾病的模块[139]。疾病与自我评估的图形表达(Pictorial Representation of Illness and Self Measure,PRISM)是一种图形化的生活质量评估工具[140]。

DLQI 和 Skindex 主要评估身体、心理和社交功能。慢性皮肤疾病对生活的影响(Impact of Chronic Skin Disease on Daily Life,ISDL)[141]是一项应用更广泛的评估工具,它包含了 5 个板块,信度和效度均好,但其项目多达 72 条,需要 20min 才能完成。

皮肤病生活质量指数(DLQI)

DLQI 包括 10 个问题(框图 16.3),每个问题都用简单的勾选方式回答,得分为 0～3[132],平均需要 2min 完成[142]。

截至 2014 年,有超过 1000 篇文章描述了 DLQI 在 100 多种翻译中的使用[143,144]。验证研究在英国及另外 32 个国家的初级[145]和二级护理中心实施[146-156]。添加插图后,问卷完成得更快,但答案会受到影响[142]。DLQI 的描述性评分在框图 16.4 中给出。在银屑病[157]和荨麻疹[158]中,患者的 HRQoL 评分至少需要改变 3 分才能达到临床重要变化的最小值。初步研究表明,如果 DLQI 用于评估不同范围的炎症性皮肤病而不是特征性皮肤病患者,则至少需要 5 分的评分变化才能表明 HRQoL 的等效变化[159];然而,近期更详细的研究表明,分数变化 4(MCID)就可以达到这一目的[160]。尽管也有批评的声音[161],但 DLQI 的确促成了向以患者为中心的结果的范式转变[162]。

临床医师在日常临床实践中可以免费使用 DLQI 尽管其为版权所有[144]。

框图 16.3 皮肤病生活质量指数[132]

这份问卷的目的是评估皮肤问题在过去的一周对你的生活造成的影响。请就每个问题勾选一个选项

1. 在过去的一周里,你的皮肤有过瘙痒、酸痛、疼痛还是刺痛吗
2. 在过去的一周里,你有过因为皮肤的问题感到尴尬或者自卑吗
3. 在过去的一周里,你的皮肤对你去购物或打理家务有多大影响
4. 在过去的一周里,你的皮肤对你所穿的衣服有多大影响
5. 在过去的一周里,你的皮肤对社交或休闲活动有多大影响
6. 在过去的一周里,你的皮肤对你做运动有多大影响
7. 在过去的一周里,你的皮肤是否妨碍了你的工作和学习

如果答案是"否",那么在过去的一周中,你的皮肤对你工作或学习造成的问题有多大

8. 在过去的一周里,你的皮肤对你的伴侣或好朋友或亲戚带来了问题有多大
9. 在过去的一周里,你的皮肤问题在性方面造成的困扰有多大
10. 在过去的一周里,皮肤护理给你带来的问题有多大? 比如把家里弄得一团糟或者占用了太多时间

请确认你已经回答了每一个问题,谢谢

每个问题的答案可以选"非常严重"(得3分)、"严重"(得2分)、"少许"(得1分)或者"无"(得0分)。问题3~10也有"不相关"选项(得0分)。问题7的第一部分有"是"(得3分)、"否"或"不相关"选项。问题7的第二部分有"严重"、"少许"和"无"选项。最大得分(指生活质量受损的最大程度)为30分,最小值为0分。进一步信息[144]见 www. cardiff. ac. uk/dermatology/quality-of-life/(最近访问于2015年9月)

框图 16.4 皮肤生活质量指数的描述性评分[113]

得分	意义
0~1	对患者生活没有影响
2~5	对患者生活有很小影响
6~10	对患者生活有中度影响
11~20	对患者生活有很大影响
21~30	对患者生活有极大影响

Skindex

Skindex 已经开发并对四个版本进行了广泛验证,这四个版本分别包含 61[133]、29[163]、16[164] 和 17[165] 个问题。进一步的验证研究已经在一些国家进行[166-173]。Skindex 在各种语言、国家和各类皮肤病中有着较多的应用经验。有文献强调了 Skindex 与普通 SF-29 一起用于银屑病评估的适宜性[107]。Skindex-29 分数被分为四个级别以帮助解释得分[114,115]。

疾病特定的生活质量评估

疾病特定的生活质量评估对变化敏感性最好,适合用来对比患相同疾病的不同患者。然而,大多数皮肤病影响患者生活的方式大致相同,因此也可以使用皮肤科特定的评估方法。没有必要为每种皮肤病都开发专门的评估方法。

银屑病

一项系统综述鉴定了 21 种用来评估银屑病患者生活质量的问卷[174]。银屑病特定的评估方法在一些文献中已被介绍和客观评价[175,176]。

15 个项目的银屑病残疾指数(Psoriasis Disability Index,PDI)[177,178] 是第一个皮肤病特定性生活质量指标。它在 20 多种语言中被广泛使用[144,179-181]。其验证的某些方面受到了批评[182]。

银屑病的污名效应可以用一份 33 个项目的问卷来评估[183]。一种适用于评估所有皮肤病患者病耻感的问卷——皮肤病不适体验问卷(Questionnaire on Experience with Skin complaints,QES)[184],也被用于银屑病[185]。银屑病引起的压力可以通过 15 个项目的银屑病生活压力量表(Life Stress Inventory)来评估[186,187]。

11 个项目的版本的银屑病影响问卷(Impact of Psoriasis Questionnaire,IPSO)[188,189] 具有良好的内部一致性[189]。IPSO 曾被用来评估一组银屑病患者超过 11 年的变化[190]。

SPI(见前面)由症状(疾病活动性)、社会心理障碍和治疗经过的 3 项独立评分组成[15,16]。

银屑病生活质量(PSORIQoL)是一份 25 个项目的问卷,用来评估银屑病造成的损害和残疾对患者生活质量感知的影响[191];美国版已得到验证[192]。另一份问卷,12 个项目的 PQoL-12[193] 已被库-门特银屑病量表[194] 纳入作为银屑病严重程度评估方法之一。CALIPSO 是一份基于其他五份问卷[195] 的 30 个项目

的银屑病特定性生活质量问卷。

特应性皮炎

CDLQI 和 DLQI 已被广泛应用于特应性皮炎患者的监测，以及多种疾病特异性生活质量的评估。患者-评估的特应性皮炎的严重程度与 DLQI 和 CDLQI 的相关性比提供者-评估的严重程度更密切[196]。特应性皮炎的负担评估也已有文献回顾[197]。

特应性皮炎心身量表(Psychosomatic Scale for Atopic Dermatitis，PSS-AD)是一种简单的 12 个项目的量表，用于评估成人特应性皮炎的"心身病理学"[198]。它可能有助于确定哪些患者将受益于心理干预。在成人中，病耻感的感知和特应性皮炎的严重程度都是生活质量受损的强预测因子[199]。

儿童特应性皮炎影响量表(Childhood Atopic Dermatitis Impact Scale，CADIS)的 45 个项目评估了疾病对患病幼儿及其家庭生活的影响[200]，这是两个不同的概念。CADIS 评分与 SCORAD[201]、婴幼儿皮炎生活质量指数(Infant's Dermatitis Quality of LifeIndex，IDQoL)、儿童皮肤病生活质量指数(Children's Dermatology Life Quality Index，CDLQI)、皮炎家庭影响问卷(Dermatitis Family Impact questionnaire，DFI)相关[202]。

特应性皮炎的父母生活质量指数(Parents' Index of Quality of Life in Atopic Dermatitis，PIQoL-AD)[203]用来评估父母对患病儿童受特应性皮炎影响的评价(而不是疾病对父母的继发性影响)。最小有意义的分数差异估计为 2～3 分[204]，而 DFI 评估的是患有特应性皮炎的孩子对家庭生活质量的影响[205]。

患有特应性皮炎的婴儿其生活可能受到严重干扰，由父母填写的 IDQoL[206,207]评估了疾病对婴儿的影响(见后文)。

痤疮

卡迪夫痤疮残疾指数(Cardiff Acne Disability Index，CADI)[208,209]的 5 个问题已被证明是可靠的[210]并且在法语[211]、波斯语[212]和塞尔维亚语[213]中都得到了验证。CADI 与 CDLQI 具有良好的相关性[214]。痤疮心理和社会影响评估(Assessments of the Psychological and Social Effects of Acne，APSEA)问卷[215,216]有 15 个问题，其中一些与总体情况有关，一些与最近的情况有关。

痤疮生活质量量表(Acne Quality of Life Scale，AQOL)[217]有 9 个与痤疮的社会影响有关的问题。痤疮特定的生活质量问卷(Acne-specific Quality of Life Questionnaire，Acne-QoL)[218]是为临床试验设计的，而其 4 个问题的浓缩版 Acne-Q4 则更实用[219,220]。痤疮症状及影响量表(Acne Symptomand Impact Scale，ASIS)是为患面部痤疮的成人和青少年编制的[221]。

患者特异性与费用评估

患者生成指数(Patient Generated Index)[222]允许患者认定他们生活受影响最严重的五个方面，然后给它们分配比较值[223]，从而了解特定的患者。

费用评估用来评价人们对健康的假设价值。付费意愿(willingness to pay，WTP)用来询问患者愿意为假设的治疗支付多少钱，这在痤疮[209]、银屑病[178,224,225]、特应性皮炎[224,226]的研究评估中都有应用。WTP 数据在甲真菌病研究中显示了较强的重测可靠性[227]。

在时间权衡(time trade-off，TTO)方法中，患者被问到他们愿意为了治疗而放弃多少时间。这些"权衡"问题可能与寿命的缩短有关，比如质量调整生命年(Quality-Adjusted Life Year，QALY)，或者与每天的工作时间有关。TTO 方法已在对银屑病[178,225]、特应性皮炎[226]和黄褐斑[228]的评估中被描述。患者会选择缩短 40% 的预期寿命，以避免无法控制的湿疹或银屑病[229]。TTO 问题被用来计算一系列皮肤病的相对平均效用[230]，可以用来与非皮肤病进行比较。

QALY 方法首次应用于皮肤科是在痤疮的研究中[231]。随着治疗银屑病的生物制剂的出现，人们对这一概念给予了相当大的关注[232]。所得到的 QALY 信息在确定这些药物的使用标准方面发挥了关键作用。QALY 的计算可以使用标准 HRQoL 信息，如 EQ-5D 或 DLQI 数据，来比较不同药物方案的成本效益[128,233]。

在计算特应性皮炎的 QALY[234]时可以结合健康状态描述和标准博弈法。这种成本-效用和成本-效果分析(有时包括生命质量数据)可以用来说明特定的干预措施是否具有经济合理性[235,236]。

皮肤病对儿童及青少年受影响的评估

儿童

沟通问题、不同年龄的生活方式，以及成熟程度的不同使得儿童生活质量损害的评估具有挑战性。有文献系统地综述了儿童一般评估和疾病特定性评估[237,238]。

CDLQI[239]的适用于 4—16 岁儿童。大一点的孩子可以独立完成，小一点的孩子必要时可在父母帮助下完成。关键问题域见框图 16.5。使用相同的文本的卡通图片版也已经过验证[240]。CDLQI 已在 28 个国家的 102 项临床研究中使用,并以 44 种语言提供,包括 6 种文化适应版[241]。

框图 16.5 儿童皮肤病生活质量指数(CDLQI):10 个问题所涵盖的方面[239]

1. 临床症状
2. 窘迫遭遇
3. 交友情况
4. 衣物情况
5. 玩耍情况
6. 运动情况
7. 学校/节日活动情况
8. 被取笑情况
9. 睡眠情况
10. 治疗情况

CDLQI 已被用于 14 种皮肤状况及 11 种外用药物、9 种全身药物、13 种治疗干预措施、2 种流行病学和其他研究的评估。有证据表明,CDLQI 内部一致性高,测试重测可靠性高,对变化的响应能力强,与其他主观和客观指标之间存在显著的相关性。

评估幼儿生活质量变化困难更大。IDQOL 是由父母填写的记录特应性皮炎对婴幼儿的影响的问卷[206]。IDQoL 已被翻译成 21 种语言并在 18 个国家使用,其中包括两项跨国研究[207]。31 项研究显示了它的心理评估特性,如重复测试的可靠性、内部一致性、有效性、对变化的响应性和可解释性。8 项研究使用 IDQoL 评估治疗干预的有效性,如宣教项目、咨询及湿敷疗法,而 7 项研究描述了 IDQoL 在局部治疗中的应用。

儿科症状清单(Pediatric Symptom Checklist)[242] 由家长回答的 35 个问题组成,已被用于儿科皮肤科诊所的心理社会学筛查。

青少年

皮肤病可能在心理、社会、生活方式、教育和就业等方面对青少年产生深刻影响[243]。虽然 CDLQI 和 DLQI 在青少年中广泛使用,但青少年特异性的评估方法可能会捕捉到青少年所经历的生活质量受损的一些特殊方面。Skindex-Teen[244] 是一份评估身体症状和社会心理功能的 21 个项目的问卷,这些问题源自专家,但在患者身上得到了验证。青少年生活质量指数(Teenagers Quality of Life Index,T-QoL©)[245] 中的问题来源于对青少年皮肤病患者的定性研究结果[243]。

皮肤病对伴侣和家庭影响的评估

"大患者"

"大患者"的概念描述了更广泛的家庭单位,包括伴侣或近亲。所有这些都可能受到患有皮肤病的家庭成员的影响[246]。

这种对家庭的影响已经在特应性皮炎中的研究中得到评估,例如在引起父母睡眠紊乱方面[247],两种疾病特异性方法[205,248] 评估了这种继发性影响。另一份问卷记录了患儿及其父母的影响[249]。皮炎家庭影响问卷(Dermatitis Family Impact questionnaire,DFI)[205,250] 已在 16 个国家的 50 项研究中使用,可以用来评估治疗,以及不同护理干预措施的影响,并论证了儿童皮炎严重程度与家庭生活质量之间的关系[251]。特应性皮炎儿童及其家人的支持小组[252] 可能有助于解决某些"大患者"的相关问题。特应性皮炎患者的家庭也经受着继发影响,例如通过一份旨在评估性功能的问卷调查显示,有 36% 的成人特应性皮炎患者与其伴侣的性生活受到了影响[253]。

10 个项目的家庭皮肤病生活质量指数(Family Dermatology Life Quality Index,FDLQI)适用于所有皮肤病[254,255],调查的主要问题见框图 16.6。FDLQI 可以用来比较不同皮肤病对家庭的影响,例如白癜风、银屑病和大疱性表皮松解症。

框图 16.6 家庭皮肤病生活质量指数:10 个问题所涵盖的方面[254]

1. 情绪困扰
2. 生理状况
3. 人际关系
4. 别人的反应
5. 社交情况
6. 娱乐/休闲活动情况
7. 时间协助的治疗
8. 家务情况
9. 工作/学习情况
10. 支出情况

了解银屑病患者及其伴侣的态度和信念很重要[256]。银屑病家庭影响(Psoriasis Family Impact)问卷可以用来评估针对银屑病的具体问题[257,258]。我们需要研究新的干预措施来应对银屑病对家庭成员的影响并评估其效果[259]。

家庭报告的结果评估(Family Reported Outcome Measure,FROM-16)是一份包含 16 个项目的问卷,

可用于所有药物,以评估疾病对患者伴侣或家庭成员的影响[260]。该研究基于对来自 26 个专科的 130 多名患者家属的访谈[261]。它主要被用来比较皮肤病与其他疾病引起的继发性影响,也可以被用来验证一个对患者有益的干预是否对患者的伴侣或家庭也能带来相同的益处。

皮肤病引起的生活历程损害的评估

皮肤病负担的三个关键维度[262]之一是生活历程的损害[263]。皮肤病影响生活中许多重大决定,如职业的选择和伴侣的选择[264,265]。这种影响的大小可以用主要生活决策变化概要(Major Life Changing Decision Profile,MLCDP)来记录[266]。银屑病对生活变化的影响是长期累积的[263]。

生活质量评估的实际临床应用:一项重要的指标

临床医师借助患者主观的生活质量评估来做出许多决定。深入理解皮肤病对生活质量的影响促使了对"以患者为中心的照顾"[267]或"以患者为基础的用来"[268]的关注。在银屑病中,管理决策类型的选择与患者 HRQoL 分级之间存在关系[269]。然而,在皮肤科门诊诊疗中缺乏 HRQoL 的讨论[270]。在一般皮肤科诊所中,如果 DLQI 信息是常规可用的,那么将有 9%的临床决策将会受到影响,主要针对 HRQoL 损害较高的患者[271]。

来源于患者的信息,如依据 HRQoL 数据所做出的评估,对于了解皮肤病对患者个体的影响从而制定管理决策至关重要[272]。然而,目前在获取和使用 HRQoL 数据方面仍然存在挑战,QoL 评估可以为有效的医患交流增加内容但不能取而代之[273]。

利益声明

作者(AYF)是上述问卷的共同版权所有人,ADI、CADI、CDLQI、DFI、DLQI、FDLQI、FROM-16、IDQoL、MLCDP、PDI 和 PFI。

(**译者**:宫姝　**一审**:李强　**二审**:蔡宏　**三审**:乔丽　**润色**:夏艾婷)

参考文献

所有文献请查阅网址:www. rooksdermatology. com.
以下列出的是重要参考文献。

[5] Fredriksson T, Pettersson U. Severe psoriasis-oral therapy with a new retinoid. *Dermatologica* 1978;157:238-44.

[15] Chularojanamontri L, Griffiths CEM, Chalmers RJG. The Simplified Psoriasis Index(SPI): a practical tool for assessing psoriasis. *J Invest Dermatol* 2013;133:1956-62.

[22] European Task Force. Severity scoring of atopic dermatitis: the SCORAD index. Consensus report of the European Task force on atopic dermatitis. *Dermatology* 1993;186:23-31.

[102] Prinsen CA, de Korte J, Augustin M, *et al*. EADV Task-force on Quality of Life. Measurement of health-related quality of life in dermatological research and practice: outcome of the EADV Taskforce on Quality of Life. *J Eur Acad Dermatol Venereol* 2013;27:1195-203.

[132] Finlay AY, Khan GK. Dermatology Life quality Index (DLQI): a simple practical measure for routine clinical use. *Clin Exp Dermatol* 1994;19:210-16.

[143] Basra MK, Fenech R, Gatt RM, *et al*. The Dermatology Life Quality Index 1994-2007: a comprehensive review of validation data and clinical results. *Br J Dermatol* 2008;159:997-1035.

[144] Dermatology Life Quality Index (DLQI): Department of Dermatology, Cardiff University www. cardiff. ac. uk/dermatology/quality-of-life/(last accessed October 2015).

[165] Nijsten TEC, Sampogna F Chren M-M, Abeni DD. Testing and reducing Skindex-29 using Rasch analysis: Skindex-17. *J Invest Dermatol* 2006;126:1244-50.

[241] Salek MS, Jung S, Brincat-Ruffini LA, *et al*. Clinical experience and psychometric properties of the Children's Dermatology Life Quality Index (CDLQI), 1995-2012. *Br J Dermatol* 2013;169:734-59.

[260] Golics CJ, Basra MK, Finlay AY, Salek S. The development and validation of the Family Reported Outcome Measure (FROM-16). to assess the impact of disease on the partner or family member. *Qual Life Res* 2014;23:317-26.

第 17 章

循证皮肤病学原理

17

Michael Bigby[1], *Hywel C. Williams*[2]

[1] Harvard Medical School and Beth Israel Deaconess Medical Center, Boston, MA, USA

[2] Centre of Evidence-Based Dermatology, Nottingham University Hospitals NHS Trust, Nottingham, UK

循证医学

什么是循证医学

循证医学(evidence based medicine, EBM)是最佳研究证据与临床专业知识和患者价值观的结合。当这三个元素结合在一起时,临床医师和患者就形成了一个诊断和治疗联盟,以获得最佳的疗效和生活质量。(http://www.oucom.ohiou.edu/ebm/def.htm;最后访问时间 2014 年 5 月)

循证医学的必要性

有利于区分有效治疗、无效治疗或有害治疗

自有医疗实践以来,区分有效治疗、无效治疗或有害治疗一直是医务工作者面临的难题[1]。在 20 世纪 40 年代以前,治疗效果的确定是基于专家意见、反复试验、无对照的观察和小样本病例分析。唯一被认为有效的治疗方法是那些能显著提高生存率的治疗方法,如使用链霉素治疗结核性脑膜炎[1]。一篇用来证明链霉素治疗肺结核有效的随机对照临床试验(randomized controlled clinical trial, RCT)的发表,成为判断治疗效果的里程碑事件[2]。从那以后,RCT 成为判断治疗效果的金标准。在 1950 年至 1980 年,进行了数百次 RCT。然而,这些研究结果并没有被分类或系统地用于医疗决策。

循证医学是一个体系,旨在帮助医务工作者区分有效、无效或有害的干预措施。循证医学的起源可以追溯到 Pierre Charles Alexander Louis,他在法国大革命后将统计学方法引入医学研究。然而,更多的证据表明,现代循证医学的创始者是英国流行病学家 Archie Cochrane 医师。在 1971 年,当 Archie Cochrane 被问及英国国民医疗服务体系在向英国民众提供医疗服务方面的有效性时,他发表了自己的观点。在他的分析中,他指出,医学科学在区分有效干预措施和无效干预措施方面做得不够,医师们没有利用现有的临床研究证据去指导他们的决策[1,3]。

持类似观点的流行病学家和医师们对 Archie Cochrane 的质疑做出了回应,他们评估了做出医疗

决策和得出结论的方法，并提出了一种基于发现、评价和利用对患者进行的临床研究的现有数据来总结证据的替代方法。1985 年，Sackett、Haynes、Guyatt 和 Tugwell 出版了名为《临床流行病学：临床医学的基本原理》的里程碑式的书，详细介绍了这种循证方法的基本原理和技术[4]。这些作者和其他人将证据规则简化为更易于讲授和理解的一小部分原则，并在 1992 年重新引入了这一概念。他们将这项技术命名为循证医学（evidence-based medicine，EBM）。其定义为：在对不同患者作医疗决策时，认真、明确和明智地利用目前最佳的证据[5]。该定义被扩展为包括独立的临床专业知识、来自系统研究的最佳外部临床证据，以及患者的价值和期望的整合[6]。Iain Chalmers 等建立了 Cochrane 协作网（Cochrane Collaboration）。Cochrane 协作网是一个全球网络，主要由志愿者负责对不同专业的所有随机对照试验进行无偏倚的系统评价[7]。虽然治疗决策一直是循证医学的主要焦点，但其原理已经扩展到诊断、预后、干预措施的不良影响及经济分析等方面[1]。

据估计，医师们每诊治 3 个门诊患者大约需要 2 次证据（如诊断的准确性、标志物评估预后的能力、干预措施的相对有效性和安全性），而每个住院患者则需要 5 次证据。但他们获得的证据不足 1/3，因为他们不去查找，找不到或者根本不存在[1,8,9]。

与文献保持同步

患者治疗的最佳外部证据来自涉及患者的临床研究。它具有短暂的倍增时间（10 年），并用更强大、更准确、更有效和更安全的诊断试验和治疗取代当前正在使用的诊断试验和治疗[1]。

在医学领域，文献的发表数量远远超过了我们的阅读能力。对大多数执业医师来说，通过阅读文献来跟上医学的发展是一项不可能完成的任务。这需要一年 365 天每天阅读大约 19 篇文章。执业医师平均每周花约 30min 阅读与其所诊治的患者相关的医学文献（图 17.1）[1,6,8]。对于皮肤科医师来说，文献的负担同样令人生畏，因为目前全世界有超过 200 本皮肤病学的期刊[1,10,11]。生物医学文献数量的快速增长是对现有所有证据编写二次研究综述（系统评价）的主要原因之一，这样，繁忙的医师可以只在一个地方获取最新的摘要。即使医师们有时间，发表在期刊上的最佳的临床证据，一般的执业医师也无法获得。

大多数医师在临床决策、临床研究、流行病学或统计学方面没有得到充分的培训，无法阅读基础医学文献，亦无法充分理解常用的技术和概念，如优势比、

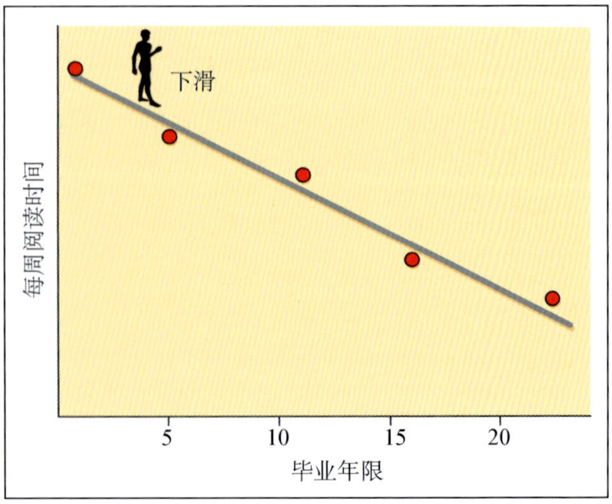

图 17.1 阅读与医学院毕业年限的关系（改编自 Sackett 1997[21]. Reproduced with permission of Elsevier）

置信区间、效用、Yates 校正或固定效应模型等。循证医学提供了一个系统的方法来评估医学文献，使一般的执业医师可以理解医学文献，并将其应用于不同患者的治疗中。

循证医学的实践

循证医学实践包括五个步骤（框图 17.1），本章以下各节将对此进行详细说明。一旦掌握了循证医学的技术，就可以快速有效地利用医学文献中的外部证据并结合临床经验和患者的需求来做出临床决策。

框图 17.1 循证医学实践的五个步骤

1. 从患者的疾病中提出一个完整的临床问题
2. 寻找有效的外部证据
3. 批判性地评价证据的相关性和有效性
4. 将证据评估的结果应用于患者
5. 记录信息以备将来使用

循证医学的局限性

实践循证医学受到一些固有弱点的限制，主要原因是其必须依赖于医学文献中发表的证据（框图 17.2）。发表偏倚是由于研究质量以外的因素影响其是否能发表的可接受性（如样本量，统计学意义或研究者或编辑对结果是否“感兴趣”的判断）[1,12]。即便研究方法有缺陷，样本量也很小，但对阳性结果的偏好可导致严重的偏倚。样本量小的阴性研究发表的可能性要小得多。即使样本量大、结果为阴性

的研究也可能无法发表。例如，两项结果为局部使用咪喹莫特治疗传染性软疣无效的随机对照试验迄今仍未发表[13]。

框图 17.2 循证医学的局限性

- 发表偏倚
- 许多试验的质量差
- 在某些领域缺乏证据
- 在结果报告中使用汇总统计

由于发表偏倚，易于定位的研究更有可能呈现阳性结果[1,12]。在许多领域，发表的研究主要是由公司资助的昂贵的新疗法的试验。在这些研究中，治疗常常只是与安慰剂进行比较，这使得临床医师难以对新疗法与现有疗法进行比较，并做出决策。

许多发表在皮肤病学文献（和一般医学文献）中的试验方法质量较差。对皮肤病学文献中发表的临床试验进行调查，列出了在限制偏倚风险方面最重要的试验特征（如充分的随机化、隐藏分组、治疗意愿和盲法）。这些特征被报道的概率不到 50%[14,15]。报告似乎没有随着时间的推移而改善。在 2010 年发表的花斑糠疹治疗的系统评价中，报告的充分随机化、隐藏分组、治疗意愿和盲法分别为 20%、10%、35% 和 44%[16]。

在皮肤病学的许多领域（和整个医学领域）都缺乏足够的证据。一项皮肤病主题的系统回顾分析发现，60%（63/105）的医师没有足够的证据来指导实践[17]。许多皮肤病是非常罕见的，并没有进行临床对照试验研究。病例系列、病例报告和基于专家经验的意见仍然是罕见皮肤病的合理证据，缺乏临床试验或系统评价。

“全或无”式的临床观察，如链霉素治疗结核性脑膜炎和胰岛素治疗糖尿病，为治疗效果提供了强有力的证据，避免了费钱和费时的临床试验。应用氨苯砜治疗疱疹样皮炎和系统使用糖皮质激素治疗寻常型天疱疮可以作为皮肤病学“全或无”式临床观察的范例。

在已发表的临床试验结果中，总是以研究中治疗组的汇总统计来呈现。汇总统计是基于群体而不是个体［如 PASI75（银屑病面积和严重程度指数）或清除的比例］。一些参与者可能反应良好，而另一些则可能较差，而最终报道的只有平均反应。理想情况下，除了提供群体数据，还应提供（或能够获取到）个体治疗反应的原始数据，基于这些原始数据，可以判断是否有可能确定影响患者对治疗反应的因素。然而这些数据却很少被提供。在皮肤病学中，大多数试验样本量相对较小，时间亦较短。因此，这些试验没有足够的效能来确定反应的预测因子，而这些预测因子有助于确定哪些人群对特定治疗反应更好或更差。

对循证医学构成的威胁

循证医学的实践中将面临数种试图利用它来获取利益的群体的威胁（框图 17.3）。一些作者将系统评价和 Meta 分析作为快速发表文章的捷径。常见的做法是查阅某领域已发表的试验性文献，并撰写以数据为依据的系统综述。这些综述往往包括许多公司赞助的与安慰剂对比的昂贵的新疗法的试验，但这些试验不一定能解决临床实践中提出的重要问题。

框图 17.3 对循证医学的威胁

- 以数据为依据的系统评价
- 公司赞助的系统评价
- 选择性结果报告偏倚

许多已发表的治疗试验都是公司赞助的新疗法试验。这些试验更有可能产生对赞助者有利的结果[18]。与其他资助来源的试验相比，需要在政府注册网站预先登记的公司赞助试验（例如 trial. gov 和 clinicaltrialsregister. eu；最后一次访问于 2014 年 5 月）不太可能被发表，这可能表明，阴性结果的试验是故意没有完成或发表[18]。

对主要结果为阴性的试验常常被“扭曲”以显示治疗有效的假象。通过弱化主要结果，在亚组分析或事后分析中有选择地报告或强调次要结果来实现这一目标。在 2006 年发表的一个具有代表性的随机对照试验中，主要结果在统计学上并无显著性差异，研究结果的报告和解释与结果不一致[19]。选择性结果报告偏倚可以通过以下方法部分克服：①在系统评价中规定首选的临床重要结果；②在招募开始前进行临床试验的人登记他们的试验方案，并在公开的试验注册中心说明他们成功的试验方案的主要结果指标[20]。

提出问题和寻找证据

构建优质的临床问题

实践循证医学的重点在于找出治疗个别患者过程中出现的临床相关问题的答案。构建优质的临床问题可能是实践循证医学最重要的步骤[1]。一个优质的临床问题有四个要素：患者或问题、干预、比较干预（如果需要）和结果。记住这些关键组成部分的一种简单方法是首字母缩写构成的 PICO，即患者、干预、比较和结果。第五个要素，时间范围（即干预达到结果所需的时间或观察研究参与者的时间），已被建议作为构建优质临床问题的额外组成部分，从而产生缩略词 PICOT（图 17.2）[2,3]。

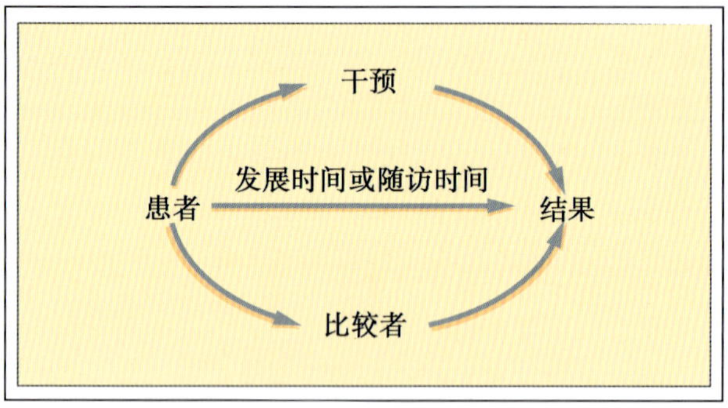

图 17.2 PICOT 模式

对于特定的患者而言，构建优质的临床问题可以分为病因、诊断、治疗、预防、预后和危害几个类别。一个优质的诊断性问题是“对于甲癣引起的趾甲营养不良患者[P]，真菌培养[I]或过碘酸雪夫染色（PAS）[C]更有助于诊断甲癣[O]吗？”关于治疗的一个优质的问题是“免疫功能正常的患皮肤疣的儿童[P]，使用咪喹莫特[I]或赋形剂[C]能在治疗 2 个月后[T]清除所有皮损吗[O]？”关于危害的一个优质的问题是“一个严重的结节性痤疮患者[P]在接受异维 A 酸治疗[I]或不接受异维 A 酸治疗[C]的情况下，在完成一个疗程后的 12 个月内[T]发生溃疡性结肠炎[O]的可能性有多大？”

构建优质的临床问题有两大益处。首先，深思熟虑形成的问题可以使检索和批判性评价证据变得更容易。构建优良的问题使得引出和组合合适的术语来为你选择的数据库（例如 MEDLINE、EMBASE 和 Cochrane Library）定制检索策略变得相对简单。其次，必须制定合适的临床问题，这也会训练你明确地定义患者，确定所采用的干预措施，并谨慎选择对你和你的患者都有影响的结果。

什么是“最佳证据”

循证医学实践就是发现和采用最佳证据[4]。潜在的证据来源包括基于病原学和病理生理学的经验推理、个人经验、同事或专家、教材、发表在期刊上的文章，以及系统评价和指南。循证医学的一个重要原则是证据的质量（强度）要基于证据的等级（图 17.3）。证据等级的顺序取决于所问问题的类型（表 17.1）。证据等级由精心设计的实验研究结果，如随机对照试验组（尤其是研究的结果具有相似的规模和方向，并且研究之间存在同质性）、观察研究结果，如病例系列、专家意见和个人经验（证据等级依次降低）等组成。建立证据等级是为了鼓励在临床决策中尽可能使用真实和有用的证据。这种证据等级的顺序已经过广泛讨论、积极辩论，甚至是激烈争论[5]。当谈论证据等级时，评估研究质量是很重要的一方面。譬如，一项设计良好的队列研究可能比一项小规模的、开展得不好的随机对照试验能提供更可靠的证据（尽管随机对照试验提供了更有力的设计，以使偏倚最小化）。

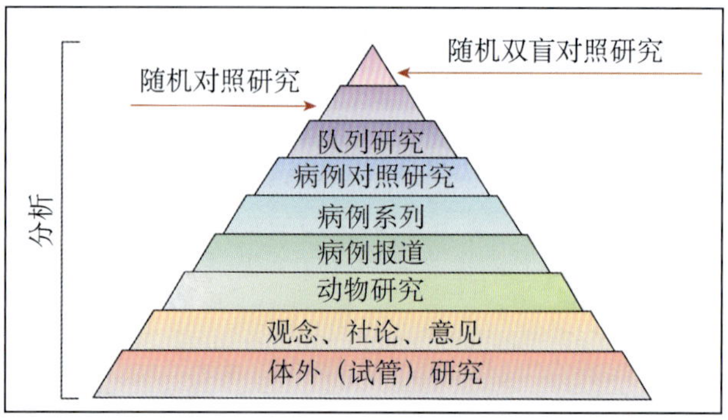

图 17.3 证据等级

系统评价是对可用于回答特定临床问题的现有证据的概述，包括完全、无偏倚的文献检索，评估研究的明确标准以及结果的结构性表述。当系统评价包括一些相似研究时（亦即具有相同干预措施和结果的随机对照试验组），系统评价的作者可以采用一种称为 Meta 分析的统计方法去整合几个研究的定量数据，以便提供更精确和全面的治疗效果的总体评估。

Meta 分析被认为是通过整合小样本量试验的结果来识别重要的治疗效果，这些单独的小样本量试验缺乏检出治疗差异的能力。举个例子，在专家推荐静脉注射链激酶并在大型临床试验中证明其有效性之前至少 10 年，一项对小样本量试验的累积 Meta 分析的结果表明，静脉注射链激酶在急性心肌梗死中的益处[6]。Meta 分析因其结果与大型临床试验的结果不一致而曾受到批评[7]。例如，对 14 个钙治疗子痫前期的小样本研究进行 Meta 分析，结果显示有治疗效果，而一项大型试验显示没有治疗效果[8]。差异在 10%～23%[8]。差异通常可以用治疗方案的差异、研究人群的异质性或随时间发生的变化来解释[8]。

表 17.1 证据等级

证据等级	疗法/危害	诊断
1a	同质性好的多个随机对照试验(RCTs)[a]	同质化的多个 1b 级别(见 1b 项)的诊断研究;或临床决策规则[b] 与来自不同临床中心的 1b 研究
1b	单个随机对照试验(置信区间窄)	对连续的、符合纳入标准的患者,采取盲法进行对比性的诊断性试验
1c	全或无[c]	很高的敏感性或特异性[d]
2a	同质性好的队列研究	多个同质性好且级别≥2(见下文条目)的诊断性研究
2b	单个的队列研究(包括低质量的随机对照试验;例如,随访率<80%)	在不连续的,或一小部分特定的患者中(或两者兼而有之)进行独立的盲法比较,所有患者均符合纳入标准且接受诊断性试验;或未在系列测试中得到验证的诊断性临床决策规则(CDR)
2c	"结果"研究[e]	
3a	同质性好的病例对照研究	多个 3b 级别且具同质性的更好研究(见下文)
3b	单个对照研究	一系列独立并采取盲法的比较研究,但并非所有患者都符合纳入标准
4	病例系列(以及低质量队列和病例对照研究)	未独立或未采取盲法提供纳入标准
5	缺乏批判性评价或基于生理学、实验研究或逻辑推理的专家意见	

改编自 NHS 的循证医学研发中心(http://www.cebm.net/index.aspx? o=1025;最后一次访问日期:2014 年 5 月)。

[a]同质性意味着不同研究的结果在方向和规模上没有差异。

[b]临床决策规则是决定预后评估或诊断类别的算法或评分系统。

[c]有或无,这些是能显著提高生存率或预后的干预措施,如链霉素治疗结核性脑膜炎。

[d]特异性很高的诊断试验,阳性结果决定诊断。敏感度很高的诊断试验,阴性结果排除诊断。

[e]结果研究包括成本-效益、成本-效率和成本-效用分析。

被问及的问题类型决定了构成最佳证据的临床研究类型。关于疾病预防的干预问题最好由多个随机对照试验来解决。关于诊断的问题最好通过队列研究来解决。在证明干预措施对经常发生的不良事件的有害影响方面,随机对照试验通常是一个很好的证据来源,但对罕见而可能重要的不良事件则并非如此。对于不经常发生的不良反应,队列研究、病例对照研究或上市后监测研究是最好的。病例报告通常是非常罕见的不良事件的第一道证据,有时它们是唯一的证据。

在医学上已经进行了超过 75 万次的随机对照试验。研究表明,与随机选择的对照组相比,非随机选择的对照组的预后较差,未采用随机化或适当的分配隐藏结果会导致对治疗效果的夸大评估[9]。然而,对相同干预措施的随机和非随机临床试验进行比较的研究得出了截然不同且有争议的结果[10][11]。一些研究者发现,观察性研究比随机对照试验能发现更强的治疗效果[9]。另一些学者发现,对于同一个主题研究,与随机对照试验比,设计良好的观察性研究(队列研究或病例对照研究)的结果没有系统性地高估治疗效果。通过对争议的筛选,可以得出以下有限的结论:与随机对照试验相比,使用历史对照的试验更加夸大了对治疗效果的评估。大规模的、范围广泛的、完全采用盲法的对照试验,能够正确地产生和隐藏随机化序列,并包括所有最初分配到治疗组的人(意向治疗分析),可能提供关于有效性的最佳证据[5]。随机对照试验和精心设计的临床研究的系统评价为皮肤病患者的治疗提供了指导[12]。

虽然个人经验是成为一名称职的医师的宝贵组成部分,但过度依赖个人经验的弊病已被广泛提及。Nisbett 和 Ross 广泛回顾了人们从个人经验中进行推测的能力,并指出了一些弊病[13]。包括以下方面。

- 过分强调真切的、实录病例,而不强调统计学上强有力的证据。
- 在认识、记忆和回忆那些支持已存在的知识结构的证据方面存在偏倚(例如关于疾病病因和发病机制的观点)。同时,未能认识、记忆和回忆更有效的证据。
- 由于对样本量、样本选择偏倚,以及均值回归等统计原则的忽视,导致不能准确描述总体数据。

- 无法发现和区分统计关联和因果关系。
- 即便有压倒性的相反证据，仍“墨守成规”。

Nisbett 和 Ross 回顾了大量与临床对照研究有关的问题的例子。医师们可能会记得那些病情改善了的患者，往往认为没有回来复诊的患者病情也改善了，而遗忘了那些病情没有改善的患者。接受某一药物治疗的患者可能会出现严重的危及生命的反应。基于这一不如人意的经验，医师可能会避免给许多未来的患者使用这种药物，但一般而言，该方法可能比医师所选择的其他替代疗法更有效，毒性更小。

很少有医师保存足够的、易于检索的记录，以编纂特定药物或特定疾病的治疗结果；而真正进行分析的人就更少了。很少有医师为那些失去随访的患者提供跟踪服务。因此，关于医师“临床经验”的陈述可能是有偏倚的。最后，在许多情况下，单个医师诊治的患者太少，无法就治疗的效果得出合理而确定的结论。例如，假设一位医师用维 A 酸治疗了 20 例扁平苔藓患者，发现其中 12 例(60%)有很好的反应。该反应率的置信区间(即在该医师获得的大样本人群中，该治疗的真实反应率)为 36%～81%(http://statpages.org/confint.html；最后一次访问日期：2014 年 5 月)。因此，真实的总反应率很可能远低于(或高于)医师从个人经验得出的结论。

专家意见可能很有价值，尤其是在专家经验特别丰富的情况下，或在没有其他类型证据的情况下。然而，一些研究表明，专家意见往往明显滞后于确凿的证据。专家们可能过于依赖实验研究、病理生理学和基于病理生理学逻辑推理的治疗，并因依赖个人经验而产生同样的弊病。

人们普遍认为，临床决策可以在了解疾病的病因、病理生理学，以及在逻辑的基础上做出[14]。这种模式是有问题的，因为公认的疾病病因和发病机制的假说是随时间变化的。例如，在过去的 20 年里，关于银屑病病因的假说已经从角质形成细胞增殖和稳态的紊乱，转变为环磷腺苷信号异常、花生四烯酸代谢异常、维生素 D 代谢异常，以及目前最流行的 T 细胞介导的自身免疫性疾病。每一个假说都能从逻辑上推论出治疗方法，其中许多治疗方法的疗效已被严格的临床对照试验证实，而其他治疗方法在缺乏系统观察的情况下仍在使用。因此，治疗银屑病患者有许多选择，如重度银屑病[UVB、窄谱 UVB、Goeckerman 方案、补骨脂素-UVA(PUVA)、甲氨蝶呤、环孢素、肿瘤坏死因子(TNF)抑制药和 IL12/23 抑制药]，以及轻度至中度银屑病(如蒽林、外用糖皮质激素、卡泊三醇和他扎罗汀)。然而，对于什么是最好的，按什么顺序使用，或者怎么组合使用，仍然缺乏清晰的认识。

基于病理生理学逻辑推论出的治疗可能会产生意想不到的后果。例如，观察显示沙利度胺具有抗 TNF-α 的特性，因而推测沙利度胺可能是治疗中毒性表皮坏死松解症的有效药物。然而，沙利度胺的一项随机对照试验被提前中止，因为发现沙利度胺组的死亡率明显高于安慰剂组[15]。

教科书可能很有价值，特别对于罕见的疾病和证据不会随着时间推移而迅速改变的疾病。然而，教科书也有一些公认的缺点，它们往往反映出作者的偏见和缺点。由于撰写、出版和流通的原因，大多数教科书在出版时至少已经过时 2 年了。大多数教科书的章节都是叙述性的评论，没有系统地寻找所有可用的证据，也没有对报告的证据的质量进行评估。

寻找最佳证据

寻找最佳证据来回答临床问题的能力，对于循证医学实践至关重要[2]。寻找证据需要使用电子检索、检索技能和可用资源。关于治疗的证据是最容易找到的。寻找最佳治疗证据的最好来源如下。

- Cochrane 图书馆；
- 检索 Medline 和 EMBASE 数据库；
- 主要期刊；
- 总结重要新研究的二手资料；
- 循证皮肤病学和循证医学书籍；
- 美国国立临床诊疗指南数据库(http://www.guidelines.gov；最后访问时间 2014 年 5 月)；
- 英国国家卫生与临床优化研究所(NICE)(www.nice.org.uk；最后访问时间 2014 年 5 月)。

Cochrane 协作网是为了响应 Archie Cochrane 的质疑而成立的，即按专科或亚专科定期组织所有相关随机对照试验的关键总结。Cochrane 图书馆包括 Cochrane 系统评价数据库、疗效评价摘要数据库(DARE)、Cochrane 临床对照试验注册中心(Central)和健康技术评估(HTA)数据库。Cochrane 图书馆是关于治疗的系统评价、临床随机对照试验和临床对照试验最完整、最好的索引数据库，是寻找治疗证据的最佳、最有效的地方。

Cochrane 系统评价数据库是目前可用的最全面的高质量系统评价的集合。志愿者根据 Cochrane 协作网制定的严格指南，在 Cochrane 图书馆撰写系统评价。在 Cochrane 协作网中进行的系统评价是最佳的[16]。最新一期 Cochrane 图书馆(2014 年第 6 期，访问于 2014 年 12 月 9 日)收录了 8210 份已完成的系统评价。与皮肤科相关的系统评价超过 400 篇，而且还在稳步增长[17]。

Central 是一个有超过 717 246 项临床对照试验的数据库。它是通过检索 Medline、EMBASE、拉丁美洲健康科学文献（Literatura Latino Americana em Ciências da Saúde，LILACS）数据库，以及手工搜索许多期刊后编译而成。由于 Cochrane 协作网的成员注意到许多已发表的试验在 Medline 数据库中被错误分类，所以通过手工检索期刊以确认临床对照试验和随机对照试验。例如，Adetugbo 等手工检索了 1990 年到 1998 年的 *Archives of Dermatology*，确认了 99 个临床对照试验。其中的 19 个未被 Medline 归类为临床对照试验，另有 11 个非临床对照试验在 Medline 中被错误归类为临床对照试验[18]。

DARE 是医学文献中系统评价摘要的数据库。它包含了超过 26 293 个已发表的系统评价的摘要和详细目录。DARE 是唯一一个包含经过质量评估的系统评价摘要的数据库。每一篇摘要都包含了对评价摘要，以及对整体质量的关键性评论。HTA 包括来自世界各地的已完成和正在进行的卫生技术评估（关于卫生保健干预措施对医疗、社会、伦理和经济影响的研究），该数据库的目的是提高卫生保健的质量和成本效益。

Cochrane 图书馆是关于治疗证据的最好来源。它可以很容易地使用检索词的简单的布尔组合和更复杂的检索策略进行检索。可以同时检索 Cochrane 系统评价数据库、DARE 数据库、Central 数据库和 HTA 数据库。Cochrane 图书馆以个人或机构订阅的形式提供 CD，并可通过互联网从 Cochrane 协作网上获取（http://www.thecochranelibrary.com/view/0/index.html；最后一次访问日期：2014 年 5 月）。Cochrane 图书馆的订阅每季度更新一次。Cochrane 图书馆在英国等许多国家都是免费的，美国的许多医学院也向教师和学生免费提供。发展中国家的人们也可以通过一项名为“健康网络研究启动项目”（HINARI）的项目免费获得数据库里的内容。

找到治疗证据的次佳方法和找到皮肤科大多数其他类型最佳证据的最佳来源是通过计算机检索 Medline 或 EMBASE 数据库。MEDLINE 是国家医学图书馆的书目数据库，涵盖医学、护理、牙科、兽医学、卫生保健系统和临床前科学等领域。MEDLINE 档案包含文献引文和作者摘要，来自美国和其他 80 个国家出版的大约 5600 本生物医学期刊。这个档案包含了大约 1900 万条可以追溯到 1948 年的记录。

Medline 检索有其固有的局限性，使其可靠性并不理想[4]。例如 Spuls 等对银屑病的系统性治疗[19]进行了系统评价。纳入分析的治疗包括 UVB、PUVA、甲氨蝶呤、环孢素和维 A 酸类。作者采用了详尽的策略来查找相关参考文献，包括 Medline 搜索、联系制药公司、咨询主要机构、审阅专题讨论会和会议的摘要、查阅教科书、综述、社论、指南文章和所有论文的参考文献。在 665 项研究中，通过 Medline 检索而获取到 356 项（54%）（不同治疗方式的范围为 30%～70%）。在回应的 23 个机构中，17 个没有提供 Medline 检索之外的参考文献。

已经开发了特定的检索策略“过滤器”，来帮助找到相关参考文献，并排除不相关的参考文献，以便进行系统评价，并获得关于病因学、诊断、治疗和预防、预后和临床预测指南的最佳证据（http://www.ncbi.nlm.nih.gov/books/nbk3827/#pubmedhelp.Clinical_Queries_Filters；最后一次访问日期：2014 年 5 月）。这些过滤器已被纳入国家医学图书馆的 PubMed 临床查询（PubMed Clinical Queries）搜索引擎，可通过 http://www.ncbi.nlm.nih.gov/pubmed/clinical，最后一次访问是 2014 年 5 月。PubMed 临床查询是在 Medline 数据库中检索最佳临床相关证据的首选方法。任何人只要能上网就可以免费使用。

EMBASE 是爱思唯尔的数据库，涵盖药物、药理学和生物医学专业。EMBASE 收录了 90 个国家发表的约 8300 份生物医学期刊的文献引文和作者摘要，重点关注药物和药理学、医疗器械、临床医学，以及临床医学相关的基础学科。该数据库包含了超过 2800 万条记录，最早可以追溯到 1947 年。较之于 Medline，EMBASE 对欧洲和非英语来源资料有更好的覆盖，且可能更新更及时[20]。EMBASE 包含 Medline 所有的 1900 多万条记录。EMBASE 可以在线访问（http://www.elsevier.com/online tools/EMBASE；最后一次访问日期：2014 年 5 月）。个人和机构均可订阅。EMBASE 可同时检索 EMBASE 和 Medline 数据库，并消除重复记录。

临床医师越来越多地使用一般的互联网搜索引擎，如谷歌和谷歌学术来检索医学证据。在呼吸医学三个领域的检索结果比较中，PubMed 临床检索在总的检索结果（13%∶0.07%，$P<0.001$）和全文搜索结果（8%∶0.05%，$P<0.001$）的准确性（阳性预测值）均优于谷歌学术。PubMed 临床检索和谷歌学术相比，其总的搜索结果（71%∶69%）和全文结果（43%∶51%）的敏感度相似[21]。不同于 PubMed 临床检索，Medline 的一般检索并不总是优于谷歌学术检索，在一些研究中甚至更差[22,23]。

美国国立临床诊疗指南数据库维护着一个由专家小组按照严格的证据指南编写的疾病治疗指南数据库。该数据库可通过互联网访问（http://www.guidine.gov/；最后一次访问日期：2014 年 5 月）。但目前有关皮肤科的资料有限。

英国 NICE 基于现有的最佳证据，提供了关于公共卫生、卫生技术和临床实践的指导，可以在线访问 www.nice.org.uk（最后一次访问日期：2014 年 5 月）。它包括儿童特应性皮炎的治疗指导，以及钙调磷酸酶抑制药治疗特应性皮炎、生物制剂治疗银屑病、阿利维 A 酸（alitretinoin）治疗手湿疹的最终评价决策，此外，尚有包括黑素瘤在内的皮肤癌治疗的一整套完整指南。

其他次要的证据来源也存在，例如由循证皮肤病学中心（Centre of Evidence Based Dermatology）提供的证据来源 http://www.nottingham.ac.uk/research/groups/cebd/resources/index.aspx（最后一次访问是 2014 年 5 月），其中包括关于湿疹和痤疮的年度证据更新，以及针对特应性皮炎进行的所有随机对照试验的全球资源（Global Resource for all RCTs，GREAT）[24]。

批判性的证据评价并将其应用于特定患者

批判性的评价证据

找到证据后，循证医学实践的下一步是对证据进行批判性评价[1,2]。用于批判性评价关于治疗、诊断试验和暴露性有害效应的系统评价和论文的关键问题见框图 17.4、框图 17.5、框图 17.6 和框图 17.7。符合这些标准的论文更有可能在诊疗过程中为患者提供真实有用的信息。对每条标准的详细解释，以及将该证据应用于有皮肤症状的患者的例子均可查询到[1]。

批判性的评价证据包括三个步骤以确定结果是否符合下述情况。

1. 正确（即尽可能公正）；
2. 临床重要性；
3. 适用于正在就诊的特定患者。

确定证据的有效性的关键在于确定证据是否以尽可能消除和避免偏倚的方式产生。临床重要性取决于干预效应的大小（例如反应的差异和需要治疗的数量、诊断性研究的似然比，以及危害研究中的相对风险、优势比与伤害数）和相应的准确度（通常表示为95%的置信区间）。确定证据是否适用于特定的患者，取决于医师的专业知识、对患者需求的了解，以及对干预的可行性、风险和益处的评估。

批判性的系统评价

并非所有的系统评价和 Meta 分析都是相同的。系统评价应包括所有相关试验，尽量减少引入偏倚，并尽可能使结果真实、实用[1,2]。系统评价的报告标准是由一个共识小组制定的，最初以 Meta 分析的报告质量（Quality of Reporting of Meta-analyses，QUOROM）的形式发布，后来被细化为系统评价和 Meta 分析优先报告条目（Preferred Reporting Items for Systematic Reviews and Meta-analyses，PRISMA）。这个详细的 27 项清单包含了高质量的系统评价和 Meta 分析所应包含的项目[3]。

所有系统评价都应遵循事先计划的方案，该方案应在系统评价进行之前公布，以避免重复工作，并尽量减少结果报告中的选择性偏倚（即强调具有统计学意义的结果）。为此，成立了系统评价的国际化前瞻性注册数据库（The international Prospective Register of Systematic Reviews，PROSPERO）（http://www.crd.york.ac.uk/PROSPERO/；最后一次访问日期：2014 年 5 月）。

系统评价的结果是否有效

增强系统评价有效性的因素包括明确的目标、明确的研究选择标准、明确和充分的文献检索、纳入研究的质量评估、研究可以合并的标准，以及恰当的分析和结果呈现（框图 17.4）。只有当纳入的研究在概念上是相似的，进行 Meta 分析才是合适的。Meta 分析只能在系统评价的背景下进行[1,4]。

系统评价应该有明确和重点的临床目标。就像在单个研究中构建良好的临床问题一样，一个系统评价的重点临床问题应该包含四个要素：①一位患者、一组患者或问题；②干预措施；③比较干预措施；④具体结果。患者群体应该与将来系统评价的结果所应用的患者群体相似。所研究的干预措施应该是实践中常用的。所报告的结果应该是与医师和患者最相关的结果。

在检查了大部分或所有可用的数据后，才能进行完整的系统评价。文献检索应明确而彻底。应该检索包括 Cochrane 临床对照试验资料库（Cochrane Controlled Trials Registry，CCTR）、Medline、EMBASE 和 LILACS 等电子文献数据库。对于所检索到的研究、综述及教科书，需要进一步浏览其参考文献，以明确是否有适合纳入标准的研究。不应设置语

框图 17.4 系统评价的批判性评价

系统评价的结果是否有效

- 评价是否解决了一个重点的临床问题[a]
- 用于选择所纳入文章的标准是否合适[a]
- 重要的、相关的研究是否不太可能被遗漏[b]
- 是否评估纳入研究的有效性[b]
- 研究评估是否可重复[b]
- 不同研究的结果是否相似[b]

这项系统评价的有效结果是否重要

- 评价的总体结果如何
- 结果有多准确

你能用有效的、重要的证据来治疗你的患者吗

- 结果能应用于患者的治疗吗
- 是否考虑了所有临床的重要结果
- 获益是否超过了伤害和费用

改编自 http://www.cebm.net/index.aspx? o = 1157（最后一次访问日期：2014 年 5 月）

[a] 主要指南。

[b] 次要指南。

言限制。其他资料来源包括仔细检查所检索到的文献的引文列表、手工检索会议报道、前瞻性试验注册中心（例如美国的 http://clinicaltrials.gov 和欧盟的 www.clinicaltrialsregister.eu；最后一次访问日期：均为 2014 年 5 月），以及联系主要研究人员、作者和制药公司[1,5]。

绝大多数的系统评价都涉及治疗。由于随机对照试验可以使偏倚最小化，如果有可能，在关于治疗的系统评价中，随机对照试验应作为纳入研究的首选类型。常用的对纳入研究进行评估的标准在 Cochrane 协作网偏倚风险评估工具（Cochrane Collaboration risk of bias tool）中有描述，具体包括分配隐藏、随机分配、已知预后因素的组间相似、组内同样的治疗、治疗结局的盲法评价，以及在分析结果时对所有纳入的患者进行分析，而无论其是否接受该组的治疗（意向治疗设计）[6,7]。

对治疗效果的系统评价，应始终包括对常见和严重不良事件，以及疗效的彻底评估，以便对治疗的效用做出明智而全面的判断。不良事件的全面评估应包括来自随机对照试验的资料、病例-对照研究、上市后的监测数据，以及表 17.2 所示来源的其他数据。

发表偏倚（即"阳性"的研究结果易于发表）是系统评价的一个重要关注点[8]。其原因是它让研究质量之外的因素影响了文章是否能发表。多项研究表明，样本量、研究结果的方向和统计学意义等因素，或者研究人员对研究结果是否有兴趣，都与该研究是否能发表有关[9]。

表 17.2 药物不良反应数据的其他来源

资 源	来 源	评 论
药物的不良反应（年度）	http://www.elsevier.com/books/book-series/side-effects-of-drugs-annual	数据滞后 1～2 年
每周的反应	http://www.ovid.com/webapp/wcs/stores/servlet/product_Reactions-Weekly_13051_-1_13151_Prod-615	需要注册及交费
药物安全最新进展	http://www.mhra.gov.uk/Publications/Safetyguidance/DrugSafetyUpdate/index.htm	药品和保健品管理局（MHRA）药物安全公告；可自由搜索问题
医疗安全最新进展	http://www.tga.gov.au/hp/msu.htm#.Ur3Yx2RDt0o	可查往期问题和免费电子邮件订阅
欧洲药品管理局	http://www.ema.europa.eu/ema/index.jsp? curl=pages/medicines/landing/epar_search.jsp&mid=WC0b01ac058001d124	免费，可搜索数据库报告
MedWatch 平台	http://www.fda.gov/medwatch/	可搜索的，由美国食品和药品管理局维护的关于药物不良反应的自愿报告的数据库

所有网站最后一次访问日期为 2014 年 5 月。

语言偏倚也可能是一个问题，也就是说"阳性"结果的研究更倾向于发表在英文期刊上，而且比结果不确定或"阴性"的研究发表更快。因此，全面的系统评价应包括高质量、未发表的试验，且不应局限于英文期刊。

如果研究的结果是阴性的，尤其是样本量较小的研究，发表的可能性更小。若只强调那些阳性结果的研究，这类的发表偏倚将危及 Meta 分析的主要目标之一（即在汇集小型研究的结果时增加统计效能）。研究前进行注册（如 http://clinicaltrials. gov、https://www. clinicaltrialsregister. eu 或 http://www. anzctr. org. au；所有网站最后一次访问日期为 2014 年 5 月）并提前公布研究设计，是防止发表偏倚的方法。

对于许多疾病来说，已发表的临床试验主要是由制药公司赞助的新型昂贵治疗方法的试验，由于没有立法规定所有临床试验必须发表，仍有许多试验未发表[10,11]。这种发表上的偏倚可能导致以数据为导向的系统评价，从而使这些药物更多地被关注。这一问题说明对于系统评价，在获取研究数据之前制定并公布执行方案的必要性，就像目前进行的 Cochrane 综述和在 PROSPERO 注册的系统评价一样。以问题为导向的系统评价回答了临床医师们最关心的问题。在许多情况下，由于缺乏独立的资金来源，大部分与医师和患者相关的研究没有在皮肤科领域进行。

由企业直接或间接赞助的系统评价容易产生偏倚，因为它过度包含了该公司存档的未发表的阳性结果研究，而排除了未发表的阴性结果试验[10,12]。在强制对人类进行的所有临床试验进行注册并将所有结果公开之前，可能会由于选择性地保留或公布数据而造成偏倚。

总的来说，由 Cochrane 协作网的志愿者进行的系统评价比非 Cochrane 协作网的系统评价质量更好[13]。然而，在多达 1/3 的 Cochrane 系统评价中发现了潜在的严重错误[14]。

一般来说，系统评价中所纳入的研究至少由两个人分析。一些数据，例如纳入研究的人数、失访的人数、效应量和质量标准，都记录在预先设计的数据提取表单上。评审人员之间的任何分歧常通过协商或由第三者仲裁解决。评价人员之间存在很大分歧的系统评价，评价的有效性应该会引起读者的质疑。

系统评价的结果是否重要？

组成系统评价的各个临床试验的结果在规模和方向上可能是相似的（例如，它们都可能表明一种治疗比另一种治疗具有相似程度的优势）。假设可以排除发表偏倚，那么对结果在规模和方向上相似的研究进行的系统评价，所得出的结果最有可能是真实和有帮助的。在这些系统评价中，若所纳入的研究其结果在方向和规模上有很大的不同，那么，建立在这些研究之上的系统评价是不太可能得出明确结论的。

当考虑合并几项研究的结果时，关键原则是它们应该具有概念上的同质性。如果合并没有意义（例如，如果所研究的患者组或干预措施之间不够相似），则不应该将几个不同研究的结果合并。这些试验应该包括相似的患者群体，采用类似的治疗方法，并在相似的时间点以相似的方式测量结果。虽然构成“充分相似”是一个判断的问题，但重要的是阐明是否对不同的研究进行合并。

合并结果的统计方法主要有随机效应模型（如 DerSimonian 和 Laird）和固定效应模型（如 Peto 或 Manzel-Haenszel）[15]两种。随机效应模型假设不同研究的结果可能来自对治疗有不同反应的不同人群。固定效应模型假设每个试验代表来自单一人群的随机样本，对治疗有单一反应（图 17.4）。一般而言，随机效应模型更保守（即与固定效应模型比，随机效应模型显示具有统计学意义结果的可能性更小）。当合并的研究具有统计学同质性时（即多个研究在方向、规模和变异性上相似时），采用随机效应模型和固定效应模型的结果相似。

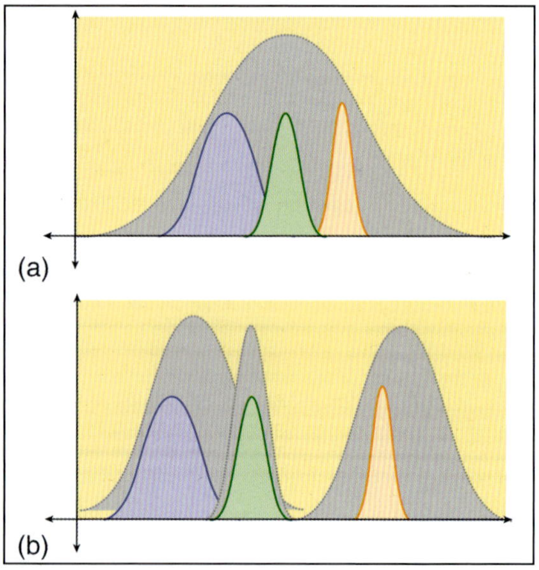

图 17.4 (a)固定效应模型假设每个试验代表来自单一人群的随机样本(彩色曲线)，且对治疗有单一反应。(b)随机效应模型假设不同试验(颜色曲线)的结果可能来自不同的人群，且对治疗反应不同

单个试验的点估计值和置信区间以及 Meta 分析中所有试验的合并结果通常以图形形式显示在森林图中[16]（图 17.5）。结果通常以治疗效果的优势比（即在治疗组中获得良好结果的概率除以对照组取得良好结果的概率）呈现，但可表示为风险差异（即反应率的差异）或相对风险或风险比（治疗组取得良好结

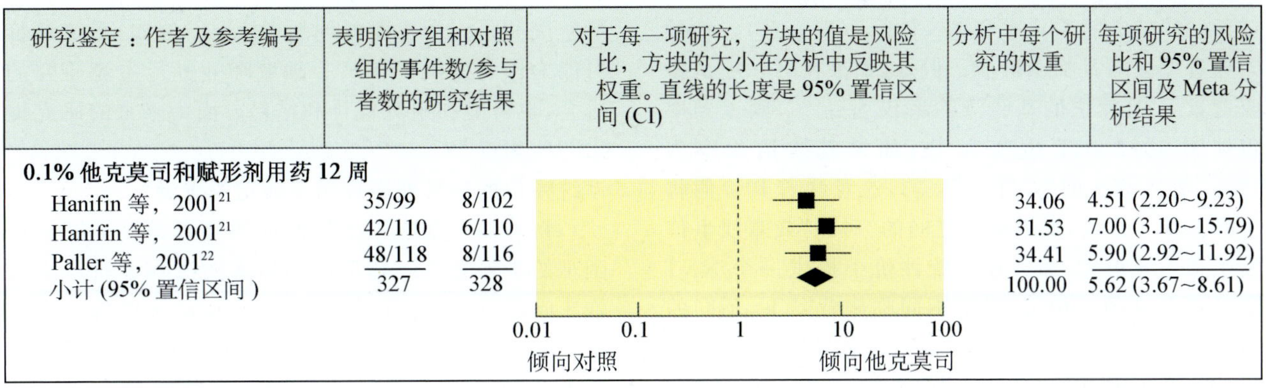

图 17.5 典型森林图，显示 0.1% 他克莫司软膏与赋形剂治疗中度至重度特应性湿疹试验的 Meta 分析结果。*x* 轴代表研究人员整体反应评估的比率。（摘自 Ashcroft et al. 2005[44]。Reproduced with permission of BMJ Publishing Group Ltd.）

果的概率除以对照组的概率）。比值比为 1（null）表示治疗组和对照组之间没有差异，通常用 x 轴上过 1 的垂直线表示。比值比大于或小于 1 分别意味着治疗组优于或差于对照组。在总结常见事件的系统评价时，应该使用风险比而不是比值比，因为在这种情况下比值比倾向于过高估计真实风险[17]。

单个试验的点估计值用 1 个方块表示，方块的大小与试验的样本量大小（即该试验的患者数）成正比。试验的精确度由森林图中 95% 的置信区间（在森林图中表示为点估计值两侧的横线）表示。如果 95% 的置信区间（横线）不与无效假设（比值比为 1）交叉，那么在 $P=0.05$ 水平上，该试验具有统计学意义。

所有试验的总值在图中用平行四边形表示，其大小与所有纳入分析的试验的患者总数成正比。平行四边形两侧的尖端代表 95% 的置信区间，如果它们不与无效假设（比值比为 1）交叉，意味着 Meta 分析的总值在 $P=0.05$ 水平上有统计学意义。如果对照组的事件发生率已知，则比值比可转换为风险差异和需要治疗的病例数（number needed to treat，NNT）（表 17.3）[18,19]。

表 17.3 从治疗的比值比（OR）[a] 和对照组的观察或预期事件率得出需要治疗的病例数（NNTs）

		Odds ratio								
		1.5	*2*	*2.5*	*3*	*3.5*	*4*	*4.5*	*5*	*10*
		Number needed to treat								
CER or PEER	*0.05*	43	22	15	12	9	8	7	6	3
	0.1	23	12	9	7	6	5	4	4	2
	0.2	14	8	5	4	4	3	3	3	2
	0.3	11	6	5	4	3	3	3	3	2
	0.4	10	6	4	4	3	3	3	3	2
	0.5	10	6	5	4	4	3	3	3	2
	0.7	13	8	7	6	5	5	5	5	4
	0.9	32	21	17	16	14	14	13	13	11

来自 http://www.cebm.net/index.aspx? o=1044（最后一次访问 2014 年 5 月）。

[a]将 OR 转换为 NNTs 的公式为：{[PEER×(OR−1)]+1}/[PEER×(OR−1)×(1−PEER)]。

CER，对照组事件发生率（对照组中良性事件或结局的发生率）；PEER，患者预期事件发生率（患者或研究的人群中良好事件或结局的发生率）。

最容易理解的衡量治疗效果的指标是反应率差异及其倒数，即 NNT[1,2,20]。NNT 代表着为取得一例完全治愈结局所需要治疗的平均患者数。尽管在一项试验中对 NNT 的解释可能是直接的，但在系统评价中对 NNT 的解释则需要谨慎，因为该统计量对基线事件发生率高度敏感。例如，在治疗银屑病时，如果 A 疗法比 B 疗法的疗效好 30%，并且 B 疗法中，50% 的患者其银屑病被治愈，那么接受 A 疗法的患者中，65%的患者其银屑病将被治愈。这些结果符合15%(65−50)的差异率和NNT为7(1/0.15)。这种差异看上去颇具临床价值。但是，如果在另一项试验或背景下，B疗法的基线清除率仅为30%，则差异率将仅为9%，NNT也变为11；如果基线清除率为10%，则A疗法的NNT将为33，这意味着其价值将下降。换句话说，如果研究之间的"对照"或基线事件发生率差异很大，那么在系统评价中提供一个NNT是没有意义的。相反，对于不同临床背景下，不同的对照组事件发生率，应该给出一定范围内相应的NNTs及其95%的置信区间。

Meta分析中采用的数据可以通过包括 x^2 和 I^2 在内的统计方法进行异质性检验[2,12,21]。当存在异质性证据时，应寻找研究之间异质性的原因，如不同的疾病亚组、干预剂量或研究质量[12]。检测异质性的来源通常需要亚组分析，但前提是能获取到大型试验的数据[1,2]。统计异质性的检验通常是低统计效能的，因此未能检测到异质性并不能确保同质性。

发表偏倚可以通过简单的图形(漏斗图)、"失安全系数"*N*，或使用Begg秩相关法、Egger回归法等方法来进行检测[22]。当所纳入的随机对照试验少于10项时，这些方法存在一定的局限性。由于试验的数量和规模有限，在皮肤病的系统评价中几乎不可能对发表偏倚进行检测。

有时，对于Meta分析需要进一步通过敏感度分析去检测其稳定性。在敏感性分析中，在去除了那些可能存在质量或患者因素的研究后，对数据进行重新分析，看看主要的原始结果在方向或规模上是否有大的变化。在一些纳入大量试验的系统评价中，可以评价某些亚组(如儿童与成人)是否比其他亚组更可能受益。在皮肤科进行亚组分析的可能性不大，因为可用的试验很少。

系统评价中讨论部分的结论应该密切地反映该评价中所纳入的数据。作者应明确哪些治疗建议是基于评价资料，哪些反映了自己的判断。由证据推荐分级的评估、制订与评价(Grading of Recommendations, Assessment, Development and Evaluation, GRADE)工作组制定的方法(http://www.gradeworkinggroup.org/index.htm；最后一次访问时间为2014年5月)，通过Cochrane评价中使用的调查总结表将证据质量与临床建议联系起来。GRADE方法评估所纳入研究的方法学缺陷、研究结果的一致性、结果如何推广到更广泛的患者群体以及治疗效果的程度。

许多皮肤病学领域的系统评价很少有证据去解决所提出的问题。但它可能仍然有价值，特别是当它所解决的是一个重要的问题时[1,23]。例如，系统评价可能为作者提供了在某一领域呼吁进行主流研究的机会，也可能在研究设计和结局方面为未来的研究提出一些建议[24]。

系统评价的结果能否应用于特定的患者？

将外部证据应用于你面前的患者是循证医学最困难的步骤之一。基于接诊患者的过程中所产生的临床问题，可以进行系统评价，一旦从该评价中确定了一些相关的和正确的信息后，为了将这些信息应用于患者，现在需要询问三个问题(见框图17.4)。

首先，医师应该扪心自问，是否有任何令人信服的理由说明结果不应该应用于患者，而不是期待研究参与者和患者的完美匹配。只有当答案是肯定的时候结果才不适用于患者。临床试验的参与者可能与最初以明显的生物学方式(如年龄、性别和疾病临床类型)促使你提出循证问题的患者不同，但在大多数情况下，这些差异并不妨碍你从文献中做出一些有用的归纳。也许最常遇到的问题之一是不得不将成人治疗的试验推广到很少进行随机对照试验的儿童群体中。然而，儿童几乎可以罹患所有的"成人"皮肤病，医师们常常别无选择，只能使用基于成人的数据去决定治疗方案。

其次，患者需要的结果应该包括在系统评价的结果中，或者可以从系统评价的结果中推断出来。最后，干预的益处应该大于风险，且应该是有效的和患者能负担得起的。

批判性评价单个临床试验[1,2,25,26]

试验结果是否有效？

要确定单个临床试验是否有效，应特别注意那些能增强临床试验效能，以及有助于验证其结论的因素(框图17.5)。应该经常被评估的"三大因素"如下。

1. 是否清楚阐述了生成随机序列的方法，以及随后对参与者的分配隐藏？方法是否恰当？

2. 对于参与者和研究评估者是否接受盲法干预？

3. 所有那些最初进入研究的对象是否都纳入了结果和分析中(即是否进行了意向性治疗分析)？

理想情况下，应将患者随机分配到治疗组，以避免引入偏倚，并使影响预后的内在因素在治疗组间保持均衡。医师和研究人员可以通过随机化控制患者的选择和评价偏倚。非随机研究在区分有用与无用甚至有害疗法方面的价值有限。与随机对照试验相比，未普遍采用随机法分配患者的那些研究显示出更好的疗效，其中许多结果为假阳性。例如，一些非对

框图 17.5　对一篇关于治疗的论文的批判性评价

这个单一的预防性或治疗性试验的结果有效吗

- 患者接受治疗的分配是随机的吗？且是否隐藏了随机化列表
- 所有参与试验的患者是否都纳入了结论中？且他们在随机所分入的组中是否都被纳入了分析
- 正在接受治疗时，患者和临床医师是否为双盲
- 除了实验性治疗外，两组患者的其他治疗是否均衡
- 在试验开始时，组间是否相似

这次试验的有效结果重要吗

- 计算：

干预反应率	IRR
比较(干预)反应率	CRR
反应率差异	DRR(IRR-CRR)
需要治疗的患者数	NNT(1/DRR)

- 反应率差异(DRR)的 95%置信区间是多少[a]
- NNT 的 95%置信区间是多少[b]

您能把这个有效的、重要的证据应用于您治疗的患者吗

- 您会将这些结果应用于您的患者吗
  - 您的患者与试验中的患者有很大的不同，以至于试验结果无法帮助您吗
  - 治疗对您的特定患者有多大的潜在益处
- 治疗方案及其结果是否满足患者的价值观和需求
  - 您和您的患者对您的价值观和需求有明确的评估吗
  - 治疗方案及其结果符合这些要求吗

改编自 http://www.cebm.net/index.aspx? o＝1157 (最后一次访问：2014 年 5 月)

[a] 反应率差异(DRR)的 95%置信区间为：

DRR－1.96×SE 至 DRR＋1.96×SE，其中 SE

$$=\sqrt{\frac{IRR\ (1-IRR)}{\text{No. intervention patients}}+\frac{CRR\ (1-CRR)}{\text{No. comparison patients}}}$$

[b] NNT 的 95%置信区间＝1/其 DRR 的置信区间的范围

照或非随机研究表明，硫唑嘌呤可减少大疱性类天疱疮治疗所需的糖皮质激素剂量。然而，一项关于硫唑嘌呤对大疱性类天疱疮患者糖皮质激素剂量影响的随机试验，以及对大疱性类天疱疮干预措施的系统评价表明，硫唑嘌呤对缓解病情或对糖皮质激素剂量的影响可忽略不计[27,28]。

随机化的缺点是依赖于组间预后因素的平均统计分布的机会。因此，确定已知的预后因素(如疾病严重程度)并在基线水平上比较它们在治疗组之间的分布是很重要的。常见的做法是，将 P 值归因于基线水平上特性差异，这是不恰当的。当患者被随机分配到治疗组时，人口学因素和已知的预后因素在不同治疗组间其分布可能是不均匀的。应该评估预后因素分布不均对治疗结果的影响。随机试验中的组间不均衡通常可以在适当的分析中进行调整。在样本量小的研究中，组间不均衡会是一个更显著的问题。

当随机分配患者时，应报告所采用的随机化方法。被普遍认可的无偏倚的方法是使用从表格中获得的未知随机数字或计算机生成的随机数字。在这种方法中，患者在进入试验后被随机分配一个数字。该数字之前已被分配到一个治疗组，而患者和研究者均不知道这个分配方案。在已发表的研究中往往未能进行正确的随机化或隐藏分配，且随机化的方法很少报道。许多常见的随机化方法(例如，基于入组的顺序、轮流分配、入组日期是奇数或偶数日、出生日期、社会保障号码或星期几)可能导致显著的选择偏倚。例如，一位医师如果知道新的治疗方法分配于偶数日，而旧的治疗方法分配于奇数日，那么，当这位医师希望研究的结果是新的治疗方法优于旧的治疗方法时，就可能让对治疗很可能有反应的患者在偶数日进入试验，而让最不可能对治疗有反应的患者在奇数日进入试验。

治疗分配隐藏是指研究人员在将所招募的试验参与者分配入不同的干预组这一步骤中，采取隐藏分配的方式，这是构建随机对照试验的关键步骤。如果调查人员和患者不能预见干预组的分配(例如，由中心药房或密封的不透明信封准备的编号和编码相同的密封盒)，则向招募人员隐藏顺序就足够了。如果分配计划表事先开放可供医师查看(例如，未密封的信封)，则是不够的。

随机表应远离登记地点(例如临床试验中心机构或药房)。由第三方进行的互联网随机化，即在提供分配代码之前，将新的、可能符合条件的试验参与者的详细信息不可撤销地输入到试验数据库中，这是隐藏分配的另一种非常安全的方式。

为避免引入偏倚，在对试验结果进行评估时，尽可能采取盲法很重要。至少对四组人群实施盲法：招募患者的人、研究参与者、研究参与者中对结果进行评估的人，以及那些分析结果的人。当测量类似疼痛等主观结果时，对医师和患者实行盲法尤为重要。对患者和评估者实行盲法确保了辅助治疗和结果评估的平等应用，从而可以最大限度地减少实施偏倚。已知接受新治疗的患者可能会比对照患者得到更密切的观察、更好的辅助治疗，并可能有不同的期望。一个患者，如果疾病状态发生变化可能会得到更多(或更少)的重视，不良事件也可能同样得到更多(或更少)的关注。对于一些使用非常客观结果(如死亡)的研究来说，盲法并不是一个问题，因为对于这种结果

其偏倚的风险较低。

但是，盲法常常难以做到。许多治疗方法都会产生皮肤变化，使人们清楚地看到正在使用何种治疗方法。例如，局部和全身维 A 酸的干燥效应和 UVB 疗法的晒黑效应使这些疗法的接受者很清楚其接受的治疗。未实施盲法的研究可能仍然有效，但该研究的设计者必须考虑到可能已经引入了偏倚，并且为了证明差异，应该增加统计的严谨性。

随机化的目的是创建两个或更多尽可能相似的组，唯一的区别是需要研究的干预措施。通过这种方式，可以评估干预的额外效果。一个可能的严重违反这一原则的行为是，在进行最终的主要分析时没有将所有被随机分组的患者考虑进去，例如，偏离研究方案的参与者、未坚持干预措施的参与者，以及随后因其他原因退出的参与者。退出试验的人在几个方面往往与留在试验中的人不同。患者可能会因为遇到不良事件、病情加重（或没有好转）或仅仅因为制定的治疗方案太复杂无法遵循而退出。他们也可能因为治疗效果很好而退出。忽略退出分析的参与者是不可接受的，因为他们退出的原因很可能与研究干预有某种直接或间接的联系。排除随机分组后退出的参与者可能会对结果产生偏倚。减少偏倚的一种方法是进行意向性治疗（intention to treat，ITT）分析，该方法将所有最初随机分组的患者均纳入最终的分析。

除非有关于参与者为什么退出研究的详细信息，否则不能认为在研究终点对尚存的参与者的分析是开始时随机分组的代表。不进行 ITT 分析可能会影响治疗效果的评估。进行 ITT 分析被认为是评估 RCT 质量的主要标准。

在进行 ITT 分析的同时，在研究终点对所有留下的人（按方案分析）进行分析可能是完全合适的。ITT 和每个方案分析的结果之间的差异可能表明在理想的依从性条件下干预的潜在益处，以及需要探索重新制定干预措施的方法，以便更少参与者退出试验。差异也可能表明研究设计中的严重缺陷[29]。

在已发表的临床试验的方法学部分需要提供十分具体的细节。这种需要导致了报告指南的制定，例如临床试验统一报告标准（Consolidated Standards of Reporting Trials，CONSORT）（http://www.consortstatement.org/download/Media/Default/Downloads/CONSORT%202010%20Checklist.doc；最后一次访问 2014 年 5 月）。现在大多数顶级皮肤病学期刊坚持所有 RCT 报告均需根据 CONSORT 列表提交。

加强试验有效性的其他特征[1,2,3,21,22]

在评估皮肤科的临床试验时，要寻找对医师和患者都有明确临床意义的临床指标。例如，在一项系统性治疗疣的研究中，疣的完全消失是一个有意义的结果，而疣体积的减小则不是。从历史上看，皮肤科临床试验中使用三种主要方法来确定患者预后。第一种包括在治疗前、治疗中和治疗结束时对患者进行检查，并报告患者在不同时间点的表现。第二种涉及确定治疗期间病情改善的程度[30]。第三种确定治疗对患者生活质量的影响，正越来越多地用于皮肤病学试验。在银屑病的治疗试验中通常会采用第一种方法。通常的做法是将红斑量、鳞屑和浸润程度进行赋值，确定受累的体表面积，并在这四个变量的基础上，通过一定的运算得到一个“指数”。患者的整体情况可以用这个指数来表示。一个常见的例子是银屑病皮损面积和严重程度指数（psoriasis area and severity index，PASI），范围从 0 到 72[31]。

指数的主要弊端是它们混淆了疾病受累面积与严重程度。例如，膝关节、肘部和头皮的斑块型银屑病患者，可能与躯干和手臂弥漫分布但面积极少的银屑病患者指标相同。前者难以治疗，而后者通常对多种形式的治疗方法反应迅速而容易。指数的第二个弊端是，对于一些不确定数据的分析和呈现，它有助于提高准确性。例如，Tiling-Grosse 和 Rees 认为医师和医学生在估计皮肤病面积方面很差，因此，构成指数的某些成分可能不准确[32]。最后，均数计算、均数差异，以及疗效中指数变化的百分比往往不能准确反映临床所发生的变化。

第二种评估方法根据患者的改善程度分组，然后通过评估将患者移动到更高改善程度组的能力来比较疗效。这种评估形式存在两大问题。第一个问题是，改善的分类往往没有得到很好的定义。第二个问题是这些分类不是附加的。也就是说，60%～80%的改善通常被认为是 20%～40%的 2 倍，但是在这些主观界定的类别之间不存在这样的数量关系。

最有用的是，要测量的结果变量必须准确定义、尽可能客观，并且具有临床和生物学意义。最好的指标和量表是那些准确反映疾病状态的指标和那些以前的工作已经验证了其有效性和可靠性的指标和量表。皮肤病量表和指数的改进，以及有效性、可重复性和反应性的测试均不充分。因此，在解释皮肤病学临床试验时，缺乏明确且有用的结果变量仍然是一个主要问题。

几个医学小组现在正在开发核心结果测量的概念，这些应该始终贯穿于临床试验中（http://www.comet-initiative.org/；最后一次访问 2014 年 5 月）。这些措施的目的是确保疾病的关键特征或结构被纳入研究，且采用最佳评价方法进行评估。最为人熟知的是关于关节炎的核心结果。类似的团队，如湿疹结果测量共识（Harmonising Outcome Measures for Eczema，HOME），正在皮肤科领域开发类似的方法[33]。

在更好的量表和核心结果集制定出来之前，采用最简单和最客观的结果变量的试验是最好的。它们导致的错误最少、结论最有力。因此，对于比较死亡和存活、疾病复发和未复发、治愈和未治愈的试验，其结果变量易于理解和验证。对于结果不很明确和更具主观性的试验，简单的顺序量表可能是最好的选择。最好的顺序量表应尽量避免人为判断的参与，其精确度比所寻求的差异小得多，并且足够标准化，其他人也可使用并可产生相似的结果。

除了需要明确定义外，结果变量还应具有临床和生物学意义。例如，在一项针对严重痤疮患者的治疗试验中，皮损计数从平均 400 个减少到平均 350 个。这种数值差异可能具有统计学意义，但并不表明具有临床意义。这一结果可能意味着一些患者的严重痤疮完全清除，而其他患者保持不变或加重。这也可能意味着大多数患者病情稍有好转。此外，当患者的皮损数目从 400 个减少到 350 个时，患者的外观是否好转？瘢痕和并发症少了吗？

为了加强临床试验并帮助验证他们的结论，结果变量的数量应该很少，且应该在研究开始前进行遴选。有许多结果变量会使检测到虚假的、随机误差的可能性增加。当使用设计不良的结果评估工具进行测试时，无效的治疗可能被认为是有效的。相反，一个有效的治疗可能会因不敏感的量表而被判断为无效。

在处理“替代终点”，尤其是在临床重要结果未发现差异时，需采取特别的预防措施。此类终点的例子包括 CD4∶CD8比率，而不是艾滋病治疗研究中的存活率；抗核抗体水平或沉降率，而不是红斑狼疮疾病活动性的临床指标；疣体积，而不是清除疣的患者比例。采用仔细选择和验证的替代终点的研究通常可以为一些问题提供答案，而如果采用这些选定的临床终点指标，则可能需要更大的样本量或耗时更长的试验。例如，一个设计良好的短期临床试验，可能足以证明一种新药能有效降低血清胆固醇，或证明另一种药物能有效控制高血压。在这两种情况下，需要更长时间和更大样本量的研究，来证明降胆固醇药物和降压药物可以分别降低动脉粥样硬化性和高血压性心血管疾病的发病率和死亡率。但是，替代终点指标必须与临床结果相关联，其有效性必须在以前的研究中得到证明。

临床试验结果是否重要？[1,2,21,22]

一旦选择好合理的、临床相关的结局指标，就应该确定治疗组在获取到这些有意义的结果时的差异程度、NNT 和精确度。

一项比较安慰剂、阿昔洛韦、泼尼松龙和阿昔洛韦、泼尼松龙联合治疗带状疱疹的试验，是应用 NNT 和置信区间概念的例子[34]。在试验的第 30 天，接受阿昔洛韦治疗的 52 例患者中有 48 例痊愈，而接受安慰剂治疗的 52 例患者中有 22 例痊愈。阿昔洛韦和安慰剂的反应率分别为 0.92 和 0.42，差异为 0.5，NNT 为 2(1/0.5)。这一结果意味着，对于每两名接受阿昔洛韦而非安慰剂治疗的患者，其中 1 名患者在第 30 天前治愈。反应率差异的 95％置信区间为 0.35～0.65，NNT 的 95％置信区间为 2～3。

在皮肤科临床试验中，错误诠释结果不具统计学差异的试验是项常见的错误。重要的是要记住，“不具统计学意义”意味着差异有相当大的可能性是由偶然性所致；它并不意味着没有差异或治疗肯定无效。在比较治疗效果的试验中，如果研究对象数量较少，则可能会遗漏具有显著性差异的结果。例如，Freiman 等在 1978 年对 71 项已发表试验的阴性结果进行了调查，发现在 57 项(80％)和 34 项(48％)研究中，分别遗漏了 25％或 50％的预后改善的结果[35]。Moher 等在 1994 年进行的一项跟踪调查表明，在 102 项阴性研究中，有 84％和 64％的研究可能忽略了 25％或 50％的预后改善结果[36]。许多皮肤病学试验的样本量往往不足以发现临床上重要的差异。例如，在对 3 个英国皮肤病学期刊上发表的超过 4 年的 58 项结论为阴性的临床试验进行了评价，以确定他们错过有效治疗的风险，44 项可评价试验中，除 1 项外，其余所有试验均有超过 1/10 的风险，即错过 25％相对治疗差异(中位风险 81％)，而 31 项试验(70％)规模太小，它们有超过 1/10 的缺失 50％相对治疗差异的风险(中位风险 42％)[37]。

能否将试验结果应用于患者？

将临床试验的证据应用于特定患者与将系统评价结果应用于特定患者的过程类似(参见上一节)。现在需要提出四个问题，以指导将这些信息应用于该患者(见框图 17.5)。

批判性地评价一项关于诊断试验的研究[1-3]

结果是否正确？

为了进行验证，关于诊断试验的研究应包括与(金)标准进行盲法比较、在适当范围的患者中进行评估，以及规范标准应用的一致性（框图 17.6）。很少有皮肤病学的研究符合这一标准。

框图 17.6　批判性地评价一篇关于诊断试验的论文

这项诊断试验的结果有效吗

- 是否与参考文献进行了独立的、盲法的比较（“黄金”）诊断标准
- 诊断试验是否在合适的患者范围内进行了评估（比如在实际应用中）
- 参考标准是否与诊断试验结果无关

这项诊断试验的有效结果重要吗

- 计算：

		疾病	
		有	无
诊断	阳性	a	b
检验结果	阴性	c	d

敏感度＝a/(a＋c)

特异性＝d/(b＋d)

阳性检验结果似然比＝[a/(a＋c)]/[b/(b＋d)]＝敏感度/(1－特异性)

阴性检验结果的似然比＝[c/(a＋c)]/[d/(b＋d)]＝(1－灵敏度)/特异性

您能把这个有效的、重要的关于诊断试验的证据应用于治疗您的患者吗

- 诊断试验在您的环境中是否可用、可负担、准确和精确
- 您能否根据临床经验（从实践数据、个人经验、报告本身或临床推测）对患者的试验前概率做出临床合理的评估
- 试验后的结果会影响您的治疗和帮助您的患者吗
- 检查的结果对您的患者有帮助吗

改编自 http://www.cebm.net/index.aspx? o＝1157（最后一次访问时间 2014 年 5 月）

结果是否重要

必须理解的重要术语和概念，包括似然比、验前概率、验后概率和作用阈值，以确定关于诊断试验的论文结果是否为临床上必需的。似然比是具有检测为阳性的疾病患者的百分比除以检测为阳性的未患病者的百分比。传统上，似然比被认为是敏感度除以 1 减去特异度与试验前的概率（验前概率）相比，在给定阳性结果（验后概率）的情况下，它提供了对疾病可能性有更高的估计。一个理想的试验是当疾病存在时结果总是阳性的，而当疾病不存在时是阴性的。因此，它具有很高的敏感度和特异性。这样的试验将具有非常高的似然比。

为了使似然比有用，人们必须了解在试验完成之前疾病存在的可能性有多大（即验前概率），以及需要知道有多大把握去确定患者患有该疾病并对其采取行动（即行动阈值）[38]。验前概率（pre-test probability）是根据已公布的数据或根据医师的经验和判断确定。一旦已知或估计了验前概率并确定了似然比，就可以使用列线图来估计验后概率（post-test probability）（图 17.6）。

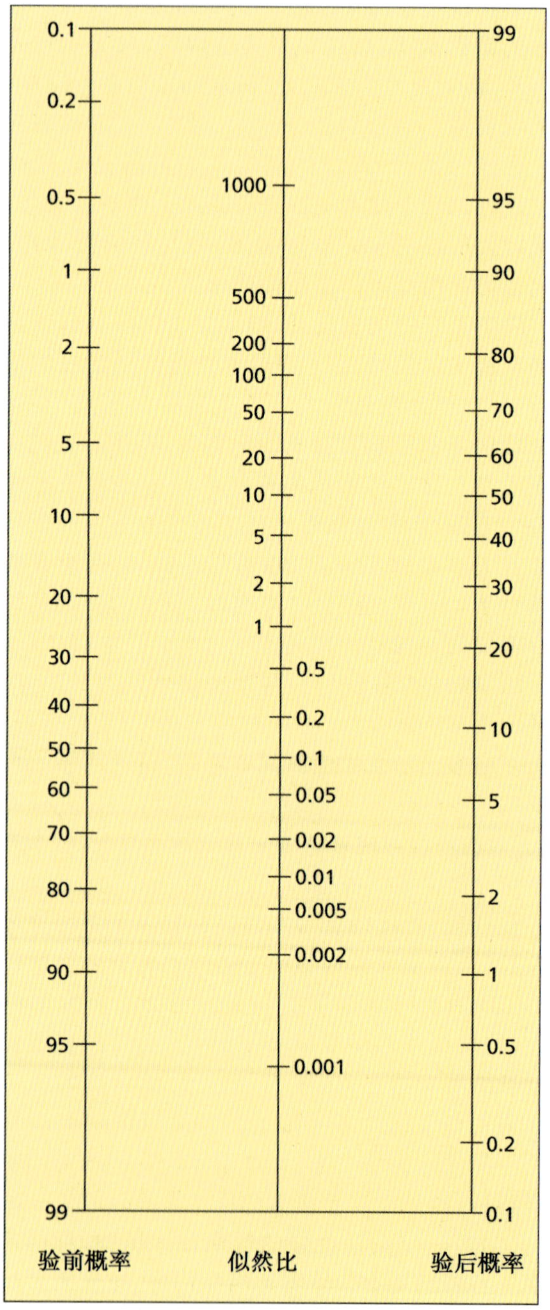

图 17.6　验后概率的列线图

为了确定验后概率，在验前概率和似然比之间画一条直线，并阅读右侧的验后概率。[验前概率（Pre-test probability）；似然比（Likelihood ratio）；验后概率（Post-test probability）]

如果列线图不可用，则可以再将概率转换为验前比后手动进行计算。疾病的验前比以疾病的概率除以 1 减去概率[发生比＝概率/(1－概率)]来表示。对于一个特定的个体或患者群体，也可以用患病人数与未患病人数的比率来计算。因此，如果一种疾病的概率(比例)是 0.20(20%)，那么这种疾病的验前比是 0.20/1－0.20，或 0.20/0.80，或 1∶4。这结果意味着每有一个患者，就有 4 个人没有患病。验后比等于验前比×似然比(验后比＝验前比×似然比)。验后概率＝验后比/(验后比＋1)用于将验后比转换回验后概率。

例如，假设根据临床判断，脸颊上有一簇水疱的患者患带状疱疹的概率为 0.6(60%)，那么他患带状疱疹的验前比为 1.5∶1[0.6/(1－0.6)]。对于本例，假设直接荧光抗体(direct fluorescent antibody，DFA)检测带状疱疹的敏感度和特异性分别为 80% 和 96%。因此，此 DFA 的似然比为 20[0.80/(1－0.96)]。如果该患者的 DFA 试验阳性，他的验后比为 30(1.5×20)，带状疱疹的验后概率为 0.97(97%)[30/(30＋1)]。这个概率肯定很高，足以采取行动。

无论是正式的还是非正式的，医师都会制定确定的临界值，达到或超过这个临界值时，他们都能很好地建立诊断和对诊断采取行动。行动可以采取将诊断或预后传达给患者、开处方或转诊患者的形式。当病史和体检证据导致临床医师怀疑诊断，但确定程度不超过确定诊断的阈值时，进行试验以增加疾病出现的概率高于临床医师的行动阈值(threshold for action)[33]。诊断性研究应始终在特定临床背景下进行解释，以便评估试验的诊断价值[39,40]。报告皮肤科诊断性试验的研究应遵守既定的国际报告标准[26]。

诊断性研究的结果能否应用于您的特定患者？

框图 17.6 中显示了确定诊断性研究的结果是否可应用于特定患者的关键问题。

对不良事件的研究进行批判性评价(病例对照和队列研究)[1,2,41]

结果是否正确？

为了进行验证，关于暴露的有害影响的研究应包括具有可比性的暴露和非暴露个体，或病例和对照，客观的结果评价及充分的随访。在没有随机化的情况下，选择病例和对照时需要特别考虑选择偏倚的影响。此外，结果应具有临床和生物学意义(框图 17.7)。

结果是否重要？[1-3,33]

为了确定一篇关于暴露的有害影响的论文的结果是否具有临床重要性，必须要理解重要术语和概念，包括病例对照和队列研究，相对危险度和比值比。在一项队列研究中，将一组暴露于药物的个体与适当选择的未暴露的对照组进行比较，并对两组进行跟踪，直到发生研究的事件或到达预先设定的时间长度。暴露与有害结果的关联用相对风险度表示(框图 17.7)。相对风险度为 1 意味着没有关联。如果相对危险度大于 1，则结果意味着暴露与有害结果之间存在正相关。如果相对危险度小于 1，则提示是负相关。然而，为了推断风险增加(相对风险度大于 1)或保护效应(相对风险度小于 1)所反映的因果关联，评估估计的相对风险度的有效性和精确性非常重要。精确度可以很容易地通过 95% 的置信区间来评估。不包括 1.0 的置信区间表示具有统计学意义的关联。

框图 17.7 关于危害的论文的批判性评价

这项危害研究的结果有效吗

- 是否有明确定义的患者群体，除了暴露于治疗或其他原因之外，在所有重要方面都相似
- 两组的治疗暴露和临床结果的测量方法是否相同[例如，对结果的评估是客观的(如死亡)还是盲法暴露]
- 研究患者的随访是否完整且足够长
- 结果是否满足“病因诊断试验”
- 是否清楚暴露在结果出现之前
- 是否存在剂量-反应梯度
- “去激发再激发”研究是否有积极的证据
- 不同研究之间的关联是否一致
- 这种联系在生物学上有意义吗

这项危害研究的有效结果重要吗

- 计算：

		不良结局	
		有(病例)	无(对照)
暴露于治疗的	Yes(队列)	a	b
	No(队列)	c	d

在随机试验或队列研究中：相对风险度＝[a/(a＋b)]/[c/(c＋d)]

在病例对照研究中：比值比(或相对比值)＝ad/bc

这些有效的、具有潜在重要性的关于有害治疗的批判性评价结果是否会改变您的患者的治疗

- 研究结果可以推及你的患者吗
- 你的患者出现不良结果的风险有多大
- 你的患者对这种治疗的需求、担忧和期望是什么
- 有哪些替代疗法

作者：Sackett et al，1996[45]。Reproduced with permission of Elsevier

因为研究的最可能结果是效应值的点估计(即报告的结果),观察到的关联(用点估计表示)可能是因果关系,即使由于样本量小,置信区间包括 1.0。从观测数据推断因果关系时,需要考虑其他标准,如剂量反应效应、一致性、生物合理性和特异性[42]。

当不良结果(如淋巴瘤)出现而致病因子尚未消除时,可采用病例对照研究。当暴露与结果之间存在非常长的时间差或不良事件发生的频率非常小时,也可以使用病例对照研究。在一项病例对照研究中,将所研究疾病的患者与适当选择的对照进行比较。在病例和对照中确定接触疑似病原体的概率(框图 17.7)。事件发生的概率是事件数与非事件数的比值。事件是病例对照研究中暴露于潜在的有害危险因素。将病例暴露的概率除以对照组暴露的概率得出比值比,这是对结果(如疾病、死亡)相对罕见(即在暴露的受试者中小于 5 时)的相对风险度的一个很好的估计。比值比为 1 意味着没有关联。如果比值比大于 1,那么结果意味着暴露与有害结果之间存在正相关。如果比值比小于 1,则结果意味着暴露具有保护作用。如上所述,重要的是通过检验 95%的置信区间来评估比值比估计的有效性和准确性。

例如,假设进行了一项病例对照研究,以研究肢体畸形与沙利度胺暴露之间的关系。研究结果表明,肢体畸形患者比对照组更有可能在子宫内暴露于沙利度胺。沙利度胺暴露的比值比为 3.5,置信区间为 1.8~6.6。因此,肢体畸形患者在子宫内暴露于沙利度胺的概率是对照组沙利度胺暴露的 3.5 倍。由于比值比大于 1,且其 95%的置信区间不包括 1,结果提示沙利度胺的使用与肢体畸形之间的正相关性不是偶然的。这些结果(比值比为 3.5,置信区间为 1.8~6.6)实际上是 Wolf 等研究的结果。他在奥地利的一项病例对照研究中,研究了使用防晒霜和黑素瘤之间的关系[43],结果表明,黑素瘤患者比对照组更可能经常使用防晒霜。为了推断因果关系,重要的是要评估数据是否可能是由混杂因素造成的(即暴露与结果之间的关联可以用其他因素来解释,如年龄、性别或偏倚(例如黑素瘤患者可能更容易回忆起防晒行为),并且结果在生物学上是合理的。

临床研究人员经常会使用比值比报告 Meta 分析、队列研究和随机对照试验的结果,这让本已困难的领域更加混乱。使用比值比是因为它们比其他指标具有更强的统计特性[33]。例如,比值比可以取 0 和∞之间的任何值,在对数标度上是对称的,并可用于使用多元回归对混杂因素进行调整。然而,它们是最不能直观理解的关联指标。如果采用比值比报告 Meta 分析、对照试验或队列研究,在提供原始数据的情况下,通常可以计算相对风险度、反应率或 NNT 的差异。或者,如果提供每组受试者的数量、比值比和总体事件率,则可以得出这些更容易理解的指标(http://www.cebm.net/index.aspx? o=1044;最后一次访问 2014 年 5 月)。

能否将结果应用于您的特定患者?

框图 17.7 显示了确定不良事件研究结果(通常是病例对照或队列研究)是否可应用于特定患者的关键问题。

结论

循证医学是利用目前最佳的证据来决定对个体患者的治疗。它的前提是提出临床问题,找到最佳的证据来回答问题,对证据进行批判性评价,将证据应用于特定的患者,并保存批判性评价的证据。EBM 方法最适合于常见的、经常遇到的情况。

对患者进行精心设计的临床研究的结果几乎是用于实践 EBM 的证据体系的顶端。在本书和其他资料来源中提出的关于治疗、诊断和伤害的建议,应考虑到其所依据的证据的有效性、规模、精确性和适用性。

评价临床研究论文的数据及阅读临床研究论文的快捷方法

评价临床研究论文中的数据[1]

报告的数据是否充分?

一项研究的作者应该提供足够详细的结果,让读者自己对数据进行分析。至少间隔数据(即离散或连续的数据,如病灶计数或受累面积等)的表述应包括对每组数据的中心和数据可变性的衡量。均数和中位数最常用来表示数据的中心。均数简单地计算为数据点的和除以数据点的总数。对于正态分布的数据(即分布在钟形曲线中的数据),均数是最合适的选择。对于偏斜或包含异常值的数据,中位数是更好的选择(图 17.7a、b)。奇数个数据点的中位数是数据从最低到最高排序时中间的值。当数据点从最低到最高排序时,通过取中间两个数字的平均值来确定偶数个数据点的中位数。一半的数据点高于中位数,一半低于中位数。均数和中位数之间的差值的大小是反映倾斜程度的粗略指标。如果差异不存在或较小,则数据为正常或接近正常(即是对称的);如果差异很大，数据就会出现偏差。

标准差、极差、四分位数间距和 95%的置信区间常用来表示数据的可变性或扩散性(图 17.7c～f)。标准差(standard deviation，SD)是每个数据距均值的平均平方偏差的平方根，即：

$$SD=\sqrt{\sum(X-\bar{X})^2/(n-1)}$$

标准差仅是正态分布数据的重要汇总统计量。对于正态分布的数据，大约 68%的数据点位于均数-1 到均数+1 之间；95%数据点位在均数-2 倍标准差到均数+2 倍标准差之间。这些关系不适用于包含离群值的偏斜数据或小数据集。在图 17.7c 中注意到，均数和标准差没有充分描述偏斜数据或具有异常值的数据(处理 Y 和 Z)的数据中心或其分布。

极差是从最高数据点到最低数据点的间隔。对于紧密围绕平均值排列的数据和较小的数据集，极差可能是一个很好的数据可变性指标。该范围受离群值的影响很大，可能无法给出偏斜数据的足够指示。因此，对于偏斜数据集或具有离群值的数据，极差不是一个很好的描述性统计量(图 17.7a、b)。

四分位数间距是包含中间 50%数据点的。它排除了最高的 25%数据点和最低的 25%数据点。四分位数间距是一个合理的描述性统计量，用于描述偏斜数据和具有离群值的数据(图 17.7e)。

置信区间是表示正态分布数据、偏斜数据、具有离群值的数据的不确定性程度的最佳方法(参见后面的置信区间讨论部分)。对于正态分布的数据，可以使用样本均数、标准差和 t 分布来计算均值周围的 95%置信区间。对于偏差的数据，应使用中位数附近的置信区间(图 17.7f)。

标准误(SE)是标准差除以数据点的数量的平方根($SE=SD/\sqrt{n}$)。然而，标准误通常被错误地用于总结数据的可变性。这个选择是因为传统，也因为 SE 总是小于 SD 和 95%置信区间，这样看起来更好(图 17.7c～f)。在推论统计学中，标准误被正确地用于分析推论统计中的正态分布数据(见后面关于 t 检验的讨论)。报告均数±SE 的惯例在医学和科学文献中根深蒂固，但往往具有误导性和不恰当性，应加以劝阻。标准误是仅用于正态分布数据集的重要且有用的统计量。它用于预测或推断样本所选的总体。也就是说，对于大的正态分布的数据集，真实或总体均数(样本值)将位于从样本均数-2 倍 SE 到样本均数+2 倍 SE 的范围之外的概率仅为 5%。样本均数、总体均数和标准误之间的关系不适用于包含离群值的偏斜数据或小数据集。

描述性统计充其量是对数据的不完整的总结；更多的信息可以通过图表展示来传达(见图 17.7)[2]。展示单个观测值的数据是表示小数据集和具有偏差或离群值(见图 17.7a)[2]。然而，这些图表在科学和医学文献中没有得到充分利用。使用“错误栏”显示数据的图表显示 1SD 或 1SE 分别最多描绘 68%样本或 68%的置信区间，因此具有误导性，应避免或以怀疑态度对待(见图 17.7c、d)。

分类数据最好展示在以行和列表示处理和结果的表中。分类结果的例子包括治愈和未治愈，存活和死亡，以及最小、中等和显著的改善。分类结果应明确定义、数量不多、临床上较重要且在试验开始前宣布。

数据是否经过统计检验，检验是否正确使用?

临床试验中观察到的结果差异可能仅仅是偶然的。因此，统计分析势在必行。以确认结果来自治疗而不是偶然。这种警告对于包含少数患者的试验尤其如此，许多已发表的皮肤病学试验就是如此。

统计方法

理解 *P* 值

理解 P 值是理解和解释统计检验的基础。简而言之，所有的临床研究都是以无效假设开始，即每种治疗的效果相同。如果研究结果表明治疗效果不同，则进行统计学检验，以确定差异是否仅来自偶然性或抽样误差；如果这种差异不能用偶然性来解释，则可以拒绝每种治疗效果相同的无效假设。P 值表示如果治疗效果相同，观察到的差异可能由偶然性导致的概率。

在实际治疗效果没有差异，而观察到的差异仅仅来源于偶然性或抽样误差时，这种“判断治疗结果存在差异的错误”称为 Ⅰ 类错误或 α 型错误。“差异有统计学意义($P=0.05$)”的说法意味着：观察到的差异由偶然性导致的概率是 1/20，且由于不太可能拒绝无效假设(治疗效果相同)，因而，作者将接受这种程度的偶然性。反之，“差异没有统计学意义($P=0.10$)”的说法意味着：观察到的差异由偶然性导致的概率是 1/10，且由于不太可能拒绝无效假设(治疗效果相同)，因而，作者将不会接受这种程度的偶然性。重要的是，应当注意“不显著”意味着“差异”没有被证明，但并不是没有差异。

接受 0.05 的显著性水准作为拒绝无效假设的截止点是基于质量控制标准的传统，并非绝对正确。有时需要更加严格的标准，有时又需要放宽这个标准。例如，一项涉及新型化疗药物的研究，随机选取了 30

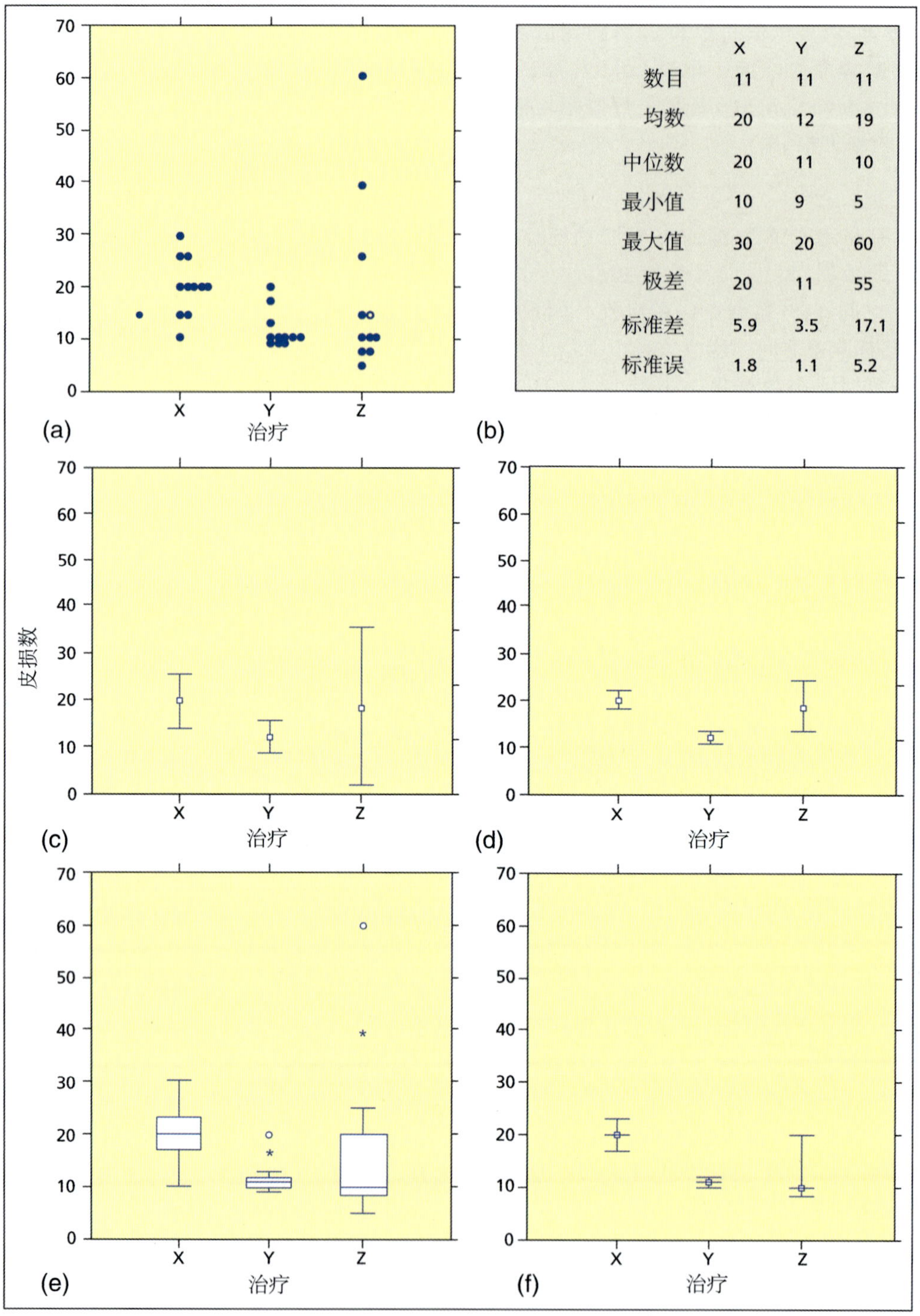

	X	Y	Z
数目	11	11	11
均数	20	12	19
中位数	20	11	10
最小值	10	9	5
最大值	30	20	60
极差	20	11	55
标准差	5.9	3.5	17.1
标准误	1.8	1.1	5.2

图 17.7 **治疗方案 X、Y、Z 临床试验中假设的最终病灶计数(每个面板显示或汇总相同的数据)**

所有数据点(a)的图表展示可以准确地描述结果的大小和分布。常用的汇总统计数据(b)。

由 1 SD(c)或 1SE(d)组成的均数、误差条,对于即便呈正态分布的治疗反应 X 几乎不能提供有用的信息,对于数据呈偏斜分布的治疗 Y 完全是误导,而对于治疗 Z 则是极端的。

数据的箱形图(e)显示均数(箱内的线段),四分位数间距(箱顶和箱底),也充分展示了偏斜数据(注意 Y 列箱形中不对称的均数)及极值(Z 列箱形中不对称均数,以及由星号和空心圆代表的极值)。

关于均数的 95%置信区间(f)充分代表了偏移数据和离群值的存在。如果两个均数或中位数两例 95%置信区间不重叠,那么在 95%水平上可以确信两个群体的均数或中位数是不同的。

名转移性黑素瘤患者，15 名接受这种新药物治疗的患者中有 7 人存活了 5 年，15 名接受常规手术、化疗和放疗的对照组患者中有 3 人存活了 5 年，通过 χ^2 检验（见后文）（Yates 校正后的 $\chi^2=1.35$；$P=0.25$）得出：两组治疗效果无统计学意义。然而，两组治疗效果却是有潜在的差异的。如果这种化疗方法是有益的，而且有效率的估计差异就是有效率的真实差异，那么它可能每年会在美国挽救 2528 例患者（基于美国每年有 9480 例因黑素瘤死亡的病例，以及在这个假设例子中生存率的提高）。由于研究结果在生物学和临床上的重要性，如果有 1 例生存，该治疗应在具有更高检验效能的更大的患者群体中进行研究（见后面检验效能的讨论）。有人或许会认为在这种情况下应放宽 95%（$P=0.05$）的标准。通过使用置信区间可以揭示治疗的潜在益处（参见置信区间的讨论）。

研究者应说明采用了哪些统计方法来比较结果，仅以“差异有统计学意义（$P<0.05$）”并不能对数据进行充分描述。应当详述所采用的准确的统计方法（如 t 检验或 χ^2 检验）和所获得的结果。t 检验和列联表分析（例如 χ^2 检验和 Fisher 确切概率法）是最常用的统计方法，所有医师都应该了解。

t 检验

t 检验是生物医学文献中最常用的统计检验方法。它用于确定两个样本均数的差异是否仅来自偶然性（抽样误差）。需要强调的是，显著性水准为 0.05 的 t 检验旨在比较两个样本或总体均数的差异。t 检验还有其他重要的限制，如应该用来比较正态分布区间数据的均数；其分析的数据应足够大，不应包含离群值，应具有统计独立性，且两个治疗组的变异性应相似。大多数情况适合应用双侧 t 检验，若需进行单侧 t 检验，应说明原因，比如当研究者只关心一种治疗方法是否优于对照组时，即可使用单侧 t 检验[3]。

非配对 t 检验用于分析两组不同的患者（如接受替代治疗的患者）。配对 t 检验用于分析两种不同治疗对同一组患者的影响（如在交叉或左右比较研究中）。

可以通过比较卡泊三醇软膏和倍他米松软膏治疗稳定的斑块型银屑病的研究来对 t 检验加以说明[4]。在这项多中心随机对照试验中，201 例患者和 200 例患者分别被随机分配到卡泊三醇组和倍他米松组，结果通过 PASI 评分的变化来评估。在治疗 6 周结束时，卡泊三醇组和倍他米松组的 PASI 评分分别降低 5.50 和 5.32。应用非配对 t 检验评估 PASI 评分变化的微小差异是否具有统计学意义。t 值和相应的显著性水准可以用计算机程序确定，也可以用 t 分布表和公式计算，结果显示差异无统计学意义（$P=0.76$）。因此，试验未能证明两种治疗方法之间存在差异。

在 Gore 等[5]对 *British Medical Journal* 统计方法使用情况的综述中提到，误用 t 检验是最常见的错误之一。他们发现，在应用了统计分析的报告中，52%（32/62）至少包含 1 个统计错误。其中有 11 个错误使用了 t 检验。这些错误包括使用 t 检验分析非正态分布或具有不同变异度的数据、使用非配对 t 检验分析配对数据。另一个常见错误是应用 t 检验比较两组以上样本的均数。有研究发现 1977 年在 *Circulation Research* 和 *Circulation* 上采用了统计分析的学术论文中，分别有 61% 和 44% 的文章应用了 t 检验比较两组以上样本的均数[6]。

t 检验不应用于分析偏态分布或组间变异度（标准差）很大的数据，也不适用于样本量较小的数据，因为无法验证其是否为正态分布。在这些情况下，Mann-Whitney *U* 检验可用于非配对数据，而 Wilcoxon 检验可用于配对数据。t 检验也不应用于比较两个以上的组，因为它忽略了组间关联且增加了获得错误结论的可能性，t 检验同样不适合对两组以上的均数数据进行比较，可以使用不同形式的方差分析。

列联表

χ^2 检验是检验列联表中分类数据的差异是否仅为抽样误差导致的最常用方法。经典的四格列联表（四格表资料）如表 17.4 所示。表中的数字（以 a、b、c 和 d 表示）是每个治疗组中属于每个结果类别的患者数。设定无效假设为两组治疗方法的总有效率相同（均为治疗有效的患者数除以患者总数，表 17.4 中的 V1/N）。然后应用 χ^2 检验来计算如果两种治疗的有效率相同，在偶然或抽样误差的影响下获得实际频数的可能性有多大。连续校正 χ^2 检验适用于分析样本量较小的数据（20～40 例）。在列联表中，当使用连续曲线估算离散频率时，可用校正的方法加以补偿。其中，Yates 校正最常用（表 17.4）。样本量小的试验（表 17.4 中 a、b、c 或 d 的理论频数小于 5 人或者患者总数小于 20 人）不应采用 χ^2 检验，应该采用 Fisher 确切概率法。分析非配对列联表数据用 χ^2 检验，配对列联表数据用 McNemar 检验。列联表分析可以很容易地修改，并用于比较两组及以上的治疗效果。

像 t 检验一样，χ^2 检验也常在发表的临床研究中被误用。Gore 等分析发表在 *British Medical Journal* 上的医学论文使用的统计方法时，发现 62 篇论文中有12篇不恰当地使用了的 χ^2 检验[5]。这些错误

第2部分

表 17.4　四格表资料示例

	有效	无效或疗效差	合计
A 治疗方法	a	b	H1
B 治疗方法	c	d	H2
合计	V1	V2	N

非配对数据的四格表资料 χ^2 检验使用以下公式计算：

$$\chi^2(\text{非校正})=\frac{|a\times d-b\times c|^2 N}{H1\times H2\times V1\times V2}$$

$$\chi^2(\text{Yates 校正})=\frac{(|a\times d-b\times c|-0.5\times N)^2 N}{H1\times H2\times V1\times V2}$$

$|a\times d-b\times c|$ 表示 $a\times d-b\times c$ 的绝对值。

包括：在小样本量研究中，未进行连续性校正、未清楚阐述需要检验的假设、缺乏对自由度的考虑以及采用错误方法对配对数据进行检验等。

置信区间

标准统计假设检验通常会得出一个 P 值，即观察到的差异可能由偶然性产生的概率。如果该概率等于或小于预先确定的“临界值”(通常为 0.05)，则拒绝无效假设，认为差异有统计学意义。如果 P 值大于该临界值，则不拒绝无效假设，认为差异无统计学意义。这种将临床研究结果的差异性划分为有意义或无意义的两分法有时可能会产生误导，也可能会隐藏某些有意义的结果。在治疗性试验中，最重要的是研究者是否能够检测到治疗中显著的医学差异以及差异可能有多大。传统的显著性水准是解释试验结果的指南，但不应被认定为绝对正确。可以解释二分类显著性检验方法弊端的例子为：有两个试验，一个试验的 P 值为 0.05，另一个试验的 P 值为 0.06。显著性水准的差异非常小，但前者被认为有统计学意义，后者则无统计学意义。

用置信区间呈现研究结果是对临床试验的一种替代或补充方法，有人认为置信区间更有意义。简言之，研究的结果提供了对治疗效果的最佳估计，而置信区间提供了“样本”或“对治疗的真实反映”的一段区间。如果试验重复多次，产生的 95% 的置信区间将包含治疗效果的总体或实际均数。总体或实际均数只有 1/20 的概率落在 95% 置信区间外。实际有效率一般位于置信区间的中间，很少在置信区间的末尾或末尾附近。如果两个均数或中位数的 95% 置信区间不重叠，那么在 95% 水平上，则可认为从中抽取样本的两个总体均数或中位数是不同的。

置信区间提供了一个直接的、数值化的测量方法，该方法粗略地评估了由抽样误差导致的治疗效果。置信区间的宽度是由样本量(样本越大，区间越窄)、被测结果的变异度(变异度越大，区间越宽)和期望置信度(期望的置信度越高，区间越宽)决定(图 17.8)。确定均数及其差异、率及其差异的置信区间可通过查表、用公式计算或使用计算机软件获得。在比较研究中，应计算各组间差异的置信区间，而不是分别计算各组结果的置信区间。

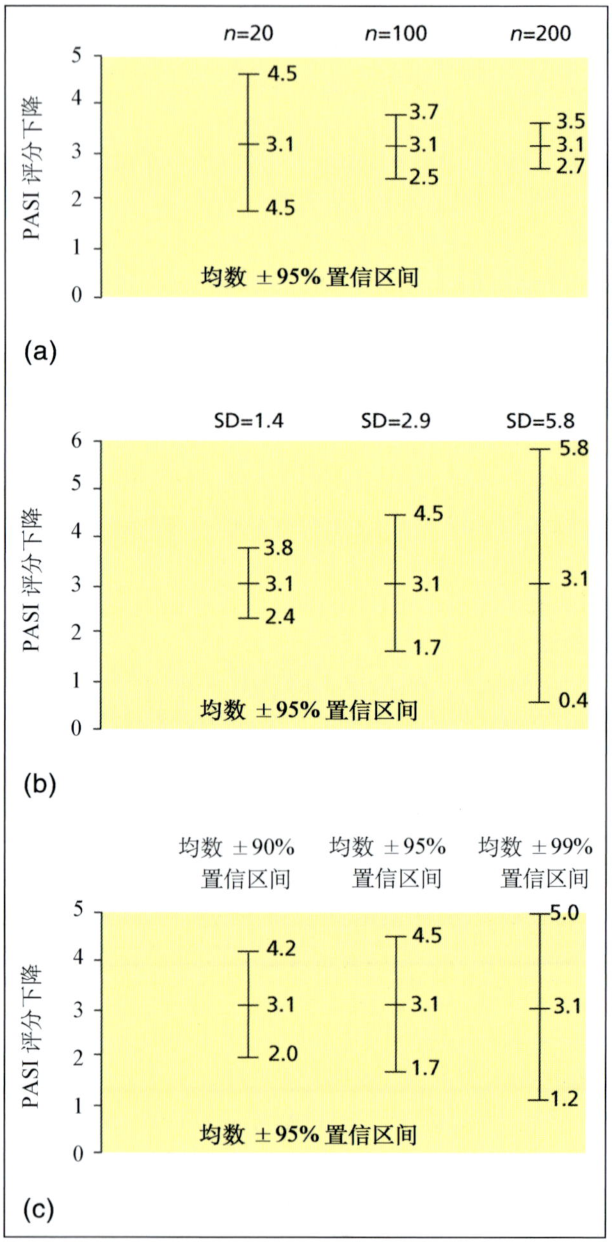

图 17.8　样本量大小(a)、被测结果的可变性(b)、期望置信度对置信区间的影响(c)

(a)PASI 评分下降的均值为 3.1，标准差为 2.9，样本量从 20 上升到 200 时，95% 置信区间的变化。(b)20 例患者的 PASI 评分下降的均值为 3.1，随着样本变异性(标准差)的增加，95% 的置信区间变宽。(c)20 例患者的 PASI 评分变化的均数为 3.1，标准差为 2.9。当期望的置信度从 90% 增加到 99% 时，置信区间变大。

假设检验结果与相应的置信区间之间存在密切关系；如果两种治疗方法的差异在 5%的检验水准上有统计学意义，则相应的 95%置信区间不包括零差异。用置信区间替代 *P* 值或进行补充的优点是置信区间用不精确的数值呈现治疗效果的差异。

置信区间对于差异无统计学意义(即 *P* 值大于 0.05)的试验数据是有价值的。如果一种治疗方法在临床上很重要并且有效，但研究结果却与对照组差异无统计学意义，这种积极的治疗效果就可能在研究中被忽略。要确定阴性结果的研究中是否忽略了这种治疗效果，可以查看 95%置信区间的上限。以前述卡泊三醇和倍他米松试验为例，PASI 评分差异的 95%置信区间上限为 0.78。PASI 评分的这种差异不太可能有太大的临床意义，因此在本研究中不太可能遗漏卡泊三醇的治疗优势。

相比之下，假设转移性黑素瘤新疗法、常规疗法的治愈率分别为 7/15、3/15，亦即 47%和 20%，两者之间的差异为 27%。比例差异的 95%置信区间为 −10%～51%。治愈率差异的上限为 51%。这一差异显然会对转移性黑素瘤患者的治疗产生重大影响，因此，本研究可能忽略了转移性黑素瘤治疗进展。还要注意的是，比例差异的 95%置信区间不排除零差异；因此，没有 95%的把握去确定两种治疗方法的治愈率是不同的。

置信区间也可用于阐述单一治疗方法的有效性。使用公式、表格、列线图和计算机程序可以确定治疗方法有效率的 95%置信区间。例如，假设一位医师用甲硝唑治疗 20 例扁平苔藓患者，发现其中 12 例(60%)有很好的疗效。这个有效率的置信区间在 36%～81%。因此，实际总有效率很可能远远低于(或高于)医师根据其个人经验得出的结论。从置信区间可以得出重要的结论。报道的反应率存在一定程度的不确定性，可通过确定置信区间用精确的数值表示。

置信区间也可用于解释临床研究中观察到的不良反应的发生率。例如，在卡泊三醇治疗银屑病研究中，接受卡泊三醇治疗的 201 例患者中有 40 例(20%)发生了皮损或皮损周围的刺激。这个不良反应的 95%置信区间是 14%～26%，因此，卡泊三醇发生的局部刺激的不良反应发生率很高，可能高达 26%。如果研究中没有发生不良反应，仍可以确定不良反应的 95%置信区间。

通过查找现有表格可以获得准确的 95%的不良反应率的上限。若暴露的病例至少有 30 例，则可用该研究中暴露的患者数除以 3，可以合理地得到不良反应的 95%置信区间上限。例如，如果 100 例暴露的患者没有发生任何事件，则其 95%置信区间的上限为 3/100 或 0.03[7]。

统计效能

如果受试者人数较少，比较性试验中治疗效果的差异可能会被忽略。例如，1978 年，Freiman 等对 71 项发表的结果为阴性的试验进行了一项调查，发现 57 项(80%)研究和 34 项(48%)研究的结果改善率分别为 25%或 50%[8]。这项调查被引用了 700 多次，说明了该研究的重要性，以及该研究发现临床治疗差异的效能的重要性。尽管人们认识到检验效能的重要性，但 Moher 等在 1994 年进行的一项跟踪调查表明，在 102 项阴性结果的研究中，有 84%和 64%的研究可能忽略了 25%或 50%的预后改善结果[9]。

效能是指研究检测治疗效果差异的能力。在设计良好的临床研究中，研究人员应该对不同治疗之间的预期差异进行评估或预测，并了解这些差异在临床上的重要性。在设计试验时应计划招募足够数量的患者，以确保当预期的或临床上两种治疗之间确实存在差异时，有相当的把握能检测到。错误地相信治疗方法之间没有差异，而实际上有差异，是Ⅱ类或 β 型错误。

1 项研究中，对差异是否具有显著性的统计效能取决于治疗方法的有效率、研究人员期望的显著性水准和接受治疗的患者数量。通过公式、列线图、可编程计算器或计算机软件，可以计算检测治疗试验之间差异的效能。通常，在显著性水准为 0.05 时，80%的检验效能被认为是足够的。选择 80%的检验效能意味着，在有特定数量患者的前提下，如果治疗中预期的或临床上重要的差异确实存在，5 项试验中有 4 项将显示差异有统计学意义。有时也需要更高的检验效能。例如，将检验效能提高到 90%意味着 10 项试验中有 9 项将检测到治疗之间差异具有统计学意义(如果差异确实存在的话)。最好在试验开始之前要设定好检验效能。那些在统计学上未能证明不同治疗之间存在统计学差异的研究，应该包括对检验效能的讨论。

当治疗效果差异较大时，所需的样本量较小。相反，当治疗效果差异较小或有效率比较高时，则所需的样本量较大。

正如 Moher 等[9]所指出的，如果阴性结果的试验有足够的样本量来检测一个重要的临床效应时，那么阴性结果是可以解释的——治疗的效果至少没有大到与临床相关。如果阴性结果的试验检验效能不足，通常会忽略统计学上无差异、但临床上却非常重要的结果，甚至会认为研究中的治疗方法是没有区别的。因此，报告样本量和(或)检验效能是有重要科学依据的。

必须正确看待统计分析的重要性。统计学是一种工具，用来证明研究的结果不仅仅是由偶然性或抽样误差导致。假设检验和置信区间的使用相结合，分别评估了试验结果因偶然性而产生的可能性和不同治疗方法之间的差异。统计分析不能说明不同治疗方法的医学意义。换言之，有统计学意义不应该，也不可能，等同于有医学意义。相反，如果一项研究结果表明治疗的差异无统计学意义，并不意味着治疗之间的差异没有医学上的重要意义。可能仅是因为样本量小。

评估临床研究论文的快捷方法

用于评估证据的循证医学评估标准是临床研究质量评估的其他方案的子集[1]。这些方法包括 QUOROM、PRISMA 和 CONSORT，加强流行病学中观察性研究报告（Strengthening the Reporting of Observational Studies in Epidemiology，STROBE）以及 DerSimonian、Evans 和 Pollock、Poynard、Nyberg 等其他许多方法[1,2,10-12]。这些方法的共同之处在于它们要求阅读整篇论文，尤其是方法部分。对于忙碌的临床医师来说，试图应用这些方法高效率地找到特定问题的答案通常很难。相反，可以使用一种评估文献的快捷方法（表 17.5），节省医师们的时间。这个方法允许不阅读那些构思、设计、执行或报告不佳以及阴性结果的研究。在每一步之后，都应该问自己这样的问题："我还对这个试验感兴趣吗？"以及"它值得我花宝贵的时间在上面吗？"

表 17.5　评估临床研究论文的快捷方法

步骤	评价
阅读题目	如果有兴趣，继续
阅读摘要	如果仍然值得你花时间，继续
查看图表	寻找最重要的数据。数据是否完整？是否有对照组？结果在临床上是否重要？是否通过统计检验，检验方法是否正确？如果仍然值得你花时间，继续
阅读结果	是否报道了并发症？是否考虑了依从性和失访的患者？自问："如果作者所说的一切都是真的，那么这对我的患者、我的临床实践或是整个皮肤病学都很重要？"如果"不"，停止阅读。如果"是或可能"，继续
阅读方法	患者是如何被选择和分配的？是否对结果进行明确界定和采用盲法评估？结果是否有效？如果是，继续
记录引文	标记该研究的作者、引文以及结论，方便后续检索
阅读讨论	
阅读前言	

先要阅读标题。如果对标题感兴趣，那就继续读摘要。如果读完摘要后仍然觉得这篇文章值得花时间去读，接着看图表。作者通常会在这部分展示最好或最具说服力的数据[13]。在一篇好的文献中，应该能在摘要和图表中看到重要的结果。试挑出一两个包含最重要数据的图表，看它是否将数据正确的汇总和展示。确定是否有合适的对照组，结果是否具有临床和生物学意义，是否对数据进行统计分析，是否使用了正确的统计学方法。您自己检查和评估数据是很重要的。如果您仍然认为这篇文献值得花时间阅读，请阅读结果。确定是否报道了并发症，是否考虑了依从性和失访的患者。读完研究结果后，问自己一个问题："如果作者所说的一切都是真的，那么这对我的患者、我的研究更或是整个皮肤病学都很重要吗？"如果答案是确定的"不"，那就停止阅读；如果答案为"是或者可能"，则继续阅读研究方法。

在阅读这些方法时，应特别注意那些可增强临床研究并有助于验证其结论的特征。尤其是，纳入标准、患者是否随机分配，以及是否对结果进行明确界定和盲法评估。努力寻找研究的资助方及是否声明了所有可能的利益冲突[14]。如果你认为该研究是在合理的方式下进行的并且结论是有效，那么对作者和研究结论做一些标记。大多数计算机平台都提供了几个用于编目和管理参考文献的软件包（例如 EndNote® 和 Reference Manager®）。最后，如果您仍有兴趣和时间，可依次阅读讨论和前言。

（译者：刘军麟　**一审：**吴伟伟　**二审：**丛林　**三审：**朴永君　**润色：**夏艾婷）

参考文献

所有文献请查阅网址：www. rooksdermatology. com.
以下列出的是重要参考文献。

Evidence-based medicine

[1] Bigby M, Corona R, Szklo M. Evidence-based medicine. In: Goldsmith LA, Katz SI, Gilchrest BA, Paller A, Leffell DJ, Wolff K, eds. *Fitzpatrick's Dermatology in General Medicine*, 8th edn. Columbus, OH: McGraw-Hill, 2012: 9-15.

[3] Cochrane A. *Effectiveness and Efficiency. Random Reflections on Health Services*. London: Nuffield Provincial Hospital Trust, 1972.

[4] Sackett DL, Haynes RB, Guyatt GH, Tugwell P. *Clinical Epidemiology: A Basic Science for Clinical Medicine*. Boston: Little, Brown and Company, 1991.

[6] Sackett DL, Rosenberg WM, Gray JA, Haynes RB, Richardson WS. Evidence based medicine: what it is and what it isn't. *BMJ* 1996; 312: 71-2.

[11] Williams HC. Dowling Oration 2001. Evidence-based dermatology 2 a bridge too far? *Clin Exp Dermatol* 2001; 26: 714-24.

[12] Sterne JA, Egger M, Smith GD. Systematic reviews in health care: investigating and dealing with publication and other biases in meta-analysis. *BMJ* 2001; 323: 101-5.

[14] Bigby M, Stern RS, Bigby J. An evaluation of method reporting and use in clinical trials in dermatology. *Arch Dermatol* 1985; 121: 1394-9.

[15] Adetugbo K, Williams H. How well are randomized controlled trials reported in the dermatology literature? *Arch Dermatol* 2000; 136: 381-5.

[18] Lexchin J, Bero LA, Djulbegovic B, Clark O. Pharmaceutical industry sponsorship and research outcome and quality: systematic review. *BMJ* 2003; 326: 1167-70.

[19] Boutron I, Dutton S, Ravaud P, Altman DG. Reporting and interpretation of randomized controlled trials with statistically nonsignificant results for primary outcomes. *JAMA* 2010; 303: 2058-64.

Formulating questions and finding evidence

[1] Rzany B, Bigby M. Formulating well built clinical questions. In: Williams HC, Bigby M, Diepgen T, Herxheimer A, Naldi L, Rzany B, eds. *Evidence-based Dermatology*, 2nd edn. London: BMJ Books, 2009: 29-30.

[2] Guyatt G, Drummond R, Meade M, Cook D. The Evidence Based Medicine Working Group Users' Guides to the Medical Literature, 2nd edn. Chicago: McGraw Hill, 2008: 17-28.

[4] Bigby M, Corona R, Szklo M. Evidence-based Medicine. In: Goldsmith LA, Katz SI, Gilchrest BA, Paller A, Leffell DJ, Wolff K, eds. Fitzpatrick's Dermatology in General Medicine, 8th edn. Columbus, OH: McGraw-Hill, 2012: 9-15.

[8] Lau J, Ionnidis JPA, Schmid CH. Summing up evidence: one answer is not always enough. *Lancet* 1998; 351: 123-7.

[9] Kunz R, Oxman AD. The unpredictability paradox: review of empirical comparisons of randomised and non-randomised clinical trials. *BMJ* 1998; 317: 1185-90.

[10] Benson K, Hartz AJ. A comparison of observational studies and randomized, controlled trials. *N Engl J Med* 2000; 342: 1878-86.

[12] Williams HC, Dellavalle RP. The growth of clinical trials and systematic reviews in informing dermatological patient care. *J Invest Dermatol* 2012; 132: 1008-17.

[16] Collier A, Heilig L, Schilling L, Williams H, Dellavalle RP. Cochrane Skin Group systematic reviews are more methodologically rigorous than other systematic reviews in dermatology. *Br J Dermatol* 2006; 155: 1230-5.

[20] Greenhalgh T. *How to Read a Paper: the Basics of Evidence Based Medicine*, 5th edn. London: BMJ Publishing Group, 1997.

Critically appraising evidence and applying it to individual patients

[1] Bigby M, Corona R, Szklo M. Evidence-based medicine. In: Goldsmith LA, Katz SI, Gilchrest BA, Paller A, Leffell DJ, Wolff K, eds. *Fitzpatrick's Dermatology in General Medicine*, 8th edn. Columbus, OH: McGraw-Hill, 2012: 9-15.

[2] Bigby M. Understanding and evaluating systematic reviews. *Indian J Dermatol* 2014; 59: 134-9.

[4] Egger M, Smith GD, Sterne JA. Uses and abuses of meta-analysis. *Clin Med* 2001; 1: 478-84.

[16] Schriger DL, Altman DG, Vetter JA, Heafner T, Moher D. Forest plots in reports of systematic reviews: a cross-sectional study reviewing current practice. *Int J Epidemiol* 2010; 39: 421-9.

[25] Bigby M, Gadenne A-S. Understanding and evaluating clinical trials. *J Am Acad Dermatol* 1996; 34: 555-90.

[26] Williams HC. How to critically appraise a randomized controlled trial. In: Williams HC, Bigby M, Diepgen T, Herxheimer A, Naldi L, Rzany B, eds. *Evidencebased Dermatology*, 2nd edn. London: BMJ Books, 2008: 44-51.

[29] Fergusson D, Aaron SD, Guyatt G, Hebert P. Post-randomisation exclusions: the intention to treat principle and excluding patients from analysis. *BMJ* 2002; 325: 652-4.

[30] Allen AM. Clinical trials in dermatology. Part 3: Measuring responses to treatment. *Int J of Dermatol* 1980; 19: 1-6.

[35] Freiman JA, Chalmers TC, Smith JH, Kuebler RR. The importance of beta, the type II error and sample size in the design and interpretation of the randomized control trial. *N Eng J Med* 1978; 299: 690-4.

[36] Moher D, Dulberg CS, Wells GA. Statistical power, sample size, and their reporting in randomized controlled trials. *JAMA* 1994; 272: 122-4.

Evaluating the data in clinical research papers and a shortcut method for reading clinical research papers

[1] Bigby M, Gadenne A-S. Understanding and evaluating clinical trials. *J Am Acad Dermatol* 1996; 34: 555-90.

[2] Moher D, Liberati A, Tetzlaff J, Altman DG, PRISMA Group. Preferred Reporting Items for Systematic Reviews and Meta-Analyses: the PRISMA Statement. *BMJ* 2009; 339: b2535.

[5] Gore SM, Jones IG, Rytter EC. Misuse of statistical methods: critical assessment of articles in BMJ from January to March 1976. *BMJ* 1977; 1(6053): 85-7.

[6] Glantz SA. Current topics biostatistics: how to detect, correct and prevent errors in the medical literature. *Circulation* 1980; 61: 1-7.

[8] Freiman JA, Chalmers TC, Smith J, *et al*. The importance of beta, the Type II error and sample size in the design and interpretation of the randomized control trial. *N Eng J Med* 1978; 299: 690-4.

[9] Moher D, Dulberg CS, Wells GA. Statistical power, sample size, and their reporting in randomized controlled trials. *JAMA* 1994; 272: 122-4.

[11] Moher D, Hopewell S, Schulz KF, *et al*. CONSORT 2010 ex-

第2部分

planation and elaboration: updated guidelines for reporting parallel group randomised trials. *BMJ* 2010;340:c869.

[12] Von Elm E, Altman DG, Egger M, Pocock SJ, Gotzsche PC, Vandenbroucke JP; STROBE Initiative. Strengthening the Reporting of Observational Studies in Epidemiology (STROBE) statement: guidelines for reporting observational studies. *BMJ* 2007;335:806-8.

[13] Murray GD. Statistical guidelines for the British Journal of Surgery. *Br J Surg* 1991;78:782-4.

[14] Williams HC, Naldi L, Paul C, Vahlquist A, Schroter S, Jobling R. Conflicts of interest in dermatology. *Acta Derm Venereol* 2006;86(6):485-97.

第 18 章

局部治疗原则

John Berth-Jones

University Hospital, Coventry, UK

概述

皮肤科医师有幸从事人体最表浅器官的研究，这在皮肤病的诊断及治疗中有很大的优势和便捷。虽然皮肤科也有系统性药物治疗，但很多炎症性疾病和肿瘤增生性疾病可以通过当前众多的局部物理治疗或药物学方法得到有效控制。后者是本章的主题，本章总结了局部的药物治疗，即用药于皮肤表面。其中一些药物已经使用了一个世纪或更久，而另一些则属于不断扩大适应证研发配制成的新型或更为有效的局部治疗制剂。

局部用药充分发挥了药物可以在皮肤中实现高浓度而使其他器官伤害最小的特性。与系统用药相比，这大大提高了药物的有效性和安全性。不良反应也大多是局部性的。

局部用药处方

为达到最佳疗效，开具局部用药处方时需要考虑几个因素。当治疗中含有活性药物时，必须标明该药物的浓度、剂型和用药频率。需要向患者讲清楚用药量、用药确切部位，并进一步解释与沐浴、其他治疗在时间上的先后性。医师需要了解局部治疗相关的不良反应，特别是药物可能导致的局部刺激或过敏反应。了解影响药物系统吸收的因素也很重要。

药物浓度

局部用药浓度常规如下。

- 浓度通常以制剂中有效成分质量的百分比表示。浓度为 1% 表示在 100g 制剂中含有 1g 有效成分。很多药物浓度都可用上述方式解释。因此，60% 的水杨酸制剂用于治疗跖疣或鸡眼，而浓度为 0.0003%骨化三醇用于治疗银屑病。这种非常低的浓度通常写为 3μg/g。

- 常用的另一种表达方式，特别是液体制剂，是用有效成分质量占制剂体积的百分比表示，例如 1%的溶液表示在 100 ml 制剂中含有 1 g 有效成分。分别常用 w/w(质量/质量)和 w/v(质量/体积)的缩写形式来表示使用的浓度。
- 溶液中药物的浓度通常以“份”表示，因此 1∶1000 高锰酸钾溶液表示在 1L 溶液中含有 1g 高锰酸钾，其可表述为 0.1%(w/v)。

局部用药的疗效与药物浓度通常不成正比。将药物浓度加倍或减半通常对治疗反应影响不大。以局部应用糖皮质激素为例，含不同浓度有效成分的制剂通常具有相似的生物学效应[1]。然而，改变药物浓度在个案中产生的效应可能远远大于临床试验中比较两种不同浓度药物产生的直观效应。成人和儿童间也可能存在差异(参见本章后面的他克莫司部分)。

剂型的选择

外用药物必须选择合适的剂型涂抹在皮肤上。外用药的剂型包含了制剂中除有效成分外的所有成分。剂型的选择依赖于接受治疗的解剖部位和皮肤状况。通常，急性炎症期的皮损最好用相对温和的制剂以减少刺激。湿润或有渗出的皮损通常用“湿”性药物如洗剂或霜进行治疗，而干性皮损对软膏的封包作用反应良好。毛发生长区皮肤，特别是头皮，可以用配制成洗发水、洗剂、凝胶或摩丝的药物进行治疗。当治疗面部皮损时，剂型的美容性特别重要。患痤疮的油性皮肤通常最好用洗剂或凝胶，患玫瑰痤疮的敏感肌肤最好用有润肤效果的霜剂。这里以非专利产品为例，总结了部分剂型的物理特性，但上述原则同样适用于制造商投入大量研发工作的专利产品。

软膏。是由脂质组成的半固体剂型，如白凡士林。它们具有很好的封包和润肤特性。一些软膏中含有乳化剂，如多元醇(聚乙二醇)或蜡硬脂醇(如乳化软膏 BP)。后者具有轻度油腻感、良好的渗透性及易于清洗的优点。软膏较其他剂型需要更少的防腐剂，因为它们不含水分、不利于微生物生长。

霜剂。是由脂质和水分乳化形成的半固体剂型。乳剂属于悬浮液，分为水包油型和油包水型(参见乳化剂部分)。前一类是水溶性霜或者霜剂，如水溶性霜俗称冷霜 BP。溶于水，可冷却和舒缓皮肤，并且能很好地被皮肤吸收。后一类，是油包水型，如油性霜 BP。不溶于水，更难以洗掉，具有润肤、润滑和轻度封包性(但不如软膏)。

糊剂。是含有高比例细粉状物质如氧化锌或淀粉的半固体剂型。保护性(脂肪)糊剂有油腻感，污秽且不溶于水。难以涂抹和去除，但其吸附性可以使糊剂和药物成分精确定位。具有封包、保护和保湿性。糊剂的稠度可以通过添加油来“软化”或通过硬石蜡“硬化”。干性糊剂，也称为冷糊剂，是粉末与液体的混合物。不油腻、溶于水、易于涂抹和去除。具有干燥和舒缓作用，可与敷料一起用作糊状绷带或活性药物的剂型。

洗剂。是液体剂型，通常是单纯的悬浮液或药物与水、乙醇或其他液体配制而成的溶液。含乙醇成分的洗剂具有刺激性，特别是用于破损皮肤时。洗剂用于皮肤，液体成分蒸发，在皮肤表面形成药物薄膜。粉末与水形成的悬浮液如炉甘石洗剂，每次使用前需要震荡，也称为震荡剂。

凝胶。凝胶可被视为稠化的洗剂，多为含有高分子化合物的半固体剂型，如羧乙烯聚合物(卡波姆)或甲基纤维素。洗剂和凝胶特别适合头皮和其他毛发生长区皮肤的治疗。与洗剂一样，凝胶易于变干，在皮肤表面形成薄膜。凝胶可配制成化妆品用于面部。

粉剂。直接应用于皮肤，称为爽身粉。可以减少摩擦(滑石粉)或皮肤过度潮湿(淀粉)。有些粉剂含药物成分，如用于足部的抗真菌剂。

涂膜剂。是液体剂型，包括水、水醇或乙醇(酊剂)，通常用刷子涂在皮肤或黏膜上，液体蒸发后形成薄膜。胶体制剂有时也称为涂膜剂。

胶体。如柔性胶棉 BP，是硝酸纤维素在有机溶剂中形成的液体剂型。迅速蒸发后留有柔韧性薄膜，保持药物与皮肤接触。最常用于水杨酸和乳酸给药治疗疣。也可用以保护轻微的切口和擦伤。胶体易于涂抹并有防水性，但易燃。

微海绵。通常用直径为 10～25μm 的多孔珠，形成装载药物的储库[2]。该方法已用于化妆品和防晒剂，以及诸如过氧化苯甲酰和类维生素等药物。目的是可持续释放药物，同时减少刺激。

脂质体。是由水相及包围水相的脂质囊组成的结构，直径从几纳米至几微米不等。可以包含几个脂质层，结构类似洋葱。脂质体可用于封包多种活性药物。这种情况下，脂质体又被视为“渗透增强剂”(参见渗透促进剂部分)。该技术已用于化妆品，但迄今为止对治疗皮肤病几乎没有影响。然而，它可以减少外用制剂的刺激性，如维 A 酸类、过氧化苯甲酰和地蒽酚，并减少地蒽酚对皮肤和衣服的污染[3,4,5]。

用药频率

必须说明局部用药频率，以便最大限度地提高疗效，同时避免刺激等不良反应。用药频率过高可能会导致不必要的系统吸收。润肤剂应经常使用，以保持其物理效果。可能需要每日多次使用。活性制剂通常每日应用一次或两次。一般来说，如糖皮质激素或类似物，每日两次用药，仅比每日一次略微有效，然而增加的用药量可增加药物系统吸收和用药成本。药物的药理作用可能在离开皮肤表面后持续存在。因此，每周两次局部应用强效糖皮质激素[6]可抑制特应性皮炎的复发，似乎不大可能仅通过药物的持续作用来解释。延长用药的间歇期是逐渐降低治疗强度的有效方法，特别是当缺乏较低浓度或低效制剂时。

用药量

在开处方时应说明用药总量，这有助于告知患者预期的用药时间。有一种趋势，特别是在局部应用糖皮质激素时，当包装说明书建议"谨慎应用"，英国用药说明通常会有这些字样，患者会过于谨慎。极少量用药很难起效。相反，不恰当地将功效性药物作为润肤剂不仅浪费而且具有危害性。在处方时，必须考虑药物系统吸收的可能，如外用糖皮质激素、维 A 酸类或水杨酸。

一位成年男性进行单次全身治疗所需的霜剂或软膏量的估计值波动很大。一项研究表明，"受过培训的操作人员"[7]需要 12～27g（平均 18g），而自行用药的治疗量是 8～115g（平均 44g）。另一项由护士给药的研究表明，平均需要 12g 软膏[8]。一项最近的研究，男性患者自行涂抹药平均需要 20g 软膏，女性平均需 17g[9]。根据后者研究的数据，每日用药一次连用 1 周所需的量男性约 140g，女性约 120g，而每日用药 2 次连用 1 周男性和女性患者的需求量分别为 280g 和 240g。

表 18.1 不同解剖区域局部单次应用霜剂或软膏量的近似值

区域	用药量（g）	
	男性	女性
躯干（包括臀部）	6.6	5.8
单下肢（腹股沟至脚踝）	2.9	2.5
单足	0.9	0.7
单上肢	1.7	1.3
单手	0.6	0.5
面、颈、双耳	1.3	0.9
全身	20	17

改编于 Long 和 Finlay，1991[9]。经 Wiley 允许转载。

表 18.1 提供了特定解剖区域单次用药量的估计值。表 18.2 可指导不同年龄段儿童每日全身用药 2 次，治疗一周所需的总量。所有这些数值只供大概参考，应灵活应用。除了不同年龄个体间体表面积的巨大差异外，皮肤状况也会影响药物的扩散度。每单位重量的霜剂和软膏可涂抹的面积相似[7,8]。

表 18.2 不同年龄段儿童每日 2 次全身涂抹霜剂或软膏所需的药量

	年龄										
	3 个月	6 个月	12 个月	18 个月	2 岁	3 岁	4 岁	5 岁	7 岁	10 岁	12 岁
日需求量（g）	8	10	12	13	14	16	19	20	25	30	37
周需求量（g）	56	67	84	93	95	112	135	140	172	210	256

改编于 Long 等，1998[12]。经 Wiley 允许转载。

指尖单位和手掌法则提供了简单、粗略但实用的外用药量指南。

- 指尖单位[9]，是一种局部用药粗略但实用的量度方法，指从管口直径为 5mm 的管中挤出（注意不同管口的差异），从示指的远端指纹沿着指腹延伸到指尖的软膏或霜剂的用量（图 18.1）。指尖单位在男性约为 0.49g，女性约为 0.43g[10]，平均覆盖面积约为 300cm²。不同年龄段成人和儿童不同解剖区域单次治疗所需的指尖单位数见表 18.3。
- 手掌法则，4 个成人手（包括手指）覆盖的区域可以用 1g 软膏或 2 个指尖单位治疗[11]。

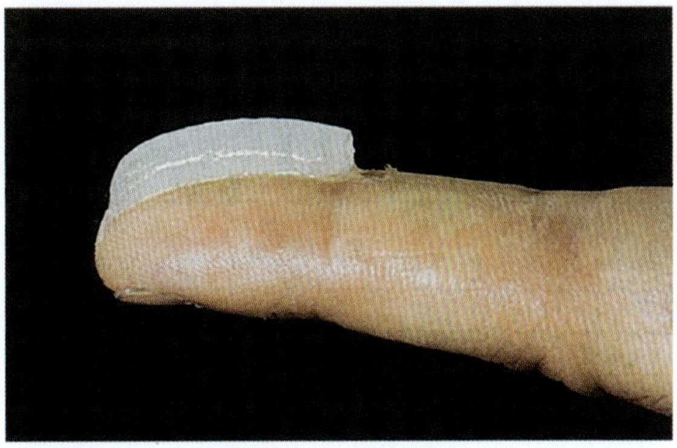

图 18.1 指尖单位

表 18.3 儿童和成人不同区域单次治疗所需的指尖单位(注意指尖单位使用成人手指测得)

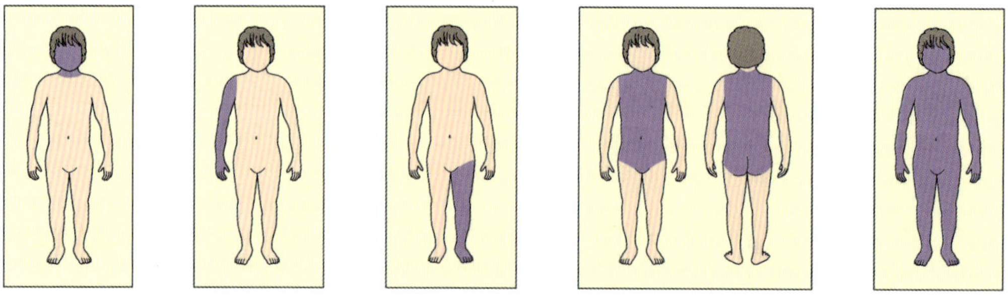

年龄	面颈部	单上肢	单下肢	躯干(包括臀部)	全身
3—6 个月	1	1	1.5	2.5	8.5
1—2 岁	1.5	1.5	2	5	13.5
3—5 岁	1.5	2	3	6.5	18
6—10 岁	2	2.5	4.5	8.5	24.5
成人	2.5	4.5	7.6	13.5	40

改编自 Long，Finlay 等，1989[9] 和 Long 等，1998[12]。经 Wiley 允许转载。

以上讨论的数据是针对活性药物的应用。润肤剂基于其物理性质而不是用于传递药物，通常使用更自由。当皮肤非常干燥时，全身的润肤剂的治疗量可能达到每日 100g。

给患者的建议

需要向患者详细说明用药时间。很多情况下，沐浴后立即用药最方便。如果同时有不同的局部治疗，向患者说明不同局部治疗的次序是非常重要的。例如，在外用有效制剂后立即使用润肤剂将不可避免地稀释活性药物并且可能将其扩散到不需治疗的皮肤。应提前告知患者有刺激性的药物及发生刺激反应时的补救措施。

如果计划使用绷带包扎或局部药物敷料进行封包治疗，需详细指导患者，最好是由培训合格的护士进行演示。最简单的封包方法是在手上使用聚乙烯手套，在足部或四肢上使用塑料食品包装膜(保鲜纸、食品保鲜膜、莎伦包装膜)。自黏水胶体敷料对四肢或躯干的局限性皮损非常有用。“湿敷”包扎在特应性皮炎的治疗中有介绍(见第 41 章)。各种其他类型的包扎(如糊剂绷带)可用于增加局部药物的渗透性并同时可防止擦伤。

当自行局部治疗失败时，由门诊专业敷药护士给药总能改善局部治疗的效果。许多皮肤科门诊部能够为每日参加治疗的严重皮肤病患者提供这种服务。入院休息及规律、监管下的治疗，可进一步提高治疗反应。

局部治疗相关的不良反应

局部用药最常见的不良反应是局部刺激或过敏反应。通过选用最佳药物浓度和治疗间隔及恰当的剂型，可最大限度地减少刺激反应的发生。过敏更难以预测和预防。接触过敏不仅由活性药物引起(如糖皮质激素分子或抗生素)，还可以由防腐剂、添加的芳香剂或剂型组分引起。几乎任何成分均可引起皮肤过敏，值得注意的包括有糖皮质激素[1]、乙二胺、丙二醇、异噻唑啉酮(特别是在非处方制剂中)[2]、乳化剂、抗生素[3,4]、山梨酸[4,5]和外用麻醉药中的十六烷基和十八烷酰[5]及芳香剂[6,7]。慢性外耳炎、瘀积性湿疹或下肢溃疡的患者特别易感[3,8,9]。老年患者更容易发展为多重过敏[9]。过敏症状习惯归因于所医治的疾病，而局部药物过敏往往被忽视。

局部用药的全身不良反应相对罕见。尽管如此，所有的局部用药都会存在一定程度的吸收，并且有时会出现意想不到的全身毒性。最被熟知的是局部过度使用水杨酸导致的水杨酸中毒。据估计，每日外用 6%水杨酸两次，使用面积约体表面积的 40%会产生毒性，并且至少有 4 例死于外用水杨酸的报道[10]。

不同治疗区域的皮肤，药物吸收率变化很大(表 18.4)[11]。封包大大增强了药物渗透性[12,13]。这种作用的机制尚不完全清楚，但部分原因是延长了药物在皮肤表面的作用时间，部分原因是角质层水合作用增强。由于儿童体表面积与体重的比例相对较大，全身不良反应的可能比预期大。在老年患者中，由于皮肤结构的变化，药物的渗透性可能会增加，亲水性药物更为明显[14]。皮肤的炎症会损害皮肤的屏障功能，显著增加药物的吸收，这在红皮病患者中尤为突出[15,16]。

表 18.4 各个部位氢化可的松的相对吸收水平

部位	相对吸收
前臂	1
足底	0.1
脚踝	0.4
手掌	0.8
后背	1.7
头皮	3.5
腋窝	3.6
前额	6
阴囊	42

改编于 Feldmann 和 Maibach，1967[11]。

外用药配方

外用药物的剂型在药物局部应用有效性中发挥着决定性作用。所用剂型必须将活性药物成分快速递送至角质层和皮肤深层。保持使用时是舒缓和舒适的，并且最好在美容方面可以接受。药物剂型还必须提供某一化学环境，保证药物在使用前足够稳定，以达到它的实际保质期。剂型最基本的作用是将活性药物稀释至所需浓度。通常添加诸如蜂蜡、液状石蜡、聚乙二醇和粉剂，利用它们的物理性质以调节药物的厚度或质感。此外，各成分扮演润肤剂、乳化剂、芳香剂、保湿剂、渗透促进剂、防腐剂或溶剂发挥相应作用。最常用的一些成分列于框图 18.1，下面将进一步讨论。一种成分通常有多种功能。

第2部分

框图 18.1 经常使用的剂型成分

脂类
- 蓖麻油
- 鲸蜡醇
- 可可脂
- 肉豆蔻酸异丙酯
- 棕榈酸异丙酯
- 羊毛脂
- 液状石蜡
- 硬脂酸
- 硬脂醇
- 白色软石蜡(凡士林)

乳化剂
- 烷基硫酸盐和磺酸盐
- 单硬脂酸甘油酯
- 羊毛脂和衍生物
- 磷酸酯
- 聚乙二醇
- 多价金属皂
- 丙二醇脂肪酸酯
- 季铵阳离子化合物
- 山梨糖醇单月桂酸酯，单棕榈酸酯和单油酸酯
- 三乙醇胺油酸酯

保湿剂
- 明胶
- 甘油
- 丙二醇
- 吡咯烷酮羧酸
- 山梨糖醇
- 尿素

渗透促进剂
- 氮酮
- 二甲基亚砜
- 丙二醇
- 水杨酸
- 尿素

防腐剂
- 苯甲醇
- 丁基化羟基茴香脑
- 丁基化羟基甲苯
- 氯甲酚
- 乙二胺四乙酸/乙二胺四乙酸二钠
- 羟基苯甲酸酯(对苯二酚)
- 丙二醇
- 偏亚硫酸氢钠
- 山梨酸/山梨酸盐

溶剂
- 丙酮
- 氯仿
- 乙醇
- 醚
- 甘油
- 异丙醇
- 甲醇
- 丙二醇
- 水

大多数外用药含有商业化的制剂配方，剂型被精心设计以达到最佳疗效。因此，向制剂中添加稀释剂或其他药物时需要谨慎。近年来，通过更严格的财政、立法和安全控制，皮肤科医师自行配制外用药越来越少，这导致药师越来越不愿意制作临时或个性化的配方。尽管如此，掌握各种剂型成分所扮演的角色仍然很重要[1]。这里只列举了最常见的成分。本章将进一步讨论原料和配方(框图 18.2)。

脂质

剂型中的脂质可作为稀释剂和溶剂，但作为润肤剂更有价值，脂质可在角质层表面形成一薄层，阻止

水分蒸发，有柔润和保湿的效果。一般而言，制剂中脂质比例越高，润肤效果越好。因此，软膏比油性霜剂更滋润，油性霜剂比水性霜剂更滋润，而大多数洗剂没有润肤效果。脂质来源广泛，可用于皮肤病的局部治疗。

框图 18.2 关于外用药物成分和配方的信息来源

- 英国药典(BP)：www.pharmacopoeia.com
- Brayfield A. Martindale：The Complete Drug Reference，38th edn. 制药出版社 2014 年(http://www.medicinescomplete.com/mc/martindale/current/)
- 欧洲药典在线(Ph. Eur)：http://online.edqm.eu/EN/entry.htm
- 美国药典委员会(USP)：http://www.usp.org/

末次访问时间为 2015 年 10 月

植物油

通过压榨或萃取的方法可以从多种植物获得油脂。植物油主要成分是三酰甘油，三酰甘油含有高比例的不饱和脂肪酸，如十八碳脂肪酸油酸(单烯)和亚油酸(二烯酸)。这些不饱和脂肪酸易被氧化，而导致酸败，散发出令人不愉快的气味，这是植物油在药物中应用受限的主要因素。

源于花生的花生油最近引起了广泛担忧，因为它所含的过敏源可能会引起花生敏感个体的过敏反应。可可脂，也称为可可油，是可可豆的产物，主要由棕榈酸、硬脂酸和油酸组成。还包含有抗氧化剂，使得这种植物油非常稳定，甚至可以与其他成分混合储存。室温下有脆性，30～35℃熔化。蓖麻油来自蓖麻(Ricinus communis)，几乎完全由十八碳长链脂肪酸蓖麻油酸组成。橄榄油含有大量的油酸。乳木果油是从乳木果树(Vitellaria paradoxa)的果实中提取的。是一种有效的润肤剂，含有一定比例的棕榈酸、硬脂酸、油酸和其他脂肪酸以及肉桂酸酯。肉桂酸酯有光保护性。

矿物油

1872 年 Robert Chesebrough 申获了一项名为 Vaseline 产品的美国专利，原油提取物开始用于治疗皮肤病。

原油提取物可以生产为液态、半固态或固态的润肤产品，包括液状石蜡 BP、矿物油 USP、黄色和白色软石蜡 BP、凡士林 USP 等。提取过程包括清除氢和碳以外其他元素。芳香族和不饱和化合物也被去除，留下多种结构的碳氢化合物，包括直链的、支链的、多环的[2]。由于其完全饱和的性质，这些烃类比植物油更稳定。具有惰性，不易氧化或酸败。出于这个原因，润肤剂和外用药物中矿物油已基本上取代植物油。

羊毛脂

羊毛提取物用于化妆和医药工业的历史至少可以追溯到古希腊。羊毛脂(羊毛脂肪)是从羊毛中提取的，其本质是源自于羊皮脂腺[3]。羊毛脂来源丰富，由于其天然作用是保护羊的皮肤和毛，因此可以作为润肤剂良好的脂质原料。

羊毛脂是一元醇和二元醇酯化的高级脂肪酸的复杂混合物，包括脂族醇和胆固醇，以及相关的甾醇。其成分的质量和数量随湿度、温度和收集方法而变动。易于自发性氧化，因此通常与抗氧化剂丁基化羟基甲苯配伍。羊毛脂可溶于水，当与其他脂质混合时是有效的乳化剂。

羊毛脂是否为一种接触性致敏剂仍存疑[3]。羊毛脂中存在少量阴离子清洁剂，可能会增加超敏反应的发生率[4]。还有人认为，由于选择了特别容易发生刺激反应的患者群体导致羊毛脂和羊毛醇斑贴试验阳性率高，而误认为羊毛脂是过敏源[4]。羊毛脂应用非常多，无处不在，普通人群发生羊毛脂过敏的概率很低，大约百万分之一[4]。

缘于羊毛脂低致敏性，羊毛脂提取物和衍生物代替天然原料得到更多应用。通过一系列方法生产，包括水解形成酸和醇、乙酰化、乙氧基化和溶剂分馏。羊毛醇 BP 是羊毛脂中醇的部分，并且包含有胆固醇和异胆固醇。它与液态、软和硬石蜡混合形成羊毛醇 BP 软膏，加入水后，制作成含水软膏 BP，是许多油包水型霜剂的主要载体(参见乳化剂部分)。

脂肪酸和乙醇

长链脂肪酸(如棕榈酸和硬脂酸及其醇、鲸蜡醇和硬脂醇)经常用作润肤剂，并且还作为霜剂中的乳化剂。十六十八醇是常用的十六烷醇和十八烷醇的混合物。可通过动物、植物和矿物油中三酰甘油水解获得。

蜡

蜂蜡由工蜂分泌，用以制造蜂窝的壁。熔点约为 60℃，主要由游离的蜡酸和棕榈酸蜜蜡酯组成。可用作霜、软膏和唇膏的增稠剂。偶尔出现致敏是由于蜡的组分或植物源性物质如蜂胶污染造成。

乳化蜡包含十六十八醇、十二烷基硫酸钠和水，是乳化软膏 BP 的成分。

聚乙烯二醇类

聚乙烯二醇类，也称为 PEGs，是二羟基醇。是通

过醚键与 $H(O—CH_2—CH_2)_n—OH$ 连接的乙二醇聚合物，其中 n 可以为 2～90 000。PEG 可以用数字表示，表示平均分子量。n 为 2000 的低分子有吸湿性。聚乙二醇可作为润肤剂、乳化剂或增稠剂，还可赋予制剂令人愉悦的感受或质地。

聚西托醇是聚乙二醇的十六烷基醚，例如聚西托醇 1000 是聚乙二醇的单乙酰醚，平均分子量为 1000。它可用作非离子乳化剂。

乳化剂

乳液是由两种不相溶的成分组成的两相体系，一相（分散相或内相）作为小液滴悬浮在另一相（连续相或外相）中。一相是水溶性，另一相是脂溶性。稳定的乳液保持这种形式；不稳定的乳液，会有大的液滴，像霜脱离乳一样易于分相。生产稳定的乳液需要乳化剂，乳化剂是一种大分子，具有强极性（即水溶性）和非极性（即脂溶性）基团，能够搭起极性和非极性物质间的连接。大量的化学物质具有该功效，框图 18.1 列举了一部分。

油包水（W/O）体系是水相在油相中分散的结果，如油性霜 BP。当油是分散相水是连续相时形成水包油（O/W）体系，如水性霜 BP。前者通常是油性或“冷霜”，后者是水性或“雪花膏”。有时可以在同一体系中生产两种类型的乳液[5]，称为复合霜剂。乳液只能用外（连续）相稀释。确定乳液性质的简单方法是将其滴在一边水滴和另一边油滴的滤纸中间。15min 内，连续相将与同相液滴混溶或与另一种相液滴分散。或者，可以通过添加大量的水来测试。如果乳液分离，则为 W/O 型；如果不是，则是 O/W 型，连续相（在极限内）能够膨胀并保持其内含的分散相。

乳化剂对水和油的相对亲和力通过其乳化趋势的值来量化，称为亲水-亲油平衡（HLB）值[6]。HLB 值为 3～6 的乳化剂倾向于产生 W/O 体系，而具有较高值的乳化剂则为 O/W 体系。

保湿剂

是与水有高亲和力的化合物（吸水性）。将水渗入角质层从而对干性皮肤有润肤作用。然而，多数水分是从皮肤中吸出，干燥条件下保湿剂会增加皮肤表面水分丢失。框图 18.1 列出了常用的保湿剂。

促渗剂

已经证明可以增强药物渗透的成分包括丙二醇[7,8]、氮酮[9]、尿素[10]和二甲基亚砜（DMSO）[11]。作用机制包括角质层的水合作用和角质层软化作用。水杨酸作为渗透增强剂的效果似乎是多变的。体外研究表明，水杨酸可增强药物渗透性，但在类固醇在正常皮肤的渗透性的体内研究中，并未观察到该效应[11,12]。然而，在治疗银屑病时，添加水杨酸确实增加了局部外用糖皮质激素的疗效。

DMSO 是一种有显著溶剂特性的高极性、稳定的化合物。在体内释放组胺，局部外用时会诱发风团。与水反应，释放热量。角质层中保留了大量的 DMSO，并且由于大多数药物较水更易溶于 DMSO，有助于经皮吸收。在增强碘苷治疗单纯疱疹和带状疱疹的疗效中，DMSO 表现出其促渗透特性的特殊价值。考虑到其毒理学则阻碍了其广泛应用。

将脂质体嵌入外用制剂如霜和凝胶中以增强渗透性是目前研究的主题。不同大小的多种分子可以封装在脂质体中。在特定条件下，脂质体靠近靶细胞，与细胞膜融合，或被细胞内吞，释放其内容物[13]。虽然在重建人体皮肤的体外研究表明脂质体可以融入角质层的细胞间脂质和表皮最上层的细胞膜，但脂质体似乎并未完整地渗透到表皮的细胞结构区域[14]。该技术的研发提案包括改善补骨脂素[15]和米诺地尔[16]透皮吸收，增强多种药物向靶器官的传递[17]。

转移体和醇质体是脂质体的异构体，具有更好的延展性，可以进一步提高透皮吸收。

粉剂

无机粉是许多皮肤病治疗用药的重要组成部分，包括氧化锌、二氧化钛、滑石粉、膨润土和炉甘石。有机粉包括各种淀粉和硬脂酸锌。

氧化锌被广泛应用于隔离剂、震荡剂和糊剂。具有遮盖和保护性，使霜和糊剂保持一定稠度，还有冷却和轻微收敛的特性。

二氧化钛有化学惰性，因此可以在含水杨酸的糊剂中替代氧化锌。与氧化锌一样，具有很好的紫外线反射特性。

滑石粉是惰性聚硅酸镁，具有非常低的比重。有“润滑”及冷却效果。

炉甘石是碳酸锌或氧化锌，因含少量氧化铁而有颜色，具有温和、舒缓和止痒的特性。

淀粉比无机粉更具吸收性，但易于变质和被微生物分解。一些粉，例如膨润土（胶体水合硅酸铝）、硅酸铝镁、黄蓍胶、甲基纤维素和卡波姆，可配制成凝胶或作为震荡剂中的稳定剂。

防腐剂

以油脂作为连续相的软膏和霜，通常不需要防腐剂。然而，洗剂、O/W 霜和凝胶，因为它们含有可及的水分，很容易被霉菌或细菌污染。除非有抗氧化剂保护，否则动植物油很容易变质。理想的防腐剂应无毒、无刺激、不致敏、无味、无色，即使在非常低的浓度和低于正常使用条件时也有效。此外，它必须与载体成分、活性成分相配伍。

羟基苯甲酸酯(苯甲酸酯类)、对羟基苯甲酸酯是有效且广泛使用的防腐剂。常用的是甲基、乙基和丙基酯(分别为对羟基苯甲酸甲酯、对羟基苯甲酸乙酯和对羟基苯甲酸丙酯)。因为单一化合物微溶于水，并且作用可叠加，所以通常优选混合物。这增加了活性并降低了致敏风险。其致敏性似乎很低，已被广泛应用。

氯甲酚是一种在英国常用的防腐剂。在酸性溶液中比在碱性溶液更有效。有低致敏性，已用于多种糖皮质激素霜中。

山梨酸(2,4 已二烯酸)也是一种很好的防腐剂，非离子洗涤剂可保持其活性。具有低致敏指数。但它只能用于 pH 值小于 6.5 的制剂中。

丙二醇可以抑制真菌的生长，因此可以用作防腐剂。

硫柳汞等有机汞可用作眼科制剂、某些疫苗和点刺试验溶液中的防腐剂。偶尔被用于皮肤外用制剂中。乙二胺四乙酸盐是耳、鼻和滴眼液中广泛使用的防腐剂。镓酸盐和其他抗氧化剂如丁基羟基茴香脑和丁基羟基甲苯用于防止油和脂肪制剂的酸败。

甲基异噻唑啉酮，广泛用作化妆品中的抗微生物防腐剂，值得注意的是它是一种接触性变应源，通常不用于外用药物，但广泛用于化妆品和皮肤护理配方中，可能导致接触性过敏性皮炎增加(见第 128 章)。

皮肤病管理中的局部治疗

以下章节描述了皮肤病治疗中最主要的局部治疗的一般原则及倡导的方法。对于许多不常见的制剂，支持的证据则不可避免地较为有限。关于其用于特定疾病的更多信息，请参阅本书其他部分的相关章节。

润肤剂

在皮肤病治疗中，润肤剂是任何原因导致的皮肤干燥不适的基本治疗。令人遗憾的是，科学研究中对润肤剂的关注与其临床重要性并不相符。因此，润肤剂的应用进展在很大程度上是经验性的。毫无疑问，需要更多比较疗效和耐受性的研究资料，将有巨大的整体受益。

润肤剂这个词源自拉丁语动词 mollire，意思是软化，反映了这些制剂用于软化和滋润皮肤表面。润肤剂包括霜、软膏、沐浴油和肥皂替代品。主要由上述各种剂型组分构成，特别是脂质。因其物理特性优势，可单纯用于皮肤起保护、润泽和保湿功效。润肤剂的功效与价格无关，尽管价格可能对化妆品的接受度产生一些影响；最有效的润肤剂可能是白色软石蜡(凡士林)，但因为它太过油腻，很多患者不接受皮肤广泛应用。折中方案是在早晨使用霜，晚上使用诸如凡士林类的软膏。

沐浴油作为一种润肤方法在英国得到广泛应用。大多数沐浴油含有脂质，如液状石蜡，在皮肤角质形成脂质保护层，从而减少沐浴引起的皮肤干燥。有些还含有附加价值的抗菌和止痒成分。需要注意，老年患者使用沐浴油洗澡时，可能会有滑倒的风险。

炎性皮损使用肥皂，特别是特应性皮炎，通常被认为是有害并且可能加剧对角质层的破坏[1,2]。含乳化剂的脂质可以替代肥皂，如冷霜 BP 和乳化软膏 BP。大多数润肤霜都以这种方式使用，有效去除脂溶性污垢和皮肤表面的污物，同时减少表面活性剂对角质层的损害。据报道，肥皂替代品可改善干性皮肤病患者的皮肤状况[3]，但矛盾的是，在一项研究中，使用普通香皂洗浴反而使特应性皮炎的症状改善[4]。

近年来，关于冷霜的争议凸显了对更多对照研究的需求[5,6]。它已经使用了几十年，既作为肥皂替代品又作为润肤剂用于皮肤。最近报道了使用后刺激反应频发(灼烧、刺痛等)，当冷霜用作"免洗"润肤剂时，刺激反应似乎更频繁。

收敛剂

收敛剂通过沉淀蛋白质来减少渗出。最常用的是高锰酸钾、乙酸铝和硝酸银溶液。

高锰酸钾

高锰酸钾是一种具有防腐和杀菌活性的氧化剂。使用浓度为 1∶4000～1∶25 000。可用作湿敷、冲洗、浸泡或沐浴。2g 高锰酸钾加入 50L 水中，可配制成 1∶25 000 的高锰酸钾浴。该溶液的收敛和抗菌性在治疗急性渗出期湿疹中非常有效。然而它可能会使皮肤和衣物着色。

乙酸铝

乙酸铝也称为 Burow 溶液，同时具有收敛作用及轻微的抗菌作用，并且不像高锰酸钾引起染色。是由硫酸铝、乙酸、酒石酸和碳酸钙制备而成。该溶液含有 5%乙酸铝，并用水以 1∶10 稀释至 1∶40 时，可用于浸泡、冲洗或湿敷。

硝酸银

在浓度为 0.1%～0.5%时，硝酸银是一种有效的收敛剂和抗菌剂，常用于治疗下肢溃疡和烧伤。浓度较高可能会导致疼痛。硝酸银会引起皮肤和其他大多数材料染色。

抗感染制剂

抗菌剂

该术语泛指局部用于清洁皮肤和治疗感染的各种各样的制剂。部分在其他标题下介绍（例如，参见收敛剂）。抗菌剂与消毒剂不同，消毒剂用于清洁和消毒无生命的材料、物体表面、仪器等。抗菌剂，就其性质而言，具有广谱的抗菌效果，但有些微生物往往比其他微生物更敏感。革兰阳性细菌，如金黄色葡萄球菌，往往比革兰阴性细菌更敏感。铜绿假单胞菌是最具耐药性的革兰阴性细菌之一。对孢子菌（例如艰难梭菌）的作用相对不敏感。病毒、真菌和分枝杆菌通常需要更高的浓度，而朊病毒则有很强的耐药性。

醇类

异丙醇、乙醇和丙醇广泛用于皮肤清洁。这些是具有广泛抗微生物活性的快速反应剂，可使细胞膜和蛋白质变性。

醛类

甲醛和戊二醛有广谱抗微生物特性。由于其公认的致敏性，这些化合物更常用于消毒设备，而不是用于治疗皮肤。甲醛释放剂，如季铵盐-15，被广泛用作化妆品和洗发水中的防腐抗菌剂，可能会引起过敏性接触性皮炎。

溴棕三甲铵和苯扎氯铵

季铵阳离子表面活性剂，具有广谱的抗细菌和抗真菌活性，被广泛应用，包括用于专利抗菌霜和作为治疗脂溢性皮炎洗发剂的组分。

氯己定

氯己定是最常用的抗菌剂之一，特别是在抗菌霜、手部清洁产品和术前皮肤清洁剂。氯己定在皮肤表面持久存在并保持活性的能力使其特别适用于以上产品。它在 pH 中性或碱性环境时最活跃。通过多种机制包括对膜结构和功能的破坏显现出其广泛的抗菌活性。抗分枝杆菌和病毒活性相对有限。氯己定过敏可能引起湿疹样和过敏反应[1]。

氯二甲酚

氯二甲酚（4-氯-3，5-二甲基苯酚）是一种杀菌化合物，多年来一直被用作家用抗菌剂和消毒剂。对铜绿假单胞菌无效。

过氧化氢

过氧化氢（H_2O_2）是一种无色液体，有各种浓度，也有霜制剂。H_2O_2 具有抗细菌、病毒和酵母菌的广谱作用，抗革兰阳性菌的活性略高于革兰阴性菌。H_2O_2 可产生羟基自由基（·OH）被用作氧化剂，这些自由基会破坏细胞各种成分，包括脂质、蛋白质和 DNA。

碘

碘和碘释放剂是快速、广谱抗菌剂，表现出对革兰阳性和革兰阴性菌、分枝杆菌、病毒、真菌和酵母菌的杀伤活性。作用机制包括使多种蛋白质、核苷酸和脂质失活。碘可配制成各种水溶液和乙醇溶液（酊剂），除碘外，通常还含有碘化钠和（或）碘化钾。游离分子碘（I_2）是最有效和快速的灭菌剂。为了减少刺激、染色和毒性，已开发出含“释放碘”化合物（碘伏）制剂，并得到比单纯的溶液更广泛地应用。这些实例包括聚维酮碘、卡地姆碘和泊洛沙姆碘。碘伏的抗微生物功效低于碘溶液。

碘化合物释放的碘毒性似乎不常见，但罹患甲状腺功能减退症和甲状腺功能亢进症，以及肾衰竭和代谢性酸中毒时偶尔有报道聚维酮碘可能造成全身性损害[2]。系统危害与治疗区域有关，因此大面积烧伤患者尤其危险。碘大部分由肾排泄，肾功能受损时碘聚积的风险更高。不推荐甲状腺功能不全的患者（包括地方性甲状腺肿）长期应用。碘也可能导致过敏反应。

氯释放剂

次氯酸钠（家用漂白剂）具有广谱作用，但主要用作消毒剂。然而，稀释的漂白浴最近已被提倡用于减少特应性皮炎患儿金黄色葡萄球菌的定植[3]（见第 41 章）。

三氯生、三氯卡班和六氯酚（六氯乙烷）

这些是双酚化合物，广泛用于个人卫生用品，如除臭剂和牙膏。可能通过破坏细胞质膜而发挥抗革兰阳性菌活性。

抗生素

局部抗生素最常用于治疗浅表感染，如脓疱疮、手术外伤的浅表感染、下肢溃疡感染，以及寻常痤疮和酒渣鼻。鉴于人们越来越关注全球范围的抗生素耐药性，因此限制局部外用抗生素对治疗系统感染非常重要。

当治疗皮肤感染时，应始终考虑使用抗菌剂而不是局部抗生素或除局部抗生素外的其他选择。因为其不仅具有广谱抗微生物的优势，而且不会引发耐药性。

抗生素，如新霉素和新霉素 B，受限于它们局部使用时的致敏倾向。红霉素和克林霉素是最常用于治疗痤疮和玫瑰痤疮的抗生素；外用甲硝唑对后者也有价值。出于对抗生素耐药的担忧，应避免局部使用抗生素治疗这类疾病。

杆菌肽

由于毒性太大而不用于系统治疗。其抗菌作用主要针对革兰阳性菌，因此通常与其他抗生素联合使用，如新霉素或多黏菌素 B。文献报道可能发生过敏反应[1]。在下肢溃疡患者中，据报道它是所有被检测的局部抗生素中最强的致敏剂[2]。

克林霉素

用于寻常痤疮的局部治疗已有多年历史，但与其他外用抗生素一样，痤疮丙酸杆菌耐药株的出现使得其不再广泛应用。将其与过氧化苯甲酰联合使用可降低耐药风险(见第 90 章)。

氨苯砜

曾认为 5%氨苯砜凝胶是治疗痤疮的有效方法，但报道表明可能不具有临床意义(见第 90 章)[3]。还有一些成功外用氨苯砜的个案报道，如坏疽性脓皮病[4]、头皮糜烂性脓疱病[5]、持久性隆起性红斑[6]和面部肉芽肿[7]及联合局部应用他克莫司软膏治疗环状龟头炎[8]。

红霉素

脂溶性红霉素，如红霉素本身、其丙酸盐或硬脂酸盐，已广泛用于寻常痤疮的局部治疗。与克林霉素一样，与过氧化苯甲酰联用可降低抗生素耐药的出现(见第 90 章)。

夫西地酸

衍生自真菌梭链孢菌，夫西地酸具有抗金黄色葡萄球菌活性，对红癣有效[9]。它一直被认为是窝状角质松解症的一线治疗[10]。可与外用糖皮质激素联合用于治疗感染性湿疹。很少发生过敏反应[11,12]，局部应用后的耐药性较常见。夫西地酸用于治疗全身耐甲氧西林金黄色葡萄球菌感染，使它与公共卫生有潜在的相关性。一项对皮肤病住院患者分离出金黄色葡萄球菌的研究发现，曾外用夫西地酸的 37 例患者中超过 1/3 分离出耐药菌株，而未用过夫西地酸的 148 例患者中只有 7%分离出耐药菌株[13]。

庆大霉素

庆大霉素在皮肤病学的价值在于其广谱抗菌性，包括抗铜绿假单胞菌。接触性过敏在慢性外耳炎患者中相当常见[14]，与其他药物相比，庆大霉素仍然是一种常见的致敏剂[15]。可与其他氨基糖苷类发生交叉过敏[16]。

甲硝唑

0.75%～1%的甲硝唑已被证明治疗玫瑰痤疮是安全有效的(见第 91 章)[17,18]。在压疮和其他溃疡患者中局部使用甲硝唑也取得了成功，可在 36h 内消除恶臭[19]。

莫匹罗星

这种局部抗生素提取自荧光假单胞菌[20]，与其他抗生素无化学相关性。通过阻止细菌蛋白质合成[21]发挥作用，并有抗大部分革兰阳性和一些革兰阴性菌活性[22]。当然，它无抗假单胞菌活性，并且促进该微生物的生长。对皮肤细菌感染非常有效[23,24]。也已被证实对鼻腔葡萄球菌的携带者有效[25]，包括多重耐药菌，但对莫匹罗星耐药菌株则是当下一个严峻的问题。

新霉素和新霉素 B

属于氨基糖苷类抗生素，具有广谱的抗革兰阳性菌和革兰阴性菌作用。但两者系统用药毒性较大。许多制剂含一种或另一种成分，由于存在致敏风险，不像过去那样常用。在下肢溃疡、闭塞或慢性外耳炎、肛周/外阴瘙痒症或复发性眼部感染的患者中较常使用。一项 1998－2003 年对来自德国、奥地利和瑞士近 5 万例患者过敏原筛检的回顾性研究，有 2.5%对新霉素过敏，其中 1/4 在测试时出现速发型过敏性接触性皮炎[26]。据报道，有同时对新霉素、杆菌肽和多黏菌素接触过敏的情况[27]。

多黏菌素 B

该抗生素是一种从革兰阳性菌(多黏芽孢杆菌)提取出的环肽，并且有抗革兰阴性菌(包括铜绿假单胞菌)的活性。它有几种外用专利制剂，适用于皮肤、眼睛和耳朵，通常与其他抗生素联合使用。皮肤磨削术后使用多黏菌素有较好美容效果，可能是因为多黏菌素对角质形成细胞的毒性相对较低[28]。

瑞他帕林

瑞他帕林是一种新型抗生素，被称为截短侧耳素，它通过与细菌核糖体 50S 亚基的多肽基转移酶中心相互作用后抑制细菌蛋白质合成而发挥抗菌活性[29]。瑞他帕林在体外对金黄色葡萄球菌(包括耐甲氧西林菌株)和化脓性链球菌(包括耐大环内酯类菌株)有效[30]，并且对多种厌氧菌有效，包括梭菌属、厌氧球菌和痤疮丙酸杆菌[31,32]。临床研究发现，瑞他帕林在治疗脓疱疮方面显示出与局部应用夫西地酸相当的疗效，并且可有效治疗耐其他抗生素金黄色葡萄球菌引起的感染[32]。在治疗感染性伤口[33]和感染性皮炎[34]中，功效与口服头孢氨苄相当。目前 1%瑞他帕林软膏制剂可用。

磺胺嘧啶银

自 20 世纪 70 年代问世以来[36,37]，磺胺嘧啶银霜已成为烧伤科一种安全便捷的制剂[37]。尽管用药面积广泛，磺胺嘧啶银全身吸收很少，肾损害的风险小[38]。目前 1%磺胺嘧啶银霜可用。虽然可能会对专利配方中基质鲸蜡醇过敏，但它潜在的致敏性仍较低。在治疗下肢溃疡时，可有效防治金黄色葡萄球菌和一些革兰阴性菌。

四环素

四环素已被单独外用治疗痤疮和与几种外用糖皮质激素配伍形成专利制剂。耐四环素细菌很常见，特别是金黄色葡萄球菌。四环素也会使皮肤和衣服染成黄色。由于这些原因，它们在局部制剂中的应用已减少。

抗真菌药

皮肤科医师局部应用抗真菌制剂主要用于治疗轻度皮肤癣菌和酵母菌感染。严重和广泛的感染，以及头发和指甲的感染需要系统用药。最常用的局部抗真菌药有丙烯胺类、咪唑类、吗啉类和多烯类。一些应用时间较长的药物，如托萘酯和十一碳烯酸主要在药店销售。皮肤癣菌局部治疗的综述为足癣治疗中使用丙烯胺和咪唑提供了循证支持[1]。

丙烯胺类

通过抑制角鲨烯环氧酶来抑制真菌细胞膜麦角甾醇的合成，同时会引起真菌烃角鲨烯的聚集毒性。这一类包括萘替芬、布替萘芬和特比萘芬。这些化合物的杀真菌特性引发皮肤癣菌感染对局部治疗的快速反应[1]。萘替芬和布替萘芬也具有抗炎活性。局部应用特比萘芬对马拉色菌有活性，可有效治疗花斑癣。耐角鲨烯环氧酶抑制药的红色毛癣菌株已被报道[2]，但尚未成为广泛存在的问题。

咪唑类

这是一大类化合物，包括联苯苄唑、克霉唑、益康唑、芬替康唑、酮康唑、异康唑、咪康唑、奥昔康唑、特康唑、噻康唑、舍他康唑、硫康唑等。具有大致相似的特性，都是通过抑制麦角甾醇的合成发挥作用。是真菌抑制药。有广泛的抗真菌活性，包括抗念珠菌和马拉色菌及皮肤癣菌。还具有潜在的抗细菌特性，至少体外可以抑制金黄色葡萄球菌的生长[3]。可用的剂型包括霜剂、粉剂、喷雾剂、悬浮剂和指甲油。

还有咪唑与糖皮质激素的混合制剂。这些混合制剂的确切作用尚有争议。当感染皮肤的炎症和瘙痒明显，偶尔可用于促进症状的消退。然而，也可能减弱对抗真菌制剂的反应[4]，并且外用糖皮质激素可能会掩盖持续存在的感染。

吗啉类

阿莫罗芬抑制麦角甾醇的两个合成阶段并有杀真菌作用。含 5%阿莫罗芬的指甲油已上市用于治疗甲真菌病。需要应用 12 个月或更长时间，并且仅对特定的指甲感染有价值[1]。阿莫罗芬在该应用中的优点是，除了对皮肤癣菌有效外，还对引起甲癣的其他丝状真菌具有活性，例如新孢子虫属种和帚霉属种（参见第 32 章）。

多烯类

多烯类最重要的成员是制霉菌素——最早开发的抗真菌药物之一。制霉菌素是一种真菌代谢产物，具有抗白色念珠菌和其他念珠菌属的活性。通过不可逆地与麦角甾醇结合而破坏真菌细胞膜，制霉菌素在低浓度下具有真菌抑制作用，在高浓度下具有杀真菌作用。对皮肤癣菌无效。是一种安全且耐受性好的化合物，口服或局部用于皮肤和黏膜时吸收不明显。制霉菌素有多种制剂可供选择，包括霜剂、软膏剂、口服混悬剂、锭剂和阴道栓剂。还有一系列的复合性霜和软膏制剂，含有制霉菌素和抗菌剂、抗生素和各种效能糖皮质激素。

环吡酮胺

羟基吡啶酮化合物与大多数抗真菌剂的作用模式不同，它不直接抑制甾醇合成。而是高亲和力结合三价阳离子，如 Fe^{3+}，对许多酶（包括细胞色素）的功能至关重要。这个过程可能破坏几条代谢途径，包括线粒体电子传递通路。它被证实有广泛的抗皮肤真菌、酵母和霉菌（包括柱顶孢霉种属和帚霉属种属）活性，并且对革兰阳性和革兰阴性细菌（包括耐甲氧西林金黄色葡萄球菌）也有效[5]。环吡酮在市面上配制成各种霜剂、洗剂、粉剂、指甲油和洗发水。

托萘酯

该化合物有多种制剂（霜剂、洗剂、粉剂），通常在药店销售，用于局部治疗皮肤癣菌感染。是硫代氨基甲酸酯衍生物，与其他抗真菌药物无化学相关性，是角鲨烯环氧酶的抑制药。虽不如最新研发的药物有效，但优于安慰剂[6]。

十一烯酸

十一烯酸是单不饱和脂肪酸，用于局部治疗皮肤真菌感染的非处方药。除了其抗真菌活性外，还具有抗细菌和抗病毒特性。有多种剂型选择，包括霜剂、软膏、涂剂、喷雾剂和粉剂。十一烯酸可能不如新药有效，尽管已被证明其优于安慰剂，相当于对照试验中的托萘酯[6,7]。也有报道偶发的致敏病例。

其他外用抗真菌药

复方苯甲酸软膏，以凡士林为基质同时添加了6%苯甲酸和3%水杨酸，可有效治疗浅表皮肤癣菌感染。在热带地区进行的研究表明，当优先考虑低成本时，其治愈率是完全可接受的[8]。然而，这种制剂在美容方面是不被接受的。

过氧苯甲酰的抗菌性已被用于治疗皮肤癣菌感染和花斑癣；然而，它有刺激性，可漂白衣物，因此这些需要注意[9]。

1%吡硫翁锌和2.5%硫化硒配伍用于洗发剂中，可治疗头皮屑和脂溢性皮炎。临床对照试验表明该浓度的化合物可有效治疗花斑癣。每日在受累皮肤上使用吡硫翁锌洗发水起泡5min后冲洗掉，持续使用2周[10]。相同的方式使用硫化硒也被证实有效，但每日使用10min，持续7d[11]，可能会出现一些刺激反应。

间苯二酚(1,3-二羟基苯)是一种抗菌和防腐剂，也可以添加到洗发水中，通过抑制马拉色菌来抑制头皮屑。

壬二酸具有抗真菌特性，将在脱色剂的章节进行讨论。

抗病毒药

虽然许多抗菌剂，特别是聚维酮碘[1,2]可灭活病毒，但是具有特效的局部抗病毒制剂很少。治疗病毒疣的咪喹莫特、氟尿嘧啶和鬼臼毒素，将在本章其他小节讨论。阿昔洛韦、喷昔洛韦和碘苷局部应用治疗单纯疱疹，后来也用于治疗带状疱疹。

阿昔洛韦和喷昔洛韦

外用阿昔洛韦用于治疗原发性和复发性Ⅰ型和Ⅱ型单纯疱疹[3]。该药是核苷类似物，被病毒胸苷激酶磷酸化成活性状态，可有效抑制病毒DNA的复制。建议每隔4h应用5%阿昔洛韦霜，连续应用5d。对唇部和生殖器疱疹均有效。病情严重时最好采用系统治疗。定期预防性应用阿昔洛韦霜可能发挥一定的保护作用[4]。喷昔洛韦具有类似的作用机制。每隔2h应用1%霜，连续4d。这两种药剂应在发病初期尽早应用。

碘苷

碘苷是第一个用于局部治疗疱疹感染的药物。是一种抑制病毒DNA复制的胸苷类似物。随着更有效的局部和系统药物的出现，现在很少使用。

足叶草酯和鬼臼毒素

足叶草酯是一种传统上用于治疗生殖器疣的植物提取物[5]。鬼臼毒素是一种抗有丝分裂药，通过与微管蛋白结合而使细胞停滞在中期，通过标准化配方制成，不含提取树脂中不需要的成分。足叶草酯被认为有高致突变性，虽然鬼臼毒素的危害性较小，但怀孕期间应避免这两种药物。刺激反应较常见，严重坏死很少发生。0.5%的鬼臼毒素乙醇制剂和霜剂具有相似的功效，在单盲随机对照试验中，63%的男性生殖器疣在8周内清除[6]。然而，当鬼臼毒素与每周一次液氮冷冻治疗相结合使用时，疗效没有额外增加[7]。

其他抗病毒药物

具有更广泛适应证的药物，包括博来霉素、氟尿嘧啶、咪喹莫特和维A酸类药物，可用于人乳头瘤病毒感染，本章的其他部分将对此进行讨论。

西多福韦是脱氧胞苷单磷酸的核苷酸类似物，具有广谱抗DNA病毒活性。虽然没有商业化销售的外用制剂，但有趣的是，据报道各种配方的霜剂、凝胶和洗剂中含有1%～3%西多福韦。据报道，难治性传染性软疣[8,9]、病毒性疣[10,11]和单纯疱疹[12,13]使用西多福韦治疗有效。

抗寄生虫药

第34章讨论了治疗虱和疥疮的原则。耐杀虫剂已成为头虱治疗中的一个值得注意的问题[1]，需要用两种药剂或使用非药理学方法治疗。

拟除虫菊酯

拟除虫菊酯非常有效[2,3]并且是当前应用最广泛的药物，是具有神经毒性的杀虫剂。5%的氯菊酯霜是治疗疥疮和阴虱的一线用药。5%的氯菊酯润发膏也可用于治疗头虱。根据感染类型使用正确的制剂很重要[4]。苯醚菊酯是另一种可用于清除头虱和阴虱感染的拟除虫菊酯。

马拉硫磷

马拉硫磷是一种有机磷胆碱酯酶抑制药，可使寄生虫麻痹。它用于治疗疥疮、头虱和阴虱。

聚二甲基硅氧烷

聚二甲基硅氧烷是最近推出的治疗头虱的药物，目前可用4%的溶液[5]。推荐每周用药两次。聚二甲基硅氧烷以硅胶为基质可包裹虱子，可能是通过防止虱子排出多余的水分来杀死它们。对虫卵(虱卵)的活性很小，因此需要进行第二次治疗。因为不是杀虫化合物，所以没有耐药性问题。

伊维菌素

伊维菌素是系统治疗丝虫病，特别是盘尾丝虫病的主要药物，已有30多年历史[6]。外用和口服伊维菌素都已成功用于治疗疥疮和头虱[7-9]。1%伊维菌素的丙二醇溶液间隔 1 周用药两次，已被证实可有效治疗疥疮[10]。它抗蠕形螨的活性凸显了在治疗玫瑰痤疮中潜在的价值[11]，最近完成的Ⅲ期试验证明了在抗蠕形螨方面外用伊维菌素优于安慰剂[12]和外用甲硝唑[13]（见第 91 章）。

其他抗寄生虫药

苯甲酸苄酯对寄生虫具有神经毒性。25%苯甲酸苄酯乳液可用作杀螨剂，每日一次连用 3d，但具有刺激性。胺甲萘是另一种有机磷杀虫剂，可治疗头虱和阴虱。1%胺甲萘水剂和 0.5%胺甲萘乙醇洗剂可停留在皮肤上 12h。单次用药可能有效，但通常建议在 7d 后进行第二次治疗。1% γ-六六六（林丹）是一种有效的杀螨剂，但出于系统吸收和潜在神经毒性的风险而在英国被禁用[14]。婴儿和幼儿多种药物联用风险相对较大。克罗米通具有弱的杀螨活性和止痒效果。它常配制成霜剂用于其他疗法的后续治疗。

外用糖皮质激素

自 1952 年引入“化合物 F”或氢化可的松（皮质醇）以来，外用糖皮质激素，在本书中通常被称为外用糖皮质激素，被皮肤科医师所熟知并用于治疗皮肤病[1]。外用糖皮质激素的影响是巨大的。除了是治疗湿疹的主要药物外，它们还是大多数炎症性皮肤病的定期或间断用药。

在使用氢化可的松几十年间，研发了很多该分子的类似物。类固醇的基本结构如图 18.2 所示。对环状结构和侧链的修饰增加了特殊功效，增强了渗透性，显著提高了效能，并且在一定程度上减少不良反应。

氢化可的松具有很强的盐皮质激素活性，通过对 16 位的甲基化或羟基化来降低其作用。对 16、17 和 21 位的酯化可增加其脂溶性，增加角质层屏障的穿透性。该方法促进了高亲脂性化合物的研发，如倍他米松二丙酸酯和曲安奈德。9α 位的氟化、前两个碳原子间不饱和键的引入和侧链变性，特别是在 21 位，可增强糖皮质激素活性[2]。C21 硫代硫酸氟酯、C17 丙酸酯、C16 甲基结构的丙酸氟替卡松对过敏性鼻炎特别有效；这种分子在第一次通过肝时迅速失活，有更高的系统安全性。已证实醋丙甲泼尼龙和糠酸莫米松有相似的性质，而皮肤内的代谢可最大限度减少泼尼松的系统风险。

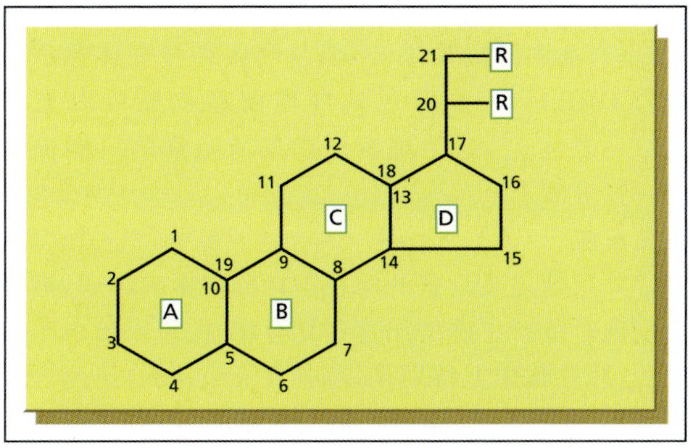

图 18.2 糖皮质激素的基本结构

鉴于不同类固醇激素间效能的巨大差异，皮肤科医师必须能够对它们进行排序或分类，以预测疗效和可能的不良反应。理想的分类不仅要考虑分子的相对效能，还需要考虑诸如剂型的浓度和性质等因素，这些因素可以显著改变药物渗透性。

理想的方法是用大型临床系列研究来比较所有可用糖皮质激素的临床疗效。然而，即使可行，也绝不能确定同一种药物在两种不同疾病中获得相同的排名。因此，已开发了许多不同的方法来比较外用糖皮质激素的效能。其中一些采用炎症动物模型，例如将棉球植入大鼠的皮下。通过将糖皮质激素作用于无毛小鼠的皮肤并测量胶带剥离后有丝分裂指数的抑制水平，可以测定糖皮质激素的抗有丝分裂效能[3]。然而，使用最广泛的方法是血管收缩测定，其依赖于糖皮质激素的血管收缩特性。可通过视觉评估或仪器测量皮肤苍白表现。其优势是以人作为受试者（健康志愿者），不仅评估分子的内在效能，还评估特定剂型穿透角质层的能力，甚至去除某药物及其代谢物后的影响[4,5]。化合物应用于皮肤后产生的苍白程度似乎与临床效能和潜在的不良反应如萎缩相关。通常用药后 9～12h 苍白程度到达峰值，然后下降，在接下来的 10h 内下降相当快，然后变慢[6]。不同化合物持续作用的总时间差别很大。

不同化合物相对效能分类基于血管收缩试验测定，同时参考了其他证据，如对照临床试验。英国国家处方集采用弱效、中效、强效和超强效四类量表。在美国，外用糖皮质激素从 1 级（超强效）到 7 级（弱效）排序。

适应证

糖皮质激素的抗炎、免疫抑制和抗增殖特性在皮肤病学中有很多应用，在本书的相关章节中有更详细的介绍。表 18.5 列出了一些应用，以及常用制剂的效能和支持其功效的证据水平[7]。

表 18.5 外用糖皮质激素的适应证，常用制剂的效能和证据等级[7]。据报道封包和皮损内注射治疗对某些疾病有效

适应证	效能[a]	证据等级[b]	封包和皮损内应用
光化性痒疹	P，VP	C	
过敏性接触性皮炎	Mod，P	B	
斑秃	P，VP	B	Ocl，I/L
复发性阿弗他口炎	P	A	
特应性皮炎	M，Mod，P	A	
大疱性类天疱疮	P，VP	B	
慢性光化性皮炎	Mod，P	C	
皮肤 T 细胞淋巴瘤	Mod，P	B	
钱币状湿疹	P，VP	C	
盘状红斑狼疮	P，VP	B	I/L
地图舌	P	C	
环状肉芽肿	P，VP	E	Ocl，I/L
颜面肉芽肿	Mod，P	E	Ocl，I/L
Grover 病	P	D	
家族性良性慢性天疱疮	M，Mod，P	C	
婴幼儿血管瘤	VP	D	I/L
刺激性接触性皮炎	M，Mod，P，VP	C	
青少年跖部皮病	Mod，P	C	
光泽苔藓	P	E	
毛发扁平苔藓	P，VP	D	I/L
扁平苔藓	P，VP	C	Ocl，I/L
硬化性苔藓	P，VP	A	
单纯苔藓	P，VP	A	Ocl，I/L
皮肤淋巴细胞瘤	P	E	I/L
淋巴瘤样丘疹病	P，VP	E	
硬斑病	P	E	I/L
黏膜类天疱疮	P，VP	C	
类脂质渐进性坏死	P	D	Ocl，I/L
结节性痒疹	P，VP	D	Ocl，I/L
妊娠性类天疱疮	P，VP	C	
玫瑰糠疹	Mod，P	E	
汗疱疹	P，VP	A	Ocl
妊娠多形疹	P	B	
胫前黏液性水肿	P	C	Ocl
肛门瘙痒	M，Mod	A	I/L
外阴瘙痒	Mod，P	B	I/L
银屑病	M，Mod，P，VP	A	Ocl
坏疽性脓皮病	P，VP	D	
结节病	P，VP	C	Ocl，I/L
硬化性黏液水肿	P	E	Ocl，I/L
脂溢性湿疹	M，Mod	A	
婴儿血管瘤	VP	D	I/L
亚急性皮肤型红斑性狼疮	Mod，P	E	
角层下脓疱性皮病	Mod，P	D	
Sweet 综合征	P	C	I/L
色素性荨麻疹	P，VP	C	Ocl
白癜风	P，VP	A	

[a] 效能：M，弱效；Mod，中效；P，强效；VP，超强效。

[b] 证据等级：A，双盲试验；B，临床试验；C，小试验或>20 例报告；D，至少有 5 例有反应报告；E，少于 5 例报告。

作用机制

糖皮质激素穿过角质层屏障及细胞膜扩散到达角质细胞胞质及存在于表皮和真皮中的其他细胞胞质。通常认为通过角质层扩散是药物传送的限速步骤。在细胞质中，它们与特定受体即糖皮质激素受体（GRα）结合。糖皮质激素的临床效能与受体结合的亲和力密切相关，亲和力对类固醇的结构变化非常敏感。因此，A 环中双键的引入、17α 位的酯化和 9α 位的氟化增加了结合亲和力，而 21 位的酯化降低了结合亲和力（见图 18.2）。

GRα 是一种分子量为 330 kD 的蛋白质，是与其他类固醇、甲状腺素、骨化三醇等受体相同的受体超家族中的一员。未与类固醇配体结合时，这种受体在细胞质中是一种异四聚体结构，包含两个分子的 90kD 热休克蛋白 hsp90 和一个 59kD 的蛋白质 p59。有趣的是，p59 似乎属于与其他免疫抑制药物相互作用的免疫亲和蛋白家族。受体与其配体结合后受体活化，受体与四聚体的其他分子解离。然后配体结合受体进入核区并与基因组上的特异性反应元件，糖皮质激素反应元件（GRE）相互作用。调节许多基因的转录。此外，配体结合受体可以直接或间接抑制其他转录因子的活性，包括核因子 κB（NF-κB）、AP-1 和活化 T 细胞核因子（NFAT）[9]。这些相互作用导致多种基因表达的改变，引起多种细胞效应，包括抑制炎性细胞因子产生，抑制 T 细胞活化，内皮细胞、粒细胞、肥大细胞、成纤维细胞功能改变和抑制增殖。糖皮质激素抗炎活性的部分原因可以通过它们能诱导脂皮质素合成来解释[10,11]，脂皮质素是一种调节磷脂酶 A_2 活性的糖蛋白家族。而磷脂酶 A_2 影响白三烯和前列腺素的前体花生四烯酸的产生。

类固醇受体的转录活性可能受糖皮质激素受体 β（GRβ）的选择性异构体的调节，该异构体通过选择性剪切形成。GRβ 是糖皮质激素作用的内源性抑制药，不与类固醇配体结合，但与配体结合受体竞争性结合 GREs[12]。金黄色葡萄球菌超抗原可以上调 GRβ 的表达[13]，这为细菌耐糖皮质激素的机制提供了一种可能。

不良反应

外用糖皮质激素的潜在不良反应影响深远，但必须正确对待。正确使用这些化合物时，可以带来巨大受益，并且临床上特别是短期（几天或几周）用药严重不良反应很少。皮肤科医师非常成功地让药师、全科医师和公众了解这些危害。现在经常遇到皮肤病患者需要强效糖皮质激素，但患者拒绝有效治疗而采用不适当处方如氢化可的松或简单润肤剂。另一些人

用药非常"少"，以至于完全无效。有时，外用糖皮质激素的担忧与不良反应发生的可能性非常不成比例。这种情况通常被称为"类固醇恐惧症"。

改变糖皮质激素的结构可减少系统危害，但已证实很难将不良反应与治疗作用分开。外用糖皮质激素的不良反应与其效能直接相关。同时使用一种以上的制剂是恰当的，温和或中效的糖皮质激素常用于常规用药有效的部位，如面部和褶皱处，而更强效的制剂仅在必要时使用。

局部效应

最常见的不良反应局限在用药部位。永久性皮肤萎缩是最令人担忧的。其他问题包括有接触性过敏和增加感染的风险。治疗面部时，有诱发痤疮暴发的风险。

萎缩性改变影响表皮和真皮。表皮变得更薄。最初是表皮细胞变小，反映了代谢活动的减少[14]。经过强效或长时间的糖皮质激素暴露后，细胞层数减少，颗粒层消失，角质层变薄[15-17]。细胞代谢的许多方面，包括角质层脂质的合成、角质透明颗粒的合成，以及角质层结构完整性所需的桥粒的形成[18]受到抑制。黑素细胞功能受抑，导致局部色素减退。这些并发症最可能发生在用糖皮质激素封包治疗或皮内注射糖皮质激素[19,20]时。

在真皮层，糖皮质激素诱导黏多糖基质的再吸收。这可能解释了皮肤快速变薄的原因，在用 0.1%戊酸倍他米松封包治疗 3 周后，皮肤厚度减少约 15%[21]。用戊酸倍他米松治疗 3d 胶原合成受到抑制[22]。甚至证明弱效的糖皮质激素如氢化可的松也可以抑制胶原蛋白的合成[23,24]。在仅使用戊酸倍他米松 3d 的研究中，停止治疗 2 周后仍可显著抑制胶原合成[25]。

当糖皮质激素暴露时间延长，临床上明显可见皮肤变薄，也可产生皮肤脆弱和皱纹。支持皮肤脉管系统的结缔组织缺失，可导致红斑、毛细血管扩张和紫癜。长期使用强效制剂，皮肤的萎缩性改变则不可逆转（图 18.3）。最容易发生萎缩的区域是皮肤相对较薄的区域，包括皱褶处尤其是面部。一般而言，只有在治疗顽固性皮肤病，如慢性盘状红斑狼疮时，才在面部使用强效糖皮质激素。

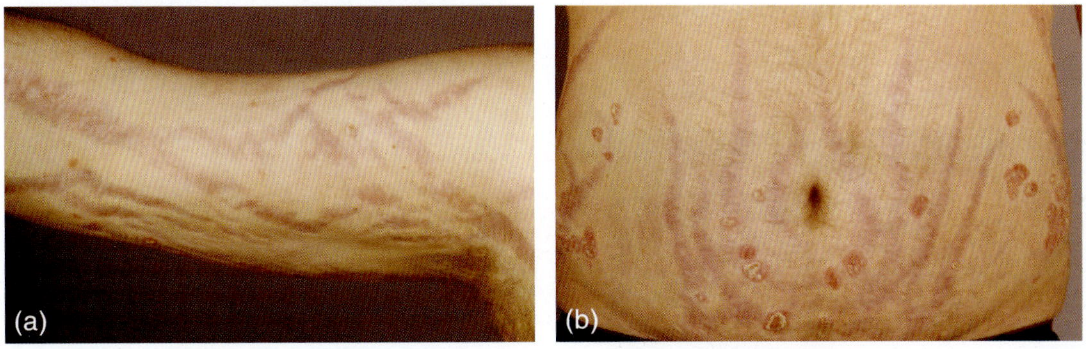

图 18.3　频繁使用丙酸氯倍他索治疗银屑病引起的永久性皮肤萎缩

糖皮质激素引起的接触过敏并不罕见，但常常因为将症状归因于所患的原发病而发生漏诊。1959 年首次报道了氢化可的松引起的过敏反应，最初认为是罕见的问题[26]。在一大群接受斑贴试验的患者中，有 4.9%的患者对一种或多种糖皮质激素测试结果为阳性，最常见的是氢化可的松、布地奈德或氢化可的松丁酸盐[27]。认为巯氢可的松和布地奈德是用于筛查的最佳斑贴试剂。外用糖皮质激素之间的交叉反应很常见。已经确定了最有可能发生交叉反应的四组化合物（框图 18.3）[28]。但是，这种模式并未得到一致认同。后来的研究表明，替换 C6 或 C9 位或 C16 和 C17 位可以更好地预测交叉反应（见第 128 章）[29]。吸入糖皮质激素是否继发接触性皮炎也尚无定论[30]。

外用糖皮质激素可加剧感染。湿疹患者通常在局部使用糖皮质激素之前或用药时发生细菌二重感染。然而有证据表明外用强效或超强效的糖皮质激素改善皮肤状况后，金黄色葡萄球菌的定植减少[31,32]。可能存在活动性病毒感染时，包括单纯疱疹、病毒疣或传染性软疣，建议避免外用糖皮质激素。当未识别皮肤癣菌感染而不恰当地外用强效糖皮质激素时，症状和体征可能暂时改善，但感染会进一步播散，这种现象称为难辨认癣（图 18.4）。疥疮也有类似的表现，外用糖皮质激素可改善疾病的瘙痒，但感染会持续存在，除非同时进行杀疥螨治疗。然而，外用糖皮质激素对于治疗疥疮相关性湿疹是非常有价值的。尿布区的结节性肉芽肿性念珠菌病（婴儿臀部肉芽肿）（见第 32 章）仅见于使用尿布的婴儿，并且通常与局部应用糖皮质激素有关。糖皮质激素引起的对念珠菌免疫应答受损被认为是该病的原因[33]，近几十年来不常见。

框图 18.3 最易发生交叉过敏的外用糖皮质激素分组[28]

A 组
- 氯泼尼醇
- 可的松
- 醋酸可的松
- 氟氢可的松
- 氢化可的松
- 醋酸氢化可的松
- 醋酸甲泼尼龙
- 泼尼松龙
- 醋酸泼尼松龙
- 替可的松匹伐酯

B 组
- 安西奈德
- 布地奈德
- 地奈德
- 氟轻松
- 醋酸氟轻松
- 哈西奈德
- 曲安奈德
- 曲安奈德醇

C 组
- 倍他米松
- 倍他米松磷酸钠
- 地塞米松
- 地塞米松磷酸钠
- 氟可龙

D 组
- 二丙酸阿氯米松
- 二丙酸倍他米松
- 戊酸倍他米松
- 丙酸氯倍他索
- 丁酸氯倍他索
- 己酸氟轻松
- 戊酸氟轻松
- 醋酸氟泼尼定
- 丁酸氢化可的松
- 戊酸氢化可的松

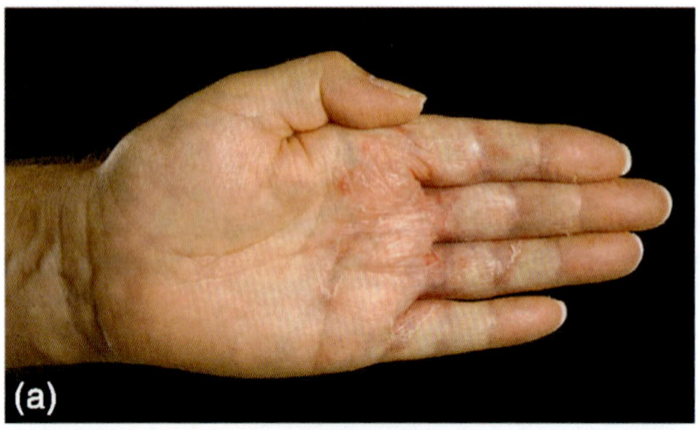

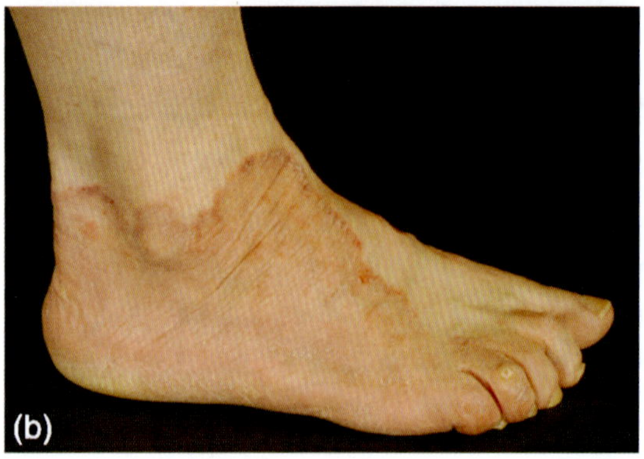

图 18.4 **难辨认癣**

(a)局部使用强效糖皮质激素治疗可部分抑制手足癣的症状。(b)使用氯倍他索霜，5 个月来一只脚上的皮疹逐渐扩大。

面部使用糖皮质激素可诱发或加剧玫瑰痤疮和口周皮炎（见第 91 章）。眼周应用糖皮质激素引起类似的炎性丘疹暴发被称为眼周皮炎（图 18.5）[34]。眼周皮炎已被提议作为统一术语。部分个体可诱发痤疮，在治疗区域出现粉刺、炎性丘疹和脓疱，通常是面部或上躯干。肛周使用强效糖皮质激素也可诱发粉刺[35]。这些皮损暴发的机制尚不清楚。

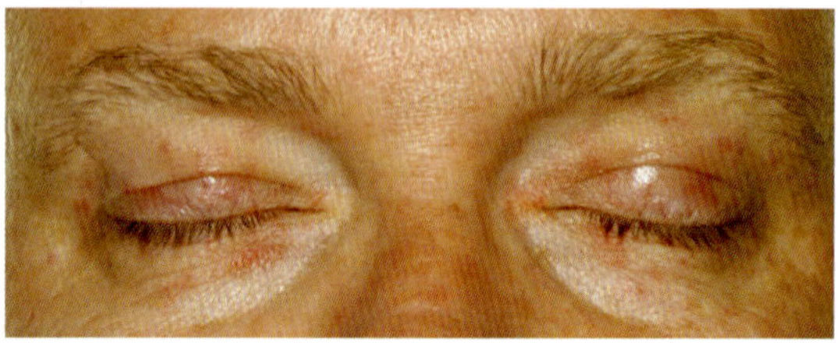

图 18.5 **眼周皮炎**

在眼睑和眶周皮肤外用糖皮质激素可能会导致眼睛暴露于糖皮质激素。使用糖皮质激素滴眼液会增加眼内压，增加白内障形成的风险并加重感染，尤其是单纯疱疹感染。偶有报道外用糖皮质激素治疗眼周皮肤病可引起眼部并发症[36-38]。据报道有一例患者在晚上规律使用戊酸倍他米松治疗手部湿疹发生了青光眼，可能原因是无意中类固醇污染了眼[39]。少数报道降低了糖皮质激素治疗眼周皮肤病的益处，尤其是频繁摩擦眼周引起特应性皮炎相关的圆锥角膜病[40]。

研究表明，各种动物和人体模型局部应用糖皮质激素可减慢创伤愈合和再上皮化[41-43]。

糖皮质激素对血管的作用包括浅表小血管的迅速收缩及后续的反弹性血管扩张。长时间治疗后表皮和真皮萎缩，血管持续明显扩张[44]。

系统效应

已证实过量外用中效糖皮质激素或相对适度外用强效糖皮质激素可抑制垂体-肾上腺轴[45]。2 周内应用 98g 超强效糖皮质激素制剂，40 名受试者中有 8 人发生了暂时可逆性肾上腺抑制[46]；在另外两项深入研究中也观察到了类似的结果[47,48]。据报道，3 例患者每周使用不足 50g 出现了显著抑制[49]。建议患者每周使用不超过 50g 超强效糖皮质激素或 100g 强效糖皮质激素制剂，并应避免长时间使用。儿童和婴儿的体表面积与体积比值较高，药物全身吸收而更容易出现垂体-肾上腺轴抑制。甚至一些儿童局部使用氢化可的松也可出现肾上腺皮质抑制反应[50]。婴儿不适当治疗可出现库欣综合征样表现[51]。幸运的是，即使存在异常的生化指标，严重的临床问题也很少见。

快速耐受和反弹现象

糖皮质激素连续治疗期间是否出现快速耐受的问题仍然存在争议。患者外用糖皮质激素的最初几天非常有效,随后便失去功效非常常见。有时,停用糖皮质激素后病情可恶化。血管收缩试验证实,连续外用糖皮质激素与血管收缩反应下降有关,该试验支持上述现象是由快速耐受引起的假设[52]。此外,重复给无毛小鼠外用糖皮质激素,表皮细胞增殖的抑制作用降低[53]。然而,糖皮质激素治疗特应性皮炎或银屑病的临床试验尚未发现快速耐受现象。

因此根据患者的报告提出假设,当疾病处于活动期时糖皮质激素的作用会减弱。间歇性观察患者的医师可能会将疾病稳定期误认为未能改善,并且可能将其解释为快速耐受,尽管病情跟基础情况相比已经有所改善。一项对皮肤科医师进行的调查,应答人数为 70 人,其中 57%认为强效糖皮质激素治疗慢性斑块型银屑病的 8 周内会发生快速耐受。将上述情况设计成为期 12 周的临床试验进行检测,没有观察到快速耐受现象[54]。

银屑病的治疗过程中,应特别注意停用局部糖皮质激素的反弹现象。有几例病案,在停用强效或超强效糖皮质激素后暴发了严重的泛发性脓疱型银屑病。在大量或封包使用强效或超强效糖皮质激素时似乎更容易发生[55]。这种情况下,使用类固醇严重的系统危害及停用反跳可同时发生。已广泛外用糖皮质激素的非封包治疗中度和中重度慢性斑块型银屑病,特别是在美国,发生系统吸收及反跳现象的风险显然非常小,并且泛发性脓疱型银屑病仍然很少见。尽管如此,这种现象导致英国皮肤科医师普遍不愿依赖外用糖皮质激素来治疗寻常型银屑病,这种选择无疑可避免皮肤萎缩等其他不良反应。

剂型和配方

市场上有很多糖皮质激素的外用剂型。乍一看似乎是多余的,但这是有意义的。能够帮助调整所使用的类固醇激素的效能,将弱效且有效的制剂用于不同部位的皮肤和一个病程的不同阶段。对于已经知道或者怀疑会过敏的患者有必要避免使用糖皮质激素。每种激素有不同的剂型是有必要的,如湿疹患者皮肤干燥时,可以使用软膏,皮疹湿润或有渗出时,霜剂更有效。头皮可以选择使用洗剂、凝胶、摩丝和洗发水。当药物分布受到限制时,如慢性单纯性苔藓或者痒疹的皮疹,使用糖皮质激素封包可以防止患者搔抓,并且封包可以提高药物的渗透性[56]。

处于商业化的考虑,有些抗生素会与局部使用糖皮质激素混合配比,包括了氯碘羟喹、克霉唑、夫西地酸、咪康唑、新霉素、制霉菌素。对于这些配方制剂,是有争议的。当每种成分有明确的治疗作用时,它们对治疗是有帮助的,但是大多数情况下,这些制剂使用时诊断并不明确,它们被寄希望于“涵盖了所有可能性”。不推荐应用后面这种情况。它的缺点包括诊断模糊不清,增加微生物对抗生素耐药性,患者对抗生素敏感性降低,在未来可能无法局部或系统使用这些抗生素进行治疗。氨基糖苷类抗生素,包括新霉素,具有很高的致敏风险[57]。

尽管许多皮肤科医师仍然倾向于系统使用抗生素,但在治疗伴继发感染的湿疹时使用这样的混合制剂会更有效。一些特应性皮炎很可能是由于皮肤上存在金黄色葡萄球菌而加剧的。这些细菌产生的超抗原可能在疾病的恶化中起作用[58],也可能降低了糖皮质激素治疗的敏感度[13]。

也有一种特殊情况,在治疗镍引起的皮炎时,可以使用氯碘羟喹和局部类固醇激素的混合制剂,因为这种具有抗菌作用的螯合剂可以有效地灭活镍[59]。

除此之外,糖皮质激素也可以混合其他的活性成分。含有焦油、水杨酸或钙泊三醇的混合物可用于治疗银屑病。与抗菌药物混合制剂一样,这些化合物只有每种成分有明确适应证时才能使用,而糖皮质激素只有真正有必要时才能使用。

许多皮肤科医师发现,通过稀释某种特定糖皮质激素产品或添加其他药物(如焦油和水杨酸),来创造出属于自己的配方是有用的。在现代,不鼓励使用这种未经许可的制剂,并且很难说服小药店生产它们。一种新剂型的类固醇激素成分的稳定性是不可预测的[60],不同成分的变化可能改变类固醇激素的皮肤渗透性和系统吸收水平[61]。在英国,试图限制这类未经许可的外用药物的使用范围,并使它们生产标准化,这类药物经常被标注为“特别药物”[62]。

封包和局部使用糖皮质激素

使用聚乙烯薄膜或手套,或使用水胶体敷料局部封包,可以使外用糖皮质激素的皮肤渗透性大大增加[63]。使用聚乙烯材料手套进行封包,会造成不适感,特别是天气温暖时,一般还是需要整夜使用。治疗特应性皮炎时可以把糖皮质激素用石膏绷带、湿绷带覆盖使用,这样也能获得类似的封包效果。用这种方式外用糖皮质激素有利有弊。然而在治疗汗疱疹、下肢难治性银屑病斑块或单纯苔藓的斑片时,正确地使用封包治疗是一种非常有价值的策略。将一种糖皮质激素如氟脲基考肽(氟脲并烯醇酮)加入到塑料胶带的黏合剂中,是封包治疗的另一种有效方法。曾经使用过糖皮质激素的全身封包，但不良反应很常见，因此已不再推荐使用。

局部注射糖皮质激素

对顽固性皮肤病（如斑秃、瘢痕疙瘩、单纯苔藓、结节性痒疹）皮损内注射糖皮质激素可能有效。经常使用曲安奈德进行皮损内注射，但可能发生皮肤萎缩和皮肤色素缺失。

钙调神经磷酸酶抑制药

他克莫司和吡美莫司的外用制剂已开发用于特应性皮炎的外用治疗，并发现了许多额外的应用。其作用机制与环孢素相似。淋巴细胞的活化受到钙和钙调素依赖的丝氨酸/苏氨酸磷酸酶的抑制。细胞质酶激活转录因子 NFAT 能够调节 Th1 和 Th2 淋巴细胞亚群中的多种淋巴因子，在 T 细胞受体到细胞核的信号转导中起着重要的作用[1]。在其他类型的细胞中，包括肥大细胞[2,3]、抗原呈递细胞[4]和角质形成细胞[5]中起作用的类似机制可能为这些药物提供更多的靶点。与环孢素相比，他克莫司和吡美莫司的相对分子质量小，能够穿透角质层，至少在特应性皮炎的屏障功能受损时病例是如此。因此，它们在局部应用时是有活性的。这些药物的一个显著优点是不会引起皮肤萎缩[6,7]，即使长期使用也不会[8,9,10]。因此，可以将其应用于面部和皱褶区域，这些部位不太适合长期外用糖皮质激素。从理论上讲，局部免疫抑制可能会增加感染和肿瘤的风险，但在实践中并没有证明真实存在这些风险，而且在特应性皮炎治疗被证明有效的 20 年后，肿瘤的风险仍然只是假设性的[11]。

他克莫司

他克莫司（tsukuba macrolide 免疫抑制药的缩写，也称为 FK-506）是一种大环内酯类抗生素（巨内酰胺），在日本首次从一种土壤真菌链霉菌属（*Streptomyces tsukubaensis*）中分离得到。20 多年来，它已系统地用于器官移植的患者，也认为是可以有效系统治疗银屑病的一种方法[12]。它的分子量为 822 Da，具有复杂的化学结构（图 18.6）。

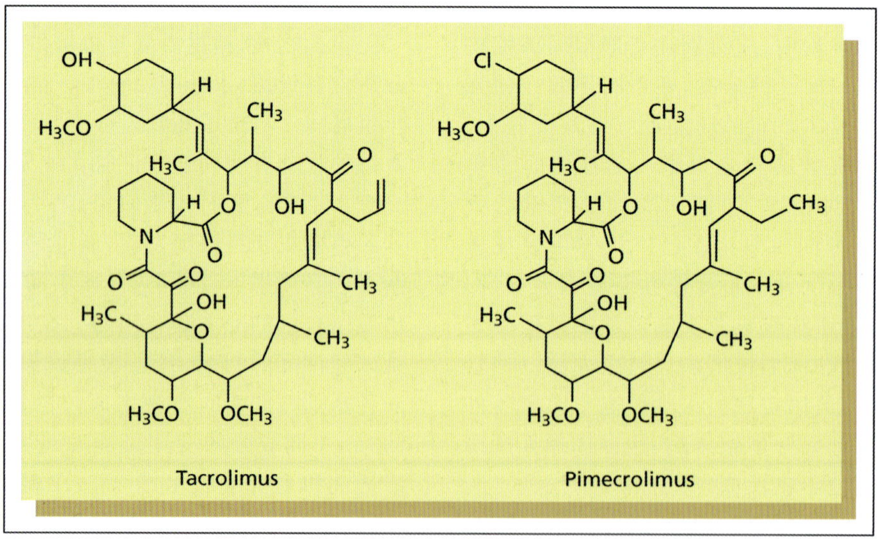

图 18.6 他克莫司和吡美莫司的结构

在成人[13,14]和儿童[15,16]的几组安慰剂对照试验中均证实，0.1%他克莫司外用治疗特应性皮炎的疗效，并且发现了其疗效可与强效外用糖皮质激素（见第 41 章）[16-19]相类似。较低浓度的 0.03%他克莫司对儿童的疗效接近 0.1%浓度的他克莫司[15,16]，但没有应用于成人[17,20]。

最常见的不良反应是使用后持续几分钟的灼烧感。这往往在几天后就会改善，而且很少因为严重不良反应而需要停止治疗。全身药物吸收较少，血液中的药物浓度通常太低而无法测量[15,21,22]。利用 0.3%他克莫司软膏的应用数据，可以估算出系统生物利用度为静脉给药的 0.5%[22]。因此，局部应用他克莫司不太可能具有系统活性。此外，随着炎症的改善和屏障功能的恢复，经皮药物吸收似乎会进一步下降[23]。

局部使用他克莫司的其他适应证到目前为止还没有得到正式的研究。应该特别指出的是，目前与全身外用有关的大量安全数据仅适用于特应性皮炎。目前已有报道称局部应用他克莫司治疗 Netherton 综合征（线状鱼鳞病）的病例，临床观察到明显的药物系统吸收[24]，需要指出的是有必要进一步给予关注。

他克莫司的渗透性似乎不足以有效治疗慢性斑块型银屑病，但对面部和间擦部位银屑病的治疗是有效的[25]。在 Dundee 实验中局部使用他克莫司治疗大鼠斑秃模型[26]有效，但目前尚未在人体试验中得到证实。有独立的报道表明，局部使用他克莫司成功地治疗了其他多种炎症性皮肤病(表 18.6)。

表 18.6　他克莫司和吡美莫司治疗适应证外疾病及药效证据等级总结[24,34-48]

皮肤疾病	证据等级[a]	
	他克莫司	吡美莫司
湿疹类皮肤疾病		
过敏性接触性皮炎	B	B
慢性光化性皮炎	B	E
眼睑皮炎	C	
单纯苔藓	E	C
汗疱疹	C	C
结节性痒疹	E	
脂溢性皮炎	A	A
其他皮肤疾病		
皮肤淀粉样变	E	
血管淋巴样增生伴嗜酸性粒细胞增多症	E	
龟头炎	B	A
贝赫切特病(生殖器溃疡)		A
克罗恩病(口腔及会阴病变)	D	
毛囊角化疾病	E	
皮肌炎	D	
盘状红斑狼疮	B	B
嗜酸性脓疱性毛囊炎	E	E
上皮样血管瘤(血管淋巴样增生伴嗜酸性粒细胞增多症)	E	
下肢糜烂性脓疱性皮肤病	E	
头皮糜烂性脓疱性皮肤病	E	
离心性环状红斑	E	
毛囊性黏蛋白病	E	E
脱发性毛囊炎	E	
大汗腺毛囊角化病		D
地图样舌	E	
移植物抗宿主疾病	D	
环状肉芽肿(全身性)	E	E
面部肉芽肿	E	E
慢性家族性良性天疱疮	E	E
水母叮咬	E	E
Jessner 淋巴细胞浸润	E	E
青少年足底皮肤病	C	
毛发角化病	C	
麻风(1 型麻风反应)	E	
黏液水肿性苔藓	E	E
光泽苔藓	E	E
扁平苔藓	E	E
扁平苔藓(口腔)	A	A
硬化性萎缩性苔藓	B	A
红斑狼疮(侵犯皮肤的)	B	B
皮肤淋巴细胞瘤	E	
肥大细胞增多症		E
局限性硬皮病	C(闭塞性的)	
黏膜类天疱疮	E	
类脂质渐进性坏死	E	
Netherton 综合征	E	E
甲沟炎	C	
口周皮炎		A
慢性苔藓样糠疹	E	
肛门瘙痒	A	
外阴瘙痒		C
银屑病(面部和褶皱部位)	A	A
坏疽性脓皮病	C	E
类风湿性下肢溃疡	E	
酒渣鼻	C	D
结节病	E	
类固醇诱导的酒渣鼻	C	B
尿毒症引起的瘙痒	E	
白癜风	B	B
Wells 综合征	E	

[a] 证据等级：A 级，双盲试验；B 级，临床试验；C 级，小型试验或＞20 例报道；D 级，至少有 5 例报道支持；E 级，少于 5 例报道支持。

吡美莫司

吡美莫司(SDZ ASM 981)是一种分子结构与他克莫司类似的子囊霉素巨内酰胺的衍生物(图 18.7)，与他克莫司相比，其亲脂性更强，但作用更弱。目前有关该化合物的大部分临床研究都是在特应性皮炎中进行的，1％浓度的吡美莫司乳膏的安慰剂对照试验表明，它在成人[27-29]和 3 个月以上的儿童[30,31]中使用有效且安全，尽管它不如 0.1％的戊酸倍他米乳膏[28]有效。在长期研究中，吡美莫司可以有效地抑制疾病的进展，减少局部糖皮质激素的使用[29,31]。

吡美莫司的系统吸收率很低，而且通常检测不到[32,33]。吡美莫司乳膏耐受性良好，一开始可能产生灼烧感，通常几天后就会消退。使用吡美莫司不会增加感染的概率，也没有证据表明有肿瘤的发生。据报道，局部应用吡美莫司与他克莫司一样，对多种非适应证疾病治疗也是有效的(见表 18.6)。

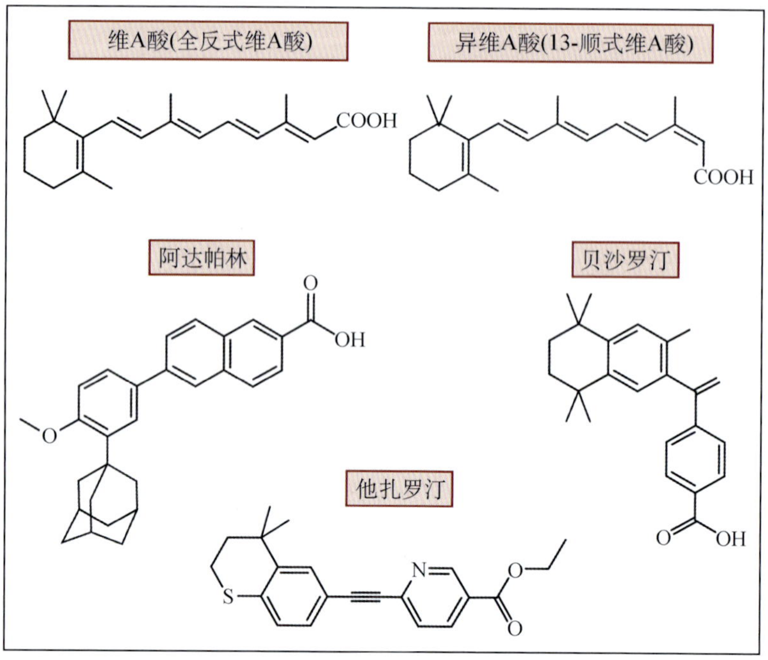

图 18.7 外用维 A 酸类化合物的分子结构

环孢素

环孢素(1202Da)的高分子量导致其在角质层中的渗透性较差，这可能是环孢素外用制剂对皮肤疾病治疗没有效果的原因。黏膜组织屏障较少，环孢素的眼用制剂已成功地用于多种疾病，包括眼玫瑰痤疮[49]和特应性角膜结膜炎[50]。

之前关于口腔扁平苔藓疗效的报道令人鼓舞，但以曲安奈德为对照的对照研究结果则令人失望，目前发现两种治疗疗效之间没有差别[51,52]。

维 A 酸类化合物

维 A 酸类化合物是一种结构上与维生素 A(视黄醇)相关的化合物，也是一种与维 A 酸受体相互作用的化合物。随着越来越多不同结构的“维 A 酸类”化合物的合成，后一种定义变得更加适用。图 18.7 展示了局部使用的天然维 A 酸类化合物和合成维 A 酸类化合物结构式。外用维 A 酸治疗寻常痤疮已有 30 多年的历史。在此期间，人们对内源性维 A 酸类化合物在调节细胞分化和增殖中所起的基本作用，以及所涉及的机制有了很多了解。现在维 A 酸类化合物被用来治疗多种疾病，包括银屑病、光老化和多种角化障碍疾病，以及治疗发育不良和恶性肿瘤。

细胞内源性维 A 酸的活性受细胞视黄醇结合蛋白(CRBP-Ⅰ和-Ⅱ)和细胞维 A 酸结合蛋白(CRABP-Ⅰ和 CRABP-Ⅱ)的调节。这些蛋白质广泛分布于全身许多类型的细胞中。CRABP-Ⅱ在皮肤中占主导地位，它可以在角质形成细胞和成纤维细胞中被发现[1]。该蛋白可以被维 A 酸[2]和其他证明具有维 A 酸活性的化合物上调，并认为在调节细胞内游离维 A 酸活性中起重要作用。

在细胞核内，维 A 酸可与特异性受体、维 A 酸受体(RAR-α,-β 和-γ)和视黄酸 X 受体(RXR-α,-β 和-γ)结合。每种受体的选择性剪接都会产生多样性(这些亚型被称为 RAR-α1、RAR-α2 等)[3]。全反式维 A 酸是 RAR 的内源性配体，9-顺式维 A 酸是 RXRs 的内源性配体。表皮中表达最多的受体是 RAR-γ 和 RXR-α，而 RAR-α 和 RXR-β 的表达水平相对较低。这些受体与许多基因的调节区内的 DNA 特异性区域(即反应元件)结合，这种相互作用可能会增加或减少基因的转录。通常有几个这样的反应元件参与调节其中任意一个基因的转录。视黄酸受体主要作为 RXR 和 RAR 的异源二聚体发挥作用。RXRs 还可以与其他几种类似的受体，如维生素 D 受体、甲状腺受体和孤儿受体(没有确定的内源性配体)发生二聚反应。因为多种受体及其二聚体、多种配体结合位点和各种反应元件形成了复杂而多样的信号传导进行细胞代谢的调节。这些作用于许多不同基因过程的最终结果是，当受到外界干扰时，通过维 A 酸的调节使角质形成细胞正常分化。

维 A 酸的代谢可以发生在角质形成细胞内。第一步通常是细胞色素 P450 酶系统的 4-羟基化，如 CYP2S1 和 CYP26，这是由它们的底物诱导的，可能表现出很大的个体差异[4]。这种变异可能解释了某些个体对局部维 A 酸反应的差异。

系统应用维 A 酸在剂量足够大时引起与高维生素 A 血症相关的黏膜皮肤症状，具有高度致畸作用。这引起了人们对局部应用维 A 酸类药物可能产生致畸作用的关注，虽然这种风险几乎不存在。局部应用维 A 酸导致系统吸收的可能性似乎很少[5,6]，但怀孕期间也不建议局部应用维 A 酸。

天然产生的"内源性"维 A 酸包括维生素 A(视黄醇)，它在大多数细胞(包括角质形成细胞)内代谢为维 A 酸。这一过程似乎受到多种机制的调节，从而使游离维 A 酸的水平受到严格控制。维 A 酸可以异构化为 13-顺式和 9-顺式维 A 酸，这一过程在可见光下很容易发生。目前用于皮肤疾病局部治疗的合成维 A 酸有阿达帕林、贝沙罗汀和他扎罗汀。所有这些化合物在局部使用时都能被表皮有效地吸收。

视黄醇

视黄醇(维生素 A)在护肤品中被广泛使用，在这种情况下，维生素 A 往往被认为是一种维生素补充剂，而不是一种药物。然而，很明显的是局部使用视黄醇可被表皮吸收，并表现出维 A 酸的许多药理特性。局部应用视黄醇增加表皮中的视黄醇酯水平[7]。结合长链脂肪酸的视黄醇脂是细胞内不活跃的维生素 A 的储存器。视黄醇的酯化是由维 A 酸引起的，这可能是一种抑制维 A 酸过量合成的自我调节机制[8]。此外，局部应用视黄醇可诱导 4-羟化酶活性，从而增加维 A 酸的代谢和失活[9]。局部应用视黄醇也可诱导 CRABP-Ⅱ 和 CRBP 水平的升高[7]。

视黄醇与维 A 酸以相类似的方式增加表皮厚度，但引起的刺激要小得多[7,10]。10%的视黄醇凝胶被用来作为脱色素治疗方案的一种成分，与使用维 A 酸有相似的效果。然而，使用高浓度的视黄醇具有刺激性[11]。

维 A 酸

维 A 酸又称维甲酸、全反式维 A 酸和维生素 A 酸；局部应用时能很好地被皮肤吸收，发挥调节细胞代谢的局部作用。作为维 A 酸受体的内源性配体。

维 A 酸异构化生成 13-顺式和 9-顺式维甲酸[12]，后者是 RXRs 的天然配体。可见光可加速该异构化作用。

维 A 酸可用于治疗寻常痤疮，特别是粉刺型痤疮(见第 90 章)[13,14]。一般每日使用 1 次或 2 次，常用剂型浓度为 0.01%～0.025%的洗剂、霜剂或凝胶。

外用维 A 酸可以改善光老化，包括细小皱纹和粗糙皱纹，以及色素异常沉着[15](见第 155 章)。

维 A 酸对化学诱导的皮肤肿瘤既有治疗作用，也有预防作用。临床上，它具有抗肿瘤作用，可单独治疗较小的光化性角化病[16]，或与 5%浓度的 5-氟尿嘧啶乳膏联合使用(见第 142 章)[17]。它对发育不良痣的组织形态也有促进其"正常化"的作用[18]。

维 A 酸可以帮助减少各种形式的色素沉着(见脱色剂一节)。

已证明如果在伤后的前几周使用维 A 酸，可以加速伤口愈合[19]，并且在化学剥脱术[20]和皮肤祛瘢手术[21]后也能起到改善作用。但因刺激性限制了它的使用。

外用维 A 酸已广泛用于其他多种疾病，包括老年性黑头粉刺[22]、粉刺痣、疣状表皮痣、扁平疣、反应性穿通性胶原病、轻度毛囊角化病[23]、毛发角化病[24]、板层状鱼鳞癣、寻常型鱼鳞病[25]、变异性红斑角化病[26]、口腔扁平苔藓[27]、地图舌[28]、口腔毛状白斑[29]、Fox-Fordyce 病(顶泌汗腺炎)[30,31]和增生性瘢痕和瘢痕疙瘩[32,33]。尽管理论上的机制和早期的研究表明维 A 酸可能有效，但在治疗银屑病时，并没有发现局部应用维 A 酸的有效性。

刺激性是外用维 A 酸的一个主要缺点，然而关于维 A 酸过敏反应的报道十分罕见[34]。

异维 A 酸

异维 A 酸(13-顺维 A 酸)很容易异构化为维 A 酸，反之亦然。因此，它表现出类似于维 A 酸的受体特异性，与 RAR 相互作用。异维 A 酸可局部和系统地用于治疗寻常痤疮(见第 90 章)。局部使用时比维 A 酸刺激稍小，但可能比阿达帕林更大[35]。一般局部使用异维 A 酸可以抑制粉刺的形成，也可以渗透到皮脂腺[36]，减少皮脂分泌[37]。

和维 A 酸一样，它也用来治疗光老化[38,39]和光化性角化病[40]。使用异维 A 酸治疗层间蜂窝织炎[41]、口腔白斑[42]、外阴鳞状细胞增生(黏膜白斑病)[43]、口腔扁平苔藓[44]、乳头角化过度[45]、光化性肉芽肿[46]和局限性毛囊角化病[47,48]的报道中都有一定的益处。

阿利维 A 酸

0.1%的阿利维 A 酸凝胶制剂(9-顺式维 A 酸)

被广泛用于慢性手部皮炎，现正研究用于治疗 HIV 相关的卡波西肉瘤[49]。

阿达帕林

阿达帕林是一种合成维 A 酸，用于治疗寻常痤疮。随机对照试验证明，0.1%的阿达帕林凝胶与 0.025%维 A 酸凝胶[35]和 0.05%异维 A 酸凝胶[50,51]一样有效，但刺激性较小。与维 A 酸相比，阿达帕林似乎保留了糖化酶的活性，同时显示出较少的刺激性。具有 RAR-β 和-γ 受体的特异性，与维 A 酸相比，与 RAR-α 亲和力较低[52]。它具有高度亲脂性，具有一种很可能通过增加对毛囊的渗透来提高效率的特性。此外，阿达帕林还具有抗炎作用，可提高疗效和耐受性[52]。可供使用的配方有乳霜、水凝胶、洗剂和一次性使用的拭抹剂，均含有 0.1%的阿达帕林。

贝沙罗汀

贝沙罗汀是一种新型的合成维 A 酸，具有 RXR(Rexinoid)的特异性。除了系统使用治疗皮肤 T 细胞淋巴瘤外，1%凝胶还可用于早期（斑块期）蕈样真菌病[53,54]，分别有 21%和 42%的患者中可观察到完全或部分缓解[53]。

他扎罗汀

他扎罗汀是一种人工合成的维 A 酸前体药物，可迅速水解为其活性形式——他扎罗酸。与维 A 酸不同的是，该分子具有刚性结构，可以发生构象变化。他扎罗汀表现出一定的受体特异性，与 RARsα、β 和 γ 相互作用。后一种受体在表皮中可能是最重要的。他扎罗汀不与 RXRs 结合，并且与维 A 酸不同，它可能不容易异构化成其他构象[55]。它主要用于治疗银屑病和寻常型痤疮，可制成 0.1%和 0.05%浓度的凝胶和乳膏使用。浓度越高，对银屑病的疗效越好，但刺激性也越强。高浓度用于治疗痤疮。口服时是治疗银屑病的有效药物。

0.1%的他扎罗汀凝胶配方上市后用于银屑病，在银屑病中已被证明有效，65%的患者能在 12 周内有 50%或以上的改善[56]，但其价值受到其刺激性的限制。在一项小型对照试验中报道了该药可以改善甲癣[57]。有个别报道称在局部外用他扎罗汀治疗银屑病的过程中，出现了严重的生殖器溃疡[58]和化脓性肉芽肿，这是一种公认的系统应用维 A 酸治疗的不良反应[59]。

建议 0.1%的他扎罗汀凝胶也用于治疗寻常痤疮[60-62]、光老化[63]、口腔扁平苔藓[64]、板层状鱼鳞病[65,66]、X 连锁鱼鳞病和寻常型鱼鳞病[67]、融合性网状乳头状瘤病[68]、匐行性穿孔性弹力纤维变性[69]、毛囊角化病[70,71]和疣状角化不良瘤[72]、良性黑棘皮病[73]、棘状角皮病[74]、脂溢性皮肤角化病[75]和盘状红斑狼疮[76]。0.01%他扎罗汀作为一种 O/W 乳剂，也被认为对毛囊角化症有益[77]。

维生素 D 衍生物（开环甾类化合物）

多年来已公认维生素 D 对银屑病具有治疗作用。它作为系统治疗药物时，有效所需的剂量有可能导致高维生素 D 和高钙血症。然而，局部使用时有很高的有效性和广泛的安全阈值。钙泊三醇是第一个开发和评估用于治疗银屑病的维生素 D 类似物；也相继开发出来其他制剂。

维生素 D 并不是严格意义上的维生素，因为其并不必须依赖于外源性来源。紫外线（UVB）通过皮肤光化分解 7-脱氢胆固醇，形成维生素 D 的非活性前体维生素 D_3。有限的 UVB 暴露就足以合成生理量的维生素 D_3。维生素 D 及其类似物的特征是类固醇核的破裂，由此产生了开环甾类化合物这一术语。维生素 D_3 需要两个羟基化才能活化，第一步是 25-羟基化，主要发生在肝，由此产生 25-羟基维生素 D_3，此时它结构并不稳固[1]。25-羟基维生素 D_3 是维生素 D 在体内的主要贮存形式。之后在肾通过严格调控的羟基化形成有激素活性的 1α-25-二羟维生素 D_3[2,3]。由于后者有三个羟基，它也被称为骨化三醇（图 18.8）。很长一段时间以来，人们都知道骨化三醇参与调节肠道对钙的吸收。后来人们认识到，这种有效力的激素的受体在几乎所有类型的细胞中都有表达。骨化三醇是调节细胞分化和增殖的重要基础物质。

维生素 D 受体是一种分子量约为 60kD 的磷酸肽，能够在细胞质和细胞核之间自由移动。它是类固醇受体超家族的一员，在结构上与视黄醇受体、甲状腺激素（T_3）受体和其他类固醇激素受体相似。它主要以异二聚体的形式与 RXR 结合[4]。维生素 D 受体复合物通过与 DNA-维生素 D 反应元件的调节区结合来调节许多基因的转录。这些是特殊但不均匀的 DNA 区域，通常位于调控基因的上游[4]。

维生素 D 衍生物的治疗作用似乎源于一种强有力的抗增殖作用[5-8]和促进分化的能力[9-12]。它们可能也有免疫抑制作用。在体外，开环甾类化合物抑制白细胞介素-2（IL-2）的释放和淋巴细胞的活化[13,14]，抑制 IL-8 的释放[15]。它们还上调抗炎症细胞因子 IL-10 受体的表达[16]。可能通过促进集落刺激因子 1[17]的表达而抑制单核细胞向树突状细胞的分化。抑制角化细胞合成 RANTES 和 IL-8[18]。在体内，维生素D衍生物可以抑制IL-8[19]、IL-6[20]和其他细胞

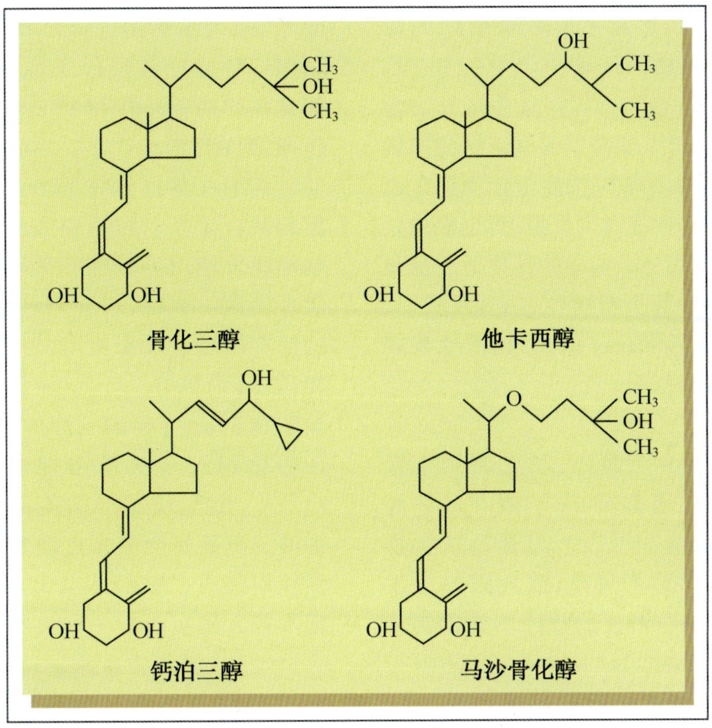

图 18.8 骨化三醇、他卡西醇、卡泊三醇和马沙骨化醇的结构

因子的表达。在银屑病中，它们可以减少淋巴细胞和中性粒细胞的浸润[8,21,22]，降低 IL-8 和黏附分子 ICAM-1、ELAM-1、LFA-1、VLA-3 和 VLA-6 的表达[23,24]。

维生素 D，特别是在活化（1α-羟基化）形式时，可以增加钙在肠道中的吸收。这通常是在血清钙离子增多时，补偿尿液排钙增多。目前用于治疗银屑病的制剂均为含有 1-α-羟基化的化合物，这有效地绕过了 1-α-羟基化的调控，但过量使用时有引发高钙血症的风险。维生素 D 类似物的这种“促钙活性”是限制其安全使用的主要因素。在不影响钙代谢的情况下，开发一种能够使增殖和分化正常化的维生素 D 衍生物的研究尚未得到有效实现。

与治疗银屑病的传统疗法相比，维生素 D 衍生物的优点是，它们比焦油或地蒽芬在美容方面更容易被接受，与外用糖皮质激素相比，它们不会引起皮肤萎缩，但它们也会引起刺激反应，这种反应与制剂的浓度有关[25]。可能发生药物过敏，但这种情况似乎很少见[26]。在使用维生素 D 类似物治疗银屑病时，皮损周围可能会出现一种特征性的鳞屑（图 18.9），它提供了一种可靠的参考，就像地蒽芬产生的染色一样[27]。目前尚不清楚这是一种刺激性的表现，还是一种特殊的药理作用。

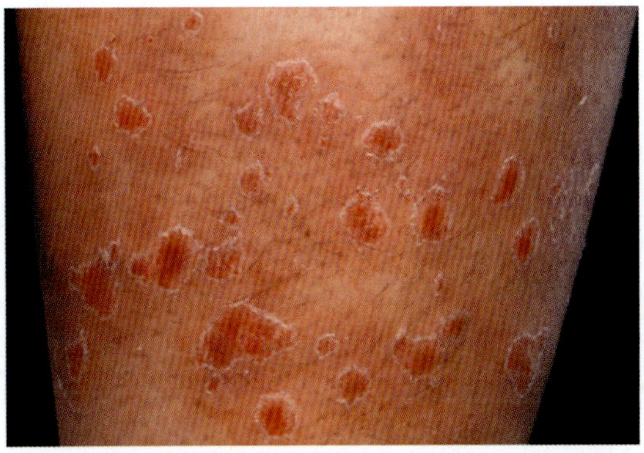

图 18.9 维生素 D 类似物治疗银屑病病灶周围出现特征性的鳞屑

在日本，他卡西醇（1，24-二羟基维生素 D_3）多年来一直被用于银屑病的局部治疗，其浓度范围为 1～20μg/g[28,29]。在欧洲，他卡西醇通常每日使用 1 次，浓度为 4μg/g。这种疗法的有效性已在安慰剂对照和剂量范围的研究中得到证实[30,31]。每日 1 次 4μg/g 的他卡西托醇有效性不如每日 2 次 50μg/g 的钙泊三醇[32]，但刺激性较小。因此，它可以有效的治疗面部或褶皱部位的银屑病[33]。一项长期试验表明，在反应良好的患者中，虽然 299 例受试者中只有 64 例在整个试验期间坚持治疗[34]，但受益时间最长

可维持 18 个月。他卡西醇与 UVB[35] 和补骨脂素及 UVA(PUVA)[36] 一起使用,加速了患者对治疗的应答,潜在地减少了所需紫外线的剂量。

目前,4μg/g 的他卡西醇最大推荐剂量为每日 10g。即使在每日剂量为 15~20g 时,连续 26d,血清钙或尿钙均无明显升高[37]。在 20μg/g 的较高浓度下使用他卡西醇似乎也是安全的[29]。高钙血症尚未见报道,也很少发生致敏[38]。据报道,局部应用他卡西醇的其他适应证包括 Nekam 病[39]、融合性网状乳头瘤病[40]、Grover 病[41]、角层下脓疱性皮病[42]、Hailey-Hailey 病[43]、播散性浅表性光化性汗孔角化症[44] 和痒疹[45]。

骨化三醇

正如前面所讨论的,骨化三醇(1,25 二羟维生素 D_3)是天然存在的活性维生素 D 的形式,现在已知局部和系统治疗都对银屑病有效[46,47]。与其他衍生物一样,由于需要监测高钙血症的风险,因此限制了系统性使用,尽管其危害可能与潜在的益处不成比例。

骨化三醇的局部使用浓度为 0.3~15μg/g[48,49]。在这个范围的高限,尤其是在大面积皮肤接受治疗时,可以看到尿液和(或)血清钙水平的变化。低浓度使用时,有效性也较低。当以 3μg/g 的浓度每日应用 2 次时,对照试验表明,在对钙稳态影响最小的情况下,可以保持一定程度的疗效[50],该浓度的骨化三醇刺激性或致敏性很低[51]。

钙泊三醇

虽然使用较晚,但是钙泊三醇(卡泊三醇,MC903)目前在治疗银屑病方面比其他维生素 D 衍生物有更深入的研究。该分子在侧链末端有一个环丙烷基团,这加快了药物的代谢(见图 18.8)。因此,它是理想的局部适用药物,可以安全地在比骨化三醇或他卡西醇更高的浓度下使用[52]。安慰剂对照和剂量范围实验表明,浓度为 50μg/g 时可达到最大的治疗反应[53,54]。几乎所有后续的研究都探讨了钙泊三醇在这个浓度下的使用疗效。

钙泊三醇治疗儿童银屑病的有效性和安全性已在 2 岁以上儿童的试验中得到证实[55,56],并报道了在婴儿中使用是有效的[57]。虽然外用钙泊三醇对泛发性脓疱型银屑病[58,59] 和红皮病型银屑病[60,61] 有益处,但药物的吸收可能显著增加,需要仔细监测。在一例报道中,泛发性脓疱型银屑病被认为是由钙泊三醇引起[62]。据报道,虽然结果不一致,但钙泊三醇治疗一些 Hallopeau 肢端脓疱病[63] 或甲银屑病[64,65] 的患者有效。

研究发现 50μg/g 的钙泊三醇通常与其他治疗银屑病的外用药物相比效果更好[66]。在与倍他米松-17-戊酸、4μg/g 的他卡西醇[31]、3μg/g 的骨化三醇[50],以及地蒽酚进行自我治疗的疗效比较中,显示钙泊三醇的疗效类似于强效外用皮质类固醇激素。而且在长期治疗中维持良好的效果[67,68]。一般需要长期维持治疗。

钙泊三醇也与其他治疗银屑病的药物进行了广泛的联合研究。与中强效或强效的局部糖皮质激素制剂联合使用可增加疗效和减少刺激。当每种制剂每日使用 1 次时,联合用药可减少刺激,如果与强效的糖皮质激素联合使用,则与每日两次单用钙泊三醇相比,效果更好[69]。一种含有 0.05% 倍他米松二丙酸酯和 50μg/g 钙泊三醇的组合配方(Dovobet®)已被证明比每天 2 次单用钙泊三醇更有效,刺激性更小[70]。当然,长期持续使用含有强效糖皮质激素的钙泊三醇确实会带来皮肤萎缩的风险(图 18.10),单独使用钙泊三醇则不会出现。开处方的医师都应牢记本药方确实含有一种强效糖皮质激素。

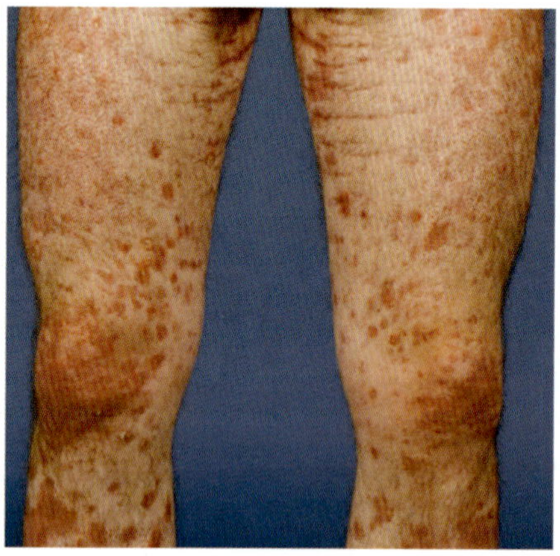

图 18.10　一例 21 岁男子在无监测下使用钙泊三醇和倍他米松软膏,每周 60g,持续了 2 年,出现了皮肤萎缩和条纹状改变

钙泊三醇通常会引起刺激性反应,特别是在面部使用时。但很少发生过敏反应[71-73]。有 1 例病例提到,原料中的丙二醇导致了过敏反应[74]。

该软膏的最大推荐剂量为每周 100g。超过这一水平可能会导致高钙血症,但如果监测血清钙浓度和尿钙排泄,一般不会造成严重的损害。使用更高的剂量[75] 可以增加银屑病的疗效,在这种情况下,当钙泊三醇用于寻常型银屑病以外的其他适应证时,有必要进行监测,特别是大面积的皮肤需要治疗时。获取血钙水平并不困难,但尿钙排泄的测量依赖于 24h 尿的准确采集。

除了银屑病之外,据报道钙泊三醇对很多其他皮肤病治疗有效,尽管这些证据都不是很可靠。包括融合性网状乳头瘤病[76]，播散性浅表性光化性汗孔角化症[77]、离心性环状红斑[78]、生殖器外硬化性苔藓[79]、Flegel 病[80]、Grover 病[81,82]、炎症性线性疣状表皮痣[83]、慢性角化型苔藓[84]、淀粉样苔藓[85]、扁平苔藓[86]、结节性痒疹[87]、痣样乳头乳晕角化过度症[88]、局限性硬皮病[89]、毛发红糠疹[77]、Reiter 综合征[77]、鱼鳞病[89,90]、白癜风[91]和表皮松解性掌跖角化症[92]。

钙泊三醇在光化性角化病[93]、全秃[94]、毛囊角化病[89]、遗传性掌跖角化病[89]、毛发角化病[89]或脂溢性皮炎[95]的试验中尚未证明有用。

马沙骨化醇

马沙骨化醇(22-乙二酸-骨化三醇)是治疗银屑病的另一种衍生物，类似于钙泊三醇[96]。它在日本和其他地方使用，但在英国没有上市。

细胞毒性和抗肿瘤药物

氟尿嘧啶

这种嘧啶类似物是一种抑制嘧啶代谢和 DNA 合成的抗代谢药物。5%的氟尿嘧啶(5-FU)乳膏是治疗光化性角化病[1]、部分鲍温病(Bowen 病)或浅表基底细胞癌的一种非常有效的治疗方法。其这些适应证的详细说明见第 142 章。在头皮及面部使用比四肢更有效。一种常用的治疗方案为每日 2 次，持续两周，但为了提高药物的耐受性，需要改变使用的方式：例如每日 1 次，或每隔 1 周每日 2 次，或限制每周使用 5d。需要使用于角化明显的部位，这样会产生快速的炎症反应，否则清除可能不完全；有些患者需要较长的治疗时间或使用聚乙烯膜封包以达到治疗目的。有时可能会发生严重的溃疡反应，这种严重的炎症反应也有可能是患者对乳膏中的辅料过敏，引起的过敏性接触性皮炎所致，这一点不应该被忽视[1]。与一种有效的局部糖皮质激素联合使用，可以在不降低疗效的情况下限制炎症反应的强度[2]。每日联用口服异维 A 酸 20 mg 对一系列的播散性光化性角化症有显著的疗效[3]。对光化性唇炎和唇角化症也可能有治疗作用[4]。

氟尿嘧啶也可用于其他疾病，包括女性[5]和男性[6]的尖锐湿疣，并在黏合剂的配合下应用于寻常疣[7]、乳房外 Paget 病[8]、痣样角化性疾病，包括毛囊角化病[9]和浅表性日光性汗孔角化症[10]。但是在这些疾病的治疗中，还没有找到一个标准的使用方法。

二氢嘧啶脱氢酶是氟尿嘧啶代谢和失活最重要的酶途径。这种酶活性的遗传变异可能导致了不同的炎症反应表现，据报道，对二氢嘧啶脱氢酶活性极低的患者局部应用 5-氟尿嘧啶[11]时出现了腹痛、发热、腹泻、黏膜炎和骨髓抑制等全身不良反应。

博来霉素

博来霉素是一种具有抗肿瘤、抗菌和抗病毒活性的细胞毒药物。它与 DNA 结合，导致嘧啶和嘌呤碱基链断裂和清除。30 多年来，一直用于治疗顽固性的病毒性疣[12]。两个大型、双盲、安慰剂对照试验的结果均表明，在注射 0.1% 博来霉素 1～3 次后，75%～95%的手部疣和 60%的跖疣消失。而对照组的清除率分别为 10%和 0[13,14]。最近，用脉冲染料激光在局部麻醉下对顽固性疣进行预处理，在注射博来霉素之前诱发出血性水泡，据报道在治疗后平均 24 个月内分别产生 60%和 15%的完全和部分有效[15]。

小剂量使用不会引起全身不良反应，但局部疼痛明显。后者通常对于以前接受过许多不成功治疗的患者来说可以接受。然而，该药物必须由操作者小心处理。

疣的作用机制尚不清楚。然而，治疗甲周疣可能会导致永久性指甲营养不良[16]。博来霉素也被用于治疗口腔黏膜白斑，1%的博来霉素二甲亚砜溶液每日应用 5min，连续 14d，可缩小病变大小和改善组织学发育不良[17]。

双氯芬酸

该化合物是一种非甾体抗炎药，由 3%双氯芬酸和 2.5%透明质酸组成的凝胶配比而成，用于治疗日光性角化病。其作用机制尚不清楚，但可能与抑制环加氧酶相关[18]。在一项公开的研究中，这种凝胶每日使用 2 次，直到皮损在 180d 内临床清除，有 27 例患者完成研究并在停止治疗 30d 后接受评估，其中 22 例被判定为有完全反应，另有 4 例(15%)显示明显改善[19]。这些结果得到了双盲试验的支持，其中 3%的双氯芬酸凝胶，每日使用 2 次，持续 30～90d，在清除日光性角化病方面优于载体[18,20,21]。在停药后 30d 的随访中，持续观察双氯芬酸与载体之间最大和最有统计学意义的差异。尽管在治疗结束时，两者之间的差异也并不明显[21]。根据这次随访评估，当治疗时间为 30d、60d、12 周和 90d 时，病灶完全清除的患者比例分别约为 16%、31%、38%和 47%。因此，随着治疗时间的延长，清除率似乎也在继续增加。

虽然在治疗过程中瘙痒并不少见，而且与治疗部位相关的皮炎偶尔也会发生，但这种治疗似乎有很好的耐受性。

咪喹莫特

咪喹莫特是一种咪唑喹诺酮，与 Toll 样受体 7

(TLR-7)相互作用，TLR-7是发现于单核细胞系的细胞表面受体[22]。Toll样受体的天然配体是进化上高度保守的微生物分子。TLR-7与这些配体的相互作用通过激活信号通路刺激先天性免疫应答，从而释放大量的干扰素-α、IL-12、肿瘤坏死因子α和其他强有力的细胞因子，从而促进具有抗原特异性的细胞介导的免疫应答。

咪喹莫特的首次临床应用是治疗尖锐湿疣。在大型安慰剂对照实验[23]和公开[24]实验中，5%咪喹莫特乳膏每周使用3次，连续16周，有一半的患者可达到完全清除，尽管3个月和6个月的复发率分别为13%[23]和23%[24]。据报道，针对长期或耐药的寻常疣[25-27]、传染性软疣[25]和灰泥角化病[28]，使用咪喹莫特治疗也有效。儿童[26]疣的清除率[26]可能高于成人[25]，尽管尚未有关于咪喹莫特治疗与自然消退率对比的充分研究。

随后研究咪喹莫特用于日光性角化病和原位恶性肿瘤的治疗。在一项安慰剂对照试验中，每周使用咪喹莫特3次，最长至12周，有84%的日光性角化病患者病灶得到清除，但没有一例应用药物对照[29]。15例Bowen病患者中有14例在每日坚持用药至16周后，病变部位没有残留病灶[30]。局部皮肤反应常见，但这些反应被认为是对肿瘤的免疫反应。对于一系列病灶大小一致的光化性唇炎在每周使用咪喹莫特3次，最多使用6周后，治疗反应良好[31]，在宫颈、阴道和外阴上皮内瘤变和Bowen样丘疹病的治疗中观察到了部分和完全的治疗反应，尽管结果并不一致[32-34]。

在剂量范围和安慰剂对照的研究中，对浅表型基底细胞癌(BCC)的试验已显示出明显的疗效。在浅表性BCC中，81%～88%的病灶在6周或12周期间每日或每周5d的治疗中出现消退[35,36]，持续治疗12周后病灶都无明显的再发。应用咪喹莫特6周，每周仅3d，治愈率为76%，当封包治疗时为87%[37]。结节性基底细胞癌的治愈率即使在封闭治疗下也较低，故不建议使用咪喹莫特进行治疗。[37,38]

咪喹莫特可以用于治疗乳房外[39]和外阴[40] Paget病，也有报道发现可以用于治疗Mibeli型汗孔角化症[41]。已发现咪喹莫特至少对恶性雀斑样痣和黑素瘤有缓解作用。临床上已有关于恶性雀斑样痣完全消退的报道[42-44]，但后来观察到可发展为结节性黑素瘤[45]，因此使用咪喹莫特治疗对于不能手术的体弱者或老年人是最好的选择。在皮肤转移性黑素瘤中观察到完全[46]和部分的[47,48]反应，当然这并不能防止发生其他部位转移[49]。还有人称使用咪喹莫特有益于其他某些疾病，比如可以抑制术后复发性瘢痕疙瘩[50]和盘状红斑狼疮[51]。

巨大戟醇甲基丁烯酸酯

这一新化合物是从大戟(*Euphorbia peplus*)中提取的一种植物提取物，是治疗日光性角化病的一种有效的新方法，具有作用迅速的优点。其作用机制包括迅速诱导细胞坏死，破坏线粒体，加快中性粒细胞的浸润和针对肿瘤的特异性免疫反应[52]。

推荐的治疗方案是每日用0.05%凝胶治疗躯干和四肢病变2d，用0.015%凝胶治疗头皮和面部病变3d，据报道清除率分别为34%和42%[53]。

二氯甲基二乙胺

二氯甲基二乙胺(盐酸氮芥、氮芥)是一种细胞毒性药物，在局部使用时具有很强的活性。它是一种烷化剂，通过与DNA的共价结合而起作用，从而抑制复制。它的使用因为易引发接触性皮炎而受到限制。也可能发生迅速的超敏反应，但并不常见。它有潜在的致癌作用，尽管很难确定其风险水平，因为许多接受过治疗的患者同时也接受传统的抗癌治疗。氮芥也应用于很多其他的皮肤疾病。

最常见的应用是治疗皮肤T细胞淋巴瘤。最常用的浓度为0.01%～0.02%，每日使用1次[54]。水溶液和软膏配方非常有效。后者似乎具有较低的致敏风险，尽管仍可能发生刺激性反应。在一组患者中，137例T_1或T_2期患者单用氮芥治疗，中位时间为5年。大多数患者获得完全缓解，只有4例进展到更严重的阶段[54]。一些治疗中心也会局部使用卡莫司汀。

0.02%的外用二氯甲基二乙胺对儿童朗格汉斯细胞组织细胞增生症具有较好的治疗效果和耐受性[55]。在这个研究中，最初的治疗是每日应用于受累皮肤区域，并在应用完成后10min给儿童洗浴，以清除多余的药物。随着皮肤的改善，用药频率逐渐减少到每2天或3天使用1次。在接受治疗的20例儿童中，只有2例出现了刺激性皮炎[56]。

自从1970年的一项安慰剂对照试验发表以来，外用二氯甲基二乙胺已被认为是治疗银屑病的有效药物[57]。每周使用1次0.05%的溶液，在4～20周后是有效的，但大多数患者的皮肤会变得敏感，这是已发现的主要缺点。一些患者通过使用0.02%的浓度实现了对疾病的长期控制[58]。同时使用UVB[59]或PUVA[60]可降低致敏风险。虽然出现了其他治疗银屑病的强效新疗法，但是二氯甲基二乙胺的疗效在很大程度上仍具有历史意义。

尚未发现局部使用0.02%的氯乙胺对斑秃和全

秃有效的报道[61]。在之后的一份报道中显示，7 例全秃患者虽然耐受性良好，但没有获得任何疗效[62]。然而，最近一项关于斑秃小鼠模型的研究氮芥确实产生了积极的作用[63]。

有个案报道称，坏疽性脓皮病[64]和慢性粒细胞白血病[65]的溃疡性病变对外用氮芥有反应。

甲氨蝶呤

有几个已发表的文献研究了局部使用甲氨蝶呤治疗银屑病的疗效。结果总体上优于安慰剂对照实验[66-69]，但结论并不完全一致。局部应用甲氨蝶呤有很好的耐受性。与更常见的全身给药相比，若研发一种局部外用的甲氨蝶呤剂型，可能可以让甲氨蝶呤更安全地应用于银屑病的治疗中。

T4 核酸内切酶 V

这是一种细菌 DNA 修复酶，能切除受损的 DNA 片段。这是修复持续光损伤的 DNA 链的第一个步骤。值得注意的是，在一项为期 1 年的安慰剂对照实验研究中，一种含有这种酶的脂质体制剂被证明可以减少着色性干皮病患者出现新的肿瘤[70]。这不仅对这类罕见疾病的患者有意义；如果一种酶仅仅通过应用于脂质体就能被传递给皮肤细胞，那么许多其他的酶也有可能与类似的载体结合被传递而应用于皮肤疾病的治疗中。

脱色剂

皮肤科医师在治疗黄褐斑时最常使用脱色剂（见第 88 章）。对苯二酚的浓度通常在 2%～5%，通常与 0.025%～0.1%的维 A 酸和一种局部糖皮质激素联合使用。在广泛脱色过程中，脱色剂可以通过去除正常色素沉着的残余斑片来改善皮肤外观。

有色素沉着皮肤的人群中，也有一种纯粹为了美容目的而降低色素沉着强度的药物需求。在非洲部分地区，为了纯粹的美容目的，而滥用脱色剂包括外用强效的糖皮质激素、汞化合物和高浓度对苯二酚[1-3]。

对苯二酚（氢醌）

对苯二酚（1,4-二羟基苯）是一种广泛应用于临床和化妆品中的脱色剂。它可以减少色素沉着，部分原因是它可以抑制黑素合成，目前已知它可以抑制酪氨酸酶。然而，这一机制并没有得到充分的论述。也有人提出，它的作用可能是通过释放自由基来实现的。在动物模型中，通过使用丁硫氨酸亚砜或半胱胺酸来抑制保护性自由基清除剂谷胱甘肽的合成，增强了药物的作用[4]。第 88 章将详细地讨论它的用途。

流行病学研究表明，很大一部分非洲人口（也许是大多数妇女）使用对苯二酚作为皮肤美白剂[1,2,3]。这一直与发生外源性褐黄病密切相关[1-3,5,6]。

外源性褐黄病的色素与内源色素有很大的相似之处，可能是由于对苯二酚对尿黑酸氧化酶的抑制作用所致。较轻的病例仅表现为黄斑区“乌黑”的色素沉着，而晚期的病例则出现不规则斑点、形成丘疹和色素沉着的胶体状粟丘疹[6,7]。这些特征在阳光照射最强烈的皮肤区域最为明显。组织学上，在真皮乳头层和网状层中观察到色素沉积，可能与退化的胶原蛋白有关[7,8]。在许多国家，化妆品中对苯二酚的浓度在法律上被限制在 2%以下，目的是降低褐黄病发生的风险。然而，尚未确定这种风险与浓度有关[9]。

与非洲形成鲜明对比的是，尽管含有对苯二酚的化合物在美国被广泛使用[10,11]，但外源性的褐黄病在美国似乎并不常见。对这一悖论可能的解释，包括较少报道、非洲的病例中存在与其他化合物联合使用的情况、需要将强烈的太阳辐射作为一种协同因素、在非洲使用不同的配方（特别是水醇溶液），或者在美国使用这些化合物可能比较谨慎。

外源性褐黄病几乎完全发生在黑色人种的皮肤上。虽然在西班牙裔人群中偶有发生，但在白人皮肤中似乎没有这种危险。高水平的黑素合成相关酶的活性，和针对黑素合成通路的强烈阳光照射的额外刺激，似乎是褐黄病发生、发展所必需。

氢醌单苯甲醚（莫诺苯宗）

20%对氢醌单苯甲醚（莫诺苯宗）进行皮肤漂白通常用于治疗精心挑选的特殊白癜风患者。由此产生的色素脱失可能是永久性的，所以这种治疗方法只适用于那些有泛发性白癜风患者，在这些疾病中，通过去除残留的色素可以改善皮肤的外观。但需要提醒患者漂白的结果是不可预测的。治疗可能需时较长，而且并不总成功[12]。色素脱失可能是永久性的，并可能发生在其他地方，而不是那些正在治疗的地方。相反，治疗结束后，在治疗和未治疗的部位，都可能缓慢或迅速的意外发生自发的色素沉着[13]。有时会发生接触性皮炎[12,14]。也有报道称，这种治疗可能引起角膜和结膜的色素沉着[15]。

20 世纪 70 年代初，在皮肤美容产品中添加莫诺苯宗的美白剂引起了南非白癜风的流行[7]。

其他苯酚衍生物

对甲氧基苯酚（4-羟基茴香脑、4-甲氧基苯酚）是另一种具有脱色性能的酚类衍生物。市面上有一种含有 2%对甲氧基苯酚和 0.01%维 A 酸进行组合配比的溶液，用于治疗日光性黑子。在持续治疗 24 周的试验中，这种混合制剂似乎比单独使用其中任何一种成分或安慰剂都更有效[16]。20%的对甲氧基苯酚乳膏已成功地用于去除严重白癜风的残余色素沉着，认为其疗效与莫诺苯宗相似[17]。

N-乙酰基-4-S-半胱氨基苯酚（N-Ac-4-S-CAP）在尤卡坦半岛猪模型中产生可逆性色素脱失[18,19]。一份相关报道显示针对黄褐斑的治疗中，有8%的患者出现完全脱色，66%的患者明显改善，25%的患者中度改善[20]。

维A酸

维A酸（视黄酸）已成功地用于减轻各种疾病的色素沉着，包括黄褐斑[21]、日光性黑子[22,23]和炎症后色素沉着[24]。在大多数试验中，0.1%维A酸乳膏需要使用40周。维A酸样皮炎是一种常见的不良反应，可导致炎症后色素沉着。治疗区域周围的正常皮肤可能出现轻度的色素减退。其作用机制尚不完全清楚，但其中部分原因可能是由于降低酪氨酸酶活性而引起黑素生成减少[25]。

我们尝试了很多其他的维A酸类药物治疗色素沉着的疾病，但结果不尽相同，在日本的一项研究中，证明10%的全反式维A酸凝胶治疗有效，尽管有一定刺激性[26]。一项关于局部应用0.05%异维A酸治疗黄褐斑的研究显示，40周后，黄褐斑患者与安慰剂组无明显差异[27]。

Kligman 软膏

该制剂是一种包括5%氢醌、0.1%维A酸和0.1%地塞米松亲水性软膏[28]。已广泛用于脱色治疗，特别是黄褐斑。现认为这种联合制剂比任何一种单独成分都更有效。

壬二酸

这种二元酸虽然有轻微刺激性，但是一种相对安全的制剂，它在皮肤病的治疗中有很多种用途。作为一种脱色剂，壬二酸对黄褐斑的治疗是中效的。作用机制可能是直接或间接抑制酪氨酸酶的活性[29]。治疗24周后，20%壬二酸酸乳膏的疗效优于2%氢醌乳膏[30]。在另外两项治疗时间相同的研究中，20%的壬二酸与4%的氢醌霜效果相当[31,32]。另一项关于深肤色个体面部色素沉着的研究中，比较了20%壬二酸乳膏和15%或20%乙醇酸洗剂的混合制剂与4%氢醌霜的疗效；两种治疗方案的疗效相似[33]。维A酸的加入增强了脱色效果[1,2]。已证明壬二酸是治疗网状肢端色素沉着症的有效药物[34]。

壬二酸还具有抗肿瘤作用，抑制线粒体功能和DNA合成[35]，并已作为恶性雀斑样痣和黑素瘤的姑息治疗[36-38]。然而，由于一些恶性雀斑样痣的病例已进展为侵袭性黑素瘤，使用这种治疗时只能视为纯粹的姑息性治疗[36]。

20%壬二酸乳膏治疗寻常痤疮有效[39]。这可能是由于它有抗菌和抗炎的双重特性。它能抑制痤疮丙酸杆菌和表皮葡萄球菌的生长，抑制多形核白细胞产生自由基[40]。后一种性质也可以解释为什么它对玫瑰痤疮有效[41,42]。

壬二酸也被证明可能是一种抗真菌药物，可抑制皮肤癣菌的生长[43,44]，并作为一种局部抗菌药物，对耐药的金黄色葡萄球菌[45]具有抗菌活性。

曲酸

这是一种真菌代谢物并可抑制酪氨酸酶的活性[46]。它主要是在日本销售的非处方药脱色乳膏中的一种成分。在黄褐斑的治疗中，在与氢醌联用时乙醇酸与1%曲酸疗效相同[47]。

甘草苷

这种化合物可以从甘草（甘草根提取物）和其他草药中提取出来，在一项双盲试验中被报道对减轻黄褐斑的色素沉着有效[48]。

脱毛剂

脱毛可以暂时地去除毛发，而永久性脱毛则需要破坏毛囊。用物理方法破坏毛囊而达到永久性脱毛的目的，如电解、激光和强脉冲光。暂时脱毛可以通过剃毛、上蜡、拔毛、穿线和使用局部脱毛膏来实现。系统性雄激素拮抗药在某些情况下可以发挥作用。这里只讨论局部治疗。

传统的脱毛膏依赖于破坏毛发中的二硫键。目前常使用的有三大类脱毛膏。最古老的是各种硫化物（如20%的硫化锶或硫化钡），可能有刺激性，但效果较强，在水中会产生具有难闻气味的硫化氢。它们可以用来脱去末梢腋毛。使用巯基乙酸盐的频率更高，但它们的效率比硫化物慢。2.5%～4%的浓度在5～15min内产生效应。其代替物硫醇（硫醇）是应用最广泛的一种。其作用缓慢，但适合在脸上使用。

盐酸鸟氨酸是一种不可逆的鸟氨酸脱羧酶抑制药，鸟氨酸脱羧酶是毛发生长所必需的一种酶。含有13.9%盐酸鸟氨酸的霜剂可以减缓面部毛发的生长。但需要4～8周的时间才能产生效果，当治疗停止时抑制毛发生长的作用也会在类似的时间内消失。在许多情况下其疗效有限，只有32%的患者报告有明显的脱毛效果[1,2]。但也可能出现刺激性反应。

增敏剂

这些化学物质被称为通用增敏剂，包括二硝基氯苯（DNCB）、方酸、二苯莎草酮等。当皮肤反复接触这些物质后，几乎每个人都可发生过敏性皮炎。动物也容易致敏。

很多年来皮肤科医师一直试图利用各种过敏原产生接触性致敏的作用,利用这种免疫反应来治疗各种良恶性皮肤病[1]。多次尝试使用增敏剂产生免疫反应治疗包括黑素瘤在内的恶性肿瘤,但仅有少数报道的成功[1,2]。目前外用增敏剂在皮肤病学中主要有两个作用:治疗斑秃及病毒性疣[1]。

目前研究最多的增敏剂是 DNCB、方酸二丁酯和二苯莎草酮。最早使用的是 DNCB,后来发现它具有致基因突变性。方酸二丁酸酯或二苯莎草酮的使用避免了这一危险,而且二苯莎草酮具有一定的保质期。因此后者成为治疗斑秃和疣最广泛使用的增敏剂。二苯莎草酮不会使患者对任何其他家庭或医用物质交叉过敏。这种化合物的另一个优点是,它的光化学性不稳定,在可见光的存在下可能发生降解。因此,意外溢漏不会造成长期的环境污染。二苯莎草酮必须避光储存。

接触性过敏反应诱发斑秃患者的毛发再生的确切机制尚不清楚。目前看来,可能是某种调节机制的激活导致了接触性过敏反应,也抑制自身免疫反应导致的脱发。IL-10 的生成增多解释了这种效应存在的可能性[3]。因此这些药剂可以刺激头发的再生。DNCB[4]、方酸二丁酯[5]和二苯莎草酮[6]在以未治疗的斑秃部位为对照的研究中,均显示对毛发再生有疗效。在致敏个体中,使用报春花叶[7]和镍斑贴试验试剂[8]也取得了同样的效果。

用增敏剂治疗头皮一侧的毛发再生,而另一侧则没有,这是一个很好控制的实验,作者经常重复这一实验。敏化通常可以用 2%或更高浓度的二苯莎草酮涂抹在头皮的一小部分,每周 1 次,直到出现反应为止。随后的治疗可以从 0.01%的溶液开始,通常每周进行 1 次,根据需要调整浓度以维持轻微的皮炎状态。通过使用接触刺激物引起一种简单的炎症反应也可以达到同样的效果。酚醛材料、斑蝥素、樟脑和其他刺激物已经使用了多年,但大多数都没有进行对照试验[9]。使用巴豆油和维 A 酸做的刺激物试验尚未有明确疗效[8,10]。除地蒽酚[11]外,证明这种刺激物的有效性很困难。

外用增敏剂治疗病毒疣的作用机制也不是很清楚。发表的相关对照试验规模较小,结果也不明确[1,12]。非对照实验的数据有说服力但结果并不一致,可能是治疗方案比较多的缘故[1]。首先在远离病毒疣的部位对患者进行致敏反应,然后每隔 1~4 周对病变部位应用 0.01%~6%的二苯莎草酮,已获得良好的治疗效果。有 70%的患者使用上述方法后达到了完全清除率[13]。同样,它的作用机制还没有明确,但很可能是通过刺激反应使病毒疣产生了炎症反应,从而活化免疫功能细胞功能促进患者对人类乳头瘤病毒产生了适当的免疫应答。

防晒剂

在人类的早期进化中,皮肤的色素沉着可能主要为了保护皮肤免受晒伤的危险。随后的迁移使人类远离了赤道,减少了晒伤的风险和皮肤的色素沉着,并可以促进 UVB 进入皮肤进行光化学合成维生素 D。与维生素 D 缺乏不同的是,这种内源性色素缺失的不良后果可能不会引起基因的适应性改变,因为它们主要发生在以后的生活中。白种人患黑素瘤和非黑素瘤的皮肤癌以及光老化的风险明显更大。

如果正确使用防晒霜可以减少紫外线的皮肤穿透。皮肤白皙的人暴露在强烈的日光下通常会晒伤,防晒霜可以让他们在强烈的日光下暴露更长的时间,因此也能比平时接受更多的紫外线照射。尤其是在使用对 UVA 防护程度较低的防晒霜时。理想的防晒霜应该完全阻断 UVB(280~320 nm)和 UVA(320~400 nm),同时可做成化妆品被广泛接受。除此之外还需要防晒霜在皮肤上有一定的持久性,包括光稳定性和防水性。如果游泳时使用防晒霜,防水性就尤为重要。一般来说,防晒霜在阻止 UVB 方面比 UVA 更有效,但 UVA 的有效过滤同样重要。最近的研究表明,虽然 UVB 对表皮表面附近的细胞造成的 DNA 损伤比 UVA 大得多,但表皮基底层对 UVA 特别敏感,UVA 能够很容易地穿透表皮,在黑素细胞和基底角质形成细胞的水平上(用环丁烷嘧啶二聚体的形成来衡量)造成 DNA 的损伤[1,2]。现在人们认为 UVA 暴露是致癌[3-5],以及光老化[6]的一个重要因素。也证明 UVA 可诱导局部免疫抑制[7,8],并在光敏性皮肤病(如多形性日光疹[9]和药物诱导的光敏反应[10])中发挥关键作用。

没有一种单一的化合物能够达到所有的功效,所以大多数商业配方都含有各种活性成分。这些防晒霜分为两大类:通过反射和散射紫外线起作用的物理防晒霜和吸收紫外线的化学防晒霜[11-13]。常用化合物列于表 18.7。

物理性防晒霜,如二氧化钛和氧化锌,可以阻挡广谱的 UVB、UVA 和可见光;后者在某些对可见光敏感的光敏性皮肤病中可能更有意义。它们对 UVA 和可见光的防晒效果取决于颗粒的大小。颗粒越大,效果越好,但由于皮肤增白效应(当然是可见光的反射)使化妆品的可接受性降低。人们一直很关注紫外线与锌和钛氧化物相互作用并释放自由基的问题[14]。幸运的是，氧化物颗粒似乎不会穿过角质层，因此这种风险很低[15]。

表 18.7 用作防晒霜活性成分的化合物

	防紫外线的类型
物理制剂	
二氧化钛	UVA，UVB
氧化亚铁	UVA，UVB
云母	UVA，UVB
氧化锌	UVA，UVB
化学制剂	
邻氨基苯甲酸盐	UVA
苯莫替尼	UVA，UVB
二苯甲酮	UVA，UVB
苯甲酮类	
苯骈三唑类	UVA，UVB
樟脑衍生物	UVA，UVB
肉桂酸	UVB
二苯甲酰甲烷	UVA
氰双苯丙烯酸辛酯	UVB
对氨基苯甲酸（PABA）及其衍生物	UVB
苯基苯并咪唑磺酸	UVB
水杨酸盐类	UVB

化学试剂对紫外线辐射的吸收各不相同，有的主要是阻断 UVB，有的则是吸收 UVA。较少吸收长波 UVA（UVA1：340～400 nm），但吸收光谱为 320～400 nm 的丁基甲氧基二苯甲酰甲烷和 290～400 nm 的对苯二甲酰亚甲基双酚磺酸除外。含有这类物质的防晒霜可能会引起刺激性、过敏性、光毒性或光敏性反应。苯甲酮类可能是最常见的增敏剂，而二苯甲酰甲烷类、对氨基苯甲酸（PABA）和肉桂酸酯可能引起光化性皮炎[16,17]。过敏也可能是由于其他成分引起的，如香料和稳定剂。

防晒系数（SPF）的使用是为了帮助消费者选购防晒霜时，评估其对 UVB 的防护水平和可能引起的晒伤风险。但是不同的国家使用不同评价系统，所以直接比较很容易被误导。SPF 是指到达终点时时间或能量的比值，比如出现最小红斑时使用防晒霜和未使用防晒霜的比值。

$$\text{SPF}=\frac{\text{使用防晒霜产生最小红斑的 UVB 辐射剂量}}{\text{无防晒霜时产生最小红斑的 UVB 辐射剂量}}$$

应该注意的是，SPF 是基于这样的假设：防晒霜的用量足以在皮肤上产生一定的厚度，通常为 2 mg/cm^2。这比大多数人所用的量多。在一项关于年轻人假期防晒霜实际使用量的前瞻性研究中，防晒霜的中位数厚度为小于 0.4mg/cm^2[18]。基于 SPF 计算所需要的防晒霜厚度远远大于普遍接受使用的防晒霜厚度，一般需要涂抹的防晒霜厚度约为 0.5mg/cm^2[19]。随着涂抹厚度的减小，SPF 值呈指数下降，因此那些宣称 SPF4、8 和 16 的防晒霜因涂抹的厚度不够，实际上只有 SPF 为 1.4、1.7 和 2.0 的防晒作用[19]。现在有许多 SPF 更高的防晒霜（SPF≥50），若在普遍接受使用的防晒霜涂抹厚度条件下，可以提供 SPF 值 15 或更高[20]的防晒作用。到达皮肤的紫外线剂量在 SPF60 和 30 之间增加了 1 倍（1.7%对应 3.3%），在 SPF30 和 15 之间又增加了 1 倍（3.3%对应 6.7%）[21]。对于将 SPF 提高到 50 以上是否会带来其他额外的好处的观点一直存在一些争论。然而，在体内进行的一项盲法研究中，SPF85 防晒霜比 SPF50 防晒霜具有更好的防晒效果[20]。

然而防晒霜也应该提供皮肤免受 UVA 破坏的足够保护。目前对 UVA 防护评估的标准化程度很低，但大多数现代防晒霜都有保护皮肤免受 UVA 和 UVB 损伤的作用。目前也无防水性的评估标准，但可以用一些方法进行评估[22]。

虽然正确使用防晒霜似乎可以降低罹患恶性肿瘤的风险，但在回顾性研究中，很难证实这一观点。困难的部分原因是对使用防晒霜和阳光暴露之间的关系存在争议。已证明防晒霜可以减少紫外线引起的免疫抑制，后者是皮肤癌变的重要过程。使用防晒霜可以保护皮肤免受诱发免疫反应和致敏过程[23]对皮肤的伤害[7]。

在一项高危人群中进行的安慰剂对照试验中，证明适当强度的防晒霜对减少光化性角化病的发病率有效[24]。在澳大利亚的一项前瞻性对照研究中发现，经常使用防晒霜可以降低鳞状细胞癌的发病率，但不会降低基底细胞癌的发病率[25]。对 BCC 的一项研究表明，在使用防晒霜的患者中发生的 p53 突变较少。这可能表明防晒霜对紫外线诱导的 DNA 突变有保护作用[26]，但紫外线诱导的 DNA 突变并不是 BCC 发生唯一因素。

使用防晒霜是否能降低黑素瘤的发生率也是一个很难回答的问题，两项病例对照研究讨论了防晒霜与黑素瘤发病率的增加之间的关系[27,28]。这些现象被认为可能是因为研究对象以前使用的防晒霜只对 UVB 辐射有保护作用，因此比不使用防晒霜的人更能暴露在更高剂量的太阳辐射下。其他研究也研究了痣作为黑素瘤风险指标的发展情况。来自以色列的一项回顾性流行病学研究发现，使用防晒霜与发生较多数量的色素痣有关[29]。相反，来自温哥华的一项前瞻性对照试验显示，在 3 年的时间里，在使用防晒霜和指导使用防晒霜的儿童中，痣的发生率有所降低。这种效果在有雀斑的儿童身上尤为明显[30]。

除了保护健康的皮肤外，防晒霜在光化性皮肤病患者的治疗中也起着重要的作用。其中最常见的是治疗多形性日光疹，但防晒霜的作用有限，它可能对阻止包括宽波长的广谱 UVA 的配方有很好的反应[31]。有效地阻断长波紫外线的防晒霜也有助于治疗那些不常见的光化性皮肤病，包括日光性痒疹、慢性光化性皮炎、种痘样水疱病、红斑狼疮、卟啉病和日光性荨麻疹（见第 127 章）。

无论防晒霜是用来防止阳光对健康皮肤的损害，还是用来治疗光化性皮肤病，重要的是这些不应被视为阻断阳光照射的唯一手段。在阳光最强烈的时候待在室内，在户外时选用合适的衣服和帽子是比使用防晒霜更有效的方法。

焦油

焦油是有机材料蒸馏的产物。从木材、页岩、特别是煤中提取的焦油，几千年来一直被用于皮肤病的局部治疗。就其性质而言，这些产品含有大量的化学成分，难以被标准化。

木焦油

刺柏焦油（杜松油）、山毛松油、桦木油和松油被用来治疗湿疹和银屑病。刺柏焦油是用于头皮或需要涂在脸上的焦油制剂。它们通常以 1%～10% 的强度应用于各种配方中，包括软膏、糊剂、涂抹剂和洗发水。木材焦油不是光敏剂，但可能有致敏作用。

页岩焦油

鱼石脂（鱼油精）就是页岩焦油。它含有很高比例的有机硫。页岩焦油具有防腐和消炎的特性，可用于湿疹性皮肤病的治疗，但它们通常不如煤焦油有效。它们不是光敏剂。鱼石脂常被做成糊状涂抹于绷带上，用于治疗特应性皮炎。

煤焦油

煤焦油是一种黑色的、黏稠的液体，具有强烈的特征性气味，是各种加热的煤的蒸馏产物。焦油的精确化学成分取决于煤的来源和蒸馏的温度，以及随后的加工处理。

煤焦油一直用于银屑病的治疗，是 Goeckerman 疗法结合焦油和 UVB 的基础（见第 35 章）。焦油的使用很大程度上是在几个世纪以来的经验基础上发展起来的，可能是因为其在银屑病中的疗效从未受到怀疑，很少有发表的支持其疗效的数据。然而，很少有研究表明焦油相当于载体的差异性[1]，5% 浓度的粗制煤焦油优于 1% 浓度的粗制煤焦油[2]，1% 浓度的精制煤焦油优于 5% 浓度的精制煤焦油[3]。在局部糖皮质激素出现之前，煤焦油被广泛用于治疗湿疹性皮肤病，可作为糖皮质激素的替代品，也是一种不含糖皮质激素的外用药物及止痒剂。Goeckerman 方案已用于治疗特应性皮炎[4]。煤焦油可以添加到糊状绷带中，尽管大家更喜欢使用鱼石脂。

煤焦油的缺点包括潜在的刺激性、光毒性（来自 UVA 和可见光）和机会性致敏反应[5]。可能存在与木焦油的交叉过敏[6]。然而，最大的缺点是粗制煤焦油是一种很脏和不方便的治疗方法（图 18.11），通常需要很长时间的接触才能取得好的效果。多年来，已开发出一系列更“可接受”的焦油配方，如面霜、软膏、糊剂、沐浴添加剂和洗发水，以期提高其治疗的可接受性。然而所有这些制剂都不能完全去除气味或减少衣服上可能形成的污渍。近年来，由于其可能致癌和系统吸收的担忧，专利产品的范围有所缩小。这种担心可能没有理论依据，但许多皮肤科医师认为，这些更容易被接受的提取物往往不如粗制煤焦油有效。

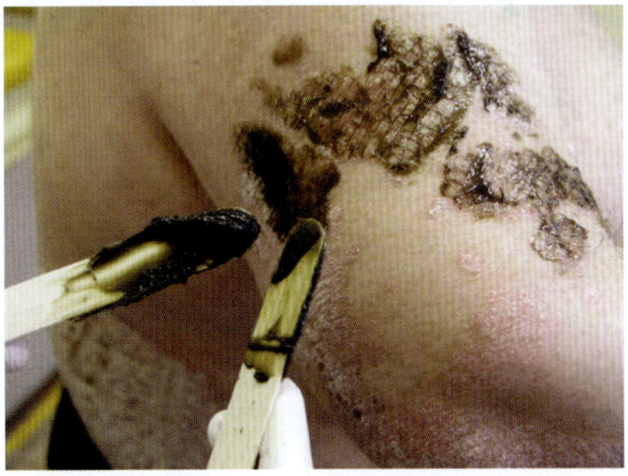

图 18.11 白色软石蜡中的粗制煤焦油——一种相当脏和不方便的治疗方法

它的活性成分及煤焦油发挥其作用的机制目前仍不确定。焦油和紫外线的共同作用可以减少表皮 DNA 的合成[7,8]。这可能与 DNA 双螺旋上的互补链之间形成交联有关[9]。推测粗制煤焦油对细胞有抑制作用[10]，长期应用于正常皮肤会导致表皮变薄，这可能与表皮角化过度有关。在治疗特应性皮炎时，煤焦油可通过与芳香烃受体相互作用，促进皮肤屏障功能的恢复，发挥抗炎作用[11]。

沥青和重焦油馏分具有明确的致癌性，其中含有大量的多环芳烃，这引起了人们对潜在致癌性的密切关注[12,13]。焦油治疗引起人类恶性肿瘤的有关报道很少。Rook[14] 和 Greither[15] 等分别报道了 5 例、13 例；这些病例中大多数患者生殖器或腹股沟受累，但这些部位现在不太可能应用焦油治疗。几项长期的大型随访研究表明，焦油引起的皮肤或膀胱肿瘤的发病率并没有增加[16,17,18-21]。

抗组胺药

局部抗组胺类药物（如苯海拉明、马来酸氯苯那敏、异丙嗪）作为止痒药物广泛应用于非处方制剂中。这些制剂的功效并不明确。局部应用抗组胺药物的疗效有限，加上许多抗组胺药物具有显著的致敏性，所以皮肤科医师并不提倡外用抗组胺药物。

在安慰剂对照试验中，局部应用一种强效的 H_1 和 H_2 受体拮抗药多塞平和抗胆碱能药物，可减少特应性皮炎[1]和其他湿疹样皮肤疾病如单纯苔藓[2]引起的瘙痒。与其他外用抗组胺药一样，这种化合物可能有致敏性[3]。它可能会引起明显的系统性吸收，特别是在儿童，引起镇静的不良反应可能性增加[1,2,4]。

止汗剂

大多数化妆品中的止汗剂都含有六水氯化铝。在现代产品中，氯化铝（或铝锆络合物）的改良配方经常用来最大限度地减少氢氧化铝在汗管内的沉淀[1]。化妆品止汗剂通常与抗菌药物结合使用，通过抑制大汗腺中细菌的多种代谢作用来减少腋臭。香料的添加往往是为了掩盖或调节气味[2]。第 94 章讨论了多汗症的处理。

在治疗腋下、手掌和足底多汗症时，使用较高浓度的六水氯化铝（例如 20%～25%乙醇溶液中）通常可作为一线用药。它们比化妆品更有效，但更刺激，更容易损坏衣物。汗管阻塞被认为是多汗症发生的主要机制[1,3]，长期使用这种止汗剂后，由于导管内的压力增加，分泌细胞可能发生继发性退化[4]。为了达到最大的治疗效果，应该在皮肤干燥和出汗最少的情况下使用。通常建议在夜间使用，这也有助于最大限度地减少对衣服的损坏。聚乙烯封包治疗可增强有效性和刺激性。刺激性常常限制它的使用，但可以通过减少使用频率和同时使用轻度或中度效能的局部糖皮质激素来解决。

不受欢迎的传统疗法包括醛类。它们被认为是通过类似于铝盐的机制起作用的。戊二醛水溶液（最高可达 10%）可涂抹于医用棉签上用于足底[5,6]。使用较高浓度的戊二醛水溶液时，角蛋白会染上橙-棕色。使用（1%～3%）的甲醛 BP 溶液，每日浸泡两次也有助于轻症患者的治疗。这两种化合物都是经常会发生致敏的制剂，所以一般不适合长期使用。六亚甲基四胺是一种释放甲醛和氨的物质，它较少引起致敏反应，可用作 10%的溶液或 5%浓度凝胶胶棒[7]。

抗胆碱能药物可以抑制异常的交感（胆碱能）神经支配的汗腺，并可局部应用，可以最大限度地减少全身给药带来的相关不良反应。甲基硫酸钾[8]和乙环溴铵[9]在离子导入时非常有效。口干是常见的不良反应，视觉调节也可能会在治疗后的 24～48h 受到干扰。用自来水进行电离子导入也有效，但机制尚不明确[10,11]，可以避免出现上述不良反应。2%的格隆溴铵乳膏或洗液已成功应用在腮腺切除术后出现严重的味觉性出汗的患者中[12]。

第 94 章介绍了考虑手术治疗和注射肉毒素治疗的情况。

传统疗法

染色剂

甲紫（结晶紫）

这是一种对细菌和酵母菌具有抗菌作用的三苯甲烷染料。多年来，其一直用作治疗细菌和真菌皮肤感染的外用药物，在实验研究中表明它与活细胞的 DNA 相互作用[1]并与小鼠的恶性肿瘤有关[2]后，其使用急剧减少。最近的文献中，还没有发现由于在皮肤上使用甲紫而导致人类恶性肿瘤的报道。其主要是 0.5%的水溶液局部外用于完整的皮肤，但不推荐用于黏膜或开放性伤口。它具有价格低廉、化学稳定性好、易于制备等优点。

亮绿

这也是一种三苯甲烷染料，其性质与甲紫相似，且经常会与甲紫结合使用，但似乎并没有增加治疗的适应证[3]。由于其像该类化合物的其他制剂如孔雀石绿一样，因此在使用上也受到了类似的限制。

品红（碱性品红）

品红是 Castellani 颜料（也含有丙酮、硼酸、乙醇、苯酚、间苯二酚和水）的活性成分，已知对革兰阳性细菌和真菌有活性，但由于潜在的致癌性而不再使用。无色 Castellani 颜料（相同的配方，不含品红）被用来降低甲剥离和慢性甲沟炎的继发性细菌感染率。

伊红

伊红是一种红色染料，具有收敛和抗菌性，但目前已不再使用。过去，在一些医院会使用它来减少严重炎症性皮肤病的感染，特别是用于红皮病型银屑病。通常制成浓度为 2%水溶液使用。

其他传统的治疗方法

樟脑

樟脑是来自樟脑月桂树的一种提取物，最广为人知的是一种驱虫剂。它有时被添加到乳液中，因为它有止痒和冷却的作用。目前广泛应用于专用的冻疮制剂中。

蜂蜜

蜂蜜是各种传统医药中应用广泛的物质之一，自古以来就作为伤口的敷料，现在仍然很常用，潜在的适应证包括压疮形成的溃疡、静脉性溃疡和外科伤口等。蜂蜜能抑制细菌的生长是治疗伤口的一种有用的特性。现在有一系列商业配方的产品可供选择。曼努卡蜂蜜是由新西兰本土灌木曼努卡灌木采集的花蜜制成的，最近广受欢迎。蜂蜜是一种耐受性很好的治疗方法，容易被患者所接受[1]。其促进伤口愈合的能力并不一定优于其他的伤口敷料[2]，但发布的研究结果(如治疗静脉溃疡)来看似乎令人满意[3]。

薄荷脑

薄荷脑尽管现在可以通过化学合成制作，但主要来源仍然是通过日本薄荷(野薄荷)进行提取。它被添加到炉甘石和其他洗剂和乳霜中，以带来一种冷却感和减轻瘙痒；在英国，通常在 1%浓度的水性霜 BP 中使用。

麝香草酚

这种化合物是从百里香属的植物中找到的，具有典型的百里香(麝香草提取物)的香味。它是一种传统而有效的抗菌和抗真菌药物。它在水中的溶解度有限，因此最常溶于氯仿或无水乙醇溶液中使用。传统的配方是 4%麝香草酚溶于氯仿中。主要用来治疗甲沟炎和甲真菌感染，一般需要每日使用 2～3 次。

其他治疗

重组人血小板衍生生长因子

贝卡普明[重组人血小板来源的生长因子(PDGF)BB]是一种二聚体糖蛋白。PDGF 作为 A 链和 B 链的同源二聚体或异二聚体自然存在，因为二聚体只由 BB 同源二聚体组成。其他特性中如这种细胞因子能刺激成纤维细胞的增殖和血管生成。

已证明一种含有 0.01%PDGF 的凝胶能加速糖尿病所致深溃疡的愈合[1]。据报道，对压力性溃疡也有治疗效果[2]。凝胶的用法是每天 12h 直接涂于创面。

有人担心这种细胞因子可能会促进一种预先存在的恶性肿瘤的生长。一项对 1622 例使用了 3 管或以上 PDGF 凝胶的患者进行的上市后调查显示，虽然恶性肿瘤的发病率没有增加，但与对照组相比，增加了癌症的死亡率[3]。美国食品和药物管理局(FDA)发布了黑匣子警告。此产品目前未在欧洲销售。

比马前列素

该药是前列腺素类似物，也是前列腺素 α_2 受体激动药。它最初用于治疗青光眼，后来偶然被观察到可以使睫毛增多。随后，该化合物已在美国获得许可，作为一种美容治疗刺激睫毛的生长。人类头皮的毛囊和无睫毛小鼠模型的毛囊在体外实验中也被发现有刺激生长的作用[1]。该疗法可加深虹膜色素沉着，并在青光眼治疗过程中观察到眼眶周围脂肪的丢失。目前正在进行相关试验观察这种化合物在雄激素性脱发中的临床价值。

溴莫尼定

该药与可乐定有关，是一种 α_2 肾上腺素受体激动药，广泛用于青光眼的局部治疗。观察到眼药水接触面部皮肤时可以引起皮肤血管收缩。目前已对此进行了正式研究，并已开发出一种专门用于治疗玫瑰痤疮的溴莫尼定凝胶。证明 0.5%酒石酸溴莫尼定凝胶在治疗玫瑰痤疮的中重度红斑的载体对照试验中有效[1]。并且起效迅速，30min 内起效，作用时间至少 12h。这种治疗似乎有很好的安全性，在这些试验中，既不会出现快速耐药的情况，也不会出现反弹性红斑增多的问题。目前报道有致敏性的存在[2]。

咖啡因

咖啡因是一种相对较小的分子，在局部应用时具有充分渗透的能力。它是一种磷酸二酯酶抑制药，由于表皮环磷腺苷水平的变化而具有潜在的抗炎活性。

含有 30%咖啡因的乳膏已用于治疗特应性皮炎[1]，有显著的止痒作用。一项左/右对照、基质对照的试验显示，使用 10%咖啡因的润肤剂(液状石蜡和聚乙烯的复合软膏基质)能改善银屑病的皮疹[2]。

以小鼠为对象的一项研究表明，咖啡因可以增强 UVB 诱导的细胞凋亡，并抑制 UVB 诱发的癌变[3]。

一项体外培养人类毛囊的试验中发现咖啡因提高了毛发的生长速度[4]。在同一模型中，睾酮降低了毛发的生长速度，而这一作用可以被咖啡因抵消。目前已经开发出含有咖啡因的洗发水和护发素，作为一种可能延缓雄激素脱发的治疗方法。

辣椒素

辣椒素是从辣椒中提取的一种非常有效的化合物，是引起味觉不适的罪魁祸首。它是一种非常稳定的生物碱，可能是由这些植物用来防止动物(但不是鸟类，因为鸟类缺乏其作用所需的受体)食用种子而产生。辣椒素刺激 P 物质的释放，随后 P 物质在感觉神经元中耗尽[1]。它也是在感觉神经元上表达的辣椒素受体(VR1)的有效配体[2]。辣椒素对这一受体的刺激可导致神经元不应激状态，这可能是辣椒素引起痛觉减退的原因。

该药开始用于带状疱疹后遗神经痛的治疗[3]。然而，据报道，该药对越来越多的疾病治疗有效，其中包括糖尿病神经病变[4]、舌痛[5]、结节性痒疹[6]、感觉异常性背痛[7]、肛门瘙痒[8]、由毛发红糠疹引起的瘙痒[9]、银屑病[10,11]、PUVA 瘙痒[12]和尿毒症引起的瘙痒[13]。

色甘酸盐

色甘酸钠是四唑硫蒽酮类药物中的一种,它也含有奈多罗米钠。这些非常安全的化合物可以抑制肥大细胞释放炎性递质,也可能抑制组胺引起的感觉神经激活[1]。它们可以局部用于哮喘、鼻炎和结膜炎的治疗,也可以口服用于治疗食物过敏,且它很少全身吸收。

用色甘酸钠局部治疗特应性皮炎的试验研究中,一开始得到的结果并不一致。1977 年,Haider 报道了一项对照试验,结果显示 10%的色甘酸钠悬浮于白色软石蜡中有明显的治疗作用[2],但这些结果并没有得到其他研究的证实[3]。最初使用 4%O/W 乳膏配方[4]的研究结果令人欣慰,但也没有得到其他试验的证实[5]。日本后续报道了一些有积极成果的研究[6],使用含有白色软石蜡的 1%色甘酸钠的水溶液治疗是有效的。最近 3 项研究调查了一种新的 4%色甘酸钠洗剂[7-9]的治疗效果,出现了明确疗效,该剂型可以减轻疾病的严重程度,并可以减少糖皮质激素的使用[8]。

二羟基丙酮

二羟基丙酮(DHA)与角质层中的氨基酸反应形成棕色色素。这种反应是围绕"意外晒黑"大型产业的基础。DHA 是一系列专利化妆品(乳霜、乳液和喷雾剂)的组成部分,可以用来模拟太阳晒黑。也用于防晒霜产品,但"假黑色"本身提供的光保护很少。DHA 看起来非常安全。与自然晒黑的相似之处在某种程度上取决于使用的产品和使用技巧。一些白癜风患者常使用 DHA 作为美容遮盖剂。

地蒽芬

地蒽芬(地蒽酚/二氢蒽酚)[1]是治疗银屑病的一种有很长历史的外用药物,其刺激性和染色特性与 20 世纪初使用的柯桠素相似,但更有效。它曾被用在软膏、糊剂和乳霜中,并可作为头皮上的一种润发油。其结构如图 18.12 所示。

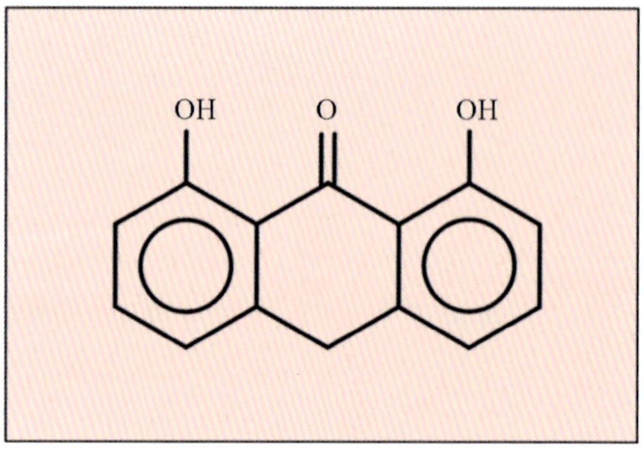

图 18.12 地蒽酚的结构

地蒽酚的作用机制尚不完全清楚。目前已知它在体外可以抑制糖酵解酶[2]。在地蒽酚的自我氧化过程中可以产生活性氧[3],这可能抑制线粒体的功能[4]。有人认为,酶的失活可能是由于脂质过氧化导致的酶蛋白交联[5]。对人体皮肤的体外研究显示地蒽酚可降低耗氧量,抑制戊糖磷酸通路[6]。在银屑病中环鸟嘌呤核苷一磷酸的水平已知是增加的。已证明地蒽酚能使在皮肤中还原环状核苷,使环鸟嘌呤核苷一磷酸的水平正常[7]。并且具有明显的抗增殖作用[8,9]。

尽管皮肤、衣服和浴室会被染色是一个缺点,但已证明使用地蒽酚非常安全(图 18.13a)。但其局部不良反应很常见,如果正常皮肤不小心接触到地蒽酚,可能会有严重的刺激性反应(图 18.13b)。然而,并没有证据表明它具有全身毒性,也不认为有致癌性。

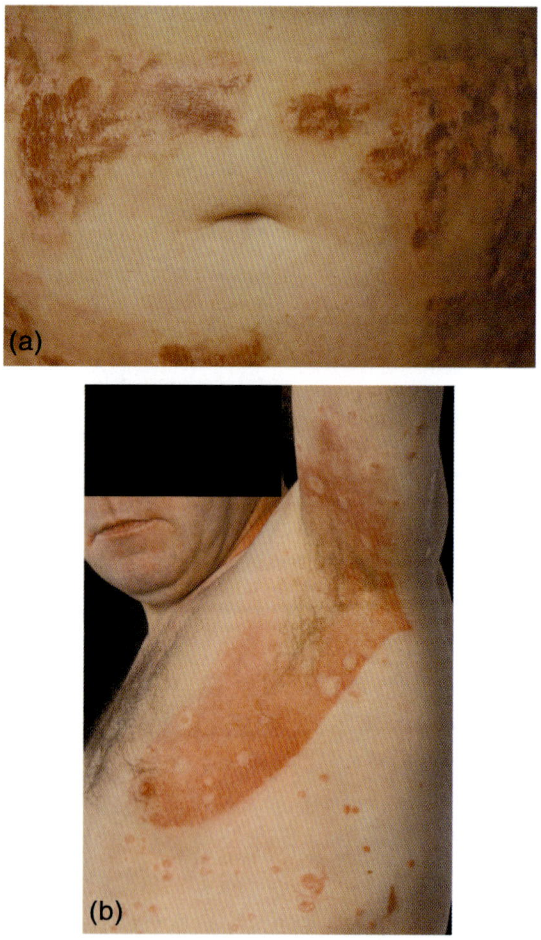

图 18.13 (a)地蒽酚治疗时引起的皮肤染色。(b)正常皮肤意外接触地蒽酚后的刺激性反应

特别是在加入氧化锌时,地蒽酚会被碱性杂质慢慢氧化成不活泼的粉红色蒽酮[10]。水杨酸对此的预防作用早已为人所知[11-13]。水杨酸在碱性递质里可以中和羟基,并可能与游离锌离子反应形成不活泼的

锌-二溴酚复合物。研究发现，锌离子和水杨酸与地蒽酚本身一样，对葡萄糖-6-磷酸脱氢酶有抑制作用，从而进一步证实了这三种药物的传统组合的有效性[6]。据说焦油和地蒽酚的结合可以不抑制其治疗效果，而减少地蒽酚的刺激性[14]。使用一种水溶性抗氧化剂-抗坏血酸，可以生产出稳定的地蒽酚霜剂[10]。这些药物疗效不如同等强度的糊剂或软膏，但患者更容易接受在家使用这种霜剂[15]。开发一种脂质包裹的乳霜配方似乎也有可能通过进一步减少染色和刺激性而提高患者对该药的接受度[16,17]。

由于采用新的系统疗法，减少了泛发性银屑病患者住院进行强化治疗，从而大大降低了地蒽酚的使用。然而，尽管维生素 D 衍生物已经取代了地蒽酚作为一线治疗手段，但后者仍有可能用于少数疾病。众所周知，强效地蒽酚糊剂或乳膏短时间的接触几乎与长时间接触使用效果一样，所以有助于患者门诊治疗和自行在家里中治疗[18-20]。

地蒽酚还被用于刺激斑秃患者的炎症反应和毛发再生[21]，并可以用于疣的治疗[22]。

甘草次酸

甘草次酸从植物甘草根中提取。该化合物具有抗炎作用，可以部分抑制 11β-羟基类固醇氢化酶，从而抑制皮质醇代谢，故表现出抗炎活性。它已被纳入治疗特应性皮炎的外用制剂中，在对照试验中显示比基质更有效[1,2]。

吲哚美辛

除了双氯芬酸（见本章前面关于细胞毒性和抗肿瘤药物的章节）外，非甾体抗炎药在皮肤科很少用到。然而，一项由 Humphreys 等进行的小型试验表明局部应用吲哚美辛可能具有减轻正常皮肤液氮冷冻后的红斑反应的作用[1]。

米诺地尔

这种血管扩张药最初是作为一种治疗高血压的系统用药，后来发现它能引起高血压患者产生多毛症[1-4]。随后，含有米诺地尔的洗剂被用于各种需要增加毛发的情况。含有 2% 和 5% 浓度的米诺地尔溶液目前已上市。最主要的适应证是雄激素性脱发，尽管效果通常不太显著[5-9]。米诺地尔还能促进化疗后毛发再生，对斑秃患者可能有一定的作用[10-19]。第 89 章将详细讨论米诺地尔的用途。

吗啡

因吗啡对外周阿片受体的识别及其在阿片镇痛中的重要作用，使许多临床医师开始探索吗啡或其他阿片类药物的局部应用。显然，局部给药作为避免或减少与全身给药相关的中枢神经系统不良反应的一种手段，具有潜在的治疗优势。

目前已报道了通过使用不同剂型的外用吗啡来缓解疼痛的一系列适应证，包括压疮[1]、镰状细胞溃疡[2]和硬皮病性溃疡[3]。对不同病因的下肢溃疡患者进行小型对照试验的其结果不太一致[4-6]，这可能因为这些试验的规模较小或其他因素有关。

烟酰胺和烟酸

维生素 B_3 的酰胺衍生物烟酰胺（烟酸、尼克酸）具有显著的抗炎作用，已用于外用治疗寻常痤疮。可使用 4% 的含乙醇烟酰胺凝胶。目前尚不清楚该制剂是通过何种机制发挥抗炎作用。在一项多中心试验中 8 周的时间里，烟酰胺对痤疮降低率为 82%，而 1% 克林霉素凝胶的降低率为 68%[1]。它的一个优点是避免了抗生素耐药性的问题。

局部应用烟酸是因为具有引起血管扩张的功能，而这一特性与酰胺衍生物并无共同之处。这种作用可能是通过合成前列腺素，可能是由前列腺素 D_2 受体 1[2] 介导。这一作用可为软组织损伤提供一种温和、舒缓的治疗作用，并已被用于增加皮肤毛细血管的直径，以改善激光或强脉冲光治疗后的面部发红和毛细血管扩张[3]。

亚硝酸盐、一氧化氮和硝酸甘油

一氧化氮（NO）是一种容易挥发的气体自由基。自 20 世纪 80 年代以来，研究发现血管内皮细胞合成 NO 在调节血管平滑肌收缩中起着重要的生理作用。一氧化氮是由巨噬细胞和中性粒细胞合成，对大多数生物体具有很强的抗菌活性。

由于 NO 是一种气态化合物，局部给药需要一些特殊方法。似乎在实际操作中已经克服了这些困难，例如使用酸化的亚硝酸盐-亚硝酸钠，与抗坏血酸或醋酸一起涂抹在皮肤上。这种混合物在使用的部位会产生 NO。以这种方式产生的 NO 不仅能渗透角质层，而且能渗透指甲。应用酸化的亚硝酸盐可能引起血管扩张，这有利于提高外科手术患者的生存率[1]。从酸性亚硝酸盐中产生的 NO 具有抗菌特性，现已用于治疗皮肤和指甲的皮肤癣菌感染[2]和传染性软疣[3]。

硝酸甘油（GTN）是 NO 的另一个来源。局部应用 GTN 可增加正常皮肤、雷诺现象和硬皮病患者皮肤的血流量[4]。0.1%～0.4%GTN 软膏可用于治疗肛裂。它能使肛门括约肌松弛，并增加血流量[5]。2% 的地尔硫䓬（如凝胶、乳膏或软膏）可作为此目的的替代品，而且不太可能引起头痛这种不良反应[6]。

沙丁胺醇

沙丁胺醇是一种 β_2 受体激动药。该受体存在于包括 CD4 淋巴细胞和朗格汉斯细胞在内的免疫细胞上。因此，沙丁胺醇可作为局部免疫抑制药和抗炎药物使用。

之前的无对照观察表明 0.5%沙丁胺醇乳膏治疗盘状和亚急性红斑狼疮可能有效[1]，对盘状红斑狼疮[2]随后进行了安慰剂对照试验[2]，每日 2 次，疗程共 8 周。与安慰剂相比，使用沙丁胺醇的患者在症状（瘙痒和疼痛）、体征和患者的总体评估方面都有显著的改善。

硅胶

一些硅酮和片状医用敷料可以用于预防和治疗肥厚性瘢痕和瘢痕疙瘩。目前尚缺乏高质量的对照试验来确定这些治疗的有效性[1]，但似乎目前一致认为这些敷料是安全的，且耐受性良好。在已发表的试验、科普报告和动物模型的一些证据证明了它的有效性[2-4]。其发挥作用最可能的机制是通过封包治疗，影响角质形成细胞水合作用，改变了表皮细胞因子直接作用于真皮成纤维细胞的信号[3,4]。

（译者：戴韵佳　牟宽厚　一审：吴盼倩　周艳　二审：蔡宏　三审：侯麦花　胡莉芳　杨枫　润色：夏艾婷）

参考文献

所有文献请查阅网址：www. rooksdermatology. com.
以下列出的是重要参考文献。

Prescribing topical treatment

[1] Stoughton RB, Wullich K. The same glucocorticoid in brand-name products. Does increasing the concentration result in greater topical biologic activity ? *Arch Dermatol* 1989;125:1509-11.

[3] Schafer-Korting M, Korting HC, Braun-Falco O. Liposome preparations:a step forward in topical drug therapy for skin disease? A review. *J Am Acad Dermatol* 1989;21:1271-5.

[11] Long CC, Finlay AY, Averill RW. The rule of hand:4 hand areas = 2 FTU = 1 g. *Arch Dermatol* 1992;128:1129-30.

[12] Long CC, Mills CM, Finlay AY. A practical guide to topical therapy in children. *Br J Dermatol* 1998;138:293-6.

Hazards associated with topical treatment

[1] Gönül M, Gül U. Detection of contact hypersensitivity to corticosteroids in allergic contact dermatitis patients who do not respond to topical corticosteroids. *Contact Dermatitis* 2005;53:67-70.

[7] Schliemann S, Geier J, Elsner P. Fragrances in topical over-the-counter medicaments:a loophole in EU legislation should be closed. *Contact Dermatitis* 2011;65:367-8.

[8] Nardelli A, D'Hooghe E, Drieghe J, Dooms M, Goossens A. Allergic contact dermatitis from fragrance components in specifictopical pharmaceutical products in Belgium. *Contact Dermatitis* 2009;60:303-13.

Formulation of topical medicaments

[1] Allen LV. Basics of compounding:tips and hints, Part 3:compounding with ointments, creams, pastes, gels, and gel-creams. *Int J Pharm Compd* 2014;18:228-30.

Topical treatments used in the management of skin disease

Emollients

[1] Van der Valk PGM, Nater JP, Bleumink E. Vulnerability of the skin to surfactants in different groups of eczema patients and controls as measured by water vapour loss. *Clin Exp Dermatol* 1985;10:98-103.

Anti-infective agents

[3] Barnes TM, Greive KA. Use of bleach baths for the treatment of infected atopic eczema. *Australas J Dermatol* 2013;54:251-8.

Antifungal agents

[1] Crawford F, Hollis S. Topical treatments for fungal infections of the skin and nails of the foot. *Cochrane Database Syst Rev* 2007;(3):CD001434.

Antiparasitic agents

[1] Downs AM, Stafford KA, Hunt LP, *et al*. Widespread insecticide resistance in head lice to the over-the-counter pediculocides in England, and the emergence of carbaryl resistance. *Br J Dermatol* 2002;146:88-93.

Topical corticosteroids

[2] Carson-Jurica MA, Schrader WT, O'Malley BW. Steroid receptor family:structure and functions. *Endocr Rev* 1990;11:201-20.

[15] Lehmann P, Zheng P, Lavker RM, Kligman AM. Corticosteroid atrophy in human skin. A study by light, scanning, and transmission electron microscopy. *J Invest Dermatol* 1983;81:69-76.

[18] Kao JS, Fluhr JW, Man MQ, *et al*. Short-term glucocorticoid treatment compromises both permeability barrier homeostasis and stratum corneum integrity:inhibition of epidermal lipid synthesis accounts for functional abnormalities. *J Invest Dermatol* 2003;120:456-64.

[21] Lubach D, Bensmann A, Bornemann U. Steroid-induced dermal atrophy. Investigations on discontinuous application. *Dermatologica* 1989;179:67-72.

[23] Haapasaari KM, Risteli J, Karvonen J, Oikarinen A. Effect of hydrocortisone, methylprednisolone aceponate and mometha-sone furoate on collagen synthesis in human skin in vivo. *Skin Pharmacol* 1997;10:261-4.

[27] Burden AD, Beck MH. Contact hypersensitivity to topical corticosteroids. *Br J Dermatol* 1992;127:497-500.

[52] Du Vivier A, Stoughton RB. Tachyphylaxis to the action of topically applied corticosteroids. *Arch Dermatol* 1975;111:581-3.

Calcineurin inhibitors

[1] Ruzicka T, Assmann T, Homey B. Tacrolimus. The drug for the turn of the millennium? *Arch Dermatol* 1999;135:574-80.

[9] Wahn U, Bos JD, Goodfield M, *et al*. Efficacy and safety of pimecrolimus cream in the long-term management of atopic dermatitis in children. *Pediatrics* 2002;110:e2.

[10] Kang S, Lucky AW, Pariser D, *et al*. Long-term safety and efficacy of tacrolimus ointment for the treatment of atopic dermatitis in children. *J Am Acad Dermatol* 2001;44(1 Suppl.):S58-64.

[25] Wollina U. The role of topical calcineurin inhibitors for skin diseases other than atopic dermatitis. *Am J Clin Dermatol* 2007;8:157-73.

Retinoids

[1] Astrom A, Tavakkol A, Pettersson U, *et al*. (CRABP). Reti-

noic acid-induced expression of CRABP-II but not CRABP-I in adult human skin in vivo and in skin fibroblasts in vitro. *J Biol Chem* 1991;266:17662-6.

[3] Craven NM, Griffiths CEM. Topical retinoids and cutaneous biology. *Clin Exp Dermatol* 1996;21:1-10.

Vitamin D analogues (deltanoids, secosteroids)

[1] Ponchon G, Kennan AL, DeLuca HF. 'Activation' of vitamin D by the liver. *J Clin Invest* 1969;48:2032-7.

[2] Fraser DR, Kodicek E. Unique biosynthesis by kidney of a biological active vitamin D metabolite. *Nature* 1970;228:764-6.

Cytotoxic and antineoplastic agents

[19] Rivers JK, McLean DI. An open study to assess the efficacy and safety of topical 3% diclofenac in a 2.5% hyaluronic acid gel for the treatment of actinic keratoses. *Arch Dermatol* 1997;133:1239-42.

[22] Stanley MA. Imiquimod and the imidazoquinolones: mechanism of action and therapeutic potential. *Clin Exp Dermatol* 2002;27:571-7.

[24] Garland SM, Sellors JW, Wikstrom A, *et al*. Imiquimod 5% cream is a safe and effective self-applied treatment for anogenital warts: results of an open-label, multicentre Phase IIIB trial. *Int J STD AIDS* 2001;12:722-9.

[29] Stockfleth E, Meyer T, Benninghoff B, *et al*. A randomized, double-blind, vehiclecontrolled study to assess 5% imiquimod cream for the treatment of multiple actinic keratoses. *Arch Dermatol* 2002;138:1498-502.

[54] Kim YH, Martinez G, Varghese A, Hoppe RT. Topical nitrogen mustard in the treatment of mycosis fungoides. *Arch Dermatol* 2003;139:165-73.

Depigmenting agents

[1] Adebajo SB. An epidemiological survey of the use of cosmetic skin lightening cosmetics among traders in Lagos, Nigeria. *West Afr J Med* 2002;21:51-5.

[3] Mahe A, Ly F, Aymard G, Dangou JM. Skin diseases associated with the cosmetic use of bleaching products in women from Dakar, Senegal. *Br J Dermatol* 2003;148:493-500.

[6] Hardwick N, van Celder LW, van der Merwe CA, *et al*. Exogenous ochronosis: an epidemiological study. *Br J Dermatol* 1989;120:229-38.

[8] Snider RL, Thiers BH. Exogenous ochronosis. *J Am Acad Dermatol* 1993;28:662-4.

[12] Mosher DB, Parrish JA, Fitzpatrick TB. Monobenzylether of hydroquinone. A retrospective study of treatment of 18 vitiligo patients and a review of the literature . *Br J Dermatol* 1977;97:669-79.

[16] Fleischer AB Jr, Schwartzel EH, Colby SI, Altman DJ. The combination of 2% 4-hydroxyanisole (mequinol) and 0.01% tretinoin is effective in improving the appearance of solar lentigines and related hyperpigmented lesions in two double-blind multicenter clinical studies. *J Am Acad Dermatol* 2000;42:459-67.

[25] Romero C, Aberdam E, Larnier C, Ortonne JP. Retinoic acid as modulator of UVB-induced melanocyte differentiation. Involvement of the melanogenic enzymes expression. *J Cell Sci* 1994;107:1095-103.

[28] Kligman AM, Willis I. A new formula for depigmenting human skin. *Arch Dermatol* 1975;111:40-8.

[29] Schallreuter KU, Wood JW. A possible mechanism of action for azelaic acid in the human epidermis. *Arch Dermatol Res* 1990;282:168-71.

[46] Kahn V. Effect of kojic acid on the oxidation of DL-DOPA, norepinephrine, and dopamine by mushroom tyrosinase. *Pigment Cell Res* 1995;8:234-40.

[48] Amer M, Metwalli M. Topical liquiritin improves melasma. *Int J Dermatol* 2000;39:299-301.

Depilatories

[1] Shapiro J, Lui H. Vaniqa: eflornithine 13.9% cream. *Skin Therapy Lett* 2001;6:1-3,5.

Sensitizing agents

[1] Buckley DA, Du Vivier AWP. The therapeutic use of topical contact sensitizers in benign dermatoses. *Br J Dermatol* 2001;145:385-405.

[10] Ashworth J, Tuyp E, MacKie RM. Allergic and irritant dermatitis compared in the treatment of alopecia totalis and universalis. A comparison of the value of topical diphencyprone and tretinoin gel. *Br J Dermatol* 1989;120:397-401.

[12] Gibbs S. Topical immunotherapy with contact sensitizers for viral warts. *Br J Dermatol* 2002;146:705.

Sunscreens

[1] Halliday GM, Cadet J. It's all about position: the basal layer of human epidermis is particularly susceptible to different types of sunlight-induced DNA damage. *J Invest Dermatol* 2012;132:265-7.

[2] Tewari A, Sarkany RP, Young AR. UVA1 induces cyclobutane pyrimidine dimers but not 6-4 photoproducts in human skin in vivo. *J Invest Dermatol* 2012;132:394-400.

[3] Beani JC. Ultraviolet A-induced DNA damage: role in skin cancer. *Bull Acad Natl Med* 2014;198:273-95.

[6] Seite S, Moyal D, Richard S, *et al*. Effects of repeated suberythemal doses of UVA in human skin. *Eur J Dermatol* 1997;7:204-9.

[7] Moyal DD, Fourtanier AM. Efficacy of broad-spectrum sunscreens against the suppression of elicitation of delayed-type hypersensitivity responses in humans depends on the level of ultraviolet A protection. *Exp Dermatol* 2003;12:153-9.

[13] Klein K. Formulating suncreen products. In: Lowe NJ, Shaath NA, eds. *Sunscreens: Development, Evaluation and Regulatory Aspects*. New York: Marcel Dekker, 1990:235-66.

[16] English JS, White IR, Cronin E. Sensitivity to sunscreens. *Contact Dermatitis* 1987;17:159-62.

[24] Naylor MF, Boyd A, Smith DW, *et al*. High sun protection factor sunscreens in the suppression of actinic neoplasia. *Arch Dermatol* 1995;131:170-5.

Tars

[2] Williams REA, Tillman DM, White DM, *et al*. Re-examining crude coal tar treatment for psoriasis. *Br J Dermatol* 1992;126:608-10.

[8] Walter JF, Stoughton RB, Dequoy PR. Suppression of epidermal proliferation by ultraviolet light, coal tar and anthralin. *Br J Dermatol* 1978;99:89-96.

[17] Jones SK, Mackie RM, Holt DJ, *et al*. Further evidence of the safety of tar in the management of psoriasis. *Br J Dermatol* 1985;113:97-101.

Antiperspirants

[1] Fitzgerald JJ, Rosenberg AH. Chemistry of aluminium chlorohydrate and activated aluminium chlorohydrates. In: Laden K, ed. *Antiperspirants and Deodorants*, 2nd edn. New York: Marcel Dekker, 1999:83-136.

[9] Abell E, Morgan K. The treatment of idiopathic hyperhidrosis by glycopyrrhonium bromide and tapwater iontophoresis. *Br J Dermatol* 1974;91:87-91.

Traditional remedies

Other traditional remedies

[2] Jull AB, Rodgers A, Walker N. Honey as a topical treatment

for wounds. *Cochrane Database Syst Rev* 2008; (4): CD005083.

Miscellaneous agents

Brimonidine

[1] Fowler J Jr, Jarratt M, Moore A, *et al*. Once daily brimonidine tartrate gel 0.5% is a novel treatment for moderate to severe facial erythema of rosacea: results of two randomized, double-blind, and vehicle-controlled studies. *Br J Dermatol* 2012; 166: 633-41.

Capsaicin

[1] Buck SH, Burks TF. The neuropharmacology of capsaicin: review of some recent observations. *Pharmacol Rev* 1986; 38: 179-226.

[7] Wallengren J, Klinker M. Successful treatment of notalgia paresthetica with topical capsaicin: vehicle-controlled, double-blind, crossover study. *J Am Acad Dermatol* 1995; 32: 287-9.

Cromoglicate

[1] Willis EF, Clough GF, Church MK. Investigation into the mechanisms by which nedocromil sodium, frusemide and bumetanide inhibit the histamine-induced itch and flare response in human skin in vivo. *Clin Exp Allergy* 2004; 34: 450-5.

Dithranol

[18] Runne V, Kunze J. Short duration('minutes') therapy with dithranol for psoriasis: a new out-patient regimen. *Br J Dermatol* 1982; 106: 135-9.

Minoxidil

[1] Peluso AM, Misciali C, Vincenzi C, Tosti A. Diffuse hypertrichosis during treatment with 5% topical minoxidil. *Br J Dermatol* 1997; 136: 118-20.

[2] Boyera N, Galey I, Bernard BA. Biphasic effects of minoxidil on the proliferation and differentiation of normal human keratinocytes. *Skin Pharmacol* 1997; 10: 206-20.

Morphine

[1] Van Ingen ILA, Jansen MMPM, Barrera P. Topical opioids for painful ulcers in systemic sclerosis. *Ann Rheum Dis* 2008; 67: 427.

[2] Ballas SK. Treatment of sickle cell leg ulcers with topical opioids. *Blood* 2002; 99: 1096.

[4] Jansen MM, van der Horst JC, van der Valk PG, *et al*. Pain-relieving properties of topically applied morphine on arterial leg ulcers: a pilot study. *J Wound Care* 2009; 18: 306-11.

[5] Huptas L, Rompoti N, Herbig S, *et al*. A new topically applied morphine gel for the pain treatment in patients with chronic leg ulcers: first results of a clinical investigation. *Hautarzt* 2011; 62: 280-6.

Nitrite, nitric oxide and glyceryl trinitrate

[4] Anderson ME, Moore TL, Hollis S, *et al*. Digital vascular response to topical glyceryl trinitrate, as measured by laser Doppler imaging, in primary Raynaud's phenomenon and systemic sclerosis. *Rheumatology* 2002; 41: 324-8.

[5] Lund JN, Scholefield JH. A randomised, prospective, double-blind, placebocontrolled trial of glyceryl trinitrate ointment in treatment of anal fissure. *Lancet* 1997; 349: 11-14.

Salbutamol

[2] Jemec GB, Ullman S, Goodfield M, *et al*. A randomized, controlled trial of R-salbutamol for topical treatment of discoid lupus erythematosus. *Br J Dermatol* 2009; 161: 1365-70.

Silicone

[1] O'Brien L, Pandit A. Silicon gel sheeting for preventing and treating hypertrophic and keloid scars. *Cochrane Database Syst Rev* 2006; (1): CD003826.

[2] Mustoe TA. Scars and keloids. Several treatments are used, but the evidence base is lacking. *BMJ* 2004; 328: 1329-30.

19

第 19 章 系统治疗原则

Michael J. Tidman[1], *Catherine H. Smith*[2]

[1] Department of Dermatology, Royal Infirmary of Edinburgh, Edinburgh, UK

[2] St John's Institute of Dermatology, Guy's and St Thomas' NHS Foundation Trust, London, UK

概述

一般情况

药物可以通过局部或全身途径作用于皮肤,对于非常局限的病灶,可以选择局部用药。通常来说,局部用药是皮肤疾病的一种非常有效的治疗方法,但能通过皮肤吸收的药物并不能总是足够有效,并且会因超过皮肤表面被动扩散的极限而失效。相反,经由皮肤血管系统分布的系统性药物具有在皮肤各层结构发挥其药理作用的能力。

然而,系统用药也注定了不仅是皮肤,其他大多数器官也都会受到药物的影响,而且皮肤科使用的许多系统疗法都有可能产生显著的不良反应,有时甚至是致命的。拉丁语格言原语"primum non nocere"体现了医学伦理学的一项基本原则,意思是"首先,不要有伤害",提醒临床医师总是考虑治疗干预可能带来的不希望看到的、甚至是危险的后果。英国的黄卡系统是一个药物警戒系统,40 多年来,该系统一直在收集卫生专业人员和公众关于药物可疑不良作用的信息。值得注意的是,黄卡数据显示,一些广泛使用的皮肤科治疗方案与致死相关,例如在英国,虽然并不一定是用于治疗皮肤病,但甲氨蝶呤(MTX)平均每年导致 6 人死亡,而硫唑嘌呤(AZA)和环孢素对应的致死人数分别为 3 和 5。

临床医师应该尽可能安全地去使用系统性药物,同时尊重患者的意愿,以及评估皮肤病对患者的生活质量的不良影响也很重要。在评估某种药物的风险-收益平衡时建议临床医师永远把患者的最佳利益放在心上。

系统性药物治疗虽是一种治疗手段,但很少能治愈皮肤病。此外,总是追求彻底清除皮肤病并不可取,因为这样可能会需要使用过量的系统性治疗药物。理想的状态是系统和局部治疗相结合。因此,临床医师和患者应努力建立相互一致的可实现的治疗目标。

降低风险

临床实践的一个真理是,使用强有效的系统性药物治疗疾病时不良事件会不可避免地出现在患者身上。药物不良反应可分为由于药物的已知毒性而可预测的部分，以及另外因异质性而不可预测的不良反应。对临床医师来说，采取措施尽量减少可预见的严重不良反应的发生是有可能的。但即使是最有经验和最细心的临床医师仍然会受到变幻莫测的药物反应的影响，这点应该向患者明确说明。尽管如此，任何严重的药物相关事件都应促使临床医师进行回顾性分析，以使未来的患者受益。

标准的护理

尽管没有完美的医疗风险管理方案，但聪明的医师会考虑遵循同行评定的护理标准，由权威机构如英国皮肤科医师协会、美国皮肤病学会、美国国家健康和保健研究所（NICE）等制定的循证指南/当地的处方政策，以及留心制药企业对药物的建议，如妊娠禁忌，以及 iPLEDGE 口服异维 A 酸等。

患者的选择

对于特定患者，应时刻注意系统用药是否合理。对患者来说，积极治疗的风险应与不治疗时自然病程发展的风险相平衡（风险-风险评估）。

权衡一种特定药物潜在的利弊（风险-效益评估）有时非常困难，如患者患多种疾病时，可能影响药物的有效性或导致药物不良反应的风险（如绝经后妇女，吸烟者和活动不便者在进行糖皮质激素治疗时，患骨质疏松症的风险会更大，以及酒精依赖增加肝毒性药物的肝损伤风险）；可能缺乏系统性药物对特定皮肤病疗效的相关证据；人们可能会怀疑，该病的严重程度是否值得进行强效的药物治疗。恰当的经过验证的生活质量和临床严重度评估工具将在治疗决策上有所助益。

此外，还需评估患者及其亲属是否完全理解与系统药物治疗相关的问题，以及他们的依从性。理解可以通过适当的教育来解决，但依从性的概念使临床医师暴露于人性的变幻莫测之中。

在进行系统治疗的决策时，两个或以上的人的意见可能比一个更好，寻求值得信任的同事的意见可能对患者的照护非常有益。

患者教育

鼓励患者及他们的亲属和家庭医师（“治疗伙伴关系”）积极参与治疗选择的决策过程，以实现知情同意并减少对结果不满的风险。这需要仔细的患者教育。医师或专科护士的口头教育可能完全令人满意，但大多数患者喜欢药物的书面信息，这种信息应该以适合非专业人士阅读的形式出现。例如，英国皮肤科医师协会提供的患者信息宣传册代表了临床医师的共识，该手册的生产过程通过质量和准确度的认证，并且还由非专业小组监督可理解性和可读性。考虑治疗选择的时间和提出问题的机会通常可以通过提供单独的咨询来解决。不要假定患者已了解。

一旦做出治疗决策，应指导患者阅读药物说明书，告知患者服药的基本时间和方法，解释严重不良反应的警告症状，强调监测试验的重要性。应指导他们如何寻求医疗咨询，以及如何通过秘书、护士和辅助工作人员等治疗伙伴关系来方便与临床医师的接触。

在紧急情况下，接受系统性药物治疗的患者，尽管对他们的治疗很了解，但可能无法将这些信息告知他们的医护人员，从而使他们面临得不到最佳治疗的风险。例如，为接受系统性糖皮质激素治疗的患者提供类固醇卡，可以降低突然停药导致肾上腺功能不全的风险。也可以考虑建议患者佩戴带有适当的医疗信息的 MedicAlert® 手环或项链。

治疗前筛查和监测试验

为了尽量减少系统性药物治疗的可预测风险，谨慎的做法是进行适当的基线调查、血液学检查和其他方面的检查，并在治疗过程中密切监测必要的参数。皮肤病的系统治疗通常需要治疗前筛查和随后的监测。

药物相互作用

强烈建议医师推荐系统性治疗方案时，排除与患者现有的药物具有潜在的相互作用的治疗方案，为患者提供可能与新药物产生相互作用的药物清单，以确保患者会将当前的用药情况告知未来的医师。在这种情况下，医院药师利用当地的药品信息服务，也成了治疗伙伴关系中的一员。

记录保存

良好的临床记录对风险管理至关重要。“没有记录的事情没有发生！”这可能看起来不太公平，但很可能是评判临床医师时所依据的原则。妥善保存的记录是防止无根据批评的最佳防御措施，未能保存充足的记录可能被理解为未达到预期的照护标准。为了避免指责，建议记录与患者关于治疗药物的讨论，特别关注可能的不良反应，以及提供患者教育材料。患者病历中的手写记录应清晰易读且可归因的，但文件中可以包括勾选框，以及给初级保健医师的正式信函。抄送给患者的信件有助于发现可能的存在的误解，也有助于使他们充分了解情况。

还建议对接受高风险治疗的患者进行登记，以便更容易地识别出那些不去诊所就诊而可能因此无法接受最佳监测的患者。

系统治疗的基础药理学

皮肤科药物通常通过口服、皮下、肌内注射或静脉注射的途径给药，药物的药代动力学特性决定了药物的吸收进入循环、在全身的分布、在预定作用部位的生物利用度，以及代谢和排泄。药物的药效学特性决定了它在产生预期（和不想要的）效果方面的药理活性。此外，不同的基因编码转运机制，靶标和代谢酶可能导致药物的药代动力学和药效学方面的差异，因此，在疗效和毒性方面：在解释治疗反应和对特定药物的不良反应的个体差异时，这些药物遗传学因素可能发挥相当大的作用。例如，筛查影响巯基嘌呤甲基转移酶和葡萄糖-6-磷酸脱氢酶活性的基因多态性，相应地评估硫唑嘌呤和氨苯砜的血液学不良反应的易感性，是目前常规的检测项目。未来很有可能实现对临床上显著影响药物疗效和不良反应的多种基因多态性进行检测，从而实现根据个体基因型量身定制提高个性化给药策略的前景。

虽然在这一章已经尽一切努力为临床医师提供最常用的皮肤科系统性治疗药物的充足的药理学知识、潜在的不良反应、交叉反应及和监测要求，以使药物在皮肤病的治疗中发挥最大的效益和最小的不良反应，但编者们仍然没法做到全面而详尽。此外，不同皮肤科医师的临床实践因个人经验、当地因素和国际差异而不同，药物使用建议不应被认为是硬性规定的。

免疫调节药物

用于皮肤病的系统性药物大多为免疫调节药物，有一些具有很强的免疫抑制作用。这些免疫抑制药物需要特殊的治疗前筛查（框图 19.1）和随后的监测。

在开始使用免疫抑制药治疗之前，应仔细向患者解释风险/效益比，特别是感染、系统性和皮肤恶性肿瘤、骨髓抑制和生殖相关的问题。应向患者提供书面资料。在适当情况下，应给予妇女避孕指导，并在开始治疗之前排除怀孕的情况。应确定其宫颈细胞学筛查史。存在任何器官系统的恶性肿瘤史都应寻求适当的专家意见。应检查整个皮肤以排除不典型增生或肿瘤病变的存在，并讨论防晒措施。

为了尽可能地减少在免疫抑制情况下，激活潜伏感染带来的严重后果的风险，应当考虑筛查血中的潜伏病毒（如乙肝、丙肝和艾滋病毒）、潜伏性结核感染，以及患者的水痘-带状疱疹病毒感染史。若有阳性结果，应寻求专家的意见。患者应每年接种流感疫苗，对血清学阴性者接种水痘疫苗、肺炎球菌疫苗，并考虑接种乙肝疫苗。水痘疫苗作为活疫苗，应至少在开始使用免疫抑制药的前几周接种。

框图 19.1　推荐的细胞毒性和免疫抑制治疗的治疗前检查表

- 患者信息表
- 风险咨询
  - 感染
  - 骨髓抑制
  - 皮肤恶性肿瘤
  - 淋巴瘤
  - 生殖相关危害
- 避孕
- 子宫颈筛查（如果有不典型增生史，进行治疗前妇科检查）
- 防晒措施
- 不典型增生和肿瘤病变的全身皮肤检查
- 血液检查
  - 全血计数
  - 肾功能和电解质
  - 肝功能检测
  - 乙肝和丙肝血清学
  - HIV 血清学（如果存在阳性的危险因素）
  - 水痘-带状疱疹病毒血清学（如果水痘史不确定）
- 疫苗接种
  - 肺炎球菌疫苗接种
  - 季节性流感疫苗接种
  - 乙型肝炎（如果血清阴性）
  - 水痘-带状疱疹病毒疫苗接种（如果血清阴性水痘作为活疫苗应在治疗开始前几周接种）
  - 考虑旅行相关的疫苗接种

定期随访时，应抓住机会重申免疫抑制药的潜在不良反应，提醒患者坚持防晒措施，并鼓励重新阅读信息宣传册等。

应不定期或每年进行全身检查以排除淋巴瘤和皮肤肿瘤。

抗组胺药

组胺和其他多种促炎递质由肥大细胞和嗜碱性粒细胞合成并储存，其释放会引发炎症反应，导致多种皮肤疾病发生，尤其是荨麻疹。组胺受体在皮肤内皮细胞、神经元和 T 淋巴细胞上表达。具体来说，组胺诱导的瘙痒、血管扩张和血管通透性增加是由 H_1 受体介导的，H_2 受体不参与瘙痒的发生[1]，但参与血管扩张和血管通透性增加。H_3 和 H_4 受体在皮肤炎症反应中的作用尚不明确。理论上，抑制组胺的炎症作用可能是由于抑制其在肥大细胞中的合成，减少其释放（如酮替芬，一种肥大细胞稳定药）和加速其在组织中的降解，但在临床实践中，减少组胺介导炎症的唯一有效方法是使用抗组胺药物，尤其是那些对 H_1 起作用的药物[1]。

第一代抗组胺药物（以阿利马嗪、氯非那敏、氯马司汀、赛庚啶、羟嗪、异丙嗪为代表）易穿越血脑屏障，干扰组胺的神经递质功能，引起镇静作用，损害认知功能。第二代抗组胺药（如阿伐斯汀、比拉斯汀、西替利嗪、左西替利嗪、氯雷他定、地氯雷他定、非索非那定、咪唑斯汀和卢帕他定）的镇静作用较小[2]。

皮肤病学用途（见第 42、44 及 46 章）

H_1 抗组胺药是治疗慢性荨麻疹和血管性水肿的主要药物，对物理荨麻疹、荨麻疹性血管炎、皮肤肥大细胞增生、昆虫叮咬反应、过敏反应和药物过敏反应可能有对症疗效。它们对特应性皮炎的疗效尚待确定，但具有镇静作用的 H_1 抗组胺药可能对治疗特应性皮炎[1]的夜间瘙痒起作用。H_1 和 H_2 抗组胺药的联合使用（非许可使用）一直被提倡用于治疗荨麻疹，尽管证据等级较低[3,4]。H_2 受体介导的 T 淋巴细胞活化下调是 H_2 抗组胺药治疗慢性皮肤黏膜念珠菌病和人乳头瘤病毒感染的基础[1]。

药理性质

分子式和结构

H_1 抗组胺药物在结构上存在显著差异，有烷基胺、乙醇胺、乙二胺、吩噻嗪、哌啶和哌嗪[5] 6 个结构类别。第一代抗组胺药在每个结构群中都有代表药物，但第二代抗组胺药主要是哌啶类和哌嗪类。多塞平是一种具有抗组胺活性的三环抗抑郁药。

药代动力学

正如 H_1 抗组胺药的结构不同，它们的药代动力学特征也不同。一般来说，它们很容易被胃肠道吸收，在 2～3h 内达到血浆峰值，基本上都与蛋白质结合[1]。与第二代抗组胺药相比，第一代抗组胺药的亲脂性决定了它们穿越血脑屏障的能力。第一代药物是由肝细胞色素 P450 系统代谢，通常以肾排泄为主。一些第二代抗组胺药是从前体药物中提取的，或者为其他抗组胺药的活性代谢产物，可以以原形形式排泄到肠道（非索非那定）或尿液（西替利嗪和左西替利嗪）中。

药效学

传统上，抗组胺药被认为是可逆的竞争性组胺抑制药。然而，分子特性表明组胺受体具有内在的活性水平，并且 H_1 和 H_2 抗组胺药现在被视为反向激动药，不仅阻断组胺与其受体的相互作用，而且通过抑制组胺受体的固有活性来诱导相反的药理反应[1,6]。

此外，H_1 抗组胺药，尤其是第二代抗组胺药，可能存在不依赖 H_1 受体的抗炎效应，包括抑制肥大细胞和嗜碱粒细胞释放组胺，抑制炎细胞如嗜酸性粒细胞在组织中活化和聚集，以及直接抑制促炎递质如缓激肽[6]。然而，该研究结果仍不确切，潜在的临床相关性也尚存疑[6]。

与具有高度特异性作用的第二代抗组胺药物相比，第一代抗组胺药通常对毒蕈碱胆碱能受体具有高亲和性，从而导致抗胆碱能的不良反应[1]。认为赛庚啶具有额外的抗 5-羟色胺活性的作用，从而干扰下丘脑功能[1]。吩噻嗪类组胺 H_1 受体拮抗药有 α-肾上腺素能阻断作用，从而可能会导致低血压[5]。

潜在的不良反应

第一代抗组胺药具有导致镇静、认知功能受损、反常兴奋（特别是当给予儿童和老人大剂量时）、抗胆碱能作用（视物模糊、口干、排尿困难和便秘），以及体重增加的不良反应，而第二代抗组胺药相对没有这些不良反应且治疗指数高。抗组胺药少见的不良反应为头痛、低血压、心悸、心律失常、睡眠障碍、头晕、神志不清、锥体外系效应、震颤、抽搐、抑郁和过敏[2]。具有心脏毒性的抗组胺药特非那定和阿司咪唑临床上已不再使用。

禁忌证

抗组胺药在对其过敏的罕见病例中禁忌使用[7]。

注意事项

虽然现有的数据并不表明 H_1 抗组胺药对胎儿的健康有显著的影响，但一般建议妊娠期和哺乳期避免使用，除非有明确有利的利益/风险比[2]。普遍认为在怀孕期间使用氯苯那敏是安全的[1]。

第一代抗组胺药因为其镇静和抗胆碱能作用，在癫痫、青光眼、前列腺肥大患者中应该谨慎使用[8]；对饮酒、驾驶和操作危险机械的患者应给出指导意见，因为药物可能会损害判断力或灵活性[8]。

一般来说，对于有严重的肝或肾功能损害、严重高血压、呼吸系统问题、卟啉症或有心律失常的患者应谨慎使用抗组胺药[2,8]。

药物相互作用

- CYP3A4 抑制药，如大环内酯类抗生素、唑类抗真菌药物、HIV-1 蛋白酶抑制药、葡萄柚汁等，可抑制肝代谢，增加血清中经肝代谢的抗组胺药物水平，可能导致不良反应增加。
- 乙醇、抗焦虑药和安眠药可能会增加第一代抗组胺药的镇静作用。

- 抗酸药降低对非索非那定的吸收。
- 抗抑郁药物[三环类和单胺氧化酶抑制药(MAOIs)]可增加抗组胺药物的镇静和抗毒蕈碱作用。

剂量和方案

如果某种抗组胺药物的推荐剂量[2,8]无效,临床上常使用更大剂量的第二代抗组胺药。尽管这种做法的有效性和安全性的证据基础有限[1]。此外,联合使用两种或两种以上的抗组胺药比单一药物治疗更有效[3]。

抗疟药物

奎宁,一种从南美金鸡纳树皮中提取的具有抗炎作用的天然生物碱,自 17 世纪以来就被广泛应用。在 20 世纪 30 年代和 40 年代开发出不良反应较少的合成衍生物之前,它一直是治疗疟疾的药物。其中,米帕林(在美国被称为奎纳克林)、氯喹和羟氯喹在各种临床实践中被用作抗炎药物,其中主要是皮肤科和风湿科。米帕林目前使用较少,在英国只能从特殊订单的制造商或专业进口公司处获得[1],但氯喹和更常用的羟氯喹在英国被批准用于慢性皮肤(盘状)红斑狼疮、系统性红斑狼疮和类风湿关节炎。此外,羟氯喹也被批准用于治疗由日光引起或加重的皮肤疾病[1]。虽然羟氯喹毒性较小,但效果不如氯喹[2,3]。

皮肤科用途(见第 51、60、97、98、99 及 127 章)

皮肤病中被批准的适应证包括皮肤型红斑狼疮和光线性皮肤病(多形性日光疹、日光性荨麻疹和迟发性皮肤卟啉病),但除说明书的适应证外,抗疟药亦用于肉芽肿性皮肤病(皮肤结节病和环状肉芽肿),脂膜炎(狼疮性脂膜炎,慢性结节性红斑,特发性脂膜炎),以及其他混合疾病(包括 Jessner 淋巴细胞浸润、口腔扁平苔藓、荨麻疹性血管炎和网状红斑性黏蛋白沉积)[3]。

药理性质

分子式和结构

羟氯喹,化学式:$C_{18}H_{26}ClN_3O$;学名:(RS)-2-[{4-[(7-chloroquinolin-4-yl) amino]pentyl}(ethyl) amino]ethanol,是一种 4-氨基喹啉取代物,不同于氯喹的是在乙烷基侧链末端的 β 位置存在一个羟基基团。

米帕林,化学式:$C_{23}H_{30}ClN_3O$;学名:(RS)-N′-(6-chloro-2-methoxy-acridin-9-yl)-N, N-diethyl-pentane-1,4-diamine 与 4-氨基喹啉的区别在于有第三个苯环。

用法

硫酸羟氯喹、磷酸氯喹或硫酸氯喹、盐酸米帕林以片剂的形式口服给药[1]。

药代动力学

抗疟药的药代动力学特征复杂,个体间差异很大。羟氯喹和氯喹都是水溶性的,易从胃肠道吸收,在 8~12h 达到血浆峰值浓度,约 60%与血浆蛋白结合[3]。它们广泛分布于组织中,并在肝、脾、肾、肺、白细胞,以及皮肤和视网膜中的含黑素细胞中蓄积[3]。4-氨基喹啉在肝中通过细胞色素 P450(CYP)组(CYP2D6,-2C8,-3A4 和-3A5)酶代谢为活性代谢产物,羟氯喹代谢为 *N*-去乙基羟氯喹,氯喹代谢为去乙基氯喹和双去乙基氯喹[3]。主要通过尿液排泄,但也存在于胆汁、汗液和唾液中。由于在组织中蓄积故清除过程缓慢,终末期半衰期为 30~60d[3],临床疗效最高可达 3~6 个月。

米帕林的药代动力学与 4-氨基喹啉类似[3]。

药效学

尽管最近取得了一些进展,但对抗疟药的免疫调节和抗炎作用的机制仍未完全阐明。传统的解释集中在抗疟药物是亲脂性弱碱,具有"亲溶酶体性",能穿透细胞膜,优先在溶酶体中积累[3]。由此导致的溶酶体 pH 值的升高导致蛋白酶的抑制和随后蛋白处理的功能失调。在具有免疫能力的细胞,这将导致蛋白质分泌、受体循环受到破坏,以及炎症因子和其他免疫递质[如肿瘤坏死因子(TNF)-α,白介素(IL)-6和干扰素(IFN)-γ]的产生减少。影响包括淋巴细胞的抗体生成减少和细胞介导的细胞毒性降低,自然杀伤细胞活性降低,单核细胞、巨噬细胞和树突状细胞对 $CD4^+$ T 细胞的抗原呈递过程受损,中性粒细胞趋化、吞噬和超氧化物生成减少[3,4],从而下调免疫应答。

最近,4-氨基喹啉类药物被证明对细胞内 Toll 样受体(TLR)信号通路具有强大而重要的抑制作用,这可能是它们的主要作用方式[3]。抗疟药的亲溶酶体特性似乎抑制了细胞内胚体 TLRs 正常功能,特别是主要存在于抗原呈递细胞内的 TLR9,从而抑制了结缔组织疾病中由 TLRs 识别自身核酸成分和免疫复合物引起的固有免疫系统的激活[4]。

抗疟药还具有其他复杂的免疫学和抗炎作用,包括抑制磷脂酶 A2,减少前列腺素的生成,以及能够吸收紫外线而产生的光保护作用[3]。

此外,抗疟药具有抗凝、降脂和降血糖的作用[3]。存在抗磷脂抗体[5]的情况下,羟基氯喹可恢复膜联蛋白 A5(一种有效的天然抗血栓剂)与血管内皮的结合[5],从而减少抗磷脂抗体综合征中的血栓事件。抗疟药对降低胆固醇、三酰甘油和低密度脂蛋白(LDL)水平有积极的作用[3,6],通过影响胆固醇合成和抑制TLR9 介导的巨噬细胞中脂质累积从而减少动脉粥样硬化的发生[7]。抗疟药物还影响糖代谢,减少胰岛素降解[3],降低糖尿病的风险[4],其中可能还涉及TLR9 的阻断[8]。这些药物的抗疟特性与皮肤疾病的相关性(如果有的话)尚不清楚。

遗传药理学

尽管有相当比例的患者对羟氯喹和氯喹不耐受,但大多数患者服用它们有效。关于遗传因素对 4-氨基喹啉的药代动力学和药效学特性的影响,以及相关细胞色素 P450 酶的基因型差异是否影响其药效和毒性,我们知之甚少。现有证据尚未证明 CYP 多态性对羟氯喹的临床疗效有影响[9]。

潜在不良反应(框图 19.2)

药理

骨髓毒性:尽管非常罕见,但所有的抗疟药物(尤其是氯喹和米帕林)都能抑制骨髓功能[3],从而导致白细胞减少的风险,已有粒细胞缺乏症和再生障碍性贫血的记录。抗疟药物可导致葡萄糖-6-磷酸脱氢酶(G6PD)缺乏的患者产生溶血[3]。

> **框图 19.2 抗疟药:药物-药物相互作用**
>
> 涉及抗疟药物的最重要的临床相互作用包括以下内容
>
> - 抗酸药和高岭土可能会损害抗疟药物的吸收(药物使用之间应有 4h 间隔)
> - 西咪替丁可能提高血清抗疟药物浓度
> - 4-氨喹诺林可能增加血浆地高辛浓度
> - 抗疟药可能增强降糖治疗的效果
> - 可能增加胺碘酮、氟哌啶醇和莫西沙星致室性心律失常的风险
> - 氨基糖苷类抗生素可能加重神经肌肉的不良反应
> - 与抗癫痫药同用时可能增加惊厥风险
> - 4-氨基喹啉类药物可能会增加血浆的环孢素浓度
> - 可降低新斯的明和溴吡斯的明的作用
> - 同时给予抗疟药物可能会阻止口服伤寒疫苗[1]和人二倍体狂犬病疫苗[23]的成功免疫

皮肤毒性:一般认为,抗疟药物尤其是氯喹和米帕林可能会导致银屑病恶化[3],因此有必要提醒患者,尽管一项系统性综述得出结论其证据是值得怀疑的[10]。米帕林可使皮肤呈黄色,4-氨基喹啉可使皮肤呈蓝灰色。抗疟药物还与头发漂白和指甲的横带有关[3]。据报道,抗疟药可引起多种不良皮肤反应,包括瘙痒、红皮病、荨麻疹、苔藓样疹、光敏和脱发[12]。

特异反应

眼毒性:抗疟药物引起的视网膜病变是一种影响视力的严重不良反应[13],其机制尚不清楚。这在很大程度上似乎是特异性的,药物代谢的个体差异可能是这一现象的原因。中央视野丧失的发病可能是隐匿的,即使使用复杂的眼科检查技术,如多焦点视网膜电图和眼底自体荧光成像,在发病早期可逆阶段发现仍然困难[14]。一旦发生黄斑病变,即使停止抗疟药物治疗,病变往往是永久性的,甚至是渐进性的[14,15];并且没有有效的治疗方法。如果任其发展,在检眼镜下可以看到典型的"牛眼"样黄斑病变。最常见的症状是阅读障碍[15]。

羟氯喹在治疗的前 5 年内视网膜毒性的风险很小,但在使用 5~7 年或累计剂量达 1000g 后,其毒性上升到约 1%;这种风险随着药物的持续使用而增加[16,17]。视网膜损伤在氯喹中更为常见[18,19],其安全系数更不清楚。

羟氯喹也沉积于角膜,通常无症状,但可引起视觉光环[3,19]。停药后角膜沉积物是可逆的,并且不是继续治疗的禁忌证[3]。

2009 年,皇家眼科学院与英国皮肤病学家协会和英国风湿病学会合作,发布了关于筛查羟氯喹诱发视网膜病变的建议[19]。该建议强调关于阅读困难和以近视力测试来评价阅读能力的基线和年度调查。并描述了利用 Amsler 方格表对视网膜中央凹周围视觉缺陷进行自我检测的方法,但仅委婉地推荐使用该方法。

美国眼科学会在 2011 年对筛查抗疟药相关的视网膜病变提出了修订建议[16],建议除了使用 Humphrey 10-2 静视野外,还应使用多焦视网膜电图、眼底自体荧光或光谱域光学相干断层扫描。建议进行基线评估,用药 5 年后开始每年进行年度筛查,若存在危险因素建议进行年度评估。特别是,本指南不推荐 Amsler 方格表测试。

米帕林被认为相对不具有眼毒性[20]。

神经肌肉毒性:抗疟药很少引起肌痛、疲劳和肌肉病变[21],曾报道与头痛、头晕、耳鸣、听力下降、噩梦、易怒、癫痫和精神病有关[12]。

心脏毒性:抗疟药诱导的心脏不良反应罕见,特别是羟氯喹,但有其相关心脏传导异常的报道[22]。

胃肠道毒性:羟氯喹是最少引起胃肠道症状的抗疟药[12],包括恶心、呕吐、腹泻、厌食、胃灼热、腹胀和转氨酶升高。这些往往是暂时性的[3],但在中度至重

度肝损害时应谨慎使用氯喹和羟氯喹[1]。

禁忌证

对抗疟药过敏是其使用的禁忌证。4-氨基喹林和米帕林不存在交叉反应，因此对其中一种药物存在不良反应时不影响另一种药物的使用[3]。

如果患者在服用4-氨基喹啉后出现视网膜病变，禁止继续使用。

注意事项

4-氨基喹林很容易透过胎盘屏障，并可以分泌到乳汁中。4-氨基喹林在妊娠期和哺乳期的使用数据有限，尽管胎儿损伤的风险似乎较低[3]，但妊娠期和哺乳期不推荐使用氯喹和羟氯喹[23]。

抗疟药物应谨慎用于神经肌肉疾病或精神病患者。G6PD缺乏患者应密切监测是否溶血，尽管在用于皮肤疾病治疗的抗疟剂剂量下不太可能出现溶血情况[3]。考虑到肝炎的风险，在用于治疗迟发性皮肤卟啉症(PCT)时，应使用低剂量的抗疟药物。然而，G6PD缺乏和PCT都非常罕见，因此在抗疟治疗前没有必要进行常规检测排除[3]。

治疗前筛查

应进行基线的全血细胞计数、肝肾功能检查，以及在适当的临床环境中进行G6PD和卟啉筛查[24]。

应告知患者视力受损的风险，并提供书面信息。英国皇家眼科学院的指南[19]建议，对未戴眼镜矫正的视力障碍进行调查，并记录每只眼睛的近视力，如果戴老花镜，则使用近视力测试类型。如果患者能阅读小字体(N6或N8)，则可进行羟氯喹治疗。如怀疑视力受损，应由验光师评估；如视力受损可透过屈光矫正，可开始治疗；无法纠正的视力异常需要在使用羟氯喹之前进行眼科评估[19]。

尽管缺乏流行病学证据[9]，但吸烟被认为会降低羟氯喹的疗效，而筛查吸烟习惯似乎没有必要。

剂量和方案

成人羟氯喹的治疗标准剂量为200～400mg/d，但不应超过理想体重的6.5 mg/(kg·d)。成人氯喹的治疗剂量可达理想体重的2.5mg/(kg·d)；米帕林的剂量可从50 mg每周3次至100mg每天3次[25]。

虽然目前的证据有限，但羟氯喹或氯喹与米帕林(奎纳克林)联合治疗可能会提高疗效[26,27]。

监测

治疗的前3个月应每月检查全血细胞计数和肝功能，之后在治疗期间每4～6个月检查1次[3]。

应询问视觉症状，特别是有无阅读障碍。

应每年进行1次近视力测试评估阅读表现[19,28]。

硫唑嘌呤

硫唑嘌呤是一种有效的免疫抑制、抗炎、抗增生的药物，在过去的50年中被用于预防移植物排斥反应和治疗血液系统恶性肿瘤、各种风湿病、胃肠疾病、神经疾病和炎症性皮肤病。

皮肤病学用途(见第30、41、51、53及127章)

硫唑嘌呤在英国被批准用于治疗系统性红斑狼疮和皮肌炎，但临床上亦被用于一系列说明书以外的皮肤病，包括免疫性大疱性疾病(特别是天疱疮和类天疱疮)、特应性皮炎和慢性光化性皮炎。也广泛用于扁平苔藓、接触性皮炎、多形性日光疹、白细胞碎裂性血管炎、坏疽性脓皮病、白塞病和慢性皮肤型红斑狼疮[1]。它通常作为其他免疫抑制药如泼尼松龙的辅助用药，并可能减少糖皮质激素的用量，从而最大限度地减少长期高剂量使用系统性糖皮质激素相关的不良反应。

药理性质

分子式和结构

硫唑嘌呤，化学式：$C_9H_7N_7O_2S$；学名：6-[(1-methyl-4-nitro-1H-imidazol-5-yl) sulfanyl-7H-purine]是一种巯基嘌呤，其分子结构由咪唑和巯嘌呤组成。

给药途径

硫唑嘌呤在英国有口服制剂(25mg和50mg片剂)和静脉制剂。

药代动力学

硫唑嘌呤很容易通过胃肠道吸收，口服后1～2h达到血浆浓度峰值，并迅速分布于全身。血浆半衰期为3～5h，其中30%与血浆蛋白结合[2]。

硫唑嘌呤是一种前体药，在体内通过谷胱甘肽促进咪唑环的非酶解而迅速转化为6-巯基嘌呤(6-MP)。6-MP的进一步代谢可通过三种代谢途径进行：6-MP在巯基嘌呤甲基转移酶(TPMT)的催化作用下甲基化为不具有生物活性的6-甲基巯基嘌呤(6-MMP)；6-MP在黄嘌呤氧化酶(XO)的催化下氧化成同样不具有生物活性的硫脲酸；6-MP通过一系列酶促反应步骤，通过6-硫肌苷单磷酸(6-TIMP)和6-硫鸟嘌呤单磷酸(6-TGMP)转化为多种6-硫鸟嘌呤核苷酸(6-TGNs)，这些核苷酸被认为是有活性的代谢产物(图19.1)。

硫唑嘌呤及其代谢产物通过肾和胃肠道排出，不经过肝肠循环。在肾功能不全的情况下，降低剂量是必要的[2]。

虽然AZA具有快速的吸收、代谢和排泄的特点，但其活性代谢物在组织中积累缓慢，因此AZA的免疫抑制作用可能需要6～12周的时间才能出现。

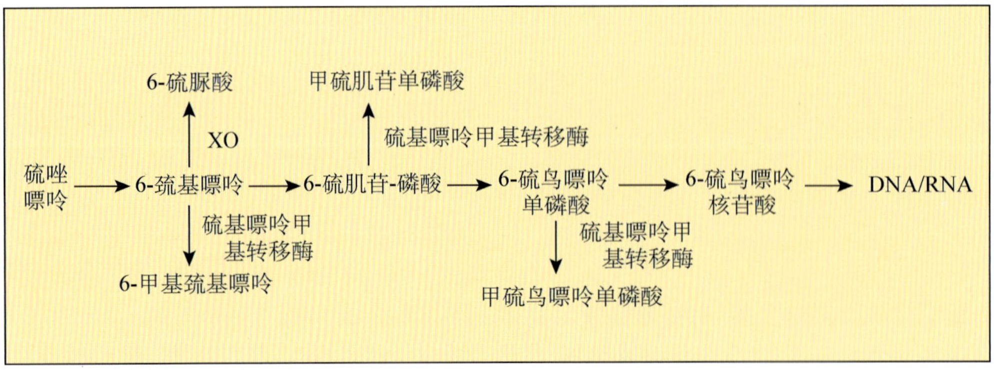

图 19.1 巯基嘌呤代谢简图(缩写见正文)

药效学

尽管近几十年临床上一直在使用 AZA,但其确切作用机制仍不明确。AZA 是一个嘌呤类似物,公认的理论是其抗肿瘤增殖、抗炎和免疫抑制作用来源于 6-TGNs 整合入 DNA,从而干扰其复制[3],也可能是由于抑制嘌呤合成,如甲硫肌苷单磷酸(MeTIMP)是一种内源性嘌呤合成的体内抑制药[4]。其作用于淋巴细胞的相对特异性,以及改变 T 细胞和 B 细胞功能,可以用淋巴细胞缺乏嘌呤补救合成途径来解释[3]。然而,此外 AZA 可能通过改变 CD28 信号传递[5]而导致淋巴细胞凋亡和 T 细胞失能,因此 AZA 的免疫抑制作用可能是综合了其抗代谢和促进凋亡的作用[6]。

遗传药理学

TPMT 有许多等位基因亚型,这种基因多态性导致了临床上重要的表型。大约 90%的白人个体 TPMT 活性正常(野生型等位基因纯合),10%为中间型(杂合),少于 1%的人 TPMT 活性减低(突变型等位基因纯合或复合杂合)[6]。TPMT 是 AZA 代谢途径中的一种重要酶。它不仅催化 6-MP 向非活性 6-MMP 的转化,还通过甲基化使 6-TIMP 和 6-硫鸟嘌呤失活。因此,在那些遗传性 TPMT 缺陷的个体中,AZA 的代谢被转移到 6-TGNs 的过量产生和毒性积累的方向(见图 19.1),在这些个体中 AZA 的标准剂量有可能导致严重的骨髓抑制和随后的全血细胞减少。相反,TPMT 的活性降低会导致 6-MMP 水平降低,而且,由于 6-MMP 有肝毒性[7],AZA 诱导的肝损伤在 TPMT 活性降低的患者中发生的可能性较小。在英国,用药前 TPMT 基因多态性的检测已成为常规,他们通过测量红细胞中 TPMT 的活性或者进行基因分型,以决定 AZA 的使用剂量[8]。

肌醇三磷酸焦磷酸酶基因的多态性可能与 AZA 超敏综合征有关[9]。

潜在不良反应(框图 19.3)

药理

骨髓抑制:骨髓抑制更可能发生在中度 TPMT 活性的个体,并且在低度 TPMT 活性的个体中发生可能性更大。然而,TPMT 水平正常而 6-TGN 产量较低并不排除骨髓毒性的可能性。因此,不管 TPMT 水平如何,在使用 AZA 的整个治疗期间,都需要进行血液学监测[1]。白细胞减少是最常见的血液系统不良反应,但也可发生贫血、血小板减少和全血细胞减少。应提醒患者记录是否有感染、瘀伤、口腔溃疡和喉咙痛的情况,这些可能是骨髓毒性的表现。

> 框图 19.3 硫唑嘌呤:药物-药物相互作用[19]
>
> - 别嘌醇和非布索坦通过抑制 XO,减少 AZA 的代谢从而增加 6-TGNs 的产生(见图 19.1),增加 AZA 的药效和毒性
> - 血管紧张素转换酶抑制药(如卡托普利和依那普利)增加 AZA 骨髓抑制的风险
> - AZA 可能会降低香豆素的抗凝作用
> - 磺胺甲噁唑和甲氧苄啶均可能增加 AZA 的骨髓毒性
> - 氨基水杨酸也可能增加 AZA 的骨髓毒性
> - 利巴韦林,一种抗病毒鸟苷类似物,可能增强 AZA 的骨髓抑制作用

致癌作用:当使用 AZA 治疗皮肤病时,有关其免疫抑制相关致癌作用的数据很少,但是通过其作为移植药物的相关数据进行类推,AZA 在用于皮肤病治疗时,需要监测有无淋巴瘤和鳞状细胞癌(表皮瘤、口腔癌和女性生殖器癌)的发生。虽然 AZA 导致淋巴瘤的风险似乎很低[8,10,11],但应尽可能将 AZA 的疗

程控制在中短期[8]。

感染：使用硫唑嘌呤治疗时可增加感染风险，特别是播散性单纯疱疹病毒、水痘-带状疱疹病毒和人乳头瘤病毒[1]。然而，在使用 AZA 治疗皮肤病时，真正的机会性感染并不常见[1]。

胃肠道不良反应：恶心、呕吐和腹泻是 AZA 的常见不良反应，可以通过减少剂量、分次口服或与食物同服来尽量减少这些不良反应[1]。据报道，使用 AZA 治疗时可发生胰腺炎[1]。

肝不良反应：虽然一般耐受性良好，但轻度肝功能异常的发生并不少见，可能并不需要改变剂量[8]。然而，AZA 很少会导致严重的甚至会危及生命的肝炎。其机制尚不明确，但可能涉及氧化应激[12]。此外，在治疗炎症性肠病时，AZA 与肝细胞结节性增生有关[13]，并由此导致门脉高压，表现为血小板减少和脾大。在使用 AZA 治疗的整个过程中应监测肝功能[1]。

特异反应

超敏反应综合征：硫唑嘌呤超敏反应综合征是一种罕见但可能致命的不良反应。在接受 AZA 治疗的患者中的发生率约为 2%，通常发生在治疗早期，且常常在治疗的第一个月内发生。超敏反应综合征很容易被忽视，因为它与感染或疾病恶化表现相似[14-17]。该综合征以发热、不适、关节痛、肌痛、恶心、呕吐和腹泻为特征，偶可出现肾功能和肝功能异常、胰腺炎、低血压、心源性休克和白细胞增多[14,15]。约 50%的病例伴有皮疹表现，这有助于该综合征的识别[14,15]。在以皮疹为特征的大多数病例中，临床和组织学特征为嗜中性皮病，虽然皮疹可能是非特异性的，但可能类似于 Sweet 综合征、结节性红斑、急性泛发性发疹性脓疱病或白细胞碎裂性血管炎[14]。超敏反应综合征的症状和体征在停止服用 AZA 的几天内就会得到缓解。由于担心引起危及生命的休克反应，不应再次使用 AZA[14,15]。

禁忌证

TPMT 活性低的患者；有 AZA 过敏史的患者；有严重感染、肝或骨髓功能严重受损，或胰腺炎的患者；同期注射减毒活疫苗的患者；怀孕或考虑怀孕的妇女（除非对患者的益处大于潜在风险）[8]。

注意事项

妊娠哺乳期妇女不推荐使用硫唑嘌呤[1,8]。服用 AZA 的男性应接受关于降低生育率和致畸可能性的咨询[18]。

治疗前筛查[8]

由于 AZA 具有显著的免疫抑制活性，治疗前筛查应包括框图 19.1 的所有项目。

应在开始治疗前检查包括白细胞分类的全血细胞计数、肾功能和肝功能等实验室指标。肾损害时可能需要减少剂量[19]，肝功能异常需要密切监测血液学和肝功能方面的指标。

建议对 TPMT 基因型或表型进行治疗前评估，以减少潜在的危及生命的骨髓抑制风险[8]。如果患者最近输过血，基因分型优于表型分析。

剂量和方案

对于 TPMT 活性处于正常范围的个体，AZA 的标准每日剂量为 2～3 mg/kg[8]。如果 TPMT 活性处于中等水平，推荐每日剂量为 1～1.5 mg/kg[8]。如果 TPMT 活性低或无时，应避免使用 AZA[8]。

监测

应定期监测使用 AZA 治疗的患者的毒性征象，特别是肝毒性和骨髓抑制毒性。在开始治疗，以及每次剂量增加后的 4～8 周，应每周检查肝功能和全血计数，一旦剂量稳定，此后至少每月检查 2～3 次肝功能和全血计数。巨红细胞症是使用 AZA 治疗时常见但是无须特别关注的现象。

评估 6-TGNs 和其他硫唑嘌呤代谢物（如 6-MMP）的水平尚未成为临床常规，但此类监测可能有助于确定最优疗效和最小不良反应所需的剂量。

环孢素

环孢素是一种高效、快速的 T 细胞功能抑制药。自 20 世纪 90 年代初以来，在治疗严重的炎症性皮肤病，特别是银屑病方面一直具有重要作用。

皮肤科用途（见第 35、41、42 及 47 章）

环孢素可用于银屑病（斑块型）和特应性皮炎的治疗。常见的说明书外使用包括慢性荨麻疹、坏疽性脓皮病、手部湿疹和掌跖脓疱病。也偶尔用于各种其他炎症性疾病，包括白塞病、扁平苔藓、结节性痒疹、慢性光化性皮炎和中毒性表皮坏死松解症。

药理性质

分子式和结构

环孢素（原名环孢素 A）是由 11 种氨基酸组成的中性、疏水性强的十一肽环（因此前缀为“环”），首次于 20 世纪 70 年代初在真菌多孔木霉的孢子中检测到（因此后缀为“孢菌素”）。为克服可变的生物利用度而开发了亲水性微乳液配方，目前已有许多不同的配方制剂。

给药途径

环孢素通过口服给药，剂量范围为 2.5～5 mg/(kg · d)，分两次口服。

药代动力学[1,2]

环孢素从胃肠道的吸收是不完全的、可变的，取决于患者个体、种群和药物剂型。环孢素的绝对生物利用度较低（约为总给药剂量的 25%），这是由于广泛的首过效应，以及吸收的药物通过小肠上皮细胞绒毛顶端的高浓度外排转运蛋白 P-糖蛋白（由 *ABCB*1 基因编码）主动转运回肠腔内。如果同时进食高脂食物，环孢素的生物利用度可能会进一步降低。环孢素的不同剂型（包括基于生物等效性而获得许可的仿制药）之间的生物利用度可能存在差异，这在某些情况下可能具有重要的临床意义，当从一种配方制剂切换到另一种配方制剂时，建议进行额外的监测和仔细的审查，并向患者详细说明使用的环孢素的商品名称。

环孢素具有高度亲脂性，易被细胞膜吸收，广泛分布于全身。平均表观分布容积为 3.5 L/kg。在血液循环中与蛋白高度结合。

环孢素在体内广泛代谢，主要在肝中通过细胞色素 P450 3A4（CYP3A4）进行，因此与许多重要的药物具有相互作用。代谢的主要途径包括分子中不同位置的单羟化和双羟化及 *N*-去甲基化。目前发现的所有的代谢物（多达 25 种）都保留了母体化合物完整的肽结构；有些具有较弱的免疫抑制活性（高达原始药物的 1/10）。

环孢素主要通过胆汁排泄；总口服剂量中只有 6%左右通过尿液排泄（其中一部分以原型排泄）。因此，肾损害对环孢素的药代动力学的影响很小。根据所应用的试验方法和目标人群的不同，环孢素终末期半衰期的数据有很大的差异，从健康志愿者的 6.3 h 到严重肝病患者的 20.4 h 不等。

药效学

环孢素是一种前体药，只有在与一种被称为细胞周期蛋白的胞质内免疫亲和蛋白形成复合物后才会变得有活性。环孢素-亲环蛋白复合物抑制钙调神经磷酸酶的活性，钙调神经磷酸酶是一种催化活化的 T 细胞胞质蛋白核因子（NF-ATc）去磷酸化的酶。通常，去磷酸化的 NF-ATc 可以到达细胞核，转录一系列促炎细胞因子如 IL-2、IL-4、IFN-γ 和转化生长因子 β，以及上调受体如 IL-2R（CD25）的水平。抑制钙调神经磷酸酶的活性，可能还有 JNK（MAPK8）和 p38（MAPK14）通路，从而抑制 T 细胞激活的关键调节因子 IL-2 和 IL-2 受体的表达。其他治疗相关的作用包括减少组胺释放和下调肥大细胞和嗜碱性粒细胞上的高亲和性免疫球蛋白 E（IgE）受体的水平。

遗传药理学

*CYP*3*A*4、*CYP*3*A*5 和 *ABCB*1 基因编码的酶和转运体对环孢素的分布发挥主要作用。这三种基因都具有高度的多态性，不同种族的人群存在显著差异。这些基因多态性可能是药物在不同患者间的药代动力学差异的主要原因，并被深入研究，主要是在器官移植领域[3]。例如，在一个大样本的肾相关的队列研究中，肝 CYP3A4 和肠细胞 P-糖蛋白活性的变异阐明了高达 75%的环孢素清除率的变异。利用这些基因变异制定个体化环孢素剂量仍有待研究。

潜在的不良反应

环孢素有大量潜在的不良反应的报道[1,2]，其中以高血压、肾毒性、高脂血症、肌痛、头痛最为常见。其他包括牙龈增生、疲劳、胃肠紊乱、手脚震颤和触觉异常，以及各种代谢异常（高胆红素血症、高钙血症、低镁血症、高尿酸血症）。

大多数与剂量有关，对减少剂量或必要时停止治疗反应迅速。总的来说，环孢素在短期（6～12 个月）使用耐受良好，而长期使用具有显著的不可预测的风险，尤其是肾毒性，如果可以使用其他干预措施，一般不推荐使用环孢素。

肾毒性

急性肾毒性可在治疗开始后数周内发生，是可逆的，并由剂量依赖性血管功能障碍，包括入球小动脉收缩，导致血管阻力增加和肾小球滤过率降低。肾小管功能障碍也可能发生，其特征是镁的重吸收减少、尿酸排出减少、钾和氢离子分泌减少、远端肾小管酸中毒。慢性肾毒性[4,5]很大程度上是不可逆的，其特征是进行性小动脉玻璃样变性、间质纤维化、肾小管萎缩和肾小球硬化。慢性肾毒性更可能发生在日剂量较高、累积剂量较大和长期治疗（1～2 年及以上）的情况下，特殊危险因素包括 50 岁以上、既往高血压和（或）肾脏损害，以及同时使用非甾体类抗炎药物（NSAIDs）和其他肾毒性药物的治疗。广泛认为间歇性而非连续性治疗是一种明智的、剂量最小化的策略。然而，随着每个疗程的进行，肌酐水平上升所需的时间趋于缩短。血清肌酐水平的基线变化是肾毒性的最重要的单项指标，因而是重要的监测指标。

高脂血症

三酰甘油和胆固醇水平在治疗开始后两周内可能升高，通常在停药后恢复正常。如果高脂血症确实需要积极干预，由于他汀类药物诱发肌病的风险增加，治疗时需要谨慎；贝特类可能是首选的治疗方案（见药物之间相互作用）。

恶性肿瘤

长期使用免疫抑制药，如环孢素，可能会增加患某些类型恶性肿瘤的风险，特别是皮肤和淋巴系统肿瘤。这种风险已在器官移植人群中得到证实，在这些人群中，免疫抑制的水平和治疗时间可能比正在接受皮肤病治疗的人群更重。银屑病队列数据表明，使用环孢素时非黑素瘤皮肤癌的发病率（主要是鳞状细胞癌）显著增加[6,7]，主要是那些以前接受过补骨脂素和紫外线 A（PUVA）治疗的患者，对他们来说，使用环孢素治疗时鳞状细胞癌的风险增加与 200 次 PUVA 治疗相关[6]。系统性恶性肿瘤的绝对风险尚不清楚，现有的研究往往对重要的混杂因素和其他背景疾病相关的癌症风险控制不足，如对银屑病的研究[7]。

禁忌证

环孢素禁忌用于未控制的高血压、肾疾病、严重感染，以及既往有恶性肿瘤史（不包括基底细胞癌）或 PUVA 高累积剂量者。

注意事项

在计划怀孕和妊娠期的妇女中，环孢素具有相对高的风险/效益比，特别是与 MTX 和维 A 酸等药物相比，因为它无致畸性。然而，在移植人群中的数据表明，妊娠相关并发症的风险增加，如子痫前期和出生体重过轻，因此只应在益处大于胎儿风险的情况下使用。少量环孢素可以从母乳中排出，虽然有限的数据表明，因母乳喂养接触环孢素的儿童没有不良反应，但最近的欧洲（银屑病）指南建议，在哺乳期间应避免使用环孢素[8,9]。

药物相互作用

环孢素与多种药物相互作用，其中许多药物具有重要的临床意义。首先，药物可能抑制或诱导参与环孢素代谢的酶，尤其是 CYP3A4。例如，与利福平或贯叶连翘联合治疗，两者都是有效的 CYP3A4 诱导剂，增加环孢素代谢，从而降低疗效；相反，红霉素抑制 CYP3A4，使环孢素水平增加 7 倍，从而导致毒性风险[2]。其次，环孢素本身为 CYP3A4、多药外排转运蛋白 P-糖蛋白和有机阴离子转运蛋白（OATP）的抑制药，因此可能会增加作为该酶和（或）转运体底物的药物血浆水平。例如他汀类药物，通过 CYP3A4 氧化，所以环孢素介导的他汀类药物代谢抑制可能是横纹肌溶解风险的机制，特定的他汀类药物（瑞舒伐他汀和辛伐他汀）应完全避免，而其他药物可以同时使用，但应减少剂量（如最大剂量的阿托伐他汀 10mg 或氟伐他汀 20mg），以及监测血清肌酸激酶的水平。葡萄柚汁通过抑制肠道 CYP3A4，从而提高环孢素的生物利用度[10]。

治疗前筛查

常规推荐的临床和研究评估的目的是确定那些存在主要不良反应（肾毒性、高血压）、药代动力学改变（肝病、药物之间相互作用）风险的人群，并将免疫抑制的风险降到最低。在开始环孢素治疗之前，应进行框图 19.1 所述的筛查项目。

完整的病史和检查应侧重于过去或目前的感染、恶性肿瘤（包括全面的皮肤检查、咨询，以确保患者接受最新的国家筛查计划）、肾疾病、肝疾病、过量饮酒和以前的光疗，尤其是 PUVA。

检查项目包括全血细胞计数、空腹血脂、丙氨酸转氨酶（ALT）、天冬氨酸转氨酶（AST）、γ-谷氨酰转移酶（γ-GT）、胆红素；全面的肾评估（尿常规、尿蛋白/肌酐比值，理想的基础肌酐水平计算方法是两份血清肌酐测量值的平均值，尿素和电解质，包括钾和镁，以及尿酸盐水平）；在 60 岁以上的患者中，那些怀疑有肾功能损害或可能需要长期治疗的患者中，对肾功能的准确评估可能是有帮助的（乙二胺四乙酸，EDTA 清除率）。

与所有免疫抑制药一样，环孢素可能会增强减毒活疫苗（即疫苗感染）的毒副作用，而且可能会降低疫苗的治疗效果，因此，需避免接种减毒活疫苗[11]。

剂量和方案

一般情况下，开始治疗的剂量较低［2.5mg/(kg · d)］，如果治疗效果不佳，则在治疗一个月后逐渐增加到更高剂量［最高可达 5mg/(kg · d)］。在疾病急性、严重和（或）不稳定的情况下，起始治疗剂量可从 5mg/(kg · d) 开始，但这会增加不良反应的风险。应使用尽可能低的治疗剂量来维持缓解，理想情况下，疗程不应超过 1 年。在肥胖患者中，按实际体重给药可能会出现毒性，因为观察表明，尽管该药物具有很高的亲脂性，但其分布主要取决于去脂体重。

监测

在移植医学中，由于治疗指数范围较窄、长期（终身）治疗的需要，以及维持足够的免疫抑制活性以确保器官存活的的重要性，使用血清波谷和（或）2h 后环孢素剂量测定来监测治疗是常规做法。在皮肤科，常规的药物水平测定对优化疗效没有特别的优势，尽管对无法避免长期治疗的患者来说，通过测量环孢素谷水平可能有助于预测肾毒性的风险。血压、全血细胞计数、肝功能和肾功能检查一般在开始治疗和随后的每次剂量增加后的 3 个月内每 2 周检查 1 次；一旦开始治疗，每隔 8～12 周应检查 1 次，尽管空腹血脂监测可以不那么频繁。如果肌酐水平比基线水平高出 30% 以上，应减少剂量；如果肌酐水平仍不能恢复正常，则应停药。

药物性高血压应按普通高血压进行治疗；钙通道阻滞药通常是首选的一线药物，其对入球小动脉的血管舒张作用可以预防肾病变。这类药物均与牙龈增生有关(与环孢素相同)。然而,与硝苯地平和地尔硫䓬相比,氨氯地平对环孢素药物水平没有影响,因此常认为其是首选药物。

尽管会导致血清肌酐水平非器质性升高(非病理性的),而且可能很难与环孢素引起的变化区分,但仍然可能会使用血管紧张素转换酶抑制药。因环孢素会增加血清钾水平,应避免同时使用保钾利尿药。而且,使用环孢素治疗银屑病时,也应避免使用 β 受体阻滞药。

总结

环孢素仍然是一种非常有用、疗效可见、并在短期内耐受性良好的药物。长期使用的并发症是肾毒性,以及持续的免疫抑制带来的风险。

秋水仙碱

秋水仙碱是一种古老的药物,最初来源于秋水仙属植物,尤其是秋水仙(秋番红花)的根和种子。在英国,虽然只被批准用于治疗急性痛风,但目前公认其对治疗家族性地中海热、白塞病和复发性心包炎有益[1]。

皮肤科用途(见第 35、49、50、53、56、102 及 110 章)

秋水仙碱已经被超说明书适应证用于治疗各种皮肤病,尤其是中性粒细胞浸润性炎症,包括嗜中性皮肤病(Sweet 综合征、复发性阿弗他口炎)、皮肤血管炎、自身免疫性大疱皮病(疱疹样皮炎、获得性大疱性表皮松解症、线状 IgA 病)、自身免疫性结缔组织病(皮肌炎、硬皮病)和丘疹鳞屑性疾病(银屑病)[2]。

药理性质

分子式和结构

秋水仙碱,化学式:$C_{22}H_{25}NO_6$;学名:N-[(7 S)-1,2,3,10-tetramethoxy-9-oxo-5,6,7,9-tetrahydrobenzo[a]heptalen-7-yl] acetamide,是一种三环生物碱(一种原生物碱),由两个 7 碳环和一个 6 碳环组成,侧链中含有氮元素。

给药途径

秋水仙碱通过口服给药;肠外使用已引起严重的安全问题[1]。

药代动力学

秋水仙碱具有亲脂性,可被小肠吸收。个体间的生物利用度差异很大。口服给药后血浆浓度在 30～90 min 达到峰值,第 2 峰值约出现在 6h[1]。蛋白结合率在 10%～30%,其终末半衰期约为 10 h。其在肝中代谢,通过 CYP3A4 系统去乙酰化,主要通过胆汁排泄,10%～20%在尿液中以原型方式排泄[2]。秋水仙碱在组织中广泛分布,但在中性粒细胞中优先累积,其浓度可超过血药浓度峰值的 16 倍[1]。

药效学

秋水仙碱具有抗有丝分裂和抗炎作用,但其确切作用机制尚不清楚。通过与 β-微管蛋白结合干扰了微管的组装,从而导致中期有丝分裂停滞,以及抑制细胞趋化性。其抗炎症作用通过调节促炎症因子产生以及减少中性粒细胞的脱颗粒、趋化和吞噬作用而产生[1,3]。

遗传药理学

秋水仙碱的跨膜转运涉及 P-糖蛋白;*ABCB1* 基因的多态性可能影响秋水仙碱的个体间生物利用度及其药物之间相互作用。此外,*CYP3A4* 等位基因的变异可能引起酶活性的显著差异。然而,目前这些多态性在临床上的应用有限[4]。

潜在不良反应

胃肠道的影响

秋水仙碱常引起水样腹泻、呕吐、腹痛、腹胀和胃肠蠕动亢进[1,2]。

毒性和中毒

秋水仙碱急性过量使用可在数小时内引起口腔和喉咙灼烧感,并出现严重的胃肠炎样症状。24～72h 后,可能出现多器官功能障碍和败血症的征象,骨髓衰竭、肾和肝损伤、呼吸窘迫、肌肉无力、中枢神经系统毒性、心肌损伤、弥散性血管内凝血、代谢性酸中毒、电解质紊乱和低血容量性休克,这些都可能导致潜在的致命后果[1,5]。

禁忌证

如果已知对秋水仙碱过敏,或存在恶病质时禁用秋水仙碱[2]。

注意事项

如果有肾功能或肝功能障碍,应慎用秋水仙碱,妊娠期间应避免使用秋水仙碱[6]。

药物相互作用

抑制 CYP3A4 和 P-糖蛋白系统的药物可能会增加秋水仙碱浓度和毒性,包括环孢素、红霉素、克拉霉素、酮康唑、伊曲康唑、抗病毒药物和维拉帕米,葡萄柚汁也有类似的作用[1,5,6]。联合使用他汀类药物可能增加肌病的风险[1,5,6]。

治疗前筛查

应进行全血细胞计数、肝肾功能、尿常规,并在适当情况下进行妊娠检查。

剂量和方案

开始剂量为 0.5 mg/d,在数周内增加到每天 2～3 次,每次 0.5 mg,可增强其耐受性[2]。当疾病控制时，剂量可以逐渐减少[2]。

监测

开始治疗的前几个月应每月检查全血细胞计数、肝肾功能和尿常规，以后每 3 个月检查 1 次[2]。

总结

长期适量口服秋水仙碱是安全的[1]，但其治疗范围较窄[1,3]，注意应避免过量使用。

氨苯砜

1908 年，氨苯砜的合成是在对偶氮染料的研究基础上发展起来的，后来在 20 世纪 30 年代发现氨苯砜具有与其他砜类一样有效的抗感染作用[1,2]。在麻风病的治疗、疟疾和肺囊虫肺炎的预防中仍发挥着重要作用，最近氨苯砜被证明具有抗癫痫活性[3]。然而，在 20 世纪 50 年代，人们认识到氨苯砜是一种有效的抗炎药物，这为其在多种主要的炎症性皮肤病中的应用提供了条件。与之相关的药物——磺胺吡啶和磺胺甲氧嘧啶，也曾被用于治疗皮肤病，但现在很少使用。

皮肤科用途（见第 49、50 及 102 章）

在英国，氨苯砜被批准用于治疗疱疹样皮炎，因其作用快速的特性（通常在 1～3d）被用作疱疹样皮炎诊断试验。氨苯砜对线状 IgA 病、儿童慢性大疱性疾病、大疱性红斑狼疮、持久性隆起性红斑、IgA 天疱疮和角层下脓疱病的治疗也有一定的疗效。氨苯砜已广泛应用于许多其他炎症性皮肤病，虽然其效果往往是不可预测的，可能有作用的疾病包括自身免疫性疱病（大疱性和瘢痕性天疱疮、天疱疮和大疱性表皮松解症）、血管炎（白细胞破碎性血管炎、荨麻疹性血管炎、面部肉芽肿、白塞病）、嗜中性皮病（Sweet 综合征和坏疽性脓皮病）和其他疾病（红斑狼疮、脂膜炎、寻常痤疮、脓疱性银屑病、迟发性压力性荨麻疹和复发性多软骨炎）[1,4,5]。

药理性质

分子式和结构

氨苯砜（4,4′-二氨基二苯砜）是一种结构简单的砜类，由一个硫原子连接两个芳香胺环构成。

给药途径

氨苯砜口服：英国有 50mg 和 100mg 的片剂。5%氨苯砜凝胶是一种局部外用制剂，在美国和加拿大用于痤疮的治疗。

药代动力学[4,5]

氨苯砜是脂溶性、非水溶性的。口服时，氨苯砜经胃肠道有效吸收，有明显的肝肠循环。血浆的峰值浓度出现在摄入 2～6h 后，在循环中约 70%与蛋白结合。分布广泛，能透过胎盘及分泌到乳汁中。氨苯砜在肝中通过两条途径代谢：乙酰化（通过 *N*-乙酰转移酶）和羟基化（通过 *N*-羟化酶）。乙酰化产生无毒代谢物单乙酰氨苯砜和双乙酰氨苯砜。羟基化产生具有潜在毒性的羟胺氨苯砜。代谢产物随后被葡糖醛酸化并排泄到尿液中，另外一小部分排泄到胆汁中。氨苯砜清除的半衰期较长，为 1～2d，但个体间差异较大。

药效学

氨苯砜影响叶酸代谢途径——DNA 合成中的一个重要过程。它对细菌具有选择性毒性，通过与对氨基苯甲酸竞争二氢蝶呤合成酶的催化活性，抑制细菌合成二氢叶酸（DHF）[5]。虽然这解释了氨苯砜的抗生素活性，但对其抗炎作用的机制仍知之甚少。事实上，氨苯砜似乎对具有多态应答的炎症性反应非常有效，这导致了以中性粒细胞功能为中心的机制理论。氨苯砜对中性粒细胞和嗜酸性粒细胞过氧化物酶有抑制作用，前者是中性粒细胞"呼吸爆发"的一部分，是组织损伤的重要因素。它还通过抑制 IL-8 的释放和功能来抑制中性粒细胞趋化[6]。其他的作用包括稳定中性粒细胞溶酶体，抑制中性粒细胞溶酶体酶，抑制整合素介导的中性粒细胞黏附和募集[1,4,5]。

遗传药理学

N-乙酰转移酶具有多种多态性，导致某些药物乙酰化速率在个体（慢、中、快乙酰化者）之间发生显著变化。然而，对于氨苯砜，这种变异与临床无关，因此在开始氨苯砜治疗前不需要检测乙酰化表型[4]。

羟基化途径涉及细胞色素 P450 酶家族，这些酶的多态性可能导致氨苯砜在药代动力学、临床疗效和毒性方面的较大的个体差异。羟胺氨苯砜具有较强的氧化性，其诱导氧化应激的能力足以导致 G6PD 缺陷个体出现严重溶血和高铁血红蛋白血症，这是 X 染色体上 G6PD 基因多态性的结果。G6PD 是戊糖磷酸代谢途径的限速酶，它的主要功能之一是产生烟酰胺腺嘌呤二核苷酸磷酸（NADPH），其在维持细胞内还原型谷胱甘肽供应方面起着重要作用，还原型谷胱甘肽可防止自由基的积累，否则自由基会对蛋白质造成氧化损伤。戊糖磷酸途径是红细胞中还原型谷胱甘肽的唯一来源，因此，如果 G6PD 是有缺陷的，红细胞的细胞膜和血红蛋白尤其容易受到各种氧化剂的损伤，包括羟胺氨苯砜。如果这种抗氧化应激的机制被破坏，红细胞质膜的损伤就会导致溶血或吞噬，血红蛋白分子中的亚铁离子被氧化成三价铁（高铁血红蛋白），携氧能力下降。因此，在开始氨苯砜治疗之前，应谨慎筛查功能性 G6PD 的缺乏与否[4]。

潜在的不良反应

药理性质

溶血和高铁血红蛋白血症：溶血性贫血和高铁血红蛋白血症为剂量依赖性的不良反应，在某种程度上发生在所有氨苯砜治疗的患者中，但表现出较大的个体差异[4]。高铁血红蛋白血症表现为嗜睡和头痛，皮肤黏膜呈青紫色。溶血或高铁血红蛋白血症导致的血液携氧力下降可能会加重之前的心肺功能不全。轻度或中度高铁血红蛋白血症可使用西咪替丁(每日3次，每次400mg)治疗，西咪替丁通过抑制的细胞色素P450酶系统来减少羟胺氨苯砜的生成[8]，尽管这种效果在几个月后会因为细胞色素P450酶的诱导作用而下降[9]。维生素E和维生素C也被用于治疗高铁血红蛋白血症[4]。而脂肪酸作为一种膳食补充剂，证明可能具有促进西咪替丁改善患者对氨苯砜治疗的耐受性的作用[10]。

特异反应

粒细胞缺乏症：是一种罕见的、不可预测的、氨苯砜特异的不良反应，可能危及生命，其机制尚不清楚。氨苯砜诱导的粒细胞缺乏症在年龄较大的个体(>60岁)和非白人后裔中更为常见，在治疗疱疹样皮炎中具有特殊的风险(相比之下，用于麻风病和预防疟疾的风险可以忽略不计)[11]。粒细胞缺乏症可伴有发热、喉咙痛和感染症状，通常在开始治疗后3周～3个月出现。中性粒细胞计数一般在停药后7～14d内恢复，但死亡率为14%～33%[4]。

周围神经病变：氨苯砜很少会引起周围神经病变，运动神经病变比感觉神经病变更常见[4]。末梢神经病变的发病通常不易察觉且进展缓慢。停止氨苯砜治疗后，神经病变症状可能会持续很长时间(有时长达1～3年)[12,13]，尽管通常最终会康复。典型表现为手或腿无力、运动功能丧失、步态障碍、足下垂、手套和袜套样感觉丧失及手部肌肉萎缩[12]。氨苯砜所致周围神经病变通常在治疗数年后发生，尽管也可能在6周内迅速发生[12,13]。电生理研究已证实轴突退行性变，但其机制尚不清楚[4,12]。

眼的不良反应：氨苯砜治疗很少引起视神经炎、视神经萎缩和黄斑梗死等可能导致严重的视力损害的眼科不良反应。糖尿病、高血压、高胆固醇血症和凝血功能障碍是氨苯砜引起眼科损害的危险因素[14]。

氨苯砜超敏反应综合征：是一种机制不明的特异性不良反应，通常发生在治疗开始后3～5周内。它至少包括4个症状中的2个：发热、淋巴结大、全身皮疹、肝炎[15]；与DRESS综合征(药疹伴嗜酸性粒细胞增多和全身症状)类似[16]。患病率1.4%，病死率9.9%[15]，肝衰竭是最常见的死亡原因。黏膜损伤、皮疹(从斑丘疹到中毒性表皮坏死松解症[4])和延迟停止氨苯砜治疗与死亡的风险增加有关[15]。恶心呕吐很常见，嗜酸性粒细胞增多症和白细胞增多症也很常见。其他内脏器官(肾、心脏、肺和胰腺)也可能受到影响。

HLA-B*13:01的存在已被证明，与使用氨苯砜治疗的麻风病患者氨苯砜超敏综合征的发生有关[17]。

当有内脏或黏膜损害时，系统性糖皮质激素(GC)治疗似乎是有益的，它应该在1个月内逐渐减量[15]。有报道称，谨慎地再次使用氨苯砜会不出现氨苯砜超敏综合征[18,19]。

其他：通常用于皮肤病治疗的氨苯砜剂量耐受性一般较好。然而，它可能引起胃肠不适和厌食、肝炎、低蛋白血症、头痛、失眠、皮疹(从麻疹样疹和表皮剥脱到红皮病和中毒性表皮坏死松解症不等)，但很少发生急性精神病或光敏感[4]。

禁忌证

对已知氨苯砜过敏的患者禁用氨苯砜。严重G6PD缺乏患者和晚期心血管或肺部疾病患者相对禁用氨苯砜，因氨苯砜引起的溶血性贫血和高铁血红蛋白血症可能加重病情[4]。

注意事项

当妊娠期不可避免地使用氨苯砜时，一般认为氨苯砜是中度安全的[4,20]，尽管溶血和高铁血红蛋白血症可能在母体中和哺乳的婴儿中发生，尤其是有G6PD缺陷的婴儿[4,7]。建议孕妇在怀孕期间服用叶酸(每日5mg)[7,20]。

在G6PD缺乏、显著的心肺疾病、严重肝肾功能损害及既往周围神经病变时应慎用氨苯砜[4]。

药物相互作用

氨苯砜很少发生药物间相互作用[4]，虽然利福平、卡马西平、苯妥英钠、灰黄霉素、质子泵抑制药、钙和H_2抗组胺药可能降低血浆中氨苯砜的浓度，而丙磺舒可能会升高血浆中氨苯砜的浓度。MTX、磺胺类、甲氧苄啶和羟氯喹可增加氨苯砜血液系统不良反应的风险。

治疗前筛查

重要的是要确定患者是否有可能增加氨苯砜毒性风险的既往症状，如心、肺、肾、肝或神经系统疾病。应对周围运动和感觉功能进行基线临床检查。应进行全血细胞计数、肝肾功能检查，以及确定G6PD水平。

剂量和方案

根据治疗前筛查结果，通常开始每日 50～100mg 的单次剂量的氨苯砜，随后增加到 100～200mg/d。一旦疾病充分控制，剂量应逐渐减少到最低有效水平，以尽量减少氨苯砜的毒性。

监测

前 4 周应每周进行 1 次包含白细胞分类的全血细胞计数，之后 8 周每两周进行 1 次检查，以监测粒细胞缺乏症。当然，也应警告患者，如果在开始服用氨苯砜后 3 个月内出现发热、寒战和喉咙痛，应立即停止用药。

应每月进行 3～4 次含网织红细胞的全血细胞计数检测，出现溶血症状时（如网织红细胞增多和胆红素升高）应立即进行血涂片（G6PD 诱导溶血的红细胞内海因茨体）、乳酸脱氢酶（溶血时升高）和结合珠蛋白（溶血时降低）水平的检查。如果有迹象或症状表明有高铁血红蛋白血症，应检查高铁血红蛋白水平。前 3 个月应每两周检查 1 次肝功能；此后应每 3～4 个月进行 1 次肝肾功能和全血细胞计数检查。

在每次随访时，应评估周围运动和感觉神经系统的功能。

富马酸酯类

常见的蓝堇属（*Fumaria officinalis*）是一种富含富马酸的植物，早已被用于皮肤病的治疗，包括麻风病。早在 17 世纪，Nicholas Culpeper 就声称其用于治疗皮肤病“非常有效，能清除血液中导致麻风、结痂、疱疹、瘙痒，以及皮肤破裂等症状的胆汁性体液”[1]。它在这个时候的使用或许是早期系统性治疗银屑病的一个典型案例，因为直到 19 世纪银屑病才与麻风病明确区分开来。Schweckendiek 在 1959 年首次报道了富马酸对银屑病的疗效，作为一名化学家和一名银屑病患者，通过自我试验，他发现富马酸的酯类化合物（FAEs）对改善他的银屑病既有效又能耐受。最近，随着富马酸二甲酯的开发及批准用于治疗多发性硬化症，人们对 FAE 重新产生了兴趣。

皮肤科用途（见第 35 章）

FAEs（商品名 Fumaderm®）在德国被批准用于中重度斑块型银屑病的治疗，但在其他国家也广泛超适应证地用于中重度斑块性银屑病的治疗。

药理性质

分子式和结构

Fumaderm 包含富马酸二甲酯（DMF），一个 α，β 不饱和羧酸酯和三个单氢延胡索酸盐（钙、镁和锌盐）。

给药途径

FAEs 每天分 3 次口服，最好是饭前服用。

药代动力学

FAEs 的药代动力学仍在研究中，但似乎口服 DMF 后，DMF 经小肠吸收进入门静脉循环，代谢为巯基酸，然后从尿液中排出[2]；也可以被普遍存在的酯酶快速水解为主要代谢物富马酸单乙酯（MMF）。血清中仅能检测到 MMF，4h 后达到血浆浓度峰值[3]。进食可明显延缓或减少 FAEs 吸收，因此应在餐前服用[3]。没有证据表明其在肝脏中依赖于细胞色素 P450 进行代谢。FAE 在体内的半衰期约为 90min[4]。

药效学

FAEs 似乎可以调节辅助性 T 细胞倾向 Th2 细胞分化而不是向 Th1/Th17 细胞的分化，这可能解释了其对 Th1 介导的疾病治疗作用及治疗过程中可能发生的嗜酸性粒细胞增多和 IgE 升高。其潜在的分子机制还不完全清楚，但根据 FAEs 在皮肤病学中的文献研究数据和多发性硬化实验动物模型最近的数据表明 DMF 和 MMF 通过结合谷胱甘肽[2,5]和 KEAP-1（kelch-like ECH-associatedprotein 1）来调节氧化应激反应通路[7]。谷胱甘肽是最重要的活性氧细胞内清除药，可导致 IL-12 和 IL-23 产生受损，进而诱导 Ⅱ 型树突状细胞产生[6]。KEAP-1 是 NFE2L2（nuclear factor erythroid 2-like 2，Nrf2）的抑制药，促进抗氧化蛋白的合成，保护机体免受氧化组织损伤[7]。

潜在的不良反应

2/3 的患者有胃肠道症状，如恶心、腹部绞痛和腹泻，1/3 的患者出现间歇性皮肤潮红，持续数分钟至数小时不等，伴或不伴有头痛。这些症状可能随时间的推进或剂量的减少而减轻，但往往因此导致治疗中止。暂时性的嗜酸性粒细胞增多症发生在第 4 周至第 10 周，持续 1～2 个月。几乎所有患者均有淋巴细胞计数下降，但通常没有什么临床意义，可能与治疗反应有关；在大约 10% 的患者中，淋巴细胞下降幅度比基线值低 50% 以上。在接受 FAEs 治疗的患者中报道了 4 例进行性多灶性白质脑病[8,9,10]，与严重的长期淋巴细胞减少，以及其他潜在相关因素（肿瘤和其他免疫抑制疗法）有关，这凸显出监测的重要性，应避免淋巴细胞计数低于 0.5×10^9/L。长期使用很少发生蛋白尿合并肾损害及急性肾衰竭的风险[4]。

禁忌证

毒理学研究表明 FAEs 既无致畸性也无致突变

性;尽管如此,怀孕(对男性和女性)和哺乳是用药的禁忌证。严重的肝肾疾病、严重的胃肠道疾病(如未经治疗的消化性溃疡)和显著的白细胞减少也是使用的禁忌证。

注意事项

最近的指南建议,当 FAEs 与 MTX、维 A 酸类、补骨脂素、环孢素、免疫抑制药、细胞抑制药和任何已知的肾毒性药物一起使用时应谨慎[11]。FAEs 治疗期间应避免接种活疫苗或减毒活疫苗。

药物相互作用

目前尚无 FAEs 与其他药物相互作用的报道;现有的数据有限,因此对潜在药物相互作用应保持警惕。

治疗前筛查

需要进行常规血液学检查(全血细胞计数、肝功能检查、肾功能检查)、血脂和尿蛋白分析[11]。

剂量和方案

FAEs 有白色低强度(Fumaderminital®;30mg DMF,67mg 富马酸单乙酯钙盐、5mg 富马酸单乙酯镁盐、3mg 富马酸单乙酯锌盐)和蓝色高强度(Fumaderm®;120 mg DMF,87mg 富马酸单乙酯钙盐,5 mg 富马酸单乙酯镁盐,3 mg 富马酸单乙酯锌盐)两种制剂。一般情况下,治疗开始时使用 1 片(30mgDMF)低强度的 Fumaderm,在可耐受范围内,每周增加剂量,9 周后(表 19.1)达到最高剂量为 6 片高强度的 Fumaderm(相当于每日 720mgDMF)。只要临床需要及监测结果令人满意,这种治疗剂量可以继续进行。

表 19.1 剂量(片数)

周数	早	中	晚	富马酸酯制剂
1	1	—	—	低强度(30 mg)
2	1	—	1	低强度(30 mg)
3	1	1	1	低强度(30 mg)
4	1	—	—	高强度(120 mg)
5	1	—	1	高强度(120 mg)
6	1	1	1	高强度(120 mg)
7	2	1	1	高强度(120 mg)
8	2	1	2	高强度(120 mg)
9	2	2	2	高强度(120 mg)

监测

在剂量增加期间,应每隔一个月检查 1 次全血计数、肾功能和肝功能,以及尿蛋白分析,一旦确定治疗剂量,则应每两个月检查 1 次。监测到明显的淋巴细胞减少($<0.7\times10^9$/L)后应及时减半剂量;淋巴细胞计数 4 周仍未恢复正常或进一步减少至$<0.5\times10^9$/L 时应停止治疗[11]。

总结

对于那些耐受 FAE 的患者来说,治疗是简单易行的。DMF 被批准用于多发性硬化症使药物更易获得,并提供更多的重要安全数据,尤其是与罕见的严重不良反应有关的数据。

系统性糖皮质激素

GCs 是一类类固醇激素,具有重要的免疫调节和代谢功能,是皮肤病最常用和最有效的抗炎药物。糖皮质激素一词常与皮质类固醇激素同义,但严格地说,皮质类固醇激素包括肾上腺皮质内产生的糖皮质激素和盐皮质激素。天然的糖皮质激素的主要成分是皮质醇(氢化可的松),其 GC 效力一般;也有一些合成的系统性 GCs 具有中等(泼尼松龙、甲强龙和曲安奈德)和高(倍他米松和地塞米松)GC 效力。

皮肤科用途:许可适应证和超适应证用法(见第 35、36、37、39、40、41、42、49、50、51、52、53、54、55、56、57、98 和 102 章)

GCs 广泛应用于各种类型的炎症性皮肤疾病[1],包括大疱性皮肤病、结缔组织疾病、血管炎、嗜中性皮病、湿疹和丘疹鳞性皮肤病,以及其他类型的皮肤病如严重荨麻疹和结节病等。低剂量地塞米松也被用于高雄激素综合征[1]。

药理性质

分子式和结构

所有 GCs 的基本环结构是环戊烷多氢菲核,由三个己烷环和一个戊烷环组成。通过修饰氢化可的松分子形成抗炎效力更高的 GCs:引入一个 1,2 双键(泼尼松龙);一个 1,2 双键和 6-甲基(甲强龙);一个 1,2 双键、9α 位置上的氟元素与一个 16α 羟基(曲安奈德);16α 甲基(地塞米松);或 16β 甲基(倍他米松)。

给药途径

虽然 GCs 通常用于口服,但偶尔也有肌内、静脉和皮损内给药的适应证。

GCs 最好在清晨口服,以符合内源性糖皮质激素产生的自然昼夜节律。传统上,泼尼松龙(泼尼松的生物活性代谢物)是英国皮肤科常用的口服 GC 制剂,尽管倍他米松、地夫可特、地塞米松、氢化可的松和甲强龙也可以口服[2]。

肌内注射 GCs 的优点是可以保证不能口服的患者得到治疗,同时避免口服 GCs 可能产生的胃肠道不良反应;然而,肌内注射 GCs 可能导致脂肪萎缩和偶尔在注射部位形成脓肿及更容易导致女性月经紊乱[1]，可能是因为肌内注射途径导致循环中 GCs 水平恒定，无昼夜变化，从而抑制促性腺激素释放。传统上曲安奈德常被用于肌内注射[3]。

静脉注射 GCs，通常对住院患者以"脉冲"方式给药，通常用于糖皮质激素可迅速控制的非常严重的情况。甲强龙是常用的静脉用 GC。与静脉注射 GCs 冲击治疗特别相关的风险包括急性电解质紊乱继发的心源性猝死、心律失常、潜在的威胁生命的过敏反应、胃溃疡和败血症[1]。严重的心血管不良反应罕见，往往发生在心脏或肾疾病患者[4]，静脉注射 GC 冲击治疗被认为在适当的临床背景下具有可接受的风险-效益情况[5]。

以前，促肾上腺皮质激素及其类似物替可克肽用作 GCs 的替代品，但其缺点是治疗反应多变、难以预测且疗效逐渐减弱[2]。

药代动力学

合成的 GCs 口服后易从小肠吸收，血浆浓度在 1～2h 后达到峰值。在血液循环中与皮质醇结合球蛋白(transcortin)和糖皮质激素结合清蛋白显著结合，广泛分布于人体组织中，也可通过胎盘屏障。

其主要在肝中代谢，随后代谢产物与硫酸盐或葡萄糖醛酸结合成水溶性物质，然后排泄到尿液中。主要通过减少 3-酮基(通过 3α-羟类固醇脱氢酶)和类固醇 A 环中的 4,5 双键(通过 5α-还原酶和 5β-还原酶)来灭活。

GCs 的半衰期长短不一，短效 GCs(氢化可的松和可的松)半衰期 8～12h，中效 GCs(泼松龙、甲强龙和曲安奈德)为 24～36h，而长效 GCs(倍他米松和地塞米松)为 36～54h[1]。

药效学

内源性 GC(皮质醇)在抗炎症稳态和某些代谢过程(包括糖异生和水电解质调节)中起着重要的生理作用。合成的 GCs 主要作为抗炎药物而开发，用于治疗对自然抗炎过程无反应的状态。

细胞内 GCs 的作用机制是复杂的，尚未完全明确[6]。已知它们在细胞核内基因组水平起作用，但也具有非基因组效应[7]。由于 GCs 具有亲脂性，它很容易穿过细胞膜进入细胞的胞质中，与 NR3C1(nuclear receptor subfamily 3，group C，member 1)基因编码的胞质 GC 受体(cytosolic GC receptor，cGCR)结合。

未活化的 cGCR 在脊椎动物细胞中无处不在，是一个存在于细胞质中的 94kDa 蛋白质，与其他各种蛋白质(分子伴侣)形成复合体，包括热休克蛋白和有丝分裂原激活蛋白激酶(MAPK)信号系统的几种激酶，这些蛋白在维持 cGCR 构象方面很重要，以保证其与 GCs 结合的高亲和力。它具有复杂的结构，包括用于结合 GCs 和 DNA 以及具有转录功能的特殊结构域。当与 GC(内源性或合成性)结合时，cGCR 会迅速从分子伴侣中分离出来，使 GC/cGCR 复合物进入细胞核。在细胞核内，GC/cGCR 复合物与 GC 诱导基因启动子区域内特定的 DNA 结合位点(GC 响应元件，GREs)结合，并从该位点调节这些基因的转录。根据靶基因的不同，转录要么被激活("反式激活")，要么被抑制[7,8]。许多基因是 GC/cGCR 复合物的靶向基因，其中许多基因表达调节炎症过程和细胞凋亡的蛋白质，还有一些基因表达调节代谢功能的蛋白质：据估计，GCs 影响了大约 1%的全基因组的表达[7]。

除了与 DNA 结合影响转录，GC/cGCR 复合物还阻止多种自然转录因子，如激活蛋白 1(AP1)、活化 T 细胞核因子(NF-AT 和 NF-κB)与目标基因的结合，从而导致许多具有免疫调节和促炎作用的蛋白质表达降低(转录抑制)[7,8]。此外，GCs 似乎还具有转录后和翻译后效应[7]。

GCs 还有几个非基因组介导的作用有待进一步研究，包括当 GC/cGCR 复合物形成时蛋白伴侣的释放，这可能具有重要的信号效应，如那些涉及 T 细胞受体(TCR)的信号效应。GCs 通过这一机制破坏 TCR 信号通路，进而影响 T 细胞的细胞因子产生、增殖和分化[9]。还有一个重要的非特异性非基因组作用机制，涉及细胞质膜中 GC 分子的插入，导致阳离子转运发生改变，在免疫活性细胞中，这种改变被认为有助于免疫抑制和抗炎症作用[7]。最后，GCs 也可能引起特异性非基因组作用，通过已知存在于人单核细胞和 B 淋巴细胞表面的膜结合 GCR 介导[7]。

这是一个非常简单的机制的总结，人们认为 GC 与其受体结合来调节 GC 诱导的免疫细胞的免疫调节和凋亡。除了在治疗疾病状态的时具有这些理想的抗炎症特性外，合成性 GCs 强于内源性皮质醇的对基因转录的作用还导致了一些不良的代谢后果。包括对糖异生的重要作用，通过增强内源性蛋白质(来自骨骼、肌肉、皮肤和血管)的代谢，增加糖类的产生，以及和外周胰岛素抵抗相关的脂肪代谢作用；较弱的 GCs 也具有重要的盐皮质激素作用。长期以来，人们一直认为 GCs 长期治疗的不良反应主要是反式激活的结果，而其有益的抗炎作用则是转录抑制的结果[7,8]，但最近学界对这一假设提出了质疑[10,11]。

遗传药理学

与皮肤科医师临床相关的药物遗传因素仍有待确定。然而,GCR 多态性可以在一定程度上解释对 GCs 反应的广泛个体差异[12-14],并可能影响 GC 相关的骨密度[13]和代谢[15]变化。GCR 多态性也与抑郁症和双相情感障碍有关[16-18],因此可能与使 GC 治疗复杂化的情绪障碍有关。

潜在的不良反应(框图 19.4、框图 19.5、框图 19.6 和框图 19.7)

GCs 具有多种不良反应,特别是在大(超生理)剂量和长期使用时。GCs 的短期疗程(2～3 周)一般是相对安全的[1]。

框图 19.4 盐皮质激素效应

- 高钠血症和水潴留
- 高血压和体重增加
- 低钾血症、低钙血症

框图 19.5 糖皮质激素效应

- 高血糖,糖尿病
- 糖尿病恶化
- 血脂异常:高三酰甘油血症、高胆固醇血症
- 食欲增加,体重增加
- 月经不规律
- 库欣样特征(脂肪代谢障碍):满月脸,“水牛背”,向心性肥胖(四肢纤细,躯干丰满)

框图 19.6 皮肤效应

- 紫癜,瘀斑,膨胀纹,真皮和表皮萎缩,毛细血管扩张
- “类固醇痤疮”、酒渣鼻样综合征
- 影响伤口愈合
- 多毛症
- 注射 GCs 后脂肪萎缩
- 皮肤感染-葡萄球菌和疱疹病毒
- 多汗症

氢化可的松具有显著的盐皮质激素作用,但随着药效的增加,GCs 的盐皮质激素作用减弱:中效 GCs(泼尼松龙、甲强龙和曲安奈德)具有一定的盐皮质激素作用,而强效 GCs(倍他米松和地塞米松)的盐皮质激素作用可以忽略不计[2]。

恶性肿瘤

GCs 单独使用时,免疫抑制相关恶性肿瘤如淋巴瘤、鳞状细胞癌和卡波西肉瘤的发生是非常罕见的[1]。

框图 19.7 其他不良反应

骨骼
- 骨质疏松症
- 骨坏死(缺血性坏死)
- 儿童生长障碍

胃肠道
- 消化性溃疡
- 肠穿孔(尤其在活动性憩室炎和最近的肠吻合术的情况下)
- 胰腺炎
- 脂肪肝
- 胃食管反流
- 念珠菌病

精神病学[a]
- 精神病
- 兴奋、抑郁、焦虑
- 自杀意念
- 失眠、噩梦
- 易怒,情绪不稳定

眼[b]
- 高眼压和青光眼
- 白内障-晶状体囊后部
- 中心性视网膜脉络膜病变
- 眼部感染,包括单纯疱疹

神经肌肉
- 肌肉无力(近端肌病)
- 颅内高压(假脑瘤)
- 脊髓硬膜外脂肪增多症

感染
- 结核再活化
- 机会性感染。

[a] 在接受 GCs 治疗的患者中,约有 6%的患者出现严重的神经精神影响,尽管存在差异,但特征仍不明显[19]。

[b] 与 GC 用药相关的视力下降应立即进行检查。

类固醇撤药综合征

GCs 的停药症状可能偶尔出现,且明显与不同程度的肾上腺功能不全的体征和症状有关[20]。类固醇撤药综合征可能发生在 GC 的剂量仍在超生理剂量时,甚至在完全停药后且没有生化证据显示下丘脑-肾上腺轴(HPA)功能低于正常时。症状包括发热、厌食、恶心、呕吐、嗜睡、疲劳、虚弱、不适、情绪不稳定、抑郁、肌痛、关节痛、头痛、腹痛、皮肤剥脱、流感样症状和体重减轻。体征包括体位性低血压、低钠血症和高钾血症[20]。

类固醇撤药综合征的确切机制尚不清楚,其症状

可能是由 GCs 的水平降低使促炎性细胞因子(如 IL-6、TNFα 和 IL-1β)的循环水平的升高所致[21]。其治疗方法是重新建立或增加 GC 治疗剂量,然后更平稳地逐渐减少剂量[21]。

注意事项

肾上腺功能抑制

在生理状态下,内源性皮质醇的产生受下丘脑促肾上腺皮质激素释放激素和垂体促肾上腺皮质激素的负反馈稳态机制的调节(HPA 轴)。合成的 GCs 还能抑制下丘脑垂体对肾上腺的驱动,如果治疗剂量和持续时间足够的话,它将完全抑制肾上腺产生内源性皮质醇,如果突然停止 GC 治疗,即使很少见但也可能导致急性肾上腺分泌不足(艾迪森危象)。正常的肾上腺皮质反应需要很长时间才能完全恢复,而抗应激能力减弱可能会持续一年甚至更长时间[1]。

GC 诱导的肾上腺抑制的易感性存在显著的个体差异[1]。分次给药或除早晨以外时间给予 GCs 更容易诱导 HPA 轴抑制。隔日 GC 治疗可降低 HPA 轴抑制的风险[1]。

清晨皮质醇水平和 24h 尿皮质醇水平都可以用以测量 GCs 患者基础 HPA 轴的功能。短时同步刺激试验是测量肾上腺应激反应的一种方法,这是评估长期 GC 治疗结束时肾上腺储备的一种选择。

GCs 超过 40 mg 每日,持续 1 周以上(或 3 周以上小剂量)时应逐渐减少剂量[2]。出现并发疾病、感染、外科手术或外伤需要临时增加 GC 剂量,或者,如果近期已使用较长的 GC 疗程,则需要暂时重新引入 GC 以补偿减弱的肾上腺反应。麻醉师必须知道他们的患者在手术前 3 个月内是否服用或一直服用 GC[2]。长期接受 GC 治疗的患者应始终随身携带类固醇治疗卡。

获得性耐药

慢性炎症性疾病对 GCs 的治疗反应可能会因对 GCs 的获得性抵抗或不敏感而减弱[22,23]。这一现象的确切机制尚未完全明确,但被认为包括下调 GCR 表达和抑制 GCR 易位,通过促炎细胞因子、氧化应激和随时间推移而发生的细胞微环境缺氧而实现[23]。因此,维持疾病控制所必需的高剂量 GCs 增加了产生不良反应的风险。

感染

GCs 的长期疗程增加了患者对感染的易感性,可能会改变甚至掩盖感染的征象,尤其是败血症和结核病[2]。如果患者尚未对水痘和麻疹病毒感染免疫,使用 GCs 后易患严重的水痘和麻疹,因此患者接触水痘和麻疹患者需要进行被动免疫。真菌或病毒性眼部感染可能加重,阿米巴病和类圆线虫病也可能会加重[2]。

骨骼保护

即使在长期低剂量的 GCs 治疗中,其引起的骨质疏松性骨折也是一个确切的风险。对长期 GCs 治疗的患者建议监测骨密度(DEXA 扫描)。预防措施(如钙/维生素 D 补充剂和双膦酸盐治疗,以及包括负重运动、戒烟和避免过量饮酒在内的生活方式建议)应在开始长期 GC 治疗时尽早考虑,以降低骨质疏松症发生的可能性。

胃肠道保护

虽然有争议,但在高剂量 GC 治疗时,应考虑预防性使用质子泵抑制剂或 H_2 受体拮抗药,特别是对高危人群(如进行抗凝治疗或有消化性溃疡病史的患者)[1]。

精神反应

对于有个人或家族精神病史的患者,应谨慎使用 GCs。

怀孕

GCs 可能会增加自然流产和死胎的风险,在母亲接近分娩时给予 GCs,应考虑胎儿 HPA 轴抑制的可能性[1]。

注意事项

儿童、老年人、孕妇、糖尿病、高血压、骨质疏松症、眼压升高、消化性溃疡史、憩室炎、近期肠吻合术、结核或有肝、肾损害的患者,开 GCs 处方时应谨慎。

禁忌证

如果发生全身感染,除非给予特殊治疗,否则 GCs 使用是相对禁忌的[2]。服用 GCs 的患者应避免接种活病毒疫苗。

药物相互作用

系统性 GCs 与其他药物之间存在许多潜在的相互作用(完整列表见英国国家处方集),尽管只有少数具有潜在的严重作用,其中只有极少数涉及泼尼松龙(框图 19.8)[1]。

框图 19.8　糖皮质激素:药物间相互作用

- GCs 拮抗血管紧张素转换酶抑制药、α 受体阻滞药、血管紧张素Ⅱ受体拮抗药、β 受体阻滞药、钙通道阻滞药和可乐定的降压作用
- GCs 与非甾体抗炎药同用会增加胃肠道出血的风险
- 抗惊厥药降低血浆 GCs 水平
- GCs 对香豆素抗凝作用的影响是可变的
- GCs 对口服降糖药的拮抗作用
- GCs 拮抗利尿药,增加低钾血症风险
- 含雌激素的口服避孕药增加血浆 GCs 浓度
- GCs 可能减弱机体对疫苗的免疫应答

治疗前筛查

如果预计进行短期(最多 3 周)的 GC 治疗,合理的做法是确定是否存在可能受 GCs 影响的疾病,如糖尿病、精神病、青光眼、感染、消化性溃疡、活动性憩室炎和近期手术,询问是否使用可能有影响的药物,以及监测高血压和血糖。

如果预计进行长期治疗,应对血压、体重、身高(儿童)、血清电解质、空腹血糖和空腹血脂进行基线评估。应考虑进行性活动性和潜伏性结核感染的筛查,尤其是那些被认为具有特殊风险的,如 Mantoux 试验阳性,则采用 IFN-γ 试验和胸部 X 光检查[24]。还应考虑白内障和高眼压的基线眼科检查。

在开始 GC 治疗之前,患者和家庭成员应该接受适当的教育,特别是关于其潜在的不良反应和监测细节。应提供类固醇治疗卡,卡上的资料应及时更新。

剂量和方案

口服给药

根据临床诊断、严重程度和存在值得注意的因素,可以考虑每天以 1 mg/kg 的起始剂量开始泼尼松龙治疗,理想情况下在早晨作为单一剂量使用。与分次给药相比,单次每日剂量可能导致的不良反应较少,而早晨给药与其他时间给药相比则不太可能导致 HPA 轴抑制[1]。在某些情况下,可以考虑给予更高剂量[1]。

肌内给药

肌内注射曲安奈德的经典方案是每年 2～3 次,每次 80mg[1]。

静脉冲击给药

以住院患者为基础的静脉冲击注射甲强龙的经典治疗方案为每日 500～1000mg(10～15mg/kg),连续 3～5d,每次至少持续 60min,并建议持续心脏监测、每日测量电解质和葡萄糖水平[1]。此后,可能需要口服泼尼松龙或非甾体免疫抑制药以维持静脉冲击治疗的疗效。

逐渐减少糖皮质激素剂量

一般来说,只要疾病充分控制,就应该考虑将长期的 GCs 减少到最小有效剂量,以最大限度地减少不良反应的风险,尽管它们已经使用了几十年,但最佳方案尚未确定。剂量减少的速度由疾病活动情况决定,疾病活动情况可以通过临床特征和实验室指标评估。在停止 GCs 治疗时,合理的做法是尝试迅速将剂量降低到生理水平(每日 7.5 mg 泼尼松龙或等效剂量的其他药物[2]),然后逐渐减少。如果长期需要使用超生理剂量的 GCs,隔天使用可能最终使 HPA 轴恢复,并且比继续每日使用 GCs 引起更少的代谢紊乱[1]。

监测

对于口服 GC 治疗的患者,合理的随访频率是 1 个月,然后每 2～3 个月 1 次[1]。每次随访时应详细询问不良反应,记录血压和体重(以及儿童身高)并测量血清电解质、空腹血糖和血脂[1]。建议每 6～12 个月做 1 次眼科检查[1]。

使用 GC 治疗时可出现嗜中性粒细胞增多症。这并不一定是感染的结果,因为其通常无害,是由于中性粒细胞从周边转移到血循环,而从骨髓的释放增加只起到很小的作用[25]。

根据治疗反应和 GCs 治疗的可能持续时间,应积极考虑保留肾上腺功能的策略。

总结

GCs 在皮肤病治疗中占有非常重要的地位,尽管不能完全避免其导致的不良反应,谨慎使用和监测将使不良反应最小化。将来,可以通过靶向运送 GCs(长循环脂质体 GCs),或通过将 GCs 与具有协同抗炎作用的基团(如一氧化氮)结合,或通过改变 GC 的释放使其符合昼夜节律(时间疗法),以提高 GCs 的风险收益率[26]。新型非甾体类药物,如 SEGRAs(选择性 GCR 激动药)和 SGRMs(选择性 GCR 调节药)除具有传统 GCs 的抗炎特性以外,不良反应更小[26]。

羟基脲

羟基脲是细胞毒性抗代谢药物,主要用于治疗慢性髓系白血病和某些实体恶性肿瘤、血栓栓塞并发症(包括红细胞增多症和原发性血小板增多症)风险较高的情况及减少镰状细胞病的危险性[1,2]。

皮肤科用途(见第 35 章)

说明书外,羟基脲的主要皮肤科适应证是治疗顽固性慢性斑块型银屑病[3,4],但随着生物时代的到来,目前已很少使用[5]。它也被用于治疗 Sweet 综合征、红斑肢痛症和嗜酸性粒细胞增多症[5]。

药理性质

分子式和结构

羟基脲(化学式:$CH_4N_2O_2$)于 1869 年首次合成,是一种简单的有机分子,由一个羰基官能团连在单胺和羟胺官能团上组成。

给药途径

在英国,羟基脲口服制剂有 100mg,500mg 和 1000mg 的片剂[1]。

药代动力学

羟基脲口服具有良好的生物利用度,0.5～2h 即可达最大血浆浓度[1,6]。虽然已使用多年,但对羟基脲吸收、分布、代谢和清除的认识仍然有限[6]。代谢途径包括饱和肝和通过产生尿素酶的肠道细菌降解[5]。其主要通过肾清除,清除速率相对较快,血浆半衰期为 2～4 h[6]。

药效学

羟基脲被认为是通过抑制核苷酸还原酶系统阻断脱氧核苷酸的形成,从而抑制 DNA 合成[1]。

遗传药理学

对羟基脲药代动力学和药效学各方面候选基因的多态性分析,包括核糖核苷酸还原酶和特异性羟基脲药物转运体,未发现任何临床意义上的相关性[6]。

潜在不良反应

羟基脲的使用似乎有一个可接受的安全范围[7],特别是它几乎没有肝或肾毒性[3,4]。

骨髓抑制

剂量相关的骨髓毒性,引起贫血、白细胞减少或血小板减少,是羟基脲最常见的不良反应。虽然只要有密切的血液学监测,临床上严重的并发症是罕见的[3]。轻微的巨幼细胞变化是常见的,意义不大[5],与维生素 B_{12} 或叶酸缺乏无关[1],是判断依从性的一个很好的指标[3]。

胃肠道不良反应

可发生腹泻、便秘、恶心、呕吐和口炎[1];上消化道症状可通过与食物、牛奶或抗酸药一起服用而减轻[5]。

皮肤不良反应

羟基脲的使用与许多皮肤不良反应有关,包括下肢溃疡[8]、皮肌炎样皮疹[9-11]、扁平苔藓样皮疹[12]、脱发[5]、红斑狼疮[13]、光敏性[5]、放射记忆性皮炎[5]和皮肤指甲色素沉着[14-16]。

羟基脲的诱变潜能及其对 DNA 修复机制的损害可能会增加非黑素瘤性皮肤恶性肿瘤的长期风险[17-20],尤其是用于骨髓增生性疾病治疗时。虽然谨慎的做法是提供关于防晒的标准建议,但应用羟基脲治疗皮肤病的患者的风险似乎较低[3,5,7]。同样,尽管羟基脲用于治疗骨髓增生性疾病时与白血病的发生发展有关,但在皮肤病治疗中,骨髓增生异常尚未被确定为一个长期关注的问题[3,8]。

其他

罕见情况下,羟基脲被认为与急性肺部炎症、肝功能异常、神经症状、发热、过敏和幻觉有关。

禁忌证

如果存在明显的骨髓功能障碍,或已知对药物敏感,则禁用羟基脲。

注意事项

在妊娠和哺乳期间应避免使用羟基脲,应建议男性在治疗期间和停药 3 个月内避孕[1]。

药物相互作用

当用于皮肤科适应证时,羟基脲很少与具有临床相关性的药物发生相互作用[3]。

- 应避免同时使用其他骨髓抑制和抗肿瘤药物。
- 羟基脲可增强核苷反转录酶抑制药如地达诺辛和司坦夫定的潜在不良反应。

治疗前筛查

在开始使用羟基脲之前,应筛查框图 19.1 所述的筛查项目。

剂量和方案

当用于治疗皮肤疾病时,建议的初始剂量为 1g,每日 1 次[3]。根据临床反应和血液学指标,可逐渐增加到每日 2g,分次服用。对于老年人和肾损害患者,应考虑初始剂量为每日 500mg[3]。

监测

合理的做法是,第一个月应每周检查 1 次全血细胞计数,接下来的 3 个月每两周检查 1 次,之后的 3 个月每月检查 1 次,随后每季度检查 1 次[5]。如果发生明显骨髓抑制,应考虑调整剂量或暂停治疗[3]。每月进行血清电解质、肌酐、肝功能检查,病情稳定时每 3～6 个月减少 1 次剂量[5]。

甲氨蝶呤

甲氨蝶呤(MTX)是一种抗代谢药物,自 20 世纪 50 年代初以来一直被用作化疗药物。它还具有免疫抑制和抗炎作用,并用于治疗各种风湿病,胃肠道、神经系统和皮肤的炎症性疾病。也被用作堕胎药。

皮肤病学用途(见第 35、41、42、49、50、53、54、55、56、57、97、98、102 和 140 章)

在英国,MTX 被批准用于治疗严重的银屑病,并且非常有效。超适应证时可用于免疫性大疱性疾病(天疱疮、大疱性天疱疮、瘢痕性天疱疮及获得性大疱性表皮松解症)、结缔组织疾病(皮肌炎、红斑狼疮和硬皮病)、血管炎、嗜中性皮病(坏疽性脓皮病和 Sweet 综合征)、各种其他炎症性疾病(如特应性皮炎、结节病、皮肤克罗恩病和慢性特发性荨麻疹)和增殖性疾病(真菌病、Sézary 综合征、苔藓样糠疹和毛发红糠疹)[1]。

药理性质

分子式和结构

MTX,化学式:$C_{20}H_{22}N_8O_5$;学名:2S-2-{(4-[(2,4-二氨基蝶呤-6-基)甲基](甲基)氨基苯甲酰}戊二

酸，缩写为 4-氨基-N^{10}-甲基叶酸，是一种结构与叶酸（蝶酰谷氨酸）非常相似的弱有机酸。

给药途径

在皮肤科，MTX 通常每周（而不是每天）口服 1 次，也可以经肌内注射、静脉注射、皮下注射或局部注射。在英国，它有 2.5mg 和 10mg 的口服片剂。

药代动力学

MTX 通过载体介导的转运系统，即还原叶酸载体 1(RFC1)进行主动转运，被胃肠道快速而高效地吸收。RFC1 是一种可饱和的蛋白质转运体，因此口服 MTX 的生物利用度（其个体间差异很大）随着剂量的增加而下降[2]。肠外给药可提高生物利用度。

MTX 在机体组织中广泛分布，但其穿透血脑屏障的能力较差。在血液循环中，约 50%的 MTX 与蛋白结合，如果被其他药物（如阿司匹林、非甾体类抗炎药或磺胺类药物）取代，活性（非结合）MTX 水平的增加将增加不良反应风险，如全血细胞减少症。此外，血清清蛋白水平改变（如由于严重的肝肾疾病）时可能需要调整剂量。

MTX 被 RFC1 主动转运到细胞中。与不经显著代谢的传统观点相反，大约 10%的 MTX 在肝中转化为 7-羟基甲氨蝶呤，在所有细胞中，一部分 MTX 和 7-羟基甲氨蝶呤被 γ-谷氨酰水解酶(GGH)转化为具有药理活性的聚谷氨酸衍生物[2]：这一过程可延缓其在细胞的清除并增加 MTX 的毒性[3]。

MTX 和 7-羟甲氨蝶呤主要通过肾的肾小球滤过和主动转运而排泄，尽管有一小部分经胆汁排泄。如果肾功能受损，可能需要减少剂量，以防止药物在体内累积，并尽可能地减少不良反应。其他弱酸，如水杨酸酯、丙磺舒和磺胺类，可能在这一过程中与 MTX 相互作用。

MTX 的血清半衰期为 6～8 h，24 h 后血清中检测不到药物，但其在细胞内的积蓄时间较长。

药效学

由于 MTX 是叶酸的结构类似物，它通过竞争性抑制二氢叶酸还原酶(DHFR)来阻断叶酸的代谢，二氢叶酸还原酶(DHFR)催化 DHF 转化为四氢叶酸(THF)，四氢叶酸是产生嘌呤、嘧啶核苷酸及核酸和蛋白质合成所必需的单碳转移源（图 19.2）。它还抑制胸腺嘧啶核苷酸合酶(TS)，后者通过甲基化将脱氧尿苷一磷酸转化为胸腺嘧啶脱氧核苷酸(dTMP)，这对正常的 DNA 复制至关重要。此外，MTX 抑制甲基四氢叶酸还原酶(Methylenetehydrofolate reductase，MTHFR)，减少亚甲基四氢叶酸(Methylene-THF)转化为甲基四氢叶酸(methyl-THF)，甲基四氢叶酸是同型半胱氨酸再循环为蛋氨酸的甲基供体：通过抑制这种再循环，MTX 可能会阻止导致炎症性损伤的多胺的积累[4]。MTX 还抑制 5-氨基咪唑-4-甲酰胺核糖核苷酸(AICAR)转化酶(ATIC)，它在嘌呤的从头代谢（通过催化 10-甲酰-THF 可逆转化为 THF）和炎症调节中发挥重要作用。

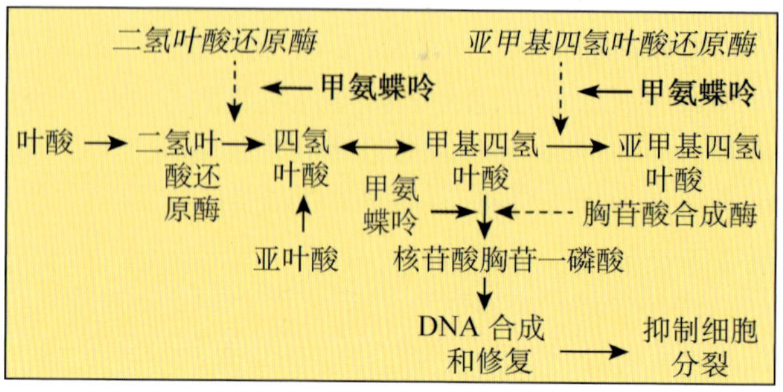

图 19.2 甲氨蝶呤与叶酸代谢途径的相互作用

虽然通过抑制叶酸依赖性酶抑制转甲基化反应，以及减少嘌呤和嘧啶合成可能在 MTX 的抗增殖和免疫抑制特性中发挥重要作用，特别是在依赖核苷酸从头合成的淋巴细胞方面，越来越多的证据支持腺苷通过抑制 ATIC 作为 MTX 抗炎症作用的关键递质[2]。MTX 和羟甲氨蝶呤对 ATIC 的抑制导致细胞内 AICAR 的累积，抑制单磷腺苷(AMP)脱氨酶的活性。这进而导致细胞内腺嘌呤核苷酸释放到细胞外，并在那里去磷酸化为腺苷、内源性嘌呤核苷，以及介导细胞因子分泌和免疫活性细胞黏附分子表达的重要信号分子。在外周循环和炎性渗出液中，腺苷结合特异的细胞表面受体（G 蛋白偶联受体家族），调节一系列生理学功能，包括调控急性和慢性炎症过程，尽管确切的调节机制尚不明了[2]。

遗传药理学

编码 RFC1、DHFR、TS、MTHFR、ATIC 和 GGH 的基因在功能上存在显著的多态性，很可能还有叶酸代谢途径的其他元素，尽管它们在特定个体中作为 MTX 治疗反应和毒性的预测因子的作用尚待证实。编码 RFC1 的基因(SLC19A1)中的单核苷酸多态性已被证明可影响细胞内叶酸水平[5]。DHFR、MTHFR、TS、ATIC 和 GGH 的多态性均与 MTX 毒性和治疗反应不良有关，尽管有不一致的数据[6-16]。

潜在不良反应

骨髓毒性

大多数 MTX 剂量依赖性诱导的骨髓抑制发生在治疗开始的前 2 个月，但也可能在治疗期间的任何时间发生，并可能导致全血细胞减少症或贫血、白细胞减少症或血小板减少症的任何组合，具有造成致命后果的可能性。补充叶酸可以对此有一定预防作用。发生骨髓抑制的危险因素包括肾功能差、年老、MTX 从蛋白结合位点(尤其是 NSAID 或磺胺)脱离和低白蛋白血症。每日(而非每周)给药大大增加全血细胞减少症发生的风险。如果在 MTX 治疗期间发生显著的骨髓抑制，应考虑使用亚叶酸治疗[1]。

肝毒性

MTX 可能与急性转氨酶升高或慢性肝纤维化有关[17]。MTX 诱导的肝纤维化的潜在机制似乎与腺苷 A_{2A}G-蛋白偶联受体有关[18]。其他并发症，如肥胖、高乙醇摄入、既往肝疾病和糖尿病，可能是显著的加重或混淆因素。MTX 诱导的肝硬化通常进展极缓慢[19]，晚期肝纤维化并不常见[20]。

胃肠道不良反应

MTX 通常会引起恶心和厌食，偶尔会出现呕吐、腹泻和口腔炎症。补充叶酸和(或)胃肠外给予 MTX 可以减少胃肠道不良反应[1]。

肾毒性

用于治疗恶性疾病的高剂量 MTX 可能会导致肾小管沉淀引起的肾损害，但这在低剂量治疗中极少出现[1]。

生殖毒性

MTX 可致畸并可导致流产，因此在怀孕期间应避免使用。它可经母乳排泄，因此哺乳中的女性应避免使用。MTX 可对卵子发生和精子发生产生不利影响，并通过引起月经异常来削弱生育能力，这些影响停药后是可逆的[21]。因其具有致突变性，因此建议男性和女性在服用 MTX 时，以及停药后的 6 个月内避免授/受孕[21]。

肺毒性

使用 MTX 导致肺脏的损害虽然在类风湿关节炎患者中多见，但在银屑病患者中并不常见。低剂量的 MTX 可导致肺炎或肺纤维化，这是严重、不可预测且可能致命的不良反应，可能在开始 MTX 后不久[22,23]或多年后发生[24]。用药过程中如出现咳嗽和呼吸困难，应立即停止使用 MTX 并进行适当的检查和治疗。

恶性肿瘤

长期 MTX 治疗似乎增加了全身性淋巴瘤的风险，尽管在皮肤病患者很少报道[25]。现有数据无法得出关于使用 MTX 是否易致皮肤恶性肿瘤的任何确切结论。

药物相互作用

见框图 19.9。

> **框图 19.9　MTX 与其他药物的相互作用**
>
> MTX 与其他药物的相互作用可通过多种机制产生[29]
>
> - 减少肠道吸收：地高辛(MTX 吸收减少)、新霉素
> - 血浆蛋白的置换：NSAIDs(阿司匹林、双氯芬酸、布洛芬、吲哚美辛、酮洛芬、美洛昔康和萘普生)、磺胺类药物
> - 增强抗叶酸作用：氧化亚氮、甲氧苄啶、磺胺、氨苯砜、苯妥英钠、乙胺嘧啶
> - 肾排泄减少：环丙沙星、NSAIDs、奥美拉唑、青霉素、丙磺舒、磺胺类药物
> - 肾排泄增加：乙酰唑胺
> - 累积毒性：四环素、阿维 A、氯氮平、环孢素、顺铂、来氟米特、乙醇
> - 其他：茶碱(血浆水平因 MTX 而增加)

其他

MTX 的其他不良反应包括疲劳、头痛、头晕、脱发、光毒性、晒伤或放疗部位的“回忆”反应、过敏反应、肢端红斑、血管炎和皮肤溃疡[1]。

补充叶酸

低剂量 MTX 通常耐受良好。然而由于 MTX 对嘌呤和嘧啶合成的抑制作用引起的许多毒性不良反应(例如骨髓毒性、肝毒性和口腔炎症)可能限制其长期使用。叶酸补充——基本原理是叶酸与 MTX 竞争 DHFR——已在许多重要风湿病学研究中显示可减少 MTX 的不良反应，特别是胃肠道、肝和骨髓相关的反应，从而在不损害 MTX 疗效的情况下提高其耐受性[4,26]。然而，近期两项皮肤病学研究表明补充叶酸对 MTX 效果有不利影响[27,28]，因此该问题仍然存在争议。证据的补充有利于衡量补充叶酸的得失[26]，但目前最佳剂量方案仍然不确定。

亚叶酸(甲酰四氢叶酸，N^5-甲酰基-THF)在降低 MTX 毒性方面与叶酸一样有效[26]。通过直接转化为 THF，它绕过 DHFR 催化的步骤，因此尽管 MTX 抑制了 DHFR，但仍可合成一部分嘌呤和嘧啶。另外，亚叶酸与 MTX 竞争 RFC1 细胞内运输，使其特别适用于出现 MTX 毒性或急性 MTX 过量时挽救骨髓和胃肠道细胞。为避免损害 MTX 的细胞内摄取，不应在每周 MTX 用药后的 12h 服用亚叶酸。

此外，叶酸和亚叶酸均可降低 MTX 治疗期间的血浆同型半胱氨酸水平，因此理论上可能使有心血管疾病风险的患者受益[26]。

禁忌证

MTX 禁用于孕妇或哺乳期妇女和已知对 MTX

出现过敏反应的患者。肝功能和肾功能严重受损、血液恶病质、免疫缺陷、潜伏感染(如肺结核、病毒性乙型肝炎和丙型肝炎)和过量饮酒是相对禁忌证,并需要根据患者依从性制定监测方法[1]。

注意事项

在英国,有两种剂量的片剂(2.5～10mg)可用,很容易出现剂量混乱。建议只使用一种剂量,通常为 2.5mg。

治疗前筛查

应向可能接受 MTX 治疗的患者提供有关免疫抑制治疗风险的咨询,并提供药物详细的书面信息,告知药物与药物的相互作用。在开始 MTX 治疗之前,应进行如框图 19.1 所述的筛查。

在开始治疗和避孕(理想情况下使用两种方法)之前,应该仔细考虑怀孕的可能性。除非患者具有患肺结核的风险,如某些种族社区或来自结核病患病率高的国家的移民,否则不需要进行治疗前胸部 X 线检查。

用法和用量

对于皮肤病的治疗,MTX 标准方案是每周予 1 次(可分 3 次给药,每次间隔 12h,这对于出现恶心的患者有明显改善)。如果口服 MTX 引起不可耐受的恶心或者患者不遵医嘱口服治疗,可以每周肌内或皮下(或偶尔静脉内)给药。

常用的皮肤科用量是首先予 2.5～5mg 的试验剂量,然后在 1 周后进行全血计数和肝功能检查以检测患者对 MTX 的反应,然后每周剂量增加 2.5～5mg,直到达到令人满意的疗效而没有显著毒性的剂量。通常不应超过每周 25mg,鉴于口服 MTX 在较高剂量下的生物利用度降低,如果反应仍然欠佳应考虑改用皮下给药途径。达到最佳疗效后,MTX 的剂量可逐渐减少 2.5mg,以确定维持病情控制所需的最低剂量。

标准疗法包括口服叶酸,一般为 5mg 每周 1 次,通常在 MTX 用药后 1 天,但用药时间并不重要[29]。

如果叶酸没有改善胃肠道症状或纠正肝酶或大细胞增多症的异常,应考虑口服亚叶酸,在每周 MTX 剂量后 24h 开始,间隔 12h 服用 3 次亚叶酸 5mg。

用药后监控

在 MTX 剂量稳定之前需要进行密切监测,特别是对于老年患者和肾功能不全患者。提高剂量后应每 1～2 周检查全血细胞计数、肝功能和肌酐,持续 4～8 周;此后,血液检查的频率可以逐渐减少到 3 个月 1 次。如果出现血液参数改变或并发疾病的恶化,则需要恢复更密切的监测频率并考虑减少药物剂量。在 MTX 治疗期间,巨红细胞现象的发生较常见。

在最初治疗的几个月,应加强对骨髓抑制症状(瘀伤、喉咙痛、口腔溃疡)的提示,并告知避孕的重要性,以及避免使用可能与 MTX 相互作用的药物。

肝功能检查结果异常可能是 MTX 导致肝损伤的征兆,可能出现明显的肝纤维化而肝酶水平正常。转氨酶升高至正常范围上限的 2 倍时,需要中断 MTX 治疗或减少用量。对于识别和监测肝纤维化的最佳方法仍不确定[30],用于肝结构组织学评估的常规肝活组织检查多年来被常用于 MTX 治疗过程中,鉴于该检查所伴有的风险,以及严重肝硬化的绝对风险较低,目前已不再常规使用[20,31]。其他肝功能的非侵入性检查可以帮助预测严重肝毒性,包括各种血清纤维化标志物,包括Ⅲ型前胶原氨基端原肽[32,33]、透明质酸[33,34]和组织基质金属蛋白酶抑制药-1[35]。这些更敏感的肝功能检查的指标出现任何异常都应该及时转诊给肝病专家考虑测量肝弹性[36]和进行肝活检。

吗替麦考酚酯

吗替麦考酚酯(MMF)是强效免疫抑制药霉酚酸(MPA)的前体,以前主要用于预防实体器官移植物的排斥反应,现在则越来越多地被以单药或配合糖皮质激素用于治疗各种免疫反应介导的皮肤病。

皮肤科用途(见第 50 章)

MMF 在治疗免疫异常性疾病(特别是天疱疮和类天疱疮)方面具有非常良好的效果,而在银屑病、特应性皮炎、结缔组织病和血管炎中疗效则相对稳定性较差[1-4]。

药理性质

分子结构

MMF,分子式:$C_{23}H_{31}NO_7$;学名:2-吗啉代乙基(E)-6-(1,3-二氢-4-羟基-6-甲氧基-7-甲基-3-氧代-5-异苯并呋喃基-4-甲基-4-己烯酸酯)是 MPA 的 2-吗啉代乙酯。

给药途径

尽管有静脉制剂,但皮肤科应用 MMF 时通常是口服给药。另外还有一种 MPA 肠溶片(720mg MPA 肠溶片在疗效上相当于 1000mg MMF)。

药代动力学[1,5]

MMF 可以从胃肠道有效而完全地吸收并迅速转化为其活性代谢物 MPA,其与血浆清蛋白结合 97%。MPA 的半衰期约为 16h,用药后 1h 达到血浆峰值水平,6～12h 由于肠肝循环达到第二个峰值。

MPA 主要在肝中被尿苷二磷酸葡萄糖醛酸基转移酶代谢为其酚葡萄糖醛酸苷(MPAG),其在药理学

上无活性但可通过 β-葡萄糖醛酸酶转化为 MPA，这种反应在表皮和胃肠道中尤其明显。

MPA/MPAG 的胆汁排泄涉及几种转运蛋白，包括有机阴离子转运多肽和多药耐药蛋白 2(MRP-2)。超过 90% 给药剂量的 MMF 以 MPAG(少部分为 MRP-2)经过尿液中排泄，其余部分在粪便中排泄。

MPA 的药代动力学十分复杂，且个体间差异显著[6]。

药效学

与硫唑嘌呤相同，MMF 的免疫抑制作用的机制涉及嘌呤的合成。嘌呤核苷酸可通过复杂的从头合成，也可以通过补救途径再循环(其中核酸分解中释放的碱基和核苷被回收并转化回核苷酸)。

腺嘌呤和鸟嘌呤的核酸碱基均来自核苷酸肌苷-5′-单磷酸(IMP)，IMP 是嘌呤合成的从头途径中第一个具有完整嘌呤环的化合物。MPA 通过抑制 IMP 脱氢酶(IMPDH)催化 IMP 转化为黄嘌呤单磷酸的作用来干扰这一过程，作为限速步骤的鸟嘌呤核苷酸(鸟嘌呤单磷酸、二磷酸和三磷酸)从头形成途径在各种生物过程中具有重要作用，其中包括 DNA 和 RNA 的合成。

MMF 的这种作用特异性地针对 T、B 淋巴细胞，因为与其他有核细胞相比，淋巴细胞缺乏通过补救途径产生嘌呤的能力，因此其 DNA/RNA 合成、细胞的生长和增殖严重依赖于嘌呤从头合成途径。因此，MMF 对从头途径的中断导致对淋巴细胞的相对选择性免疫抑制作用，包括抑制淋巴细胞介导的免疫应答和抑制活化的淋巴细胞产生的抗体。

此外，人类有两个 IMPD 基因，分别编码 hIMPDH1 和 hIMPDH2 同工酶，它们具有相似的结构和动力学特性[7]。与在其他细胞中优先表达的 1 型同工酶相比，MPA 对活化淋巴细胞中表达的 IMPDH 的 2 型同工酶具有 5 倍的抑制作用，从而对淋巴细胞发挥更大的抑制增殖的作用[8]。

另外还有其他几个因素可能有助于 MPA 的抗炎作用。MPA 可诱导活化 T 淋巴细胞凋亡，并抑制树突状细胞向 T 淋巴细胞呈递抗原；还可通过消耗鸟苷核苷酸抑制糖基化和某些黏附分子的表达，从而减少炎症部位的淋巴细胞和单核细胞募集；而且鸟苷核苷酸耗尽后，MPA 还可消耗四氢生物蝶呤，从而诱导一氧化氮合酶减少一氧化氮的产生，抑制由过氧亚硝酸盐介导的组织损伤[8-11]。

MMF 起效缓慢，通常需要 6～8 周[1]。

药物基因学

目前已在编码 IMPDH、尿苷二磷酸葡萄糖醛酸转移酶、有机阴离子转运多肽和 MRP-2 的基因中发现了多种多态性，尽管这些基因的多态性与临床的相关性尚未明确，但它们可能对 MPA 的药代动力学和药效学具有显著的影响[12]。

潜在不良反应

胃肠道不良反应

MMF 最常见的不良反应是剂量依赖性胃肠道不适[2]，多达 20% 的患者出现恶心、呕吐、腹痛、腹泻和便秘[2]，这些表现通常不严重，并且往往会随着时间而改善。与食物同服或改用肠溶性 MPA 可能有助于改善这些症状[1]。通常不认为 MMF 具有肝毒性[1]。胃肠道溃疡和巨细胞病毒相关性结肠炎可能发生但概率较低[1]。

血液系统毒性

贫血、中性粒细胞减少和血小板减少症并不少见，但通常程度较轻，常与剂量相关，停止治疗或减少剂量后这些表现是可逆的[2]。MMF 也与假性 Pelger-Huët 异常相关，这是一种中性粒细胞发育不良，其中细胞核倾向于双叶而不是多分叶[13]。

感染

MMF 可抑制正常的免疫反应，增加了机会性感染的可能性，在接受器官移植的患者中尤其明显。较常见的病原体是巨细胞病毒和 BK 病毒[14]，但其他类型的感染也可见诸多报道，包括疱疹病毒感染(水痘-带状疱疹和单纯疱疹)、细菌性败血症、非结核性杆菌和真菌感染[1]。全身免疫抑制还带来其他潜伏病毒感染再激活的风险，如乙型肝炎、丙型肝炎和 JC 病毒(与进行性多灶性白质脑病相关)，以及休眠结核的再激活[1]。另外，MMF 对某些病原体具有抗菌活性，包括丙型肝炎、HIV 和耶氏肺孢子虫[14]。黏膜念珠菌病、尿路感染和肺炎通常与 MMF 治疗有关[5]。

致癌性

MMF 特异性引起淋巴组织增生性恶性肿瘤的可能性尚不明确，现有的许多证据都来自接受多种免疫抑制药治疗的移植人群[5]。用于治疗自身免疫疾病的 MMF 数据则提示中枢神经系统的 EB 病毒相关 B 细胞淋巴瘤的发展[1,15]。MMF 与非黑素瘤皮肤恶性肿瘤之间没有明确的相关性[1]，但仍推荐向接受 MMF 治疗的患者提供防晒建议[5]。

致畸性

尽管数据有限，但 MMF 在怀孕早期似乎是致畸的，尤其与早期流产和颅面、心脏畸形有关[16-19]。应采取适当避孕措施，尽量减少有生育潜能的妇女怀孕的风险[20]。

药物相互作用

见框图 19.10。

> **框图 19.10 MMF 与其他药物的相互作用**
> - 抗酸药和质子泵抑制药可减少 MMF 的吸收
> - 补铁和补钙可减少 MMF 的吸收[1]
> - 抗生素：某些抗生素，包括甲硝唑、头孢菌素、青霉素、磺胺类药物和大环内酯类药物，可通过减少肠肝循环降低血清 MPA 水平[1]
> - 调节脂质的药物：考来烯胺还可以减少 MPA 的肠肝循环，从而减少 MMF 的有效性
> - 抗病毒药物：MMF 增加阿昔洛韦和更昔洛韦的血清水平
> - 水杨酸盐、苯妥英钠和黄嘌呤类支气管扩张药：可通过置换血浆结合蛋白增加循环 MPA 的游离部分
> - 丙磺舒：可通过干扰其肾小管分泌来增加血清 MPA 水平

其他

可出现泌尿生殖系统相关的不适，包括尿频、排尿困难、尿急、血尿和无菌性脓尿，这些症状可能在治疗的第一年内发生[2]。另外，也有报道其他症状，包括震颤、头晕、焦虑、抑郁、意识混乱、味觉障碍、头痛、电解质异常、高胆固醇血症、皮疹（荨麻疹、手部皮炎、脱发）、低血压和高血压、呼吸困难、咳嗽、间质性肺病、肺纤维化、关节痛和发热[5]。

禁忌证

MMF 禁用于妊娠期、哺乳期妇女和有过敏史的患者[5]。

注意事项

患有活动性胃肠疾病的患者应谨慎使用 MMF。治疗期间应避免使用减毒活疫苗。

治疗前筛查

在开始 MMF 治疗之前，应该检查框图 19.1 中列出的项目。在适当情况下，应进行避孕咨询，避孕措施应在治疗开始前 4 周开始并在停药后持续 6 周，并同时使用两种避孕方式。应该在开始治疗 1 周内进行妊娠试验。

用法及用量

建议每日 2 次给药，皮肤科适应证的合理起始剂量为第一周每天 3 次 250mg，然后每天 2 次 500mg。如果可以耐受，此后每 4 周增加每日剂量 500mg 一次或两次，直到达到最大剂量 1.5g 每日 2 次。用药剂量应根据个体耐受性和对药物的反应进行调整。注意 MMF 在临床上起效较慢。

用药后监控

治疗开始的第一个月应该每周检查全血计数，然后每两周检查 1 次，之后每个月检查 1 次[21]。此后，如果稳定，应每 2～3 个月检查 1 次全血细胞计数。

应在剂量递增后每 2～4 周监测 1 次电解质、肌酐和肝功能检查，此后每 2～3 个月监测 1 次[1]。

碘化钾

在医学上，碘化钾主要用作甲状腺功能亢进的紧急治疗，以及放射性药物治疗期间和暴露于核辐射后的甲状腺保护。

皮肤科用途（见第 32、47、48 和 99 章）

在多种皮肤疾病中，碘化钾也是一种有效而廉价的选择，包括皮肤孢子丝菌病、结节性红斑、亚急性结节性迁移性脂膜炎、结节性血管炎、Sweet 综合征、白塞病、坏疽性脓皮病和多形性红斑[1-3]。

药理性质

分子结构

碘化钾是一种无机离子化合物，具有稳定性化学式 $K^+ I^-$。

给药途径

碘化钾可以通过滴入用滴入饱和溶液的形式给药，但是在皮肤科中，碘化钾最方便的给药途径是口服片剂。

药代动力学

碘化钾口服吸收良好，吸收后主要分布于甲状腺，并在较小程度上分布于唾液腺、乳腺、脉络丛和胃黏膜[2]。碘化钾可通过胎盘，并可经母乳排泄[2]；主要通过尿液排出，少量经由汗液和粪便排泄[2]。

药效学

碘化钾发挥其抗炎作用的机制尚不清楚，有证据表明它对中性粒细胞趋化性和促炎性氧中间体的产生有抑制作用[1-3]。

潜在不良反应

Wolff-Chaikoff 效应

碘化钾可诱导 Wolff-Chaikoff 效应，即过量碘化物抑制正常甲状腺中碘化物的有机结合。这是一种抑制甲状腺激素合成的保护机制，易引起暂时性甲状腺功能减退症[4,5]。虽然可能需要使用甲状腺替代治疗[1]，但通常会在几周内缓解。

Jod-Basedow 现象

对于缺乏垂体控制的甲状腺功能紊乱患者（如 Graves 病或多结节性甲状腺肿），碘化钾的治疗可能会导致甲状腺功能亢进病情的显著恶化[2,5]。

钾离子中毒

极少数情况下，碘化钾可能引起高钾血症的症状，包括疲劳、精神错乱、心悸、肌肉无力、四肢麻木和刺痛。

其他不良反应(碘)

- 唾液腺炎(特别是腮腺和颌下腺)；
- 过度分泌唾液；
- 口中出现金属味、口臭、口腔灼烧感；
- 卡他症状、头痛；
- 胃刺激、腹泻、恶心；
- 荨麻疹/血管性水肿、痤疮脓疱、碘皮病。

禁忌证

碘化钾禁用于已知对碘过敏患者及妊娠期患者。它与胎儿畸形有关[6]，并可能导致胎儿甲状腺功能减退[1]。

注意事项

患有甲状腺和心脏疾病、高钾血症、活动性肺结核的患者应谨慎使用[3]。碘化钾可能加剧疱疹样皮炎、脓疱性银屑病[1]和血管性水肿[3]。

药物相互作用

碘化钾可与抗甲状腺药物、锂、胺碘酮和磺胺类药物发生相互作用引起甲状腺功能减退；与钾利尿药和血管紧张素转换酶抑制药合用可引起高钾血症[2]。

治疗前筛查

应特别注意询问甲状腺疾病的病史，以及是否使用可能干扰甲状腺功能的药物，如怀疑可能存在甲状腺疾病，应该检查甲状腺功能[T_4、促甲状腺激素(TSH)和循环甲状腺抗体]。用药前应检查血电解质和尿素水平。

用法及用量

对于皮肤病，合理的初始剂量为每日 300mg，根据疾病活动和耐受性可增加至每日 900mg。

用药后监控

治疗开始 1 个月后检查 TSH，以排除碘化物引起的甲状腺功能减退症[2]；如果出现异常，则应密切监测甲状腺功能。另外还应当监测钾离子水平。

生物疗法(蛋白质疗法)

生物疗法(也称为蛋白质疗法)是一个术语，在其最广泛的意义上，包括由生物体产生的一组具有药理学活性的蛋白质(或肽)分子，通过抑制或模仿体内天然存在的蛋白质的作用来治疗疾病。胰岛素 1922 年从牛和猪胰腺中提取纯化后用于治疗糖尿病，可被认为是第一种"生物"疗法；而在 20 世纪 80 年代引入的静脉注射用免疫球蛋白(IVIg)仍然是许多皮肤病的重要治疗措施。随后，重组 DNA 技术的出现允许大规模生产具有高度特异性结构和功能的重组蛋白，可以更好地了解内源蛋白(包括酶、受体、膜通道和分子转运蛋白)在生理及病理状态中的复杂作用，这一进步使生物治疗领域的药物开发呈指数增长。生物疗法包括与内源性蛋白质具有相同功能的合成蛋白，用于补充或增强内源性蛋白的作用(如干扰素、免疫球蛋白，以及靶向特定途径的蛋白质)；还包括通过具有特异性抗原识别位点的免疫球蛋白(单克隆抗体)及可与内源性蛋白结合的配体(免疫黏附素)引导免疫系统破坏相关分子或细胞。它们的结构可以部分通过命名法推断出来(图 19.3)。

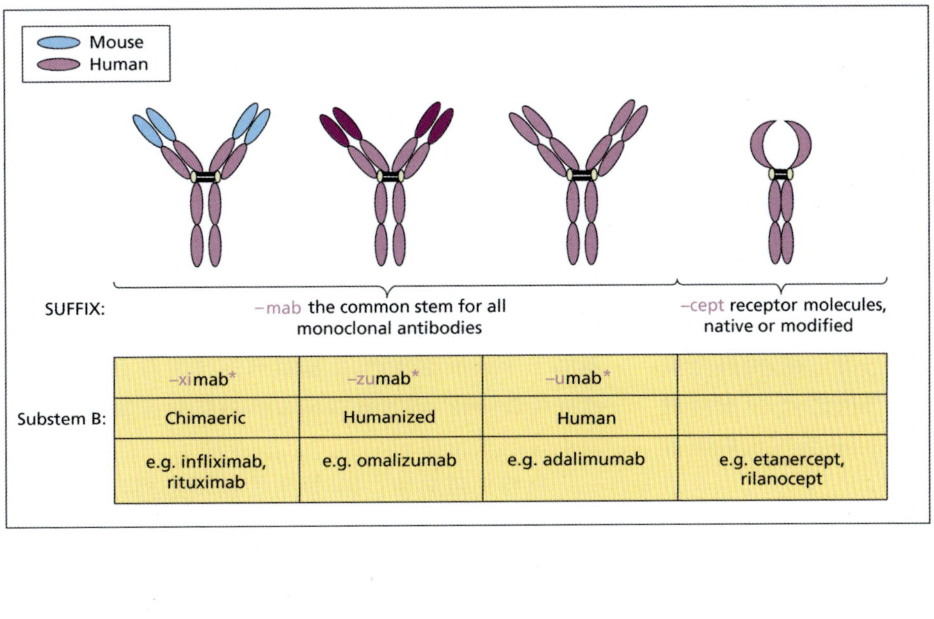

图 19.3 国际非专利组织生物名称(INN)可推断其功能

对于单克隆抗体(MAB)，INN 由以下部分组成：①前缀 X 是随机的，只需要给分子起一个独特的名称：亚基 A 表示目标分子，如-K 为白细胞介素；-I 为免疫调节；-t(u)为肿瘤。②亚 B 表示单克隆抗体免疫球蛋白序列所基于物种。③后缀 X 表示所有 mab 的阀杆均为-mab

与传统药物相比，该治疗领域具有许多潜在的优势。与小分子相比，生物制剂具有高度的功能特异性，且细胞外结合可导致更少的“脱靶”作用，小分子通常具有直接的细胞内作用，从而引起肝毒性和其他毒性作用。然而，这不一定代表生物制剂是更安全的药物，复杂的生物系统中某个特定途径的中断可能导致无法预料的效应。用 TNF-α 拮抗药治疗银屑病对潜伏性肺结核的再激活就是这样一个例子，CD28 激动药的灾难性试验也引起了 6 名志愿者的“细胞因子风暴”[1]。另外，由于这些药物是蛋白质，所有目前可用于皮肤病的药物均必须经由胃肠外给药；且即使是全人源的单克隆抗体，如阿达木单抗，其免疫原性仍然是一个重大问题。

生物疗法的种类迅速增加，适应证也不断变化；这些药物通常成本及价格均偏高，因此通常仅限于严重的顽固性疾病使用。尽管随着“生物仿制药”（一种类似于已经授权使用的生物制剂的药物，在质量、安全性和有效性方面没有任何差别）的出现，这种高价可能会改善。生物疗法的治疗应始终由具有使用经验的临床医师监督，并且由于这些通常是新的治疗方法，因此积极鼓励参与长期药物警戒登记。下面提供了许多生物疗法的简要细节，当然着重点是被许可用于皮肤病的药剂。但是该清单并不全面，相关疾病章节中提供了更多信息。

生物疗法针对的细胞因子

细胞因子是有效的炎症调节剂，以抗体或受体拮抗药阻碍其发挥功能是非常有效的治疗策略，并可作为研究疾病发病机制的手段。

肿瘤坏死因子拮抗药

肿瘤坏死因子（TNF）是由包括角质形成细胞在内的多种细胞产生的促炎细胞因子。TNF 在自然免疫和宿主防御中均起着复杂的作用，特别是对抗分枝杆菌感染，并同时具有增强和抑制获得性免疫的作用。在过去的 15 年中，它已被证明在许多慢性炎症性疾病的发病机制中发挥核心作用，这一结果在很大程度上来自于涉及 TNF 拮抗药在诸如银屑病、类风湿关节炎和克罗恩病等疾病中的显著临床疗效的研究。目前有两种靶向 TNF 的生物制剂：第一种为单克隆抗体直接与 TNF 结合，包括阿达木单抗、赛妥珠单抗、戈利木单抗和英夫利昔单抗；第二种，由融合蛋白竞争性地抑制 TNF 与 TNF 受体的结合，从而抑制 TNF 的生物活性，以一种可溶性 TNF 受体依那西普为代表。

皮肤科应用

适应证（见第 35 章）：在大规模随机对照试验（RCTs）中，阿达木单抗、依那西普和英夫利昔单抗均显示对银屑病疗效良好。这些药物已被列入严重银屑病（以及关节炎型银屑病）的标准治疗方法。戈利木单抗和赛妥珠单抗目前仅被许可用于关节炎型银屑病，但也有研究表明它们对其他类型的银屑病治疗有效[2,3]。

说明书外使用（见第 47、48、92 和 98 章）：TNF 拮抗药广泛用于炎症性皮肤病，这种应用主要基于临床观察和（或）规模较小的临床试验。在与炎症性肠病和类风湿关节炎相关的皮肤病中 TNF 拮抗药已被证实有效，包括坏疽性脓皮病、Sweet 综合征、化脓性汗腺炎和白塞病。据报道，常规治疗效果欠佳的严重结节病以英夫利昔单抗和阿达木单抗治疗也有改善[4,5]，而依那西普则疗效较差（并且可能有害）。TNF 拮抗药（主要是英夫利昔单抗）对很多种疾病均有阳性治疗反应的病例报告[6]，但对此仍需要进一步研究。由于缺乏对照试验数据、疗效定义不明确和随访数据不足，所有这些“说明书外”适应证的风险/受益比均无定论。

药理性质

分子结构（见图 19.3）：英夫利昔单抗是人-鼠单克隆抗体嵌合体（约 25% 小鼠来源的蛋白质），而戈利木单抗和阿达木单抗是完全人源性 IgG1 抗体。依那西普是一种融合蛋白，由人 TNFR2（p75）的细胞外部分的二聚体与人 IgG1 的 Fc 结构域融合而成。赛妥珠的片段产品是人源性抗 TNF Fab′片段与聚乙二醇缀合，聚乙二醇具有延长半衰期和降低免疫原性的作用。

药物用法：所有 TNF 拮抗药均为肠胃外用药，且除伊立嗪外，均可以自行皮下注射（表 19.2）。

药代动力学：从皮下给药后药物被缓慢吸收，主要途径可能是淋巴管，2～4d 达到峰值血浆浓度。与其他单克隆抗体和蛋白质分子一样，TNF 拮抗药的分布很复杂且不完全明确（见第 14 章）[7]。它受多种相互关联的因素影响，包括体重（与阿达木单抗清除速度加快有关）、药物与皮肤和滑膜等靶组织中的 TNF 结合紧密程度（即靶向介导的药物分布）和药物免疫原性（见后文）。血浆药物水平确实与治疗效果相关，这一关联性可以解释治疗反应的个体差异性。不同于小分子类药物，生物制剂的排泄并不通过肾过滤或胆汁分泌，因此肾功能或肝功能受损的患者也可以正常剂量使用。

药物免疫原性：与其他生物制剂相同，所有 TNF 拮抗药都可以诱导免疫应答，从而产生抗药物抗体[8,9]。通过与内源性配体（TNF）竞争、阻止 TNF 拮

表 19.2 用药剂量和方案

	英夫利昔单抗	阿达木单抗	依那西普
给药途径	静脉,>2h	皮下	皮下
剂量[a]	每次 5mg/kg,于 0、2、6、8 周各 1 次	第 1 周 80mg,第 2 周 40mg,以每隔 1 周 40mg	每周 50mg
生物利用度	100%	64%	76%
终末半衰期(d)	8~9.5	14	3~4

[a] 对银屑病,为得到正式许可的适应证。

抗药的中和作用或通过形成药物/抗药物抗体复合物而加速药物清除,这些因素被认为是治疗失败的重要机制。这些机制可以共存,并导致出现不良反应。虽然大多数患者通常在治疗的前 6 个月内产生抗药物抗体,但因为抗体可能是短暂存在或者水平偏低的,因此并非所有患者都会失去疗效。免疫反应的发展和放大(或耐受)的这种个体差异似乎与多种因素有关,包括给药的途径和方案(如初始高剂量和连续给药可以降低风险)、患者因素(如遗传因素、疾病活动水平),以及药物相关的特异性因素。值得注意的是,甲氨蝶呤[9](以及其他免疫抑制药)显著降低了抗药物抗体出现的风险,因此常与 TNF 拮抗药同用。有利于避免或最小化抗体形成的最优用药方法、剂量仍在讨论中。

药效学:TNF 从包括角质形成细胞等多种细胞的细胞表面结合前体(tmTNF)分离出来后即以可溶性细胞因子(sTNF)释放出来。sTNF 和 tmTNF 都具有生物学活性,并与两种不同的受体 TNF 受体 1(TNFR1,p55)和 TNF 受体 2(TNFR2,p75)结合。结合后导致促进炎症反应的 NF-κB 活化和(或)细胞凋亡。此外,tmTNF 本身可以通过反向信号传导过程充当配体,以诱导细胞活化、抑制细胞因子或诱导携带 tmTNF 的细胞凋亡。

所有 TNF 拮抗性生物制剂均可以特异性结合于可溶性和跨膜形式的 TNF,并通过以下方式起作用:①阻断 TNFR 介导的通路;②诱导 tmTNF(反向信号传递)生成。依那西普还结合淋巴毒素家族的成员[LTα3(也称为 TNF-β)和 LTα2β1];赛妥珠单抗因为缺乏 Fc′部分,不能结合补体或在体外引起抗体依赖性细胞介导的细胞毒性反应。目前暂时不清楚这些功能差异是否会导致临床上药效和(或)安全性的差异。

潜在不良反应

主要不良反应包括注射部位反应、输液反应(英夫利昔单抗)和感染。考虑到 TNF 在宿主防御分枝杆菌感染和肉芽肿形成中的作用,结核病的再激活是特别危险的,并且经常出现肺外或其他非典型部位受累。还有报道提及心力衰竭(包括新发或先前存在基础心脏病变的恶化)和脱髓鞘病变的出现。矛盾的是,有使用 TNF 拮抗药的患者发生了新发银屑病(包括掌跖脓疱病)和结节病,特别是当因结缔组织病或克罗恩病而使用 TNF 拮抗药治疗时多见,这表明 TNF 阻断对高度复杂的细胞因子网络的影响难以预料。还有少数关于特殊的肝炎反应、自身免疫性肝炎、血细胞减少、全血细胞减少和严重的机会性感染的报道。人们一直担心使用 TNF 拮抗药治疗是否存在增加恶性肿瘤的风险,尤其是淋巴瘤和皮肤癌,但迄今为止的来自银屑病研究(即少于 5 年)的相对短期用药和来自非皮肤病适应证如类风湿关节炎的研究数据暂时没有提示这一风险。银屑病患者和其他炎症性皮肤病患者出现恶性肿瘤的风险可能不同,目前英国[10]、欧洲[11]和美国[12]的许多机构正在收集相关数据以确定恶性肿瘤在相关人群中的风险。

禁忌证

禁忌证包括严重心力衰竭(纽约心脏病协会Ⅲ/Ⅳ级)、脱髓鞘病变病史、活动性感染或未治疗的潜伏性肺结核,以及目前或近期的恶性肿瘤病史[除外 5 年以前已诊断并治疗,和(或)治愈可能性高的恶性肿瘤,如充分治疗的非黑素瘤的皮肤癌]。减毒活疫苗接种可能会导致严重或致命的感染。

注意事项

患有多种并发症、年龄较大或有癌症病史的患者可能会增加严重不良事件的风险,应该仔细检查和监测[13]。当考虑用于慢性病毒感染(包括乙型肝炎、丙型肝炎和艾滋病病毒)的患者时,由于再激活和(或)进展的风险,以及缺乏安全性信息,也需要谨慎。应避免在怀孕期间及哺乳期间使用,从大约 14 周开始,IgG 通过新生儿 Fc 受体(FcRN)从母体转运到胎儿,因此除了赛妥珠单抗缺乏 Fc 部分的外,所有 TNF 拮抗药都会在妊娠中晚期通过胎盘,据报道,妊娠晚期使用英夫利昔单抗和依那西普的母亲所生婴儿体内可测到药物存在[14]。另外,TNF 拮抗药也可通过母乳中排泄。使用TNF治疗的患者进行手术会增加术后感染的风险。在所有这些情况下,强烈建议与专家进行一对一基于相关临床指南的咨询。

药物相互作用

除甲氨蝶呤外,TNF拮抗药和传统小分子药物之间没有临床上重要的相互作用;一般应避免与其他免疫调节药(包括生物疗法)共同给药,因为可能会增加感染风险。

治疗前筛查

对所有患者均应收集全面的病史,并进行彻底的临床检查,以确定是否存在治疗的禁忌证或注意事项,尤其应当特别关注是否有感染的存在或风险,包括活动性肺结核,以及脱髓鞘病变或癌症的存在。还应当针对避孕、怀孕计划和旅行计划与患者进行讨论,并注意考虑到结核病的风险和可能的疫苗接种要求。筛查潜伏性结核病的流程应包括胸部X线检查和结核菌素皮肤试验。然而,在这些检查结果不可靠的情况下,如在卡介苗接种疫苗的个体或免疫抑制药治疗中,应进行体外IFN释放试验(IGRA)γ试验(QuantiFERON®-TB Gold In-Tube, Cellestis, Australia,和T-Spot®. TB, Oxford Immunotec, UK)[15]。对于诊断潜伏性结核病的患者,可能需要进行抗结核治疗,但值得注意的是,这只会将后续TNF拮抗药治疗期间潜伏性肺结核再激活的风险降低50%,因此治疗期间应该保持警惕。实际操作中可以参考相关的国家指南[16],因为根据人口和个体患者风险特征的不同,推荐的治疗前筛查和潜伏性结核病治疗的具体细节也有所不同[15]。在可能的情况下,应鼓励患者参加国家级别的长期安全登记。

监测

TNF拮抗药治疗过程中应告知患者仔细记录是否出现新的症状及不适,并进行常规血液检查(全血细胞计数、肾和肝功能检查)。年度IGRA检测(针对治疗开始时检查结果阴性的患者)可能对结核病风险特别高的患者有帮助(如在高风险环境中工作或生活的人,以及前往流行率高的国家的人)。

其他细胞因子拮抗药

IL-23/IL-17拮抗药

IL-23和IL-17的靶向药物包括抗p40单克隆抗体优特克单抗和目前处于临床开发后期的药物,如抗IL-23单抗古赛库单抗[17]和IL-17拮抗药苏金单抗、ixekizumab和brodalumab[18]。所有这些药物在银屑病治疗中的惊人效果证明了IL-23/Th17轴在银屑病发病中的至关重要性;随着时间的推移,它们的临床应用可能会延伸到其他免疫介导的皮肤病。

优特克单抗(见第35章):优特克单抗被许可用于斑块型银屑病及关节型银屑病[19],并有少量研究表明其对掌跖脓疱病亦有治疗效果[20],这一点尚未通过随机对照试验的验证[21]。近期有报道称优特克单抗可用于治疗毛发红糠疹,但这一点尚未进行正式研究(见第36章)。

- 药理特性
  - 分子结构:优特克单抗是一种全人源IgG1κ单克隆抗体,可与人IL-12和IL-23的共有p40蛋白亚基特异性结合。
  - 药物管理:优特克单抗可自行皮下注射给药。
  - 药代动力学:单次皮下注射后,优特克单抗的生物利用度约为57%,中位半衰期为约3周(范围15~32d)。随着体重的增加和出现抗优特克单抗药物抗体,药物清除率可增加[22]。
  - 药效学:IL-12和IL-23是由活化的抗原呈递细胞分泌的异二聚体细胞因子,具有共同的蛋白质亚基p40。IL-12激活CD4细胞和NK细胞以诱导1型细胞因子(TNF和IFN-γ)的表达,而IL-23刺激产生IL-17的T细胞(Th17细胞)亚群的存活和增殖。优特克单抗特异性结合p40蛋白亚基,从而阻止IL-12和IL-23结合T细胞、NK细胞和抗原呈递细胞表面上表达的IL-12Rβ1受体蛋白。考虑到IL-23/IL-17途径在银屑病发病机制中的核心作用,优特克单抗在银屑病中的显著效果可能主要归因于对IL-23的抑制。
- 潜在不良反应:优特克单抗通常耐受性良好,鼻咽炎、头痛、上呼吸道感染和注射部位反应是临床试验中最常见的不良反应;另外还有极少数患者可出现严重感染。IL-12和IL-23与动脉粥样硬化形成有关,据报道,在使用优特克单抗和另一种特异性结合p40亚基的单克隆抗体briakinumab的随机对照试验中,可能存在不良心血管事件发生率高于对照组,后者随后退出临床开发[23]。优特克单抗的长期安全性数据限于5年[24]。
- 禁忌证:优特克单抗禁用于活动性感染或未治疗的潜伏性结核病、当前或近期的恶性肿瘤病史[除外已经诊断和治疗超过5年,和(或)治愈的可能性很高的恶性肿瘤,如充分治疗的非黑素瘤的皮肤癌]。使用优特克单抗治疗从第一次注射前2周至最后一次注射后15周内均不建议进行活疫苗接种。

- 药物相互作用：目前没有已知的特定药物相互作用，通常应避免与其他免疫抑制药物共同治疗，因为存在过度免疫抑制的风险，以及这些用药组合的安全性数据有限。
- 治疗前筛查：与 TNF 拮抗药相同[16,25]。
- 用法及用量：标准给药方案是在第 0、4、12 周时根据体重(＜100kg，45mg；＞100kg，90mg)的固定剂量。标签外使用方法可偶尔用于对治疗反应欠佳的患者。例如，将剂量从 45mg 增加到 90mg(在＜100kg 的患者中)或将注射频率(45mg 或 90mg)改为 0、4、8 每周[26,27]。
- 不良反应监测：同 TNF 拮抗药[16,25]。

IL-1 拮抗药

IL-1 在多种炎症条件中起着重要作用，目前有许多针对 IL-1 的新型生物制剂，无论是已获批准的还是正在开发的，都可能对脓疱性皮肤病有潜在的治疗效果，如自身炎症性疾病、白塞病和 SAPHO 综合征(滑膜炎、痤疮、脓疱病、骨质增生和骨炎)[28-30]。下面详述的所有三种药物都被许可用于冷冻蛋白相关自身炎症综合征，包括家族性自身炎症综合征(FCAS)和 Muckle-Wells 综合征(见第 45 章)。

阿那白滞素是一种重组 IL-1 受体拮抗药，具有竞争性抑制 IL-1α 和 IL-β 与 IL-1 受体结合的作用。给药方法为每日 1 次自行皮下注射[成人 100mg/d 或 1～2mg/(kg · d)]。其生物利用度为 95%，具有快速肾清除率(中位半衰期 4～6h)。不良反应包括注射部位反应(非常常见)、过敏反应、感染(包括严重感染)、中性粒细胞减少和肝酶升高[31,32]。

康纳单抗是人 IgG1κ 抗 IL-1β 单克隆抗体，可通过与内源性 IL-1β 结合，从而阻止其与 IL-1 受体的相互作用。给药方法为单剂量给药(起始剂量 150mg 或 2mg/kg 逐渐增加，根据临床表现调整)，维持治疗每周 1 次共 8 次[33]。康纳单抗的生物利用度为 66%，平均半衰期为 26d(与其他治疗性单克隆抗体相似)。不良反应与阿那白滞素基本相同[34]。

利那西普(IL-1 捕获剂)是二聚体融合蛋白，单链中含有 IL 受体 1 型细胞外结构域和 IL-1 受体辅助蛋白，并与人 IgG 的 Fc 部分融合而成。利那西普可作为可溶性诱饵受体，主要阻断 IL-1β 信号，并在较小程度上阻断 IL-1α 和内源性 IL-1 受体拮抗药(IL-1ra)信号传导。这种药物仅在美国提供。

靶向 B 细胞的生物疗法

目前可用的 B 细胞靶向治疗仅限于利妥昔单抗。利妥昔单抗是一种可以有效消除 B 细胞的抗 CD20 单克隆抗体，其最初开发用于治疗多种的 B 细胞恶性肿瘤，包括皮肤 B 细胞淋巴瘤。现已获准用于系统性红斑狼疮的贝利单抗是多种针对 B 细胞表面结合蛋白的新型重组抗体其中之一[35,36]，可能在自身免疫/炎症性皮肤病中具有临床应用价值(图 19.4)。

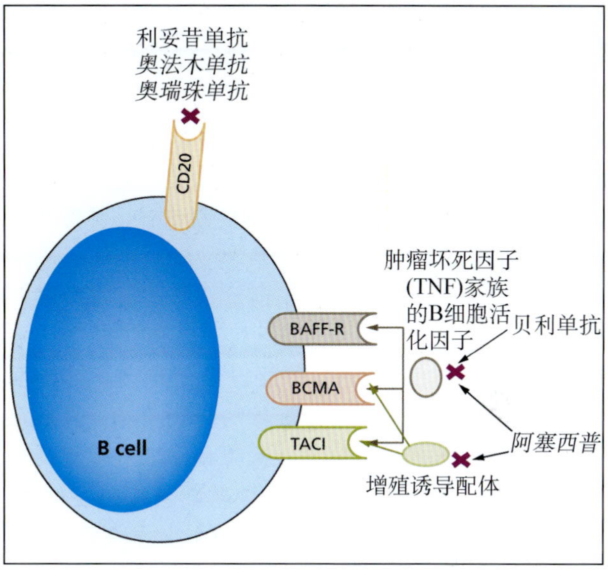

图 19.4 靶向 B 细胞的生物治疗

与利妥昔单抗一样，奥法木单抗和奥瑞珠单抗均靶向 CD20，并具有更强的补体和抗体依赖性细胞介导的细胞毒性作用[36]。贝利单抗与肿瘤坏死因子(TNF)家族的 B 细胞活化因子结合[BAFF，也称为 B-淋巴细胞刺激因子(BLyS)]，一种关键的可溶性 B 细胞存活因子，具有阻止 TNF 受体超家族成员 13C[BAFF 受体(BAFF-R)或 BLyS 受体 3(BR3)]、TNF 受体超家族成员 17 [B 细胞成熟抗原(BCMA)]和 TNF 受体超家族成员 13B[跨膜激活剂和亲环蛋白配体相互作用物(TACI)]活化的作用。阿塞西普是一种融合蛋白，由 TACI 的细胞外配体结合部分和修饰后的人免疫球蛋白 G(IgG)的 Fc 部分融合而成，可结合并中和 BAFF 和另一种叫作增殖诱导配体(APRIL)的可溶性 B 细胞激活因子。贝利单抗和阿塞西普均显示出对系统性红斑狼疮的疗效，并且在自身免疫性皮肤病中具有潜在的应用价值[36,42,43]。斜体标示的药物目前正处于临床开发阶段。以上信息取自 Faurschou 和 Jayne 在 2014 年的论著[36]和 Vincent 等 2014 年的论著[42]。

利妥昔单抗

皮肤科应用(见第 50、51、52、53、54、55 和 102 章)

利妥昔单抗被许可与糖皮质激素联合使用，用于治疗成人抗中性粒细胞胞质抗体(ANCA)相关性血管炎[肉芽肿伴多血管炎(GPA,以前称为韦格纳肉芽肿)和显微镜下多血管炎][36,37]。利妥昔单抗被广泛用于严重的自身免疫性疾病和慢性炎症性疾病,包括血管炎、天疱疮、系统性红斑狼疮、皮肌炎和原发性干燥综合征,通常与其他免疫调节药联合使用[36,38]。

药理性质

分子结构:利妥昔单抗是嵌合小鼠/人抗 CD20 单克隆抗体 IgG1。

药物管理:利妥昔单抗应缓慢静脉滴注给药,并应在用药前预先给予解热镇痛药(如对乙酰氨基酚)、抗组胺药(如氯苯那敏)和糖皮质激素(如甲泼尼龙)以减少或避免输注反应。

药代动力学:在非恶性肿瘤的患者中,利妥昔单抗静脉输注后的平均终末半衰期为约 20d(范围为 9～35d,在一定程度上取决于剂量),与其他 IgG 的代谢和消除速度无异(见第 14 章);群体药代动力学模型显示,体表面积和性别(男性表观分布容积和清除率较大)是解释药代动力学参数的个体间变异性的最重要的变量,尽管性别差异被认为在临床上不相关。

药效学:CD20 是四聚体跨膜磷酸化蛋白,由分化调节,特异性表达于 B 细胞的细胞表面。在骨髓中,CD20 表达于在从前体 B 细胞转变为未成熟细胞的过渡期,并且在循环和组织中的幼稚、活化和记忆 B 细胞中表达,但在分化成浆细胞时丧失。利妥昔单抗 Fab 片段与 CD20 结合后,主要为粒细胞、巨噬细胞和 NKγ 细胞表面上的一个或多个 Fc 受体介导的抗体依赖性细胞毒性反应导致 B 细胞裂解,另外也存在其他机制的参与。幼稚 B 细胞从外周血液循环和组织中迅速消失,这由病理状态和环境因素决定。循环系统中的 B 细胞群在随后的 3～6 个月恢复正常。由于 CD20 抗原不是由前或前体 B 细胞或终末分化的浆细胞表达,因此利妥昔单抗不能阻止来自前体细胞的 CD20 阳性 B 细胞的再生,并且不直接干扰免疫球蛋白的产生。对于既往并不认为自身抗体直接致病的疾病(如类风湿关节炎、皮肌炎和系统性硬化症),靶向 B 细胞的生物治疗的疗效反映了 B 细胞功能的高度多样化,包括抗原呈递、细胞因子产生、淋巴器官重塑和免疫细胞调节(通过调节 B 细胞)[39]。

潜在不良反应

输液反应很常见,第一次静脉用药后多达 25% 的患者可发生输液反应,大部分为轻至中度反应,后续用药时严重程度降低。用药后存在感染倾向,包括严重和机会性感染、带状疱疹和念珠菌病(类风湿关节炎试验中每患者每年感染率为 0.05);据报道,因淋巴增殖性疾病进行治疗的患者可出现进行性多灶性白质脑病,系统性红斑狼疮也可发生于极少数患者[42,43],中性粒细胞减少症等血细胞减少症可能在治疗后数月发生。接受利妥昔单抗治疗的患者群体往往患有严重的顽固性疾病,因此在治疗前通常接受过长期强效免疫抑制治疗,这可能进一步增加感染的风险。25% 的患者中可出现人类抗嵌合体抗体,这可能与输液反应、过敏反应的加重和无法有效消除 B 细胞有关。

禁忌证

禁用于存在活动性感染、严重免疫功能低下的患者(如低丙种球蛋白血症或 CD4 或 CD8 水平非常低)、不受控制的心脏病或心力衰竭(纽约心脏病协会Ⅳ级),禁止在输注后 4 周内和(或)在 B 细胞缺乏时接种活疫苗。

注意事项

应密切监测有心脏基础病的患者,因为存在诸多关于利妥昔单抗在输注期间出现多种心脏事件(如心绞痛、心律失常)的报道,且对于心脏病患者输液反应可能难以耐受。对于有复发或慢性感染病史的患者,或本身病情可能会使患者易于发生严重感染时,应谨慎使用利妥昔单抗,且用药时应严密监测[40]。

药物相互作用

没有已知的药物与利妥昔单抗具有相互作用。

治疗前筛查

为了将风险降至最低,利妥昔单抗应在综合性医院且由经验丰富的临床医师使用。开始利妥昔单抗治疗之前,应特别注意识别患有心脏病的患者,以及当前或过去有感染可能恶化或再复发的患者,包括既往结核病病史、存在活动性感染的危险因素,以及完成潜伏性结核病和血源性病毒感染(HIV、乙型肝炎和丙型肝炎)的相关筛查试验[40,41]。肿瘤学研究充分证明了乙型肝炎再激活后暴发性肝衰竭的可能性,尽管利妥昔单抗在乙型肝炎或丙型肝炎血清学检测中可能并非绝对禁忌,在给予适当的抗病毒预防(乙型肝炎)和相关的专家肝病学建议[40]后谨慎使用。应针对肺炎球菌进行检查,了解流感疫苗接种情况,以及可能需要接种疫苗的任何旅行计划。应强调在输注期间和输注后 12 个月避免怀孕的重要性。通常还应当进行其他包括全血细胞计数、肾功能和肝功能、血清免疫球蛋白和淋巴细胞亚群的检查。

用法及用量

给药方案根据不同疾病而有所不同,对于大多数皮肤病,在与其他免疫抑制药如糖皮质激素同用的情况下,给予单个治疗周期(通常 375mg/m² 或 1g 总剂量,每周 1 次持续 2～4 周)。如疾病出现复发,在必要的情况下可以再次使用利妥昔单抗进行治疗，但通常需要间隔 6 个月。

监测

应持续监测出现是否感染、神经紊乱的表现。常规血液检查（全血细胞计数、肾和肝功能检查）应定期（如每月）或在异常情况下更频繁地进行。后续用药之前应检查免疫球蛋白和淋巴细胞亚群。

其他生物疗法

奥马珠单抗

奥马珠单抗首先被许可用于严重过敏（IgE 介导）哮喘。最近，它已被证明对慢性荨麻疹有效。

皮肤科应用（见第 42 章）

奥马珠单抗被许可用作治疗成人和青少年（12 岁及以上）对 H_1 抗组胺药治疗反应欠佳的慢性自发性荨麻疹的附加用药。标签外用途包括其他形式荨麻疹[44]和难治性特应性皮炎，但疗效个体差异较大[45,46]。

药理性质

分子结构：奥马珠单抗是针对 IgE 的 Cε3 结构域的重组人源化单克隆抗体（IgG1κ）。

药物管理：皮下注射给药。

药代动力学：绝对生物利用度为 62%，平均注射后 6～8d 达到峰值血清浓度，代谢和消除速度与 IgG 基本相同（见第 14 章），是通过网状内皮系统和靶向结合 IgE/奥马珠单抗复合物形成完成的，平均半衰期为 24d。

药效学：奥马珠单抗仅特异性结合游离 IgE，其识别的 IgE 抗原决定簇 Cε3 构成高亲和力 IgE 受体（FcεR）结合位点的一部分，从而降低游离 IgE 血清水平，预防 IgE 与 FcεRⅠ的结合，下调嗜碱性粒细胞、肥大细胞和树突细胞上的 FcεRⅠ表达。奥马珠单抗-IgE 免疫复合物还可以隔离过敏原/自身抗原，并且通过下调表达 IgE 的 B 淋巴母细胞和记忆 B 细胞减少分泌 IgE 的浆细胞的数量。这些机制在荨麻疹治疗中起关键作用，因为荨麻疹是由针对 FcεRⅠ和（或）IgE 的自身反应性 IgG 抗体或针对自身过敏原的自身反应性 IgE 抗体引起的。在其他形式的荨麻疹中，奥马珠单抗确切的作用机制尚不清楚，但其 IgE/肥大细胞轴是对各种形式的荨麻疹疗效机制的中心。

潜在不良反应

最常见的不良反应包括头痛、鼻窦炎、关节疼痛、上呼吸道感染和注射部位反应。对不良事件更详细的了解需要通过更长期、更大规模的药物研究，适当控制混杂因素以评估真正的风险包括动脉血栓栓塞事件（如中风、短暂性脑缺血发作、心肌梗死）、过敏反应，以及围绕免疫复合物介导的病理改变和对寄生虫感染的异常免疫反应[47]。

禁忌证

禁用于对奥马珠单抗及注射辅料出现过敏反应的患者。

注意事项

据报道，使用奥马珠单抗后可出现 1 型过敏反应，通常在注射后 2h 内，有时可出现在注射后 24h 内。应告知患者这种可能性，并且始终在医疗监督下进行注射。对易感蠕虫流行区域/其他寄生虫感染的患者，奥马珠单抗可能带来特别的风险。

药物相互作用

未发现特定的药物相互作用。

治疗前筛查

包括既往病史、临床评估和血液学检查（全血细胞计数、肝及肾功能检查）。哮喘的用药剂量（仅）基于血清 IgE 水平。

用法及用量

根据说明书，治疗慢性荨麻疹的剂量每 4 周皮下注射 300mg。注射应在监督下进行，治疗后 1～2h 需监测过敏反应。

监测

应该监测常规血液检查，特别是排除血小板减少症[45]。

C1-酯酶抑制剂替代疗法

三种类型的 C1-酯酶抑制剂（C1INH）替代疗法被批准用于遗传性血管性水肿（1 型和 2 型），包括 Cinryze® 和 Berinert®（二者均来源于人血浆，经过巴氏消毒和纳米过滤以降低感染传播的风险），以及 Rhucin®——一种从兔母乳中纯化的重组人 C1INH 浓缩物[48,49]。CINH 替代物通过静脉输注给予，可作为高危事件（如手术、大型口腔科手术）前的短期预防性用药或者作为急性发作期间的紧急干预。Cinryze 还被许可用于“常规”预防复发性遗传性血管性水肿（如每 3～4 天 1000U）。急性过敏（很少）和感染是主要的不良反应。

静脉注射免疫球蛋白治疗

静脉注射免疫球蛋白（IVIg）是指高剂量输注从数千名健康供体的血浆中提取出的人 IgG。除了在抗体产生受损的原发性和继发性免疫缺陷综合征中作为替代疗法，IVIg 还具有免疫调节作用，在英国被许可用于原发性免疫性血小板减少症、格林-巴利综合征和川崎病[1]。

皮肤科应用（见第38、42、50、51、52、53、54、55、56和59章）

对于说明书外用途，IVIg作为单一疗法或与其他免疫调节药物联合，已用于多种自身免疫和炎症性皮肤病，包括自身免疫性大疱性疾病（天疱疮、类天疱疮、大疱性表皮松解症和线状IgA皮病）、自身免疫结缔组织疾病（皮肌炎、系统性硬化症和系统性红斑狼疮）和其他各种疾病，包括慢性自身免疫性荨麻疹、移植物抗宿主病和硬化性黏液性水肿[2]。

药理学特性

分子结构

IVIg制剂中的IgG抗体来自正常人群，其4个亚类的比例接近体内状态[1]。

给药途径

IVIg通过静脉给药，应根据所用特定品牌所推荐的输注速度给药。在使用前应使患者充分水化[1]。

药代动力学

输注后IVIg在血管内和血管外组织内快速分布，3～5d达到平衡[1]。IVIg可穿过胎盘，可通过母乳排泄[2]。免疫球蛋白由网状内皮系统细胞逐渐降解，半衰期约为4周[1]。

药效学

IVIg的免疫调节作用具体机制仍然知之甚少，特别是IgG抗体的促炎性质与高剂量IgG的抗炎症性质的矛盾仍无法解释。可以说，IVIg对免疫系统内促进免疫稳态的天然和获得性成分都具有复杂性作用，包括通过“天然”抗体阻断B淋巴细胞上的Fc受体，导致致病性自身抗体和细胞因子产生减少，以及B细胞凋亡；阻断粒细胞和巨噬细胞上的Fc受体（特别是通过IVIg中的IgG阻断唾液酸化Fc，抑制促炎细胞因子的分泌），抑制脱颗粒作用；Fc受体饱和导致致病抗体清除增加；IVIg中的抗独特型抗体可中和致病抗体的作用；介导天然抗体抑制补体导致的细胞损伤，包括干扰攻击膜的复合物的形成；天然抗体对某些细胞因子（包括TNF-α和IFN-γ）的抑制作用；抑制树突状细胞的成熟和功能，使其产生耐受性表型；扩大调节T细胞群（T-regs），增强其抑制功能[3-13]。然而，IVIg的抗炎作用的确切机制仍然不明确。

药物遗传学

关于IVIg治疗的药物遗传学方面知之甚少，有一些证据表明遗传因素可能影响川崎病对IVIg的临床反应[14]。

潜在不良反应

一般而言，认为IVIg具有良好的安全性，其不良反应大多轻微而短暂，严重不良反应的发生率较低[15-18]。老年患者更容易出现急性肾衰竭和动静脉血栓形成[18]。

输液相关不良反应

在输注IVIg的过程中可能出现的症状通常是轻微的，包括疲劳、不适、颤抖、体温升高、痉挛、头痛、肌痛、关节痛、背痛、胸闷、呼吸困难、恶心、呕吐、腹泻、皮疹、血压变化和心动过速[1,15]。输注速度减慢或暂时停止输注时这些不良反应通常会消退，易感个体可以预先使用镇痛药、抗组胺药、NSAID或低剂量静脉注射糖皮质激素治疗[2]。

急性肾损伤

在极少数情况下，IVIg可能导致近端肾小管细胞受损[19-22]，诱发渗透性肾病从而引起肾功能障碍。渗透性肾病的危险因素包括年龄（＞65岁）、糖尿病、既往肾功能损害、脱水、同时使用其他肾毒性药物[21]，以及使用蔗糖作为稳定剂的IVIg产品[20,21]。循环类风湿因子和冷球蛋白血症也可能是危险因素[2]。肾功能一般可以逐渐恢复[21]，但仍然存在致命结果的风险[19]。如果存在任何风险因素，应在用药期间避免使用利尿药，监测患者的水合状态并降低输注速率[21]。

溶血反应

IVIg的溶血反应并不常见，具有潜在炎症性疾病的非O型血型患者风险较高[23]，这与IVIg制剂中存在抗A和抗B血细胞凝集素有关，可能是由IgG和补体介导的[23]。IVIg输注后血红蛋白下降、间接胆红素升高、乳酸脱氢酶升高、直接抗球蛋白（Coombs）试验阳性，以及外周血细胞涂片见球形细胞和红细胞多染色性的证据表明溶血[23]。IVIg相关溶血的治疗方法是停止用药，如果需要补充红细胞，应给予O型红细胞[23]。为了使特定个体的溶血性输血反应的风险最小化，可以考虑含有较低滴度的ABO血细胞凝集素的IVIg产品，以及进行IVIg制剂和受体之间的交叉配型[23]。

血栓形成

IVIg可通过增加血液黏度从而改变血液的流变性并减少其流量，因此与静脉和动脉血栓形成的风险增加，以及随后的栓塞并发症相关，包括深静脉血栓形成、肺栓塞、心肌梗死和脑血管意外[24-28]。在50%的病例中，这种血栓形成事件可能在IVIg输注过程中出现，但也可能经过一段时间才会发现[25]，一般动脉血栓比静脉血栓发现更早[24]。IVIg相关血栓形成，尤其是动脉血栓形成，与死亡率显著相关，危险因素包括高龄、动脉高血压、动脉粥样硬化、肥胖、活动减少、脱水、糖尿病、血栓形成史、高黏滞综合征和高胆固醇血症[1,24,25]。通过以较慢的速度输注 IVIg、给予较低的剂量、预防性使用阿司匹林或低分子肝素，可以降低高危人群的血栓事件风险[26]。

IgA 介导的过敏及超敏反应

在循环系统中存在 IgG 或 IgE 类抗-IgA 抗体的无症状性 IgA 缺乏症的受体，IVIg 制剂中微量 IgA 的存在可引起过敏反应甚至超敏反应[29]，但这种依赖 IgA 的输血反应仍然很少见。目前预防有过敏史的患者的 IgA 相关过敏反应的策略已制定[29]。

无菌性脑膜炎

表现为头痛、发热、畏光、颈部僵硬和呕吐的无菌性脑膜炎是对 IVIg 的罕见不良反应，倾向于在输注 48h 内发生[30]，患有偏头痛的患者风险性更大[30]。通常需要行脑脊液一般检查及培养以排除细菌性脑膜炎。无菌性脑膜炎的预后良好，通常只需要对症治疗。确保充分的治疗前水合、用药前使用镇痛或抗组胺药及减慢输注速率，曾出现无菌性脑膜炎的患者可以继续接受 IVIg 治疗[30]。

感染风险

作为源自人群血浆的生物产品，IVIg 具有传播病原体的潜在风险。需通过供血者筛选，在供血及血浆库中筛查特定的感染标志物，严格制剂卫生和清除或灭活感染性病原体的技术[1,31]，将感染风险最小化。尽管如此，仍不能完全排除传播已知和未知生物感染的可能性[1]，并且出于法律相关原因，有人建议保存来自接受者的治疗前血清样本[2]，这个观点未被广泛认可。

禁忌证

先前输注引起的严重过敏反应是进一步使用的禁忌证；急性肾损伤和血栓形成的危险因素的存在是相对禁忌证。

注意事项

不应超过推荐的输液速度。静脉注射 IVIg 可能会削弱减毒活病毒疫苗的效率长达 3 个月(麻疹疫苗为 1 年)[1]。

药物相互作用

在 IVIg 输注前后应避免使用襻利尿药[1]。

治疗前筛查

在评估 IVIg 治疗的风险/利益比时，应评估该个体患急性肾损伤和血栓形成的风险，并考虑测量患者血清 IgA 及进行血栓形成倾向筛查。在每次 IVIg 治疗之前，应检查全血细胞计数、肌酐水平和肝功能。应做好患者用药前水合，特别是对老年人[18]。

用法和用量

用于治疗皮肤病的高剂量 IVIg 的标准方案是 2g/kg 一周期，分为 2～5d 或以上给药[1]。输液速度不应超过说明书建议的速度。以大约每月 1 次的间隔重复循环，直到获得有效的疾病控制，之后循环之间的间隔可以根据经验逐渐增加至 16 周，此时如果病情持续缓解则可以停止 IVIg 治疗[2]。在输注期间和输注后应鼓励患者摄入液体；如果患者以前曾出现输液相关症状，可考虑使用对乙酰氨基酚、含或不含可待因的药物、NSAID 或抗组胺药作为预防性用药。在那些易患血栓形成的患者中，可以选择预防性使用阿司匹林或低分子量肝素[26]。

用药后监测

在 IVIg 输注时和输注后，应监测生命体征、水合状态(排除流体过载和脱水)和尿量。输血后应行血涂片进行全血计数和胆红素水平筛查溶血的可能性。应鼓励所有患者活动，以尽量减少血栓形成的风险。

维 A 酸

合成的维 A 酸是一类有机分子，为天然维生素 A 类(包括视黄醇、视黄醛和视黄酸)的衍生物，并具有与之相似的生物活性。

天然维生素 A 参与多种重要生物过程的调节，尤其是胚胎发生过程中的细胞信号传导；但合成的维 A 酸主要通过在基因组水平上影响表皮细胞增殖、分化和凋亡及肿瘤抑制基因表达和免疫功能[1-5]发挥其药用特性。在过去 60 年，维 A 酸的发展最先始于观察到维生素 A 缺乏的皮肤效应，尽管其医学意义随后已经远远超出了皮肤病领域。它们在许多不同的领域显示出巨大的治疗潜力，包括以下方面：各种血液和实体恶性肿瘤中的化学治疗和化学保护作用；在代谢疾病中，作为脂肪生成的调节药和抗糖尿病药；预防或治疗神经退行性疾病；用于某些肾疾病；以干细胞为基础的再生医学[6]。

本节阐述了在皮肤病领域系统性使用的维 A 酸的相关内容，而非局部使用的维 A 酸制剂。皮肤病学中系统性使用的维 A 酸分为三代：第一代是非芳香族维 A 酸，以异维 A 酸(13-顺式视黄酸)和阿利维 A 酸(9-顺式视黄酸)代表；第二代是单芳香族维 A 酸，包括阿曲汀，一种乙酸乙酯的代谢产物，目前已被替代；第三代是聚芳香族维 A 酸，包括贝沙罗汀。

皮肤科应用(见第 90、91 和 92 章)

异维 A 酸被批准用于治疗对标准治疗抵抗的重度痤疮；说明书外适用证包括酒渣鼻、化脓性汗腺炎和头皮分割性蜂窝织炎。

阿利维 A 酸被许可用于治疗严重慢性手部湿疹，另外还被美国食品和药物管理局批准用于 Kaposi 肉瘤的皮肤病变的局部治疗。

阿维 A 酸在英国获得许可用于治疗标准疗法效果欠佳的严重掌跖脓疱病、遗传性鱼鳞病和 Darier 病、银屑病。说明书外适用证包括用于降低光化诱导的非黑素瘤皮肤恶性肿瘤的风险的化学预防[5,7]。

贝沙罗汀适用于治疗晚期皮肤 T 细胞淋巴瘤的皮肤表现[8]。

维 A 酸也被许可用于治疗毛发红糠疹、红斑狼疮和扁平苔藓。

药理性质

分子结构

维 A 酸的基本结构有三个部分：疏水性三甲基化环己烯环、共轭多烯连接体侧链和亲水性极性部分[6]。异维 A 酸（系统名称：13-顺式维 A 酸）、阿维 A［系统名称：(2E，4E，6E，8E)-9-(4-甲氧基-2，3，6-三甲基苯基)-3，7-二甲基纳米-2，4，6，8-四烯酸］、阿利维 A 酸［系统名称：(2E，4E，6Z，8E)-3，7-二甲基-9-(2，6，6-三甲基-1-环己烯基)壬-2，4，6，8-四烯酸］和贝沙罗汀｛系统名称：4-［1-(3，5，5，8，8-五甲基四氢萘-2-基)乙烯基］苯甲酸｝是目前在皮肤病治疗使用的四种主要维 A 酸类药物。

给药途径

所有系统性维 A 酸都通过口服给药。

药代动力学

维 A 酸的药代动力学是复杂的，主要的途径是从肠道吸收进入肠黏膜细胞，经过乳糜微粒传播到肝，在肝细胞进行细胞内加工后分泌到血液中（它们与清蛋白结合），最后被靶细胞吸收并转运到细胞核[6]。这个过程涉及一系列细胞内转运蛋白，包括细胞视黄醇结合蛋白、血浆视黄醇结合蛋白和细胞视黄酸结合蛋白[6]。

与食物或牛奶一起服用可提高其生物利用度。在循环中，维 A 酸与清蛋白结合并且分布广泛，还可穿过胎盘并分泌到母乳中。

维 A 酸通过细胞色素 P450 系统的酶异构化和氧化代谢，然后葡萄糖醛酸化成无活性的水溶性形式[5,8]，经由胆汁或肾排泄。

各种维 A 酸的半衰期不同，阿利维 A 酸的半衰期为 10h，异维 A 酸大约 20h，阿维 A 酸 50～60h。异维 A 酸和阿利维 A 酸是内源性类维生素 A，停止治疗后异维 A 酸在 2 周内降到正常生理水平，阿利维 A 酸则在数日内降到正常生理水平[8]。贝沙罗汀与异维 A 酸清除率基本相同[5]。

在停止治疗后 1 个月阿维 A 才能从体内清除[5]。但是，因为阿维 A 酸治疗的患者饮酒后阿维 A 酸可再酯化依替丁酯，且依替丁酯具有相对长的半衰期(80～160d)，因此需避孕 2 年[5,8]。

药效学

维 A 酸进入靶细胞的胞核并调节多种靶基因的转录，其信号传导的过程涉及两个维 A 酸核受体家族，即视黄酸受体（RAR）和类视黄醇 X 受体(RXR)[9]。每个受体家族有三个同种型（α、β 和 γ），每个同种型有数个亚型[4,6]，每种受体具有 DNA 结合结构域和配体结合结构域。为调节靶基因的表达，受体形成二聚体，每个二聚体含有必需的 RXR 和另一个 RXR（RXR-RXR）或 RAR（RAR-RXR）。受体二聚体与靶基因的启动子区域内的特定 DNA 序列（视黄酸反应元件）结合，受体发生结构改变促进转录过程的配体结合，导致 mRNA 和蛋白质形成。异维 A 酸和阿维 A 酸是 RAR 的配体，贝沙罗汀是 RXR 的配体，而阿利维 A 酸是泛蛋白，可与 RAR 和 RXR 结合[4]。

关于维 A 酸靶向基因的细节，以及其蛋白质产物影响表皮细胞和免疫细胞功能的机制，仍有待完全阐明。

除了这种基因组效应外，维 A 酸还具有非基因组效应，特别是视黄酰化、某些蛋白质的翻译后修饰，其中包括细胞角蛋白[6]。

药物遗传学

目前，还没有已知的药物遗传学因素与维 A 酸的临床应用相关，但未来对参与其药代动力学和药效学特性的多种基因的多态性分析[10-13]，可能对个体水平的治疗方案制定具有指导作用（在优化临床效果和最小化不良反应方面）。

潜在不良反应

致畸性

天然的维生素 A，特别是视黄酸，在胚胎中对生长和器官发生中起着重要作用，但过量维 A 酸活性会导致许多与维生素 A 缺乏相同的胚胎发育缺陷[6]。妊娠早期胎儿暴露于维 A 酸会使正常的神经、眼、心血管和肾，以及肺系统、骨骼、胰腺和四肢发育受到影响[6]。怀孕前 3 个月给妇女施用维 A 酸有高达 50％的概率出现胎儿颅面畸形（包括腭裂和外耳畸形）、中枢神经系统异常（如脑积水、小头畸形和小脑畸形）、心脏缺陷（法洛四联症、大血管异位），以及胸腺和甲状旁腺的异常，导致早期和晚期死产数量增加[5,6]。

父亲系统性使用维 A 酸治疗导致胚胎异常的风

险似乎非常小[5]。

精神异常

维 A 酸治疗与精神不良反应(包括抑郁症、自杀意念和人格障碍)之间的关系明确且有争议[14,15]。研究这一问题的大多数文献是针对用于治疗寻常痤疮的异维 A 酸,部分文献记录了阿维 A 酸和贝沙罗汀的精神病学不良反应[8]。痤疮本身与焦虑、自尊心低下、社交恐惧症、抑郁甚至自杀意念有关,毫无疑问异维 A 酸常有益于减轻痤疮的心理影响[16-20]。尽管大多数回顾性和前瞻性临床试验未能证明口服异维 A 酸治疗与精神症状之间存在关联,但仍有部分研究表明,一定比例的异维 A 酸治疗患者可能会出现抑郁症[15]。Meta 分析的结果要么显示口服异维 A 酸使用与抑郁之间没有关系[21,22],要么表明可能存在关联[23,24]。这种假定效应背后的机制可能涉及异维 A 酸穿过血脑屏障并改变边缘系统中,尤其是海马体的各种基因的表达,从而影响情绪的多巴胺能、5-羟色胺能和去甲肾上腺素能调节[15]。

总之,抑郁症可能是异维 A 酸治疗的罕见、特异、不可预测的不良反应[15,19],建议患者及其家属注意抑郁症的体征和症状并进行具体咨询,并在每次随诊时问诊患者情绪和是否存在自杀念头[25]。严重或频繁的头痛可能是维 A 酸引起的抑郁症的预警症状[26]。目前尚不清楚有精神疾病史的患者是否有加重病情的风险[5],但应按照病情正常对这些患者使用口服异维 A 酸进行治疗[15,25,27];应该与精神科同事进行联合管理,采取措施确保在早期阶段确认精神状态的任何恶化(包括使用经过验证的焦虑和抑郁评定量表),以低剂量开始异维 A 酸[0.5 mg/(kg · d)]治疗,如果病情需要 2 个月后逐渐增加异维 A 酸的剂量,这种治疗方案可以减少精神病相关风险[15,25]。

眼部不良反应

维 A 酸治疗可能出现眼睑结膜炎,引起眼部干燥、刺激感,偶尔并发细菌感染,这是由于维 A 酸诱导结膜上皮的改变[28]和睑板腺分泌减少[29]所致。这些不适可以通过使用人工泪液缓解,应建议患者暂时停止使用隐形眼镜。

维 A 酸治疗可能会出现无症状性角膜混浊,但不会对视力产生不利影响[5]。

视网膜毒性引起的夜视受损是维 A 酸的潜在不良反应,可能持续数年[30,31],由于这种可能性的存在,应当对从事依赖于良好夜视力的职业的人进行电生理筛查。

胃肠道不良反应

轻度胃肠道不适比较常见。另外,异维 A 酸尤其被认为是溃疡性结肠炎和克罗恩病等结肠炎性疾病的原因[5]。但即使异维 A 酸易引发炎症性肠病证据确凿[19],其整体风险仍非常低[19]。应与胃肠病学家联合管理出现异维 A 酸相关炎症性肠病的患者。

骨骼肌肉不良反应

维 A 酸可能导致骨质增生(特别是弥散性间质骨骼骨肥厚,DISH)、骨骺过早闭合、肌腱和韧带钙化、骨密度降低[5]。然而,在维 A 酸用于治疗痤疮和角质化疾病的临床条件下,这些并发症的风险似乎很低[5,32-34]。尽管罕见,但在青春期前的儿童中应考虑到早期骨骺闭合的可能性。肌痛是一种常见的不良反应,尤其是对于使用异维 A 酸的活动量大的患者,可能出现肌酸磷酸激酶水平升高[5]。

皮肤黏膜不良反应

皮肤干燥(特别是在特应性体质患者中)和黏膜(尤其是鼻内膜、嘴唇黏膜和结膜)非常常见且与剂量有关。它可能与瘙痒、面部红斑、脓毒症、脂溢性皮炎和皮肤脆弱有关,并可出现很难处理的鼻出血。阿维 A 治疗的患者偶尔会抱怨"皮肤黏",通常润肤疗法是有效的,建议将非粉刺制剂用于治疗痤疮的部位。当异维 A 酸治疗开始时,痤疮暂时恶化,但这通常不需要调整剂量,很少发生痤疮暴发[35]。静止期脱发、脆性指甲、甲剥离和光敏偶尔会出现[5]。异维 A 酸诱导的化脓性肉芽肿样病变可能与痤疮病变和指甲褶皱有关,倾向于在停止治疗时缓解[36]。很少有关与异维 A 酸治疗导致的严重皮肤反应(Stevens-Johnson 综合征和中毒性表皮坏死松解症)的上市后报道[37]。

神经系统不良反应

短暂性头痛是一种常见的不良反应,但偶尔口服维 A 酸可引起良性颅内高压(假性肿瘤)伴有恶心、呕吐和视力障碍,可能伴有视力丧失[38],尤其是当异维 A 酸与口服四环素同时使用时。

高脂血症

血脂异常,尤其是高三酰甘油血症和高胆固醇血症,是维 A 酸,特别是贝沙罗汀治疗的常见不良反应,需要在治疗期间监测血脂情况。轻度血脂异常的管理包括饮食调节、增加活动和控制体重以降低心血管风险,更严重的血脂升高需要药物干预以尽量减少胰腺炎的风险[39]。维 A 酸诱导的高脂血症在停止治疗时是可逆的[5]。

肝毒性

维 A 酸诱导的肝转氨酶升高是常见的,虽然通常临床意义不大,但仍需要监测[5]。严重的肝炎罕见,可能是特发的。

血液学不良反应

中性粒细胞减少症是异维 A 酸和贝沙罗汀的治疗的常见不良反应，异维 A 酸可能导致血小板异常和贫血[8]。

内分泌系统不良反应

贝沙罗汀[40]和阿利维 A 酸[8]均可引起中枢性甲状腺功能减退，需要监测这种不良反应。

药物相互作用

见框图 19.11。

框图 19.11 系统性维 A 酸的药物相互作用[41]

- 四环素可增加良性颅内高压的风险
- 乙醇诱导阿维 A 酸酯重新酯化为阿维 A 酯，显著地延长其有效半衰期
- 阿维 A 酸可能降低香豆素抗凝药和辛伐他汀的作用
- 异维 A 酸可能降低卡马西平血药浓度
- 酮康唑增加阿利维 A 酸的血浆浓度
- 阿维 A 酸可能导致甲氨蝶呤毒性
- 二甲苯氧庚酸增加贝沙罗汀血浆水平
- 同时使用维生素 A 可能诱发维生素 A 过多症

禁忌证

口服维 A 酸类药物禁用于孕妇或哺乳期妇女，以及具有生育潜力的妇女，除非符合维 A 酸妊娠预防计划的所有条件；禁用于同时接受四环素治疗的患者；禁用于对维 A 酸或赋形剂（特别是大豆和花生）过敏的患者。相对禁忌证包括肾和肝功能不全和严重的高脂血症。

注意事项

患者不应在治疗期间、异维 A 酸及阿利维 A 酸治疗后 1 个月内、阿维 A 酸治疗后 6 个月内进行献血，因为怀孕受血者的胎儿可能存在风险[8]。应避免暴露在强烈阳光下，并采用防晒措施。为避免出现表皮剥离，维 A 酸治疗后 6 个月应禁止使用蜡脱毛；由于存在肥厚性瘢痕和色素沉着不良的风险，皮肤磨削或激光换肤应推迟至少 6 个月[8]。维 A 酸可能影响糖尿病患者的血糖控制。

治疗前筛查

应告知育龄期妇女维 A 酸致畸性的相关信息，并建议其采取节育措施或避免性交。在开始使用维 A 酸治疗前应排除妊娠，在治疗期间和之后的适当时间应避免妊娠（异维 A 酸、阿利维 A 酸和贝沙罗汀为 1 个月，阿维 A 为 2 年）。关于异维 A 酸的建议可应用于其他维 A 酸，其中提到被认为有受孕风险的女性应该被纳入异维 A 酸妊娠预防计划[42]（美国的 iPLEDGE[43]），其中涉及对患者进行关于维 A 酸的教育，包括不良反应和避孕建议、书面知情同意。理想情况下，在开始治疗前至少 1 个月建立两种适当形式的避孕措施，并在即将开始治疗之前确保血清或尿液妊娠试验为阴性（最低灵敏度为 25 mU/ml 人绒毛膜促性腺激素），维 A 酸用药应该在月经周期的第二天或第三天开始。闭经妇女（包括仅接受孕激素避孕药的妇女）应在最后一次性交 14d 后进行妊娠试验。禁欲或已完成子宫切除术的妇女可以免除妊娠预防计划。治疗前的实验室检查应包括全血细胞计数、肝功能、肾功能和全套空腹血脂。阿利维 A 酸和贝沙罗汀治疗需要监测甲状腺功能。

用法及用量

每种维 A 酸类药物都有标准剂量方案[8,41,42,44,45]。

监测

应进行合理的随访，在治疗开始的前 3～6 个月每月进行临床评估和血液检查（肝功能和空腹血脂检查，定期检查肾功能和全血细胞计数），此后每 3 个月进行血液检查[5]。接受阿利维 A 酸和贝沙罗汀治疗的患者应监测甲状腺功能。对于有生育能力的女性，每月需要进行血清或尿妊娠试验，并且在停药后 5 周再次进行这一检查。随访时应具体询问有关不良影响，特别是与情绪和视力有关的影响。无症状患者不需要对骨骼毒性或骨质疏松症进行常规监测[5]，但如果患者报告活动受限和骨痛，则应考虑相关的放射学检查。

沙利度胺

沙利度胺最早在 20 世纪 60 年代被作为孕妇的镇静和止吐药使用，但可能导致胎儿的肢体缺陷（海豹肢症）和内脏畸形。随后沙利度胺被发现是一种有效的免疫调节、抗炎、抗血管生成和抗肿瘤特性的药物，目前已被用作骨髓瘤一线治疗的组成部分，在美国也被许可用于治疗结节性红斑。

皮肤病用途（见第 31、48、51、83、127 和 136 章）

沙利度胺被许可用于治疗多种皮肤病，包括结节性痒疹、光化性痒疹、皮肤红斑狼疮、口疮性口炎、白塞病、结节病、移植物抗宿主病、朗格汉斯细胞组织细胞增生症、晚期 HIV 感染的皮肤表现和卡波西肉瘤[1-10]。

药理性质

分子结构

沙利度胺，分子式 $C_{13}H_{10}N_2O_4$，系统名称（RS）-2-（2，6-二氧代哌啶-3-基）-1H-异吲哚-1，3（2*H*）-二

酮，是哌啶基异吲哚，由邻苯二甲酰基环和戊二酰亚胺环组成。它具有手性中心，以左手和右手对映体的外消旋混合物形式存在[2]。

给药途径

在英国，ThalidomideCelgene® 被许可使用，为含有 50mg 沙利度胺的胶囊制剂[11]。

药代动力学

沙利度胺的药代动力学数据仍不完整。它是脂溶性的，在用药后 2～6h 达到峰值血浆水平[1]。沙利度胺可能被非酶水解降解，似乎还有涉及细胞色素 P450 系统的肝代谢[1]。其半衰期约为 9h，主要为非肾的排泄途径，但其排泄的确切细节尚不清楚。沙利度胺易通过胎盘屏障。

药效学

沙利度胺的许多生物学作用的潜在机制仍然不清楚，有证据表明其致畸作用是由于沙利度胺与小脑蛋白结合后成纤维细胞生长因子 8（肢体发育的重要调节因子）的表达降低所致[12]，小脑蛋白是一种普遍表达的抑制泛素连接酶活性的 E3 连接酶蛋白。其致畸作用的其他理论包括氧化应激和损伤、DNA 插入和抑制血管生成[13]。小脑蛋白被证明可能是沙利度胺的免疫调节和抗增殖特性的蛋白质靶标[14]。沙利度胺可以抑制细胞和体液免疫反应，抑制中性粒细胞和单核细胞的吞噬作用和中性粒细胞趋化性，并抑制多种炎症递质的产生，包括 TNF-α 和 IL-12[1]。

药物基因学

尽管与当前临床应用无关，但编码 CYP450 和非 CYP450 代谢酶和转运蛋白的基因的遗传多态性可以解释沙利度胺的药代动力学和毒性特征的显著个体差异[15,16]。最近的证据表明，使用沙利度胺后发生周围神经病变的风险，取决于控制周围神经系统修复机制和炎症的基因的多态性[17]。

潜在不良反应

致畸性

除了海豹肢症，沙利度胺还与先天性心脏病、眼部和听觉畸形、泌尿系统异常、自闭症和精神发育迟滞有关[18]，受孕后 20～36d[13,18,19] 使用沙利度胺即易导致胚胎畸形。

周围神经病变

周围神经病变是沙利度胺的一个非常重要的不良反应，并且是限制其使用的主要因素，可发生在 20%～55% 的患者中，女性和老年人的风险较大。最高发病率发生于治疗的第一年[20,21]。确切的神经毒性机制尚不清楚，但似乎受影响的个体具有遗传易感性[17]，且由日剂量而不是累积剂量决定[21,22]。沙利度胺相关的周围神经病变导致对称的、主要累及感觉神经的、长度依赖性的轴突多神经病变，出现感觉神经动作电位（SNAP）幅度降低，对神经传导速度影响不明显[23-25]。其临床上表现为手足的对称性疼痛感觉障碍、感觉丧失，偶尔肌肉无力或痉挛、锥体束受累和腕管综合征[2]。恢复过程通常缓慢且往往无法完全复原，在停药后神经毒性甚至可能仍继续进展[2]。

其他不良反应

见框图 19.12。

框图 19.12　沙利度胺的其他不良反应[2,11]

- 静脉和动脉血栓形成
- 内分泌影响：甲状腺功能减退、低血糖和高血糖、低钙血症
- 贫血、中性粒细胞减少、淋巴细胞减少、血小板减少症
- 红皮病、Stevens-Johnson 综合征/中毒性表皮坏死松解症
- 过敏反应
- 嗜睡、头晕、抑郁、精神错乱、焦虑、情绪激动、厌食症
- 肠梗阻和穿孔
- 口干、便秘、恶心
- 心动过缓、外周性水肿、呼吸困难、心力衰竭
- 性欲下降
- 干燥症、瘙痒症

禁忌证

沙利度胺绝对禁用于妊娠期妇女，以及对其具有已知敏感性的个体[1]，正在哺乳期的妇女同样应该避免使用[11]。

注意事项

接受沙利度胺治疗的育龄妇女必须严格避孕。有生育能力的女性性伴侣的男性患者用药期间应该使用安全套，因为沙利度胺可以进入到精液中。

对于存在周围神经病变或其他神经系统疾病的患者，或者存在显著的肾或肝损害、充血性心力衰竭、高血压、甲状腺功能减退、胃肠道疾病或血栓形成风险较高的患者，沙利度胺是相对禁忌的[1,11]。

当用于治疗骨髓瘤时，建议至少在治疗的前 5 个月进行抗凝治疗预防血栓形成，特别是对于存在特定的危险因素的患者，如吸烟、高血压或高脂血症[11]。

药物相互作用

对于具有镇静、心动过缓或周围神经病变的作用的药物，沙利度胺可能会增强其作用。对于因沙利度胺治疗需要口服避孕药物的育龄妇女，应考虑沙利度

胺与避孕药的相互作用的可能性[1]。此外，不推荐使用复方口服避孕药，因为沙利度胺具有可能增加血栓形成的风险。

治疗前筛查

在美国，沙利度胺是由欧洲药品管理局[26]许可，必须按照 Thalidomide Celgene™ 妊娠预防计划[27]使用药物，这一计划是以沙利度胺风险评估和缓解策略(REMS)™ 计划[过去称为沙利度胺教育和处方安全(STEPS)计划系统]制定出来的。这两个计划都需要医师、药师和患者的正式注册，以及患者的知情同意。应当对患者进行认真的咨询和教育，Celgene 已经制作了一本信息手册协助进行患者教育[28]。应评估患者血栓形成的风险，在必要的情况下进行抗凝治疗。

用药前应进行临床神经系统检查，包括电生理检查(测量 SNAP 振幅)。

对于有生育潜力的女性，必须同时采用两种可靠的避孕方法，从治疗开始前至少 1 个月开始。在开始治疗之前必须排除妊娠的可能性。

应检查全血细胞计数和肝肾功能。

用法及用量

适用于皮肤病的剂量范围为 50～300mg/d，一次性睡前服用，以减少镇静作用的影响。

用药后监测

周围神经病变

建议在沙利度胺治疗的前 3 个月每月检查 1 次周围神经病变的体征或症状，并在此后定期(每 1～6 月 1 次[1])检查。每 6 个月应考虑进行电生理检查以检出亚临床神经病变。

实验室检查

应每月对育龄妇女进行妊娠试验，并在停药后 4 周再进行妊娠试验。应每月进行全血细胞计数和肝功能检查，直至沙利度胺的剂量稳定，然后每 2～3 个月进行 1 次。

抗微生物药物

系统性抗细菌、抗病毒、抗真菌和抗寄生虫药物是皮肤科医师开具的处方中非常重要的部分。虽然大多数抗菌药用于感染性疾病，但其中某些抗细菌药物，如四环素和大环内酯类，同时具有抗炎特性而被用于治疗寻常痤疮、红斑痤疮、免疫性紊乱、坏疽性脓皮病、掌跖脓疱病和结节病[1]。

因篇幅限制无法对每个抗微生物药物进行详细描述，感兴趣的读者可以参考优秀的综述[1-4]。

系统性抗生素

有多种口服抗生素可有效治疗皮肤和软组织感染，包括青霉素、头孢菌素、大环内酯类、四环素类、氟喹诺酮类、糖肽类和脂肽类抗生素、利福霉素、叶酸合成抑制药、林可酰胺和噁唑烷酮[5]。

青霉素

青霉素是 β-内酰胺抗生素，由 β-内酰胺环与噻唑烷环相连构成。细菌的 DD-转肽酶通常催化肽聚糖交联，青霉素通过抑制 DD-转肽酶来阻碍稳定的细菌细胞壁形成，从而削弱细胞壁的结构完整性并导致细胞死亡。

天然的第一代青霉素包括苄星青霉素(青霉素 G)和苯氧基甲基青霉素(青霉素 V)，对革兰阳性球菌和杆菌、革兰阴性球菌和厌氧菌有抗菌作用；接下来是各种半合成青霉素：青霉素酶(β-内酰胺酶)抗性青霉素，包括对产青霉素酶的葡萄球菌有活性的氟氯西林和双氯西林、对革兰阴性菌(但不是铜绿假单胞菌或不动杆菌属)有活性的替莫西林；以及广谱青霉素，如氨苄西林和阿莫西林，抗菌谱较前述广泛，可杀灭革兰阴性杆菌，但可被青霉素酶灭活；高效青霉素，如匹美西林，对许多革兰阴性菌有活性，包括大肠埃希菌和克雷伯菌、肠杆菌和沙门菌属；抗假单胞菌青霉素，包括哌拉西林和替卡西林，它们对一系列革兰阳性菌和革兰阴性菌及厌氧菌具有广谱活性，并且两者均在英国仅被许可与 β-内酰胺酶抑制药联合使用[1,5]。

超敏反应是青霉素最重要的不良反应。1%～10%的使用青霉素治疗的个体可发生过敏反应，超敏反应发生率低于 0.05%[5]。青霉素过敏患者也可能对头孢菌素和其他 β-内酰胺类抗生素过敏[5]。传染性单核细胞增多症、淋巴细胞白血病或接受别嘌呤醇的患者中氨苄西林诱发的瘙痒性斑丘疹并非真正过敏，也不是后续青霉素治疗的禁忌证[1]。

头孢菌素

头孢菌素也是 β-内酰胺类抗生素，与青霉素抗菌作用机制相同。头孢菌素中 β-内酰胺环与二氢噻嗪环的融合，对抵抗青霉素酶具有一定作用。目前共有五代头孢菌素，其中第一代对革兰阳性球菌具有最大的活性，之后几代对革兰阴性菌具有更大的作用，对革兰阳性菌的作用较小。

口服第一代(头孢氨苄、头孢拉定和头孢羟氨苄)、第二代(头孢克洛和头孢呋辛酯)和第三代(头孢泊肟)头孢菌素被许可用于治疗皮肤和软组织感染[5,6]。

超敏反应是头孢菌素的主要不良反应[1,5]。0.5%～6.5%对青霉素过敏患者对头孢菌素也会过敏[5]，因此有青霉素过敏史的患者应尽可能避免使用头孢菌素。

大环内酯类抗生素

大环内酯类抗生素（具有氮杂内酯和酮内酯亚类）包括红霉素、克拉霉素、阿奇霉素和泰利霉素，其结构包括大环内酯环。它们通过可逆性结合细菌核糖体的50S亚基抑制细菌蛋白质的合成[1]，从而发挥其抑菌作用。大环内酯类还具有与其抗生素作用无关的抗炎特性。大环内酯类抗生素的抗菌谱与青霉素相似，因此长期以来红霉素是青霉素过敏患者的替代品[5]。金黄色葡萄球菌和链球菌（以及痤疮丙酸杆菌）耐药菌株的出现，以及其胃肠道不良反应和对细胞色素P450的抑制作用（导致许多潜在的药物相互作用）等限制了红霉素的临床应用[1,5]。另外还有罕见的不良反应，包括QT间期延长和心律失常。

四环素类抗生素

四环素类抗生素具有广谱抑菌作用，包括四环素、土霉素、多西环素、赖美环素、米诺环素和地美环素。它们具有基本的四个烃环结构，并通过与细菌的30S核糖体亚基结合来抑制细菌蛋白质合成[1]。四环素类抗生素的临床实用性随着细菌耐药性的增加而减少[5]，但因其抗炎作用及对莱姆病和非结核性杆菌感染的治疗作用，为皮肤科医师使用的最常见的抗生素[1]。多西环素和米诺环素的改良释放（亚抗微生物）制剂可以减少抗生素耐药性的发生，而不影响其抗炎症作用[1]。四环素类抗生素禁用于儿童和孕妇或哺乳期妇女，因为它们可以沉积于正在生长的骨骼和牙齿中。除多西环素和米诺环素外，四环素类抗生素可能会加重肾功能损害[5]。光敏性、过敏反应、色素沉着异常和良性颅内高压是潜在的不良反应[5]。米诺环素可能诱发狼疮样综合征和血管炎。

替加环素是一种甘氨酰环素，在结构上类似于四环素，具有相似的作用机制，用于治疗复杂的皮肤和软组织感染[5]。

喹诺酮类药物

喹诺酮类是合成的广谱抗生素，具有基于喹啉环系统的结构。其抗菌效应来自对拓扑异构酶的抑制，这可以防止细菌DNA解旋和复制。环丙沙星、左氧氟沙星、莫西沙星和氧氟沙星被许可用于治疗皮肤和软组织感染，但葡萄球菌对喹诺酮类药物的耐药性很常见[5]；耐甲氧西林金黄色葡萄球菌（MRSA）感染时应避免使用喹诺酮类抗生素。它们对大多数革兰阴性菌有效，包括铜绿假单胞菌，并且对炭分枝杆菌和炭疽也具有抗菌活性[1]。喹啉治疗可能会致肌腱损伤[5]。

糖肽类抗生素

万古霉素和替考拉宁是糖肽类抗生素，通过与β-内酰胺类抗生素不同的机制抑制革兰阳性细菌细胞壁中肽的合成和交叉结合。它们对革兰阳性细菌具有杀菌活性，包括多重耐药性葡萄球菌（如MRSA）和艰难梭菌（Clostridium difficile）。由于其胃肠道吸收不良，通常以胃肠外途径给予万古霉素和替考拉宁，但治疗艰难梭菌感染时可以口服给药。用药时需要监测万古霉素（和某些情况下的替考拉宁）的血药浓度[5]。

达托霉素

达托霉素是一种脂肽类抗生素，具有与万古霉素相似的抗菌谱。其作用机制涉及细菌细胞膜的去极化，导致蛋白质和核酸合成的抑制，从而致细胞死亡。达托霉素通过静脉注射给药，用于治疗包括MRSA在内的革兰阳性细菌引起的复杂皮肤和软组织感染[5,6]。

利福霉素类

利福霉素包括利福平和利福布汀，其抗菌机制是与细菌RNA聚合酶结合导致"空间阻塞"，阻止RNA转录。利福平具有广谱抗菌活性，其抗菌谱包括分枝杆菌、葡萄球菌和奈瑟菌，是全世界皮肤科医师最常用的利福霉素，主要用于治疗皮肤结核、非结核性杆菌感染、麻风病、利什曼病和金葡菌感染[1]。利福平常与克林霉素组合，治疗各种慢性炎症性皮肤病，如化脓性汗腺炎、脓肿穿掘性毛囊周围炎。因为细菌可对利福霉素快速产生耐药性，因此它们通常是与其他抗生素联合使用，而非单药治疗。利福平是细胞色素P450系统的有效诱导药，这可能导致同时使用的其他药物血药浓度降低。

叶酸合成抑制药

磺胺类药物抑制二氢叶酸合成酶，甲氧苄啶抑制DHFR。联合使用磺胺甲噁唑和甲氧苄啶（复方甲噁唑）可以抑制四氢叶酸的产生，四氢叶酸是胸苷合成的必需成分，缺乏四氢叶酸可以干扰细菌DNA形成。叶酸合成抑制药对多种革兰阳性需氧球菌和某些革兰阴性细菌及原生动物具有抑菌作用[1]。复方甲噁唑具有重要的抗菌活性，是适应证外的治疗痤疮和化脓性汗腺炎的替代用药[1]。其主要的不良反应是Stevens-Johnson综合征和血液恶病质。

林可酰胺类抗生素

克林霉素是林可霉素的半合成衍生物，具有与大环内酯类似的作用机制。它对革兰阳性球菌和包括痤疮丙酸杆菌在内的许多厌氧菌[5]具有抑制作用。在青霉素过敏患者中，它可替代大环内酯类药物治疗丹毒或蜂窝织炎[5]。只要对于林可酰胺尚未出现耐药，克林霉素也可用于 MRSA 感染。潜在致命性抗生素相关性结肠炎可能是最常见的不良反应，如果发生腹泻，应立即停止用克林霉素治疗。

噁唑烷酮类抗生素

利奈唑胺具有噁唑烷酮核心，是一种蛋白质合成抑制药，可与 50S 细菌核糖体亚基的 23S 部分结合[1]。它对包括 MRSA 和耐万古霉素肠球菌在内的革兰阳性菌有抗菌活性[5]。造血功能紊乱和严重视神经病变是其主要的不良反应[5]。

抗生素的抗炎作用

四环素和红霉素发挥抗炎症作用的机制尚不完全清楚。然而，它们对痤疮的有益作用可能是基于对成纤维细胞生长因子受体 2(FGFR2)信号级联反应的抑制，这一通路被认为在皮脂腺功能和毛囊过度角化中发挥作用[7]。四环素可能抑制 FGFR2b 介导的基质金属蛋白酶的过表达，而红霉素可通过抑制细胞色素 P450 的作用减弱 FGFR2 信号传导，从而干扰内源性类视黄醇分解代谢和内源性类视黄醇信号传导的扩增[7,8]。此外，已经表明四环素和红霉素可以增强核 Fox01 活性并抑制 mTORC1[10,11]，而转录因子 Fox01 的核水平降低和蛋白质合成调节因子 mTORC1 的活性增加已被发现参与痤疮的发病[9,10]。

抗真菌药物

医学上重要的系统性抗真菌药物可以通过其作用部位大致分类为作用于真菌壁或细胞膜，以及作用于细胞内两类。

作用于真菌壁/细胞膜的抗真菌剂又分为抑制麦角甾醇(真菌特有的分子和真菌细胞膜的组成部分)功能和抑制 β-葡聚糖合成酶两类。

麦角甾醇抑制药分为唑类(羊毛甾醇 14-α 去甲基化酶的抑制药，合成麦角甾醇必需)、丙烯胺类(角鲨烯环氧酶抑制药，也是麦角甾醇合成中必需的，如特比萘芬)和多烯类抗真菌药(如制霉菌素和两性霉素)，它们与麦角甾醇结合，从而破坏真菌细胞膜的完整性。

唑类进一步细分为咪唑(基于具有两个氮和三个碳原子的五元芳环，包括酮康唑)和三唑(基于具有三个氮和两个碳原子的五元环，包括氟康唑、伊曲康唑、泊沙康唑和伏立康唑)。羊毛甾醇 14-α 去甲基化酶依赖于细胞色素 P450，咪唑和三唑对细胞色素 P450 具有不同的抑制作用。

葡聚糖是真菌细胞壁的重要组分，而 β-葡聚糖合成酶抑制药则干扰其合成，其中以棘白菌素抗真菌药(阿尼芬净、卡泊芬净和米卡芬净)为代表。

具有细胞内作用机制的抗真菌药物包括氟胞嘧啶，一种抑制真菌 DNA 和 RNA 合成的嘧啶类似物；以及灰黄霉素，一种螺-苯[b]呋喃[2]，通过与微管蛋白结合破坏微管功能，从而抑制真菌有丝分裂。

皮肤科应用(见第 32 章)

三唑类抗真菌药

氟康唑口服吸收良好，在皮肤科应用于皮肤癣菌感染(癣)、花斑癣和黏膜皮肤念珠菌病[5]。对于有心律失常风险的人，应谨慎使用[2]。

伊曲康唑适用于皮肤癣菌病、甲癣、花斑癣、黏膜念珠菌病、曲霉菌病、组织胞质菌病和隐球菌病。伊曲康唑很少会引起严重的肝毒性，但如果用药超过 1 个月应监测肝功能[5]。在高危人群中，它与心力衰竭和心律失常有关[5]。伊曲康唑可以“脉冲”方式治疗甲癣(治疗 1 周，间隔 3 周后重复；指甲使用 2 个疗程，趾甲使用 3 个疗程)[5]。

皮肤科医师很少使用泊沙康唑和伏立康唑。

咪唑类抗真菌药

当口服三唑类和特比萘芬无效或耐受性差时，口服酮康唑可作为皮肤癣菌、皮肤黏膜念珠菌病和马拉色菌(糠秕孢子虫)毛囊炎的二线治疗。可能危及生命的肝毒性很少发生，但应监测肝功能[5]。

丙烯胺类抗真菌药

口服特比萘芬适用于皮肤和指甲的真菌感染。虽然它没有被许可用于儿童，但它已被广泛用于儿童。已有关于肝毒性和类似红斑狼疮的不良反应的报道。

多烯类抗真菌药

制霉菌素和两性霉素均无法从胃肠道吸收。制霉菌素对念珠菌有效，可口服用于治疗食管和生殖器念珠菌感染，并可用于预防免疫功能低下患者的真菌感染。两性霉素对大多数真菌和酵母菌具有抗菌活性，可以通过肠胃外给药治疗严重的系统性和深部真菌感染[5]。

棘球霉素类抗真菌药

棘白菌素类抗真菌药仅对曲霉属(Aspergillus spp.)和念珠菌属有抗菌活性，很少用于皮肤病治疗[5]。

氟胞嘧啶

氟胞嘧啶静脉注射可用于治疗系统性真菌(包括酵母菌)感染，如隐球菌性脑膜炎和严重的系统性念珠菌病,但不用于治疗皮肤病[5]。

灰黄霉素

灰黄霉素适用于皮肤和指甲的皮肤癣菌感染,尽管它已经被新的唑类和丙烯胺类抗真菌药取代[2,5]。与特比萘芬相比,它被许可用于儿童。灰黄霉素可能具有肝毒性,可能加剧红斑狼疮和急性卟啉症[5]。

抗病毒药物

皮肤科应用(见第 25 章)

在皮肤科,全系统性抗病毒药物主要用于治疗疱疹病毒感染,特别是单纯疱疹病毒和水痘-带状疱疹病毒。

鸟苷类似物

主要药物包括阿昔洛韦、伐昔洛韦(阿昔洛韦的前体药物)和泛昔洛韦(喷昔洛韦的前体药物)。膦甲酸适用于免疫功能低下患者和对阿昔洛韦无反应的皮肤黏膜单纯疱疹病毒感染。尽管异丙肌苷被许可用于治疗单纯疱疹感染,但其疗效尚未得到证实[5]。

阿昔洛韦(化学名:无环鸟苷)是鸟苷类似物,被病毒胸苷激酶磷酸化为阿昔洛韦单磷酸,然后宿主细胞中的酶将其转化为三磷酸阿昔洛韦,使病毒 DNA 聚合酶失活,阻止病毒 DNA 合成,从而抑制病毒的复制[3]。伐昔洛韦是阿昔洛韦的一种酯类,在体内被去酯化成阿昔洛韦,其口服生物利用度比阿昔洛韦高得多。泛昔洛韦在体内转化为喷昔洛韦,在磷酸化为喷昔洛韦三磷酸后,以与阿昔洛韦相同的方式抑制病毒 DNA 聚合酶。喷昔洛韦三磷酸在疱疹病毒感染的细胞中具有比阿昔洛韦三磷酸更长的半衰期[3]。

这些药物被用于治疗严重的单纯疱疹、复发性单纯疱疹、带状疱疹感染,以及用于免疫功能低下患者的单纯疱疹、水痘、卡波西水痘样疹和复发性多形性红斑的治疗。

(**译者:**张莉莉 郑智心 吴良才 **一审:**陈嘉雯 吴良才 **二审:**蔡宏 **三审:**侯麦花 杨枫 胡莉芳 **润色:**夏艾婷)

参考文献

所有文献请查阅网址:www. rooksdermatology. com.
以下列出的是重要参考文献。

Immunomodulatory drugs

Antihistamines

[1] Greaves MW. Antihistamines. In: *Comprehensive Dermatological Drug Therapy*, 3rd edn. London: Elsevier, 2013: 343-52.

Antimalarial agents

[19] The Royal College of Ophthalmologists. Hydroxychloroquine and Ocular Toxicity: Recommendations on Screening, 2009 www. rcophth. ac. uk(last accessed May 2015).

[24] Callen JP, Camisa C. Antimalarial agents. In: *Comprehensive Dermatological Drug Therapy*, 3rd edn. London: Elsevier, 2013: 241-51.

Azathioprine

[1] Badalamenti SS, Kerdel FA. Azathioprine. In: *Comprehensive Dermatological Drug Therapy*, 3rd edn. London: Elsevier, 2013: 182-9.

[8] Meggitt SJ, Anstey AV, Mohd Mustapa MF, *et al*. British Association of Dermatologists' guidelines for the safe and effective prescribing of azathioprine 2011. *Br J Dermatol* 2011; 165(4): 711-34.

Ciclosporin

[1] Ryan C, Amor KT, Menter A. The use of cyclosporine in dermatology: Part II. *J Am Acad Dermatol* 2010; 63(6): 949-72.

[5] Maza A, Montaudié H, Sbidian E, *et al*. Oral cyclosporin in psoriasis: a systematic review on treatment modalities, risk of kidney toxicity and evidence for use in non-plaque psoriasis. *J Eur Acad Dermatol Venereol* 2011; 25: 19-27.

Colchicine

[2] Davis LS, LeBlanc KG, Knable AL, Owen CE. Miscellaneous systemic drugs: colchicine. In: *Comprehensive Dermatological Drug Therapy*, 3rd edn. London: Elsevier, 2013: 429-30.

Fumaric acid esters

[10] Ermis U, Weis J, Schulz JB. PML in a patient treated with fumaric acid. *N Engl J Med* 2013; 368(17): 1657-8.

[11] Nast A, Boehncke W-H, Mrowietz U, *et al*. S3-Guidelines on the treatment of psoriasis vulgaris (English version). *Update. J Deutsch Dermatol Gesellsch* 2012; 10: S1-S95.

Systemic glucocorticoids

[1] Wolverton SE. Systemic corticosteroids. In: *Comprehensive Dermatological Drug Therapy*, 3rd edn. London: Elsevier, 2013: 143-68.

Hydroxycarbamide

[3] Smith CH. Use of hydroxyurea in psoriasis. *Clin Exp Dermatol* 1999; 24(1): 2-6.

[5] High WA. *Cytotoxic agents*. In: *Comprehensive Dermatological Drug Therapy*, 3rd edn. London: Elsevier, 2013: 216-18.

Methotrexate

[1] Callen JP, Kulp-Shorten CL. Methotrexate. In: *Comprehensive Dermatological Drug Therapy*, 3rd edn. London: Elsevier, 2013: 169-81.

Mycophenolate mofetil

[1] Schadt CR, Zwerner JP. Mycophenolate mofetil and mycophenolic acid. In: *Comprehensive Dermatological Drug Therapy*, 3rd edn. London: Elsevier, 2013: 190-8.

[2] Orvis AK, Wesson SK, Breza TS Jr, Church AA, Mitchell CL, Watkins SW. Mycophenolate mofetil in dermatology. *J Am Acad Dermatol* 2009; 60(2): 183-99.

Potassium iodide

[1] Davis LS, LeBlanc KG, Knable AL, Owen CE. Miscellaneous systemic drugs: potassium iodide. In: *Comprehensive Dermatological Drug Therapy*, 3rd edn. London: Elsevier, 2013: 435-7.

Biological therapies (protein therapeutics)

[10] Burden AD, Warren RB, Kleyn CE, *et al*. The British Association of Dermatologists' Biologic Interventions Register (BADBIR): design, methodology and objectives. *Br J Dermatol* 2012; 166(3): 545-54.

[38] Ntatsaki E, Carruthers D, Chakravarty K, *et al*. BSR and BH-

PR guideline for the management of adults with ANCA-associated vasculitis. *Rheumatology* 2014 Dec;53(12):2306-9.

Intravenous immunoglobulin therapy

[2] Goerge T, Luger TA. Intravenous immunoglobulin therapy. In: *Comprehensive Dermatological Drug Therapy*, 3rd edn. London: Elsevier, 2013:389-96.

Systemic retinoids

[5] Patton TJ, Ferris LK. Systemic retinoids. In: *Comprehensive Dermatological Drug Therapy*, 3rd edn. London: Elsevier, 2013:252-68.

[42] Goodfi eld MJ, Cox NH, Bowser A, *et al*. Advice on the safe introduction and continued use of isotretinoin in acne in the U. K. 2010. *Br J Dermatol* 2010;162(6):1172-9.

[44] Ormerod AD, Campalani E, Goodfi eld MJ. British Association of Dermatologists guidelines on the efficacy and use of acitretin in dermatology. *Br J Dermatol* 2010;162(5):952-63.

Thalidomide

[1] Davis LS, LeBlanc KG, Knable AL, Owen CE. Miscellaneous systemic drugs: thalidomide. In: *Comprehensive Dermatological Drug Therapy*, 3rd edn. London: Elsevier, 2013:437-41.

[28] Thalidomide Celgene™ (thalidomide) patient information http://www.celgene.co.uk/pat_thalidomide_celgene.aspx (last accessed May 2015).

Antimicrobial drugs

[1] Kim S, Brent DM, Kim GK, Del Rosso JQ. Systemic antibacterial agents. In: *Comprehensive Dermatologic Drug Therapy*, 3rd edn. London: Elsevier, 2013:61-97.

[2] Gupta AK. Systemic antifungal agents. In: *Comprehensive Dermatologic Drug Therapy*, 3rd edn. London: Elsevier, 2013:98-120.

[3] Magel GD, Haitz KA, Lapolla WJ, *et al*. *Systemic antiviral agents*. In: *Comprehensive Dermatologic Drug Therapy*, 3rd edn. London: Elsevier, 2013:121-34.

[4] Elston D. *Systemic antiparasitic agents*. In: *Comprehensive Dermatologic Drug Therapy*, 3rd edn. London: Elsevier, 2013:135-41.

20

第 20 章

皮肤外科

S. Walayat Hussain[1], Richard J. Motley[2], Timothy S. Wang[3]

[1] Leeds Centre for Dermatology, Chapel Allerton Hospital, Leeds Teaching Hospitals NHS Trust, Leeds, UK

[2] Welsh Institute of Dermatology, University Hospital of Wales, Cardiff, UK

[3] Cutaneous Surgery Unit and Micrographic Surgery & Dermatologic Oncology (Mohs) Fellowship Program, Johns Hopkins Health System, Baltimore, MD, USA

概述

掌握皮肤科手术技能是皮肤科培训中不可缺少的部分。临床上皮肤癌病例日益增多，这使得掌握皮肤外科手术技能已经成为所有皮肤科医师的强制性要求。本章概述皮肤外科的基本知识，并介绍先进的外科技术，包括 Mohs 显微外科手术（MMS）。想要获取更深入的知识，我们推荐可以进一步学习初级[1-3]和中级教材[4-6]。

重要解剖结构

熟悉每个手术部位的重要的临床解剖结构是十分必要的。本节概述外科医师必须熟悉的一些关键的解剖细节。浅表脂肪的切除很少会导致重要功能结构的暴露或潜在的损伤。累及深部脂肪或筋膜层的切口和巨大囊肿或脂肪瘤的切除可能导致重要结构的暴露和损伤。在头颈部，由于其广泛的侧支循环，切断较大的动脉和静脉并不会引起血管并发症。然而，为了尽量避免手术中出现血管损伤，了解这些大动脉和大静脉的位置就很重要。感觉神经的离断可能造成棘手的感觉丧失问题，但这对头颈部的功能影响不大。了解眶上、眶下和颏神经的解剖知识很重要，因为这些部位通常被用于周围神经阻滞麻醉。运动神经的离断具有潜在的致残风险，因此了解颅浅神经和周围运动神经的解剖结构至关重要。

皮肤张力线和瘢痕方向

为了追求良好的美学效果，切口设计应沿着皱纹或松弛皮肤张力线（RSTL；同义词：应力线、皮肤张力线、最大皮肤张力线），如此产生的瘢痕更结实，不容易延展[1]。RSTLs 垂直于下方肌肉收缩方向，平行于真皮胶原束[2]；横切口比平行于真皮胶原束的切口更易损害皮肤[3]。在没有皱纹的情况下，可以要求患者微笑或皱眉，或者通过提拉皮肤等操作来确定躯干和四肢的 RSTL。Langer 线[4]（同义词：静息应力线）在尸体皮肤上，不同于我们四肢和躯干[3]的 RSTL，不用于指导手术切口的设计方向。

皮下游离深度

为了增加皮肤的移动度需要进行皮下游离，不同的部位适合不同的游离深度。在面部，游离深度应在皮下脂肪内、毛囊下方（表 20.1）。

表 20.1 皮下游离深度

部位	皮下游离深度
面部	皮下脂肪层中层
鼻部	在骨膜与软骨膜上层
前额	额部深筋膜下（相当于帽状腱膜下平面）
头皮	帽状腱膜下平面
躯干与四肢	
小范围切除	皮下脂肪深层
大范围切除	深筋膜上

头颈部

美学单位和切缘

美学单位是指特定面部区域内的皮肤，它们根据肤色、日光暴露、毛发密度和皮脂分泌特点等方面的相似性而界定。如果所有切口都在同一美学单位[5]内，术后的美容效果较好。单位之间的连接区也很重要，若手术切口位于美学单位过渡区，则术后的瘢痕比较隐蔽，若切口横跨两个美容单位，术后的瘢痕则会非常明显（图 20.1）。

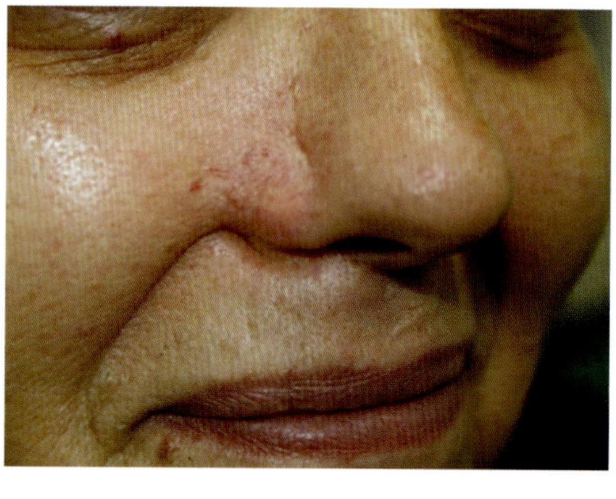

图 20.1 美学单位的桥接

这是一个设计和操作欠佳的转移皮瓣，不仅使美学上重要的鼻颊沟结构消失，也使上唇的三角形唇珠峰变钝。

在嘴唇、鼻下 1/3 和眶周区域进行手术时要认真设计手术切口。闭合平行于嘴唇、鼻翼、眼睑和眉毛的切缘时应尽量减少张力，否则这些部位很容易发生变形，从而导致面部明显的不对称。

面部血管和淋巴供应

通过水分离技术可以避开较大的血管，尤其是颞动脉，在局部麻醉后，手术切除前通过向病变下的疏松组织注射大约 20ml 的生理盐水将抬高的切除区域和下方的重要结构分开,进而将皮肤与皮下重要的动脉和静脉分开。这项技术应用在有固定界面的区域效果最好,因为这个界面内会延迟盐水的扩散,例如在太阳穴和耳[6]。

面动脉(图 20.2)走行于鼻唇沟,上行至内侧眼角变为角动脉,当切除这些部位的肿瘤时血管常常被横断。颈外静脉位于颈阔肌下胸锁乳突肌上,在颈部的浅表切口容易被损伤(图 20.3)。导静脉连接颅内外静脉循环,穿过帽状腱膜下间隙,流向头皮后部(顶叶导静脉)和前额上方(额前导静脉)[7]。这些静脉在游离帽状腱膜下间隙时可能会受到损伤。在对侵袭性鳞状细胞癌或黑素瘤[8]患者进行随访期间,应定期检查淋巴引流部位是否有转移。眼底切口时皮肤淋巴管的离断可能导致不可避免的暂时性下眼睑淋巴水肿。

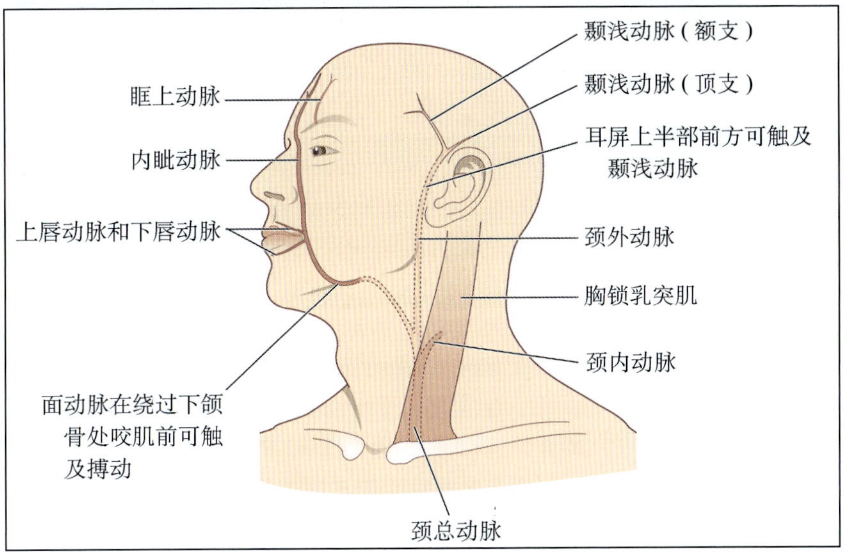

图 20.2 皮肤外科手术中常涉及的头颈部动脉
唇动脉位于唇内侧(黏膜)表面,距离唇红边缘约 5mm。虚线,很少涉及的动脉;实线,面部浅表皮肤手术中经常涉及的动脉。

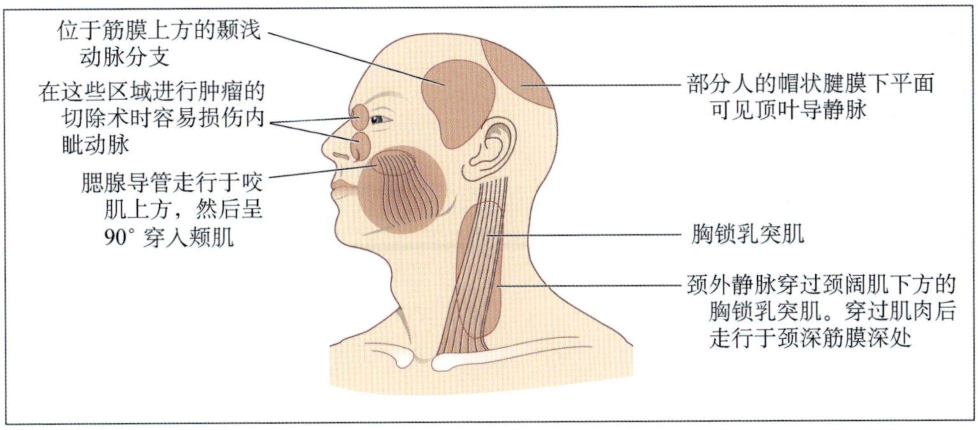

图 20.3 头部皮肤手术中潜在的手术危险部位
潜在的血管与导管(来自 Lawrence[10])。

面部的感觉神经

神经阻滞。面部感觉由三叉神经(第Ⅴ对脑神经)支配。头颈部皮肤手术过程中可阻滞包括框上、眶下和颏神经 3 个分支(图 20.4)。它们通过可触及的孔裂从颅骨中穿出,孔裂都位于两侧瞳孔中线[9]内侧的同一平面。当耳大、颈横、枕小神经从胸锁乳突肌[11]后缘 1/3 出现时,大约在 Erb 点上下 10~20mm 处,阻断这些神经可麻醉大部分头皮、颈部和耳。Erb 点是通过从乳突和下颌角之间的连线的中垂线来确定,这条线与胸锁乳突肌后缘的交点即是 Erb 点。在这个位置,副神经(第Ⅺ对脑神经)也从胸锁乳突肌深面走行。运动神经很少受到局部麻醉的影响,因为它在位置较深的颈后三角底部,而颈神经丛的三个感觉分支则蜿蜒走行于在胸锁乳突肌[12]的顶部。

小感觉神经的离断。除了前额切口可能会造成前额和头皮麻木外,小感觉神经的离断并无其他严重的后果。手术后感觉丧失的恢复是一个渐进的过程,可能会持续长达 12 个月。作为术前知情同意的一部分,应告知患者感觉神经受损的可能性。

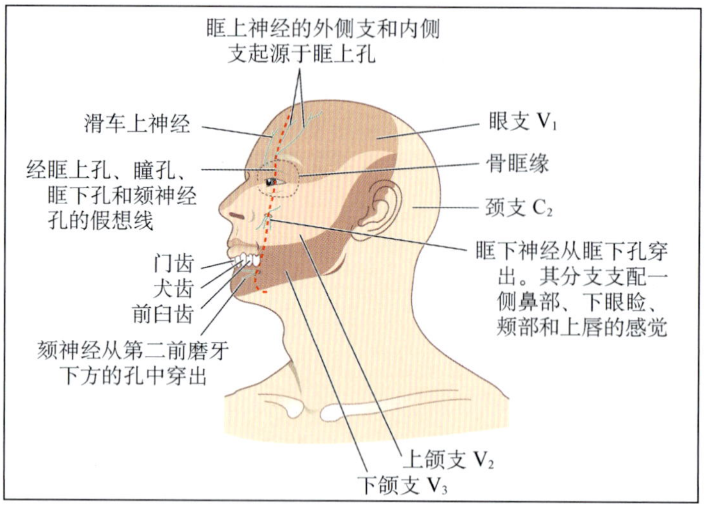

图 20.4 用于神经阻滞麻醉的面部感觉神经

面部感觉由三叉神经的三个主要分支支配：眼支、上颌支和下颌支。这些神经的三个重要分支——眶上神经、眶下神经和颏神经，分布在经瞳孔的垂直线的同一平面上。

头颈部的运动神经

面神经（第Ⅶ对脑神经）的下颌缘支和颞支在皮肤手术中易受损伤（图 20.5）。在这两个部位，皮肤和骨膜之间几乎没有组织（图 20.6）。面神经的颞支支配额肌和眼轮匝肌。在切除太阳穴靠近额肌外侧的大肿瘤时，因为此处有神经穿过颧弓，很容易发生支配额肌的神经受损，导致抬眉困难（图 20.7），前额皱纹消失。下颌缘支支配下唇活动的肌肉，一旦损伤后果严重，它会导致口周肌肉无力，进食和饮水时垂涎。下颌缘支走行表浅，容易受损，它从下颌角腮腺下端、面动脉可触及点的后面穿出，继续向下走行在颈阔肌[13]下方。年龄和颈部姿势也会影响神经的位置变化。面神经的其他分支不容易受损，因为它们之间有交叉连接，并且处在更深的位置。另一个重要的运动脑神经是副神经（第Ⅺ对脑神经），它支配着斜方肌和胸锁乳突肌。在解剖颈后三角时可能受到损伤，造成斜方肌无力，导致肩下垂。

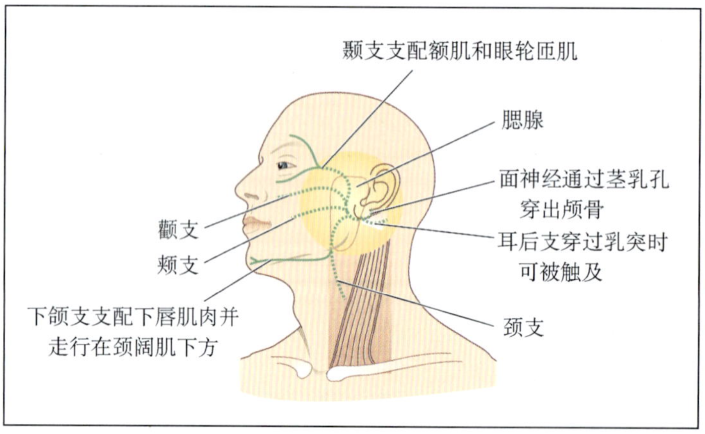

图 20.5 在皮肤手术中易受损的面部神经运动支

虚线，很少累及的神经；实线，面部浅表皮肤手术中易损的神经。

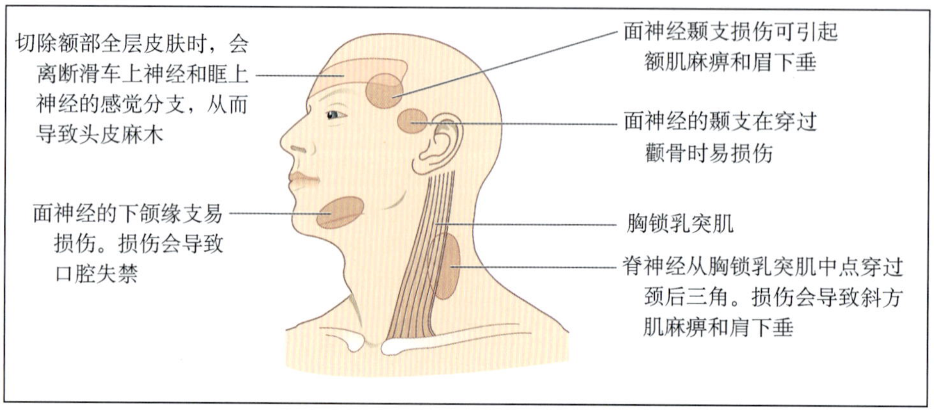

图 20.6 头面部皮肤手术中潜在的手术危险部位及神经分布（来自 Lawrence[10]）

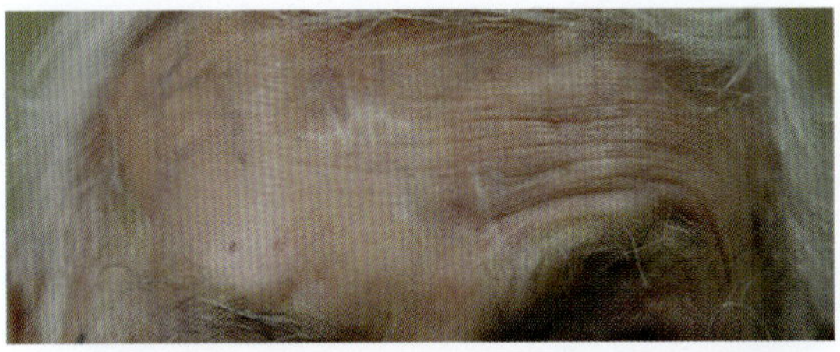

图 20.7　神经损伤：面神经颞支被横断，导致同侧额肌瘫痪

面部特殊区域

如果切口穿过唇红时，麻醉注射前必须仔细标记唇红边缘，避免影响美容效果（图 20.8）。对于眼睑皮肤弹性差的老年患者，如果对下眼睑产生向下的拉力，下眼睑周围的手术可能导致睑外翻。因此，对于眼睑皮肤弹性差的患者，应设计好下眼睑手术的切缘，以确保术后缝合张力方向平行于下眼睑的切缘，以减少睑外翻的可能。如果切口穿过发际线，需要重塑头皮边缘来保持连续性发际线的轮廓。因为头发是斜着长在头皮上的，所以任何穿过头发的切口方向都应该平行于毛干，而不是垂直于头皮，以减少毛囊的损伤。

四肢

四肢上唯一的浅表运动神经位于膝关节外侧，即腓总神经（腘窝外侧神经）。当其绕过腓骨颈时可被触及。该神经受损时会造成足背屈肌和伸肌麻痹，导致足下垂。

手部感觉由桡神经、尺神经和正中神经的分支支配。手指的感觉神经和动脉在手指外侧形成神经血管束。当给手指侧面止血时应注意避免损伤相关神经。损伤后感觉丧失可发生在受伤部位的远端。

下肢或腋窝清扫术后有时会出现淋巴管渗漏，可以通过非手术治疗自行恢复。

设备和灭菌

虽然大多数皮肤科手术可以在光线充足、专门的门诊部安全地进行，使用相对简单的设备和手术器械[1-3]，但是，无须昂贵的设备或无须完全无菌的环境并不意味着使用不合适的设施或设备是合理的。

皮肤科手术的范围从浅表组织的破坏和清除，到复杂的手术切除和修复。所有的皮肤科医师都需要掌握一套手术基本器械来进行常用的手术。表 20.2 中列出一些基本设备，其中还有一些可选道具用来做更专业的手术。高级的皮肤外科手术（如切除广泛肿瘤或 Mohs 显微描记手术的复杂修复）需要专用的设备和专门的手术器械才能达到最佳效果。

伤口感染是皮肤手术中一种常见的并发症，通常与手术技巧不相关，而与手术器械灭菌不彻底或无菌操作不规范相关。然而，正确的洗手方式对预防交叉感染[4]至关重要。在大多数皮肤外科手术之前，长时间的传统“刷手”是不必要的，使用 4%氯己定或 10%聚维酮碘溶液后在流动温水洗涤两次就足够了。

英国 NHS 医院的手部卫生一直是公众关注的话题。常规使用含乙醇的洗手液[5]有助于防止医院获得性感染的传播，特别是 MRSA（耐甲氧西林金黄色葡萄球菌）的传播。与使用肥皂或清洁剂类产品洗手相比，使用这种含乙醇的洗手液进行手部消毒，可减少对皮肤的刺激[6]和皮肤屏障的破坏[7]。

在手术过程中，必须使用清洁非无菌或无菌的外科手套，强烈建议佩戴护眼设备和口罩[8]。

消毒非一次性的医疗器械是降低感染风险的一个重要因素。个别设备制造商往往会提供有关设备灭菌的详细信息和要求。该方面[9]分为三个重要级别：首先，无危险类物品（如皮肤镜，它通常接触到完整的皮肤）只需要在不同患者使用时进行简单消毒；其次，中度危险物品（如接触黏膜的内镜）要求进行高等级消毒；最后，高危物品（如接触无菌组织的手术器械）要求严格灭菌。在进行高等级的消毒和灭菌之前，应手动或超声清洗来清除一些干燥的组织、脓液或血液[9,10,11]。例如在常压下的水中煮沸和使用各种化学试剂（如戊二醛、酚类试剂）的旧的灭菌方法将不再推荐使用[3]。新变种 Creutzfeldt-Jakob（vCJD）的朊病毒不能通过灭菌来消灭，怀疑受到污染的设备必须进行隔离检查。如果确认污染，该设备必须销毁。

安全性

为尽量减少患者和工作人员发生感染和意外伤害的风险[1]，皮肤外科治疗室必须采取一些基本的安全措施和规程。

无菌技术的常规使用可以最大限度地降低手术部位细菌定植的风险，并防止邻近部位的污染。消毒和灭菌还表现在其他方面。控制血源性感染，特别是艾滋病病毒和肝炎病毒，应注重预防患者之间的传播，并保护好手术小组成员。目前所有英国的医疗和护理人员都要求必须接种乙肝疫苗，为医院配备专门

第2部分

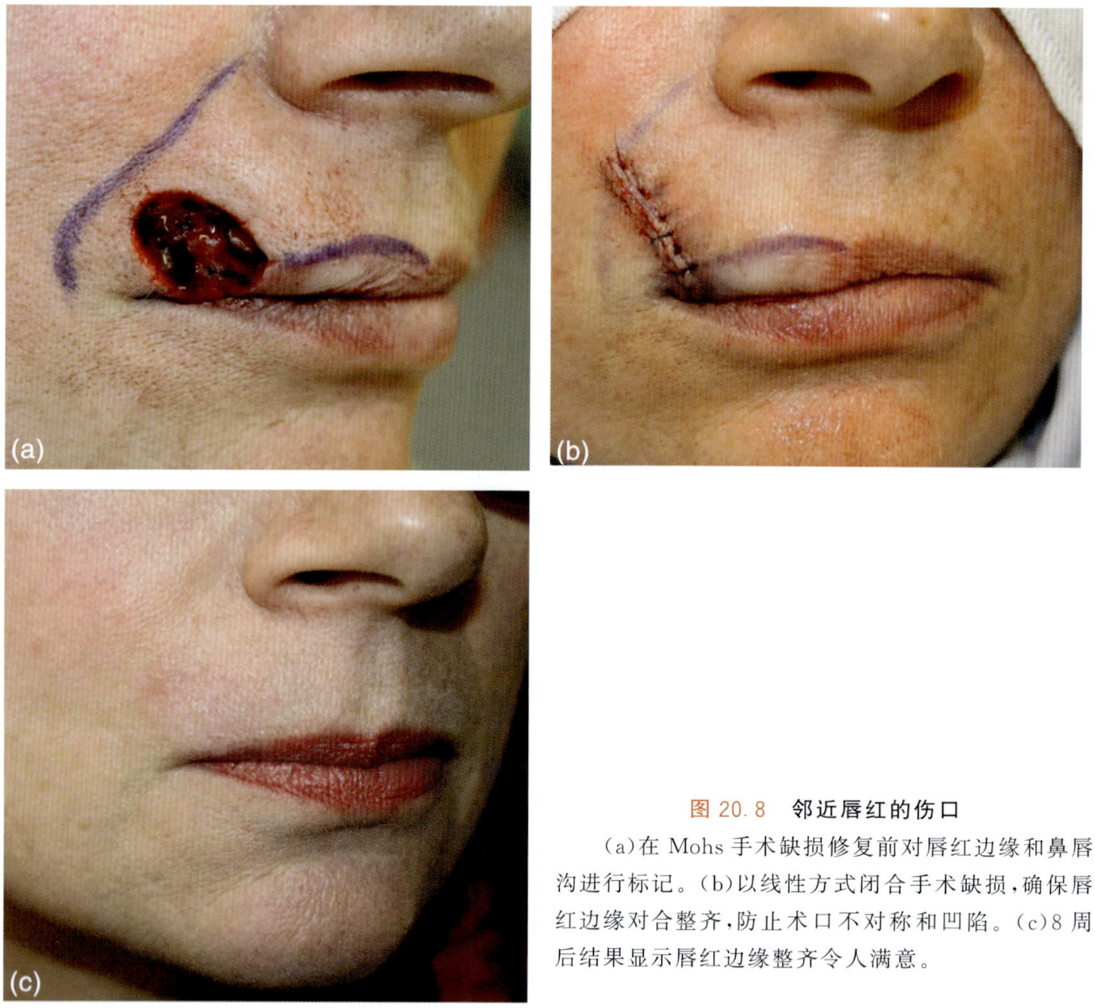

图 20.8 邻近唇红的伤口

(a)在 Mohs 手术缺损修复前对唇红边缘和鼻唇沟进行标记。(b)以线性方式闭合手术缺损，确保唇红边缘对合整齐，防止术口不对称和凹陷。(c)8 周后结果显示唇红边缘整齐令人满意。

的感染控制人员并制定程序，以确保设备的无菌性。美国疾病控制与预防中心（CDC）提出一种针对所有患者的方法，将他们视为已经感染了艾滋病病毒、乙型肝炎或其他血源性病原体，并采取“普遍性预防措施”[1,2]。

针刺伤和其他尖锐的器械割伤尤为重要，手术组的所有成员在使用和处理锐器时都要非常小心。将未盖上针帽的针头留在托盘上或试图用双手重新取针头是极其危险的。理想状态下，外科医师应养成一种习惯，即使用后立即处理用过的针头或注射器，并在手术后从托盘中取出所有锋利的一次性锐器（如针头、手术刀片），直接放入锐器弃置盒中。所有患者的亲属和与手术无关的工作人员都不应进入手术室。手术室里的衣服最好是专用的，衣物除了可能会给手术室引入各种微生物外，还可能会被污染[3]。

在术前咨询时，仔细询问病史可发现某些潜在的问题（如糖尿病、癫痫）或存在心脏起搏器、植入式除颤器和植入人工耳蜗[4,5]。一份包括任何潜在过敏史在内的完整的药物史（包括处方药和非处方药）是很重要的，阿司匹林、氯吡格雷、噻氯匹定、抗凝药（包括香豆素类和非香豆素类），以及草药制剂（如贯叶连翘、人参和银杏叶）都有促进出血的作用。非选择性 β 受体阻滞药（如普萘洛尔）在少数情况下与局部麻醉中肾上腺素相互作用导致恶性高血压。在询问病史时，有些患者陈述会有容易晕倒的倾向，有些癫痫患者可能有因手术或牙科手术导致发作的病史。由于手术室里总是存在患者晕倒的风险，所以必须有在紧急情况下进行心肺复苏的条件。复苏的药物和设备，以及吸氧与供氧设备应随时可用。理想情况是，所有手术室人员都应该接受基础生命维持和复苏技术的培训。医院还应具备现代化电脑化便携式自动体外除颤仪（AED），部门内所有工作人员都要知道其位置并会使用。

表 20.2　基本的手术设备

设备

两侧均可手术的检查床

供外科医师使用的可调节靠背的座椅

高质量的可调光源

电外科设备(如透热治疗器)

- 手持单极和双极电刀(或医用电凝器)

锐器盒

高压灭菌器或其他灭菌设备

冷冻手术喷枪

可选设备

- 手术台,可调节背部、头部、上肢和下肢的踏板
- 无影灯
- 额外的座椅
- 手持镜

一次性用品

常规

清洁、未消毒的一次性检查手套

乙醇棉片

清洁未消毒的检查手套

皮肤标记笔

眼睛和面部的护具

涂抹用棉签/纱布块

止血法

30%～50%氯化铝乙醇溶液

硝酸银棒或蒙赛尔(亚硫酸铁)溶液

外科敷料

无菌胶带(如 steri-strips)

透明防水薄膜敷料(如 Opsite®)

复方安息香酊(Friar 香脂)

纱布垫

绷带

- 黏性(如弹力绷带)
- 纱布(如 Kerlix®)
- 手术胶带(如 Transpore® 和 Micropore®)
- 无纺布纱布(如 Hypafix®)
- 自黏性弹力绷带(如 Coban®)
- 凡士林纱布敷料(如 Jelonet®、Xeroform®)

组织病理

样本瓶

固定剂

- 10%福尔马林缓释液(标准处理)
- Michel 培养基(免疫荧光染色)

组织培养瓶和拭子

冷冻外科

液氮供应

外科手术前准备

外科手消毒

一次性无菌手术手套

皮肤消毒液

- 葡萄糖酸氯己定、碘伏或含乙醇产品
- 无菌铺巾

麻醉

一次性注射器 1ml、2ml 或 5ml(如有鲁克接口)

针头(18 和 25、27 或 30 规格)

利多卡因 1:10 万或 1:20 万稀释液

- 1%和(或)2%原液
- 1%和(或)2%含肾上腺素

可选

- 长效局部麻醉药(如丁哌卡因)
- 不含苯甲酸防腐药的利多卡因

手术器械

手术刀柄—可高温高压消毒或一次性

手术刀片

- 15 号、10 号

可选

- 11 号、22 号

手术镊

- 有齿镊
  - 大号(如 Adson 或 Adson-Brown)
  - 小号(如 Bishop-Harmon)
- 无齿镊和(或)锯齿镊

皮肤拉钩

剪刀

- 组织剪、游离剪、缝线剪、绷带剪

持针器

- 小针用小号
- 大针用中号

止血钳

- 直钳或弯钳

带针缝合线

- 可吸收线(2/0-5/0)
- 非可吸收线(3/0-6/0)

一次性穿刺活检(3、4、5 和 6mm)

一次性或可高温高压消毒的环式刮匙(2～10mm)

甲手术

- 骨膜剥离器
- 英式铁砧甲分离器

并发症

所有的皮肤外科手术都可能导致并发症[1]，最常见的是出血、感染和伤口愈合不良（表 20.3）。虽然有些并发症的发生是不可避免的，但大多数的并发症可通过术前充分的准备和良好的手术技术进行预防。

一般皮肤科手术和 Mohs 显微外科手术的术后并发症发生率总体来说很低。在 2005 年发表的一项前瞻性多中心研究中，84 名法国皮肤科医师在局部麻醉下进行了 3788 例皮肤科门诊手术，其中主要是切除良性和恶性肿瘤（不包括皮脂腺囊肿和脓皮病）[2]。213 例（6%）手术发生 236 例次并发症。出血过多（3%）、血管迷走神经性晕厥（1.4%）和伤口感染（2%）是主要的并发症。感染的病例中 92% 为浅表感染，仅有 1 例为全身感染。1% 的患者需要接受抗生素治疗或进一步手术；并发现出血并发症与伤口感染的风险无关。2007 年，这位作者还报道了一项几乎相同的研究（73 名皮肤科医师进行了 3491 次手术）[3]。总体而言，67 例（1.9%）患者出现伤口感染，其中复杂伤口术后感染率较高（4.3%）。再次认证，出血并发症与伤口感染发展的风险无关。

表 20.3 伤口愈合的并发症

并发症	发病诱因	预 防
感染（见图 20.9a）	感染病灶 无菌性差 激素类药物 邻近感染源 封闭敷料 血供不良 脂肪、血肿和异物 缝合线 技术不足 不当操作或电凝导致组织过度失活	仔细的术前准备和手术操作 无缝线闭口 抗生素喷雾剂 用于预防感染或可能感染伤口的抗生素
延迟愈合	血供不良 过度损伤 感染 张力 激素类药物 虚弱患者 营养不良	逐层缝合 轻柔处理组织，尽量减少组织失活 谨慎操作 适当取舍 注意术后换药
“开裂的伤口”（见图 20.9b）	不当缝合 皮肤薄弱 过度活动 局部感染 张力大	仔细对合 皮下或表皮下缝合 术后充分支持（如抗张力敷料）
疼痛性伤口	尤其是足部和手指	尽量避免受压 换药时避免包扎时压力过大和（或）滑动 仔细对合
增生性瘢痕	位置 张力 对嵌入材料的反应 创伤 个体易感性	尽量避免在肩部手术 良好的外科技术，包括必要时修剪切缘

（续 表）

并发症	发病诱因	预防
瘢痕疙瘩	既往史 Fitzpatrick 皮肤类型Ⅴ和Ⅵ型 上半身 张力大	尽量避免手术 抗张处理 3 周 观察并准备治疗
“铁轨”样（见图 20.9c）	皮肤缝合时张力过大	良好的缝合技术 使用“非反应性”缝合材料
缝合线处“脓肿”	缝合线遗留过久	早期拆线
切缘卷曲	技术差	良好的外科技术 封闭或半封闭敷料
出血和（或）血肿形成（见图 20.9d）	出血倾向 阿司匹林 氯吡格雷 噻氯匹定 依替巴肽 欣维宁 香豆素 达比加群酯 利伐沙班 阿哌沙班	术前筛查 良好的止血技术 局部麻醉中加用肾上腺素

Mohs 显微外科手术是一种安全的手术，发生并发症的风险较低。在门诊患者中行 530 例 Mohs 手术和 517 例非 Mohs 手术切除术后，报道总感染率为 2.3%[4]。美国 Mohs 手术组报道其并发症发生率等于或低于其他外科学专家公布的并发症的发生率[5]。用 Mohs 手术切除肿瘤时使用清洁但非无菌手套，这种做法似乎既安全又经济。对 1239 例接受 Mohs 手术患者（1400 例 Mohs 手术）进行回顾性病例分析，发现 25 例患者出现伤口感染，在 Mohs 手术[6]中使用无菌或非无菌手套的感染率无明显差异。来自澳大利亚西部珀斯的一项最新的前瞻性研究考察了 2370 例皮肤科手术，其中 934 例是 Mohs 手术。术后出血和感染并发症的发生率极低，分别为 0.2%和 0.5%[7]。

出血

华法林等抗凝药物显著增加术后出血的风险。在一项对 102 例接受微整形手术的患者（其中 37 例定期服用阿司匹林，21 例服用华法林，44 例不服用这两种药物）的前瞻性研究中，57%服用华法林的患者术后出现出血并发症，明显高于对照组和服用阿司匹林组[8]。

同样，抗血小板药物（如阿司匹林、氯吡格雷、噻氯匹定）可能增加出血并发症的风险。在一项对接受微整形手术患者的研究中，服用阿司匹林组和对照组在出血并发症的发生率方面无显著差异[8]。然而，其他研究发现阿司匹林治疗组与头颈部皮损[9]切除术后发生出血风险的小幅增加有关，这种风险在接受局部皮瓣修复的患者中尤为明显。目前的建议是，对于接受皮肤外科手术的患者应继续进行各种形式的抗凝治疗。应向患者解释增加出血风险的可能性，外科医师应采取措施应对这一情况，包括充分止血，尽量减少组织破坏，使用加压辅料，在移植皮片处打孔，甚至在需要时使用引流管引流。重要的是要确保服用华法林的患者行凝血酶原检查时国际标准化比值（INR）没有过高，尤其是当患者有 INR 波动幅度大的病史时，必须术前检查该项目。因此，术前评估对于确定患者是否有出血病史或血小板功能障碍（如血小板减少）至关重要。

新型口服抗凝药物（如达比加群、利伐沙班和阿哌沙班）的作用靶点是凝血因子而非维生素 K。与华法林相比，它们起效更快，药代动力学性能更稳定，药物间无明显相互作用。一般不需要凝血酶原的检查。和华法林一样，它们的使用会导致术后出血并发症。新型口服抗凝药物的围术期管理，应平衡出血和血栓形成的风险。最新一篇相关的综述评论发表在《英国皮肤病学杂志》[10]上。

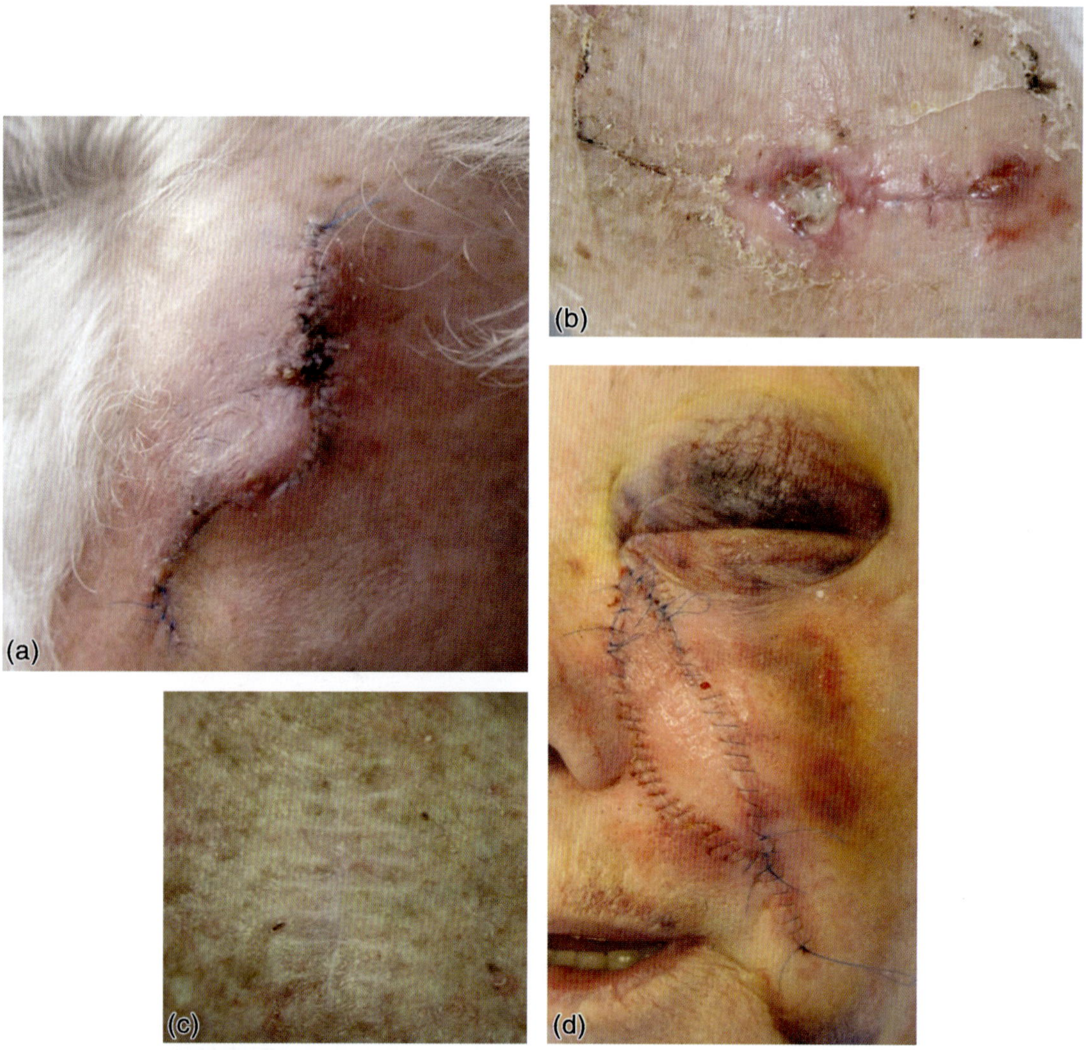

图 20.9 (a)术后感染特点为红斑、结痂、伤口肿胀、压痛。(b)小腿皮瓣修复后伤口开裂。现在这些部位只能二期瘢痕愈合。(c)由于皮肤缝合线在张力遗留过长而产生的铁轨样外观。(d)术后肿胀和血肿形成

使用含肾上腺素的局部麻醉药会引起血管收缩并延长麻醉持续时间。术中出血可通过电凝、加压、结扎等方法联合处置。术后使用适当的创面敷料很重要,有针对浅表伤口所使用的简单敷料和针对具有明显血肿形成风险的较大伤口(如囊肿或脂肪瘤切除后,或伤口严重受损)所使用的起到压力垫样的多层敷料。在很大程度上这是个人手术偏好的问题,没有数据显示一种敷料优于另一种。应向所有患者口头和书面交代如何护理伤口,以及在出现问题时如何与手术医师联系。血肿的形成可能发生在手术后的不同时间,通常会导致急性疼痛和肿胀。结合临床表现、年龄及血肿的大小来评估是否打开伤口、清除血肿,还是保守地处理并发症。

感染

伤口感染是一个主要问题,但在皮肤手术后出现相对少见[2-4]。抗生素治疗可能适合于溃疡性皮肤肿瘤的手术,这些部位通常有金黄色葡萄球菌定植,这大大增加了术后伤口感染的风险。抗生素也用于皮瓣或皮片移植修复的伤口,预防腹股沟或小腿手术部位的伤口感染。如果感染的风险高于正常情况(如从身体皱褶部位切除溃疡性肿瘤后),预防性抗生素治疗也是必要的。术后感染一般表现为术后 4～8d 创面内外出现红斑、疼痛、肿胀。根据临床表现的不同,可以行局部伤口护理,局部和全身使用抗生素,伤口脓肿的切开引流等治疗方法。

疗效欠佳

其他涉及手术的问题有是否完整切除，以及美容效果和术后功能恢复等。

不完全切除。恶性和良性皮损的不完全切除，可能是由于技术不佳，也可能是由于潜在的肿瘤扩展，即使医师对肿瘤边缘的临床评估是正确的，这种情况也可能发生。应预先告知患者这些风险和进一步手术的可能。

令人不满意的瘢痕。术前必须向患者仔细解释异常/超出预期瘢痕形成的风险，特别注意高危部位（如上臂、肩部、胸部）出现游离边缘变形和形成难看的增生性瘢痕的可能性。对于那些 Fitzpatrick 深色皮肤Ⅴ和Ⅵ型的人来说，伤口色素沉着的改变是需要额外承担的美容风险。

神经损伤。这是一个重要的问题，因为在皮肤外科手术中感觉神经和运动神经都有可能受到损伤，尤其是在某些“高风险”的解剖部位（见图 20.4 和图 20.5）。

局部麻醉

原则和类型

理想的局部麻醉药应该是无毒、注射时无痛、起效快、高效和致敏风险低。大多数皮肤科手术的首选药物是 0.5%～2%的盐酸利多卡因（利诺卡因），它是一种酰胺类局部麻醉药。其他酰胺类局部麻醉药包括甲哌卡因、丁哌卡因和罗比卡因，它们起效时间比利多卡因[1]慢，但作用持续时间更长。多用途瓶中包装好的局部麻醉药通常含有苯甲酸酯防腐剂，但玻璃瓶包装的麻醉药通常不含防腐剂。使用大容量瓶装的利多卡因时应特别注意。使用已经用于患者的针头提取利多卡因很容易在无意中污染瓶内溶液。随后使用该瓶的人可能并未意识到瓶内液体已受到污染。使用大容量瓶装的利多卡因的唯一安全方法是，一旦拆封，应将其分装到一个或多个容器中。而从已打开的大容量瓶中抽取利多卡因的做法是不可取的。由于在患者之间使用时存在交叉污染的风险，一些国家禁止使用大容量包装。

皮肤科医师很少会使用酯类局部麻醉药，如普鲁卡因（对氨基苯甲酸）。

将肾上腺素 1∶8万至 1∶20 万加入局部麻醉溶液中可延长麻醉时间，使局部血管收缩，从而减少术中出血；由于吸收较少，还可以降低全身利多卡因中毒的风险。

毒性反应

利多卡因的毒性反应很少见，更可能发生在使用大剂量高浓度溶液或意外注射至血管内的情况下。利多卡因中毒通常表现为麻木或刺痛感。全身反应包括血管扩张、心脏或呼吸抑制，或中枢神经系统受损表现，如头晕、困倦、耳鸣、说话含糊不清、肌肉抽搐和痉挛。这些不良反应在一定程度上是可以用安定逆转的，但也可能需要全套的复苏措施。

肾功能损害患者应谨慎使用酯类局部麻醉药。它们与许多对氨基苯甲酸酯类药物（如磺胺类、对苯二胺）[3,4]存在交叉反应。肝功能损害患者应谨慎使用酰胺类麻醉药。

对成年人来说，含有肾上腺素的利多卡因的最大推荐剂量 7mg/kg 或 1%利多卡因溶液约 50ml。在大多数皮肤科手术的临床实践中使用麻醉药剂量较小。为了将血管内注射的意外风险降到最低，最好的做法是在注射麻醉药物前回抽一下，如果使用不能回抽的精细针头（如 30 规格），可在皮肤内边移动边缓慢小剂量注射药物。

肾上腺素系统性吸收会导致轻度心动过速和兴奋状态。更严重的反应并不多见，但和利多卡因毒性反应一样，可能发生在使用大剂量高浓度溶液或意外血管内注射后。妊娠期、联合应用吸入麻醉时或重度闭角型青光眼[5]患者应避免或慎用含有肾上腺素的麻醉药进行局部麻醉。这类麻醉药与非选择性 β 受体阻滞药（如普萘洛尔）很少会导致恶性高血压[2]，与心脏选择性 β 受体阻滞药（如阿替洛尔）作用也没有风险。

应询问患者是否对局部麻醉药有任何不良反应（如在牙科手术中）。有些可能仅仅表现为晕厥，因为血管迷走神经兴奋通常与局部麻醉有关，不应将其与严重的毒性反应混淆。在有严重怀疑的情况下，需要采取其他的麻醉方式。

方法

局部麻醉的效果可通过外用利多卡因（LMX4）、丁卡因（阿米索卡因）乳膏（Ametop®）或易溶的利多卡因-丙胺卡因乳膏（EMLA®）[4]获得。LMX4 使用简单；而 EMLA 和 Ametop 用封包的方法较好。麻醉药的使用时间根据所使用的产品而不同。Ametop 见效最快的，约 20min 起效，但如果应用时间过长，可能会引起荨麻疹，甚至皮肤表面起水疱。LMX4 一般

第2部分

在30min就能达到满意的麻醉效果。EMLA通常至少需要60min才能达到满意的麻醉效果;长时间封包麻醉乳膏可增加麻醉深度。使用EMLA后的皮肤会出现局部血管收缩。

结膜麻醉最好使用丙美卡因滴眼液,其产生的刺痛感比丁卡因小得多。具体用法是轻轻拉开下眼睑,往穹内滴入2~3滴麻醉药。反射性流泪会冲洗掉一些麻醉药,因此1min后再缓慢滴入局部麻醉药。丁卡因用于更强更持久的麻醉,也可在丙美卡因滴眼液使用后再追加使用。

其他的麻醉方法包括区域阻滞麻醉和神经阻滞麻醉[3,5],在一定区域内暂时阻滞感觉神经功能。区域阻滞麻醉是指在手术部位(如鼻、耳[2])周围几个点的局部浸润麻醉,而神经阻滞麻醉是指对一个或多个主要感觉神经阻滞。在皮肤科手术中,面部最常用的神经阻滞包括三叉神经(第Ⅴ)的颅神经支(见图20.4)—眶上神经(前额)、滑车上神经(眉间)、眶下神经(下眼睑、鼻侧壁、上唇)和颏神经(下唇)的分支[4,5]。局部麻醉方法的选择取决于许多因素,包括手术、解剖部位和预期的手术时间。

既往在指(趾)神经阻滞(环阻滞)麻醉中使用肾上腺素存在争议,因为在理论上存在手指缺血的风险。部分学者认为这是绝对禁忌证[6],而另一些学者则认为可常规使用[7,8]。仔细回顾文献和目前的经验表明,肾上腺素和利多卡因的联合应用对环指(趾)阻滞麻醉和对手指直接浸润麻醉都是安全的(加入肾上腺素可减少出血,延长麻醉时间)。因此在麻醉手指、阴茎、鼻部或耳朵时使用含有肾上腺素的局部麻醉药不应认为是禁忌(此处常被误解)。

为了尽量减少局部麻醉注射时的不适,应考虑使用较细的针头,缓慢注射,并运用语言和触觉分散患者的注意力。皮下注射麻醉药比皮内注射的疼痛较轻,尽管皮肤表面麻醉需要更长的时间但无明显痛感。麻醉液温度应尽可能接近室温。利多卡因溶液在使用前加入碳酸氢钠缓冲稀释,可使注射疼痛减轻[9]。不含肾上腺素的0.5%利多卡因是儿童和神经紧张患者局部麻醉的理想药物,它不会引起任何不适,但作用时间很短,因此通常需要补充注射一次含肾上腺素的利多卡因。对于大多数皮肤科手术来说,最适合使用含有肾上腺素的利多卡因来进行麻醉。

其他的麻醉药包括如下。

1. 氯乙烷(高度易燃)和液氮喷枪喷雾剂,通过冷冻皮肤表面可获取较短时间的麻醉效果。这可用于快速操作的浅表手术,如小囊肿、粟丘疹和脓肿的切除、去除皮肤赘生物或刮除多个小疣体。在许多科室,利用可制造出冷气的机器用于简单的局部冷冻麻醉。

2. 抗组胺药(如1%盐酸苯海拉明溶液)的麻醉,可用于对其他药物过敏或高度怀疑的情况。

3. 皮内注射生理盐水能产生短暂的麻醉效果[2]。

4. 经验丰富的医师有使用催眠和针刺麻醉的报道。

5. 皮肤外科手术很少使用全身麻醉。需要全身麻醉的患者(如需要治疗面部大胎记的儿童)最好留院观察24h以上。

活检技术

梭形切口和切除活检

梭形切除活检用于肿瘤或可疑痣的切除,是皮肤科医师最常用的外科手术(图20.10)。切口活检用于在开始治疗前对皮疹和肿瘤进行诊断活检。该技术的优点是可切取直达脂肪层的完整皮肤,为皮肤科医师提供最佳大小的组织块,以提供准确的组织学评估。应设计好切口的位置[1]和合适的切缘。

活检处设计。对面部皮损而言,设计梭形切口应平行于或位于现有的皮肤皱褶(皱纹)内,或者沿着两个相邻美容单位之间的边界线(图20.11)。考虑到重力对皮肤皱纹的影响,设计切口时最好取患者站立或坐直的体位,而非平躺。可通过让患者做鬼脸或微笑来确定皱纹或笑纹的位置,或者通过拉扯皮肤[2]使皱纹更明显。在切除活检中,在注射麻醉前设计好切除的边缘并标记好最佳缝合线。当在皮肤上画记号时,应使用可辨别的皮肤标记笔,因为在进行切除或修复时其他墨水可能会永久性地留在皮肤上导致色素沉着。伤口的长度应至少宽度的3倍(梭形切口两端的角最好不超过30°有利于使两端"狗耳朵"最小化),注意两端切口不要互相交叉("鱼尾")[3]。在一些情况下或患者为老年人[4]时,梭形切口两角可以稍大。

活检操作。切开皮肤时应该是连续平滑的移动,而不是断续的切口。手术刀片应该呈90°对准皮肤,不能向内倾斜,使切口边缘垂直[5]。画线及切开时,刀片应垂直,梭形切口两端切口线整齐相交,不应交叉。切口应深达至脂肪。当梭形切口的侧面和两端与周围的皮肤完全分离时,梭形切口的下方是脂肪

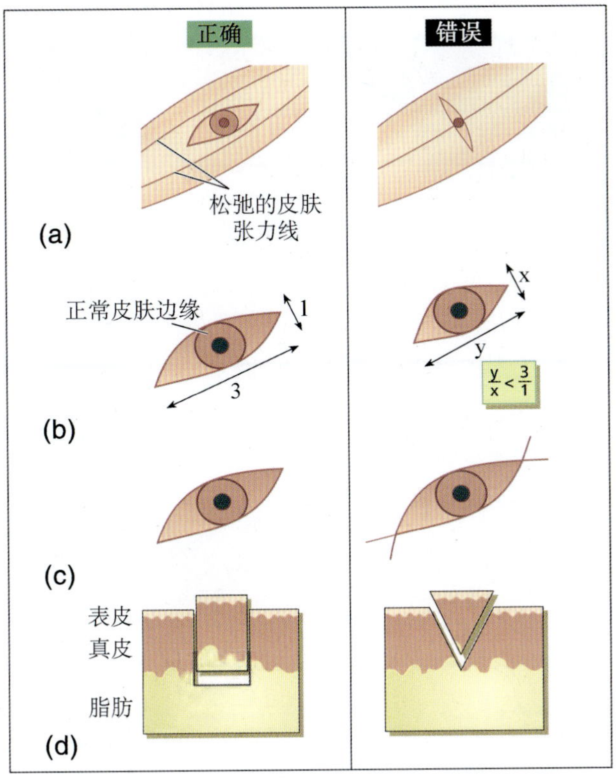

图 20.10　梭形切口切除原则

梭形切口的设计应遵循皮肤的纹理(a),并且长度大约是宽度的 3 倍(b)。确保适当的正常皮肤也被切除(b)。在梭形切口的两端,应保持刀片垂直,防止切除超出范围(c)。切除时刀片应与皮肤垂直呈 90°,使切口垂直到达脂肪层。切勿将刀片斜向标本,因为这样会使伤口更难愈合,并可能会切入皮损的真皮部分(d)。(来自 Lawrence[3])

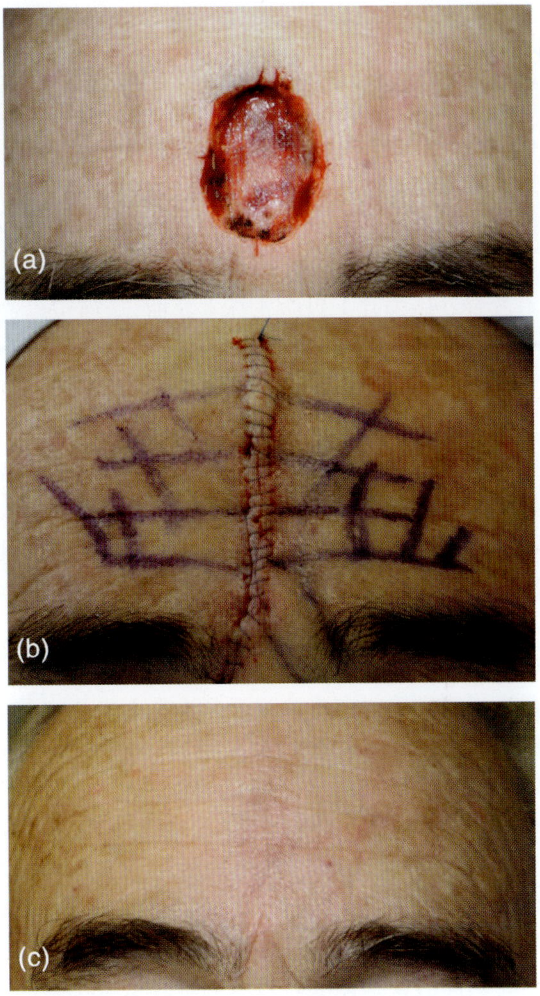

图 20.11　瘢痕方向

(a)位于前额中部的一块手术缺损。(b)标记出前额皮肤的皱褶后,首先缝合缺损,确保皱褶处伤口近似水平对齐。(c)在 4 周后复查中,结果也是令人满意的。

层。梭形切口下方的脂肪应使用弯曲的组织剪进行锐性或钝性分离,梭形切取的组织则应使用皮肤钩或细齿镊[6]轻轻从皮肤上摘除。当整修伤口边缘时,要使切口无张力闭合和允许少许外翻。必要时可使用皮下和表面缝合线缝合切口,良好的缝合技术能最大化使切缘外翻。

环钻活检

环钻活检是取一块深达脂肪的圆形皮肤。它操作简单快捷,只留下一个小伤口。缺点包括取样有误、皮肤缺口和导致潜在肿瘤种植的风险。环钻的深度依靠操作者手动控制,如果在取样区的下方损伤小动脉会引起止血很困难,尽管在实践中考虑到伤口较小,持续按压 10～15min 就可以处理好。环钻活检也可以用来切除躯干上的痣。不太在意美容效果的情况下,环钻活检的伤口可二期愈合[7]。皮下组织病变可以通过环钻活检取样,在取材[8]前需要将包括皮下的部分组织掐捏起来。

一次性和可重复使用的直径 2～8mm 的环钻头均可使用。当皮肤麻醉时,应将圆形环钻活检向下施加轻柔的压力[5]"钻"入脂肪层。为了使术后瘢痕最小化,活检时将 RSTLs 线伸展开,切口呈梭形而不是圆形,其长轴平行于皮肤张力线[6]。切开皮肤后,按压周边皮肤组织,中间的标本皮肤可能会弹出,或者直接用针钩出。用剪刀离断下面的脂肪游离标本,在移送标本时中要小心,避免造成人为破坏。然后缝合伤口或使其产生肉芽组织;后者产生一个外观可接受的小圆形或椭圆形瘢痕。如果选择第二种方式愈合,使用胶原基质敷料止血比使用蒙塞尔溶液(硫酸铁)止血效果更好,蒙塞尔溶液可能使皮肤染色[9]。

削刮活检

削刮活检是一种简单、快速、有效的良性浅表皮损切除方法，可从隆突性结节性皮肤肿瘤中获取组织标本。刮除深达表皮或真皮浅层的病变组织，为诊断提供了足够的样本，随后的毛囊上皮的再上皮生化可产生良好的美容效果。在组织病理学标本处理时，把标本放置在硬卡片上以防止标本卷曲，从而可以充分评估标本的边缘[10]。

刮除活检比需要缝合切口的切除活检更快更容易。在明确治疗方法前，可以取标本来确诊。如果需要通过肿瘤的深度或边缘的组织学检查来明确诊断，这种活检技术是不合适的。因此，如果临床怀疑黑素瘤，全层切除活检是首选。硝酸银棒可以用来止血，而美容效果由后续治疗决定。

良性色素痣可使用 15 号刀片水平切除，或使用柔软安全的剃须刀片或相似器械（Dermablade®）[11]，使色素痣被刮除时与皮肤齐平。止血应采用电灼、电凝或化学止血药。任何残留在创面边缘组织碎片都可以通过烧灼或电凝来破坏。这样的切口平均需要 2～3 周才能愈合。大约有 45％头颈部的色素痣，以及 30％躯干部的色素痣未见明显瘢痕（图 20.12）。身体其他部位中，瘢痕在头颈部和四肢均小于原始色素痣，而躯干部略大于原始痣。大约 25％的原始色素痣在刮除后会在瘢痕的边缘或中心遗留色素沉着，因此提前告知患者很重要，如果是非色素性色素痣的话很少留下色素瘢痕[12]。相比电灼，使用氯化铝止血比电灼止血持久[13]，色素沉着更为常见。复发或残留的色素沉着不需要切除。如果进一步送检，必须向病理学医师提供完整的病史，以便合理地解释这些变化。25％的原发毛痣仍留有毛发；如有必要可用电针可将其破坏。

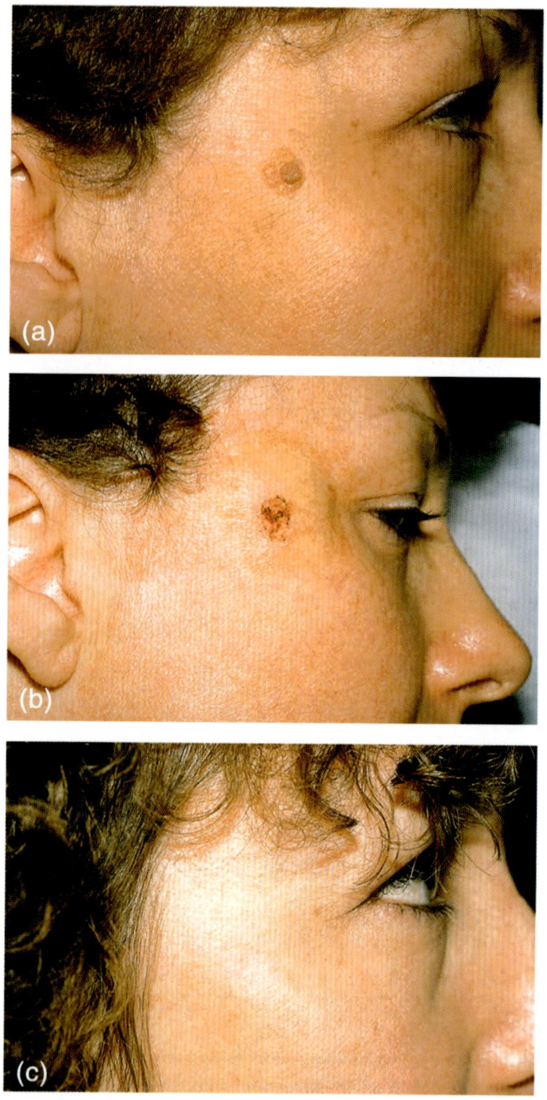

图 20.12　**良性丘疹状痣削切活检**

（a）该患者面部有良性的棕褐色痣；（b）削切后再电灼；（c）6 个月后美容效果良好。

术前准备

外科医师准备

皮肤科医师应该有职业自信，有能力执行手术和处理任何可能的并发症。否则，他们应当征求其他医师的意见。外科医师必须对乙型肝炎进行充分免疫，并在处理锐器和组织标本时遵守安全操作规程。除此之外还应戴上外科手套，并强烈建议进行面部和眼部防护。

患者准备和知情同意

患者应充分了解与手术相关的显著风险、益处和可能的并发症。所有有创性手术均应获得口头和书面的知情同意[14]。若患者为未成年人，通常应取得父母或监护人的同意，尽管有些青少年可能完全有能力同意或不同意。大多数即将接受手术的患者都是焦虑的，如果手术团队的成员表现出适当的安慰及冷静和专业的态度，他们通常会对此做出积极的反应。

使用术前目录单有助于降低皮肤手术中的风险。这些术前目录单确认患者的身份，重要的相关药物

(如华法林),植入物(如心脏起搏器),并确保患者按照约定的手术方式接受正确的治疗。在皮肤科手术中,手术部位错误导致的诉讼日益增加。现已提出各种策略,以尽量降低其发生的风险[15]。

术前计划和准备

应考虑哪种活检或皮损切除的方法最合适每一个人的情况是很重要的。通常情况下,除梭形切口以外的方式是可取的,这些方式(如刮除,削切活检)都不会导致线性瘢痕。因此,决定采用何种切取方式时,应权衡其他方式(如表皮病变和良性面部痣)是否有美容优势,是否提供全层组织标本进行组织学检查的需要(如可疑黑素瘤)。

检查和皮损触诊将有助于估计其范围、深度和是否接近大血管、神经或其他重要结构。Langer 线曾用于设计切口,但最好的美容效果通常是遵循 RST-Ls,它在面部往往垂直于主要的肌肉[1]。在颈部 Langer 线和 RSTLs 经常重合[2,3]。当它们不重合时,比如在四肢等,往往选择取决于其他因素。例如小腿的切除手术,更倾向于沿着肢体的长轴闭合,而不是横向闭合。通过拉扯皮肤来测试皮肤的松弛程度通常可以明确手术切口的最佳方向。切除的面积和方式也取决于许多因素,包括要切除病变部位、性质及如何闭合术口。

手术前,皮肤表面应使用清洗剂-抗菌剂组合进行清洁,最常见的是含有氯己定[4]或聚维酮碘[5]的消毒液。这有助于通过去除病原体和减少皮肤上的常驻菌群[6]来减少伤口感染的风险。

单纯切除、缝合技术和伤口缝合

梭形切口——常用技术[1,2]

术前计划及准备。建议在皮肤表面消毒并进行局部浸润麻醉前,先标记好切口线。麻醉药和肾上腺素应在合理的时间内使用才能充分发挥作用(理想情况下至少 5min)。

最常使用的是 15 号刀片,做两个梭形切口垂直穿过皮肤进入皮下组织(见活检技术)。一旦切开,用细齿的 Adson 镊或皮肤钩将切取的梭形组织牢牢地夹住,并使用弯组织剪轻柔地从基底部进行锐性和钝性分离。为了组织学目的和便于伤口愈合,切除的标本应含有皮下脂肪。

在标准的组织学处理中,标本应放在甲醛盐水标本瓶中,并清楚标明患者的详细资料。与削切活检的标本一样,为了防止小的活检标本或切除标本卷曲,可以将这些标本放置在小方格的滤纸上并展开,然后放到福尔马林溶液中。对于任何潜在的恶性皮肤病变,应采用标记的缝线(如 12 点位置),以便在组织病理学处理过程中定位标本。把标本中远离病变组织的一端钝化,可以而不需要标记缝线起到定位作用[3]。若进行免疫荧光检查,将标本置于 Michel 培养基中,这是一种组织运输培养基,在室温下可以很好地保持组织长达 5d。

术中出血可通过加压、电凝、夹闭和结扎血管等方法止血。可用氯化铝等外用药来处理表面伤口出血。

根据缺损大小和所在部位的不同,需要对创面边缘进行不同程度的修整,以便于放置皮下可吸收缝线,进而减少创面张力。最后,使用不可吸收或可吸收缝线整齐地缝,以及外翻创面边缘[1,2]。

拆线时间取决于伤口的位置和张力的大小。运用适当的手术技术,并使用埋置垂直褥式缝合的情况下,切口的缝线可在 7d 内拆除。如有排线反应史,面部缝线可在缝合后 4~5d 拆除。当预计伤口愈合缓慢(如小腿)或缺乏内缝合时,明智的做法是将表面缝线保留 10~14d。

缝针和缝线

理想的缝线希望具有抗张性高、易于操作、线结牢固度强、不会引起组织反应的特点。皮肤缝合线有两种主要类型:一种是可吸收的,通常用于皮下;另一种是不可吸收的,通常用于皮肤表面。一般用于皮肤手术的缝线线径从 3-0(粗)~6-0(细)都有,缝线的选择主要根据伤口大小、部位,以及外科医师的喜好。

与编织缝线相比,单股缝线不易受到细菌污染,但较僵硬、不易打结。常见的可吸收缝线 Vicryl® 是一种编织缝线(羟基乳酸聚合物 910),而 PDS 是一种单股缝线(PDS Ⅱ® 聚二氧杂环乙烷),都可以用做皮下缝合。它们逐渐失去抗张性,在数周内被完全吸收(PDS 比 Vicryl 保持抗张强度更持久,更适用于较大的伤口,尤其是躯干)。细型号的 Vicryl 可用于眼睑和黏膜的表皮缝合,因为它柔软且弹性好。但它通常不用于表皮缝合,因为它在皮肤上会产生较高的缝线痕迹的风险。

不可吸收缝线为单丝结构,材料多为聚酰胺 6(如 Ethilon®)或聚丙烯(如 Prolene®)。

这两种缝线都适用于表皮缝合,但聚丙烯无明显的组织反应,需要时可作为永久的内缝线使用。

一般皮肤外科的手术中最常使用的针型是3/8圆的三角针，尽管给小伤口做皮内缝合时使用1/2圆针更方便。缝针应足够坚固，以确保缝合时反复穿刺组织依然保持其形状和锐利度。大多数缝针都有用于切割的锐利棱边来帮助穿过皮肤，而称为反向切割针（即三角针）的形状是针尖在内弧面是三角形的底边，外弧是三角形锐利的棱角（图20.13）。使用这种三角针最大可能地降低缝合时撕裂皮肤切口边缘的风险。传统的三角针在内弧面有锋利的棱边，当针尖穿出皮肤时轻轻一拉，有延长针口的风险。

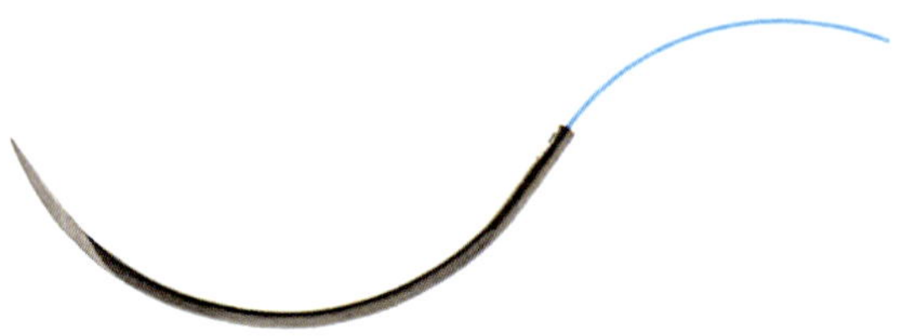

图 20.13 **反向切割针**

缝针前2/3是硬质金属制成的三角形针尖和方形截面的针体，后1/3或针尾是由缝线插入的软金属制成。持针器应夹在针的中间和末端1/3的连接处，避免夹在容易弯曲的针尾。合适的持针器应不会使针变形但可以牢固夹住针。持针器不应夹在缝针前端金属部分，钳口可能会损坏针并导致过早断裂。

外科结

理想的外科结应能精确调节伤口的张力，并且足够结实不会滑脱。没有一种结适用于所有情况，所以需要熟悉如何打结和多种打结的方式。通常使用持针器打结是最为有效，能节省时间和缝线，但在一些情况下更适合手工打结。

现代缝线需要小心操作和打结，但错误的打结方式太常见了。测试打结的安全性很简单，通过拉伸已经打结的缝线直至断裂，如果打结不好，结就会滑开。

结实的缝合有几个部分组成。

- 把组织固定在一起的缝线圈；
- 由许多紧邻的平结组成；
- 留有缝线末端或“耳朵”。

平结是将一根缝线缠绕在另一根上。当两个相反方向的平结被拉成一个结时，是否能形成外科结将取决于两个平结“缠绕”方向，两个平结的两端可能在缝线环的一边平行出现（称之为“方”结），或者分别出现在环的两边（称之为“死”结）。死结不太牢固，更容易解开。

理想的外科结应该在第一次平结后仍保持其初始位置，同时外科医师对缝线进行调整以确保其位置合适，再进一步打第二个平结，使结更加牢固和不易滑落。缝合线的两端应保留3mm长，以便在不解开结的情况下对缝线进行一些拉伸。对于内缝合的结，两端可以剪短，并通过在结上增加平结的个数来进行加固。

持针器打结

简单来说，假设外科医师为右撇子，用右手从右向左移动将缝线穿过切口组织。穿出后缝线的短端位于外科医师的右手，针头所连接的长端位于左侧。

第一步，外科医师将持针器放置在短端和长端之间，将长端沿顺时针方向绕持针器尖端两周，在持针器周围形成两个完整的线圈。然后用持针器的尖端夹住缝线的短端向后牵拉向左侧，同时左手仍握住缝线的长端将其移至右侧。这就产生了一个简单的双绕平结，它比单平结摩擦力更大、滑移更小。在多数情况下，平结可使切口边缘对齐（图20.14）。打结的时候，将线圈垂直于切缘拉紧，平铺于皮面上，这个步骤很重要。

下一步是在最初的结上打一个方结来确保结的牢固性。再次放置持针器于缝和线的长端和短端之间，缝合线的长端反向再绕持针器一次（从持针器的手柄上看是逆时针方向）。缝线短端再次用持针器夹住并拉到另一侧（右侧），同时左手将缝线的长端拉到左侧。像之前一样，将线圈垂直于切缘拉紧，平铺于皮面上。在这个阶段，这个结被称为外科医师的摩擦力结，但是对于现代缝线来说仍然不够牢固（图20.15）。最后一次打结时，将持针器置于长端和短端之间，长端顺时针缠绕持针器尖端，然后夹住短端，两端被拉向相反方向（图20.16）。然后，将结放在伤口的一侧（通常将结放在稍微凹陷的一侧，以纠正轻微凹陷）。重要的是每次打结后，将缝线的末端被拉向相反的方向，最后拉紧，以确保结的牢固。

皮肤的张力有时会将第一次双绕结开，这使切缘不能对齐。减少滑脱的一个简单方法是在第二次打结之前将缝线的短端拉回原来的一侧，由持针器缠绕一次换成两次。缠绕两圈可拉紧缝线，但如果缝线不够紧，结就容易松开。因此，最后可以用传统的方结固定整个结。

如果这种方法还不够牢固，还可以根据需求打成更大的“滑”结。滑结由两个平结组成，但缝线的短端

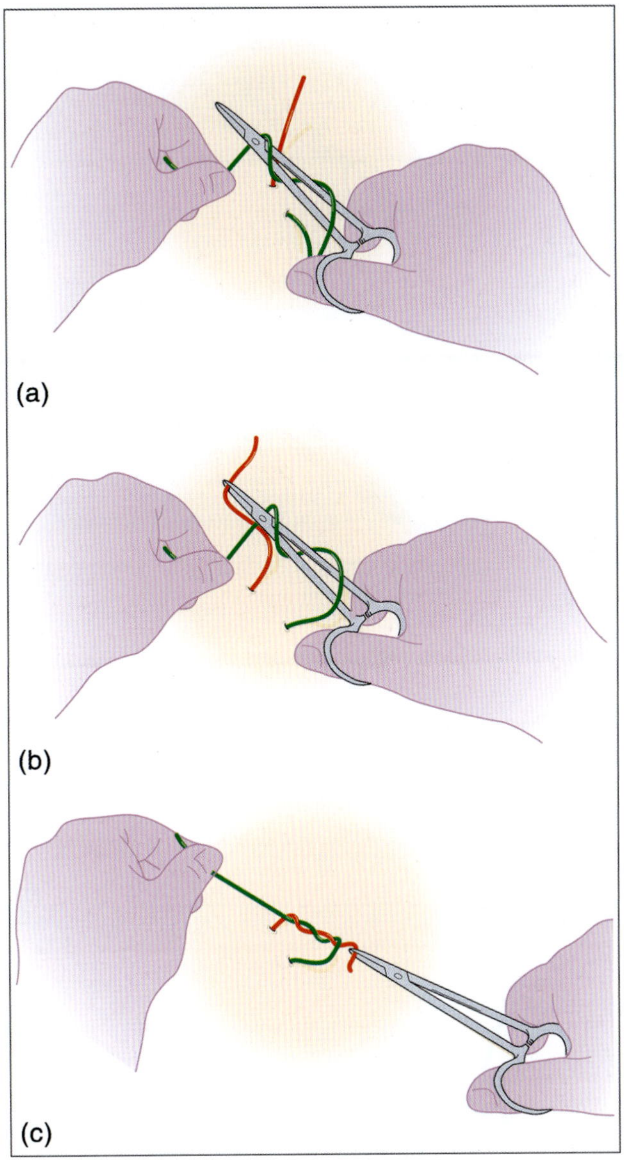

图 20.14 使用持针器打结

保持在原来的一边，操作时没有向相反的方向拉缝线的末端。这就在短缝合端形成了一系列的环，然后用持针器夹住短端轻拉，同时这样也让缝线圈更加“松弛”。当位置合适时，在滑结的顶部用传统的方结固定。这种打滑结不仅对真皮包埋缝合特别有用，而且清楚地展示了将缝线两端向相反方向拉形成一个安全结的重要性。如果在平结间没有向反方向拉紧，就很容易打成滑结。

熟悉手工打结也很有用，尤其是在内缝合操作中。虽然手工打结更浪费缝线，但缝合端张力分布更均匀，更容易在有张力的切口上打结。

器械打结的问题之一是打出平结的张力分布不均匀，拉紧缝线时可能会产生足够的摩擦热使线断裂。如果在张力大的部位做内缝合时缝线经常被拉断的情况下，可以尝试打滑结或手工打结。

缝合技术[1-3]

为了熟练地完成皮肤外科手术，其中必须掌握的技巧是多种不同的缝合技术。皮肤科医师擅长表皮缝合和内缝合技术。

单纯间断缝合是浅表皮肤缝合的主要方法，通常是使用 4/0～6/0 规格的缝线，在靠近切缘的适当位置缝合。常用的缝合技术包括单纯间断、单纯连续、水平和垂直褥式、顶端和连续锁边缝合。

水平褥式缝合（有或无内缝合的情况下）[4] 适用于张力切口和较长切口。垂直褥式缝合可用于外翻的伤口。在皮瓣移植时皮瓣的顶端可用此针法缝合，也称为半包埋褥式缝合。连续锁边缝合可用于伤口边缘止血。

内缝合用于封闭深创面的无效腔，减轻创面的张力。常见的做法是使用可吸收缝线在真皮内呈心形状缝合便于切缘外翻，通过一系列缝合提供足够的抗拉伸强度。

在闭合切口前可通过皮下游离来降低切口的张力。缝合前彻底止血和良好的手术技术都可减少并发症的发生。

表面缝合时张力过大会增加感染和伤口裂开的风险，并经常留下永久性难看的、丘疹状或线状的缝合痕迹，即“铁轨”。

为了尽量减少切口的张力，可以联合使用无菌胶带（如 steri-strips®）。连续皮内（表皮下）缝合是一种精细的缝合技术，虽然不易掌握，但可以长时间保持在切口内，只留下两条缝合痕迹。皮肤黏合剂（Dermabond®）也可用于闭合大致愈合或低张力的浅表伤口。

单纯间断缝合

缝针首先穿透切口一侧皮肤表皮进入，从真皮下方穿过两侧切口，最后从切口另一侧穿出，打外科结系牢。重要的是缝线有足够的拉力将切缘对合在一起，但又不能太紧以免影响该区域的微循环；可以适度松弛来避免术后肿胀会增加缝线张力。当入针刺入皮肤形成较宽的基底可以防止表皮内卷，这样有利于切口外翻（图 20.17）。皮肤缝合应该从切缘 1～3mm 进针，具体取决于皮肤的厚度；入针到切缘的距离应该与皮肤的厚度相匹配。较大的距离会导致皮肤切缘重叠。缝线的间距应与缝线的跨度相等，缝线的轨迹与皮厚度之间形成“正方形”或“长方形”。一般来说，切缘的距离应与缝线在表皮以下的深度成正比。

第2部分

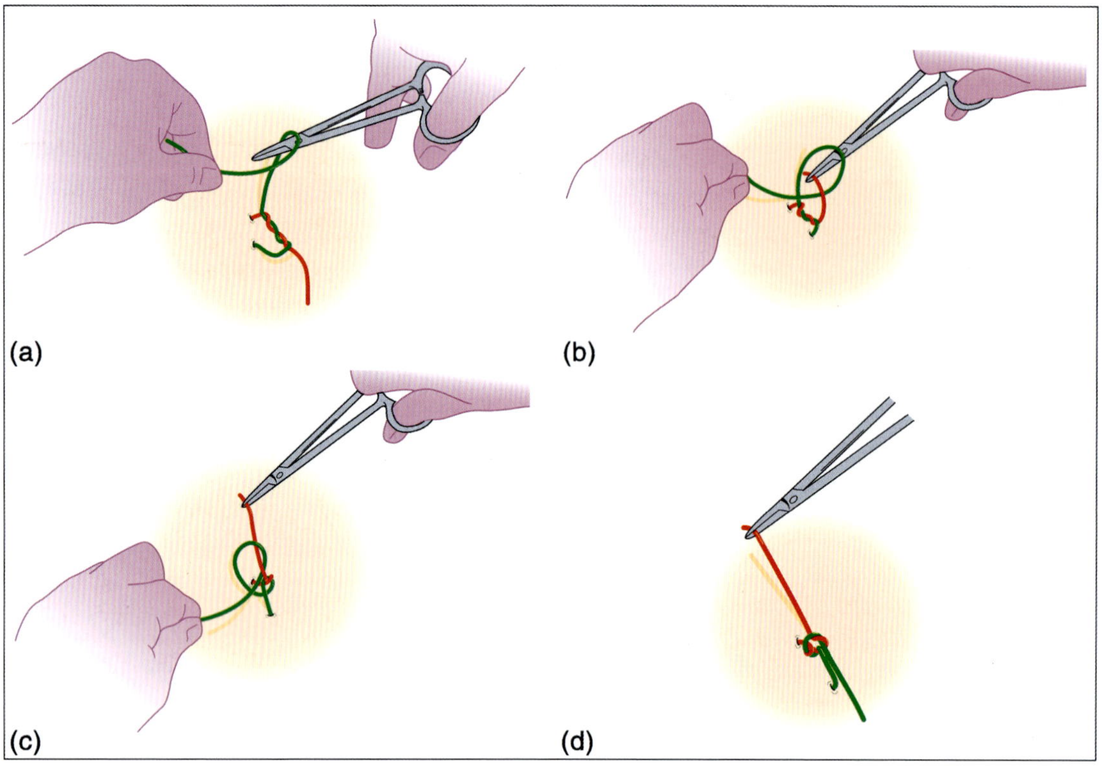

图 20.15　外科结

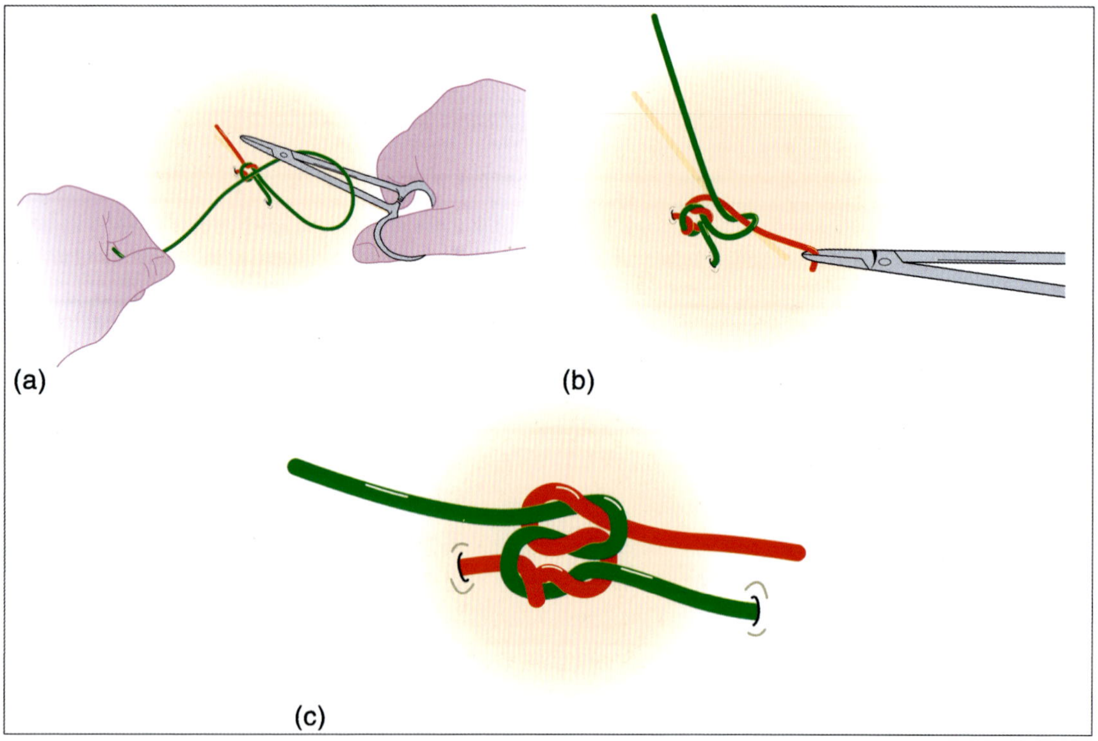

图 20.16　最后一个结

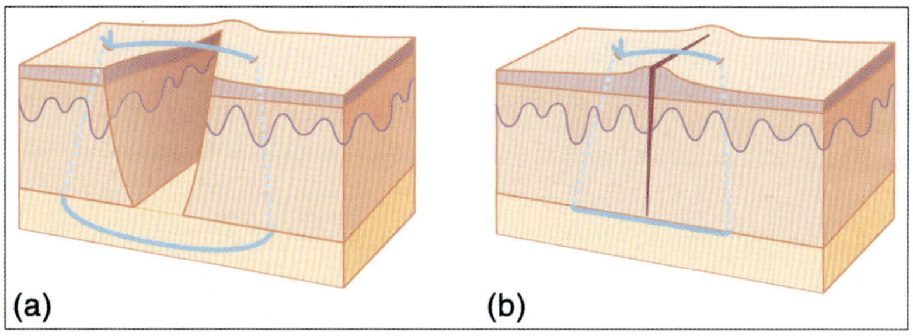

图 20.17 单纯间断缝合

真皮包埋缝合

大多数皮肤伤口使用真皮包埋缝合后愈合较好。缝线从切口的一侧真皮到另一侧真皮，并在皮表下打结。通常使用的是缓慢可吸收的缝合线，这种类型的缝线为切口提供长达数周的减张保护，让切口充分愈合。通过真皮包埋缝合消除无效腔，可以降低血肿形成的风险，减少感染，还可以消除切口张力。在多数皮肤伤口中使用真皮包埋缝合后美容效果更佳。

皮内缝合第一针通常从切口中间开始。针尖置于一侧真皮下方并用针“钩”起少许真皮组织，注意不要刺穿皮肤表面。“钩”起的组织离切缘越远，皮内缝合就会越有力、效果越好（也就是说，皮内缝合的抗拉强度大部分来自真皮）。针穿过越多的组织，固定就越有力。“钩”住一侧的真皮组织后，针可以从真皮或是切缘下穿出，然后对称的钩住另一侧。

如果缝线穿透切缘并拉拢对合时，缝合的效果受限。如果缝线从切缘下方穿出，而不是穿过切缘，则缝线可能会在切缘下收紧，利于较长的切口外翻（图 20.18）。

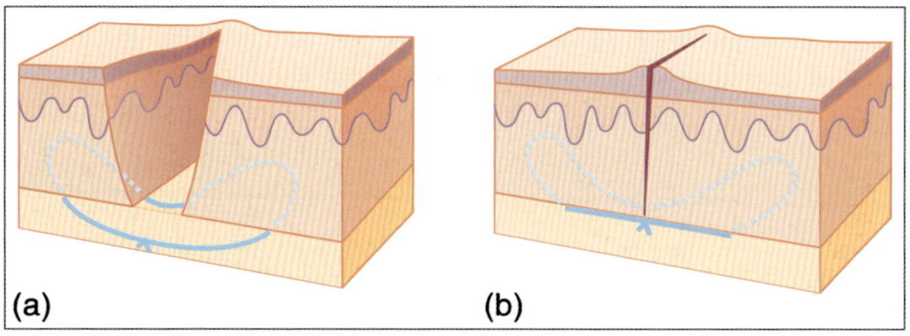

图 20.18 真皮包埋缝合

所需的皮内缝合的针数取决于外科医师的经验和患者伤口的大小，应注意皮内缝合的作用是消除无效和降低表皮缝合的张力。

当皮内缝合打结时，线结应在切口下面，而不是穿过切口。切口张力会使结滑脱，松开后需要重新打结或手工打结。在任何时候缝线位置都应对称，以便均匀作用于皮肤上，但如果切口边缘的高度有显著差异应适当调整。

临床上常用间断缝合法来闭合伤口。对于有经验的医师，从缝合速度和缝线的经济性考虑，通常会选择单纯连续缝合或连续锁边缝合（图 20.19 和图 20.20）。外科医师需要警惕和确保切缘两侧是平整对齐，缝合时每一针使切口外翻。粗心的缝合容易造成切缘两侧重叠，这样的伤口愈合相对较差。

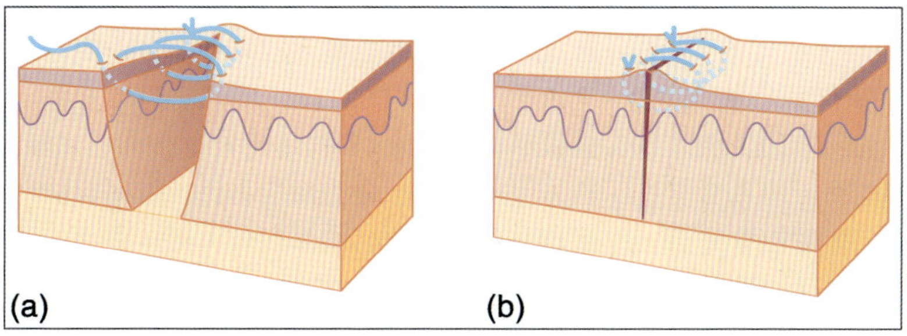

图 20.19 单纯连续缝合

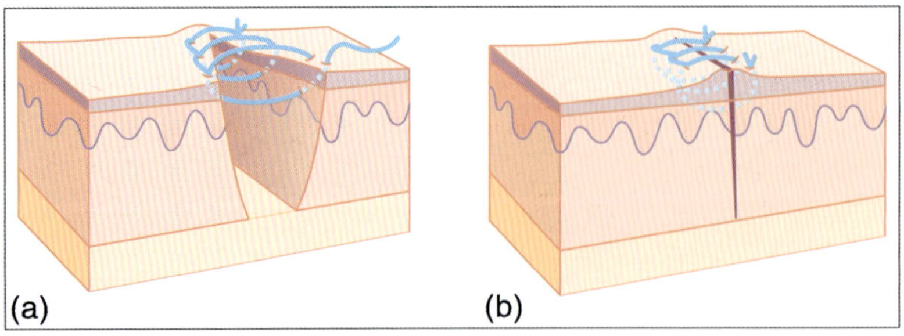

图 20.20 连续锁边缝合

虽然完全等距的缝线看起来美观,但存在缝合位置太均匀的缺点,特别是在连续缝合时,如果所有的针脚都在同一条直线上,皮肤可以在一个轴上移动,导致伤口的边缘相对滑动,从而造成切缘重叠。为了避免这种情况,可以在缝合时稍稍改变每次进针的宽度和深度。

垂直褥式缝合

垂直褥式缝合特别适用于以下几种情况:使伤口外翻的缝合,张力较大的部位伤口缝合,或是薄弱易损伤组织的缝合(比如针钩住大块组织行单纯缝合会导致切缘内卷)(图 20.21)。

水平褥式缝合

水平褥式缝合是所有缝合中最易使切缘外翻的,它适用于高张力的伤口,因为缝合的力量分布在横向针脚之间的组织。针在离切缘有一段距离的位置穿过一侧的皮肤,然后从下面穿到另一侧穿出,针反转后再从出口侧边刺入表皮,最后从伤口深部穿回来往上刺出皮肤。这种缝合法需要针钩起较宽的皮肤组织,但要完全穿过切口下方,并且防止切缘内卷和确保最大限度的外翻。它通常与单纯或连续缝合联合使用(图 20.22)。

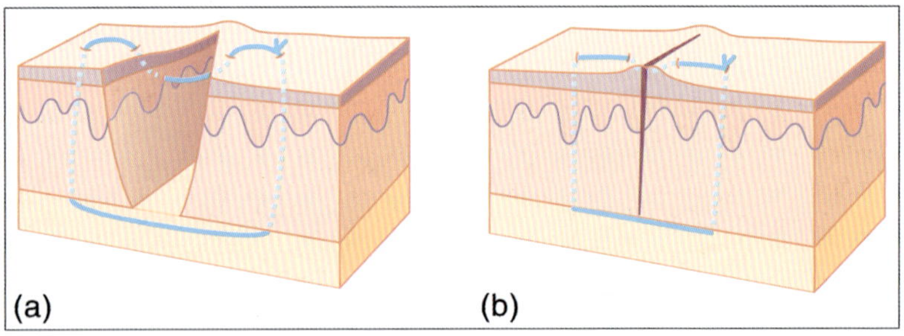

图 20.21 垂直褥式缝合

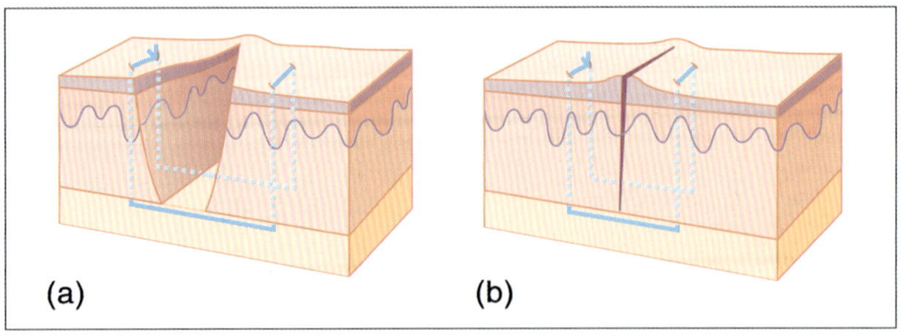

图 20.22 水平褥式缝合

滑轮缝合

有时要闭合一些张力性的伤口,用手推挤就可以很轻易对合切缘,但单纯缝合却做不到——因为缝线断裂,或因为张力过大导致缝线勒穿皮肤。滑轮缝合最适用在这种情况,比如头皮切口。单纯轮滑缝合时,针先钩起切口一侧的大块组织,再钩起对侧的一小块组织,然后回到原始一侧钩起以小块组织,再在钩起对侧的一大块组织,最后打结。这形成一个强有力的缝合,与单纯缝合相比,它在皮肤上有双倍的接触点和双股的缝合线。双环产生一个滑轮效应,将切缘拉在一起(图 20.23)。如果缝线环重叠,会有轻度血供障碍的风险,可以通过错开两个环来解决这个问题。当用手施加适当的压力仍不能闭合切口时,不应使用这种缝合法。如果用较大的压力才能闭合切口,会导致组织缺血和坏死。如果切口闭合时切缘处呈白色,说明切口处牵拉太紧。滑轮缝合最初用于降低切口的张力,以便较早进行皮内缝合,然后在最后闭合切口前拆除。

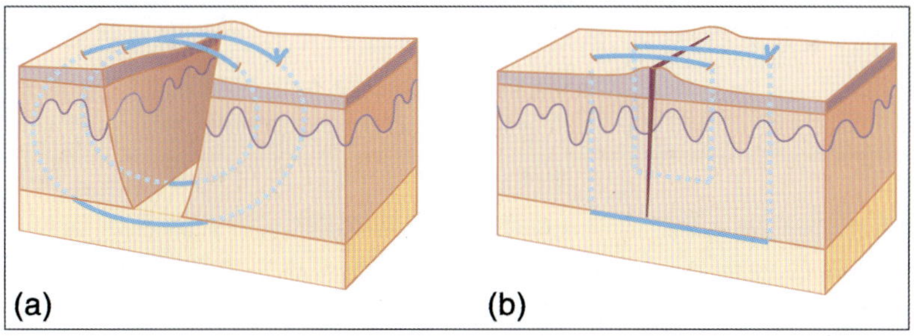

图 20.23 滑轮缝合

荷包缝合

荷包缝合是一种用来缩小伤口大小的方法，使其二期愈合，特别适用于伴有坏死或感染的巨大肿瘤切除手术，或不明性质、不确定是否完整切除的肿瘤手术。按照适合的边界切除病灶后，在沿着切缘用单股可吸收 PDS 线皮内连续缝合，缝合时应穿入真皮边缘。拉紧缝线，使切缘聚拢在一起。这个过程也使表皮变形，但随着伤口愈合，这些变形会逐渐消失。缝线应至少保留 6 周或直到伤口愈合。除非缝线引起局部刺激，一般无须拆线（图 20.24）。

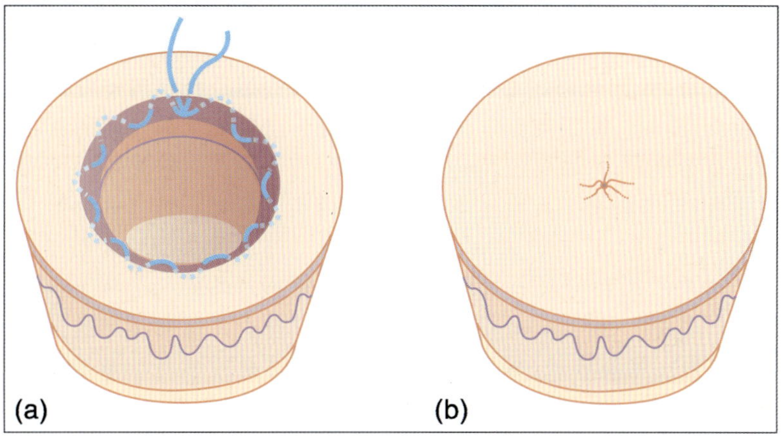

图 20.24 荷包缝合

连续皮内（表皮下）缝合

连续皮内（表皮下）缝合技术用于缝线需要长时间在皮内固定切口，且避免可见缝线或需要拆线的情况。这种方法常用于闭合各类外科手术的切口，虽然切口外的两端各有一处线结，但使用可吸收单股缝线（如聚二噁英酮）可避免拆线。

皮内缝合局限于真皮，就像梯子的阶梯一样从切口一侧到达对侧。皮下缝合的起始位置有别于真皮包埋缝合。缝合时应确保针在切口两侧的穿入深度相等，且针应垂直穿过切口。最好先在切口一端的皮下缝合处留出线头，以便确定皮内缝合结束的位置。然后，皮内缝合从切口的对侧开始，沿着切口的长度以阶梯状的方式进行，最后固定在开始的皮下缝合处。最好使用单股可吸收缝线，如无须拆除的聚二氧六环酮。这种缝合方法常用于活动部位需要局部大面积切除时，如容易裂开的四肢或背部的伤口。

敷料和术后护理

虽然敷料不是必需的，但皮肤外科手术后使用敷料可能有助于伤口更好地愈合，这是患者期望看到的结果。

一种理想的敷料应该具备如下要求。

1. 吸收切口表面多余的渗出物，从而降低细菌侵入的风险。

2. 保持切口与敷料接触面的湿润，以促进表皮细胞在肉芽组织上的迁移。中厚度的切口如以敷料覆盖，其愈合速度要快于干燥切口[1]。痂皮的屏障功能很差，不能阻止水分从真皮表面丢失，导致切口表面干燥，从而迫使表皮在干燥环境下愈合。当表皮细胞迁移时，会分泌一种蛋白水解酶来溶解痂的基底部；当细胞互相接触[2]时则停止迁移。

3. 不含可能污染切口的微生物或纤维。纤维素材质的敷料可将纤维碎片脱落至切口[3]，引起异物反应，增加感染风险。

4. 隔离细菌。

5. 移除时对愈合组织损伤小。

经常有人认为，增加氧气渗透性的包扎有助于伤口愈合。这种包扎确实有助于浅层创面的愈合[4]。然而，在深部创面，同样的包扎在创面处却造成了缺氧条件[5]。并且，深部创面的缺氧似乎会刺激而非阻碍肉芽组织形成[6]。

基础敷料

敷料包括接触层、吸收层和外层[7]。与伤口接触的敷料层没有黏附性，或许因为它含有油脂软膏（如石蜡纱布），或因为它是由一种特殊设计的低黏附性材料（如聚乙烯）制成的[8]。吸收层（如水胶体敷料或纱布）吸收多余的伤口渗出物，并起到缓冲的作用。外层（如管状绷带、弹性胶带）施加轻微压力固定下层敷料。基础敷料可以保留至拆除时，但如果包扎处湿透或浸出渗出物则应更换敷料，否则会大大增加细菌的感染率。许多专利敷料有两层或三层成分（如 Melolin® 包含一层无黏性的聚乙烯和可吸收性纤维素）。水凝胶（如 Vigilon®）、水胶体（如 Granuflex®）、干凝胶（如聚糖酐淀粉聚合物）、海藻酸盐（如 Kaltostat®）和合成泡沫敷料由三层组成，这些敷料也可用于压疮[9,10]、小腿溃疡[11]和深部创伤[12]。

加压敷料

通过增加吸收层敷料的体积，在术后立即使用可协助止血。一般情况下，选在合适的部位用弹性或绷带固定一块可压缩的填充物（如脱脂棉、口腔棉卷、海绵、护眼垫）压在伤口上 24～48h。如果难使用绷带，也可使用胶带。打包固定包扎通常用于植皮后，但也可用于其他伤口。在皮片移植术后，切口周围放置成对的缝线并系紧固定三层敷料，为了将移植皮片固定在受体位置上，并起到压迫作用防止其下形成血肿。Aquaplast® 是一种符合要求的热塑性材料，也可用于植皮处加压包扎[13]。

二期愈合

皮肤全层缺损可以二期愈合，其美容效果取决于伤口部位和患者的年龄。尽管该技术几乎可用于任何部位[1]，但在鼻唇沟、内眦、头皮和耳前、耳后的部位美容效果较好。二期愈合的创面收缩明显，因此创面在靠近游离缘如唇部、鼻翼、眼睑等处时应注意。这些游离缘的变形会影响美观和功能。一般来说，皮肤凹面美容效果比凸面更好[1]，老年患者的美容效果比年轻患者更好。肥厚性瘢痕在老年患者中较少见。在不能确定手术是够完整切除或需要更复杂的手术才能闭合缺损时，可以使用这种方法。在某些情况下，如背部色素痣切除[2]、治疗颈项部瘢痕性痤疮[3]和汗腺炎[4]，可优先考虑二期愈合，因为其最终的美容效果令人满意。

肉芽创面的术后护理

术后给伤口盖上接触敷料，加压包扎 24～48h。此后根据渗液量，每隔 2～4 天更换一次敷料。每次换药时，清洗伤口以去除敷料碎屑和油腻的软膏（如多黏菌素、磺胺嘧啶银甚至是普通的凡士林），并继续使用非附着性敷料。一个直径约 25mm 的头颈部伤口平均需要 35d 才能愈合[5]。在愈合过程中，伤口不会有疼痛感。敷料可能发生细菌污染，但组织感染很少见。患者应了解预期的愈合时间，即使是已愈合的创面也会出现一定程度的发红，边缘略隆起。愈合过程的头几天常有黄色分泌物。在肉芽组织出现之前，黄色的纤维蛋白凝块将覆盖创面。暴露的骨膜和软骨膜可通过外用凡士林加湿润海藻酸盐敷料，以保持湿润和活力。这样能促进肉芽组织迁移到暴露区域，也降低了骨或软骨干燥和坏死的风险[6]。如果骨膜被剥离，可以刮擦暴露的骨或在其上打孔，以促进肉芽组织的形成，从而增强再上皮化[7]。当伤口刚愈合时，瘢痕里常常有大的环状血管，随着瘢痕的增厚，这些血管会慢慢消失。这时会出现轻微的红色增生性瘢痕，大约 1 年之后，美容效果才会达到最好（图 20.25 和图 20.26）。

拆线

表面缝线的拆除时间根据手术的部位、创面的张力和术者的喜好而定。一般情况下，面部皮肤缝线可在 4～7d 拆除；躯干和四肢需要 7～14d。表皮缝线保留的时间越长，发生影响美观的"铁轨"痕迹的风险就越大。

皮瓣（图 20.27、图 20.28、图 20.29、图 20.30 和图 20.31）

皮瓣是一块全层皮肤，其近端（或蒂部）仍在原来的位置，而远端部分被移动用来覆盖缺损[1]。因此，任何皮瓣最初的血供都是由蒂部提供。蒂部有时与

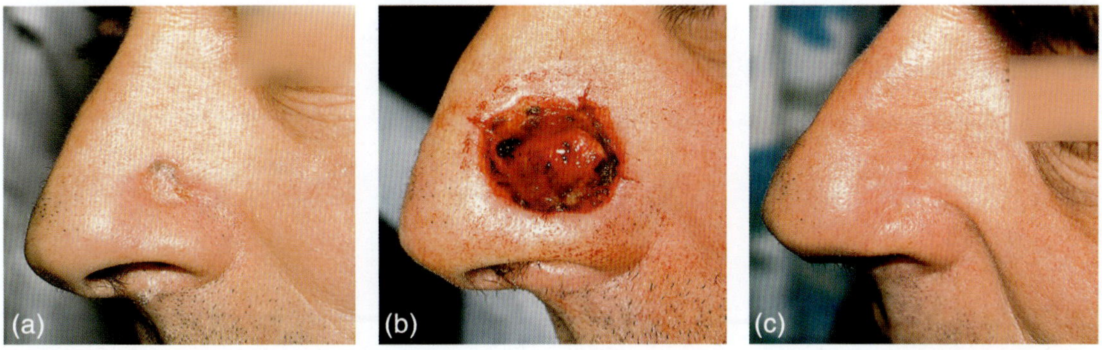

图 20.25 (a)该男性一侧鼻部基底细胞癌;(b)皮损切除后,创面二期愈合;(c)4 个月后美容效果良好

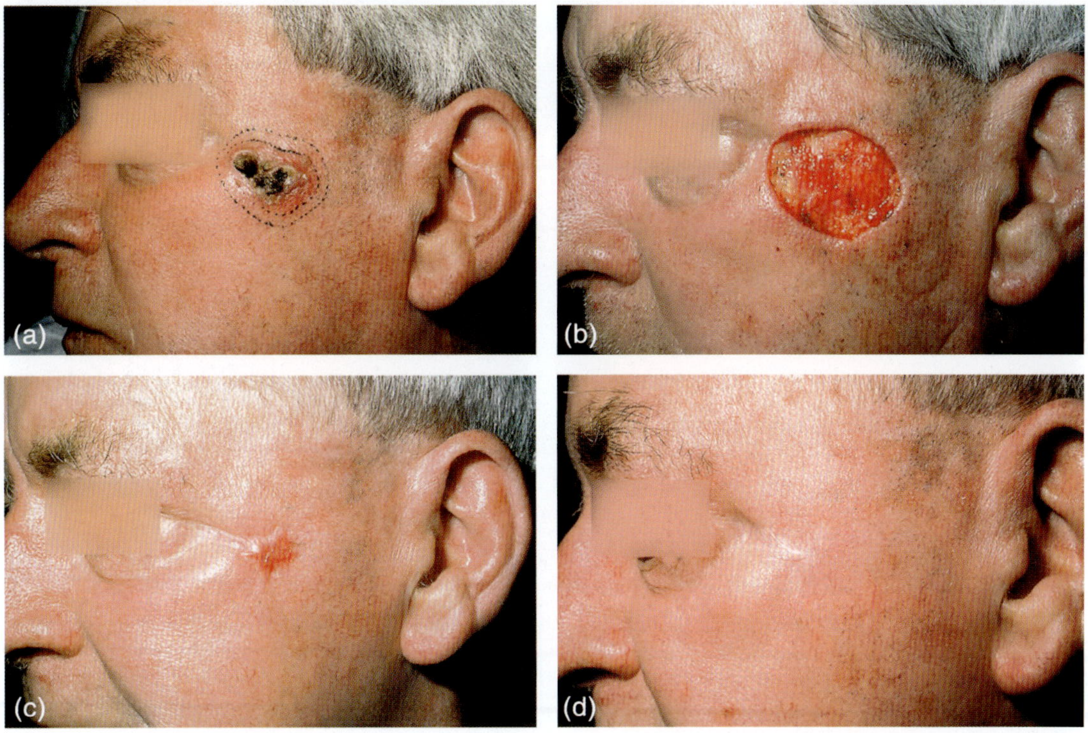

图 20.26 (a)该男性太阳穴部位基底细胞癌;(b)手术切除;(c)3 个月后伤口愈合,但瘢痕又厚又红;(d)15 个月后瘢痕变得不明显

皮肤相连,有时就像岛状蒂瓣,与皮肤完全分离,其血供来自皮下组织或肌肉。

皮肤科医师在局部麻醉下只采用区域皮瓣,而不使用远位皮瓣或游离皮瓣。远位皮瓣呈皮下隧道状,长肌蒂部附着在远端,如前胸壁皮肤在头颈部做皮瓣。游离皮瓣包括组织的移植,如获取前臂皮肤上的一块附有动脉和静脉的皮瓣。这些血管必须在受体部位的血管上吻合,皮瓣才能发挥修复缺陷的作用。

皮肤科医师大多会使用任意皮瓣,这种皮瓣的血供来自它自身。但有时医师也使用轴型皮瓣,这种皮瓣的血供来自知名动脉;以滑车上动脉为基础的前额正中或前额旁正中皮瓣[2,3]最为常见。皮瓣越接近皮片(薄的、去除脂肪的皮肤),其血供就越依靠受体部位,而非依靠皮瓣蒂。

皮瓣可以根据移位方向、最先描述皮瓣的外科医师的名字、血供来源或移位的组织类型来分类。最常用的是根据皮瓣的移位方向来分类。因此,所有的皮瓣都可以用推进、旋转、易位或带蒂岛状皮瓣(有时也叫插入皮瓣)来描述(表 20.4)。当移位皮肤来闭合缺损时,会造成次生缺损,而这个缺损也必须闭合。皮瓣修复的本质是设计皮瓣,使次生缺损在皮肤松弛

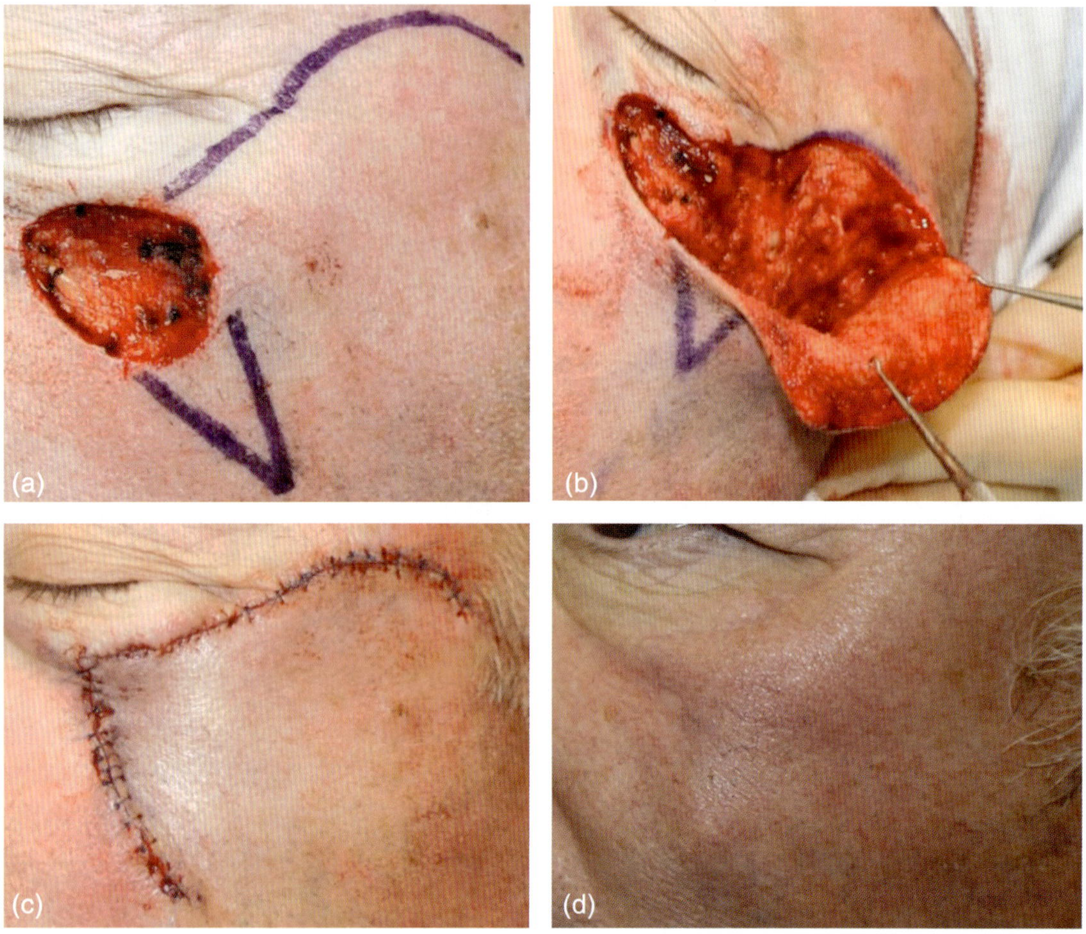

图 20.27　旋转皮瓣修复左侧颧骨 Mohs 手术后的缺损

(a)皮瓣的设计:当皮瓣旋转到位时,旋转的弧度经过外侧眼角上方,以确保下眼睑没有张力。(b)在皮下平层进行锐性和钝性分离,切开并掀起皮瓣。(c)缝合皮瓣。注意下眼睑的自由缘无张力。(d)8 周复查的结果令人满意。

的地方产生,从而能够闭合。成功的皮瓣设计需要了解张力矢量,以避免附近的自由缘变形。在推进和旋转皮瓣中,张力沿原缺损闭合方向,在易位皮瓣中张力沿次生缺损的闭合方向。

推进皮瓣

推进皮瓣是利用邻近组织的松弛性使邻位皮瓣向缺损方向移位,以闭合缺损。推进皮瓣可能来自缺损的一侧(如 Burow 皮瓣或 U 型皮瓣)或两侧(如 H 型或 O-T 型皮瓣)推进。张力沿原缺陷闭合的方向。

旋转皮瓣

旋转皮瓣是以蒂为旋转点推进和旋转局部皮肤(见图 20.27)。它的移动性有限,可能需要长切口和广泛游离才能获得足够的皮瓣;次生缺损最后缝合。当旋转皮瓣进入手术缺损时,这种皮瓣会隆起,因此需要在旋转弧线上预先设计角度,尤其在进行下眼睑的自由缘手术时。与在推进皮瓣中一样,旋转皮瓣的张力也沿着主要缺陷闭合的方向。

易位皮瓣

易位皮瓣取材于缺损相邻的组织,提供了很大的多样性。张力重新分布,沿着次生缺损的闭合方向(图 20.28)。这种皮瓣是被推向而不是拉向缺损位置。易位皮瓣应用广泛(图 20.29)。各种易位皮瓣都基于三种简单的设计,并针对不同的位置进行了精心的改良(表 20.4)。

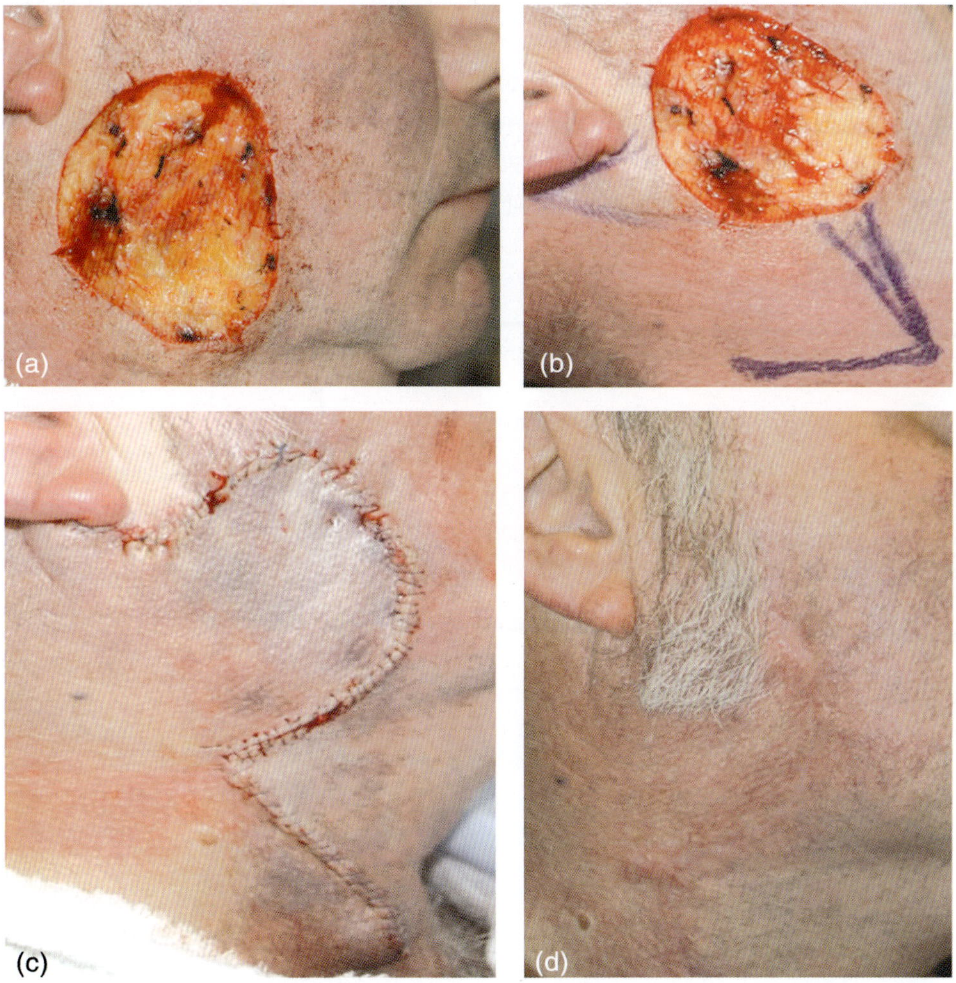

图 20.28 易位皮瓣

(a)Mohs 手术后右脸颊/下颌有大面积缺损。(b)主要供皮区位于同侧颈部。设计菱形易位皮瓣,如图所示。(c)皮瓣移位后立即缝合。(d)6 周时复查的结果令人满意。

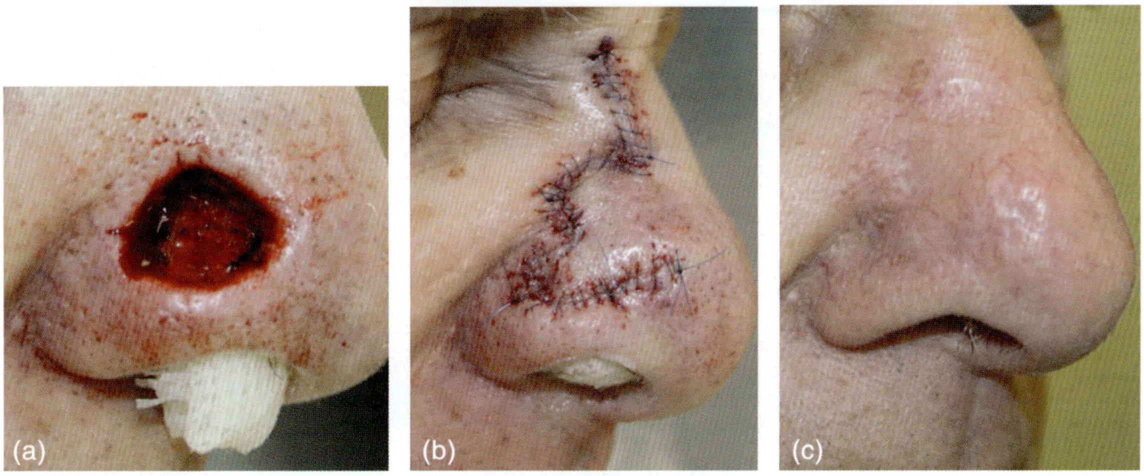

图 20.29 鼻部双叶皮瓣修复

(a)右下鼻侧壁和鼻翼 Mohs 手术缺损。出于美容的考虑,要保留鼻唇沟,因此我们设计了一种以内侧沟为基底的皮瓣。(b)缝合。(c)3 个月时复查结果令人满意。

带蒂皮瓣

带蒂皮瓣包括岛状带蒂皮瓣(也称 V-Y 皮瓣)和插入皮瓣。岛状带蒂皮瓣的营养支持来源于附着的皮下和肌肉组织,而插入皮瓣的血供来源于其蒂处皮肤和皮下组织。岛状带蒂皮瓣是一次性修复过程,而插入皮瓣涉及创造桥状的皮肤蒂;蒂在连接供区和受体区保留 2~3 周后,直到供体皮肤在缺损部位建立自己的血液供应(图 20.30)。然而,最近的报道提倡 1 周后进行断蒂,效果依然很好,也不会影响功能或美观[4]。因此插入皮瓣涉及二期手术包括蒂部断离和重新插入缝合。当缺损的性质、位置或深度不允许使用较简单的局部皮瓣或植皮,或可能出现不理想结果时,可使用插入皮瓣。虽然岛状带蒂皮瓣的灵活性更大,对供体和受体的位置依赖性更小,但最常见的还是通过带蒂易位来将皮瓣植入。

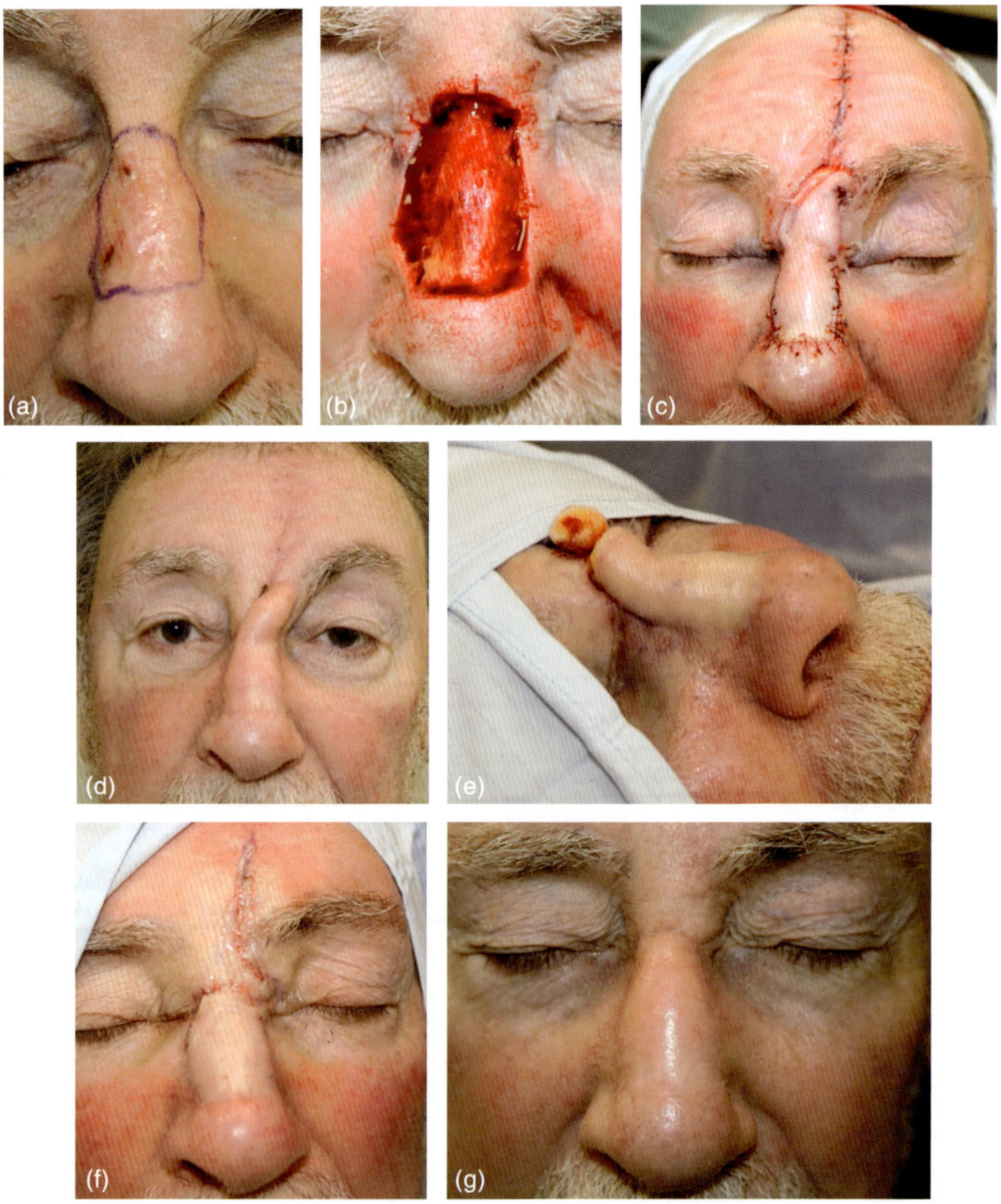

图 20.30 前额正中旁插入皮瓣

(a)边界不清的鼻基底细胞癌(BCC)Mohs 手术切除后的缺损。(b)全厚皮片移植的美容效果差,因此设计了左前额旁旋转皮瓣。(c)皮瓣旋转 180°,嵌入手术缺损部位。先闭合前额供皮区。(d-f)3 周时将蒂断开并缝合。(g)4 周后最终结果令人满意。

并发症

皮瓣的缺血性坏死通常是由于皮瓣设计不良或移动性受限导致张力过大所致。如果皮瓣血液供应不足，也常发生继发感染[5]。头颈部广泛的侧支循环确保了所有部位的血供良好，但在躯干，特别是下肢，皮瓣修复往往会因为血液供应差而导致坏死。吸烟的人比不吸烟的人更容易发生皮瓣或移植皮片的坏死(图 20.31)，如果吸烟的人在手术前 2d 和术后 7d 显著减少吸烟，则情况可能改善[6]。如果鼻部的术后瘢痕不理想，可以通过人工磨削或超脉冲激光改善[7-9]。

皮片移植

不同厚度的皮肤都可行皮片移植术。因为供体部位的皮肤可以再生，游离皮片移植在面积上不受限制。全厚皮片和复合皮片移植的美容效果可能比刃厚皮片移植的更好，但其移植面积受到供区皮肤面积的限制。与皮瓣相比，皮片移植在技术上更容易实施，但由于皮片不能完全契合缺损部分的面积和厚度，以及供体和受体部位之间的差异，其美容效果通常较差。

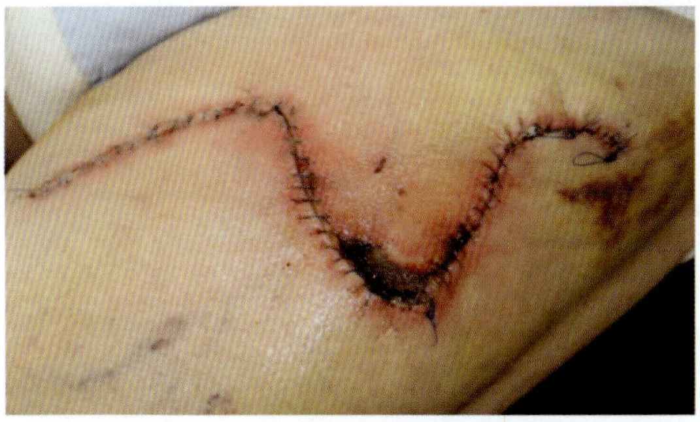

图 20.31 并发症——皮瓣坏死

摘自一位烟瘾很重的患者，其左大腿前侧有大面积的改良菱形易位皮瓣，顶端已发生一定程度的坏死。该区域将通过二期愈合而愈合。

表 20.4 常用的皮瓣类型和使用

皮瓣类型	任意类型皮瓣(同义词)	应用部位	注释
推进[10] 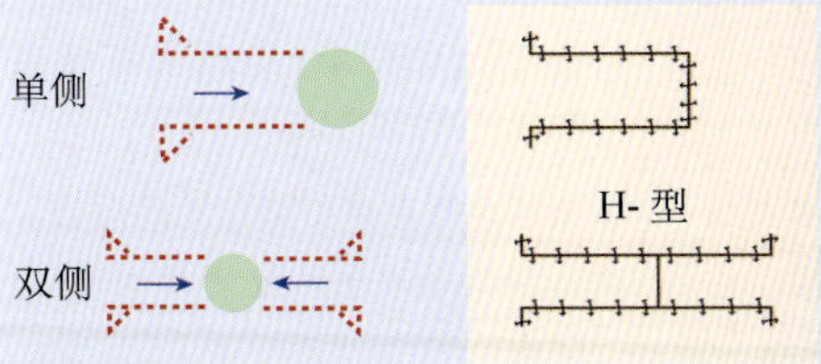	新月型推进皮瓣[11-13]	面颊/鼻部 面颊/唇顶端	重视缝合边界的外观；临床上常用皮瓣
	单边推进(U-型)	面颊 太阳穴 前额[14] 上唇[15]	可以有一定程度旋转 Burow 单侧推进的美容效果往往更好
	双边推进(H-型)	前额	在所有的外科文献中对此方法都有记载
		眉毛	但 H-型瘢痕在美学上并不理想
	O-T 型(A-T 型、V-T 型)	上唇[15] 眉上方的前额 眉间/鼻根 太阳穴	除非缺损位于皮瓣中央，否则皮瓣大部分移动方向都是单向的
	单侧推进(单侧 Burow 楔形皮瓣)[16]	上唇 太阳穴/前额[17] 耳前的面颊口周[18]	使用于太阳穴、耳前、上唇皮肤和口周缺损的主要皮瓣。能够很好地隐藏切口线

（续 表）

皮瓣类型	任意类型皮瓣（同义词）	应用部位	注释
带蒂皮瓣 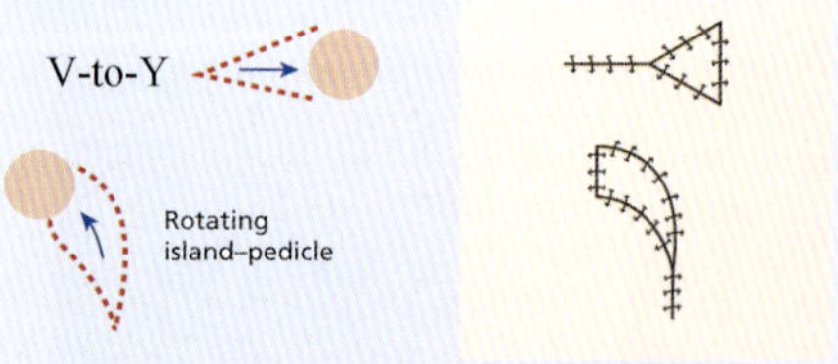	带蒂岛状皮瓣 V-to-Y（带蒂岛状旋转皮瓣）[19]	上唇 面颊 下眼睑皮肤 内眦 鼻侧壁	依据组织解剖选合适的皮瓣。可以通过多种方式拉起来促进移动。然而三角形的瘢痕往往很明显
	旋转/透镜状岛状带蒂皮瓣[20,21]	太阳穴 面颊 下眼睑皮肤 泪沟线	结合了推进和旋转的运动。美容效果良好，使瘢痕线与松弛的皮肤张力线平行
旋转（见图 20.27） 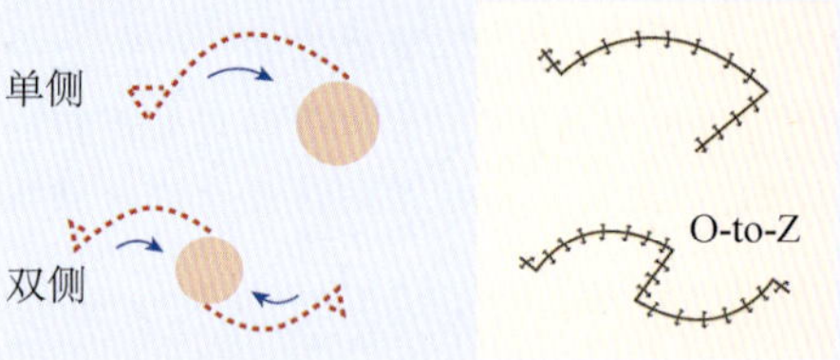	单旋（鼻侧壁旋转[22]、Tenzel 旋转[23]、Mustardé 皮瓣[24]）	鼻尖[22] 下眼睑[23] 鼻唇沟/下眼睑[24]	较大的皮瓣需要仔细分离和止血。合理利用游离缘可以带来良好的美学和功能恢复
	单侧反切旋转皮瓣（斧头皮瓣）	唇顶端 鼻根 内眦	适用于小的缺陷，符合美容单位修复的原则
	单侧旋转推进皮瓣（AIRNS 皮瓣[25]、Rieger 皮瓣[26]）	鼻尖 下鼻背	鼻下组织的解剖结构为这些皮瓣提供良好的血供。利用面颊和眉间组织的移位来实现无张力闭合
	双旋转（O-Z 型成形术）	头皮 下巴[14]	头皮修复效果最佳。需要剥离帽状腱膜下组织
	双旋（O-W 型 Peng 皮瓣）	鼻尖和鼻背[27]	可缩小鼻部轮廓：当鼻翼宽度需要缩小时该皮瓣更有用
易位（见图 20.28） 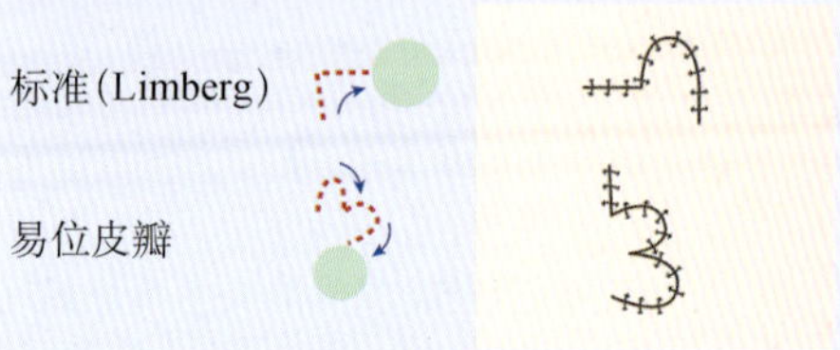	标准（Limberg）易位皮瓣	面颊、太阳穴、内眦、鼻部	在面部皮肤重建中最常用的皮瓣通常设计为"方形皮瓣填补圆形缺损"[28]。A-Z 型改良增加皮瓣移动性[29]。鼻唇沟易位皮瓣常用于鼻翼和鼻侧壁缺损的修复。然而，如果没有仔细的设计[30]，可能会钝化法令纹，遮盖上唇三角尖部
	Webster 30°变形[31]	鼻背 外眦	用处广。可能由双边组成
	Dufourmental 变形[32]	面颊、太阳穴 内眦、鼻部	皮瓣的设计使得瘢痕可以隐藏在美容单位的交界处
	双叶皮瓣[33-35]（见图 20.29）	鼻尖、侧壁、鼻翼 太阳穴 面颊 内眦	连续两个易位皮瓣。鼻远端重建术中最常见的皮瓣，但需要仔细设计实施
	三叶皮瓣[36]	鼻尖	连续三个易位皮瓣

（续 表）

皮瓣类型	任意类型皮瓣（同义词）	应用部位	注释
插入皮瓣 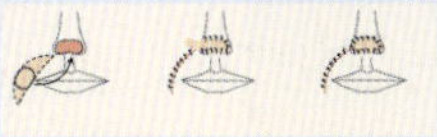	前额正中或旁正中皮瓣[37]（见图 20.30）	鼻背 鼻尖 鼻翼下 1/3 全层缺损包括鼻翼缺损	两三个分期步骤完成。由滑车上动脉的提供血供
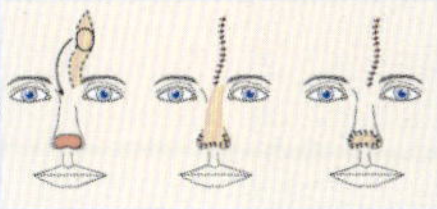	面颊插入皮瓣[38]	鼻尖 鼻翼	患者为男性时应该注意，确保不将毛发从面颊移植到鼻子
	耳部插入皮瓣[38]	耳部、特别是耳廓边缘缺陷	能够保持耳部原有的高度

全厚皮片移植

若考虑到美容效果和愈合后功能的要求，使用全厚皮片移植要优于刃厚皮片移植。任何合适的和富余皮肤的部位都是潜在的供体部位[1]。面部重建中常用的供皮部位有耳前或耳后、鼻唇沟、上睑、上臂内侧及锁骨上窝[2]。供体和受体的皮肤需在厚度、附属器结构、表面标记、老化程度和纹理等方面相匹配。在仔细评估所需皮肤的面积和形状后，切除供体皮肤至浅表脂肪层[3]，然后去除皮片下的皮下脂肪组织来帮助新生血管穿透。将全厚皮片贴合在创面，行边缘缝合防止皮片移位，加压包扎（通常使用打包堆缝合固定）防止血肿将皮片从受体部位顶起（图 20.32）。在大多数情况下，选择有富余皮肤的部位为供皮区，因为切除后可直接缝合。在某些部位（如耳后），供体缺损可以二期愈合。全厚皮片移植在真皮和肉芽组织、软骨膜和骨膜上的效果最好，但直接在骨或软骨上通常无法存活，在脂肪上也常常失败。皮片可能因为感染或血供不足而坏死。血供不足的原因可能是技术上的缺陷（如止血、缝合或伤口护理不佳），或受体部位血供不足［既往接受放疗或小腿部位血供不足，静脉和（或）动脉供应受损的患者］。移植的皮片都会收缩，下眼睑附近可能会导致睑外翻，因此在这个部位和其他可能发生这种情况的部位，切取皮片的面积应该增大 10%～25%。在皮片下注射自体脂肪可使移植后瘢痕减少[4]。延迟移植时间可以使受体部位产生肉芽组织，增加皮片的存活率，并在移植前填补缺损，从而产生更好的植皮效果[5]。

复合皮片移植

复合皮片移植是指由两个或两个以上组织胚层组成的移植。在皮肤科里，这些皮片含有皮肤和软骨成分。当使用取自耳郭的全厚皮片修复鼻翼缘缺损时，皮片的存活率是不可预测的[6]。相比之下，在修复鼻、耳和眼周缺损时，使用含有皮肤和软骨膜的复合皮片（如耳郭皮肤和软骨膜皮片）比全厚皮片的移植效果更好，因为前者收缩的面积更少，而且可以诱导新的软骨形成来维持原有的高度和表皮附属器[7]。

刃厚皮片移植

除极端的情况（如大面积烧伤）外，供体区通过残留附属器的再生而重新形成上皮，故刃厚皮片的厚度和大小不受供体皮肤面积的限制。刃厚皮片移植可用于修复大面积的皮肤缺损。在无法确保完全切除肿瘤的手术部位，使用较薄的刃厚皮片比全厚皮片或皮瓣缝合更容易识别肿瘤是否复发。但相比全厚皮

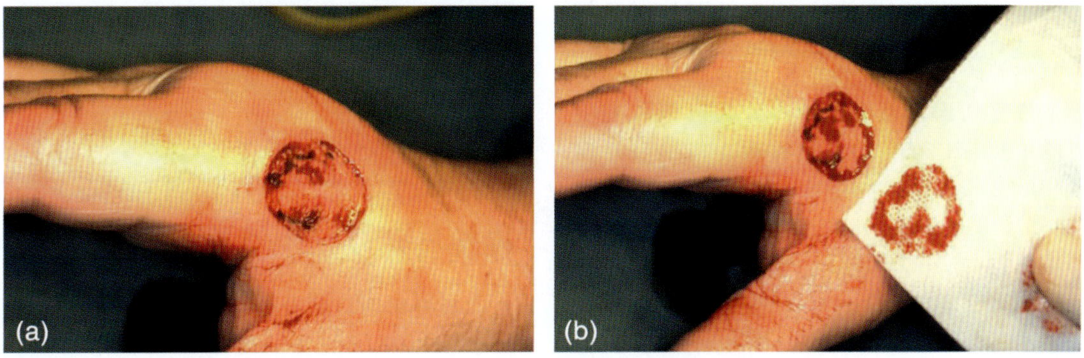

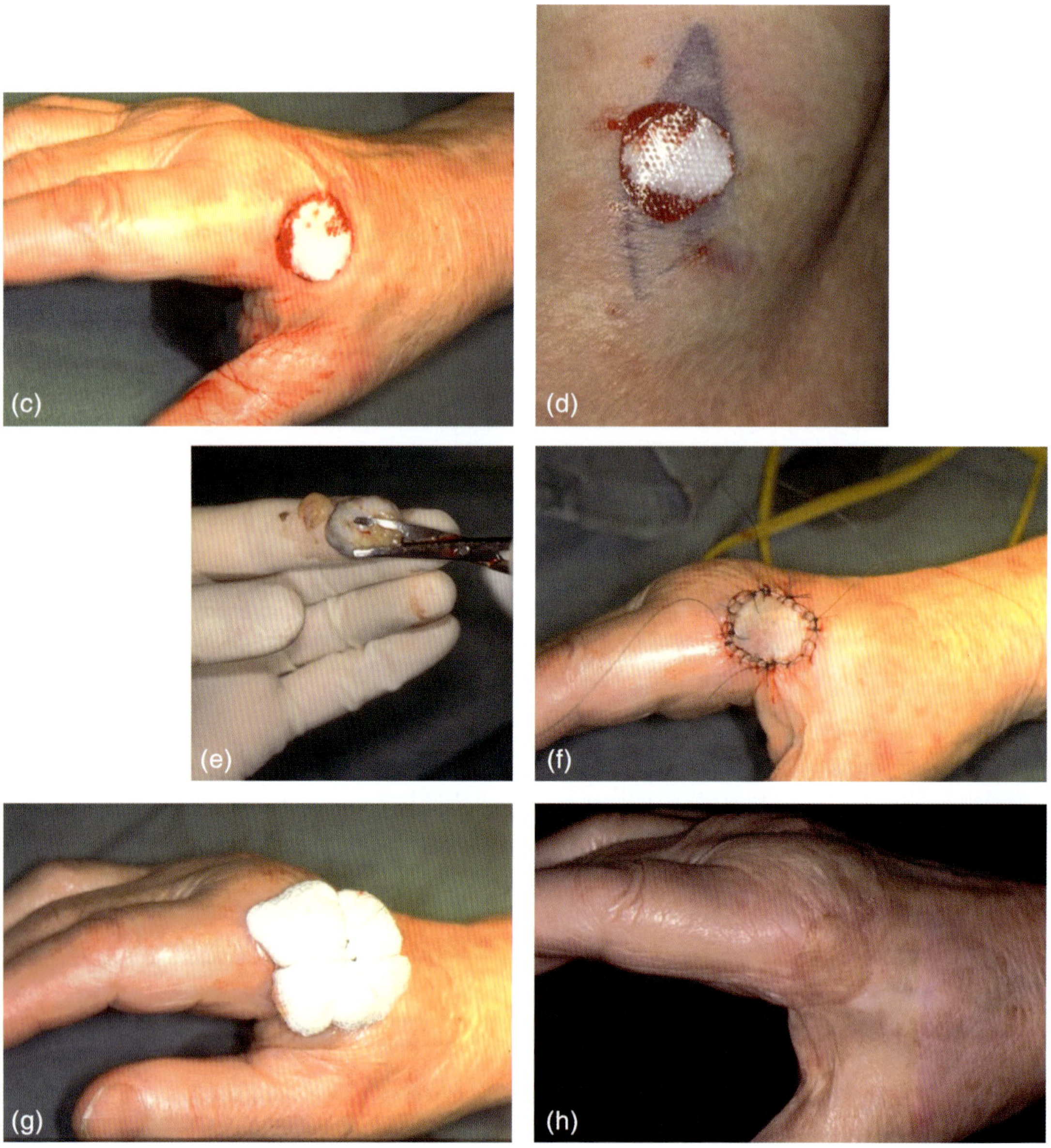

图 20.32 (a)基底细胞癌切除后的手术缺损。(b)在非附着敷料上创建缺损模板。(c)模板就位。(d)该模板用于供体部位,选择一侧上臂来获取皮片。(e)获取的皮片剪除脂肪。(f)然后将皮片缝合在患者的创面上并加压包扎,予以固定,减少皮片下血肿的形成。(g)放置纱布包堆。(h)3个月后随访发现皮片存活,创面愈合良好

片,刃厚皮片的缺点是美容效果差,皮片的收缩面积较大[1]。在切取刃厚皮片时,从皮肤的真皮层切开,残留部分的皮肤附属器和毛囊结构,通过残留结构的表皮移行来修复切面。可用手持刀片或机械取皮机来获取刃厚皮片(图 20.33a)。机械取皮机更容易操纵,并且能切取一张理想的皮片[8]。将皮片制成网状,或则切割成多个平行的裂隙,使其在拉伸时可以像渔网一样展开(图 20.33b)。间隙被皮片相邻条带的上皮细胞所覆盖(图 20.33c)。因此网状皮片可以覆盖更广的区域,允许渗出物透过间隙(如腿部)排出,并适应形态不规则的受区(如耳部)。常见的供体区为大腿上部,较少选用上臂外侧和前腹壁。

其他促进伤口闭合的技术

M-成形术[1,2]

当梭形切口的一侧存在重要的解剖线或美容线,常用 M-成形术来闭合切口。M-成形术是将切除的

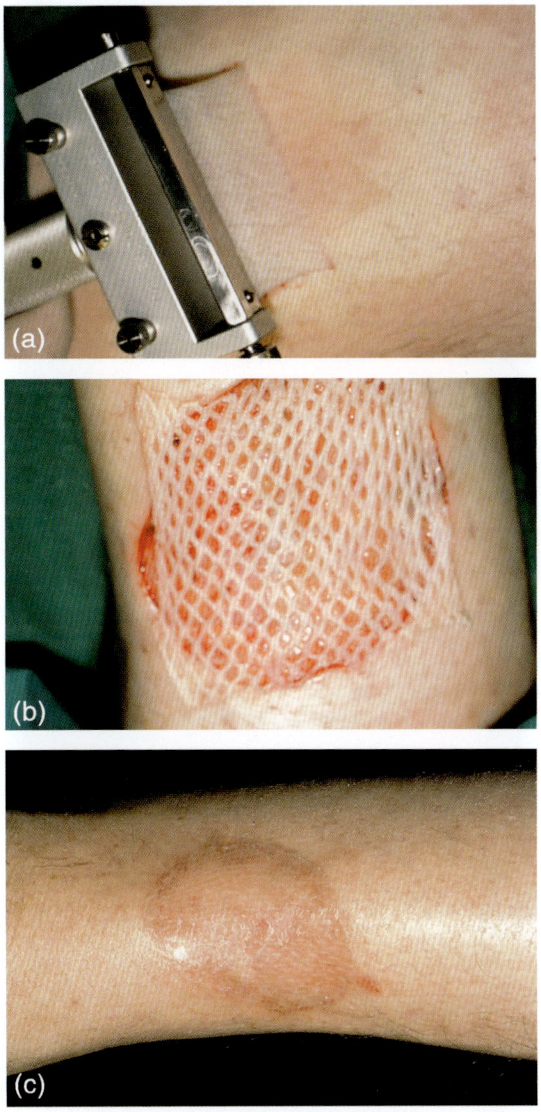

图 20.33　**网状刃厚皮片移植**

(a)从大腿皮肤上用取皮刀取下刃厚皮片。(b)将皮肤置于网格器中制成网状，网状皮片用于缺损处。(c)11 个月后移植皮片外观。详见与此相关的刃厚皮片在线视频：使用湿纱布取皮技术，优化从供体到受者的皮片移植过程。Mortimer NJ, Salmon PJ, Hussain W, *Br J Dermatol* 2013 Jan; 168(1):215-16.

顶端做三角形切口并拉回原始切除区域，有助于缩短切除所需的总长度(图 20.34)。

Z-成形术[3]

这是一种用于缓解瘢痕挛缩的技术，常用来矫正瘢痕性睑外翻。通过"Z"型切口改变张力的方向，松解线状或条状瘢痕的牵引，从而提高美容效果或功能恢复。Z-成形术角度的大小决定了瘢痕的最终长度。

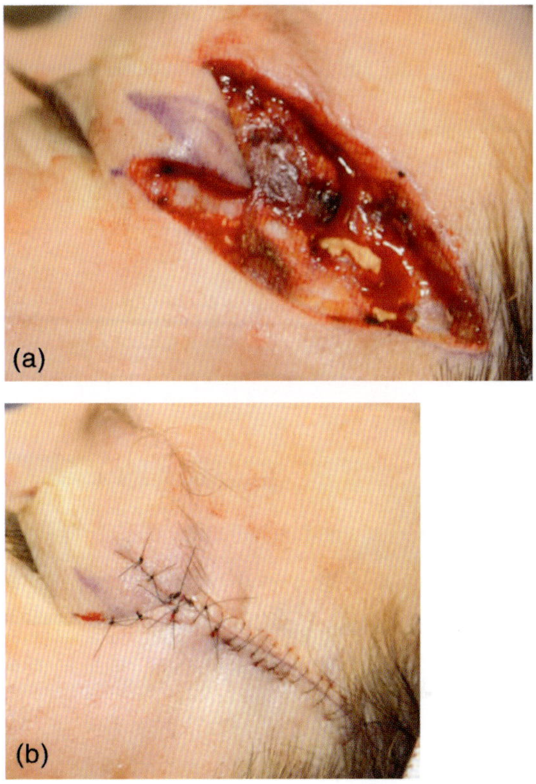

图 20.34　**在本例患者中设计 M-成形术可以避免瘢痕延伸到眼睑**

(图 20.35 和图 20.36)。

楔形切除：唇、眼睑和耳

在眼睑、口唇和耳朵上的肿瘤可以通过楔形切除，切除后的皮损可用未受累皮肤的边缘区域进行修复。根据缺损边缘的不同层次组织结构而分层缝合，这样依位置的不同而技术多样。因眼睑和口唇固有的组织弹性，可以通过直接缝合来修复相当大的缺陷，而不会使这些结构的自由缘变形。在唇上，小于唇长 1/3 的缺损可以在楔形切除[4]后直接缝合，必要时可对下唇进行 W-成形术矫正以避免过度变形[5]。在眼睑上，面积超过 50% 的缺损可使用五角楔形技术[6]直接缝合。然而，在耳朵上行楔形切除会大大减少耳郭大小，并且可能发生耳部屈曲变形，除非该技术被改良可避免此种变形[7]。在大多数情况下，这种耳郭形态的改变不是问题，因为眼镜仍然可以由耳朵来支撑，而且耳朵大小的差异很少被关注到。

唇红切除术

唇红切除术有时被称为黏膜推进术[4,8,9]。通常下唇病变的主要原因是光损伤，切除唇红皮损后，推

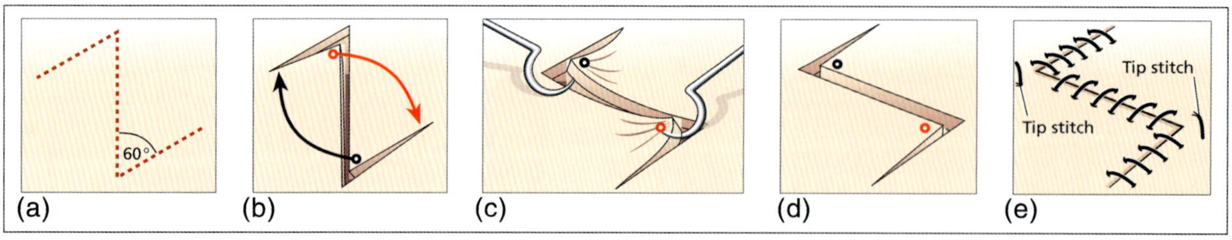

图 20.35 Z-成形术(摘自 Eedy 等[3])

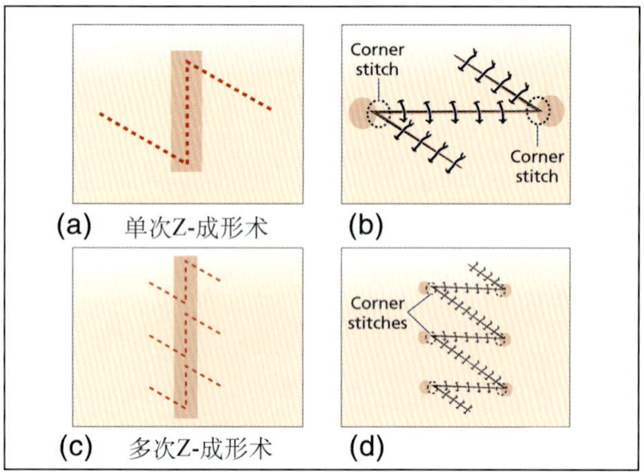

图 20.36 单次或多次 Z-成形术

(a、b)单次 Z-成形术。(c、d)多次 Z-成形术。注:多次 Z-成形术可使侧张力区(阴影区)消失。(摘自 Eedy 等[3])

拉唇黏膜来修复缺损并缝合在唇线处。

"狗耳"修复(同义词:三角皮锥修复、直立皮锥修复)[10]

"狗耳"的形成通常发生在闭合切口时,切缘长度与切口宽度相比不够长,导致顶角过宽。当周围组织松弛或活动受限时,这种情况更为常见。当切口两端的角度超过 30°时,也会产生"狗耳"。如果切除的顶角留下太多的脂肪,就会出现"假狗耳"。

有多种方法可以解决该问题[11]。

1. 可以扩大切除范围,切除多余的重叠皮肤。
2. 可将褶皱的一侧拉向切口的一边,展平与另一侧皮肤对齐,然后切除多余的部分。
3. 当不宜延长切口的长度[12]时,多余的"狗耳"可以通过 T-成形术或 M-成形术进行切除修复。

可以通过充分游离切口两端的皮下组织而使"狗耳"最小化。直接去除切口两端的皮下脂肪也将减少"狗耳"的形成。

切口减张术

切口减张术是一种用来增加皮肤移动度的技术。在平行于创缘张力最大的部位[13]划出多个全层皮肤的小切口。让这些切口像网状皮片一样伸展,产生小的椭圆形缺损可二期愈合。虽然有人已经在切除小腿皮损中使用该技术,但它的实用性是有限的,患者可能会更愿意选择植皮,因为不需要闭合多个切口和忍受来自最初切口的紧绷感。

Mohs 显微外科手术

定义

Mohs 显微外科手术(MMS)是一种针对皮肤癌的特殊治疗方法,具有极高的治愈率,并最大限度保留健康组织。手术过程中由外科医师通过显微镜观察并判断肿瘤的边界,可准确、可靠地鉴别和切除所有残留的侵袭性肿瘤,同时保留邻近未受累的皮肤。MMS 最常用于治疗面部基底细胞癌和皮肤鳞状细胞癌,认为这是治疗的金标准。然而,越来越多的文献支持它用于治疗非面部复发性疾病和(或)特别大或侵袭性的肿瘤。

历史

Mohs 显微外科手术技术是由 20 世纪 30 年代初期 Frederic E. Mohs 医师开创性的发现演变而来,当时他正在美国威斯康辛大学担任癌症研究助理。MMS 最初称为化学外科,最初的技术涉及使用氧化锌糊破坏组织,然后切除失活的残存组织,并对组织切片进行显微检查。因此,所造成的创面不得不进行二期愈合。Mohs 术式引用了现代成功技术的三个基本特征。

1. 在同一水平面上对组织进行切片和检查。
2. 采用一种新技术对切除的标本进行标记和彩

色编码。

3. 使用绘图方式准确地定位残余肿瘤的位置并切除，可同上反复治疗过程。

随着这项技术经验的不断增加，对于较大的和侵袭性肿瘤的治愈率持续增高，术后二期愈合[1]的美容效果也令人惊喜，因此，医学界逐渐接受这项技术。

Mohs 第一次发表了他的研究结果是在普通外科文献[2]上，但由于皮肤科医师对他的研究最感兴趣，随后他开始在皮肤科文献上发表[3]。在皮肤科医师中使用化学外科手术较少，近 30 年后才有足够的使用化学外科技术的医师来形成一个团体；美国化学外科学院（ACC）最初的 23 名成员在 1967 年第一次聚会[4]。

在 1970 年 ACC 会议上 Tromovitch 报道 102 例中 99 例（97%）的患者使用 Mohs 技术切除基底细胞癌后没有复发，未使用氯化锌糊，而是在局部麻醉下简单切除组织[5,6]。在此之后化学外科技术才被全球广泛地应用。1953 年，Mohs 自己首次使用了这种新鲜组织技术，并将其应用于眼眶周围肿瘤切除的首选技术。眼眶周围肿瘤使用氯化锌糊可导致特别严重的炎症、肿胀和发病率[7]。

随着化学外科的进展，让我们清楚地认识到这项手术的成功与否从根本上与单纯的组织切片技术无关，而与在显微镜下详细地检查切缘处肿瘤细胞相关。因此，逐渐从化学外科技术中提炼成熟，更多地采用 Mohs 手术的快速制备冷冻组织切片技术。原来痛苦且时间较长、会产生粗糙的肉芽组织的传统手术，由可在局部麻醉下舒适地进行、持续数小时而不是数天，并且造成的缺损在必要时可立即修复的手术所替代[8]。

皮肤癌的治疗

皮肤癌的治疗方法多种多样，包括局部治疗、破坏性治疗、手术切除和放射治疗。然而，只有手术切除和 MMS 才能提供手术切缘组织学检查的结果。以下是传统手术切除和 MMS 的基本区别。

- 传统手术切除包括从肿瘤周边和基底部切除临床上正常皮肤的预定边缘，对于进展较快、困难和复发性肿瘤，一般建议深切和扩切。MMS 不依赖于临床评估，因为该技术通过多次切片判定肿瘤是否切除干净（图 20.37）。
- 通常传统的手术切除术后立即修复创面，几天后才能对手术切缘进行组织学检查。而 MMS 在手术当天使用术中组织学检查确定肿瘤完全切除。因此，传统的手术切除可能会导致肿瘤切除不完全，当伤口已经修复时更难决定后续的治疗。相比之下，MMS 在术口修复之前已确定完全切除肿瘤。

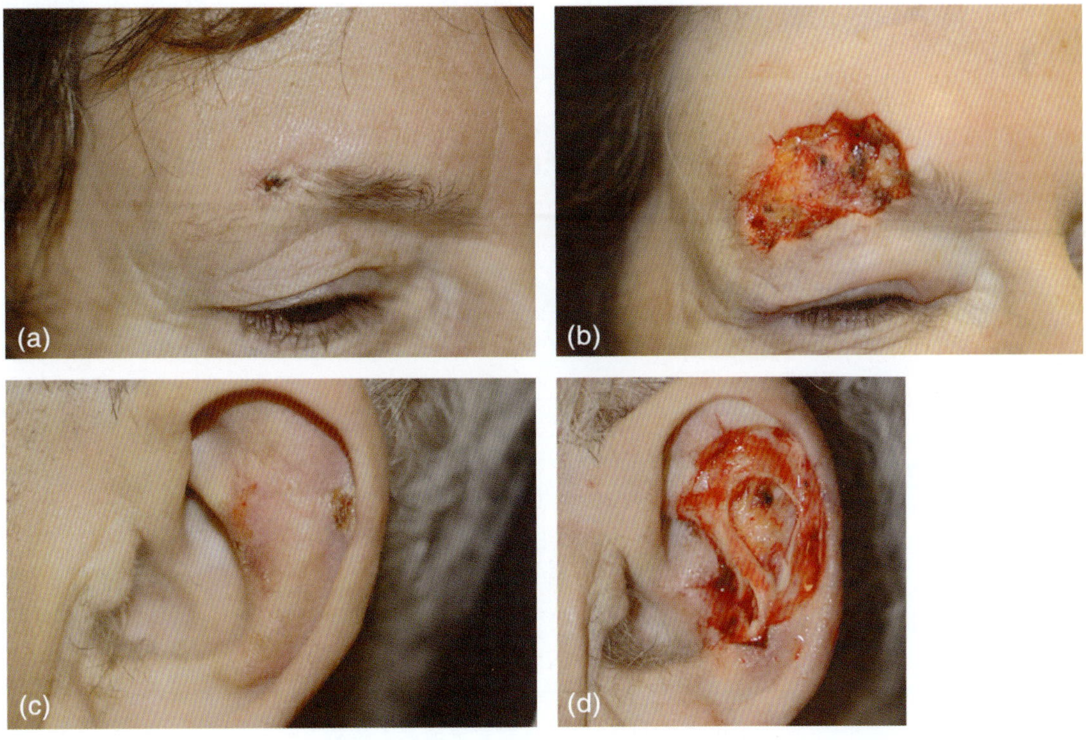

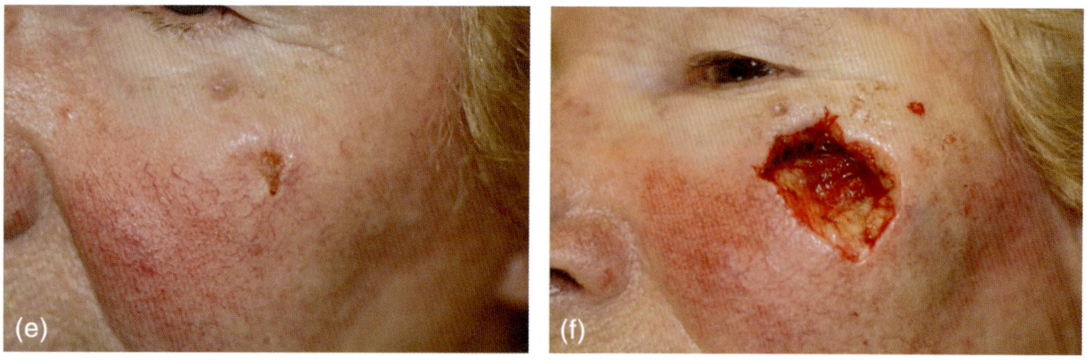

图 20.37 **对于“高风险”面部基底细胞癌(BCC),Mohs 显微外科手术(MMS)后出现的缺损表明肿瘤扩展超出了临床肉眼可见的边界**

(a)眉弓 BCC 外观。(b)MMS 术后缺损,显示广泛向眉弓扩散。(c)耳郭边界欠清 BCC。(d)MMS 术后显示广泛扩散和累及软骨。(e)左上面颊 BCC 外观。(f)Mohs 手术后缺损。

- 传统的手术切除通常依赖于使用垂直方向的组织切片(“面包切片”)对手术边缘进行组织学评估,因为仅涉及不到 1%的手术切缘面,故其敏感度低于 44%[9]。相比之下,在 MMS 中使用的水平方向的组织切片被设计成理论上可以对几乎 100%的真实手术边缘进行显微镜检查。
- 传统的外科手术切除包括外科医师、病理学家和麻醉师。MMS 由 Mohs 外科医师执行,他同时也是麻醉师、病理学家和修复重建外科医师。

手术步骤

使用现代新鲜组织 MMS 的手术方法已被清楚地描述出[8,10]。该技术包括从局部麻醉到病理检查的循环过程。皮肤癌最初被切除时可看成一个有斜切缘的扁平面,随后被精确定位、颜色标记、绘制、制成水平切片并在显微镜下检查(图 20.38)。

手术切缘的任何部分若发现残余肿瘤都应标记在 Mohs 图上,这样可准确指导 Mohs 外科医师切除所有涉及的残余肿瘤的区域(图 20.39)。该技术治愈率较高与使用这种高度精确、分批切除的方法相

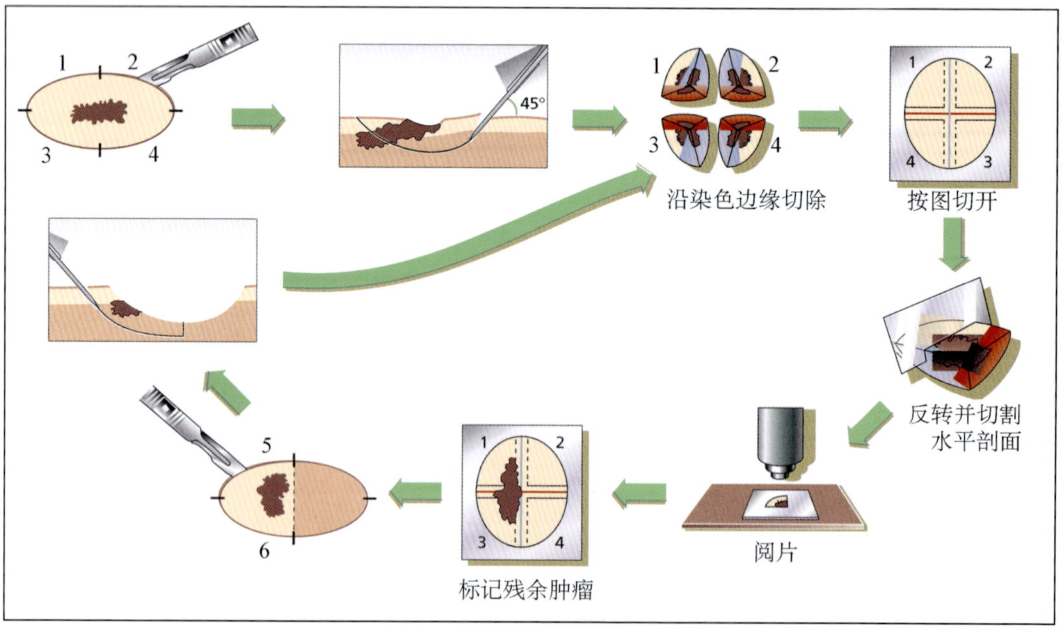

图 20.38 Mohs 显微外科手术的各个阶段

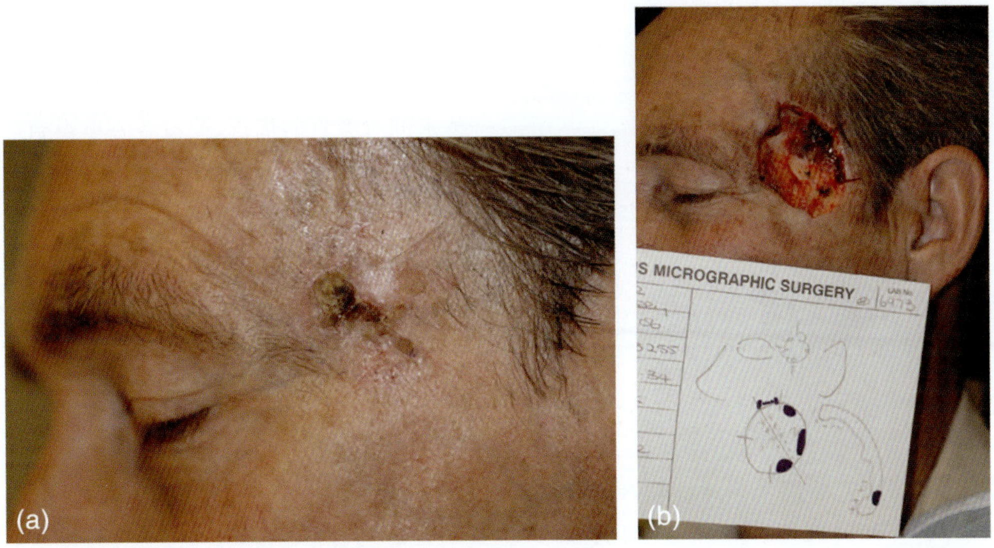

图 20.39 Mohs 显微外科手术中图片说明了 Mohs 图在鉴别残余肿瘤位置中的作用

(a)左侧太阳穴边界欠清基底细胞癌，切除后复发。(b)术中图片显示残余肿瘤(Mohs 图上蓝色区域)与 Mohs 缺损的位置。

关。相反，那些不含肿瘤的手术区域不会被进一步切除，从而最大限度地保留了正常组织。每层组织都要在显微镜下检查，如果还有肿瘤残留，就会逐层切除并检查直到肿瘤完全切净。对于大多数经验丰富的 Mohs 外科医师而言，切除基底细胞癌和鳞状细胞癌时首选冰冻切片组织学检查[11]，但也有部分医师采用永久切片组织学检查，这意味着手术当天无法修复创面[12]。常规使用冰冻切片组织学检查的 Mohs 外科医师在治疗高度浸润或罕见肿瘤(如隆突性皮肤肉瘤[13])时，可能偶尔会使用永久性切片组织学检查。

MMS 的特点是只有在肿瘤完全切除后才会决定最后创面修复的确切方式，尽管可以提前讨论在特定解剖区域创面的修复方案。老式的化学外科技术所造成的创面不得不二期愈合，但 MMS 术后创面可选择立即修复或二期愈合，以尽可能产生最佳的美容效果和功能恢复。在选定的病例中，其他的外科专家把修复 Mohs 缺损作为的治疗侵袭性面部皮肤癌多学科方法的一部分。在许多主要行 Mohs 手术的单位，Mohs 手术经常与整形[14]、颌面部、耳鼻喉[15]或眼整形[16]的同事合作进行。

结果

据报道[17]，MMS 术式对基底细胞癌的 5 年治愈率为 98%～99%，对鳞状细胞癌的 5 年治愈率为 94.4%。相当可观的证据支持可使用 MMS 术式来治疗难治性基底细胞癌。一项针对 20 世纪 40 年代中期以来研究结果的综述显示，MMS 治疗原发性基底细胞癌的 5 年总治愈率为 99%[18]，治疗复发性基底细胞癌的 5 年总治愈率为 94.4%[19]。澳大利亚报道了两项前瞻性研究；一项研究是报道 819 例眼周基底细胞癌患者中初发和复发性肿瘤 5 年治愈率分别为 100%和 92.2%[20]。另一项研究报道 3370 例头颈部基底细胞癌患者，采用 MMS 治疗 5 年后原发性基底细胞癌治愈率为 98.6%，复发性肿瘤为 96%[21]。一项回顾性研究分析 620 例基底细胞癌患者中 720 处皮损，原发性基底细胞癌患者预期 5 年治愈率为 98.8%，复发性基底细胞癌患者则为 93.3%(表 20.5 和表 20.6)[22]。

MMS 术式也可成功治疗皮肤鳞状细胞癌[17,23]。澳大利亚的一项多中心研究，在 10 年时间里采用 MMS 术式治疗 1263 例(38.9%是复发性皮损)的患者，5 年总治愈率为 96.1%(原发性为 97.4%，复发性为 94.1%)[24]。

表 20.5 不应采用刮除术的基底细胞癌类型

巨大肿瘤(直径≥2cm)
肿瘤部位，如患者不能接受刮除手术后产生的瘢痕，或复发性肿瘤有进一步致病的风险
斑块型、浸润型或基底鳞状细胞癌
复发性肿瘤
边界欠清的肿瘤
肿瘤浸润肌肉、脂肪、骨等

表 20.6 避免刮除和烧灼基底细胞癌的部位

所有的治疗方式后高复发率的部位	刮除术困难部位	刮除后美容效果差的部位
鼻部	唇部	唇红缘
鼻唇沟	眼睑	鼻翼边缘
眼周	有毛发的头皮	鼻尖
耳周	下颌	
头皮		

人们将 MMS 手术的花费与传统方案进行比较[25,27]。MMS 手术(肿瘤一次性切除干净)的花费与传统的切除[25]相同,但使用术中冰冻切片[26]切除则更贵。荷兰的一项研究发现,MMS 比传统手术[27]更昂贵,但在某些病例中比标准切除的治愈率更高,因此它仍是划算的。迄今为止,唯一一项试图比较标准切除和 MMS 术后治愈率的研究显示,两种治疗方式无显著差异[28]。然而,未能遵从研究设计(301 例被随机分配接受标准手术切除的患者中有 24 例被纳入 MMS 治疗组)引发了对本研究结论的争议[29]。

实际应用和适应证

Mohs 显微外科手术是一种在局部麻醉下进行的相对安全的日间手术[30,31]。通过 MMS 手术能够观察到完整的手术切缘是否有肿瘤生长(肿瘤周围的所有部位都可观察到),是目前理想的手术方式,而采用 MMS 治疗最常见的肿瘤是基底细胞癌和鳞状细胞癌,许多少见的皮肤肿瘤可以由经验丰富的临床医师以多学科的形式来切除,并使用标准或改良的 MMS 术式(框图 20.1)。

框图 20.1 Mohs 显微外科手术治疗肿瘤

常见

- 基底细胞癌和鳞状细胞癌

少见

- 原位黑素瘤/恶性雀斑样痣[33]
- 隆突性皮肤纤维样肉瘤[23,32]
- 微囊肿性附属器癌[23,34]
- 皮脂腺癌[23]
- 乳房外 Paget 病[23]

MMS 手术的成功促进了其他外科的发展,并提供了比标准组织学更全面掌控外科切缘的病理技术。诸如"外周连续性组织检查"[35]和"3D 组织学"[36]等技术都有各自的优点,但没有一项得到广泛普及。

在不使用 MMS 术式的情况下,基底细胞癌和鳞状细胞癌往往也可以得到充分治疗,该技术一般用于"高危皮损"[37,38],"高危皮损"可依据不同的标准来定义,包括框图 20.2 中所列的标准。

框图 20.2 不使用 Mohs 显微外科手术导致的高风险病灶标准

- 大小(特别是>2cm 皮损)(图 20.40a)
- 部位(特别是在口腔周围、眼眶周围、鼻周和耳郭周围区域,这些区域高治愈率和最大限度地保护正常组织和结构是至关重要的)(图 20.40b)
- 临床边界欠清的皮损(很难准确识别适当的手术切除边缘)
- 既往治疗失败(复发性疾病)(图 20.40c)
- 组织学上未完全切除病变
- 组织学特征(侵袭性生长模式、周围神经蔓延)

随着 MMS 的广泛使用,ACC 委员会首次更名为美国 Mohs 显微外科和皮肤肿瘤学院(ACMMSCO),就是现在的美国 Mohs 外科学院(ACMS),在全球拥有 1000 多名成员。多年来,该学院及其成员秉承不断提升专业的长期政策,致力于科技发展,对新的 Mohs 外科医师进行至少 12 个月的学院批准的专科医师培训。成功通过专科培训及在外接受专科学院培训项目训练的毕业生,不仅精通技术,也擅长皮肤肿瘤学的专业知识,更能完全胜任修复外科医师的工作。通过正规的培训和经验的累积,MMS 技术得以不断成功和发展,表现治愈率较高、最大限度地保留正常组织及术后良好美学效果而受到广泛认可。

在英国,英国皮肤外科学会也通过毕业后专科医师培训项目制定了 MMS 培训标准,并得到了相关毕业后培训机构的批准。在美国,许多培训标准已被毕业后医学教育认证委员会(ACGME)采用,该委员会最近更名为显微外科和皮肤肿瘤学奖学金培训项目。除了 MMS 和皮肤肿瘤学方面的培训,该奖学金培训项目还包括其他的美容项目,包括激光治疗和注射填充剂、肉毒素等治疗。

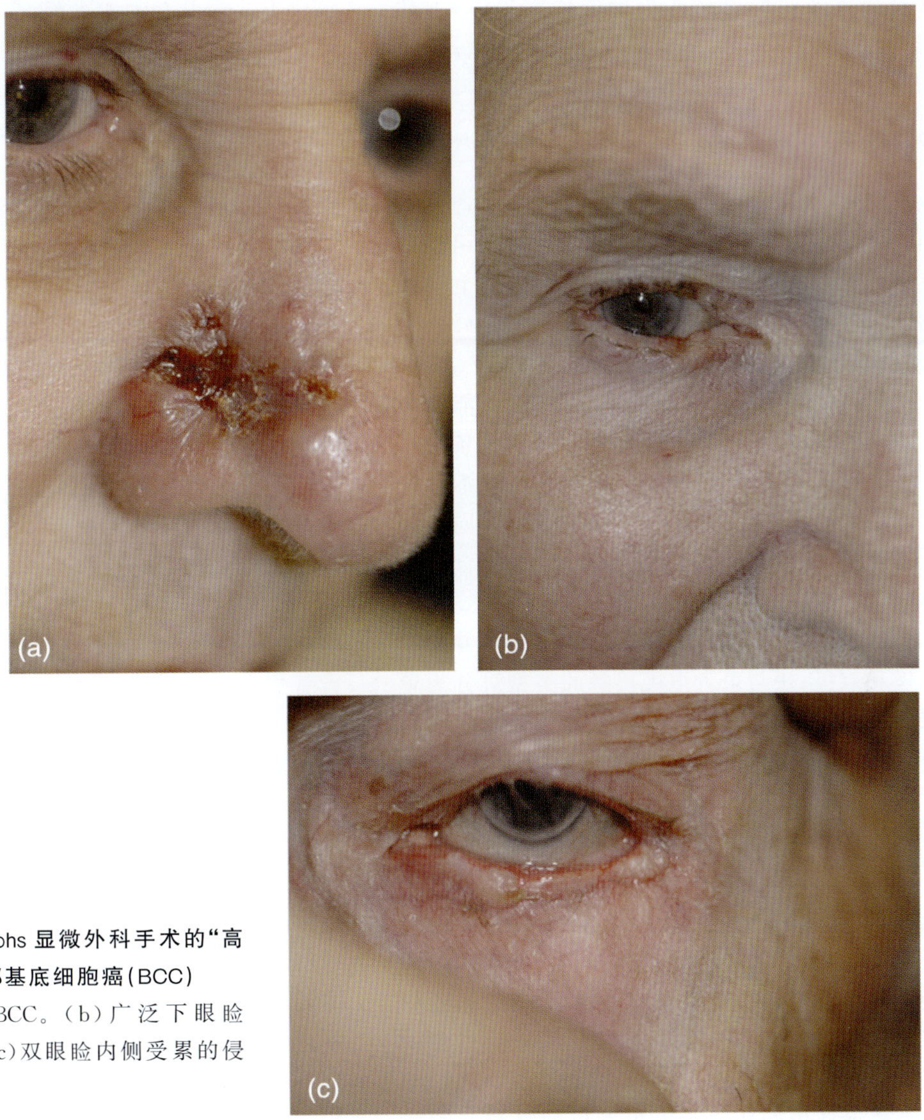

图 20.40　**适用于 Mohs 显微外科手术的"高风险"面部基底细胞癌(BCC)**

(a)广泛鼻部 BCC。(b)广泛下眼睑 BCC,放疗后复发。(c)双眼睑内侧受累的侵袭性内眦 BCC。

电烙术和电外科术[1-3]

电烙术

烧烙术是对活组织加热的一种方法。电烙术是指将金属尖端或热探头通过电流加热后放置于待治疗的皮肤或皮损。热能会引起组织凝固,如果热能过大会导致难看的增生性瘢痕。加热的金属尖端可用于切割组织(如巨大乳头状瘤的蒂部),但这样做会造成其余接触部位组织的损伤,可能导致难看的瘢痕。电烙仪的体积大小不一,如一次性铅笔的大小、便携式可更换电池供能,常用于眼睑手术。电烙仪的热探头往往会选择坚固耐用的金属元件。使用前一般先将电烙仪尖端加热至发红,产生的热能可消毒尖端,但应用在皮肤前应先让针端冷却,并在最短的时间内使用最低温度来达到预期的效果。

电烙术可以单独使用,也可以与刮除术结合使用来治疗大面积的浅表性皮损(如脂溢性角化)。也可用于简单刮除后的止血,这是一项非常实用的技术,可以边通电破坏皮肤表面的皮损,边仔细观察组织凝固的程度。

因为没有电流通过人体,所以对于植入心脏装置的患者使用电烙术是十分安全的,但与其他电外科手术一样,它可能会点燃易燃液体、蒸汽和气体,甚至是干纱布,所以必须小心将这些物品置于操作范围之外。

加热电烙仪时产生的热能可对金属尖端起到灭菌作用,但其主体仍保持较低的温度,接触部位可能会在患者之间形成交叉污染的风险。因此，应该为每一位新患者使用已消毒过的或一次性无菌金属尖端。

电外科术

电外科术，如放射外科、射频外科或外科透热术一样，是一种通过高频交流电产生热量作用于组织的技术。电外科术在临床应用中已经很大程度上取代了电烙术。

若在国内供电中出现低频交流电如 230V、50Hz 或 110V、60Hz，则对人体健康有害，因为它们能刺激肌肉组织，可引起心室颤动。电外科的治疗设备使用 0.3 到 5.0MHz 的频率，因为在此高频电流下不会刺激肌肉和引起室颤。5.0MHz 以上的频率，如同无线电波一样传播，难以预测治疗效果，因此不适合用于电外科术。

电外科设备按向皮肤输送电外科电流的方式可分为单极和双极；按与患者电极接触的类型可分为单端和双端；按电外科发电机的类型分为接地板和独立机器；根据不同电流的强度作用于组织效果，产生电外科技术包括电切、电灼、电干燥和电凝。因此，在使用电外科设备前熟悉各自的特性非常重要。

特性

电外科术中电流通过电极尖端作用于患者，破坏其皮肤组织。在大多数电外科发电机中，电极尖端与组织接触的面积通常决定能量密度和组织破坏的程度。当给定相同的输出能量时，精细的电极头将集中破坏组织，而更宽的电极头破坏作用会减弱。

电外科设备中的从治疗电极发出的电流必须回到发电器，这有两种可能的发生方式。配有“接地板”的设备（如 Conmed hyfrecafor®）中，电流先流经患者，然后通过地上无关电极返回，可通过与接地物的任何接触，或者由于高频通过地面的电容耦合。

在临床上，只需一个治疗电极连接患者就可进行一些小手术，这是单端电极技术。但它仅能在低功率时和清醒的患者中安全使用。任何增加回路电极中电流的举措（如触碰患者）都可能增加设备的表观功率，并且在治疗过程中与患者皮肤发生碰触或离开时可能会对医护人员造成轻微的电击。接地设备可以与一个大的分散电极共同使用，它们具有相同的电外科效果。

高功率的电外科发电器和那些设计用于昏迷患者的设备需要与地隔绝。它们需要与一个分散返回电极一起使用，将电流返回至设备。由于机器与地面隔离，所以除非患者连接分散电极，否则电流不会通过患者。用电安全很重要，避免患者在操作区域被电热烧伤。分散电极板具有导电性或电容性，操作中需要与患者保持良好的电传导；所以放置电极板要靠近患者皮肤，但不需要直接接触（高频电流通过电容耦合返回到发电器）。电容板不像导电板那样安全，但在临床上治疗意识清楚的患者来说使用更方便。因为电容板不需要直接贴在患者的皮肤上，如可以简单地放置在患者背后，这使清醒的患者更配合进行一些简单的手术。

当电外科术使用一个治疗单极电极和一个分散电极进行操作时，称为双端电极模式。

给患者正确的连接分散电极是保障电外科术安全的一个重要方面，许多发电器都有监测装置，如果患者与分散电极之间的连接中断，就会发出警报。将电极板贴在适当的身体部位也很重要，避免电流从治疗部位流过患者植入的心脏装置或金属义肢上。电极板下不应佩戴珠宝。皮肤电外科术中使用小功率设备很少引起关注，但对于泌尿外科手术中应用大功率设备必须更加警惕。

双端双极电外科术

在这种模式下使用的是两个大小相等的治疗电极，最常见的是双极钳的绝缘尖端；电流局限于两钳尖端夹持的组织。可以精确地电凝目标组织。许多电外科设备都有双极接口，但部分设备仅用于双极电外科手术。这些设备独有的电特性使双极电凝更加有效，当发现到组织“变潮”，立即提供“适合的”凝固电流直到组织完全凝固和止血。

电外科电流

电外科电流发生器最初有两种类型：一种是火花间隙发生器，可产生高阻尼的波形，间歇性脉冲式放电；另一种是真空振荡器，可产生连续的正弦波。间歇性脉冲电流可用于凝固组织，而连续正弦波像刀一样用于切割组织。这两种波形可以在“混合”设置中整合在一起。现代电外科设备使用的是固态振荡器，但波形的作用原理仍然适用，应根据需要的作用效果进行选择。部分设备允许电流输出转换为脉冲或连续脉冲形式，这也许可以获得相同的电外科效果，如用于控制皮损的破坏程度，如汗管瘤。

电外科术的作用

电切

电外科术可以用来切割组织。最佳的设置是使用精细单极电极和恒定的正弦波电切电流。为了让足够的电流流动作用于组织，常使用分散电极（这是一种双极技术）。尽管已经采取很多措施来保障单纯的切除组织而不引起出血，但这只有电流通过侧向组织发生凝固的情况下才有可能。电流会影响伤口愈合，因此电切不适合即将愈合的伤口。电切可用于去除酒渣鼻上多余的组织（图 20.41），而剥脱性（二氧化碳或铒）激光治疗也可成功用于治疗这种情况。操作中会产生有害烟雾和组织飞溅，因此应使用合适的排烟器；医务人员应佩戴适当的外科口罩和护眼用具。

电灼（图 20.42）

电灼（"fulgur"＝闪电）是指一种单极电极在皮肤表面之间产生一个电火花，从而导致组织炭化的技术。为了产生电火花，电外科设备必须有足够的高压电流输出。由于高压电流会增加组织炭化和周边组织损伤，故其他电外科术认为这是不可取的；一些电外科设备对电灼有特定的输出设定。

尽管电灼后经常造成组织炭化，但它适合治疗小而浅表的表皮损害，在切除和刮除后能有效地止血。

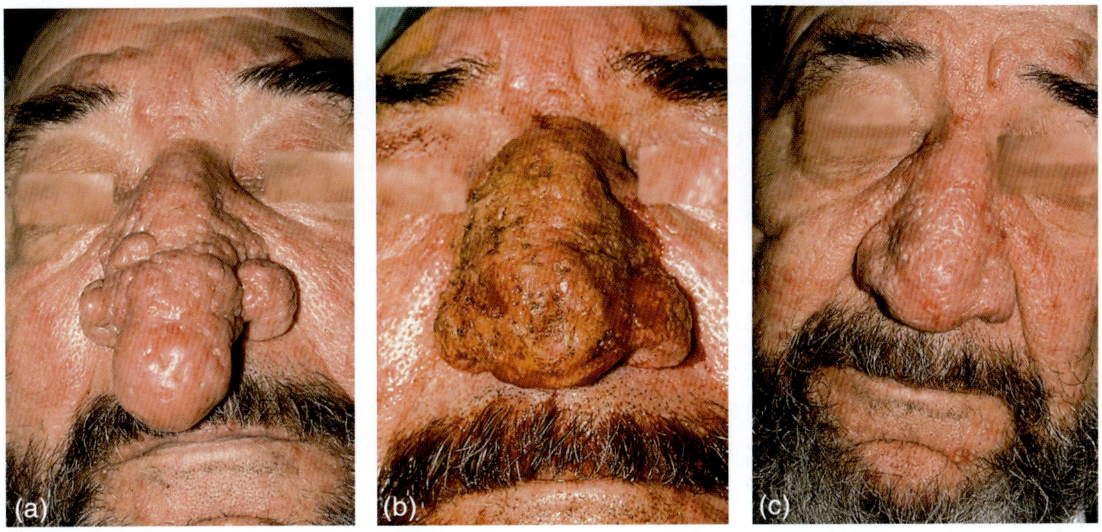

图 20.41 **鼻赘的削除和电外科术**

(a)变形的鼻赘逐渐缩小。(b)局部麻醉下对出血表面进行削除和电干燥，修复鼻外形。(c)4 个月后的美容效果很好。

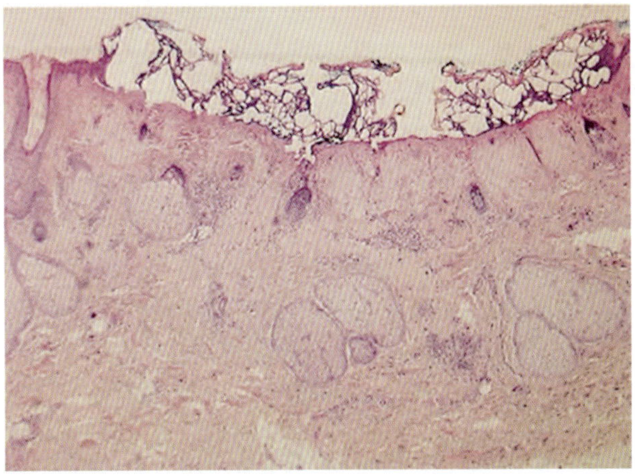

图 20.42 **电灼**

弥散性浅表组织凝固可通过将单极电极不接触皮肤来实现。能量的传递通过电极和组织之间出现的火花。

电干燥（图 20.43）

电干燥是一种将单极电极与皮肤表面直接接触使组织发生凝固和脱水的技术。由此产生了一层绝缘屏障，使深层组织免受进一步损伤。

电凝

电凝是指将电极充分加热后直接接触组织，使组织蛋白变性使就会发生凝固。电极要充分接触待治疗的组织，并在该组织上停留数秒释放电流。凝结的深度取决于电流的持续时间，而不是电流强度。较高的电流会使组织表面干燥，并防止深层组织的损伤。

电外科术的危害和风险

着火

电外科手术可能会点燃易燃液体、蒸汽和气体。在使用含乙醇皮肤消毒剂时要特别小心，若操作前乙醇残留在甲床或脐窝等解剖凹陷处，会造成着火的风险。

用电安全

用电安全可以从两个方面考虑：手术室中任何设

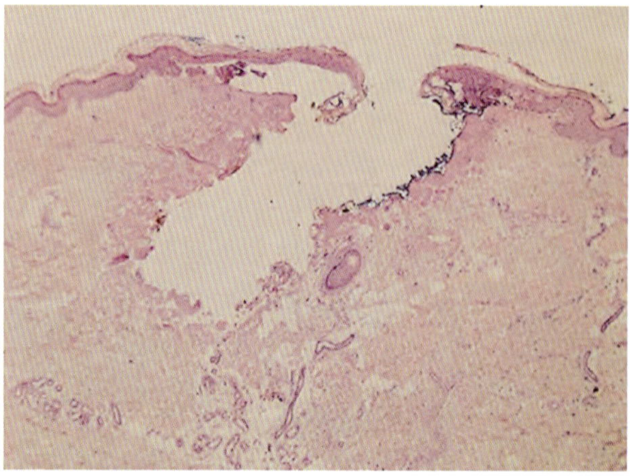

图 20.43 电干燥

集中凝固，例如出血点可以通过单极电凝的尖端集中能量作用于一点。

备的安全使用，以及与电外科电流相关的特殊风险。

与任何电子设备一样，电外科设备运营需要定期测试并小心操作；尤其是设备附近不应有液体。

许多电外科设备都有安全装置，如果没有正确安装电极或电极与患者之间接触不良，设备则无法继续工作。因此，熟悉每台设备的操作极为重要。

电流从治疗电极流向患者再回流电极，因此患者回流电极相对于手术部位的位置将决定电流流向。一般应避免放置任何金属假体关节，避免植入心脏装置患者的胸部部位。

一般来说，大多数植入的心脏装置可抵抗电外科手术的干扰，但如果有顾虑或有疑虑，最好向负责该装置的心脏电生理学家咨询。

冷冻外科

各种冷冻皮损的方法已有阐述[1]。液氮是最有效的和研究最多的冷冻剂，也是唯一一个将在这里进一步详细讨论的冷冻剂。一氧化二氮可与冷冻治疗枪配合使用，尤其用于生殖器疣的治疗。挥发性(和高度易燃)乙醚和丙烷混合喷雾剂在药店出售，用于病毒疣的家庭治疗。这两种方法都不能达到与液氮相同的冷冻深度，但对病毒性疣和良性皮肤损伤治疗有效。

冷冻治疗通过四种方式导致细胞死亡。

1. 在细胞中形成冰晶损伤细胞成分[2]。

2. 冻结过程中细胞内冰的不均匀形成导致了解冻过程中的渗透压差异，进而致使细胞破裂。

3. 对小血管的低温损伤导致缺血性损伤。

4. 抗原释放所产生的免疫刺激导致细胞损伤。

损伤程度由冻结速度、达到的最冷温度、冻结时间和解冻速度决定。快速冻结和缓慢解冻会造成最大损伤。重复冻融循环比单次冻融造成的组织损伤要大得多，因为先前冻融皮肤的传导性更强，而且已经受损的部位将允许更大、更快的冷渗透深度。据推测细胞死亡需要在－30℃的温度。在临床实践中，冷冻治疗中不需要测量获得组织的温度，因为临床研究已经根据临床经验明确了常见皮肤状态下行液氮喷雾冷冻时间的长短。

使用方法

将液氮储存在加压容器中以减少挥发丢失，并将容器置于安全通风的室外。将一升液氮放在一个未密封的真空瓶中大约可以保存 6 个小时。可以直接用棉签蘸取液氮液后治疗。然而，液氮喷枪更容易准确地定位，操作起来更快更方便。

临床应用

液氮冷冻治疗已被广泛应用于治疗一系列皮损[3]。冷冻手术治疗简单和快速既是优点也是缺点。冷冻疗法很容易出现错误和无效操作，掌握精准的操作技术和冷冻时间才能产生与已发表研究中所描述的相似结果。重要的是要认识到英国文献和美国文献在冷冻治疗技术描述报道上的根本差异，英国文献里描述的是冷冻时间，而美国文献记录的是解冻时间。冷冻治疗后并发症的发生(见下文)仍然是皮肤科医师最常见的诉讼来源之一。

如果使用了精准的操作技术，并且治疗仅限于小的(＜20mm)、性质明确的、以前未经治疗的肿瘤，且尽量避免眼内眦、鼻唇沟、耳后皱褶和毛发生长头皮的基底细胞癌的话，冷冻手术治疗相较于其他治疗方式[4-6]，治愈率较高。冷冻所达到的温度和冻融循环次数也很关键。虽然部分作者提倡在冷冻疗法之前使用刮除术或电外科术来缩小肿瘤的体积[7,8]，但是这并不是常规做法。

不良反应[1]

冷冻治疗的疼痛显著，但通常是短暂的，组织肿胀很常见。局部应用强效的皮质类固醇[9]可以减少炎症。可能会出现血疱，在治疗病毒性疣等皮损中不需要也没必要去预防水疱的形成。晒伤和衰老的萎缩性皮肤，以及以前使用局部类固醇或放射治疗的区域，冷冻后更容易起水疱或坏死。皮肤坏死是肿瘤和许多癌前病变治疗的理想效果，可能需要数周的愈合时间。液氮冷冻手术后色素脱失也很常见，在深色皮肤的患者中尤为明显，可能是永久性的[2,10]。低强度冷冻之后炎症后可能会出现暂时性色素沉着。偶尔会发生神经损伤而导致的感觉异常、远端麻痹和运动瘫痪[11]。同样，泪管上的深度冷冻可能导致极为罕见的永久性泪管阻塞[1]。

腐蚀剂

对熟练操作者而言，腐蚀剂提供了一种简单易行的破坏许多浅表皮肤病变的方法。操作者应充分了解每种腐蚀剂的作用、浸润深度，以及不良反应，特别是在大面积使用时可能产生的毒性作用，需要小心应用于面部皮损[1,2]。在治疗单个皮损时，腐蚀剂通常用棉签或有尖端的橙木棒(蘸取后点涂来治疗)。

三氯化铝

20%三氯化铝溶液(Driclor®；Anhydrol Forte®)通常用棉花棒来蘸取用于治疗像削切后的表面伤口，可以有效地止血。亚硫酸铁(蒙赛尔溶液)被广泛使用，但可能会留下色素性瘢痕。

硝酸银[3]

硝酸银常被做成铅笔形状或做成高浓度溶液来抑制旺盛的肉芽组织，也是止血药，可用于刮除术后止血。反复使用会导致皮肤出现难看的染色。

三氯乙酸

三氯乙酸是一种有效止血的腐蚀剂，用途广泛。30%～50%的浓度可作为止血剂，也可与浅表刮除术联合使用，用于治疗日光性角化病、脂溢性皮炎等。

高浓度的 TCA 液本身也可用于治疗许多良性和发育不良的皮损。35%三氯乙酸对表皮有破坏作用，可以有效地治疗睑黄瘤和日光性雀斑。但是必须非常小心地使用，尤其是在眼睛周围。它起效迅速，在使用后的几秒钟内就会出现白"霜"。使用乙醇、水或碳酸氢钠浸湿纱布，可以部分中和腐蚀性，但一旦酸渗入皮肤深层，可能就起不到中和的效果。

皮肤表面过多的皮脂应首先用洗涤剂或异丙醇去除。然后用"几乎干燥"的棉签涂抹三氯乙酸。使用的浓度应根据治疗的部位、面积，以及是用作止血剂还是用作皮肤表面腐蚀剂而有所不同。有时会选择使用低浓度的三氯乙酸溶液。睑黄瘤也可用一根浸湿三氯乙酸钝头橙木棒涂在患处进行治疗。

皮损内注射皮质类固醇治疗[1]

曲安奈德的水悬浮液[10mg/ml(Adcortyl®)和40mg/ml(Kenalog®)]可用生理盐水或利多卡因稀释。也可使用皮损内注射用醋酸氢化可的松(25mg/ml)。曲安奈德 10mg/ml 不能有效地治疗除瘢痕疙瘩的其他类型，需要更有效的制剂才能达到理想的胶原吸收程度。

曲安奈德 10mg/ml 正常注射量一般为 0.1～0.5ml，这取决于皮损的大小及性质。如有可能注射时应使用 27～30 号针头深入真皮，以减少胶原萎缩的风险。制造商建议一次使用曲安奈德的量不应超过 30mg，任何一个部位最多不超过 5mg。(类固醇当量：5mg 泼尼松龙＝4mg 曲安奈德＝20mg 氢化可的松)

需要注意的是，曲安奈德本质上是颗粒状的，意外血管内注射可能会导致严重的不良反应。尤其在前额皮损周围注射时要注意避免，因为注入血管内的颗粒物随血液逆行可能导致视网膜动脉闭塞和失明。因此，注射治疗这一区域皮损时应对周围组织加压来避免这种灾难性的并发症。

给予不同部位皮损内注射 20mg 曲安奈德后，血浆皮质醇水平将被抑制数天；高剂量则可抑制皮质醇水平更久[2]。库欣综合征可发生在一名儿童在单一接受注射 40mg 曲安奈德治疗瘢痕疙瘩后 2～3 周。局部不良事件包括注射皮肤胶原萎缩[4]、色素减退[5]、皮肤坏死[5]、淋巴管周围线状脱色[6,7]和萎缩条纹及毛细血管扩张[8]。

适应证

皮损内注射皮质类固醇可治疗囊肿性痤疮、扁平苔藓、单纯苔藓、皮肤型红斑狼疮、软骨皮炎、口面部肉芽肿、环状肉芽肿、银屑病及银屑病甲、斑秃等多种对类固醇有效的疾病[9]。

皮肤恶性肿瘤的皮损内治疗

治疗皮肤恶性肿瘤首选手术切除，但在特殊情况下，也可考虑皮损内化疗或免疫治疗。最常用的药物是甲氨蝶呤、氟尿嘧啶、博来霉素和各种类型的干扰素。虽然已报道这种治疗的治愈率较高，但大多数已发表的文献中的病例缺乏长期随访。

皮损内注射治疗主要用于角化棘皮瘤;通过非手术手段来控制这种快速生长但却有自限性肿瘤;皮损内注射甲氨蝶呤或氟尿嘧啶最为普遍。博来霉素和干扰素的成本大约是甲氨蝶呤和氟尿嘧啶的10倍。局部注射甲氨蝶呤和干扰素是无痛的,而博来霉素和氟尿嘧啶会引起严重疼痛,需要同时使用局部麻醉。一篇关于皮损内化疗的实用综述已经发表[1]。

除了角化棘皮瘤,皮损内治疗也被用于基底细胞癌和鳞状细胞癌,以及鲍恩样丘疹病。

皮损内注射博来霉素联合电外科术(电化学疗法)已用于一系列皮肤肿瘤,在多发性皮肤转移瘤[2]的治疗中占有重要地位。

其他外科手术方法和技术

刮除术

刮除术可用于治疗良性病变,以及较小的低风险原位鳞状细胞癌(鲍恩病)、基底细胞癌和鳞状细胞癌(图20.44a)。该技术的原理是被刮除的组织比正常皮肤更脆弱(如基底细胞癌),或皮损与周围皮肤之间有一个自然清晰的边界(脂溢性疣)。目前在实际应用中最常用的是一次性环式刮除器,环的直径从2mm到7mm不等,包含一个锋利的(切割)边缘以利于刮除。

在移动性好或易碎的皮肤区域,可以通过使用电外科设备对皮损边缘进行电灼,或使用15号刀片,或一次性刮除器的锋利一侧对皮肤进行区分,以此作为刮除的起点。可以通过化学止血剂(如20%的异丙醇氯化铝)、腐蚀剂或电外科术来止血(图20.44b)。电外科术中不可使用含乙醇的皮肤清洁剂,因为有着火的风险。术后产生的中厚度创面通过保留的附属器上皮再生化而修复。在进行刮治时要与操作者保持一定距离,产生一个表浅的创面通常二期愈合[1]后的效果不错(图44c)。

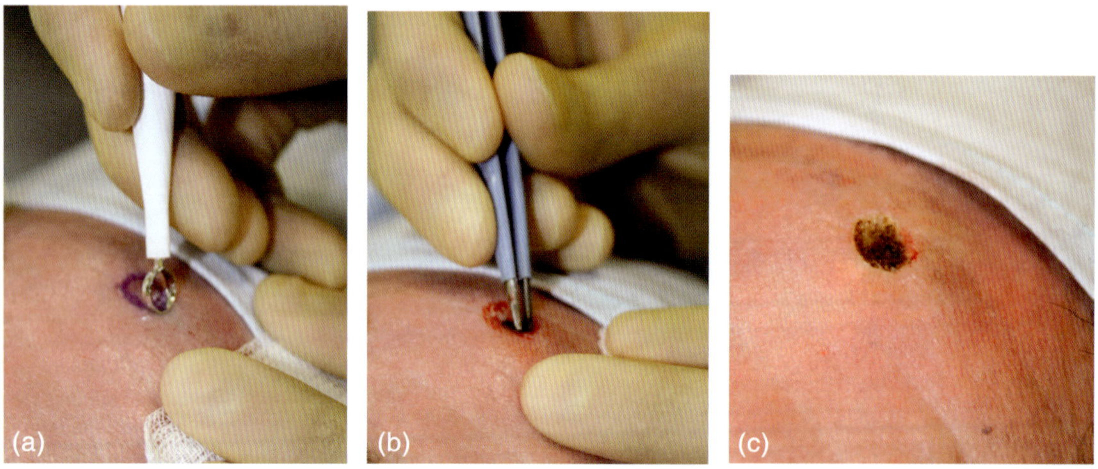

图20.44 环形刮匙

(a)用环形刮除器刮除额部小结节型基底细胞癌(BCC)。(b)电凝止血。(c)治疗后创面底部。

开放性伤口止血

开放性伤口出血可使用可吸收的止血敷料,如葡糖基共聚物(Surgicel®)、海藻酸钙(Kaltostat®)、氧化纤维素(Oxycel®)或多孔明胶基质(Gelfoam®),尽管这些制剂的作用机制尚不清楚。这些物质在伤口发生溶解时可能出现异物反应,从而增加感染风险;伤口闭合前应清除大块的敷料或异物。

化学止血剂[1]对渗血性的皮肤伤口(如刮除术和切除活检后的伤口)有效,但对动脉或大血管出血无效。它也不应用于已缝合伤口,因为会导致细胞死亡,引起伤口感染。在伤口上涂抹止血剂后按压2~3min,防止有效化学物质流失,加强止血作用。亚硫酸铁(蒙赛尔)溶液有铁沉着的风险[2]。硝酸银棒可有效止血,但腐蚀性强,可能留下瘢痕。20%氯化铝也能有效止血,只是偶尔会引起治疗后皮肤的组织反应[3]。

剪切术

小的带蒂皮损可在不用局麻药的情况下,用无菌剪刀剪掉。带蒂皮损可用组织钳夹住,并从底部剪掉后,这种创面的出血往往有自限性。处理宽基底的赘生物时常需要局部麻醉下止血，因为其基底有丰富的血液供应。创面二期愈合后美容效果不错。

常见疾病的治疗

表皮囊肿(见第 134 章)

表皮囊肿(错误地称为皮脂腺囊肿)是一种内含干酪样角质的囊肿，其囊壁由角质上皮构成。患者在影响美容、引起不适或反复感染时可要求切除。

感染的表皮囊肿周围炎症组织脆弱，在不破坏囊肿壁的情况下很难切除。因此，应将感染的囊肿进行引流，并使用适当的抗生素治疗，待炎症消退后再切除囊肿。由于囊肿内的异物反应刺激释放角蛋白而引起的囊肿发炎，最好的治疗方法是切除后注射曲安奈德。

在周围组织注入局麻药后，移动性好的囊肿可以很容易在水肿区将囊壁从周围组织中分离出来，必须小心处理，否则很容易刺穿囊壁。在任何情况下都需要完全切除囊壁和穿刺点，穿刺点位于皮肤梭形切口的中心，而处理囊肿时也可使用环钻活检的方法。如果囊肿在取出过程中破裂(时有发生)，应清除所有残留的壁碎片以防止复发。闭合前冲洗创面将有助于清除残留的囊肿内容物，否则可能导致肉芽肿组织反应。

为了避免长瘢痕，在切除较大的囊肿前可通过直径 4mm 的环钻来开口减压[1]。随后将萎缩的囊肿切除，或可尝试用动脉钳[2]将囊肿从圆形伤口中取出，4～6 周后创面二期愈合。移动性差的囊肿则被广泛的瘢痕组织所包绕，通常必须与周围的纤维组织和覆盖的皮肤一起切除。切除大的皮肤囊肿会留下皮下无效腔，必须用皮下缝合将其闭合好，以减少血肿形成、感染和伤口裂开的风险。

脂肪瘤(见第 137 章)

单纯的皮肤切口可将脂肪瘤完整切除，但会产生较大的瘢痕。使用直径 4～6mm 环钻在脂肪瘤中心上方开口，插入弯钳或持针器将瘤体分割成较小的组织块，这样可以尽量缩小瘢痕。脂肪瘤的组织块可以通过小伤口挤出来，或通过吸脂机去除[1]。该技术的进一步发展涉及使用超声刀对脂肪瘤进行乳化，并在内镜下去除脂肪瘤组织块[2]。前额脂肪瘤(图 20.45)必须与表皮囊肿相鉴别。脂肪瘤更难切除，是因为其位于额肌下方，操作时容易损伤到分布于额肌表面的感觉神经或者外侧的面神经颞支(损伤会导致额肌的同侧瘫痪)[3]，所以必须小心垂直分离额肌来尽量减少神经损伤的风险。

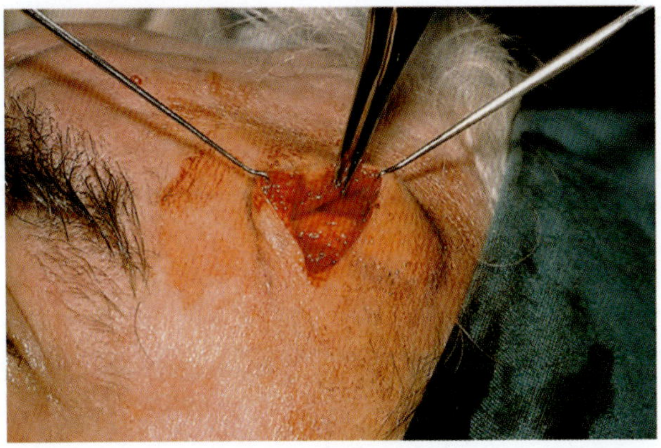

图 20.45 前额脂肪瘤

脂肪瘤位于额肌下方，垂直分离肌肉层，用镊子夹住暴露脂肪瘤。

化脓性汗腺炎

化脓性汗腺炎的外科治疗在第 92 章中有详细讨论。

结节性软骨炎

结节性软骨炎的外科治疗在第 108 章中有详细讨论。

肢端黏液样囊肿

肢端黏液样囊肿的外科治疗在第 95 章中有详细讨论。

腋窝和手掌多汗症

多汗症外科技术的应用包括注射肉毒杆菌毒素和交感神经切除术，在第 94 章中有详细讨论。

增生性瘢痕和瘢痕疙瘩

在第 96 章中有详细讨论。

肩胛、上背及胸骨病变

手术切除肩胛、上背及胸骨病变后常形成伸展性或增生性瘢痕，影响美观。尽管可以通过精细的外科技术、充分的皮下游离和仔细的缝合技术可以减少风险，但仍应认真劝告患者必要时才在上述部位进行手术切除。

良性痣(见第 132 章)

即使是专家,手术切除良性痣难免也会留下瘢痕,因此最好要么不管它,要么尽可能用削切法去除。

非黑素瘤性皮肤癌:基底细胞癌和鳞状细胞癌

基底细胞癌和鳞状细胞癌的外科治疗在第 141 章和 142 章中有详细讨论。

黏膜病变(见第 110、111、112 章)

切除口腔内、舌部、嘴唇和生殖器病变时由于空间受限且经常大量出血,所以操作困难。因此,非专科医师只能尝试简单的手术。更复杂的病例应酌情让口腔、整形外科、泌尿外科和妇科的同行操作更为合适。

角化棘皮瘤

角化棘皮瘤在临床和组织学上都很难与分化良好的鳞状细胞癌相鉴别。治疗在第 142 章中有详细的讨论。一般来说,最好立即手术切除这些病变。

色素性病变(见第 132 和 143 章)

色素性病变的诊断和治疗是临床皮肤学的重要组成部分,是恶性黑素瘤多学科治疗的重要组成部分,涉及病理学、整形外科、临床肿瘤学、放射学和皮肤癌专科护理。

皮肤科医师通常比较容易诊断出常见细胞痣、蓝痣、色素性基底细胞癌、脂溢性角化病和皮肤纤维瘤,偶有诊断困难的时候。皮肤镜可以提供一个有价值的非侵入性诊断依据(见第 144 章)。当诊断仍有疑惑时,尤其是怀疑恶性肿瘤时,应切除病变并进行组织病理学检查。

当病变太大而不能直接切除和修复时,可能需要进行切除活检(如可能存在恶变倾向的较大的先天性色素痣或面部雀斑样痣)。在这种情况下,如果活检证实恶性黑素瘤,通常需要进一步手术,可能涉及复杂的术后修复。判定预后的关键特征(如进展分期、浸润深度、肿瘤繁殖的数量,是否侵犯血管)只能通过对完整切除标本的检查来准确判断。因此,建议色素性病变尽量全部切除而不是部分活检。

小的皮肤病变:软疣、粟丘疹和粉刺

橙木棒可以用来精确地在皮损上涂少量的腐蚀剂。当 90%的苯酚溶液被用来治疗传染性软疣或小囊肿时,橙木棒的棒尖可能需要磨尖,以便刺入腔性皮损增加疗效。

使用苯酚前可挤压软疣中心的软疣小体。将橙木棒的顶端浸入苯酚中,擦掉多余的溶液,然后将橙棒放在皮损中心轻轻扭转,溶液不需要被中和。疣体开始会变白,接着会变红,7～10d 消退。治疗过程较为痛苦,儿童通常不能耐受。据报道使用过氧化氢乳膏可以清除疣体。

面部多发小的表皮囊肿或痤疮囊肿可以使用浸湿三氯乙酸或苯酚溶液的橙木棒钝端进行治疗。将囊肿切开,挤出内容物,用橙木棒小心地将三氯乙酸或苯酚溶液涂在囊肿内壁上。此过程需要局部麻醉,但术后无须包扎。

粟丘疹是微小的富含角蛋白的上皮样囊肿,与被覆上皮无关。可用无菌静脉穿刺针挑出。此过程无须麻醉。将针尖刺入皮肤并向上提拉,划开覆盖在粟丘疹表面的皮肤,然后通过皮肤开口钩出或挤出囊肿。

粉刺可以用一种叫作粉刺挤压器的工具来去除,它是一种形似杯底中间有一个小孔的金属用具。

(译者:杜娟　汪奕　**一审:**刘子君　陆捷洁　**二审:**朴永君　**三审:**樊一斌　**润色:**夏艾婷**)**

参考文献

所有文献请查阅网址:www. rooksdermatology. com.
以下列出的是重要参考文献。

Introduction

[3] Lawrence CM. *An Introduction to Dermatological Surgery*, 2nd edn. St Louis:Mosby,2002.

[5] Robinson JK, Hanke CW, Siegel DM, *et al*. *Surgery of the Skin: Procedural Dermatology*, 3rd edn. Philadelphia: Elsevier Mosby,2015.

Critical anatomical considerations

[1] Salasche SJ, Bernstein G, Senkarik M. *Surgical Anatomy of the Skin*. Norwalk:Appleton & Lange,1988.

[13] Summers BK, Siegle RJ. Facial cutaneous reconstructive surgery:facial flaps. *J Am Acad Dermatol* 1993;29:917-41.

Equipment and sterilization

[3] Diwan R. Instruments for dermatologic surgery. In:Lask GP, Moy RL, eds. *Principles and Techniques of Cutaneous Surgery*. New York:McGraw-Hill,1996:85-100.

[11] Sebben JE, Fazio MJ. Sterilization of equipment for dermatologic surgery. In: Lask GP, Moy RL, eds. *Principles and Techniques of Cutaneous Surgery*. New York:McGraw-Hill,1996:47-56.

Safety aspects

[1] Centers for Disease Control and Prevention(CDC). Recommendations for preventing transmission of human immunodeficiency virus and hepatitis B virus to patients during exposure-prone invasive procedures. *Morb Mortal Wkly Rep* July 12,1991/40(RR08):1-9.

[2] Centers for Disease Control and Prevention(CDC). Perspectives in disease prevention and health promotion update:universal precautions for prevention of transmission of human

immunodeficiency virus, hepatitis B virus, and other blood-borne pathogens in health-care settings. *Morb Mortal Wkly Rep* June 24, 1988/37(24):377-88.

Complications

[1] Stasko T. Complications of cutaneous procedures. In: Roenigk RK, Roenigk HH, eds. *Dermatologic Surgery*, 2nd edn. New York: Marcel Dekker, 1996: 149-75.

[2] Amici JM, Rogues AM, Lasheras A, *et al*. A prospective study of the incidence of complications associated with dermatological surgery. *Br J Dermatol* 2005; 153: 967-71.

Local anaesthetics

[1] Auletta MJ, Grekin RC. *Local Anesthesia for Dermatologic Surgery*. New York: Churchill-Livingstone, 1991.

[9] Matarasso SL, Glogau RS. Local anaesthesia. In: Lask GP, Moy RL, eds. *Principles and Techniques of Cutaneous Surgery*. New York: McGraw-Hill, 1996: 63-75.

Biopsy techniques and preoperative preparation

[3] Lawrence CM. *An Introduction to Dermatological Surgery*, 2nd edn. St Louis: Mosby, 2002.

[5] Zachary CB. *Basic Cutaneous Surgery: a Primer in Technique*. New York: Churchill Livingstone, 1991.

Elliptical excision-general technique

[1] Epstein E, Epstein E Jr, eds. *Skin Surgery*, 5th edn. Springfield: Thomas, 1982.

[2] Stegman SJ. *Basics of Dermatologic Surgery*. Chicago: Year Book Medical, 1982.

Suture technique

[2] Stegman SJ. Suturing techniques for dermatologic surgery. *J Dermatol Surg Oncol* 1978; 4: 63-8.

[3] Stegman SJ, Tromovitch TA, Glogau RG. *Basics of Dermatologic Surgery*. Chicago: Year Book Medical, 1982.

Dressings and postoperative care

[2] Harris DR. Healing of the surgical wound. I. Basic considerations. *J Am Acad Dermatol* 1979; 1: 197-207.

[7] Telfer NR, Moy RL. Wound care after office procedures. *J Dermatol Surg Oncol* 1993; 19: 722-31.

Secondary intention healing

[1] Zitelli JA. *Wound healing by secondary intention*. *J Am Acad Dermatol* 1983; 9: 407-15.

Flaps(including Table 20.4)

[1] Rohrer TE, Cook JL, Nguyen TH. *Flaps and Grafts in Dermatologic Surgery*. Philadelphia: Elsevier 2007.

[5] Salasche SJ, Grabski WJ. Complications of flaps. *J Dermatol Surg Oncol* 1991; 17: 132-40.

[10] Krishnan R, Garman M, Nunez-Gussman J, *et al*. Advancement flaps: a basic theme with many variations. *Dermatol Surg* 2005; 31: 986-94.

[11] Mellette JR, Harrington AC. Applications of the crescentic advancement flap. *J Dermatol Surg Oncol* 1991; 17: 447-54.

[12] Yoo SS, Miller SJ. The crescentic advancement flap revisited. *Dermatol Surg* 2003; 29: 856-8.

[13] Hussain W, Tan E, Salmon PJ. Inferiorly based crescentic "sliding" cheek flaps for the reconstruction of paranasal surgical defects. *Dermatol Surg* 2012; 38: 249-55.

[14] Freeland RG. Reconstruction of the lower lip and chin using local and random pattern flaps. *J Dermatol Surg Oncol* 1991; 17: 605-15.

[15] Spinowitz AL, Stegman SJ. Partial-thickness wedge and advancement flap for upper lip repair. *J Dermatol Surg Oncol* 1991; 17: 581-6.

[16] Rohrer TE, Cook JL, Nguyen TH. *Flaps and Grafts in Dermatologic Surgery*. Philadelphia: Elsevier, 2007.

[17] Wang SQ, Goldberg LH. Burow's wedge advancement flap for lateral forehead defects. *Dermatol Surg* 2006; 32: 1505-8.

[18] Cavanaugh EB. Management of lesions of the helical rim using a chondrocutaneous advancement flap. *J Dermatol Surg Oncol* 1982; 8: 691-6.

[19] Braun M, Cook J. The island pedicle flap. *Dermatol Surg* 2005; 31: 995-1005.

[20] Salmon PJ, Klaassen MF. The rotating island pedicle flap: an aesthetic and functional improvement on the subcutaneous island pedicle flap. *Dermatol Surg* 2004; 30: 1223-8.

[21] Cvancara JL, Jones MS, Wentzell JM. Lenticular island pedicle flap. *Dermatol Surg* 2005; 31: 195-200.

[22] Tan E, Mortimer NJ, Hussain W, *et al*. The nasal sidewall rotation flap: a workhorse flap for small defects of the distal nose. *Dermatol Surg* 2010; 36: 1563-7.

[23] Tenzel RR, Stewart WB. Eyelid reconstruction by the semicircle flap technique. *Ophthalmology* 1978; 85: 1164-9.

[24] Mustardé JC. The use of flaps in the orbital region. *Plast Reconstr Surg* 1970; 45: 146-50.

[25] Hafiji J, Salmon P, Hussain W. The AIRNS flap: an alternative to the bilobed flap for the repair of defects of the distal nose. *J Am Acad Dermatol* 2012; 67: 712-16.

[26] Rieger RA. A local flap for repair of the nasal tip. *Plast Reconstr Surg* 1967; 40: 147-9.

[27] Ahern RW, Lawrence N. The Peng flap: reviewed and refined. *Dermatol Surg* 2008; 34: 232-7.

[28] Holt PJA, Motley RJ. A modified rhombic transposition flap and its application in dermatology. *J Dermatol Surg Oncol* 1991; 17: 287-92.

[29] Johnson SC, Bennett RG. Double Z-plasty to enhance rhombic flap mobility. *J Dermatol Surg Oncol* 1994; 20: 128-32.

[30] Zitelli JA. The nasolabial flap as a single-stage procedure. *Arch Dermatol* 1990; 126: 1445-8.

[31] Webster RC, Davidson TM, Smith RC. The thirty degree transposition flap. *Laryngoscope* 1978; 88: 85-94.

[32] Lister GD, Gibson T. Closure of rhomboid skin defects: the flaps of Limberg and Dufourmentel. *Br J Plast Surg* 1972; 25: 300-14.

[33] Zitelli JA. The bilobed flap for nasal reconstruction. *Arch Dermatol* 1989; 125: 957-9.

[34] Cook JL. Reconstructive utility of the bilobed flap: lessons from flap successes and failures. *Dermatol Surg* 2005; 31: 1024-33.

[35] Ricks M, Cook J. Extranasal applications of the bilobed flap. *Dermatol Surg* 2005; 31: 941-8.

[36] Albertini JG, Hansen JP. Trilobed flap reconstruction for distal nasal skin defects. *Dermatol Surg* 2010; 36: 1726-35.

[37] Jellinek NJ, Nguyen TH, Albertini JG. Paramedian forehead flap: advances, procedural nuances, and variations in technique. *Dermatol Surg* 2014; 40(Suppl. 9): S30-42.

[38] Nguyen TH. Staged cheek-to-nose and auricular interpolation flaps. *Dermatol Surg* 2005; 31: 1034-45.

Skin grafts

[2] Rohrer TE, Cook JL, Nguyen TH. *Flaps and Grafts in Dermatologic Surgery*. Philadelphia: Elsevier, 2007.

[3] Roenigk RK, Zalla MJ. Full-thickness grafts. In: Robinson JK, Arndt KA, LeBoit PE, Wintroub BU, eds. *Atlas of Cuta-*

neous Surgery. Philadelphia: Saunders, 1996.

Other techniques for facilitating closure

[2] Wisco OJ, Wentzell JM. When an M is a V: vector analysis calls for redesign of the M-plasty. *Dermatol Surg* 2009; 35 (8): 1271-6.

[11] Stegman SJ. *Basics of Dermatologic Surgery*. Chicago: Year Book Medical, 1982.

Mohs micrographic surgery

[4] Brodland DG, Amonette R, Hanke CW, Robins P. The history and evolution of Mohs micrographic surgery. *Dermatol Surg* 2000; 26: 303-7.

[10] Telfer NR. Mohs micrographic surgery for nonmelanoma skin cancer. *Clin Dermatol* 1995; 13: 593-600.

Electrocautery and electrosurgery

[2] Taheri A, Mansoori P, Sandoval LF, *et al*. Electrosurgery: part Ⅰ. Basics and principles. *J Am Acad Dermatol* 2014; 70: 591. e1-14.

[3] Taheri A, Mansoori P, Sandoval LF, *et al*. Electrosurgery: part Ⅱ. Technology, applications, and safety of electrosurgical devices. *J Am Acad Dermatol* 2014; 70: 607. e1-12.

Cryosurgery

[10] Graham GF, Deltas RL, Garrett AB, *et al*. Guidelines of care for cryosurgery. *J Am Acad Dermatol* 1994; 31: 648-53.

Caustics

[1] Brody HJ. *Chemical Peeling*. St Louis: Mosby Year Book, 1992.

[2] Rubin MG. *Manual of Chemical Peels, Superficial and Medium Depth*. Philadelphia: JB Lippincott, 1995.

Intralesional corticosteroid therapy

[1] Callen JP. *Intralesional corticosteroids*. *J Am Acad Dermatol* 1981; 4: 149-51.

[9] Lebwohl M, Heymann WR, Berth-Jones J, Coulson I, eds. *Treatment of Skin Disease —Comprehensive Therapeutic Strategies*. London: Mosby, 2002.

Haemostasis for open wounds

[1] Larson PO. Topical haemostatic agents for dermatologic surgery. *J Dermatol Surg Oncol* 1988; 14: 623-32.

第 21 章
光生物治疗

21

Kevin McKenna[1], Sally Ibbotson[2]

[1] Dermatology Department, Belfast Trust, Belfast, UK

[2] Photobiology Unit, University of Dundee, Ninewells Hospital and Medical School, Dundee, UK

概述

光疗(或“光线疗法”)是一种以可控的方式对皮肤进行非电离辐射(最常使用的是电磁光谱的紫外线部分)的方法,常用于治疗皮肤病。光动力疗法和激光治疗,可被视为光疗的特殊形式,在其他章节讨论(见第 22 和第 23 章),但关于体外光化学疗法(ECP)的讨论放在本章节之中,体外光化学疗法的治疗目标是白细胞而不是皮肤。许多皮肤病均对光疗有反应,光疗最常用于银屑病和湿疹。

UVB 光谱通常被定义为 280~320nm[尽管国际照明委员会(CIE)已经将范围的上限设置为 315nm]。它可以通过“全光谱”(宽谱 UVB 灯 270~350nm,包括来自 UVA 的部分较短波长)或仅用“部分光谱”[窄谱 UVB(TL-01[R])灯 311~313nm]来进行递送(图 21.1)。近年来,窄谱 UVB 已经普遍取代了宽谱 UVB 的使用[1,2]。

UVA 光谱部分通常被定义为 320~400nm,且通常与光敏剂补骨脂素(口服或局部外用)联合使用。这种 UVA 联合使用光敏剂的情况,称之为光化学疗

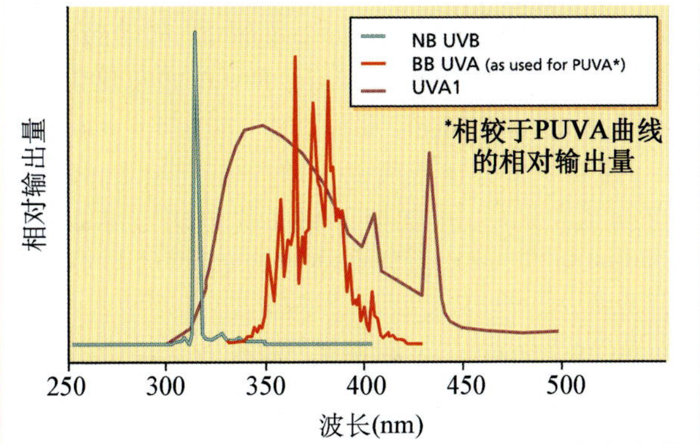

图 21.1 窄谱 UVB(NB-UVB)、宽谱 UVA(BB-UVA)和 UVA-1

法(PUVA)[3,4]。对PUVA敏感的皮肤病与对UVB光疗敏感的皮肤病相似,尤其是银屑病和湿疹。体外光化学疗法(ECP)是在患者体外全血中分离出的白细胞中添加补骨脂素。

然后将经UVA辐射后光活化的白细胞,再输回患者体内。光化学疗法用于治疗红皮病型皮肤T细胞淋巴瘤、移植物抗宿主病等其他疾病[5,6]。较长波长的UVA被称为UVA-1(340～400nm),已被证明对许多慢性皮肤病有益,包括特应性皮炎和硬化性皮肤病[7,8]。

UVB光疗具有抗炎、免疫抑制和诱导细胞毒性的特性。其作用机制尚不清楚,但包括诱导顺式尿刊酸、朗格汉斯细胞耗竭、改变抗原呈递功能、降低自然杀伤(NK)细胞活性和诱导T淋巴细胞和角质形成细胞凋亡[9-11]。

PUVA的作用机制包括通过补骨脂素光加合物形成DNA交联、抑制DNA复制、耗竭朗格汉斯细胞、抑制T淋巴细胞功能及迁移的免疫抑制作用,以及纠正银屑病患者Th17/调节性T细胞失衡[12-14]。光化学疗法促使树突状细胞从凋亡淋巴细胞中获得抗原,引发特异性免疫反应,而不引起全身免疫抑制[15-17]。UVA-1光疗作用深达真皮,诱导产生间质胶原酶及多种细胞因子,导致硬化性皮肤软化[18,19]。此外,UVA-1光疗导致皮肤中肿瘤坏死因子α(TNF-α)的减少,以及对其他炎症递质作用;它还具有细胞毒性,其中致使T细胞凋亡是显著的特征[20]。

历史背景

自古以来,人们就知道阳光或光疗对皮肤是有益的。在古埃及、印度和中国的古籍中,记录用种子里提取的补骨脂素联合太阳光辐射来治疗白癜风[3,21,22]。直到1801年,Johann Ritter才发现紫外线辐射是日光的主要治疗成分[23]。1877年Downes和Blunt证明了紫外线有杀菌作用。19世纪末,现代光疗之父Niels Finsen证明了紫外线疗法对寻常狼疮的有效性[24,25],并且因这项研究获得了1903年的诺贝尔奖。

Alderson在1923年提出,水银石英灯可用于治疗银屑病[26]。1925年,Goeckerman在美国推广使用焦油联合UVB治疗银屑病。1953年,英国的Ingram联合使用UVB和地蒽醌(蒽林)治疗银屑病[27,28]。20世纪60年代,Wiskemann研制出了用于治疗银屑病的宽谱UVB,这些灯的输出功率远高于水银石英灯。1976年,美国的Parrish和Jaenicke界定了治疗银屑病的最佳光谱是313nm[29],这为20世纪80年代研究治疗银屑病更精确有效的窄谱UVB光疗奠定了基础[30,31]。

随着1947年人们从植物提取物中分离出8-甲氧基补骨脂素和5-甲氧基补骨脂素,光化学疗法再次兴起[32,33]。El Mofty等证明了这些补骨脂素与自然日光或紫外线灯结合对治疗白癜风的临床作用[34]。1974年Parrish等采用高强度荧光UVA灯管用于治疗银屑病,从而使光化学疗法(PUVA)发生革命性的变化[35]。十年后,Edelson引入了体外光化学疗法或光照治疗皮肤T细胞淋巴瘤(CTCL)[5]。目前ECP是红皮病CTCL的一线治疗方法。1981年,Mutzhas及其同事研发了第一台能发射一种长波紫外线(UVA-1;340～400 nm)的辐照装置[36]。但它很容易引起色素沉着和多形性日光疹(PLE)。因此,它最初用于PLE激发试验。直到20世纪90年代初期被报道UVA-1对特应性皮炎具有治疗作用,人们才认可了UVA-1的治疗潜力[7]。

紫外线辐射

什么是紫外线辐射

紫外线辐射(UVR)是太阳电磁光谱的一部分,位于X射线和可见光之间。尽管国际照明委员会使用315 nm而不是320 nm作为UVA和UVB之间的边界,我们通常将UVR定义为UVA(320～400 nm),UVB(280～320 nm)和UVC(<280 nm)[37]。

UVC辐射在到达地球表面之前会被地球大气所吸收。UVB辐射比UVA(100～1000倍)更容易产生红斑、细胞效应和DNA损伤。UVA辐射的能量相对较低,但更深入皮肤(尤其是波段较长的UVA-1),因此与慢性皮肤光老化有关[38]。

人工光源

人工UVR最常用的方法是将封闭在荧光管中的汞蒸气通以电流。汞的激发电子可以被管内部的荧光粉涂层吸收,从而通过荧光过程重新激发出更长的波长(图21.2)。通过改变荧光粉,可以产生UVA或UVB波长范围内的各种不同光谱[39]。通常使用的荧光管包括窄谱UVB:TL-01(Waldmann/Cosmedico/Hybec/Lumenis);宽谱UVB:TL-12(Philips)

或选择性更强的 UV-6(Sylvania)和 UVA;用于 PUVA 的 TL-09(Philips)灯。可以通过低输出荧光灯管产生 UVA-1,如 TL-10(Philips),或通过高输出金属卤化物产生 UVA-1(Sellamed, DrHönle, Dermalight),但其对冷却的要求很高[40]。

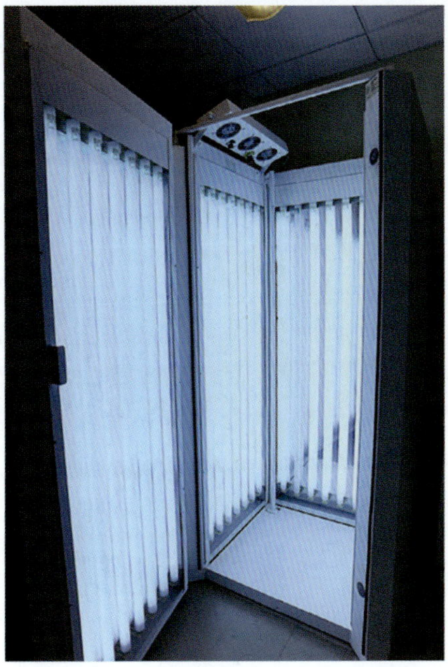

图 21.2 全舱窄谱 UVB 的全景图

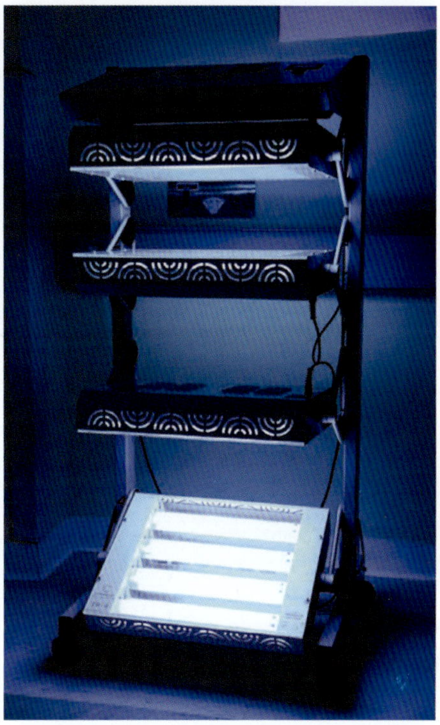

图 21.3 用于治疗手掌和足底的窄谱 UVB 设备

光疗设备

窄谱 UVB(TL-01)装置种类繁多,包括全身舱、全身面板、小型面板辐照器和点光源(图 21.3)[1]。全身舱包含 1800mm 长的荧光灯管,它们在反射金属板前排成一行,从而实现辐射剂量均匀和更高的治疗效率。全身面板需要患者旋转才能达到均匀辐射(需要仔细注意位置和姿势以避免辐射不足或过量)。此外,这些装置会对其他人造成严重的紫外线损伤,所以要注意远离仪器。但是,它们可用于家庭光疗。小面板辐照器用于治疗手掌和足底皮肤。点光源设备可避免正常皮肤的不必要辐射,但也要注意避免重叠区域辐射不足或过量。

PUVA 设备可以是全身舱或是用于治疗手、足或身体的其他局部区域,如小腿或头皮的小面板辐照器[37]。

使用 UVB 和 UVA 管组合的小舱可以节省空间和费用。但是,由于各类型灯管的数量只能容纳原先的一半,因此需要较长的治疗时间。而且一旦选错灯管,会对患者造成严重的伤害,因此一般不建议使用。

紫外线校准和剂量测定

为了提供治疗剂量的一致性和可重复性,必须定期测定所用 UV 仪器的辐照度。辐射剂量的计算公式如下:

剂量(mJ/cm^2)=辐照度(mW/cm^2)×时间(s)

重要的是,该项操作所用的校准辐射计是国家统一标准的,从而使任何一个光疗中心的治疗与其他光疗中心的治疗都是相同的。一些全身舱有内置辐射计,但不完全可靠。若更换灯管、使用前未清洁辐射计或过度肥胖患者发生屏蔽现象,则会导致剂量测定不准确。

为了确定患者在全身舱内所接受的平均 UV 辐照度,需确定"指定患者辐照度"(DPI)[37]。DPI 适用于具有平均身高的患者,并在胸部、腰部和膝盖水平进行测定。测量方法分直接法和间接法,患者躯干前后及两侧(包含身体的 12 个部位)都需测量辐照度。直接测量时,研究者(这些人通常来自附近的医学物理部门)需站在设备中,测量指定位置的辐照度。测试过程中研究者需穿戴合适的防护服及护目镜以保护皮肤和眼睛。在间接测量时,研究者无须站于设备中,可通过夹在支架上的辐射计来完成测量,且支架位置可上下调节(图 21.4)。DPI 的平均值乘以校正因子(通常为 0.8~0.9)可用来评估患者在治疗舱中的辐照效应。

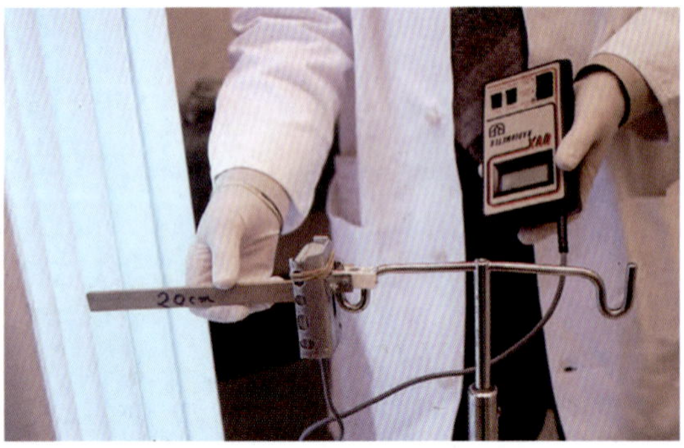

图 21.4 紫外线管的辐照度是通过固定距离位置上的辐射计测量的

光疗的适应证

UVB 光疗和 PUVA

银屑病

银屑病是 UVB 和 PUVA 的最常见适应证[2,41-43]。窄谱(TL-01)UVB(NB-UVB)可用于治疗除泛发性脓疱性银屑病和红皮病性银屑病以外的其他所有类型银屑病，但是对于这两种银屑病可以考虑 PUVA 治疗[44]。NB-UVB 比宽谱 UVB(BB-UVB)更有效，并且其对银屑病的疗效与 PUVA 相当(图 21.5)。伴有点滴状和脂溢性皮炎状薄斑块的银屑病患者对 UVB 疗法的反应更佳。相对于 PUVA，我们常优先选择 UVB(其致癌风险更小、使用更便捷，并且光照时间更短，患者数量较多时有一定的优势)。对于那些对 UVB 无反应或 UVB 治疗中缓解期较短的患者，应考虑 PUVA 疗法。

特应性皮炎

BB-UVB[45] 联合 UVB 和 UVA[46]、UVA-1[7]、NB-UVB[47] 和 PUVA 可以有效地治疗特应性皮炎[48](图 21.6)。一般认为，UVA-1(如果有的话)用于急性发作，NB-UVB 用于慢性特应性皮炎，尽管目前并没有证据支持这一点。在治疗的早期阶段经常会出现疾病加重的情况，主要由治疗中产生的热量导致。与银屑病相比，治疗常采用更低的辐射增加量以及更长的疗程[49]。临床上，特应性皮炎较银屑病更易复发，尽管没有确切的客观证据证明这一点。若 UVB 治疗无效或伴生长迟缓的重度特应性皮炎儿童患者，可考虑采用 PUVA 疗法。

皮肤 T 细胞淋巴瘤

窄谱 UVB 和 PUVA 可以有效地治疗 CTCL(蕈样肉芽肿)[50-52]。红斑期 CTCL 首选 UVB 治疗，斑块期首选 PUVA 治疗。治疗早期可见炎症反应增强，若发生此现象，通常无须停止治疗。褶皱部位光疗时由于辐射不全，会导致疗效不佳。

白癜风

NB-UVB 和 PUVA 对白癜风均有疗效[53-55]。NB-UVB 比 PUVA 更有效，但白癜风对 NB-UVB 治疗的反应不尽相同，且其疗程较长，通常需持续数月至一年甚至更长时间。一般来说，面部和新发、程度较轻的、含有色素性毛发部位或非肢端部位的皮损对光疗的反应较好。通常光疗对肢端部位的白癜风疗效不佳，但发生于肢端的皮损对患者困扰最大。正常皮肤晒黑后与白癜风皮肤的色差比增大，因此对于肤色较深的患者，白癜风会更为明显。Ⅰ、Ⅱ型皮肤的患者在治疗过程中更易发生灼伤。因此治疗应严格筛选患者，并告知患者其效果和风险。

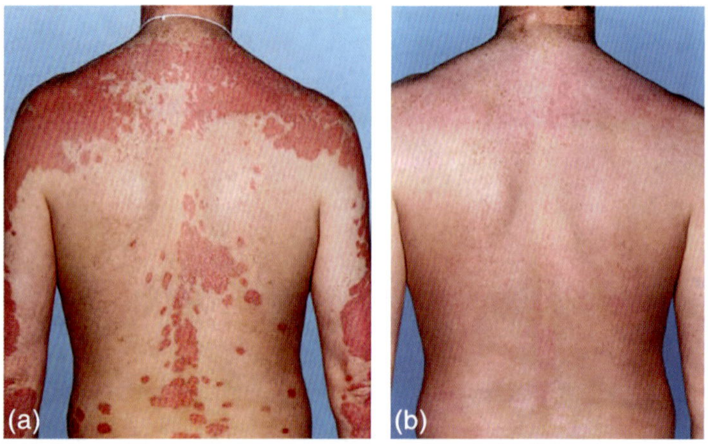

图 21.5 患者背部的银屑病

(a)窄谱(TL-01)UVB 治疗前；(b)治疗后银屑病较前明显好转。(转载自英国皮肤病护理小组)

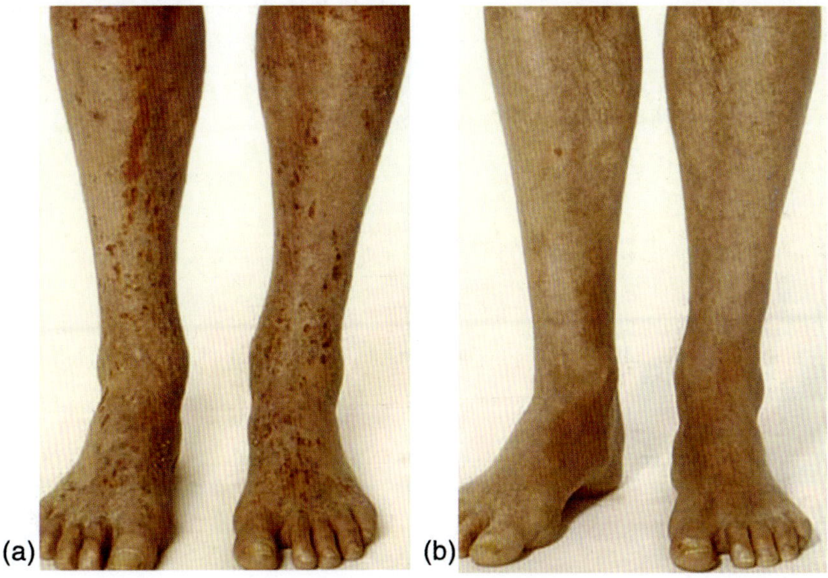

图 21.6 患者腿部的特应性皮炎
(a)窄谱 UVB 治疗前;(b)治疗后。

多形日光疹

窄谱 UVB 和 PUVA 对于多形日光疹(PLE)的脱敏效果相当,但由于前者不良反应较少,所以目前普遍使用[56,57]。PLE 好发于春季或日光辐射后。约 50%的患者出现皮疹后,可通过外用糖皮质激素乳膏及减少光疗剂量来控制。患者通常接受 15 次治疗(每周 3 次,持续 5 周),连续治疗 3 年,随访 1 年评估患者的病情有无变化。但是目前缺乏最佳使用方案的证据。

其他适应证

UVB 和 PUVA 疗法可以用于治疗许多其他皮肤适应证,但疗效不一。表 21.1 列出了一些代表性实例。

表 21.1 可能对 UVB 光疗或 PUVA 有反应的其他疾病

疾病名称	疗效评价
斑秃[58,59]	PUVA 的疗效尚不明确,易复发
移植物抗宿主病[60,61]	PUVA 有助于治疗广泛的苔藓样病变
环状肉芽肿[62]	有效
扁平苔癣[63,64]	疗效不一;PUVA 对手掌病变有效
类脂质渐进性坏死[65]	PUVA 有助于溃疡愈合、表皮恢复
结节性痒疹[66,67]	有效但易复发
其他光线性皮肤病(光化性痒疹,慢性日光性皮炎,红细胞生成性原卟啉病,日光性荨麻疹)[68-70]	有效,但需要密切监测病情变化,建议在特护中心进行
掌跖脓疱病[71]	PUVA 疗效要更好一些
慢性苔藓样糠疹[72]	有效
玫瑰糠疹[73]	较少用,可用于重症患者
毛发红糠疹[74,75]	PUVA
汗疱疹[76,77]	PUVA 疗效更好
瘙痒症[78,79]	有效,UVB 对肝肾衰竭引起的瘙痒有效
脂溢性皮炎[80]	UVB 有效,但迅速复发
角层下脓疱病[81,82]	有效
系统性硬化症/局限性硬皮病[83]	PUVA 有效
荨麻疹[84]	有证据表明 UVB 有效
色素性荨麻疹[85]	有效,但易复发

光疗方式的选择：UVB 对比 PUVA

目前，窄谱 UVB 疗法较 PUVA 更常用。这主要是因为有文献表明 PUVA 剂量累积有致皮肤癌的风险[86,87]。此外，许多研究表明 NB-UVB 对银屑病和其他皮肤病的疗效与 PUVA 相当[1]。应该注意，PUVA 比 UVB 的穿透性更深，因此更适合于较厚的斑块性疾病和手掌及足底相关疾病（框图 21.1）。PUVA 治疗银屑病的复发率低于 NB-UVB 疗法。PUVA 对于全身性脓疱性或红皮病性银屑病具有比较好的疗效。

框图 21.1　UVB 和 PUVA 的对比

更推荐使用 UVB 的因素

- 方便：无须口服药物，治疗前后也无须戴防护镜
- 薄斑块/斑片类疾病
- 孕妇
- PUVA 诱发皮肤癌风险较高的Ⅰ/Ⅱ型皮肤
- 对 UVA 有光敏性，但对 UVB 无光敏性的患者
- 肝或胃肠道的疾病
- 依从性较差/合作欠佳的患者
- 年龄<18 岁

更推荐使用 PUVA 的因素

- UVB 治疗无效或治疗后复发的患者
- 厚斑块
- 掌跖疾病
- 甲病
- 对 UVB 有光敏性，但对 UVA 无光敏性的患者
- 红皮病型或全身性脓疱型银屑病
- 毛发红糠疹——通常对 UVB 无效，但对 PUVA 反应良好

UVB 和 PUVA 的禁忌证

在开始治疗前应评估患者对 UVB 或 PUVA 治疗的适应性（框图 21.2）。同时要评估治疗风险和疗效。

UVA-1 光疗

UVA-1 应用的证据基础主要涉及其在特应性皮炎、硬化性皮肤病、特别是局限性硬皮病和硬皮病，以及各亚型红斑狼疮中的应用。有研究表明，UVA-1 可以应用于其他几种皮肤病（如色素性荨麻疹、播散性环状肉芽肿、CTCL 和合并 HIV 感染的银屑病患者），尽管其证据基础主要局限于病例系列研究和病例报告[40,88]。总体来说，UVA-1 常作为其他治疗手段效果不佳、相对罕见皮肤病的治疗选择。通常 UVA-1 不作为一线光疗手段，目前仅限用于专科治疗中心。

框图 21.2　UVB 和 PUVA 的禁忌证

绝对禁忌证

- 发育不良痣综合征
- 系统性红斑狼疮
- 皮肌炎
- 遗传性皮肤癌综合征（着色性干皮病，Gorlin 综合征）
- Bloom 综合征，Cockayne 综合征
- 不愿意或不能遵守安全规定的患者
- 医学上不适合和无法站立的患者，如严重的心血管或呼吸道疾病

相对禁忌证

- 年龄<16 岁
- 既往或目前有非黑素瘤皮肤癌的患者
- 既往患黑素瘤
- 以前接触过砷或电离辐射
- 伴癌前性皮肤病变
- 目前接受免疫抑制相关治疗的患者
- 光诱发癫痫的患者
- 孕妇[a]
- 大疱性类天疱疮/天疱疮
- 白内障[a]
- 肝功能明显异常的患者[a]

[a]表示口服 PUVA 疗法的禁忌证

特应性皮炎

如果条件许可，对于 NB-UVB 或 PUVA 治疗无效的患者可以考虑选择 UVA-1 光疗，UVA-1 对上述患者有效，特别是特应性痒疹患者[7,89,90]。研究表明，中剂量 UVA-1 比低剂量 UVA-1 更有效，但是高剂量 UVA-1 和中剂量 UVA-1 治疗效果无明显差异。UVA-1 的效果优于局部外用强效糖皮质激素药物和宽谱 UVA/B。UVA-1 与 NB-UVB 疗效相当或可能稍弱于 NB-UVB，并且其疗效要弱于 PUVA。

硬化性皮肤病

有证据表明，UVA-1 可用于治疗局限性硬皮病和系统性硬化症中的皮肤硬化症，尤其当该疾病出现逐渐进展、有明显症状和（或）限制躯体活动时[91]。也有研究表明，UVA-1 可以用于治疗皮肤移植物抗宿主病[92]、肾源性纤维化皮肤病[93]，以及硬化性苔藓（包括生殖器外亚型和生殖器型）[94,95]。中等剂量的 UVA-1 的疗效要优于 NB-UVB，甚至低剂量治疗也

是有效的，只是可能需要更多的治疗次数。

红斑狼疮

矛盾的是，有充分证据表明极低剂量（每个剂量约 6 J/cm^2）UVA-1 对于系统性红斑狼疮（LE）是有效的，可以明显降低系统性疾病的活动度[96,97]。尽管反应一般，UVA-1 也已成功用于亚急性皮肤红斑狼疮、肿胀性红斑狼疮及慢性皮肤（盘状）狼疮。

体外光疗

有研究表明，体外光化学疗法或光照治疗对于治疗红皮病型皮肤 T 细胞淋巴瘤[5,98-100]和移植物抗宿主病[98,101-103]是有效的。它也被用于各种皮肤病如系统硬化症[104]、一些免疫性疾病[105]、银屑病[106]、特应性皮炎[107]、扁平苔藓[108]、红斑狼疮[109]、硬化症[110]和皮肌炎[111]。但是有证据表明光疗对这些疾病的治疗效果有限。有趣的是，ECP 疗效的最佳证据是关于预防心脏移植排斥相关的[112]。

皮肤 T 细胞淋巴瘤

体外光化学疗法被批准用于治疗 CTCL，特别是红皮病型的患者，其中包括患有 Sézary 综合征的患者。对 ECP 反应较好的患者可明显缩短其病程，这些反应较好患者的临床特征包括：CD8$^+$ 细胞计数接近正常[113]，具有正常的免疫活性[114]并且存在循环 Sézary 细胞[115,116]。关于 ECP 治疗非红皮病型蕈样肉芽肿的证据很少[117-119]。有研究表明，ECP 联合干扰素[115,120]、贝扎罗汀[121]或电子束疗法[122]可以获得更好的疗效。

移植物抗宿主病

同种异体骨髓移植伴发的移植物抗宿主病可分为急性和慢性阶段。有证据表明 ECP 对慢性期特别是皮肤或黏膜受累的移植物抗宿主病有效果。极少数研究表明对治疗移植物抗宿主病相关肝脏累及有益[6,98,101-103]。

如何使用不同的光疗手段

UVB 光疗

光疗通常指的是 UVB 疗法，包括宽谱或窄谱，我们通常选择其中的一种。一般来说，NB-UVB 比 BB-UVB 更有效，因此目前 BB-UVB 极少使用。为了减少 UVB 灼伤的风险同时降低治疗不足的风险，推荐 UVB 的起始剂量以最小红斑剂量为基础，同时要检测难以预期的光敏性[1]。

最小红斑剂量

在英国最小红斑剂量（MED）指的是辐射后 24h 产生最小的、仅可察觉的红斑的辐射剂量（在其他国家，MED 指的是产生明显红斑的剂量）[123]。MED 与皮肤类型间并无明显的相关性[124]。UVB 的 MED 可以客观地衡量患者皮肤对 UVB 的反应性。

我们可以通过自制模板或使用自动或半自动 UV 照光设备来确定 MED。自制模板可由任何紫外线无法穿透的材料制成，其中有许多孔（通常为 8 个），不同剂量的 UVB 从这些孔辐射到皮肤上。我们所使用的剂量范围取决于不同的皮肤类型，并且呈现出几何数列[125]，如 NB-UVB 的剂量选择为 25、50、70、100、140、200、280、390、550、650 和 770mJ/cm^2（图 21.7）。使用模板进行测试的部位通常位于中背部，需要避开中线部位。我们使用与辐照柜中的 UVB 管相同的 UVB 管作为 UVB 测试源，并且该辐照柜是定期监测的。在一些单位中，患者需要站着或坐在辐照柜中，这需要仔细覆盖住非患处，并且对于一些患者来说，会诱发幽闭恐惧症。除了耗时之外，在该程序运行时该设备是不可用于治疗的。或者，可以使用手持型半自动 UV 装置直接放置在待测皮肤上。与皮肤接触的板上凿有许多装有紫外线衰减网片的孔。从本质上讲，网格越细，它阻挡的紫外线就越多。这样的一种装置可以递送 10 个不同等级 UV 剂量，不同孔之间的衰减因子为 1.26，因此可以传输一系列剂量值（图 21.8）[126]。

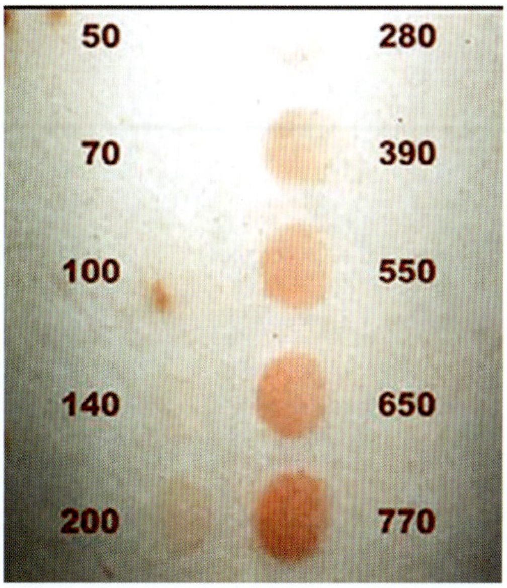

图 21.7 以最小红斑剂量（MED）的窄谱 UVB 辐射后 24h。（剂量单位为 mJ/cm^2）

第2部分

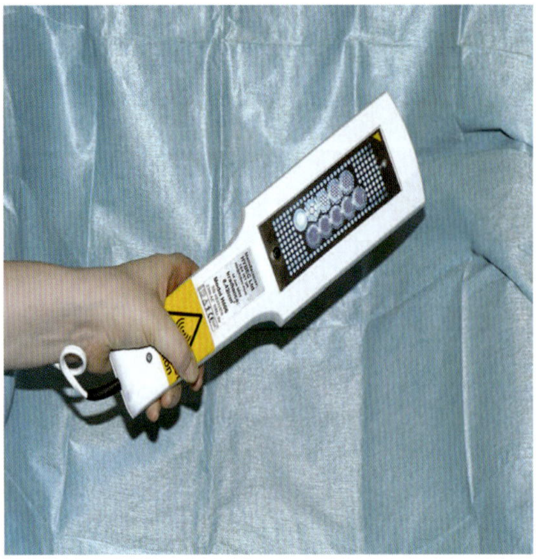

图 21.8 手持式 Hybec“Durham”光试验装置

方案变量

起始剂量。有关最佳剂量方案的研究主要与银屑病相关。用于治疗银屑病的 UVB 作用光谱峰值主要在 311～313nm 附近，基于这一点，Philips 设计了 NB-UVB 灯具。为了更好地治疗银屑病，我们不必使用红斑剂量方案。起始剂量通常从亚红斑量（通常为 50% 或 70% MED）开始，尽可能降低发生红斑的风险。有趣的是，一项研究表明，与 70% MED 起始剂量和根据皮肤类型经验性确定的 UV 起始剂量相比，使用 50% MED 起始剂量方案的红斑发生风险要明显增高，并且这三种方案的疗效并无明显差异[127]。因此，进行 MED 或小面积剂量测试对于检测无法预期的异常光敏性至关重要。

增量。当 UVB 治疗后皮肤出现表皮增厚和色素沉着时，就应该逐渐增加剂量了。与高增量方案（40%）相比，低增量方案（20%）可减少 50% 需要延迟治疗的红斑反应的形成[128]。因此如果出现明显的红斑，提倡使用低剂量方案并将增量减至 10%。

频率。对于Ⅰ～Ⅲ型皮肤的患者，每周治疗 3 次的效果要优于每周治疗 5 次。这是因为后一种方案虽然能更快地清除银屑病，但较高频率的治疗会给患者带来不便，并且接受的累积 UVB 剂量也较高[129]。每周 2～3 次治疗对银屑病都有明显效果，但每周 3 次治疗可以更快地清除银屑病。

治疗次数。通常治疗 20～25 次可以有效清除银屑病，但对于一些病情比较顽固的患者需要更多治疗次数。特应性皮炎的疗程通常比银屑病要长一些。虽然尚无明确的最佳治疗参数，PLE 脱敏通常需要 15 个疗程。

光疗方法

最常见 UVB 光疗仪器是柜型，患者在里面接受 TL-01 荧光灯管辐射（图 21.9）。手足型光疗仪可用于手足疾病的局部辐射。

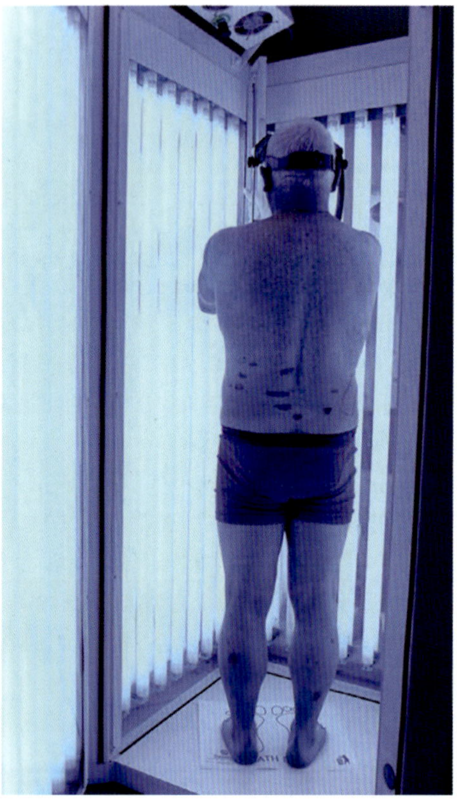

图 21.9 银屑病患者在治疗柜中接受窄谱 UVB 治疗

银屑病受累皮肤对 UVB 的耐受性比周围正常皮肤要高得多。对于可以直接靶向治疗银屑病斑块的 UVB 装置，我们可以使用更高剂量的 UVB[130,131]。用 2～6 倍 MED 的治疗参数治疗 5～6 次即可清除局部的银屑病斑块。308 nm 准分子激光也可用于顽固性局部银屑病斑块，但有这种仪器的医疗机构尚不多[132]。

对于因地理、工作、经济或其他原因而无法来院就诊的患者，应该鼓励使用家庭光疗[133,134]。这类治疗可能会引起疗效不理想、更多医疗风险和医疗纠纷，但尚未得到证实[135]。然而，最近荷兰的一项研究发现，家庭光疗与门诊 UVB 治疗相比，其治疗效果相当，累积剂量、短期的不良反应发生率也差不多[136]。一项关于家庭光疗与苏格兰医院 UVB 疗法的成本分析表明，家庭光疗的成本较低，应该鼓励这种治疗手段[134,137]。

PUVA

补骨脂素

8-甲氧基补骨脂素(8-MOP)和 5-甲氧基补骨脂素(5-MOP)[3,49,138]是最常见的口服补骨脂素。由于效果更好且价格便宜,我们通常会优先选用前者。8-MOP 的常见不良反应是恶心,患者一旦出现恶心,换用 5-MOP 可以改善患者症状。补骨脂素的使用剂量通常根据体重确定,8-MOP 用量为 0.6mg/kg,5-MOP 为 1.2mg/kg。一些研究者主张根据体表面积计算剂量,8-MOP 用量为 25 mg/m²,5-MOP 为 50 mg/m²[139]。已经证实后一种给药方法可增强 PUVA 对银屑病的疗效。

8-MOP 要在治疗前 2h 服用,5-MOP 需在治疗前 2~2.5h 服用。

外用补骨脂素治疗白癜风已有几个世纪。目前用于局部治疗的补骨脂素包括 8-MOP 和三甲基补骨脂素(TMP)[140]。在相同浓度下,TMP 的光毒性高达 30 倍,因此目前很少使用[141]。局部外用补骨脂素的方法多种多样,用于全身治疗的沐浴液和用于手、足、头皮和其他局部区域的泡浴液,乳、霜或凝胶。

对于伴有肝功能不全、胃肠道疾病、白内障、对眼睛保护的依从性差和药物相互作用有风险(如华法林)的患者,局部治疗优于口服治疗,另外,局部治疗还适用于需要缩短辐射时间的患者(如儿童、老年人或患有幽闭恐惧症的患者)。

英国常用的沐浴 PUVA 方案是将 30 ml 的 1.2%8-MOP 乳液溶解在 140L 水中(终浓度为 2.6 mg/L)[140]。患者沐浴 15min,然后立即接受 UVA 治疗。用局部 PUVA 治疗手足时,浸泡后要延迟 30min 再接受辐射,以使补骨脂素能够被局部吸收[142]。

最小光毒剂量

除了要在患者摄入标准剂量的补骨脂素(8-MOP 或 5-MOP)后 2h(5-MOP 为 2.5h)接受测量,最小光毒剂量(MPD)与 MED 的确定方式是类似的。经典的 UVA 测试剂量包括 0.5、0.7、1.0、1.4、2.0、2.8、3.7、5.5、7.7 和 10.8 J/cm²,不同中心的测试剂量可能不同。72~96h 后判定结果[143]。

MPD 测试可以确定最佳起始剂量,可以识别剂量不足或吸收差的情况,并且可以辨别具有异常光敏反应的患者。

方案变量

起始剂量。理想情况下,起始剂量应基于患者的 MPD,推荐 MPD 的 40%(局部 PUVA 疗法)到 70%(口服 PUVA 疗法)之间[144,145]。如果无法进行 MPD 测试或由于患者皮肤范围过大而不能测量 MPD 的情况,则起始剂量应基于皮肤类型。Ⅰ型:0.5 J/cm²;Ⅱ型:1.0 J/cm²;Ⅲ型:1.5 J/cm²;Ⅳ型:2.0 J/cm²。由于存在发生严重光敏性的风险,沐浴后接受 PUVA 治疗患者的起始剂量必须基于 MPD 测试。

增量。剂量通常以 20%~40%的增量增加;如果出现明显的红斑,则可能需要较低的增量。如果出现几乎无自觉症状的红斑,剂量可以保持不变,直到红斑消失。

频率。PUVA 疗法通常每周 2 次,如果出现红斑则需要延迟治疗时间[146]。据推测,局部 PUVA 疗法红斑在治疗后 72h 达到峰值,但最近的研究表明,治疗后 96~144h 红斑达到峰值[147,148]。一些治疗中心仍然采用每周 3 次 PUVA 疗法,但这种方案导致灼伤的发生率增加,特别是考虑到 PUVA 的累积致癌风险,因此不建议使用。

治疗次数。PUVA 治疗皮肤病所需的曝光次数与 TL-01 UVB 疗法相似(见本章前面的内容)。随着 PUVA 的累积暴露增加,患皮肤癌的风险显著增加,因此应尽量减少治疗次数,避免使用维持治疗。

PUVA 治疗仪器

与 UVB 疗法一样,PUVA 治疗舱为带有荧光灯管的舱室,患者在其中接受辐射。PUVA 也可以用来局部辐射手足部位(图 21.10)。当不建议使用全身性 PUVA 或不适合该项治疗时,也可以考虑沐浴 PUVA 法和局部 PUVA 治疗。

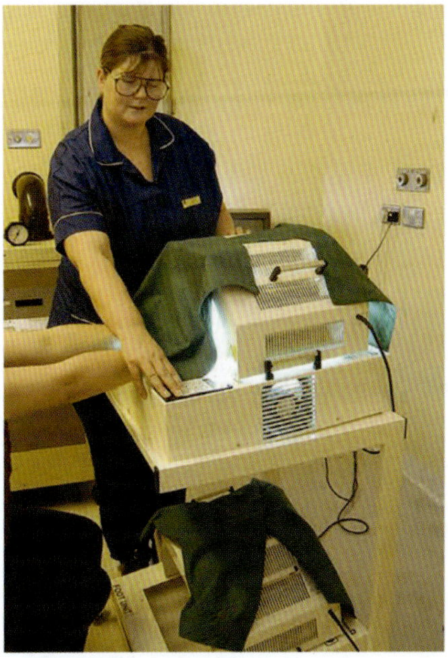

图 21.10　患者双手浸泡补骨脂素后,接受 UVA 治疗

眼睛的防护

摄入补骨脂素后，患者必须要在治疗前和治疗后12h内佩戴UVA防护镜（儿童和患有白内障或特应性皮炎的患者为24h）[49]。治疗期间必须佩戴防紫外线护目镜。对于沐浴型PUVA疗法，只有皮疹范围广泛，系统吸收风险明显升高时，才需对眼睛进行防护。

联合治疗

联合治疗（即UVB或PUVA结合局部或系统治疗）可以增加治疗银屑病的临床效果，并且可以减少光疗次数，从而减少累积剂量。

外用药

多种外用药，包括润肤剂[149]、油剂[150]、地蒽酚（蒽林）[151]、他扎罗汀[152]和维生素D衍生物如卡泊三醇[153,154]都可以与光疗法联合应用。有关辅助治疗效果或紫外线保护效果的证据是有限的。对卡泊三醇和他扎罗汀的研究表明，在显著降低紫外线累积量的情况下联合治疗可更快速地清除银屑病。由于维生素D衍生物在紫外线辐射下不稳定，所以最好在紫外线辐射后使用[155]。在光疗期间应注意避免使用免疫调节药，如他克莫司和吡美莫司。一项多中心研究表明死海盐溶液联合TL-01 UVB疗法疗效显著[156]。实际上，如果光疗效果很好了，那么其他辅助疗法的作用就不那么重要了。

系统用药

有充分证据表明，PUVA或UVB联合口服维A酸（分别称为Re-PUVA或Re-UVB）可提高疗效，同时可显著减少药物用量[157]。维A酸类药物也是有益的，该类药物的作用在于其能预防皮肤癌的发生[158]。为了避免增加皮肤癌的发生风险，应避免光疗与系统性免疫抑制药联合使用。有报道称，当环孢素用于接受了PUVA高累积剂量患者时，会导致皮肤癌的发生[159]。NB-UVB可增加各种生物制剂的功效，包括阿法西普[160]、依那西普[161]、阿达木单抗[162]、优特克单抗[163]。然而，大多数研究并未设立单独光疗对照组。联合治疗的一个重要问题是可能增加皮肤癌的发生率，一般来说，应避免使用。

UVA-1光疗

UVA-1光疗使用长波UVA辐射（340～400nm），滤除了导致红斑的UVA-2和UVB波段（290～340nm）。UVA-1光疗法有多种剂量，通常描述为高剂量（>60 J/cm^2）、中剂量（30～60 J/cm^2）、低剂量（10～20 J/cm^2）和极低剂量（<10 J/cm^2）。几乎没有证据可以确定什么是UVA-1的最佳治疗方案，常见的方案如后续内容所述[40,86]。

最小红斑量

这需根据使用低、中、高剂量方案所涉及剂量范围来确定的。

方案变量

起始计量。初始剂量以MED为基础的，通常是后者的50%。

增量。根据红斑是否出现，每次治疗可增加10%～20%。

频率。每周治疗3～6次。

治疗次数。一般来说，建议至少进行15次治疗，在此之后再决定是否需要继续治疗。

UVA-1的传送方法

UVA-1可通过低辐照度灯（如飞利浦TL-10）或从金属卤化物便携式或全身UVA-1装置传送。后者提供更高的辐照度，传输更高剂量的紫外线。

体外光疗

光分离置换过程分为白细胞分离、光活化和回输[6,164]三个阶段。从患者身上取出全血，然后离心分离红细胞（RBCs）和白细胞（WBCs）。白细胞（连同一些血浆和红细胞）形成白细胞层。后者随后与生理盐水和8-MOP（UVADEX®）混合，并通过被UVA灯辐射的塑料薄膜进行光活化（图21.11）。辐射后的白细胞层被重新注入患者体内。

光试验

没有必要进行最小光毒剂量测试，因为辐射发生在体外的机器内。

方案变量

标准剂量。辐射患者淋巴细胞的UVA剂量为1～2 J/cm^2。

增量。不需要增量，每次治疗均采用上述标准剂量。

频率。每月1次，连续2～3d（针对移植物抗宿主病，每2～3周治疗1次）。无反应者可增加治疗频率。

治疗次数。如果没有反应，确认治疗失败前，通常维持治疗6个月；对于有治疗反应的患者，若有必要，可继续以较低的频率进行维持。

操作ECP的方法

如前所述，体外光疗最常使用UVAR XTS^{R}系统（Therakos）。8-MOP虽可口服，但血浆水平可能不稳定，并有恶心、呕吐和腹泻等不良反应，且暴露于紫外线环境下可导致患者灼伤[165,166]。

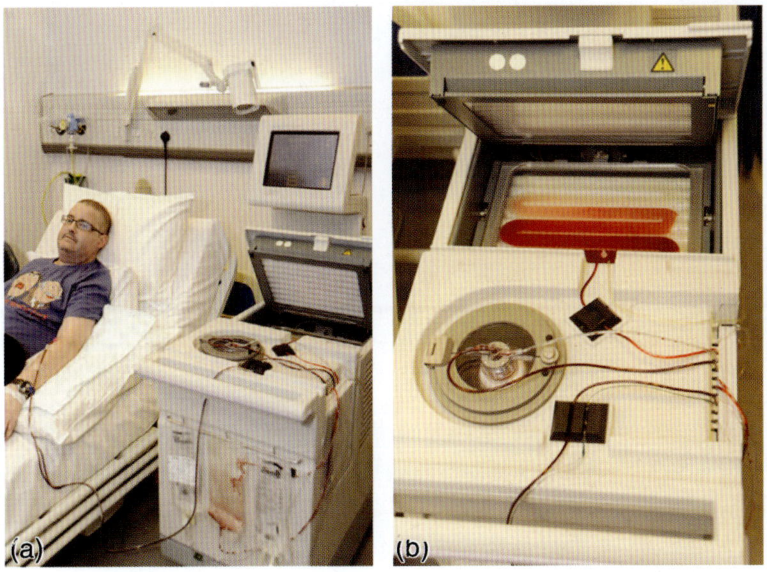

图 21.11 (a)患者接受体外光疗。(b)注意光分离置换仪器的上部分中有患者含白细胞的白细胞层在UVA 灯管辐射下循环

不良反应

UVB 光疗

急性反应

红斑

红斑和烧灼感是治疗最常见的不良反应。红斑在 12～24h 达到高峰,可伴有疼痛、肿胀和水疱(图 21.12)[1,167]。Ⅰ型和Ⅱ型皮肤、肥胖、无意中暴露的皮肤(如理发后)、正在服用光毒性药物或草药或具有未知光敏性(如红斑狼疮)的患者更容易出现灼伤。灼伤也可因操作人员的操作失误造成,如辐射舱的计时器设置错误,哪怕是使用了合适的剂量辐射了合适的患者,这种情况下也会发生灼伤。轻度红斑可局部使用糖皮质激素乳膏和润肤剂治疗。直到红斑消退后再进一步治疗,之后应采用较低的光疗剂量方案。更严重的反应可能需要短期口服糖皮质激素和(或)非甾体类抗炎药(NSAIDs)来治疗。

瘙痒

瘙痒常因光疗法引起皮肤干燥或诱发潜在的疾病所致,常可通过外用润肤剂来缓解[168]。

单纯疱疹病毒再激活

这种情况常发生于唇部,且在有单纯疱疹发作史的患者中更为常见[169]。如果需要的话,这些区域可以用防晒霜或遮光罩来进行保护。

皮损起水疱

在银屑病斑块上起疱是 TL-01 光疗的一种罕见

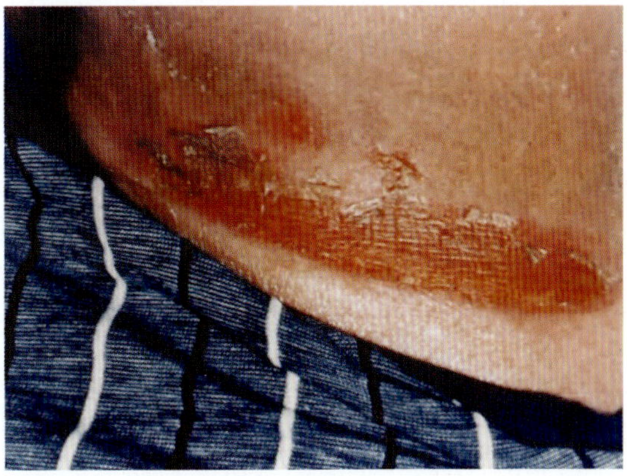

图 21.12 在窄谱 UVB 治疗中,由于患者内裤滑落导致躯干下部烧伤

不良反应,通常无自觉症状[170]。水疱常于治疗过程中发生,一般可自行消退或在剂量降低后消退。水疱可在没有红斑或烧灼的情况下发生。

多形性日光疹的暴发

在光疗过程中,对于易患 PLE 的患者,出现 PLE 的情况并不罕见(图 21.13)[168]。通过使用局部糖皮质激素乳膏和调整治疗方案来控制。

慢性反应

光老化

UVB 光疗可诱导或加速皮肤老化。皮肤出现苔藓化、干燥、皱纹、色素变化,失去弹性,以及脆性增加[2]。

致癌

宽谱 UVB 具有致癌风险,但是这尚未定论,主要是由于其中有许多混杂因素,这些因素包括太阳

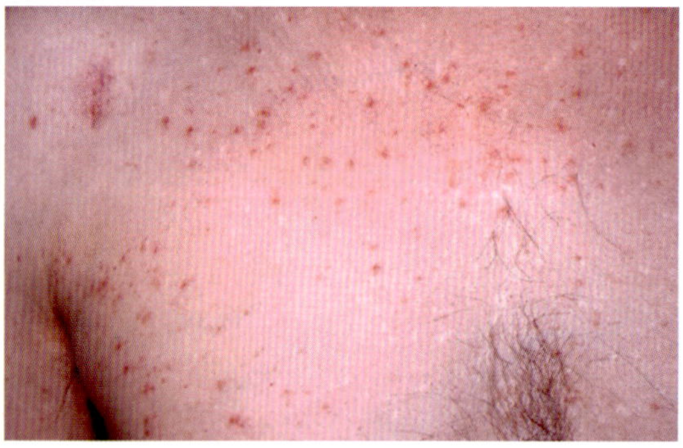

图 21.13 由 UVB 治疗引起的胸部多形性日光疹的暴发

浴、日光浴辐射或 PUVA、不同皮肤类型和系统免疫抑制剂的使用。一项 Meta 分析研究提示，使用宽谱 UVB 患非黑素瘤皮肤癌的风险每年增加约 2%[171]。Stern 对美国接受 PUVA 治疗者进行的长期随访研究发现，有显著 UVB 辐射史(>300 次治疗)的男性银屑病患者发生生殖器鳞状细胞癌的风险，比有相似的 PUVA 暴露但没有 UVB 暴露的男性高 4.6 倍[172]。建议在光疗期间保护生殖器官，以尽量减少这种风险。

NB-UVB 越来越多地被用于光疗，其致癌风险并未被确认，但小于 PUVA。从动物研究中推断，MED 剂量 NB-UVB 比相同剂量 BB-UVB[173] 的致癌性要高出 2～3 倍。有人建议在临床实践中忽视这种风险，因为用 NB-UVB 清除银屑病的剂量约是 BB-UVB 的 1/3。迄今为止的临床研究还没有确定 NB-UVB 导致患者患皮肤癌的风险，但还需要进一步的长期随访研究[174-176]。由于 NB-UVB 导致皮肤癌的风险还没有被量化，这种治疗应该在一定程度上被谨慎使用。

PUVA

急性反应

急性光毒性

PUVA 引起延迟性红斑，因此如果治疗频率超过每周两次，就会有累积损伤的风险。口服和外用 PUVA 后的红斑高峰分别发生在 72～120h 和 96～144h[177,178]。急性 PUVA 光毒性可从轻度红斑到伴有水肿、起疱和全身不适的严重疼痛，包括不适和发热。PUVA 红斑较 UVB 红斑出现得晚，且持续时间更长。PUVA 的一种较少见的光毒性反应是甲剥离症[179]或皮下出血[180]所致的指甲损伤。与口服 PUVA 相比，局部 PUVA 表皮中的补骨脂素浓度更高且伴有吸收不均的情况，因此局部 PUVA 比口服 PUVA 更易发生灼伤。使用 5-MOP 可进一步降低口服 PUVA 引起灼伤的风险，但 8-MOP 缺乏此作用[181]。红斑发生的发病诱因与 UVB 诱发红斑的因素相似。

光毒性反应的处理取决于其严重程度，轻者可以调整剂量，重者应停止治疗。轻中度红斑可用中强效糖皮质激素霜和润肤剂来治疗，伴有严重的起疱反应的红斑，有时需局部外用强效糖皮质激素(如丙酸氯倍他索乳膏)，同时可辅以短期系统性使用糖皮质激素。

瘙痒和疼痛

高达 25%的患者会发生瘙痒，这可能与皮肤干燥有关[180,182]。通常可以通过涂抹润肤剂来控制。此外，极少数患者会发生 PUVA 疼痛，这是一种罕见但严重的特殊不良反应，可持续数周或数月，但似乎与 PUVA 光毒性无关[183,184]。PUVA 疼痛的识别很重要，因为其治疗很困难。推荐使用低频电疗法[185]、局部辣椒素[186]和口服加巴喷丁[187]或苯妥英钠[188]进行治疗。由于疼痛易复发，因此禁止继续进行 PUVA 治疗。

恶心

恶心是口服 8-MOP PUVA 治疗的常见不良反应，通过随餐服用或使用止吐药可缓解这种症状，另外改用 5-MOP 或外用 8-MOP 也有一定的帮助[49]。

起疱

据报道，PUVA[3,189]可诱导表皮下大疱。PUVA 的光毒性反应可导致大疱，最常见发生于肢端。PUVA 可诱导大疱性类天疱疮或促使患者病情加重。

诱发光敏性皮肤病

PUVA 可以诱发多形性光疹，也可诱发红斑狼疮[168]。

单纯疱疹病毒再激活

与 UVB 光疗一样，PUVA 也可诱发疱疹的暴发[190]。治疗方案同 UVB 光疗所诱发的疱疹。

其他不良反应

较少见的不良反应包括一过性甲色素沉着、类似脂溢性皮炎的面部皮炎、毛囊炎、面部多毛症[168,180]、播散性浅表光线性角化病[191]、苔藓样皮疹[192]、头痛、失眠[193]及 8-MOP 所致的过敏反应[194,195]。

慢性反应

光老化

PUVA 可引起类似光老化特征的皮肤改变，但皮损不仅限于曝光部位。皮肤改变的临床特征与 UVB 光疗相似(见 UVB 对皮肤的慢性影响)，但干燥及色素改变更为明显。此变化与光疗剂量相关，并呈现累积效应[168,196]。

PUVA 角化病

PUVA 角化病表现为多发性角化过度的丘疹，常发生于非日晒部位，如腿、躯干、手、脚和手指的两侧[197]。PUVA 角化病常发生于高累积剂量患者，且增加了非黑素瘤皮肤癌发生的可能性。

PUVA 雀斑样痣

PUVA 雀斑样痣表现为形态较大、不规则、星状、黑色斑片(图 21.14)，组织病理学上由大的、不典型的黑素细胞组成。它们最常见于接受了大量 PUVA 治疗的Ⅰ/Ⅱ型皮肤患者[198,199]。目前还没有证据表明 PUVA 雀斑样痣与黑素瘤的发生有关[200]。

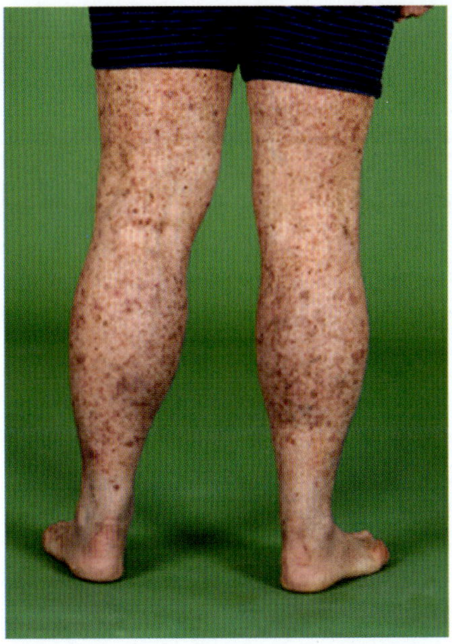

图 21.14 患者腿部的 PUVA 雀斑样痣

非黑素瘤的皮肤肿瘤

目前有大量证据表明，在长期随访的大批患者中，特别是来自美国和瑞典的患者[201-207]，PUVA 治疗存在致癌风险。鳞状细胞癌(SCC)发生的风险显著增加且呈剂量依赖性，在美国人群的最新报告中，一年内出现一个或多个 SCC 的风险与 PUVA 治疗的总次数[“350～450 次”与“＜50 次治疗”相比；发病率比(IRR)6.01]密切相关[208]。高暴露组 SCC 的总体超额风险显著大于发病率比(IRR＝20.92)。与低累积剂量(＜140 次治疗)相比，暴露于高累积剂量 PUVA(＞240 次治疗)的皮肤鳞癌发生率增高，同一队列的男性生殖器鳞状细胞癌发病率增加了 16 倍[172]。建议终身治疗次数不超过 150～200 次或累积剂量不超过 1000～1500J/cm^2。另外，还应避免维持治疗[49]。

PUVA 诱发皮肤癌的重要危险因素包括Ⅰ/Ⅱ型皮肤、既往有皮肤癌史、曾接触过放疗或砷[209-212]、免疫抑制治疗，特别是环孢素[159,204,213,214]、UVB 治疗[215]和 PUVA 角化病[197]或雀斑样痣[198]。

PUVA 具有诱变性[216,217]、免疫抑制性[218-220]和致癌性[221,222]。65%的 PUVA 诱导的 SCCs 中检测到 p53 突变。突变模式不仅包括 PUVA 特异性突变(T-A 突变)，还包括日光辐射和 UVB 治疗后的“指纹”突变(即 C-T 或 CC-TT 突变)[223-225]。PUVA 对免疫系统有多种作用，包括降低表皮和真皮 $CD3^+$、$CD4^+$ 和 $CD8^+$ T 淋巴细胞的数量，以及影响朗格汉斯细胞免疫表型表达[218,219]。此外，有报道称 PUVA 可以减少多种循环淋巴细胞亚群[220]。免疫监视的削弱可能增加 PUVA 的致癌作用。到目前为止，还没有证据证明接受沐浴或外用 PUVA[226]的患者患皮肤癌的风险增加。

黑素瘤

动物实验显示，UVA 可刺激黑素细胞生长、诱导黑素瘤形成[227,228]。美国 16 个中心 PUVA 队列研究报告称，在首次治疗 15 年后，黑素瘤的发病率比预期增加了 5 倍[229]。同一队列的随访(平均 2.25 年后)显示发病率进一步增加至预期发病率的 9 倍[230]。黑素瘤常发生于皮肤类型Ⅰ/Ⅱ和接受至少 250 次 PUVA 的患者中。另一方面，欧洲研究小组没有发现 PUVA 会增加患黑素瘤的风险[207,211,231,232]。特别是，对 4799 例接受 PUVA 治疗的瑞典患者进行的平均随访 16 年的研究，并没有发现黑素瘤发病率增加[207]。由于黑素瘤的潜伏期较长，因此需要对这些队列进行进一步随访，以明确接受 PUVA 治疗患者的黑素瘤发生风险。

内脏恶性肿瘤

据了解，银屑病患者淋巴瘤的发生率较一般人群高 3 倍[233]。随着 PUVA 可改变免疫功能及免疫监视的研究发现，越来越多的人担心 PUVA 是否导致了内脏恶性肿瘤特别是淋巴组织恶性肿瘤发病率的增加。最新的研究既未显示 PUVA 与淋巴瘤有显著关联[234]，也未显示与其他内脏恶性肿瘤有关[205,207,235]。

眼科影响

补骨脂素能渗透到晶状体，系统给药后，人晶状体在 12h、兔晶状体在 12～24h 能够检测到 8-MOP[236,237]。紫外线辐射后，补骨脂素可与晶状体中的蛋白质相结合，由于缺乏细胞转运，补骨脂素可在晶状体中积聚[238]。

一些动物实验报道了 PUVA 治疗后出现白内障[3]。但对接受过 PUVA 治疗患者的几项研究中，并未显示 PUVA 与白内障的发展存在关联[239-241]。在一项对 82 例患者接受 PUVA 治疗后拒绝佩戴太阳镜的研究中，并未观察到任何晶状体异常。然而，在部分案例中出现了泪腺分泌减少，以及结膜充血[242]。建议患者在摄入补骨脂后 12h 内佩戴防护镜，对于白内障患者或存在患白内障风险者(如儿童和特应性皮炎患者)建议 24h 内佩戴防护镜。

UVA-1 光疗

急性反应

UVA-1 一般耐受性好。预期急性反应包括红斑、色素沉着、单纯疱疹病毒的诱发和复发[40]。UVA-1 引起的红斑具有双相时间过程，早期峰出现在辐射后 15～60min，延迟峰可能最早在暴露后 8h 出现，延迟峰可能较宽且在辐射后 8～24h 处于持续高峰状态[243]。

慢性反应

UVA-1 光疗与 NB-UVB 和 PUVA 一样，在小鼠模型中具有光遗传毒性、光致突变性和致癌性。目前还没有证据表明，其可导致人皮肤肿瘤风险增加。研究发现 UVA-1 光疗能诱导产生环丁烷嘧啶二聚体，特别是胸腺嘧啶二聚体，且易损伤表皮基底层细胞[244]，因此其潜在的致癌风险备受关注。DNA 氧化损伤发生在基因组和核苷酸水平，同时伴钙调神经磷酸酶信号改变，这可能损害抑癌功能[245]。

体外光疗

如果将补骨脂素添加到治疗袋中而不是口服，则 ECP 较少发生不良反应[246]。其不良反应包括一过性低血压、低热、长期使用可增加皮肤红斑和贫血[164,247]。

患者选择、评估和教育

患者选择和评估

需要光疗的患者应评估与皮肤癌风险相关的因素(见框图 21.2)[49]。在诊所填写的转诊表应记录患者的风险因素概况，并应包括皮肤类型、既往自然阳光/UVB/PUVA/日光浴情况、既往皮肤癌或癌前病变、全身免疫抑制药物治疗和放射治疗等病史(图 21.15)。此外，应进行全面的皮肤检查，以评估光损伤，并寻找是否存在多个雀斑/痣、癌前皮肤病变和皮肤癌。

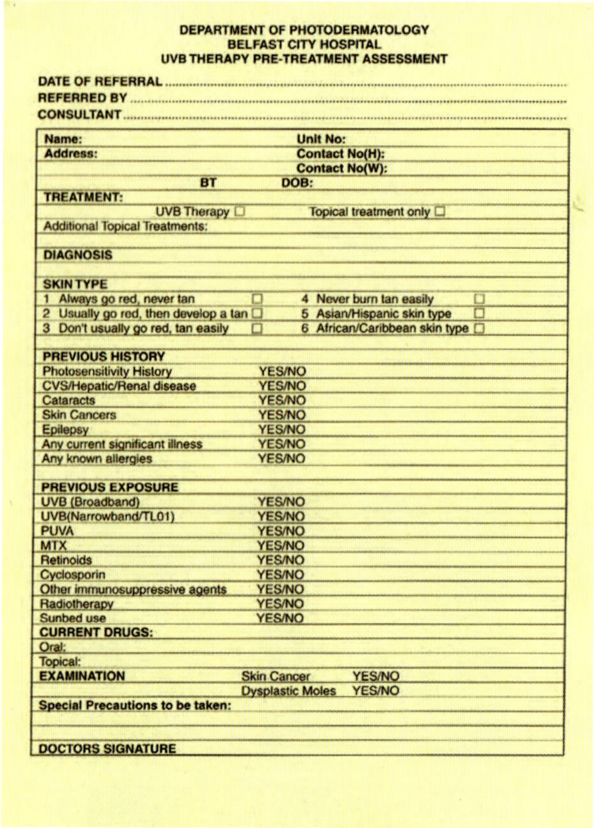

DEPARTMENT OF PHOTODERMATOLOGY
BELFAST CITY HOSPITAL
UVB THERAPY PRE-TREATMENT ASSESSMENT

DATE OF REFERRAL ....
REFERRED BY ....
CONSULTANT ....

Name:		Unit No:	
Address:		Contact No(H):	
		Contact No(W):	
	BT	DOB:	
TREATMENT:			
	UVB Therapy ☐	Topical treatment only ☐	
Additional Topical Treatments:			
DIAGNOSIS			
SKIN TYPE			
1 Always go red, never tan ☐		4 Never burn tan easily ☐	
2 Usually go red, then develop a tan ☐		5 Asian/Hispanic skin type ☐	
3 Don't usually go red, tan easily ☐		6 African/Caribbean skin type ☐	
PREVIOUS HISTORY			
Photosensitivity History	YES/NO		
CVS/Hepatic/Renal disease	YES/NO		
Cataracts	YES/NO		
Skin Cancers	YES/NO		
Epilepsy	YES/NO		
Any current significant illness	YES/NO		
Any known allergies	YES/NO		
PREVIOUS EXPOSURE			
UVB (Broadband)	YES/NO		
UVB(Narrowband/TL01)	YES/NO		
PUVA	YES/NO		
MTX	YES/NO		
Retinoids	YES/NO		
Cyclosporin	YES/NO		
Other immunosuppressive agents	YES/NO		
Radiotherapy	YES/NO		
Sunbed use	YES/NO		
CURRENT DRUGS:			
Oral:			
Topical:			
EXAMINATION		Skin Cancer	YES/NO
		Dysplastic Moles	YES/NO
Special Precautions to be taken:			
DOCTORS SIGNATURE			

图 21.15　UVB 转诊表格

另外，记录所有使用药物也至关重要，特别是口服的所有光敏性药物或草药产品，如噻嗪利尿药或圣约翰草(贯叶连翘)。大多数光敏性药物对 UVA 波段敏感，只有部分药物(包括噻嗪类和奎宁类)的光敏谱扩展到 UVB 波段。在一项研究中，服用非甾体抗炎药、钙通道拮抗药和吩噻嗪的患者的 NB-UVB 的 MED 较低，在接受光疗评估的患者中应考虑此因素[248]。使用光敏性药物的患者更易发生 UVA-1 光敏性[40]。对于 PUVA，补骨脂素的光敏作用通常较为明显，也掩盖了其他光敏性药物的光敏作用。

也需对患者的外用药进行评估。外用钙调神经磷酸酶抑制药(如他克莫司)需暂停使用[249]。癫痫患者应询问癫痫发作是否因暴露于阳光后诱发。由于 PUVA 治疗有致突变作用，孕期应避免使用。若患者肝功能异常，应谨慎使用口服 PUVA。

患者教育

对于初次接受光疗或 PUVA 的患者，应告知患者治疗的急慢性不良反应。可通过向患者提供相关信息册来加强理解。建议患者使用适当润肤剂。需要让患者主动报告在光疗疗程中使用任何新药物的情况，以及在治疗过程中避免使用含有香料的产品，避免接受日光浴和使用日光浴床。此外，建议患者在治疗期间保持发型一致，并解释此建议的必要性。男性患者应告知保护生殖器的重要性。向患者强调佩戴防护镜的重要性。最后，还可带患者参观治疗室，并解释治疗方案，同时强调定期治疗的重要性。治疗前患者需签订知情同意书。

患者和工作人员的安全性

应确保患者及工作人员的安全。患者的安全性，见框图 21.3。可能受紫外线辐射的人员，包括护士和护理助理、医学物理学家、医师或物理治疗师。对工作人员来说，最严重风险是暴露在紫外线下。进行剂量测定的工作人员如果必须在打开紫外线灯的情况下进入治疗舱，应穿戴护目镜、面罩及适当的衣服，另外还可涂抹防晒霜（SPF＞30）。当使用紫外线治疗舱时，应在打开或进入治疗舱前关掉灯具。

患者的随访：皮肤癌监测

众所周知，系统性 PUVA 治疗与剂量相关的非黑素瘤皮肤癌风险增加有关，尤其是鳞状细胞癌。建议使用剂量最大不超过 1000～1500 J/cm^2 或次数不超过 150～200 次[49]。系统性 PUVA 增加的致癌风险并未见于沐浴 PUVA。沐浴 PUVA 采用的 UVA 剂量较低，但其表皮补骨脂素浓度显著高于口服 PUVA。因此，沐浴 PUVA 仍具有诱导 DNA 突变损伤的可能性，对接受此项治疗的患者仍需警惕致癌风险。应从治疗次数及 UVA 总剂量两个方面考虑 PUVA 的致癌风险。建议超过最大阈值者每年进行皮肤专科检查，以及时发现癌前病变及恶性皮肤病变。这对于那些存在其他风险因素（如皮肤Ⅰ/Ⅱ类型）的患者尤为重要。

由于 NB-UVB 是最近才引入使用，目前暂缺乏类似 PUVA 的丰富长期追踪数据。然而，初步数据并未表明 NB-UVB 会显著增加患皮肤癌风险[174-176]。需要对大量患者进行随访，以获得进一步的长期数据。

已经建立了数学模型，试图量化由 NB-UVB 引起的皮肤癌风险，但是各组研究者所使用的方法变化很大。一组研究人员认为，如果认为非黑素瘤皮肤癌的风险增加不超过 50％是“可以接受”的话，建议终生暴露次数限制在 450 次以内[253]。然而，由于缺乏可靠的临床数据支持这一观点，更重要的是，这些数据缺乏单独评估风险/收益比，人们担心无法确定治疗的上限。

框图 21.3　患者在光疗或 PUVA 治疗期间的安全

眼睛保护

- 患者在接受治疗时必须戴上防紫外线的护目镜
- 在接受口服 PUVA 的患者中，服用补骨脂素后 12h 必须戴阻隔 UVA 的眼镜（如果存在白内障的危险因素，则更长时间）
- 应向患者提供一份经批准的紫外线防护镜清单，教会他们自己检查眼镜[250-252]

预防灼伤

- 最小红斑剂量/最小光剂量测试：这使得开始剂量的测定比基于皮肤类型的测定更准确
- 精确剂量测量：治疗的辐照度应由医学物理学家使用适当校准的辐射计定期检查。人们发现，在治疗舱里内置的辐射计检测是不准确的。对于每个单独的治疗柜，应精确计算出所用剂量的暴露时间。如果能根据测量的辐照度，将相应的剂量以表格的形式表现出来，将会大有帮助
- 患者教育：应与每个患者讨论可能导致无意中灼伤的因素
- 肥胖患者：可能需要修改治疗方案，即较低的起始剂量，因为其乳房、臀部和腹部等部位更接近灯具
- 正确的紫外线源的使用：在组合了 UVB 和 UVA 灯的治疗柜中，必须选择正确的灯管进行治疗
- 灯具维护：应保持机房清洁，并定期检查灯具。当灯管的输出功率降到预定阈值时，应更换灯管。如果需要同时更换多个灯管，则应将新灯管隔开，不要并排更换，以尽量减少因灯管辐射不均而晒伤的危险。灯管更换完毕后，应重新检查辐照度
- 补骨脂素剂量：重要的是确保患者在皮肤辐射前的正确时间服用了正确的药片数量

减少皮肤癌的风险

- 男性患者应穿适当的衣服以保护生殖器
- 面部（如果不涉及正在治疗的皮肤病）应用遮光罩遮挡，以避免不必要的紫外线辐射
- 对于某些指征，可能不需要全身治疗（如对于多形性日光疹脱敏，仅限于光暴露皮肤的治疗可能就足够了）。处理计划应考虑这些因素，以减少紫外线辐射总剂量

临床管理

光疗服务应该有指定的负责人或临床医师（通常是皮肤科顾问医师）。这个人应该确保服务保持高质量。应维持和更新指南和流程。工作人员应接受适当的培训，并通过正式的临床专业发展（CPD）更新他们的知识。这项服务应由一个多学科小组提供，该小组应由首席临床医师、顶级光疗护士、医学物理学家和其他有关助理人员组成。需要定期审查的领域包括文件编制、不良事件、设备维护和风险管理。

文件

在欧洲和北美的大部分地区，法律要求文件应包括患者记录、剂量测定和设备维护、不良事件和部门活动总结记录。

患者记录

光疗或 PUVA 转诊表格必须由皮肤科专家或经授权的皮肤科医师完成。这张表格的内容应该包括患者的身份、正在治疗的疾病、所要求的光疗类型、目前的系统性用药、既往的光疗记录，以及是否存在任何光疗法禁忌证或危险因素的详细情况。必须取得知情同意的记录，患者必须收到患者告知书。应记录正式的护理评估。光测结果、治疗类型（包括补骨脂素剂量的细节）、递增方案、所有治疗访问、紫外线剂量、治疗反应和不良事件都必须系统地记录在案。

剂量测定和设备维护

使用的紫外线设备必须标记为医疗设备，并由认可工程师或医学物理学家适当维护。评估电气安全和检查所有紫外线装置的完整性应成为定期维修计划的一部分，并对其详细记录。

所有紫外线校准读数必须由认可的医学物理学家进行记录。使用的任何辐射计都必须通过可追溯到英国国家物理实验室或其他地方的同等机构进行校准[37]。应制定更换低输出或失效紫外线灯的政策。

不良事件

所有的不良事件都应记录在案。应准确说明情况并采取行动。所有发生的不良事件都应在部门会议上进行讨论，以尽量减少此类事件再次发生的风险。

绩效指标

这些指标反映了科室的工作量，应包括接受治疗的患者总数、按治疗方式分列的治疗总时间、等候名单上的患者人数，以及从转诊到治疗的平均等待时间。

风险管理

至少应每年对光疗部的潜在危险，特别是无意中暴露于紫外线辐射的潜在风险进行正式的风险评估。候诊区必须与治疗区分开。在进入有紫外线使用区域处，设立警告标志。应制定感染控制和卫生政策，特别是关于光疗设备的清洁问题。

审查

应定期审查光疗服务，以确保其保持行业标准并遵守治疗指南[1]。审查内容包括光疗记录的质量、不良事件的临床结果、工作量和活动统计、等待名单管理和服务访问，以及出院和随访程序。

如何建立光疗中心

光疗服务的建立涉及不同群体的参与，包括医疗和护理人员、医学物理服务、当地卫生服务管理和医院工程师（涉及电源和安全）。患者组织的参与可能有助于说服管理者和资助者提供这种服务的可取性。

提供足够的空间尤为重要。对于一个服务于 20 万人口的普通地区服务来说，应该有足够的空间容纳一个 NB-UVB 机柜，一个 PUVA 机柜，一套用于手足部局部治疗的紫外线装置和用于光测试的紫外线装置。如果要提供沐浴 PUVA，沐浴设施是必要的。除了治疗区需要足够的通风装置以应对紫外线设备散发的热量外，还需要设有厕所设施的等候区，以及有适当信息技术设施和文件存储空间的接待和护理管理区。

需要为正使用的紫外线柜维护、灯更换和辐射测量制定政策。工作人员应具有皮肤科的经验和培训背景，并应参加光疗核心课程，然后在已提供紫外线治疗服务的中心进行一段时间的实习。在服务开始之前，必须制定协议和基于证据的指导指南，并完成工作人员培训。

未来发展方向

对于许多皮肤病来说，光疗是一种非常有效且安全的治疗选择，因此对该种治疗方式的持续学习尤为重要。

我们对除银屑病外其他疾病的有效光谱的相对

缺乏，限制了光疗的进一步发展。大部分光疗方案的优化都是针对银屑病所开展的。今后需要确定治疗湿疹、真菌病和白癜风等疾病的最佳波长，以促进针对疾病治疗光源及方案的优化发展。

技术的进步使人们能够开发简单、便携、高效、廉价的紫外线和可见光发光二极管(LED)光源。与现代即时通信方法相结合，这些方法可促进患者自行管理的家庭光疗服务的发展，并可随时获得来自中央光疗部门专家的监督和协助。临床管理至关重要，并且正在集中进行国家光疗网络建设。光疗的前景是令人鼓舞的。随着对皮肤生物学的不断新认识，将会有机会进一步改进治疗，以提高其已有的疗效/风险比例。

(译者:周炳荣 **一审:**范星 **二审:**蔡宏 **三审:**游弋 **润色:**夏艾婷**)**

参考文献

所有文献请查阅网址:www. rooksdermatology. com.
以下列出的是重要参考文献。

[1] Ibbotson SH, Bilsland D, Cox NH, *et al*. An update and guidance on narrowband ultraviolet B phototherapy: a British Photodermatology Group Workshop report. *Br J Dermatol* 2004;151:283-297.

[4] Honigsmann H. Phototherapy for psoriasis. *Clin Exp Dermatol* 2001;26:343-50.

[6] McKenna KE, Whittaker S, Rhodes LE, *et al*. Evidence based practice of photopheresis 1987-2001: a report of a workshop of the British Photodermatology Group and UK Skin Lymphoma Group. *Br J Dermatol* 2006;154:7-20.

[7] Krutmann J, Czech W, Diepgen T, *et al*. High-dose UVA1 therapy in the treatment ment of patients with atopic dermatitis. *J Am Acad Dermatol* 1992;26:225-30.

[21] Roelandts R. The history of phototherapy: something new under the sun? *J Am Acad Dermatol* 2002;46:926-30.

[30] Van Weelden H, Baart de La Faille H, Young E, van der Leun JC. A new development in UVB phototherapy of psoriasis. *Br J Dermatol* 1988;119:11-19.

[41] Dawe RS. A quantitative review of studies comparing the efficacy of narrowband and broad-band ultraviolet B for psoriasis. *Br J Dermatol* 2003;149:669-72.

[138] Stern RS. Psoralen and ultraviolet light therapy for psoriasis. *N Engl J Med* 2007;357:682-90.

[196] Matz H. Phototherapy for psoriasis: what to choose and how to use: facts and controversies. *Clin Dermatol* 2010; 28: 73-80.

[205] Lindelof B, Sigurgeirsson B, Tegner E, *et al*. PUVA and cancer: a large-scale epidemiological study. *Lancet* 1991; 338:91-3.

第 22 章

光动力治疗原理

Sally Ibbotson[1], Kevin McKenna[2]

[1] Photobiology Unit, University of Dundee, Ninewells Hospital and Medical School, Dundee, UK

[2] Dermatology Department, Belfast Trust, Belfast, UK

定义

皮肤病治疗的目的是清除病变组织，同时保留正常健康的皮肤。光动力治疗（photodynamic therapy，PDT）有三个关键部分：局部组织光敏剂、适当波长的光和氧激活的光化学过程，三者结合能导致氧化应激、炎症发生及细胞死亡[1]。PDT 仅通过光敏剂定位和靶向光照射来治疗病变组织，正是这种靶向选择性让人们对 PDT 的临床应用产生了浓厚兴趣。PDT 包括系统治疗与局部治疗，但大多数皮肤病常采用局部治疗，因此，本章重点介绍 PDT 局部治疗。

尽管许多研究已在体外研究了 PDT 的作用机制，但对局部 PDT 作用于人体皮肤后在体内的机制却知之甚少。光动力治疗的作用取决于光敏剂的亚细胞定位及浓度、适宜波长光的可及性和氧的有效性，而这些因素又会受到治疗参数的影响。

光动力治疗时，光敏剂吸收光，被光化学反应激活，转变成更高能量的单线态。当单线态回到基态时发出荧光，单线态也可转变成更稳定的三线态。发生Ⅰ、Ⅱ型光氧化反应：Ⅰ型反应，光敏剂三重态直接向基态（底物）传递氢和电子；Ⅱ型反应，处于基态的电子或能量转移到分子氧上产生单态氧。活性氧的产生，特别是单线态氧的产生，被认为在引起细胞核、线粒体和膜损伤及启动信号通路（随后的基因转录、促炎改变、细胞周期阻滞、凋亡及坏死）方面具有重要意义。

体内研究显示，局部光动力治疗后产生前列腺素 E_2、组胺和一氧化氮[2]。相比 UV 照射，光动力治疗后肿瘤抑制基因 p53 的激活被认为不那么重要[3]。局部光动力治疗抑制人体免疫，照射后表皮朗格汉斯细胞数量减少；自相矛盾的是，尽管光动力治疗有免疫抑制作用，但被广泛和有效应用于治疗皮肤恶性肿瘤和异常增生[4-6]。对血管的影响系统性 PDT 最有效，包括内皮细胞损伤、血管收缩和闭塞。系统性 PDT 光敏剂主要通过血管传送，而局部 PDT 主要由皮肤局部吸收和代谢光敏剂前体药物。光动力的作用主要是膜介导的，但 DNA 损伤、链断裂和突变也有可能发生。迄今尚无证据表明光动力有致癌作用。

局部光动力可能在延缓器官移植患者日光性角化病和侵袭性鳞癌的发展中起重要作用。

历史和背景

20 世纪初 von Tappeiner 的医学生 Oscar Raab 进行一系列实验后提出了“光动力反应”一词，他观察到吖啶橙在日光下对原生动物的细胞毒性作用增强。1903 年，Jesionek 和 von Tappeiner 探索了这种光动力反应的作用，证明局部曙红、日光或弧光灯照射对一系列皮肤病是有益的，包括皮肤癌和寻常狼疮。

1912 年，Meyer-Betz 研究了全身光敏剂的作用。他给自己注射血卟啉，随后在一次火车旅行时暴露在日光中，他经历了一个严重的皮肤光毒性反应。随后的临床研究显示，肌注血卟啉联合 UV 照射对治疗银屑病有一定的疗效。然而，直到 20 世纪 70 年代，Dougherty 及其同事使用纯化的血卟啉衍生物对一系列皮肤肿瘤患者进行了关键的早期临床研究，PDT 的潜力及其选择性光毒性作用才被认为是一种适合发展为抗癌治疗的药物[7]。目前纯化的血卟啉提取物虽未用于皮肤肿瘤的治疗，但已被批准用于治疗许多内脏恶性肿瘤。

理想的光敏剂需要：积聚到靶组织、吸收临床上相关波长的光、有效地激活光化学反应、快速清除和最小的光毒性。许多化学物质（如卟啉、氯、卟吩、邻苯二甲酸青色素、德士匹林）已被证明具有系统性 PDT 潜能。目前 PDT 使用的系统性光敏剂主要有治疗肺癌和食管癌的卟吩姆钠（Photofrin®）和治疗头颈部鳞癌的替莫泊芬（4-氢氧甲基磷氯化物，Foscan®），都可发生长期光敏性（可见光暴露数周后），如果注射部位发生外渗也有发生光毒性的风险。一种氯衍生的光敏剂 BPD-MA（维替泊芬）可以用于湿性黄斑变性的系统光动力治疗。

皮肤病患者一般总体情况良好，以及系统性用药相关的长时间可见光光敏性是限制系统性 PDT 在皮肤科应用的主要因素之一。此外，全身性 5-氨基酮戊酸（5-aminolaevulinic acid，ALA）可能引起胃肠道不适和肝毒性，因此很少用于皮肤科。但可用于需要同时治疗多处皮损的痣样基底细胞癌综合征，以及泛发性外阴上皮内瘤变[8,9]。

皮肤的可及性引发了对 PDT 局部光敏剂进一步研究。1990 年 Kennedy 报道用 ALA 作为光动力治疗的前体药物成功治疗了皮肤恶性病变和癌前病变[10,11]。局部“卟啉”PDT 现已广泛纳入皮肤病治疗中，因此对于患有皮肤肿瘤及癌前病变的患者，皮肤科医师可选用 PDT[12-18]。

皮肤科光动力治疗常用的光敏剂

局部“卟啉”光动力治疗利用血红素循环（图 22.1），使用的是无光敏性的前体药物。目前获批使用的前体药物是 5-氨基酮戊酸（Levulan®，Kerastick®，Ameluz® 和 Alacare®）、甲基酯 ALA 和氨基乙酰丙酸甲酯（methyl aminolevulinate，MAL）（Metvix®/Metvixia®），由于分子量小，故可穿透表皮。外用前体药物于皮损（一般为浅表非黑素瘤或异

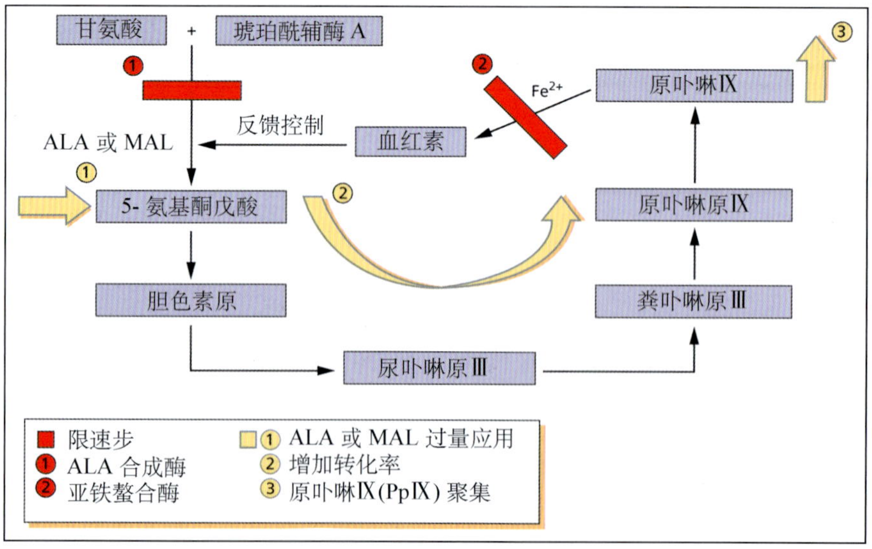

图 22.1 “卟啉”光动力治疗利用血红素循环

ALA，5-氨基酮戊酸；MAL，氨基乙酰丙酸甲酯。

常增生性皮损)部位被吸收后,由于 ALA 合成酶的限速步骤是在旁路环节,原卟啉Ⅸ(PpⅨ)向血红素的转化受到亚铁螯合酶的限制,导致靶组织中 PpⅨ聚积。PpⅨ是一种高效的光敏剂,在所有哺乳动物有核细胞中以极低的亚光敏水平表达,当增加到一定的量后,成为一种有效的光敏剂,能被适宜波长的光激活,半衰期短,24～48h 被清除。

用 UVA(Wood 灯)照射时,PpⅨ呈现特征性红色荧光,这一现象可用于判断病变(如皮肤肿瘤)的边缘和轮廓(图 22.2)[19-21],或者 ALA 全身应用时可用于胃肠道恶性肿瘤或异常增生性病变的诊断。对局部外敷 ALA 和 MAL 后病变皮肤优先摄取 PpⅨ的过程尚知之甚少。局部外用 ALA 6h 后表面测量显示非黑素皮肤癌组织 PpⅨ荧光强度是邻近正常皮肤的 15 倍。虽然这并不一定完全反映了光敏剂的深层积累,但一般情况下,光敏剂在肿瘤组织的浓度比周围皮肤高(图 22.2)[22]。可能是覆盖在皮肤癌或癌前期的角质层渗透性的改变促进了这些小分子物质的吸收和转化。需增加病变皮肤吸收和特异性时,要考虑到 ALA 是亲水性,MAL 是亲脂性。另外,在转化为 PpⅨ前 MAL 需要酯酶去除甲基链,总体来说,在临床研究中,还没有确切的证据表明 ALA-PDT 和 MAL-PDT 之间存在较大的疗效差异。

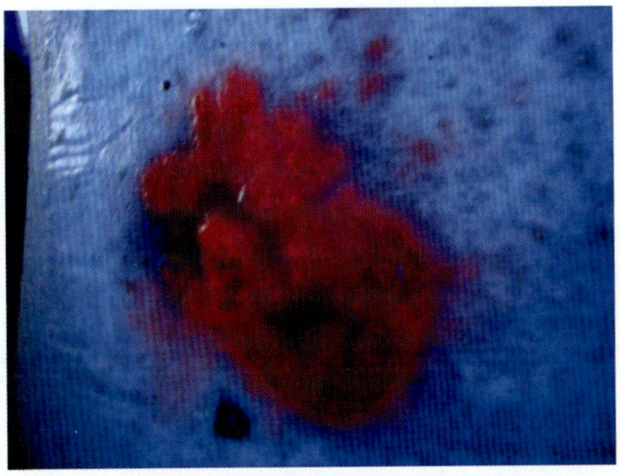

图 22.2　外敷 MAL 3h 后,深红色原卟啉Ⅸ荧光聚集在浅表性基底细胞癌部位,特异性标记需要照射的肿瘤和邻近的肿瘤岛

在病变皮肤中,可能还涉及其他因素参与 PpⅨ聚集的相对特异性。体外研究的结果使研究者认为铁相对缺乏、改变血红素循环酶表达、改变 pH 值和病变组织皮肤细胞分化状态可能影响 PpⅨ聚集。尽管体内确切机制还不清楚,重要的是 PpⅨ并非只对肿瘤细胞有特异性,在良性过度增殖性疾病如银屑病和病毒疣中,应用前体药物后 PpⅨ相对多的积聚已被证实。

早期,许多局部光动力治疗研究是用 ALA 的非许可专利制剂,现在已有获批的 ALA 和 MAL 制剂。用于光动力治疗的 MAL 有 Metvix/Metvixia(16%,Galderma),用于面部和头皮的日光角化病、鲍恩病和表浅基底细胞癌(当其他疗法不适用时,也可用于结节型基底细胞癌)。MAL 治疗的这些适应证已经得到大部分欧洲国家和相当数量其他国家(如澳大利亚、南非、加拿大、巴西)的授权和批准,而美国尚未获准使用。

美国 FDA 批准 ALA 溶液(Levulan Kerastick;20%,DUSA 制药公司)用于轻中度面部和头皮 AKs 的光动力治疗[23]。最近,ALA 纳米胶体乳液(Ameluz;8%,Biofrontera)已经获得批准:在体外猪皮肤模型中研究的结果显示,应用前体药后 PpⅨ的局部浓度高于 MAL[24]。Ameluz 光动力治疗被批准用于面部和头皮轻、中度 AKs 的治疗[25]。此外,一种 ALA 辅助物(Alacare;8mg,2mg/cm^2,Spirig HC)被欧洲几个国家许可用于治疗面部和头皮薄 AKs 的光动力治疗[26]。其他前体药物制剂的发展包括使用渗透增强剂或铁螯合剂,如二甲基亚砜(DMSO)、乙二胺四乙酸(EDTA)、去铁胺或羟基吡啶酮、CP94。然而,尚处于实验阶段,没有确切的证据表明能改善光动力治疗的疗效[27-30]。改善前体药物摄取的物理方法也在研究中,包括激光预处理和微针[31-33]。

光源

光动力治疗使用的大多数光敏剂的光吸收峰在可见光波段,卟啉的吸收光谱范围很广,峰值的 Soret 带在 410 nm,在 500～650 nm 之间还有几个较小的吸收波峰(图 22.3)。PDT 的疗效需要光敏剂在靶组织中激活。尽管波长较短的蓝光或紫光是体外激活 PpⅨ的最强波段,但在体内组织穿透力仅 1～2 mm。波长 630～635 nm 的红光是激活 PpⅨ次选波段,但优点是组织穿透深度可达到 6～7mm,因此,红光是 PpⅨ光动力治疗中最常用的。例外的是美国批准的光敏剂 Levulan Kerastick 联合蓝色发光二极管(LED)光源(BLU-U®)用于 AKs 的 PDT,这可为浅表病变提供足够的疗效,但对浅表性 BCC 或鲍恩病则不能提供足够疗效[23]。

历史上,胶片幻灯机或激光都曾被用作光源。在已进行的有限的研究中,没有证据表明,如果使用激光而不是多色光源,局部 PDT 的效果更好[30-34]。事实上,推测使用多色光源可能更有效是有理论基础的,因为附加的 PpⅨ光产物在 670 nm 左右具有吸收峰。

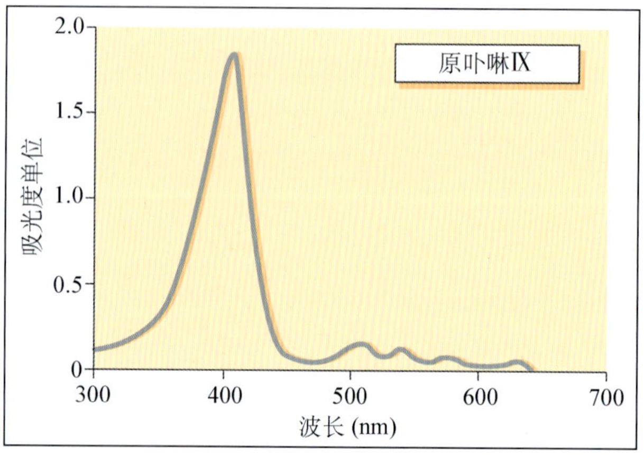

图 22.3 原卟啉Ⅸ的吸收光谱

一系列的多色光源包括发射峰值在 630～635nm 波段的滤过钨丝、金属卤化灯和短弧氙光源都在 PDT 中使用[35-37]。这些不同类型的 PDT 照射面积大小、能量密度、照射均匀性和照射时间均有很大差别。630～635nm 波长的激光源包括染料激光器及发光二极管也常常被使用。强脉冲光源也成功地用于 PDT。

近年来，可用于 PDT 的 LEDs 问世，提供了简洁、便宜、易于维护且具有较均匀能量密度的光源，可用于治疗的直径达到约 20cm。这些 LED 光源与其他多色光源相比，光的发射光谱更窄，而发射效率更高，因而更有利于治疗。为了避免热效应，目标照射的光能不应大于 50mW/cm^2。一些体外研究的证据表明，非常低的辐射强度可能提高 PDT 效率。用于 PDT 的不同光源的效率计算时应考虑总有效流量，包括入射光谱能量密度、通过组织的光照射量和光敏剂的吸收度[38]。

比较已发表的 PDT 研究结果较为困难，由于在 PDT 中使用的光源参数变化很大，包括光照射中的变量，如光源、能量密度和剂量。虽然较高的光能量密度可减少治疗时间，但可能由于耗氧量过快而降低 PDT 效率；另一方面，点阵化光源作为低能量光源的一种替代方案可能对治疗有益[39-43]。光照时机的选择与光敏剂的高积聚量一致也很重要。对于局部 PDT，大多数治疗方案都选择外敷前体药物后 3～6h 照射。蓝色或绿色光可能对 AKs 有效，但因穿透深度限制了在其他大多数疾病中的应用。由于光照不均匀可能会导致照射剂量不准确而达不到最佳治疗效果，因此，在 PDT 过程中定期校正光源也很重要。

光传输装置的发展，包括便携式动态 PDT 中使用的极低能量密度 LED 光源和早期临床数据的结果令人鼓舞。此外，尽管 PDT 效应深度可能受到白天大多数治疗有效波长都在蓝光光谱的限制，日光也可以用于 PDT，并且是一种便利的方法，适合患者在家里自我治疗。光传输装置的其他发展包括使用符合规定的发光聚合物和面料用于身体屈曲部位病变，甚至使用最初被设计用于道路交通控制的红灯 LEDs[44]。

适应证

局部 PDT 的主要适应证是 AKs、原位癌（鲍恩病）和浅表性基底细胞癌（sBCC）；在其他皮肤病中的应用尚未完全确定[12,14-17,45-48]。局部 PDT 治疗 AKs、鲍恩病和 sBCC 已有充分的证据支持。局部 PDT 在某些情况下是非常有效的，因为它对正常组织损伤较少，因而可用于大面积治疗和愈合不良的部位如膝关节以下的治疗。局部 PDT 具有非侵入性，治疗可在门诊进行，另外治疗可重复进行，且无累积风险[13]。

日光角化病

使用 MAL（Metvix/Metvixia）或 ALA（Levulan Kerastick，Ameluz 或未经批准的 ALA 制剂）进行局部 PDT 对面部和头皮的薄、中等厚度的 AKs 是有效的。据报道（治疗 3 个月后评估）清除率达 90%，与液氮冷冻疗法或局部氟尿嘧啶效果一样好，而美容效果更优（图 22.4）[12,14,15,17,49,50]。然而，1 年后复发率较高，达到 19%[51]。

对面部和头皮的薄、中等厚度的 AKs 的 Ameluz、Metvix 和安慰剂的 PDT 疗法一对一比较，结果表明 Ameluz PDT 效率更高，特别是使用红光 LED 时，持续反应时间可达 1 年[52,53]。Ameluz 或 Metvix PDT 结束后 3 个月，病灶清除率分别为 90%、83%，1 年持续清除率为 53.1%和 40.8%，不良反应无显著差异[52,53]。

在一项患者自身对照研究中，对中等厚度的 AKs，与咪喹莫特比较，ALA-PDT 更有效。而对于上肢较薄的 AKs 来说，ALA-PDT 与咪喹莫特等效，尽管患者偏爱 PDT[54]。在另一个类似的患者耐受性和治疗满意度作为治疗的主要终点的 AKs 研究中，咪喹莫特和 PDT 均被认为是可以接受的 AKs 治疗，但 PDT 治疗患者的满意度更高[55]。

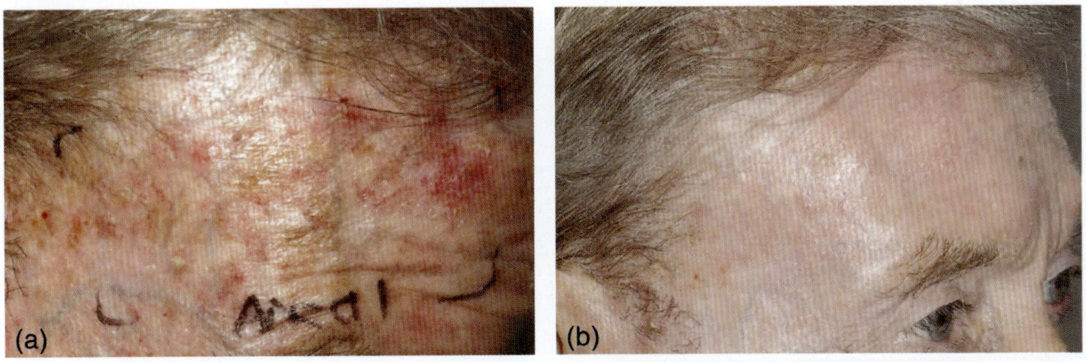

图 22.4　前额和太阳穴日光角化病治疗前(a)和单次局部光动力治疗后 3 个月(b)

对于轻度脸和头皮 AKs，辅助物 ALA-PDT (Alacare；SpirigHC)已经被证明优于冷冻疗法，但限制在最多 6 个单一的 AKs，不适合弥漫的光化作用损伤(区域性损伤)[26,56]。

单次的 PDT 可能不够，重复治疗已被证明可以提高反应率，特别是对中等厚度 AKs[57]。常规局部 AKs 的 PDT 方案是单次治疗，但如果这种治疗在 3 个月后没有达到期望的清除率，就需要间隔 1 周进行第二次治疗，尽管对薄的 AKs 可能并不需要[57]。值得注意的是，对厚的角化过度的 AKs，特别是肢端皮损，PDT 反应通常是令人失望的，并可能低于 50%。一项研究发现，对于肢端的 AKs，MAL-PDT 效果不如冷冻治疗[58]。

PDT 特别适合于光化损伤皮肤的治疗；它也被允许治疗大面积的亚临床疾病，特别是对愈合不良的部位如小腿或比较关心美容效果的患者具有独特的优点。此外，PDT 对高危侵袭性鳞状细胞癌(SCC)患者的治疗具有重要作用，包括那些有严重光损伤，或有多个 SCCs 病史者，或需要免疫抑制药物的患者(如器官移植受者)或其他免疫抑制患者。除了清除已有的 AKs，PDT 还可以降低新的 AKs 的发展速度；也可能减少发展中的鳞状细胞癌的风险，尽管还需要进一步研究[59-67]。对器官移植受者的 AKs 治疗，PDT 比氟尿嘧啶更有效[68]。

PDT 已用于光线性唇炎，并可能对此难治疗部位有用，尽管复发很常见；联合局部使用咪喹莫特用于耐药病例值得推荐[69,70]。PDT 对多个、浅表病变和愈合不良部位的病变有独特的作用。如果其他治疗失败，也应该考虑 PDT。

因此，局部 PDT 是泛发性非角化过度性面部和头皮 AKs 的理想方法。MAL(Metvix/Metvixia)和 ALA(Ameluz)PDT 已被批准用于此指征(图 22.4)。虽然药物应用和照射之间间隔 3～4h 是最普遍推荐，但是治疗方案有很大的不同。Metvix/Metvixia 和 Ameluz PDT 方案指定间隔 3h。而 Alacare 辅助物是 4h，并且不需要事先进行表面处理或附加遮挡。

红光、蓝光和绿光 PDT 可能对浅表 AKs 有效。使用 ALA(Levulan Kerastick)局部溶液的蓝光 PDT 应用 14～18h 无遮挡，光剂量 10 J/cm^2 在美国被批准用于治疗薄到中等厚的 AKs[23]。但是，大多数被批准的使用 MAL 或 AKs 的 ALA 局部 PDT 方案是使用 37.5 J/cm^2 剂量的红光。

鲍恩病

局部使用 MAL(Metvix/Metvixia)、联合能量 37.5 J/cm^2 的 LED 红光照射的 PDT 被批准用于鲍恩病的治疗，方案是间隔 1 周治疗两次，如果只有部分不良反应，3 个月后重复治疗。光源需要能穿透足够深度的红光，绿光 PDT 对鲍恩病的疗效较差。基于最后一次治疗后 3 个月的清除率评估，预期有效率为 86%～93%，2 年后持续缓解率为 68%～71%(图 22.5)[12,14,15,17]。两项单独的研究显示局部 PDT 至少与冷冻疗法和局部使用氟尿嘧啶同样有效，但显示出更少的不良反应和更好的美容效果[71,72]。

PDT 可用于大面积或多区域的鲍恩病的治疗，尤其是在愈合不佳的部位如下肢(图 22.5)。它也可以被用来治疗其他难治部位如足趾或生殖器。对微侵袭型或高度细胞异型性 SCC，PDT 反应率会降低。PDT 不适合于侵袭型 SCC，因为它具有很高的复发风险和转移可能性。

基底细胞癌

治疗鲍恩病的 MAL-PDT 方案同样被批准用于 sBCC 治疗，即间隔 1 周治疗 2 次，必要时 3 个月后重复治疗(图 22.6)[12,14,15,17]。经过 MAL-PDT 方案 1～

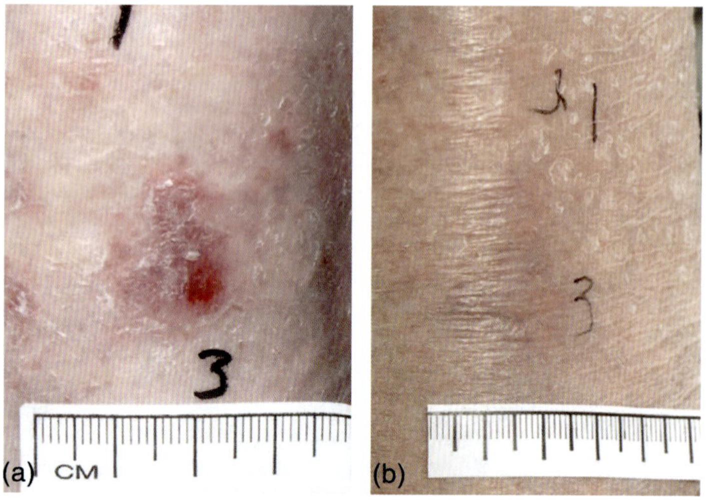

图 22.5 下肢鲍恩病光动力疗法(PDT)治疗前(a)和治疗后 1 年(b)。局部瘀阻、水肿和干燥明显，尽管存在明显的愈合不良问题，但该患者对 PDT 治疗没有疑问

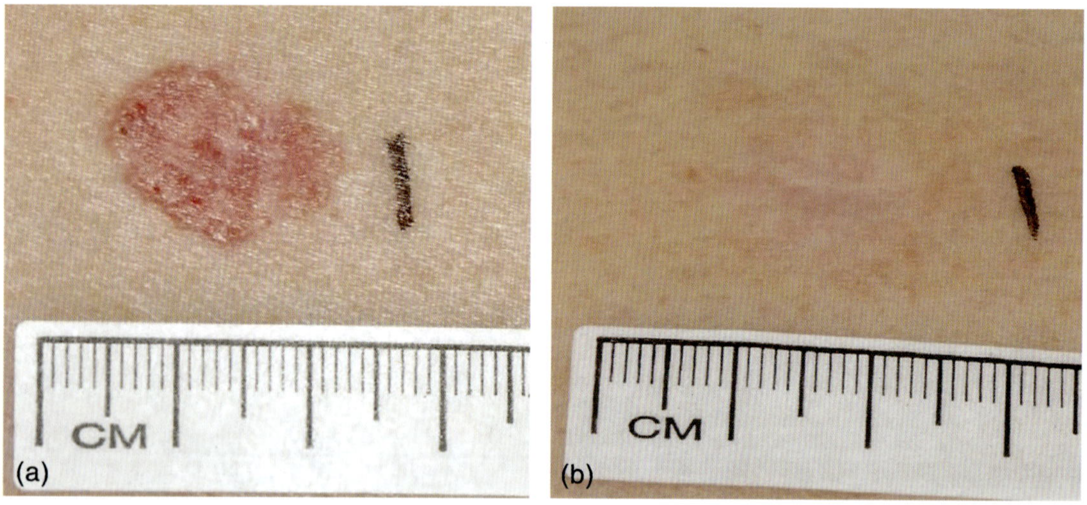

图 22.6 背部浅表基底细胞癌光动力疗法治疗前(a)、治疗后 1 年(b)。注意良好的美容效果，只有活检部位瘢痕明显

2 次治疗后，3 个月随访，sBCC 的清除率为 92%～97%[17,73,74]。据一篇包括 12 项研究的综述报道，PDT 后随访间隔长达 36 个月，sBCC 的加权清除率为 87%，结节性 BCC 为 53%[75]。

比较 sBCC 的冷冻治疗和 PDT 疗效，两者反应率无差异，但 PDT 具有更好的美容效果[76]；在一项研究中发现，PDT 和冷冻疗法的 5 年复发率相近，PDT 为 22%，冷冻疗法为 20%[73]。在另一项比较局部 MAL-PDT 与外用氟尿嘧啶或咪喹莫特对 sBCC ($n=601$)疗效的研究中，随访 12 个月，评估肿瘤清除率，PDT 低于咪喹莫特，但与氟尿嘧啶相当[77]。但纳入的研究者只包括能够遵守局部外涂乳膏的患者，并且只进行了疗效其次的一个周期的 PDT，而非推荐方案的重复 PDT 治疗。使用咪喹莫特和氟尿嘧啶的局部不良反应更多，且随机分配到局部乳膏治疗的 3 名患者有局部伤口感染。因此，尽管此研究的结果重要，但在实践中许多患者不能使用或耐受咪喹莫特和氟尿嘧啶，我们也不知道如果进行了第二周期 PDT 是否会产生同样的结果。因此需要对每位患者进行评估，根据个体情况确定最合适的治疗方法。

sBCC 的 PDT 和外科手术治疗的效果在 1 年时相当，PDT 的美容效果更好[74,78]。结节性 BCC 的局部 PDT 疗效不如手术治疗，局部 PDT 的 5 年随访复发率增加[79-83]。这可能是由于 PpⅨ 在较深的肿瘤细胞积累不足以及较差的光穿透性。PDT 对组织学厚度小于 2mm 的薄型 BCCs 是保留治疗项目[84]。如 MAL(Metvix/Metvixia)PDT 的许可批准书中所述，结节 BCC 只有外科手术是禁忌证的时候，才考虑 PDT[85]。如果局部 PDT 用于结节性 BCC，则在此之前，建议通过刮除术进行结节成分减瘤。为了提高效率，曾使用渗透促进剂、微针、激光预处理、铁螯合剂和照射光的点阵方案，但 PDT 在治疗结节性 BCC 中的疗效次于外科手术。

在 ALA 或 MAL 用药预处理后，硬化型 BCCs 对 PpⅨ的吸收也较差。对局部 PDT 不反应和组织学上存在显著的形态学（硬化）改变是 PDT 的禁忌证。

高风险患者如那些患有痣样 BCC（Gorlin）综合征的人可以考虑全身 PDT，必须告知患者与系统性 PDT 相关的长期的可见光光敏性。

其他适应证

痤疮

越来越多的证据支持局部 PDT 对于常规治疗无效或不接受传统治疗的寻常痤疮患者有价值[16,46,86-90]。炎症性病变反应率可降低 54%～68%，但治疗的不良反应包括显著的光毒性和发生多发无菌性脓疱。

病毒疣和 HPV 相关肿瘤

局部 PDT 可能对顽固性病毒疣也有效，反应率约为 50%，但治疗过程痛苦难以忍受[91]。也有报道局部 PDT 可有效治疗生殖器疣[16,92-96]，鲍恩样丘疹病[97]，外阴上皮内肿瘤[15,93,98-100]和阴茎上皮内肿瘤（Queyrat 增殖性红斑）[15,101-104]，尽管对这些疾病的作用尚未确定[15]。

其他皮肤肿瘤

有个别的乳房外 Paget 病[105-108]、局部皮肤 T 细胞[109-111]和 B 细胞淋巴瘤[112] PDT 有效的病例报告。

皮肤美容

PDT 已经提倡用于光子嫩肤，然而还需要进一步的工作来确定在该领域的地位[16,113]。

其他疾病

也有报道局部 PDT 在其他感染性和炎症性皮肤条件下有效，包括皮肤利什曼病、甲真菌病、腿部溃疡、局限性硬皮病、皮肤结节病、硬化性苔藓、扁平苔藓、类脂质渐进性坏死和环状肉芽肿（框图 22.1）。需要进一步的研究来确定 PDT 在这些疾病中的作用[16,46,114-120]。另一方面，有证据显示 PDT 对银屑病[121-123]和汗孔角化病[124,125]无效。

框图 22.1 局部光动力疗法（PDT）已应用于一系列疾病治疗，并获得不同程度的证据支持

有随机对照试验的充分证据支持 PDT 使用的疾病
- 寻常痤疮

有随机对照试验的合理证据支持 PDT 使用的疾病
- 皮肤利什曼病
- 皮肤结构异型
- 生殖器疣（尖锐湿疣）
- 器官移植受者-皮肤结构异型防治
- 光年轻化
- 顽固性病毒性疣

非随机或非对照试验的合理证据支持 PDT 使用的疾病
- 皮肤型 T 细胞淋巴瘤

其他已有研究但证据较弱的疾病、疾病系列或只有病例报告[a]
- 光线性唇炎和白斑
- 斑秃
- B 细胞淋巴瘤
- 乳腺癌转移
- 结节性软骨病
- 慢性毛囊炎
- Darier 病
- 疣状表皮发育不良
- Queyrat 增生性红斑
- 乳房外 Paget 病
- 环状肉芽肿
- 慢性家族性良性天疱疮
- 化脓性汗腺炎
- 多毛症
- 增生性瘢痕/瘢痕疙瘩
- 感染性腿部溃疡
- 角化棘皮瘤
- 扁平苔藓
- 硬化性苔藓
- 黑素瘤
- 传染性软疣
- 皮脂腺痣
- 类脂质渐进性坏死
- 口周皮炎
- 汗孔角化症
- 银屑病
- 放射性皮炎
- 酒渣鼻
- 结节病
- 硬皮病
- 皮脂腺增生
- 浅部真菌病
- 外阴上皮内瘤变

改编自 Morton et al，2002[14]，2008[15]，2013[16]和 Ibbotson，2002[46].

[a]本小节列出了尝试局部 PDT 的疾病，但需要进一步研究以确认或否定 PDT 在这些疾病的有效性。

禁忌证

侵袭型 SCC 或黑素瘤等有转移可能的肿瘤属于局部 PDT 的禁忌证。重要的是，在高度色素沉着的病变如黑素瘤或重度色素沉着的BCC，黑素对红光的吸收可能降低治疗效果。肥厚性肿瘤如厚结节性 BCC 或硬化性 BCC 不建议采用局部 PDT。卟啉症或着色性干皮病的患者不应使用 PDT,有证据表明 PDT 存在延长的光毒性。除非传统的手术方法存在禁忌证,高危部位的肿瘤,如面中部肿瘤也不应考虑局部 PDT,尽管不被作为治疗选择,但 PDT 可能对这些难以治疗病变有效。

方法和治疗方案

诊断与患者选择

明确特定患者的特定疾病是否选择 PDT 方案,需要考虑许多因素。PDT 适合于年老体弱且能接受治疗的患者,而不是优先选择自我治疗如使用局部氟尿嘧啶或咪喹莫特的患者。PDT 还是多病灶和(或)较大低风险(应为较浅薄)病灶、难愈合部位(如小腿弥漫性病变)或注重美容效果的病灶的绝佳治疗选择(图 22.7 和图 22.8)。

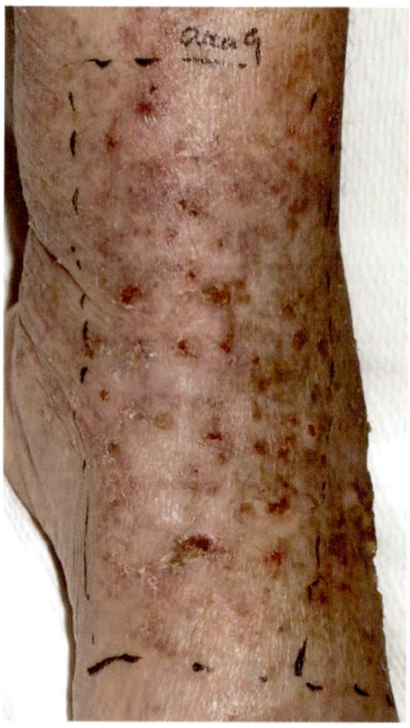

图 22.7 PDT 是多发病灶和(或)大面积病灶和结构异型性病灶的理想选择。该患者长期慢性阳光暴露后出现广泛的结构异型的光线性角化病、鲍恩病,渴望获得良好的愈合和美容效果,是 PDT 的适宜患者

需要详细的病史采集和临床检查来确定患者可能存在的共患病:包括糖尿病、免疫抑制、外周静脉功能不全及其导致的水肿,所有这些都可能不利于

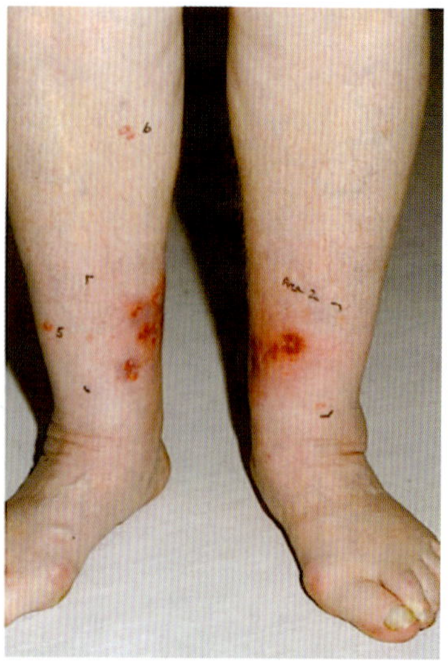

图 22.8 由于降低了愈合不良和溃疡的风险,PDT 是小腿皮损的理想疗法。患者有较低的腿部水肿、瘀滞和多部位鲍恩病。PDT 是首选治疗方法

PDT 后的愈合。免疫抑制还可能增加复发的风险。如果有明显外周静脉功能不全性水肿,建议穿弹力长筒袜以促进小腿部位 PDT 后的愈合。

通常需要活检证实诊断。如果 BCC 的组织学厚度超过 2mm,应禁用 PDT。应评估病变的位置和大小,同时进行基线摄影,因为清除病灶后可能改变外观,以至于难以确定病变的确切位置。

向患者提供相关治疗的口头和书面的知情同意告知至关重要:一些中心还需要签署书面知情同意书。局部 PDT 通常在皮肤科进行,患者需要半天时间治疗。一般由具有足够培训经历的护士或技术员实施治疗[126]。

皮损部位准备

如果有明显的角化过度或结痂,病变部位的准备非常重要。实验性地使用激光预处理、微针及渗透促进剂如 DMSO 和铁螯合剂已被研究用于改善前体药物的摄取和 PpⅨ 的累积。实际上,许多中心建议在病变部位治疗前 1~3d 应用白色软石蜡(凡士林®)以软化角化过度及结痂,并便于随后 PDT 之前的病变准备[27-33]。病变准备可用木制压舌板或一次性环式刮除器清除表面角质碎屑(图 22.9),一般不需要局部麻醉。

前体药物的应用

前体药物是在表面准备好后使用,实践中通常应

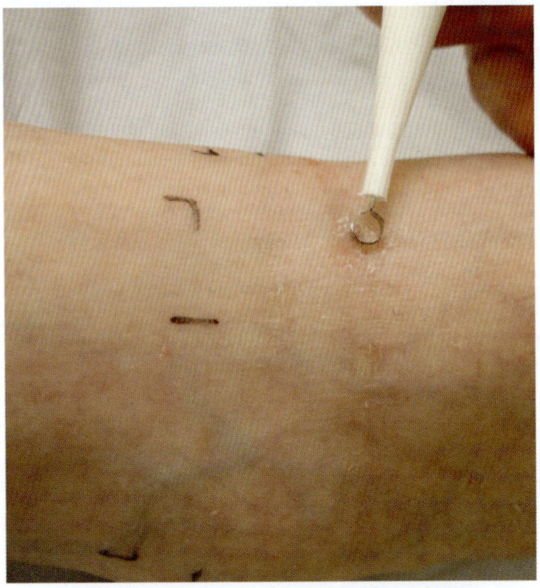

图 22.9 使用一次性环形刮匙行皮损准备

用 MAL(Metvix/Metvixia 16%)、ALA(Ameluz 8%)或其他未经许可的专利 ALA 制剂(通常为 20% w/v)(图 22.10)。前体药物薄层(0.1mm 厚)涂抹后用塑料薄膜(如 Tegaderm®)封包,应涂于病灶及其边缘至少 5～10mm 的外观正常皮肤部位(图 22.11)。Metvix 和 Ameluz 应该在照射前封包 3h;尽管使用时间从 15min 到 18h 均有报道,ALA 的其他制剂推荐提前 4～6h 应用[127]。

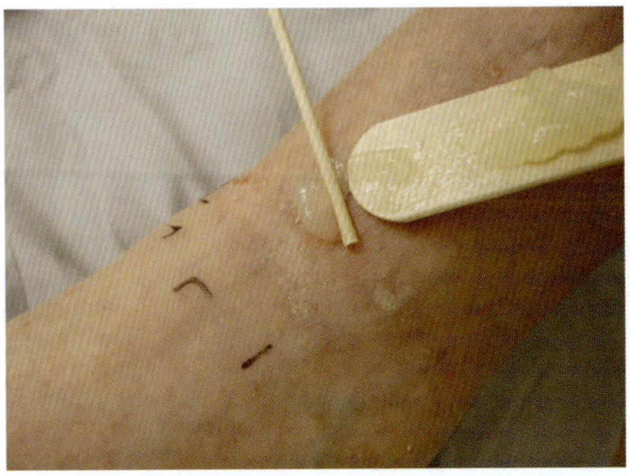

图 22.10 涂敷前体药物

如果要治疗的病变是在光暴露不歪,防紫外线和可见光的不透明敷料(例如 Mepore®)应该应用在封包的膜敷料顶部,以便 PpⅨ 光褪色和 PDT 反应不会过早开始。ALA 辅助物(Alacare,Spirig HC)PDT 方案不需要表面准备或额外的封包。使用 Levulan Kerastick 进行 PDT 也不需要封包,但治疗位点应避

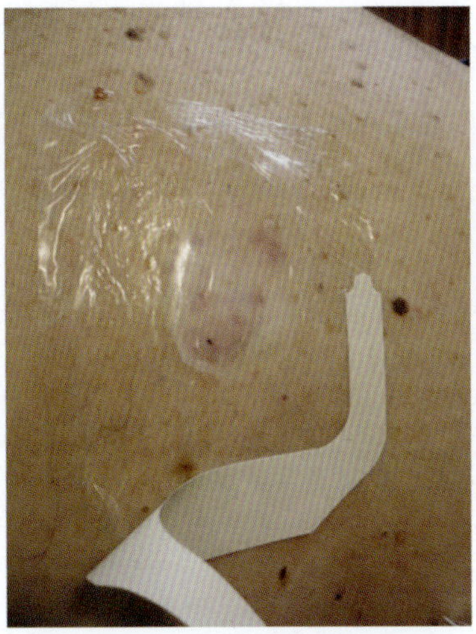

图 22.11 用 Tegaderm 封包前体药物。暴露部位病变还可使用额外的紫外线/可见光不透明敷料

免阳光和强光。

前体药物孵育完成后,应除去敷料并擦去表面残留的乳脂。Wood 灯可以用来识别 PpⅨ 荧光,通常主要局限于病变部位,也可以帮助显示应该包括在治疗野内的邻近的亚临床病灶,病灶周边 5mm 区域的皮肤也应包括在照射范围内(图 22.12)。

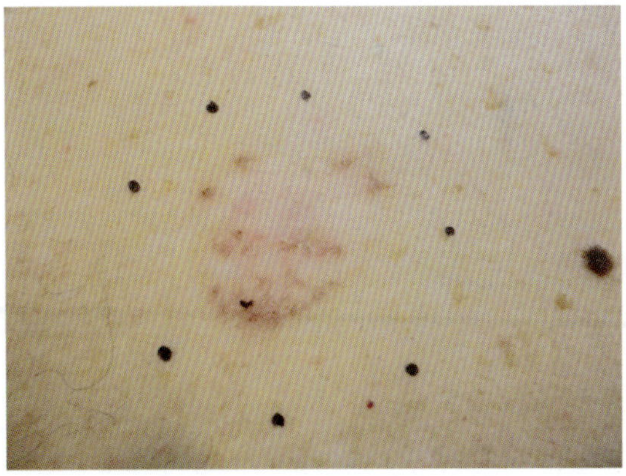

图 22.12 标记出照射范围,包括病灶边缘 5 mm 的正常皮肤

照光

照射可使用多种光源进行,最常用的是峰值 632～635nm 的 LED 红光(如 Aktilite® 或 RhodoLED®)(图 22.13)。光源发出的能量密度必须监测,对于 LEDs,通常大约为 80 mW/cm^2。批准用于 MAL 和 ALA(Ameluz)PDT 的剂量为 37.5 J/cm^2,尽管一些中心使用更高剂量(如 75 J/cm^2),因为有实

验数据表明，如果使用更高剂量，可能会继续增加PpⅨ的光褪色作用。

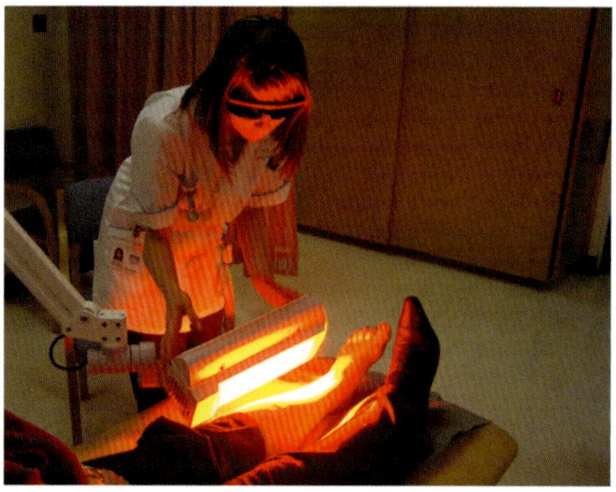

图 22.13 使用 LED 红光对小腿进行光动力治疗

尽管能量密度保持在 150mW/cm² 以下可避免额外的热效应，但当多色或激光光源使用时，可以使用 125～200J/cm² 或更高剂量的照射剂量。没有证据表明较高的光剂量与改善预后有关。同时，因为只有较低水平的 PpⅨ 聚集在邻近的正常皮肤，红光对周围皮肤的毒性作用较小。

使用 LED 光源照射时间一般为 8～17min，这取决于照射剂量和能量密度。病灶直径达 20cm，可采用标准 LED 或金属卤素灯进行照射（如 Waldmann 1200®）。

动态光动力治疗

充分的体外证据和越来越多的体内证据表明，较低能量密度的光照射会产生更有效的 PDT，且照射过程中疼痛会减轻[128-131]。动态 PDT 在很长一段时期采用这种非常低的能量密度进行光照射[129,132,133]。小型的轻便红色 LED 阵列（峰值发射 633nm，上下半峰全宽最大值为 624～639nm），在非常低的能量密度下（约 7mW/cm²）用于照射（Ambulight®，Ambicare 健康有限公司）。

在动态 PDT 方案中，病变的评估和准备与传统 PDT 相同。前体药物（迄今研究的是 MAL）被应用于病变部位，封包（Tegaderm），立即将 LED 输出设备（Ambulight）用粘合剂固定到病变部位。LED 输出设备在 PpⅨ 累积过程时保持关闭 3h，患者在设备设置好后可立即回家。LED 输出设备由电池组操控，电池组可以放在患者口袋里或绑在腰带上，患者可以正常活动。3h 后将设备自动启动，总剂量为 75J/cm² 的 LED 光将在 3h 内照射（图 22.14），完成照射后患者可取下设备，擦除表面残留的乳脂，并将电池组和一次性光输出头归还给诊所。目前，这种装置的尺寸允许进行处理的病变直径可达 2.4cm，将来可能会有适用于更大面积病变的设备问世。

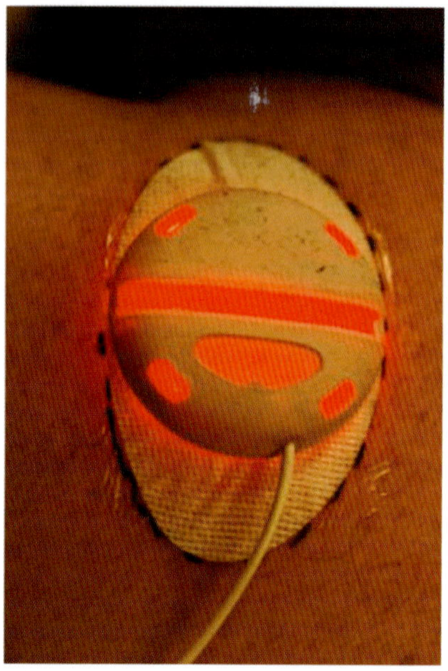

图 22.14 动态光动力疗法。如便携式无机 LED 光源（Ambulight）发出的红光所示，照射正在进行中

迄今动态 PDT 的研究是令人鼓舞的，治疗期间疼痛评分低，对鲍恩病和 sBCC 的 1 年有效率约为 84%[134]。但是，目前的证据有限，需进行前瞻性的随机对照研究。英国国家卫生与保健研究所（NICE）已经在其发展的早期阶段评估了该项目，虽然没有给予正式的批准，但已申明这是 PDT 的一种选择。

日光光动力治疗

日光 PDT 是 PDT 期间使用低能量密度光的另一种可供选择的方法。这样做的好处是方便患者，而且较大区域病变可在同一时段内得到治疗（图 22.15）。日光 PDT 已经被用于面部和头皮 AKs 的治疗[135-139]。对治疗有效的日光波长主要是在光谱的蓝光部分，因此，日光 PDT 对鲍恩病或 BCC 可能没有足够的作用深度。但初步研究表明，可能使用日光 PDT 来治疗日光 PDT 适用的疾病[140]。尚需要正式的前瞻性研究来证明其有效性。

为防止紫外线红斑（晒伤）的发生，使用日光 PDT 治疗面部和头皮 AKs 时，SPF50 吸收性防晒霜应涂抹于所有部位，包括接受治疗的患处和将暴露于日光照射的非皮损部位的正常皮肤。涂完防晒霜

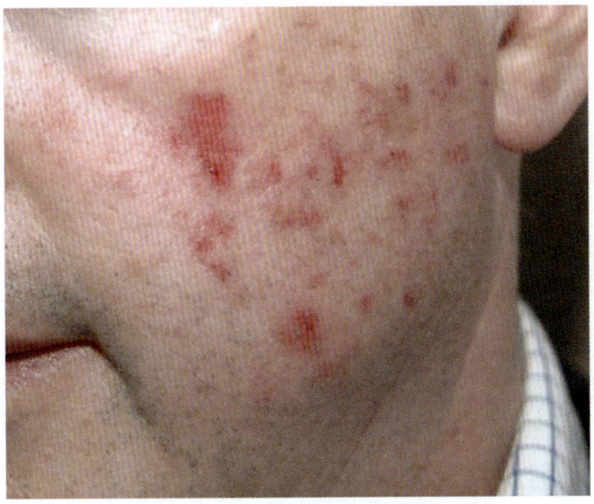

图 22.15 日光光动力疗法(PDT)让暴光部位不同区域多个浅表光线性角化病在同一时段内得到治疗。这名男子在面部和头皮进行了日光 PDT,图示治疗 3d 后的典型反应是亚临床区域变得更加明显

15min 后,使用一次性环式刮匙对 AKs 进行皮损处理。然后涂前体药物光敏剂(已发表研究中用 MAL)到需要治疗的区域,不封包,建议患者将受影响的区域暴露在日光下连续 2h,应用光敏剂后半小时内照射效果会更好。如果因为天气恶劣或患者虚弱而无法出门,可选择坐在室内靠窗的位置。在北部地区,治疗可在 4 月至 9 月期间进行,而在其他地方如澳大利亚,全年治疗可能也是可行的。

研究表明,连续暴露于日光下 1.5 或 2.5h 的治疗方案在疗效及不良反应上无差异,暴露更长的时间疗效不会增加;一般认为持续暴露 2 h 是足够的。日光中可见光部分是治疗的重要光谱。研究表明任何干爽天气,包括阴天,日光 PDT 在北部地区可在 4 月和 9 月之间有效进行;在南半球,一年中有更多时间可被利用。日光与传统 PDT 在 AKs 的清除率上没有差异(75%~79%),但日光 PDT 疼痛评分更低[135-139]。

治疗计划、术后护理和随访

大多数局部 PDT 方案要求 AKs 进行一次 PDT,而对鲍恩病和 sBCC 需要两次治疗,之间间隔 1 周。

治疗后,在治疗区域应使用干敷料。建议治疗后 24~48h 内避免阳光直射,因为在 PDT 之后,PpⅨ可进一步积累,光敏性可能会持续存在。在动态 PDT 和日光 PDT 后光毒性炎症程度与标准的临床 PDT 没有什么不同。

复诊应在 3 个月内进行,如无反应或只有部分的临床反应,应进行第二个治疗周期,两次治疗间隔一周,包括 AKs 也是如此。考虑到鲍恩病和 BCC 在 5 年随访的患者复发率高达 1/4,应在 6 个月时进一步复查,理想情况下患者由皮肤科医师每年至少随访一次,以确保清除率并发现新的病灶。同样的复诊时间和治疗方案也适用于动态和日光 PDT。必须详细记录所有治疗及护理情况。

不良反应

急性反应

局部 PDT(框图 22.2)的不良反应包括预期的急性光毒性如疼痛、瘙痒、不适、红斑、水肿、渗出和结痂[141]。红斑的程度和光毒性大小取决于治疗区域的大小和亚临床光损伤的程度。红斑的高峰约在 PDT 后 1h,可持续 7~10d。渗出和结痂常见(图 22.16 和图 22.17)。白皙皮肤患者的光损伤最易出现大面积红斑和光毒性(图 22.18)。因此,在对面部和头皮皮肤有明显光损伤的患者进行更广泛的治疗之前,可先测试面积为 5cm×5cm 的皮肤。应告知患者可能会出现眼周水肿,建议患者在治疗后 48h 内再加一个枕头睡觉,可以使眼周水肿减轻。少数患者在 PDT 术中或术后即刻在治疗部位会出现荨麻疹(图 22.19)[142]。

框图 22.2 局部 PDT 的不良反应

急性/短期的不良反应
- 疼痛、瘙痒、不适[a]
- 水肿[a]
- 荨麻疹
- 渗出[a]
- 结痂[a]
- 感染、蜂窝织炎
- 无菌脓疱
- 瘀斑、紫癜
- 皮炎
- 糜烂性脓疱性皮肤病
- 大疱性天疱疮

慢性/中期不良反应
- 瘢痕
- 粟丘疹
- 光照性甲分离
- 色素减退/增加
- 脱发/长发

摘自 Ibbotson,2011[141],经 John Wiley 公司许可转载。
[a]常见

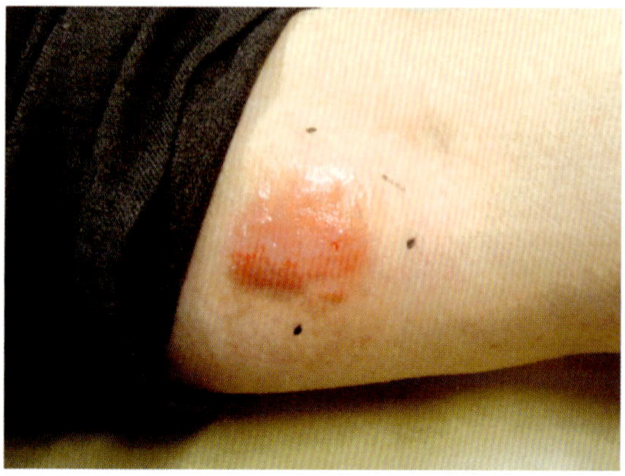

图 22.16 光动力疗法后立即出现的红斑和水肿

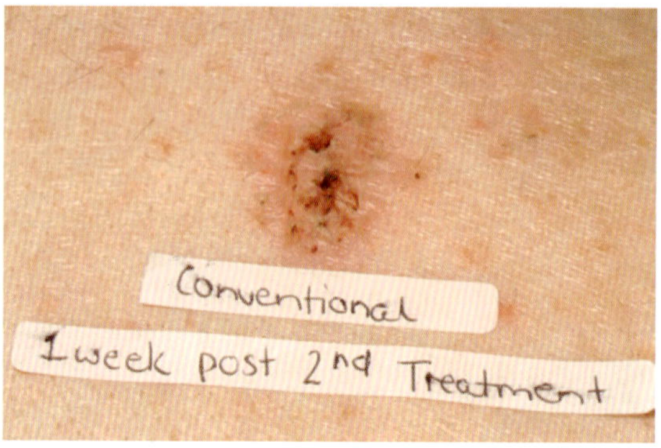

图 22.17 光动力疗法后 1 周出现预期的残留红斑和结痂

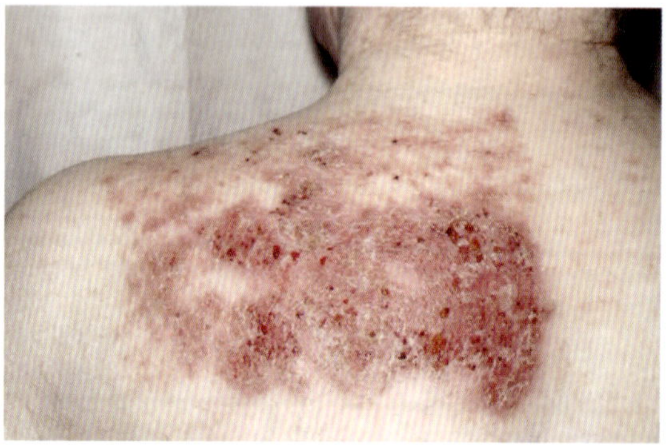

图 22.18 一例皮肤白皙的受试者光动力学治疗后出现严重的光毒性反应，持续 1 周，并伴有明显的区域性光损伤

感染和蜂窝织炎很少发生。局部 PDT 具有杀菌和抑菌作用，因此感染发生的概率低于冷冻治疗。寻常痤疮在 PDT 治疗后发生无菌性脓疱很常见，应告知患者这种不良反应。紫癜和瘀斑并不常见。如果出现淤积性水肿，小腿部位更有可能出现溃疡，这种情况下，PDT 治疗的整个过程中使用弹力长筒袜可

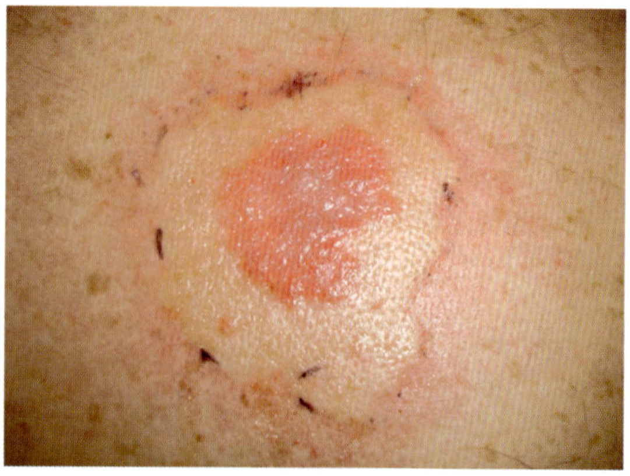

图 22.19 光动力治疗后即刻在治疗部位出现风团

能有助于伤口愈合并降低溃疡发生风险。

皮炎和过敏反应

在治疗部位可能发生皮炎，皮炎也可能是继发于光毒性或刺激性。但前体药物过敏导致接触性皮炎的可能性也需要考虑，接受多次治疗或大面积治疗的患者风险增加(图 22.20)[143-145]。前体药物之间可能有交叉反应，但对 MAL 过敏并不一定意味着对 ALA 过敏，反之亦然。由于在敏感患者中继续进行 PDT 可能导致全身性皮炎，因此，如果怀疑接触过敏，应进行斑贴试验(图 22.21)[146]。另外，MAL 和 Ameluz 制剂均含有花生油，尽管可能性较小，对花生高敏患者进行 PDT 存在潜在危险。已有报道 PDT 区域发生大疱性类天疱疮的个案[147]。

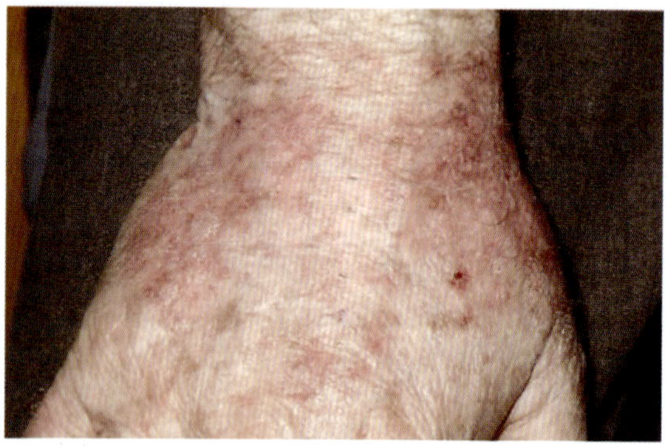

图 22.20 PDT 治疗部位出现皮炎，患者在皮炎发生部位接受了多次局部 PDT 治疗。通过斑贴试验证实是接触性皮炎

疼痛

PDT 的主要急性不良反应是疼痛。多数患者有一定的不适感，16%～20%患者发生严重疼痛[148-150]。

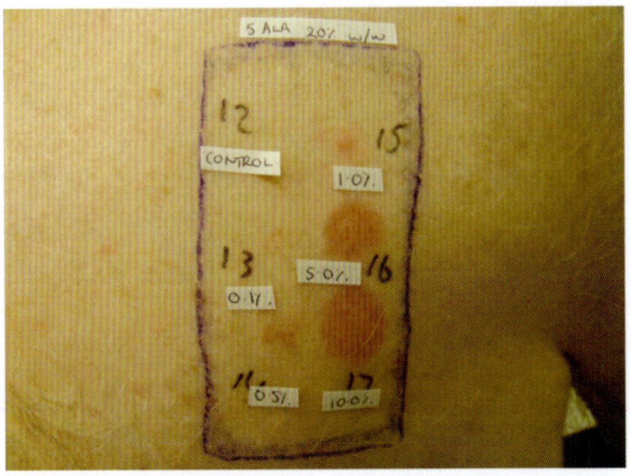

图 22.21 确认对 5-氨基乙酰丙酸(ALA)制剂过敏的斑贴试验阳性。对 ALA 和氨基乙酰丙酸甲酯接触过敏可能不常见,尤其是在大面积和多次治疗后

PDT 诱发疼痛的机制尚不清楚,在最初几分钟的治疗中发生的次数最多,为典型的烧灼痛、针扎痛、刺痛性质,一旦照射停止,疼痛通常迅速减轻。目前尚不清楚是否存在影响患者疼痛的相关因素,如遗传易感性。PDT 治疗大面积病变及头部、颈部和生殖器部位的病变更有可能发生显著疼痛。也有一些证据表明病变荧光最强部位的疼痛更严重[151-153]。疣在 PDT 治疗期间存在特殊不适感。

在一项包括 983 例患者的 PDT 研究中,44%的患者需要减轻疼痛措施干预[151]。然而,缓解疼痛的常规方法对 PDT 期间的疼痛不是特别有效。冷水喷雾和暂停照射可能缓解一些,风机或强制空气冷却也有类似效果[154]。分散患者的注意力及在谈话中聊趣闻逸事有一些帮助,但未被正式研究过。局部使用丁卡因凝胶、EMLA(局部麻醉药的共晶混合物)、辣椒素或吗啡预处理并不能明显减轻疼痛[152,155-157]。经皮神经刺激镇痛的作用已有研究,但应用有限,且只适用于身体某些部位[158]。皮下麻醉和神经阻滞均可使用,后者已被证明比强制空气冷却更有效。但这些干预措施具有侵入性,且仅限于使用于某些部位[159-161]。

有人认为 MAL-PDT 与 ALA-PDT 比较,具有等效效应但痛苦较轻,尽管研究中有其他变量,如前体药物的使用时间可能对疼痛产生影响[162-165]。最近一项研究比较 ALA(Ameluz)和 MAL-PDT 治疗 AKs,在疼痛体验方面未检测到显著性差异[52]。

照射参数影响 PDT 诱导的疼痛严重程度。可变脉冲光比 LED 光产生的疼痛可能较轻,对此而言,后者似乎与宽频和激光源相当[166]。绿光用于 AKs 的 PDT 治疗时,疼痛比红光轻,但在一项用 PDT 治疗鲍恩病的研究中未被证实;由于绿光对皮肤穿透性有限,通常不推荐使用绿光治疗鲍恩病[167,168]。照射过程中光的总剂量似乎并不影响疼痛,但使用低能量密度 LEDs 和日光 PDT 的研究表明,光传递率(能量密度)降低与疼痛减轻有关,但照射时间更长。

PDT 术后瘢痕形成的风险较低(<1%),如瘢痕确实发生,更有可能是萎缩性而非增生性。如果真皮表皮交界处被破坏,可能出现粟丘疹,但这种情况很少见。光照性甲分离、低/高色素沉着和毛发增加/减少也可能是局部 PDT 的中长期风险,但较少见。

没有证据表明 PDT 对人类有长期致癌风险。有一些零星报道,如在阴茎上皮内瘤变的区域 PDT 后发生一例侵袭性 SCC,在先前用 PDT 处理过的光化损伤皮肤发生一例黑素瘤。这些事件是否偶然相关尚未得到研究证实[103,169,170],但有一些证据表明并非如此。PDT 已经在动物模型中显示可延迟紫外线引起的致癌作用。也有证据表明 PDT 可能会阻止 AKs 的发展,重复的 PDT 射频治疗可能降低器官移植受者的 SCC 风险,潜在的预防作用正在探索中。

临床管理

尽管皮肤病局部 PDT 有良好证据基础以及英国、欧洲指南和 NICE 介入程序指南的可用性,但仍有许多最佳实践领域尚未达成共识。在确定如何组织、管理和审计 PDT 服务方面尤为如此,关键是同意为患者提供 PDT 而不是替代治疗方式的标准[171]。我们是否正在进行安全有效的 PDT?

一项研究强调了局部 PDT 的广泛应用,但在临床实践中缺乏关于治疗参数和结果的数据。应详细记录患者和病变特征、治疗参数和结果,包括疗效、不良反应,特别是疼痛和复发率。这将使定期审计得以进行。英国皮肤病学家协会制定了指南,规定了关于疗效、复发率和严重疼痛患者比例的具体评判标准。审计将使提供 PDT 的每个部门能够确定在实践中是否符合这些标准。

如何设置 PDT 服务

建立新的 PDT 服务的商业案例需要详细解释为什么需要该服务,包括说明 PDT 相对于现有疗法的优势,以及使用 PDT 而不是替代治疗方式的成本。应全面评估预期患者人数、人员配备要求(包括护士和临床医师)、药物成本和耗材、设备和培训。临床医师的投入是必要的，患者和病变的适应证选择是必要的。校准和测量光源的能量密度也需要医学物理学家的投入。应指定一名皮肤科医师来监督服务。员工系统培训至关重要，且必须制定各项协议、指南和治疗方案。

进展

越来越多的体外研究试图更详细地了解 PDT 的分子机制。荧光成像、数学模型、体内氧饱和度和血液灌注监测的使用，使我们了解 PDT 对人体皮肤的影响，从而有助于优化治疗方案[20,21,172]。

荧光诊断领域基本上还处于实验阶段，但使用 PpⅨ 通过光谱和电荷耦合器件(CCD)成像的详细荧光分析来标定疾病边缘具有提高灵敏度和特异性的潜力。将来它可能会被纳入临床实践中，用于诊断目的。

PDT 新药物和剂型的持续研发、增加药物吸收和病灶积累机制的探索，以及照射光源的进展(例如使用合适的发光织物)，均展示出 PDT 是一种不断发展的治疗方法。因此，需要继续进行科学研究，以确保对药物和设备技术进行评估、更好地了解它们在皮肤病治疗中的作用。尽管有很好的证据支持其在浅表 BCC、鲍恩病和 AKs 中的应用，并且越来越多的证据支持 PDT 在其他疾病(如寻常痤疮)中的应用[173,174]，但优化治疗方案和减轻疼痛对于 PDT 被更广泛地接受仍至关重要。

综上所述，PDT 具有许多优点，不良反应少。药物递送和照射机制的改进将有助于完善 PDT 的临床应用。使用非侵入性监测可提高治疗的疗效和耐受性。PDT 在其他多种皮肤疾病中的应用潜力巨大，需要进一步研究。

(译者：陈向齐　王明科　**一审：**肖学敏　**二审：**蔡宏　**三审：**杨桂兰　**润色：**夏艾婷**)**

参考文献

所有文献请查阅网址：www. rooksdermatology. com.
以下列出的是重要参考文献。

[10] Kennedy JC, Pottier RH, Pross DC. Photodynamic therapy with endogenous protoporphyrin IX: basic principles and present clinical experience. *J Photochem Photobiol B Biol* 1990;6(1-2):143-8.

[12] Braathen LR, Szeimies RM, Bassett-Seguin N, *et al*. Guidelines on the use of photodynamic therapy for nonmelanoma skin cancer: an international consensus. *J Am Acad Dermatol* 2007;56(1):125-43.

[14] Morton CA, Brown SB, Collins S, *et al*. Guidelines for topical photodynamic therapy: report of a workshop of the British Photodermatology Group. *Br J Dermatol* 2002;146(4):552-67.

[15] Morton CA, McKenna KE, Rhodes LE, *et al*. Guidelines for topical photodynamic therapy: update. *Br J Dermatol* 2008;159(6):1245-66.

[16] Morton CA, Szeimies RM, Sidoroff A, *et al*. European guidelines for topical photodynamic therapy, part 2: emerging indications-fi eld cancerization, photorejuvenation and inflammatory/infective dermatoses. *J Eur Acad Dermatol Venereol* 2013;27(6):672-9.

[17] Morton CA, Szeimies RM, Sidoroff A, *et al*. European guidelines for topical photodynamic therapy, part 1: treatment delivery and current indications-actinic keratoses, Bowen's disease, basal cell carcinoma. *J Eur Acad Dermatol Venereol* 2013;27(5):536-44.

[38] Moseley H. Total effective fluence: a useful concept in photodynamic therapy. *Laser Med Sci* 1996;11(2):139-43.

[46] Ibbotson SH. Topical 5-aminolaevulinic acid photodynamic therapy for the treatment of skin conditions other than non-melanoma skin cancer. *Br J Dermatol* 2002; 146 (2): 178-88.

[52] Dirschka T, Radny P, Dominicus R, *et al*. Photodynamic therapy with BF-200 ALA for the treatment of actinic keratosis: results of a multicentre, randomized, observer-blind phase III study in comparison to a registered methyl-5-aminolaevulinate cream and placebo. *Br J Dermatol* 2012; 166 (1): 137-46.

[141] Ibbotson SH. Adverse effects of topical photodynamic therapy. *Photodermatol Photoimmunol Photomed* 2011;27(3):116-30.

第 23 章
皮肤病激光治疗原理

23

Vishal Madan[1], Richard J. Barlow[2]

[1] Dermatology Centre, Salford Royal NHS Foundation Trust, Salford, UK

[2] St John's Institute of Dermatology, Guy's and St Thomas' NHS Foundation Trust, London, UK

概述

20 世纪初期，人们认为光要么以粒子的形式存在，要么以波的形式存在。1901 年，普朗克通过假设电磁波(包括光)是由不连续的能量团或量子构成，解决了主流波理论与实验之间的矛盾。随后爱因斯坦对光电效应的研究奠定了现代光学理论的基础，即光具有波粒二象性[1]。“光”是一种能量形式，是波长介于 X 射线和无线电之间的一段电磁波谱。光辐射有特定的波长范围，包括：

- 紫外线(100～400nm)
- 可见光(400～750nm)
- 红外线(750nm～1mm)

1954 年 Charles Townes 做了一个实验，通过激发氨分子辐射出能量放大的微波，由此产生了“MASER”(受激辐射并放大的微波)一词。“LASER”这个术语也是首字母缩写，1959 年 Gould 在一场题为“LASER”的演讲中首次使用。1960 年 Maiman 研发了第一个功能性激光器(694nm 红宝石激光器)[2]。3 年后 Goldman 第一次在皮肤病学杂志发表了有关红宝石激光器临床应用的文章[3]。自 1983 年 Anderson 与 Parrish 提出了选择性光热作用理论后[4]，激光技术在科学研究、皮肤病治疗以及美容外科的应用有了突飞猛进的发展。

本章主要讨论皮肤病的治疗，第 160 章将讨论光与相关技术在美容方面的应用。

光与激光的特性

原子有一个原子核与绕核运动的电子。静态时电子通常处于低能级状态并靠近原子核。电子通过吸收光子形式的能量(即一个量子的电磁辐射或光)移动到更高能级的轨道(图 23.1)。吸收的概率与光的辐射强度和处于静态的原子数量成正比。处于激发态的电子不稳定，有回落到基态的趋势。激发态回落到基态的过程中会释放一个光子的能量，称为自发辐射。

辐射也可以被激发出来，激光就是这样产生的。如上所述，laser 是“受激辐射并放大的光”的缩写。处于激发态的原子被一个频率(波长)相当于激发态与基态能量差的光子激发后发生受激辐射，激发态原子就会恢复到静止状态并释放出与入射光子频率相同的第二个光子。由于入射光子没有被吸收，原子会

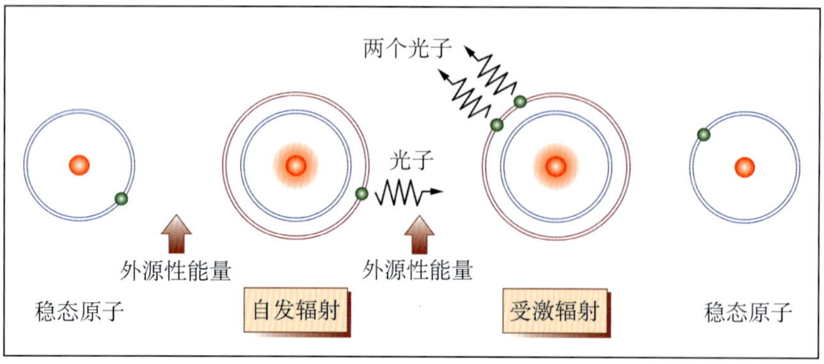

图 23.1　原子的激发：自发辐射和受激辐射

释放出两个光子。重要的是，它们是拥有相同波长和相位的相干光。这种特性使光放大和激光系统的研发成为可能。在激光产生过程中，以上三种光与物质的相互作用同时发生（即原子的激发、光子的自发辐射和光子的受激辐射）。激发原子所需的能量由外部能量源在“泵浦”的过程中提供。当大多数原子处于激发态（而不是处于稳态）时被称为粒子数反转（此时发生受激辐射的概率更大）。

激光与普通光源发出的光不同，具有以下特性：

1. 单色性　受激原子本身的特性决定了辐射的波长。更准确地说，激光是在一个特征性波长周围呈高斯分布的窄谱光。

2. 相干性　激光可以看作正弦波，它在时间和空间上都是相干的，即波在时间和空间上相位是一致的。

3. 平行性　这是相干性的结果，涉及激光的非发散性和能量稳定性。意味着如果没有被透镜聚焦，激光在远距离传输时光束的直径几乎没有变化。激光的平行与聚焦都有实用价值，例如在 CO_2 激光治疗时，聚焦光束可以用于切割，而平行光束的扫描模式可以用于皮表重建。

激光与激光束

激光通常以活性或增益递质的成分命名，这些递质主要包括气体、液体和固体：

1. 固体　包括红宝石、紫翠玉宝石、Nd：YAG（钕：钇铝石榴石）、Er：YAG（铒：钇铝石榴石）等晶体和半导体二极管。

2. 液体　包括罗丹明等有机染料溶液。

3. 气体　包括二氧化碳（CO_2）、氩、稀有气体卤化物混合物和金属蒸气等。

光学谐振腔内为活性递质（图 23.2）。最简单的光学谐振腔由两面相对的镜子组成，一面镜子为全反射镜，另一面镜子是作为输出端的部分反射镜。平行于光学谐振腔轴线的光子在两面反射镜之间反复振荡放大，从而产生了同一轴线上的受激辐射。

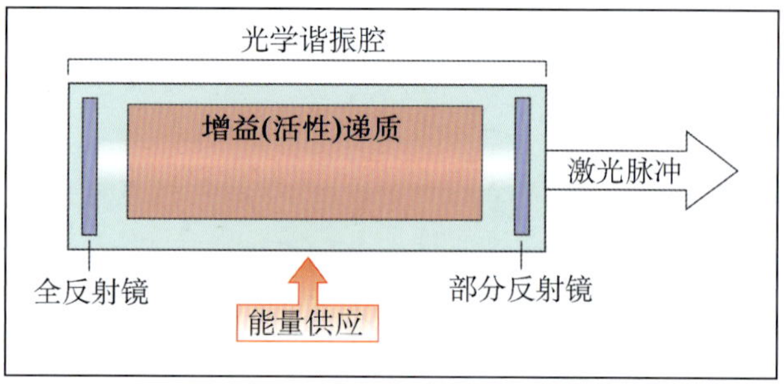

图 23.2　激光器外源性能量、谐振腔内活性递质、全反射镜和部分反射镜结构图

激光放大过程需要外源性能量，如电流（如果活性递质是气体）、闪光灯或其他激光（如果活性递质是固体）。这种外源性能量供应被称为光泵浦，它将激光放大直到由输出端释放，再通过传输系统传导到操作者的手具。

传输系统主要有导光光纤和导光关节臂两种，同时配合反射镜传导激光能量。导光光纤较轻，容易操作和维护。然而导光光纤易受损，当弯曲或扭曲超出它们的承受极限时就会断裂。导光光纤强度不够，无法传输 CO_2、Er：YAG 或 Q 开关激光器发射的激光，这些激光的传输需要使用导光关节臂。每个传输系统的末端都有一个供操作人员使用的手具，该手具可以通过透镜使激光聚焦或平行发射，这两种类型的光束都可以通过扫描系统控制曝光时间。

根据脉冲宽度的特性可以把激光分为：连续激光、脉冲激光和 Q 开关激光（图 23.3）。连续激光由功率相对低一些的连续光束组成，例如 CO_2 激光器。这类激光器可通过机械的关闭来中断发射，以减少过多的热量累积。后续又研发了脉宽很短但峰值功率很高的超脉冲模式。某些所谓的“准连续”激光器的缺点是脉冲间隔太短，没有足够的冷却时间，产生的组织生物学效应与连续激光相似。随着高峰值功率激光器的发展，单脉冲模式在临床治疗时才能达到有效的组织生物学效应。例如脉冲染料激光器、Q 开关紫翠玉宝石激光器、半导体激光器以及脉冲宽度为毫秒或数百微秒的二氧化碳激光器。

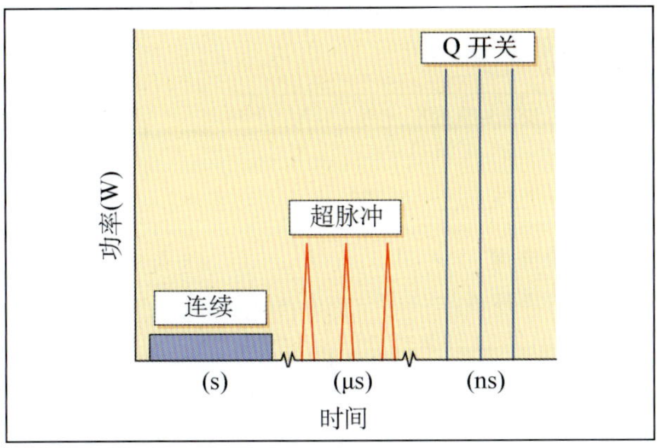

图 23.3 简化的脉冲类型图表

调 Q 是一种具有超短脉冲(5～100ns)和极高峰值功率的技术，它的光电开关有两个偏振器，根据偏振器排列方式不同，决定激光发射或被阻挡，被阻挡的光束经放大后发出高峰值功率的激光，通过光机械作用或光声作用爆破靶目标(例如文身颗粒和黑素小体)。光束直径与光斑大小相同，激光能量在剖面上通常呈高斯分布。因此治疗过程中需要一定程度的光斑重叠，使组织接收的激光能量更均匀。

组织光学

入射光的结局取决于以下因素(图 23.4)：

1. 反射　皮肤表面反射 4%～6%的光。反射随入射角的增加而增强，当入射光束垂直时反射最少。

2. 吸收　光的吸收遵循比尔定律(Beer's law)，该定律将光的吸收与光穿过递质的性质联系起来。从本质上讲，该定律表明物质的透光率和穿透深度与该物质的浓度呈对数关系。光被组织吸收才能产生作用。当一个光子被靶分子或靶色基吸收时，它所有的能量都转移到靶目标上。皮肤激光治疗选择性的基础是通过对激光的波长、能量和脉冲宽度的设置，增加特定靶色基对光的吸收，从而选择性地损伤或破坏靶色基。主要的内源性靶色基是黑素、血红蛋白、水和胶原蛋白(图 23.5)。黑素存在于正常的表皮和毛囊中，它的主要功能是防晒，可吸收紫外线和可见光，对近红外光吸收较少。血红蛋白的吸收峰包括长波紫外线、蓝光(400nm)、绿光(541nm)和黄光(577nm)。胶原蛋白吸收可见光和近红外光，水吸收中红外光和远红外光。除此之外还有文身墨水等外源性色基。

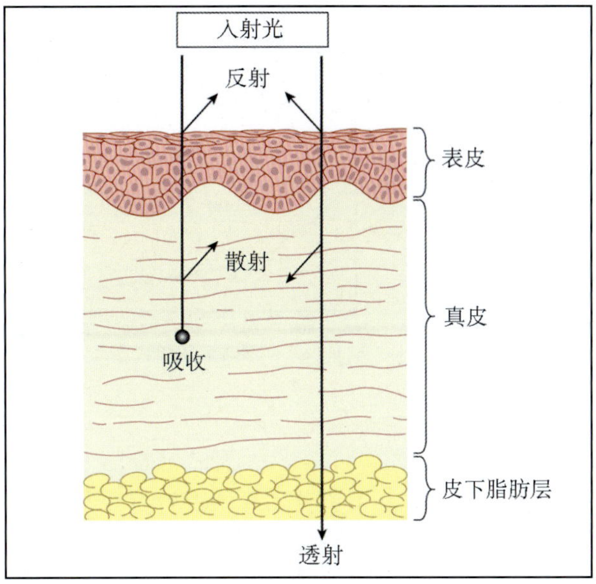

图 23.4 光在皮肤内的传导

3. 散射　散射是指光通过不均匀递质时一部分光偏离原方向传播的现象。皮肤中的散射主要由真皮中的胶原蛋白引起。由于胶原蛋白分子的大小与可见光和近红外光的波长相近，主要为正向散射。然而，在某些情况下，反向散射足够高则可增加激光在真皮浅层的能量密度，甚至超过入射光的强度。就激光而言，相干光的反向散射可以达到非相干光的两倍。

皮肤的散射很重要，因为它减少了靶色基可吸收的光能，从而降低了临床疗效。散射随波长增加而减弱，所以长波长的光能够到达毛囊等深层组织。波长范围在 600～1200nm 之间的光被称为皮肤的光学窗口，因为该波段既有较低的散射又能被内源性色基很好地吸收。水对波长超过 1200nm 的光吸收率较高，所以该波段的光穿透深度变浅。

4. 透射　没有被反射、吸收或散射的光会进入更深的组织。穿透深度主要取决于波长，较短的波长(300～400nm)散射多，穿透深度小于 0.1mm。波长范围在 600～1200nm 之间的光散射少，穿透较深。

光与组织的相互作用

光的波长决定了它被某些特定靶组织或靶色基吸收。光不仅要被吸收，还需要有足够高的能量才能

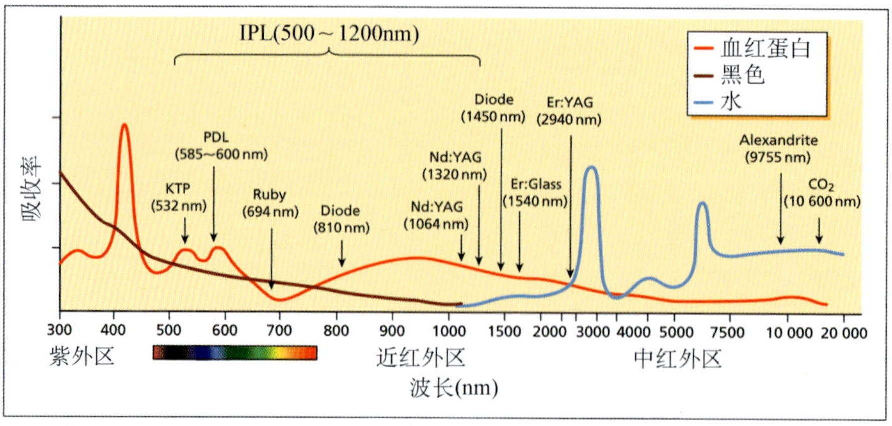

图 23.5　主要组织色基的吸收光谱

Er:Glass,铒:玻璃;Er:YAG,铒:钇铝石榴石;IPL,强脉冲光;KTP,磷酸钛钾盐;Nd:YAG,钕:钇铝石榴石;PDL,脉冲染料激光器;Ruby,红宝石激光;Alexandrite,紫翠玉宝石激光;Diode,半导体激光。

对靶组织产生效应。剂量或能量密度(单位是 J/cm^2)比能量[单位是焦耳(J)]应用更加广泛。功率是能量传递的速率,以瓦特(即 W 或 J/s)计量。辐照度指的是功率密度(即单位面积内能量发射的速度),单位为 W/cm^2。因此,能量密度和辐照度均与光斑半径的平方成反比,这意味着,能量恒定时光斑半径增加 1 倍会使能量密度和辐照度降低到原来的 1/4。另一方面,增加光斑直径(最大可达 12mm)可以减少散射,更多光子进入皮肤并产生效应。大光斑比小光斑传递能量的效率更高。因此使用较大光斑时需要降低能量密度。

脉冲宽度(即单个脉冲持续时间)是光与组织相互作用中最重要的独立变量(表 23.1)。根据以上特性,光对组织的作用如下:

表 23.1　光与组织的相互作用

脉冲宽度	相互作用	典型应用
连续波或脉宽＞1s	光化学作用	光动力疗法
毫秒至微秒	光热作用	脱毛、血管性疾病
微秒至纳秒	光消融/光机械作用	色素性疾病,剥脱,嫩肤

1. 光刺激　有文献称低能量激光可以加速伤口愈合,但支持这一观点的证据尚不明确,其机制也不清楚。

2. 光化学效应　光化学效应是光动力疗法(PDT)的基础。PDT 首先在局部或系统应用光敏剂或其前体,然后使用适当的光源照射,可引起光氧化反应和细胞毒性反应。PDT 还可作用于内源性靶色基(例如蓝光可作用于痤疮丙酸杆菌的代谢产物,通过光化学效应治疗寻常痤疮)。

3. 光热和光机械作用　大多数治疗皮肤病的光生物学效应为光热和光机械作用。光(如 595nm)与靶色基(如氧合血红蛋白)相互作用,产生的热量导致靶色基热损伤。同理,高峰值功率的纳秒级 Q 开关激光通过光机械或光声作用破坏黑素小体和文身颗粒。

选择性光热作用原理

选择性光热作用原理已被用于靶向治疗含有血红蛋白、黑素和胶原蛋白的组织。该理论阐述了光选择性地损伤或破坏靶色基需具备的条件:①靶目标对该波长光的吸收率远大于周围组织;②吸收的能量足以破坏靶目标;③其脉冲宽度小于或等于靶目标的热弛豫时间。下面对这些问题进行更详细的讨论:

1. 波长　波长决定光处于电磁波谱的特定位置和光束的颜色,也决定入射光在组织内的效应(光与组织的相互作用)。图 23.5 列出了主要靶色基吸收率与皮肤科常用激光器波长的关系[4]。血红蛋白有多个吸收峰,而黑素的吸收率随着入射光波长的增加而逐渐降低。同时要考虑靶目标的深度,因为光在真皮中的散射与波长密切相关。与短波长相比,长波长的光穿透性更好,但深色靶目标对其吸收率较低,不良反应发生率更高。在某些情况下(特别是治疗黑素相关问题时)不需要使用单一波长的激光,可使用宽光谱(500～1200nm)的强脉冲光(IPL)。这种设备的制造成本比激光器低,并且可以搭配滤光片使用,所以具有广泛的应用前景。IPL 的脉冲宽度在 0.5～88.5ms 可调,脉冲间隔在 1～300ms 可调。例如,IPL 脱毛手具的波长范围是 650 nm(红色)～1100 nm(红外线),而同样用于脱毛的 Nd:YAG 激光器波长是 1064 nm。目前 IPL 无法取代具有高能量光束的激光器。激光与 IPL 的区别见表 23.2。

表 23.2　激光与强脉冲光(IPL)的比较

激光	强脉冲光
单波长,例如脉冲染料激光器(595nm)	根据需求可选择不同波段,如 590～950nm 用于血管适应证
小直径,圆形或方形光斑	较大的矩形或方形光斑
高频率(Hz)	低频率(Hz)
小手具	大而笨重的手具内有闪光灯和冷却装置
可调节或固定脉宽的单脉冲,可有效加热靶目标	具有可调节或固定脉冲间隔的多脉冲,可以缓慢加热靶目标并保护表皮

2. 能量密度　光的能量单位是焦耳(J),单位面积的能量即能量密度,以 J/cm^2 表示。激光必须有足够高的能量密度才能成功作用于靶色基并将其破坏。

3. 热弛豫时间(TRT)　TRT 是靶目标释放 50%入射光所产生热能需要的时间。TRT 与靶色基的大小有关,从几纳秒(如文身颗粒)到数百毫秒,有的甚至更长时间(如腿部小静脉)。

激光脱毛时毛囊等一些靶组织对光的吸收并不符合选择性光热作用理论,用扩展的选择性光热作用理论解释更为合适[5]。从而区分了吸收热能的靶色基(产生热量的地方)和远处的"靶目标"(被靶色基扩散热量破坏的目标组织)。这就解释了脱毛的原理,毛干及毛鞘内的黑素吸收光能产生热量,而毛囊隆突部位的干细胞(可能还有毛乳头中的血管)作为扩散热量的靶目标。热损伤时间(TDT)为达到靶目标选择性损伤的时间。这是包括原始靶色基(如黑素)和周围靶目标(如毛囊)的整个靶目标冷却 63%所需的时间。TDT 比 TRT 要长,因为它是所有靶目标作为一个整体的热弥散时间。

该理论的一个成果被称为热动力学选择性[6]。由于大的组织比小的组织冷却慢,有人提出通过对光源的适当控制,把大的组织加热到更高的温度,从而造成更大的热损伤。激光脱毛就是运用了这一原理,选择的脉冲宽度大于含有黑素的表皮的 TDT(1ms),小于含有黑素的毛囊的 TDT(30～100ms)。因此,脉冲宽度介于 5～50ms 的激光或光源可以在毛囊中蓄积足够的热能并破坏毛囊隆突部位的干细胞。表皮在能量传递的过程中散热较快,温度保持在热损伤阈值以下,所以不易被损伤。

组织冷却

根据波长不同 500～1200nm 波段的光会优先被血红蛋白或黑素吸收,但不会仅被一种靶色基吸收。表皮黑素无论是否为预定的靶色基,都会吸收这些光电设备直接发出和反向散射的光。表皮的热损伤可能导致水疱、色素沉着或瘢痕,深肤色患者发生率更高。为了降低这些风险,应根据靶色基的吸收特性和深度选择合适的波长。长脉宽模式和表皮冷却技术的应用可进一步降低治疗深色皮肤时表皮的热损伤[7]。表皮冷却可以在激光脉冲发射前、发射中或发射后进行,也可以三个时段均使用冷却。冷却主要有以下三种形式:

1. 冷空气对流　使用冷却到零下 30℃的空气直接作用在待治疗区域。

2. 接触冷却　包括简单的冰袋冷敷和复杂的冷却系统,该系统使用冷水在无色透明的光窗(通常是蓝宝石,因为它是比玻璃更有效的导体)内流动。虽然这是一种很好的冷却方法,但在光窗上形成的冷凝水会影响透光性,需要经常清理。

3. 冷凝剂喷雾(动态)冷却　将冷凝剂(如四氟乙烷)喷洒到治疗部位后立即发射激光脉冲。蒸发冷却的热传导系数较高,是目前最有效的预冷方式。动态冷却使用同步自动控制,冷却效果稳定且可预测。

表皮冷却的好处是治疗时可以降低高能量密度治疗损伤表皮的风险,使用高能量密度可减少治疗所需次数。表皮冷却也使治疗更加安全(除最深色皮肤类型)。此外,冷却还可以减少治疗引起的疼痛,从而降低外敷麻醉药或局部麻醉的需求,但是冷却使用不当会发生冻伤。

激光和强脉冲光的临床应用

概述

难以想象一个综合的皮肤性病诊疗科室会没有激光和光疗设备。近年来,激光治疗的适应证逐渐增多，治疗方法也变得更加安全、有效并有较好的耐受性。从无紫癜治疗鲜红斑痣的到快速治疗光老化，激光治疗已得到广泛接受和认可。

随着激光技术的不断发展和普及，患者对激光的疗效会产生过高的预期。皮肤科医师有责任让患者明白尽管有各种各样的激光可以选择，但激光治疗对很多皮肤病只能发挥有限的作用或根本无效。即使有明确的激光治疗适应证，也无法准确预测治疗结果。医师应避免做出无法实现的承诺，要为治疗做出合理的预期。

对激光治疗抱有不切实际期望的患者总会对治疗结果不满意。因此，在进行激光治疗之前最重要的是要充分告知患者，让他们对激光治疗能达到的效果有一个合理的预期。激光医师在对患者最初的评估中也应该考虑到畸形恐惧症的可能性，特别是患者要求治疗的问题微乎其微时更应注意，因为他们的问题不太可能通过激光治疗得到改善，而且他们很可能对任何结果都不满意。

皮肤中的主要靶色基是氧合血红蛋白、黑素（或外源性色素）和水，激光与这些靶色基的相互作用构成了皮肤激光治疗的基础。

血管病变与治疗血管病变的激光器

光与组织的相互作用

氧合血红蛋白的主要吸收峰分别为 418nm、542nm 和 577nm。根据 Anderson 和 Parrish 提出的选择性光热作用原理，研发了波长为 577 nm，脉冲宽度为 0.3ms，能量密度为 2J/cm^2 的闪光灯泵浦染料激光器[8]。但在鲜红斑痣的治疗中，这个波长被585～600nm 的激光所取代，尽管氧合血红蛋白对该波段激光的吸收低于 577nm，但该波段激光的优势是可以在皮肤中穿透更深[9]。考虑到管径 10～50μm 之间的血管热弛豫时间（TRT）小于 1ms，第一代脉冲染料激光器（PDLs）设定的脉冲宽度为 0.45 ms。我们可能低估了管径 10～50μm 血管的 TRT，随后的活体实验显示管径 30～150μm 血管的 TRT 为 1～10ms[10]。因为儿童血管直径相对较细，短脉宽的 PDL 仍是最佳选择，但目前 PDL 的脉冲宽度最高可达 40ms[11]。另一种用于血管畸形（特别是面部毛细血管扩张）的激光是磷酸钛钾（KTP）激光（532nm），含氧血红蛋白对其吸收率较高，所以这种激光仅能穿透浅层的血管。紫翠玉宝石（755nm）和 Nd：YAG（1064nm）激光器发出的光波长更长，穿透更深，这两种激光针对的是含氧血红蛋白在 900～1000nm 的次吸收峰。

治疗血管病变的激光器

治疗血管病变常用的激光器有以下几种（表 23.3）。

表 23.3　治疗血管病变的激光器

激光	波长（nm）
铜蒸汽激光	578
磷酸钛钾盐激光	532
脉冲染料激光	577，585，590，595，600
紫翠玉宝石激光	755
钕：钇铝石榴石激光	1064
半导体激光	800，810，930
强脉冲光	515～1200

- KTP（532 nm）激光器（倍频 Nd：YAG 激光器）：将 Nd：YAG（1064 nm）激光器发射的光束通过 KTP 晶体，使频率翻倍的同时波长从 1064 nm 减半至 532 nm。泵浦源为闪光灯或半导体，其特征是一系列短脉冲组成脉冲串，产生长脉冲或“准连续脉冲”效应，降低产生紫癜的风险。KTP 激光器发出的光被血红蛋白（和黑素）强烈吸收，使得该波长穿透较浅。虽然这种激光器没有冷却装置，仍被广泛用于治疗面部小血管病变。
- 脉宽 0.45ms 和 1.5～40ms 的脉冲染料激光器（585～600nm）：使用氙气闪光灯激发罗丹明染料可发出波长 585～600nm，脉宽 0.45ms（短脉宽 PDL）或 1.5～40ms（长脉宽 PDL），光斑直径高达 12mm 的激光。PDL 在皮肤内的穿透深度可达 1.2mm[12]，凝固管径小于 100μm 的血管[13]。
- 紫翠玉宝石（755nm）和 Nd：YAG（1064nm）激光器：这两种激光波长较长，在皮肤中穿透较深，针对的是氧合血红蛋白在 900～1000nm 的次吸收峰。使用长脉宽（可达几百毫秒）和表皮冷却系统的 Nd：YAG 激光器（1064nm）可以治疗相对较深和较粗的血管（例如腿部血管）。
- 强脉冲光（IPL）（500～1200nm）：IPL 使用滤光片阻挡波长小于选定阈值的光，发出的是宽光谱非相干光，使用接触式冷却和较大光斑。其潜在的优势是在治疗面部毛细血管扩张症或弥漫性面部红斑时形成光斑印、紫癜或过度治疗的可能性低于其他长脉宽激光。

激光治疗血管病变

治疗血管病变激光器的适应证如框图 23.1 所示。值得注意的是它们的应用并不局限于血管病变。对于成人面部皮损的治疗,可使用表面麻醉,必要时使用局部注射麻醉。其他部位的治疗通常无需麻醉或仅使用表面麻醉即可。根据皮损部位和面积不同,12 岁以下儿童的治疗可能需要全身麻醉。润肤剂和止痛药可减轻术后疼痛、肿胀和红斑。冰袋可以用来缓解不适,部分患者治疗区可结痂。

框图 23.1 治疗血管病变激光器的适应证

主要血管疾病
- 血管瘤
- 先天性毛细血管畸形(鲜红斑痣)
- 面部毛细血管扩张和红斑
- 匍行性血管瘤[14]
- 放疗后毛细血管扩张[15]、CREST 综合征的毛细血管扩张[16]、遗传性出血性毛细血管扩张[17]
- 蜘蛛痣
- 樱桃状血管瘤
- 腿部浅静脉和毛细血管扩张
- 血管角化瘤
- 静脉湖

其他适应证
- 血管纤维瘤
- 病毒疣
- 红斑性增生性瘢痕
- 银屑病
- 面部肉芽肿
- Civatte 皮肤异色症
- 妊娠纹

婴幼儿血管瘤(毛细血管瘤):婴幼儿血管瘤一般在出生后数周内出现,是婴幼儿最常见的良性肿瘤。其特点是血管内皮细胞过度增生可持续数月。婴幼儿血管瘤可能起源于母体胎盘,因为与母体胎盘具有相同的组织特异性标记[18]。增殖期通常持续 6~9 个月,然后进入缓慢的自然消退阶段。大部分血管瘤可自然消退,但如果伴发溃疡,可形成萎缩性赘皮、毛细血管扩张性斑块或萎缩性瘢痕。如果血管瘤的部位和(或)大小可能导致功能障碍(例如眼周病变)、伴有溃疡、疼痛或引起心理发育异常,则需要进行干预。目前治疗增生性血管瘤(尤其是眼周或可导致呼吸窘迫的面部复杂血管瘤[19])首选非选择性 β 受体阻滞药(局部使用噻吗洛尔或系统使用普萘洛尔),极少使用激光治疗此类血管瘤。

有报道使用脉冲染料激光[20]或 Nd:YAG 激光[21]治疗婴儿血管瘤时红斑颜色和面积均有改善。尽管激光治疗可引起溃疡等罕见并发症[23],但该疗法可能对伴有溃疡的复杂血管瘤(图 23.6)的治疗有帮助[22]。

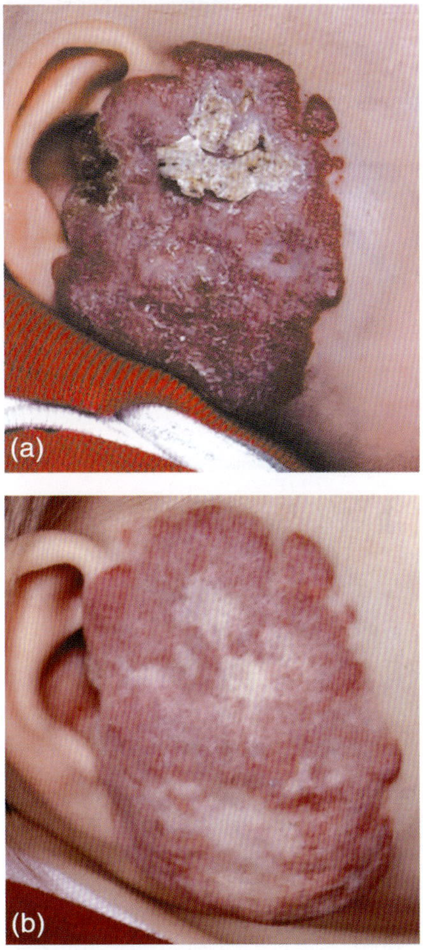

图 23.6 伴有溃疡的血管瘤治疗前(a)和两次脉冲染料激光治疗后(b)

鲜红斑痣(先天性浅表毛细血管畸形,PWS):脉管畸形可为动脉、静脉、毛细血管或淋巴管,并可能同时包括两种或多种脉管畸形。PWS 是一种毛细血管畸形,具有扁平的特征性血管内皮细胞,其细胞周期正常。Sturge-Weber 综合征描述了累及三叉神经眼支分布区域皮肤的 PWS,并可累及眼脉络膜和软脑膜。PWS 患者如果累及眶周还需要做青光眼相关检查。

单纯的 PWS 首选脉冲染料激光(PDL)治疗,疗程 6~8 次,间隔 4~6 周,高达 60% 的患者可取得"良好的效果"(图 23.7)[24]。然而,只有不到 10% 的患者治疗后皮疹完全消退,大约 20% 的患者皮疹完全没有减轻[24]。

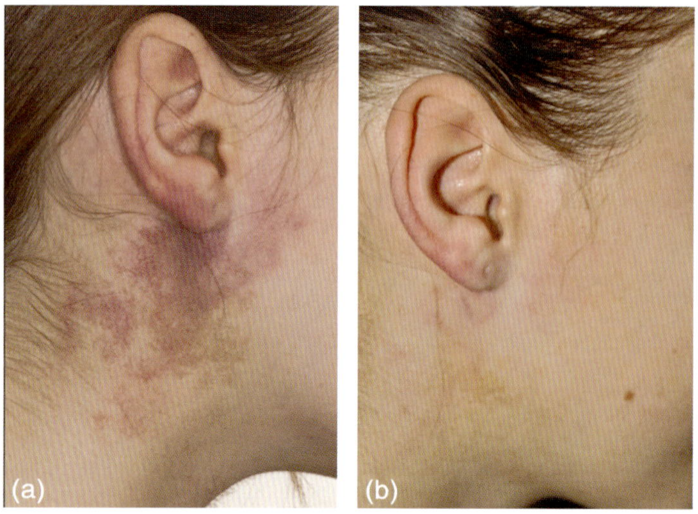

图 23.7　平的表浅的鲜红斑痣治疗前(a)和经过 4 次脉冲染料激光(595nm)治疗后(b)疗效显著

近年来，人们已经制造出具有更长波长、更大光斑尺寸和更长脉宽的脉冲染料激光，配备冷却装置后可以使用更高能量密度。因为婴幼儿血管的直径相对较细，所以 585nm 的短脉宽脉冲染料激光治疗婴幼儿 PWS 的疗效最佳。最近研究发现含氧血红蛋白在 595nm 的吸收率为 585nm 的 1/5，所以 595nm 的长脉宽脉冲染料激光更适合治疗血管较深、较粗的成年 PWS 患者[25]。具有冷却剂喷雾技术和长短脉宽结合(1.5～4.0ms)技术的脉冲染料激光可以使用较高能量密度，从而显著缩短 PWS 的疗程[26]。

如果使用高能量密度和不大于 6ms 的脉宽，病变会有紫癜反应。虽然通过冷却和增加脉宽可以减轻紫癜反应，但治疗后一定程度的紫癜仍被认为是治疗有效的必要条件。对 PDL 治疗反应较好的因素包括年龄较小、皮疹较平、呈鲜红色(而不是紫红色)、位于头部和颈部(不包括脸颊或中线)(图 23.8)[27]。肢体近端皮疹的疗效好于远端。部分患者可能复发(4 年后高达 40%)[28]。PWS 预后不良的因素包括大于 1 周岁、位于面中部、大于 40cm^2、结节性或肥厚性皮损、深度超过真表皮交界以下 400 μm、血管直径＞20μm 和激光治疗超过 5 次[29]。

随着时间的推移，PWS 呈弥漫性增厚，大约 2/3 的患者 50 岁时皮疹出现肥厚或结节。

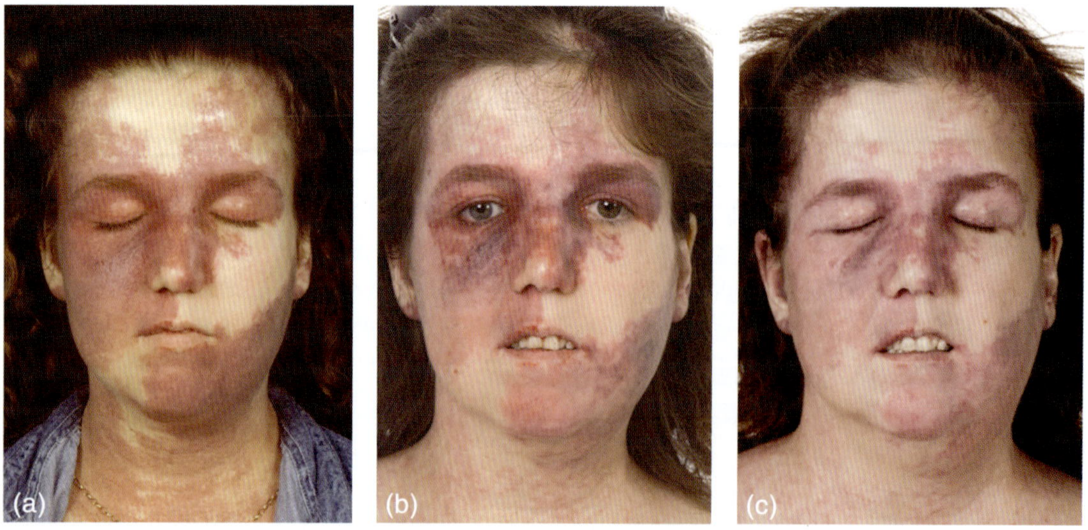

图 23.8　使用脉冲染料激光间断治疗 12 年的 PWS，显示中面部的 PWS 对治疗反应较差

脉冲染料激光治疗抵抗或复发性 PWS 的治疗是巨大的挑战。现有的治疗手段很难靶向治疗位置较深且管径较小的血管。经证实双通技术或脉冲叠加技术可以进一步改善部分治疗抵抗的 PWS，但是产生水疱、瘢痕和色素沉着的风险增加[30]。紫翠玉宝石激光、810nm 半导体激光、1064nm Nd：YAG 激光和强脉冲光等设备波长较长且脉宽可调，可用于治疗顽固性或复发性 PWS[31]。局部和系统应用光敏剂的光动力疗法与脉冲染料激光同样有效，且可用于激光治疗抵抗的 PWS[32,33]。激光治疗后局部应用雷帕霉素、咪喹莫特等抗血管生成药物可增加治疗效果[34]。经证实依次发射 595nm 和 1064 nm 脉冲激光的设备治疗顽固性和肥厚性 PWS 是有效的[35]。

据报道有较大光斑尺寸的强脉冲光（500～900nm）对治疗抵抗的 PWS 也有较好的效果[36]。其他疗效不确定的治疗难治性 PWS 的方法包括气化型点阵激光、吲哚菁绿泵浦半导体激光等。有报道 PDL 联合皮肤气动压平术（一种真空辅助压缩皮肤的技术）可以增加疗效，同时减少激光治疗带来的不适。因进展性血管扩张导致增生性病变的成年患者最好使用 CO_2 激光治疗（图 23.9）[37]。

毛细血管扩张：蜘蛛状毛细血管扩张症（蜘蛛痣）有充盈压力较高中心小动脉，因此推荐使用 PDL 治疗。浅表毛细血管扩张症常见于中年人面中部和皮肤白皙的老年人，单次 KTP 激光治疗即可达到安全有效的效果。KTP 激光同样可用于治疗自身免疫性疾病和放疗相关的毛细血管扩张。KTP 激光治疗不会产生紫癜，因此患者的接受度更高。弥漫、细小的毛细血管扩张或红斑使用脉冲染料激光治疗有效（图 23.10），终点反应不必产生紫癜，治疗间隔 4～6 周，但有继发蜂窝状光斑印的风险。强脉冲光治疗也可以逐渐减轻红斑，不会出现蜂窝状光斑印（图 23.11）。然而强脉冲光比激光疼痛感更强烈，且可能需要多次治疗。

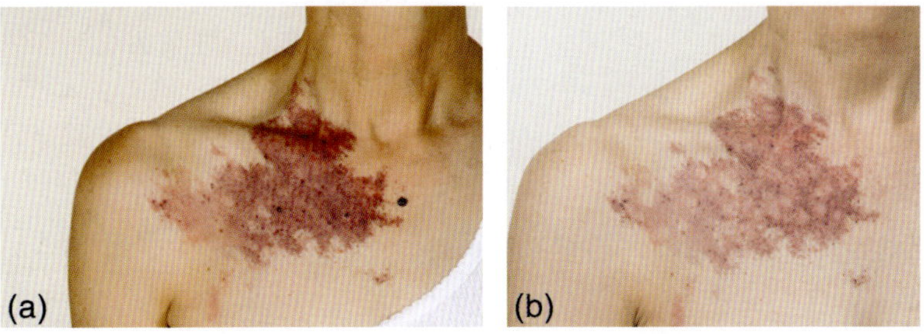

图 23.9　CO_2 激光治疗 PWS 的血管扩张治疗前（a）和治疗后（b）

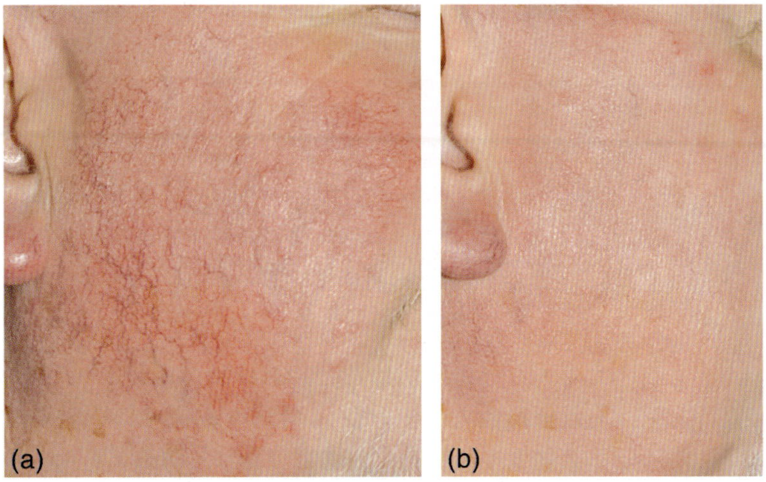

图 23.10　面部毛细血管扩张症使用脉冲染料激光治疗前（a）和治疗后（b）

下肢静脉：下肢静脉管径、深度和流动特性各不相同。不伴有深静脉功能不全的表浅、扩张的小静脉最好采用硬化疗法，表浅、管径较细的静脉使用激光治疗有效[38]。波长 585～600nm 的长脉宽（1.5～40.0 ms）脉冲染料激光可使用中等能量密度治疗直径小于 0.5 mm 的浅表血管[39]。更长波长激光针对的是血红蛋白的次吸收峰，穿透深度更深。脉宽 3ms 的紫翠玉宝石激光（755nm）使用高能量密度时可以治疗直径 2mm 的腿部静脉[40]，脉宽可达 1s 的 Nd：YAG（1064nm）激光使用高于 100J/cm^2 能量密度时可以治疗更深、更大的血管[41]，治疗间隔为 4～6 周。常见的并发症有溃疡、色素沉着和瘢痕等[41]。关于强脉冲光的数据很少，但它具有较宽的光谱和较大的光斑，可能对大面积管径较细的毛细血管扩张有效果。近年研究显示，吲哚菁绿泵浦半导体激光治疗下肢静脉问题引起的毛细血管扩张症疗效优于长脉冲 Nd:YAG 激光[42]。

其他血管性疾病：其他激光治疗有效的血管性疾病包括血管瘤和静脉湖，脉冲染料激光疗效最佳。年轻的结节性硬化患者面部较小的红色血管纤维瘤对脉冲染料激光治疗反应良好，而不宜使用气化型激光治疗，最新研究表明局部应用雷帕霉素亦有效果[43]。当治疗没有引起纤维化时血管角化瘤容易复发，较小的皮损对治疗反应良好(图 23.12)。化脓性肉芽肿建议手术而不是使用激光治疗。

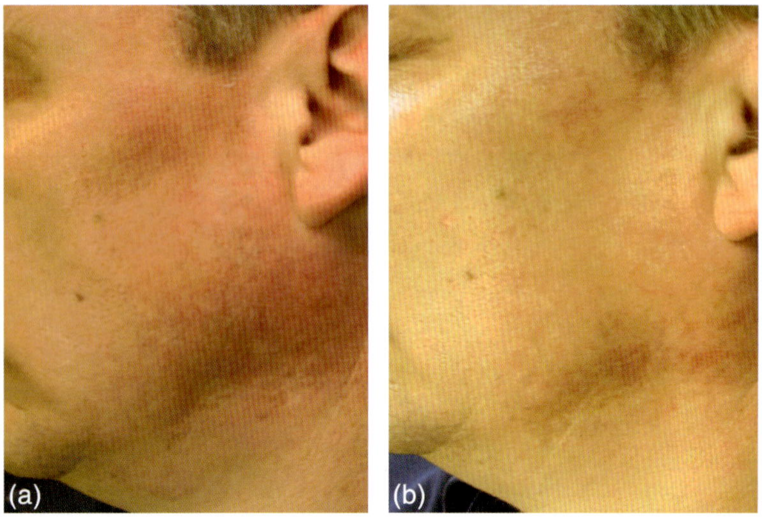

图 23.11 强脉冲光治疗面部红斑，治疗前(a)和治疗后(b)，红斑轮廓明显缩小且颜色几乎消失

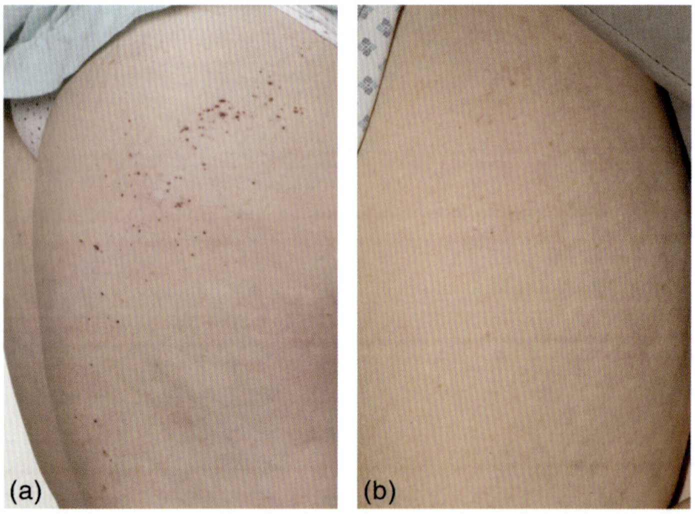

图 23.12 血管角化瘤使用脉冲染料激光治疗前(a)和治疗后(b)

治疗血管病变激光器的其他适应证(框图 23.1)

病毒疣：可使用脉冲染料激光器高能量密度、无冷却的模式治疗病毒疣[44](图 23.13)。最初人们认为治疗的原理是激光凝固了真皮血管从而破坏了异常表皮的生存能力。现在认为治疗原理更可能是病毒感染表皮的非特异性损伤。激光治疗面部和会阴部病毒疣的疗效优于跖疣[45]。目前没有证据表明激光治疗比传统疗法治愈率更高。

增生性瘢痕：据报道脉冲染料激光可以改善增生性瘢痕(非瘢痕疙瘩)红斑的颜色和轮廓，这些研究的疗效可以通过反射光谱法和硅酮轮廓仪等客观测量数据评估[46]。但其作用机制尚不明确，可能与损伤了部分小血管有关。对增生严重的瘢痕，先局部注射皮质类固醇激素，瘢痕体积明显缩小后使用激光治疗效果更佳。总体来说，除 595nm 脉冲染料激光外，其他激光治疗瘢痕的证据并不多[47]。

银屑病：据报道短脉宽或长脉宽 585 nm 脉冲染料激光治疗顽固的限局性斑块型银屑病有效[48]。虽然激光治疗没有药物的不良反应，但治疗过程往往比较痛苦，并可能导致色素沉着和瘢痕。

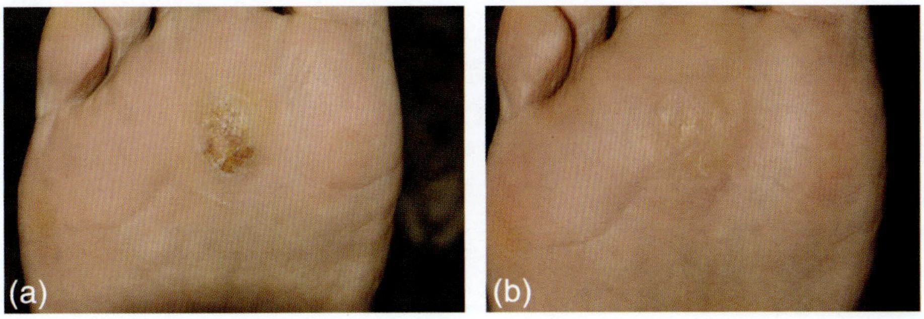

图 23.13 跖疣经四次脉冲染料激光治疗前(a)和治疗后(b)

面部肉芽肿：面部肉芽肿的颜色可能由炎症浸润（而不是血管扩张）引起，治疗血管性病变的激光对面部肉芽肿疗效尚不明确，某些报道中 PDL 治疗红棕色面部斑块有效的机制也不清楚[49]。

治疗血管性疾病激光并发症

新一代长脉宽脉冲染料激光安全性高，并发症发生率很低。适度的冷却可防止表皮损伤，但必须避免过度冷却引起的冷冻剂灼伤。PDL 最常见的不良反应是炎症后色素异常（尤其是色素沉着）。治疗血管性疾病激光的不良反应还包括萎缩性瘢痕和增生性瘢痕。KTP 激光的不良反应包括红斑、苍白、不适、水疱和结痂。同样，治疗鼻毛细血管扩张症也有形成萎缩性瘢痕的报道。脉冲染料激光使用非紫癜参数可导致明显的面部和眶周水肿。

治疗血管性皮肤病激光对 PWS 和面部毛细血管扩张症的疗效毋庸置疑。有足够的数据和临床经验支持以上结论。然而，顽固性 PWS 的治疗仍是激光医师面临的挑战。评估治疗血管性疾病激光对其他血管适应证的疗效时受到大量可变因素的影响，在高质量的临床研究中对比难度较大。

文身和色素异常

光与组织的相互作用：黑素吸收波长从紫外线到 1200nm 的光（图 23.5）。光的波长越短，黑素对其吸收率越高，但穿透深度小于长波长的光。色素增加性疾病的“治疗窗”位于 630～1100nm 之间，黑素对这个波段光的吸收率超过血红蛋白。

Q 开关是一种用于产生脉宽为纳秒级别脉冲的光电设备。该设备设计的脉宽短于黑素小体的热弛豫时间（0.5～1μs），但超过了某些文身颗粒的热弛豫时间（部分文身颗粒热弛豫时间低于纳秒级别）。强脉冲光脉宽为毫秒级别，远大于调 Q 激光。纳秒级别的脉冲可以击碎黑素小体和文身颗粒并使之分散，从而改变它们的光学性质。大多数被击碎的文身颗粒由活化的巨噬细胞通过淋巴系统摄取和清除，有些随表皮移行至表面清除。

用于治疗文身和色素异常的设备

Q 开关 Nd：YAG（1064nm）激光器和倍频 Q 开关 Nd：YAG（532nm）激光器。Q 开关 Nd：YAG（1064nm）激光在皮肤内的穿透深度为 2～3mm，因此适合治疗位置较深的真皮色素问题。KTP 激光的原理是 1064nm 激光束穿过 KTP 晶体后频率翻倍（相应的波长减半至 532nm），在皮肤内的穿透深度降低，更有利于治疗表皮色素问题。

Q 开关红宝石（694nm）、紫翠玉宝石（755nm）和半导体（810nm）激光。这些中等波长的红光穿过表皮时被吸收部分能量，但仍可到达较深的层次。

强脉冲光（500～1200nm）。强脉冲光发射的是宽谱非相干光，在穿透和吸收方面具有潜在优势。相对较长的脉宽（0.5～88.5ms）也可以治疗热弛豫时间为纳秒级别的色素。

麻醉

色素性皮损或文身使用表面麻醉即可取得良好的止痛效果。润肤剂和止痛药可缓解术后疼痛、肿胀和红斑。Q 开关激光器不需要同步表皮冷却。

激光治疗文身及色素性皮损的适应证

色素性疾病专用激光器的适应证见框图 23.2。

框图 23.2 色素性疾病专用激光器的适应证

- 文身
- 表皮色素增加性疾病
  - 雀斑
  - 黑子
  - 口周黑子
  - 扁平、深色的脂溢性角化病
  - 咖啡斑
- 真皮色素增加性疾病
  - 太田痣和伊藤痣
  - 颧部褐青色痣
  - 药物诱发的色素沉着
  - 蒙古斑

文身

从美容方面考虑，Q 开关激光治疗文身优于以往破坏性的治疗方式。可见光到近红外光都可被黑色和蓝色文身的色素颗粒吸收。绿色色料对 Q 开关红宝石和 Q 开关紫翠玉宝石激光器的反应最佳，但不易完全祛除。相反，红色色料对 Q 开关倍频 Nd:YAG 激光器（532nm）发出的绿光反应最好。Nd:YAG 激光对蓝色/黑色文身有效，但绿色色料对其吸收相对较差。Nd:YAG 激光已成功地用于治疗深肤色患者的文身。表 23.4 列出了可用于祛除文身的激光器。红色、棕色或肉色色料可能含有氧化铁（Fe_2O_3），经过激光治疗可还原为黑色的氧化亚铁（FeO）。因此试验性治疗很重要，但这种反应不常见，通常在后续治疗中根据皮疹颜色选择相对应的波长即可。黄色和色彩柔和的色料很难处理，通常无法完全祛除。

表 23.4 用于治疗不同文身色料的 Q 开关激光器

	褐色	黑色	蓝色	红色	绿色	黄色	橙色
Nd:YAG(1064nm)	+	+	+				
Nd:YAG(532nm)	+	+		+		+	+
Alexandrite(755nm)	+	+	+		+		
Ruby(694nm)	+	+	+		+		

业余文身需要的治疗次数通常少于专业文身。Q 开关激光对治疗外伤性、美容性和放射性文身也有效果。

如何使用 Q 开关激光提高文身（尤其是专业彩色文身，有时需要 20 多次治疗，图 23.14）清除率一直备受关注。对于某些直径从 40～300nm 的文身色素颗粒来说，纳秒级脉宽有时无法满足需求。因此，目前已用于临床的皮秒级脉宽的激光器可能更为有效[50]。在动物模型中，皮内注射甘油等高渗透物质，可以减少激光在真皮的散射，提高文身的清除率，但会导致皮肤溃疡[51]。其他新方法包括重复治疗（R20 是指在一次激光治疗中对文身进行多次扫描，每次扫描间隔 20min）和 Q 开关激光联合点阵激光技术[52,53]。

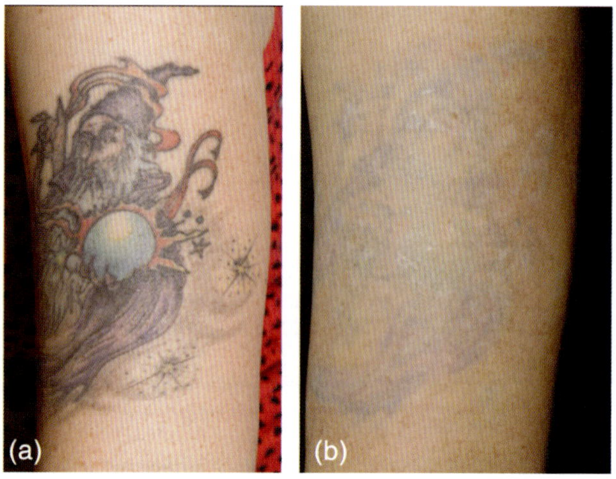

图 23.14 专业文身经过多次 Q 开关（532/1064nm）激光治疗前（a）后（b）。注意高能量密度激光治疗后的色素减退

表皮色素沉着

雀斑和日光性黑子用 Q 开关 KTP 激光（532nm）治疗效果较好。与 Q 开关红宝石（694nm）和 Q 开关紫翠玉宝石激光器不同，KTP 激光对表皮的损伤更重。医师需要逐个治疗患者的皮疹，治疗过程辛苦且烦琐，术后常表现为“古铜色”背景上的色素沉着或色素减退斑。

面部黑子和 Peutz-Jeghers 综合征相关的口周黑子也可使用 Q 开关紫翠玉宝石激光治疗[54]。

同样，Q-开关紫翠玉宝石激光治疗生殖器黑变病也有较好的效果（生殖器黑子病）（图 23.15）。因为强脉冲光的脉宽较长、光斑直径较大，治疗皮损的同时也影响了正常组织，所以使用强脉冲光治疗该病的数据有限。595nm 脉冲染料激光可以治疗浅表的色素性病变，使用玻片压紧皮肤可减少血红蛋白的竞争性吸收。

激光治疗咖啡斑的效果差异较大，50%的患者发生色素沉着[55]。Becker 黑变病（Becker 痣）真皮与表皮均有色素异常，使用 Q 开关激光和强脉冲光治疗效果都不确切，伴有多毛症或色素来源于毛囊的患者治疗难度更大。有些医师认为使用 Er:YAG 激光治疗 Becker 痣效果更好[56]。早期常采用气化型点阵激光治疗 Becker 痣，但炎症后色素沉着发生率较高，患者满意度较低[57]。

色素性激光治疗类似于日光性黑子的扁平、棕黑色的脂溢性角化病效果较好，疣状增生或色素较少的病变更适合用气化型激光治疗。

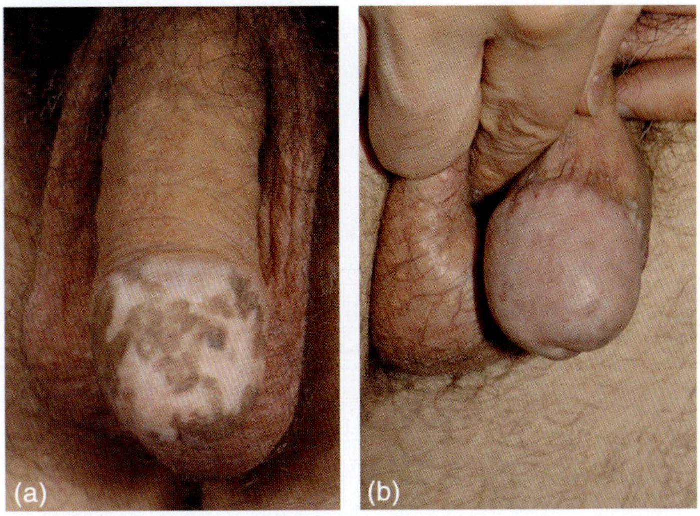

图 23.15　生殖器黑变病经 Q 开关紫翠玉宝石激光治疗前(a)后(b)

虽然激光可以淡化恶性雀斑样痣，但无法清除缺乏色素或深层毛囊周围的病变。不建议使用激光治疗恶性雀斑样痣和非典型痣[58]。

真皮色素性疾病

斑点状黑子样痣(斑痣)为色素斑片的背景上散在分布的复合痣。早期小规模的研究表明：对于斑痣的治疗 Q 开关红宝石激光比 Q 开关 Nd:YAG 激光(532 或者 1064nm)更有效。在 6 名患者中，一例出现色素沉着，另外一例出现局灶性复发[59]。近期针对日本儿童进行的一项大规模研究显示，Q 开关紫翠玉宝石激光对斑痣的治疗效果不佳[60]。鉴于 Q 开关激光治疗咖啡斑和复合痣的疗效欠佳，第二项研究的结论显得更真实可信。

太田痣可以使用 Q 开关红宝石激光、紫翠玉宝石激光和 Nd:YAG 激光治疗(图 23.16)[61]。Q 开关 Nd:YAG 激光治疗真皮深层色素疾病疗效好且并发症较少，但有部分患者可能复发[62]。

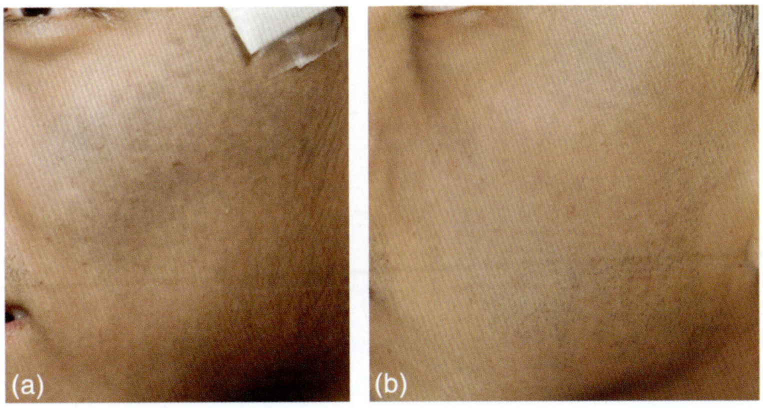

图 23.16　用 Q 开关 Nd:YAG(1064nm)激光治疗太田痣，治疗前(a)和治疗后(b)，显示异常色素减少、皮损轮廓几乎消失

尽管存在争议，部分医师仍采用 Q 开关激光治疗先天性和晚发性色素痣[63]。原因之一是目前仍不清楚长期使用非致死量的激光照射对黑素细胞的影响。除扁平的交界痣外，使用激光治疗其他类型色素痣时部分痣细胞未被损伤，易复色。在一项包含 31 例先天性和晚发性(包括非典型)色素痣的研究中，单独或同时使用 Q 开关红宝石激光与固有震荡模式红宝石激光治疗，4 周后仅有 16 例患者症状改善明显[64]。

色素特异性激光治疗扁平中等大小的先天性色素痣有效，而凸起的皮疹只有使用气化型激光治疗才能改善，同时会有高达 50%的复发率，可能是因为激光治疗没有破坏到深层毛囊的黑素细胞[65]。

黄褐斑分为表皮型、真皮型和混合型，使用 Q 开关激光治疗通常效果不佳[66]。最近，有报道非剥脱点阵激光产生的“微治疗区”能够起到“色素排出通道”的作用。也有报道 1927nm 铥纤维点阵激光成功治疗黄褐斑的案例[67]。同时，也有人提倡用低能量密度 Q 开关 Nd:YAG 激光(1064nm)的“净肤”模式治疗黄褐斑，但通常需要多次治疗且远期疗效不确切[68]。

炎症后色素沉着对激光治疗的反应与黄褐斑一样无法预测(色素沉着加重的风险较大)。有时使用激光治疗含铁血黄素增加的静脉淤滞也有效。Q 开关红宝石激光、紫翠玉宝石激光和 Nd:YAG 激光治疗二甲胺四环素和胺碘酮引起的继发性色素沉着效果较好。

色素性疾病专用激光器的并发症

可预见的常见的不良反应包括白膜反应、继发性红斑或针尖样出血点。最常见的并发症是烧伤、色素沉着或瘢痕,晒黑或深肤色皮肤更易发生。因此,最好在色素沉着消退后再进行激光治疗。从医学角度讲,有必要在全面治疗前进行实验性治疗。激光治疗后某些文身色料可能变成黑色,并且治疗时要注意外伤性文身可能含有易燃物质。用 Q 开关激光治疗含致敏物质的文身可能引起全身性过敏反应。

一些色素性疾病对激光治疗的反应优于其他治疗方法。如雀斑和日光性黑子等表皮色素增加性疾病对激光治疗反应较好,而黄褐斑和炎症后色素沉着对激光治疗的反应不明确。目前缺乏高质量、长期有效的研究支持使用激光治疗先天性色素痣,尽管激光在治疗早期可以清除病灶,但复发率高仍是一个公认的难题。

脱毛

脱毛是皮肤科最常见的激光治疗项目。除了多毛症,脱毛激光器主要用于祛除女性和男性面部及其他部位不想保留的毛发。这些仪器也可以用来治疗伴有毛发生长的先天性色素痣等多毛症相关的一些疾病。

光与组织的相互作用

激光脱毛的原理目前尚不完全清楚。毛干和毛囊中的黑素吸收光能转化为热能,随后热能传递到毛囊干细胞(位于外毛根鞘的隆突部位)和毛乳头中的血管等靶目标。尽管直径 200～300μm 毛囊的热弛豫时间为 25～50ms,更短的脉宽也是有效的。有研究表明,30～400ms 的较长脉宽也可以破坏毛囊干细胞和毛乳头中的血管(他们既不含黑素也不与毛囊中富含黑素的部位直接接触)。这一观察结果可以用“扩展的选择性光热作用理论”解释[6]。处于生长期早期的毛发毛囊位置表浅,对激光治疗更敏感。即刻反应是毛囊的破坏,随后毛发从生长期进入静止期并伴有毛囊体积的缩小。

脱毛设备

长脉宽模式的红宝石激光(694nm)、紫翠玉宝石激光(755nm)、半导体激光(800nm)、Nd:YAG(1064nm)激光和强脉冲光都可用于脱毛。但所有设备都需要冷却装置保护表皮[69]。

激光脱毛

激光脱毛是最常见的激光治疗项目。尽管多毛症是主要适应证,但多数患者希望使用激光祛除正常但不想保留的身体和面部的毛发。肤色较浅而毛发较黑的患者最适合使用激光脱毛。医师应该告知患者激光脱毛不适用于浅色、红色、灰色或白色毛发,也不适用于毳毛。

激光厂家推荐的临床治疗终点反应为轻度的毛囊周围红斑和水肿。需要进行多次治疗(3～6 次或者更多)才能达到毛发长期显著减少的效果。基于以上原因,“永久性脱毛”被定义为经过治疗毛发再生的数量达到长期、稳定的减少[70]。不同身体部位毛发的生长周期从 4～12 个月不等,在超过一个完整毛囊生长周期的时段内,再生毛发的数量必须稳定减少。“永久性脱毛”并不意味着祛除治疗区域内所有毛发[70]。在选择患者和咨询时应考虑重复治疗引起的不稳定性脱毛和暂时性脱毛的问题。

波长较长的激光器进行脱毛更加安全有效。一项研究显示,使用 3ms 紫翠玉宝石激光对患者进行至少 3 次(间隔 4～6 周)治疗,长期(12 个月)毛发平均减少 74%[71]。浅肤色患者可以使用高能量密度进行治疗,毛发减少的比例更高。肤色浅且毛发颜色深的患者疗效最佳。紫翠玉宝石激光最适合治疗Ⅰ～Ⅲ型皮肤的患者,因为没有表皮黑素竞争性吸收,所以色素沉着或烧伤的风险相对较低。当治疗深色皮肤类型的患者时,首选 Nd:YAG(1064nm)激光。半导体激光(810 nm)和 Nd:YAG 激光疗效相当,但半导体激光使用低能量密度治疗时疼痛更轻[69]。浅色或白色毛发缺乏黑素,对激光治疗抵抗。强脉冲光可用于治疗先天性多毛症和妇女多毛症,但比激光更易出现水疱和色素沉着等并发症,深色皮肤类型的患者危险系数更高。此外,强脉冲光在减少毛发数量方面不如 Nd:YAG 激光(54.4% vs. 79.4%)[69]。

家用型激光器和强脉冲光越来越受欢迎。它们可使毛发数量减少 30%左右,但由于没有临床监管,设备存在安全隐患。

激光脱毛治疗欠美观植发、须部假性毛囊炎(图 23.17)、藏毛性窦道和多毛口内皮瓣等皮肤和毛发疾病也有效[69,72]。

麻醉

大多数患者使用表面麻醉即可。术前使用镇痛药有助于减轻治疗过程中的不适。润肤剂和镇痛药

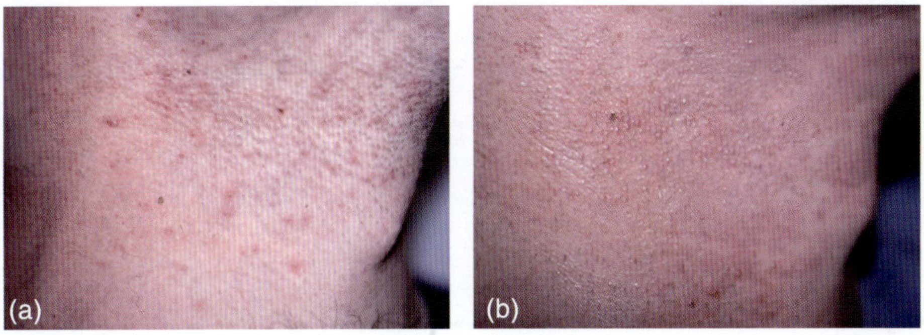

图 23.17 须部假性毛囊炎使用长脉冲紫翠玉宝石激光(755nm)治疗前(a)及治疗后(b),残留稀疏细软毛发,但无炎性病变

可以缓解术后疼痛、肿胀和红斑。治疗同步进行表皮冷却亦可缓解疼痛。术后必须注意防晒。

脱毛激光器的适应证

脱毛激光的适应证列于框图 23.3。

框图 23.3 脱毛激光的适应证

- 多毛症
- 先天性多毛痣
- 骶尾部毛痣和贝克痣
- 毛发皮肤移植
- 秃发性毛囊炎
- 假性毛囊炎

脱毛的并发症

通常脱毛的并发症发生率较低,主要取决于激光类型、治疗部位和皮肤类型[73]。常见的并发症包括疼痛、短暂性红斑、毛囊水肿和毛囊炎等。过度治疗、患者选择不当或激光类型选择不当时会产生水疱、暂时性色素沉着或持久性色素沉着等少见并发症,极少产生永久性瘢痕。脱毛可能会加重痤疮等已有的皮肤疾病。

脱毛设备的波长主要位于可见光和近红外区,因此有损伤视网膜的风险。使用红宝石激光脱毛发生色素沉着的风险最高,波长越长色素沉着的风险越低。尽管使用 Nd:YAG 激光(1064nm)治疗深肤色患者可以降低色素沉着的概率,但仍有色素沉着的风险。反常性多毛症(激光脱毛后毛发增多)(图 23.18)是强脉冲光、半导体激光和紫翠玉宝石激光治疗的一种罕见并发症[74]。

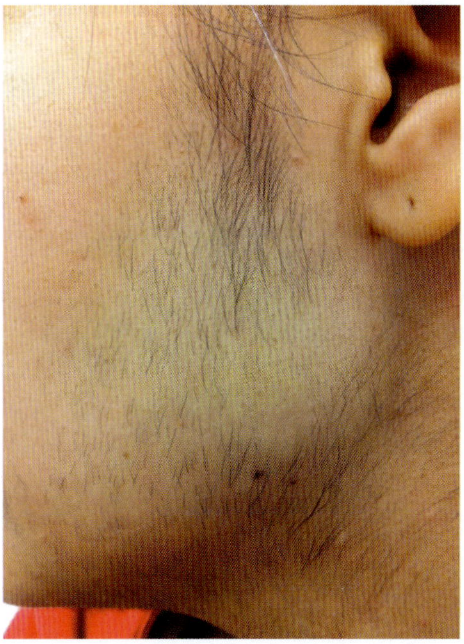

图 23.18 长脉冲模式 Nd:YAG 激光治疗后引起的颈部反常性多毛症

光热消融治疗皮肤疾病

光与组织的相互作用

气化型激光主要有两方面应用:

1. *切口止血* CO_2 激光(10 600nm)可用来切割皮肤或进行皮表重建治疗。该激光使用大功率的聚焦光束直接照射并气化组织。激光束的功率、光斑直径、脉宽、散射和组织的热弥散度等特性决定了热损伤带的厚度。此时热损伤的主要优点是可以止血。

2. *皮表重建* 起初使用脉冲发射或有扫描装置的 CO_2 激光,即刻的效果是表皮(有时深达真皮乳头层)的消融(或气化)。气化带下方真皮层出现的热损伤带伴有胶原蛋白变性和收缩。治疗区愈合过程的上皮化来源于周围的正常表皮和皮肤附属器。随后发生的真皮层纤维化在医疗美容文献中称为"胶原重塑"。

水对 CO_2 激光的吸收率相对较低,因此穿透较深(30μm)。不使用高能量密度时,气化的深度较浅而热损伤带较深(300μm)。随着治疗的进行,组织含水量由真皮层的 80%下降到皮下层的 60%,后续的每一次照射气化越来越少,而热损伤越来越多。考虑到以上因素，人们研发了铒：钇铝石榴石（Er：YAG）激光器（2094nm）。因为水对该激光的吸收率最高，所以它在皮肤组织内穿透很浅（3μm），相较于 CO_2 激光气化率高[2～4μm/(J·cm^2)]而热损伤带较薄（10～15μm）。然而人们很快发现，止血需要一定程度的热损伤。此外，CO_2 激光治疗部位的热损伤程度可能影响后续纤维化的厚度[75]。为了使创面更像 CO_2 激光，经改造的铒激光器可以产生更多的热损伤。CO_2 激光和铒激光的区别见表 23.5。目前应用较少的铒：钇钪镓石榴石（Er：YSGG）激光器（2790nm）和等离子体发射器的消融方式不同。

表 23.5 CO_2 激光器与 Er：YAG 激光器的主要区别

激光	CO_2 激光器	Er：YAG 激光器
水吸收率	很高	非常高
单次气化深度	20～60μm	5～15μm
止血功能	有	无
消融平台	有	无
热损伤范围	150μm	15μm

常用设备

二氧化碳激光器（10 600nm）

水对 CO_2 激光（波长 10 600nm）的吸收率不高，因此该激光穿透相对较深（30μm）。该激光的聚焦光束可用于手术切割。最初 CO_2 激光的工作方式是连续模式，后来使用旋镜或计算机图形发生器把激光调节成脉冲模式。连续模式 CO_2 激光难以控制治疗反应且可产生瘢痕。而脉冲 CO_2 激光的脉宽短于被气化组织的热弛豫时间，且具有较高的峰值功率，使治疗更加安全。脉冲模式 CO_2 激光每次扫描气化 20～30μm 的皮肤，产生的热损伤带小于连续模式 CO_2 激光。近年来，CO_2 激光改造后可使用气化型点阵模式进行皮表重建（见非气化型点阵章节）。

Er：YAG 激光（2940nm）

水对 Er：YAG 激光（2940nm）吸收率远高于 CO_2 激光（10 600nm），因此 Er：YAG 激光穿透深度更浅，比 CO_2 激光热损伤更少，气化效果更明显，不良反应更少，恢复时间更短。短脉宽铒激光器经过改进后提高了精准气化的能力，且具有与 CO_2 激光器类似的热凝固效果。

麻醉

气化治疗需要充分麻醉。汗管瘤等浅表良性病变使用局部表面麻醉即可。气化范围大且深的治疗，优先选择阻滞麻醉或全身麻醉。术后创面使用润肤剂和抗生素软膏可减轻疼痛并防止感染。

激光切割与消融术的适应证

激光消融的适应证见框图 23.4。

框图 23.4 激光消融的适应证

畸形
- 表皮痣
- 局限性淋巴管瘤

表皮发育不良和肿瘤
- 光线性角化病和光线性唇炎
- 原位鳞癌（鲍恩病）
- 汗孔角化病
- 黑素转移瘤

良性皮肤肿瘤和增生
- 鼻赘和皮脂腺增生
- 睑黄瘤
- 脂溢性角化病
- 黑色丘疹性皮肤病
- 汗管瘤
- 血管纤维瘤
- 家族性毛发上皮瘤
- 汗腺囊瘤
- 病毒疣
- 神经纤维瘤

真皮浸润
- 睑黄瘤
- 面部肉芽肿
- 结节病
- 淀粉样变病

其他
- 毛囊角化症（毛囊角化病）
- Hailey-Hailey 病（家族性良性慢性天疱疮）
- 增殖型天疱疮
- 胶样粟丘疹

美容
- 痤疮瘢痕
- 皱纹

使用 CO_2 激光手术时切口周围的热损伤有止血效果，比传统手术刀切割更有优势。其潜在缺点是切口边缘的热损伤可导致伤口愈合较慢且有明显的瘢痕。如果治疗的目的是在切口形成瘢痕愈合，那么适合使用 CO_2 激光治疗。例如：切除头颈部毛囊下部皮下脂肪层的瘢痕疙瘩。不同部位疗效有所不同[76]，头部效果较好，上皮化前后病灶内注射糖皮质激素可增强疗效。对瘢痕疙瘩进行研究或评估的难点是如何界定治愈标准及疗效持续的时间。

尽管气化型激光可能加重瘢痕，它仍然是消除皱纹和痤疮瘢痕最有效的方法。这将在第 160 章中进行更详细的探讨。

表皮发育不良与肿瘤

CO_2 激光消融可有效治疗光化性唇炎、甲周鲍温病和龟头鲍恩病。浅表基底细胞癌亦可用 CO_2 激光消融治疗，但不是首选的治疗方法。

良性皮肤肿瘤及增生

可以使用 CO_2 激光治疗家族性毛发上皮瘤和血管纤维瘤（图 23.19），但随着时间的推移，一些患者的病变会复发。通过增加治疗深度产生更多纤维化可能预防复发[77]。可使用 CO_2 激光消融等多种有创方法治疗眶周汗管瘤（图 23.20）和皮脂腺增生。眶周皮肤真皮层较薄，治疗时很难控制磨削深度达到既不复发又不会引起肤色和肤质改变的效果。非气化型点阵等新疗法可能更适合眶周皮损的治疗。为了美观及缓解鼻塞，可使用气化型激光对鼻赘（图 23.21）进行重塑，通常不会复发[78]。

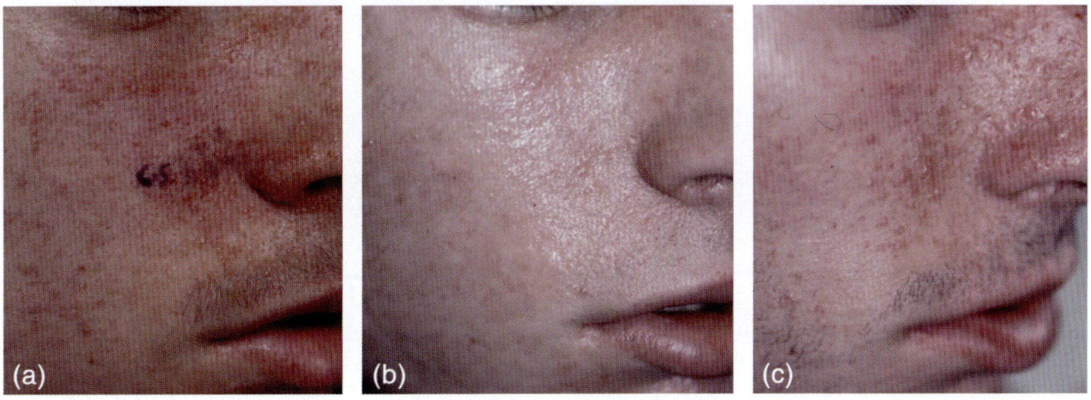

图 23.19　血管纤维瘤术前(a)、术后 6 个月(b)、术后 24 个月(c)，随时间推移皮疹逐渐复发

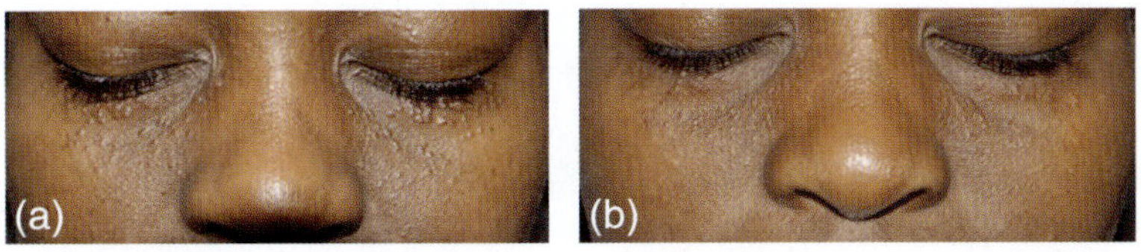

图 23.20　Ⅵ型皮肤的汗管瘤患者在接受 CO_2 激光治疗前(a)和治疗后 3 个月(b)

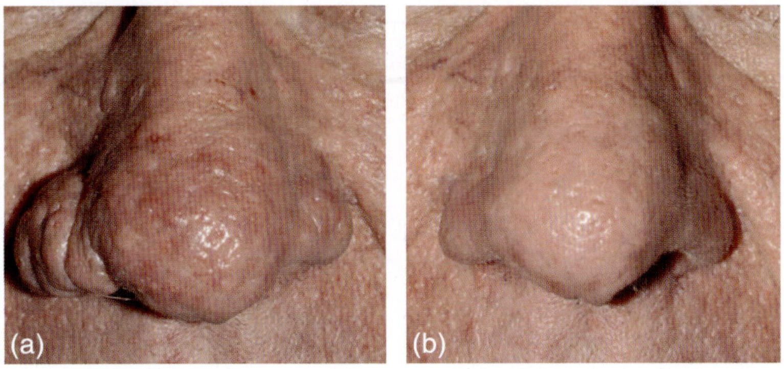

图 23.21　鼻赘经 CO_2 激光治疗前(a)和治疗后(b)，通常具有较好的美容效果

真皮炎症与浸润

面部肉芽肿和面部结节病通常伴有紫斑和结节。有研究表明尽管它们的颜色可能是由炎症浸润而不是血管扩张引起，但都对 PDL 治疗反应良好。面部肉芽肿的皮疹可以用 CO_2 激光磨削治疗，即使复发也需要很长时间[79]。同样 CO_2 激光可永久性切除稳定期结节病的面部结节和斑块[2,80]。CO_2 激光等一系列消融激光治疗睑黄瘤疗效较好。

其他疾病

人们使用 CO_2 激光治疗了许多其他类型的疾病，与皮肤科相关的有甲周疣、跖疣、家族性良性慢性天疱疮、毛囊角化病、外阴淋巴管扩张/淋巴管瘤和囊肿[81]等。局部使用强效糖皮质激素治疗无效的非感染性伴瘙痒的文身肉芽肿对 CO_2 激光消融反应良好

（图23.22）。CO_2激光消融模式可以切除复发性鼻窦炎和化脓性汗腺炎的结节[82]，也可以用来切除哑铃状神经纤维瘤，创面愈合后形成平坦的色素减退性瘢痕[83]。

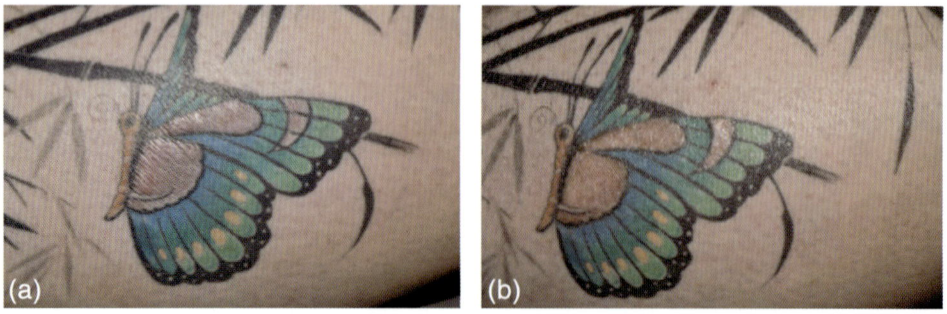

图23.22 CO_2激光消融治疗文身肉芽肿前(a)后(b)，通常疗效较好

激光消融并发症

并发症风险取决于治疗深度。约4%的患者在全面部换肤后会发生感染，这是再上皮化前主要并发症。感染通常由葡萄球菌引起，偶为念珠菌和单纯疱疹病毒，所有感染都增加形成瘢痕的风险。3周后的并发症主要为痤疮样毛囊炎、粟丘疹、接触反应、色素沉着和瘢痕。所有患者术后都会出现红斑，持续时间主要与治疗深度有关[84]。因表皮黑素缺失或真皮纤维化引起的色素减退通常出现在手术6个月以后。以上并发症的存在是促使某些气化型治疗转变为非气化型治疗的重要原因。

因为对消融激光治疗进行随机对照研究困难重重，所以有关气化型激光疗效的数据大多来自病例报告或病例分析。

非气化型点阵激光

因气化型激光修复时间较长且有相关不良反应，科研工作者研发了非气化型激光与非气化型点阵激光[85]。

1. 非气化型激光皮表重建。此类激光通过选择性损伤真皮从而诱导真皮纤维化（或胶原重塑）。非气化性治疗保护并保留了表皮，避免了由气化剥脱造成的开放性创面。此类激光需要拥有足够波长且配备表皮冷却系统才可以穿入并损伤真皮。通过对一系列最初未用于皮表重建的激光器（1064nm和1320nmNd：YAG激光、1450nm半导体激光和1540nm铒玻璃激光）和强脉冲光的研究发现，尽管有明确的组织学证据证明生成了新的胶原，但疗效有限。为医疗美容研发的射频和红外设备可以引起皮肤深层大块组织的加热并收紧皮肤，将在第160章进行阐述。

2. 非气化型点阵激光皮表重建。非气化型点阵激光在表皮和真皮浅层制造出热变性的显微治疗区（MTZ）。MTZ直径大约100μm，根据临床需求调整治疗深度和密度。修复过程中可通过微小表皮碎片的坏死脱落祛除色素，随后真皮进入纤维化过程[85]。非气化型点阵激光的原型是铒玻璃激光（1540nm），它使用具有光偏移和聚焦性能的光导纤维作为导光系统。其他非气化型点阵激光包括1540nm和1550nm铒光纤激光、1320nm和1440nmNd：YAG激光、825～1350nm非相干红外光和1927nm铥光纤激光等。非气化型点阵激光的适应证包括痤疮瘢痕、细纹和黄褐斑[86]。

3. 气化型点阵激光皮表重建。它是介于非气化型点阵和气化型激光皮表重建之间的一种治疗模式，疗效优于非气化型点阵，但较非气化型点阵恢复期更长且并发症发生率更高。CO_2激光和Er：YAG激光都研发了点阵模式，主要适应证为痤疮瘢痕和皱纹等美容问题。

除激光外，单极、双极和多极射频设备也可用于非气化皮肤紧致的美容治疗（见第160章）。潜剥脱射频是点阵模式的双极射频，发射的能量主要作用在真皮，对表皮影响较小，降低了色素沉着等不良反应的发生率[87]。

低功率激光

仅有轶事和相互矛盾的证据描述了低功率激光和发光二极管可加速创伤修复和治疗口腔溃疡。其作用机制可能为胶原合成的增加和免疫通路的激活[88]。

激光辅助溶脂

目前主要将1440nm（“水选择性”）和924/975nm

（“脂肪选择性”）的光通过光纤直接导入皮下脂肪，使脂肪细胞和纤维间隔产生细胞损伤[89]。这种减少身体脂肪蓄积的方法安全有效。激光辅助溶脂与传统吸脂术一样，也可以吸出大量被激光损伤的脂肪。激光辅助溶脂的优点是治疗过程较短并有组织收紧的效果。使用超声、射频、红外光和冷冻溶脂设备也可达到类似效果。

（**译者**：毕世鹏 **一审**：王忠杰 江维 **二审**：富秋涛 蔡宏 **三审**：杨桂兰 **润色**：夏艾婷）

参考文献

所有文献请查阅网址：www. rooksdermatology. com.
以下列出的是重要参考文献。

[4] Anderson RR, Parrish JA. Selective photothermolysis: precise microsurgery by selective absorption of pulsed radiation. *Science* 1983;220:524-7.

[11] Dierickx CC, Casparian JM, Venugopalan V, *et al*. Thermal relaxation of portwine stain vessels probed in vivo: the need for 1-10 millisecond laser pulse treatment. *J Invest Dermatol* 1995;105:709-14.

[26] Chang C-J, Nelson JS. Cryogen spray cooling and higher fluence pulsed dye laser treatment improve port-wine stain clearance while minimizing epidermal damage. *Dermatol Surg* 1999;25:767-72.

[31] Savas JA, Ledon JA, Franca K, Chacon A, Nouri K. Pulsed dye laser-resistant port-wine stains: mechanisms of resistance and implications for treatment. *Br J Dermatol* 2013;168:941-53.

[42] Klein A, Buschmann M, Babilas P, Landthaler M, Bämler W. Indocyanine greenaugmented diode laser therapy vs. long-pulsed Nd:YAG(1064 nm) laser treatment of telangiectatic leg veins: a randomized controlled trial. *Br J Dermatol* 2013;169:365-73.

[47] Vrijman C, van Drooge AM, Limpens J, *et al*. Laser and intense pulsed light therapy for the treatment of hypertrophic scars: a systematic review. *Br J Dermatol* 2011;165:934-42.

[50] Saedi N, Metelitsa A, Petrell K, Arndt KA, Dover JS. Treatment of tattoos with a picosecond alexandrite laser: a prospective trial. *Arch Dermatol* 2012;148:1360-3.

[85] Manstein D, Herron GS, Sink RK, *et al*. Fractional photothermolysis: a new concept for cutaneous remodelling using microscopic patterns of thermal injury. *Lasers Surg Med* 2004;34:426-38.

[87] Krueger N, Sadick NS. New-generation radiofrequency technology. *Cutis* 2013;91:39-46.

第2部分

第 24 章

放射治疗

Charles G. Kelly, John Frew

Northern Centre for Cancer Care, Freeman Hospital, Newcastle upon Tyne, UK

引言

从 1895 年发现 X 线之后,人们就知道了电离辐射对皮肤的临床效应[1,2]。起初,良、恶性皮肤病都行放疗处理,且剂量及临床适应证依经验选择,而对放射对皮肤和皮下组织的远期效应知之甚少。自从外用糖皮质激素问世以来,放疗已很少用于良性疾病的治疗。

当放疗学、肿瘤学、整形外科学、显微外科学和皮肤病学专家均参与皮肤疾病诊治时,皮肤肿瘤患者受益最大。在英国,通过强制性地建立多学科团队会诊或多学科门诊制度,这一目标正在达成[3]。

电离辐射治疗皮肤癌

X 射线电子束:兆伏和千伏电压 X 射线治疗

X 射线是电磁波谱的一部分,比紫外线波长更短、能量更强。放射治疗最常用的方式是兆伏放疗,即使用超过 1 兆电子伏特(>1MeV)的能量,通过线性加速器释放,用于治疗深部肿瘤。在过去,这些电子束由于穿透性太强而且不作用于皮肤的特性,不适合治疗皮肤癌。但是近年来,随着电子束释放技术的进步,情况有所改变,在某些特定的临床条件下,兆伏光束可以用于一小部分皮肤癌的患者。千伏电压(50~140 kV)的 X 射线由于峰值能量辐射于皮肤表面,随后呈指数级下降,特别适合治疗皮肤癌(图 24.1)。部分射线的确可穿透到皮下组织结构。更高的千伏电压电子束可以用于治疗更厚的肿瘤。

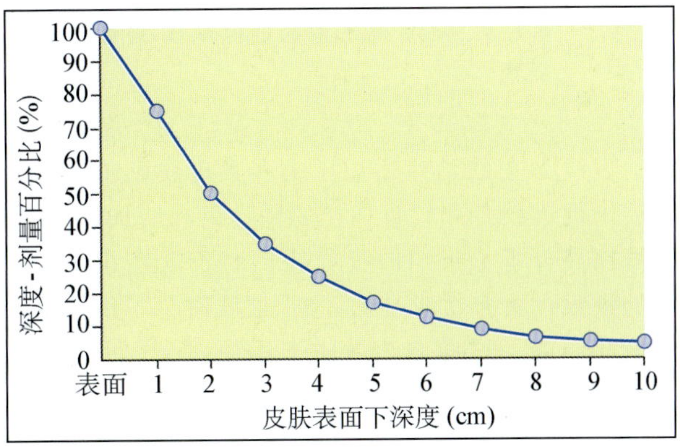

图 24.1 90kV 浅表 X 射线近似深度-剂量百分比

电子束

β射线是电子，可以从锶-90 等放射性同位素中产生，也可以由直线加速器产生。它与表浅的 X 射线或者其他光子束不同，当穿过组织时其能量不会呈指数级下降，而是出现一个峰值然后迅速下降（图 24.2）。穿透的深度和射线的能量成正比。有效治疗深度（厘米）接近射线能量值的 1/3，因此，4.5MeV 的电子束适合治疗 1.5cm 的深度，12 MeV 的电子束适合治疗 4cm 的深度。当高峰平台期给予更高能量时，峰值的宽度也会随着电子能量的增加而增加，如图 24.2 所示的 9MeV 电子束的形状。在尝试应用电子束的高能量治疗肥厚肿瘤时，这一特性非常有用。为了能够作用于皮肤，可用蜡或者石蜡纱布等材料置于肿瘤之上以便能量聚集于这些材料，将图 24.2 中电子束的峰值左移而达到皮肤表面。

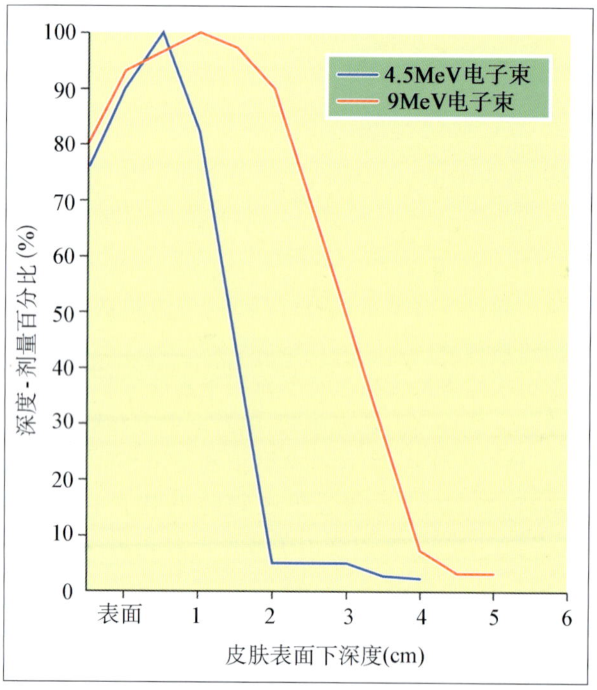

图 24.2 4.5 及 9MeV 电子束的近似深度-剂量百分比曲线

表浅 X 射线治疗适用于大多数皮肤癌。但是治疗后出现远期骨和软骨坏死的风险稍有增加，因为 X 射线在高分子量组织的吸收比例高于软组织。而电子的吸收在所有组织是均等的，这就避免了伤及深在的敏感组织。这些方法可用于耳朵、头皮、手背及胫骨肿瘤的治疗。过去，浅表 X 射线成功用于治疗上述部位[1]，而现今更倾向于用电子束治疗[2]。

但是，电子束在常见皮肤癌治疗中的使用是有限的。这是由于电子束是由直线加速器产生的，后者的体积比浅表 X 线的机器大很多，治疗敷料器很笨重。皮肤表面检测可靠剂量的敷贴器最小也要 4cm²。气腔能够使电子的剂量极不稳定，因此在治疗眼周肿瘤时，眼睛的防护极为困难。设定电子束的治疗区域通常要比浅表 X 射线的更费时。

可以用电子束照射整个皮肤区域[3-8]。最小的深度剂量参数避免了皮下结构受到照射，而 X 射线治疗因呈指数级吸收而无法避免。这一技术被用于治疗蕈样肉芽肿（MF）。多野联合辐照可以为整个皮肤提供接近深达 1cm 的均一剂量。

模具、贴敷器和植入物

皮肤癌放射治疗还可以采用由放射性材料浇铸而成的模具，固定于肿瘤表面以达到治疗所需的时间，或者是用下面描述的组织间近距离治疗瘢痕疙瘩，但这些方法不常用[1,2]。近十年来，随着更多现代化涂抹器的出现，这些技术在一些国家的临床应用中有兴起的趋势[3]。其最终的美容效果较好，但是因射线防护的原因需要住院治疗，而且疗效取决于治疗者的专业经验。

浅表放射治疗技术

浅层 X 射线管是可移动的，患者可以舒适地躺在治疗床上，将治疗头放在待治疗部位的皮肤上（图 24.3），用限光筒将肿瘤和周边正常组织隔开。如果肿瘤的形状不规则，可以把一小片 1.5mm 厚度的铅板“切成”待治疗区域的形状保护住周围皮肤后治疗（图 24.4）。每个患者的治疗表面都要测量，根据机器单元数量的计算结果调整治疗时间。每次治疗时都必须重新计算。

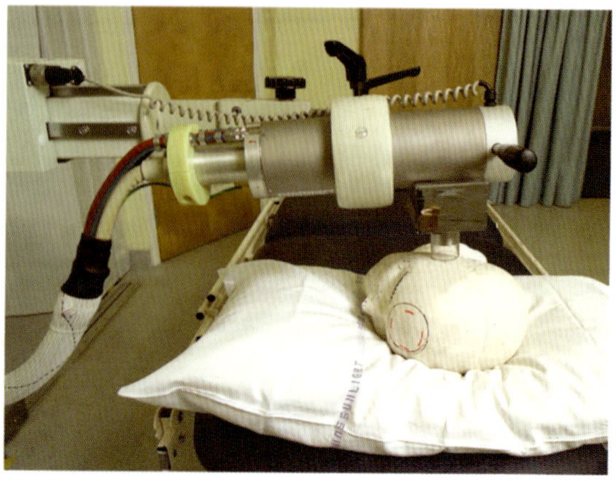

图 24.3 浅表 X 射线机

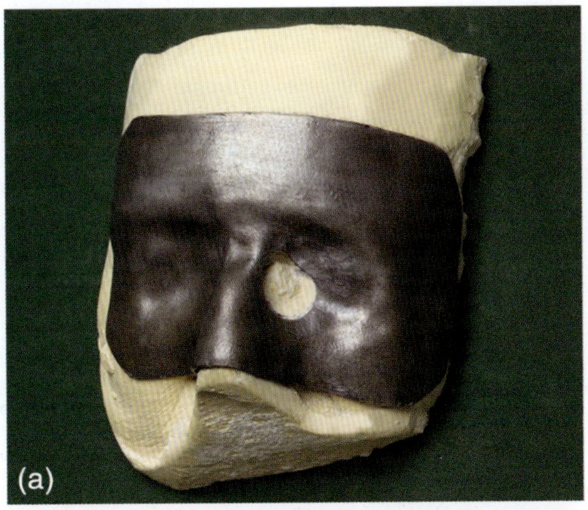

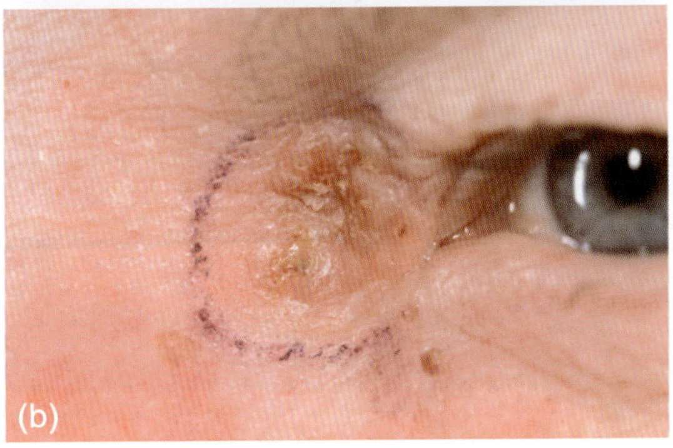

图 24.4 (a)用于治疗的铅制面具。(b)准备用这种方式治疗的 BCC

处置好治疗部位后，治疗者离开治疗室。每次治疗持续数分钟，可通过远程摄像系统或者特制的玻璃窗观察患者。

兆伏 X 射线治疗技术

千伏电压电子束一直是治疗皮肤肿瘤最常用的方法，随着过去十年放疗技术的发展，兆伏 X 线治疗浅表皮肤肿瘤受到了越来越多的关注。随着强度调节放疗(IMRT)技术的发展，兆伏射线的能量能够通过 3D 光子重建被分布到不同的目标组织上，而不辐照周围的正常组织(organs at risk，OAR)。

这些技术的进步使得类似图 24.5 中的“浴帽”照射成为可能，其剂量在头皮的分布是均匀的，进入表面组织后迅速下降，因此只有极少剂量会作用于大脑。

TomoTherapy® 直线加速器就是一个例子，机器的治疗头围绕患者做螺旋运动，其释放的射线被分为多个剂量可调的微小射线，动态地照射每个组织小块，以达成患者体内的 3D 分布模式。

在任何需要表面剂量高度一致而邻近结构不受照射的时候，这些新的兆伏 IMRT 技术都是很有帮助的。

图 24.6a，b 显示了另一个“袜套”分布的例子，患者足和踝的皮肤淋巴瘤受到合适均匀剂量的照射，而深部组织未受照射。使用这种治疗方法的益处可见图 24.6c，d。图 24.6e 显示足和小腿在治疗时被固定装置固定。

放疗敏感性

所有射线都是有破坏性的。放疗的基础是分化异常的细胞比正常的细胞对射线的反应更敏感。射线反应性和射线疗效是不同的，它们是针对不同细胞群动力学上的功能差异。因此治疗后快速消散的癌症也可能复发，而缓慢消散的肿瘤也可能彻底治愈。放疗通常分阶段进行，每次治疗的间隔是为了让正常细胞恢复。通过增加辐射分数或延长总治疗时间，可以降低辐射剂量的影响。辐照的效果可以因缺氧、感染、水肿、创伤或其他天生的遗传易感性而异。面部对放疗的耐受性好，辐照后的美容效果较好[1]。

在放射治疗良性疾病时，应选择能达到理想效果的最小剂量和最低电压。在临床选择治疗适应证时，必须清晰地考虑到放射的致癌风险。在治疗良性疾病时，不应超过引起细胞放射变化的阈值。许多年前放射治疗的放射后遗症，用现代的剂量和设备标准看是无法接受的，在治疗良性疾病时应该避免出现[2,3]。

放疗的适应证

良性疾病

由于过去放射治疗在治疗良性疾病中的广泛应用，产生了一些关于放射治疗作用的误解。1895 年 X 线被发现不久以后，有人注意到低能量 X 线的短期抗增殖效应在许多肿瘤和良性皮肤病中是有益的，因此有时采用重复多次治疗。然而目前还没有制定出为避免出现皮肤红斑效应的剂量尺度，也没有针对工作人员或患者的射线防护方法，没有对于远期发生迟发放射性皮炎、白血病、其他癌症以及皮肤癌的风险评估。

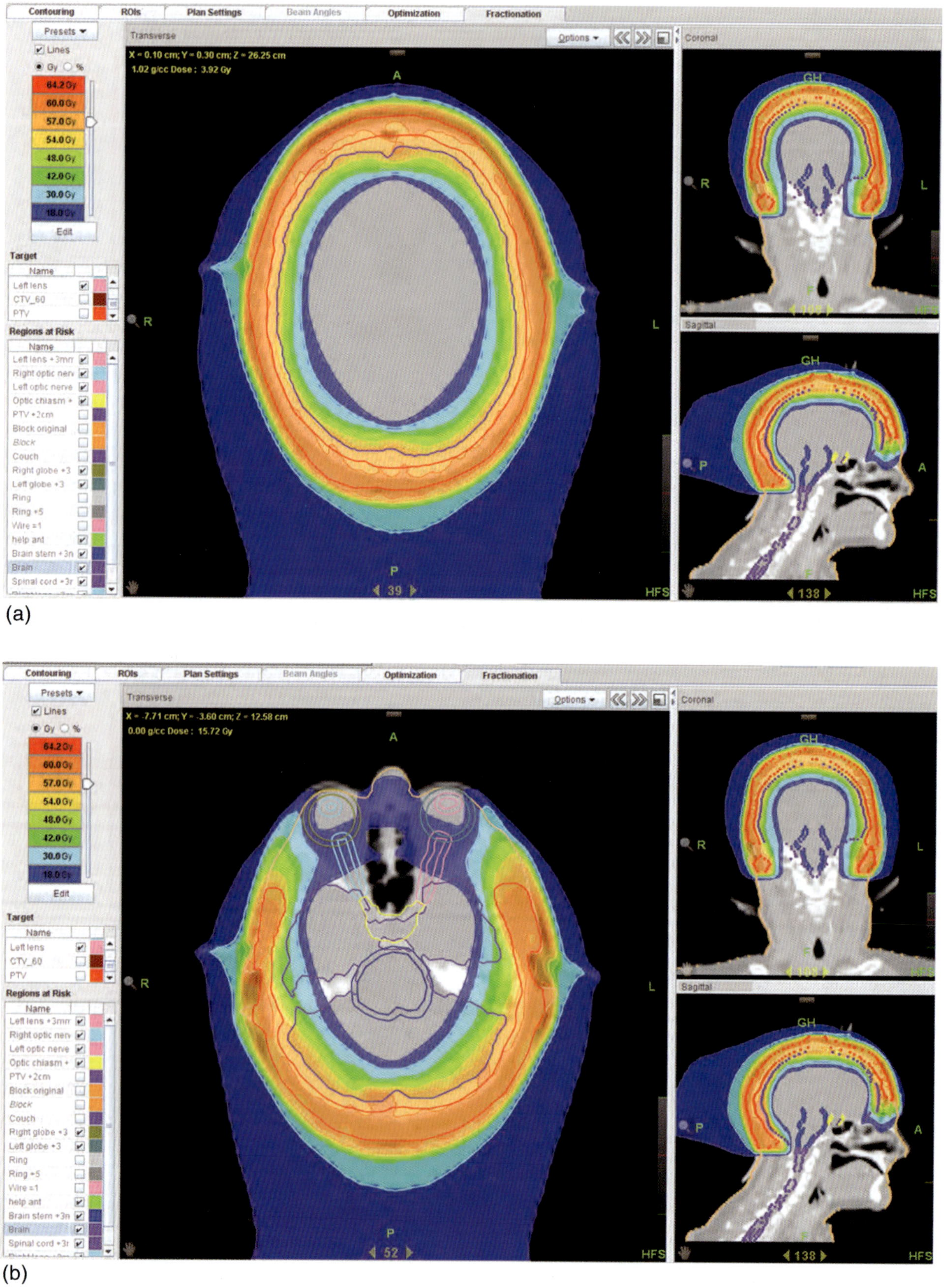

图 24.5　(a)"浴帽"分布显示眼睛、视神经和视交叉受到的照射极少。(b)浴帽放疗在头皮的剂量很高而脑部的剂量很低

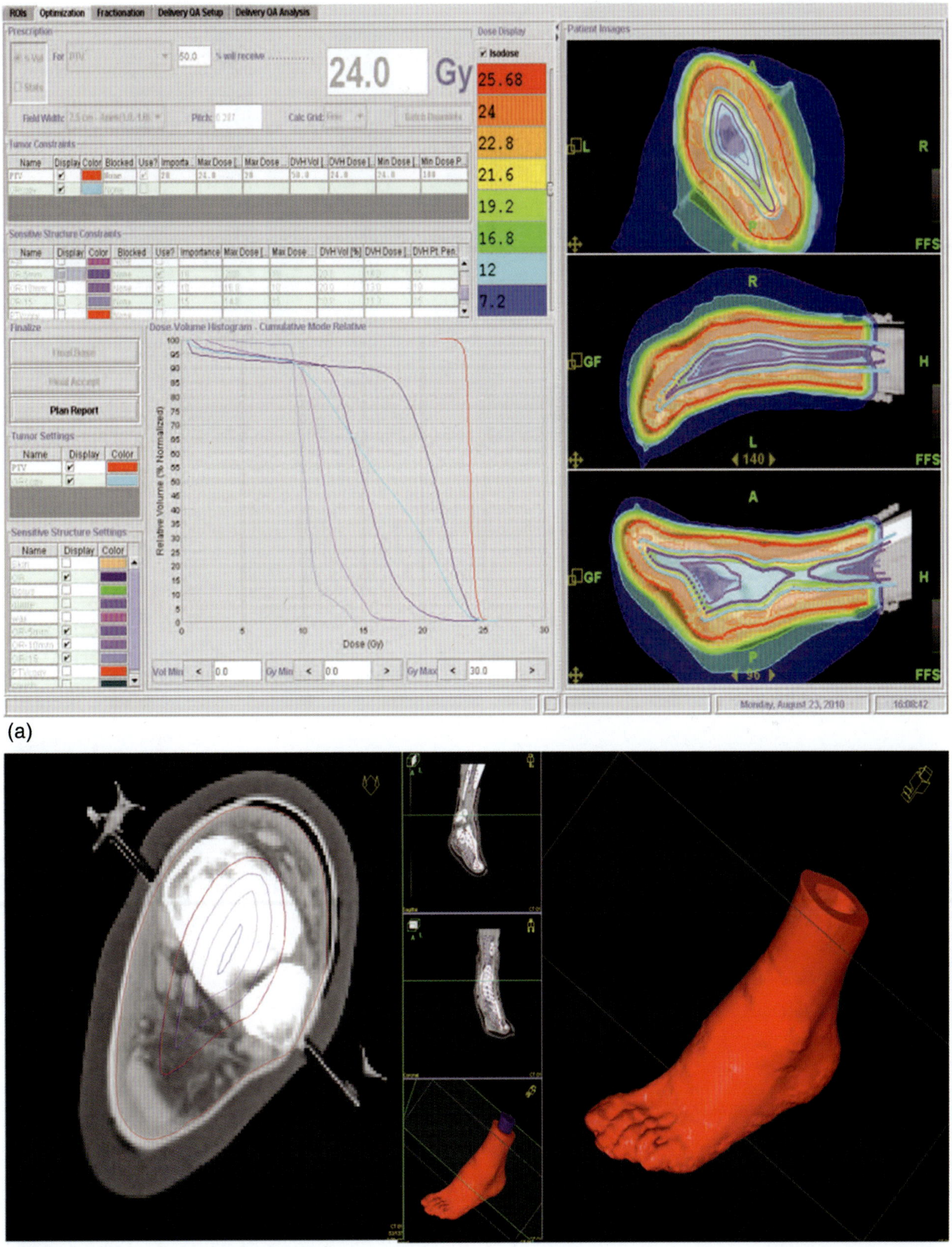

(a)

(b)

图 24.6 (a)利用 Tomo 直线加速器放射治疗足、踝和小腿皮肤，剂量分布均匀。(b)Tomo 直线加速器放射治疗足、踝和小腿的剂量分布模式，皮肤高剂量，肢体中心低剂量

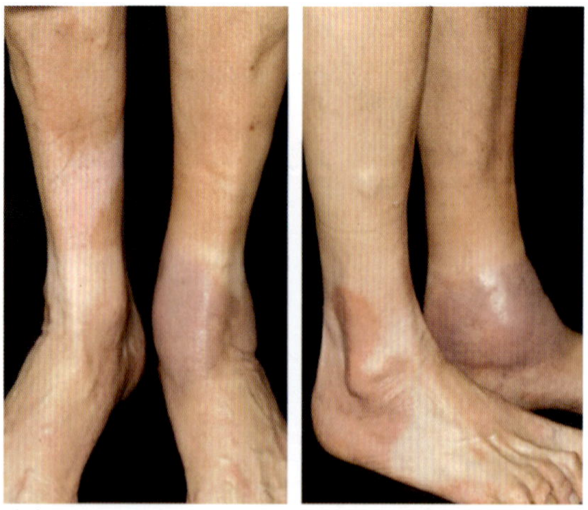

(c)

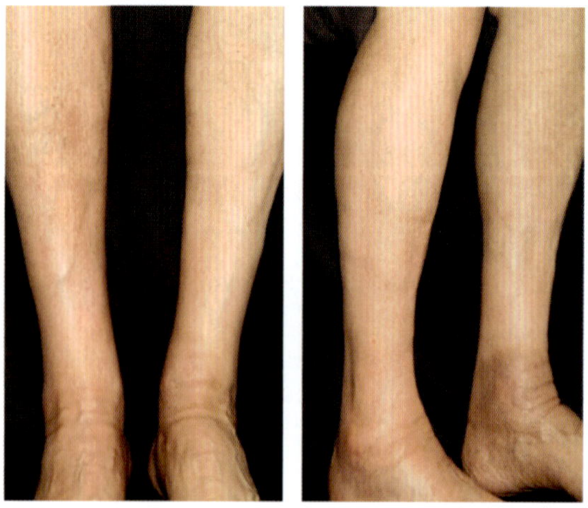

(d)

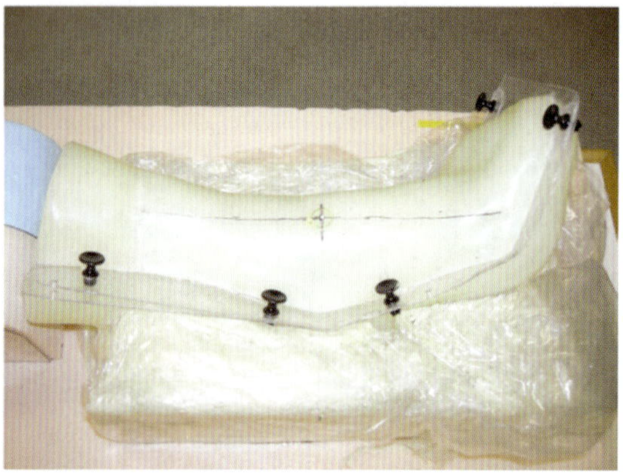

(e)

图 24.6 利用 Tomo 直线加速器放射治疗皮肤淋巴瘤皮损，治疗前(c)和治疗后(d)。(e)治疗前后使用为避免治疗中肢体移动，保证剂量精确的固定装置

放射脱毛术治疗头癣是一种在欧洲广泛应用的方法，很好地证实了放射线的致癌性。在 1946 年至 1960 年之间，有 20 000 名移民孩子在到达以色列后被政府强制接受放射治疗，后来发生癌症的概率是正常人的 2 倍，而且通常发生于脑部和头颈部[1]。这种治疗引起的皮肤癌都有很长的潜伏期，常超过 30 年。20 世纪 30 至 40 年代治疗的病例直到最近才在英国癌症治疗中心见到(图 24.7)。关于这些早期的治疗及其后果的详细讨论见模具章节[2]。

和过去相比，放疗现在很少用于治疗良性皮肤病，通常是在其他治疗手段失败或者有禁忌时才使用。在银屑病、湿疹等一些皮肤病中，放疗虽疗效确定但持续时间短[3-7]。由于远期有诱发恶性肿瘤的风险，除了极难治的病例外，目前在临床很少使用。放疗还偶尔被用于角化棘皮瘤的治疗，后者很难和鳞状细胞癌鉴别(SCC)[8,9]。其他少见的应用还有 Darier 病[7]、家族性良性慢性天疱疮和 Hallopeau 肢端脓疱病。

对于极低千伏的 Grenz 射线，美国国家健康和护理学院(NICE)最近的使用指南建议，它的安全性和有效性证据非常有限，在炎症性皮肤病的使用应严格

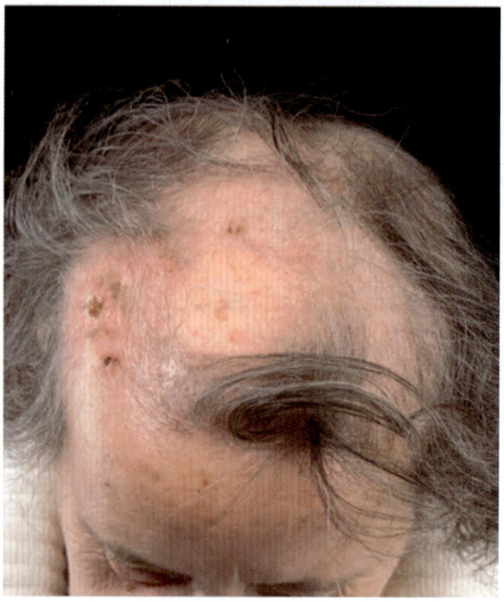

图 24.7 放射治疗体癣后的远期后遗症——萎缩，色素改变，秃发，毛细血管扩张以及多发的 BCC

地限于对其他方法无效者，而且最好是用于临床试验，至少是用于国家级数据收集的情况[3,7,10]。

瘢痕疙瘩(见第 96 章)

瘢痕疙瘩是目前最常使用放疗的良性皮肤病。对皮损内注射糖皮质激素或其他常规方法治疗抵抗的瘢痕疙瘩，放疗可能有良好的效果。在瘢痕疙瘩切除后，早期照射瘢痕及缝线痕迹是比较有效的，但在肩膀顶端或上胸部正中等部位，不建议手术切除，瘢痕疙瘩自身可以在疼痛、瘙痒、发红等方面有所减轻。如果放疗需要使用相对较高的剂量，会引起暂时性色素沉着，有时会持续数月。Doornbos 等[1]注意到，18 例未经切除且病史小于 1 年的瘢痕疙瘩在经过 120kV 电压照射 3 次，每次间隔 6d，共 1500cGy 放疗后，其中 17 例消退。时间更久的瘢痕疙瘩对照射的反应更差。瘢痕疙瘩最理想的处理就是切除后放疗，可见剂量-疗效相关性。如果总剂量小于 900cGy，不管剂量和手术后间隔时间如何，都不能防止复发。Kovalic 和 Perez[2]利用 3 次 400cGy 的剂量取得 73% 的治疗成功率。利用 900cGy 这一通常采用的剂量，Lo 等[3]取得 85% 的成功率，Borok 等[4]取得 96% 的应答率。在上述研究中，经超过 30 年的随访未发现远期并发症或致癌性。

除了使用浅表 X 射线电子束之外，还可以采用放射性铱丝进行放疗[5]。后者在手术切除时把一个塑料小管置入切口下，两端暴露在外。患者在术后 24h 内转往放疗科，小管内装填铱丝，对瘢痕进行 2d 的照射，距离铱丝 2mm 处的剂量为 20Gy[6]。Escarmant[7]等用铱丝治疗了 544 例患者的 783 个瘢痕疙瘩，皮肤敷料器可使用高剂量率或者低剂量率近距离放射疗法[8]。

恶性皮肤病

皮肤基底细胞癌和鳞状细胞癌(见第 141 和第 142 章)

对于大多数基底细胞癌(BCC)或者非结节型的鳞状细胞(SCC)来说，手术切除或者放疗都有较高的治愈率[1-5]。

浅表放疗治疗 BCC 和 SCC 已经有很长时间的成功历史了。1945 年在昆士兰放射研究所，有 1695 位患者接受了治疗[6]。从 1947 年以来有不少成功的病例报道[7]，治愈率达到 90%甚至更高。

治疗选择

尽管有不少其他的治疗方法包括冷冻、刮除术、光动力或外用疗法等可以用于某些肿瘤，但出于治愈的目的，应该选择手术或者放疗[8-10]。

选择最佳的治疗方法取决于几个因素：肿瘤的大小和位置，是否累及深部组织以及治疗后可能出现的功能和美观方面的结果。大多数低危 BCC 可以通过单纯外科切除获得良好的美容效果和低复发率。对于较大并且位于眼、耳、鼻周围等特殊部位的 BCC 和 SCC，目前广泛采用的治疗方法是 Mohs 外科切除后重建(见第 20 章)。然而在某些临床情况下，放疗仍然是一种和手术同样效果的治疗选择[11]。在临床决策时，患者的一般情况及合并症与治疗方法的选择同样重要。一些社会因素，例如是否容易到达治疗中心，配合治疗的程度及患者的喜好都应该纳入考虑。在全英国常规开展的皮肤癌多学科团队会议对于指导临床决策非常有帮助。即使有时不能达到痊愈，放疗也可显著改善病情(图 24.8 和图 24.9)。

放疗几乎在所有恶性皮肤病中都可发挥一定作用，但是由于地区和国家间的差异，目前的使用还良莠不齐[8]。尽管皮肤萎缩、毛细血管扩张、坏死和溃

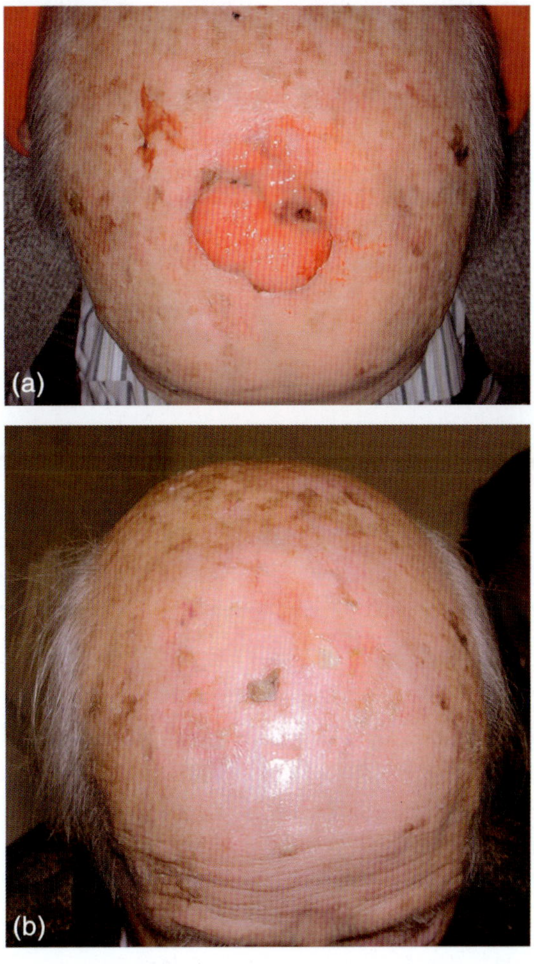

图 24.8 (a)过于巨大的 BCC，预期很难长期治愈。(b)6 个月时得到很好控制

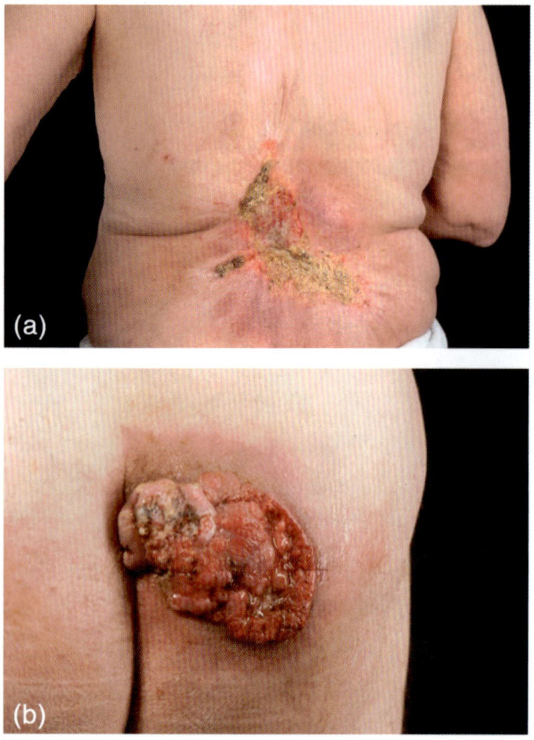

图 24.9　(a)背部的 SCC，不适合放射治疗。(b)臀部的 SCC，不适合放射治疗。这些部位对放疗耐受性较差，容易发生急性疼痛反应、感染以及愈合缓慢

疡等放射性损伤在过去时有发生，更好的剂量测量仪、更多种的放疗设备[12]以及更谨慎的剂量分级大大降低了上述风险。英国现在有多学科皮肤癌团队致力于保证每个皮肤癌患者得到最适合的治疗方案。而以前的情况不同，只有 2%的 BCC 患者经过了多学科会诊门诊[13]，或者错失放疗机会[14]。英国国家指南[15]推荐，所有的皮肤癌治疗从业人员都应该是这类团队的成员，并且应该按照全国公认的指南，例如英国皮肤科医师协会[16]所制定的指南，结合当地的标准流程操作。美国的指南也有类似的推荐[17]。

手术或放疗

随着时间的推移，手术治疗无疑可以提供更好的美容效果，放疗也可以保留原有的结构和功能，但已经被肿瘤破坏的组织可能不可再生。

很少有试验直接比较手术和放疗。Avril 等[18]治疗了 347 例直径小于 4cm 的面部肿瘤，手术治疗后 3～5 年的复发率为 1/174，而放疗的复发率为 11/173，手术的美容效果更好，但放疗的治疗方案各不相同，手术的效果出奇好，甚至优于 Mohs 显微手术。在另一项研究中，Mohs 显微手术患者在 30 个月时仅 3/160 的肿瘤复发率，较常规手术 5/171 的复发率低[19]。根据已发表的放射线治疗皮肤癌的研究，长期缓解率非常一致地高于 90%[20,21]。表 24.1 总结了各种治疗方法的利弊。

表 24.1　影响皮肤癌治疗选择的患者因素

通常考虑外科手术	放疗可能更合适
较年轻的患者	较老的患者
多发肿瘤	如果手术的美容效果较差或者损失功能尤其是不能实施显微外科手术时（如鼻尖、嘴唇、眼周、耳朵等）
Gorlin 综合征[22]	
浸润性基底细胞癌	
＞6cm 的巨大肿瘤	
如果侵及骨或者软骨	虚弱的老年患者，需避免复杂的外科重建
肿瘤位于躯干	
肿瘤位于膝部以下[23]	局麻下不能耐受手术的患者，为了避免全麻肛门生殖器肿瘤
	不能耐受手术所需全身麻醉的患者

使用浅表 X 射线或者电子束外照射放疗的结果基本没有差异[24,25]。局部模具或敷料器也已用于恶性皮肤肿瘤的治疗，方法是将放射源放置于肿瘤之上并保持预设的时长[12,13]，或将放射性导丝植入肿瘤组织。如前所述，IMRT 兆伏放疗目前已开始被用于治疗大面积皮损，例如头皮或四肢大面积皮损不适合手术者。

传统被认为不适合放疗的区域，如鼻、耳廓、手背或胫前等，如果谨慎计算治疗体积、总剂量以及剂量分配等因素也是可以治疗的。同样重要的还有患者的总体适应性和治疗部位皮肤的生理储备[26-29]。

有一些患者因为自身原因不能接受放疗，例如患者拒绝或因神经疾病不能安静地平躺，就难以进行有效和安全的放疗。

皮肤癌的辅助放疗和补救放疗

尽管在理想状态下患者应接受单次的治愈性治疗，但有时会有 SCC 或 BCC 的患者在切除术后边缘组织病理学阳性。

当出现以下情况：手术切除不当并且不可能或者不推荐进一步手术时；肿瘤显示出预后不良的征象，例如淋巴结阳性，尤其是伴有包膜外播散时；较大的原发 SCC 时；头颈部的高风险原发肿瘤时；有一些研究者[30-32]提倡采用辅助性放疗。辅助性放疗可以改善 SCC 预后，特别是侵犯神经周围时，后者即便是在 Mohs 手术后也有较高的切除不完全的风险[31]。还有一些证据显示延迟放疗会导致肿瘤迅速复发[33]。

由于 SCC 切除不完全会有结节状播散或者神经周围侵犯的风险，在手术后，对瘢痕和肿瘤基底使用标准足剂量和分级方案的放射治疗是明智的。对于愈合良好的瘢痕或者移植皮片，放疗反应一般比较轻微。

而 BCC 的情况则不同，Liu 等[34]报道了 186 例切除不完全的 BCC 患者：119 例术后立即放疗，67 例"等待并观察"，在临床复发时再放疗。两组的 5 年治愈率分别为 91%和 61%，但是 10 年治愈率两组都是 90%～92%。当不适合手术再次切除时，单纯给予观察，并在临床复发时对患者尤其年龄较大者进行辅助放疗可能是合理的选择。

放疗的剂量分配与治疗方案

放疗在相当长的一段时间内都是经验性治疗，目前使用的方案也比较宽泛。总的来说，总剂量分得越细，即单次剂量越小，最终的美容效果越好。这一点对某些患者显然是非常重要的，但是另一些患者宁愿接受稍差一些的美容效果以换取较少的就诊次数(表 24.2)。

表 24.2　治疗基底细胞癌和皮肤鳞癌常用的浅表放疗剂量方案。这些方案只是例子。很多中心会有类似但不同的剂量分配方案

总剂量(Gy)	治疗次数	治疗间隔
18	1	—
28	2	7 周
35	5	每日(直径<4cm 的肿瘤)
45	10	每日(直径>4cm 的肿瘤)

吸收剂量的国际单位叫作格瑞(Gy)，即 1J/kg。这一单位代替了拉得(rad)。100rad＝1J/kg＝1Gy；1rad＝1cGy。剂量的描述包括治疗给予的总剂量、射线的能量、治疗的次数、全部治疗经历的天数以及治疗的体积或面积。例如，一个小 BCC 的典型治疗描述为：在 5d 内分 5 次用 90kV 浅表 X 线对直径 3cm 的圆形区域给予 35Gy 照射。这一时间-剂量关系对于理解其生物学效应至关重要。

BCC 和 SCC 的剂量以及剂量分配方案是相类似的。在肿瘤治愈和正常组织坏死之间有一个指标，即疗效毒性比，剂量或者剂量分配即使是有一点点小的改变，也会对结果有决定性的影响。曼彻斯特 Christie 医院的 Chan 等在 1976 年回顾研究了浅表 X 线治疗 1005 例 BCC 和 SCC 患者，发现≤3cm² 的肿瘤在单次照射 20Gy 后 10 年治愈率超过 90%，而迟发坏死率为 6%。增加照射量到 22.5Gy 并未增加疗效，却明显增加了坏死率[35]。

对于更大的肿瘤通常推荐分次放疗，这样治愈率较高，长期美容效果更好[36-38]。

特殊部位基底细胞癌和鳞状细胞癌的放疗

眼睑(图 24.10)

上睑是皮肤癌的罕见发病部位，最好手术治疗，但是睑结膜的角化可能会引起继发性角膜损伤。而下眼睑的肿瘤适合浅表 X 射线治疗。在使用局麻滴眼液后，在眼球上放置一个类似大号隐形眼镜的保护性内置金属眼罩，放射治疗窗以适当的角度盖住下睑的肿瘤上。需要时整个下睑都能以这种方式成功治疗。

内眦(图 24.11)

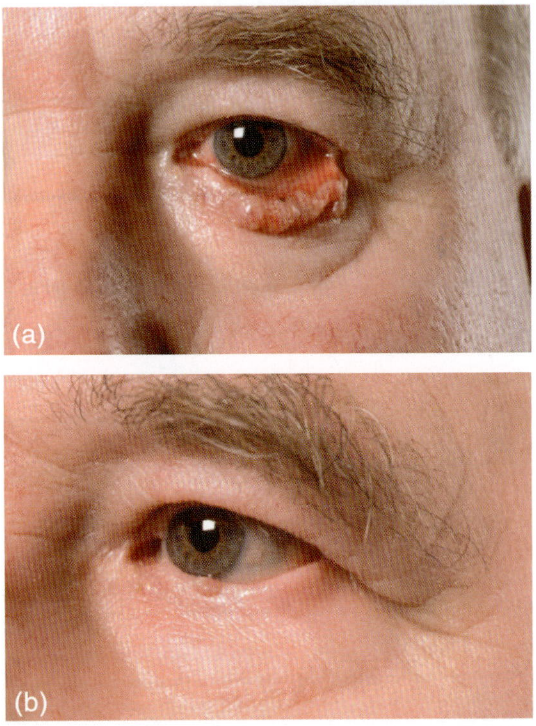

图 24.10　(a)下睑 BCC。(b)同一个患者在浅表 X 射线治疗后 6 个月

内眦的肿瘤距离眼眶很近，如果剂量计算精确，放疗的治愈率很高。模型技师制作的患者个体化的菲薄铅制面具切出了治疗的范围。这为敷料器提供了位置，避免了治疗侧可能发生的损伤，并保护了对侧的眼睛免受电子束的照射。如果肿瘤侵犯鼻泪管并且患者因此出现溢泪，则放疗似乎并不能改变这一症状。但是放疗本身并不常引起导管系统新的狭窄。根据肿瘤的大小、潜在的损容或功能损失的风险大小，不同的研究者分别支持放疗或者 Mohs 显微外科[1,2]。

耳朵(图 24.12 和图 24.13)

由于耳廓和外耳道肿瘤非常接近软骨，因此首选电子束治疗(见上文)。然而在一项利用中电压技术

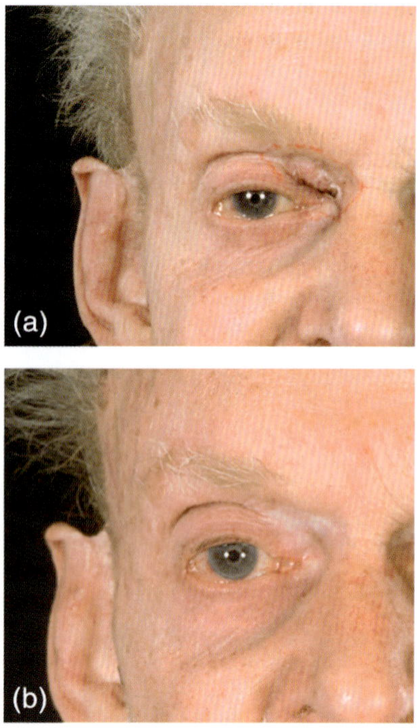

图 24.11 (a)内眦上方的 BCC。(b)同一个患者在浅表 X 射线治疗后5年

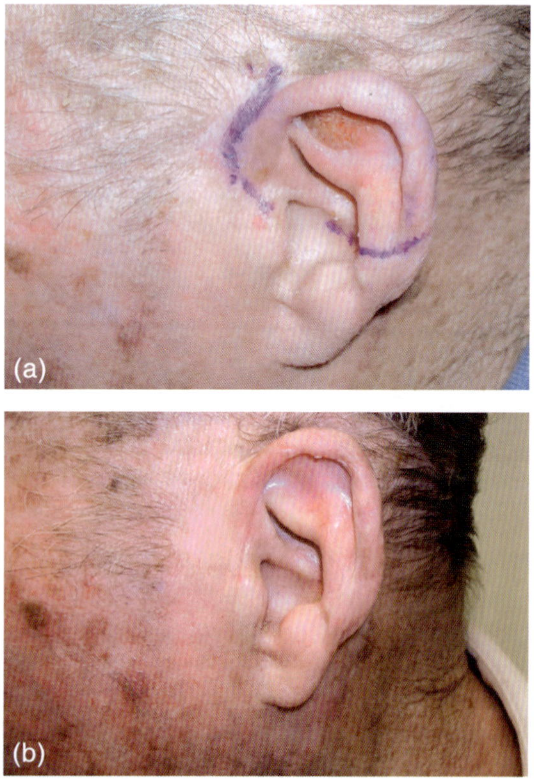

图 24.12 (a)耳廓上部的 BCC。(b)同一个患者在电子束照射后6周

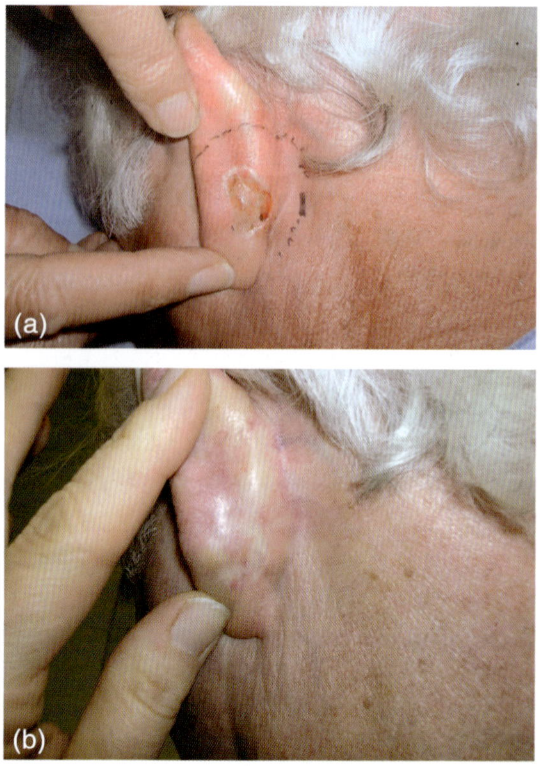

图 24.13 (a)耳后侧的 BCC。(b)同一个患者在电子束照射后6个月

治疗62例患者的研究中,97%的病例达到局部控制,6例临床怀疑软骨坏死的患者中仅1例未能自行愈合[3]。在加拿大一项更大型的研究中,93%的患者获得了10年的无瘤生存[4],仅有3%发生持久性溃疡,并且与光束能量无关,而与总剂量和治疗次数有关。电子束可以通过用4cm或者5cm直径的限光筒覆盖肿瘤[5]的方法获得非常好的疗效,除非患者有特殊原因不能耐受治疗过程,否则绝大多数治疗者都会选择电子束治疗。在距离肉眼可见的肿瘤外周1cm外画线,标明电子束深部剂量的参数,利用最小直径的4cm限光筒治疗。患者躺在治疗床上,治疗侧的耳朵位于最高点,用蜡或者石蜡纱布遮挡周围无需治疗部位,避免正常皮肤受到照射。如果肿瘤位于耳廓背侧,耳朵本身就是一个平面,用蜡填充耳背以保证剂量均一,患侧耳后放置铅板以保护头皮。当这个"三明治"就位后,限光筒稳固地放置于治疗区表面,使用5或6MeV电子束治疗。

鼻子

尽管此处的皮肤癌距离软骨非常近,但是浅表X线在实践中有极好的控制率,并且比其他部位肿瘤放疗的美容效果更好。在鼻孔内插入一个铅制塞子可以保护鼻黏膜免受电子束的损伤。鼻唇沟治疗的深度尤其要谨慎。

面部其他区域(图 24.14)

即使是很大的 BCC 也可以用放疗达到很好的治疗效果[6]。

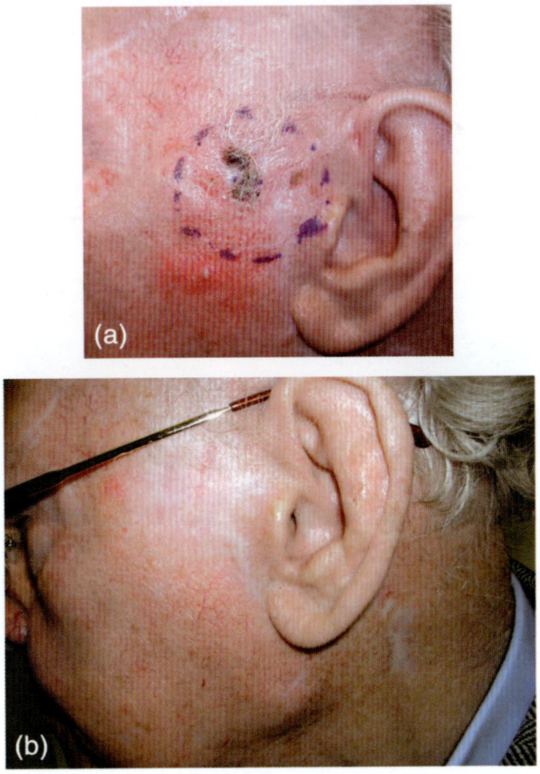

图 24.14 (a)耳前皮肤的巨大 BCC。(b)同一个患者在浅表 X 射线治疗后 6 个月

嘴唇(图 24.15)

不论用电子束还是千伏电压 X 射线放疗,嘴唇的鳞癌都能获得很高的局部治愈率[7]。由于肿瘤容易在黏膜播散,治疗范围应该较大,通常至少包括周围 1cm 外观正常的组织。嘴唇的全层厚度都要治疗,应选择合适的电子能量或更高能量的千伏电压 X 射线(300kV)。表面包蜡的铅板保护口内黏膜免受电子束照射,但是口腔内的片状黏膜炎是不可避免的,而且会在治疗后的数日内影响正常的饮食。

患者通常能够忍受上唇或者下唇的一次治疗,但是上下唇同时治疗则难以忍受。放疗最终的美容效果通常极好。

同电子治疗一样,局部近距离放射治疗也可用于嘴唇恶性肿瘤[8]。

皮肤鳞状细胞癌累及腮腺和颈部淋巴结

部分累及腮腺或颈部淋巴结的头颈部 SCC 患者预后较差[9]。目前,多项研究表明,手术和辅助放疗联合对腮腺和颈部淋巴结转移癌的局部控制率高于两种方法单独治疗[9-13]。

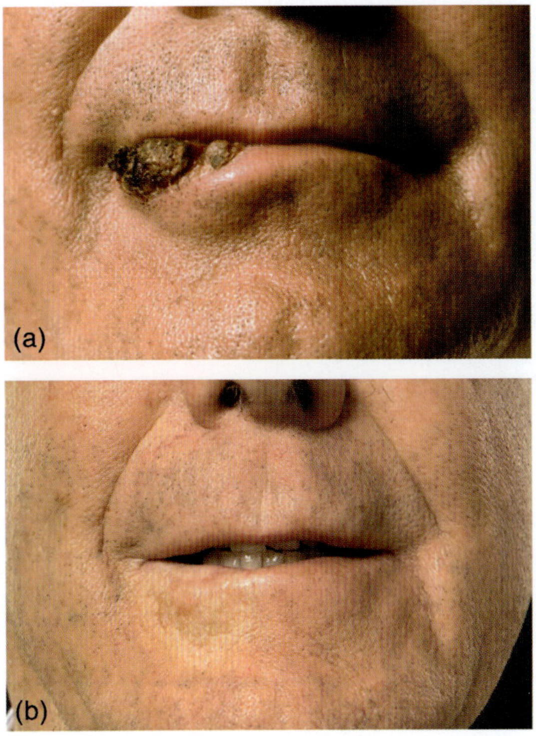

图 24.15 (a)嘴唇的 BCC。(b)同一个患者在高能千伏电压射线治疗后 8 年

特殊皮肤肿瘤的放疗

基底细胞癌(见第 141 章)

对于小的 BCC 或者手术会影响功能或外观的较大 BCC 来说,放疗是很有用的初步治疗方法(见前文)[1-3]。但不应用于放疗后复发的 BCC,因为这些疾病的侵袭性更强[4]。浸润性(硬斑病样)BCC 以及发生骨骼或软骨侵袭的 BCC 是放射治疗的相对禁忌证[5]。

皮肤鳞状细胞癌(见第 142 章)

放疗既可以作为鳞癌初步的治疗方法,那些由于肿瘤解剖部位特殊而未能有足够宽的切除范围的皮肤鳞癌,放疗也可以在手术后作为辅助治疗方法。根据英国皮肤科医师协会指南的建议[6],放疗的技术和剂量都与 BCC 的相同,不过肿瘤周围照射的边界要更宽,对患者的随访要更频繁、更长期。如果 SCC 发生于面部,必须检查颈部淋巴结有无受累。放疗可能对鼻部或鼻周的 SCC 特别有用,因为此处的切除经常不完全或者切除后重建效果欠佳[7]。

在一篇研究中 SCC 的大小也是很重要的,该研究显示放疗对小于 1cm 的 SCC 有超过 90%的局部清除率,而对超过 5cm 的肿瘤则仅有 56%[8]。

Veness 报道[9]辅助放疗可能降低较高危皮肤

SCC 发展为结节样 SCC 的风险。

放疗还能用于减轻晚期皮肤肿瘤的病情，帮助一些患者实现长期生存[10]。

Bowen 病（见第 142 章）

放疗对 Bowen 病疗效确切[3]，但是使用并不广泛，特别是在光动力治疗问世后（见第 22 章）。治疗下肢的 Bowen 病必须谨慎[11,12]，因为如果大面积治疗有发生溃疡和长期不愈合的风险。VanderSpek 等回顾研究了 44 例 Bowen 病患者，放疗作为初级处理或残余病变的处理手段，局部控制率大概为 93%[13]。

黑素瘤（见第 143 章）

黑素瘤细胞对放疗不是不敏感（图 24.16），但是需要每次治疗时给予更高的剂量以克服其较高的放疗抵抗性。因此患者可能需要更高的单次剂量和更少的治疗次数（"少分次"）[14]。黑素瘤使用放疗的主要适应证是减少皮肤和内脏的转移[15]。已有非对照的研究显示辅助放疗可以改善局部控制率[16,17]。最近 Trans Tasman 放射肿瘤学集团（TROG）报道，把有治疗失败风险的患者（定义为有多发结节、大结节或结外播散者）随机分为两组，接受辅助放疗组在中位数为 6 年的随访期治疗失败的风险低于未接受放疗的对照组；但是治疗组的腹股沟淋巴结严重水肿的发生率较高（40%），而且无复发期和总体生存期两组并无差异[18-20]。辅助放疗对黑素瘤患者生存的影响还不明确，但可能极小，仅是对局部控制有改善[21,22]。

恶性雀斑样痣和恶性雀斑样痣黑素瘤（见第 143 章）

放疗在这两种疾病中都有成功的应用。德国的一项研究中，在平均 15 个月的随访期，42 例恶性雀斑样痣患者无一复发，22 例恶性雀斑样痣黑素瘤患者仅有 2 例发生局部复发，绝大多数患者的美容效果非常理想[23]。澳大利亚[24]和加拿大[25]的报道也有相似的完全清除率和良好的美容效果。

Merkel 细胞癌（见第 145 章）

这种神经内分泌起源的肿瘤最常见于头颈部，但也可发生于任何其他部位的皮肤。常规手术切除后有局部复发的倾向。目前大量研究显示，广泛切除联合原发肿瘤部位及局部引流淋巴结辅助术后，放疗可以提高局部控制率[26-36]；有一些研究还报道可以延长生存期[30]。Mohs 外科现在被广泛用于治疗 Merkel 细胞癌，如果切除彻底，辅助放疗并不会改善局部清除或延长生存期[37]。该肿瘤对放射线敏感，放疗作为初级处理方法，局部控制率超过 75%[38-42]。

卡波西肉瘤（见第 137 章）

众所周知卡波西肉瘤对低剂量放疗敏感。根据

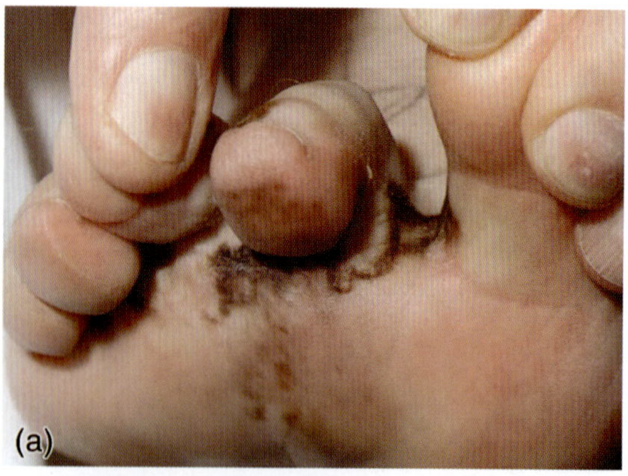

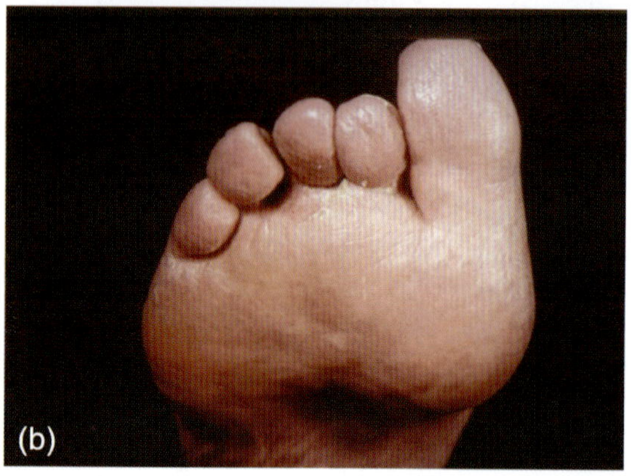

图 24.16 (a)恶性黑素瘤，放疗前。(b)恶性黑素瘤，放疗后

皮损的厚度和相应需要的治疗深度，可以选择浅表 X 射线或者电子束。由于患者容易发生严重的局部反应和黏膜炎，治疗时应谨慎。放疗还可用于减轻系统疾病，例如肺部肿块[43,44]。

隆突性皮肤纤维肉瘤（见第 137 章）

这种低度恶性的肉瘤在切除后很容易复发，给予辅助放疗有助于改善局部控制率[45,46]。

其他原发癌的皮肤转移

放疗可改善乳腺癌、肠癌和肺癌等内脏肿瘤的皮肤转移癌（第 147 章）。

移植患者的 SCC 和 BCC（见第 146 章）

器官移植后发生的皮肤肿瘤侵袭性更强，预后更差[47]。与正常人群相反，移植后患者出现 SCC 的比例高于 BCC，而且经常在较小的年龄出现多发皮肤癌。如果认为不适合手术，则放疗就是适应证。放疗还可用于辅助治疗侵袭性更高的肿瘤[48]。

皮肤淋巴瘤

放疗是治疗皮肤淋巴瘤最有效的单一疗法。与其他皮肤癌相反，淋巴瘤对放疗极度敏感，有时低至 4Gy 的剂量就足以取得局部控制。除非出现实性结节，而且切除活检既有助于诊断又可达到局部治疗的

目的，否则极少采用手术方法。低剂量的放疗均在正常组织的耐受范围之内，因此治疗很安全，发生远期并发症的风险极小。

第 139 章综述了淋巴瘤的分类和治疗。下文总结了放疗的技术现状，聚焦于蕈样肉芽肿，后者占皮肤淋巴瘤的 50%。

蕈样肉芽肿（见第 139 章）

MF 进展缓慢，大多数患者预后尚可，中位数生存时间超过 35 年[1]。治疗的关键是请组织病理学医师、皮肤科医师、肿瘤科医师和血液科医师进行多学科会诊。

单发斑片、斑块和肿瘤

由于 MF 通常不单发于一个区域，局部放疗经常被用于难治的皮损，局部控制率超过 90%[2]。复发率取决于剂量，而且剂量在 30～40Gy 以下有剂量-疗效关系[3]。在实践中首选较低的剂量，因为低剂量不仅可得到理想的局部控制，而且治疗时允许相邻部位的重叠治疗，必要时还可重复治疗[4]。英国目前的推荐剂量是斑片期或斑块期分 2 次给予 8Gy，肿瘤期分 3 次给予 12Gy[5]。

放疗可以采用 X 射线（浅表低能量或深部）或者电子束直接作用于治疗区。靶体积根据临床皮损的边缘 0.5～1cm 边界确定。使用电子束治疗时，斑片和斑块的典型治疗深度为 7～9mm，肿瘤的厚度必须仔细评估以确定合适的电子束总能量及照射深度[6]。

更加广泛的肿瘤，特别是发展至弯曲部位时需要谨慎安排放疗计划。患者特异性固定装置，例如头颈部热塑性外壳对于保证放疗按计划准确实施至关重要。更复杂的技术还包括：使用 TomoTherapy 等现代化机器进行的匹配域电子计划和 IMRT 计划（见图 24.5 和图 24.6）。放射治疗较大肿瘤时，常用的剂量为 20～24Gy，分 10～12 次治疗[6]。

全皮肤电子束治疗

相当多的 MF 患者有全身皮肤受累情况。全皮肤电子束治疗（TSEBT）能极佳地改善病情，特别是当 PUVA 等一些皮肤定向治疗失败时。疗效及持续的时间取决于疾病的分期。一项研究报道了 952 例ⅠA、ⅠB 和ⅡA 期 MF 患者单纯用 TSEBT 治疗，取得 96%的完全反应率。但是，5 年的无复发生存率仅有 10%～23%[7]。

根据欧洲癌症研究与治疗组织（EORTC）和美国医学物理学家协会的指南，标准的 TSEBT 剂量为 30～36Gy[8,9]。最初的斯坦福计划表是在 9～10 周的时间内完成治疗，然而使用更为广泛的英国计划表已经缩减为 30Gy，在 5 周时间里分 20 次治疗[6]。由于认识到 TSEBT 是姑息性的疗法，越来越多的人愿意降低剂量以提高安全性。已有研究报道采用 4Gy 的低剂量分 4 次治疗，能迅速缓解症状[10]。然而在一些最近的报道中，接受 10～20Gy 和 20～30Gy 治疗的患者与常规剂量 30～36Gy 的患者相比，总体反应率（>50%改善）和无复发生存率都没有差别[11]。

TSEBT 的目标是治疗整个靶体积，包括表皮、附属器结构和真皮，并达到一个统一剂量。EORTC 建议 80%的同等辐射量要作用于皮肤表面下至少 4mm 的深度，而在 20mm 深度的剂量必须小于皮肤表面最大剂量的 20%[8]。有大量不同的技术应用 TSEBT 的，其中最常用的是改良斯坦福技术。患者以 6 种姿势站着治疗，手扶一个框子以保持稳定（图 24.17）。直线加速器和患者之间的距离至少 3m。在这一距离，电子束与中心轴成上下 20°角，以提供一个合理均匀的剂量分布。使用这一技术，皮肤表面剂量的变化为±10%，深度 3mm 处的剂量变化为±5%[9]。

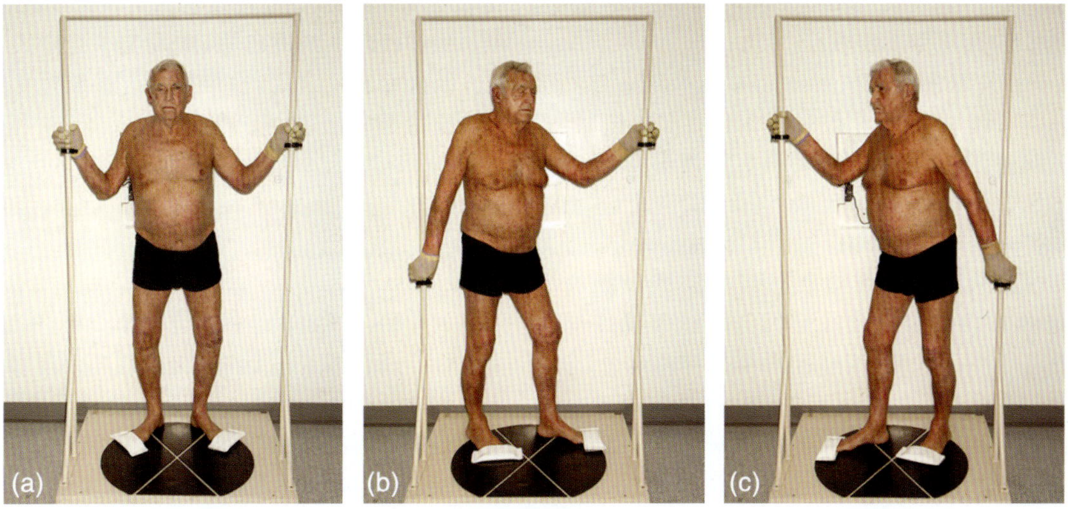

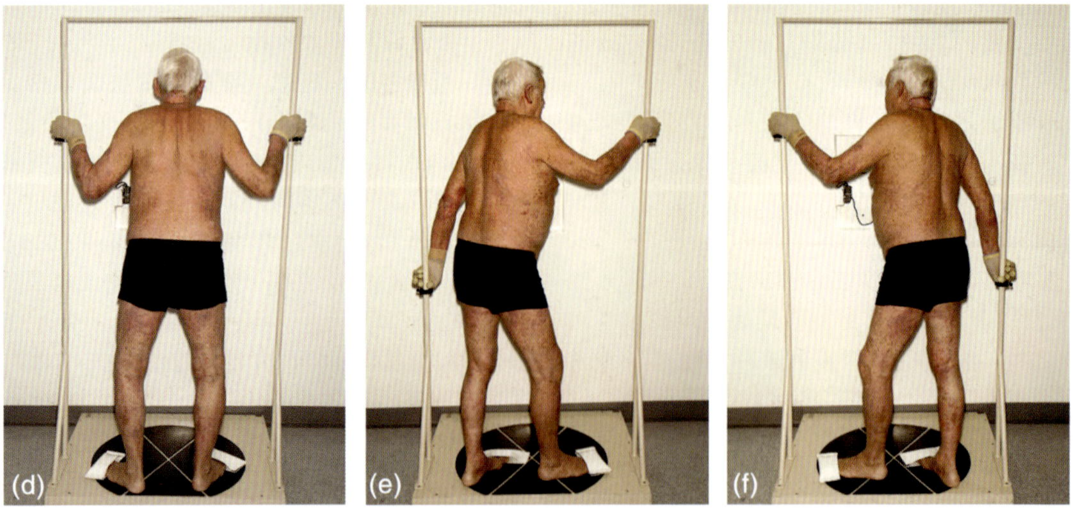

图 24.17 改良斯坦福技术。使用全皮肤电子束治疗(TSEBT)时为获得最优的统一剂量所采取的患者体位

尽管它被称为"理想"的技术,但头皮、会阴和脚掌等部位对治疗抵抗,可能需要额外的治疗。相反,手腕、踝部和耳朵等部位由于接受的剂量较高,可能需要遮挡;曾经治疗过的部位可能也需要遮挡。敏感而且不发生 MF 的部位,例如甲床和睾丸,可以分别用铅制护甲板和板球盒遮挡。如果眼睑受累,还可以用定做的铅制护目镜遮挡后用浅表 X 射线治疗眼睛。

不良反应与剂量有关,标准的 30~36Gy 剂量增加毒性反应的发生机会[12]。标准剂量 TSEBT 最常见的急性并发症是红斑和渗出性脱屑,尤其红皮病患者更为严重。如果不加遮挡,指甲和趾甲可发生暂时性脱落。长期不良反应包括长达 6~12 个月的干燥症、出汗障碍。为了避免可能发生的皮肤萎缩和潜在的坏死,同一患者的一生中一般不要超过 2 次常规疗程的 TSEBT。

其他淋巴瘤(见第 139 章)

其他类型皮肤淋巴瘤放射治疗的技术方法与上文描述的单发斑片、斑块和肿瘤期 MF 的方法相似。下文简要叙述了放疗对特殊组织学亚型淋巴瘤的作用。

其他皮肤 T 细胞淋巴瘤

原发性皮肤间变大细胞淋巴瘤和皮肤脂膜炎样 T 细胞淋巴瘤的放疗方法是类似的。单发或局限的患者可以用放射治疗,推荐剂量为 40Gy,分 20 次治疗[13]。稍低剂量可能同样有效,但目前尚未有资料证明此观点。尽管短期姑息性放疗计划是有效的,多发皮损的患者还是应该考虑系统治疗。原发性皮肤 $CD4^+$ 小或中等大小多形性 T 细胞淋巴瘤的典型表现是头颈部孤立结节,可以用手术或放疗治疗。

其他皮肤 T 细胞淋巴瘤(CTCL)包括皮肤 γ-δT 细胞淋巴瘤(侵袭性亲表皮的 $CD8^+$ T 细胞淋巴瘤)和结节外 NK/T 细胞淋巴瘤鼻型(偶尔可发生于皮肤)。它们都具有侵袭性,尽管多药化疗仍旧预后很差。

皮肤 B 细胞淋巴瘤

2008 年 EORTC 发表了皮肤 B 细胞淋巴瘤(CBCL)的治疗共识推荐,它主要是基于专家意见,而缺少证据[14]。世界卫生组织(WHO)-EORTC 分型把 CBCL 分为 3 个主要类型。原发性皮肤滤泡中心性淋巴瘤(PCFCL)和原发性皮肤边缘区淋巴瘤(PC-MZL)病程进展缓慢,10 年生存率超过 90%。EORTC 推荐剂量为 30Gy,范围包括 1~1.5cm 的未受累皮肤。相反,原发性皮肤弥散性大细胞淋巴瘤腿型是一种侵略性的淋巴瘤,常发生于老年人,经常累及皮肤外器官。因此,治疗方法为系统性化疗,随后对皮损给予放疗,边界至少 2~5cm。

急性放射反应(急性放射性皮炎)(图 24.18 和图 24.19)

放疗的工作原理是损伤克隆原细胞,不论良性还是恶性。损伤在下一个细胞分裂周期表现出来,细胞要么死亡要么从亚致死性损伤中修复。因此快速更新的组织,例如表皮和黏膜上皮,在治疗后立刻发生放射损伤,这就是"急性损伤"。如果要达到治愈的目的,肿瘤就必须不能从这种损伤中修复[1,2]。

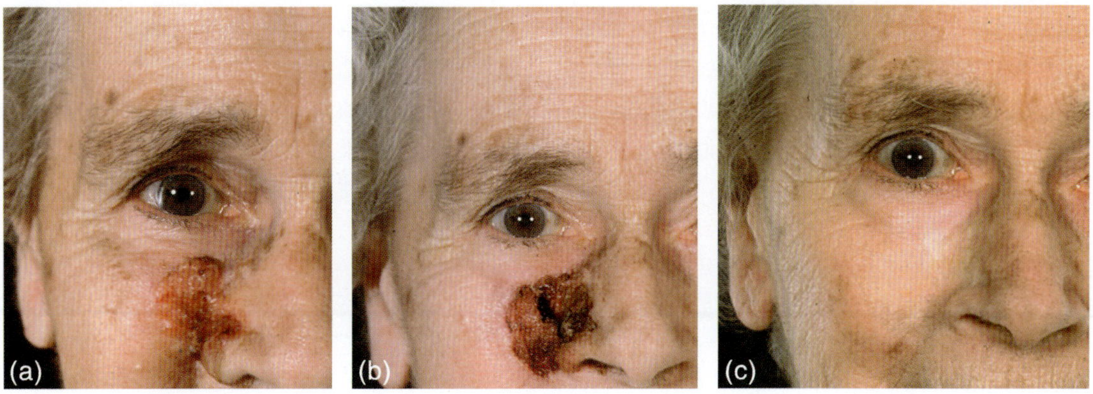

图 24.18 (a)面颊的巨大 BCC。(b)同一个患者在浅表 X 射线治疗后 6 周出现急性放射反应。(c)同一个患者在浅表 X 射线治疗后 6 个月反应已消失

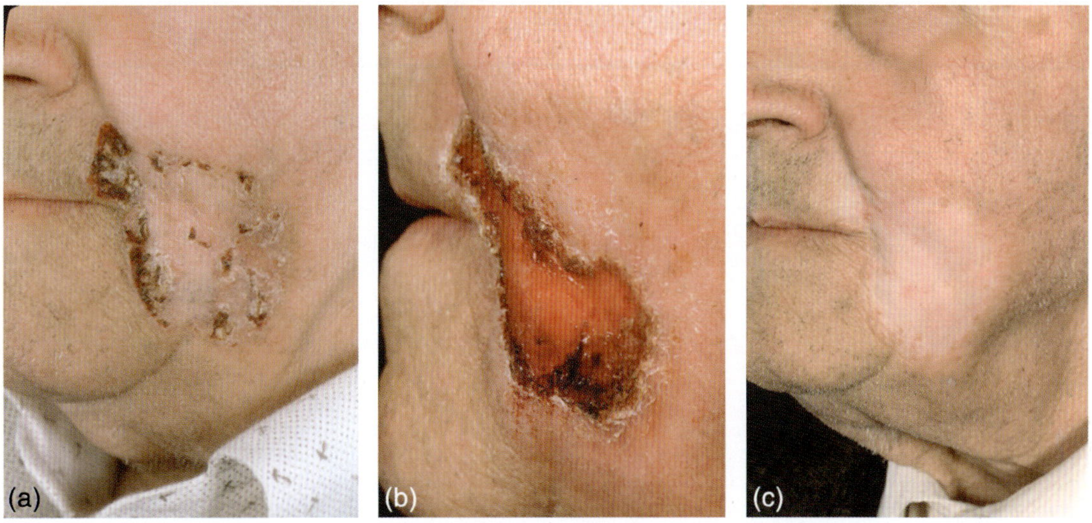

图 24.19 (a)下巴的巨大 BCC。(b)同一个患者在浅表 X 射线治疗后 4 周出现急性放射反应。(c)同一个患者在浅表 X 射线治疗后 6 个月反应已消失

急性放射性皮炎的组织病理学表现为水肿和表皮下方的结缔组织稀疏。还可能有表皮突变平和消失，伴弹力组织与基底层分离。毛细血管内皮细胞可能肥厚，并且出现毛细血管充血。出血和血栓形成也经常见到。特殊染色显示最早在第三天就可出现表皮细胞 DNA-RNA 结构的细微改变[1,2]。在愈合阶段，病理学上斑块形成是显著的特征。萎缩区的边界表皮增生，色素沉着非常不规则，血管的粗细和形状差异很大，深部血管可能出现纤维化。普通组织的修复过程是：基底膜的正常克隆的原细胞（要么没有受到损伤，要么已从亚致死性损伤中恢复）重新进入基底层，重新覆盖上皮细胞[3]。

在一个常用的治疗方案中，患者每日治疗 1 次，连续 5 次。首次治疗后 5～7d 照射皮肤开始发红，原因是与细胞损伤相关的血供增加以及炎症。之后的剂量增加反应，表现为干燥及有时有湿润性脱屑和结痂，不适通常在治疗结束后 3～4 周达到高峰；再过 2～3 周，随着再上皮化的进程而症状消失。再上皮化始于毛囊周围，随着细胞集落融合而覆盖无细胞的光秃表面。

如果皮肤之前是完好的或者肿瘤是结节性的，治疗后可能只有较轻微的红斑反应，且患者几乎没有不适感。如果治疗开始前皮肤就有溃疡和瘢痕形成，急性疼痛反应就会很明显。肿瘤的表面积越大，治疗的区域就越大，愈合所需的时间就越长；即便如此，在末次治疗后 6 周，愈合基本完成。治疗时越迅速（即剂量越大，所需时间越短），急性反应很可能就越重，因为两次治疗间正常组织的修复机会就越少。个体之

间的皮肤反应有差异，容易被日光晒伤的个体对 X 线治疗的反应迅速。偶尔，在愈合过程会并发继发性脓疱病，尤其在面部。

如果电子束经过黏膜，就一定会引起与治疗区域大小类似的黏膜炎。这种反应通常比皮肤反应发生更早、持续时间更短，可以完全愈合而不留后遗症。鼻黏膜肿胀，偶有出血，伴鼻塞感；在口腔，疼痛性斑片可在数日内引起进食不适感。尽管可用铅来保护内部黏膜之外结构，例如齿龈和鼻中隔，但是就在癌症之下的黏膜是无法保护的。

急性放射反应在诊断拍片时并不常见，但在 X 射线透视检查时可以发生。诊断过程的剂量和操作时长都是重要的因素。Balter 等对此全面地进行了综述[4]。

处置

急性反应的自然病程是不可改变的，但是可以避免使情况恶化。治疗区域应尽早暴露于空气中并且避免外伤、极端高温或低温、药膏的刺激、物理摩擦或猛烈的反复清洗。这些因素都会损伤克隆原细胞并引起溃疡。糖皮质激素药膏也最好避免使用。告知患者如果出现感染的征象要及时就医。一旦治疗区域出现干燥和结疤，就可以恢复正常清洗。尽管软石蜡和(或)简单的漱口水可以缓解症状，但仍须忍受黏膜的反应。如果患者有严重的鼻腔结痂，单纯的盐水冲洗鼻腔就可使患者症状缓解。

晚期放射反应(慢性放射性皮炎)(图 24.20 和图 24.21)

皮下脂肪、纤维组织和小血管等细胞分裂较慢的组织会直到治疗后几个月或几年才出现放射效应。在 6 个月时治疗部位的皮肤经常会比邻近的未治疗皮肤更白或更粉一些；随着时间推移，后遗症通常会表现出来，有的在 5～10 年后才出现。照射的皮肤可能出现苍白或色沉，伴不同程度萎缩、毛细血管扩张、纤维化和附属器结构的减少。随着时间推移，治疗部位的血液供应可能减少，导致自发性或外伤后溃疡产生；然而，这种溃疡经常可以自行愈合[5]。

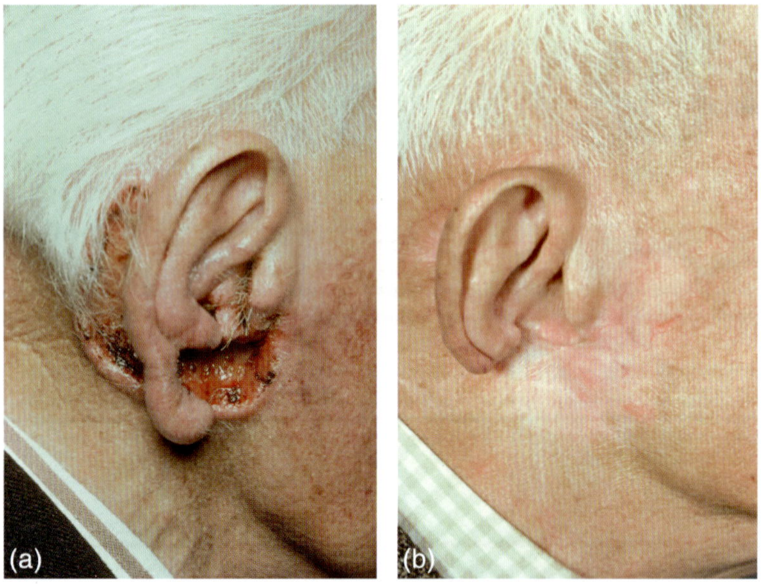

图 24.20　(a)耳部广泛的糜烂性 BCC。(b)同一个患者在浅表 X 射线治疗后 2 年

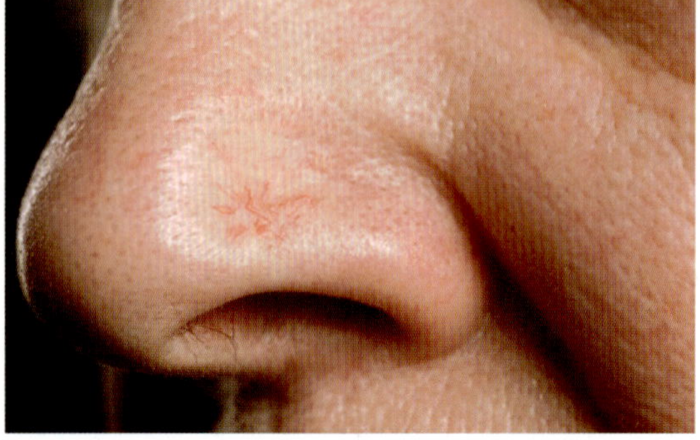

图 24.21　鼻部一个小的 BCC 治疗后出现毛细血管扩张

慢性放射性皮炎的基本组织病理学改变是纤维化和皮肤脉管系统闭塞，伴不同程度的真皮结缔组织均质化。残留的血管可以显著扩张。真皮中可见异形的大的星状纤维母细胞。在兆电子伏放射治疗后还会偶尔出现真皮深层和皮下组织的纤维化[6]。表皮的改变从单纯的萎缩到棘层肥厚以及极度角化异常不等。通常有毛囊等附属器的减少。

晚期的美容效果不尽相同，与肿瘤最初引起的潜在损伤轻重以及患者的皮肤类型有关。在一项 339 例患者的研究中，毛细血管扩张、色素沉着和纤维化直接与治疗区域的增大有关，而不是与治疗方案有关[7]。如果患者的放疗部位曾接受过重复冷冻治疗（据作者个人的观察）或有难看的手术瘢痕，那么晚期的美容效果较差。慢性放射性改变有时很难与肿瘤复发相鉴别。

使用现代化的分次治疗技术后，放疗后出现局部缺血坏死应该很罕见。典型的放疗后坏死出现于治疗后 1～2 年，经常在创伤或感染后突然出现。尽管小面积的放疗后坏死可能通过非手术治疗缓慢愈合[5]，但对于广泛的放疗后坏死唯一满意的疗法就是切除后移植。

考虑到皮肤肿瘤的潜伏期和接受放射治疗患者的平均年龄，放射治疗在照射局部诱发皮肤肿瘤的情况非常罕见。

放疗后肿瘤复发

BCC 和 SCC 并不总是能通过放疗治愈[1-3]，尤其在患者曾接受过多种治疗的情况下[4]。治疗后溃疡超过 6 个月者通常意味着肿瘤持续存在。一些权威机构认为避免初期放疗的原因是如果治疗失败手术补救会更加困难，但是如果患者在疾病早期来就诊，通常可以切除照射部位皮肤和植皮手术。这些病例中，Mohs 手术疗效最好[4]。与手术一样，放疗对复发的 BCC 也有较高的复发率。年龄、免疫抑制、治疗方法和肿瘤的大小等因素对于复发都很重要[5]。

考虑到对放射线抵抗，再次放疗不常使用。如果已经接受“耐受剂量”照射的正常组织暴露于更多射线下，就会增加发生放射性坏死的风险。然而在实践中，放疗已经在这类情况中得到成功的应用并获得不错的美容效果，尤其是当两次放疗中间有足够长的间隔时[6]。有时在持续性肿瘤此前放疗区域的边缘进行放疗是有道理的，这时给予小量的重叠是可以接受的；尽管有增加小面积的坏死的风险，但这一策略常被患者接受，而且经常是成功的。

放射诱发的肿瘤

有证据表明，包括霍奇金病、乳腺癌、痤疮、强直性脊柱炎和头癣等良恶性疾病受照射部位的皮肤发生 BCC 和 SCC 的风险增加[1,2]。

头皮 BCC 往往在 X 射线脱毛术治疗头癣 50 年后才发生。在放疗不再用于良性疾病的治疗，更复杂的放疗机器问世以及对放射治疗学的理解更深之后，这种肿瘤就少了很多。然而，还不能证明皮肤癌的发生与皮肤表面所接受的辐照总量之间有任何精确的定量关系，也不知道致癌性最强的总剂量或者治疗方案。

尽管对放疗局限性和有效性的更多研究可以预防肿瘤等晚期放射损伤的发生，但由于不良反应发生漫长的间隔期，警示对早期效果理想的患者应该注意防范风险[3-5]。

随着儿童癌症患者存货数量的增多，有证据显示照射部位皮肤发生 BCC 的风险增加[6]，但这一结论并未被所有研究证实[7]。由于这些孩子中的大多数还接受了化疗，所以引起他们继发性恶性肿瘤的原因还不能简单地判定。

处置

绝大多数放射诱发的肿瘤都应该切除。然而，在没有放射损伤证据的皮肤，术后给予根治性剂量的放疗通常是可以耐受的[8]。

与之前照射有关的罕见肿瘤

不典型纤维黄瘤（见第 137 章）（又名皮肤假肉瘤）

这种肿瘤常见于有日光损伤的白肤色男性，也可继发于放射损伤[9-11]。

放射诱发的肉瘤（见第 137 章）

放射诱发的肉瘤估计占所有肉瘤的 5%，在接受放射治疗的患者中的发生率小于 0.2%[12,13]。儿童更容易发生放射诱发的肉瘤[14]。从治疗后到出现肉瘤有 5～15 年甚至更长的潜伏期[15,16]。

软组织和骨骼发生的放射后肉瘤恶性度较高，包括未分化多形性肉瘤（以前叫作恶性纤维组织细胞瘤)、梭形细胞肉瘤、骨肉瘤、平滑肌肉瘤和血管肉瘤,后者与接受放疗的乳腺癌特别相关[15]。

肉瘤的发生似乎与暴露于千伏放疗,而不是兆伏放疗有关系,而且与受到更大剂量的辐射有关。它还与一些容易发生癌症的先天性综合征有关,例如 Li-Fraumeni 综合征。

对于原发性肉瘤的诊断依赖仔细的活检。

有证据表明放疗诱发的肉瘤比原发性肉瘤的预后更差[16]。手术和化疗是主要的治疗方法,通常避免再放疗。

(译者:杨宇光 **一审:**解方 **二审:**蔡宏 **三审:**杨桂兰 **润色:**夏艾婷**)**

参考文献

所有文献请查阅网址:www. rooksdermatology. com.
以下列出的是重要参考文献。

Moulds, applicators and implants

[3] Celada F, Rodriguez S, Botella R, *et al*. Non-malignant skin cancer treated with HDR Valencia applicator: clinical outcomes. *J Contemp Brachy* 2014;6:167-72.

Keloids

[8] De Cicco L, Vischioni B, Vavassori A, *et al*. Post-operative management of keloids: low dose rate and high-dose rate brachytherapy. *Brachytherapy* 2014;13:508-13.

Basal cell carcinoma and squamous cell carcinoma of the skin

[5] Cho M, Gordon L, Rembielak A, Woo TC. Utility of radiotherapy for treatment of basa cell carcinoma: a review. *Br J Dermatol* 2014;171:5:968-73.

[10] McPartlin AJ, Slevin Nj, Sykes AJ, *et al*. Radiotherapy treatment of nonmelanoma skin cancer: a survey of current UK practice and commentary*Br J Radiol* 2014 Nov; 87(1043):20140501.

[11] Barrett-Lee P. Radiotherapy for skin cancer: as good as surgery? *Br J Dermatol* 2014;171:930.

Radiotherapy for particular skin sites: basal cell carcinoma and squamous cell carcinoma

[6] Matthiesen C, Thompson JS, Forest C, *et al*. The role of radiotherapy for T4 nonmelanoma skin carcinoma. *J Med Imaging Rad Oncol* 2011;55:407-16.

[7] Sykes AJ, Allan E, Irwin C. Squamous cell carcinoma of the lip: the role of electron treatment. *Clin Oncol* 1996;8:384-6.

[8] Guibert M, David I, Vergez S, *et al*. Brachytherapy in lip carcinoma: long-term results. *Int J Radiat Oncol Biol Phys* 2011;81:e839-43.

Radiotherapy for particular skin tumours

[2] Cho M, Gordon L, Rembielak A, *et al*. Utility of radiotherapy for treatment of basal cell carcinoma: a review. *Br J Dermatol* 2014;171:968-73.

[22] Henderson MA, Burmeister BH, Ainslie J, *et al*. Adjuvant lymph-node field radiotherapy versus observation only in patients with melanoma at high risk of further lymph-node field relapse after lymphadenectomy (ANZMTG 01. 02/TROG 02. 01): 6-year follow-up of a phase 3, randomised controlled trial. *Lancet Oncol* 2015;16:1049-60.

Mycosis fungoides and other lymphomas

[5] Whittaker SJ, Marsden JR, Spittle M, *et al*. Joint British Association of Dermatologists and U. K. Cutaneous Lymphoma Group guidelines for the management of primary cutaneous T-cell lymphomas. *Br J Dermatol* 2003;149:1095-107.

[8] Jones GW, Kacinski BM, Wilson LD, *et al*. Total skin electron radiation in the management of mycosis fungoides: Consensus of the European Organization for Research and Treatment of Cancer (EORTC) Cutaneous Lymphoma Project Group. *J Am Acad Dermatol* 2002;47:364-70.

第3部分　感染与传染性皮肤病

第 25 章

病毒性感染

Jane C. Sterling

Department of Dermatology，University of Cambridge，Addenbrooke's Hospital，Cambridge，UK

25

第3部分

概述

一个病毒颗粒，或称作病毒体，是由蛋白包膜也称作衣壳，和包含在其内的一定长度的核酸(RNA 或 DNA)组成。这些遗传信息足以编码参与病毒复制和产生保护性外壳的蛋白质，但是翻译过程需要宿主细胞的核糖体才能进行。这种对宿主细胞的绝对依赖是病毒的显著特征。

能够引起人类皮肤病变的病毒分类见表 25.1[1]。本章内容主要按照这一分类叙述，还包括一些其他病毒相关的皮肤病和玫瑰糠疹这种可能由病毒引起但不能确定的疾病。

表 25.1 引起皮肤病变的病毒分类

核酸	科	属	大小(nm)	种/疾病
DNA-ds	痘病毒科	正痘病毒属	200×300	天花
				牛痘疹
				猴痘
				牛痘
		副痘病毒属	150×200	羊痘
				假牛痘
		雅塔痘病毒属		特纳河痘
		软疣痘病毒属		传染性软疣
	疱疹病毒科	单纯疱疹病毒属	180～250(带包膜)	单纯疱疹病毒 1 型和 2 型
			100(裸病毒)	猕猴疱疹病毒(疱疹病毒 B 型)
		水痘病毒属		带状疱疹
		巨细胞病毒属		巨细胞病毒
		玫瑰疹病毒属		人类疱疹病毒 6 型
				人类疱疹病毒 7 型
		淋巴滤泡病毒属		EB 病毒
		卡波西肉瘤相关疱疹病毒		人类疱疹病毒 8 型
	多瘤病毒科	多瘤病毒属	44(裸病毒)	Merkel 细胞癌病毒
				人类多瘤病毒 6 型
				人类多瘤病毒 7 型
				人类多瘤病毒 10 型

（续 表）

核酸	科	属	大小(nm)	种/疾病
	乳头瘤病毒科	α乳头瘤病毒属	55(裸病毒)	疣,黏膜上皮内瘤变和鳞状细胞癌
		β乳头瘤病毒属		疣状表皮发育不良,皮肤癌
		γ乳头瘤病毒属		皮肤疣
		μ乳头瘤病毒属		掌跖疣
		ν乳头瘤病毒属		皮肤疣,皮肤癌
DNA-ds*	肝脱氧核糖核酸病毒科	正肝脱氧核糖核酸病毒属	42(裸病毒)	乙型肝炎
DNA-ss	细小病毒科	红系细小病毒属	22(裸病毒)	人类细小病毒 B19
				细小病毒 4 和 5
		博卡细小病毒属		人博卡病毒-1
RNA-ss(+)	逆转录病毒科	丁型逆转录病毒属	100(带包膜)	人类 T 细胞白血病病毒 1 型,2 型
		慢病毒属		人类免疫缺陷病毒 1 型,2 型
	披膜病毒科	风疹病毒属	42(带包膜)	风疹
		甲病毒属		罗斯河病毒
				Sinbis 病毒
				奇昆古尼亚热
				奥尼昂尼昂热
				马亚罗病毒
				巴尔马森林病毒
				马脑炎病毒
	黄病毒科	丙型肝炎病毒属	42(带包膜)	丙型肝炎
		黄病毒属		登革热
				黄热病
	戊肝病毒科	戊型肝炎病毒属	33(裸病毒)	戊型肝炎
	微小核糖核酸病毒科	口蹄疫病毒属	27(裸病毒)	口蹄疫
		肠道病毒属		肠道病毒 A-J,鼻病毒 A-C
		肝病毒属		甲型肝炎
		副肠孤病毒属		人副肠孤病毒
RNA-ss(−)	弹状病毒科	狂犬病病毒属	70×180(带包膜)	狂犬病
		水疱病毒属		疱疹性口炎病毒
	丝状病毒科	埃博拉病毒属	丝状	埃博拉病
		马尔堡病毒属		马尔堡病
	副黏液病毒科	麻疹病毒属	150×300(带包膜)	麻疹
		呼吸道病毒属		副流感
		腮腺炎病毒属		腮腺炎
		肺炎病毒属		呼吸道合胞病毒
	正黏液病毒科	流感病毒 A-C	>100(带包膜)	流感
	沙粒病毒科	沙粒病毒属	100×300(带包膜)	拉沙热

（续 表）

核酸	科	属	大小(nm)	种/疾病
				卢霍病毒出血热
				胡宁病毒
				阿根廷出血热
				马普切病毒，恰帕里病毒
				玻利维亚出血热
				瓜纳里托病毒
				委内瑞拉出血热
				萨比亚病毒，莱蒂罗病毒
				白水阿罗约病毒
	布尼亚病毒科	内罗病毒属	100(带包膜)	克里米亚-刚果出血热
		正布尼亚病毒属		布尼亚维拉病毒
				布汪巴热病毒
				奥罗普切病毒
		白蛉病毒属		裂谷热

ds，双链；ds＊，不完全双链；ss，单链；ss(＋)，单链正链；ss(－)，单链负链。

病毒性感染的病理学概述

病毒性疾病发病机制

病毒能够引起感染，首先需要进入相应宿主体内的易感细胞。大多数病毒，尤其是能够引起系统性感染的病毒，经由吸入、食入及接触等方式通过黏膜进入人体内。皮肤作为外界物质进入体内的门户，其功能通常因搔抓、皲裂或直接接种等导致的皮肤屏障功能的受损而受到感染。通过作用附着于细胞表面的受体，而后通过内吞作用或吞噬作用进入细胞内。病毒可以感染的细胞范围和类型不同。宿主特异性和组织趋向性使病毒感染各具特点。例如，脊髓灰质炎病毒侵及神经元，所以被称作嗜神经性病毒，而人类乳头瘤病毒则对上皮细胞具有趋向性。某种特定病毒可以在某种细胞内进行复制，该细胞被称为该病毒的许可细胞。进入细胞后，先前存在的细胞酶对病毒衣壳进行充分的清除或破坏，使核酸得以暴露出来。

接下来的发展取决于病毒的性质。相对简单的病毒，如肠道病毒，RNA 作为信使，使其本身即具有传染性，能够立即被宿主核糖体翻译成为病毒蛋白。更复杂的 RNA 病毒，如流感病毒，具有非感染性 RNA，称为负链 RNA，必须通过病毒自身携带的聚合酶转录成信使 RNA(mRNA)。RNA 肿瘤病毒含有一种逆转录酶，可以从病毒 RNA 模板中合成 DNA。DNA 病毒通常更为复杂，可以使用细胞聚合酶（如腺病毒）或病毒聚合酶（如牛痘病毒）从 DNA 中转录 mRNA，同时也会伴有病毒核酸的复制。

经过一系列调节、酶解或结构蛋白质生成后，连同细胞受损的产物一起，产生了局部泛发的感染。在急性感染中，产生新病毒所需的时间仅以时计，而每个细胞产生新病毒粒子的数量则数以千计。新产生的病毒粒子可以侵入邻近的细胞或通过血流播散，从而使感染扩散开来。在此过程中，细胞本身可能被裂解性感染（如肠道病毒和单纯疱疹病毒）破坏，或被瞬时毁损（如黏液病毒）。随着时间的推移，会产生针对病毒颗粒和加工过的病毒蛋白的免疫反应，进而导致对感染的遏制和清除。

并非所有的病毒感染都以这种方式消退。有些病毒感染细胞后，表面正常，但在细胞内继续复制时，这些细胞开始增殖，这就是持续性感染。当被持续感染的细胞由于复制周期被抑制而不再产生传染性病毒时，病毒就潜伏下来。有时，潜伏的病毒又会活化（重新激活），产生新的病毒粒子，并感染其他细胞。这一过程可能会导致临床症状和体征的出现，如口唇疱疹（单纯疱疹再活化）和带状疱疹（水痘-带状疱疹病毒再活化）。其他病毒可能会引起细胞的增生，例如疣病毒和人类乳头瘤病毒。病毒也可能参与癌变过程，如宫颈癌和肝癌。

病毒性感染的皮疹表现

泛发性皮疹可能是病毒感染后发生病毒血症的

一种表现。血液携带着病毒颗粒到达皮肤后会停留在真皮的毛细血管襻中，通过观察病变的过程，可能对理解不同类型的病毒性皮疹（表 25.2）有帮助。一些微生物（如披膜病毒、痘病毒和立克次体）可以在毛细血管内皮细胞进行复制，直接或通过Ⅲ型超敏反应造成损伤，导致血栓和出血。然而，绝大多数病毒作为惰性的外来抗原，与循环抗体和致敏的淋巴细胞发生反应，产生炎症。循环免疫复合物抗体和病毒抗原也会存在于真皮血管内，引起病毒感染性皮疹，如人类细小病毒。真皮内发生的复杂的炎症级联反应可以导致红斑和丘疹的发生。

表 25.2 病毒疹

皮疹类型	相关病原体
斑疹	风疹病毒
	艾柯病毒（尤其 2，4，6，9，11，16，18，19，23，25，32）
	柯萨奇病毒 A（尤其 4，5，6，9，10，16）和 B（尤其 5，3）
	EB 病毒（传染性单核细胞增多症）
	人类疱疹病毒 6 型（玫瑰疹）
	人类疱疹病毒 7 型
斑丘疹	披膜病毒
	艾柯病毒（尤其 6，9）
	麻疹病毒
	人类细小病毒 B19（传染性红斑）
斑丘疹，水疱	柯萨奇病毒 A（偶发 5，9，10，16）
	艾柯病毒（偶发 4，9，11）
	埃博拉病毒，马尔堡病毒
斑丘疹，瘀点	披膜病毒（尤其奇昆古尼亚热病毒）和布尼亚病毒出血热（包括拉沙热）
荨麻疹样	柯萨奇病毒 A9（偶发）
	乙型肝炎（偶发）
水疱	单纯疱疹病毒
	手足口病（柯萨奇病毒 16，4，5）
	疱疹性口炎病毒
水疱丘疹	水痘-带状疱疹病毒
脓丘疱疹	牛痘疹
	天花
	牛痘
丘疹水疱	羊痘
	挤奶工结节
丘疹	传染性软疣
	疣
	Gianotti-Crosti 综合征

对于大多数不能复制的 RNA 病毒来说，唯一的反应可能就是侵入的病毒颗粒被清除掉（如艾柯病毒、柯萨奇病毒 A、大多数披膜病毒和风疹病毒）。少数 RNA 病毒有时能进入代谢活跃的表皮细胞并在有限的时间内复制，细胞溶解并产生水疱样皮疹（如柯萨奇病毒 A 的水疱样疹和一些较为罕见的水疱样皮疹）。

在表皮细胞内具有复制能力是 DNA 病毒的一个主要特征。有些病毒直接接种于表皮后就可以开始复制。病毒在表皮细胞内进行复制后，出现局部坏死，继而发生免疫反应和白细胞的浸润，形成水疱和脓疱。痘病毒、单纯疱疹病毒、水痘-带状疱疹病毒和某些柯萨奇病毒感染都可以引起水疱样病变。人类乳头瘤病毒和软疣病毒能引起细胞增殖，导致局部肿物。

抗体的产生可以导致局部炎症反应，也可防止感染的进一步播散。细胞介导的免疫反应可能是局部炎症的主要原因，是使感染得到控制和治愈的主要途径。当细胞免疫不能胜任时，如存在免疫抑制或免疫缺陷，可能会发生比较严重的播散，如牛痘和水痘。影响皮疹分布区域和受累面积诱发的因素尚不十分清楚。在有毛细血管损伤的区域，比如存在间歇性受压或之前既有炎症的区域，病毒就会定植下来，但风疹由上向下进展和水痘的向心性分布原因仍无法得以明确解释。

实验室检查[2-5]

实验室检查结果对了解病情的帮助程度，取决于感染的性质和从局部可获取标本的情况。应始终关注患者的一般情况。需强调的是，发生在妊娠早期的任何皮疹，都应该进行详细检查以确定风疹病毒、细小病毒或其他先天性感染可能对胎儿存在的风险。技术手段在不断更新发展，这也敦促临床医师需要与微生物专家就当前当地器材设备进行研讨。目前有很多可行的快速检测方法，比如使用聚合酶链反应（PCR）方法或荧光显微镜，在收到标本的当天就可以得到结果，组织培养可以在 1～2d 内得到结果。

大体上，以下检测方法均有效：

（1）病毒培养，通常在细胞培养中进行，但偶尔在受精卵或实验室动物体内进行。

（2）对组织标本进行检查，以确定病毒感染的典型特征，如包涵体或挖空细胞。

（3）电子显微镜下病毒的可视化。

（4）免疫技术检测病毒抗原，例如使用荧光抗体标记。

（5）分子生物学技术检测病毒核酸，如 PCR（用于 DNA 病毒)或逆转录 PCR(RT-PCR;用于 RNA 病毒或检测病毒转录子)。

(6)血清学检查,以检测血清转化、抗体滴度升高情况或特异性抗体,如免疫球蛋白 M(IgM)、低亲和力 IgG。

疾病早期的标本进行病毒培养,最有可能获得阳性结果。发病后活病毒数量就会下降,尤其当循环抗体产生之后。还应注意标本应在最短的时间内送到实验室。咽喉拭子应在鼻咽部进行充分的取材,采集好的标本拭子头转运时应浸泡在病毒培养基中。如果运送过程超过 1h,应保持冷藏。同样,在病毒培养基中送检的疱液拭子也很有检测价值。从增生性皮损中获得的小的活检标本,最好置于培养基或无菌生理盐水中进行送检。结痂性标本需在无菌瓶中保持干燥状态。脑脊液应迅速送检,最好做冰冻处理。尿液价值有限;因其可能需要特殊的运送递质,应事先与实验室做好沟通。粪便应取数克,置于无菌容器中送检。

用于电子显微镜检测的疱液标本最好收集在玻璃毛细管中,它的一端可以密封,且不会使液体受热。另一种方法是使用一次性无菌皮下注射针进行采集,再置于其塑料帽盖中送检。

血液中最适合于 PCR 检测的白细胞、血浆或血清的比例,需要根据所要检测的病毒核酸的不同而不同。用于分离披膜病毒的血液必须冷冻并迅速送到实验室。最好是立即处理或快速冻结于−40℃以下,因为抗体会灭活病毒。PCR 或 RT-PCR 方法也可用于检测疱液、皮肤渗出液、皮肤活检、尿液或脑脊液中的病毒核酸。

如果怀疑有天花、拉沙热、马尔堡病或其他出血热,在采集标本和对患者进行严格隔离之前,应咨询实验室主任和当地社区医师。

血清学检测

在可用血清学方法进行诊断的感染中,应取两份血液标本(各 5～10ml)送检以便确诊。第一份必须在症状出现后尽快采集,以便在产生可获得性抗体之前获得血清标本。根据感染的类型不同,第二份应间隔一段时间后再行采集。一般间隔 10d 比较合适,但如果皮疹之后很快会出现抗体反应的话,比如风疹,如果出疹当天就采集了第一次血样,5d 后就可以采集第二份。

急性期和恢复期抗体滴度升高 4 倍或更多具有诊断价值。鉴于技术手段的差异,通常同时测定两份血清滴度,以保证结果准确性。结果解读需考虑到具有抗原相似性的生物体可能引起的抗体记忆性升高。

对单次血清的检测结果显示存在较高的相关抗体滴度时,高度提示存在感染可能,但这也可能具有很大的误导性,因为抗体可能早于感染出现。在单个急性期血清中出现特异性 IgM 或 IgA 抗体对风疹和其他感染也有诊断价值。然而,在一些感染如人类免疫缺陷病毒和严重免疫缺陷或免疫抑制的人群中,对感染的血清学反应不可预测,不能依靠它来诊断。

痘病毒感染

痘病毒是最大的动物病毒,只比最小的细菌略小,用光学显微镜恰好可以看到。多种痘病毒可以同时感染人类和其他动物(表 25.3)。

表 25.3 人类痘病毒感染

属	种	缩写
正痘病毒属	天花	VV,VARV
	牛痘疹	VACV
	牛痘	CPXV
	猴痘	MPXV
	水牛痘	BPXV
副痘病毒属	挤奶工结节	
	假牛痘	PCPV
	羊痘	
雅塔痘病毒属	特纳河痘	TANV
软疣痘病毒属	传染性软疣	MCV

疾病概述

主要通过直接接触接种传染,也可以通过飞沫传播,例如天花,可以引起呼吸道病变。正痘病毒和副痘病毒引起的皮肤病变为炎性水疱或脓疱。雅塔痘病毒和软疣痘病毒可以引起小而坚实的表皮肿物。

基本生物学特征

痘病毒是复杂的双链 DNA 病毒,能够在细胞质中进行复制,特别适于在表皮细胞中生存。细胞质内产生的嗜酸性包涵体(瓜涅利小体)通常能够抵抗物理性破坏。部分病毒例如天花病毒,对干燥有显著的抵抗力,可在痂皮中存活数月。部分病毒在卵和组织培养中很容易生长，而有些则完全不能生长。

天花(Smallpox)

同义名
- 天花(variola)

概述

天花感染现在已经灭绝，常规的天花疫苗接种也已被取消。1980 年 5 月第 23 届世界卫生大会宣布天花已被根除[1]。英国最后一例天花病例发生在 1978 年的伯明翰，源于一场实验室事故。最后一例地方性病例 1977 年发生在索马里。仍有一些天花病毒被保存于美国和俄罗斯的政府机构中。

近来全球恐怖主义重新唤起了人们对该病毒可能作为生物武器被释放出来的担忧。这导致接受牛痘疫苗接种的医务和军事人员人数迅速增加，提高了人们对天花感染的临床特征的认识。

临床特征[2]

临床表现

天花最早出现的临床表现是发热、头痛、背痛和不适，在感染后 10～14d 出现。在 1～3d 内，出现斑疹，约 3d 发展为紧张的水疱，然后是脓疱。皮疹通常从面部开始，由上至下扩散，相对于躯干，更易累及四肢(图 25.1)。掌跖部易受累。一个区域内的病变往往处于病情发展的同一阶段。大约 1 周后，病变处开始干燥，结痂，最后痊愈。愈后通常留有瘢痕。天花瘢痕通常会很明显，以致在世界上最后出现感染的地区目前仍可见到很容易被识别的皮肤瘢痕(图 25.2)。

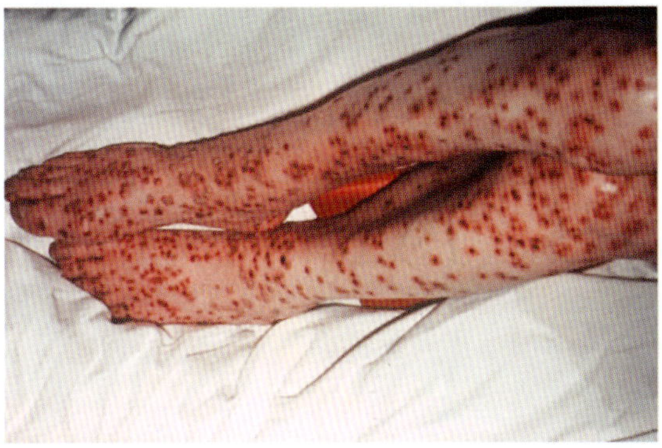

图 25.1 天花

丘疹水疱性病变，部分皮疹中央呈出血性，集中在四肢(英国威尔士，Cardiff and Vale NHS 信托基金会 Dr Colin Long 提供)。

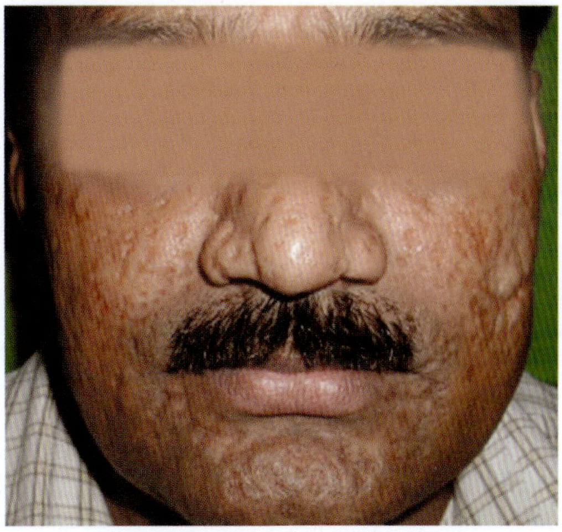

图 25.2 天花感染后面部形成瘢痕(印度巴罗达，巴罗达皮肤诊所 Dr S. B. Verma 提供)

病程和预后

天花的严重程度不尽相同。超过 1/3 的感染者病情严重，其中 25%～40%的患者死亡。

Resources

Further information

World Health Organization http://www.who.int/csr/disease/smallpox/en/

Centers for Disease Control and Prevention http://www.bt.cdc.gov/agent/smallpox/

(All last accessed February 2015.)

牛痘疹

概述

牛痘病毒感染一直被用作预防天花的疫苗接种，但常规疫苗接种已于 20 世纪 70 年代停止。因此，目前能看到的感染发病是因工作需要预防接种的人员及其并发症。使用野生型和重组牛痘病毒为实验室工作人员继续接种牛痘疫苗已经很多年了，但目前仅对那些特定高风险人群进行接种。由于天花可能有被用于生物恐怖主义或战争的潜在风险，因此在过去 10 年中军事人员接种疫苗的人数有所增加。可能治疗生物攻击受害者的医务人员也接种了疫苗。自 1999 年以来，在巴西已发现牛痘样病毒在牛[3]中流行，最近在猴[4]中也开始流行，这可能是由接种疫苗的人传染给动物所致。在与动物[5]密切接触的人群中发现了若干人感染病例。

第3部分

病理生理学

致病病原体

牛痘病毒也称为痘苗病毒，其独特之处在于它不是自然产生的，而是在人类接种病毒的连续传播过程中直接由人类活动产生的第一种稳定病毒。从抗原方面来说，它与天花病毒非常相似，对预防天花的疫苗接种非常有价值。其生长习性和分子学结构，最接近于牛痘，并被认为是从牛痘[6]突变而来。

临床特点

临床表现

疫苗接种 3～4d 后，接种部位出现轻微瘙痒的丘疹，继之发展成脓疱或水疱，破溃、结痂和干燥约需 2 周，病灶愈合需 3 周时间。

临床亚型

临床可发生局部或更广泛的传播，特别是在接种部位未能充分包扎的情况下(图 25.3)。意外感染可以发生在接种以外部位，如眼部或生殖器。可能会传播到与接种疫苗密切接触的其他个体，通常在接触后 1～2 周出现[7-9]。

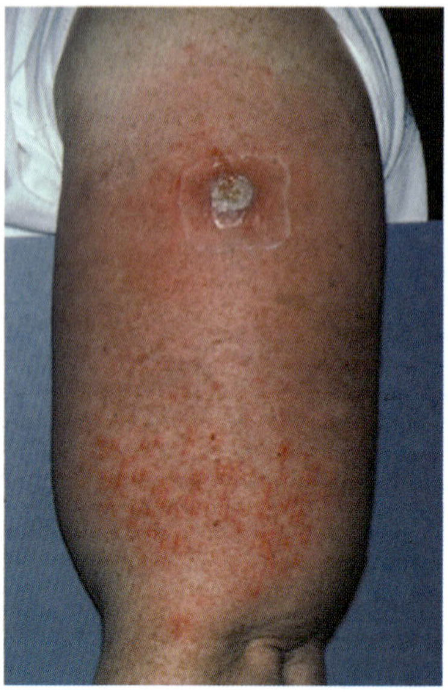

图 25.3 牛痘疹：接种部位伴周身播散(英国剑桥 Addenbrooke 医院提供)

并发症

在免疫低下的个体中，牛痘感染可持续性、进行性[10]或广泛性存在[11]。这两种情况都很罕见，但都有死亡风险。在特应性个体中，接种疫苗可导致牛痘性湿疹，感染可在湿疹皮肤上蔓延[12]。

病程与预后

接种部位通常形成瘢痕，偶尔形成增生性瘢痕。瘢痕处偶可发生肿瘤(如基底细胞癌)[13]。

治疗

接种后护理包括充分包扎好接种部位，避免与免疫抑制或特应性个体密切接触。

Resources

Patient resources

http://www.who.int/csr/disease/smallpox/preparedness/en/

http://www.bt.cdc.gov/agent/smallpox/vaccination/facts.asp

(All last accessed February 2015.)

猴痘

概述

由猴痘病毒感染引起，临床特征类似天花。

流行病学

发病率和患病率

该病毒在非洲中部地方性流行，野生啮齿动物[14]中有天然宿主。大多数疫情发生在刚果盆地和西非，偶尔在热带雨林[15]以外地区出现群集病例。2003 年，因为进口动物，美国暴发了一场草原土拨鼠疫情[16]。可以发生人传染人，但不常见。

年龄

大多数病例发生于儿童。

病理生理学

发病诱因

与被感染动物接触是最常见的感染方式。通过搔抓或接触被感染动物的伤口的分泌物，较之非密切接触会导致更严重的全身症状。

接种牛痘病毒疫苗的预防率约为 85%，刚果盆地持续增多的猴痘病例可能与 1980 年后停止接种天花疫苗有关。[17]

病理学

表皮退行性改变，细胞融合形成多核细胞，可见胞质内包涵体[18]。真皮上部、血管及附属器周围可见混合性炎细胞浸润。电镜下在细胞质中可见到典型的砖形被膜痘病毒颗粒。

病原体

猴痘病毒是一种正痘病毒，与牛痘病毒和天花病毒关系最为密切。这种病毒有两个分支：西非分支和毒性更强的刚果分支[19]。

临床特点

病史

潜伏期为 10～15d(最大范围 5～25d)。

临床表现

发病伴有头痛、肌痛、发热和出汗，可伴有恶心、呕吐、气促和咳嗽[20-22]。大约 2d 后随体温下降，皮疹开始出现。在白色皮肤上表现为红色丘疹和斑疹。但在深色皮肤上几乎看不见这些皮疹。皮疹数目可以少至 10 个，也可以多至数千个。皮疹最常见于面部和躯干，四肢易受累，亦可累及掌跖和黏膜，常伴有淋巴结增大。

临床亚型

易发生感染但不伴有皮肤受累的情况非常罕见。

鉴别诊断

最常需与水痘鉴别，也需要考虑播散性牛痘或羊痘的可能。

并发症

尽管通常是一种自限性疾病，但在非洲暴发期死亡率超过 10%。死亡原因往往是肺部感染、脱水或脑炎引起。

病程和脑炎的预后

皮疹多发展为水疱和脓疱，中央结痂坏死。2～3 周后病灶干燥、结痂而愈合，有时会遗留瘢痕。皮疹通常从躯干延伸至四肢。

实验室检查

通过对疱液 PCR 检测可以确诊[23]。虽然痘病毒之间存在免疫交叉反应，但通过 ELISA 检测可与痘苗病毒鉴别[24]。

治疗

治疗以支持对症为主。理论上西多福韦对感染应该有效。接种牛痘病毒疫苗会提供一定的保护作用，并且目前在猴痘疫苗方面也取得了一些进展。

Resources

Patient resources

Education about monkeypox http://www.incef.org/ (last accessed February 2015).

牛痘

概述

牛痘病毒感染引起炎症性水疱，结痂愈合后遗留浅表性瘢痕[25]。

流行病学

发病率和患病率

牛痘病毒的自然宿主是野生啮齿动物，但畜牧和动物园动物也可能被感染。人类更容易被家猫或啮齿类宠物感染[25,26]。夏秋季节高发。

病理生理学

发病诱因

感染的途径大部分都是接触野生动物或家畜。很少有实验室工作人员感染的报道[27]。

病理学

病灶部位可见表皮坏死及明显的胞质内嗜酸性包涵体。

病原体

牛痘病毒是一种正痘病毒，在欧洲和俄罗斯流行。病毒分离株可分为两支，其中一支与痘苗病毒关系更为密切。

临床特点

临床表现

皮疹发生在与被感染动物接触后 5～7d（最大范围 2～14d）。初始为一疼痛性丘疹，迅速发展为水疱、脓疱或出血性皮疹，周围有红晕，中央可见脐凹。第二周开始出现坏死，形成直径 1～3cm 的黑痂。通常伴有淋巴管炎和淋巴结炎、患者伴周身不适、低热和肌痛。

临床亚型

病变最常见于手部、臂部或面部。通常会出现一个或几个病灶，但也会发生孢子丝菌病样播散[28]。很少在黏膜表面，如生殖器部位[29]或眼睛附近出现病变。如果病变位于眼睛附近、耳部或范围较大且局部坏死明显，更易形成瘢痕。

鉴别诊断

鉴别诊断包括羊痘、挤奶人结节、单纯疱疹、炭疽热、孢子丝菌病、原发性肺结核、坏死性筋膜炎和异物肉芽肿。如果病变广泛，应考虑水痘或其他人畜共患正痘病毒感染。

并发症

面部受累时可能发生结膜炎，并有结膜瘢痕形成的风险。有报道，在使用免疫抑制药患者和患特应性湿疹或 Darier 病的患者中可发生泛发性牛痘感染[30,31]。但即使在免疫缺陷情况下，病死率也很低[32]。

病程和预后

病变通常 2～4 周内愈合，遗留瘢痕。

实验室检查

对疱液或结痂的超微结构检查可发现正痘病毒。病毒 DNA 可以在血液中以及病变部位处检测到，使用针对痘病毒的引物进行的 PCR 可以对致病病毒进行精确检测[33,34]。血清学检测可回顾性证实感染。

治疗

除非发生继发性细菌感染，否则不需要治疗。西多福韦乳膏可能对治疗有效，但尚未被试验证实[35]。

水牛痘

流行病学

发病率和患病率

水牛痘病毒存在于水牛体内，但也会感染牛、猪和人类。该病通常局限于印度次大陆和东南亚[36]。

病理生理学

发病诱因

在未接种天花疫苗的人群中，感染更为常见。

病理学

水牛痘病毒是一种正痘病毒（表25.3）。

临床特点

病史

大多数感染发生于近距离接触水牛的人群，如挤奶工和牧民。潜伏期为1～2周。

临床表现

常伴有发热和局部淋巴结增大。病变最常见于接触或污染部位，如手、前臂和面部。初起为丘疹，然后发展成水疱，结痂，有时出现溃疡。在1个月内痊愈，通常留有瘢痕。

并发症

眼部附近受累时可能发生角膜受损及瘢痕形成[37]。

实验室检查

可对疱液或结痂的超微结构进行检测以寻找痘病毒颗粒，也可以通过PCR进行分子学检测[38]。

治疗

支持疗法。

羊痘

同义名
- 传染性臁疮
- 传染性脓疱性皮炎

概述

羊痘病毒感染可在全世界范围内发生，临床表现为与被感染动物接触后出现的孤立性病灶。

流行病学

发病率和患病率

在动物繁殖季节高发，与绵羊和山羊接触的工作人群中，感染很容易被识别。尽管这种病毒在这些动物中广泛传播，但多见于幼崽发病。

病理生理学

发病诱因

接触已感染的动物，通常是家养的绵羊或山羊，会先于人类感染。该病毒也可从野兔、猫[39]或鹿[40]中获得。一些于宗教节日之后暴发的，可能与节日期间宰杀动物相关，[41]或家庭食品制备也可能是感染源。

病理学

皮损处表皮角质形成细胞气球样变性伴嗜酸性胞质内包涵体形成[42,43]，真皮内可见致密的细胞浸润，中央处以组织细胞和巨噬细胞为主，周边为淋巴细胞和浆细胞，多形核白细胞少见。

病原体

羊痘病毒是一种副痘病毒（见表25.3；图25.4）。

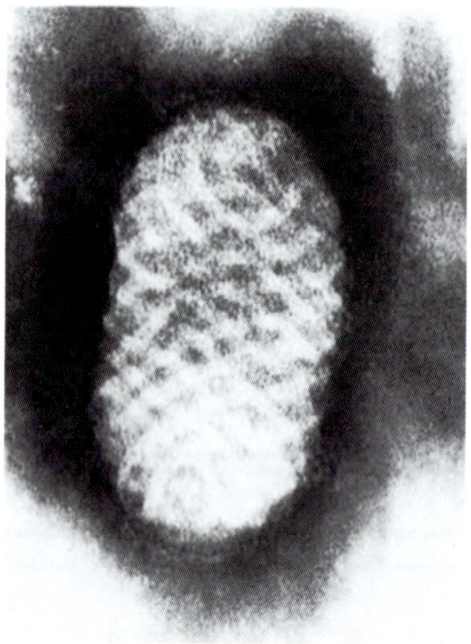

图25.4 羊痘病毒

磷钨酸制备（×230 000）（英国剑桥Dr J. Nagington提供）。

环境因素

首例人与人之间传播的报道为某医院烧伤病房患者与医护人员密切接触导致多起病例[44]。

临床特点

临床表现[42]

接触受感染动物或动物尸体后5～6d（可3～10d）出现病变。在接触部位皮肤出现一个小而硬的、红色或红蓝色丘疹，渐扩大为出血性脓疱或大疱，有不适感（图25.5）。皮疹通常2～3cm，但也可大至5cm。通常伴有淋巴结炎、淋巴管炎和轻度发热。

临床亚型

羊痘最常见的发病部位是手和前臂。面部、腋窝

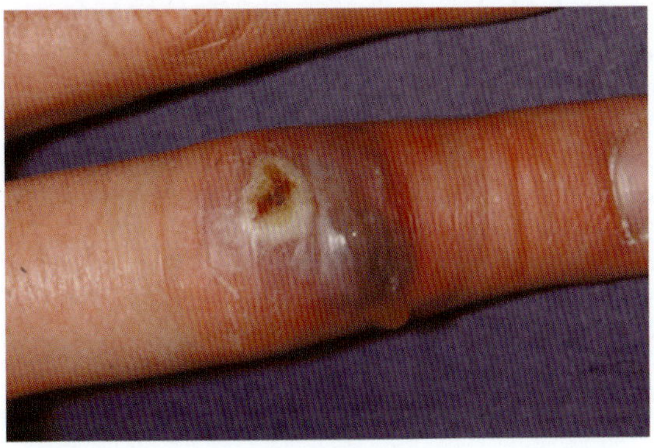

图 25.5 羊痘(英国剑桥 Addenbrooke 医院提供)

和生殖器部位都有报道,但都不常见[45,46]。

鉴别诊断

羊痘的临床表现与其他正痘病毒和副痘病毒感染相似。巨大的羊痘可能与化脓性肉芽肿相似,广泛分布的羊痘与水痘相似。

并发症

免疫功能受损者感染可导致巨大羊痘[47,48]或泛发性病变[49]。在特应性湿疹中也观察到类似播散[50]。

多形红斑是公认的羊痘感染并发症,约见于近10%的感染中,于羊痘发病后2~3周出现[51](图 25.6)。

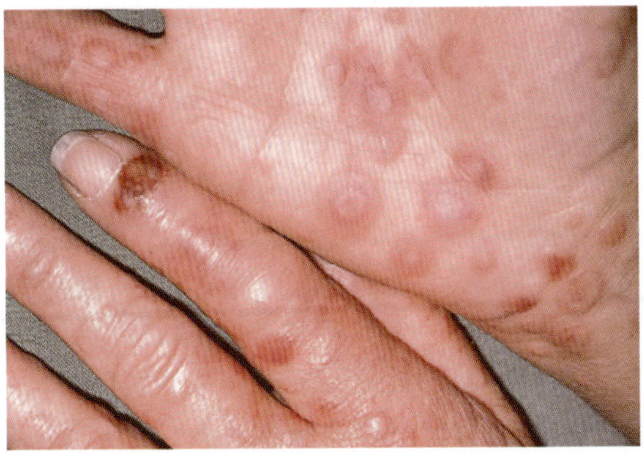

图 25.6 羊痘伴发多形红斑

示指背侧的羊痘病变已出现 14d,继发性多形红斑 4d(英国约克郡医院 Dr A. S. Highet 提供)。

在羊痘发生约1个月后出现具有大疱性类天疱疮特征的免疫大疱性疾病报道越来越多[52,53]。

病程和预后

3~6 周痊愈。一次感染通常足以产生足够免疫力,但二次感染并不罕见。

实验室检查

确定痘病毒感染的可靠方法是对皮肤活检标本、痂皮或尿囊卵膜培养进行电子显微镜检查。对疱液、活检或痂皮的 PCR 检测更为快速,可将羊痘与其他痘病毒区分开来[54,55]。血清学确诊实验可于皮疹出现1周后进行。

治疗

通常不需要治疗。继发性细菌感染应予以适当治疗。动物可以接种羊痘疫苗。

一线治疗

大的外生性病灶最好手术切除。

二线治疗

复发或持续性病变可应用冷冻治疗[56]、碘苷[57]、咪喹莫特[58]或西多福韦乳膏[59]。

Resources

Further information

http://www.cdc.gov/ncidod/dvrd/orf_virus/

Patient resources

http://dermnetnz.org/viral/orf.html

(All last accessed February 2015.)

挤奶工结节

同义名

- 假牛痘
- 副牛痘疹

流行病学

发病率和患病率

该病毒通常感染与携带病毒的动物密切接触的人,特别是农民、挤奶工人和兽医人员[60]。

相关疾病

曾有一例本病和牛痘同时感染报道[61]。

病理生理学

病原体

见表 25.3。

临床特点

临床表现

接触后,经约5d至2周潜伏期,形成小丘疹[62]。约1周发展为微红蓝色质硬的结节,可能会出现水疱样改变。病变周围常有一圈红斑(图 25.7)。病变可单发,也可多发。最常见于手、前臂,面部较少见。

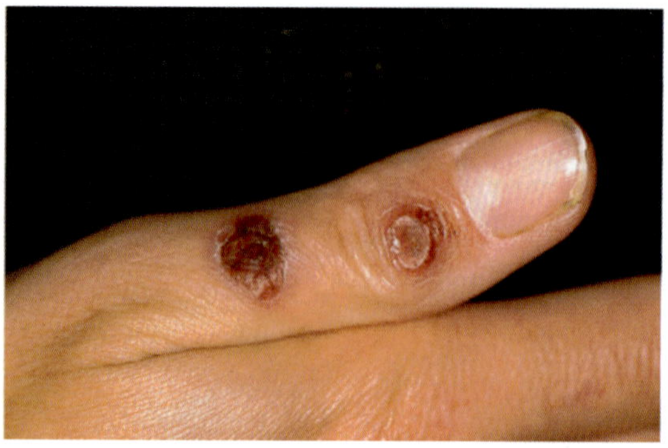

图 25.7 挤奶工结节(英国牛津 Dr J. B. Kurtz 提供)

鉴别诊断

皮疹表现与羊痘非常相似。应与单纯疱疹、皮肤炭疽和化脓性肉芽肿鉴别，在某些地区，需与牛痘、水牛痘和猴痘鉴别。

并发症

很少有身体不适，但淋巴管炎常见。

一些患者在结节出现 1～2 周后，手部、前臂和上肢出现多形红斑或不太明显的丘疹或丘疱疹，有时也会在腿部和颈部出现[63]，1～2 周后消退。

病程和预后

4～6 周内病变中央开始结痂愈合，不留瘢痕。

实验室检查

对痂皮行电子显微镜检测可以确认痘病毒的存在，但 PCR 是目前诊断假牛痘病毒感染最快、最可靠的方法[60,64,65]。

治疗

不需要特殊治疗。

Resources

Patient resources

http://www.dermnetnz.org/viral/milkers-nodules.html (last accessed February 2015).

传染性软疣

流行病学

发病率和患病率

这种病毒在世界各地都有发生，最常见于儿童期发病。1 型传染性软疣病毒(MCV1)为主要病因(76%～97%)。尚未发现病毒类型与皮疹形态或分布部位之间有相关性[66,67]，有一些证据表明，与儿童相比，成人和 HIV 感染患者中 2 型传染性软疣病毒的发生率更高[68]。

该病很常见，估计患病率为 5%～11%[69]。在过去几十年里，发病率一直呈上升趋势[70]。可以在软疣患者的正常皮肤和他们所处环境中的物体上检测到病毒 DNA，因此推测感染是在接触了感染者或被污染的物体后发生[71]。目前尚不清楚表皮损伤对感染发生是否重要。

年龄

本病在 1 岁以下的婴儿身上罕见，可能是由于母体赋予的免疫或潜伏期较长的缘故。个别病例报道于出生后最初几天或几周内发现病变，这表明可能发生了母婴传播[72]。在气候炎热的国家，孩子们穿着单薄，彼此密切接触，在家庭中出现传播并不罕见。发病高峰年龄为 2—5 岁[73,74]。在寒冷地区，家庭内部传播较罕见，且感染可发生在较晚年龄[73,75]，可能与使用游泳池和共用浴室设施有关[69,76]。年轻人群发病率高可能与性传播有关，病变发生于生殖器部位更为常见。

病理生理学

发病诱因

在儿童的生殖器部位、会阴部及周围皮肤，传染性软疣比寻常疣更常见。儿童受性虐待可能导致本病，除非有其他可疑的特征，否则不应认为发生性虐待。

临床上发现传染性软疣在特应性皮炎患者中更为常见[69,77]，但队列研究的结果并不一致[78]。局部外用类固醇和钙调神经磷酸酶抑制药是湿疹和其他患者发病的可能因素[79-81]。

有报道在免疫功能低下的患者，如艾滋病(见第 31 章)、血液系统恶性肿瘤[82]、结节病[83]、特发性 CD4 淋巴细胞减少症[84]、高 IgE 综合征[85]、DOCK8 缺陷[86]和接受免疫抑制治疗[87-90]的患者中常出现泛发性病变，这表明在感染的控制和消除过程中细胞介导的免疫占主导地位。尽管器官移植后免疫功能受到严重抑制，但这类患者中传染性软疣的发生率并没有明显增加，也不像其他感染如寻常疣、单纯疱疹那样常见[91]。

病理学

病毒可能首先进入表皮基底层，基底细胞分化加快并延伸到基底上层[92]。细胞增殖导致表皮增生呈分叶状，压迫真皮乳头，直至在小叶间形成纤维间隔，呈尖端向上的梨状，基底层一般保持完整。病变中央处的细胞被破坏，变形为大的透明小体(软疣小体)，直径约 25μm，呈含有胞质性的病毒物质团块。疣体内含有大量软疣小体，位于成熟的病灶中心接近表面的位置。真皮炎症轻微，但在长时间病变中可能有慢性肉芽肿性浸润。有人认为炎症反应可能是丘疹内容物进入真皮引起而非继发性感染[93]。在皮疹自发消退过程中，病灶周边有产生干扰素的浆细胞样树突状细胞的浸润[94]。

58%～73%的传染性软疣患者中存在特异性抗体，6%～16%的对照组中(可能存在未被发现的感染)检测到特异性抗体[95,96]，但这些抗体尚未被证明能在清除疾病中发挥作用。

病原体

传染性软疣病毒属于痘病毒科的一个特定属，即软疣痘病毒属[97](表25.3)，其特征介于正痘病毒和副痘病毒之间。它不能在组织培养或鸡卵中生长，可能只感染人类，不易传播给实验室动物，但已被证明在免疫功能不完整的小鼠身上培养的人类皮肤上能引起典型表现[98]。传染性软疣病毒DNA的限制性内切酶和PCR分析已发现有两种主要类型MCV-1和2，以及两种少见类型MCV-3和4[99,100]。

临床特点

临床表现

潜伏期约14d至6个月不等。单个病灶为有光泽珍珠状白色、半球形脐凹丘疹，中央可呈凹陷状(图25.8a)。当直径小于1mm时，可以用手持放大镜或皮肤镜进行鉴别。皮疹直径在6～12周内逐渐增大至5～10mm。如果只有一个或几个皮疹，疣体可能会变得很大。由许多小的病变组成的斑块(“簇集”型或巨大型软疣)很少发生。皮疹经常发生播散，最终可能出现数目繁多的皮损。外伤或数月后自发性炎症改变会导致病变化脓、结痂和皮疹的最终破溃。

临床亚型

感染方式、所穿衣服的类型以及气候的不同会影响病灶的分布。在温带，通常见于颈部或躯干，特别是腋窝周围。在热带地区的儿童中，四肢受累更为常见。在青少年和年轻人中，由于性传播是可能的传播方式，因此在生殖器部位的病变最常见。而在健康人群中，偶尔会看到面部出现皮疹，尤其是在眼睑处。软疣可能会影响头皮，甚至包括足跖部位的身体表面的任何部位，其外观可能并不典型[101]。

艾滋病患者中最常见的是广泛分布于面部的难治软疣[102]，也可发生于医源性免疫抑制状态下的患者[103]。唇、舌或颊黏膜上等口腔病变罕见，通常发生在有免疫抑制病史的成人，且可在无相关皮肤病变的情况下发生[104]。巨大或广泛的传染性软疣在应用免疫抑制药的患者中更为常见，但也可发生在免疫功能正常时[105,106]。

软疣可以发生在瘢痕和文身处[107]。有毛囊性传染性软疣的报道，表现为不典型的苍白色丘疹[108]。

鉴别诊断

孤立的软疣病变类似化脓性肉芽肿、角化棘皮瘤或鳞状细胞癌，有时难以识别。多发的小病变可与扁平疣相混淆。在HIV感染中，其表现可能类似于皮肤隐球菌病(见第32章)。

并发症

在特应性皮炎患者中，通常因容易激惹而泛发。至少10%的病例在发病后1个月或以上时可能在一处或多处病灶周围发生斑片状湿疹[109]，也有与感染有关的远心性环形红斑和多形红斑的报道[110-112]。慢性结膜炎和浅表性点状角膜炎也可使眼睑或眼睑附近的病变复杂化[113]。当病灶消退或刮除时，湿疹和结膜炎会自行消退。

病程和预后

单发和多发病变的持续时间差异较大。虽然大多数病例在6～9个月内自愈，但持续3～4年的病例亦非罕见[77]。病变一般不会持续2个月以上，但有些病灶，尤其是单发病灶，可能持续5年以上[114]。

病灶周围的炎症反应提示在几个月内可能会发生免疫应答[114]。

当软疣清除后，可能会留有凹陷性瘢痕或皮肤松弛样改变[116,117](图25.8b)。

实验室检查

传染性软疣的诊断通常很容易，可见处于不同发展阶段的多个病灶，典型的脐凹性丘疹。用皮肤镜或冷冻后更容易看到明显的脐凹。通过直接显微镜或电子显微镜观察丘疹内容物、组织病理学或分子学分析均可确诊[99,118-120]。

治疗[121]

多数情况不需治疗，可以等待自愈。通过减少抓挠，可降低发生播散的风险。抓挠会损伤邻近皮肤，把病毒从成熟的丘疹处传播开来。皮肤干燥或湿疹应该使用润肤剂和外用弱效糖皮质激素来治疗。避免共用毛巾、避免接触性行为和公共浴池，可减少传染给他人的机会。

如果不能自发清除，病变有其他症状表现，或存在相关性湿疹等，可以治疗。治疗的选择将取决于患者年龄、病变数量和位置。治疗的目的是破坏掉受感染的表皮细胞，刺激产生直接对抗病毒的免疫反应。

一线治疗

免疫反应可发生在破坏性或炎症性治疗后。许多外用制剂可用于产生轻度到中度炎症，从而可能刺

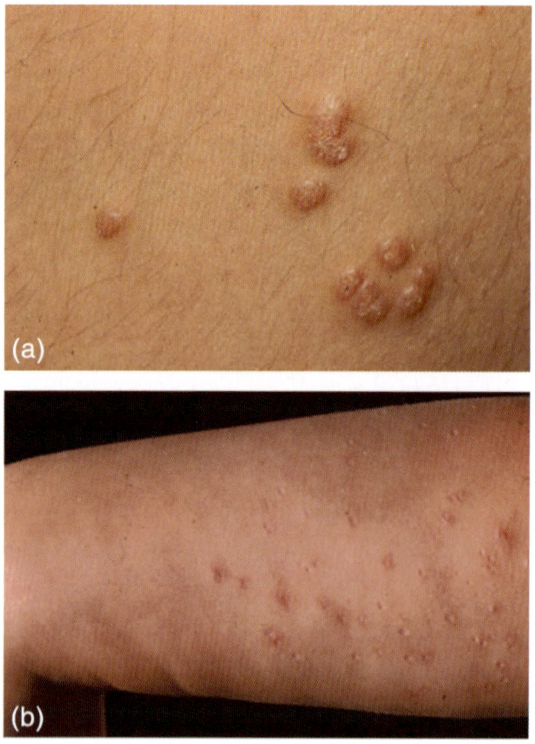

图 25.8 传染性软疣

(a)典型的脐凹状病变。(b)感染后凹陷性瘢痕(英国剑桥 Addenbrooke 医院提供)。

激产生针对该病毒的免疫反应。斑蝥素、三氯乙酸和稀释的液态苯酚是比较强烈的刺激物,可引起疼痛、水疱和瘢痕,但谨慎使用和适当的稀释可有助于病灶的清除[116,122,123]。外用水杨酸制剂[77,124],维A酸[125],阿达帕林[126],一氧化氮乳膏[127]和5%~10%氢氧化钾溶液[128,129]和过氧化苯甲酰乳膏[130]都可引发刺激性反应,可根据个体耐受的情况,调整制剂的强度和应用频率,直至治愈。

也可使用柠檬桃金娘油[131]和茶树油[132],前者与安慰剂相比具有明显的疗效。

通过挤出内容物或插入牙签来破坏皮损可刺激炎症形成和清除疣体。

其他方法也被用于治疗传染性软疣,其根本目的是增强免疫反应,尽管并不都是进行的随机或对照试验,但外用苯海拉明[133]、咪喹莫特乳膏[134]、病变内或系统性应用干扰素[135,136]、系统性应用西咪替丁[137]和皮损内免疫治疗[138]均有有效报道。

与冷冻疗法相比,咪喹莫特清除病灶较慢,但不会引起疼痛,儿童对其有较好耐受性[139]。但在两项未发表的大型随机试验中,与安慰剂相比,咪喹莫特却未见任何益处[140]。

二线治疗

冷冻疗法有效。通常用于年龄较大的儿童和成人,但需要每周重复3~4次。二氧化碳或脉冲染料激光器也有疗效[141,142],但像刮除术一样,也可能形成瘢痕。光动力疗法也有治疗效果[143]。

疣体刮除术治疗传染性软疣已应用多年[124],但如果病灶多,成功清除的概率就会降低[144]。儿童通常需要在严格遵守安全剂量的前提下,预先使用局部麻醉药[145]。

三线治疗

抗病毒药物西多福韦已被证明可以有效地治疗传染性软疣[146,147](静脉使用或局部使用1%~3%的软膏或乳膏)。该药可被用于治疗泛发性病变,例如免疫功能不全的患者中用标准治疗方案难以根除疣体。

最近的一份报告也表明静脉注射紫杉醇对伴有免疫功能损害严重的患者有疗效[148]。

阶梯治疗

一线治疗

- 腐蚀性破坏:斑蝥素、三氯乙酸、液态苯酚稀释液
- 刺激物:水杨酸,阿达帕林,一氧化氮乳膏,氢氧化钾,过氧化苯甲酰,柠檬桃金娘油,茶树油
- 手术刺激

二线治疗

- 免疫疗法:二苯莎莫酮,咪喹莫特,干扰素,西咪替丁,皮损内免疫治疗
- 手术刮除

三线治疗

- 西多福韦
- 紫杉醇

Resources

Further information

http://www.cdc.gov/ncidod/dvrd/molluscum/overview.htm

http://cks.nice.org.uk/molluscum-contagiosum

Patient resources

www.patient.co.uk/health/molluscum-contagiosum-leaflet

https://www.aad.org/dermatology-a-to-z/diseases-and-treatments/m－p/molluscum-contagiosum

(All last accessed February 2015.)

特纳河痘

概述

这是一种急性发热性疾病,伴有局部结节样皮肤病变。

流行病学

发病率和患病率

中非,特别是刚果盆地可见偶发病例,偶尔暴发。

病理生理学

病理学

表皮变性,角质形成细胞空泡化,含有嗜酸性包涵体。真皮乳头水肿和轻度炎性浸润。

病原体

特纳痘病毒(表 25.3)已知可感染猴子和人,尚未发现其他自然宿主。

临床特点

临床表现

轻度发热伴肌痛和头痛,2d 内皮肤出现丘疹,最常见于四肢[149,150]。皮疹出现后一般症状迅速减轻,但病灶在 2 周内可增大,最大可达到 1～2cm。皮疹通常伴痛感,偶痒,可能出现溃疡。可伴局部淋巴结增大。结节在 6 周内消退,遗留小瘢痕。

临床亚型

通常为单发病灶,临床偶见多发皮损。

实验室检查

电镜检测病变部位角质形成细胞会显示典型的砖形包膜痘病毒[150]。PCR 测序可用于特纳痘病毒 DNA 的鉴定[151]。

治疗

本病有自限性。

疱疹病毒感染

疱疹病毒是一组相对较大的有包膜的 DNA 病毒。在初次感染后,潜伏在宿主体内。

疾病概述

根据基因的不同,疱疹病毒分为 α、β 和 γ 三个亚科(表 25.4),有 8 种疱疹病毒可感染人类。单纯疱疹病毒(herpes simplex virus,HSV)和水痘-带状疱疹病毒(varicella-zoster virus,VZV)主要引起皮肤病变,β 疱疹病毒感染引发全身病毒样皮疹。γ 疱疹病毒可能在潜伏期或重新激活时导致皮肤疾病。

表 25.4 引起人类疾病的疱疹病毒

亚科		属	病毒	缩写	别称
α 疱疹病毒	α	单纯疱疹属	单纯疱疹病毒 1 型	HSV-1	人类疱疹病毒 1 型 HHV-1
	α		单纯疱疹病毒 2 型	HSV-2	人类疱疹病毒 2 型 HHV-2
	α	水痘病毒属	水痘-带状疱疹病毒	VZV	水痘疱疹病毒 HHV-3
β 疱疹病毒	β	巨细胞病毒属	巨细胞病毒	CMV	HHV-4
	β	玫瑰疹病毒属	人类疱疹病毒 6 型	HHV-6	
	β		人类疱疹病毒 7 型	HHV-7	
γ 疱疹病毒	γ	淋巴潜隐病毒属	EB 病毒	EBV	
	γ	细长病毒属	人类疱疹病毒 8 型	HHV-8	Kaposi 肉瘤相关疱疹病毒,KSHV

基础生物学

疱疹病毒在细胞核内复制,产生典型的核内包涵体,用染色制剂可检测到。

疱疹病毒感染的一个显著特征是临床皮疹消退后病毒却没有被消除。在特定的细胞中,病毒可作为一种潜在的感染持久存在。在某些情况下,特别是免疫力低下时,病毒可重新激活,并产生急性感染发作和宿主细胞损害。

单纯疱疹病毒感染

单纯疱疹是由 HSV(人类疱疹病毒 Ⅰ 型,HHV-1)引起,是人类中最普遍的感染。根据其抗原性质的不同可分为两型，Ⅰ型大多数与颜面部感染有关，Ⅱ型多与生殖器感染有关，两者之间可有相同的临床表现。原发感染后，病毒潜伏在体内，可在以免疫功能低下的时候被激活。

疾病概述

原发性感染

原发性感染可发生在血清学阴性的个体中，通常表现为亚临床感染。出现临床皮损时较复发性感染重，生殖器部位的原发性感染较口唇部症状普遍。

复发性感染

初次感染后，无论是否有临床症状或亚临床感染，可能在以后都不再有临床表现。口唇部复发率为30%～50%，生殖器疱疹复发率则更高，HSV-1 型为50%，HSV-2 型可高达 95%[1,2]。

复发性感染可由轻微创伤、发热性疾病（包括轻微的非发热性上呼吸道感染）、紫外线照射[3]、三叉神经痛（尤其是颅内手术后）[4]、神经外科术后[5]、牙科术后[6]、皮肤磨削[7]或激光磨皮[8]所致。女性在月经前期复发率更高。情感压力也与之相关，可能与影响机体免疫功能有关[9,10]。然而在多数情况下，发病诱因并不明确。

复发性感染与原发性感染不同的是，水疱较小且簇集，症状持续时间短，免疫力正常的人通常不会累及口腔黏膜。

亚临床排毒

HSV-2 型的无症状排毒比 HSV-1 型更常见，且与复发的频率有关。在英国约有 12%的人发生不明显的口唇部位排毒。HSV-2 型的生殖器排毒在抗体阳性的个体中很常见。在复发感染的病例中，每天排毒约 20%，而无症状的病例中约为 10%[11]。在感染 HSV-2 型病毒的第一年内，无症状排毒比以后几年更常见。

基础生物学[12-16]

HSV-1 和 HSV-2 可通过直接接触获得，疱液或受感染的分泌物通过皮肤及黏膜进入机体形成原发性感染。

潜伏感染是病毒持续存在于原发感染部位的感觉神经节中。该病毒不产生蛋白，因此不会被机体防御机制所识别而形成潜伏感染。这种潜伏状态下，病毒可沿着神经纤维向周围传播，若病毒在皮肤或黏膜中复制，则可引起复发感染。病毒可在无症状个体的唾液和生殖器分泌物中排出，特别是在第一次发病的几个月内，而在活跃的皮损中排出的数量可达 100～1000 倍。与感染者的密切接触，包括有症状者和无症状者，都可能引起 HSV 的传播和致病。

有创伤时利于病毒感染到正常的皮肤。病毒可接种到身体任何部位，引起新的感染，无论是否曾有任何一种类型的感染。这种来源可以是内源性的（自身接种），例如手指感染常发生在有咬甲或吮吸拇指习惯者。外源性接种的例子有医护人员接触皮损造成手部感染（图 25.11）[17]、接触类行为中触碰面部皮损、疱疹性口炎的婴儿通过哺乳感染母亲的乳头等[18]。

原发感染后，机体产生体液和细胞介导的免疫反应，后者可能更为重要[19]，却不能完全防止疾病再感染或复发。既往有 HSV 感染者在另一部位发生新的感染，称为非原发性的首次感染。初发（非原发性）生殖器疱疹在既往有口唇感染的人中症状较轻。免疫缺陷者（先天性或因疾病、药物原因），如器官或脊髓移植术后免疫抑制的患者、接受恶性肿瘤细胞毒性治疗的患者[20]（包括皮肤 T 细胞淋巴瘤[21]）及 HIV 感染者。无论在原发性或复发性疱疹感染中，发病率和严重性都将增加，可能经历一个漫长且不典型的病程。局部外用糖皮质激素或钙调神经磷酸酶抑制药进行免疫调节治疗也可致疱疹发病[22-24]。

免疫异常或变异，以及局部皮肤因素，可以解释特应性皮炎患者中复发性单纯疱疹发病率高的原因[25]、某些多形红斑患者的病程演变以及少见的严重感染[26,27]，包括疱疹性湿疹。

原发性疱疹性龈口炎

定义和术语

口唇部位的单纯疱疹感染。

> **同义名**
> - 唇疱疹
> - 感冒疮

概述

原发性疱疹性龈口炎是原发性 HSV-1 感染最常

见的表现,也可能为 HSV-2 感染。原发性 HSV-1 感染多发于婴幼儿,通常症状较轻或表现为亚临床感染,很少发生疼痛性水疱性口炎[28]。

流行病学

发病率和患病率

在发展中国家人口密集的地区,90%以上的儿童在 5 岁前就有抗体,但在温带地区和社会经济程度较高的群体中,儿童的发病率较低,但随着年龄的增长发病率会越来越高[29]。例如在西欧国家和美国,有 1/4 的儿童、1/2～3/4 的青少年和年轻人,以及高达 90%的老年人表现为 HSV-1 抗体阳性[30-32]。

年龄

大多数原发性 HSV 龈口炎发生在 1－5 岁的儿童,成人少见。

病理生理学

病理学

在皮肤和黏膜的皮损中,被感染的上皮细胞胞质水肿,细胞膨胀,产生"气球样变性"。表皮内水疱是由细胞内水肿和细胞间水肿共同形成的。后期真皮和表皮内有中性粒细胞浸润。在同一切片中,常可看到处于不同阶段的细胞核内包涵体。此外,在感染的表皮和角膜上皮中,几乎都能发现含有 2～15 个甚至更多核的多核巨细胞。所有器官的细胞学改变基本相同,而脑和肝脏受累时会特征性地出现炎症包围的坏死灶。

免疫组化技术可检测受感染细胞中的病毒蛋白。在细胞核中观察其超微结构可识别出病毒颗粒,经详细检查可区分 HSV-1 和 HSV-2[33]。

致病微生物

通常为 HSV-1,HSV-2 少见。

临床特征

病史

潜伏期约为 5d。

临床表现

龈口炎初起伴有发热,甚至是高热、不适、烦躁和大量流涎,进食和饮水时疼痛加重,口臭难闻,牙龈肿胀,发炎且易出血。舌、咽、腭和颊黏膜上出现白色斑块,继而发展成带有淡黄色假膜的溃疡,局部淋巴结增大伴有压痛。

临床亚型

病毒再激活所致的复发性感染(见后面章节)。

鉴别诊断

原发性 HSV 感染的鉴别诊断包括:链球菌感染、白喉、念珠菌病、鹅口疮、柯萨奇病毒感染(疱疹性咽峡炎)、白塞病和 Stevens-Johnson 综合征。

并发症和合并症

疱疹性湿疹将会在本章后面讨论(p. 25.37)。

约有 10%的原发性口面部疱疹伴随着咽炎。

在免疫缺陷患者和不受母源性抗体保护的新生儿中,可能发生播散性感染或系统性感染,而在其他健康患者中少见。系统性感染可能发生也可没有广泛的皮肤损害。在任何年龄,未经治疗的脑炎患者死亡率和致残率都很高[34]。在新生儿中,即使进行抗病毒治疗,HSV-2 感染的预后也比 HSV-1 差[35]。疱疹性肝炎在成人中罕见,但当肝功能损害严重时往往是致命的[36,37]。在使用免疫抑制药的患者、烧伤、插管患者[38,39]和新生儿中,可发生下呼吸道感染[40]。

在某些大疱性疾病中可发生单纯疱疹,使天疱疮[41,42]、类天疱疮[43]和 Hailey-Hailey 病[44]等疾病的临床表现更为复杂,在接受免疫抑制治疗的患者中感染更为严重。有报道显示 1 例慢性淋巴细胞白血病合并坏疽性脓皮病的患者,感染 HSV 导致病情更为复杂[45]。

病程和预后

经 3～5d 后,体温逐渐恢复正常,通常可在 2 周内完全恢复。

实验室检查

取疱液进行病毒培养可诊断,通常只需 1～5d,但此方法敏感性低且有被污染的风险。原发性感染可通过血清转换或抗体滴度升高来区别。复发性感染往往抗体滴度变化不大,因此抗体的测定对复发性 HSV 的诊断帮助不大,但特异抗体提示再激活的发生。为了快速诊断,可取皮损通过免疫荧光检测到病毒抗原,或通过电子显微镜观察疱液中的病毒颗粒。通过 PCR 检测脑脊液的 HSV-DNA 的方法,可用于诊断疱疹性脑炎和无菌性脑膜炎[46],也可用于鉴别其他部位的病毒及其类型[47]。PCR 作为一种快速诊断方法将变得更为方便和可靠[48]。

治疗[49-52]

无并发症的轻症单纯疱疹不需要治疗。麻醉药漱口可减轻疼痛。在受累皮肤局部使用防腐剂可降低继发细菌感染的风险。临床上应用,抗病毒治疗有助于缩短病程。

一线治疗

对于轻症感染,吞咽功能不受影响时,口服阿昔洛韦治疗通常口服 200mg,每天 5 次,疗程 5d 以上,或 800mg,每天 2 次也有效[53]。儿童口服剂量为 15mg/kg,每天 5 次,疗程 7d,可缩短病程和排毒时间[54]。伐昔洛韦 1000mg,每天 2 次持续 10d,疗效与阿昔洛韦相似[55]。

二线治疗

系统使用阿昔洛韦是治疗严重或潜在的原发性单纯疱疹感染的首选药物，但对病毒潜伏感染治疗后的复发率没有影响。治疗应尽早开始。通常剂量为5mg/kg，每 8 小时一次静脉滴注，对于新生儿疱疹[53]和疱疹性脑炎[56]应使用两倍剂量。阿昔洛韦经肾脏排泄，在肾功能不全的患者中应降低剂量。大剂量注射后可引起血尿素氮和肌酐一过性升高，因此建议缓慢滴注超过 1h 且应充分水化。

> **阶梯治疗**
> **一线治疗**
> • 阿昔洛韦
> **二线治疗**
> • 阿昔洛韦静脉滴注

复发性口面和皮肤疱疹

> **同义名**
> • 感冒疮
> • 唇疱疹

概述

潜伏病毒的重新激活可导致无症状排毒或症状明显的复发性疾病。

临床特征

临床表现

初起局部潮红、瘙痒、灼热，1～2h 后出现簇集成群的小水疱，疼痛仅在起病时，可持续几天，常好发于面部，尤其是口周(图 25.9)，也可发生于身体其他部位。大疱并不少见，尤其是儿童。复发性感染常发生在同一部位，但也可发生于不同部位。水疱呈不规则簇集分布，常排列成线状或带状，特别是在胸廓下方或腰部[57]，这时疼痛可能较为明显，并伴有局部淋巴结增大。手和前臂的疱疹可能引起发热、疼痛和淋巴管炎，水肿和持续疼痛也会引发更多并发症[58]。

复发性疱疹最常见的皮损形态是水疱和溃疡，但偶尔也有不典型的表现，如毛囊炎、念珠菌性皲裂及小的"间擦溃疡"。这些不典型的皮损需要实验室检查才能确诊。

临床亚型

原发性和复发性疱疹好发于口面部，但也可发生

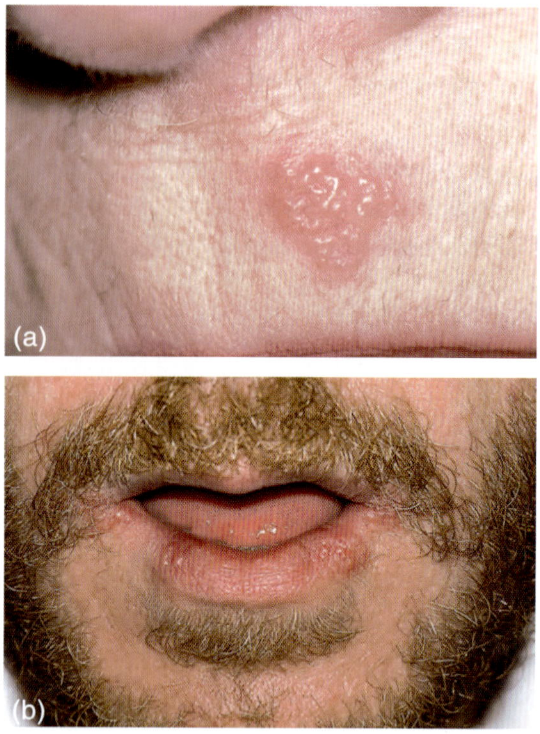

图 25.9　唇疱疹

(a)上唇部的典型复发性皮损；(b)伴有链球菌性脓皮病和淋巴管炎的泛发复发性皮损(由英国约克郡医院 Dr A. S. Highet 提供)。

在其他部位，如躯干和四肢(见后面接种性疱疹章节)。

并发症和合并症

面唇部的复发性疱疹较少出现全身症状，但也有报道在起病前会出现发热、疲惫、全身不适等。曾有报道一名儿童每次发病都会伴有发热和器质性精神紊乱[59]。严重的可能会每次发病都伴随脑神经麻痹[60]。神经痛在每次复发前 1～2d 出现，常与 Mauriac 综合征[61]有关，而三叉神经痛可能与复发相关[62]。

疱疹性湿疹(见 p. 25.37)与原发性和复发性 HSV 都有关。

免疫功能低下时可能会出现持续性溃疡不愈和疣状病变(见第 46 章)。

当复发性单纯疱疹累及眼部，可出现角膜结膜炎、树突状溃疡、盘状或化脓性角膜炎及虹膜睫状体炎，需请眼科会诊。

于四肢反复发作的可出现淋巴水肿[63]，有色素部位发病的可继发白癜风，瘢痕组织也可能出现疱疹[64]。

多形红斑(疱疹相关性多形红斑)[65](见第 47 章)

65%的复发性多形红斑患者有唇疱疹病史，通常

在起病前几天到 2 周内发生，偶尔两者也会并发。虽然病毒在电子显微镜下难以观察或分离得到，但在多形红斑的皮损中可检测出 HSV-gB 抗原，通过 PCR 可检出皮损中的 HSV DNA[66-68]。无论有或无明显疱疹皮损都可用该方法检测。某些 HLA 类型与这种复发性疱疹后的多形红斑，以及受累部位的严重程度有关[69,70]。这种 HSV 相关的多形红斑在干细胞移植后的患者中并不少见[71]。对于复发性 HSV 相关性多形红斑的治疗，如在前驱阶段予 5d 的阿昔洛韦，可阻止多形红斑进一步发展。如果没有效果或发作频繁，即使不考虑 HSV 为明显诱因，也可尝试为期 6 个月的阿昔洛韦预防性治疗[72]。对阿昔洛韦耐药或与 HSV 无关的病例可予氨苯砜、硫唑嘌呤、环孢素或西咪替丁治疗[73-75]。

贝尔面瘫

贝尔面瘫患者的唾液、面神经和肌肉组织可通过 PCR 检测到 HSV-1 基因，提示贝尔面瘫与病毒的再激活(HSV 或 VZV)有关[76-78]。因此在早期治疗贝尔面瘫中需适当使用抗病毒药物。

复发性淋巴细胞性脑膜炎

HSV 相关的无菌性脑膜炎病程持续 3～14d，可能每隔数月或数年复发一次[79]。在脑脊液中通过 PCR 可检测到 HSV。预防性或发病前使用阿昔洛韦可防止复发。

脑炎

这种严重的并发症可在病毒建立潜伏感染后发生。通过 PCR 快速诊断和治疗是降低死亡率和致残率的关键。

病程和预后

初起的水疱逐渐变成脓疱或结痂，7～10d 愈合，不留瘢痕。

治疗

轻症或发作不频繁的复发性唇疱疹可不予治疗。病情复杂的复发性感染需使用阿昔洛韦、伐昔洛韦及泛昔洛韦进行抗病毒治疗[80]。

对阿昔洛韦耐药的单纯疱疹在免疫功能正常的患者中尚未出现[81]。而在免疫力低下的患者中，经过长期或频繁的反复治疗，可出现引起顽固皮损的耐药病毒株。出现耐药往往是因为病毒的胸腺嘧啶激酶改变或缺失[82]，或病毒的 DNA 聚合酶转变[83]，后者比较少见。具有不同作用方式的抗病毒药物(如膦甲酸钠或西多福韦)对前一种病毒株有效。

外用防晒霜可防止或减少唇疱疹的复发[84]。

有报道在面部激光美容治疗后出现泛发的疱疹，因此在治疗前预防 HSV 的再激活或播散是有效的[85,86]。

一线治疗

5%阿昔洛韦乳膏和较薄的亲水性敷料可减轻不适[87]，但不会改变治愈率。同样也没有强有力的证据显示局部使用阿昔洛韦会影响复发性皮肤 HSV 感染的病程。

与安慰剂相比，局部使用喷昔洛韦优于阿昔洛韦[88]，可缩短疼痛和皮疹的持续时间[89]。

在症状出现后尽早开始口服阿昔洛韦，可缩短发作时间，减轻发作强度[90]。

局部使用碘苷曾用于治疗疱疹，但后来被更安全有效的抗病毒药物所取代。新的制剂也可考虑作为治疗方法[91]。三氟胸苷也曾被使用，但其疗效尚不明确[92]。

二线治疗

对于频繁复发的患者，长期预防性予阿昔洛韦 200～400mg 每天两次，维持 4～6 个月，可延长发作间隙[51,93,94]。

三线治疗

在免疫功能低下的患者中，静脉注射阿昔洛韦[95,96]或喷昔洛韦[97]对单纯皮肤黏膜疱疹具有较好疗效。需使用免疫抑制药的患者在治疗前几天，静脉滴注[98]或口服[99]阿昔洛韦，并且在整个高危期维持使用，可预防疱疹感染。长期预防也是有效的[100]。

在治疗对阿昔洛韦耐药的严重单纯疱疹感染，可考虑系统用膦甲酸钠[101]。也可选择另一种抗病毒药物西多福韦，其机制是抑制病毒 DNA 复制，可以系统应用和局部外用。少数常规治疗无效的严重 HSV 感染患者，对西多福韦治疗可能有效[102]。

增强对 HSV 的免疫应答可降低复发率。咪喹莫特乳膏可降低再激活发作的频率[103]。针对该病毒的疫苗正在研制中，但尚未用于临床。

阶梯治疗

一线治疗

- 外用阿昔洛韦
- 亲水性敷料
- 外用喷昔洛韦
- 口服阿昔洛韦

二线治疗

- 长期阿昔洛韦预防治疗

三线治疗

- 静脉用阿昔洛韦
- 喷昔洛韦
- 膦甲酸钠
- 西多福韦
- 外用咪喹莫特

Resources

Further information

http://dermnetnz.org/viral/herpes-simplex.html

Patient resources

http://dermnetnz.org/viral/herpes-simplex.html

http://www.bestpractice.bmj.com/best-practice/monograph/53.html

(All last accessed February 2015.)

原发性生殖器疱疹[104]

定义

生殖器皮肤和黏膜的单纯疱疹病毒感染。

概述

原发性 HSV-2 感染比 HSV-1 症状更常见。

流行病学

发病率和患病率

生殖器疱疹通常通过性传播。儿童的血清阳性率很低，但大约 1/3 的年轻人对 2 型血清呈阳性反应，到了晚年，血清阳性率将上升至 1/2[105]。在一个女性样本中，夫妇间感染的总传染率平均每年为 4%～30%[106]。在无症状排毒期间的传播频率最高，在每天的调查中可达 0.5%～4%。近几十年来，生殖器感染的比例明显上升，包括 HSV-1 型的感染，在最近的研究中为 20%～55%[107]，这可能与口-生殖器接触有关。

年龄

2 型单纯疱疹病毒感染主要发生在青春期后。对于患有生殖器疱疹的儿童(HSV-1 或 HSV-2)，必须考虑性虐待可能[108]。

病理生理学

病原体

HSV-2 是最常见的感染类型，但 HSV-1 型的生殖器疱疹也越来越多见，有研究报道，在年轻女性中，HSV-1 型比 2 型更多见[105,109]。

临床特征

临床表现

在英国的泌尿生殖诊所，疱疹感染的阴茎溃疡是生殖器溃疡(图 25.10)中最普遍的。溃疡好发于龟头、包皮和阴茎，起病前会有全身不适，伴有局部疼痛、水肿。在男性同性恋患者中，肛周的单纯疱疹较为普遍，甚至可累及直肠。在女性患者中，类似的皮损发生在外阴、阴道和宫颈黏膜，常伴有疼痛和排尿困难，宫颈感染可发展成严重的溃疡性宫颈炎。

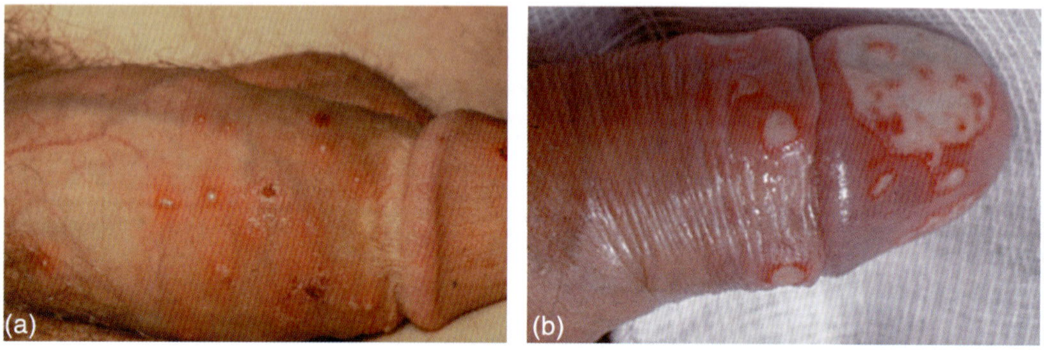

图 25.10 生殖器疱疹

(a)阴茎的散在皮损，(b)皮损融合成较大糜烂(由英国剑桥 Addenbrooke 医院提供)。

临床亚型

在 HIV 感染者中，原发感染的溃疡可转变为慢性病程，皮损可能变厚或成疣状，易与赘生性疾病或肿瘤混淆。

严重程度分型

既往感染过 HSV-1 可能会降低 HSV-2 原发感染的严重程度，缩短临床病程，减轻全身症状。

并发症和合并症

神经根病变常见于男同性恋肛周病患者中，在女性原发性非生殖器感染患者中也偶然发生[110,111]。症状包括骶部感觉异常、尿潴留、便秘及阳痿。恢复常需几天到几周时间。

在 268 例完全康复的原发性生殖器疱疹病例中，36%的女性和 11%男性并发头痛及脑膜炎[110]。通过 PCR 可检测到这类患者脑脊液中的 HSV-DNA。脑炎是一种罕见的并发症[112]。

病程和预后

如果不治疗，生殖器病变可持续 2～3 周。

实验室检查

见前面原发性口面疱疹感染章节。

治疗

防止传播的预防策略包括使用避孕套及局部杀毒剂[113]。预防疫苗正在开发进行中，但尚未得到证实[114]。

一线治疗

口服阿昔洛韦[116]、伐昔洛韦[55]或泛昔洛韦可明显改善生殖器疱疹的初次发作[115]。

> **阶梯治疗**
>
> **一线治疗**
> - 口服阿昔洛韦
> - 口服伐昔洛韦
> - 口服泛昔洛韦
>
> **二线治疗**
> - 静脉注射阿昔洛韦
> - 静脉注射西多福韦

二线治疗

在严重的慢性疣状单纯疱疹中，口服或静脉注射阿昔洛韦或伐昔洛韦可能无效。在某些病例中联合使用西多福韦和咪喹莫特是有效的[117,118]。

复发性生殖器疱疹

流行病学

发病率和患病率

据估计，在世界范围内，1/5 的成年人血清 HSV-2 呈阳性，比率从欧洲的大约 15%到撒哈拉以南的非洲地区约 60%不等[119]。

病理生理学

发病诱因

早期原发感染和潜伏感染。

临床特征

临床表现

生殖器疱疹的复发相当常见，每年发作 2～6 次，成簇的小水疱及龟头或阴茎的溃疡(图 25.10)。类似的病变可发生在阴唇、阴道或宫颈，伴有疼痛。在某些病例中，皮损可能会被忽视。频繁复发通常发生在 HSV-2 感染中。

临床亚型

在免疫抑制患者中，持续的 HSV 感染可能出现疣状皮损。

并发症和合并症

1%的复发性生殖器疱疹病例可伴发咽炎。偶发的生殖器疱疹增加艾滋病感染的风险。有病例报道显示复发性生殖器疱疹伴随发生慢性荨麻疹[120]。

病程和预后

生殖器疱疹的再激活间期比初次感染的短。

治疗

疱疹感染者可通过常规使用避孕套及避免在再激活期间发生性接触来降低传播风险。使用阿昔洛韦、伐昔洛韦及泛昔洛韦治疗或预防性治疗可减少 HSV 的排毒和传播[121]。

一线治疗

在复发性生殖器疱疹治疗中，局部使用阿昔洛韦可以改善病情，但效果不如口服好[122]，甚至有部分研究显示局部使用阿昔洛韦无效[123]。口服治疗对于生殖器疱疹更为有效，但治疗不及时或剂量不足也可能效果不佳。患者可自备药物在起病时及时用药[124-126]。常用剂量为：阿昔洛韦 200mg 每天 5 次，疗程 5d，或 400mg 每天 3 次；伐昔洛韦 500mg 每天 2 次，疗程 3d；泛昔洛韦 125mg 每天 2 次，疗程 5d。大剂量短疗程在临床上有相同的疗效[127-129]，但似乎不能避免排毒[130]。

二线治疗

频繁复发及 HSV 伴发多形红斑时[131]，可采用长期疗法，但疗效各异，也不一定能减少发作间期的排毒[132]。如果停止治疗，即使在几年后，仍有可能复发[133]。阿昔洛韦的预防剂量为每天 200～1000mg，常予 400mg 每天 2 次，逐渐减量，直至个体的最低有效剂量。伐昔洛韦 250mg 每天 2 次，或 1g 每天 1 次[129,134]；泛昔洛韦 125 mg 每天 3 次或 250 mg 每天 2 次[129,134,135]，同样能有效抑制复发。

三线治疗

局部使用咪喹莫特和雷西莫特能引起局部细胞因子的释放和增强抗原呈递，具有初步的前景，但对治疗复发性生殖器疱疹效果欠佳[136,137]。减少排毒的新的抗病毒方法正在试验中[138]。

> **阶梯治疗**
>
> **一线治疗**
> - 阿昔洛韦
>
> **二线治疗**
> - 伐昔洛韦
> - 泛昔洛韦
> - 阿昔洛韦长期预防性治疗

Resources

Further information

Patel R, Alderson S, Geretti A, et al., IUSTI/WHO Europe. European guideline for the management of genital herpes, 2010. Int J STD AIDS 2011;22:1-10.

Patient resources

www.herpes.org.uk

http://www.fpa.org.uk/sexually-transmitted-infections-stis-help/genital-herpes

www.cdc.gov/std/herpes/stdfact-herpes.htm

(All last accessed February 2015.)

新生儿疱疹(见第116章)[139]

定义

出生后28d内的新生儿感染单纯疱疹病毒，通常由母婴垂直传播获得。

概述

经阴道分娩时，若母亲存在原发性生殖器疱疹感染或处于复发性感染活动期，则传播给新生儿的风险会增加。

婴儿在出生时若被原发性生殖器疱疹的母亲所感染，这种新生儿感染比较严重，甚至是致命的[140]，应考虑抗病毒治疗和剖腹产。妊娠晚期的原发性感染可能会导致胎儿生长迟缓和早产。然而，若母亲怀孕或分娩时存在非原发性、初发或复发性生殖器感染，发生严重的新生儿感染是罕见的，可能是因为在这种情况下婴儿受到母源抗体的保护[141-143]。妊娠晚期的原发性口腔疱疹不会给婴儿带来这么高的风险[144]。

流行病学

发病率和患病率

据估计，新生儿疱疹的发病率英国为1/5万，美国10万婴儿中有8～60人发病[139]。

病理生理学

发病诱因

母亲在怀孕或分娩时的感染(包括原发性、复发性或无症状排毒)是主要诱因。当母亲为原发性感染时，婴儿感染的风险最高，超过50%的婴儿最终发生感染[145]。

临床特征

病史

当母亲有生殖器疱疹病史时，产科医师需注意新生儿感染的可能，然而高达20%的新生儿疱疹病例忽略了这一风险[146]。母亲在妊娠晚期阴道分泌物多或发热时需检查是否感染HSV[147]。

临床表现

新生儿疱疹为播散性疾病，对婴儿的影响范围很广，可影响多个器官，主要是中枢神经系统，或限于皮肤、眼、口[147]。后者约占新生儿疱疹病例的45%，表现为水疱、微小水疱、皮肤脱屑及黏膜溃疡。若感染扩散，可能伴有嗜睡、癫痫、呼吸困难、肝脾肿大、肝炎和血小板减少。

病程和预后

未经治疗的新生儿疱疹潜在死亡率为60%～80%，即使经过治疗，死亡率高达25%～30%[148]。皮肤和黏膜部位的新生儿疱疹复发是常见的[149]，即使在阿昔洛韦治疗后，也有可能在儿童时期复发。

实验室检查

通过PCR检测脑脊液中的单纯疱疹病毒。

治疗

若母亲在分娩时有活动性原发性疱疹感染，婴儿感染的风险很大，应建议剖腹产，并考虑为新生儿预防性使用阿昔洛韦[150]。妊娠晚期的原发性生殖器疱疹应考虑口服阿昔洛韦治疗，但目前尚不能明确这是否能降低新生儿疱疹的风险[151]。对于母亲曾有生殖器疱疹病史，但在怀孕或分娩时并无活动性皮损时，应对婴儿进行监测和观察皮肤是否有疱疹新发，因为无症状排毒也是感染的一种途径[152]。即使症状仅限于皮肤和黏膜，及时处理有助于减少感染的扩散。

新生儿疱疹用大剂量阿昔洛韦静滴(60mg/kg/d，分三次治疗2～3周)，然后口服阿昔洛韦6个月[153,154]。

接种性疱疹

同义名

- 疱疹性瘭疽
- 疱疹性甲沟炎

概述

通过受污染的器械或创伤，单纯疱疹意外接种到完整或受损的皮肤黏膜中，可导致原发性单纯疱疹感染，随后可能再次激活复发。

临床特征

病史

接种后 5～7d 发生皮损。

临床表现

累及部位可见坚硬的丘疹、不规则散落的水疱或大疱(图 25.11)。接种的指尖出现疼痛性的深在水疱聚集形成大疱或蜂窝状外观,称为"疱疹性瘭疽"。局部淋巴结增大,但发热和全身症状通常较轻。

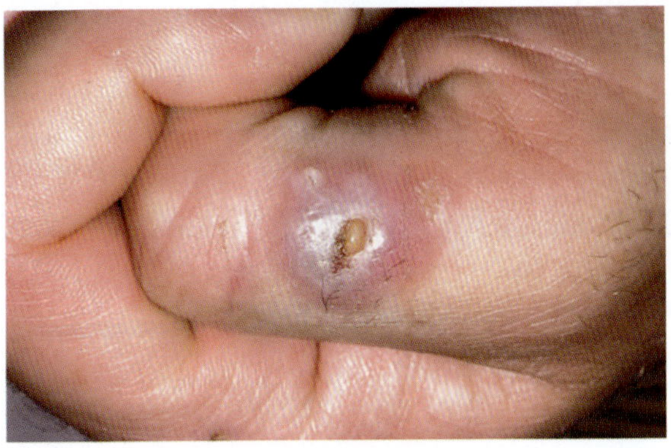

图 25.11 单纯疱疹

皮肤科医师拇指上的接种皮损(由英国约克郡医院 Dr A. S. Highet 提供)。

临床亚型

摔跤运动员面部、头皮和躯干上部的红斑或肿胀基础上出现密集水疱和脓疱,类似脓疱病,并持续 10～12d,为外伤性疱疹[155]。在成年男性的面部,某些疱疹表现为毛囊炎样的形式,卫星状排列的脐凹水疱可用以鉴别。橄榄球运动中的面部接触也是单纯疱疹病毒感染的另一种形式[156],常称为"争球痘"。

原发性感染症状轻微或表现为亚临床改变。再激活发作可能会被误诊为带状疱疹,特别是水疱仅出现于某一区域皮肤上。

鉴别诊断

疱疹性瘭疽易与化脓性细菌感染相混淆。

并发症和合并症

疱疹性瘭疽可复发,大部分发生在单纯疱疹病毒 2 型复发性生殖器疱疹的女性中[157]。

水痘-带状疱疹病毒感染

水痘-带状疱疹病毒感染(图 25.12)引起水痘和带状疱疹。

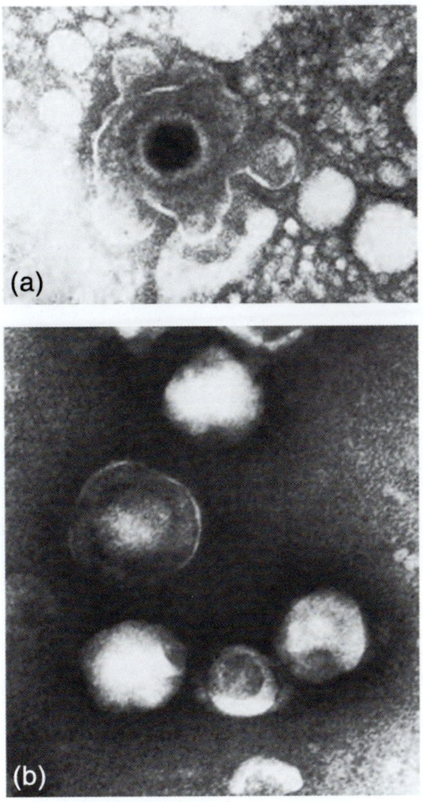

图 25.12 水痘疱疹病毒,疱液的钨酸盐制备物

(a)中央暗区是衣壳被磷钨酸盐穿透而形成的(×72 000)。(b)被膜包裹着核壳体掩盖了细节(×116 250)(由英国剑桥 Dr J. Nagington 提供)。

疾病概述

水痘的原发感染包括病毒血症和播散性发作,随后病毒持续存在于神经节细胞中,通常是感觉纤维。带状疱疹是这种残留潜伏病毒重新激活的结果。

基础生物学

水痘-带状疱疹病毒是一种 α 疱疹病毒。基因分型主要有 5 个,分别为 1 型(A)、2 型(C)、3 型(D)、4 型(B)和地区变异 5 型(M1)[158]。

病毒的传播形式为鼻咽的飞沫传播。第一次短暂的病毒血症,病毒散布到其他器官,随后第二次病毒血症发生皮疹。患者从出疹前 2 天到发病后第 5 天具有传染性,60%～100%的非免疫个体暴露在水痘或带状疱疹患者中会受到感染。疱液中含有大量病毒,是飞沫传播的途径之一。完全干燥的痂皮不具有传染性。

水痘(varicella)

定义和术语

VZV 的原发感染[159]。

同义名

- 水痘(Chickenpox)

流行病学

发病率和患病率

水痘在世界各地都有发生,但与热带地区相比,温带地区的水痘感染好发于年龄较小者。亚临床感染也会发生。据估计,在非免疫人群中,每年1000人中约有15例发病,约95%的年轻人血清学呈阳性,而在热带地区和从热带向温带移民的人群中,血清阳性率略低[160,161]。

年龄

半数以上的原发性感染发生在5岁之前,85%发生在青春期之前[162,163]。

病理生理学

病理学[164]

病毒在口咽部复制的初期,病毒血症会引起广泛的传播。几天内第二次病毒血症发生时出现皮损。皮损处棘层细胞内水肿,呈气球样变,核内嗜酸性包涵体形成,染色质改变。部分细胞核形成核膜,将胞核分隔成小室。多核巨细胞最多可达15个核,是单纯疱疹病毒和水痘-带状疱疹病毒感染的特征之一,主要由细胞融合而成。细胞内水肿和细胞间水肿共同形成水疱,疱顶为棘层和角质层。真皮的轻度炎症反应延伸到表皮,溃疡发生时中性粒细胞比例增加。

在致死性水痘的病例中,肝肾和其他器官中的灶性坏死变化基本相似[165]。肺部表现为间质性肺炎伴有局灶实变和出血。

水痘的IgG、IgM和IgA抗体在皮疹发生后2~5d产生,在第2~3周达到顶峰。随后抗体滴度逐渐下降,IgG持续处于较低水平。抗体不具有完全的保护作用,来自母体或注射的抗体可减轻感染的严重程度,但并不能防止感染,曾有水痘复发的病例报道[166]。

细胞介导的免疫反应在预防和控制感染中起着越来越重要的作用。当细胞免疫受损时发生原发性感染,如在器官移植患者中,水痘病情可能比较严重,甚至是致命的。

致病微生物

水痘-带状疱疹病毒。

环境因素

在温带气候中,冬春季较冷的月份发病率较高,而在学校长假期间的病例有所减少[167]。在城市里,不定期的间隔发生水痘流行。

临床特征

病史

潜伏期9~23d,通常为14~17d。

临床表现

前驱期表现为发热和不适,儿童表现轻微或无症状,前驱期1~2d后,出现短暂而不稳定的猩红热样或麻疹样的红斑,随后出现丘疹,很快变成紧张、疱液澄清的单房水疱(图25.13)。几小时内,疱液变浑浊,脓疱周围绕以红晕。

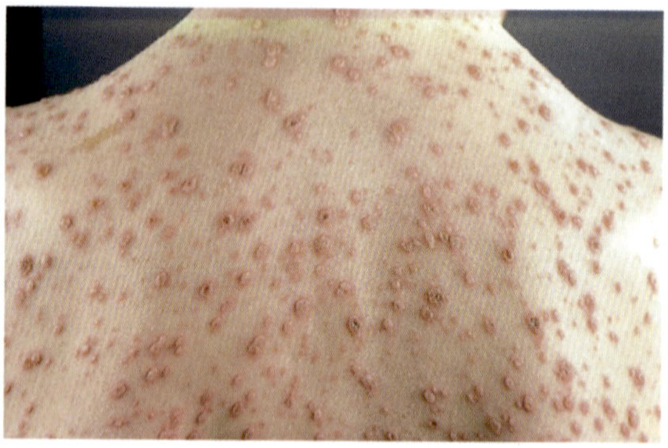

图25.13 水痘(由英国约克郡医院提供)

2~4d内水疱在3~5个区域出现,一般在躯干最多,其次是面部、头皮和四肢。皮疹呈向心性分布,大腿和上臂的比小腿和前臂的多。在同一部位有多种皮疹形态是其最重要的特征,皮疹的数量各异,或少或多。已存在炎症改变的可能会改变皮疹的分布和密度[168]。在这些部位水疱趋于同一阶段,通常较小,也有大疱样皮疹。在个别病例中,皮疹较大、脐凹状或类似天花样。水疱在口腔中很常见,尤其是在腭部,偶尔也会出现在其他黏膜上,包括结膜和生殖器。在肛门黏膜可伴有疼痛性溃疡。

发热的严重程度和持续时间各不相同,大致与出疹时间平行,可能是低热,也可能高达40~41℃并持续4~5d。发热伴随其他全身症状,部分患者瘙痒难忍。在成年人中出现这些症状时,水痘的诊断易被忽略。

临床亚型

出血性水痘,广泛的出血性水疱,伴有高热和严重的全身症状，在既往健康的人中罕见。这种情况在一些热带地区比较常见，营养不良可能是其中的一个因素，但目前在温带地区出现的大多数病例都发生在免疫功能低下的患者中。

怀孕期间感染对母亲和婴儿都有额外的风险。约有 2.5％的孕妇感染导致肺炎[169]。妊娠期感染，尤其是在妊娠中期，约有 2％的胎儿受影响，称为先天性水痘综合征，包括皮肤瘢痕、多种神经系统症状和肢体发育不全，生后 1 年内的死亡率达 30％[170]。

原发性感染的产妇在分娩时可传播给不受免疫保护的新生儿，导致婴儿非常严重的感染，死亡率约为 30％。

当母亲对水痘-带状疱疹病毒免疫时，新生儿的水痘通常比较轻微，但在出生 1 年后，一旦婴儿体内来源于母亲的抗体被清除，感染可能会更严重[171]。

接种疫苗后可能会出现皮疹[172]，局限的或广泛的，通常表现为斑丘疹，水疱罕见。

并发症和合并症

健康的儿童中并发症罕见，新生儿和成人也很少发生，但在使用免疫抑制药的患者中比较常见。

脑炎常伴有共济失调，在健康患者中发生率少于 1/1000，80％的患者可完全恢复。其他神经系统并发症，如横断性脊髓炎或眼肌麻痹非常罕见。存在病毒的病变血管会导致卒中，带状疱疹较常见，而感染水痘的儿童中比较少见[173]。其他主要的全身并发症有水痘性肺炎及肝炎[174]。

在温带地区，继发性细菌感染一般可控，但在热带地区可能比较严重[175]，甚至并发败血症。皮肤坏疽（坏疽性水痘）可能继发感染，若水痘发作轻微，无继发细菌感染时，很少发生广泛的坏疽[176,177]。血小板减少性紫癜，从第 5 天至第 10 天开始，通常在 3～4 个月后自然恢复，偶尔也会出现良性水痘。

据报道，横纹肌溶解症与水痘有关[178]。水痘相关的病毒性关节炎已被报道，细菌性关节炎也会发生[179]。急性脑病综合征与水痘潜伏期有关[180]。

有报道显示水痘感染及接种水痘疫苗后发生 Stevens-Johnson 综合征[181,182]，除了典型的水痘皮损，需考虑大疱是否会进一步发展。除了阿昔洛韦外，需系统使用糖皮质激素。有报道水痘或带状疱疹发病前或皮疹发生时可伴发多形红斑[183,184]。

免疫缺陷患者的水痘病情可能比较严重，预后不佳，死亡率达 7％～10％。短疗程口服糖皮质激素治疗可能导致水痘病情进展及致命风险[185]。进行性水痘的特点包括：出血性水痘、肺炎、肝炎、脑炎和急性视网膜坏死综合征。慢性水痘伴持续角化性皮损[186]和复发性水痘也有报道。

病程和预后

2～4d 内，水疱结成干痂并脱落，留下淡红色凹陷，若不发生继发感染，一般不留瘢痕。4d 以后，无皮损新发，原有水疱干燥、结痂，痂皮脱落和修复需 1～2 周。色素沉着或色素脱失可能持续几周，约 18％患者留有小圆形凹陷瘢痕[187]，一般不出现肥厚性瘢痕[188]。

水痘患者具有持久免疫力，在免疫正常的人群中第二次发作少见，但临床上偶见轻型水痘样综合征的再感染发生[189]。

实验室检查

水痘一般根据临床表现诊断。水痘的显著特征为向心性分布，同一部位出现多种形态皮损，水疱迅速结痂。在接种过疫苗的患者中出现的水痘皮损不典型，或诊断不明确时，实验室检查有助于诊断[190]。

最快速、可靠的确诊方法为疱液或疱底组织刮取物的 PCR 检查。口腔拭子也可使用，即使皮疹正在消退[191]。脑脊液的 PCR 分析对疑似脑脊髓炎的患者尤为重要，可快速作出诊断[192]。

水痘病毒可通过疱液的电子显微镜检查鉴定，也可行组织培养，但耗时长，可靠性不如单纯疱疹病毒。疱底组织的直接免疫荧光染色法为检测水痘-带状疱疹病毒抗原提供了一种新的方法。血清补体结合抗体滴度检测在急性期和恢复期的非典型感染中可辅助诊断。

取皮肤活检组织，通过免疫组化可检测到水痘-带状疱疹病毒蛋白[193]，原位杂交法检测病毒核酸[194]，PCR 法检测提取的 DNA[195]。

治疗

预防

暴露前接种疫苗，暴露后注射免疫球蛋白及抗病毒预防。

暴露前预防

用水痘-带状疱疹病毒 Oka 株研制的减毒活疫苗对健康儿童预防水痘是有效的[196]。接种疫苗分两次进行，间隔 3 个月，血清转化率达 90％，且 75％免疫应答者在 10 年内可检测到抗体。这种疫苗在美国已经常规使用了 20 年，许多欧洲国家也使用了 10 年，但在英国并没有常规应用。在儿童时期接种疫苗似乎不会影响成年后带状疱疹的发病率[197]。水痘疫苗还可用于艾滋病儿童和 $CD4^+$ 计数至少为 200/μl[198]或白血病缓解期的儿童，其血清转化率超过 80％，可降低水痘的发病率和严重程度[199]。在使用免疫抑制药治疗前，建议行血清抗体检测，对于血清学阴性的

第3部分

患者建议在开始治疗 2 周前接受疫苗接种[200]。若免疫抑制治疗可停止，建议至少停止 3 个月后再进行接种，6 个月后再进行接种更佳。在血清学阴性的免疫抑制成年人中，接种水痘疫苗有致重病的风险[201]，是被禁止的。

暴露后预防

在暴露后 10d 内使用特异性带状疱疹免疫球蛋白(ZIG)可减轻水痘的严重程度，但并不一定能防止水痘的发生[202]。母亲分娩前后 7d 内患水痘的，新生儿也应使用免疫球蛋白[203-205]。有人主张母亲分娩前及婴儿出生后静脉注射阿昔洛韦[206-208]。特异性带状疱疹免疫球蛋白也适用于接触活动性水痘或带状疱疹患者的健康新生儿，以及免疫功能低下的儿童和成人，如器官移植患者、在过去 3 个月内口服糖皮质激素至少 14d 且既往无水痘病史患者[209]。也适用于在暴露后无免疫力的孕妇，不仅减轻潜在或急性水痘的严重性，同时降低垂直传播的风险[205]。

对接触水痘-带状疱疹病毒的儿童在暴露后 3～5d 内接种疫苗，将减轻水痘的严重程度[204]。

抗病毒预防

对免疫功能正常的患者，暴露后 9d 内予阿昔洛韦 1 周能有效地预防和减轻水痘的严重程度，提高免疫力。在免疫缺陷患者中，这样的预防方法只能延缓发病。阿昔洛韦对于骨髓移植后几个月内的带状疱疹也具有预防作用[210]，并提倡长期低剂量预防治疗[211]。

一线治疗

对健康的儿童只需对症治疗，可予温和的杀菌剂，继发细菌感染时需予抗生素治疗。妊娠期原发性水痘感染应给予阿昔洛韦静脉治疗，以减少对胎儿的风险。

二线治疗

水痘患儿皮疹发生后 24h 内使用阿昔洛韦可减轻病情的严重程度和缩短病程[212]。成人水痘和任何年龄的严重水痘或带状疱疹感染的免疫缺陷患者，需予抗病毒治疗。治疗应尽早开始，最好在第 1～2d 内。水痘病毒在体外对阿昔洛韦的敏感性不如单纯疱疹病毒，因此建议给予更高剂量，通常为 10mg/kg 或 500mg/m^2 8h 一次静脉注射[213]，或口服 4g/d[214]，疗程 5～10d，有学者主张静脉滴注 48h 后改为口服。

三线治疗

免疫抑制或合并脑炎患者，需尽早静脉滴注阿昔洛韦[215]。

阶梯治疗

一线治疗

- 抗菌药膏
- 妊娠期间静脉滴注阿昔洛韦

二线治疗

- 阿昔洛韦

三线治疗

- 阿昔洛韦静脉滴注

Resources

Further information

Public Health England. Guidelines for use of shingles vaccine: https://www.gov.uk/government/collections/immunisation-against-infectious-disease-thegreen-book (last accessed April 2015).

带状疱疹(zoster)

定义和术语

带状疱疹是由背根神经节潜在的水痘-带状疱疹病毒重新激活而引起的节段性皮疹。

同义名

- 带状疱疹(Herpes zoster)
- 带状疱疹(Shingles)

概述[216]

带状疱疹(带状指其节段性分布)是既往有过临床或亚临床水痘感染的一种散发性疾病。带状疱疹患者具有传染性，包括皮损和个别病例鼻咽部中的病毒。接触带状疱疹的易感人群可发生水痘。

流行病学

发病率和患病率

据统计，带状疱疹的年平均发病率为 2～4/1000[217,218]。澳大利亚的一项研究显示，带状疱疹是急诊最常见的五种皮肤病之一[219]。

年龄

带状疱疹在儿童及青少年中并不常见。在 50 岁以上的人群中，发病率随着年龄增加而上升，在 80 岁时，每 1000 人中约有 10 例患者，带状疱疹患者的平均年龄约为 60 岁[220]。

性别

带状疱疹在女性中稍多。

病理生理学

发病诱因

在带状疱疹发生前曾感染水痘，较常见的是儿童时期感染水痘，中老年时发生带状疱疹。带状疱疹在免疫抑制患者中更常见。

决定带状疱疹发疹部位的因素尚不明确，可能与神经根受到压力或创伤、赘生物沉积、放疗、外科手术或其他小创伤相关[221]。

病理学

带状疱疹的皮损特征与水痘相似(见前面水痘章节病理学部分)。

带状疱疹累及的后根神经节出现炎性改变，有时可累及前角细胞。神经束的神经节细胞和施万细胞中可见病毒颗粒[222]。亦可见软脑膜炎、脑炎伴局部脱髓鞘、脊髓炎等改变。其他器官的播散性病变也可发生，与水痘类似。

用银染色可检测到带状疱疹导致的真皮中下层神经纤维破坏[223]。部分神经损伤可持续 1 年以上，表现为带状疱疹后遗神经痛[224]。脊髓纤维退化，可能在神经节区产生瘢痕。

在带状疱疹患者中，IgG 抗体水平迅速升高，比原发感染时滴度更高。

致病微生物

潜在水痘-带状疱疹病毒的再激活。

临床特征

临床表现[225]

带状疱疹的首发症状常为疼痛，这种疼痛可能比较严重，可伴随发热、头痛、不适和局部一个或多个背根神经节的疼痛。疼痛可为局部单侧的，也可能比较广泛。带状疱疹的早期症状除了疼痛，偶见合并瘙痒，或只有瘙痒。三叉神经节出现疼痛到出疹平均约为 1.4d，胸部为 3.2d。簇集状的丘疹迅速变成水疱、脓疱，在一个神经节形成连续或中断的带状皮疹，偶见两个或更多相邻的神经节段。最显著的特征为不超过身体中线(图 25.14)。黏膜也会累及。在几天内新的水疱不断出现。在儿童中，皮疹的暴发往往是感染的首要症状，成人偶尔可见。累及局部淋巴结增大、疼痛。

疼痛后无发疹的情况偶见(顿挫型带状疱疹)[226]。

在所有年龄段中，最常见的受累部位为胸部(53%)、颈部(常为 C_2、C_3、C_4，20%)、三叉神经包括眼支(15%)和腰骶部(11%)，在老年人中眼带状疱疹发病相对增加。双侧发病的少见。

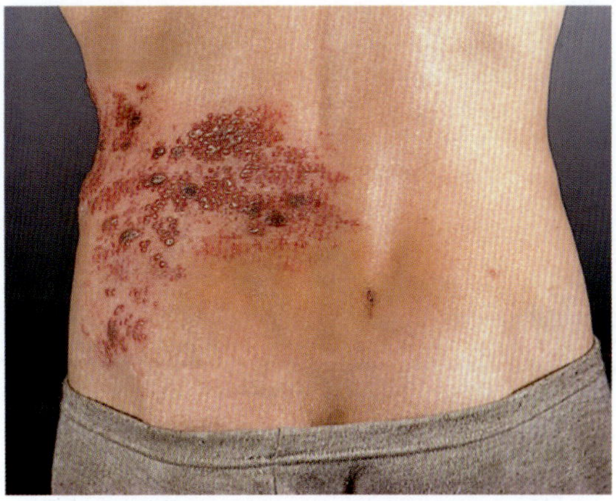

图 25.14 躯干部的带状疱疹(由英国约克郡医院提供)

16%的带状疱疹患者在几天内水疱的发展超出了原来的节段，这种情况在老年人中常见，但通常只有个别皮损，带状疱疹的病程一般不会改变。

在老年人和营养不良的患者中，局部皮损往往会坏死，愈合需数周，而后出现较严重的瘢痕。在健康的儿童中，带状疱疹通常呈良性病程。

带状疱疹的症状变化取决于背根神经节受累的程度以及炎症反应在运动神经根、前角细胞的扩展范围。腹痛、胸腔痛、伴或不伴心前区疼痛的暂时性心电图异常可能是内脏受累所致[227]。

临床亚型

妊娠期带状疱疹与宫内感染无关[228]。婴儿带状疱疹继发于母体水痘，其原发感染发生在子宫内[229]。

在淋巴瘤或免疫功能低下的患者中会出现泛发性水痘(播散性带状疱疹)，皮疹多为出血性的。该类型带状疱疹会累及更多神经节，随之其他系统受累，可导致死亡。

三叉神经带状疱疹

在眼带状疱疹中(图 25.15)，2/3 的患者眼部受累，尤其是水疱发生在鼻翼处预示着鼻睫神经受累(Hutchinson 征)。眼部并发症包括葡萄膜炎、角膜炎、结膜炎、结膜水肿、眼肌麻痹、眼球突出、巩膜炎(可为急性或延迟 2～3 个月发生)、视网膜血管阻塞、溃疡、瘢痕甚至眼睑坏死。睫状神经节受累可引起阿罗瞳孔。

三叉神经上颌支受累时，疱疹常发生在悬雍垂和扁桃体，下颌支受累时，疱疹发生在舌前部、口底和颊黏膜。口腔带状疱疹可能以牙痛为主要症状就诊。

耳带状疱疹

面神经，主要为运动神经，有退化的感觉纤维分

第3部分

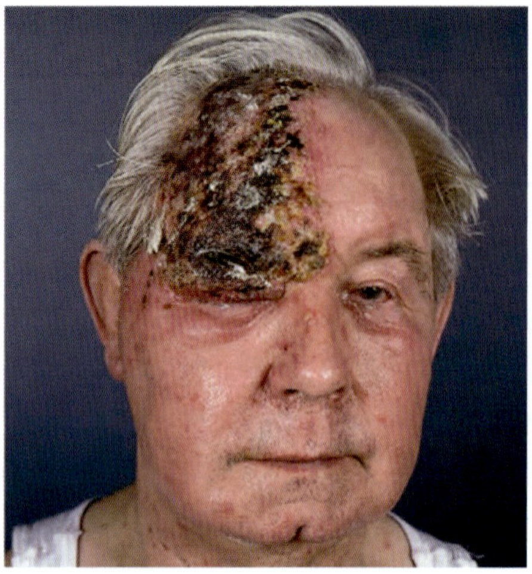

图 25.15 眼带状疱疹(由英国约克郡医院提供)

布在外耳(包括耳廓和耳道)、扁桃体窝和邻近软腭。局部或全神经节段的疼痛和水疱为其典型症状,而皮肤受累面积小或局限于外耳道。

耳带状疱疹约占面瘫病例的10%(图25.16)。面瘫可能是永久性的,在未治疗的病例中只有20%的患者可完全恢复。

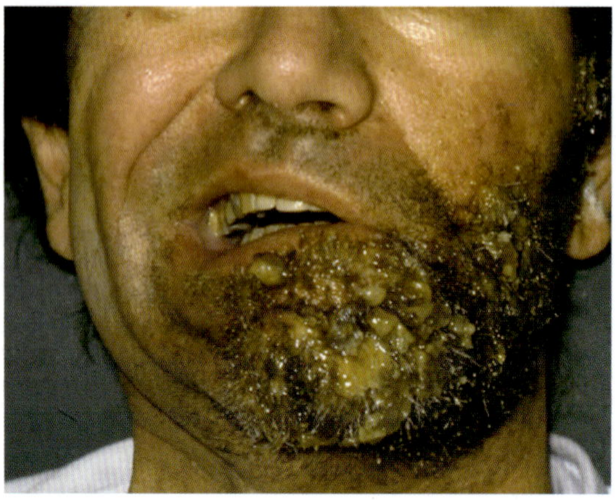

图 25.16 单侧水疱合并面瘫的耳带状疱疹(Ramsay-Hunt 综合征)

并发症和合并症

运动神经受累[230]

这种情况发生在5%的病例中,而在老年人和恶性肿瘤患者中较常见,相比于脊神经,脑神经也较常见。运动性麻痹常在疼痛、发疹后发生,持续几天到几周,也偶见于疼痛、发疹前或伴随着发生。累及的肌肉一般与所支配神经一致。55%患者可完全恢复,30%显著改善。前面讨论了耳带状疱疹的面瘫,眼带状疱疹也可发生眼肌麻痹或面瘫[231]。非生殖器部位的带状疱疹可能与排便或排尿障碍有关[232]。

带状疱疹后遗神经痛[233]

带状疱疹最常见和最棘手的并发症是带状疱疹后遗神经痛,一般定义为带状疱疹发病后持续1个月以上或复发的疼痛,如3个月以上则更符合。这在儿童中少见,发病率和严重程度随着年龄增加而上升。40岁以上约有30%发生,三叉神经受累时最常见。如发疹前已有长时间疼痛、急性期疼痛明显、皮疹时间长更有可能发生后遗神经痛[234]。这种疼痛主要有两种形式,一种是持续的灼痛伴有感觉过敏,另一种是阵发性抽搐样疼痛,也会发生虫爬样瘙痒的感觉异常。感觉异常往往是最痛苦的症状,90%带状疱疹后遗神经痛的患者均有此症状。神经痛的程度从影响生活到致残不等。

神经系统症状发生在水痘-带状疱疹病毒再激活出疹后,包括脑炎、脑膜炎、脑神经病变、脊髓炎和中风。这些可统称为水痘血管病变,也包括冠状动脉疾病和外周血栓性疾病[235,236]。

在免疫功能低下的患者中,带状疱疹的发病率和严重性都将增加,常伴有播散性皮损和系统受累,包括肺炎、肝炎和脑炎。这在恶性肿瘤尤其是淋巴瘤患者中常见,带状疱疹的发病率至少为10%[237,238]。接受细胞毒药物和免疫抑制药治疗的患者也常见,特别是骨髓移植后重度抑制的患者。系列研究表明,30%~40%的移植患者在第一年内发生水痘-带状疱疹病毒再激活[239,240]。TNF-α治疗使患带状疱疹的风险增加3倍[241]。在艾滋病患者中,带状疱疹的发病率是正常人群的10倍,并有可能扩散及迁延。

其他并发症

1. 多形红斑与带状疱疹发病有关[242]。

2. 有报道在带状疱疹愈合时发生瘢痕疙瘩[243]、环状肉芽肿[244]、真菌性肉芽肿[245]。也会发生其他类型的炎症性肉芽肿如肉芽肿性皮炎、巨细胞苔藓样皮炎、肉芽肿性毛囊炎和肉芽肿性血管炎[246]。这些皮损在免疫抑制患者中更常见,需延长抗病毒疗程。

3. 受损皮肤的细菌感染如坏死性筋膜炎[247]。

4. 急性视网膜坏死综合征,这种罕见的并发症常发生在带状疱疹侵犯到眼神经[248]或不相关皮节。

5. 吉兰-巴雷综合征偶见。

病程和预后

疼痛和全身症状随着皮疹消退逐渐减轻。一般儿童和年轻人愈合需2~3周,而老年人则需3~4周。

在免疫抑制患者中,特别是艾滋病感染患者,带状疱疹可能会持续很长时间,少数病例发展成疣状皮损或硬结。

复发性带状疱疹可能发生在同一部位（45%）或不同部位[249]。需与带状疱疹样的单纯疱疹病毒感染相鉴别。

实验室检查

典型的带状疱疹发疹时诊断没有困难，只需与带状疱疹样单纯疱疹病毒感染鉴别（见 p.25.15）。当诊断不明确时，与水痘相似，可行培养或 PCR 检查（见 p.25.24）。

带状疱疹感染后，可在唾液中检测到水痘-带状疱疹病毒 DNA，并持续几天到数月[250]。在皮疹消退的病例中可助于诊断。

治疗[251]

带状疱疹是一种自限性感染，但其症状痛苦伴有疼痛，并有继发感染和后遗神经痛的风险。止痛及控制感染以促进痊愈是必要的。

预防

人体年长时对水痘-带状疱疹病毒的免疫力逐渐衰弱，但在接触水痘后可增强免疫功能[252]。接种疫苗可助于降低带状疱疹的发生率、严重程度和后遗神经痛的风险[253]。带状疱疹疫苗与水痘疫苗类似，但其病毒滴度较高，只需注射一次。在美国超过 60 岁及在英国 70 岁时推荐接种该疫苗[254-256]。严重免疫缺陷为疫苗的禁忌证，因移植或因皮肤病、风湿病治疗需要进行免疫抑制药治疗的患者，接种疫苗至少在开始免疫抑制治疗前 2 周进行。免疫抑制药剂量较低时[泼尼松龙≤20mg/d，硫唑嘌呤≤3mg/(kg·d)，甲氨蝶呤 0.4mg/(kg·d)]也可考虑接种疫苗。一旦发生感染，需马上治疗。接受生物制剂治疗的患者也为接种疫苗的禁忌证，停止治疗 3～6 个月后可接种。使用经热处理的水痘-带状疱疹病毒疫苗在这种情况可能为更安全的选择。

一线治疗

对年轻的轻微带状疱疹患者一般只需休息和止痛。老年人常需要更高效的止痛药。水疱破溃时局部使用敷料可缓解不适。

对于伴有疼痛的成人和面部带状疱疹及免疫功能低下的患者，应尽早开始抗病毒治疗，最好在发病 1～2d 内。水痘-带状疱疹病毒在体外对阿昔洛韦的敏感性不如单纯疱疹病毒，治疗需要较高的剂量，口服阿昔洛韦 800mg 每天 5 次，疗程 7～10d，伐昔洛韦 1g，泛昔洛韦 250mg 或 500mg，每天 3 次，疗程 7d[257]，防止皮疹进一步发展，减少系统并发症，减轻疼痛。

带状疱疹抗病毒治疗中是否需要联合糖皮质激素有争议。一项对免疫功能正常的带状疱疹患者研究显示，阿昔洛韦联合泼尼松龙 40mg/d 持续 3 周可提早恢复正常活动、改善睡眠、缩短疼痛时间[258]。另一项研究[259]显示，使用泼尼松龙可减轻急性疼痛和促进愈合，但会增加不良反应。如无联合抗病毒治疗，将增加全身感染扩散的风险。

抗病毒治疗对减少后遗神经痛的发生仍具有争议[260]，但较多学者认为在带状疱疹中尽早使用阿昔洛韦或泛昔洛韦可降低后遗神经痛的发生率和缩短疼痛时间，尤其是老年患者[261,262]。

二线治疗

在免疫抑制患者中，阿昔洛韦可静脉注射（10mg/kg 或 500mg/m^2 q8h）或 4g/d，分 5 次口服[251,263]。疗程 5～10d，有学者主张 48h 后可改静脉注射为口服。

三线治疗

对带状疱疹后遗神经痛应尽量避免使用阿片类药物，但这种疼痛可能会延长或难以忍受[264]。三环类抗抑郁药如阿米替林[265]或去甲替林（氯丙咪嗪、多虑平）也有效，特别对于感觉过敏或伴持续烧灼痛的患者，这种作用与抗抑郁效应无关。为达最佳效果，应及早予 25mg，每天 1 次，持续 3～6 个月。在带状疱疹急性发作期，给予抗病毒治疗的同时，这些活性强的抗抑郁药可能是最有效的。丙戊酸钠（或其他抗惊厥药，如氯硝西泮或卡马西平）对刺痛亦有效，特别是在老年人中，应从低剂量开始，每隔几天增加剂量。加巴喷丁和普瑞巴林对止痛亦有疗效[265]。局部使用 0.025%辣椒素，抑制 P 物质的合成，可使某些患者症状有所缓解，但会在部分患者中引起灼热感及刺激[266]。局部使用利多卡因乳膏或贴剂也可缓解疼痛[267,268]。

> **阶梯治疗**
>
> **一线治疗**
> - 阿昔洛韦
> - 伐昔洛韦
> - 泛昔洛韦
>
> **二线治疗**
> - 阿昔洛韦静脉注射
>
> **三线治疗**
>
> 针对带状疱疹后遗神经痛
> - 阿米替林
> - 去甲替林
> - 丙戊酸钠
> - 加巴喷丁
> - 普瑞巴林

Resources

Further information

Clinical Knowledge summaries http://cks. nice. org. uk/shingles#! topicsummary

British Infection Society http://www. eguidelines. co. uk/eguidelinesmain/guidelines/summaries/infection/bis _ shingles. php? &sector = professional #. U8EL5cbyeVg

CDC Collection of specimens for testing http://www. cdc. gov/shingles/hcp/diagnosis-testing. html

Public Health England, Guidelines for use of shingles vaccine https://www. gov. uk/government/collections/immunisation-against-infectious-disease-the-green-book

http://www. cdc. gov/vaccines/hcp/acip-recs/vacc-specific/shingles. html

Herpes Virus Association, Guidelines for treatment of post-herpetic neuralgia

http://www. shinglessupport. org/content/professional-guidelines-gps-treatingpost-herpetic-neuralgia

Patient resources

NHS Choices http://www. nhs. uk/Conditions/Shingles/Pages/Treatment. aspx

Herpes Virus Association http://www. shinglessupport. org. uk/faq

http://www. cdc. gov/shingles/index. html

(All last accessed February 2015.)

EB 病毒感染

引言

EB 病毒感染非常普遍，大部分人在中年时期就感染了 EB 病毒[269]。

疾病概述

在幼儿期，EB 病毒一般是通过手指上的唾液接触传播的，在经济不发达的地区，感染主要是在此阶段获得。在经济发达地区，幼儿期感染率比较低，常在成年早期，常见的感染途径是接吻，偶见飞沫传播。大多数原发感染特别是在儿童时期，是无症状或症状较轻微的，而在青春期或成年时可发展成症状明显的传染性单核细胞增多症[270]。

基础生物学

EB 病毒是一种 γ 疱疹病毒，通常感染 B 淋巴细胞，偶见 T 淋巴细胞、单核细胞或鳞状上皮细胞，取决于补体受体 2(与补体 C3d 结合的 CD21 分子)在细胞表面的表达，病毒在进入细胞前需与之结合[271]。分化的 B 细胞中的病毒在口咽部的唾液中释放，导致个体间的传播。

原发性感染，包括有症状的或亚临床感染，病毒呈静息状态潜伏在记忆 B 细胞中。在某些情况下，特别是在免疫力低下时，这些细胞重新激活，病毒和细胞蛋白表达。被人类疱疹病毒感染的 B 细胞经过终末分化或凋亡，病毒复制，而细胞死亡。上皮细胞无潜伏感染，但因排毒而可能持续感染。隐匿性人类疱疹病毒感染与此后鼻咽癌及 B 淋巴细胞增殖性疾病有关。

有时，原发性病毒感染不稳定而发展为慢性活动性感染。

传染性单核细胞增多症

同义名

- 腺性热

概述

传染性单核细胞增多症是一种急性发热性疾病，伴有咽痛和颈部淋巴结增大。

流行病学

发病率和患病率

美国报道的发病率为每年 500/10 万[272]。

临床特征

临床表现

传染性单核细胞增多症的特征为发热、咽喉痛、渗出性咽扁桃体炎和淋巴结增大，伴有不同程度的不适和疲劳。据报道约有半数急性感染的患者伴有脾脏肿大。通常在发热后的第 2～3 天出现硬腭和软腭交界处的瘀点，是主要的鉴别特征。

约有 10%的病例在第 4～6 天出现皮疹。通常是躯干和上臂的斑疹或斑丘疹，有时可累及面部和前臂，偶见于大腿和小腿。可见麻疹样或猩红热样的皮疹，偶见急性荨麻疹[273]，眼周水肿更少见。皮疹在几天到一周内消退。如果在此期间服用氨苄西林或阿莫西林，90%以上的患者会在 7～10d 后出现泛发的斑丘疹或麻疹样皮疹，伸侧及受压区最为明显。青霉素、四环素和阿奇霉素也有类似的作用[274]。

鉴别诊断

巨细胞病毒(见 p.25.34)、人疱疹病毒 6 型、原发性艾滋病和弓形虫感染也可发生急性单核细胞增多症样疾病。

并发症和合并症

在传染性单核细胞增多症中常见冷凝集素阳性，通常没有临床表现，偶见一过性的寒冷性荨麻疹[275]，很少发生严重的溃疡[276]。

血小板减少性紫癜较常见，但血小板计数低于 10 万/μl 非常罕见。脾破裂和脑炎是危及生命的并发症。

据报道某些皮肤和黏膜的病变也与人类疱疹病毒感染有关。

Gianotti-Crosti 综合征(见 p.25.86)

据报道，EB 病毒与 Gianotti-Crosti 综合征的发病有关，且被认为是儿童时期对病毒感染的反应[277,278]。

Lipschütz 溃疡

在没有性病的青少年中通常发展为生殖器疼痛性溃疡[279]，可找到原发性人类疱疹病毒感染的证据[280]。萎缩性溃疡多发，并伴有不适、发热和腹股沟淋巴结增大，可自然愈合，但较为缓慢。

噬血细胞综合征(噬血细胞性淋巴组织细胞增生症)

急性人类疱疹病毒感染很少导致这种严重的致死率高的疾病，最初描述为遗传性免疫缺陷综合征，如 X 连锁淋巴增生性疾病[281]，但也与霍奇金淋巴瘤的免疫抑制[282]或治疗炎症性疾病[283]及移植后有关[284]。这种综合征最初在日本免疫力正常的患者中报道，后发现其他人群也受影响[285-287]，最常见于儿童和青少年中。

受感染的 T 淋巴细胞或 NK 细胞被激活、增殖，分泌细胞因子，特别是干扰素 α 和 TNF-α。研究显示，外周血中可检测到高载量的人类疱疹病毒和急性时相反应蛋白的升高。

临床表现为发热、全血细胞减少、凝血障碍和多器官功能衰竭，淋巴结增大、肝脾肿大、肺肠出血、脑膜炎和脑炎也会发生。皮肤症状可能与凝血障碍有关，包括伴有表皮坏死的斑丘疹及结节性肉芽肿[288-290]。

治疗包括对症支持处理、早期免疫抑制及抗病毒治疗[289,291,292]，但预后不佳。

Kikuchi 坏死性组织细胞淋巴结炎

人类疱疹病毒感染可能与之有关[293](见第 148 章)。

其他

据报道，与人类疱疹病毒感染有关的有：多形红斑[294]、结节性红斑[295]、离心性环状红斑[296]、苔藓样糠疹[297]、儿童慢性大疱性皮病[298]、丘疹性紫癜性"手套和短袜"综合征(见 p.25.85)及面部炎症性环状肉芽肿[299]。

病程和预后

急性病程在 1 个月内消退，但颈部淋巴结增大可能需要 3 个月才能痊愈。可有反复的不适、疲劳、发热和淋巴结增大，但一般无复发性皮疹。

潜在感染的再激活与免疫抑制患者口腔黏膜白斑及药物超敏反应综合征、DRESS 的发展有关[300]。

实验室检查

在急性病例中，血涂片至少有 10%异形淋巴细胞[301]，肝功能异常，约有 4%患者出现黄疸。

约 90%患者在 1～2 周后可检测到羊或马红细胞中的异嗜性抗体呈阳性反应，但在感染早期阶段检测不到。Paul-Bunnell 试验在儿童中不可靠，常表现为假阴性，在其他传染病及淋巴瘤、白血病偶见假阳性。

在感染早期可检测到病毒抗原的抗体(早期抗原、早期抗原免疫球蛋白 A、病毒衣壳抗原、病毒壳蛋白抗体)及急性期后的人类疱疹病毒核抗原 A(EBNA)抗体。这些特异性抗体的检测可用于鉴别急性、慢性活动期、再激活和恶性肿瘤相关的潜伏人类疱疹病毒疾病[302]。在急性感染期，病毒壳蛋白抗体的 IgM 抗体可持续几个月，IgG 抗体维持终生。再激活个体中也可检测到 IgM。

病毒分离是一项特殊的技术，一般诊断实验室无法进行，但可通过血和组织的 PCR、RT-PCR、原位杂交检测到病毒的 DNA 或 RNA[302,303]。

治疗

一般治疗包括对发热、咽喉痛的对症治疗，休息和恢复很重要。口服抗病毒药物在急性期无肯定效果[301]。如皮疹有症状，可局部使用润肤剂及中等强度的糖皮质激素，即使不治疗在 1 周内也能消退。

口腔毛状黏膜白斑(见第 110 章)

概述

口腔毛状黏膜白斑发展隐匿，表现为舌两侧的白色斑块。

病理生理学

发病诱因

口腔毛状黏膜白斑是由人类疱疹病毒感染的再激活引起的，通常与艾滋病感染的免疫缺陷有关。也可能与其他免疫缺陷状态有关，如血液系统恶性肿瘤[304]或免疫抑制药治疗期间[305,306]，偶见于免疫力正常的个体中[307]。

病理学

EB病毒在成熟的上皮细胞中复制，但不存在于基底层和基底旁角质形成细胞中。

临床特征

临床表现

表现为舌单侧或双侧侧缘的白纹斑块，如毛发般突起，在严重的病例中，白斑可超出舌部，累及口咽部。

鉴别诊断

与扁平苔藓、念珠菌病和鳞状细胞癌鉴别。

慢性活动性EB病毒感染

定义

急性EB病毒感染后持续至少3个月的慢性复发性疾病。

概述

主要表现为持续性或间歇性不适、发热、淋巴结增大、脾肿大、肝炎和关节炎，可发展成噬血细胞性淋巴组织细胞增生症。

流行病学

种族特点

本病多报道于日本、中国台湾和韩国。

病理生理学

病理学

检查发现血液中存在较高水平的EB病毒DNA及抗病毒壳蛋白抗体和早期抗原免疫球蛋白A限制蛋白的循环抗体。

临床特征

临床表现

除上述特点外，还可能出现类似过敏性紫癜的白细胞碎裂性血管炎[308,309]。

在儿童或成人中紫外线相关的种痘样水疱症与EB病毒的高载量有关[310]。瘙痒性坏死斑块是淋巴细胞变异型嗜酸性粒细胞增多症的一种表现，一般认为是慢性活动性EB病毒感染所致[311]。

蚊咬过敏反应

这可能是持续的EB病毒感染，通常发生在儿童时期。在蚊子叮咬处发展为强烈的炎症，常伴有紫癜、大疱和坏死[312]。常有局部淋巴结病，也可有全身症状如发热和肝炎。大多数病例来自东亚。应排查是否合并发生NK/T细胞淋巴瘤。

并发症和合并症

结缔组织病患者尤其是系统性红斑狼疮患者，其病毒载量常高于健康人群。这可能与疾病轻度的免疫损害状态有关，并因免疫抑制疗法而加剧[313]。

EB病毒感染相关的NK/T细胞淋巴瘤可累及皮肤，但很少以皮肤病作为主要表现，被认为是一种重要的皮肤疾病[314]。长期免疫抑制疗法可能是一个发病诱因。某些病例的显著特征为对蚊子叮咬过敏，提示慢性活动性EB病毒感染[315]。坏死性丘疹样皮损，尤其是面部的，或严重的种痘样水疱症，被视为NK/T细胞恶性肿瘤的特征改变[316,317]。结节性病变和血管炎改变也有报道[318]。淋巴瘤可为血管内的，颜色较暗的斑块或结节[319]，在这些皮损中可检测到EB病毒RNA。病例报道常来自亚洲、中美洲和南美洲的美洲土著地区。

EB病毒相关的淋巴瘤和恶性肿瘤

概述

EB病毒感染被认为是淋巴系统中几种增殖性和恶性疾病的致病因素。

1. *Burkitt淋巴瘤* 常发生在非洲赤道和新几内亚地区，表现为颈部巨大的淋巴结增大，常见于儿童，但也可发生于成人中[320]。

2. *EB病毒相关的淋巴增生性疾病* B细胞肿瘤组织学特征为大细胞淋巴瘤，发生于免疫功能低下的人群，尤其是免疫抑制的移植受者。与此相关的全身免疫抑制药包括硫唑嘌呤和甲氨蝶呤[321]。在移植受者中，0.5%～1.5%的实体器官受体发生EB病毒相关的淋巴增生性疾病。皮肤受累时常会出现单个或多个丘疹、结节，皮肤症状为疾病主要特点的情况较为罕见[322]。

3. *年龄相关的EB病毒相关性B细胞淋巴瘤*[323] 常发生在年老没有免疫抑制的患者中，主要表现为淋巴结病(80%)。可有结外受累，特别在皮肤黏膜部位(20%)、胃肠道(15%)和肺(12%)。皮损表现为结节和溃疡，是一种浸润性疾病，常在2～3年内致命。

4. *鼻咽癌* 主要见于亚洲，与早前长期EB病毒抗体升高有关。

人类疱疹病毒 6 和 7 型病毒感染[324]

定义

人疱疹病毒 6 型(HHV-6)是一种世界范围的病毒,大多数人在早期就已经被感染。原发性感染通常无影响,但在免疫抑制患者中的再激活会发展为较严重的疾病。HHV-7(人疱疹病毒 7 型)感染与之类似,但研究较少。

分类

HHV-6 最初于 1986 年从 HIV(艾滋病)感染或淋巴增生性疾病患者的循环 B 细胞中分离出来[325]。已鉴定出两个抗原不同的品种,HHV-6A(人疱疹病毒 6A 型)和 HHV-6B(人疱疹病毒 6B 型),现已分为单独的病毒[326]。使人致病的主要为 HHV-6B,HHV-6A 很少涉及[327,328]。HHV-6A、HHV-6B 及 HHV-7 均属于玫瑰疹病毒属(表 25.2 和表 25.4)。

疾病概述[329]

HHV-6 和 HHV-7 的原发性感染引发婴儿玫瑰疹(幼儿急疹)。HHV-6 的持续和再激活与多发性硬化症、Guillain-Barré 综合征、慢性疲劳综合征、淋巴增生性疾病、结缔组织病[330] 和 Kikuchi-Fujimoto 病有关[331](见第 148 章),但其重要性尚不明确。病毒的再激活是玫瑰糠疹的基础(见 p. 25.89),与药物超敏反应综合征和 DRESS 综合征也有关(见第 12 章)。

基础生物学

HHV-6 在血清学和基因组学上与其他人疱疹病毒有着明显的区别,但与 CMV(巨细胞病毒)最为相近,其基因组在严格条件下与 CMV 有杂交的区域。病毒的细胞受体为 CD46[332]。培养的被感染细胞(B 细胞,特别是 T 细胞)大而有折射性,常含有核内和(或)胞质内包涵体。

在原发性感染的急性期,出现 HHV-6 病毒血症,随后出现抗病毒抗体[333]。血清学研究表明,到 1 岁时,75%的婴儿有抗 HHV-6 抗体,90%的成人血清呈阳性[334]。亚临床感染很常见,据估计只有 1/3 的人发展为临床疾病。在初发感染后,病毒会持续存在于大部分健康受试者的唾液中,此为最可能的传播方式[335]。

这种病毒可整合到染色体 DNA 中,仍能产生新的病毒[336]。作为一种可整合的病毒,可以垂直传播[337]。据估计,约 1%的婴儿在出生时就被感染,且病毒存在于整个新生儿体内的细胞中。

幼儿急疹[338,339]

定义和术语

幼儿急疹是一种急性发热性疾病,伴有斑丘疹出现。

同义名
- 婴儿玫瑰疹

流行病学

发病率和患病率

幼儿急疹是 2 岁以下儿童最常见的发热性疾病,占儿科急诊急性发热的 24%[340]。

年龄

发病高峰为 6～9 月龄。

病理生理学

致病病原体
- HHV-6
- HHV-7

临床特征

病史

潜伏期为 10～15d。

临床表现

本病的首发症状为突然的发热,有时在 39.5～40℃,持续 3～5d,一般无其他症状或症状较轻,早期表现为烦躁、鼓膜炎、后腭及悬雍垂溃疡[341],偶见眶周水肿和血尿。热退后颈部和躯干出现散在玫瑰色斑丘疹,可延及手臂、面部和下肢,皮损周围绕以白晕,很少发展成水疱[342],常伴颈部及枕部淋巴结增大。

临床亚型

原发性 HHV-6 感染多发于 3 岁内儿童。如果成人发病，可能出现单核细胞增多症样病变，以发热和发疹为主，伴有颈部淋巴结增大，可持续 3 个月，可出现急性自限性肝炎[343,344]。

鉴别诊断

麻疹、风疹。

并发症和合并症

热性惊厥并不少见，约占 13%[325]。

致死性脑炎罕见，但有报道可为原发性感染所致[345]。其他并发症包括血小板减少[346]、化脓性暴发性紫癜[347]和噬血细胞综合征[348]。原发性 HHV-6 感染与丘疹性紫癜性"手套和短袜"综合征[349]、Gianotti-Crosti 综合征[350]、Stevens-Johnson 综合征[351]及玫瑰糠疹[352]有关。

病程和预后

1～2d 后皮疹消退，不留瘢痕或色素沉着。潜伏的病毒可能再激活，特别是在免疫抑制患者中（见后面章节）。

实验室检查

发热期无症状和热退疹出，可提示本病，但常与麻疹、风疹相混淆。幼儿急疹也可能由 HHV-7 感染引起。可通过血清转换、HHV-6 抗体滴度升高及被感染细胞作为抗原的间接免疫荧光确诊。出疹后 5～7d 出现 IgM 抗体，感染后 2 周可达到高峰，可持续存在 2 个月。目前的血清学检测无法区别 HHV-6A 和 HHV-6B。病毒分离需要特殊的技术，但大多数诊断实验室没有专门的设备。用 RT-PCR 或 PCR 进行分子生物学检测病毒的 RNA 或 DNA 可区分 HHV-6A 及 HHV-6B，定量 PCR 才能鉴别原发性感染和潜伏感染[326,353]。HHV-6 DNA 存在于原发性 HHV-6 感染儿童的脑脊液中，也存在于幼儿急疹后周期性癫痫发作的患者中，提示 HHV-6 是引发脑炎的直接原因。

在发病前两天，可能出现白细胞增多，但随着皮疹出现，白细胞及淋巴细胞减少较常见。

治疗

一线治疗

仅需对症处理。

二线治疗

对病情严重者可予更昔洛韦、伐昔洛韦、西多福韦或膦甲酸钠等抗病毒治疗。

疱疹病毒 7 感染

概述

HHV-7 感染与 HHV-6 相似，该病毒于 1990 年首次从人 $CD4^+$ T 淋巴细胞中分离出来[354]。病毒受体为 CD4 分子，在 T 淋巴细胞上表达。

原发性感染主要表现为幼儿急疹，但大多数感染为亚临床感染[355-357]。常发生在婴儿期或幼儿期，95%以上的成人病毒血清学呈阳性[358]。在儿童和成人中，80%～90%的人唾液中可排出 HHV-7[335]。

与 HHV-6 一样，HHV-7 也可能与玫瑰糠疹有关（见 p. 25. 89），被认为是扁平苔藓的发病诱因[359]。

定量 PCR 检测是区分活动性原发感染及既往感染再复发的首选方法[360]。

疱疹病毒 6 和疱疹病毒 7 的再激活

在免疫抑制患者中，潜伏的 HHV-6 和 HHV-7 可能重新激活并引起各种症状。在移植后或免疫抑制治疗开始后的几周内，病毒再激活最为常见。其感染一般为亚临床感染，不易察觉。但约有 1%的病例中，HHV-6 再激活及血液中病毒滴度增加与发热、皮疹、肝炎、胃肠炎、脑炎、肺炎及骨髓抑制等有关[361,362]。在实体器官移植受者中，最常见的是 HHV-6B 的再激活，而 HHV-6A 再激活在骨髓移植中最常见[363]。HHV-7 的再新激活少见，一般伴随着 HHV-6 的再激活。有报道 HHV-6 再激活见于移植物抗宿主病中[364]。

在其他健康人群中，HHV-6 和 HHV-7 的再激活与玫瑰糠疹有关。近年来发现这些病毒的重新激活与某些药物反应的发展有关。有相关证据表明药物超敏反应综合征和 DRESS 综合征都与药物引发的病毒重新激活有关[365,366]。

DRESS 综合征或药物超敏反应综合征发疹后的 14～21d 可在血液中检测到病毒 DNA。

其他疱疹病毒感染

巨细胞病毒（cytomegalovirus，CMV）感染

同义名

- 皮肤 CMV 感染
- 先天性 CMV 感染

概述

巨细胞病毒（CMV）感染在世界各地很常见，但通常症状不明显。原发性感染伴随着病毒在各种分泌物中间歇性排出而终身携带。这可能由生理刺激

如怀孕引发的，或与疾病的免疫抑制状态、艾滋病及移植后的治疗有关。

流行病学

发病率和患病率

根据社会经济条件的不同，一个社区中有40%～100%的成人被感染，血清学呈阳性反应。CMV 的传播途径有几种，可能与年龄相关。分娩中的宫内传播发生率为 0.1%～1.0%。围产期和新生儿感染是由于接触产道内受感染的宫颈分泌物或母乳造成的。学龄前儿童可因接触其他感染婴儿的口腔分泌物或尿液获得 CMV 而感染。随着年龄增长，性传播尤为突出。输血也是 CMV 感染的一个来源，主要与中性粒细胞有关。CMV 可在血清学阳性供体的移植器官内传播。

临床表现[367,368]

先天性 CMV 感染

妊娠早期、中期的原发性 CMV 感染对胎儿有多重影响。最严重的表现为肝脾肿大、黄疸和紫癜。多数病例在 2 个月内死亡，幸存者常伴有严重的神经功能损害，尤其是耳聋。真皮中可有由未分化的真皮间质衍生而来的促红细胞生成素组织，表现为紫色或红色的丘疹、结节，持续 4～6 周，称为“蓝莓松饼样皮损”（见第 116 章）。水疱少见[369]。CMV 可表现为有潜在免疫缺陷的先天性感染[370]。

原发性巨细胞病毒单核细胞增多症

在健康的儿童或成人中，通常没有临床症状。当出现症状时，常与传染性单核细胞增多症类似，伴有发热、淋巴细胞增多和轻度肝功能异常，而淋巴结增大和脾肿大不明显。多达 1/3 的病例可见滤泡、斑丘疹及风疹样皮损，常累及下肢，可持续 2d。也可发生荨麻疹[371]。与 EB 病毒感染的传染性单核细胞增多症一样，氨苄西林通常会引发皮疹爆发。

有报道一例 7 岁巨细胞病毒单核细胞增多症女患儿，表现为环形斑疹、丘疹的淋巴细胞性血管炎，伴有网状青斑[372]。Lipschütz 溃疡常与 EB 病毒感染有关，也见于原发性 CM 病毒感染中[373]。

临床亚型

免疫抑制状态的巨细胞病毒

免疫功能低下的巨细胞病毒感染可能是由于原发性感染或潜在感染的重新激活所致。往往比较严重，甚至是致命的，常伴有肺炎、肝炎、胃肠溃疡、视网膜炎和其他机会病原体的重叠感染。神经系统并发症包括脑炎、脊髓炎（myelitis），尤其是艾滋病中周围神经根被淋巴细胞浸润的脊髓神经根炎（myeloradiculitis）。

播散性 CMV 感染可见皮肤病变，泛发的非特异性斑丘疹，可发展成丘疹和紫癜，伴有水疱、大疱、脓疱及硬化色素性结节、斑块[374]。皮疹的组织学特征是血管内皮中的巨细胞（“鹰眼征”）[375]。某些病例可进展为血管炎或弥漫性血管病变[376]。边缘垂直的溃疡可发生在生殖器、会阴、臀部及大腿周围[377-379]，伴有网状青斑[380]。角化或坏死性皮损和严重口腔、皮肤溃疡已有报道[381-384]，特别是在艾滋病中。

在免疫抑制或免疫功能低下的人群中进行抗病毒治疗后，可能会进展为复发性感染和器官受累。

其他巨细胞病毒感染相关性病变

巨细胞病毒被认为是引起硬皮病、系统性硬化[385]、硬皮病性慢性移植物抗宿主病[386]、显微镜下多血管炎[387]、白癜风和脱发的诱因，但这些尚未得到证实或是有争议的。已报道了 1 例伴有 CMV 病毒血症的中毒性表皮坏死松解症[388]。

并发症和合并症

Gianotti-Crosti 综合征[389,390]（见 p. 25.86）、丘疹性紫癜性“手套和短袜”综合征[391]（见 p. 25.85）、嗜酸性粒细胞性药物超敏反应及 DRESS 综合征与 CMV 感染有关。多形红斑已被报道为 CMV 感染的症状之一，包括先天性感染[392,393]。

实验室检查

组织学发现典型的核内包涵体，以及周围透亮的晕环可诊断。这种方法相对不敏感，但随着免疫组化的应用，巨细胞包涵体更容易被发现。在人胚胎成纤维细胞中进行咽喉冲洗液、尿液、支气管肺泡灌洗液、血液或活检组织的病毒培养也可帮助诊断，但细胞病变需要 5～28d 才能产生“鹰眼”样核内包涵体。培养 24～48h 后，寻找 CMV 早期抗原可加快诊断。目前的诊断方法是采用快速、灵敏度高的方法，可利用 PCR 检测病毒 DNA 和检测 CMV 抗原实现[394]。检测 CMV-IgM 和 IgG 抗体可用于原发性感染的血清学诊断。先天性巨细胞病毒可在新生儿唾液中进行 PCR 检测，并可在出生后 3 周内通过病毒分离或 CMV-IgM 抗体的检测得到证实[395]。

治疗

大多数 CMV 感染不需要特殊治疗，但在危及生命的情况下或当 CMV 视网膜炎威胁视力时，两种抗病毒药物联合治疗（更昔洛韦和膦甲酸钠）可取得疗效[396]。缬更昔洛韦是更昔洛韦的前体，有报道缬更昔洛韦为治疗急性或复发性 CMV 感染的有效药物。在接受来自 CMV 阳性供体的 CMV 阴性移植受者中，使用缬更昔洛韦可作为预防药物[397]。

第3部分

人类疱疹病毒 8 型感染

定义和术语

人疱疹病毒 8 型分布广泛，常发生原发性亚临床感染。它会导致卡波西肉瘤的进展，特别是在免疫抑制患者中。

同义名

• 卡波西肉瘤相关疱疹病毒（KHSV）

流行病学

发病率和患病率

对健康成人的抗体研究显示，在非洲国家高达 80%的人感染了 HHV-8，而在西欧地区血清学阳性不足 20%[398]，意大利的一些地区，这一比例稍高为 35%。

病理生理学

病理学

原发性 HHV-8 感染的组织学表现为血管周围上皮组织细胞和浆细胞浸润[399]，可检测到病毒蛋白。

在 Kaposi 肉瘤中，98% 的皮损中检测到 KHSV-DNA，并存在于单核细胞、内皮细胞和梭形细胞中。KHSV 引起肿瘤的机制与大多数恶性肿瘤不同。病毒影响了细胞增殖，自身蛋白表达，以及血管生成和细胞凋亡，下调局部免疫反应[400,401]。早期卡波西肉瘤的病变是多克隆性的，晚期才发生单克隆性改变。

致病微生物

卡波西肉瘤与艾滋病有关，其流行病学被认为是由一种传染源引起的。1994 年，Chang 等[402]在卡波西肉瘤组织中鉴别出与其他 γ 疱疹病毒部分同源的新 DNA 片段。

与其他疱疹病毒一样，潜伏感染在原发性感染后仍会继续存在，以后可能会再次发生感染，特别是在免疫抑制患者中。

临床特征

临床表现

原发性 HHV-8 感染可能是亚临床的，也可出现发热和斑丘疹，皮疹可遍布全身，但最明显的为躯干和四肢。

临床亚型

HHV-8 的原发性感染或 HIV 患者的重新激活可发展为较严重的病变，包括病毒血症、发热、消瘦、贫血、血小板减少，以及进展较快的卡波西肉瘤，这称为 KHSV 炎症因子综合征[403]。

卡波西肉瘤相关疱疹病毒（HHV-8），也与免疫功能正常的典型卡波西肉瘤及移植后卡波西肉瘤有关[404]。因其他原因需长期使用免疫抑制药的患者，如天疱疮和银屑病关节炎，则与皮肤及卡波西肉瘤的 HHV-8 感染关系不大[405,406]。

此病毒也存在于多发淋巴结增生症中[407]，已报告有皮肤受累[408]。而原发性渗出性淋巴瘤[409]和相关的实性原发性渗出性淋巴瘤，很少累及皮肤[410]。淋巴结增生症（POEMS 综合征）是一种多系统疾病，也与 HHV-8 感染有关[411]。POEMS 综合征（多发性神经受累、器官肿大、内分泌紊乱、单克隆丙种球蛋白病和皮肤改变）的皮肤损害包括多发性血管瘤、色素沉着、多毛症和皮肤增厚。

并发症和合并症

在少数病例中，玫瑰糠疹可能与 HHV-8 有关[412]。

实验室检查

定量 PCR 技术可检测到病毒并估算病毒载量，但目前尚未常规广泛的应用[413]。

治疗

治疗 HHV-8 感染较为困难，因为其原发性感染往往是亚临床的或确诊较晚。

一线治疗

有证据表明抗病毒药物（伐昔洛韦、泛昔洛韦、缬更昔洛韦）可减少病毒在原发期或再激活期的复制[414,415]。

HHV-8 相关 Kaposi 肉瘤的治疗是多方面的[416]（见第 139 章）。皮损的消退常发生在艾滋病抗逆转录病毒治疗和移植后，减轻免疫抑制或改变免疫抑制机制，包括雷帕霉素或西罗莫司[417]。局部治疗包括冷冻治疗、放射治疗、化疗、干扰素和 5%咪喹莫德乳膏[418]。

B 疱疹病毒感染[419]

定义和术语

B 疱疹病毒主要是灵长类动物的一种感染，但能感染与动物密切接触的人类。

同义名

• 猿疱疹病毒 1 型（CeHV-1，见表 25.2）

概述

B 疱疹病毒感染通常是通过被感染的猿猴咬伤而发生的。该病毒对人类是高致病性的，可引起暴发性脑炎，若不治疗 80%的病例可致死。

病理生理学

致病因素

人类感染主要发生在服务员、饲养员和研究人员中，最常见的为猿猴咬伤，但偶尔也见于接触过猿猴但无咬伤史的人中。人与人之间的传播是罕见的。

致病微生物

B 疱疹病毒在基因上接近 HSV-1 和 HSV-2，但不是人类的自然感染[420]。主要引起亚洲猴（猿猴属）的良性感染，并易在圈养的猿猴间传播。病毒潜伏在受感染的猿猴中，并可自发地或在应激时重新激活。

临床特征

临床表现

类似于单纯疱疹，在咬伤或划伤后 5～21d 在伤处发生病变，可伴有刺痛感、瘙痒、发疹前有麻木和疼痛感。发疹局限或可出现局部淋巴管炎和淋巴结病，全身症状包括发热、不适、头痛和腹痛。

病程和预后

有较大比例患者在 10～35d 后发展为脑炎，往往会危及生命。

实验室检查

通常有接触猿猴或猿猴组织的病史。从疱液或脑活检组织中培养病毒可确诊，但必须在专门的实验室进行，且耗时较长。PCR 特异性引物可用于直接检测血液或组织中 B 疱疹病毒的 DNA[421]。配对样本的血清学检测有助于诊断。

治疗

应注意避免被猿猴咬伤，或有相应的方案预防饲养员被感染[422]。

一线治疗

应予肥皂水充分清洁伤口，再用碘伏或酒精消毒。早期予阿昔洛韦可降低疾病的严重程度，晚期使用效果甚微[423]。最好在暴露后尽快予伐昔洛韦口服，剂量为 1g 每天 3 次，持续 14d。

二线治疗

在体外静脉注射更昔洛韦比阿昔洛韦更有效，并且在临床上也得到广泛的应用。

三线治疗

如出现 B 疱疹病毒感染的症状，需予静脉注射阿昔洛韦 12.5～15mg/kg，每天 3 次，或更昔洛韦 5mg/kg，每天 2 次[423]。如合并脑炎，更昔洛韦为首选方法。

Resources

Further information

http://emedicine. medscape. com/article/235360-overview

http://www. cdc. gov/herpesbvirus/

(All last accessed February 2015.)

疱疹性湿疹

定义和术语

在已有皮肤病的基础上局部出现或播散性的轻微水疱的皮肤病毒感染。

同义名

- 卡波西水痘样疹

概述

绝大多数病例均有 HSV-1 感染，常称为疱疹性湿疹，很少称作卡波西水痘样疹。广义的可包括其他类似的病毒感染，如牛痘、柯萨奇病毒和其他疱疹病毒。

流行病学

发病率和患病率

大多数单纯疱疹感染伴有特应性皮炎的患者一般不严重[424]，没有季节差异。

年龄

各个年龄阶段均可发病，常见于 20—30 岁[425,426]。

病理生理学

发病诱因

特应性皮炎为其最常见的基础病。疱疹性湿疹可由原发性或复发性感染引起[425]。

其他易感的皮肤病如表 25.5 所示。

创伤、面部整形、烧伤[443]、皮肤磨削术[444]及激光疗法[445]可使感染播散。

如果原皮肤病为局部的，那水痘样的皮损也较为局限。

特应性皮炎患者中发生疱疹性湿疹的并不少见[446]。在严重的特应性皮炎患者中，尤其是红皮病型，疱疹性湿疹病情更为严重，也常见于轻型及病情未活动静止期的病例中[447]。在某些情况下，大部分呈局部播散，而泛发一般是通过血源性感染。

表 25.5 单纯疱疹播散相关的皮肤病

皮肤病	参考文献
特应性皮炎	见正文
少见的	
毛囊角化病	[427]
落叶型天疱疮	[428]
良性家族性天疱疮	[429]
罕见的	
Hailey-Hailey 病	[430]
寻常型鱼鳞病	[431]
先天性鱼鳞癣样红皮病	[432]
棘层松解性皮肤病	[433]
变应性接触性皮炎	[434]
刺激性接触性皮炎	[435]
银屑病	[436]
毛发红糠疹	[437]
皮肤 T 细胞淋巴瘤	[438]
Sézary 综合征	[439]
酒渣鼻	[440]
药物性皮炎	[441]
葡萄球菌性烫伤样皮肤综合征	[442]

免疫力正常的疱疹性湿疹患者一般可产生病毒抗体[448]。最近有研究报道了特应性皮炎发展为疱疹性湿疹的几个危险因素。疱疹性湿疹表现为特应性皮炎发病时间早、IgE 水平高[425]、马拉色菌抗体、外周血单个核细胞对 HSV 的反应差[449]、NK 细胞计数低[450]等。另一个可能因素为天然免疫的缺陷，抗菌肽、LL-37[451]、人 β 抵御素水平低[452]及干扰素通路异常[453]。

尚未明确疱疹性湿疹与系统及局部应用糖皮质激素有关[425,447]。而其他局部或系统用免疫抑制药也与疱疹性湿疹相关，如他克莫司[454]或吡美莫司[456]。日本的一项研究表明，在易感个体中，IL-18 基因的遗传变异可能会导致更多的变异发生。播散性单纯疱疹与湿疹的严重程度、免疫缺陷相关，与治疗的方法无关。

致病微生物

常见的致病病毒为 HSV-1、HSV-2、VZV[457]、柯萨奇病毒 A6 及 A16(柯萨奇湿疹)[458]和牛痘[459,460](种痘性湿疹)。

临床特征

病史

唇疱疹病史较短，经常被忽略。如在发病前接触，潜伏期约为 10d(范围 5～19d)。

临床表现[447,459](图 25.17)

密集的水疱很快就变成脓疱，通常局限于有原发病的皮肤，也可能是播散和泛发的，像水痘和天花一样。皮损可能为出血性的，伴有面部水肿、疼痛和不适。水疱很快破溃形成浅表糜烂、渗液及结痂(图 25.17c)，新一批水疱在 5～7d 内出现。发疹 2～3d 后可有高热，全身症状明显，局部淋巴结增大。

临床亚型

原发性感染可伴有不适、高热和淋巴结增大。

鉴别诊断

需与继发性细菌感染[461]、原有皮肤病相鉴别，对于抗菌治疗无效的皮损，典型的水疱和继发的糜烂局限于湿疹及炎症区域有助于诊断。这种轻微的感染通常是自限性的。原有大疱病易与水痘样感染的继发糜烂相混淆，这时难以诊断。

病程和预后

4～5d 后热退，脓疱结痂愈合，几乎不留痕迹。发展为致命的全身感染罕见[462,463]。

疱疹性湿疹可复发但较少见，通常比首次发作轻微，但有时又相当严重[447]。

实验室检查

取疱液或表面拭子检测 HSV(见 p.25.16)。发病时及 10d 后可取血清做 HSV 检测。

治疗[446]

特应性皮炎患者及其父母应充分认识疱疹感染播散的可能性。特应性皮炎患者，特别是有疱疹性湿疹者，应避免与活动性单纯疱疹患者接触。细菌感染和潜在的湿疹或其他皮肤病应按常规方法治疗，如不给予阿昔洛韦治疗，在病毒性皮损愈合前应慎重考虑糖皮质激素治疗。如予抗病毒治疗，局部使用糖皮质激素不会延长病程[464]。眼周皮损可能会导致结膜感染。

一线治疗

一般对口服阿昔洛韦[465]、伐昔洛韦及泛昔洛韦[433]效果不佳。

二线治疗

病情严重者应尽早静脉注射阿昔洛韦[466]，妊娠期患者可予阿昔洛韦治疗，对胎儿无影响[467]。

三线治疗

频繁复发者可预防性应用低剂量阿昔洛韦或伐昔洛韦[468]。

多瘤病毒感染

定义

多瘤病毒感染动物和人类，长期以来被认为是致癌的。

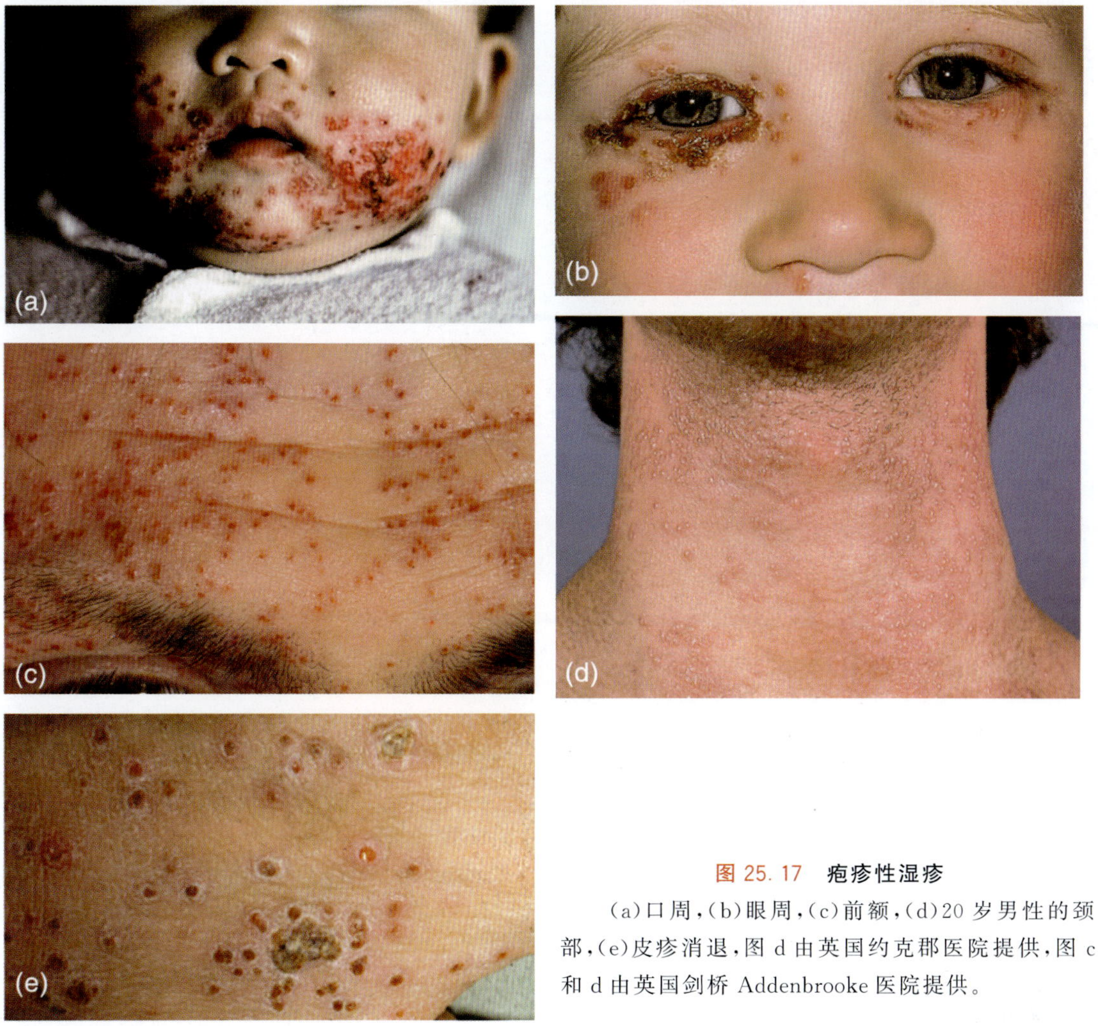

图 25.17 疱疹性湿疹

(a)口周，(b)眼周，(c)前额，(d)20 岁男性的颈部，(e)皮疹消退，图 d 由英国约克郡医院提供，图 c 和 d 由英国剑桥 Addenbrooke 医院提供。

疾病概述

虽然动物多瘤病毒已被认识和研究多年，但只在过去的十年中，人类多瘤病毒才被鉴别出来，这是在皮肤上发现的，并与皮肤疾病有关。2008 年在梅克尔细胞癌中发现了一种多瘤病毒（梅克尔细胞多瘤病毒，MCPyV），最近发现了更多的人类皮肤多瘤病毒[1]。多瘤病毒的分类见表 25.6。

表 25.6 人多瘤病毒

多瘤病毒属	缩写	疾病	检测部位
BK 多瘤病毒	BKV，HPyV1	肾移植肾病	单核血细胞，尿
JC 多瘤病毒	JCV，HPyV2	进行性多灶性白质脑病	单核血细胞
Karolinska 研究所多瘤病毒	KIV，KIPyV		呼吸道分泌物
华盛顿大学多瘤病毒	WUV，WUPyV		呼吸道分泌物
梅克尔细胞癌相关多瘤病毒	MCV，MCPyV	梅克尔细胞癌	皮肤
人多瘤病毒 6 型	HPyV6		皮肤
人多瘤病毒 7 型	HPyV7		皮肤
棘状毛发发育不良相关多瘤病毒	TSV，HPyV8	棘状毛发发育不良	皮肤，尿，肾组织
人多瘤病毒 9 型	HPyV9		血清、尿液
Malawi 多瘤病毒，人多瘤病毒 10 型	MWPyV，HPyV10		粪便

梅克尔细胞多瘤病毒感染

概述

最近在梅克尔细胞癌的免疫抑制和免疫正常个体中都发现了多瘤病毒[2]。这种病毒被命名为梅克尔细胞多瘤病毒(Merkel cell polyomavirus,MCPyV),近期研究表明,该病毒有几种基因型[3]。

流行病学

发病率和患病率

多瘤病毒感染是很常见的。约有10%的学龄前儿童病毒血清学阳性,有针对病毒衣壳蛋白的抗体,18岁时正常人群血清阳性率已上升到至少40%。在成人中,血清学阳性率缓慢增加,因此60%~80%的70岁及以上的人存在抗病毒的抗体[4,5]。

在60%~80%的正常成人和90%的梅克尔细胞癌患者的皮肤上可以检测到病毒DNA[6]。皮肤上的DNA与循环中的抗病毒抗体之间存在相关性[7]。梅克尔细胞癌患者针对病毒T蛋白的抗体和T细胞反应最强[8]。

相关疾病

梅克尔细胞癌仅在感染病毒的少数人中发病(见第145章)。在大约80%的梅克尔细胞癌患者中检测到梅克尔细胞多瘤病毒,如果应用更灵敏的检测方法,比例可能更高[9]。

病理生理学

发病诱因

在移植后感染艾滋病病毒或免疫抑制的患者中,梅克尔细胞多瘤病毒DNA在血清中比在正常人中更常见[10,11]。

梅克尔细胞癌更常见于老年人和免疫抑制患者,如器官移植后或HIV感染。梅克尔细胞多瘤病毒在疣状表皮发育不良(EV)病例中也有报道[12]。

病理

MCPyV在人类细胞中复制,但很少引起可观察到的疾病。在梅克尔细胞癌中,病毒整合在宿主细胞基因组中,病毒蛋白影响细胞周期的调节[13]。

致病微生物[13]

在梅克尔细胞癌中,梅克尔细胞多瘤病毒整合到宿主基因组中,既不能复制[14]也不能产生病毒衣壳蛋白,但产生了病毒T蛋白[2]。梅克尔细胞癌的发病和严重程度似乎与针对病毒晚期蛋白和T抗原的抗体滴度的增加有关,这表明癌细胞可以呈现抗原性[15]。

临床特征

目前所知,感染梅克尔细胞多瘤病毒不会产生任何症状或体征。从病毒感染、血清转化到发展为可能的梅克尔细胞癌需要多年的时间。

治疗

皮肤上存在梅克尔细胞多瘤病毒不需要治疗。

Resources

Further information

http://www.skincancer.org/skin-cancer-information/merkel-cell-carcinoma

Patient resources

http://www.cancerresearchuk.org/about-cancer/cancers-in-general/cancerquestions/merkel-cell-skin-cancer

(All last accessed February 2015.)

棘状毛发发育不良

定义和术语

是一种罕见的皮肤病,由TS相关多瘤病毒(HPyV8)引起。

> **同义名**
> - 毛囊性指状角化病

流行病学

发病率和患病率

棘状毛发发育不良是非常罕见的。即使在长期免疫抑制的移植受者中,也很少有报道[16]。

年龄

儿童和成人均可被累及。

病理生理学

发病诱因

移植后免疫抑制和血液恶性肿瘤导致的免疫排斥都可能导致该病。

病理学[17]

毛囊扩大,角质细胞增多,其胞质含包涵体和透明颗粒。角化过度的组织从毛囊口伸出一个针尖样突起。电子显微镜显示滤泡内角质形成细胞内有密集排列的病毒颗粒。

棘状毛发发育不良患者对病毒有很高的抗体反应性。血清学阳性的个体也会对病毒产生细胞免疫反应[18]。

致病微生物

在免疫抑制患者的皮损中发现了棘状毛发发育不良多瘤病毒[19,20]。与梅克尔细胞多瘤病毒具有相关性。一旦感染发生，病毒会持续存在于皮肤上，因为它通常可以在未患病的人身上检测到。病毒不仅限于皮肤，在肾组织和尿液中也检测到病毒 DNA[21]。

在欧洲，感染病毒的概率很高，儿童和青少年时期的发病率最高。在一项血清学研究中，70%～80%的健康成人有血清学阳性，但学龄前儿童的平均值为5%～10%[22,23]。

临床特征

临床表现

该疾病的特点是丝状、角化性丘疹从毛囊突出，最明显的是鼻部和脸颊。

管理

一线治疗

据报道，局部使用 1%或 3%的西多福韦乳膏在某些情况下可以改善病情[19]。

二线治疗

口服缬更昔洛韦可改善病变的外观[24]。

人多瘤病毒 6 和 7 感染

另外两种皮肤多瘤病毒，人多瘤病毒 6(HPyV6)和人多瘤病毒 7(HPyV7)，在正常人和免疫功能受损的人皮肤上都可发现[25]。尽管与梅克尔细胞多瘤病毒密切相关，但这些病毒尚未发现与任何特定的皮肤病或肿瘤相关[26]。

人乳头瘤病毒感染

定义

人乳头瘤病毒(human papillomavirus infections，HPVs)是直径 50～55nm 的小 DNA 病毒，主要感染鳞状上皮引起细胞增殖。HPV 感染最常引起的是疣。这些病毒诱发的肿瘤是多形的，且可累及多部位，主要包括四肢的皮肤，生殖器部位的皮肤和黏膜，喉和口腔黏膜。

人乳头瘤病毒是由一系列密切相关的病毒构成的，这些病毒根据其 DNA 的不同而相互区别。最初，分型是根据液相杂交中的 DNA 同源性。现在 PCR 和 DNA 测序的易用性使得分型有了不同的定义，当相比于其他乳头瘤病毒的亚型时 *L1* 基因的一个特定基因型具有比核苷酸同源性大于 10%的差异。如果同源性大于 90%则认为是同一个亚型[1]。人类乳头瘤病毒亚型的数量在不断增加。迄今为止，已经识别并鉴定了 150 多种亚型[2]。然而，还有大量推定的新亚型已经被检测到，但尚未完成全面的评估。人类乳头瘤病毒可分为 5 属：α、β、γ、μ 和 ν。此分类中不同 HPV 亚型与相关的主要临床表现如表 25.7 所示。

所有乳头瘤病毒亚型都具有嗜复层鳞状上皮的特性，但是不同的亚型具有特异的解剖部位亲和性[3]。例如，HPV-1 通常在过度角化的掌跖皮肤中复制，HPV 16 通常在黏膜中复制，而 HPV-11 则通常在生殖器和喉上皮中复制。

疾病概述

人乳头瘤病毒能够感染任何部位的复层鳞状上皮病引起疾病，包括角质化的皮肤和非角质化的黏膜。HPV 常在皮肤和毛囊中发现。临床所遇到的 HPV 感染通常包括良性的皮疹如皮肤疣，以及恶性的皮疹如肛门生殖器部位和上呼吸道的上皮内瘤样变和鳞状细胞癌。

基础生物学

人乳头瘤病毒感染表皮的基底层(可能是干细胞)，但病毒的复制只发生于完全分化的角质形成细胞——棘层上部和颗粒层的细胞中。HPV 的病毒 DNA 按功能可分为早期区(E 区)、晚期区(L 区)。早期基因主要负责编码与 DNA 复制、转录调控和转化相关的蛋白，而晚期基因则编码病毒衣壳的结构蛋白。病毒晚期基因的表达是依赖于宿主细胞分化的。体外组织培养的乳头瘤病毒的增殖是极其困难的，因为很难模仿完成病毒生命周期所需的所有必要条件[4,5]。

HPV 引起的乳头状瘤最初是良性的。在这些皮损中，病毒基因组作为染色体外的游离体复制。一小部分可发展为异型增生或肿瘤。这种情况只发生在所谓的“高危”或“癌症相关”的 HPV 亚型中，受某些基因和环境因素共同作用，其中仍有一些影响因素尚未明确。乳头瘤病毒感染和恶性肿瘤之间最具相关性的是宫颈癌。大多数恶变的细胞(即那些感染了高危型生殖器 HPVs 的细胞)，病毒 DNA 整合到细胞染色质中，通常病毒基因组会大片段丢失。病毒复制并不会发生，但是病毒调节基因 *E*6 和 *E*7 会保留下来。高危型 HPV 的致癌潜能取决于这些早期基因的表达产物在细胞转化和增殖中所起的作用。这是因为 E6 蛋白使细胞的肿瘤抑制蛋白 P53 失活，E7 蛋白抑制作为细胞增殖的负性调节蛋白 pRb 的正常功能。

这些有明显临床表现的 HPV 感染在下文描述，但也有证据表明，在初次感染 HPVs 后，HPV 可能以潜伏形式存在，并且以后可能被重新激活。

人乳头瘤病毒亚临床和潜伏感染

目前所积累的证据主要来自对生殖器皮肤和黏膜的亚临床和潜伏 HPV 感染的研究。估计 70% 的生殖器 HPV 感染可能是亚临床的（即患者并未注意到）但可被临床检验、组织学、细胞学或分子生物学分析所检测到。潜伏感染，可能没有形态学改变，但病毒 DNA 是存在的。

表 25.7 人乳头瘤病毒(HPV)。不同亚型的 HPV 与主要临床病变

HPV 亚型	属	检测到 HPV 的相关临床病变
1	μ	掌跖深在的寻常疣
2	α	普通疣、丝状疣、跖疣、镶嵌疣
3	α	扁平疣
4	γ	寻常疣、跖疣
5	β	疣状表皮发育不良(EV)与免疫抑制中的疣和鳞癌
6	α	肛门生殖器疣、喉乳头状瘤
7	α	Butchers 疣
8	β	疣状表皮发育不良(EV)与免疫抑制中的疣和鳞癌
9	β	在疣状表皮发育不良(EV)与免疫抑制中的疣，极少鳞癌
10	α	扁平疣
11	α	肛门生殖器疣、喉乳头状瘤、疣状癌
12	β	疣状表皮发育不良(EV)与免疫抑制中的疣和鳞癌
13	α	局灶性表皮增生
14	β	疣状表皮发育不良(EV)与免疫抑制中的疣和鳞癌
15	β	在疣状表皮发育不良(EV)与免疫抑制中的疣，极少鳞癌
16	α	肛门生殖器疣，肛门生殖器上皮内瘤变(AGIN)，宫颈癌
17	β	在疣状表皮发育不良(EV)与免疫抑制中的疣，极少鳞癌
18	α	生殖器疣、肛门生殖器上皮内瘤变(AGIN)、宫颈癌
19	β	疣状表皮发育不良(EV)与免疫抑制中的疣和鳞癌
20	β	疣状表皮发育不良(EV)与免疫抑制中的疣和鳞癌
21	β	疣状表皮发育不良(EV)与免疫抑制中的疣和鳞癌
22,23	β	在疣状表皮发育不良(EV)与免疫抑制中的疣，极少鳞癌
24,25	β	疣状表皮发育不良(EV)与免疫抑制中的疣和鳞癌
26	α	免疫抑制性皮肤病变，包括癌在内的生殖器病变
27	α	寻常疣、儿童肛门生殖器疣
28	α	正常或免疫抑制性的扁平疣和寻常疣
29	α	皮肤疣(罕见)
30	α	肛门生殖器皮损、喉癌
31	α	肛门生殖器疣、宫颈上皮内瘤变(CIN)、宫颈癌
32	α	局灶性表皮增生、口腔乳头状瘤
33	α	宫颈上皮内瘤变(CIN)、外阴上皮内瘤变(VIN)、宫颈癌
34	α	口腔-生殖器疣、肛门生殖器上皮内瘤变(AGIN)
35	α	肛门生殖器疣、宫颈上皮内瘤变(CIN)、宫颈癌
36	β	疣状表皮发育不良(EV)与免疫抑制中的疣和鳞癌
37,38	β	在疣状表皮发育不良(EV)与免疫抑制中的疣，极少鳞癌

（续 表）

HPV 亚型	属	检测到 HPV 的相关临床病变
39	α	肛门生殖器疣、肛门生殖器上皮内瘤变(AGIN)、宫颈癌
40	α	肛门生殖器疣、免疫抑制性皮肤和黏膜病变、肛门生殖器上皮内瘤变(AGIN)
41	ν	扁平疣、皮肤鳞状细胞癌
42,43	α	肛门生殖器疣
44	α	口腔-生殖器疣
45	α	肛门生殖器疣、肛门生殖器上皮内瘤变(AGIN)、宫颈癌
46		重新分类为 HPV-20b 亚型
47	β	疣状表皮发育不良(EV)与免疫抑制中的疣和鳞癌
48	γ	皮肤疣(罕见)
49	β	皮肤疣，疣状表皮发育不良(EV)疣
50	γ	皮肤疣，疣状表皮发育不良(EV)疣
51	α	肛门生殖器疣、肛门生殖器上皮内瘤变
52	α	肛门生殖器疣、肛门生殖器上皮内瘤变(AGIN)、宫颈癌
53	α	肛门生殖器疣、宫颈上皮内瘤变(CIN)、宫颈癌
54	α	肛门生殖器疣、巨大型尖锐湿疣(Buschke-Löwenstein 瘤)(罕见)
55		重新分类为 HPV-44 亚型
56	α	肛门生殖器疣、宫颈上皮内瘤变(CIN)、宫颈癌
57	α	寻常疣、儿童口腔生殖器疣、免疫抑制性皮损、足底表皮样囊肿
58	α	肛门生殖器疣、肛门生殖器上皮内瘤变(AGIN)、宫颈癌
59	α	口腔生殖器疣、肛门生殖器上皮内瘤变(AGIN)、宫颈癌
60	γ	足底表皮样囊肿、色素性跖疣
61,62	α	低危型肛门生殖器皮损
63	μ	皮肤疣(罕见)、多发足底点状角化
64		重新分类
65	γ	寻常疣、跖疣、色素性跖疣
66	α	肛门生殖器疣、宫颈上皮内瘤变(CIN)、宫颈癌
67	α	肛门生殖器疣、肛门生殖器上皮内瘤变(AGIN)、宫颈上皮癌
68	α	肛门生殖器疣、肛门生殖器上皮内瘤变(AGIN)、宫颈癌
69	α	宫颈上皮内瘤变(CIN)
70	α	肛门生殖器疣、肛门生殖器上皮内瘤变(AGIN)、肛门生殖器癌
71	α	肛门生殖器疣
72	α	肛门生殖器疣、宫颈病变
73	α	肛门生殖器疣、肛门生殖器上皮内瘤变(AGIN)、肛门生殖器癌
74	α	肛门生殖器疣
75-77	β	皮肤疣、疣状表皮发育不良(EV)疣
78	α	皮肤疣
79		重新分类
80	β	在疣状表皮发育不良(EV)与免疫抑制中的疣，极少鳞癌
81	α	低危型肛门生殖器病变
82	α	宫颈上皮内瘤变(CIN)
83,84	α	低危型肛门生殖器病变
85(候选)	α	肛门生殖器上皮内瘤变(AGIN)、肛门生殖器癌
86,87	α	低危型肛门生殖器病变
88	γ	皮肤疣
89	α	低危型肛门生殖器病变
90(候选)	α	肛门生殖器疣

（续 表）

HPV 亚型	属	检测到 HPV 的相关临床病变
91(候选)	α	皮肤疣、肛门生殖器疣
92(候选)	β	皮肤发育不良、鳞状细胞癌
93	β	疣状表皮发育不良(EV)与免疫抑制中的疣和鳞癌
94	α	皮肤疣
95	γ	寻常疣、跖疣、色素性跖疣
96(候选)	β	疣状表皮发育不良(EV)中的皮肤发育不良和鳞状细胞癌
97	α	宫颈
98	β	皮肤、头颈部鳞状细胞癌
99	β	皮肤、头颈部鳞状细胞癌
100	β	皮肤
101	γ	宫颈、男性生殖器
102	α	生殖器皮肤/黏膜
103	γ	宫颈、男性生殖器
104	β	皮肤、头颈部鳞状细胞癌
105	β	皮肤
106	α	生殖器皮肤/黏膜
107	β	日光性角化病
108	γ	低级别宫颈上皮内瘤变(CIN)
109	γ	皮肤和黏膜
110	β	日光角化病
111	β	日光角化病
112	γ	生殖器疣
113	β	皮肤、头颈部鳞状细胞癌
114	α	皮肤和黏膜
115	β	皮肤和黏膜
116	γ	直肠拭子
117	α	皮肤疣
118	β	
119	γ	生殖器、皮肤、角化棘皮瘤、口腔
120	β	口腔、皮肤、生殖器区域
121	γ	口腔、男性生殖器
122	β	
123	γ	
124	β	
125	β	皮肤疣
126	γ	皮肤疣
127	γ	皮肤
128	γ	皮肤疣
129	γ	皮肤疣
130	γ	皮肤疣、日光角化病、生殖器、鼻
131	γ	皮肤疣
132	γ	皮肤疣、皮肤
133	γ	皮肤疣、皮肤、生殖器
134	γ	皮肤疣
135	γ	皮肤、口腔、鼻腔、生殖器
136	γ	口腔、皮肤

（续　表）

HPV 亚型	属	检测到 HPV 的相关临床病变
137	γ	口腔、皮肤
138	γ	口腔
139	未分类	口腔
140	γ	口腔
141	γ	口腔
142	γ	口腔和鼻腔、皮肤
143	未分类	口腔
144	γ	口腔、生殖器
145	未分类	口腔
146	未分类	口腔
147	γ	口腔、鼻
148	γ	皮肤疣
149	γ	皮肤疣
150	β	皮肤
151	β	皮肤
152	β	
153	γ	生殖器疣
154	γ	皮肤疣、皮肤
155	γ	日光性角化病
156	γ	皮肤
158	β	肛门拭子
159	β	
161	γ	皮肤
162	γ	皮肤
163	γ	皮肤
164	γ	皮肤
165	γ	皮肤
166	γ	皮肤
167	γ	皮肤
168	γ	皮肤
169	γ	皮肤
170	γ	皮肤
171	γ	口腔
172	γ	口腔
173	γ	口腔
174	未分类	皮肤鳞状细胞癌
175	γ	生殖器疣
178	γ	皮肤
179	未分类	皮肤疣
180	γ	生殖器疣

生殖器 HPV 感染常常是亚临床的，但很容易通过常规宫颈涂片检查或外阴、阴茎检查所检测到。在美国的一所大学里参加年度妇科检查的 545 名学生中，1%的学生有生殖器疣的临床表现，但有另外 16%的人通过阴道镜检查、细胞学或 HPV 抗原或 DNA 检测证实存在 HPV 感染[6]。在德国对 9000 名妇女进行宫颈细胞学筛查，发现 2.1%存在单纯 HPV 感染(凹空细胞)，3.7%存在不典型增生或瘤样病变；其他(细胞学正常)的病例有 9%通过 HPV DNA 杂交检测为阳性[7]。在宫颈或生殖器皮肤的醋酸白试验与 HPV 检出间并无紧密的相关性[8]。高敏感性的 PCR 检测显示一般人群中 HPV 宫颈感染率非常高[7,9]。纵向研究表明，许多感染是暂时性的，随着时间推移个体可能清除或获得不同类型的 HPV 感染，

但宫颈持续存在高危型 HPV 感染是宫颈上皮内瘤变(CIN)发生的危险因素[10,11]。

人类乳头瘤病毒经常在免疫抑制和免疫功能正常的人的皮肤和毛囊中被检测到[12,13]。

人乳头瘤病毒的免疫[14-16]

由于 HPV 通常停留于表皮上部、且缺乏 HPV 动物模型、发现未感染过 HPV 的对照个体存在困难、HPV 亚型数量繁多,这些原因都延缓了我们的研究和理解 HPV 相关免疫机制的进程。近几十年来,克隆病毒基因能力以及制备重组衣壳蛋白和早期(E)基因肽等技术的进步已经促进了包括动物模型工作在内的许多进展。

原发 HPV 的感染可以通过循环抗体来预防,循环抗体能够针对病毒衣壳蛋白,这使得有效疫苗得到了发展。针对 HPV6、11、16 和 18 型 HPV 的疫苗,目前在许多国家已应用于临床的预防接种[17-19],而且覆盖更多 HPV 亚型的疫苗目前正在研发中。

对抗 HPV 感染所导致的病毒疣的主要机制是通过细胞介导的免疫系统来实现的。当免疫系统被激活后疣体可以自行消失,同时,如果当细胞介导的免疫持续失调时,病毒疣的发病率、严重程度及 HPV 相关的恶性肿瘤发病率都会增加[20]。此外,退行性疣的组织学变化与细胞介导的损伤是一致的;在一项扁平疣治疗的研究中显示,有包括辅助和抑制 T 细胞、朗格汉斯细胞在内的淋巴细胞和吞噬细胞浸润,还有卫星细胞坏死[21]。在治疗生殖器疣时是以 $CD8^+$ 为主的淋巴细胞浸润及 Th1 激活为主的免疫反应[22]。

健康人群中出现免疫系统无应答而导致病毒疣持续数月或数年无法清除的情况仍无法完全理解。有研究结果显示病毒疣中朗格汉斯细胞数量减少和表皮中淋巴细胞的缺失可能造成局部免疫应答的抑制[23]。这些患者以及那些具有生殖器高危型 HPV 感染而发展成为癌的患者,可能是由于免疫系统无法靶向于某些 HPV 蛋白、抗原呈递不良、效应子应答不良,或病毒诱导的局部免疫抑制所导致的免疫耐受所致[24]。HPV 导致的初始感染可能同样部分依赖于病毒蛋白所导致的先天免疫无应答和某些特定的免疫调节。

皮肤疣(cutaneous warts)

定义和命名

皮肤疣是由 HPV 感染角质形成细胞引起的良性肿瘤,可见角化过度的乳头样增生。

> **同义名**
> - 寻常疣
> - 扁平疣

流行病学

发病率和患病率

疣在世界范围内都很常见。皮肤疣可出现于任何年龄,但在婴儿期和幼儿期都不常见。在各种研究中显示,2%～30%的学龄儿童和年轻人患有寻常疣[25-27]。

年龄

发病率在学龄期开始增加,青春期和成年早期达到高峰[28],然后在 20 岁后迅速下降。

相关疾病

寻常疣在免疫功能低下的情况下更常见、更持续。

病理生理学

发病诱因

疣是通过直接或间接接触传播的。感染发生时,引起寻常疣的病毒颗粒可能需要接触表皮基底层的生发细胞。因此,外伤(包括轻度擦伤)引起的表皮屏障功能受损、浸渍或两者兼有,大大增加感染病毒的概率,一般认为在完全角化的皮肤上感染病毒是必须有外伤的,例如下面的例子。

(1)跖疣通常从游泳池或淋浴房的地板获得,粗糙的地面摩擦足部潮湿的角质层有助于病毒接种到软化的皮肤而感染。

(2)手部寻常疣常在那些习惯性地咬指甲或甲周皮肤的人群中可以广泛地分布于指甲周围,习惯性吮吸手指的小孩也可以出现于嘴唇和周围皮肤。

(3)剃须可能会在胡须区域传播病毒疣。

(4)肉类、鱼类和家禽职业操作者手部寻常疣发病率高,由于皮肤损伤和长时间与湿肉和水接触。

寻常疣和跖疣感染发生的时间很难确定,但潜伏期的范围在数周至一年以上[29],从实验性感染到临床产生疣的时间长达 20 个月[30]。

医源性传播

由于潜伏期长,医源性传播是很难确定的,而且尚无相关报告,但这种可能性是存在的。人乳头瘤病毒 DNA 的检测仪器已经用于检查妇女的临床或亚临床 HPV 感染[31]和检测泌尿生殖医学诊所的环境[32]。在用激光或电烧治疗寻常疣的烟雾中发现了人乳头瘤病毒的 DNA[33]。将多个患者用的棉拭子伸入同一瓶液氮中的操作可以在患者之间传播单纯疱疹病毒(作为模型,也涉及 HPV)[34]。

传染性

目前尚无关于寻常疣和跖疣传染性的可靠证据,但似乎比生殖器疣传染性小得多。

病理学[35](图 25.18)

病毒性疣表现为棘层肥厚和角化过度,通常伴有上层角质形成细胞的凹空改变。大多数疣存在乳头瘤样改变。在凹空细胞及其他颗粒层细胞中,可能存在嗜碱性核包涵体,这些包涵体从超微结构上看是由病毒颗粒组成的。上层表皮细胞含有嗜酸性的不规则成团块状的透明角质颗粒。这种细胞病变效应可能是与 HPV 类型相关的典型表现[36,37]。

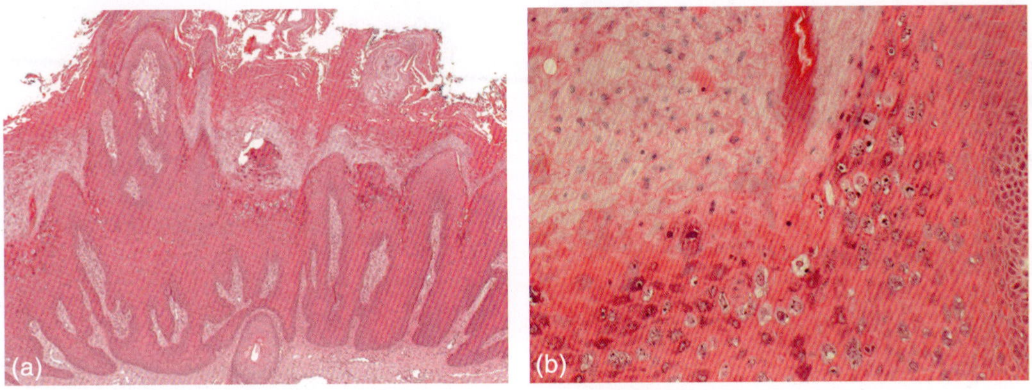

图 25.18 病毒性疣组织病理

(a)低倍,×40,表现为乳头瘤样增生、棘层肥厚、角化过度的疣样改变;(b)高倍,×200,显示颗粒层增厚和凹空细胞(由英国剑桥 Addenbrooke 医院 Ed Rytina 医师提供)。

寻常疣和跖疣

其特征是表皮各层增生。有广泛的角化过度和局部角化不全,尤其是在乳头状突起之上,乳头状突起和颗粒层均明显增厚。延长的和扁平的表皮突向内弯曲朝向疣体。颗粒层因存在凹空细胞而排列紊乱。这些空泡细胞有一个深染的通常为扁平或扭曲的核。空泡细胞或透明角质颗粒的残余特征表现为角质层的角化不良细胞。在由 HPV-1 型引起的深部跖疣中细胞病变在棘层下部表现更为明显。跖疣的内生模式更强且角质层显著增厚。面部、四肢或近黏膜部位的寻常疣形态上更近似生殖器疣,通常具有外生性生长和不同程度角化过度的形态学特征。

扁平疣

特点为疏松的板层状角化过度,有棘层肥厚但无乳头瘤样增生。空泡细胞更为明显,且含有大量的病毒颗粒[38]。

致病微生物

见表 25.7。寻常疣(不包括跖疣)主要由 HPV-2 型引起,与 HPV-27、HPV-57、HPV-1 和 HPV-4 型密切相关。跖疣由 HPV-1、HPV-2、HPV-4、HPV-27 或 HPV-57 引起。深部"蚁冢状疣"由 HPV-1 型引起。较小的病变可能由 HPV-2、HPV-4、HPV-27 或 HPV-57 型引起,而镶嵌疣通常由于 HPV-2 型引起。扁平疣主要由 HPV-3 和 HPV-10 型引起。

临床特征

临床表现

皮肤上的疣可能表现为多种不同的形态,这取决于病毒类型、感染的部位、患者免疫状况和环境影响。20 世纪 50 年代,1000 名到英国剑桥医院就诊的 16 岁以下患疣儿童,70%为寻常疣,24%为跖疣,3.5%为扁平疣,2.0%为丝状疣,0.5%为肛门生殖器疣[39]。荷兰最近的一项研究表明,跖疣是最常见的,患疣的小学学龄儿童中 70%为跖疣,而 42%的儿童为寻常疣[27]。

寻常疣(图 25.19)

表现为坚实的丘疹,表面角质粗糙。大小从直径小于 1 mm 到大于 1 cm,且可以融合成大的斑块。可以发生在任何部位的皮肤上,最常见于手背和手指上,在儿童中也常见于膝盖上。一个孤立的疣可能持续数月或数年没有变化,或在一段时间后迅速发展增多。新生疣可能在创伤后形成,但这种 Koebner 样的同形反应通常没有扁平疣中常见。

寻常疣通常无症状,但出现在手指的掌侧、裂开或生长在甲板下面时可能有压痛感;眼睑上的疣可能引起结膜炎或角膜炎。寻常疣只占成人生殖器疣及周围疣的 1%或 2%;男性的疣通常局限在阴茎体上。此种疣通常保留干性角化过度的形态特征,而不像软的尖锐湿(生殖器)疣。在儿童肛门生

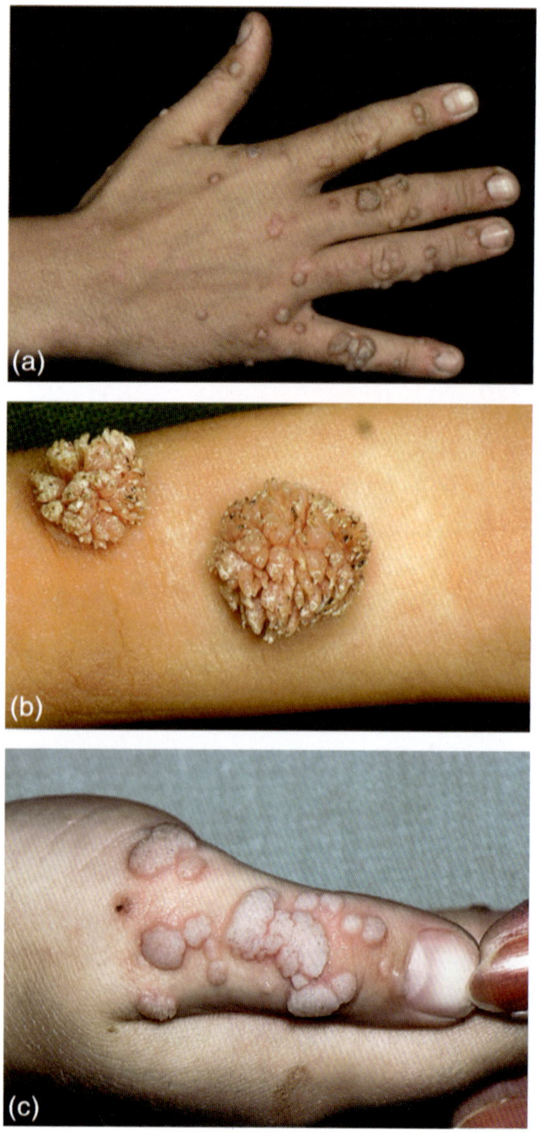

图 25.19 寻常疣

(a)手部(由英国剑桥 Addenbrooke 医院提供);(b)手指背,丝状疣(由英国约克郡医院 A. S. Highet 博士提供);(c)通过吮吸拇指传播的寻常疣(由英国约克郡医院 A. S. Highet 博士提供)。

殖器部位 HPV 引起的疣中,高达 2/3 为寻常疣[40]。

甲周疣(图 25.20)

寻常疣长在指甲周围,特别是在甲皱襞或甲下会影响指甲生长。咬甲可能增加甲周部位感染的风险。

跖疣

跖疣最初表现为一个小而闪亮的"西米粒"丘疹,但很快就呈现出一个轮廓分明的圆形病变,粗糙的角化表面被一个平滑的厚角状物包围。如果用手术刀轻轻地刮除表面,由于足底皮肤的上皮突起不会在疣表面继续,疣体组织和保护性角质环之间的突然分离

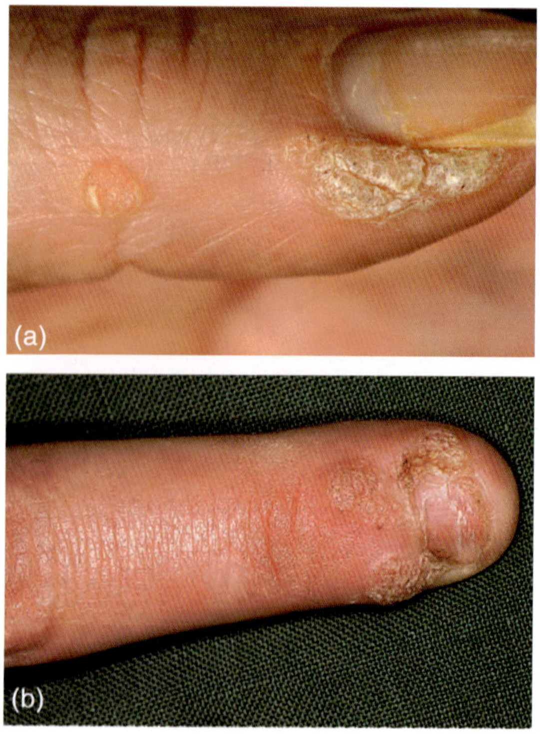

图 25.20 (a)甲周疣(由英国剑桥 Addenbrooke 医院提供);(b)咬甲癖者的甲周疣(由英国约克郡医院提供)

变得更加明显。如果继续削皮,小出血点明显可见,即延长的真皮乳头的尖端。

大部分跖疣位于压力点、足跟或跖骨头下方。个体可能存在单个或多个皮损。有时是一簇卫星疣,最小的针头大小,一开始可能在大疣周围形成水疱状的小疣体。镶嵌疣是由密集的小疣形成的斑块(图 25.21)当切割表面时,可以看到紧密压缩的单个疣的角度轮廓。

疼痛是一种常见但多变的症状。它可能严重、可能使人失去活动能力,也可能不出现,许多疣只在日常检查中才会发现。镶嵌疣通常是无痛的。跖疣的

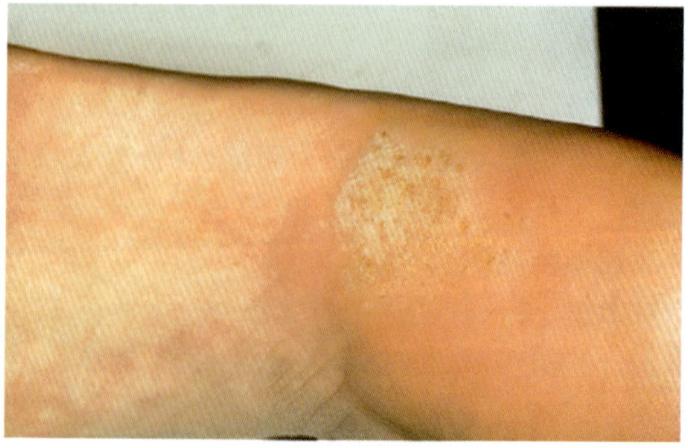

图 25.21 足底镶嵌疣(由英国剑桥 Addenbrooke 医院提供)

持续时间变化很大。儿童比成人更容易发生自发性退化,如果出现多汗或整形外科缺陷,则会延迟自发性消退。在青春期前的儿童中,平均持续时间可能少于一年,但在年龄较大的儿童和成人中,持续时间较长,可持续数年。疣的数量并不影响预后,但镶嵌疣往往持续时间比较长。

扁平疣(图 25.22a)

扁平疣是光滑的、平的或稍隆起的,通常是肤色或灰黄色,也可能是黑色。形状是圆形或多边形的、大小不同、直径从 1 到 5mm 以上不等。面部、手背和小腿是好发部位,数目从两三个到几百个不等。相邻的疣可以融合或线性排列成划痕样是一个典型特征(图 25.22b)。虽然所有的疣通常是同一类型的,但有时也会伴发一些寻常疣,特别是在手背。

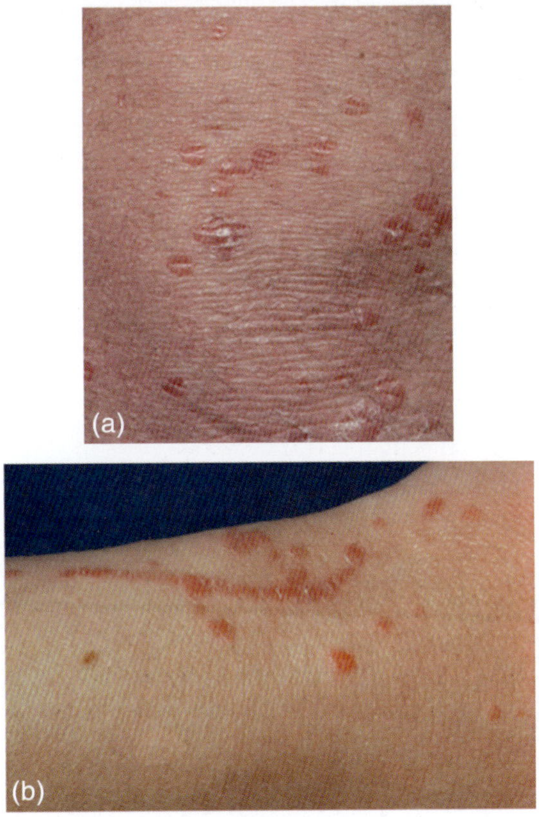

图 25.22 扁平疣

(a)膝盖上的扁平疣。(b)手臂上的扁平疣因划痕而播散(由英国剑桥 Addenbrooke 医院提供)。

临床特殊类型

丝状和指状疣(ICD-10:B07)(图 25.23)

丝状和指状疣通常发生在男性中,在面部和颈部呈簇集性不规则分布。指状疣常表现为一小群,可见于男女性的头皮,偶尔会与表皮痣相混淆。四肢孤立的疣也常呈丝状。

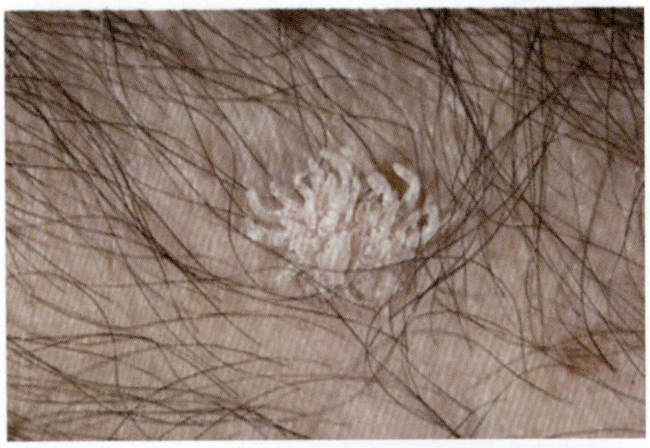

图 25.23 前臂丝状疣(由英国剑桥 Addenbrooke 医院提供)

巨大角化过度疣

非常罕见的疣可以广泛分布并过度角化,且保留长角状突起。可能存在于某种程度潜在免疫缺陷的患者中[41,42]。

屠夫疣(ICD-10:B07)

多见于皮肤长期接触潮湿动物的肉、家禽或鱼的屠宰者及操作工。在 1480 名纽约从事肉类交易的工人中,23%的直接处理肉类的工人患有疣,而从事其他工作的工人中只有 10%患病[43]。在波兰的一项研究中,与肉直接接触的屠宰场工人中 49%患有疣,但在自动化的屠宰场工作的工人只有 9%患疣,因为他们很少直接处理肉[44]。这些病变常累及手部,往往比常见的疣大,即使治疗成功,复发的风险也很高。HPV-2 常出现在屠夫疣中,但 HPV-7 出现于 1/3 到 1/2 的病变中[44-47]。HPV-7 最初认为是特发于肉类加工者中,然而,偶尔也有报告称它存在于非肉类加工者疣中[46,48]和艾滋病患者的面部和口腔疣中[49]。

表皮样足底囊肿(ICD-10:B07)

在少数几个日本患者中发现足底承重区域的表皮样囊肿含有乳头瘤病毒(HPV-60,及更加罕见的 HPV-57)[50,51]。这些囊肿被认为是由植入感染或小汗腺导管感染引起的[52],表现为复层鳞状上皮 HPV 感染的组织学特征。上层表皮细胞产生大的胞质颗粒和丰富的病毒颗粒。

色素疣

据报道,色素沉着的疣主要见于日本患者的手掌和足底[53]。病变内黑素小体增多,与 HPV-65(64%),HPV-4(23%)和 HPV-60(13%)相关。

银屑病

高敏感性 PCR 扩增显示了银屑病患者皮损中的 HPV 序列,推测病毒可能在疾病进程中起作用[54,55]。另外,银屑病患者的皮肤屏障功能异常可能使其 HPV 携带率和检出率更高[56]。

鉴别诊断

手部疣

可能与手部疣混淆的病症包括表皮痣、Bowen病、日光角化病和胼胝。

足底疣

除了与鸡眼和胼胝鉴别外，足底疣偶尔也需要与遗传性点状角化病（见第 65 章）的离散性角化性丘疹鉴别，点状角化病在儿童时期或成人早期发生，不规则地散布在手掌和足底，通常见于压力承重区。皮肤镜检查有助于区分足底疣和鸡眼及胼胝[57]。在疣体内，可以看到足底表皮隆起的嵴分离，并且可以看到镶嵌和乳头瘤状的特征，有时可见带有血栓形成的毛细血管的暗色点。鸡眼和胼胝的外观呈不规则，但鸡眼通常可见中央角化的“种子”。

扁平疣与扁平苔藓的鉴别诊断较难。扁平苔藓在儿童中相对少见，常见于前臂的屈侧，在脸上不常见，而且经常伴有瘙痒。黏膜常受累。与扁平苔藓的光滑、略带紫色、多角形的丘疹相比，扁平疣的表面放大后呈点状外观。

在疣状肢端角化病中，大量疣状丘疹对称分布于手背。

病程及预后

疣的自发性清除可在任何时间发生，从数月至数年不等，在个体中无法提供可靠的预后。儿童的清除率通常更快，但在成人中疣可能会持续数年。在小学儿童中，大约一半将在 1 年内清除[27]。大约 65%的疣在 2 年内自行消失[58]。约 95%在 4 年内自行消失[59]。

寻常疣可在数周内消退，不会发生变黑等症状[60]。扁平疣的消退通常先有皮损的炎症[61,62]，引起的瘙痒、红斑和肿胀使以前未被注意到的疣变得明显。病变周围可能出现色素减退的晕。消退过程通常在 1 个月内完成，并且似乎是 HPV 型特异性的，通常可发生在身体所有的部位及所有扁平疣中，但不发生于其他类型 HPV 引起的共存疣中。

足底疣的消退偶尔伴有临床炎症，通常在皮损脱落前可见血栓性变黑[63]，但多数情况下只是明显干燥和逐渐脱落。

疣的恶性变是非常罕见的，但在免疫抑制的患者中有报道[64]。

甲周疣的恶性变在免疫抑制患者中有报道但极为罕见，恶性变也可见于 Bowen 样角化过度斑块或生殖器 HPV 相关疾病中[65-67]。HPV-16 或其他高危型生殖器 HPV 常见于此类病变中[68]。

实验室检查

一般根据临床表现即可确诊，但非典型、亚临床或增生异常的病变可能需要实验室检查确认 HPV 感染。可行的方法如下：

1. 组织学。
2. 使用普通或特异性抗体的免疫组织化学或免疫细胞化学。
3. DNA 原位杂交。
4. 人乳头状瘤病毒 DNA 的聚合酶链反应。

治疗[69,70]

并非所有的疣都需要治疗，因为许多疣不会带来任何不便，而且会自动消退。此外，可能需要鼓励患者坚持长期每日使用一些简单的制剂。使用有创性治疗如冷冻疗法或手术，存在潜在的缺点。常规地轻柔地锉平或削平角化过度的表皮层，会使患者的皮损有所缓解。

建议采取简单措施来限制感染的传播。跖疣应该用足够的石膏带覆盖，或者用紧密的橡胶“疣袜”，或者在游泳池或公共浴室或淋浴时穿拖鞋以防足部与地面直接接触。指甲周围和口腔周围疣的传播通常是由于指甲或指甲周围皮肤的咬伤所致，如果要治疗必须改掉啃咬的习惯；涂抹“疣涂料”后使用胶带有助于改变这种习惯。此外，建议采取简单的家庭卫生措施，如使用浴缸后清洗和避免共用毛巾。

最常用的治疗方法是破坏被病毒感染的表皮。这些治疗通常涉及局部外用制剂的应用。其他局部或全身的治疗方法目的在于调节表皮生长或刺激免疫反应。通常使用联合疗法。

无论采用何种方法，都可能会出现治疗无效和复发。最佳临床治疗是恢复正常的表皮纹理，包括正常的表皮突。在安慰剂对照的治疗试验中，安慰剂治疗通常有 20%～30%的有效率。

一线治疗

患者可以在家中进行的局部外用药物治疗被认为是一线治疗。

水杨酸

水杨酸的角质溶解作用有助于减少疣的厚度，并可能刺激炎症反应。一种含有 12%～26%水杨酸的制剂，可能含有额外的乳酸，以速干胶棉或丙烯酸酯为基料，是治疗寻常疣和跖疣的首选。与液氮等其他方法相比，早期每天使用水杨酸制剂 3 个月，手部寻常疣的治愈率为 67%，单纯跖疣的治愈率为 84%，足底镶嵌疣的治愈率为 45%[71]。对 16 例安慰剂对照试验的回顾证实了这一现象，49%的患者治愈（范围 0%～69%），而给予安慰剂的患者治愈率为 23%[72]。温和地使用浮石、金刚砂板或足锉去除表面角质和残余物对所有疣都是一个有益的初步治疗，对于高度角化的跖疣是必不可少的。然而，过度刺激性擦伤是一种常见的错误方法，可能会通过接种到邻近皮肤从而促进病毒的传播。可以想象，擦除疣可能有助于刺激免疫反应[73]。精确地使用水杨酸制剂并避开正常皮肤，可能需要一个精细的涂抹器，如磨尖的火柴棒或鸡尾酒棒，将用药后的局部不适降至最低。干燥后，仍有白色沉积物。与足底一样，通过封包可以增强角蛋白的渗透性，从而促进角质层的浸渍和屏障功能的降低。封包可以提高水杨酸治疗的有效率[74]。

含有 40%水杨酸的胶布对跖疣很有效。剪裁成单个疣或一组疣的形状，并用普通胶布固定，每天使用一次。40%水杨酸软膏的疗效与冷冻疗法相当[75]或稍低(治愈率分别为 15%或 49%)[76]，但比安慰剂更有效。

常规使用水杨酸制剂治疗疣可能至少需要持续 3 个月或更长时间。

在有神经病变或循环受损的脚上必须谨慎使用水杨酸，如糖尿病患者，因为可能会产生溃疡，而溃疡可能无法愈合。常规浓度的水杨酸最好避免在面部病毒疣上使用，但乳霜配方的刺激性较低，可用于治疗扁平疣。

戊二醛

戊二醛的杀病毒特性可用于治疗病毒疣。专用制剂是含 10%戊二醛的乙醇水溶液[71]或凝胶，但没有对照试验。经过戊二醛处理的皮肤会变硬，呈棕色，因此用其治疗手部疣患者一般难以接受，但事实上戊二醛进入皮肤即干燥，没有表面沉积物，可以擦掉，这使它可以应用于跖疣。将制备的 20%戊二醛的水溶液应用于 25 个不同部位的病毒疣，治愈率达到 72%[77]。戊二醛导致的过敏性接触性皮炎偶有发生，皮肤坏死是高浓度溶液的罕见并发症。

福尔马林

2%～3%福尔马林溶液(约 37%甲醛)可能对跖疣有效[78]，据报道，儿童的治愈率为 80%，但耗时长且用药难以局限在皮损上。周围的皮肤容易受到影响引起刺激性皮炎。皮损区域必须每天在溶液中浸泡 15～20min，使用软石蜡作为屏障以保护更加敏感的皮肤。福尔马林是杀灭病毒的，但也会使皮肤变干变硬，有助于皮损变薄。一项研究显示，福尔马林的水溶液与福尔马林的蔗糖溶液相比，其清除率无差异[79]。0.75%的甲醛凝胶可能使用更方便，但尚未在试验中进行证实。

封包

在儿童寻常疣中，连续 2 个月的胶带封包治疗比每 2～3 周使用冷冻疗法更有效[80]，但安慰剂对照试验未证实其对成人或儿童有任何显著疗效[81,82]。封包常与局部治疗联合使用，可提高清除率。

局部氟尿嘧啶治疗

5%的氟尿嘧啶乳膏(5-FU)每天外用封包治疗 1 个月，与安慰剂相比更有效[83]，但如果在甲周使用，可能会导致甲板溶解。5%的 5-FU 软膏单用[84]或乳膏封包[85]都有效，但不良反应包括色素沉着、红斑和糜烂。在几项研究中 5%5-FU 和 10%水杨酸的联合使用清除了 63%的疣，而单独使用水杨酸时清除了 23%的疣[86]。与冷冻疗法联合使用时，清除率与单独使用冷冻疗法相似[87]。病灶内注射 40 mg/ml 5-FU 每周 1 次，最多 4 周，可清除 60%以上的疣[88]。

腐蚀剂

一氯乙酸[89]、三氯乙酸[90]、硝酸银[91,92]、斑蝥素[93]、苯酚[94]、甲酸[95]和其他高度刺激性的化学物质都可以使用，但可能引起局部疼痛反应。剥脱剂丙酮酸[96]和乙醇酸[97]也有助于治疗，尤其是扁平疣。

维 A 酸

这种局部治疗可以用于扁平疣，高浓度的治疗效果优于常用浓度，但刺激症状常见。在一项研究中，用 0.05%维 A 酸乳膏治疗扁平疣，25 例中 85%清除，而对照组 32%清除[98]。治疗对于免疫抑制患者有效[99]。

维生素 D 类似物

据报道，单用马沙骨化醇(Maxacalctol)或与水杨酸联合使用，可有效清除寻常疣[100,101]。

二线治疗

由医师给药治疗，且更耗时或者更贵的治疗可以归为二线治疗。

冷冻疗法

二甲醚喷雾剂、二氧化碳和液氮均可对皮肤产生冷损伤。液氮的温度最低，在医院被广泛使用，可以使用棉签或者喷雾冷冻。两种方法似乎同样有效[102]。冻结的速度受喷雾口尺寸、形状和顶端棉絮密度的影响。

任何厚的角质都应该被去除，尤其是跖疣中[103]，并且在冰冻开始前保持表面干燥。在标准治疗中，冷冻操作直到疣周围 1mm 宽的正常皮肤出现冰冻组织(很容易看到的组织变为白色)。根据疣体的大小和位置，冷冻时间要维持 5～30s。根据疣的大小和厚度，这可能需要连续或间隔 5～20s 的脉冲喷雾。更长的冻结时间(连续冻结超过 25s)更容易留下瘢痕，可能损伤其皮下结构，但不能提高清除率[104]。较温和或“传统”的冷冻包括冷冻直到可见 1mm 的冷冻皮肤边缘然后停止。这种更温和的方法治疗效果差一些[105]。解冻后行第二个冻融循环可提高足底疣的治愈率，但是对于手部寻常疣的治疗效果并不明显[106]。除了损伤细胞外，冷冻疗法还可能通过刺激免疫反应来清除皮损[107]。

冷冻治疗的效果与水杨酸相当或略好于水杨酸[75,76]。对于手部寻常疣每3周重复一次治疗3个月后，治愈率为30%～70%[71,108]。更频繁的治疗效果可能更好，但会引起更剧烈的疼痛，且间隔时间越长，效果就越差。如果治疗失败，或者疣特别疼痛和(或)深在，可能发生在足部骨质突出处，则治疗时间更长，通常长达30s，解冻后循环治疗，可能达到更大的破坏性效果，代价是水疱和疼痛更加明显。对于这种治疗，可以考虑局部甚至全身麻醉[109]。治疗不同患者的浸液氮棉签浸入同一个装有液氮的容器的常见做法可能存在交叉感染的风险。

冷冻的主要缺点是疼痛。这是无法避免的，令人惊讶的是患者之间的疼痛差异很大，在冷冻时间较长的情况下，可能会很剧烈并持续数小时甚至数天。口服阿司匹林和局部强效激素可能有助于减轻疼痛。治疗部位和周围皮肤几分钟内即开始出现肿胀，而且在眶周组织松弛的地方可能更加明显。在一两天内可能会出现水疱，有时是血疱。通常在较短的冷冻时间后，反应一般在2～3周内消退。冷冻治疗30s时间内不太可能出现瘢痕。偶尔可能会导致皮下组织受损，例如肌腱[110]或甲母质，应避免在神经分布区域冷冻时间过长，例如手指两侧。有发生色素脱失可能，对于深色皮肤的患者来说可能会影响美观。

激光

脉冲染料激光已经被用来治疗病毒疣，使用至少两种治疗方法，治愈率为32%～75%[111-113]。与冷冻疗法等其他疗法相比效果相当[114]。也可以使用其他激光如Er:YAG激光和Nd:YAG激光。

二氧化碳激光产生瘢痕的风险更大。但也已经被用来治疗各种不同种类的病毒疣，包括皮肤疣和黏膜疣[117]。它可以有效地根除一些难治性疣，如对其他治疗无反应的甲周疣和甲下疣。据报道，12个月时皮肤疣的清除率为55%～70%[118,119]。二氧化碳激光治疗耐受性良好，但可导致术后显著疼痛、增生性瘢痕和暂时性功能丧失[117,120]。在二氧化碳激光使用期间，可以在烟雾中检测到有传染性的病毒[121]，因此建议操作人员戴上口罩并采用抽气系统。

其他疾病的激光治疗可能与面部疣的扩散有关[122,123]。

热疗

44℃ 30min的局部加热也可以快速清除疣体，清除率为54%，而安慰剂组为12%[124]。作为另一种破坏性的方法，红外线凝固器可以用来治疗病毒疣。有报道44个病毒疣治愈率为70%[125]，与冷冻疗法相比更有效。

外科手术

通常应避免切除手术，因为瘢痕不可避免，而且瘢痕中疣经常复发。然而，刮除术可以有效治疗丝状疣。刮除术和烧灼/电凝通常结合使用，可用于疼痛性或顽固性疣，但有瘢痕形成的风险。

光动力疗法

全身或局部的氨基酮戊酸(ALA)可以通过分裂细胞的吸收，代谢成原卟啉，然后光照激活从而对细胞产生破坏作用。许多开放性或安慰剂对照研究显示，手足疣[126]、扁平疣[127]甚至甲周疣[128]的清除率为75%～90%。甲氨基酮戊酸甲酯光动力疗法(脉冲染料激光光源的MAL-PDT)是一种替代疗法，据报道疣体清除率为53%[129]。治疗可能需要重复2～3次，但可能会因为疼痛受到限制[130]。

三线治疗

在严重和顽固性感染情况下，以及在一线和二线治疗没有效果时，使用一线、二线治疗的临床证据又不充分的情况下，可以考虑三线治疗。

鬼臼素和鬼臼毒素

鬼臼素和纯化的鬼臼毒素起到抗有丝分裂的作用，破坏了有丝分裂时染色体排列的纺锤体的形成。主要用于治疗生殖器疣，尽管其穿透皮肤角质层的能力很差但也可以在皮肤疣中起作用。

其在长时间封包[131]或5%的浓度下与水杨酸和斑蝥素结合使用，每2周使用一次，使用时间可长达10周[132,133]。虽然清除率可能高达80%～95%，但强烈的局部炎症可伴有急性疼痛。鬼臼素和鬼臼毒素在怀孕期间是禁用的[134]并且禁用于儿童。

咪喹莫特

局部免疫调节药物5%咪喹莫特乳膏被批准用于治疗生殖器疣、浅表基底细胞癌和光化性角化病。咪喹莫特治疗皮肤疣也有效[135]，咪喹莫特通过角质层表面穿透性差，可能需要每天使用两次，持续24周，或与水杨酸联合使用以达到治疗皮肤疣的效果[136]。增加封包处理并未影响清除率[137]。对屠夫疣、面部丝状疣和扁平疣[138-140]可能都有效，并且免疫抑制状态似乎不影响治疗效果[140,141]。在使用时，这种药物可能会引起局部刺激、不适，偶尔会引起糜烂，极少数会导致白癜风样色素脱失[142]。

局部免疫治疗

二硝基氯苯是用于治疗皮肤病毒疣的第一种变应原，但由于潜在的致癌风险，这种化学物质已不再使用。二苯基环丙烯酮(DPC)现在更常用[143]。治疗结束时，治愈率在44%到88%之间[144-146]，其疗效明显高于冷冻疗法[147]。这种治疗方法对于免疫抑制患者也有一定疗效[148]。治疗部位瘙痒的不良反应一般是可以忍受的，但有些患者会在其他部位发展为皮炎或泛发型荨麻疹[149]。在这种治疗方案中，使用斯夸酸二丁酯作为接触剂变应原可能同样有效，并且耐受性更好[150]。用于免疫接种的变应原，如卡介苗杆菌(BCG)，也被局部使用[151]和在皮损内使用(见下文)。

病灶内免疫治疗

使用病灶内念珠菌抗原产生局部过敏反应的试验提示这种方法可以加速顽固性疣的消退[152]。流行性腮腺炎、结核病以及麻疹、腮腺炎和风疹(MMR)疫苗的免疫原也采用了类似的方法，有报道显示其清除率为47%～87%[153,154]。

干扰素

不同部位的难治性疣患者通过不同的途径给予不同的干扰素治疗。这些研究很少直接对比，而且干扰素治疗疣的应用仍然处于实验阶段。大多数涉及干扰素作用于难治性生殖器疣患者的研究效果并不理想。最令人鼓舞的报道是，11/12的难治性寻常疣和跖疣患者注射用人干扰素α后疣体得到完全清除[156]。已经有人用无针注射器进行皮损内注射干扰素的方法治疗手掌和足底的寻常疣[157]。

H_2 受体拮抗药

口服西咪替丁治疗成人病毒疣的结果一直存在争议。在应用大剂量西咪替丁[30～40 mg/(kg·d)，持续3～4个月]的开放性研究中，2/3患者改善或完全缓解，且无复发[158,159]，但在安慰剂对照试验中，未观察到西咪替丁治疗的显著效果[160,161]。在儿童中，西咪替丁可能更加有效[162,163]且联合使用左旋咪唑可能会增强疗效[164]。有一项开放性研究对雷尼替丁疗效进行了评估，其中49%的寻常疣或扁平疣患者在每日两次服用300mg雷尼替丁后疣体得以清除[165]。

锌

口服锌对免疫系统有轻微效果。据报道，口服硫酸锌[10 mg/(kg·d)]治疗疣的治愈率为78%～87%，但不良反应很常见，常导致治疗的中断[166,167]。在一项双盲试验中，局部使用10%的硫酸锌水溶液，每天3次，持续4周，对扁平疣的治愈率为86%。也可使用20%的氧化锌[169]。

口服维A酸

口服维A酸可通过减少表皮增生去除疣体，但感染可能会持续，并可能引起复发。据报道，阿维A和异维A酸对于治疗免疫抑制患者出现的广泛角化过度性疣有一定效果[170,171]。口服维A酸治疗健康患者的角化过度疣也有效[172,173]。这种效果可能是暂时性的，可能是减轻疼痛或异常角化疣导致的残疾，或是促进其他方法的疗效。用异维A酸0.5 mg/(kg·d)治疗2个月[174,175]或小剂量阿维A治疗扁平疣的效果似乎更好。

病变内注射博来霉素[176]

该细胞毒性剂的剂量以单位或毫克计；1mg含有1500～2000 U。有多种治疗方案，但通常采用0.25～1mg/ml的博来霉素硫酸盐注射三次，最大总剂量为4mg[177]；或1000 U/ml两次注射，最大总剂量为2000 U[178]。较低浓度100～500 U/ml可能同样有效[179,180]。注射入疣体后，通过观察病变处的白化情况来确认，每次注射皮损的药物体积在0.2～1.0ml之间。注射非常疼痛，故应考虑在治疗之前或同时进行局部麻醉，特别是对于敏感部位如手指和足底[181]。2～3周后出现出血性焦痂，即使没有自发地脱落，疣体也会变小。用这种方式并没有全身毒性的证据。

在开放性研究中，注射博来霉素治疗难治性疣的治愈率报道在20%到100%之间[179,180,182]，与冷冻疗法相比有一定优势[183,184]。博来霉素与安慰剂比较的试验显示出了它的有效性[177,185]。甲周注射后的局部并发症包括指甲脱落[186]或甲营养不良[187]，手指注射后的不良反应包括雷诺现象和局部色素沉着[188]或荨麻疹[186]。也有报道局部注射[189]后出现鞭毛虫色素沉着，这是全身用药后更常见的一个特征，故由于全身吸收的潜在风险所以妊娠期禁止皮损内注射博来霉素[179]。

阶梯治疗

一线治疗

- 水杨酸
- 戊二醛
- 福尔马林
- 封包
- 局部氟尿嘧啶治疗
- 腐蚀剂
- 维A酸
- 维生素D类似物

二线治疗

- 冷冻疗法
- 激光
- 热疗
- 外科手术
- 光动力疗法

三线治疗

- 鬼臼素和鬼臼毒素
- 咪喹莫特

- 局部免疫治疗
- 病灶内免疫治疗
- 干扰素
- H_2 受体拮抗药
- 锌
- 口服维 A 酸
- 病变内注射博来霉素
- 西多福韦

Hayes 和 O'Keefe[179] 对治疗方法和禁忌证提供了有益指导。使用无菌喷枪[190] 进行表面喷涂或皮肤无针喷注器植入博来霉素[191] 耐受性更好。

西多福韦

这种核苷类似物通过与 DNA 复制结合以破坏正在分裂的细胞。它被批准用于治疗巨细胞病毒性视网膜炎，但已静脉注射（3～5 mg/kg，每 1～2 周一次）用于非常严重的病毒疣[192]，也可以注入病变部位，从 375 mg/ml 稀释到 15mg/ml，每月注射一次[193]，或者制成 1%的乳膏涂抹[194]。西多福韦可用于免疫抑制患者[195-197]。不良反应主要见于全身给药，包括肾毒性、代谢性酸中毒和骨髓抑制。局部应用可在黏膜表面产生腐蚀和疼痛，但局部治疗皮肤损伤通常可以耐受[194]。

心理方法

许多神话和一些研究声称可以通过暗示或"魔法"有效治疗疣，[198] 然而这些研究没有设置合适的对照以排除自发消退。据报道，在 10 名达到令人满意的深度催眠的患者中，其中 9 名患者只清除了（受累更严重的）一侧身体的疣，而身体另一侧作为自身对照[199]。儿童的成功率似乎比成人高。在一项对 3 名免疫缺陷儿童的非对照研究中，持续性难治性疣在催眠治疗后消失[200]。

肛门生殖器疣

同义名

- 尖锐湿疣（单发）
- 尖锐湿疣（多发）

流行病学

发病率和患病率

在医疗服务高度发达的国家，肛门生殖器疣的转诊率在过去 50 年中大大增加。在英国，从 20 世纪 70 年代到 90 年代，肛门生殖器疣（尖锐湿疣）的发病率在最近 20 年中显著上升[201-203]。全世界的发病率约为 200/100 000[204]。在过去的几年中，发达国家的肛门生殖器疣发病率似乎略有下降，这可能是由于 HPV 疫苗接种，而其他性传播疾病（如衣原体）的发病率持续上升[205]。

年龄

16—24 岁的年轻人发病率最高，估计该年龄组发病率为 700/100 000[206]。

性别

男性的发病率高于女性，男女比例为 1∶0.7[204]。

病理生理学

发病诱因

生殖器疣具有很高的传染性。较薄的黏膜表面可能比较厚的角化皮肤更容易感染病毒，但除此之外，病变最常见于两性性交摩擦最剧烈的部位。

人类乳头瘤病毒的传播与肛门生殖器疣的发病密切相关。其发病通常发生在性接触之后，但一般认为生殖器疣并不总是通过性传播。肛周疣可能与外生殖器疣伴发，也可能是由于局部感染或在肛交期间直接接触。

在前瞻性研究中，约 2/3 的肛门生殖器疣患者在性接触 24 个月内发病；疾病早期传染性最高[207,208]。与患有生殖器 HPV 疾病女性进行性接触的男性中，通过严格的阴茎镜检查，发现有 69%[209] 或 88%[210] 男性至少存在轻微的病变。在性接触生殖器疣患者的人群中的前瞻性研究表明，从接触到诊断肛门生殖器疣之间的潜伏期为 3 周至 24 个月，中位数为 3～10 个月[207,208]。

成人偶尔也可通过非性接触获得肛门生殖器疣。敏感性聚合酶链反应分析的结果表明，人乳头状瘤病毒 DNA 可能存在于内衣和肛门生殖器疣患者的手指上[211,212]，这表明肛门生殖器疣可能通过多种途径传播。

儿童肛门生殖器疣的传播[213-215]

肛门生殖器疣在儿童中不常见，但其出现经常引起性传播可能性的讨论。由于缺乏大规模的前瞻性研究，应考虑在报道中存在偏差的可能性，而且仍然没有足够可靠的信息来估计此类病例中性虐待的相对频率。

分娩时母亲生殖道感染[216,217] 是儿童时期肛门生殖器疣的常见来源，可能包括 2 岁才发病的儿童。通过 DNA 保留和（或）对病毒蛋白的体液反应显示，出生时母亲传给婴儿的生殖器乳头瘤病毒可在儿童时期持续存在[218,219]。也有观点认为，围产期获得性 HPV 感染可能几年内不会表现为生殖器疣。

出生后，与患有生殖器疣的成人共用浴缸也可能会发生非性接触传播。回顾 1976 年至 1983 年发表的病例报告[221]发现，在 21 例病例中，有 11 例可能是性接触感染，3 例为产前或产时感染，7 例为感染途径未知。在对肛门生殖器疣儿童进行的研究中，认为因遭受性虐待患病的比例不超过 5%[222,223]。

因此，就目前信息不完善的情况下，性和非性途径在儿童肛门生殖器疣的传播中都具有重要意义[224]。长而多变的潜伏期，潜伏或亚临床感染的可能性，以及从儿童和犯罪者那里确认和准确描述性接触的诸多困难，这些都使得确定各病例中是哪一种传播方式很难。由于缺乏性侵犯的证据，疣体局限于完全角化的皮肤上而非生殖器或肛门黏膜的位置，发生于幼年期临床表现类似于寻常疣，因此肛门生殖器疣出现于 1—2 岁的低龄儿童，倾向于支持非性接触传播。如果怀疑有性虐待，该病例应提交儿科医师或儿童虐待专家处理。此外，HPV 分型并非常规使用，但可能在法医上有用；儿童和疑似性虐待者为同一类型 HPV 时支持性传播但并不是一定的，而 HPV 类型不同是非性接触传播的有力的证据。

母亲感染生殖器 HPV 时所生孩子喉部乳头瘤病毒感染率似乎较低；从 51 例患生殖器疣的孕妇中，未发现所生孩子喉部乳头瘤病毒感染病例[225]。据估计，随着疾病的发展，母婴传播的风险在 1/80 到 1/1500 之间[226]，但只有 57%的儿童喉乳头瘤病毒感染病例在 2 岁时被诊断出来[227]。

病理学[35]

肛门生殖器疣表现为棘层肥厚和乳头瘤样增生，但角质层不太厚伴角化不全。凹空细胞呈局限分布，并非全层分布。表皮突宽而圆，下缘清晰。常见组织水肿，毛细血管增生。

致病微生物

低危型 HPV 通常是肛门生殖器疣的原因，最常见的是 HPV-6（占 45%～90%）[228-230]或 HPV-11，而较少见表 25.7 中所示的其他类型 HPV。HPV-1 和 HPV-2 也可能出现在肛门生殖器疣中[231,232]。

在儿童中，肛门生殖器部位的疣通常比成人更易角化过度，可能也是由 HPV-6 和 HPV-11 亚型引起的。关于儿童肛门生殖器疣的 HPV 分型的研究得出了一些不同的结论，但总的来说，大约 50%的研究发现，生殖器黏膜与皮肤感染中 HPV-2、HPV-27 和 HPV-57 可普遍检测到[217,233-235]。

临床特征

临床表现（图 25.24）

肛门生殖器疣通常无症状，但可能导致不适、脱落或出血。典型的肛门生殖器疣是柔软，粉红色，细长的，有时丝状或有蒂。这些皮疹通常是多发性的，尤其是在潮湿的表皮上，它们的生长在怀孕期间会加快[236]，或者在有其他局部感染的情况下也会加快[237]。外阴和肛周皮肤可形成较大的恶臭性肿块（图 25.25）。这种典型的"尖锐"（有时称为乳头瘤状或增生性）形式约占生殖器疣的 2/3。最常见的部位是男性的系带、冠状沟和龟头区域，女性的后联合，这可能与性交摩擦最剧烈的部位相对应[236]。其他大多数皮损是扁平的，虽然比其他部位的扁平疣更为明显，但其中一些位于非黏膜表面，如阴茎、阴部皮肤、肛周皮肤和腹股沟的病变，其色素含量可能与脂溢性角化病相似。尖锐型和扁平型可共存。偶尔，男性可见有类似于寻常疣的病变通常位于阴茎上，这些病变

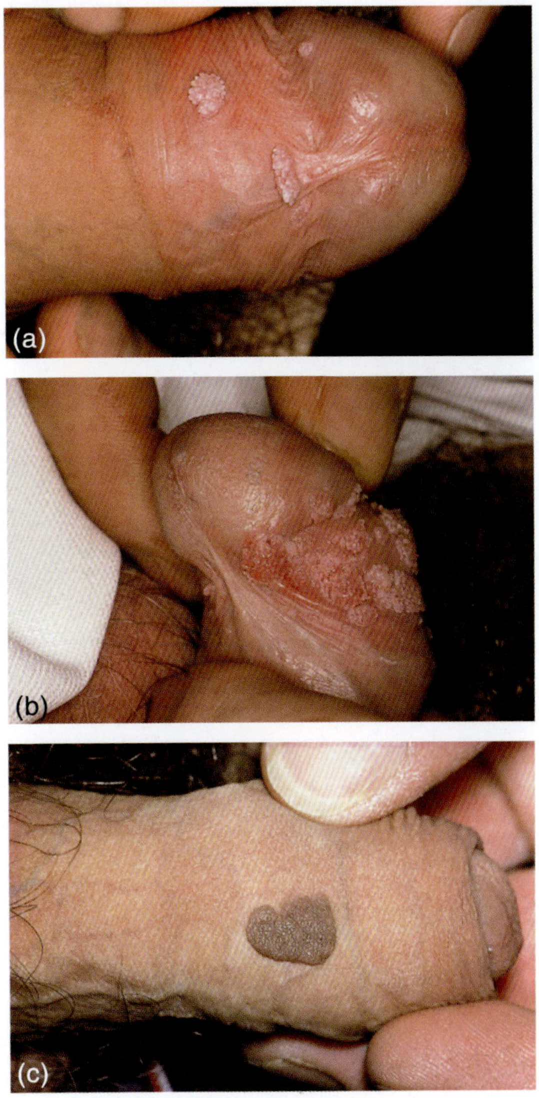

图 25.24　阴茎疣
（a，b）典型尖锐湿疣。（c）组织学证实该色素性皮损为病毒疣（由英国约克郡医院提供）。

第3部分

可能是与患者或性伴侣其他部位的寻常疣接触的结果[238]。

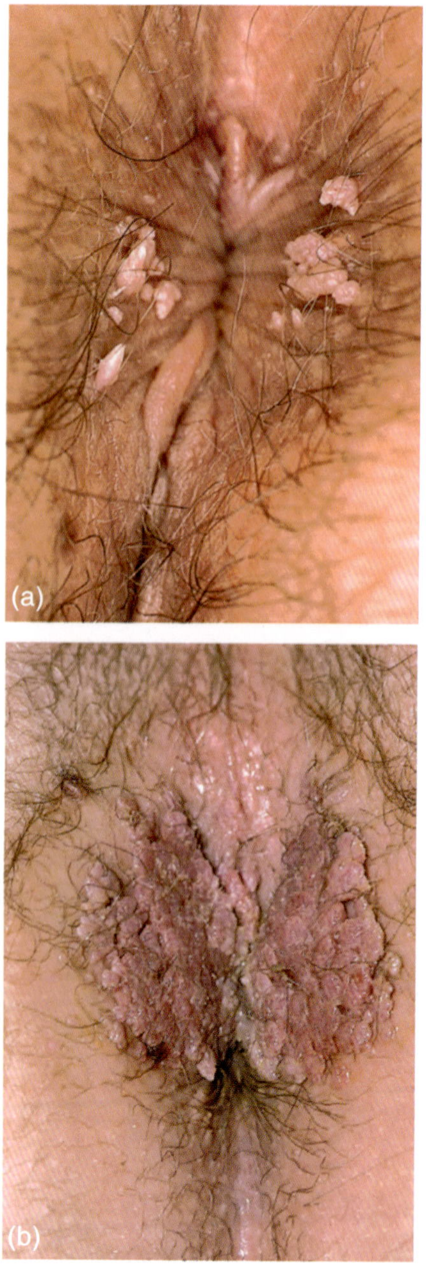

图 25.25 (a,b)肛周疣(由英国约克郡医院提供)

临床亚型

导致肛门生殖器疣的低危型黏膜 HPV 可导致其他黏膜表面疾病。

口腔疣

口腔疣,包括一些可疑性传播的疣[239],通常包括 HPV-6 或 HPV-11 型[240],较少见的是 HPV-2、HPV-57 或 HPV-16 型[241]。当发现更多种类的人乳头瘤病毒(包括人乳头瘤病毒 7 型)时,可能与艾滋病相关,与屠夫疣的相关性更大[242]。逆转录病毒治疗可能导致疣症状加重[243]。HPV-13 和 HPV-32 型可能对罕见良性家族性局灶性上皮增生病(Heck 病)的病变具有特异性[244]。在超过 80%的口腔白斑患者和大约 50%的口咽癌患者中检测到高危型生殖器 HPV[245]。

呼吸道乳头瘤病[246,247]

这种情况最常见于 HPV-11 型感染,但也与其他常见的生殖器 HPV 亚型有关,如 HPV-6,很少与高危型 HPV-16 有关[248]。儿童期病例是由母体感染引起的,可能在经阴道分娩时感染。喉黏膜的潜伏或亚临床感染导致治疗成功后会出现复发,也可以解释成人发病病例,尽管其中一些可能是由于性传播[249]。治疗通常包括反复祛除皮损。很少发生恶变,最常见的是与 HPV-11 相关[250]。

结膜乳头状瘤

低危型黏膜人乳头瘤病毒常在结膜乳头瘤[251]中检出,而高危型人乳头瘤病毒很少检出[252]。

鼻内翻乳头状瘤(同义名:内翻乳头状瘤、施耐德乳头状瘤)

HPV-6/11、HPV-16/18 和 HPV-57 型在鼻内翻乳头状瘤和上颌窦内翻乳头状瘤中被发现[253,254]。很少有报道进展为鳞状细胞癌。

鉴别诊断

脂溢性角化病和肛门生殖器上皮瘤样病变也可在生殖器区域产生色素性疣状病变[255]。组织学特征和免疫组化染色 HPV 和细胞周期相关蛋白有助于区分病变。如出现大肿块、硬结、疼痛或血性分泌物应警惕可疑恶变,需要立即切除或活检,并评估免疫状态。组织学上,由于有丝分裂指数的增加,用鬼臼素或鬼臼毒素治疗后很难与恶性湿疣鉴别。

疣状癌(Buschke-Löwenstein 肿瘤)(见第 112 章)最初常被误诊为生殖器疣。

应考虑扁平湿疣和性病淋巴肉芽肿(见第 30 章)。转移性克罗恩病累及外阴或肛周区域,常表现为水肿或硬结基础上的皮肤赘生物。

外阴乳头状瘤病,阴道口呈弥漫的丝绒状或颗粒状外观,阴茎珍珠状丘疹也可能与病毒疣混淆。

并发症与合并症

患有生殖器疣的患者经常合并其他性传播的生殖器感染[256,257]。任何类型的肛门生殖器疣的存在都会增加患者同时感染高危型 HPV 的可能并迅速发展为肛门生殖器上皮内瘤变。

多发性疣应该考虑到潜在的免疫缺陷可能。

病程及预后

肛门生殖器疣的持续时间从几周到几年不等。

约 25%的病例复发,间隔为 2 个月至 23 年[256]。人乳头瘤病毒的 DNA 可以存在于邻近疣和上皮瘤样病变的、临床和组织学正常的皮肤中,这种潜在的感染与临床治愈后的复发密切相关[258]。

治疗[259,260]

预防

采用人乳头瘤病毒疫苗可能会降低肛门生殖器疣的发病率。在澳大利亚等国家,早期采用了四价疫苗,可预防人乳头瘤病毒 6 型、11 型、16 型和 18 型,可以观察到肛门生殖器疣的就诊人数减少[261]。将疫苗推广到男性身上可能会产生更大的效果[262]。

一线治疗

鬼臼毒素是从鬼臼素中纯化出来的,是最常用的治疗方法。患者连续 4 周,1 周连续 3d,每日 2 次,使用 0.15%的乳膏[263,264]。鬼臼素在怀孕期间是禁用的[265]。鬼臼毒素似乎更安全,但在怀孕期间仍应避免使用。

另一种家庭应用的治疗方法是咪喹莫特,用 5%或 3.75%的乳膏。5%的乳膏每周涂抹 3 次,持续 16 周[266],但 3.75%的乳膏每天涂抹两次,持续 2 周,2 周后重复使用,可能同样有效。但这两种疗法都会引起皮肤刺激。

二线治疗

临床上使用的其他治疗方法包括冷冻疗法、电刀、手术、光动力疗法、激光和 80%~90%三氯乙酸[267,268]。

其他的家庭治疗包括茶多酚(绿茶中的多酚 E),患者也可以使用[269]。

三线治疗

在广泛或巨大疣的严重病例中,通常在免疫抑制患者中使用更具攻击性的细胞毒性或抗增殖药物治疗[270,271]。

可以考虑干扰素,系统应用或局部应用均可,但治疗效果是不同的。系统应用干扰素 α 的安慰剂对照试验没有显示出任何疗效[272],但一项开放性试验表明,采用干扰素 α 治疗的患者对随后冷冻疗法的治疗效果较好[273]。皮损内 IFNα 或 β 单独使用在治疗肛门生殖器疣的总有效率为 36%~63%[274],而口腔疣的有效率可能稍好[275]。

干扰素已用作辅助疗法,常与手术、冷冻疗法或局部治疗一起使用。但在与腐蚀性药物或手术[276]、鬼臼素[277]或激光消融[278]中联合 IFNα 治疗时,未观察到 HPV 感染清除率增加。与冷冻疗法联合使用时,IFNβ 和 γ 降低了新皮损的发生率[279],但与单独使用冷冻疗法相比,干扰素与冷冻疗法联合使用时,并不能提高清除率。

阶梯治疗

一线治疗
- 鬼臼毒素
- 咪喹莫特

二线治疗
- 冷冻疗法
- 手术
- 激光
- 腐蚀剂
- 光动力疗法

三线治疗
- 干扰素

人乳头瘤病毒相关生殖道和黏膜上皮内瘤变和侵袭性肿瘤

定义

人类乳头瘤病毒与几种不同的增生异常或恶性疾病有关[280]。感染高危型人乳头瘤病毒与宫颈癌之间的病因学联系已经确立,并且在过去十年中出现了与其他肛门生殖器及头颈癌相关性的证据。

概述

皮肤、肛门生殖器区、口咽[281]、鼻腔[282]、喉[283]、食道[284]、肺[285]和结膜[286]的鳞状细胞癌前病变和鳞癌可能存在高危型 α 或 βHPV。

基础生物学

尽管有大约 30 种不同的 HPV 类型可感染肛门生殖器,但 HPV-16 型最常见,与 HPV-18 型共占 HPV 阳性宫颈病变的 70%~80%。在宫颈癌细胞中,HPV DNA 总是整合到宿主细胞基因组中,而在良性和早期癌前病变中则为染色体外定位[287]。其他黏膜部位的癌前病变和恶性疾病通常涉及这些高危型 HPV,而在皮肤鳞状细胞癌中最常见的类型是 β 亚型,且处于游离状态。

宫颈上皮内瘤变及浸润性癌[288]

流行病学

这些疾病在流行病学上与性行为有关,包括女性患者及其男性性伴侣的首次性交的年龄、多个性伴侣和性传播疾病病史。宫颈上皮内瘤变与肛门生殖器疣的个人病史相关[289],并且与性伴侣的阴茎疣[290]或阴茎上皮内瘤变[291]有关。

病理生理学

人乳头瘤病毒通常在不典型增生的宫颈病变中被发现，其中宫颈癌占90%～100%[292,293]。高危型人乳头瘤病毒也可以通过敏感的聚合酶链反应(PCR)检测到，在细胞学正常的宫颈中检出比例在5%到80%之间[294,295]。这种情况在性活跃的年轻女性中最高[296]，她们的感染可能是暂时性的。在宫颈中发现高危型HPV增加了疾病进展的可能性[297]。

治疗

对人乳头瘤病毒进行疫苗接种已经显示出减少宫颈上皮内瘤变发病率的迹象[298]。这些疾病最好在妇科治疗，外阴上皮内瘤变见第112章，阴茎上皮内瘤变见第111章，肛门周围上皮内瘤变见第113章，疣状癌见第112章。

无免疫抑制的皮肤鳞状细胞癌

随着聚合酶链反应(PCR)检测敏感DNA方法的出现，在免疫正常个体的角化性和非黑素瘤皮肤癌中发现了25%～50%的HPV基因组[299]。其DNA是EV(疣状表皮发育不良)相关亚型，β亚型的HPV存在于这些病变中。病毒DNA并不仅限于不典型增生，45%受试健康人的正常皮肤和毛囊中也有病毒DNA[300]。病毒在皮肤癌发展中的确切机制仍然存在争议[301,302]。

导致生殖器疾病的高危型和低危型HPV类型也在某些生殖器以外的疣和癌中有报道。尽管这种情况在免疫抑制的人群中更为常见，但免疫正常个体也可能存在。指尖和甲床的鳞状细胞癌或Bowen病与高危型生殖器HPV[303-306]有关，尤其是存在生殖器HPV相关疾病时。皮肤上皮内鳞癌(Bowen病)偶尔也可检出HPV-2[307]和许多生殖器HPV类型[308-310]。

恶性病变可能很少发生在外观正常的疣体上，通常是发生在长期存在的疣体上[311,312]，但原始诊断的准确性必须经得起质疑[313]。

电离辐射可能是导致疣恶变的危险因素[314]。在砷治疗或PUVA疗法后发生的广泛的光化性角化病和皮肤鳞状细胞癌，也可能与人乳头瘤病毒感染有关[315,316]。

疣状表皮发育不良

定义和术语

疣状表皮发育不良(epidermodysplasia verruciformis，EV)是一种遗传性疾病[317]，广泛且持续感染人乳头状瘤病毒，导致扁平疣、花斑糠疹样皮损和红色斑块的特征性组合。恶性改变在成人中很常见，但很少转移。

> **同义名**
> • Lewandowski 和 Lutz 发育不良

概述

人乳头瘤病毒可在多种皮损中检测到，包括广泛的扁平疣，薄角化和剥脱区，患鳞状细胞癌的风险增加。疣状表皮发育不良首先被描述，在免疫抑制状态下可见疣状表皮发育不良样综合征。

疣状表皮发育不良主要包括发生在儿童时期曝光部位的皮肤剥脱或角化过度病变，轻度细胞介导的免疫缺陷和成年早期发生皮肤鳞状细胞癌的高风险。

尽管疣状表皮发育不良患者对其他感染并不异常敏感，但这些患者的Th细胞数量和功能通常会减少和降低。疣状表皮发育不良患者NK细胞活性的增加被认为是一种适应性的反应[318]。

DNA修复功能没有损伤[319]，与HLA-A或B抗原也没有相关性[320]。

流行病学

发病率和患病率

经典的先天性疣状表皮发育不良是非常罕见的，大多数报道的病例在特定的家庭。

相关疾病

由不同原因导致的免疫缺陷与疣状表皮发育不良样综合征的密切关系已被确认[见获得性疣状表皮发育不良(见p.25.61)和第146章][321]。有获得性疣状表皮发育不良风险的患者包括器官和骨髓移植受者、因炎症性疾病接受长期免疫抑制治疗的患者以及免疫障碍(如原发性免疫缺陷、淋巴瘤和艾滋病)患者。

病理生理学

病理学[322,323]

不同临床类型的病变组织学表现相似。和普通的扁平疣一样，也有角化过度和棘层肥厚。然而，角质形成细胞的核周空泡化或气球样变更为广泛，并可能影响棘层的上1/2～3/4。这些典型的"透明细胞"并非在所有病变中都能发现[324]。原位杂交可以在这些空泡细胞中检测到人乳头瘤病毒DNA，但用聚合酶链反应可以更容易地检测到β亚型人乳头瘤病毒。病毒颗粒不仅可以在马尔皮基细胞中，也可以在基底细胞中鉴定其超微结构。病毒性细胞病变可能仍表现为Bowen样病变和早期鳞状细胞癌。

致病微生物

至少有20种HPV亚型具有疣状表皮发育不良

的特性，包括患者皮肤中最常见的类型：5、8、9、12、14、15、17 和 19-25；更为罕见的类型：28、36、37、38、47、49、50、75、76、77、93 和 96（表 25.7）。此外，在疣状表皮发育不良[325]中还发现了导致普通扁平疣的 HPV-3 和 HPV-10，以及极少数 HPV-29。患者经常携带多种 HPV 亚型[326]。亲皮肤型 α 人乳头病毒偶尔也可在疣状表皮发育不良患者的皮肤中发现[327]。HPV-5 和 HPV-8 是与恶性肿瘤相关的主要类型，偶尔涉及 14、17、20 和 47 型[328-331]。

梅克尔细胞多瘤病毒也已在先天性疣状表皮发育不良患者的皮损中（鳞状细胞癌、原位癌和疣）被发现[332]。

遗传学

对病毒的易感性是先天性的，尽管有报道称常染色体显性[322,333]和 X 连锁显性遗传可能，但通常是常染色体隐性遗传[334]。17 号染色体的两个位点与一些家族的疾病有关[335]。两个基因 *EVER1* 和 *EVER2* 的突变与疾病有关，但并非所有病例都是如此[336,337]。*EVER1* 和 *EVER2* 基因编码含锌跨膜蛋白（分别为 TMC6 和 TMC8）[338]。

临床特征

临床表现[322,328,339-341]

面部和颈部的病变通常与扁平疣不可区分，但躯干和四肢的病变往往更大，主要有两种类型。鳞屑斑块病变类似花斑糠疹，表现为红斑、色素脱失或不同程度的棕色色素沉着。较厚的斑块呈暗粉色、紫色或棕色，可能类似脂溢性角化或色素病毒疣（图 25.26）。

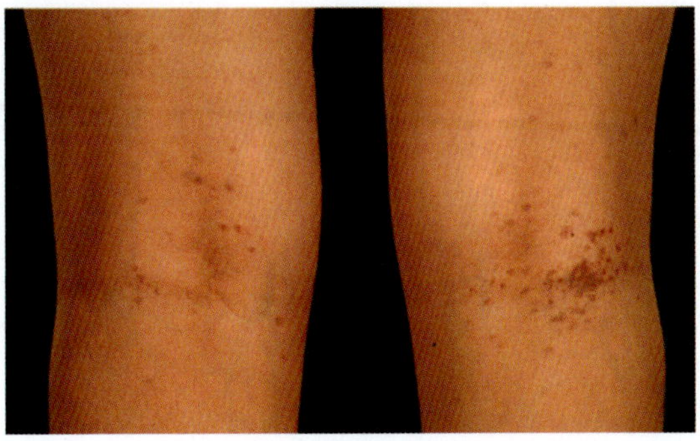

图 25.26 疣状表皮发育不良

腘窝色素性的扁平疣样皮损（由英国剑桥 Addenbrooke 医院提供）。

疣通常在儿童时期发展迅速，但首次出现可能在任何年龄。一般局限于面颈部、手足背且数量最多。疣也可能会扩展到整个体表，但在其他部位常有散在的病变。常见相邻病变不规则汇合形成线状或大的斑块。经常会在手指两侧、手掌和足底出现典型的寻常疣，偶尔也可见位于嘴唇红缘或尿道的小疣。

鉴别诊断

疣状肢端角化症在表现上非常相似。从婴儿期就开始出现手足背、膝和肘部的扁平疣状丘疹。手掌广泛增厚，在乳头状突起处出现小的角化和点状断裂。组织学上没有空泡变。

扁平苔藓的丘疹，通常伴有瘙痒，呈粉红色或淡紫色，通常有明显的黏膜皮损。组织学可确诊。

并发症与合并症

不典型增生和恶变最常发生在暴露的皮肤上，通常是光线性角化病和 Bowen 病，这表明紫外线辐射是一个重要因素。在 20%～30% 的病例中最终有一个或多个病灶发展为鳞状细胞癌，甚至在 20 岁之前发生，且病灶出现时间少于 10 年。但很少发生转移。

病程及预后

疣状表皮发育不良病程非常长，可能持续几十年。然而，有一个个案报道两次怀孕后缓慢自发消退的病例[342]。

实验室检查

病灶内存在 β-HPV 提示疣状表皮发育不良的可能性，通过检测良性和可能的恶性类型 HPV 进一步确认。

治疗

如果怀疑或确认了疣状表皮发育不良的诊断，应避免过度的阳光照射，并采用紫外线防护措施，并建议监测皮肤恶性肿瘤。

一线治疗

治疗疣状表皮发育不良的良性病变往往不是很有效。咪喹莫特只对一些患者有益[343,344]。光动力疗法可以减少病变，但治疗可能需要大面积覆盖并重复进行[345]。冷冻疗法可以用于非色素性皮肤，但只能提供暂时的疗效。

阶梯治疗

一线治疗
- 咪喹莫特
- 光动力疗法
- 冷冻疗法

二线治疗
- 维 A 酸
- 异维 A 酸

在个别病例或少数患者中尝试过的其他治疗方法，偶尔也显示出不完全一致的疗效，包括局部维生素 D 类似物[346]、局部免疫疗法（使用斯夸酸二丁酯[347]、口服西咪替丁[348,349]和口服锌[350]。

对于疑似皮肤癌的皮损通过组织学诊断，以及手术切除治疗。

二线治疗

更广泛和严重影响容貌的病变可能需要口服维A酸进行系统治疗。这些药物可以改善外观[351]，但其效果是剂量依赖性的，而且如果停药会复发[352]。口服异维A酸也可以减少良性的皮损，长期低剂量治疗可能有效[353]。有人认为阿维A可以降低鳞状细胞癌的发生风险，就像移植受者一样，但这还没有被证实。

三线治疗

建议使用阿维A与干扰素或阿维A与光动力疗法联合治疗，其疗效可能优于单独治疗[354,355]。

免疫受损人群的人乳头瘤病毒

定义

在先天性或后天性免疫缺陷或慢性医源性免疫抑制的患者中，可发生广泛和顽固的HPV感染。

概述

长期免疫受损，无论是原发性、获得性还是医源性，都可能与皮肤和黏膜表面的广泛HPV感染相关。

疣可以很广泛，构成全身疣，或皮肤特征可能类似疣状表皮发育不良。患者头颈部和肛门生殖器鳞状细胞瘤样病变的风险也增加。

临床特征

临床亚型

原发性免疫缺陷中的人乳头瘤病毒

原发性免疫缺陷，主要涉及细胞介导的免疫，可能幼年即存在，或在成年前不发病直到成年才变得明显。可能伴有广泛的疣、疣状表皮发育不良样综合征或肛门生殖器恶性肿瘤（表25.8）。

获得性免疫缺陷中的人乳头瘤病毒

获得性免疫缺陷通常是由艾滋病毒感染、麻风病或淋巴瘤引起的。可能会发展为病毒疣、肛门生殖器疾病和获得性疣状表皮发育不良（见下文）。

表 25.8 与人乳头瘤病毒（HPV）相关的原发性免疫缺陷综合征

免疫缺陷综合征	发病年龄	HPV 疾病	参考文献
共济失调-毛细血管扩张	儿童早期	疣	[356]
Fanconi 贫血	儿童早期	头颈鳞状细胞癌，肛门生殖器鳞状细胞癌	[357]
Wiskott-Aldrich 综合征	婴儿	疣	[358]
特发性 CD4 淋巴细胞减少症	成人	广泛性皮肤或肛门生殖器疣，AGIN，获得性 EV	[359,360]
常见可变免疫缺陷	儿童早期	疣	[361,362]
严重联合免疫缺陷与骨髓移植	婴儿，儿童早期	疣	[363,364]
GATA-2 缺陷	儿童或成人	疣，肛门生殖器鳞状细胞癌	[365]
DOCK 8 缺陷	儿童或成人	疣	[366,367]
WHIM 综合征：疣，低丙种球蛋白血症，感染和骨髓增生异常（*CXCR4* 突变）	成人	成人良性 HPV 疾病及肛门生殖器恶性肿瘤	[368,369]
WILD 综合征：疣，免疫抑制，淋巴水肿和肛门生殖器不典型增生	成人	疣，肛门生殖器恶性肿瘤	[370]
原发性肠淋巴管扩张症	成人	慢性泛发性扁平疣	[371]
Bittner 综合征	儿童	手掌和足底疣，面部 Bowen 病	[372]
单纯性免疫球蛋白 M 缺乏症	儿童或成人	EV 样	[373,374]
未分类免疫缺陷			[375]

AGIN，肛门生殖器上皮内瘤变，包括AIN、CIN、PIN、VIN和阴道上皮内瘤变；CIN，宫颈上皮内瘤变；EV，疣状表皮发育不良。

HIV 感染 据报道，在艾滋病毒感染中，疣的发病率在5%到27%之间。寻常疣和跖疣的发病率和严重程度可能有所增加，但在大多数患者中并不是主要问题。面部和口腔疣的发病率有所增加，其中许多都含有屠夫疣病毒HPV-7[376]。肛周疣，尤其是与男性发生性关系的男性，可能十分严重，并且难以治疗[377]。肛门生殖器上皮内瘤样变和恶性肿瘤的发病率增加[378]。抗逆转录病毒治疗不会降低这种增加的风险[379]，而HPV疾病可能会随免疫重建综合征而恶化[380]。HIV感染者的HPV相关口咽癌也增加[381]。

血液系统恶性肿瘤　霍奇金淋巴瘤患者，其他恶性淋巴瘤和慢性淋巴细胞白血病患者的病毒疣发生率有所增加，后两者增加的程度稍轻[382]。

免疫抑制的其他原因　系统性红斑狼疮患者的病毒疣和肛门生殖器疣风险增加[383,384]。

获得性疣状表皮发育不良

长期免疫抑制的个体可能会出现与疣状表皮发育不良非常相似的病变，特别是在阳光照射区域，有小的红斑及非疣状斑块和鳞状细胞癌（图 25.27）。

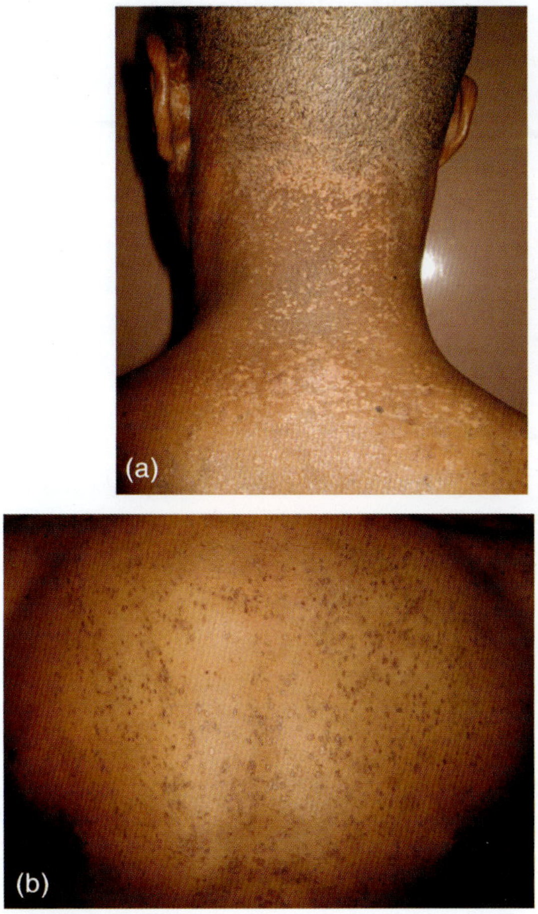

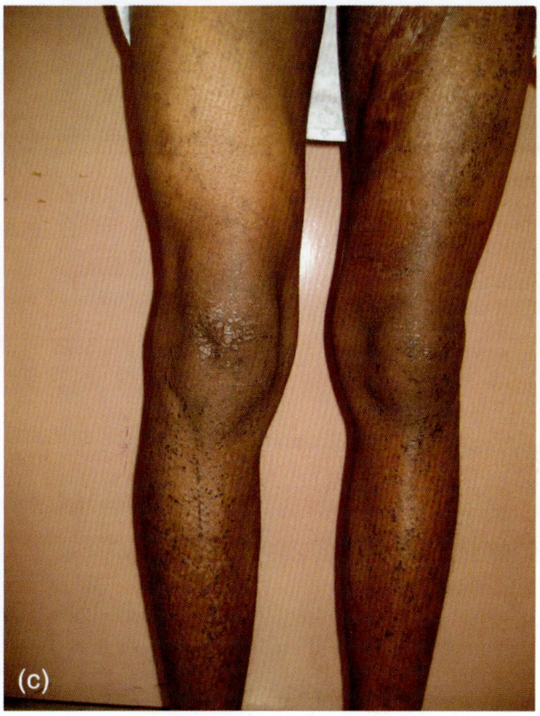

图 25.27　**获得性疣状表皮发育不良**

全身广泛的扁平的色素减退性病变：(a) 颈部，(b) 背部和 (c) 腿部。（由英国 NHS Trust, Derby 医院 K. W. Shum 医师提供）

表皮发育不良疣样综合征或获得性疣状表皮发育不良在许多情况下都存在（表 25.9）。

表 25.9　**与获得性疣状表皮发育不良相关情况**

情况	参考文献
儿童 HIV 感染	[385]
成人 HIV 感染	[386]
淋巴瘤	[387,388]
白血病	[389]
骨髓增生异常综合征	[390]
麻风（麻风结节）	[391]
系统性红斑狼疮（伴免疫抑制）	[392]
器官移植	[393]
骨髓移植和移植物抗宿主病	[394]
特应性湿疹（严重的和免疫抑制的）	[395]

治疗　在获得性疣状表皮发育不良中，恶性进展的风险似乎低于先天性疣状表皮发育不良，但建议监测皮肤、上呼吸道和生殖道的恶性肿瘤。

对于 HIV 相关的疣状表皮发育不良，抗逆转录病毒治疗不会导致皮肤病变减少[396]。

冷冻疗法、咪喹莫特乳膏和口服维 A 酸可用于治疗获得性以及先天性疣状表皮发育不良，但其效果无法预估，极少数病例可能会有所改善[397-399]。

人乳头瘤病毒在医源性免疫抑制中

移植受者　器官移植后的长期免疫抑制是导致严重 HPV 感染的主要和常见发病诱因（图 25.28）。移植后 1 年，120 名肾移植受者中有 15% 患有疣[400]，但到第 5 年年底，这一比例可能上升到 90%[401]。HPV-2 和 HPV-4 引起的病毒疣是最常见的。儿童和成人受到同样的影响，而且在大多数情况下，疣对

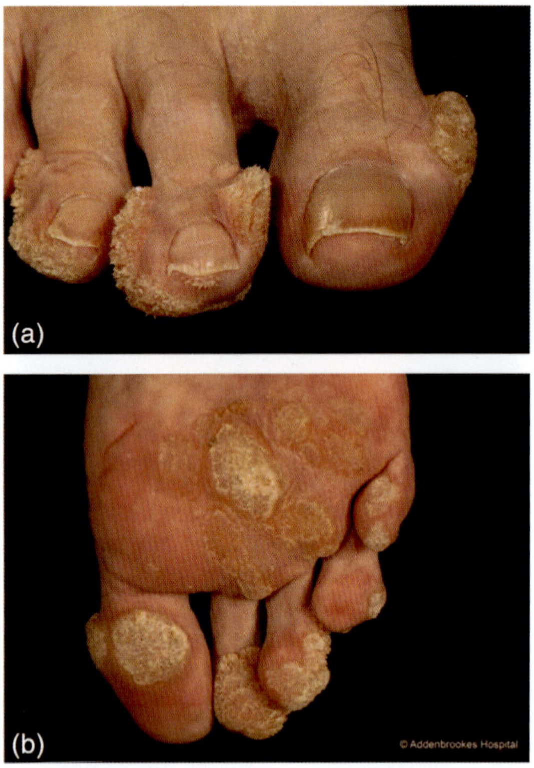

图 25.28 肾移植患者广泛的跖疣

(a)脚趾。(b)足底(由英国剑桥 Addenbrooke 医院提供)。

标准治疗方法是抵抗的[402]。

日光角化病和 Bowen 病在移植受者中很常见，与健康人群相比，鳞状细胞癌的发病率增加了 100 倍[403,404]。对剥脱性、角化性或侵入性病变的病毒分析显示 HPV 亚型的异质性[400,405,406]，包括许多 βHPV(疣状表皮发育不良相关)类型。在聚合酶链反应(PCR)中使用退化引物表明，在不典型增生或恶性鳞状病变[407,408]和临床正常的皮肤和毛囊样本中，可能存在更多尚未完全特征化的 HPV 亚型[12,409]。HPV 在免疫抑制患者的恶性肿瘤进展或维持中的作用仍然存在争议[410,411]，但有一些证据表明 HPV 和特定类型抗体的结合会增加癌症发生的风险[412]。虽然 PCR 是鉴定 HPV 的常用和最敏感的方法，但病毒蛋白也可以通过免疫组化的方法检测到[413]。

肛门生殖器上皮内瘤样病变的发生率也有所增加[414,415]。

肝炎病毒感染

病毒性肝炎感染通常在急性期出现皮疹。持续感染引发的免疫反应也可能导致多种免疫性皮肤疾病。

乙型肝炎

概述[1]

乙型肝炎病毒(hepatitis B virus，HBV)感染人类，首先导致急性肝炎，然后可能导致慢性持续感染。慢性感染可导致肝硬化和肝细胞癌，导致全球每年超过 60 万人死亡。皮肤表现可出现在急性和慢性感染中。

流行病学

发病率和患病率

全世界约有 4 亿人慢性感染 HBV，表现为乙肝表面抗原(HBsAg)阳性，但只有一部分(7%～40%)携带 HBeAg(乙肝核心抗原的可溶性细胞外形式)并具有传染性。这种感染在全球的许多地方都有，且具有地方性。HBsAg 在例如撒哈拉以南非洲和东亚等高发地区里，携带率约 8%，而在南美、东欧和中欧等其他流行地区的携带率较低。在这些地区，最常见的传播途径是垂直传播。而通过输血、共用针头和性接触传播则是非乙肝流行地区最常见的传播方式。

病理生理学

病理

肝细胞损伤可直接由病毒感染引起，但更常见的原因是细胞毒性淋巴细胞对病毒感染细胞的免疫反应。

致病微生物

乙肝病毒是一种小型包膜 DNA 病毒。二十面体核衣壳，即病毒核心，包含部分双链基因组 DNA 加上具有逆转录酶活性的聚合酶。在包膜外表达的几种表面蛋白对于结合和进入细胞来说很重要。当病毒复制时，可通过聚合酶链反应(PCR)在血清中检测到病毒，在血液中发现 HBeAg，并产生抗核衣壳蛋白(核心抗原，HBcAg)的抗体[2]。在这个复制阶段里，血清电子显微镜可显示完整的病毒颗粒(丹氏颗粒)和形成小球体和圆柱体的包膜蛋白。

如果对 HBcAg 产生细胞毒性免疫反应，就会出现急性肝炎的症状和体征。HBV DNA 从血液中消失后，但仍能检测到 HBeAg 和 HBsAg，并可检测到抗 HBcAg 和 HBeAg 的抗体。

持续病毒复制的这种免疫反应持续 6 个月代表慢性感染。如果感染发生在围产期则成为慢性乙肝病毒携带者的可能性最高(95%)，但如果感染发生在成人身上则可能性最低(5%)。如果病毒被有效清除，HBV DNA 和 HBV 抗原都不能被检测到，但是表面或包膜蛋白(HBsAg，澳大利亚抗原)的抗体会出现并持续存在，从而防止再次感染。

临床特征

病史

潜伏期约为 75d(30～180d)。

临床表现

急性 HBV 感染的皮肤病的最常见表现为伴有免疫复合物超敏反应(Ⅲ型超敏反应)的血清病样综合征[3]。这种症状可能出现在多达 1/3 的病例中,通常在肝炎发病之前。可出现荨麻疹、血管性水肿和白细胞碎裂性血管炎[4]。也可出现瘀点、可触及的紫癜和多形红斑样皮损[5],偶尔可出现斑疹、斑丘疹和苔藓样疹和结节性红斑[6]。此外,常并发关节痛或关节炎,以及头痛症状。

临床亚型

慢性 HBV 感染也与血管炎有关,皮肤表现为结节性多动脉炎[7](见第 102 章)或青斑样血管病[8]。在乙肝非流行地区这种关联程度更高,可能与更高的病毒载量有关。多达 2/3 的结节性多动脉炎病例可能有 HBsAg[3,9]。

也有报道称与扁平苔藓之间存在关联[10],但尚未在研究中得到证实[11]。

慢性乙型肝炎患儿中可观察到 Gianotti-Crosti 综合征(见第 25.87 页)[12]。

已有报道北欧人群患皮肤鳞状细胞癌的风险增加[13]。

并发症与合并症

已有报道接种乙肝疫苗后出现了多种皮肤症状。这些症状包括:荨麻疹、斑丘疹[14]、结节性红斑[15]、多形红斑、血管炎、结节性多动脉炎和结节性皮肤多动脉炎[16]、系统性红斑狼疮[17]、皮肌炎[18]、反应性关节炎[19]、深部硬斑病[20]、环形肉芽肿[21]、孤立性肥大细胞瘤[22]、假性淋巴瘤[23]、扁平苔藓[24]、贫血[25]和 Gianotti-Crosti 综合征[26]。

治疗

预防

通过三剂重组表面抗原疫苗可以实现暴露前免疫。在许多国家,对婴幼儿和青少年进行普遍免疫接种,以达到根除该病的长期目标。在其他一些国家,实行了对高危人群选择性免疫的政策。接种疫苗者(90%的年轻人)保留了长期的免疫记忆,即使抗体水平下降,也能有效地维持免疫。

暴露后处理

高传染性(HBeAg 阳性)HBV 携带者产妇所生婴儿和未免疫人群或未能对疫苗做出反应的人群在意外暴露后(如针刺损伤),需注射高剂量免疫球蛋白和疫苗接种的组合。

一线治疗

急性乙型肝炎的治疗通常只是支持性的。但如果出现暴发性肝损伤或慢性乙型肝炎,可以考虑抗病毒治疗[27]。当前抗病毒治疗包括干扰素,核苷类似物拉米夫定,替比夫定和恩替卡韦以及核苷酸类似物阿德福韦、替诺福韦。

用抗病毒药物治疗慢性乙型肝炎结合免疫抑制可清除乙型肝炎相关结节性多动脉炎[28-30]或白细胞碎裂性血管炎[31]。

已有报道,在抗 HBV 病毒治疗期间出现一些严重的皮肤反应包括中毒性表皮坏死松解症(TEN)[32,33]。

Resources

Further information

Hepatitis B (chronic): diagnosis and management of chronic hepatitis B in children, young people and adults http://guidance. nice. org. uk/CG165 (last accessed February 2015).

丙型肝炎

概述

丙型肝炎病毒(hepatitic C virus, HCV)感染是世界范围引起急性和慢性肝病的主要病因。超过 17% 的受感染者可以出现皮肤表现[34]。

流行病学

发病率和患病率

这一病毒在世界各地都有分布,在一些地方也有地方性。在埃及感染率为 20%,而在非流行地,如北欧,感染率大约为 0.5%。

从母亲到儿童的垂直传播,有 1%～10%的传播概率,也可以通过血液和体液水平传播。

病理生理学

致病微生物

HCV 是一种小的有包膜的单股正链 RNA 病毒,是黄病毒科的一员。有 7 种已知的基因型,但其中 70%的感染由 1 型引起,约 20%的感染由 2 型引起。基因型影响抗病毒治疗反应的有效性[35]。

临床特点

表现

许多患者为亚临床感染。其中 75%的感染可以发展成慢性肝炎,发展成肝硬化并不常见,很少发展为肝癌。

在急性 HCV 感染中，已报道的皮肤表现包括血管炎、荨麻疹、多形红斑和结节性红斑。

临床亚型

慢性丙型肝炎的皮肤表现与对病毒的免疫反应有关。丙型肝炎感染中经常检测到冷球蛋白，但只有少数患者具有冷球蛋白血症性血管炎的特征，这是与感染相关的最常见皮肤疾病[36]。相应的，在这种皮肤病的患者中，大多数(超过 80%)丙型肝炎抗体阳性[37,38]。通常有疲劳、关节痛和肝脾肿大，伴可触及的紫癜，最常见于下肢。组织学表现为白细胞碎裂性血管炎。

结节性多动脉炎是一种较深在的血管炎，也可能与慢性丙型肝炎感染有关[39,40]。

在低于 2%的慢性丙型肝炎患者中发生坏死性肢端红斑[41]，但可以作为 HCV 感染的标志。在流行地区，10%～30%的慢性丙型肝炎患者可能乙型肝炎也阳性。本病只有手足受累，且可复发和缓解。病变从深红色的丘疹和斑块发展到有鳞屑的硬化斑块，随后变薄和色素沉着。患者血清的锌水平通常很低[42]。

迟发性皮肤卟啉病(见第 60 章)与肝病有关，但在很多非家族病例中检测到 HCV 抗体，提示两者存在病因学联系。存在地理差异，据报道，有 20%到 90%的迟发性皮肤卟啉病患者 HCV 血清学呈阳性[43-45]。在丙型肝炎高发地区，扁平苔藓与丙型肝炎抗体之间也可能存在联系，但并非所有研究结果都如此[46-48]。

已有报道丙型肝炎感染与其他几种皮肤疾病之间有关系[49]，包括瘙痒[50]、干燥综合征[51]、多形红斑[52]、结节性红斑[53]、硬红斑[54]、播散性浅表日光性角化病[55]、环状肉芽肿[56]、银屑病[57]和硬斑病[58]。

治疗

目前尚无 HCV 的疫苗。慢性 HCV 感染可以用干扰素 α 联合抗病毒的靶向药物治疗，如利巴韦林、特拉匹韦(Telaprevir)和博赛泼维(Boceprevir)。这种治疗对丙型肝炎相关血管炎有效[59]。在更严重的疾病中，抗病毒治疗可能会导致病情在开始时恶化。加入免疫抑制疗法可以抑制这种反应，并增加这类免疫驱动疾病痊愈的机会[60]。

慢性丙型肝炎的联合治疗具有很高的风险导致皮肤不良反应[61]。干扰素加利巴韦林可在 20%～34%的患者中引起皮肤反应，皮炎是最常见的类型[62]。使用特拉匹韦会使皮肤不良反应的发生率增加到 50%以上[63]。在许多情况下，这种疗法可以在同时给予适当局部皮肤疗法的情况下继续进行。干扰素联合利巴韦林和特拉匹韦的三联疗法有较高的严重反应的风险，包括 DRESS 综合征或中毒性表皮坏死松解症，这将需要调整或停止抗病毒治疗[62]。

细小病毒感染

直到最近，细小病毒 B19 是已知能感染人类的细小病毒家族中唯一的成员。对从人体分离的病毒进行的分子分析表明，三种细小病毒 PARV4、PARV5 和人类博卡病毒可以感染人类。

疾病概述

人类细小病毒分布广泛，在全世界各个年龄段都有发生。

传染性红斑

同义名

• 细小病毒 B19 感染

流行病学

发病率与患病率

细小病毒是一种很常见的，但往往未确诊的感染，大多数人在童年感染。大多数 18 岁以上的成年人和儿童细小病毒 B19[1,2]的血清阳性。在多种疾病的皮肤中发现了细小病毒 B19DNA，包括传染性红斑(见随后的临床变种)，有 25%的正常皮肤样本中也可检测到[3,4]。

病理生理

病原微生物

细小病毒 B19(图 25.29)已被重新命名为灵长类红细小病毒，属于细小病毒科红病细小毒属[5]。

有三种不同的基因型[6]。大多数感染是由 1 型引起的，但 2 型和 3 型更容易在免疫功能低下的人群中发现[7]。

临床特征

临床表现

皮疹通常突然出现，一般没有前驱症状，也可能有轻微不适、肌肉痛、喉咙痛、头痛或发热[8-10]。玫瑰红色丘疹在脸颊上迅速融合，形成热的肿胀性红斑，类似丹毒，呈“掐红性面颊”外观。常伴有口周苍白圈。2～4d 后，斑丘疹出现在四肢近端，向远端延伸到手和脚，并向躯干近端延伸，常形成花边状的图案。可能累及手掌和脚底，肢端可出现瘀点。颊黏膜和生殖器黏膜可能有暗红色的斑点。

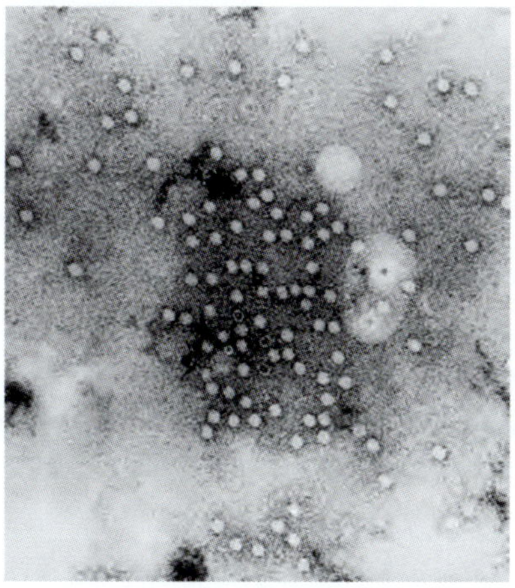

图 25.29 再生障碍性贫血患者血清中的人细小病毒(B19)

负染电子显微照片,×200 000(英国牛津 John Radcliffe 医院 Mr T. W. Lee 提供)。

在成人中,多发性关节痛通常是感染的主要症状[11],全身症状更加明显。当皮疹出现时,面部红斑的特征通常不如儿童明显[9]。

临床亚型

水疱状或脓疱较少见[12]。在儿童中可表现为瘀点或紫癜,呈泛发性[13],有时在肢端。一种肢端型紫癜,相当于丘疹紫癜性"手套和短袜"综合征(见第 25.85 页),是微小病毒 B19 感染的最常见的皮肤变型表现[14]。

与 B19 有关的其他表现列于表 25.10。

表 25.10 皮肤表现与可能的细小病毒(急性或再激活)

表现	参考文献
荨麻疹/血管性水肿	[15]
血管炎(肉芽肿病合并多发性血管炎)	[16,17]
Sweet 综合征	[18]
苔藓样糠疹(急性痘疮样苔藓样糠疹)	[19,20]
种痘样水疱病	[21]
红人综合征	[22]
系统性硬化	[23]
Behçet 病	[24]
银屑病	[25]
Wells 综合征	[26]
急性泛发性发疹性脓疱病(AGEP)	[27,28]

并发症与合并症

早期白细胞增多伴淋巴球相对减少,晚期嗜酸性粒细胞增多达 36%,可能伴有淋巴细胞增多。轻度贫血很常见,再生障碍性贫血很少发生,最常见于那些先前存在血液系统疾病或免疫抑制的患者[29]。噬血细胞综合征和严重肝损害已有报道,但十分罕见[30]。

妊娠期急性细小病毒感染可导致胎儿死亡或胎儿水肿[31]。

病程与预后

皮损通常在 6~10d 内逐渐消退,但复发在先前受累的部位可能持续 2 周或更长时间[32]。关节病常见于成人,通常在几周内恢复,但 10%的感染妇女关节症状可持续 2 个月以上的。在某些病例中,细小病毒感染同时出现皮疹和关节炎,还伴有结缔组织疾病的其他特征,如系统性红斑狼疮或类风湿关节炎等[33],但是还没有证实有因果关系[34]。

实验室检查

感染的确认通常是通过血清学检测。抗衣壳蛋白 VP1 和 VP2 的 IgM 抗体可在急性感染期及长达 2 个月的时间内检测到,而 IgG 抗体可作为既往感染的持久证据。可能出现假阴性结果。

细小病毒 DNA 可通过 PCR 在疾病的早期血清和晚期组织中检测到。如果临床高度怀疑,但免疫测试结果为阴性,则这种检测可能更快、更有效[35]。

治疗

由于感染通常是轻微和自限性的,不需要特殊治疗。对孕妇而言,快速诊断至关重要。在免疫抑制或镰状细胞病等血液疾病中,定期复查骨髓衰竭是必要的。

Resources

Further information

https://www.gov.uk/parvovirus-b19

www.uptodate.com/contents/clinical-manifestations-and-pathogenesis-ofhuman-parvovirus-b19-infection

Patient resources

www.patient.co.uk/doctor/parvovirus-infection

www.cdc.gov/parvovirusb19/fifth-disease.html

(All last accessed February 2015.)

其他细小病毒感染

在细小病毒科中,博卡病毒属和红病毒属的病毒已被证明能感染人类并在世界范围内广泛分布[36]。

在灵长类博卡病毒中,人博卡病毒 1(HBoV-1)最常见于呼吸道感染,而 HBoV-2、HBoV-3 和 HBoV-4 与胃肠道不适的关系更为密切。超过 90%

的成年人抗 HBoV-1 抗体呈阳性反应，抗其他博卡病毒的抗体阳性也很常见[37]。在急性感染中偶见胸部或面部出现红斑或斑丘疹[38,39]。

细小病毒 4 和 5 主要是后天性的肠道外感染，感染通常是亚临床的。曾有报道过暂时性皮疹伴血清阳性[40]。在健康人群血清中并不常见 PARV4 和 PARV5 抗体。有些人可能会出现持续感染，特别是在免疫抑制的患者[41]。

人类逆转录病毒感染

人类逆转录病毒是单链 RNA 病毒，通过反转录复制 DNA 生成。DNA 与宿主细胞 DNA 结合，然后被称为前病毒。

疾病概述

人 T 淋巴细胞病毒（HTLVs）与猿猴 T 淋巴细胞病毒有密切相关性，并且被认为是由猴子向人的跨物种转移而产生的。HTLV-1 和 HTLV-2 已被确认几十年[1,2]，2005 年又鉴定出两种逆转录病毒，HTLV-3 和 HTLV-4[3]。

最常见的是 HTLV-1，全世界有 1500 万～2000 万人感染。这种病毒在加勒比、中美洲和南美洲（特别是巴西和邻近国家）、日本西南部、撒哈拉以南非洲和伊朗北部流行[4]。在东南亚、南非、欧洲和澳大利亚中部发病率较小。流行区血清阳性率在 0.1%～15%之间，在受影响的家庭中感染率高达 30%。在世界非流行地区，血清阳性率低于 0.03%，大多数阳性个体为来自流行地区的移民或静脉注射毒品使用者[5]。

分子序列分析已经鉴定出至少六种不同亚型的 HTLV-1，A-G。A 亚型在世界范围内分布较广，而 B、D-G 亚型分布在非洲，C 亚型分布在澳大利亚和大洋洲[6]。虽然发病率在贫穷和健康状况差的地区更为常见，但在城市地区和以前与该病没有关系的地区，发病率正在上升[7]。

基础生物学

人 T 淋巴细胞病毒属于逆转录病毒科的 δ 属，属正逆转录病毒亚科[8]。HTLV-1 于 1980 年首次被分离[1]，并与日本所描述的成人 T 细胞白血病（ATL）的一种侵袭形式有关[9]。这种疾病也被称为 ATL-淋巴瘤（ATLL），因为它通常开始是一种淋巴瘤，发展到晚期为白血病阶段（见第 140 章）。随后，HTLV-1 已经与慢性神经系统疾病有关——HTLV-1 相关性脊髓病/热带痉挛性截瘫（HAM/TSP）[10]。目前还不清楚是什么决定了这种感染的疾病形式。

感染了 HTLV-1，发展为 ATLL 的生命风险为 2%～5%，发展为 HAM/TSP 的风险为 0.25%～3%。在前病毒负荷较高的患者中，出现上述两种并发症的风险更大[11]，而热带痉挛性截瘫/HTLV-1 相关性脊髓炎的发生与免疫应答有关[12]。对于热带痉挛性截瘫来说，感染和发病之间的间隔是相当短的，输血后 6 个月至 3 年可出现症状。

HTLV-2 在整个西半球滥用静脉注射药物者中流行。它是从带有 T 细胞变异的毛细胞白血病的患者中分离出来[2]，可能与肌病有关。HTLV-2、HTLV-3 和 HTLV-4 尚未被确定与任何人类疾病有关。

HTLV-1 感染 $CD4^+$ T 淋巴细胞。病毒进入细胞后，利用病毒编码的逆转录酶对其基因组进行 DNA 复制。它可以随机地整合到细胞基因组中。整合或前病毒 DNA 产生蛋白质，最显著的是病毒蛋白 Tax，它不仅调控病毒，而且调控邻近基因和一定距离的细胞启动子（一种反式激活机制）。然而，这些 HTLV-1 基因产物在细胞转化中的作用还不确定。

HTLV-1 的主要传播途径是通过母乳从受感染的母亲传给子女，婴儿有 25%的机会被感染。横向传播是通过性传染（主要从男性传给女性）和血液传播（白细胞转移是必要的）。

HTLV-1 相关的感染性皮炎（infective dermatitis associated with HTLV-1）

同义名
- HTLV-1 相关性感染性皮炎（HTLV-1 associated infective dematitis）
- 感染性皮炎

概述

HTLV-1 相关的感染性皮炎是一种儿童期炎症性疾病，在少数 HTLV-1 感染者中发生。尽管这种疾病可能在青春期自然消退，但发展为 TSP/HAM 的风险较高，30%～47%的人在以后的生活中会出现这种疾病的迹象[13,14]。

流行病学

发病率与患病率

HTLV-1 阳性的儿童发生感染性皮炎。

发病年龄

发病年龄在 2 至 3 岁之间最常见，但也可能在 11 岁左右发病。这种疾病很少在成年人中报道[15]，可与 ATLL 同时或其后出现[16]。

性别

这种疾病在女性中更为常见[17]。

种族

在加勒比和巴西，HTLV-相关的感染性皮炎发病率似乎比其他流行地区更高。

相关疾病

增加了热带痉挛性截瘫/HTLV-1 相关性脊髓炎风险的同时，也降低了 ATLL 发展的风险[18]。热带痉挛性截瘫/HTLV-1 相关性脊髓炎患者可能有其他相关的免疫表现，如葡萄膜炎和肌炎，这些在儿童感染性皮炎中很少见。

病理生理

发病诱因

通过母乳喂养从受感染母亲那里垂直获得 HTLV-1 是主要的发病诱因。

病理学

目前尚不清楚的是什么原因导致这种疾病只在一些感染了 HTLV-1 的儿童中发生。有一些证据支持高的前病毒负荷[19]和显著的 Th1 反应[20]，但也有人提出了尚未明确的遗传倾向[21]。

临床特征

临床表现

皮炎最常见于头皮、耳周、鼻孔周围、腋窝、腹股沟和颈部。在这些区域，特别是鼻孔附近，经常有糜烂和结痂[14]。可能有水样分泌物。睑缘炎和结膜炎较常见。皮炎轻至中度瘙痒，苔藓样变不是主要特征。

鉴别诊断

脂溢性皮炎，异位性湿疹。

并发症与合并症

淋巴结病、贫血。

病程与预后

如果患儿病情稳定，没有发展为热带痉挛性截瘫/HTLV-1 相关性脊髓炎，感染性皮炎往往会在青少年时期得到改善和消失[14]。

实验室检查

如果怀疑有 HTLV-相关感染性皮炎，则应进行 HTLV-1 的血清学或 PCR 检查。需要用皮肤拭子来确认是否有细菌感染和指导抗生素治疗。金黄色葡萄球菌或链球菌感染是较常见的，特别是在鼻孔周围皮肤。

治疗

适当的抗生素治疗可改善病情，但如果停用抗生素则会复发[22]。因此，通常需要延长抗生素治疗金黄色葡萄球菌和(或)链球菌。

用润肤剂对皮炎进行对症治疗，并局部使用弱至中效的类固醇软膏。

虫媒病毒所致皮肤病和出血热

病毒性出血热(viral haemorrhagic fevers，VHFs)是由沙粒病毒科、布尼亚病毒科、丝状病毒科和黄病毒科的病毒引起(表 25.11)。

昆虫传播病毒家族披膜病毒引起的各种感染，比 VHFs 轻。

表 25.11　导致人类出血热的体内相关病毒

			病毒	疾病
沙粒病毒科	旧世界病毒		拉萨病毒	拉萨热
			Lujo 病毒，LUJV	Lujo HF
			LCMV	淋巴细胞性脉络丛脑膜炎
	新世界病毒	A 类	Pirital 病毒	
	塔卡里伯复杂病毒		Pichinde 病毒	
			Flexal 病毒	
			Parana 病毒	
			Allpahuayo 病毒	
		B 类	Junin 出血热病毒	阿根廷出血热

（续 表）

		病毒	疾病
		Mapucho 病毒	玻利维亚出血热
		瓜纳瑞托病毒	委内瑞拉出血热
		Amapari 病毒	
		Tacaribe 病毒	
		Sabia 病毒	巴西出血热
		Cupixi 病毒	
		Chapare 病毒	玻利维亚出血热
	C 类	Oliveros 病毒	
		Latino 病毒	玻利维亚出血热
		Painhal 病毒	
	A/Rec 类	白水阿罗约病毒	出血热
		Tamiami 病毒	
		Bear Canyon 病毒	
		Skinner Tank 病毒	
		Catarina 病毒	
		Tonto Creek 病毒	
		Big Brushy Tank 病毒	
布尼雅病毒科		汉坦病毒	汉坦病毒出血热
			肾综合征出血热，HFRS
			辛诺柏病毒
			汉坦病毒肺综合征，HPS
		内罗病毒	克里米亚-刚果出血热，CCHF
		正本雅病毒属	Bwamba 热病毒→Bwamba 热
			本雅姆韦拉病毒
			奥罗普切病毒
		白蛉病毒	裂谷热
		其他布尼亚病毒	La Crosse
			塔海娜病毒
丝状病毒科		马尔堡病毒	
		埃博拉病毒	
黄病毒科		黄热病病毒	黄热病
		登革热病毒	登革热

疾病概述

VHFs 是一种严重的多系统疾病，血管损伤和出血是其常见和突出的特征，且死亡率很高。它们主要在热带地区流行，但随着全球旅行的增加，这些地区以外的病例现在并不少见[1]。

应隔离 VHF 疑似病例。处理用于检测的标本必须在最高级别的生物控制下进行，因此在采取任何材料之前必须与微生物学家进行讨论。

基础生物学

这些病毒大多引起人畜共患病感染，人是偶然宿主，但也会发生人传人。

所有 VHFs 病例中都存在血小板减少症状，其中许多凝血因子水平降低[2]。在一些病例中，其他机制可能引起血小板功能障碍、弥散性血管内凝血、循环抗凝血药和血管损伤。所有这些都会引起循环休克从而导致死亡率增高。

沙粒病毒感染

有两组沙粒病毒会导致人类严重的 VHF——旧世界病毒和新世界病毒[3]。

另一种沙粒病毒，淋巴细胞性脉络丛脑膜炎病毒，引起脑膜炎，而不是 VHF。

疾病概述

啮齿动物是这些病毒的天然宿主。在 1～3 周的潜伏期后，接触受感染动物的尿液或其他分泌物可导致人类疾病。人感染拉萨热和 Lujo 出血热后，严重时死亡率很高。新世界病毒产生的疾病都非常相似[4]。

拉沙热

概述

该疾病于 1969 年首次在人类中发现[5]。虽然大多数病例发生在撒哈拉以南非洲，特别是西非，但偶尔也会有旅客被诊断[6]。

流行病学

发病率与患病率

在西非，每年至少有 50 万人感染，其中 5000～10 000 人死亡。仅在尼日利亚，2012 年和 2013 年每年报告的病例就超过 1000 例。在流行地区进行的血清学调查显示，一些村庄的居民中多达 50% 曾经受到感染。

病理生理

病原微生物

它的自然宿主是多乳鼠，这是西非村庄[7]中一种常见的啮齿动物。在雨季时，经常会造成短暂的人与人之间的传播暴发或流行，并在家庭和医院工作人员中会再次发生人传人从而造成二次感染[8]。

临床特点[9-11]

临床表现

拉沙热潜伏期为 7～18d。发热、不适、头痛和干咳等症状是得病的征兆。皮肤白皙的人可能会出现面部、手臂和胸部的斑疹或瘀点皮疹，但在非洲黑人中未见报道。并且通常有关节痛、胸骨后痛和腰椎痛的症状，且伴有喉咙痛。常见结膜炎和眼眶周围水肿。随之而来的是高热和严重的虚脱。发病的第 1 周可出现腹泻、肾损害伴蛋白尿、中枢神经系统受累伴意识混乱、昏迷、抽搐和呼吸系统并发症。

严重类型

在严重病例中，特征可能包括腹泻、导致低容量血症、肾功能损害伴蛋白尿、中枢神经系统受累并伴有意识混乱、昏迷、抽搐和呼吸并发症。大都在发病的第 1 周就会发生。

并发症与合并症

出血很少见，但预后不佳。

病程与预后

疾病的第 2 周开始恢复，但在严重病例中，病情会在第 7 天左右出现明显恶化。总体死亡率为 2%～4%，但重症患者的死亡率上升到 10%～20%。妊娠晚期的拉沙热其死亡率可能超过 30%。在幸存者中，大约 1/4 的人存在单耳或双耳失聪，可能是永久性的，也可能会慢慢缓解。

实验室检查

诊断通常采用 ELISA 法检测病毒抗原。通过 RT-PCR 扩增血清中病毒 RNA 或检测 IgG 和 IgM 抗体早期诊断感染，可识别感染人群，有助于预防传播。

治疗

建议在暴露后预防性口服利巴韦林，以降低严重感染的风险。静脉注射利巴韦林是治疗拉沙热的有效抗病毒药物，尤其是在发病后 6d 内给予利巴韦林[12,13]。支持疗法也至关重要。

Resources

Further information

http://www.hpa.org.uk/Topics/InfectiousDiseases/InfectionsAZ/ViralHaemorrhagicFever/Guidelines/

Patient resources

http://www.hpa.org.uk/Topics/InfectiousDiseases/InfectionsAZ/LassaFever/

http://www.cdc.gov/vhf/lassa/

(All last accessed February 2015.)

Lujo 病毒出血热

定义和术语

2008 年，西非首次发现了 Lujo 病毒。

同义名
- 赞比亚出血热

流行病学

发病率与患病率

已有 5 例被报道，最先报道的是赞比亚的一名患者[14]。

致病微生物

这种病毒的自然宿主尚不明确。Lujo 病毒与拉萨热病毒[15]有关。

临床特点

临床表现

潜伏期为 1～2 周，之后开始出现发热、头痛和肌痛。出现麻疹样皮疹，分布广泛，但主要分布在面部和躯干，可能伴有面部肿胀。

严重类型

在严重和可能致命的病例中，会出现呼吸衰竭和神经系统衰竭。出血特征可伴有深度出血。

病程及预后

在已报道的 5 例病例中，死亡率为 80%。

治疗

一线治疗

一般支持治疗，要维持液体平衡和输血。

二线治疗

可使用病毒唑

Resources

Further information

http://www.cdc.gov/vhf/lujo/ (last accessed February 2015).

阿根廷、玻利维亚、巴西、委内瑞拉出血热

同义名
- Jujin 出血热(阿根廷出血热)
- Machupo 出血热(玻利维亚出血热)
- Chapare 出血热(玻利维亚出血热)

概述

这些沙粒病毒是密切相关的，由于它们引起的疾病在临床上是相似的，所以被归类为新世界病毒或塔卡里伯复合病毒[16-19]。

这些病毒及其自然宿主列于表 25.12 中。

流行病学

发病率与患病率

目前，病毒及其引起的疾病仅限于在它们最初发现的区域。

临床特征

潜伏期

病毒从啮齿动物到人类的传播可直接发生，如通过咬伤或接触动物，或通过在受啮齿动物尿液污染的地区收割粮食作物间接发生。

临床表现

潜伏期为 7～10d，其后出现高热、头痛、不适及肌痛、红斑或面部、颈部及胸部上部的瘀点、喉黏膜疹及瘀点。在发病的第 1 周也可能发生鼻出血和呕血。半数以上的患者很快出现休克。

病程及预后

如果不治疗，这些感染会导致 15%的死亡率。

表 25.12 出血热及其病毒的自然宿主

疾病	病毒	宿主	地理分布
阿根廷出血热	朱宁病毒	旱地暮鼠(壮暮鼠)	阿根廷
玻利维亚出血热	马秋博病毒	大型晚祷鼠(胼胝暮鼠)	玻利维亚
玻利维亚出血热	查帕雷病毒	未知	玻利维亚
玻利维亚出血热	拉丁病毒	大型晚祷鼠(胼胝暮鼠)	玻利维亚
巴西出血热	Sabiá 病毒	未知	巴西
委内瑞拉出血热	瓜纳瑞托	短尾蔗鼠(短尾茎鼠)	委内瑞拉
出血热	白水阿罗约病毒	白喉木鼠(白喉林鼠)	美国西南部

实验室检查

诊断通常是通过检测 ELISA 病毒抗原。RT-PCR 可以使用，但不用于常规诊断。

治疗

预防措施包括控制鼠患及避免接触鼠患。使用减毒活疫苗后，阿根廷出血热的发病率有所下降[20]。

一线治疗

采取支持性治疗。

二线治疗

目前对阿根廷出血热的治疗手段包括输入免疫血浆和利巴韦林[21]。利巴韦林可用于所有这些感染，但尚未对其疗效进行真正的评估[22]。其他抗病毒药物正在研发中。法维拉韦在体外试验和动物模型中有明显疗效，但目前没有用于人类。

Resources

Patient resources

Brazilian haemorrhagic fever: http://www.nrt.org/production/NRT/NRTWeb.nsf/AllAttachmentsByTitle/A-1009WMDQRGBHF/$File/07BrazilianHemorrhagicFever(BzHF)QRG.pdf?OpenElement (last accessed February 2015).

布尼亚病毒感染

疾病概述

一些通过节肢动物传播的布尼亚维科病毒，会引起发热性疾病(表 25.11)。这些疾病可能是严重的，如克里米亚刚果出血热[23,24]、裂谷热[25]以及与奥罗普切病毒[26]和 Kayanur 森林病[27]相关的发热疾病。可表现为肝炎和出血的特征。在严重感染的个体中，皮肤黏膜瘀斑、挫伤、黏膜瘀点和出血是死亡风险较高的标志[28]

一些主要在撒哈拉以南非洲发现的相关病毒，如勃旺巴热病毒[29]和布尼维拉病毒[30]，可导致非常轻微的症状或亚临床感染。有症状时，有轻微发热、肌肉疼痛，偶尔有皮疹。

汉坦病毒宿主为啮齿动物，可直接从动物传播给人类[31,32]。大多数感染是亚临床的，但有两种疾病是公认的：

1. 肾综合征出血热(HFRS) 在潜伏期 2～4 周后突然出现，表现为流感样症状，第 5 天出现低血压期，可继发急性肾衰竭。小于 10%的病例会出现点状出血和大量出血。感染患者的死亡率从<1%～10%不等，通常发生在少尿期。

2. 汉坦病毒肺综合征 是在吸入该病毒后发生的，可突然发病，伴有发热、咳嗽、肌痛和头痛。随之而来的是肺水肿和呼吸衰竭(成人呼吸窘迫综合征)，死亡率很高。

Resources

Further information

http://www.cdc.gov/vhf/virus-families/bunyaviridae.html (last accessed February 2015).

丝状病毒感染(filovirus infections)

疾病概述

丝状病毒科病毒会导致两种严重的人类疾病：马尔堡和埃博拉出血热。偶尔会引起暴发。

马尔堡和埃博拉出血热

定义和术语

马尔堡病毒和埃博拉病毒会产生非常相似的疾病，所以在这里被归为一类。它们都会引起急性发热性疾病，死亡率很高。疫情发生在非洲。

> **同义名**
> - 马尔堡病毒疾病
> - 埃博拉病毒疾病

概述

1967 年，在德国的马尔堡和法兰克福以及南斯拉夫首次发现马尔堡病，当时在一批进口的乌干达的非洲绿猴(绿长尾猴)中出现 30 例感染，其中 7 例死亡[33,34]。在非洲、肯尼亚、津巴布韦、乌干达、刚果民主共和国和安哥拉每隔一段时间会发生马尔堡病的进一步暴发。

1976 年，扎伊尔北部和苏丹也发生了数百例类似的疫情，由亲缘关系密切但抗原不同的埃博拉病毒引起[35]。疫情主要在中非、刚果、乌干达、加蓬、南苏丹、科特迪瓦散发。2014 年在几内亚、塞拉利昂和利比里亚开始出现长期的暴发[36]。

流行病学

发病率与患病率

果蝠被认为是病毒的天然宿主。偶尔会有蝙蝠洞游客的病例报告，但感染通常发生在接触受感染动物的患者中。卫生保健工作者也会因接触未被疑诊的病例而有感染的高危风险。

病理生理

发病诱因

人与人之间的传播可能通过直接接触感染患者的体液、重复使用未经消毒的医疗设备和针刺损伤感染。体液的传染性长达 80d 之久。

致病微生物

这些丝状病毒只在非洲发现。埃博拉病毒有 5 类：本迪布焦、苏丹、扎伊尔、科特迪瓦和莱斯顿。最后两种与大暴发无关[37]。

临床特点[33,38-41]

临床表现[42]

潜伏期通常为 1～2 周，其后突然出现头痛、高热和肌痛，尤其是腰骶部。在第一个阶段，早期泛发阶段(第 1～5 天)结束时，通常会出现麻疹样皮疹，在白色皮肤上更为明显。它主要分布在臀部、躯干和上臂外侧。最初是毛囊周围出现红斑，第二天出现斑丘疹，并相互融合。黏膜斑可表现为深红的上腭部皮疹，在黏膜斑发生时软腭可能出现小疱。在严重的病例中，皮疹可能是瘀点或紫癜，患者的面部、躯干和四肢有弥漫性的灰白色红斑。

病程与预后

在第二阶段或早期器官阶段(第 5～13 天)，由于感染的多态性，也可能发生腹泻和脱水、肝炎、出血和肾损害以及许多其他变化。出血症状，通常出现在胃肠道和黏膜，开始于疾病的第 5 天。

2 周后，患者进入第三期，即恢复期，如果病情严重或进一步恶化，则进入晚期器官期。死亡之前通常发生严重失血和休克，最早可发生在第 8 天，也可能晚至第 17 天。在幸存者中，皮疹发生后 1 周左右会出现脱屑。

实验室检查

RT-PCR 和抗原的 ELISA 检测可用于疾病诊断。抗体 ELISA 在发病期间可检测出 IgM，在发病后 5 个月内可检测出 IgG。

治疗

必须隔离疑似病例并采取积极治疗措施，以避免传播给家人、卫生保健工作者和其他接触者。幸存者体内的病毒排泄持续数天至数周，所有被体液污染的物品都应焚烧或彻底消毒。

利巴韦林对丝状病毒无效，所以唯一可用的治疗是支持治疗。

Resources

Further information

http://www.cdc.gov/vhf/ebola/

Patient resources

http://www.who.int/mediacentre/factsheets/fs103/en/

(All last accessed February 2015.)

黄病毒感染

这个家族包含了最大一组相关抗原类型的、由蚊子和蜱传播的病毒[43]。

疾病概述

大多数相关疾病，包括蜱传脑炎复合物，均无皮肤表现。丙肝病毒(见第 25.63 页)不会引起出血热。

黄热病

概述

黄热病病毒感染可引起全身不适、发热、头痛、肌肉骨骼疼痛和恶心[44]。少数肝炎伴有黄疸。也可发生严重的白细胞减少和血小板减少。

流行病学

发病率与患病率

该病毒在南美洲的亚热带和非洲流行，最近在西非的发病率不断上升。

病理生理

致病微生物

这种病毒是由伊蚊传播。

治疗

向所有到疫区的游客提供减毒活疫苗(在鸡胚中培养的 17D 株)的预防接种，在流行区，预防接种与消灭蚊虫媒介的控制措施一起被用来抑制传播。

Resources

Further information

https://www.gov.uk/government/uploads/system/uploads/attachment_data/file/306941/Green_Book_Chapter_35_v3_3.pdf

http://www.who.int/mediacentre/factsheets/fs100/en/

Patient resources

http://www.nathnac.org/pro/factsheets/yellow.htm

(All last accessed February 2015.)

登革热

同义名

- 破骨热

概述[45-47]

登革热可能是人类最重要的由蚊子传播的病毒性疾病,每年影响全球 5000 万至 1 亿人。该病毒可导致从无症状到死亡率很高的登革出血热的一系列感染。

流行病学

发病率与患病率

自 20 世纪 80 年代以来,该病在非洲、中南美洲、印度次大陆、澳大利亚昆士兰和大洋洲以及东南亚广泛传播,这些地区经常出现年度性流行,而且规模不断扩大。

病理生理

致病微生物

有四种不同抗原的登革热病毒——血清型 1～4,感染后对血清型感染产生终身免疫。在继发性感染中更为常见,尤其是严重的症状。

这种病毒通过蚊子传播,主要是埃及伊蚊。

临床特征

感染可无症状或引起急性自限性发热性疾病,或导致出血热,其死亡率为 1%～10%。儿童期的原发性感染通常无症状。

临床表现

登革热的潜伏期为 3～14d,潜伏期过后便会出现高热,包括恶心、呕吐、头痛、关节和骨骼疼痛,以及严重的背痛。大约一半的患者在发热的第三到第四天出现皮疹。可能是全身的红斑,但皮疹通常是斑丘疹或猩红热样的,并可伴有瘙痒。它可以从腿部开始,向下扩散,也可以从胸部和躯干开始,向面部、手臂和腿部扩散[48,49]。皮疹会随着热退而消退(第 7 天),但由于血小板轻度减少,皮疹会在手臂和腿部出现瘀点。深色皮肤的人通常看不见皮疹。

口咽部的黏膜受累或结膜充血约占 30%。

临床亚型

登革出血热和登革休克综合征最常见于登革热高度流行和多种血清型病毒共流行的地区的儿童。已感染一种血清型并随后感染另一种血清型的人更有可能出现登革出血热/登革休克综合征。急性高热之后是一种长期的血管病变,其中液体流失到组织间隙造成低血容量性休克。毛细血管渗漏还会导致血小板减少和凝血障碍,导致出血,表现为瘀点,可通过止血带阳性试验证实。

渗透性增加导致血浆进一步流失,其中一些集聚在胸膜腔和腹腔形成胸腔积液及腹腔积液。登革休克综合征在没有体液置换和扩容的情况下通常会危及生命[50]。

鉴别诊断

与某些虫媒病毒感染的鉴别诊断较难,但结合血小板减少和血液黏稠度的检查可帮助鉴别。麻疹和其他感染性疾病的皮疹也需要排除。

严重类型

每年约有 50 万患者患有严重登革热或登革出血热/登革休克综合征,需要住院治疗。

严重登革热的特征是全身血管渗漏,早期预警信号包括腹痛、持续呕吐、水肿、嗜睡、肝肿大和红细胞压积增加、血小板计数减少[50]。

实验室检查

登革热感染的确诊是通过血培养或急性期血液检查病毒 RT-PCR,或通过急性和恢复期血清的血清学检查。

治疗

控制感染媒介在流行地区十分重要。针对这四种血清型病毒的四价疫苗正在试验中,并且有希望成功[51]。

一线治疗

目前还没有专门的抗病毒治疗方法,因此主要是对症和支持性的治疗。因为易出血,因此避免使用阿司匹林和非甾体抗炎药。对乙酰氨基酚可以用作退热及止痛。

二线治疗

在登革出血热/登革休克综合征中,必须注意口服和静脉补液,以补充因血管渗漏造成的体液丢失[50]。

Resources

Further information

http://www.hpa.org.uk/topics/infectiousdiseases/infectionsaz/denguefever/

Patient resources

http://www.who.int/mediacentre/factsheets/fs117/en/

https://www.gov.uk/government/collections/dengue-fever-guidance-data-andanalysis

http://www.cdc.gov/dengue/fAQFacts/index.html

(All last accessed February 2015.)

披膜病毒感染

疾病概述

这类病毒大多由蚊子传播，包括马脑炎病毒和其他许多地理分布有限的病毒，它们会在人类和有蹄类动物中引起发热性疾病(表 25.1)。在大多数情况下没有皮疹(如委内瑞拉的马脑脊髓炎)，但东非、中非和南非的 Sindbis 病、奇昆古尼亚热和 O'Nyong-Nyong 热以及南美洲的马雅罗热都是急性发热性疾病，伴有严重的关节疼痛和斑疹。在澳大利亚和太平洋群岛，流行性多关节炎通常与罗斯河和巴尔马森林病毒有关。

基础生物学

这些披膜病毒感染可通过 ELISA 检测病毒特异性 IgM 或通过 RT-PCR 检测血液中病毒 RNA 分子进行鉴别。

Sindbis 病毒感染

定义和术语

Sindbis 病毒可被视为引起蚊子传播病毒热的托加病毒的原型。

流行病学

任何接触过蚊子的人都可能感染 Sindbis 病毒。而世界上的某些区域发病率更高。

同义名

- Ockelbo 病(瑞典)
- Pogosta 病
- Karelian 热(芬兰)

发病诱因

在瑞典，该病在农村地区和肥胖、高血压或有脑血管病史的人群中更为常见[52]。

致病微生物

Sindbis 病毒在全世界都有分布。在芬兰、瑞典、挪威、德国、斯洛伐克、亚洲、北非和南非、中东和澳大利亚等欧洲国家报告了疫情。该病毒通过几种不同种类的蚊子(库蚊、脉毛蚊、按蚊、伊蚊)传播给人类[53]，鸟类最有可能是常驻宿主。

遗传学

有证据表明人类白细胞抗原(HLA)类型可影响疾病易感性，HLA-DRB1 * 01 在受感染人群中更为常见[54]。

环境因素

欧洲的疫情在夏季和初秋最为常见，而这段时间蚊子数量最多。在芬兰，流行以 7 年为一个周期。

临床特征

病史

这种疾病发生在蚊虫滋生的地方和季节。蚊虫叮咬 1～2 周后出现感染症状。

临床表现

不适、轻度发热、头痛和肌肉骨骼痛等非特异性症状后可迅速出现明确的外周关节炎和广泛的皮疹(通常伴瘙痒[55])。皮疹由直径 1cm 的小丘疹和斑疹组成，多见于躯干、大腿和四肢。手、脚和面部较少见。

病程与预后

皮疹在 1 周内消失。关节痛通常持续数月，一半患者持续 1 年以上。

实验室检查

IgM 和 IgG 抗体滴度的增高可用来证实 Sindbis 病毒的感染。血液或皮肤中 RT-PCR 检测病毒 RNA 更快速，但在常规实验室中可能无法检查。

治疗

对病毒感染没有专门的治疗方法，建议休息和控制疼痛。

奇昆古尼亚热

定义

Chikungunya 的意思是“向上弯曲”，这反映了严重的关节疼痛是这种病毒感染的主要特征。

概述

奇昆古尼亚病是一种新兴疾病[56-58]，过去 10 年在留尼汪岛[59]、印度和斯里兰卡[60]、欧洲的意大利[61]和法国[62]、以及中国和不丹[63]流行。

流行病学

奇昆古尼亚病毒感染通常发生在流行地区（中非、印度洋岛屿和亚洲）蚊虫叮咬后。

病理生理

致病微生物

奇昆古尼亚病毒（CHIKV）由蚊子直接在人类之间传播或通过猴子中间宿主传播。这种病毒可以垂直地从母亲传给孩子。埃及伊蚊和白纹伊蚊是最常见的媒介，近年来白纹伊蚊已经适应了南欧的生活[64]。该病毒发生了突变，促进了其在白纹伊蚊中的生存[65]。

临床特征

临床表现

该病开始出现急性发热和关节疼痛。其他类流感的症状包括头痛、食欲不振和恶心，大约一半的患者会出现皮疹。皮疹通常是斑丘疹，瘀点或紫癜少见。最明显的是躯干，其次是四肢，可能伴有面部潮红及瘙痒。肛门-生殖器和口腔溃疡偶尔可见[66]。

临床亚型

在儿童，尤其是婴儿中，病变可能是水疱状或色素沉着[67]。

鉴别诊断

应与登革热、疟疾和其他蚊虫传播的虫媒病毒感染相鉴别。

严重类型

严重者可伴有脑病、出血、呼吸衰竭或肝功能衰竭[68]。子宫内或新生儿感染很有可能导致严重感染。

并发症和合并症

据报道，一些银屑病明显是由奇昆古尼亚热诱发的[69]。

病程与预后

发热和全身不适约 3d 后消退。皮疹可能是短暂性的，或持续 1 周，有时会留下炎症后色素沉着。关节疼痛常持续几天到几周后消失，超过 50% 的人有超过 1 年的关节痛。大部分恢复较好。在 2005 年 7 月留尼旺岛那样的大规模流行中，死亡率约为 1/1000，但在严重或非典型病例中可能更高[70,71]。

实验室检查

PCR 或杂交检测血液中逆转录病毒 RNA 是最快的诊断方法[72]。ELISA 检测 IgG 和 IgM 抗体更为常见。

治疗

控制蚊虫可降低流行地区的感染风险。目前尚无针对奇昆古尼亚病毒感染的预防性疫苗或专门抗病毒治疗方法。对病毒引起的发热使用一般支持性治疗。

非甾体抗炎药可以帮助缓解关节痛。

Resources

Further information

WHO factsheet http://www.who.int/mediacentre/factsheets/fs327/en/

Health Protection England information http://www.hpa.org.uk/Topics/InfectiousDiseases/InfectionsAZ/Chikungunya/

CDC information http://www.cdc.gov/chikungunya/

Patient resources

CDC public information http://www.cdc.gov/chikungunya/pdfs/CHIKV_FACT%20SHEET_CDC_General%20Public_cleared.pdf

(All accessed February 2015.)

O'Nyong-Nyong 热

概述

O'Nyong-Nyong 病毒及其引起的疾病与 Sindbis 病毒非常相似[73]。主要发生在东非，在肯尼亚和乌干达也有少见的流行记录。据报道，2003 年西非科特迪瓦暴发过疫情。该病毒通过催命按蚊和冈比亚按蚊传播。

临床特征

临床表现

突发的急性发热伴头痛、恶心以及与肌肉骨骼疼痛和关节痛有关不适，尤其是在膝关节、踝关节和足部。约 80% 的患者有斑丘疹，常伴瘙痒。在多达 50%的受感染者中，存在颈部淋巴结增大和轻度结膜充血，这使得临床上很难与麻疹相鉴别。

鉴别诊断

其他虫媒病毒感染，麻疹。

实验室检查

诊断是通过血清学或 RT-PCR。

罗斯河病毒

概述

罗斯河病毒感染是通过多种蚊子传播给人类的。

流行病学

发病率与患病率

罗斯河病毒感染是澳大利亚最常见的虫媒病毒感染性疾病[74]。该病毒在澳大利亚热带地区以及巴布亚新几内亚和太平洋群岛流行。从这些地区返回的旅客在其他地方也发生了散发的病例[75]。

发病年龄

最常见的易感年龄是 30－40 岁，10 岁以下的人很少发病。

临床特征

临床表现

感染的特点是多关节炎、皮疹和全身不适[76]。潜伏期(3～21d，平均 9d)后，会出现轻微发热、头痛及肌肉酸痛。脚踝、膝盖、手指和手腕的多关节炎很常见，一半以上会出现皮疹。通常是四肢和躯干上无痒性斑丘疹，但偶尔也有水疱或紫癜。一般开始于关节炎的前几天到 11d，持续 2～10d。

临床亚型

慢性关节炎和疲劳可持续长达 6 个月，伴有急性加重和复发。普遍恢复较好，可获永久性免疫。

鉴别诊断

这种感染须与急性风疹和其他虫媒病毒感染区分开来。其慢性关节症状需与类风湿关节炎区分。

病程与预后

实验室检查

在急性期，可通过检测病毒 RNA 分子[77]或检测罗斯河病毒抗体滴度的升高来确诊。

治疗

支持治疗。控制蚊虫在流行地区很重要。

Resources

Patient resources

http://access. health. qld. gov. au/hid/Infectionsand-Parasites/ViralInfections/barmahForestVirus _ fs. asp (last accessed February 2015).

巴尔马森林病毒

定义

巴尔马森林病毒首次在澳大利亚新南威尔士州墨累河附近被发现。它引起的疾病类似于罗斯河病毒，但罗斯河病毒引起的疾病更轻微[78]。

流行病学

发病率及患病率

这种感染是澳大利亚昆士兰北部的地方病，其发病率正在上升[79]。

临床特征

临床表现

该病表现为关节痛和肌痛，偶尔伴有发热，但也可以没有这些症状。皮疹是其特征性表现，约占 90%，通常呈鲜红色、泛发性。表现为斑丘疹，但也可能是水疱性的。可见面部荨麻疹和水肿[80]。

鉴别诊断

在流行地区，主要需与罗斯河病毒感染鉴别，其患病率是巴尔马森林病毒感染的四倍。与罗斯河病毒相比，巴尔马森林病毒的皮疹更常见，关节炎更少见。

病程与预后

长期关节痛，但并不常见。

实验室检查

通常采用 ELISA 检测血清 IgM 的方法确诊病毒感染。

Resources

Patient resources

http://access. health. qld. gov. au/hid/Infectionsand-Parasites/Viralinfections/rossRiverVirus _ fs. asp (last accessed February 2015).

马雅罗病毒感染

同义名
- 马雅罗热
- Uruma 热

概述

马雅罗病毒(MAYV)感染可引起自限性疾病，与其他蚊虫传播的虫媒病毒感染类似。

流行病学

发病率与患病率

该病毒在南美洲热带地区流行[81]。据报道，在巴西、委内瑞拉、秘鲁和厄瓜多尔都发生过疫情。

在世界其他地区，偶尔也会出现返回旅客散发的报道。

病理生理

致病微生物

目前认为该病毒的宿主是猴子，可通过多种蚊子尤其是趋血蚊和伊蚊传播给人类。

临床特点

临床表现

潜伏期约 1 周，开始出现发热、头痛、肌痛和关节炎。可能有淋巴结增大和胃肠不适[82]。30%～50% 的病例出现短暂的非瘙痒性斑丘疹，分布于身体的不同区域[83,84]。当皮疹消退后可以看到脱屑。

病程与预后

这种病是自限性的，持续约 3d。

实验室检查

诊断是通过血清学或 RT-PCR。

治疗

可以使用解热镇痛药。

Resources

Patient resources

http://www.rightdiagnosis.com/m/mayaro_fever/ (last accessed February 2015).

风疹

定义与命名

风疹感染导致的皮疹较好辨认，需要注意的是，如果在怀孕期间发生感染，对胎儿危险较大。

> **同义名**
> • 德国麻疹

概述

风疹感染是儿童或青少年常见的发疹性疾病之一。在常规免疫接种地区，发病率已大大降低。

流行病学

发病率与患病率

这种疾病在世界各地都有发生，在大城市流行。流行病发生的时间间隔不规则，通常在春季。通过鼻咽飞沫传播，在潜伏期结束时传染性最强，皮疹出现后 4d 内迅速下降。

全世界都在全力增加免疫规划，目的是根除风疹和先天风疹综合征[1]，但即使在已常规免疫接种数十年的国家也会发生，这可能由于外来移民或个人或社区选择不接种疫苗所致[2]。

发病年龄

感染在年龄较大的儿童和年轻人中最为常见。

病理生理

病理学

皮肤未见明显病理改变。

致病微生物

风疹病毒是囊膜病毒科风疹病毒属的唯一成员。与其他囊膜病毒不同，它不需要昆虫传播媒介。目前已鉴定出了 12 个基因型，但是其中四种类型（1E、1G、1J 和 2B）占感染的 70% 以上。

临床特征[4]

临床表现

皮疹在约 14d（通常为 12～21d）的潜伏期后出现。儿童很少出现前驱症状，但成年人有短暂的持续 1～5d 的前驱症状，包括发热（至 39℃）、头痛、不适、喉咙痛，但是没有鼻炎及弥漫性结膜异物感。随着皮疹的发展，症状逐渐消失。

在前驱期或发疹的第一天，多达 20% 的患者会出现局限于软腭的暗红色黏膜疹或瘀点（Forschheimer 征）。无论有无前驱症状，皮疹出现前 5～7d 都会出现淋巴结增大，其在发疹的第 1 天或第 2 天达到最大。可触及多发的淋巴结增大，主要累及枕下、耳后和颈部。然而，这些淋巴结并不是一定都受累，相反这些淋巴结的肿大也不能确诊风疹。淋巴结的压痛在一两天即可减轻，但肿大可持续数周。

皮疹首先出现在面部，然后迅速向下蔓延至躯干和四肢。由粉红色的斑点组成，起初是散在的，但很快在面部融合形成弥漫性红斑。次日，面部皮疹逐渐消退，躯干的斑疹开始融合，而四肢的斑疹依旧分散存在。

血细胞计数可以正常，也可以出现白细胞减少，浆细胞不稳定增加。

并发症与合并症

该疾病在儿童期较少见。在年龄较大的儿童和成人中，关节炎并不少见，女性发病率高达 70%，男性为 5%。临床症状多变，关节症状常在 1 个月内消退。

风疹较少并发血小板减少性或非血小板减少性紫癜。也很少有脑炎的报道。噬血细胞综合征大多发生于女性，少数人认为与风疹感染有关[5]。

孕期风疹

1941 年，Gregg 澳大利亚首次发现了妊娠早期风疹对胎儿的损害。在前 11 周中，原发性孕产妇感染风疹，胎儿损伤的总风险约为 85%[4]。这一阶段的感染通常会导致多种缺陷。在第 12 周至第 16 周之间，风疹感染引起损害的风险约为 35%，主要是耳聋。此后，虽然发生胎儿感染，但不会造成损害。

先天性风疹综合征的特点主要是神经系统受累[4,6]。心脏和眼睛损伤最常见于 6 周以下胚胎的感染；耳聋和智力障碍发生于 16 周以前的胚胎中。产前感染后，智力发育迟缓和小头畸形可能在 1 年甚至以上才能表现[7]。在新生儿期，先天性风疹可能会在存活的婴儿中产生一些自限性的表现[8,9]。最常见的是血小板减少性紫癜，可表现为暂时性紫癜性皮疹。其他特征是黄疸和骨损害，类似先天性梅毒。

病程与预后

第三天躯干皮疹消失，第四天四肢皮疹消退。大约 40%的病例没有皮疹。

实验室检查

必须进行实验室检查以确诊妊娠感染或免疫抑制时风疹感染。血清学仍然是最合适的，在发现皮疹后应尽快予以第一次抽血检查。7～10d 后需要进行第二次血样采集。抗风疹抗体在发疹时即可被检测出来。IgM 抗体提示急性或近期风疹感染，而 IgG 抗体在 2～3 周后出现，可能提示既往接触及免疫。在新生儿中，IgM 的存在和抗体的持续产生提示先天性感染[10]。

通过 RT-PCR 扩增唾液和喉拭子[11]中的病毒 RNA，可以快速诊断并可与其他发疹性病毒感染鉴别，但大多数实验室无法常规进行。

治疗

预防

许多国家采用风疹病毒减毒活疫苗进行主动免疫。英国于 1970 年引入该疫苗，现在常规用于 1－2 岁的婴儿，同时使用 MMR（麻疹、腮腺炎、风疹的联合疫苗）疫苗。此外，还推荐学前对 MMR 进行加强免疫。如果发现易感染人群，还向需要保护的特定妇女群体接种风疹疫苗，如医务和护理人员以及学校教师。最近，一种包括水痘在内的四联疫苗已经问世，但关于其使用尚未取得一致意见，有些学者认为这种联合疫苗会导致少数接种者惊厥的发生率增加[12,13]。

妊娠是疫苗的禁忌证，接种后 4 周内应避免妊娠。然而，还没有意外接种孕妇对胎儿造成损害的报告。关节痛常见于接种疫苗后 2～4 周的成年妇女，儿童则可出现结节状皮疹。已报告一例接种后脑炎[16]。接种过疫苗的女性似乎没有传染性。

不需要特殊治疗。

小核糖核酸病毒感染（肠道病毒）

疾病概述

在口蹄疫病毒属中，口蹄疫主要是一种动物疾病，但偶尔也会引起人类疾病。肠道病毒由大量病毒组成，有多种皮肤表现。脊髓灰质炎是由肠道病毒脊髓灰质炎病毒引起的。副肠孤病毒感染仍在研究中，但可以看到皮肤的表现。感染甲型肝炎病毒属的肝病毒会引起肝脏炎症（表 25.13）。

皮肤表现可见于柯萨奇和艾柯病毒感染。

表 25.13 引起人类疾病的小核糖核酸病毒

种属	血清型	种类	缩写	疾病
口蹄疫病毒属		口蹄疫病毒		口蹄疫
心病毒属				无人类感染
肠道病毒属	EV A	柯萨奇病毒 A6	CVA6	胃肠炎
		柯萨奇病毒 A16	CVA16	上呼吸道感染
		柯萨奇病毒 A5	CVA5	心肌炎
	EV B	柯萨奇病毒 B1	CVB1	脑膜炎
		柯萨奇 B		脑炎
	EV C			柯萨奇 B：流行性胸痛
	EV D	肠道病毒 71	EV71	（Bornholm 病）
	EV J			

（续 表）

种属	血清型	种类	缩写	疾病
肝病毒属		甲肝病毒		肝炎
副肠孤病毒属		人类副肠孤病毒 1	HPeV1(艾柯病毒 22)	胃肠炎
		人类副肠孤病毒 2	HPeV2(艾柯病毒 23)	上呼吸道感染
		人类副肠孤病毒 3		脑膜炎
		人类副肠孤病毒 4-16		脑炎
鼻病毒属		人类鼻病毒	HRV	鼻炎

基础生物学

肠道病毒主要通过口腔和呼吸道传播。有散在病例或流行期间，许多未受感染的人可能携带和传播病毒。用清洁剂洗手有助于减少人与人之间的传染。

口蹄疫

定义

口蹄疫是影响欧洲、亚洲和非洲农场动物的一种常见和严重的流行性病毒疾病，很少感染人类。

概述

与受过感染的家畜直接接触的成人和儿童均可发生口蹄疫[1,2]。

病理生理

病理学

病灶的组织学表现为黏膜上皮深层的水疱和邻近细胞的核内包涵体。

临床特征

临床表现

潜伏期为 2～18d。有不适、头痛和发热、口腔黏膜烧灼感，2 或 3d 后，口腔黏膜、舌头和嘴唇出现小疱，有时出现在手掌、脚底和指间皮肤上。囊泡破溃后形成不规则溃疡，可伴有疼痛和水肿。有时只有口腔或手出现皮疹。该病在婴儿和儿童中症状往往比成人更为严重，但通常较少发病。

病程与预后

几天后体温下降，病灶 1 周内痊愈。

实验室检查

RT-PCR 可检测病毒核酸。或者可以通过从囊泡中分离病毒，或通过 ELISA 检测囊泡里的抗原或血清中的抗体来确诊。

治疗

对症治疗。

肠道病毒感染

概述

柯萨奇病毒、肠病毒或艾柯病毒感染可出现斑丘疹，伴有或不伴有水疱或口腔受累。

流行病学

发病率与患病率

散发性病例和流行病的发病率在夏季和秋季以及世界较温暖地区更为常见。感染是短暂的，但人与人之间的传播可能很快。

病理生理

病原微生物

艾柯病毒（人肠道致细胞病变孤儿病毒）之所以被称为艾柯病毒，是因为它们发生在人类肠道内，在组织培养中出现细胞病变，最初认为不会引起人类疾病。

临床特征

临床表现

发热性疾病伴有胃肠炎或呼吸道感染是常见的表现，伴发短暂皮疹是常见的特征。皮疹通常在发热之后出现，很少在发热之前或同时出现。感染可能是亚临床表现。若病情严重，可能会出现心肌炎或脑膜脑炎。

临床亚型

皮疹通常是斑丘疹，没有诊断特征，但可能有水疱和口腔溃疡。如果以疱疹性口炎为主要特征，可描述为手足口病或疱疹。表 25.14 至表 25.16 列出了所描述的皮疹。

曾有一例在低丙种球蛋白血症中，患慢性肠病毒感染的报道[28]。其导致进行性脑炎，在 4 年内死亡。其中一些患者可能在早期出现类似皮肌炎的综合征。

它与下肢轻度凹陷性水肿和一过性红斑有关。

实验室检查

RT-PCR 用于从粪便、咽喉拭子、鼻腔分泌物或囊泡液中检测和分类病毒。

表 25.14 柯萨奇病毒感染皮肤表现

柯萨奇 A4	疱疹性咽峡炎
	手、脚、臀部丘疹性或丘疱性皮疹[3]
	泛发性水疱，持续 2 周[3,4]
柯萨奇 A6	手足口病
	疱疹性咽峡炎；肘窝丘疱疹[5]
柯萨奇 A9	一过性、向心性斑丘疹[6]
	全身性斑丘疹[7]
	麻疹样，荨麻疹样或瘀点[7]
柯萨奇 A14	丘疹[8]
柯萨奇 16	手足口病
	丘疹或瘀点
柯萨奇 A16	Gianotti-Crosti 样综合征[9]
柯萨奇 B3	长时间的丘疹[10]
	手、脚、臀部的丘疹或丘疱疹[3]
	先天性感染的鲜红色丘疱疹、结节、溃疡，加上相关的肺炎、心肌炎和肝炎[11]
柯萨奇 B4	疱疹性咽峡炎
	手、脚、臀部的丘疹或丘疱疹[3]
柯萨奇 B5	水疱性口炎，累及口腔前部和嘴唇，伴有多形红斑[12]，也可形成麻疹样[13]

表 25.15 艾柯病毒感染的皮肤表现

艾柯病毒 9	风疹样或麻疹样皮疹[14]
艾柯病毒 16	“波士顿皮疹”，脸部和躯干的大的粉红色斑片，偶尔泛发全身包括手掌和脚掌，出现在儿童或成人短暂发热后[15]
艾柯病毒 2	风疹样皮疹[16]
艾柯病毒 11、19	瘀斑[17]
艾柯病毒 6、11、18、25	斑丘疹[18,19]
艾柯病毒 23、32	毛细血管扩张性斑片[20]
艾柯病毒 19	婴儿小斑点[21]
艾柯病毒 11	水疱[22-24]

表 25.16 艾柯病毒感染的皮肤表现

艾柯病毒 71	手、足、口疾病，与 CV-A16 相似的水疱[25]
	疱疹性咽峡炎
	丘疹，有时伴有弥漫性红斑或瘀点[26,27]

艾柯病毒和风疹病毒感染经常同时出现在一个区域，两者产生的皮疹可能无法区分。因此，对于任何在怀孕早期出现皮疹的妇女来说，对肠病毒和风疹感染进行实验室检查都是至关重要的。

手足口病

定义和术语

柯萨奇病毒引起的急性感染，引起轻微不适、口腔溃疡和手足水疱。

同义名

• 肠道病毒性疱疹性口炎及皮疹

流行病学

发病率与患病率

世界各地都发生散发性病例和流行病，高峰出现在夏季、春季和秋季。

发病年龄

10 岁以下的儿童最容易被感染。成年人也不少见。

病理生理

病理学[29]

很少进行组织学检查，但会出现海绵水肿，表皮内裂隙形成、水疱，表皮内单核细胞，个别角质形成细胞坏死。真皮上淋巴细胞增生，血管周围浸润。病毒粒子可通过电子显微镜检测到[30]。

病原微生物

流行性暴发通常由柯萨奇病毒 A16 型引起，但在东南亚，最近的暴发是由柯萨奇病毒 A6 型[29]和肠道病毒 71 型[31]引起。在流行期间和散发病例中发现的其他种类包括：柯萨奇病毒 A2 型、柯萨奇病毒 A4 型、柯萨奇病毒 A5 型、柯萨奇病毒 A9 型、柯萨奇病毒 A10 型、柯萨奇病毒 B1 型、柯萨奇病毒 B4 型和柯萨奇病毒 B5 型[32]。

临床特征

临床表现

这种病通常很轻微，从感染后 5～7d 开始，持续 1 周。儿童的发病是低热、喉咙痛和不适，但成人的早期特征是疼痛性口腔炎。口腔中的水疱破溃形成浅表溃疡。儿童比成人更容易在手掌上形成 2～5mm 的松弛性浅灰色椭圆形水疱，而在脚底上则不太常见（图 25.30）。它们出现在手指和脚趾的侧面或背面，尤其是指甲周围和脚跟边缘，但也可能出现在手指的弯曲处，手掌和脚底，有时也会出现在臀部[33]。数量通常不多，很少达到 50 个。2～3d 后会消退。可以是亚临床感染。

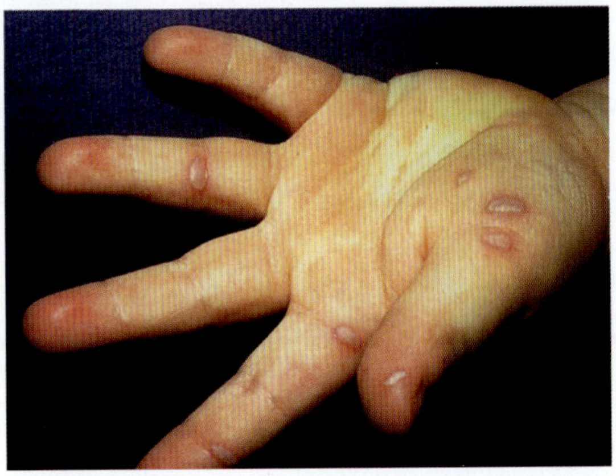

图 25.30 手足口病（由英国剑桥 Addenbrooke 医院提供）

临床亚型

发生在臀部，躯干和口腔周围的泛发性水疱非常罕见[34]。伴有泛发性皮疹的严重疾病更常见于柯萨奇病毒 A6 型感染[35]。在一些情况下，皮疹可能是丘疹或斑丘疹，没有水疱[36]。

鉴别诊断

口腔受累可能提示单纯疱疹或 Stevens-Johnson 综合征。如果皮疹泛发，应考虑水痘，或异位性疾病、卡波西水痘样疹。

并发症和合并症

严重的疾病可以通过高热表现出来，包括神经系统症状和昏睡、心肌炎、肺炎、脑膜炎、脑炎、格林-巴利综合征和弛缓性麻痹。在最近由肠道病毒 71 型引起的东南亚流行中，死亡率高达 5%[37]。在亚洲、美国和欧洲的一些流行中，急性感染 2～4 周后出现 Beau 线、甲剥离[38]或指甲脱落（脱甲病）等甲改变[39]。

病程与预后

除慢性间歇性病程外，一般很少复发。在感染后的平均 3 周内病毒持续排出，但在严重疾病后时间可能更长[40]。

实验室检查

标本最好从多点采集：水疱液、咽喉、直肠、皮肤、血液和脑脊液拭子。PCR 分析可快速诊断，培养诊断较慢。肠道病毒分型可以通过对 VP1 高度保守基因组区域的 RNA 序列分析来实现[41,42]。血清学可帮助对流行病进行回顾性调查[43]。

治疗

支持治疗。有神经系统症状的严重病例可采用静脉注射免疫球蛋白[44]进行治疗。EV71 疫苗正在研制中。

疱疹性咽峡炎（herpangina）

同义名
- 肠道病毒性水疱性口炎及皮疹

流行病学

发病率与患病率

可在世界各地流行和散发，夏季和秋季多发[45]。

发病年龄

主要影响 1—10 岁的儿童，但可在成人中发生，特别是在流行期间[46]。

相关的疾病

疱疹性咽峡炎常与手足口病同时发生。

病理生理

病原微生物

分离最常见的病毒有：柯萨奇病毒、A 组（CV-A2、-A5、-A6、-A9、-A10、-A16）、B 组（CV-B3、-B4）、艾柯病毒（E-6、E-9）和肠道病毒 71（EV71）[46-50]。

临床特征

临床表现

首发症状是突然发热，可能持续 5d。发病后不久出现咽喉痛和吞咽困难，可能伴有恶心和呕吐。在咽部、扁桃体、小舌和软腭上可形成 15 或 20 个直径 1～2mm 的小疱，并形成鲜红的晕。

病程与预后

水疱破溃形成浅层溃疡，2～3d 后扩大，4～5d 后痊愈。预计在 7d 内完全恢复。

治疗

支持治疗。局部麻醉，如利多卡因凝胶，可有助于缓解溃疡时吞咽困难[51]。

副肠孤病毒感染

同义名
- 艾柯病毒感染

概述

根据基因结构[52]，人类副肠孤病毒（HPeV）已被确定为小核糖核酸病毒科的第六属。它们通常引起胃肠炎，但也可能引起呼吸道症状、脑膜炎和皮疹。

流行病学

发病率与患病率

对血清抗体阳性率的研究表明，接触这些病毒是极其常见的。在芬兰，97%的成年人对 HPeV1 有抗体[53]。在首次报道 HPeV3 的日本，85%的儿童血清呈阳性[54]。

发病年龄

幼儿，尤其是新生儿，最容易受感染。

病理生理

病原微生物

迄今为止，共鉴定出 16 种人类副肠孤病毒的病毒基因型[55]。

临床特征

临床表现

在 HPeV1 或 HPeV-2 感染中，通常表现为胃肠炎或呼吸道症状，但约 20%的病例出现短暂的非特异性斑丘疹。神经系统症状不太常见。

在 HPeV3 感染中，皮疹很常见，通常为斑丘疹[56]。在败血症和脑膜炎的严重感染中，皮疹通常发生在发热的第 3 天左右。通常表现为掌跖红斑，持续约 3d[57]。

实验室检查

最快的诊断试验是 RT-PCR[58]。

治疗

支持性治疗，补水、退热。

甲型肝炎感染

流行病学

发病率与患病率

这种病毒在发展中国家高度流行，几乎所有的人口在 10 岁之前都可能被感染和被动免疫。这种感染在儿童中通常是亚临床的。发达国家污水排水系统完善，因此甲型肝炎的感染率非常低，但也有偶尔暴发的报道，通常是由于受污染的食品导致。从低风险国家到高流行地区的旅客有感染的危险。

病理生理

病原微生物

甲型肝炎病毒属于肝病毒属。有三种人类基因型：Ⅰ、Ⅱ和Ⅲ，每种均有 A/B 两个亚型，其中ⅠA 亚型最为常见。

该病毒在环境中非常稳定，可通过口腔、食用受污染的食物和水或通过密切的人际接触而传播。在前驱期和黄疸早期，尽管只有短暂的病毒血症，患者粪便中排泄病毒也具有传染性。

临床特征

临床表现

平均潜伏期为 30d(15～40d)。大多数人在黄疸病前 1 周都会有流感样症状、厌食和关节痛的前驱症状。偶尔，在大约 10%的病例中，有一过性的皮疹[59]，通常是斑丘疹、瘀点或荨麻疹。其他报告的皮肤表现有：以曝光部位[60]为主的麻疹样皮疹、Gianotti-Crosti 样皮疹(一名儿童身上发现)[61]、噬红细胞性淋巴细胞增多症[62]和血管炎皮疹(归因于 Henoch-Schoenlein 紫癜[63]或冷球蛋白血症[64])。

鉴别诊断

甲型肝炎必须与其他可引起黄疸的疾病区分开来。

病程与预后

黄疸在儿童中不常见，约占 10%，但在成人中约占 90%。暴发性肝炎很少发生。慢性肝炎可导致死亡。

实验室检查

通过检测甲型肝炎 IgM 抗体来辅助诊断。IgG 抗体的存在表明既往感染(或免疫)并给予保护。

治疗

使用灭活疫苗进行主动免疫或使用人类免疫球蛋白进行短暂的被动免疫，对易感接触者和旅行者均有效。

一般采取对症治疗。感染持续数周，不存在慢性携带者状态。在恢复期应避免饮酒。

Resources

Patient resources

http://www.who.int/mediacentre/factsheets/fs328/en/ (last accessed February2015).

棒状病毒感染(rhabdovirus infections)

水疱性口炎病毒感染

定义

水疱性口炎病毒是一种虫媒病毒，可以感染美洲、亚洲和非洲的马和牛。它通常症状轻微，但可以模拟口蹄疫。偶尔通过与受感染动物直接或间接接触而传播给人类[1]。

病理生理

病理学

感染可引起上皮内的水疱。感染细胞中存在核内包涵体。

临床特征

临床表现

潜伏期 2d 后出现发热伴肌痛及不适。随后是轻度口腔炎，牙龈、口腔和咽黏膜上有小疱，淋巴结炎。一些患者出现手指水疱。

并发症与合并症

已有合并脑炎的报道[2]。

病程与预后

通常 1 周内恢复。

黏病毒感染及相关 RNA 病毒

可以区分为两科：正黏病毒科（包括流感病毒 A、B、C）和副黏病毒科。副黏病毒科包括四属：

1. 麻疹病毒（包括麻疹）。
2. 肺炎病毒（包括呼吸道合胞病毒，RSV）。
3. 呼吸道病毒（包括副流感病毒）。
4. 腮腺炎病毒（包括流行性腮腺炎）。

疾病概述

通常不产生皮肤表现，除了麻疹病毒感染，偶尔在呼吸道和胞病毒感染可见到皮疹。

麻疹（measles）[1]

定义和术语

麻疹是由麻疹病毒引起的高度传染性疾病。

> **同义名**
> - 麻疹（morbilli）
> - 麻疹（rubeola）
> - 第一病（first disease）

概述

有前驱咳嗽、鼻炎和结膜炎并出现斑丘疹的患者需考虑麻疹。麻疹疫苗接种已建立多年，诊断往往被忽视。

麻疹在英国仍然是一种必须上报的传染病。

流行病学

发病率与患病率

麻疹分布在世界各地，全年都有发生。在温带，发病率最高的是冬末和春季。1999 年，估计有 87.3 万人死于麻疹，但 10 年后，全球估计只有 16.4 万人死于麻疹。在向所有儿童提供麻疹疫苗的国家，发病率已大大降低。

麻疹疫苗接种正在全球范围内推广，死亡率显著降低[2]，但全球消灭这种疾病还需要一段时间。20 世纪 90 年代对疫苗接种安全性的关注导致一些国家接种疫苗的儿童比例下降，随后发病率增加，并出现了孤立性暴发的报告[3]。

麻疹在人与人之间传播通过上呼吸道，最初在上呼吸道内复制，然后在全身广泛扩散。感染也可以通过精液、唾液和黏液传播。感染患者在皮疹出现的前后 4d 内具有传染性。

发病年龄

在麻疹流行的地区，儿童最容易受到感染。在常规接种疫苗的地区（但未 100％接种），年轻人感染的情况可能更为常见。

病理生理

发病诱因

这种疾病具有高度传染性，非免疫人群与麻疹感染者或其分泌物接触可能导致感染。

病理学[4,5]

前驱期，网状内皮系统发生感染，形成淋巴样增生及多核巨细胞融合。前驱期的皮疹可能是由于抗原和病毒黏附在毛细血管引起病毒血症。Koplik 斑点上的细胞也含有病毒核衣壳。第四天细胞介导的免疫反应引起了明显皮疹发生。

皮疹出现后不久，麻疹病毒引起 T 细胞介导免疫反应的短暂抑制，这是感染的一个重要特征，可持续 1～2 个月。这种免疫抑制可允许麻疹病毒侵入大脑，随后产生亚急性硬化性全脑炎。

病原微生物

麻疹病毒属于副黏病毒科。在自然感染中，病毒的细胞受体是 CD150（信号淋巴细胞激活分子）和黏蛋白 4（脊髓灰质炎病毒受体样 4）分子，以及培养的病毒株的 CD46[7]。最初在上呼吸道上皮细胞内复制，然后扩散到局部淋巴结，随后发生病毒血症。

临床特征

病史

接触后潜伏期约为 10d。

临床表现[8]

发病急，有发热、不适的前驱症状和咽炎、鼻炎的上呼吸道症状。结膜充血，可能有畏光。第 2 天，Koplik 斑通常出现在前磨牙对面的颊黏膜上，呈蓝白色，有亮红色的乳晕（图 25.31）。第 3～5 天发热、卡他症状和咳嗽加重。第 4 天在前额和耳后出现典型皮损，并在 24h 内扩散到面部其他部位、躯干和四肢。手掌和脚底受到影响。皮疹可轻微发痒，最初为斑疹，但很快形成暗红斑，呈不规则的同心状，可弥漫性融合。

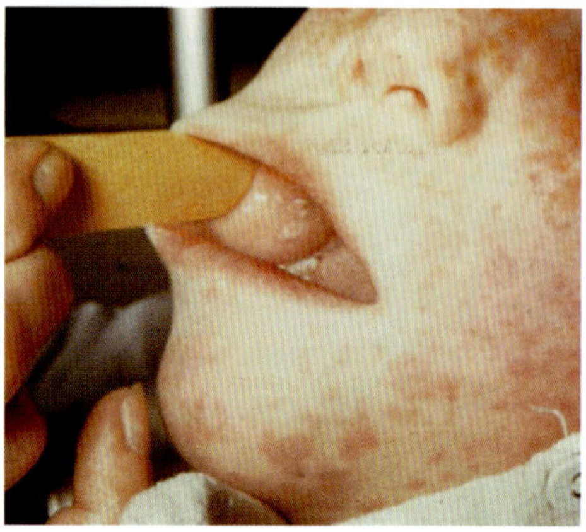

图 25.31 麻疹患者颊黏膜上 Koplik 斑点（英国牛津大学 Dr John Kurtz 提供）

并非所有的疾病特征都出现[9]，但 Koplik 斑的存在几乎是麻疹感染的诊断特征[10]。

临床亚型

在非常严重的情况下，可能是出血性皮疹。泛发性大疱性皮疹在麻疹急性期很少发生。在某些情况下，这种皮疹具有 Stevens-Johnson 综合征的特征，但在其他情况下，它类似于表皮坏死松解。

鉴别诊断

应考虑其他感染性皮疹，如登革热。川崎病和中毒性休克综合征可能有相似的特征。与药疹不难鉴别，因为药疹没有上呼吸道卡他症状和结膜充血症状。

严重类型

细胞介导免疫缺陷严重的个体感染通常是严重的，具有很高的死亡风险。

并发症和合并症

并发症发生率约为 30%，在幼儿、营养不良者和慢性病患者中更为常见[11]。继发性感染引起的支气管肺炎、肠炎和中耳炎是最常见。最严重的并发症是脑炎，发病率为 1/2000。如果免疫应答有缺陷，可能没有皮疹，但病毒复制过程中会产生巨细胞肺炎或致命的脑病。

妊娠期感染可导致自然流产、早产，并可能对母亲造成更严重的疾病[12]。

病程与预后

皮疹从头颈部开始，从上向下扩散。从第 4 天到第 10 天皮疹消退，留下一些褐色的斑点和脱屑。持续数周的短暂免疫抑制可增加恢复期细菌感染的风险。恢复后终身免疫。

实验室检查

麻疹特异性 IgM 抗体通常在皮疹出现后 3～4d 在血清或唾液中检测到，2～4 周后 IgG 水平最高。可进行病毒培养和分离，但不容易检出。麻疹 RNA 的分子诊断和系统进化分析并非常规，但可用于急性病例和区域性暴发[13,14]。

治疗

预防

在接触后 5d 内使用正常的人免疫球蛋白进行被动保护是有效的，这种免疫球蛋白可预防或减轻接触者的感染，可用于有特殊危险的儿童或接触受感染者未免疫的孕妇。

主动接种减毒活疫苗降低了麻疹感染的发病率。在接种疫苗后的 3 周内出现轻微的皮疹是很常见的。偶尔也有关于接种疫苗后出现其他皮疹的报道，如 Stevens-Johnson 综合征[15]和 Gianotti-Crosti 综合征[16]。

该疫苗可作为单一疫苗使用，但更常用作三联疫苗（MMR）或包括水痘在内的新型四联疫苗。

一线治疗

患者应卧床休息，对症治疗。控制继发性细菌并发症可能需要应用抗生素。

二线治疗

麻疹患儿，特别是在死亡率高的地区，应给予维生素 A（两剂 20 万 U）[17]。

三线治疗

利巴韦林可能对麻疹肺炎有帮助[18]。

Resources

Further information

https://www.gov.uk/government/collections/measles-guidance-data-and-analysis

http://www.cdc.gov/measles/hcp/index.html

http://www.who.int/ihr/elibrary/manual_diagn_lab_mea_rub_en.pdf

Patient resources

http://www.nhs.uk/conditions/Measles/Pages/Introduction.aspx

http://www.cdc.gov/measles/about/index.html

http://www.who.int/mediacentre/factsheets/fs286/en/

(All last accessed February 2015.)

呼吸道合胞病毒

定义

人类呼吸道合胞病毒感染非常常见，可引起鼻炎、细支气管炎、支气管炎或肺炎。很少出现皮肤症状。

流行病学

发病率与患病率

人类呼吸道合胞病毒每年在冬季或热带雨季会出现一次流行[19]。大多数人在 1 岁或 2 岁时就被感染，并在一生中反复感染。

病理生理

致病微生物

人类呼吸道合胞病毒是多形性的，比麻疹病毒稍小，其名称来源于组织培养细胞生长时产生的多核合胞体。它有两种抗原亚型 A 和 B，其表面糖蛋白 G 差异最大。A 组病毒检出率较高，与严重感染比例高相关[20]。

临床特征

临床表现

感染发生后潜伏期为 4～5d。该病毒与患有支气管炎和肺炎的婴儿有关，与细支气管炎密切相关。在年龄较大的儿童和成人中，上呼吸道症状与普通感冒没有什么区别。同样，在老年人，呼吸道合胞病毒肺炎并不少见，免疫抑制与高死亡率有关[21]。在少数病例中，曾在儿童的脸部及躯干发现短暂的粉红色斑疹，但并无诊断意义。偶尔，皮疹泛发及手臂、肩膀、胸部、背部和臀部[22]。

实验室检查

可通过快速检测抗体或 RT-PCR 检测病毒核酸来确诊。病毒培养缓慢，但可以确诊。

治疗

没有专门的抗病毒治疗，一般是支持性治疗。在严重病例如免疫抑制状态下的呼吸道合胞病毒肺炎，可考虑使用利巴韦林。

其他与病毒感染有关的皮肤问题

疾病概述

几种皮肤反应与病毒（和其他）感染有关。

其中包括：儿童期非对称性屈侧周围皮疹、结节性红斑（见第 99 章）、多形红斑（见第 47 章）、Gianotti-Crosti 综合征、Kikuchi-Fujimoto 病（见第 148 章）、丘疹紫癜性“手套-短袜”样综合征、玫瑰糠疹、结节性多动脉炎（见第 102 章）和 TORCH 综合征。

丘疹紫癜性“手套和短袜”综合征

概述

丘疹紫癜性“手套和短袜”综合征于 1990 年首次被描述[1]。它表现为急性肢端皮肤病，主要发生在年轻人。通常被认为针对病毒感染的一种特殊的反应[2]。

流行病学

发病率与患病率

通常散发，但也有家庭聚集发病病例的报道[3]。

发病年龄

主要是年轻人。儿童较少见。

病理生理

病理学

可见表皮棘层肥厚、斑片状基底细胞变性伴表皮水肿、斑片状混合性炎性细胞浸润、红细胞外溢[4]。可在真皮血管壁中检测到病毒结构蛋白[5]。可在血清和皮肤中检测到细小病毒 B19 DNA 分子[6,7]。

病原微生物

细小病毒 B19 感染是最常见的相关性感染[8]。人类疱疹病毒或巨细胞病毒感染儿童可能比成人更为常见[9]。表 25.17 列出了该综合征的其他感染诱因，但在某些情况下，无法确定具体原因。

表 25.17 丘疹紫癜性手套和短袜综合征相关感染

病毒感染	参考文献
细小病毒 B19	[8]
EBV	[9]
CMV	[9,10]
HHV-6	[11]
HHV-7	[12]
乙肝	[13]
风疹	[14]
麻疹	[15]
细菌	
支原体	[16]

临床特征

临床表现

手、手腕、脚和脚踝有强烈的瘙痒，并出现斑疹、丘疹、红斑及相关水肿。也可能有紫癜，很少有瘀点。手腕和脚踝处通常有明显的分界线。皮肤特征常有口腔炎症伴瘀点、水疱、溃疡[17]。发疹后的几天内可能会出现不适和发热，并可能伴有淋巴结增大。

临床亚型

有时可累及口腔、肛门周围或其他屈侧皮肤[18]。偶尔可见单侧或更广泛的皮疹[19]。

病程与预后

皮疹和相关特征在 1～2 周内消退，但在儿童中，皮疹可能持续 1 个月。皮疹消退后通常会有脱屑。很少出现长时间或反复发作[20]。

实验室检查

可以寻找诱发感染的证据。在与细小病毒相关的急性丘疹紫癜性“手套和短袜”综合征中，抗病毒的 IgM 通常在发疹时可检测到，IgG 可在病程后期时检测到[21]。

治疗

支持治疗。

TORCH 综合征

概述

TORCH 综合征一词最初是指由几种病因（弓形虫，“其他”包括梅毒、风疹、巨细胞病毒和单纯性疱疹 1 型和 2 型）引起的先天或围生期感染，其临床表现相似[22]。在临床上，虽然都可能引起皮疹和播散性异常，但各种感染的表现有一定的区别。皮肤异常的黄疸、紫癜和瘀点是最常见的。疱疹感染可引起水疱和黏膜溃疡。自从首字母缩写被使用以来，更多的感染（柯萨奇病毒、肠病毒、细小病毒 B19、VZV、HIV、HTLV-1、乙肝、伯氏疏螺旋体和衣原体）被包括在“其他”中，尽管 TORCH 筛查仍然是有用的[23]，但 TORCH 综合征的概念现在价值有限。

Gianotti-Crosti 综合征

同义名

- 儿童期丘疹肢端皮炎
- 婴儿丘疹肢端皮炎

疾病的概述

Gianotti-Crosti 综合征[24-26]是一种针对病毒感染的典型、自限性皮肤反应，其红斑、丘疹出现在四肢和面部，主要发生在儿童。

流行病学

发病年龄

该综合征主要影响 6 个月至 12 岁的儿童，但偶尔也发生与成年女性中[27,28]。经常观察到小范围流行或病例群集。

病理生理

病理

表皮表现为海绵样水肿伴棘层肥厚和角化不全。真皮可见斑片状、血管周围淋巴细胞为主的浸润。这些特征在水疱病变中更为明显。

病原微生物

早期报告的大多数病例为乙肝病毒感染[29]，但其他几种病毒感染和非病毒感染也有相关性（表 25.18）。免疫接种后的病例也有报道[51]（表 25.19）。在少数病例中，没有发现病毒感染的证据。

表 25.18 Gianotti-Crosti 综合征相关感染情况

病毒感染	参考文献
HSV	[30]
EBV	[31-33]
CMV	[31]
HHV-6	[34]
柯萨奇病毒 A16	[35]
柯萨奇病毒 B4 及 B5	[31]
艾柯病毒 7&9	[36,37]
脊髓灰质炎病毒	[38]
甲肝病毒	[39]
轮状病毒	[40]
艾柯病毒	[41]
挤奶人结节	[42]
传染性软疣	[43]
细小病毒 B19	[44]
呼吸道合胞病毒	[38]
腮腺炎	[45]
流感	[46]
副流感病毒	[25]
HIV	[47]
细菌	
支原体	[48]
A 型链球菌	[38]
巴尔通体属	[49]
伯氏疏螺旋体	[50]

表 25.19 与 Gianotti-Crosti 综合征相关的免疫接种

免疫接种	参考文献
麻疹、腮腺炎、风疹	[52]
白喉、百日咳	[25,53]
流感	[54]
流感、H1N1	[55]
甲肝	[56]
乙肝	[57]

临床特征

临床表现

在病程的 3～4d，首先在大腿和臀部形成大量暗红色、扁平的丘疹，然后向下延伸至腿部(图 25.32)，向上延伸至上肢伸侧，最后累及面部。躯干可能有一过性的皮疹。皮疹不对称分布。丘疹的直径为 5～10mm，起初为深红色，后可能变成紫色，尤其是在腿部。瘙痒并不是乙型肝炎的特征，但可能发生在由其他病毒引起的皮疹中。

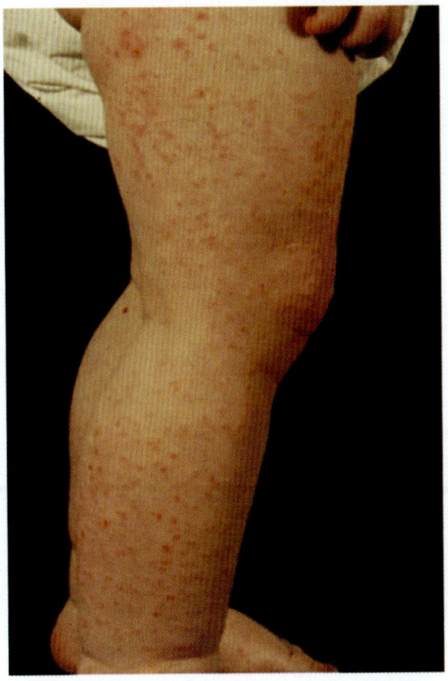

图 25.32 Gianotti-Crosti 综合征
腿部丘疹(英国剑桥 Addenbrooke 医院的 Dr N. P. Burrows 提供)。

常见全身淋巴结增大，尤其是腋窝和腹股沟淋巴结，但也不是绝对的，肿大的淋巴结会在皮疹后持续数月。全身症状通常不明显，偶有轻微的发热和疲倦。

临床亚型

病变可能是水疱。

鉴别诊断

皮损在形态、分布及病程上均有明显差异。鉴别诊断包括扁平苔藓、苔藓样药疹、疥疮和多形红斑。

并发症和合并症

在乙型肝炎病例中，肝脏受累似乎是一定的，通常是轻微和无黄疸，但偶尔有黄疸和肝肿大，组织学恢复可能需要 6 个月到 4 年。很少有持续性肝炎。HBsAg 阴性病例偶尔发生肝肿大和肝功能异常。

病程与预后

皮疹在 2～8 周内消退，伴有轻度脱屑。在感染或免疫后复发的报道很少[58,59]。

实验室检查

应寻找诱发感染的证据，并评估肝功能。外周血象多变：白细胞减少或轻度白细胞增多，单核细胞 2%～15%，红细胞沉降率不升高。

治疗

没有专门的治疗方法。润肤剂或局部类固醇制剂可减轻症状。

在复发或严重的病例中，可考虑使用利巴韦林[60]。

Resources

Patient resources

http://dermnetnz. org/viral/gianotti-crosti. html (last accessed February 2015).

儿童期非对称性屈侧周围皮疹

同义名
• 单侧胸外侧皮疹

流行病学

发病年龄

最常见于 1－5 岁的幼儿，但也可见于成年人[61,62]。

病理生理

病原微生物

与 Gianotti-Crosti 综合征或丘疹紫癜性手套-袜子综合征不同，与可识别的感染因子的相关性没有那么强，但已有同时发生副流感病毒、腺病毒、细小病毒 B19 或 HHV-7 感染的病例报道[63-66]。

临床特征

临床表现

发疹时不对称，常累及腋窝、腹股沟或躯干，然后离心扩散[67]。有小丘疹或斑疹，可轻微发痒。常伴有淋巴结增大。

病程与预后

发疹之前可能会出现不适和发热，皮疹后也会出现低热[68]。2～4 周后，皮疹消退后出现脱屑。

玫瑰糠疹

定义和术语

玫瑰糠疹是一种急性自限性疾病，最初可能有传染性，主要影响儿童和年轻人，其特征是独特的皮疹和轻微的局部症状。

同义名
• Vidal 圈状糠疹

概述

玫瑰糠疹是一种相对常见的皮疹，发生在世界各地[69-71]。

流行病学

发病率与患病率

估计每年发病率为 170/10 万[72]。在温带气候中，可能有季节性变化。

虽然玫瑰糠疹的病因尚不清楚，但许多流行病学和临床特征提示可能与感染有关。尚未报道过真正的流行，但已报道的传染性流行病学证据包括偶发的家庭或家族暴发、季节性和年度性的波动[73-75]，并有在空间和时间上群集的统计证据[76]。该疾病的自然史，其原发病灶可与接种部位相对应，间隔一段时间后播散性二次发疹，轻度局部症状，自限性病程，以及少见的二次发作，所有这些特征都与许多已证实为传染性疾病相类似。

发病年龄

大多数玫瑰糠疹病例发生在 10 岁至 35 岁之间，也有关于婴儿期、幼儿期或老年期病例的报道，但并不常见[72]。

性别

该病在女性中更为常见[72]。

种族

对该病的易感性似乎不受种族或特异性影响，但一份报道显示，在巴西黑人中该病与 HLA-DQB1 * 04 有关[77]。

病理生理

发病诱因

有报道称在口服免疫抑制药、皮质激素治疗期间[78]和骨髓移植后[79]出现皮疹，但这种情况并不常见。

几种药物出现类似玫瑰糠疹的反应见表 25.20。

表 25.20 药物相关的玫瑰糠疹样皮疹
(同义名：玫瑰糠疹样药物反应；玫瑰糠疹样药疹)

药物	参考文献
ACE 抑制药	
• 卡托普利	[80]
• 赖诺普利	[81]
阿达木单抗	[82]
阿司匹林/乙酰水杨酸	[83]
别嘌醇	[84]
巴比妥酸盐	[85]
β 受体阻滞药	[86]
• 拉贝洛尔	[86]
可乐宁	[80]
麦角胺	[87]
金盐	[88]
灰黄霉素	[86]
伊马替尼	[89]
异维甲酸	[90]
酮替芬	[91]
拉莫三嗪	[92]
左旋咪唑	[93]
氨甲丙二酯	[86]
甲硝唑	[94]
去甲阿米替林	[95]
奥美拉唑	[96]
青霉素	[86]
D-青霉胺	[97]
利妥昔单抗	[98]
特比萘芬	[99]
疫苗	
• BCG(卡介苗)	[100]
• 白喉类毒素	[101]
• 肺炎球菌疫苗	[102]
• 乙肝	[103]

病理学[104, 105]

母斑和子斑组织学类似，但不能作为诊断。表皮常发生海绵水肿、水疱和片状角化不全。表皮上层可见凋亡的角质形成细胞。真皮上部表现为轻度乳头状水肿和血管周围单核细胞浸润，表皮炎性细胞灶性浸润，形成脓疱，主要为角层下脓疱。有 $CD4^+$ 辅助 T 淋巴细胞和朗格汉斯细胞的浸润。角质细胞表面表达 HLA-DR 抗原。偶尔可见角化不良的角质形成细胞，有时毗邻朗格汉斯细胞。

病原微生物

许多传染性病原体被怀疑是病因，但现在大多数猜测集中在病毒病原学上。30 多年前在超微结构上发现了类病毒颗粒，最近在 71％的玫瑰糠疹病灶中发现了疱疹病毒颗粒[106]。

人类疱疹病毒 6 型和人类疱疹病毒 7 型的参与可能是引起皮疹的原因。据报道，病毒 DNA 大多数存在于急性玫瑰糠疹患者的外周血单核细胞和病变或未受影响的皮肤中。人类疱疹病毒 7 型的检出率略高于人类疱疹病毒 6 型，但通常两种病毒都能检测出[107,108]。然而，也有 10％～44％的未受影响的个体中发现人类疱疹病毒 6 型或人类疱疹病毒 7 型的存在和活动，这表明如果存在因果关系，病毒感染并不总是能导致疾病。并不是所有在该领域工作的团队都认同玫瑰糠疹患者中存在这些病毒，而且这种关联性仍在争论中[109,110]。

其他可能诱发玫瑰糠疹的病毒有人类疱疹病毒 8 型[111]、单纯疱疹病毒 2 型[112]、丙肝[113]和 H1N1 流感[114]。

临床特征

病史

通常无前驱症状，与健康对照受试相比，头痛和轻微不适等主诉没有明显增多。

临床表现(图 25.33)

本病的第一个表现通常是母斑的出现，比子斑的病灶更大、更明显，通常位于腿部、上臂、躯干或颈部。母斑很少出现在面部、头皮、阴茎、手掌或脚底[115]。

它是一种界限清晰的红斑，圆形或椭圆形斑块，很快被细鳞覆盖。迅速达到最大尺寸，通常直径为 2～5cm，但偶尔会更大。很少会有多个母斑。通常 5～15d 后，有时短至几个小时，有时长至 2 个月。皮疹开始以 2～3d 的间隔逐渐出现，持续 1 周或 10d。新皮损较少会持续发展数周。典型的皮疹形式包括离散的椭圆形暗红色皮损，并被干燥的银灰色鳞片覆盖。中心趋于消退，呈黄褐色、皱褶、萎缩性外观，边缘有一圈鳞片附着，鳞片的自由边缘在内部。病灶的长轴在胸部和背部沿着肋骨平行线呈圣诞树状分布。鳞屑皮疹通常伴有大小不等的粉红色斑疹，皮疹可能仅为斑片。

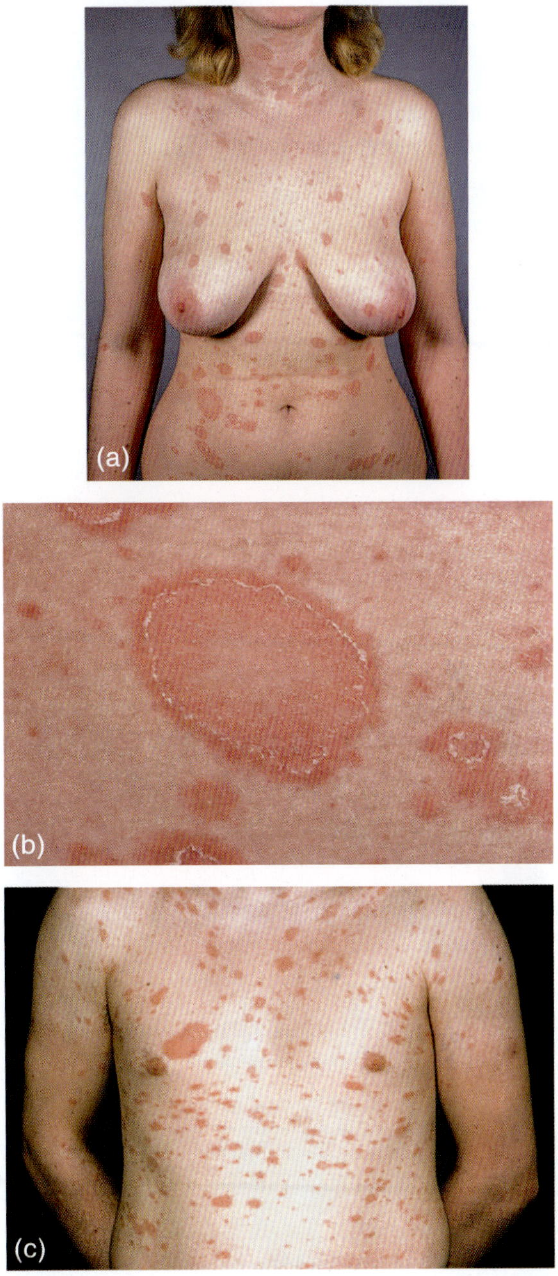

图 25.33　**玫瑰糠疹**

(a)腹部右侧母斑；(b)示近距离(由英国约克区中心医院提供)；(c)胸部右侧母斑(由英国约克区中心医院 Dr A. S. Highet 提供)。

通常认为病变累及躯干、颈底和手臂、腿的上 1/3。这些部位肯定是持续时间最长和严重的，但涉及面部和头皮也相当常见，特别是在儿童中。在一大系列病例中，分别发现在前臂和小腿约 12％和 6％的病变。累及手掌较罕见，但也可能发生。可能有离散的红斑鳞屑，弥漫的红斑及鳞屑或分散的水疱。口腔病变并不少见[116]，可由一些模糊红色斑块组成，其上有脱屑、点状出血、大疱。异常情况下，外阴可能累及。

通常主观症状不明显，但可能有轻中度瘙痒。偶尔会出现轻微发热、不适及淋巴结增大(全身或局限于颈部)的情况，并出现特别严重的全身症状，但极为罕见，说明这些症状可能是偶然相关，并非本病的表现。

临床亚型

玫瑰糠疹在皮疹的外观、分布或病程上可能是非典型的[117]。大约20%的病例没有或未检查到母斑。皮疹可泛发全身，也可局限于少数区域，通常在母斑周围。在某些情况下，皮疹局限于一个区域，或广泛分布于四肢，几乎累及了整个躯干[118,119]。单侧糠疹已有报道[120]

特别是儿童，病变早期可能主要是丘疹或荨麻疹，但很快被一圈不明显的细碎鳞屑环绕。这种丘疹变异可能在孕妇中更为常见。

丘疱疹、水疱、紫癜、多形红斑样皮疹、滤泡性和脓疱性病变很少发生[121,122]。作为丘疹形式的一种变体(非洲人比欧洲人更常见)，小的苔藓样丘疹在病变边缘厚集[123]。

维达尔圈状糠疹[124]，有时被认为是一种特殊的玫瑰糠疹，多见于成人，病灶少而大，常局限于身体的一个部位，尤其是腋窝或腹股沟[125]。它们趋于融合，可能会持续几个月。罕见的是，这种形式可能遵循典型的泛发性玫瑰糠疹，但它通常单独发生。

鉴别诊断

与典型的玫瑰糠疹几乎一样的皮疹可以发生于药物性皮炎中(表25.20)。除皮疹发作时间和用药史，支持这一诊断的其他特征是无全身症状，皮疹的急性发作没有母斑，伴有瘙痒且皮疹趋于发红，或呈苔藓样。在服用了已知产生某种性质反应药物的患者中，皮疹模式可能是可变的，表现的糠疹样皮疹是不典型的，呈渐进性加重。其他类型的药物反应必须排除。组织学上可见表皮凋亡角质形成细胞和真皮嗜酸性粒细胞。

脂溢性皮炎可能是糠疹样。无母斑，病变进展缓慢，多见于躯干上端中线附近、颈部和头皮，颜色较暗，鳞片较厚、较油腻。也可能存在小的，鳞状的，滤泡性丘疹。如果不及时治疗，皮疹持续存在。

二期梅毒是典型的陷阱，但其相似之处并不十分明显。应检查生殖器和口腔黏膜。无母斑，病灶为玫瑰色或斑丘疹。

儿童急性荨麻疹的类型有时不能在第一次检查中完全排除，除非能发现母斑。2d后复查可以确诊。

点滴状银屑病和苔藓样糠疹有时需要排除。这两种病变都是丘疹性和持续性的。银屑病的症状是银白色鳞屑。在苔藓样糠疹中，皮疹是多态性的，一些表现为出血痂皮和黏附性鳞屑。

伴有干燥、糠状鳞屑的白色糠疹色减斑块常发生于面部，主要见于儿童。花斑糠疹的色素表现为无边缘性鳞屑，其慢性表现是非常不典型的。

前驱斑及其局限性表现形式(如连圈状糠疹)在临床中容易也经常与癣混淆。癣的病灶呈红色和水肿，可表现为边缘水疱形成。如有疑诊，应在显微镜下检查病灶边缘刮出皮损有无菌丝。

并发症和合并症

发生在妊娠前3个月的玫瑰糠疹可能与高于正常水平的自发性流产或低张力和低活性婴儿早产风险有关[126]

病程与预后

皮损一般3～6周后消退，但也有短的1～2周，长的3个月。持续时间较长(局部除外)是非常少见的。可能有暂时的色素沉着或色素减退，但通常皮疹会消失无迹。

间隔几个月或多年后有2%的病例会复发，消退的皮疹很少部分或完全复发。

实验室检查

诊断通常是基于临床，但如果不能确定，皮肤活检可有助于鉴别其他可能的诊断。

治疗

该病通常无明显症状，病程自限，因此不需要治疗[127]。

一线治疗

如果自觉瘙痒，或影响外观，局部使用类固醇(通常是中效激素)或UVB可能有所帮助[128,129]。

二线治疗

基于人类疱疹病毒6型或人类疱疹病毒7型是引起皮疹的病因，有报道使用抗病毒药物的试验。阿昔洛韦的标准剂量方案(400mg，每天5次，持续1周)或更高的剂量(800mg，每天5次，持续1周)，在发疹早期使用，可能会引起皮疹的快速消退[130]。在一份报道中，相比于安慰剂组患者的平均消退时间37.9d，治疗组的平均消退时间为18.5d[131]，尽管抗人类疱疹病毒6型或人类疱疹病毒7型7 IgM抗体只能在少数接受治疗的患者中检测到。

据报道，口服红霉素(成人1g，每日4次，持续2周)可在治疗2周内清除病灶[132]，但随后对红霉素和阿奇霉素的研究未见效果[133,134]。

(**译者**：解方 谭伟华 张悦 王伟 **一审**：杨宇光 樊建勇 单士军 张延浩 **二审**：王兴旺 **三审**：朴永君 **润色**：夏艾婷)

参考文献

所有文献请查阅网址：www. rooksdermatology. com.
以下列出的是重要参考文献。

Introduction

[2] Knipe DM, Howley PM, eds. *Field's Virology*, 6th edn. New York: Lippincott, Williams and Wilkins, 2013.

[5] King AMQ, Adams MJ, Carstens EB, Lefkowitz EJ. *Virus Taxonomy*. Oxford: Elsevier, Academic Press, 2011.

Poxvirus infections

Vaccinia

[5] Silva-Fernandes AT, Travassos CE, Ferreira JM, *et al*. Natural human infections with Vaccinia virus during bovine vaccinia outbreaks. *J Clin Virol* 2009;44:308-13.

[11] Beachkofsky TM, Carrizales SC, Bidinger JJ, *et al*. Adverse events following smallpox vaccination with ACAM2000 in a military population. *Arch Dermatol* 2010;146:656-61.

Monkeypox

[14] Damon IK. Status of human monkeypox: clinical disease, epidemiology and research. *Vaccine* 2011;29 Suppl. 4:D54-9.

Cowpox

[26] Vogel S, Sárdy M, Glos K, *et al*. The Munich outbreak of cutaneous cowpox infection: transmission by infected pet rats. *Acta Derm Venereol* 2012;92:126-31.

Orf

[42] Leavell UW Jr, McNamara MJ, Muelling R, *et al*. Orf. Report of 19 human cases with clinical and pathological observations. *JAMA* 1968;204:657-64.

Milker's nodule

[60] Lederman ER, Tao M, Reynolds MG, *et al*. An investigation of a cluster of parapoxvirus cases in Missouri, Feb-May 2006: Epidemiologic, clinical and molecular aspects. *Animals* 2013;3:142-57.

Molluscum contagiosum

[69] Olsen JR, Gallacher J, Piguet V, Francis NA. Epidemiology of molluscum contagiosum in children: a systematic review. *Fam Pract* 2014;31:130-6.

[77] Leslie KS, Dootson G, Sterling JC. *T* opical salicylic acid gel as a treatment for molluscum contagiosum in children. *J Dermatol Treat* 2005;16:336-40.

[121] van der Wouden JC, van der Sande R, van Suijlekom-Smit LW, *et al*. Interventions for cutaneous molluscum contagiosum. *Cochrane Database Syst Rev* 2009 Oct 7;(4):CD004767.

Tanapox

[149] Jezek Z, Arita I, Szczeniowski M, *et al*. Human tanapox in Zaire: clinical and epidemiological observations on cases confirmed by laboratory studies. *Bull WHO* 1985;63:1027-35.

Herpesvirus infections

Herpes simplex

[1] Corey L. First-episode, recurrent, and asymptomatic herpes simplex infections. *J Am Acad Dermatol* 1988;18:169-72.

[48] Rose L, Herra CM, Crowley B. Evaluation of real-time polymerase chain reaction assays for the detection of herpes simplex virus in swab specimens. *Eur J Clin Microbiol Infect Dis* 2008;27:857-61.

[52] Cernik C, Gallina K, Brodell RT. The treatment of herpes simplex infections: an evidence-based review. *Arch Intern Med* 2008;168:1137-44.

Primary herpes genitalis

[104] Brugha R, Keersmaekers K, Renton A, *et al*. Genital herpes infection: a review. *Int J Epidemiol* 1997;26:698-709.

[115] Patel R, Barton SE, Brown D, *et al*. European guideline for the management of genital herpes. *Int J STD AIDS* 2001;12 Suppl. 3:34-9.

[130] Johnston C, Saracino M, Kuntz S, *et al*. Standard-dose and high-dose daily antiviral therapy for short episodes of genital HSV-2 reactivation: three randomised, open-label, cross-over trials. *Lancet* 2012;379:641-7.

[134] Patel R, Bodsworth NJ, Woolley P, *et al*. Valaciclovir for the suppression of recurrent genital HSV infection: a placebo controlled study of once daily therapy. International Valaciclovir HSV Study Group. *Genitourin Med* 1997;73:105-9.

[135] Mertz GJ, Loveless MO, Levin MJ, *et al*. Oral famciclovir for suppression of recurrent genital herpes simplex virus infection in women. A multicenter, double-blind, placebo-controlled trial. Collaborative Famciclovir Genital Herpes Research Group. *Arch Intern Med* 1997;157:343-9.

[139] Corey L, Wald A. Maternal and neonatal herpes simplex virus infections. *N Engl J Med* 2009;361:1376-85.

[151] Hollier LM, Wendel GD. Third trimester antiviral prophylaxis for preventing maternal genital herpes simplex virus (HSV) recurrences and neonatal infection. *Cochrane Database Syst Rev* 2008:CD004946.

Varicella-zoster virus infections

Chickenpox and shingles

[160] Nardone A, de Ory F, Carton M, *et al*. The comparative sero-epidemiology of varicella zoster virus in 11 countries in the European region. *Vaccine* 2007;25:7866-72.

[170] Sauerbrei A, Wutzler P. The congenital varicella syndrome. *J Perinatol* 2000;20:548-54.

[173] Nagel MA, Gilden D. Update on varicella zoster virus vasculopathy. *Curr Infect Dis Rep* 2014;16:407.

[191] Leung J, Harpaz R, Baughman AL, *et al*. Evaluation of laboratory methods for diagnosis of varicella. *Clin Infect Dis* 2010;51:23-32.

[204] Breuer J, Fifer H. Chickenpox. *Clin Evid (Online)* 2011 Apr 11;2011:pii:0912.

[205] Shrim A, Koren G, Yudin MH, Farine D. Management of varicella infection (chickenpox) in pregnancy. *J Obstet Gynaecol Can* 2012;34:287-92.

Zoster

[216] Sampathkumar P, Drage LA, Martin DP. Herpes zoster (shingles) and postherpetic neuralgia. *Mayo Clin Proc* 2009 Mar;84(3):274-80.

[225] Weinberg JM. Herpes zoster: epidemiology, natural history, and common complications. *J Am Acad Dermatol* 2007;57(6 Suppl.):S130-5.

[256] Anon. Varicella and herpes zoster vaccines: WHO position paper, June 2014. *Wkly Epidemiol Rec* 2014;89:265-87.

[260] Chen N, Li Q, Yang J, *et al*. Antiviral treatment for preventing postherpetic neuralgia. *Cochrane Database Syst Rev* 2014;2:CD006866.

[264] Robertson DR, George CF. *Treatment of post herpetic neuralgia in the elderly*. *Br Med Bull* 1990;46:113-23.

Epstein-Barr virus infections

Introduction

[271] Young LS, Rickinson AB. Epstein-Barr virus: 40 years on. *Nature Rev Cancer* 2004;4:757-68.

第 3 部分

Infectious mononucleosis

[272] Luzuriaga K, Sullivan JL. Infectious mononucleosis. *N Engl J Med* 2010;362:1993-2000.

[286] Berry PA, Bernal W, Pagliuca A, *et al*. Multiple organ failure and severe bone marrow dysfunction in two 18 year-old Caucasian patients: Epstein-Barr virus and the haemophagocytic syndrome. *Anaesthesia* 2008;63:1249-54.

[300] Picard D, Janela B, Descamps V, *et al*. Drug reaction with eosinophilia and systemic symptoms (DRESS): a multiorgan antiviral T cell response. *Sci Transl Med* 2010;2:46ra62.

Chronic active EBV infection

[310] Verneuil L, Gouarin S, Comoz F, *et al*. Epstein-Barr virus involvement in the pathogenesis of hydroa vacciniforme: an assessment of seven adult patients with long-term follow-up. *Br J Dermatol* 2010;163:174-82.

[315] Tokura Y, Ishihara S, Tagawa S, *et al*. Hypersensitivity to mosquito bites as the primary clinical manifestation of a juvenile type of Epstein-Barr virusassociated natural killer cell leukemia/lymphoma. *J Am Acad Dermatol* 2001; 45: 569-78.

Epstein-Barr virus associated lymphomas and carcinomas

[323] Shimoyama Y, Asano N, Kojima M, *et al*. Age-related EBV-associated B-cell lymphoproliferative disorders: diagnostic approach to a newly recognized clinicopathological entity. *Pathol Int* 2009;59:835-43.

Human herpesvirus 6 and 7 virus infections

[324] Dockrell DH. Human herpesvirus 6: molecular biology and clinical features. *J Med Microbiol* 2003;52:5-18.

[326] Flamand L, Komaroff AL, Arbuckle JH, Medveczky PG, Ablashi DV. Review, part 1: Human herpesvirus-6-basic biology, diagnostic testing, and antiviral efficacy. *J Med Virol* 2010;82:1560-8.

[329] Wolz MM, Sciallis GF, Pittelkow MR. Human herpesviruses 6, 7, and 8 from a dermatologic perspective. *Mayo Clin Proc* 2012;87:1004-14.

[332] De Bolle L, Naesens L, De Clercq E. Update on human herpesvirus 6 biology, clinical features, and therapy. *Clin Microbiol Rev* 2005;18:217-45.

[334] Okuno T, Takahashi K, Balachandra K, *et al*. Seroepidemiology of human herpesvirus 6 infection in normal children and adults. *J Clin Microbiol* 1989;27:651-3.

Roseola infantum

[339] Asano Y, Yoshikawa T, Suga S, *et al*. Clinical features of infants with primary human herpesvirus 6 infection (exanthem subitum, roseola infantum). *Pediatrics* 1994;93:104-8.

[352] Rebora A, Drago F, Broccolo F. Pityriasis rosea and herpesviruses: facts and controversies. *Clin Dermatol* 2010; 28: 497-501.

Herpesvirus 7 infections

[357] Bruns R, Muller CE, Wiersbitzky SK, *et al*. Clinical presentations of infection by the human herpesvirus-7 (HHV-7). *Pediatr Hematol Oncol* 2000;17:247-52.

Reactivation of herpesvirus 6 and 7

[363] Le J, Gantt S and AST Infectious Diseases Community of Practice. Human Herpesvirus 6, 7 and 8 in solid organ transplantation. *Am J Transplant* 2013;13:128-37.

Other herpesvirus infections

Cytomegalovirus

[367] Lesher JL Jr. Cytomegalovirus infections and the skin. *J Am Acad Dermatol* 1988;18:1333-8.

[368] Drago F, Aragone MG, Lugani C, *et al*. Cytomegalovirus infection in normal and immunocompromised humans. A review. *Dermatology* 2000;200:189-95.

[394] Engelmann I, Petzold DR, Kosinska A, *et al*. Rapid quantitative PCR assays for the simultaneous detection of herpes simplex virus, varicella zoster virus, cytomegalovirus, Epstein-Barr virus, and human herpesvirus 6 DNA in blood and other clinical specimens. *J Med Virol* 2008;80:467-77.

Human herpesvirus 8 infection

[400] Cousins E, Nicholas J. Molecular biology of human herpesvirus 8: novel functions and virus-host interactions implicated in viral pathogenesis and replication. *Recent Results Canc Res* 2014;193:227-68.

[415] Cattamanchi A, Saracino M, Selke S, *et al*. Treatment with valacyclovir, famciclovir, or antiretrovirals reduces human herpesvirus-8 replication in HIV-1 seropositive men. *J Med Virol* 2011;83:1696-703.

Herpes B virus infection

[419] Weigler BJ. Biology of B virus in macaque and human hosts: a review. *Clin Infect Dis* 1992;14:555-67.

Eczema herpeticum

[424] Leung DY. Why is eczema herpeticum unexpectedly rare? *Antiviral Res* 2013;98:153-7.

[425] Wollenberg A, Zoch C, Wetzel S, *et al*. Predisposing factors and clinical features of eczema herpeticum: a retrospective analysis of 100 cases. *J Am Acad Dermatol* 2003; 49: 198-205.

[446] Atherton DJ, Harper JI. Management of eczema herpeticum. *J Am Acad Dermatol* 1988;18:757-8.

[447] David TJ, Longson M. Herpes simplex infections in atopic eczema. *Arch Dis Child* 1985;60:338-43.

[464] Aronson PL, Shah SS, Mohamad Z, Yan AC. Topical corticosteroids and hospital length of stay in children with eczema herpeticum. *Pediatr Dermatol* 2013;30:215-21.

Polyomavirus infections

[1] DeCaprio JA, Garcea RL. A cornucopia of human polyomaviruses. *Nat Rev Microbiol* 2013;11:264-76.

[2] Feng H, Shuda M, Chang Y, *et al*. Clonal integration of a polyomavirus in human Merkel cell carcinoma. *Science* 2008; 319:1096-100.

[4] Kean JM, Rao S, Wang M, Garcea RL. Seroepidemiology of human polyomaviruses. *PLOS Pathog* 2009; 5 (3):e1000363.

[19] van der Meijden E, Janssens RW, Lauber C, *et al*. Discovery of a new human polyomavirus associated with trichodysplasia spinulosa in an immunocompromised patient. *PLOS Pathog* 2010;6:e1001024.

[25] Schowalter RM, Pastrana DV, Pumphrey KA, *et al*. Merkel cell polyomavirus and two previously unknown polyomaviruses are chronically shed from human skin. *Cell Host Microbe* 2010;7:509-15.

Human papillomavirus infections

[2] Bernard H-U, Burk RD, Chen Z, *et al*. Classification of papillomaviruses (PVs) based on 189 PV types and proposal of taxonomic amendments. *Virology* 2010;401:70-9.

[14] Tyring SK. Human papillomavirus infections: epidemiology, pathogenesis, and host immune response. *J Am Acad Dermatol* 2000;43:S18-26.

[17] Villa LL, Costa RL, Petta CA, *et al*. Prophylactic quadrivalent human papillomavirus (types 6, 11, 16, and 18) L1 virus-like particle vaccine in young women: a randomised double-

第3部分

blind placebo-controlled multicentre phase II efficacy trial. *Lancet Oncol* 2005;6:271-8.

[25] Kilkenny M, Marks R. The descriptive epidemiology of warts in the community. *Australas J Dermatol* 1996;37:80-6.

[69] Sterling JC, Gibbs S, Haque Hussain SS, *et al*. British Association of Dermatologists' guidelines for the management of cutaneous warts 2014. *Br J Dermatol* 2014;171:696-712.

[70] Kwok CS, Gibbs S, Bennett C, *et al*. Topical treatments for cutaneous warts. *Cochrane Database Syst Rev* 2012: 9:CD001781.

[204] Patel H, Wagner M, Singhal P, Kothari S. S ystematic review of the incidence and prevalence of genital warts. *BMC Infectious Diseases* 2013;13:39.

[260] Vender R, Bourcier M, Bhatia N, Lynde C. Therapeutic options for external genital warts. *J Cutan Med Surg* 2013; 17:S61-7.

[261] McCormack PL. Quadrivalent human papillomavirus(types 6,11,16,18)recombinant vaccine(Gardasil):A review of its use in the prevention of premalignant anogenital lesions, cervical and anal cancers, and genital warts. *Drugs* 2014; 74:1253-83.

Human papillomavirus associated intraepithelial and invasive neoplasias of genitalia and mucosae

[280] zur Hausen H. Papillomaviruses in the causation of human cancers-a brief historical account. *Virology* 2009; 384: 260-5.

[287] Pett M, Coleman N. Integration of high-risk human papillomavirus:a key event in cervical carcinogenesis? *J Pathol* 2007;212:356-67.

[288] zur Hausen H. Papillomavirus infections-a major cause of human cancers. *Biochim Biophys Acta* 1996;1288:F55-78.

[293] Walboomers JM, Jacobs MV, Manos MM, *et al*. Human papillomavirus is a necessary cause of invasive cervical cancer worldwide. *J Pathol* 1999;189:12-19.

[302] Feltkamp MCW, Maurits NC, de Koning MNC, Bouwes Bavinck JN, ter Schegget J. Betapapillomaviruses: Innocent bystanders or causes of skin cancer. *J Clin Virol* 2008;43: 353-60.

Epidermodysplasia verruciformis

[328] Lutzner MA, Blanchet-Bardon C, Orth G. Clinical observations, virologic studies, and treatment trials in patients with epidermodysplasia verruciformis, a disease induced by specific human papillomaviruses. *J Invest Dermatol* 1984;83: 18s-25s.

[335] Ramoz N, Rueda LA, Bouadjar B, *et al*. Mutations in two adjacent novel genes are associated with epidermodysplasia verruciformis. *Nat Genet* 2002;32:579-81.

[339] Jablonska S, Majewski S. Epidermodysplasia verruciformis: immunological and clinical aspects. *Curr Top Microbiol Immunol* 1994;186:157-75.

[341] Gul U, Kilic A, Gonul M, *et al*. Clinical aspects of epidermodysplasia verruciformis and review of the literature. *Int J Dermatol* 2007;46:1069-72.

Human papillomavirus in immune compromise

[379] Meys R, Gotch FM, Bunker CB. Human papillomavirus in the era of highly active antiretroviraltherapy for human immunodeficiency virus: an immune reconstitution-associated disease? *Br J Dermatol* 2010;162:6-11.

Hepatitis infections

[1] Liaw Y-F, Chu C-M. Hepatitis B virus infection. *Lancet* 2009;9663:582-92.

[2] Aspinal EJ, Hawkins G, Fraser A, Hutchinson SJ, Goldberg D. Hepatitis B prevention, diagnosis, treatment and care: a review. *Occ Med* 2011;61:531-40.

[4] Baig S, Alamgir M. The extrahepatic manifestations of Hepatitis B virus. *J Roy Coll Phy Surg Pak* 2008;18:451-7.

[7] Han SH. Extrahepatic manifestations of chronic hepatitis B. *Clin Liver Dis* 2004;8:403-18.

[9] Pagnoux C, Seror R, Henegar C, *et al*. Clinical features and outcomes in 348 patients with polyarteritis nodosa: a systematic retrospective study of patients diagnosed between 1963 and 2005 and entered into the French Vasculitis Study Group Database. *Arthritis Rheum* 2010;62:616-26.

[37] Charles ED, Dustin LB. Hepatitis C virus-induced cryoglobulinaemia. *Kidney Int* 2009;76:818-24.

[38] Ramos-Casals M, Stone JH, Cid MC, *et al*. The cryoglobulinaemias. *Lancet* 2012;9813:348-60.

[49] Rebora A. Skin diseases associated with hepatitis C virus: facts and controversies. *Clin Dermatol* 2010;28:489-96.

[62] Cacoub P, Bourlière M, Lübbe J, *et al*. Dermatological side effects of hepatitis C and its treatment: patient management in the era of direct-acting antivirals. *J Hepatol* 2012; 56: 455-63.

Parvovirus infections

[2] Röhrer C, Gätner B, Sauerbrei A, *et al*. Seroprevalence of parvovirus B19 in the German population. *Epidemiol Infect* 2008;136:1564-75.

[4] Bonvicini F, La Placa M, Manaresi E, *et al*. Parvovirus B19 DNA is commonly harboured in human skin. *Dermatology* 2010;220:138-42.

[5] Young NS, Brown KE. Parvovirus B19. *N Engl J Med* 2004; 350:586-97.

[9] Nicolay N, Cotter S. Clinical and epidemiological aspects of parvovirus B19 infections in Ireland, January 1996-June 2008. *Eurosurveillance* 2009;14:1-5.

[35] Peterlana D, Puccetti A, Corrocher R, *et al*. S erologic and molecular detection of human Parvovirus B19 infection. *Clin Chim Acta* 2006;372:14-23.

[36] Brown KE. The expanding range of parvoviruses which infect humans. *Rev Med Virol* 2010;20:231-44.

Human retrovirus infections

[3] Mahieux R, Gessain A. The human HTLV-3 and HTLV-4 retroviruses: New members of the HTLV family. *Pathol Biol(Paris)* 2009;57:161-6.

[14] de Oliveira M de FSP, Fatal PL, Primo JRL, *et al*. Infective dermatitis associated with human T-cell lymphotropic virus type 1: evaluation of 42 cases observed in Bahia, Brazil. *Clin Infect Dis* 2012;54:1714-19.

[18] Lee R, Schwartz RA. Human T-lymphotrophic virus type 1-associated infective dermatitis: a comprehensive review. *J Am Acad Dermatol* 2011;64:152-60.

Viral insect-borne and haemorrhagic fevers

[1] Wilder-Smith A. Viral hemorrhagic fevers. In: Schwartz E, ed. *Tropical Diseases in Travelers*. Oxford: Wiley-Blackwell, 2009:107-17.

[2] Paessler S, Walker DH. Pathogenesis of the viral hemorrhagic fevers. *Annu Rev Pathol* 2013;8:411-40.

Arenavirus infections

[3] Cummins D. Arenaviral haemorrhagic fevers. *Blood Rev* 1991;5:129-37.

[10] Richmond JK, Baglole DJ. Lassa fever: epidemiology, clinical features, and social consequences. *BMJ* 2003;327:1271.

[16] Charel RN, de Lamballerie X. Arenaviruses other than Lassa virus. *Antiviral Res* 2003;57:89-100.

[21] Enria DA, Briggiler AM, Sanchez Z. Treatment of Argentine hemorrhagic fever. *Antiviral Res* 2008;78:132-9.

Bunyavirus infections

[23] Ergonul O. Treatment of Crimean-Congo haemorrhagic fever. *Antiviral Res* 2008;78:125-31.

Filovirus infections

[36] Baize S, Pannetier D, Oestereich L, *et al*. Emergence of Zaire Ebola virus disease in Guinea-preliminary report. *N Engl J Med* 2014;371:1418-25.

[38] Colebunders R, Tshomba A, Van Kerkhove MD, *et al*. Marburg hemorrhagic fever in Durba and Watsa, Democratic Republic of the Congo: clinical documentation, features of illness, and treatment. *J Infect Dis* 2007; 196 (Suppl. 2): S148-53.

[41] Nkoghe D, Leroy EM, Toung-Mve M, Gonzalez JP. Cutaneous manifestations of filovirus infections. *Int J Dermatol* 2012;51:1037-43.

[42] Feldmann H, Geisbert TW. Ebola haemorrhagic fever. *Lancet* 2011;377:849-62.

Flavivirus infections

[45] Halstead SB. Dengue. *Lancet* 2007;370:1644-52.

[46] Whitehorn J, Farrar J. Dengue. *Br Med Bull* 2010; 95: 161-73.

[50] World Health Organization. *Dengue: guidelines for diagnosis, treatment, prevention and control*, 2009 http://whqlibdoc. who. int/publications/2009/9789241547871_ eng. pdf? ua=1(last accessed February 2015).

Togavirus infections

[56] Burt FJ, Rolph MS, Rulli NE, Mahalingam S, Heise MT. Chikungunya: a reemerging virus. *Lancet* 2012; 379(9816): 662-71.

[57] Kucharz EJ, Cebula-Byrska I. Chikungunya fever. *Eur J Intern Med* 2012;23:325-9.

[58] Thiberville SD, Moyen N, Dupuis-Maguiraga L, *et al*. Chikungunya fever: Epidemiology, clinical syndrome, pathogenesis and therapy. *Antiviral Res* 2013;99:345-70.

[73] Kiwanuka N, Sanders EJ, Rwaguma EB, *et al*. O'nyong-nyong fever in southcentral Uganda, 1996-1997: Clinical features and validation of a clinical case definition for surveillance purposes. *Clin Infect Dis* 1999;29:1243-50.

[80] Dore A, Auld J. Barmah Forest viral exanthems. *Aust J Dermatol* 2004;45:125-9.

[83] Halsey ES, Siles C, Guevara C, *et al*. Mayaro virus infection, Amazon Basin region, Peru, 2010-2013. *Emerg Infect Dis* 2013;19:1839-42.

Rubella

[4] Best JM. Rubella. *Semin Fetal Neonatal Med* 2007; 12: 182-92.

[9] Cooper LZ, Ziring PR, Ockerse AB, *et al*. Rubella. Clinical manifestations and management. *Am J Dis Child* 1969; 118:18-29.

Picornavirus infections

[1] Armstrong R, Davie J, Hedger RS. Foot-and-mouth disease in man. *BMJ* 1967;4:529-30.

[33] Wang SM, Liu CC, Tseng HW, *et al*. Clinical spectrum of enterovirus 71 infection in children in southern Taiwan, with an emphasis on neurological complications. *Clin Infect Dis* 1999;29:184-90.

[35] Feder HM, Bennett N, Modlin JF. Atypical hand, foot and mouth disease: a vesiculobullous eruption caused by Coxsackie virus A6. *Lancet Infect Dis* 2014;14:83-6.

[42] Ge S, Yan Q, He S, *et al*. Specific primer amplification of the VP1 region directed by 5' UTR sequence analysis: enterovirus testing and identification in clinical samples from hand-foot-and-mouth disease patients. *J Virol Methods* 2013;193: 463-9.

[44] Wang SM, Liu CC. Enterovirus 71: epidemiology, pathogenesis and management. *Exp Rev Anti Infect Ther* 2009;7:735-42.

[50] Mirand A, Henquell C, Archimbaud C, *et al*. Outbreak of hand, foot and mouth disease/herpangina associated with coxsackievirus A6 and A10 infections in 2010, France: a large citywide, prospective observational study. *Clin Microbiol Infect* 2012;18:E110-18.

[57] Shoji K1, Komuro H, Miyata I, *et al*. Dermatologic manifestations of human parechovirus type 3 infection in neonates and infants. *Pediatr Infect Dis J* 2013;32:233-6.

[64] Inman RD, Hodge M, Johnston ME, *et al*. Arthritis, vasculitis, and cryoglobulinemia associated with relapsing hepatitis A virus infection. *Ann Intern Med* 1986;105:700-3.

Myxovirus infections and related RNA viruses

[1] Moss WJ, Griffin DE. Measles. *Lancet* 2012;379:153-64.

[4] de Vries RD, Mesman AW, Geijtenbeek TB, *et al*. The pathogenesis of measles. *Curr Opin Virol* 2012;2:248-55.

[8] Battegay R, Itin C, Itin P. Dermatological signs and symptoms of measles: a prospective case series and comparison with the literature. *Dermatology* 2012;224:1-4.

[9] Tod B, Carrara H, Levin M, Todd G. Dermatological manifestations of measles infection in hospitalised paediatric patients observed in the 2009-2011 Western Cape epidemic. *S Afr Med J* 2012;102(6 Pt 2):356-9.

[14] Michel Y, Saloum K, Tournier C, *et al*. Rapid molecular diagnosis of measles virus infection in an epidemic setting. *J Med Virol* 2013;85:723-30.

[17] D'Souza RM, D'Souza R. Vitamin A for preventing secondary infections in children with measles-a systematic review. *J Trop Pediatr* 2002;48:72-7.

[22] Berkovich S, Kibrick S. Exanthem associated with respiratory syncytial virus infection. *J Pediatr* 1064;65:368-70.

第 26 章

细菌感染

26

Roderick J. Hay, Rachael Morris-Jones
Dermatology Department, King's College Hospital, London, UK

概述:皮肤正常菌群及微生态

正常皮肤表面及毛囊内定植大量细菌,其与人体无害共生。常驻细菌与真菌共同形成皮肤微生态。皮肤常驻微生物的过度生长可能会导致皮肤或附属器轻微病变。但是,皮肤极易驻菌一旦定植就可以迅速导致皮肤疾病。除了致病力较强的病原微生物外,大部分细菌仅能短暂少量的在皮肤表面停留。由于它们在该环境中无法生长和繁殖,故最终消失。细菌标本采样中可观察到某些“瞬态”[1]。有一些生物体虽然它们不是皮肤的常驻菌,但可以在一段时间内定植,并保持一定的数量,这种细菌被称之为暂驻菌。例如,面部金黄色葡萄球菌或β-溶血性链球菌可定植于鼻腔或口腔皮肤黏膜,容易让人误以为这些细菌是面部正常菌群成员的假象,然而它们仅仅是暂驻菌。关于不同菌群在皮肤疾病中作用的研究尚处于初期阶段,但全序列测序技术对皮肤菌群的研究产生了革命性影响。

当皮肤出现炎症反应或其他异常时,我们常常难以确定在皮肤表面所发现的微生物是致病因素还是疾病结果[2,3]。细菌学报告须根据所分离微生物的习性谨慎解读。在皮肤或机体免疫状态受损时,我们通常认为体表非致病菌可能会成为机会致病菌。同样,在某些条件下一些常驻菌可能触发机体防御机制,参与某些发病机制启动,诱发皮肤疾病发生。此外,微生物的数量是致病的重要因素之一。特定的物种,不同菌株的毒力也存在差异。一些菌株易致病,可能是由于它对上皮细胞的黏附性强,也可能由于其产生特殊的酶,具体的机制尚未完全清楚。

从宿主防御的角度,我们需要考虑三个方面:①皮肤屏障完整性和表皮生长能力;②宿主微生物共生体与潜在入侵者的相互作用;③经典的免疫和固有免疫机制。

目前皮肤表面寄生菌与宿主的关系仍不完全清楚。在实验室中已经可以对病原体和共生菌进行培养,从而可以进行对表皮培养物和宿主免疫能力的研究。例如,对 6 名健康志愿者的前臂进行检查,利用细菌 16S 基因序列分析发现皮肤微生物多样性,其所鉴定的物种数量远远大于任何通过标准培养程序鉴定出的物种，并且发现了几个未知门类[4]。

现在已有大量关于人类皮肤微生物学的文献，而且其中一些具有重要价值[5-7]。就微生物学和感染性疾病来说，推荐阅读 Mandell 等[8]、Collier 及 Balors[9] 等的文章。

正常微生物生态学

标本采样方法

对正常皮肤或共生菌群进行采样，特别是样本量较大时，通常采取标准化的拭子擦拭法。

通常采用增加取样时擦拭时间、擦拭力度以及润湿取样棉签的方法，可增加获得的微生物数量。通过胶带取样、旋管或影印培养可获取细菌半定量数据和一些关于细菌空间分布的信息。最佳估计细菌总菌群的定量方法是通过将已知横截面积的开放式圆柱体涂敷在皮肤上，其上带有少量已知体积的液体载体(磷酸盐缓冲液加上 Triton X-100%®)，继而擦拭皮肤表面以获得微生物。然而，该方法耗时且毛囊内厌氧菌产量低。理论上，全层皮肤活检能提供更好的样本[5]。

当受试者进行特定活动(例如在小房间脱衣)时，可以使用沉降皿或碰撞取样器进行空气取样，从而对皮肤上的微生物进行定量研究[11]。

用于分离微生物所使用的培养基种类会影响样本结果。一般建议有氧微生物使用普通血液或血清琼脂分离培养，而丙酸痤疮杆菌的分离培养常使用不含指示剂但含有 1%吐温 80® Brewer 硫乙醇酸盐的固体培养基[5]。

对于使用分子遗传学方法进行研究时，必须提取、加工和扩增微生物的 DNA。细菌高度保守区域的聚合酶链反应(PCR)引物可相对容易地扩增小亚基 rRNA 基因序列。上述方法在前文已介绍[4,12]。

正常菌群

稳定的常驻菌群由种类相对较少但数量庞大的微生物构成[1]。基因研究表明，不同个体之间以及相同个体不同阶段不同部位，皮肤正常菌群存在较大的变异[9]。利用遗传学技术已经确认微生物群中大部分种类，但许多新的微生物种类仍待细菌学鉴定。皮肤微生态仍在不断更新，一些新的微生物在皮肤健康或者疾病状态下的作用也越来越清晰[4,12]。

与稳定的共生菌相比，暂驻菌更加复杂，因为它们不容易与瞬态微生物区分。由于健康人类皮肤定植的基本模式有一定规律，从中可以观察到一些变化。简单地说，干燥的皮肤定植水平低，而潮湿和皮脂腺充足区域定植菌数量庞大。大多数微生物位于角质层表面最外层松散鳞片间的缝隙中。其分布不均，聚集成大小不等的微菌落，可能由 50 个或几百个细胞组成。它们的成分也随表皮深度改变而发生变化。近表面有需氧球菌，而毛囊深处除马拉色菌属外，还有厌氧菌(丙酸杆菌属)。汗腺导管、分泌部、外分泌部或顶泌分泌部均无细菌定植。抗菌肽存在于表皮和外分泌腺体，抗菌肽具有很强的抗菌能力，其与汗腺无细菌定植相关[13]。

已确定的常驻需氧菌群包括厚壁菌门革兰阳性球菌，如葡萄球菌、放线菌、微球菌属以及各种革兰阳性棒状菌(如类白喉棒状杆菌)。这些棒状菌主要是棒状杆菌属，但也有短杆菌种。典型的革兰阴性常驻菌是不动杆菌种。放线菌主要分布在皮脂腺滤泡丰富区域，而厚壁菌门主要定植于腋窝。但细菌在不同区域和个体均存在较大差异。如上所述，细菌的种群也随着表皮深度和皮肤疾病而变化。

丙酸杆菌是定植于成人毛囊的主要厌氧菌。解糖葡萄球菌是一种厌氧葡萄球菌属，可出现在约 20%受试者皮肤表面，是一种正常菌群。此外，正常皮肤表面无链球菌定植，脓疱疮发病前偶能发现链球菌暂驻于口腔、腔口周围皮肤或者在其他部位[14]。

葡萄球菌属约有 40 余种[15]，其中约 10 种常见于正常皮肤。凝固酶阳性金黄色葡萄球菌不是健康皮肤上的常驻菌，但可在约 1/3 人鼻腔中以及约 20%会阴皮肤上检测到此菌。少部分受试者腋窝和脚趾缝也可以发现此菌。另外，受损的皮肤，例如湿疹或银屑病皮损，也可检测到金黄色葡萄球菌，甚至分布广泛。

凝固酶阴性葡萄球菌中，人葡萄球菌和表皮葡萄球菌在人体潮湿部位占较大比例。此外，也分离出头状葡萄球菌、科恩葡萄球菌、溶血性葡萄球菌、腐生葡萄球菌和沃氏葡萄球菌。有趣的是，木糖葡萄球菌常见于北美个体，不是英国人皮肤的常驻菌。模拟葡萄球菌存在于大西洋两岸人群，但不常见[7]。

健康皮肤中，与葡萄球菌相比，微球菌属数量明显变少，但身体干燥部位和儿童皮肤上数量相对较多。此外，研究发现藤黄微球菌和变异微球菌是优势种，克氏微球菌和栖息微球菌是常驻菌，里拉微球菌可能在婴儿时期有重要作用[6]。

棒状杆菌

棒状(或白喉)杆菌是一类需氧的、革兰阳性多形性杆状细菌。棒状细菌难以通过常规分类学方法或者分子生物学方法进行分离，例如：基质辅助激光解吸电离飞行时间质谱(MALDI-TOF)和限制性片段长度多

第3部分

态性(RFLP),这些方法耗时,不适于常规使用。需氧棒状杆菌包括无枝菌酸棒杆菌、杰氏棒状杆菌、牛棒状杆菌、极小棒状杆菌、干燥棒状杆菌以及人皮杆菌、表皮短杆菌和明显需氧的丙酸杆菌属。腋毛癣相关的菌群尚未明确,与极小棒状杆菌关系尚不清楚,研究发现后者与临床红斑关系密切。通过分子和细胞壁组成、营养需求和甲硫醇产生方法可将短杆菌属与棒状杆菌属区分开。这些新确定的菌群被认为是皮肤的正常细菌(至少在相当大的受试者中),特别在潮湿部位(但不限于此)。它们与从乳制品中分离的短杆菌属物种有关,产生甲硫醇,可能是汗脚异味的原因[16]。

另一组棒状菌与毛干浅表真菌感染的白毛结节菌病相关,已命名为迈克布瑞德短杆菌[17]。

丙酸杆菌是厌氧、革兰阳性的杆状微生物,分为三种,是成年人皮肤常驻菌。痤疮丙酸杆菌和颗粒丙酸杆菌分布广泛,以皮脂腺丰富的面部和躯干上部的毛囊内尤著。在痤疮发病机制中有重要作用。此外,卵白丙酸杆菌生长在潮湿部位,特别是腋窝和腹股沟,其在皮肤上是否有致病性尚不清楚[18]。

定量培养研究

通过培养发现每平方厘米皮肤中微球菌数量大约为:手部 600 株、前臂 60 株、肩胛部 300 株、腋窝 500 000～1 000 000 株[7]。Williamson 报道,包括白喉在内的所有厌氧生物数量:头皮平均为 1.46×10^6、腋下[19]平均为 2.41×10^6。特定个体皮肤上生物数量随时间变化不大,但不同个体间存在相当大的差异[20,21]。有些人携菌数量较大,而有些人携菌较少,但这种分布遵循“对数正态”曲线。

影响因素

采用定量采样技术和分子分析方法,研究各种因素对微生物种群的影响。减少洗涤次数不能增加细菌数量。洗澡可能会暂时减少细菌数量,但会导致皮肤上微菌落分裂,使细菌分布更加均匀,实际上,洗澡后一两个小时可能会增加细菌播散[7]。

增加皮肤水合作用对皮肤细菌数量影响的研究报道显示,菌落总数会随着皮肤水合增加而大幅度增加[2]。皮肤含水量增加的早期阶段,以凝血酶阴性的葡萄球菌和微球菌增加占主导地位,后期亲脂性棒状细菌增多,微球菌数量减少。而革兰阴性杆菌随时间稳定增加。潮湿热带气候容易分离出铜绿假单胞菌。另外,高湿度环境中喂养的新生儿,铜绿假单胞菌定植率和感染率也增加[22]。

年龄、性别和种族差异

人类的皮肤从出生起就有细菌定植。新生儿身上覆盖着具有抗菌成分的防御素、抗菌肽、溶菌酶的胎儿皮脂。此现象表明婴儿具有分泌这些物质的能力,可能是为出生后细菌定植做准备[23]。

婴儿菌群具有不稳定性和多样性,暂驻菌[24]可能包括链球菌和芽孢杆菌。与成人皮肤相比,微球菌属更突出。丙酸杆菌皮肤定植量极少,需要进入青春期后,皮脂水平提高,才能建立稳定菌群。老年受试者中,链球菌是最常见的常驻菌。在这一年龄组中肠道微生物更常见,尤其是潮湿部位[7]。有证据表明男性比女性携带更多细菌(至少在需氧生物方面)。这一事实解释了一个现象,即男性更可能是金黄色葡萄球菌的传播者,而不是女性[25,26]。

研究发现儿童鼻部金黄色葡萄球菌存在种族差异,白种人儿童(41%阳性)比黑种人儿童(30%)更可能携带该菌[27];但尚缺乏主要常驻菌群密度的比较数据。

正常菌群数量可能发生变化,包括重病患者身上携带革兰阴性菌数量增加,显然无法通过他们接受的治疗加以解释[28]。皮肤上使用抗菌剂,如手术前消毒,通常会去除暂驻菌并减少常驻菌数量[5]。使用抑制革兰阳性球菌的制剂后,一般会增加革兰阴性杆菌的数量[10]。金黄色葡萄球菌的定植也可能受到寒冷天气、住院时间或注射针头的影响[29]。

正常菌群的作用

皮肤的正常菌群具有多种功能,其中最重要的是通过定植菌干扰来防御致病菌感染。正常菌群对皮肤脂质游离脂肪酸产生发挥重要作用。有证据表明,痤疮丙酸杆菌和革兰阳性球菌能够水解皮脂中的脂质产生游离脂肪酸[30]。这种酸性环境能抑制诸如化脓性链球菌这样的微生物生长[31]。位于毛囊深部的痤疮丙酸杆菌也能够水解脂质产生游离脂肪酸[32]。大汗腺分泌时应是无菌和无臭的。狐臭等气味是由细菌作用而产生,主要由棒状杆菌引起。除臭剂主要通过其抗菌活性而发挥效应[33]。

特殊部位菌群[34]

某些皮肤部位在培养时发现特定菌群,其数量或质量与上面概述的一般情况不同,值得特别研究。

鼻腔前庭

鼻前庭拭纸中常见的微生物有凝固酶阴性葡萄球菌、微球菌和棒状杆菌。约 35%的健康受试者鼻前庭会检测出金黄色葡萄球菌。化脓性链球菌也并不罕见。不同人群差异较大,但由于鼻带菌者有时会传播大量微生物,积极检测和治疗对控制葡萄球菌和链球菌感染非常重要。

外耳道

除了凝固酶阴性葡萄球菌和棒状杆菌外，从正常耳朵中分离出的变形杆菌、大肠埃希菌、卡他奈瑟菌和奈瑟菌群数量虽少，但明显比正常菌群数量多。

腋窝

此部位有大量细菌定植，主要是葡萄球菌、微球菌和棒状杆菌。

趾缝

穿鞋时，第四个脚趾缝往往处于潮湿、浸渍状态。这样的环境容许大量细菌定植，主要以常驻菌为主。但也能分离出革兰阴性菌。趾间是短杆菌定植的一个重要场所，因此不动杆菌和产碱菌常被分离出来。老年人和热带气候生活的人类，足趾缝甚至可能分离出大肠菌群和肠道菌群等其他微生物[35]。

外阴

定期从该部位可分离出凝固酶阴性葡萄球菌、微球菌和棒状杆菌。源于粪便的大肠埃希菌和肠球菌常作为常驻菌和暂驻菌出现。

可在此部位培养出 B 组链球菌，但数量很少。

会阴和腹股沟

该部位常出现凝固酶阴性葡萄球菌（CoNS）、微球菌和各种需氧棒状体。当该部位被粪便污染后，肠道菌群中的革兰阴性菌迅速消失。但约 15% 的受试者该部位存在不动杆菌。

脐带

新生儿脐带通常在出生后不久被金黄色葡萄球菌定植。发病率差异很大，但对于在医院出生的婴儿，其发病率可能与鼻腔定植率并无较大差异。新生儿脐带也可能被化脓性链球菌定植且外观表现正常。在医院婴儿房里，这些细菌很容易在婴儿间传播。在产科寻找葡萄球菌和链球菌感染源时，应包括婴儿的脐带拭子检测。

黏附能力

细菌黏附在皮肤表面的能力，即黏附过程，已被广泛研究。在潮湿表面，许多细菌胞壁具有疏水性，能促进细菌和人类细胞紧密结合。此外，细胞表面的微小成分比如黏附素，也能促进细菌黏附[36]。这种黏附通常具有特异性，通过受体位点与宿主细胞相互作用。细菌黏附素，例如脂磷壁酸，在葡萄球菌和链球菌中均被发现[37]，其位于链球菌细胞壁上突出的结构或纤维物中。许多革兰阴性细菌也有类似的丝状结构，比如纤毛或菌毛。黏附蛋白不仅可以使微生物停留在上皮表面，还可以与覆盖在细菌表面的排泄物相互作用，调节不同细菌间的关系，如微菌落的组成。细胞外物质（如黏液）的分泌使细菌能够附着在异物表面及角质层上[38]。如果细菌黏附在缝合材料或塑料（如经皮套管）上，细菌大量定植后可发生侵袭生长，最终导致脓肿形成并发生败血症。此外，诸如金黄色葡萄球菌这样的微生物还能分泌肽聚糖并形成防护性生物膜。

皮肤和防御功能

表皮屏障通过代谢脱屑的方式，将污染的微生物不断地清除。研究者通过在皮肤表面接种微生物，探索它们的消失机制，并试图阐明内在因素。早期理论认为皮肤表面的酸性 pH 值是抵御细菌的重要防御机制，该观点现在已经被否定[7]。干燥决定定植细菌从酸性和碱性区域消失速率的差异，而碱性区域更湿润。

用不同透水性的塑料薄膜研究前臂皮肤上几种细菌的存活情况[39]，结果提示化脓性链球菌的死亡可能与化学机制相关，而干燥是大肠埃希菌和铜绿假单胞菌的死亡原因。这两个因素都有利于清除金黄色葡萄球菌。从皮肤中分解的脂肪酸会降低葡萄球菌定植的抵抗力，脂肪酸可以通过与抗生素（如新霉素）结合而被中和[40]。

皮肤可产生抗菌肽，如组织蛋白酶、顺式-6-己癸酸和各种防御素，发挥积极的防御功能。这些抗菌肽主要由角质形成细胞产生，但被招募到炎症区域的中性粒细胞、肥大细胞和血小板也参与抗菌肽的产生[41]。其他存在于皮肤和汗液中的分子，如皮霉素和组蛋白 H4，也有助于控制表皮细菌。这些活性肽对微生物群的反应控制缺陷可以导致不同的皮肤疾病[42]。

细菌干扰现象与皮肤防御有着密切关系。一株葡萄球菌在某些部位的定植可能会干扰另一株葡萄球菌随后的定植。关于竞争有限营养素的说法可能解释该现象。这些生物体也会产生细菌素（抗微生物物质），后者会抑制其他微生物的生长[34]。当病原体入侵时，宿主通过相互关联的适应性和先天性免疫系统做出反应。Toll 样受体信号变化在确定微生物定植程度方面具有重要作用，特别像如金葡菌这样的特定潜在病原体。

革兰阳性细菌

葡萄球菌和链球菌是革兰阳性细菌，可通过在皮肤表面黏附、增殖、侵入，从而引起皮肤感染。皮肤浅表感染包括脓疱疮和臁疮，深部皮肤感染包括蜂窝织炎和坏死性筋膜炎。细菌侵入毛囊导致毛囊炎和疖病,细菌产生的毒素可导致细胞因子级联释放,从而造成皮肤弥漫性损伤,比如葡萄球菌烫伤皮肤综合征(SSSS)和猩红热。本章节将详细讨论革兰阳性菌的特征及其引起皮肤感染的机制。

金黄色葡萄球菌

定义

葡萄球菌是一种革兰阳性球菌,通常形成簇状(类似一串葡萄)。金黄色葡萄球菌是葡萄球菌的众多致病菌之一,可引起特异皮肤感染如脓疱疮、疖、伤口感染和败血症等。

概述

金黄色葡萄球菌是人类和哺乳动物的定植菌和病原体。部分正常人的皮肤/鼻黏膜上有金黄色葡萄球菌定植,大多数情况下与疾病无关。然而,金黄色葡萄球菌介导的疾病范围很广,通过感染破损皮肤/伤口引起疾病,可能导致毛囊炎、脓疱疮、炎症性皮肤病(皮炎)继发细菌感染、疖/脓肿、蜂窝织炎、化脓性关节炎、化脓性骨髓炎、植入的假体装置感染,以及全身感染(比如心内膜炎、肺炎和危及生命的败血症等)。除了细菌直接致病之外,也可由金黄色葡萄球菌所分泌的毒素引起疾病,如 SSSS、中毒休克综合征(TSS)、Panton-Valentine 白血球蛋白(PVL)坏死性皮肤病变、坏死性肺炎以及葡萄球菌介导的食物中毒。广泛使用广谱抗生素会提高金黄色葡萄球菌[包括耐甲氧西林金黄色葡萄球菌(MRSA)]耐药菌株的全球发生率。框图 26.1 显示金黄色葡萄球菌参与的皮肤疾病。

流行病学

发病率和患病率

最近研究表明,金黄色葡萄球菌是美国医院感染中最常见的致病菌,也是门诊机构感染中第二常见致病菌[1]。北美 40%~50%的菌血症分离株是耐甲氧西林金黄色葡萄球菌,欧洲(2007 年)的发病率从德国 0.8%,到英国 35%和葡萄牙 48%不等[2]。社区获得性耐甲氧西林金黄色葡萄球菌(CA-MRSA)的流行率在过去十年中也显著增加,并导致严重皮肤感染,这些感染通常发生在健康人身上。CA-MRSA 通过直接接触传播,与医院内的 MRSA 相比,更常与毒素产生有关。然而,社区和医院间的界限在许多环境中越来越模糊,CA-MRSA 导致医院感染,取代了传统的医院-获得性 MRSA(HA-MRSA)模式。因此,以前基于临床流行病学的区别变得不相关,导致更多的基因型出现。

框图 26.1 与金黄色葡萄球菌感染有关的皮肤病

皮肤及邻近组织直接感染
- 脓疱疮
- 臁疮
- 毛囊炎
- 疖病
- 痈
- 须疮
- 蜂窝组织炎
- 其他

继发感染
- 湿疹、虫咬、溃疡等

细菌毒素引起的皮肤病
- 葡萄球菌烫伤皮肤综合征
- 中毒性休克综合征
- 猩红热
- 复发性毒素介导的会阴红斑

年龄

新生儿鼻子和脐带残端周围常定植金黄色葡萄球菌[3]。医院出生的婴儿(72%)金黄色葡萄球菌的定植率高于在家出生的婴儿,而定期接受脐带消毒的婴儿,金黄色葡萄球菌定植率较低[4]。鼻腔载菌率在 1 岁时降至最低 10%~15%,5 岁时升至成人水平[4]。有关不同年龄段金黄色葡萄球菌定植的数据大多来自确定耐甲氧西林金黄色葡萄球菌感染率的研究。例如,有证据表明,4 个月至 59 个月大的儿童中,甲氧西林敏感金黄色葡萄球菌(MSSA)和耐甲氧西林金黄色葡萄球菌(MRSA)的感染率普遍相同,而 11—18 岁的人更容易感染甲氧西林敏感金黄色葡萄球菌(MSSA),年龄较大(>60 岁)的人更易感染耐甲氧西林金黄色葡萄球菌。这些与年龄相关的差异更多地反映了潜在疾病和(或)患者免疫状态,而不是年龄本身。一般来说，MRSA 组患者年龄明显较大，潜在疾病多，除导致肺炎的感染外，MRSA 组的死亡率也较高。

性别

男性和女性感染金黄色葡萄球菌的概率相等；但是 CA-MRSA 暴发更常见于男性（与运动团队相关，以及男性性关系有关）。与男性相比，女性与金黄色葡萄球菌菌血症的高死亡率更相关。

种族

CA-MRSA 的暴发在生活环境拥挤的少数民族群体中更常见。文献报道显示，非裔美国人（美国）、拉美裔人（美国）、土著人（澳大利亚）、太平洋族裔（新西兰）的耐甲氧西林金黄色葡萄球菌患病率增加，而亚洲人（美国）的患病率降低。

相关疾病

金黄色葡萄球菌感染与皮肤屏障功能降低有关。轻微的皮肤创伤（割伤、抓痕、擦伤、烧伤等）、慢性皮肤破裂（溃疡）、炎症性皮肤病（皮炎），其他原发性皮肤感染，如病毒（水痘/带状疱疹、单纯疱疹病毒）、真菌（被切开的头癣、念珠菌甲沟炎）和分枝杆菌感染（脓肿性分枝杆菌、海洋分枝杆菌感染），以上情况均可能发生金黄色葡萄球菌感染。1 型糖尿病、肾血液透析、肝病和假体植入也与金黄色葡萄球菌感染率较高有关，在某些情况下，金黄色葡萄球菌感染可能导致细菌性心内膜炎。

病理生理学

发病诱因

研究表明，10%～20%普通人群是金黄色葡萄球菌的持续携带者，约 50%是间歇性携带者，20%～30%是非携带者[5]。健康成人金黄色葡萄球菌鼻腔携带率为 27%[6]。宿主和细菌因素均在葡萄球菌携带中起作用[7]，特别是金黄色葡萄球菌菌株产生的脂磷壁酸（LTA）[8]。最近一项研究表明，将混合金黄色葡萄球菌菌种接种在鼻子，个体最终可以恢复为最初的类型，即持续携带者（通常是其原始菌株而不是接种的菌株）、非携带者（大多数在接种后 2 周内恢复）和间歇性携带者[9]。持续携带者是金黄色葡萄球菌的重要传染源，可导致医院和社区感染。儿童鼻腔比成人持续携带率更高。25%医院工作人员鼻黏膜定植金黄色葡萄球菌[10]。感染金黄色葡萄球菌（包括危及生命的败血症）风险较大的患者包括溃疡/慢性创伤者、既往曾经有金黄色葡萄球菌感染/定植者、植入中心静脉/导尿管者、有手术创伤者、静脉吸毒者、患肝病者、免疫功能受损/受抑制者以及系统使用皮质类固醇者。社区获得性耐甲氧西林金黄色葡萄球菌常通过直接接触传播，因此最常见于生活在过度拥挤的环境、社会经济地位较低的群体、卫生条件差的幼儿，以及皮肤有轻微破损的个体。据报道，在运动员、军队、日托机构、静脉吸毒者和男同性恋者中曾出现 CA-MRSA 的暴发。

携带

白种人比黑种人鼻腔细菌定植更高，其原因可能与决定细菌黏附和免疫反应的遗传因素有关。针对家系和双胞胎研究，结果提示苯丙酮尿症患者细菌定植率高于正常人；人类白细胞抗原（HLA）-DR3 与特应性皮炎以及鼻腔细菌定植率增加有关[11-14]。鼻部易定植患者中，总定植率取决于暂时携菌者与持久性携菌者接触程度。此观点一定程度上解释了入院后携菌率增加[15]，城市地区携菌率高于农村地区[16]，及携菌率随年龄变化的现象。特应性皮炎患者鼻部携菌率高（79%）[17]可能部分来源于皮肤上大量金黄色葡萄球菌，也可能与细菌对鼻黏膜细胞黏附能力增强有关[18]。鼻腔带菌作为金黄色葡萄球菌的主要定植部位，是社区获得性和院内感染后续发展的主要危险因素。在门诊腹膜透析或血液透析的患者中，鼻内携带金黄色葡萄球菌的患者更容易发生创口部位感染，且通常感染的是与鼻腔相同的菌株[15]。HIV 病毒感染者和艾滋病相关疾病患者及静脉注射吸毒者，有较高金黄色葡萄球菌携带率，这是后续金黄色葡萄球菌严重感染的一个风险因素[19]。出现这种情况的根本机制尚不清楚。金黄色葡萄球菌的各种表面成分，如磷壁酸、LTA、纤维连接蛋白结合蛋白、5 型和 8 型荚膜多糖，都被认为是促成微生物结合到鼻内细胞表面的物质[15]，然而并不是所有结构均得到确认。金黄色葡萄球菌的肠道携带在住院患者中尤其常见，可能与该微生物向皮肤传播有关。71 例住院受试者中[20]，不仅在鼻内（45%）发现了该病菌，在粪便中（36%）也发现了该病菌。这些患者大多数是顽固的粪便携带者。此外，从床头柜等环境表面提取的拭子培养结果也显示周围环境也受到污染。分子生物学研究结果显示，鼻腔和粪便中分离的菌株与环境来源的是相同菌株[20]。

抑制携菌因素

尽管没有明确减少机体携菌的最佳方法，但长期规律在适当部位（前鼻孔、会阴或腋下）使用氯己定乳膏，并在日常沐浴或淋浴清洁剂基础上使用防腐剂，通常是氯己定或聚维酮碘，包括洗发露，这些都是有效的抑菌方法，但是停止使用上述物品，细菌定植很快恢复。口服或外用抗生素有助于机体定植菌清除，停止治疗后不久便会再次重新定植[21]，但也有例外。例如，以下几项研究，在所有接受治疗的患者中，鼻内使用莫匹罗星，治疗 5d 后可消除鼻腔金黄色葡萄球菌，并且 50%患者在 5 个月后仍然没有感染细菌[22]。血液透析患者中，口服利福平，每天 600mg，持续 7～10d，80%病例可清除微生物达 3 个月[23]。长期低剂量克林霉素每日 150mg，持续 3 个月，也取得了良好的效果[24]。在过去的几十年里，葡萄球菌已经对许多抗生素产生耐药性，可选择的治疗方案也有所减少。

病理学

金黄色葡萄球菌可产生许多表面因子和蛋白，帮助其生存和逃避宿主免疫。其中最具特征的表面防御蛋白是蛋白 A，由五个同源免疫球蛋白/抗体结构域组成，每个域都能结合到抗体的 Fc 区和人类 VH3 家族的 Fab 区。这种结合能抑制抗体与补体结合或直接作用于巨噬细胞，破坏补体调理作用和巨噬细胞的吞噬作用。体内金黄葡萄菌蛋白 A 水平升高与鼻腔定植菌株有关。金黄色葡萄球菌还可合成凝固酶，其能够触发凝固酶级联反应，产生一种能有效包围细菌的血浆蛋白质网，后者成为细菌的一种伪装免疫斗篷。金黄色葡萄球菌产生的胶原酶和透明质酸酶可增加其侵入深层组织的能力。

致病微生物

目前大约发现 40 种葡萄球菌，根据革兰阳性染色和形成“葡萄簇”的能力来进行定义。又根据是否产生可导致血液凝结的凝固酶来进行细分。大多数物种对人体无害，是皮肤正常共生菌群的一部分，如表皮凝固酶阴性葡萄球菌。但是，免疫功能低下的患者，这种葡萄球菌的感染也可危及生命，特别是发生中心静脉导管相关的感染。生殖泌尿道由腐生葡萄球菌定植，胃由 *leei* 葡萄球菌定植。人体主要病原菌是金黄色葡萄球菌，不限于凝固酶阳性亚类。

抗生素耐药性

有证据表明，皮肤上使用外用抗生素可能增加抗生素耐药性的发生[25]。特别是当细菌对庆大霉素耐药时，它可在金黄色葡萄球菌菌株之间转移，也可以在凝固酶阴性葡萄球菌和金黄色葡萄球菌之间传递[28]。过去认为外用夫西地酸和莫匹罗星耐药性发生率低；但是，随着耐药菌株的广泛报道，情况已不再如此[26,27]。

耐甲氧西林金黄色葡萄球菌

1961 年首例报道耐甲氧西林金黄色葡萄球菌[28]。在过去的几十年里，MRSA 感染在全世界流行，许多医院不得不制定措施来控制感染的蔓延[29]。医院出现耐药菌，抗生素滥用似乎能促进其生存。耐甲氧西林金黄色葡萄球菌的新克隆可能会随着抗生素使用的变化而变化[30]。当某个微生物获得一种能使其对抗生素不敏感的基因时，就会产生对该种抗生素耐药。这可能是一种自发改变，与遗传突变有关，或涉及获得可移动的遗传元件诸如质粒、转座子、整合子或基因盒等[31]。不幸的是，皮肤上的耐甲氧西林金黄色葡萄球菌携带者可能会持续数年，如果是携带者的患者再次入院，则会增加传播风险[32]。患者发展成为 MRSA 感染的风险因素包括以前使用过抗生素、与医护人员或疗养院居民接触、在护理机构长期居住、进入重症监护病房、静脉吸毒、体内留置装置、血液或腹膜透析、鼻胃管或其他侵入性管道，免疫抑制或者接受外科手术者。

感染耐甲氧西林金黄色葡萄球菌的患者预后比感染甲氧西林敏感的金黄色葡萄球菌的患者差。确诊 MRSA 患者入院时，需要对其隔离，减少其他患者的接触，然而，这消耗大量的资源。对上述有高风险因素患者进行筛选，可达到研究目的，并且更具成本效益[33]。在英国，大多数耐甲氧西林金黄色葡萄球菌感染发生在老年患者中（60 岁以上的患者占 82%），绝大多数菌株对氟喹诺酮、大环内酯和莫匹罗星耐药[30]。传统上万古霉素是治疗这些感染的首选药物，但由于必须通过静脉注射治疗，住院时间往往延长。这既增加了住院费用，也使患者进一步暴露于医院非感染者[29]。此外，对万古霉素和替考拉宁耐药的葡萄球菌频繁出现。MRSA 感染治疗指南已出版并定期更新[30]。

社区获得的耐甲氧西林金葡菌

近几年，金黄色葡萄球菌感染很常见，全球范围内均有报道，比如军事人员、监狱囚犯、静脉注射吸毒者、运动员和流浪人员[34]。大多数感染表现为脓肿或毛囊炎。社区葡萄球菌种与医院葡萄球菌种基因存在差异，前者通常携带 PVL 毒力基因。尽管两类菌株存在很多交叉，目前认为最好将二者分别描述为“社区型”和“卫生保健/医院型”菌株。大多数社区型葡萄球菌感染的患者对脓肿引流有效，但有些患者会发生菌血症，需要系统使用抗生素[28]。抗生素选择应根据药敏试验，许多菌株对甲氧苄啶、磺胺甲噁唑和四环素仍然敏感，但对氟喹诺酮类、红霉素及克林霉素耐药，限制其使用。目前利奈唑胺仍然有效，但非常昂贵。不幸的是，目前有报道称社区存在获得性多重药耐药金黄色葡萄球菌菌株[35]。

遗传学

金黄色葡萄球菌是最早对其整个基因组进行测序的细菌之一(2001 年)。从那时起，越来越多的基因组数据被收集起来，这有助于通过鉴定葡萄球菌的特定表面蛋白和产生的毒素来确定其不同的种类和菌株。葡萄球菌菌株的分子分型使人们更好地了解了葡萄球菌是如何暴发，如何在社区和医院间传播。每种金黄色葡萄球菌菌株的致病能力(毒力)取决于几个因素；然而，其中最重要的是它的毒素组成，这些毒素包括 PVL、酚溶性调节蛋白和精氨酸分解代谢的移动元件。大多数编码毒素的基因位于移动基因元件(MGE)上，这导致了巨大的异质性[36]。例如，甲氧西林耐药的基因，即 mecA 基因，位于葡萄球菌盒染色体 mec(SCCmec)的 MGE 上，其中有 7 个主要变异体 Ⅰ～Ⅶ[37]。社区获得性耐甲氧西林金黄色葡萄球菌(CA-MRSA)含有 SCCmec 类型Ⅳ、Ⅴ或Ⅶ，其遗传背景与医院获得性耐甲氧西林金黄色葡萄球菌(HA-MRSA)截然不同。与 MRSA 表达相关的其他遗传因素包括 murE 和 femA，但这些机制仍不太清楚[38]。

环境因素

金黄色葡萄球菌通过复杂的应激反应机制(由其基因的调节和表达所致)在许多不同的环境中生存和定居。金黄色葡萄球菌能够承受相当高的温度(高达 50℃)、酸度和盐。因此，金黄色葡萄球菌可以定植于大部分人群的腋窝、腹股沟、喉咙和前鼻孔。

凝固酶阴性葡萄球菌

定义

凝固酶阴性葡萄球菌包括广泛的物种群体，其在皮肤、黏膜(人葡萄球菌、表皮葡萄球菌)和生殖管道(腐生葡萄球菌)共生。过去，人们认为其是微生物培养中的“污染物”，因其低毒性而被忽略。然而，越来越多的证据表明，这些低毒微生物持续存在于医院各环境中，包括物体表面和设备上，并与高达 30%临床医疗护理败血症相关[1]。

概述

表皮葡萄球菌[2]是该种病原微生物的主要病原体。在健康人群中，它可引起轻微皮肤感染，例如：浅表毛囊炎。但在个别病例中，它的意义可能难以判断。

流行病学

相关疾病

在原发性皮肤病(如特应性皮炎)的皮肤继发性感染中，很少出现表皮葡萄球菌。表皮葡萄球菌可引起伤口感染，尤其是植入手术器械周围皮肤感染。越来越多的人认识到它是内部感染的主要原因，包括心内膜炎[3]和败血症，尤其是在免疫缺陷患者中。据报道，一例急性髓细胞白血病妇女发生由表皮葡萄球菌引起的蜂窝织炎[4]，另外，也有报道发现一例接受化疗的卵巢癌[5]患者合并表皮葡萄球菌感染所致的血管炎。

病理生理学

发病诱因

细菌的致病性与其黏附及产生细胞外黏液的能力相关[6]。凝固酶阴性葡萄球菌能黏附于周围环境的物体上，产生多层簇状物。其中，葡萄糖胺聚合物多糖胞间黏附素(PIA)是一个主要的促成物。Becker 等对由凝固酶阴性葡萄球菌引起感染的流行病学和发病机制进行了详细的研究[6]。

致病微生物

如果仅一次从血液培养中分离出表皮葡萄球菌，首先考虑污染，但如果反复发现，应考虑是病原菌。腐生葡萄球菌是尿路感染的一个重要原因，特别是年轻女性[7]。最近，希腊报道了里昂葡萄球菌(凝固酶阴性的葡萄球菌)引起 16 例脓肿和伤口感染[8]。

遗传学

编码葡萄糖胺聚合物 PIA 的基因是凝固酶阴性

葡萄球菌的主要致病基因，是其黏附组织并引起疾病的关键。

环境因素

细菌分泌的生物膜在致病方面具有重要意义，有助于细菌对抗生素耐药，使细菌持久存在。凝固酶阴性葡萄球菌的多重耐药常见，且可能传给金黄色葡萄球菌。意大利一家医院工作场所物体表面和工作者手上拭子培养结果表明，与分离出的耐甲氧西林金黄色葡萄球菌（MRSA）菌株相比，分离出的凝固酶阴性葡萄球菌耐药性更高[9]。

链球菌

定义

链球菌为革兰阳性过氧化氢酶阴性球菌，呈对或双链排列。大部分属于兼性厌氧菌，即可在有氧或无氧环境中生长[1]。

概述

A 组链球菌是一组胞外致病菌，可引起人黏膜、扁桃体、皮肤以及深部组织病变。具体疾病包括咽炎、脓疱疮、蜂窝织炎、丹毒、坏死性筋膜炎、TSS、猩红热、败血症、肺炎和脑膜炎。近十年，由于化脓性链球菌的感染，临床中出现一些少见综合征，如中毒性链球菌综合征和坏死性筋膜炎。

化脓性链球菌是人类最常见的病原体之一。有5%～15%的人群，该菌在其呼吸道定居。当宿主免疫（免疫抑制）和细菌因子（毒力）间平衡发生改变时，这种共生菌常常会致病。与化脓性链球菌感染相关的最常见皮肤病是蜂窝织炎或丹毒，通常发生在下肢或面部。链球菌也可以引起罕见致命的 TSS 和坏死性筋膜炎。框图 26.2 列出与链球菌相关皮肤感染。

框图 26.2 与链球菌感染相关的皮肤病

皮肤或皮下组织直接感染
- 脓疱疮
- 臁疮
- 丹毒
- 蜂窝织炎
- 外阴阴道炎
- 肛周感染
- 链球菌性溃疡
- 水疱性远端指炎
- 坏死性筋膜炎
- 其他

继发感染
- 湿疹、昆虫叮咬、溃疡等

细菌毒素对组织的损伤
- 猩红热
- 中毒休克综合征（TSS）
- 复发性毒素介导的会阴红斑

抗原过敏而引起的皮肤病变
- 结节性红斑（第 99 章）
- 血管炎（第 102 章）

受链球菌感染影响的皮肤病（机制不确定）
- 银屑病，尤其是点滴型（第 35 章）
- 川崎病（第 26.78 页）

流行病学

发病率和患病率

化脓性链球菌是急性咽炎最常见的病因，累及15%～30%儿童，5%～10%成人。感染率高低与地理位置、气候、季节和年龄有关。据估计，12%～23%学龄儿童咽部携带化脓性链球菌。卫生保护署发现，北欧每年严重链球菌感染率达到 3/100 000[3]；与报道的澳大利亚/美国（3～4/100 000）感染率相似，而发展中国家的感染率较高（肯尼亚为 12/100 000）。老年人和男性感染风险最高。在 25%病例中，皮肤损伤是最常见的发病诱因。其中，蜂窝织炎占 32%，坏死性筋膜炎占 8%。链球菌中毒性休克综合征（STSS）患者 1 周总病死率分别为 19%和 44%[3]。近 20 年链球菌感染率增高，与细菌毒力变化及细菌耐药相关。

年龄

链球菌性咽炎在 3 岁以下幼儿少见，但却是学龄儿童的一种常见疾病，这与 5—15 岁儿童急性风湿热发病率最高的模式一致。发展中国家，链球菌感染后肾小球肾炎（PSGN）好发于 11 岁以下儿童，其原因与疥疮后继发链球菌感染有关。热带国家，儿童疥疮平均患病率为 5%～10%。研究表明，这些疥疮儿童中有很大一部分人由于 PSGN 而伴慢性血尿[4]。在发达国家，PSGN 更多见于 50 岁以上的白人男性，与糖尿病、恶性肿瘤、酗酒、艾滋病病毒感染和静脉吸毒有关。

性别

男女性别无差异。

种族

无种族倾向。

相关疾病

疥疮（见第 34 章）由于瘙痒容易导致皮肤抓伤，进而易继发链球菌和葡萄球菌感染。疥疮后链球菌感染与有症状 PSGN 和无症状慢性血尿有关。点滴型银屑病（见第 35 章）被认为与发病前 2～3 周有链球菌咽炎和链球菌肛周皮炎有关。确切的病理生理机制尚不清楚，但在 HLA-CW＊0602 阳性个体中，点滴型银屑病更常见。研究发现，链球菌对 HLA-C 和自然杀伤细胞间的相互作用失控可导致炎症性病变[5]。风湿性舞蹈病、Tourette 综合征[64％儿童和 68％成人与对照组相比，其抗链球菌抗体滴度（ASOT）显著升高]、强迫症和儿童自身免疫性神经精神障碍（PANDAS）都与链球菌感染引起的神经损伤有关[6]。有证据表明，A 组链球菌（GAS）感染产生的抗体能与风湿性舞蹈病、Tourette 综合征和 PANDAS 的基底节神经元发生反应。大多数急性风湿热舞蹈病患者体内存在抗基底节抗体（ABGA）。在 Tourette 综合征的患者中，约 91％ABGA 阳性患者 ASOT 水平升高[7]。结节性红斑（见第 99 章）具有特发性；但是，链球菌性咽炎是公认的最常见触发因素。Buschke 硬肿病（见第 59 章）也与儿童和成人的咽喉链球菌感染有关，高剂量抗生素治疗似乎可以减少由此产生的纤维化硬化[8]。

病理生理学

发病诱因

A 组链球菌病原体（GAS）是人类主要致病菌，又称化脓性链球菌。化脓性链球菌表面复杂，化学成分多变，是许多细菌的致病源。包括包膜多糖（C 物质）、细胞壁肽聚糖、LTA、菌毛蛋白、纤维连接蛋白结合蛋白（FBP）和表面蛋白 M、R 和 T。包膜由透明质酸组成，其化学成分与人体结缔组织成分相似，这使该细菌能够逃避宿主的免疫识别。病原体可以通过 LTA、纤维连接蛋白结合和 M 蛋白黏附在宿主组织表面。M 蛋白能帮助病原体逃避机体吞噬作用，有助于定植，从而显著提高致病性。目前，至少已经鉴定出 80 种不同的 M 蛋白序列类型，并利用分子方法鉴定出 emm（M 蛋白）基因。emm 基因超家族包括抗吞噬分子和免疫球蛋白结合蛋白。M 蛋白与外周血单核细胞上 TLR2 相互作用，刺激其释放细胞因子白细胞介素 6（IL-6）、IL-1β 和肿瘤坏死因子 α（TNF-α）。在中性粒细胞衍生的肝素结合蛋白（HBP）协助下，这种反应进一步被放大，该蛋白通过与 CD18/CD11 的相互作用协同刺激单核细胞活化[9]。坏死性筋膜炎中表达 M 蛋白的链球菌存在，与 HBP 联合向感染组织募集单核细胞和中性粒细胞，协同导致严重急性炎症反应和广泛组织破坏。近十年中，M1 蛋白亚型与 4－8 岁儿童急性风湿热复发有关。T 蛋白表达于 A 组菌表面，但不存在于 C/G 组链球菌表面。在明确链球菌暴发感染，而 M 蛋白不能被检测出的情况下，T 蛋白检测有非常重要意义。鉴定出的 25 种 T 抗原中有 4 种是细菌表面上的菌毛状结构，类似于革兰阴性菌。R 蛋白还没有明确功能，但认为不是一种毒力因子。C5a 肽酶是一种位于 GAS 表面的蛋白水解酶，抑制吞噬细胞向感染部位募集，从而在链球菌感染的发病机制中发挥作用[4]。

大多数 STSS 病例与链球菌产生的致热外毒素（SPE）有关，尤其是 SPE A 和 SPE C。通过基因组测序方法，目前已鉴定出 SPEs A-J 的基因序列[10]。SPEs 是致热毒素超抗原（PTSAgs）大家族的一部分，它可以与固定区域和特定受体结合，绕过抗原介导的免疫刺激，直接激活免疫系统。高达 20％的 T 细胞被直接刺激[11]，导致细胞因子水平的恶性激增，进而导致毛细血管通透性增加，组织液渗漏、组织损伤、心血管源性休克，最终导致 STSS 中出现多器官衰竭表现。

既往使用 Lancefield 抗原分类法对链球菌分类（根据血琼脂培养基上分解红细胞的差异）。但是该方法与链球菌种类相关性差，溶血不够精确[β-溶血、α-溶血和非溶血（γ-溶血）微生物]。现在分子遗传学可以进行更精确的菌种鉴定，一些链球菌被重新分类[1]。

携带

大约 10％普通人群和 20％学龄儿童在冬季/春季咽喉部携带化脓性链球菌，当出现临床感染症状后细菌携带率更高。

在携菌者体内，宿主对细菌无免疫反应，这种持续带菌状态可以延续数月[12]。链球菌可通过多种机制侵入人体细胞，包括能与上皮细胞 α5β1 整合素受体结合的 FBP[13]。约 30%病例在发生咽炎后咽喉部链球菌不能完全根除，该部位分离出的菌株常表达 FBP 基因 prtF1，此基因是导致抗生素治疗失败的原因。在对一例链球菌性咽炎病例的家庭成员进行筛查时，发现 25% 人喉部携带链球菌。与侵袭性链球菌病和非侵袭性链球菌病相比，携带者的抗链球菌溶解素 O(ASO)滴度水平较低[14]。

正常皮肤并不能为化脓性链球菌提供良好的生长环境，部分原因可能是由于皮肤脂质的杀菌作用[15]。只有 0.5%～1.0%人暂时携带化脓性链球菌[16]。但是，感染者皮肤以及接触者的手和手臂上链球菌存活时间较长，足以使它们通过这一途径传播。无症状肛门带菌者是接触者严重感染的偶发病因[17]。链球菌也能定植在受损皮肤上，但不如葡萄球菌那么容易。从湿疹和其他潮湿病灶中也能分离出链球菌，但是定植和感染间的界限难以界定。

病理学

化脓性链球菌通过多种病理机制引起疾病。主要致病机制包括细菌侵入上皮细胞并停留在细胞内以逃避宿主免疫。细菌可以通过复杂的细胞壁基质和表面结构附着在细胞表面，同时抑制吞噬作用。表面结构蛋白 M 处于不断变化中，它负责大部分微生物的抗原转移和漂移。毒素和细胞外产物导致直接炎症反应，最终致宿主细胞损伤。

致病微生物

链球菌根据其溶解红细胞的能力分为 α 组、β 组和 γ 组。α-溶血性链球菌包括草绿色链球菌（主要存在于口腔，可导致龋齿、牙龈感染以及拔牙后的心内膜炎）、肺炎链球菌（引起社区获得性肺炎、鼻窦炎、中耳炎、结膜炎、骨髓炎、心内膜炎、蜂窝织炎、脑膜炎）。β-溶血菌性链球菌包括 A-H 组：化脓性链球菌（A 组，可导致咽炎、脓疱疮、猩红热、STSS、坏死性筋膜炎、肺炎、菌血症以及急性风湿热和急性肾小球肾炎）；无乳链球菌（B 组，主要累及新生儿和老年人，引起肺炎和脑膜炎，还定植在孕期妇女阴道中，可引起胎膜早破，导致胎儿患病/死亡。在美国、加拿大和澳大利亚，妇女在产前需接受 GBS 筛查）。停乳链球菌（C 组，引起咽炎），牛链球菌（D 组），咽峡炎链球菌（以前叫米勒链球菌，F 组；属于正常肠道菌群，但可导致肝和脑脓肿），犬链球菌（G 组）。γ-非溶血性链球菌包括肠球菌，如粪肠球菌和屎肠球菌。这些肠球菌是肠道正常共生菌的一部分。但是，它们可以引起根管和尿路感染、心内膜炎、菌血症和脑膜炎等疾病。

遗传学

目前使用 emm 分型方法对分离的化脓性链球菌进行菌株鉴定[18]，该方法已取代兰斯菲尔德分类法。在所有化脓性链球菌分离株的 5′端位点（包括序列的前 220 个碱基）上，已鉴定出 150 多种 emm 类型，该区域包括一个重要的毒力因子 M 蛋白。emm 扩增子限制性消化分析已被证实是快速分析链球菌暴发的一种有价值的工具。

环境因素

人们普遍认为皮肤损伤先于皮肤链球菌感染。实验室研究发现，完整无损的皮肤，几种化脓性链球菌均未能致病，并迅速死亡；只有在皮肤刮伤的情况下才会引发局部皮肤浅表感染[19]。链球菌需要黏附皮肤致病，至少有 11 种黏附素被鉴别出来，包括 M 蛋白、LTA 和血清不透明因子等。过度拥挤的环境，特别是在学校宿舍和疗养院，可促进链球菌播散。受污染食品也能引起细菌感染疫情的暴发。有报道称，母乳中的链球菌可引起新生儿迟发性 GBS 败血症[20]。

辅助检查

ASO 滴度是 A、C、G 组链球菌既往感染的指标，正常上限为 200U/ml，最高滴度为 2000～3000U/ml。但是，在链球菌皮肤感染中，ASO 反应较弱，并非是一种可靠的诊断标准。近期研究显示 ASOT 水平与急性风湿热临床严重程度（包括心脏受累程度[17]）无相关性。脱氧核糖核酸酶（DNase）B[21] 和透明质酸抗体在链球菌性皮肤病中出现规律性升高。DNase B 抗体可能是 GAS 特异性抗体。透明质酸酶其中一种抗体为 A 组链球菌感染特异性抗体，另一种则为 C 和 G 组感染菌抗体[22]。新生儿对 B 组链球菌易感性与母体血清中包膜型特异性抗体水平有关[23]。在一些链球菌感染很常见的国家，ASO 滴度可能会持续升高，因此 ASO 滴度升高可能不代表近期感染。关于链球菌感染需要更深入的研究。

葡萄球菌和链球菌感染

葡萄球菌和链球菌通过各种途径致病，包括直接入侵、血行播散或产生毒素(见框图 26.1 和框图 26.2)。

病史

金黄色葡萄球菌感染在有皮肤破损的患者中更常见,比如皮肤抓痕、伤口、溃疡等,或者患有其他感染性皮肤病,如足癣、疱疹病毒性皮肤病或炎性皮肤病,如特应性皮炎等。多个家庭组员可能会同时或依次感染。病史上需要考虑其他危险因素包括接触性运动、出国旅行、与动物接触、既往耐甲氧西林金黄色葡萄球菌感染史、免疫抑制状态、男同性恋者、医护人员、肝肾病患者、有假体植入和静脉输液者。金黄色葡萄球菌皮肤感染的患者,最初表现为局限性无症状皮肤红斑。随后数天内,病灶区皮肤变软,伴疼痛,可出现水疱、脓疱/疖子,最终皮肤表面出现金黄色痂以及溃疡形成。根据感染的菌株及感染的具体部位不同,患者可能会有不同的感觉,有的无自觉症状,有的会出现发热、不适、咳嗽、腹泻等症状。

链球菌相关的皮肤感染在全球普遍存在,热带地区的化脓性链球菌感染率较高。A 组链球菌通过直接皮肤接触、呼吸道飞沫和鼻腔分泌物在人与人之间迅速传播。定居在肛周皮肤和指甲下的链球菌在拥挤和卫生状况差的环境里更容易传播。化脓性链球菌引起皮肤感染前通常有皮肤创伤、擦伤、伤口或潜在皮肤疾病史。链球菌诱发的脓疱疮在家庭成员和学校儿童间传播,可出现群集性病例。丹毒和蜂窝织炎通常是由昆虫叮咬后、轻微擦伤、外伤、足癣或皮肤皲裂引起的小裂口所致。坏死性筋膜炎也可由轻微皮肤创伤引起,但也可发生在任何手术干预后。起初皮肤表现为急性红斑伴丘疹,可发展为水疱、脓疱和水肿。根据皮肤感染的类型,可能会伴压痛和疼痛。

特应性皮炎——葡萄球菌和链球菌

特应性皮炎患者皮损和非皮损处皮肤可分离到金黄色葡萄球菌(见第 41 章),目前认为金葡菌在特应性皮炎中发挥致病作用[1]。特应性皮炎患者葡萄球菌和链球菌继发定植率和携带率都很高。与正常人相比,葡萄球菌更容易黏附在特应性皮肤上,甚至在患者的非病变皮肤上。有证据表明,虽然病灶处细菌密度(超过 $10^6/cm^2$),可能不足以产生明显的临床感染症状,但会加重病情[2]。最新一项关于儿童特应性皮炎临床感染研究显示,72%合并金黄色葡萄球菌生长,16%合并链球菌和 14%为混合菌生长[3]。感染 A 组链球菌的特应性皮炎患者更易出现发热、面部受累、蜂窝织炎、菌血症,而且住院率高[3]。对特应性皮炎合并细菌感染者进行系统抗生素治疗后,皮肤拭子显示金黄色葡萄球菌和化脓性葡萄球菌水平降低,但表皮葡萄球菌、丙酸杆菌和棒状杆菌水平升高[4]。在感染性湿疹中,细菌包括金黄色葡萄球菌,是湿疹的主要刺激物,其机制尚不确定。细胞毒性抗体和免疫球蛋白 E(IgE)对细菌(包括金黄色葡萄球菌)抗原的反应可能在特应性皮炎和钱币状湿疹中有重要意义[5]。20 例婴儿脂溢性皮炎,有 14 例分离出金黄色葡萄球菌,但其致病性尚不确定[6]。

葡萄球菌可以产生有超抗原特性的外毒素,其导致 T 细胞活化、细胞因子释放和肥大细胞颗粒[1,7]。超抗原触发朗格汉斯细胞向局部淋巴结迁移,与 T 细胞相互作用,T 细胞再循环进入炎症皮肤,导致皮肤免疫反应增强。目前认为,这些超抗原会抵消局部类固醇作用。这部分解释为什么同时治疗感染和特应性皮炎比单独治疗更有效[1]。

特应性皮炎患者,分解微生物外膜的抗菌肽水平似乎也降低,进一步导致先天免疫功能下降,使患者对葡萄球菌负荷无应答。这种结果是一种基因异常,还是其他因素继发所致,仍有待确定[1]。特应性皮炎是复杂的免疫异常过程,涉及携带 IgE 抗原提呈细胞与 T 细胞活化,肥大细胞脱粒间的相互作用,以及启动细胞免疫反应[8]。抗原暴露后,T 细胞和树突状细胞聚集到该区域,并引起炎症。其中一种趋化因子-CC 趋化因子配体 18,与促炎细胞募集相关[9]。

脓疱疮

定义

脓疱疮是一种传染性、表浅性、化脓性皮肤感染,有两种主要临床表现:非大疱性和大疱性脓疱疮。

概述

脓疱疮是一种常见的浅表皮肤感染,主要由葡萄球菌引起,偶见于链球菌感染。可单独发病,也可继发于其他皮肤病或有表皮破损时。

流行病学

发病率

由葡萄球菌诱发的非大疱性脓疱疮[1,2]很常见,并且经常发生大规模暴发,夏末是发病高峰[3]。荷兰一项调查显示,非大疱性脓疱疮人均年发病率在 0.017～0.021,而英国为 0.01[1,2]。学龄前儿童和较小的学龄期儿童是好发人群。成人中,男性更多见。如果兵营以及类似社区地方发生暴发病例,则处理非常棘手[4]。过度拥挤、卫生条件差以及合并其他皮肤病，尤其是疥疮，则更容易合并感染[5]，但也有病例发生在生活水平较高的健康人群中。

大疱性脓疱疮通常散发，但也可在家庭中出现聚集病例，偶尔在机构中发生大规模暴发[6]。夏天最常见。如果患者或接触者携带合适的葡萄球菌菌株，轻微擦伤和其他皮肤损伤则可能容易感染[7]。已经关注到医务人员发病率有上升[8]。

年龄

脓疱疮在儿童中最常见。大疱性脓疱疮发生在所有年龄段，虽然在儿童中更常见，但成人病例可能报道比较少[9]。在新生儿中，大疱性脓疱疮发病率更高，以前被称为新生儿天疱疮，这是由于其表现类似于天疱疮（有广泛水疱）。

性别

男性和女性发病无差别。

相关疾病

如果身体状况良好，无全身性疾病或营养不良，感染的并发症少见，但皮肤链球菌感染偶尔会出现更深层感染，如蜂窝织炎[10]。链球菌性脓疱疮是链球菌感染后发生急性肾小球肾炎的主要原因[11]。患有链球菌性脓疱疮患者出现急性肾小球肾炎的概率取决于致病菌株诱发肾炎的潜力。有的菌株不诱发肾炎[3]，但25% M-49型化脓性链球菌感染脓疱疮会累及肾脏。近几十年，链球菌感染后急性肾小球肾炎总发病率下降。人体感染链球菌性脓疱疮后出现肾炎的潜伏期为18～21d，而咽喉部感染所致肾炎的潜伏期约为10d，该数据提示早期治疗皮肤感染可能会预防肾脏疾病。链球菌性肾炎是晚期慢性肾病的重要危险因素[12]。人体感染链球菌性脓疱疮后也可发生猩红热、荨麻疹和多形红斑[13]。但风湿热不属于链球菌性脓疱病的并发症[14]。

病理生理学

发病诱因

非大疱性脓疱疮可同时由金黄色葡萄球菌和链球菌感染引起[15]，但最新证据表明，世界大部分地区，脓疱疮与金黄色葡萄球菌感染有关，而化脓性链球菌主要在温暖气候地区占主导，但偶尔也会有G组和C组链球菌感染所致[16]。通常情况下，为二者的混合感染即起初由化脓性链球菌感染所致，随后继发金黄色葡萄球菌定植。大疱性脓疱疮以及非大疱性葡萄球菌病是以噬菌体Ⅱ组金葡菌感染为主[17]。

大疱性脓疱疮是一种由金黄色葡萄球菌感染引起的表浅皮肤疾病。从患者疱液中可以培养出致病微生物。将分离出的细菌注射到新生小鼠体内可导致全身性SSSS[18]。人们已从一些病例的疱液中分离出表皮剥脱（表皮松解）毒素，是一种胰蛋白酶样丝氨酸蛋白酶，能水解桥粒蛋白1[19]，导致水疱形成。这种毒素通常由噬菌体Ⅱ组葡萄球菌产生，但并非唯一来源。此外，表皮剥脱毒素（ET）A和B都可作为超抗原，刺激B和T细胞增殖[20]。与全身泛发的表皮剥脱相比，大疱性脓疱疮出现局限性的表皮剥脱与局部毒素产生有关，而SSSS患者是表皮剥脱毒素血源性播散所致[21]。

病理

大疱性脓疱疮患者，葡萄球菌菌株合成ET，其选择性消化细胞内黏附分子，即桥粒蛋白1，导致表浅水疱形成[13,22]。葡萄球菌菌株通常产生ETA（编码在噬菌体基因组上）或ETB（编码在大质粒上）。ETA菌株常与大疱性脓疱疮相关，ETB与SSSS相关。最近研究，从皮肤感染的马身上鉴定出ETC，从局限性葡萄球菌感染患者的皮肤中鉴定出ETD。ETD被认为是导致局部皮肤受侵，上皮破坏的一个重要毒力因子。经典的大疱性脓疱疮组织学显示，表皮上层颗粒层裂隙，棘细胞层海绵水肿，裂隙腔内可见中性粒细胞，也可能出现球菌（在特殊染色上可见）。由于局部中性粒细胞的作用，偶尔可见继发性棘层松解细胞。真皮浅层有中性粒细胞和淋巴细胞浸润。

致病微生物

- 金黄色葡萄球菌
- 化脓性链球菌

临床特征

临床表现

非大疱性脓疱疮中，起初病变表现为红斑基础上薄壁水疱[16]。由于水疱易破裂，临床常不易发现[17]。渗出的血浆干燥后形成黄棕色痂（图26.1），注意如果是链球菌感染往往浆痂更厚、更脏（图26.2）。皮疹逐渐向周边不规则扩展，同时中央病变持续存在，可出现多个皮损，可融合。皮损表面痂壳最终会干燥脱落，遗留下红斑，逐渐消失，不留瘢痕[23]。严重的病例，可能会出现局限的腺体发炎伴有发热或其他系统症状。面部，尤其是鼻子、口周以及四肢肢端是最常见的受累部位，但是特应性皮炎或疥疮的患儿，可在身体的任何部位出现感染灶。头癣患者头皮易受累。黏膜受累罕见。通常起病2～3周后，出现自愈趋势，但病程持续较长，特别是合并疥疮，湿疹以及生活在炎热和潮湿的气候中。肤色深的患者，可遗留暂时性色素减退或色素沉着。大疱性脓疱疮的疱壁破裂较慢，常形成直径1～2cm的疱，有时直径可能更大，持续2～3d（图26.3）。疱内容物先透明，后变混浊，破裂后会形成薄而平的褐色痂壳。

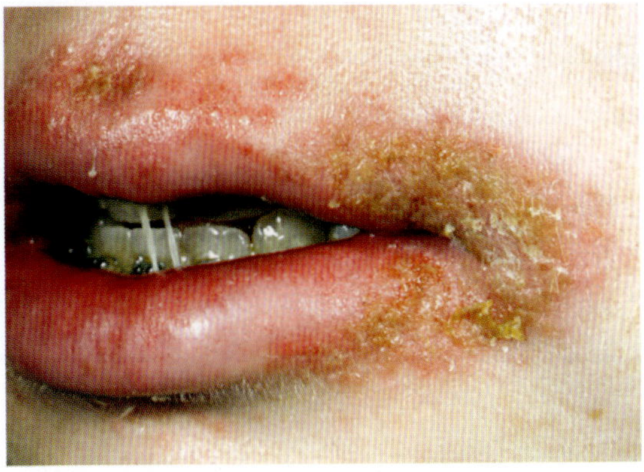

图 26.1 金葡菌脓疱疮(由英国伦敦国王学院医院皮肤科提供)

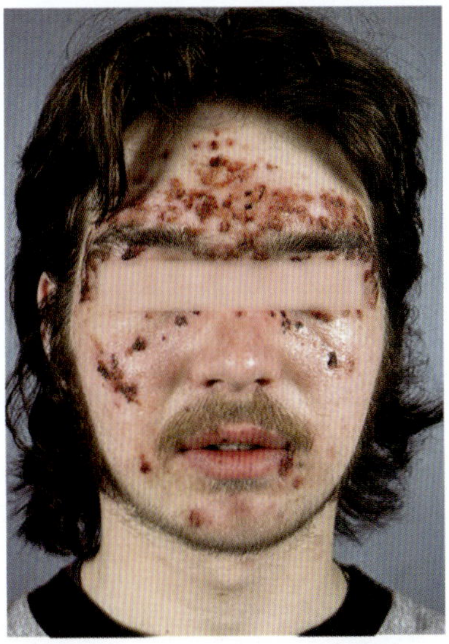

图 26.2 链球菌(A 组)脓皮病

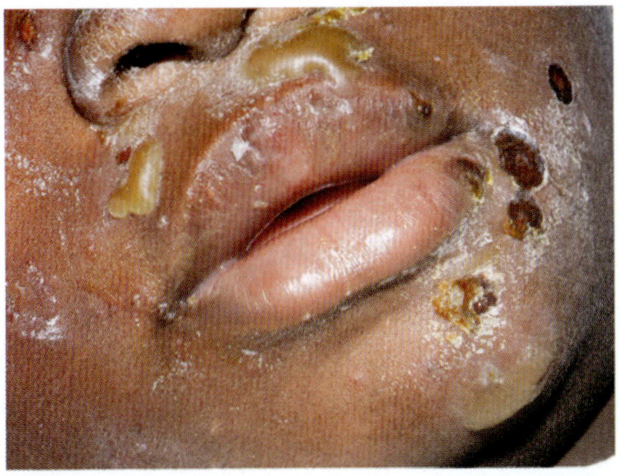

图 26.3 大疱性脓疱疮(由英国伦敦国王学院医院皮肤科提供)

皮损中央部位愈合,而外周皮损向周围扩展,呈戒指状(图 26.4)。面部是好发部位,但也可发生在身体其他部位,可广泛而不规则分布。大疱性脓疱疮皮损也常好发在现有皮肤病皮损处,特别是粟丘疹或昆虫叮咬等轻微损伤部位。可累及口腔黏膜,皮疹数量较少,形态多变。该型脓疱疮很少出现局部腺体炎性改变。

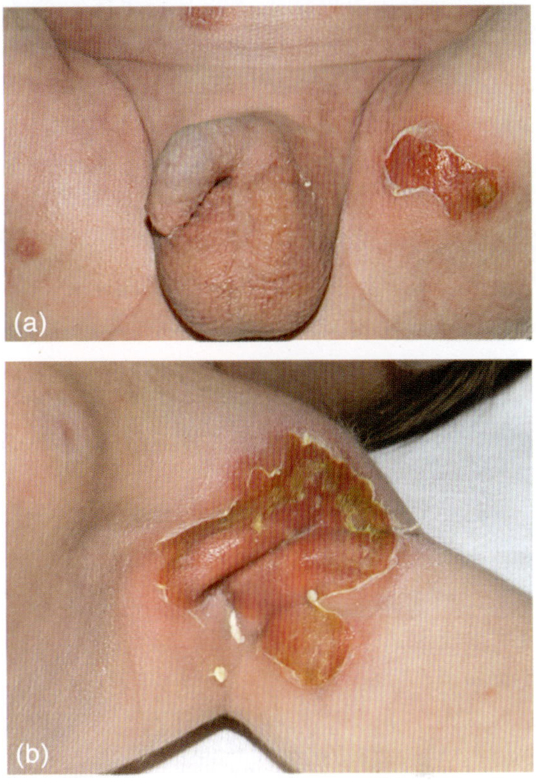

图 26.4 (a,b)新生儿糜烂性大疱性脓疱疮(由英国伦敦国王学院医院皮肤科提供)

临床类型

大疱性和非大疱性脓疱疮。

鉴别诊断

免疫性大疱性疾病、局限性 SSSS、接触性皮炎(刺激性或者变态反应性)、单纯疱疹。

病程和预后

自限性,使用局部消毒剂或者抗生素可在数天到数周内痊愈。密切接触者传染常见,在皮肤病患者和葡萄球菌携带者中复发也比较常见。

辅助检查

皮肤感染部位取皮肤拭子进行微生物检测。

治疗

最近 Cochrane 一篇综述总结提到,目前还没有公认的治疗脓疱疮标准疗法[24]。尽管一些研究发现局部莫匹罗星优于口服红霉素，但研究未能证明外用夫西地酸和莫匹罗星疗效的差异。外用抗生素优于单用消毒剂。局部抗生素和口服抗生素未发现优劣之分；但是，有证据表明并非所有的口服抗生素都同样有效。青霉素不如红霉素和氯唑西林。瑞他帕林是一种较新的外用抗生素，治疗脓疱疮有效，且全球尚无耐药报道，但其比传统外用药昂贵。如果感染广泛或严重，或伴有淋巴结病，则需要口服抗生素，如氟氯西林或红霉素[25]。由于金黄色葡萄球菌对青霉素和四环素耐药在世界范围内普遍存在，因此需要考虑局部耐药模式。虽然目前尚未达成共识，但联合局部抗生素或防腐剂可能会提高疗效，利于限制感染扩散[26]。如果抗生素获取困难时，消毒剂是合适的治疗方法。氯己定和聚维酮碘都是适用的消毒剂，但缺乏疗效对照实验。去除感染灶的痂皮有利于细菌清除和美观。频繁使用含抗菌剂的软膏，以及肥皂水清洗，效果也一样好。

当儿童中出现脓疱疮流行时，应采取措施减少感染传播率。包括安装室内供水系统、鼓励洗手、有效分配医疗资源、向民众宣传健康问题以及在疾病早期进行治疗。宣传洗手后，脓疱疮流行率显著下降[27]。应重识发病诱因，如昆虫叮咬、虱子、疥疮和轻微损伤。

图 26.5 脓疱疮治疗概要。每天用氯己定、聚维酮碘或次氯酸钠等消毒剂清洗感染的皮肤。所有密切接触者和患者应使用抗菌肥皂洗手，减少传播。皮损处局部抗生素每天两次，持续 5～7d，其中最有效的外用抗生素包括莫匹罗星、夫西地酸、瑞他帕林和 2% 克林霉素乳膏。如果脓疱疮病变扩大，出现明显大疱，或有明显淋巴结增大，则需要额外给予系统性抗生素 1 周。抗生素选择将取决于药敏试验和患者过敏史。一线抗生素包括氟氯唑西林（双氯西林）、头孢氨苄、复合阿莫西林-克拉维酸、氯唑西林和克林霉素。二线抗生素包括大环内酯类，如红霉素和克拉霉素（大环内酯耐药率很高）和复方曲美唑。三线抗生素包括甲氧苄啶和四环素。

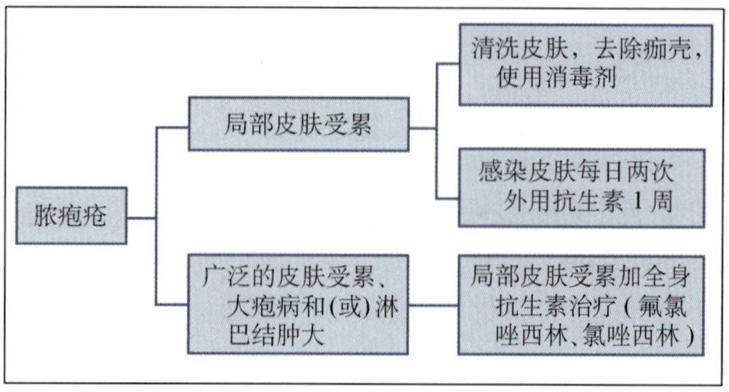

图 26.5 脓疱疮治疗策略

臁疮

定义

臁疮是一种皮肤化脓性感染，其特征是皮肤上形成粘着的痂，皮肤下溃疡形成。臁疮最常见的致病菌为 A 组链球菌，病变部位比脓疱疮深。

流行病学

见前面金黄色葡萄球菌和化脓性链球菌章节。

年龄

婴幼儿和老年人好发。

病理生理学

发病诱因

A 组链球菌引起的臁疮可发生在正常皮肤，也可直接侵犯受损皮肤（外伤或潜在皮炎），但更常见于有免疫异常者（艾滋病患者、中性粒细胞减少症者）、糖尿病患者和军队暴发感染者[1]。另外，高湿度和卫生条件差的环境是发病诱因。化脓性链球菌咽部携带者容易反复发病。

病理

表皮和真皮消失，溃疡形成，病变愈合会留下瘢痕。

致病菌

A 组链球菌如化脓性链球菌、铜绿假单胞菌和金黄色葡萄球菌。

环境因素

潮湿闷热以及过于拥挤的环境是臁疮高发的发病诱因。

临床特征

临床表现

皮疹特点为红斑基础上的小水疱或脓疱，表面有硬痂壳覆盖（图 26.6），痂壳可向周边扩大，基底硬化。相比脓疱疮，臁疮的痂壳更厚，难以去掉。去掉后见脓性不规则溃疡[2]。

皮损数量少，新发皮损往往由自身接种所致。臀部、大腿和小腿是好发部位。

鉴别诊断

- 坏疽性脓皮病
- 坏疽性臁疮
- 蜱叮咬

合并症

自体接种可使皮损数量增加。

病程和预后

病程通常为几周，愈后留有瘢痕。

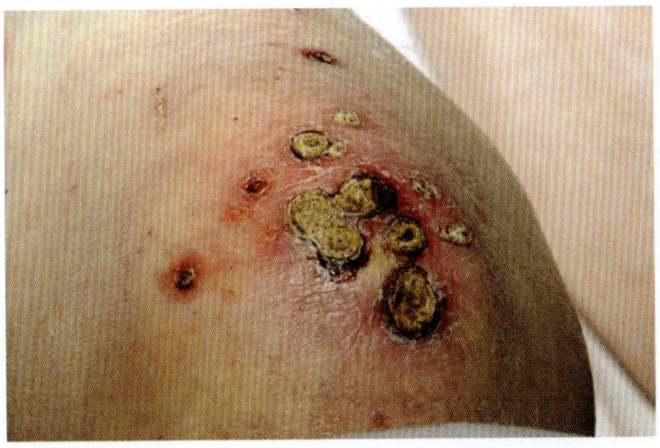

图 26.6 臁疮(由英国伦敦国王学院医院皮肤科提供)

辅助检查

皮肤感染部位取皮肤拭子进行微生物检测。

治疗

改善卫生和营养状况,积极治疗疥疮和其他潜在疾病。所选抗生素需对化脓性链球菌、金黄色葡萄球菌和假单胞菌有效。需用消毒剂浸泡以及油性乳霜软化皮疹表面痂壳,将其去除。外用抗生素,如夫西地酸和莫匹罗星,每日两次。也可使用硫康唑或咪康唑局部治疗,治疗时间至少 1 周[3]。多发皮损或免疫功能受损患者,需要系统应用抗生素 1～2 周。可以使用青霉素衍生物,如果怀疑葡萄球菌感染所致,可使用红霉素、克林霉素和多西环素。如果怀疑坏疽性臁疮,则可以静脉注射哌拉西林、庆大霉素、阿米卡星、环丙沙星和氧氟沙星。

阶梯治疗

一线治疗

- 局部夫西地酸
- 局部外用莫匹罗星
- 口服氟氯唑西林

二线治疗

- 局部硫康唑
- 局部使用咪康唑
- 口服红霉素
- 口服多西环素

三线治疗

- 口服克林霉素
- 哌拉西林静脉注射
- 庆大霉素静脉注射
- 阿米卡星静脉注射
- 环丙沙星静脉注射
- 氧氟沙星静脉注射

蜂窝织炎和丹毒

定义

蜂窝织炎是一种急性、亚急性或慢性的疏松结缔组织炎症。丹毒是真皮和皮下组织浅层细菌感染,其特征性表现为突起边缘,这反映其累及组织较浅(真皮)。但是,蜂窝织炎病变可能会扩展到皮肤真皮深层及皮下组织,在许多情况下,二者可同时存在,但严格区分是没有意义的。目前倾向于将丹毒视为蜂窝织炎的一种形式,而不是单独的疾病,因此,蜂窝织炎的定义包括皮肤和皮下组织的炎症。二者[1,2]的细菌学非常相似,真皮和皮下组织中的链球菌抗原结果一致也支持这一观点[1]。但是,传统意义上这两个术语都仍在使用,特别在出现相应典型病例时。

概述

是一种累及深部皮肤和皮下脂肪的疼痛性弥漫性炎症性皮肤感染,下肢或面部为好发部位。

流行病学

发病率和患病率

一项保险索赔数据库研究发现发病率为每年 24.6/1000[3]。

年龄

40—60 岁为发病高峰。

性别

男性比女性更容易发生[3]。

种族

一项英国研究提示,白种人患蜂窝织炎的风险高于其他种族[4]。

相关疾病

如果蜂窝织炎/丹毒治疗不当,可导致筋膜炎、肌炎、皮下脓肿、败血症,并且在某些链球菌感染病例中可出现肾炎以及更严重的致命感染,特别是婴儿、机体衰弱者或存在免疫抑制的情况下,可能会发生相关疾病和并发症。由 b 型流感嗜血杆菌引起的儿童面部蜂窝织炎通常是单侧的,常伴有同侧中耳炎,后者被认为是病原菌来源。患者常有系统表现,受累脸颊或眶周组织变硬,颜色变暗,其特征是局部组织呈现紫蓝色。儿童眶周和颊部肺炎球菌性蜂窝织炎皮肤也可能出现类似的紫蓝色[5]。

此外,眼周蜂窝织炎继发于眼睑外伤或局部皮肤感染,致病菌通常为链球菌,偶尔为葡萄球菌。如果感染位于眼眶中隔后,较深的眼眶组织中,则应诊断为"眼眶蜂窝织炎",通常是鼻窦炎的后遗症。除了皮肤症状外,还可能出现眼球突出、眼肌麻痹和视力丧失。眼眶周围和眼眶蜂窝织炎可并发海绵窦血栓形成，眼眶、骨膜下或脑脓肿形成或脑膜炎[6,7]。

据报道，一例既往体健的年轻女性因患有链球菌性蜂窝组织炎而出现严重的心肌受损[8]。

中性粒细胞减少症患者的舌部蜂窝织炎可能导致上呼吸道梗阻[9]。免疫缺陷患者，表现常不典型，例如文献报道两例无红斑丹毒[10]。既往使用抗生素可影响健康患者临床表现。复发性链球菌性蜂窝织炎（或丹毒）归因于淋巴损伤，虽然最初在临床上有时不明显，但随着进一步感染和淋巴损伤，可表现为淋巴水肿（图 26.9）。静脉功能不全容易导致腿部反复出现丹毒[11]。但是，皮肤硬化情况下，急性炎症阶段（皮下组织炎）也可被误诊为丹毒[12]。

病理生理学

发病诱因

感染组织中细菌量很少，通过组织活检、活检部位的皮肤拭子、盐水灌注组织后针吸，甚至从水疱或糜烂渗出液中培养细菌等方法，但均不成功。血液培养偶尔可培养出致病菌。50 例蜂窝织炎患者活检标本、针吸液和细菌入侵部位的标本培养，结果阳性率仅为 26%[13]。链球菌血清学可有助于回顾性分析[2]，免疫荧光可在活检标本中识别链球菌抗原[1]。

病理

真表皮水肿明显，真皮内浅表毛细血管扩张和红细胞外渗，周围有散在炎性细胞，主要是中性粒细胞和淋巴细胞。

致病菌

免疫功能正常者所患的蜂窝织炎和丹毒主要为链球菌感染引起，通常涉及 A 组菌株。B 组链球菌感染多见于 3 个月以下婴儿[14,15]。成人 B 组链球菌可引起盆腔丹毒，尤其是手术后[16]。蜂窝织炎中，金黄色葡萄球菌可单独也可与链球菌同时感染。偶尔从丹毒病灶中分离出金黄色葡萄球菌。一项研究发现 27 例丹毒中有 3 例仅为金黄色葡萄球菌分离株，但是这三例的血清学证据均显示有链球菌感染[1]。另一项研究发现，对青霉素酶敏感的 2 例患者出现青霉素治疗效果欠佳，也提示链球菌感染特征[17]。金黄色葡萄球菌是蜂窝织炎的偶然原因，如果是典型的丹毒则很少由其感染所致。b 型流感嗜血杆菌是幼儿尤其是 2 岁以下患儿面部蜂窝织炎的重要原因[18-20]。但是，由于婴儿时期接种流感嗜血杆菌和肺炎球菌疫苗，这种情况现在越来越少见。流感嗜血杆菌蜂窝织炎在成人中很少见[6]。

静脉或淋巴系统受损情况下的蜂窝织炎，如静脉切除术的四肢或乳腺术后，以非 A 组链球菌感染为主，特别是 B 组和 G 组占主导地位[21]。眼眶周围蜂窝织炎与其他部位致病菌类似；但继发于鼻窦炎的眼眶蜂窝织炎通常与鼻窦病原体一致，如肺炎链球菌、其他链球菌、金黄色葡萄球菌、流感嗜血杆菌和青霉素敏感性厌氧菌[2]。嗜水气单胞菌引起的蜂窝织炎，常因水或土壤污染使损伤复杂化[22]。已有一例由海洋生物溶藻弧菌引起的蜂窝织炎病例报道[23]。蜂窝织炎是动物咬伤后接种多杀巴氏杆菌引起感染病谱的一部分[24]。

据报道，免疫功能受损的人群可由肺炎链球菌[25,26]、铜绿假单胞菌[27]和空肠弯曲杆菌[28]引起类丹毒感染和蜂窝织炎。铜绿假单胞菌可引起坏疽性蜂窝织炎和坏疽性臁疮[29,30]。而蜂窝织炎可由醋酸钙不动杆菌[31]和表皮链球菌[32]引起。已有一例关于甲硝唑致脆弱类杆菌引起蜂窝织炎的病例报道[33]。肠道病原体小肠结肠炎耶尔森菌，也可能引起蜂窝织炎[34]。

临床特征

临床表现（图 26.7）

红斑、肿胀、皮温升高、自觉疼痛或压痛是常见的症状。虽然多数病例两种病损边缘差异不明显，但丹毒病灶边缘境界清楚，隆起于皮肤表面，而蜂窝织炎常呈弥漫性。丹毒患者常见水疱、浅表出血，形成血疱；或皮下血肿，特别是老年人。严重的蜂窝织炎可表现为大疱（图 26.7b），发展为真皮坏死（图 26.8），但筋膜炎或肌炎少见。淋巴管炎和淋巴结增大发生率高。除了轻症病例外，可以出现发热和不适。典型的丹毒起病突然，全身症状急、重，但对治疗反应非常快。下肢是最常见的好发部位，通常有伤口，包括表浅损伤比如溃疡，或炎症性损伤如足癣或细菌感染等，均可成为细菌的侵入口。典型链球菌丹毒的第二好发部位是面部（图 26.7d），细菌在面部的破损侵入口通常不易发现，偶尔发生双侧感染。

鉴别诊断

- 坏死性筋膜炎
- 下肢静脉功能不全
- 急性接触性皮炎

并发症和合并症

反复发作可引起淋巴损伤，导致局部慢性淋巴水肿（图 26.9）。坏死性筋膜炎少见。

病程和预后

通常情况下，适当系统性抗生素治疗，1～2 周即可痊愈。但是，该病易复发，一些患者需要每日使用 500mg 青霉素 V 进行二次预防。

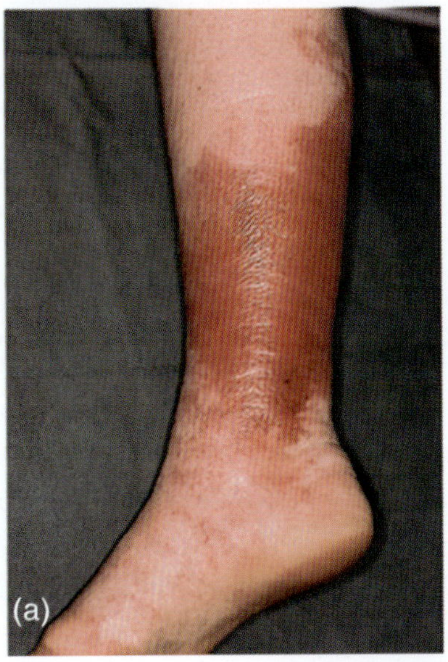

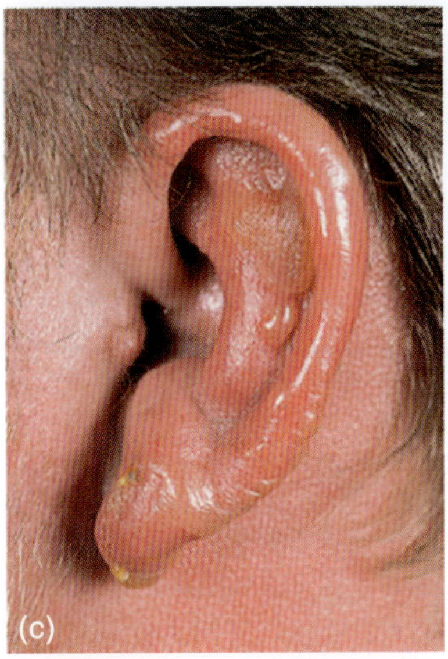

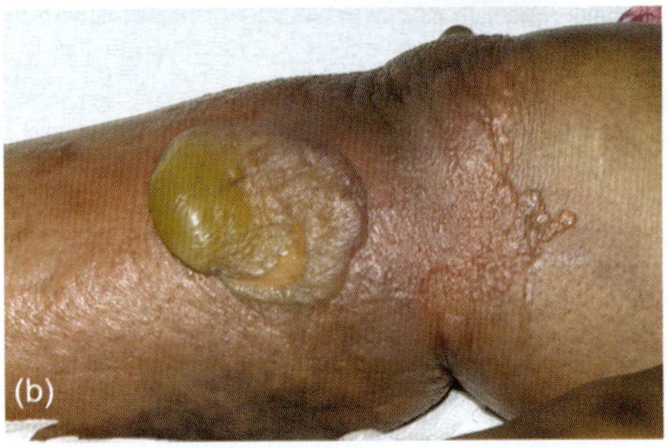

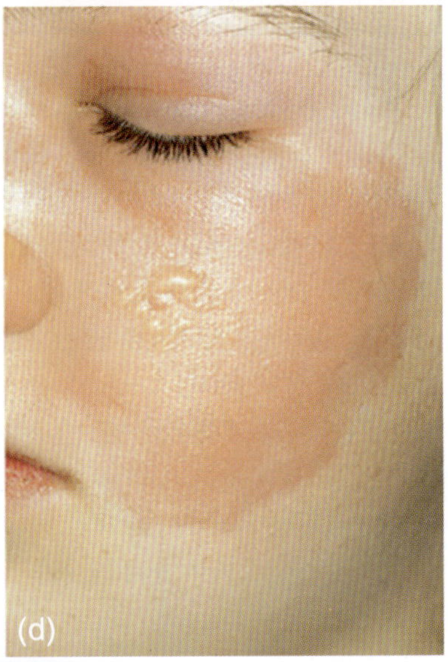

图 26.7　蜂窝织炎/丹毒

(a)小腿;(b)腿部大疱性蜂窝织炎(由英国伦敦国王学院医院皮肤科提供);(c)耳廓;(d)面部。

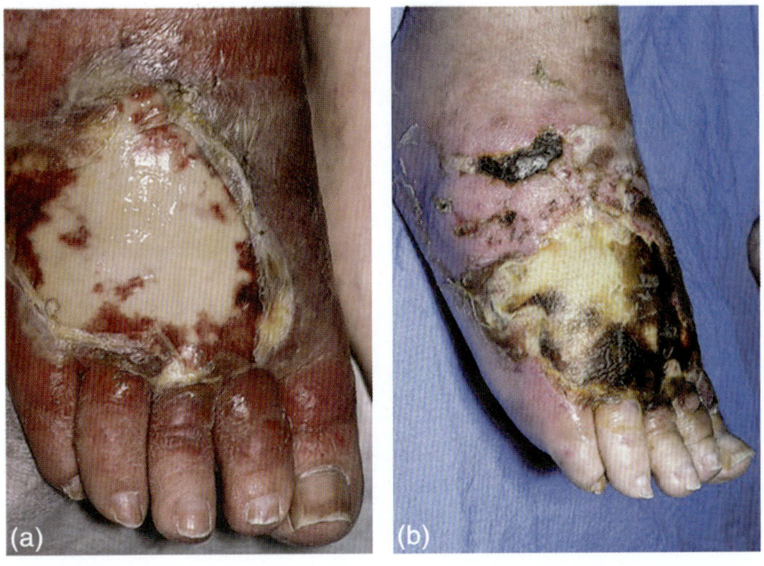

图 26.8　(a)早期皮肤坏死的蜂窝织炎。(b)11d 后同一只脚;真皮形成黑色焦痂,最终脱落,溃疡迅速愈合

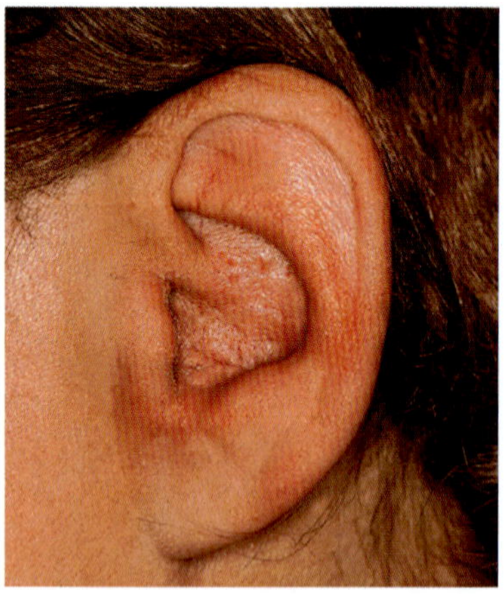

图 26.9 耳廓的链球菌感染后淋巴水肿；该患者的蜂窝织炎经常复发，需长期青霉素治疗

辅助检查

除血培养外，细菌学检查的标本可从疱液、糜烂面或溃疡表面获得。渗出物、皮肤裂隙或远端外伤部位或邻近肢体感染部位可培养出相关的致病菌。在完整皮肤表面取材意义不大。但如果是面部感染，应在鼻子、喉咙、结膜和鼻窦中寻找病原体。此外，鉴定可溶性链球菌抗原有意义[1]。但是，即使是联合多种采样方法也常常难以发现病原体[1,2,13]。

血清学检查可提供链球菌感染证据，但不常用于葡萄球菌感染。感染初期血清抗体高滴度有提示意义，特别在患者发病后几天内出现，但对比第 1 天和第 14 天血清结果在回顾性诊断中更可靠。早期使用抗生素可能会抑制抗体反应。抗体及其意义将在后面讨论。

静脉造影、容积造影和多普勒超声检查有助于鉴别下肢蜂窝织炎与深静脉血栓。通过从肿胀的皮下组织中吸取 0.3～0.5ml 水肿液，检测蛋白质浓度，为鉴别下肢蜂窝织炎和深静脉血栓提供了一种快速而廉价的方法；深静脉血栓患者，蛋白质平均浓度为 5.5g/L，而蜂窝组炎患者为 19.8g/L；目前发现仅在蜂窝组织炎中发现蛋白质浓度超过 10g/L[35]。真菌可以引起免疫功能受损者而出现蜂窝组织炎[36]。此外，一系列临床表现类似蜂窝织炎的疾病，但细菌学上呈阴性，对抗生素无反应，这可能是由昆虫叮咬、植物毒素或不明病毒所致[37]。

治疗

如前所述，临床评估可能感染的病原体对治疗时初步选择抗生素有指导作用。对轻度感染口服治疗有效，但对于败血症、关节炎或疑似筋膜炎等更严重病例，应通过肌内或静脉途径给予足量恰当的抗生素[38]。任何情况下，最初的治疗应该囊括链球菌；对于幼儿的面部感染，应使用含抗流感嗜血杆菌的抗生素。

一线选择

氟氯西林对链球菌和葡萄球菌都有杀菌作用，对于没有全身毒性或合并其他系统疾病的成人，可以口服单药治疗，剂量为 500mg，每日 4 次；如果青霉素过敏，可用克拉霉素替代，500mg，每日 2 次。住院患者，习惯上采用氟氯西林与苄星青霉素联合静脉用药；青霉素过敏时，建议克拉霉素 500mg 每日 2 次或氯林可霉素 600mg，每日 3 次，静脉注射。如果怀疑链球菌感染，先选择青霉素治疗，600～1200mg，较严重的病例可每 6h 1 次静脉注射。治疗持续时间尚未确定。一项针对无并发症蜂窝织炎的随机双盲安慰剂对照试验显示，使用 5d 抗生素治疗与 10d 治疗效果一样[39]。如果临床上提示治疗效果不佳，如疾病进展或脓肿形成需要引流或对所给药物产生不良反应者，则需延长治疗时间。罗红霉素是一种有效的替代药物[40]。如果伴有血栓性静脉炎或血液流动性降低，应考虑抗凝治疗。出现以下情况：如免疫功能不足、前面讨论的特殊情况以及最初治疗无效，需要考虑更广范的致病菌感染。建议尽早与微生物学专家商讨。PATCH 研究Ⅱ显示，在单发蜂窝织炎 6 个月后，每日两次给予青霉素 250mg 治疗，3 年内复发率则更低[41]。

二线治疗

复发蜂窝织炎病例应予长期使用青霉素，每日 500mg 至 2g，可预防反复发作，性价比较高。但是，如果 1 年内停止使用二级青霉素预防，那么预防复发作用则将丧失[41]。

> **阶梯治疗**
>
> **一线治疗**
> - 氟氯西林
> - 克拉霉素
> - 克林霉素
> - 青霉素（如果仅链球菌感染）
>
> **二线治疗**
> - 罗红霉素
> - 复发性感染预防治疗
> - 青霉素
> - 红霉素

尽管积极治疗局部皮肤损伤对预防疾病复发很重要，但一项足癣早期治疗的预防性研究中仍有

50%病例复发。青霉素过敏者,应服用替代药物,通常为红霉素。有些患者可能需要终身预防[42]。蜂窝织炎复发也与蜂窝织炎后水肿有关,水肿是复发性疾病的危险因素。减少水肿对预防疾病有益[43]。尽管如此,但许多患者仍然复发[21,44,45]。

毛囊炎

定义

亚急性或慢性毛囊炎是一种常见疾病,其炎症变化仅局限于毛囊口,或轻微向下延伸,无瘢痕愈合。因临床未被重视,故目前尚无较深入的研究。

概述

金黄色葡萄球菌、凝固酶阴性葡萄球菌和理化因素刺激是浅表性毛囊炎的常见原因。

流行病学

发病率和患病率

毛囊炎为常见疾病,因为大多数患者未就医,所以确切的发病率尚不清楚。

年龄

儿童期,浅表金黄色葡萄球菌性毛囊炎最常见,其主要发生在头皮、头皮边缘或四肢。成年男性最易患胡须区毛囊炎。

病理生理学

发病诱因

浅表金黄色葡萄球菌性毛囊炎(Bockhart 毛囊脓疱疮)是一种毛囊口感染,但浅表性毛囊炎起初并不总是以感染或仅仅感染为主。皮肤受到物理或化学损伤时可能发生毛囊炎,其脓疱可能是无菌的,也可能含有凝固酶阴性葡萄球菌。职业性接触矿物油,或治疗性及职业性接触焦油制品通常会产生毛囊炎,油性毛囊炎显然与许多毛囊的油质堵塞有关。其他的化学刺激物也可以引起毛囊炎,这可能是唯一可见的变化,或可能伴随着湿疹样反应。在橡皮膏或粘合性敷料下面,无菌性毛囊炎很常见。脱毛后,可能会出现创伤性毛囊炎[1]。

致病微生物

金黄色葡萄球菌、社区获得性耐甲氧西林金黄色葡萄球菌(CA-MRSA)感染、凝固酶-阴性葡萄球菌、铜绿假单胞菌、糠秕孢子菌,偶尔也有皮肤癣菌。

临床特征

临床表现

孤立间歇性毛囊炎皮损在颈部和胡须处常见,其愈合速度非常快,因此通常被忽略。在青春期和青年男性大腿及臀部等处,丘疹或脓疱很常见,偶见于女性,特别是痤疮患者,更常见且表现更为持久。临床表现为小的毛囊样丘疹或针尖样脓疱,该皮疹很少出现疼痛。有时在红色突起的毛囊孔上覆盖一个小痂壳。在浅表金黄色葡萄球菌性毛囊炎中,单个病灶为圆形黄色脓疱,有时其周围伴有狭窄的红晕。脓疱在人群中发生发展(图 26.10),可能在 7～10d 内痊愈,但有时会转变成慢性。在年龄较大的儿童和成人中,某些毛囊炎感染可能扩散得更深,如疖或须疮。某些情况下,复发性或慢性葡萄球菌性毛囊炎可能会与秃发性毛囊炎合并出现。急性葡萄球菌毛囊炎比较常见,然而临床变异的瘢痕性毛囊炎比较罕见。

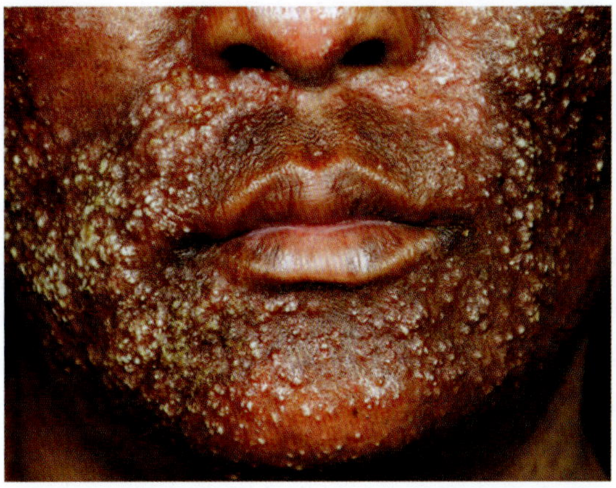

图 26.10 面部急性毛囊炎(英国伦敦国王学院医院皮肤科提供)

腿部慢性毛囊炎主要见于印度青年男性[2,3]。浅表以及深在的毛囊脓疱在大腿和小腿上大量暴发并持续多年,其对治疗产生抵抗。通常能分离出金黄色葡萄球菌。除高 γ-球蛋白血症外,未发现系统性异常。在西非拉各斯,据描述腿部萎缩性脓疱性皮炎占皮肤病的 0.5%[4],其似乎也出现类似的情况,它主要发生在男性,并对称地影响小腿胫前皮肤,有时累及大腿和前臂,粟粒状脓疱后可见萎缩性瘢痕。

社区获得性耐甲氧西林金黄色葡萄球菌(CA-MRSA)可表现为毛囊炎或脓肿,也可发展为严重感染。参加团队运动的运动员可能会将感染传播给团队的其他成员,军事人员、囚犯和其他经常与患者密切接触的人也可能被感染[5]。

鉴别诊断

对于没有经验的人来说,毛囊脓疱很容易与脓疱性粟粒疹的非毛囊性皮疹相混淆,在湿热环境中,以前正常的皮肤上出现大面积的丘脓疱疹或存在炎性皮炎时,应考虑这种情况。毛囊脓疱也是角质层下脓疱性皮肤病的特征之一,主要分布在红斑斑块边缘及鳞屑周围。毛囊脓疱可发生在足癣感染时。当在红色局限性水肿性斑块或鳞屑性斑块上出现脓疱时，应怀疑急性脓疱性银屑病或脓疱性药物不良反应。在骨髓移植的情况下，应考虑毛囊移植物抗宿主疾病的可能性。

病程和预后

毛囊炎通常在几天内自行消退；然而，根据潜在的病因，它可以复发和持续存在。

辅助检查

通常不是必需的，然而，当怀疑存在社区获得性耐甲氧西林金黄色葡萄球菌（CA-MRSA）感染时，应行皮肤拭子检查及药敏试验。

管理

如果去除刺激物，化学或物理因素引起的浅表毛囊炎将会消退。轻度葡萄球菌性毛囊炎通常有自限性，其可能对清洁或外用抗菌剂有反应。在更严重的病例中，可能需要局部或系统使用抗生素。如果感染持续或者复发，应在患者及其接触者中常见的携菌位置寻找葡萄球菌。由于 CA-MRSA 可通过皮肤接触传播，建议预防进一步感染。洗手是预防疾病传播最重要的方式。运动参与者应定期洗澡，个人衣物不应与他人共用[5]。每天使用 6.25%的六水氯化铝无水乙醇治疗非特异类型的慢性毛囊炎时非常有效，但头部皮疹除外[6]。

阶梯治疗

一线治疗

- 每天用抗菌剂清洗受感染的皮肤一次。避免使用厚重易闭塞毛囊的软膏。
- 受累区域皮肤局部使用抗生素每天 2 次，可使用夫西地酸，莫匹罗星或 2%克林霉素乳膏。

二线治疗

- 氟氯西林
- 氯唑西林
- 克林霉素
- 头孢氨苄

三线治疗

- 四环素类
- 红霉素

疖（疡肿，脓肿）

定义

疖通常是由金黄色葡萄球菌感染所致的急性坏死性毛囊性疾病。然而，无菌疖常继发于皮肤注射油性基质为主的药物后。通常疖、疡肿、脓肿这几个词可以互换使用，但其中脓肿并不一定集中在毛囊，然而为了方便起见，这里所述的主要在毛囊部位。

概述

皮肤脓肿为发生在真皮和脂肪组织处脓液的集合，通常由感染引起。然而，将异物注入皮肤可导致无菌性脓肿。

流行病学

发病率和患病率

最近流行的疖病可能是由葡萄球菌的特殊菌株所致[1]，其中许多与社区获得性葡萄球菌感染有关。关于法国一项对疖病患者的研究显示，大多数拭子中存在葡萄球菌，42%的分离株中存在杀白细胞毒素（PVL）基因[2]，其与流行性疖病有关，临床表现为多发性红斑。鼻内携带葡萄球菌与复发性疾病密切相关，但与单纯疖病无关（一次发作）[2]。皮肤和鼻部的分离株完全相同。日本的一项类似研究显示，40%～60%的分离株 PVL 基因为阳性[3]。虽然 PVL 位点被认为是社区获得性耐甲氧西林金黄色葡萄球菌（CA-MRSA）的一个强有力的标记，但来自日本的研究表明，许多 PVL 生产菌株是甲氧西林敏感金黄葡萄球菌（MSSA）[3]。从一些非常常见的、较轻的、持续的、复发的病例中可以培养出常见的多种葡萄球菌感染菌株，尽管它们的种类往往难以确定，但值得注意的是发病诱因在其发病中发挥重要作用。多年来，对多个家族的观察研究表明，相同的噬菌体类型可能是导致长时间临床静止期内不规则感染发作的原因[4]。

年龄

除特应性皮炎患者，在气候温和地区，儿童初期发生疖病是比较少见的，但随着青春期临近，疖病的发生率迅速增加；在青春期和成年早期是一种常见的致残性疾病[4]。在青春期，男孩比女孩受影响更大，高峰发病年龄与寻常痤疮相似。

病理生理学

发病诱因

从疖中分离出的葡萄球菌感染株通常也存在于鼻孔或会阴中[5]，这可能意味着慢性携带者自身出现反复大量接种，其可能是疖病发生的必要条件。葡萄球菌可能会在新近愈合的病灶附近存留几个月，扰乱其表面防御机制，从而破坏微生物群的平衡状态。从存留部位开始，感染通过手指和衣物传播，衣领和腰带等机械摩擦可能决定皮疹分布。在一些国家，营养不良是疖病发病的一个重要的发病诱因。目前人们普遍认为糖尿病患者易患疖病，但已发表的文献并没有一致地支持这一观点[6,7]。疖病在感染艾滋病病毒的患者中很常见，然而在某些高发疖病的健康年轻人案列中，并没有找到令人信服的发病诱因。

病理学

疖是毛囊脓肿，多为毫毛型。毛囊周围脓肿，通常由毛囊破坏、坏死所致。葡萄球菌引起脓肿的确切致病机制尚不清楚，但 PVL 注射兔皮肤产生坏死性皮损，这表明细胞毒素的产生可能在其中发挥作用[8]。

致病微生物

金黄色葡萄球菌，其可能为 MSSA、MRSA 或 PVL 阳性。

环境因素

在英国，疖在初冬的几个月里最常见[9]，与其他浅表葡萄球菌感染一样，导致暴发及其持续的因素尚不清楚，很少有证据表明免疫反应受到损害。目前，关于“可能有中性粒细胞功能受损”的报道尚有争议性[10,11]。

临床特征

临床表现

疖首先表现为一个小的、毛囊状的炎性结节，很快变成脓疱，然后发生坏死（图 26.11），坏死物流出后愈合，留下紫色斑，最终形成永久性瘢痕。病情进展速度差异很大，坏死可在 2d 内发生，或仅在 2 周或 3 周后发生。通常伴有压痛，在更严重和更大的病变中，可能有搏动痛。鼻子或外耳道的病变会引起剧烈疼痛。病灶可能是单一的，也可能是多发的，往往在人群中发生，偶尔会有发热和轻微不适。营养不良易引起脓毒血症和败血症。上唇及颊部海绵窦血栓形成是一种罕见且危险的并发症。通常累及的部位是面部、颈部、手臂、手腕、臀部和肛门等处。发病可能是单发，也可能是多发，有或者没有间歇期。在第一次发作期间，不能确切地判断预后。在一些人群中，疖可持续生长好几个月甚至几年。在 HIV 患者中，疖可能融合成紫蓝色斑块[12]。在 CA-MRSA 流行的地区，可能会出现细菌性心内膜炎等全身感染[13]。

临床变异

对于多发性和或复发性疖子及脓肿患者，应怀疑 PVL-阳性金黄色葡萄球菌感染（MSSA/MRSA）（图 26.12），或当一个家庭中不止一名成员连续或同时受影响时，也应怀疑 PVL-阳性金黄色葡萄球菌感染。PVL 感染的风险因素包括过度拥挤、密切接触、卫生条件较差和皮肤破损等。高危人群包括医疗人员、家庭护理人员、托儿所人员，还有军事人员、接触性运动

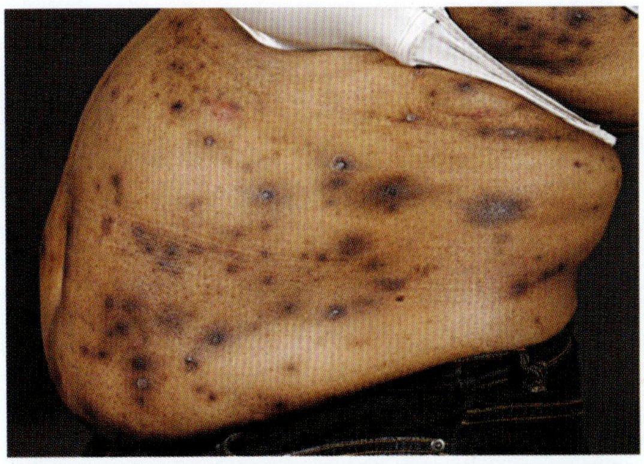

图 26.11 金黄色葡萄球菌脓肿（由英国伦敦国王学院医院皮肤科提供）

（橄榄球、柔道、摔跤）的运动员以及食品加工人员等。杀白细胞毒素（PVL）皮损直径往往>5cm，更容易发生坏死和疼痛[14]。

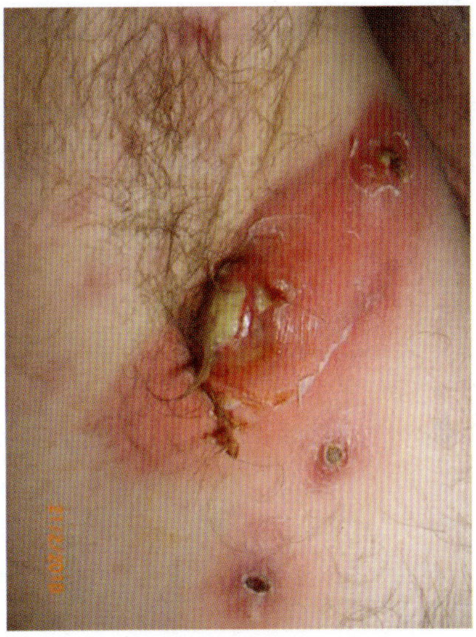

图 26.12 杀白细胞毒素多发坏死性复发性脓肿（由英国伦敦国王学院医院皮肤科提供）

鉴别诊断

疖必须与其他脓疱性皮疹相鉴别。与浅表葡萄球菌性毛囊炎相比，疖为深在结节。播散性单纯疱疹脓疱呈脐状，其大量出现在活跃或愈合的湿疹部位。痤疮脓疱只是多态性综合征的一种皮疹，它们与丘疹和粉刺有关，通常出现在面部和躯干。脓疱也可以发生在卤素疹中，通常对称且发病迅速。结节和脓肿主要发生在腋窝和会阴的汗腺炎中。暴露部位皮肤上出现单个，或少数或较大的化脓性结节时，其可增加蝇蛆病感染的风险。

辅助检查

蘸取脓液的拭子应行微生物分析，包括要求在合适的临床环境中进行 PVL 分析。

治疗

单纯性金黄色葡萄球菌疖：每次发作可能需要使用氟氯西林或其他耐青霉素酶的抗生素进行系统治疗。外用抗菌剂可减少周围皮肤的污染。在抗生素疗程的末期，如果有新发疖，应怀疑 PVL 变异株产生，则应寻找患者和其家庭成员鼻及会阴部所携带的金黄色葡萄球菌。

PVL 金黄色葡萄球菌疖：PVL 皮肤感染的最佳治疗方法尚未完全明确。然而，有证据表明氟氯西林难以穿透坏死组织（达到刚好高于最低抑菌浓度的水平，MIC），但实际上 MIC 这种浓度恰好会导致 PVL 增加[15]。有实验数据表明，针对某一特定金黄色葡萄球菌菌株抗生素敏感性及耐药性等模式研究中显示，氟氯西林可能在坏死厌氧菌感染患者中不会取得临床疗效。因此，氟氯西林不推荐用于 PVL 肺炎的治疗[14]。临床经验表明，这也与 PVL 皮肤感染的处理有关，因为大多数患者对氟氯西林治疗复发病例的标准疗程尚不清楚[16]。因此，许多皮肤科医师更倾向于采用口服克林霉素加利福平或利福平与利奈唑胺联合运用来治疗门诊患者的 PVL 皮肤病（MSSA/MRSA）。克林霉素和利奈唑胺能阻断 PVL 毒素的产生[17]，有证据表明，这些抗生素通常会有更好效果[18]。利福平具有良好的软组织穿透性，可到达葡萄球菌细胞内，与利奈唑胺和克林霉素发挥协同作用[19]。利福平 300mg BD，克林霉素 300mg BD 至 450mg TDS（低剂量通常不引起腹泻），利奈唑胺 600mg BD，持续 2～4 周[14]，但最佳治疗时间尚未确定；然而，医师应根据抗生素的剂量、频率和临床反应来调整治疗疗程。严重的 PVL 感染可能需要联合胃肠外抗生素治疗，包括万古霉素、替考拉宁、达托霉素、利奈唑胺和替加环素等。一旦 PVL 感染得到治疗，任何相关的、受影响的或高风险的密切接触者应同时行定植菌落去除治疗。使用棉签蘸取莫匹罗星（约火柴头大小的量）涂抹于每个鼻孔内面 5d，外加 4%氯己定或 1%三氯生洗液（用于湿润皮肤并停留 1min）每天使用，连续 5d[14]。

> **阶梯治疗**
>
> **单纯疖病：一线治疗**
>
> • 氟氯西林
>
> • 红霉素
>
> **PVL 金黄色葡萄球菌疖：一线治疗**
>
> • 克林霉素＋利福平＋定植菌落去除术
>
> • 利奈唑胺＋利福平＋定植菌落去除术
>
> NB
>
> 除上述抗生素外，任何大的疼痛性坏死波动性脓肿可能需要在局部麻醉下切开引流。

痈

定义

痈是一群深部相邻毛囊的金黄色葡萄球菌感染，伴有周围和皮下结缔组织（包括皮下脂肪）严重的炎症性改变。

概述

痈往往比脓肿和疖大，其表现为皮下群集融合性脓肿。

流行病学

发病率和患病率

痈通常发生在健康个体中，但在糖尿病、营养不良、心力衰竭、药物成瘾、严重的全身性皮肤病、肥胖以及长期类固醇治疗的患者中更为常见。在前鼻孔携带金黄色葡萄球菌的患者比非携带者有更大的风险发展成痈。一般来说，在军队中，痈并不常见；在美国军队中，痈和疖仅占细菌感染性皮肤病的 6%，而蜂窝织炎约占 50%[1]。

年龄

痈主要发生在中老年。

性别

男性比女性更容易受到感染。

病理生理学

致病微生物

• 金黄色葡萄球菌。

临床特征

临床表现

痈一词源于拉丁文，意为小块煤，形容感染初期的红色硬块，疼痛难忍。它起初是光滑圆顶状，非常柔软。它的体积会在几天内增加，直径可达 3～10cm，有时甚至更大，5～7d 后开始化脓，脓从多个毛囊孔排出。皮肤坏死后留下一个黄色火山口状的结节。在某些病例中，坏死更为剧烈，没有早期的毛囊分泌物，病灶的整个中央脱落，留下一个有脓性基底的深在性溃疡。大多数病变发生在颈部、肩部、臀部和大腿的后部，虽然通常是单发，但也可能为多发，或与一个或多个疖有关。可能伴随全身症状，或甚至先于痈发生的几小时前出现。如果痈很大或患者的一般情况不佳，则可能会出现高热、不适和虚脱等。在身体较好的情况下，伤口会慢慢愈合，留下瘢痕。在体弱和带病的患者中，由于毒血症或转移性感染可引起死亡。

鉴别诊断

炭疽病是一个重要的鉴别诊断。然而，在典型炭疽病病例中，其出血性痂和疱性边缘与痈有明显区别。应使用拭子取样检查，同时积极进行治疗，直至获得细菌学确认。

病程和预后

痈通常采用切开引流和口服抗生素联合治疗。皮损通常为瘢痕愈合。

辅助检查

皮肤拭子取样行微生物学检查。

管理

应使用氟氯西林或其他耐青霉素酶类抗生素。必要时在局部麻醉下切开引流或行蝶形切开手术，以清理脓液和坏死组织，加速愈合[2]。

须疮

定义

须疮是一种亚急性或慢性化脓性感染，累及整个毛囊深部，通常指发生在胡须区域的疾病。如果毛囊被破坏并伴有明显的瘢痕，则称为"狼疮样须疮或须疮样瘢痕性红斑"。秃发性毛囊炎本质上是累及头皮的相同过程，同一个体的许多部位可能受累及。

流行病学

年龄

青春期后。

性别

男性最容易患病。

病理生理学

发病诱因

须疮多发于青春期后的男性，通常累及胡须部毛囊。大多数病例开始于 30 岁或 40 岁左右，但我们发现一名 14 岁男孩发生严重感染。感染的病原菌为金黄色葡萄球菌，往往可从其鼻中分离出相同类型的噬菌体[1]；但是，在确定易感因素方面，必须要考虑体质因素所致的易感性，因为葡萄球菌的穿透深度通常不超过毛囊口。许多患者为脂溢性皮肤，其肤质较油腻且患有慢性睑缘炎。文职人员和其他室内工作人员比那些在户外工作的人更容易受到影响。

病理学

受累毛囊充满多形核白细胞，使其细胞壁肿胀。毛囊周围可见慢性肉芽肿改变，可见淋巴细胞、浆细胞、组织细胞和异物巨细胞浸润。皮脂腺或整个毛囊可被破坏，并被瘢痕组织所取代。

致病微生物

• 金黄色葡萄球菌。

临床特征

临床表现

病灶是以毛发为中心的水肿性红斑，其上可见毛囊性丘疹或脓疱[2]。常表现为单个孤立性丘疹，但如果相邻毛囊受累，毛囊周围水肿融合，产生隆起性斑块，其上布满脓疱，呈现成熟无花果样外观，据此，古代医家创造了"须疮"一词。在常见的亚急性类型中，皮疹可散在不规则或聚集在胡须部位，特别是在上唇和下颌处。数月或数年内，间隔不规律发生。在慢性情况下，皮损常聚集为斑块，特别是出现在上唇和下颌的，其可能持续很长的时间，有病例报道持续近 20 年[3]。须疮通常会伴有痂和鳞屑，毛发仍存留，没有明显的瘢痕形成。在狼疮样须疮中，毛囊被瘢痕组织破坏，炎性丘疹和脓疱在其边缘形成粉红色的萎缩性瘢痕。肉芽肿性炎症改变可使丘疹呈类似狼疮样外观，其常开始于单侧耳前或颏部下缘，并不规则地向任何方向延伸，头皮可广泛受累。此病很少累及腋毛、阴毛、下肢、大腿以及手臂等处。尽管狼疮样须疮扩展的速度可能会随时间而发生变化，但其倾向于持续稳定。

鉴别诊断

最常见的误诊为"假性毛囊炎"(图 26.13)，其由内生毛发引起。丘疹和脓疱不规则地散在颈部两侧和颌骨角，不成群分布，也可位于皮肤皱褶中。须癣，是胡须部皮肤癣菌感染所引起，通常发生在下颌区域或上唇。表现为急性、群集性、脓疱性的水肿样斑块，相对无症状。患者与牛等接触史可作为提示性诊断，

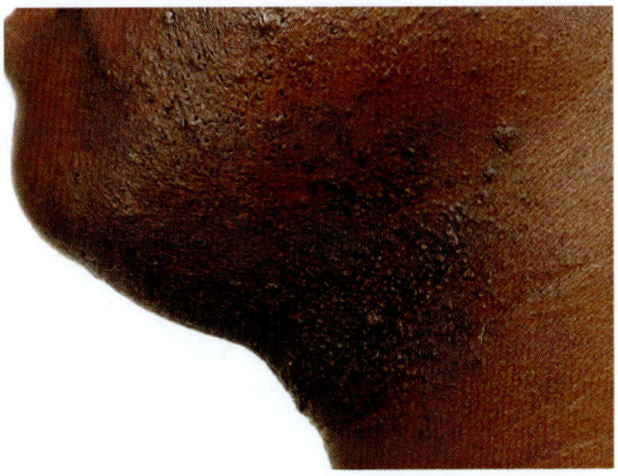

图 26.13 假性毛囊炎

然而，在城市区域，其可能由断发毛癣菌感染所致，该菌还可以引起头癣。真菌分析有助于鉴别诊断。狼疮样须疮很少模拟寻常狼疮，然而当脓疱存在时通常要高度考虑狼疮样须疮。如果仍有疑问，可进行活检。

病程和预后

疾病可能会复发或缓解。

辅助检查

从患者感染皮肤和前鼻孔取拭子行微生物学检查。

治疗

亚急性须疮应用抗生素软膏相对容易控制，但停药后往往容易复发。如果鼻拭子提示慢性携菌状态，那么鼻前庭也应该使用抗生素。慢性须疮对抗生素治疗反应较慢，但有时使用类固醇-抗生素联合治疗可能会增强疗效。治疗必须连续不间断，因此，应避免使用可能致敏的药物，如新霉素等。在耐药病例中，足疗程系统应用抗生素治疗可能是有效的。任何慢性鼻咽炎应进行治疗。最近一个病例报告表明，光动力疗法在治疗顽固性须疮时是有效的[4]。

> **阶梯治疗**
>
> **一线治疗**
> - 局部治疗与抗生素联合类固醇制剂
> - 考虑让胡子长起来
>
> **二线治疗**
> - 系统性使用抗生素，如氟氯西林、氯唑西林或红霉素
> - 口服维 A 酸类
>
> **三线治疗**
> - 激光脱毛

葡萄球菌烫伤样皮肤综合征

定义

葡萄球菌烫伤样皮肤综合征（SSSS）是一种典型的剥脱性皮肤病，体表大部分皮肤变软、发红，浅层表皮脱落。该综合征最早见于儿童（Ritter 病），但也可见于成人。已有托儿所和新生儿病房暴发 SSSS 的报道，其由携带葡萄球菌的护理人员传播所致[1,2]。

> **同义名**
> - Ritter 病

流行病学

年龄

泛发性 SSSS 常见于 6 岁以下儿童及新生儿，成人少见。在年龄较大的儿童和成人中，该病表现为局限型，其可能比目前文献中所报道的更为常见。

相关疾病

肾功能衰竭（表皮松解毒素经肾脏清除）；有报道称，伴有恶性肿瘤、免疫抑制和酗酒的成人容易患此病[3]，但健康个体也可能发病[4]。

病理生理学

发病诱因

大约 5％的金黄色葡萄球菌菌株（来自所有噬菌体群）产生一种表皮剥脱毒素（ETA，ETB）[5]，最初的感染可能非常轻微，例如面部、脐部较小的脓疱疮性皮疹，或葡萄球菌性咽喉炎、胃肠道感染等。然后，以细胞黏附蛋白桥粒芯蛋白 1（DG1）为靶点的 ETs 会引发更广泛和剧烈的表皮变化，导致表皮（表皮内）颗粒层下方的角质形成细胞分离。在大疱性脓疱疮中，ETs 在受感染的皮肤中仍然是局部的，但在 SSSS 中 ETs 通过血液传播，导致皮肤广泛受累。

病理学

组织学上，表皮颗粒层和棘层分离，通常无炎性细胞浸润。浅表血管周围有少量淋巴细胞。该病由一种或多种 ETs 引起，通常为 A 或 B，它们都是丝氨酸蛋白酶[6]，能选择性地分裂表皮角质形成细胞上所发现的细胞黏附分子 DG1[7]，在一些 SSSS 患者中，可能会产生桥粒芯蛋白抗体[8]。虽然大疱性脓疱疮患者似乎没有产生相同水平的抗体，但同种毒素也累及大疱性脓疱疮，因此，大疱性脓疱疮被视为 SSSS 的一种局限性表现，这可能是由于该病持续时间较短。毒素 A 编码在噬菌体基因组上，而毒素 B 编码在大质粒上[9]。大疱性脓疱疮中分离出 ETA（剥脱毒素 A）生产株较多，SSSS 分离出 ETB（剥脱毒素 B）产株较多[10]。ETA 和 ETB 的调控和表达较为复杂，尚未完全阐明[10]，推测 ETs 在 SSSS 中作为超抗原而起作用[11]。

致病微生物

产生 ETs 的金黄色葡萄球菌菌株是致病微生物。最初，噬菌体Ⅱ组参与其中；然而，有证据表明所有噬菌体组都能引起 SSSS。越来越多的报道表明 CA-MRSA（社区获得性耐甲氧西林金黄色葡萄球菌）可导致新生儿 SSSS。

临床特征

临床表现

最初通常为局部葡萄球菌感染（图 26.14）[4]，其

可能在皮肤或远端隐秘部位发生。几天后，患者出现发热、过敏和皮肤触痛，随之而来的是广泛暴发的红斑，通常在皱褶部位较重（图 26.15），并迅速发展为浅层水疱（Nikolsky 阳性），柔嫩的皮肤皱起，在收缩过程中，会留下非常疼痛的区域，这种情况通常在 7～14d 内痊愈。

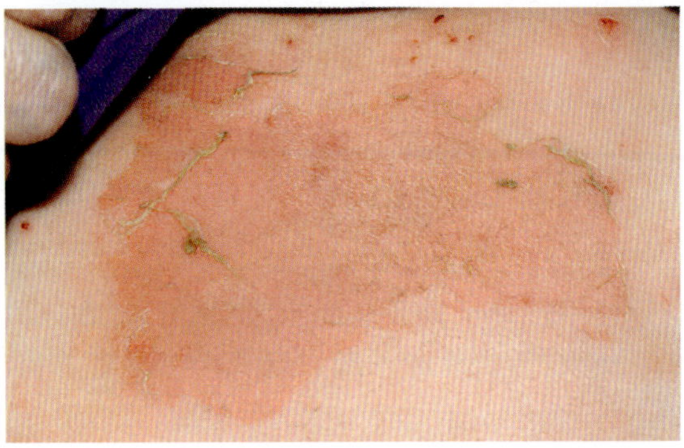

图 26.14 儿童葡萄球菌烫伤样皮肤综合征（英国伦敦国王学院医院皮肤科）

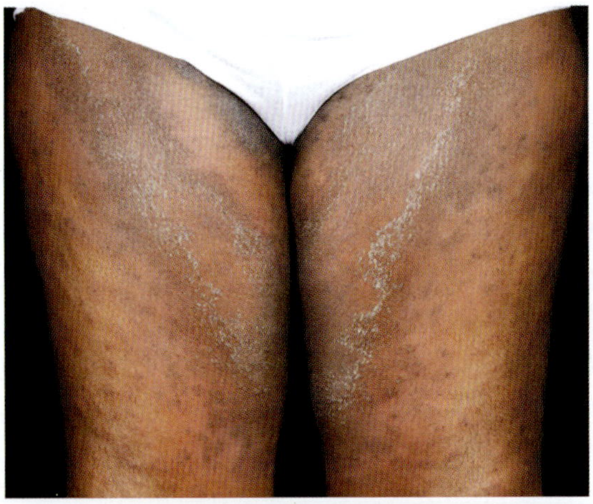

图 26.15 成人葡萄球菌烫伤样皮肤综合征（英国伦敦国王学院医院皮肤科）

临床变异

泛发型和局限型 SSSS。局限型 SSSS 似乎更倾向发生于皱褶部位，特别是腋窝（图 26.16a）、腹股沟和四肢屈侧等处。局限型愈合时通常会留下皱纹脱屑与色素沉着（图 26.16b）。

鉴别诊断

“烫伤样皮肤综合征”已被用作为中毒表皮坏死松解症（TEN）的同义词（见第 119 章）。然而，现在已经清楚的是在葡萄球菌病中不发生细胞坏死，因此，被广泛接受的“葡萄球菌 TEN”这一词并不恰当。如果对诊断有疑问，皮肤活检冰冻切片或剥落表皮检查

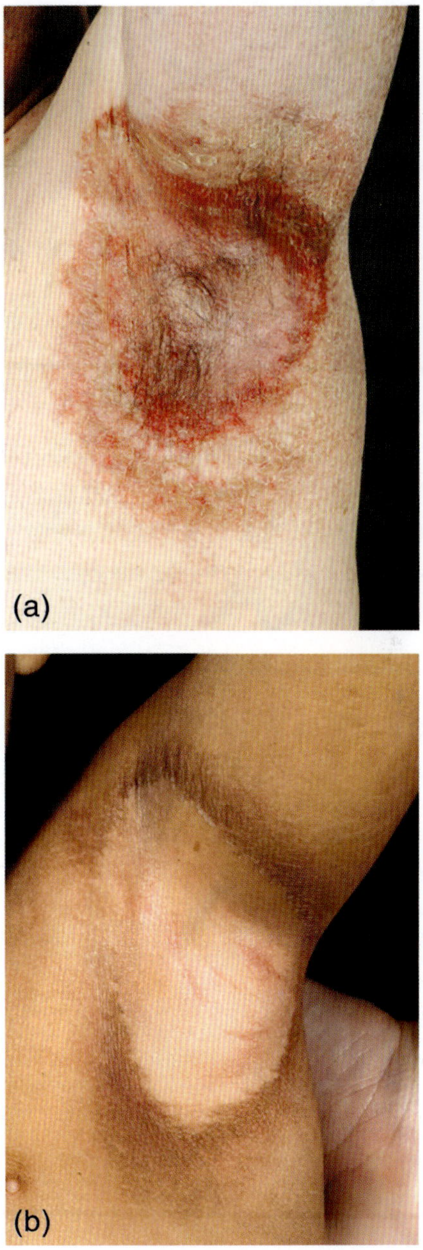

图 26.16 （a）局限型葡萄球菌烫伤样皮肤综合征（SSSS）。（b）局限型 SSSS 愈合并皱纹脱屑及色素沉着（英国伦敦国王学院医院皮肤科）

能确证 SSSS 颗粒层出现裂隙[12]，或者，从皮肤新剥落的区域进行 Tzanck 涂片可有助于诊断。SSSS 中有大量核大的上皮细胞但无炎症细胞浸润，然而，在 TEN 中仅有少量圆形上皮细胞，炎症细胞浸润较多。

严重程度分类

泛发型比局限型更严重。

病程和预后

适当系统抗生素治疗，葡萄球菌烫伤样皮肤综合征通常在几周内消退。然而，局限型感染可能会随着

疾病反复发作而持续数月。

辅助检查

疱液拭子取样培养通常不会培养出葡萄球菌，因为水疱是由毒素介导的，毒素通过血液传播。然而，在原发的感染部位，可能分离出葡萄球菌。在某些实验室可行金黄色葡萄球菌分型和毒素产物PCR检测。在成人泛发型SSSS中，血培养通常为葡萄球菌阳性，而在儿童中却很少见。红细胞沉降率可升高。

治疗

胃肠外使用耐青霉素酶抗生素如氟氯西林、克林霉素、替莫西林、替加环素或达托霉素应作为一线治疗。第一代头孢菌素青霉素G或红霉素可用于已确定敏感菌株的金黄色葡萄球菌。克林霉素可单独口服或非胃肠道给药（或与利福平或四环素联合给药），如果怀疑MRSA存在，可同时口服或非胃肠道给药万古霉素或妥布霉素。如果及早使用抗生素，儿童通常能在7d内康复，死亡率低至4%，但成年人的总体死亡率较高，约为60%[13]。那些没有潜在疾病的患者恢复得更快。

阶梯治疗

一线治疗

- 氟氯西林
- 克林霉素
- 替莫西林
- 替加环素
- 达托霉素

怀疑MRSA的一线治疗

- 万古霉素
- 妥布霉素

中毒性休克综合征

定义

这是一种严重危及生命的疾病，以发热、急性红斑、脱屑、循环休克和多系统疾病为特征，由金黄色葡萄球菌或化脓性链球菌产生的一种或多种细菌毒素所介导。

同义名

- 葡萄球菌TSS
- 链球菌TSS

概述

20世纪70年代，首次报道在使用超吸收性卫生棉条后不久出现大量的中毒性休克综合征患者。数千名经期妇女使用这些超吸收性卫生棉条后，出现严重不适，发热、低血压和多器官衰竭，导致15%的死亡率。这种特殊类型的卫生棉已不再生产，因此，该病病例数量急剧下降。

流行病学

发病率和患病率

中毒性休克综合征比较罕见，据报道，每年有1～17/10万棉条使用者发生该病。

年龄

任何年龄都可能受到影响，但一般来说，这种情况在老年人/婴幼儿和月经期妇女中更为常见（15－40岁）。

性别

从病史上看，它在女性中更为常见。

种族

在美国，13－40岁的黑人女性对TSS毒素1（TSS-1）的抗体水平低于白人或西班牙裔女性，这表明前者在月经遭受TSS风险更大[1]。

相关疾病

水痘感染、蜂窝织炎和坏死性筋膜炎、潜在的艾滋病病毒或内部恶性肿瘤、酗酒和糖尿病等增加TSS发生的风险。

病理生理学

发病诱因

几乎所有病例都被金黄色葡萄球菌感染或定植。任何严重程度、任何部位、任何年龄和任何性别的葡萄球菌感染都可能导致TSS[2]。然而，在美国人的大多数早期病例中，这种微生物是在使用高吸收性卫生棉条的月经期妇女的阴道中分离出，在这些病例中，症状性阴道炎很常见，但也不总是这样。葡萄球菌可由手或会阴皮肤引入，可能在月经血的培养基中遇到了适宜的生长条件，而卫生棉条在某种程度上促进了细菌生长。人们注意到，它与吸附物质有很强的关系，特别是与某一个品牌的吸附物质有关。在卫生棉条中避免使用这些物质后，发病率急剧下降；因此，在1985年以后，美国的大多数病例是在非月经期时发生的[3]。产后妇女如果使用内屏障避孕法（如横隔膜）也会有风险。

中毒性休克综合征毒素1，以前被认为是葡萄球菌肠毒素F或热原性外毒素C[4]，由感染病例中分离出来的80%～90%的金黄色葡萄球菌所产生，被认为是该疾病的主要细菌递质。最近，从TSS病例中也发现了葡萄球菌肠毒素 B[5,6]，这种毒素属于细菌 PTSAgs 家族，能够以非抗原-特异的方式刺激 T 淋巴细胞增殖，会导致发热、炎症和休克。这些 PT-SAgs 大多由一系列不同的移动元件编码，称为葡萄球菌致病岛，位于基因组特异的位点，可被其他噬菌体动员和转移到其他菌株中[7]。类似疾病也与化脓性链球菌严重感染有关[8]，可能是由重新出现的猩红热毒素 A 所介导[9]。

病理学

无特殊组织学特征。真皮血管周围可出现单个核细胞肿胀和乳头水肿。水疱形成时，裂隙位于表皮下[10]。

致病微生物

- 金黄色葡萄球菌。
- 化脓性链球菌。

临床特征

病史

在月经 TSS 中，女性通常在月经出血 5d 后出现不适和发热。

临床表现

急性起病伴发热和皮疹。早期常见呕吐和腹泻等症状，随后可能累及肌肉、肝脏、肾脏和中枢神经系统。循环系统受攻击时通常起病迅速（对静脉补液没有反应），病情严重，常常合并有急性肾功能损害。随后出现多器官衰竭，至少需要三个系统受累才能满足诊断标准（胃肠、肾、肝、中枢神经系统、肌肉、血液和黏膜）。皮疹是特征性的表现，可能在第一天就发生，最常见的是泛发斑点、红斑，有时很轻微，通常在 3d 内消退，但有时也可见丘脓疱疹和猩红热样皮疹。手足水肿、无痛性水疱（图 26.17）。泛发黏膜红斑，结膜处特别重，可能有出血。口腔、食道、阴道和膀胱黏膜可能发生溃疡，偶尔会形成水疱和大疱。第二周末，大多数患者会出现广泛的瘙痒性斑丘疹，有时是荨麻疹样皮疹，但一般认为不是药物引起。血小板减少可导致外周皮肤呈网状紫癜（图 26.18）。脱屑具有高度特征性，它发生在起病后的 10～21d，可能局限于手指，也可能影响所有的手掌和足底部皮肤，或可能是泛发的。

鉴别诊断

通过适当的检查以排除败血症性休克和其他感染。关于某些已报道的成人川崎病中，就可能有 TSS。TSS 和川崎病有一些共同特点，但川崎病通常可以根据长期发热、心脏受累、全身淋巴结增大和无外周性休克等症状来鉴别。所报道的葡萄球菌性猩红热，其可能代表了 TSS 中较轻的病例。Ehrlichosis 病可表现为一种类似 TSS 样危及生命的疾病[11]。梭状芽孢杆菌感染可能与 TSS 有关，死亡率较高，除了没有相关皮疹外，该疾病类似葡萄球菌综合征，它可能与产后感染有关[12]。

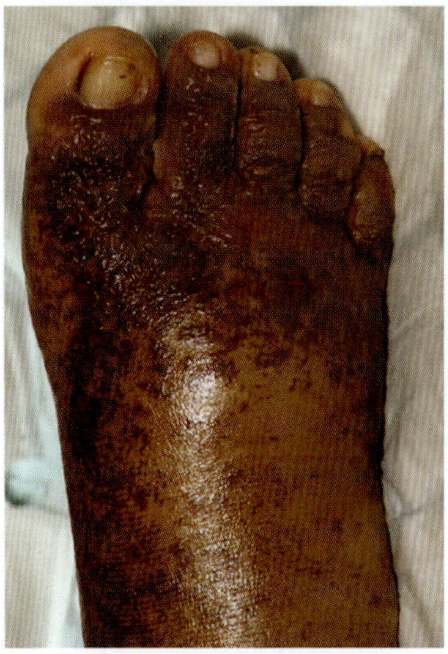

图 26.17 无痛性水疱相关中毒性休克综合征

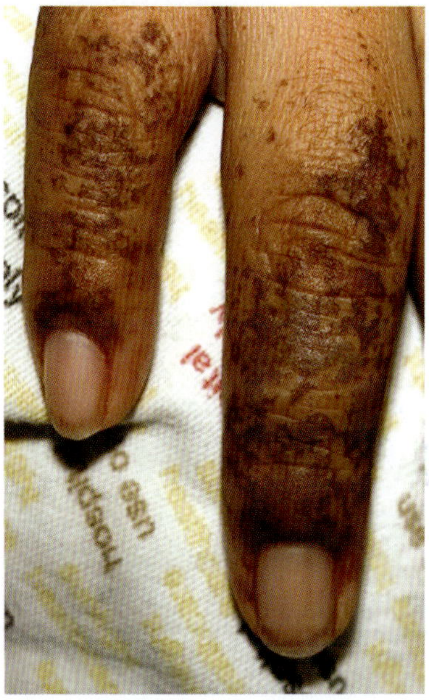

图 26.18 中毒性休克综合征网状紫癜

并发症和合并症

中毒性休克综合征导致多器官衰竭，可表现为成人呼吸窘迫综合征，在某些情况下，可导致急慢性肾功能衰竭和弥散性血管内凝血。

疾病和预后

如果遵医嘱住院治疗，并及时适当静脉内使用抗生素，大多数患者约 3 周后恢复；然而，死亡率仍然保持在 7%左右[10,13]。

辅助检查

诊断主要靠临床表现。在绝大多数病例中，可以通过微生物培养证实葡萄球菌感染。应进行几组血培养[GAS 疾病(A 组溶血性链球菌)中的阳性率比葡萄球菌感染中的阳性率更高]，也应从伤口、经血或产后女性阴道中取微生物拭子检查，常规生化检查显示肌酐升高，常发生低血压。

治疗

卫生棉条应进行临床检查。如伤口有感染，应予以处理，给予适当系统抗生素治疗。加强一般支持措施是很有必要的，如液体复苏和通气支持。此外，患者可能需要去甲肾上腺素循环支持和透析。在包括 TSS 在内的感染性休克治疗中，系统运用皮质激素和静脉注射免疫球蛋白仍存在争议。最近的一篇队列研究报道，有证据表明静脉注射多克隆免疫球蛋白可降低成人死亡率，然而，在临床试验中并没有证实[14]，在新生儿中也没有得到证实。静脉可注射富含 IgM 的免疫球蛋白[14]，并没有得到有力证据。研究表明，低剂量系统使用皮质激素降低了脓毒性休克中血管加压素的持续时间和剂量[15]，改善了脓毒性休克，但没有降低第 28 天的死亡率[16]。某些动物研究证据表明，糖皮质激素受体的表达在实验性脓毒症中逐渐减少，导致地塞米松进入细胞内的量减少，这可能解释了为什么类固醇治疗只有在脓毒症休克早期使用时才显得有益[17]。在小鼠研究中，人工合成的人葡萄球菌肠毒素 B 单克隆抗体对 TSS 具有抵抗保护作用[18]，提高了小鼠的存活率[19]。

静脉注射克林霉素(600～900mg，每日 3 次)应作为一线治疗，因为它对大多数金黄色葡萄球菌和脓毒菌都是非常有效的，并且已知其可以减少毒素的产生。一些医师额外给予青霉素钠(青霉素 G，每日 2.4～4.8g，分 4 次给药)或万古霉素(每 12 小时 1～1.5g)，以确保充分覆盖葡萄球菌和链球菌等微生物。根据临床反应，静脉注射抗生素通常需要持续 1～2 周。

阶梯治疗

一线治疗

- 血流动力学复苏
- Ⅳ克林霉素±青霉素钠(青霉素 G)或万古霉素

二线治疗

- 对于严重病例，考虑额外使用静脉注射免疫球蛋白(初始剂量 2 g/kg，然后 0.4 g/kg 使用 4d)

复发性毒素介导性会阴红斑

定义

复发性会阴红斑是由葡萄球菌和链球菌产生的超抗原毒素所介导。

概述

咽喉链球菌感染可导致会阴红斑，细菌毒素快速引起脱屑，疾病常反复发生。

流行病学

发病率和患病率

未知。

年龄

通常发生于 12 岁以下儿童，但成人偶尔会发生[1]。

性别

男性和女性发病率相同。

病理生理学

发病诱因

起病前，通常有咽喉链球菌感染和脓疱疮等病史。链球菌和葡萄球菌产生的超级抗原导致非特异性 T 细胞激活和毒素介导远端部位皮肤红斑[2]。

致病微生物

- 化脓性链球菌。
- 金黄色葡萄球菌。

临床特征

病史

反复发作的咽扁桃体炎，继而出现会阴部红斑，偶尔出现于腋窝。

临床表现

患者出现咽喉疼痛后，继而会阴部位发生皮疹。皮疹为红斑，类似丹毒(图 26.19)，出现脱屑后红斑很快消退，很少伴有系统症状[3]。其他皮肤区域也可见红斑，包括手、足和腋窝等处[4,5]。有些患者可出现草莓状舌。

病程和预后

反复发作，但适当抗生素治疗后皮疹很快消退。

辅助检查

该病诊断主要根据临床表现。患者通常一般情况良好，有咽喉疼痛史。会阴区拭子培养不出任何特异性的病原微生物，但咽拭子可能会培养出金黄色葡萄球菌或化脓性链球菌。

治疗

对链球菌和葡萄球菌敏感的抗生素短疗程治疗反应良好，几乎没有后遗症。

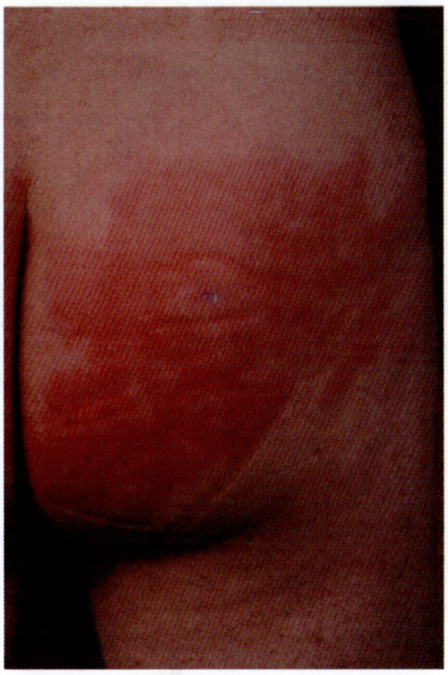

图 26.19 复发性毒素介导性会阴红斑

链球菌性外阴阴道炎(见第 112 章)

定义

阴道 GAS(A 组溶血性链球菌)感染主要侵犯青春期前的女孩。

概述

患者主诉生殖器有刺激或疼痛。

流行病学

发病率和患病率

未知。

年龄

主要影响青春期前女孩,但妇女也可能受到影响。

性别

女性。

相关疾病

偶尔有肛周感染同时存在。

病理生理学

发病诱因

个人或家庭成员有皮肤或呼吸道 GAS 感染史。与感染者有性接触的成年女性。

致病微生物

化脓性链球菌占青春期前女孩外阴阴道炎的 10%。青春期前女孩外阴阴道炎的其他病菌包括大肠埃希菌、粪肠球菌、流感嗜血杆菌、变形杆菌和金黄色葡萄球菌,临床上无法区分[2,3]。

临床特征

病史

年轻女孩主诉阴道刺激或疼痛,伴尿痛。

临床表现

儿童主诉生殖器疼痛或刺激,皮肤出现急性红斑。可能有脓性、水样或黄色阴道分泌物,或伴排尿困难。

鉴别诊断

念珠菌感染和性传播疾病。

病程和预后

系统使用合适的抗生素后症状通常消退,然而,可能会复发。

辅助检查

从外阴-阴道拭子取样进行微生物学检查。

治疗

口服青霉素或红霉素有效。一些作者报道应用 2% 阴道克林霉素乳膏能快速治愈[4]。有证据表明,在妇女中可能同时存在链球菌和念珠菌感染,因此使用抗生素时,需要加用氟康唑治疗[5]。

肛周链球菌性蜂窝织炎

定义和术语

虽然所有该病患者的肛周拭子标本均可检测出 GAS(A 组溶血性链球菌),但“蜂窝织炎”一词似乎不适用于这种无发热和其他系统症状的浅表感染。

> **同义名**
> - 肛周链球菌性皮炎

概述

一种少见的肛周浅表皮肤感染,基本上只发生于幼儿。

流行病学

年龄

大多数患者为 6 个月至 10 岁的儿童[3],偶见于成人。

相关疾病

与点滴状银屑病、女性外阴阴道炎偶尔有关联。

病理生理学

发病诱因

一些(不是全部)患者发现咽喉部有化脓性链球菌感染,通常是同一菌株。有时家族成员近期有咽炎或脓疱疮等病史[4]。在一些病例报告中,症状持续数周或数月,这表明可能发生慢性感染。

第3部分

致病微生物

化脓性链球菌。据报道，金黄色葡萄球菌也会在外周产生类似于卫星状脓疱的临床表现[5]。

临床特征

病史

典型症状为肛门周围疼痛或刺激，排便疼痛，有时可继发粪便潴留。受影响累皮肤呈鲜红色，可能有裂隙。生殖器皮肤也可能受到影响[6]。

鉴别诊断

通常因考虑其他疾病而使肛周链球菌性蜂窝织炎被误诊，包括尿布皮炎、脂溢性皮炎、猩红热、念珠菌病，甚至性虐待等[7]。

病程和预后

通常在适当抗生素治疗后迅速消退。

辅助检查

肛门周围拭子取样行微生物学检查。

治疗

本病口服抗生素治疗有效。青霉素通常能治愈[3,4]。治愈一些复发患者需要红霉素和局部莫匹罗星联合治疗 10～14d[3,8,9]。通常推荐口服抗生素治疗 2 周[2]。

水疱性远端指炎

定义

远节指骨被 A 组 β 溶血性链球菌感染所致，通常发生在儿童。

概述

表现为手掌和指腹多发性大疱，多见于幼儿。皮疹持续数天，可能留下浅表糜烂，常继发于链球菌或葡萄球菌感染。

流行病学

年龄

2 岁至 16 岁的儿童最易受影响，成人发病也有报道[1]。婴儿发病比较罕见[1,2]。

病理生理学

致病微生物

已鉴定出 A 组链球菌、其他微生物包括 B 组链球菌[3]和葡萄球菌[4]。最近发现，金黄色葡萄球菌感染与成人发病有关。

临床特征

病史

远节手指、手掌皮肤形成大疱或水疱（图 26.20），内含有稀薄的脓性浆液，可延伸至指甲皱褶皮肤及近掌端皮肤。有时也会出现上呼吸道感染。

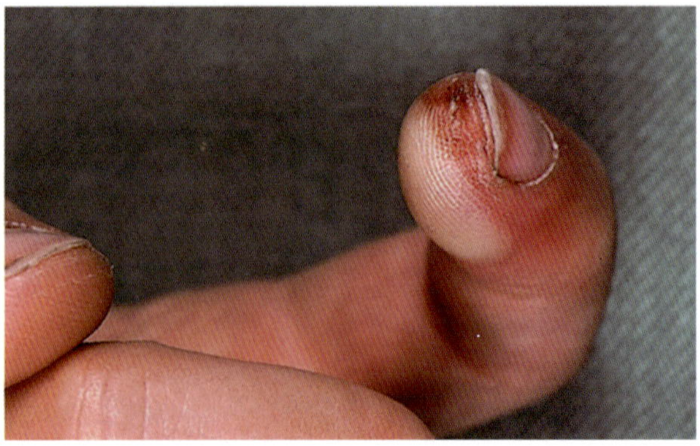

图 26.20 远节手指大疱

一例复发病例发生在向内生长的趾甲旁[7]。

鉴别诊断

- 疱疹性瘭疽。
- 大疱性脓疱疮。
- 汗疱疹。

病程和预后

适当抗生素治疗后通常会使皮疹迅速消退。

辅助检查

从疱液中培养出微生物。

治疗

如果大疱处于紧张状态，可以用无菌针轻轻刺破，注意保持疱顶完整。耐 β 内酰胺酶抗生素（如氟氯西林、双氯青霉素、氯唑西林、替莫西林）通常有效[5]。局部治疗、湿敷会有帮助[5]。

毒素介导的链球菌病

过去十年中，侵袭性链球菌疾病死灰复燃，其中许多疾病是由毒素产物介导的。以下部分包括毒素介导的累及皮肤的链球菌病，包括猩红热和中毒性休克样综合征。

猩红热

定义和术语

疾病表现为 A 组 β 溶血性链球菌毒素引起的咽炎、发热和独特的猩红热样皮疹。

> 同义名
> • 丹痧

概述

由于没有针对链球菌外毒素的保护性抗体，所以猩红热主要发生于幼儿。猩红热的特征为急性链球菌性咽炎伴发热、皮疹，大约每 10 例感染病例中就会有 1 例出现该特征性表现。

流行病学

发病率和患病率

该病在世界范围内都有发生，但完整综合征在热带地区并不常见，热带地区的调查显示亚临床感染频繁发生[1]。过去十年中，中国、中国香港地区与波兰报道的传染病病例急剧上升[2-4]，猩红热为大城市特发病，但每年的发病率有很大的差别。该病在英国牛津地区发生频率较高，每年每 1000 人中就有 0.3 人感染该病，有 1.25 人疑似感染该病[5]。在过去的几十年里，猩红热已经不像 19 世纪末和 20 世纪初那么严重，这可能是因为 A 型毒素已经消失[6]。

年龄

尽管有婴儿和成人感染的报道，但大多数病例发生在 5 岁至 15 岁之间[4]。

性别

男女受累均等。

种族

猩红热发病无种族差异。然而，在过度拥挤的情况下更为常见，在贫穷的人群中发病率较高[7]。

相关疾病

风湿热，链球菌感染后肾小球肾炎，骨髓炎。

病理生理学

发病诱因

猩红热是由产生外毒素（红斑毒素、红血球毒素）的化脓性链球菌菌株引起的急性感染，其中有三种无关型抗原，即 A、B、C[8-11]。这三种抗原都能引起猩红热。毒素的产生似乎依赖于 GAS 所独有的一种温和噬菌体。单株菌可能不产生或者产生一种、两种甚至所有的三种毒素[12]。20 世纪 70 年代和 80 年代，B 型毒素在美国、德国、英国最常见，C 型毒素也有；A 型毒素被认为是几十年前导致这种严重疾病的原因。受感染的人是否会患上猩红热或链球菌病，如扁桃体炎或蜂窝织炎，取决于抗毒免疫水平，这种抗毒免疫水平通常是以前暴露所产生。

病理学

红斑毒素主要引起皮肤血管扩张，可能与水肿和血管周围细胞浸润有关。这种毒素也可能引起退行性心肌炎。在许多器官中，该综合征的细菌组分构成了脓毒性皮疹，并伴脓肿形成。肾小球肾炎的发生取决于免疫机制。出现皮疹后可产生永久性、特异性的抗毒性免疫，但其他菌株产生的毒素不能被中和，因此可能发生第二次感染，但较少见。细菌性免疫是暂时的，因此对同一或相关链球菌菌株感染的脓毒症并没有永久性保护作用。

致病微生物

虽然有时外科手术和其他伤口可能会引起化脓性链球菌感染，但上呼吸道仍是主要侵入门户。关于这种联系的大多数报道并没有进行咽喉部细菌学检查。飞沫传播最为常见，但这种疾病可能通过污染物或牛奶传播。最近（2006）在英国暴发的猩红热中[13]，分离出的链球菌主要是 M12 型。在中国台湾地区，过去几年里，猩红热病例数量显著增加，分离株主要包含 *emm*-1、*emm*-4、*emm*-12 和 *emm*-22 基因型。尽管 *emm*-1 一直存在，但多年来分离到的基因型各不相同。这种基因型的变化可能与社区菌株暴发流行有关[14]。在近来的流行病中，中国已从大多数链球菌菌株中分离出 *emm*-12（80%）和 *emm*-1（15%），它们均对红霉素耐药[2]。

环境因素

过度拥挤，卫生条件差。

临床特征

临床表现

潜伏期一般为 2～5d，然后出现发热、厌食、呕吐等症状[13,15]。如果咽喉为感染门户，则会出现急性滤泡性或膜性扁桃体炎，伴有疼痛性淋巴结增大。如果感染从伤口进入，可能会有轻压痛和一些浆液性分泌物。皮疹于第 2 天出现，首先出现在躯上部，是一种针状红斑，其被比喻为“皮肤晒伤并伴有鸡皮疙瘩”或“砂纸”，一般在几小时或三四天内因皮肤褶皱中毛细血管脆性增高而产生横向红色条纹，其被称为 Pastia 线（帕氏线）。面部发红，但很少出现斑点状红斑，出现口周苍白圈等典型特征。小腿是最后也是最少累及的部位。7～10d 后，在大多数区域，皮疹继发脱屑，但在手掌和脚底仍有大片状鳞屑。口腔黏膜呈亮红色，上腭可能有较深的红色小点。舌苔起初很厚，但到第二天或第三天，散在肿胀的红色乳头呈现出“白色草莓舌”样外观。上皮细胞脱落，舌头变得光滑和暗红色（“红草莓舌”），然后恢复正常。发热通常在 7～10d 内消退。如果毒性或脓毒症表现较为严重，那么轻中度病例的典型病程可能就会发生变化。

在中毒症状严重者皮疹重，可表现为紫癜。高热、患者神志不清或昏迷。经常会出现心肌炎。在脓毒症型中，局部咽炎很严重，还可能并发广泛水肿，中耳炎和扁桃体周围脓肿也很常见。

鉴别诊断

风疹、早期天花和一些药物反应可以类似猩红热。缺乏咽部表现以及皮疹的分布通常会使诊断得以明确。偶尔葡萄球菌感染会引起猩红热样红斑。

在所谓的复发性猩红热样红斑中，类似皮疹反复发作，引起表皮剥脱，但并没有发现病因。20 世纪 50 年代，远东地区暴发了类似猩红热样的流行病。病原学鉴定为假结核耶尔森菌 IP31758 感染，目前已对其全基因组进行测序，显示其从假结核耶尔森菌典型菌株进化而来[16]。

并发症和合并症

并发症为毒素引起，由细菌侵入组织、局部扩散及血源性播散所致，也可能是过敏反应所致。在毒性表现中，心肌炎最严重。化脓性并发症包括肝炎、关节炎、脑膜炎和骨髓炎等。风湿热和肾小球肾炎被认为是过敏所致。

病程和预后

目前预后良好，所治疗的病例中死亡率低于 1%；由于患者在第一次发病时使用抗生素治疗损害了自身的适应性免疫应答，故第二次复发很常见[17]。

辅助检查

如果考虑到与扁桃体炎相关的经典疾病，那么就不太可能被误诊。诊断可由培养出 A 组 β 溶血性链球菌，抗链球菌溶血素 O 滴度升高和抗毒素注射点周围苍白疹（Schultz-Charlton 测试）等方法来确诊。外周血常表现为多形核白细胞增多。

治疗

青霉素仍然是治疗猩红热的主要抗生素[18]，一旦考虑该诊断，应立即给予足量抗生素治疗 10d，以减少感染传播。最近暴发的病例中包含了大量耐红霉素、四环素和克林霉素的菌株[2,19]，同时，CA-MRSA[20] 和 PVL 相关的病例已有报道[21]。

> **阶梯治疗**
>
> **一线治疗**
> - 青霉素
> - 氨苄青霉素
> - 头孢菌素（第一代）
>
> **二线治疗**
> - 红霉素
> - 氯霉素
>
> **三线治疗**
> - 万古霉素
> - 利奈唑胺

链球菌中毒性休克样综合征

定义

发热、肌痛和流感样症状之后，继而出现四肢或腹部疼痛。链球菌中毒性休克样综合征（STSLS）表现为皮疹后脱屑、循环休克和多系统疾病。

流行病学

年龄

该病可发生于儿童或成人。

病理生理学

发病诱因

这种疾病与最近再次出现的侵入性 GAS 感染有关。GAS 通常能从血液中培养出来。目前尽管确切的致病机制尚不清楚，但链球菌毒素可能是造成该病的原因。最近有报道称，一些稍不典型的链球菌可引起 STSLS[1-4]。

致病微生物

A 组 β 溶血性链球菌、化脓性链球菌、猪链球菌、轻型链球菌、停乳链球菌和无乳链球菌。

环境因素

最近暴发的一些疫情与人畜共患的链球菌病种有关，如与猪接触[1,5]。

临床特征

临床表现

尽管存在一些差异，该病与葡萄球菌性 TSS 相似。链球菌 TSS 病例与严重的侵袭性 GAS 病有关，而葡萄球菌 TSS 可能与严重或轻微的感染有关。由 GAS 引起的手术伤口感染、咽部感染、产后阴道感染或软组织感染，均可能继发 STSLS[6,7]。该病发病通常很快，伴有高热、皮疹脱屑、低血压和最终多器官衰竭。链球菌剧毒株产生强力的外毒素破坏性强，尤其是对皮肤和肌肉。

鉴别诊断

- 葡萄球菌 TSS

并发症和合并症

并发症包括肌炎、眼内炎、腹膜炎和肾功能衰竭[8]。

病程和预后

死亡率为 25%。

辅助检查

血液培养常呈阳性，临床感染部位的拭子几乎都能检测出 M1、3、12 和 28 型 GAS。大多数情况下都会产生 SPEs A 和 B。

治疗

青霉素、红霉素或克林霉素是治疗大多数 GAS 引起的软组织感染的首选药物。如发生坏死性筋膜炎或肌炎，可迅速清创、筋膜切开或截肢。静脉注射免疫球蛋白可能有助于中和毒素[9]。

阶梯治疗

一线治疗

- 青霉素
- 克林霉素

二线治疗

- 头孢菌素（第一代）
- 红霉素

三线治疗

- 万古霉素

棒状杆菌

定义

目前棒状杆菌这个术语被用来描述革兰阳性、非孢子的杆状生物体，通常指的是类白喉菌[1,2]。

这组异质性群体在自然界中广泛分布，对皮肤科医师具有重要意义。它包括白喉棒状杆菌、皮肤需氧棒状杆菌、棒状杆菌和短杆菌种，以及厌氧丙酸杆菌种。可能引起人类疾病的两种动物种属菌单核细胞增生李斯特菌和猪丹毒杆菌可能也属于这一类（框图 26.3）。

框图 26.3 棒状杆菌

人类共生菌或病原菌

需氧菌

- 白喉棒状杆菌主要分布在咽喉
- 溶血棒状杆菌
- 化脓性棒状杆菌，主要分布在皮肤
- 干燥棒状杆菌
- Hofmannii（霍夫曼）棒状杆菌
- 微小棒状杆菌
- 表皮短杆菌

厌氧菌

- 痤疮丙酸杆菌，主要分布在毛囊
- 颗粒丙酸杆菌
- 卵白丙酸杆菌

其他脊椎动物的病原体有时会感染人类

- 单核细胞增生李斯特菌
- 红斑丹毒丝菌

疾病概述

许多不同需氧棒状杆菌菌株可以从正常人类皮肤中分离出来。虽然它们的分类仍然不完备，但是仅根据专性亲脂性、葡萄糖发酵、酪氨酸清除和硝酸盐还原等可将它们分为 6 类，这对非专业人士来说具有启发意义[1]。除棒状杆菌种外，短杆菌种即非亲脂的棒状杆菌类生物，可以从大多数人类皮肤特别是足趾缝中定期分离出来[2]。一般认为，腋毛癣和红癣是由常驻棒状杆菌过度生长所引起，因此，有理由认为，常驻棒状杆菌也是参与窝状角质松解症的微生物之一（框图 26.4）。在毛发菌病中，已经发现了多种不同的需氧棒状杆菌菌株，而不是最初认为的单一物种（微小棒状杆菌）。在红癣中，“微小棒状杆菌”一词仍被使用，这个术语暗示了一种荧光需氧棒状杆菌复合体，它能够单独或与其他细胞一起产生特征性鳞屑和色素变化。和其他许多皮肤微生物一样，棒状杆菌也对许多抗生素产生了抗药性。棒状杆菌 D2 组和 JK 组对大多数抗菌药物具有高度耐药性，这些微生物经常出现在皮肤和黏膜上。它们可能与全身感染有关，特别是在上导尿管或免疫抑制的患者中[3]。这些微生物出现在许多不同部位的皮肤，尤其是会阴区域，这表明抗生素耐药性起源于胃肠道，然后传递到皮肤[3]。

框图 26.4 棒状杆菌引起的疾病

- 白喉
- 红癣
- 腋毛癣
- 凹陷性角质松解症

白喉

定义

由白喉棒状杆菌引起，咽喉和系统感染比较典型，但孤立的皮肤感染（皮肤白喉）比较罕见。

流行病学

发病率和患病率

常发生在温带地区，也可能出现在热带城市区域。白喉棒状杆菌主要从健康带菌者的咽喉和鼻中分离出来，而这些带菌者是咽白喉的康复者。在热

第3部分

带农村地区，这种微生物在鼻和咽喉中很少见，但却存在于 30%～60% 的各种类型的皮损中，如脓疱疮、雅司病、擦伤感染等[1]。一般来说，在免疫接种的个体中，感染率要低得多，而且即使发生感染，病情也比未接种者轻[2]。广泛免疫接种是白喉发病率下降的部分原因。当免疫接种覆盖率降低时，白喉会再次暴发，就像 20 世纪 90 年代末苏联发生的那样。观察到一个有趣现象，接种疫苗者分离到的白喉棒状杆菌比未接种疫苗个体分离的白喉棒状杆菌更不容易产生毒素。

在温带地区，皮肤白喉罕见报道，但容易漏诊[4]。然而在加拿大温哥华曾有 44 例暴发。加拿大北部的另一份报道强调，尽管白喉的免疫接种率很高，但与因纽特人或白人相比，从当地土著人中分离出白喉棒状杆菌的频率更高[5]。在热带地区，尤其是卫生状况较差的地区，这种感染更容易出现在已存在的皮损中。在美国南部，皮肤感染已被证实与白喉流行地区具有显著相关性，特别是在贫困地区[6]。在英国，来自 1995 年至 2002 年的 17 例皮肤白喉报告显示，均与旅游相关[7]。在猪产业的从业人员身上也发现了这种现象[8]。

年龄

所有人群。

性别

两性皆可。

病生理学

白喉毒素由两个片段组成，A 片段为活性片段，B 片段与细胞表面受体结合。A 段灭活 tRNA 转位酶，阻止蛋白质合成。白喉棒状杆菌具有不同的致毒性，从慢性皮损中分离出来的白喉棒状杆菌往往很少产生毒素。所有菌株都是温和性噬菌体；失去噬菌体的菌株就失去了产生毒素的能力。太平洋地区的白喉棒状杆菌与雅司病的相关性具有统计学意义，提示螺旋体产生的病变可能为白喉杆菌定植提供特别适宜的条件。低毒菌株在皮损中定植时，不能改变皮损形态或产生较强的毒性作用，这些菌株可为免疫系统提供强有力的抗原刺激。产毒菌株能引起局部坏死改变和系统性影响。

致病微生物

- 白喉棒状杆菌

临床特征[4,5]

临床表现

早期典型病变是浅表溃疡，圆形、椭圆形或不规则线形，边缘隆起。

溃疡底面渗出物形成硬的、灰色或棕黄色的黏着膜。随后，溃疡可能加深，其边缘变得卷曲、隆起和无血管。局部淋巴结可能有中度肿大。在温带地区，皮损最常见于脐、耳后、足趾屈侧、脚趾间隙、手指或脚趾等处，呈瘭疽样。然而，它们可能在任何已存在的皮损中发生发展，在热带地区通常发展为沙漠疮样的复杂情况。

有一个罕见的临床表现，在一例湿疹儿童病例中被描述如下：水痘样水疱或脓疱继发白喉溃疡。白喉棒状杆菌在皮损发病中的作用一直受到质疑，尤其当有其他潜在致病菌存在的时候，如葡萄球菌和链球菌等[4]。

临床变异

咽白喉可能与鼻和口周粘连性血痂有关。

辅助检查

持续性溃疡伴黏着膜应考虑该病，但必须通过细菌学确诊。

鉴别诊断

在许多情况下，皮损不太容易鉴别，因其可能模拟脓疱疮或深脓疱疮。

并发症和合并症

皮肤白喉的全身表现可以没有或比较轻微，但偶尔较严重，特别是在婴儿病例中。在白喉的回顾性诊断中，约有 30% 的各种形式的神经系统并发症发生，5%～10% 发生心肌炎。

病程和预后

皮肤白喉可持续 6～12 周，愈后留有瘢痕。

辅助检查

检测毒素产生对诊断很重要。快速免疫层析条带检测对诊断很有帮助，从拭子取样后可在约 16h 后得到可靠的结果[3]。

治疗

一旦怀疑该诊断，应立即给予特异性抗毒素治疗。

白喉抗毒素肌内注射剂量为 2 万～5 万单位。应该使用青霉素或红霉素。后续的处理主要取决于是否累及神经系统或心脏；如果能够确定感染菌株的致毒性，这将有助于后续的处理。红霉素清除皮肤病原体可能是最有效的。

红癣

定义

红癣是一种轻度、慢性、局部皮肤浅表感染，由一群密切相关的需氧棒状杆菌感染所引起，通常称为微小棒状杆菌。红癣为一种常见疾病，可侵犯腋窝、腹股沟和趾蹼等处，可无症状或轻度不适和瘙痒等。

流行病学

红癣的流行病学尚未完全阐明。几乎可以肯定的是，致病菌通常是正常菌群，至少在趾缝中是这样。某些宿主-寄生菌关系的变化可导致经典红癣发生[1]。

年龄

临床感染可发生在任何年龄，但成人比儿童更常见。发病率可能随着年龄的增长而稳步上升[2]。

相关疾病

红癣可能是糖尿病患者的特征性表现[1]。

病理生理学

病理学

现在已经认识到红癣鳞屑中发现的革兰阳性棒状和丝状物是棒状杆菌。在正常人群中，趾缝轻微脱屑伴粉红色荧光是比较常见的。临床上，腹股沟感染比较少，腋窝感染更少。在封闭式社区医院，这种情况可能更为普遍：在一家社区医院，脚趾缝中发生率为 30%，腹股为 18%，腋窝为 4%[3]。Holdiness 已对红癣的流行病学进行了综述[4]。

红癣可以累及腋窝、乳房下皱褶、大面积躯干以及腹股沟等部位，特别是在肥胖的中年黑人妇女中更为常见。糖尿病常与该病并存[5]。

致病微生物

这种生物体已经被命名为微小棒状杆菌，但可能涉及不止一个菌种。

环境因素

温暖潮湿的气候是发病诱因。

临床特征[4]

病史

通常为一种发生在腹股沟或腋窝等处的慢性疾病（图 26.21）。Wood 灯检查显示，红癣更容易发生在趾缝中（图 26.22）。

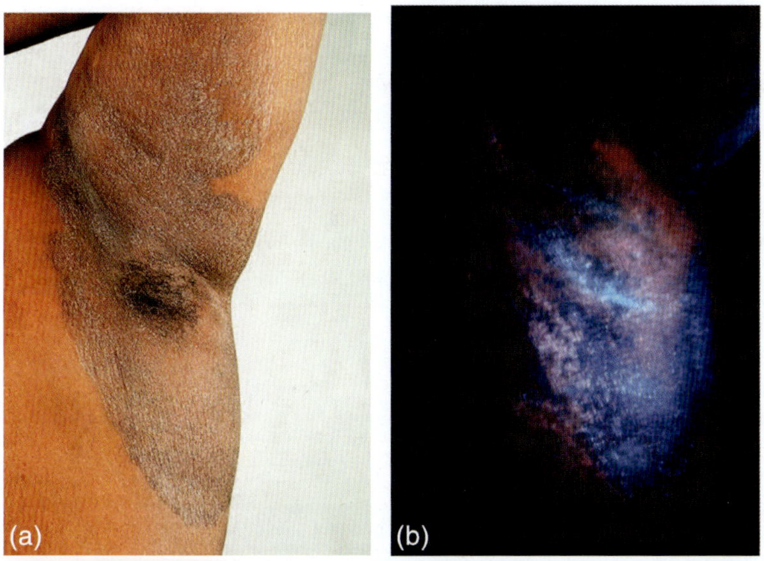

图 26.21　(a)腋窝红癣。(由英国伦敦圣约翰皮肤病研究所提供)(b)Wood 灯发出的荧光(英国伦敦国王学院医院皮肤科)

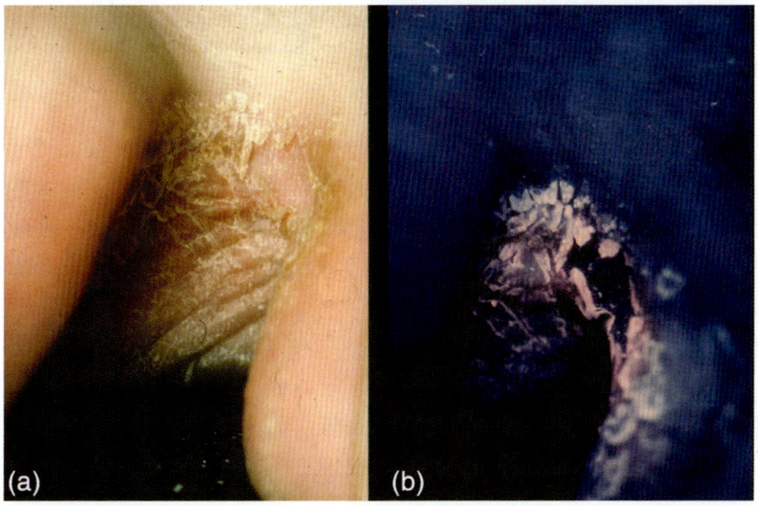

图 26.22　(a)趾缝红癣。(b)Wood 灯发出的荧光(英国伦敦国王学院医院皮肤科)

临床表现

临床表现显示，红癣最常发生于腹股沟、腋窝、臀间及乳房下等皱褶处皮肤。在腹股沟处，红癣累及一侧或两侧与阴囊接触的大腿区域。在龟头和包皮下的皮损很少有报道[6]，但可能是很少去查找的缘故。皮损为不规则状斑片，边缘明显，起初为红色，后来变为褐色。新发病灶光滑，但旧病灶易出现细小的皱褶或明显的鳞屑。一般情况下，边缘明显的红棕色斑块可广泛分布于躯干和四肢。

在温带地区，大多数皮损无症状，但在热带地区，特别是腹股沟皮损受到刺激时，可能产生抓痕和苔藓样变。肛周皮肤受累可表现为瘙痒，虽然红癣不是肛周瘙痒的常见原因。

临床变异

趾缝感染通常无症状，可能出现鳞屑、裂隙和浸渍等，但不一定是由棒状杆菌引起。微小棒状杆菌很少与系统性疾病相关，如复发性脓肿或心内膜炎[4]。

鉴别诊断

花斑糠疹最常与红癣相混淆，但其主要发生在躯干上部，个体病灶较小，无红斑。发于大腿、腹股沟、阴部的皮损可模拟股癣，但无明显炎症表现，完全没有水疱和卫星病灶。趾缝红癣很难与足癣或念珠菌感染相鉴别，但是，就像各种红癣一样，在 Wood 灯下显示出珊瑚样红色荧光便可以诊断。由于许多患者既有足癣又有红癣，因此对鳞屑进行真菌检查是很重要的，同时需要排除皱褶部位银屑病。

病程和预后

不进行治疗可转成慢性。

辅助检查

在 Wood 灯下显示出由粪卟啉Ⅲ产生的珊瑚样红色荧光，强烈提示红癣，但它不代表感染活动期。去除棒状杆菌后，荧光持续时间取决于角质层厚度，在趾蹼边缘很常见。粉红色荧光在一些坏死肿瘤和正常舌头上也是比较明显的，显然不是由棒状杆菌引起。也见于面部正常皮肤的毛囊开口和躯干上部，可能是由棒状杆菌或丙酸杆菌产生。在腹股沟和腋窝处，黑棘皮病可能发出明亮的粉红色荧光，可能是大量棒状杆菌定植所致，然而其他细菌也可能显示粉红色荧光。从感染皮肤上刮下碎屑用革兰染色或吉姆萨染色，或者用简单的氢氧化钾处理后，能从中找到细菌和细丝状物。当出现典型的临床表现，Wood 灯检查呈现特征性变化时，可以不用进行培养便可诊断。

治疗

如果不治疗，这种情况往往会持续下去，尽管严重程度可能会有波动。虽然已经推荐了几种治疗红癣的方法，但目前还没有研究比较它们的疗效[4]。

一线治疗

局部应用唑类抗真菌药物，如克霉唑和咪康唑，其对红癣反应良好[5]。治疗时间长短不一，但 2 周通常足够。对于更广泛的病变，红霉素可能是最有效的方法。替代方案包括外用夫西地酸和口服四环素。也有报道称，单次给 1g 克拉霉素也能取得良好效果[7]，然而克拉霉素是比较昂贵的药物。复发困扰着某些患者，在这种情况下，通常采取的方法是给予长期的抗菌剂治疗（如聚维酮碘），并在受影响区域使用干燥剂，如粉末等。

二线治疗

利用致病微生物产生的卟啉进行光动力治疗，这已在某些患者中取得疗效[8]。

腋毛癣

定义和术语

腋毛癣是一种发生于腋毛和阴毛的浅表感染性疾病，常黏附于毛干上呈黄色、红色、黑色颗粒状结节。尽管多年前已经证实腋毛癣的病原体不是真菌，但是缺乏一个公认的替代术语，因此具有误导性的术语"毛癣菌病"被沿用至今[1]。

> 同义名
> • 结节性毛菌病

流行病学

对于这种常见疾病的流行病学我们还知之甚少。

发病年龄

各年龄段均可累及，青春期前少见。

性别

两性均可发病。

病理生理学

病理学

研究者通过透射和扫描电子显微镜发现[2]，黏附于毛干上的颗粒状物质几乎都是由排列紧凑的细菌组成，它们在毛发的表皮细胞内和细胞间生长繁殖并可侵袭毛皮质[2]。

致病微生物

曾经一度认为 *C. tenuis* 是本病唯一的致病菌，然而科学研究发现大量不同种类的需氧棒状菌均参与此病的发病，这一结果可能也反映了常驻于正常腋窝棒状杆菌的种类范围。研究显示这些病原体在化学环境改变的情况下可能诱导色素产生，或许能够说明不同颜色的结节是不同菌株产生的[3]。

环境因素

湿热环境较为常见。

临床特征

病史

患者常无症状，甚至对疾病无意识。

临床表现

毛干上黄色、黑色、红色的附着物，或硬或软，呈颗粒或者弥散分布，毛发变脆易断[2]，而其下覆盖的皮肤是正常的。根据颗粒状结节颜色的不同，腋下分泌的汗液也呈现黄色、黑色或者红色，这可将衣物染色，其中以黄色最常见，而黑色最为罕见。腋毛癣作为一种常见病，其发病率的数据并不高。一项英国的问卷调查显示，约 27%的成年男性学生感染腋毛癣；在医院对患有精神疾病患者的研究中表明，约 42%的男性患者及 7%的女性患有此病[4]。阴毛处也可感染此病，但相对少见[5]。

鉴别诊断

阴虱病可以累及腋毛及阴毛。Wood 灯检查有助于疾病诊断，显微镜检查也很有必要。

病程及预后

慢性病程，轻重程度因人而异。

辅助检查

红色或黄色的毛干附着物加氢氧化钾后镜检可见细小杆状菌，革兰染色阳性。如进行细菌培养，毛干表面需使用 70%酒精浸泡进行消毒，推荐使用血琼脂平板 37℃培养。经过染色后光学或超微结构观察显示有些棒状菌黏着在毛干上，而有些则被包裹在细胞外荚膜中，这和链球菌产生葡聚糖类似，有利于细菌黏附[6]。

治疗

使用氯化铝这一类的止汗剂可以快速治疗此病。

凹陷性角质松解症

定义和术语

凹陷性角质松解症是一种发生于足跖部位由棒状杆菌感染引起的浅表感染性疾病[1-3]。皮屑中发现细丝状及球状微生物，后来被命名为溶角质放线菌。

> **同义名**
> • 窝状角质松解症

流行病学

尽管有人认为此病在热带地区更为常见，关于此病的发病传播条件的研究却很少。有研究表明，184 名德国运动员有 25 人患有此病[4]。

发病年龄

各年龄段均可累及。

性别

两性均可发病。

病理生理学

病理学

手掌及足跖的角质层点状腐蚀，伴随轻微炎症。

致病微生物

一些报道将此病归因于链霉菌属的菌种感染，棒状杆菌的菌种也从该病皮损中分离出来。在汗液软化角质后，一些菌如刚果嗜皮菌、皮肤球菌和棒状杆菌或者联合以上菌的混合感染可以侵袭皮肤角质[1-3]。

临床特征（图 26.23）

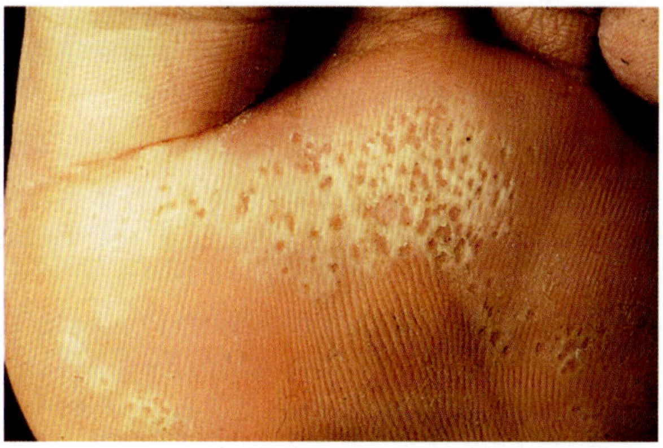

图 26.23　凹陷性角质松解症（英国伦敦国王学院医院皮肤科）

病史

掌跖部位角质层有多量浅表腐蚀。

临床特征

本病可累及双足跖各部位，而受压及摩擦的地方更容易受到侵犯，散在分布的浅表性环形皮损伴有穿凿样改变，让足跖部位呈现不规则的腐蚀样外观。偶尔角质层也可能变色，呈绿色或棕色。多汗症有时与浸渍、皮肤湿润及恶臭有关[4,6]。将脚浸泡在水中 15min 可引起角质层隆起和皮疹加重。因为刺激性小，所以很多患者没有注意到该病。在战争时期曾报道有些严重的病例出现疼痛[1,6]。

临床变异

在远东地区，英国及美国南部曾有本病偶尔累及手掌的报道。

鉴别诊断

本病皮疹容易诊断,但仍需和多汗症、红癣及足癣进行鉴别。

辅助检查

本病通常通过临床表现可确诊。

组织学

大部分角质层的表面可见大量球状细菌和丝状菌的混合物,并向下延伸至角质形成细胞之间[4]。这可能与角蛋白的溶解有关。

实验室诊断

相比较于氢氧化钾染色,革兰染色可能会更容易发现生物体。在 37℃ 下含有 5%～10%二氧化碳的纯氮中,用脑心浸汤琼脂培养,3～5d 后可见不规则的无色菌落生长。然而,由于细菌鉴定的疑惑,细菌培养不是一个有效的诊断方式。

治疗

治疗多汗症能缓慢地帮助控制疾病,包括高锰酸钾溶液浸泡、三氯化铝及电离子导入等方式。

一线治疗

夫西地酸软膏能更快地控制病情,其他外用抗生素及克霉唑等咪唑类药膏也普遍认为疗效较好[1]。

二线治疗

肉毒杆菌能减少汗液分泌,因此对治疗本病也有作用[7]。

溶血隐秘杆菌感染

溶血隐秘杆菌感染[1]一般侵犯喉部,可以伴有皮肤斑丘疹。患者常自觉喉咙疼痛,轻中度的全身不适及发热,大约一半的患者可以出现斑丘疹[1,2]。一些免疫缺陷者可引起白喉样感染或者败血症,这种细菌感染还常引起麻风样溃疡[3]。该病菌的侵袭力与其产生的鞘磷脂醇 D 及磷酸脂酶 D 等可溶性毒素有关。拭子需培养在 5%人血清中以分离与鉴定[1]。选用合适的抗生素对治疗本病有效。

化脓隐秘杆菌感染

化脓隐秘杆菌(以前被认为是放线菌或者棒状杆菌属化脓链球菌)是一种动物致病菌。在泰国,偶见溃疡创面的感染[1]。其临床表现与包括热带溃疡在内的其他脓皮病极其相似。已显示由苍蝇传播此疾病。发病机制已被证实为微生物导致皮肤坏死。

丙酸杆菌感染

丙酸杆菌是人体正常寄生的厌氧棒状杆菌,这些革兰染色阳性的多形杆菌数量巨大,广泛分布于整个皮肤。

尽管以前被命名为痤疮丙酸杆菌,目前被归类为丙酸杆菌属,并分为三个主要种类,痤疮丙酸杆菌、颗粒丙酸杆菌主要分布于皮脂分泌旺盛的毛囊皮脂腺,而卵白丙酸杆菌则主要从潮湿的间擦部位分离出来[1]。

从分布位置上来看,卵白丙酸杆菌应该和痤疮的发病关系不大,在第 90 章提到了痤疮丙酸杆菌和颗粒丙酸杆菌在痤疮发病中的作用。最近,痤疮丙酸杆菌噬菌体的基因组序列已经被鉴定出来[2]。

除痤疮外,和房室、脑室-腹腔分流术相关的心内膜炎和脑膜炎病变中也分离出了痤疮丙酸杆菌,也被推测引起无痛性头皮毛囊炎[3]。

杆菌

炭疽芽孢杆菌是一种有包膜的革兰染色阳性菌,能像孢子一样在土壤里存活 20 年以上,可引起炭疽。偶见其他型的芽孢杆菌引起深部皮下组织感染,症状类似于坏死性筋膜炎[1,2]。蜡状芽孢杆菌和枯草芽孢杆菌可引起眼部感染,出现结膜炎甚至全眼炎等炎症。

炭疽热[1,2]

定义和术语

炭疽热是由炭疽芽孢杆菌感染引起的动物源性疾病,它主要侵犯食草类动物,偶尔也可见于感染其他物种和人类。

流行病学

动物因食入孢子而致病。人类感染仍然是非洲(如津巴布韦和乍得)、巴基斯坦、印度、伊朗、中东及部分亚洲中部地区的重要难题,其他地方很少发病,以至于较少考虑到这些偶发的病例而被漏诊[3]。在某些地方,人类直接被动物或者动物制品感染,成年男性风险最高,但是在乡村地区照顾牛群的孩子也可被感染。目前尚未发现人与人之间传播的病例。

炭疽热多继发于照顾家畜或者处理动物制品等职业暴露之后。以前在西欧,炭疽热多发生于羊毛制品、毛发及鬃毛工厂,或者处理来自印度、巴基斯坦或者非洲进口的动物制品后。在很多国家，工作环境的严格的卫生管理能降低发病率。尽管产品上的警示标签能有效降低感染率，未经消毒的骨粉及被污染的麻袋依然是潜在的污染源。注射海洛因也有可能感染此病。

发病年龄

各年龄段均可累及。

性别

两性均可发病。

相关疾病

蓄谋或者偶然的传播炭疽热孢子均被报道，可以导致呼吸或者皮肤形式的炭疽热。正因为这个原因，炭疽杆菌被恐怖主义当作生物武器，被很多国家监管控制[4]。

病理生理学

病理学

人类对感染有天然的高抵抗力。皮肤是最易受到感染的部位，皮肤主要通过表面微小的创伤或者已经存在的原有皮肤损害而接种，肺和肠道的感染与吸入或食入孢子有关。系统性炭疽热表现为菌血症，通常是致命的。炭疽杆菌可导致炎症组织反应，引起伴有出血及坏死的胶状水肿，其内可见大量有荚膜的病原体。

致病微生物

炭疽杆菌，该菌在皮疹及系统感染的血液中大量存在。主要致病力是它的双元外毒素、水肿毒素及致命的毒素，后者包裹在两个病毒质粒 pX01 和 pX02 表面。水肿毒素-钙调蛋白依赖性腺苷酸环化酶 A，能抑制中性粒细胞功能从而导致局部发生水肿。致死毒素——一种锌金属蛋白酶，是有丝分裂原激活的蛋白激酶抑制药，它能刺激巨噬细胞释放肿瘤坏死因子 α 及白介素-1β，这与系统性炭疽热引起的猝死有一定关系[2]。

环境因素

存在感染的动物(如山羊、绵羊、牛)。

临床特征[1,2]

病史

皮疹出现在皮肤接种内生芽孢以后。暴露的皮肤，尤其是面部、颈部、双手及手臂容易受到感染。可以表现为单一的或者多形性的皮疹。尽管经常描述为“恶性脓疱”，然而却很少见到脓液，也经常是相对无痛的。

临床表现

在感染后 1～5d，即在接种部位出现急性的丘疹。水肿性红斑上迅速出现水疱，水疱破裂后可在红斑水肿区域形成出血性痂皮，周围有几个小水疱围绕。周围的组织出现水肿。尽管局部的淋巴组织软，反应却很轻微，但是其累及与皮疹严重程度有关，淋巴结炎并不常见。有些时候，尤其是面部受累的时候会出现严重的水肿，以极度肿胀，质硬，大量水疱为特点，并可继续进展，而局部的脓疱却不明显或不存在。临床照片十分多样，曾报道过仅有水疱或者以水疱为主的病例。

全身症状在脓疱出现之后 3～4d 出现，炭疽脑膜炎是皮肤炭疽罕见的并发症。总体而言，未接受治疗的皮肤炭疽的死亡率在 5%～20%，但是，大部分病例都比较轻微，能够在 2～3 周之内治愈。严重的水肿及血毒症预后较差。及早使用足量抗生素治疗，所有的病例均可治愈。

临床变异

炭疽可能也会引起呼吸系统、口咽部、胃肠道疾病。呼吸系统炭疽，轻微原发病后 2～4d 内出现呼吸窘迫。胃肠道炭疽可能会因摄入被内生孢子污染的已感染动物的肉之后而致病。症状表现为伴随着腹痛出现的呕血和腹泻。累及食管时使吞咽困难的风险增高，局部腺病以及颈部肿胀明显[3]。

鉴别诊断

葡萄球菌感染、天花、深脓疱坏疽、猫抓病(以前叫副炭疽)，在北美洲芽生菌病和孢子丝菌病需要排除。葡萄球菌感染和痘病(如羊痘)的症状与炭疽表现非常相近，均有中央黑色的出血性结痂及红斑水肿带。病史、急性发病过程、临床表现及无淋巴管炎有助于明确诊断，最终需要通过细菌学检查来确诊[4]。

病程及预后

在一些严重且未治疗的病例，萎靡、高热、毒血症和衰弱之后会出现谵妄、衰竭和死亡。

辅助检查

皮损涂片中即可见革兰阳性杆菌链，但仍应当对皮损进行培养。系统感染的患者，血细菌培养通常是阳性的，并且病情进展迅速易导致死亡，因此不应该为等待细菌学结果而延误治疗。可以应用 PCR 等分子诊断技术，也有针对荚膜抗原和外毒素的血清学检测技术。保护性和荚膜抗体滴度的增高提示近期感染或疫苗接种。然而，这些试验在急性的疾病进程中几乎没有价值，炭疽热皮肤检测适用于炭疽感染的回顾性分析[1]。

治疗[1,2]

在获得细菌学确认之前，不应延误治疗。

大多数情况下，早期口服环丙沙星或多西环素，治疗 60d。临床改善后可口服阿莫西林，因为青霉素可确保皮肤炭疽病灶在 24h 内培养为阴性。另一种方案是静脉注射青霉素 G 7～10d，开始的 3～4d 每 6 小时注射 400 万 U。一旦获得药敏结果，治疗可能需要根据药敏结果进行修改。对于因静脉注射药物而感染的炭疽和严重的皮肤感染病例，建议静脉注射环丙沙星和克林霉素，并与青霉素、氟氯西林和甲硝唑等其他抗生素联合使用。清创也很重要。如果患者在开始治疗时已经严重中毒，则推荐静脉输液和使用皮质类固醇激素。

疫苗能提供一定保护[5]，应该提供给那些在职业环境暴露的人。但是预防应该主要针对动物疾病的控制和动物产品的消毒。对接触了炭疽孢子而无临床症状的患者应该给予 6 周的多西环素或环丙沙星作为预防用药。一种基因重组抗毒素瑞希巴库木单抗可供使用，但疗效尚未得到充分的评估。

阶梯治疗

一线治疗

- 环丙沙星
- 多西环素

二线治疗

- 阿莫西林（通常的）在一线药物起始治疗后使用

单核细胞增生性李斯特菌

单核细胞增生性李斯特菌是一种革兰阳性的微量需氧运动芽孢杆菌，易与棒状杆菌混淆。它在低温下可以生存，并在 4℃生长。它是一种兼性胞内致病菌，通过肌动蛋白介导的生物过程，诱导自身摄取至非吞噬细胞内，并从一个细胞传播到另一个细胞。此外，大多数菌株表达内化素 A，是一种入侵宿主细胞所必需的蛋白质[1]。这是李斯特病的发病原因。

李斯特菌病

流行病学

李斯特病是一种不太常见的皮肤病。致病微生物存在于水和土壤中，能在污水污泥和劣质饲料中分离出来[2]。它能感染野生的、家养的和实验室动物，兽医和农民有被牛和羊直接感染的风险[3]。然而，李斯特病主要是一种由食物传播的疾病，牛奶、奶酪和家禽是人类患病的主要来源[4]。

发病年龄

各年龄段均可累及。

性别

两性均可发病。

病理生理学

病理学

食入或者接触被污染的物品而感染。胎儿和新生儿患病则一般认为是通过胎盘或者产道而感染[5]。也有报道称婴儿通过吸食母乳而感染[6]。此外，人与人之间的直接传染似乎不会发生。然而，单核细胞增生性李斯特菌短时间内可以在人的子宫及阴道内无症状的存在，所以人与人之间直接传染有潜在的可能性。

致病微生物

- 单核细胞增多性李斯特菌。

环境因素

一般是土壤，但也有牛奶、奶制品和加工的肉类。

临床特征[7]

病史

虽然大部分的李斯特病都是散发的，但在过去 10 年内，曾有数次暴发性的报道。目前认为大多数健康成人感染后表现为亚临床型，可能会出现轻度的发热，胃肠症状及腰痛。严重的感染可能会出现类似脑膜炎或者传染性单核细胞增多症的症状，对于免疫缺陷的患者，则以脑膜炎或者肺炎为主要表现。

临床表现

此病较少出现皮肤症状，如果出现皮疹则一般以紫癜为主。孕期感染症状不一定重，可能只出现轻度发热，这可能不会引起警惕，然而却可能造成胎儿流产、早产或者死产。婴儿感染可能出现呼吸系统及胃肠道症状，咽后壁出现肉芽肿，全身广泛的红斑、暗红色或者深蓝色的丘疹，躯干及双下肢尤为常见。新生儿感染的后期可能出现脑膜炎及败血症[8]。

临床变异

兽医在接触感染的动物 1～3d 后可出现轻微的皮肤症状[3]。随后可出现发热及全身乏力，或者出现散在的暗红色丘疹，部分皮疹中间可出现脓疱。

鉴别诊断

急性发热的疾病，比如说伴有皮肤紫癜表现的脑膜炎球菌感染。

病程及预后

对于一些重症的成人感染者、免疫缺陷者及婴儿，如果不经治疗预后很差，死亡率达 30%以上[1]。

辅助检查

缺乏特异性的临床表现，所以常被误诊，除非将不明原因的发热、传染性单核细胞增多症样的表现及脑膜炎等表现深深印在脑海中，才能避免误诊。因为此病潜伏期较长（6～8 周），轻微的症状易被遗忘。对于从事高危职业的人群及有基础疾病者，可通过血液培养来确诊。如果怀疑有类白喉较高风险的，应从其他部位取材。病原体在血液及营养琼脂中容易生长，冷增菌培养可帮助诊断。最近的疫情中分离出的菌株已被描述并命名为流行克隆Ⅰ型及流行克隆Ⅱ型，这取决于亲缘的远近。已完成了几株李斯特菌的基因组序列分析，这可能帮助我们更好地了解其致病性。虽然细胞及鞭毛的抗体血清学检查很耗时间，但也有助于调查常见的疫情来源[1]。

治疗

一线治疗

推荐氨苄青霉素。病原体对青霉素、红霉素及四环素均敏感。庆大霉素可以联合氨苄青霉素或青霉素，有协同作用，尤其适于免疫缺陷者。

感染控制

预防食物污染是减少李斯特病暴发的关键。易感人群应进行有关食物的交叉污染，食物的彻底烹制及容易腐败食物的贮存方面的健康教育[9]。

球状猪丹毒杆菌

球状猪丹毒杆菌是革兰阳性棒状菌。自然界分布广泛，是很多动物的共生菌或致病菌，是类丹毒的病原菌。

类丹毒[1-3]

定义

类丹毒是一种由球状猪丹毒杆菌引起的急性的感染，极少呈现慢性过程，是一种罕见的局限于皮肤的感染。

流行病学

这种微生物可以在土壤中生存数月，在接触很久后才引起感染。它广泛存在于世界各地的各种动物体内，包括哺乳动物、鸟类、鱼类和贝类，在其中许多动物中引起疾病，特别是在猪身上。

发病年龄

各年龄段均可累及。

性别

两性均可发病。

病理生理学

病理学

人类一般是通过直接接触而感染，偶尔是来自活的动物，但更多来自动物尸体，因此通常会累及屠夫、厨师、渔民、农民和兽医。

致病微生物

球状猪丹毒杆菌 L 型的存在或许可以解释偶尔出现的慢性病程及反复感染[1]。球状猪丹毒杆菌产生一种神经氨酸苷酶和一种透明质酸酶，它们被认为是毒力决定因子。荚膜则可能有助于病原菌的生存。

环境因素

一般是土壤，但也有牛奶、奶制品和加工肉类。

临床特征[1-4]

病史

根据临床症状可分为三型，局限型是最常见的（Rosenbach 类丹毒），此外还有泛发型及系统型，这些都可以出现皮疹，大多数人的感染属于局限型并且有自限性。

临床表现

接种致病菌 3d 后，接种部位周围出现一个紫红色的疼痛性红斑，离心性向外扩展，呈现不规则形，伴有清楚的或者旋涡状的边界，可有水疱形成。这些皮损大多分布在手、手指或前臂，但任何暴露区域均可能受累。只有大约 10% 的病例出现发热和轻微的全身症状，如关节疼痛。皮损扩大持续 3～4d，极少达 1 周，但最终直径很少超过 10cm。即使不经过治疗，皮损也可在 2 周内自然愈合，而不出现脱屑和化脓。

临床变异

泛发性皮疹较为少见，表现为紫红色多形性外观，边界清楚、中心消退。它可出现系统性症状，但血培养为阴性。这种类型疾病也同样具有自限性，但病程迁延，并有复发的可能。

系统感染球状猪丹毒杆菌并不常见，已经有累及心内膜炎（通常累及主动脉瓣膜）、关节、骨、脑和胸膜的报道，之后可能继发充血性心力衰竭、心肌脓肿和主动脉瓣穿孔。患者生病时体重下降，同时会出现局部皮肤肿胀，伴随着中央坏死或散发的毛囊周围丘疹。若培养技术得当，血培养通常为阳性。

鉴别诊断

如 GAS 感染引起的蜂窝织炎，症状较轻，常呈现低热。

病程及预后

不太严重的皮损通常可以自愈。

辅助检查

培养

在血琼脂培养中，根据培养条件的不同，微生物呈显出 S（光滑）或 R（粗糙）α-溶血菌落。两种新的

PCR 方法改进了这些微生物的检测[5]，但皮肤病的诊断主要靠临床。与丹毒和蜂窝织炎相比，类丹毒常常缺乏全身症状及淋巴管炎，皮损颜色更偏向紫色，关节连接处更容易受到累及。

病理学[4]

对新发皮损边缘取深部组织活检送培养，偶尔能培养出革兰染色阳性，无活动性，无芽孢的病原微生物。尽管 5%～10% CO_2 条件下培养对其生长有所帮助，但仍很难培养成功。组织学显示表皮水肿或水疱形成、真皮水肿、淋巴管炎、毛细血管充血，周围伴有中性粒细胞及嗜酸性粒细胞浸润。通过光学显微镜很难发现病原微生物。然而，电子显微镜能够显示细胞壁缺乏的细菌（L 型），这也能够解释通过传统方法难以发现这种细菌的原因。

治疗[1-4]

大部分孤立的皮损可在 4 周内自愈。使用抗生素治疗加速痊愈。该病原微生物对青霉素、环丙沙星和红霉素敏感。四环素类的疗效通常也比较满意，但病原体的对该药的敏感性存在差异。严重的或全身性的感染需要静脉注射青霉素。因为病原微生物可能存活于环境表面，使用消毒剂彻底清洗很有必要（例如，渔船等）[6]。

过去经常经验性地使用万古霉素去治疗 G^+ 菌导致的心内膜炎，然而这种抗生素已经出现耐药。

阶梯治疗

一线治疗

- 青霉素
- 环丙沙星
- 红霉素

二线治疗

- 四环素类

梭菌属

梭状芽孢杆菌是一类革兰染色阳性的厌氧芽孢杆菌，广泛分布在土壤中及人类和其他哺乳动物的胃肠道内，是引起气性坏疽的主要病因。

气性坏疽（梭状芽孢杆菌肌坏死）

定义和术语

气性坏疽是由于创伤感染各种类型的梭状芽孢杆菌而引起的一种临床综合征[1,2]，可由梭状芽孢杆菌单独感染或与厌氧链球菌共同感染，多数情况下是与需氧微生物如变形杆菌合并感染。

同义名

- 梭状芽孢杆菌肌坏死

简介

气性坏疽如果未被确认，则是一种潜在的致命性感染。多因伤口接触到土壤或水被感染而发病[1,2]。尽管病损局限，毒血症非常严重。

流行病学

产气荚膜梭状杆菌可以从很多健康人的大腿、臀部和腹股沟的皮肤上分离得到[1]。这种感染能发生在世界上任何一个地方。

发病年龄

主要是成年人。

性别

两性均可发病。

相关疾病

创伤。

病理生理学

病理学

产气荚膜杆菌 C 所产生的 α-毒素是一种溶血毒素，由具有磷脂酶 C 和活性神经磷脂酶活性的含锌分子构成，是引起气性坏疽的主要毒力[3]。这种毒素被证实能影响中性粒细胞迁徙、血小板聚集，同时会调节宿主细胞新陈代谢[3]。

战争伤口被梭状芽孢杆菌芽孢污染的比例较高，但是临床感染往往只在严重受损的缺氧肌肉中存在，这种感染同样也可能在交通事故中的挤压伤中发生[4]。气性坏疽曾是战时最严重的感染，加强伤员的管理已经极大地降低了发病率。它还是一些矫形外科手术不常见但确实存在的并发症，尤其是在膝上对缺血肢体进行的截肢手术，病原微生物常常来源于患者自身的肠道[1]。

致病微生物

最重要的梭菌类型包含产气荚膜杆菌（以前称为韦氏梭菌）、水肿梭杆菌、败血梭杆菌、溶组织梭杆菌，但是其他的类型也能致病[1]。若吸毒者吸食被索氏梭杆菌污染的海洛因，可以引起致命性肌坏死和暴发性休克综合征[2]。

环境因素

梭菌属可存在于土壤、变质的蔬菜和人类以及动物的胃肠道内。

临床特征

病史

因菌种不同，潜伏期从 12h 至 5～6d 不等。

临床表现

肌肉区域深而污秽的伤口是最易感染的部位。同时，腹部和子宫同样也可发生感染。感染部位疼痛和肿胀，伴有伤口处大量渗液。毒血症非常严重，迅速出现心动过速和虚脱，患者面色苍白、烦躁不安，但常常不出现发热[1]。水肿沿着伤口不断蔓延，很快就出现褐色花斑，紧接着就会出现大疱，之后会出现黑色的腐肉。组织出现捻发音是其典型的表现，但也有可能不出现。患者常常出现严重的全身症状，如心动过速、易激惹和低血压[2]。

鉴别诊断

坏死性筋膜炎（图 26.24）。

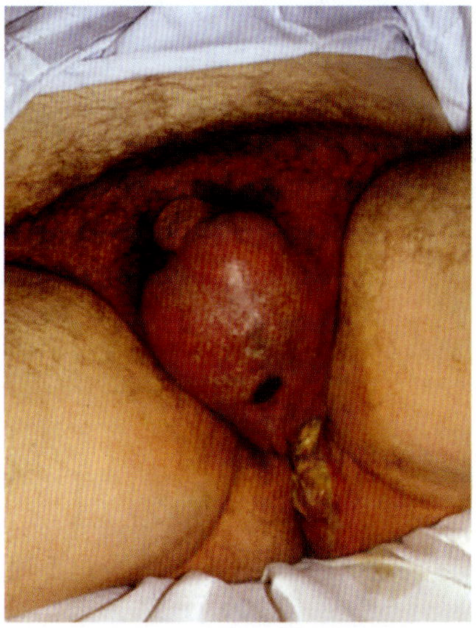

图 26.24 腹股沟福尼尔坏死性筋膜炎（英国伦敦国王学院医院皮肤科提供）

病程及预后

若诊断不及时，死亡率很高。

辅助检查

对发病过程中伤口渗出液进行细菌检查，可以发现大量典型的 G^+ 杆菌，结合疑似伤口，应迅速做出诊断。其他非梭状芽孢杆厌氧菌的同样也会引起气性坏疽。应该在使用抗生素之前进行血培养。好的厌氧培养技术能够获得病原微生物。X 线能帮助核实组织内气体。同时需要排除坏死筋膜炎、细菌协同性坏疽和厌氧链球菌感染。

治疗

即刻采取外科清创术清除坏死组织非常必要。尽管有报道青霉素耐药的梭菌属存在，静脉注射高剂量的青霉素（1000 万～2000 万 U）是常规治疗方案[1]。可替代药物包括克林霉素、甲硝唑、亚胺培南[2]，但是抗生素只是外科治疗的一种补充。

高压氧治疗因为缺乏对照研究，目前仍存在争议。除非高压氧治疗很容易实现，否则可能导致手术延迟而延误治疗[5]。然而，实验资料显示高压氧能减少死亡率的发生[6,7]。

阶梯治疗

一线治疗

- 静脉注射青霉素

二线治疗

- 克林霉素
- 甲硝唑
- 亚胺培南

革兰阴性细菌

皮肤可以因全身转移、血行播散或局部侵犯而被革兰染色阴性细菌感染。比如假单胞菌属通过上述机制均可引起皮肤感染。

脑膜炎奈瑟菌[1,2]

脑膜炎奈瑟菌是一种革兰染色阴性细菌。依据荚膜多糖可以划分为不同的类型，A 型、B 型、C 型是最重要的类型。所有类型均可致病。

脑膜炎球菌感染

同义名

- 脑膜炎败血症
- 脑膜炎球菌血症

概述

脑膜炎奈瑟菌寄居在人体上呼吸道，通过患者或者病原携带者的飞沫进行传播。可能引起局部感染，如结膜炎、中耳炎或者严重的具有潜在的致命性的败血症和脑膜炎。

流行病学

尽管现知的脑膜炎奈瑟菌有 13 种类型；但是 90％以上的疾病由 A 型、B 型、C 型、W-135 型、X 型和 Y 型引起。据估计世界范围内每年约有 50 万例脑膜炎奈瑟菌感染，死亡率约 10%。感染通常发生在冬天，尽管在一些欧洲国家报道不足，但是据估计每年大约 10 万人中有 1～3 个人发病，但在撒哈拉以南地区，每年可能会超过 100～800 例/10 万人。

年龄

任何年龄。发病年龄通常在 0－5 岁以及 15－17 岁。

性别

两性均可发病。

病理生理学

病理学

致病菌通过产生表面蛋白，如菌毛、多糖荚膜和脂低聚糖（LOS）而结合在表皮从而致病。脂低聚糖同时也是一种内毒素，与革兰染色阴性菌产生的脂多糖（含有脂质 A 亚成分）生物化学结构相似。严重的脑膜炎奈瑟菌病例主要集中在 10 岁以下的儿童，但是在成人中也有流行和散发的病例，比如在一些军营和大学宿舍中可以发生。菌血症是所有感染形式中的最初形式，病原微生物通过此路径到达脑膜。

早期瘀点性皮肤损伤是因为病原微生物定植在毛细血管内皮，引起弥散性血管内凝血，最终导致血管壁坏死或血栓所致[1]。发生在急慢性感染过程之后并表现为血管炎的皮肤损伤通常被认为是可溶性抗原-抗体复合物引起[3]。

病原微生物

B 型脑膜炎奈瑟菌常见于欧洲，A 型主要发生在热带地区。

临床特征

病史

尽管大多数患者有典型的发病症状（后来发现），在一些儿童当中，发病过程非常迅速，只能观察到一些微弱的警示征兆。

临床表现

脑膜炎球菌感染主要的临床类型分为菌血症（无败血症）、脑膜炎球菌血症（无脑膜炎）、脑膜炎伴或不伴脑膜炎球菌血症及脑膜脑炎。急性脑膜炎败血症伴或不伴脑膜炎可能表现为暴发性疾病。皮疹是早期诊断的一个非常有用的线索。皮疹的发生率估计在 40%～90%，这可能取决于是否在易受影响的病例中找到病变[1]。早期皮损并不总是出血，可能表现为出现在身体任何部位（包括手掌和足底）的离散的、直径为几毫米的粉红色斑疹或丘疹[4]。许多病例会出现紫癜。偶尔也能观察到暂时性红斑或麻疹样的、荨麻疹样的出疹。

暴发性紫癜是一个很有特色的临床特征，主要发生在躯干和四肢。瘀点数目及大小不定，但通常小而稀疏。在严重的病例中，大的紫癜皮损也可发生，包含大量的瘀斑和坏死、溃疡，尤其是在一些支撑区域和受力部位，死亡率很高[5,6]。

血管炎可能出现在急性病程，在疾病开始后 5～9d 出现，即使使用足量的抗生素治疗也可出现。结节和大疱一般散在分布于四肢，也可出现更多甚至是泛发，皮损可引起溃疡[6]。血管炎和巩膜外层炎也可出现。相似的血管炎损伤发生在慢性败血症感染过程[7]，相对轻微的暴发性斑丘疹也能被观察到。

临床变异

慢性脑膜炎球菌血症有一种罕见的临床表现，表现为出疹、低热和关节炎，与慢性淋球菌血症表现一样（见后面章节）。

鉴别诊断

急性脉管炎，病毒出血热（如登革热）。

并发症和合并症

皮肤梗死可能导致挛缩和严重瘢痕。

病程和预后

在出疹之前，感染可能快速致命。

辅助检查

诊断的确立依赖于从血或脑脊液中分离出脑膜炎奈瑟菌或采取 PCR 技术。

治疗[1,8]

- 循环支持和静脉补液。
- 首次治疗选择高剂量苄基青霉素静脉给药[9]。
- 头孢曲松和头孢噻肟是合适的选择。

感染控制

对于家庭中亲密接触者，推荐使用 2d 利福平预防用药，但别忽略严密的临床观察[8]。现在脑膜炎球菌疫苗能够预防 A 型、C 型、Y 型和 W-135 型病原体，尽管疫苗在不断发展，但目前对于 B 型无效，建议高危人群接种。

阶梯治疗

一线治疗

- 静脉注射苄基青霉素

二线治疗

- 头孢曲松
- 头孢噻肟

淋球菌感染

淋球菌感染包含播散型，在第 30 章节讨论。

不动杆菌属[1-3]

不动杆菌属包含一系列菌株或染色体组。大部分感染是由鲍曼不动杆菌引起，*A. lwofii* 和溶血不动杆菌也被认为是导致人类发病的一种类型。在20%的正常人中，这些不动杆菌属作为常驻菌存在于腋窝以及腹股沟的皮肤上，也能存在于趾蹼和干燥部位[1-3]。它们已经从皮肤脓疱和蜂窝织炎中被分离出来，但它们最主要的一点在于可以作为罕见的机会致病菌而引起发病。某些不动杆菌属已经被发现可以引起败血症、脑膜炎、骨髓炎、滑膜炎，烧伤脓毒症和伤口感染。年龄较小者及老年人更容易发生，感染的原因可能是外源性的，但是内源性感染显然也发生了。内置的静脉导管很可能是败血症的感染路径。尤其是鲍曼不动杆菌感染峰值的报道显示不断增加的出汗会引起更高的携带水平，这点非常重要。

这些病原微生物在原发性皮肤感染中扮演的角色尚不明确，但是有记载显示它们可以在静脉输液、烧伤和战争伤中引起的蜂窝织炎。

莫拉克斯菌属

莫拉克斯菌属中有一个引起呼吸道感染的重要致病菌叫卡他莫拉菌。奥斯陆莫拉菌已经被报道能够引起系统性淋球菌感染并伴有皮损[1]，以及菌血症伴瘀点性皮疹[2]；伴皮损的关节炎已经被证实为另一种莫拉克斯菌属所致[3]。这些病例除外，莫拉克斯菌属相较于皮肤定植或致病，与呼吸道、中耳感染，以及结膜感染关系更加密切[4]。

铜绿假单胞菌[1-3]

铜绿假单胞菌（假单胞菌，绿脓假单胞菌）是一种需氧的革兰染色阴性杆菌，仅是一种皮肤暂时性定植菌属，主要分布在肛门及生殖器周围、腋窝、外耳，常常被革兰染色阳性球菌抑制。

假单胞菌属在患者不同部位以及不同的生存条件而引起不同的皮肤感染。它存在于土壤和水，一小部分也存在于成人的肠道，婴儿存在比例更高。它能轻易定植在烧伤、溃疡和其他湿润的皮肤损伤部位，它可以频繁污染便盆、淋浴器、洗涤槽、尿壶、塑胶被单，以及在这些患者接受治疗时，污染病房护士的手。它是主要的医院致病菌。管装软膏同样也会被污染[4]。在免疫抑制的患者中，系统性感染经常可见，那些接受多疗程抗生素治疗的患者以及病房中的新生儿[3]也可以急性起病。假单胞菌感染常见于 ICU 的患者、患有中性粒细胞减少症的患者和由医院获得性肺炎的患者。在大龄儿童和成年患者中，临床感染主要见于那些虚弱多病的患者。

假单胞菌感染

同义名

- 革兰染色阴性菌毛囊炎
- 坏疽性深脓疱病

病理生理学

病理

即便以前是健康者，在反复使用杀灭革兰染色阳性菌的抗菌剂，或长时间热水泡脚，都有利于假单胞菌的感染[1]，在临床感染病例中占据很大的比例。用浸过水的棉垫对皮肤进行 7d 的超水化实验，可以使皮肤产生水疱，从中可以分离出假单胞菌[5]。过度拥挤的游泳池和喷流式气泡浴会导致滤泡性皮疹的暴发流行。

在实验条件下，假单胞菌只有在数量较多或者大量组织坏死时才可以致病[6]，尽管剂量和致病性之间的关系尚不清楚[7]，但是已经观察到一种与人类行为相似的行为模式。假单胞菌似乎永远存在一些甲沟炎的患者中。常常很容易从慢性腿部溃疡和其他很多长期潮湿病灶中分离出假单胞菌，以及一些慢性外耳炎，尽管临床症状很明显，但是在这些条件下，不确定到什么程度足以致病。目前认为在消除其他生物后，它能够维持炎症的变化。典型的菌株产生两种色素，蓝绿色的花青素，它属于一种吩嗪衍生物，以及绿色的黄色泛素。

致病微生物

常常为铜绿假单胞菌。

环境因素

土壤和水，包括家和医院的浴室设施（如洗涤槽）。

临床特征[8-10]

临床表现

婴儿局部感染通常发生在脐周，伴随着恶臭蓝绿色的分泌物，周围散布着红斑。在一些病例中，常常在高度潮湿的条件下，散发的脓疱可能破溃形成坏死性溃疡。外周脓疱可能伴随着绿色脱色的指甲。进行性坏疽可能累及嘴唇和脸颊。有时，在一些严重的疾病中或中性粒细胞缺乏的患者中，原发皮肤侵犯可能引起局部的侵蚀伴有周围皮肤的广泛坏死[11]。

利用浸泡法或使用抗生素抑制革兰染色阳性菌或真菌，可以引起具有特点的趾蹼假单胞菌感染[1,8]（图26.25），同样叫作热带浸润足，特点是边界分明的浸渍区域和轻微侵蚀，有时呈绿色，并可以在Wood光下呈现绿色荧光。浸渍的斑块倾向于破溃，可能会出现由念珠菌造成的继发感染[6]。

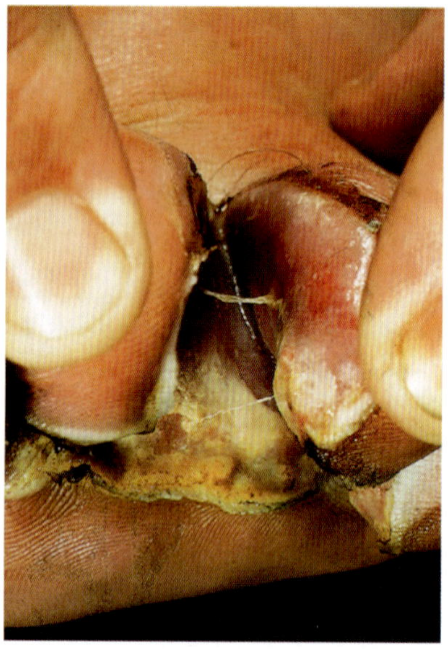

图26.25 足部假单胞菌感染（英国伦敦国王学院圣约翰皮肤病研究所提供）

假单胞菌能够侵犯创面，尤其是烧伤伤口[12]。这些烧伤焦痂中仍然携带大量的致死性病原微生物，其次是能够导致败血症。烧伤伤口二重感染表现为腐肉脱色伴随着广泛的周围水肿。发热和休克会同时出现。然而，在烧伤病房采取清创术能够减少这类事件的发生。据严重烧伤患者的调查，只有1%假单胞菌感染会发生[12]。

已经证实革兰染色阴性菌毛囊炎可发生于游泳池和波浪式浴盆使用者[13,14]。这其中包括轻微的斑（疹）性、丘疹性或脓疱性皮损。一些是荨麻疹性皮损，提示昆虫咬伤。被浸润的身体任何一部分均会受到影响，任何浸润的身体部分均会受到影响，但最严重的区域经常是那些接触浴袍的地方。通常情况下，皮疹在7～10d内自发消退并且再无复发。热的浴桶和浴缸引起的感染常常和排水不好有关。通常是Ⅱ型假单胞菌能够从皮肤和污染的水中培养出来。

临床变异

假单胞菌败血症大多发生在严重缺乏抵抗力的宿主[15]。常常没有皮肤损伤，少数患者皮肤受到影响，表现多样。可以是非特异性的轻微的或自发性疼痛性红斑[16]、紫癜或蜂窝织炎样皮损。在潮湿的部位尤其出现水疱，如腋窝、会阴和臀部。这些大疱可以快速破裂，形成坏死溃疡-坏疽性深脓疱病（图26.26）。

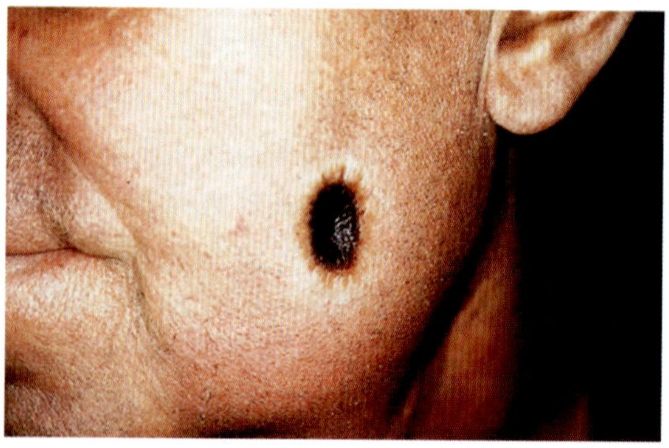

图26.26 坏疽性脓疱（英国伦敦大学附属医院G. Scott博士提供）

在年龄较大的糖尿病患者、HIV/AIDS和中性粒细胞减少患者，假单胞菌有时会引起严重的外耳坏死性感染，也就是恶性外耳炎[17]。假单胞菌属同样也会引起寻常痤疮的严重恶化[18]。假单胞菌属若处于甲下可以引起甲剥离，指甲颜色变绿（图26.27）。

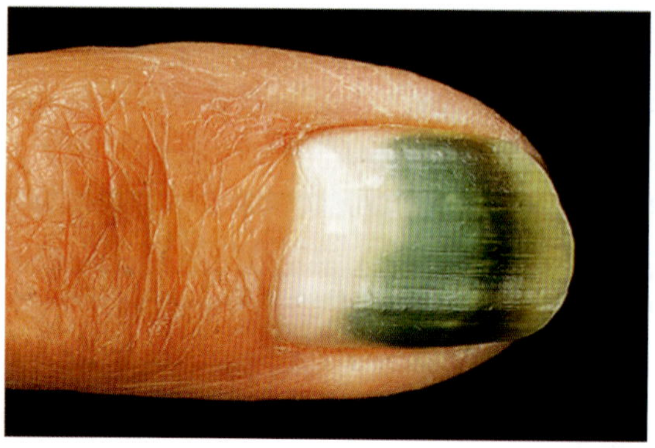

图26.27 指甲假单胞菌感染（英国伦敦国王学院圣约翰皮肤病研究所提供）

鉴别诊断

参见临床表现。

并发症和合并症

见临床表现。

病程和预后

系统性感染预后较差，除非能够及早治疗。因为婴儿局部感染或身体虚弱多病的患者很容易出现系统性感染，因此要被视为潜在危险。在正常情况下，受损的皮肤可能难以永久控制，直到伤口愈合为止，但这不会产生严重的问题。尽管已经描述了一种主要在异位性反应中出现的与假单胞菌相关的假性皮炎性皮炎，在这种情况下，该生物体会引起痛苦的基础病变和破裂发作[19]。

辅助检查

通过从皮肤病变或血液中进行培养，很容易获得细菌进而证实诊断。必须从临床发现中仔细评估将假单胞菌与非特异性病变隔离的意义。

治疗

表浅的损伤如果保持干燥的话，能够恢复较好。1%的醋酸湿敷，高锰酸钾浸泡，聚维酮或含银的磺胺嘧啶乳膏可能有价值，但是表面涂抹抗生素（例如多黏菌素）效果不佳。

在那些烧伤的病例中，广泛的清创术后使用含银的磺胺嘧啶治疗是有用的，在一些案例头孢他啶也是可以运用的。每个案例使用抗生素需要慎重考虑，需要依据体外药物敏感实验来指导基础的治疗。在败血症或者那些体抗力严重低下患者的浅表感染，应该迅速进行全身静脉输注抗生素治疗。可以合理地联合使用头孢他啶、庆大霉素、阿莫西林、妥布霉素和阿米卡星[20]。

伯克霍尔德菌

伯克霍尔德菌是需氧革兰阴性细菌。与皮肤感染有关的分别是马氏伯克霍尔德菌和假芽孢杆菌，它们分别可以引起马鼻疽和类鼻疽。

类鼻疽

定义与术语[1,2]

致病性伯克霍尔德菌通常是腐生环境细菌。

> 同义名
> • 怀特莫尔病

概述

类鼻疽是一种系统性感染，可引起皮疹，如皮肤脓肿。

流行病学

在远东地区低洼的水稻种植区，特别是泰国北部和澳大利亚北部地区，类鼻疽假单胞菌可以在土壤和水中分离出来。它也可出现在美国中部及南部，西印度群岛和马达加斯加地区。虽然野生动物和家畜可能会受到感染，但现在人们不再认为动物是主要的自然宿主。

性别

两性均可发病。

病理生理学

病理学

人类在污染环境中受到轻微伤害后可发生感染。在人类群体中，类鼻疽假单胞菌通常引起严重的可以致命的鼻疽样疾病。但是，大量的血清学证据和回顾性的调查表明，人体和动物也可能只出现轻微的发热和临床症状不明显的感染[1]。其他罕见的传播方式包括吸入或食入，潜伏期长短变异很大。

致病微生物

类鼻疽假单胞菌。

环境因素

与水和土壤相关。

临床特征[2,3]

病史

本病可呈现急性、亚急性或者慢性病程。急性发病可出现发热，虚脱，肠胃炎及肺炎，并在 2～4d 内死亡，而类鼻疽假单胞菌引起的急性肺部感染是本病常见的临床表现。败血症使肺炎复杂化，并且可能仅表现为败血症而不伴有局部的表现。

临床表现

大多数患者呈现亚急性病程并持续一至数周。若最初表现为皮肤病变，则在皮肤局部脓肿后迅速出现淋巴管炎、淋巴结炎及败血症，并出现典型的皮下、肌肉、肺、肝及脾脏多发性脓肿。这些脓肿常破溃。若吸入感染此病，则先发生肺炎后出现败血症。然而在很多情况下，临床变异很大，常伴有不能解释的发热及播散性的脓肿。

临床变异

慢性病程的患者则以肺部症状及转移性脓肿为主要表现，有患者在四环素治疗后，严重的荨麻疹消退。极少数情况下，病变只局限于皮肤及局部淋巴结，而不伴有全身症状。

鉴别诊断

葡萄球菌、诺卡菌及结核分枝杆菌感染等可引起脓肿的疾病。

病程及预后

不经治疗的类鼻疽预后很差，是致命的。

辅助检查

急性肺炎及败血症症状与结核、伤寒及葡萄球菌感染类似。确诊需要分离致病菌或者检测到增高的抗体滴度。新的分子检测方法还在研发中[4]。

治疗

此病可静脉使用抗生素。

第3部分

可选择头孢他啶、米诺环素或亚胺培南，并可与复方新诺明联用，还可以选用哌拉西林及头孢噻肟。一旦使用抗生素治疗，就需要对脓肿进行外科引流。一些流行区报道了对包括复方新诺明在内的抗生素出现耐药的情况[5]，这些地方需探寻敏感抗生素[5]。

鼻疽病

定义与术语[1,2]

鼻疽病是马和驴感染了鼻疽伯克霍尔德菌而出现的特殊感染，可以传染给人类。

同义名

- 马鼻疽
- 马丝状线虫

概述

鼻疽病是一种仅限于热带地区的罕见感染，临床表现主要为脓肿及蜂窝织炎。

流行病学

目前此病在全球范围均很罕见。目前此病尚无准确的世界发病率数据，但这种疾病在亚洲和南美洲的部分地区的马匹中仍流行。人类因直接接触马匹而获病，病原菌通过破损的皮肤、眼结膜或者鼻黏膜而侵入人体。极少数情况下也可能没有明确的感染途径。

发病年龄

各年龄段均可累及。

性别

两性均可发病。

病理生理学

病理学

鼻疽伯克霍尔德菌引起局部淋巴结炎，然后引起组织细胞坏死并形成脓肿，感染通过淋巴系统及远端转移进行播散。

致病微生物

鼻疽伯克霍尔德菌。

环境因素

马及马科动物。

临床特征[2]

病史

鼻疽病可呈现急性、快速致死性的病程，也可表现为慢性复发性病程，持续数月至数年。

临床表现

经过数日至 2～3 周不等的潜伏期后，在接触部位出现蜂窝织炎，伴随全身乏力、头痛及发热，皮损破溃形成不规则溃疡，并排放大量脓血。如果原发部位为皮肤，则局部淋巴管变得肿胀，脆弱，暗红色结节沿其通路形成脓肿及窦道。如果鼻腔或口腔黏膜首先接触致病菌，就会出现鼻中隔及上腭广泛的组织坏死。经过数日或数周的间隔期后，转移性病灶开始出现：聚集性、暗红色丘疹、脓疱及大疱，随后形成溃疡，皮损扩大并融合，关节和面部尤为明显。也可出现深部皮下组织脓肿伴有多发窦道。若伴发败血症，则会出现寒战、头痛及意识模糊。

临床变异

胸部 X 线可表现为从急性脓肿到肺叶浸润性改变不等的变化。这个阶段还可能出现脑膜炎、肺炎及多发性关节炎。

鉴别诊断

类鼻疽、葡萄球菌感染及结核杆菌感染。

并发症及合并症

肺炎及败血症。

发病过程及预后

虽然有些病例伴随间歇性菌血症，严重的临床症状及转移征象仍能长时间存活，但其他病例可迅速死亡，未经治疗的患者死亡率很高。

辅助检查

可以有类似孢子丝菌病、急性化脓性感染及坏疽性脓皮病等不同的临床表现。虽然在临床上常被忽视，但应对具有与马有接触史的患者保持怀疑，确诊则必须通过分离生物体及血清学实验来证实。

治疗[2,3]

此病常需要使用抗生素治疗。

新型抗生素治疗鼻疽病的报道并不多。药物治疗与类鼻疽相似，如复方新诺明、头孢他啶及亚胺培南，尽管亚胺培南在鼻疽及类鼻疽的治疗中均未得到完全证实[3]。

嗜麦芽寡养单胞菌[1]

嗜麦芽寡养单胞菌以前被归类为假单胞菌，在囊性纤维化、AIDS 及中性粒细胞症的机会性感染中不太常见。它能引起肺炎及败血症，也可引起蜂窝织炎，常见于导管插入口处，在伤口感染处也可分离得到。有时候皮疹表现为结节，并伴发败血症。在后者可呈现坏疽性深脓疱病样皮损[2]。复方新诺明、甲氧苄啶、替加环素及莫西沙星均已用于临床治疗，但是多重耐药是一个日趋严重的难题[3]。

鼻硬结肺炎杆菌

鼻硬结肺炎杆菌是肺炎克雷伯菌的亚型，可引起上呼吸道的特殊感染，主要见于热带地区。

鼻硬结病

定义与术语

鼻硬结病是一种慢性进展性、潜在致死性的感染性疾病。由细菌感染引起，具有轻微传染性。致病菌为鼻硬结肺炎杆菌，是肺炎克雷伯菌的亚型，可引起上呼吸道及下呼吸道感染。

同义名

- 硬结病

概述

这种感染最初局限于鼻前庭，之后侵犯上呼吸道及泪腺，形成浸润性肉芽肿，并有明显的硬化及阻塞的趋势。此病不易治愈。

流行病学[1]

世界各地均可发生此疾病，但在非洲中部、东部及西部，以及美洲中部、南部及美国等地区罕见。本疾病通过直接或间接接触感染者的鼻分泌物而传染。在社会卫生标准较差的农村更常见此病。

发病年龄

两性各年龄段均可感染本病，但更常见于 20—40 岁。

性别

两性均可发病。

病理生理学[2]

病理学

鼻硬结病由鼻硬结肺炎杆菌感染引起。这种芽孢杆菌长 3μm，可孤立、成对甚至呈短链排列，有荚膜，不能活动，革兰染色阴性。将细菌注射到实验小鼠的鼻腔、颅内中，可诱发一种肺炎，在某些情况下可形成慢性肉芽肿。这种疾病可能起源于鼻前庭的复层鳞状上皮及鼻呼吸道上皮之间的交界处。大多数研究人员认为细菌荚膜中的黏多糖是造成大部分损伤的罪魁祸首。

致病微生物

鼻硬结肺炎杆菌。

临床特征[1,3-6]

病史

最初症状发生在鼻咽处。因为本病进展缓慢，患者一般的健康状况不受影响，因此患者常在感染多年后才寻求诊治。

临床表现

本病经历三个有重叠的发病阶段：

1. 渗出（卡他）、鼻炎及萎缩期。最初症状类似普通感冒，如头痛，呼吸困难，长时间的恶臭的脓性鼻分泌物（数周至数月），喉部干燥、结痂及偶发的鼻出血。可出现黏膜增厚，尤其是鼻中隔黏膜。

2. 增殖及肉芽肿期。最初浸润阶段累及鼻和口腔。当鼻炎症状消退，鼻前庭下部出现浸润及阻塞，伴随大量的易碎的肉芽组织形成，瘢痕及硬化，并逐渐侵犯咽喉部。呼吸逐渐变得困难并疼痛，有时需要进行气管切开。

3. 纤维化（硬化）期。临床症状出现改善。之前的炎性组织被致密的胶原蛋白替代，解剖组织在愈合过程中（自发缓解或治疗后缓解）可出现畸形（如鼻）。在增殖期，受影响的组织结构可出现病理性狭窄[7]。

鉴别诊断

需要把鼻结节病与其他累及鼻和上呼吸道的疾病区分开来。在早期，需要与慢性细菌性鼻炎及慢性萎缩性鼻炎鉴别。在晚期则需要与以下疾病进行鉴别：比如极具破坏性的累及皮肤黏膜的美国利什曼原虫病，但是该病的增殖及阻塞性没有鼻硬结病明显；副球孢子菌病尤其易累及口腔黏膜，常伴有明显的淋巴结增大及肉芽肿性皮损，易出血（“黑莓”口腔炎）。伴有肉芽肿的多血管炎及恶性上皮组织肿瘤或肉瘤，因病程进展迅速易于鉴别。其他必须考虑的疾病有：结节病、鼻部结核、雅司病、麻风病、淋巴瘤及鼻息肉。

并发症及合并症

进行性咽部及鼻部瘢痕。

病程及预后

较少死亡，但会引起毁容。

辅助检查[1]

放射学

普通平片及计算机断层扫描下可见非特异性鼻窦浑浊、鼻甲萎缩、鼻骨大范围破坏，跨声门变窄，声带增厚，声门下间断变窄[8,9]。

细菌鉴定并不容易，需要根据其生化特性与其他克雷伯菌鉴别，或者完善分子检测试验。然而，鼻硬结肺炎杆菌拥有特异性抗原标志 O2K3，其中 O 代表光滑菌体抗原，K 代表荚膜抗原。该标记物允许用过氧化物酶免疫复合物法进行免疫学鉴定。血清学反应，如补体试验、凝结试验、皮下试验等，都有不确定的研究价值。

第3部分

组织病理学[1]

本病的组织病理学有特异性。可以观察到浸润细胞由一种浆细胞和两种高度特异性细胞组成，这使其可以与其他肉芽肿相鉴别。这两种细胞是 Mikulicz 细胞和 Russell 小体。Mikulicz 细胞是一种直径 100～200μm、大而圆的空泡组织细胞，其中含有吉姆萨染色及革兰染色阳性的芽孢杆菌（A 颗粒）及无序的黏多糖团簇（B 颗粒）。卢梭小体或胶质小体是浆细胞细胞质中的结构，20～40μm，椭圆形，均质，嗜伊红染色呈亮红色。在血液中，Mikulicz 细胞中的芽孢杆菌（A 颗粒）在药物治疗中会受到保护，因此一旦进入血液循环，则需要较长时间的治疗才能见到明显的疗效[4]。

诊断主要依靠临床表现，尤其当症状已经比较典型的时候。同时结合典型的皮肤病理改变，找到弗里希杆菌，完善的细菌学结果，补体结合试验，但是这些结果可能不一致。

治疗[10,11]

本病是一种慢性病。细菌学治愈后常复发。气管及细支气管受累的话预后不好。此病与艾滋病相关性不大[9]。鼻硬结肺炎杆菌对很多抗生素敏感，如复方新诺明、链霉素、四环素、氯四环素、三乙酰竹桃霉素、卡那霉素、庆大霉素、头孢噻啶、利福平。最好是确定每个菌株的敏感抗生素，并继续治疗直到获得细菌学治愈。

一线治疗使用四环素长期治疗，剂量 2g/d，分次口服，连续使用 6 个月，然后改为 1g/d，继续服用 6 个月。

如果病情复发，可以尝试按照同样治疗周期使用同样剂量的头孢氨苄治疗[6]。推荐口服环丙沙星 250～500mg，一日 2 次，并用生理盐水灌洗鼻腔，一日 2 次，连续使用 4 周[11,12]。根据体外实验敏感性研究，可口服复方新诺明，160～800mg，一日 2 次。肌内注射倍他米松磷酸钠注射液，4mg，每 3 周治疗一次，连续使用 6 个月。

在愈合过程中，结痂影响上呼吸道、鼻、咽及喉的功能[9]。在不活跃的纤维化阶段中，可以使用外科手段来治疗，以纠正严重的功能障碍及结构异常，如鼻前庭狭窄，鼻咽部狭窄，喉网形成[6]。鼻内镜及二氧化碳激光可用来治疗阻塞气道的瘢痕[9]。

阶梯治疗

一线治疗

- 四环素

二线治疗

- 头孢氨苄
- 环丙沙星
- 复方新诺明

土拉热弗朗西斯菌

土拉热弗朗西斯菌可引起土拉菌病（野兔热），这是一种动物传染病。它是一种革兰染色阴性球杆状细菌，多形性，无运动性，能产生强大的细菌内毒素。同时还是兼性细菌内寄生菌。

土拉菌病

定义[1,2]

土拉菌血症是由土拉菌系统感染引起的。

概述

这是一种全身感染，其皮肤特征包括侵入部位和继发性皮疹。

流行病学

野生啮齿动物或其他小型动物种群可能是感染的主要宿主，通过蜱虫叮咬传染给人类，蜱虫通常是革螨属物种，或其他节肢动物，或通过直接接触受感染的啮齿动物[2]。流行病学模式千差万别，受感染的食物和水有时是学校或营地暴发疫情的原因。大多数情况下是散发的。该病在北半球流行，包括美国和除英国以外的许多北欧和东欧地区。运动员、女运动员和露营者是最常见的感染暴露者，但病例也可以发生在实验室工作人员和家庭主妇。

这种感染可以发生在世界任何地方。

年龄

任何年龄均可发病。

性别

两性均可发病。

病理生理学

病理学

组织学上，变化较大的组织反应主要由网状内皮细胞和单核细胞组成，伴有局灶性坏死。

致病菌

土拉弗朗西斯菌。

临床特征[3,4]

病史

潜伏期由 1～10d 不等。临床表现取决于侵入的门户：皮肤、眼睛、呼吸道或胃肠道。

临床表现

大多数散发病例为溃疡腺性、腺性或眼腺型。在接触或蜱虫叮咬部位出现红色、疼痛性结节，并迅速出现溃疡，随后继续肿大并有压痛，后者与局部淋巴结的破坏有关[3]。全身症状和毒血症严重，尽管可能出现肺炎，但通常是中度的。在所有形式的毒血症阶段，皮肤损伤可进展为：广泛的红斑、斑丘疹或类似多形红斑样，或大量的结节，通常发生在四肢[3,5]。也有类似结节样红斑的结节性病变。

临床变异

伤寒型和肺型分别表现为严重的系统性症状和呼吸系统症状，其发展过程更为猛烈。

鉴别诊断

蜱传立克次体感染(见下文)。

病程和预后

如未经治疗病程可以持续很长；伤寒型和肺型的死亡率超过 30%，眼腺型的死亡率约为 5%。

辅助检查

可以从原发病灶、淋巴结、胃或咽冲洗物中培养出这种微生物。约 10d 后血清中出现特异性凝集素，滴度升高可持续约 4 周。与布鲁菌抗原交叉凝集是一个可能的错误来源。酶联免疫吸附法在一些实验室已经得到应用。在鉴别诊断中，必须排除猫抓病和孢子虫病，以及类鼻疽病和鼻疽。

治疗[6]

所有病例均需治疗。最近使用环丙沙星等氟喹诺酮类药物的经验令人鼓舞。庆大霉素是一个潜在的有效的替代品。四环素类药物如多西环素等虽然可以控制症状，但未必能根除病菌，故而复发频繁。一些临床中心提供了一种针对土拉菌血症的减毒活疫苗，但通常仅限于有感染风险的实验室工作人员使用[7]。

巴斯德(氏)菌

多杀巴斯德杆菌病和相关感染

定义

多杀巴氏杆菌是一种小的革兰阴性芽孢杆菌，广泛分布于许多家畜和野生动物的呼吸道或肠道正常菌群中，如果宿主的耐药性较低，可引起出血热败血症[1]。

概述

这种微生物通常不出现在人类身上，但可在支气管扩张患者的痰中分离出来。大多数人类感染是由猫、狗或其他动物咬伤引起的，抓伤(通常来自猫)也可能引起感染。主要有两种。多杀巴氏杆菌病和杀巴氏杆菌败血症。其他可导致伤口感染的物种包括犬巴斯德菌、咬伤巴斯德菌、咽巴斯德菌。

临床特征

大部分病变发生在手、手臂或小腿[1-3](图 26.28)。临床表现受咬伤宽度和深度的影响。伤口周围出现的红肿可迅速扩大，并可通过一个或多个窦道排出灰黄色、血性脓液。在其他情况下，炎症的变化，往往伴随着巨大的压痛，但仍然局限于伤口的边缘。如果咬得很深，可能会有骨髓炎或滑膜炎。10%～15%的患者有发热，局部淋巴结增大。大约 15%的患者，特别是存在腹腔或肺的疾病的患者，没有动物接触史。

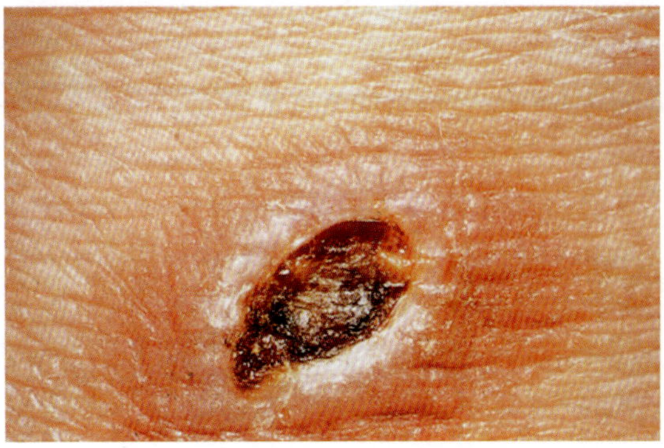

图 26.28 多杀巴斯德菌感染(由英国伦敦国王学院圣约翰皮肤病研究所提供)

辅助检查

诊断将由病史提示，并通过分离获得生长缓慢的革兰阴性芽孢杆菌确诊。

治疗

青霉素、氨苄西林和头孢菌素(如头孢呋辛)均有效。然而，由于咬伤伤口通常是多种微生物共存的，因此密切随访患者十分重要[4]。

耶尔森鼠疫杆菌

主要的皮肤病原菌有鼠疫耶尔森菌、鼠疫病原体和小肠结肠炎耶尔森菌。鼠疫杆菌[1]是一种革兰染色阴性的非孢子、不活动的小芽孢杆菌。吉姆萨染色表现为典型的双极染色。

鼠疫和耶尔森菌感染

定义

这是一种人畜共患传染病，由鼠疫耶尔森菌引起，通过在老鼠身上发现的跳蚤传播，这是公认的历史上和当今大规模暴发感染的原因。

> 同义名
> - 黑死病
> - 腺鼠疫/肺鼠疫

概述

鼠疫是一种具有重大历史意义的疾病，中世纪及以后在欧洲、北非和中东发生了几次重大流行。黑死病最大的一次流行，曾造成欧洲 1/3～1/2 的人口死亡。

流行病学

它是一种人畜共患感染，影响各种各样的啮齿动物，特别是城市人口和家鼠。黑鼠和诺维科黄鼠。将这种病经由鼠身上的跳蚤叮咬后传染给人(患者-患者传染的方式很少发生在肺鼠疫患者身上)，或人接触受污染的材料后可被感染。鼠疫在印度和远东部分地区以及马达加斯加、非洲南部和中部流行[2,3]。在北非和中东发生散发性疫情，在美国有感染病例[4]。来自疫区的旅行者在其他地区可出现偶发病例。

年龄

任何年龄。

性别

两性均可发病。

病理生理学

病理学

通过跳蚤叮咬接种后，可出现局部淋巴结增大(淋巴结鼠疫的典型特征)以及全身扩散，常伴有严重的发热不适，通常在几天内死亡。在某些肺部受累病例中，痰具有高度传染性。如果吸入鼠疫耶尔森菌，它很可能导致原发性肺部感染(肺鼠疫)，可在 3～4d 内死亡。在鼠疫流行区域，未造成全身传播的轻度淋巴结感染和真正的亚临床感染都有发生。相反，患者可能会迅速死于跳蚤传播的鼠疫而从未产生过淋巴结改变。有些病例，大脑症状十分严重。

致病菌

鼠疫耶尔森菌。

临床特征[2,5]

病史

潜伏期 3～4d，偶尔可超过 7d。

临床表现

虽然通常在跳蚤咬伤初期没有明显的病灶，但可能出现红色斑块，随后变成大疱，然后出现像炭疽病灶一样的结痂。可能有 10% 的患者出现这种原发性皮肤改变。几天后，腹股沟内可出现淋巴结增大伴有剧痛。在菌血症阶段，可能出现黄斑、红色斑片或瘀斑这样的皮疹；有时是紫色的(黑死病)。坏死病灶与坏死性臁疮非常相似[5]。这是血管炎和纤维蛋白血栓阻塞血管造成的结果。

临床变异

少数病例可见有脐凹的小水疱或脓疱，特别是躯干[3]。这种非典型性皮疹是某些流行病的显著特征，通常高死亡率。如果不包括淋巴结增大，10% 左右的流行病例中可出现皮疹。

鉴别诊断

其他个体的进化和参与是这种感染的典型特征。

病程与预后

未治疗的鼠疫是一种致命性疾病。

辅助检查

尽管潜伏期很短，但航空旅行可能会把受感染的人带到世界任何地方。即使在流行地区，散发病例也经常被误诊。淋巴结炎是最典型的特征。腹股沟淋巴结穿刺，直接涂片检查和培养可明确诊断，还应进行血液和痰的培养。

治疗[6]

所有病例均需抗生素治疗。链霉素、庆大霉素、多西环素或氯霉素均有效。后者主要用于需要药物具有高度组织渗透性的情况，例如鼠疫引起的心肌炎。

耶尔森菌小肠结肠炎

耶尔森菌小肠结肠炎是引起腹泻和类似阑尾炎的疼痛综合征的重要原因。在一些报道病例中有很高比例的患者同时伴有多发性关节炎。在一些研究中发现 30% 患者有结节性红斑，出现在腹部症状后 2～20d[1]。

布鲁菌

布鲁菌是一种革兰染色阴性细菌，可引起人畜共患感染的布鲁菌病。

布鲁菌病

定义

布鲁菌病是一种人畜共患病，可以从家畜和农场中的动物传染给人类。

同义名

- 过度植物热
- 地中海热
- 马耳他热

概述

人类布鲁菌病的病例是散发性的，常常不能被发现。它的持续存在往往取决于畜牧业的卫生水平。

流行病学

布鲁菌病是牛、羊、山羊和猪广泛感染的一种疾病，分别由布鲁菌、梅里坦布杆菌和苏氏布氏杆菌感染引起。人类病例主要见于欧洲、中东、北非和东非、南亚和中亚以及拉丁美洲的地中海国家。

年龄

任何年龄。

性别

两性均能发病。

病理生理学

病理学

人类因食用受污染的牛奶、奶制品或直接接触受感染的动物而感染。因此，在兽医和农民中发病率最高。还有一些菌种已经被证实仅会引起动物发病。

致病菌

该微生物为革兰染色阴性需氧球菌，定植于网状内皮系统的细胞上，并诱导出现肉芽肿反应。

临床特征[2,3]

病史

潜伏期通常为 5～30d，但也可能更长，潜伏期过后，可出现头痛、背痛和全身不适伴随间歇性发热。

临床表现

胃肠道或神经系统的其他症状也各不相同。约 50％的病例出现淋巴结和脾脏肿大，约 25％的病例肝脏肿大。皮肤损害约占 5％，但不是特征性的。可出现麻疹样、猩红热样、玫瑰疹样皮损。较少发生丘疹，大疱或出血性病灶。有报道腿部可出现多形红斑样结节[4,5]。

临床变异

接触性布鲁菌病[3]。兽医和其他经常接触感染动物的人可对布鲁菌抗原产生高度过敏反应。在传递过程中，接触受感染动物的分泌物，在很短的时间内，可产生瘙痒、红斑和风团。在随后 48h 出现大量皮疹，表现为毛囊性丘疹，大多数发展为水疱或脓疱。10～14d 后愈合留有小瘢痕。继发性的多形性红斑皮疹可在接触部位远处发生。擦伤部位感染苏氏布氏杆菌可引起慢性溃疡。

鉴别诊断

在大多数情况下，诊断原因不清的发热时，应需要考虑布鲁菌病。在诊断接触性布鲁菌病中，应考虑传播性疾病，包括单纯疱疹和带状疱疹以及人畜共患的疾病，如口蹄疫和痘病毒感染。

病程和预后

布鲁菌病的病程是可变的[6]。该病通常持续 3 或 4 个月，然而急性暴发性和极慢性病程均可发生。在后者中，可能有持续性的骨、胆囊或其他器官的感染。

辅助检查

系统性布鲁菌病只有通过实验室检查才能确诊。通常没有白细胞增多，但可能有相对的淋巴细胞增多。特异凝集素滴度超过 1∶100 的被认为是可疑的，凝集素滴度超过 1∶300 的可以诊断。有时可以获得阳性的血培养结果。基于 PCR 的检测方法使用频率越来越高[7]。皮肤的组织学改变通常不明显[1]，但血管周围可能有强烈的炎症改变，表现为内膜增生，可能会形成肉芽肿。

治疗

患者应接受正确的抗生素治疗。

目前布鲁菌病的推荐治疗方案包括强力霉素和利福平，两种药物均应至少使用 6 周。治疗的时间越短，复发的可能性就越大。

复方新诺明是一种替代药物。然而，单独使用四环素或链霉素这两种药物的治疗方案，据报道有 10％～40％的复发率[8]。另一种联合治疗方案是链霉素和四环素，最初 5d 使用土霉素加庆大霉素对 8 岁以上儿童有效。其他药物如环丙沙星在体外对布鲁菌有抑制作用，但其临床作用尚未得到充分评价[8]。

阶梯治疗

一线治疗

- 多西环素
- 利福平

二线治疗

- 复方新诺明
- 四环素＋链霉素
- 土霉素＋庆大霉素

巴尔通体属

巴尔通体最初被划分到立克次体，但现在认为它是一种与布鲁菌属亲缘关系比与其他菌属更密切的细菌[1]。

概述

与这些微生物相关的人类疾病包括由昆塔芽孢杆菌引起的战壕热、杆菌性血管瘤病、猫抓病和奥罗

第3部分

亚热。其他描述的巴尔通体，如伊丽莎白巴尔通体，很少引起人类疾病，例如菌血症。那些已知的能引起血管增生的微生物(如芽孢杆菌巴尔通体)可以刺激血管内皮细胞的生长因子(VEGF)，以及其受体VEGFR-1和VEGFR-2以及血管生成素-2的生成。巴尔通体也可以空泡样结构存在于内皮细胞中，称为侵袭体。

战壕热

定义

战壕热是由昆塔纳巴尔通体菌引起，它通过体虱传播给人类[2]。

流行病学

许多国家均有，但通常是在卫生水平非常差的情况下。

病理生理学

目前还没有已知的动物宿主，它似乎是在人与人之间传播。

临床特征

潜伏期5～38d后可出现反复性发热。大多数病例可出现广泛的红斑，以躯干最为明显，并随发热而起伏。

病程与预后

病情通常较轻，可自愈。

猫抓病

定义

由亨利巴尔通体(既往叫Rochalimea)感染所致[3,4]。

> **同义名**
> - 接种性淋巴网状细胞增多症
> - 亚急性局部淋巴结炎
> - 青少年病

概述

这是一种由猫抓伤或咬伤后发展而来的以周围淋巴结病为特点的综合征。该综合征患者通常对这种微生物有抗体，这种抗体可以从淋巴结中分离出来。同样的微生物还会在猫体内引起慢性菌血症，但没有任何明显的不良影响。

流行病学[5,6]

世界各地均有分布，最常见于秋冬季节。

年龄

所有年龄段均可发病，但主要是儿童和青少年；1200例患者中87%年龄在18岁或以下[6]。

性别

男女均可发病。

病理生理学

病理学

有接触猫的病史，且有局部伤口，不一定是长期或密切接触。在许多情况下，人们认为猫是微生物的来源，伤口是进入的门户。猫抓伤的同时需要满足这两个条件，这是最常见的感染方式。在一项针对1200个病例的研究中发现，被其他动物咬伤或抓伤，可为感染提供途径，但猫科动物是微生物来源这一点可以肯定[6]。猫通常很年轻，但没有生病。只有3.5%的家庭有不止一名成员感染，而且没有发生流行。轻度病例容易漏诊，如果皮肤试验调查有效，亚临床感染可能频繁发生，一般人群阳性率为4%，患者家庭阳性率为18%，兽医家庭阳性率为23%。

致病菌

亨利巴尔通体。

临床特征[5,6]

病史

如上述所述，并非所有感染病例都有症状。

临床表现

接种后3～5d内，局部皮肤可形成丘疹(偶有群集性丘疹)，在2～3d内发展为水疱和结壳期，并可溃烂。这种病变可能不明显，也可能需要数周的时间才能消退，然后常常留下表浅的瘢痕。通过检查头皮、耳朵、手指等部位，90%以上的病例可发现炎症病变或残留瘢痕，这对鉴别诊断具有重要的价值。大约1/2的患者皮损可出现在手和胳膊上，1/4在头和脖子上。系统性症状通常较轻，但60%的病例可出现发热。持续数天或1～2周。但不适症状持续2周以上者少见[8]。

淋巴结增大在所有病例中都可出现，通常在最初丘疹出现的1～2周内发生，但可能要到后期才被发现。受累淋巴结位于原发病灶引流路径，未见淋巴管炎。85%的患者为单发；偶尔能看到两三个。双侧淋巴结增大罕见，但这可以用单独接种或靠近中线的单一接种来解释。淋巴结有疼痛、质地软，有时在数周或数月后逐渐化脓或排出分泌物；持续增大并不常见。反复淋巴结增大者少见[8]。

临床变异

初次接种在眼睛者不需要通过外伤途径，通常无痛，在眼睑结膜上形成肉芽肿，随后耳前腺肿大，形成里诺眼淋巴结综合征的一种类型[9]。少见的皮肤表现包括斑丘疹、荨麻疹、血小板减少性紫癜、结节性红斑、多形红斑和环状红斑，它们在患有严重或系统性疾病的患者中更为常见[8]。

鉴别诊断

孢子丝菌病，非典型分枝杆菌感染。

并发症和合并症

系统性感染[6,8]较为罕见，可伴有关节炎、溶骨性病变、腹腔或胸内淋巴结增大、脑病[10]、脊髓炎[11]、神经根炎、脑动脉炎[12]、肺炎、胸膜炎、肝脏或脾脏的肉芽肿感染。在无合并症的情况下，可能有多形核白细胞增多和红细胞沉降率的轻微升高。

病程和预后

猫抓病，即使伴有更严重的并发症，也是良性的、自限性的。

辅助检查

单侧淋巴结炎是常见的表现。如果患者在数天或数周之前曾因猫抓伤而导致腺体远端出现肉芽肿性结节，则可立即确诊，积极寻找这两种特征的重要性已被强调[6]。如果缺乏，则排除临床诊断。需考虑原发性结核病、其他分枝杆菌感染、淋巴肉芽肿、化脓性乳腺炎和孢子丝菌病，如果没有可见的接种病灶，也必须排除淋巴瘤或结节病。

病理学[6,7]

原发病灶和区域淋巴结均有特殊改变，但不是特异性的。早期有局灶性网状细胞增生，形成结节样肉芽肿。随后可见微脓肿周围有栅栏状上皮样细胞，偶尔可见朗格汉斯巨细胞。淋巴结活检越早，Warthin-Starry 银染下可见杆菌数越多；但往往在化脓性改变的时候是检测不到菌的。

免疫组化可显示接种区域内的杆菌，但在淋巴结内更常见并可确诊。然而，随着疾病的发展，这种微生物越来越难以检测。另外，组织学不是特异性的，因此不常规推荐活检。有人建议从感染的淋巴结的脓液中提取猫抓病抗原进行皮肤检测[6]，但一般不建议使用。利用组织、血液或抽吸脓液进行 PCR 方法检测猫抓病是一种非常敏感的检测方法[13]。

治疗[6,14]

抗生素的价值是有争议的，尽管事实上它们被成功地用于治疗杆菌性血管瘤。如果考虑抗生素治疗，建议使用阿奇霉素。可以注入有波动感的淋巴结内，但不应切开，因为可能会发生慢性引流。尽管切除淋巴结可用于组织学检查，但在治疗上切除淋巴结是不合理的。

杆菌性血管瘤病

定义和术语

杆菌性血管瘤病是一罕见病，常见于艾滋病患者，偶尔也见于其他严重的免疫抑制患者[15]。皮损主要表现为血管瘤样丘疹和皮下结节。本病是由汉赛巴尔通体或五日热巴尔通体感染所致[16]。皮损常出现于轻微的或被忽视的败血症之后。

> **同义名**
> - 上皮样血管瘤

概述

本病为皮肤表面血管瘤样皮损。

流行病学

病例常散发，多数来自美国，欧洲也有报道。起病前不一定有接触猫或皮肤损伤的病史。

年龄

任何年龄段均可发病，成人好发。

性别

无性别差异。

相关疾病

- 艾滋病
- 严重的免疫抑制

病理生理学

病理学

局部细菌增殖并经血液播散，病原体进入红细胞并刺激血管内皮形成新生血管，形成早期皮损。

致病微生物

致病微生物为汉赛巴尔通体和五日热巴尔通体，其宿主分别是猫和人；后者可能是通过体虱传播。目前未发现两种病原体引起的皮肤病变有明显区别。

临床特征

病史

无暴露史或未发现入侵部位。

临床表现

杆菌性血管瘤病的皮损形态多样[17]。可为单发或成簇的小丘疹或真皮内结节。浅表皮损与化脓性肉芽肿相似。可累及包括黏膜在内的任何部位。局部淋巴结增大常见。皮损泛发者可覆盖面部或躯干。

组织病理可见小血管呈小叶状增生，内皮细胞肿胀，可见颗粒状物质，经 Warthin-Starry 染色证实这些颗粒物是由簇状的病原菌积聚而成。

鉴别诊断

- 卡波西肉瘤
- 化脓性肉芽肿
- 皮肤淋巴瘤

并发症和共病

并发症包括杆菌性紫癜，在肝脏等内脏器官可能出现囊肿样结构。同样，这些结构的内皮细胞中包含大量的病原体。

病程与预后

若患者不接受治疗，皮损可持续存在。

辅助检查

本病的诊断需结合典型的皮损和组织病理变化，以及 Warthin-Starry 染色找到大量群集的病原菌。细菌培养虽然是最具特异性的分离菌株的方法，但由于操作复杂，限制了临床应用。目前临床上常用 PCR 酶联免疫测定法对组织标本中的巴尔通体进行检测[18]。本病须与化脓性肉芽肿、传染性软疣、卡波西肉瘤和皮肤深部真菌感染以及秘鲁疣鉴别。

治疗

目前仍缺乏治疗本病的对照研究。临床常用多西环素或红霉素进行治疗。至少需要治疗 8 周。可能出现治疗失败或复发。

奥罗亚热和秘鲁疣

定义和术语[19]

奥罗亚热是一种由白蛉传播的感染性疾病，由杆菌状巴尔通体引起。

> **同义名**
> - 腐肉病

概述

本病罕见，表现为发热（奥罗亚热），随后出现皮肤多发、红色小丘疹（秘鲁疣）。

流行病学

本病为地方性疾病，在秘鲁的部分地区流行，在邻近的拉丁美洲国家也有疫情发生。

年龄

在流行地区，大多数人在儿童时期感染并获得永久性免疫。

性别

两性均可发病。

病理生理学

病理学

本病由罗蛉属的白蛉传播，细菌通过昆虫叮咬进入血液循环。病原体具有鞭毛，可以黏附并侵入红细胞。病原体可在循环红细胞中持续存在，并可通过白蛉造成持续传播。在体外，病原体能穿透内皮细胞，产生内皮细胞刺激因子。

致病微生物

主要为杆菌状巴尔通体，安卡杆菌罕见。

临床特征[20]

病史

潜伏期常为 3 周，一般为 2～6 周。

临床表现

包括两个阶段：奥罗亚热是急性发热阶段，秘鲁疣为慢性迟发阶段。奥罗亚热，突然出现发热并伴有迅速进展的溶血性贫血。出现肝脾肿大和全身性淋巴结增大，进而出现瘀点或瘀斑。死亡率高，许多病例伴有沙门菌败血症。

秘鲁疣可不经过奥罗亚热的阶段出现，也可在奥罗亚热数周或数月后出现。皮疹多为红斑丘疹，常成批出现，可发展为结节或有蒂的息肉。部分皮损增大明显，也可出现血管瘤样或出血性皮损。皮损数量多，且多发生于面、颈和四肢，也可累及黏膜。全身症状轻微，可伴发热，能自行缓解。皮损可持续数月或数年。不同发展阶段的皮损可同时存在是本病的重要特点[21]。

鉴别诊断

本病典型皮损为疣状病变，但需与播散性深部真菌病鉴别。

并发症与共患疾病

急性期溶血性贫血。

病程与预后

奥罗亚热致死率高。疣状皮损通常会逐渐自然消退。

辅助检查

患者首先必须有疫区接触史。秘鲁疣应与雅司病、获得性血管瘤和卡波西肉瘤鉴别。

秘鲁疣的组织病理学检查可见大量的小血管和内皮细胞增生。伴有不同程度的慢性炎症细胞浸润和纤维化[22]。

在奥罗亚热中，病原微生物可通过血涂片或血培养检出。在本病的活动期血液培养阳性，皮肤活检标本的血管内皮细胞胞质中也可检出杆菌状巴尔通体。

治疗

所有发热病例均需接受抗生素治疗。对于奥罗亚热患者，由于常伴发沙门菌感染，首选氯霉素2g/d，连续1周，但杆菌状巴尔通氏体本身对环丙沙星、青霉素、多西环素和链霉素敏感。秘鲁疣对抗生素的反应不佳，大多数皮损发展和最终消退并不受治疗的影响。

埃立克体属

埃立克体为小的革兰阴性细菌[1]。它是埃立克体病的致病微生物。致病菌聚集形成细胞内包涵体，称为桑葚胚。以往主要发生于驯养家畜和野生动物，最近发现该病是蜱传人畜共患病，也可引起人类感染。

埃立克体病

定义

由埃立克体属引起的蜱传人畜共患病。

流行病学

尽管欧洲和南美洲也存在本病，但大多数病例报告来自美国[2]。在美国，犬蜱（变异革蜱）、美洲花蜱（美洲钝眼蜱）的分布与本病的人类病例的分布一致。自然宿主包括野生脊椎动物，如白尾鹿，但包括狗在内的家畜也可能受到感染。

病理生理学

虽然查菲埃立克体与森氏埃立克体最常见，但在人类患者中已经发现了许多不同的埃立克体。

病理学

巨噬细胞是病原菌的主要入侵细胞。本病现在被称为人类单核细胞埃立克体病。

环境因素

本病的季节性感染是通过硬蜱感染并传播，被称为人粒细胞无浆体病，后者由一种密切相关的微生物感染（嗜吞噬细胞无形体）引起。

临床特征

潜伏期通常为7d，患者一般表现为发热、身体不适、头痛和肌痛。超过30%的患者有弥漫性斑丘疹，部分会出现瘀点[3]。无形体感染常不伴有皮疹[4]。

可出现白细胞和血小板减少。

临床变异亚型

远东地区罕见的森氏埃立克体感染，有类似临床表现，但皮疹不常见[5]。

鉴别诊断

本病需与落基山斑疹热鉴别，后者更易出现皮疹。

辅助检查

本病诊断有一定困难，病史采集非常重要。由于病原体培养技术复杂，限制了临床应用。常用PCR技术或免疫荧光血清学检测辅助诊断。

治疗

四环素或盐酸多西环素是主要的治疗药物。

其他革兰阴性杆菌

有时，其他革兰阴性菌也与皮肤感染有关。放线菌病的病灶中除可分离出常见致病菌——放线杆菌外，还可同时检出放线共生放线杆菌，因此认为它也参与了放线菌病的发病机制[1]。

气单胞菌有时会引起蜂窝织炎。这类细菌存在于水中，可引起鱼类和爬行动物感染。由气单胞菌直接引起的蜂窝织炎或坏死性筋膜炎罕见，但可在伤口接触到污染的淡水后发病[2]。蜂窝织炎可迅速蔓延，若不及时治疗，可累及肌肉组织或骨膜[3]。嗜水气单胞菌对复方新诺明和氯霉素敏感，但通常对氨苄青霉素和其他青霉素耐药。犬咬二氧化碳嗜纤维菌，最初被称为生长不良性发酵菌（DF）也可导致严重的蜂窝织炎。这些微生物是革兰阴性杆菌，在大多数培养基中生长不良。它们可造成动物传染病，目前已从狗口腔中分离出该菌。DF-2可引起脾切除患者或具有其他发病诱因的患者发生感染，导致急性败血症。蜂窝织炎等慢性感染常见于无基础疾病的患者[4]。从狗咬伤的伤口中也已分离出了生长良好的发酵菌（EF agents）。

啮蚀艾肯菌是一种厌氧革兰阴性杆菌，可引起静脉吸毒者的皮肤脓肿。人咬伤伤口中可分离出该菌[5]。据报道，嗜水气单胞菌可引起坏死性脓疱疮[6]。

创伤弧菌感染

定义

某些非霍乱弧菌可引起严重的蜂窝织炎，其中创伤弧菌是最常见的一种。

流行病学

在温暖的临海地区，如墨西哥湾、南美、亚洲和澳大利亚，可能会因食用生牡蛎病原菌经由胃肠道侵入，也可由伤口侵入[1,2]。

临床特征

在易感人群如糖尿病或慢性肝病患者，偶尔在健康人群，可出现起病迅速的败血症。2/3的患者可出现典型的红斑，出血性水疱、大疱、溃疡。系统表现包括低血压和多器官衰竭。该病进展迅速，致死率高。另外，也可经伤口感染导致蜂窝织炎、坏死性筋膜炎和溃疡，进而发展为败血症[3]。病原菌可在皮肤表面存活超过 24h，可通过表面创口感染机体[4]。

检查

直接革兰染色涂片可检出弯曲的革兰阴性杆菌。创伤弧菌容易在各种培养基上生长，但仍需要保持警惕，以免漏诊。

治疗

主要治疗方法是大剂量头孢他啶、环丙沙星或四环素，必要时进行手术清创。由于本病致死率为 50%，应尽早治疗。

厌氧菌

定义

厌氧菌是一种在有氧气存在的固体表面不能生长的微生物。

厌氧菌可分为专性厌氧菌（如密螺旋体属）和兼性厌氧菌（如脆弱拟杆菌）。厌氧菌常包括革兰阳性菌（例如丙酸杆菌属）和革兰阴性菌（例如拟杆菌属）和某些螺旋菌。本节讨论的大多数细菌都是革兰阴性菌。

拟杆菌科由革兰阴性杆菌组成，呈末端圆钝或尖锐的杆状，部分呈梭形。非运动性，不形成芽孢，是严格厌氧菌[1]。该科包括拟杆菌属、普氏菌属、卟啉单胞菌属和梭杆菌属四属。拟杆菌属包括脆弱拟杆菌，其中许多是胃肠道正常寄生菌。普氏菌属包括既往被称为产黑素拟杆菌和口腔拟杆菌，现在分别称为产黑素普氏菌和口腔普氏菌。根据所需要营养及代谢、色素形成和形态特征对不同属进行分类。梭杆菌属内的分类差强人意，虽然有少数种已被明确界定，但许多动物和人类共生的梭形细菌尚无可靠的鉴定及命名。坏死梭杆菌是引起牛白喉和各种人类感染的病原菌。许多人类口腔正常菌群具有潜在致病能力，但具核梭杆菌例外。溃疡梭杆菌只能从热带溃疡的病灶和疫区污染的泥浆中分离。

口腔纤毛菌是目前确认的纤毛菌属中的唯一菌种，呈长杆状，末端尖细，不是真正的梭形，有时可形成不同长度的细丝。口腔纤毛菌可能是文森特梭形细菌的同义词。它是人类口腔常驻菌。

现在我们通常认为拟杆菌属是引起革兰阴性菌菌血症和脓肿的常见病因。偶尔与化脓性汗腺炎和毛根鞘囊肿感染有关。混合感染是这类细菌感染的特点。在糖尿病溃疡中可分离培养出拟杆菌属[2]。

普氏菌属在脓漏等口腔感染中占主导地位。许多病例中普氏菌属可与其他细菌协同致病。

梭杆菌属虽然是动物感染的常见病原菌，但很少能从人类病变组织分离出来。过去，坏死梭杆菌是重要的人类致病菌，主要感染经常接触动物的人员。这类感染被称为坏死杆菌病，特征是坏死和脓肿形成。另外，在严重的口腔内感染中可发现具核梭杆菌。

与许多厌氧菌一样，梭杆菌属感染可与包括螺旋菌在内的其他病原菌协同作用，导致疾病发生。它们参与了口腔坏疽和热带溃疡的发病，由这些病原菌产生的丁酸可导致组织坏死。

临床特征

这组病原菌可造成多种感染，如鼻窦炎、口腔脓肿及心内膜炎。拟杆菌属，普氏菌属和卟啉单胞菌属共同参与引起腰部以下脓肿。它们也与其他严重的皮肤感染有关，如坏死性皮下感染（见下文）。

治疗

由于病原菌药敏试验难以开展，因此革兰阴性厌氧菌感染的治疗在很大程度上是经验性的。药物的选择包括甲硝唑、克林霉素、亚胺培南和阿莫西林克拉维酸。在选择治疗方法之前仍应寻求专科建议。

热带溃疡

定义和命名

热带溃疡是由多种细菌混合感染引起的溃疡性疾病。混合微生物的其中一种为梭杆菌属，通常是溃疡梭杆菌，其他包括螺旋体属或其他厌氧菌[1,2]。

同义名

- 热带崩蚀性溃疡
- 热带疮

概述

热带溃疡发生在东半球的热带地区，表现为急性或慢性溃疡。

流行病学

炎热潮湿的热带地区常见。在巴布亚、新几内亚北部等地区[3]，这是最常见的皮肤病。在撒哈拉以南非洲、印度、东南亚和西太平洋地区的国家也有该病的病例报道。

本病在世界各地具有多种不同的地方性病名，但临床特征和病程没有差别。

年龄

常见于儿童。

性别

无性别差异。

病理生理学

发病诱因

尚无证据表明存在易感性。前期认为营养不良是热带溃疡形成的关键因素，但过度拥挤等社会因素也可能参与发病。最近的研究未发现营养指标与热带溃疡的发生存在相关性[4]。微量元素缺乏在发病中的作用尚不清楚，补锌治疗也不能加速病变愈合[5]。

目前有相当多的证据表明本病是一种感染性疾病[6]。可通过接触患者的物品而传播[7]。最近，已从早期溃疡和溃疡发生前的丘疹中分离出热带溃疡特有的溃疡梭杆菌[1]。有时也可分离出其他厌氧菌。本病共同的特征是合并螺旋菌感染，虽然尚未成功分离培养这些细菌，但已发现它们具有密螺旋体的超微结构特征。在热带溃疡的晚期皮损中也可发现其他一些细菌，包括需氧菌如金黄色葡萄球菌。溃疡梭杆菌会破坏组织培养细胞，并能与其他细菌协同作用在感染的实验动物中造成破坏性的皮损[1]。因此，这种感染很可能是局限于部分潮湿热带地区的多种细菌协同参与的厌氧性感染。虽然溃疡梭杆菌的来源尚不清楚，但已从流行地区的淤泥和积水中分离出来[8]。

致病微生物

溃疡梭杆菌与包括螺旋菌在内的其他细菌。

环境因素

潮湿的热带地区。

临床特征(图 26.29)

病史

大多数热带溃疡最常发生在小腿和未穿鞋的脚等易受伤部位。也可以发生在其他任何部位。

临床表现

本病的一个重要特征是从丘疹到形成溃疡进展迅速[8]。初起在外观正常的皮肤出现小丘疹或出血性大疱，并很快向下侵袭形成界限清楚、边缘锐利、潜行性的溃疡。溃疡底部覆盖一层恶臭的灰白色脓性物。常有疼痛，可伴有发热等全身症状。引流区的淋巴结炎不常见。如果治疗及时，精心包扎，病变直径可控制在 2～4cm，但病灶愈合缓慢。

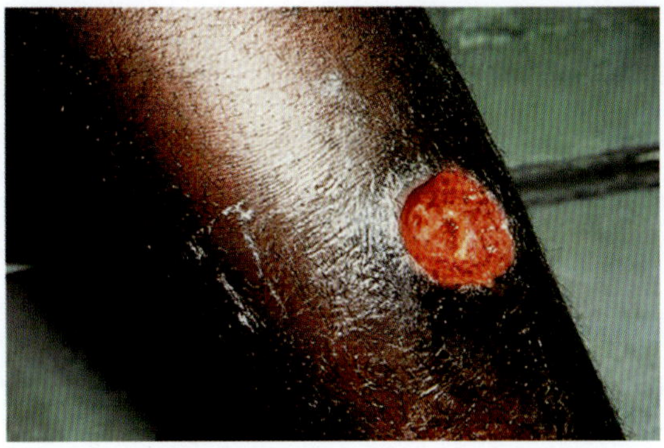

图 26.29 热带溃疡(英国伦敦圣约翰皮肤病研究所提供)

鉴别诊断

- 雅司病。
- 静脉曲张性溃疡。
- 皮肤利什曼病。

并发症和共病

某些患者在患病 10 年或更长时间后可发生鳞状上皮癌。

病程与预后

4%～15%的病例可形成慢性溃疡，并累及肌腱和骨膜等深层结构[8]。

慢性溃疡的出现取决于患者是否能获得适当的基础医疗保障。

辅助检查

尽管多形性梭形和螺旋形细菌是重要的病原微生物，但它们的存在并不能作为诊断依据。诊断的主要依据是快速发展的病程、典型临床表现和地区聚集性发病。在流行区，主要的鉴别诊断是雅司病、利什曼病、臁疮和分枝杆菌性溃疡。普通的感染性溃疡相对进展较慢，面积较小。

治疗

休息、抬高患肢和营养充分的饮食非常重要。治疗所有潜在的慢性疾病。

一线治疗

疾病早期，推荐使用青霉素或甲硝唑，并结合温和的外用药，感染控制后，石膏靴有助于早日下床活动。

二线治疗

早期皮片移植能有效、快速治疗热带溃疡[3]。

第3部分

腹股沟肉芽肿

腹股沟肉芽肿是由肉芽肿荚膜杆菌引起，属于性传播疾病，详见第 30 章。

螺旋体和螺旋菌

定义

螺旋体是一类长而易弯曲的螺旋状、可运动但没有外鞭毛的微生物。广泛存在于自然界及动物体内[1,2]。引起人类致病的螺旋体包括三个属：密螺旋体属、伯氏疏螺旋体属和钩端螺旋体属。

梅毒螺旋体引起梅毒（见第 29 章）；细弱密螺旋体引起雅司病；品他螺旋体引起品他病；地方性苍白密螺旋体引起地方性梅毒。回归热疏螺旋体引起虱源性回归热；杜氏杆菌和其他物种引起蜱传回归热；伯氏疏螺旋体又称为达米氏硬蜱相关螺旋体，是 Lyme 性关节炎和慢性游走性红斑的病因。肾脏钩端螺旋体可引起钩端螺旋体病，包括 Weil 病。正常寄生的螺旋体出现在口腔（小齿密螺旋体和大牙密螺旋体）和生殖器周围（折射齿轮虫）肠道内。它们没有致病潜力，容易与梅毒螺旋体混淆，但在形态上与梅毒螺旋体有所不同。小螺旋菌是引起鼠咬热的病原菌之一，属于螺旋菌，有短且僵硬的双极鞭毛。

密螺旋体

非性病（地方性）密螺旋体病[1-7]

地方性密螺旋体病包括地方性梅毒或非性病性梅毒、雅司病和品他病，这些病原体从形态学和血清学上无法区分。

主要通过皮肤-皮肤或口-口接触传播，儿童的感染风险最大。不会通过性行为传播，不会出现先天性感染。这些疾病与性病性梅毒相似，可分为早期（包括一期和二期）和晚期（三期）。早期有传染性。地方性梅毒和雅司病有典型的皮肤病变，黏膜和骨也可受累。

诊断依据临床特征、皮肤黏膜病变中密螺旋体鉴定和血清学试验；血清学试验与梅毒检测相同。特异性密螺旋体试验终身阳性。在一期和二期皮损中，暗视野显微镜和银染色很容易鉴定密螺旋体。

在 20 世纪 50 和 60 年代的大规模梅毒治疗运动之后，地方性螺旋体病的发病率虽降低[3-7]，但仍未完全根除。

地方性梅毒

定义

地方性梅毒是由梅毒螺旋体亚种—地方性梅毒螺旋体[1]引起的一种罕见疾病。

同义名

- 非性病性梅毒

流行病学

主要发生在撒哈拉沙漠南部和中东部分地区。在缺乏医疗保健的偏远地区可见偶发病例。通过非性接触传播。

病理生理学

皮损组织病理学特征与性病性梅毒相似。血清学试验也与性病性梅毒相同。

临床特征

一期皮损常为丘疹或小溃疡[2]，多发生在口腔，体检时常被忽视；也可见于哺乳期妇女的乳头（通过喂养患病婴儿被感染）。二期皮损类似于性病性梅毒，口腔颊黏膜或唇部的斑片最常见，也可表现为斑疹、扁平湿疣和全身性淋巴结增大，以及腿和手的疼痛性骨膜炎。若未治疗，继发性皮损可持续 6～9 个月。晚期（三期）的特征是导致鼻部破坏（毁形性鼻咽炎）的鼻咽部树胶肿，皮肤树胶肿或斑块样病变及骨膜炎和骨树胶肿。

处理

诊断和治疗类似于性病性梅毒（见第 29 章）。长效青霉素（肠道外青霉素）和阿奇霉素疗效好。

雅司病

定义和术语

雅司是由雅司螺旋体引起。

同义名

- 印度痘（德语和荷兰语）
- 雅司病（法国）
- 布巴病（西班牙语）
- 布巴病（葡萄牙语）
- 帕朗病（僧伽罗语）

简介

雅司是一种以皮肤损害为主要表现的地方性传染病。是很多国际疾病控制组织关注的疾病，并被世界卫生组织列为被忽视的热带疾病。

流行病学[1]

好发于热带农村，多见于加勒比、中南美洲、热带非洲、东南亚和太平洋群岛等地。过度拥挤的居住环境有利于疾病传播。在 20 世纪 50－60 年代世界卫生组织开展防治运动之前，它曾是最常见的热带皮肤病之一，现在已经显著减少。然而，在南美北部、西非、东南非洲和西太平洋等地区仍常暴发流行。由于目前的调查研究资料并不完整，粗略估计仍有多达 50 万人面临感染的风险。未能消灭该病的原因可能与偏远地区潜伏期患者的管理存在困难有关[3]。

年龄

最常见于儿童，成人也可发病。

性别

两性均可患病。

病理生理学

病理学

本病的发病特点类似于梅毒（如潜伏期），初发皮损是由病原菌直接侵入非生殖器部位皮肤所致。

致病微生物

苍白螺旋体亚种的雅司螺旋体。

临床特征

病史

在初发皮损出现之前很少有外伤史。

临床表现

在一期，初发皮损（雅司母疹）常是单发的红色丘疹，有时在病原菌侵入处也可出现多发皮损[1,2]。此后溃疡形成，上覆黄色痂，溃疡基底及边缘可见呈颗粒状的肉芽组织。随后，皮损增大，形态类似树莓（因此得名印度痘），皮损中富含病原体。雅司母疹持续 2～6 个月可自行愈合，留下萎缩性瘢痕。初发皮损愈合后，进入二期阶段，表现为多发皮损，连续成批出现，称为“雅司女儿疹”，常发生在腔口周围。早期皮损具有高度传染性。皮损外观差异很大，可表现为丘疹、高度增生的外生性皮损、溃疡和鳞屑性斑块[1,4]，这些皮损在下肢更常见。数年后，本病进入晚期（第三阶段）。

临床变异

约 10% 患者出现晚期表现，主要影响皮肤和骨骼（也会出现眼和神经系统并发症）：溃疡，结节性皮损（树胶肿），掌跖角化症；近关节结节；毁形性鼻咽炎（造成面中部毁损的毁容性的鼻咽炎）；主要发生在长骨的骨膜炎和骨炎，由此产生专业术语“马刀胫”。

鉴别诊断

- 热带溃疡
- 梅毒

病程与预后

本病可致残，但不致命。

辅助检查

由于这两种病原微生物关系密切，用于梅毒的血清学检测也可用于雅司病。以下检测均可采用，如非特异性的性病研究实验室（VDRL）试验或快速血浆反应素（RPR）试验，以及特异性的梅毒螺旋体试验如梅毒螺旋体血凝试验（TPHA）和荧光抗体试验。目前已出现新的床旁抗体检测方法，但在雅司病诊断中还没有广泛开展。与苍白螺旋体一样，雅司螺旋体无法用传统实验方法进行培养。基因组测序可以用于鉴别这两种螺旋体，但该技术目前尚未用于临床诊断。

活检不是确诊的必需检查手段。早期组织病理表现为棘层肥厚、海绵水肿和乳头瘤样增生，伴表皮内微脓肿。真皮有中至重度的炎细胞浸润，浸润细胞包括浆细胞、淋巴细胞、巨噬细胞、中性粒细胞和嗜酸性粒细胞。银染色可用于检测大量的螺旋体。晚期病变为溃疡，与三期皮肤梅毒相似。

治疗

所有感染者均需抗生素治疗。

治疗方法为青霉素注射，如肌注苄星青霉素（成人 120 万 U，儿童 60 万 U）。另外，有小样本研究发现，口服青霉素 V 和多西环素有效。最近，世界卫生组织提出将阿奇霉素作为主要治疗药物。因为对患者和接触者进行大规模治疗时，给予阿奇霉素更加简便易行。治疗后需要每月随访 1 次，共 3～6 次[7]。

品他病

同义名

- 乌尔德品他病

简介

品他病是由苍白螺旋体亚种斑点螺旋体引起的仅侵犯皮肤的慢性地方性流行病。

流行病学

20 世纪流行率有了显著下降，目前在墨西哥南部偏远地区以及南美洲中部和北部流行[1]，但缺乏最新的流行病学数据。

病理生理学

病理学

一期和二期皮损的组织病理表现相似。表皮水肿和棘层肥厚，淋巴细胞移入表皮，部分区域出现苔藓样改变，真皮浅层可见大量噬黑素细胞。晚期（第三期）的色素减退皮损可见基底层色素缺失及表皮萎缩。各期皮损均可见密螺旋体。

临床特征

本病的一期皮损为丘疹或红色鳞屑性斑块。数月或数年后，出现二期皮损，外观与一期皮损相似，但分布更广泛，被称为品他疹。皮损由最初的红色逐渐变为棕色、灰蓝色、黑色或灰色，最终出现色素脱失和色素沉着。晚期发生萎缩。一期和二期均有传染性。病情发展到晚期（三期）需要数年，此期可见不规则的色素沉着，白癜风样色素脱失，局部角化过度，最终萎缩。

鉴别诊断

持久性色素异常性红斑（灰皮病）与本病近似，单纯糠疹、白癜风、萎缩性扁平苔藓、结核样型麻风等也需鉴别。

辅助检查

诊断类似于雅司病，依赖于血清学检测（见前文）。斑点螺旋体目前无法培养，尽管基因测序可以发现不同螺旋体分子上的差异，但尚未用于诊断检测。

治疗

与其他地方性螺旋体病一样，青霉素是一线治疗。

疏螺旋体

回归热

定义

本病有两种形式：虱传回归热（流行性回归热），由回归热疏螺旋体引起，媒介是体虱。蜱传回归热（地方性回归热），由不同种类的疏螺旋体引起，如*B. duttoni*和*B. hermsi*。

流行病学

虱传流行回归热见于埃塞俄比亚、苏丹、非洲其他地区和远东，而较温和的散发的蜱传病例则可发生在世界各地[1,2]。潜伏期约1周，临床表现复杂[1,3]。

临床特征

急性发作期可出现高热、头痛、肌痛、呕吐和呼吸系统症状。黄疸、肝脾肿大伴肝区压痛常见，多达60%的患者出现瘀点及紫癜，主要发生在躯干。数日后病情缓解，之后复发，这种反复发作的模式可持续数周。但皮疹在最初出现后就不再复发。

诊断

标本染色或暗视野显微镜在血涂片中检出螺旋体是确诊依据。

治疗

最常用治疗方法是四环素或红霉素。青霉素是替代方案。虱传回归热治疗使用单一剂量，例如0.5 g四环素[4]。蜱传回归热常出现治疗失败，通常需延长疗程，例如，每6小时给药一次，连用10d。起始治疗后常可出现类似于吉海反应的严重不良反应，尤其是使用青霉素治疗虱传回归热时[5]。

伯氏疏螺旋体和莱姆病

定义和术语

莱姆病是一种蜱传人畜共患病，由伯氏疏螺旋体引起。其他病原体包括阿氏疏螺旋体和迦氏疏螺旋体。

> **同义名**
> - Lyme 病
> - 莱姆疏螺旋体病

简介

莱姆病（或莱姆疏螺旋体病），以美国康涅狄格州莱姆市命名，1977年莱姆病在该州首次被发现。特征性皮疹为叮咬部位的慢性游走性红斑（ECM），常出现于疾病早期，感染播散后可引起其他部位皮肤受累外，还可引起神经系统、心脏和关节病变。可能由于不同地区病原菌[1]的变异或诊断标准和治疗方法[2]的差异，导致不同地区该病的病谱存在差异。

流行病学[1]

伯氏疏螺旋体感染的主要媒介是硬蜱，莱姆病的分布与不同地区占优势地位的硬蜱种类一致。患者通常生活在或曾经去过林区。小型哺乳动物是蜱虫幼虫、若虫必需的宿主。成虫可寄生于较大的哺乳动物，尤其是鹿。

莱姆病在世界大部分地区都有报道，尤其在美国莱姆病是最常见的虫媒传播的疾病，在欧洲的斯堪的纳维亚和中欧也很常见。蜱虫数量大量增加的地区，莱姆病的发病率也很高[3]。但是也存在不一致的情况，曾有报道40名长期高暴露于蜱虫叮咬的农业工人中，其中 10 人的伯氏疏螺旋体血清学呈阳性，但莱姆病少见，即使患病，病情也比较轻微。其中可能的解释是，习惯性被蜱虫叮咬可能会建立一定程度的免疫[4]。

四季均可发病，但幼龄蜱若虫在夏初取食，莱姆病的发病明显增加。在一些研究中，秋季发病小高峰与蜱成虫的叮咬有关[3,5]。鹿可能是流行地区蜱的庇护所。

年龄

任何年龄段均可发病。

性别

两性均可。

病理生理学

疾病起始阶段，病原菌首先侵入皮肤，并在真皮内增殖。之后，经过长短不等的时间，病原菌通过血液播散到其他部位，如中枢神经系统、关节和心脏。有证据表明，疏螺旋体表面抗原可在感染过程中发生变化，从而逃避免疫识别，并且可与机体宿主抗原（如纤溶酶）结合。

感染后，机体可产生特异性抗体，若患者在疾病早期得到治疗，抗体可能在数月内消失。本病可重复感染。

致病微生物

- 伯氏疏螺旋体
- 阿氏疏螺旋体
- 迦氏疏螺旋体

临床特征[1,6-9]

病史

50%最终被诊断为莱姆病的患者能回忆起被蜱虫叮咬的病史，秋季和冬季蜱成虫的叮咬比夏季若虫的叮咬更易引起注意。

临床表现

约 90%的患者在叮咬部位出现慢性游走性红斑（图 26.30）。由于螺旋体以环形方式向外扩散，扩散速度每周几厘米，被叮咬后 1～36d（平均 9d）出现皮损。部分病例红斑明显，也有一部分患者几乎看不到红斑；皮损可不高于皮面，也可在皮损中央和（或）边缘略高于皮面。偶尔可见轻微的鳞屑。陈旧区域的残存红斑可变为暗蓝色。在环的内侧可有一个不受累的区域，呈现靶样形态。1/3 的患者出现中度灼痛或瘙痒。如果不治疗，皮损通常在几周内逐渐消退，病程可能为 1 天至 14 个月不等。可出现局部淋巴结增大和轻微的全身症状。

感染可在叮咬后数天或数周内全身播散。虽然机体免疫反应已经发挥抗感染作用，但在被感染器官

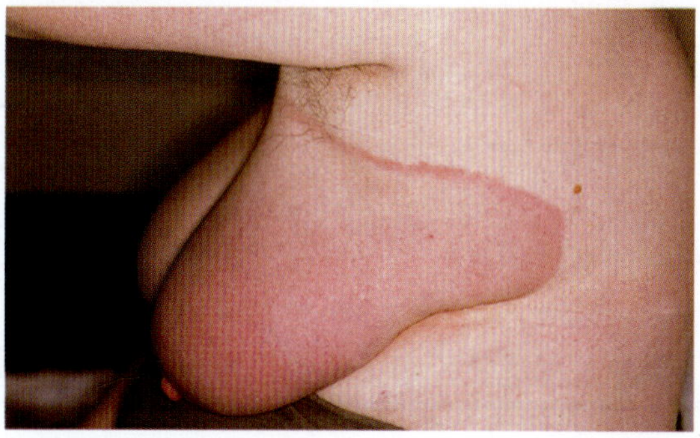

图 26.30 慢性游走性红斑（由英国约克郡医院 A. S. Highet 医生提供）

中仍可检测到病原菌。美国疾病控制与预防中心于 1983 年至 1986 年报告的 5000 多例病例中[5]，57%患有关节炎；18%有神经系统受累，典型表现为脑膜炎、颅神经麻痹和周围神经根神经炎；10%出现心脏病，包括心肌炎、心包炎和传导阻滞。在欧洲一项系列研究中发现，患者神经系统受累较多，很少出现关节炎和心肌炎[6,10]。本病还可发生游走性关节痛、肌炎、结膜炎、肝炎、全身性淋巴结增大和脾肿大。

曾有两例妊娠早期感染后致宫内死亡的报道。在对 19 例孕期不同阶段感染的妇女进行的前瞻性研究中，5 例患者出现了对胎儿的不利影响，包括一例宫内死亡，但没有确定明确的死因[11]。

临床变异

随着感染的播散，约 10%的患者出现继发皮损，通常比原发皮损小，游走慢。发热患者可能出现颧部红斑，也可表现为弥漫性斑丘疹。局限性荨麻疹、泛发性荨麻疹、荨麻疹性血管炎[12]和间隔性脂膜炎也有报道。

据瑞典的研究[13]报道，在最初的慢性游走性红斑附近可有皮肤淋巴组织增生及淋巴细胞瘤，偶尔两者可以同时出现。病变主要见于耳或乳晕。伯氏疏螺旋体血清学检测通常为阳性，感染组织中可发现螺旋体，皮损在抗生素治疗 5 周内消退。

慢性萎缩性肢端皮炎（ACA）是一种伯氏疏螺旋体感染晚期的皮肤表现，多见于北欧、中欧和东欧，英格兰也有一例报告[14]。皮损常在最初感染后 1 年或更长的时间内暴发，好发于手、脚、膝盖和肘部。皮损初为红色斑块，缓慢扩大，逐渐萎缩为紫色斑片。皮损偶尔能培养出螺旋体，但所有病例的伯氏疏螺旋体血清学检测均为强阳性。适当的抗生素治疗对皮损有效。

伯氏疏螺旋体在局限性硬皮病和硬化性苔藓中致病作用的证据主要来自奥地利和德国的研究，研究

主要包括这些疾病与 ACA 和神经性疏螺旋体病的神经病变的临床相关性；部分局限性硬皮病患者伯氏疏螺旋体血清学阳性[15,16]；活检组织[15]中可找到螺旋体感染的组织学证据并可进行培养[16,17]。但英国[18]和丹麦的其他研究[19]使用更特异性的血清学方法尚未证实这种联系。

鉴别诊断

慢性游走性红斑应注意与其他昆虫或蜘蛛的叮咬反应、蜂窝织炎和药疹等鉴别。多形性红斑可类似于多发性慢性游走性红斑，但后者手掌、足跖和黏膜不受累[7]。

病程与预后

慢性感染可引起皮肤损害及中枢神经系统病变和关节病变。

诊断

确诊主要依赖血清学检测，但在感染后最初几周内检测结果通常是阴性的。现有的主要检测方法有 ELISA、间接免疫荧光法和蛋白印迹法。后者尤其对于筛查阴性者或可疑感染者有诊断价值。随着特异性更高的检验方法的出现，假阳性率逐渐下降[1,22,23]。假阴性可能是由于免疫复合物[24]中的抗体被阻断所致。鞘内抗体的检测对神经莱姆病的诊断有重要意义[23]。目前，随着 PCR 的应用越来越广泛，为快速检测血清和组织中的病原体提供了一种方法[25]。

急性期皮损组织病理学表现为真皮浅层、深层血管周围及间质淋巴细胞、组织细胞及浆细胞浸润，浆细胞浸润是慢性游走性红斑的病理学特点[8,20]。应用 Warthin-Starry 染色发现 40%的病例组织中有螺旋体存在[7]。在 ACA 中，浆细胞浸润最常见；还可见表皮萎缩，基底层液化变性，真皮乳头内毛细血管扩张。Warthin-Starry 染色可用于确定螺旋体存在[14,21]。

治疗[1,26-28]

早期诊断和治疗很重要，有可疑皮损患者在诊断同时应给予治疗。

如果患者皮损为单发的慢性游走性红斑，且只有局部引流淋巴结增大和轻微的全身症状，提示尚未发生病原菌播散，口服抗生素可取得良好疗效，且严重后遗症的发生率较低[26]。推荐多西环素 100mg，每天 2～3 次，或阿莫西林 500～1000mg，每天 3 次(可与丙磺舒同服)。建议疗程 14～21d，为避免严重后遗症，应及早治疗。头孢呋辛和红霉素是常用的替代药物。

感染播散后，机体不能完全清除病原菌，尚不清楚本病的免疫发病机制。常规及强化治疗效果差。如病情较轻可如上所述治疗，但较严重的病例需要静脉注射治疗。常用药物是头孢曲松每日 2 g 静滴，共 2 周，但仍有 15%的患者会治疗失败。或苄星青霉素 24mU，每日 1 次，连续 2～3 周。其他替代方案可选择氯霉素。

对疫区被蜱虫叮咬人群可进行预防性治疗，在疫区活动后需仔细检查皮肤有无破损及蜱虫叮咬。

阶梯治疗

一线治疗

- 多西环素 100mg，每日 2～3 次，持续 14～21d
- 阿莫西林 500～1000mg，每日 3 次，持续 14～21d

二线治疗

- 头孢呋辛 500mg，每日 2 次，持续 14～21d
- 红霉素 500mg，每日 4 次，持续 14～21d

钩端螺旋体属

钩端螺旋体病(包括 Weil 病/牛钩端螺旋体病和犬钩端螺旋体病)

定义

钩端螺旋体病是由钩端螺旋体复合体和其他遗传上属于钩端螺旋体属的病原菌感染引起的疾病[1,2]。

流行病学

啮齿类动物尤其是鼠是病原体重要携带者，其次是野生啮齿类动物刺猬和鼹鼠，猪、狗、牛也可以携带病原菌。啮齿动物感染恢复后，可长期从尿液中排出病原菌。人类感染者主要集中于下水道工人和接触动物的人，在污染水域游泳或捕鱼的人偶尔也可感染。

病理生理学

病原菌通常从胃肠道侵入机体，也可从切割伤或擦伤的伤口侵入机体。

临床特征

经过 1～2 周的潜伏期，可突然出现发热。本病最显著的特征是肌肉疼痛和压痛，以及严重的结膜炎。头痛和呼吸道症状也较常见。在某些情况下(如 Weil 病)，可出现黄疸和紫癜[3]。此外，胫前热型钩端螺旋体病和犬钩端螺旋体病，可表现为腿部持续性红色斑点。外周血多形核白细胞常增多。

病程与预后

Weil 病的死亡率可达 10%，多数病例在发病 1 周后可逐渐康复。

辅助检查

确诊须依据特异性凝集素实验。PCR 检测方法可出现假阴性结果。

治疗

建议尽早使用大剂量青霉素[4]（如果肾功能尚可，也可使用多西环素）治疗。部分患者可能需要血液透析或腹膜透析。轻症患者可口服氨苄西林，也可使用头孢曲松或阿莫西林。

鼠咬热

小螺菌鼠咬伤热或鼠咬热

定义

鼠咬热是由螺旋状有鞭毛的病原体——小螺菌引起，通常由鼠咬伤传播。

流行病学

本病罕见，大多数病例发生于日本。与动物接触的工作人员在工作中被咬伤后可能会引起本病[1]。

临床特征

被咬部位可出现持续性炎症反应，在咬伤 10d 或更长时间后，局部可形成焦痂。部分患者可出现发热、乏力和局部淋巴结增大[2]。斑疹或斑丘疹可逐渐蔓延全身。本病呈迁延、缓解和复发交替的过程，逐渐加重的局部炎症和全身皮疹是本病的特征。很少出现关节炎改变。

鉴别诊断

通过在分泌物或血液中发现螺旋菌，可以将鼠咬热与链杆菌热区分开来。另外，因人工培养基上无法培养该病原体，可将病变组织或体液接种到实验动物进行培养。

治疗

低剂量的青霉素可迅速缓解症状，常用替代药物是链霉素或四环素。但即使不治疗，大多数小螺菌感染者仍可自行康复。

链杆菌鼠咬热和哈佛希尔热/流行性关节红斑

定义

念珠状链杆菌是鼠鼻咽部的正常寄生菌，也是引起严重鼠咬热的常见病原菌。未被老鼠咬伤而感染该病原菌时，通常被称为“哈佛希尔热”，这是美国马萨诸塞州哈佛希尔的一种地方性流行病。

病理生理学

致病微生物

念珠状链杆菌是多形性微嗜氧杆菌，有时呈现串珠状膨大。

临床特征

如本病的感染是鼠咬伤造成的，则潜伏期短：一般 2～9d。咬伤部位无炎症表现，但多数患者会出现出血性斑疹、水疱或瘀斑，并累及四肢，尤其掌跖[1]。高热和大关节痛[2]是本病相对特征性表现。还可表现为心内膜炎及腹泻，尤其见于儿童患者[1]。非鼠咬伤造成的哈佛希尔热的临床表现与前者大致相同。该病可有迟发性咽喉炎，伴丘疹、水疱、脓疱和结痂等皮损。

辅助检查

确诊需血培养。

治疗

青霉素是首选药物，对有并发症的患者进行大剂量治疗至少持续 1 周；链霉素和四环素可作为替代药物。若不治疗，多数患者会自行缓解，但有出现慢性关节炎和脓肿、肺炎和心内膜炎等并发症的报道。

军团病

定义

军团病是由军团菌属的不同种细菌感染引起的急性呼吸道疾病，其中 90%以上由嗜肺军团菌感染引起[1]。

流行病学

聚集发病是本病的主要特征之一，通常与暴露于水冷却系统、淋浴器和加湿器等环境有关。

临床特征

可有流感样表现，伴或不伴肺炎（庞蒂亚克热）。后者可出现多种皮疹，从斑丘疹到胫骨前红斑。皮疹不具有诊断意义[2]。

其他

葡萄状霉菌病

定义和术语

葡萄状霉菌病是细菌感染引起的慢性肉芽肿性疾病，含有类似放线菌病的硫黄颗粒[1,2]。

> **同义名**
> • 放线菌病
> • 细菌性假性真菌病

概述

大多数的葡萄状霉菌病是由金黄色葡萄球菌引起的，但也有一些是由假单胞菌感染[3]引起的。葡萄状霉菌病可能发生在皮肤或其他脏器，各种潜在的发病诱因已有报道。

流行病学

这是一种在全球范围内散发的罕见疾病。

年龄

任何年龄。

性别

男女均可。

伴随疾病

已有严重泛发皮损的报道，如发生于糖尿病患者的感染[4]。在艾滋病患者中，皮损多样，从播散性丘疹[5]到多发的肛周窦道形成[6]。此外，已有一例毛囊黏蛋白病患者发生葡萄状霉菌病的报道[7]。

病理生理学

病理学

常有皮肤外伤史，另外，动物实验及一些早期的病例报道指出异物植入可能与感染相关[1]。接种细菌的数量以及宿主和病原体之间的平衡是发病的关键因素[8]。

致病微生物

金黄色葡萄球菌最常见，其他细菌也可能有关。

临床特征[1,9-12]

病史

有无外伤史，本病可发生于外伤后。

临床表现

在临床上本病与放线菌病非常相似。大部分病变发生在四肢，其他部位包括肛周和面部。原发皮损为单发或多发皮肤及皮下脓肿，经多发窦道排出脓液，经过数月后愈合，遗留萎缩性瘢痕。患者一般情况较好。可出现较小的痛性丘疹，但无窦道形成。

临床变异

肺部受累可通过多个窦道与皮肤穿通，皮肤出现形态不规则包块。

鉴别诊断

• 足菌肿
• 疖病
• 放射菌病

病程与预后

如果不治疗，感染会慢性化。

辅助检查

诊断的关键是活检标本中找到群集的病原微生物。菌落类似于足菌肿的谷粒或放线菌病的硫黄颗粒。颗粒含有大量的细菌。革兰染色对区分上述微生物的形态效果不佳，乌洛托品银染色能很好地识别细菌形态。需通过培养鉴定菌种[2,9]。病理缺乏特异性：以组织细胞、浆细胞、淋巴细胞和异物巨细胞浸润为主。

治疗

治疗取决于病原菌，在有条件的情况下，应做药敏实验。

一线治疗

对于金黄色葡萄球菌感染，通常使用氟氯西林或红霉素。

二线治疗

皮损泛发者可替代性选择氟氯西林和夫西地酸。疗效取决于患者有无发病诱因及基础疾病。

坏死性皮下感染

定义和术语

病灶位于真皮深部软组织、脂肪和筋膜，广泛坏死伴蜂窝织炎是本病特点[1,2]。

> **同义名**
> • 坏死性筋膜炎
> • Fournier 坏疽
> • 进行性细菌协同性坏疽
> • Meleney 坏疽

概述

除局灶性皮肤水肿、炎症和随后出现的明显坏死外，常有中毒症状出现，病情常较重。既往报道死亡率超过 45%[3]。感染的严重程度有很大差异，在一些病例中感染被筋膜局限，而严重者感染可蔓延至肌肉和深部血管。

流行病学

加拿大的数据显示，每年发病率为 20 万分之一，死亡率为 25%[4-6]。

年龄

儿童罕见。

性别

男女均可发生。

伴发疾病

- 继发于外科手术
- 糖尿病

病理生理学

病理学

既往研究发现，患者病灶内分离的细菌种类存在明显差异。因无法明确病原体，因此很难进行临床分类。有学者提出，本病至少存在两类不同的感染——一类由 A 组 β-溶血性链球菌引起，另一类为多种病原菌的混合感染引起，通常包括一种厌氧菌。确定链球菌是致病菌比较困难，若出现抗链球菌抗体滴度显著升高，提示链球菌可能是致病的始发因素或至少参与发病[5]。混合细菌感染的发病机制尚不清楚。主要发生在免疫功能低下的患者或严重创伤后。

目前尚无明确的临床分类，但大致分为以下类型：

1. 梭菌性蜂窝织炎(坏疽)。
2. 由链球菌或其他细菌引起的坏死性蜂窝织炎或筋膜炎。
3. 进行性协同性细菌性坏疽。
4. 其他病原体引起的坏疽性蜂窝织炎，如假单胞菌属或结合菌(毛霉菌病)。

"梅莱尼"可以用于命名链球菌性坏死性蜂窝炎[7]和进行性协同性细菌坏疽[8]。福尼耳坏疽指的是一种特殊的坏死性的蜂窝织炎，最初发生于前下腹壁和阴囊筋膜，但可能包括至少两种发生于这个特定部位的不同病因的疾病[9]。

临床特征

病史

坏死性蜂窝织炎以及进展迅速的毒血症是本病的临床特征。感染部位不同，临床表现可能存在差异。发病诱因包括创伤、感染、糖尿病和既往的手术史。死亡率高。

临床变异

坏死性筋膜炎，包括链球菌性坏死性蜂窝织炎，可随 A 组 β-溶血性链球菌、葡萄球菌、嗜水气单胞菌、创伤弧菌(见前文)或其他混合细菌(包括至少一种厌氧菌)侵入皮肤而发病，头部、颈部或四肢最常见[3]。通常认为病原菌通过切割伤口或外科手术切口侵入皮肤，但很难发现入侵部位。患处通常出现肿胀，伴灼热、疼痛，皮损呈红色或暗红色[10]。随后患处组织出现大疱和坏死，患处皮肤麻木。有时发病时疼痛不明显，可能会误诊而延误治疗[11]。

辅助检查

皮损表面的拭子检测常阴性。

手术探查是重要的诊疗手段[12]，可发现深达筋膜下的皮下组织坏死，可能有革兰阳性杆菌。偶可分离出 A 组 β-溶血性链球菌，但很少见 B、C 或 D 组链球菌或找到链球菌感染的血清学证据。在一部分患者中可培养出多种不同的需氧和厌氧菌。

鉴别诊断

- 气性坏疽
- 毛霉菌感染
- 蜂窝织炎
- 坏疽性脓皮病
- 坏死性脓疮

并发症及共病

感染侵袭可伴皮下组织进行性坏死和梗死、毒血症和败血症。

病程及预后

若不治疗，死亡率高。

治疗

本病为急重症，需在重症监护室进行治疗。

一旦怀疑本病，应立即治疗，并手术清创感染组织及其周围区域。坏死组织切除后，可行皮瓣修复。

推荐静脉注射大剂量青霉素 G，或应用甲硝唑。但是，在没有外科手术干预的情况下即使应用抗生素，也很难取得疗效。肝素化用于控制弥散性血管内凝血。

临床变异

因肠内容物渗漏会污染伤口，因此进行性协同坏疽通常见于腹部手术者。在没有明显皮肤外伤的情况下，也可以发生本病[13]。致病菌存在差异，但微需氧的链球菌、拟杆菌属或其他厌氧菌以及革兰阴性细菌是常见致病菌。感染可以逐渐蔓延至肌肉，严重者可发生毒血症。

福尼耳坏疽是(图 26.24)发生于男性下腹部筋膜周围的感染，感染可累及阴囊[8]。可能由 A 组 β-溶血性链球菌或多种病原菌混合感染引起，多种致病菌混合感染更多见。治疗方法与发生于其他部位的感染相同。

鉴别诊断

- 梭菌属坏疽

- 毛霉菌感染
- 蜂窝织炎
- 坏疽性脓皮病
- 坏死性脓疮

并发症及共病

深部侵袭可出现皮下组织进行性坏死和梗死、毒血症和败血症。

病程及预后

如不治疗,可致命。

辅助检查

即使取材和培养的过程精细,仅凭细菌学诊断本病仍很困难。因此不必等病原菌确定后再行治疗,否则会延误病情。CT 检查比 X 线更容易发现组织中的气体,发现组织内存在气体有助于诊断,但未发现气体也不能除外本病[14]。发生急性坏死和毒血症的患者还要考虑到有无其他潜在的诱因,可发生一种病原菌(如假单胞菌)或多种病原菌感染引起的蜂窝织炎。结合菌和毛霉菌等真菌感染也可引起本病,伤口边缘或活检组织进行印压涂片有助于排除这种可能性。

治疗

本病为急重症,需确保在重症监护室进行治疗。

伤口手术探查,切除坏死组织。推荐静脉注射大剂量青霉素,根据分离、培养的病原菌的药敏试验补充其他抗菌药物。但多次的外科手术清创是最关键的治疗。本病的治疗有效率不高。如考虑链球菌为病原菌,本病及其治疗与坏死性筋膜炎没有明显区别。

支原体感染

支原体,曾被称为类胸膜肺炎微生物,是最小的能独立生存的生物。它们缺乏坚硬的细胞壁,但可在人工培养基上缓慢生长。

已知与人类有关的支原体大约有 12 种[1,2]。口腔支原体和唾液支原体是口腔内常驻菌;其他如人型支原体和解脲支原体等,可在健康人的生殖道中存在。解脲支原体可能与生殖器支原体一样,导致尿道炎。隐匿支原体是发酵支原体的变种,可感染艾滋病患者以及其他免疫缺陷者。

临床特征

肺炎支原体可引起肺炎及年轻人上呼吸道感染[3]。另外,它还与脑膜脑炎、多发性关节炎和其他综合征如重症多形红斑(Stevens-Johnson 综合征)有关[4-6]。轻型多形红斑也可由支原体感染引起,补体结合抗体的滴度升高和从皮损分离出病原菌可确定两者相关。肺炎支原体感染患者也可发生雷诺现象。

约 1/3 肺炎支原体引起的上呼吸道感染患者可出现皮疹[7,8]。

辅助检查

PCR 检测可快速鉴定病原菌[9]。大多数患者会出现冷凝集素阳性。此外,补体结合抗体检测有一定诊断。凝集素在感染早期即可升高,早于补体结合抗体滴度升高,而病原体培养耗时较长。

治疗

四环素及其衍生物对肺炎支原体感染有效,红霉素可作为替代药物。

衣原体感染[1,2]

衣原体是专性细胞内寄生菌,有细胞壁,具有 DNA 和 RNA,通过分裂繁殖,对广谱抗生素尤其是四环素敏感。因此,它们被归为细菌。只有一个属,有两个亚群或种。

沙眼衣原体或 A 亚群分为 15 种血清型,具有不同的致病特性:A 型、Ba 型、B 型和 C 型可引起沙眼,是许多发展中国家常见的地方性眼部感染,可致盲;D-K 型通过性接触传播,最常见引起尿道炎,也可造成深部组织感染,如宫颈炎、子宫内膜炎和输卵管炎[3]。接触生殖器部位感染的分泌物可以引起眼部感染。在一些慢性皮肤溃疡中可以检测到肺炎衣原体[4],但其作用不明。L1、L2 和 L3 型主要感染淋巴组织,引起性传播疾病-性病性淋巴肉芽肿(见第 30 章)。

鹦鹉热衣原体或 B 亚群是许多鸟类特有的致病菌,偶尔引起人类的间质性肺炎,即鹦鹉热或鸟疫[5]。

鹦鹉热

同义名

- 鸟疫

简介

最初因感染来自于鹦鹉，故本病被称为“鹦鹉热”。此后，许多非鹦鹉类鸟类，如家禽和海鸟，也可携带这类病原菌，因此本病也被称为“鸟疫”。

流行病学

鹦鹉热衣原体是致病菌。该病不仅在鹦鹉科流行，在包括鸽子、家禽、鸭子和雀鸟在内的 120 多种鸟类中也可发病，所有这些鸟类均可造成人类感染；通过吸入含有病禽或潜伏感染禽类排泄物的尘土传播。

然而，在许多情况下，无法确定感染来自于鸟类。目前已知，本病可通过被感染患者的呼吸道飞沫进行人与人之间的传播，这种传播方式可能比以前认知的更为普遍[1-3]。

临床特征

潜伏期约为 2 周。临床表现多样[2,4,5]，可能有严重肺炎，伴发绀、虚脱、心肌受累、黄疸、脑病症状及死亡，但许多病例仅表现为轻度呼吸道感染症状，缺乏特异性表现。发病时可有头痛、咽喉痛，几天后咳嗽，第二周完全康复。更轻微的发病也很常见。

偶尔会出现皮疹，包括麻疹样发疹，在严重的病例中，可出现类似伤寒玫瑰疹的深红色斑疹。既往报道 150 例患者有 5 例出现结节性红斑[3]，但结节性红斑的发生与原发病的严重程度无关。6 例鹦鹉热合并结节性红斑患者中，2 例出现多形性红斑[4]。也可引起弥散性血管内凝血[5]。

辅助检查

诊断主要依据显微免疫荧光抗体或补体结合滴度的升高[3]。疾病早期血清学常呈阳性反应，因此常用于临床诊断。由于抗体产生缓慢，加之抗生素治疗导致抗体减少，滴度的升高可能需要 10d 时间才能出现。

治疗

四环素为首选药物，早期治疗可减少死亡。每日 4～6 次，每次 500mg，48h 内会产生效果，持续治疗 10d。儿童可以服用红霉素。

立克次体感染

立克次体是一种小的细菌，大多数是专性细胞内寄生菌。通过吸血节肢动物的叮咬传播，感染血管内皮细胞，可导致血管梗死、血管外液体流失和弥散性血管内凝血。

根据临床和血清学特点将立克次体感染分为 5 大类[1]。

Q 热病没有皮疹，在此不做进一步描述。立克次体感染引起不同疾病的临床特征将分别描述，治疗方案见框图 26.5。

框图 26.5 立克次体感染的治疗

- 所有患者均应使用抗生素治疗
- 一线治疗：多西环素为首选药物，一旦临床确诊后应立即开始治疗。除流行性斑疹伤寒和恙虫病（丛林斑疹伤寒），200mg 多西环素（儿童 100 mg）单剂量应用有效[1]外，均应足量给药，疗程 7d
- 替代疗法：氯霉素，推荐用于孕妇和 8 岁及以下儿童的落基山斑疹热[11]
- 对于虱传疾病（如流行性斑疹伤寒、战壕热），隔离和有效除虱是控制传播必须采取的措施

多种血清学试验和其他技术对诊断立克次体感染[1]有帮助，但一般仅具有回顾性价值，一旦诊断立克次体感染，应立即治疗。可酌情采用直接或间接免疫荧光、Western blot 和 PCR 等辅助诊断（见后文）。

流行性斑疹伤寒[1]

定义和术语

流行性斑疹伤寒是由斑疹伤寒立克次体引起，经体虱传播。

同义名

- 斑疹伤寒

流行病学

世界各地均有发病，但其流行主要与战争或自然灾害造成的人口迁移有关。人类是唯一的传染源。

年龄

任何年龄。

性别

两性均可。

病理生理学

病理学

基本的病理损害是立克次体在小血管内皮细胞内增殖，导致梗阻、血栓形成、出血和血管周围炎性浸润。病变分布广泛，以皮肤、大脑和心脏受损最常见。

临床特征

病史

经过 7～14d 的潜伏期，突然出现发热、头痛、乏力等非特异性表现。

第3部分

临床表现

进展较快，数天内病情可加重。80%以上的患者在感染后4～7d出现皮疹。皮损直径约为5mm的粉红色斑疹，成批出现，首先出现在躯干两侧，然后离心性扩展，一般掌跖、面部不受累，面部可出现潮红伴明显结膜充血。2周后，皮疹变成深红色，常为紫癜样，严重者皮疹可大面积融合。

鉴别诊断

- 病毒性出血热
- 脑膜炎球菌败血症

并发症和共病

其他临床表现和预后取决于心肌和中枢神经系统的受累程度。血管栓塞可引起手指、脚趾、生殖器或鼻坏疽。

病程与预后

如果不治疗，多达40%的患者可能死亡，痊愈患者罕见严重的后遗症。感染后2～3周是疾病转归的关键时期。多西环素或环丙沙星治疗有效。

治疗

参见框图26.5。

复发性斑疹伤寒[1]

同义名
- 散发性斑疹伤寒

本病是一种复发的流行性斑疹伤寒，有时甚至发生于痊愈40年之后。临床特征与初发疾病类似，但症状较轻，皮疹相对少见。

鼠型斑疹伤寒[1]

同义名
- 地方性斑疹伤寒

鼠型斑疹伤寒是由莫氏立克次体引起，通过客蚤属的鼠疫蚤从啮齿动物传播给人类。世界各地均可发病，但中美洲和南美洲发病率最高。其病理变化与流行性斑疹伤寒相似。

本病临床特征与流行性斑疹伤寒相似，但症状更轻。皮疹稀疏，很少出血、坏疽，其他并发症罕见。除1%或2%的病例外，所有病例均在第2周康复。

斑疹热群

该群感染（表26.1）由蜱虫或螨虫传播。各大洲的热带和亚热带地区均可发生由不同种病原体引起的类似感染。本群感染的发病率在20世纪70年代和80年代有所上升[2,3]。

表26.1 立克次体斑疹热群分类

病原微生物	主要地理区域	名称
立氏立克次体	美洲（主要是美国）	落基山斑疹热
康氏立克次体	地中海地区，西南亚，印度	蜱虫斑疹伤寒
西伯利亚立克次体	俄罗斯，中亚，中国	蜱虫斑疹伤寒
澳洲立克次体	澳大利亚	蜱虫斑疹伤寒
猫属立克次体	美洲，欧洲，澳大利亚	蚤传斑疹热
日本立克次体	日本	日本斑疹热
非洲立克次体	撒哈拉以南非洲	蜱斑疹伤寒
小蛛立克次体	美国，俄罗斯，中亚	蜱虫斑疹伤寒

落基山斑疹热[1,4-6]

定义

伴有皮疹的急性发热性疾病。

流行病学

发生在北美的落基山脉地区，包括美国马里兰州、弗吉尼亚州和北卡罗来纳州及墨西哥，哥伦比亚和巴西。

年龄

任何年龄。

性别

两性均可。

病理生理学

病理学

病原菌是立克次体中毒力最强的一种。皮肤和中枢神经系统的小血管出现广泛的炎症和破坏性病变。

病原微生物

立氏立克次体是由不同种的革蜱属蜱虫叮咬传播。

临床特征

病史

一般在蜱虫叮咬后5～7d（或2～14d），出现短暂的不适和头痛，继而出现发热，体温可高达39～40℃。

临床表现

感染 3～4d 后，手腕和脚踝出现斑丘疹，很快向心性播散到四肢、躯干和面部，掌跖常受累。多数患者皮疹为出血性，严重者皮疹可融合。预后良好的患者，不规则高热会在第 3 周消退。

鉴别诊断

- 病毒性出血热
- 脑膜炎球菌败血症
- 其他立克次体感染

并发症和共病

其他的临床表现和预后取决于脏器受累情况。血管阻塞可造成手指、脚趾、生殖器或鼻部坏疽。

病程及预后

若无及时有效治疗，死亡率超过 20%。

辅助检查

落基山斑疹热的诊断依赖于血清学或直接免疫荧光检测到皮肤活检组织血管内皮细胞中存在立氏立克次体抗原，也可以应用 PCR 检测，但在疾病早期可能会出现假阴性。

治疗

见框图 26.5。

蜱虫斑疹伤寒[1]

定义

一种伴有皮疹的急性发热性疾病，常在蜱虫叮咬部位出现皮疹。

同义名
- 地中海热
- 南欧斑疹热
- 肯尼亚蜱虫斑疹伤寒
- 非洲和印度蜱斑疹伤寒
- 昆士兰蜱虫斑疹伤寒

流行病学

在许多国家，蜱虫斑疹伤寒是由康氏立克次体引起，通过各种硬蜱叮咬传播。在地中海周边国家以及非洲、亚洲和印度会有不同菌株流行。在过去几年中，研究者逐渐认识到其他立克次体如非洲立克次体、西伯利亚立克次体、猫立克次体和日本立克次体可引起人类感染，其临床表现形式多样，从淋巴结炎到泛发性皮疹，可伴严重发热。

多数患者在叮咬部位会出现特征性的黑色焦痂，但常常会忽视初发的焦痂而导致漏诊[7]。在澳大利亚东部，澳洲立克次体可引起相似皮疹。

年龄

任何年龄。

性别

两性均可。

病理生理学

病理改变与其他立克次体感染相同(见流行性斑疹伤寒)。

临床特征

病史

潜伏期通常为 5～7d，此后出现发热，伴头痛、乏力、关节痛和胃痛等。有时出现意识模糊。体温 39～40℃，持续 7～14d。

临床表现

约 80% 的病例，发热与蜱虫叮咬处的小溃疡(焦痂)同时出现。溃疡直径 2～5mm，中央黑色坏死、结痂和周围红晕。局部淋巴结增大，压痛。3～4d 后，前臂会出现粉红色斑丘疹，迅速扩展，累及全身。在数天内皮损增加，在严重病例可有出血性皮损；手指或足趾坏死以及肺炎等重症病例罕见。

临床变异

据报道，在康氏立克次体感染的病例中，可发生白细胞碎裂性血管炎[8]。

鉴别诊断

- 病毒性出血热。
- 脑膜炎球菌败血症。
- 其他立克次体感染。

并发症和共病

指坏死和肺炎。

病程与预后

除了乏力，恢复期可无其他异常。多西环素对除体弱或老年人等病情严重者有很好疗效。热退后皮疹缓慢消退。

辅助检查

血清学或组织 PCR 是确诊的依据。

治疗

参见框图 26.5。

立克次体痘[1,9]

定义

小蛛立克次体通过家鼠寄生虫血红异皮螨叮咬传播给人类。

流行病学

1946 年纽约首次发现该病，但此后美国其他地区、中非、欧洲和俄罗斯也报告了病例。由于宿主和病媒分布广泛，该病可能无地域差异。

第3部分

年龄

任何年龄。

性别

两性均可。

病理生理学

病理学

基底层空泡变性导致真表皮交界模糊,形成表皮下水疱,表皮再生可能造成病变为表皮内分离的假象。真皮浅、中层嗜中性粒细胞和单一核细胞浸润,但光学和电子显微镜无法找到病原菌。

临床特征

病史

经 7～14d 的潜伏期后,螨虫叮咬处出现丘疹,逐渐增大,形成水疱,最终干涸结痂,伴局部淋巴结增大。

临床表现

最初的皮损常被忽视。数天后,出现流感样表现并持续 4～5d。发病同时或随后即可出现中央有小水疱的泛发性丘疹,在数日内结痂愈合。皮损的数量、分布范围差异很大。

鉴别诊断

许多患者可能被诊断为不典型水痘,但立克次体痘的皮损是顶端有小水疱的丘疹,分布不规则,有时很难发现原发皮损。

病程与预后

通常病情较轻,可痊愈。

辅助检查

Western blot 和 PCR 等实验室检查是确诊的依据。

治疗

参见框图 26.5。

从林斑疹伤寒[1,10]

定义

丛林斑疹伤寒的病原菌为恙虫病东方体(以前称为恙虫病立克次体),从其天然啮齿动物宿主传播给人类需通过螨虫叮咬,如红恙螨、地里恙螨或其他螨类。

流行病学

本病广泛分布于远东和西南太平洋地区,已成为该地区日益严重的问题。

发病机制

病理改变为局灶性血管炎,可累及皮肤、肺、心脏、大脑和肾脏。

临床特征

潜伏期约为 10d(6～21d),伴随原发病灶的发展,可出现急性发热、头痛和结膜炎,原发病灶在白种人更为常见。原发病灶(或焦痂)为直径达 1mm 的坚实丘疹,顶端有小水疱,水疱干涸后形成黑色结痂。局部淋巴结增大、压痛。约 1 周后,出现泛发性斑疹或斑丘疹,可迅速消退或持续 7～10d。

病程与预后

临床表现随致病菌株毒力的不同而变化。肺炎和心肌炎常见,如果不加以治疗,某些暴发的病例死亡率可达 60%。预后好的患者,第 2 或第 3 周发热消退、病情恢复。多西环素治疗有效。

辅助检查

间接免疫荧光可确诊。

治疗

参见框图 26.5。

放线菌感染

放线菌是一种高等细菌,可引起两种少见但重要的人类感染性疾病:放线菌病和诺卡菌病。它们具有许多不寻常的特征。放线菌属通常在体内形成大颗粒,诺卡菌部分抗酸染色阳性。两者在体内和体外都形成分枝状细丝。

放线菌病

定义和术语

一种主要由以色列放线菌引起的慢性化脓性、肉芽肿性疾病:形成窦道并通过引流窦道排出特征性硫黄颗粒[1]。

> **同义名**
> - 大颌病

概述

这是一种罕见的皮肤感染性疾病,也可合并其他临床表现,如盆腔放线菌病,在盆腔肿瘤和炎症性疾病的鉴别诊断中非常重要。

流行病学

本病不常见,但在世界范围内广泛分布。在热带农村地区和农业工人中发病率较高。有研究表明,它更有可能发生于居住于偏远地区的人,可能与口腔卫生差有关,也可能与难以获得抗生素有关,放线菌对抗生素极其敏感。目前，在牙科保健较为健全的国家，具有典型临床表现的放线菌病已很少见。这可能与放线菌引起最初轻微感染，病理改变未充分发展或确诊之前，经抗生素治疗病情消失有关。

年龄

可发生在任何年龄，包括婴儿，但 10 岁以下很少发生。

性别

虽然成年男性比女性更常见，但儿童期的性别差异不大。

病理生理学

放线菌是能产生丝状分枝状菌丝的细菌。大多数致病性放线菌存在于自然界土壤腐生植物中。致病性厌氧的放线菌是人类口腔的正常寄生菌，因此放线菌病是获得性内源性感染。创伤为病原菌入侵提供了入口，而且下颌放线菌病通常发生于拔牙、化脓性脓肿等之后。另外，放线菌病和足菌肿虽在某些方面有相似性，但仍有区别：前者由内源性和厌氧性病原菌引起，而且不局限于四肢。

病理学[3]

通常表现为化脓性炎症及纤维化过程。可见小脓肿和充满脓液的窦道。较少出现远隔播散。在组织中病原菌形成颗粒状的菌落，从中形成放射状纤细的菌丝，其中一些生发出棒状菌丝（放线菌）。菌落周围有慢性中性粒细胞和淋巴细胞浸润。炎性浸润向皮肤延伸、破坏，形成多个瘘管，含有颗粒的脓液从中排出。这些硫黄颗粒是由相互缠绕的菌丝形成的分叶状团块。放线菌病的病灶常会含有除放线菌以外的其他细菌，其中一些相关的微生物在感染的发展过程中发挥了协同作用。

致病微生物

放线菌病是由以色列放线菌入侵组织引起，是最常见的致病性放线菌[2]。牛型放线菌通常可从牛体内分离，但很少能从人体内分离，它与以色列放线菌非常相似，一些专家认为两者完全相同，但仍存在争议。内氏放线菌、麦氏放线菌、纽氏放线菌、丙酸蛛菌、埃氏放线菌，所有这些口腔常驻菌，极少造成人类感染[3,4]。以色列放线菌可引起正常人口腔感染，该疾病在热带农村地区和农业工人中发病率较高。

临床特征

病史

放线菌病可影响人体的所有器官和组织[3]。除了常见的泪腺轻微感染外，根据感染的原发部位，可分为 5 种主要的临床类型：面颈部型（大颌病）、胸部型、腹部型、皮肤原发型和盆腔型。在盆腔型被发现之前，有系列研究发现 56.7% 的病例为面颈型，22.3% 发生于肺部，15% 为腹型。

临床变异

面颈部放线菌病[5]：表现为面颊或下颌区的暗红色硬化性结节。多发性窦道，化脓性瘢痕和新结节的不断形成，产生了一个高低不平的多结节性皮损面。窦道可能暂时闭合后重新开放，或者产生新的窦道。在排出的脓液中可发现特征性的硫黄颗粒。原发皮损通常位于上、下颌骨，可能是由于龋齿、拔牙或颌骨外伤而形成的牙周脓肿直接蔓延所致。上颌病变可扩展至眼眶、颅骨和大脑。病变也可能从扁桃体隐窝蔓延至下颌骨。骨受累较早，常发生于窦道形成之前。骨膜炎之后是骨髓炎，发生于骨内的囊性空隙。皮肤结节质硬（木板样硬度）。本型最少见，是牙科医师接诊最常见的类型。

胸部放线菌病：胸部放线菌病可类似于活动性肺结核，伴有咳嗽、咯血、盗汗和体重减轻。胸壁受累时可出现皮肤损害。口腔吸入放线菌可能导致肺部受累。目前尚不清楚是否会发生于健康人群，大多数患者继发于肺脓肿、肺结核、肺癌和支气管扩张等疾病。病原菌可穿过胸壁从肺向外蔓延至皮肤，可伴有肋骨骨髓炎，最终形成多个引流窦道[4]。

腹部放射菌病[3]：通常始于阑尾或盲肠，表现为阑尾炎或伴有全身症状的缓慢增长的包块。目前认为病原菌从口腔和扁桃体进入胃肠道。肝脏受累引起的黄疸常见。另外，感染也可侵犯至卵巢、肾脏、膀胱或脊柱。病变向腹壁蔓延，在皮肤表面可见由此形成的窦道。血液播散会导致远隔器官受累，但非常罕见。

原发性皮肤放线菌病：罕见，通常发生在暴露部位的皮肤。皮下结节缓慢扩展、破坏局部形成窦道[6]，局部淋巴结可能受到影响。发病机制类似于足菌肿，均通过直接入侵发病。

盆腔放射菌病：盆腔放线菌病被认为是本病的特殊类型，与宫内避孕器具的使用有关[7]。盆腔放线菌病不累及皮肤。

鉴别诊断

放线菌病具有典型的临床表现，但由于本病罕见，所以诊断时可能考虑不到。本病有时类似于其他慢性炎症性疾病，如肺结核、梅毒树胶肿、阑尾炎、骨髓炎和肝脓肿，以及肺癌、子宫癌和肠癌。

预后

所有未经治疗的放线菌病的预后一般均较差，但面颈型和皮肤型可在很长一段时间内局限不扩散。

辅助检查

诊断依赖于发现脓液中的硫黄颗粒和组织病理学检查。应通过培养进一步确诊。找到特征性的硫黄颗粒，是确诊放线菌病的重要依据。这些颗粒肉眼观察呈黄色，直径 1～2mm，一般附着于纱布敷料上。显微镜下观察破碎的颗粒时见狭窄的杆菌样形态和偶有分枝的细长菌丝。以色列放线菌在 37℃厌氧培养 2～4d 后，在富集培养基(脑心浸液葡萄糖琼脂)上形成白色、有光泽的结节状菌落，边缘略有不规则。牛型放线菌的菌落表面光滑、凸起、有光泽，边缘清晰。

治疗

放线菌病是一种慢性纤维化性疾病，在病变部位很难达到有效的药物浓度，因此不应期望治疗后能快速取得疗效[8]。

以色列放线菌对治疗革兰阳性细菌感染的抗生素敏感。它对磺胺、链霉素、氯霉素、金霉素、土霉素、四环素、利福平和红霉素敏感。首选大剂量长疗程的青霉素治疗。病情严重者，每 12 小时内静脉注射，每日 1000 万～1200 万 U 青霉素，连续 30～45d。随后对感染组织进行广泛的手术切除清创，然后每日 200 万～500 万 U 青霉素肌内注射，连续 12～18 个月，或每日 500 万 U 的青霉素 V 口服。平均每日 100 万～600 万 U 青霉素肌注，连续 6～8 个月。

本病不可能进行大规模的临床试验，但一般认为青霉素的替代药物包括四环素类的衍生物、红霉素、氯霉素[8]和亚胺培南[9]。红霉素的体外抗菌活性最强[10]。

阶梯治疗

一线治疗

- 每日 1000 万～1200 万 U 青霉素，每 12 小时内静脉注射一次，连续 30～45d
- 手术切除清创感染组织，然后每日 200 万～500 万 U 青霉素肌内注射，连续 12～18 个月，或每日 500 万 U 的青霉素 V 口服

二线治疗

- 四环素类衍生物
- 氯霉素[8]
- 亚胺培南[9]
- 红霉素[10]

诺卡菌病

定义

是由需氧放线菌诺卡菌引起的急、慢性化脓性疾病。原发感染部位通常是肺部，可经血行播散到其他器官。中枢神经系统经常受累。主要包括原发性皮肤诺卡菌病和由诺卡菌属引起的足菌肿。

简介

常见于免疫抑制患者，但健康人群也可患皮肤诺卡菌病[1]。通常表现为单发或多发脓肿。诺卡菌属引起的奴卡菌性足菌肿在第 32 章讨论。

流行病学

这是一种罕见的全球分布的散发性感染，多数原发性皮肤感染的病例报告来自北美或热带地区。

年龄

任何年龄均可发病，儿童罕见。

性别

男女均可。

相关疾病

诺卡菌是一种机会性致病菌，常见于活动期的慢性疾病患者或 T 淋巴细胞介导的免疫缺陷人群，包括接受生物制剂(如抗 TNF 抗体)治疗的 HIV/AIDS 患者和实体器官移植受者[2]。也可见于库欣综合征、糖尿病和使用皮质类固醇治疗各种疾病的患者。

病理生理学

与许多引起系统性真菌病的真菌相似，诺卡菌属的致病菌株如星状诺卡菌可从土壤中分离出来。因此，普遍认为本病是外源性感染，如吸入受污染的灰尘。轻度的亚临床诺卡菌病的发生率尚不清楚，但该菌可造成致命感染。因此不应忽视在痰液或其他物质中发现的星状诺卡菌。因检测技术的进步，可以协助诊断出更多的患者。

另外，诺卡菌属可导致局限性皮肤感染，可能与病原菌植入有关。星状诺卡菌可引起局限性脓肿(原发性皮肤诺卡菌病)。巴西诺卡菌，以及其他更少见的菌种，经伤口进入后是引起放线菌性足菌肿的常见原因。

致病微生物

诺卡菌病是由星形诺卡菌、巴西诺卡菌和豚鼠耳炎诺卡菌以及其他更罕见的菌种引起，如皮疽诺卡菌和南非诺卡菌[1]。

环境因素

皮肤损伤后接触污染土壤引起感染。既往有报道通风系统污染导致相关的医院内诺卡菌病暴发[3]。

临床特征

病史

常因发热起病，进展快。

临床表现

系统性诺卡菌病的临床表现与肺结核或脑膜结

核非常相似。75%的病例有肺部受累，伴有咳嗽、呼吸困难、咯血和发热[4,5]。30%的病例累及大脑或脑膜，30%出现皮肤受累。播散到皮肤和皮下组织的感染会产生单发或多发的脓肿，可累及肌肉和骨骼[6]。

临床变异

直接的皮肤感染可导致出现孤立的冷脓肿或局部溃疡，并伴有向远端呈线状排列的多发性化脓性结节，即所谓淋巴管型[7,8]。由诺卡菌属引起的足菌肿在其他章节已有描述（见第 32 章）。

鉴别诊断

出现肺阴影和脑膜综合征及皮肤和骨骼的慢性化脓性感染时应考虑到本病。

病程与预后

未经治疗的播散性诺卡菌病预后很差。原发性皮肤感染常可自行消退，但播散性诺卡菌病如不治疗常可致命，即使治疗，死亡率也超过 20%。

辅助检查

对具有部分抗酸特性的窄分枝菌丝（$<1\mu m$）病原菌，用脓液或痰液涂片后进行革兰染色、乌洛托品银染和抗酸染色。在沙氏葡萄糖琼脂和其他不含抗生素的分离培养基上，均可有星形诺卡菌生长。菌落紧密，折叠、无毛，从奶油色到红色不等。其他诺卡菌种较少致病，星状诺卡菌、豚鼠耳炎诺卡菌与足菌肿有关。

治疗

所有病例均需抗生素治疗。应用最广泛的药物是复方新诺明[1,5,9-11]。

据报道有效的替代药物包括氨苄青霉素、米诺环素、阿米卡星、头孢噻肟、利奈唑胺和亚胺培南。很难评估体外抗生素敏感实验的结果与临床疗效的相关性[9]。在大多数皮肤感染病例中，仍应首先使用复方新诺明治疗，然后根据临床疗效进行调整。

可能由细菌引起的皮肤病

临床上有许多特征性的综合征。细菌似乎在其中发挥主要或次要的致病作用，但不能确定病变是由所分离细菌感染引起的。推测宿主异常免疫反应可能是造成这种现象的原因。

已证实部分综合征是由于宿主对感染的病原菌或其产物产生超敏反应，而另一些综合征则是由于机体对病原菌的反应发生改变所致。

许多感染的临床特征是由于机体产生抗体的能力和白细胞反应能力的先天性或获得性缺陷而造成的。例如，儿童慢性肉芽肿病是由于白细胞不能清除某些摄入的细菌而引起。

下疳样脓皮病

定义

临床少见，更多发生于儿童。

流行病学

欧洲、北美和拉丁美洲国家均有病例报告[1]。

病理生理学

病因不确定，可能是对轻微创伤接种的金黄色葡萄球菌产生的坏死反应。

临床特征

病变通常单发，多位于眼周或口周，偶发于生殖器[1-3]。表现为边界清楚的溃疡，有时直径超过 1cm，基底较硬，有鲜红色晕，数日内缓慢扩大。局部淋巴结增大，触痛。

鉴别诊断

需排除其他疾病，包括上皮瘤、梅毒、原发性结核、疫苗接种意外、游泳池肉芽肿、利什曼病和地喹氯铵坏死。

病程及预后

如不治疗，溃疡可能会持续数周后愈合，遗留浅表瘢痕。

治疗

抗生素治疗可缩短病程，但在我们的经验中，疗效并不显著。

增殖性脓皮病

定义和术语

增殖性脓皮病或增殖性皮炎是一种病因不明的疾病，其特征是表皮细胞增生和慢性肉芽肿性改变。结痂、窦道形成和溃疡在本病均可发生[1]。

同义名

- 增殖性皮炎

发病机制

增殖性皮炎很难定义。但几乎可以肯定的是，这个名称已经被用来描述许多不同的疾病。如芽生菌病样脓皮病[2]，浅表性肉芽肿性脓皮病[3]。由于本病病因不明，尚不清楚上述疾病是否具有相同的发病机制。

通常，病变组织中可分离出金黄色葡萄球菌或 A 族 β 溶血性链球菌，但单用抗生素治疗皮疹并不消退，所以这些细菌在发病机制中的作用尚不清楚。患者常伴有不同的基础疾病，如炎症性肠病和溃疡性结肠炎[1]、酒精中毒、淋巴瘤[4]和严重关节型银屑病等[5]。有研究表明，本病是免疫缺陷患者对细菌大量定植或经表皮入侵的异常反应[6]。据报道，有脓疱的 Hallopeau 型增殖性天疱疮与溃疡性结肠炎相关。

病理学

组织病理学的主要特征是慢性肉芽肿反应和上皮增生。浸润细胞中常含嗜酸性粒细胞，尤其在 Hallopeau 型增殖性天疱疮中。

临床特征

增殖性脓皮病可发生于任何部位，但常累及褶皱部位。在某些情况下，皮肤表面会出现结痂和增生性斑块[4,5,7]。皮损中央相对清洁，可能会破溃和渗出。皮损界限清楚，结痂类似于芽生菌病。可形成溃疡，类似于坏疽性脓皮病。Hallopeau 增殖性天疱疮，表现为含有脓疱的红色斑块、结痂，可分布于从褶皱部位到头皮的多个部位。口腔受累可出现白色斑块和脓疱。病变可以自行愈合，但一般为慢性病程。

鉴别诊断

重要的是要排除潜在疾病，如溃疡性结肠炎、淋巴瘤或白血病。

辅助检查

本病诊断困难，缺乏支持增殖性脓皮病诊断的临床证据，为排除性诊断。在很大程度上取决于能否排除其他疾病，如特殊感染，碘疹，坏疽性脓皮病和增殖性天疱疮等。必要时可对皮损进行重复活检。

治疗

单用抗生素通常疗效不佳。在某些情况下，局部或全身使用皮质类固醇会有一些疗效。据报道，在一位同时患有银屑病性关节炎的患者使用依那西普对增殖性脓皮病有很好的疗效[5]。

婴儿坏疽性皮炎

定义

罕见，表现为患儿皮肤表面出现多发性坏死性溃疡。

流行病学

好发于出生后 2 年内。

病理生理学

病因尚不清楚。

病理学

组织病理学表现为真皮和表皮的急性坏死性反应，类似于坏疽性脓皮病。

临床特征

虽然本病可发生于健康婴儿，但常发生于已有皮肤病基础上，如水痘或严重的脂溢性皮炎。病情常较重，可伴高热，是疾病迅速恶化[1]，常常导致死亡。本病可能为婴儿型的坏疽性脓皮病，但发生败血症者多见。从皮肤溃疡中可分离、培养出金黄色葡萄球菌，但尚不清楚是否为继发感染。

川崎病

定义和术语

川崎病是儿童常见的，病因不明的多系统疾病。

> **同义名**
> • 黏膜皮肤淋巴结综合征

概述

本病常见于儿童，尤其多发生于 2 岁以下儿童[1]。表现为发热、全身淋巴结炎及泛发性皮疹。并发症包括心肌炎和关节炎。最近的证据支持细菌超抗原可能是发病诱因，但具体病因尚不明确。

流行病学

1967 年，川崎在日本首次描述了本病[1]，此后，全世界不同国家均有病例报告。在不同地区本病不存在明显变异。美国每年新发患者超过 3000 例[2]。

年龄

本病发生在儿童期，通常在 2 岁之前发病，很少发生于成人[1,2]。

性别

男性更易患病，发病在兄弟姐妹中比在普通人群中更常见，提示可能存在传染性。但是，本病缺乏流行病学资料[3]。

病理生理学

病理学

本病存在一些假说。最初在血管内皮中发现小包涵体，因此认为立克次体感染可能是病因。在一些患者的血清中可检出犬立克次体的抗体。流行病学证据表明，接触屋尘螨是一个潜在的危险因素，可能通过接触尘螨传播。

最近的证据表明，T 淋巴细胞的某些亚群（Vβ2 和 Vβ8）受到刺激，提示这些细胞被超抗原活化[4]。从大部分的川崎病患者体内可分离出能产生超抗原（如中毒性休克抗原）的金黄色葡萄球菌和化脓性链球菌[5]。有人认为，这些因素通过引起免疫系统的广泛激活诱发疾病，细胞因子的释放使包括血管内皮细胞在内的其他细胞参与到这种不受控的免疫反应之中。这一假说还需进一步证实。

主要并发症是继发于血管弹力层损伤后的冠状动脉小动脉瘤[6]。

临床特征[7,8]

病史

发病急，高热持续至少 5～7d。

临床表现

口唇干裂、舌红、舌乳头明显（草莓舌）及喉部充血、黏膜和结膜充血。3～4d 后，四肢和躯干出现广泛皮疹，但在四肢远端、手部和足部皮损局限[9]。四肢受累区域出现水肿，此后手指和甲周出现脱屑。部分病例皮疹呈麻疹样或多形红斑样。

许多患者伴有颈部淋巴结炎，可能仅累及单个淋巴结。1～2 周后发热消退，但结膜炎和疲乏可能持续。约 1/4 的患者伴有心肌炎，继而可出现有症状的冠状动脉疾病，其中 1%～2% 的病例出现心肌梗死。心肌炎可表现为心律失常或心动过速；也可发生心包炎和瓣膜功能不全。冠状动脉瘤可引起血栓形成，继而出现冠状动脉疾病。多数患者的这些症状在数年内会逐渐消退。

鉴别诊断

应排除能合并心肌炎的其他急性发热性感染性疾病。

并发症和共病

除冠状动脉瘤外，其他并发症还包括关节痛、关节炎、重症多形性红斑、虹膜炎、蛋白尿、肝炎和无菌性脑膜炎。

病程与预后

除疲乏持续存在外，病情会逐渐缓解，心肌炎可能危及生命。

辅助检查

化验结果异常包括白细胞增多、血小板增多、血沉加快。血小板计数升高最常见于急性发作期后。本病无特异性的诊断试验。

这些结果可类似于许多病毒相关发疹性疾病，但典型皮疹和心肌炎是特异性临床表现。

治疗

本病目前尚无确切的治疗方法。静脉注射大剂量丙种球蛋白（每次输注 2g/kg 体重，每次持续 10h 以上）疗效较好，降低了该病的总死亡率和并发症，以及发生冠状动脉瘤的风险[10]。起效迅速，发热快速消退。阿司匹林有助于降低血小板凝集的风险，患者可短期使用。如有冠状动脉瘤的证据，则可长期使用。

（译者：涂云华　向娟　孙东杰　李晓欣　李国星　**一审：**徐刚林　翟瑞洁　张继刚　于春水　何晓玥　**二审：**田洪清　**三审：**宋冰冰　翁文佳　于春水　**润色：**陈秀峰）

参考文献

完整的参考文献可以在 www.rooksdermatology.com 网站上找到。

以下列出的是重要参考文献。

Introduction

[1] Roth RR, James CS. Microbiology of the skin-resident flora, ecology and infection. *J Am Acad Dermatol* 1989; 20: 367-90.

[2] Bibel DJ, Le Brun JR. Changes in cutaneous flora after wet occlusion. *Can J Microbiol* 1975;21:496-501.

[4] Gao Z, Tseng C-H, Pei Z, *et al*. Molecular analysis of human forearm superficial skin bacterial biota. *PNAS* 2007;104:2927-32.

[5] Noble WC. *Microbiology of Human Skin*. London: *Lloyd-Luke Medical Books*, 1981.

[6] Hannigan GD, Grice EA. Microbial ecology of the skin in the era of metagenomics and molecular microbiology. *Cold Spring Harb Perspect Med* 2013;Dec 1:3(12).

[7] Chen YE, Tsao H. The skin microbiome: current perspectives and future challenges. *J Am Acad Dermatol* 2013;69:143-55.

[34] Chiller K, Selkin BA, Murakawa GJ. Skin microflora and bacterial infections of the skin. *J Invest Dermatol Symp Proc* 2001;6:170-4.

[36] Beachey EH. Bacterial adherence: adhesin receptor interactions mediating the attachment of bacteria to mucosal surfaces. *J Infect Dis* 1981;143:325-45.

[41] Braff MH, Bardan A, Nizet V, *et al*. Cutaneous defense mechanisms by antimicrobial peptides. *J Invest Dermatol* 2005;125:9-13.

[42] Zeeuwen PL, Kleerebezem M, Timmerman HM, *et al*. Microbiome and skin diseases. *Curr Opin Allergy Clin Immunol* 2013;13:514-20.

Staphylococcus aureus

[1] Styers D, Sheehan DJ, Hogan P, Sahm DF. Laboratory-based surveillance of current antimicrobial resistance patterns and trends among Staphylococcus aureus: 2005 status in the United States. *Ann Clin Microbiol Antimicrob* 2006; 5: 2.

[2] European Antimicrobial Resistance Surveillance System (EARSS) management team. *European Antimicrobial Resistance Surveillance System database*. Bilthoven, the Netherlands: National Institute for Public Health and the Environment, 2008.

[6] Anwar MS, Jaffery G, Rehman BKU, *et al*. *Staphylococcus aureus* and MRSA nasal carriage in the general population. *J Coll Physicians Surg Pak* 2004;14:661-4.

[7] Eriksen NH, Espersen F, Rosdahl VT, *et al*. Carriage of *Staphylococcus aureus* among 104 healthy persons during a 19 month period. *Epidemiol Infect* 1995;115:51-60.

[8] Weidenmaier CJ, Kokai-Kun F, Kristian SA, *et al*. Role of teichoic acids in *Staphylococcus aureus* nasal colonization, a major risk factor in nosocomial infections. *Nat Med* 2004;10:243-5.

[27] Sule O, Brown NM, Willocks LJ, *et al*. Fusidic acid-resistant *Staphylococcus aureus* (FRSA) carriage in patients with atop-

ic eczema and pattern of prior topical fusidic acid use. *Int J Antimicrob Agents* 2007;30:78-82.

[28] Cohen PR. Community-acquired methicillin-resistant *Staphyloccocus aureus* skin infections: a review of epidemiology, clinical features, management and prevention. *Int J Dermatol* 2007;46:1-11.

[33] Hidron AI, Kourbatova E, Halvosa JS, *et al*. Risk factors for colonisation with methicillin-resistant *Staphylococcus aureus* in patients admitted to an urban hospital: Emergence of community-associated MRSA nasal carriage. *Clin Infect Dis* 2005;41:159-66.

[36] Grumann D, Nubel U, Broker BM. *Staphylococcus aureus toxins-Their functions and genetics*. *Infection, Genetics and Evolution*. Oxford: Elsevier, 2013.

[38] Hao H, Dai M, Wang Y, *et al*. Key genetic elements and regulation systems in methicillin-resistant *Staphylococcus aureus*. *Future Microbiol* 2012;7(11):1315-29.

Streptococci

[1] Facklam R. What happened to the streptococci: overview of taxonomic and nomenclature changes. *Clin Microbiol Rev* 2002;15:613-30.

[4] Hay RJ, Steer CA, Engelman D, *et al*. Scabies in the developing world-its prevalence, complications and management. *Clin Microbiol Infect* 2012;18:313-23.

[9] Pahlman LI, Morgelin M, Eckert J, *et al*. Streptococcal M protein: A multipotent and powerful inducer of inflammation. *J Immunol* 2006;177(2):1221-8.

[10] McCormick JK, Pragman, AA, Stolpa JC, *et al*. Functional characterization of streptococcal pyrogenic exotoxin J, a novel superantigen. *Infect Immun* 2001;69(3):1381-8.

[11] Cunningham MW. Pathogenesis of group A streptococcal infection. *Clin Microbiol Rev* 2000;13(3):470-511.

[14] Ekelund K, Darenberg J, Norrby-Teglund A, *et al*. Variations in emm type among group A streptococcal isolates causing invasive or non-invasive infections in a nationwide study. *J Clin Microbiol* 2005;43(7):3101-9.

[17] Roodpeyma S, Kamali Z, Zare R. Rheumatic fever: the relationship between clinical manifestations and laboratory tests. *J Paediatr Child Health* 2005;41(3):97-100.

[18] Steer AC, Law I, Matatolu L, *et al*. Globa *lemm* type distribution of group A streptococci: systematic review and implications for vaccine development. *Lancet Infect Dis* 2009;9(10):611-16.

[20] Filleron A, Lombard F, Jacquot A, *et al*. Group B streptococci in milk and late neonatal infections: an analysis of cases in the literature. *Arch Dis Fetel Neonatal Ed* 2014;99(1):F41-7.

[23] Hashikawa S, Iinuma Y, Furushita M, *et al*. Characterisation of Group C and G streptococcal strains that cause streptococcal toxic shock syndrome. *J Clin Microbiol* 2004;42:186-92.

Staphylococcal and streptococcal infections

Impetigo

[1] Rortveit S, Rortveit G. Impetigo in epidemic and nonepidemic phases: an incidence study over 4½ years in a general population. *Br J Dermatol* 2007;157:100-5.

[2] Koning S, Mohammedamin RS, van der Wouden JC, *et al*. Impetigo: incidence and treatment in Dutch general practice in 1987 and 2001-results from two national surveys. *Br J Dermatol* 2006;154:239-43.

[5] Feldmeier H, Chhatwal GS, Guerra H. Pyoderma, group A streptococci and parasitic skin diseases-a dangerous relationship. *Trop Med Int Health* 2005;10:713-16.

[13] Ladhani S. Understanding the mechanism of action of the exfoliative toxins of Staphylococcus aureus. *FEMS Immunol Med Micro* 2003;39:181-9.

[19] Amagai M, Matsuyoushi N, Wang ZH, *et al*. Toxin in bullous impetigo and staphylococcal scalded-skin syndrome targets desmoglein 1. *Nature Med* 2000;6:1275-7.

[20] Monday SR, Vath GM, Ferens WA, *et al*. Unique superantigen activity of staphylococcal exfoliative toxins. *J Immunol* 1999;162:4550-9.

[22] Kato F, Kadomoto N, Iwamoto Y, *et al*. Regulatory mechanisms for exfoliative toxin production in Staphylococcus aureus. *Infect Immun* 2011;79(4):1660-70.

[24] Koning S, Van der Sande R, Verhagen AP, *et al*. Interventions for impetigo. *Cochrane Database Syst Rev* 2012;1:CD003261.

[25] Stevens DL, Bisno AL, Chambers HF, *et al*. Practice guidelines for the diagnosis and management of skin and soft-tissue infections. *Clin Infect Dis* 2005;41:1373-406.

[27] Luby S, Agboatwalla M, Feikin D, *et al*. Effect of hand washing on child health: a randomised controlled trial. *Lancet* 2005;366:225-33.

Cellulitis and erysipelas

[1] Swartz MN. Clinical practice: cellulitis. *N Engl J Med* 2004;350(9):904-12.

[4] Halpen J, Holder R, Langford NJ. Ethnicity and other risk factors for acute lower limb cellulitis: a UK-based prospective case-control study. *Br J Dermatol* 2008;158(6):1288-92.

[8] Sevinsky JD, Viecens, C, Ballesteros DO, *et al*. Ecthyma gangrenosum: a cutaneous manifestation of Pseudomonas aeruginosa sepsis. *J Am Acad Dermatol* 1993;29:106-8.

[13] Givner LB, Mason EO Jr, Barson WJ, *et al*. Pneumococcal facial cellulitis in children. *Pediatrics* 2000;106(5):E61.

[15] Allan K, Atkinson H, Agada F. Posterior orbital cellulitis: case report and literature review. *J Laryngol Otol* 2013;127(11):1148-51.

[37] Gabillot-Carre M, Roujeau JC. Acute bacterial skin infection and cellulitis. *Curr Opin Infect Dis* 2007;20(2):118-23.

[38] Kilburn SA, Featherstone P, Higgins B, *et al*. Interventions for cellulitis and erysipelas. *Cochrane Database Syst Rev* 2010;16(6):CD004299.

[39] Hepburn MJ, Dooley D, Skidmore P, *et al*. Comparison of short course(5 days)and standard(10 days)treatment of uncomplicated cellulitis. *Arch Int Med* 2004;164:1669-74.

[41] Mason JM, Thomas KS, Crook AM, *et al*. Prophylactic antibiotics to prevent cellulitits of the leg: Economic analysis of the PATCH I and II trials. *PLOS One* 2014;9(2):e82964.

[43] Cox NH. Oedema as a risk factor for multiple episodes of cellulitis/erysipelas of the lower leg: a series with community follow-up. *Br J Dermatol* 2006;155:947-50.

Furuncle(boil, abscess)

[1] Zetola N, Francis JS, Nuermberger EL, *et al*. Community acquired methicillinresistant *Staphylococcus aureus* : an emerging threat. *Lancet Infect Dis* 2005;5(5):275-86.

[2] Durupt F, Major L, Bes M, *et al*. Prevalence of *Staphylococcus aureus* toxins and nasal carriage in furuncles and impetigo. *Br J Dermatol* 2007;157:1161-7.

[3] Yamasaki O, Kaneko J, Morizane S, *et al*. The association between *Staphylococcus aureus* strains carrying Panton-Valentine leukocidin genes and the development of deep-seated

follicular infection. *Clin Infect Dis* 2005;40:381-5.

[8] Gauduchon V, Cozon G, Vandenesch F, *et al*. *Staphylococcus aureus* leukocidin: a new virulence factor in cutaneous infections? An epidemiological and experimental study. *J Infect Dis* 2004;189:346-53.

[14] Health Protection Agency. *Guidance on diagnosis and management of PVL associated Staphylococcus aureus infections (PVL-SA) in England*, 2008. https://www.gov.uk/government/collections/panton-valentine-leukocidin-pvl-guidance-data-andanalysis (last accessed April 2015).

[15] Stevens DL, Ma Y, Mcindoo E, *et al*. Impact of antibiotics on expression of virulence-associated exotoxin genes in methicillin-sensitive and methicillinresistant *Staphylococcus aureus*. *J Infect Dis* 2007;195:202-11.

[16] Fogo A, Kemp N, Morris-Jones R. 'Easily missed'? PVL positive *Staphylococcus aureus* skin infections. *BMJ* 2011; 343:d5343.

[17] Coyle EA. Targeting bacterial virulence: the role of protein synthesis inhibitors in severe infection. *Pharmacotherapy* 2003;5:638-42.

[18] Micek T, Dunne M, Kollef MH. Pleuropulmonary complications and Panton-Valentine Leukocidin-positive community-acquired methicillin-resistant *Staphylococcus aureus*: importance of treatment with antimicrobials inhibiting exotoxin production. *Chest* 2005;128:2732-8.

[19] Dumetrescu O, Boisset S, Bes M, *et al*. Effect of antibiotics on *Staphylococcus aureus* producing Panton-Valentine leukocidin. *Antimicrob Ag Chemother* 2007;51:1515-19.

Staphylococcal scalded skin syndrome

[2] Neylon O, O'Connell NH, Slevin B, *et al*. Neonatal staphylococcal scalded skin syndrome: clinical and outbreak containment review. *Eur J Pediatr* 2010;169(12):1503-9.

[3] Mockenhaupt M, Idzko M, Grosber M, *et al*. Epidemiology of staphylococcal scalded skin syndrome in Germany. *J Invest Dermatol* 2005;124:700-3.

[4] Patel GK, Varma S, Finlay AY. Staphylococcal scalded skin syndrome in healthy adults. *Br J Dermatol* 2000; 142: 1253-5.

[6] Bukowski M, Wladtka B, Dubin G. Exfoliative toxins of *Staphylococcus aureus*. *Toxins (Basel)*. 2010;2(5):1148-65.

[7] Amagai M, Matsuyoshi N, Wang ZH, *et al*. Toxin in bullous impetigo and staphylococcal scalded skin syndrome targets desmoglein 1. *Nat Med* 2000;6:1275-7.

[8] Anzai H, Stanley JR, Amagai M. Production of low titres of anti-desmoglein 1 autoantibodies in some patients with staphylococcal scalded skin syndrome. *J Invest Dermatol* 2006;126:2139-41.

[10] Kato F, Kadomoto N, Iwamoto Y, *et al*. Regulatory mechanisms for exfoliative toxin production in *Staphylococcus aureus*. *Infect Immun* 2011;79(4):1660-70.

[11] Courjon J, Hubiche T, Phan A, *et al*. Skin findings of *Staphylococcus aureus* toxin-mediated infection in relation to toxin encoding genes. *Pediatr Infect Dis J* 2013;32(7):727-30.

[12] Amon RB, Dimond RL. Toxic epidermal necrolysis. Rapid differentiation between staphylococcal-and drug-induced disease. *Arch Dermatol* 1975;111:1433-7.

[13] Patel GK, Finlay AY. Staphylococcal scalded skin syndrome: diagnosis and management. *Am J Clin Dermatol* 2003; 4 (3):165-75.

Toxic shock syndrome

[1] Parsonnet J, Hansmann MA, Delaney Ml, *et al*. Prevalence of Toxic Shock Syndrome Toxin 1-producing *Staphylococcus aureus* and the presence of antibodies to this superantigen in menstruating women. *J Clin Microbiol* 2005; 43 (9): 4626-34.

[5] Becker K, Bierbaum G, von Eiff C, *et al*. Understanding the physiology and adaptation of staphylococci: a post-genomic approach. *Int J Med Microbiol* 2007;297:483-501.

[6] Kashiwada T, Kikuchi K, Abe S, *et al*. Staphylococcal enterotoxin B toxic shock syndrome induced by community acquired methicillin resistant *Staphylococcus aureus* (CA-MRSA). *Intern Med* 2012;51(21):3085-8.

[7] Novick RP. Mobile genetic elements and bacterial toxinoses: the superantigenencoding pathogenicity islands of *Staphylococcus aureus*. *Plasmid* 2003;49:93-105.

[14] Alejandria MM, Lansang MA, Dans LF, *et al*. Intravenous immunoglobulin for treating sepsis, severe sepsis and septic shock. *Cochrane Database Syst Rev* 2013;16(9):CD001090.

[15] Gordon AC, Mason AJ, Perkins GD, *et al*. The interaction of vasopressin and corticosteroids in septic shock: A pilot randomized controlled trial. *Crit Care Med* 2014;42:1325-33.

[16] Wang C, Sun J, Zheng J, *et al*. Low dose hydrocortisone therapy attenuates septic shock in adult patients but does not reduce 28-day mortality: a meta-analysis of randomized controlled trials. *Anesth Analg* 2014;118(2):346-57.

[17] Bergguist M, Nurkkala M, Rylander C, *et al*. Expression of the glucocorticoid receptor is decreased in experimental *Staphylococcus aureus* sepsis. *J Infect* 2013;67(6):574-83.

[18] Karauzum H, Chen G, Abaandou L, *et al*. Synthetic human monoclonal antibodies towards staphylococcal enterotoxin B (SEB) protective against toxic shock syndrome. *J Biol Chem* 2012;287(30):25203-15.

[19] Varshney AK, Wang X, Scharff MD, *et al*. Staphylococcal Enterotoxin B-specific monoclonal antibody 20B1 successfully treats diverse *Staphylococcus aureus* infections. *J Infect Dis* 2013;208(12):2058-66.

Toxin-mediated streptococcal disease

[2] You YH, Song YY, Yan XM, *et al*. Molecular epidemiology characteristics of *Streptococcus pyogenes* strains involved in an outbreak of scarlet fever in China, 2011. *Biomed Environ Sci* 2013;26(11):877-85.

[3] Luk EY, Lo JY, Li AZ, *et al*. Scarlet fever epidemic, Hong Kong, 2011. *Emerg Infect Dis* 2012;18(10):1658-61.

[4] Czarkowski MP, Kondej B, Staszewska E. Scarlet fever in Poland in 2011. *Przegl Epidemiol* 2013;67(2):323-5.

[7] Ralph AP, Carapetis JR. Group A streptococcal diseases and their global burden. *Curr Top Microbol Immunol* 2013;368: 1-27.

[8] Hallas G. The production of pyrogenic toxins by Group A streptococci. *J Hyg* 1985;95:47-57.

[12] Schlievert PM, Bettin KM, Watson DW. Production of pyrogenic exotoxin by groups of streptococci: association with Group A. *J Infect Dis* 1979;140:676-81.

[18] Van Driel ML, De Sutter AI, Keber N, *et al*. Different antibiotic treatments for group A streptococcal pharyngitis. *Cochrane Database Syst Rev* 2013;30(4):CD004406.

[19] Yang P, Peng X, Zhang D, *et al*. Characteristics of group A *Streptococcus* strains circulating during scarlet fever epidemic, Beijing, China, 2011. *Emerg Infect Dis* 2013;19(6):909-15.

[20] Lu YC, Chen SJ, Lo WT. Scarlet fever caused by community-associated methicillin-resistant *Staphylococcus aureus*. *Indian Pediatr* 2011;48(97):563-5.

[21] Lo WT, Tang CS, Chen SJ, *et al*. Panton-Valentine leukocidin

is associated with exacerbated skin manifestations and inflammatory response in children with community-associated staphylococcal scarlet fever. *Clin Infect Dis* 2009;49(7):e69-75.

Pseudomonas aeruginosa

[2] Kreger BE, Craven DE, Carling PC, *et al*. Gram-negative bacteremia. III. Reassessment of etiology, epidemiology and ecology in 612 patients. *Am J Med* 1980;68:332-7.

[7] Roser DJ, Van den Akker B, Boase S. *Pseudomonas aeruginosa* dose response and bathing water infection. *Epidemiol Infect* 2013;8:1-14.

[8] Bae JM, Park YM. Green foot syndrome: a case series of 14 patients from an armed forces hospital. *J Am Acad Dermatol* 2013;69:e198-9.

[11] Huminer D, Siegman-Ingra Y, Morduchowicz G, *et al*. Ecthyma gangrenosum without bacteremia. Report of six cases and review of the literature. *Arch Intern Med* 1987; 147: 299-303.

[13] Sausker WF, Aeling JL, Fitzpatrick JE, *et al*. *Pseudomonas folliculitis* acquired from a health spa whirlpool. *JAMA* 1978;239:2362-4.

[14] Berger RS, Seifert MR. Whirlpool folliculitis. A review of its cause, treatment and prevention. *Cutis* 1990;45:97-8.

[16] Dorff GJ, Geimer NF, Rosenthal DR, *et al*. *Pseudomonas* septicemia: illustrated evolution of its skin lesions. *Arch Intern Med* 1971;128:591-4.

[17] Ress BD, Luntz M, Telischi FF, *et al*. Necrotising external otitis in patients with AIDS. *Laryngoscope* 1997;110:456-60.

[19] George SM, Desai N, Shepherd J, *et al*. A distinctive flexural eruption implicating Pseudomonas aeruginosa. *Clin Exp Dermatol* 2012;37:184-6.

[20] Hughes WT, Armstrong D, Bodey GP, *et al*. Guidelines for the use of antimicrobial agents in neutropenic patients with cancer. *Clin Infect Dis* 2002;34:730-51.

Bartonella

[1] Relman DA, Lepp PW, Sadler KN, *et al*. Phylogenetic relationships among the agent of bacillary angiomatosis, *Bartonella bacilliformis* and other alpha-proteobacteria. *Mol Microbiol* 1992;6:1801-7.

[4] Dolan MJ, Wong MT, Regnery RL, *et al*. Syndrome of *Rochalimea henselae* suggesting cat scratch disease. *Ann Intern Med* 1993;118:331-6.

[6] Carithers HA. Cat scratch disease. An overview based on a study of 1200 patients. *Am J Dis Child* 1985;139:1124-33.

[8] Margileth AM, Wear DJ, English CK. Systemic cat scratch disease. Report of 23 patients with prolonged or recurrent severe bacterial infection. *J Infect Dis* 1987;155:390-402.

[10] Miller P, Bell WE. Cat scratch disease with encephalopathy. *Clin Pediatr (Phila)* 1980;19:233-4.

[13] Zeaiter Z, Fournier PE, Greub G, Raoult D. Diagnosis of *Bartonella* endocarditis by real time nested PCR using serum. *J Clin Microbiol* 2003;41:919-25.

[14] Rolain JM, Brouqui P, Koehler JE, *et al*. Recommendations for treatment of human infections caused by *Bartonella* species. *Antimcrob Agents Chemother* 2004;48:1921-33.

[15] Psarros G, Riddell J 4th, Gandhi T, *et al*. *Bartonella henselae* infections in solid organ transplant recipients: report of 5 cases and review of the literature. *Medicine (Baltimore)* 2012; 91:111-21.

[18] Jensen WA, Fall MZ, Rooney J, *et al*. Rapid identification and differentiation of Bartonella species using a single-step PCR assay. *J Clin Microbiol* 2000;38:1717-22.

[19] Maguina C, Garcia PJ, Gotuzzo E, *et al*. Bartonellosis (Carrion's disease) in the modern era. *Clin Infect Dis* 2001; 33: 772-9.

Borrelia

Borrelia burgdorferi and Lyme disease

[1] Steere AC. Lyme disease. *N Engl J Med* 2001;345:115-19.

[2] Stanek G, Wormser GP, Gray J, Strle F. Lyme borreliosis. *Lancet* 2012;379:461-73.

[4] Kean IR, Irvine KL. Lyme disease: aetiopathogenesis, factors for disease development and control. *Inflammopharmacology* 2013 21:101-11.

[8] Berger BW. Dermatologic manifestations of Lyme disease. *Rev Infect Dis* 1989;11(Suppl. 6):S1475-81.

[22] Editorial. Diagnosis of Lyme disease. *Lancet* 1989;ii:198-9.

[23] Steere AC, Berardi VP, Weeks KE, *et al*. Evaluation of the intrathecal antibody response to *Borrelia burgdorferi* as a diagnostic test for Lyme neuroborreliosis. *J Infect Dis* 1990; 161:1203-9.

[25] Müllegger RR, Glatz M. Skin manifestations of lyme borreliosis: diagnosis and management. *Am J Clin Dermatol* 2008; 9:355-68.

[26] Lipsker D, Antoni-Bach N, Hansmann Y, *et al*. Long-term prognosis of patients treated for erythema migrans in France. *Br J Dermatol* 2002;146:872-6.

[27] Berger BW. Treating erythema chronicum migrans of Lyme disease. *J Am Acad Dermatol* 1986;15:459-63.

[28] Aberer E. Lyme borreliosis-an update. *J Dtsch Dermatol Ges* 2007;5:406-14.

Miscellaneous

Botryomycosis

[1] Hacker P. Botryomycosis-review. *Int J Dermatol* 1983;22: 455-9.

[2] Askari K, Seyed Saadat SN, Seyed Saadat SM, *et al*. Cutaneous botryomycosis caused by *Staphylococcus aureus* in a patient with diabetes. *Int J Dermatol* 2014;53:413-15.

[4] Leibowitz MR, Asvat MS, Kalla AA, *et al*. Extensive botryomycosis in a patient with diabetes and chronic active hepatitis. *Arch Dermatol* 1981;117:739-42.

[6] Toth IR, Kazal HL. Botryomycosis in acquired immunodeficiency syndrome. *Arch Pathol Lab Med* 1987;111:246-9.

[7] Harman RRM, English MP, Halford M, *et al*. Botryomycosis. A complication of extensive follicular mucinosis. *Br J Dermatol* 1980;102:215-22.

[8] Brunken RC, Lichon-Chao N, van den Brock H. Immunologic abnormalities in botryomycosis. A case report and review of the literature. *J Am Acad Dermatol* 1983;9:428-34.

[9] Martin-Pasqual A, Perez AG. Botryomycosis. *Dermatologica* 1975;151:302-8.

[10] Templet JT, Straub R, Ko C. Botryomycosis presenting as pruritic papules in a human immunodeficiency virus-positive patient. *Cutis* 2007;80:45-7.

[11] Machado CR, Schubach AO, Conceicao-Silva F, *et al*. Botryomycosis. *Dermatology* 2005;211:303-4.

[12] Picou K, Batres E, Jarratt M. Botryomycosis. A bacterial cause of mycetoma. *Arch Dermatol* 1979;115:609-10.

Necrotizing subcutaneous infections

[1] Anaya DA, Dellinger EP. Necrotizing soft-tissue infection: diagnosis and management. *Clin Infect Dis* 2007;44:705-10.

[2] Singh G, Ray P, Sinha SK, *et al*. Bacteriology of necrotizing

infections of soft tissues. *Aust NZ J Surg* 1996;75:860-6.

[3] Umbert IJ, Winkelmann RK, Oliver GF, *et al*. Necrotizing fasciitis: a clinical, microbiologic and histopathologic study of 14 patients. *J Am Acad Dermatol* 1989;20:774-81.

[4] Giuliano A, Lewis F, Hadley K, *et al*. Bacteriology of necrotizing fasciitis. *Am J Surg* 1977;134:52-6.

[5] Leppard BJ, Seal DV. The value of bacteriology and serology in the diagnosis of necrotizing fasciitis. *Br J Dermatol* 1983;109:37-44.

[9] Bahlmann JCM, Fourie IJH, Arndt TCH. Fournier's gangrene; necrotizing fasciitis of the male genitalia. *Br J Urol* 1983;55:85-8.

[10] Barker FG, Leppard BJ, Seal DV. Streptococcal necrotizing fasciitis. Comparison between histological and clinical features. *J Clin Pathol* 1987;40:335-41.

[11] Kihiczak GG, Schwartz RA, Kapila R. Necrotizing fasciitis: a deadly infection. *J Eur Acad Dermatol Venereol* 2006;20:365-9.

[12] Goh T, Goh LG, Ang CH, *et al*. Early diagnosis of necrotizing fasciitis. *Br J Surg* 2014;101:e119-25.

[14] Rogers JM, Gibson JV, Farrar WE, *et al*. Usefulness of computerized tomography in evaluating necrotizing fasciitis. *South Med J* 1984;77:282-3.

第 27 章 分枝杆菌感染

Victoria M. Yates[1], *Stephen L. Walker*[2]

[1] Formerly at The Dermatology Centre, Salford Royal NHS Trust, Manchester, UK

[2] Faculty of Infectious and Tropical Diseases, London School of Hygiene and Tropical Medicine, London, UK

概述

分枝杆菌属有 140 多种，其中 25 种以上的分枝杆菌在人类和其他脊椎动物中具有致病性[1]。感染人类的最重要的病原体是(结核不仅感染人)结核分枝杆菌和麻风分枝杆菌，但其他如鸟分枝杆菌复合体(鸟分枝杆菌和胞内分枝杆菌)和溃疡分枝杆菌也很重要。除结核分枝杆菌复合体[包括结核分枝杆菌、牛分枝杆菌、卡介苗分枝杆菌(bacillus Calmette-Guérin，BCG)及其相关菌种]和麻风分枝杆菌外，其他引起疾病的分枝杆菌被称为非结核分枝杆菌(non-tuberculous mycobacteria，NTM)，也称为不典型分枝杆菌、环境分枝杆菌或机会分枝杆菌[1]。

从古人类[2]和前哥伦比亚秘鲁人的遗骸中分离出结核分枝杆菌 DNA，且症状与死前感染结核分枝杆菌一致[3]。肺结核是第二种致死的传染病（仅次于 HIV 感染），是一个巨大的全球健康问题[4]。大约 1/3 的世界人口感染了结核分枝杆菌。据估计，2012 年全球新增结核病例 860 万例，130 万人死于该病[4]。结核病是一种主要与贫困有关的疾病，94%的病例发生在低收入和中等收入国家。世界卫生组织（World Health Organization，WHO）报告说，世界大部分地区的死亡率和发病率均在下降，但感染 HIV 和耐药结核是正在面临的巨大挑战，其中包括多重耐药（multidrug resistant，MDR）和广泛耐药（extensively drug resistant，XDR）。在全球范围内，MDR 结核（定义为对利福平和异烟肼耐药）占新诊断病例的 3.6%，而这一比例在亚洲和欧洲的一些国家上升到 20%。在以前接受过抗结核治疗（antituberculosis therapy，ATT）的患者中患病率明显较高。XDR 结核（定义为对利福平、异烟肼、任何氟喹诺酮类药物以及至少一种注射药物：卷曲霉素、卡那霉素和阿米卡星具有耐药性），约占 MDR 病例的 9.6%[4]。

本章将首先讨论分枝杆菌的一般特性和特征，然后讨论结核和 NTM 感染。麻风在第 28 章单独讨论。

分枝杆菌感染

1896 年，"分枝杆菌"一词被用来定义一大类在液体培养基上生长时产生霉菌状薄膜的细菌。其均为细长、不可移动、需氧的、非芽孢杆状，表面有蜡样涂层，不易着色。然而，一旦染色，也不容易脱色（抗酸）。

分类

结核分枝杆菌[1]、牛分枝杆菌、卡介苗牛分枝杆菌、麻风分枝杆菌[2]和部分 NTM 包括溃疡分枝杆菌[3]、海分枝杆菌[4]和鸟型分枝杆菌的基因组均已测序。分子技术也有助于分枝杆菌种系发展的描述。一般来说，专属分枝杆菌病原体（结核分枝杆菌复合体和麻风分枝杆菌）和致病性最强的 NTM 比其他 NTM 对抗生素更敏感[5]。据推测这些毒性更强、系统遗传学关系更密切、最适应人类的物种，通过较低的选择压力而失去了耐药机制[5]。其他 NTM 的临床意义较小，但往往更难治疗。

以前根据分枝杆菌的生长速率和产色素与否进行分类[6]。这种方法在对于分类引起临床疾病的分枝杆菌具有一定实用价值（表 27.1）[7]。

表 27.1 好发于皮肤的分枝杆菌

生长速度	种类
缓慢生长类	海分枝杆菌（*M. marinum*）
	堪萨斯分枝杆菌（*M. kansasii*）
	鸟分枝杆菌（*M. avium*）
	胞内分枝杆菌（*M. intracellulare*）
	嗜血分枝杆菌（*M. haemophilum*）
	溃疡分枝杆菌（*M. ulcerans*）
	苏尔加分枝杆菌（*M. szulgai*）
	瘰疬分枝杆菌（*M. scrofulaceum*）
	结核分枝杆菌（*M. tuberculosis*）
快速生长类	脓肿分枝杆菌（组）[*M. abscessus*（group）]
	龟分枝杆菌（*M. chelonae*）
	偶发分枝杆菌（组）[*M. fortuitum*（group）]
	玛格丽特分枝杆菌（*M. mageritense*）
	沃林斯基分枝杆菌（*M. wolinskyi*）
	耻垢分枝杆菌（*M. smegmatis*）
	产黏液分枝杆菌（*M. mucogenicum*）
不可培养类	麻风分枝杆菌（*M. leprae*）
	弥漫型麻风分枝杆菌（*M. lepromatosis*）

改编自 Atkins 和 Gottlieb，2014[7]。经 Lippincott Williams&Wilkins 许可转载。

与抗酸染色特性相关的分枝杆菌细胞壁具有复杂的结构。革兰阳性细菌典型的肽聚糖骨架与磷脂质膜相连。在肽聚糖层外，支链聚合物阿拉伯半乳聚糖与之共价结合。其上附着长链脂肪酸，称为分枝杆菌酸。许多其他脂质和糖脂通过非共价插入脂质外层。阿拉伯甘露糖脂（Lipoarabinomannan，LAM：磷脂酰肌醇甘露糖苷）插入胞膜并通过细胞壁层次向外伸展[8,9]。

流行病学

结核分枝杆菌感染

世界卫生组织称结核病负担"巨大"[1]。2012

年，印度和中国的病例最多，但非洲地区病例和死亡人数占总人口比例最高。据估计，非洲发病率为 255/10 万，超过全球平均发病率 2 倍[1]。

目前已经实现了千年发展目标 6 中的一个部分，即至 2015 年遏制和扭转结核病发病率不断上升的趋势[1]。WHO 所有区域的结核病死亡率都在下降，但是，到 2015 年，在非洲或欧洲的 WHO 区域，不太可能实现控制结核的部分目标，即将死亡率降至 1990 年水平的 50%。

2012 年，英国报告了 8751 例结核病，自 2005 年以来发病率一直保持稳定。伦敦的病例数占 39%，大部分病例仍在大都市和大型城市地区[2]。大多数病例(73%)发生在英国以外出生的人，每 10 万人中有 80 人发病，而在英国出生人群发病率为 4.1 人/10 万人。2012 年，印度、巴基斯坦和黑人族群的比例最高，较前略有下降。肺脏感染是最常见的，其中的 20%有肺外累及。2011 年，英国(除苏格兰)14 岁以上合并 HIV 感染的结核病患者比例为 3.6%，从 2003—2004 年的峰值以来持续下降。

在全球范围内，MDR 结核病例数量正在增加，其中约 10%是 XDR，这是一个重大的全球公共卫生问题。这组患者的预后不理想，2010 年治疗成功的患者仅占 48%[1]。

Xpert® MTB/RIF(结核分枝杆菌/利福平)(Cephed，Sunnyvale Ca，USA)是一种分子诊断测试，可以检测结核分枝杆菌 DNA 和利福平耐药性的标记[3]。这项重要进展已经应用在结核控制方案中[1,4]。

HIV 和结核分枝杆菌合并感染

据估计，世界上 1/3 的人口患有潜伏的结核分枝杆菌感染，这种感染被定义为个体中存在活菌但无疾病的症状和体征[5]。HIV 感染引起的免疫抑制(见第 31 章)大大增加了罹患临床疾病的风险，结核是 HIV 感染者死亡的主要原因[6]。据 WHO 估计，2012 年发生结核的 860 万人中有 13%感染了 HIV[1]。

有效的抗结核治疗(ATT)、加上抗逆转录病毒疗法(antiretroviral therapy，ART)和复方新诺明的使用降低了 HIV 相关结核的死亡率[6]。ART 以及合适情况下的异烟肼预防性治疗(isoniazid preventative therapy，IPT)可预防 HIV 患者出现结核(虽然风险仍然高于 HIV 阴性者)[7]。

2011 年，英国 3.6%的肺结核病例合并 HIV 感染[2]。英国指南建议在诊断结核的医疗保健服务中进行全面的 HIV 检测[8]。自 2007 年以来，世界卫生组织一直建议由提供者发起的 HIV 感染检测和咨询，这提高了患结核病的人的艾滋病毒检测率[6]。WHO 建议，由于卡介苗相关疾病的发病率较高，感染 HIV 的婴儿不应接种卡介苗[9]。

非结核分枝杆菌感染

非结核分枝杆菌广泛分布于全球具有高分离率的环境中。生物体可以在土壤和水中找到，包括处理过的水源；事实上，堪萨斯分枝杆菌(*M. kansasii*)，蟾分枝杆菌(*M. xenopi*)和猿分枝杆菌(*M. simiae*)几乎完全从城市用水中发现。没有证据表明 NTM 可经动物至人或人与人之间传染，这些生物体可能导致无症状感染和症状性疾病。HIV 感染和医源性免疫抑制导致 NTM 相关疾病的发病率增加。越来越多报道发现手术和非手术美容治疗以及其他类型躯体修饰可导致 NTM 感染[10]。抗肿瘤坏死因子(tumour necrosis factor，TNF)治疗类风湿关节炎没有增加严重皮肤感染的风险，但可能增加了 NTM 感染的可能性)[11,12]。

英格兰、威尔士和北爱尔兰的 NTM 报告率从 1995 年的 0.9 人/10 万人增加到 2006 年的 2.9 人/10 万人[13]。最常报道的是鸟分枝杆菌复合体(*M. avium* complex)，玛尔摩分枝杆菌(*M. malmoense*)，堪萨斯分枝杆菌(*M. kansasii*)和戈登分枝杆菌(*M. gordonae*)。有人提出，这种增加可能反映了报告流程以及实验室技术的改进提高了 NTM 的检测和鉴定率。明确 NTM 菌株与临床疾病的相关性以及确立公认的诊断标准是十分重要的[14]。

在高收入人群中，对于继发于 HIV 的严重免疫抑制的人群中的鸟分枝杆菌复合体感染与生存率降低有关[15]。与高收入患者相比，在资源有限的人群中开始接受 ART 的患者死亡风险较高[16]。NTM 感染的诊断被归类为 WHO HIV 感染的第 4 期。NTM 感染与该组的死亡率显著相关，使死亡风险增加约 2 倍[16]。

基础生物学

结核免疫学

结核免疫学中的三个因素仍未完全阐明：潜伏状态、既往暴露后的保护和免疫病理学之间的平衡，以及无法彻底清除持续存在的分枝杆菌。

感染后，仅 5%～10%个体疾病进展，但一些细菌在亚临床感染个体的组织中仍然存活。在结核流行国家的健康人群中，不仅可以从巨噬细胞中检测到结核分枝杆菌 DNA，还可以在无淋巴细胞浸润的肺组织中的成纤维细胞和Ⅱ型肺细胞中检测到[1]。用于类风湿关节炎或银屑病等炎症性疾病的抗 TNF 疗法以及其他免疫抑制药物、HIV、应激和饥饿均可使分枝杆菌激活并致病[2,3]。

具有免疫能力的结核患者通常对结核分枝杆菌抗原产生坏死性皮肤试验反应。免疫病理反应是造成结核相关组织损伤的主要原因。Robert Koch 在 19 世纪后期证实，患有结核的豚鼠在注射灭活细菌区域以及现有的结核病灶中发生严重的坏死反应——“Koch 现象”[4]。保护作用和免疫病理之间的区别在于保护作用与结核菌素引起的皮肤小反应有关，而后者与严重坏死反应相关[5]。

免疫反应在清除分枝杆菌中的失效导致了另一个不良后果。在结核患者中，大多数生物体通过抗菌化学疗法迅速被杀死。然而，有一种“持久性”细菌可能在生物学上不同于与潜伏期相关的细菌，它们不会被药物或免疫应答消除。免疫应答不能消除“持久性”感染可归因于免疫病理学反应未迅速转变为非坏死保护机制，该过程的特征表现是成功接种卡介苗个体的应答。故治疗必须持续至少 6 个月，否则会复发[6]。

结核分枝杆菌的保护性免疫

分枝杆菌的细胞壁对抗体和补体介导的损伤具有抵抗力，免疫依赖于完整的 T 淋巴细胞反应。宿主对于结核分枝杆菌的最初免疫由固有免疫系统模式识别受体(pattern recognition receptors，PRRs)介导，如 Toll 样受体(Toll-like receptor，TLR)2 和 TLR9，前者识别多种分枝杆菌配体，后者识别分枝杆菌 DNA 和 C-类凝集素。结核分枝杆菌的传播是通过气溶胶进行的，吸入后，被一系列细胞(包括巨噬细胞、树突状细胞、单核细胞和中性粒细胞)识别和吞噬[7]。这些细胞的募集使得分枝杆菌在宿主体内加速建立了其所需的细胞微环境。吞噬细胞的聚集导致肉芽肿形成，斑马鱼实验证实未感染的巨噬细胞募集至肉芽肿可增加感染细胞数量并传播感染[8]。这动摇了肉芽肿仅作为宿主保护结构的观念[9]。

分枝杆菌一旦建立致病性就能够操纵细胞及其细胞器，从而避免有害的细胞内机制。小鼠中的结核分枝杆菌能够通过抑制 TLR2 和 MyD88 信号通路中基因的表达离开吞噬体并进入胞液[10]。MyD88 或 CARD9 配体蛋白基因缺失的小鼠可导致暴发性和致死性感染[11,12]。

PRRs 的激活导致促炎细胞因子、趋化因子和黏附分子的表达，从而使回流淋巴结中形成抗原特异性 $CD4^+$ 淋巴细胞。这些淋巴细胞对杀死分枝杆菌的效应系统的发育至关重要；$CD8^+$ 淋巴细胞也参与了小鼠和非人灵长类动物中[13]这种杀伤过程。γδT 细胞也在宿主防御结核分枝杆菌中发挥作用[14]。有效的适应性免疫的发展阻止了细菌的繁殖和有助于机体防御细菌。在这个阶段，个体被认为患有潜伏性结核并表现出免疫平衡[7]。然而，导致这种保护性免疫的各种机制之间相互作用仍不清楚。TNF 和干扰素 γ(interferon γ，IFN-γ)在结核的免疫控制中是必需的，并且抗 TNF 疗法和 IFN-γ 基因受体缺乏的影响已得到充分的研究。IFN-γ 和白细胞介素 12(interleukin 12，IL-12)控制单核细胞和巨噬细胞产生 TNF。

结核分枝杆菌的适应性免疫应答存在延迟。暴露后 6 周内人结核菌素皮肤试验(tuberculin skin test，TST)不会变成阳性[15,16]。了解和克服这种延迟是疫苗研究的主要目标[17]。在感染结核分枝杆菌的小鼠中，抗原特异性 T 调节细胞延迟了效应 T 细胞向肺的迁移[17]。T 调节细胞还可以降低树突状细胞上共刺激分子如 CD80 的表达，而这是引发初始 T 淋巴细胞所必需的[18]。

免疫病理学

越来越多的证据表明中性粒细胞在与结核分枝杆菌感染相关的病理中起作用。这在遗传易感小鼠中得到证实[19]，最近在具有活动性和潜伏性结核的人群研究中也得到了证实[20]。与 IFN-γ 和Ⅰ型 IFN-αβ 相关的基因的表达显著增强，前者在活动性结核中具有保护作用，但后者与毒力更强结核分枝杆菌菌株和结核的再激活有关。中性粒细胞驱动Ⅰ型 IFN 的产生增加。研究还表明，约有 10%的潜伏性结核患者与活动性肺结核患者具有相似的特征。这与患有潜伏性结核患者最终可能进展为活动性结核的比例相同。还有证据表明 IFN-γ 直接作用于中性粒细胞以减少其寿命[21]，缺乏 IFN-γ 导致产生 IL-17 的细胞增加，并使 IL-17 依赖性中性粒细胞数量增加[22]。

结核的诊断试验

结核菌素皮肤试验

TST 已经使用了 100 多年[1]，原理为皮内注射纯化的蛋白质衍生物(purified protein derivative,PPD)后,机体对分枝杆菌抗原产生迟发型超敏反应。PPD 是结核杆菌的培养滤液,含有 200 多种与牛分枝杆菌 BCG 和许多 NTM 共有的抗原[2]。缺乏特异性是接种 BCG 人群的主要缺点。由结核分枝杆菌、BCG 疫苗接种或与环境分枝杆菌接触引起的临床或潜伏感染均可导致阳性结果。由于 TST 依赖于淋巴细胞诱导的迟发型超敏反应,因此在免疫抑制患者中其敏感性较低。重病患者,包括患有某些形式的活动性结核、HIV 感染者和使用包括糖皮质激素在内的免疫抑制药物者,可能会产生假阴性反应[3]。

结核菌素试验应通过 Mantoux 方法进行,因为这是唯一经过标准化和广泛验证的技术。使用 27 号针头将 PPD(0.1ml=5 个结核菌素单位)注射到前臂的掌侧至形成小皮丘。在 48~72h 后测量硬结的直径。通常使用 5 mm 硬结的临界值来确定高感染风险人群,例如活动性病例的密切接触者、与结核影像学异常相符的患者、HIV 感染者和用糖皮质激素或其他药物免疫抑制的患者。对于来自流行地区者、医护人员、无家可归者和一些城市居民以及糖尿病、肾病、矽肺和其他与潜伏性结核病风险增加有关人群,则采用 10mm 作为临界值。对于无风险人群则采用 15 mm 的临界值。

结核分枝杆菌感染开始的几周内出现结核菌素敏感性,并且通常持续终身,尽管偶见结核菌素反应会降低(逆转)[4]。在社区中,对结核菌素反应强烈的个体数量与活动性结核的患病率相关。在结核菌素阳性儿童中发生临床结核的风险大致与其结核菌素反应的强度成正比[5],并且保护作用与小的非坏死反应相关,而强烈的坏死反应表明易感性或实际患病[6]。

较弱的反应与社区中活动性结核的数量无关。一些是由于其他分枝杆菌感染,另一些是由于衰老等各种影响下的反应性减弱。

诊断潜伏结核的干扰素 γ 释放试验

干扰素-γ 释放试验(interferon-γ release assays, IGRAs)是一种以 T 细胞为基础的血液检测方法,它利用抗原检测宿主对结核分枝杆菌的反应,所针对的抗原比结核菌素更有特异性。IGRAs 对于成人和儿童结核分枝杆菌潜伏感染诊断的特异性比 TST 高[7,8],但敏感性并不优于 TST。在英国,IGRAs 不推荐用于活动性肺结核的常规诊断[9]。然而,美国食品和药物管理局(Food and Drug Administration, FDA)已批准 IGRAs 结合其他临床和诊断方法用于包括活动性疾病在内的结核分枝杆菌感染的间接检测方法[10]。有报道,IGRA 为 3 例结核疹的诊断提供了支持[11]。

两种商业化的 IGRAs 分别是 QuantiFERON®-TB Gold In-Tube test(QFT-GIT)(Qiagen, Valencia, CA, USA)和 T-SPOT®。TB 试验(T-Spot)(Oxford Immunotec, Abingdon, UK)采用早期分泌蛋白 6 和培养滤液蛋白 10。QFT-GIT 还额外使用 TB7.7。这些抗原在大多数 NTM 和所有卡介苗毒株中都不存在,因此这些检测对已接种卡介苗的个体有意义。QFT-GIT 检测采用酶联免疫吸附法(enzyme-linked immunosorbent assay, ELISA)检测血液与抗原孵化后血浆上清以及阴性和阳性对照中 IFN-γ 的浓度。T-Spot 法测定的是在组织培养板中培养过夜后产生 IFN-γ 的 T 细胞的数量。

英国国家健康与护理研究所(National Institute for Health and Care Excellence, NICE)建议,对于 TST 为阳性或 TST 可疑阳性的结核患者的接触者,应考虑使用 IGRAs。IGRAs 单独或联合 TST 推荐用于 CD4 计数为 200~500 个细胞/mm^3 的 HIV 阳性患者和其他免疫抑制人群[9]。英国胸科学会建议对正在考虑接受抗 TNF 治疗的患者进行 TSTs 和风险分层[12]。最近的英国皮肤科医师协会银屑病生物治疗指南建议对患者进行活动性和潜伏性结核的全面评估[13]。但是,这些指南都没有特别提到 IGRAs。

在一项正在考虑接受抗 TNF 治疗的银屑病患者的研究中,两种不同的 IGRAs 之间仅有中等程度的一致性(不确定的结果已被排除)。因此作者提出,在某些情况下,将 TST 与两种 IGRAs 联合使用可能有用[14]。其他作者表示在这些个体筛查潜伏性结核时,倾向于选择 IGRAs 而不是 TST[15]。

分枝杆菌感染的诊断

从临床特征、地理区域、患者兴趣爱好或职业等方面可能怀疑某些分枝杆菌的感染。例如,海分枝杆菌感染见于热带水族馆人员中。但其他分枝杆菌如溃疡分枝杆菌可能没那么容易被识别。皮肤任何诊断不清的肉芽肿或溃疡性病变都应进行病理活检和培养。由于其"慢生长"特点,培养需要几周的时间。

采用 Ziehl-Neelsen 染色、金胺染色分别在光学和荧光显微镜下可观察标本中的分枝杆菌。普通显微镜无法区分不同种类的分枝杆菌。分枝杆菌可在固体或液体培养基中培养。NTM 的最佳培养温度为 30℃,低于结核分枝杆菌的培养温度 35℃。35℃ 是实验室常规使用的所有分枝杆菌培养温度[16],该温度对培养 NTM 产生不利影响。

分枝杆菌菌种鉴定是基于分离株的 DNA 扩增。利用 PCR 技术，对部分分枝杆菌基因序列 hsp65，rpoB 或 16S rRNA 扩增，进行线性探针分析或测序[16]。Xpertfi® MTB RIF 是一种基于卡盒的分子诊断测试，可以检测结核分枝杆菌 DNA，也可检测利福平耐药标志[17]。它已被证实以痰液为标本进行检测，诊断肺结核具有一定敏感性和特异性[18]。一项 WHO 资助的系统回顾和荟萃分析也证实了其在肺外结核病中的应用，尽管分析中纳入的研究均未使用皮肤标本[19]。

据报告质谱分析为一种快速的结核分枝杆菌鉴定技术[20]，目前已经有研究检测尿液中的阿拉伯甘露糖脂这一技术用于诊断结核[21]。

皮肤结核

皮肤结核只占所有结核病例的一小部分，然而，考虑到许多发展中国家结核的高发病率，这些数字变得十分重要。在西欧，到 20 世纪 80 年代末，各种结核病的发病率都在下降，皮肤结核已变得相对少见[1]。随后，确诊结核病病例数量增加，特别是在城市、来自结核病发病率较高国家的移民以及合并艾滋病毒感染和结核相关的社会危险因素地区[2]。自 2005 年以来，英国和欧洲的结核报告率保持相对稳定，尽管整个欧洲地区的报告率各不相同，东部地区最高[3,4]。

分类

皮肤结核的临床谱

皮肤结核的广泛临床表现取决于感染途径（内源性或外源性）、患者的免疫状况以及既往是否有结核致敏。

皮肤的初次接种通常是在外伤后，在非免疫宿主中产生结核性下疳，而所谓的“解剖疣”或皮肤疣状结核，发生在免疫宿主的原发感染中。寻常狼疮主要通过血液循环、淋巴管或邻近传播，但也可在接种后发生。瘰疬性皮肤结核多由淋巴结结核、骨和关节结核、附睾结核直接蔓延或经淋巴管蔓延到邻近皮肤所致。转移性结核性脓肿（结核性树胶肿）可因原发病灶的血行播散而发生。这通常发生在宿主抵抗力受到抑制时，可为粟粒性肺结核的一部分，并导致单个或多个病灶。口腔、口周或肛周结核可能是因吞食含有分枝杆菌的呼吸道分泌物或被牛分枝杆菌污染的牛奶。

结核疹被认为是对结核分枝杆菌的血源性传播抗原成分的免疫反应的结果，通常发生在具有高度免疫力的患者中，来源于皮肤外结核分枝杆菌感染。在一些病例中，通过 PCR 已经鉴定出结核分枝杆菌复合体 DNA[1]。主要有三种形式：瘰疬性苔藓、丘疹坏死性结核疹和 Bazin 硬红斑。最近报道了一种变异结节性结核疹[2,3]。

在全球，不同类型的皮肤结核发病率各不相同。最近英国报道瘰疬性皮肤结核是最为常见[4]，而南非的一项研究中最常见的是寻常狼疮[5]。中国香港的一系列研究显示，近年来最常见的皮肤结核形式发生了变化，从 1968 年的疣状皮肤结核[6]转变为 1995 年[7]及 2006 年[8]的硬红斑结核疹。在印度，瘰疬性皮肤结核和瘰疬性苔藓是儿童期最常见的类型[9-11]，而寻常狼疮则是成人中最常见的类型[10,11]，在巴基斯坦也有一系列类似结果的研究报道[12]。在日本，结核疹的发病率似乎有增加的趋势，特别是在老年患者中[13]。2008 年，在埃塞俄比亚北部蒂格雷的一项研究显示，202 例皮肤结核患者中 70％的人患有瘰疬性皮肤结核，其中 29％的人同时感染 HIV[14]。瘰疬性皮肤结核也是摩洛哥报道中最常见的类型（72％）[15]。在尼泊尔最近的一项研究中，疣状皮肤结核的发病率（44％）高于其他类型的皮肤结核[16]。

分类难点

目前还没有完全令人满意的分类，反映了分类的困难，这一类疾病的多样性表现依赖于许多因素，如宿主细胞介导的免疫和感染途径。1896 年，Darier 将已确诊的结核病灶与其余部分分开，这不可避免地导致一些疾病在间接证据上被诊断为“结核疹”。真正的结核病与具有较少特异性的“结核样”组织之间的混淆使这一差异更加复杂，直到有效的抗结核药物对所谓结核疹疗效不显著，且它们倾向于自发消退，需更严格评估其病因。随着检测结核分枝杆菌复合体 DNA 新方法的出现，结核疹的定义更加清晰。

1981 年，Beyt 等将本病分为接种性结核、继发性结核、血源性结核和暴发性结核[17]。然而这忽略了免疫学方面的考虑。最近有学者提出了分枝杆菌负荷的概念[18]，结核病可分为有大量分枝杆菌的多菌型（如瘰疬性皮肤结核、结核性下疳、急性粟粒性肺结核），以及分枝杆菌难以分离的少菌型（如寻常狼疮、疣状结核）（表 27.2）。在这个分类中，结核疹将位于少菌谱的最末端[19]。

表 27.2　皮肤结核的分类

宿主免疫	接种方法	疾病
多菌型		
原始宿主	直接接种	结核性下疳(初次接种)
低	邻近传播	瘰疬性皮肤结核
低	自体接种	腔口结核
低	血源性扩散	皮肤急性粟粒疹
低	血源性扩散	结核树胶肿(脓肿)
少菌型		
高	直接接种	疣状结核(疣状皮肤)
高	直接接种	寻常狼疮(部分)
高	血源性扩散	寻常狼疮
高	血源性扩散	结核疹 瘰疬性苔藓 丘疹坏死性结核疹 硬红斑(Bazin)

概述

1981 年至 1995 年期间,在英国一个地区报告的所有结核病例中,皮肤结核病占 4.4%[1],2003 年土耳其报告的 370 例结核患者中皮肤结核占 3.5%[2]。在 20 世纪 50 年代和 60 年代的印度,皮肤结核占所有皮肤门诊患者的 2%。到 20 世纪 80 年代,这一比例降至 0.15%[3],在千禧年前后发表的两个序列研究中,比例降至 0.1%[4,5]。摩洛哥和印度最近的报告表明,皮肤结核发病率再次增高,两国分别为 2% 和 0.7%[6,7]。

目前的问题是,由于对皮肤结核各种类型不熟悉,可能导致非典型甚至典型表现的忽略。

基础生物学

发病机制

结核分枝杆菌、牛分枝杆菌及偶见卡介苗(减毒牛分枝杆菌)对人类有致病性。大多数人类疾病是由结核分枝杆菌引起的,分离株中仅 1%～1.5% 为牛分枝杆菌[1]。牛分枝杆菌具有广泛的宿主范围,是家畜和野生哺乳动物结核病的主要病原体[2]。

种内和种间传播感染主要是通过吸入空气中含有结核分枝杆菌复合体的飞沫颗粒,导致肺部感染。摄入牛奶时,牛分枝杆菌也可穿透口咽部的淋巴组织和胃肠黏膜。结核分枝杆菌复合体也可直接接种皮肤,尤其是在皮肤屏障有缺陷的情况下。人类唾液产生的气溶胶中分枝杆菌的存活时间通常不超过 1h,这表明传播感染需要长时间的密切接触[3]。对接触者随访的研究表明,密切接触者中仅 1% 的人感染[4]。结核分枝杆菌不是一种剧毒生物,只有 5%～10% 的感染会导致临床疾病,但这种风险随着免疫抑制(如 HIV 感染或使用 TNF-α 抑制药治疗)而大幅增加。皮肤结核的其他发病诱因包括贫穷、营养不良、生活条件差和耐药结核分枝杆菌的出现。

肉芽肿的发展[5]

细菌通过淋巴管和血液传播。在免疫正常人群中引发肉芽肿。几十年来,一直认为结核性肉芽肿是宿主控制感染的机制。最近观察斑马鱼肉芽肿形成的细胞机制,在整个动物水平上为肉芽肿形成的机制和结果提供了新的见解。这些研究表明,肉芽肿形成有助于细菌的增殖和扩散,而不具有保护作用。目前已证实毒性分枝杆菌 RD1 位点释放早期分泌靶蛋白 6(early secreted target 6,ESAT6),刺激上皮细胞产生金属蛋白酶-9(metalloproteinase 9,MMP-9)。MMP9 的分泌促进新巨噬细胞向肉芽肿的聚集,这些巨噬细胞在肉芽肿处被感染并扩大肉芽肿。宿主通过产生 CD4 和 CD8 T 细胞,试图控制细菌的生长。因此,成熟的肉芽肿代表分枝杆菌生长和宿主免疫应答之间的平衡[6],并且以这种方式,结核分枝杆菌可以在肉芽肿结构中存在数十年。

原发性肉芽肿的早期进展或潜伏感染者对已形成肉芽肿的再激活可引起显性结核病。这种重新激活通常源自免疫反应的失调(如 HIV 感染、糖尿病、癌症、营养不良、衰老、TNF-α 抑制药)。

对于流行病学家来说,"原发性"结核病是指在最初感染 5 年内发生的任何病变[7],而随后出现的病变则被视为"继发性"。由于 BCG 的保护作用随着时间的推移而减弱,因此很难确定原发感染后的皮损是由于现有疾病的再激活(如 HIV 感染或使用 TNF-α 抑制药治疗期间),还是由于再次感染。外源性再感染罕见,但确有发生[8],并且先前感染已致敏的宿主反应不同于未致敏宿主。例如,皮肤中的原发感染将表现为皮肤下疳,而细菌接种到已致敏的宿主中可能导致疣状皮肤结核(参见疣状结核)。

结核菌素试验在 3～8 周后呈阳性,可能伴随发热或结节性红斑(见第 99 章),这是近期原发感染的征象。

组织病理学[9]

结核分枝杆菌可通过直接接种、血源性传播或深部组织蔓延而引起皮肤感染。在早期，非特异性的炎症反应在3～6周后出现特征性结节或肉芽肿。尽管接种培养可能是阳性，但在这个阶段结核杆菌很难被发现。

完全形成的肉芽肿由上皮样细胞组成，其中包含变异的、稀疏的朗格汉斯巨细胞和周围浸润的单核细胞。结节中心发生干酪样坏死，有时钙化。结节附近血管内或血管周围的改变以坏死为主，并伴有纤维化。受病原体的毒性和患者免疫状态的影响，肉芽肿的外观各不相同。当细胞免疫功能受损时，其病理表现为肉芽肿少（由于活化的巨噬细胞较少），细菌多。除了结核病外，许多疾病中都可发生典型的或发育不全的结核样肉芽肿。

疾病的特异性改变

组织病理学表现的差异取决于感染和免疫应答之间的平衡。在结核性下疳中（见原发接种结核），急性坏死性中性粒细胞反应转变为单核细胞浸润，并在3～6周后转变为典型的结核结节，杆菌不再容易被发现。在粟粒型和腔口结核时，典型结核结节未形成或不完全或出现坏死[10]。除了较轻型的新生儿型粟粒性结核病外，通常存在大量分枝杆菌[11]。

在瘰疬性皮肤结核中，皮肤被非特异性脓肿和溃疡破坏。周边出现结核结节和干酪样坏死，仔细寻找可发现杆菌。疣状结核常无典型特征，但有明显的角化过度、棘层增厚和乳头状瘤样增生（可能为假上皮瘤性），真皮有大量中性粒细胞、淋巴细胞和一些巨细胞浸润（图 27.1）。杆菌较少见，典型的结核结节不常见，干酪样病变罕见。

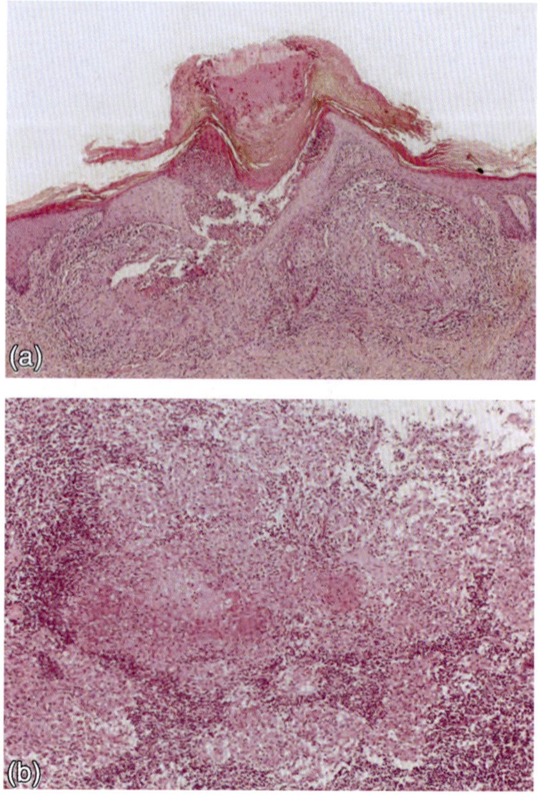

图 27.1 疣状皮肤结核

(a)表现为表皮角化过度和棘层肥厚，真皮上部可有急性炎症和脓肿形成。病理特征为真皮中部可见边界不清的干酪样肉芽肿伴朗格汉斯巨细胞。放大倍数 120×(HE 染色)。(b)真皮深部可见肉芽肿性炎症细胞浸润。肉芽肿内有上皮样组织细胞、多个朗格汉斯巨细胞和干酪样坏死。放大倍数 140×(HE 染色)(由英国莱斯特大学 NHS 信托基金的 M. Bamford 博士和 A. Fletcher 博士提供)

由于寻常狼疮（图 27.2）表现较多变，可能导致诊断困难。典型的改变是薄层淋巴细胞包绕边界清楚的结核性上皮样结节。有时表皮改变类似疣状结核。干酪样坏死罕见或缺如，淋巴细胞浸润的数量不定。虽然有时细菌培养阳性，但在病理切片上却很少看到。随着病灶愈合，不断增加的纤维化抑制了结核杆菌或上皮样细胞残留病灶，这些病灶在修复过程中逐渐被吸收。长期慢性病灶中可出现鳞状细胞癌和基底细胞癌。

鉴别诊断

皮肤结核的典型表现具有明显特征，但是当表现不典型时可能与其他疾病相混淆，尤其是在病理组织活检没有发现干酪样坏死，或者受试者免疫反应处于低水平时。

在组织学上难以与其他分枝杆菌感染相鉴别。结节病与寻常狼疮型结核相类似，除了结核结节中的干酪样坏死，其他表现难以鉴别，虽然结节病上皮样细胞病灶往往更加分散和分化良好，并包围相对较少的淋巴细胞和网状蛋白。在结核样型麻风中，神经和神经束膜受累是唯一的鉴别特征。在利什曼病中，必须依靠发现致病微生物，囊胚菌病和嗜铬囊胚菌病也是如此。三期梅毒则有更明显的血管改变和浆细胞浸润。

非特异性结核样浸润具有不规则上皮细胞浸润，无典型的结核结节形成，例如玫瑰痤疮或脂膜炎，也可能会与结核相混淆。

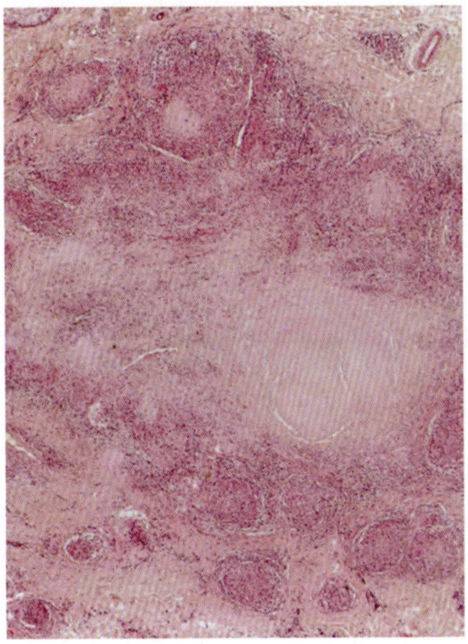

图 27.2 寻常狼疮

寻常狼疮皮损真皮深部可见广泛的干酪肉芽肿性炎症(HE 染色)。(由英国莱斯特大学 NHS 信托基金的 M. Bamford 博士和 A. Fletcher 博士提供)

皮肤结核诊断试验

皮肤结核可以根据临床特征和典型的组织学表现来诊断,但诊断的金标准是皮肤活检的组织培养或者细胞学涂片中发现结核分枝杆菌,或者 PCR 发现其 DNA(见下文)。但在少菌型病变如寻常狼疮中较为困难。

诊断的其他标准本身不可靠。包括以下几项:

1. 身体其他部位存在活跃的、已证实的结核。

2. 在病变部位发现抗酸杆菌,也可见于其他分枝杆菌感染。

3. 结核菌素阳性反应——尽管还没有统一的标准[2],但认为硬结直径>15mm 的强阳性反应具有诊断意义[1]。

4. IFN-γ 释放测试结果阳性[3]。

5. 特殊疗法的效果——在结核高发区,可考虑抗结核试验性治疗[4-6]。

需通过其他方法来鉴别结核与类结核反应[见非结核(非典型)分枝杆菌]、麻风病(见第 28 章)、利什曼病(见第 33 章)、深部真菌病(见第 32 章)、NTM 感染[见非结核(非典型)分枝杆菌]、梅毒(见第 29 章)和结节病(见第 98 章)。

核酸扩增试验[7,8]

能在体外扩增特定 DNA 序列的 PCR 技术已成为快速检测如结核分枝杆菌等生长缓慢生物的一种有价值的工具。一些系统使用结核分枝杆菌基因组的不同部分来制造高敏感性和特异性的探针,用以探测结核分枝杆菌 DNA[9-11]。由于结核分枝杆菌基因组[12]中插入序列 IS6110 具有重复性,大多数研究采用基于 IS6110 的检测系统。其他被使用的基因靶点包括 16S RNA 基因或 MPB-64 基因、38 kDa 和 65 kDa 蛋白基因。IS6110 在某些结核分枝杆菌中的拷贝数为零或者较低,两个或多个基因靶标的组合已用于多重 PCR,如 IS6100 + MPB-64 或 IS6100 + 38kDa+MPB-64[7]。仅需 2 个菌落形成单位的结核分枝杆菌细胞或者 15fg 的 DNA 即可检测到[13]。

在包括结核疹在内的皮肤结核的不同病损中,应用 PCR 技术可以检测到分枝杆菌 DNA[13-19]。Tan 等的研究表明,PCR 技术对多菌型皮肤结核具有 100% 的敏感性和特异性,而对于少菌型皮肤结核,如疣状皮肤结核(38 例),阳性率为 55%,寻常狼疮型结核(5 例)为 60%。总体敏感性为 73%[20]。在其他研究中,敏感度较低[21],可能与不同实验室的敏感度差异有关[8]。

这项技术减少了那些细菌容易培养的皮损诊断所需的时间,并特别有助于像寻常狼疮这样少菌型皮损的诊断。该技术可以用于多种病理标本,包括用福尔马林固定组织切片。该项技术的缺陷在于它的敏感性。组织样本检测到细菌 DNA 阳性可能是因为菌血症,而不一定是因为该细菌参与组织病变[14]。假阴性和假阳性结果都可能出现,而且组织污染也是一个巨大的潜在隐患。最后,PCR 技术成本昂贵,尽管成本正在下降,但在发展中国家的使用仍然是不可持续的[22]。

治疗

一般措施

在英国,法律规定所有的结核患者必须上报[1],并且可能情况下排查密切接触者[2]。对患者的整体关注是皮肤结核病变正确治疗的重要组成部分,需要仔细寻找其他疾病或者并发感染的潜在可能。由于耐药结核病的发病率不断上升,从细菌学上确认诊断并获得药敏结果至关重要[3]。肺内或者肺外结核是一种 AIDS 典型性疾病。如果风险评估显示患者来自高危地区或具有 HIV 共感染的高风险,应考虑在征得患者同意后行 HIV 检测。如果发现肺、骨、淋巴结或肾结核,必须与其他专科医师联合治疗,因治疗方法由患者所受累器官、病变程度和患者免疫状态决定。

药物治疗

皮肤结核的治疗应遵循系统结核的治疗方案[4]。2011 年 NICE 指南[5]建议所有结核患者应该在接受过完整结核治疗培训的医师和具有结核护理资质的护理专家和健康随访者的指导下进行治疗。

患者的依从性差是目前治疗失败的最主要因素之一。直接观察治疗(DOT)要求医护人员看到患者的每次服药,这种方法在多个国家被证实可以提高治愈率[6,7]。WHO 倡导普及 DOT 作为抗结核总体战略的一部分,目标是将治疗完成率提高到 85%以上。尤其对于痰涂片阳性的肺结核患者,建模显示达 85%后病例数量开始下降。然而,据报道美国和英国通过自我给药治疗、选择性的而不是全面 DOT,结核治疗的完成率超过了 90%[8]。

应对患者进行依从性风险评估,对有不利因素的患者应考虑 DOT。这些患者包括无家可归者、酗酒者或药物滥用者、流浪者、严重精神疾病患者、多重耐药性患者以及以往有抗结核治疗不依从史者[9]。DOT 可每天进行,或间歇进行更为便捷。应用固定剂量复方片剂而不是单一药物治疗可以提高患者的依从性,单一药物治疗可能会使活动性结核数周内出现耐药。

现行治疗方案

目前抗结核一线治疗药物已经有约 50 年历史。WHO 和 NICE 推荐的治疗方案对新发的药物敏感性结核病例非常有效,在 HIV 阴性患者中治愈率约为 90%[8,10]。推荐标准方案为 4 种一线药物共 6 个月的治疗:利福平、异烟肼、乙胺丁醇和吡嗪酰胺联合使用 2 个月,然后维持阶段使用 4 个月的利福平和异烟肼(6 个月 4 种药物方案)[11]。已经有研究尝试通过缩短维持阶段来减少总治疗时间。2014 年发表的两项为期 4 个月的治疗药物敏感性结核治疗方案的Ⅲ期临床试验结果显示 4 个月方案不及 6 个月标准方案的效果[8]。

目前有 10 种新的或者重新使用的抗结核药物处于临床开发的后期阶段[8]。2012 年 12 月,一种新的化合物贝达喹啉被美国 FDA 批准用于治疗 MDR 结核患者。2013 年 6 月,WHO 发表贝达喹啉治疗 MDR 结核的临时指南[12]。贝达喹啉是多年来被批准用于结核病治疗的第一种新药。

用药时间表及常见不良反应。标准推荐方案包括四种药物:

1. 异烟肼(300mg/d),持续 6 个月。
2. 利福平(体重不足 50kg,450mg/d;对于超过此重量的人,600mg/d)持续 6 个月。
3. 前 2 个月服用吡嗪酰胺(体重不足 50kg 者 1.5g/d;超过这个体重的 2.0g/d)。
4. 前 2 个月服用乙胺丁醇[按体重服用,15mg/(kg • d)]。

所有药物每天空腹服用一次。

异烟肼疗效好、价格低廉和低毒性,它仍然是标准药物,所有的治疗方案都使用它。常见不良反应是周围神经病变(老年人最常见)和肝炎(见于 35 岁以上成人),前者可以在治疗开始给予维生素 B_6(10mg/d)进行预防。

利福平在治疗的前 2 个月常可引起血清转氨酶升高,但除非病情非常严重,治疗通常可以继续。可出现橙色的尿液、汗水和眼泪。利福平诱导肝脏酶活性可能降低口服避孕药的效果。

吡嗪酰胺在 1%患者中可能引起肝炎,3.5%患者中可引起关节炎、痛风石和皮肤过敏反应。

乙胺丁醇可引起视觉减退,极少数引起球后神经炎,这些在早期治疗发现时可逆转。应告知患者这一风险,建议在出现视觉症状时停止用药。在开始治疗前,应使用 Snellen 图进行视力检查。对于年幼的儿童和肾功能损伤的患者,最好避免使用这种药物。

总之,所有抗结核药物都可能引起不良反应。在一项研究中,10%接受治疗的患者出现了反应。在治疗不标准情况下,反应更为常见[13]。

HIV 病(见第 31 章)。2012 年,全世界 860 万结核患者中有 110 万人(13%)HIV 呈阳性。其中非洲地区约占 75%。在 HIV 感染患者中,目前还没有足够有力的对照试验来检验各方案之间的疗效差异,目前推荐相同的 6 个月方案[5,8]。治疗结核的药物可能与某些抗逆转录病毒药物相互作用。2011 年数据显示,HIV 阳性结核患者的治疗效果低于 HIV 阴性结核患者。所有 HIV 阳性新感染结核患者的治疗成功率为 73%,而 HIV 阴性结核患者的治疗成功率为 87%。如果假定不接受治疗的 HIV 阳性结核患者死于结核,那么 HIV 阳性结核患者的死亡率为 19%,而 HIV 阴性结核患者的死亡率为 3%。这一发现与南非的两项尸检研究结果一致:未确诊的结核仍然是

HIV 阳性患者的主要死亡原因[8]。

多重耐药结核病 指的是对利福平和异烟肼耐药的结核杆菌，伴或不伴对其他抗结核药物的耐药，现在已经成为了世界性难题[14,15]。杀菌药物异烟肼和利福平的无效使得 MDR 成为重要的棘手问题，其后果相当严重。这些痰涂片阳性的患者比那些药物敏感的结核患者传染性时间更长、死亡率更高且治愈率更低[5]。

2012 年全球范围内，从耐药性调查和对已报告结核病的持续监测中获得的数据显示，新诊断结核病例中 3.6%和既往接受治疗结核病例中 20%患者罹患 MDR 结核。俄国、最近加入欧洲联盟的波罗的海国家（爱沙尼亚、拉脱维亚和立陶宛）、阿根廷、科特迪瓦、多米尼加共和国、伊朗、中国和印度的一些地区 MDR 结核的患病比例最高，超过 20%的新诊断结核病例和超过 50%的既往接受治疗的结核病例为 MDR 结核。目前估计全球每年约有 45 万例新发 MDR 结核病例，但因为一些贫困国家没有进行耐药性检测，故数值可能被低估[8]。

今年来，结核的诊断方面取得了重大突破。2010 年，世界卫生组织批准了第一个快速分子检测 Xpert® MTB/RIF，可同时检测肺结核和利福平耐药性[16,17]。这个检测结果虽然不是完全代表 MDR 结核，但是在耐药水平低的环境中，利福平抵抗是 MDR 结核诊断最重要的指标，可以用作疾病的初筛实验并且鉴定是否需要在国家或者全球范围内的结核相关实验室做进一步检测。

结核广泛耐药 结核的 XDR 指对 6 种类型的二线抗结核药中至少有三种耐药的 MDR 菌株，首次在南非 HIV 感染者中报道[18,19]。截至 2012 年底，已经有 92 个国家出现结核 XDR 的报道[8]。估计平均 9.6%MDR 结核病例为 XDR。MDR 结核患病率较高的地区包括：阿塞拜疆（12.8%）、白俄罗斯（11.9%）、拉脱维亚（16.0%）、立陶宛（24.8%）和塔吉克斯坦（21.0%）。这类患者的治疗复杂且困难，尤其在许多缺乏足够初级保健设施和检测细菌耐药性必要工具的发展中国家。理想情况下，治疗只能由经验丰富的医师在具有适当隔离的医院中进行，并由合适的分枝杆菌相关实验室进行指导[5,8]。

皮肤科实践的进步 Yates 和 Ormerod 已经证实标准的 6 个月疗程治疗皮肤结核有效[4]。在他们的患者中，超过 50%的患者在其他部位同时存在疾病，所有患者临床反应良好，治疗后没有复发。从历史上看，一些类型的皮肤结核仅用异烟肼即可治愈[20]。但是这种方法已经不再适用，因为单药疗法可能会产生耐药性——如果患者出现对异烟肼的耐药，那就意味着实际上我们无法给予任何有效治疗。

手术切除对寻常狼疮或疣状皮肤结核早期小病灶可能有效。手术可能有助于瘰疬性皮肤结核缩短化疗所需时间。整形手术可有助于改善寻常狼疮所致容貌损害。

预后

由于现代疗法的进步，预后很大程度上取决于早期准确的诊断。当结核泛发或者已影响脑膜，预后不容乐观。结核病和 HIV 双重感染患者的死亡率高于 HIV 阴性结核患者，耐药结核死亡率也高。在婴幼儿阶段，结核病一直是一种严重的疾病。

局限于皮肤的结核对多种治疗反应良好，通常在治疗后 4～6 周出现临床反应，寻常狼疮起效时间早于瘰疬性皮肤结核。

BCG 疫苗[1]

用于预防结核 BCG 疫苗已有近百年的历史。里尔巴斯德研究所的 Calmette 和 Guèrin 从 1908 年开始通过反复传代牛分枝杆菌分离进行体外衰减来开发结核疫苗。1921 年，他们最终通过了人体测试[2]。目前有几种商用 BCG 可供使用，由于疫苗基因组的差异，它们的毒性和免疫反应各不相同[3,4]，目前还没有足够的数据支持或推荐某一种 BCG 疫苗。新疫苗研发的战略重点是在 BCG 之外研发新的替代疫苗和增强型疫苗[5]。最近一项针对婴儿的新型结核疫苗 MVA85A 的实验结果显示，与仅使用 BCG 相比，MVA85A 并没有提供额外的保护[6]。

虽然目前的 BCG 疫苗可以预防儿童免于严重的结核病（结核性脑膜炎和粟粒性结核），但它预防成人肺结核的效果存在很大差异[7]。一些研究表明 BCG 似乎不能预防皮肤结核[8]。BCG 对儿童的保护作用可能最少持续 15 年[9]。在英国，BCG 被提供给某些接触结核的高风险人群，但并非所有 10－14 岁在校儿童需按规定常规接种 BCG。高危险群体包括从结核病高流行的国家移民来的婴儿和儿童、祖辈来自于结核病高发的国家、有结核病家族史的儿童、前往结核高发地区的结核菌素试验阴性的旅游者[10,11]。它还应该提供给结核菌素试验阴性的医务工作者，以及在艾滋病患者和无家可归者接待站的工作人员。由于存在播散性 BCG 病的风险，不推荐已感染 HIV 的婴儿接种 BCG[7]。

并发症

BCG 接种后，通常在 2～6 周后出现局部反应，表现为小丘疹，可缓慢增大，排出脓性物质，形成浅层溃疡。结核菌素试验在 12 周内就会变成阳性。

并发症与疫苗接种的剂量几乎没有关系。除去异常的 BCG 原发综合征，1948 年至 1974 年期间接种疫苗的近 15 亿人中，报道的所有局部或全身反应的比例小于 2/100 万[12]。其中，皮肤瘢痕、皮疹和眼部症状为 1.35/100 万，“结核病样”病变占 0.16/100 万。

BCG 接种的非特异性反应包括荨麻疹、多形红斑[13]。罕见反应包括泛发斑丘疹或关节痛和腹痛相关的紫癜样皮疹或肌痛，常在反复接种疫苗后发生[14,15]。有时会出现大面积溃疡或慢性溃疡。

特异并发症是由 BCG 微生物引起的结核反应。寻常狼疮可见于接种部位，通常在接种后几个月出现，但也有报道在接种后 3 年发生的(图 27.3)[16-18]。这是个反复出现的问题[19]，多次接种后更容易出现[20]。也有瘰疬性皮肤结核的报道[21]。瘰疬性苔藓[14]、非典型丘疹性结核疹(被认为是丘疹坏死性结核疹的一种变异)(图 27.4)[22]、Bazin 硬红斑[23]等几种结核疹都可能在接种疫苗后出现。由于这些都是牛分枝杆菌引起的超敏反应，因此除了免疫缺陷患者，其他患者无需抗结核治疗。曾经有 BCG 瘢痕进展为基底细胞癌的报道[24]。曾有一名 7 岁儿童接种 BCG 后出现寻常狼疮，最后发展为鳞状细胞癌的报道[25]。在免疫缺陷综合征的患儿中还曾报道了播散性皮肤肉芽肿[26,27]。

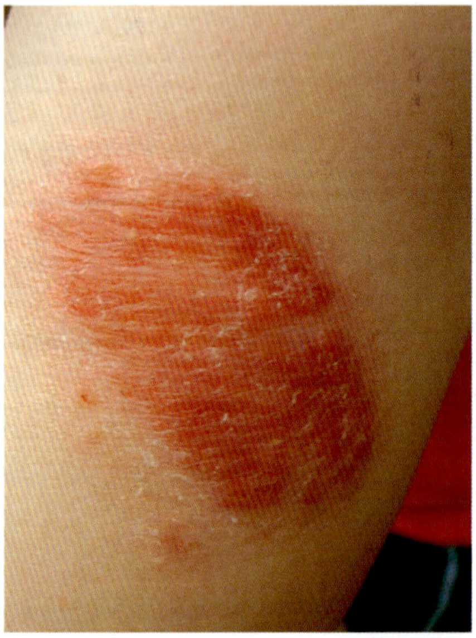

图 27.3 BCG 疫苗接种部位出现寻常狼疮斑块，大小 50mm × 30 mm(由英国伦敦卫生和热带医学学院 S.L. 沃克博士教授和临床与实验皮肤病学杂志编辑提供)

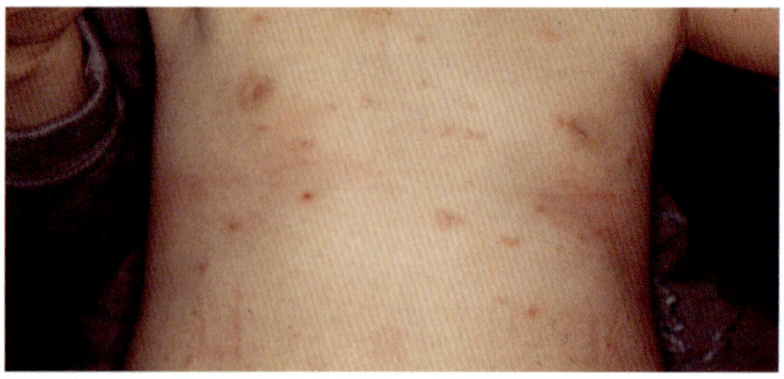

图 27.4 接种 BCG 疫苗后非典型丘疹性结核疹(日本埼玉县 Tororozawa，Namiki 国防医学院 J. Muto 教授提供)

治疗性应用

BCG 可作为一种免疫疗法用于治疗浅表和原位膀胱移行细胞癌。每月一次向膀胱内灌注 BCG 疫苗。膀胱内 BCG 治疗后可发生原发性阴茎龟头牛分枝杆菌感染(图 27.5)[28]。用 BCG 免疫疗法治疗黑素瘤可出现远处皮肤肉芽肿[29]。

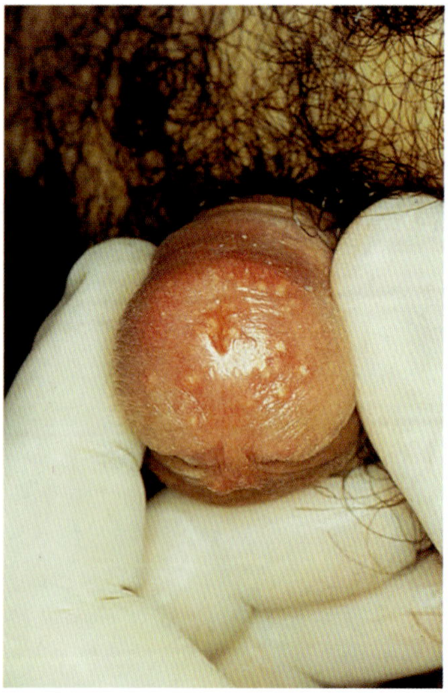

图 27.5 龟头牛分枝杆菌 BCG 感染。可见浸润性红色斑块，内含小的、深在的黄色丘疹(由西班牙巴达洛纳巴塞罗那自治大学德国人医院医学博士 M. Ribera 和英国皮肤病学杂志编辑提供)

结核和抗 TNF-α 治疗(见第 35 章)

由于 TNF-α 在导致肉芽肿形成和维持的通路中具有不可或缺的作用,因此阻断该因子可能会导致分枝杆菌感染的风险增加[1]。尽管大多数报道与英夫利昔单抗有关[2,3],但结核的再激活应被视为所有抗 TNF 药物的风险。最近的研究结果表明,TNF 介导的生理信号传导在某种程度上受到 TNF 拮抗药的损害,导致与异常肉芽肿形成和维持相关慢性感染的恶化。受体和抗体药物似乎在引起新结核感染的发展方面风险相等,但单克隆抗 TNF-α 抗体似乎更容易重新激活潜伏性的结核感染[4]。

已有报道粟粒性结核[5,6]在抗生素预防治疗期间也发生了再激活[7]。非结核分枝杆菌病也与抗 TNF-α 治疗有关[8,9]。抗 TNF-α 治疗相关的活动性结核病的增加导致在予抗 TNF 治疗之前需要筛查患者是否患有活动性和潜伏性的结核病[10,11]。NICE 最近更新了指南,开始抗 TNF-α 治疗的患者需评估并治疗结核分枝杆菌感染的风险[12]。与西欧和北美相比,亚洲抗 TNF-α 治疗的患者具有罹患结核的风险更高。因此,低风险的依那西普在亚洲结核流行区域有重要意义[13]。

原发性接种结核

定义和术语

结核性下疳是将结核分枝杆菌接种到对该菌无天然免疫或人工获得性免疫的个体皮肤而产生的,原发皮损中有大量结核菌(多菌型)。

同义名
- 结核性下疳
- 结核原发综合征

概述

原发接种结核病是由于分枝杆菌接种到先前未感染或对结核病没有天然或人工获得性免疫力个体的皮肤或黏膜中而发生的。由于结核杆菌不能穿透正常的完整皮肤或黏膜屏障,因此感染必然继发于损伤。芽孢杆菌通过擦伤和轻微伤害进入皮肤,通常在儿童脸部或四肢。这种疾病也发生在高患病率地区的高危职业,如医护人员[1,2]。

结核性硬下疳出现在包皮环切手术[3]、消毒不充分的注射器和针刺伤[4-6]、伤口[7]、手术(例如睑下成形术后以及外科医师手术刀损伤)[8-10]、耳洞、口对口人工呼吸[11]和文身[12]之后。最近也有针灸后发生感染的报道[13]。在结核流行地区,病变可能发生在身体任何接触痰或昆虫叮咬[14]或脓球菌感染区域。该病可以通过性传播[15,16]或者发生在车祸后[17]。据报道,牛分枝杆菌是一例 HIV 感染患者结核性下疳的致病微生物[18]。

流行病学

发病率和患病率

结核性硬下疳是一种罕见的皮肤结核[19],但发病率可能被低估,特别是在结核患病率高的地区。英国文献报道约有 35 例。

年龄

它通常会影响儿童。

相关疾病

接种部位可能出现寻常狼疮。疣状结核和瘰疬性皮肤结核也有提及,偶尔也会发展为系统性结核。

病理生理学

发病诱因

儿童感染风险最大,特别是接种 BCG 的儿童。接触患肺结核的家庭成员或护理人员的儿童风险也很大。实验室和医护人员也可能面临风险[2]。

病理

早期变化是皮肤和受累淋巴结的急性中性粒细胞浸润伴坏死,病变部位细菌较多,3～6 周后,肉芽肿形成,出现干酪样坏死,同时细菌消失。

致病微生物

- 结核分枝杆菌
- 牛分枝杆菌
- 卡介苗

环境因素

过度拥挤,低社会经济地位和恶劣的生活条件都是发病诱因。

临床表现

病史

任何无痛、不愈的溃疡或伴局部淋巴结增大的皮损,尤其是儿童,都应疑诊本病。

表现

最早的皮损发生在接种后 2～4 周,可能是褐色丘疹、结节或边界不清的溃疡,颗粒状出血性基底。随着时间的推移,边缘坚实,形成粘着性痂。无明显创伤,初始病变通常很小,中央有银色鳞屑,玻片压诊可见"苹果酱"结节。皮损多见于面部、手部和下肢[20]。表面愈合可能掩盖其下活动性感染和冷脓肿的发展。

常 4～8 周后出现局部淋巴结增大。皮肤结核性下疳和局部淋巴结增大复合体类似于肺的冈氏病灶(Ghon focus)。有时，类狼疮结节发生在愈合的溃疡周围，或类似皮肤瘰疬出现在更深的感染部位。手指上出现类似甲沟炎病变也有报道[21]。

临床变异型

有几种形式的黏膜病变。结膜病变可能引起水肿和刺激[22]。已经有报道伴有耳前淋巴结炎的眼睑溃疡和水肿[23]。口腔病变并不常见[11]，但经常误诊的无痛病变可能在牙槽或牙龈上形成类似牙龈炎的牙槽窝。口腔病变可能是口腔原发性结核的表现[2]。

鉴别诊断

鉴别诊断包括溃疡的其他病因，包括其他分枝杆菌(例如海分枝杆菌)、布鲁里溃疡、放线菌病、皮肤利什曼病和恶性肿瘤[24]。还包括具有孢子丝菌病样表现的其他疾病，例如孢子丝菌病、猫抓病和土拉菌病。

严重程度分级

严重程度不一。

并发症和合并症

在极少数情况下可导致播散性结核病。

病程和预后

如果不治疗，结核性下疳会在数月内缓慢愈合。寻常狼疮或皮肤疣状结核可能出现于初发部位。随着其他部位结核的发展偶可出现机体的血源性传播，包括粟粒性结核[18]。在包含 40 名患者的研究中，有 4 例出现结节性红斑(见第 99 章)[22]。肿大的回流淋巴结通常消退缓慢，常钙化；冷脓肿和窦道形成较为少见，可发展成皮肤瘰疬。

辅助检查

诊断通常依据病史、临床表现、组织学和微生物检查。在疾病的早期，原发性皮肤病变和回流淋巴结节中可见抗酸杆菌。结核菌素试验在病程开始时通常为阴性，但以后可转为阳性。

治疗

首要措施

应及时开始抗结核治疗(参见目前的治疗方案)。应遵循适当的其他器官结核的现行治疗指南，同时考虑到全身受累的程度、患者免疫状态以及 MDR 型结核的可能。

瘰疬性皮肤结核

定义

瘰疬性皮肤结核是由于结核杆菌从皮下相邻结节病灶直接侵入皮肤造成的。

同义名

皮肤液化性结核

概述和发病机制

瘰疬性皮肤结核源于传染性结核病灶对皮肤的累及和破坏，常见于淋巴结、骨骼或关节、泪腺或导管、乳房或睾丸(图 27.6)[1-5]。一项 23 名瘰疬性皮肤结核[2]患者的详细资料显示，瘰疬性皮肤结核常继发于颈部、肱骨内上踝和耳后腺感染。在另一个含有 27 例患者的报道中，面部和颈部仍为最常见受累部位[6]。三项印度系列研究[3,4,7]、一项英国成年人研究[8]和最近一项埃塞俄比亚北部的研究(202 例中 71%)[9]均显示，瘰疬性皮肤结核仍是儿童和青少年中最常见的皮肤结核类型。

在埃塞俄比亚的研究中，病变最常见于颈部、腋窝、腹股沟以及胸部淋巴结。皮损还与头皮、肋骨或四肢的骨髓炎有关；有时会引起广泛溃疡(图 27.7)。这些研究对象中，4 名患者乳房受累，2 名患有睾丸疾病。22%的患者同时感染 HIV[9]。

流行病学

发病率和患病率

世界范围内最常见的皮肤结核类型。

年龄

最常见于儿童和 30 岁之前。

性别

最近一项印度的系列研究提示，男性患病率是女性的 1.5 倍[10]。

相关疾病

系统性结核和 Sweet 病可并存[11]。

病理生理学

发病诱因

包括恶劣的生活条件和 HIV 共感染[9]。

组织病理学

通常存在溃疡性真皮脓肿，伴有不明确的组织细胞成分。较深的结构中可见明显的干酪样坏死，常伴明显细菌浸润[2]。

致病微生物

• 结核分枝杆菌

临床特征

病史

常有无症状的肿胀、溃疡或窦道。病史可相当漫长。

临床表现

通常情况下，皮肤瘰疬开始为无症状、蓝红色的

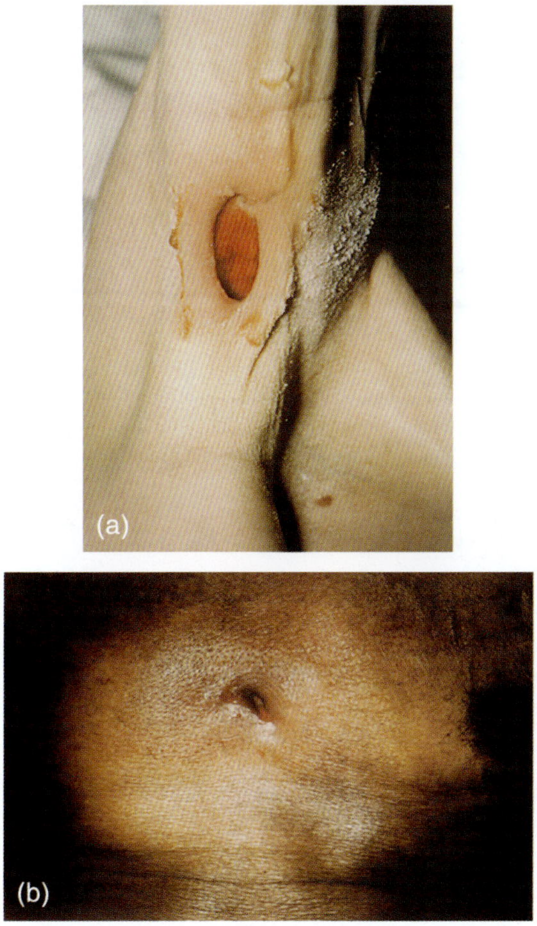

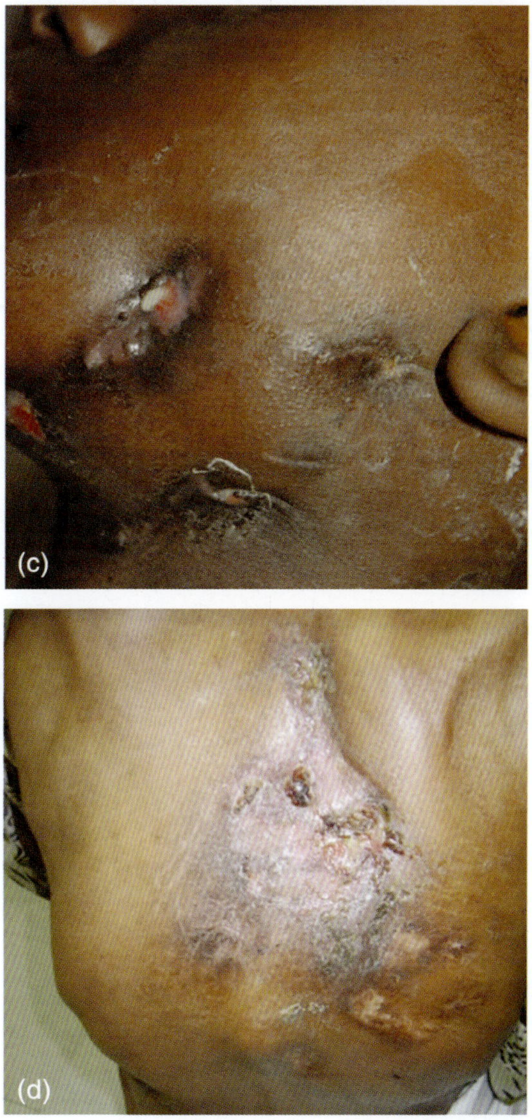

图 27.6　瘰疬性皮肤结核

(a)一名 74 岁白人男性患者抗结核治疗前与腋腺结核有关。(b)62 岁巴基斯坦男性患者与胸骨结核相关。(c)颈部腺体受累。(d)与脊柱结核相关。(a 和 b 部分,由英国皮肤病学杂志编辑提供)

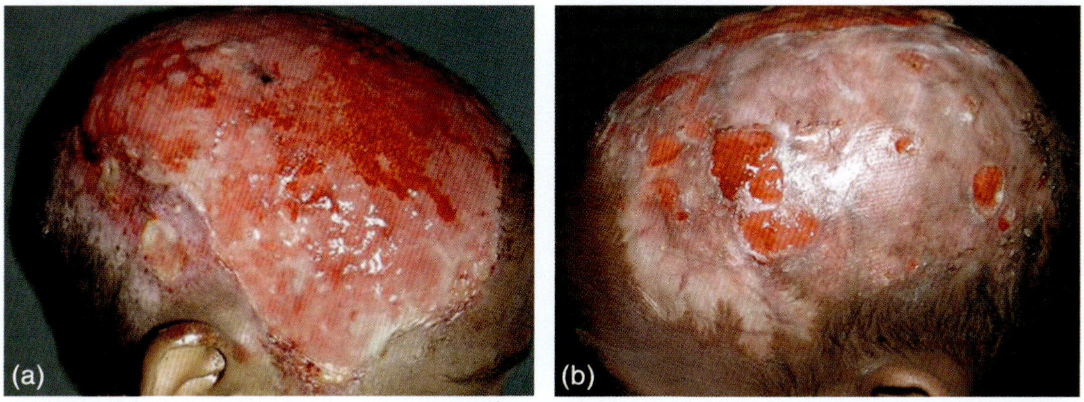

图 27.7　(a)一名埃塞俄比亚儿童继发于颅骨结核性骨髓炎的溃疡表现的皮肤瘰疬。(b)经过几个月抗结核治疗后,溃疡愈合[由意大利罗马国家健康,移民与贫困研究所(NIHMP)的皮肤科医师 Valeska Padovese 博士提供]

皮下肿胀，可持续数月，覆盖在感染的腺体或关节上，进而破溃形成穿凿性溃疡，基底部有颗粒状组织。许多瘘管可能会在青紫皮肤下方相互交通。病情进展伴瘢痕形成，一些部位纤维密集，另一些部位则形成波动感或排出脓液。过多肉芽组织可能会导致真菌瘤，如孢子丝菌的传播[12]。感染愈合后可留有特征性褶皱瘢痕。

临床变异型

广泛的溃疡性病变，尤其头皮，导致诊断困难。

鉴别诊断

非结核分枝杆菌感染尤其是鸟分枝杆菌复合淋巴结炎，以及更为良性的瘰疬分枝杆菌，需要通过培养以排除[13]。其他鉴别诊断包括孢子丝菌病、放线菌病、梅毒性树胶肿、化脓性汗腺炎、类鼻疽和细菌性脓肿[14]。

病程和预后

有时可自发愈合。但总体病程长，并留下典型条索状瘢痕。

辅助检查

皮肤活检应在窦道或溃疡边缘进行。结核杆菌通常很容易在活检标本或细针穿刺细胞学涂片上识别出来，而后者在医疗资源不足的情况下非常有用，可作为一线方法[9]。如果条件允许应进行分枝杆菌培养。

结核菌素试验通常呈阳性。但须排除 HIV 感染和其他原因导致的免疫抑制因素。

治疗

一线治疗

应遵循当前合适的抗结核治疗方案，及时进行抗结核治疗，同时考虑到全身感染的程度，患者的免疫状况和 MDR 型结核(多重耐药结核病)的存在。

腔口结核

定义和命名

腔口结核是黏膜或腔口周边皮肤的结核感染导致疼痛性溃疡。患者通常伴有严重的体内结核。最常见的感染部位是口腔黏膜，尤其是舌头。

> **同义名**
> • 腔口皮肤结核

概述

腔口结核是一种罕见的多菌型皮肤结核。由严重的肺部、肠道或泌尿生殖道结核所排出的大量分枝杆菌所致。病变可发生在口腔黏膜的任何部位以及肛门、外阴或阴茎[1,2]。口腔病变通常继发于上呼吸道或肺的结核，而会阴部病变通常继发于肠道或泌尿生殖道结核[3]。大多数病变是病原体侵犯黏膜表面的裂隙所致。口腔病变中，大多由于痰中的结核分枝杆菌入侵口腔黏膜而引起。然而，一些病变可能是由血源性播散或直接由邻近器官蔓延所致[4]。已经有不伴肺或消化道结核的肛周病变报道[5]。

流行病学

发病率和患病率

该病属于一种罕见的皮肤结核。

年龄

该病在儿童中很少见，通常发生于中老年男性[2]。

性别

主要发生在男性。

伴发疾病

可与系统性结核共存。

病理生理学

发病诱因

严重系统性性结核、免疫抑制以及营养不良都是发病诱因。

病理学

组织病理学改变多样化，通常以非特异性炎症为主。大多数情况下，真皮深部有结核样浸润并伴有明显坏死，通常容易找到结核分枝杆菌。

病原体

• 结核分枝杆菌

临床特征

病史

患者有腔口周围疼痛性溃疡病史，可能伴有发热、不适、体重减轻和盗汗等全身症状。

临床表现

患者通常是有严重内脏结核的成人且可能存在细胞免疫功能受损。病变最常见于口腔(图 27.8a)。小的、红色的、水肿性结节迅速发展，形成疼痛的浅溃疡，具有穿凿性的蓝色边缘。溃疡直径很少超过 2cm，且无自愈的趋势；溃疡可能累及舌头，特别是舌尖和侧缘[2]，同时伴有嘴唇肉芽肿性肿大(图 27.8b)。也有牙龈[6]和拔牙后牙槽[2]受累的报道。在肛周区域，溃疡的红斑和化脓区域与周围组织区分明显[7,8]。外阴病变外观与肛周相似，常伴有剧烈疼痛[9]。

临床变异型

可发生类似寻常狼疮的斑块或类似疣状皮肤结核的肥厚性病变[3]。

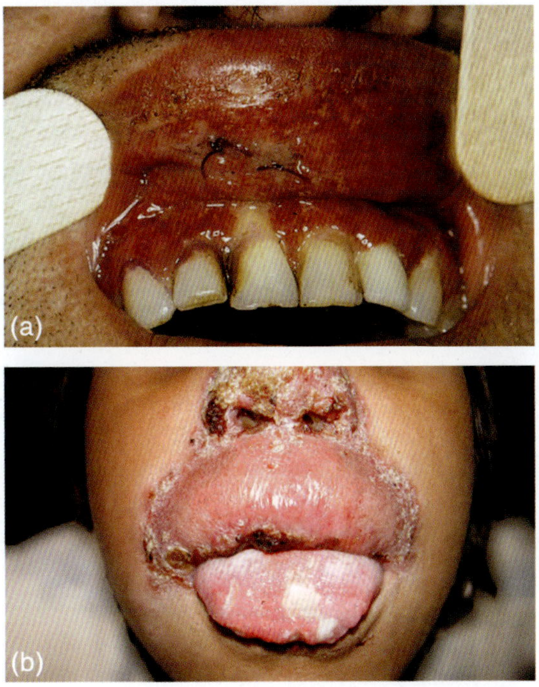

图 27.8　**口周结核**

(a)唇部和牙龈表面均可见结痂糜烂(由德国慕尼黑 Ludwig Maximilian 大学 F. Nachbar 博士和英国皮肤病学杂志编辑提供);(b)上唇肉芽肿扩大,病变累及鼻部,舌表现为红斑性糜烂和溃疡(由印度新德里 SJ 医院和 VM 医学院的 V. Ramesh 博士和 Paediatric Dermatology 编辑提供)

鉴别诊断

口腔病变需与克罗恩病、皮肤黏膜利什曼病、口腔副球菌病和鼻硬结鉴别。肛门生殖器病变必须与恶性肿瘤、尼可地尔诱发的溃疡、克罗恩病、皮肤阿米巴病、肛门副球菌病、慢性单纯疱疹感染和梅毒相鉴别。

病程及预后

此病不会自行痊愈,抗结核治疗反应缓慢。

辅助检查

皮肤活检标本的组织学检查,以及偶尔从化脓性溃疡基底部的涂片细胞学检查,显示多重抗酸杆菌。组织培养通常在 6d 内呈阳性。PCR 可以在 24h 内得到结果。往往由于患者的细胞免疫功能严重受损,结核菌素试验常为阴性。患者应进行筛查以排除相关的全身结核,尤其是肺、肠道和泌尿生殖系统的结核[10];79%的病例与肺部疾病有关[1]。应排除免疫抑制的原因,如 HIV 感染。

治疗

一线治疗

应遵循当前合适的抗结核治疗方案,及时进行抗结核治疗,同时考虑到全身感染的程度、患者的免疫状况和 MDR 型结核(多重耐药结核病)的存在。

急性皮肤粟粒性结核

定义

急性粟粒性结核病是由于血源性播散的结核杆菌进入皮肤引起的。

> **同义名**
> - 播散性粟粒性皮肤结核
> - 急性播散性粟粒性皮肤结核

概述

急性粟粒性皮肤结核十分罕见,通常见于严重的肺部或脑膜结核以及播散性结核。通常见于婴幼儿或免疫抑制者如 HIV 感染者[1,2]或麻疹等病毒感染后或营养不良者[3]。

流行病学

发病率和患病率

急性粟粒性皮肤结核十分罕见。

年龄

通常见于婴儿和儿童。

病理生理学

病理学

组织学显示坏死性结节性肉芽肿伴多重抗酸杆菌。

病原体

- 结核分枝杆菌

临床特征

临床表现

典型患者的皮损包括微小的蓝色丘疹、水疱、脓疱或出血性皮损。该病变可累及全身,但在躯干、大腿、臀部、生殖器等部位更为多见[4]。水疱可能坏死形成小溃疡[5]。也有出现结节性红斑[6]。患有结核的母亲所娩新生儿可能出现轻型表现,表现为内脏局限受累伴少量散在丘疹[7]。

病程及预后

整体预后不良,但对治疗有反应。

诊断

已知有结核病史或结核病患者接触史的患者出现不寻常的皮疹提示诊断,应通过皮肤活检予以确认。结核菌素试验呈阴性。应进行适当的检查以确定体内结核感染的程度[8]。

治疗

一线治疗

如有强烈怀疑为急性皮肤粟粒性结核，应及时抗结核治疗（见现行治疗方案）。这种类型的结核可合并 MDR（多重耐药结核病）[9]。

转移性结核性脓肿

定义和命名

转移性结核性脓肿或结核性树胶样肿是由结核分枝杆菌的血液播散引起的，表现为单发或多发真皮皮下结节，可有波动感或破溃形成溃疡。不同于瘰疬性皮肤结核，它不累及皮下组织。

> **同义名**
> • 结核性树胶样肿

概述

这种类型的结核病是在机体抵抗力降低期间，由于原发病灶内病原体的血源性播散导致的单个或多个病灶。尤其见于营养不良儿童[1]或免疫缺陷成人[2]，可在静脉穿刺[3]后出现，与潜在的淋巴瘤[4]和系统性免疫抑制治疗（如糖皮质激素）[2]有关。

流行病学

发病率和患病率

在埃塞俄比亚北部的一项研究中，202 名患者中患病率 9%[5]。但总体上发病率较低。

年龄

通常发生在儿童中。但免疫抑制的患者年龄不一。

病理生理学

发病诱因

营养不良和免疫抑制。

病理学

组织病理显示大范围坏死伴多量结核分枝杆菌浸润。

病原体

• 结核分枝杆菌

环境因素

恶劣的生活环境与发病有关。

临床特征

临床表现

结核性树胶肿表现为坚实的皮下结节或无触痛的的波动性脓肿（图 27.9）。四肢比躯干更易受累。受累位置皮肤破溃后，可形成浅凿性溃疡，常伴有窦道或瘘管（图 27.10）[4,6]。病变可能是多发性的，可能会出现异常和过渡型的病变[7]。在粟粒性结核的治疗过程中，很少发现多发性脓肿[8]。有时也可引起腕管综合征[9]。

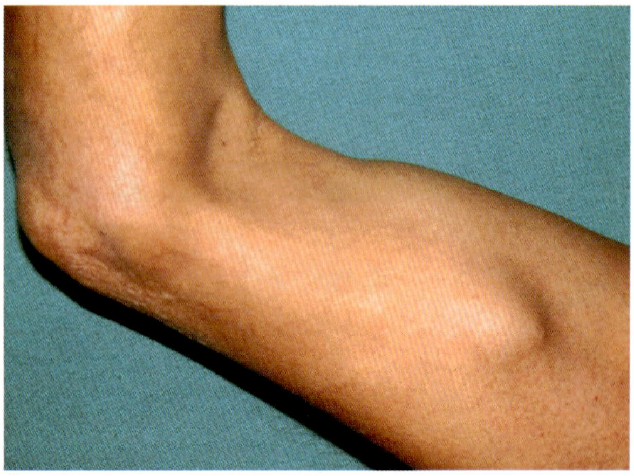

图 27.9 结核性脓肿（转移性冷脓肿）（由印度新德里 SJ 医院和 VM 医学院 V. Ramesh 博士和 Paediatric Dermatology 编辑提供）

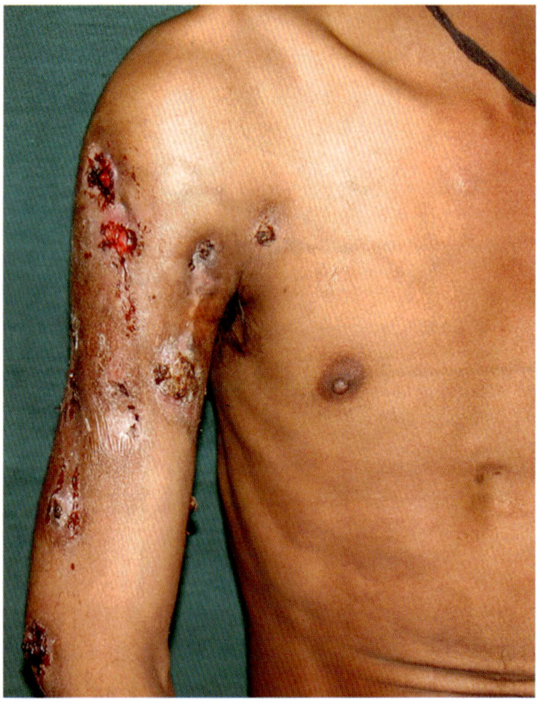

图 27.10 左臂多发性转移性脓肿（由印度新德里 SJ 医院和 VM 医学院 V. Ramesh 博士和 Paediatric Dermatology 编辑提供）

鉴别诊断

本病很难与化脓性细菌感染、梅毒、非结核分枝杆菌感染、坏疽性脓皮病和某些真菌感染区分开来[10]。

并发症

可能并发腕管综合征。

病程及预后

皮损经治疗后逐渐好转。

诊断

通过细菌培养确诊。应筛查存在结核的潜在病灶和免疫抑制的患者。结核菌素检查通常是阳性的，但如果患者的一般状态差，则可能是阴性的。

治疗

一线治疗

在细菌培养确诊的基础上，进行全面的规范化治疗（见现行治疗方案）。

疣状结核

定义和命名

这是一种无痛的、疣状的、斑块状的结核病，外源性的结核分枝杆菌通过开放性伤口或擦伤进入皮肤引起。该病的患者通常是以前有过结核分枝杆菌感染或者对该病原体敏感的人，具有较强或中等的免疫力[1]。病灶内通常仅有少量病原体（少菌型）。

> **同义名**
> • 疣状皮肤结核

概况

疣状结核由先前致敏个体通过外源性细菌接种而发生。通常由外来来源的意外接种引起，特别是在医护人员中，也被称为“解剖疣”“尸解者疣”或“尸毒疣”[2]。它也可以通过活动性肺结核患者的痰液自身接种而发生。这是 20 世纪 60 年代中国香港人最主要的结核类型。当时，孩子们穿开裆裤，坐在地上接触了痰液而被感染。同样，赤脚走在有病菌的地方也可能被感染[4,5]。

流行病学

世界范围内，疣状皮肤结核的发病率相差很大，但似乎在亚洲最为常见。在 2010 年尼泊尔的一项研究中，它是最常见的一种结核病，占 48%[6]。在巴基斯坦[7]和孟加拉国[8]研究中占 18%。在大多数其他研究中，它占皮肤结核患者的 3%～7%[9-12]。文化的变化或许可以解释中国香港该病发病率的下降，在 20 世纪 60 年代，疣状皮肤结核是中国香港最常见的结核[3]。

病理生理学

组织病理

浅表脓肿形成，可见明显的假上皮瘤样增生。致密的混合型浸润仅见稀疏的结核病灶。病灶中少见结核分枝杆菌。

病原体

• 结核分枝杆菌

临床特征

病史

病史较长，通常有病灶缓慢扩大的过程。某些病例中可能未确诊多年[13,14]。

临床表现

病变通常发生在创伤部位且被含有结核分枝杆菌的痰液或其他含菌物质所感染。欧洲病例最常累及手部，但在亚洲，主要累及膝盖、脚踝和臀部[5,15]。

病变通常无症状，开始时很小，伴有轻微炎性红晕的疣状坚实丘疹。通过逐渐扩展，形成疣状斑块。边缘的不规则延伸形成具有手指状突起的锯齿状轮廓。中心可消退，留下白色萎缩性瘢痕，或整个病变可形成一个巨大的浸润性乳头状赘生物（图 27.11），紫色、红色或棕色。质地一般很硬，但也可能有相对软化的区域。脓液有时可以从这些软化区域或裂隙中渗出。病变可与寻常狼疮相似[16]，但部位不同。外观可呈银屑病（图 27.12）或瘢痕疙瘩样。偶尔也可以渗出和结痂为主。极少数情况下，多发性病变意味着多重接种[17]、孢子丝菌样播散（图 27.13）[18]可发生结核性淋巴结炎[19]。

临床变异型

深层破坏性的乳头状瘤和硬化型可能导致四肢畸形[13]。在活动性疾病患者中，泛发型可合并丘疹样坏死和狼疮样病变[20]，发生于活动性结核患者，可被视为不同组织反应的血源型。中国香港报道了一种生长旺盛的肉芽肿型[5]，在其他东方种族也有[15]。还可出现肿瘤样型[21,22]。

鉴别诊断

甲下和指端病变应与疣以及手部角化病相鉴别。芽生菌病、嗜铬菌病和放线菌病类似于增生肥厚的疣状皮肤结核，结痂皮疹可与利什曼病类似。当中心瘢痕伴有匍行性边缘时，可与三期梅毒混淆。与肥厚性扁平苔藓和苔藓变的鉴别有时困难，但这些疾病的损害呈多发性或瘙痒性的。寻常狼疮通常无角化过度，玻片压诊法则显示“苹果冻”结节（见第 4 章）。

非结核分枝杆菌（NTM）引起的病变通常只能通过微生物培养来区分，与海分枝杆菌鉴别尤为困难（见海分枝杆菌感染）。

并发症和共病

因为可能并发骨、淋巴结[19]或肺的结核，所以应积极寻找其他部位是否存在活动性结核[5]。粟粒性

第3部分

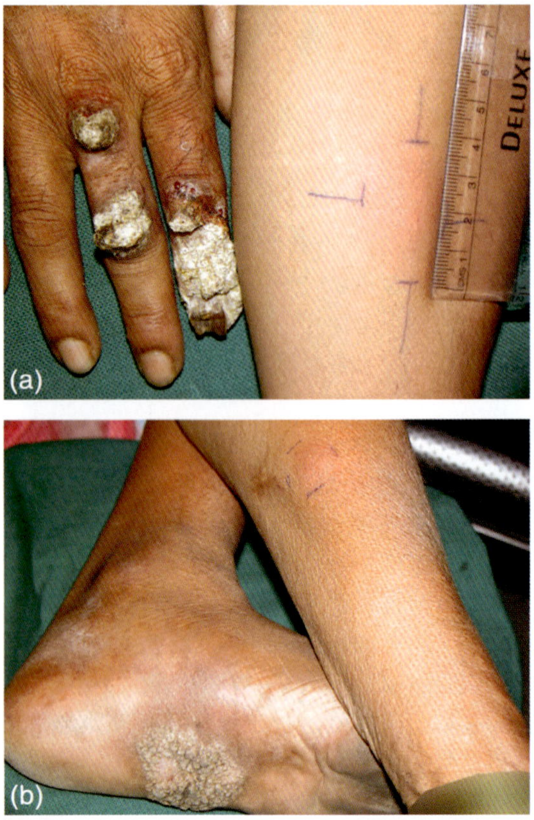

图 27.11 疣状结核伴强结核菌素反应

(a)右手环指和中指。(b)左足底。(由印度新德里SJ医院和VM医学院V. Ramesh博士和Paediatric Dermatology编辑提供)

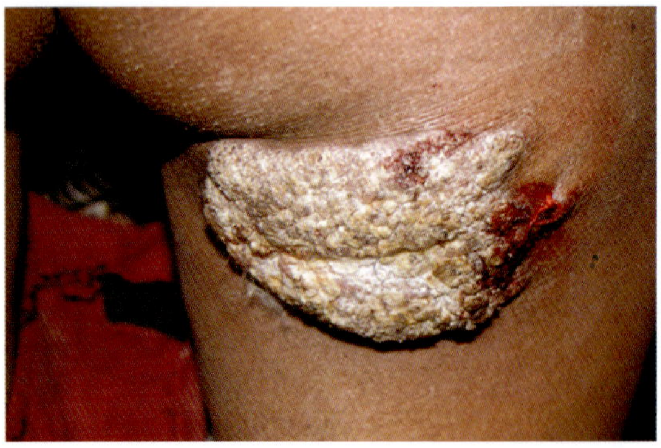

图 27.12 右大腿疣状结核(由印度新德里SJ医院和VM医学院V. Ramesh博士和Paediatric Dermatology编辑提供)

肺结核[23]与瘰疬性皮肤结核也有报道[24]。

病程和预后

抗结核治疗有效;若不抗结核治疗,病程通常非常漫长,病变可在数月或数年内几乎不活动[13,14,25]。可自发缓解,通常会导致萎缩性瘢痕。

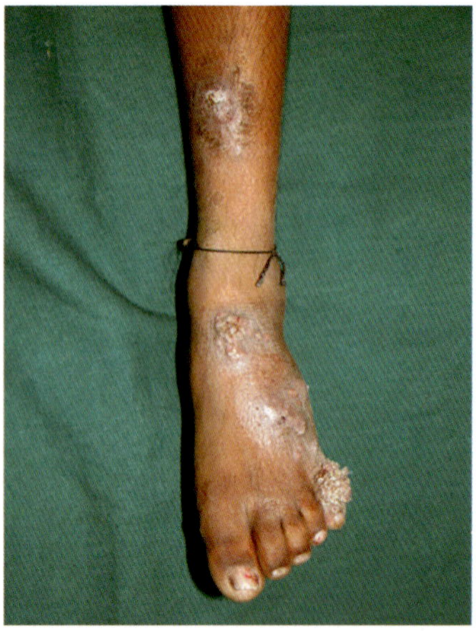

图 27.13 疣状结核的孢子丝菌病样传播(由印度新德里SJ医院和VM医学院V. Ramesh博士和Dermatologic Clinics编辑提供)

辅助检查

皮损组织病理学通常可将其与炎症性病变区分开来,但NTM引起的病变更难鉴别,通常需要组织培养。IFN-γ检测可有助于区分NTM和牛分枝杆菌引起的病变,且不受卡介苗接种的影响[26,27]。PCR如果阳性可能会有帮助,但在少菌型皮肤结核中通常是阴性的。

治疗

一线治疗

治疗应遵循当前合适的抗结核指南,同时考虑到全身感染的程度、患者的免疫状况和MDR型结核的存在(见当前治疗方案)。

寻常狼疮

定义

寻常狼疮是一种慢性的、进行性的、少菌型的皮肤结核,发生在之前对结核菌素有高度免疫力的敏感个体中。特征性病变是一个由柔软的红棕色丘疹组成的斑块,玻片压诊法可呈苹果酱样外观。

概述

寻常狼疮是最常见的皮肤结核病之一,发生在先前致敏的个体身上。特征性病变是缓慢扩大的斑块,边缘隆起,中央萎缩。病变的边缘在某些区域逐渐延伸,在另一些区域愈合形成瘢痕,有时在多年后造成相当大的组织破坏。有许多临床类型,包括瘤样和溃疡样型，可能会给诊断带来困难。皮损源自潜在结核病灶的血源性播散，或是直接接触所致。面部通常被认为是由于血源扩散引起，而位于四肢的那些更可能是由于再次接种感染[1]。

流行病学

发病率和患病率

在印度、南非和巴基斯坦发表的系列文章中，寻常狼疮是成年人皮肤结核最常见的类型[2-4]。在突尼斯，寻常狼疮病例的比例有所增加，这可能反映了社区人群对结核的免疫力更强[5,6]。寻常狼疮也是西班牙最近报道中最常见的表现类型[7]。

性别

此病在女性中似乎比男性更常见。

病理生理学

寻常狼疮通常起源于体内的潜在感染，如骨骼、关节或者淋巴结结核，可以通过直接蔓延或者血源性以及淋巴源性感染。有时，潜在病灶在临床上并不明显，所以推测是因为先前的无症状细菌血症的潜在皮肤病灶被重新激活[8]。它也可能在外源性接种后出现[9]，或作为 BCG 接种的并发症出现[10-12]。

组织病理学

组织学特征是多变的。通常情况下，浅层真皮内有少量或无中央干酪化的结节，周围有上皮样组织细胞和多核巨细胞。外周密集淋巴细胞。病灶中很难发现致病微生物，仅在少数情况下可见大量病原体浸润[13]。表皮可溃烂，伴有相关的混合炎性浸润、萎缩或棘层肥厚。如果棘层肥厚明显，导致假上皮瘤样增生，则很难与鳞状细胞癌鉴别[14]。

致病微生物

- 结核分枝杆菌。
- 牛分枝杆菌[15]。
- 卡介苗（Bacille Calmette-Guérin，BCG）[10-12]。

临床特征

临床表现

寻常狼疮通常以孤立性病变出现在正常皮肤中，有时也可出现在首次接种部位，如文身部位[9]、瘰疬性皮肤结核瘢痕或 BCG 接种处[10-12]。在欧洲，超过 80% 的病变在头部、颈部，尤其是鼻子周围[16,17]。其次是手臂和腿，躯干很少受累。在印度，面部发生较少，臀部和躯干受累较多[18]。在发展中国家的儿童中，病变通常发生在下肢和臀部；它们通常是通过再次接种发生的，可能与不穿衣服或鞋子玩耍有关[19]。

最初的皮损是一个均匀、小的、红棕色、扁平、柔软的、几乎凝胶状的黏稠物。通过玻片压诊法诊断可以看到“苹果酱”结节。皮损逐渐隆起、浸润变成棕色，周边伸展成为旋转状或盘状萎缩区域。通常只有一个病灶，但是如果有肺部活动性感染播散则有可能形成多个病灶[20]。孢子丝菌病样蔓延也有报道[21]。

临床表现有很大的差异，但是临床形式可分为五种一般模式，具体取决于局部组织对感染的反应。

1. 斑块型（图 27.14）。扁平斑块伴不规则或匍行性边缘。病变表面可能光滑或者覆盖着银屑病样鳞屑。可会出现大斑块不规则瘢痕区，有活跃的局灶性狼疮组织。边缘经常变厚和角化过度。

2. 溃疡性和致残型（图 27.15）。瘢痕和溃疡占主导地位。坏死区域表面结痂。侵入深部组织和软骨，出现挛缩和畸形。病情较轻时，覆盖在点状溃疡上的角化栓与缓慢的瘢痕形成有关。

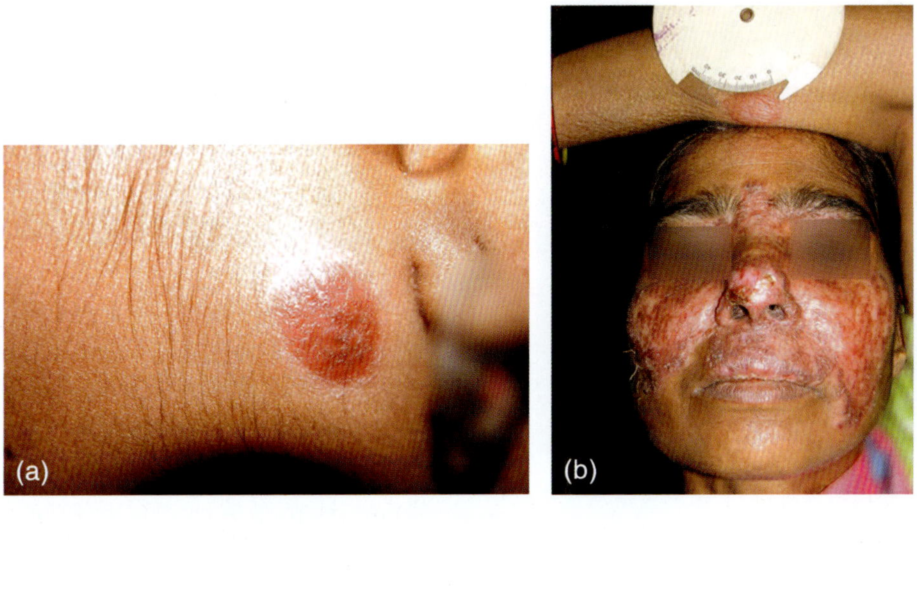

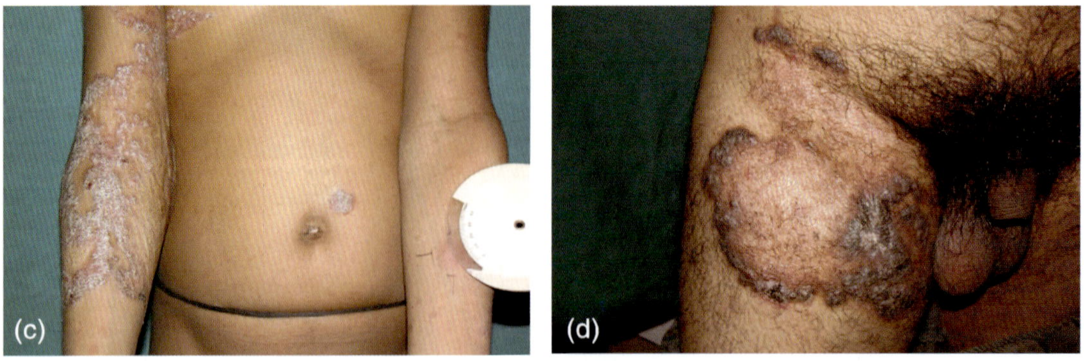

图 27.14 寻常狼疮

(a)左颊孤立斑块。(b)面部类似盘状红斑狼疮的病变。注意结核菌素的强反应。(c)寻常狼疮表现为典型的中央萎缩和匍行性边缘。(d)寻常狼疮边缘增厚肥厚。(由印度新德里 SJ 医院和 VM 医学院 V. Ramesh 博士和 Paediatric Dermatology 编辑提供)

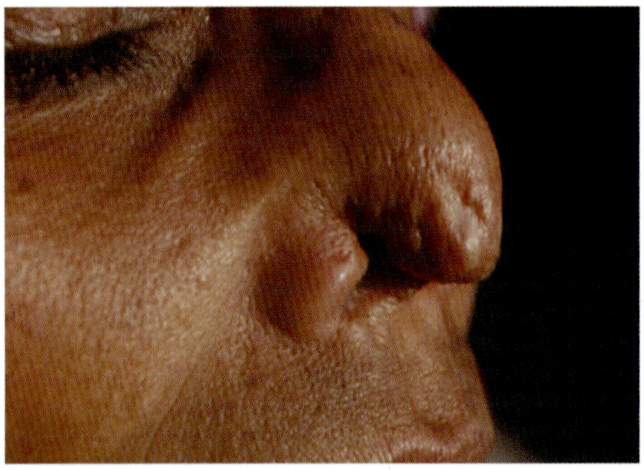

图 27.15 寻常狼疮的晚期后遗症:鼻部畸形(由印度新德里 SJ 医院和 VM 医学院 V. Ramesh 博士和 Paediatric Dermatology 编辑提供)

3. 增殖型(图 27.16)。该型特征为有明显的浸润、溃疡和坏死,但愈合后形成的瘢痕很小。此型侵犯黏膜,缓慢破坏软骨。当鼻或者耳软骨受累时,将会导致广泛的破坏和毁容。

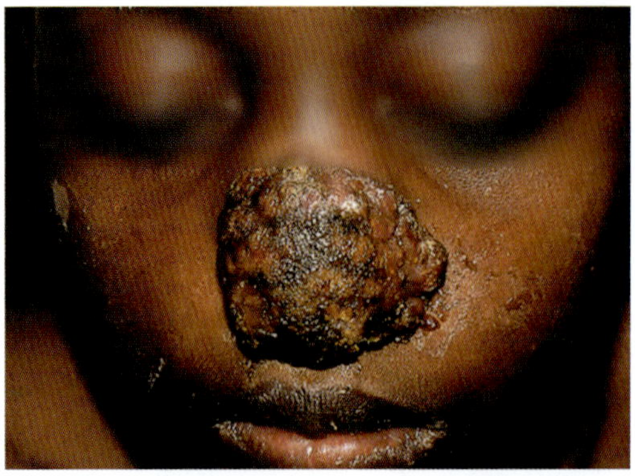

图 27.16 鼻部增殖型狼疮(由英国巴恩斯利地区综合医院 J. E. Bothwell 医师提供)

4. 肿瘤样型(图 27.17)。肥厚型表现为肿瘤样软结节或者呈上皮增生伴角化过度的肿块。在"黏液瘤"型中,在耳垂上形成巨大的软组织肿瘤,使耳垂明显增大[22]。有时也会有明显的淋巴水肿和血管扩张。

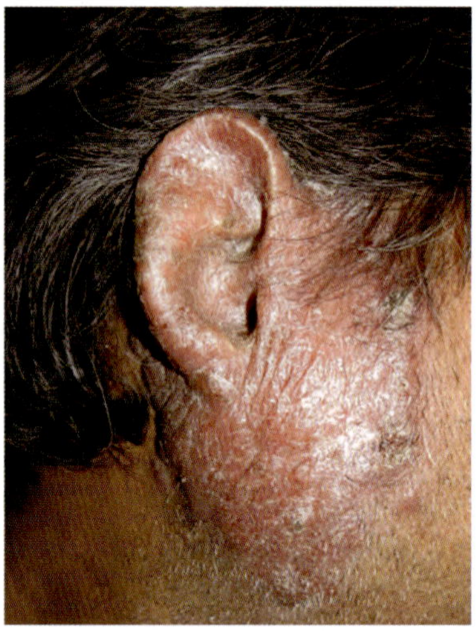

图 27.17 耳垂与面部的肿瘤样型寻常狼疮(由印度新德里 SJ 医院和 VM 医学院 V. Ramesh 博士和 Paediatric Dermatology 编辑提供)

5. 丘疹和结节型。在播散性狼疮和真正的"粟粒性狼疮"中会同时发生多个损害灶。这通常发生在发疹型疾病后,如麻疹等导致的短期免疫抑制后[23]。

黏膜损害

鼻部、口腔和结膜的黏膜受累,可以表现为原发的丘疹、结节、溃疡,也可以由邻近的皮肤病灶扩散而来。鼻部的损害开始表现为结节,易出血,然后形成溃疡，有时会导致软骨破坏。早期症状可能有干性鼻炎。颊部、腭部、牙龈或口咽部黏膜也能通过狼疮损害的直接延伸或者鼻部损害的淋巴扩散而产生颗粒性、增殖性或者溃疡性损害。这些损害可能会导致软腭处产生瘢痕，最后形成畸形以及喉部的狭窄。

临床变异

临床表现多样，包括巨大型在内的非典型表现日趋常见[24,25]。

鉴别诊断

由于寻常狼疮在英国等国家罕见，这些国家考虑此病种的可能性很小。若出现伴有中央瘢痕的典型斑块，诊断比较容易[26]。但在早期，寻常狼疮很容易与淋巴瘤、Spitz 痣以及红斑狼疮混淆。一部分患者也必须排除梅毒。深部真菌病可能与增殖型或陈旧性狼疮相似，组织学特征和培养结果可区别。在临床上可能无法鉴别狼疮样型的利什曼病。面部的狼疮损害可能会被误诊为玫瑰痤疮[26]或鲜红斑痣[27]，在极端情况下也可能误认为是其他分枝杆菌感染。

然而该病的最常需要鉴别诊断的是结节病与麻风。麻风的结节更加坚硬，伴有麻风其他典型体征。结节病的结节类似灰色的沙粒而不是寻常狼疮的“苹果酱结节”，触摸或穿刺时感觉更加明显，鉴别效果优于颜色对比，其颜色常呈灰色。

寻常狼疮可能会与银屑病皮损相似，但更易浸润，通常孤立出现。Bowen 病可与两者类似。据报道，肛周寻常狼疮可与慢性单纯性苔藓和克罗恩病的皮损类似(图 27.18)[28,29]。疣状结核通常好发于手部，较狼疮鳞屑更多、疣状更明显，组织学特征也相异。

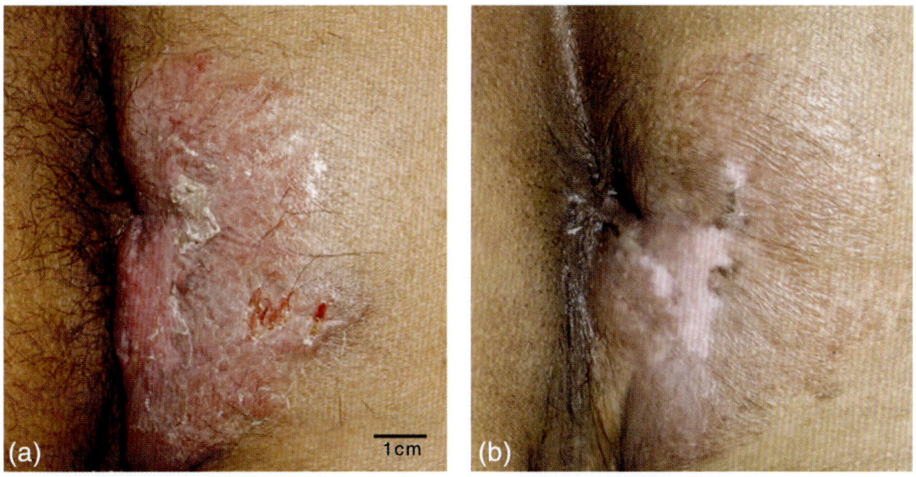

图 27.18 肛周狼疮治疗前(a)和治疗后(b)(由澳大利亚 Royal Perth Hospital 皮肤科 Julia Rhodes 医师，Australian Journal of Dermatology 编辑提供)

当诊断困难时，可考虑进行试验性治疗，寻常狼疮一般会在4～6周内出现反应[30,31]。

并发症和共病

瘢痕、挛缩和组织破坏是寻常狼疮最突出的特征。瘢痕通常比较表浅，表面光滑，呈白色，但不稳定，可能会破溃或形成瘢痕疙瘩。挛缩可导致眼睑外翻或眼睑闭合不全，需要整形手术治疗。活动性寻常狼疮常可再次出现在瘢痕组织。

众所周知，长期存在的寻常狼疮皮损处会出现恶变。恶变引起的肿瘤中以原位或浸润性鳞状细胞癌最常见，发病率为0.5%～10%[32-34]，易与寻常狼疮新病灶混淆(图 27.19 与图 27.20)。并发基底细胞癌、汗管样小汗腺癌、黑素瘤以及肉瘤的案例也有报道[35,36]。寻常狼疮并发鳞状细胞癌往往需要25～30

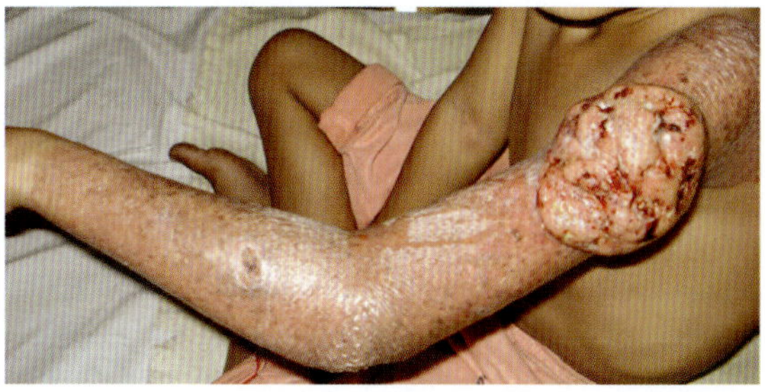

图 27.19 BCG 诱导大面积寻常狼疮患儿并发鳞状细胞癌(由印度 North Eastern Indira Gandhi Regional Institute of Health and Medical Sciences，Shillong 的 Binod Kr Thakur 和 Dr Shikha Verma，the International Journal of Dermatology 编辑提供)

年时间，通常患者 40 或者 50 多岁[37]。一些早期出现鳞状细胞癌的病例可能与化疗前使用紫外线光疗有关[33]。最近也报道了一例由 BCG 诱发鳞状细胞癌的寻常狼疮患儿[38]。

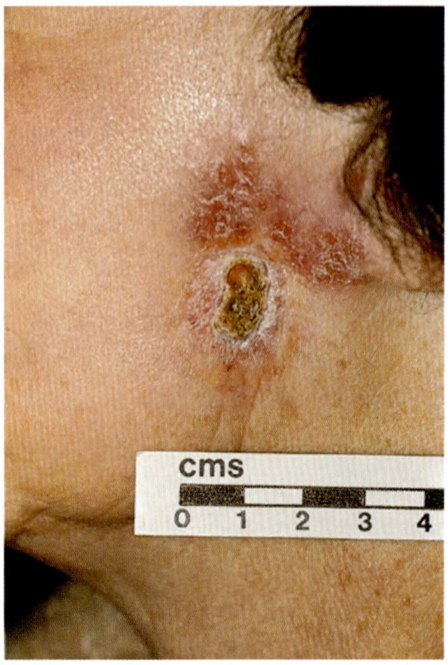

图 27.20 陈旧寻常狼疮灶中出现基底细胞癌

病程与预后

尽管寻常狼疮长期都呈惰性，但未经治疗时，自然病程是不断进展的。而给予合适的治疗后，寻常狼疮一般不到 5 周就出现临床反应，并且 10 周左右病情就能有显著的改善[31]。4～6 周无治疗反应则提示需重新考虑诊断。

辅助检查

由于寻常狼疮杆菌数目少而皮损多变，给诊断带来挑战性。皮肤活检通常是有帮助的，但由于皮肤损害中杆菌数量很少，因此抗酸杆菌的染色常是阴性的[24,39]。培养可能更有帮助，一项研究显示，在印度的一项研究中有 12.5%的样本呈阳性，在西班牙的一系列研究中有 40%呈阳性[7]。PCR 已成功用于确诊寻常狼疮[40,41]。结核菌素试验通常是阳性的，IFN-γ 试验也可能有帮助。

治疗

一线治疗

应给予标准的多联抗结核治疗（参见目前的治疗方案）。过去异烟肼曾被用作单药疗法，但强烈反对这种做法，因为临床证据显示高达 26%患者其他部位有结核灶，如果患者对异烟肼耐药，实际患者没有接受有效治疗[2]。最近由异烟肼耐药株结核分枝杆菌引起的寻常狼疮病例报告也强调了这一点[42]。

结核疹

结核疹可以认为是皮肤对于血行播散的结核分枝杆菌的高敏反应或是从原发病灶来的抗原在皮肤引起了强烈的细胞免疫。诊断标准包括皮肤活检显示结核样组织改变，结核菌素试验强阳性，结核分枝杆菌涂片阴性和培养阴性，以及抗结核治疗对于皮损消退有效。

临床分类

真正的结核疹可以分为以下几个组：

1. 斑丘疹型：瘰疬性苔藓。
2. 丘疹型：丘疹坏死性结核疹。
3. 结节型：Bazin 硬红斑或者结节性结核疹。

概述

在 1896 年，Darier 介绍了结核疹的概念，它是一组伴结核样组织病理改变的皮肤病，发生在目前有结核感染或者过去感染过结核的个体，这些个体结核菌素试验强阳性，但是在皮肤活检的样本里找不到细菌，培养也阴性。最开始包括是瘰疬性苔藓、丘疹坏死性结核疹、Bazin 硬红斑、酒渣鼻样结核疹和颜面播散性粟粒狼疮。随后，有效的抗结核治疗方案出现后，还要求结核疹对抗结核治疗的反应良好，因此便将酒渣鼻样结核疹和颜面播散性粟粒狼疮排除在外了。

基础生物学

目前，关于结核疹的发病机制仍存在争议，因为只有间接证据支持结核疹与结核分枝杆菌有关。然而，利用 PCR 技术鉴定瘰疬性苔藓、丘疹坏死性结核疹和 Bazin 硬红斑中结核分枝杆菌的 DNA 似乎有相当确凿的证据证明两者之间有关[1-4]。在丘疹坏死性结核疹中证据是最充分的，因某些病例中最终演变成寻常狼疮[5]。瘰疬性苔藓大约有 75%的病例有潜在的结核病灶[6]。现在大多数学者认为 Bazin 硬红斑-结节性血管炎是一种有许多原因造成的多因素失调，结核只是其中之一[7]。同样地，结节性红斑也被认为是兼性结核疹，结核可能只是它众多成因之一[8]。

患者免疫状态的起伏可能决定了疾病的发展以及疾病暴发的特征。瘰疬性苔藓的发病发生于抗结核治疗开始之后，可能代表患者细胞介导免疫状态的转变[9]。往往在 HIV 感染的患者加用第二种抗逆转录病毒药物后的 CD4 T 淋巴细胞计数上升后，丘疹坏死性结核疹进一步进展[10]。

中国香港最近的研究表明，在 131 例确诊的皮肤结核疹患者中，硬红斑是目前最常见的结核疹（$n=127$，96%），其次是丘疹坏死性结核疹（$n=4$，3%）[11]。在印度最近几项研究中瘰疬性苔藓的发病率上升，并且在儿童中尤其常见[12]。

瘰疬性苔藓

定义和术语

瘰疬性苔藓是一种罕见的结核疹，由 Hebra 在 1868 年首次发现。它的表现是由小丘疹组成的苔藓样疹，主要发生在儿童以及合并活动性结核的成人。往往结核菌素试验强阳性。

同义名
- 苔藓性皮肤结核

概述

瘰疬性苔藓主要发生在儿童以及对结核分枝杆菌有强免疫力的成人，认为是对潜在结核病灶经血行播散后的一个免疫反应造成的。典型患者对 PPD 呈现强阳性，测量直径 18mm 或者更大，并在接种点形成溃疡。之前接种过 BCG 的患者并不能防止这种情况发展[1]。

典型皮损由无症状的、微小的、毛囊性丘疹组成，皮损呈红色，并且十分类似光泽苔藓的表现。

瘰疬性苔藓是潜在结核病灶的皮肤标志，73%的患者其他部位有相关的结核病灶，通常是宫颈、肺门和纵隔淋巴结（超过 65%），其他病灶包括肺、骨或者颅内[1-4]；在一组患者中 15%有多个结核病灶的证据[1]。高达 30%的患者可能没有明显的结核潜在病灶。瘰疬性苔藓也有报道由鸟分枝杆菌感染所致[5,6]，最近报道的还有苏尔加分枝杆菌感染[7]和 BCG 疫苗接种后[8]。可能合并存在其他类型的皮肤结核，比如寻常狼疮、结核性树胶肿、丘疹坏死性结核疹[9]和疣状皮肤结核[1,10]。

流行病学

发病率和患病率

除了在移民中，现在在欧洲很少见到瘰疬性苔藓，尽管 1976 年在英国报道了 4 例[11]。目前有些证据显示该病的发病率在发展中国家有所上升，特别是印度[12]。在印度两组皮肤结核的儿童中，该病是第二常见的皮肤结核病，分别占 23.5%和 33%[4,13]。与更早的一项包含 75 例儿童皮肤结核的研究对比，在超过 25 年的时间里只有一例患瘰疬性苔藓[14]。在已发表的最大样本的研究中，513 例皮肤结核的患者中有 39 名是瘰疬性苔藓，占 7.6%。[1]而 2008 年埃塞俄比亚的一项研究报道[15]，202 例皮肤结核患者中 7.7%患瘰疬性苔藓。

年龄

瘰疬性苔藓最常见于儿童和成人。从印度一项大样本的研究中，我们发现 84%患者的年龄小于 15 岁[1]。

性别

没有性别倾向。

种族

发病率最高的是印度半岛和撒哈拉以南非洲的族群。

相关疾病

其他类型的皮肤结核，比如寻常狼疮、结核性树胶肿和疣状皮肤结核可能共存[1,10]。

病理生理学

确切的发病机制还不清楚，可能是针对细菌从内部活动性病灶血行播散产生Ⅲ型超敏反应的结果。往往发生于对结核菌素高敏者，继续形成抗原-抗体复合物可导致Ⅳ型超敏反应和肉芽肿形成。在一些患者中，它的发生可能与提高了的免疫功能有关。在分别接受了抗逆转录病毒治疗和抗菌治疗后的两名 AIDS 患者中均出现该病，可能是由于治疗后出现的炎症反应伴随细胞介导的免疫增强[16,17]。

发病诱因

居住环境拥挤以及与结核病患者密切接触是发病诱因。在一组病例中，62.7%的患病儿童有患病的家庭成员[13]。

病理学

真皮浅层的肉芽肿包围毛囊和汗腺管，可侵犯真皮乳头。可见上皮样细胞、淋巴细胞浸润，巨细胞偶见。通常没有干酪样变。在切片中未能发现分枝杆菌，也不能从活检组织中培养出来。利用 PCR 技术已经在两名患者中检测到分枝杆菌 DNA[7,18]。

第3部分

致病微生物

- 结核分枝杆菌
- 牛分枝杆菌
- 鸟分枝杆菌
- 苏尔加分枝杆菌

环境因素

包括社会经济地位低下和过度拥挤[13]。

临床特征

病史

皮损通常是隐秘和无症状的，但是患者可能有其他部位结核病灶的相关症状，如淋巴结增大。

临床表现

皮损为无症状、0.5～3.0mm直径、群集的、似苔藓样的丘疹。皮疹通常为肤色(图27.21)，也可为淡黄色或者红棕色。他们常常出现在毛周，群集出现或者成环形排列或者融合成斑块(图27.22)。丘疹上可能有黏附性鳞屑或者小脓疱。部分少见的病例有大疱性皮损，以及结核菌素皮内试验的位置也可发生皮损[1,11,19]。皮损主要出现在腹部、胸部、背部和四肢近端，也可发生于脸部(图27.23)[20]、手掌和脚底[21]以及外阴部位[22,23]。

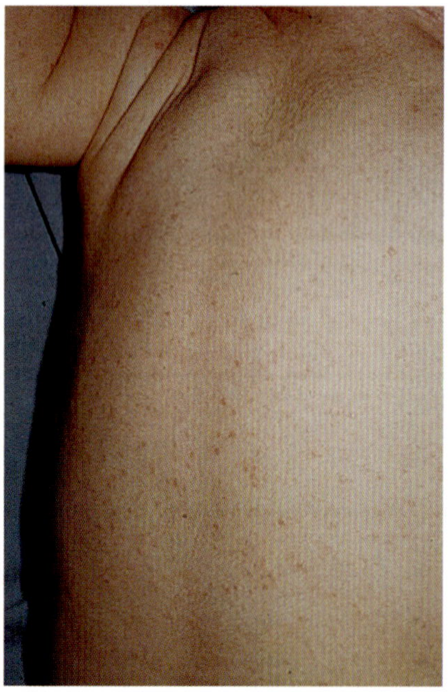

图27.21 躯干的瘰疬性苔藓表现为轻微的、肤色丘疹(由西班牙马德里尼诺耶稣医院Dr Antonio Torrelo医师提供)

临床变异

苔藓样(图27.24)[19]、银屑病样[24]和环形肉芽肿样的临床表现均有报道[25]。

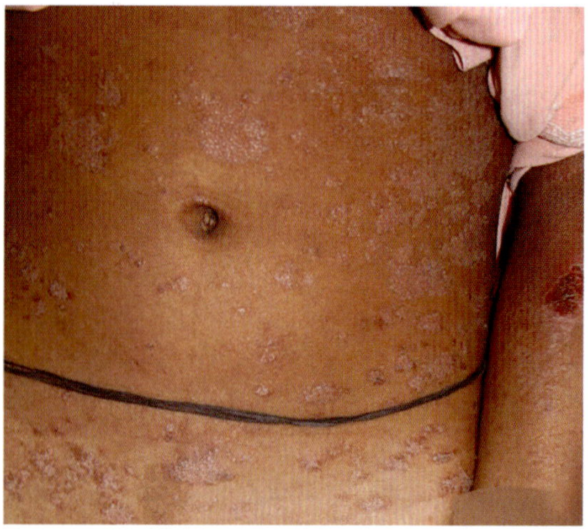

图27.22 瘰疬性苔藓表现为环形的和斑块样皮损伴强结核菌素反应(由印度新德里SJ医院和VM医学院V. Ramesh博士和儿科皮肤病学杂志提供)

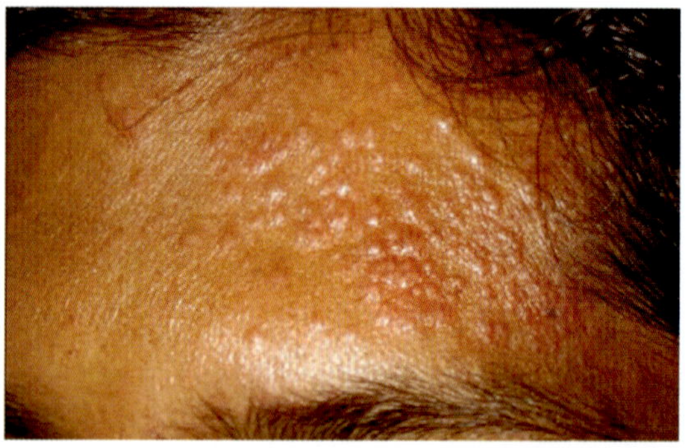

图27.23 前额的瘰疬性苔藓(印度古吉拉特邦瓦尔道拉医学院和SSG医院皮肤性病科Yogesh S. Marfatia博士和印度皮肤病在线期刊提供)

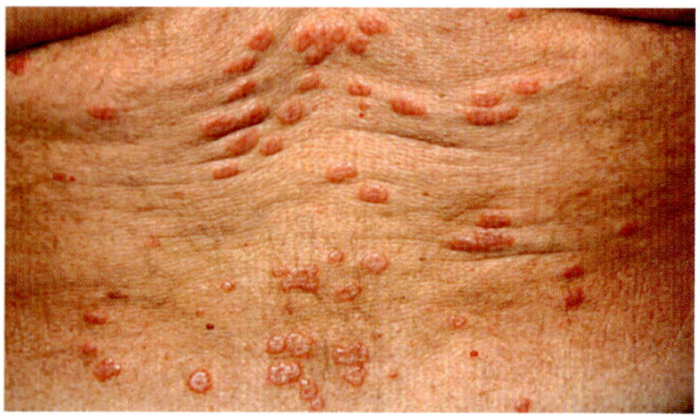

图27.24 瘰疬性苔藓：各种各样的似苔藓样的皮损(由马德里自治大学，迪亚兹基金会Luis Requena博士和美国皮肤病理学杂志提供)

鉴别诊断

鉴别诊断包括所有无症状的、有群集倾向的毛囊病变。包括：光泽苔藓，它的皮损更加光泽，多位于远端；棘状角化病的皮损为苔藓样丘疹上的棘状突出；毛发角化病的皮损呈非炎症性，且通常出现在大腿和上臂；丘疹样或者似苔藓样的结节病、二期梅毒和药疹。环形的皮损可能与玫瑰糠疹十分类似。

严重程度分级

皮损的严重程度是可变的。

并发症和共病

可有潜在的全身性结核感染。

病程和预后

运用特定的抗结核治疗方案后，皮损通常在4周内消失，有些时候甚至2周皮损就消失[4,13]。愈合后不留瘢痕。

辅助检查

有必要对本病保持高度怀疑，因为皮损可能轻微且无症状[26]。而大多数的患者都会有其他部位的结核病灶，应该进行广泛的筛查[13]。结核菌素反应通常呈强阳性并且可引起溃疡的，但是在免疫抑制的人群如HIV感染者可呈阴性[19]。皮肤病理切片抗酸染色阴性，细菌培养阴性。极少数病例利用PCR技术能检测到分枝杆菌的DNA[7,18]。

治疗

一线治疗

瘰疬性苔藓的治疗应遵循当前合适的抗结核指南，同时考虑到全身感染的程度、患者的免疫状况和MDR型结核的存在（见目前治疗方案）[27]。

丘疹坏死性结核疹

同义名

• 丘疹坏死性皮肤结核

概述

结核疹的丘疹坏死型主要影响儿童和青年。典型表现是无症状簇状的、小的、炎症性的红斑丘疹，可进展为脓疱或者坏死，甚至演变成散在的上附结痂的溃疡，几周后愈合伴凹陷性萎缩性瘢痕形成。皮疹通常对称分布，主要出现在冻疮样狼疮出现的区域如耳朵、四肢末端和关节部位的伸肌表面，也可发生在下腹部、躯干、臀部[1]和头皮[2]。局限性类型罕见，并且主要累及生殖器[3-6]。

在许多患者中发现有相关的结核病灶。三个不同的研究显示有相关结核病灶的患者占38%到75%[7-9]。即使没有找到结核病灶，对抗结核治疗有快速反应，也能肯定是该病引起的皮损。在91例的研究中，4例患者丘疹坏死性结核疹逐渐演变成了寻常狼疮[7]。丘疹坏死性结核疹也有报道出现于BCG接种后[10-13]，表明分枝杆菌经血行播散可能引起该病。皮损中很难发现细菌，然而在之前所述的2例演变为寻常狼疮的患者的皮损中找到了细菌[7]，最近报道经PCR发现了2位患者的结核分枝杆菌[14]。多个报道通过PCR检测，在丘疹坏死性结核疹的皮损中发现结核分枝杆菌的DNA[9,15,16]。在一名HIV感染的患者中丘疹坏死性结核疹由鸟分枝杆菌复合体引起[17]，还合并硬红斑[18,19]。结核菌素试验常常阳性，并且在8～12h内会出现严重甚至坏死的反应。

流行病学

发病率和患病率

丘疹坏死性结核疹不常见，约占皮肤结核的患者的4%[20-22]。

年龄

通常发生在青年，偶尔发生于儿童。在一项91例患者的研究中，超过65%的患者在30岁以前出现该病[7]。

性别

没有性别倾向。

种族

发病率最高的是印度半岛和撒哈拉以南的非洲。

相关疾病

在几个记录的病例中，丘疹坏死性结核疹可以合并寻常狼疮，[23]也可发展为寻常狼疮[7]。合并其他类型的皮肤结核感染如硬红斑也有报道[15,18,19,24]。

病理生理学

病理生理学与其他结核疹类似，即中到高免疫力的患者对于隐匿的结核病灶所产生的皮肤免疫反应。也有报道丘疹坏死性结核疹出现在接种BCG之后[10-13]，表明分枝杆菌经血行播散造成该病的可能性。分枝杆菌也在几例丘疹坏死性结核疹的患者中被找到[7,14]，而结核分枝杆菌的DNA被PCR检测到的频率很高[15,16,25]。

发病诱因

包括系统性的结核病。

病理学

原始皮损是亚急性淋巴组织细胞性血管炎，造成血栓形成和小的真皮血管破坏。这些改变导致楔形梗死样病变，中央为大片凝固性坏死，周围为炎性浸润，范围从表皮到真皮深层，有时甚至到达皮下组织。较大的病灶周围可见类似环状肉芽肿的组织细胞栅栏状排列。邻近小血管的累及很明显，轻度淋巴细胞血管炎、纤维蛋白样坏死和血栓闭塞均可出现[8,9]。

致病微生物

丘疹坏死性结核疹的绝大多数病例是由结核分枝杆菌感染引起，也有由堪萨斯分枝杆菌[26]、鸟分枝杆菌复合体[17]和牛分枝杆菌[27]感染所致。

环境因素

环境因素包括贫困和居住环境挤迫。

临床特征

病史

皮损一般无症状，但可有其他部位结核病相关的症状出现。

临床表现

皮疹表现是反复出现的、粟粒大、对称的、硬的、暗红色丘疹。这些丘疹形成结痂或溃疡后，遗留色素沉着，有时病程进展超过几周后会出现萎缩性、疣状瘢痕(图 27.25)。新出的皮疹可能会持续超过数月或者数年。在一些病例中，皮损迅速愈合，而在一些慢性开放性溃疡皮损的病例中则可能持续数月[8]。在儿童，疱性结膜炎可能存在[9]。皮损好发于腿部、膝盖、肘关节、手部、双脚，有时也可表现为耳朵、脸、头皮[2]、臀部、阴茎或者外阴部[3-6]独立的皮损。冻疮样狼疮好发的区域也是该病好发的区域。

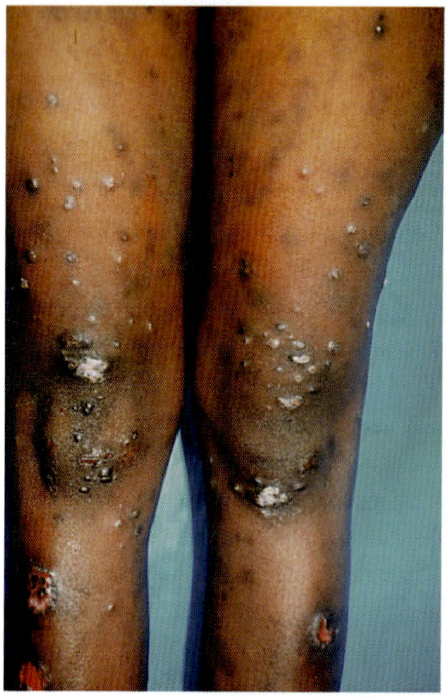

图 27.25 腿部的丘疹坏死性结核疹(由南非德班纳塔尔大学 Aboobaker，J 教授提供)

临床变异

生殖器部位特别是阴茎，可能发生孤立的损害[3-6]。一个类似 Kyrle 病的疣状变种有被报道过[28]。

鉴别诊断

鉴别诊断包括：苔藓样糠疹，它的皮损更为广泛的，并且可影响手掌和脚掌；白细胞破碎性血管炎，它的皮损更多形；结节性痒疹。

严重度分级

皮损的严重度是可变的。

并发症和共病

皮损通常以瘢痕形成和色素沉着的方式愈合。

病程和预后

经过适当的抗结核治疗，病变通常在 3～4 周内就可清除。

辅助检查

应该进行皮损的活检及结核菌素试验。结核菌素试验往往呈强阳性。皮损中很难找到分枝杆菌[7,14]，但是 PCR 检测常常阳性[15,16,25]，可能对诊断有帮助。IFN-γ 释放试验对于 PCR 检测阴性的潜在结核感染有帮助[29]。应该筛查患者是否有潜在的结核病灶。诊断性治疗有助于明确疑似病例。

治疗

一线治疗

丘疹坏死性结核疹的治疗应遵循目前合适的抗结核指南，同时考虑到全身感染的程度、患者的免疫状况和 MDR 型结核的存在(见目前治疗方案)[30]。

Bazin 硬红斑

定义和术语

Bazin 硬红斑是结核疹中最常见的类型，代表结核相关性脂膜炎。80%～90%是青年到中年女性，经典的表现是小的、柔软的、疼痛性红斑或者暗色结节或者小腿上深在性可溃烂的斑块，大多数患者结核菌素试验或者 IGRA 阳性，且对抗结核治疗反应好。

同义名

- 结节性血管炎
- Bazin 病
- 硬结性皮肤结核

概述

硬红斑由 Ernest Bazin 于 1861 年首次提出[1]，用来描述“发生在女性洗衣工的腿上和在年轻人及丰满的女性身上的皮损，典型的类型伴淋巴结结核。特征表现是发生于小腿的复发性结节和溃疡性皮损，也可影响其他部位。受累人群主要是年轻到中年女性[2,3-5]。组织病理学显示小叶性脂膜炎伴血管炎[6]。它被认为是继发于身体其他部位结核病的结核疹。然而结节性血管炎并不只是发生于结核病，一些学者认为 Bazin 硬红斑是多因素病，而结核只是其中之一[4]，当找不到结核病相关的证据时将这些病例归为结节性血管炎。有报道显示结节性血管炎与慢性丙型肝炎有关，进一步支持这一概念[7,8]。最近有报道龟分枝杆菌也是致病微生物[9]。硬红斑也有报道出现于接种 BCG 过后的婴儿[10]。越来越多的人认为，Bazin 红斑这个名字应该仅用于证实与结核有关的疾病，因此在某些情况下可能需要明确患者对抗结核治疗后的临床反应[4,5]。

流行病学

发病率和患病率

硬红斑在各地的发病率不一样。在英国罕见，一组 47 例皮肤结核患者的研究中仅有 5 例患该病，而这 5 位均是来自印度半岛[11]。该类型也是中国香港目前最常见的皮肤类型[12]，约占已报道的皮肤结核病的 86%，而在日本该比例占 40%[13]。在南非一组 9 例皮肤结核患者中，21% 有硬红斑[14]。而相反在埃塞俄比亚北部 202 名皮肤结核患者中仅有 2 例是 Bazin 硬红斑[15]。

年龄

该病主要影响青年和中年，在儿童罕见[16]。

性别

该病主要发生在女性，在三组发表的数据中女性占的比例在 78%～90%[2,12,17]。

种族

该病在中国、印度半岛、撒哈拉以南非洲地区最常见。

相关疾病

与临床症状明显的结核病共存不太常见，但是有报道与鼻咽、肾、子宫内膜的结核病共存[18,19]；在日本一项研究中 25.8% 的患者合并有淋巴结结核，而 15% 合并肺结核[20]。应进行全身活动性和潜在性结核的筛查。也有报道与其他类型的皮肤结核如丘疹坏死性结核疹、瘰疬性苔藓等合并出现[21]。

病理生理学

发病诱因

通常存在既往或者活动性结核病灶，结核菌素试验常阳性。有研究表明，能够产生 IFN-γ 的 PPD 特异性 T 细胞可能参与了硬红斑的形成，这是皮损部位对分枝杆菌抗原的一种迟发性超敏反应。免疫复合物沉积可能在血管炎中扮演重要的角色[22]。

病理学

组织学特征是局灶性或弥漫性的、小叶性或小叶间隔性肉芽肿性脂膜炎，伴有大或者小血管的中性粒细胞性血管炎。有凝固性坏死和干酪样坏死的区域，肉芽肿通常发育不良，可呈混合性、栅栏样和亲脂性[23-25]。病理组织形态很大程度上取决于活检组织所处的疾病阶段[4]。很少能从皮损中找到细菌，但是超过 77% 病例的组织中可检测到细菌的 DNA[23,24,26-28]。

致病微生物

- 结核分枝杆菌
- 牛分枝杆菌[10]
- 龟分枝杆菌[9]

环境因素

包括贫穷和居住环境拥挤。

临床特征

病史

皮损往往无症状，但是急性期的结节可以产生疼痛。可有其他部位结核病相关的症状，如淋巴结增大。

临床表现

疾病表现为发疹缓慢的边界不清的结节或者皮下斑块，通常出现在青年或者中年女性小腿的屈侧，皮损也可出现在身体的其他地方，如上肢、大腿、臀部和躯干。斑块通常质硬伴有鳞状表面（图 27.26）。可合并冻疮。寒冷或血液淤滞可使皮损中心形成溃烂。溃疡表浅、不规则、边缘呈青紫色。皮损愈合后形成萎缩性色素沉着瘢痕[2,3-5]。

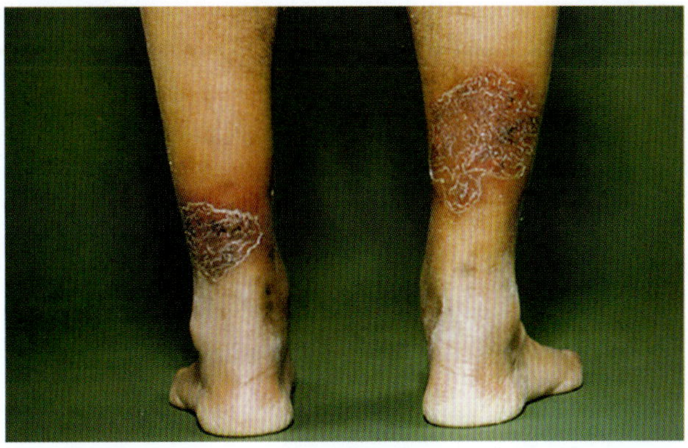

图 27.26 腿部的硬红斑

临床变异

结节性结核疹用来描述位于真皮与皮下脂肪交界处的病变类型[29,30]。另一种是散在的沿着大隐静脉走行的非溃疡皮下结节，被称作结节性肉芽肿性静脉炎或者浅表性血栓性静脉炎结核疹[31,32]。

鉴别诊断

鉴别诊断包括其他表现为下肢结节的疾病，如结节性红斑、胰腺性脂膜炎、结节性多动脉炎、深在性狼疮、皮下肉样瘤病、皮肤T淋巴细胞瘤、冻伤病(冻疮)。

严重度分级

皮损的严重度是可变的。

并发症和伴随症状

皮损愈合可形成色素沉着性瘢痕。

病程和预后

未治疗的话，疾病进程缓慢，有时会在多年内反复出现新的皮损。抗结核治疗起效可能需要1～6个月，即使是充分的治疗，其治愈也需要很长时间[33]，特别是伴红绀病表现的。

辅助检查

结合临床表现、结核菌素试验阳性和身体其他部位结核感染的证据以及组织病理学结果等方面进行诊断。利用PCR技术检测皮肤活检样本里结核分枝杆菌的DNA可呈阳性，但是阴性结果不能排除该诊断。商用IGRAs，如QuantiFERON-TB黄金试验，可能对潜在的结核病诊断有帮助[34,35]。尽管活动性结核在硬红斑中罕见，但是也应该对患者进行全面的检查寻找是否存在亚临床活动性结核感染。若抗结核治疗反应良好可明确诊断。在一些考虑是结核病但最终不是结核病的病例中，应该寻找是否存在慢性丙型肝炎和其他感染。

治疗

一线治疗

根据目前治疗系统性结核病的推荐指南行全面联合的抗结核治疗(见目前治疗方案)，单一疗法目前已不推荐使用[36]，因为其易引起耐药，一旦产生耐药将实际上意味着不予治疗。在韩国一组单使用异烟肼治疗的32例患者中有22位患者复发，复发率达18%[17]。Schneider和同事们[23]对20例患者进行了标准的联合药物治疗，治疗后所有患者均在1～6个月内痊愈。

二线治疗

休息、非甾体抗炎药物、加压包扎等简单的措施可能对部分患者有帮助[4]。

其他结节性结核疹

结节性红斑

详见第99章。结核性原因所致的结节性红斑目前在西欧地区和美国已经很罕见，但是在结核病常见的国家却任常见。患儿的结节性红斑常常需考虑是否为结核性原因所致。1978年到1979年在英国113名非呼吸道结核病的患儿中有9位是结节性红斑[1]。

结节性血管炎

详见第102章。结节性血管炎无论从临床表现还是组织学特征均无法与硬红斑区别，但是它不容易破溃。现在大多数学者接受了将结核引起的结节性红斑与非结核引起的红斑相区分的做法。在开始口服激素治疗或者运用其他免疫抑制药之前应全面排查是否存在潜在结核。

颜面播散性粟粒性狼疮

往往认为颜面播散性粟粒性狼疮是酒渣鼻的变种(见第91章)。在结核病高发地区，患者面部、耳朵可能出现丘疹坏死性皮损，最终导致水痘样瘢痕(图27.27)。分枝杆菌有时可在皮损中找到，组织学呈肉芽肿样改变。结核菌素试验阳性，抗结核治疗后皮损好转。这样的病例看着像是在面部出现的真正的红斑狼疮[2]。因此对于该种病例应谨慎小心，避免误诊。

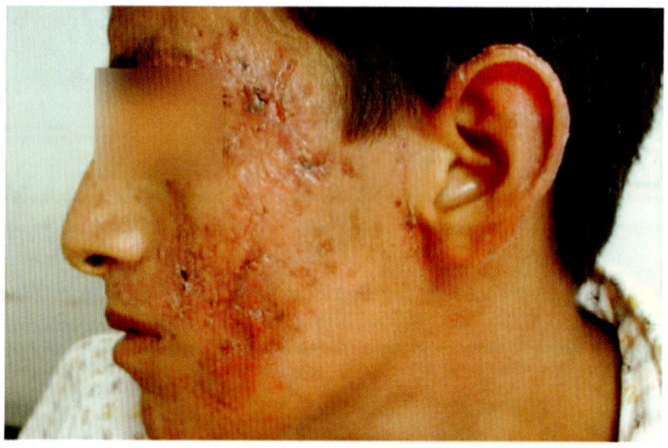

图27.27 面部和耳部痤疮样皮损伴瘢痕形成。结核样的组织学以及抗酸染色阳性表明是真正的颜面播散性粟粒性狼疮(由秘鲁，利马，洪堡，亚历山大·冯热带医学研究所F. G. Bravo博士提供)

结核性乳腺炎

结核性乳腺炎是肉芽肿性乳腺炎的一种(图27.28)，明确诊断是否结核性乳腺炎是十分重要的，因为其无论从临床表现还是放射学特征均无法与乳腺癌区分。多见于20多岁女性，常单侧发病，皮损由溃疡性斑块、结节、脓肿构成，有时合并窦道。呈慢性病程[2-5]。该病罕见，占所有经手术治疗乳房疾病中的 0.025%～0.1%。在发展中国家比例稍高[6]。由于移民和免疫抑制患者人数的上升，该比例在发达国家可能在上升[7,8]。

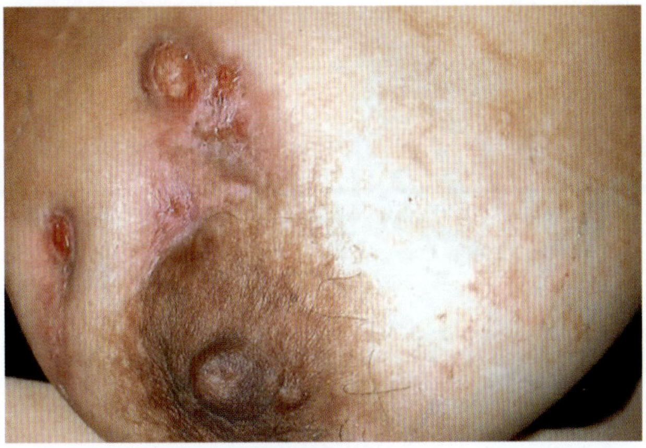

图 27.28　结核所致肉芽肿性乳腺炎（由秘鲁，利马，洪堡，亚历山大・冯热带医学研究所 F. G. Bravo 博士提供）

通常用细针穿刺做病理组织检查，表现为肉芽肿伴脂肪坏死，很难找到抗酸杆菌。结核菌素试验阳性，PCR 检测有时可检测到细菌 DNA[3,9]。结核所致的相关肉芽肿性乳腺炎被认为是结节性结核疹影响乳房组织的一种类型[2]。当腋窝淋巴结受累并伴瘰疬性皮肤结核时，细菌培养可能呈阳性[10,11]。最近有一篇结核性乳腺炎伴结节性红斑的病例报告显示[9]，该病例中结核性乳腺炎对抗结核治疗反应极好，明确诊断对避免不必要的乳房切除术或者口服激素药物治疗十分重要[12]。

非结核（非典型）分枝杆菌

非结核分枝杆菌是典型的环境病原体，存在于土壤和水中。已有超过 140 种 NTM 被文献报道，其中有 25 种与人类的 NTM 疾病密切相关；其余的 NTM 很少在临床中遇到。

临床分类

NTM 可以被分为慢生长型和快速生长型（见表 27.1）。慢生长型的 NTM 仅有几种能在人类造成疾病。而能在人类造成疾病的快速生长型的 NTM 主要有偶发分枝杆菌（包括玛格丽特分枝杆菌）、脓肿分枝杆菌、龟分枝杆菌和耻垢分枝杆菌。其他包括沃林斯基分枝杆菌，古德分枝杆菌和产黏液分枝杆菌。这些细菌可以造成皮肤、软组织、骨和肺部感也可引起播散性感染[1,2]。

概述

NTM 是分枝杆菌属中除了结核分枝杆菌和麻风杆菌以外的菌种。在 20 世纪 50 年代末和 60 年代，这些生物体被称作“不典型”的，当时以为它们是结核分枝杆菌不常见的种群[3]。

非结核分枝杆菌更常在免疫抑制人群造成感染，随着艾滋病的流行和抗肿瘤坏死因子治疗的增加[4-6]，它们的临床重要性和发病率也随之上升[7]。这使得我们对其生物学、流行病学、临床症状、如何诊断、英国和美国胸外科学会的诊断和治疗指南等方面有了更为深入的理解[8,9]。NTM 所致的肺部疾病仍是其最常见的临床类型，引起皮肤感染最常见的 NTM 是偶发分枝杆菌复合体（偶发分枝杆菌、罕见分枝杆菌、龟分枝杆菌、脓肿分枝杆菌和产黏液分枝杆菌）、海分枝杆菌和溃疡分枝杆菌。鸟分枝杆菌复合体、嗜血分枝杆菌、瘰疬分枝杆菌、苏尔加分枝杆菌也引起了皮肤病学者的兴趣。

在免疫正常的患者，皮肤感染往往是由于外伤引起，皮损局限。在免疫抑制的患者，有形成泛发性或播散性皮损的趋势[9]。

基础生物学

NTM 种群在临床相关性、生长速率、温耐受性以及药物敏感性方面存在差异，因此鉴定 NTM 种群十分重要的。NTM 感染诊断困难，需要临床医师、放射科医师和微生物学专家之间良好的沟通与合作[10]。可基于 PCR 的方法鉴定 hsp65 基因，从而区分近缘种群[11,12]。

海分枝杆菌感染

定义和术语

海分枝杆菌能在多种鱼类中造成疾病，人类在接触感染的鱼或者被污染的水后感染。最常见的表现是手或者上肢的单个结节，也可呈孢子丝菌病样。而感染扩散到更深的结构发生在多达 1/3 的患者中。

第3部分

同义名

- 游泳池肉芽肿
- 鱼缸肉芽肿

概述

海分枝杆菌(之前曾叫作巴氏分枝杆菌和瘰疬分枝杆菌)于 1926 年首次被 Aronson 在费城水族馆从咸水鱼体内分离出来[1]。在 1942 年,Baker 和 Hagan 发现某种细菌可造成淡水板鱼结核病,并将该细菌命名为瘰疬分枝杆菌。该细菌感染人的第一例报告出现在 1951 年[2],患者在瑞典用了被污染的游泳池后出现皮肤肉芽肿病变,然后该细菌被命名为巴氏分枝杆菌。后来发现巴氏分枝杆菌和瘰疬分枝杆菌是同一个微生物,现在统称海分枝杆菌。在 20 世纪 50 年代末,发现海分枝杆菌是水族馆感染的病原体[3]。

海分枝杆菌可存在于淡水或者海水中,特别是在没有经常更换的水中,如游泳池和水族馆[4]。它广泛分布于全世界,以温带气候地区的海水、湖泊、河流和海滩多见。宿主包括淡水或者海水鱼、蜗牛、贝壳、海豚和水蚤[5]。海分枝杆菌也可见于砖石的裂缝中、泥里、甚至是充分加氯消毒的水里[6]。

应用免疫扩散分析发现海分枝杆菌展现出缓慢生长的分枝杆菌的抗原特征[7],尽管它比大多数慢生长型分枝杆菌的生长要快很多。在 30～33℃ 条件下置于普通培养基上 7～10d 可观察到细菌生长,如果温度升高到 37℃ 则生长受到抑制。

不是所有患者都有外伤史,但是海分枝杆菌可能只能通过损伤的皮肤致病[8]。菌株特性可能在它的毒力方面很重要[9]。

流行病学

大多数病例都有暴露于海水或者是淡水中的病史,无论是娱乐还是职业暴露。早期大多数报道的病例,患者往往频繁去游泳池[10]。英国最早的两例“游泳池肉芽肿”是 1964 年从约克郡地区报道的[11]。超过 300 例患者在一次暴发性感染中被累及[12]。威尔士[13]和法国[14]也出现过同样的暴发性感染。也有患者在死海沿岸的天然的游泳池[15]以及美国海域受到感染[16]。

在最近的许多病例中,感染源是热带鱼缸[17],在养鱼场也报道了多个病例的暴发[18]。对 1996 年至 1998 年间发生在法国的 63 例经培养确认的病例的调查发现,海分枝杆菌与鱼缸有关的传染源占了 84%[19]。观赏鱼如暹罗斗鱼和泰国鳢常常是这个分枝杆菌的宿主[20],但是海分枝杆菌可感染至少 150 种鱼类[21]。

鱼的分枝杆菌病是一个慢性过程,鱼会逐渐消瘦,可能需要 12 个月才会死亡(图 27.29)。大多数患者都是因为清理鱼缸而被感染。海分枝杆菌容易在水中存活,并且可以在死鱼、鱼缸侧面、沙和水里繁殖[22]。一名儿童通过在其父亲近期清洗过鱼缸的浴缸里洗澡而间接感染[23]。

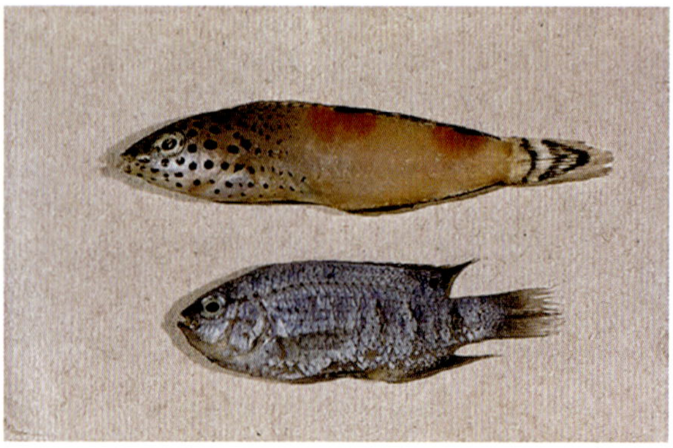

图 27.29 感染海分枝杆菌的鱼(由英国爱丁堡皇家医务室 J. A. A. Hunter 教授提供)

发病率和患病率

海分枝杆菌感染少见,据估计美国年发病率是每 10 万人中有 0.27 人患病,而法国每 10 万人中有 0.04 人患病[24]。

病理生理学

发病诱因

饲养热带鱼容易感染海分枝杆菌,高危职业包括渔工、鱼贩和厨师。Ang 等[8]发现 44.7% 的感染者参与了与鱼相关的活动。

病理学

在开始的几个月内皮损表现为非特异性炎症,皮损成熟后表现为结核样肉芽肿[25],伴纤维素沉积而不是干酪样变,有时可见朗格汉斯巨细胞。仅在大约 10% 的患者中检测到抗酸杆菌,它们比结核分枝杆菌更长更宽[8]。可在慢性皮损的表皮出现溃疡和假性上皮瘤样变。

致病微生物

- 海分枝杆菌

临床特征

病史

可能有外伤史和水/鱼相关的接触史相关的爱好或者职业。

临床表现

在损伤的皮肤处接种海分枝杆菌,平均 2～3 周后出现皮损。有时从接种到出现皮损可长达 9 个月[26]，导致确诊延迟和重要病史被忽略。开始的皮损是一个孤立的结节或者脓疱，可能破溃形成溃疡或者脓肿，之后可以疣状斑块持续存在。皮损最常见于游泳者的肘部、膝盖和脚上，以及渔民常用的手和手指上。海分枝杆菌在 37℃生长受到抑制的特点使其更易感染体温偏低的身体部位如四肢末端，几乎不会播散至全身。

皮损通常多样。约有 20% 的病例表现为孢子丝菌病样表现[19]，也就是结节可能沿着淋巴管呈线状排列生长（图 27.30）。可有局部的淋巴结增大，但无破溃。在一组海分枝杆菌感染的患者中有 29% 的患者发生了深层感染[27]，由皮肤感染部位直接蔓延所致。

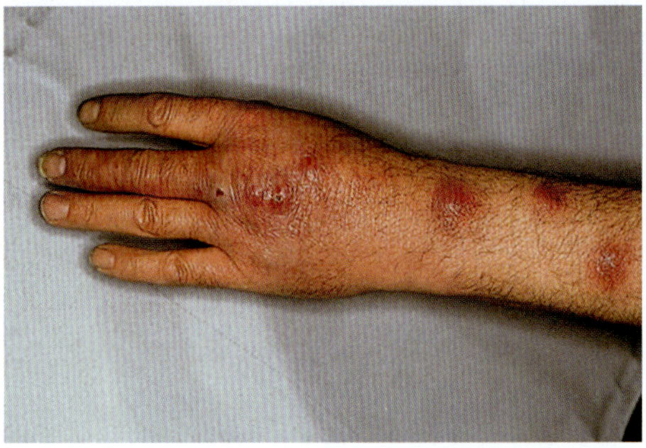

图 27.30 水族馆人员海分枝杆菌感染病例，可见手及前臂上的孢子丝菌病样表现（由英国伯恩利综合医院的 I. H. Coulson 医生提供）

鉴别诊断

包括流行地区的利什曼病和孢子丝菌病，其他的非典型分枝杆菌感染，如堪萨斯分枝杆菌、龟分枝杆菌和戈登分枝杆菌，这些感染都可出现孢子丝菌病样改变。细菌培养是与其他疾病鉴别的重要手段。针对海分枝杆菌特异性抗原的皮肤检测对于诊断没有什么意义。

疾病严重度分级

严重度是多变的。

并发症和伴随症状

深层感染可并发腱鞘炎、骨髓炎、滑囊炎和化脓性关节炎[28]。免疫缺陷者可发生播散性感染[29-31]。

辅助检查

对于所有分枝杆菌的感染，医师均应该提高警惕。有水、鱼缸、水族馆等接触史的，结合肉芽肿样皮损，需要考虑该疾病的可能性。70%～80% 的海分枝杆菌感染者，在 30～33℃ 的温度下可培养出海分枝杆菌。提醒微生物学家可能的海分枝杆菌感染是很重要的，以便他们以合适的条件进行培养。培养应该观察持续 6 周，但是菌落一般可以在 10～28d 观察到。针对 56 kDa 海分枝杆菌抗原的物种特异性单克隆抗体可能在快速培养的鉴定中具有应用潜力[32]。海分枝杆菌感染也可通过物种特异性基因探针，利用 PCR-反向交叉印迹杂交测定技术进行鉴定[33]。这使得确诊更为快速，但是培养用于评估不同菌株的抗生素敏感性也是十分必要的。

治疗

目前还没有海分枝杆菌感染治疗方案之间的比较试验，因此尚无推荐的最佳方案，治疗方案的选择必须基于药敏试验的结果[34,35]，以及目前已报道的治疗过的病例的结果[19,24]。海分枝杆菌对克拉霉素、磺胺类、甲氧苄氨嘧啶/新诺明、利福平、利福布丁和乙胺丁醇敏感，而对多西环素、米诺环素、链霉素的敏感性多变。对异烟肼和吡嗪酰胺耐药。绝大多数专家建议两种敏感的药物联合运用，很少有病例是由单一药物成功治愈的[24]。但是需要注意的是海分枝杆菌是天然的耐药物种[36]。一项 16 例海分枝杆菌培养阳性的回顾性研究显示，克拉霉素在体外试验和临床上均是可以应用的[37]。研究者们还指出克拉霉素没有严重的不良反应，这一点也优于其他药物。

克拉霉素和乙胺丁醇的联合治疗方案是临床功效和患者耐受性最优的平衡，对于大多数患者来说是可以不必等药敏结果出来后才开始治疗。利福平应该加用于有骨髓炎或者其他深部组织感染的病例。阿奇霉素是克拉霉素最优的替代品[19,24]。建议临床症状消退后应该继续用药 1～2 个月，一般疗程达 3～4 个月[38]。

药敏试验并不是常规建议，治疗失败的病例是应该做的[17,24]。治疗失败的原因往往与深部组织的受累、诊断延迟以及不恰当的局部使用激素有关[18,39]。阿米卡星被用于难治的播散性感染病例[40]。

手的深部海分枝杆菌感染可以是毁损性的，可造成永久的残疾。当手部受累时应该向传染病专家和手外科医师咨询[41]。虽然外科清创术仍然具有争议，但是当深部组织受累时应该考虑应用[42]。光动力疗法可能也有一定的作用[43]，但是临床研究数据过少。鱼类爱好者和渔夫很少会意识到他们的爱好或职业可能会使他们有感染分枝杆菌的风险[44]。建议他们进行简单的预防措施，如戴手套或者将伤口或者擦伤的皮肤遮盖起来[22]。当一个公共传染源出现时，应当通知公共卫生当局，并且寻找其他被感染的患者。对游泳池进行最大程度的氯化消毒能够有效预防感染的发生[14]。

堪萨斯分枝杆菌感染

定义

堪萨斯分枝杆菌主要导致肺部感染，能在伴有潜在的肺部疾病如慢性阻塞性肺疾病和囊性纤维化的患者中引起结核病样临床改变。皮肤感染罕见，更可能发生于免疫缺陷者。临床皮损多样，包括丘疹、结节和疣状斑块，有时候会出现类似孢子丝菌病的皮损表现，有时也可出现蜂窝织炎和脓肿。

概述

堪萨斯分枝杆菌是来自 Runyon group Ⅰ的一种慢生长、需光产色的细菌，最适生长温度是 37℃。是感染人类最具致病性和最常见的 NTB 之一[1]。在全世界广泛分布，但是集中出现在城市和工业区[2,3]，如美国的中部和南部，英国东南部和威尔士以及法国北部。自来水是堪萨斯分枝杆菌的主要传染源，人与人之间接触传播还未见报道[4]。堪萨斯分枝杆菌展现出异质性，用 hsp65 基因采用聚合酶链反应-限制性片段长度多态性方法（PCR-RFLP）可鉴定出 7 个亚型，1 型与临床疾病的关系最大[5]。1 型有一个活跃的 ESX-1 毒力因子，而该毒力因子在 5 型中不活跃，因此 5 亚型似乎不致病[6,7]。

在免疫正常的患者，堪萨斯分枝杆菌感染通常引起肉芽肿性肺部感染伴类似肺结核样的空洞。这通常发生在具有潜在肺部疾病的患者[8]。原发性皮肤感染罕见[9]，而其作为感染皮肤的病原体直到 1965 年才出现第一例报道[10]。最易感染者是暴露于污染的水中的人，特别是局部有创伤者[11]。出现皮肤损害的绝大部分患者的免疫系统均有一定程度的损害[12]。

流行病学

发病率和患病率

堪萨斯分枝杆菌是报道的非典型分枝杆菌中最常见的类型之一[1,13]。皮肤损害罕见，更常出现于免疫功能受损的和播散性感染的患者[14]。

年龄和性别

堪萨斯分枝杆菌感染主要感染中年白人男性，但是也可发生于任何性别、种族或者年龄的成年人[15]。

病理生理学

发病诱因

堪萨斯分枝杆菌肺部感染与慢性肺部疾病有关，包括慢性阻塞性肺疾病、支气管扩张、尘肺和囊性纤维化，其他的潜在发病诱因包括恶性肿瘤（尤其是血液系统的）、先前的分枝杆菌感染、酗酒、免疫功能不全的情况如 HIV 感染、免疫球蛋白 A 缺乏症[16]、器官移植和激素的使用。

病理学

与临床表现一样，组织学变化也是多样的，但是肉芽肿样组织学改变以及组织细胞中可见抗酸细菌的混合性炎症浸润是最常见的组织学表现。在一些病例中组织病理学改变与结核病表现一样，可能也有脓肿形成及表皮、皮下或者真皮深层的坏死[9,11]。

致病微生物

- 堪萨斯分枝杆菌

环境因素

长期暴露于粉尘的职业如矿工、电焊工、喷砂机工作人员和画家是常见的环境因素[2,17]。

临床特征

临床表现

原发的皮肤损害多种多样，通常出现肢体的远端。皮损通常由丘疹和脓疱组成，常常可形成疣状或者肉芽肿样斑块或者结节，并且可形成破溃。孢子丝菌病样皮损损害[18]、蜂窝织炎[19]、鼻赘[20]以及单个和多个脓肿等表现均有被报道过。据报道有一例患者出现丘疹坏死性结核疹样皮损[21]。

随着艾滋病的流行，皮肤损害伴堪萨斯分枝杆菌播散性感染也增加[22]。在非 HIV 感染的患者中，尽管已发表的病例中 23%的患者之前是健康的未发现有潜在疾病的，但是播散性感染最常发生于伴有血液系统恶性肿瘤的患者[14]。内脏器官的播散性感染可致命。

临床变异

临床表现为腱鞘炎[23,24]、滑囊炎[25]、关节炎、骨髓炎[26]和腕管综合征的海分枝杆菌病例均有被报道[10]。

鉴别诊断

主要的鉴别诊断是皮肤结核病、其他的非典型分枝杆菌感染、细菌感染、真菌感染和孢子丝菌病。

合并症和伴随症状

疾病可能会成为播散性感染。

病程和预后

堪萨斯分枝杆菌所造成的非播散性皮肤损害的自然病程是一个不严重的、进展缓慢的进程，并且治疗的结果通常很好。但是皮肤感染伴系统性播散的病例往往预后不良，死亡率可达 60%左右[14]。

辅助检查

应该进行活检标本的组织学及抗酸染色，无论是典型皮损的活检标本还是渗出液或者针吸细胞学样本都应该进行培养。应该建议实验室提供适合的生长条件以便能培养出慢生长的分枝杆菌。PCR 分析对于那些培养困难的病例可能有帮助[7,27]。

治疗

堪萨斯分枝杆菌除了对吡嗪酰胺不敏感外，对常规的抗结核药物（利福平、乙胺丁醇、链霉素、异烟肼）均敏感。针对皮肤堪萨斯分枝杆菌感染并没有专门的治疗指南。

一线治疗

目前推荐治疗堪萨斯分枝杆菌肺部感染的药物包括异烟肼、利福平、乙胺丁醇，疗程 18 个月[8]。为了使治疗方案优化，应该进行体外药敏试验[28]。

二线治疗

对于耐药菌株感染或者有药物不良反应的严重病例，建议在头三个月加用链霉素或者阿米卡星，然后用其中一种药物运用间歇疗法治疗 6 个月[15]。

三线治疗

利福平是目前治疗方案中的基石，但是可发生获得性耐药。异烟肼也会发生获得性耐药。在这些病例中选用克拉霉素、左氧氟沙星、莫西沙星作为替代治疗，尤其是利奈唑胺似乎是最好的替代选择[29]。

溃疡分枝杆菌感染

定义和术语

溃疡分枝杆菌是一种慢生长的环境分枝杆菌，引起皮肤和皮下组织感染。皮损开始是结节然后逐渐发展成大的、无痛性溃疡伴潜行的边缘。

同义名

- 布鲁里溃疡(BU)(乌干达)
- Bairnsdale 溃疡或者 Searls 溃疡(澳大利亚)
- 卡松戈(刚果民主共和国)
- 许多其他的当地名字

概述

溃疡分枝杆菌是一种生长缓慢的环境分枝杆菌，引起皮肤和皮下组织感染。它可引起无痛的结节、丘疹、斑块或者水肿，最后发展成有潜行边缘的无痛溃疡，往往可导致致畸的后果[1,2]。在分枝杆菌的培养基上常规培养，最佳的生长温度是 32℃。

在 150 年前的 1897 年，在乌干达坎帕拉工作的 Albert Cook 首次发现基本可以确定是由溃疡分枝杆菌引起的巨大溃疡[3,4]，但是当时细菌没能被分离出来。直到 1948 年，澳大利亚维多利亚的 MacCallum 和他的同事们在研究一组出现不寻常溃疡的患者时，溃疡分枝杆菌才被分离出来[5]。20 世纪 60 年代，该病被认为是出现在靠近尼罗河的乌干达布鲁里难民营的地方性疾病[6]。1999 年对于该病有了一个重大的突破，Small 和同事们发现了细菌内酯 A/B，一个可扩散、可引起坏死、抑制免疫的聚酮化合物衍生的大环内酯类毒素，是造成这个疾病脂肪和皮下组织坏死特征性表现的原因[7]。最近，比较基因组分析显示溃疡分枝杆菌源自海分枝杆菌，通过毒力质粒的水平转移，携带了一组用于产生细菌内酯的基因，随之还原进化而来[8]。

Buruli 溃疡目前在非洲、美洲、亚洲和西太平洋超过 33 个国家有报道[9]。在热带的乡村湿地流行，特别是有不流动的水的地方，包括池塘和沼泽。然而不在湿地这些地区出现的 Buruli 溃疡也有报道[2]。

Buruli 溃疡是继结核分枝杆菌和麻风杆菌之后的第三大人类致病分枝杆菌，在过去的 20 年中它出现在几个西非国家，集中出现在贝宁、科特迪瓦和加纳[10]，其他主要集中出现地是法属圭亚那、巴布亚新几内亚和澳大利亚[1]。Buruli 溃疡的迅速重新流行可能归因于人为改造环境，如砍伐森林和其他地形变化，增加了湿地的数量。全球气温和降水模式的改变，可能进一步促进 Buruli 溃疡的再次复燃[2]。在一些非洲社区，Buruli 溃疡甚至超过了结核和麻风成为了最常见的分枝杆菌感染。该病发病率的上升，其偏爱贫困的农村社区，复杂手术的高昂费用，疾病期间不能工作和即使疾病恢复后的身体也不如以前，这些情况结合起来使其成为流行的地区主要的社会经济负担[11]。

流行病学

有证据表明溃疡分枝杆菌通常不会在人与人之间传播，主要是通过接触它的水生环境获得[12]。Portaels 和他的同事是第一个基于 PCR 检测技术研究昆虫作为传播媒介所扮演的角色[13]。溃疡分枝杆菌 DNA 可从流行地区的水栖动物、鱼、软体动物、过滤水和植物体中被找到[14-17]。Marsollier 和同事们发现溃疡分枝杆菌被水虫(*Naucoris cimicoides*)携带并且可在其体内繁殖[18-20]。这些昆虫是小的软体动物和鱼的捕食者，尽管实验已经证明通过叮咬老鼠后将病原体传播给了小鼠[18]，但他们通常不咬人类。然而，在 Buruli 溃疡流行地区对健康个体进行的血清学调查中，发现 *N. cimicoides* 唾液腺蛋白中有高滴度的抗体，这可能是人类被水虫叮咬导致的[21]。

贝宁的一项具有里程碑意义的研究表明，溃疡分

第3部分

枝杆菌通过纯培养从水黾中分离出来（水黾属，来自水生的半翅目），并且无论从遗传性和表现性上均与从生活在同一地区的患者身上分离出来的相同[22]。然而水黾通常会避开人类。在澳大利亚，哺乳动物如负鼠和考拉，还有蚊子[23,24]均被发现是溃疡分枝杆菌的宿主，使蚊子是活跃传播媒介这一事实受到挑战[25]。在非洲，研究发现陆生哺乳动物也是溃疡分枝杆菌的宿主[26]。另外，棘阿米巴属被发现也是溃疡分枝杆菌的宿主和可能的感染传播媒介[27]。

最可能的传播模式似乎是通过局部不显眼的轻微的皮肤创伤接种溃疡分枝杆菌[2]。人传染人的病例鲜有记载[28]。感染溃疡分枝杆菌的危险因素包括未穿防护服、接触自然水源时未做安全防护措施以及未对皮肤的小伤口引起重视[29,30]。HIV 血清阳性或者是恶性疾病可能会增加感染 Buruli 溃疡的风险[31]。

发病率和患病率

在 2012 年，全球报道了 3215 例 Buruli 溃疡，其中 3104 例来自于非洲地区（WHO 关于 Buruli 溃疡控制与研究的会议，2013 年 3 月 25 日至 27 日，瑞士日内瓦）。几乎一半的全球案例报告来自科特迪瓦（1386），其次是加纳（632）。总的数据可能被严重低估，鉴于许多病例可能因为流行国家或者地区的地理政治的因素、社会经济因素和没有卫生行政部门的监督而没被诊断出来。

年龄

5—15 岁之间的儿童有着最高的患病率，皮损最常见于下肢。

病理生理学

发病机制和病理学

在出现明显临床症状前往往有接近 4 个月甚至更长时间的潜伏期[32]。当接种到皮肤后，溃疡分枝杆菌繁殖并产生聚酮毒素细菌内酯[4]。Buruli 溃疡的病理生理学与细菌毒素的扩散密切相关。溃疡分枝杆菌生长的温度特点使其更喜欢在较冷的人体组织生长，特别是皮肤和皮下组织。细菌内酯通过造成细胞凋亡、坏死和抑制宿主免疫反应来破坏组织[33]。最早的改变是真皮和皮下组织的急性坏死；典型的表现是皮下脂肪的广泛受累，如间隔性脂膜炎。脂肪坏死并可能出现钙化。在球形团块中、细胞外、溃疡基底层上的分泌物中和脂肪间隔中均可发现分枝杆菌。部分溃疡分枝杆菌出现退化的迹象，失去它们常有的杆状形态。真皮的坏死向旁边扩展，形成典型的潜行溃疡边缘[34]。溃疡分枝杆菌在其适合的生长温度范围内有选择性地对这些组织造成破坏[35]，肌肉往往不受累，可能正是因为它有较高的温度。在真皮深层可见白细胞碎裂性血管炎，主要影响中小血管。数月后开始愈合，伴随淋巴细胞的或者肉芽肿的反应，最终可纤维化和形成瘢痕。

致病微生物

- 溃疡分枝杆菌

遗传学

溃疡分枝杆菌 16S rRNA 的 3′末端的基因序列不同，按地理来源，将其广泛分为非洲的、美洲的、亚洲的和澳大利亚的菌株，各个地区又有许多亚系[36]。不同的种系其临床表现、细菌内酯的类型、毒力和宿主的免疫反应都不相同[37]。细菌内酯的类型按地理来源编码包括 A/B（非洲，最常见），C（亚洲，澳大利亚）和 D（亚洲）[33]。

环境因素

主要在热带的乡村湿地流行。

临床特征

病史

可能有去过该病流行地区的病史。

临床表现

据估计在澳大利亚维多利亚，Buruli 溃疡的平均潜伏期是 135d 或 4.5 个月（34～264d 之间），在澳大利亚它是一种必须上报的法定传染病，流行的地域也是被严格定义了的[32]。Buruli 溃疡表现为局限性或者播散性的临床形式，伴多种多样的自然接触史[38]。约 70%的患者年龄小于 15 岁。早期皮损是丘疹、结节或者水肿，常出现在一只手臂或腿上，但是也可出现在躯干或者头部。一些病例皮损不会进一步发展，但是通常结节会破溃形成浅表坏死性溃疡，扩展迅速且伴不规则潜行的边缘（图 27.31）。大多数溃疡是无痛的除非发生二次感染。边界清楚的、无痛的斑块也可出现。溃疡在几周的时间里直径可达几厘米。

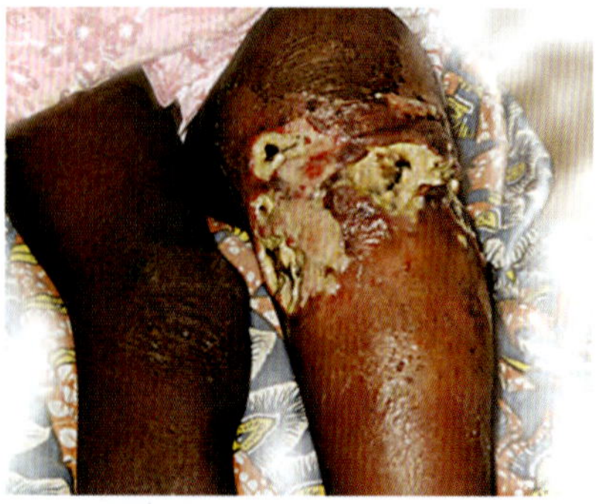

图 27.31 溃疡分枝杆菌感染一名 8 岁儿童（由比利时安特卫普热带医学研究所 F. Portaels 教授提供）

溃疡的底部是由坏死脂肪形成，并且可能有明显的黏液样分泌物。溃疡往往是单个，但也可能出现卫星现象。大的皮损周围可被广泛的硬化包围（图 27.32）。即使有局部严重的病变也没有如发热或者淋巴结增大等表现。播散性疾病的发生常常与 HIV 感染有关[39]。不幸的是因为是无痛性的溃疡，而且患者往往住在偏远地区，大多数患者直到皮损严重时才去医院就诊。

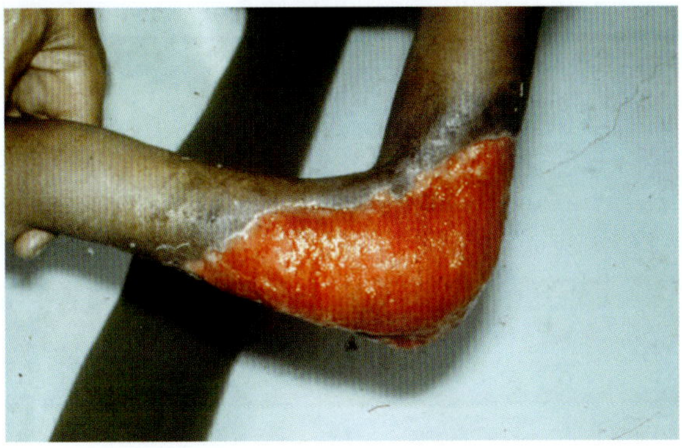

图 27.32　在一名儿童肘关节处巨大的 Buruli 溃疡（由苏里南 Niemel P. L. A 博士提供）

鉴别诊断

根据溃疡皮损表现主要与溃疡性结核病变、芽生菌病或者其他深部真菌感染、蜂窝织炎、坏疽性脓皮病、坏死性筋膜炎以及其他造成溃疡的疾病相鉴别。早期皮损需与异物肉芽肿、表皮样囊肿、附属器肿瘤和其他造成脂膜炎的疾病相鉴别。

并发症和共病

大约 10％的患者出现位于皮损下方的骨侵犯或经淋巴血源性播散形成转移性骨髓炎[2]。其他器官受累罕见。愈合时出现的纤维化和钙化可能会导致挛缩和严重的畸形。

病程和预后

病程多样，但是大多数持续时间久。6～9 个月后可能愈合，但是一些皮损可持续更长的时间。在 1998 年加纳一项关于 102 名患者的研究表明，该病平均的住院天数超过 100d。感染导致 10 例截肢，12 例关节挛缩以及 2 例由于破伤风和败血症的死亡[11]。2004 年以来，随着医疗的发展，对该病的治疗，特别是早期的皮损，预后明显改善。

辅助检查

在流行地区，倘若怀疑该病可尽早下诊断。然而当患者离开了流行地区，零星的或者反常的溃疡病例可能会使诊断更加困难[40]。诊断 Buruli 溃疡的四个实验室检测方法：①直接涂片法（抗酸染色金胺 O 或者 Ziehl-Neelsen 法）；②在 32℃行细菌培养；③组织病理学；④PCR 技术[2]。皮损取样技术包括擦取、穿孔活检和细针抽吸（作为活检的一种侵入性较小的替代方法），IS2404 PCR 是用于确诊常用的方法，因为它敏感性极高，可以在 48h 内出结果[42,43]。WHO 计划提高 PCR 在全球的使用率（直到 2014 年年底 PCR 有 70％的使用率），但是在 PCR 无法使用的地区，直接涂片法是有帮助的。基于环介导等温扩增的 BU-LAMP 分析是目前研究的重点，因为它可能比 PCR 更容易和更快的使用。用于检测皮损中细菌内酯的药理学测定可能成为细菌培养诊断该疾病有力的佐证[45]。不管检查方法和采样方法，对于怀疑是 Buruli 溃疡的，每个病变至少有两处采样，这样会比单个样本更具敏感性，使敏感性高达 25％[2]。

治疗

从历史上看，就算皮损已经切除，小的皮损 1 年后的复发率达 16％[46]，而晚期严重的皮损切除 1 年后复发率达 28％，常常需要扩大根治术和移植，并且可能造成显著的病残率[1]。自从 2004 年 WHO 引入利福平联合链霉素方案以来治疗上已经取得了重大进展[47]，以下是令人鼓舞的初步数据[48]。利福平加链霉素方案的常规实施显著地提高了治愈率，减少了复发。目前的治疗方案包括每日口服利福平（10mg/kg）以及肌内注射链霉素（15mg/kg），在医师监督下实施 8 周。肌内注射或者静脉注射阿米卡星（15mg/kg）可以替代链霉素。患者的皮损直径＜5cm（Ⅰ类，小型）可以单纯抗生素治疗，而皮损直径大小 5～15cm（Ⅱ类，中型）在接受了 4 周的抗生素治疗后进行手术治疗，如果必要的话，随后再进行超过 4 周的抗生素治疗。皮损直径大于 15cm（Ⅲ类，晚期）在进行手术治疗前先进行 1 周抗生素治疗，然后继续使用抗生素治疗，总共用抗生素治疗 8 周[2]。随访研究发现第一类和第二类的 Buruli 溃疡皮损在经过 8 周的治疗后大部分病灶消退[49]。WHO 正在整理有关第三类 Buruli 溃疡进一步的研究，意在找到在抗生素治疗过程中外科手术治疗的最佳时间。

链霉素是注射用药。缺乏有效的口服药物是不能在个体层面实施分散管理的重要阻碍之一。在 2010 年，加纳的一个随机对照试验显示中型皮损的 Buruli 溃疡接受了 WHO 推荐的 8 周利福平联合链霉素后治愈的患者所占的比例与接受 4 周利福平联合链霉素治疗接着再进行 4 周利福平联合克拉霉素的治疗后痊愈的患者比例相比两者之间无明显差异[50]。贝宁的一项初步研究完全使用口服利福平联合克拉霉素治疗 8 周取得了满意的结果[51]。其他的全口服药物，更少药物毒性的联合治疗，如利福平联合克拉霉素或者利福喷汀联合莫西沙星，正在研究中[52]。

免疫重建炎症综合征，是发生在感染治疗过程中的一个矛盾的反应，有报道在Buruli溃疡使用抗生素治疗期间经初步改善后临床表现恶化的一个反应，认识到这一点可以防止不必要的治疗方案改变[53]。有些病例针对免疫重建炎症综合征使用激素治疗[54]。卡介苗接种似乎能短期保护机体免受溃疡分枝杆菌感染，以及防止骨髓炎的发生[55]。

一线治疗

口服利福平 10mg/kg 联合肌内注射链霉素 15mg/kg 治疗8周，对于Ⅱ类皮损在抗生素治疗4周后可以考虑手术治疗，而Ⅲ类皮损在抗生素治疗1周后可以考虑手术治疗。

二线治疗

利福平 10 mg/kg 联合阿米卡星 15 mg/kg 治疗8周。

三线治疗

利福平联合克拉霉素治疗8周或者利福喷汀联合莫西沙星治疗8周。

鸟分枝杆菌复合体(鸟分枝杆菌和细胞内分枝杆菌)感染

概述

鸟分枝杆菌复合体感染人类出现的最常见类型是慢性肺部感染，病灶与肺结核类似。在免疫功能正常的宿主，感染的发生往往是由于患者已有相关易诱发该病的肺部病变，包括尘肺、硅肺和囊性纤维化，预后与该菌所造成的疾病密切相关[1,2]。骨髓炎[3]和肉芽肿腱鞘炎[4]均有被报道过，而在一些结核病发病率低的地方，鸟分枝杆菌复合体(MAC)是引起儿童颈淋巴结炎最常见的原因[5,6]。

流行病学

发病率和患病率

在HIV出现之前，MAC造成的播散性感染很罕见。而在HIV出现后，在广泛使用抗逆转录病毒疗法(ART)前MAC造成的播散性感染达到了巅峰[7]。在使用抗逆转录病毒疗法之前，HIV患者MAC的感染率达到了50%[8,9]。MAC一直是免疫抑制人群机会性感染的重要原因，也可造成经过抗逆转录病毒疗法治疗的HIV患者的免疫重建炎症综合征(IRIS)[10]。

病理生理学

发病诱因

免疫抑制最常见的原因是HIV感染。而一项已发表的有关MAC合并非HIV感染的病例的综述发现，MAC与血液系统肿瘤(特别是毛细胞白血病)、结缔组织病、糖皮质激素或者细胞毒性药物的运用密切相关[11,12]。

致病微生物

这个复合体包括密切相关的生物：禽分枝杆菌和细胞内分枝杆菌，这两种生物可以通过PCR辅助的DNA-DNA杂交或LAMP加以区分[13]。鸟分枝杆菌复合体是慢生长的细菌，最佳生长温度是37℃，并且是无处不在的腐生菌，可以在自来水、土壤、乳制品、动物和室内灰尘中可见到[1]。呼吸道和胃肠道均可作为系统性感染的入口，以及30%的正常粪便样品中可分离出MAC[14]。皮肤感染激发播散性疾病不常见，并且鸟分枝杆菌复合体引起的原发皮肤感染罕见[15]。

临床特征

临床表现

皮肤受累并不常见，但在颈部淋巴结炎中可发生创伤后皮肤接种，而这些病例中形成的窦道很难与瘰疬性皮肤结核相区别。免疫功能不全的人群也可能会出现皮肤受累，在这些病例中MAC可能从原发内脏病灶播散。皮损表现多种多样包括多发溃疡[16]、结节(图27.33a)[17]、结节溃烂和脓肿[18]，无痛的结节和斑块类似于瘤型麻风[19]或者寻常狼疮(图27.33b)[20]，皮损同样也可类似结节性痒疹[21]。在MAC感染中可见到孢子丝菌病样疾病模式[22]和瘰疬性苔藓[23]。

在合并HIV感染的病例中，MAC感染最常见的临床表现是菌血症，皮肤受累可能提示存在播散性感染。感染往往发生在晚期HIV患者中，尤其常见于$CD4^+$细胞计数小于50 /μl的患者[9]。ART治疗的运用以及预防性使用抗生素使该病的发病率正在下降[24]。在开始进行ART治疗时，一些患者可能会出现MAC IRIS，主要是由于迟发型超敏反应和细胞因子的产生恢复造成该综合征。症状包括发热、淋巴结炎和皮损[10,25]。

辅助检查

通过血培养，骨髓或者肝活检培养出MAC可以明确诊断。如果是有皮损表现的患者，皮肤活检样本的培养或者分泌物的培养可能会出现阳性结果。组织抗酸染色常阴性。组织学表现为非干酪样肉芽肿，有时巨噬细胞内外均可看见抗酸杆菌。运用PCR技

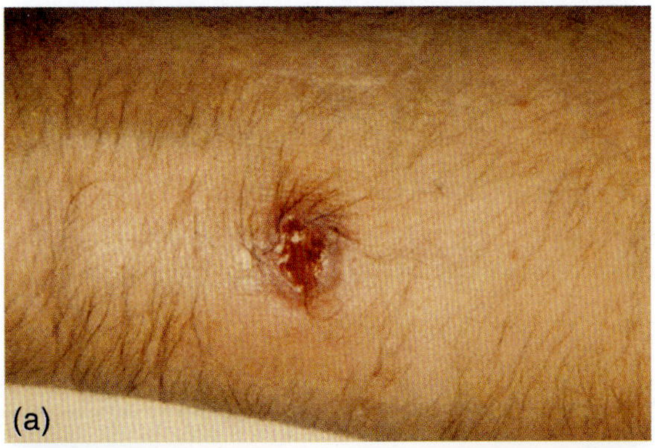

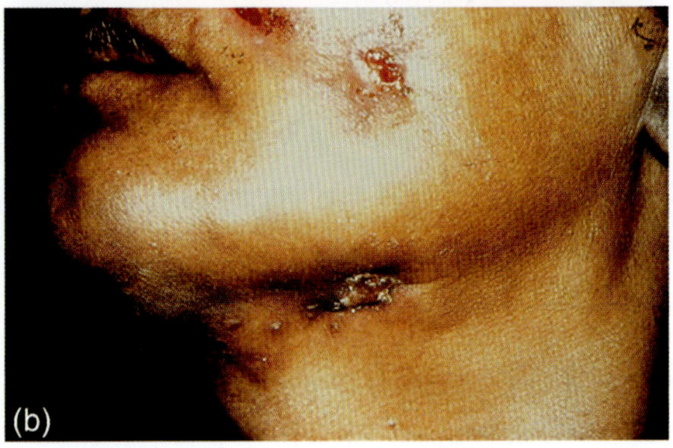

图 27.33 鸟分枝杆菌复合体感染

(a)出现在免疫抑制(系统性红斑狼疮)患者前臂伸侧的红斑结节伴结节中央破溃。(b)左脸颊和下颌部位的感染,可见窦道和寻常狼疮样皮损。(由泰国曼谷皮肤病研究所 P. Kullavanijaya 博士和英国皮肤病学杂志提供)

术行 MAC DNA 的鉴定在不能培养出来病原体的病例中是很有帮助的[26]。

治疗

治疗效果随着大环内酯类抗生素克拉霉素和阿奇霉素以及利福布汀的使用而极大改善。$CD4^+$ 细胞计数<50 /μl 的 HIV 阳性患者,如果他们不能接受 ART 治疗或者 ART 治疗失败,应该考虑预防性使用阿奇霉素或者克拉霉素[27]。

一线治疗

有淋巴结炎的患者可手术切除受感染的淋巴结[28]。手术切除也用于一些患者的局部皮损[17]。在合并 HIV 感染的 MAC 疾病中,大环内酯类抗生素联合乙胺丁醇是推荐的治疗方案的最低标准。在免疫严重低下、有着明显症状或者无法进行 ART 治疗的这些患者中建议加用利福布汀[27]。治疗应该持续终身或者直到患者对 ART 治疗有良好效果。在免疫功能正常伴肺外疾病的患者,化学疗法应该持续 18~24 个月。

嗜血分枝杆菌感染

概述

1978 年在一位霍奇金病的病例中嗜血分枝杆菌首次被描述[1]。嗜血分枝杆菌逐渐在免疫缺陷者的患者中被注意到,包括 HIV 感染、器官移植和血液系统有恶性肿瘤的患者,或者需要生物制剂等长期免疫抑制治疗的患者[2]。

病理生理学

病理学

组织学上可见化脓性肉芽肿形成,内含抗酸杆菌,且抗酸杆菌常可见,但是偶尔可能肉芽肿形成欠佳,并且有不同程度的坏死[3]。

致病微生物

嗜血分枝杆菌的自然栖息地以及是通过哪种途径感染人类的目前尚不清楚,但是水源感染是目前高度怀疑的途径[4]。

临床特征

临床表现

嗜血分枝杆菌通常造成红色或紫色的丘疹、结节,逐渐扩大变成疼痛性脓肿或溃疡(图 27.34),偶尔也可表现为环状斑块[4,5]或者脂膜炎。皮损通常发生在四肢,并且常常位于关节部位的皮肤。这可

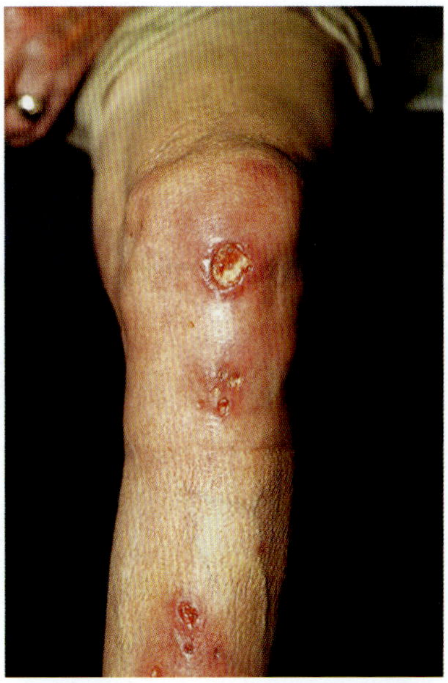

图 27.34 嗜血分枝杆菌感染在左膝和胫骨上方皮肤形成破溃的结节,还有一个无破溃的结节在膝盖的内侧(由美国杜伦杜克大学医学中心 J. C. Murray 博士和英国皮肤病学杂志提供)

能反映出了该菌生长要求低并且喜欢在身体温度低的部位生长。全身症状包括体重减轻、腱鞘炎、关节积液、骨髓炎或者呼吸道症状，这些症状可共同存在。

嗜血分枝杆菌可侵犯皮肤、关节和偶可见于侵犯肺部或者造成播散性感染[4]。它也可从健康人群以及免疫力正常的儿童的淋巴节炎中分离得到[6]，在一组颈-面部淋巴结炎的患儿的研究中发现，有 18% 的患儿能找到嗜血分枝杆菌[7]。还有关于免疫正常的成年人文身后感染嗜血分枝杆菌的报道[8,9]。

鉴别诊断

鉴别诊断包括海分枝杆菌感染、鸟分枝杆菌复合体感染、其他的细菌感染和卡波西肉瘤。

辅助检查

嗜血分枝杆菌可从皮肤活检或者其他组织及分泌物中培养出来，但是它具有独特的生长需求，若对嗜血分枝杆菌感染意识不强很难将其培养出来，实际的嗜血分枝杆菌感染可能要比报道的更多。它最佳生长温度是 30～32℃，并且培养基必须含铁。可以通过 16S rRNA rpoB 和 hsp65 基因的测序来鉴定嗜血分枝杆菌[4]。

治疗

目前治疗嗜血分枝杆菌感染尚无标准的治疗指南。最新文献显示目前有一个大体都支持的治疗方案就是患者需要联合多种抗生素治疗 12～24 个月。

一线治疗

联用抗生素，推荐克拉霉素、环丙沙星和利福平联用[4]。嗜血分枝杆菌对异烟肼和乙胺丁醇耐药。治疗是困难的，无论是治疗期间还是治疗停止后的复发，病灶可能持续存在。免疫力正常的儿童患有淋巴结炎首选手术切除。

瘰疬分枝杆菌感染

定义

瘰疬分枝杆菌主要与儿童的颈淋巴结炎有关，也可以造成播散性感染、肺部疾病和皮损。其发病率一直在下降，目前很少记录到该病的发生[1]。

概述

瘰疬分枝杆菌是慢生长的暗产色菌。历史上，瘰疬分枝杆菌与幼儿的颈淋巴结炎有关，并且直到 20 世纪 70 年代它都是造成儿童颈淋巴结炎最常见的原因。近几年，瘰疬分枝杆菌感染的发生较以前减少，现在更多的颈淋巴结炎病例是由鸟分枝杆菌复合体造成[2]。最近的研究显示许多临床分离株可能是新描述的一种副瘰疬分枝杆菌[3]。皮肤感染罕见并且常常是播散性感染的一个部分。

流行病学

瘰疬分枝杆菌主要流行于美国东南部。可以从水、生牛奶、其他乳制品、池养的牡蛎和土壤中分离出来[4]。感染的途径主要是通过食入和吸入。在美国的饮用水中分离出来的瘰疬分枝杆菌一直在下降，目前该菌已经很难被找到了[5]。

发病率和患病率

由瘰疬分枝杆菌引起的皮损十分罕见。

年龄

瘰疬分枝杆菌感染主要感染幼儿。

病理生理学

发病诱因

免疫功能受损，如 HIV 感染、血液系统恶性肿瘤、淀粉样变和正在运用免疫抑制药物的患者，都是感染该病的发病诱因[6]。

病理学

在淋巴结里可见脓肿形成并且很难与结核病相区别。抗酸染色阳性。皮损可表现为中央坏死伴脓肿形成，被肉芽肿性炎症反应围绕伴淋巴细胞、上皮样组织细胞和泡沫状巨噬细胞浸润，偶尔可见抗酸杆菌浸润[7]，角化过度和棘层增厚可在表皮见到[6]。

致病微生物

- 瘰疬分枝杆菌

临床特征

临床表现

患者常常表现为颌下腺和下颌下腺肿胀，有时伴有窦道。这些病灶进展缓慢而且往往是单侧的，除了轻微的颈部疼痛，几乎没有全身症状[8]。该病可自愈。皮损可表现为结节、脓肿、斑块或者溃疡[6,9]。类似孢子丝菌病样的皮损也有被报道过[10]，而与肺部感染相关的慢性的溃疡性的和结节性的皮损出现在一名合并 HIV 感染的患者中[11]。最近有报道在一名患有 IFN-γ 受体 1 缺乏症的儿童中出现了播散性感染[12]。

鉴别诊断

应排除其他原因造成的颈淋巴结炎，如结核分枝杆菌造成的瘰疬性皮肤结核和 MAC 感染。在表现为孢子丝菌病样的病例中，海分枝杆菌应该被列入鉴别诊断。

辅助检查

应取活检标本进行培养和组织学检查。对于肺部受累的病例，细针抽吸出的感染的淋巴结和痰均可做培养。PCR 检测用于区分瘰疬分枝杆菌和副瘰疬分枝杆菌[1]。

治疗

没有明确的治疗指南，因此对于明确是瘰疬分枝杆菌感染的病例实施药敏试验十分重要[1,8]。

一线治疗

由于瘰疬分枝杆菌在体外对许多的抗生素耐药，因此对受感染的淋巴结我们选择外科手术治疗[13]。由于瘰疬分枝杆菌与 MAC 有相似的药敏结果，对病变范围更广的瘰疬分枝杆菌感染与治疗 MAC 的方案类似[14]。一名患者在异烟肼联合利福平治疗 9 个月后皮损消退[9]。克拉霉素在体外已证实对瘰疬分枝杆菌有活性[4]，一个健康儿童瘰疬分枝杆菌感染的局部皮肤皮损在运用单独克拉霉素 6 个月后成功治愈[6]。

苏尔加分枝杆菌感染

概述

1972 年被首次鉴定出苏尔加分枝杆菌，广泛分布于世界各地。感染主要受累器官是肺，但是滑囊、腱鞘、骨、淋巴结和皮肤也可受累。皮肤皮损包括弥漫性蜂窝织炎、结节和窦道[1]，以及多种多样的炎症性皮损[2]。在一例孤立皮肤溃疡的病例报告中，患者随后进展成肺部受累，继发急性呼吸窘迫综合征[3]。而持续病灶内和系统性使用糖皮质激素是导致该病的皮损进一步发展的危险因素[4]。

治疗

一线治疗

异烟肼、利福平、乙胺丁醇和链霉素都曾被用于治疗苏尔加分枝杆菌感染[5]。

由快速生长分枝杆菌引起的感染

定义

这些分枝杆菌在环境中十分常见，并且在人体中也是快速生长。包括脓肿分枝杆菌组、龟分枝杆菌、偶发分枝杆菌组和耻垢分枝杆菌感染。它们可以感染免疫功能健全的人群，但是更多见于免疫抑制人群。

流行病学

发病率和患病率

一篇关于 63 例皮肤或者软组织感染快生长分枝杆菌的回顾显示，龟分枝杆菌和脓肿分枝杆菌感染的人群一般大于 45 岁，他们往往在服用免疫抑制药物并且有多个播散的病灶。偶发分枝杆菌感染刚好相反，感染一般是由于手术或者受伤后在接种位点出现单个皮损[1]。发生播散性感染相关的条件包括器官移植、类风湿关节炎、肾衰竭、自身免疫性疾病。龟分枝杆菌引起的疾病与患者在接受糖皮质激素的治疗密切相关[2]。

病理生理学

病理学

真皮及皮下可见脓肿形成，伴或者不伴坏死的结核样肉芽肿（图 27.35）。

致病微生物

这些快生长的分枝杆菌广泛分布于环境、土壤、水中，也可能是人类皮肤的共生生物，十分耐寒。偶发分枝杆菌组的菌种和耻垢分枝杆菌能在 45℃ 生长，龟分枝杆菌、脓肿分枝杆菌组里的成员和产黏液分枝杆菌能抵抗有机汞、氯、2%浓度的甲醛等常用消

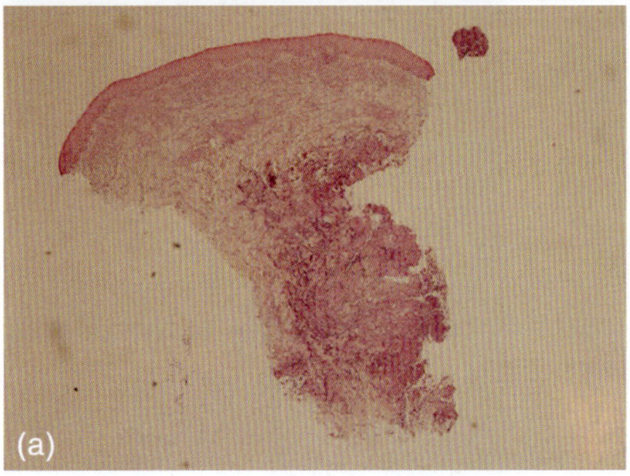

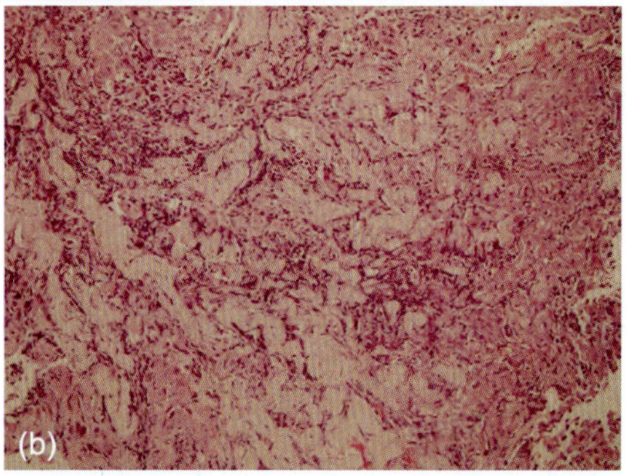

图 27.35　脓肿分枝杆菌感染

(a)真皮中、深层细胞浸润；(b)真皮中层和深层大量中性粒细胞和核尘浸润伴有脓肿形成(由以色列阿富拉哈梅克医疗中心 D. Rozenman 博士提供)

第3部分

毒剂[3]。这些微生物通常能从市政自来水中分离出来[3,4]。龟分枝杆菌被发现可成为龙胆紫药水[5]和文身墨水[6]的污染物。脓肿分枝杆菌可以从被污染了的利多卡因[7]跟组胺溶液[8]中被分离出来。聚集病例(伪暴发)最常与受污染的支气管镜和内镜清洗装置,以及污染了的医院供水相关[3]。

临床特征

临床表现

这些病原菌感染引起的皮肤病变往往遵循以下两种模式:在免疫功能正常的人群,外伤处(包括文身和外科手术)逐渐发展形成局部脓肿[9];在免疫功能不全的人群,他们可能没有外伤的病史,患者可表现为播散性感染,伴多发的皮下结节、血培养阳性、颈淋巴结炎、角膜炎以及偶尔的感染性心内膜炎和中枢神经系统受累[10,11]。

由快生长的分枝杆菌引起的疾病中,偶发分枝杆菌组是 60%的社区获得性局部皮肤感染的原因,但是几乎不会引起肺部感染。偶发分枝杆菌组是引起绝大多数手术后伤口护理相关(医院内)病例感染和导管感染的罪魁祸首[10]。还有在开胸手术后偶发分枝杆菌感染胸骨的报道[12],也是造成持续性非卧床腹膜透析的患者发生腹膜炎的原因[13],偶发分枝杆菌组感染也可以发生于用于控制疼痛的局部显微注射(美塑疗法、中胚层疗法)[14]以及美容项目如抽脂[15]和乳房假体植入等操作后[16]。一次超过 60 人的偶发分枝杆菌感染暴发是一个美甲沙龙里污染的旋涡式足浴所致[17]。类似于寻常狼疮的皮损也有报道过[18]。

在由快生长分枝杆菌引起的疾病中,接近 95%的皮肤播散性感染是龟分枝杆菌和脓肿分枝杆菌组引起的[10]。这些病原菌也可造成慢性肺部疾病,并且是囊性纤维化患者最常分离出来的病原菌之一。注射后脓肿可能是由脓肿分枝杆菌引起的最常见的皮损,而脓肿分枝杆菌也是所有快生长的分枝杆菌中最具有致病性并且对化学疗法抵抗的分枝杆菌(图 27.36)[19,20]。1969 年,有 12 名患者从一家耳鼻喉诊所感染了脓肿分枝杆菌,原因是由于组胺注射剂受到了污染,造成了一次小的疾病暴发[8]。哥伦比亚一名医师实施皮内注射导致 232 人感染脓肿分枝杆菌[7]。抽脂术后和脂肪塑形术后引发感染[15]以及游客在国外完成了美容手术后返回美国发生感染也有报道[21]。血液透析也是危险因素[19]。在美国一项 NTM 的调查发现 83%的 NTM 都是从透析装置供水获得[4]。韩国一家温泉浴场的两名员工出现孢子丝菌病样皮损,应该是从温泉水里感染了脓肿分枝杆菌[22]。

龟分枝杆菌可造成社区获得性疾病。例如:创伤后皮肤或者软组织感染、骨感染,以及播散性皮肤感染,手术后和相关导管感染[2],注射后感染(包括针刺[23])。植入的猪心脏瓣膜本身可能会被龟分枝杆菌感染[24]。弥散性红斑皮下结节是最常见的类型,最常出现于四肢的末端(图 27.37)或者是类似孢子丝菌病疾病模式[25]。局部蜂窝织炎、皮下脓肿和骨髓炎(通常发生在皮肤受伤之后)也可以见到。感染了龟分枝杆菌的患者中有 62%正在运用糖皮质激素,72%的用免疫抑制药[1]。广泛的感染很罕见,尽

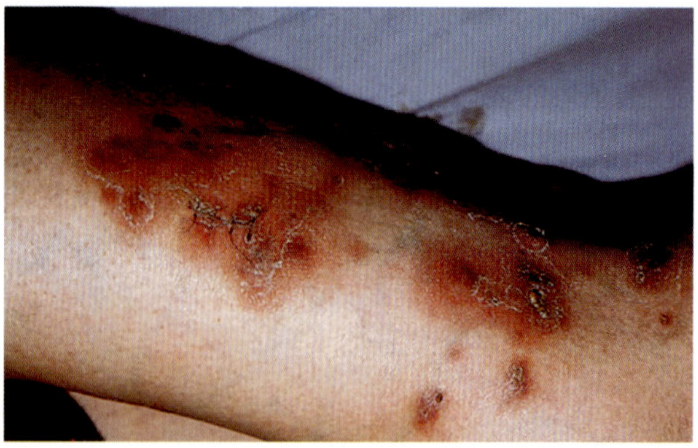

图 27.36 脓肿分枝杆菌感染造成脓肿形成(由英国特伦特河畔斯托克北斯塔福德郡医院 A. G. Smith 博士和英国皮肤病学杂志提供)

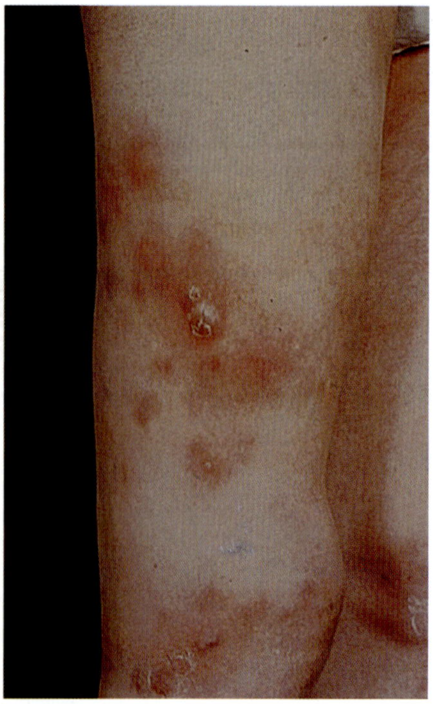

图 27.37 龟分枝杆菌感染下肢(由英国曼彻斯特希望医院 R. D. Ead 博士提供)

管最近有一篇关于免疫功能正常的感染者死于龟分枝杆菌并发的心内膜炎的报道[26]。化脓性汗腺炎和糖尿病也被报道与该病相关[27]。HIV 感染似乎并不会增加龟分枝杆菌感染的风险。

耻垢分枝杆菌引起的感染包括外伤后出现的蜂窝织炎、局部脓肿、骨髓炎以及很少见的肺炎[28]。目前尚未见到由耻垢分枝杆菌引起的皮肤播散性感染的报道。导管脓毒症和整形手术术后感染偶有报道[10]。

辅助检查

这些分枝杆菌引起的感染很容易漏诊，病灶可能会被当作是异物、深部真菌病或者骨髓炎。大量的数据分析[1]显示从有症状到确诊所需时间的中位数是 86d。在免疫功能不全人群中它们可能会被误认为慢性复发性结节和脓肿；活检组织培养出分枝杆菌是诊断的金标准；在脓肿形成的情况下，对脓肿壁进行活检可能比脓液更容易找到病原体。它们都能在 22～45℃的温度下生长，经过 5～7d 生长出肉眼可见的菌落，但有些菌株可能无法在 37℃下生长。根据培养需求不同、生化试验和 DNA 同源性等可对具体菌种进行鉴定。临床上，不同种类的分枝杆菌引起的皮损没有特异性[9]。

治疗

目前还没有比较不同抗菌药物的治疗方案疗效的研究。建议对分离株进行药敏试验，并暂时使用经验疗法直到药敏结果回报。单一病灶可能对单药治疗有效，但是皮肤呈播散性感染或者造成肺部疾病需要多药联合治疗。局部的和播散性感染通常都需要较长的治疗时间[20]。

一线治疗

偶发分枝杆菌组的耐药性远远低于龟分枝杆菌或者脓肿分枝杆菌组。推荐使用的各类分枝杆菌具有高度敏感性的抗生素见表 27.3[20]。脓肿分枝杆菌具有固有的耐药性，不是后天获得的[20]。对皮肤病灶进行外科清创术可能在一些患者中是有用的辅助治疗的手段[29]。

表 27.3 对不同的分枝杆菌属具有高活性的抗菌药物

快生长的结核分枝杆菌	耐药机制	抗生素（100%活性）
偶发分枝杆菌组	四环素耐药	环丙沙星/左氧氟沙星/莫西沙星
	erm 39	
	? 氨基糖苷类磷酸转移酶	复方新诺明
		利奈唑胺
		亚胺培南
		阿米卡星
		替加环素
脓肿分枝杆菌组	erm 41	克拉霉素/阿奇霉素
	? arr	利奈唑胺
		阿米卡星
		替加环素
龟分枝杆菌	?	克拉霉素/阿奇霉素
		利奈唑胺
		阿米卡星
		替加环素
耻垢分枝杆菌	erm 39	磺胺类药物
		强力霉素
		亚胺培南
		阿米卡星

改编自 Brown-Elliott 等，2012[20]。

（**译者**：雷霞 于春水 何晓玥 **一审**：许阳 李晓欣 **二审**：田洪青 **三审**：侯麦花 胡莉芳 杨枫 **润色**：陈秀峰）

参考文献

所有文献请查阅网址：www. rooksdermatology. com.
以下列出的是重要参考文献。

Tuberculosis of the skin

[3] Health Protection Agency. *Tuberculosis in the UK：Annual Report on Tuberculosis Surveillance in the UK*，2012. London：Health Protection Agency，2012.

[4] European Centre for Disease Prevention and Control/WHO Regional Office for Europe. *Tuberculosis Surveillance and Monitoring in Europe* 2012. Stockholm：European Centre for Disease Prevention and Control，2012.

General description

[1] Yates VM，Ormerod LP. Cutaneous tuberculosis in Blackburn district（U. K.）：a 15 year prospective series. *Br J Dermatol* 1997；136：483-9.

[4] Kumar B，Rai R，Kaur I，*et al*. Childhood cutaneous tuberculosis：a study over 25 years from northern India. *Int J Dermatol* 2001；40：26-32.

[5] Kumar B，Muralidar S. Cutaneous tuberculosis：a twenty-year prospective study. *Int J Tuberc Lung Dis* 1999；3：494-500.

[6] Zouhir K，Akhdari N，Nejjam F，*et al*. Cutaneous tuberculosis in Morocco. *Int J Infect Dis* 2007；11：209-12.

[7] Varshney A，Goyal T. Incidence of various clinco-morphological variants of cutaneous tuberculosis and HIV concurrence：a study from the Indian subcontinent. *Ann Saudi Med* 2011；31：134-9.

Basic biology

[5] Ramakrishnan L. Revisiting the role of the granuloma in tuberculosis. *Nat Rev Immunol* 2012；20：352-66.

[6] Guirado E, Schlesinger LS. Modelling the Mycobacterium tuberculosis granuloma -the critical battlefield in host immunity and disease. *Front Immunol* 2013;22:98.

[9] Lucas S. Bacterial disease. In: Elder DE, ed. *Lever's Histopathology of the Skin*, 10th edn. Philadelphia: Lippincott Williams & Wilkins, 2009:550-5.

Treatment

[8] Gillespie SH, Crook AM, McHugh TD, *et al.*; REMoxTB Consortium. Four-month moxifloxacin-based regimens for drug-sensitive tuberculosis. *N Engl J Med* 2014; 371: 1577-87.

BCG vaccination

[2] Luca S, Mihaescu T. History of BCG vaccination. *Maedica (Buchar)* 2013;8:53-8.

[4] Ritz N, Dutta B, Donah S, *et al.* The influence of Bacille Calmette-Guerin vaccine strain on the immune response against tuberculosis: a randomised trial. *Am J Respir Crit Care Med* 2012;185:213-22.

[5] Evans TG, Brennan MJ, Barker L, Thole J. Preventive vaccines for tuberculosis. *Vaccine* 2013;31S:B223-6.

[6] Tameris MD, Hatherill M, Landry BS, *et al.* Safety and efficacy of MVA85A, a new tuberculosis vaccine, in infants previously vaccinated with BCG: a randomised, placebo-controlled phase 2b trial. *Lancet* 2013;381:1021-8.

[12] Lotte A, Wasc-Hockert O, Poisson N, *et al.* Complications induced by BCG vaccination: a retrospective study. *Bull Int Union Tuber* 1978;53:114-16.

[14] Dostrovsky A, Sagher F. Dermatological complications of BCG vaccination. *Br J Dermatol* 1963;75:181-92.

[16] Walker SL, Lozewicz S, Sood R, *et al.* Lupus vulgaris due to *Mycobacterium bovis* bacillus Calmette-Guerin (BCG) at the site of previous BCG vaccination. *Clin Exp Dermatol* 2009; 34(7):e213-15.

[20] Horowitz O, Meyer J. The safety record of BCG vaccination and untoward reactions after vaccination. *Adv Tuberc Res* 1957;8:254-71.

[22] Muto J, Kuroda K, Tajima S. Papular tuberculides post-BCG vaccination: case report and review of the literature in Japan. *Clin Exp Dermatol* 2006;31:611-12.

[25] Thakur BK, Verma S. BCG-induced lupus vulgaris complicated by squamous cell carcinoma in a 7-year-old child. *Int J Dermatol* 2011;50:542-5.

[27] Yu R, Satoh T, Wakabayashi T, *et al* Disseminated BCG in severe combined immunodeficiency. *Acta Derm Venereol* 2012;92:158-9.

Primary inoculation tuberculosis

[1] Semaan R, Traboulsi R, Kanji S. Primary*Mycobacterium tuberculosis* complex cutaneous infection: report of two cases and literature review. *Int J Infect Dis* 2008;12:472-7.

[5] Belchior I, Seabra B, Duarte R. Primary inoculation skin tuberculosis by accidental needle stick. *BMJ Case Reports* 2011, doi:10. 1136/bcr. 11. 2010. 3496.

[6] Kim JC, Park YM, Choi JS, *et al.* A case of primary inoculation tuberculosis developed after intralesional injection of corticosteroid. *Korean J Dermatol* 1991;29:827-31.

[7] Ara M, Seral C, Baselga C, *et al.* Primary tuberculous chancre caused by *Mycobacterium bovis* after goring with a bull's horn. *J Am Acad Dermatol* 2000;43:535-7.

[9] Huang D, Yin H. Primary inoculation tuberculosis after an accidental scalpel injury. *Infection* 2013;41:841-4.

[11] Heilman KM, Muschenheim C. Primary cutaneous tuberculosis resulting from mouth-to-mouth respiration. *N Engl J Med* 1965;273:1035-6.

[12] Horney DA, Gaither JM, Cauer R, *et al.* Cutaneous inoculation tuberculosis secondary to jailhouse tattooing. *Arch Dermatol* 1985;121:648-50.

[13] Kim JK, Kim TY, KIM DH, *et al.* Three cases of primary inoculation tuberculosis as a result of illegal accupunture. *Ann Dermatol* 2010;22:341-5.

[16] Toledo-Pastrana T, Ferrandiz L, Pichardo AR, *et al.* Tuberculosis: an unusual cause of genital ulcer. *Sex Transm Dis* 2012;39:643-4.

[17] Zadbuke S, Khan N, Set R, *et al.* Primary inoculation tuberculosis following a vehicular accident. *Indian J Med Microbiol* 2012;30:98-100.

Warty tuberculosis

[1] Grange JM, Noble WC, Yates MD, *et al.* Inoculation mycobacterioses. *Clin Exp Dermatol* 1988;13:211-20.

[3] Lia-Yin Chong, Kuen-Kong Lo. Cutaneous tuberculosis in Hong Kong: a 10 year retrospective series. *Int J Dermatol* 1995;34:26-9.

[5] Wong KO, Lee KP, Chin SF. Tuberculosis of the skin in Hong Kong. *Br J Dermatol* 1968;80:424-9.

[6] Dwari BC, Ghosh A, Paudel R. A clinicoepidemiological study of 50 cases of cutaneous tuberculosis in a tertiary care teaching hospital in Pokhara, Nepal. *Indian J Dermatol* 2010;55: 233-7.

[8] Sultana A, Bhuiyan MSI, Haque A, *et al.* Pattern of cutaneous tuberculosis among children and adolescent. *Bangladesh Med Res Counc Bull* 2012;38:94-7.

[13] Foo CCI, Tan HH. A case of tuberculosis verrucosa cutis-undiagnosed for 44 years and resulting in fixed-flexion deformity of the arm. *Clin Exp Dermatol* 2005;30:149-51.

[17] Rajan J, Mathai AT, Prasad PVS, *et al.* Multifocal tuberculosis verrucosa cutis. *Indian J Dermatol* 2011;56:332-4.

[22] Sahoo SP, Misra J, Subudhi BSK, *et al.* Tubercular lesion of the foot presenting as epithelioma. *Singapore Med J* 2013; 54(3):e59-61.

[24] Sethuraman G, Kaur J, Nag HL, *et al.* Symmetrical scrofuloderma with tuberculosis verrucosa cutis. *Clin Exp Dermatol* 2006;34:475-7.

[26] Laws PM, Singh M, Chalmers R. Nonhealing vegetating plaque on the finger: tuberculosis verrucosa cutis. *Cutis* 2011;87:30-3.

Lupus vulgaris

[2] Kumar B, Muralidhar S. Cutaneous tuberculosis: a twenty-year prospective series. *Int J Tuberc Lung Dis* 1999; 3: 494-500.

[3] Visser AJ, Heyl T. Skin tuberculosis as seen at Ga-Rankuwa Hospital. *Clin Exp Dermatol* 1993;18:507-15.

[7] Marcoval J, Alcaide F. Evolution of cutaneous tuberculosis over the past 30 years in a tertiary hospital on the European Mediterranean coast. *Clin Exp Dermatol* 2012;38:131-6.

[12] Walker SL, Lozewicz S, Sood R, *et al.* Lupus vulgaris due to Mycobacterium bovis bacillus Calmette-Guerin at the site of previous BCG vaccination. *Clin Exp Dermatol* 2008; 34: e213-15.

[18] Sehgal VN, Waugh SA. Cutaneous tuberculosis. Current concepts. *Int J Dermatol* 1990;29:237-52.

[24] Saritha M, Parveen BA, Anandan V, *et al.* Atypical forms of lupus vulgaris-a case series. *Int J Dermatol* 2009;48:150-3.

[29] Rhodes J, Caccetta TP, Tait C. Lupus vulgaris: difficulties in

diagnosis. *Aust J Dermatol* 2013;54:e53-5.

[31] Kanada KN, Schwartz BS, Pincus LB, *et al*. A therapeutic trial of antituberculous therapy for suspected lupus vulgaris: how long does it take to see a clinical improvement? *J Am Acad Dermatol* 2013;69:e252-426.

[33] Forstrum L. Carcinomatous change in lupus vulgaris. *Ann Clin Res* 1969;1:213.

[38] Thakur BK, Verma S. BCG-induced lupus vulgaris complicated by squamous cell carcinoma in a 7-year-old child. *Int J Dermatol* 2011;50:542-5.

Tuberculids

Basic biology

[1] Victor T, Jordaans HF, van Niekerk DJ, *et al*. Papulonecrotic tuberculid. Identification of *Mycobacterium tuberculosis* DNA by polymerase chain reaction. *Am J Dermatopathol* 1992; 14:491-5.

[2] Degitz K, Steidl M, Thomas P, *et al*. Aetiology of tuberculids. *Lancet* 1993;341:239-40.

[4] Ross GL, Chong H, Collyns T, *et al*. Lichen scrofulosorum caused by *Mycobacterium szulgai* : a new cause of reaction. *Br J Dermatol* 2007;156:586-7.

[5] Morrison JGL, Fourie ED. The papulonecrotic tuberculid: from Arthus reaction to lupus vulgaris. *Br J Dermatol* 1974; 91:263-70.

[6] Singal A, Bhattacharya SN. Lichen scrofulosorum: a prospective study of 39 patients. *Int J Dermatol* 2005;44:489-93.

[7] Mascaro JM, Baselga E. Erythema induratum of Bazin. *Dermatol Clin* 2008;26:439-45

[8] Hay RJ. Cutaneous infection with *Mycobacterium tuberculosis*: how has this altered with the changing epidemiology of tuberculosis? *Curr Opin Infect Dis* 2005;18:93-5.

[10] Alsina M, Campo P, Toll A, *et al*. Papulonecrotic tuberculide in a human immunodeficiency virus type 1-seropositive patient. *Br J Dermatol* 2000;143:232-3.

[11] Ho CK, Ho MH, Chang LY. Cutaneous tuberculosis in Hong Kong: an update. *Hong Kong Med J* 2006;12:272-7.

Lichen scrofulosorum

[1] Singal A, Bhattacharya SN. Lichen scrofulosorum: a prospective study of 39 patients. *Int J Dermatol* 2005;44:489-93.

[4] Vashisht P, Sahoo B, Khurana N, *et al*. Cutaneous tuberculosis in children and adolescents: a clinicohistological study. *J Eur Acad Dermatol Venereol* 2004;18:546- 51.

[6] Tobita R, Sumikawa Y, Imaoka K, *et al*. Lichen scrofulosorum caused by *Mycobacterium avium complex* (MAC) infection. *Eur J Dermatol* 2011;21:619-20.

[10] Torrelo A, Valverde E, Mediero IG, *et al*. Lichen scrofulosorum. *Pediatr Dermatol* 2000;17:373-6.

[12] Sethuraman G, Ramesh V, Ramam M, *et al*. Skin tuberculosis in children: learning from India. *Dermatol Clin* 2008;26: 285-94.

[13] Pandhi D, Reddy BS, Chowdhary S, *et al*. Cutaneous tuberculosis in Indian children: the importance of screening for involvement of underlying organs. *J Eur Acad Dermatol Venerol* 2004;18:546-51.

[15] Terranova M, Padovese V, Fournari U, *et al*. Clinical and epidemiological study of cutaneous tuberculosis in Northern Ethiopia. *Dermatology* 2008;217:89-93.

[18] Ben Jazia E, Hachfi W, Trimech M, *et al*. Detection of mycobacterial tuberculosis DNA in lichen scrofulosorum. *J Am Acad Dermatol* 2006;55:54-5.

[19] Camacho D, Pielasinski U, Revelles J, *et al*. Lichen scrofulosorum mimicking lichen planus. *Am J Dermatopathol* 2011;33:186-91

[27] Sethuraman G, Ramesh V. Cutaneous tuberculosis in children. *Pediatr Dermatol* 2013;30:7-16.

Papulonecrotic tuberculid

[3] Wong S, Rizvi H, Cerio R, *et al*. An unusual case of vulval papulonecrotic tuberculid. *Clin Exp Dermatol* 2010; 36: 277-80.

[5] Nath A, Janakiramn S, Chougule A, *et al*. Penile papulonecrotic tuberculid: revisited. *Indian J Dermatol* 2008;53:220-1.

[7] Morrison JGL, Fourie ED. The papulonecrotic tuberculid: from Arthus reaction to lupus vulgaris. *Br J Dermatol* 1974; 91:263-70.

[8] Wilson-Jones E, Winkelmann RW. Papulonecrotic tuberculide: a neglected disease in Western countries. *J Am Acad Dermatol* 1986;14:815-26.

[9] Jordaan HF, van Niekerk DJ, Louw M. Papulonecrotic tuberculid: a clinical, histopathological and immunohistochemical study of 15 patients. *Am J Dermatopathol* 1994;16:474-85.

[12] Muto J, Kuroda K, Tajima S. Papular tuberculides post-BCG vaccination: case report and review of the literature in Japan. *Clin Exp Dermatol* 2006;31:611-12.

[14] Jun R, Xiao-Kun L, Chao P, *et al*. Papulonecrotic tuberculid with positive acid-fast bacilli. *Indian J Dermatol* 2013; 58:85.

[15] Chuang YH, Kuo TT, Wang CM, *et al*. Simultaneous occurrence of papulonecrotic tuberculide and erythema induratum and the identification of *Mycobacterium tuberculosis* DNA by polymerase chain reaction. *Br J Dermatol* 1997; 137: 276-81.

[16] Quirós E, Bettinardi A, Quirós A, *et al*. Detection of mycobacterial DNA in papulonecrotic tuberculid by polymerase chain reaction. *J Clin Lab Anal* 2000;14:133-5.

[18] Moon SH, Shin MK, Lee MH. Case of simultaneous occurrence of papulonecrotic tuberculid and erythema induratum. *J Dermatol* 2013;40:138-9.

[25] Victor T, Jordaans HF, van Niekerk DJ, *et al*. Papulonecrotic tuberculid: identification of *Mycobacterium tuberculosis* DNA by polymerase chain reaction. *Am J Dermatopathol* 1992; 14:491-5.

Erythema induratum of Bazin

[1] Bazin APE. Leçons Théoretiques et Cliniques sur la Scrofula, 2nd edn. Paris: Delahaye, 1861:146.

[3] Rademaker M, Lowe DG, Munro DD. Erythema induratum (Bazin's disease). *J Am Acad Dermatol* 1989;21:740-5.

[4] Mascaro JM, Jr, Baselga E. Erythema induratum of Bazin. *Dermatol Clin* 2008;26:439-45.

[5] Sharon V, Goodarzi H, Chambers CJ, *et al*. Erythema induratum of Bazin. *Dermatol Online J* 2010;16:1

[6] Schneider JW, Jordaan HF. The histopathological spectrum of erythema induratum of Bazin. *Am J Dermatopathol* 1997; 18:323-33.

[13] Hamada M, Urabe K, Moroi Y, *et al*. Epidemiology of cutaneous tuberculosis in Japan: a retrospective study from 1906 to 2002. *Int J Dermatol* 2004;43:727-31.

[23] Schneider JW, Jordaan HF, Geiger DH, *et al*. Erythema induratum of Bazin: a clinicopathological study of 20 cases and detection on MTB DNA in skin lesions by polymerase chain reaction. *Am J Dermatopathol* 1995;17:350-6.

[25] Segura S, Pujol RM, Trindade F, *et al*. Vasculitis in erythema in-

duratum of Bazin: a histopathological study of 101 biopsy specimens from 86 patients. *J Am Acad Dermatol* 2008;59:839-51.

[26] Baselga E, Margall N, Barnadas MA, *et al*. Detection of *Mycobacterium tuberculosis* DNA in lobular granulomatous panniculitis(erythema induratum, nodular vasculitis). *Arch Dermatol* 1997;133:457-62.

[29] Jordaan HF, Schneider JW, Abdulla EAK. Nodular tuberculid: a report of four patients. *Pediatr Dermatol* 2000; 17: 183-8.

[34] Angus J, Roberts C, Kulkarni K. Usefulness of the QuantiFERON test in the confirmation of latent tuberculosis in association with erythema induratum. *Br J Dermatol* 2007;157: 1293-4.

Non-tuberculous(atypical) mycobacteria

Mycobacterium marinum infection

[1] Aaronson JD. Spontaneous tuberculosis in salt water fish. *J Infect Dis* 1926;39:315-20.

[2] Norden A, Linell FA. A new type of pathogenic mycobacterium. *Nature* 1951;168:826.

[3] Pegum JS. Tuberculosis verrucosa cutis(waterborne acid-fast bacillus infection). *Proc R Soc Med* 1958;51:930.

[8] Ang P, Rattana-Apiromyakij N, Goh CL. Retrospective study of*Mycobacterium marinum* skin infection. *Int J Dermatol* 2000;39:343-7.

[13] Waddington E. An outbreak of swimming pool granuloma. *Trans St John's Hosp Dermatol Soc* 1967;53:122-4.

[18] Feng Y, Xu H, Wang H, *et al*. Outbreak of a cutaneous *Mycobacterium marinum* infectionin Jiangsu Haian, China. *Diagn Microbiol Infect Dis* 2007;71:267-72.

[19] Aubry A, Chosidow O, Caumes E, *et al*. Sixty-three cases of*Mycobacterium marinum* infection: clinical features, treatment and antibiotic susceptibility of causative isolates. *Arch Intern Med* 2002;162:1746-52.

[24] Harris DM, Keating RK. *Mycobacterium marinum* : current recommended pharmacological treatment. *J Hand Surg* 2009;34:1734-5.

[36] Esteban J, Ortiz-Perez A. Current treatment of atypical mycobacteriosis. *Expert Opin Pharmacother* 2009;10:2787-99.

[37] Dodiuk-Gad R, Dyachenko P, Ziv M, *et al*. Nontuberculous mycobacterial infections of the skin: a retrospective study of 25 cases. *J Am Acad Dermatol* 2007;57:413-20.

Mycobacterium kansasii infection

[1] Esteban J, García-Pedrazuela M, Muñoz-Egea MC, *et al*. Current treatment of nontuberculous mycobacteriosis: an update. *Expert Opin Pharmacother* 2012;13:967-86.

[5] Alcaide F, Richter I, Bernasconi C, *et al*. Heterogeneity and clonality among isolates of *Mycobacterium kansasii*: implications for epidemiological and pathogenicity studies. *J Clin Microbiol* 1997;35:1959-64.

[6] Houben D, Demangel C, van Ingen J, *et al*. ESX-1-mediated translocation to the cytosol controls virulence of mycobacteria. *Cell Microbiol* 2012;14:1287-98.

[7] Van Ingen J. Diagnosis of nontuberculous mycobacterial infections. *Semin Respir Crit Care Med* 2013;34:103-9.

[9] Jogi R, Tyring SK. Therapy of nontuberculous mycobacterial infections. *Dermatol Ther* 2004;17:491-8.

[11] Bhambri S, Bhambri A, Del Rosso JQ. Atypical mycobacterial cutaneous infections. *Dermatol Clin* 2009;27:63-73.

[12] Breathnach A, Levell N, Munro C, *et al*. Cutaneous *Mycobacterium kansasii* infection: a case report and review. *Clin Infect Dis* 1995;20:812-17.

[14] Han SH, Kim KM, Chin BS, *et al*. Disseminated *Mycobacterium kansasii* infection associated with skin lesions: a case report and comprehensive review of the literature. *J Korean Med Sci* 2010;25:304-8.

[15] Griffith DE, Aksamit T, Brown-Elliot BA, *et al*. An official ATS/IDSA statement: diagnosis, treatment and prevention of nontuberculous mycobacterial disease. *Am J Crit Care Med* 2007;175:367-416.

[28] Van Ingen J, van der Laan T, Dekhuijzen R, *et al*. In vitro drug susceptibility of 2275 clinical non-tuberculous Mycobacterium isolates of 49 species in The Netherlands. *Int J Antimicrob Agents* 2010;35:169-73.

Mycobacterium ulcerans infection

[2] Walsh DS, Portaels F, Meyers WM. Buruli ulcer: advances in understanding *Mycobacterium ulcerans* infection. *Dermatol Clin* 2011;29:1-8.

[4] Chany A-C, Tresse C, Casarotto V, *et al*. History, biology and chemistry of *Mycobacterium ulcerans* infections(Buruli ulcer disease). *Nat Prod Rep* 2013;30:1527-67.

[7] George KM, Chatterjee D, Gunawardana G, *et al*. Mycolactone: a polyketide toxin from *Mycobacterium ulcerans* required for virulence. *Science* 1999;283:854-7.

[8] Demangel C, Stinear TP, Cole ST. Buruli ulcer: reductive evolution enhances pathogenicity of *Mycobacterium ulcerans*. *Nat Rev Microbiol* 2009;7:50-60.

[13] Portaels F, Elsen P, Guimares-Peres A, *et al*. Insects in the transmission of *Mycobacterium ulcerans* infection. *Lancet* 1999;353:986.

[20] Marion E, Eyangoh S, Yeramin E. Seasonal and regional dynamics of *M. ulcerans* transmission in environmental context: deciphering the role of water bugs as hosts and vectors. *PLOS Negl Trop Dis* 2010;4(7):e731.

[22] Portaels F, Meyers WM, Ablordey A, *et al*. First cultivation and characterization of Mycobacterium ulcerans from the environment. *PLOS Negl Trop Dis* 2008;2:e178.

[24] Lavender CJ, Fyfe JAM, Azuolas J. Risk of Buruli ulcer and detection of *Mycobacterium ulcerans* in mosquitoes in southeastern Australia. *PLOS Negl Trop Dis* 2011;5:e1305.

[33] Silva MT, Portaels F, Pedrosa J. Pathogenetic mechanisms of the intracellular parasite *Mycobacterium ulcerans* leading to Buruli ulcer. *Lancet Infect Dis* 2009;9:699-710.

[34] Hayman J, McQueen A. The pathology of *M. ulcerans* infection. *Pathology* 1985;17:594-600.

Mycobacterium scrofulaceum infection

[1] Griffith DE, Aksamit T, Brown-Elliot BA, *et al*. An official ATS/IDSA statement: diagnosis, treatment and prevention of nontuberculous mycobacterial disease. *Am J Crit Care Med* 2007;175:367-416.

[2] Wolinsky E. Mycobacterial lymphadenitis in children: a prospective study of 105 nontuberculous cases with long-term follow-up. *Clin Infect Dis* 1995;20:954-63.

[6] Jang HS, Ju-Hyun J, Chang-Keun O, *et al*. Successful treatment of localized cutaneous infection caused by *Mycobacterium scrofulaceum* with clarithromycin. *Padiatr Dermatol* 2005;22:476-9.

[7] Jogi R, Tyring SK. Therapy of nontuberculous mycobacterial infections. *Dermatol Ther* 2004;17:491-8.

第 28 章

麻　风

Diana N. J. Lockwood

London School of Hygiene & Tropical Medicine, London, UK

定义和术语

麻风病是由麻风分枝杆菌引起的慢性肉芽肿性疾病，主要累及周围神经和皮肤。

同义名

- 汉森病
- 汉森氏病
- 在流行地区以当地语言命名

概述

麻风病自古以来在印度和远东地区流行，于公元前 4 世纪可能经亚历山大大帝的军队而输入欧洲。欧洲流行高峰大约出现在 13 世纪，然后慢慢消亡[1]。后来法国移民将麻风病传播至加拿大，非洲奴隶又将其传播至美洲。尽管挪威医学家 Armauer Hansen 早在 1873 年即已发现麻风分枝杆菌为麻风病的致病菌（这也是第一种被确定与人类疾病有关的细菌），但麻风病的传染性依然不易发现[2]。麻风病的缓慢传播及其家族关联使人联想到它具有遗传性。这种观念，以及对麻风病潜在致残性的恐惧，都导致了人们对麻风病的排斥和歧视。尽管现在麻风病在细菌学、化学疗法和流行病学等领域研究取得了进展，歧视仍然是控制麻风病的一个主要障碍。尽管相关的神经损害治疗较为困难，现今麻风杆菌感染经抗生素治疗却很容易治愈，麻风患者可以放心。

流行病学

发病率和患病率

全球目前麻风患者或因麻风而致残者大约有 400 万人。全球麻风病患病数量由 1988 年的 1200 万大幅减少到 2014 年的 25 万。麻风患病率之所以出现下降，是因为实施了有效的抗生素联合化疗，并且改变了对病例的定义。然而，全球每年麻风患病数仍稳定在25万例左右，且儿童的发病率较高[3]。

印度所发现的新发病例占全球麻风病例数的60%，居世界首位。全球86%的麻风病患者分布在六个国家(印度、巴西、印度尼西亚、尼日利亚、埃塞俄比亚和孟加拉国)。麻风病并不总是出现在热带地区。直到20世纪初，麻风病仍然还在挪威流行肆虐。目前几乎所有在欧洲和北美发现的新病例都是在国外被感染的[4]。

虽然麻风病几乎不会致死，但由于该病的间接继发效应，麻风病患者的标准化死亡率至少是一般人群的2倍[5]。据估计，全球每年因为麻风病会丧失100万残疾调整生命年，平均每名患者会丧失6.3年的健康寿命。

年龄

麻风病可以发生在所有年龄段，但10多岁及20多岁期间是一个高峰期。

性别

在青春期之前，麻风病在男女两性间发病率相当。青春期及以后男性病例数量多于女性，但这有可能是因为女性不愿意向卫生工作者展示皮肤损害而造成漏诊[6]。

病理生理学

发病诱因

年龄、性别、生活在麻风病流行地区和家庭接触等因素都会让麻风病更容易传播[7]。接种卡介苗在一定程度上可以预防麻风病。病例簇集性分布是公认的[8]。营养不良者也被认为是易患麻风病人群，但缺乏有力的证据。改善社会经济条件，延长学校教育和良好居住条件可降低患麻风病的风险。人类基因组中的多个基因和区域与麻风病本身或特定类型的麻风病易感性相关。当然，在不同的人群中，这些发病诱因都不是完全相同的。

Mira等已经确定了6号染色体上*PARK2*和*PACRG*区域的某些等位基因与越南和巴西队列中的麻风病易感性有关[9]。*PARK2*由施万细胞和巨噬细胞表达。它是一种泛素化E3连接酶，参与了蛋白质降解过程中的蛋白质传递[10]。

在一个印度队列中，维生素D受体(*VDR*)基因的不同等位基因的纯合子与结核样型或瘤型麻风病相关[11]。巨噬细胞VDR基因的上调与结核分枝杆菌的细胞内杀伤增加有关。

肿瘤坏死因子(TNF)α启动子区域的多态性显示与瘤型麻风(LL)的易感性增加有关[12]，而在巴西南部的一项队列研究发现，该等位基因对麻风病具有保护作用[13]。一项对马拉维人的研究则发现，TNF启动子与麻风病没有任何关联[14]。巴西和印度的研究小组已经证明白细胞介素10(IL-10)启动子的多态性与麻风病抵抗力相关[15,16]。遗传研究有时会出现相互矛盾的结果，这可能归因于研究设计和样本量的差异。不同的群体也可能具有不同的遗传易感性。

在艾滋病流行的早期，人们预测，艾滋病病毒感染会恶化麻风病的预后，它会让更多的麻风患者向瘤型端发展，降低对联合化疗(MDT)的治疗反应。然而，这些都没有发生。相反，对于合并HIV感染的麻风患者来说，在临床表现中占主导地位是免疫失调，而非免疫抑制。艾滋病病毒阳性似乎不会增加对麻风病的易感性。在合并感染者中均可观察到各型麻风病的特征性临床及组织病理学表现[17]。即使循环CD4计数低于正常的患者，也有正常的肉芽肿形成。合并感染的患者发生麻风反应的风险似乎更大，并且临床上多表现为界线类麻风。近期接受高效抗逆转录病毒疗法的HIV阳性患者中，合并麻风病会出现免疫重建综合征(IRIS)现象[18,19]。巴西最近一项关于合并感染的研究发现，患者有活动性皮肤损害，皮肤活检中可发现活动性肉芽肿[20]。

麻风杆菌的亚临床感染可能很常见，但发展为麻风病是很罕见的。没有可靠试验可以确定一个人是否感染了麻风杆菌并产生了保护性免疫反应。对麻风病患者的接触者应用血清抗体水平、体外淋巴细胞转化试验(LTTs)和对可溶性麻风杆菌抗原的皮肤试验反应等感染标记物检查，经常可以发现其对麻风杆菌具有特异的敏感性[20]。英国对一名治疗前的界线类偏瘤型(BL)麻风患者的接触者所做的检查发现，约76.7%(23/30)Mitsuda皮肤试验阳性和85.3%(25/30)LTT阳性，但只有2名接触者酚脂糖抗原IgM抗体(IgM PGL)阳性。麻风病可能类似于肺结核，其中只有10%的感染者表现为临床疾病[21]。在20世纪，英国仅报道了2例继发性传播病例，传染源为已确诊的麻风病例[22]。

未经治疗的LL患者鼻腔分泌物是社区的主要传染源[23]。这些患者往往诊断延迟期长达数年。在印度尼西亚和埃塞俄比亚，多达5%的人群鼻拭子中可检测到麻风杆菌DNA，说明感染也可能通过鼻道发生。麻风分枝杆菌被吸入鼻腔后，在下鼻甲上繁殖，并且在结合施万细胞和巨噬细胞之前具有短暂的菌血症期。在患有结核样型麻风病的患者中，麻风杆菌被局限在皮肤和神经间隔内，这些患者可能永远不具有传染性。

皮肤在麻风病的传播中并不重要。麻风杆菌在表皮中很罕见，只能由未经治疗的 LL 患者排出体外。麻风杆菌通过皮肤进入人体的唯一证据来自直接接种的病例报告。麻风病可以通过受感染的仙人掌刺传染给裸鼠[24]。没有证据表明节肢动物叮咬会传播麻风病。令人惊讶的是，为麻风病患者服务的医务人员和非医务人员中，与肺结核相比，很少有人患上麻风病。

病理学

发病机制[25]以及临床特征反映了组织损伤的四个主要原因（图 28.1）。

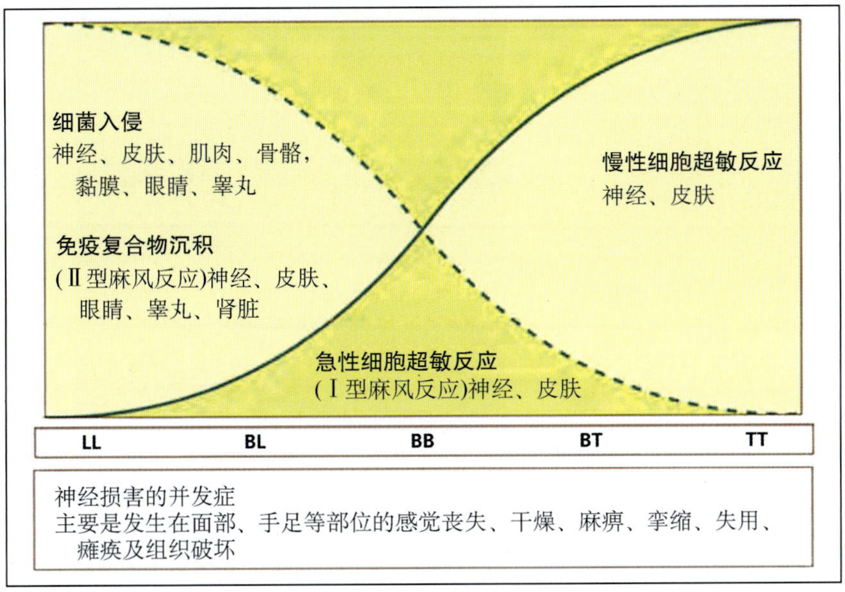

图 28.1　麻风病组织损伤的机制　虚线代表的是光谱中瘤型端亚型的特征，实线代表的是光谱中结核样型端亚型的特征。虚线和实线在图中心交叉重叠，这个位置因免疫不稳定性容易引发Ⅰ型麻风反应。相应的缩略语见正文。

1. 细胞免疫（CMI）表达的程度[26]。在瘤型麻风中，麻风杆菌特异性 CMI 表达失败，导致感染组织中细菌的抗原增殖、扩散和积累。缺乏激活的淋巴细胞和巨噬细胞意味着神经受累呈缓慢、渐进式发展。在结核样型麻风病中，CMI 强烈表达，因此感染仅限于一个或几个皮肤部位和周围神经。淋巴细胞浸润迅速导致神经损伤。介于这两种极性型之间的是界线类麻风，疾病的程度反映了 CMI 和细菌负荷之间的平衡。

2. 细菌扩散和增殖的程度。在 LL 中，细菌的血源性播散发生在温度较低的浅表部位[27]，包括眼睛、上呼吸道黏膜、睾丸、手部的小肌群和骨骼、足部、面部以及周围神经和皮肤。在结核样型麻风病中，细菌繁殖仅限于少数部位，并且不易发现。

3. 组织损伤性免疫反应。即麻风反应[28]。界线类患者[包括界线类偏结核样型（BT），中间界线类（BB），界线类偏瘤型（BL）]在免疫学上不稳定，具有发生免疫介导的反应的风险。Ⅰ型（逆转）反应是由于受累皮肤和神经对麻风杆菌抗原的识别增加而引起的迟发型超敏反应。Ⅱ型反应（结节性红斑，ENL），部分原因在于免疫复合物沉积，通常发生在产生抗体并携带大量抗原的 BL 和 LL 患者中。

4. 神经损伤的发展及其并发症。神经损伤发生的部位，即皮损内神经纤维和周围神经干。如支配皮肤和皮下结构皮神经的感觉和自主神经纤维受损，可导致皮损表面局部感觉丧失和闭汗[29]。周围神经干在其表面或纤维骨性隧道的部位易受伤害。在这些部位，神经直径的小幅增加即可引起神经内壁压力升高，从而导致神经受压和缺血。周围神经干受损后可产生特征性体征，表现为皮肤浅感觉丧失和受累周围神经干所支配的肌肉功能障碍。有研究报道了中枢和外周神经自发性受累的生理学依据[30,31]。

神经损伤可导致麻木、肌肉无力和挛缩，以及自主神经功能障碍。这些损伤可继发外伤、擦伤、烧伤、割伤，尤其是长时间、不适当或重复性创伤造成的组织坏死，进一步恶化可导致溃疡、继发性蜂窝织炎、骨髓炎和炎性疾病的损害，从而使畸形加重造成毁形。

组织学[25]

麻风分枝杆菌具有嗜神经组织的特点，感染的第一个证据经常在周围神经系统中发现。在结核样型和瘤型麻风的早期，患者神经传导异常，组织学图像可见小纤维减少[32,33]，伴节段性脱髓鞘和髓鞘再生[34]。麻风杆菌可能通过神经内膜血管进入神经[35]，靶细胞是施万细胞。真皮内细胞浸润的类型和程度反映了 CMI 的程度。Ridley-Jopling 分类法[36]根据免疫谱将患者分为五类，分为结核样型(TT)、界线类偏结核样型(BT)、中间界线类(BB)、界线类偏瘤型(BL)和瘤型(LL)。在这种分类中，结核样型端的上皮样细胞和淋巴细胞逐渐被巨噬细胞所取代，到达瘤型端时，巨噬细胞看起来越来越像一堆泡沫。

结核样型麻风

结核样肉芽肿聚集在神经血管周围的病灶中(图 28.2)。肉芽肿侵犯乳头层，甚至可能侵犯表皮，但抗酸杆菌(AFB)检查通常阴性。未完全破坏的皮肤神经因上皮样细胞肉芽肿而发生肿胀，周围有淋巴细胞区，偶尔可见神经内有干酪样变。

瘤型麻风

皮损(HE 染色)的组织学检查显示：表皮变薄(图 28.3)，真皮乳头层表现为一条清晰的无浸润带，而真皮深处可见由弥漫分布的泡沫巨噬细胞组成的麻风结节，还有一些淋巴细胞和浆细胞。真皮内可见大量的 AFB，散在或聚集分布。治疗后，麻风结节进一步空泡化并分裂成散在病灶，周围可见纤维细胞。随着治疗的继续，这些病灶逐渐缩小，杆菌会变得支离破碎，呈颗粒状。

在瘤型患者的神经病变中，施万细胞可发生无症状的恶化，进而导致泡沫变性。轴突的脱髓鞘，损伤和破坏是主要特征，随后发生了沃勒变性[37]。尽管神经中存在大量致病菌，但炎症反应轻微，最终神经会发生纤维变性和透明化[38]。

界线类麻风

在 BT(界线类偏结核样型麻风)中，上皮样细胞肉芽肿比 TT(结核样型麻风)麻风分布更弥漫，在真皮乳头层有一个狭窄的无浸润带。巨细胞的类型多为异物巨细胞，而不是朗格汉斯巨细胞，并且真皮神经组织因为细胞浸润而中度肿胀，或者可能仅表现为施万细胞增殖。AFB 通常阴性或很少。在 BB(中间界线类麻风)，可见弥漫性上皮样细胞肉芽肿，淋巴细胞非常稀少，无巨细胞，真皮乳头层无细胞浸润，神经因细胞浸润而轻度肿胀，可见中等数量的 AFB。在 BL(界线类偏瘤型麻风)中，巨噬细胞可能会出现轻微的泡沫化。淋巴细胞聚集或广泛分布于肉芽肿的部位，偶尔可见少量上皮样细胞。小型肉芽肿的形成是 BL 的特征，肉芽肿区域可能与一些看起来正常但含有大量麻风杆菌的施万细胞相邻[39]。BL 中的广泛神经损伤是麻风杆菌和结核样组织损伤反应的综合结果。急性神经炎损伤在逆转反应中尤其常见：上皮样细胞肉芽肿的水肿压迫其余的施万细胞，导致已经受损的神经迅速出现功能丧失。在 ENL 中，神经损伤发生得更慢，可能是由于与神经干中 ENL 结节形成相关的炎症。

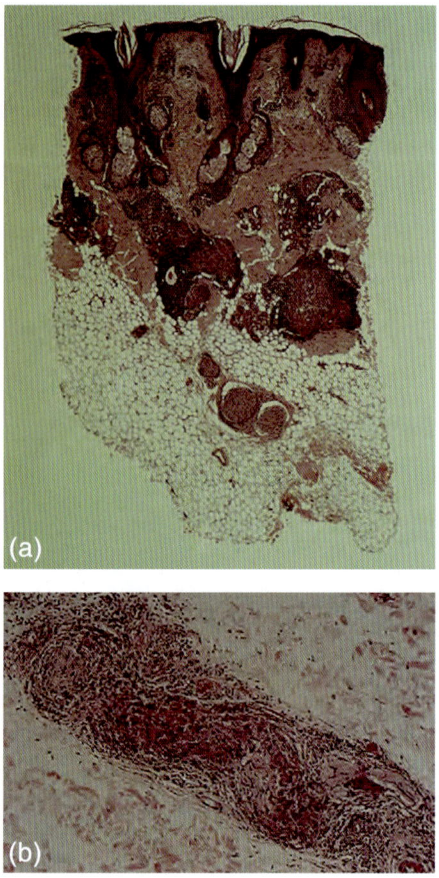

图 28.2 (a)低倍视野(HE 染色)显示真皮中部神经和皮肤附属器周围的结核样肉芽肿，真皮深层见一肿胀的神经。无表皮受累。肉芽肿周围有密集的淋巴细胞浸润。(b)另一个病例。中倍视野(HE 染色)示结核样型麻风的一条真皮深部神经，神经被肉芽肿性破坏，周围有淋巴细胞浸润(由英国伦敦国王学院 S. Lucas 教授提供)

未定类麻风

未定类麻风是麻风病的早期和暂时阶段，主要发生在那些尚未确定免疫状态的人群，组织学上可见散在的非特异性组织细胞和淋巴细胞浸润，上述细胞在皮肤附属器周围数量更多(图 28.4)。极个别病例会在真皮神经内仅能发现一株麻风杆菌。未定类麻风可持续数月或数年，然后自愈，抑或逐渐发展为上述

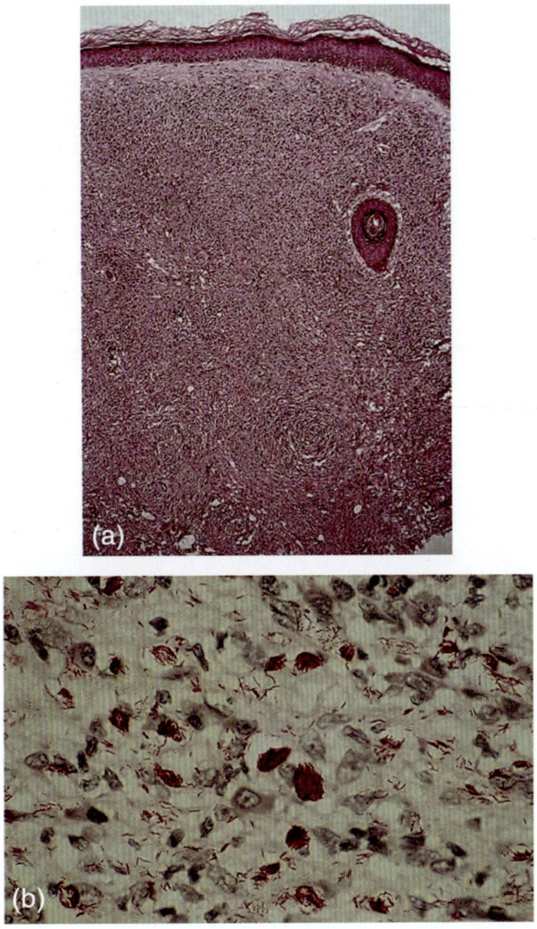

图 28.3　(a)瘤型麻风。中倍视野(HE 染色)显示表皮较薄,表皮下见无浸润带,真皮内有致密、大小一致的巨噬细胞浸润。在图片的底部有一个神经束膜呈“洋葱皮样”改变。(b)高倍镜下,Wade-Fite 染色显示单个和簇状抗酸杆菌,部分为完整菌,部分为碎裂菌,细菌指数(BI)=5(由英国伦敦国王学院 S. Lucas 教授提供)

各型麻风病。

反应:Ⅰ型麻风反应和结节性红斑

Ⅰ型麻风反应的特征是病变内淋巴细胞增多,肉芽肿破裂,引起严重水肿,巨细胞形成和 HLA 表达[40,41]。在Ⅱ型麻风反应(ENL)中,主要表现为肉芽肿性多晶形物浸润,血管炎、巨噬细胞变性以及泡沫细胞的分解(图 28.5)。

免疫学[42]

对麻风杆菌的免疫反应不仅决定是否会发病,还决定了麻风病的型别。单核细胞和巨噬细胞表面高度保守的 Toll 样受体可识别分枝杆菌脂蛋白[43]。对于麻风杆菌,TLR2/1 异二聚体通过单核细胞分化成

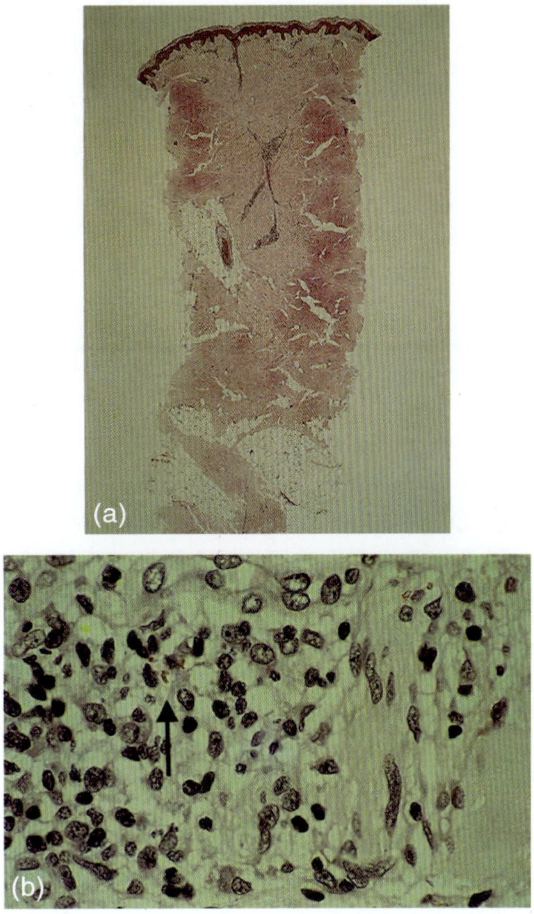

图 28.4　(a)未定类麻风。低倍视野(HE 染色)显示真皮中部神经及小血管周围轻度炎症反应。(b)高倍视野,Wade-Fite 染色显示施万细胞中有一条抗酸杆菌(由英国伦敦国王学院 S. Lucas 教授提供)

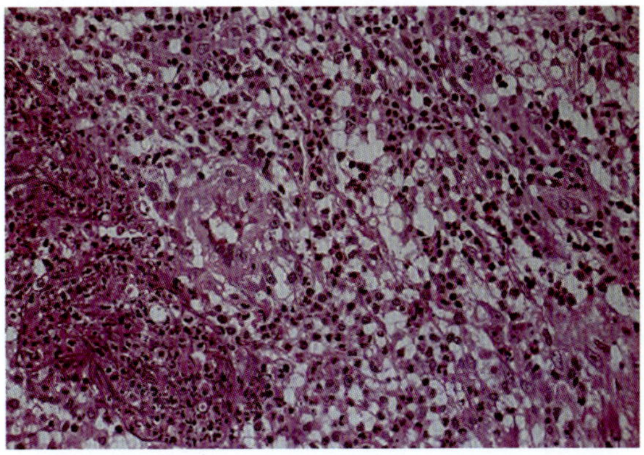

图 28.5　**麻风结节性红斑**

中倍镜(HE 染色)显示泡沫巨噬细胞具有多晶形态。图片中央还有一条肿胀的小动脉(由英国伦敦国王学院 S. Lucas 教授提供)。

巨噬细胞和树突细胞而被激活[44]。后者呈递抗原并通过分泌 IL-12 激活幼稚 T 细胞[45]。IL-12 受体的 IL-12βR2 部分在 T 辅助细胞 1(Th1)上表达更多,优先将免疫应答进一步向 Th1 应答转移。

此外,IL-2 刺激皮损中 α/β CD8 T 细胞和抗原非特异性自然杀伤细胞的扩增。所有这三种类型的细胞都能产生干扰素 γ(IFN-γ),这是激活巨噬细胞内杀菌机制的主要细胞因子[46]。

有充分的证据表明,结核样型麻风患者的 CMI 反应强烈。T 细胞功能测试(如 LTTs)显示,结核样型麻风患者对麻风杆菌抗原的反应与对整个麻风杆菌、分离麻风杆菌抗原和克隆抗原(18 kDa 和 65 kDa)的反应一样[47]。用热致死的麻风杆菌超声波制剂(麻风菌素)对这些患者进行皮肤测试,结果呈强阳性。用 T 细胞标记物对结核样型麻风的皮肤活检进行染色显示,组织高度有序的肉芽肿主要由 CD4 细胞和巨噬细胞组成,周围由抑制性/细胞毒性 CD8 细胞包绕[48]。这种强烈的 CMI 反应在某个阶段误导机体,最终发展成一种晚期的、强烈的细胞介导的免疫反应,以局部组织破坏为代价清除抗原。

瘤型麻风患者不能对麻风杆菌产生 CMI 反应,T 细胞反应失败。LL 患者的淋巴细胞对完整麻风杆菌和克隆抗原的 LTT 反应很差。同样,LL 患者对麻风菌素皮内试验也没有反应。瘤型麻风患者对麻风杆菌没有任何免疫力,因此无法阻止麻风杆菌在体内的生长和繁殖。瘤型麻风患者可以在体外和皮肤试验中对其他分枝杆菌如结核分枝杆菌的抗原做出反应[49,50]。LL 患者肉芽肿中细胞类型的鉴定显示它们是巨噬细胞和 T 细胞(主要是 CD8 细胞)的无序混合[51]。

瘤型麻风患者同时存在 T 细胞和巨噬细胞功能障碍。T 细胞功能障碍可能是由于克隆无能或主动抑制。瘤型麻风患者细胞因子产生的缺陷已经被证实;在 T 细胞培养基中添加 IL-2 可恢复瘤型麻风患者对麻风杆菌的增殖反应[52],在皮损内注射重组 IL-2 重建了局部免疫反应后,巨噬细胞中的麻风杆菌被清除[53]。LL 患者中出现的巨噬细胞功能障碍包括抗原呈递和识别缺陷、IL-1 产生缺陷、巨噬细胞不能杀死麻风杆菌以及巨噬细胞抑制 T 细胞反应[43]。

对麻风患者循环细胞因子和皮损细胞因子产生的研究表明,结核样型麻风患者对麻风杆菌有 Th1 型反应,主要产生 IL-2 和 IFN-γ,而瘤型麻风患者产生的细胞因子较少,主要是 Th2 型。

Ⅰ型反应中出现的炎症是由 T 细胞激活所造成,同时 T 细胞针对麻风杆菌抗原的增殖增强,肉芽肿中产 CD4 和 IL-2 细胞数量增加,局部产生细胞因子如 IFN-γ 和 TNF-α[54]。Ⅰ型反应与 Th1 型细胞因子的过量产生有关[55]。ENL 通常被认为是一种免疫复合物紊乱。皮损内有免疫球蛋白和补体,以及循环免疫复合物的存在支持了这一点[56,57]。还有证据表明,在 ENL 发作期间 T 细胞活性增强,皮损中 CD4 细胞数量增加[58],细胞因子 TNF-α 和 IL-6 产生增加,循环 IL-2 受体增加,急性发作时循环 TNF-α 水平升高[59]。尽管 ENL 发作期间免疫活性增加,但是瘤型麻风患者在发作后会恢复到免疫无反应状态。

血清学

抗麻风杆菌的特异性抗体是针对麻风杆菌的脂多糖、PGL 和蛋白质抗原产生的。目前还没有发现任何一种抗原可用于检测早期亚临床感染。对于所有三种类型的抗原,多菌型患者产生大量抗体,而少菌型患者的反应多变,通常无法检测到。

麻风患者会产生一系列自身抗体,包括器官特异性(例如针对甲状腺、神经、睾丸和气管黏膜)和非特异性的抗体,如类风湿因子、抗利尿激素、冷球蛋白和心磷脂抗体。

致病微生物

麻风分枝杆菌在体外无法生长。它在小鼠足垫上的生长有限[60],在免疫抑制的裸鼠[61]和九带犰狳[62]可广泛生长并致病。麻风病在美国南部也被确定为人兽共患病。后者为基因和生化分析以及生产试验疫苗提供了分枝杆菌。麻风分枝杆菌在 30～33℃环境生长,倍增时间为 12d。这是一种非常顽强的生物,在自然环境中存活长达 10d[63]。麻风杆菌基因组序列于 2001 年公布。麻风分枝杆菌的基因组为 3.27Mb,显示出极端的还原进化[64]。其不到一半的基因组含有功能基因,并且存在很多假基因。165 个基因是麻风杆菌独有的,其中 29 个基因具有功能。与结核分枝杆菌间的生物合成途径比较表明,麻风分枝杆菌与脂肪分解相关的基因只有 2 个(结核分枝杆菌有 22 个)。麻风分枝杆菌已经失去了许多碳分解代谢的基因,许多碳源(如乙酸盐和半乳糖)对其不可用。麻风分枝杆菌的生长可能被限制在极少数碳源上,在这些碳源上它可以维持平衡的碳代谢。它也失去了厌氧和微嗜氧电子转移系统。麻风分枝杆菌有许多表达血红素和铁基蛋白的基因,但它的铁摄取能力严重受限,因为它已经失去了产生铁和清除铁氧体的能力[65]。最近对麻风分枝杆菌的基因组分析表明,分枝杆菌有四个主要菌株。一个菌株可能是跨大西洋采集的。证据表明,麻风杆菌有稳定的基因组的时间至少持续了 10 个世纪[66-68]。麻风分枝杆菌有一个复杂的抗原细胞壁，由脂类、糖类和蛋白质组成。该生物体还合成一种特异性的脂质，即酚糖脂(PGL)[69]。几种聚合酶链式反应(PCR)探针(18 kDa、36 kDa、65 kDa 和核糖体 RNA 序列)已经开发并用于检测麻风患者组织中的麻风杆菌 DNA[70]。虽然这些都是特异性的，但它们还不够敏感，不能用于诊断皮肤常规染色细菌学呈阴性的患者。利福平耐药性的分子基础已经阐明，现在可以使用 PCR-单链多态性(PCR-SSC)技术在数小时内鉴定出利福平耐药菌株[71]。

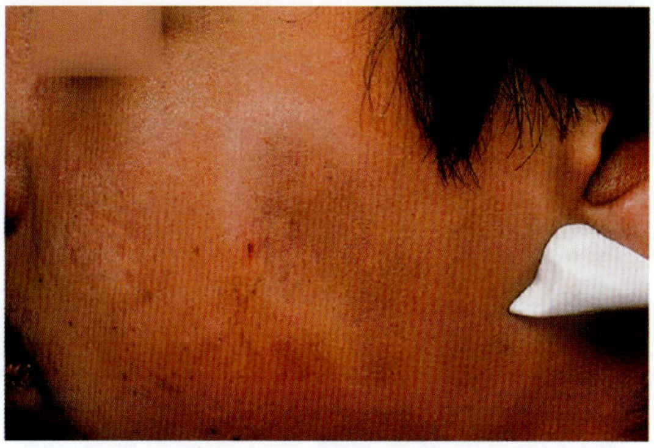

图 28.6　未定类麻风

一名尼泊尔儿童的面颊部可见边界模糊的色素减退性斑，中央轻度萎缩。注意最近的皮肤组织液涂片查菌后留下的痕迹。

临床特征

病史

麻风病是一种具有较长潜伏期的慢性疾病。结核样型麻风的平均潜伏期为 2～5 年，而瘤型麻风的平均潜伏期为 8～12 年。在热带地区服役期间假定暴露的美国军人，其潜伏期可长达 20 年[72]。

临床表现[73]

早期病变和出现症状

最常见的早期病变是出现皮肤麻木区或可见性皮损。调查发现，经典的早期皮肤病变是未定类麻风病的皮损，最常见于面部、四肢伸侧、臀部或躯干(图 28.6)[74]。头皮、腋窝、腹股沟和腰部皮肤往往不受累。未定类麻风的皮损为一个或多个轻度色素减退斑或红斑，直径约几厘米，边缘模糊。皮损区域毛发生长和神经功能正常。活组织检查可能会发现神经与血管周围浸润，只有长时间多次检查才会发现少量的抗酸杆菌。或者，最初的皮肤损害具有该疾病其他型别的特征性改变。

患者经常出现神经损伤的迹象：由于周围神经损伤导致的无力或麻木，或者在麻木的手足出现水疱、烧伤或溃疡。界线类患者发生麻风反应可能会出现神经疼痛、突发麻痹、多处新发皮损、眼睛疼痛或全身发热等症状[75,76]。

各型麻风病的特征

仔细注意表 28.1 中列出的麻风病的八个不同临床特征，有助于准确识别和分型，这是正确治疗和准确判断预后的先决条件。

表 28.1　极性麻风的病变特征

	结核样型麻风	瘤型麻风
皮损数目	1～10	数百、融合
分布	不对称，任何部位	对称，有特定的“免疫”区
清晰度	边缘清晰，明显色素减退	边缘模糊，轻微色素减退
感觉缺失	发生较早，较明显	发生较晚，最初轻微，不明显
局限于皮损或主要周围神经	累及范围广，尤其是低体温部位	
自主神经	发生在皮肤和神经的损伤早期	发生于疾病晚期 主要是广泛性的感觉丧失
神经增粗	明显，少许	轻微，累及数量多
黏膜和全身损害	无	较常见、严重时会出现Ⅱ型麻风反应
麻风杆菌的数量	检测阴性	大量存在于皮损或病变组织中

临床分型

结核样型麻风

只表现为神经症状和皮肤症状；病变数量很少，通常单发。本型可只出现神经受累。受累的神经会出现肿胀并伴有疼痛，然后出现麻木和(或)肌肉无力、消瘦。也可能是伴有或不伴有神经受累的单一皮损。典型的皮损为明显的红斑或斑块，呈铜色或紫色，边缘凸起且边界清晰，内缘逐渐变平，中心呈色素减退斑(图 28.7 和图 28.8)。深色皮肤患者可能不会出现红斑。皮损表面干燥，毳毛脱落，感觉迟钝，有时有脱屑。面部由于感觉神经末梢丰富，感觉障碍可能很难发现。检查者有可能会在皮肤损害外缘触摸到增粗的皮神经，或者在皮损附近可以触摸到增粗的神经干。例如，如果病变在手臂上，可以触摸到增粗的尺神经。不太常见的病变包括浅色人种皮肤中的斑疹和红斑，黑色人种皮肤中的色素减退(非色素脱失)(图 28.9)。这种斑疹的特征为表面干燥，毳毛脱落和感觉迟钝。

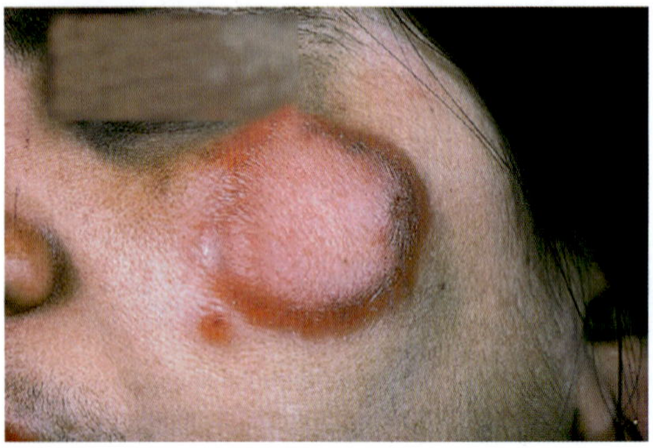

图 28.7 结核样型麻风

一名巴基斯坦妇女的面部出现红斑斑块，伴有界限清晰的活动性边界，周围可见一个小的卫星病灶。面部的这种损伤可能不会发现感觉丧失。

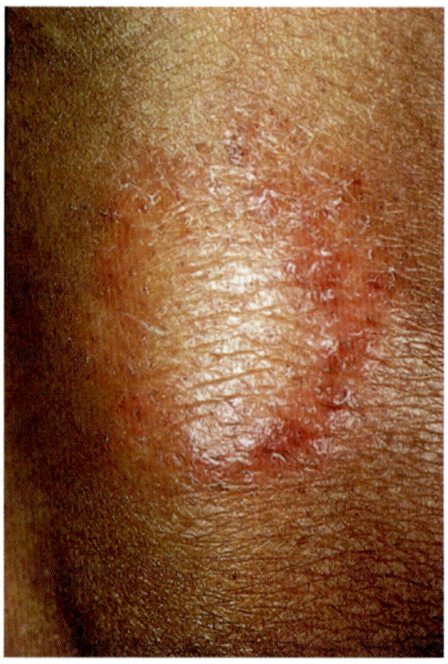

图 28.8 结核样型或界线类偏结核样型麻风

印度男子的上臂，表现出典型的干燥、无毛及色素减退的斑块，边缘可见鳞屑性红斑。这种病变通常伴有感觉丧失。

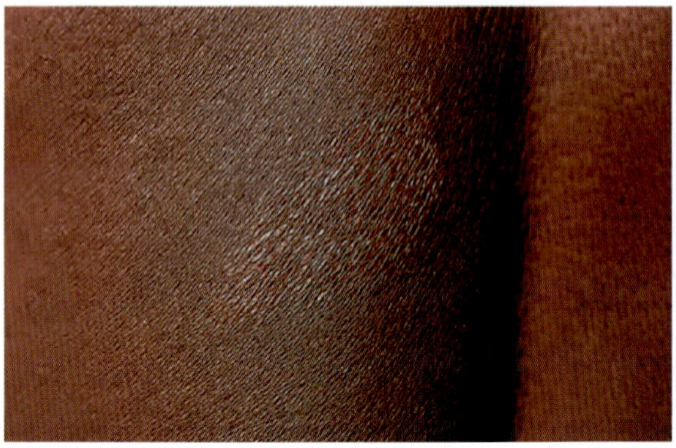

图 28.9 结核样型或界线类偏结核样型麻风

一名尼日利亚儿童的背部出现了边界清晰的色素减退斑，皮肤纹理发生了改变。这种病变伴有感觉丧失。

瘤型麻风

最初的临床表现通常是皮肤表现(因为早期神经受累通常没有症状)，这些表现可能会被患者忽视。患者经常诉及其他早期症状，比如鼻塞、流涕和鼻出血[77]，以及由于毛细血管淤滞和渗透性增加导致的腿部和脚踝水肿。皮肤症状包括斑疹、弥漫性丘疹、浸润性皮损或结节，或者上述四种皮肤损害全有。早期的斑疹小而多发，可以表现为红斑或轻度色素减退斑，伴有模糊的边缘和光亮的表面(图 28.10)。丘疹和结节通常为正常肤色，但有时呈红色(图 28.11)，对称分布在双侧面部、手臂、腿部和臀部。除头皮、腋窝、腹股沟和会阴(即温度最高的皮肤区域)之外的任何部位均可出现。皮损表面的毛发生长和感觉在疾病早期不会出现异常。在 LL 患者中，结节形成的数月或数年前，可能已经出现真皮的弥漫浸润和逐渐增厚(图 28.12)。口腔黏膜的损伤表现为嘴唇上的丘疹和上腭(可能穿孔)、悬雍垂、舌尖、舌体和牙龈上的结节(图 28.13)。鼻黏膜充血或溃疡；鼻出血很常见(图 28.14)。

最长的周围感觉神经纤维首先受累，导致手背和脚背表面麻木和感觉缺失，然后累及手臂和腿的伸侧，躯干最后受累。支配角膜的神经受累会导致局部

图 28.10 瘤型麻风(界线类偏瘤型/瘤型)

一名孟加拉国男孩的背部出现大量融合成片的色素减退斑,但躯干中线部位皮损相对较少。

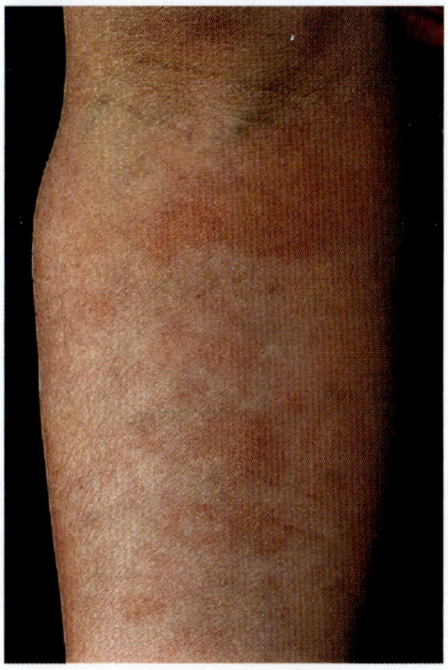

图 28.11 瘤型麻风

一名英国男子的前臂出现红斑和浸润。

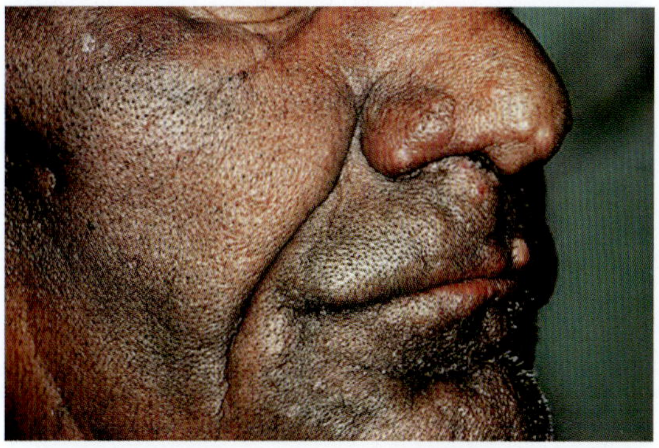

图 28.12 瘤型麻风

一名男子的脸部皮肤弥漫性浸润,鼻子和嘴唇出现结节。

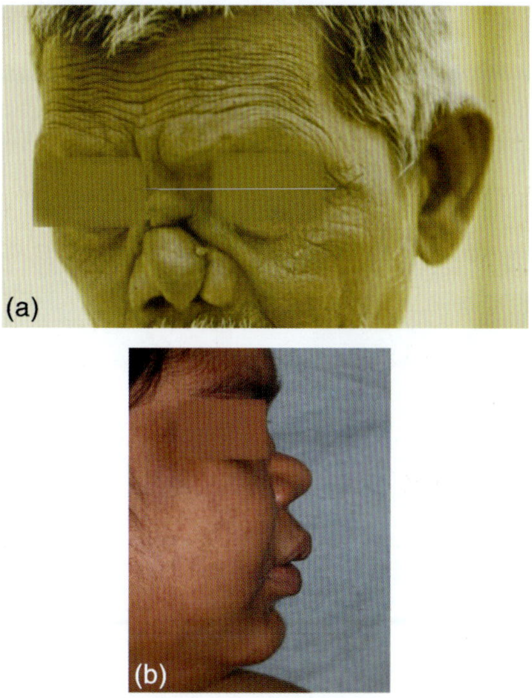

图 28.13 瘤型麻风

(a)鼻塌陷和前额起皱的男子。(b)鼻塌陷的女性。

麻木,容易引起感染和失明。如果面神经受累,会导致斜视和兔眼症。手足会发生水肿。X 线片可能显示趾骨骨质疏松,小的溶骨性囊肿,经常出现骨裂和压缩性骨折。手指可能会弯曲或变短(图 28.15)。指甲又薄又脆。如果患者仍然得不到治疗,随着皮肤变厚(狮面),眉毛和睫毛变稀疏或全部脱落(马德隆病),耳垂变厚,鼻子变形,并且可能会由于鼻中隔穿孔和前鼻脊消失而塌陷。声音会变得嘶哑,上切牙松动或脱落[78]。腿部皮肤呈鱼鳞病样,并出现增厚,腿上可因结节破溃可能会形成溃疡,周围神经的缓慢纤维化会导致神经增粗、双侧"手套和袜子"区域麻木感。手掌和脚底的麻木觉会一直持续到疾病晚期。眼部麻风沉积物会引起角膜炎、虹膜睫状体炎和虹膜萎缩。睾丸萎缩可导致不育、阳痿、男子女性型乳房。

Lucio 和 Alvarrado 1852 年在墨西哥描述的纯扩散型 LL,是 LL 中的一种特殊类型。患者首先发现手脚的感觉受损,随后眉毛、睫毛和体毛逐渐消失。与此同时,全身的皮肤弥漫性增厚,使其变得僵硬、光滑,就像硬皮病一样。可能会有脱发、鼻和喉受累以及广泛的小毛细血管扩张,但是不会出现皮肤结节和斑块。患者眼睛会显得闪闪发亮[79]。组织瘤样麻风病的皮损是在正常皮肤上出现的圆形、规则的皮肤结节[80]。

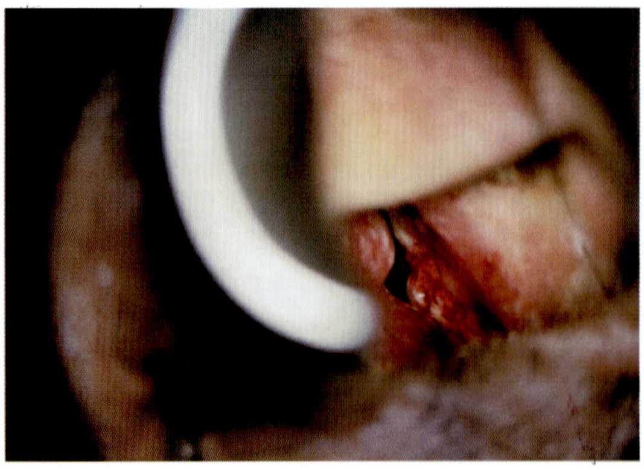

图 28.14 **瘤型麻风**

经鼻窥器检查，可见一个苍白的结节和出血。这种病变在未经治疗的瘤型麻风患者中，是感染的源头。

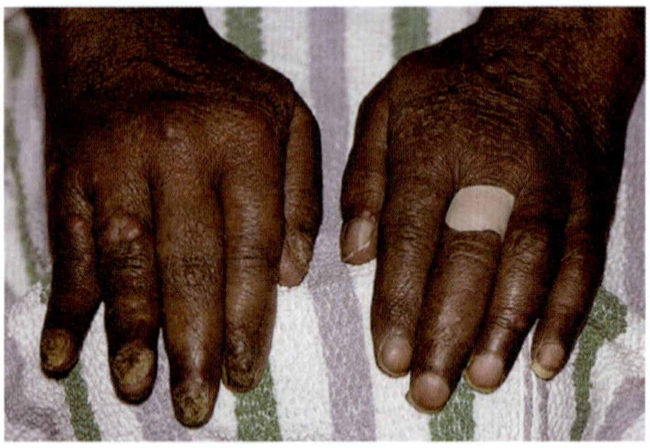

图 28.15 **瘤型麻风**

一名印度男子的手，因麻风指炎导致手指肿胀，一手指因病理性骨折导致弯曲。还要注意麻风结节。指甲营养不良是由于皮肤癣菌感染引起的。

界线类麻风

皮损的数量介于已经描述的两种极性类型之间，它取决于患者在边界光谱上的位置，并且呈不对称分布。它们可以是斑点、斑块、环状病变或奇异的带状皮损。具有"穿孔"现象的斑块是界线类麻风的特征（图 28.16）。越靠近结核样型端，皮损的数量越少，皮损表面越干燥（图 28.17 和图 28.18），脱发和无汗越常见，感觉迟钝越常见，经皮肤组织液涂片和活检所查到的杆菌越少，反之亦然。一根或多根神经可能会出现变粗和功能丧失（图 28.19）。神经症状可能比皮肤损伤早出现达 8 年之久[81]。当 BL 降级为 LL 时，所产生的亚瘤型 LL 患者（定义为 LLs）可以与瘤型麻风患者（LLp）区分开来，因为除了典型的瘤型麻风皮肤病变之外，还有几个不对称增粗的神经和一个或多个典型的界线类皮肤损害。BL 患者在临床上不会出现皮肤和神经以外的结构损伤症状，即使在其他组织中可能存在麻风杆菌。BL 是最常见的疾病类型，由于它不稳定，尤其是未经治疗的患者，它可以"降级"为 LL，也可以"升级"为 TT。临床变化滞后于免疫学和组织学变化（图 28.20）。

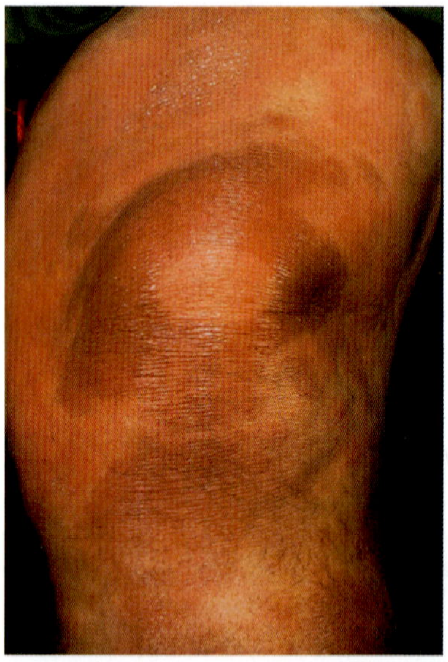

图 28.16 **界线类麻风**

沙特阿拉伯妇女的膝关节，可见到经典的环状皮损，中央有免疫区。皮肤组织液涂片可查见抗酸杆菌。

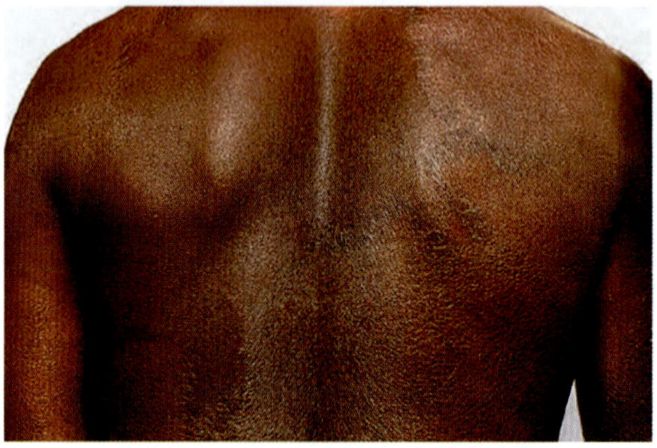

图 28.17 **界线类偏结核样型麻风**

尼日利亚男子的背部可见巨大、边界清楚的鳞屑性斑片，边缘部分隆起。像这样广泛的病变可能会严重损害发汗和体温控制。

纯神经炎麻风

纯神经炎性麻风病表现为周围神经干不对称受累，无可见性皮损。皮神经活检的组织学检查可以看到所有类型麻风病的改变[82]。这种类型在印度和尼泊尔最为常见，占当地麻风患者的 5%～10%。其他国家也可以见到。

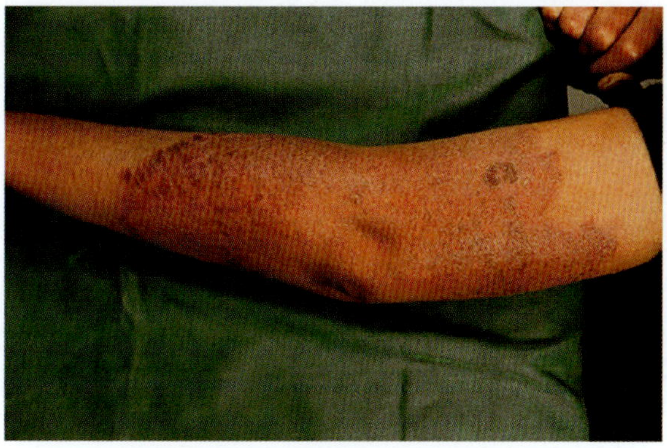

图 28.18 界线类偏结核样型麻风

一名印度妇女的手臂。可见一个巨大的鳞屑性斑片正在发展为继发性鱼鳞病。

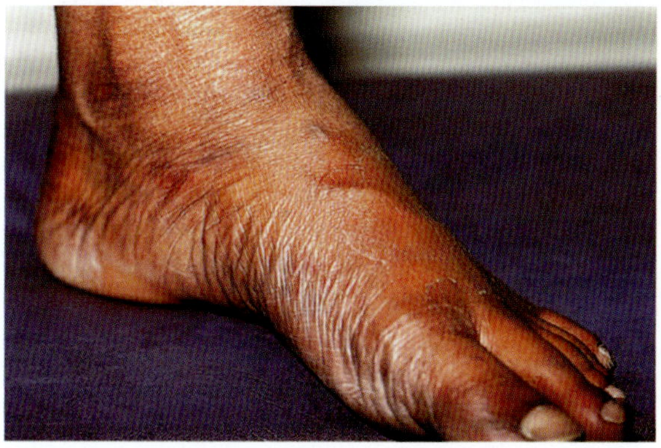

图 28.19 中间界线类麻风

一名孟加拉国儿童的脚，可见胫后神经和胫前神经增大。

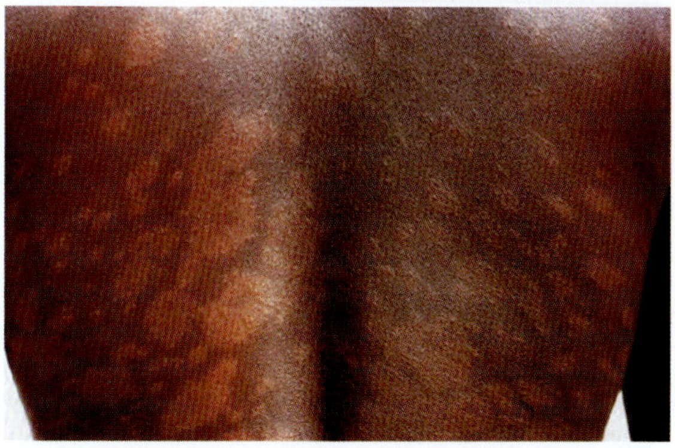

图 28.20 界线类偏瘤型麻风(BL)

这是由界线类偏结核样型麻风(BT)降级后所致。一名尼日利亚妇女的背部，表现为典型的 BT 麻风病色素减退斑和许多小病灶，其中一些是丘疹。皮肤组织液涂片可查见抗酸杆菌。

鉴别诊断

在流行国家，麻风病往往被过度诊断。在非流行国家则往往被漏诊。1995—1999 年期间在伦敦热带病医院看到的新发患者中，超过 80%的病例存在诊断延迟[4]。患者被皮肤科医师、神经科医师、整形外科医师和风湿病学家误诊。一个常见的问题是，麻风病流行国家的患者未能将麻风病视为周围神经病变的原因之一。这些延误给患者带来严重的后果，其中一半以上的患者有神经损伤和残疾。对任何肤色的人群，医师都应了解正常皮肤的颜色和质地，常见的地方性皮肤病(如丝虫病)可能与麻风病共存，常见的医疗和人工操作也可能导致类似麻风的病变。

斑疹

胎记常伴有色素异常沉着，但无其他病理学改变。白癜风的皮肤病变是色素脱失，麻风病的皮肤病变永远不会完全失去色素。湿疹的色素减退性皮损，特别是儿童白色糠疹，外观上很难与麻风斑疹区分开来，但是它们的表面通常是有鳞屑的，且皮肤组织液涂片查 AFB 阴性。花斑癣(pityriasis versicolor)并不总是有鳞屑的，但其皮疹呈向心性分布，且皮损为边界清晰的微小斑点，与瘤型麻风的斑点皮损特征不同。体癣的病变是伴有瘙痒的，皮损边缘可伴有水疱，且病变处皮肤镜检通常显示真菌阳性，结核样型麻风的皮疹不具备上述特点。

斑块和环状病变

除了体癣外，多形性肉芽肿、结节病和皮肤结核也可能类似于结核样型麻风。它们具有相似的免疫学基础，并且从组织病理学结构上也通常无法区分，但是这些皮损是不伴有感觉缺失的。结节病中偶尔也可能会出现周围神经增粗的表现[83]。

结节

皮肤利什曼病会出现结节症状，但它们通常在几周或几个月后结痂并溃烂，结节数量很少像 LL 那样多。通过皮肤组织液涂片取材和适当染色，可以查出利什曼原虫，利什曼虫素试验阳性。罕见的弥漫性皮肤利什曼病的病变可能会引起混淆，皮肤组织液涂片检查抗酸杆菌可鉴别[84]。印度和东非的黑热病后皮肤利什曼病与 LL 的皮损表现具有相似的分布和外观[85]。

神经

除了麻风病外，周围神经增粗在临床上很罕见。遗传性感觉运动神经病Ⅲ型的表现包括可触及的周围神经肥大。淀粉样变性也可导致外周神经增粗，使麻风病的诊断复杂化。腓骨肌萎缩症(Charcot-Marie-Tooth 病)是一种遗传性神经病,可引起远端萎缩和无力。神经活检可以见到特征性改变。其他多发性神经病变的原因:如 HIV 感染、糖尿病、酒精中毒、血管炎和重金属中毒等疾病也应当予以鉴别[86]。

同样,在麻风疫情流行国家中,眼部疾病有许多原因,这些原因可能导致其症状与麻风病眼病比较相似,特别是沙眼会导致倒睫、睑内翻、眼睑结疤等,以及盘尾丝虫病导致的葡萄膜炎及其并发症。

严重程度分级

所有新发麻风患者都需要根据 Ridley-Jopling 分类方法或世界卫生组织(WHO)分类方法进行分类。应对患者进行评估,以确定他们近期是否有新的神经损伤。最后,还应该评估他们是否正在发生麻风反应。

并发症和伴随症状

麻风反应:Ⅰ型麻风反应,结节性红斑和神经炎

Ⅰ型麻风反应常发生在界线类麻风患者中,其特征是急性神经炎和(或)急性炎症性皮损[87]。神经常常疼痛或触痛,伴感觉丧失和运动功能障碍。原有皮损出现红斑或水肿,可能伴有脱屑或溃疡。也有可能出现新的皮损(图 28.21)。偶尔,面部、手、足水肿是主要症状,但全身症状很罕见。当原非活动期的 BT 患者发生Ⅰ型麻风反应时,患者通常才开始就医。最近在印度进行的一项队列研究发现,大多数Ⅰ型麻风反应发生在接受治疗前 12 个月内[88]。产褥期妇女也容易发生Ⅰ型反应。

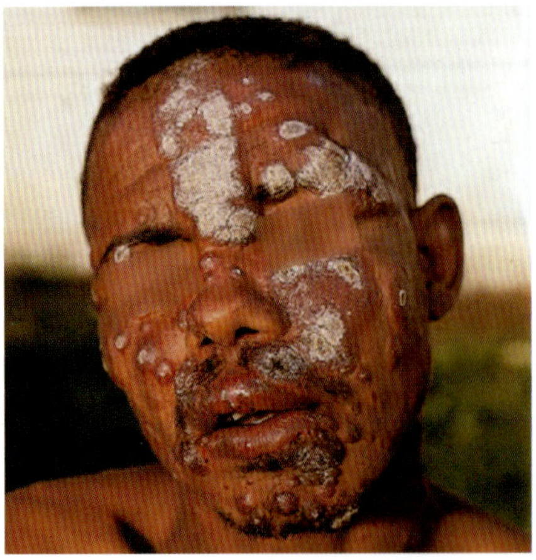

图 28.21 Ⅰ型麻风反应:埃塞俄比亚男子的界线类麻风。原有的皮损基础上出现严重的炎症反应,脱屑,即将形成溃疡。并且出现了许多小的新皮损。组织病理学检查显示为界线类偏结核样型麻风

Ⅱ型麻风反应(ENL)常发生在多菌型患者(LL 和 BL)中。反应可发生在治疗之前、治疗期间或治疗之后。高达 50%的 LL 患者和 15%的 BL 患者可能会出现 ENL[89]。ENL 通常起病急,进展快,但也可能会持续几年或者反复发作,然后进入隐匿进展期,眼睛的症状尤为如此。ENL 最常表现是面部和四肢伸侧皮肤的疼痛性红色结节。病变既可以浅表的也可以深在,可出现化脓(图 28.22)、溃疡(图 28.23),慢性期可出现硬结。皮损发作突然,然后逐渐脱屑,几天后就会消退(图 28.23)。ENL 可伴有发热和不适等全身性症状,可能伴有葡萄膜炎、指趾炎、关节炎、神经炎、淋巴结炎、肌炎和睾丸炎[90,91]。周围神经炎、葡萄膜炎及其并发症虹膜粘连、白内障和青光眼是 ENL 最严重的并发症。

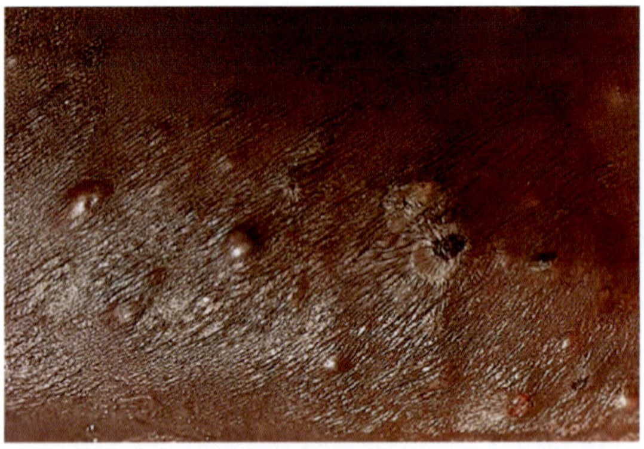

图 28.22 一名患有瘤型麻风的尼日利亚男性出现了Ⅱ型麻风反应:结节性红斑。一些麻风结节性红斑已经破裂,释放出脓液

Lucio 反应仅发生在 Lucio 麻风患者中[92]。这是由于深部皮肤血管炎引起的梗死,导致出现不规则形状的红色斑块,红斑损害转为黑痂愈合,或形成大疱并坏死,遗留深在的疼痛性溃疡,愈合极为缓慢(图 28.24)。全身不适很严重,可能会致命。这种类型的麻风病与一种新的分支杆菌——*M. lepromatosis* 有关。

神经损害[93]

在神经的三种生理功能中,感觉功能通常最先受到影响且影响最严重,但偶尔会有单纯的运动功能损伤。严重的神经损伤常常伴有自主神经功能障碍[94],表现为皮损中毛发生长障碍,皮脂和汗液分泌障碍以及色素形成不良。还可引起肢体毛细血管淤滞、发绀和干燥,加速诱发裂隙生成。有关系统性神经检查的两项大型队列研究显示,胫后神经是最常受累的神经,其余依次是尺神经、正中神经、腓总神经和面神经[95,96]。尺神经和正中神经同时受累少见,可导

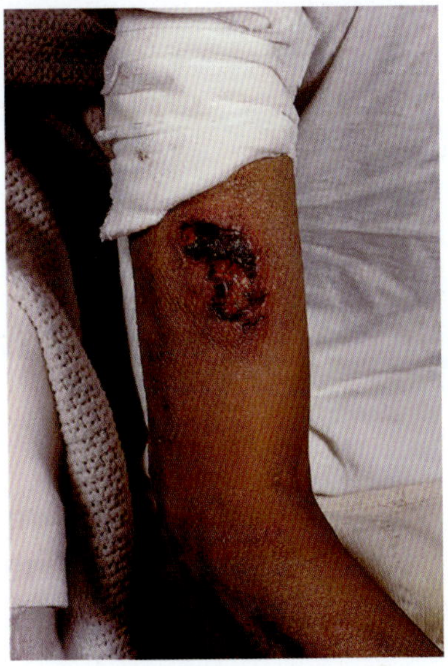

图 28.23　**患有瘤型麻风的孟加拉国男子出现了Ⅱ型麻风反应，表现为严重的坏死和溃疡。亚洲人的结节性红斑比非洲人更严重**

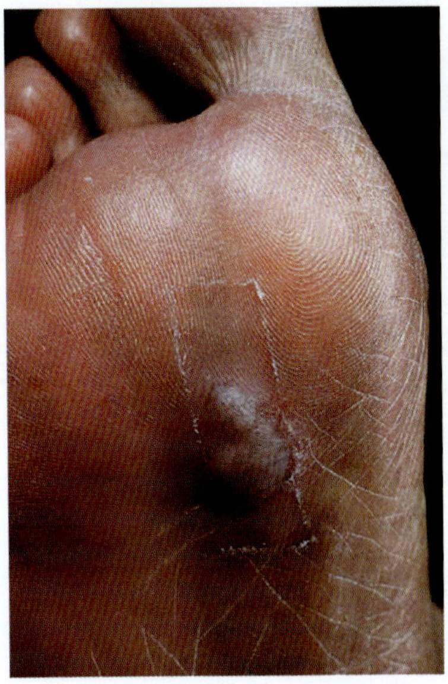

图 28.25　**感觉丧失的足底可见坏死性水疱**

坏死物质从跖骨头下方的创伤部位一直延续至柔软的皮肤。

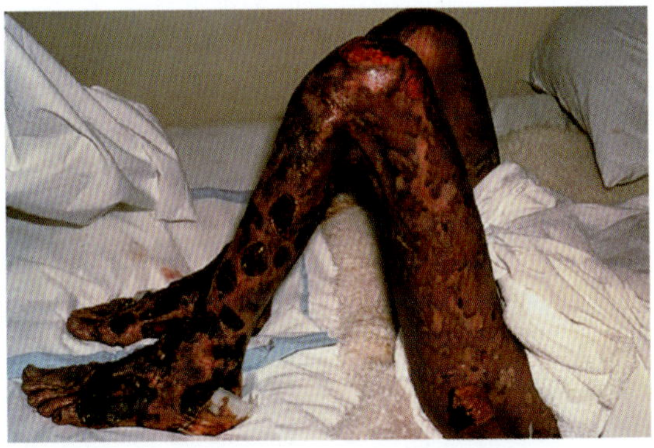

图 28.24　**墨西哥男子的卢西奥现象**

深层皮下血管炎症引起的严重复发性溃疡是致命的（由 J. Keystone 博士提供，多伦多医院，加拿大多伦多）。

致浅表小肌肉无力，但对深屈肌没有影响并可导致两侧手掌感觉缺失。正中神经单独受累很少见。腓总神经损伤可引起足背屈和外翻困难，以及足部外侧缘麻木感，这均可诱发创伤性损伤和足底溃疡（图 28.25）。胫神经损伤后果是很严重的，因为它导致足部小肌肉瘫痪、挛缩以及足底浅表感觉丧失。

麻风的眼损害

麻风病导致的失明是一种可怕的并发症，特别是对于手足麻木的患者。眼损害是由神经损伤和细菌侵袭共同引起的。最近的一项队列研究发现，2.8%的多菌型患者在诊断时就已经失明，另有 11%的患者有潜在的致盲性眼病[97]。面神经及其颧支和颞支受损后引起眼轮匝肌麻痹，进而形成麻痹性兔眼。面部皮损会使面神经损伤的发生风险增加 10 倍[98]。在瘤型麻风中，兔眼发生较晚，但通常会累及双眼。三叉神经眼支的损伤会引起角膜和结膜的麻木，导致角膜干燥，眨眼减少，使角膜处于发生轻微创伤和溃疡的风险中，细菌的入侵则会使虹膜和睫状体极易发生反应。

检查[99]

临床上符合三条标志性表现中的两条，或通过皮肤组织液涂片检查 AFB 阳性，或通过典型的组织学改变均可诊断麻风病。标志性表现是：

- 皮损处感觉丧失，或某一外周神经支配区域存在感觉缺失，或双侧手背、足背麻木。
- 周围神经干增粗，特别是易受累部位的神经干。
- 典型皮肤病变。

通过改良的皮肤组织液涂片取材技术和抗酸染色来确定患者的 AFB 含菌量。应对可疑病变部位和瘤型麻风中常见的受累部位（例如额头、耳垂、下巴、前臂伸肌、臀部和躯干）进行取样。使用对数标度来表示杆菌的密度。细菌指数（BI），是通过将各个采样部位细菌密度相加并除以采样的位点数得出的[100]。在未治疗的 LL 患者中，BI 通常为 5 或 6，TT 患者中 BI 为零。皮肤组织液涂片只有在浓度大于 10^4 株/g 的组织中才能检测到麻风杆菌，因此不能用作微生物治愈的检测手段。通过治疗，BB患者的麻风杆菌会在几个月内消失，BL患者需要1～2年，LL患者则可能需要6～10年。

皮肤组织液涂片查抗酸杆菌[101]

用乙醚或酒精消毒取材部位后，用拇指和示指捏紧该处皮肤片刻，使之无血液流动呈苍白色。在没有放松的手指压力的情况下，用小刀(15号Bard Parker刀片)切5mm长，3mm深的切口；然后将刀片旋转，使之与切口成直角，将伤口沿一个方向连刮几次。将收集在刀片一侧的真皮的组织液轻轻涂抹在载玻片上。然后将涂片固定在火焰上并染色。要注意带血的涂抹是无效的。

皮肤活检[102]

切口应该向下切至皮下脂肪，使整个真皮组织都包括在内，否则真皮深层的麻风特征性改变会被错过。

神经活检

在纯神经炎麻风中，开展神经活检是确定诊断的必要条件。活检时应采集纯感觉性的肥厚周围神经，例如腕部的桡神经，踝关节前的腓浅神经或踝关节的腓肠神经。

血清学

众多的现场研究发现，超过90%的未治疗的多菌型患者PGL血清学阳性，相比之下，40%～50%的少菌型患者和5%～10%的健康对照者血清学呈阳性[103]。PGL-1抗体现在可以通过试纸型测试(所谓的横向流动)来检测。这已经在现场研究中进行了评估。并且研究发现，血清阳性率与通过皮肤组织液涂片测量的细菌指数相关。使用PGL-1抗体检测可能有助于评估涂片阴性但细菌指数较低且有治疗不足风险的患者[104]。

妊娠期

妊娠期妇女可能会出现各种类型的麻风病。部分原因可能在于她们和孕产妇保健人员的接触增加有关，因为在妊娠期机体处于相对免疫抑制的一个阶段，且在产后她们会有很高的T1R风险，可能会患上麻风病[105]。

治疗

治疗有五个主要原则：

1. 通过药物治疗终止传播。
2. 治疗麻风反应并降低神经损伤的风险。
3. 教育患者正确处理已经出现的神经损伤，特别是浅表感觉丧失(如麻木)。
4. 治疗神经损伤的并发症。
5. 从社会和心理方面上帮助患者康复。

这些目标只有在患者的合作和信任下才能实现。患者通常需要在诊断后不久即应进行数次随访咨询，以消除他们的恐惧，并建立起他们的信心。

治疗预期

麻风病的抗菌治疗非常有效，复发率低，但需要服药6、12或24个月。然而，应该让新患者放心，他们的感染是可以治愈的，治疗的目的是尽量减少新发神经损害的发生。患者不应该出现残疾后遗症。

如果不及时治疗，界线类患者会向瘤型端发生降级反应，并且瘤型患者将遭受细菌入侵的后果。如果界线类患者有发生Ⅰ型麻风反应的风险，将有可能导致严重的神经损伤。很多患者已经出现的神经损伤是不可逆转的。目前神经炎的治疗并不令人满意，尽管用糖皮质激素治疗，一些活动性神经炎患者仍会发生永久性神经损伤。无法预测哪些患者会发生麻风反应或神经损伤。神经损伤及其并发症可能会严重致残，尤其是四肢和双眼都受到累及和侵犯时。

一线治疗

化学疗法

所有麻风患者都应给予适当的多种药物联合化疗。氨苯砜对麻风杆菌的有效性是在20世纪40年代后期发现的，它曾作为单药疗法被广泛应用。这导致氨苯砜耐药性的广泛蔓延，最初表现为氨苯砜单药治疗15年后疾病复发，后来在未治疗的患者中也出现了原发性氨苯砜耐药者[106]。为应对氨苯砜单药治疗的失败，世界卫生组织提出了一种治疗麻风病的联合化疗方案(MDT)[107]。在多菌型患者中，有三种类型的麻风杆菌：完全对药物敏感的细菌，耐药突变体和少量"持久性"休眠的非繁殖性杆菌。用MDT治疗几乎能消除所有类型的杆菌。一线抗麻风药物是利福平、氨苯砜和氯法齐明。表28.2给出了药物剂量和治疗持续时间的详细信息。

利福平对麻风杆菌有很强的杀菌作用。未经治疗的多菌型患者，600 mg单次给药4d后，其体内的麻风杆菌即不再存活[108]。它通过抑制DNA依赖性RNA聚合酶干扰细菌RNA合成。利福平口服吸收良好。可能会发生肝毒性，表现为肝脏转氨酶的轻度短暂升高,但在治疗麻风病的推荐剂量和用药间隔内是很少见的,并且不能作为停药的指征。由于麻风杆菌对利福平的耐药性会一步发展,因此利福平应始终与其他抗麻风药联合使用[109]。

表 28.2 世界卫生组织(WHO)多药联合治疗方案

麻风类型	药物治疗		
	每月(监服)	每日(自服)	疗程
少菌型	利福平 600mg	氨苯砜 100mg	6 个月
多菌型	利福平 600mg	氯法齐明 50mg	12 个月
	氯法齐明 300mg	氨苯砜 100mg	

氨苯砜[4,4-二氨基二苯基砜(DDS)]通过阻断叶酸合成发挥作用。它的杀菌能力很弱。口服吸收良好,半衰期长,平均 28h。氨苯砜在推荐的麻风病治疗剂量下,通常会引起轻度溶血,但很少发生贫血或精神错乱。葡萄糖-6-磷酸脱氢酶的缺乏很少会引起问题,因此不作为常规检查。"DDS 综合征"偶尔见于麻风病患者开始使用 DDS 治疗后 6 周,表现为与淋巴结炎、肝脾肿大、发热和肝炎相关的剥脱性皮炎,这可能是致命的[110]。粒细胞缺乏症、重型肝炎和胆汁淤积性黄疸在 DDS 治疗中很少发生。

氯法齐明是一种砖红色的脂溶性结晶染料。其对麻风杆菌的杀菌作用机制尚不清楚。它具有抗炎作用,用于 ENL 麻风反应很有效。服药后在肠黏膜、肠系膜淋巴结和体脂中检测到高药物浓度。最显著的不良反应是皮肤变色,范围从红色到紫黑色,变色程度取决于药物剂量和麻风杆菌浸润的数量。色素沉着通常在停用氯法齐明后 6~12 个月内消退,但变色的痕迹可能会持续长达 4 年。尿液、痰液和汗液也可能变成粉红色。氯法齐明还可以在胫骨和前臂上产生一种特有的鱼鳞病。胃肠道的不良反应主要是胃肠道轻度痉挛、腹泻和体重减轻,这可能是由于氯法齐明晶体在小肠壁上沉积引起的。

复发

无论分类如何变化,复发的多菌型患者均可以使用三联疗法再次治疗[111]。

复发和麻风反应之间的区别可能很困难(图 28.26)。因此,治疗后,少菌型患者需要监测 2 年,多菌型患者则至少需要监测 5 年。如果没有活动性症状或麻风反应的证据,可以对患者停止监测并判愈。应建议患者当出现新的症状,尤其是手、脚或眼睛出现新的症状时及时复诊。有麻风反应、生理或心理并发症的患者可能需要更长时间的护理。

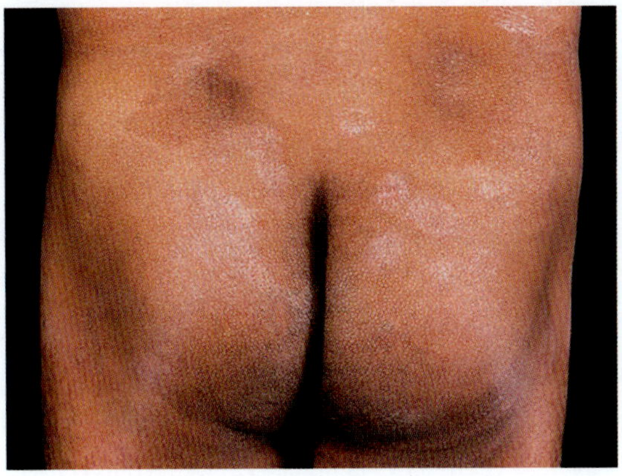

图 28.26 界线类偏瘤型麻风(BL)

升级为界线类偏结核样型麻风(BT)。一名印度男子的臀部,他在完成 BL 麻风的联合化疗 3 年后复发了。这里的皮损是典型的反应性 BT 麻风色素减退斑、红斑及鳞屑性斑块。皮肤组织液涂片没有查见抗酸杆菌。在这种情况下,不太可能区分是(细菌)复发还是简单的逆转反应。

对于使用少菌型方案治疗的患者,已发表的临床结果显示:在治疗结束时,2%~44%的患者具有临床活动性皮损[112]。2.5%的患者发生新的神经损伤。在 8~10 年随访期中,可见残疾者所占的比例从入组时的 4%增加到 7%。而复发率则很低,埃塞俄比亚的复发率为 0[113],马拉维 4 年内的复发率为 2.5%[114]。对于接受多菌型方案治疗 24 个月的患者,泰国的一项研究发现,3 年后 29%的病变仍然活跃,8~10 年随访期中,可见残疾者所占比例从入组时的 5%增加到 13%[115]。6 项观察性研究显示,复发率由中国和埃塞俄比亚的 0 至印度的 2.04/100 人年不等。来自西非[116]和印度[117]的数据显示,用利福平、氯法齐明和氨苯砜治疗 2 年的初始细菌指数较高(BI>4+)的患者复发率为 8/100 人年,而涂片阴性的患者复发率为 2/100 人年。这些患者可能形成一个需要治疗至皮肤涂片阴性的亚组[118]。对复发性多菌型患者的麻风杆菌菌株的药敏试验表明,它们仍然对药物敏感。

多菌型患者的推荐治疗时间从 24 个月降至 12 个月,目前没有对照试验数据来指导这一决定。但是对多菌型患者的纳入要求已经进一步拓宽,一些原本接受 6 个月治疗方案的少菌型患者现在也在接受多菌型方案治疗 12 个月。新的建议包括为所有患者试验一种常见的治疗方案,即使用氨苯砜、氯法齐明和利福平共同治疗 6 个月[119]。这有助于简化麻风病的治疗方案,但会给 60%的患者提供他们不需要的第三种药物，而细菌指数较高的患者则治疗不足[120]。

二线治疗

已经确定了几种对麻风杆菌具有杀菌作用的新药：如氟喹诺酮类抗生素、米诺环素和克拉霉素。氟喹诺酮中的培氟沙星和氧氟沙星具有显著的杀菌活性，在治疗开始时，22 日剂量便可杀死多菌型病例中 99.99%存活的麻风杆菌[121]。米诺环素(100 mg/d)治疗多菌型患者 3 个月，可杀死所有存活的麻风杆菌[122]。克拉霉素(500mg/d)治疗多菌型患者，具有类似的杀菌作用[123]。这些新药之间的拮抗作用尚未得到证实[124]。氧氟沙星、米诺环素和克拉霉素是公认的二线药物，可替代氨苯砜和氯法齐明。米诺环素也可能导致皮肤色素沉着过度，因此如果要避免色素沉着，可能不适合替代氯法齐明[125]。

使用三种药物(利福平、氧氟沙星和米诺环素)每月单次组合给药 6 或 12 个月，可用于治疗对 MDT 中某种药物有不良反应的患者[126]。

治疗的并发症

麻风反应和神经炎[127]

神经损伤可以发生在诊断之前，治疗期间和治疗之后。神经炎可以发生在麻风反应的进程中，也可以没有明显的神经炎症迹象(无症状性神经炎)。在现场队列研究中，16%～56%新诊断的患者有神经损伤[128]。在孟加拉国的一项研究中，25%的多菌型麻风患者在治疗期间出现了神经损伤[129]。该研究还表明，在诊断时存在神经损伤的多菌型麻风患者中，65%在 5 年的随访中出现新的神经损伤。因此，应密切监测这一群体。埃塞俄比亚一项大型队列研究的分析显示，每月需要进行标准的神经功能检测，以早期发现新的神经损伤[130]。

通常只有在原本处于静止状态的皮肤损害发生逆转反应，或者当患者出现疼痛、无力或麻木时，麻风病患者才积极求医。患者和医师对逆转反应早期症状的认识很重要，因为如果不及时治疗可能会发生严重的神经损伤。发生逆转反应的高峰期是在接受药物治疗的前 6 个月[131]，因此有必要提醒患者注意逆转反应。开始治疗后不久即发生反应性皮损是令人痛苦的，并且会让患者失去信心。

麻风反应治疗的目的是控制急性炎症、缓解疼痛、逆转神经和眼睛损伤，并安慰患者。控制麻风反应期间，MDT 治疗应当继续进行。对于神经炎[例如神经压痛，新发麻木和(或)运动功能障碍]或中等皮肤炎症反应，应使用糖皮质激素治疗。泼尼松龙的标准化疗程为，起始量 40mg/d，每 2～4 周减少 5mg[132]。有临界反应的患者通常需要 20 周的糖皮质激素治疗。印度最近的一项研究比较了不同的起始剂量(30～60mg)和持续时间(12～20 周)，并表明持续时间越长效果越好。一项关于麻风反应患者细胞因子谱的研究表明，即使经过 6 个月的糖皮质激素治疗，一些患者的皮肤病变仍然存在高水平的促炎性细胞因子[133]。有人对预防反应进行了探索。在一项研究中，多菌型麻风患者在 MDT 的前 3 个月被随机分为泼尼松龙治疗组(20mg/d)和安慰剂治疗组。泼尼松龙治疗组在 4 个月时反应发作明显较低，但保护作用在 12 个月后丧失。这些研究都表明，一旦反应发生，就很难预防和切断反应。目前已经研究了其他免疫抑制药以评估它们在反应中的作用，甲泼尼龙 1g/d，连用 3d，并不能降低复发率[134]。在泼尼松龙中添加硫唑嘌呤并没有改善神经功能或降低复发率[135]。

麻风结节性红斑的治疗较为棘手，常需要使用高剂量糖皮质激素(80mg/d，迅速减量)或沙利度胺治疗。由于 ENL 经常复发，很容易发生糖皮质激素依赖。沙利度胺(400mg/d)在控制 ENL 方面优于糖皮质激素，是患有严重 ENL 的年轻人的首选药物[136]。患有严重 ENL 的妇女用沙利度胺治疗可能也有效，但对于女性和她的医师来说，这是一个困难的决定，因为需要仔细讨论其益处和风险(在怀孕的前 3 个月服用沙利度胺时会导致畸胎)。妇女应该采取双重避孕措施，如果月经推迟，应立即报告。不幸的是，沙利度胺的不良反应导致它在几个麻风病流行国家都无法获得，尽管它具有无可置疑的治疗价值。氯法齐明在 ENL 中具有的抗炎作用，能以 300mg/d 的剂量使用数月。患有虹膜炎或神经炎的轻症慢性 ENL 需要长期抑制，优先使用沙利度胺或氯法齐明。急性虹膜睫状体炎的治疗可使用 1%氢化可的松滴眼液滴注，每 4 小时 1 次；以及 1%阿托品滴剂滴注，每日两次。

其他方面的治疗

患者教育

对麻风患者的疾病健康教育是成功治疗的关键。需要让他们放心的是，在接受化疗数天后，他们将不具有传染性并且可以融入正常的社会生活。对疾病的明确解释以及对麻风歪理的反驳，有助于让患者接受他们的诊断，并可能很好地改善依从性。重点强调，严重畸形并不是完全不可避免的，自己对四肢的护理和意识与化疗同样重要。应通过健康教育消除患者对传染性和麻风反应的担心，以及加强依从性的问题。

神经损伤的并发症[137,138]

神经损伤的并发症是麻风病致残和畸形的主要原因，可通过早期诊断，正确治疗和患者健康教育来预防。对患者手、脚、眼的感觉检查和肌力检查应该是常规随访内容，以便及早发现新的神经损伤。

干性皮肤应该多用水浸泡，然后用乳化软膏或凡士林擦拭，胼胝组织应使用浮石或磨砂尼龙垫摩擦去除，干裂的裂缝要适当封包治疗以使其愈合。

麻风病的发病率和致残率是与神经损伤有关的。预防残疾的一个主要目标是培养患者的自我保护意识，从而最大限度地减少伤害。手足麻木的患者需要了解日常自我护理的重要性，特别是在进行有潜在危险操作时防护及创伤检查的重要性。对每个患者来说，这都有助于识别潜在的危险情况，例如烹饪，汽车维修或吸烟。浸泡干燥的手脚，然后用油擦拭，可保持皮肤湿润和柔软。

麻木的脚需要适当的鞋子来保护。仅就麻木而言，一双拥有坚固鞋底和减震内垫的运动鞋就能提供足够的保护。一旦有畸形，如爪形趾等，鞋必须专门定制，量身定做，以确保压力点的保护，确保重量分布均匀。

应教导患者学会了解受伤的原因，这样将来就可以避免类似的风险。足底溃疡的发生是由于骨质突起处的压力增加所致，所以需要通过休息来治疗。它与糖尿病或缺血性足部溃疡不同，麻风病溃疡如果能避免负重，就能痊愈。要注意在溃疡愈合之前不得负重，也应为患者提供适当的鞋子以防止复发。

无力或麻痹

这些患者需要物理治疗，目的是防止挛缩形成并恢复功能。对患有挛缩的患者，应教会患者通过训练防止瘫痪。手足挛缩、垂足、兔眼、睑内翻和睑外翻均可接受手术治疗。

社会、心理和职业康复

患者的社会和文化背景决定了可能遇到的问题的性质。患者可能难以接受患有麻风病的现实。社区可能会排斥患者。教育，有报酬的工作，家人、朋友和医师的信任，以及通过整形外科矫正可致歧视的畸形，都有利于促进患者的康复。

预防和控制

皮肤科医师目前在麻风患者的诊断和治疗中扮演着关键角色。在 20 世纪的大部分时间里，麻风患者都是在垂直的麻风病防治专业机构中被发现和治疗的。尽管这些方法有效，但随着麻风患者数量的减少，它们的效率已不如从前。麻风患者的管理现在正被纳入一系列卫生服务，包括麻风和结核病综合防治规划、皮肤病防治规划以及与一般卫生服务的全面整合。世卫组织目前的战略强调了优质服务的重要性，优质服务应当是可及的、以患者为中心，提供免费 MDT 治疗、采取适当的残疾预防措施，以及转诊患者以接受并发症治疗。现在急需通过培训帮助人们认识和了解麻风病。如果要采用综合防治的方法，发展转介服务也是至关重要的。

麻风疫苗

卡介苗与麻风杆菌之间的大量交叉反应已被用于开发抗麻风病的疫苗。在乌干达、新几内亚、缅甸和南印度等地开展的卡介苗作为麻风病疫苗的试验显示，它具有统计学意义，但有效保护程度不一，有效范围从乌干达的 80%到缅甸的 20%不等。一项荟萃分析估计，卡介苗接种可使 50%的人免受麻风病的侵害[139]。在马拉维北部，50%接种卡介苗的人能抵御麻风病，但对结核病没有明显的保护[140]。委内瑞拉的一项病例对照研究表明，卡介苗接种能为 56%的麻风患者家庭接触者提供免疫力[141]。由于卡介苗的变异性和不可预测性，人们正在尝试研究如何提高其保护的效力。将卡介苗和死亡的麻风杆菌结合在一起是一种方法，但在马拉维的一项大规模人群试验[142]和委内瑞拉的一项免疫预防试验中[143]，卡介苗加麻风杆菌并没有比单独使用卡介苗更为有效。卡介苗诱导的可变保护可能是由于早期与麻风分枝杆菌接触后启动免疫系统的，并赋予麻风杆菌保护性免疫。接触麻风分枝杆菌后接种卡介苗，对诱导抗麻风杆菌的免疫几乎没有帮助[144]。

世界卫生组织主导开展了一场运动，以消除麻风病所引起的公共卫生问题。尽管集中了资源和精力在麻风病防治上，但目标驱动方法的效果最终适得其反。麻风患者在许多国家仍然存在，需要诊断和治疗。麻风病不太可能被消灭，除非在健康、财富、生活条件和教育方面总体取得显著改善。

Resources

Further information

World Health Organization: http://www.who.int/topics/leprosy/en/

Public Health England: http://www.hpa.org.uk/Topics/InfectiousDiseases/InfectionsAZ/Leprosy/

(Both last accessed August 2014.)

(**译者**:李峥　**一审**　马一平　**二审**　田洪青　**三审**:侯麦花　胡莉芳　杨枫　**润色**:陈秀峰)

第3部分

参考文献

所有文献请查阅网址：www. rooksdermatology. com.
以下列出的是重要参考文献。

[4] Lockwood DN, Reid AJ. The diagnosis of leprosy is delayed in the United Kingdom. *QJM* 2001;94:207-12.

[7] Fine PE. Leprosy: the epidemiology of a slow bacterium. *Epidemiol Rev* 1982;4:161-88.

[18] Lawn SD, Wood C, Lockwood DNJ. Borderline tuberculoid leprosy: an immune reconstitution phenomenon in a human immuno-deficiency virus-infected person. *Clin Infect Dis* 2003;36:e5-6.

[37] Job CK, Desikan KV. Pathologic changes and their distribution in peripheral nerves in lepromatous leprosy. *Int J Lepr Other Mycobact Dis* 1968;36:257-70.

[55] Yamamura M, Wang X-H, Ohmen JD, *et al*. Cytokine patterns of immunologically mediated tissue damage. *J Immunol* 1992;149:1470-5.

[63] Truman R, Singh P, Sharma S. Probable zoonotic for leprosy in the Southern United States. *N Engl J Med* 2011;364:1626-33

[88] Van Brakel WH, Nicholls PG, Das L, *et al*. The INFIR Cohort Study: assessment of sensory and motor neuropathy in leprosy at baseline. *Lepr Rev* 2005;76:277-95.

[115] Dasananjali K, Schreuder PA, Pirayavaraporn C. A study on the effectiveness and safety of the WHO/MDT regimen in the northeast of Thailand: a prospective study, 1984-96. *Int J Lepr Other Mycobact Dis* 1997;65:28-36.

[145] Lockwood DN, Shetty V, Penna GO. Hazards of targets to eliminate disease: lessons from the leprosy campaign. *BMJ* 2014;15-21.

29
30

第29章和第30章导文

性传播感染全球概况

George R. Kinghorn，Rasha Omer

Sheffield Teaching Hospitals NHS Foundation Trust，Sheffield，UK

性传播感染和 HIV 感染的全球健康负担较重且日益增加。世界卫生组织（WHO）估计，每年约有 4.98 亿 15—49 岁的人感染衣原体、淋病、梅毒或滴虫病[1]。如果再加上大多数病毒的性传播感染（STIs），流行率会增加 3 倍。然而，真实的流行率仍不明确，因为很多国家的疾病监测不完善，尤其是在撒哈拉沙漠以南的非洲、东南亚及美洲等资源匮乏的国家，他们的性病健康负担最重。

STIs 的发病率既与社会和经济因素有关，也与生物学和行为相关。在受冲突和战争破坏引起移民和家庭分离的地区，以及性工作商业化盛行的地区，都会使 STIs 流行。性传播感染还因舆论污名化，导致患者的诊治延迟、疾病的控制降低。

STIs 是由多种微生物引起的。早期感染大多无临床症状，这促进了感染的进一步传播。感染后期并发症是影响发病率和死亡率的重要原因，而且会对女性的生殖健康产生不利影响。由于上行感染会损伤输卵管，因此 STIs 是导致不孕不育的主要原因。STIs 还常引起异位妊娠、流产和死产等不良妊娠结局。STIs 相关的流产后和产后感染导致全球约 1/3 的孕产妇死亡。许多与性传播感染相关的早产以及垂直传播导致的先天性感染也会导致胎儿的发病和死亡。与人类乳头瘤病毒感染相关的生殖器癌症、与性传播的乙型肝炎和丙型肝炎相关的肝病也可能导致成年男性、女性的过早死亡。导致死亡的最多的原因与艾滋病毒感染相关，而 STIs 促进了艾滋病毒的感染和传播，因此需要更加重视公共卫生防控措施。

STIs 的治疗和预防具有很高的成本效益，世界卫生组织已经制定了控制 STIs 的全球战略[2]。需要健康教育和多个政府共同提供一个协调的、多机构参与的方法。改变性行为方式和推广使用安全套可以降低个人感染风险。STIs 在诊断和治疗方面都应有适当的医疗保健服务。除此之外，地方战略规划还需要制定改进性传播疾病的监督工作。

一些国家已经找到一种得到强有力政治支持的方法，以扭转艾滋病毒和性传播感染发病率上升的趋势。如果继续努力提高对这些疾病的临床认识和治疗方法，可以提高对 HIV 感染和性传播感染的控制。

参考文献

[1] WHO（World Health Organization）. *Global incidence and prevalence of selected curable sexually transmitted infections-2008*. Geneva：WHO Press，2012 http://www.who.int/reproductivehealth/publications/rtis/stisestimates/en/（last accessed June 2014）.

[2] WHO（World Health Organization）. *Global strategy for the prevention and control of sexually transmitted infections：2006-2015. Breaking the chain of transmission*. Geneva：WHO Press；2007 http://www.who.int/reproductivehealth/publications/rtis/9789241563475/en/（last accessed June 2014）.

第 29 章

29

梅毒与先天性梅毒

George R. Kinghorn, Rasha Omer

Sheffield Teaching Hospitals NHS Foundation Trust, Sheffield, UK

梅毒

定义与系统命名法

梅毒是一种由螺旋体细菌苍白密螺旋体亚种引起的感染性疾病。该病通常经性接触传播，其中仅先天性梅毒的传播方式为母婴垂直传播。未经治疗的梅毒感染可经历数个阶段，每个阶段的潜伏期不同，而潜伏期常无临床表现。

疾病溯源

- "梅毒"一词最早由意大利医师兼诗人 Fracastoro 于 1530 年命名。他在名为"*Syphilis sive morbus gallicus*"的诗中讲述了一个名叫 Syphilus 的牧羊人因为蔑视阿波罗神而被降罪罹患该病。
- 在历史沿袭中梅毒出现了很多别称，其中最著名的是"伟大的模仿者"，由于该病存在多样的系统性临床表现，常常易与其他疾病混淆。16 世纪，梅毒因在其早期阶段可产生类似天花的皮疹而被称为"great pox"，以区别于天花。

流行病学

发病率与患病率

梅毒在社区中的流行程度取决于有关国家的社会经济结构以及该结构如何发挥作用[1]。

第二次世界大战期间，随着成千上万已退伍的男女返回家园重新定居，梅毒的发病率达到了顶峰。20 世纪 50 年代早期，社会经济相对稳定，包括梅毒在内的所有性传播感染(STI)数量均逐渐下降(图 29.1)。20 世纪 50 年代晚期开始，梅毒的发病率重新缓慢上升，但相较于其他性传播感染较为缓慢[1-9]。人口增长以及诸多社群中年轻人比例的上升，正如不断增加的流动人口，更直接地助推了梅毒发病率的上升。

世界卫生组织(WHO)预计，2008 年约有 3640 万 15 至 49 岁之间人群患有梅毒，而全球每年约为 1060 万人发病。其中大多数梅毒感染发生在发展中国家这已成为这些国家异性恋男女性生殖器溃疡的主要病因。此外梅毒还可造成死产、新生儿梅毒及新生儿死亡[3]。

世界卫生组织非洲区域报告的感染率最高，发病率分别为男性每 1000 人 8.5 例，女性每 1000 人 9.4 例，而女性和男性的患病率分别为 3.5% 和 3.9%。拉丁美洲、东南亚和东部地中海地区的患病率略低于非洲，分别为 1.3%～1.5% 和 1.2%[3]。中国在 20 世纪 50 年代通过实施大规模控制项目后使得梅毒几乎被根除，过去短短 20 年间，梅毒又死灰复燃呈现大流行态势，该态势在男男性行为(MSM)人群和女性性工作者(FSW)中尤为突出[10,11]。

1990—1997 年间，东欧报告的梅毒病例增加了 50 倍，与乌克兰、一些中亚国家及波罗的海国家的梅毒病例增速相近。邻近的斯堪的纳维亚国家的输入性病例有所增加[12,13]。在北美和西欧发达国家，梅毒仍然是一个主要的健康问题，尤其是在持续增长的 MSM 人群中。MSM 人群梅毒感染者的特点是高 HIV 病毒混合感染率和高风险性行为发生率。

自 2003—2012 年的十年中，英国泌尿生殖医学诊所中男性感染梅毒(一期、二期和早期潜伏性)的数量增加了 61%(从 1688 人增长至 2713 人)。与之相反，诊断为梅毒的女性患者人数从 317 人下降至 265 人。仅 2012 年当年，泌尿生殖医学诊所共诊断梅毒感染 2978 例，其中男性患者 2713 例(其中 2061 位为男同性恋患者)，女性患者 263 人(图 29.2，图 29.3)[14]。西欧国家的梅毒感染趋势相似，男同性恋人群在所有患者中仍占到了很大的比重[15]。

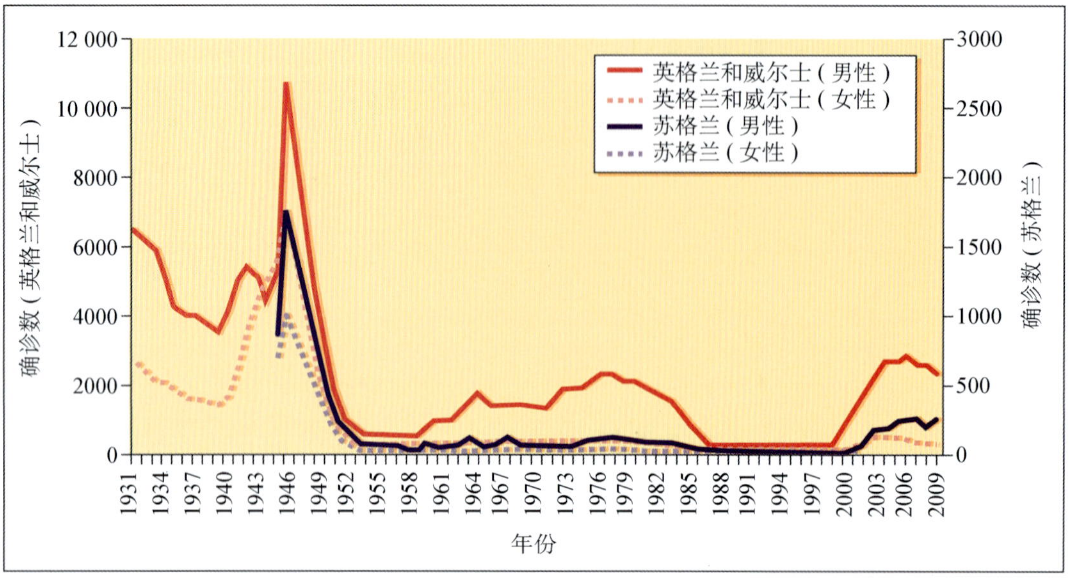

图 29.1　英格兰、苏格兰和威尔士的泌尿生殖医学诊所诊断的梅毒感染例数在二战结束时达到顶峰，而后在 20 世纪 40 年代末急剧下降。在整个 60 至 70 年代，男性新发病例稳步上升，而女性病例相对较少。20 世纪 80 年代初至中期，随着对 HIV 病毒认识的深入以及更为安全的性行为，男性新发病例逐渐减少。2000 年以来，英格兰和威尔士的男性新发梅毒病例增长了 7 倍，而女性仅增长了 2 倍。苏格兰缺乏 1945 年之前的相关数据。北爱尔兰 1931－2003 年的数据不完整，因此被排除在外。所有数据来源于泌尿生殖医学诊所的临床回顾(数据来自于英国泌尿生殖医学诊所公共卫生数据库，http://www.hpa.org.uk/gumcad. 著作权归 Crown 所有，经英国公共卫生部许可转载)

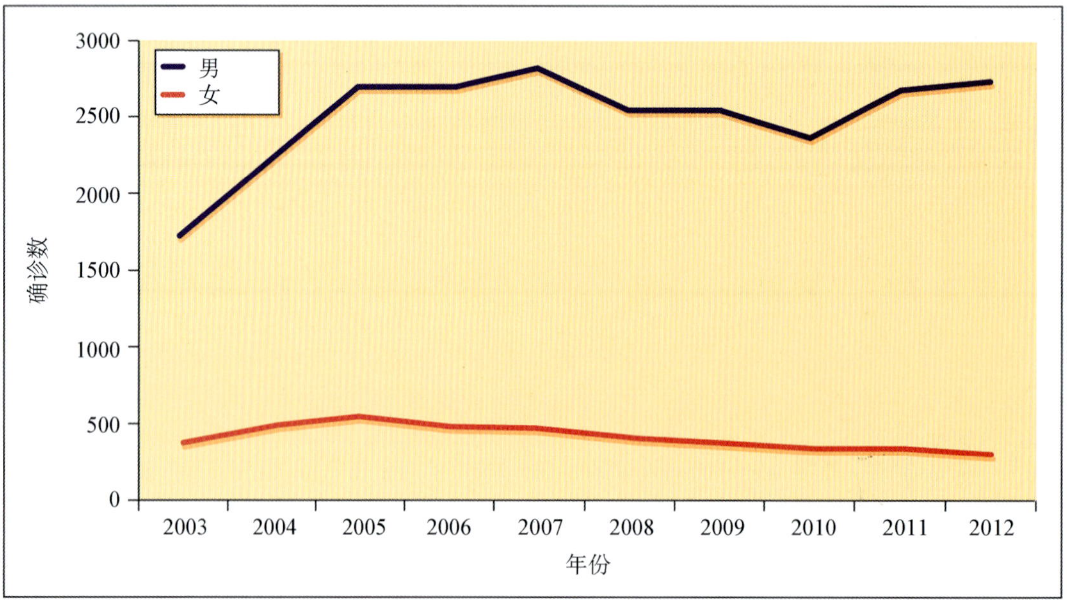

图 29.2　2003－2012 年间英国不同性别梅毒感染例数(数据来自于英国泌尿生殖医学诊所公共卫生数据库，http://www.hpa.org.uk/gumcad. 著作权归 Crown 所有，经英国公共卫生部许可转载)

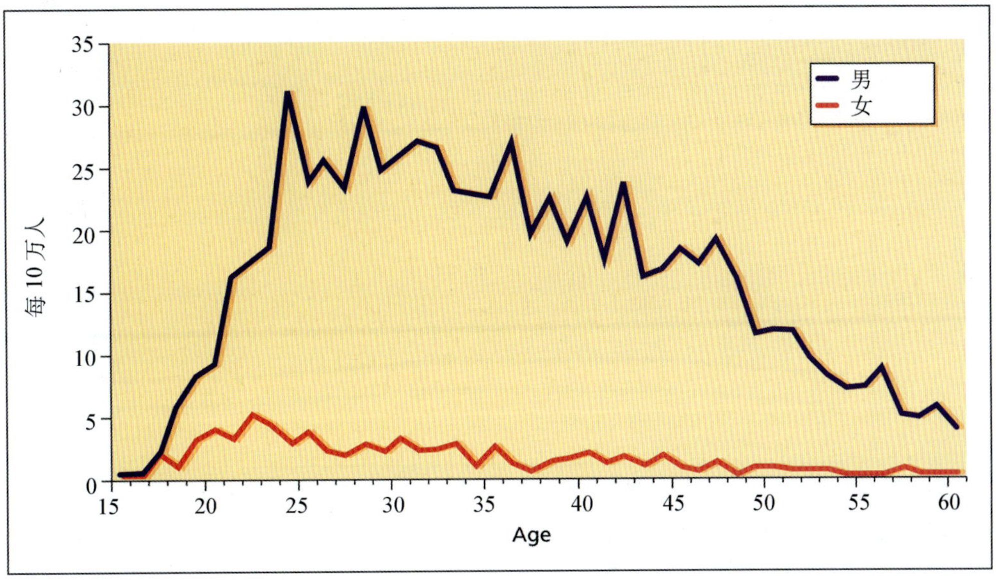

图 29.3 2012 年英国按年龄和性别划分的梅毒感染人数(数据来自于英国泌尿生殖医学诊所公共卫生数据库,http://www.hpa.org.uk/gumcad.著作权归 Crown 所有,经英国公共卫生部许可转载)

自 1940 年有数据记载起至 1990—2000 年,梅毒发病率下降了 89.7%。2011 年梅毒发病率与 2000 年保持不变(图 29.4)。总体而言,梅毒发病率的上升仍然以男性为主。梅毒仍然是威胁男性同性恋者的主要健康问题。在 1992—2003 年女性梅毒患病率持续下降后,该值从 2004 年的每 10 万人 0.8 例上升到 2008 年的每 10 万人 1.5 例,而后逐渐下降,2010 年 1.1 例/10 万人口,2011 年为 1.0 例/10 万人口(图 29.5)[16]。

梅毒的传染性较其他一些性传播疾病弱,经过短疗程的抗生素治疗(这种抗生素可以治疗多种感染。尤其是两种常见的性传播疾病(淋病和非特异性生殖器感染)后,很容易失去传染性。然而,随着东南亚以及西欧等地区耐青霉素以及其他抗生素的淋球菌比例的上升,以及杀密螺旋体能力较弱的药物的大量使用,梅毒患病率可能会有所上升[17,18]。这与 2000 年至 2004 年间旧金山地区报道的阿奇霉素治疗梅毒失败的情况相似[19]。

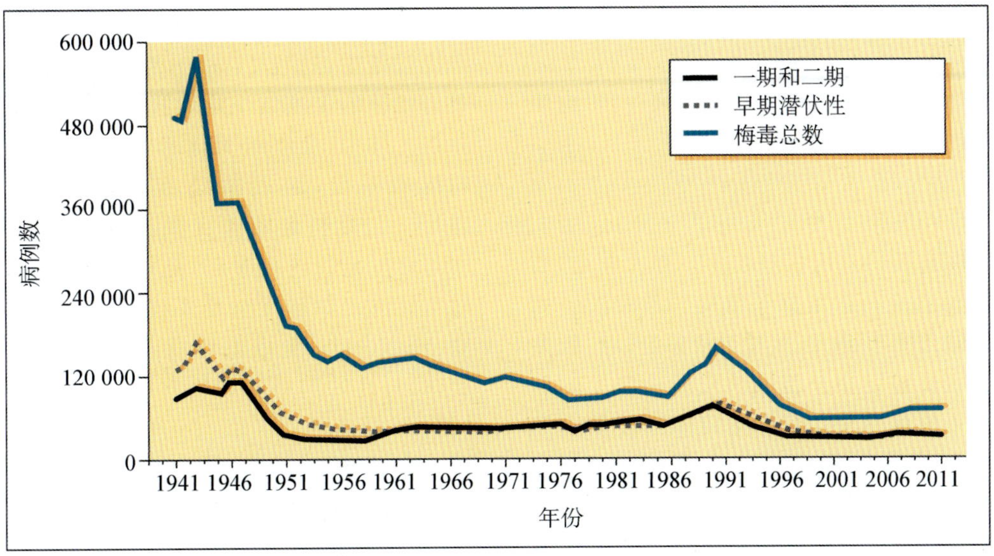

图 29.4 1941—2011 年间,美国各期梅毒报告病例(由美国佐治亚州亚特兰大市疾病控制和预防中心提供)

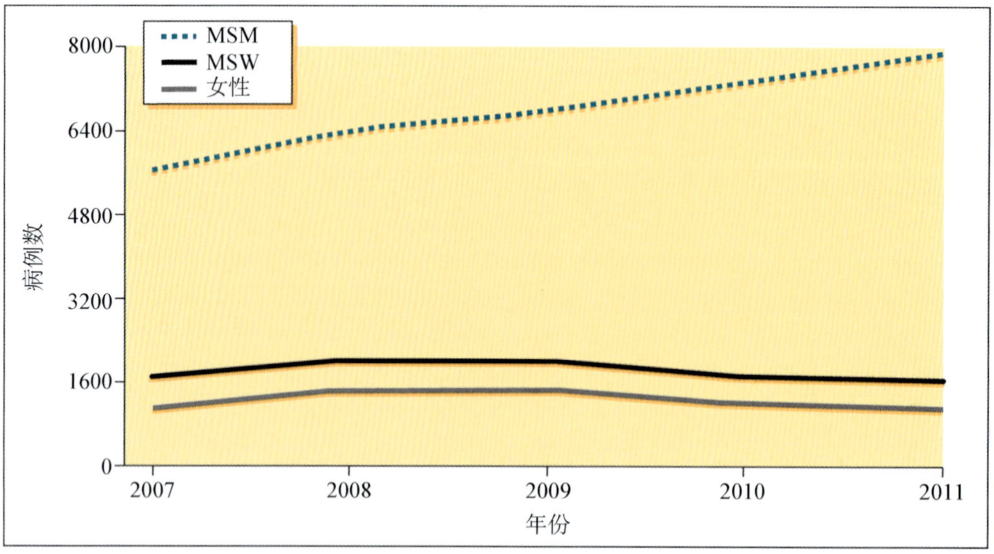

图 29.5 2007－2011 年间，美国特定区域依据性别以及性行为特征加以区分的一期与二期梅毒例数。MSM，男男性接触者；MSW，与女性发生性关系的男性（由美国佐治亚州亚特兰大市疾病控制和预防中心提供）

年龄

梅毒易见于各个年龄段的性活跃人群，在青少年中更为多见。

性别

尽管梅毒患者中男性占比明显多于女性，但这种性别差异与性行为模式、其他社会因素更为相关，而非不同性别被感染风险的差异。一般认为男性更容易将梅毒传播给女性。

种族

该病可见于任何种族。

相关疾病

获得性梅毒通常与其他性传播疾病共存，因此当梅毒抗体阳性时，建议完善全面筛查。

病理生理学

病理学

与发病机制有关的基因相对较少。有人推测，梅毒螺旋体的免疫逃逸与宿主分子结构异常相关。梅毒螺旋体外膜缺乏脂多糖，而含有少量免疫原性较差的跨膜蛋白。主要锚定在细胞质膜周质小叶上的脂蛋白具有高免疫原性[20,21]。梅毒螺旋体重复蛋白基因（*T. pallidum* repeat protein genes，TPR）占基因组的 2%，该基因编码一组潜在的可作为细胞免疫及体液免疫反应靶点的毒力因子。TPR-K 蛋白表现出明显的抗原变异[22]。

优势免疫原是一种分子量 47kDa 的膜脂蛋白，能诱导合成肿瘤坏死因子 α。免疫印迹法也显示存在对 65kDa 抗原（该抗原也存在于非致病性密螺旋体中）以及梅毒螺旋体特异的 44.5kDa、17kDa 和 15.5kDa 抗原发生免疫应答的 IgG 反应。

组织病理学

早期梅毒和晚期梅毒的基本病理变化大致相同，主要表现为血管周围淋巴细胞及浆细胞浸润，伴随动静脉内膜增生（闭塞性动脉内膜炎）。

在疾病早期，组织病理学表现为血管周围淋巴细胞及浆细胞浸润，这一组织病理改变可导致缺血以及溃疡形成。梅毒螺旋体主要富集在毛细血管和淋巴管壁中，通过 Levaditi 银染、荧光抗体技术以及更为便捷的免疫组织化学技术可证实梅毒螺旋体的存在。其中，免疫组织化学技术是最新且最为简便的技术手段，通过抗螺旋体单克隆抗体加以实现[23]。二期梅毒疹中皮肤丘疹的组织病理学改变亦为真皮血管内皮肿胀，此外，表皮常可见银屑病样增生伴淋巴细胞特别是浆细胞相关的多灶性界面改变（图 29.6）。免疫组织化学染色可见大量梅毒螺旋体，且在二期梅毒中密螺旋体主要富集在表皮内（图 29.7）。

晚期梅毒的特征性皮肤黏膜表现为梅毒树胶肿。肉芽组织由组织细胞、成纤维细胞和上皮样细胞构成，多见于闭塞性动脉内膜炎以及坏死区域。树胶肿最常起源于皮下组织，并向周围扩散。螺旋体在这些病变中不易被检测到。

霍伊布内（Heubner）动脉炎常见于心血管以及

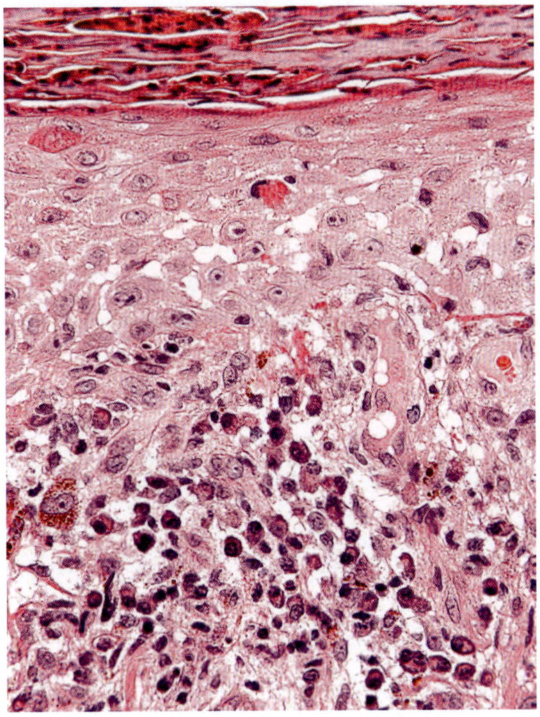

图 29.6 二期梅毒，表现为表皮银屑病样增生伴海绵形成，界面改变伴大量浆细胞浸润

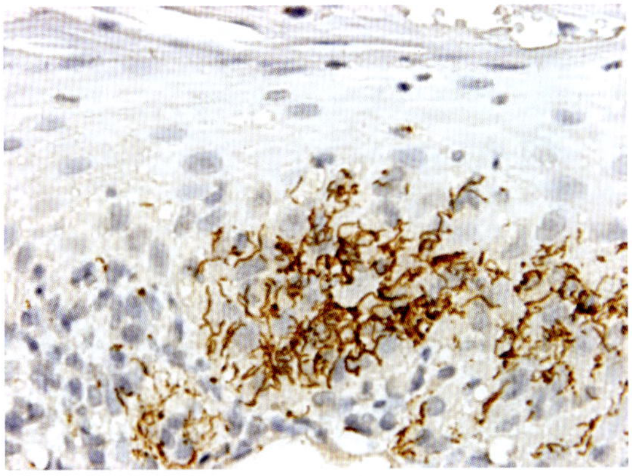

图 29.7 二期梅毒，免疫组织化学染色提示表皮内大量螺旋体聚集

脑膜血管梅毒，组织病理特征为血管滋养管以及大中血管外膜的淋巴细胞和浆细胞浸润。血管滋养管阻塞导致动脉中层坏死以及成纤维细胞增殖，此外存在相关的内膜下增殖，导致管腔阻塞以及血栓形成。

致病微生物

梅毒的致病病原体最早由 Schaudinn 和 Hoffmann 在 1905 年发现，并被命名为苍白密螺旋体梅毒亚种。

梅毒螺旋体无法在实验室条件下的任何生物化学递质中进行培养。并非所有动物对梅毒螺旋体易感。家兔通常用于实验室研究和作为诊断试验中梅毒螺旋体的来源。梅毒螺旋体的毒力型为 Nichol 株，它不能与其他的螺旋体病相区别。梅毒螺旋体 Nichol 菌株于 1912 年分离自一名患者的大脑，并通过兔细胞传代存活下来。另一个实验用密螺旋体菌株——Reiter 菌株，据传在 1922 年分离出来。与 Nichol 菌株相比，Reiter 菌株无毒，可以在相对简单的培养基上培养。其冷冻干燥提取物在 Reiter 蛋白补体固定试验中使用多年。

形态学

在日常实践中，苍白密螺旋体可通过暗视野显微镜观察(图 29.8)。苍白密螺旋体为一个苍白、细小、螺旋状的有机体，具有紧密而规则的螺旋结构(图 29.9)。苍白密螺旋体长度介于 6～15μm，螺距 0.09～0.18μm，一个螺旋体通常含有 8～20 个螺旋结构。一个红细胞直径有 7～8 个苍白密螺旋体的螺旋结构，这有助于经验性区分苍白密螺旋体与其他病原微生物。苍白密螺旋体含有一个可活动的胞质外鞭毛，镜下观察鞭毛的运动对确定诊断具有重要意义。苍白密螺旋体绕着长轴旋转，前后旋转或颤动，可出现非常典型的成角运动，形成锐角和钝角；活动优雅精细，有助于鉴别其他生殖器或口腔螺旋体。也可以通过直接荧光抗体法[24,25]和皮损涂片的快速免疫荧光染色(RIS)[26]来证实螺旋体(图 29.10)。

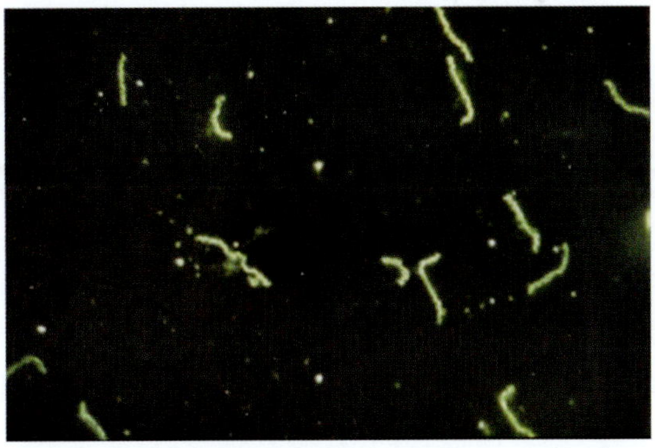

图 29.8 暗视野显微镜下的苍白密螺旋体

常见的需要与苍白密螺旋体相鉴别的几种外阴部位螺旋体中，最重要的是疏螺旋体(*Borrelia refringens*)和龟头炎疏螺旋体(*B. balanitidis*)。上述两种螺旋体相较于苍白密螺旋体都更为粗大，它们的螺旋更少且不规则。此外，它们的运动缺乏规律，像蛇或海鳗蠕动。纤细疏螺旋体(*B. gracilis*)较苍白密螺旋体更为纤细，螺旋结构更为紧密，缺乏典型的

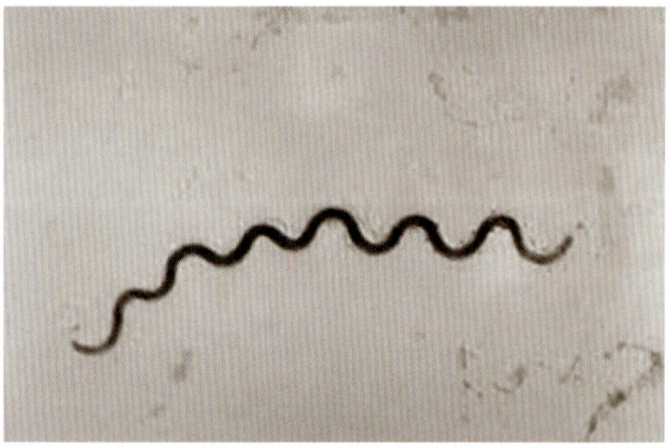

图 29.9 苍白密螺旋体的典型形态学表现

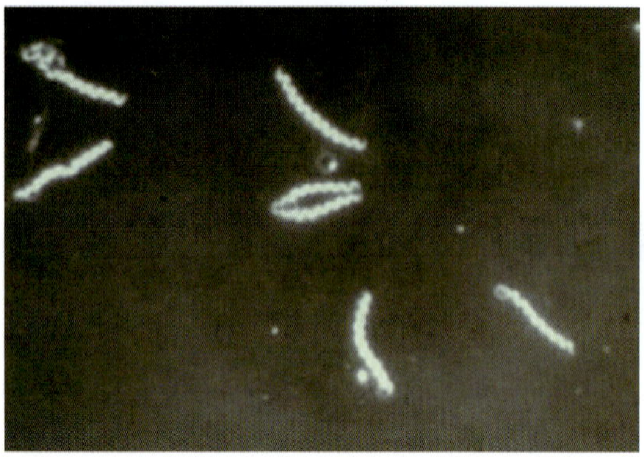

图 29.10 苍白密螺旋体免疫荧光图像

运动，可在齿龈边缘找到。

微生物学

苍白密螺旋体为微需氧性，已进化成一种具有高度侵袭性和持久性的病原体。毒性小，无法在哺乳动物宿主外生存。苍白密螺旋体缺乏生物合成途径，因而它对外源营养的要求非常高，并且对氧气浓度有苛刻的要求。它不能在人工培养基上培养，但可以在家兔睾丸等器官中培养繁殖。苍白密螺旋体生长速度缓慢，最佳存活温度为 33～35℃，30～36h 梅毒螺旋体数目可翻倍。它与其他三种致病螺旋体相似，具有广泛的 DNA 同源性，均可导致雅司病，非性病性梅毒和品他病。

对含有 1138kbp 的单个环形染色体的基因组进行分析表明，苍白密螺旋体缺乏脂多糖及脂质生物合成机制。以及缺乏包括三羧酸循环、氧化磷酸化组分及大多数氨基酸和维生素的诸多代谢途径。它需要葡萄糖、麦芽糖和甘露糖，但不能利用其他糖[27]。它能够利用外源性氨基酸，并依赖于包括脂肪酸在内的血清成分。

苍白密螺旋体在接种部位触发炎症反应，并在原发感染时传播。它存在一种表面相关的透明质酸酶，可能在炎症反应中发挥作用。作为占主导优势的 Th1 型早期反应的一部分，由细胞因子激活巨噬细胞发挥吞噬作用，有助于清除细菌并消除原发病变[28]。致病微生物促进淋巴细胞及单核细胞与人血管细胞发生黏附，这在免疫发病机制中具有重要意义[29]。与其他引起慢性疾病的病原微生物相似，苍白密螺旋体进化出了免疫逃避的机制。Th1/Th2 转换与前列腺素 E_2 下调所致巨噬细胞抑制相关；然而具体分子机制尚不清楚[30]。在梅毒的后期可出现细胞介导的免疫反应减弱以及 $CD4^+$ 淋巴细胞计数降低[31]。

临床特征

自然史

分期

梅毒的临床表现极为多样，可能发生在最初感染后的几十年。未经治疗的梅毒感染，可以经历四个阶段，分别为一期梅毒、二期梅毒、潜伏梅毒以及晚期梅毒，其中一期、二期梅毒具有传染性。一期、二期梅毒持续时间通常不会超过 2 年，最长不超过 4 年。潜伏梅毒可持续 5～50 年，而只有 25%～30%的患者会出现晚期、慢性、致残或致命症状。出现晚期梅毒临床表现的概率持续下降，在许多国家现在已很少见。

潜伏期

梅毒的潜伏期一般为 9～90d，与接种的苍白密螺旋体数量成反比。通常，大多数生殖器原发溃疡在暴露后 3 周内出现。通常在感染后 1 周出现单侧腹股沟淋巴结增大，感染后 5 周可见双侧腹股沟淋巴结增大。感染后 5.5 周至 6 周反应性反应素血清试验可为阳性，感染后 8 周可见斑疹性皮损，感染后 3 个月可出现丘疹性皮损，感染后 6 个月可出现湿疣。

未经治疗梅毒的病程

包括奥斯陆(Oslo)研究[32]以及塔斯基吉(Tuskegee)研究[33]在内的一些研究有助于阐明未经治疗的梅毒的自然史。在奥斯陆研究中，Caesar Boeck 认为没有比使用汞更好的治疗方法。因此，他让 2000 名梅毒感染者住院治疗 1～12 个月(平均 3～6 个月)，直到所有感染症状消失。Gjestland[32]对 1147 位梅毒感染者进行了跟踪研究，总结得到以下研究结果：

- 24%的患者出现皮肤黏膜皮损复发。
- 11%的患者死于梅毒。
- 16%的患者出现良性晚期表现，常为皮肤结节或者树胶肿。
- 10%的患者出现心血管梅毒表现。
- 6%的患者出现神经梅毒的临床表现。

因此，在砷剂和青霉素面世前，至少 60%的梅毒患者在未出现严重感染症状的情况下带菌生存或死亡。

临床表现

一期梅毒

一期梅毒硬下疳出现在最初梅毒螺旋体侵入皮肤的部位。最初的病变为丘疹，但很快出现溃疡。它可发生于任何皮肤或黏膜表面，常位于外生殖器。

典型的一期梅毒硬下疳皮损表现为边缘整齐、基底规则、硬的和纽扣状溃疡，直径可达 1cm。除非出现继发感染，硬下疳溃疡不会出现疼痛。溃疡周围常可见 1～2mm 宽的红晕(图 29.11)，这标志着对苍白密螺旋体局限性的炎症反应。皮损处的浆液性渗出物干燥后可形成痂皮。溃疡质地较硬可能是最典型的特征，但需注意阴茎冠状沟的所有病变均可为硬化。“接吻状”溃疡，有时呈沙漏状，并不少见。约 50%的病变为非典型的，缺乏一个或多个典型特征。若感染接种至诸如肛裂、生殖器疱疹或龟头炎等既有病变时，皮损可能会模仿原有皮损的性状。绝大部分患者只有一个硬下疳，而多个硬下疳既有可能同时出现，亦有可能在几天内先后出现。硬下疳若未经治疗可能会持续较长一段时间，但极少超过 3 个月，通常在 3～8 周内可完全自愈。约 1/3 的患者可遗留有边缘规则、轻微凹陷的、薄的、色素减退性萎缩性瘢痕。

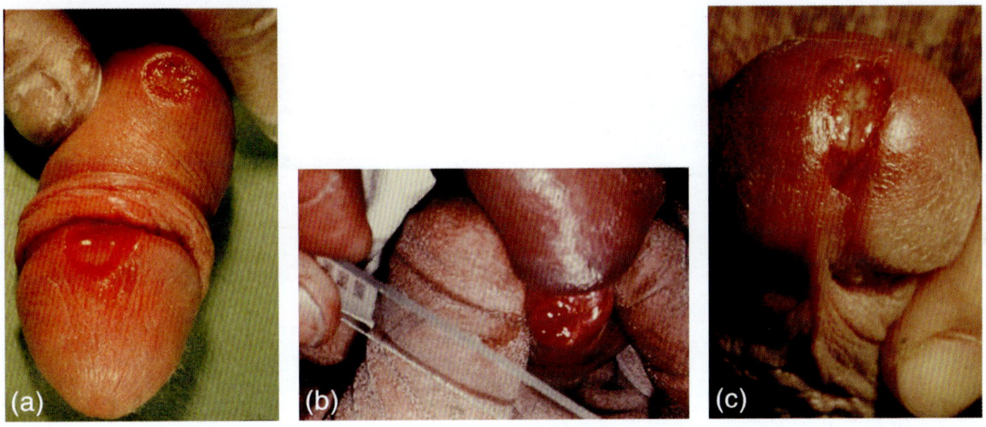

图 29.11 阴茎硬下疳

(a)一期梅毒，硬下疳位于龟头和阴茎干上。(b)从冠状沟处硬下疳取标本行暗视野显微镜检查。(c)尿道口硬下疳，可能被误诊为尿道炎相关的尿道口炎。

生殖器和肛周硬下疳的出现可伴随单侧腹股沟淋巴结增大。若感染发生在口腔内或口腔周围时，上颌和颌下淋巴结可出现肿大。无论出现在何处，肿大的腺体都是相互孤立的、有弹性的，与周围皮肤组织不粘连。

男性硬下疳最常见于龟头、系带旁或包皮下方，较少见于阴茎干。若硬下疳位于阴茎干近端，则称为“避孕套硬下疳”。更为少见的部位是耻骨区或尿道口，皮损很少有浆液分泌，可能被误诊为非特异性尿道炎。硬下疳周围常可出现水肿。包皮下硬下疳可能会并发一定程度的包茎，同时会出现阴茎背淋巴管炎，皮损类似一直径约 2mm 的细线。

在男同性恋人群，肛门和直肠可能是原发感染的部位(图 29.12)。肛门部位的皮损可表现为硬化的裂隙。伴有瘙痒或出血的疼痛，特别是排便后出现，有时是肛门原发感染的特征性表现。与生殖器部位硬下疳相似，生殖器外硬下疳亦会合并局部淋巴结炎。

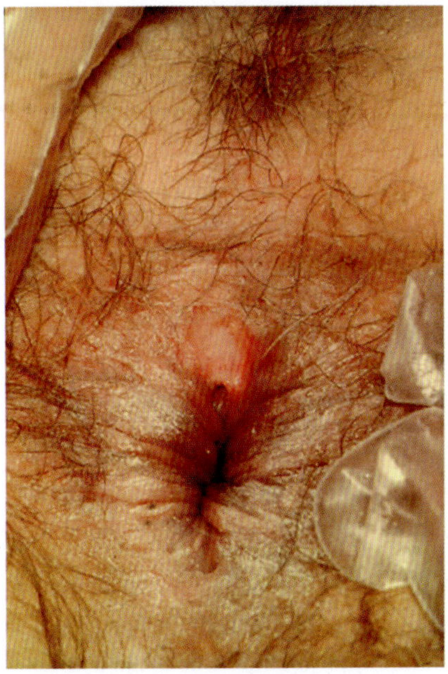

图 29.12 肛门梅毒皮损

大多数女性早期梅毒患者在诊断时已为二期梅毒[34]，硬下疳相对少见，可能与原发皮损多位于子宫颈相关。女阴硬下疳最常见的部位是大小阴唇(图 29.13a)、尿道口周围、阴蒂或后联合处；后联合处的硬下疳可表现为质硬的不规则裂缝。硬下疳周围的外阴水肿较为常见(图 29.13b)，硬下疳很少发生于阴道壁。

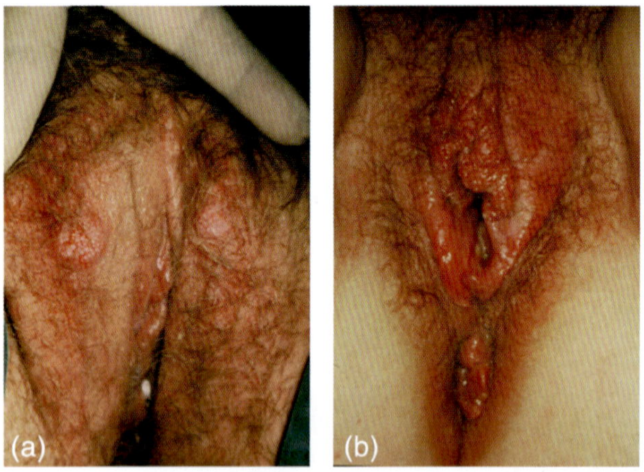

图 29.13 (a)大阴唇处对称的早期硬下疳。(b)阴唇系带硬下疳伴周围水肿。该患者同时罹患淋病、生殖器衣原体以及阴道毛滴虫感染所致的外阴阴道炎。该例患者充分说明同一患者更容易患有多种性传播疾病

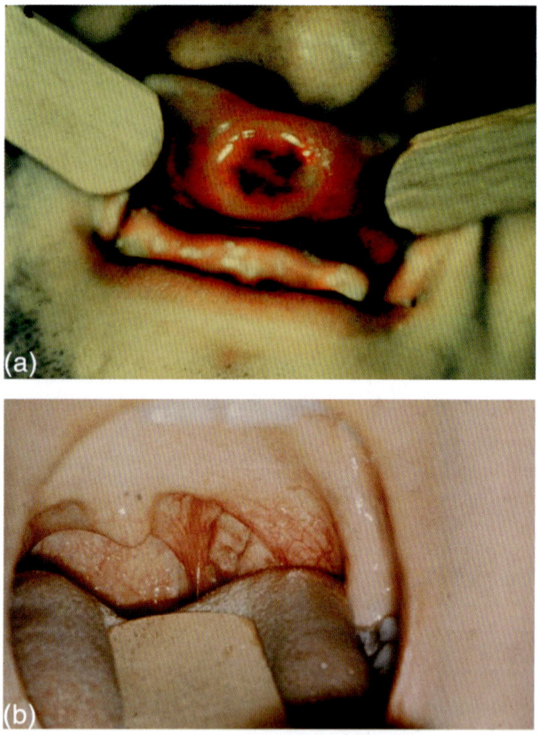

图 29.14 (a)上唇一期梅毒硬下疳，典型的纽扣样硬结。(b)左侧扁桃体一期梅毒硬下疳

由于接吻、舔阴或口交，可在嘴唇上发现生殖器外硬下疳(图 29.14a)。硬化的溃疡可被水肿所包围。舌头和扁桃体的硬下疳(图 29.14b)和手指的原发性皮损(图 29.15)可由于职业原因或性前戏中获得。其他生殖器外硬下疳可能由于啃或咬乳头、耳朵、脖子或手臂而获得。

二期梅毒

二期梅毒是全身反应出现在皮肤和黏膜上的阶段。血清学检查在免疫能力强的人身上往往是阳性的。二期梅毒皮疹有三个共同特点：

- 皮疹不痒。
- 皮疹是铜红色的。
- 病灶呈对称分布。

广泛的梅毒螺旋体播散的表现最早出现在 8 周左右。全身症状包括发热、头痛、骨骼和关节疼痛，这些症状在夜间更为明显。虽然皮疹是最常见的特征，但表现有很大的差异。皮疹最初是斑疹，3 个月后变成丘疹。以下为二期梅毒的各种临床表现。

1. 斑疹性梅毒(玫瑰状皮疹)(图 29.16)。这是最早的泛发性梅毒疹。表现为对称的、铜红色、圆形和椭

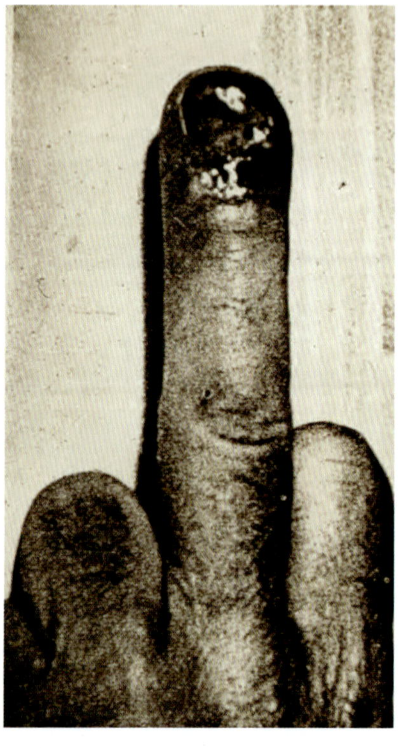

图 29.15 中指一期梅毒硬下疳引起的梅毒性副甲

圆形的斑点。在背部，病变清楚地沿着皮纹分布。患者应在白天检查，因为很容易忽略早期或消退的皮疹。玫瑰色斑疹无鳞屑，也不发痒，而且在一些患者身上稀疏且易消失，可能不会引起注意。玫瑰疹容易被忽视，在深部色素沉着的患者中很少被诊断出来。

当玫瑰疹在消退时，它有时会在颜色较深的背景上留下脱色斑点。这种白斑（图 29.17）常见于上背部以及两侧颈部，以前被称为"维纳斯项链"。

2. 丘疹性梅毒（图 29.18）。丘疹是二期梅毒的基本病灶。单个丘疹的直径很少超过 0.5cm。根据患者皮肤的性质和肤色、部位以及气候、卫生和穿衣的不同，其表现形式可能有很大差异。

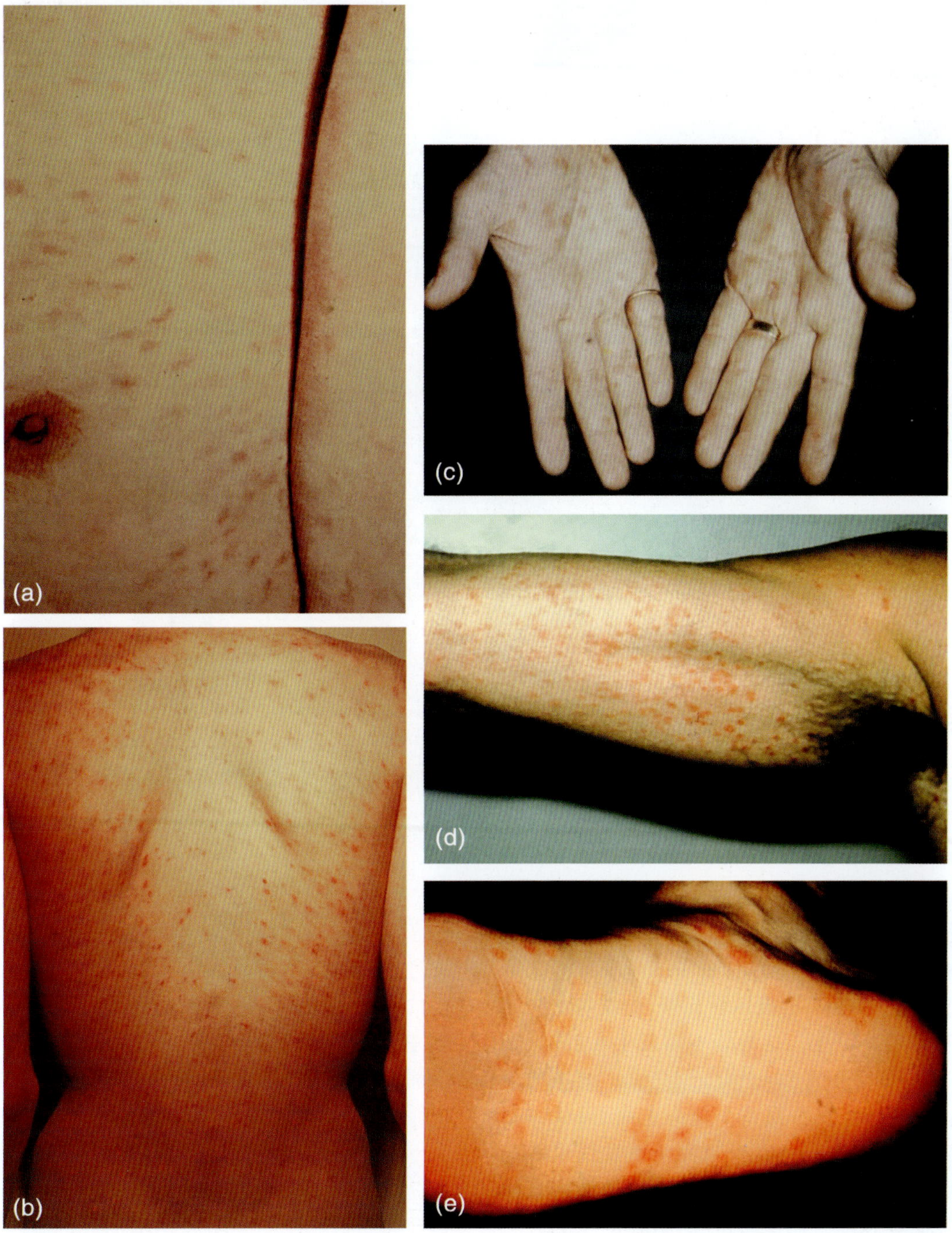

图 29.16　二期梅毒

（a）广泛的躯干斑疹。（b）斑疹皮损沿皮纹分布。（c）手掌的丘疹鳞屑性皮损。（d）腋窝典型铜色斑丘疹。（e）足底的丘疹鳞屑性皮损。

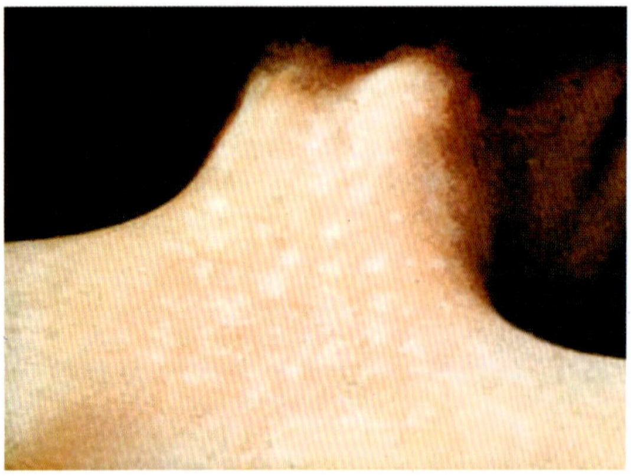

图 29.17 梅毒性白斑
颈部和上背部二期梅毒皮损消退后出现脱色斑

丘疹性皮疹可复发,并伴有明显潜伏期。更常见的是,早期丘疹性皮疹实际上是斑丘疹,均匀、广泛地分布于全身。然而,也可以看到广泛对称分布的纯铜红色丘疹。

典型的丘疹坚实而圆,虽然最大的可能是椭圆形的。早期丘疹往往是有光泽的,但逐渐形成一层薄薄的鳞片并很快脱落。这是典型的丘疹鳞屑性梅毒疹。较旧的皮损往往颜色越深。在丘疹性梅毒疹的晚期,皮损直径 1～3cm,覆大量鳞屑可能与银屑病非常相似。由于潜在的病变是血清渗出,因此鳞屑很容易去除。手掌和足底的银屑病样丘疹在黑人中尤其常见(图 29.19),还有常见的环状和旋涡状皮疹。这种皮损可能类似于环状肉芽肿、环状结节病或有鳞屑的癣。

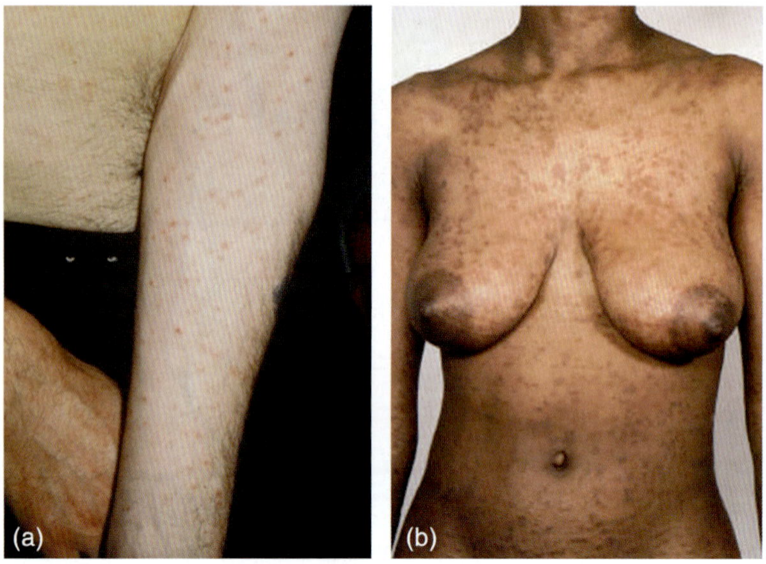

图 29.18 二期梅毒好发部位
前臂(a)和躯干(b)。

在浸渍的皮肤表面和黏膜上,常出现侵蚀性、湿润的丘疹,并有增生肥大的倾向。在生殖器,例如阴茎阴囊交界处可能有小的侵蚀性丘疹,皮损与皮肤齐平或肥厚,即扁平湿疣。这种病变多发生在肛门、腹股沟和外阴周围(图 29.20a～d)。

在男性,丘疹经常占据整个龟头表面、冠状沟和包皮的内部(图 29.20e)。部分或完全继发性包茎在这些病例并不少见。包皮的游离边缘可能是一圈脆弱的、皲裂的("裂开")丘疹。在女性,腋窝和乳房下方,有时可见小的、浅表的、受侵蚀的、扁豆大小(约 0.3cm)的丘疹,但更典型的是肥厚性丘疹,可能会影响邻近的黏膜。在妊娠的后期,肥厚、表面湿润的丘疹可能非常明显。

随后,丘疹的分布更加不规则,但在某些部位更常见,如嘴角(图 29.21a)、鼻角、手掌和足底,以及身体的褶皱部位如乳房下方或腋窝。面部经常受累,尤其是皮肤油腻的患者。所累及的皮脂溢出部位与寻常痤疮和脂溢性皮炎相同。有时,丘疹沿发缘排列形成一条线,即额发缘梅毒疹(图 29.22a)。

手掌和足底的角化过度皮损可能会剥落,出现裂隙。脚趾间的增生性丘疹可能类似于严重的足癣。微丘疹和粟粒样皮疹常见于二期梅毒的晚期,即感染后约 1 年或更长时间。典型的苔藓样梅毒疹呈小的圆锥状或纺锤形,这些皮损往往在全身以不同大小的成群排列。伞状梅毒疹表现为中央有大丘疹,周围被小的卫星丘疹包围。

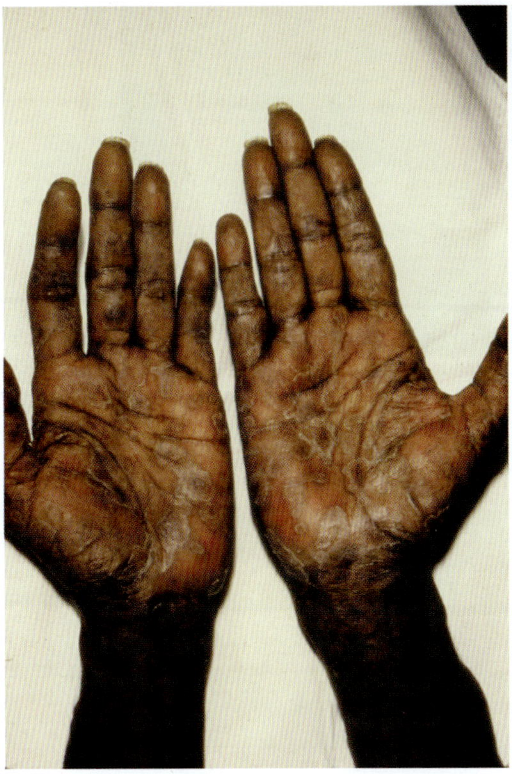

图 29.19　二期梅毒：手掌银屑病样皮损

3. 脓疱溃疡性梅毒疹。这在 16 世纪流行，但现在已经很罕见。此病变最类似于现在头皮上的结痂性丘疹，这些丘疹渗出血清，可继发感染。与其他梅毒疹不同的是，这种病变可能会留下瘢痕。非典型性面部斑块或溃疡性结节（恶性梅毒）在与 HIV 感染共存时更为常见[35]。

4. 梅毒性脱发。斑片状脱发是梅毒的特征。头发脱落后留下细小的、分散的、不规则稀疏的、“虫蚀状”的半脱发斑片（图 29.22b）。眉毛和胡须可能会受到影响[36,37]。梅毒性脱发可能演变为因广泛感染和贫血造成的更加广泛和弥漫性脱发。

5. 指甲。二期梅毒可以出现梅毒性甲沟炎和甲床炎。它们没有什么特征性的表现。

6. 黏膜的病变。在黏膜上的丘疹并不太明显，但它们往往是对称分布的。随着表面上皮细胞的死亡，它会变成灰色，在上腭或嘴唇和脸颊内侧形成圆形或椭圆形的黏液斑片（图 29.21b）。虽然溃疡并不常见，但这些黏液斑片可能融合形成“蜗牛轨迹”样溃疡。舌上可出现境界清楚的圆形或椭圆形皮损，无坏死上皮，可能与扁平乳头同时存在。双侧梅毒扁桃体炎可能并存，梅毒性喉炎可能与侵蚀性丘疹和声音嘶哑有关。

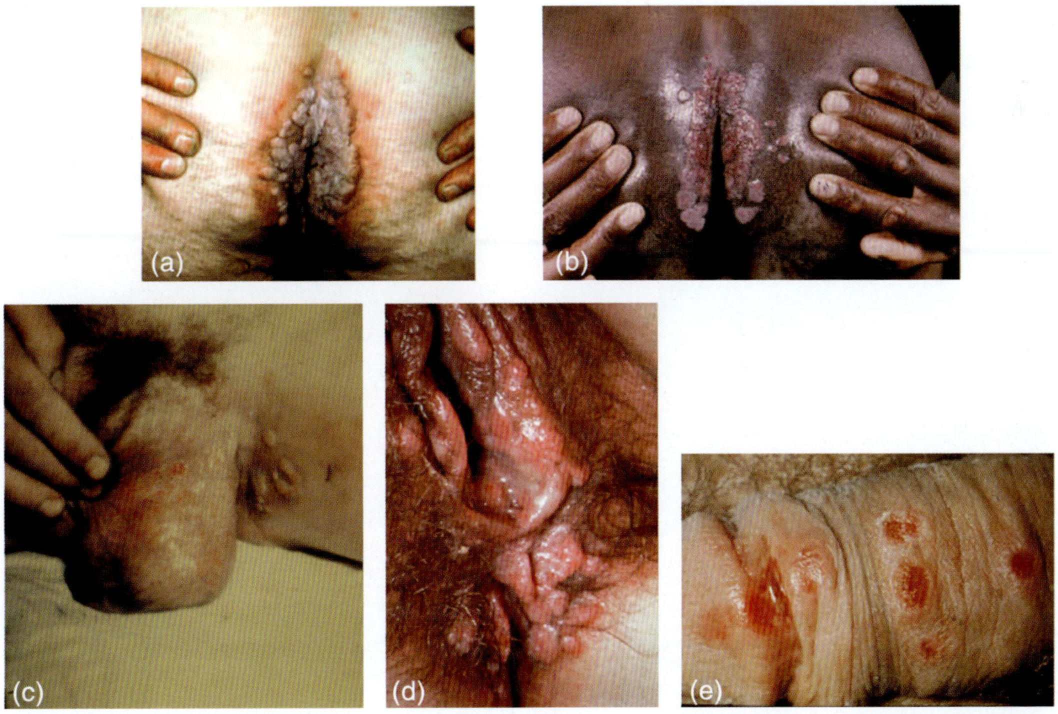

图 29.20　二期梅毒的扁平湿疣：(a,b)肛周；(c)腹股沟周围；(d)外阴周围；(e)阴茎体伴有外周色素脱失（冠状沟处有一个持久的一期皮损）

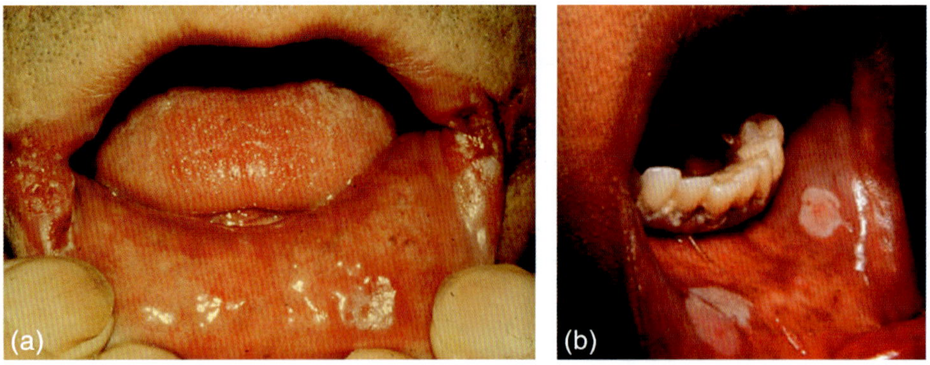

图 29.21 二期梅毒的口腔病变
（a）在嘴角处的皲裂性丘疹。（b）口腔黏膜上的黏液斑。

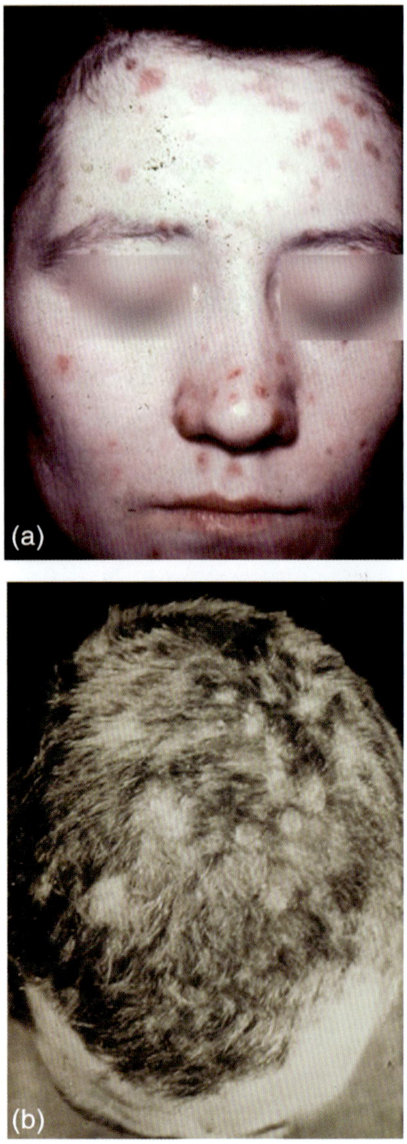

图 29.22 (a)面部延伸至发际线的丘疹病变。(b)二期梅毒的虫蛀状脱发伴头皮丘疹性病变

7. 全身淋巴结增大。在二期梅毒中发生率为 50%。在原发性感染的局限性淋巴结增大中，淋巴结是无痛、孤立、可移动和有弹性的，大小从 0.5cm 到 2cm 不等。

8. 神经受累。在二期梅毒阶段，中枢神经系统可能受到侵犯。脑脊液（CSF）异常，如白细胞计数升高和蛋白升高，可在至少 15% 的病例中出现[5]。脑脊液出现血清学试验阳性的情况较少。患者可能只抱怨头痛。偶尔，脑膜炎可表现为一条或多条颅神经麻痹。脊膜脊髓炎合并截瘫和尿失禁罕见。

9. 其他系统性表现。二期梅毒的其他系统性表现包括葡萄膜炎（图 29.23）[38]、骨膜炎和关节积液、肾小球肾炎、肝炎、胃炎和心肌炎。二期梅毒的病灶在一定时期内可自行消退，大多数患者在感染的第一年就进入潜伏期。在某些情况下，尤其是免疫功能低下时，一期或二期梅毒皮损可能出现复发。

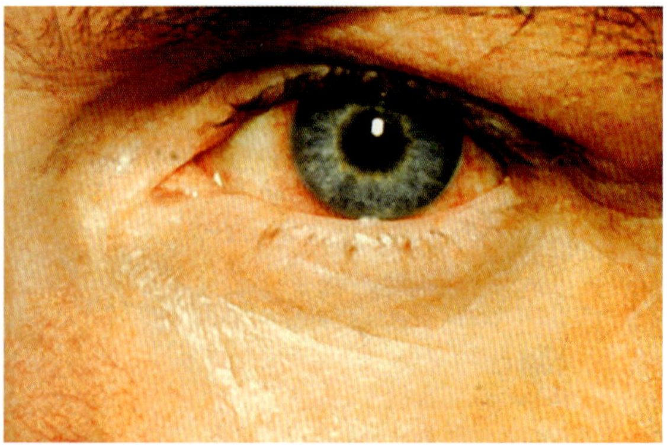

图 29.23 梅毒性虹膜炎导致角膜周围血管增加

潜伏梅毒

潜伏梅毒尽管血清学检测阳性但缺乏活动性疾病的临床特征。在潜伏期早期，感染后 2 年内仍可能发生垂直传播，但在没有黏膜皮肤病变的情况下性传

播的可能性较小。梅毒的晚期表现可在以后出现，通常是几十年后，约 25% 的潜伏梅毒患者出现晚期表现。潜伏梅毒的诊断需要有严格的标准。缺乏活动性梅毒、早期梅毒、晚期梅毒或先天性梅毒的临床表现，脑脊液必须正常，胸部 X 线(最好是后前位和左斜位，从直角方向查看主动脉)也必须正常。梅毒血清学试验阳性必须通过对第二个样本的复检来确认。

鉴别诊断可能来自生物学上的假阳性反应或其他密螺旋体病，尤其是在移民到西方国家的人群中的雅司病。在颈后部出现硬下疳的瘢痕或梅毒性白斑可能对诊断有帮助。雅司病在热带贫穷农村的儿童常见。在成年人虽然有阳性梅毒血清学结果，但如果他们有雅司病、慢性溃疡或骨痛的病史，或者他们家庭、学校或教区患有雅司病，部分人的长骨有陈旧性骨膜炎的临床或放射学证据[39]，则说明患者患有雅司病。这同样适用于非性病性梅毒的诊断[40]。

在评估移民患者时需要非常小心。例如，在英国，人们对 60 岁以下西印度移民诊断旧雅司病有困难。世界卫生组织曾宣布牙买加在 1950 年没有雅司病，并且一直没有这种疾病。另一方面，雅司病已在西非国家再流行 20 多年，因此对来自该地区的移民进行潜伏梅毒与旧雅司病的鉴别现在仍存在困难。

三期梅毒

经过长达 20 年的潜伏期后，可出现晚期梅毒的症状。然而，对献血者和孕妇进行梅毒筛查对晚期梅毒的预防做出了巨大贡献。此外，自抗生素时代的到来，许多潜伏梅毒和无症状的晚期梅毒患者碰巧在与梅毒无关的情况下使用青霉素或其他密螺旋体杀菌剂(“偶然的抗生素治疗”)。这种无意的治疗也导致了晚期梅毒的减少，因此在包括英国和美国在内的西方世界的许多地方，晚期梅毒变得越来越罕见。晚期皮肤梅毒有两种类型：浅表性或结节性梅毒疹和深部树胶肿。也可表现为两者之间的过渡形式。

1. 结节性或结核性梅毒。皮损为突出、坚实、铜红色的结节(直径大于 0.5cm)(图 29.24a)。在四肢，它们可能是青紫色的。结节成群出现，呈环状排列，即形成相互交织的圆形和部分圆形。随着疾病的中心愈合，它会向外扩展。扩散不是在所有方向上均匀发生，因此轮廓可能是马蹄形、舌形、肾形或锯齿状。有些结节性皮疹类似环状肉芽肿或环状结节病。其组织学类似于二期梅毒。在某些情况下，大量的蜡状鳞屑使皮损呈现银屑病样外观(图 29.24b，c)。最常见的是，锯齿状结节-溃疡性皮损被大量结痂覆盖。即使是最小的溃疡也会出现穿孔。

结节性梅毒的皮损可以出现在身体的任何部位，但在手臂、背部和面部的伸侧最常见。皮损无症状，分布广泛，出现平滑、柔软、细皱(“卷烟纸”)的中心瘢痕具有特征性。在早期，这些瘢痕可能是粉红色的，但一两年后就会变成白色。结节性梅毒发展缓慢，但比狼疮发展快，在几个月而不是几年的时间内出现类似大小的皮损。

2. 树胶肿。三期梅毒的特征性病变在感染后 3～10 年出现，包括肉芽肿或树胶肿。肉芽肿表现为不规则形状和轮廓的皮肤斑块或结节。通常发生在手臂、背部和面部的单一皮损。它们有中央坏死、溃疡周围组织愈合遗留薄纸样瘢痕的趋势(图 29.24d)。它们通常起源于皮下，向各个方向生长，进入真皮和表皮以及更深的组织。起始于骨或肌肉的树胶肿，也容易造成皮肤表面破溃和溃疡形成。它们真正的起始部位可能很难确定。树胶肿皮损有时发生在较浅的表面，边缘有散在的小溃疡。这种皮损类型很难与结节性梅毒疹区分。

树胶肿通常是无痛的，即使它们形成溃疡。树胶肿中央组织坏死可能会变成黏稠的团块，这就是“树胶肿”这个名字的由来。多发性树胶肿趋于融合，它们之间的皮肤桥梁逐渐破坏。这种溃疡产生很多的扇形和几何图形。

树胶肿穿孔具有特征。树胶肿大小从 2cm 到 10cm 不等。它们好发于头皮、面部、胸锁区域和小腿外侧。树胶肿可以是广泛的，愈合后在其周围出现薄纸样瘢痕(图 29.24e)。

晚期黏膜病变经常侵袭软腭和硬腭，组织破坏可导致悬雍垂丧失和硬腭瘢痕或穿孔(图 29.25)。先天性梅毒的病例中，鼻中隔也可能被破坏，造成鞍鼻畸形。

它们还可能引起：①无痛睾丸肿胀，类似于肿瘤[41]；②门静脉高压与门静脉系统吻合(图 29.26)；③弥漫性间质性舌炎。晚期舌梅毒可表现为局限性或弥漫性改变：单发树胶肿或弥漫性树胶肿性浸润。后者常经过慢性间质性舌炎伴裂隙期，后为明显的黏膜白斑伴斑片状坏死，有时伴有牙齿损伤(图 29.27)。

在某些病例，病变较浅，皮损表现为红色、光滑的区域和乳头缺乏。虽然皮损有时没有疼痛，但可能因进食热的或酸的食物而感到不适。由于所有的舌头皮损类型都被认为是癌前病变。因此在进行了充分的抗梅毒治疗后，对患者定期随访仍然是很有必要的。

虽然可以早期检测到神经梅毒的严重形式如脊髓结核和全身瘫痪以及心血管梅毒，但可能需要20

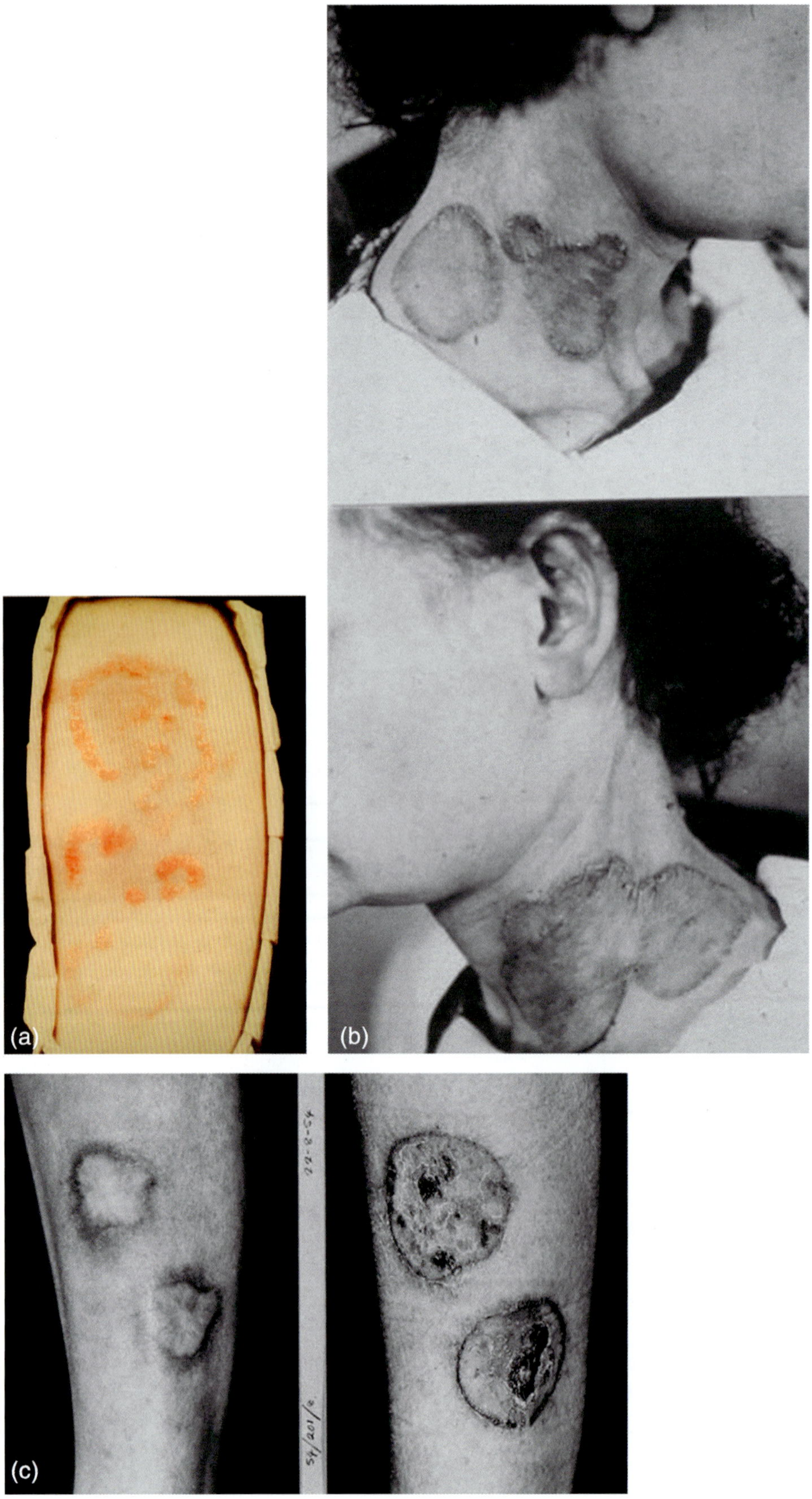
(a)
(b)
(c)

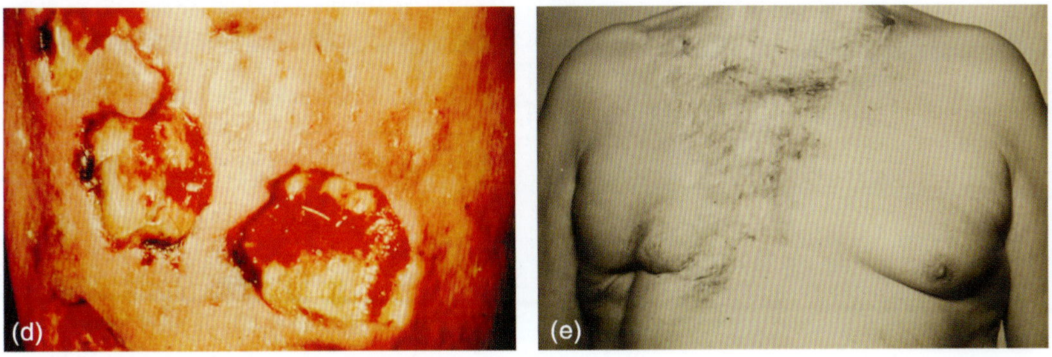

图 29.24 三期梅毒的皮肤病变

(a) 手臂结节性树胶肿。(b) 颈部银屑病样树胶肿。(c) 治疗前(右)和治疗后(左)腿部银屑病样树胶肿。(d) 腿上的溃疡性树胶肿可见皮革样脱屑。(e) 胸壁广泛的树胶肿,皮损周围可见愈合和瘢痕。

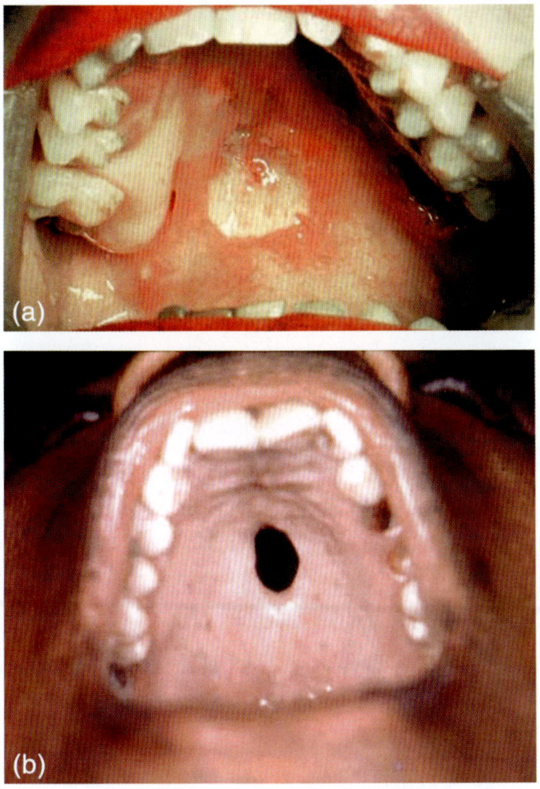

图 29.25 三期梅毒的黏膜病变

(a) 硬腭的早期树胶肿。(b) 硬腭的穿孔性树胶肿。

年或更长时间才能在临床上显现。心血管梅毒的典型病灶是升主动脉感染的主动脉炎,在感染后 10～30 年出现。主动脉炎可能无症状,胸部 X 线显示升主动脉扩张,常伴有主动脉壁线性钙化(图 29.28a)。也可能导致主动脉瓣拉伸和功能不全,左心室衰竭或动脉瘤形成(图 29.28b)。

动脉瘤可能与纵隔相邻结构受压引起的多种综合征有关,可引起破裂而猝死。其他症状包括冠状动

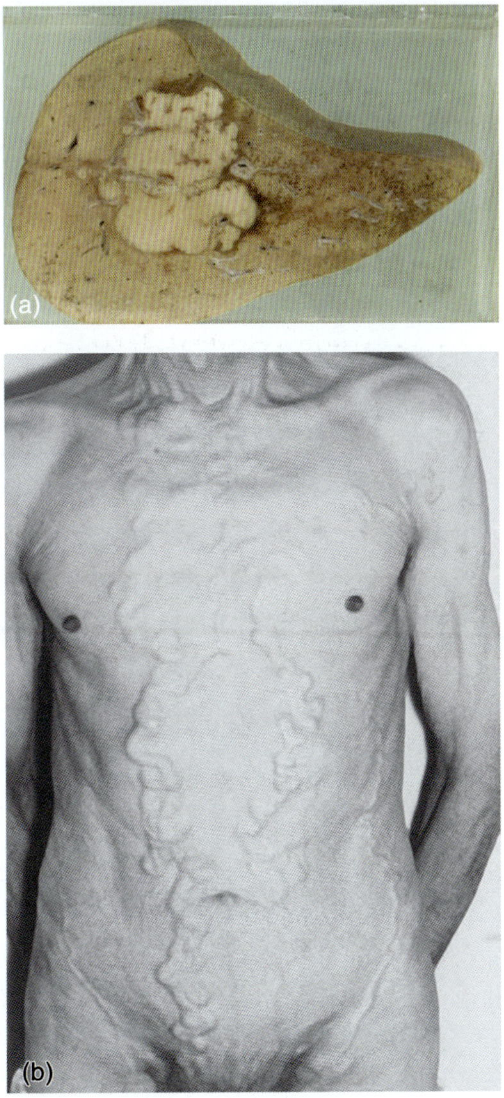

图 29.26 三期梅毒的内脏病变

(a) 肝脏树胶肿引起的门静脉阻塞。(b) 肝脏树胶肿引起的门静脉高压伴头痛。

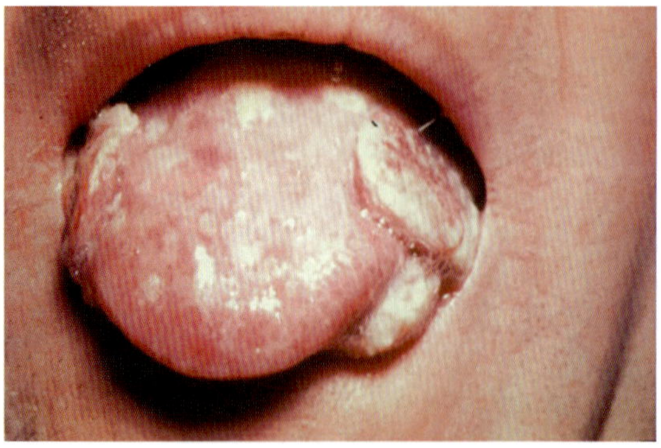

图 29.27　慢性间质性舌炎伴双侧鳞癌

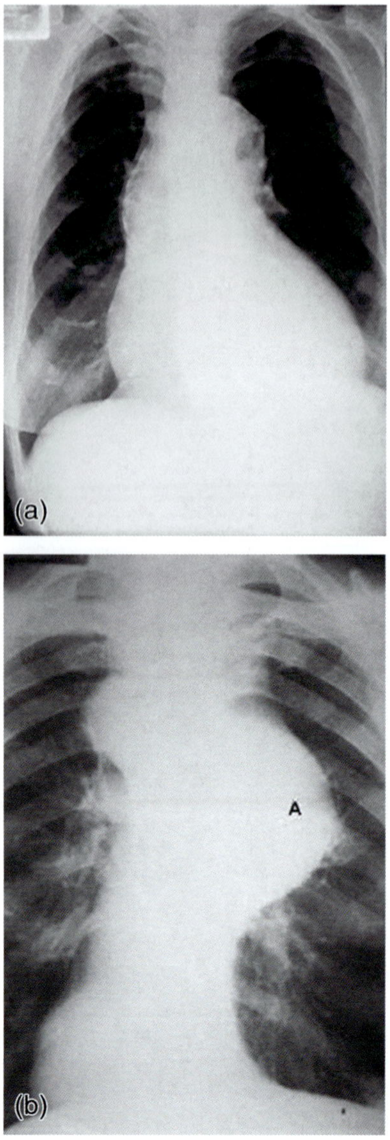

图 29.28　心血管梅毒

(a) 胸部 X 线显示主动脉扩张，升主动脉壁有线性钙化。(b) 胸部 X 线显示升主动脉的动脉瘤性膨出(A)。

脉口狭窄引起的心绞痛。心血管梅毒更常与神经梅毒联系在一起，而非树胶肿性疾病。神经梅毒的特点是具有多种多样的症状[42,43]。

神经梅毒的鉴别诊断涵盖了所有的神经和精神疾病。其发病可发生在梅毒螺旋体播散后数周或数十年。

- 无症状的神经梅毒较有症状的神经梅毒发生要早，占所有神经 1/3。潜伏梅毒患者有 10% 可发生神经梅毒，并在感染后 12～18 个月达到高峰。70%的患者会自动恢复。
- 脑膜神经梅毒通常发生于二期梅毒，其特征是头痛、神志不清、恶心呕吐、颈部僵硬和畏光。可能有局灶性癫痫、失语、谵妄和乳头水肿。脑神经麻痹引起单侧或双侧面神经衰弱和感觉神经性耳聋[44]。
- 脑膜血管梅毒最常发生于感染后 4～7 年。脑膜血管性梅毒出现偏瘫、癫痫和失语症。这些临床特征显示弥漫性动脉炎引起多区域梗死。
- 树胶肿性神经梅毒表现为典型的占位性病变。
- 脑实质梅毒出现较晚，其典型表现在抗生素时代已很罕见。脑实质梅毒引起全身瘫痪的高峰发生在感染后 10～20 年。其发病隐匿，认知功能和精神症状轻微恶化，类似于其他精神障碍。随着病情的发展出现神经症状，包括乳头状畸形、面部和四肢张力过低、意向性震颤和反射亢进。
- 脊髓结核是抗生素问世以前最常见的一种神经梅毒，发病时间为原发感染后 15～25 年。最典型的症状是闪电样痛——下肢突然发作的刺痛。其他早期症状包括感觉异常、进行性共济失调、肠和膀胱功能障碍(图 29.29)。脊髓结核还会引起脊柱、臀部、膝盖和双足的神经性(Charcot)关节(图 29.30)。目前足部穿孔性溃疡在糖尿病患者中较为常见，但在脊髓结核患者中也会发生。

临床变异

HIV 病毒和其他性传播感染之间存在流行病学上的协同作用。梅毒增加了获得和传播 HIV 病毒的风险。HIV 感染可能改变梅毒的自然病程[46]。在大多数 HIV 感染患者早期阶段。其临床特征、血清学检测结果和治疗反应与非 HIV 病毒感染者相似[47]。随着艾滋病造成免疫系统的更进一步抑制，所有这些都可能发生显著改变。恶性梅毒和神经及眼部受累的报道更为常见[48-51]。

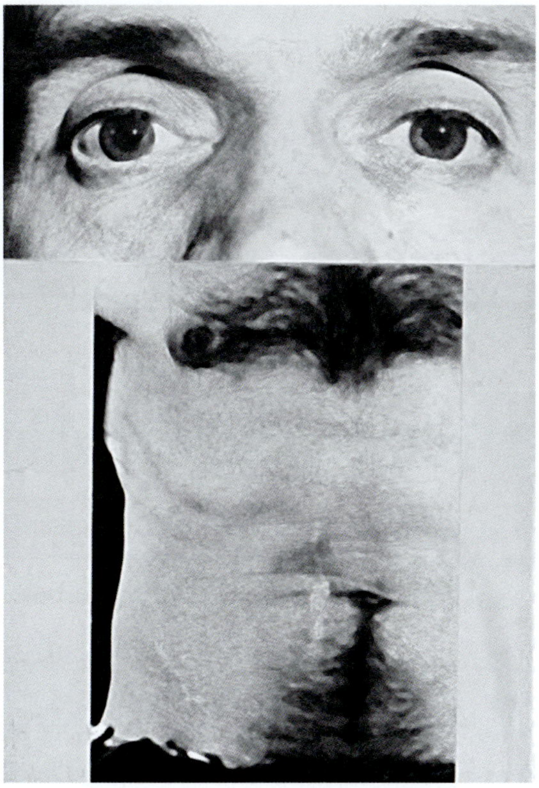

图 29.29　神经梅毒引起眼睛阿盖尔-罗伯逊(Argyll-Robertson)瞳孔。腹部可见类似急腹症的脊髓结核危象经手术治疗后的多处瘢痕

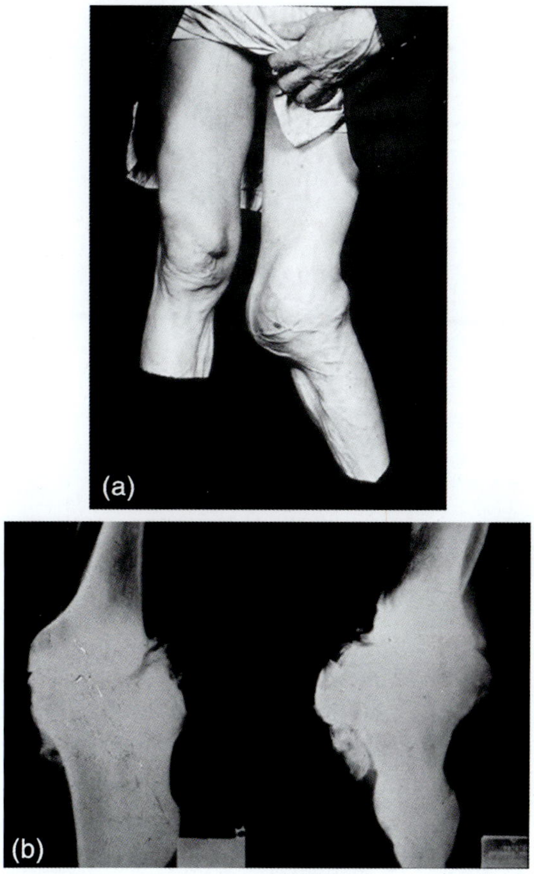

图 29.30　脊髓结核

(a) 膝关节夏科(神经病变)关节。(b)膝部夏科关节的光线成像,可见多处骨赘形成,失去了正常对线。

鉴别诊断

一期梅毒

很多疾病可以累及生殖器,必须加以考虑(表 29.1)。生殖器疱疹和包皮龟头炎具有典型的临床特征,但也可能伴有硬下疳。继发的感染性创伤性溃疡可能类似于硬下疳。软下疳不只是在亚热带地区存在,也应作为鉴别诊断。英国、加拿大和肯尼亚报道有临床变异的软下疳的零星流行暴发。一些国家已经在广泛寻求改进的杜氏嗜血杆菌培养技术。这种生物体似乎比以前认为的更常见。男性和女性均可带菌。一般来说,以前认为典型的破坏性和疼痛性皮损类型现在却很少报道[52]。

在性病性淋巴肉芽肿,"炎性淋巴结炎"可能类似于早期梅毒的单侧和双侧淋巴结炎。与梅毒不同的是,这些淋巴结通常互相粘连附着在发炎的皮肤上,中央高低不平。女性的表皮剥脱性二期梅毒性丘疹可与多个小的硬下疳混淆。硬下疳复发是原发部位处原发性溃疡的复发[53]。三期梅毒、结核性溃疡、癌症或癌前病变如 Queyrat 增殖性红斑和 Bowen 病有时也会造成鉴别诊断上的困难。龟头或阴茎干上的疥疮丘疹也会高度怀疑。在原来部位愈合后出现的任何皮损均被称为假下疳复发[54]。

在子宫颈的硬下疳很容易误诊为"糜烂"或癌症,尤其是不认为是梅毒而不做相应检查时[55]。对于唇部硬下疳,最重要的鉴别诊断是面部单纯疱疹。除了外观,疱疹具有复发性有助于鉴别诊断。

唇癌继发感染性外伤性水肿病变时可能与硬下疳非常相似。外伤性口腔溃疡有时可浸润。Behcet 综合征同时有口腔和外阴病变时也要进行鉴别诊断。扁桃体硬下疳可能被误认为是扁桃体炎、腺样热或 Vincent 心绞痛。当皮损无痛时,梅毒应该被认真考虑。长期的瘭疽或甲沟炎应该进行疱疹病毒和苍白螺旋体的检查。如果肱骨内上髁和腋窝的淋巴结炎无痛,则应进行梅毒血清学检查(STS)。

在"现代"社会,所有口腔和直肠的病变都需要怀疑梅毒。肛裂和肛周疣、"痔疮"、肛门分泌物和肛门刺激或发现某种形式的性传播直肠炎,如淋病、疱疹病毒或沙眼衣原体,医师应警惕伴有梅毒感染的可能性[56]。在直肠,硬下疳可能被误认为是癌症。

表 29.1 一期梅毒不同生殖部位的鉴别诊断

生殖器部位	其他性传播感染	创伤	皮肤病	炎症反应	药物	肿瘤
阴茎	生殖器疱疹 软下疳 性病淋巴肉芽肿 腹股沟肉芽肿 疥疮 HPV 感染 其他阶段的梅毒	拉链伤	扁平苔藓 硬化萎缩性苔藓 银屑病 龟头炎	浆细胞龟头炎 白塞病	固定性药疹	鳞状细胞癌 鲍温病
宫颈	宫颈异位或化生					宫颈癌或 CIN
肛门	HPV 感染	肛裂 痔疮				鳞状细胞癌
口腔				扁桃体炎 白塞综合征		

CIN,宫颈上皮内瘤变;HPV,人乳头瘤病毒。

二期梅毒

二期梅毒的皮肤表现多种多样,所有皮肤病在不典型时都必须与二期梅毒进行鉴别诊断(表 29.2)。其中一些皮肤病已经被提及。

对于斑疹,必须首先考虑药疹。病史、瘙痒及不伴淋巴结增大有助于鉴别。麻疹和风疹可能会造成鉴别诊断困难,但人们最常怀疑的是玫瑰糠疹。玫瑰糠疹具有母斑和领圈状脱屑而与梅毒的斑疹区分开来。对于丘疹性皮疹,许多疾病均出现丘疹而导致诊断困难。必须记住,患有脂溢性皮炎或银屑病的人也可能患有梅毒。扁平苔藓的典型皮损是具有光泽、多角形、紫红色的皮损,很少会造成诊断困难。寻常痤疮和脂溢性皮炎可能会让粗心大意的人忽视。如果面部受累,可能会出现脓疱病样,偶尔出现麻风病样或结核病样损害。在肛门生殖器区域,扁平湿疣曾被误诊为痔疮和尖锐湿疣。

表 29.2 二期梅毒的鉴别诊断

其他性传播感染	皮肤病	其他炎症反应	药物	肿瘤
生殖器疱疹 疥疮 HPV 感染 环状龟头炎(反应性关节炎)	脂溢性皮炎 玫瑰糠疹 银屑病 扁平苔藓 真菌病	白塞综合征 传染性单核细胞增多症 口角炎	系统性药疹 Stevens-Johnson 综合征	鳞癌 鲍温病 卡波西肉瘤

HPV,人乳头瘤病毒。

环状龟头炎、反应性关节炎的角化过度病变和生殖器疱疹也可能误诊。微丘疹型梅毒可与毛囊角化病、瘰疬性苔藓、毛霉菌病和毛发扁平苔藓相混淆。手掌和足底的皮损可能与银屑病和鳞屑性真菌病有惊人的相似之处。对于口腔病变,首先要考虑的问题是阿弗他口腔溃疡。与梅毒相比,阿弗他口腔溃疡可出现疼痛,皮损呈明显的网状[57,58]。扁桃体炎或扁桃体性丘疹伴淋巴结增大很难与传染性单核细胞增多症鉴别开来。

注射氨苄西林引起的麻疹样皮疹也可能被误诊为梅毒,尤其是出现 STS 假阳性时。

三期梅毒

在过去,溴化物和碘化物引起皮肤反应常常让医师诊断困难。在面部,寻常狼疮、上皮瘤、Bowen 病也可导致诊断困难(表 29.3)。中线肉芽肿、须疮、酒渣鼻的浸润形式和红斑狼疮都可与晚期梅毒相混淆。在躯干和四肢,三期梅毒疹可以类似于环状银屑病,白血病浸润和蕈样肉芽肿。在腿部,树胶肿性溃疡看起来很像静脉溃疡。也可以出现硬斑病样皮损。当舌头保持相当柔软时,舌头的病变不应与皱襞舌的先天畸形相混淆。如果白斑伴有间质性舌炎或纤维化结节有关,必须要进行活检以排除癌。

表 29.3　身体不同部位的三期梅毒的鉴别诊断

面部	躯干	腿
寻常狼疮	银屑病	慢性静脉性溃疡
酒渣鼻	蕈样肉芽肿	Bazin 病
红斑狼疮		
白血病浸润		
肿瘤		

预后

早期梅毒初治治愈率达 95%以上。经过充分治疗的患者其长期预后是极好的。在晚期梅毒中，虽然一些梅毒螺旋体可能存在于难以进入的部位（如眼睛和神经系统），但感染通常是可以控制的。只要免疫功能正常，很少造成后遗症。HIV 阳性和其他免疫缺陷患者的预后不确定，这需要进行更长期的研究。

实验室检测

用于诊断梅毒的试验仍在发展，在世界不同地区由于可用的实验室资源不同梅毒的检测方法也有所不同。在病灶标本中进行病原微生物的显微镜检查是可能的，但需要使用暗视野显微镜和经验丰富的操作人员。血清学检测在大多数情况下仍然是筛查的基础，但检测的选择会有所不同。酶免疫分析法（EIA）是目前最常用的筛查方法。在发达国家，以聚合酶链反应（PCR）为基础的检测正变得越来越普遍。同时，从手指针刺采血标本上现场（point-of-care）快速得出结果的检测也越来越普遍。

暗视野显微镜

通过暗视野显微镜可以从一期、二期或早期先天梅毒的病灶中发现梅毒螺旋体。在一期梅毒中，它使可检测到抗体之前诊断成为可能。对于二期梅毒，它提供了即时确认临床诊断。梅毒螺旋体具有特征性的形态和运动性，其正弦曲线的波长和振幅分别为 1.1μm 和 0.4μm[59]。

溃疡处应用生理盐水冲洗和（或）生理盐水敷贴。开始可口服磺胺类药物。当病变干燥结痂时，需要用 Volkmann 勺子或刮刀刮除。疑似二期梅毒病变几乎总是需要划痕使组织变疏松。如果要证明梅毒螺旋体存在，则需要耐心。如果病变是梅毒，出血不会很显著。刮除后约 5min 让红细胞沉淀以收集透明血清进行检测。如需要在口腔皮损血清中检测到梅毒螺旋体时，需要特别谨慎。如果怀疑是一期梅毒皮损但已经用消毒剂或抗生素药物治疗过，或者溃疡有明显的继发性感染时，检测可能不会成功。建议连续两天或两天以上重复检测。

在所有高度可疑的生殖器和（或）口腔皮损中，如果无法证明梅毒螺旋体存在，则应将淋巴结穿刺标本与注射用无菌生理盐水（0.5 ml）混合后进行检测。所发现的密螺旋体都是梅毒螺旋体。在妇女中，约 25%的一期梅毒溃疡发生在子宫颈或宫颈内。一期梅毒溃疡在检查时可能很明显。但在某些情况下如子宫颈水肿、肿大、苍白色时溃疡可能不明显。如果怀疑宫颈管有一期梅毒溃疡，可以使用铂环从宫颈管“盲目”获取的材料进行暗视野显微镜检查来证实。已证实在早期梅毒患者的已知接触者的看起来健康的宫颈管中存在梅毒螺旋体。

在缺乏暗视野显微镜条件下，梅毒螺旋体还可以通过直接免疫荧光抗体检测来识别。在梅毒晚期或非典型早期皮损的活检标本中，可以使用银染法如 Warthin-Starry 或直接免疫荧光抗体检测来识别梅毒螺旋体。

PCR

聚合酶链反应诊断是使用从 47 kDa 制备的基因引物和探针。在经过 40 个循环的变性、退火和延伸后，PCR 产物可通过电泳或用 ^{32}P 标记的探针进行 Southern blot 杂交，然后用放射自显影法观察。该技术在检测仅含少量螺旋体的神经梅毒时具有重要的诊断价值。当血清学检查结果难以解释是否存在先天性梅毒时，PCR 检测也同样具有重要的诊断价值。PCR 已成功用于研究多系统中生殖器溃疡的病因[60]。

RNA 扩增比 PCR 更敏感，阳性结果提示有活的病原体存在。逆转录酶 PCR 以梅毒螺旋体的 16S 核糖体 RNA 为模板。已有研究描述淋巴结活检标本的分子诊断[61]。

在一些专业实验室可以使用自己的引物对梅毒螺旋体和其他生殖器溃疡病原体进行多重检测。虽然目前没有可用的商品化制剂，但强有力的证据表明 PCR 可能在不久的将来发挥重要作用[62]。

血清学检测

梅毒血清学检测和其他螺旋体的血清学检测可分为反应素或非梅毒螺旋体抗原血清试验和特异性梅毒螺旋体抗原血清试验。经梅毒螺旋体抗原血清试验检测到的抗体可进一步分为仅存在于致病性密螺旋体中的特定抗原产生的抗体和与非致病性密螺旋体共享的抗体（组抗体）。这一区别具有重要意义，因为不同类型的抗体可能会影响几项血清学检测的结果。所有的密螺旋体病的免疫反应似乎都是一样的，没有一种检测可以区分不同种类的螺旋体病[63]。不同检测的敏感性因梅毒的分期而不同（表 29.4）。

表 29.4　未经治疗梅毒不同阶段血清学试验的敏感性

检测项目	疾病阶段(%阳性[范围])			
	一期	二期	潜伏	三期
VDRL	78(74—87)	100	95(88—100)	71(37—94)
RPR	86(77—99)	100	98(95—100)	73
FTA-ABS[a]	84(70—100)	100	100	96
TPPA[a]	76(69—90)	100	97(97—100)	94
EIA	93	100	100	

数据由佐治亚州亚特兰大疾病控制和预防中心提供。

[a]FTA-ABS 和 TPPA 通常被认为在一期梅毒具有相同的敏感性。

EIA,酶免疫分析;FTA-ABS,荧光密螺旋体抗体吸收;RPR,快速血浆反应素;TPPA,梅毒螺旋体颗粒凝集;VDRL,性病研究实验室。

标准非梅毒螺旋体抗原血清试验

非梅毒螺旋体抗原血清试验检测免疫球蛋白 M(IgM)和 IgG 抗体,检测从受损宿主细胞释放的脂类物质和梅毒螺旋体的脂类物质抗原。目前有四种检测方法使用性病研究实验室(VDRL)抗原(由心磷脂、胆固醇和卵磷脂组成)作为主要成分。这些检测可以定量并用来评估疗效。一期梅毒硬下疳出现1~4 周后这些检测才出现阳性反应。在二期梅毒中滴度是最高的。2%的血清可出现前带现象。由于抗体过量、封闭抗体的存在或同时存在上述两种情况使未稀释的血清产生阴性结果。滴度在二期梅毒以后缓慢下降,在一些晚期潜伏梅毒和神经梅毒病例中可能自发变为阴性。VDRL 载玻片试验应用广泛,需要对热灭活血清中的抗原抗体絮状产物进行显微镜观察。

未加热血清反应素(USR)试验类似于 VDRL 试验,但不需要预热血清,因为抗原已经稳定。快速血浆反应素(RPR)试验和甲苯胺红不加热血清试验(TRUST)使用炭颗粒或红色颜料添加到 USR 试剂中使得抗原抗体絮状产物的可视化增强。絮状产物在肉眼上是可见的。这种检测可以在设施、经验和人员有限的咨询室、诊所和实验室进行。

梅毒螺旋体抗原试验

特异性梅毒螺旋体抗原试验是梅毒的确认试验。检测对象为针对梅毒螺旋体抗原决定簇的抗体。属于定性实验,对评估治疗反应没有帮助。一旦检测出阳性,这种抗体趋向于终身保持阳性,不受治疗的影响。因此常常被用来区分标准非梅毒螺旋体抗原血清试验的真阳性和假阳性。

寻找一种具有 100%敏感性和特异性的检测方法历经了几个阶段。1949 年,Nelson 和 Mayer 证实,梅毒患者血清中含有一种抗体,在补体存在的情况下,该抗体可以抑制致病性梅毒螺旋体的正常运动(特异性梅毒螺旋体制动抗体)[64]。TPI(梅毒螺旋体制动)试验,从家兔身上获得致病性梅毒螺旋体(Nichol 株)。用暗视野显微镜观察患者血清中梅毒螺旋体的反应。如果 50%或以上的梅毒螺旋体是不动的,试验报告为阳性。如果少于 20%是不动的,则为阴性。如果超过 99%梅毒螺旋体不动,则阳性结果的准确性接近 100%[65,66]。

检测很耗时,因此很昂贵。TPI 检测比反应素试验晚几天到一周呈阳性反应,相当于一期梅毒的后期。在后期检测结果几乎都是阳性的,尽管可能会出现阴性的结果。TPI 检测的重要意义在于它的特异性,使其能够区分反应素试验的生物学假阳性和真阳性。

早期治疗梅毒,TPI 可能变为阴性。然而,如果该疾病未经治疗超过 5~6 个月,该反应很可能在患者的余生中保持阳性,尽管后来进行了任何治疗。荧光密螺旋体抗体吸收(FTA-ABS)试验和 FTA-ABS 双染色(FTA-ABS DS)试验都是间接免疫荧光检测[67-69]。双染色试验采用梅毒螺旋体的荧光色素-标记的复染剂和四-甲基罗丹明异硫氰酸酯标记的抗人 IgG 偶联物检测患者血清中的抗体。大约 1%的血清可能出现假阳性结果。可能的原因包括技术错误、莱姆病、妊娠、生殖器疱疹、酒精性肝硬化和结缔组织疾病,如系统性红斑狼疮和硬皮病。

1967 年,Rathlev 首次描述了梅毒螺旋体血凝试验(*T. pallidum* hemagglutination assay,TPHA)[70]。自那以后,各种改进的相似技术开始流行起来。其中 TPHA 便于操作而且结果很容易重复[71]。该试验非常灵敏且特异性高[72,73]。梅毒螺旋体抗体的微血球凝集试验(MHA-TP)检测经超声处理的 Nichol 株梅毒螺旋体致敏红细胞的被动血细胞凝集反应。在许多实验室,TPHA 已经被类似的梅毒螺旋体颗粒凝集试验(TPPA)所取代。TPPA 试验使用明胶颗粒而不是红细胞作为载体。它比 FTA-ABS 检测更敏感。

梅毒螺旋体 EIA 试验最初设计用于梅毒的验证性试验[74]。首先将血清添加到微孔中,微孔被涂上一层梅毒螺旋体抗原。孵育后,加入酶标抗体偶联物和酶底物检测抗原-抗体反应。该方法可用于检测特异性 IgM 抗体。

Western blot

一些研究实验室可以进行梅毒螺旋体的 Western blot 检测,其敏感性和特异性与 FTA-ABS 试验相似[75]。如检测到分子量为 15.5、17、44.5 和 47 kDa 的免疫决定簇的抗体存在对获得性梅毒有一定的诊断价值。当使用 IgM 特异性结合物时,则对先天性梅毒的诊断有价值。

梅毒快速检测

梅毒在世界范围内死灰复燃,以及高流行国家实验室诊断设施有限,刺激了梅毒快速检测的发展[76]。该检测可以采集指尖血在实验室以外的环境进行,操作人员只需简单培训便可实施。检测很简单,不受前带现象的影响,可以在温度<30℃的条件下运输和储存。其敏感性为 85%~98%,特异性为 93%~98%。它们被用于资源贫乏国家的目标筛查,特别是孕妇和其他高危人群的筛查。在发达国家,也在男同性恋者、性工作者及其客户中使用[77]。

血清学筛查指南

梅毒筛查已经有许多商业化的检测方法,其特征各不相同。最近的研究表明,梅毒螺旋体 EIA 作为一项单独的检测方法,是替代 VDRL/RPR 和 TPHA 联合筛选的合适方法。其特异性高于 FTA-ABS 试验。该检测还具有自动化或半自动化处理和结果客观读取的优点,可与实验室计算机系统接口,实现实验室电子报告生成。筛选可通过 EIA 或 VDRL/TPHA 联合检测进行。使用不同类型的梅毒螺旋体检测方法以证实阳性结果。必须在患者的第二个样本上确认梅毒的原有的血清学诊断。

生物学假阳性反应

所有使用的检测方法都可能产生生物学假阳性(biologically false positive,BFP)结果(表 29.5)。在大多数正常人的血液中都能找到反应素,因此可以对反应素进行敏感性测试,从而显示出较高的阳性率。一些表面上健康的人会产生过量的反应素。它们被归为 BFP 反应者。BFP 反应可以是急性的,也可以是慢性的,即持续时间超过或不超过 6 个月。急性和慢性疾病也有同样的情况(表 29.5)。持续的低滴度反应素试验阳性和反复的梅毒螺旋体血清学试验阴性是急性 BFP 反应的规律。它们很少持续超过 3 个月。强阳性反应在慢性 BFP 反应者中更为常见。

表 29.5 急慢性疾病中梅毒反应素试验生物学假阳性

急性	慢性
感染	自身免疫性疾病
疟疾	丙种球蛋白异常
麻风	
斑疹伤寒	
病毒性肺炎	
传染性单核细胞增多症	
纤毛症	
锥虫病	
莱姆病	
怀孕	

以下是引起急性 BFP 反应最常见的疾病:疟疾、麻风病(尤其是结节型麻风)[78,79]、斑疹伤寒、呼吸道感染(尤其是病毒性肺炎)、传染性单核细胞增多症、活动性肺结核、肝炎、亚急性细菌性心内膜炎、麻疹、水痘、丝虫病、锥虫病、钩端螺旋体病和回归热。有报道 BFP 反应也可能与怀孕和麻醉药成瘾有关[80]。

慢性 BFP 反应与自身免疫性疾病和丙种球蛋白血症有关。慢性 BFP 反应的存续时间可能与结缔组织病的发作时间相一致,如系统性红斑狼疮(特别是在 Rh 阴性的妇女),结节性多动脉炎和类风湿关节炎[81,82]。

并不是所有的学者都赞成 VDRL 检测是最有可能与 BFP 反应相关的检测方法。一项针对皮肤病相关现象的研究发现,FTA 和 FTA/ABS 检测最常产生 BFP 反应[83]。在一些老年人中,FTA/ABS 检测的 BFP 反应与结缔组织疾病有关,并且与“类风湿因子”在健康人群中的存在有关。然而,老龄化本身可能是原因之一[84-86]。美国亚特兰大疾病控制与预防中心的 Hunter 等在 1986 年描述了一个全新的导致 FTA/ABS 结果假阳性的原因[87]。他们对 Lyme 病患者进行了调查,并将血清学结果与梅毒患者的标本进行了比较。在没有梅毒螺旋体(反应性关节炎菌株)的情况下,Lyme 病致病螺旋体抗体也可造成

FTA/ABS 阳性的结果。

脑脊液检查

梅毒脑脊液检查的适应证包括：

- 神经、眼科或听觉症状和体征。
- 活动性感染的其他临床证据——主动脉炎、树胶肿或虹膜炎。
- 治疗失败。
- HIV 病毒感染。
- 如果梅毒持续时间超过 1 年，而非梅毒螺旋体血清学试验滴度大于 1∶32。
- 采用非青霉素治疗方案。

许多临床医师认为对早期梅毒患者进行脑脊液检查是不必要的。如果要在随后的 1～2 年随访中判定梅毒是否痊愈，则有必要进行脑脊液检查。对于未治疗的无症状晚期梅毒，应始终进行脑脊液检查。根据定义，脑脊液正常是诊断潜伏梅毒的先决条件。

神经梅毒脑脊液检查的典型结果包括：

- 中度的单核细胞增多(10～400 细胞/ml)。
- 总蛋白升高(0.46～2.0 g/L)。
- 脑脊液 VDRL 检测结果阳性。

脑脊液 VDRL 检测具有高度特异性，在没有血液污染的情况下假阳性结果非常罕见。在血清和脑脊液中非梅毒血清学试验均保持阳性时，脑脊液 VDRL 阴性并不排除神经梅毒。使用梅毒螺旋体抗原进行检测时，特别是 FTA/ABS 和(或)TPHA 试验，可能是充分治疗的梅毒患者血清中的梅毒螺旋体特异性 IgG 渗出到脑脊液引起的阳性结果，不一定是中枢神经系统受累的活动状态。另一方面，如果脑脊液的这些检测结果均阴性则可排除神经梅毒的诊断。

管理

尽管最近有一些随机临床试验[90-94]，目前的治疗方案主要基于 50 多年的青霉素治疗临床经验、专家意见和公开的临床研究[88,89]。除氨基糖苷类和磺胺类抗生素外，许多抗生素都有一定杀灭梅毒螺旋体的活性，对其他疾病的治疗可能会中止或改变梅毒的自然病程[95-98]。

阶梯治疗

一线治疗[88,89]

早期梅毒(一期、二期和早期潜伏性)

- 苄星青霉素 G 240 万单位，肌内注射，单次或×2(第 1 天和第 8 天)
- 普鲁卡因青霉素 G 60 万单位，肌内注射，每日 1 次，连续 10d

(续)

晚期潜伏期与心血管梅毒

- 苄星青霉素 G 240 万单位/周，肌内注射，×3(第 1 天、第 8 天、第 15 天)
- 普鲁卡因青霉素 G 每天 60 万单位，肌内注射，持续 17d

神经梅毒

- 普鲁卡因青霉素，每日 2g，肌内注射，加丙磺舒 500mg，每天口服 4 次，持续 17d
- 水剂青霉素，每日 1800 万～2400 万单位，剂量为每次 300 万～400 万单位，静脉注射，每 4 小时 1 次，持续 17d

二线治疗

早期梅毒(一期、二期和早期潜伏性)

- 多西环素 100 mg，口服，每日 2 次，共 14d
- 红霉素 500mg，口服，每日 4 次，连续 14d
- 阿奇霉素，每日口服 500 mg，持续 10d
- 头孢曲松 500mg，肌内注射，每日 1 次，连续 10d(如果没有对青霉素过敏反应)

晚期潜伏期与心血管梅毒

- 多西霉素 200mg，每日 2 次，连续 28d(如有必要)
- 阿莫西林 2g，口服，每日 3 次，外加丙磺舒 500mg，口服，每日 4 次，持续 28d

神经梅毒

- 多西霉素 200mg，口服，每日 2 次，共 28d
- 阿莫西林 2g，口服，每日 3 次，外加丙磺舒 500mg，口服，每日 4 次，持续 28d

管理概述

青霉素 G 是梅毒各阶段的首选药物。使用的制剂、剂量和治疗时间取决于临床分期和疾病表现。青霉素不仅是最有效的梅毒螺旋体杀菌剂，而且易于使用，不良反应少，并且相对便宜。结果显示该药物对梅毒螺旋体疾病的所有形式和阶段均有很好的效果，没有迹象表明梅毒螺旋体对这种抗生素产生了耐药性。因为患者的依从性和消化道吸收不确定的问题使得注射青霉素通常比口服制剂更受欢迎。

充分的治疗要求青霉素维持血清浓度在 0.03U/ml 以上，并持续至少 10d。单次肌内注射 60 万 U 普鲁卡因青霉素水溶液可使血清有效浓度至少维持 24h。相比之下，肌内注射 240 万 U 苄星青霉素 G 可维持有效水平约 2 周。由于这种制剂注射时可能会引起疼痛，通常在每个臀部的外上象限各注射 120 万 U。

值得注意的是，尽管苄星青霉素 G 被推荐用于大多数梅毒病例的一线治疗，但它在英国是一种未经许可的药物。这种情况需要向患者解释，并在病历中注明是在患者同意的情况下给予的治疗。从理论上讲，晚期梅毒的治疗可能需要较长的治疗时间，因为病原体分裂速度较慢，但这一概念的有效性尚未得到阐明。普鲁卡因青霉素水溶液对脑脊液（如房水）的渗透性较差，红霉素的渗透性次之，苄星青霉素的渗透性最差[96]。对于神经梅毒的治疗，应考虑大剂量青霉素 G 和丙磺舒。建议对青霉素过敏患者进行脱敏治疗。

对青霉素过敏的患者，以四环素、强力霉素、红霉素、氯霉素为基础的治疗方案均已成功用于梅毒的治疗。然而，成功率并不像青霉素那么确定。最近发现阿奇霉素的剂量 500mg/d，持续 10d，或单剂量 2g 可成功治疗梅毒，但人们对出现抗生素耐药性感到担忧[97,98]。所有梅毒患者应接受其他性传播疾病和 HIV 病毒筛查。对于最初检测为阴性的一期梅毒患者，应在 3 个月后重复 HIV 病毒的血清学检测。

孕妇：只有青霉素类药物证明有疗效，过敏者应考虑脱敏治疗。既往有过梅毒治疗的妇女，只要没有梅毒的临床证据，且 VDRL 或 RPR 滴度为阴性时，在当前或以后的妊娠中不需要再治疗。一线治疗是使用普鲁卡因青霉素 G。替代药物治疗包括红霉素或阿奇霉素。

HIV 血清阳性个体：建议对所有 HIV 血清阳性的梅毒患者进行脑脊液检查。一般来说，如果脑脊液检查正常，推荐的治疗方案与 HIV 阴性个体相同[47]。一项初步研究显示头孢曲松可成功治疗 HIV 血清阳性的梅毒患者[91]。

青霉素反应

治疗后意外死亡非常罕见。主要是由于青霉素引起的过敏性休克。除了早期和晚期的过敏反应和吉海反应外，Hoigne 反应（由于将普鲁卡因青霉素中的普鲁卡因不小心静脉注射而引起的急性精神病症状）也得到了确认。如果有过敏史的患者使用青霉素，建议注射后观察患者 15～20min。应急包应该随时准备好。

吉海反应

吉海反应是一种急性发热反应，在许多患者开始治疗 24h 内发生。它是由细胞因子介导的。伴随发热的可能有头痛、肌痛、骨痛和皮损加重。它必须与青霉素过敏区分开来。应该告知患者可能会发生吉海反应。症状可用退热药控制。发热（38～40℃）很少持续超过 8h。孕妇的反应可能会导致早产或胎儿窘迫。在晚期神经梅毒和心血管梅毒中，吉海反应可能更为严重，可能伴有危及生命的后遗症。许多临床医师提倡短期使用糖皮质激素以减轻其对这些患者的影响。其中一种方案是口服泼尼松每天 30～60mg，连续 3d，第一次给药 24h 后开始梅毒治疗。

随访

应在早期梅毒治疗结束后的 3、6 和 12 个月进行临床和血清学评估的随访（图 29.31）。复发更多是由于再次感染而不是复发。青霉素治疗后的第一年更容易再次感染。非梅毒螺旋体血清学试验抗体检测结果与疾病活动相关，通常在治疗成功后随时间逐渐变为阴性。在一些被称为“血清固定”的患者中，这些试验中的低滴度阳性可能会持续终身。约 25％的一期梅毒患者梅毒螺旋体血清学试验可以阴转，而更多的患者梅毒螺旋体血清学试验在治疗成功后仍将保持阳性。

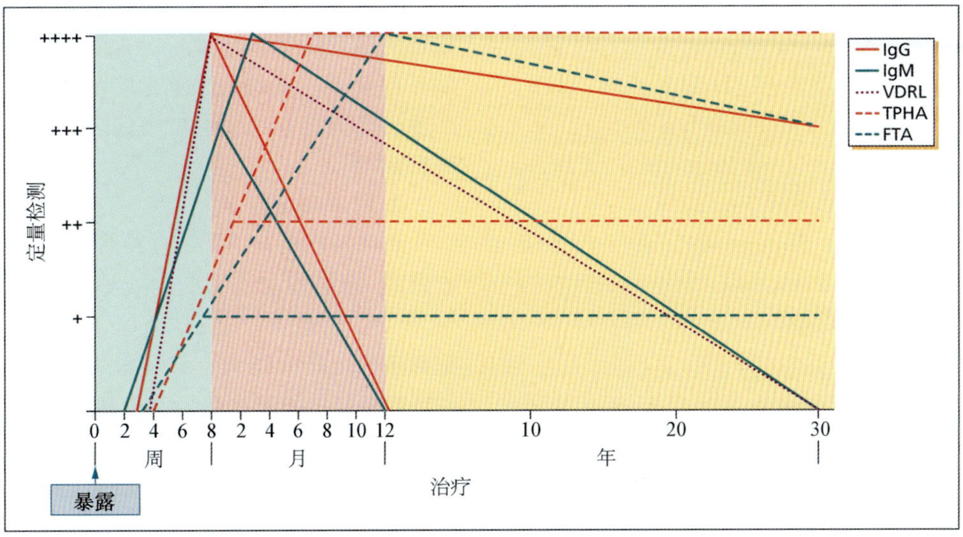

图 29.31　梅毒治疗不同阶段的典型血清学反应

FTA，荧光密螺旋体抗体；Ig，免疫球蛋白；TPHA，梅毒螺旋体血凝试验；VDRL，性病研究实验室。（由美国佐治亚州亚特兰大市疾病控制中心提供）

对于晚期潜伏或三期良性梅毒，2 年的随访是足够的。非梅毒螺旋体血清学定量试验在治疗后 3 个月和 6 个月复查，此后每 6 个月重复一次。心血管和神经梅毒应终身随访。治疗后滴度出现 4 倍上升或者治疗后 12～24 个月滴度下降小于 4 倍，或出现梅毒症状或特征的进展提示治疗失败。所有治疗失败的患者均需脑脊液检查。在血清学或临床复发的情况下，建议使用双倍剂量的药物再治疗。

对于潜伏梅毒，2 年的随访就足够了。晚期良性梅毒也是如此。神经梅毒患者通常每 6 个月复查一次脑脊液检查，直到细胞计数恢复正常。脑脊液 VDRL 试验和总蛋白的反应较慢。如果细胞计数下降不明显，或者所有这些参数在 2 年内没有恢复正常，则应考虑进行再治疗。如果血清学或临床复发，建议使用双倍青霉素剂量进行再治疗。神经或心血管梅毒患者应随访多年。

性伴管理

建议对高危性接触者进行识别、追踪和进一步调查。在早期梅毒中，对于一期梅毒患者，应该通知其近 3 个月内的性伴；二期梅毒，通知其近 6 个月内的性伴；早期潜伏梅毒，通知其近 1 年的性伴。晚期梅毒患者，通知其所有长期的伴侣。许多临床医师建议，如果血清学检测结果不能立即获得，并且不能保证随访，那么在患者出现早期梅毒之前的 90d 内所有性接触者进行预防性抗梅治疗。

Resources

Further information

British Association for Sexual Health and HIV: www. BASHH. org (last accessed June2014).

Centers for Disease Control and Prevention (CDC): www. cdc. gov (last accessed June2014).

Holmes K, Sparling PF, Stamm WE, et al., eds. Sexually Transmitted Diseases, 4th edn. New York: McGraw Hill, 2008.

Patient resources

BUPA fact sheet: http://www. bupa. co. uk/individuals/health-information/directory/s/syphilis.

Centers for Disease Control and Prevention fact sheet: http://www. cdc. gov/std/syphilis/STD-Fact-Syphilis. htm.

Centers for Disease Control and Prevention fact sheet: http://www. cdc. gov/std/syphilis/STD-Fact-MSM-Syphilis. htm.

Family Planning Association patient information leaflet: http://www. fpa. org. uk/sexually-transmitted-infections-stis-helpsyphilis.

Medline Plus fact sheet: http://www. nlm. nih. gov/medlineplus/syphilis. html.

Netdoctor fact sheet: http://www. netdoctor. co. uk/diseases/facts/syphilis. htm.

NHS choices fact sheet: http://www. nhs. uk/Conditions/Syphilis/Pages/Introduction. aspx.

Patient. co. uk fact sheet: http://www. patient. co. uk/health/syphilis-leaflet.

Web MD fact sheet: http://www. webmd. com/sexual-conditions/guide/syphilis.

(All last accessed June 2014.)

先天性梅毒

定义

先天性梅毒由受感染的孕妇通过胎盘将梅毒螺旋体传播至胎儿所致。但也有在生产过程中通过接触母体的生殖器病损导致的。如果孕期未经治疗，梅毒可能导致胎儿流产或死产。即使在活产婴儿中，也可能导致新生儿死亡、早产、低体重儿和例如耳聋、神经损伤和骨骼畸形这些疾病。良好的产前检查和及时的青霉素治疗可以很大程度地预防先天性梅毒[1,2]。

概述

梅毒螺旋体从母体传播到胎儿的过程可能发生在母体梅毒感染的任何阶段。但是患有一期或二期梅毒的孕妇的风险更高[3]。胎儿感染可以发生在孕期任何阶段。疾病的严重程度范围很宽泛，但只有很严重的病例会在出生时有临床表现。

流行病学

发病率和流行率

关于活产婴儿中先天性梅毒发病率的精确数据是有限的，特别是在没有监测或报告系统的国家。2008 年，世界卫生组织估计每年全球怀孕妇女中有 186 万例梅毒病例。其中很大一部分未经治疗或治疗不充分。在产前保健诊所就诊的妇女中多达 1/3 没有接受过梅毒检测。据估计每年有大约 21.5 万例死胎或早期流产，9 万例新生儿死亡，6.5 万例低体重儿和 15 万例新生儿感染，均是由于孕期梅毒感染造成[4,5]。

在美国，先天梅毒的发病率在 2006—2008 年期间有所增加，但在 2009—2011 年期间又有所下降。这些比率反映了一期和二期梅毒发病率的变化(图 29.32)[6]。

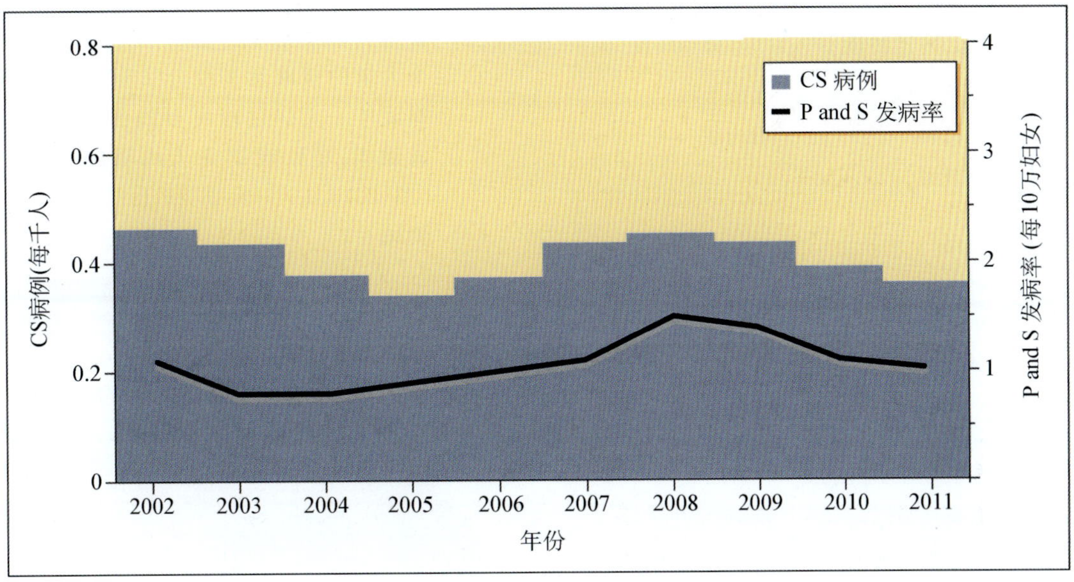

图 29.32 2002—2011 年,美国报告了按出生年份划分的婴儿先天性梅毒(CS)病例,以及妇女中一期和二期梅毒(P&S)的发病率(数据来自 2012 年疾病预防与控制中心[16])

在英国,自 2000 年以来每年报告的先天性梅毒病例不到 20 例,但由于妇女早期梅毒的发病率上升,人们担心这种情况会增加。目前正在开展一项加强监测研究以准确估计先天梅毒的发病率,确定与先天梅毒感染相关的因素,改善医疗保健系统的努力方向,以确保妇女及其婴儿得到适当治疗[7]。

年龄

只有严重病例在出生时或出生后不久出现症状。大多数病例会在儿童时期出现症状,但有些病例可能要到成年后才能诊断。

性别

本病的男女发病率相当。

种族

没有种族倾向。一个国家的发病率反映了其社会经济状况和充足的医疗保健系统。

病理生理学

病理学

与获得性梅毒一样,先天性梅毒的组织学病变是闭塞性动脉内膜炎。主要表现为血管周围单核细胞和浆细胞浸润,血管内皮增生和肿胀、内皮细胞增生。在感染组织中经常观察到纤维化和树胶肿。纤维化的性质可能相对较好,包括血管周围胶原沉积,或者可能扭曲并取代受影响器官的实质。树胶肿是由中央“胶样”坏死和纤维化,边缘包绕少量的单核细胞——但这些特征中的任何一个都可能占主导地位[8]。胎儿任何器官都可以受累。肝脏、肾脏、骨骼、胰腺、脾脏、肺脏、心脏和大脑最常受累。

病原学

先天性梅毒由螺旋体属梅毒螺旋体引起。

临床表现(表 29.6)

简介

临床表现是梅毒螺旋体感染诱发各种器官炎症反应的结果。严重程度不一,从危及生命的多器官受累到仅有放射学或实验室异常[9]。

表 29.6 先天性梅毒的特征

	早期特征	晚期特征
出生体重	低体重,可能<2500g	
皮肤黏膜	鼻塞	皲裂
	斑丘疹	树胶肿
	脓疱	上腭穿孔
	黏膜斑	
	扁平湿疣	
	水疱大疱皮疹	
	皲裂	
	皮肤脱屑	
	脱发	
牙齿		哈钦森齿
		桑葚磨牙
喉	哭声嘶哑	
眼	脉络膜视网膜炎	间质性角膜炎

（续 表）

	早期特征	晚期特征
	葡萄膜炎	葡萄膜炎
	青光眼	青光眼
胃肠道	肝脾大 胰腺炎 肠炎	
肾脏	肾炎 水肿和腹水	
淋巴	淋巴结病	
血液系统	血小板减少症 贫血 弥散性血管内凝血	
中枢神经系统	无菌性脑膜炎	精神迟缓
	慢性脑膜血管梅毒	第Ⅷ对脑神经性耳聋
	脑神经麻痹	痉挛症
	脑积水	麻痹性痴呆和瘫痪 脊髓结核
骨骼	骨膜炎	骨膜炎，引起额部和顶叶骨膜炎
	骨软骨炎导致假性瘫痪	佩刀胫，舟状肩胛骨
	骨炎	锁骨内端增厚 上颌骨短，下颌骨突出 鞍鼻 Clutton 关节

改编自 Parish，2000[22]。经爱思唯尔允许转载。

先天梅毒可分为：

1. 早期先天性梅毒在 2 岁以内发病。
2. 晚期先天性梅毒在 3 岁以后发病。
3. 先天性梅毒的皮肤特征，可在成人中看到相关的瘢痕和畸形。

临床分型

早期先天性梅毒

很多婴儿无任何症状。胎盘可能表现为血管增生性改变和脐带的急性炎症（脐带炎）[10]。在大约 2/3 的未治疗病例中，临床症状可能会在出生后的第 3 周至第 8 周开始出现。在几乎所有患儿中，临床症状都会在 3 个月内出现。早期先天性梅毒可表现为伴有血性浆液性鼻腔分泌物的鼻炎，皮肤水疱大疱样皮疹，口腔黏膜斑块，骨质异常，脉络膜视网膜炎和内脏病变。

• 黏膜。梅毒性鼻炎，通常被形容为“鼻塞”，是最重要和最常见的症状（图 29.33a）。它表现为大量的浆液性鼻腔分泌物，含有大量的梅毒螺旋体。炎症过程可导致严重的鼻软骨和鼻骨破坏，导致晚期先天梅毒的“马鞍鼻”畸形（图 29.33b）。舌头和上腭也可以发现黏膜斑。

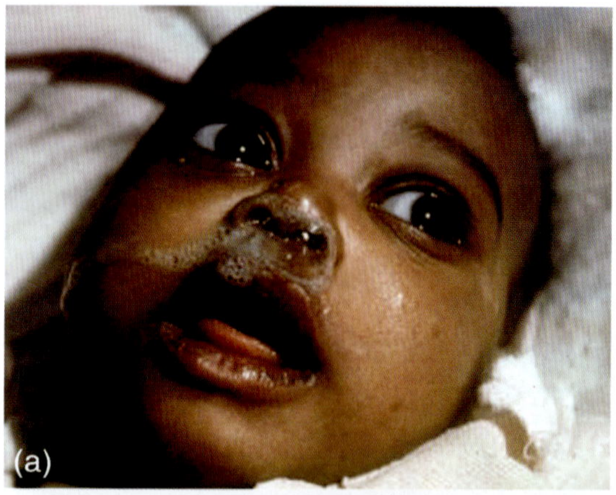

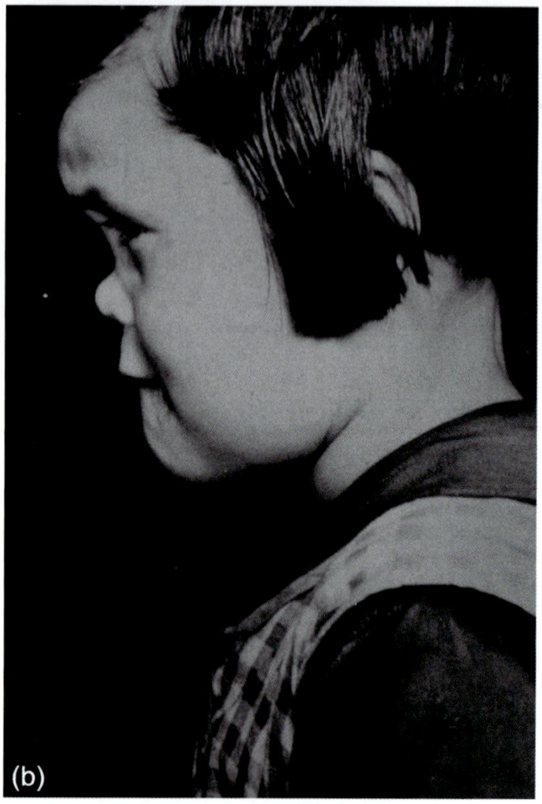

图 29.33 (a)早期先天性梅毒由于鼻咽炎出现大量的鼻腔分泌物——“梅毒性鼻塞”。(b)早期的鼻咽炎、上颌骨发育不良所致晚期先天梅毒出现先天性梅毒面容——鞍鼻畸形和额部前凸畸形

- 皮肤。铜红色的皮疹类似于获得性二期梅毒疹。个别皮疹相对较大，通常在四肢尤其是手足掌跖可以看到。面部、会阴和间擦部位的皮疹，可以是湿疹样、脓疱样甚至是坏疽样的（图 29.34）。面部皮疹常表现为口角或鼻孔深在的裂隙（裂开）。发疹性皮疹常表现为丘疹鳞屑型或肛周湿疣样皮疹。甲沟炎为典型表现。在有这些皮损的患者血清中可以查到梅毒螺旋体。嘴唇、鼻孔和肛门的皮损愈合后可以形成放射状瘢痕（皲裂）。“梅毒性天疱疮”可以发生于一些婴儿（图 29.35）。水疱常发生于红色有浸润感的手掌或脚掌上；水疱的疱液中含有大量有活性的梅毒螺旋体。尿布皮炎有时会被误诊为梅毒。梅毒疹通常不“肥厚”，其外观比尿布皮炎更加不像湿疹。

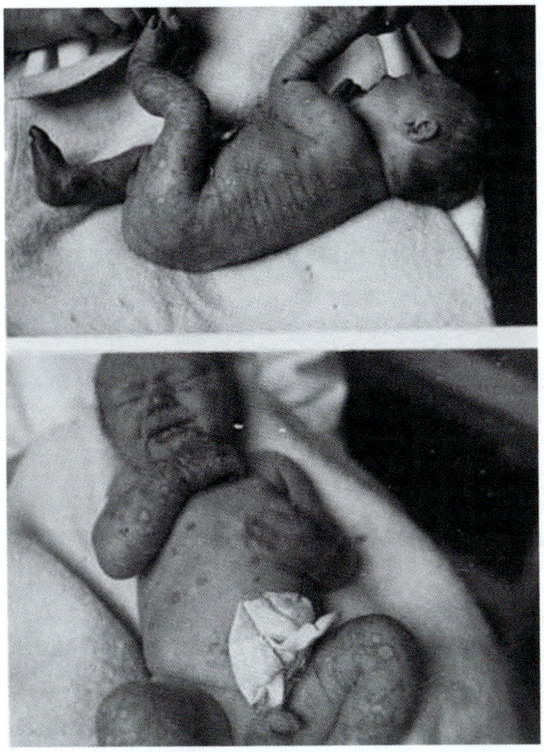

图 29.34 早期先天性梅毒全身有广泛的丘疹和水疱性病变

- 其他特征：常有骨异常，以骨干骨膜炎、骨软骨炎和 Wimberger 征阳性为特征性表现（图 29.36），可能出现肢体的假性瘫痪。骨软骨炎是一种常见的早期征象，发生在长骨的末端，特别是胫骨和腓骨的下段（图 29.37）[11]。骨与软骨之间的区域变宽且不规则。可以表现为脆性增加、疼痛和肿胀，可能会导致 Parrot 假性瘫痪。即使不经治疗，症状往往会在一年内消失。它可能与佝偻病或虐待造成的创伤相混淆。

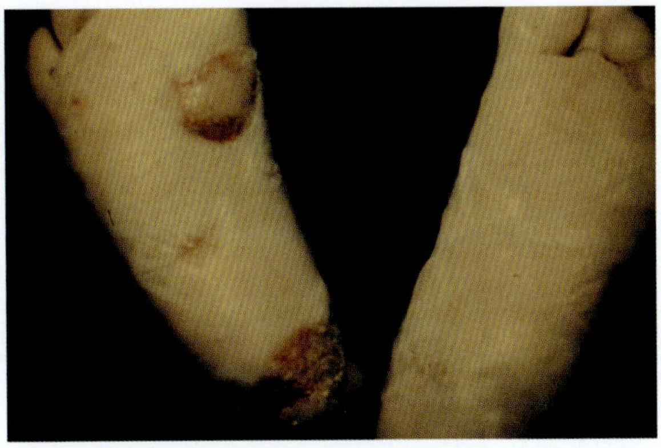

图 29.35 早期先天性梅毒足底破裂的大疱性天疱疮样皮损

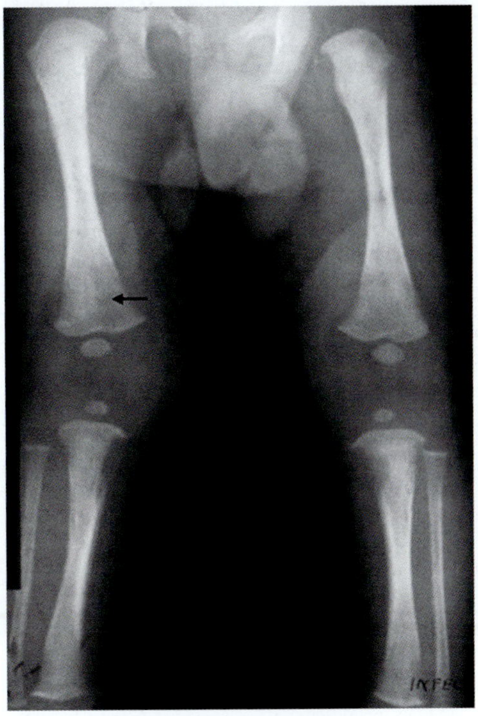

图 29.36 Weinberg 征（箭所指）——胫骨近端干骺端破坏

后期可能会出现骨膜改变，或者更加罕见的一个或多个指/趾骨特征性的梅毒性骨髓炎（梅毒性指/趾炎）（图 29.38）。内脏损害可引起白色肺炎、肝脾肿大，常合并黄疸、贫血和血小板减少[12]。脑膜炎和脑膜脑炎伴有惊厥、囟门肿胀和颈部僵硬，后来出现脑积水和严重的智力障碍。可能发生脉络膜炎和脉络膜视网膜炎，但前葡萄膜炎很少见。

第3部分

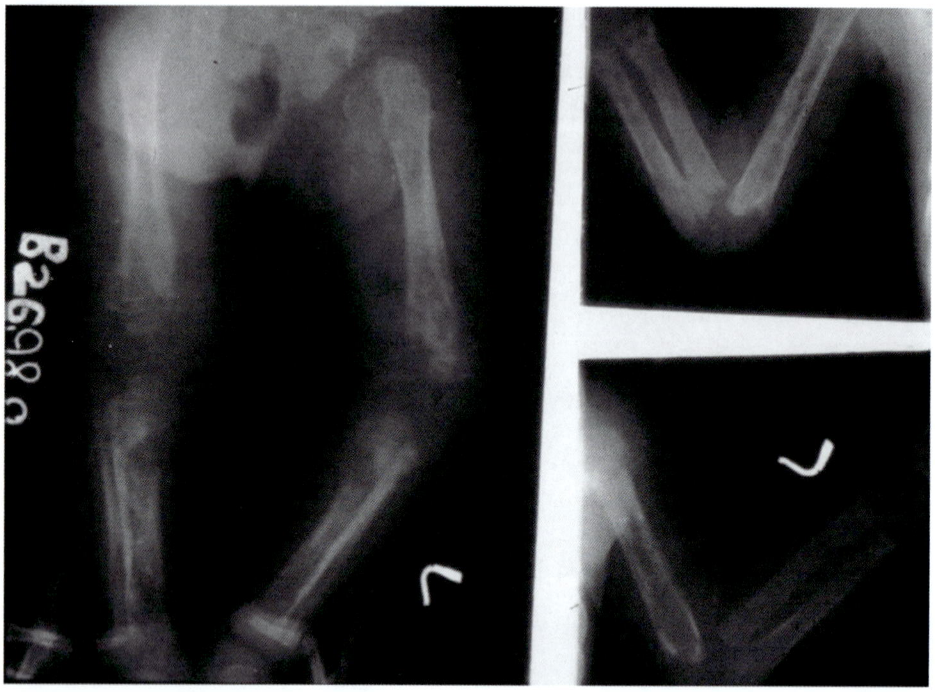

图 29.37 广泛的梅毒性骨炎，骨膜炎和长骨干骺端破坏

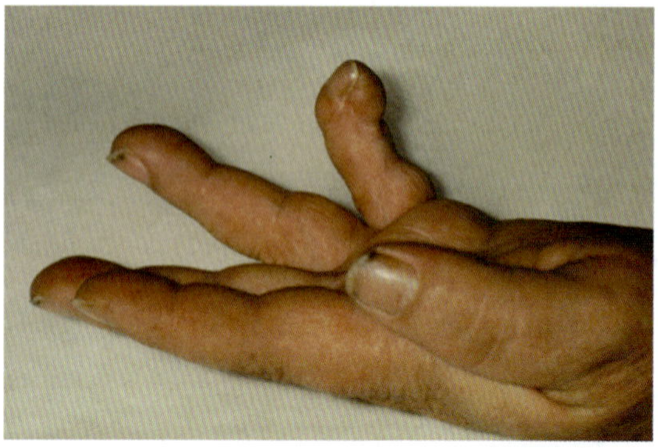

图 29.38 晚期先天梅毒的小指指炎

晚期先天性梅毒

晚期先天性梅毒的表现代表了在疾病早期阶段的螺旋体感染部位的炎症反应的后果。晚期先天性梅毒可表现为多种骨骼发育缺陷和特征性面容。可以出现牙齿异常。其他特征包括脑积水和精神发育迟滞，以及其他典型的梅毒树胶肿病变（图 29.39）和神经梅毒。

常见的问题是鉴别晚期先天性梅毒和潜伏梅毒或晚期获得性梅毒。非性病螺旋体病可能使某些患者的情况进一步复杂化；梅毒检测结果对这种情况帮助很小。详尽的病史，包括抗生素使用史和临床检查对确定晚期先天性梅毒的诊断是十分必要的。

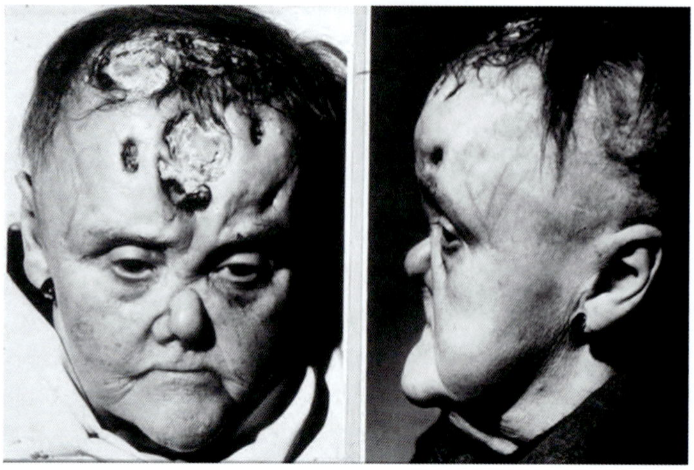

图 29.39 晚期先天性梅毒额头和头皮的树胶肿

晚期先天性梅毒的皮肤和黏膜的皮疹与晚期获得性梅毒的结节性梅毒疹、树胶肿和骨膜炎非常相似。因此,必须寻求单独的先天性梅毒的特征。它们具有重要的诊断意义,因为它们通常出现在 5—16 岁的儿童身上。

- 间质性角膜炎。这是最常见和最严重的晚期病变[13]。在 6 岁以下和 40 岁以上的患者中很少见[14]。双眼通常都会受到影响,并且会发现复发。病程大约持续 3 个月。角膜呈点状或弥漫性混浊,伴有明显的睫状体和角膜周围充血。可以看到刷状血管从巩膜穿透到角膜的深层,最好用裂隙灯检查[15]。视力很快就会受到影响。畏光和疼痛是明显的特征。虹膜睫状体炎和脉络膜视网膜炎(图 29.40)可能共存。驱梅治疗对病情无直接影响。患者必须转诊至眼科医师。建议使用滴眼液或结膜下注射的糖皮质激素治疗,可能需要持续 3 个月,以防止这种"过敏"现象的复发[16]。如果依从性好,基本可以避免失明的危险。

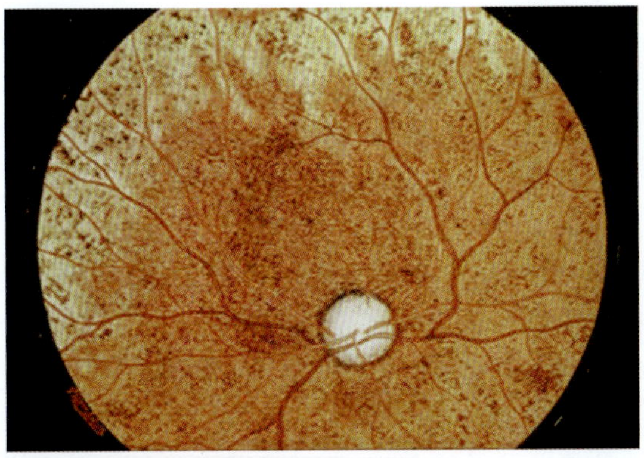

图 29.40 早期先天性梅毒的脉络膜视网膜炎和视神经萎缩

- Clutton 关节。这是一种累及膝关节的无痛性滑膜炎(图 29.41)。病情在数月内自发消退。驱梅治疗对此无影响[17]。
- 骨骼受累。长骨的骨膜炎是常见的,尤其是胫骨骨膜炎,在临床上表现为增厚,前屈(佩刀胫)。锁骨内端改变和颅骨局部破坏罕见发生(图 29.42)。上腭的树胶肿很常见,伴有硬腭穿孔。
- 第Ⅷ对脑神经性耳聋(神经迷路炎)。这是一种典型的中等严重程度的常见的并发症。大多患者最终会发展为双侧神经性耳聋。数年后可能会出现间质性角膜炎。耳鸣和眩晕是常见的前驱症状,并可能继续发展并伴随日益严重的感音性耳聋。驱梅治疗对该病无效[18]。

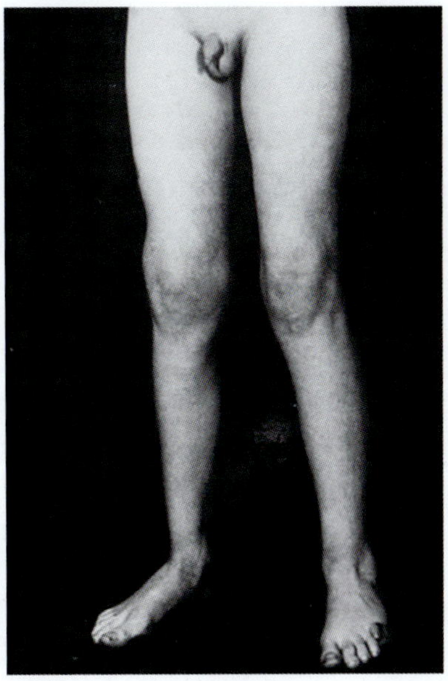

图 29.41 晚期先天性梅毒的 Clutton 关节

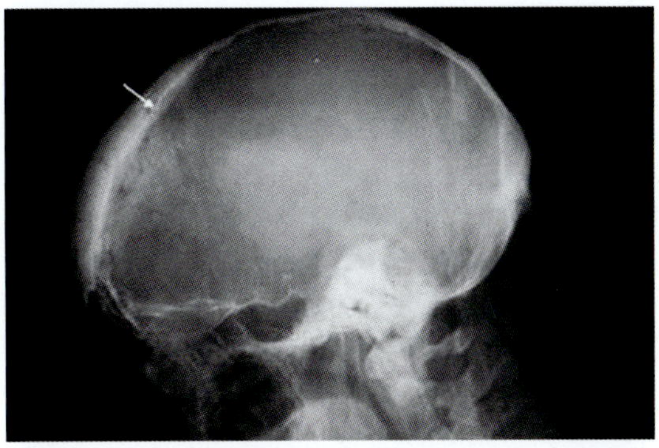

图 29.42 早期先天性梅毒表现为颅骨骨炎(箭所示),呈虫蚀状外观

- 心血管梅毒:若发生也是极为罕见的[19,20]。
- 神经梅毒:脑脊液的变化并不罕见。青少年全身性麻痹可能在 6～21 年出现。脊髓结核不太常见。

皮肤特征

先天性梅毒所造成的瘢痕和缺陷在鉴别其与后天性梅毒方面具有重要的诊断价值。

- 牙齿。先天性梅毒的特征之一是上中切牙畸形[21]。这些所谓的 Hutchinson 齿是由于恒牙芽发育不良造成的,通常与上颌发育异常有关(图 29.43)。门牙呈锥形或桶形,在游离缘有一定程度的缺口。另一种不太典型的畸形是"桑葚齿"(图 29.44),通常本应平坦、咬合良好的第一磨牙,仅具有釉质不佳的牙尖。

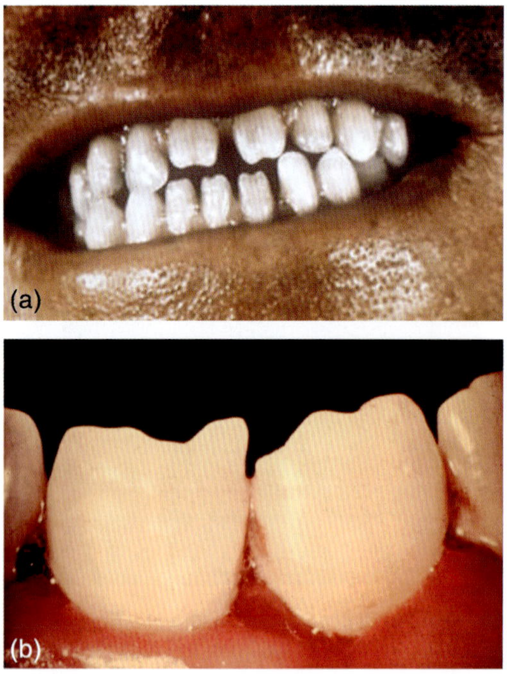

图 29.43　**晚期先天性梅毒的恒牙畸形**
(a)Hutchinson 齿;(b)Hutchinson 齿近照。

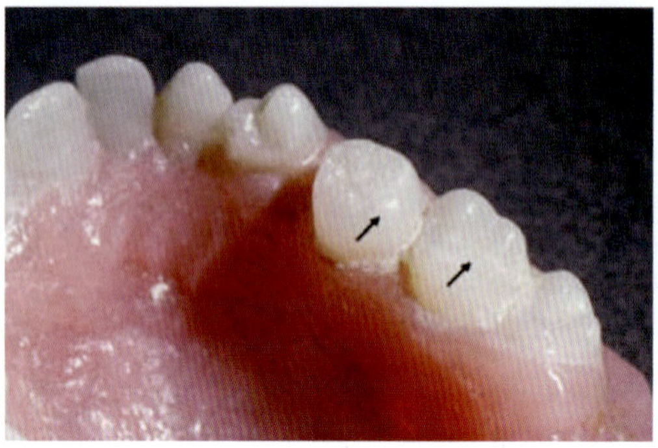

图 29.44　**Moon 磨牙表现出圆顶畸形和牙尖缺失(箭所示)**

- Hutchinson 三联征。间质角膜炎,Hutchinson 齿和第Ⅷ对脑神经性耳聋为 Hutchinson 三联征。
- 其他皮肤特征。其他的皮肤特征包括口角的皲裂,宽基底的鞍鼻,"碟状脸",头骨的 Parrot 结节,由于瘢痕性脉络膜炎而形成的"椒盐状"眼底,以及视神经萎缩(图 29.40)。先天性梅毒的特征见表 29.6[22]。

实验室检查

先天性梅毒因以下三个原因而难以诊断:

1. 梅毒螺旋体不可培养,常常难以在临床标本中证明其存在。

2. 经胎盘获得的母体抗体的存在使血清学分析变得复杂。

3. 大多数活产婴儿没有感染证据[23,24]。

新生儿先天性梅毒的评估

如果母亲血清呈阳性,且至少在分娩前 4 周没有治疗记录,或使用非青霉素方案,或怀疑复发或再次感染,应对其所生的儿童进行以下检查:

- 检查先天性梅毒的皮肤特征。
- 长骨 X 线检查骨膜炎的证据。
- CSF 检查。
- 暗视野显微镜和(或)来自可疑病变或渗出液进行 PCR。

如果血清非梅毒螺旋体抗体滴度是母亲的 4 倍或更多倍,或者特异性梅毒螺旋体 IgM 抗体检测阳性,则也提示新生儿感染。被动转移的母体 IgG 抗体可在婴儿血清中持续长达 12 个月[23-25]。

治疗

治疗决策需基于以下几点:

- 母亲确认有梅毒。
- 母亲治疗的充分性。
- 婴儿有梅毒的临床、实验室或影像学证据。
- 使用相同的检测方法(最好由同一实验室进行)比较孕产妇(分娩时)和婴儿非梅毒螺旋体血清学滴度。

一线治疗

需要接受驱梅治疗,但有青霉素过敏史或发生过青霉素继发过敏反应的婴儿和儿童,必要时应脱敏,然后应用青霉素治疗[24,25]。

以下四种情况描述了 1 个月以内诊断为先天性梅毒的婴儿的治疗情况,而方案 5 涉及较大的婴儿和儿童。

方案 1

已证实患病或极有可能患病的婴儿,并有下列情况之一者:

- 与先天性梅毒一致的一种异常查体。
- 一种定量的非梅毒螺旋体梅毒抗体滴度高于母亲至少 4 倍。
- 体液暗视野检测阳性。

推荐方案为:

- 水剂青霉素 G 10 万～15 万 U/(kg·d),在出生后前 7d,每 12 小时静点 5 万 U/kg,其后每 8 小时给药一次,共 10d。

或

- 普鲁卡因青霉素 G 5 万 U/(kg·次),每日一次肌注,连续 10d。

方案 2

体格检查正常及非梅毒螺旋体血清学滴度与母体相同或少于其 4 倍的婴儿，并为下列之一者：

- 母亲未接受治疗，未接受充分治疗或没有治疗记录。
- 母亲使用红霉素或其他非青霉素方案治疗。
- 母亲在分娩前 4 周内才接受治疗。

推荐方案为：

- 水剂青霉素 G 10 万～15 万 U/(kg·d)，在出生后前 7d，每 12 小时静点 5 万 U/kg，其后每 8 小时给药一次，共 10d。

或

- 普鲁卡因青霉素 G 5 万 U/(kg·次)，每日一次肌注，连续 10d。

或

- 苄星青霉素 5 万 U/(kg·次)，单次肌注。

方案 3

体格检查正常及非梅毒螺旋体血清学滴度与母体相同或不足其 4 倍的婴儿，且符合下列两个条件：

- 母亲孕期接受过治疗，治疗方案符合梅毒分期，且在分娩前 4 周前接受治疗
- 母亲无再感染或复发的证据

推荐方案为：

- 苄星青霉素 5 万 U/(kg·次)，单次肌注。

另一种方法是不治疗婴儿，而是对早期梅毒治疗后的非梅毒螺旋体滴度降低 4 倍，或晚期梅毒非梅毒螺旋体滴度保持稳定或低水平的母亲生出的婴儿进行密切的血清学随访。

方案 4

婴儿体格检查正常且非梅毒螺旋体抗体滴度等于或小于母体滴度 4 倍，且符合下列两种情况的：

- 母亲孕前经过充分治疗。
- 母亲的非梅毒螺旋体抗体滴度在孕前、孕期和分娩前保持在较低且稳定水平（VDRL＜1∶2；RPR＜1∶4）。

推荐治疗方案：无需治疗。[如果不能保证随访，可考虑给予苄星青霉素 5 万 U/(kg·次)单次肌注]。

方案 5

对于较大的婴儿和儿童，推荐的方案是水剂青霉素 G 20 万～30 万 U/(kg·d)静点，每 4～6h 给药 5 万 U/kg，持续 10d。

二线治疗

关于使用其他抗生素的依据是不充分的。在缺乏青霉素或青霉素过敏的情况下，可以使用头孢曲松。然而，如果使用非青霉素制剂，则需进行严密的血清学和脑脊液随访。

- 婴儿日龄≥30d：头孢曲松 75mg/kg 静点或肌注每日一次，持续 10～14d。
- 较大婴儿：头孢曲松 100mg/kg 每日一次。

三线治疗

目前还没有公认的第三种治疗方案。

随访

所有血清阳性的婴儿（或婴儿的母亲在分娩时血清阳性）应每 2～3 个月接受仔细的随访检查和血清非梅毒螺旋体抗体滴度检测，直到检测转阴或滴度降低 4 倍。

如果未感染（例如：阳性反应由于母体 IgG 抗体被动转移所致）或虽感染但经过充分治疗的婴儿，非梅毒螺旋体抗体滴度应在 3 个月大时下降，6 个月时转阴。

非新生儿期的婴儿治疗后的血清学反应可能较慢。如果滴度在 6～12 个月龄后仍保持稳定或升高，应对患儿进行评估（如进行脑脊液检查）并给予 10d 青霉素 G 静脉注射[23-25]。

Resources

Further information

British Association For Sexual Health and HIV (BASHH), UK National Guidelines on the Management of Syphilis 2008: http://www.bashh.org/documents/1879.pdf.

Centers for Disease Control and Prevention, 2010 STD Treatment Guidelines: http://www.cdc.gov/std/treatment/2010/default.htm.

Public Health England: http://www.hpa.org.uk/Publications/InfectiousDiseases/HIVAndSTIs/.

World Health Organization publications: http://www.who.int/reproductive health/publications/.

(All last accessed June 2014.)

Patient resources

Centers for Disease Control and Prevention fact sheet: http://www.cdc.gov/std/syphilis/STD-Fact-Syphilis.htm.

Family Planning Association fact sheet: http://www.fpa.org.uk/sites/default/files/syphilis-information-and-advice.pdf.

NHS choices fact sheet: http://www.nhs.uk/Conditions/Syphilis/Pages/Introduction.aspx.

Patient. co. uk fact sheet: http://www. patient. co. uk/doctor/Syphilis. htm.
(All last accessed June 2014.)

(译者:汤庄力 郑锦芬 张明 **一审:**许灿龙 党林 李娟 **二审:**牟宽厚 **三审:**侯麦花 胡莉芳 杨枫 **润色:**陈秀峰)

参考文献

所有文献请查阅网址:www. rooksdermatology. com.
以下列出的是重要参考文献。

Syphilis

[3] World Health Organization. *Global incidence and prevalence of selected curable sexually transmitted infections*-2008. Geneva:WHO Press, 2012. http://www. who. int/reproductivehealth/publications/rtis/stisestimates/en/(last accessed June 2014).

[4] World Health Organization. *Global strategy for the prevention and control of sexually transmitted infections*: 2006-2015. *Breaking the chain of transmission*. Geneva: WHO Press;2007 http://www. who. int/reproductivehealth/publications/rtis/9789241563475/en/(last accessed June 2014).

[14] Public Health England. *Recent Epidemiology of Infectious Syphilis and Congenital Syphilis*. Health Protection Report, Vol. 7, No. 44. London:Public Health England, 2013.

[16] Centers for Disease Control and Prevention. *Sexually transmitted disease surveillance* 2011. Atlanta:US Department of Health and Human Services, 2012. http://www. cdc. gov/std/stats11/Surv2011. pdf(last accessed June 2014).

[47] Cousins DE, Taylor N, Lee V. The outcome of treatment of early syphilis with different benzathine penicillin regimens in HIV-infected and uninfected patients. *Int J STD AIDS* 2012;23(9):632-4.

[63] Sena AC, White BL, Sparling PF. Novel treponemal pallidum serologic tests:a paradigm shift in syphilis screening for the 21st century. *Clin Infect Dis* 2010;51:700-8.

[88] Kingston M, French P, Goh B, *et al*. UK National Guidelines on the Management of Syphilis 2008. *Int J STD AIDS* 2008;19:729-40.

[89] Centers for Disease Control and Prevention(CDC). Sexually transmitted diseases treatment guidelines, 2010. *MMWR* 2010;59(RR-12):1-115. http://www. cdc. gov/std/treatment/2010/STD-Treatment-2010-RR5912. pdf(last accessed June 2014).

Congenital syphilis

[1] World Health Organization(WHO). *Baseline Report on Global Sexually Transmitted Infection Surveillance* 2012. Geneva:WHO.

[2] Blencowe H, Cousens S, Kamb M, Berman S, Lawn JE. Lives Saved Tool supplement detection and treatment of syphilis in pregnancy to reduce syphilis related stillbirths and neonatal mortality. *BMC Public Health* 2011; 11 (Suppl. 3):S9.

[3] Peterman TA, Newman DR, Davis D, Su JR. Do women with persistently negative non-treponemal test results transmit syphilis during pregnancy? *Sex Transm Dis* 2013:40(4):311-15.

[4] Gomes GB, Kamb ML, Newman LM, Mark J, Broutet N, Hawkes SJ. Untreated maternal syphilis and adverse outcomes of pregnancy: a systematic review and meta-analysis*Bull World Health Organ* 2013;91(3):217-26.

[5] Kamb ML, Newman LM, Riley PL, *et al*. A road map for the global elimination of congenital syphilis. *Obstet Gynecol Int* 2010;2010:ID312798.

[6] Centers for Disease Control and Prevention. *Sexually transmitted disease surveillance* 2011. Atlanta: US Department of Health and Human Services, 2012. http://www. cdc. gov/std/stats11/Surv2011. pdf(last accessed June 2014).

[7] Simms I, Royal College of Paediatrics and Child Health. *Congenital syphilis in children under two*. http://www. rcpch. ac. uk/what-we-do/bpsu/current-studies/congenital-syphilis /congenital-syphilis(last accessed June 2014).

[8] Froberg MK, Fitzgerald TJ, Hamilton TR, Hamilton B, Zarabi M. Pathology of congenital syphilis in rabbits. *Infect Immun* 1993;61(11):4743-9.

[9] Holmes KK, Sparling PF, Stamm WE, *et al*., eds. Sexually Transmitted Diseases, 4th edn. New York: McGraw Hill, 2008.

30

第 30 章

其他细菌性性传播疾病

George R. Kinghorn, Aparna Briggs, Nadi K. Gupta
Sheffield Teaching Hospitals NHS Foundation Trust, Sheffield, UK

淋病

定义和术语

淋病是由淋病奈瑟菌引起的细菌感染，主要引起生殖道黏膜的化脓性炎症。该病主要通过性传播，但分娩期间的垂直传播也是常见的感染途径。在英国及其他发达国家中，它是仅次于衣原体感染的第二大最常被报道的细菌性性传播感染（STI）。

同义名

- 淋病
- 性传播疾病（STD）
- 性传播感染（STI）
- 淋菌性咽炎
- 口咽淋病
- 肛门淋病
- 直肠淋病
- 淋菌性结膜炎
- 新生儿眼炎

概述

淋病会导致多种临床症状，主要包括尿道炎、宫颈炎、附睾-睾丸炎、盆腔炎、播散性淋病以及新生儿眼炎等。

流行病学

发病率和患病率

由于缺乏充分的检测和完善的报告系统，大多数国家的淋病发病率都是未知的，但是大多数学者普遍认为在非洲、亚洲和拉丁美洲的发展中国家中，该疾病及其并发症发生率都是最高的。据估计，全世界每年新增病例约 1.06 亿，患病率约为 3600 万[1]；在美国，每年新增病例约 82 万例，患病率约为 27 万（图 30.1）。而在英国淋病的患病人数从 2008 年的 1.65 万增加到 2011 年的 2.3 万[2]。

在一些大都市和高危人群中，淋病呈现高发趋势。从全球来看，对于某些高危人群如性工作者和男-男性接触者（MSM）的性病监测力度不够，从而导致很多病例未被上报和统计。

年龄

感染率最高的是性活跃的年轻人，特别是二十出头的少年男女。目前在英国，男性高发年龄是 20—24 岁，而女性是 16—19 岁。这和其他性传播疾病的高发年龄类似。近年来，老年人群的感染率也在增加（图 30.2）。

性别

在英国，男性发病率是女性的 2 倍，超过 1/3 的男性患者为同性恋。全球范围内感染类型有差异，但单纯性淋病的发病率，男性是女性的 2～3 倍。

种族

在英、美两国，淋病在黑种人群中的感染比率很高。

相关疾病

确诊性病的患者通常还有伴发其他性病的风险，因此对于淋病感染者有必要进行性健康评估。目前，诊疗指南中推荐针对淋病患者的治疗，应该经验性地使用可覆盖衣原体的抗生素。

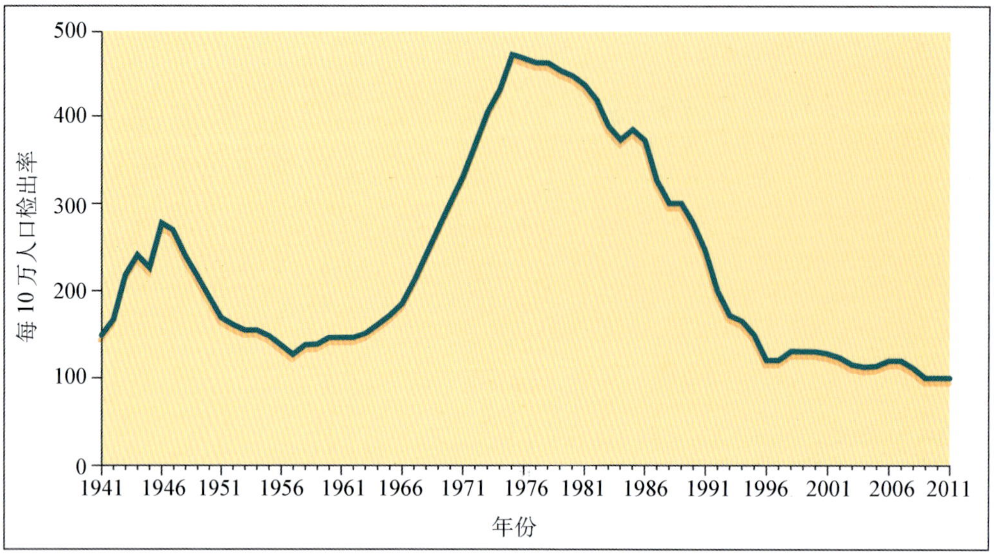

图 30.1　美国 1941－2011 年淋病检出率(转载自 Centers for Disease Control and Prevention. Sexually Transmitted Disease Surveillance 201. Atlanta: US Department for Health and Human Services, 2012.)

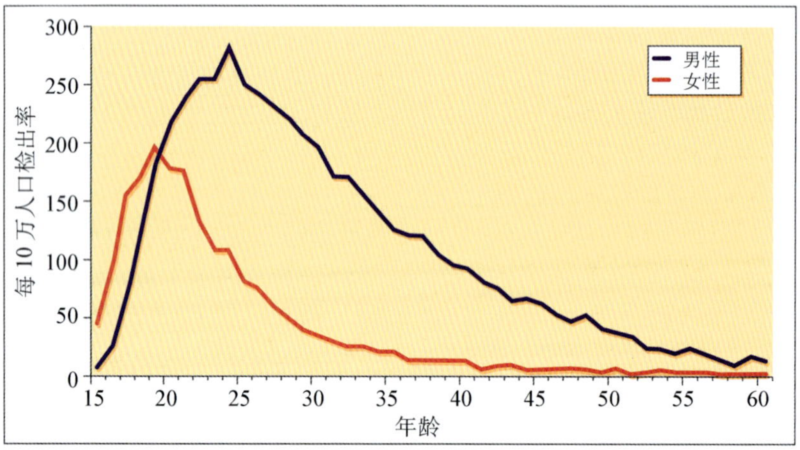

图 30.2　英国 2012 年不同性别、年龄的淋病检出率数据来自泌尿-生殖医疗诊所的例行报告并排除了部分性别未知的诊断数据(政府版权所有,经英国公共卫生部许可转载)

病理生理学

诱因

淋病传染性很强,症状未出现前即可具有传播性。社会经济、行为因素以及个人的性交方式都会影响淋病的传播,个人参与的社交网络也会部分决定其感染风险的大小。

根据文献报道,有 0.5%～3%的病例,从黏膜引起的血源性感染可以导致播散性淋病的发生[3]。其播散的可能性取决于临床分离株的流行情况。容易导致播散性淋病发生的因素如下:

- 女性
- 男-男性接触者
- 妊娠
- 月经
- 系统性红斑狼疮
- 补体缺乏症
- 静脉注射毒品
- HIV 感染

组织病理学

人类是淋球菌的唯一宿主。淋球菌借助覆盖在整个菌体外表面的菌毛和外膜蛋白附着在宿主的黏膜细胞上。菌毛会发生抗原变异,从而引起菌种抗原类型的改变。淋球菌随后在细胞间穿梭并进入到表皮下的间隙。它们也可以在细胞内繁殖并从细胞的基底面穿透出来[3]。宿主感染后会出现急性炎症反应，导致上皮脱落、黏膜下微脓肿和脓性分泌物。可以抵抗特异性抗体及补体活性的菌株容易造成播散性感染。

致病性病原体

淋病主要是由淋病奈瑟菌（该菌为革兰阴性需氧双球菌）引起，主要感染宿主的柱状上皮细胞。在体外，淋病奈瑟菌非常脆弱，不耐干燥；但是在人体内其适应性很强，容易通过改变自身抗原逃避宿主的免疫攻击以及产生抗药性。同一株菌的反复感染容易导致耐药性的产生[4]。

某些致病菌株更容易导致播散性感染（DGI）。这主要包括一些需要特殊营养支持的（生长需要精氨酸、次黄嘌呤和尿嘧啶的 AHU-营养型菌株）、含有低分子量蛋白 1a（血清型 1a）的或不能表达外膜蛋白Ⅱ的菌株。这些都会影响到淋球菌对细胞和吞噬细胞的附着，从而使它们对人血清的杀菌作用产生更强的抵抗力。

临床特点

病史

在有症状的患者中，该病潜伏期一般较短，潜伏期通常是与感染者发生性接触后的 1～5d。

临床表现

淋病的临床表现多种多样。部分感染可以是无症状的，通常会在随机检查中或对高危人群随访中被检测出来。

男性最常见的临床表现是急性尿道炎。患者通常有急发的灼烧性排尿困难，并伴有大量的化脓性分泌物从尿道口排出（图 30.3）。有些患者可能只会出现少量或轻微的脓性分泌物。男-男性接触患者也可能有直肠和咽部感染。淋菌性直肠炎可能无症状，但也可能伴有直肠疼痛、里急后重和分泌物排出等症状

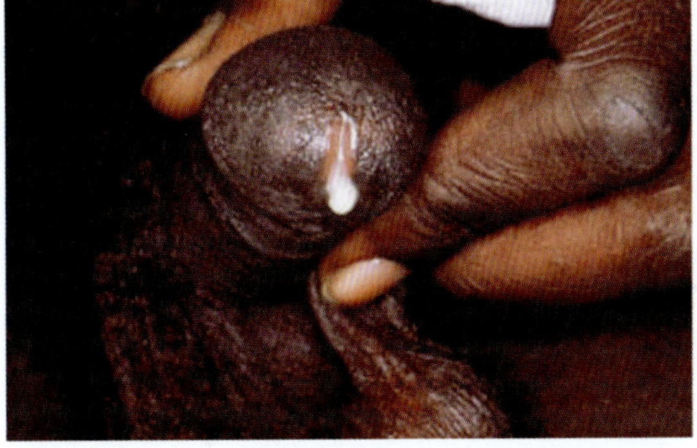

图 30.3　急性尿道炎伴脓性分泌物

（图 30.4）。口咽部位的感染可伴有渗出性咽炎和颈部淋巴结增大，但通常都无症状[5]。

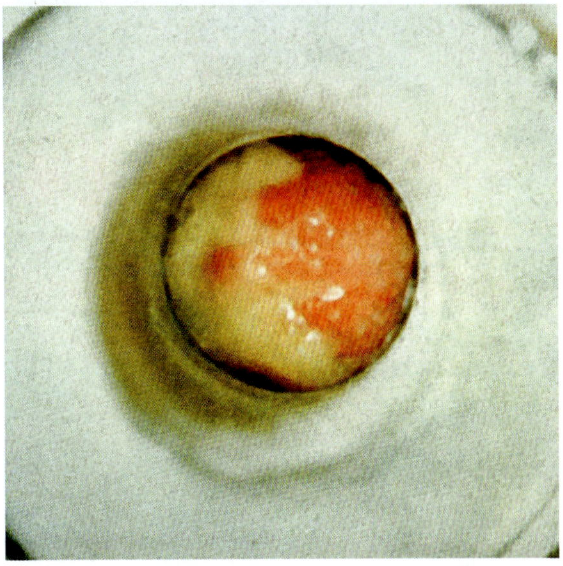

图 30.4　淋菌性直肠炎。直肠镜检查示黏膜炎性改变及脓性分泌物

女性感染的主要部位是宫颈，但也会累及尿道、直肠和咽部。感染后的症状主要表现为阴道分泌物过多、排尿困难、严重性交困难、性交后出血和非月经期出血。然而，大多数早期感染的女性并没有症状。妇科检查时可能发现宫颈炎伴宫颈分泌物、红斑和接触性黏膜出血的症状（图 30.5）。

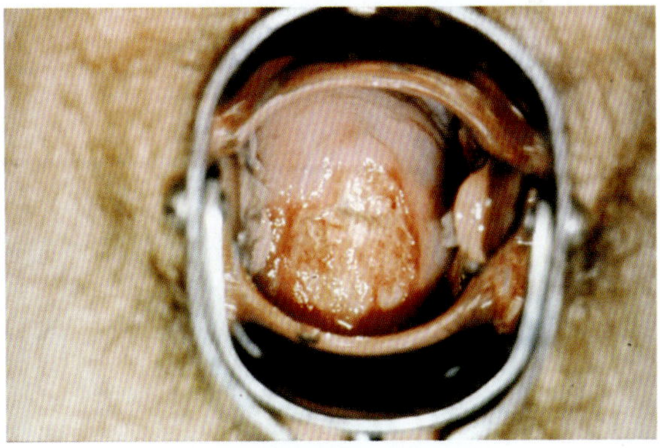

图 30.5　淋菌性宫颈炎。表现为黏液脓性分泌物伴红斑

成年人少见的感染部位是眼睛，可能是非生殖器部位的病原体通过自体接种导致的急性结膜炎。临床表现为急性疼痛性红眼病（图 30.6），伴有脓性分泌物，甚至导致全眼球炎症和失明。淋菌性结膜炎多与新生儿相关，又称为新生儿眼炎，通常发生在出生后的第一周（图 30.7）。早期诊断和治疗对于预防永久性视觉损伤至关重要。

第3部分

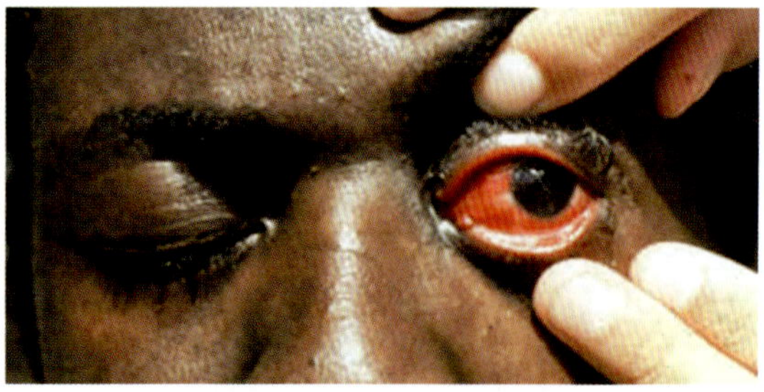

图 30.6　淋菌性结膜炎。表现为急重度脓性分泌物、眼球刺激及红眼

鉴别诊断

主要鉴别诊断以下疾病：

- 衣原体感染
- 非特异性尿道炎
- 阴道毛滴虫
- 生殖器疱疹
- 尿路感染
- 盆腔炎
- 异位妊娠

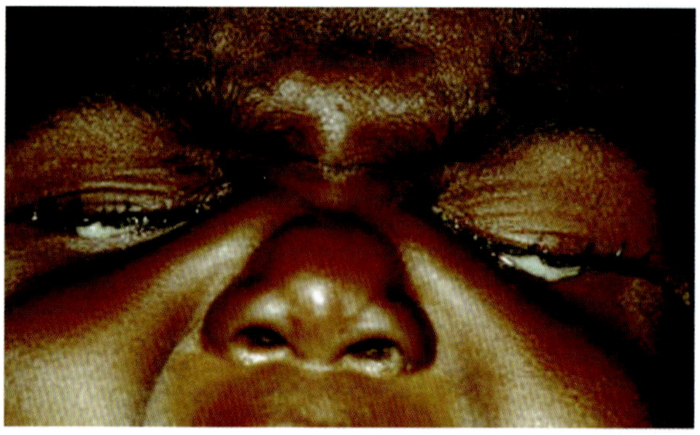

图 30.7　新生儿淋菌性眼炎。脓性分泌物可能较多

- 宫颈肿瘤
- 避孕相关的异常出血
- 子宫内膜瘤

并发症及合并症

并发症可能由局部脓肿形成、沿尿路上行感染和血源性传播引起。也可能与怀孕和新生儿期相关。图 30.8 显示了淋球菌感染的主要部位。

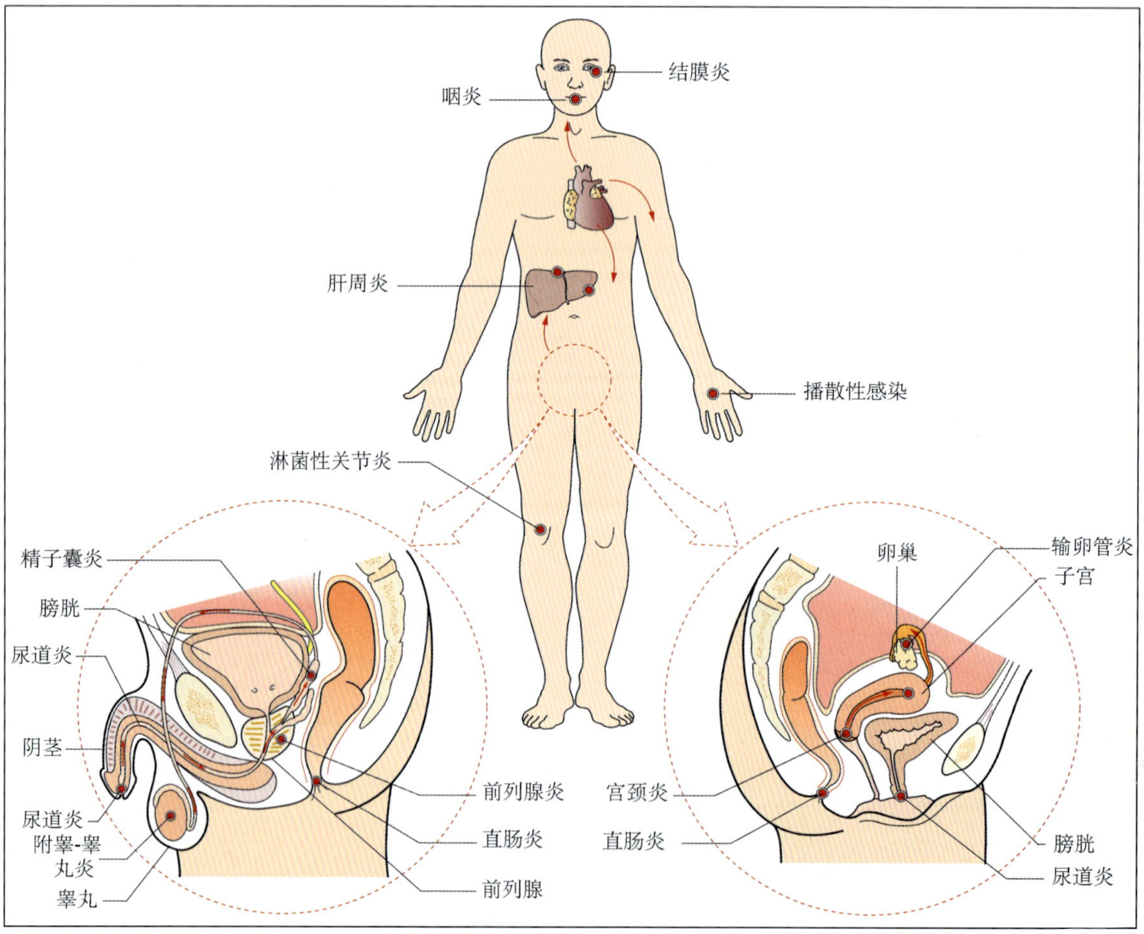

图 30.8　淋球菌的侵袭点及传播途径

尿道周围脓肿在男女中均可发生，并导致瘘管形成以及后续的尿道狭窄。淋病还可能导致男性出现萨克斯管样的阴茎畸形（图 30.9）。此外，淋病也是巴氏腺囊肿发生的可能原因之一（图 30.10）。

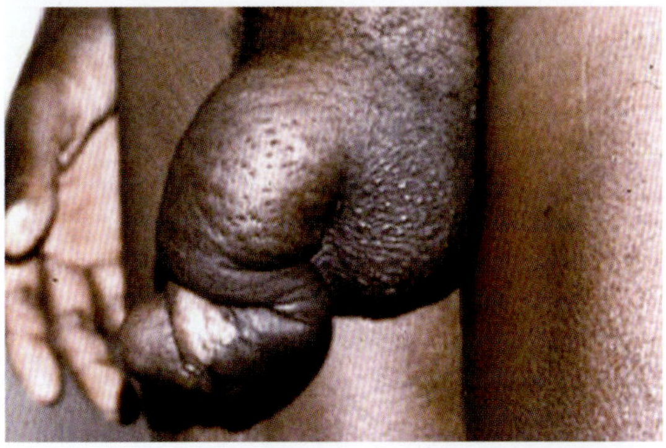

图 30.9 尿道周围脓肿导致的萨克斯管样阴茎

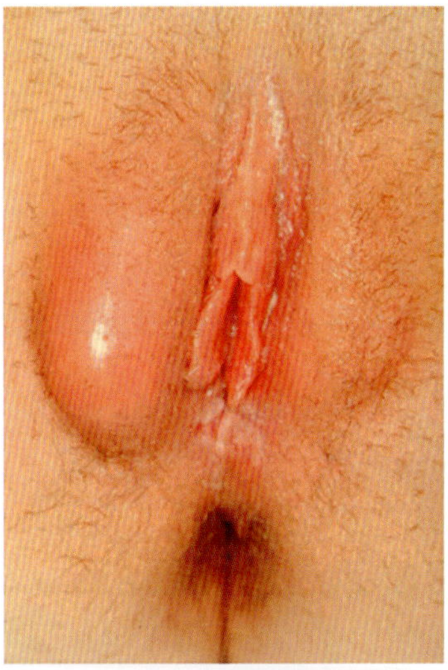

图 30.10 巴氏腺囊肿

巴氏腺腺体位于阴道口一侧，可被堵塞和（或）感染。淋病是可能的病因之一。

男性尿道上行感染可引起急性前列腺炎，主要表现为尿频、尿道狭窄以及背部或会阴疼痛，也可能表现为由急性附睾-睾丸炎引起的单侧或双侧睾丸胀痛。

女性尿道上行感染会引起盆腔炎（PID）。通常是急性起病，表现为下腹和盆腔疼痛、发热以及双合诊时明显的宫颈和附件压痛。急性输卵管炎可发展为输卵管卵巢脓肿。其愈合后形成的瘢痕可导致输卵管瘢痕并可导致不孕。急性肝周炎（Fitz-Hugh-Curtis 综合征）也可能并发于淋病、衣原体感染或二者的混合感染[6]。临床上表现为发热、右上腹部疼痛和压痛，类似于急性胆囊炎。由肝包膜炎症引起的肝周炎，通常发生在比胆囊炎患者年轻得多的女性身上。阑尾炎也可能由淋球菌或衣原体感染引起，其发病机制相似。妊娠和新生儿并发症可能包括胎膜早破、早产、急性绒毛膜羊膜炎和新生儿眼炎。PID 一般不发生在非怀孕状态。

播散性淋病

据估计，0.5%～3%的患者因血源性传播而发生播散性淋球菌感染。这受到宿主和病原体两方面因素的影响，并可能在肛门-生殖器及其他部位发生淋球菌感染。危险因素包括如下[7]：

- 女性
- 男-男性接触者
- 妊娠
- 月经
- 系统性红斑狼疮
- 补体缺乏症
- 静脉注射毒品
- HIV 感染

典型临床表现是患者轻度发热，并出现皮炎-关节炎综合征。皮损一般很小，质软，最初表现一般是斑丘疹（图 30.11）。皮损中央会出现水疱或脓疱，通常伴随出血和坏死（图 30.12）。高发年龄介于 5—40 岁，成群的皮疹多出现在受累关节周围，也可以发生在躯干、手掌和脚底。

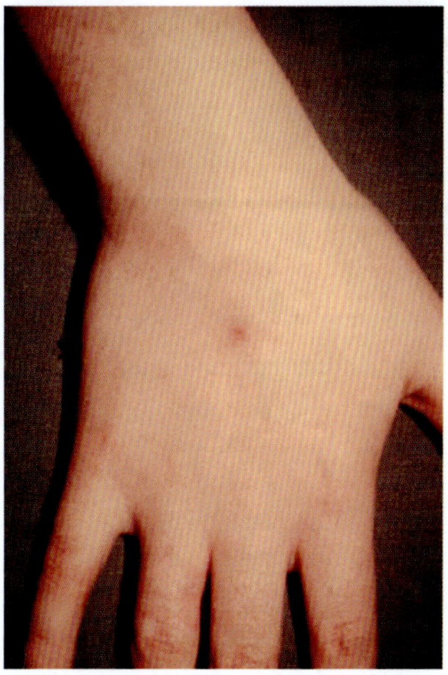

图 30.11 播散性淋球菌感染造成手背部的斑丘样皮损伴中央坏死

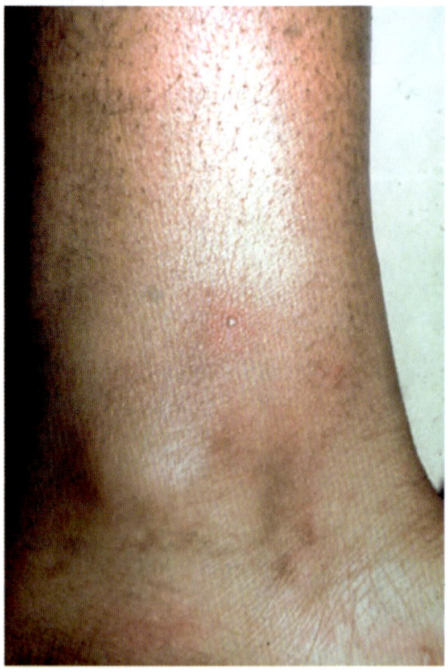

图 30.12 播散性淋球菌感染造成外踝上的脓疱周围绕有红晕

关节或肌腱疼痛是最常见的伴随症状。腱鞘炎常常累及手和手指(图 30.13)。同时也可能伴有多发性游走性关节痛,累及膝盖、肘部、手腕、掌指关节和踝关节(图 30.14),在这种情况下对淋球菌的血培养阳性率很高。

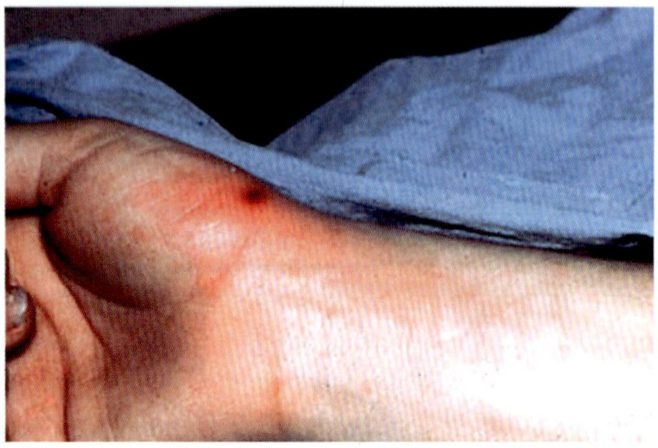

图 30.13 播散性淋球菌感染造成早期的斑丘样皮损进展为脓疱及出血性损害

随着病情进展,1/3 的患者会发展为化脓性关节炎,通常累及膝盖。到这个阶段,皮肤损害通常已经消失,淋球菌血液培养多呈阴性。在极少数情况下,病程晚期可能发生心包炎和心内膜炎。这种情况更常见于男性,通常影响主动脉瓣,并表现为亚急性胸痛、发热、寒战和精神萎靡。淋球菌性脑膜炎与脑膜炎球菌性脑膜炎相似,但病程较长,虽然较为罕见但很容易诊断。

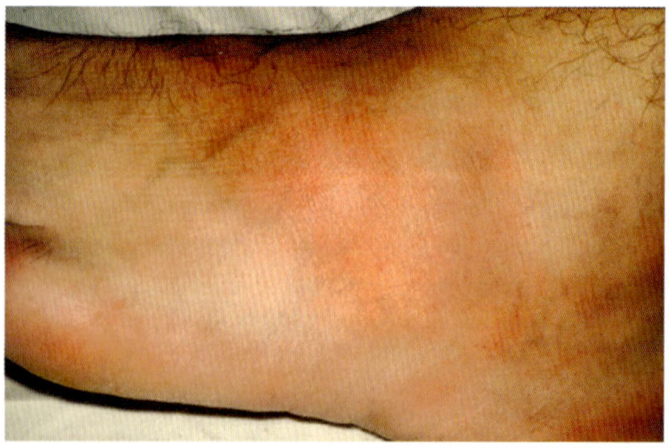

图 30.14 播散性淋球菌感染造成跖趾关节炎

病程和预后

如果不治疗,95%无并发症的尿道炎患者的临床症状会在 6 个月消失。然而,临床上有并发症的患者大于 20%。同样,病程达到 12 周时,咽部感染的自发性清除率接近 100%。给予适当的抗菌治疗之后,单纯性淋病可以被完全治愈。在没有抗生素的年代,尿道狭窄的发生率很高,然而目前已经很少见。

那些伴有上行感染和系统性感染的患者,例如附睾-睾丸炎、PID 和播散性淋病的患者,则需要更长疗程的治疗。盆腔炎症性疾病的后遗症包括生育能力低下、宫外孕和慢性盆腔疼痛,上述后遗症的发生率会随着 PID 的反复发作而升高。

实验室检查

直接镜检

通过检测外生殖部位的分泌物可以快速做出诊断,即在分泌物的染色涂片中观测到吞噬细胞内的革兰阴性双球菌(图 30.15)。这项技术使得快速诊断及治疗得以实现,尤其对男性尿道分泌物的检测最为有效,敏感率高达 90%~95%[8]。但是对于直肠、咽和宫颈感染的检测敏感性要差得多。

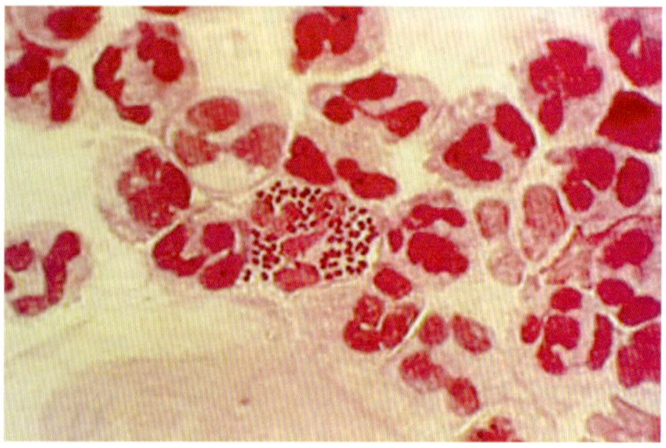

图 30.15 尿道涂片革兰染色显示胞内和胞外革兰阴性双球菌

淋球菌培养

淋球菌的最终确诊需要通过培养致病菌，并运用抗原或生化检测的方法与其他奈瑟菌种进行鉴别。淋球菌对于体外培养的条件要求很高，需要适当的样本采集方法并尽快送到实验室，将临床标本接种到富含营养的选择性培养基上，并在含有 5%二氧化碳的潮湿环境中培养。淋球菌培养阳性仍然是诊断淋病的金标准。更重要的是，其特异性高达 100%，并可以同时进行致病菌的药敏实验。

核酸扩增实验

诊断淋病的核酸扩增试验(NAATS)通常与商业化试剂盒中衣原体的核酸扩增试验是一起进行的。由于该技术对于标本采集和运输要求相对于淋球菌培养较低，所以更为敏感。该技术有多种操作方法，包括聚合酶链反应(PCR)、核酸杂交置换分析法、转录介导扩增分析和 16S RNA 的检测。针对某些部位的感染，运用该技术检测比淋球菌培养要更加敏感[9,10]。该技术的不足在于不能提供用于药敏实验的菌株，同时在妇女尿液样本中的检测敏感性又很低，并且可能与其他致病性和共生性奈瑟菌种出现交叉反应导致假阳性结果。因此，建议将此类检测用于大量标本的筛查，尤其是在低患病率人群中，其结果可以认为是假阳性的，然后再通过对分泌物的重复培养达到最终确诊。

改良的核酸扩增技术也可针对流行病学研究和网络分析中有用的分离株进行分子分析[11,12]。

阶梯疗法

单纯感染

一线治疗

- 头孢曲松 500mg 肌注＋阿奇霉素 2g 口服

二线治疗

- 头孢曲松 500mg 肌注
- 大观霉素 2g 肌注＋阿奇霉素 2g 口服(大观霉素并不能治愈咽部淋病)
- 头孢克肟 400mg 口服＋阿奇霉素 2g 口服(报告明显的治疗失败)

三线治疗

- 请参考本地实验室测试的有关细菌分离物抗药性的敏感性数据结果。
- 环丙沙星 500mg 口服
- 阿奇霉素 2g 口服

混合感染

淋球菌附睾炎

- 单剂量头孢曲松 500mg 肌注＋阿奇霉素 2g 口服，每日两次多西环素 100mg 口服，持续 10～14d

淋球菌 PID

- 单剂量头孢曲松 500mg 肌注＋阿奇霉素 2g 口服，每日两次多西环素 100mg 口服＋甲硝唑 400mg，共 14d

淋球菌性结膜炎

- 眼球冲洗
- 单剂量阿奇霉素 2g 口服＋头孢曲松 500mg 每日一次肌注，连续 3d

治疗

淋球菌容易产生抗药性(图 30.16)。世界卫生组织(WHO)建议，临床上仅采用能确保治愈率大于

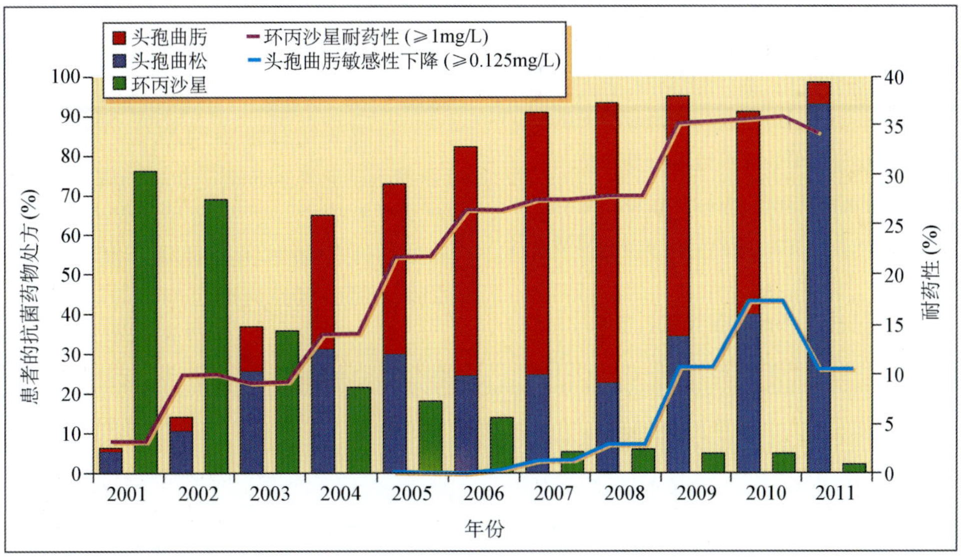

图 30.16　2001－2011 年英格兰和威尔士的抗菌药物处方实践和耐药性趋势。数据来自淋球菌耐药性监测方案，左轴显示头孢曲肟、头孢曲松和环丙沙星的处方数据，右轴分别显示环丙沙星、氧氟沙星和头孢克肟的耐药性和敏感性下降情况(政府版权所有，经英国公共卫生部许可转载)

第3部分

95%的抗菌药物。这意味着在世界大部分地区，青霉素、四环素、部分大环内酯和喹诺酮类药物不再是一线选择。在英国，一线治疗包括单剂量规律使用第三代头孢菌素（头孢曲松钠，肌注）和口服阿奇霉素。然而，来自世界许多国家和地区的报告显示，广谱头孢菌素类药物的耐药性在逐渐增加。如果治疗出现了这种情况，应该寻求专家的建议[13-16]。青霉素过敏的患者或治疗失败的患者可以肌内注射大观霉素。

如果诊断出淋病，或与已知感染者有性接触的病史，即需要治疗。淋病患者应始终接受全面的评估和筛查，以了解是否伴有其他性传播疾病和艾滋病，并且要求感染者通知自己的性伙伴，一起接受非批判性的教育、咨询和帮助。在患者及其性伴侣接受治疗且症状得到缓解后，应要求他们在7d内避免性生活，并在治疗完成2周后进行特异性核酸扩增实验。

在复杂的淋球菌感染中，治疗疗程需要延长。考虑到淋病通常和衣原体感染并发，应同时加用抗衣原体的药物进行治疗。

Resources

Further information

Bignell C, Fitzgerald M. The UK national guidelines for the management of gonorrhoea in adults. Int J STD AIDS 2011;22(10):541-7.

Bignell C, Unemo M. 2012 European guideline on the diagnosis and treatment of gonorrhoea in adults. http://www. iusti. org/regions/europe/pdf/2012/Gonorrhoea_2012. pdf (last accessed July 2014).

Centers for Disease Control and Prevention. Sexually transmitted diseases treatment guidelines. MMWR 2010;59(RR-12):1-109.

Holmes KK, Sparling PF, Stamm WE, et al. eds. Sexually Transmitted Diseases, 4th edn. New York: McGraw Hill, 2008.

Public Health England, STI data tables 2003-2012: http://www. hpa. org. uk/Topics/InfectiousDiseases/InfectionsAZ/STIs/STIsAnnualDataTables/ (last accessed August 2014).

Wong B. Gonorrhoea. Medscape. http://www. emedicine. com/med/topic922. htm (last accessed July 2014).

Patient resources

Bignell C, Unemo M. 2012 European guideline on the diagnosis and treatment of gonorrhoea in adults. http://www. iusti. org/regions/europe/pdf/2012/Gonorrhoea_2012. pdf.

Centers for Disease Control and Prevention. Gonorrhoea-CDC fact sheet. http://www. cdc. gov/std/Gonorrhea/STDFact-gonorrhea. htm.

NHS Choices. Gonorrhoea. http://www. nhs. uk/Conditions/Gonorrhoea/Pages/Introduction. aspx.

(All last accessed July 2014.)

生殖道衣原体感染

定义和术语

生殖道衣原体感染是全球最常见的性传播疾病之一，其在分娩时也可以发生垂直传播。它主要引起生殖器、直肠黏膜和结膜的炎症，但通常没有明显的临床症状。沙眼衣原体是其主要致病菌，是人类特有的具有复杂生命周期的细胞内病原体。

同义名

- 性传播疾病(STD)
- 衣原体喉炎
- 衣原体咽炎
- 肛周衣原体感染
- 直肠衣原体感染
- 衣原体结膜炎
- 新生儿衣原体眼炎

概述

沙眼衣原体的血清型A-C是引起颗粒性结膜炎（沙眼）的主要病原体，也是全球范围内也是导致失明的主要原因之一。生殖道衣原体D-K株是世界上最常见的性传播细菌病原体。血清型L1-L3fr沙眼衣原体主要引起性病淋巴肉芽肿(LGV)。

本章节仅描述由D-K株引起的生殖道衣原体感染。衣原体可以引起很多临床症状，包括尿道炎、宫颈炎、附睾-睾丸炎、盆腔炎综合征、血清阴性反应性关节炎和新生儿眼炎。

流行病学

患病率和发病率

2008年，世界卫生组织报告生殖道衣原体感染和淋病发病率大致一样，每年病例数均超过1亿。然而，生殖器衣原体感染的实际患病率至少是淋病的3倍。

2012 年，英国报道生殖道衣原体感染的发病率约是淋病的 10 倍，报道了 207 000 例。自 20 世纪 90 年代中期以来，英国生殖道衣原体感染的确诊病例稳步上升。一些因素对疾病诊断率的提高起到了重要作用，包括更敏感的诊断方法、性健康筛查的增加以及越来越多地使用 NAATs 筛查无症状的男性同性恋患者[1]。该病在欧洲的发病率和英国类似。在 7 个国家进行的调查显示，斯堪的纳维亚半岛内 18—44 岁人群的生殖道衣原体感染患病率为 1.4%～3.0%，这是所有报告中的最高患病率。

在英国和美国都有随机调查研究。2010 年来自美国的国家数据估计每 10 万人有 426 例。然而，在 15—24 岁女性中患病率高达每 10 万人中有 3400 例；全国范围内调查显示 14—19 岁女性的患病率为 6.8%[2]。

年龄

年龄是衣原体感染的最重要危险因素，25 岁以下人群的衣原体感染率最高，随着年龄的增长，患病率也随之降低（图 30.17）。其他的危险因素还包括在过去一年中有一个新的性伴侣或多个性伴侣，以及没有持续使用避孕套[3]。

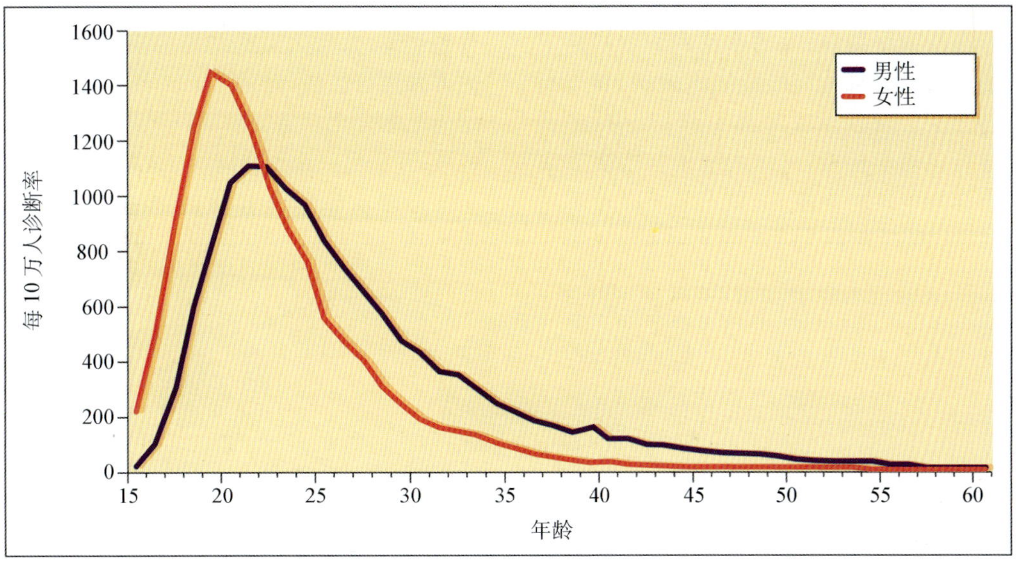

图 30.17　2012 年英格兰按性别和年龄分列的衣原体诊断率。数据来自于常规牙龈诊所的报告，排除了性别被报告为“未知”的病例（政府版权所有，经英国公共卫生部许可转载）

性别

2012 年，英国女性的确诊率比男性高出大约 50%。这与在泌尿生殖医学诊所的数据是相似的，这个差异可能是由于在社区卫生服务中妇女的筛查率要高于男性[4]。

2010 年，美国报道的女性衣原体感染率是男性感染率的 2.5 倍，这很可能与接受筛查的女性人数较多，且伴侣通知率较低相关。

种族

衣原体感染率与任何种族无关。

相关疾病

患者感染一种性病时，往往可能同时合并其他性传播疾病，因此应该对性病人群进行全面的筛查。衣原体感染也可能是获得性反应性关节炎的一个诱因。

病理生理学

发病诱因

年龄小于 25 岁似乎是衣原体感染的主要诱因。在年轻女性中常见的宫颈柱状上皮异位（图 30.18），即在子宫颈上可见柱状上皮，有宫颈柱状上皮异位的女性其衣原体感染的患病率高于无宫颈柱状上皮异位的女性。

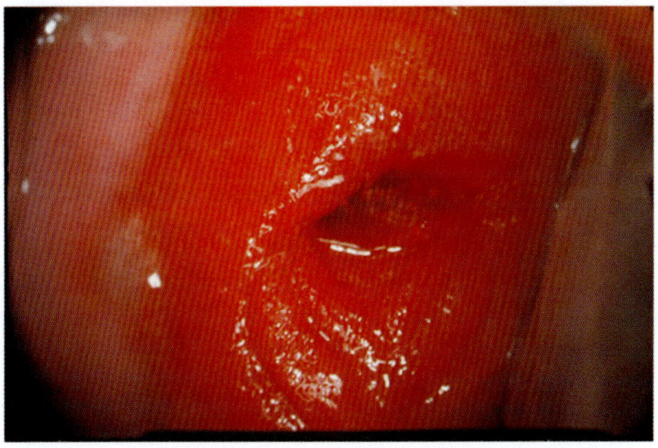

图 30.18　正常宫颈黏液分泌显示异位

组织病理学

亚急性和慢性无症状感染在临床上很常见，如果不治疗，感染可能持续数月或数年。急性期常无症状，这有利于该病的传播，但目前尚不清楚持续的感染状态在维持生殖道衣原体潜伏感染中的确切作用。

衣原体感染的临床表现可能与组织损伤和宿主免疫反应相关，其表现为受感染黏膜瘢痕化。反复感染者后遗症的发生率明显高于单次感染者。沙眼和生殖道衣原体感染情况是类似的。

机体的免疫反应对于病理学的表现是很重要的，但是具体机制尚不清楚，很多机制问题正在小鼠模型中进行研究。在感染早期，宿主的非免疫细胞起到了重要作用。炎症递质的释放可导致细胞损伤，其与炎症细胞的迁移无关。对沙眼衣原体引起的PID患者的组织样本进行组织学检查，可以发现子宫内膜表面上皮和腺腔中存在中性粒细胞、上皮下基质存在淋巴细胞密集浸润、基质浆细胞以及含有转化淋巴细胞的生发中心。特异性Th1细胞应答在控制感染和病理学改变方面都很重要[5]。

致病性病原体

衣原体是专性细胞内寄生菌，不能在人工培养基上培养。它们表现出独特的有两种形式的两阶段生活周期：

- 细胞外，感染性原体(EB)。
- 细胞内，始体(RB)。

当原体附着在宿主细胞上并刺激其吸收时，这个循环就开始了。内化的原体保留在宿主衍生的液泡中，称为包涵体，并分化为更大的活性始体，其通过二元裂变的方式进行扩增，经过8～12轮扩增后，始体非同步性地向原体分化。感染后48～72h，原体子代从宿主细胞释放，开始另一个生命周期(图30.19)。

沙眼衣原体A-K株，主要感染鳞状上皮细胞。

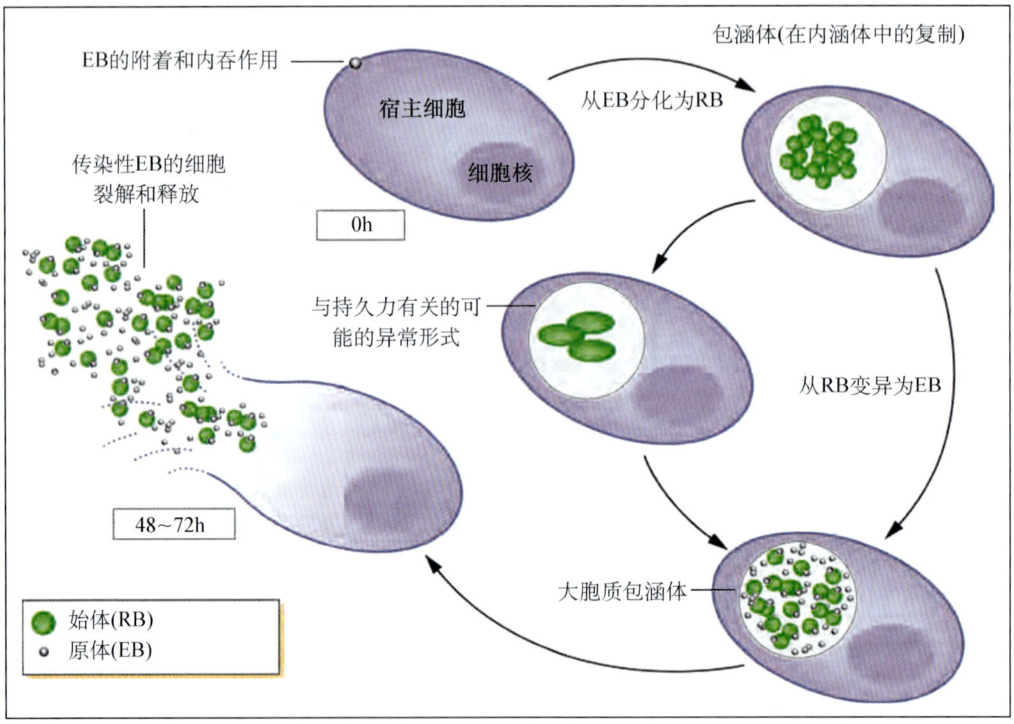

图30.19 沙眼衣原体的生命周期

环境因素

社会经济、行为因素以及性生活的模式会影响感染的风险大小。个人参与的社交网络也将部分决定感染的风险大小。

临床特点

病史

90%以上的女性和50%以上的男性感染后无明显临床症状。很多患者的诊断可能是通过随机筛查、追踪随访高危人群或更换性伴后主动要求检查才发现的。

临床表现

男性患者通常在与感染者性交后1～3周发病，主要表现为前尿道炎的症状和体征，包括黏液性化脓性尿道分泌物和排尿困难(图30.20)。在男性同性恋患者中，可能发生直肠感染，这些通常是无症状的，但有些会出现直肠炎，表现为肛门分泌物、出血和不适[6]。如果出现直肠症状，排除是性病性淋巴肉芽肿(LGV)的可能性很重要。

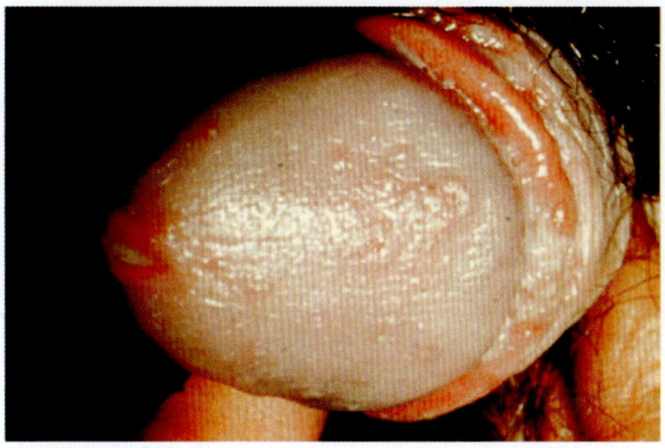

图 30.20 衣原体尿道炎伴有黏膜红斑和黏液脓性分泌物

女性可能会出现各种临床症状，包括性交后或经间期出血，下腹疼痛，阴道分泌物和排尿困难。通常，这些患者有黏液脓性宫颈炎或接触性出血的征象(图 30.21)。

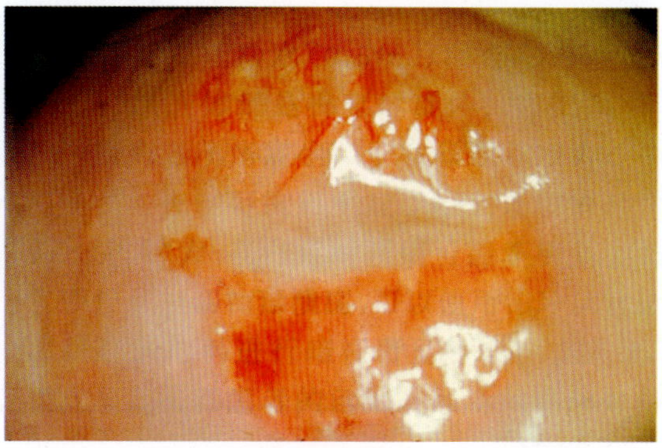

图 30.21 宫颈滤泡形成-隆起、呈白色外观、肿胀呈圆形，都提示可能是衣原体感染

生殖器外感染也会发生。咽部感染通常无症状。眼部感染可导致急性滤泡性结膜炎，常见但不总是与生殖器感染相关(图 30.22)。被感染母亲所生的新生儿可能会发生结膜炎或肺炎，导致发育不良。妊娠期衣原体感染可能与早孕和早产有关。

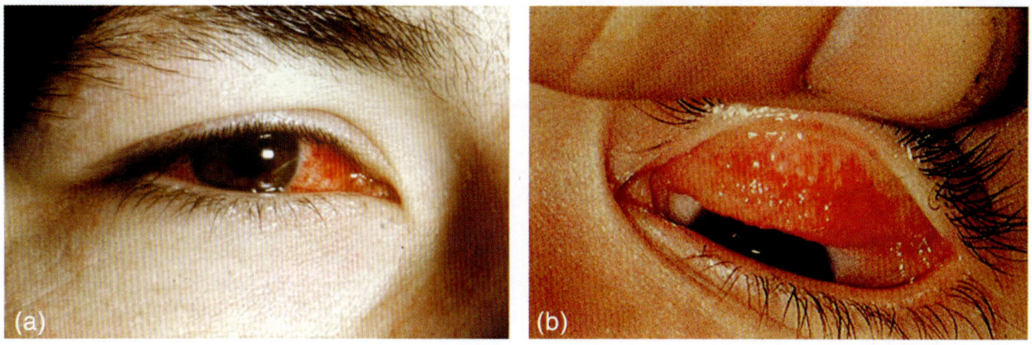

图 30.22 (a)衣原体结膜炎可表现为非特异性的眼部充血与炎症。(b)急性滤泡性结膜炎通常与病毒感染或衣原体感染有关。在沙眼或性病淋巴肉芽肿患者中可见慢性结膜炎

鉴别诊断

主要鉴别诊断以下疾病：

- 淋病
- 直肠性病性淋巴肉芽肿
- 非特异性尿道炎
- 阴道毛滴虫病
- 生殖器疱疹
- 尿路感染
- 盆腔炎
- 异位妊娠
- 宫颈肿瘤
- 避孕相关的异常出血
- 子宫内膜肿瘤

并发症及其概率

并发症主要来源于上行感染和传播，也可能与妊娠和新生儿期有关。

男性上行性感染可导致附睾-睾丸炎。35 岁以下的附睾-睾丸炎患者最有可能由性传播引起。在 35 岁以上的人群中，大肠埃希菌、克雷伯杆菌或肠球菌等泌尿系统病原体的感染率更高。

无论是否合并淋球菌的感染，沙眼衣原体都被认为是导致巴氏囊肿的一个可能原因。在没有治疗的情况下，10%～40%被衣原体感染的妇女会出现 PID，其中大部分患者无症状或有轻微的不典型症状。PID 可导致输卵管相关的不孕、异位妊娠和慢性盆腔疼痛(图 30.23)。随着沙眼衣原体感染的频繁复发，出现 PID 的风险增加，不孕的风险也会增加。Fitz-Hugh-Curtis 综合征表现为肝周炎症引起的右上腹部疼痛[7]。腹腔镜下可见纤维蛋白呈“小提琴弦”样粘连(图 30.24)。这与广泛的输卵管瘢痕和粘连有关。

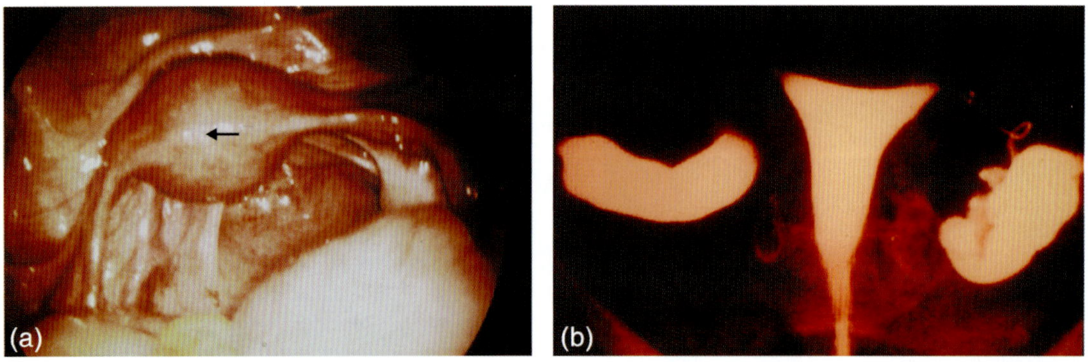

图 30.23 (a)由于衣原体反复感染导致的输卵管卵巢肿胀(箭)。(b)子宫输卵管造影显示输卵管瘢痕和双侧输卵管积水

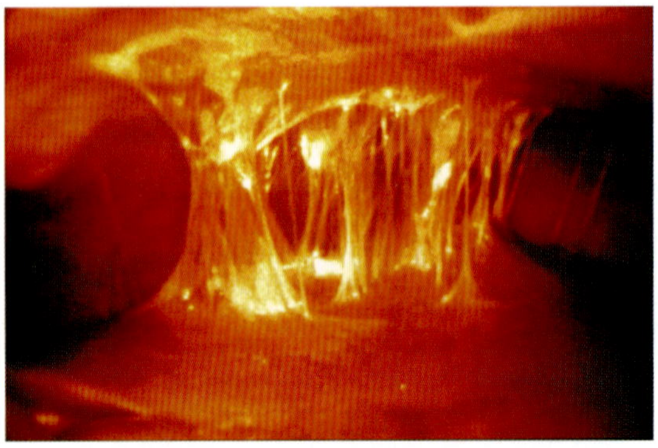

图 30.24 Fitz-Hugh-Curtis 综合征是盆腔炎的并发症,由于肝周炎症导致肝包膜的“小提琴”样粘连

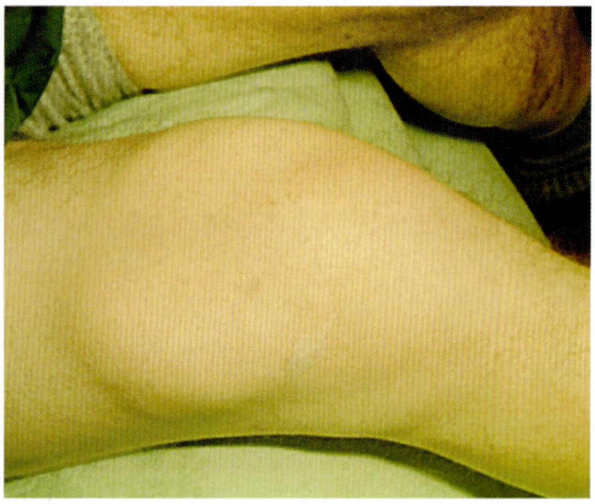

图 30.25 伴有膝关节受累的性病反应性关节炎,导致关节肿胀

衣原体感染与反应性关节炎密切相关,称为性获得性反应性关节炎(SARA)。反应性关节炎可定义为任何部位细菌感染后引发的无菌炎症性关节炎(图 30.25);80%反应性关节炎患者有尿道炎或衣原体病史,在感染衣原体的患者中,SARA 的发生率为 0.8%~4%。它是一种血清阴性、不对称、有或无关节外症状的脊柱关节病,关节外症状包括:

- 黏膜皮肤的表现,包括环状龟头炎(图 30.26)、口腔和直肠黏膜的糜烂以及脓溢性皮肤角化病(图 30.27)
- 虹膜炎和结膜炎

虽然有证据表明衣原体可能在患者的滑膜组织中呈持续潜伏感染的活跃状态,但长期应用抗生素治疗仍存在争议;不过在 2010 年发表的一项小型随机对照试验表明,这种治疗方法可能有一定的临床价值[8]。

病程和预后

尽管衣原体再次感染很常见,并且增加了并发症的风险,但是及时和适当的治疗可以治愈感染并预防

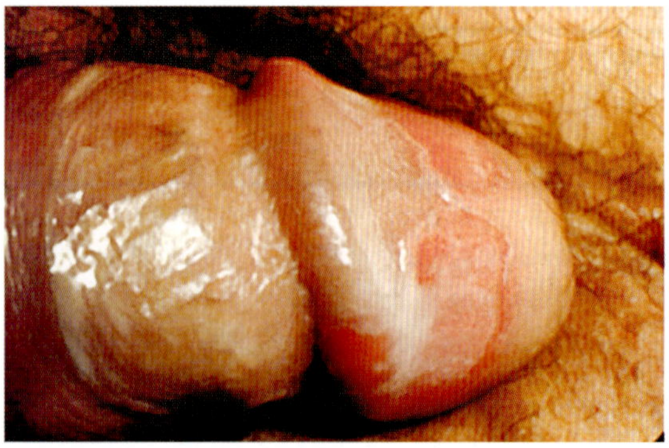

图 30.26 患有性病反应性关节炎的患者阴茎上有轻微凸起边界的瘢痕和环状病变

并发症[9]。PID 的发生率及其引起的生育能力下降的概率很难预测,且这是一个有争议的话题。其发生的风险取决于临床症状的严重程度和诊断方法[10,11]。

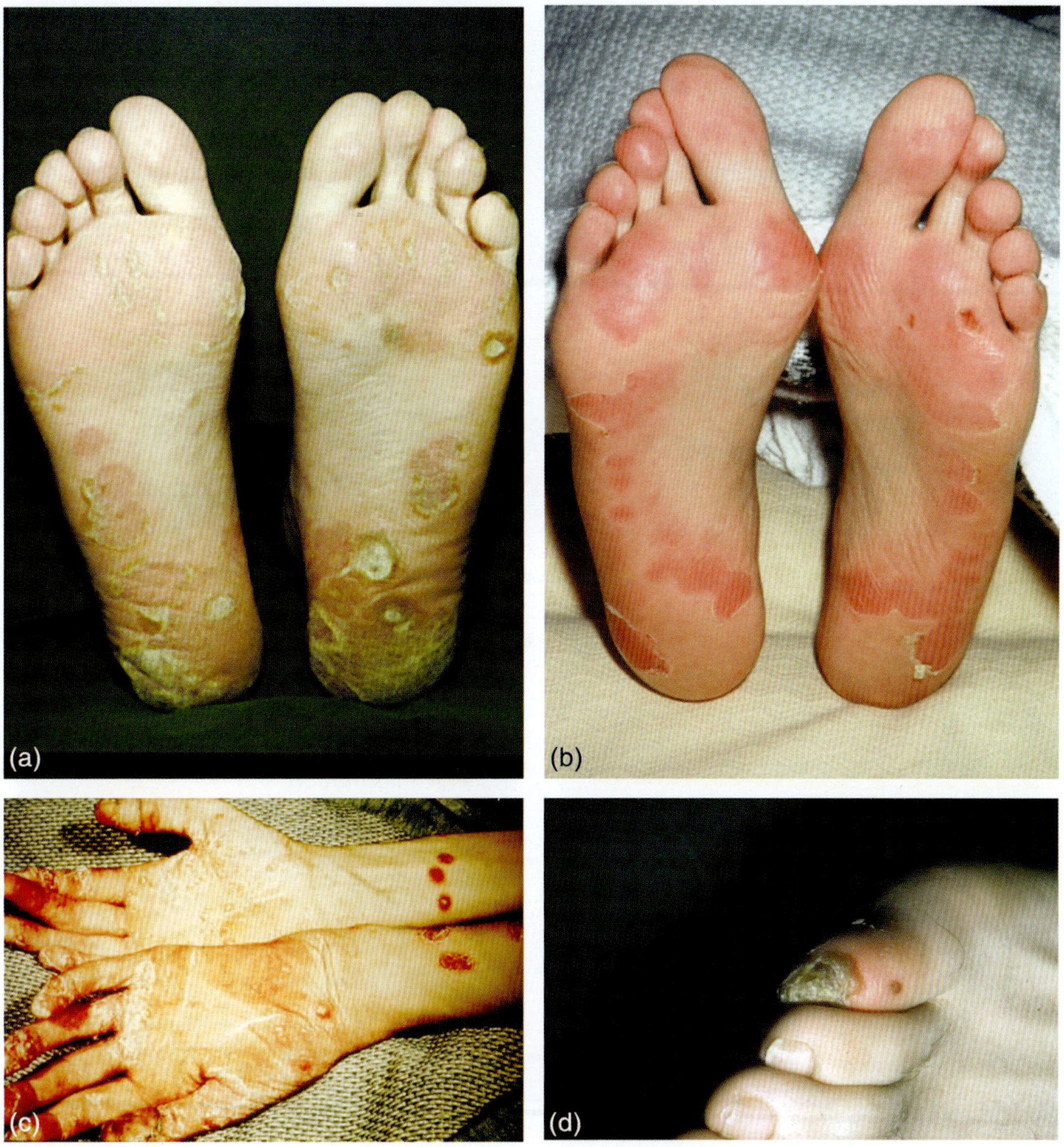

图 30.27　(a)脓溢性皮肤角化病(KDB)见于反应性关节炎，可能是性传播或胃肠道病原体的结果。(b)治疗后的 KDB。(c)严重的 KDB 影响手和手臂。(d)趾甲的 KDB

实验室检查

直接镜检可以看到被感染的上皮细胞内碘染色阳性的包涵体，但该检查方法灵敏度低，基本上已被摒弃(图 30.28)。

核酸扩增试验是目前唯一推荐的衣原体诊断试验。其测试种类和技术包含很多种，而且通常特异性>90%。2006 年，瑞典报道了沙眼衣原体的一个新的变种，它在所有菌株共有的隐性质粒中有着 377 bp 的缺失。该突变菌株可被一些商业的沙眼衣原体检测产品的检测出[12]。在实验室检查时需要选择一种能检测瑞典变体的 NAAT。

所有 NAATs 在检测到 LGV 阳性样本时会认为是衣原体阳性感染，但无法区分 LGV 和非 LGV 感染。应根据当地的指南对衣原体阳性样本进行基因分型以确定是否 LGV 感染。

男性可选择晨起第一次尿液作为标本，女性可选择自取阴道拭子或宫颈内拭子。在男性同性恋和性工作者中，咽部和直肠测试也可能是阳性，NAATs 是唯一推荐的检测指标。结膜取样在某些情况下对于临床诊断也有意义。尽管美国食品药品监督管理局(FDA)未批准 NAATs 的使用，但 NAATs 的使用已得到充分验证。

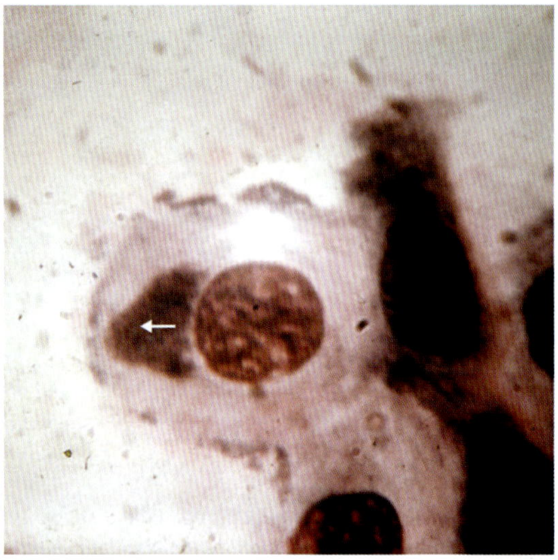

图 30.28 用碘染色的上皮细胞的细胞质中的包涵体(箭)

阶梯疗法

单纯感染

一线治疗

• 阿奇霉素 1g 立即(包括怀孕)

二线治疗

• 强力霉素 100mg b. d. ,持续 7d

三线治疗

• 氧氟沙星 200～300mg b. d. ,连续 7d
• 阿莫西林 500mg,每天 4 次,连续 7d(仅限怀孕使用)

混合感染

衣原体 PID

• 单剂量头孢曲松 500mg,肌注＋口服强力霉素 100mg,每日 2 次,甲硝唑 400mg,每日 2 次,共 14d

或者

• 氧氟沙星 400mg,每天 2 次口服＋甲硝唑 400mg,每天 2 次口服,持续 14d(如果淋病的可能性不大)

附睾睾丸炎

• 单剂量头孢曲松 500mg,肌注＋多西环素 100mg,每天 2 次口服,持续 10～14d

或者

• 氧氟沙星 200mg,每天 2 次口服,持续 14d(如果淋病的可能性不大)

衣原体相关反应性关节炎

• 休息
• 非甾体类抗炎药
• 寻求专家意见

衣原体细胞培养不再被推荐用于常规筛查或诊断。伦敦的性传播细菌参考标准实验室提供了一项基于培养的初级诊断服务,主要用于对多西环素或阿奇霉素的治疗没有效果的持续性生殖器感染患者。衣原体的血清学检查包括较旧的微免疫荧光技术和较新的酶免疫分析,在非 LGV 沙眼衣原体感染的常规治疗中没有临床意义。

治疗

如果已经确诊,或者与已知感染者有性接触史,就需要正规治疗。衣原体患者应始终接受全面评估和筛查,以了解是否伴有其他性传播疾病和艾滋病的感染,要求协助通知自己的性伴,并提供非批评性的心理教育、咨询和支持。在他们和性伴侣接受治疗且症状得到缓解后,应要求他们在 7d 内避免性生活。

沙眼衣原体的耐药性很少报道,单剂量阿奇霉素是首选治疗方法。但其未被许可用于怀孕期患者的治疗,但世界卫生组织建议使用,且至今没有不良反应报道。

在复杂感染病例中,应采用更长的疗程,这可能需要遵循专家的建议。

Resources

Further information

British Association of Sexual Health and HIV (BASHH) Clinical Effectiveness Group(CEG). United Kingdom national guideline on the management of sexually acquired reactive arthritis 2008. http://www.bashh.org/documents/1772.pdf.

British Association of Sexual Health and HIV (BASHH) Clinical Effectiveness Group (CEG). Chlamydia trachomatis UK testing guidelines. http://www.bashh.org/documents/3352.pdf.

Health Protection Agency website for Public Health England for epidemiological information: http://www.hpa.org.uk/.

Holmes KK, Sparling PF, Stamm WE, et al., eds. Sexually Transmitted Diseases, 4th edn. New York: McGraw Hill, 2008.

Lanjouw E, Ossewaarde JM, Stary A, Boag F, van der Meijden WI. 2010 European guideline for the management of Chlamydia trachomatis infections. Int J STD AIDS 2010;21(11):729-37.

Medscape. Chylamydial genitoruinary infections. http://emedicine.medscape.com/article/214823-overview.

(All last accessed July 2014.)

Patient resources

Centers for Disease Control and Prevention. Chlamydia-CDC fact sheet. http://www.cdc.gov/std/Chlamydia/STDFact-Chlamydia.htm.

NHS Choices. Chylamydia. http://www.nhs.uk/conditions/Chlamydia/Pages/Introduction.aspx.

(Both last accessed July 2014.)

性病淋巴肉芽肿

定义和术语

性病淋巴肉芽肿(LGV)是一种由细胞内沙眼衣原体的三种血清型之一(L1～L3)引起的性传播感染。L2 是最常见的致病株。

> **同义名**
> - 热带或气候性腹股沟腺炎
> - Durand-Nicholas-Favre 病
> - 腹股沟淋巴肉芽肿

概述

2003 年以前,性病淋巴肉芽肿在工业化国家很少见。之后,在男性同性恋人群中又开始感染流行[1]。很多感染 HIV 的男同性恋患者感染后,容易并发丙型肝炎。LGV 目前在英国的男性同性恋中高度流行,而异性恋中没有明显传播。大多数患者表现为直肠炎综合征,而不是腹股沟淋巴结炎。

流行病学

患病率和发病率

性病淋巴肉芽肿在非洲、亚洲、加勒比、中美洲和南美等热带国家长期流行。经典的传播途径是性接触传播,表现为生殖器溃疡伴局部化脓性淋巴结炎[2]。它在发达国家很少见,主要表现为从流行国家返回的旅行者带来的输入性感染。然而,自 2003 年以来,欧洲各地报道了一系列出现直肠结肠炎的 LGV 病例,主要为艾滋病感染的男性同性恋患者(图 30.29 和图 30.30)[3,4]。在欧洲地区伴随直肠结肠炎症状的 LGV 更为常见,而在热带地区中则多发生典型的 LGV 表现。典型的 LGV 更常见于热带国家,包括南非、西非、马达加斯加、印度、东南亚和加勒比地区。

年龄

性病淋巴肉芽肿可发生于所有年龄段的性活跃成人中。

性别

典型的感染可发生于任何性别。LGV 性直肠炎的报道几乎完全局限于男性同性恋患者,其中大多数是艾滋病毒感染者[4]。在欧洲,包括妇女在内的异性恋者中只有少量病例报道[5,6]。

种族

目前没有已知的种族易感性。

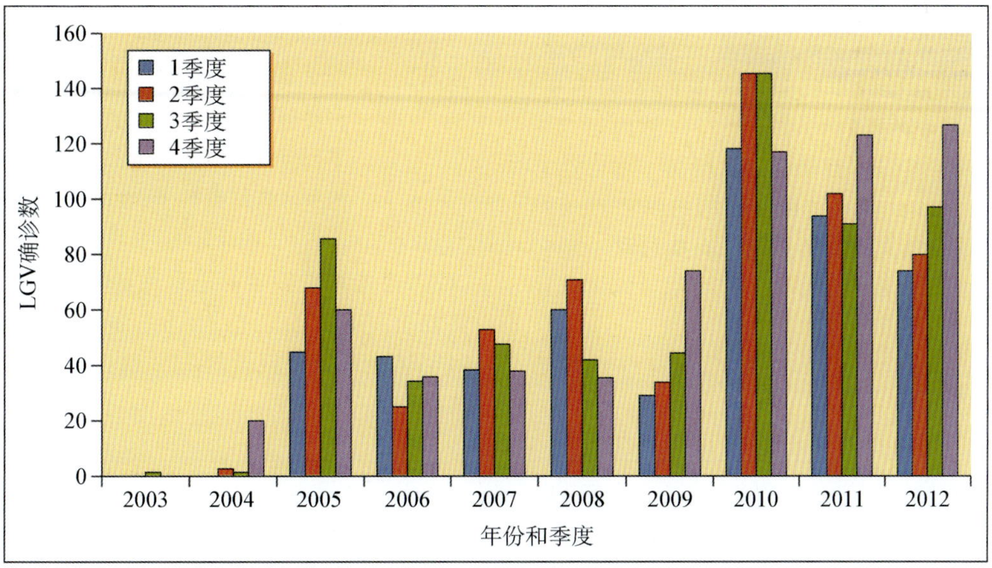

图 30.29 2003－2012 年英国实验室确诊的性病淋巴肉芽肿(LGV)病例(政府版权所有,经英国公共卫生部许可转载)

第3部分

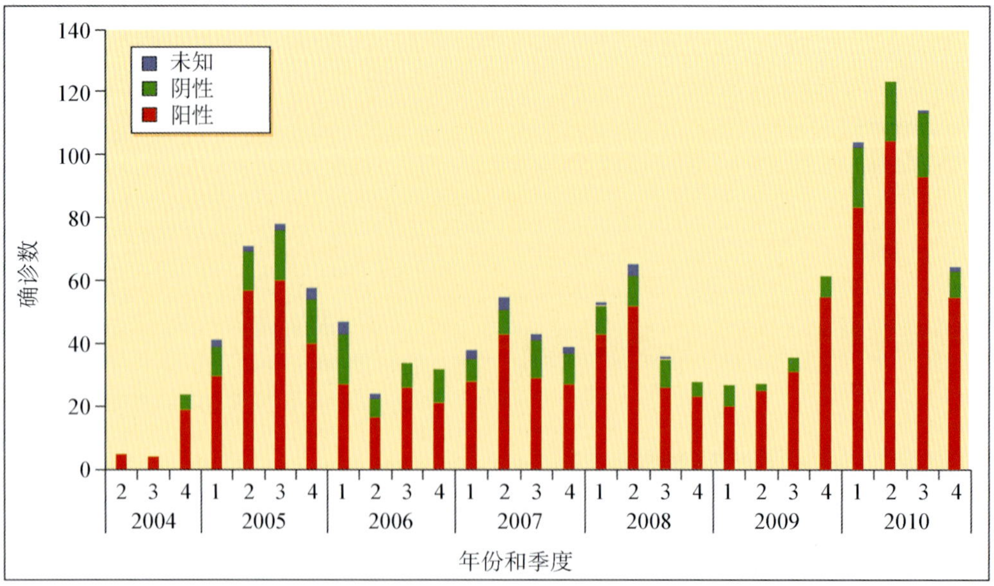

图 30.30 2004—2010 年英国艾滋病病毒感染下的性病淋巴肉芽肿(LGV)诊断数量(政府版权所有,经英国公共卫生部许可转载)

相关疾病

男同性恋患者中的淋巴肉芽肿性病性直肠炎通常与合并感染 HIV 和丙型肝炎有关。

病理生理学

发病诱因

许多男同性恋者都承认,他们的性行为风险很高,包括未使用保护措施的肛交、拳交和共用性玩具;这些行为通常与性派对有关[4]。

病理学

该致病菌从最初病变部位扩散到局部淋巴结。主要病理过程为血栓性淋巴管炎和淋巴管周围炎。淋巴结内出现多个坏死病灶(图 30.31),其内可以看到多形核白细胞、淋巴细胞和浆细胞浸润。淋巴结坏死区域扩大合并形成星状脓肿。随后的淋巴结炎可导致多腔隙脓肿、瘘管和窦道形成。炎症过程一般持续数周至数月,随后出现纤维化。纤维化导致淋巴结结构破坏,进一步形成慢性水肿和硬结。

直肠的病理过程包括黏膜溃疡、肉芽肿组织形成、隐窝炎和隐窝脓肿,且不会形成扭曲的隐窝结构。肉芽肿的形成过程可能会影响肠壁,随后的纤维化可能导致肠道狭窄形成。

致病性病原体

性病淋巴肉芽肿是一种由血清型 L1～L3 的专性细胞内细菌沙眼衣原体引起的性传播感染。根据主要外膜蛋白的免疫原性的表位分析,沙眼衣原体可分为 15 个血清型。只有血清型 L1～L3 会引起

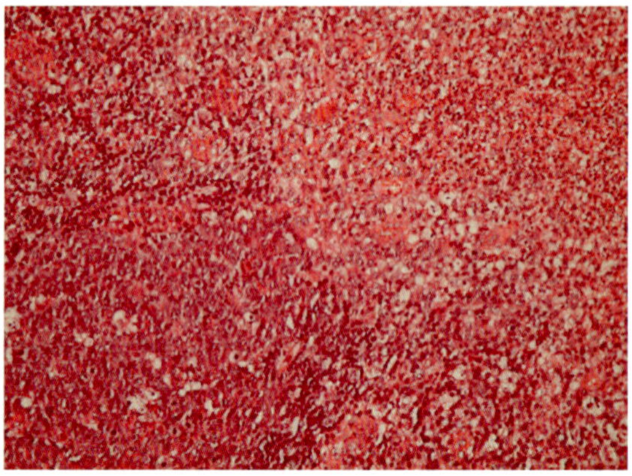

图 30.31 为炎症性淋巴结的一部分,包括滤泡中心(左下)、炎症和坏死的多形中性粒细胞病灶(中央与上右)(由 K. Suvarna 博士提供)

LGV,可能与它们嗜淋巴组织的特性相关[7]。根据氨基酸差异,L2 血清型可进一步分为 L2、L′、L2a 和 L2b,体会最近被报道的 L2c 和 L2g[8,9]。

临床特点

病史

患者主诉生殖器溃疡、腹股沟肿胀或直肠分泌物和出血。疾病晚期表现为生殖器慢性水肿。

临床表现

性病淋巴肉芽肿一般分为三期(表 30.1):早期(短暂溃疡、直肠炎)、中期(腹股沟淋巴结增大)和晚期(生殖器肛门直肠综合征)。早中期感染可能很难被诊断。

表 30.1 性病淋巴肉芽肿分期

分期	潜伏期	临床特点
一期	3～30d	接种部位的小丘疹/脓疱/溃疡可自行愈合 肛交者可发生无瘢痕性出血性直肠炎
二期	数天至数周	引流区淋巴结受累 典型表现：单侧或双侧腹股沟和(或)淋巴结增大(沟槽征) 如果原发性感染发生在直肠，则会影响髂深淋巴结，但仍未被发现。这种情况也可能发生在女性，因为宫颈或阴道上部区域引流到直肠周围淋巴结 淋巴结可能合并形成 bubo 或脓肿，随着瘘道或窦道的发展可能自发破裂 可能有全身症状，如不适和发热
三期	慢性未经治疗的感染后数年	慢性肉芽肿性炎症过程，造成淋巴管阻塞，狭窄和畸形，如生殖器象皮肿和女性生殖器蚀疮

早期

一般指的是感染后 3～30d。其特征是在感染部位出现暂时性丘疹或溃疡，且往往会被患者忽略（图 30.32）。皮损通常单一，表现为非硬结性的浅溃疡、脓疱或丘疹，伴或不伴有疼痛，愈合迅速，不留瘢痕。男性常常见于冠状沟，女性多累及阴道后壁、阴道或外阴，偶尔发生在宫颈。患者可能不会注意到病变，特别是发生肛交时很容易造成接种传染。生殖器外的病变可表现为，男同性恋患者的肛周溃疡、裂隙[10]，以及唇部、口腔和外生殖器淋巴结的病变。曾有男性同性恋患者发生咽喉部感染的病例。LGV 可表现为有症状的咽部溃疡以及无症状病原携带者[11]。

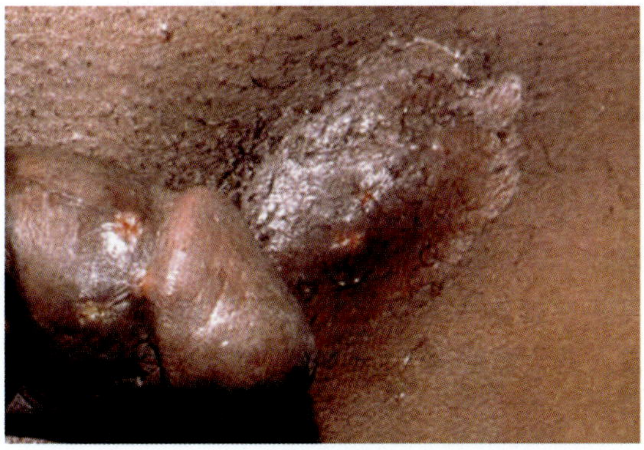

图 30.32 性病性淋巴肉芽肿一期，生殖器溃疡

出血性直肠炎是肛交感染的主要表现形式。这表现为直肠炎/直肠结肠炎，并且可能是出血性的。患者可能出现化脓、黏液或血性肛门分泌物、直肠疼痛、便秘。直肠镜检查可能显示溃疡性直肠炎。可能有伴随的体质症状，如发热和不适。在英国，无症状的直肠沙眼衣原体感染通常为非 LGV 衣原体。

中期（淋巴结病、淋巴结炎或腹股沟横痃）

中期平均发生在早期后 2～6 周。中期临床表现通常发生在异性恋中，表现为典型症状伴有腹股沟和（或）股淋巴结增大。淋巴结病通常是单侧的，伴有腹股沟淋巴结增大、变软、疼痛（图 30.33）。约 1/3 的患者可能有典型的“沟槽征”——一种由股骨和腹股沟淋巴结在腹股沟韧带上方和下方增大引起的沟槽状凹陷（图 30.34）。沟槽征被认为是 LGV 的典型特征，但只出现在 20%的病例中。腹股沟淋巴结炎可能会化脓和破溃，导致多处破溃排脓，并形成慢性瘘。

女性腹股沟/股淋巴结炎较男性少见。这可能是因为女性主要的受累部位通常是阴道、宫颈、后尿道或直肠，这些部位淋巴回流入直肠周围或髂深淋巴结。在女性中，淋巴结病的表现可能与盆腔炎、阑尾炎或输卵管脓肿相关。

全身症状可表现为发热、发冷、不适、厌食、体重减轻、肌痛和关节痛等。近年来在男性同性恋患者中，报道了几例 LGV 直肠炎后发生的反应性关节炎[12]。

绝大多数患者，在中期后恢复，一般没有后遗症。

晚期（genito-ano-rectal 综合征）

一些患者未经治疗可以发展为晚期感染。沙眼衣原体会引发慢性炎症反应，并破坏相关周围组织引起直肠炎和直肠结肠炎。这可能发生在感染后的几年内。由此产生的纤维化导致淋巴阻塞和生殖器淋巴水肿。女性可发展为外阴水肿（象皮肿），形成息肉样生长、瘘管形成、溃疡和慢性肉芽肿性损害，外阴损毁与女阴蚀疮（希腊语意为“吃光”）。这些最常见于女性的症状表明，这是腹膜后淋巴管而不是腹股沟淋巴管的参与导致的。象皮肿可能影响男性生殖器，导致阴茎水肿和畸形。

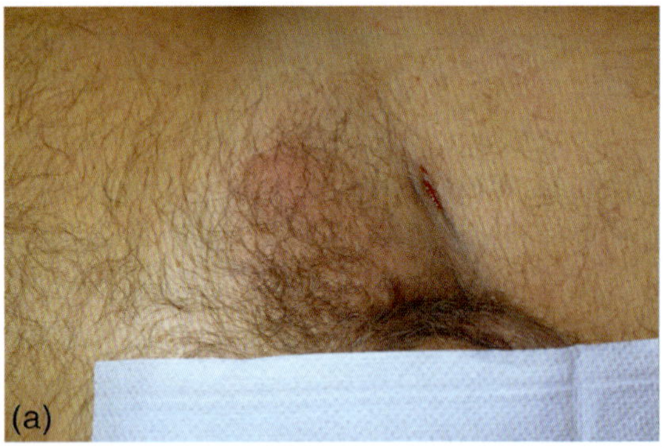

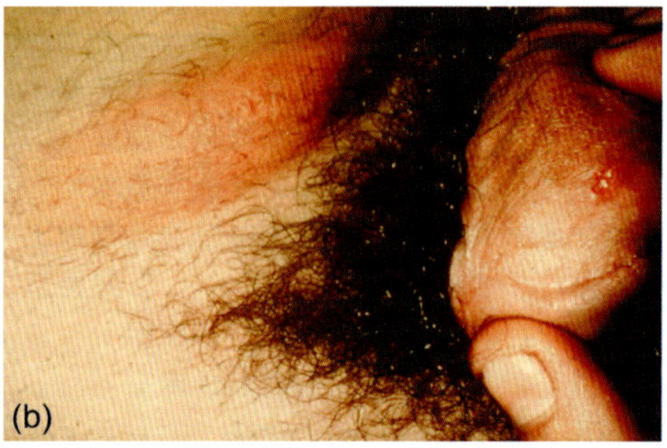

图 30.33 (a,b)性病性淋巴肉芽肿(a 部分,E. Powles 博士提供)

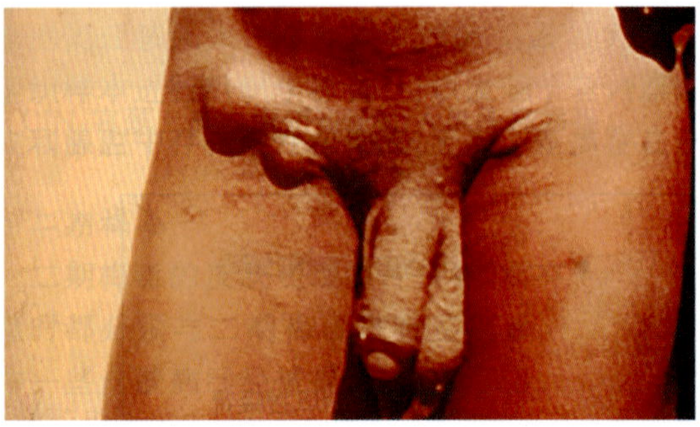

图 30.34 性病性淋巴肉芽肿特有的沟槽征晚期

鉴别诊断

在诊断生殖器溃疡、腹股沟淋巴结炎、直肠结肠炎或直肠狭窄的患者时,必须考虑到性病性淋巴肉芽肿。

LGV 相关性肠炎与炎症性肠病表现相似,故常常被误诊;因为患者可能伴有无特征性淋巴结病的直肠结肠炎,并且具有相似的内镜和组织病理学表现[13]。如果炎症性肠病治疗无效,尤其是如果患者有肛交史或直肠衣原体检测结果阳性,则必须考虑 LGV 直肠结肠炎的诊断。

LGV 引起的生殖器溃疡与生殖器疱疹、原发性梅毒或软下疳并无不同,因此需要仔细的鉴别诊断。

炎症性肠病是 LGV 相关性直肠炎的一个重要鉴别诊断。其他鉴别诊断包括肛裂、肠内感染、其他性传播疾病,如淋病、梅毒、单纯疱疹、沙眼衣原体血清型 D-K 的感染、人乳头瘤病毒(疣),以及 HIV 阳性患者的巨细胞病毒感染。

并发症及其概率

晚期并发症包括直肠狭窄伴或不伴直肠炎和结肠炎、肛周脓肿、会阴瘘、直肠阴道瘘和尿道瘘。肠梗阻可能由肠道狭窄引发。有报道与直肠癌有关。

病程和预后

早期治疗可改善预后并减少传播。

实验室检查

如果在感染部位检测到沙眼衣原体血清型 L,可以确诊为沙眼衣原体感染。常用的诊断方法是使用 NAATs 检测沙眼衣原体核酸,并通过实时 PCR 检测确认 LGV 特异性 DNA,该方法具有较高的敏感性和特异性,因此基本上取代了传统方法。标本可以从溃疡、直肠、膀胱抽吸、咽部、淋巴结抽吸、组织活检和晨尿等中采集,结果显示样本可以进行良好的 PCR 检测[14]。新型 NAATs 已被设计用于 LGV-DNA 的初步检测,但目前还没有在临床上常规应用[15-17]。

如果直肠拭子检测在显微镜下看到很多的多形核白细胞可预测 LGV 直肠炎[18]。

使用补体固定试验或免疫荧光分析的血清学检测已被沙眼衣原体 NAATs 检测替代。血清学检测不能区分既往感染和当前感染。弗莱试验是基于对纯化的衣原体抗原的超敏反应阳性进行检测的,现已过时,仅具有历史意义。

治疗

所有患者均应进行详细检查,排除其他性传播感染的可能。早期治疗对预防晚期并发症很重要。长疗程的抗生素治疗对该病是至关重要的(至少 3 周)[19]。肿大的腹股沟淋巴结可能需要通过从健康

阶梯疗法

一线治疗

- 多西环素 100mg,每日 2 次,口服 21d

二线治疗

- 红霉素 500mg,每日 4 次,口服 21d

三线治疗

- 阿奇霉素每周口服 1g,连续 3 周(虽然缺乏临床资料,但基于其衣原体抗菌活性,可能是有效的)

的邻近皮肤进行穿刺抽吸，但由于存在并发症（如窦道形成）的风险，应避免手术切除。慢性并发症，如瘘管和肠道狭窄，可能需要手术来减轻症状。患者应该积极通知其性伙伴。

Resources

Further information

British Association for Sexual Health and HIV (BASHH). BASHH Clinical Effectiveness Group Guidelines for the management of lymphogranuloma venereum. www. bashh. org/guidelines.

Centers for Disease Control and Prevention. Sexually transmitted disease treatment guidelines, 2010. http://www. cdc. gov/std/treatment/2010/genital-ulcers . htm#lymphogranuloma.

(Both last accessed July 2014.)

Patient resources

International Union Against Sexually Transmitted Infections (IUSTI), patient informationleaflet on lymphogranuloma venereum: http://www. iusti. org/regions/europe/pdf/2010/PIL_LGV. pdf.

Terence Higgins Trust. Patient information on LGV. http://www. tht. org. uk/sexualhealth/About-STIs/LGV.

(Both last accessed July 2014.)

软下疳

定义和术语

软下疳是 1917 年英国立法规定的三种性病之一，是一种由杜克雷嗜血杆菌引起的生殖器溃疡病(GUD)。虽然以前流行，但目前在大多数发达国家已很少见。在英国，从经济较落后地区回来的旅行者通常会把病原菌带回国造成传播。

同义名

- 莫勒溃疡
- 软性下疳
- 杜克雷病

概述

软下疳是一种累及生殖器区域的急性溃疡性疾病，常与可见的淋巴结炎（腹股沟横痃）有关。由于这种疾病有助于艾滋病毒的传播和诱导机体对抗菌药物产生抵抗，因此重新引起了大家的关注。

流行病学

患病率和发病率

在非洲和亚洲的许多发展中国家，软下疳曾是最常见的生殖器溃疡的原因之一，但现在已经比较少见了[1,2]。这可能与缺乏诊断实验室的发展中国家引入了生殖器溃疡综合管理方案和生殖器疱疹诊断方法的措施有关。在发展中国家，由于外来劳动力和性工作者较多，软下疳尤为常见。

在工业化的国家和地区，软下疳已经很少见。偶尔在欧洲和北美，有偶发性软下疳的暴发，常常和外国输入性感染相关。

年龄

性活跃的各个年龄段均可发病。

性别

临床确诊的感染在男性中更常见，而女性多是潜伏感染。

种族

通常见于非洲或亚洲患者，但不存在已知的种族易感性倾向。

相关疾病

在许多非洲研究中，常见杜克雷杆菌与梅毒螺旋体或单纯疱疹病毒的合并感染。软下疳也可以促进艾滋病的传播。

病理生理学

病理学

皮肤或黏膜的创伤或微擦伤可导致病原体渗透进入表皮中。随后在局部组织中的反应导致淋巴细胞、巨噬细胞和粒细胞在上皮内聚集。细胞免疫反应主要是来源于单核细胞，包括 CD4、CD8 阳性的 T 淋巴细胞和巨噬细胞。继发于软下疳的淋巴结炎是一种化脓性炎症反应。表皮内病变导致出现红斑丘疹，最终形成脓疱。脓疱经过中央坏死并扩大后，形成一种具有病理性特征、柔软的、无硬结的溃疡，边缘暗淡，底部有灰色或黄色、坏死、化脓性渗出物。相对面溃疡是在原发性溃疡对应的皮肤上的形成的自体接种性溃疡。局部淋巴结炎症，可形成单个波动性脓肿，并自发破裂形成慢性排脓。

致病性病原体

致病微生物是杜克雷嗜血杆菌，一种革兰阴性兼性厌氧球杆菌。

遗传学

该病原体与其他嗜血杆菌具有相似的生长要求和生化特性，但通过 rRNA 分析显示其与巴氏杆菌科放线杆菌群的联系更为密切。它有一个 1.7Mb 大小的独立的染色体。通过质粒和染色体介导的机制，该病原体很容易产生耐药性。在皮损处的病原体一直是在细胞外存在，使其能够避免粒细胞和巨噬细胞的吞噬，并通过产生各种毒素和细胞因子介导免疫损伤[3]。

性别

该病更常见于未经包皮环切的男性。

临床特点

病史

潜伏期通常较短，一般为 3～10d。可能与流行地区的人发生过性接触，或者是与性工作者发生过性接触。软下疳的特征是疼痛性的肛周或生殖器溃疡和淋巴结炎，并可能进展为腹股沟淋巴结炎。

临床表现

原发性皮损多见于接种部位，呈炎症性丘疹，逐渐形成小脓疱并发展成溃疡（图 30.35）。脓疱中心的坏死会导致明显的疼痛，形成质软且边界不清的溃疡。原发性溃疡的自身接种可能导致在相对的皮肤表面形成多个相对面溃疡。该病更常见于未行包皮环切的男性中，可能位于包皮、系带、冠状沟、龟头、阴茎表面和阴茎体上。肛周病变多见于男同性恋患者中。在女性患者中，可在阴道口处或阴唇处发现病变；阴道和宫颈病变通常会被忽视（图 30.36）。在超过 1/3 的患者中，伴随着腹股沟淋巴结炎，可能进展到化脓性腹股沟脓肿形成（图 30.37）。化脓性腹股沟脓肿一般来说都是单侧发生，可能会发生自发性波动和破裂，形成腹股沟溃疡和窦道（图30.38）。生殖器外的临床表现可通过自体接种发生。有文献报道嘴唇和口腔处的皮损表现。

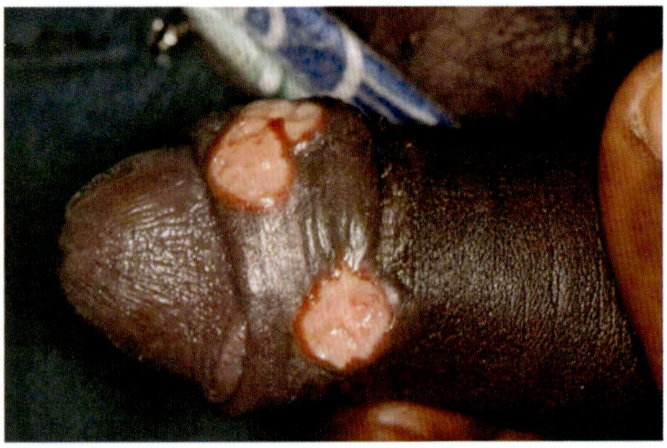

图 30.35 阴茎软下疳（由 Lewis 博士提供）

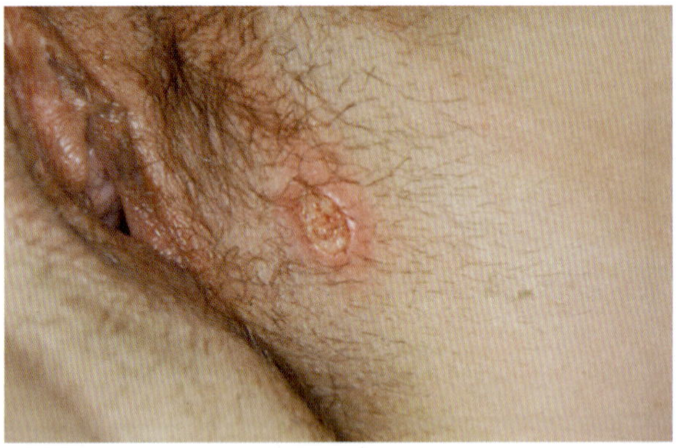

图 30.36 女性软下疳

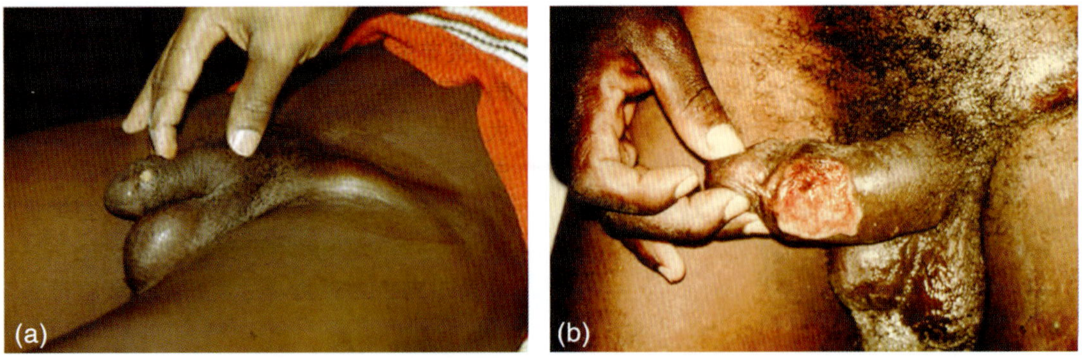

图 30.37 (a)阴茎软下疳伴腹股沟淋巴结炎。(b)巨大阴茎软下疳伴腹股沟淋巴结炎

临床变异

在免疫抑制程度较高的 HIV 感染患者中，临床症状和表现可能持续时间更长，愈合较慢，而且可能皮损更多，且对单剂量治疗方案效果很差。及时诊断和治疗软下疳可能会抑制艾滋病毒复制的增加[4]。

鉴别诊断

包括梅毒和单纯疱疹，他们也会引起生殖器溃疡。

并发症及其概率

并发症包括继发感染后的包茎和崩噬性溃疡，可能导致生殖器畸形。有报道在没有生殖器病变的患

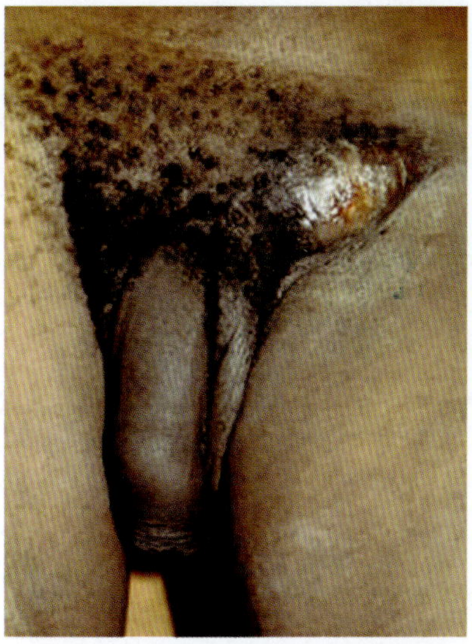

图 30.38　淋巴结炎症肿大引起的流脓

者，可能出现慢性皮肤溃疡[5-7]。

病程和预后

如果不及时治疗，患者可能会出现并发症，并加快艾滋病毒的传播。

实验室检查

如果在潜伏期后出现疼痛性溃疡，并随后形成有或无窦道的单侧脓肿，则应怀疑该病。在英国的大多数诊断实验室里，杜克雷嗜血杆菌的检测并不是常规检查。

通过显微镜直接涂片镜检，可以显示病原体呈鱼群状，但这种方法敏感性和特异性较低，不再推荐使用。

杜克雷嗜血杆菌是一种非常挑剔的细菌，很难培养。从溃疡基质或腹股沟淋巴结脓液中取材，培养敏感性较差，在英国没有合适的转运递质和培养设施。

PCR 技术的应用使软下疳的实验室诊断发生了革命性的变化。这些检测方法具有可以同时检测其他相关病原体的优点，特别是梅毒螺旋体和单纯疱疹病毒。在有适当设施的情况下，应对从流行国家返回的可疑病灶患者或其伴侣进行 PCR 检测[8]。

生殖器溃疡病通常有一个混合的病因，因此对其他生殖器病原体的检测是必要的，尤其是对梅毒和艾滋病毒的血清学检测。血清学检查可能在流行病学研究中有用，但这些在常规患者的管理中并非必须。

治疗

及时的抗生素治疗对于降低并发症的风险以及降低传播艾滋病毒的风险至关重要。确诊后患者应该及时通知性伙伴。

单剂量环丙沙星、阿奇霉素或头孢曲松治疗的治愈率超过 90%[9,10]。单剂量方案的优势在于患者的依从性比较高。然而，HIV 阳性患者易治疗失败，在合并感染的患者中应避免使用阿奇霉素。甲砜氯霉素是另一种可选择治疗药物[11]。世界卫生组织提出了在没有适当实验室诊断的情况下，治疗生殖器溃疡的综合方案。在穿刺腹股沟脓肿时，应小心地将针头从周围正常皮肤区域插入波动明显脓肿中进行抽吸，尽量避免自发性破裂造成并发症的发生。

阶梯疗法

一线治疗

- 阿奇霉素 1g，一次口服

或

- 头孢曲松 250mg，一次肌注

二线治疗

- 环丙沙星 500mg 口服，每日 2 次，连续 3d

或

- 红霉素 500mg 口服，每日 4 次，连续 7d

Resources

Further information

British Association for Sexual Health and HIV (BASHH). BASHH Clinical Effectiveness Group Guidelines for the management of chancroid. www.bashh.org/guidelines (last accessed July 2014).

Centers for Disease Control and Prevention. Sexually transmitted disease treatment guidelines, 2010. http://www.cdc.gov/std/treatment/2010/genital-ulcers.htm#lymphogranuloma (last accessed July 2014).

Kemp M, Christensen JJ, Lautenschlager S, et al. European guideline for the management of chancroid, 2011. Int J STD AIDS 2011;22(5):241-4.

World Health Organization. Guidelines for the management of sexually transmitted infections. http://apps.who.int/medicinedocs/en/d/Jh2942e/3.2.html#Jh2942e.3.2 (last accessed July 2014).

Patient resources

NSW Government. Communicable diseases factsheet: chancroid. http://www.health.nsw.gov.au/Infectious/factsheets/Factsheets/chancroid.pdf (last accessed July 2014).

腹股沟肉芽肿

定义和术语

腹股沟肉芽肿是在某些热带国家中常见的一种生殖器溃疡性疾病，其流行具有区域性。在英国很少见。致病菌是肉芽肿荚膜杆菌。

> **同义名**
> • 杜诺凡病。腹股沟肉芽肿最早由 McLeod 于 1882 年报道，又称为杜诺凡病是为了纪念 Donovan，是他首先发现了致病菌——肉芽肿荚膜杆菌。

概述

腹股沟肉芽肿在英国和西方国家很少见。在某些热带国家和地区会有小的流行。它是引起生殖器溃疡的一种常见病因，可导致生殖器畸形，并有潜在的恶变可能[1]。腹股沟肉芽肿通常被认为是一种性传播疾病，因为该病通常累及生殖器部位，高发于性活跃个体和人群，并且与其他性传播疾病有关。据报道，儿童中存在非性接触传播，在阴道分娩期间可能传播给新生儿。

流行病学

患病率和发病率

近年来腹股沟肉芽肿的患病率明显下降，仅有散发病例报道。尽管澳大利亚实际已经根除了该病，在巴布亚新几内亚、南非、印度、巴西和澳大利亚内仍有病例报道[2]。它主要发生在拥有较差医疗保障的边缘化人群中。

年龄

该病高发于 20－40 岁性活跃的成年人[3]。

性别

男女之间没有差异。

种族

黑人被报道的发病率最高。

相关疾病

腹股沟肉芽肿可能与其他性传播疾病并发，已确定其为感染艾滋病病毒的危险因素。研究表明，随着病程的逐渐延长，艾滋病病毒感染的风险增加[4]。

病理生理学

发病诱因

不良的卫生条件与该疾病传播有关[1]。

病理学

组织学检查显示上皮细胞增生，浆细胞和中性粒细胞大量浸润，少量淋巴细胞浸润。

致病性病原体

致病菌是肉芽肿荚膜杆菌，一种与克雷伯菌属具有系统发育相似性的革兰阴性球菌。一些专家建议将该生物体重新分类为肉芽肿克雷伯杆菌。

临床特点

病史

潜伏期并不确切，一般认为在 1～360d。平均在 50d 内[1]。

临床表现

主要分为四型：

- 溃疡肉芽肿型：最常见的一种，呈牛肉红色溃疡，触摸时会出血。
- 肥厚型：通常有凸起的不规则边缘。
- 坏死型：伴有令人厌恶气味的溃疡，导致组织破坏。
- 硬化或瘢痕型：有纤维或瘢痕组织增生。

在初次接种部位，一个或多个丘疹或皮下结节发展成溃疡或肥厚性皮损。它引起溃疡性肉芽肿性病变，皮损可多发，容易出血并扩展(图 30.39)。皮损部位也能出现边缘肥厚不规则的隆起性皮损(图 30.40)。溃疡生长缓慢，血管发达，呈牛肉红色。一般不伴有疼痛。淋巴结病并不常见，除非合并其他病原体感染，但肉芽肿的皮下延伸可能形似淋巴结增大(假横痃)。继发性感染可导致坏死、恶臭的深溃疡。未经治疗的患者，皮损可能会自行消退(留下干燥的纤维化病变和瘢痕)，也可能持续并缓慢蔓延。皮损通常发生在未行包皮环切的男性阴茎的冠状沟或包皮内表面、男性同性恋患者的肛门，以及女性的阴唇或阴道口上(图 30.41)。在诸如上臂、胸部、腿部、下颌、口腔、子宫颈和骨骼(尤其是胫骨)等生殖器以外的部位也可以出现皮损。宫颈的原发性病变可能被误诊为宫颈癌。在腹腔、肠、脾、肝、肺、子宫和卵巢上有播散感染的报道。它可能表现为类似于癌的盆腔肿块[5]。

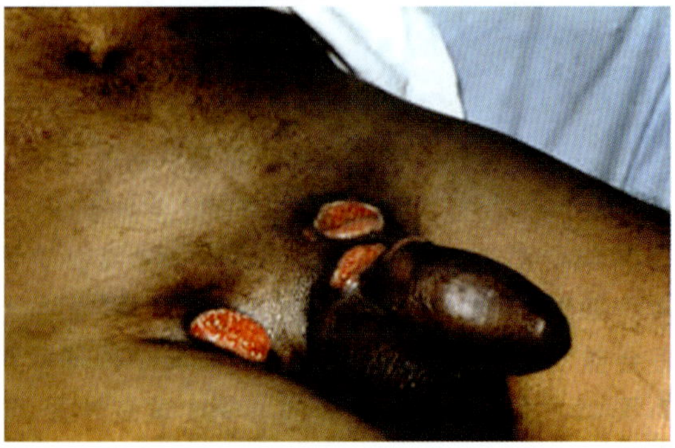

图 30.39 腹股沟肉芽肿呈牛肉红色外观

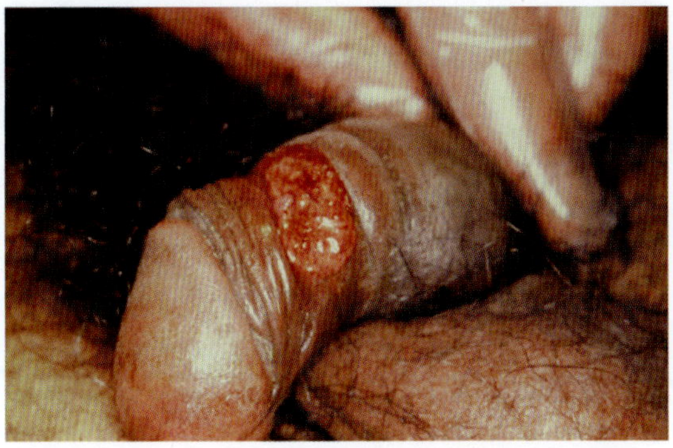

图 30.40　腹股沟肉芽肿伴过度增生性病变

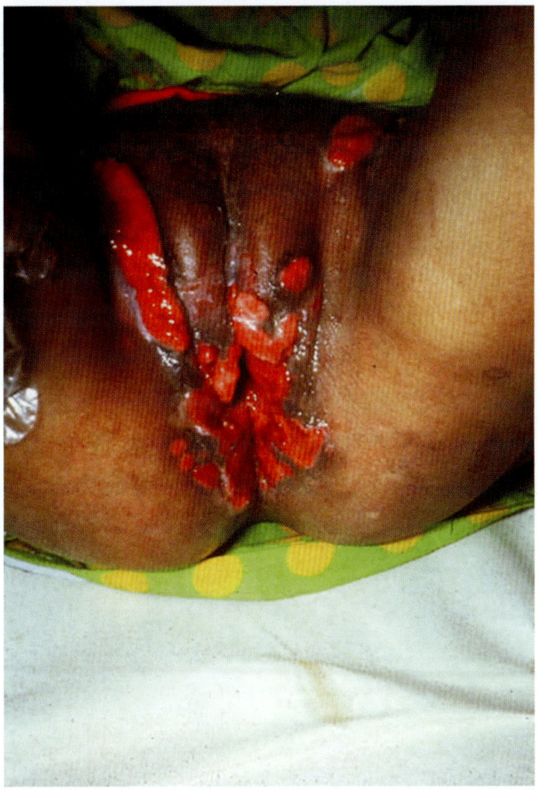

图 30.41　一名女性患者的腹股沟肉芽肿

鉴别诊断

鉴别诊断包括导致生殖器溃疡的其他疾病，如一期梅毒和一些二期梅毒（如扁平湿疣）、软下疳（尤其是在溃疡期）、慢性单纯疱疹和性病性淋巴肉芽肿，这些均可能共存。还应与其他感染性疾病和其他肉芽肿性病变鉴别，包括生殖器阿米巴病、皮肤结核、克罗恩病和生殖器癌。

并发症及其概率

腹股沟肉芽肿可引起多种少见的并发症。由于持续性肉芽肿可能会挤压淋巴管，可引起假性象皮肿（图 30.42）[6]。生殖器瘢痕和畸形也可能随之而来。其他并发症包括出血、生殖器损毁、瘢痕化、鳞状细胞癌的发生、血行播散到骨骼和内脏（尤其是怀孕期间）、腰大肌和会阴脓肿、脊髓压迫和垂直传播。婴儿可能会发生耳部病变[7]。

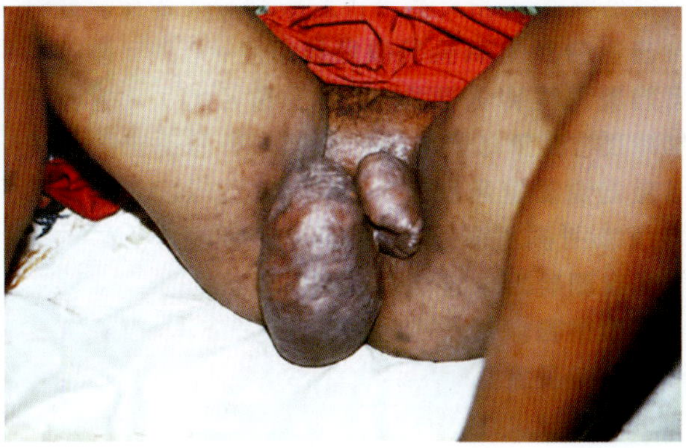

图 30.42　假性象皮肿

病程和预后

未经治疗的患者，皮损往往是持久的，缓慢扩展，具有破坏性。HIV 感染可延长持续性溃疡病变的时间。

实验室检查

诊断主要是依据直接镜检查见杜诺小体。通常见于大的单一核细胞系中，例如单核细胞和巨噬细胞，其胞质中含有杜诺小体，大小为 0.5～0.7μm×1～1.5μm，呈两极染色（“曲别针样外观”）（图 30.43）。通常使用吉姆萨、瑞氏或利什曼染色。染色标本可以直接从病变处刮取或组织活检中获得。

据报道，在人类外周血单核细胞和 Hep-2 细胞[2,8,9]中成功培养了该致病菌。PCR 和血清学检测已经成熟，但还没有在临床中常规使用[10,11]。

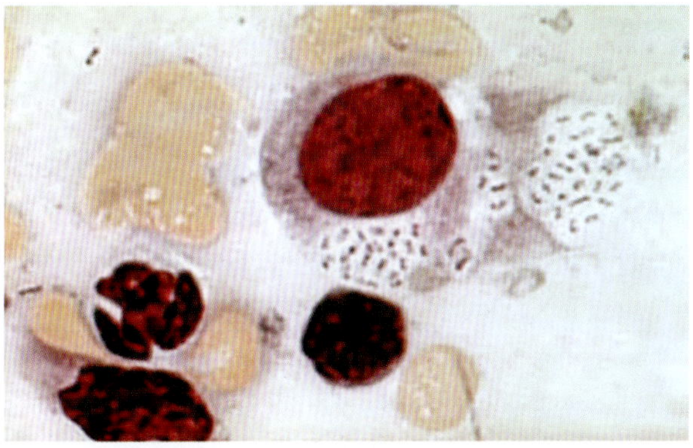

图 30.43　活检组织图片显示单核细胞内呈双极染色的病原体

治疗

长期足量的抗生素治疗十分必要。应彻底排查患者是否伴有其他性传播疾病，并让患者通知其性伴侣。

目前为止，推荐抗生素长期治疗，直到溃疡完全愈合。最近，在临床观察下较短疗程至少应保持在 6 周[12]。全球范围内尚未就腹股沟肉芽肿的最佳治疗达成共识。WHO 和欧洲指南建议使用阿奇霉素治疗直到疾病痊愈，而美国疾病控制与预防中心和巴西卫生部建议使用多西环素作为一线治疗。治疗还包括一些其他替代抗生素，包括红霉素、环丙沙星、复方新诺明、头孢曲松和庆大霉素。

阶梯疗法

一线治疗

• 第一天口服 1g 阿奇霉素，之后 500mg/d

二线治疗

• 第一天口服 100mg 多西环素，之后每天 2 次，每次 100mg

或

• 复方新诺明 960mg，每天 2 次

Resources

Further information

British Association for Sexual Health and HIV (BASHH). BASHH Clinical EffectivenessGroup. United Kingdom national guideline for the management of donovanosis (granuloma inguinale) 2011. http://www. bashh. org/documents/3194. pdf (last accessed July 2014).

Centers for Disease Control and Prevention. Sexually transmitted disease treatment guidelines, 2010. http://www. cdc. gov/std/treatment/2010/genital-ulcers . htm # lymphogranuloma (last accessed July 2014).

O'Farrell N, Moi H; IUSTI/WHO European STD Guidelines Editorial Board. European guideline for the management of donovanosis, 2010.

Int J STD AIDS 2010;21(9):609-10.

Patient resources

NSW Government. Communicable diseases factsheet: donovanosis. http://www. health. nsw. gov. au/Infectious/factsheets/Pages/Donovanosis. aspx (last accessed July 2014).

(译者:黄晨 **一审:**李欣 **二审:**牟宽厚 **三审:**葛格 **润色:**王千)

参考文献

所有文献请查阅网址：www. rooksdermatology. com.
以下列出的是重要参考文献。

Gonorrhoea

[1] World Health Organization, Global action plan to control the spread and impact of antimicrobial resistance in *Neisseria gonorrhoea*, 2012. http://whqlibdoc. who. int/publications/2012/9789241503501_eng. pdf(last accessed 27/06/2013).

[4] Anon. A vaccine against gonorrhoea? *BMJ* 1977;2(6092):917-18.

[5] Kinghorn GR, Pharyngeal gonorrhoea: a silent cause for concern. *Sex Transm Infect* 2010;86:413-14.

[6] Peter NG, Clark LR, Jaeger JR. Fitz-Hugh-Curtis syndrome: a diagnosis to consider in women with right upper quadrant pain. *Cleve Clin J Med* 2004;71:233-9.

[7] Rice PA. Gonococcal arthritis(disseminated gonococcal infection). *Infect Dis Clin North Am* 2005;19:853-61.

[9] Golparian D, Tabrizi SN, Unemo M. Analytical specificity and sensitivity of the APTIMA Combo 2 and APTIMA GC assays for detection of commensal *Neisseria* species and *Neisseria gonorrhoeae* on the Gen-Probe Panther instrument. *Sex Transm Dis* 2013;40(2):175-8.

[10] Stewart CM, Schoeman SA, Booth RA, Smith SD, Wilcox MH, Wilson JD. Assessment of self taken swabs versus clinician taken swab cultures for diagnosing gonorrhoea in women: single centre, diagnostic accuracy study. *BMJ* 2012;345:e8107.

[15] Martin IMC, Hoffmann S, Ison CA. European Surveillance of Sexually Transmitted Infections(ESSTI): the first combined antimicrobial susceptibility data for *Neisseria gonorrhoeae* in Western Europe. *J Antimicrob Chemother* 2006;58:587-93.

[16] Martin I, Sawatzky P, Allen V, *et al*. Emergence and characterization of *Neisseria gonorrhoeae* isolates with decreased susceptibilities to ceftriaxone and cefixime in Canada: 2001-2010. *Sex Transm Dis* 2012;39(4):316-23.

Genital *Chlamydia* infection

[2] Centers for Disease Control and Prevention. 2010 *sexually transmitted disease surveillance*. http://www. cdc. gov/std/stats10/chlamydia. htm#foot1(last accessed July 2014).

[3] Low N, McCarthy A, Macleod J, *et al*. ; Chlamydia Screening Studies Project Group. Epidemiological, social, diagnostic and economic evaluation of population screening for genital chlamydial infection. *Health Technol Assess* 2007;11:iii-iv, ix-xii, 1-165.

[5] Darville T, Hiltke TJ. Pathogenesis of genital tract disease due to *Chlamydia trachomatis*. *J Infect Dis* 2010;201(Suppl. 2):S114-25.

[6] Hamlyn E, Taylor C. Sexually transmitted proctitis. *Postgrad Med J* 2006;82:733-6.

[7] Nozu T, Komiyama H. Fitz-Hugh-Curtis syndrome. *Ann Intern Med* 2006;45:221-2.

[8] Carter JD, Espinoza LR, Inman RD, *et al*. Combination anti-

biotics as a treatment for chronic *Chlamydia*- induced reactive arthritis: a double-blind, placebo-controlled, prospective trial. *Arthritis Rheum* 2010;62(5):1298-307.

[9] Peterman TA, Tian LH, Metcalf CA, *et al.*; RESPECT-2 Study Group. High incidence of new sexually transmitted infections in the year following a sexually transmitted infection: a case for rescreening. *Ann Intern Med* 2006;145:564-72.

[10] Haggerty CL, Gottlieb SL, Taylor BD, Low N, Xu F, Ness RB. Risk of sequelae after *Chlamydia trachomatis* genital infection in women. *J Infect Dis* 2010;201(Suppl. 2):S134-55.

[11] Risser WL, Risser JM. The incidence of pelvic inflammatory disease in untreated women infected with *Chlamydia trachomatis*: a structured review. *Int J STD AIDS* 2007;18(11):727-31.

[12] Unemo M, Clarke IN. The Swedish new variant of *Chlamydia trachomatis*. *Curr Opin Infect Dis* 2011;24(1):62-9.

Lymphogranuloma venereum

[3] Savage EJ, van de Laar MJ, Gallay A, *et al.* on behalf of the European Surveillance of Sexually Transmitted Infections (ESSTI) Network. Lymphogranuloma venereum in Europe, 2003-2008. *Euro Surveill* 2009;14(48):pii=19428.

[4] Ronn MM, Ward H. The association between lymphogranuloma venereum and HIV among men who have sex with men: systematic review and meta-analysis. *BMC Infect Dis* 2011;11:70.

[5] Health Protection Agency. *Weekly health protection report 17 June* 2011. www. hpa . org. uk/hpr/archives/2011/hpr2411. pdf(last accessed July 2014).

[6] Peuchant O, Baldit C, Le Roy C, *et al.* First case of *Chlamydia trachomatis* L2b proctitis in a woman. *Clin Microbiol Infect* 2011;17:E21-3.

[7] Martin-Iguacel R, Llibre JM, Nielsen H, *et al.* Lymphogranuloma venereum proctocolitis: a silent endemic disease in men who have sex with men in industrialised countries. *Eur J Clin Microbiol Infect Dis* 2010;29:917-25.

[9] Stary G, Meyer T, Bangert C, *et al.* New *Chlamydia trachomatis* L2 strains identified in a recent outbreak of lymphogranuloma venereum in Vienna, Austria. *Sex Trans Dis* 2008;35(4):377-82.

[10] Singhrao T, Higham E, French P. Lymphogranuloma venereum presenting as perianal ulceration: an emerging clinical presentation? *Sex Trans Infect* 2011;87:123-4.

[11] Dosekun O, Edmonds S, Stockwell S, French P, White JA. Lymphogranuloma venereum detected from the pharynx in four London men who have sex with men. *Int J STD AIDS* 2013;24:495-6.

[12] Kober C, Richardson D, Bell C, Walker-Bone K. Acute seronegative polyarthritis associated with lymphogranuloma venereum infection in a patient with prevalent HIV infection. *Int J STD AIDS* 2011;22:59-60.

[13] Gallegos M, Bradly D, Jakate S, Keshavarzian A. Lymphogranuloma venereum proctosigmoiditis is a mimicker of inflammatory bowel disease. *World J Gastroenterol* 2012; 18 (25):3317-21.

Chancroid

[2] Lewis DA, Müller E, Steele L, *et al.* Prevalence and associations of genital ulcer and urethral pathogens in men presenting with genital ulcer syndrome to primary health care clinics in South Africa. *Sex Transm Dis* 2012;39(11):880-5.

[3] Bauer ME, Townsend CA, Ronald AR, Spinola SM. Localisation of Haemophilus ducreyi in naturally acquired chancroidal ulcers. *Microbes Infect* 2006;8:2465-8.

[4] Janowicz DM, Tenner-Racz K, Racz P, *et al.* Experimental infection with *Haemophilus ducreyi* in persons who are infected with HIV does not cause local or augment systemic viral replication. *J Infect Dis* 2007;195:1443-51.

[5] Peel TN, Bhatti D, De Boer JC, Stratov I, Spelman DW. Chronic cutaneous ulcers secondary to *Haemophilus ducreyi* infection. *Med J Aust* 2010;192(6):348-50.

[6] McBride WJ, Hannah RC, Le Cornec GM, Bletchly C. Cutaneous chancroid in a visitor from Vanuatu. *Australas J Dermatol* 2008;49(2):98-9.

[7] Ussher JE, Wilson E, Campanella S. *Haemophilus ducreyi* causing chronic skin ulceration in children visiting Samoa. *Clin Infect Dis* 2007;44:e85-7.

[8] Suntoke TR, Hardick A, Tobian AA, *et al.* Evaluation of multiplex real-time PCR for detection of *Haemophilus ducreyi*, *Treponema pallidum*, herpes simplex virus type 1 and 2 in the diagnosis of genital ulcer disease in the Rakai District, Uganda. *Sex Trans Infect* 2009;85(2):97-101.

[9] Anna NT, Lewis DA. Treatment of chancroid in resource-poor countries. *Expert Rev Anti Infect Ther* 2005; 3: 295-306.

[10] Roy-Leon JE, Lauzon WD, Toye B, Singhal N, Cameron DW. In vitro and in vivo activity of combination antimicrobial agents on *Haemophilus ducreyi*. *J Antimicrob Chemother* 2005;56:552-8.

[11] Junior WB, Di Chiacchio NG, Di Chiacchio N, Romiti R, Criado PR, Velho PE. A comparative study of single-dose treatment of chancroid using thiamphenicol versus azithromycin. *Braz J Infect Dis* 2009;13(3):218-20.

Granuloma inguinale

[1] Richens J. Donovanosis (granuloma inguinale). *Sex Transm Infect* 2006;82(Suppl. IV):iv21-iv22.

[2] Bowden FJ. Donovanosis in Australia: going, going … *Sex Trans Infect* 2005;81:365-6.

[3] Velho P, de Souza E, Junior W. Donovanosis. *Brazilian J Infect Dis* 2008;12(6):521-5.

[4] Wu j, Huang D, Pang K, Tyring SK. Selected sexually transmitted infections and their relationship to HIV. *Clin Dermatol* 2004;22:499-508.

[5] Barroso LF, Wispelwey B. Donovanosis presenting as a pelvic mass mimicking ovarian cancer. *South Med J* 2009;102(1):104-5.

[6] Narang T, Kanwar AJ. Genital elephantiasis due to donovanosis: forgotten but not gone yet… *Int J STD AIDS* 2012;23(11):835-6.

[7] Ramdial PK, Sing Y, Ramburan A, *et al.* Infantile donovanosis presenting as external auditory canal polyps: a diagnostic trap. *Am J Dermatopathol* 2012;34(8):818-21.

[8] Carter J, Hutton S, Sriprakash KS, *et al.* Culture of the causative organism of Donovanosis (*Calymmatobacterium granulomatis*) in Hep-2 cells. *J Clin Microbiol* 1997;35:2915-17.

[9] Kharsany A, Hoosen A, Kiepiela P, Naicker T, Sturm AW. Growth and cultural characteristics of *Calymmatobacterium granulomatis*-the aetiological agent of granuloma inguinale (donovanosis). *J Med Microbiol* 1997;46:579-85.

[12] O' Farrell N. Donovanosis. *Sex Transm Infect* 2002; 78: 452-7.

第31章

HIV与皮肤

31

Christopher B. Bunker[1], Vincent Piguet[2]

[1] University College London Hospitals and Chelsea & Westminster Hospitals, London, UK

[2] Department of Dermatology, Cardiff University, Cardiff; and University Hospital of Wales, Cardiff, UK

HIV感染与艾滋病

定义

人类免疫缺陷病毒(human immunodeficiency virus,HIV)感染是通过性行为、接触血液或血液制品或在怀孕、分娩或哺乳期间被受感染的母亲垂直传播的。该病毒感染包括$CD4^+$ T细胞、巨噬细胞在内的免疫活性细胞。HIV病毒在个体、人群以及各种族中引起表现各异的各种疾病,但所有这些疾病的特征都是不断演变的,有时导致严重的免疫功能缺陷(AIDS),影响身体的许多系统。

引言与概述

获得性免疫缺陷综合征(acquired immune deficiency syndrome，AIDS）被认为是一种新的疾病，至今已有30多年的历史。在1981年将AIDS（艾滋病）定义为一种特殊的综合征后的2年内，HIV被确定为该病的病原体。

艾滋病最早被认为是存在于男同性恋者人群中的一种隐性获得性免疫缺陷疾病。在病原体被确认之前，就已经发现了艾滋病会累及皮肤黏膜，而上述临床表现有助于建立艾滋病诊断标准和分期标准。一些皮肤并发症的预后意义，比如瘙痒性丘疹、嗜酸性毛囊炎、毛状白斑以及Kaposi肉瘤（Kaposi sarcoma，KS），在引入针对性治疗之前已得到充分认识。随着HIV感染的进展以及艾滋病的发病，出现皮肤并发症的患者比例以及同一患者出现多种皮肤并发症的数量都在增多。在HIV感染者中，某些常见皮肤病（如传染性软疣、单纯疱疹和脂溢性皮炎）的发病率和严重程度都会增高，这在许多情况下与$CD4^+$ T细胞的绝对数量有关。HIV感染对某些皮肤病如银屑病和麻风的影响尚不明确。迄今为止，在HIV阳性患者中出现了许多罕见的皮肤病，其相关性尚不明确。皮肤与黏膜在HIV感染中发挥重要作用，它们不仅是感染的途径，也是重要的潜在的预防靶点（如男性包皮环切术、外用杀微生物剂或疫苗接种）。HIV已被证实存在于被感染者的真皮中，并可能存在于皮肤中的朗格汉斯细胞和其他树突状细胞亚群中。不同的皮肤表现存在不同的细胞因子表达模式。高效联合抗逆转录病毒治疗（最初根据首字母缩写为HAART，现在常称为cART）的问世大大造福了HIV感染者，但这些药物带来了新的不良反应（如脂肪营养不良），皮肤可能受到免疫重建炎症综合征/免疫重建相关疾病的影响。

HIV感染以及艾滋病的皮肤并发症会让患者感到苦恼，而这些皮肤并发症又通常难以诊断与治疗。此外，在大众中出现的许多皮肤病应被视为HIV检测的指征，建议并开始进行HIV检测。在临床实践中，主张通过“知情不拒绝”原则将HIV检测“正常化”，从而减少出现更严重疾病的患者数量，并减少不知情的向前传播的规模。这一点尤为重要，因为成功使用cART治疗的患者可以达到与普通人群相同的死亡率。在发达国家，HIV皮肤病学越来越关注抗逆转录病毒（ARV）治疗稳定艾滋病的结果。例如，尽管艾滋病相关的癌症正在减少，但非艾滋病相关的癌症（尤其是非黑素瘤性皮肤癌及肛门-口腔-生殖器癌）却在增加，然而，HIV的皮肤学表现更令人感兴趣的是，“自然实验”揭示了HIV感染的免疫病理自然史和常见及罕见皮肤病的病因学，这些皮肤病在HIV感染者中的发病率高于非HIV感染者，因此也提示皮肤作为免疫器官的重要性。

流行病学

发病率与患病率

1981年，艾滋病被首次描述为一个独立的疾病[1]。目前，HIV-1感染呈全球大流行（pandemic）态势。2006年，全球约有290万人死于艾滋病。在艾滋病病例中，95%发生在非工业化国家，75%发生在撒哈拉以南非洲地区。2012年，估计有3530万（3160万～3520万）人感染了HIV病毒[2,3]，值得注意的是，有1770万女性以及330万儿童感染HIV病毒。此外，尽管HIV病毒传播的态势略有缓和，2012年仍有230万新发HIV感染者，160万人死于艾滋病。

HIV全球流行趋势可以从联合国艾滋病规划署（UNAIDS）获得[3]。该机构通过已发表研究获得估计量，并与多个国家的艾滋病控制计划的未发表数据进行整合，预测各国患病率以及死亡人数。

在英国，1991—1997年间，每年报道的新增HIV感染人数超过2500人——其中2/3来自伦敦。2012年，英国有6360人新诊断为HIV感染者，其中47%是在$CD4^+$ T淋巴细胞计数低于350/mm^3的晚期被确诊。截至2014年底，英国约有11万HIV携带者[4,5]。

性别

在发达国家HIV感染者中，女性及儿童是增长速度最快的群体。

种族

HIV-1病毒不同亚型地理位置分布（表31.1）。

表31.1 HIV分布

亚型	2000年估计的发病率（%）	主要的地理分布
A	27	东非，西非，中非，东欧
B	12.3	美国，英国，澳大利亚
C	47.2	南非，印度，中国
D	5.3	东非
A/E	3.2	东南亚
F，G，H，J，K	5.0	东非，加勒比，拉丁美洲

病理生理学

病毒学

HIV 感染人类的两种主要类型是：HIV-1 及 HIV-2。在全球范围内，HIV-1 是艾滋病最常见的病原微生物。HIV-2 在许多调控基因上存在差异，主要分布在西非；其导致免疫缺陷和艾滋病的速度比 HIV-1 慢，性传播和母婴传播率都较低，且传染性较弱。

对分离自不同地理来源的 HIV-1 样品进行系统发育分析后可知，HIV-1 病毒可以被分为组、亚型/分支、子亚型、流行重组型株（CRFs）[6-9]，其中 HIV-1 病毒组指的是独特的谱系，包括 M（主要）组、N（新）组以及 O（离群）组。引起世界范围内 HIV 大流行的病毒株绝大多数属于 M 组，而 O 组在喀麦隆及周边国家流行，N 组见于部分西非、中非国家。

在 M 组中，还有更多的遗传亚型或分支，它们彼此之间的亲缘关系大致相等，代表一个在整个基因组中与任何其他亚型都不相似的同质群。截至目前，已经被确认的 HIV-1 病毒亚型有 9 种，包括 A-D，F-H 以及 J、K。最初被描述为 E 亚型的所有已知代表实际上都是 A 亚型与 E 亚型的重组株，现在被命名为 CRF01-AE。在一些亚型中，更深入的系统发育结构可以被识别，例如亚型 F 或分支 F 可分为两个子亚型或亚分支，称为 F1 和 F2。此外，B 亚型和 D 亚型被称为单个亚型的不同子亚型/亚分支更为妥当，但由于历史原因，这些描述很难被改变[10]。

HIV-1 的不同亚型主要分布在不同的地理位置，尽管世界上没有一个国家存在单一亚型单独传播。已经计算出不同分支对全球性流行病的贡献详见表 31.1[11-13]。

HIV 是一种单链 RNA 病毒（图 31.1）。病毒结构很复杂（图 31.2），包括三个主要的结构基因：*gag* 基因（编码核蛋白）、*pol* 基因（编码逆转录酶）以及 *env* 基因（编码病毒包膜）。基因组的转录速率受包括 *rev*、*tat* 和 *nef* 在内的许多调控基因调控；还有许多对其感染很重要的其他小辅助基因（如 *vif*、*vpu*、*vpr*）。

病毒通过包膜蛋白与 CD4 受体和辅助受体（主要包括单核巨噬细胞上的 CCR5 以及 T 细胞上的 CXCR4）结合而进入细胞[14]，病毒遗传物质的融合与向内传递过程是通过跨膜包膜蛋白 gp41 与细胞表面

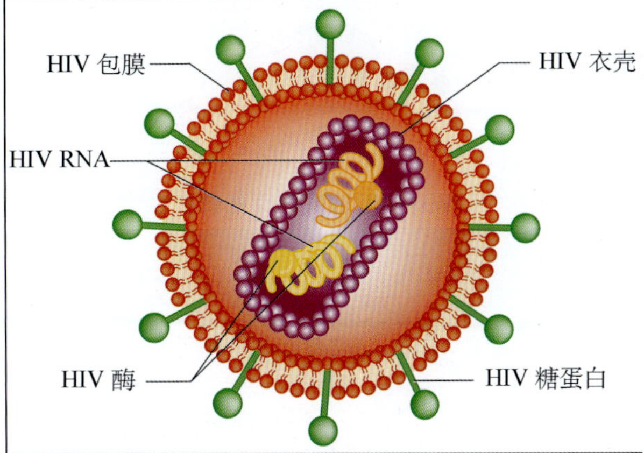

术语关键信息：

HIV 衣壳：含有 HIV RNA 的 HIV 子弹形核心
HIV 包膜：HIV 的外表面
HIV 酶：在 HIV 生命周期中发挥功能的蛋白质
HIV 糖蛋白：嵌入 HIV 包膜的“钉状”蛋白质
HIV RNA：HIV 的遗传物质

图 31.1　HIV 的结构（改编自 AIDS Info，2014[43]）

接触。Gag 蛋白的成分具有重要的伴侣蛋白功能，它允许病毒发生逆转录并将产生的环状 DNA 产物转运到宿主细胞核，此后由病毒编码的整合酶分解环状 DNA 并将产物插入宿主 DNA，修复插入位点，在宿主细胞被激活并触发病毒转录事件前，前病毒 DNA 可能在相当长的一段时间内保持整合状态。HIV-1 最初的转录产物是调节蛋白 rev、tat 及 nef，tat 蛋白增加病毒转录，rev 通过与病毒基因组内的 rev 调节元件相互作用促进病毒的复制，nef 蛋白具有许多潜在功能，包括减少细胞表面主要组织相容性复合物（MHC）Ⅰ类抗原的数量进而阻碍细胞毒性 T 细胞对受感染的细胞的识别。*vpr* 基因参与细胞核的转运，并可下调细胞凋亡水平。*vpu* 基因可下调内质网中产生的 CD4 受体蛋白的数量。而病毒的转录产物被转运到细胞质中，核衣壳蛋白在细胞质中可能再次发挥重要的伴侣功能。病毒蛋白是一种长多聚蛋白，后被病毒编码的蛋白酶分解为活性蛋白。最终病毒 RNA 和病毒蛋白质围绕核衣壳抗原进行组装，完全组装好的病毒从细胞表面出芽的形式释放。在未经治疗的 HIV 感染者中，每天有超过 10^8 个病毒 RNA 被释放到血浆中[15,16]。

HIV 的一个主要特征是其极高的遗传变异性。这种广泛的异质性是由逆转录酶的高错误率[17]以及 HIV 感染者体内极快的病毒转换所致[15,16]。此外，这种逆转录酶具有高度重组能力[18]，因此，在被基因多样化病毒感染的个体中可能产生截然不同的基因

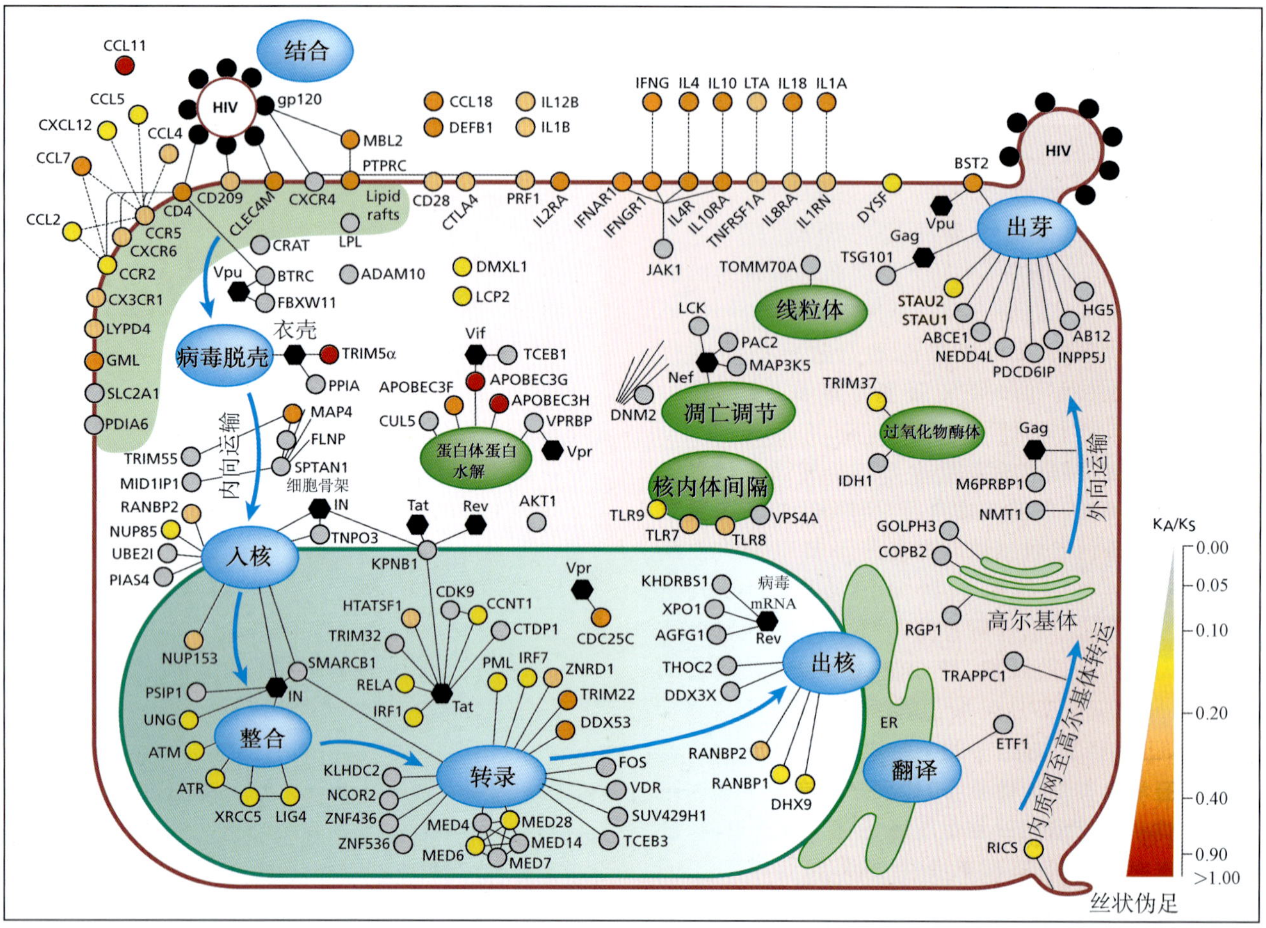

图 31.2　HIV 生命周期的各阶段(蓝色椭圆形),显示可能用以抗逆转录病毒药物开发靶点的候选宿主细胞因子/蛋白的位置、相互作用和选择性压力。宿主细胞细胞因子以 HIV-1 生命周期的不同阶段为框架(蓝色椭圆形)定位于细胞内。利用多个数据库和文献确定了亚细胞位置、功能和可能与 HIV-1 元件的直接相互作用。分子进化程度计为 k_A/k_S,分为 5 档:0～0.11(灰色)、0.12～0.22(黄色)、0.23～0.39(橘黄色)、0.40～0.99(橙色)和≥1(红色)。实线对应于直接的蛋白质-蛋白质结合。虚线代表配体-受体的相互作用。所选的 HIV-1 蛋白(Gag,gp120,IN,Nef,Rev,Tat,Vif,Vpr,Vpu)用黑色表示。ER 代表内质网(改编自 Ortiz 等,2009[14]。经牛津大学出版社许可改编)

组组合。病毒的重组要求两种不同的前病毒同时感染一个细胞,允许将每个前病毒中的一条 RNA 转录物分别封装到杂合病毒粒子中。当下一个新细胞被感染后,逆转录酶在两个 RNA 模板之间来回移动,产生一个新合成的由两个亲本基因组重组的逆转录病毒 DNA 序列[18-20]。现已证实,不同的 HIV 亚型或分支之间的重组较为常见,并可借此产生 HIV 病毒的重组株。某一独特重组株中的成员在整个基因组中应该彼此相似,具有相似的断点,反映了来自相同重组事件的相似前体。

免疫学

免疫系统能够对入侵的病原体发动非常强大的攻击,并且在多数情况下能够完全消灭它们。不幸的是,这似乎不是 HIV 感染的情况,除了极少数人暴露于该病毒导致了对该病毒的特异性细胞免疫反应,但他们既没有血清转化,也没有被有效感染[21]。这一规则存在少数特殊情况,最新报道的特例为一例 18 个月大的患儿,其通过抗逆转录病毒治疗清除了艾滋病毒感染,并在移植了 CCRDelta32/Delta32 干细胞后实现了对 HIV 病毒的长期控制[22,23]。虽然常常在 HIV 感染者身上诱导出强烈且有效的抗 HIV 反应,但这些反应似乎不具备清除病毒感染的能力。然而在一些人群中,免疫应答发挥了允许宿主与病毒共存而不发展为疾病的作用(长期无进展患者,详见“HIV 感染的病程与预后”章节和参考文献[24])。

HIV 的急性原发性感染会在感染后数小时内动员自然及固有免疫反应，包括炎症反应、巨噬细胞、自然杀伤细胞和补体的非特异性活化以及细胞因子的释放。在抗原性刺激后，获得性免疫反应被激活。这些反应与病毒血症清除同时出现，并观察到 $CD4^+$ T 细胞数目反弹。这些 HIV 特异性反应包括固有免疫（限制因素）、特异性体液或抗体反应和特异性细胞反应。这些反应概述如下。

固有免疫

除了固有及适应性免疫反应外，细胞还表达一些能在一定程度上抵抗 HIV 病毒的因子，包括 APOBEC3G、TRIM5-α、tetherin、SAMHD-1 和最近发现的干扰素诱导 MX-2 基因[25-31]。这些因子可能会为疾病干预提供靶点，即，上调上述细胞因子功能可能会增强对逆转录病毒感染的抵抗力。

特异性体液或抗体反应[32]

这些病毒包括针对病毒包膜蛋白的中和抗体和其他针对病毒内部蛋白（如 Gag）的非中和抗体。还产生特异性分泌型 IgA 黏膜抗体。通常在感染第 12 周后可测定中和抗体。一项疫苗试验报告了 31.2% 的防护率（RV144 试验），取得了一定的成功。而后续对于免疫相关性的研究表明，针对 HIV-1 包膜蛋白可变区 1 和 2（V1V2）的 IgG 抗体可能有助于预防 HIV-1 感染，而高水平的 Env-特异性 IgA 抗体可能会降低保护性抗体的作用。这些研究表明抗体在未来 HIV 疫苗的成功中起着关键作用[33]。最近的动物研究强调了抗体反应在预防 HIV 免疫中的重要作用以及疫苗介导的对猴免疫缺陷病毒（simian immunodeficiency virus，SIV）及 HIV 病毒保护的病毒学机制[34]。

特异性细胞（T 淋巴细胞）免疫反应[35]

$CD8^+$ T 淋巴细胞或细胞毒性 T 细胞（cytotoxic T cells，CTLs）是 HIV 病毒感染引起关键免疫反应的主要细胞。CTLs 与现有的 CTL 前体细胞不同，其表达的 T 细胞受体分子能够识别感染靶细胞表面人类白细胞抗原（human leukocyte antigen，HLA）或 MHC 分子背景下的特定病毒表位。成熟的 CTLs 在抗原刺激后 5～10d 发挥作用，识别、结合并溶解感染的靶细胞。病毒特异性 CTLs 的进化速度快于抗体反应，且通常在血清转化及病毒 RNA 滴度达到峰值前完成诱导。因此，$CD8^+$ CTLs 与急性感染期病毒血症的下降有时间上的关联性，有充分证据表明 CTLs 在控制 HIV 病毒感染以及艾滋病中发挥着重要作用。可以通过避免病毒凋亡和 CTL 识别多种进化策略来证明 $CD8^+$ CTLs 具有强大的抗病毒作用，从而延长了被病毒感染的细胞的寿命，并使病毒得以复制和传播[36]。$CD8^+$ T 细胞除了溶解被感染的细胞外，还可以通过产生可溶性因子来减少病毒的复制。这些因子不是抗原特异性的，但是它们的产生有赖于特异性 T 细胞的活化。干扰素 γ（IFN-γ）、白介素-10（IL-10）、IL-13、IL-16 和 C-C 趋化因子巨噬细胞抑制蛋白-1α（MIP-1α）、MIP-1β 和 RANTES（活化后调节，由正常 T 细胞表达和分泌）均有抗 HIV 作用。这些可溶性因子也可能对其他机会性感染产生深远影响，包括影响皮肤的感染。

HIV 感染诱导的 $CD4^+$ T 细胞反应为 HIV 特异性 CTL 和 B 细胞提供了帮助。$CD4^+$ 辅助性 T 细胞可以识别抗原呈递细胞（如树突状细胞）表面的 HLA Ⅱ类分子中的抗原。$CD4^+$ T 细胞对多种 HIV 蛋白（包括 env、gag 和 nef）的反应已经在疾病早期得到证实，但辅助性 T 细胞的免疫异常发生在 HIV 感染的早期，甚至在外周血 $CD4^+$ T 淋巴细胞数量减少之前。此外，对 HIV-1 发病机制的最新进展表明，黏膜（尤其是胃肠道黏膜）是病毒早期复制以及破坏 $CD4^+$ T 细胞的主要部位，并可能代表主要的病毒库[37]。在外源抗原（包括来自 HIV 及其他病原体的抗原）的刺激下，$CD4^+$ T 细胞增殖能力降低，IL-2 生成减少，这是艾滋病的特征之一。

在识别其特异性抗原后，幼稚的 $CD4^+$ T 细胞从 Th0 前体细胞分化为 Th1 细胞或 Th2 细胞。Th1 细胞可差异性分泌 IL-2、IFN-γ、转化生长因子 β 以及 IL-12，并能激活巨噬细胞，辅助性细胞毒 T 细胞或 Th2 细胞分泌 IL-4、IL-5、IL-6 和 IL-10，进而激活 B 细胞增殖并分化为产生抗体的浆细胞。

树突状细胞是激活固有及适应性免疫反应的核心，是最有效的抗原呈递细胞。然而，黏膜表面的树突状细胞（朗格汉斯细胞和真皮树突状细胞）可能是 HIV 病毒传播的第一目标。除了透过黏膜屏障将病毒抗原转运并呈递给 $CD4^+$ T 淋巴细胞外，树突状细胞自身也可能感染 HIV 病毒，其功能也会受损[38]。有趣的是，树突状细胞亚群倾向于将 HIV 转移到 $CD4^+$ T 细胞而自身不会被严重感染，而未成熟的朗格汉斯细胞可能通过结合朗格汉斯细胞特异蛋白的 C 型凝集素受体以降解 HIV 病毒[39-41]。相比之下，当朗格汉斯细胞被激活时，例如同时感染单纯疱疹病毒 2 型（HSV-2），它们变得更容易感染，且会更大程度地将感染呈递给 $CD4^+$ T 细胞[42]。

应当注意的是，HIV 感染的免疫抑制性，在 $CD4^+$ T 细胞被感染和破坏的地方，可能会对其他病原体的免疫反应产生深远的影响，其中许多病原体会诱发皮肤病，具体内容将在本章后续章节进行介绍。有趣的是，cART 会对 HIV 复制产生深远影响，并能使一些 $CD4^+$ T 细胞重组，也可能导致机会性感染特异性细胞免疫反应的重新出现。遗憾的是，HIV 特异性细胞免疫常无法重建的原因并不很清楚。然而，许多艾滋病相关的机会性感染，包括皮肤病，可以得到解决或避免，因此 cART 对艾滋病的发病率以及死亡率有着深远的影响。

临床表现

艾滋病病例的定义

随着 HIV 感染检测技术的日益准确以及我们对艾滋病发病机制了解的日渐深入，对艾滋病流行病学定义的需求已经减少，有必要考虑成人艾滋病疾病定义中的指标条件，如框图 31.1 所示。表 31.2 展示了 1996 年向美国疾病控制中心报告的艾滋病诊断的排序[1,2]。

框图 31.1 成人艾滋病病例定义的指标条件

- 食管、气管、支气管或肺部念珠菌病
- 侵袭性宫颈癌[a]
- 肺外球孢子菌病[a]
- 肺外隐球菌病
- 隐孢子虫病伴腹泻 1 个月以上
- 肝脾淋巴结外的巨细胞病毒感染
- 单纯疱疹伴皮肤黏膜溃疡 1 个月以上或支气管炎、肺炎、食管炎
- 肺外组织胞质菌病[a]
- HIV-相关性痴呆：认知功能和(或)运动功能障碍，影响工作及日常生活
- HIV-相关性消瘦：[a] 非自愿体重减轻超 10%，伴慢性腹泻(每日两次以上，持续超过 30d)或慢性虚弱，并有超过 30d 的不明原因发热
- 等孢子球虫病伴腹泻 1 个月以上[a]
- 60 岁以下人群罹患卡波西肉瘤(或 60 岁以上人群罹患该病[a])
- 淋巴瘤，非霍奇金 B 细胞淋巴瘤，未知免疫表型及组织学表现为小的、非分裂性淋巴瘤或免疫母细胞肉瘤
- 60 岁以下人群罹患脑淋巴瘤(或 60 岁以上人群罹患该病[a])
- 播散性鸟分枝杆菌或堪萨斯分枝杆菌
- 播散性结核分枝杆菌[a]

(续框图)

- 肺结核[a]
- 诺卡菌病[a]
- 马尔尼菲青霉病
- 肺孢子菌肺炎
- 复发性肺炎(细菌性)[a]
- 进行性多灶性脑白质病
- 复发性沙门菌败血症(非伤寒)[a]
- 肠外类圆线虫病
- 内脏弓形虫病

[a] HIV 血清学检查需为阳性。

表 31.2 1996 年上报到美国疾控中心的艾滋病诊断排序

诊断	频率(%)
肺孢子菌肺炎	20
消瘦	14
巨细胞病毒疾病	6
卡波西肉瘤	6
结核病	5
播散性分枝杆菌胞内感染	4
慢性单纯疱疹病毒感染	4
复发性细菌性肺炎	4
HIV 相关性痴呆	4
弓形虫病	3

自 20 世纪 90 年代中叶 cART 问世后，HIV 的自然史发生了变化，表现为卡波西肉瘤以及肺孢子菌(*Pneumocystis jiroveci*，*P. carinii*)肺炎的患病率急剧减少，反映了预防的影响和对机会性病原体特异性免疫反应的可能重建。在全球范围内可提供 cART 的区域内，出现艾滋病并发症时的 $CD4^+$ T 细胞中位数为 67×10^6/L。但需注意的是，目前绝大部分 HIV 病毒感染者仍得不到 cART 这一有效的治疗，儿童艾滋病病例定义与成年人不同[3]；此外，目前认为，在 HIV 的临床治疗应被认为是一个疾病谱，而不仅仅是有无艾滋病。这一疾病谱包括原发性感染、症状性感染、早期症状状态(以前称为艾滋病相关综合征)、晚期症状性疾病和晚期疾病。

艾滋病的临床表现

急性原发性 HIV 感染在临床上可能是无症状的，但高达 90%的患者会在暴露后 1～6 周出现非特异性症状性疾病，持续数天至数月，但通常不超过 2 周[1]。其症状与体征类似于非特异性病毒感染，类似于传染性单核细胞增多症，可见疲倦、发热、关节痛、

肌痛和淋巴结增大。此外，体重减轻、鼻塞、呕吐、腹泻等也常见到。头痛和畏光可能提示无菌性脑膜炎以及认知功能障碍性脑炎，尽管还有其他的神经系统表现，包括 Bell 麻痹、臂神经炎、神经根病变、周围神经病变和格林-巴利综合征。有症状的原发性 HIV 感染是疾病进展为艾滋病的一个强预测因子[1]。表 31.3 列出了原发性 HIV 感染的主要临床表现的频率和持续时间[2]。

表 31.3 原发性 HIV 感染的临床表现

临床表现	频率(%)	平均时长(d)
发热(38℃以上)	77	17
疲倦	66	24
红斑丘疹	56	15
肌痛	55	18
头痛	51	26
咽炎	44	12
颈部淋巴结增大	39	15
关节痛	31	23
口腔溃疡	29	13
吞咽痛	28	16
腋窝淋巴结增大	24	164
体重减轻	24	29
恶心	24	18
腹泻	23	13
夜间盗汗	22	15
咳嗽	22	18
厌食症	21	15
腹股沟淋巴结增大	20	9
腹痛	19	15
口腔念珠菌感染	17	10
呕吐	12	10
畏光	12	11
眼痛	12	13
生殖器溃疡	7	14
扁桃体炎	7	13
抑郁	6	23
眩晕	6	11

摘自 Hawkins，2002[2]。

急性原发性 HIV 感染的皮肤表现

HIV 血清转化的主要皮肤表现见框图 31.2[3]。高达 75%的症状性血清转化者可出现皮疹。患者常出现对称性红色斑丘疹样发疹，主要累及颜面部以及掌跖部位，表现为浅粉色斑疹以及毛囊周围的红斑丘疹。偶尔可能出现荨麻疹样或水疱状皮损或脱发。皮损的组织学特征为真皮浅层、微血管及皮肤附属器周围 $CD8^+$ T 淋巴细胞浸润，以及血管周围 $CD1a^+$ 树突状细胞/CD8/$CD4^+$ 淋巴细胞浸润。表皮可无变化，或经历从空泡形成、海绵水肿到表皮坏死的变化[4,5]。患者可能会出现疼痛性口腔溃疡、生殖器溃疡、多形红斑和 Steven-Johnson 综合征[6-9]。急性糜烂性生殖股间擦疹也有记载[10]。如果 $CD4^+$ T 淋巴细胞计数突然急速下降，患者可能会出现口腔念珠菌感染。卡波西肉瘤也可见于 HIV 急性感染[11]。发疹可能提示皮肤朗格汉斯细胞的感染，以及口腔生殖器损伤部位的病毒接种[12]。

框图 31.2 HIV 血清学转化的皮肤病学表现

- 发疹
- 黏膜疹
- 荨麻疹
- 中毒性红斑
- 多形红斑
- 口咽生殖器念珠菌感染
- 急性腹股沟区间擦疹
- 口腔溃疡
- 生殖器溃疡

摘自 Bunker 及 Staughton，2002[3]。

因此，原发性感染，包括非特异性皮肤反应模式，可能会被忽视而未诊断。由于 HIV 血清转化的皮肤病学和其他表现具有非特异性，因此需要与许多疾病进行鉴别诊断(框图 31.3)。过去认为，皮肤病"模仿大师"是梅毒，而现在应该是 HIV 感染[13]。同时，也必须认识到两种(或多种)疾病可能共患的问题。

框图 31.3 原发性 HIV 感染的鉴别诊断

- 中毒性红斑(以及与之相鉴别的药疹、感染、结缔组织病)
- 荨麻疹(以及与之相鉴别的药疹、感染、结缔组织病、肿瘤形成)
- 多形红斑(以及与之相鉴别的疾病)
- 口腔生殖器溃疡(以及与之相鉴别的药疹、感染、结缔组织病、免疫性大疱类疾病、白塞病、Steven-Johnson 综合征)
- 玫瑰糠疹
- 点滴型银屑病
- 反应性关节炎
- 成人 Still 病

（续框图）

- 感染：EB 病毒、巨细胞病毒、细小病毒 B19、单纯疱疹病毒、人类嗜 T 细胞病毒 1 型/2 型、甲型/乙型/丙型病毒性肝炎、淋球菌菌血症、梅毒、风湿热、弓形虫病、脑膜脑炎以及肺炎的病原体
- 药物反应

摘自 Bunker 及 Staughton，2002[3]。

HIV 感染的临床症状越多、程度越重、持续时间越长，该患者 HIV 疾病进展的速度就可能越快（表 31.4）[2,14,15]。

表 31.4 原发性 HIV 感染相关的有用的预后指标

临床指标（原发感染后不久出现）	实验室指标（感染后 3～4 个月出现）
存在临床症状	$CD4^+$ T 淋巴细胞计数
症状持续时间大于 14d	病毒载量定量（HIV RNA 计数）
症状数量大于 3 个	聚合酶链反应
念珠菌感染	支链 DNA
被艾滋病晚期患者传染	β_2 微球蛋白
神经受累	

摘自 Hawkins，2002[2]。

在 HIV 感染急性期，通过判读细菌学以及病毒学结果（例如梅毒的血清学诊断）以精确诊断以及排除其他原因可能较为复杂。患者可能存在淋巴细胞减少（通常 CD4 计数轻微下降，CD8 计数轻微上升，CD4/CD8 比率倒置）、血小板减少、生化肝炎或胆汁淤积性生化特征。皮肤活检对诊断可能没有帮助，组织学表现为非特异性改变，如海绵水肿、细胞凋亡、界面皮炎和轻度的血管周围慢性炎症性浸润。阳性血浆 HIV 聚合酶链反应（PCR）结合阴性或可疑的 HIV 抗体检测（见框图 31.4）可诊断 HIV 血清转化疾病[2]。

HIV 感染的临床变异

HIV 感染的皮肤病学表现以及由于年龄、性别和患者亚型所致的皮肤表现变异在本章后续章节进行详细介绍。

HIV 感染的并发症与合并症

抗逆转录病毒治疗及其随后的免疫修复可加速免疫或炎症性疾病的恶化，即免疫重建炎症综合征（the immune reconstitution inflammatory syndrome，IRIS）或免疫重建疾病（immune restoration disease，IRD）。免疫重建相关疾病（immune reconstitution associated disease，IRAD）这一术语是上述疾病的统称，推荐使用该术语描述上述疾病[1]。免疫重建可以再激活宿主对潜伏感染的反应或暴露遗传易感个体的自身免疫疾病，比如进行性多灶性白质脑病、巨细胞病毒（CMV）性视网膜炎中的葡萄膜炎或玻璃体炎、结节病、丙型肝炎病毒再激活、链球菌感染后肾小球肾炎，以及结核性淋巴结炎和细胞内鸟分枝杆菌感染[1,2]。尽管 IRIS/IRD/IRAD 可能会暂时增加 HIV 感染者患卡波西肉瘤及非霍奇金淋巴瘤的风险，但不应与 cART 治疗相冲突[3]。不同的细胞因子介导的机制可以促成单纯疱疹以及分枝杆菌感染相关的 IRIS/IRD/IRAD[4]。发生于儿童的 IRIS/IRD/IRAD 较为常见，并可造成很高的死亡率[5]。大约半数的 IRIS/IRD/IRAD 事件与皮肤病相关（详见下文）[1,6,7]。

HIV 感染的病程与预后

对未经治疗但已知血清转化日期的 HIV 感染者开展的前瞻性流行病学研究可量化 HIV 疾病自然史的许多方面，有研究表明，不同人感染 HIV 的过程可能会有很大区别。因此，虽有一部分患者在 2～3 年内发展为艾滋病（被称为“快速进展者”），但其他患者在感染后长达 10～15 年未进展为艾滋病，这类患者称为“长期无进展者”或“长期存活者”。在没有治疗的情况下，HIV 感染者从血清转化到进展为艾滋病的平均时间为 8～11.6 年，中位时间约为 10 年。有趣的是，美国患者与乌干达患者的中位生存时间相同[1]。需要注意的是，大多数现有数据（在西方）是在抗逆转录病毒药物问世和预防肺孢子菌肺炎之前获得的。很明显，应用这种药物疗法对 HIV 疾病的自然史有着深远且有益的影响。

已知某些临床和实验室指标会影响或帮助预测 HIV 感染者进展为艾滋病患者的速度。在调整获得医疗体检的机会后，按性别、种族和风险类别划分的进展速度大体相似。HIV 感染者进展为艾滋病患者的预测因素总结如下。

- 传播风险分组。HIV 病毒血清转化到进展为艾滋病的时间在输血者约为 7 年，血友病患者约为 10 年，静脉注射吸毒者约为 10 年，男同性恋者为 10～12 年。
- 感染时的年龄。据报道，对于感染 HIV 时年龄为 16—24 岁的患者，从血清转化到进展为艾滋病的中位时间为 15 年，而对于 35 岁以上的患者，从血清转化到进展为艾滋病的中位时间为 6 年。

- 临床指标。有症状的原发性 HIV 感染者(约占所有 HIV 患者的 75%)比无症状血清转化患者更快进展为艾滋病。其他提示疾病进展的临床标志包括口腔鹅口疮、口腔毛状白斑、带状疱疹、全身症状以及体重减轻。
- $CD4^+$ T 细胞计数。$CD4^+$ T 细胞计数及其随时间下降是疾病进展的重要预测指标。一般来说,$CD4^+$ T 细胞计数每年下降(40～80)×10^6/L,$CD4^+$ T 细胞计数加速下降提示疾病进展。$CD4^+$ T 细胞计数<200×10^6/L 是艾滋病的诊断标准之一,未经治疗的 $CD4^+$ T 细胞计数<200×10^6/L 的艾滋病患者的中位生存时间是 38～40 个月。按照最常见的艾滋病定义下,$CD4^+$ T 细胞计数的平均值在(20～100)×10^6/L 之间。
- 病毒载量。血浆 HIV RNA 病毒载量与受感染者的病毒复制程度密切相关。HIV RNA 浓度逐渐增加预示着免疫缺陷程度的加重。在感染早期单次测量血浆 RNA 病毒载量是后续进展为艾滋病以及死亡的强预测因子。$CD4^+$ T 细胞计数和病毒载量的联合测量是评估 HIV 感染者预后的一种非常精确的方法。

其他可能预测 HIV 疾病进展的因素尚未明确界定。因此与其他病原体(如巨细胞病毒、EB 病毒、乙肝病毒或疟原虫)混合感染并没有被明确地证实会加速疾病的进展。有趣的是,有人认为 HIV 与 G 型肝炎混合感染可减缓 HIV 进展为艾滋病的速度。患者的遗传背景与 HIV 感染的进展具有相关性。已确定与进展相关的遗传标记包括基因多态性(如影响细胞感染 HIV 能力的 *CCR*5 基因)以及 HLA Ⅰ类等位基因的差异都可能影响免疫应答。病毒初始接种剂量和途径,以及感染病毒的致病性、毒力、衰减状态或基因型,也都有重要作用。

实验室检查

可以通过各种检测血清、唾液或尿液中 HIV 的方法来确诊 HIV 感染。这些测试主要检测抗体、病毒抗原以及病毒 RNA。一个关键因素是这些测试必须达到非常高的灵敏度和特异性。通常,西方国家的血库会联合使用抗体、抗原以及核酸的测试。早在 2000 年,世界卫生组织(World Health Organization,WHO)估计,世界范围内有超过 100 万人因为血液制品筛查不足而感染 HIV。抗体检测包括酶联免疫吸附试验(enzyme-linked immunosorbent assay,ELISA)或蛋白质印迹法。此外,快速或即时检验亦可用于 HIV 感染的筛查,但由于其结果不如实验室检验(ELISA/蛋白质印迹试验)可靠,因此通常需要更成熟的方法进行确认。目前,通过蛋白质印迹试验确认的 ELISA 结果可将 HIV 感染的假阳性率降至 1/250 000。抗原检测可以检测到 p24(衣壳或核心抗原)的存在,但如今在美国和欧盟,它们逐渐被基于核酸的检测所取代。核酸检测可以检测病毒的一个或多个序列,如 HIV-1 的 *gag*、*env*、*pol* 以及 HIV-2 基因,包括逆转录 PCR 和定量 PCR 在内的多种方法可检测患者病毒载量。最后,虽然不是 HIV 诊断的必要指标,但 $CD4^+$ T 细胞计数常与病毒载量共同评估 HIV 疾病的进展,在诊断时也会常规进行 $CD4^+$ T 细胞计数测定(框图 31.4)。

框图 31.4 HIV 感染的诊断

必要的检验
- 第四代 HIV-1/2 免疫分析(包括 HIV-1 p24 抗原检测)
- HIV RNA 聚合酶链式反应(PCR)

ELISA 结果不确定时的补充试验
- HIV RNA 定量 PCR 检测(若未检测过)
- T 细胞亚群计数
- 排除其他病毒性疾病,如巨细胞病毒感染、EB 病毒感染

快速或即时检验
- 指尖血、唾液(抗体测试需要随后通过 ELISA/蛋白质印迹法确认)

摘自 Bunker 和 Staughton,2002[1],以及 *MMWR* 2013;62:489(http://www.cdc.gov/mmwr/preview/mmwrhtml/mm6224a2.htm)。

治疗

HIV 感染的预防

行为干预持续应用于 HIV 病毒的控制和预防,风险得到了更好的量化[1]。HIV 感染的生物医学预防已进入一个新时代,从包皮环切术、疫苗接种以及局部和口服暴露前预防的有效性试验中获得越来越多的证据[2,3]。大多数传播是通过性传播的,但仍有一部分 HIV 感染是由注射毒品传播的。全球范围内

对于HIV的预防工作取得了成效，在中低收入国家通过各种策略减少了30%的传播。抗逆转录病毒治疗可以减少96%的HIV传播[4]。包皮环切术也有一定作用，可以减少60%的病毒传播[5]。最新提出的预防措施包括疫苗接种以及杀微生物剂。一项疫苗试验显示效果有限，仅为31.2%[6]。杀微生物剂是预防传播的另一条途径。在一项试验中，局部外用替诺福韦为参与试验的大约40%的妇女提供了保护[7]。

抗逆转录病毒治疗

HIV的抗逆转录病毒疗法开始于20世纪80年代中期，当时使用核苷类似物（核苷类逆转录酶抑制药，NRTI）齐多夫定（或叠氮胸苷，也称为AZT或ZDV），并证明这类药物在治疗有症状HIV方面优于安慰剂。然而，随着cART的引入，发达国家对HIV感染的治疗发生了革命性变化。该疗法通过预防机会性感染降低了短期死亡率，并显著提高了生活质量[8]。对照试验显示，双核苷类似物疗法与齐多夫定（AZT，ZDV）单药疗法相比提高了生存率[9]，而三药疗法（两种核苷类似物加用一种蛋白酶抑制药）优于两种药物[10]，由此开发出cART疗法。

药物失效的原因之一是病毒突变进而降低对药物的敏感性。这种突变可能是由于已经存在于病毒群中的突变体的选择或由于药物的选择性压力而重新产生新的突变而产生的。为了避免出现耐药，需要联合使用药物，并通过行之有效的治疗，尽可能减少新的耐药突变的选择或产生，尽可能有效抑制病毒的复制。

cART的使用极大地提高了HIV感染者存活率，同时还研发了两种新的强效药物。在病毒DNA被整合到宿主细胞基因组中之后，伴随细胞的激活，大量子代病毒通过宿主细胞基因组转录产生，该过程会产生大多聚蛋白，这些蛋白质只有被病毒编码的蛋白酶消化后才有效，各种各样的蛋白酶抑制药已经运用于临床实践中，且都具有较好的疗效；另一类强效化合物是非核苷类逆转录酶抑制药。如前所述，该病毒编码一种独特的酶，即逆转录酶，负责将病毒RNA逆转录入DNA拷贝，并将其整合入宿主基因组。最早开发治疗HIV感染的药物均为核苷类似物，它们是不断增长的DNA链的链终止子。逆转录酶也能被多种化学物质高效抑制，这些化学物质通过作用于紧邻催化位点的逆转录酶位点发挥作用。逆转录酶抑制药联合核苷类似物治疗只对初治患者有效[11]。这种组合可充分抑制病毒复制，以防止通过选择产生对非NRTI类药物耐药的病毒突变体[12]。新型抗逆转录病毒药物包括整合酶抑制药、融合抑制药研究潜在化合物，这些化合物可针对高效病毒复制所必需的HIV蛋白，如Vif、Vpr、Tat、Rev和Neff[13]。

目前，关于何时开始治疗的指南可从英国HIV协会（British HIV Association，BHIVA）获取，网址为http://www.bhiva.org，最近访问时间为2014年10月[14]。关于治疗HIV感染的最优化方案的最初设想是“早期足量治疗”[15]，即在病程早期使用有效的治疗方案以期在短时期内完全消除HIV感染。不幸的是，随着我们对HIV感染发病机制的深入认识，上述设想已被证明是不现实的，也许最重要的原因是HIV也被整合入长寿细胞中，而这些细胞通常很少发生分裂[16]，因此免疫效应细胞可能相对难以接近这些宿主细胞。只有在宿主细胞复制时，抗HIV药物才能起效，因此3～4年内根除HIV感染的早期希望没有实现，并且现有治疗可能需要终身服药才能持续抑制病毒复制。早期治疗也曾被提倡，过去人们普遍认为HIV会对免疫系统造成不可逆的破坏，如果治疗开始的晚，患者仍易发生机会性感染。幸运的是，事实并非如此，即使患者在疾病晚期接受治疗，也可获得明显的免疫重建[17,18]。

后来选择使用抗逆转录病毒治疗较为慎重，最重要的原因是出现了各种药物毒性，而这些毒性在药物最初允许使用时并没预料到。核苷类似物的药物毒性，包括线粒体毒性、乳酸酸中毒[19]，而蛋白酶抑制药的毒性包括各种脂代谢异常。然而，更全面理解并深入研究这些综合征的最大障碍是，由于目前的大多数研究都是观察性研究和横断面研究，代表了患者多年服药过程的最终结果。

治疗HIV感染的新药主要集中在核苷类似物、非核苷类似物以及蛋白酶抑制药。研制这些新药的主要目的是通过提高治疗方案的便利性或减少不良反应来提高患者对治疗的依从性。蛋白酶抑制药阿扎那韦（ATV）在对照试验中未出现明显的血脂异常[20]，但最终是否会能够避免脂肪营养不良综合征尚无定论。攻击HIV复制周期内新靶点的药物正在研发中，其中最先进的是抑制融合过程的药物。这是一个重要实例，说明对病毒融合机制的深入了解促进了新药的研发，该类药物中最先进的是恩夫韦肽（ENF，T20），该药抑制与gp41相关的螺旋卷曲结构的收缩，而gp41通常收缩并使病毒包膜蛋白（gp120）的表面与细胞表面紧密接触。这种药物的缺点是必须每日1～2次皮下注射，因此对于初治患者而言，这种药物不太可能长期耐受，该药物的优点是可使对其他药物治疗无效的患者受益。其他可用的药物包括侵入抑制药，如 CCR5 辅助受体拮抗药(如马拉韦罗，MVC)。此外，HIV 整合酶链转移抑制药已在临床应用，包括拉替拉韦(RAL)和度鲁特韦(DTG)[21,22]。

新药、更易接受的治疗方案、依从性好的患者中较少出现耐药、对非艾滋病相关疾病发病率(如心肌梗死、卒中、肝硬化、肾衰竭)和非艾滋病相关癌症的深入认识，这些是在 CD4 细胞计数约为 350×10^6/L 的患者早期引入治疗的重要参考指标。在更高 CD4 细胞计数的水平(如 500×10^6/L)开始治疗的益处仍有待于随机对照临床试验评估[23]。最近的指南提出，开始抗逆转录病毒治疗的时机应为 CD4 细胞计数水平为 350×10^6/L，甚至是 500×10^6/L。有证据表明，HIV 感染的早期治疗可降低持续性炎症反应、T 细胞活化和功能障碍，对抑制疾病的进展、降低发病率和死亡率具有重要意义[24]。

源自病毒学、免疫学以及临床疗效的随机临床试验中获得的抗逆转录酶治疗初治患者的首要原则是：开始并维持使用 2 种 NRTIs 以及 1 种其他类别(如非 NRTIs、蛋白酶抑制药或整合酶抑制药)的三联方案[25-35]。使用复合制剂以及减少服药次数(理想状态下是单日单次单片服用)可以增加患者服药的便利性，提高患者依从性。

cART 总体成功，现在 CD4 细胞计数大于 500×10^6/L 的 HIV 成年感染者通过长期联合治疗可达到与普通人群相同的死亡率[36]。然而，总会存在具有挑战性的患者和临床情况。治疗失败的原因有很多，包括依从性差以及药物耐药。二线、三线以及补救治疗的原则可参考英国 HIV 协会(BHIVA)治疗指南[35]。

药物按类别列在表 31.5、表 31.6、表 31.7 和表 31.8 中；主要的非皮肤不良反应包括在内。皮肤黏膜不良反应在“药物反应和特殊情况”章节、表 31.8、表 31.9、表 31.10 和表 31.11 中有详细说明。脂质异常及脂肪营养不良将在“药物反应”章节进行讨论。IRIS/IRD/IRAD 的皮肤表现在本章结尾部分介绍(见框图 31.14)。

抗逆转录病毒治疗引起最严重的皮肤不良反应包括：①奈韦拉平(有时依法韦仑亦可)引起的 Steven-Johnson 综合征/中毒性表皮坏死松解症以及伴嗜酸性粒细胞增多症和系统症状的药物反应(drug reaction with eosinophilia and systemic symptoms，DRESS)；②阿巴卡韦引起的药物遗传学超敏反应[37]。使用奈韦拉平时应慎重，包括：①“安全”起始的 CD4 T 细胞计数，女性＜250×10^6/L，男性＜400×10^6/L；②起始剂量 200 mg/d，若 2 周内未出现皮疹或肝损伤，逐渐加量；③并非所有出现皮疹的患者均需停药[38]。HLA-B＊5701 基因检测可显著降低阿巴卡韦超敏反应综合征的发生率(既往报道的发生率约为 8%)[37]。

表 31.5　核苷逆转录酶抑制药(NRTIs)以及药物不良反应

药物	不良反应
所有 NRTIs	恶心、呕吐、腹痛、腹泻、胰腺炎、乳酸酸中毒、肝毒性、咳嗽、呼吸困难、骨髓抑制、疲劳、关节痛、肌痛、头痛、失眠、发热
阿巴卡韦	HLA-B＊5701 超敏反应综合征
去羟肌苷(ddI，DDI)	腹胀、周围神经病变、妇科疾病、痛风、脂肪萎缩
恩曲他滨(FTC)	恶心、头痛、疲劳、噩梦
拉米夫定(3TC)	周围神经病变
司他夫定(d4T)	周围神经病变、妇科疾病、脂肪萎缩[b]
替诺福韦酯(核苷酸)	范科尼综合征、肾功能不全、骨质疏松、骨软化
扎西他滨(ddC，DDC)[a]	周围神经病变
齐多夫定(AZT/ZDV)	肌病、脂肪萎缩

摘自 Moyle，Gazzard，2002[40]；Ward 等，2002[41]，Litt，2012[42]。

[a]现已退市。

[b]较之齐多夫定、去羟肌苷，司他夫定引起脂肪萎缩更为常见。

表 31.6　非核苷逆转录酶抑制药(non-NRTIs)以及药物不良反应

药物	不良反应
所有 non-NRTIs	头痛、恶心、呕吐、腹泻、头晕、多梦、肝炎、骨坏死
地拉韦啶[a]	肝炎
依法韦伦	失眠、噩梦、抑郁、高脂血症
依曲韦林	周围神经病变、肝炎
奈韦拉平	致死性肝炎
利匹韦林	QT 间期延长、高脂血症、库欣综合征样表现

摘自 Montaner 等，1998[11]；Staszewski 等，1999[12]；Hatano，Deeks，2007[13]；Ward 等，2002[41]；Litt，2012[42]；Moyle，Gazzard，2002[43]。

[a]现已退市。

第3部分

表 31.7 蛋白酶抑制药(PIs)以及药物不良反应

药物	不良反应
所有蛋白酶抑制药	脂肪增生(尤其与 NRTIs 共服时)、血脂异常、胰岛素抵抗、高血糖、食欲不振、恶心、腹泻、呕吐、腹痛、乏力、肝毒性、胰腺炎、嗜血、失眠、疲劳、头痛、头晕、神经毒性、肌炎、横纹肌溶解症、骨坏死、味觉障碍、过敏反应
安普那韦(APV)[a]	男性乳房发育
阿扎那韦(ATV)	高血压,男性乳房发育
达芦那韦	男性乳房发育(与利托那韦同服时[a])
夫沙那韦(安普那韦的药物前体)	抑郁
茚地那韦(IDV,IND)	肾结石、血尿、高胆红素血症、卟啉病
洛匹那韦(LPV)	高血压、心肌梗死、男性乳房发育、库欣综合征、甲状腺功能减退、乳酸性酸中毒(与利托那韦同服时[a])
那非那韦	男性乳房发育
利托那韦(RTV,RIT)[b]	高血压、男性乳房发育、癫痫、血栓性静脉炎
沙奎那韦(SQV,SAQ)	男性乳房发育、念珠菌感染
替拉那韦	呼吸困难

摘自 Ward 等，2002[41]；Litt，2012[42]；Moyle，Gazzard，2002[44]。

[a]现已退市。

[b]缺乏抗病毒活性的小剂量利托那韦可"增强"其他蛋白酶抑制药活性。这种与洛匹那韦的复方制剂(商品名：Kaletra)已在英国上市。

NRTIs,核苷逆转录酶抑制药。

表 31.8 其他药物以及药物不良反应

药物	不良反应
融合抑制药	
恩夫韦肽(ENF)	抑郁、肌肉毒性
侵入抑制药	
马拉韦罗(MVC)	恶心、腹泻、腹痛、口炎、发热、肌肉毒性、咳嗽、上呼吸道感染、睡眠障碍、感觉异常
整合酶抑制药	
所有整合酶抑制药	恶心、腹泻、肝炎
拉替拉韦(RAL)	失眠、头晕、头痛
埃替拉韦(EVG)	上呼吸道感染、支气管炎、背部和关节疼痛、尿路感染
度鲁特韦(DTG)	失眠、头痛、肌酐升高

摘自 Litt,2012[42]。

皮肤科医师应意识到 cART 治疗 HIV 患者时药物相互作用的风险,特别是由肝脏中细胞色素 P450 系统代谢的蛋白酶抑制药[39]。

HIV 感染的皮肤病学表现

引言

皮肤病可能为诊断 HIV 感染提供第一个线索。随着疾病进展,皮肤病的发病率明显升高,并指出具有重要系统意义的诊断。皮肤黏膜病的数量,如同 CD4 T 细胞计数,是艾滋病进展及整体存活率的预后指标[1]。在资源匮乏国家,HIV 感染的皮肤表现被视为临床预测及评估潜在免疫状态的良好指标[2]。虽然有些皮肤问题不如 HIV 感染的其他系统表现那样重要,但许多皮肤病会给患者带来极大痛苦[3],部分皮肤病可能会十分严重或危及生命。虽然有些情况在临床上很简单,干预疗效满意,但 HIV 感染的所有皮肤并发症都对诊断和治疗富有挑战:它们可能出现不常见的症状和体征,与其他疾病共存,经过治疗后会改变;药物反应很常见[3,4-7],创面愈合不良[8]。

总而言之,目前皮肤科医师在 HIV 皮肤病方面有五大挑战:首先,要抓住 HIV 初诊的时机,只要患者出现 HIV 血清转换期皮肤表现,或者出现与 HIV 潜在感染相关的任一皮肤病,无论病情轻重,都要考虑 HIV 感染;其次,需要鉴别皮肤病是 HIV 感染引起,还是抗 HIV 治疗引起的;第三,皮肤科医师的治疗思路及经验有时会受到考验;第四,临床医师必须意识到 HIV 职业暴露的风险及预防措施;最后,从 HIV 相关皮肤病的研究中学到的信息对更好地理解 HIV 感染的特异性皮肤表现以及对人类的健康的危害和疾病均有一定意义。例如:已经证实 HIV 病毒可以感染患者皮肤;皮肤树突状细胞和朗格汉斯细胞可能是急性 HIV 感染的主要靶点,并有助于慢性感染皮肤病的发病[12-15]。不同免疫基因型及免疫表型会有不同的皮肤表现[16-18]。皮肤神经受累[19-21]可能会引发 HIV 相关皮肤病[22]；而皮肤黏膜可成为 HIV 预防（如通过男性包皮环切术）[23,24]或治疗（如通过朗格汉斯细胞作用的融合抑制药）的靶点[25]。

直到最近，怀疑患有已知与 HIV 感染相关的常见皮肤病的患者可能是 HIV 阳性，这种怀疑仍未受到重视。实际上在过去，不知情更有助于做到在心理上和经济上对患者最有利。然而，早期诊断及 cART 治疗所带来的好处使临床医师较之前承担了更大的责任，需要与患 HIV 相关皮肤病的患者讨论 HIV 感染的风险，并建议其进行评估、咨询和检测。所有皮肤表现都要高度重视（区分高风险与低风险的概念已经过时），通过常态化 HIV 检测促进了这个观念。在患有经典和广义的指征性疾病（如皮肤病中的脂溢性皮炎、银屑病、带状疱疹、传染性软疣、各种疣和真菌感染）的普通人群中采用“知情不拒绝”的方案进行 HIV 检测。这种方法旨在减少进入晚期的患者数量，毫无疑问减少 HIV 的传播扩散[26]。另一种情况是，对已知患有 HIV 感染的患者进行评估，一旦出现皮肤症状，医师需要关注皮肤病究竟是 HIV 感染并发症，还是治疗导致的并发症。cART 明显降低了 HIV 感染的皮肤病发病率，但治疗导致的皮肤不良反应也很常见[9,27-29]，高达 30%的 HIV 感染者合并感染丙型肝炎，这些患者中可能出现皮肤症状[30]。

常规的临床皮肤病史采集和查体是拟诊的第一步，一些皮肤病基于临床可做出明确的诊断，但经验表明这样很容易误诊。皮肤免疫病理生理和神经血管机制决定了所有皮肤病的症状和临床表现。因此，HIV 患者的皮疹会有不同寻常的表现。一些皮肤病可能在同一单发皮损内同时发病。框图 31.5 列出了最常见的与艾滋病相关性皮肤病。

辅助检查通常十分必要，临床上用显微镜检查皮肤碎屑（用氢氧化钾清除角质后）中是否存在真菌菌丝或孢子；检测细菌和病毒的拭子以及检测真菌的刮屑均可用于实验室显微镜检查和培养。通常需要皮肤活检，术者和助手应戴手套、穿隔离衣、戴眼镜或护目镜。应仔细选择皮肤病变部位具有代表性的皮损做组织病理检查及真菌、抗酸杆菌培养。HIV 皮肤病理学是一个专科领域，临床与病理的结合非常重要[31]，可能会有两种或多种皮肤阳性检测结果同时并存[32]，有的实验室减少了直接免疫荧光检查。临床医师有责任在采集与送检所有病理标本时小心谨慎，以免对自己、同事或其他患者造成危害。

框图 31.5 常见的皮肤病 HIV 感染

- 瘙痒症/干皮病/鱼鳞病
- 结节性痒疹
- 毛囊炎
- 嗜酸性毛囊炎
- 瘙痒性丘疹
- 脂溢性皮炎
- 银屑病
- 环状肉芽肿
- 药疹
- 单纯疱疹
- 带状疱疹
- 疣
- 传染性软疣
- 口腔和阴道念珠菌病
- 癣（包括甲真菌病）
- 疥疮
- 基底细胞癌
- 鳞状细胞癌
- 卡波西肉瘤

摘自 Bunker and Staughton，2002[7]。

瘙痒症、干皮病和鱼鳞病

特发性瘙痒症、干皮病和鱼鳞病在 HIV 患者中很常见，症状表现不一[1-4]。HIV 感染需要与全身性瘙痒症鉴别[4]。必须仔细评估和检查出现瘙痒症状的患者，以排除特发性瘙痒性皮肤病，如疥疮、癣、特应性湿疹、HIV 相关性瘙痒性丘疹与嗜酸性毛囊炎，以及排除全身性瘙痒症（如肝病、肾病、淋巴瘤）的病因。表皮剥脱、湿疹化及脓疱病会使搔抓变得复杂，最终发展为剥脱性痒疹和结节性痒疹[1,5]。在 cART 治疗后的瘙痒并不罕见，最常见的原因是干皮病、脂溢性皮炎和足癣[6]，以及抗逆转录病毒（ARV）药物反应（表 31.9）。

HIV 相关性干皮病的发病机制尚不明确，但已证实会出现皮肤肽能神经元脱失[7]。严重的顽固性瘙痒症可出现嗜酸性粒细胞增多，表明 HIV 感染患者的一部分体液免疫过度活化，使病毒载量增加[8]。瘙痒症和干皮病也可以是 ARV 药物（尤其是蛋白酶抑制药）的不良反应[9]。

遵循常规方案进行治疗，包括光疗[1,2,10,11]。沙利度胺已被用于结节性痒疹[12]，而拉替拉韦（raltegravir，RAL）对结节性痒疹具有特殊的显著疗效[13]。

第3部分

色素性疾病

在 HIV 阳性人群中，色素沉着通常见于皮肤、指甲和黏膜，原因包括使用齐多夫定（AZT，ZDV）、羟基脲和茚地那韦[1]等药物，以及弓形虫病和肾上腺功能减退等机会性感染。泛发性色素沉着本身可能是晚期感染的征兆[2]。口腔和肛门色素沉着是 CD4 计数低（$<200\times10^6/L$）的迹象，有人提议在资源匮乏的情况下可作为启动 cART 治疗的指标，但可能灵敏度不高[3]。可表现为持续性静脉曲张性色素沉着[4]。黑棘皮病（参见第 87 章）与未经治疗的 HIV 以及由 cART 和蛋白酶抑制药引起的代谢综合征和胰岛素抵抗有关[5-7]。有人曾报道白癜风（包括自发性和 cART 相关性复色）和光敏性药物引起的广泛性色素减退[1,8-14]，以及 1 例在卡波西肉瘤结节周围出现的播散性白癜风[15]。

凝血障碍性疾病

皮肤科医师可见到 HIV 相关的血小板减少性紫癜（图 31.3），可被误诊为卡波西肉瘤（KS）[1,2]，血栓性血小板减少性紫癜也与 HIV 有关[3]。

由于吸烟和高三酰甘油血症危险因素影响[4]，艾滋病患者在动静脉血栓形成、皮肤溃疡或梗死方面的风险增加，它可能与获得性蛋白 S 缺乏[5]、抗磷脂综合征[6]、钙化性尿毒症性小动脉病、HIV 肾病[7]、Degos 病[8]和 CMV 病毒血症[9,10]有关。最近报道南非 6 名患有 HIV、结核菌感染与静脉血栓形成的女患者出现华法林诱发的皮肤坏死[11]。

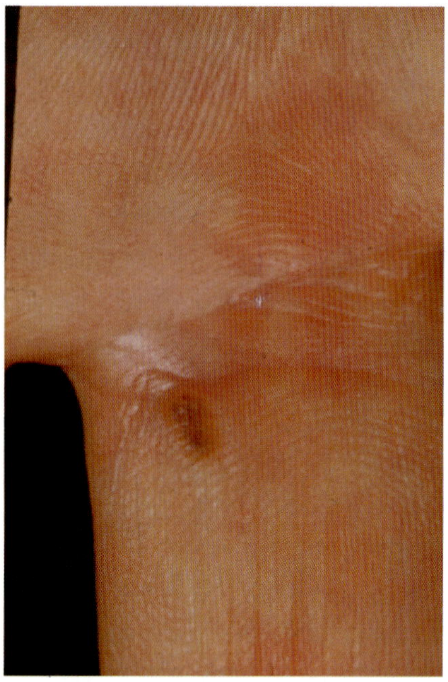

图 31.3 血小板减少性紫癜：手指上的紫斑（由英国伦敦医学插图有限公司及切尔西和威斯敏斯特医院惠赠）

炎症性皮肤病

因为临床较为常见，本节专门讨论一些与 HIV 感染相关的炎症性皮肤病（框图 31.5）。框图 31.6 列出了在艾滋病病毒感染情况下较少见的炎症性皮肤病[1-132]。

框图 31.6 较少与 HIV 相关的炎症性皮肤病

- 红皮病[11]
  - 光敏性皮炎/光敏性皮肤病[12-17]：
  - 白癜风样色素减退[18]
  - 慢性光化性皮炎[19,20]
  - 迟发性皮肤卟啉病
  - 恶性营养不良病（Kwashiorkor）[21]
- 变应性接触性皮炎[22-24]
- 结节性痒疹[25-27]
- 荨麻疹[28]
- 离心性环状红斑[29]
- 持续性虫咬反应
- 高免疫球蛋白 E 综合征[30]
- 嗜酸性粒细胞增多症[31-34]
- 环状肉芽肿
- 丘疹性红皮病[35]
- 毛发糠疹[36-38]
- 小棘苔藓[39]
- 持久性玫瑰糠疹[40]
- 持久性色素异常性红斑/Ramirez 灰色皮肤病[41]
- 寻常痤疮和变异型痤疮/HIV 毛囊综合征[36,42,43]
- 化脓性汗腺炎[44-47]
- 扁平苔藓[48]
- 穿掘性毛囊炎[49]
- 嗜中性外分泌汗腺炎[50,51]
- 苔藓样肉芽肿丘疹性皮肤病
- 苔藓样淀粉样变[52,53]
- 静脉曲张性溃疡[54]
- 手足发绀症和（或）冷球蛋白血症（亚硝酸丁酯诱导的）[55]
- 冻疮[56]
- 结节性红斑[57-59]
- 苔藓样糠疹[60]
- 血管炎[61,62]：
  - 过敏性紫癜和肾炎[63]

（续框图）

- 持久性隆起性红斑[64-66]
- 结节性多动脉炎[67,68]
- 微小病毒 B19/丘疹紫癜性手套和短袜样综合征[69,70]
- 川崎样综合征[71]
- 红指综合征[72-75]
- 网状青斑/雷诺现象/冷球蛋白血症/丙型肝炎[76]
- 单侧白细胞碎裂性血管炎[77]
- 单侧肢体可触性紫癜/隐源性脓肿[78]
- Degos 病[79]
- 白塞病[80-82]
- 坏疽性脓皮病[83-85]
- 急性发热性嗜中性皮病[86-89]
- 抗磷脂综合征[90]
- 非典型嗜中性皮肤病[91]
- 系统性红斑狼疮[92]
- 复发性多软骨炎[75,79,93]
- 硬斑病（带状疱疹后同位反应）[94]
- 皮肤松垂症[95-99]
- 短暂性棘皮松解皮肤病/Grover 病[100]
- 角层下脓疱病[101]
- 毛囊角化病[102]
- 自身免疫性大疱病：
  - 大疱性类天疱疮
  - 黏膜类天疱疮[106,107]
  - 天疱疮[103,108-110]
  - 副肿瘤性天疱疮[111]
  - 疱疹样皮炎[112,113]
- 肠病性肢端皮炎[114,115]
- 外泌汗腺鳞状汗管化生（±巨细胞病毒）[116]
- 皮肤黏液病[117]：
  - 网状红斑性黏蛋白病[118]
  - 黏液水肿性苔藓/丘疹性黏蛋白病[119-122]
  - 外泌汗腺导管黏蛋白病和毛囊性黏蛋白病（合并疥疮）[123]
  - 硬皮病[124]
- 非典型皮肤淋巴组织增生障碍/$CD8^+$ 假性淋巴瘤[125-129]：
  - Rosai-Dorfman 病（玫瑰痤疮样丘疹）[130]
  - 可触及的弓形游走性红斑[131]
  - 人工皮炎[132]

摘自 Bunker，1996[1]；Bunker and Staughton，2002[2]；Penneys，1990[3]；Duvic，1991[4]；Cockerell，1991，1993[5,7]；Cowley and Staughton，1991[6]；Rico et al，1997[8]；Aftergut and Cockerell，1999[9]；Maurer，2005[10]。

红皮病

HIV 中的红皮病原因多种，建议采用与普通皮肤病相同的鉴别诊断方法。在年轻的黑人患者中，红皮病可能是 HIV 感染的标志[1]。同性恋 HIV 感染男性患者中普遍存在龟头包皮炎、直肠炎、痔疮、肛周溃疡、脓肿、裂隙和瘘[2-5]；肛周生殖器官皮肤病在第 113 章另作讨论。

脂溢性皮炎

普通人群只有 1%～3%患脂溢性皮炎，相比之下，HIV 感染者合并脂溢性皮炎高达 20%～85%（见第 40 章）。在男同性恋人群的脂溢性皮炎患者中，HIV 血清阳性者比血清阴性者更常见。在 HIV 感染者中，脂溢性皮炎在同/双性恋者中比静脉吸毒者更普遍且更早发病[1]。虽然在各方面尚可的 HIV 患者也可见发病，但当 CD4 T 细胞计数低于 100×10^6/L 时，其严重程度增加。这种现象没有得到充分阐释，目前普遍认为典型的脂溢性皮炎是对共生的马拉色菌属酵母菌表现出的异常皮肤反应，可能由 HIV 引起的皮肤免疫功能障碍改变了宿主与生物的关系。脂溢性皮炎的严重程度可能与酵母密度或酵母菌株有关[2,3]。艾滋病患者脂溢性皮炎的临床严重程度与角质形成细胞中的酵母菌细胞数量相关[4]。患者服用酮康唑后，脂溢性皮炎患病率降低[5]。此外，服用咪唑类药物可有效改善临床症状，并且减少每个角质形成细胞的马拉色菌数量[6]。然而，一些研究未能证明 HIV-1 血清阳性患者存在真菌过度繁殖[4,7]。表皮脂质异常与脂溢性皮炎病程进展无关，但与 HIV 感染本身有关[8]。脂溢性皮炎与血锌水平偏低有关，但可能影响不大[9]。HIV 感染影响神经内分泌和亲皮脂因子，一些患者可能同时患脂溢性皮炎和神经系统疾病。由于单核细胞分泌的淋巴因子或病毒本身的直接作用，HIV 感染刺激角质形成细胞[10]，脂溢性皮炎实质上是一种过度增生性皮肤病。

在脂溢性皮炎（图 31.4）的典型好发部位及其他部位均可发现瘙痒性鳞屑性斑片。可并发毛囊炎，也有报道并发红皮病[11]。有文献记载红皮病、干皮病和脂溢性皮炎与痴呆和脊髓疾病的发展有关[10]。在赞比亚，泛发性难治性脂溢性皮炎特别好发于艾滋病合并肺结核的患者[12]。

鉴别诊断包括其他原因引起的红皮病、毛囊炎、湿疹、银屑病和皮肤癣菌病。真菌刮屑检查可排除癣菌病，也可看到大量马拉色菌。皮肤活检可表现为角化过度，棘层肥厚，海绵水肿，角质形成细胞点状坏死，白细胞增多和角质层下中性粒细胞浸润。与典型的脂溢性皮炎相比，HIV 患者可见更深的皮脂腺淋巴细胞浸润和血管周围中性粒细胞增多（偶有白细胞

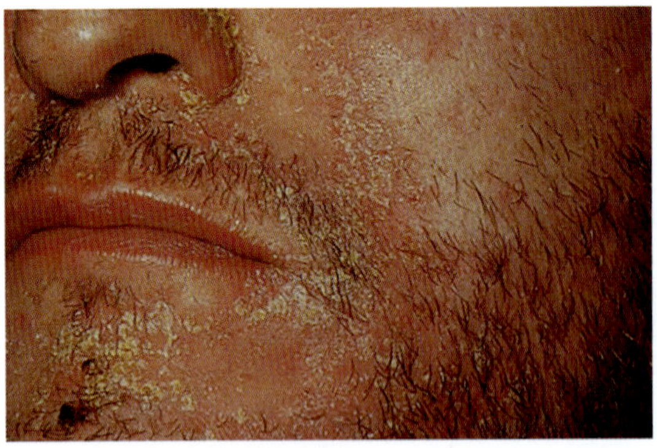

图 31.4 颜面部脂溢性皮炎(由英国伦敦医学插图有限公司及切尔西和威斯敏斯特医院惠赠)

碎裂)和浆细胞浸润[10,13],组织学表现与银屑病极为相似。

遵循常规方法治疗:润肤剂、外用类固醇和抗真菌药膏,以及口服咪唑类药物。外用吡美莫司有效[14]。尽管用 cART 进行免疫重建后,脂溢性皮炎的临床改善常被报道[1],但 Schaub 等学者认为,cART 治疗不影响脂溢性皮炎流行、发病或无症状生存时间。

特应性湿疹

特应性湿疹或特应性湿疹样皮肤病在 HIV 患儿中较为常见[1-3],但特应性湿疹本身就很常见(见第 41 章)。最近的一项研究表明,与普通人群相比,围产期 HIV 患儿的特应性湿疹患病率没有增加[4]。有报道称在成人感染 HIV 过程中[5],特应性湿疹会出现复发或恶化,也有报道高 IgE 综合征[6]。其他人认为特应性湿疹不受 HIV 的影响[7,8]。与 HIV 阴性的同性恋患者相比,发现 HIV 阳性同性恋患者特异性疾病发病率偏低,放射过敏原吸附试验阳性率低,IgE 平均水平降低[9],IgE 合成失调[10]。真菌特异性 IgE 可能促进 HIV 感染者湿疹性皮肤病的发病[11]。

银屑病

银屑病在一般人群中流行(2%),并且可在 HIV 感染后首次出现(通常非常严重)或恶化[1,2],可反复发作[3]。在 HIV 感染人群中,银屑病可能更为普遍(5%)[4],或者差别不大(1%)[5]。银屑病的发病机制将在第 35 章详细讨论。HIV 相关银屑病提供了一些发病机制的见解,但是存在明显矛盾,这种皮肤病可以活化 T 细胞分泌 Th1 细胞因子,并且降低治疗后 T 细胞计数,与以分泌 Th2 细胞因子且使 T 细胞进行性耗竭的系统性疾病相关,至今仍无法较好阐释[6-8]。现已知产生 IL-17 的 CD4 T 细胞是典型银屑病发病机制的核心,任何有关 HIV 合并银屑病的表现的解释都必须考虑到这一点。大多数 HIV 相关性银屑病患者 HLA-Cw0602 阳性,链球菌感染相关的点滴状银屑病的 HIV 阴性患者也是如此[7-10]。HIV 感染者表皮中的朗格汉斯细胞数量减少,银屑病也可能如此[9-14]。朗格汉斯细胞被 HIV 感染,HIV 或其基因产物可能改变这些细胞的抗原提呈功能。HIV 基因产物可能在表皮增殖性疾病的发病机制中发挥作用;转基因小鼠在皮肤中表达某些 HIV 基因,形成表皮银屑病样增生[15]。CD4 T 淋巴细胞的可溶性抗原识别可能存在选择性缺陷,并且 CD8 记忆 T 细胞的数量在死亡之前一直增加,使皮肤中的 CD8/CD4 T 细胞比率升高,抑制性 CD4 T 细胞的耗尽可能导致炎症控制不佳,感染(如链球菌)诱发银屑病是常见的,可能是通过超抗原介导的自身免疫所诱发;HIV Nef 蛋白具有超抗原特性,携带皮肤淋巴细胞相关抗原的自身反应性 T 细胞可识别皮肤中的自身抗原,启动分子反应,引发银屑病,并且一旦激活角质形成细胞,就可能产生维持 T 细胞反应的其他抗原表位,HIV 中常见的病毒和细菌感染可能导致表位扩展,多克隆 B 细胞活化,γδT 淋巴细胞数量增加,自然杀伤细胞功能下降,巨噬细胞、一氧化氮生成增加,表皮金黄色葡萄球菌过度增殖,受感染免疫细胞生产的 P 物质增加,人类内源性逆转录病毒激活,病毒分子模仿持续性自身免疫和免疫失调,基因组内皮细胞功能缺陷和基因组中富集的病毒控制等位基因都已被提出并进行了讨论[6-8,16],最后一点考虑与银屑病中过度皮肤炎症可能与抗病毒免疫通路的激活有关,这对遇到类似于 HIV-1 病毒的人类祖先来说尤为重要[16]。

银屑病的典型临床表现详见第 35 章。HIV 感染者的银屑病皮疹鲜红,病情严重,表现不典型(图 31.5)。银屑病性关节炎在 HIV 相关性银屑病中比一般银屑病患者更常见[8]。反应性关节炎(关节炎、尿道炎和结膜炎)如发生在有银屑病遗传易感人群的 HIV 患者,有时非常严重[17,18]。

银屑病的鉴别诊断包括脂溢性皮炎、特应性湿疹、皮肤癣菌病、药疹和蕈样肉芽肿。描述了 1 例具有疣状黄瘤组织学特征的银屑病样疹[19]。辅助检查包括真菌学和皮肤活检。

银屑病的常规治疗方案对大多数患者有效[7,20],

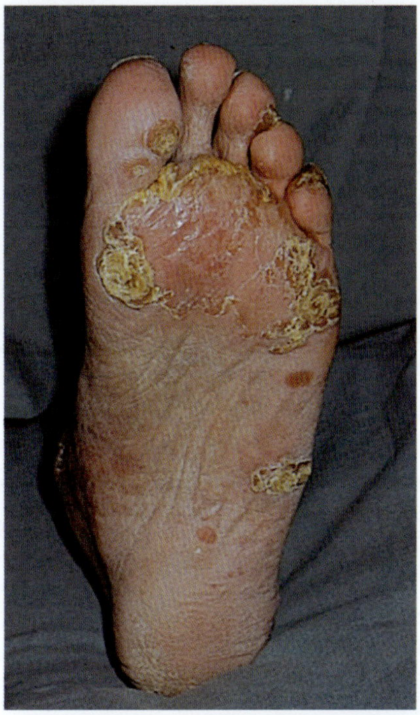

图 31.5 HIV 感染患者足底重症银屑病（由英国伦敦医学插图有限公司及切尔西和威斯敏斯特医院惠赠）

中度至重度银屑病（有或无关节炎）应视为 cART 的适应证，停止 cART 可导致严重的银屑病[21]。

没有证据表明，光疗的理论风险和并发症在临床上对患者有害[22-25]，T 细胞数量不受影响，Gag p24 抗原和 HIV-RNA 水平可能增加或不变[23,26]，除了免疫抑制和光致癌性的理论之外，临床上需要降低 HIV 中常见严重的、非典型的、难治性银屑病的发病率[5]，补骨脂素和 UVA（psoralen and UVA，PUVA）可能优于 UVB 疗法[27]。

合成的维 A 酸类药物阿维 A 酯及后来上市的阿维 A 酸是治疗 HIV 感染中严重反应性关节炎和银屑病最有效的疗法，通常与光疗一起使用。在使用蛋白酶抑制药的同时，还需要注意其类维 A 酸样不良反应，如干燥、唇炎和甲沟炎[1,7,17,18,20]。环孢素和甲氨蝶呤可在 HIV 感染患者中引起严重并发症，如白细胞减少症和暴发性卡波西肉瘤[28,29]。最好避免使用甲氨蝶呤；当急需快速控制潜在致命的全身性脓疱性或红皮病性银屑病时，环孢素可能有一定作用[7]。有人认为西咪替丁、卡马西平、雷尼替丁、抗生素、酮康唑和霉酚酸酯同样有效[7,30,31]。

包含齐多夫定的治疗方案（AZT，ZDV）可改善银屑病[1]，cART 方案的特定成分，如利托那韦（RTV，RIT）和扎西他滨［双脱氧胞苷（ddC，DDC），虽然这种药物已退市］，以及包含 ARV 组合似乎也是如此，患者的银屑病临床状况及病毒学状况同时得到改善[7,32,33]。

从理论上讲，HIV 感染合并银屑病禁用抗肿瘤坏死因子-α 靶向治疗。然而，依那西普和英夫利昔单抗已有人在用[7,20,34,35]。达克珠单抗（抗 CD25 IL-2 受体）已成功应用于一名红皮病性银屑病患者[36]。

嗜酸性毛囊炎

嗜酸性毛囊炎是一种与嗜酸性脓疱性毛囊炎（Ofuji 病）（见第 39 章）有关的 HIV 特异性疾病[1,2]，最初被认为是 HIV 感染的早期征兆，临床上少见，女性更罕见[3]，当 CD4 T 细胞计数在（250～300）×10^6/L 时可发病，提示患者随时有机会性感染的风险，也可出现于免疫重建综合征期间[4]。

HIV 瘙痒性丘疹（PPE）在临床上和组织学上与细菌性毛囊炎、脂溢性毛囊炎、痤疮样毛囊炎均有重叠表现[5,6]，这使得对早期文献的解释复杂化，原因尚不清楚，但在皮损中可见 Th2 细胞因子（IL-4，IL-5）、RANTES 趋化因子和嗜酸性粒细胞趋化因子增加[7]，与 PPE 相比，毛囊炎有不同的细胞因子和免疫组化特征[6-9]。使用膦甲酸钠与嗜酸性毛囊炎的发生有关[10]。

嗜酸性毛囊炎临床表现为向心性分布于面部和躯干的毛囊周围红斑、丘疹、脓疱（图 31.6），伴瘙痒，本病可能与光敏感有关，临床症状不明显[11]。它可模仿葡萄球菌性或脂溢性毛囊炎和寻常痤疮，它们可同时发生。组织学表现具有特征性，可见毛囊周围分布有脱颗粒的嗜酸性粒细胞和肥大细胞[12]，临床病理鉴别诊断将在关于细菌感染的章节以及关于 PPE 的下一节讨论。本病可存在外周嗜酸性粒细胞增多和 IgE 水平升高，因皮损无菌，拭子检查呈阴性。虽然该病治疗困难，且有报道免疫重建会使病情恶化[13,14]，但近年来随着 cART 的引入，它在发达国家几乎已经消失，光疗是最成功的疗法，但其他疗法也有使用，包括外用色甘酸二钠、强效糖皮质激素、他克莫司，口服抗组胺药（如阿司咪唑和西替利嗪）、抗生素（如红霉素、四环素、复方新诺明）、伊曲康唑（有抗嗜酸性粒细胞作用）、氨苯砜、吲哚美辛及异维 A 酸，同时联合外用他克莫司[4,15-22]。嗜酸性毛囊炎可能是 cART 的适应证，但当 cART 作为 IRIS/IRD/IRAD 的一部分而加重时，可能需要上述治疗。

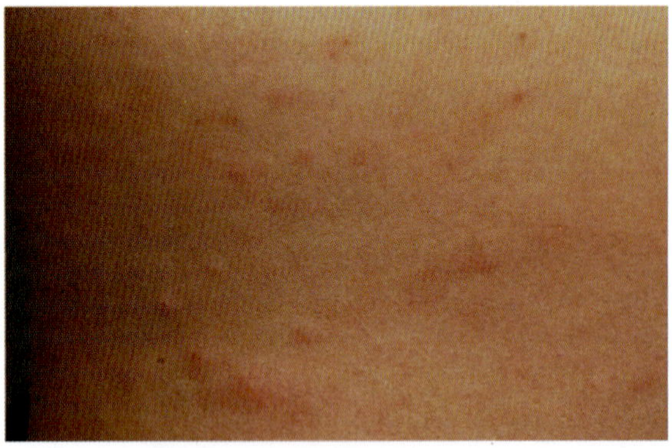

图 31.6 嗜酸性毛囊炎：躯干剥脱性丘疹（由英国伦敦医学插图有限公司及切尔西和威斯敏斯特医院惠赠）

瘙痒性丘疹

瘙痒性丘疹性皮疹（pruritic papular eruption，PPE）是 HIV 感染者的常见皮肤表现。患病率在10%到60%之间变化，取决于地理区域[1-5]。非洲和亚洲比较常见。它与妊娠丘疹性皮炎存在一些有趣的相似之处（见第 115 章）。发病机制可能是昆虫叮咬后的超敏反应（如丘疹性荨麻疹，见第 34 章）[4,6,7]。大多数患者（如乌干达 84%的 PPE 患者）有蚊虫叮咬史[4]，具有节肢动物叮咬的组织学特征。有趣的是，在另一项研究中，75%患者有循环性大疱性类天疱疮自身抗体，高达 30%的患者在组织学、免疫印迹、免疫荧光和免疫电镜方面[8]符合大疱性类天疱疮的诊断标准。尽管升高的 CD8 淋巴细胞和 IL-5 和大量嗜酸性粒细胞指向 Th2 反应，但 PPE 的免疫表型特征与嗜酸性毛囊炎不同[5,7,9-12]。PPE 是免疫抑制程度较高的一个标志。在一项研究中，CD4 T 细胞计数低于（100～200）$\times 10^6$/L（中位数 46×10^6/L）时，常常是 HIV 感染的最初征兆[3-5,13]，皮疹的严重程度与 CD4 计数成反比[4]。

PPE 表现为表现剥脱、红斑，也可类似于丘疹性荨麻疹，嗜酸性粒细胞增多，IgE 升高。搔抓引起瘢痕和感染会导致患者毁容，产生羞耻感[4]。临床鉴别诊断包括结节性痒疹、大疱性类天疱疮前期、疥疮、丘疹坏死性结核、药疹、日光性皮炎、二期梅毒、睾丸炎、嗜酸性毛囊炎、脂溢性皮炎、细菌性毛囊炎和痤疮样毛囊炎。以上疾病存在明显的临床重叠现象，导致对早期文献难以解释。组织学显示浅表和深部血管周围和间质淋巴细胞和嗜酸性粒细胞浸润，呈中度致密的楔形，表皮增生，可能有海绵状孔网[4]。在组织学上与嗜酸性毛囊炎鉴别具有挑战性，但免疫组化有助于鉴别[11]。治疗 PPE 的方法类似于嗜酸性毛囊炎，关键是光疗。据称沙利度胺和己酮可可碱（oxpentifylline）是有效的[14-16]，口服抗组胺药优于局部使用类固醇激素[17]，PPE 是启动 cART 的强有力的临床指征。

环状肉芽肿（详见第 97 章）

在 HIV 感染者中，环状肉芽肿可呈局限性、广泛性、弥漫性和不典型分布（可见于口腔，或呈穿通性）（图 31.7）[1-5]，紫色皮损可模仿卡波西肉瘤，有个案报道模仿传染性软疣[6]。有人提出环状肉芽肿与抗病毒治疗使用扎西他滨（ddC，DDC；已退市）有关[7]。培养结果呈阴性[2]，对 cART 疗效不确切。

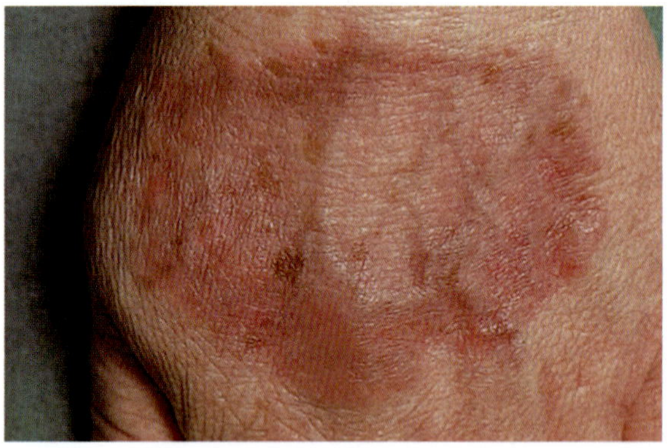

图 31.7 手掌部环状肉芽肿（由英国伦敦医学插图有限公司及英国伦敦大学学院惠赠）

迟发性皮肤卟啉症（详见第 60 章）

迟发性皮肤卟啉症在 HIV 中的发病是多因素的[1,2]，可能涉及家族史影响、乙肝和丙肝（例如血友病患者）、酒精和日晒。治疗上可用 N-乙酰半胱氨酸[3]。

药物反应

药物反应是 HIV 皮肤病常见的挑战（见第 118 章和第 119 章）[1-4]。框图 31.7 总结了临床遇到的药疹类型。麻疹样中毒性红斑是常见的反应，可有发热、关节痛，肝功能异常和嗜酸性粒细胞增多。临床可表现为多形红斑、Stevens-Johnson 综合征（SJS）、中毒性表皮坏死松解症（TEN）/Lyell 综合征、超敏综合征、DRESS 综合征（框图 31.8）、红皮病、血管炎、固定性药疹、皮肤光敏反应、光敏性药疹和放疗所致皮肤敏感反应[1,2,5-14]。复方新诺明(磺胺甲噁唑-甲氧苄啶)、氨苯砜、喷他脒和抗结核化疗(尤其是利福平、氨硫脲和乙胺丁醇)具有特殊风险[6,7];异烟肼最近被报道过[15]。苯妥英钠引起的超敏综合征可以表现为不明原因的发热[16]。用于降低西多福韦肾毒性的丙磺舒可引起过敏反应[17]。

在使用复方新诺明治疗的肺孢子菌肺炎患者中,60%有发热、恶心、呕吐和皮疹[18]。在接受阿莫西林-克拉维酸治疗的 HIV 感染者中约有一半会出现皮疹,相比之下,90%以上的急性淋巴细胞白血病或感染性单核细胞增多症患者以及 3%～10%的普通人群会出现皮疹[19]。

框图 31.7 HIV/AIDS 患者非抗逆转录病毒药物的皮肤不良反应

- 麻疹样中毒性红斑
- 多形红斑,SJS,TEN,超敏综合征,DRESS(框图 31.8)
- 红皮病
- 过敏反应,荨麻疹,血管性水肿
- 干皮病,唇炎
- 苔藓样苔藓
- 银屑病
- 日光性皮肤病
- 紫癜
- 泌尿生殖器溃疡
- 血管炎
- 固定性药疹
- 喷他脒:也会在注射部位引起溃疡
- 膦甲酸钠:阴茎溃疡
- 手掌/足底角化病:葡聚糖
- 鞭笞样红斑:博来霉素
- 嗜酸性毛囊炎:膦甲酸钠
- 肢端青紫症:亚硝酸丁酯

摘自 Todd, 2006[4];Okwera et al, 1997[6];Cockerell, 1991[90]。

DRESS,药疹伴嗜酸性粒细胞增多和系统症状;SJS. Stevens-Johnson 综合征;TEN,中毒性表皮坏死松解症。

葡聚糖与掌跖角化病的形成有关[20]。在 HIV 感染者中可观察到由博来霉素引起的明显的鞭笞样红斑[21,22],这在一般肿瘤的诊疗中较为常见。聚乙二醇化多柔比星用于治疗卡波西肉瘤时,可出现脓疱型银屑病样反应[23];固定性药疹与喷他脒相关,也可在注射部位出现溃疡[8,24];而膦甲酸钠可导致阴茎溃疡[25];干扰素可能会在注射部位出现溃疡[26];羟基脲可导致黏膜皮肤色素沉着(和黑甲)[27];亚硝酸丁酯可能会产生肢端青紫症[28];有报道使用华法林治疗结核病时,可导致皮肤坏死及静脉血栓形成[29]。

框图 31.8 HIV/AIDS 患者涉及多形红斑、SJS、TEN、DRESS 的药物

- 阿巴卡韦
- 别嘌醇
- 安普那韦(APV)[a]
- 卡马西平
- 克拉霉素
- 复方新诺明(磺胺甲噁唑-甲氧苄啶)
- 依非韦伦
- 依曲韦林
- 氟康唑
- 灰黄霉素
- 茚地那韦(IDV,IND)
- 异烟肼
- 拉米夫定(3TC)
- 奈韦拉平
- 呋喃妥因(孕期)
- 苯妥英钠
- 丙磺舒
- 乙胺嘧啶
- 雷特格韦(RAL)
- 沙奎那韦(SQV,SAQ)
- 司他夫定(d4T)
- 链霉素
- 磺胺嘧啶
- 磺胺
- 沙利度胺
- 胺苯硫脲(thiacetazone)
- 万古霉素
- 齐多夫定(AZT,ZDV)
- 中药

摘自 Todd, 2006[4];Okwera et al, 1997[6];Rustin et al, 1987[8];Penneys, 1990[9];Rotunda et al, 2003[10];Kong and Myers, 2005[31];Calista, 2005[35];Bourezane et al, 1998[42];Vidal et al, 2002[91];Girao et al, 2002[92];Tebruegge and Pantazidou, 2008[93];Zhang et al, 2011[94];Loulergue and Mir, 2012[95];Viswanath et al, 2012[96];Mittmann et al, 2012[97]。

[a]已经退市。

DRESS,药疹伴嗜酸性粒细胞增多和系统症状。

抗逆转录病毒(ARV)药物的主要皮肤不良反应列于表 31.9。ARV 对口咽、头发和指甲的不良反应将在本章后面关于特殊情况的部分讨论。

表 31.9 抗逆转录病毒药物的主要皮肤不良反应

药物	不良反应
核苷类逆转录酶抑制药(NRTIs)	
所有 NRTIs	瘙痒症,发疹,荨麻疹
阿巴卡韦	HLA-B* 5701 超敏反应综合征,SJS,TEN,川崎综合征,过敏反应,脂肪代谢障碍
去羟肌苷(ddI,DDI)	血管炎,紫癜,SJS,过敏反应,Ofuji 丘疹性红皮病,男性乳房女性化,脂肪代谢障碍,肢端红斑,发汗
恩曲他滨(FTC)	色素沉着
拉米夫定(3TC)	血管炎,过敏反应,血管性水肿,变应性接触性皮炎,男性乳房女性化,脂肪代谢障碍,发汗,TEN
司他夫定(d4T)	脂肪代谢障碍,男性乳房女性化,嗜中性粒细胞性外分泌汗腺炎,睑黄瘤,发汗
替诺福韦酯(TDF)	中毒性红斑,发汗
扎西他滨(ddC,DDC)	过敏反应,血管性水肿,痤疮,光敏性,红皮病,环状肉芽肿,大疱性发疹,发汗
齐多夫定(AZT,ZDV)	发疹,多形红斑,SJS,多发性肌炎,红皮病,皮肤卟啉病,紫癜,血管炎,昆虫叮咬反应,异色症(黏膜和指甲也是如此,尤其是深肤色者),嗜中性外分泌汗腺炎,痤疮,大疱性发疹,脂肪代谢障碍,臭汗症,发汗
非核苷类逆转录酶抑制药(非 NRTIs)	
所有非 NRTIs	瘙痒症,发疹,SJS,TEN
地拉夫定(DLV)[a]	干皮病,荨麻疹,血管性水肿,皮炎,水疱样疹,紫癜,血管炎,皮脂溢出,男性乳房女性化,发汗
依非韦伦(EFV)	湿疹,环状红斑,光敏性,男性乳房发育,白细胞碎裂性血管炎,荨麻疹,面部红斑,毛囊炎,剥脱性皮炎
依曲韦林	SJS,男性乳房女性化,多汗症,脂肪增生
奈韦拉平	DRESS,血管性水肿,过敏反应,脂肪代谢障碍,剥脱性皮炎
利匹韦林	库欣样表现
蛋白酶抑制药(PIs)	
所有 PIs	药疹,皮疹,SJS,TEN,瘙痒症,干皮病,过敏症,过敏反应,脂膜炎,中毒性脓皮病,睑黄瘤,脂肪瘤,脂肪代谢障碍,黑棘皮病
安普那韦(APV)[a]	中毒性红斑(20%～30%)
阿扎那韦(ATZ)	湿疹,光敏反应,皮脂溢出,荨麻疹,水疱样疹,紫癜,男性乳房女性化,发汗
达芦那韦	多汗症[与利托那韦(RTV,RIT)合用];中毒性红斑(7%);与磺胺交叉过敏
福沙那伟(安瑞那韦前体药)	皮疹发生率显著升高(20%)
茚地那韦(IDV,IND)	红皮病,毛囊炎,色素沉着(皮肤、指甲和毛发),脂溢性皮炎,荨麻疹,血管炎,甲沟炎/化脓性肉芽肿,萎缩纹,血管脂肪瘤,卟啉病,男性乳房女性化,感觉异常,发汗,臭汗症
奈非那韦	荨麻疹,皮炎,苔藓样反应,掌红斑,血管炎,男性乳房女性化
利托那韦(RTV,RIT)	荨麻疹,IgA 介导的超敏反应,痤疮,皮脂溢出,大疱性发疹,皮炎,毛囊炎,肉芽肿,瘀斑,血肿,感觉异常,发汗
沙奎那韦(SQV,SAQ)	光敏反应,荨麻疹,痤疮,大疱性发疹,皮炎,脂溢性皮炎,毛囊炎,丘疹水疱性发疹,疖,单纯疱疹,带状疱疹,念珠菌病,色素沉着,银屑病,疣状增生,固定性药疹,血管脂肪瘤病,男性乳房女性化,感觉异常,发汗

（续 表）

药物	不良反应
替拉那韦	光敏反应
融合抑制药	
恩夫韦肽(ENF)	注射部位反应，干皮病，瘙痒症，发疹，痤疮，单纯疱疹，乳头状瘤，瘀斑，感觉异常
侵入抑制药	
马拉韦罗(MVC)	瘙痒，中毒性红斑，脂肪代谢障碍，毛囊炎
整合酶抑制药	
埃替拉韦(EVG)	瘙痒，湿疹，荨麻疹
多替拉韦(DTG)	瘙痒，发疹
拉替拉韦(RAL)	SJS，DRESS，瘙痒，发疹，发汗

摘自 Todd，2006[4]；Okwera et al，1997[6]；Penneys，1990 [9]；Ward et al，2002[30]；Bhandarkar et al，2011[45]；Litt，2012[98]；Anon，2014[99]；Terheggen et al，2004[100]；Sevila et al，1996[101]；Bessen et al，1988[102]；Torres et al，1992[103]；Introcaso et al，2010，2010[104,105]；Zhang and Sun，2013[106]；Modak and Guha，2013[107]；Isaacs et al，2013[108]。

[a]已退市。

DRESS，药疹伴嗜酸性粒细胞增多和全身症状；SJS，Stevens-Johnson 综合征；TEN，中毒性表皮坏死松解症。

发疹、多形红斑、Stevens-Johnson 综合征（SJS）和中毒性表皮坏死松解症（TEN）可能是对 cART 药物的并发症[6,9,30-39]。HLA-C * 04:01 被认为是马拉维 HIV 队列中奈韦拉平诱导的 Stevens-Johnson 综合征/中毒性表皮坏死松解症（SJS/TEN）的危险因素[40]。与其他原因引起的中毒性表皮坏死松解症的一样，静脉注射丙种球蛋白是一种有效的治疗方法[6,41,42]。据报道，奈韦拉平[42]和其他用于诊疗 HIV 的药物都有可能导致 DRESS 综合征。阿巴卡韦与发热、胃肠症状、不适感的超敏反应综合征有关，约 70%患者出现皮疹，但在筛查 HLA-B * 5701 后这种情况几乎消失[31,43,44]。有报道称，奈韦拉平会引起剥脱性皮炎[45]；使用包含洛匹那韦-利托那韦（Kaletra）的方案可出现发疹性脓疱病[46,47]；奈非那韦可引起荨麻疹[48]；使用茚地那韦（IDV，IND）可出现红皮病、腹痛和肾功能衰竭[49]；拉米夫定会引起过敏反应和变应性接触性皮炎[50]；利托那韦（RTV，RIT）可引起 IgA 介导的超敏反应综合征、血肿形成和皮下肉芽肿[30,51]；去羟肌苷（ddI，DDI）与 Ofuji 丘疹性红皮病有关[30]。已报道嗜中性粒细胞性外分泌汗腺炎，但病因（药物或疾病）尚不清楚[52]。

干皮病和唇炎在蛋白酶抑制药中很常见[53]；一些环状肉芽肿病例考虑为扎西他滨（ddC，DDC）引起，但这种药物不再使用；有报道用沙奎那韦（SQV，SAQ）引起固定性药疹[54]；沙奎那韦（SQV，SAQ）和依法韦仑[55-57]有光敏性变应性皮炎；司他夫定（d4T）和去羟肌苷（ddI，DDI）治疗方案可引起男性乳房发育[58]；茚地那韦（IDV，IND）引起急性卟啉病[59]；脂膜炎被归咎于利托那韦（RTV，RIT）和奈非那韦[60]；利托那韦（RTV，RIT）引起口周疼痛、外周感觉异常和大疱；茚地那韦（IDV，IND）引起外周感觉异常[61]；恩夫韦肽（ENF）引起注射部位反应，包括瘙痒、疼痛、红斑、硬结、结节和硬皮病[62-64]。

常见药物反应的机制尚不清楚，但符合典型的免疫病理模型。HIV 感染推测的发病机制包括 EB 病毒、巨细胞病毒（CMV）或其他病毒急性感染或再激活、多克隆 B 细胞活化、嗜酸性粒细胞增多、高球蛋白血症、免疫复合物形成、自身抗体和针对药物与组织复合物的自身反应性 T 细胞克隆产生。然而，谷胱甘肽缺乏、缓慢乙酰化和活动性病毒感染已被证明与艾滋病患者的磺胺敏感性无关[65]。已经提出免疫失调的模式（Th1 细胞因子减少；Th2 细胞因子增加；IgE、IgA 和嗜酸性粒细胞增加）易于发生药物超敏反应。例如，复方新诺明通过降低 Th1 反应加剧这种超敏反应；大环内酯类药物可增加 Th1 反应[4,6]。

通常的经验是，继续治疗可能会消除对复方新诺明的不良反应，并且一些患者会耐受阿莫西林/克拉维酸盐的再次诱发，N-乙酰半胱氨酸预治疗可预防复方新诺明超敏反应[66]；泼尼松龙不能预防磺胺类药物或奈韦拉平诱导的皮肤超敏反应[65,67]；已诱导出对奈韦拉平和奈非那韦的耐受性[68]；在极低的 CD4 T 细胞计数（$<20\times10^6$/L）和濒临死亡时，药物超敏反应也会消失。因此，先前的药物反应不构成继续或

进一步使用特定药物治疗的绝对禁忌证。

所有蛋白酶抑制药和一些核苷酸逆转录酶抑制药(NRTIs)——特别是司他夫定(d4T),都会引起脂肪代谢障碍,并带来临床挫败感,因为患者深受外貌形象的折磨,产生羞耻感[69]。鼻唇沟、面颊和四肢发生脂肪流失(脂肪萎缩),腹部、颈背部(水牛背)和乳房区脂肪堆积(脂肪肥大),高达 80%的 cART 患者可在开始治疗后 10 个月内出现面部脂肪萎缩,发病率视治疗方法而定[70]。对于不含司他夫定(d4T)或齐多夫定(AZT,ZDV)的新疗法,这种情况会较少见。该综合征包括高脂血症、胰岛素抵抗(包括黑棘皮病)和乳酸血症。有人提出发病机制可能是线粒体毒性[43]。人们担心动脉粥样硬化症和心血管疾病的加速发展[71-74]。已报道良性对称性脂肪过多症[75]、有触痛的或疼痛性多发性血管脂肪瘤[76]、萎缩纹[77]和睑黄瘤[78,79]。有 1 例相关性硬肿症的病例报告[80]。

皮肤科医师对蛋白酶抑制药的类视黄醇样作用也感兴趣,特别是茚地那韦诱导的甲沟炎、甲周化脓性肉芽肿样病变、干皮病和唇炎,以及卷发,其发病机制尚不确定[81-84],但经验表明,异维 A 酸(用于治疗痤疮)可以安全有效地与蛋白酶抑制药一起使用;但与之矛盾的是,同时服药后血浆类视黄醇水平反而降低[85]。

脂肪代谢障碍的治疗具有挑战性,但有一些有效的方法,包括直接切除、超声辅助脂肪切除、吸脂术、脂肪注射、软组织填充、人体生长激素和释放因子、瘦素、二甲双胍和噻唑烷二酮[44,70,86-89]。脂肪瘤和血管脂肪瘤可以通过切除和吸脂来治疗[76]。

感染

细菌感染(详见第 26 章)

皮肤和软组织感染在 HIV 感染并发症中未被充分认识。在 cART 时代,它们是持续的发病原因,并且大多数(超过 80%)是由社区获得的[1]。皮肤细菌感染会带来高达 25%的菌血症和败血症发生风险,或表现为系统性感染。中心静脉置管、化疗、静脉吸毒和其他皮肤病的存在带来了额外的风险[1-4]。皮肤菌群(如痤疮丙酸杆菌)在免疫功能不全的患者中可成为系统性疾病的病原体,因此在手术和器械操作前,必须非常小心地进行皮肤消毒[5]。临床医师必须警惕全身性细菌感染的皮肤表现,如甲下裂片形出血和丘疹坏死性皮损。应高度警惕,降低微生物检验和皮肤活检(包括革兰染色、特殊染色和培养)的阈值,以便进行精确诊断和针对性治疗。金黄色葡萄球菌(包括耐甲氧西林金葡菌,MRSA)、假单胞菌属、大肠埃希菌和化脓性链球菌是最常见的分离到的菌株;高达 40%的病例可能存在多种微生物感染[1]。已有医院和社区获得的嗜麦芽寡养单胞菌感染的报道;这种病原体是一种严重的新型的机会致病菌[6]。应根据临床情况和敏感性,系统性应用抗生素;应该预料到它可能会耐甲氧西林。脓肿应通过外科引流,但也应进行包括分枝杆菌和真菌的活检和培养[7]。

当患者出现毛囊炎的常见情况时,必须考虑葡萄球菌感染,葡萄球菌性毛囊炎、马拉色菌毛囊炎、皮肤癣菌毛囊炎、嗜酸性毛囊炎、蠕形螨病和寻常痤疮或玫瑰痤疮的临床鉴别会极具挑战性,并且这些病原体可能共存。在罕见的情况下,微球菌、鲍曼不动杆菌和产气荚膜梭菌毛囊炎、单纯疱疹病毒和带状疱疹病毒性毛囊炎也会遇到[8-13];隐球菌病表现为躯体假性毛囊炎[14];间擦部位葡萄球菌性毛囊炎可与念珠菌病相似。根据组织学可识别其他类型的毛囊炎,如常见的淋巴细胞性毛囊炎或具有混合性炎症的毛囊周围炎,还有罕见的毛囊破裂伴肉芽肿性炎[15]。

皮肤继发性葡萄球菌感染可能是以上讨论的诸多炎症性皮肤病的并发症,这个问题正在变得日益严重,也许是因为在 cART 时代,甲氧苄啶-磺胺甲噁唑(复方新诺明)的预防性使用减少了[16]。

MRSA 对 HIV 阳性患者提出了挑战,MRSA 皮肤感染一直在上升,但现在可能有所回落[17-29],HIV 感染者中最常见的 MRSA 感染类型是由 USA300,杀白细胞素(Panton-Valentine leukocidin,PVL)阳性菌株引起的皮肤或软组织感染。与普通人群相比,HIV 感染者初次感染 MRSA 和复发的风险增加[28]。风险因素包括高风险性行为、静脉吸毒、HIV 疗效不佳、CD4<50×10^6/L、HIV 病毒载量拷贝对数、无复方新诺明预防、伴发皮肤感染、近期有住院史、既往 MRSA 感染,以及近期使用 β-内酰胺类抗生素[21,23,27,28,30-32]。分离株对复方新诺明、多西环素、米诺环素、环丙沙星、左氧氟沙星、万古霉素、利奈唑胺、达托霉素和克林霉素敏感,但对克林霉素的诱导耐药性增加[23,27,28],复发率高达 25%。但米诺环素治疗似乎与降低复发风险有关[29]。

除了毛囊炎外,HIV 中葡萄球菌感染的表现还包括大疱性脓疱病、深脓疱疮、蜂窝织炎、脓肿、葡萄球菌病和葡萄球菌性烫伤样皮肤（图 31.8）和中毒性休克综合征[33-38]。由葡萄球菌引起的皮下脓肿可能使注射部位或静脉导管部位并发感染。手术引流是脓肿治疗的重要组成部分。已报道 A 组链球菌感染性丹毒和淋巴结炎[39]，铜绿假单胞菌是 HIV/AIDS 患者重要的潜在皮肤病原体，坏疽性臁疮和脂膜炎可提示假单胞菌败血症[40-43]。

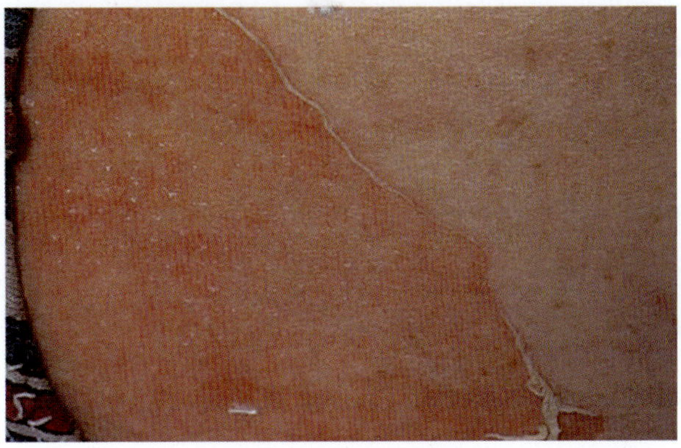

图 31.8　葡萄球菌性烫伤样皮肤综合征：HIV 阳性静脉吸毒者葡萄球菌性肺炎（由英国伦敦医学插图有限公司及切尔西和威斯敏斯特医院惠赠）

Fournier 坏疽是艾滋病死亡率高的危险因素，可能使化疗复杂化[44]。

细菌性血管瘤病起初称为上皮样血管瘤病，是由侵犯皮肤的革兰阴性猫抓病微生物巴尔通体（Bartonella bacilliformis，此前为罗卡利马体）引起的[1,45]。当它第一次被发现时，细菌性血管瘤病颇似巴尔通体杆菌（秘鲁疣）慢性感染的皮肤红斑，临床医师对此很感兴趣，这些病变可发生在巴尔通体病（Oroya 热）的慢性期，并且在临床和组织学上与细菌性血管瘤病非常相似。巴西的无症状 HIV 感染患者巴尔通体血清阳性率很高，并且与养猫有关[46]。细菌性血管瘤病呈现类似卡波西肉瘤的紫色丘疹和结节性血管病变（图 31.9），细菌性血管瘤病没有明显的、急性的、发热的溶血性疾病，通过皮肤活检可诊断。在组织学上，细菌性血管瘤病与卡波西肉瘤的区别在于小叶血管增生，其中异常增大的内皮细胞是上皮样而不是梭形，并且具有突出的中性粒细胞浸润和中性粒细胞碎片；可能存在假性上皮瘤样增生[47]。血管空间结构异常，血管内皮细胞增生，含有巴尔通体。该病原体可以通过 Warthin-Starry 银染法（图 31.10）、病灶组织的免疫过氧化物酶染色（其中在异常增殖的皮肤脉管系统中发现杆菌）或电子显微镜来确定。在大多数患者中，口服红霉素治疗细菌性血管瘤病有效；异烟肼、利福平、乙胺丁醇或氯法齐明也已被使用，并可能会作为红霉素的联合用药，或取代红霉素。

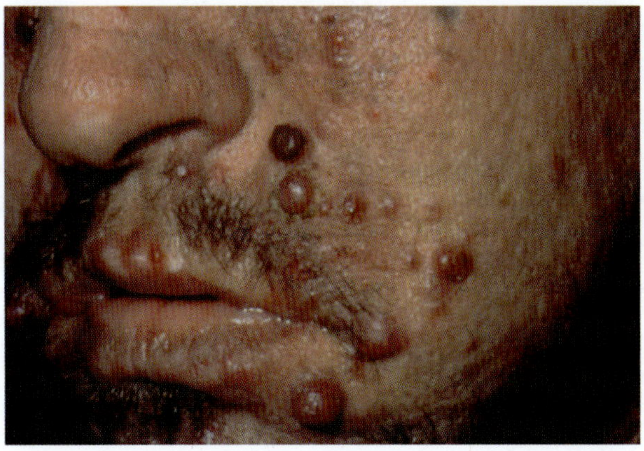

图 31.9　细菌性血管瘤病：面部紫色结节（由英国伦敦医学插图有限公司及切尔西和威斯敏斯特医院惠赠）

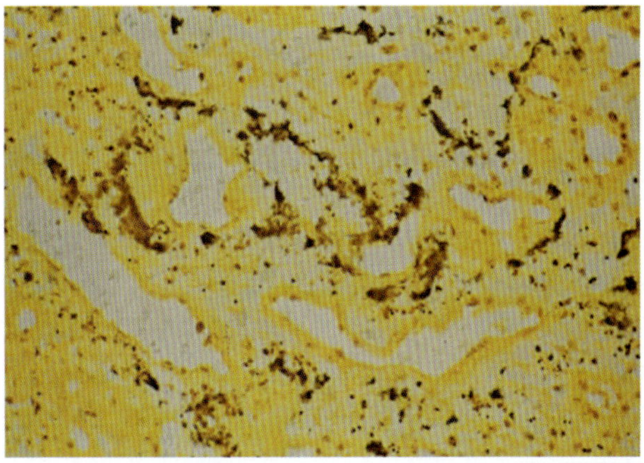

图 31.10　细菌性血管瘤病：巴尔通杆菌 Warthin-Starry 银染色，血管增生性通道（由英国伦敦帝国理工学院 N. Francis 博士惠赠）

梅毒（详见第 29 章）在 HIV 感染可出现非典型表现[2]，混淆了临床上对经典皮肤病表现的认识，如一期梅毒硬下疳，二期梅毒丘疹鳞屑性皮疹和三期梅毒树胶肿。血清学检测的解释可能很复杂，它们对免疫功能不全的患者不敏感，所以有假阴性的风险[48-50]。皮肤科医师应高度怀疑所有生殖器、肛周和口腔的溃疡，以及任何丘疹鳞屑性皮疹，并仔细完善检查[51]。多形红斑可作为二期梅毒的皮肤表现[52]。据报道，一些罕见的梅毒表现对当代医师已不易见到，如皮肤角化病、恶性梅毒（坏死性红色结节）和结节性梅毒（模拟淋巴瘤和卡波西肉瘤）[53-57]。

雅司病[58]的类似问题在艾滋病临床工作中并不常见，莱姆疏螺旋体假性淋巴瘤[59]和持续性慢性游走性红斑（伴发脑膜脊髓炎）已有报道[60]。

结核分枝杆菌的再感染或再激活（参见第 27 章）见于 HIV 感染早期，包括皮肤结核在内的肺外结核病比较常见[61]。临床表现多种多样，包括寻常狼疮[62]、淋巴结核[63]、散在紫红色丘疹[64]、急性粟粒性皮肤结核[65-67]、角化性丘疹、结节、掌跖角化病[68]、藏毛窦[69]与结核疹[70,71]。结核性淋巴结炎被认为是 HIV 感染者和静脉吸毒者合并感染结核病的一种特征性表现[72]。在估计的 3000 万至 4000 万 HIV 感染者中，约 1/3 的人合并感染了结核病，其治疗面临着特殊的挑战，是一个特殊的领域[73,74]。

HIV 感染者中的非典型分枝杆菌皮肤病通常是由鸟-胞内分枝杆菌引起。当 CD4 T 细胞计数低于 50×10^6/L（罕见低于 200×10^6/L），多达 1/3 患者发生播散性感染[75]。所描述的皮损包括紫色丘疹、结节和溃疡，以及模仿组织样麻风[76,77]。已有报道发现同时伴发结核分枝杆菌、鸟-胞内分枝杆菌和 CMV[78]；从多形红斑的 HIV 阳性妇女中分离出鸟分枝杆菌复合体[79]；还报道了堪萨斯分枝杆菌[64]、嗜血分枝杆菌[80-82]、偶发分枝杆菌[83]、浅黄分枝杆菌[84]和海分枝杆菌[85]感染皮肤的情况。在这些情况下，发疹可能发生于病原体初次感染皮肤后，但发生了 1 例播散性海分枝杆菌感染的致命病例，孢子丝菌病样分布可从远端原发病灶扩散至受累肢体[87,88]。有报道描述了由溃疡分枝杆菌引起的侵袭性多灶性布鲁里溃疡[89]。

分枝杆菌感染诊断较难，因细胞介导的免疫力减弱，可能缺乏典型的组织病理学特征，如干酪性肉芽肿[90]，可见梭形细胞假瘤[91]。

所有怀疑结核病和（或）伴发非典型分枝杆菌感染的活检标本，均应进行抗酸杆菌染色。由于细胞介导的免疫力下降，可能会出现大量抗酸杆菌，并且在实验室条件允许的情况下，分一部分活检标本做分枝杆菌培养。

结核病和非典型分枝杆菌病的预防和治疗取决于临床情况（包括 CD4 计数）和微生物学检验结果（包括药敏试验），属于专科领域。治疗上使用 cART 和针对性的常规抗结核药物。非典型分枝杆菌感染治疗使用大环内酯类和乙胺丁醇。

与其他分枝杆菌病不同，HIV 大流行没有显著改变麻风病的流行病学和临床特征[92-94]，除了已报道的，IRIS/IRD/IRAD 的临床表现[95-97]，这种现象很可能会越来越严重。据报道，2 名初次接受 cART 治疗的混合感染患者发生了 Ⅰ 型麻风反应（类似于 IRIS/IRD/IRAD）[98]。

其他细菌感染

已知腹股沟肉芽肿（calymmatobacterium granulomatis）与 HIV 共存，有报道外生殖器腹股沟肉芽肿[99]可转化为鳞癌[100]。已有报道描述了由微小棒状杆菌（*Corynebacterium minutissimun*）引起皮肤肉芽肿[101]；由马红球菌（*Rhodococcus equi*）引起皮下脓肿[102]；非典型软下疳[103]；由浅黄金色单胞菌（*Chryseomonas luteola*）引起鼻旁窦溃疡[104]；立克次体痘[105]；艾弗消化链球菌（*Peptostreptococcus ivorii*）引发脓肿[106]；由黏质沙雷菌（*Serratia marcescens*）引起的播散性丘疹样发疹[107]和由弯曲杆菌（*Campylobacter*）引起的腿部红色斑块[108]。

病毒感染（详见第 25 章）

单纯疱疹

由 2 型人类疱疹病毒（HSV-2，HHV-2）引起严重的肛周慢性溃疡（图 31.11）是艾滋病的首要特征之一[1]，HSV-1 和 HSV-2 感染在 HIV 疾病过程中极为常见[2,3]。虽然肛周生殖器受累很常见，但任何部位都可能受累，出现急性皮损，如水疱，然后发展为慢性，出现侵蚀的、结痂的、增殖性、溃疡形成的皮损。HSV 感染可能不会像正常人那样呈自限性，可发生持续性指端坏死[4]和口周溃疡。有面部毛囊炎（须疮）[5]及激光换肤后卡波西水痘样疹的报道[6]。继发性细菌感染很常见，与念珠菌混合感染可导致临床表现不典型[7]。已有报道发现同时感染巨细胞病毒[8]。通过 HSV 针对性治疗与一般性 HIV 治疗可解决问题。然而，疱疹会反复发作；cART 治疗可以改善这种情况，尽管 HSV 会导致 IRIS/IRD/IRAD 已经成为一种公认现象，但由于其表现为慢性的、侵蚀性、疣状和假性肿瘤，诊断与治疗均有难度（图 31.27）[9-12]。

诊断源于临床怀疑，并由取材新发皮损的疱液做电镜检查、DNA 杂交、免疫荧光和病毒培养来确诊。另外，可检查急性和恢复期血清的 HSV 抗体（IgM 和 IgG）。皮肤活检可显示 HSV 的典型细胞病变征象和阳性免疫染色。在美国，Tzanck 试验很受欢迎，用于快速鉴定多核巨细胞。但巨细胞无特异性，也可见于水痘、带状疱疹和天疱疮[13,14]。

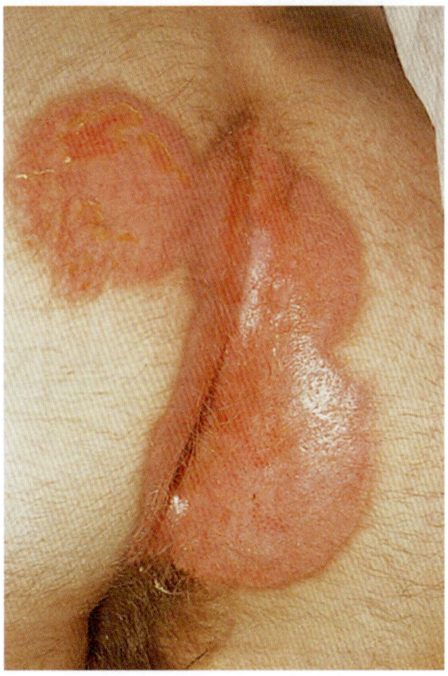

图 31.11 在高效抗逆转录病毒治疗时代之前的单纯疱疹感染所致慢性肛周溃疡

艾滋病合并 HSV 感染的治疗需要系统性使用有针对性的抗病毒药物(阿昔洛韦是原型药物),包括预防性用药[2]。应积极使用该疗法治疗,因为 HSV 可激活 HIV 复制[15]。继发性细菌感染的局部和系统治疗常常是必要的。HSV 突变(即突变或缺乏病毒胸苷激酶)是导致 HSV 耐药性的原因,尽管使用了阿昔洛韦治疗并且分离株对阿昔洛韦敏感,但仍有进行性 HSV-2 感染的报道。静脉注射阿糖腺苷对阿昔洛韦耐药的单纯疱疹有效,但膦甲酸钠(磷酸三甲酯)作为 HSV-DNA 聚合酶直接抑制药,对于重症 HSV-2 感染效果更好。泛昔洛韦[16]和伐昔洛韦是阿昔洛韦的替代药物。西多福韦是一种用于 CMV 感染的 DNA 聚合酶抑制药,但对 HSV 感染同样有效。

水痘-带状疱疹病毒

水痘-带状疱疹病毒(VZV,HHV-3)的再激活常伴发 HIV 感染,可表现为重症感染[2,17]。带状疱疹复发确实可发生于 HIV 阴性的人群,在这些 HIV 阴性却有免疫功能低下的患者中,复发率可高达 20%。HIV 阳性患者的复发率不详。是否所有带状疱疹患者均应接受 HIV 检测咨询,目前仍存在争议,但对非洲患者来说,可作为 HIV 感染的预测因子[18]。带状疱疹再激活发作是免疫重建疾病中最常见的皮肤表现[19]。

皮疹好发于典型皮区,但根据临床表现难与单纯疱疹鉴别。眼部带状疱疹可并发结膜炎或视神经炎,因此建议行眼科检查。骶神经的受累可致急性尿潴留、出血性膀胱炎和便秘。其他表现包括运动神经受累的带状疱疹、带状疱疹脑脊髓炎和暴发性紫癜。已有报道描述非大疱性毛囊炎[5]、慢性疣状皮损(图 31.12)。偶尔可见非典型的播散性带状疱疹皮疹,散在分布,皮损呈深脓疱疮样坏死,但通常伴有皮疹复发。已报道伴有慢性带状疱疹重叠感染的线性 Darier 病[20]。鉴别诊断包括假单胞菌性坏疽性臁疮、非典型分枝杆菌感染、真菌、牛痘或 HSV 的播散性感染。应怀疑中枢神经系统和肺部是否受累。临床上可通过病毒学方法诊断,偶尔通过活检确诊。

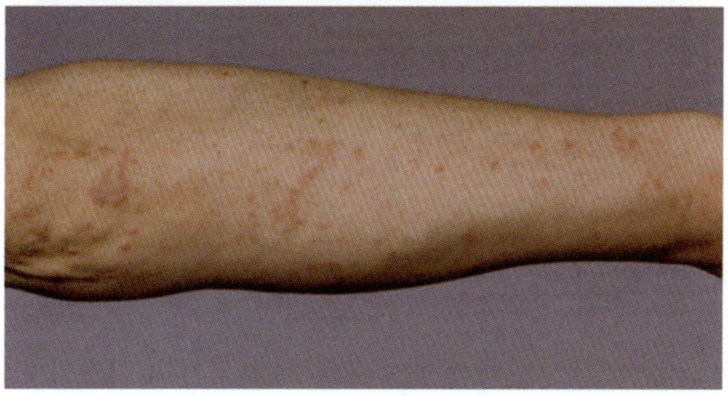

图 31.12 慢性疣状带状疱疹(由英国伦敦医学插图有限公司及切尔西和威斯敏斯特医院惠赠)

治疗的重要部分是镇痛,卡马西平和度硫平可作为有效镇痛药的补充,难治性疱疹后神经痛可能需要疼痛专科处理,继发感染常需局部或全身使用抗生素。有人建议口服泼尼松龙。在 HIV 相关的带状疱疹中,特别是出现视力、括约肌功能和面部表情受到威胁,以及怀疑有肺部或神经系统受累指征时,可静脉使用阿昔洛韦治疗。播散性带状疱疹感染可表现为重症感染,预后不良,治疗首选静脉注射大剂量阿昔洛韦。间断肌内注射 VZV 免疫球蛋白已被用于预防复发,如阿昔洛韦无效,则可静脉注射。新出现的阿昔洛韦耐药或成为治疗难题,但阿糖腺苷和重组干扰素 α 可作为替代方案[21]。疫苗接种可以提高免疫力,水痘免疫球蛋白可预防或改善临床疾病[17,22]。

巨细胞病毒

当 CD4 计数低于 50×10^6/L 时,HIV 感染者的巨细胞病毒(CMV)会重新激活。CMV 发生于眼部导致失明,发于胃肠道导致吞咽困难、腹泻,发生于神经系统导致脑病，发生于肾上腺导致体位性低血压，而在 HIV 感染者中，CMV 累及皮肤相对少见。但当其感染皮肤时，6 个月内死亡率可达 85%[23]。皮肤受累常被忽视而漏诊。已有报道描述 CMV 感染表现为紫癜、丘疹、结节、疣状斑块和疼痛性溃疡（图 31.13），包括会阴皮疹、凝血障碍（见本章前面关于凝血障碍疾病的部分）和结节性痒疹（图 31.14）[24,25]。这些临床可能性的鉴别诊断是广泛的。可同时见到 HSV 和 CMV 感染皮肤[14]，文献记载可同时发生 CMV、结核分枝杆菌、鸟-胞内分枝杆菌和毛霉菌病的多重感染[26,27]。有人认为，CMV 在发现它的大多数皮损中不发挥重要作用[28]。

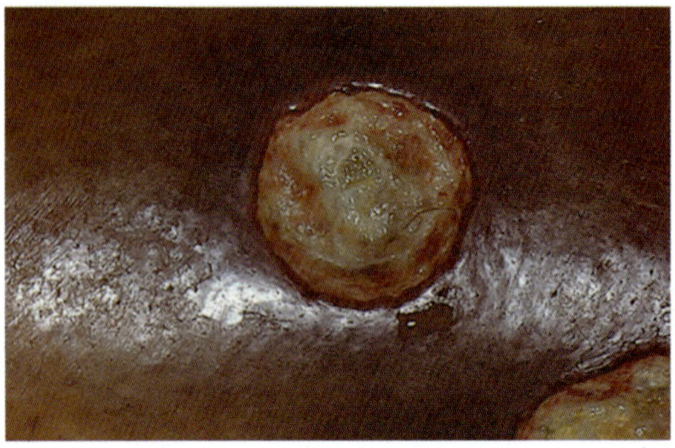

图 31.13 巨细胞病毒性血管炎：腿部溃疡（由英国伦敦医学插图有限公司及切尔西和威斯敏斯特医院惠赠）

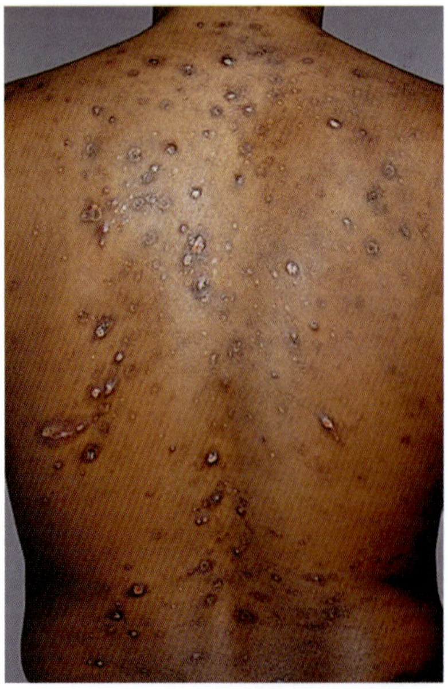

图 31.14 巨细胞病毒感染：背部结节性痒疹样皮疹（由英国伦敦医学插图有限公司及切尔西和威斯敏斯特医院惠赠）

如果病理表现为真皮毛细血管有新生血管生成，纤维蛋白样血栓，内皮细胞坏死，表皮增生，棘层松解和角质形成细胞变性，则应怀疑 CMV 感染。角质形成细胞和内皮细胞含有特征性 CMV 包涵体，可见汗管鳞状上皮化生[29,30]。辅助检查可用免疫组化、原位杂交和电子显微镜。皮肤活检标本可以与人成纤维细胞一起培养，以证实其细胞病理效应；可通过共同培养患者的白细胞来证实 CMV 病毒血症[31]，血清学检测可能难以解释。

cART 的免疫重建是治疗和预防的重点，尽管已报道在 cART 开始后出现严重的皮肤溃疡，可能代表 IRIS/IRD/IRAD[32]。静脉注射膦甲酸钠、更昔洛韦和西多福韦是针对性治疗[33]。病毒激酶的突变可导致耐药的发生。

人乳头瘤病毒（HPV）

疣在 HIV 感染者中发病率为 5%～30%[2,34,35]。肛门生殖器疣（尖锐湿疣）可能是 HIV 感染的非特异性和不敏感的标志。大约 40% 被诊断为 HIV 感染的男性接触者（MSM）可出现生殖器疣[36]。HPV-6 和 HPV-11 无潜在致癌性，已被确定为最常见的类型[37]。肛门生殖器 HPV 感染是肛门生殖器癌（特别是肛门癌和子宫颈癌）的危险因素，但尖锐湿疣很少见到与肛门癌明确相关的 HPV-16。MSM 肛周疣和原位/侵袭性肛门癌的发病率较高。然而，生殖器疣在血清 HIV 阳性的静脉吸毒者中更常见。HIV 感染可改变和加重肛门生殖器 HPV 感染的表现和预后[38-40]。在原位癌中发现了 HPV-16 和其他致癌基因型，并且在 HIV 阳性患者的生殖器疣中发现了高度异型性[41,42]。与肛门 HPV 感染相关的肛门上皮内瘤变进展为浸润性鳞状细胞癌的风险被认为较低[43]；然而在 HIV 感染者中，肛门癌进展为浸润性鳞癌的发病率升高了 50 倍，而阴茎癌升高了 5～6 倍（见第 111 章），侵袭性宫颈癌可能更常见，但确实表现得更具侵袭性，并且是一种可以定义艾滋病的疾病。有人提出，所有与 HPV 相关的癌症都应列为定义艾滋病的疾病[44]。[译者注：定义艾滋病的疾病是指那些被疾病控制和预防中心（CDC）归类为与 HIV 晚期感染直接相关的疾病。]

当典型部位出现典型皮损时，疣的临床诊断很简单。在 HIV 患者中，疣的表现广泛，形态多样，过度增殖，并与其他疾病（如传染性软疣）混合出现（图 31.15）。HPV 可导致鲍温病[45]、增殖性红斑和鲍温样丘疹病，后者临床上类似病毒疣，通常有色素沉着，病理类似 Bowen 病或原位鳞状细胞癌，HPV 还可导致侵袭性阴茎癌、肛门癌和宫颈癌。可能会出现类似于罕见遗传性疾病——疣状表皮发育不良的模式（图 31.16）[46-50]，在一些患者中表现为花斑癣样皮疹。cART 可能无法改善，且与黏膜 HPV 和淋巴组织增生性疾病有关。在撒哈拉以南非洲的许多垂直感染 HIV 的儿童中，疣状表皮发育不良也越来越常见，被视为获得性 HPV（1 型，2 型，5 型，6 型，16 型和 52 型）相关性皮肤病。儿童像成年患者一样会导致毁容，产生羞耻感，cART 治疗无效[51,52]。对于任何临床表现为不典型病毒疣的患者，均应考虑检测 CD4 T 细胞和 HIV。偶尔可能需要皮肤活检，特别是怀疑原位或侵袭性鳞癌时。

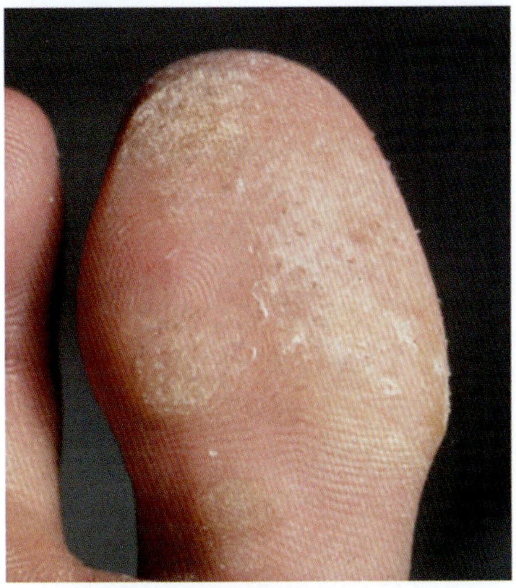

图 31.15　人乳头瘤病毒感染：蹈趾蚁冢状疣（由英国伦敦医学插图有限公司及英国伦敦大学学院惠赠）

使用常规方法治疗疣可能无效。有人局部用咪喹莫特，局部和静脉用西多福韦治疗[53-56]。cART 可使疣体消退，但有些患者迁延不愈，或在症状缓解多年后复发；这似乎与最低的或平均 CD4 T 细胞计数有关[57-61]，或是 IRIS/IRD/IRAD 的表现[9]。随着疫苗的成功开发和引入，遏制 HPV 相关性疾病（通常包括癌症，特别是 HPV 相关性癌症）的前景更加光明[62]。

传染性软疣

传染性软疣是由 4 种密切相关的传染性软疣病毒（MCV1-4）感染引起，且经常感染 HIV 患者的皮肤[63]。在 HIV 血清反应阳性的患者中，同性恋者传

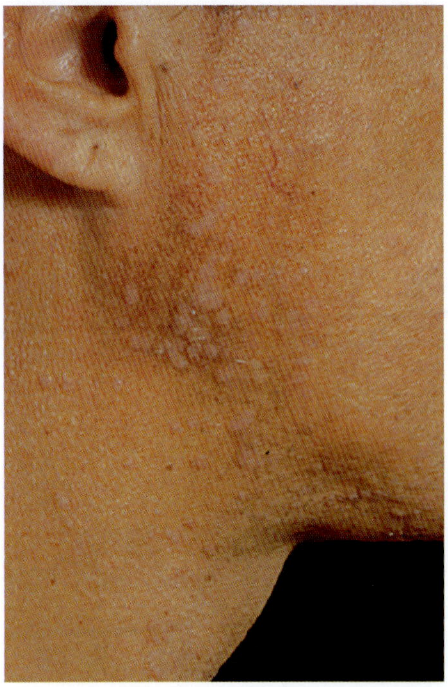

图 31.16　HPV 感染的疣状表皮发育不良：右面颊部和颈部散在或融合性疣状丘疹（由英国伦敦帝国理工学院惠赠）

染性软疣发病比静脉注射吸毒者更多[38]。几乎所有儿科感染都是由 MCV-1 引起的，但在 HIV 患者中，MCV-2 导致了 60% 的感染[64,65]，提示 HIV 相关性传染性软疣并不代表儿童传染性软疣会复发，可能有几个或多个丘疹，或较大的结节性皮损，特别是在面颈部。通常在 HIV 感染的情况下，皮损不会表现出特征性的经典形态（图 31.17），并且通常不会形成圆顶状，缺乏特征性的中央脐凹改变[66]。

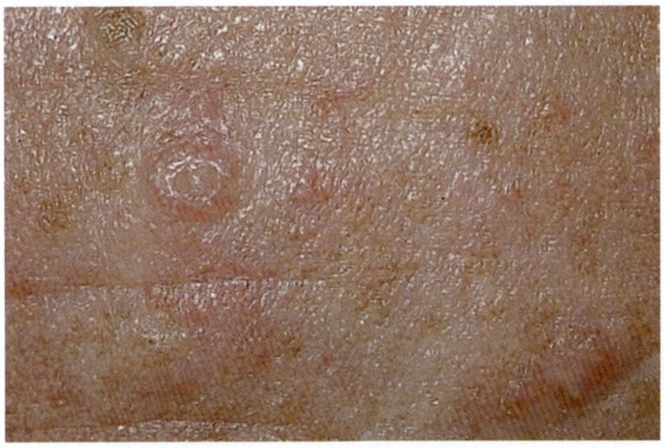

图 31.17　非典型传染性软疣：额头上有肉色的丘疹和结节（由英国伦敦医学插图有限公司及英国伦敦大学学院惠赠）

已有报道描述了面颊部脓肿[67];已有伴发蜂窝织炎的广泛性生殖器鲜红皮损的报道[68]。鉴别诊断包括皮脂腺增生、汗管瘤、疣、隐球菌病、组织胞质菌病和基底细胞癌,传染性软疣可与以上病原体混合感染。传染性软疣可通过皮肤活检被确诊,因为 HIV 阳性患者的临床形态可能没有特征性,但通常可见典型的组织学特征。已有报道描述了累及表皮样囊肿并引起黄色肉芽肿样反应的传染性软疣[69]。传染性软疣可能代表一种免疫重建现象(框图 31.14)。

传染性软疣对常规治疗的反应差异较大[2],引入 cART 治疗可解决传染性软疣,但也有报道称发病率升高[57,61]。治疗上可局部使用咪喹莫特、局部和系统使用西多福韦[55,70,71]、电子束疗法[72]和二苯环丙烯酮[73]。

其他病毒感染

细小病毒 B19 可引起皮肤血管炎[74]、贫血伴发持续性丘疹紫癜性"手套和短袜"样综合征[75]。

真菌感染(见第 32 章)

念珠菌病

通常,口腔念珠菌病与免疫抑制状态有关,是 HIV 流行初期首先认识到的特征之一,之后才明确了该综合征的定义和病因[1]。食管念珠菌病可用来定义艾滋病。血清 HIV 阳性者在同性恋中比静脉吸毒更常见[2]。假膜性疾病是最常见的口咽部表现,也可表现为红色斑片。白念珠菌是最常见的分离菌株。治疗方法为口服单剂量氟康唑[3],或经局部含漱咪康唑[4,5]。念珠菌可发生耐药。避免长期预防性使用唑类药物。口腔念珠菌病预计在 2 年(中位数)左右的时间会发生艾滋病,因此可作为预防耶氏肺孢子菌肺炎和 cART 的指征性疾病。在过去,几乎每个感染 HIV 者都会在不同的疾病阶段感染念珠菌病原体[6],但现在西方国家 HIV 感染诊断较早,已不再出现这种情况。阴道念珠菌病可发生在 HIV 感染早期,是美国 HIV 女性中最常见的表现。在 HIV 感染者中念珠菌可引起甲沟炎、甲营养不良、口角炎和间擦疹[8,9]。有报道描述了丘疹、结节的泛发性皮疹[10]。有报道 HIV/AIDS 患者接触过唑类抗真菌药物后出现克柔念珠菌性菌血症,并且皮肤损害较为常见[11]。由白念珠菌以外的对唑类及其他抗真菌药耐药的真菌感染导致的皮肤念珠菌病、全身性念珠菌病或侵袭性念珠菌病(包括念珠菌血症),正在变得越来越常见。最后,念珠菌病被认为是一种免疫重建现象(框图 31.14)。

皮肤癣菌病

一般来说,皮肤真菌只会偶尔引起免疫缺陷者的严重皮肤感染[13],但在 HIV 感染的情况下略有不同[14]。无论男同性恋者是否感染 HIV,他们都很有可能有浅部真菌病。例如在瑞典,Torssander 等[15]研究表明,通常情况下,37%HIV 血清阳性的男同性恋者经真菌学证实有趾缝皮肤癣菌病(通常为红色毛癣菌)。相比之下,血清阴性的同性恋和异性恋的发生率分别为 30%和 9%。临床研究结果,以趾缝鳞屑为例,类似的足癣在男性中很常见。无论是否感染 HIV,约 7%的男同性恋者的正常足趾缝可分离出皮肤癣菌,但男异性恋者的正常足趾缝则不能分离到。长期局部滥用强效类固醇治疗另一种皮肤病,可继发难辨认癣。泛发的皮肤癣菌病在 HIV/AIDS 中并常不见;Torssander 等只在腹股沟、脚趾缝和趾甲发现皮肤癣菌。然而,非典型体癣(图 31.18)、泛发性深在性毛囊炎和侵袭性皮肤癣菌病,包括马约基肉芽肿(Majocci granuloma)也可发生[14,16-19]。

甲真菌病常见于 HIV/AIDS,红色毛癣菌是最常见的病原菌[20]。在指甲变色和营养不良的鉴别诊断时应考虑银屑病和黄甲综合征。应通过真菌学检查

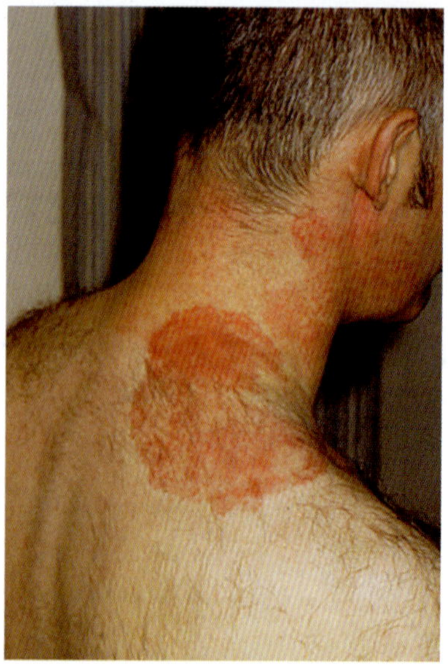

图 31.18 体癣及面癣(由英国伦敦英国医学插图有限公司及切尔西和威斯敏斯特医院惠赠)

结果确诊。在未使用特异性抗真菌治疗的情况下，可观察到 cART 对甲真菌病的改善作用[21]。

隐匿性浅部真菌感染也有报道。一位患者在阴囊上出现"肮脏"的棕色斑点，从这些斑点中共同培养出离蠕孢和弯孢霉[22]。一种名为 *T. eboreum* 的新菌种已从一名 HIV 患者的足癣中分离出来[23]。

根据临床评估和真菌学结果，皮肤真菌感染采用常规的局部和系统性治疗（见第 32 章），口服特比萘芬安全有效[24]。

组织胞质菌病

肺外感染组织胞质菌病是诊断艾滋病的指征性疾病（框图 31.1）。组织胞质菌病在英国和欧洲非常罕见，因此旅居史很重要，但一些 HIV 相关病例发生在欧洲本地。在疾病流行地区，例如北美洲、中美洲和拉丁美洲、非洲、印度和远东地区，20%～50%的艾滋病患者在 CD4 计数低于 200×10^6/L 时出现组织胞质菌病。系统临床表现与结核病相仿，有发热、淋巴结增大、肝脾肿大、肺病和全血细胞减少。患者也可为酗酒者和嗜烟者，相比免疫能力强的自限性支气管肺炎患者，组织胞质菌病可能是致命的。在美国，高达 10%的患者可因播散性组织胞质菌病累及皮肤，但在拉丁美洲，这一比例为 38%～85%。皮肤可能是局部感染最常见的部位（8.3%），皮损形态多种多样：斑疹、丘疹、斑块，结痂性/侵蚀性/溃疡性丘疹和斑块主要位于面部和胸部，累及口腔出现糜烂溃疡是最常见的表现，随着 CD4 计数升高，皮损会出现更多的形态变化。有报道描述皮疹形态类似传染性软疣、痤疮样毛囊炎、结节和肿瘤、银屑病样皮疹，包括角化性斑块、静脉曲张皮损、血管炎病变、多形红斑样病变、剥脱性皮炎、非典型性深脓疱疮，还有掌跖部点状凹陷，以及伴有卡波西肉瘤（KS）的混合皮损。2/3 的皮肤病患者可有肺部感染，在一系列播散性皮肤组织胞质菌病中，约 40%病例会死亡[14,31-41]，皮肤组织胞质菌病可视为一种免疫重建现象（框图 31.14）。

系统诊断通过胸部 X 线、Wright 血片染色（显示细胞内真菌）、血液培养、淋巴结/肝脏/皮肤活检，或 Tzanck 细胞学[30,42]和培养。组织胞质被膜可由皮肤活检切片的 Gomori 六胺银染色显示。已有报道描述组织病理学表现各异，多种多样。

治疗联合应用 cART 与伊曲康唑和（或）两性霉素。因常见复发，需长期使用伊曲康唑作为二级预防[14,36,43]。

隐球菌病

新型隐球菌感染在英国和美国艾滋病中发病率为 5%～10%，在非洲为 30%～40%。好发部位是大脑、肺和皮肤，高达 20%的播散性疾病患者有皮肤受累。在 HIV/AIDS 中，当在神经性疾病或肺病的前提下出现丘疹结节性坏死性皮损，伴有中央脐凹样改变，形似传染性软疣（图 31.19），应怀疑皮肤隐球菌病。有报道隐球菌可表现为疱疹样皮损、紫色苔藓样皮损、颏下痤疮样丘疹脓疱和结节、鼻赘、足部疣状肿瘤、假性毛囊炎、蜂窝织炎及隐球菌混合感染，还可见模仿 KS 样皮疹[25-29]，皮肤隐球菌病可诱发 IRIS/IRD/IRAD（框图 31.14）。

系统性隐球菌病诊断采用血清学、血培养、尿培养、腰椎穿刺（包括血清学、培养、墨汁染色法）。皮肤隐球菌病诊断是通过皮肤活检后对隐球菌荚膜特殊

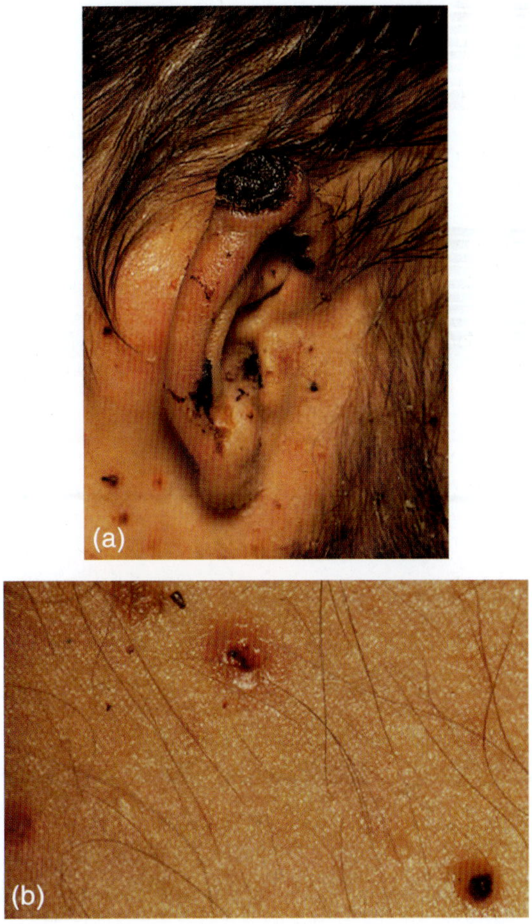

图 31.19　隐球菌

（a）右耳和颈部的坏死性丘疹和结节。（b）坏死性丘疹特写。（由英国伦敦医学插图有限公司及切尔西和威斯敏斯特医院惠赠）

第3部分

染色（如黏蛋白卡红染色），以及培养或 Tzanck 试验[30]进行诊断。

治疗目标对免疫能力强的患者来说是根除疾病，对晚期艾滋病患者来说是控制症状。治疗的主要手段是静滴两性霉素脂质体和口服氟康唑，口服氟康唑来进行一级与二级预防，即使经过治疗，隐球菌性脑膜炎预后也很差。

其他真菌感染

HIV 相关浅部真菌病和系统性真菌病已经有很好的综述[44,45]。球孢子虫病是美国西南部的地方病，肺外球孢子虫病是定义艾滋病的疾病之一，但极少见到皮损。籃状菌病也是定义艾滋病的疾病，可引起发热、淋巴结增大、肝脾肿大、皮损（图 31.20）和贫血[46-50]；它可以是一种免疫重建现象（框图 31.14）。皮肤孢子丝菌病[6,51]、副球孢子菌病（50%）[52-55]、芽生菌病[56]、诺卡菌病[57-60]、鼻孢子虫病[61]、原发性皮肤曲霉病[62-64]、毛霉菌病[65,66]、淡紫拟青霉感染[67]和皮肤原藻病[68,69]在 HIV/AIDS 患者均有文献报道。

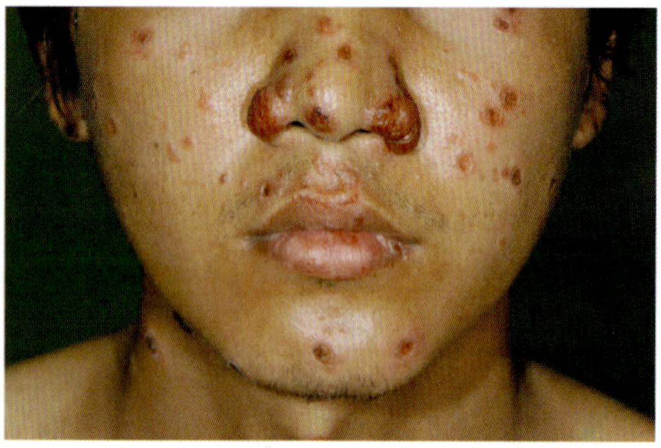

图 31.20 青霉菌病（由泰国曼谷 Vesarat Wessagowit 教授惠赠）

原虫感染（详见第 33 章）

耶氏肺孢子虫肺炎在 HIV 感染中很常见，但播散性疾病和皮肤受累较少见[1,2]。有报道描述 2 例患者外耳道肿块，发病机制可能是中耳感染传播（通过咽鼓管从咽部逆行传播）。有报道描述肺孢子虫感染可伪装成 KS 病灶[3]。

隐孢子虫病和微孢子虫病可引起皮损[4,5]，播散性阿米巴病较少引起皮肤表现，但病变一旦累及皮肤，可有助于全身性疾病的诊断。有报道描述大腿孤立性丘疹、腓肠肌脓肿、播散性皮损和皮肤溃疡[6-9]。阿米巴原虫引起的肛门生殖器溃疡应怀疑潜在的 HIV 感染[10,11]。

地方性原生动物疾病（如利什曼病）在艾滋病患者身上表现不同，可模仿或伴发 KS 和皮肤纤维瘤。有报道描述皮肤结节和溃疡，指端坏死，手掌和手指线状棕色斑，舌溃疡，文身反应和皮肤色素沉着，和非典型传播利什曼病，类似于黑热病后皮肤利什曼病[12-25]。相比较 HIV 阴性者，艾滋病患者复发率或再感染率高，治疗较困难[21]。然而，在内脏型利什曼病患者中，皮肤检测到利什曼虫很常见，有时利什曼虫与其他致病过程（包括类风湿结节病）引起的皮肤变化有关，因此利什曼虫的存在并不意味着一定有致病作用[23,26]。IRIS/IRD/IRAD 相关的利什曼病已有报道（框图 31.14）。

美国艾滋病合并的锥虫病（Chagas 病）再活化可能出现皮损[27]。

疥疮（详见第 34 章）

疥疮常见于 HIV 感染者[1,2]，可有不同寻常的临床特征（图 31.21），例如常累及头颈部皮肤，这在非 HIV 感染者中极为罕见。高度警惕疥疮十分重要。疥疮在伦敦的 HIV 感染人群中流行，偶尔会在 HIV 病房、收容所和社区中暴发流行。传播途径包括性交、护理、抚慰和按摩。结痂性疥疮（挪威疥疮）具有高度传染性[3]，确诊后应怀疑是否潜在 HIV 感染[4]，HIV 感染的结痂性疥疮可局限于足底[5]或生殖器[6]。组织学显示有外泌导管和毛囊性黏蛋白沉积[7]，治疗遵循常规方案，但根除可能较为困难，外用硫磺和口服伊维菌素是有效的[8,9]。

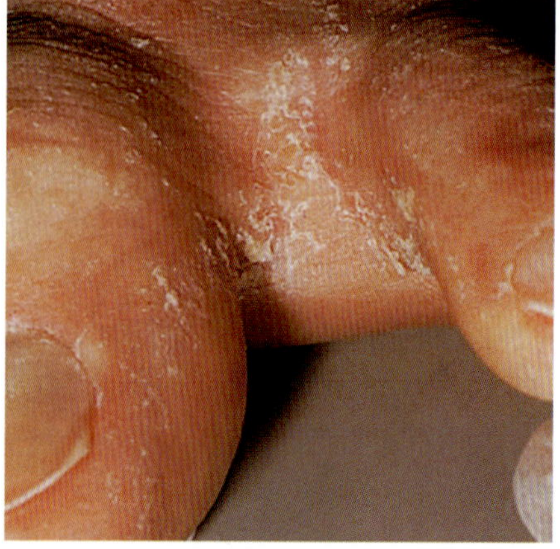

图 31.21 挪威疥：趾缝鳞屑

其他感染

蠕形螨(详见第 34 章)可导致 HIV 感染者出现皮肤病。可发现面部、颈部和躯干出现瘙痒性、丘疹结节性毛囊炎,杀螨剂(包括伊维菌素)治疗有效[1,2]。报道描述了 1 例玫瑰痤疮样疹[3],在颞部可见硬化性斑块,象牙白色,境界不清[4]。

在开始使用齐多夫定(AZT,ZDV)和去羟肌苷(ddI,DDI))[5]治疗后,1 名 HIV 患者出现皮肤幼虫移行症,伴有发热。

HIV 阳性患者的盘尾丝虫病皮肤评分比非 HIV 感染者更高。

据报道,软斑病是一种罕见的对感染(细菌、分枝杆菌和真菌)的肉芽肿反应,通常好发于生殖道和 HIV 患者[7,8]。

肠外的类圆线虫病是定义艾滋病病例的一种指征性疾病。有报道发现,致命性高度传染性粪类圆线虫,在皮肤体征可见向心性网状瘀斑和紫癜,皮肤活检可发现大量幼虫[9]。

肿瘤

卡波西肉瘤

经典散发性卡波西肉瘤(KS)、非洲流行性 KS、希腊(伯罗奔尼撒地区)流行性 KS、医源性免疫抑制相关 KS 和艾滋病相关 KS 均已有报道[1,2]。在 CD4 计数偏低和 HIV 病毒载量较高患者中,KS 成为定义艾滋病的疾病,但越来越多的病例表现为 CD4 计数>300×10^6/L,病毒载量较低或检测不到,无论是 cART 初治患者还是在治患者(见第 139 章)[3]。HIV 阴性的男同性恋者中也可出现 KS[4]。

在整个流行过程中,HIV 感染患者 KS 患病率已经下降。KS 由 HHV-8(卡波西肉瘤疱疹病毒,KSHV)感染引起。在艾滋病男性同性恋中,它可能通过性行为传播,粪口途径或精液比血液传播更常见[5-9]。然而,KS 也见于非同性恋者和儿童经其他传播途径(如唾液)引起[10,11]。KS 的发病机制被认为涉及血管生成和促炎作用对内皮细胞的影响,内皮细胞增殖形成特征性梭形细胞肿瘤[12]。有 1 例正在接受 cART 治疗的患者合并 KS 的报道,皮损出现在局部使用他克莫司治疗脂溢性皮炎的部位[13]。

HIV/AIDS 相关的 KS 呈播散性发病,可累及胃肠道和肺部。皮肤 KS 表现为多灶性,常累及面部、口腔黏膜、上腭(图 31.22a)和生殖器。皮损多发,可沿皮肤皱褶分布,也可呈群集性或线性分布,可见同形反应现象(图 31.22b)。后期可进展为淋巴水肿[14,15]。HIV 患者的典型病变是紫色丘疹、斑块或结节,可出现溃疡;可发生于过长的包皮[16]。在高危或可疑的人中,形态学非特异,临床表现不典型(如有报道阴茎黄绿色斑块[17])时则较难诊断。必须强调要对此病需高度警惕,并且皮肤活检十分重要。

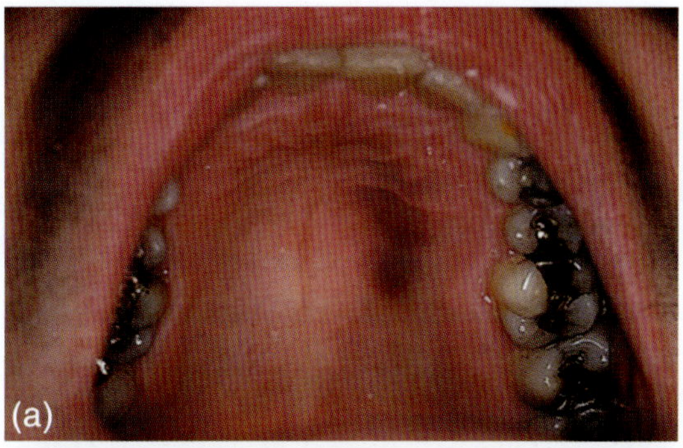

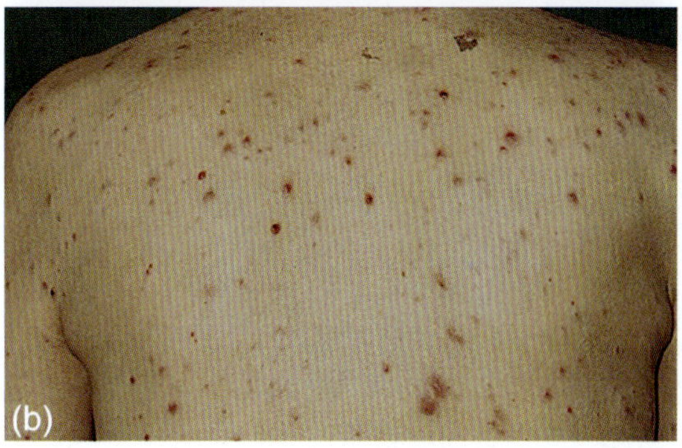

图 31.22 卡波西肉瘤

(a)上腭紫色结节。(b)背部多个紫色结节和斑块。(由英国伦敦医学插图有限公司及切尔西和威斯敏斯特医院惠赠)

常见的鉴别诊断(框图 31.9)[18]包括痣、组织细胞瘤和淋巴管瘤[19],隐球菌病[20,21]、组织胞质菌病[22]、利什曼病[23,24]、肺孢子菌性肺炎[25]引起的病变和皮肤癣菌病[26]可能模仿 KS,使 KS 复杂化。在 KS 病灶[27]中发现念珠菌。对化脓性肉芽肿和伪装成 KS 的杆菌性血管瘤病的评估、确诊或排除非常重要。口腔病变的鉴别诊断将在本章后面的艾滋病患者口咽部分进行讨论,包括其他原因引起的口腔溃疡、肿瘤、念珠菌病、扁平苔藓、药疹和出血性大疱性咽峡炎。生殖器病变的鉴别诊断包括银屑病、扁平苔藓、硬化性苔藓、固定性药疹、浆细胞性龟头炎和增殖性红斑。

框图 31.9 卡波西肉瘤的鉴别诊断

- 痣
- 组织细胞瘤
- 隐球菌病
- 组织胞质菌病
- 利什曼病
- 肺孢子菌性肺炎
- 皮肤癣菌病
- 血管瘤
- 杆菌性血管瘤
- 化脓性肉芽肿
- 黑素瘤

摘自 Bunker and Staughton，2002[18]。

可通过临床表现或临床病理确诊。有文献完整描述 KS 的组织学特征[27,28]，可见扩张的、形状不规则的血管结构，在充分进展的结节性病灶中可见典型的血管裂隙，免疫组化技术可明确鉴别诊断。

KS 的分期考虑了肿瘤体积[29,30]、全身性疾病和免疫抑制（见表 139.2）。

KS 中的系统和局部治疗方案总结在框图 31.10 中。cART 本身对于早期 KS 非常有效[3,30-32]。事实上，cART 降低了 KS 的发生率，延长了艾滋病相关 KS 的无复发时间和总生存期[3,30]。不过，仍会发生 IRIS/IRD/IRAD 相关性 KS，尽管进行了 cART 治疗，仍有男性 KS 皮损持续不退的报道，为此有人提出免疫衰老的问题[3,33-37]。放疗可在幸存者中引发严重的不良后遗症，如放射性皮炎。对于晚期 KS 或尽管接受了 cART 的进展性 KS 患者，包括 IRIS/IRD/IRAD 相关 KS，都需要全身化疗[30]。未来可能是针对卡波西肉瘤疱疹病毒（KHSV）的疫苗接种、使用单克隆抗体或激酶抑制药[30]的靶向治疗。

框图 31.10 卡波西肉瘤治疗方案（KS）

局部治疗

- 冷冻治疗
- 放疗
- 局部维 A 酸类：阿利维 A 酸[38]
- 局部抗病毒药物：西多福韦，廿二烷醇[39]
- 皮损内治疗，如 IFN-α，TNF-α，长春新碱
- 手术，如刮除术，电烙，红外线凝固疗法[40]
- 激光
- 光动力治疗[41]
- 遮瑕类化妆品

（续框图）

全身治疗

- cART
- 异维 A 酸
- 西多福韦
- 静脉化疗，如蒽环类抗生素：柔红霉素脂质体，多柔比星脂质体，博来霉素，紫杉醇[42]，长春新碱，依托泊苷
- 人绒毛膜促性腺激素[43]
- 白介素 4[44]
- 甲磺酸伊马替尼（血小板衍化生长因子/c-kit 受体抑制药）[45]
- 沙利度胺，来那度胺[46]

目前推荐方案汇总

- 早期阶段的 KS（T0 阶段）：
  - cART
  - 考虑局部放疗，对急性进展或毁容性皮损可用蒽环霉素脂质体（证据级别：ⅢB）
- 晚期阶段 KS（T1 阶段）：
  - cART 和蒽环霉素脂质体（柔红霉素 40 mg/m^2，每 14 天 1 次，或多柔比星 20 mg/m^2，每 21 天 1 次）
- 蒽环霉素-难治性 KS：
  - cART 和紫杉醇（100 mg/m^2，每 14 天 1 次）

摘自 Bunker and Staughton，2002[18]；Bower and Portsmouth，2002[29]；Bower 2014[30]。

IFN，干扰素；TNF，肿瘤坏死因子。

黑素瘤和非黑素瘤皮肤癌

虽然定义艾滋病的指征性癌症发病率正在下降，但非定义艾滋病的指征性癌症（NADCs）的发病率正在上升，如黑素瘤、霍奇金淋巴瘤、白血病以及肝癌、肺癌、肛门癌、口咽部癌和前列腺癌。以上情况是发病率的客观上升还是加强疾病筛查、检测和报告导致的结果，一直存在争议[1-4,5,6]。在美国，这似乎是由 HIV 感染人口规模的增加和老龄化所推动的[7]。原发性皮肤恶性肿瘤是 HIV 阳性人群中最常见的 NADCs。HIV/AIDS 患者发生非黑素瘤皮肤癌的风险比普通人升高了 2～5 倍；在 HIV 感染者中，鳞状细胞癌（SCC）与基底细胞癌（BCC）的比例为 1∶7；而在肾移植患者中为 1.8∶1[9,10]。黑素瘤可能更为常见[1,2,5,8]，尽管英国的一项研究发现黑素瘤的发病率下降[11]，但其他研究显示没有关联[12]。自从应用 cART 后，肛门癌呈上升趋势[2]，在 MSM 患者最常见癌症中排名第四[13]。尽管接受了 cART，阴茎癌的发

病率仍为普通人的 5～6 倍。在非黑素瘤皮肤癌的病因中，日晒可能比免疫抑制更为重要[1,14]。HPV 在肛门-生殖器、口腔癌、疣状表皮增生和指(趾)甲 SCC 中作用明确；有人建议将所有与 HPV 相关的癌症列为定义艾滋病的疾病[15]，但是 HPV 在大多数皮肤 HIV 相关的 SCC 中不太可能致病(尽管有争议)[3,9,16,17]。有报道腹股沟肉芽肿引起的生殖器溃疡发展为 SCC[18]，长期使用伏立康唑治疗与多发性 SCC[19] 相关。

临床上，光线性角化病很常见；不典型病例应给予更有力的评估和更积极的治疗。SCC 可为不典型表现，多见于年轻患者中，在不常见部位发病(如手指和甲周皱襞，可涉及多种高致癌 HPV 类型)，具有多灶性、过度增长与侵袭性，复发和转移风险高，死亡率高(图 31.23)[9,17,20-29]。BCC 发病年龄较轻，可表现为多发性和皮疹暴发，常为浅表型。有报道 BCC 呈侵袭性、浸润性、漏斗毛囊性、微结节性、嗜神经性和形态组织学变异，甚至出现转移。一般认为，在 HIV 感染人群中，BCC 临床表现不具有更强的侵袭性，但据报道 BCC 的复发率越来越高[9,26,27,30-34]。与 SCC 一样，这似乎与免疫抑制无关，但对治疗和随访[27] 有影响。汗孔角化病与免疫抑制、日光损伤和 HIV[35] 有关。肛门-生殖器鳞癌和癌前病变及其与 HPV 和 HIV 的关系将在第 111、112 和 113 章中讨论[8,36,37]。

黑素瘤表现可不典型，可为"正常"痣或"良性斑点"或多个"痣样病变"，并且随着无病生存率和总体生存率下降，表现得更具侵袭性(图 31.24)。虽然 Breslow 厚度与发病时的 CD4 计数无关，但 CD4 计数偏低提示预后较差[9,38-41]。

在 HIV 相关疾病的治疗中，BCC、SCC 和黑素瘤的治疗应遵循常规治疗方案。但是，考虑到鳞状细胞癌和黑素瘤的潜在侵袭性，提倡对局部切除边缘进行严格控制，对局部或播散性疾病进行更广泛的调查，并对鳞状细胞癌和黑素瘤患者给予更密切的随访[40,42]。已有报道在 BCC 和 SCC 在 cART 治疗后得到减轻[43,44]。外用咪喹莫特用于 HIV 感染者 BCC 的治疗[45]，适用于常见多灶性浅表型 BCC。

接受 cART 治疗并在 HIV 感染中延长寿命甚至达到预期寿命的患者，也需要仔细进行皮肤评估和随访，包括肛周-生殖器皮肤黏膜以及口咽黏膜。应告诫患者，日光和 HIV 可能具有协同风险。所有新发或变化皮损均应仔细评估，并放宽活检适应证。

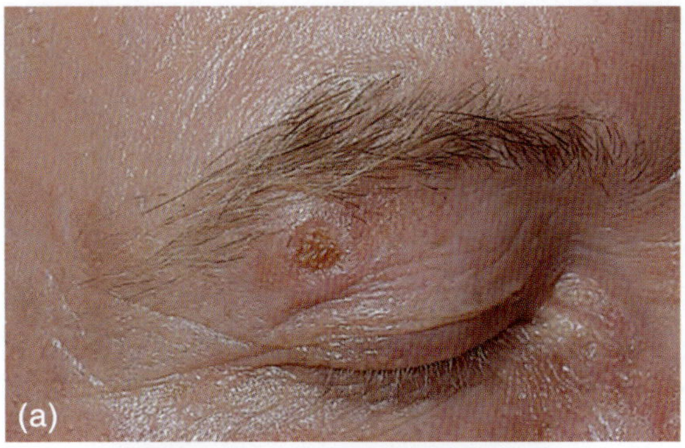

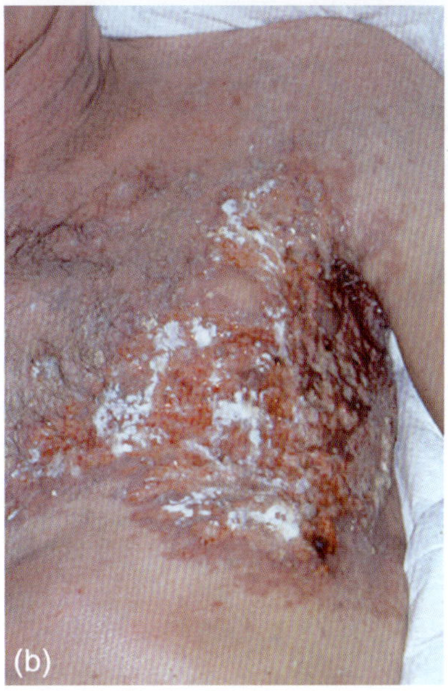

图 31.23 鳞状细胞癌

(a)右上睑溃疡性结节。(b)左腋窝和胸部转移性带状疱疹样溃疡。(由英国伦敦医学插图有限公司惠赠)

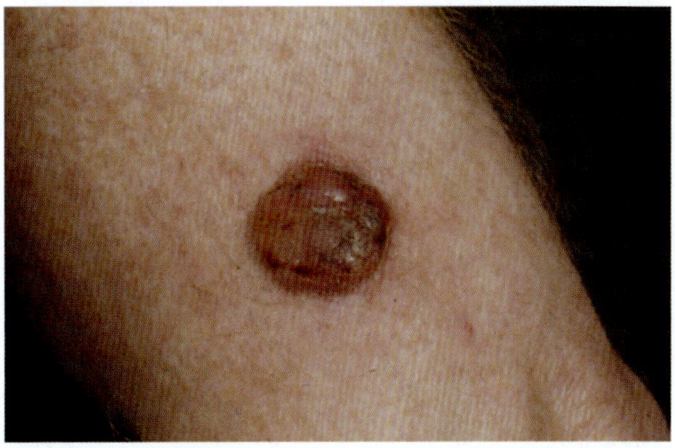

图 31.24 黑素瘤：病史 2 个月，左臂无黑素结节快速生长；Breslow 厚度＞10 mm(由英国伦敦医学插图有限公司及切尔西和威斯敏斯特医院惠赠)

第 3 部分

淋巴瘤

在 HIV/AIDS 中，淋巴瘤累及皮肤十分普遍[1]。非霍奇金 B 细胞淋巴瘤也常见于 HIV 感染者[2]，病灶可累及皮肤[3-5]。大多数淋巴瘤是单纯性的，但有些多形态类型可在器官移植后的患者中发现[6]。浆细胞淋巴瘤是一种罕见的、与 EB 病毒相关的弥漫性大细胞淋巴瘤的变异体，常累及 HIV 阳性患者口腔，也可累及皮肤，可自愈[7,8]。HHV-8 可能与实体淋巴瘤相关[9]。

霍奇金病与 HIV 的关系一直存在争议[3,10,11]，报告病例有数百例。HIV 相关霍奇金病的临床表现不同于非 HIV 相关疾病，在受累皮肤中更常表现为 B 症状(译者注：淋巴瘤临床症状)，更偏向晚期症状，有淋巴结外疾病，受累组织 EB 病毒感染率更高，组织学上可见混合型细胞占优势和淋巴细胞耗竭，完全缓解率较低，复发率较高，中位生存期显著缩短[10]。临床上可表现为脂膜炎[12]。多发性骨髓瘤以原发性皮肤浆细胞瘤为表现[13]，有绿色瘤(粒细胞性肉瘤)的报道[14]。

皮肤 T 细胞淋巴瘤(蕈样肉芽肿和 Sézary 综合征)可能与 HIV/AIDS 有关[15,16]。已有皮下脂膜炎样 T 细胞淋巴瘤的报道[17]。

Castleman 病(淋巴结增生症)在第 25 章[18-21]中讨论。HIV 相关非典型性皮肤淋巴增生性疾病(atypical cutaneous lymphoproliferative disorder, ACLD)较为罕见，表现为泛发性瘙痒性皮疹；可见斑片、斑块，全身皮肤发红，临床提示蕈样肉芽肿和 Sézary 综合征，活检可见多克隆 $CD8^+$ T 细胞浸润，通常 cART 治疗有效。HIV 相关皮肤假淋巴瘤表现为剧烈瘙痒、泛发、皮损浸润、普秃、体重减轻和嗜酸性粒细胞增多，cART 治疗同样有效[23]。皮肤黏液性肿瘤、ACLD 和 $CD8^+$ 假淋巴瘤列于框图 35.6。

其他肿瘤

已报道的 HIV 相关性良恶性皮肤肿瘤见框图 31.11。

特殊病

毛发和指甲(详见第 89 章和第 95 章)

与 HIV 感染相关的毛发和指甲异常及其治疗情况见框图 31.12 和表 31.10[1-6]。获得性睫毛粗长症可作为晚期 HIV 感染的标志之一[5,7]。有报道过 1 例重症恶性营养不良(kwashiorkor)出现毛发和指甲变化[8]。

框图 31.11 已有报道的 HIV 相关性良性和恶性皮肤肿瘤

常见病或经典相关疾病

- 卡波西肉瘤
- 光化性角化症
- 基底细胞癌
- 鳞状细胞癌
- 黑素瘤
- 淋巴瘤

罕见的或推测性相关联性疾病

- 发疹性脂溢性角化病(Leser-Trélat)[1]
- 发育不良痣(组织学上有发育不良)[2]
- 组织细胞瘤：孤立，多发，发疹性；排除利什曼病[3-6]
- 黄瘤[7-10]
- 毛母质瘤(与强直性肌营养不良相关)[11]
- 面部粟粒状骨瘤[12]
- 脂肪瘤和血管脂肪瘤(使用蛋白酶抑制药)[13]
- 平滑肌瘤和血管平滑肌瘤(包括 EB 病毒相关)[14-16]
- 获得性进行性淋巴管瘤[17]
- 转移性丛状血管瘤[18]
- 多发性低度成纤维细胞性肉瘤伴疣状表皮发育不良[19]
- 非典型纤维黄瘤[20]
- 隆突性皮肤纤维肉瘤[21]
- 皮脂腺癌[22]
- 毛母质癌[23]
- 默克尔细胞癌[24-28]
- 皮肤转移癌(肺癌)[29]

框图 31.12 艾滋病毛发与指甲异常

头发

- 斑片状和弥漫性脱发/静止期脱发[14]
- 毛发变细
- 睫毛粗长症[7]
- 全秃(非特异性)
- 斑秃(图 31.25)和普秃[15]

指甲

- 杵状指[9]

（续框图）

- 对半甲
- 甲横沟（博氏线）
- 甲纵嵴
- 远端带状甲[10]
- 甲半月缺失
- 白甲
- 灰甲[10]
- 蓝甲[16]
- 纵向黑甲
- 黄甲综合征[11]
- 甲周红斑[17]
- 甲剥离和甲分裂
- 甲真菌病

摘自 Prose et al，1992[1]；Cribier et al，1998[2]；Bunker and Staughton，2002[3]；Ward et al，2002[4]；Mirmirani et al，2003[5]；Litt，2012[6]。

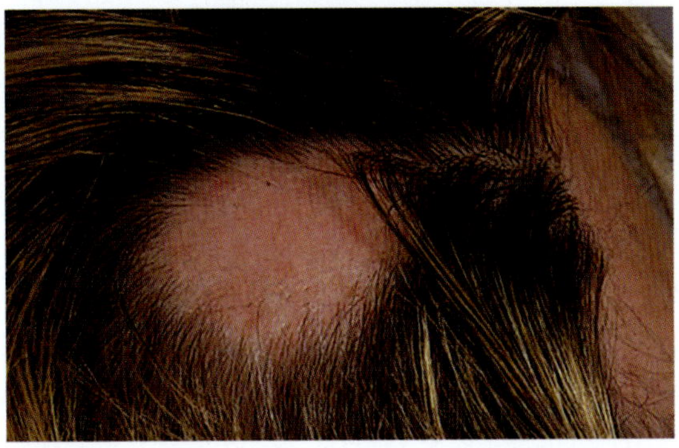

图 31.25 斑秃（由英国伦敦医学插图有限公司及切尔西和威斯敏斯特医院惠赠）

高达 70％的 HIV 感染患者会出现指（趾）甲改变[2]。而高达 36％的患者会出现杵状指[9]。灰甲和远端带状甲与 CD4 计数偏低（＜200×10^6/L）相关，这些表现已被建议用于确定是否需要 cART 治疗的低成本方法，但灵敏度较低[10]。甲真菌病通常由红色毛癣菌或不常见的念珠菌引起[2]。一些患有黄甲综合征的非洲患者患有艾滋病和结核性胸腔积液或肺炎；黄甲综合征是被认为与慢性肺病相关。如前所述，甲沟炎和嵌甲是茚地那韦（IDV，IND）的特殊并发症，而不太可能出现于拉米夫定[12,13]。

口咽部

据报道，在急性 HIV 感染和血清转换期可见多种口腔表现[1]，描述为短暂性口腔红斑、糜烂和溃疡以及念珠菌病。口干症很常见。Sjögren 综合征的鉴别诊断必须排除 HIV 感染[2]。唾液腺肿胀常见于 HIV 感染患儿，成人则较少见[3]。

表 31.10 艾滋病药物引起毛发和指（趾）甲异常

药物	异常
	毛发
齐多夫定（AZT，ZDV）	睫毛多毛症
阿扎那韦（ATV），地拉韦啶，去羟肌苷（ddI，DDI），依非韦伦，茚地那韦（IDV，IND），拉米夫定（3TC），洛匹那韦（LPV），利托那韦（RTV，RIT），沙奎那韦（SQV，SAQ），司他夫定（d4T），齐多夫定（AZT，ZDV），扎西他滨[18-21]	脱发（非特异性）
cART	卷发
茚地那韦（IDV，IND）[22]	色素沉着
	指甲
齐多夫定（AZT，ZDV），茚地那韦（IDV，IND）[22]	色素沉着
齐多夫定（AZT，ZDV）[23]，多柔比星[24]	纵向黑甲
羟基脲[25,26]	黑甲
茚地那韦（IDV，IND），利托那韦（RTV，RIT），齐多夫定（AZT，ZDV）和拉米夫定（3TC）——有争议且罕见[12,13]	甲沟炎/化脓性肉芽肿

摘自 Prose et al，1992[1]；Cribier et al，1998[2]；Bunker and Staughton，2002[3]；Ward et al，2002[4]；Litt，2012[6]。

口腔症状和体征在确诊的 HIV 感染中较常见。吸烟和酗酒可促使病情进展[1,4]。口腔色素沉着是 CD4 计数偏低（＜200×10^6/L）的标志，并已提议作为适合 cART 治疗的指征，但灵敏度不高[5]。口腔溃疡常有发生，伴有疼痛。鉴别诊断包括恶性肿瘤（KS 和淋巴瘤）、单纯疱疹、巨细胞病毒感染、真菌感染、Behcet 病、药物诱发的口腔溃疡（如去羟肌苷）和特发性口腔溃疡。沙利度胺已被证明对最后一种情况有效（译者注：特发性口腔溃疡）[6]，用法为每晚 100mg，连续 2 周，然后以每 5 天 100mg 维持治疗，用药期间注意监测以避免外周神经病变[7]；然而，cART 同样有效[8]。

口腔念珠菌病在 HIV 阳性患者中十分常见，在艾滋病中几乎普遍存在，该病具有泛发性和持续性，是导致其在 HIV/AIDS 患者中发病率居高不下的原因。有时可能会累及整个口咽部、喉部和食管，口腔黏膜、腭部或舌头上也可见轻度口角炎和(或)局灶性红色或白色斑片[1,4,9,10]。

严重的牙周病并不少见[1,4]，坏疽性口炎由机会性厌氧菌、念珠菌、假单胞菌和葡萄球菌引起，可引起严重的症状性口周溃疡，伴疼痛、出血和不能进食[11]。坏死性溃疡性口炎在组织学上类似于淋巴结外菊地氏病(Kikuchi disease)[12]和坏疽性口炎(走马疳，noma)[13,14]。

毛状白斑是在艾滋病大流行期间出现一种新的临床体征，可能与EB病毒感染有关[1,3,4]，它是HIV早期感染的特异性体征，因此尤为重要。这个不良预兆意味着75%的HIV感染者会在2～3年内发展至艾滋病期。它通常是无症状的，尽管患者经常注意到沿舌头外侧缘会有粗糙的斑片(图31.26)。患者可有粗糙感，医师视诊看上去很粗糙，但并非真正的“毛发”，也有报道发生于其他口腔部位。鉴别诊断包括外伤、念珠菌病、黏膜白斑病、扁平苔藓和白色海绵痣。毛状白斑还未被发现累及其他黏膜或黏膜外部位，白色海绵痣可能是家族性的，也可能发生在舌面。有趣的是，口腔毛状白斑和口腔疣很少同时存在[15]，有必要做活检确诊。目前已知在其他免疫功能低下的人群中也会发生毛状白斑，甚至在健康人群中也有报道。治疗方案包括局部使用鬼臼毒素、维A酸类软膏、龙胆紫，以及冷冻治疗、手术切除，可系统性使用阿昔洛韦、伐昔洛韦和泛昔洛韦[16,17]，cART对毛状白斑也有作用。

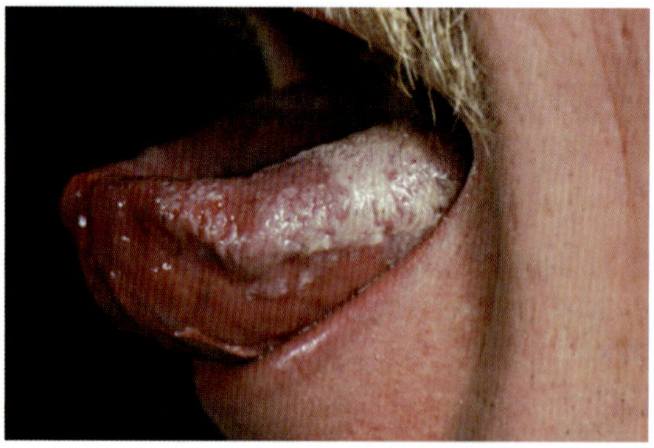

图 31.26 毛状白斑(由英国伦敦医学插图有限公司及英国伦敦大学学院惠赠)

HSV感染常见于口腔内及口周，以疼痛性侵蚀性红色病灶为特征，复发的程度、时间或频率会导致身体衰弱。CMV的表现可能类似于HSV。有报道描述在IRIS/IRD/IRAD病例中出现口腔内结节性HSV感染[18]。

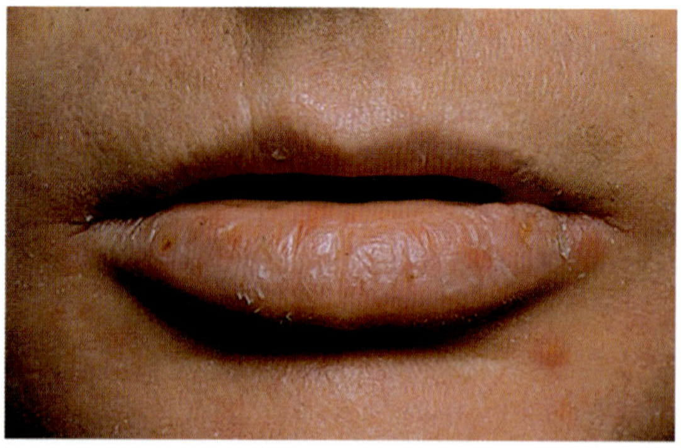

图 31.27 因茚地那韦(IDV，INR)引起的唇炎(由英国伦敦帝国理工学院医学院惠赠)

口腔HPV感染在艾滋病患者中刚超过1%[3]，越来越多艾滋病患者在cART后出现与HPV相关的良性口腔病变，这可能与免疫系统受损患者的预期寿命延长有关，而不是cART的直接影响[19]。然而，致癌性HPV导致的口咽癌有显著增加，与传统的吸烟和饮酒相关的癌症相比，此类癌症发生在较年轻的患者群体中。HPV可通过经常的口交性行为传播。临床上很难发现扁桃体隐窝或舌根出现的肿瘤，较早累及淋巴结[20-22]。所有处于随访期的HIV患者均应定期进行口腔检查。

KS经常发生在口腔，常见于上腭，表现为红色斑疹、斑块或结节(见图31.21)。早期红色皮损可能会误诊为HSV感染或念珠菌病。鉴别诊断还包括其他原因引起的口腔溃疡和肿瘤、扁平苔藓、药疹和出血性大疱性咽峡炎。

其他影响口腔的问题包括血小板减少所致引起的瘀点[3]、结核病[16,23]、播散性组织胞质菌病[17,18,24,25]、孢子丝菌病[19,26]、副球孢子菌病(40%)[20,21,27,28]、色素沉着及口唇黑斑病[3,29]、淋巴瘤及其他罕见恶性肿瘤，如梅克尔细胞癌、唾液淋巴上皮癌、鼻咽癌及EB病毒相关性鳞癌[22]，以及放疗和药物的不良反应(表31.11；图31.27)[3,30-33]，干扰素、膦甲酸钠和扎西他滨(ddc，DDC)可引起口腔溃疡，但膦甲酸钠目前很少使用，扎西他滨已退市。

女性

女性和儿童在发达国家中成为HIV感染患者增长最快的亚人群。女性比男性更容易感染HIV，更严重损害她们的健康[1]。感染HIV的男性和女性在皮肤病发病率方面几乎没有显著差异，只是女性的

表 31.11 HIV 感染者的药物和放射治疗的口腔不良反应

药物	口腔的不良反应
阿巴卡韦	口腔溃疡，口周麻木，睫毛粗长症
安普那韦(APV)[a]	味觉异常，口周麻木
阿扎那韦(ATV)	口腔溃疡，味觉异常
地拉韦啶[a]	口腔溃疡，口干，牙龈炎，口腔炎，流涎，舌水肿，味觉异常
去羟肌苷(ddI，DDI)	口腔溃疡，味觉异常，口干
多柔比星	舌面色素沉着
依非韦伦	口干
恩夫韦肽(ENF，T20)	味觉异常
依曲韦林	口干，口腔炎
福沙那韦(安普那韦前体药)	味觉异常，口周麻木
膦甲酸钠	口腔溃疡
羟基脲	口腔色素沉着
茚地那韦(IDV，IND)	唇炎，口干，口腔溃疡，味觉异常，牙龈炎
干扰素	口腔溃疡
洛匹那韦(LPV)	口腔溃疡，口干，牙龈炎，涎腺炎
马拉韦罗(MVC)	口腔炎
奈非那韦	口腔溃疡，口周麻木
奈韦拉平	口腔溃疡，牙龈炎
蛋白酶抑制药	唇炎(图 31.27)
利托那韦(RTV，RIT)	唇炎，口腔溃疡，口干，牙龈炎，味觉缺失，味觉异常，口周麻木，鹅口疮
沙奎那韦(SQV，SAQ)	口腔溃疡，牙龈炎，舌炎，口腔炎，口周麻木
扎西他滨(ddC，DDC)[a]	口腔溃疡，口干，味觉缺失，味觉异常，牙龈炎，口腔炎，舌炎，舌痛
齐多夫定(AZT，ZDV)	口腔溃疡，口腔色素沉着，味觉异常，苔藓样疹，牙龈炎

摘自 Schiodt，1997[3]；Moyle and Gazzard，1992，2002[30,31]；Litt，2012[32]；Abbasi and Wang，2008[33]。

[a]已退市。

KS 和口腔表现(包括毛状白斑和潜在甲真菌病)更少，而传染性软疣可能在女性中出现更早[2,3]。嗜酸性毛囊炎在女性中非常罕见[4]。怀孕期间服用抗生素(如呋喃妥因)发生 Stevens-Johnson 综合征的风险可能会更大[5]。血栓性血小板减少性紫癜会使妊娠复杂化[6]，但妊娠似乎一般不影响 HIV 相关皮肤病的发生[7]。例如，KS 可能在怀孕期间皮损消退或传播，并与 IRIS/IRD/IRAD 相关[8,9]。cART 可改善艾滋病女性的皮肤表现[10]。

儿童

儿童 HIV 感染发病率正在上升，但与成人有所不同。常见感染方式是感染 HIV 母亲的垂直传播。儿童免疫抑制疾病的鉴别诊断很广泛，且具有挑战性(框图 31.13)[1]；所有需鉴别的疾病都可能出现皮肤表现。

框图 31.13 儿童免疫抑制疾病的鉴别诊断

- 胸腺发育不全综合征(Di George syndrome)
- 共济失调-毛细血管扩张症(Ataxia-telangiectasia)
- 湿疹、血小板减少伴免疫缺陷综合征(Wiskott-Aldrich syndrome)
- 无丙种球蛋白血症(Agammaglobulinaemias)
- T 细胞和 B 细胞免疫缺陷病
- 营养不良
- 恶性肿瘤
- 先天性感染
- 医源性免疫抑制
- 移植物抗宿主病

皮肤病在 HIV/AIDS 儿童中很常见[2-6]。伴随感染和营养不良是重要的混杂因素。可能有多达 1/3 的艾滋病儿童患上口腔念珠菌病[5]。特应性湿疹发病率仍有争议：以前认为比较常见，最近研究表明，特应性皮炎在围产期感染 HIV 的儿童的患病率与普通人群相比没有增加[7]。未分类的湿疹样发疹十分常见。有报道记载类似脂溢性皮炎的皮疹，泛发性尿布皮炎也可发生，瘙痒性丘疹性发疹也较常见，药疹与成人一样同样常见。

大约一半的晚期 HIV 患儿可能会遭受严重的细菌感染，其中 20% 会累及皮肤。最常见的病原是金黄色葡萄球菌，临床常见表现为蜂窝织炎、脓疱病、毛囊炎和脓肿形成；也可见持续性葡萄球菌毛囊炎。在埃塞俄比亚地区，瘰疬性皮肤结核可能是 HIV 患儿感染皮肤结核的独特表现[8]。卡介苗（bacillus Calmette-Guérin）导致播散性感染的风险在 HIV 患儿远高于免疫功能正常的儿童[9]。最常见的真菌感染是念珠菌病（约 75%）。皮肤癣菌感染（头癣、体癣和甲癣）较为常见。皮肤黏膜的单纯疱疹感染很常见，可表现为严重的慢性病；播散性带状疱疹同样如此[5]。小儿发疹性疾病（如麻疹）可能表现不典型，且会出现更多的并发症[10]。有报道描述 1 例 3 岁女童持续性疣状水痘，是该患儿感染 HIV 后的首发表现[11]。在 HIV 感染中，传染性软疣好发部位在面部多于躯干。在一项津巴布韦青少年与垂直感染 HIV 儿童的研究中，Lowe 等报道了皮肤病的高患病率，尤其是 PPE（42%）和泛发性疣状表皮发育不良样扁平疣（24%）[12]。疣状表皮发育不良是一种获得性 HPV（1 型、2 型、5 型、6 型、16 型和 52 型）相关的皮肤病，会与成人一样[13]造成毁容、导致羞耻感，cART 治疗无效。

儿童患 KS 比较罕见（约 5%），但非洲的发病率可能正在上升。它常可影响其他器官，皮肤少见受累。儿童临床表现多为口-腭部和腹股沟-阴囊疾病[14]。EB 病毒相关性平滑肌瘤、非霍奇金淋巴瘤和其他淋巴瘤是 HIV 患儿常见的其他肿瘤，皮肤可见受累[6,15,16]。

有报道称，糙皮病、坏血病和获得性锌缺乏症（肠病性肢端皮炎）可出现皮肤变化，这是由于机会性病原体引起慢性感染性腹泻，从而导致营养不良和吸收不良[6,17]。营养不良的 HIV 感染儿童中可见坏疽性口炎（走马疳，noma）[18]。药疹的发病与成人同样常见[6]。cART 相关性脂肪增生罕见；脂肪萎缩与血清 C 反应蛋白升高有关[19]。儿科诊治 HIV 感染过程中，可见非特异性表现，包括发疹、大理石样皮肤[20]、寒冷性荨麻疹和自发性荨麻疹、睫毛变长而需经常修剪，斑秃（常见），持久性色素异常红斑（灰色皮病）和坏疽性脓皮病[21]。感染 HIV 的儿童有被虐待的[4]风险。cART 治疗可改善 HIV 患儿的皮肤表现[22]，治疗后与成人一样，也有出现并发症的可能（表 31.5～表 31.9，表 31.11），IRIS/IRD/IRAD 可波及 10%～20% 患儿，且死亡率较高（表 31.10，框图 31.14）[23]。

血友病

在 HIV 阳性的血友病患者中，特应性湿疹（儿童）、脂溢性皮炎、念珠菌病、皮肤霉菌感染和毛囊炎患病率比 HIV 阴性患儿上升。这些病在 HIV 合并血友病的患儿中与 MSM 相比可能进展更早[1,2]。

静脉吸毒

吸毒者注射部位可能有严重的深脓疱疮和脓肿感染，但往往伴有营养不良和肝病[1]。口腔念珠菌病和脂溢性皮炎是最常见表现；KS 和口腔毛状白斑罕见[2]。MRSA 已成为日益严重的问题。Reynaud-Mendel 等发现生殖器疣在 HIV 感染的静脉吸毒者中比男性同性恋者更常见。结核性淋巴结炎是静脉吸毒者合并结核病的特征性表现[4]。

IRIS/IRD/IRAD

大约一半 IRIS/IRD/IRAD 疾病是以皮肤为临床表现的[1,2]。报道提及的皮肤 IRADs 列于框图 31.14。

框图 31.14 IRIS/IRD/IRAD 的皮肤临床表现

人疱疹病毒

- HSV1 型和 2 型：发生于口-鼻与肛门-生殖器部位的慢性感染（图 31.28）[3,4]
- 水痘-带状疱疹病毒（HHV-3）
- EB 病毒（HHV-4）：毛状白斑[5]
- 巨细胞病毒（HHV-6）：急性多灶性皮肤溃疡（图 31.29）[6]，视网膜炎[7]
- 卡波西肉瘤疱疹病毒（HHV-8）[8,9]

其他病毒

- HPV[10-12]：疣，口腔疣，现有疣体发炎，尖锐湿疣过度增殖
- 传染性软疣[13,14]

分枝杆菌[15]

- 肺结核[16]

（续框图）

- 非典型分枝杆菌感染[17,18]
- 麻风[7,19,20]

真菌

- 念珠菌病[5]
- 花斑糠疹[21]
- 体癣
- 隐球菌病[22,23]
- 组织胞质菌病
- 篮状菌病[24,25]
- 孢子丝菌病[26]
- 利什曼病[21,27,28]
- 类圆线虫病[29]
- 结痂性疥疮[30]

与感染因子有关的炎症反应

- "免疫重建性毛囊炎"——对蠕形螨和马拉色菌的再发超敏反应[31-33]
- 重症脂溢性皮炎——对马拉色菌过敏[34]
- 脱发

特发性炎性反应

- 光敏反应[13]
- 丘疹瘙痒性疹[20,35]
- 嗜酸性毛囊炎[35-37]
- 红斑狼疮[38]
- 反应性关节炎
- 结节病[39,40]
- 对文身、异物和部落药品的肉芽肿反应[41-43]
- 进展性静脉肉芽肿反应[44]
- 与 Graves 病相关的普秃[29,45]
- 白癜风及白癜风复色[46,47]
- 寻常痤疮/玫瑰痤疮[48,49]
- 复发性多软骨炎[50]
- 血栓性静脉炎[51]
- 口腔溃疡[5]

肿瘤

- 卡波西肉瘤（见上文 HHV-8）[52]
- 非霍奇金淋巴瘤[52]
- 皮肤癌（鳞状细胞癌）进展[53]

其他

- 发疹性皮肤纤维瘤
- 汗疱疹

摘自 Meys et al，2010[1]；Lehloenya and Meintjes，2006[2]。HHV，人类疱疹病毒；HPV，人乳头瘤病毒；HSV，人单纯疱疹病毒。

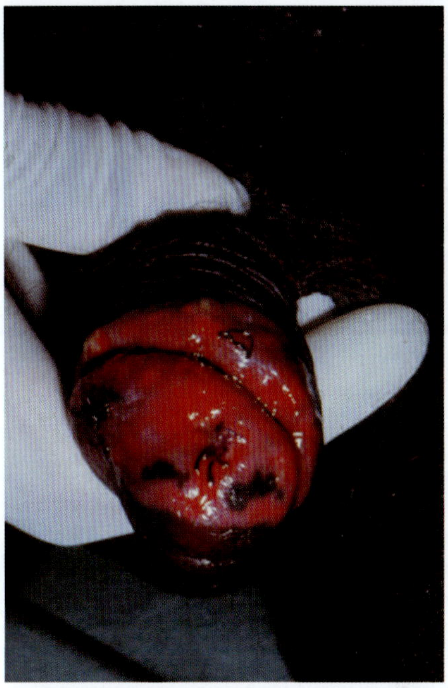

图 31.28 单纯疱疹病毒免疫重建疾病：阴茎慢性糜烂（由英国伦敦医学插图有限公司及切尔西和威斯敏斯特医院惠赠）

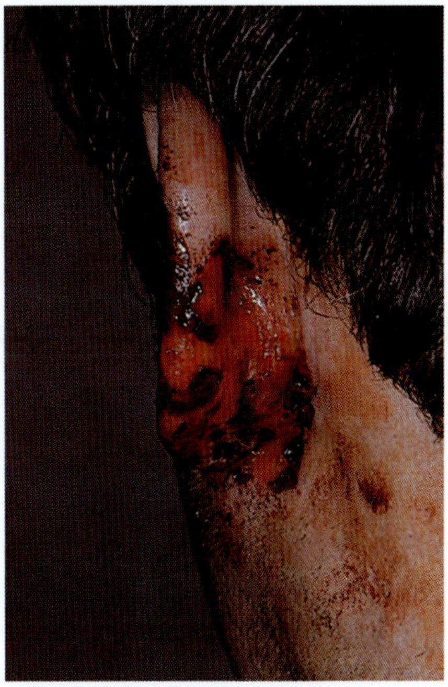

图 31.29 巨细胞病毒免疫重建病：左耳坏死性脓疱性溃疡（由英国伦敦帝国理工学院医学院惠赠）

（译者：汤庄力 彭智鹏 张延浩 一审：许灿龙 孙欣 王伟 二审：丛林 三审：杨庆琪 润色：杨庆琪）

参考文献

所有文献请查阅网址：www. rooksdermatology. com.
以下列出的是重要参考文献。

HIV infection and AIDS

Epidemiology, Pathophysiology

[2] De Cock KM, Jaff HW, Curran JW. The evolving epidemiology of HIV/AIDS. *AIDS* 2012;26(10):1205-13.

[34] Roederer M, Keele BF, Schmidt SD, *et al*. Immunological and virological mechanisms of vaccine-mediated protection against SIV and HIV. *Nature* 2014;505(7484):502-8.

Management

[1] Boily MC, Baggaley RF, Wang L, *et al*. Heterosexual risk of HIV-1 infection per sexual act: systematic review and meta analysis of observational studies. *Lancet Inf Dis* 2009; 9: 118-29.

[35] BHIVA Treatment Guidelines 2012. http://www. bhiva. org/documents/Guidelines/Treatment/2012/hiv1029_2. pdf.

[36] Lewden C, Chene G, Morlat P, *et al*. HIV-infected adults with a CD4 cell count greater than 500 cells/mm^3 on long-term combination antiretroviral therapy reach same mortality rates as the general population. *J Acquir Immune Defic Syndr* 2007;46:72-7.

Dermatological manifestations of HIV infection

Drug reactions

[104] Introcaso CE, Hines JM, Kovarik CL. Cutaneous toxicities of antiretroviral therapy for HIV. Part I. Lipodystrophy syndrome, nucleoside reverse transcriptase inhibitors, and protease inhibitors. *J Am Acad Dermatol* 2010;63:549-61.

[105] Introcaso CE, Hines JM, Kovarik CL. Cutaneous toxicities of antiretroviral therapy for HIV. Part II. Nonnucleoside reverse transcriptase inhibitors, entry and fusion inhibitors, integrase inhibitors, and immune reconstitution syndrome. *J Am Acad Dermatol* 2010;63:563-9.

Infections

Bacterial infections

[28] Shadyab AH, Cru-Cianflone NF. Methicillin-resistant *Staphylococcus aureus* (MRSA) infections among HIV-infected persons in the era of highly active antiretroviral therapy: a review of the literature. *HIV Med* 2012;13:319-32.

Viral infections

[22] Rodgers S, Leslie KS. Skin infections in HIV-infected individuals in the era of HAART. *Curr Opin Infect Dis* 2011;24:124-9.

Neoplasms

Melanoma and non-melanoma skin cancer

[5] Deeken JF, Tjen-A-Looi A, Rudek MA, *et al*. The rising challenge of non-AIDSdefining cancers in HIV-infected patients. *Clin Infect Dis* 2012;55(9):1228-35.

32

第 32 章

真菌感染

Roderick J. Hay[1], H. Ruth Ashbee[2]

[1] Dermatology Department, King's College Hospital, London, UK

[2] Mycology Reference Centre, Leeds Teaching Hospitals NHS Trust, Leeds, UK

引言

真菌感染或真菌病正在成为常见疾病。随着全球旅行日益便捷，过去被视为地域性分布的真菌感染现在可以出现在世界各地。而且，近年来引起人类疾病的真菌数量有所增加，部分原因是免疫缺陷患者的增多和分子诊断学技术的发展。过去认为的非致病性真菌现在被认定为条件致病菌。大多数致病真菌的常规鉴定仍主要依赖于直接观察其形态学特征，这就需要了解真菌分类及结构的一些基本特征。在过去的 20 年里，已形成一套精确而复杂的用于描述所观察到的真菌特征的术语[1,2-4]，掌握这些术语有助于理解真菌病原体之间的常见细微差别（见本章末尾的术语表）。

真菌无处不在，几乎可在任何环境定植，通常在有机物分解和再循环中起非常重要的作用。虽然，真菌曾被划入植物界，但在 20 多年前，人们认识到真菌是一个独立的界，其某些生化特征如赖氨酸合成途径与细菌和植物完全不同。随着分子技术的运用，人们认识到最初包含在真菌界中的生物至少有三个系统发生不同的类群，其中一些门类现在已经被重新分类到原生动物和藻类中。然而，几乎所有以前被视为人类病原体的真菌仍保留在重新分类的真菌界中[5]，它们可能是从原生动物的祖先进化而来，现在认为真菌界起源于动物界和植物界分离之前。所有真菌都是异养生物，必须以腐生或寄生的形式生存。然而，约 25 万种中，人类或其他恒温动物的病原体只占很少一部分。绝大多数真菌仅作为腐生菌或植物寄生菌存在，并且即使在少数人类病原体中，许多真菌也具有成熟的腐生或植物寄生生命周期，不会感染人类。本章开篇描述医学真菌学的原理和基本方法；随后在描述不同类别的真菌病（浅表性真菌病、皮下组织真菌病和系统性真菌病）的章节前都有一个介绍部分。

基础生物学

真菌界的成员具有所有典型的真核生物特征，例如将遗传物质组装成核膜包围的染色体、线粒体和核糖体。然而，与动物细胞不同，它们有坚固的细胞壁包绕，细胞壁中含有不同数量的几丁质、N-乙酰葡糖胺以及 β-葡聚糖的聚合物。细胞壁还含有甘露聚糖、糖蛋白和酶，其中一些酶可以分泌到周围环境中，分解复杂的有机化合物以便于吸收。真菌具有一种营养吸收模式。在细胞壁内，细胞质被一层质膜包绕，其中主要的甾醇不像人类那样是胆固醇，而是麦角甾醇。

真菌大致可分为两种基本形态：霉菌和酵母（表 32.1）。霉菌由长而有核的细丝组成，称为菌丝体（单数：菌丝），这些长丝大部分是多核细胞结构（见图 36.56），或被规律间隔的细胞壁或者隔膜（单数：隔板）分隔成多个细胞（见图 36.7a）。菌丝在顶端不断生长，细胞壁不断重塑并添加新物质，这是胞质中代谢最活跃的区域。再往后，细胞可呈空泡状，胞质常常退化成贴附在细胞膜上的一层薄层。菌丝规律性分叉，从母菌丝中产生分支最大限度地利用环境。通常，最长的细胞位于菌丝的顶端。胞质不断流动，大部分隔膜具有允许胞质甚至细胞器从一个细胞移动到另一个细胞的孔道。菌丝的聚集体称为菌丝体，整个真菌称为菌体。霉菌在固体培养基上生长呈圆形菌落，在液体培养基中呈球形。霉菌在培养时可产生棉花或天鹅绒般的菌落，甚至像蘑菇这样的大型结构也都是由大量的菌丝组成。

酵母菌的主要生命周期阶段呈单细胞性，由卵形到球状细胞组成，这些细胞常通过出芽繁殖(见图 36.40)，更少见的是裂殖繁殖。出芽后，子细胞与母体分离，留下明显的芽痕。此外，一些病原体也可以形成类似于丝状菌的真菌丝或假菌丝，例如当两个细胞在出芽后，不分离且不断延长，首尾相连形成一条链状。假菌丝与真菌丝的区别在于，在两个细胞连结的点(见图 36.40)和顶端细胞缩短处可以看到特征性的芽痕。酵母产生柔软、糊状或黏液状菌落。

一些真菌根据环境条件可以完全改变生长形式，称为嗜热或营养性双相真菌，这些真菌包括几种主要的呼吸道病原体，例如荚膜组织胞质菌和球孢子菌。当在室温下培养或在环境中生长时，呈典型的霉菌形态，但在人体组织中或在 37℃ 的特殊培养基上则转化成酵母或其他非丝状形态。

繁殖

真菌分为有性繁殖和无性繁殖，有时两种繁殖方式均存在。有性阶段称为有性型，无性阶段称为无性型。当两者都存在时称为完全型。目前，赋予有性阶段和无性阶段完全不同的命名仍具有一定合理性。因此，1896 年首次描述和命名了须癣毛癣菌的无性阶段(*Trichophyton mentagrophytes*)。1967 年发现其有性阶段，并被命名为苯海姆节皮菌(*Arthroderma benhamiae*)。近年来，大家意识到命名系统的混乱，许多有影响力的真菌学者倡导改变真菌命名方式，这样，无论处于何生长阶段都只使用一个名称——即所谓“一种真菌一个名字”倡议。在 2011 年，真菌命名规则正式更改，并从 2013 年 1 月 1 日起，真菌的有性阶段和无性阶段共同使用一个名字。确定优先使用何种名字将是一个漫长且存在争议的过程，并且在接下来的几年中，由于既往熟悉的名字被新名字替换，所以该过程本身可能会引起更多混淆。为了方便，如果最近真菌命名发生了变化，本章括号中将保留以前熟悉的名称。在实验室中，很少见到有性阶段，因为大多数真菌是雌雄异体的，这意味着有性繁殖存在两种或四种不同的交配类型。相对来说，很少有真菌能通过一个菌丝体的菌丝交配而进行有性繁殖，这种情况被称为同宗配合。

表 32.1　真菌的两种主要形态——酵母菌和丝状菌的形态学及所致疾病

特点	酵母菌	丝状菌	双相真菌
物理形态	常通过出芽繁殖的单细胞生物	通常具有复杂生命周期和形态的多细胞真菌，能产生不同类型的分生孢子	真菌可以以丝状菌、酵母菌或类似酵母菌的形态存在。形态之间转变与温度的变化有关，在自然环境温度下呈现丝状菌形态，在人体温度下呈酵母菌或类酵母菌样形态
与这些形态相关的病例	念珠菌——念珠菌病：包括浅表性口腔或皮肤念珠菌病和系统性念珠菌病。马拉色菌——花斑糠疹、脂溢性皮炎、马拉色菌毛囊炎。隐球菌——隐球菌病，包括隐球菌性脑膜炎	曲霉——曲霉病，包括浅表性曲霉病(耳部感染)、过敏性支气管肺曲霉病和播散性侵袭性曲霉病。皮肤癣菌(包括毛癣菌属、犬小孢子菌属、絮状表皮癣菌属)——引起各种形式的皮肤、头发和指甲的皮肤癣菌病	组织胞质菌——组织胞质菌病 球孢子菌——球孢子菌病 芽生菌——芽生菌病
显微镜下形态	直径 3～5μm 的圆形或卵圆形细胞，可有子细胞分离产生的芽痕	菌丝可有或无隔膜，具有简单或特殊的结构，承载大小和排列不同的孢子，孢子和菌丝颜色可固定	外观因形状而异。酵母菌或酵母菌样形态可为小的单细胞结构，而丝霉菌可有隔膜菌丝。双相真菌也可形成各种孢子

（续 表）

特点	酵母菌	丝状菌	双相真菌
菌落外观	酵母菌通常呈类似细菌的白色奶油样菌落，一些酵母菌菌落颜色固定。无法通过菌落外观鉴定，而需要生化、分子或其他方法进行鉴定	菌落形态与其颜色、质地和生长速度有关。部分丝状菌产生的色素可扩散	霉菌常呈白色或浅黄色菌落，随着培养时间延长颜色可变深。马尔尼菲篮状菌产生一种可扩散的红色色素。酵母阶段菌落与酵母菌一样为白色奶油样

分类与归类

为了反映真实的系统发育关系，真菌的正式分类基于有性生殖阶段的特征。涉及两个细胞核的融合以及减数分裂。与高等植物和动物不同，许多真菌在生命周期的主要是单倍体阶段，二倍体阶段相对较短。三组有性繁殖真菌，球囊菌门（既往称为接合菌门），子囊菌门和担子菌门，其中包含人类可致病的病原体（表 32.2）。

第四个组是人为的分类，半知菌门，最初创建是为了囊括目前认为是无性生殖的真菌，以及子囊菌门和担子菌门的无性生殖阶段。利用目前可用的更复杂的技术，例如关于菌丝纵隔超微结构数据和基因测序，这些无性生殖的“有丝分裂”物种现可以被归类至已知物种，在未来某个时间，半知菌门可能将逐渐从文献中消失。

表 32.2 真菌分类

菌门	生长形式	菌丝（如果有）	有性期	无性期
球囊菌门	菌丝相	粗大，少有横隔	接合孢子	孢子囊孢子
子囊菌门	菌丝相，酵母相	狭窄，横隔规律	子囊孢子	分生孢子[a]
担子菌门	菌丝相，酵母相	狭窄，横隔规律，锁状联合	担孢子	分生孢子[a]
半知菌门	菌丝相，酵母相	狭窄，横隔规律	无	分生孢子

[a] 子囊菌门和担子菌门的无性生殖阶段被归类至半知菌门。

球囊菌门都是菌丝相，由菌丝产生的两个接合孢子梗融合，形成厚壁的接合孢子而有性繁殖。菌丝非常有特征，既非常宽，又具有稀疏的横隔。横隔的形成完整地切断了孢子的整体结构和旧的菌丝体，因此对菌丝的任何部分的损害将导致该段菌丝结构的死亡。该组真菌的分支通常是直角。无性繁殖常常通过孢子囊内细胞质的裂解形成的孢子囊孢子，该结构呈囊状，由一种专门的菌丝，孢囊梗支撑（图 32.1a）。

子囊菌门包含菌丝相和酵母相。有性繁殖是在囊状的子囊内形成子囊孢子。这些孢子本身可以包含在专门的子实体或子囊果中，可大到足以肉眼可见。子囊菌门的菌丝具有较薄的细胞壁、较薄的电子致密外层和较厚的电子透明内层。菌丝有狭窄且具有规律的横隔，但每个横隔的中心有小孔，使细胞质甚至细胞核通过横隔从一个细胞到下一个细胞成为可能。然而，当菌丝被破坏时，这些小孔很快被称为伏罗宁小体的结构堵塞，将损伤局限在一段细胞质中，部分子囊菌的横隔中有多个小孔。

在担子菌门中，有性繁殖通过棒状的孢子梗向外突出产生孢子。这个组的真菌可产生许多称之为“蘑菇”和“菌伞”的复杂结构，梗被孢子覆盖，从下往上升起，有助于空气传播。其他的结构，如锈状、烟尘状结构和担子菌酵母，可在显微镜下观察到。担子菌的细胞壁较薄，呈高电子密度。菌丝狭窄且具有横隔。该组真菌横隔孔结构更复杂，更具有特征性。通常包括称为“陷孔”的唇状延伸，其可被称为“桶孔覆垫”的有孔膜包围。这使细胞质能从一个细胞传递到下一个细胞，但不含细胞核。在子囊菌和担子菌中，在反向交配型的菌丝初始融合后，两个核的后续融合可能被延迟，在生命周期的这一阶段，这些细胞含有两个相反交配型的核，称为二核的状态。基于这个原因，人为地将这两个组归类至半知菌门。担子菌的特征为，当一个双核菌丝细胞分裂时，会在产生的两个细胞之间形成称为锁状联合的结构，使子核迁移到每个细胞中。

由于许多无性生殖真菌的系统发育关系在当时还不能完全确定，因此人工构建了半知菌门。该组分类中所有真菌的无性繁殖体被称为分生孢子。半知菌门中目前最新确定的三种主要的分生孢子为：芽孢菌，是通过出芽繁殖的酵母；丝孢菌，是带有分生孢子的霉菌，在菌丝上不受保护；腔孢菌，其产生的分生孢子细胞被封闭在专门的保护性子实体中，或是瓶状的分生孢子器或碟状的分生孢子盘中。在实验室中分离的大多数真菌是丝孢菌，并根据颜色进一步细分为具有深色菌丝的暗色真菌，以及具有苍白或鲜艳颜色的真菌的淡色丝孢菌。这些真菌形成了各种各样的分生孢子，它们的实验室鉴定几乎完全依赖于对分生孢子产孢方式的研究或个体发育和分生孢子形态学方法的研究。

孢子(分生孢子)形成

在丝孢菌中可看到两种主要的分生孢子生产方法：裂殖和芽殖(图 32.1b～h)。在裂殖产孢过程中，真菌细胞全部或部分转化为分生孢子。最常见的例子是关节孢子(图 32.1b)，当菌丝内产生一系列横隔，形成链状孢子，成熟时分离(图 32.1c)；或厚壁孢子，单个细胞壁增厚，成为具有储存功能的活细胞，但在成熟时不会分离。

在芽殖产孢过程中，分生孢子是通过从细胞壁上一个很小的薄弱区域"吹出"或出芽而形成的。如果外层和内层细胞壁都形成分生孢子壁，称为外生芽殖型。如果外层细胞壁被破坏，则只有内壁被"吹出"作为分生孢子壁，称为内生芽殖型。虽然产生了大量的分生孢子，但也可能认识到某些分生孢子发育的基本模式。外生芽殖型分生孢子包括孤立的分生孢子，由菌丝细胞壁一小部分出芽产生，形成侧生孢子或顶生孢子。在其他真菌中，发现了更多特别的产孢分生孢子，这些细胞可能产生一系分生孢子。这方面的例子包括具有合轴分生孢子的真菌(图 32.1d)，在第一个分生孢子形成后，产孢分生孢子继续生长并在基底部一侧稍前方产生第二个分生孢子，然后重复该过程，在第二个分生孢子的稍前方和对侧形成第三个分生孢子，最终形成锯齿状外观，分生孢子在产孢分生孢子每一侧交替脱落。这种分生孢子细胞非常具有特征性，被称为膝状细胞。

许多具有合轴分生孢子的真菌还有多细胞分生孢子，具有横向隔膜的细胞——横隔细胞，以及同时具有横向和垂直隔膜的细胞——网状细胞。

外生芽殖型分生孢子链可通过顶生芽殖形成(图 32.1 e)，在顶生芽殖中，孢子出芽后，保持与母体附着，接着子细胞出芽形成第三代的分生孢子，由此逐渐构建一个细胞链，最新的孢子位于链的顶端，链条可出现分支。

内生芽殖型分生孢子链中，最新的孢子位于链的底部，称为向基式。由细胞壁内层出芽形成瓶梗和环梗这样特殊的结构。瓶梗通常呈烧瓶状，在孢子顶端可见明显环状皱缩，从此处细胞壁重复产孢，产孢过程中长度不增加(图 32.1f)。相反，环梗产孢时，孢子顶点随着每个分生孢子的产生而略微增殖，在顶端留下一些环状瘢痕，并且环梗逐渐变窄、变长(图 32.1g)。由瓶梗和环梗产生的分生孢子可以聚集形成球而不是链。

许多真菌产生分生孢子并非严格意义上的裂殖或芽殖，它们以一种特殊方式从菌丝中分离，在菌丝基部的一个特殊的细胞壁破裂，产生短柱状无性孢子。这些分生孢子称为粉孢子。

另一个特征是在几种真菌中可见多态性孢子——同时产生多种形式的分生孢子。例如皮肤癣菌，可形成两种大小不同的分生孢子；在这种情况下，较大的分生孢子称为大分生孢子，较小的称为小分生孢子(图 32.1h)。

命名规则

命名规则是将正确的名称应用于特定生物体系的系统，是任何分类系统的必要辅助。真菌学与其他科学一样，缺乏统一的方法来识别和描述新的真菌种类，从而导致了文献中令人眼花缭乱的数字和各种名称的累积。例如，自 1850 年的最初描述以来，白念珠菌已被描述和重新描述多次。一项分类学研究[1]列出了 22 个属，不少于 110 个种真菌名称。故为单个物种提供单一名称的需求变得显而易见，特别是当同一个物种具有多种名称时。为给真菌命名提供一定的一致性和稳定性(独立于细菌和动物的命名法)，一系列原则、规律和建议已被纳入国际公认的识别代码，为理清命名混乱的状态做了很多权威指导，最近对该代码的更改应该会进一步简化真菌命名规则[2]。

除了真菌名称的混淆外，疾病名称也存在争议。随着越来越多的真菌(尤其是机会致病菌)已被证明能够引起感染，但记载数量有限，如果真菌的名称被频繁审核和更名，以真菌对某种疾病命名的方式变得越来越困难。

对已经公认的真菌病名称 A，但涉及新的病原真菌或真菌病 B 的情况下，国际人类和动物真菌学会(ISHAM)[2]建议尽量以"新病原真菌名 B 引起的原真菌病 A"来命名单个真菌病。因此，不鼓励使用诸如"镰刀菌病"和"毛孢子菌病"这样的术语，建议以"由某镰刀菌所致的足菌肿"或"由某毛孢子菌引起的播散性真菌病"来代替。

本章所用的疾病名称是基于国际医学科学理事会(CIOMS)[3]、国际人类和动物真菌学会(ISHAM)[4]以及世界卫生组织(WHO)分类 ICD-10 独立发布的名单。

第3部分

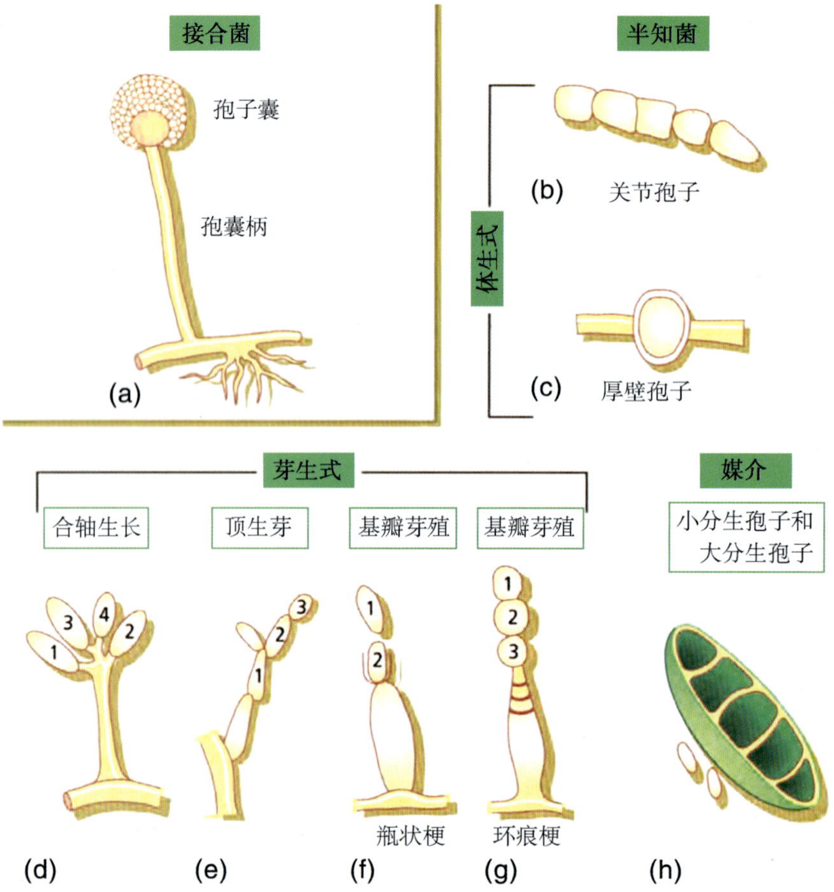

图 32.1 **真菌中的无性繁殖**

(a)球囊菌门：无性繁殖的最特征形式是孢子囊和孢子囊孢子的产生。(b～h)半知菌门：无性分生孢子可能由两个主要过程形成——裂殖和芽殖。裂殖生殖形成关节孢子(b)和链状孢子(c)。芽殖生殖可以有几种形式，包括共生的分生孢子细胞(d)，顶生芽殖(e)和瓶梗产孢(f)或环梗产孢(g)。皮肤癣菌的分生孢子与这种生殖方式不同，但也包含两者的特征：它们也是同时产生两种大小不同的分生孢子，被称为小分生孢子和大分生孢子(h)。

浅部真菌病

本节描述皮肤和黏膜表面的感染，即浅部真菌病。有时可分为浅部真菌病和皮肤真菌病。

分类

浅部真菌感染包括马拉色菌感染、皮肤癣菌病、念珠菌病以及一系列皮肤和指甲的非皮肤癣菌感染，例如新柱顶孢霉属(*Neoscytalidium*)的种引起的皮肤真菌病和其他非皮肤癣菌引起的甲真菌病(表 32.3)。

概述

导致感染的部分真菌存在于自然环境中，但其他真菌如白念珠菌和马拉色菌，则与人类有着密切的联系，分别分布在肠道和皮肤表面，作为人体正常菌群的一部分。有一些真菌，如亲人的皮肤癣菌，已经进化到几乎需完全依赖人类才能生存的程度。

鉴定

对于浅表真菌感染，实验室诊断的首选是对感染部位所取样本做直接镜检，然后做培养和真菌菌种鉴

表 32.3 与浅部真菌病相关的病原微生物

真菌病的类型	相关的主要真菌
马拉色菌引起的疾病	球形马拉色菌，合轴马拉色菌和其他马拉色菌
掌黑癣	威尼克何德霉和 *Stenella araguata*
黑毛结节菌病	何德毛结节菌
白毛结节菌病	卵形毛孢子菌，皮瘤毛孢子菌，阿萨希毛孢子菌和黏性毛孢子菌
耳真菌病	黑曲霉和其他真菌
腐生真菌引起的各种浅部真菌病	镰刀菌菌属，短帚霉和其他真菌
包括皮肤癣菌所致甲真菌病在内的皮肤癣菌病	毛癣菌菌属，小孢子菌属和表皮癣菌属
非皮肤癣菌引起的甲真菌病	*Neoscytalidium hyalinum*，*N. dimidiatum*，短帚霉，镰刀菌，曲霉，*Onychocola canadensis* 和其他真菌
浅部念珠菌病	白念珠菌，光滑念珠菌，热带念珠菌和其他念珠菌

定。为了使实验室的检测达到最佳效果，所取标本的数量和质量至关重要。大多数标本需要同时做培养和镜检，所以临床提交给实验室的标本应尽量充足，以便两种都能做。

伍德灯检测

伍德灯检测是医学真菌学检查中的一个重大进步，通过含 9%氧化镍和硅酸钡的伍德玻片而获得波长为 365nm 的紫外线，被一些皮肤癣菌感染后的头发或皮屑会在这种紫外线中产生一种特有的荧光。被感染毛发中荧光物质的性质和来源尚不完全清楚，但有研究认为可能与皮肤癣菌产生的色氨酸代谢产物有关[1]。真菌死亡后，毛发仍保持荧光状态，荧光物质可在热水[2,3]或冷的溴化钠溶液中提取出来[1]。荧光的颜色受溶液 pH 值的影响[2]。由于培养的真菌或离体毛发上不会以这种方式发出荧光，所以这种现象一定是真菌与毛发生长相互作用产生的某种物质造成的。它的化学性质尚未确定，而荧光物质可能是一种蝶啶的说法也受到了质疑[3-6]。

只有能够侵入毛发的部分皮肤癣菌会发出荧光，这些皮肤癣菌包括小孢子菌属（例如奥杜盎小孢子菌和犬小孢子菌），它们在世界上许多人口稠密的地区很常见。被这些物种感染的毛发产生一种在黑暗的房间里很容易识别的明亮的绿色荧光。只有被完全侵入的发干部分才具有这种特性。在新近的感染中或早期病变的扩散边缘，头发的荧光部分可能还没有从毛囊中显露出来，只有在病发被拔出后才能发现。其他小孢子菌属和变种中，只有犬小孢子菌变异体和铁锈色小孢子菌（*M. ferrugineum* ）常规可诱导出荧光，石膏小孢子菌和猪小孢子菌感染时偶有荧光。许兰毛癣菌感染的头发会发出淡绿色荧光。在黄癣中发出荧光的病发往往较长，而小孢子菌属感染的发荧光的病发则常为较短及折断的残根。

在小孢子菌感染流行的地区，伍德灯是协助诊断和评估不同患者治疗方案的有效工具。最常见的干扰因素是含有凡士林的药膏、鳞屑、血清、分泌物所产生的蓝色或紫色荧光，或房间光线不够暗，从检查者衣服反射的光线。并非所有的真菌都会产生荧光。尽管迄今有报道部分奥杜盎小孢子菌和犬小孢子菌感染没有荧光[7]，只要正确地操作和解读，该检测仍有特异性。伍德灯可用于亚临床感染的检测，也可用于评估治疗或病情治愈情况。伍德灯在花斑糠疹的诊断中也有一定应用价值，有些花斑糠疹的鳞屑在伍德灯下呈黄色荧光，由马拉色菌属酵母产生，因为在一些严重头皮屑、婴儿摇篮帽的鳞屑中，以及正常人面部和胸背部毛囊口都可以看到类似的黄色荧光。

标本采集

必须从感染最严重区域或可能最活跃的皮损边缘收集检查标本。用伍德灯仔细检查有助于临床检验，特别是头癣。

皮肤

使用一次性固体手术刀刀片，在皮肤上垂直刮取患处鳞屑，也可经热消毒、钝的香蕉形手术刀，从 chiropody 公司可以买到。如患处有药膏或粉末可用酒精清洗皮肤，但通常没必要。如果病灶有明显边缘，应取活动性边缘标本，否则需要大面积刮取鳞屑才能保证足量标本。已经接受过治疗的花斑糠疹皮损鳞屑较少，可剪取一条胶带（Sellotape®），将粘着面紧压于皮损取材，然后滴一滴固定液在载玻片上，将透明胶带粘上去做直接镜检。此法不太适合皮肤癣菌病的镜检取样[1]。一些皮肤真菌病中，如皮肤癣菌病，如果很难获得足够样品做培养时，可用棉签拭子取材，就像通常用于念珠菌病的一样。当有水疱时可用精细眼科剪剪下水疱顶部做显微镜检查和培养，通常含有菌丝。刮取的碎屑应用纸张折叠收集和运输，以保持标本干燥，减少细菌污染。皮肤样本容易附壁，很难去除，因此塑料容器不合适标本储存运输。因其易碎性，用载玻片运送标本到实验室也是十分危险的。最理想的是色彩鲜艳的方形纸卡小心折叠、用回形针固定后运输标本。应该在包装上清楚记录患者详细资料、病灶确切位置、取样时间、动物接触史或近期旅行史。有多种专门为头发、皮肤和指甲标本设计的商业运输包装盒供标本的运输储存。通常刮取皮肤鳞屑中的皮肤癣菌可存活数月，酵母菌可存活数周。

头发

黑癣或白癣感染的毛发送检应当在接近头皮的部位剪断。如果怀疑有皮肤癣菌病，应该将毛根和毛发一起完整地拔出送检，而不是剪断头发。在很多情况下，受感染的头发失去光泽易折断，很容易识别，而健康头发很容易从镊子中滑出，用镊子取材有助于正确地选择标本。疣状毛癣菌致头皮或胡须脓癣的病例中，少量的真菌可能引起严重的反应，用此方法对多处毛发检查，最终可找到受感染的病发。在如黑点癣感染的病发断端很短的情况下，用刮取头皮鳞屑也能取到理想标本，其中包含受感染后像小树桩样断发。应该注意在用过糖皮质激素药物的体癣或难辨认癣中，检查毳毛可能是确定诊断最简单方法——虽然红色毛癣菌很少侵入毛干，但可能定植于毛囊。

除收集鳞屑和毛发外，可用刷子刷取头皮感染标本用于培养，此法还可用于检测可疑的动物感染源[2-4]，但不适于镜检。将无菌、塑料、头皮按摩器或一次性牙刷在头发上用力刷至少 10 次，然后将其压在 90mm 有盖培养皿中的培养基上。这是一项简单而敏感的培养方法，在筛查大量儿童时非常有用。伍德灯每天可检查数百名儿童，从每个儿童刷取样本带回实验室培养。对感染儿童接触粘取法取材做真菌培养只产生少量菌落，而刷取法取材样本做培养许多接种点都能产生真菌菌落。脓癣用刷子取样可能会产生不适感和痛苦，用接种拭子反复擦拭病变部位可收集足够的孢子，利于培养阳性。

甲

从甲样本中分离培养病原体比从皮肤和头发样本中分离病原体更难，故而使甲真菌病诊断更复杂。大多数病甲的检查都是从甲远端取材。事实上，感染是向近端推进，指甲远端的菌丝存活率较低[5]。不幸的是，从病灶近端推进的边缘深取样本通常都会给患者带来不适感。因大多数感染始于甲下皮，取样应该涉及整个甲的厚度。用牙科钻的平端削取的甲下碎屑是有效的标本来源。从甲表面刮取标本只适于浅表白甲型真菌病或侧缘甲下型甲真菌病取材。

甲沟炎病例可用生理盐水浸湿拭子后湿润甲襞，将牙科探针平端或烧灼过的钝头轻轻推入甲襞，取标本直接镜检，然后用拭子擦取标本做培养。

从指甲标本中很难分离出真菌，还应尽可能在其余皮损中取样，因其很可能有与指甲相同真菌感染，且培养阳性概率更高。向实验室提交指甲标本时必须说明取自指甲还是脚趾甲，因为两者的病原真菌种类是不一样的。

黏膜

口腔或阴道可用拭子取样。如果不能立即检验则最好用带有运输培养基的拭子，因为在干燥环境中酵母会迅速死亡。使用运输培养基拭子若延迟送检，样品中的酵母会生长增殖。

耳朵

可用采样的拭子从外耳道刮取碎屑送检。

直接镜检

常规检查是将标本置于 10%～30% 氢氧化钾中，浓度越高，使样本清晰透明的速度越快。鳞屑和指甲标本在酒精灯上轻轻加热会加速角质溶解，但应避免煮沸产生的人为因素让无经验者感到困惑。在显微镜观察前，应将盖玻片压实，使其形成单层细胞，因为样本越薄越容易观察到真菌成分。必须用小块滤纸或纸巾吸除多余的氢氧化钾，以避免腐蚀显微镜镜头。所以花几分钟精心准备标本是值得的。甲标本制作需时比皮肤标本要长，如果标本为小块或碎片，通常会在 10min 内软化。若指甲仍然不能软化，可将玻片放在 37℃ 孵箱中孵化 1h，标本就能很好地溶解。与皮肤和甲样本相比，受感染的毛发非常脆弱，如果加热或者在溶解液中停留超过几分钟就容易瓦解，关节分生孢子的排列特征就模糊了，故制片后应尽快检查。用光镜明视野检查所选光线是关键，低倍镜（10×）下观察有盖玻片标本时，光线过强会使真菌结构不清晰。因此，开始用弱光线，转至高倍镜头（20× 或 40×）检查时再缓慢调亮光线。改用 10% 硫化钠溶液则不需加热标本[1,2]。

根据经验使用标本透明化的明视野检查法快速而直接。有作者推荐多种技术使观察真菌的结构更容易。相位差和暗视野显微镜可产生良好的观察效果[3]，但需要样品制作得非常薄，且软化材料所需时间比光学显微镜的更长。在氢氧化钾中加入 35% 二甲基亚砜可加速软化，但标本应在 1～2h 内检查，以免消化过度。有研究者建议用二甲基乙酰胺或二甲基甲酰胺作为替代[4]。另有人推荐使用一些着色剂，如刚果红、亚甲基蓝和棉蓝，用来增强真菌和皮肤之间的对比，但都需要以完全软化标本为前提。

荧光显微镜技术正越来越流行，使用吖啶橙[5]或荧光增白剂，如钙荧光白或勃兰克福荧光增白剂[1,2]对真菌细胞壁中的多糖做特异性染色。通过与直接镜检对比研究[2,6-8]，大多数推荐的染色方法并不比经典的氢氧化钾染色法好，但如果有荧光显微镜，使用荧光增白剂确实能获得较好结果。一项研究结论显示[9]，在硫酸钠溶液中添加荧光增白剂的荧光显微镜检测比单独使用硫酸钠溶液的明视野显微镜检查更快，且假阴性(即镜检结果阴性样品，在随后培养中长出真菌)结果更少。

无论何种方法，直接镜检样本来检测真菌的实力在很大限度上取决于实践经验。初学者一开始可能会被常见的人为现象所迷惑，如嵌入真菌的胆固醇所形成的多边形沉积物，细胞周围的气泡、纤维和晶体等，随着经验积累越来越容易将真菌和各种污染杂质区分开。

有人提倡对指甲标本做组织病理学检测，将真菌特异性染色作为常规检测，如碘酸雪夫染色(PAS)[6]。不仅证实甲板实际受到侵犯，而且可减少直接镜检假阴性(指镜检阴性而培养阳性)的数量。虽然组织病理学检查的阳性率高于培养，但与技能熟练的检验者用氢氧化钾显微镜观察得到的阳性率相似[8,9]。由于小实验室可能没有做组织病理学检查设备，常规显微镜加荧光技术仍是主要的选择方法。

培养(表 32.4)

一些浅表真菌病，直接镜检就能观察到真菌具有的特征性外观结构，确定诊断不必要培养，如花斑糠疹，以及轻的黑毛结节病、白毛结节病和掌黑癣。相比之下，对于耳真菌病来说，培养是必不可少的，因为能够引起感染的微生物范围很大，而鉴别清楚致病原菌对选择治疗方案很重要。不同致病性酵母菌对某些抗真菌药物(如氟康唑)的反应存在差异，至少在长期治疗的患者中需要对病原菌鉴定到种。皮肤癣菌感染的情况有很大的差异，直接镜检皮肤和指甲的标本是无法鉴定到真菌菌种。通常除引起头癣的真菌外，所有皮肤癣菌对现有的系统和外用抗真菌药物的反应都差不多。所以在直接镜检阳性后就可开始用药。培养能在传染源和可能的传播途径上提供宝贵信息。对直接显微镜检查结果为阴性的标本做培养也是合理的。在治疗周期长、发病概率低、或者炎症反应重的病例中，显微镜检测皮肤真菌可能很难，这种镜检结果为阴性，则取标本做培养是非常可取的。在非皮肤癣菌的霉菌可造成的皮肤或甲感染中，如新柱顶孢霉属(柱顶孢霉)和短帚霉，通过直接镜检就可诊断，但这需要相当扎实的专业知识。也会发生与皮肤癣菌混合感染，在这些情况下，多做培养更明智。

表 32.4 从浅表和皮肤分离病原真菌的培养条件

病名	致病病原菌	培养基		抗生素		温度℃		最长培养天数
		GP	MEA	Cyc	Chlor	26～28	37	
黑毛结节菌病	何德毛结节菌	+	+	+	+	+		28
白毛结节菌病	毛孢子菌属	+	+	−	+	+		14
掌黑癣	威尼克何德霉	+	+	−	+	+		21
皮肤癣菌病	毛癣菌 小孢子菌 表皮癣菌	+	+	+	+	+		21～28
Neoscytalidium 所致皮肤真菌病	*Neoscytalidium dimidiatum Neoscytalidium hyalinum*	+		−	+	+		21
非皮肤癣菌引起的甲真菌病	帚霉属，帚枝霉属(原枝顶孢属)，镰刀菌属等	+	+	−	+	+		21
念珠菌病	念珠菌	+	+	−	+	+	+	7
耳真菌病	曲霉，念珠菌和其他	+	+	−	+	+	+	21

Chlor，氯霉素 0.05 g/L；Cyc，放线菌酮 0.4 g/L；GP，葡萄糖蛋白胨琼脂；MEA，麦芽浸出液琼脂；+，建议使用；−，不建议使用。

真菌对生长条件不太挑剔，在含葡萄糖和有机氮源的简单培养基上易于生长。使用培养基在很大程度上取决于个人选择。许多实验室会选择一种简单的葡萄糖/蛋白胨琼脂，或添加 4% 糖、1% 蛋白胨和 pH 为酸性（沙堡弱葡萄糖琼脂），或者添加 2% 糖、1% 蛋白胨和 pH 为中性（Emmon 改良培养基）。可加入庆大霉素（0.0025%）和（或）氯霉素（0.005%）等抗生素以减少细菌污染。如果已经诊断为皮肤癣菌感染，可加入 0.04% 放线菌酮抑制非皮肤癣菌生长。但如果怀疑非皮肤癣菌感染，如新柱顶孢霉属或念珠菌感染，就不能加入抗生素，虽然白念珠菌不受影响，但许多不常见念珠菌，特别是在甲和黏膜部位分离的念珠菌生长将受抑制。新柱顶孢霉属（*Neoscytalidium dimidiatum*）等非皮肤癣菌可能感染很重要的部位，如手掌、足底、指缝和指甲，在含有和不含放线菌酮的培养基上进行重复培养是最简单的鉴别方式。沙堡弱培养基可从许多不同商业渠道获得。不同组成，如蛋白胨种类变化将影响分离株，尤其是皮肤癣菌的整体形态，并导致真菌菌落的色素和纹理差异。因此，最容易的是只熟悉在一个品牌培养基上的病原体形态学。还应该仔细注意哪些配方含有放线菌酮，或者含放线菌酮和氯霉素的混合物（例如 Mycosel® 和 Mycobiotic® 琼脂），哪些需要补充加入。另一种常用的初代培养基是 3%～4% 麦芽浸膏琼脂，也可通过商业渠道获得。

真菌培养的时间比细菌的要长得多，培养基应倒得较厚以防干燥，直径 90mm 的培养皿中倒入 30ml 培养基就足够了。大多数实验室都用一次性塑料培养皿培养，如果使用螺旋盖的玻璃瓶或试管，顶部必须稍微松一点，以保证足够的通气。霉菌的培养温度应为 26～28℃，培养时间最长为 3～4 周，常规为 2 周。念珠菌属培养温度 37℃，48h 后可丢弃培养皿。一些毛孢子菌种在 37℃ 下无法生长，应在 26～28℃ 下培养长达 2 周。

分子生物学诊断

对不使用传统的显微镜检查或标本培养，而用分子技术诊断真菌病感兴趣者越来越多。20 世纪 90 年代中期，有几个研究小组报道了利用分子技术，包括聚合酶链式反应（PCR）分析，对培养后的皮肤癣菌做鉴定和分类[1-3]。近年来皮肤癣菌病的早期诊断方法不断发展[4-7]。最初的分子诊断方法成功率有限，仅 30%～40% 培养阳性样本检测为阳性[5]，但最近敏感性提高到 84%[5]，还可同时鉴定到种。无需培养而大大缩短诊断时间，48h 内完成[6,7]。马拉色菌可直接从皮肤鳞屑鉴别而无需培养[8]。由于马拉色菌通常不在常规实验室检测，相关技术受限。商业化皮肤真菌病 PCR 试剂盒将在更多有需求的实验室应用。

菌种鉴定

酵母菌

鉴定酵母菌需要形态学和生理、生化研究。对酵母菌落观察要记录菌落颜色和质地。显微镜下特点包括出芽细胞（囊胚孢子）的大小和形状，以及假菌丝、真菌丝、囊泡、关节孢子和子囊孢子。就白念珠菌而言，在玉米培养基或添加了吐温 80 的琼脂上形成末端囊泡（厚壁孢子），或在血清中 37℃ 孵育 2～3h 后产生芽管，都是鉴定的特征。其他致病性酵母菌的鉴定必须做生理试验。越来越多的商业化酵母鉴定试剂盒已广泛应用，例如 API 32C（梅里埃生物公司）和 Auxacolor 2（赛诺菲巴斯德）。原代分离培养基可以通过特定菌种产生特殊颜色来对物种鉴别。在 Albicans ID 培养基（梅里埃生物公司）上，白念珠菌菌落呈蓝色；在科玛嘉显色培养基（Becton 和 Dickinson）上，热带念珠菌、克柔念珠菌和白念珠菌分别产生蓝色、粉色和绿色菌落。这些培养基有助于检测混合感染，由于某些念珠菌种类对现有的抗真菌药物相对不敏感，检测混合感染变得越来越重要。但不应作为酵母种类鉴定唯一方法。

利用基质辅助激光解吸电离飞行时间质谱法（MALDI-TOF）做酵母鉴定的实验室越来越多。可在数小时内快速识别酵母菌。随着商业数据库日益完善，可识别的生物种类也将不断增加。分离株的测序可能是鉴定某些特殊酵母菌所必需的方法，但只能在专业中心进行。

霉菌

霉菌的鉴定几乎完全依赖于对菌落和镜下形态学检查。包括菌落表面和背面的颜色，以及是否有色素扩散到培养基中。菌落表面的纹理也很重要，像绒毛、粉状、粒状和无毛等术语被广泛使用（参见本章末尾的术语表）。菌丝突出在琼脂表面以上的气生菌丝和生长完全淹没在培养基中的菌丝都可能具有特征性。皱褶可能采取非常有特征性的形式，无论是放射状、圆形的还是脑回状的（参见本章末尾的术语表）。MALDI-TOF 也适用于霉菌感染[1]。

需要观察的微观特征包括分生孢子的形状和大小、颜色、分隔以及孢壁厚度或其他结构。分生孢子的产孢排列方式和分生类型非常重要。用针挑涂片法（needle mount）、透明胶带法或小培养法可观察到这些微观特征。最简单的方法是针挑涂片法，即用一根硬铁丝针取出部分生长良好的培养物，滴适量的染料（如乳酚棉蓝），盖上盖玻片后显微镜检查。缺点是由于需要对材料做相对粗糙的处理，许多分生孢子不可避免地会与菌丝分离。将更多的分生孢子保留在原位的方法是：用透明胶带在菌落的表面粘贴一下，然后将其粘贴在滴有染色液的载玻片上，直接从胶带背面镜检观察。也可将胶粘带表面向上放置，不需要透过胶带观察就可避免光学特性的缺点。透明胶带法对于检测有许多分生孢子的菌落非常有用。检验分生孢子结构和形态细节最优方法是小培养法，但比较耗时。将真菌接种到方形琼脂小块的四边，夹在载玻片和盖玻片之间，保存在空气湿润、无菌的有盖培养皿中。真菌从琼脂块生长出来长到了盖玻片和载玻片上，两张玻片制成后呈现了真菌生长中未受干扰的状态。用指甲油密封片后永久保存。

马拉色菌种属引起的皮肤病

花斑糠疹

定义和术语

由马拉色菌所致的轻微的慢性感染性皮肤病，特征为伴有鳞屑的色素减退或沉着斑，主要累及躯干上部，散在或融合分布。

同义名

- 花斑癣
- 糠疹性皮肤真菌病
- 黄色小孢子菌病
- 肝斑
- 变色性皮癣

概述

正常皮肤上可见形态学不同的嗜脂性酵母。过去认为其是一种多形态的酵母，即糠秕孢子菌，或分为两种菌种，即糠秕孢子菌和圆形孢子菌，但现在认识到这个属名是不合适的，因而这些酵母重新命名为马拉色菌，且为单一菌种，即糠秕马拉色菌。然而，基因分析显示情况更为复杂，其描述了至少 13 种单独的嗜脂性酵母，其中 8 种常和人类皮肤相关。目前在这个属中依赖脂质的种包括合轴马拉色菌、球形马拉色菌、限制马拉色菌、斯洛菲马拉色菌、糠秕马拉色菌、钝形马拉色菌[1]和最近报道的皮肤马拉色菌[2]、日本马拉色菌[3]、大和马拉色菌[4]、娜拉马拉色菌[5]、羊马拉色菌、马马拉色菌[6]和兔马拉色菌[7]。一个嗜脂但不完全脂质依赖的菌种是厚皮马拉色菌，通常在动物皮肤中更常见。之前分离的糠秕马拉色菌有可能包含复合种，其中特别是球形马拉色菌。

这些菌种在头皮、躯干上部和褶皱部位的定植密度特别高，因为这些部位皮脂腺及其分泌物非常丰富。有许多关于不同部位的正常皮肤和马拉色菌相关皮肤病皮损位置的菌种分布进行研究。通过直接镜检或酵母计数，或用培养及分子生物学分型等方法。由于研究者使用取样方法和培养基不同，很少为定量试验，故对结果不能做直接比较。有研究认为与花斑糠疹最相关的是球形马拉色菌[8]，也有称最常见是合轴马拉色菌[9]和糠秕马拉色菌[10]，正常皮肤中最常见为合轴马拉色菌[11]。花斑糠疹鳞屑显微镜下可见厚壁、球形酵母从狭窄的基质处出芽，与球形马拉色菌形态一致，且松散、分隔菌丝体通常断裂形成短菌丝。然而在一些情况下，通常是在热带地区可观察到菌丝和卵圆形酵母从宽基底出芽，而这更倾向于糠秕马拉色菌或钝形马拉色菌[11]。最初认为体外无法获得马拉色菌的菌丝相，现在有 3 个团队用各种方法成功实现了酵母和菌丝相转换[15-17]。

流行病学

年龄

热带和温热地区儿童发病均罕见而在青春期变得常见，在 20 岁早期达到高峰。

性别

男女发病率基本等同，但各年龄段易感性有差异[18,19]。

种族

没有已知的联系，但色素减退在 3 型及以上的皮肤类型中更常见。

相关疾病

目前认为在各种疾病状态下花斑糠疹更常见，但仅有自发性和医源性库欣综合征[20]，以及可能的营养不良有可靠证据支持。而获得性免疫缺陷综合征（AIDS）患者中花斑糠疹并没有更常见[21]。

病理生理学

大多数的花斑糠疹代表了宿主和寄生酵母菌群之间关系的变化。导致这些变化的因素可能很多。

发病诱因

在物理和生化异常基础上对易感性的解释很多，如在皮肤上使用油剂，但由于差异巨大以及争议性结果，使这个问题仍然没有得到解决。有证据表明在非花斑糠疹的人群中存在对马拉色菌的抗体。对花斑糠疹人群和对照组人群中对马拉色菌的体液免疫的研究很多，在对新种的认识之前，所用抗原可能是从许多不同菌种中得到的，使争议性结果很难解释。类似的，对细胞免疫研究由于抗原不同结果有争议[22,23]。用菌丝相抗原后在花斑糠疹患者中较对照组的淋巴细胞转换反应显著增加[24]。最初观点认为花斑糠疹患者有对马拉色菌特异的细胞免疫缺陷或血液来源的特异活化T细胞缺失，这一观点是有质疑的[23]。和马拉色菌相关疾病的免疫学综述推荐给感兴趣者[25,26]。有报道称马拉色菌细胞壁中的脂质成分可抑制T细胞[27]。

马拉色菌不侵犯毛干、甲或黏膜，有报道称长期静脉脂质治疗的婴儿中可见肺部和系统性感染[26]。

病理学

在产生细胞免疫的患者中，组织学特征改变是角化过度，角化不良和轻度棘层肥厚，以及真皮上层包括肥大细胞在内的轻度炎症细胞浸润。炎症浸润的免疫分型表明主要为记忆T细胞、巨噬细胞聚集并缺乏B细胞[28]。表皮层可见显著的朗格汉斯细胞的聚集，细胞活化标志物表达减少及T细胞减少。感染的病原体通常位于角质层的上部，且在电镜下可能看到其不仅位于角质形成细胞之间，也位于细胞内。角质形成细胞计数发现受累皮肤中细胞更新增加。对色素改变的机制有几个假说，包括马拉色菌产生的二羧酸(如壬二酸)可竞争性抑制酪氨酸酶，且可能会对过度活化的黑素细胞产生直接细胞毒性作用[29]。然而，这些二羧酸对组织培养中的正常黑素细胞没有作用。尽管电镜下可见色素沉着区域异常大的黑素小体，而色素减退区域可见更小的黑素小体，但对白皙皮肤个体中的色素沉着机制仍不清楚[30,31]。色素减退处表皮色素整体减少，而色素沉着处角质层增厚可能有意义[32]。

病原菌

花斑糠疹通常是由球形马拉色菌所致，也有可能由合轴马拉色菌和糠秕马拉色菌导致。

环境因素

某些马拉色菌更易形成菌丝，可能更具有致病潜能。有阳性家族史者更容易患花斑糠疹，但尚不清楚是否由遗传或环境因素所致。也有夫妻共患病的案例，提示感染并非源于自身菌群而是他人传染而来[33]。

花斑糠疹发病诱因多种，最重要的是环境因素和宿主个体易感性。在温暖气候下，马拉色菌酵母易形成更多菌丝，热带地区花斑糠疹较温带地区更常见，可多达40%人群受累[34]。尽管在寒冷地区缺乏可靠的数据，但发病率低于1%。在温带地区，能准确提供病史的患者调查显示在温暖月份更易发病[18]。

临床特征[11,14,33]

表现

患者通常为皮肤颜色各异的斑，可有轻微的自觉症状。原发皮损界限分明，有时可见轻微红斑，但细小的鳞屑是典型特征(图32.2)。典型皮损为大片融合、散在椭圆形斑片和边缘的斑疹。鳞屑很少时用力刮取或使用黏性胶带粘取会使鳞屑更加明显。最常受累部位是躯干上部，通常扩展至上臂、颈部和腹部。腋窝、会阴部、大腿及生殖器部位也可发生，沿着前臂延伸到手背以及延伸到腘窝的情况也不少见；通常与直接镜检中的卵圆形酵母有关。

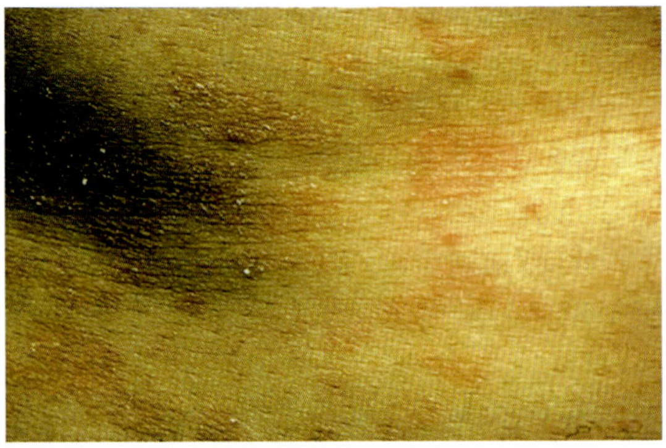

图32.2 有典型细小鳞屑的花斑糠疹

临床变异

在热带地区面部和头皮受累较常见，偶尔也有患者仅累及这些部位。热带地区有报道手掌受累，而在温带地区罕见。罕见病例表现为感染后皮肤松弛样改变[35]。

花斑这个术语是十分恰当的。鳞屑的颜色可为淡赭色到棕色。在没有晒黑的白皙皮肤上，受累区域色泽深于正常皮肤，但其对日晒无反应；在阳光暴露后的个体中，异常的皮肤通常更苍白，这也通常出现在黑种人中。通常情况下，皮损可自发消退或治疗后消退，剩下无鳞屑的色素减退会持续数月。在伍德灯下鳞屑性皮损显示弱的黄色荧光，此技术可看到确切的、更广泛的斑疹。

鉴别诊断

白癜风和黄褐斑因无鳞屑可鉴别；脂溢性皮炎、玫瑰痤疮、二期梅毒、品他病和体癣较花斑糠疹炎症更重，且均没有如花斑糠疹一样细小鳞屑；红癣因色素改变和鳞屑与花斑糠疹很相似，但其卫星灶更少，在伍德灯下为粉色荧光；红癣和花斑糠疹偶尔可同时存在。

并发症和合并症

花斑糠疹无明显的并发症。

病程和预后

如果不予治疗，这将是一种慢性感染，其临床表现如累及范围等因时而异。

研究

直接镜检见松散菌丝，断裂形成 2～5μm 宽、最长 25μm 的菌丝，同时有圆形、厚壁直径为 2～8μm 的酵母即可确诊（图 32.3）。偶尔可见卵圆形酵母。菌丝是诊断要点，有时菌丝为主，仅有较少为酵母相。显微镜下特征是如“意大利面和肉丸”或“香蕉和葡萄”。由于马拉色菌是正常菌群，刮取后分离到马拉色菌没有诊断价值，且通常不会在诊断性实验室进行。近期，分子学技术和 MALDI-TOF 已经开启在菌株水平的研究[36]。

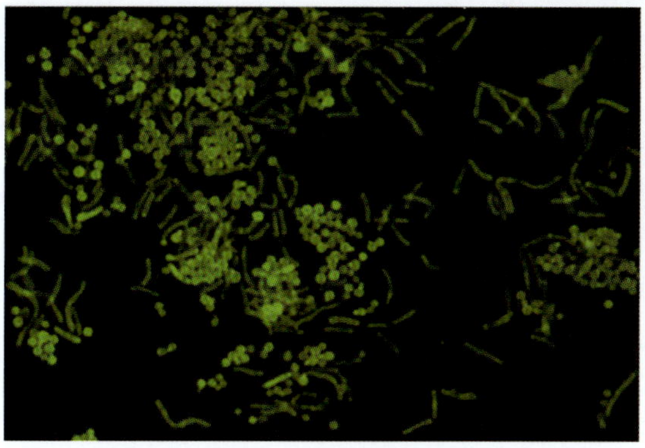

图 32.3 花斑糠疹

氢氧化钾（KOH）和钙荧光白处理后在紫外光下的皮肤鳞屑涂片。染色后查见菌丝有诊断意义，也可见马拉色菌酵母。（由英国伦敦国王学院圣约翰皮肤病研究所医学真菌学系提供）

管理

有多种治疗方法[11]。但不管初始治疗是哪种方法，复发均很常见。在所有的病例中，尤其是治疗抵抗的病例中，最简单的治疗方法是每次复发后进行治疗，而不是进行长期的抑制疗法。应告诉患者色素恢复需要数月。否则即使病原体已被杀灭，患者会因色素减退持续存在而认为是治疗失败。

一线治疗

一线治疗是外用抗真菌疗法。花斑糠疹治疗外用抗真菌制剂疗效良好，不同制剂之间没有显著性差异[37]。通常康复时间是 2～3 周。越来越多的证据支持使用合适的制剂可能仅 1～2 次后即有效。病原体在使用唑类药物后迅速死亡，如口服伊曲康唑，但增厚的马拉色菌细胞壁可能不会迅速地从表皮中清除，形成一个持续感染的假象[38,39]。1%特比萘芬乳膏对花斑糠疹也有效。外用抗真菌治疗的主要问题是很难在广泛的体表区域使用乳膏。一个替代的方案是使用酮康唑洗剂，尽管在花斑糠疹中没有全面评价，使用洗剂 2～3 次即可清除大部分感染。

其次，更便宜的方法是用于 2.5%二硫化硒洗剂（Selsun® 香波）。在所有受累部位使用且过夜。许多病例需要定期使用（如每 2 周隔一天使用）。一些患者仅使用 1～2 次就足够。如果接触到面部或生殖区，洗剂可能有刺激性，应注意。其替代治疗方法包括 20%硫代硫酸钠和 50∶50 丙二醇及水，后者的间歇使用已作为长期预防复发的治疗疗法[40]。

二线治疗

二线治疗是口服抗真菌疗法。何种口服疗法更好各家看法不一，笔者通常对广泛或难治病例口服伊曲康唑治疗，在 5d 中给予总剂量为 800～1000mg 的伊曲康唑对花斑糠疹有效[39]。也可使用氟康唑治疗。

阶梯治疗

一线治疗

- 每日 2 次外用唑类药物，持续 2～3 周
- 每日 2 次外用 1%特比萘芬乳膏，持续 2～3 周
- 每日 2 次外用酮康唑香波，持续 2～3 周
- 隔日使用 2.5%二硫化硒香波，持续 2～3 周

二线治疗

- 每日 200mg 伊曲康唑，持续 5d

马拉色菌毛囊炎

定义

这是一种临床表现独特，常累及背部和躯干上部，与马拉色菌相关的毛囊炎。

流行病学

马拉色菌毛囊炎最常见于青少年或年轻男性[1,2]。

病理生理学

该病的确切发病机制尚不清楚。

病理

从典型病例中取活检显示毛囊内成簇马拉色菌酵母聚集，周围大量炎性细胞浸润；这与正常个体中毛囊开口处的马拉色菌定植有所区别。

环境因素

皮损经常在度假日晒后出现，或在急骤发病如重症监护病房患者中发生。

临床表现

皮损为瘙痒性丘疹和脓疱，散在分布于肩膀和背

第3部分

部。瘙痒和分布部位可与寻常痤疮区别。

管理

口服伊曲康唑疗效好，酮康唑洗剂反应较差。

其他与马拉色菌酵母有关的皮肤病

亲脂性马拉色菌是正常皮肤菌群，因此任何将其直接或间接地与皮肤病发病机制有关的证据都难以评估。

多年来，众所周知，脂溢性皮炎患者的头皮和其他部位中可查到大量马拉色菌酵母（见第 40 章）。这归因于表皮的过度增殖，假设马拉色菌只是在表皮的特定部位定植，皮肤表面细菌也是如此[1]。很明显，大多数脂溢性皮炎或头皮鳞屑（头皮屑）在用抗真菌剂治疗后缓解，并与马拉色菌酵母消失同时发生，若治疗后复发，则马拉色菌会再次出现[2,3]。因此，头皮鳞屑与马拉色菌具有很强的因果关系证据。在动物模型中，马拉色菌可诱导产生与脂溢性皮炎类似的鳞屑[4]。有学者报道脂溢性皮炎患者的马拉色菌抗体水平显著提高[5]，但似乎没有对抗原提取物产生接触致敏作用。更进一步证据是，未服用抗逆转录病毒药物的艾滋病患者中，脂溢性皮炎是最早和最一致出现的病变之一（第 31 章）[6,7]。与非艾滋病的脂溢性皮炎一样，尽管 CD4 计数较低者马拉色菌酵母数量较多，但马拉色菌定植和原发病之间没有一致相关性。

成人型脂溢性皮炎似乎与马拉色菌酵母直接相关，但与其单一菌种无特异性关系[8]。婴儿脂溢性皮炎与马拉色菌之间的关系尚未确定。尽管已对直接脂肪酶活性[9]或由马拉色菌产生的芳烃抑制药如马拉色嗪和吲哚咔唑引发的炎症反应[10,11]做了描述，但马拉色菌诱导皮肤变化的机制尚不完全清楚。很显然，小部分典型脂溢性皮炎患者对抗真菌药物无效。进一步观察结果显示，某些头部和颈部受累的湿疹患者也可能对局部应用唑类抗真菌药有反应，并且对马拉色菌提取物也表现出速发型超敏反应[12]。患者通常有儿童期特应性疾病史，或有特应性疾病家族史，年轻人最常见。

马拉色菌也与其他皮肤病有关，如融合性网状乳头状瘤病（第 87 章）[15-17]。但马拉色菌在这些皮损的存在并不恒定，抗真菌治疗后皮肤病变并非一定会显著改善。部分患者对米诺环素有效。有推测亲脂性马拉色菌酵母对“脂溢性银屑病（sebopsoriasis）”有致病作用[18]，其临床上具有银屑病和脂溢性皮炎的某些特征，但仍需要更明确定义，才能将其归因于马拉色菌酵母菌群所致。

由其他微生物引起的浅表真菌病

（掌）黑癣

定义和命名

（掌）黑癣是一种由威尼克何德霉（*Hortaea werneckii*）引起的无症状浅表真菌感染性疾病。其通常累及手掌的皮肤，特征是深色斑疹及无鳞屑的斑片。

> **同义名**
> - 掌黑癣
> - 掌黑色角化真菌病
> - 黑色糠疹

流行病学

发病率与患病率

这是一种罕见的疾病。其散发在世界许多地方，包括美洲和加勒比地区、南非、澳大利亚、欧洲和远东地区。认为它是通过直接接种到皮肤上获得的，在划伤的皮肤上使用绷带可能出现如实验室中纯培养的威尼克何德霉一样的结果。

年龄

本病可发生于任何年龄人群，但儿童罕见。

病理生理学

病理

增厚的角质层中可见菌丝，真皮炎症反应很小。

致病微生物

掌黑癣通常由威尼克何德霉［同义词威尼克外瓶霉（*Exophiala werneckii*）和威尼克环痕霉（*Phaeoannellomyces werneckii*）］引起[1]。从委内瑞拉诊断的一些病例中分离出一种不同菌种 *Stenella araguata*[2,3]。据报道潜伏期分别为 10～15d 和 7 周。

环境因素

它更常见于热带气候。

临床表现[4]

介绍

掌黑癣无症状。皮损为边界清楚、无鳞屑的斑疹。最显著特征是棕色或黑色，类似硝酸银染色。在西半球报告的病例中，手掌最易受累[5,6]，身体的其他部位较少见，如足底、颈部和躯干也有记录报道，特别是在亚洲。不均匀扩散或汇合使皮损轮廓不规则。

鉴别诊断

黑色无鳞屑的皮损需要与花斑糠疹鉴别。艾迪生病、梅毒、掌部品他病以及交界痣的色素沉着性皮损也可能需要鉴别，并且鳞屑性皮损常需要进行真菌学检查。

疾病病程和预后

几乎不能自愈。

检查

取受累表皮鳞屑，氢氧化钾涂片后显微镜检查，显示有大量直径达 5μm 的棕色分隔分枝状菌丝和细长的出芽细胞（图 32.4）。将标本接种到沙保弱琼脂培养基上，30℃培养可产生生长缓慢的菌落。

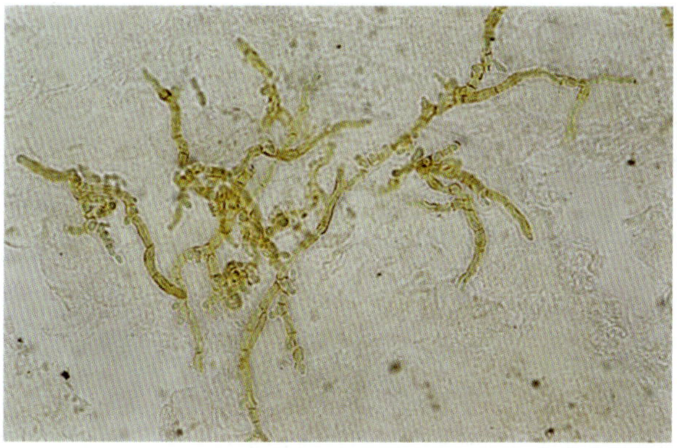

图 32.4 **掌黑癣**

皮肤鳞屑用 30%氢氧化钾染色，明视野观察。可见天然棕色分隔菌丝。（由英国伦敦国王学院圣约翰皮肤病研究所医学真菌学系提供）

威尼克外瓶霉。菌落：在葡萄糖蛋白胨琼脂培养基上培养生长相对缓慢，最初产生暗淡的白色至灰色、潮湿、类似酵母的菌落，后变暗至橄榄绿色至黑色，并且在数天变得更加柔软光滑。显微镜检查：新鲜菌落检查发现类似于环痕状酵母样芽殖细胞，这些细胞通常是单隔的，成熟细胞中的隔膜是暗色的。分生孢子最初透明，但在成熟时变成棕色。较老菌落中的菌丝中间和外侧环痕或合轴产生分生孢子。

治疗

一线治疗是外用唑类乳膏，如益康唑和酮康唑[7]。外用杀真菌剂如布替萘芬有效[8]。苯甲酸化合物软膏也有效。

黑毛结节病

定义和命名

黑毛结节病（black piedra）是一种发生于毛发的真菌感染，在毛干上形成质硬、暗色浅表结节，由何德毛结节菌（*Piedraia hortae*）引起。

> **同义名**
> - 结节性癣
> - 毛结节病

流行病学

发病率和流行情况

黑色毛结节病是一种非常少见的感染。该病发生于美洲和东南亚等潮湿的热带地区[1]，可累及猴子和人类[2]。一项针对巴西佐罗（Zoro）地区的印第安人的研究显示，11 岁以上人群的感染率为 57%。

性别

有认为男性比女性更常见，但是一项研究显示男女之间无显著差别[3]。

临床特点

临床表现

黑毛结节病的皮损无症状，以在毛发上出现黏附性强的黑色砂砾样硬质结节为特征，主要累及头发，其次为胡须、小胡须和阴毛。结节大小不一，显微镜下直径为 1mm 或更大，结节的厚度可从一端到另一端或者从中间到一端逐渐变细。结节通常多发，呈卵圆形或拉长的形状。毛小皮下的真菌生长可能破坏毛小皮，然后真菌可在毛小皮外面生长，完全包绕毛干。由于真菌生长侵入毛干，使毛发变得容易断裂。

病程和预后

未经治疗的感染为慢性病程。

辅助检查

在组织学切片或氢氧化钾涂片可见结节由黏稠或水泥样物质紧密包裹成团的棕色菌丝组成（图 32.5）。在结节的边缘，可见整齐排列的菌丝和直径 4～8μm 的关节孢子，而在结节较厚的部分，可见内含 8 个细长子

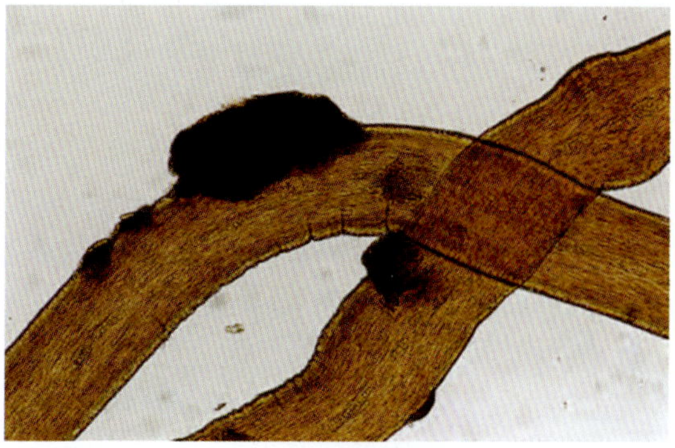

图 32.5 **黑毛孢子菌病**

头发溶于 30% KOH，明视野。黑色结节由粉状菌丝胶结在一起形成硬块。（英国伦敦国王学院伦敦大学圣约翰皮肤病研究所医学真菌学系提供）

囊孢子的棒状子囊。子囊孢子两端有极丝，可通过粉碎结节或结节切片观察到。在人类病原菌中，何德毛结节菌几乎是唯一在其寄生阶段产生有性孢子的。直接镜检非常具有特征性，以至于培养不是绝对必需的。如果做了培养，应注意这种真菌不受放线菌酮抑制。

何德毛结节菌

菌落：培养生长缓慢，呈紧密的黑色半球状外观。显微镜检：棕色厚壁的分隔菌丝和厚壁分生孢子。子囊和子囊孢子可见于菌落较厚的部分[4]，但不是每株分离菌都会产生。

治疗

刮胡子或剪头发即可治愈。为了预防复发，可外用抗真菌制剂，例如苯甲酸复方软膏。已有使用特比萘芬成功治愈的报道[5]。

白毛结节病

定义和命名

白毛结节病(white piedra)是一种发生于毛干的真菌感染，由毛孢子菌属引起，可在毛干上形成白色、灰色或棕色质软的浅表结节。

> 同义名
> • 结节性毛孢子菌病

流行病学

发病率和流行情况

白毛结节病发生于南美洲、非洲、中欧/东欧和日本[1,2]。马和特定种群的猴子亦可受累。在温带国家偶尔可观察到的病例，通常是来自热带地区的游客，但在美国和欧洲，从未离开过本地区的人均发生过此类感染[3-5]。在赤道非洲的一项研究表明，在 449 名女性受试者的腹股沟标本中，阳性率为 18%[3]。

年龄

该病发生于成人。

性别

男女均可发病。

病理生理学

发病诱因

有证据显示部分病例可能是通过性接触传播[6]。此外，据推测与毛发上真菌结节相伴随的细菌现已鉴定为一种短杆菌属(*Brevibacterium*)的新种，迈克布瑞德短杆菌(*B. mcbrellneri*)[7]，可能在感染时起协同作用[8]。细菌较强的蛋白分解活性可促进真菌和细菌对毛干的侵袭，而真菌的代谢产物可促进细菌生长。据报道，在HIV 阳性人群中，肛周白吉利毛孢子菌[*Geotrichum* (*Trichosporon*) *beigelii*]的携带率显著增加，提示该部位可能作为携带该菌的一个来源。有趣的是，在这类患者中，其毛发的感染率并未出现增高。

病理学

可侵入发干。

致病原

直到 1994 年，白毛结节病的致病菌才被发现为担子菌酵母，白吉利毛孢子菌[*Geotrichum* (*Trichosporon*) *beigelii*]，近年基因分析已表明，该菌是一个涵盖多个不同菌种的复合体[9]。头发白毛结节病的致病菌现在被认为是卵圆形毛孢子菌，而腿部白毛结节病的致病菌则包括皮瘤毛孢子菌(*T. inkin*)、阿萨西毛孢子菌(*T. ashahii*)和黏膜毛孢子菌(*T. mucoides*)。

临床特点

表现

这类感染无症状。白毛结节病以出现白色或浅棕色质软结节为特征。相较于头发，该病在胡须、小胡子和阴毛上更常见[4,5]。致病真菌在毛干内外均可生长，使得毛干变得脆弱，易于断裂。结节是透明的，容易从毛干上分离，大小不等，直径小于 1mm。病变毛发区域的皮肤未受累，伍德灯下不产生荧光。

鉴别诊断

虱病可出现瘙痒及形状独特的虫卵作为与毛结节病区别点，但仍需做显微镜检查。

病程和预后

若不治疗将为慢性感染。

辅助检查

白毛结节病的结节呈鞘状，可包绕整个毛干。可在毛发内广泛生长，导致毛干特征性的结节肿胀。可见到菌丝片段形成直径 2～4μm 的关节孢子和正在出芽的芽生孢子(图 32.6)。大部分毛孢子菌对放线

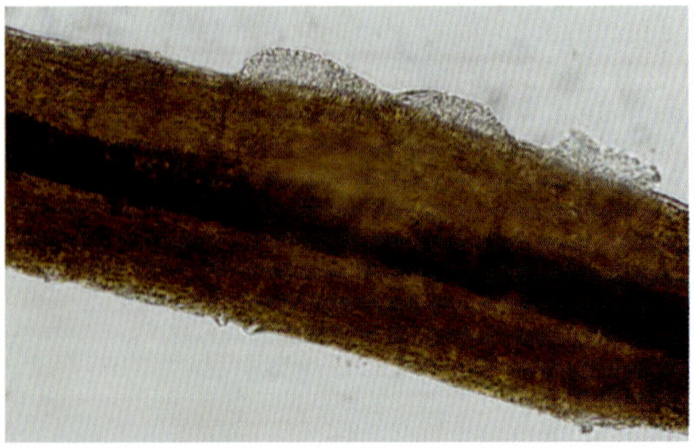

图 32.6 白毛结节病

毛发 KOH 涂片，明视野观察。由各种毛孢子菌形成的胶状结节包绕着毛干。(由英国伦敦国王学院圣约翰皮肤病研究所医学真菌学系提供)

菌酮敏感，因此培养基中不应添加此类抗生素。由于少部分菌株在 37℃条件下不能生长，故最好在 28～30℃条件下进行培养。

毛孢子菌属

菌落：毛孢子菌生长快速，菌落呈奶油色、脑回状，质地柔软，有时菌落湿润呈黏液样[10]。显微镜检：毛孢子菌属的特征性表现为菌丝、关节孢子和出芽的细胞。在含吐温-80 的玉米或米饭培养基中最容易观察到这些结构。生理测试：利用基因分析最近发现的菌种，可以在常规实验室中利用其形态特征，结合商用 API32C 系统确定的碳源同化模式、37℃条件下是否生长和对放线菌酮的相对敏感性进行鉴定[9]。

治疗

与黑毛结节病相同，刮胡子或剪头发即可治愈。已有高浓度外用抗真菌制剂，如唑类和丙烯胺类治疗有效的报道，但其疗效难以预测。

耳霉菌病

定义和命名

是由真菌感染所致外耳道慢性炎症性疾病。一般的外耳道炎，包括鉴别诊断及治疗，详见第 108 章。

> 同义名
> - 霉菌性外耳道炎

病理生理学

致病微生物

从某些外耳道炎患者的耳拭子或碎屑标本中可分离出真菌；而从正常人群的外耳道中有时也可分离出各种霉菌[1]。这种情况更常见于热带地区。偶然情况下从外耳道炎中分离出的真菌是致病菌，甚至是主要的致病菌。最常见致病菌是黑曲霉。还包括烟曲霉和其他曲霉菌属[2,3]，尖端赛多孢，其他多种霉菌以及念珠菌种。

临床特征

表现

外耳道可出现炎症、瘙痒甚至疼痛，常伴少量浆液性分泌物。在严重的真菌性耳炎中，过度生长的真菌菌丝会在外耳道中形成大量白色潮湿的棉絮样物质。当致病菌是黑曲霉时，在其菌膜上常有黑色曲霉头覆盖。

特殊临床类型

在严重的免疫缺陷者中，患者的外耳道可被真菌广泛侵蚀而形成坏死性外耳道炎[5]。感染可扩散并导致包括中耳及乳突病变。

鉴别诊断

耳廓可作为一些真菌性疾病的发病部位，如着色芽生真菌病[6]、孢子丝菌病[7]和体癣[4]，但这些疾病通常很少累及外耳道。

病程及预后

若不治疗会呈慢性病程。

检查

很难解释从耳拭子中分离的微生物与疾病的相关性，霉菌的少量生长可能没有什么意义。少量分离出的根霉属、横梗霉属、毛霉属、青霉属或曲霉意义不大，除非是免疫缺陷的患者。同样，虽然念珠菌可以是外耳道炎的致病菌，但少量生长可能是定植或污染菌。将真菌作为病原菌的条件是：缺乏其他细菌病原菌，且患者检查出大量真菌。当真菌直接镜检发现确切的真菌时，便可作为感染的证据。在一项研究中发现，虽然瘙痒和渗出在真菌相关性疾病更常见[2]，但耳霉菌病的大多数体征和症状与其他病原菌所致的外耳道炎类似。

黑曲霉

菌落：生长快速，菌落起初具有白色奶酪状的表面，后逐渐变为黑色。菌落背面为暗黄色至灰绿色。

镜检：分生孢子梗从支撑菌丝上呈直角生长，其尖端可见球形膨胀的顶囊，被一层支撑细胞或梗基完全覆盖。在梗基上方为一层瓶梗，产生黑褐色链状、表面粗糙的分生孢子。分生孢子梗底部的足细胞嵌入至相连的支撑菌丝中。

治疗[4,8,9]

小心清洁、清除耳道中的碎屑及真菌物质极为重要。建议使用各种外用药物。常用方案是使用 2%麝香草酚＋70%酒精清洁外耳道，再用 50%醋酸间甲酚或橄榄油的脱脂棉球局部保留 24h。克霉唑洗剂用来治疗曲霉和念珠菌感染有效。35 例有症状的耳霉菌病患者，在对其细菌与真菌相关性的长期研究中，使用联苯苄唑洗剂和乳膏对大多数患者均有效[9]。口服伊曲康唑用于治疗侵袭性外耳道炎。

腐生性真菌所致各种浅表真菌病

正常皮肤，特别是头皮和皲裂的足趾，常会被腐生性真菌的孢子或短菌丝所污染。通过刮取皮屑行直接镜检，可以看到深色的真菌菌丝或特征性孢子。这些真菌在无放线菌酮的培养基中容易生长。通常这些菌的数量较少，跟花粉粒一样，可以如污染物样被轻易清除。但有时在皮肤病领域的个案报道称，观察到曲霉菌属[1]在受损的组织表面生长，牢固的与组织相连，甚至造成继发性组织破坏。大多数作者对这些将霉菌作为病原菌的个案持谨慎态度。

检查和治疗

上述情况中，重复刮取组织标本，在不含放线菌酮的培养基中做真菌培养是很重要的，在将这些霉菌作为病原菌而不是污染菌前需要仔细分析相关因素。在很多案例中，可能仅仅需要简单去除局部诱因，如浸渍或封包的敷料就能解决问题。

皮肤癣菌病

分类

皮肤癣菌是引起癣或皮肤癣菌病的相关真菌[1,2]。因此，癣菌病种包括以下三个霉菌属的无性生殖期：小孢子菌属、毛癣菌属和表皮癣菌属。

概述

40 年前，皮肤癣菌的有性生殖期尚不清楚，许多常见物种生命周期的有性期仍未发现。然而，在已确定了有性期的菌种都归于子囊菌门的皮肤节皮菌属[3]。尽管在未来几年中随命名趋势的变化将来只会保留一个名称，这里我们提供了一个包括有性期和无性期名称的同义词列表以供参考（表 32.5）。由于在诊断实验室中不经常看到有性状态，因此在本节中仍用当前使用的无性期名称。

除了已知的病原体外，还发现许多真菌是嗜角质的并且和皮肤癣菌相近——实际上，有些甚至被归类为相同的三个无性期属——但这属于土壤寄生和非致病性的。尽管一些研究者将这些真菌归类在皮肤癣菌中，但作者认为把它们分类在范围更广的嗜角蛋白真菌组更合适，对于那些可以作为真正的浅表致病菌的种，保留了皮肤癣菌这一术语。

皮肤癣菌的分类是一个不断变化的领域。使用分子技术来检验物种相关性，在文献中引起了许多争议和冲突。Gräser 等建议，基于核糖体内转录间隔区，马毛癣菌的 *autotrophicum* 变种应该被认为是断发毛癣菌的同义词[4]。然而，这是这个领域的分类学家之间的冲突和争论的问题[5,6]，后来这个同义词被正式否决[7]。关于皮肤癣菌分子分类学的详细讨论超出了本书的范围。对此有兴趣的读者可参考相关综述[8]。

表 32.5 皮肤癣菌的无性期和有性期对应表

无性期	有性期
犬小孢子菌	太田节皮菌
粉小孢子菌	粉节皮菌
石膏样小孢子菌	内弯节皮菌
石膏样小孢子菌	石膏样节皮菌
矮小孢子菌	钝节皮菌
桃色小孢子菌	桃色节皮菌
须癣毛癣菌	本海姆节皮菌
须癣毛癣菌	万博节皮菌
西米毛癣菌	西米节皮菌

三个无性期皮肤癣菌属可通过其产生的大分生孢子（大的多细胞结构）的形态来鉴别[9]。在小孢子菌属中，大分生孢子表面粗糙、通常是厚壁的，从梭形到倒卵形，有 1～12 个或更多横隔。毛癣菌属的大分生孢子薄壁、光滑，圆柱形、梭形或棒状形状，最多 12 个横隔。在表皮癣菌属中，大分生孢子呈棍棒状，远端变宽和呈圆形、细胞壁薄，可达 5 个分隔；分生孢子最初形成时，表面平滑，但随菌落生长时间延长，可观察到胞壁间断增厚。

除了皮肤癣菌的真菌学分类外，传统上基于临床和流行病学，将感染人类的皮肤癣菌根据其生长环境进行分组：来自土壤的亲土壤性菌种（表 32.6）；来自动物的亲动物性菌种（表 32.6）；和主要限于人体皮肤的亲人性菌种（表 32.7）。但这三个群体并不总是界限清楚。明显具有亲土性的菌种可能污染或感染动物，特别是小型啮齿动物，并可通过中间动物宿主感染人类。同样，动物可能会将感染性真菌成分撒落到土壤上，虽然不能在其内繁殖，但真菌可在土壤中存活足够长的时间，以至于在土壤分离鉴定时被发现[10]。能够感染农场动物的真菌其环境包括，被脱落的角质或含有真菌孢子的毛发所污染的牛棚屋和围栏，就像游泳池周围地面、学校教室和医院诊所可能被亲人性菌种污染[10]。

亲动物菌种的分布反映了主要动物宿主的分布。这些受地理分布限制的包括：犬小孢子菌（包括先前称为犬小孢子的扭曲变种）、桃色小孢子菌、刺猬毛癣菌和西米毛癣菌（表 32.6）。许多亲人性菌种也受地理限制，经典的地域分布情况见表 32.7。

表 32.6 亲土性和亲动物性皮肤癣菌

菌种	地理分布	主要宿主
亲土性菌种		
石膏样小孢子菌[a]	全世界范围	
praecox 小孢子菌	美国，西欧	
亲动物性菌种		
犬小孢子菌	全世界范围	猫，狗
犬小孢子菌扭曲变种（现归类为犬小孢子菌）	新西兰，美国	猫，狗
马小孢子菌（现归类为犬小孢子菌）	全世界范围	马
鸡小孢子菌	全世界范围	家禽
矮小孢子菌	全世界	猪
桃色小孢子菌	美国，欧洲	田鼠
马毛癣菌	全世界范围	马
须癣毛癣菌	全世界范围	啮齿动物
刺猬毛癣菌	欧洲，新西兰	刺猬
原先叫须癣毛癣菌 quinckeanum 变种的分离株	全世界范围	老鼠
西米发癣菌	印度	猴
疣状毛癣菌	全世界范围	家畜

[a] 这种无性期菌种是由三个有性期菌种组成的复合体。

表 32.7 亲人性皮肤癣菌

菌种	地理分布
絮状表皮癣菌	全世界
奥杜盎小孢子菌	全世界
原奥杜盎小孢子菌 *rivalieri* 变种和 *langeronii* 变种	非洲
铁锈色小孢子菌	远东，东欧，非洲
同心性毛癣菌	环太平洋，东南亚，拉丁美洲
格威里毛癣菌（现划分到非洲起源的红色毛癣菌复合体的一部分）	中非
趾间毛癣菌	全世界
麦格尼毛癣菌（现划分到非洲起源的红色毛癣菌复合体的一部分）	地中海
红色毛癣菌	全世界
许兰毛癣菌	全世界
苏丹毛癣菌（先归类于非洲源性红色毛癣菌的一部分）	撒哈拉非洲
断发毛癣菌	全世界
紫色毛癣菌	北非，印度，中东
雅温德毛癣菌（现在归类于非洲源性的红色毛癣菌）	中非

在某种程度上，这与诊断设施的分布相关，且某些地区的资料很少或已经过时。亲人性皮肤癣菌通过个体和群体的运动传播。例如，传统上被认为是非洲的菌种，例如苏丹毛癣菌（现在被归类为非洲起源的红色毛癣菌），已经在美国和欧洲分离到，具有一定的规律性。欧洲感染病例不仅在流行地区的移民中发现，在欧洲出生的非洲移民儿童以及更少见的欧洲原住人口中都有发现。一些被认为是遍布全世界的菌种，如许兰毛癣菌，虽然在某些地方特别是非洲的部分地区仍然流行，但目前在美国和西欧几乎分离不到了。

我们还必须意识到这些分布不是静态的，一些地区的菌种范围可能会发生巨大变化，而且是很快就会发生变化。例如，在伦敦市中心一个实验室在1980—1990 年期间，最常见头癣分离株是亲动物性犬小孢子菌。相比之下，在 2003—2004 年的断发毛癣菌（在 20 世纪 80 年代很少见）造成 87%的头皮感染（S. Howell，伦敦国王学院圣约翰皮肤病研究所未发表数据）。在伦敦，在 1993—2004 年，期间发现其他亲人性菌种感染再次出现，如苏丹毛癣菌和奥杜盎小孢子菌等（S. Howell，伦敦国王学院圣约翰皮肤病研究所未发表数据）。一篇综述强调了在英国和世界范围内皮肤癣菌病的流行病学变化[11]。

从进化角度来看，亲人性菌种很可能代表了进化线的终端，从一开始非致病性嗜角蛋白亲土壤物种，经过亲土性和亲动物性物种形式，以腐生菌存在于角质碎屑上。特定的进化趋势暗示可能伴随着有性生殖状态逐渐丧失、分生孢子尤其是大分生孢子产生减少，以及缺失某些交配型[12-14]。事实上，所有非致病性亲角蛋白菌种和亲土性皮肤癣菌，和一些亲动物性菌种一样，具有明确的有性生殖状态，特别是感染那些生活在洞穴中动物的菌种，因此与土壤有关。然而，感染大型动物的皮肤癣菌，例如来自牛的疣状毛癣菌，来自马的马毛癣菌和亲人性皮肤癣菌，目前还没有已知的有性生殖状态。有人提出，这种从有性期到无性期的生命周期，导致了亲人性皮肤癣菌前所未有的适应性辐射水平，演化出大量菌种和变种。其他有助于对人类的适应性辐射因素，包括由于皮脂腺和毛发分布区域的不同，人体皮肤分成不同区域，导致亲人性菌种中对人体不同部位产生明显不同的亲和力，而亲动物性菌种无此表现。

基础生物学

从特征来看，亲动物性菌种倾向于在人体中产生高度炎症反应，这可能导致自愈。亲人性菌种会产生轻微且慢性的病变。也有很多例外，炎症反应的程度部分取决于感染部位——头皮和胡须的毛囊与强烈的反应有关——以及宿主的免疫状态[1]。

皮肤癣菌作为寄生生物的一个重要特征是它们依赖于死亡的角质化组织。虽然皮肤癣菌感染的炎症反应累及真皮和表皮的马尔皮基层，但真菌本身只生长在表皮的角质层内、完全角化的毛干内和周围以及甲板和角化的甲床内。在这些角质化的组织中，真菌仅以菌丝和关节孢子形式存在。在真菌生长的寄生阶段，没有小分生孢子或大分生孢子，也没有特殊的营养结构，如螺旋状或果胶状菌丝。由于这些原因，在直接对皮肤或指甲进行显微镜观察时，通常不可能准确地鉴别出受感染的皮肤癣菌的种类。

在涉及头发的皮肤癣菌感染中，真菌侵入来自邻近角质层的毛囊并遵循精确的增长模式。例如在犬小孢子菌和奥杜盎小孢子菌感染病例中，真菌大约在毛囊中部水平侵入角质化头发，在头发表面向下生长[2]。然后它在头发内向下向毛根部生长，直到不完全角质化的区域，然后增长被阻止，或者相当缓慢和抵制。达到平衡后，真菌菌丝体新入侵角化的毛干与其形成的速度相同，但不会侵入到未完全角质化的组织。现有菌丝体的菌丝进一步在毛干向外生长，从头发内部扩散并在其表面上增殖。接下来发外菌丝变成弯曲状；它们碎化成小的关节孢子，迅速呈圆形变为球形结构，这被视为包裹在毛发表面的镶嵌孢子现象。这是一种小孢子发外癣菌侵入毛发的形式。

其他种类的皮肤癣菌显示出不同的头发侵入形态。像小孢子菌属一样，疣状毛癣菌和须癣毛癣菌，显示关节孢子在头发表面和菌丝在其内部，这些分生孢子更大并且排列成直链。这被称为大孢子发外癣菌入侵毛发模式。断发毛癣菌和紫色毛癣菌等产生了发内入侵的类型，头发内的菌丝破碎完全成了一团相对较大的关节孢子，并完全保留在发干内。引起黄癣的许兰毛癣菌表现不同。发内的菌丝较发外少，且不会破碎成大量的关节孢子，在头发内完好无损形成隧道。氢氧化钾消化后，这些隧道最初于菌丝周围形成，随后退化，出现特有的空气间隔。在黄癣中，受感染的头发通常长度正常，在关节孢子形成发内感染的地方，毛干严重受损，在皮肤表面破裂。在小孢子发外癣菌感染中，发干倾向于在皮肤表面上方数毫米处折断。

在体外，所有这些皮肤癣菌的寄生模式对毛发生长影响非常不同[3]。例如，如果用任何一株须癣毛癣菌接种毛发，则在表面上形成叶状真菌菌丝并提起角质层细胞。然后随着角质化的毛发渗透，形成垂直于头发表面的锥形凹坑，沿着毛干在两个方向上在毛发内生长，并且可以产生小分生孢子和大分生孢子。表面上没有关节孢子链。此外，如果将体内寄生的毛发拔除在体外培养，最初建立的特征性生长模式将停止，随着小分生孢子和大分生孢子的产生，很快进入腐生相。

表皮侵入

皮肤癣菌侵入表皮遵循一种常见的模式，从关节孢子和角质形成细胞之间的黏附开始，然后在细胞之间侵入，并产生宿主反应。

黏附

在角质层上，皮肤癣菌侵入的第一阶段涉及感染性关节孢子与角质形成细胞的黏附。在体外，该过程在接触约 2h 后完成，在此阶段关节孢子出芽萌发，侵入到角质形成细胞内[4]。不同的皮肤癣菌显示出相似的动力学，也不受角质形成细胞来源的影响。沿着黏附方向，关节孢子萌芽和菌丝呈放射状蔓延，体外有证据表明，在生长的菌丝下面角质形成细胞层有凹陷，可能是由酶的作用所致[5]。

穿透

皮肤癣菌具亲角质性。有证据表明许多皮肤癣菌在体外侵入毛发和指甲的能力与遗传调控的角蛋白特性有关。在体外，从角质化组织中提取的非角蛋白物质将支持皮肤癣菌生长[6]。皮肤癣菌产生多种蛋白水解酶，在酸碱或中性环境中起作用[7]，这些蛋白酶基因在不同的感染与培养条件的酶模式下其表达不同[8]。某些皮肤真菌的角蛋白酶活性可通过从表皮释放的低分子肽与其他真菌蛋白酶作用诱导[9]。其他酶如硫转运蛋白也参与[8]。临床上，出现了在底物选择上具有一定量的异质性，而所有皮肤真菌菌种都会侵入角质层皮肤，不同的菌种侵入头发和指甲的能力差别很大。红色毛癣菌很少侵入头发，但经常侵入指甲；絮状表皮癣菌永远不会侵入头发，偶尔仅侵入指甲。此外，其他因素，如具有宿主抗性（例如血清），具有限制渗透进入更深角质层的能力[10]。在小孢子菌中至少有三个基因，SUB_1、SUB_2 和 SUB_3 已被鉴定为和金属蛋白酶的合成与感染有关[11]。

免疫

防止真菌引起癣病取决于固有和获得性免疫机制[12]，后者需要激活免疫记忆[13]。血清因子似乎能够在体外和培养的皮肤外植体上抑制皮肤癣菌的生长。目前其具体机制还不完全清楚，但不饱和转铁蛋白通过与菌丝结合来抑制皮肤癣菌的生长可能是原因之一[14]。其作用方式似乎与铁结合能力无关。在 nu/nu 小鼠皮肤接种感染实验中，有证据表明在无有效 T 淋巴细胞介导免疫防御时，表皮更替增加[15]。另一种潜在的重要防御方式，是由皮脂腺中脂肪酸提供，其在体外可抑制皮肤癣菌的生长。此现象出现在链长为 7、9、11 和 13 个碳残基的饱和脂肪酸中。据推测，它们存在于青春期后儿童的皮肤中，可能和这个年龄头癣自愈有关，以及成人中新的罕见感染有关。脂肪酸已用于治疗皮肤癣菌病，如十一碳烯酸衍生物。无论这些因素的影响是什么，在感染小鼠的实验中都是明确的，感染后最初 4h，在感染过程早期发生变化的内源性机制可能会吸引白细胞[16]。

皮肤还含有一系列抗菌肽，包括人 β-防御素、抗菌肽 LL-37 和 dermicin[17]。这些肽具有抗细菌、病毒和真菌的活性，并在防止皮肤感染方面发挥关键作用，包括皮肤癣菌和白念珠菌[18]。还发现皮肤癣菌具有趋化性，可激活补体替代途径。已证实红色毛癣菌、须癣毛癣菌[16]和导致发内感染的真菌，如紫色毛癣菌有这种特性。角质形成细胞产生的细胞因子，如白细胞介素 1(IL-1)，在动员中性粒细胞介导的防御反应中发挥重要作用。已知中性粒细胞，少量单核细胞，可以杀灭皮肤癣菌分生孢子。该作用依赖多种细胞内和细胞外的机制，呼吸爆发是一个重要阶段[19]。皮肤癣菌产生过氧化氢酶和超氧化物歧化酶可能起到抵抗吞噬细胞产生的自由基的作用。

相比之下，没有充分证据表明针对皮肤癣菌的抗体具有保护性。广泛感染的患者，如叠瓦癣感染，可能具有高滴度抗体[20]。特别是免疫球蛋白 E(IgE)升高与慢性感染有关[21]。将含有高滴度抗体的特定血清转移至小鼠不能让其获得相应的免疫应答能力。但不能否认抗体的保护作用，因为在体外添加特异性抗体的培养条件下，皮肤癣菌出现一些细胞学变化。然而，有力的证据表明，通过致敏的 T 淋巴细胞介导的细胞免疫反应是免疫防御的关键因素。携带 T 辅助细胞表型标记的淋巴细胞负责将感染特异性免疫反应传递给无感染受体鼠[22]。在人类，皮肤癣炎症的出现与癣菌素皮肤迟发型反应和细胞因子如干扰素 γ(INF-γ)有关[23-25]。慢性感染与 T 淋巴细胞介导的对特定真菌抗原的反应低下有关，表明低应答是造成临床反应差的原因[23,26]。朗格汉斯细胞可以作为皮肤真菌的抗原呈递细胞。

持续感染免疫力失效的原因及与慢性病的关系仍未得到充分认识。特应性反应表现和慢性皮肤癣菌病之间存在关联，具有特应性慢性疾病(通常是哮喘或花粉热)的、即时型超敏反应以及 IgE 水平升高等在持续性疾病中占较高比例[23,26]。有人提出可能和局部或全身调节 T 淋巴细胞活性有关。有证据表明，2 型辅助 T(Th2)淋巴细胞通路的激活可解释抗体应答的范围；尽管在感染中检测到 IFN-γ，但也有证据表明与 Th2 途径相关的 IL-4 的产生有关[27]。已经发现，皮肤癣菌抗原，包括那些含有甘露糖残基的抗原，能可逆地抑制淋巴细胞增殖，但不能抑制人白细胞抗原(HLA)DR 的表达[28]。持续感染者可检测到循环抗原[29]。两者都是调节皮肤癣菌病免疫力的可能因素。

病理生理学

临床表现为各种形式的癣菌感染是真菌对角质组织直接损害(主要适用于头发和指甲感染)和宿主的炎症性反应的结果，后者个体间差异很大。一个极端是仅有单纯的角化过度，如干型红色毛癣菌感染；另一端是脓疱性，高度炎症性脓疱病最常见于亲动物性真菌感染。如由疣状毛癣菌、红色毛癣菌引起的感染，可能会引起表皮的慢性皮炎表现伴角化过度、散在角化不全、颗粒层增厚或减少、棘层水肿、单核细胞浸润和轻中度棘皮增厚。伴随的真皮淋巴细胞和组织细胞浸润大部分是在血管周围。可能表现为更多炎症与表皮结痂。表皮可能会出现更严重的炎症性变化形成水疱，类似急性接触性皮炎。其他变化包括多形性红斑伴表皮下大疱[1]和真皮血管炎变化，伴有淋巴细胞、组织细胞、中性粒细胞和嗜酸性粒细胞浸润。另一种组织学改变是面部肉芽肿反应，其中表皮和真皮上层基本正常，但是真皮中段靠近扩张血管有中性粒细胞、嗜酸性粒细胞、淋巴细胞、组织细胞和浆细胞浸润。

脓疱反应可能是在角层下或毛囊。毛囊炎和毛囊周围炎通常与毛囊中真菌残余有关。炎症变化范围从海绵状血管病外根鞘到深部毛囊周围肉芽肿性炎症，表现为坏死和异物巨细胞区域，可能是从破裂的毛囊中扩散出的头发碎片所诱发。在脓癣病例中，组织学表现为亚急性皮炎和明显的毛囊炎，毛囊破裂和许多弥漫性肉芽肿性炎症反应、异物巨细胞、血管变化和纤维化。

在经典的环状癣中，由于血管周围渗出的淋巴细胞炎症使病灶的边缘隆起很明显。相比之下，皮损中心区域炎症通常较少，可能是因为角质层中真菌消除了。由于机体免疫监测的保护[2]，以前感染的皮肤与未感染的皮肤相比没有真菌菌丝，真菌离心性生长。环内表皮更替率正常，但在炎症区域更替率超过 4 倍。中央真菌清除通常不完全，同心毛癣菌引起的叠瓦癣中，在先前已被清除感染的皮肤中持续有真菌生长，但是总体上菌丝呈离心性扩展。

其他影响感染的因素

年龄、性别、遗传和种族因素

一般来说，已知癣感染发病率在年龄组和性别之间的差异，通常来说反映了暴露史、皮脂分泌能力、衣着和老年人免疫力波动等因素差异。可能有种族易感性差异，例如头癣，但发病机制尚未明确[3]。对于叠瓦状癣，有人提出存在常染色体隐性遗传的相关遗传易感基因[4]。特殊和深在性皮肤癣菌病与 *STAT1* 基因突变有关[5]。这些家族中也有慢性念珠菌病和甲状腺功能减退症，以及和深部扩散相关的 *CARD9* 基因突变[6]。对头癣患儿调查发现，基因中核苷酸替代影响了巨噬细胞功能，包括其上皮屏障修复功能[7]。

合并症

皮肤癣菌病患者通常是健康的。但注意到一部分人群中有变异或慢性感染，如患有慢性皮肤黏膜感染的念珠菌病群体或艾滋病患者[8]，以及接受糖皮质激素治疗者和内源性库欣综合征相关疾病患者。另外慢性感染患者中特应性反应发病率上升，提示宿主因素可能在很大限度上决定了临床进程。但这不是唯一的因素，目前已知在有充足的感染传播媒介（例如煤矿工人）的情况下，特应性反应的发生率与未感染者的发病率没有差异[9]。

尽管糖尿病可能影响既定感染的进程，例如患足癣的糖尿病患者更易发展成甲真菌病，但没有可靠的证据表明糖尿病患者尤其易患皮肤癣菌感染。营养不良和库欣综合征患者可能因细胞免疫抑制而出现了感染抵抗力下降。

温度和微环境

皮肤癣菌在 37℃ 时生长不佳，这种特性可能使其不易穿透表皮和真皮，静脉注射可导致皮肤癣菌病动物模型的进行性感染。二氧化碳浓度升高有助于关节孢子的形成，也可能有助于粘连或穿透[10]。潮湿也是促进在角质形成细胞中关节孢子萌发的另一重要因素。

竞争生物和共病原体

某些皮肤癣菌种类生产青霉素类抗生素的能力可能使这些真菌能够调节细菌菌落[11]。虽然存在一些竞争性作用[1]，金黄色葡萄球菌偶尔可能作为共同病原体，增加皮肤癣菌感染的炎症程度[1]。

鉴定

皮肤癣菌的分离和鉴定过程相对简单，只需要基本的实验室设施。通过在 2% 葡萄糖、1% 蛋白胨（Oxoid）、琼脂、添加 0.04% 放线菌酮和 0.005% 氯霉素的培养基中于 26℃ 培养，可获得大多数真菌的特征。对罕见菌种的描述超出了本章的范围，感兴趣读者可以参考更多专业文章[1,2]。

皮肤和指甲样品上获取的所有皮肤癣菌形态都相同。可观察到分隔菌丝，这些菌丝可以分支，没有缩窄，粗细均匀（图 32.7a）。在一些标本中菌丝断裂为关节孢子，成熟时脱离，然后逐渐变圆且大小显著增加（图 32.7b）。这些关节孢子发芽产生真正的菌丝。入侵头发形成 4 种不同的模式：小孢子的发外癣菌，大孢子的发外癣菌，发内关节孢子和黄癣的发内癣菌（图 32.7c～f），根据分布和真菌成分大小很容易区分这几种类别。当试图确定感染是发内还是发外时，头发中的色素清楚地勾勒出了毛干边缘，可作为标记来判断真菌是否完全被限制在头发内，或已形成发外关节孢子的鞘膜。大多数分离菌株可以直接从原代培养物中鉴定出来，但如果孢子形成很差，可以用多种培养基刺激产生分生孢子，包括马铃薯葡萄糖琼脂和 lactritmel 琼脂[3]。一些简单的生理测试，如在米粒上生长，尿素酶的产生，能够在体外穿透毛发和特定维生素营养要求，可用于确认某些特定菌种（框图 32.1）。

近年来，有许多关于皮肤癣菌分类学的分子研究，其结果建议对传统认识菌种的划分和命名做出一些改变。虽然并非所有的改变都能被普遍接受，但目前的研究仍建议很多皮肤癣菌属内的种复合体中包含许多旧的菌种[4]。该领域正在经历改变，用一个名称来命名菌种的有性和无性阶段，这些改变是不可避免的。贯穿本章，虽然使用更新名称，但仍包括旧名称以方便使用。如果培养后在形态上完全不典型，分子方法如 PCR 和测序可用作菌种鉴定。随着这些分析技术成本下降，应用日趋广泛。

小孢子菌属

产生的大分生孢子具有菌种特异性；可通过在 lactritmel 琼脂进行传代培养来增强产孢能力。小分

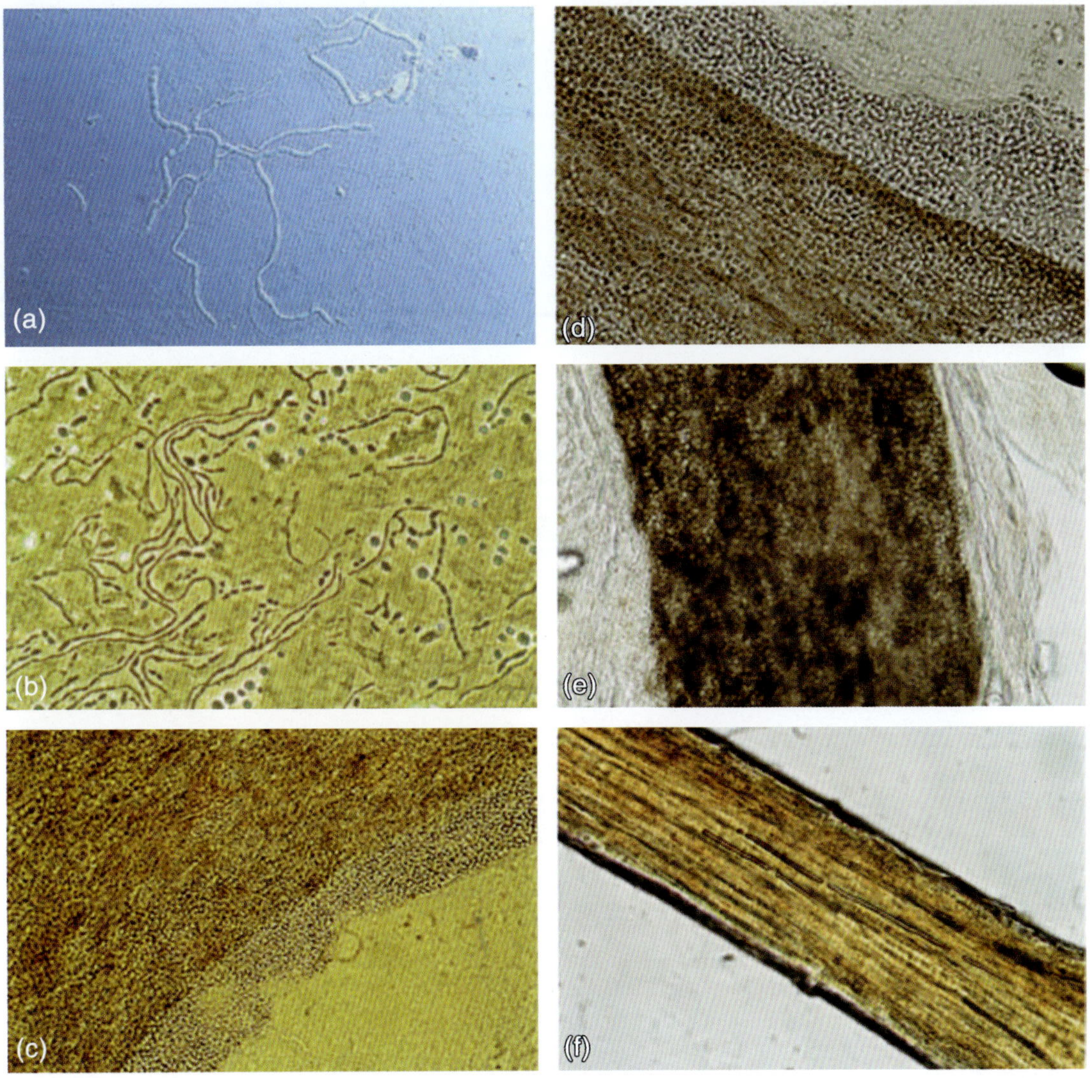

图 32.7　皮肤癣菌病

(a)皮肤鳞屑溶于 30%KOH，相差照明。菌丝的直径非常均匀，并且通常有隔膜。(b)皮肤鳞屑置于 30%KOH 中，相位对比。菌丝断裂形成关节孢子，其大小可能显著增加，并且随着成熟而变圆。(c)小孢子发外侵入，30%KOH，明视野。棕色色素划分了头发的边缘，并且在发外的小关节孢子菌鞘明显可见。(d)大孢子发外侵入，30%KOH，明视野。关节孢子形成围绕头发的菌鞘，显著大于小孢子的发外感染。(e)发内侵入，30%KOH，明视野。头发内的真菌已经断裂成大量的关节孢子。这些完全保留在发干内。(f)黄癣头发。真菌完全被限制在毛干内，但不会断裂成关节孢子。当第一次沉浸在 KOH 溶液中，空气被困在菌丝周围，形成特有的长空间。当 KOH 迅速充满后就能看到菌丝本身。(由英国伦敦国王学院圣约翰皮肤病研究所医学真菌学系提供)

生孢子在大多数种中是相似的——棒状物沿着菌丝两侧延伸和生长，因此无菌种鉴定价值。出现特殊的菌丝，如在细胞肿胀的一端出现球拍菌丝、梳状菌丝——单侧、扁平梳状突起，可能对鉴定有帮助。

奥杜盎小孢子菌(*Microsporum audouinii*)(图 32.8)。菌落：在许多菌落中表面为白色至棕褐色，呈薄丝般生长，通常比作鼠皮毛样。其他菌落可能有更厚实、柔软、白色的表面。背面菌落颜色是鲑鱼粉红色到棕褐色。显微镜检查：大多数分离菌株没有大分生孢子，最有特点的是终端的出现，插入的厚壁孢子和球拍菌丝。但是，具有大分生孢子的分离株中，分生孢子很大，有不均匀的分隔、粗糙、有厚壁，往往有一个缩窄的中心和不规则的形状。生理测试：奥杜盎小孢子菌在米饭培养基上生长得很差或根本没有生长。

框图 32.1 使用生理测试鉴定皮肤癣菌

尿素酶试验

将过滤灭菌的尿素琼脂基质(Difco)与无菌熔融琼脂混合,自然凝固。将测试菌接种于培养基上,在 26℃ 温育 7d 后,如果尿素被降解,则颜色从黄色变为品红色

毛发穿通实验

将无菌人发悬浮在无菌蒸馏水中并补充酵母提取物。接种测试菌在头发上。在 26℃ 温育 2 周后,镜检毛发寻找垂直于头发轴线的楔形穿孔

维生素测试

毛癣菌琼脂 1-7(Difco)用于测定维生素需求。琼脂 1 是一种基于酪蛋白、不含维生素的对照;琼脂 2 添加肌醇,琼脂 3 添加硫胺素和肌醇,琼脂 4 仅添加硫胺素。琼脂 5 含有烟酸。琼脂 6 是琼脂 7 的无硝酸铵维生素对照,琼脂 7 添加组氨酸。从沙堡弱的琼脂平板上转移小的无琼脂接种物在 26℃ 下孵育 2～3 周

米饭培养基上的生长

普通白米饭用蒸馏水覆盖并高压灭菌。然后将测试菌直接接种到表面上,并且在 26℃ 温育 2～3 周后评估生长

1% 蛋白胨琼脂生长

在这种无糖培养基上,桃色小孢子菌生长的培养基表面变为粉红色,而须癣毛癣菌仍然是白色

主要在非洲发现的变种(以前称为奥杜盎小孢子菌 *rivalieri* 变种)也有来自北美和欧洲的报道。菌落表面为白色,呈现出明显的毛玻璃纹理和辐射状或更复杂的脑回状折叠。

显微镜下可见大分生孢子,但最典型的特征是大量梳状菌丝。在原代培养中,一些分离株产生发育良好的鹿角样菌丝,可能会导致与许兰毛癣菌混淆。乳糖琼脂的亚种培养可促进大分生孢子产生。在体内,特征性的小孢子发外感染毛发模式,也有助于正确鉴别。

犬小孢子(图 32.9)。菌落:表面为白色,边缘变薄,背面呈现黄色或橙色。质地是棉质的/柔软的,由于大量产生大分生孢子而形成浅黄色中心;或者表面更薄,如丝状、松软、完全是白色的。可能存在放射状褶皱。显微镜下:大分生孢子粗糙,特别是在顶端,有厚的外壁,多达 16 个细胞。呈梭形,顶端的喙稍弯曲。生理测试:犬小孢子在米饭培养基上生长良好。这种培养基也促进大分生孢子的产生。

有一种光滑变种(图 32.10)菌落:堆积的、皮革样、黄色或橙褐色,有羽毛状边缘[5];这种变种可以迅速恢复到正常的群体形态,如果在米饭培养基上培养,就会产生典型的大分生孢子。在澳大利亚、新西

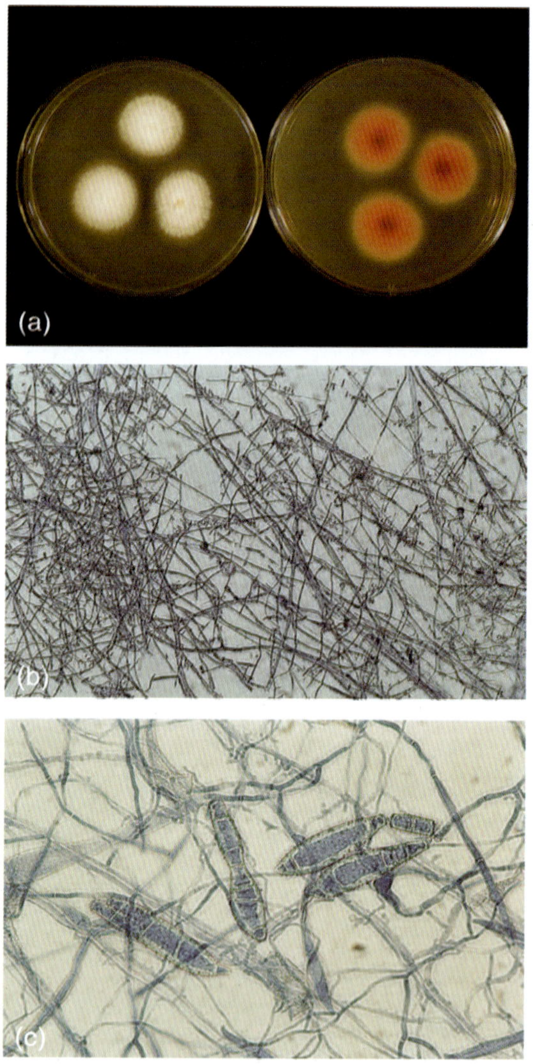

图 32.8 奥杜盎小孢子菌

(a)菌落;右边的图显示菌落背面。(b)显微镜,明视野。有许多间隔的球拍菌丝和小分生孢子可能是唯一值得注意的特征。(c)显微镜,明视野。在一些分离株中,观察到大分生孢子。显示大的、不均匀的隔膜并且可能有缩窄外观。(由英国伦敦国王学院圣约翰皮肤病研究所医学真菌学系提供)

兰和美洲发现的一个变种,以前被命名为奥杜盎小孢子 *rivalieri* 变种。粗糙厚壁的大分生孢子被严重扭曲和弯曲,其中可能存在丰富的小分生孢子。

马小孢子菌(现在包括在狭义的犬小孢子菌中)。菌落:表面短菌丝呈白色至浅黄色,有规则的、深的放射状凹槽。反面则是粉红色或橙红色。显微镜检查:大分生孢子特征性为粗而壁厚,但比犬小孢子菌短而宽,通常有 1～4 个细胞。

铁锈小孢子菌。菌落:为限局性、光滑、堆积的菌落,黄色到锈色或类似于奥杜盎小孢子菌,呈更延展、

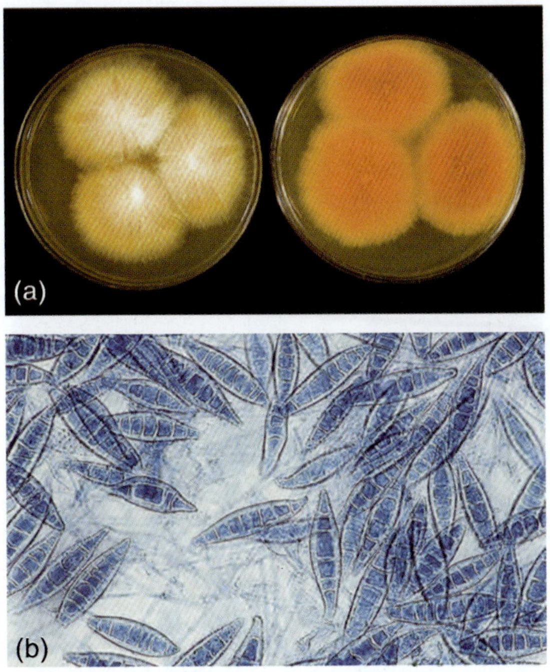

图 32.9 犬小孢子菌

(a)菌落;右侧显示了菌落背面。(b)显微镜,明视野。大分生孢子有特征性,厚壁和纺锤形,通常具有倾斜的顶端喙。尖端最粗糙且明显增厚。(由英国伦敦国王学院圣约翰皮肤病研究所医学真菌学系提供)

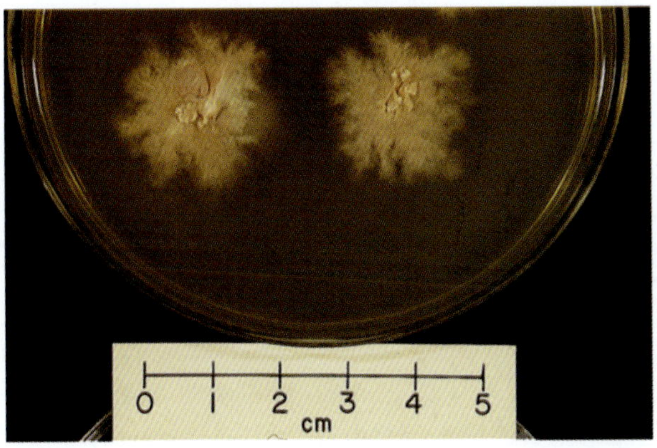

图 32.10 犬小孢子的光滑菌落(由英国伦敦国王学院圣约翰皮肤病研究所医学真菌学系提供)

绒毛状菌落。色素在传代培养中常丢失。显微镜检查:尽管可能产生类似犬小孢子菌的罕见大分生孢子,但厚的"竹节"样菌丝和明显的隔膜是唯一值得注意的特征。

石膏样小孢子菌(图 32.11)交配实验研究表明,传统上被称为石膏样小孢子菌的真菌实际上是一个复合体,包含两种不同的菌种:卷曲节皮菌(无性型石膏样小孢子菌)和石膏样节皮菌(无性型石膏样小孢

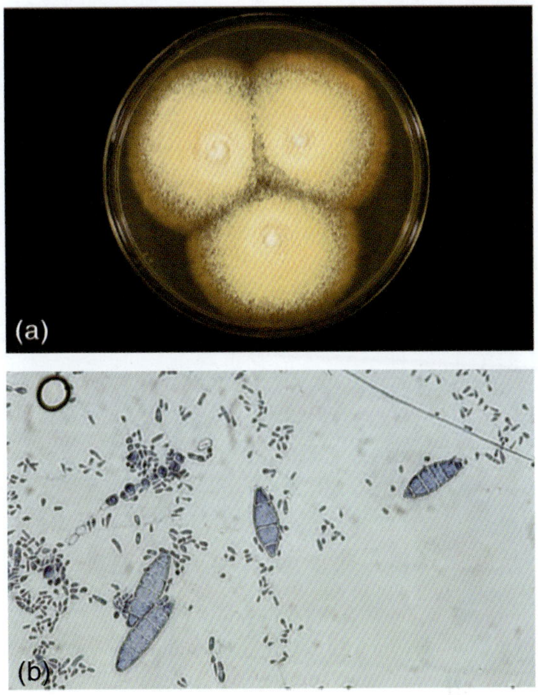

图 32.11 石膏样小孢子菌

(a)菌落。(b)显微镜,明亮视野下。大分生孢子数量丰富,特征明显,呈雪茄状对称分布,细胞壁较薄、粗糙。(由英国伦敦国王学院圣约翰皮肤病研究所医学真菌学学系提供)

子菌)。菌落:菌落生长迅速,表面呈肉桂色或棕色,呈粉状。石膏样小孢子菌菌落表面几乎完全是平坦的。反面呈黄色(浅黄色到棕色或红色)。显微镜检查:大量大分生孢子壁薄,表面粗糙,有 6 个间隔。它的形状非常对称、呈梭状、两端圆润,被描述成雪茄样或船形。

粉小孢子菌。菌落:外观与石膏样小孢子菌相似,但表面纹理通常较厚、较光滑。显微镜检查:可见大量大分生孢子、薄壁、有 3~6 个横隔。它们比石膏样小孢子菌的更长、更细。

矮小孢子菌。菌落:中等到快速生长,扁平粉状菌落,表面呈浅黄色或反面呈红棕色。显微镜检查:特征性薄壁、粗糙、倒卵形大分生孢子,通常只有一个横隔。

桃色小孢子菌。菌落:表面呈乳白色,有时带有淡粉色。其质地明显较须癣毛癣菌厚。背面是浅黄色到棕色,也可能为粉红色或淡红色。显微镜检查:和须癣毛癣菌非常相似。有许多棒状到球形的小分生孢子出现并沿着菌丝排列成葡萄样簇状分布。幼稚的小分生孢子为梨状,通常可见到火柴杆样的菌丝带有细长的基部细胞,细胞顶端携带着小分生孢子。

通常有紧密盘绕的螺旋菌丝。薄壁、细长的大分生孢子在分离培养基上呈光滑状，通常包含 6 个细胞。生理实验：在无糖培养基中(1%蛋白胨琼脂)，桃色小孢子菌菌落表面呈粉红玫瑰色；而须癣毛癣菌在这种培养基中保持白色。在 3%含盐琼脂培养基中，大分生孢子更粗糙。

毛癣菌属

大多数亲人性菌种很少形成大分生孢子，并且可能不具有特征性。它们光滑而壁薄。小分生孢子的大小、形状和排列可用于菌种鉴定，还有卷曲的螺旋菌丝、丰富的厚壁孢子等特征以及特殊生理试验。

同心性毛癣菌。菌落：紧凑、堆积、折叠的菌落，表面灰色、棕褐色或棕色；最初是光滑的，可以形成薄而短浅表菌丝体。背面可呈棕褐色、棕色或红色。显微镜检查：缺乏分生孢子。菌丝可能会膨胀并扭曲成许多厚垣孢子，偶尔会呈鹿角菌丝或者表现不典型。生理测试：50%的分离株受硫胺素刺激。

由于这种真菌的形态特征不是很明显，它可能与其他光滑的亲人性毛癣菌相混淆，例如紫色毛癣菌的未着色的分离株。但特征性感染的临床表现有助于鉴定。

马毛癣菌。在新鲜的培养物中，表面单薄，反面呈棕色色素。最初反面棕色在中心，外面是黄色边缘。培养成熟后，表面纹理变厚，并呈均匀白色，反面呈均匀深红棕色。显微镜检查：菌丝侧面排列着梨形小分生孢子。圆柱形、光滑、薄壁的大分生孢子很少见到。生理测试：除了一些分离自新西兰和澳大利亚的菌种，这种菌的培养需要维生素 C 和烟酸。

gourvilii 毛癣菌(*Trichophyton gourvilii*)(现包括在非洲起源的红色毛癣菌复合体中)。菌落：菌落的中心是石榴红色到紫红色，蜡样、堆积、折叠，周围有白色、带有睫毛状条纹的丝质边缘。背面是奶油色。显微镜检查：菌丝的两侧排列着棒状或梨状小分生孢子。

麦格理毛癣菌(*Trichophyton megninii*)(现包括在非洲起源的红色毛癣菌复合体)。菌落：和红色毛癣菌的绒毛状菌落非常相似。表面为白色、演变成粉红色或玫瑰色。纹理柔软，通常具有放射性褶皱。反面是红棕色到酒红色。显微镜：类似于红色毛癣菌，梨状小分生孢子分布在两侧菌丝。生理测试：生长在含有无机氮源的培养基上，这种真菌对 L-组氨酸有特定的要求。尿素酶试验阳性。

须癣毛癣菌(图 32.12)菌落：菌落快速生长，具有颗粒状的表面，完全白色或中心奶油色。菌落的边缘较薄，可能是尖刺状或星状。反面是黄色，棕褐色或红色到棕色。显微镜检查：球形小分生孢子排列成葡萄状，沿着菌丝排列。常有卷曲的螺旋菌丝，并且在许多菌落中可以存在具有多达 8 个细胞的薄壁圆柱形大分生孢子。生理测试：尿素酶试验阳性，毛发穿孔试验阳性。

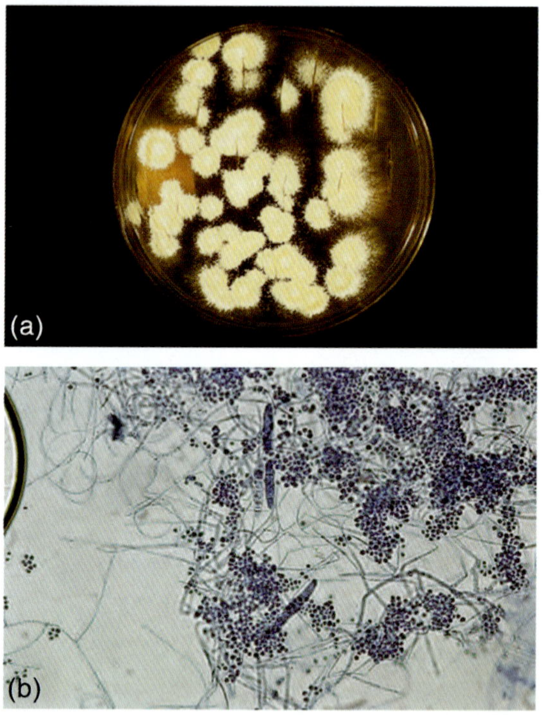

图 32.12 须癣毛癣菌

(a)菌落。(b)显微镜，明视野。圆形小分生孢子成簇排列；还见螺旋菌丝和薄壁、光滑的圆柱形大分生孢子。(由英国伦敦国王学院圣约翰皮肤病研究所医学真菌学系提供)

刺猬毛癣菌(*Trichophyton erinacei*)。菌落：菌落快速生长，具有扁平、白色、颗粒状的表面。背面是明亮的淡黄色。显微镜检查：比红色毛癣菌的小分生孢子还长的细长小分生孢子排列在菌丝的侧面。在一些分离物中可能存在螺旋菌丝和光滑的薄壁大分生孢子。生理测试：与其他须癣毛癣菌变种不同，尿素酶试验阴性，毛发穿孔试验阳性。

须癣毛癣菌 *quinckeanum* 变种(现包含在须癣毛癣菌复合体内)。菌落：表面是白色、天鹅绒般的或柔软的，通常在中心折叠。背面是奶油状。据报道，该菌落有一种独特的酸气味。显微镜检查：沿着菌丝的侧面排列有梨状小分生孢子。生理测试：感染小鼠 Wood 灯下呈现具黄癣特征的毛发感染表现。

趾间毛癣菌(图 32.13)。菌落：最典型的菌株快速生长，具有白色粉末状表面，中心奶油状（图 32.13a）。一些菌落可能形成粉红色的表面。背面棕褐色或红棕色，边缘较浅。较柔软的白色表面较不典型，有时在中心略微乳化并折叠（图 32.13b）。背面呈淡奶油色。显微镜检查：粉状菌落可能与须癣毛癣菌非常相似，球状小分生孢子排列成束状；一些菌落中存在螺旋菌丝和大分生孢子。柔软的菌落中可见梨状小分生孢子沿着菌丝两侧排列。生理测试：尿素酶试验阳性，毛发穿孔试验阳性。

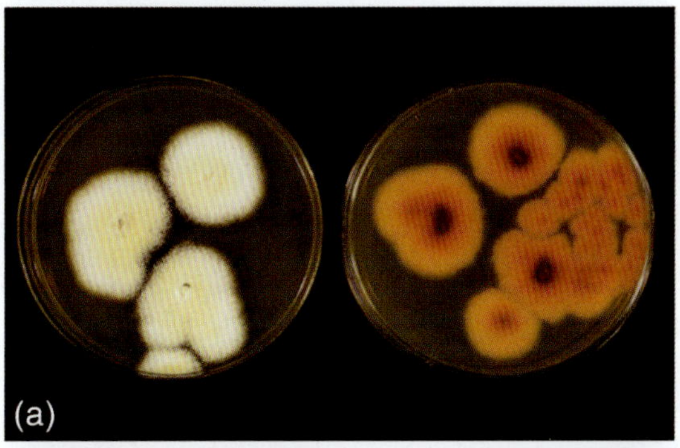

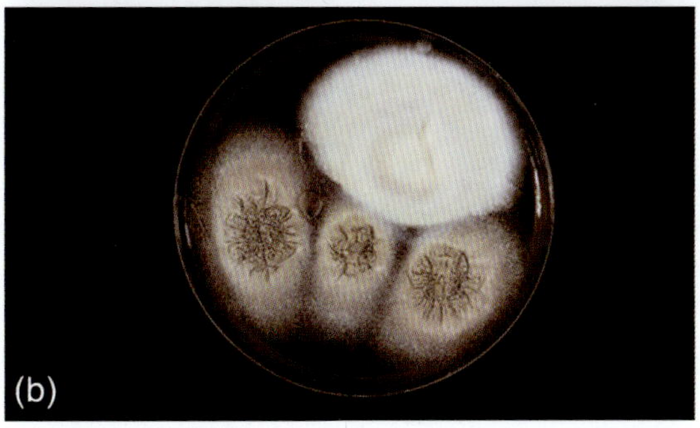

图 32.13 趾间毛癣菌

(a) 典型的菌落形式，右边为菌落的反面。(b) 较少见的菌落形式。上部菌落呈绒毛白色，下部菌落呈复杂折叠的米色形式。（由英国伦敦国王学院圣约翰皮肤病研究所医学真菌学系提供）

趾间毛癣菌的结节状菌落主要是在光滑的蜡状表面没有气生菌丝和羽毛状生长。菌落表面和背面都是橙红色。可能有更典型的白色生长小区域。在显微镜检查中存在结节体。这种变种相对不稳定，可迅速形成粉状或绒毛状菌落形式。

红色毛癣菌。这种菌可能是形态学最容易发生变异的菌种，经常被分离到几种完全不同的菌落形式。这里只介绍最常见表现。

1. 绒毛型。这是温带地区中最常分离到的（图 32.14a，b）。菌落：表面白色，绒毛状或绵毛状，圆顶。背面最初是深褐色，通常有较淡的奶油边界，孵育 3～4 周后产生该菌特征性深红色。显微镜：小的，泪滴状的，棍棒状或细长的小分生孢子沿着菌丝的两侧排列。在一些分离株中，小分生孢子可能很少。生理学试验：尿素酶试验阴性，毛发穿孔试验阴性。

2. 类黑素型（图 32.14c）。菌落：类似于绒毛状，但在菌落背面产生棕色的类黑素色素扩散到培养基中并掩盖红色。显微镜：小的，泪滴状小分生孢子沿着菌丝的两侧排列。

3. 生长不良型（图 32.14d）。菌落：生长缓慢，很小，深红色的菌落，质地脆弱。这种形式相对不稳定并将迅速恢复到更典型的绒毛状。

4. 颗粒型（图 32.14e，f）。菌落：表面呈粉状或颗粒状，奶油色至粉红色，经常凸起和中心折叠。反面呈红棕色。显微镜检查：较多光滑、薄壁、圆柱形或铅笔形的大分生孢子；一些大分生孢子可能有收缩的隔膜。还存在典型的泪滴形小分生孢子。生理学试验：尿素酶试验阳性，毛发穿孔试验可能是阴性的。

5. 黄色菌落型。表面与更常见的绒毛状相似或呈光滑、皮革样、黄色。反面呈黄色；完全没有红色毛癣菌的红色素特征。在没有小分生孢子的情况下，可能难以证明这确实是一种皮肤癣菌。但是，在 lactritmel 琼脂上色素沉着和孢子形成更加明显。

许兰毛癣菌（图 32.15）。菌落：初代培养，菌落可能是光滑或天鹅绒样，通常堆积并且折叠，通常在培养基有一条浸没的菌丝边缘。表面白色至奶油色，反面苍白。在重复传代培养中，大多数菌落变为绒毛状。显微镜检查：分生孢子常缺乏。在新鲜的培养物中，可见特征性二分枝菌丝，顶端扁平，称为枝形吊灯或鹿角菌丝。这种现象在初代培养时，通过 10 倍物镜的观察培养皿背面很容易见到。肿胀、扭曲并带有许多厚壁孢子的菌丝也常可见。

猴毛癣菌 菌落：表面平坦，颗粒状，边缘苍白色，中央呈浅黄色或有时呈粉红色。反面通常是黄色到红棕色。显微镜检查：产生许多孢壁光滑的大分生孢子，通常超过棒状或梨形小分生孢子的数量。大分生孢子是薄壁的，圆柱形的或鱼雷形的，其特征在于收缩的隔膜的形成，随着老化，某些细胞膨胀会产生内生厚壁孢子。

苏丹毛癣菌（图 32.16）。菌落：菌落生长相对缓慢、质地光滑、呈皮革样或易碎的，边缘呈特征性的星状或睫毛缘。常呈杏黄色，而紫色或红色的菌落也很常见。显微镜检查：当使用×10 物镜通过原代培养板的背面检查时，菌丝看起来僵硬并且呈“毛刷状”。它们分隔非常规则，关节孢子产生锯齿形外观。反折分支背向菌落的中心是一个特征。可能出现梨状小分生孢子。

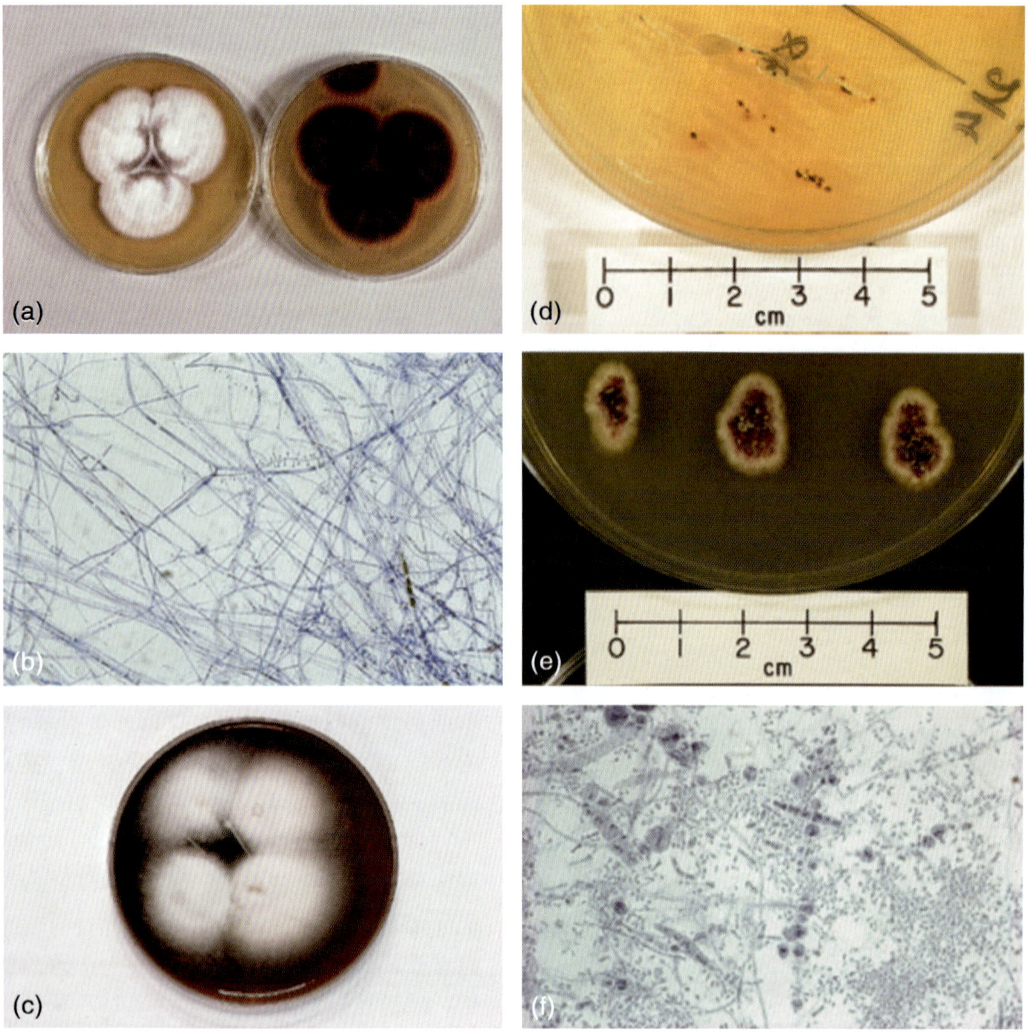

图 32.14　**红色毛癣菌**

(a)绒毛状的菌落;右侧为菌落反面。(b)显微镜,明亮的视野。细长小分生孢子沿着菌丝的两侧排列。一些菌落中可能很少。(c)类黑素型菌落。棕色色素扩散到琼脂培养基中。(d)生长不良型菌落形成。最初生长是非常有限的,深红色小菌落。它们通常会在 2～3 周内恢复到更典型的绒毛状形式。(e)颗粒状菌落,带有粉状粉红色表面经常在中心凸起并折叠。(f)颗粒状:显微镜,亮视野。圆柱形,光滑的大分生孢子,大量丰富且可能因为它们在收缩的隔膜中成熟而肿胀。小分生孢子和厚壁孢子也很丰富。(由英国伦敦国王学院圣约翰皮肤病研究所医学真菌学系提供)

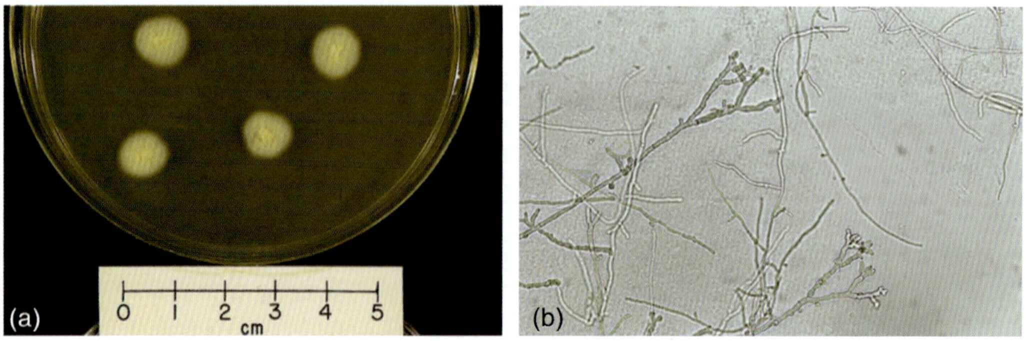

图 32.15　**许兰毛癣菌**

(a)菌落。(b)显微镜,亮视野。通过具有 10× 或 20× 物镜的观察培养物的背面可以观察到典型的鹿角菌丝。二分支的鹿角菌丝,顶端扁平。(由英国伦敦国王学院圣约翰皮肤病研究所医学真菌学系提供)

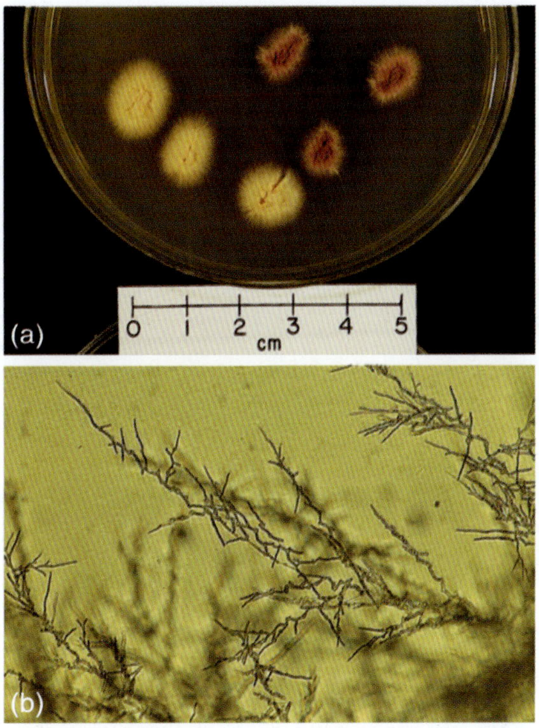

图 32.16　非洲起源的红色毛癣菌(以前称为苏丹毛癣菌)

(a)菌落:典型的杏黄色和红色菌落。(b)显微镜,明视野。通过培养板的背面可以直接观察到具有许多关节孢子和反折的菌丝。(由英国伦敦国王学院圣约翰皮肤病研究所医学真菌学系提供)

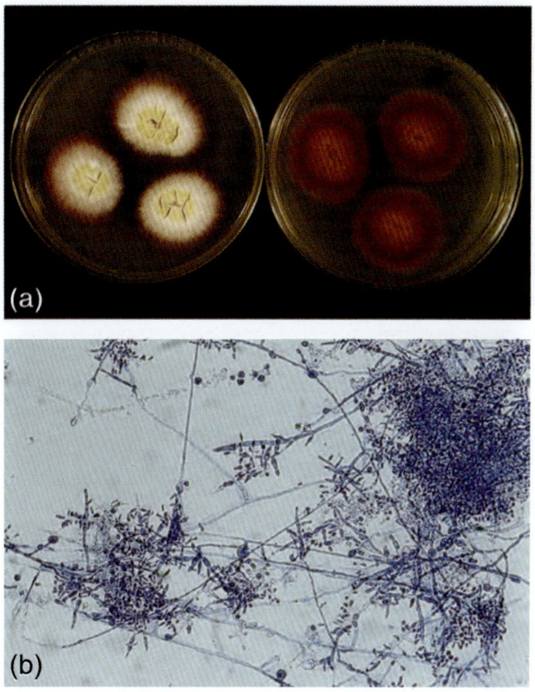

图 32.17　断发毛癣菌

(a)菌落;菌落的反面显示在右侧。(b)显微镜,明视野。小分生孢子很大并且形状各异。厚壁孢子通常很丰富;大分生孢子和螺旋菌丝偶尔会看到。(由英国伦敦国王学院圣约翰皮肤病研究所医学真菌学系提供)

断发毛癣菌(图 32.17)。菌落:菌落表面天鹅绒样或粉状的,可以是灰色、奶油色或黄色,中心棕色更少。一些分离株表面产生非常稀疏的菌丝体,以至于可见反面的棕色色素。通常出现环状或放射状折叠。背面通常为巧克力棕色、红褐色或黄色。显微镜:最显著的特征是小分生孢子比须癣毛癣菌或红色毛癣菌的更大,并且形状变化很大。孢子形状从棍棒状到细长状,肿胀的“气球”状小分生孢子,有茎的、火柴棒样的小分生孢子也可见到。在大多数分离株中,厚壁孢子是大量存在的,有些分离株可见螺旋菌丝和大分生孢子。生理测试:此真菌对维生素——硫胺素(维生素 B1)有特殊需求。

疣状毛癣菌(图 32.18)。菌落:该菌生长十分缓慢,26℃孵育 2 周后,可能仍较难观察到白色或灰色蜡质菌落。37℃时生长更好,因此如果怀疑是疣状毛癣菌感染,建议在两个温度下孵育。显微镜检查:在 10×物镜下检查初代培养菌落的背面,在 26℃孵育的菌落显示具有末端厚壁孢子的短菌丝。相反,在 37℃孵育的菌落会产生非常具有特征的长链厚壁孢子。沿着菌丝的侧面可以存在棒状或细长的小分生孢子。在较老的培养基上可以产生大鼠尾样的大分生孢子。生理测试:大多数菌落生长需要硫胺素和肌醇。少数菌落仅需硫胺素即能促进生长。

紫色毛癣菌(图 32.19)。菌落:生长缓慢,呈光滑的菌落蜡样或皮革样。它们具有特征性的深紫红色,但是一些菌落需要数周时间来产生色素,或保留无色素的区域。也有少数分离株不出现色素。显微镜检查:通常不存在小分生孢子和大分生孢子。可存在厚壁孢子和扭曲菌丝。生理测试:硫胺素刺激生长。

yaoundei 毛癣菌(现包括在紫色毛癣菌种内)。菌落:菌落最初是光滑的,白色到奶油色。表面可能会产生天鹅绒般的质地,颜色呈棕黄色到棕褐色;随时间延长,可生产可扩散的棕色色素。显微镜检查:可能存在不规则的菌丝和厚壁分生孢子,棍棒状小分生孢子很少见。生理测试:无微生物生长特点可将该菌种与疣状毛癣菌和未染色的紫色毛癣菌分离株区分。

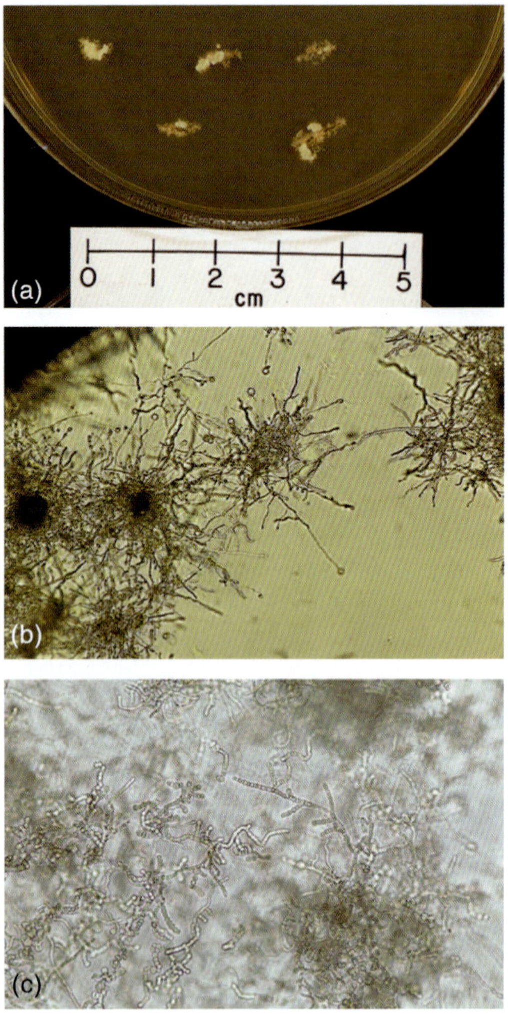

图 32.18　疣状毛癣菌

(a)菌落。(b)在 26℃，明视野，进行显微镜检查。通过培养皿的背面，小菌落的特点是形成末端肿胀或厚壁孢子的菌丝。(c)在 37℃孵育，明视野下进行显微镜检查。生长在更高的温度，观察到特征性长链厚壁孢子。(由英国伦敦国王学院圣约翰皮肤病研究所医学真菌学系提供)

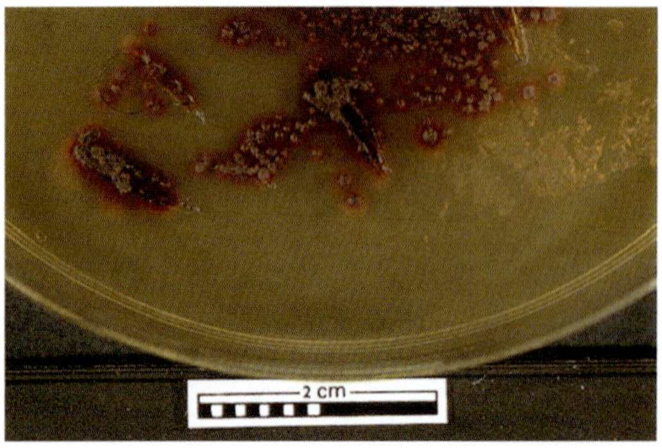

图 32.19　紫色毛癣菌菌落(由英国伦敦国王学院圣约翰皮肤病研究所医学真菌学系提供)

表皮癣菌属

此类真菌具有特征性的大分生孢子，缺少小分生孢子。

絮状表皮癣菌(图 32.20)。菌落特征：生长迅速，呈天鹅绒或山羊绒样。菌落呈扁平状或由中央放射的皱襞状，颜色通常是卡其色或橄榄绿色，经分离后，菌落表面可产生成簇、絮状、无菌的白色菌丝体。显微镜特征：大分生孢子呈较大的棒状，顶端钝圆；最多可由 6 个细胞迅速形成。壁薄、光滑，但可随生长出现不规则增厚。无小分生孢子。在成熟菌落中可见大量厚壁孢子。

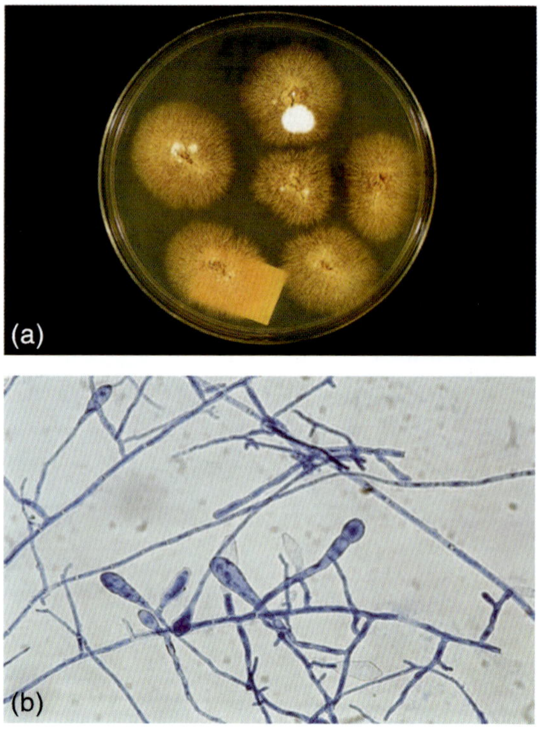

图 32.20　絮状表皮癣菌

(a)菌落。(b)显微镜，明视野。特有的棒状大分生孢子。无小分生孢子，但厚壁孢子较为常见。(由英国伦敦国王学院圣约翰皮肤病研究所医学真菌学系提供)

治疗

一般治疗原则

真菌感染的治疗在不断进步，各种皮肤癣菌病的治愈率超过 90%。除了治疗以外，一些管理方法也是有效的。

病原体的鉴定是有用的，特别是在体癣和头癣中。为了预防其他感染，感染动物源的治疗非常重要。头癣可在家庭或学校的儿童间传播，应对其风险进行宣讲。

除了一些高风险传播场所，皮肤癣菌病的预防是不可行的。这些场所包括工厂、军队或学校的淋浴间。对于足癣，游泳池卫生的改善可减少感染。经常清洗更衣室地板和走廊会清除皮肤鳞屑中的感染源。在游泳池中提供托萘酯(甲苯磺酸粉)或鼓励预防性使用托萘酯可降低趾间毛癣菌引起的足癣发生率，但对红色毛癣菌的影响不大。显然，应该鼓励使用这些设施的感染者寻求治疗。在工厂或学校里，及时治疗感染及通过简单的卫生措施，如清洗淋浴室地板是有效的。预防足癣在家庭中传播不太容易；治疗感染和使用个人毛巾都是正确的措施。即使预防较少，长期的足癣感染者也较少引起家庭成员间的传播。

对于头癣，必须要采取预防措施[1]。尤其是在学校的头癣发病例数增多时。确定感染的性质并明确这些菌是否具有亲人性同样重要。目前尚无已证实的方法可确保根除学校内的感染。感染儿童的早期识别和及时治疗可能是阻断传播的最好方法。局部使用抗真菌药是比较可行的预防措施，这有可能减少传播，同时对感染本身几乎没有影响[1]。有证据表明，硫化硒或酮康唑洗液可降低接受灰黄霉素治疗儿童培养物的阳性率。在大多数国家并未禁止感染的儿童入校。在伦敦的一次疫情中，所采取的措施是建议所有感染的儿童使用灰黄霉素、硫化硒或酮康唑洗液治疗。开始接受治疗才允许他们上学。如果感染了两名以上儿童，则用头皮刷对班级成员进行筛查。

治疗药物

治疗皮肤癣菌感染常口服特比萘芬、氟康唑、伊曲康唑、灰黄霉素或单用效果较好的外用药局部治疗(表 32.8)。这些列举的药物已被证明只要患者规律使用，绝大多数是有效的。

表 32.8 治疗皮肤癣菌感染的局部抗真菌药

药物类型	制剂形式	评价
苯甲酸化合物(Whitfield 软膏)	软膏	便宜
十一酸酯：各类品牌	软膏，粉剂	便宜
托萘酯	霜剂，粉剂，乳液	便宜
咪唑类：咪康唑，克霉唑，益康唑，硫康唑[a]，酮康唑，联苯苄唑[a]	霜剂，粉剂，乳液，喷雾剂，洗发香波(酮康唑)	广谱抗菌(非酮康唑)
噻康唑甲溶液[a]	甲的治疗	昂贵
联苯苄唑尿素霜[a]	甲的治疗	昂贵
丙烯胺类：特比萘芬，萘替芬[a]	霜剂	见效快，昂贵
阿莫罗芬[a]	霜剂，指甲油	用于甲，昂贵
环吡咯啉[a]	霜剂	广谱抗菌

[a] 在不同国家的可用性有差异。

特比萘芬[2,3]。特比萘芬是丙烯胺类抗真菌药物，是一类较新开发的药物，通过抑制真菌细胞膜形成所需的角鲨烯环氧化酶起作用。这种酶在膜生成的早期阶段起作用，而角鲨烯的积累被认为会破坏细胞膜的稳定性。两种主要的抗真菌药物是萘替芬和特比萘芬。除其他真菌外，二者均对体外的皮肤真菌有活性。特比萘芬还对申克孢子丝菌、一些曲霉属和组织胞质菌等真菌有活性。在体外，抑制细胞生长的药物剂量与杀死真菌细胞的剂量(药物是杀菌剂而不是抑菌剂)几乎没有差别。特比萘芬可以局部用药或口服给药。口服后，它会迅速进入角质层，并在指甲中以高浓度维持数月。在治疗结束 80d 后，还可超过最低抑制浓度[4]。特比萘芬口服剂量为 250mg/d。它对甲真菌病[5,6]以及持续性的足癣、体癣均有较好的疗效。在一些国家，125mg 的小片剂可用于儿童治疗。复发率明显低于灰黄霉素组。它还对大多数头癣致病菌有效，特别是毛癣菌属，但许多国家尚未许可使用[7]。特比萘芬的药物相互作用报道很少，不良反应也不常见。一些患者可出现腹胀和恶心。味觉丧失偶可发生，但可逆。肝脏反应，虽有报道，但非常罕见。偶尔也会出现药疹，包括多形性红斑或中毒性表皮坏死症。

伊曲康唑[8,9]。一种口服的三唑类抗真菌药。与酮康唑的药物活性相似，但肝毒性风险较低；通过抑制真菌细胞膜上麦角固醇形成过程中细胞色素 P450 依赖酶的脱甲基阶段发挥作用。它对包括白念珠菌在内的几乎所有的体表真菌以及引起深部感染的多数真菌如荚膜组织胞质菌及马尔尼菲篮状菌(以前称青霉菌)均具有效。伊曲康唑能迅速渗透到皮肤角质层及皮脂中，与含角蛋白的组织紧密结合。例如在甲中,在停止治疗后药物浓度还可持续很长时间。有研究表明,在每天服用200mg伊曲康唑3个月后,趾甲中的药物浓度可持续6个月[10]。根据这一特性可制订一系列不同的剂量方案。经不断改进,伊曲康唑的治疗方案由最初推荐的100mg/d,调整为高剂量、间歇性治疗。它对多种皮肤癣菌都有效,100mg治疗15d对股癣和体癣有效,治疗30d对足癣有效。目前的首选方案使用400mg/d,每天两次,剂量为200mg。体癣1周治疗有效,足癣2周。甲真菌病一般400mg/d,每月治疗一周,疗程3个月,有时需要更长的治疗时间[11]。尽管在许多国家还没有获得治疗头癣的许可,但它仍是十分有效的[12]。有证据表明,苯巴比妥可影响其吸收。它还与香豆素抗凝药、环孢素、利福平、地高辛、他汀类、阿司咪唑和特非那定相互作用。伊曲康唑不能与部分抗组胺药一起服用,因为这可能导致心律失常。伊曲康唑的不良反应较少,主要是恶心、腹部不适及肝功异常。

灰黄霉素[13]。属于数种青霉菌的代谢产物,最初由灰黄青霉中提取。它对真菌有抑制作用,但多限于皮肤癣菌。其作用机制可能与抑制细胞内微管形成有关。

皮肤癣菌对灰黄霉素的耐药性是罕见的。灰黄霉素的小粒径微晶制剂比大粒径微晶制剂有更好的吸收效果,而灰黄霉素的微晶体制剂对灰黄霉素的吸收效果最好。微粉化的形式是目前的标准化制剂形式。与伊曲康唑不同,灰黄霉素与角蛋白的结合并不紧密。常用的治疗方案为10mg/(kg·d),以片剂给药,儿童可给予溶液。但在许多国家无溶液制剂。体癣治疗时间为2~4周。甲真菌病需1年以上。据报道,灰黄霉素单次剂量1~2 g,对一些头癣患者有效[14]。灰黄霉素可与苯巴比妥和香豆素抗凝药发生药物作用[13]。头痛和恶心是灰黄霉素的常见不良反应;而严重的不良反应却极为罕见。少数报告提示灰黄霉素可引起系统性红斑狼疮和卟啉病的明显恶化。偶尔会出现荨麻疹以及光敏感性疾病的暴发(与红斑狼疮和卟啉病不同)。在许多国家,灰黄霉素已被特比萘芬或伊曲康唑取代,头癣除外。

酮康唑[15]。这种口服活性咪唑是一种广谱的抗真菌药。对于需要系统治疗的癣菌感染,它是一种替代性药物,治疗方案为200~400mg/d,饭中服用(成人)。肝炎是一种已证实的并发症,每10 000名患者中发生1例。正因为如此,酮康唑现在很少使用。高剂量的酮康唑可抑制雄激素的生物合成[15]。

氟康唑[16]。氟康唑是一种口服活性三唑类抗真菌药,用于治疗念珠菌感染及系统性真菌病。除此之外,它对皮肤真菌也有效。体癣和股癣的治疗方案为150mg/周,疗程为2~3周,角化干燥型足癣稍长。据报道,甲真菌病每周给药也有效,尽管目前尚不清楚确切的治疗时间。与伊曲康唑相比,氟康唑和其他药物的相互作用较少,不良反应也很少,主要见于胃肠道不适。然而,已证实念珠菌属对氟康唑耐药性,特别是克柔念珠菌和光滑念珠菌。部分患者也存在白念珠菌耐药,特别是艾滋病患者[17]。关于泊沙康唑和伏立康唑在皮肤癣菌病中的应用,目前尚无资料。

局部用药。多种外用药可用于治疗癣菌感染。简表中包括一些首选制剂(表32.8),这些药物经过了充分测试,有较好疗效[18-22]。总体来看,接触过敏性皮炎极为罕见。部分药物可能产生刺激作用,尤其是薄嫩部位和脚趾之间皮肤。高浓度的苯甲酸复方软膏(Whitfield软膏)不建议用于阴囊或腹股沟等皮肤薄嫩部位。在这些部位可以将其浓度稀释一半后使用。对于某些炎症性手足癣病例,特别是伴有细菌感染时,局部使用抗真菌后首选高锰酸钾治疗,卡斯太拉尼涂剂(Castellani's paint)也可用。局部使用的咪唑类药物,如克霉唑、益康唑和酮康唑,现已成为治疗真菌感染的有效药物,不良反应发生率极低。本组其他药物——咪康唑、益康唑、噻康唑和硫康唑同样有效[23,24]。其他可选择的药物还包括局部使用的特比萘芬和阿莫罗芬。研究表明,一些皮肤癣菌感染使用特比萘芬治疗后可在短期内产生效果。例如,治疗足癣时,局部使用特比萘芬1周比使用克霉唑4周更有效。阿莫罗芬属于吗啉类,常为5%甲涂剂,主要用于治疗甲真菌病。摩擦甲板后,每周外涂一次或2次[25]。联合特比萘芬或伊曲康唑治疗甲真菌病效果更佳。

治疗方案

不同真菌感染类型需要不同的治疗方案。证据来源于最近对一些病例及临床实验的数据的回顾性分析,这些临床实验多无长期随访。一般来说,局部疗法用于局部或轻度感染,对于头发、指甲或更广泛的感染需口服抗真菌药。一些新型的唑类药物,如氟康唑或伊曲康唑及特比萘芬,是泛发性或严重性真菌感染的首选口服药物,而不是灰黄霉素。虽然比其他替代药物便宜,但灰黄霉素通常起效慢,且疗效较差。

治疗失败

局部治疗失败

大多数局部治疗失败是由于诊断不准确或局部治疗方法错误(例如在毛区)或由于未治疗而导致的。

常需每天使用 1～2 次，持续几周才能成功，许多患者，尤其是症状轻微的患者，如果没有仔细监督和热情鼓励，将无法达到这一目的。特别是，一些非真菌感染的情况可能会被抗真菌药显著改善，但对于确定为癣的患者不推荐经验性治疗。

口服治疗失败

当患者对特比萘芬、氟康唑或伊曲康唑效果不明显时，应检查以下几点：

1. 诊断正确吗？如有必要，重复刮擦检查。
2. 患者是否定期服用药物？
3. 患者是否服用其他可能具有拮抗性的药物？
4. 尽管正确服用，患者是否无法吸收药物？伊曲康唑有时吸收较差，对其血药浓度水平评估可能会有所帮助。
5. 部分甲真菌病患者，药物在甲板感染的边缘或线性条纹部位渗透性较差，这可能是治疗失败的原因。尿素软膏软化这些部位后，予以手术切除可能有用。
6. 是否合并其他疾病，如 HIV/AIDS 或动脉疾病？
7. 是否合并其他病原体或继发感染？发生在足部、腹股沟部位的感染或脓癣应予以考虑。在甲中，应考虑是否合并非皮肤癣菌感染。短帚霉菌除了单独引起脚趾甲感染外，还可与红色毛癣菌或趾间毛癣菌同感染。有时这同样会导致治疗失败。这种情况下，可能需要手术切除。
8. 抗药性。这种现象十分少见，常见的皮肤癣菌不需要进行常规测试[30]，但如果治疗失败而没有其他解释，则应评估病原体的敏感性。这应该由专业实验室进行。除了真正的抗药外，耐受性也是很重要的，这种情况下，病原体在临床实验中对药物耐受，但在体外是敏感的。
9. 再感染。由于真菌经常从环境中分离，比如头皮和(或)洗涤的衣服，已根治的患者可能会再次感染。不幸的是，没有一种行之有效的方法避免这种情况。

尽管查阅了这份检查表，皮肤科医师可能还无法对治疗失败提出合理的解释。

在这种情况下，患另外一种药物替代治疗比较可行。

皮肤癣菌感染引起的浅表真菌病

临床表现的广泛差异取决于菌种的类别、菌量、感染部位以及宿主的免疫状态。传统上，根据感染的部位将癣病划分为不同类型(框图 32.2)，这种分类方式有助于临床诊断和治疗。

框图 32.2　癣病类型

- 体癣
- 头癣
- 须癣
- 面癣
- 足癣
- 手癣
- 股癣
- 皮肤癣菌引起的甲真菌病
- 类固醇相关癣
- 癣菌疹

体癣

定义和命名

体癣是无毛发皮肤部位的癣。临床表现是由病原真菌在角质层的侵入和增殖引起的。受感染部位的终毛也可被累及。根据定义，体癣的感染部位包括躯干和四肢，不包括头皮、足和腹股沟，这些将在后续章节进行讨论。

同义名

- 躯干癣菌病
- 金钱癣

病理生理学

自然感染是有活力的关节孢子或菌丝接触易感者体表引起的。感染源通常是动物或其他人的活动性皮损以及污染物，经土壤传播被认为是一种不常见的原因。在感染红色毛癣菌和絮状表皮癣菌的幼儿中，半数的感染源可能来其父母。在老年病房，可能会流行[1]。局部感染(如脚、腹股沟、头皮和指甲)的传播并不罕见，这些部位感染后，皮损常在表皮角质层呈离心状扩散。经过潜伏期后，常持续 1～3 周，组织对感染的反应变得明显。真菌感染的典型环状皮损是由于皮损中央部位的真菌被清除，随后机体在此部位发生炎症反应所致。伴随者中央部位的炎症性红斑，外周可能会形成第二个环状皮损，但中央部位通常会对再感染产生抵抗力。然而，许多病变缺乏中央清除的倾向，其自然历程是多变的。一些原发性动物感染可在几个月内自行消退，但典型的红色毛癣菌感染可能持续数年。

致病菌

在任何地方，体癣的致病菌都可通过当地流行的真菌菌谱予以推测[1-3]。所有已知的皮肤癣菌都可在非毛发部位皮肤引起皮损。因此，完整的皮肤癣菌目录也即是完整的致病菌菌谱。最常见的是红色毛癣菌和亲动物性皮肤癣菌，如犬小孢子菌。有些菌群对身体的特定部位有偏好；例如，奥杜盎小孢子菌是头癣的典型致病菌，红色毛癣菌最常引起足癣，很多情况下还会导致体癣[4,5]。

环境因素

体癣可发生在任何气候区，但多发生在热带地区。

临床特征

总述

感染部位常见于皮肤裸露处，还可从先前的感染部位蔓延而来。在这种情况下，感染可能从头皮、颈部向下传播到躯干上部，或从腹股沟传播到臀部和躯干下部。典型皮损呈环状，边缘常有隆起（图 32.21）。皮损可以是单一的，也可能呈现出多个斑块。后者可以散在或聚集。这种临床模式在细胞免疫缺陷患者中常发生改变[6]。炎症程度变化多样，不仅取决于真菌的种类和宿主的免疫状态，而且还大致与毛囊侵入的程度成正比；因此，和头癣及须癣相比，体癣更不易发生炎症。在炎症性病变中，常可见到脓疱或小疱。即使在轻度感染中，密切观察后也可能会发现一或两个小脓疱。在炎症性皮损中，大疱极为罕见。在炎症较轻的感染中，鳞屑是一种常见但不持续的表现。中央消退是体癣的常见表现，但不是恒定表现，它在非感染性皮损中更常见，但也不局限于此。皮损进展的过程通常是不完整的，中央皮肤可能会出现炎症后色素沉着，红斑或结节。

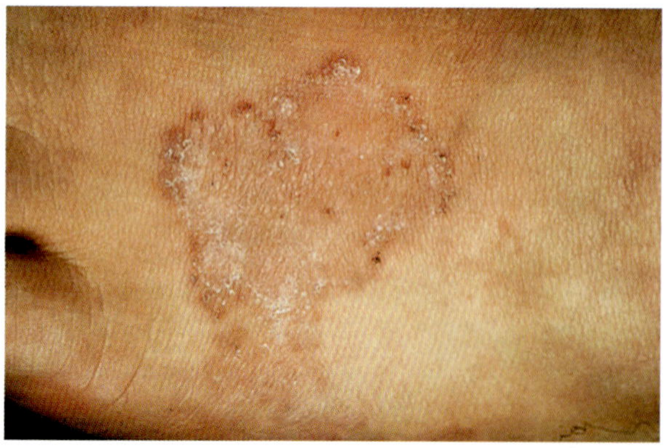

图 32.21 钱状癣：典型的环状皮损

临床表现

犬小孢子菌在无毛部位引起的皮损并不罕见。成人和儿童都很常见，而且具有环状特征。在一些头皮感染的病例中，奥杜盎小孢子菌或断发毛癣菌会产生短暂的体癣病变[7]。来自于牛的疣状毛癣菌，来自于刺猬的刺猬毛癣菌，来自于小型啮齿类动物的须癣毛癣菌以及来自于野鼠的桃色小孢子菌均可引起暴露部位皮肤的炎症性皮损。疣状毛癣菌是脓癣的常见致病菌，它还可以引起躯干上部的扩展性环状皮损，尤其是儿童[8]，这些皮损通常从颈部开始出现。无处不在的亲人性红色毛癣菌可能会侵及臀部和下背部，由其引起的股癣有时会向躯体远端扩展。类似的模式也出现在絮状表皮癣菌和梅金尼毛癣菌（现在被认为是红色毛癣菌复合体的成员）。在婴儿中，癣是罕见的，但在潮湿条件下，会阴部位容易受到絮状表皮癣菌和红色毛癣菌感染[1]。红色毛癣菌引起的体癣常较广泛，且炎症边缘较难辨认[9]。红色毛癣菌引起的典型皮损常伴有隆起性边缘，多位于腿部，常由足部扩展而来。但也会引起银屑病样苔藓状斑块性皮损，可无中央消退表现，有时也会表现出多种血管炎样皮损。毛周的肉芽肿性丘疹较为典型（图 32.22）[10,11]，但有时也会出现表面出血性硬红斑样改变。

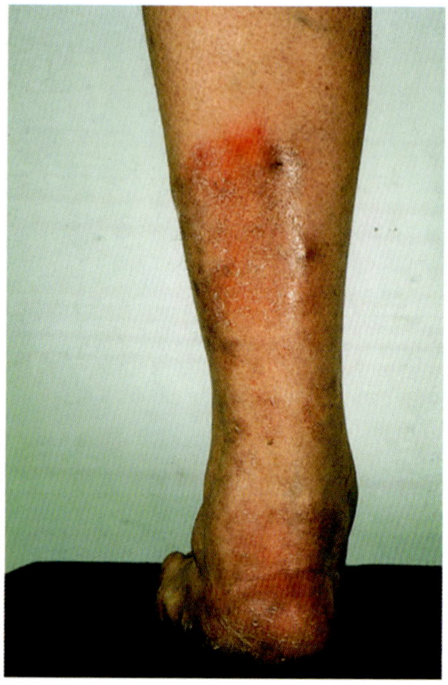

图 32.22 红色毛癣菌引起的结节性毛囊炎

叠瓦癣是由同心性毛癣菌引起的特异性感染，这种亲人性皮肤癣菌见于亚洲南部、南太平洋的危地马拉岛屿以及墨西哥和巴西的南部地区[12]。虽然其易感性可通过常染色体隐性遗传，但主要影响当地土著人[13]，两性及所有年龄段人均可累及。在其他地方，叠瓦癣偶可发生于来自以上地区的旅行者[14]。感染初始时表现为鳞屑性环状皮损；呈离心性扩展，中央区清除后，很快就会出现第二个环。这个过程不断地重复，从而产生多个同心圆（图 32.23），由于自然病程通常会延长，整个身体都可能受到影响。患者有明显瘙痒，甚至会出现苔藓样变，病灶处还可伴发色素沉着[15]。位于深部组织的不典型体癣也可发生。有一些关于广泛性和持续性体癣的病例报告，这些病例中，真皮或皮下组织受累是特征之一[16,17]。偶尔检测到免疫功能的特殊缺陷，如血浆因子缺失。在其他患者中，细胞免疫反应的抑制与血清因子（可能是循环抗原或免疫复合物）的存在有关[6,18]。这些病例可能出现皮肤结节、脓肿或窦道[19]。据报道，一些少见的皮肤癣菌感染与骨、中枢神经系统和淋巴结的感染有关[16,20]；一些与 *CARD9* 突变有关。

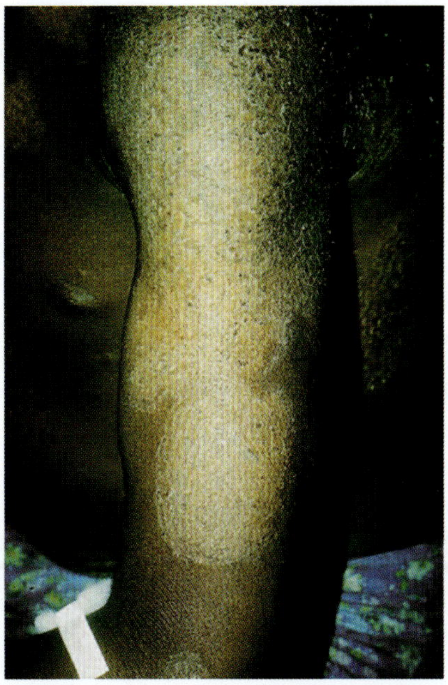

图 32.23 累及上臂的叠瓦癣

鉴别诊断

尽管体癣的表现与很多皮肤病相似，但在临床上多数都能直接诊断。犬小孢子菌引起的典型皮损很容易诊断，但由皮肤癣菌引起的非典型感染有时较难诊断。事实上，任何鳞屑性红疹都应考虑到真菌感染的可能，因为真菌引起的皮损多种多样。与脂溢性皮炎的鉴别往往较困难。脂溢性皮炎的皮损具有油腻性，常位于头皮或皱褶部位，对称分布。银屑病皮损位于不典型部位时会导致混淆。它多在膝盖、肘部和头皮，以及与之相关的甲银屑病，特别是出现顶针状凹陷时，更有助于鉴别。脓疱病斑片皮损常被混淆，特别当皮肤癣菌病是旋涡状的时候。当然，皮肤标本中检查出葡萄球菌并不能排除癣。呈苔藓样变的一小块癣（例如腿）与单纯性苔藓十分相似。钱币状湿疹是一种常见的易误诊的疾病，其丘疹性斑块往往在四肢对称出现。玫瑰糠疹的皮损也是对称的，特征性地分布在躯干和四肢近端。但是其母斑，不通过镜检很难区分。念珠菌病、三期梅毒以及花斑糠疹也应予以排除。

病程及预后

自发消退可能发生，但很少见。

治疗

局部体癣，特别是刚发生的，每日两次局部治疗有效，通常治疗 1 个月。局部使用特比萘芬常在较短时间内起作用（例如 2 周）。对于近期发生的广泛性体癣，一般首选口服特比萘芬或伊曲康唑治疗，并有可能在 2 周内治愈，这取决于药物的剂量。灰黄霉素则需要更长期治疗。泛发性感染甚至要治疗 7 个月。但同心性毛癣菌引起的感染，灰黄霉素治疗效果欠佳。特比萘芬和伊曲康唑均对叠瓦癣有较好的疗效，但最合适的治疗方案尚不清楚。

阶梯治疗

局部病变，近期发病

- 局部外用特比萘芬 2 周，每天 2 次，

或

- 局部外用唑类抗真菌药 2～4 周，每天 1～2 次

泛发型病变

一线治疗

- 口服特比萘芬 2～3 周，每天 250mg

或

- 口服伊曲康唑 2～4 周，每天 100mg

二线治疗

灰黄霉素 4 周，每天 1g

头癣

定义和命名

头癣是发生于头皮的癣，头发受累是本病的基本特征。须癣尽管与本病十分相似，但将另作讨论。

同义名

- 头部癣菌病
- 发癣

第3部分

流行病学

引起头癣的常见真菌种类因地区而异[1-5]。此外，在任何特定地区，菌种可能随时间而变化，特别是随移民引入的新菌种[6,7]。头癣的感染菌以亲人性菌种为主。近年来，头癣的主要流行病学特征是犬小孢子菌，其在欧洲部分地区上升为感染的主要菌种[4]；除此之外，断发毛癣菌在美国的城市社区[3]和西欧，特别是英国[8]以及其他一些欧洲国家[9]传播。

年龄

头癣主要发生于儿童。成年人偶见，多是断发毛癣菌感染。

种族

一些菌种，如断发毛癣菌对非洲/加勒比的头发类型有较高的感染率。

相关疾病

成人艾滋病患者也可见到头癣。

病理生理学

发病诱因

头发侵入的原理以及真菌在发内外的活性区别前已概述（详见皮肤癣菌病基础生物学研究部分）。引起头癣的癣菌孢子可在靠近患者周围的空气中发现。头皮毛发极有可能是一种吸引装置，众所周知，即使无明显临床表现的头癣患儿，其同班同学中也有可能被感染[10,11]。

病理

从奥杜盎小孢子菌有关的研究来看，如果头发发生感染，将首先侵入头皮角质层[12,13]。外伤有助于接种，在接种大约 3 周后，将会出现发干感染的临床表现。感染传播到其他毛囊，然后在一段可变时间内，感染持续，但不会进一步播散。最后进入消退期，伴或不伴炎症。下面列出了几种不同类型的毛发侵入。

致病微生物

大多数皮肤癣菌都能侵入毛发。但有些菌种（如断发毛癣菌、许兰毛癣菌和紫色毛癣菌）对发干有明显的偏好。絮状表皮癣菌、同心毛癣菌和指（趾）间毛癣菌明显例外，从不引起头癣。所有引起头癣的皮肤真菌都能侵入无毛的皮肤，许多也会侵袭甲。

毛外癣菌类型。这可能由小孢子型发外癣菌导致。包括奥杜盎小孢子菌（包括以前描述的奥杜盎小孢子菌 *rivalieri* 变种）、犬小孢子菌（包括以前描述的犬小孢子菌 *distortum* 变种）、马小孢子菌及铁锈色小孢子菌。在这种类型中，毛干侵入毛囊中部。毛内菌丝继续向毛球内部生长。继而毛发内菌丝破裂而出，在毛干表面以曲折的方式生长，并不断向外生长。这些继发的菌丝形成大量的关节孢子（直径 2～3μm），每个关节孢子都变圆，最终变成球形。这些分生孢子的大小使它们在低倍显微镜下不容易被区分为单独的结构。这种类型的毛发侵入，在伍德灯下有特异的荧光表现。其他小孢子菌属（石膏样小孢子菌、*M. gypseum*、*M. fulvum*、*M. nanum* 和 *M. van-breuseghemii*）也有类似类型的毛发侵入。孢子虽然排列相似，但较大，直径为 5～8μm。有些病例中，有荧光阳性报道。

毛内癣菌类型。这可能是由断发毛癣菌、苏丹毛癣菌、紫色毛癣菌、雅温德毛癣菌、*gourvili* 毛癣菌或红色毛癣菌引起（罕见）。发内菌丝碎裂呈分生孢子片段，直径不超过 8μm，全部包含并充满毛干。因此受到影响的头发尤其易碎，并在头皮附近断裂。这种类型无荧光表现。

黄癣。由许兰毛癣菌引起。在发干内可见宽而规则的有间隔的菌丝和空隙，但无关节孢子。头发受到的影响较其他类型少，并可能会长到相当长的长度。此型表现为绿灰色荧光[14]。盘状黄癣痂具有特征性，真菌菌丝在毛囊附近聚集成簇。

临床特征

临床表现

头癣的临床表现多样，取决于致病菌侵入头发的类型、宿主的免疫反应和宿主的炎症反应程度[15,16]。头癣的表现从伴有少量鳞屑的轻度暗灰色断发，需要仔细观察才能发现，到严重的头皮大面积的疼痛性、炎症性肿块。瘙痒程度不一。在所有类型中，主要表现为伴有一定程度炎症反应的局灶性脱发（图 32.24）。辨识几个基本的临床图片是非常有帮助的。

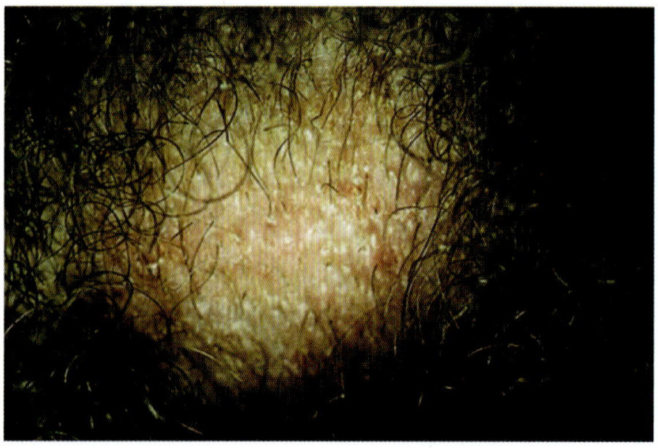

图 32.24 犬小孢子菌引起的头癣

临床变异型

小孢子型发外癣菌

在奥杜盎小孢子菌和铁锈色小孢子菌感染中，基本皮损是局灶性斑片状脱发，通常呈圆形，其上可见大量的断发，关节孢子覆盖处呈暗灰色。皮损处炎症轻，有较完整的鳞屑，通常边界清楚。数个或大量皮损大约随机分布于头皮。在犬小孢子菌及其变异型的感染中，皮损与之相似，但炎症更重。引起感染的所有真菌中，伍德灯检查最常见绿色荧光。偶尔也可见非绿色荧光，这在铁锈色小孢子菌感染中并不罕见（可能高达 10%）[17]。儿童比成人更易感染，老年人偶有发生[18,19]。例如，在一个学校班级内，由亲人型菌株引起的流行性感染的发病率可高达 30%，但通常低于这一比率[20]。据报道，奥杜盎小孢子菌和犬小孢子菌的感染率在男孩中高于女孩[1]，通常至少是女孩的两倍。

脓癣

脓癣是最严重的类型（图 32.25），皮损为疼痛性、炎症性肿块，患者头发松动。毛囊中可挤出脓液，甚至出现窦道，罕见情况下还可见足菌肿样颗粒物[21]。厚的痂皮常使邻近毛发粘连。受累的区域表现为局限性，但多发性斑块并不罕见，偶尔一个大的融合性皮损可能波及头皮的大部分，并常伴有淋巴结增大。这种剧烈的反应常由一种亲动物性菌株引起，通常是疣状毛癣菌和须癣毛癣菌。偶尔会分离出嗜土型菌，亲人性菌株的感染症状常呈隐匿性，当发生超敏反应时，潜伏数周的感染可能突然转为炎症性头癣并发展为脓癣[22]。同时可能合并细菌感染，这点不应被忽略。在这种类型中，除了毛发镜检外，还需要采取标本行细菌实验室检查。通常情况下，脓疱形成提示机体对真菌菌体的炎症反应[23]。

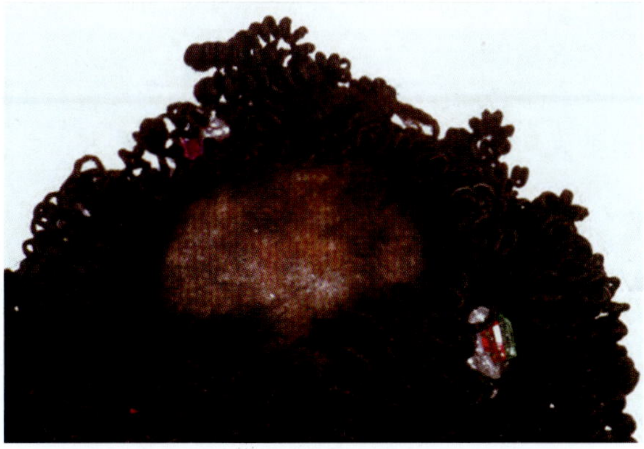

图 32.25　断发毛癣菌感染引起的头癣患者

发内感染

在断发毛癣菌[20,24,25]和紫色毛癣菌[25,26]感染中，出现了一种相对的非炎症性的斑片状脱发。在这种情况下，受影响的头发在头皮表面处折断，形成典型的黑点（发干肿胀），但这些临床表现可能不显著[27]。斑片通常是多发的，可能覆有较小的鳞屑，有时类似于盘状红斑狼疮或脂溢性皮炎[28,29]。皮损通常是有棱角的而非圆形。其他形式包括弥漫性和斑片状脱发，有些甚至仅限于单个孤立的毛干，无鳞屑。常见的临床形式为灰白色斑片（片状脱发伴有鳞屑）、黑点、弥散性脱发。轻度的毛囊炎常见，偶可发展为脓癣。三个非洲菌种，现在都包括在非洲来源的红色毛癣菌复合体中——*T. soudanense*、*T. yaoundei*、*T. gourvilii* 均引起类似的病变，其炎症反应较轻微，偶尔较严重。患者也可出现指甲受累[30,31]或面部皮损。

黄癣

许兰毛癣菌引起的感染现在少见，在南非[32]和埃塞俄比亚等许多国家仍有流行，断续有报道。其他地区也有少量病例。许兰毛癣菌所致头癣的典型表现是黄色、边缘隆起的痂，即黄癣痂[33]。每个黄癣痂的中央有一头发穿过。相邻的痂不断扩大、融合，形成块状。许多患者无明显表现，在早期病例中，至多表现为毛囊周围发红及部分头发粘连。长期发病的病例，可发现广泛的斑片状秃发，并伴有萎缩性瘢痕，此种秃发是不可逆的。在这些患者中，无毛的皮肤通常也会受到影响而出现黄色痂样表现。尽管最初的感染几乎均发生于儿童期，但在青春期几乎没有自愈的倾向，特别是女性患者。家庭中数代人均可受到感染[14]。

鉴别诊断

头癣应与由炎症引起的斑片状秃发的各类疾病进行鉴别。斑秃可出现红斑，但不会出现鳞屑性表现。若与脂溢性皮炎共存时，详细检查常发现脱屑与脱发重合的范围不大，但仍难以鉴别。感叹号毛发必须与头癣的断发区分开来。美发操作造成的外伤性脱发和拔毛癖也可能被混淆[34]。脂溢性皮炎的范围通常较头癣弥漫。石棉状糠疹的范围呈局限性，鳞屑也可附着于头发，但通常不会断裂。银屑病偶尔也发生脱发，但也不会断发。

在可能继发于头皮虱病的脓疱病中，头发松动不常见，但因继发葡萄球菌感染而出现的头发粘连和结痂的表现也可发生于炎症性头癣。头皮上的细菌性疖较为疼痛，常位于颈部，松弛毛发的脱落比头癣要少。盘状红斑狼疮红斑、扁平苔藓等引起瘢痕性脱发的原因有时也要考虑。

病程及预后

如果不治疗，可能会变成慢性病。自愈通常发生在青春期。

治疗

局部治疗的作用不大，但可作为口服治疗的辅助手段。

伊曲康唑和特比萘芬在部分国家批准用于儿童，但仅限于某些特定菌如毛癣菌属的感染，尽管数据较少，而且在某些情况下（特别是特比萘芬），它们似乎对小孢子菌引起的疾病效果更差。特比萘芬治疗断发毛癣菌和紫色发癣菌感染的最佳时间为 1 个月。有研究表明，更高剂量的特比萘芬可能对小孢子菌属更有效。伊曲康唑或氟康唑治疗的最佳时间尚未确定，尽管这两种药物对断发毛癣菌均有效。

灰黄霉素也有用，特别是对于小孢子菌感染，但并非所有国家都有。尽管大量单剂量治疗和间歇剂量治疗（每周两次，每次 25mg/kg）取得了一些成功，但一般来说，传统的连续每日治疗（10mg/kg）也是可取的。在小孢子型毛外癣菌感染中，灰黄霉素治疗至少 6 周通常是足够的。在断发毛癣菌和黄癣菌感染中，灰黄霉素治疗需要更长的疗程，有时还需要更高的剂量[20 mg/(kg • d)]。

对于头部脓癣，应小心地用湿性敷料擦去痂皮，并考虑是否并发细菌感染。如果拭子确定细菌感染，则应行系统抗菌治疗。一般来说，脓癣并未像外观表现的那样疼痛，但有时也需要止痛药。偶尔，对于大范围头癣的儿童患者，经常去一些护理熟练的门诊治疗将会有很大帮助，担心的父母也会感到满意。瘢痕导致的永久性脱发通常比预期的要少。

在早期治疗阶段，酮康唑洗发水或二硫化硒与口服药配合使用，可以防止感染的扩展。在严重的炎症类型中，有人支持口服糖皮质激素来抑制炎症反应。尽管这一观点有其支持者，但我们倾向于在抗真菌治疗前对所有病例进行分析，只有广泛感染的严重病例才能口服糖皮质激素治疗。

> **阶梯治疗**
>
> **一线治疗**
>
> • 特比萘芬：＜10kg，62.5mg；10～20kg，125mg；＞20kg，250mg；每日服用，治疗 4 周
> • 伊曲康唑 2～4mg/(kg • d)，治疗 4～6 周
> • 灰黄霉素 10mg/kg，治疗 6 周（断发毛癣菌和许兰毛癣菌感染可用至 20mg/kg）
>
> **二线治疗**
>
> 伊曲康唑每周 5mg/kg 冲击治疗，2～3 次

感染防控[35,36]

确定头癣的感染菌种具有重要的意义。很明显，我们可以从临床图片、是否存在荧光等获得一些信息，但最终仍需培养才能明确。在涉及动物来源的菌种时，应该有真菌学证据，因为并不总是与预估的菌种一致。家养宠物通常可以使用灰黄霉素治疗效果好且物美价廉。发生在牛犊的体癣常会自然清除。一些感染率较高的实验鼠可能只有销毁。

对于亲人性癣菌感染，建议仔细调查是否出现暴发和流行，但不建议学校不让儿童上学[36]。以避免引起家长不满，甚至不配合治疗。由犬小孢子菌等亲动物性真菌引起的感染在人与人之间的传播较少，儿童可以继续上学。在以上所有情况下，主要使用特比萘芬和灰黄霉素治疗。局部治疗效果有限，配合洗发有助于去除粘着的痂屑。

须癣

定义和命名

这是面部胡须和髭毛等粗毛部位感染所致的体癣。因此它是发生于成年男性的疾病。女性和儿童的下巴和上唇部位的癣被认为是面癣（面部无毛皮肤的癣）。

> **同义名**
>
> • 胡须癣

流行病学

年龄

主要见于成年男性。

病理生理学

发病诱因

尽管须癣的研究较头癣少，但现有临床资料表明两者的发病机制类似。

病理

疣状毛癣菌和须癣毛癣菌感染导致大的孢子链侵入须毛毛干内，其他少见菌种以其独特的方式侵入须毛。

致病菌

大多数病例都是由亲动物性疣状毛癣菌和须癣毛癣菌引起的[1]。犬小孢子菌（偶可感染睫毛）和刺猬毛癣菌引起的感染少见。亲人的菌种如紫色毛癣菌、许兰毛癣菌、红色毛癣菌[2]被认为是偶然病因。据报道，红色毛癣菌可在摔跤运动员中感染。

临床特征

概述

疣状毛癣菌和须癣毛癣菌主要感染的人群是农场工人，临床表现为深度的炎症性、脓疱性毛囊炎，并

常表现出脓癣的所有特征。胡须和髭毛部位围绕红色炎性丘疹或脓疱，通常伴有渗出和结痂。受累部位毛发变松散，易用镊子拔除而不引起疼痛。这些炎症性病变，虽然最终倾向于自发好转，但通常持续数月。有些感染不严重，由干燥、圆形、红色、鳞屑性皮损包绕无光泽的毛发残端构成，这些残端要么在皮肤表面附近折断，要么堵塞毛囊。

鉴别诊断

典型的严重炎症性病变应与须疮鉴别，须癣疼痛较轻。在一些细菌感染中也可出现毛发松散，但不像在本病中那样明显。较轻的病例应与细菌性毛囊炎、痤疮、酒渣鼻、假性毛囊炎鉴别。用拭子在皮损中检测出细菌不能排除真菌感染，因为在须癣中，两者可以共同感染。不幸的是，真菌培养常为阴性。

治疗

伊曲康唑或特比萘芬治疗须癣的效果较好，有时可联合局部治疗，疗程 4～8 周。建议长期随访，否则后期可能复发。

感染防控

在发现有效控制牲口癣病的措施之前，零散的须癣病例可能会继续发生。普及现有知识，对患者进行早期诊断和及时治疗，并鼓励畜牧行业提高卫生标准。在一些东欧国家，针对牛的疣状毛癣菌疫苗接种不仅降低了牛的感染率，而且降低了与牛接触的人群感染率[3]。

面癣

定义和命名

面癣是发生在面部光滑皮肤的皮肤癣菌感染（成年男性的胡须和髭毛除外）。

> **同义名**
> - 面部癣病
> - 面部癣

病理生理学

发病诱因

面部皮肤可通过外源性皮肤真菌（例如来自受感染宠物鼠的须癣毛癣菌）直接接种或继发于先前存在的其他部位感染。后者常见于红色毛癣菌和同心毛癣菌感染。

致病生物

主要为须发癣菌和红色毛癣菌，但众所周知，断发癣菌、奥杜盎小孢子菌和犬小孢子菌也很常见。同心毛癣菌常累及面部，与体癣一样，所有的皮肤癣菌都有可能累及面部。有报道断发癣菌感染与摔跤相关。

临床特征

发展

将面癣从体癣中分离出来单独讨论，是由于面癣常被误诊，应引起重视[1]。面癣的临床表现多样，但常出现瘙痒、灼热以及日晒后加重。日晒后加重的特征常被误诊为其他疾病[2]。患者常有动物接触史。

临床表现

红斑较为常见，但鳞屑仅出现在不到 2/3 的病例。多数患者表现为环状或旋涡状皮损；约半数患者皮损变硬，边缘隆起（图 32.26）。有时也会出现单纯性丘疹或完全扁平的红斑样皮损。水疱和脓疱较为罕见。局部应用糖皮质激素会使临床表现不典型，根据作者经验，此种现象在面癣和股癣中均较常见。

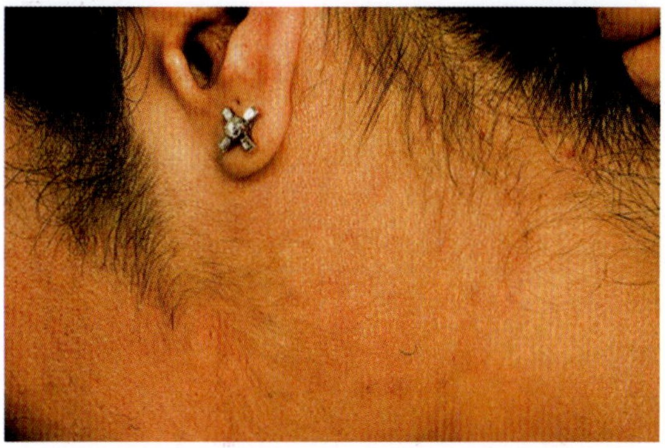

图 32.26 红色毛癣菌引起的面癣

鉴别诊断

由于具有光敏性，且无鳞屑及典型的皮损表现，这种情况下常易和盘状红斑狼疮[1]及多形日光疹混淆。此外，面癣还可与盘状红斑狼疮并发出现[3]。鲍恩病样日光性角化、银屑病、脓疱病、酒渣鼻、脂溢性皮炎[4]、良性淋巴细胞浸润疾病也应予以考虑。拒绝面部活检会增加诊断困难，但如果考虑到面癣的可能，仔细检查并刮取皮肤表面物质，即使无明显鳞屑，也应该能够做出诊断。皮肤检查，特别是头皮全面检查，不应该忘记。如果局部使用了糖皮质激素，停药几天后皮损增大并加重，这将更容易做出诊断。

治疗

局限性病例，如果及时诊断，局部治疗就能取得很好效果，特别是使用托萘酯或唑类。如果延误了诊断，特别是使用糖皮质激素的"修饰癣"，应首选特比萘芬或伊曲康唑。大多数病例会在 3～4 周内治愈，6 周内基本全部治愈，但长期感染可能需要更久的时间。

感染防控

宠物和实验动物也需要治疗或清理。习惯上给予短期口服抗真菌治疗，但作者观察到较小的局限性皮损对咪唑类有很好的反应。

足癣

定义和命名

足癣是指脚或脚趾的皮肤真菌感染。有些人用"运动员足"这个词来形容任何情况下脚趾缝糜烂。因此，我们倾向于使用足癣这个术语。这明显排除了由细菌、念珠菌和非皮肤癣菌引起的感染。

> **同义名**
> - 足部的癣
> - 运动员足

流行病学

发病率和患病率

足癣是英国和北美[1]甚至所有发达国家最常见的皮肤真菌感染疾病。包括所有地区及所有年龄段的总患病率尚不清楚，权威调查[2,3]表明在发达国家，在任何时候，可能有多达 10%的总人口患有足癣。共用洗浴设施的地方，感染的概率可能会更高[3,4]。据报道，80%的德国矿工，以及 2/3 的长期住院患者可被感染[4]。然而，足癣在家庭浴室中也较容易传播[5]。

年龄

成人比儿童更常见，但可出现在 6 岁或以上的幼儿中。在一项调查中，平均年龄为 15 岁[3]。

性别

成年男性的患病率约为 20%，而在女性中只有 5%可能成为慢性感染。

相关疾病

皮肤病门诊患者中，相当一部分红色毛癣菌感染者出现特应性感染，但在对复发性红色毛癣菌感染的煤矿工人研究中，事实并非如此，对他们来说环境中再感染可能是一个重要的因素。

病理生理学

发病诱因

穿鞋易使脚趾缝闭塞，大多数情况下，起源于趾缝的感染。

病理

实验结果[8]提示浸渍在脚趾的皮肤真菌感染中起重要作用。潮湿的环境可能会直接促进真菌的生长，同时破坏角质层。细菌也可能同时增多，从而促进疾病的发生。越来越多的证据表明，在一些慢性足癣的症状性发作期，常驻菌群如大菌落的棒状菌属可能是重要的共同致病菌，但是它们是否在新发感染中起作用，尚不清楚[9]。

致病菌

三种亲人性菌种——红色毛癣菌、趾间毛癣菌和絮状表皮癣菌是全世界足癣的最常见致病菌。这些菌种中的任意两种均可发生混合感染，为了更加精确，特别是在临床调查中，有必要使用标准的术语进行描述。合并感染是指在同一病变中存在不同的菌种。并发感染是指同一时间，不同的病灶中发现不同的感染菌。而连续感染是指同一患者的同一部位，在不同的时间发现不同的感染菌。包括亲动物性的其他菌种，只是偶然引起足癣。在紫色毛癣菌常见的国家，这种亲人性菌种偶可引起足癣，但难以治疗[10]。从全世界发表的关于足癣的皮肤学病例资料来看，这三种主要的皮肤癣菌占有相当大的比重。虽然经常出现微小的变化，但常见的临床样本是：红色毛癣菌感染 70%；趾间毛癣菌感染 15%；絮状表皮癣菌感染<10%；混合感染 5%。红色毛癣菌的感染率在近几十年来不断增长[11]。1970 年以前，针对机关单位、煤矿[2]或游泳池相关人员的调查显示趾间毛癣菌的感染率高于红色毛癣菌，高达 8∶1[13]；1980 年以来，针对工厂的调查表明，这种模式发生了变化，超过 80%的分离菌是红色毛癣菌，且儿童的感染年龄变小[14]。一部分患者还出现革兰阴性细菌感染[15,16]。

环境因素

尽管在临床中正常的脚趾缝中偶尔也能分离出皮肤癣菌，而轻度异常的脚趾缝有可能无皮肤癣菌；现在普遍认为，存在皮肤癣菌的地方（可能占人口的 10%）确实会引起异常，而这不是真正意义上的正常皮肤菌群。感染足癣的性别差异的部分原因可能是与致病真菌接触暴露的差异[17]。一项调查中显示游泳的男性感染水平高于不游泳的男性。相比之下，在游泳池进行的调查表明女性游泳者的感染率仅为男性的 1/4[2]。进一步调查显示女性游泳的次数较男性少，尽管两组人都去游泳了，但去的次数并不相同，真实的差异在于暴露频率。

临床特征

临床表现

天气暖和时，瘙痒是一种常见症状，并且长期存在。足癣最常呈现间擦性皮炎的表现，主要特征为脚趾缝的脱皮、浸渍和裂隙，有时还会扩展到脚趾下。这种表现可能由三种癣菌的任一种所致。

红色毛癣菌引起的感染中，角化过度型多见，病程慢性且治疗困难，常累及脚底、脚跟和脚的侧面。受累部位呈粉红色，上覆银白色鳞屑。如果足部广泛受累，有时会使用术语"鹿皮脚"或"干燥型感染"予以描述(图 32.27)。脚趾、背部和足底较少受影响(图 32.28)，但相关的趾甲感染非常常见。除了脚痒外，患者还可能会抱怨自己身上有异味；如趾间裂隙继发细菌感染，还可能加重症状[9]。

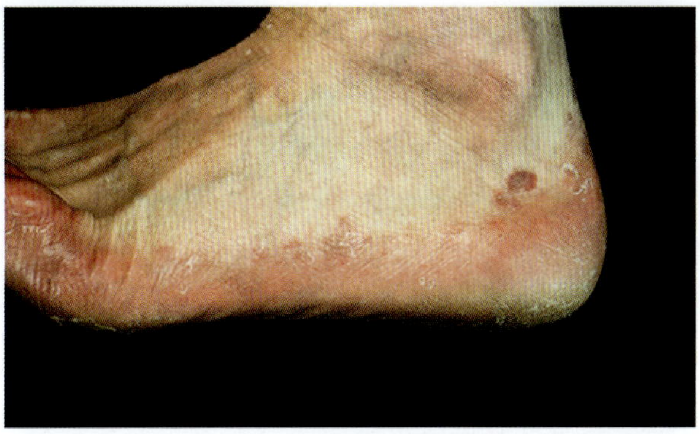

图 32.27 红色毛癣菌引起的干燥型感染

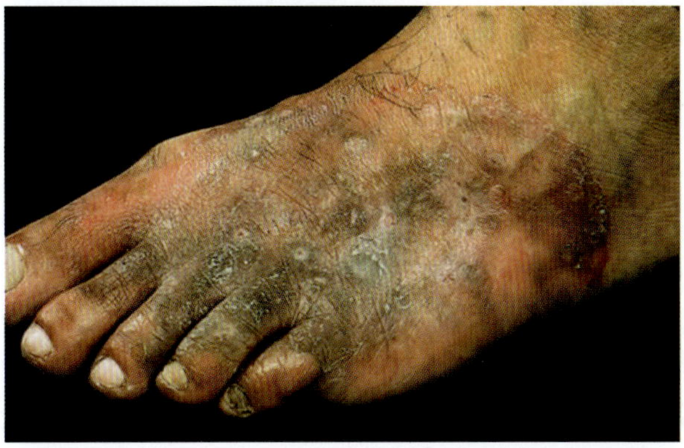

图 32.28 扩展至足背部的足癣

趾间毛癣菌引起的皮损变化多样，轻者仅在趾缝中出现细小的鳞屑，重者可引起足部所有部位的急性炎症性反应[18]。与其他真菌相比，本菌种更易引起水疱大疱性反应(图 32.29)，有时可遍及整个足底，它可先于足趾缝浸渍和裂隙数月发生。水疱可能会变成脓疱，当它们破裂时，往往会在正常的皮肤间留下痂皮，或不同程度的鳞屑及炎症。这种类型的癣菌病常能自愈，但往往在温暖的天气中复发；事实上，在湿热的条件下，可能无明显的炎症反应，但常伴有多汗症。

除了轻微的趾间裂隙外，絮状表皮癣菌还可引起趾间毛癣菌的典型表现——足底水疱以及红色毛癣菌的常见表现——干燥型角化过度。对于表皮癣菌

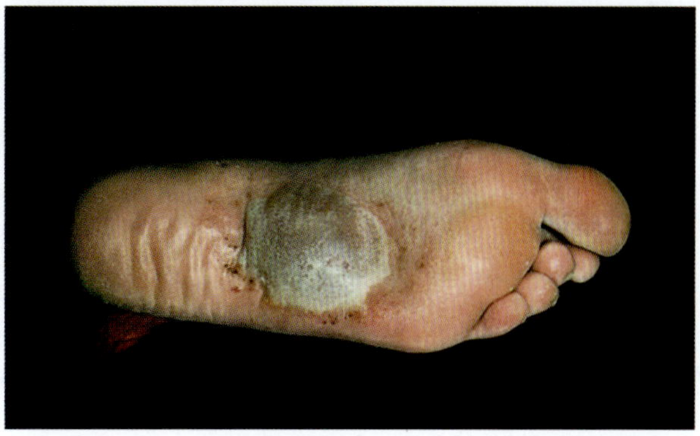

图 32.29 趾间毛癣菌感染：足底大疱性病变

感染，脚趾受累较红色毛癣菌和趾间毛癣菌少，但皮肤感染的慢性化同样令人烦恼。

临床变异

当足部发生急性水疱型病变时，无论是何种致病菌，都有可能在手上出现水疱型过敏反应。这种临床表现十分罕见，过去常被错误诊断为水疱性湿疹。除非足部的原发皮损无炎症性表现，可以不考虑水疱型过敏反应。

鉴别诊断

新柱顶孢霉菌和镰刀菌感染与足癣的趾间感染类似；前者也可产生干燥型表现。如果病变局限于趾缝，还应考虑红癣(常无症状，且较少引起裂隙)和念珠菌感染(典型表现为皮肤变白色、浸渍)。其他细菌如葡萄球菌、链球菌或革兰阴性菌(包括不动杆菌)等也可引起炎症，通常会产生臭味。这些菌的任何一种都可能与足癣共存，对疾病的发展产生或大或小的作用。除了使用拭子或刮取鳞屑检查细菌及真菌外，伍德灯检查也是有用的。红癣在伍德灯下呈现粉红色荧光，假单胞菌感染呈蓝绿色。

柔软的丘疹或硬结以及窦道，有时会出现在趾缝中，特别是女性患者。年幼的儿童一般不患足癣，但常出现湿疹如幼年型足底湿疹。如果仅累及足底，趾缝无明显异常，应考虑脓疱型银屑病的可能。后一种情况比癣更常见，但这不是一个可靠的标准。银屑病、毛发红糠疹、反应性关节炎、尼龙染料或鞋材料引起的接触性皮炎以及胼胝症都需要排除。应连续刮取鳞屑，以确诊足癣，如出现与临床不符的阴性结果，则需多次检查。

并发症

对于淋巴水肿患者，足癣是蜂窝织炎的危险因素之一。

病程及预后

感染可能是急性或慢性的。

治疗

对于非常轻微的趾间裂隙或预防游泳池内感染，推荐使用局部制剂。例如，托萘酯粉比较有效，唑类效果也非常好。对于稍严重的脚趾裂隙改变，通常首选霜剂，表 32.8 中的所有药物均对轻度足癣有较好的疗效。唑类药物比较便宜，通常有效期长达 30d，局部使用特比萘芬在 7d 内有效；也有单独用于足底的制剂。如果脚趾裂隙发炎并继发细菌感染，可能需要短暂的休息及使用温和的药物。高锰酸盐或氯化铝溶液 20%～30% 每天两次可以缓解继发性感染。如果有严重细菌感染的迹象，应用拭子检查；如果有蜂窝织炎的临床证据，患者应接受系统抗生素治疗。

阶梯治疗

轻度和中度趾间疾病

- 局部应用唑类，每天 2 次，治疗 4 周
- 局部应用特比萘芬，每天 2 次，治疗 7d

干燥型足癣

- 特比萘芬 250mg/d，治疗 2 周

或

- 伊曲康唑 400mg/d，治疗 1～2 周

通常由红色毛癣菌引起的干燥型足癣中，特比萘芬或伊曲康唑的治疗效果较好。恢复速度更快，而且复发率低于灰黄霉素组。特比萘芬 250 mg/d，治疗 2 周；伊曲康唑 400 mg/d，通常治疗 1～2 周。

感染防控

很明显，如果感染者不在公共更衣室走动并远离游泳池，避免将感染暴露于其他人，人群的感染率就会下降。由于涉及人数众多，很多为无症状患者，实际上是行不通的。此外，将脚缝的真菌根除是一个漫长而枯燥的过程，而且有可能永远无法根除。对使用公共浴室的产业工人来说，避免持续暴露于感染几乎是不可能的。有两个简单的措施看起来卓有成效：经常冲洗淋浴间的地板和游泳池的侧墙，以减少表面的皮肤真菌而降低感染，此种方法应予以鼓励；有效的抗真菌粉剂容易获取，鼓励其使用已被证明能够有效且长期降低游泳池足癣的发生。

手癣

定义和命名

任何种类的皮肤癣菌均能影响手部皮肤。手背的感染无明显特殊表现，被认为是无毛部位的体癣。因此，本章节主要关注手掌皮肤以及始发于戴戒指部位下的癣菌病。

同义名

- 手部的癣

病理生理学

发病诱因

大多数情况下，除了由动物感染外，也有可能前期存在伴或不伴脚趾感染的足部感染。始发于戒指下、手表下的癣菌病应特别注意；除此之外，解剖畸形或职业习惯易致指间发生浸渍的人群也应受到关注。在这些部位，易感染趾间毛癣菌，而无明显的足部受累[1]。外周循环不良和掌部角化病是其他可能的发病诱因[2]。

致病菌

大多数情况下，涉及的致病菌是足癣中的三种亲人性菌种。在皮肤科诊所中，红色毛癣菌是目前最常见的致病菌。絮状表皮癣菌和趾间毛癣菌感染仅占较少的病例，且发病前常有掌部角化表现，如胼胝形成。亲人性菌株紫色毛癣菌感染也有类似表现，亲动物性菌种偶尔也可侵及掌部皮肤。与刺猬密切相关的刺猬毛癣菌应予以关注。

临床特征

临床表现

红色毛癣菌感染可呈现数种不同的临床类型。手掌和手指广泛性角化过度是最常见的类型，约占一半。皮肤粗糙增厚是其典型特征。其他临床类型包括角质剥脱型、水疱局限型、散在红色丘疹型、毛囊鳞屑型以及手背的红斑鳞屑型，后者可能是由亲动物性菌种感染。

鉴别诊断

手掌的皮肤真菌感染通常不明显，且呈慢性。因此常被忽视或误诊。接触性皮炎，尤其是原发性刺激性皮炎，银屑病、毛发红糠疹、湿疹、角化病、梅毒和链球菌感染后的脱皮等均应与本病鉴别。发生于戒指部位或伴有解剖畸形部位者，应注意排除念珠菌和细菌感染。

对于单侧发病者，临床医师要注意刮取鳞屑检查。甲部损害有助于诊断：凹点提示银屑病，但有甲下角化过度者应取材检查。如果掌部的感染扩展至手背，可能会看到更多经典的环状皮损，虽然这不经常发生。手癣像股癣和面癣一样，常因不恰当的局部糖皮质激素治疗而使诊断更加困难。

病程和预后

感染常呈慢性。

治疗

慢性手癣不易治疗，通常需口服药物。伊曲康唑和特比萘芬对此均有效。大多数病例在 2～4 周内治愈，但最好在治疗结束后几个月复查。使用灰黄霉素需要更长的治疗时间，许多患者需要 3 个月，甚至可能在治疗后复发。

感染防控

手癣的患病率与人群中足癣的患病率相关，及时治疗并单独使用毛巾是比较有效的举措。然而，手癣偶尔会复发，对这种情况要有更清楚的认识，以便能够及时发现，这是最重要的。

股癣

定义和命名

股癣是由皮肤癣菌引起的腹股沟部位的感染。

同义名
- 腹股沟癣
- 洗衣工痒
- 轮廓性湿疹

流行病学

股癣常发于成人及男性。

病理生理学

发病诱因

除了由脚传染的自身感染外[1]，共用毛巾和运动服等也会引起感染[2]，这种情况下趾缝可能是正常的。

致病菌

致病菌和足癣类似，但所占比例不同。红色毛癣菌是主要致病菌[3]；趾间毛癣菌和絮状表皮癣菌见于少数病例。

环境因素

潮湿闷热的环境易诱发本病。

临床特征

临床表现

无论哪种致病菌，瘙痒都是其主要症状。发病早期，皮损表现为边缘隆起性红斑，可从腹股沟延伸至大腿。鳞屑表现多样，有时可掩盖炎症改变。水疱少见，但在陈旧皮损边缘，可看到呈串珠状排列的丘疹。如果仔细观察，有时还能发现脓疱。中央消退现象通常存在，但多不完全，受损部位常可见散在分布的丘疹。

卫星病灶数量较少，但面积较大。常扩展至阴囊，鳞屑细小；和红斑背景相比，炎症常不明显。絮状表皮癣菌感染和红色毛癣菌感染在临床上难以区分，但不常引起足癣。红色毛癣菌感染多呈慢性，偶尔可见较多的丘疹。较少见的趾间毛癣菌感染可能会引起水疱和炎症。股癣向其他部位的扩散较常见，红色毛癣菌感染常扩展至臀部、下背部以及腹部。偶可累及阴茎。

鉴别诊断

念珠菌病在女性更为常见，但皮损边缘无明显隆起。白色脓疱较常见，卫星灶多而小，摩擦剥脱的破裂脓疱边缘是其典型特征。花斑糠疹也可发生于腹股沟，但和股癣的红斑相比，其皮损无明显临床表现和炎症。以上感染中较少出现中央消退表现。

无论男女，严重细菌感染引起的糜烂常见于肥胖患者，它的界限清晰，皮损边缘是对面皮损相交的单曲线。许多情况下，皮损从腹股沟向上延伸和从大腿向下延伸的效果的一样的，这一特征在股癣中通常不存在。中央部位的皮肤常出现浸渍，乳房下、脐周、腋窝部位的皮肤也可累及，类似于皱褶部位的脂溢性皮炎。然而，这一特征并不是可靠的鉴别标准，尤其是絮状表皮癣菌也可感染腋窝和乳房部位。有时银屑病和蕈样肉芽肿的表现也和股癣类似，但常在其他部位出现特征性表现。在特应性湿疹中可能有苔藓化，但这些变化通常向臀部延伸。衣服或除臭剂引起的接触性皮炎、家族性慢性良性天疱疮以及皱褶部位的毛囊角化病也应予以鉴别。

局部使用糖皮质激素可能会掩盖股癣的自然表现。

治疗

在病程短的病例中，局部治疗可在 2～4 周内治愈。表 32.8 中列出的所有外用制剂均能取得满意效果，但复方苯甲酸软膏(惠特菲尔德软膏)应按半量使用。托萘酯、特比萘芬以及咪唑类在皱褶部的耐受性更好，而且如果诊断不明确时，特比萘芬和咪唑类对念珠菌也有较好的治疗效果。如果这种情况已经持续了数月，或已经扩散至阴部、身体的其他腔隙或臀部，并且使用了局部糖皮质激素药物，强烈建议进行全身治疗。特比萘芬和伊曲康唑通常在 1～2 周内缓解病情[5]。一些患者会在治疗后复发，尽管比灰黄霉素的可能性小。在顽固性病例中，较长的治疗疗程可能有效。

感染防控

对足癣进行更好的管理有助于降低股癣的发病。患有足癣或股癣者不应该把毛巾借给别人用，即使已经清洗过。在热带地区，合适的服装和及时治疗足癣相当重要。局部治疗对于早期病例效果较好，但对于红色毛癣菌引起的长期感染者需口服伊曲康唑或特比萘芬。

阶梯治疗

病程短

- 局部应用特比萘芬或咪唑类，一天 2 次，治疗 2 周

慢性或泛发性

- 口服特比萘芬 250mg/d，治疗 1～2 周

或

- 口服伊曲康唑 100mg/d，治疗 2～4 周

皮肤癣菌引起的甲真菌病

定义和命名

这是由皮肤癣菌侵袭甲板引起的疾病。部分类型的甲真菌病与常见于全甲毁损的某些丝状真菌相关，将在本章节的非皮肤癣菌引起的甲真菌病中予以讨论[1,2]。

同义名

- 指甲的癣菌病
- 甲癣

简介

根据不同的感染部位和感染方式，指甲真菌疾病或甲真菌病被分为 7 种类型。甲真菌病主要由皮肤癣菌、新柱顶孢霉、其他非皮肤癣菌性霉菌和念珠菌感染引起（关于这部分内容可以看这一章节后的甲真菌病部分）。表 32.9 囊括了主要的感染菌类型以及相应的甲真菌病临床表现，包括在这部分章节中讨论的皮肤癣菌病。

表 32.9 主要的甲真菌病临床表现

甲真菌病临床表现	真菌
远端侧位甲下型（DLSO）	皮肤癣菌（红色毛癣菌，须癣毛癣菌），白念珠菌，镰刀菌，新柱顶孢属，短帚霉
浅表型（SO）（白色或黑色）：	
点片状	须癣毛癣菌，红色毛癣菌，镰刀菌，枝顶孢属，新柱顶孢属
横向的	红色毛癣菌，镰刀菌
近端甲下型（PSO）[斑驳，条纹（横向）和纵向]	红色毛癣菌，镰刀菌
甲内型甲真菌病	苏丹毛癣菌，紫色毛癣菌
全甲毁损型	皮肤癣菌，白念珠菌，新柱顶孢属
混合甲真菌病；案例包括在同一个甲部位的：	
DLSO＋SO	红色毛癣菌
SO＋DLSO	红色毛癣菌＋镰刀菌
SO＋PSO	红色毛癣菌，镰刀菌
DLSO＋PSO	红色毛癣菌
甲沟炎：	
合并甲真菌病（通常为 DLSO 或 PSO）	念珠菌属，镰刀菌，新柱顶孢属
不合并甲真菌病	念珠菌属，镰刀菌，新柱顶孢属

流行病学

发生率和患病率

已报告的皮肤癣菌甲真菌病的患病率各不相同，在北欧统计出 6%～25% 的流行率[1]。这种结果取决于调查的方法，通过真菌取样可以获得更高的数值。然而，在欧洲及亚洲地区，皮肤癣菌甲真菌病在气候较冷的国家发病率较高，在热带气候国家中的发病率较低。

年龄

儿童罕见。

性别

两性相同。

病理生理学

发病诱因

红色毛癣菌侵入甲板相对容易[2]，在指甲感染中占优势，这无疑也导致红色毛癣菌在手癣中流行。这也是趾甲感染的主要原因。趾间毛癣菌感染较为少见，通常只影响跗趾趾甲。甲板的侵入通常从甲皱襞或游离缘开始，并形成复杂的网状腔隙[3]，最终导致甲板浑浊以及甲板的破坏和碎裂。

病理

甲下角化过度频繁发生，但有时很难恰当地与指甲板本身的软化区分开来，其发病机制尚不清楚。从足癣的年龄分布可以看出，甲真菌病在很大程度上是

成人的疾病[4]；至于儿童，特别是处于成人患有红色毛癣菌感染的慈善机构或家庭中的儿童，可能会受到感染。外周血循环不良常被认为是治疗抵抗的原因[5]。这也可能是发病诱因之一。受过外伤的甲和老年人的甲，甲的线性生长缓慢，这些都极易受到感染。

致病菌

主要涉及的皮肤癣菌有：①与足部和手部感染(红色毛癣菌、趾间毛癣菌和絮状表皮癣菌)；②与头皮感染(断发毛癣菌、紫色毛癣菌、苏丹毛癣菌)有关。甲癣在世界各地都有发生，几乎所有的皮肤癣菌都有感染过甲的报道[2]。虽然指甲感染可能是患者真菌病的唯一表现，但在大多数病例中，它们与足癣或手癣有关，因此最常见的三种皮肤癣菌是红色毛癣菌、趾间毛癣菌和罕见的絮状表皮癣菌[6-8]。

据报道，苏丹毛癣菌是甲癣的致病菌，而其他引起头癣的致病菌如断发毛癣菌和紫色毛癣菌，较少感染指甲。在一些足癣少见，而上述真菌引起的头癣多发的地区或人群中，它们很可能是甲真菌病的主要致病菌。

临床特征[9]

六种不同的甲癣类型(表 32.9)。

远端侧位甲下型(DLSO)

DLSO 是最常见的感染类型，通常在甲板的游离缘表现为条状或斑点状变色，如白色和黄色，也常表现在甲皱襞旁。甲床初始感染时，背部甲板的表现相对正常，它通常向指甲底部蔓延(图 32.30)，有时会变成深棕色或黑色。甲板明显增厚，随着甲下软角化物质不断沉积向上，可能会使甲板破裂。后期可导致甲板的大量破坏(全甲毁损型)。虽然开始通常是单个甲受感染，随后其他指甲/趾甲也会受到侵犯。甲损伤的程度有较大的差异，以至于有时只能看到微小的变化，如点状变色或只有指甲的磨损。实际上，表现正常的指甲修剪后，可能会显露出真菌菌丝[10]。

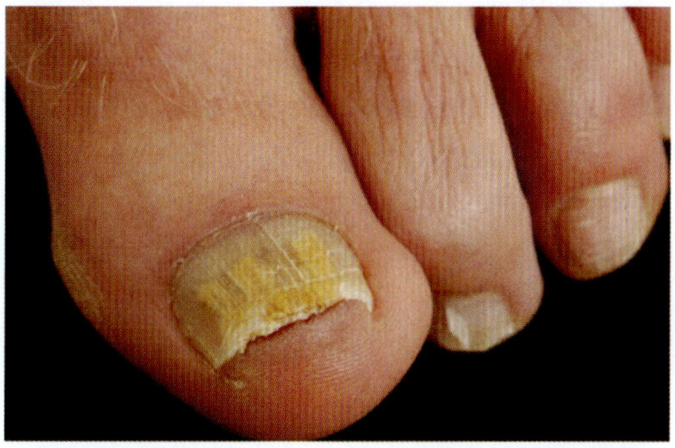

图 32.30 红色毛癣菌引起的甲真菌病

浅表甲真菌病(SO)

是一种较不常见的表现，可产生不同形式的甲侵袭，其中甲板的背面被侵蚀成界限清楚的粉白色斑或横线状条纹，通常远离甲游离缘[11]。由于白色物质呈粉末状，很容易刮除，所以它与其他原因引起的白甲很容易区别；如果是非皮肤癣菌感染，可能表现为罕见的黑色(例如，新柱顶孢属)。甲板的整个表面都可能被感染，有时其表现可能与起源于甲板游离缘的常见甲真菌病混淆。在一些患者中，浅表感染似乎起源于近端甲皱襞下，这类病例对局部治疗反应很差。虽然趾间毛癣菌更常见，但浅部感染偶尔也可见于红色毛癣菌感染中，同时也可见于某些非皮肤癣菌中，例如镰刀菌。脚趾甲经常会受到影响，发生在艾滋病患者脚趾和手指的浅表甲真菌病已经被报道[12]。在艾滋病患者中，浅表感染可能与近端甲板侵袭并存。

近端甲下型

这是一个非常罕见的类型，但在过去 10 年中，这种类型尤其与包括艾滋病在内的免疫抑制有关。甲板从甲皱襞后部迅速侵入，随病情进展，甲板变白边缘增厚[12]。目前，最常见的致病菌是红色毛癣菌，然而在过去，与这种类型相关的菌种是与这张图片有关的 *megninii* 毛癣菌。临床上，发生于近端甲皱襞下的感染表现为线状条带或白色斑点。

甲内型甲真菌病

这是由引起毛内型头皮感染的皮肤癣菌引起，尤其是苏丹毛癣菌。甲板上有凹坑和片状裂痕。侵入发生在上表面，但能穿透甲板深面。

全甲毁损型

这是严重感染的最终共同结果，其中甲板被完全破坏。

混合甲真菌病

患者常有一种以上的甲板侵犯类型，如远端甲下型和浅表型甲侵犯。有时，患者单纯的甲剥离可能皮肤癣菌培养阳性，这表明皮肤癣菌的无侵袭性携带是有可能的[13]。

鉴别诊断

银屑病可以很好地模拟由皮肤癣菌引起的甲板和甲床的破坏性变化。甲板背部的细小凹坑不是由真菌感染引起的，和游离缘的油滴现象一样，强烈提示是银屑病。由湿疹引起的弯曲变形甲以及由扁平苔藓引起的纵嵴或营养不良型甲也应注意鉴别。由细菌或念珠菌引起的甲沟炎，通常影响甲板的近端和侧面，至少在疾病初发阶段游离边缘通常不被累及。相反地，甲皱襞肿胀在皮肤癣菌感染中很罕见，化脓

第3部分

性分泌物绝不简单是甲癣的特征。甲剥离和其他指甲发育不全必须要考虑。甲的皮肤癣菌很少对称，而且通常只发现一只手的指甲受到影响。应仔细检查脚和手掌皮肤。剪指甲或刮指甲是必不可少的，由于甲板组织的培养经常失败，应做直接显微镜检查[10,14]。因此，最好对存在的任何明显皮损进行取样，因为这些皮损部位通常被同一个微生物体感染，并且更有可能得到一个阳性的培养[15]。必须记住的是，多种疾病可能同时发生。由其他原因导致的营养不良甲，可能会被皮肤真菌侵袭。这在甲翼状胬肉中并不少见。新的分子诊断方法可以帮助解决这些不确定性[16]。

严重程度分类

一般来说，轻度感染表现为近端甲床的受累和线状不透明条纹(皮肤癣菌瘤)。

病程和预后

病程慢性。

治疗

一般来说，皮肤真菌引起的指甲感染予以口服特比萘芬 250mg/d，持续 6 周，或伊曲康唑 400mg/d，每月持续 1 周，共 2～3 个月，效果令人满意。对于灰黄霉素，4 个月左右治愈，更长者可达 8 个月甚至 1 年[17]。如果是趾甲，可能需要更长的治疗时间；例如特比萘芬 250mg/d，治疗 3 个月，或伊曲康唑 400mg/d，每个月治疗 1 周，治疗 3～4 个月。一项大型临床试验表明，特比萘芬比伊曲康唑有更好的疗效[18]。有些患者(可能是 15%)，对这些药物没有反应。同时，有一个强烈的临床印象是，药物的治疗效果在年轻患者中更好，可能与他们线性甲生长和不存在缺血或创伤性营养不良有关。外周循环不良似乎对治疗有不利影响。

甲拔除或用钻头及磨石去除感染部位作为抗真菌药物的辅助治疗有时是有价值的。另一种治疗方法是用 40%尿素乳膏封包[19]，特别是在口服治疗无效时。在尿素糊剂中添加 1%联苯苄唑对整个甲板受累的可产生良好反应[20]。当单个大脚趾甲被感染时，这些治疗流程是值得认真考虑。不幸的是，没有可靠的控制评估去评估它们的价值，拔甲治疗并非没有缺点。局部治疗可能对因癣菌感染引起的白色浅表型甲真菌病有效，但对其他类型效果不佳。据报道，其他有效的外用药物(28%噻康唑、环比酮胺和阿莫罗芬甲涂剂)在一些研究中都有缓解作用。除了早期感染、表面感染或作为口服治疗的辅助外，很少鼓励使用单独外用药物。特比萘芬或伊曲康唑联合阿莫罗芬治疗可能比单独口服治疗更有效[21]。

> **阶梯治疗**
>
> **一线治疗**[a]
>
> • 口服特比萘芬 250mg/d，治疗指甲为 6 周，治疗脚趾甲为 3 个月
>
> 或
>
> • 伊曲康唑 400mg/d，1 周/月，治疗指甲为 2～3 个月，治疗趾甲为 3～4 个月
>
> **二线治疗**
>
> • 灰黄霉素剂量 1g，疗程 4～8 个月(趾甲疗程更长)
>
> [a]局部治疗用阿莫洛芬或环比酮胺可用于轻度感染影响远端甲板或非线性浅表甲真菌病。

感染防控

及时、早期治疗足癣和手癣可以减少甲真菌病的流行。

糖皮质激素修饰癣

定义和命名

这是指糖皮质激素(局部或全身)用于先前存在的某些病变，或者错误的用于漏诊的癣菌病而引起的癣菌感染。

> **同义名**
>
> • 难辨认癣

简介

通常，临床上对癣的诊断很大程度上取决于所涉及的炎症变化[1-3]。这种炎症反应可能几乎完全被全身或局部应用的糖皮质激素所抑制。同时，糖皮质激素可能会降低免疫反应尤其是细胞介导的免疫反应对感染的抵抗力。在这种情况下，患者会遭受双倍的痛苦：感染不易被诊断，而且患者更容易受真菌感染。

对于使用全身性糖皮质激素的患者(可能使用额外的免疫抑制药或放射治疗[4])，皮损改变的程度通常很小，但即使在这些情况下，也可能足以引起误诊(图 32.31)，尤其是在面部。局部使用糖皮质激素后，皮损改变的程度可能很大。腹股沟、小腿、面部和手部经常出现这种问题，其他部位的环状癣也可能是糖皮质激素治疗引起。

临床特征

病史

病史具有特征性。患者通常最初对治疗感到满意，瘙痒得到控制，炎症症状消失。但停药后有复发，

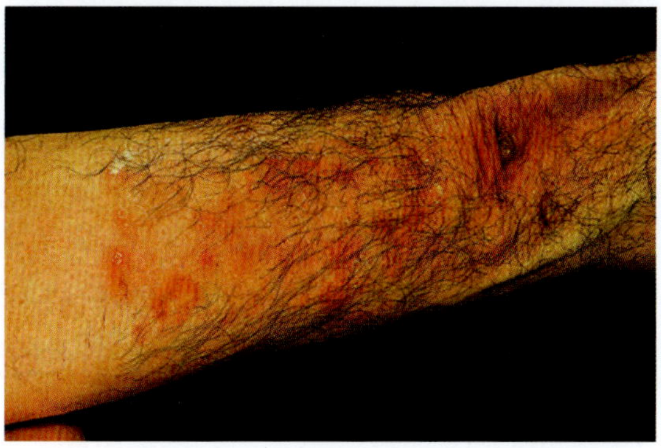

图 32.31 系统应用糖皮质激素患者的体癣

且速度不一。进一步的应用带来了新的缓解和循环的重复。在腹股沟,患者可能会出现一些持续性结节,这些结节不受糖皮质激素制剂的抑制。

表现

通常,隆起的边缘及鳞屑消失,炎症减轻,并出现一些无明显特征的结节,并可见瘀伤样褐色改变,尤其是腹股沟。在面部,皮损可能会呈现为带有丘疹和小脓疱的口周皮炎样改变。糖皮质激素相关性眼睑感染可能与睑腺炎非常相似。长期使用糖皮质激素会出现皮肤萎缩、毛细血管扩张,腹股沟和腋窝处还有可能发现细纹。在某些情况下,萎缩和毛细血管扩张中可见同心性环状红斑。据推测,上述这些表现代表了真菌生长的波动。传播虽然局限,但使用糖皮质激素后的传播范围要比未使用的更广,特别是在絮状表皮癣菌感染中。真菌菌丝的积累可能导致交叉感染,曾报道在一个皮肤科病房中发生糖皮质激素相关的紫色毛癣菌感染的案例[1]。强效氟类糖皮质激素似乎最有可能导致这种综合征,但即使是 1%氢化可的松乳膏有时也会使癣发展至难以辨认。

鉴别诊断

必须考虑腹股沟其他糖皮质激素相关感染的鉴别诊断,特别是念珠菌病,在没有停止治疗和真菌学检查时,可能无法区分。注意面部、腹股沟和手是经常诊断错误的部位,这对于提醒医师很重要,而且病史通常很有启发性。

检查

目前正在使用糖皮质激素乳膏的患者可能很难刮取鳞屑,但如果停用几天,往往会出现带有大量明显鳞屑的炎症,使临床诊断更容易,并便于刮屑。在上述样品中,真菌菌丝通常很丰富,但是当糖皮质激素仍然在使用时,如果不使用真菌荧光染色方法,则刮取的鳞屑中可能只能发现很少的真菌成分[5]。

治疗

无论哪一个部位受到影响,口服用药通常是治疗糖皮质激素修饰癣的最好方法,可局部应用糖皮质激素至特比萘芬或伊曲康唑生效为止。明智的做法是使用 1%氢化可的松乳膏或至少比原处方更弱的糖皮质激素,并警告患者尽管采取这些措施,但可能会出现反弹。必须采取后续措施,确保糖皮质激素乳膏已停止使用,并获得治愈。

皮肤癣菌反应

定义和术语

这是一种非感染性皮疹,代表对远处皮肤癣菌感染的过敏反应。

同义名
- 小孢子菌反应
- 毛癣菌或表皮癣菌反应(根据属)

发病机制

发病诱因

1918 年,Jadassohn 首次描述了发生于脓癣患者的皮肤癣菌反应。自此,大量皮肤疾病被过度地归纳为癣菌疹。现在,诊断皮肤癣菌感染引起的癣菌疹反应所需的基本标准已经明确,如下[1]:

1. 经证实的皮肤癣菌感染,通常在继发性皮疹出现前会有强烈炎症反应。
2. 远端出疹,明确该部位无真菌感染。
3. 经治疗或不治疗,癣菌感染消退时皮疹自发消失。

即使有了这些标准,癣菌疹反应也可能被过度诊断。另外还建议了一个标准:癣菌疹皮损形态应符合公认的几种类型之一。

临床特征

病史

脓癣(例如由疣状毛癣菌引起)是最常被关注的感染,但菌种并不重要,只要它能引起炎症。高度炎症性足癣可能不足。数种主要的癣菌疹类型已明确。

1. 表现为泛发性小的毛囊性丘疹,聚集或散在分布,对称分布,通常躯干部最明显,严重时可扩展至四肢,甚至面部,有时毛囊丘疹顶部会出现角栓。这种类型的癣菌疹反应的常见原因是脓癣,通常由疣状毛癣菌引起。有时,当断毛癣菌和奥杜盎小孢子引起炎症性癣时,也有可能出现癣菌疹反应。治疗原发癣皮损可能在诱发皮肤癣菌反应中起到一定作用。

2. 一种累及手指缝、手指掌侧、手掌和手背的汗疱疹样癣菌疹。这种皮疹的特点是与急性炎症性足癣有关，足癣可能是自发产生的，也可能是由于治疗不当造成的。手掌和指缝的皮肤可能出现丘疹或小疱。有时会出现大疱或脓疱。临床上，这无法与湿疹的汗疱疹类型区分。在这种情况下诊断癣菌疹需严格遵从上述标准。既往，曾因未遵守此标准导致这种罕见综合征过度诊断。

在许多其他被提及的皮肤癣菌反应的形态描述中，红斑结节似乎是最常见的[2]。很多已发表的报道对此支持，同时作者也了解一些符合上述标准的其他类型。

临床变异

有时，多形红斑、环状红斑和荨麻疹可能是对癣菌感染的过敏反应，但这种情况很少见。

其他菌丝真菌引起的浅表真菌病

新柱顶孢霉引起的浅表真菌病

定义

新柱顶孢霉(以前为小柱孢属)是高等植物的次生病原菌，主要分布在热带地区，也分布在美国和地中海地区。

简介

这种灰色到黑色的霉菌现在被认为是手掌、足底、趾缝和甲的癣样感染的原因[1-4]，透明小柱孢，一种新柱顶孢霉的非色素型变种，其表现类似于足癣和手癣，并能侵入甲板[5]。尽管从逻辑上讲，这应该归纳到新丝孢属，但目前还没有正式的提议。但以后会使用新丝孢属透明小柱孢的名称。因为这两种霉菌产生了相同的临床表现。

流行病学

尽管这些感染最初在英国被诊断，但这些患者是来自西印度群岛、东非和印度次大陆的移民。来自可能是真正流行地区如加勒比[6]、西非[7-9]和泰国[10]等地区的报告显示，新柱顶孢霉的感染在当地极其常见。感染主要见于那些出生在热带环境中的人，也见于那些到过流行地区度假的欧洲人。

病理生理学

新柱顶孢霉产生角蛋白酶，因此可以穿透角质层。

临床特征

表现

早期感染通常无症状。这些真菌能引起趾缝裂隙样改变，并可累及手掌和足底。在累及手掌或脚底[5]这点上，它们与红色毛癣菌引起的干燥型感染非常相似。病变通常无症状，仅在常规检查中才发现。指甲感染常开始于侧面和远端的游离缘，当甲板发生广泛破坏时，可能没有相应的甲板增厚(图 32.32)。在病变进行中，甲可能会横向断裂。甲沟炎往往伴随着这些变化。通常情况下，酵母菌不存在于甲皱襞之下，这表明这种变化仅仅是由新暗色柱节孢菌引起的。在趾甲中，其表现通常与皮肤癣菌感染的相同。有时，甲板中的色素沉着可能会增加，但这不应与指甲的特发性、纵向、色素条纹相混淆。这种变化在患有指甲感染的白人中最为显著[11]。感染局限于角质化较厚的皮肤区域。在较轻角质化的区域，如腹股沟或手足背，没有发现感染。

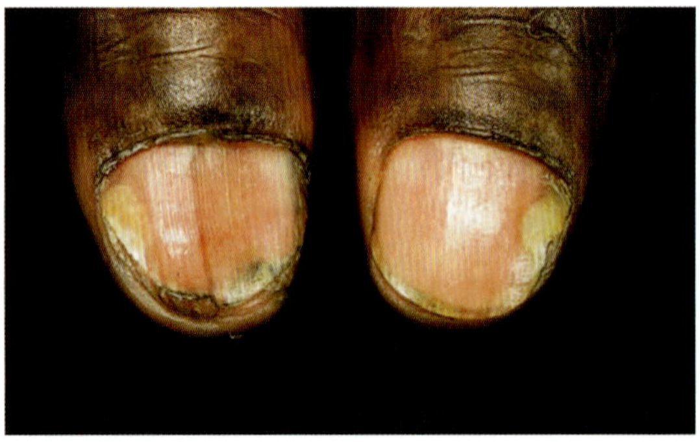

图 32.32 由双间柱顶孢霉引起的甲真菌病：早期甲剥离

鉴别诊断

包括干燥型红色毛癣菌感染，以及手指上念珠菌感染的的甲沟炎。

检查

在被双间柱顶孢霉感染的皮肤和指甲样本中偶尔可观察到色素性棕色菌丝，但在绝大多数情况下，菌丝是透明的，并且与皮肤真菌的菌丝非常相似。然而，一般来说，它们更不规则，单个菌丝纵向的宽度有着明显的改变(图 32.33)[12]。根据经验，仅在直接显微镜下就可以初步诊断新柱顶胞霉感染。

双间柱顶孢霉和透明柱顶孢霉都对放线菌酮敏感，必须从培养基中排除这种抗生素。由于已发现由新柱顶孢霉和皮肤癣菌引起的混合感染，最好使用具有和不具有放线菌酮的培养基分开培养，这样也可以分离皮肤癣菌和非皮肤癣菌。皮肤癣菌、双间柱顶孢霉和透明柱顶孢霉的混合感染也已经被报道。

双间柱顶孢霉。菌落：菌落形态多样(图 32.34a)[13]。一种类型生长得很快，产生很高的气生菌丝体，数天内即可长满 90 mm 的培养皿。另一种常见的菌种生长速度较慢，大约与皮肤癣菌生长速度相同，不产生气生菌丝，但具有柔软的表面纹理。两种颜色最初都是苍白的，但随着成熟，颜色分别变暗为黑色和鼠灰

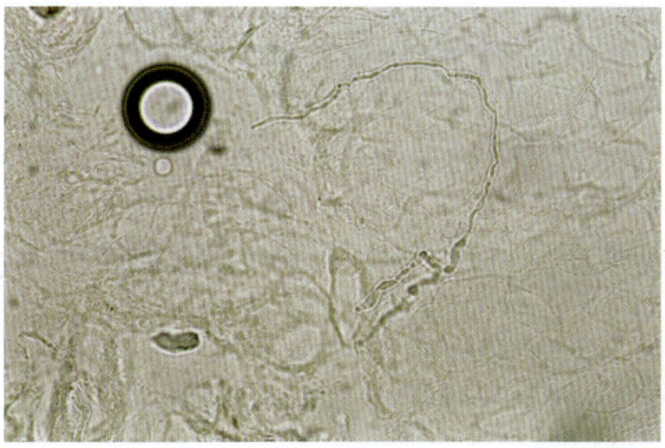

图 32.33　新柱顶孢霉感染

皮肤鳞屑固定在 30%的氢氧化钾，明视野。透明菌丝表面与皮肤癣菌相似，但直径极不均匀。可以观察到单细胞到双细胞的节孢子菌。（由英国伦敦国王学院圣约翰皮肤病研究所医学真菌学系提供）

色。显微镜：观察到单细胞到双细胞的棕色节孢子分支链（图 32.34b），这些在快速生长的培养类型中很丰富，但在缓慢生长的类型很少见。在生长缓慢的培养物中，通常存在螺旋菌丝和粗壁菌丝。双间柱顶孢霉在体外培养和体内培养都能产生黑素[14]。

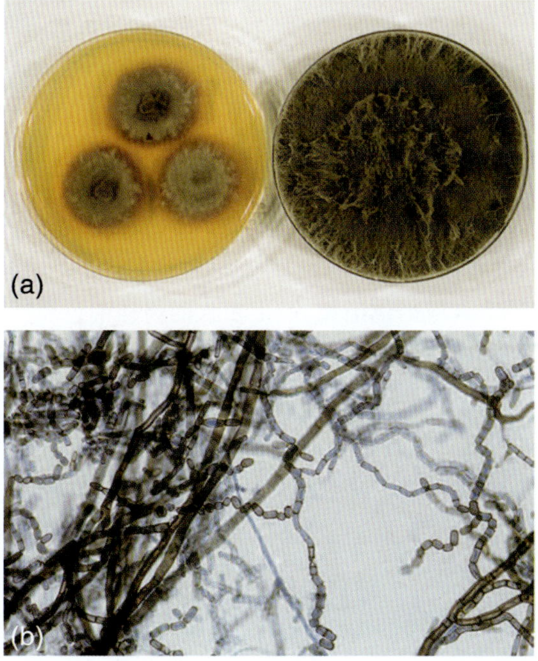

图 32.34　双间柱顶孢霉

(a)菌落形式。快速生长型（右）在几天内长满 90 mm 的培养皿，形成大量的气生菌丝体。绒样、生长缓慢的类型（左）生长速度与皮肤癣菌相同。(b)显微镜，明视野。棕色的单细胞到双细胞节孢子链是其特征。它们在缓慢生长的形态中可能很少。（由英国伦敦国王学院圣约翰皮肤病研究所医学真菌学系提供）

透明柱顶孢霉。菌落：真菌生长迅速，几天内产生白色至奶油色的菌落，有中等高度的气生菌丝体和浅黄色改变（图 32.35）。显微镜检查：产生单细胞到双细胞的透明关节孢子链。

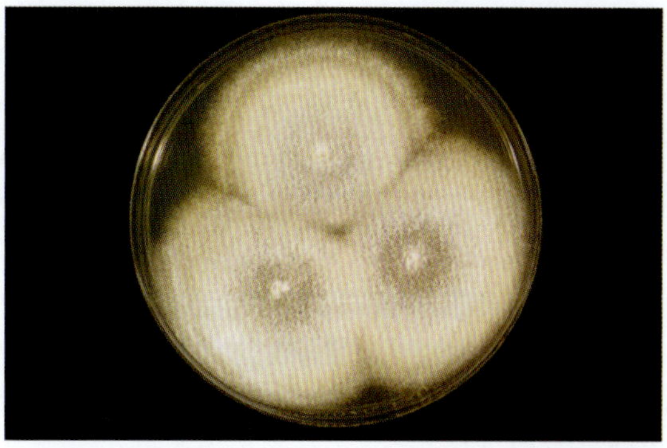

图 32.35　透明柱顶孢菌落（由英国伦敦国王学院圣约翰皮肤病研究所医学真菌学系提供）

治疗

虽然个别患者可能对局部唑类药物有反应，但还没有效的治疗方法。

一线治疗

两种微生物在体外对伊曲康唑或特比萘芬都可能敏感，但感染很少对这些药物产生临床反应。

其他非皮肤癣菌霉菌引起的甲真菌病

一般描述

广义地说，甲真菌病是指甲板的任何真菌感染。本章分别讨论了皮肤癣菌感染、念珠菌感染和新柱顶孢霉感染，这些微生物是主要的致病病原体（见表 32.9）。然而，由一些异常的指甲（最常见的是脚趾甲）而报道出许多其他非皮肤癣菌的霉菌，在这种情况下，它们的意义需要非常仔细地评估[1]。在下面的标题下描述了由帚霉属引起的甲真菌病、由非皮肤癣菌引起的浅表甲真菌病、由帚霉引起的甲真菌病和由各种霉菌引起的甲真菌病。

鉴定

这些假定的病原体中有许多在环境中很常见，并且可能作为污染物被分离出来，特别是在不含放线菌酮的培养基中。因此，在这种霉菌与甲真菌病有牵连的情况下，必须将直接显微镜下的形态与分离物的形态联系起来。有相当比例的皮肤癣菌感染的指甲，在显微镜下可以直接看到典型的菌丝，但在自然条件下不能培养出皮肤真菌。在这种情况下，分离出几个被污染的霉菌的菌落可能会让人难以置信。在其他情况下，除了皮肤癣菌外，还可以分离出一种非皮肤癣菌霉菌，而且，除非在直接显微镜下获得暗示混合感染的证据[2]，否则，在大多数情况下，这将是简单的污染。在分离非皮肤癣菌前重新检查患者以确认感染是必要的，这被认为是有意义的。二次检查将能对指甲中真菌的任何异常特征进行评估。不典型的形态，如大量蕨类菌丝的存在，甚至在指甲内产生特征无性孢子，也可能会存在。在这种情况下，在不含放线菌酮的培养基上进行第二次培养可使同一霉菌重新分离并确认感染。同时也建议含放线菌酮培养以确认没有皮肤癣菌，或者在某些情况下可能证明存在混合感染，因为由原发性皮肤癣菌感染导致的指甲异常可能偶尔会被霉菌二次侵入。值得注意的是，在非混合感染中，这些非皮癣菌与新柱顶孢霉不同，不能同时产生皮肤感染。

根据可靠的标准，在加拿大对 2500 多个感染指甲样本的分离物进行的一次调查发现，短缩链霉菌占总数的 1.6%，曲霉和镰刀菌占总数的 0.3%[3]。同样，英国医学真菌学会的一个工作组[4]估计，大约 5%的甲真菌病例是由非皮肤癣菌霉菌引起的。这些数据证实了这样一种观点，即从甲真菌病的总病例中有一小部分定期报告少数霉菌，它们的分离可能表明它们在病理中起着一定的作用。然而，用抗真菌治疗将其清除是否会导致临床恢复仍有待确定。到目前为止，这些分离物中最常见的是短帚霉（*S. brevicaulis*），它似乎能够攻击未受损的指甲或仅显示出微小异常的指甲。在浅表白色甲真菌病例中，可分离出念珠菌、镰刀菌和曲霉菌，而不是指间毛癣菌。自 1990 年以来，在加拿大和新西兰的 9 名受试者中，*Onychocola canadensis* 被认为是甲真菌病的病因之一[5,6]。

由帚霉属感染引起的甲真菌病

临床特征

短帚霉是一种常见的不侵袭皮肤的腐生霉菌[2]。当它引起指甲营养不良时，其临床特征可能与皮肤癣菌感染的临床特征无法区分，但在有严重侵袭的地方，其棕色孢子可能会使指甲变色，从而产生肉桂色（图 32.36）。这一点在甲下角化过度的区域最为明显。大脚趾甲最常受感染，但偶尔也累及其他脚趾甲和手指甲。皮肤的皮肤真菌感染和甲板的帚霉属感染本身就可能共存。

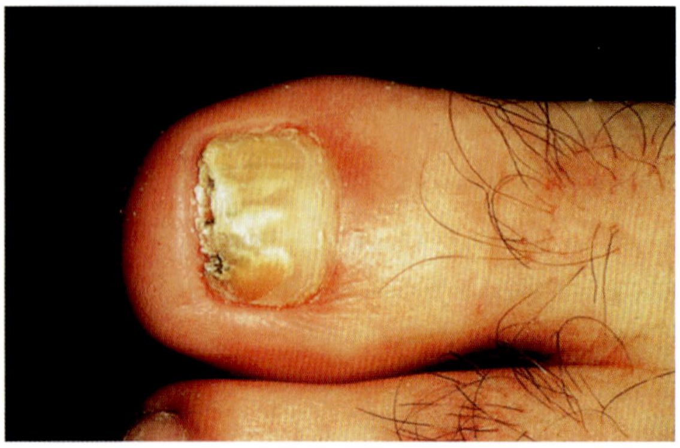

图 32.36 短帚霉引起的甲真菌病

检查

真菌在受感染的指甲材料中的分布通常是斑片状的，但在发现分生孢子的地方，它们是相当独特的，近似球形或柠檬状，有一个扁平的基面。分生孢子厚的细胞壁和短截形的基部使其区别于皮肤癣菌的关节孢子。分生孢子的表面看起来很光滑（图 32.37）。霉菌对放线菌酮部分敏感，而且在大多数情况下，如果使用含放线菌酮的培养基进行分离，真菌会生长，但仍保持紧密、苍白和复杂的折叠，产生很少的分生孢子。

短帚霉（图 32.38）。菌落：在不含放线菌酮的培养基上，真菌迅速生长，产生粉状的肉桂褐色表面，通常带有放射状或脑状褶皱。反面是奶油色到棕色。

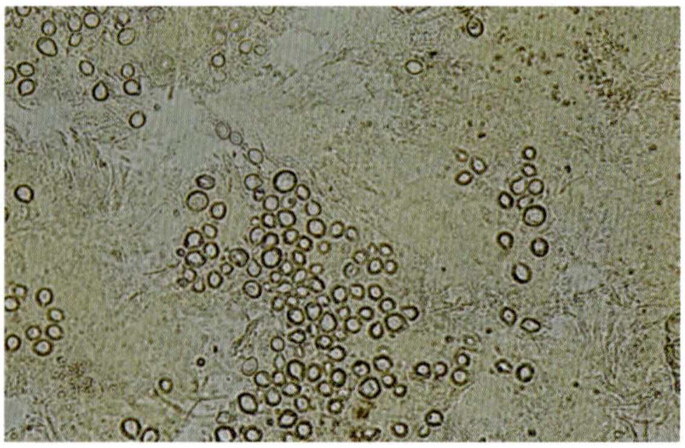

图 32.37 短帚霉

亮视野，甲碎屑用 KOH 制片。典型的分生孢子为厚壁、椭圆形或柠檬形，基部缩窄。（由英国伦敦国王学院圣约翰皮肤病研究所医学真菌学系提供）

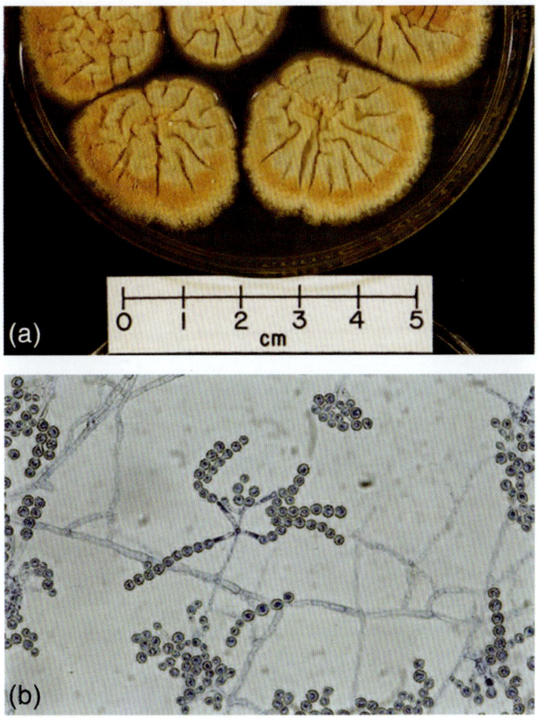

图 32.38 短帚霉

(a)菌落。在不含放线菌酮的培养基上,菌落最初呈蜡状,折叠较深,但孢子的产生在菌落表面迅速产生棕色。(b)显微镜,亮视野。粗壁分生孢子链是从环痕梗形成。(由英国伦敦国王学院圣约翰皮肤病研究所医学真菌学系提供)

显微镜下:向基性的分生孢子链从环痕梗形成。分生孢子粗糙,柠檬形或倒卵形,基部缩窄。

治疗

必须仔细寻找共存的皮肤真菌感染,特别是如果有皮肤变化。单纯治疗帚霉感染很困难。有时,患者可能对局部使用的洗液(如益康唑)有反应。然而,最常见的方法是使用 40%尿素膏作为化学指甲剥脱的方法,去除感染的甲板后,每天在甲床上涂抹唑类抗真菌膏或洗液,直至新指甲完全形成。伊曲康唑 400 mg/d,每月 1 周,3~4 个月,可能有帮助[7,8]。

非皮肤癣菌引起的甲真菌病

临床特点

引起浅表甲真菌病的非皮肤癣菌通常是白色的,它产生的临床表现与趾间毛癣菌引起的浅表白色甲真菌病的临床表现相同。然而,一个明显的特征是没有伴随的皮肤损伤。指甲板上有一些浅表斑,有些是横线带状(有条纹的白甲病)。后者通常出现在近端指甲褶皱下,很少对局部抗真菌治疗有反应。浅表甲真菌病进一步发展会向甲板深层穿透。很少出现浅表黑色甲真菌病。

检查

对指甲材料的直接镜检往往会发现奇怪的、不典型的菌丝形态和大量的叶片状菌丝(图 32.39)。然而,在皮肤癣菌感染中也可以看到一定程度的叶片状结构。最常见的分离菌种,包括黑曲霉、土曲霉和镰刀菌,如果在培养基中不加放线菌酮,就会迅速生长。

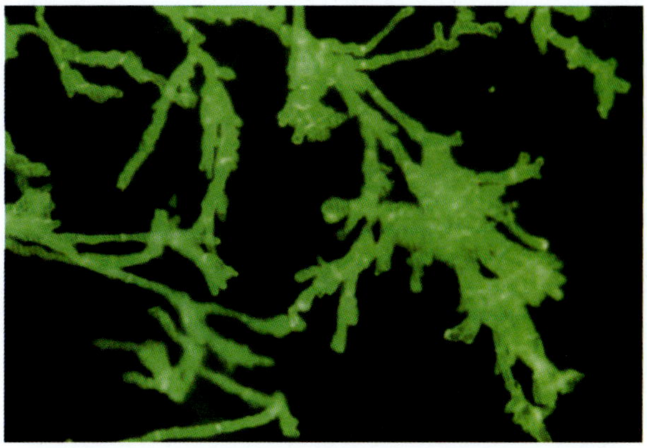

图 32.39 由非皮肤癣菌引起的白色甲真菌病

甲屑用 KOH 制片,钙荧光白染色,紫外灯光源。可观察到奇特的、叶片状菌丝。(由英国伦敦国王学院圣约翰皮肤病研究所医学真菌学系提供)

strictum 帚枝霉(以前称为枝顶孢霉)。快速生长的菌落粘稠到蜡状,中间有几簇气生菌丝体,呈粉红色、米黄色或橙色。显微镜下:细长的菌丝中呈直角出现细长的小泡。椭圆形分生孢子以黏球的形式聚集在瓶梗的顶端。

土曲霉。菌落:菌落生长迅速,呈粉状,表面呈肉桂棕褐色,背面呈淡黄色。显微镜检查:短小的分生孢子顶端的顶囊支撑着其表面上 2/3 处的瓶梗和梗基。产生长链的,小的,平滑棕色的瓶梗孢子,形成一个柱状的头部。

镰刀菌属。菌落:生长迅速,羊毛状菌落,表面和背面呈粉红色、紫色或浅棕色。显微镜检查:镰刀菌属的特征是从瓶梗产生弯曲的多细胞大分生孢子,基底有一个明显的足细胞。小分生孢子为单细胞或双细胞,卵圆形到椭圆形。它们以粘球状或链状形式在瓶梗的顶端聚集。也可出现厚壁分生孢子。

治疗

治疗效果不确定,可以试验性应用 5%阿莫罗芬和 28%的噻康唑,或者尝试用 40%尿素软膏脱甲。

Onychocola canadensis 引起的甲真菌病

临床特征

这种菌在 1990 年才被认为是致病菌。甲表现为黄色或灰色，角化增厚伴甲下碎屑形成。

检查

直接镜检可见透明的，有时金黄色或棕色的菌丝，带有圆柱状或圆形的关节孢子。在含有放线菌酮培养基上生长非常缓慢，形成限制性，光滑的灰白色霉菌菌落，5～6 周后最终会产生透明的、缩窄的关节孢子形成的易碎孢子链。

治疗

单个患者用灰黄霉素治疗 6 个月后，症状有改善，但是，直接镜检真菌仍阳性。[6]

混杂霉菌引起的甲真菌病

与上述真菌形成对比的是，其他种类繁多的霉菌都与甲真菌病的一个或极少数病例有关系。这些包括卵圆锥虫、棘壳孢属、可可毛色二孢(*Lasiodiplodia theobromae*)、腔菌属(*Cochliobolus*)(以前称为弯孢属)和许多其他菌种[9]。对异常脚趾甲的调查，特别是对老年人的研究表明，小部分人是有非皮肤病癣菌定植，通常是霉菌和曲霉菌。手指甲很少被侵犯，这些霉菌通常被认为是纯粹腐生的。虽然它们可能继发于缺血、外伤或皮肤病而对患者造成损害，但一般来说，它们对患者没有什么实际意义。对皮肤科医师来说，它们的意义在于它们必须与皮肤癣菌区分开来。此外，由于缺血引起的营养不良甲，以及被曲霉继发的定植，即使指甲被剥离，真菌被消灭，也很可能导致指甲不会正常地再生。与帚霉属感染不同的是，继发性霉菌侵袭通常会影响几个指甲，实际上所有的指甲都可能被侵入。在所有其他可能导致指甲疾病的非皮肤癣菌霉菌中，镰刀菌是最常见的。镰刀菌除了引起甲浅表真菌病外，还可引起甲近端甲下真菌病等甲入侵形式，它也能引起指间感染。

念珠菌病(candidosis)

定义和命名

念珠菌病是由念珠菌属的酵母引起的感染。黏膜和皮肤的表面感染在数字上是最重要的，但也可能发生深部浸润性疾病，如败血症、心内膜炎和脑膜炎，这些疾病将在本章后面的系统性真菌病章节中讨论。

同义名

- 念珠菌病(candidiasis)
- 念珠菌病(Moniliasis)
- 鹅口疮

分类

白念珠菌是一种椭圆形酵母菌，(2～6)μm×(3～9)μm 大小，可以产生出芽细胞，假菌丝，菌丝[1]。这种同时显示几种形态的性质称为多态性。虽然在组织侵袭过程中可能会产生菌丝，但没有菌丝的酵母菌也可能在侵袭性感染中发生，特别是在非白念珠菌引起的感染中。除了白念珠菌外，念珠菌属还包括 100 多个种，其中大多数既不是共生体，也不是寄生在人类身上的寄生虫。其他种类的念珠菌，如热带念珠菌、都柏林念珠菌、近平滑念珠菌、季也蒙念珠菌、克柔念珠菌，假热带念珠菌、葡萄牙念珠菌、涎沫念珠菌和光滑念珠菌等，有时也会引起人类念珠菌病，特别是在播散性感染中。念珠菌病的流行病学正在发生变化，曾经白念珠菌是从临床样本中分离出来的主要菌种，而在一些国家，其他菌种现在非常普遍。

一般描述

念珠菌可以引起各种不同表现的皮肤感染，见框图 32.3。

方框 32.3　念珠菌引起皮肤上的临床疾病(临床变化)

口腔黏膜念珠菌病

- 急性假膜型念珠菌病
- 急性红斑型念珠菌病
- 慢性假膜型念珠菌病
- 慢性红斑样念珠菌病
- 慢性斑块样念珠菌病
- 慢性结节性念珠菌病
- 口角唇炎
- 中央菱形舌炎
- 念珠菌、类固醇和口腔

皮肤和生殖器黏膜的念珠菌病

- 念珠菌间擦疹(曲侧念珠菌病)

（续框图）

- 急性外阴阴道念珠菌病
- 慢性外阴阴道念珠菌病
- 念珠菌龟头炎
- 肛周和阴囊念珠菌病
- 婴儿期会阴念珠菌病
- 尿布区结节状或肉芽肿性念珠菌病

指甲和甲周的念珠菌病

- 甲周念珠菌病
- 念珠菌性甲真菌病
- 先天性念珠菌病

其他念珠菌病

- 念珠菌过敏症
- 慢性黏膜念珠菌病

生物学基础

念珠菌生态学

胃肠道运输。白念珠菌是一种常见的正常共生于胃肠道的真菌[2]，但也不是一成不变的。白念珠菌或其他种可能在分娩期间直接从产道定植，在婴儿期的某个时间，或在生命后期。早期口腔定植常伴有明显的病理改变，但如果是后天获得的，通常是无症状的。关于念珠菌携带率的文献很多。少于 26％的正常人[1]口腔携带酵母菌，白念珠菌携带率约为 18％。对住院患者口腔调查显示更高的比率。粪便标本和直肠拭子中酵母菌的分离率也高于口腔标本。根据已发表的研究结果显示，酵母菌携带的概率接近 47％，白念珠菌的比例略低于 41％[1]。

如果使用特殊技术或重复取样，则健康成人肠道携带念珠菌的比例可能明显提高，甚至上升到 2/3。此外，如果口服抗生素对胃肠道定植菌群有效，则念珠菌带菌率升高[3]。胃-肠酵母菌群的密度和组成因人而异，并影响是否能够分离成功。

对念珠菌血清学和皮肤测试的研究表明，很大一部分未被酵母定植的人可能在过去接触过念珠菌。这一研究的实际含义是，正常个体在携带念珠菌种类的密度方面表现出广泛的差异，例如通过口腔拭子进行评估。外界因素，如口服抗生素治疗，不仅可能增加携带的发生率，而且还可能增加菌的数量和感染的机会。

阴道携带[4]。健康的阴道可能被酵母菌定植，最常见的是白念珠菌，有时在一定比例的女性中定植的是光滑念珠菌[5]。在不同的调查中，阴道酵母菌携带者的比例差别很大，但白念珠菌的比例为 12.7％可能是准确的。即使没有阴道疾病，住院患者的发病率也较高[1]。怀孕、口服避孕药和使用宫内节育器都与携带率升高有关[6]。

皮肤携带。一般来说，白念珠菌和任何其他种类的念珠菌都不是长久存在于皮肤部位，尽管在新生儿时期可以发生暂时性定植[7]。同时，与身体孔道相邻的皮肤，经常接触口腔的手指，往往会培养出白念珠菌，有时还会产生其他种，特别是近平滑念珠菌和季也蒙念珠菌。念珠菌可能是一个持久的定植者，常存在个体潮湿的间擦部位[8]，以及在本来就存在甲病患者的甲下间隙。在这方面，年龄和气候很有影响。从非常年轻和非常年长的样本的患者中更有可能培养出念珠菌。

其他部位的携带。支气管树通常不被念珠菌定植，而从痰标本中分离出的微生物，至少在量少的情况下，可以认为是来自口腔或咽部。已经证明，吞噬大量念珠菌细胞会导致这些酵母迅速通过肠壁进入循环，可能是通过门静脉和肝脏导致的[9]。

白念珠菌有时可以在环境中培养得到，通常在重度感染者[1]附近，人或动物；例如，流行的鹅口疮可以从托儿所、医院床单、皮肤科诊所的空气中分离出来。然而，在正常情况下，念珠菌并不是仅由空气传播。除了新生儿和配偶之间的相互感染，大多数念珠菌病可能是由寄主自身的共生酵母感染引起的。使用分型的研究表明，大多数感染是内源性的，通常感染是随着现有疾病的转移而发生的宿主-酵母关系[10]。这种从共生到寄生的转变受各种因素的影响。到目前为止，酵母的毒性增加还没有被证明是很重要的。白念珠菌分离株在人类宿主[11]中造成损害的能力可能不同。实际中，这种变化很难被证实，除了一些特殊的突变，例如缺陷蛋白酶产物。

对念珠菌株进行基因分型的方法为调查个体、群体或医院病房内有机体的传播提供了一种手段[12]。他们指出，优势菌株的传播可以发生在个人之间，也可以发生在医院。在一次有详细记录的暴发病例中，一种对正常洗手程序抵抗的菌种是造成重症监护病房内大面积感染的原因[13]。这表明，患者携带的菌株可能被具有不同生物学特性的其他菌株所取代。这些技术现在可以用来确定重要的问题，例如获得耐药性[14]。白念珠菌还可能表现出一种不寻常的现象，称为表型转换，即一株菌株可能会改变形态或另一种表型特征，例如，药物敏感性随着生长条件的变化而改变；这种变化是可逆的，与遗传变异无关[15]。

病理生理学

菌种

在动物实验中，一些种的念珠菌毒性比白念珠菌弱，这一发现符合临床经验。一般来说，皮肤病中最常见的病原体是白念珠菌，尽管其他种类的病原体越来越多的在阴道感染和免疫缺陷患者中分离出来。某些白念珠菌分泌的天冬氨酰蛋白酶等因素也影响致病性。蛋白酶阴性菌株是已知的毒性较低的菌株[1]；实验室产生的基因缺陷菌株尚未被证明是毒性较小的菌株。

在口腔和皮肤念珠菌病中，显微镜下观察到的念珠菌通常以出芽和菌丝体的形式出现[2]。在侵袭性念珠菌病的组织病理中，通常存在菌丝。这表明菌丝的产生可能与真菌的毒力有关。不表达菌丝相关基因产物（如菌丝特异性 G1 细胞周期素相关蛋白）的白念珠菌突变体表现出较弱的毒力。

酵母菌形态黏附于底层上皮细胞的能力也是组织侵袭的重要前奏[3-5]。白念珠菌装配成能感觉到与底层人类细胞的接触。念珠菌黏附上皮表面是通过许多受体相互作用。念珠菌黏附素是基于细胞壁甘露聚糖或蛋白质组分[6]。研究得最好的黏附素是凝集素样序列（ALS）蛋白。这也表明蛋白酶的产生与黏附有关。

在体内，各种各样的因素在不同的时间被认为是重要的刺激菌丝体的形成原因[7]。温度 35℃ 以上、低氧分压、液体递质、不含硫氨基酸、多糖碳源、血清和 pH 值 7.5 是实验研究中最有说服力的因素[8]。然而，很难将这些实验结果与体内情况联系起来。白念珠菌也会产生黑素，这是一种已知的影响免疫反应抵抗力的因素。它既能诱导细胞内吞，又能通过菌丝介导的穿透力来侵入人体细胞。念珠菌在表面形成生物膜的能力也可能导致影响毒力或耐药性不同基因的表达，如药物外排泵等。

来自其他生物的生态压力的影响是相当重要的[9]。无论是在胃肠道还是皮肤上，去除竞争细菌都会导致酵母数量的增加，这是入侵的重要前提。关于念珠菌和唾液中细菌竞争的研究表明，一个因素是葡萄糖[9,10]等单糖的数量，如果这些单糖含量升高，如糖尿病，细菌群将不会抑制酵母[11]。除了营养消耗之外，其他机制也可能适用，念珠菌可以在敌对环境中，如吞噬细胞内部，使用不同的底物进行糖异生。在其他环境下（如指蹼），细菌，特别是革兰阴性杆菌，可能是共同病原体，而不是竞争对手，它们的存在增强了酵母的致病性。此外，细菌的存在可能会损害念珠菌黏附在底物上的能力[12]。

宿主因素

与皮肤黏膜念珠菌病有关的宿主因素很多。老年人、非常年轻和患病的患者容易受到口腔鹅口疮的影响。然而，各种其他因素也可能涉及，许多患者不止一个发病诱因。在口腔中，碳水化合物的含量是很重要的；食物碎片可能存在于口腔卫生不良的重病患者的口腔中，不应该被忽视，而且可能和糖尿病唾液一样重要。尿液中的高糖水平，一般组织体液和汗液可能会使糖尿病患者更容易感染念珠菌[13]。糖尿病患者的吞噬功能也受到损害。在实践中，这些群体的感染主要限于念珠菌外阴阴道炎和龟头炎。

任何形式的局部组织损伤在念珠菌病的发病机制中都可能很重要[14]。实验移除角质层有助于建立皮肤念珠菌病，接种量可以增加反应的严重程度[15]，可能是通过增加黏附素受体的功能来实现的。在口腔中，假牙增加了易感性；原因包括形成了致密的生物膜。皮肤浸软是非常重要的，在实验性念珠菌病中，通常由封包提供的高含量水分是一个先决条件。虽然有几项调查显示，银屑病和湿疹皮肤上的念珠菌携带率较高，另一项研究[16]声称，念珠菌病在银屑病患者中更为常见，但一般来说念珠菌病并不是银屑病或湿疹的常见并发症。

实验性感染的豚鼠，表皮细胞的周转增加，这是在念珠菌感染后发生的，可能是通过 T 细胞介导的机制。在这种情况下，角质层脱落或增加与感染的恢复密切相关[17]。Higgs 和 Wells 研究[18]显示，一些慢性皮肤黏膜念珠菌病患者有铁的缺乏。铁替代治疗后，对念珠菌感染的耐受性增强。另一方面，体外实验表明，不饱和转铁蛋白对白念珠菌有抑制作用。铁可以逆转这一效应。除转铁蛋白外，持续念珠菌感染的存在，某些情况下导致 T 细胞功能的抑制，在体外，可证明与其他白细胞存在这种作用，并被抗念珠菌治疗所逆转[19]。念珠菌可以直接与免疫细胞，如调节性 T 细胞（Treg 细胞）相互作用。

内分泌因素[7,20]

除糖尿病外，多种内分泌疾病也被认为是念珠菌感染的发病诱因。在慢性皮肤黏膜念珠菌病的综合征中，基因突变与内分泌疾病有关。毫无疑问，库欣综合征，无论是自发的还是医源性的，都会增加包括念珠菌病在内的多种感染的易感性。其机制似乎是直接抑制免疫，特别是 T 细胞功能。除这两种情况外，家族性内分泌病以艾迪生病、甲状旁腺功能低下和甲状腺功能减退为主要表现，与一些慢性皮肤黏膜念珠菌病有关。然而，治疗内分泌异常并不能改善念珠菌感染等因素（见关于慢性皮肤黏膜念珠菌感染的章节）。

免疫因素

对慢性黏膜皮肤念珠菌病综合征患者的深入调查和对多种原发性免疫缺陷患者的研究清楚地表明，在防御念珠菌感染方面，无论是浅层还是深部，细胞介导的免疫都是至关重要的，并伴有正常的吞噬功能和多形性巨噬细胞的杀伤[21,22]。循环抗体或分泌型 IgA 可能具有一定的作用[23]。诱导产生白细胞介素-12、-23、-27 和-35 是宿主防御的关键步骤。在戴正畸矫治器的儿童中，唾液 IgA 水平较低的儿童患念珠菌病的风险较高。

虽然全身皮质类固醇通过降低免疫功能来增加念珠菌感染的易感性，但是局部类固醇在这方面的实际重要性还没有很好地理解。然而，有证据表明，不管是用死的、裂解的念珠菌细胞或活的菌株刺激，对念珠菌的反应可以被局部类固醇抑制，这种现象在人类身上实验可以产生，但不能在大鼠体内产生。有研究表明，用类固醇治疗婴儿餐巾区或尿布区念珠菌病，会产生大的肉芽肿病变，这如同假设淋巴细胞和吞噬细胞减少产生的结果一样，表明激素可能增加对致病菌的易感性。

虽然系统性皮质类固醇激素会增加老年人和重病患者，尤其是白血病、淋巴瘤或癌症患者的易感性，但很大程度上可能是由于细胞免疫受到抑制。

患有 T 淋巴细胞功能缺陷的患者，如艾滋病患者，似乎对黏膜或皮肤念珠菌感染特别敏感，但不容易全身感染[24,25]。T 细胞缺乏的小鼠（nu/nu）对念珠菌系统感染的易感性不能再现。事实上，一些研究人员已经发现了变强的抵抗性，这表明并不只是 T 淋巴细胞的活性影响了对系统侵袭的抵抗力[26]。相比之下，在慢性皮肤黏膜念珠菌病患者中，最一致的异常是 T 淋巴细胞功能的异常，特别是细胞因子的表达[19]，尽管这些异常现在被认为是继发于由感染引起的免疫变化。

中性粒细胞或巨噬细胞功能缺陷的患者易患浅表性和全身性念珠菌病。中性粒细胞和巨噬细胞在体外吞噬和杀伤念珠菌的活性已被证实[27]。此外，细胞因子如 INF-γ 似乎与这些细胞相互作用，以增强对机体的杀伤作用。因此，在防御方面，不同的免疫机制之间似乎有很大的相互作用，包括表皮表达的多肽，例如防御素抗念珠菌[28]。

念珠菌感染与艾滋病病毒/艾滋病

在未经治疗的艾滋病病毒阳性人群中，口腔念珠菌的携带率普遍较高，这一点已得到证实，例如，艾滋病病毒阳性的同性恋男性的携带率高于艾滋病病毒阴性的同性恋男性的对照组[29]。另一项对没有口腔念珠菌感染的 HIV 阳性患者的研究显示，261 人中有 24% 的人在舌头或颊黏膜上携带白念珠菌。静脉药物滥用者和淋巴细胞减少者的定植率较高。此外，CD4 细胞缺失和 β_2-微球蛋白水平升高的患者更有可能成为携带者[30]。联合抗逆转录病毒疗法通常可以逆转这些情况。

CD4 计数作为疾病进展的指南，与艾滋病患者口腔念珠菌感染之间的关系已由多位作者进行了研究。口腔鹅口疮似乎可以反映病毒载量增加[31]。毛状黏膜白斑和口腔念珠菌病都是艾滋病进展速度增加的标志[32]。口腔念珠菌的存在可能对某些患者的生存有影响。例如，有口腔念珠菌感染但没有其他艾滋病特征的 HIV 阳性患者的存活率比没有口腔念珠菌感染的患者低[33]。然而，要记住的是，免疫相关的因素，如 CD4 计数不是口腔念珠菌感染的唯一决定因素。持续阴道念珠菌病与艾滋病相关的证据不是很令人信服。

更多信息见第 31 章。

鉴定

由于白念珠菌是一种常见的共生菌，对培养结果的解释需要结合临床表现。白念珠菌在皮肤或皮肤黏膜上的少量生长，如果没有直接显微镜下感染的证据，可能是毫无意义的。

在皮肤或指甲材料的直接镜检中，椭圆形的薄壁酵母在狭窄的基部有出芽，通常伴有菌丝，有的是真菌丝，有的是假菌丝（图 32.40）。

当非白色酵母存在时，可能没有菌丝。观察到的酵母菌的大小和形状可能也表明存在一种非白色酵母；例如，克柔念珠菌的出芽细胞明显比白念珠菌更大和更长。白色念珠菌的分离鉴定简单。在 37℃时，在无放线菌酮的培养基上，拭子和皮肤样本中的菌落通常在 1～3 天内出现。然而，较厚的皮肤和指

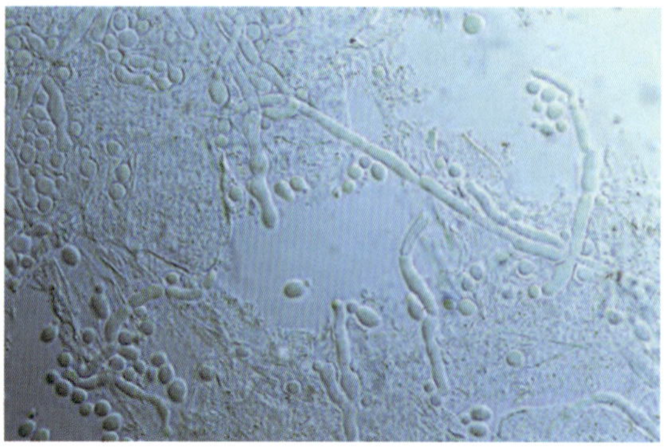

图 32.40 念珠菌病

皮肤鳞屑用 30% 的 KOH 制片，诺马斯基照明，油镜。可以观察到出芽酵母和纤细的菌丝。(由英国伦敦国王学院圣约翰皮肤病研究所医学真菌系提供)

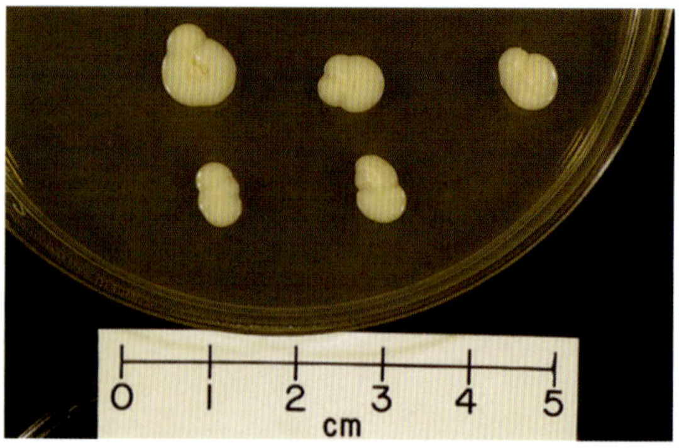

图 32.41 白念珠菌菌落在葡萄糖-蛋白胨琼脂上呈白色至奶油色(由英国伦敦国王学院圣约翰皮肤病研究所医学真菌系提供)

甲材料的生长速度可能较慢，因此在报告为阴性之前，培养皿应保持一周。显色琼脂培养基现在可以表现成不同颜色的菌落。在白念珠菌的 ID 琼脂上，白念珠菌的菌落是蓝色的，所有其他酵母菌都是奶油或白色的。在显色培养基上，白念珠菌、热带念珠菌和克柔念珠菌的菌落分别为绿色、蓝色和粉红色，尽管仅使用这些培养基并不能可靠地区分菌种。

白念珠菌。菌落：葡萄糖-蛋白胨琼脂菌落为白色至奶油状，质地柔软(图 32.41)。有些分离物可能产生皱纹样的“粗糙”菌落，有些可能在菌落边缘产生明显的假菌丝。显微镜检查：从原培养板上制片可以看到主要是出芽的酵母细胞。产生菌丝最好在营养贫乏的培养基上进行，如玉米粉琼脂，或添加吐温 80 的大米提取物琼脂。白念珠菌在这些培养基上的形态可以起到鉴定作用，因为除了菌丝和出芽酵母外，白念珠菌还在菌丝的两侧和末端产生折光性的囊泡，通常被错误地称为厚壁孢子(直径 8～12μm)(图 32.42)。白念珠菌在 26℃ 孵育后 24～96h 内可生长，与大多数其他种类的念珠菌不同的是，当接种到血清中并在 37℃ 下孵育 2～4h 时，会产生原始的真菌丝-芽管(图 32.43)。其他种中唯一芽管阳性并在营养贫乏的培养基上产生囊泡的物种是都柏林念珠菌，这是一种最初被描述为主要与 HIV 阳性患者的口腔感染有关的酵母菌。

其他念珠菌属。菌落：不同菌种产生的菌落在质地、颜色和明显的假菌丝产生方面略有不同。根据经验，这些差异可以在原培养板上识别，但具体的鉴定总是需要对每个培养物的形态学和生理学进行研究。显微镜观察：除了光滑念珠菌，大多数致病性念珠菌种会在营养贫乏的培养基上产生菌丝和出芽酵母，但

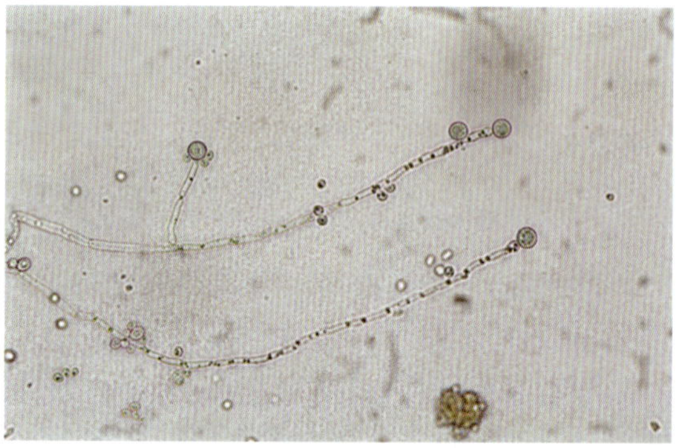

图 32.42 白念珠菌的特异性鉴定可通过观察在添加吐温的米饭琼脂等营养贫乏培养基上培养的带有厚壁末端囊泡的菌丝(由英国伦敦国王学院圣约翰皮肤病研究所医学真菌系提供)

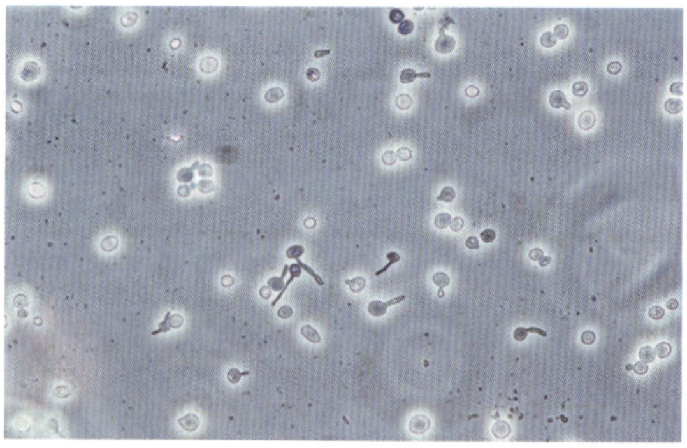

图 32.43 白色念珠菌特异性鉴定的第二种方法是 37℃ 孵育 2～4h 后血清中芽管的观察(由英国伦敦国王学院圣约翰皮肤病研究所医学真菌系提供)

不产生厚壁孢子，而这些菌丝和酵母菌的外观每个种都稍有不同和特点。菌丝的存在与否是鉴定所有念珠菌所必需的关键特征。生理试验：一组生理试验，

如糖和氮源同化，以及确定是否存在尿素酶，可以用来鉴定。诸如 API32C 和 Auxacolor 等商业酵母菌鉴定系统的开发极大地促进了这项工作，并且这种试剂盒得到了广泛的应用。近年来，质谱（特别是 MALDI-TOF）被越来越多地用于酵母菌鉴定，特别有必要对非白色酵母菌进行鉴定，因为认识到其中一些种可能对某些抗真菌剂表现出天然的抵抗力；例如，光滑念珠菌和克柔念珠菌通常对氟康唑具有耐药性。

组织病理[1,2]

白念珠菌和其他念珠菌引起的临床表现范围与炎症组织中的各种病理变化平行。然而，对于上皮表面念珠菌病的组织学，有一些可作有益的归纳。真菌成分几乎总是局限于上皮的外层，包括角质层。在皮肤上，特别是在急性感染中，菌丝体可能非常稀少，而且酵母形式可能只存在少量。此外，除白念珠菌外，在其他感染性菌种中发现菌丝体的可能性也较小。

除了真菌存在外，急性口腔念珠菌感染的特点是炎症变化与上皮假膜的形成以及炎症细胞[1]。在口腔上皮和皮肤表皮中，炎症浸润主要呈多形性，可形成微脓肿或角层下脓疱。常伴随表皮的分离。在真皮中，炎症反应是淋巴细胞、浆细胞（尤其是口腔细胞）和组织细胞的混合物。在慢性病例中，角化过度，角化不全伴棘层肥厚，伴随着混合性的炎症细胞浸润。在慢性皮肤病变中，可见角化过度伴有棘层肥厚，在皮肤念珠菌肉芽肿中，包含巨细胞的致密混合炎症细胞浸润[3]。尽管有争议，但似乎在慢性口腔病例中，作为感染晚期特点，可以出现继发于念珠菌病的肿瘤改变[4]。

治疗

一般的治疗原则[1]

在治疗念珠菌病时，必须认识到改变局部和系统发病诱因的必要性。例如，在口腔感染中，这涉及重症时的经常洗漱，而在其他患者中则涉及义齿卫生，而在念珠菌感染影响皮肤的情况下，小心干燥受影响部位是很重要的。在许多情况下，局部抗真菌治疗足以产生效果，但在免疫功能低下的口咽念珠菌病患者中，口服系统治疗可能是治疗伴有食管感染的必要手段，也是治疗艾滋病患者口腔念珠菌病最有效的治疗方法。此外，口服抗真菌药可预防中性粒细胞白血病患者全身念珠菌感染。虽然这一办法的有效性常常受到质疑，但这仍然是一种常见的做法。除慢性皮肤黏膜念珠菌病（CMC）和甲真菌病这些指征外，全身抗念珠菌治疗的主要指征是念珠菌败血症和深部念珠菌病。艾滋病患者联合抗逆转录病毒治疗能显著提高治疗效果。

治疗性药物

多烯类抗生素两性霉素 B 和制霉菌素对念珠菌和其他大多数酵母菌都有效。尽管多烯类抗生素已经使用了很多年，但白念珠菌和其他念珠菌对这些抗生素的抗药性是非常罕见的，除了葡萄牙念珠菌，其他念珠菌也是如此。局部使用它们都是安全的，接触性皮炎是罕见的。在这些药物中，只有两性霉素被系统地使用，这必须通过静脉输注。静脉注射脂质相关两性霉素 B 类化合物，包括脂质体制剂（AmBisome®，Gilead）和脂质复合物（Abelcet®，Zeneus）广泛应用于系统性疾病患者。这些化合物具有降低肾毒性的优点。所有多烯类的胃肠吸收有限，口服后仅占 5%～10%。对念珠菌有效的另一组重要药物是咪唑类。克霉唑、咪康唑和益康唑在局部使用得最多，但念珠菌对它们的抗药性尚未形成[2]。接触性变态反应，尽管有报道，似乎几乎是像对多烯类的反应一样罕见。最有效的口服疗法是两种三唑类，即氟康唑[3]和伊曲康唑[4]，它们在这些感染中也是有效的，并具有另一优点，即酮康唑所致的肝毒性在这两种药物中都极为罕见。伊曲康唑 100～200 mg，氟康唑 100～400 mg。此外，氟康唑可作为一种静脉注射药物用于全身念珠菌感染。伊曲康唑在环糊精溶液中的配方为严重免疫低下患者提供了更好的吸收。在接受长期药物治疗的 HIV、AIDS 或 CMC 患者中，已经报告了对氟康唑的耐药[5]。同样，部分白念珠菌分离株对氟康唑也有天然的耐药性，特别是克柔念珠菌、都柏林念珠菌、光滑念珠菌。然而，念珠菌感染和耐药性在接受高活性抗逆转录病毒（HAART）治疗的患者中并不常见[6]。其他对念珠菌有活性的唑类包括伏立康唑和泊沙康唑。这两种方法都用于严重的口咽和食道感染。此外，卡泊芬净或阿尼芬净，为静脉内真菌细胞壁抑制药，属于其他用于全身感染抗念珠菌药物。

氟胞嘧啶是一种从肠道吸收的药物，对那些保留其敏感性的念珠菌株来说是相对安全和非常有效的。不幸的是，在治疗过程中产生耐药性并不少见，这种药物现在只是偶尔用于念珠菌感染。

一线用药

在婴儿中，每天使用几次制霉菌素、两性霉素 B

悬液或咪康唑凝胶通常足以治疗口腔鹅口疮。在成人患者中,在夜间义齿摘除是很重要的。两性霉素 B 或制霉菌素片、口服制霉菌素悬液或咪康唑粘连片对非免疫低下患者有效。治疗的时间因病情而异:在急性病例中 10～14 天可能足够了。对治疗无反应的慢性病例,如增生性念珠菌病患者,局部治疗效果不佳,氟康唑(100～200 mg/d)[7,8]或伊曲康唑(100～200 mg/d)[9]疗效更好。伏立康唑或泊沙康唑是替代品。对于慢性口腔念珠菌病患者,活检可以排除黏膜白斑。口角炎通常对治疗原发口腔情况有反应,尽管局部应用抗真菌药物可能会加速恢复。

相比之下,艾滋病或 CMC 患者的口腔念珠菌病往往不能对局部多烯类用药有反应。这种情况下,最好的方法是使用伊曲康唑[10]或氟康唑[11,12]。如果可能的话,应给予短期疗程的治疗,因为持续治疗有发生耐药性的风险。治疗通常是直到症状恢复,氟康唑通常比于伊曲康唑胶囊制剂更快。伊曲康唑的溶液是胶囊形式的替代品,在一些国家有一种新的更好吸收的伊曲康唑制剂(Lozanoc)。泊沙康唑或伏立康唑也是治疗这些患者的替代疗法。

口腔黏膜念珠菌病

念珠菌在正常口腔中并不少见,但当出现局部或全身免疫抑制时,更有可能形成念珠菌病[1]。除全身类固醇治疗外,局部应用类固醇乳膏、漱口液和氯硝唑治疗口腔扁平苔藓或哮喘的类固醇气雾剂可能会导致念珠菌病,有时也会继发于原发病。

念珠菌可继发于其他口腔疾病,如溃疡性扁平苔藓[2]、口腔黏膜白斑病和白色海绵痣。在嘴唇上,外伤性唇炎的侵袭可能使治疗复杂化。在所有情况下,除去念珠菌通常会加快恢复速度,即使其只是一个促成因素。

急性假膜性念珠菌病

定义和命名

这种感染的特征是界限清楚的乳脂状斑片、碎屑状、凝乳状、白色的假膜,去除后留下一个潜在的红斑基底[3,4]。

> **同义名**
> - 口腔鹅口疮
> - 急性假膜念珠菌病
> - 念珠菌性口炎

病理生理学

发病诱因

最常见发生在生命的第一周,早产儿可能特别容易感染。除了新生儿口腔念珠菌病(与念珠菌感染不同)外,急性假膜念珠菌病通常是继发于局部或系统的发病诱因,尤其是在中性粒细胞减少患者或 HIV/AIDS 患者[5-7]。

病理学

假膜由脱落的上皮细胞、纤维蛋白、白细胞和真菌菌丝体组成,附着在发炎的上皮上。

临床特点

可能有一个或多个斑块。颊部、牙龈或上腭的口腔上皮可能被感染。在免疫功能低下的中性粒细胞减少或 HIV/AIDS 患者中,病变扩展到颊黏膜、舌和食管是常见的。糜烂和溃疡是偶然的并发症,可能因为疼痛而导致食物摄入不足。在这组患者中,口腔感染与单纯疱疹病毒可能巧合发生[8]。口腔念珠菌感染是 HIV/AIDS 患者中最常见的继发性感染,在这些患者中可能出现反复或更长时间的感染[9]。

急性红斑性念珠菌病

定义和常见术语

有明显的疼痛和剥落,萎缩,红斑黏膜,特别是在舌背[10]。它可能伴随假膜念珠菌病,这时常会发现残留黏膜的痕迹。

> **同义名**
> - 急性萎缩性口腔念珠菌病
> - 抗生素性口腔溃疡

病理生理学

尤其与抗细菌抗生素治疗有关,但也可能在 HIV 阳性者和服用吸入类固醇的患者中发生。在这种情况下,舌头往往受到明显的影响。

慢性假膜性念珠菌病

定义

这与临床上的急性假膜性念珠菌病没有什么不同,但是,顾名思义,病变是非常持久的。它主要发生在免疫缺陷者身上。

慢性红斑性念珠菌病

定义和术语

假牙区上皮的疼痛据说影响到近 1/4 的义齿佩戴者,并且是大多数,即使不是所有病例都是由念珠菌病引起的[11]。类似的问题也可能发生在戴正畸用具的儿童。

同义名
- 慢性萎缩性念珠菌病
- 口腔溃疡
- 口腔炎

流行病学

女性患者多于男性的情况仍然无法解释。

病理生理学

仅消灭念珠菌通常不能完全恢复，其他因素如慢性机械刺激和细菌定植可能在这种疾病的发病机制中起作用。

病理学

上皮通常是发亮和萎缩的，至少在某些区域可能有明显的水肿。晚期可发生继发性乳头瘤病。

临床特点

通常情况仅限于佩戴义齿区、腭部和牙龈。受影响的黏膜呈现不同的鲜红色或暗红色，在义齿边缘有相当清晰的界限。通常发生相关的口角炎，这是一个特点，经常使患者寻求牙科或医疗咨询，因为腭区的症状往往是轻微的。

并存疾病

绝大多数男女患者都是健康的。免疫方面的潜在缺陷在这个综合征中是不可预料的。但是，患有红斑念珠菌病的 HIV/AIDS 患者可能进入慢性期。

慢性斑块样念珠菌病

定义和命名

发生在口腔的白色斑块非常持久，坚实，不规则，通常位置在脸颊或舌头[12]。

同义名
- 慢性增生性念珠菌病
- 念珠菌白斑

流行病学

多数患者为男性，一般 30 岁以上。

病理生理学

多数情况下，不存在严重的发病诱因，虽然这种表现，特别是泛发的形式，可能发生在慢性皮肤黏膜念珠菌病患者。吸烟者似乎特别容易形成这种形式的口腔念珠菌病[13]。

临床特征

因为症状很轻微，很难记录到开始发病的时间，只有轻微疼痛和粗糙时才被注意到。在增生性区域周围，可能有一个红斑边缘。不像口腔鹅口疮的假膜，这种菌斑是很难移除的。

鉴别诊断

意义在于它必须和其他类型的白斑鉴别，虽然受影响的区域可能会发生恶性改变[14,15]，但随着长期的抗念珠菌治疗，最终可能会被清除。

慢性结节性念珠菌病

定义

是一种罕见的口腔念珠菌病，通常影响到舌，临床表现为鹅卵石状。这种情况在某些慢性皮肤黏膜念珠菌病患者中最为常见。

口角炎(Augular cheilitis)

定义和术语

这种口角部的疼痛是一种众所周知的综合征，并不总是与念珠菌感染有关[16]。

同义名
- 口角炎(Augular stomatitis)
- Perlèche

病理生理学

也许最好被认为是一种擦烂，可能有不同的病菌在其中发挥作用，念珠菌是最常见的。营养状况和机械因素(如褶皱的深度)、持续流涎或舔嘴唇所产生的水分可能也很重要。感染的酵母菌明显来自口腔，义齿口腔炎的影响是重要的。

临床特征

虽然可能会出现急性表现，但通常出现长期的口角疼痛和破裂史，典型表现是过程反复。应仔细检查口腔的隐窝，并从该部位和口角部采集拭子，以确定是否存在念珠菌感染灶。

正中菱形舌炎

这是一种后天的情况，特点是舌背上有或多或少的菱形区域，失去了乳突。在过去被认为是一种发育异常，但目前的观点认为它只是慢性斑块样念珠菌病的一种变异[17]。

皮肤和生殖器的念珠菌病

大多数发生在皮肤的皱褶部，或者衣物或医用敷料密封处，这会引起潮湿的环境。靠近身体腔口部位的区域[1]和经常被唾液污染的指甲也是危险因素，容易被感染。

皱褶部位假丝酵母菌

定义和术语

任何皮肤褶皱可能会受到影响，特别是在肥胖的对象。

> **同义名**
> • 弯曲念珠菌病

临床特征

开始于褶皱深处典型的红斑和轻微的湿润渗出（图 32.44）。随着病情的发展，它扩散到接触区域以外，通常形成典型的念珠菌病特征，边缘有条纹，边缘不规则，角层下脓疱破裂，产生微小的糜烂，然后进一步角质层剥脱。卫星病变，典型的脓疱或丘疹。常见的疼痛和瘙痒，有时强烈。外用类固醇，用于缓解瘙痒不适症状，可能会改变炎症征象，并导致误诊。当指趾间受到影响时，通常会有一层厚厚的、白色的浸软角质层。一些异常的手，包括宽的、胖的手指，似乎更容易感染。这种特殊的综合征，通常被称为芽生菌性指间糜烂或指间念珠菌，念珠菌和革兰阴性细菌往往是共同病原体[2]。类似的足部趾间感染可能发生在非常炎热的气候，尤其是那些穿笨重鞋类的，例如军队人员。除皮肤皱褶外，戒指和敷料下被浸软的皮肤也可能感染念珠菌。

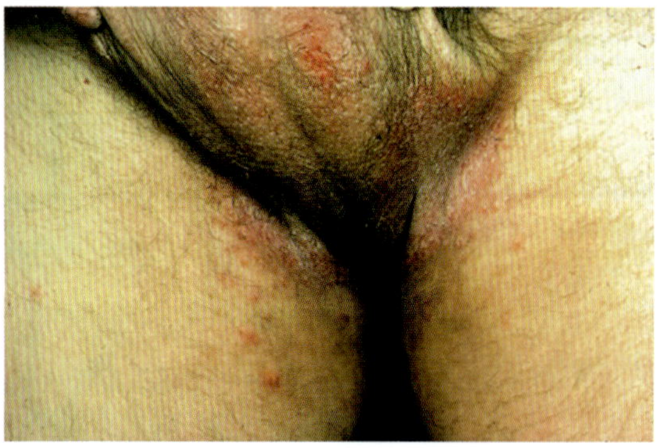

图 32.44 腹股沟念珠菌感染

鉴别诊断

间擦性念珠菌病的鉴别诊断包括癣、脂溢性皮炎、细菌性间擦疹、间擦部位银屑病、Hailey-Hailey 病和间擦部位 Darier 病。

检查

重要的是，要确定念珠菌的存在，采集刮屑或拭子。虽然找到菌丝是有用的，但不存在菌丝并不能排除诊断，从皮肤褶皱发炎病变中培养出念珠菌通常证明需要进行抗念珠菌治疗。应考虑共同病原体-细菌。

治疗

一线治疗

念珠菌需要特殊的局部治疗（唑类或多烯乳膏），通常持续约 2 周，但治疗可能需要更长时间，如果不注意使受感染部位保持干燥，则可能治疗失败。湿润的念珠菌擦烂皮损，高锰酸钾浸泡更有效。手指或足趾间感染，局部抗真菌治疗，联合穿开放式鞋防止足部感染，是合适的。

外阴-阴道念珠菌病

定义和术语

这种情况影响到大约 75%的育龄妇女，并表现为瘙痒和疼痛，并伴有厚厚的乳白色分泌物[1,3]。大多数女性外阴阴道念珠菌病（VVC）没有潜在疾病的证据．另见第 112 章。

> **同义名**
> • 外阴-阴道鹅口疮

流行病学

在妊娠中比较常见。在非妊娠中，据说在经期前更为普遍，但其反复发作过程是经常出现的，与月经周期关系还不清楚。虽然在性活跃的对象中很普遍，但在儿童期，性经验不足人群和老年人中都有描述。

临床特征

通常阴部黏膜和外阴皮肤有暗红色的红斑，有凝乳状的白色分泌物，但有时唯一的症状是红斑。皮疹可延伸至会阴和腹股沟。肛周区域常受影响。在皮损广泛的病例中，周围皮肤角层下可见脓疱。在怀孕期间，明显的生理性白带可缓和其临床表现。

鉴别诊断

毛滴虫感染，通常产生水性棕色分泌物，细菌性外阴阴道炎和妊娠时生理白带在鉴别诊断时都应被考虑。累及外阴的皮肤病可能模仿这种疾病表现（如银屑病、接触性皮炎、硬化苔藓）。

病程与预后

念珠菌性外阴阴道炎可能会复发，约 5%的女性似乎是慢性疾病[3]。在慢性病例中，阴道黏膜可能变得光滑和萎缩。可能有相当大的阴道疼痛或刺激以及性交疼痛。

检查

复发性或慢性病例的管理是困难的，这种情况会引起很大的苦恼。在这些患者中，重要的是在反复出现症状的情况下评估念珠菌的存在，以确定疾病体征的复发与念珠菌的复发有关，因为其他原因的阴道病或衣原体感染往往容易混淆。对反复发作的女性分离物的分子分型表明，在大多数情况下，同种的菌株是导致复发的原因，这表明通过标准的抗真菌治疗过程无法清除该微生物[3,4]。最近，IL-22 和 *IDO* 1 基因产物的缺陷与复发性 VVC 的易感性有关[5]。在复发性 VVC 中鉴定菌种是很重要的，因为对治疗有耐药性的非白念珠菌如光滑念珠菌可能会引起这种感染。虽然据报道，感染艾滋病病毒/艾滋病的妇女出现阴道念珠菌病的频率越来越高，而且在某些病例，对治疗有抵抗性，但情况并非总是如此；许多患者表现出急性和可治疗的情况。这与口腔念珠菌感染的情况不同。

治疗

治疗急性外阴阴道炎可以使用单剂量局部制剂（阴道栓剂或颗粒剂），如克霉唑、益康唑或异康唑。一些国家还提供较长时间治疗的化合物（例如 14 天）以及诸如制霉菌素等多烯类化合物。如果皮肤同时受累，也应使用局部涂抹霜。然而，氟康唑 150 mg 是一种有效且方便的单日口服疗法，伊曲康唑 600 mg 是一种替代疗法。功效与局部用药相似。目前尚无治疗复发性阴道念珠菌病的可靠方法。

念珠菌性龟头炎

定义

龟头的皮肤，特别是在未经割礼的情况下，有时可能被念珠菌无症状地定植[6]。当念珠菌龟头炎发生时，性伴侣通常会出现大量的阴道念珠菌或直接的外阴阴道炎，尽管这是可变的。

临床特点

在感染轻微的情况下，短暂的小丘疹或脓疱会在性交后几个小时在阴茎龟头上形成，然后破裂，留下剥脱的边缘。有些可能会自动静止，而不会经历完全的发展。这种温和的形式通常表现为轻微的疼痛和刺激。在一些人中，这种状况会断断续续的反复出现。在更严重和慢性的情况下，在龟头和包皮上的炎症改变会持续（见第 111 章）。腹股沟受累有时会并存，特别是在炎热的天气。

鉴别诊断

在龟头炎的病例中，细菌和单纯疱疹需要考虑，但是很少有常见的性病是以念珠菌感染的方式出现的。银屑病和扁平苔藓，虽然有时会波动，但不应引起混淆，出现慢性固定性的病变时，必须排除浆细胞龟头炎和增殖性红斑，以及苔藓硬化。

检查

男性和女性的诊断都是通过发现微生物来确认的，最好是大量发现。然而，即使从具有典型临床特征的病例中分离出来的念珠菌数量很少，也需要积极的、有时甚至是长期的治疗。在男性患者中，如果在急性期没有采集拭子或鳞屑，没有发现该微生物并不能排除诊断。在生殖器酵母菌感染的情况下考虑糖尿病是明智的，因为扩展到生殖器以外的红色持久的病变似乎最有可能与这种情况有关。虽然绝大多数生殖器念珠菌病患者不会患糖尿病，但在持续性或复发的病例中检测糖尿是合适的。

治疗

龟头炎通常对每天使用几次的局部抗真菌药有满意的反应，但如果性伴侣有感染源，应适当治疗，如果发现糖尿病，显然需要治疗。配偶需要同时进行治疗，而且往往需要长期的治疗。

肛周和阴囊念珠菌病

肛周和阴囊念珠菌病可伴随生殖器受累或独立发生（见第 111 章）。虽然刚开始时于肛门边缘只是非特异性红斑，疼痛和刺激，但随后沿着股沟蔓延是常见的，随着病情进展，逐渐出现典型的特征。阴囊受累通常以无特征性红斑的形式出现，很少见角层下脓疱。阴囊皮肤不明原因红斑的鉴别诊断必须包括念珠菌病。银屑病合并念珠菌的继发性感染可能需要考虑。

有人建议，通过采用定量培养来更准确地确定念珠菌的密度，可以提供更客观的评估[7]。为了实用的目的，这是不必要的，拭子培养出现密集生长，或卫星脓疱等诊断性临床特征的存在，通常被视为治疗的指征。

婴儿期会阴念珠菌病

定义和命名

白念珠菌通常从婴儿臀部和生殖器潮湿的皮肤中分离出来，但在受尿布疹[7]影响的皮肤中更为常见。在某些情况下，会发现典型的角层下脓疱、不规则的边缘和卫星病变。

同义名

- Diper 念珠菌病
- Nappy 念珠菌病

第3部分

病理生理学

在经典病例中，毫无疑问，真菌正在发挥致病作用，而且很可能在粪便[7,8]中发现。在其他一些无法描述的餐巾区暴发的案例中，这种微生物是从其中分离出来的，酵母的作用是值得怀疑的。感染区外用类固醇霜不仅改变了临床特征，而且可能对念珠菌有利。此外，如果细菌群被局部抗生素抑制，这也将有利于酵母的生长。所有这些因素都应考虑到尿布疹。

鉴别诊断

锌缺乏引起的肠病性指端皮炎病例中，可能继发念珠菌感染，尤其是尿布区。

检查

除了轻微的尿布疹外，所有的病例都应使用湿润的拭子或刮屑，以确定感染皮肤上是否存在念珠菌。如果念珠菌存在，尤其是大量出现，即使特征是非特异性的，一般也需要进行抗念珠菌治疗试验。

治疗

一线治疗

在婴儿中，应检查尿布区域的皮疹是否有念珠菌，如果有，可以局部治疗。抗真菌药物应与尿布皮炎的一般治疗相结合，经常换尿布。在脂溢性皮炎中，弱效的局部类固醇适合于播散性干性病变，但在尿布区应避免使用类固醇。

尿布区结节状或肉芽肿性念珠菌病

定义和命名

这种罕见的情况表现为臀部、生殖器、大腿上部和耻骨上的皮疹，其内部形成结节，有时长达 2cm。呈蓝色或褐色，像卡波西肉瘤的表现[9,10]。

> **同义名**
> • 婴儿臀部肉芽肿

病理生理学

病理表现为真皮致密的淋巴细胞、嗜酸性粒细胞和组织细胞浸润。

临床特征

原发性尿布皮炎可清除，只留下结节。有些病例在皮损上有明显的鳞屑和角化过度，而在另一些病例中，表皮似乎是正常的。这种情况的本质还没有被阐明。

治疗

成功的治疗包括去除微生物，避免局部类固醇和一般措施，以确保该区域的充分干燥。

甲和甲周念珠菌病

念珠菌甲沟炎

定义

是甲襞的念珠菌感染。

病理生理学

念珠菌，并不总是白念珠菌，可以从大多数慢性甲亢病例中分离出来（见第 95 章）[1,2]。酵母菌在这种情况下被认为具有致病作用，但细菌和刺激或过敏性接触性皮炎也起一定作用，尽管每个患者和疾病的慢性程度各不相同。

发病诱因

在那些手经常浸在水里的人中发现这种情况。在厨师和糕点师，如面粉和其他碳水化合物有机物残渣，可能是同样重要的。脚趾甲皱褶通常不受影响。在酵母存在时，通过遮住甲褶的实验证实了念珠菌的作用，但充分发展的慢性甲沟炎尚未实验证实。

临床特征

典型的临床特征是，几个手指出现慢性感染，但可能逐渐涉及一个或全部手指。甲褶红肿，甲上皮脱落，甲褶从甲板背表面分离，形成口袋状。有时厚积的白色脓液可能会排出，通常需要按压来促排。患者通常有明显的压痛，偶发自发性疼痛。甲营养不良伴甲板屈曲和甲板周围有部分变色和甲剥离，但除慢性黏膜皮肤念珠菌病外，甲板的大面积破坏是罕见的（见本章后面关于本病的部分资料）。许多患者，特别是那些对治疗有抵抗的患者，似乎都有不良的外周循环。据报道与银屑病有关联[3]。

> **阶梯治疗**
> **一线治疗**
> • 唑类溶液，每日 2 次，疗程 2～4 个月，根据慢性患者的临床疗效
> • 局部加用中强效类固醇，每日 1 次
> 或
> • 伊曲康唑 100 mg，每日 1 次，1～2 个月
> • 氟康唑 100 mg，每日 1 次，1～2 个月
> **二线治疗**
> • 4%百里香酚溶液

治疗

一线治疗

念珠菌甲沟炎需要长时间的局部治疗，经常应用

多烯类、咪唑类或非特定药物，如氯仿中的 4%百里香酚。洗剂可能比霜剂更好。伊曲康唑或氟康唑的研究较少，尽管它们在许多情况下对甲沟炎是有效的。无论选择什么抗念珠菌方案，必须遵循一般的措施，如双手确保充分干燥。即便如此，许多患者还是经常复发，特别是在甲沟炎的慢性阶段。念珠菌的持续作用更具争议性，其他因素，如刺激性或过敏性接触性皮炎，可能在持续进行的炎症反应中起作用。因此，在慢性病例中，补充局部皮质类固醇是一种合乎逻辑的方法。

念珠菌性甲真菌病

定义

是由念珠菌引起的甲板感染。

病理生理学

发病诱因

雷诺现象或疾病和库欣综合征是两种重要的发病诱因。

致病菌

主要提示酵母菌是一种重要的致病菌，主要是侵蚀指甲远端，直接镜检可观察到酵母菌和菌丝的存在，可以分离培养出白念珠菌。

临床特点

甲[4]念珠菌感染主要表现为 3 种。最常见的是远端和外侧甲真菌病(DLSO)伴甲沟炎。在一些慢性黏膜皮肤念珠菌病患者中，甲板也被完全破坏。除此之外，指甲远端和外侧甲板的侵蚀，通常不会发展成完全的甲营养不良，也与白念珠菌侵入甲[5]有关。这并不常见，但当它发生时，最常见的是女性。在新生儿期，念珠菌罕有侵入甲板，但有时可导致孤立的甲营养不良，表现为甲板表面的侵入。除这些情况外，念珠菌可以被经常从其他原因导致的甲分离甲板下分离出来。这些情况下，抗真菌治疗没有产生任何改善。请参阅本章关于由皮肤癣菌引起的甲癣和由其他非皮癣菌引起的甲真菌病的章节。

检查

慢性甲沟炎是，通常要确定哪些致病菌存在，在指甲褶皱中用铂环取材可能比拭子更有价值。它必须被迅速地取出来。当怀疑甲板受累时，应剪除病甲。

治疗

在已证实的念珠菌甲真菌病中，氟康唑或伊曲康唑的治疗效果最好[6]。

其他念珠菌病

先天性念珠菌病

定义和术语

顾名思义，这代表已确定的念珠菌病，通常是指出生时皮肤和胎膜的感染，以及之后出现宫内感染[7]。

> **同义名**
> • 新生儿念珠菌病

病理生理学

与此相关的因素包括早产和宫内异物(通常是避孕用具)的存在。它被认为是在出生时皮肤表面受到污染，与这种疾病相关的宫内感染或阴道念珠菌病的高发病率将支持这一观点。这种情况是不同于常见的新生儿系统性念珠菌病，这是一种与极早产相关的败血症，皮肤受累并不常见。

临床特征

分娩时羊水可能浑浊[7,8]。皮肤是最常见的病变部位，通常在出生时就存在。病灶是典型的红斑基底上离散的小疱或脓疱。面部和胸部首先出现皮疹，皮疹通常在分娩后的几天内播散。有证据表明超过10%的病例扩散到了肺等深层部位。

病程与预后

在这种情况下，尽管报告的死亡率很高，但死亡的原因通常与早产的其他并发症有关，而不是念珠菌病本身导致。

治疗

在出生时出现的皮肤念珠菌病中，仅局部治疗是有效的，但如果有全身受累，显然应考虑两性霉素 B 或氟康唑。

念珠菌过敏[25]

在正常受试者中，对念珠菌抗原的皮肤测试和血清学研究可能会发现白色念珠菌抗体的证据和其他念珠菌种[1]。多种临床特征归因于念珠菌过敏已被描述，包括荨麻疹、普通环形红斑、大疱性环形红斑、全身瘙痒。即使是掌跖脓疱病也与念珠菌抗原的迟发性超敏反应有关。念珠菌疹的概念在很大程度上仍未得到证实，因为皮肤反应通常归因于正常的肠道运输。所谓的圆腹雅罗鱼疹形态并不特别，与念珠菌的因果关系仍然未经证实。

念珠菌过敏或念珠菌综合征也被用来描述一系列症状，从头痛到心神不安和沮丧，据说是继发于胃肠道带有酵母定植的菌群。然而，没有客观的科学证据将这些症状与念珠菌的存在或缺失联系起来。

慢性黏膜与皮肤的念珠菌病

定义

口腔、皮肤和指甲的念珠菌持续性感染是一种独特的临床感染模式，传统的局部治疗难以治愈。有时它与皮肤和全身的各种其他感染有关[1,2]。许多病例是自身免疫性多内分泌病念珠菌外真皮营养不良综合征（APECED）或甲状腺功能减退有关的 CMC 的一部分。

病理生理学

该综合征患者包含各种不同的分组，最初是由 Higgs 和 Wells[1,2] 利用遗传和临床标准将其分为几个不同的类别。在慢性黏膜皮肤念珠菌病综合征中，最好排除那些有充分记录的潜在免疫缺陷的患者，如严重的联合免疫不全或丙种球蛋白缺乏症，在这些患者中，严重的念珠菌病可能只是继发性感染并发症的一小部分。在这些患者中，黏膜念珠菌病通常被其他严重感染所掩盖，如复发性肺炎或曲霉病。相比而言，在 CMC 患者中，是以皮肤和黏膜感染表现[3]为主。然而，重要的是要认识到一些患有这种综合征的患者可能会形成其他感染，最常见的是人乳头瘤病毒感染（疣）和皮肤癣菌病，尤其是与甲状腺功能减退有关的，除外其他特征，如复发性口腔溃疡、脂溢性皮炎和斑秃。

大多数 CMC 患者在儿童早期就出现症状，通常以念珠菌感染为表现特征[4]。虽然在这些患者[5]中描述了许多不同形式的免疫缺陷，但这些异常既不是恒定的，也不是诊断性的，可能通过抗真菌治疗逆转。在儿童期发病组中，有许多表现出共同特征的变异表现。这些特征不应被认为是某一特殊类型的反映标记，因为不同组之间的临床表现可能有相当大的重叠。不同类型如下所述，但随着遗传学研究的进展可能会有更多的患者被发现有潜在的突变：

1. 常染色体隐性 CMC[6]。通常在头十年，出现口腔和甲板持续的感染。一般来说，这些患者的健康状况良好，不会出现内分泌缺陷。它们也会随着年龄的增长而改善。

2. 常染色体显性 CMC[7]。现在有许多文献记载的以 CMC 为主要形式的家族谱系。一般来说，它们比那些隐性类型受到更严重的影响，而其他感染，如皮肤真菌病，可能特别难治。

3. 特发性 CMC[2]。一些被标记为“特发性”的原始患者群体现在已经产生了受影响的后代，而且这些患者中可能有一部分属于常染色体显性群体。事实上，不可能排除所有人最终都归入这一组的可能性。然而，它仍然是一个有用的亚组来描述最严重的患者，他们可能有其他感染，往往发展成支气管扩张和肺大疱。他们的念珠菌病也很严重，累及食管，出现“肉芽肿”表现。念珠菌肉芽肿一词最初用于描述这些受严重影响的患者所遭受的情况，这些患者可能在皮肤和头皮上产生由念珠菌感染引起的片状角化过度。有人认为，这种现象是由于嗜中性粒细胞被吸引进入感染区域，但由于功能缺陷，这些嗜中性粒细胞无法破坏入侵的酵母。实际上，主要的组织学特征是角化过度，只有偶尔的真皮肉芽肿表现。这一组中很少有患者形成其他系统性疾病，如隐球菌病或粟粒性肺结核。在这些儿童中，大多数不能活到成年。

4. CMC 与内分泌病相关：

A. 其中许多患者似乎有家族性多内分泌病综合征[8,9]。在许多病例中，自身免疫调节基因的突变似乎与该综合征相关。这种情况通常见于儿童早期，偶尔念珠菌感染的发病可能比内分泌疾病的出现早 10 年。内分泌异常的主要症候是甲状旁腺功能减退伴肾上腺皮质功能减退。此外，还可能发生其他自身免疫异常，如恶性贫血、白癜风[10]和卵巢功能衰竭。这种情况也会以常染色体隐性遗传方式遗传[11]。患者念珠菌病的严重程度是变化的，一个受感染的兄弟姐妹有广泛的感染，而另一个只有轻微但慢性的口腔念珠菌病，这种情况并不少见。这种变异与自身免疫调节基因通路的突变有关。

B. 另一组 CMC 患者有 CMC 伴甲状腺功能减退[12]。这种异常的遗传是垂直的，提示常染色体显性遗传。临床特征与其他内分泌疾病患者相似，但相关皮肤感染，包括严重的皮肤癣菌病，更为常见。鉴于不同的遗传风险，认识这一组群是很重要的。这种形式与 *STAT1* 基因[13]突变有关。

5. 迟发 CMC[14,15]。偶尔发现成年患者患有 CMC 综合征。文献记载最完善的病例与胸腺瘤[16]有关，偶有散在感染，患者没有可观察到的异常表现。系统性红斑狼疮患者偶尔会出现严重的指甲改变和口腔表现。应对成人慢性口腔念珠菌病的突然发病的患者进行调查，因为它可能是另一种疾病（如艾滋病病毒感染）的初始表现。阴道念珠菌病可以发生，但不会变为慢性。随着对 CMC 患者的遗传学研究的继续，许多前三种类型的患者可能会被重新归类为

4A 组和 4B 组，这些患者有潜在的内分泌疾病，但临床表达为不完全外显。有一个家族的 CMC 组被发现没有内分泌疾病，但存在 *CARD9* 基因[17]突变。

免疫异常[3]

目前尚无法将免疫功能缺陷与 CMC 综合征的不同临床变异准确关联起来。事实上，根据目前的研究技术，一小部分病例根本没有明显的免疫功能缺陷[4]。迄今为止，各种延迟超敏反应的缺陷已被证明是重要的。必须考虑巨噬细胞和多形性细胞吞噬或杀伤的缺陷，但在少数系统性念珠菌病病例中发现的骨髓过氧化物酶缺乏症，在任何慢性黏膜皮肤综合征患者中均未发现。最近，念珠菌内分泌病患者中有相当比例的患者针对 IFN-α 亚型的中性粒细胞自身抗体水平被检测到升高[5]。

此外，已知白念珠菌的某些抗原成分，如糖肽，是免疫调节的[18]。随着 CMC 患者念珠菌病清除的成功，一些免疫缺陷得到了逆转。

临床特点[1]

除了一些细微的变化，该综合征包括以下特征，通常开始于婴儿期或幼儿期：

1. 持续的口腔鹅口疮，仅对常规治疗有部分反应，或在治疗明显成功后迅速复发。慢性肥厚改变可能随之而来（图 32.45）。

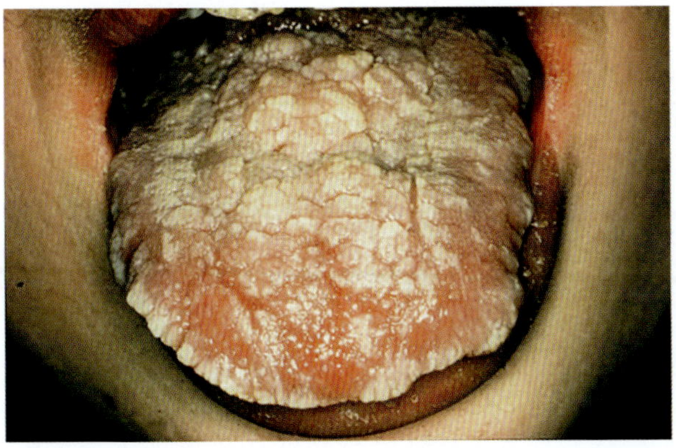

图 32.45 慢性口腔念珠菌病

2. 皮肤念珠菌病。通常累及皮肤的间擦部位，也包括脸部和手部，有时这种情况广泛存在于躯干和四肢。在长期病灶，皮肤变化往往是非典型的，提示癣的可能。在一些患者中，可形成明显增厚的严重角化过度区域。然而，病变也可能发展为深层真皮结节或小斑点。常见头皮受累。这种患者的皮肤癣菌病也可能以类似的方式出现。

3. 甲癣是一种常见的特征，常伴有甲板广泛浸润和全营养不良型甲癣[16]。重要的发现是甲早期受累，往往进展到整个甲受累（图 32.46）。图示：甲板增厚，整个末节指骨可能被角化过度感染的皮肤包裹。

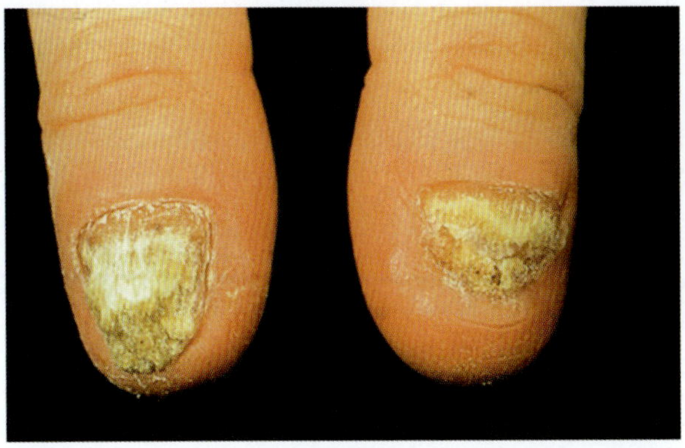

图 32.46 慢性黏膜皮肤念珠菌病患者

4. 脂溢性皮炎在一些患者身上是很顽固的。斑秃、白癜风和其他器官特异性炎症，如角膜炎，见于内分泌疾病患者。

检查

这种情况的诊断通常需要时间的推移和非手术治疗的反复失败。持续的癣菌感染可能导致混淆，在一些报道的病例中，念珠菌病和皮肤癣菌病确实共存。家族史很重要，应特别注意皮肤或全身的其他感染。也需要进行全面的内分泌检查。

治疗

一线治疗

这种情况的治疗依赖于抗真菌化疗[19]。使用以下方法恢复 T 细胞功能：①转移因子[20]；②胸腺肽；③从血液或骨髓移植相容的淋巴细胞；④移植胎儿胸腺组织[21]；⑤非特殊措施，如存在缺乏时恢复正常铁储备。通常需要使用氟康唑、伊曲康唑或伏立康唑进行全身抗念珠菌治疗，治疗时间可能需要延长并重复。一旦诱导缓解，应尽可能避免维持治疗，因为可能出现耐药风险。必须注意治疗内分泌失调，尽管这种治疗不会导致念珠菌病的改善。内分泌筛查试验应反复进行，即使最初阴性，因为内分泌病患者可能在首次出现念珠菌病数年后发生内分泌疾病。应酌情向父母提供遗传咨询。不应忘记皮肤真菌病共存的可能性，但它通常对口服伊曲康唑或特比萘芬疗效满意。

皮下组织真菌病

皮下组织真菌病，或称植入性真菌病，是由存在于自然环境中的各种真菌，通过穿透性损伤直接接种于真皮或皮下组织所致的偶发感染。这类疾病在流行区也并不常见，主要见于热带地区，由于大多数疾病的潜伏期长，被感染的患者可能在流行区外的国家发病。

分类

这类感染最常见的为孢子丝菌病（sporotrichosis）、足菌肿（mycetoma）、着色芽生菌病（chromoblastomycosis）。较少见的有暗色丝孢霉病（phaeohyphomycosis）、瘢痕疙瘩性芽生菌病（lobomycosis）、鼻孢子菌病（rhinosporidiosis）以及由耳霉属（*Conidiobolus*）或蛙粪霉属（*Basidobolus*）引起的皮下组织真菌病。

概述

皮下组织真菌病的诊断首先依靠直接镜检和组织病理切片。真菌培养并不难，但要鉴定一些不常见病原菌则需真菌实验室帮助。此外，一些真菌菌种在原代分离时可能无法形成孢子，尤其是真菌性足菌肿和暗色丝孢霉病的病原菌，可能需要特殊培养基或孵育条件促进产孢。在本章节里无法详述所有潜在的病原菌，仅简要描述其中最常见的几种。病原菌的分子鉴定法已日益普遍，但通常仅在专业实验室应用。

鉴定

标本采集

可从多种渠道采集可疑皮下组织真菌病患者的标本送检。从病变浅表处刮取皮屑偶尔有用，但通常需要通过针穿刺吸取活检法，从病灶边缘和中心两处均取脓液或渗出液更易获取有助诊断的满意标本。所有标本均需放置于无菌容器内并立即送检。如不能立即处理用于培养的活检标本，则需放置于无菌生理盐水中或包裹于湿润的无菌纱布内，以防标本组织干燥。延迟处理标本会增加细菌或腐生真菌污染风险。

直接镜检和组织病理学

在一些病例中，简单的氢氧化钾涂片镜检可能足以做出初步诊断。例如，着色芽生菌病可在病变浅表的鳞屑中观察到典型的病原体，足菌肿患者含有病原颗粒的脓液可直接用于真菌和放线菌的鉴别。通常行组织病理学检查更佳。在特殊的真菌染色法中，银染法（Grocott-Gomori 染色法）和 PAS 法最为常用且效果显著。但在某些病例里，苏木素-伊红（HE）染色在观察致病真菌是否自然着色（暗色真菌）方面具有独特价值。本章节相关部分会对个别真菌病的表现详细说明[1-4]。

菌株的培养和鉴定

组织标本应使用无菌手术刀片研磨或削切成小块。但怀疑毛霉菌（mucoromycete）感染者不宜如此，因其内所含的大量无隔菌丝十分脆弱，被过度分割后无法存活。虽然葡萄糖蛋白胨琼脂可单独用于皮下组织病原菌的原代分离，许多其他培养基也常使用，包括抑制霉菌琼脂（BBL™）和脑心浸液琼脂（Difco™），加或不加5%～10%的羊血。抗细菌药物如氯霉素（0.005%）和庆大霉素（0.0025%）常被加入琼脂中，培养申克孢子丝菌和着色芽生菌病的病原菌则可加入放线菌酮。如条件充足，推荐在 26～30℃ 和 37℃ 均使用多种培养基孵育。尽管大部分菌种生长迅速，但仍需培养 6 周才能报阴性结果。如果菌株未能在原代培养皿上形成孢子，则可在马铃薯葡萄糖琼脂（Oxoid™）或半强度玉米粉琼脂（Oxoid）上作传代培养，并在光照下孵育以促进分生孢子的产生。另外也可通过测序做菌株的分子鉴定。

孢子丝菌病

定义

由申克孢子丝菌（*Sporothrix schenckii*）[1]及其在分类上相近的菌种引起的急性或慢性真菌感染。可分为皮肤型和系统性孢子丝菌病。

概述

孢子丝菌病由最早命名为申克孢子丝菌的双相真菌所致[2]，发生于温带和热带地区。最近，基于分子测序结果，其命名发生重大修改，对人类致病的孢子丝菌被重新分为一些新的亚种：申克孢子丝菌（*S. schenckii*）、巴西孢子丝菌（*S. braziliensis*）、墨西哥孢子丝菌（*S. mexicana*）、球形孢子丝菌（*S. globosa*）和卢里孢子丝菌（*S. lurei*），主要依据基因和表型标记。例如，巴西孢子丝菌在里约热内卢州被发现与猫源性传染有关。

流行病学

孢子丝菌病主要见于热带和亚热带地区,英国报道诊断的孢子丝菌病病例不足 20 例。该病在 1905 至 1920 年的法国常见,其他欧洲国家偶有报道。在北美洲、南美洲、中美洲[3]、南撒哈拉非洲地区、印度、埃及、日本和澳大利亚[4]为散发,主要见于南非矿区以及最近的巴西里约热内卢州。发病率和地理分布与气候有关。

在乌拉圭,该病在秋季和冬季前半段的发病率最高(高湿度,气温 16～22℃),此条件有助于申克孢子丝菌的腐生生长。孢子丝菌病在半干旱地区少见。真菌易生长于腐烂的植物上,例如矿井里的木材,在被带到地下之前就是真菌的栖息地[5],这些真菌可能来源于矿井附近的土壤。在未患孢子丝菌病的矿工足部也能发现申克孢子丝菌。

该疾病也发生于有暴露史的其他职业群体中,如用稻草做包装材料的工人、林业工人[6]、花匠或园丁。

一些国家/地区有无法解释的高流行区域,大量的当地人出乎意料地出现了孢子丝菌病的皮损,并且对孢子丝菌素皮肤试验敏感[7]。在巴西的一个流行区发现受感染的家猫能导致该病的传播[8]。

年龄

孢子丝菌病可发生于任何年龄,幼儿感染极少。有一个家庭流行病例的报道,其 4 个儿童在干草中玩耍后均发生皮肤型孢子丝菌病。

性别

无性别偏好,但成年男性因职业暴露风险更易受感染。

种族

感染可发生在任何种族或民族。

相关疾病

孢子丝菌病可发生于任何个体。但在免疫缺陷和 HIV 感染/艾滋病患者中可出现不同的临床变异。

病理生理学

对大部分皮肤型孢子丝菌病而言,真菌主要通过外伤进入皮肤或黏膜,如因刺或碎片造成的小刺伤,或可能因昆虫叮咬。尽管有猫源性传播的报道,但孢子丝菌病无传染性。系统性孢子丝菌病很少见,一般认为肺部为病菌侵入门户。潜伏期不定,一般为 8～30d。

病理学

申克孢子丝菌可仅在局部皮下组织致病,也可在局部皮下淋巴管播散,极少情况下可于肺部感染后出现广泛血行播散。宿主的基础免疫功能可能决定感染的严重程度。申克孢子丝菌可引起伴有中性粒细胞聚集的混合性肉芽肿性反应。该真菌通常以 3～5μm 小雪茄形或椭圆形酵母形态存在于组织中,有时可被一层厚的放射状嗜酸性基质所包绕,形成独特的星状小体(图 32.47)[9]。偶以菌丝形态存在于组织中的报道[10]。

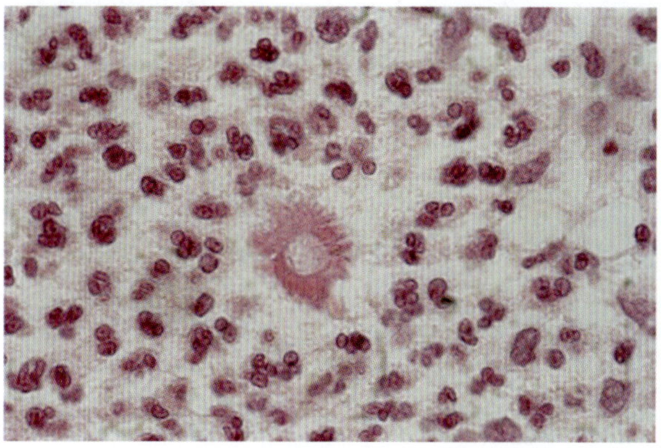

图 32.47 孢子丝菌病:用苏木精和伊红(HE)染色的组织切片。病原体通常很少见,但可观察到代表异物组织反应的星状小体(英国伦敦国王学院圣约翰皮肤病研究所医学真菌学系提供)

致病微生物

包括申克孢子丝菌、巴西孢子丝菌、墨西哥孢子丝菌、球形孢子丝菌和卢里孢子丝菌。

环境因素

虽然可能有区域流行性,但尚不明确。在南非矿井中曾发生一次有据可查的孢子丝菌病区域流行,由矿坑支柱被真菌污染所致[5]。

临床特征

临床表现

多表现为质硬的溃疡性结节。孢子丝菌病主要分为皮肤型和系统性两种临床类型。其中皮肤型进一步分为两种,即淋巴管型和固定型,但偶有类似足菌肿或蜂窝织炎样的非典型亚型发生[2]。

孢子丝菌病最常见的亚型为局部淋巴管型,即淋巴管型孢子丝菌病,多由孢子通过外伤定植所致,故常发生在暴露的皮肤上,多为上肢[2,11]。局部形成结节或脓疱,破溃成小溃疡。未经治疗的病程常为慢性,其特征是引流区域淋巴管受累,从而形成沿淋巴管排列分布的结节(图 32.48)。每隔数天又出现有新结节,继之软化和溃烂,并由疼痛的淋巴管相连接[12]。原发病灶和最早的淋巴结节可出现稀薄的脓性分泌物。当疾病发展为慢性时,局部淋巴结可肿大

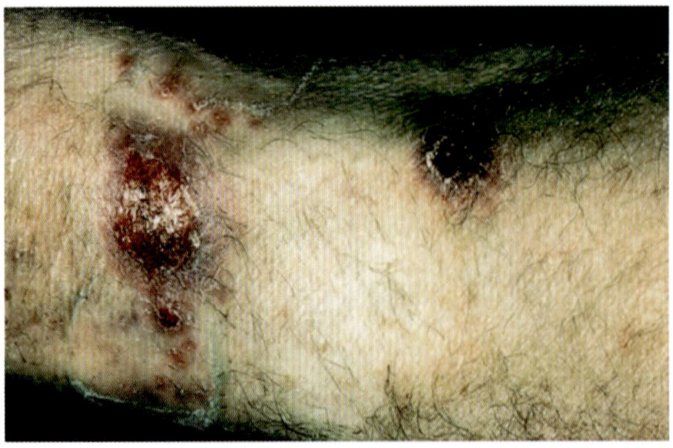

图 32.48 皮肤淋巴管型孢子丝菌病

并破溃。原发病灶可自行愈合，仅剩肿大的淋巴结。患者一般健康情况可不受影响。

固定型皮肤孢子丝菌病较少见，该型中病原菌基本局限于定植部位[2,13]。皮损可表现为痤疮样、结节状、溃疡性或疣状，其中疣状型偶尔可出现广泛播散。更罕见的可表现为浸润性斑块或者红色鳞屑性斑片。溃疡可为树胶肿样或类上皮瘤样。斑块型可类似皮肤利什曼病或皮肤结核。固定型皮肤孢子丝菌病可能提示患者有较强的免疫力，其多变的临床表现值得关注。

尽管有人提出，可能由于病原菌对不同温度的敏感性变化[14]或宿主免疫应答程度[2]的不同，导致两种皮肤型孢子丝菌病的临床表现上形成差异，但其原因尚不明确。有些孢子丝菌病感染有自愈性，而有些则为慢性，且可类似足菌肿或淤积性溃疡的表现。在艾滋病患者中可出现多处皮肤病变，预示着皮肤扩散。

临床变型

较少见的系统型孢子丝菌病可发生于吸入后，表现为局部肺部疾病或关节、脑膜和皮肤的局灶性或广泛播散性病变[15]。有证据表明，系统型孢子丝菌病发生在宿主免疫防御有缺陷的患者中，如酗酒者。这与皮肤型孢子丝菌病发生在完全健康的个体中形成对比。发生在艾滋病患者的孢子丝菌病，病变通常很广泛，且不仅影响皮肤，还影响内脏器官[16]。

系统型孢子丝菌病中，溃疡性结节可少见地累及全身或黏膜的任何部位，内脏也可发生病变，没有器官能豁免，也可累及骨骼或关节。类似结节性多动脉炎的血管病变偶可发生，该类型如不治疗可致命，但总体来讲，系统型孢子丝菌病极其罕见。

鉴别诊断

孢子丝菌病可以模拟几乎任何其他来源的肉芽肿性病变。所有于外伤后出现皮损的病例都必须考虑该病的可能。需要与孢子丝菌病相鉴别的主要是分枝杆菌感染和利什曼病。由海鱼分枝杆菌（*Mycobacterium marinum*）引起的感染（鱼缸肉芽肿）可与淋巴管型孢子丝菌病非常相似。

并发症与合并症

如前所述，HIV 感染/艾滋病患者可发生播散性皮肤病变。

病程与预后

皮肤型孢子丝菌病不危及生命。虽然它可自愈，但也有持续 5 年以上慢性病程的病例。

辅助检查

在孢子丝菌感染的组织样本或涂片中很少能见到大量的病原体。荧光抗体技术已成功地应用于找出体内致病性真菌[17]。这种真菌在普通琼脂培养基上很容易生长。

申克孢子丝菌。菌落：革质潮湿，最初呈白色或奶油色，表面皱褶，随后逐渐变暗至棕色或黑色。镜检：可见直径为 2μm 的细长菌丝，纤细的分生孢子柄从菌丝呈直角生出，沿菌丝两侧排列的小的透明的分生孢子呈椭圆形至梨形，于分生孢子柄的末端交汇。每个小分生孢子都通过齿突与小囊泡相连，它们在产孢细胞的顶端呈掌状或梅花状排列。在许多菌株中（尤其刚分离出的菌株），也会产生椭圆形、圆形或三角形的深棕色厚壁分生孢子，这些分生孢子的产生一定程度上导致了深色菌落的形成。但是着色可能随培养基不同而变化，且随硫胺素的加入而增加。生理测试：为了确认鉴定，须将此种温度依赖性双相真菌转化为酵母相，因为形态非常相似的非致病性真菌可作为污染物被分离出来，以 37℃ 孵化于添加羊血的脑心浸液琼脂最佳。该酵母通常呈典型的椭圆形或雪茄状。

治疗

虽有自行消退病例的报道[18]，但孢子丝菌病患者应予抗真菌治疗。

一线治疗

伊曲康唑 100～200mg/d 或特比萘芬 250mg/d，均有效且耐受性良好。但在此剂量下的治疗疗程与使用碘化钾相比无明显不同[19]。系统型病例中，静脉使用两性霉素 B 也有效。大剂量口服碘化钾对局限型有效，临床治愈后应继续服用 3～4 周。虽不良反应较常见，但其价格便宜又有效。推荐方案为初始 5 滴，逐渐增加到 4～6ml 碘化钾饱和溶液，每天三次。若出现口干、严重恶心和味觉障碍，根据患者的耐受性可能需要降低最大剂量[20]。

阶梯治疗

一线治疗

• 伊曲康唑 100～200mg/d，直至临床痊愈（至少 3 个月）

或

• 特比萘芬 250mg/d，直至临床痊愈（至少 3 个月）

二线治疗

• 碘化钾饱和溶液：初始剂量每日 5 滴，缓慢增加至每日 4～6ml

足菌肿

定义与术语

足菌肿是由多种真菌或放线菌引起的局部慢性感染，其特征是脓肿内病原体（颗粒）聚合物的形成，从而对皮肤、皮下组织以及足、手和身体其他部位的骨骼造成严重损害。这些颗粒可通过窦道排泄至皮肤表面。

同义名

• 足分枝菌病（马杜拉分枝菌病）

• 马杜拉足

概述[1]

足菌肿可由不同种类的真菌（真菌性足菌肿）和需氧放线菌（放线菌性足菌肿）引起，它们腐生于土壤中或植物上[2]，这些来源的病原菌通常因穿透性损伤而定植于皮下组织[3,4]。

流行病学

该病主要与热带和亚热带气候有关，通常发生在农业工人中。部分病例发生于欧洲和北美，但其中大多数患者都来自热带地区，为输入性感染，同时也说明该疾病可在最初受伤后多年（20～30 年）才出现症状。

不同病种在不同国家的相对发病率不同[5,6]。由诺卡菌（*Nocardia*）引起的放线菌性足菌肿在中美洲和墨西哥最为常见。在世界其他地方，最常见的病原菌是足菌肿马杜拉菌（*Madurella mycetomatis*），为一种真菌性足菌肿的病原菌。索马里链霉菌（*Streptomyces somaliensis*），为一种放线菌，通常自苏丹和中东的患者中分离出来[7]。

年龄

足菌肿在幼儿中罕见。

性别

成年男性最常被感染。

种族

感染无种族差别。

病理生理学[4,8]

真菌或放线菌的生存关键在于其形成细胞团或颗粒的能力。颗粒的形态有助于其存活，这在放线菌中形成保护基质，在真菌中为因菌丝内生长及相邻细胞壁连接而形成增厚的细胞壁。在足菌肿马杜拉菌感染的病例中，细胞壁及其周围基质中的黑素沉积是其进一步的保护机制。黑素也可通过结合抗真菌药物分子来抵抗这些药物的抗真菌作用。

病理学

组织病理学在诊断中非常重要。致病微生物引起慢性炎症反应的产生，导致局灶性中性粒细胞脓肿形成，伴散在巨细胞和纤维化。通常能在炎症反应的中心找到病原菌颗粒，为白色、黄色、红色或黑色的颗粒状物质[9]，可通过多个窦道随脓液排出至皮肤表面。可继发性细菌感染，但并不常见[10]。这种破坏过程可缓慢延伸至皮下组织深层，并侵犯肌肉和骨骼。HE 染色足以区分真菌性足菌肿和放线菌性足菌肿。

致病微生物

当出现不同颜色的颗粒时，提示致病微生物小菌落的形成，常无传染性。框图 32.4 中仅列出最常见的病原菌种。

框图 32.4 足菌肿的主要病因

真菌：暗色颗粒

• 足菌肿马杜拉菌 *Madurella mycetomatis*

• 灰色马杜拉菌 Madurella grisea

• 塞内加尔小球腔菌 *Leptosphaeria senegalensis*

• 有性阶段异旋孢腔菌 *Cochliobolus lunata*（原弯孢霉 *Curvularia*）

真菌：浅色颗粒

• 尖端赛多孢子菌 *Scedosporium apiospermum*

• 罗萨梯新龟甲形菌 *Neotestudina rosatii*

• 帚枝霉属 *Sarocladium*（原枝顶孢属 *Acremonium*）spp.

• 镰刀菌属 *Fusarium* spp.

放线菌

• 马杜拉放线菌 *Actinomadura madurae*

• 白乐杰马杜拉放线菌 *Actinomadura pelletieri*

• 索马里链霉菌 *Streptomyces somaliensis*

• 巴西奴卡菌 *Nocardia brasiliensis*

• 豚鼠耳炎奴卡菌 *Nocardia otitidis-caviarum*

• 星形奴卡菌 *Nocardia asteroides*

遗传学

有证据表明，足菌肿高度易感人群可能在细胞因子基因中具有特殊的多态性[8]。

环境因素

致病微生物已从土壤或植物中分离出来，包括流行地区金合欢属灌木丛中的荆棘；或可通过分子探针从土壤中鉴定出来。

临床特征

表现

无论由哪种真菌或放线菌引起，其临床特征基本相同[11,12]。由于感染多由创伤引起，病灶大多位于足和小腿，但也可发生在身体任何部位[13]。病灶早期为一个坚硬无痛的结节，随后发展为丘疹和脓疱，并可破溃形成引流窦道穿通到皮肤表面（图 32.49）。整个区域变得质硬肿胀，通常无明显疼痛[14]。当感染向下延伸至骨骼和关节时可引起骨膜炎、骨髓炎和关节炎（图 32.50）。在晚期病例中，感染区域内的骨质可能几乎完全破坏，可导致严重畸形[15,16]。通常有多个窦道排脓，这些窦道可数月不愈，也可愈合后再次开放，或被新的窦道所取代。引流物可为脓性或浆液脓性。病程相对无痛并缓慢发展，但最终导致患足或其他患病部位的严重肿胀和畸形（图 32.51）。

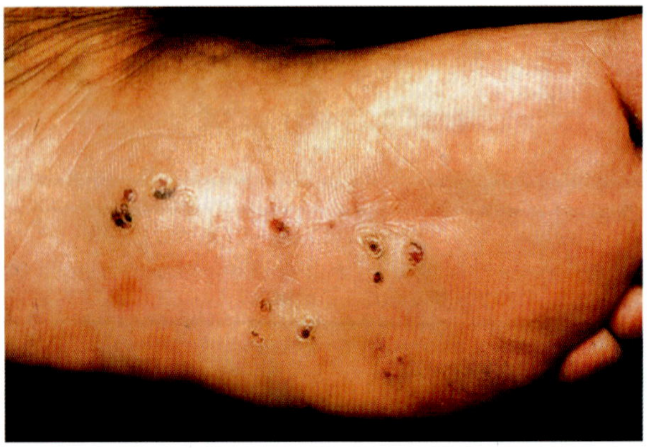

图 32.49 由灰色马杜拉菌 *Madurella grisea* 引起的足菌肿

临床变型

淋巴结或孤立的骨质受累罕见[17]。极少情况下可发生骨骼病变，而没有相应区域的皮下组织或皮肤受累。

鉴别诊断

细菌性或结核性慢性骨髓炎可类似足菌肿的表现，尤其是在病程早期。

并发症与合并症

主要并发症为骨质破坏，从而导致畸形及骨髓炎。影像学检查在评估破坏程度方面有较大帮助，其中磁共振成像（MRI）最佳[16,18]。当病灶位于头皮或胸壁时，感染向下蔓延可导致颅骨穿孔或肺部侵蚀。

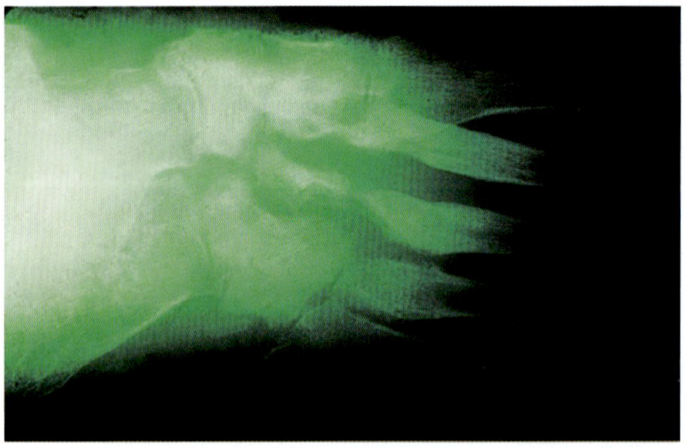

图 32.50 X 射线下足菌肿的侵蚀性病变

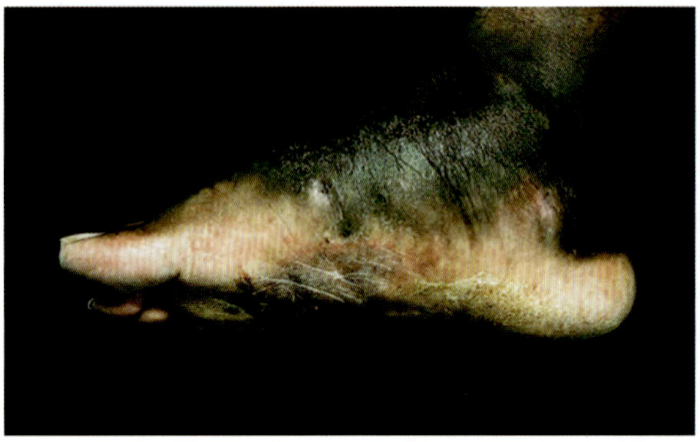

图 32.51 足部受累的真菌性足菌肿

病程与预后

该病不可自行缓解，虽进展缓慢但不可避免。结局多为肢体畸形和活动障碍，罕有广泛播散型病例，此时可能危及生命。

辅助检查

在足菌肿病程早期，可能需要切除代表炎症病灶的脓疱，以及尚未破裂穿透皮肤的坏死组织和窦道，这些脓疱通常包含有病原颗粒。应在显微镜下对脓液进行检查以寻找病原颗粒，可进一步做组织学检查或氢氧化钾直接镜检。如果为真菌性足菌肿感染，在盖玻片下的碎颗粒中将发现大量直径 2～6μm 的真菌菌丝，常在颗粒的边缘或中心形成厚壁分生孢子。放线菌性足菌肿颗粒由大量更细的直径为 0.5～1.0μm 的菌丝形成。若无引流窦道形成，则需行活检以明确诊断。象皮病中无窦道形成。

根据病原颗粒的颜色、质地和直接镜检下的形态外观可足以做出初步诊断，以启动治疗[4]。比如，黑色颗粒多为真菌引起，而红色颗粒为放线菌。含黑色颗粒的真菌性足菌肿被称为深色颗粒真菌性足菌肿，其中许多菌种的菌丝周围有一种棕色的水泥状物质，形成的颗粒坚硬或质脆。含有白色或黄色颗粒的真菌性足菌肿被称为浅色颗粒真菌性足菌肿，大多数不含水泥样物质且质地柔软（图 32.52）。

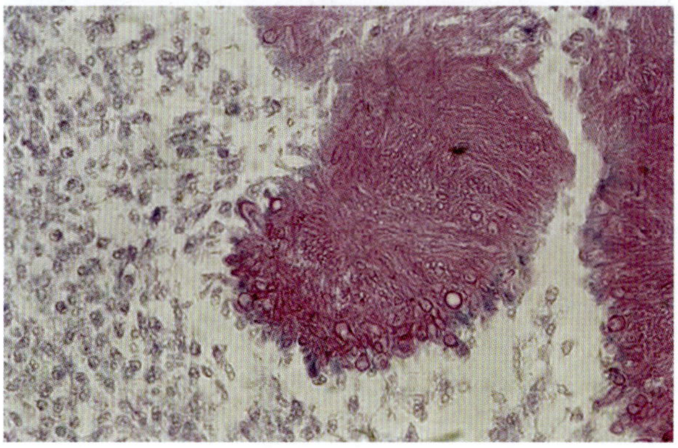

图 32.52 足菌肿：组织切片

在浅色颗粒真菌性足菌肿中，可清晰见到的独特的菌丝纤维，经 PAS 染为粉色。（英国伦敦国王学院圣约翰皮肤病研究所医学真菌学系提供）

在真菌性足菌肿中，病原真菌的最终鉴定需分离培养出病原体，或应用分子诊断技术[19]。由于颗粒表面经常被细菌污染，需在接种培养基前用含抗细菌药物的盐水清洗。有些颗粒可能无法存活，原代分离菌株需要在乏营养的培养基，如半强度玉米粉琼脂上进行传代培养以诱导产孢，但也有可能完全无法生成孢子。此时推荐送专业真菌研究室鉴定。以下仅详述两个最常见分离真菌菌种。

足菌肿马杜拉菌。菌落：菌落形式变化较大。最初为苍白革质的，几天后变为橄榄色、土棕色或灰色，并产生可扩散的棕色色素。在 37℃ 培养的生长速度比 28℃ 快。镜检：在乏营养的培养基上，瓶状芽体上可形成球形分生孢子。原代培养可产生大厚壁分生孢子，但其他培养通常无法生长。

尖端赛多孢子菌。菌落：菌落生长迅速，表面呈灰白色絮状或棕灰色，背部由白色到深灰色。镜检：从环痕梗上产生的椭圆形、浅褐色、具有较厚壁和截状底的分生孢子，呈单个或小簇状沿菌丝排列。另有第二种类型的分生孢子，此类菌丝成束，末端着生更小的透明的环痕孢子。此类型同宗配合，在原代培养时可能形成有性子囊孢子，被称为波利假性阿什利霉（*Pseudallescheria boydii*）。

治疗

最佳治疗方式是能完全切除局部病变而无病灶残留。当不能完全切除时，应首先考虑药物治疗。尽管在体外发现某些真菌对治疗药物如两性霉素 B 相对敏感[1]，但实际上目前大多数真菌性足菌肿的化学治疗并未取得满意效果。

一线治疗

放线菌性足菌肿可能对化学治疗药物敏感。有报道氨苯砜联合链霉素，或复方磺胺甲噁唑联用链霉素有较好疗效[20]。另一种替代药物是利福平。阿米卡星或亚胺培南也可用于难治性诺卡菌感染。

在真菌性足菌肿中，足菌肿马杜拉菌对治疗最为敏感，有报道其对酮康唑反应良好[1]。而其他菌种可尝试用灰黄霉素、特比萘芬、伏立康唑或伊曲康唑治疗，即使无法治愈，也可减慢感染的进展[21]。

二线治疗

根治性手术通常为截肢。在许多国家/地区，截肢可能会使患者丧失劳动能力，因此需要慎重考虑。但在某些患者中，这是去除感染灶的唯一有效方法。

阶梯治疗

一线治疗

- 氨苯砜加链霉素或利福平

或

- 复方磺胺甲噁唑加链霉素或利福平

二线治疗

- 根治性手术

着色芽生菌病

定义与术语

是一组由暗色真菌引起的皮肤和皮下组织的慢性真菌感染，在组织中产生单个或多个成簇聚集的厚壁细胞（硬壳小体或壁砖状体）。特点是缓慢进展的外生性皮损，通常发生于足和腿[1,2]。

同义名

- 着色真菌病
- 疣状皮炎

流行病学

通常发生在热带地区，特别是中等到强降雨量的农村地区[4]。在美洲中部、南部、北部[3]和古巴、牙买加、马提尼克岛以及包括印度、南非、马达加斯加、澳大利亚、北欧在内的其他许多国家都有报道。在欧洲和美国偶见输入性感染。

年龄

儿童感染少见。

性别

成年男性农业工作者最常受影响，儿童偶发。

病理生理学

已从木材和土壤中分离出致病真菌，感染通常由创伤引起，比如木头碎片造成的刺伤[2,5]。

病理学

组织学上表现为异物肉芽肿，可见孤立的微脓肿形成区。在有结构的肉芽肿中，主要在巨细胞内可见大量真菌细胞。由于这些细胞呈栗色或金棕色，因此在浸润背景中很容易区分出来。其特征为被厚横隔分成几个层面，称为硬壳小体或壁砖状体（图32.53）。表皮呈显著的假上皮瘤样增生，在一些区域的角质层中可清楚见到真菌细胞经表皮排出。肉芽肿结节之间的组织可见慢性纤维化。

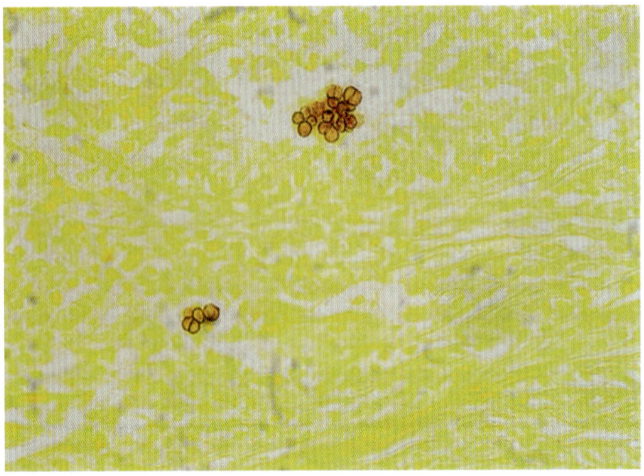

图 32.53 着色芽生菌病：组织切片

壁砖状真菌细胞的天然棕色色素清晰可见。这些细胞通过分裂、形成横隔而被分割为不止一个层面。（英国伦敦国王学院圣约翰皮肤病研究所医学真菌学系）

致病微生物

着色芽生菌病是由几种真菌引起的，其中最常见的是疣状瓶霉（*Phialophora verrucosa*）、裴氏着色霉（*Fonsecaea pedrosoi*）、紧密着色霉（*F. compacta*）、卡氏枝孢瓶霉（*Cladophialophora carrionii*），原卡氏枝孢霉 *Cladosporium carrionii*）[2]。其他罕见的包括播水喙枝孢霉（*Rhinocladiella aquaspersa*）。McGinnis 对这些真菌的命名进行了综述[6]。

临床特征[7,8]

病史

病变常发生在暴露部位，尤其为足、腿、上肢、面部和颈部（图32.54）。该病通常进展多年。

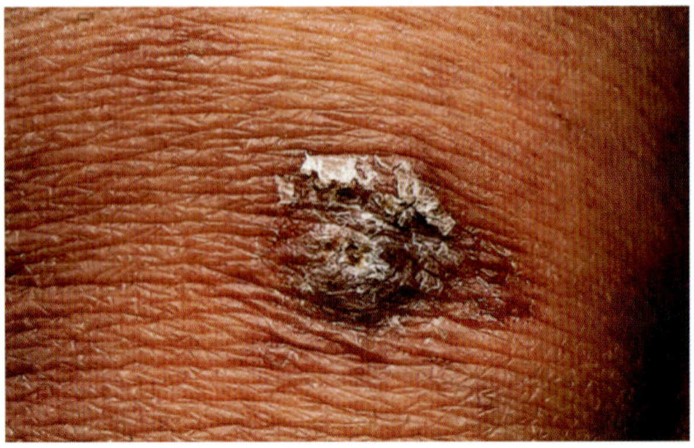

图 32.54 着色芽生菌病的早期皮损

表现

疣状丘疹逐渐增大形成肥厚性斑块[9,10]。也可为缓慢扩大的扁平斑块，伴中央瘢痕形成。早期病变偶尔可形成溃疡。经过数月或数年的发展，最终形成大的角化过度性肿块，可至3cm厚（图32.55）。可发生继发性溃疡。除非继发性感染引起瘙痒和疼痛，否则病变通常是无痛的。可因搔抓而产生卫星病灶，也可因淋巴扩散至邻近区域。

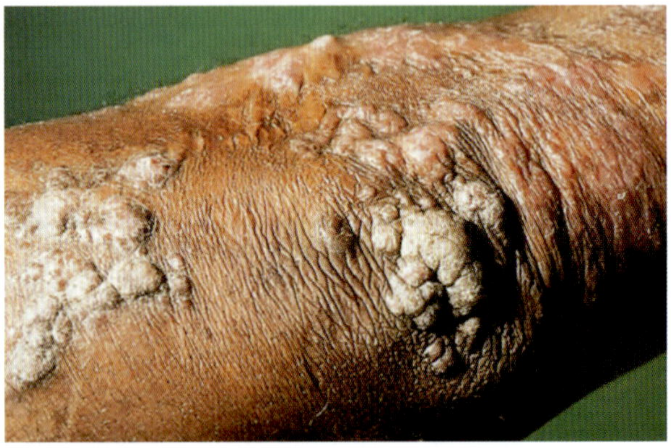

图 32.55 斑块型着色芽生菌病

临床变型

可产生银屑病样皮损。可发生血源性传播，但很少见。有脑脓肿形成的报道。

鉴别诊断

该病需与其他芽生菌病（无微脓肿的明显边界，无肺部损害）、皮肤结核、利什曼病、梅毒和雅司病相鉴别。

并发症与合并症

长达数年的继发感染可最终导致淋巴管瘀积，形成象皮肿。慢性病变可发展为鳞癌。

病程与预后

病程为慢性,但不致命。

辅助检查

活检和培养出相关致病真菌可以确诊。在活检组织切片中,无论何种种类,均能在脓肿、巨细胞或表皮中找到深着色、厚壁的壁砖状或硬壳细胞。偶尔可在病灶浅表的皮屑中见到暗色菌丝而不是硬壳细胞。着色真菌在体内为分裂增殖而非出芽增殖,由此产生单、双或多细胞簇。

在培养中,所有菌种的菌落均为深灰绿色到黑色,呈天鹅绒状或绒毛状,背面为黑色。在最常见的致病菌种中可观察到三种分生孢子产生方式:芽生产孢、瓶型产孢和合轴产孢。有些病原菌呈多态性,能同时出现多种类型分生孢子,导致其命名有些混乱,因为一般是根据它们产孢的主要形式来进行命名的。

疣状瓶霉。镜检:主要产孢方式是瓶型产孢。菌丝侧面或顶端生成瓶状分生孢子梗,瓶梗顶端有明显的黑色领口。透明的薄壁椭圆形分生孢子在瓶梗顶端产生,由上至下紧密排列,堆积成球形。在营养较弱的培养基上,也可观察到一些合轴或芽生的产孢细胞。

裴氏着色霉。镜检:主要产孢方式是合轴产孢。棕色的单胞分生孢子着生于细胞上部合轴分支的短齿上,再以类似方式产生次级分生孢子。多数菌株也可芽生产孢,部分可有少量瓶型产孢。

卡氏枝孢瓶霉。镜检:主要产孢方式是芽生产孢。椭圆形或柠檬形的淡色分生孢子形成分生孢子链,并间隔性产生分支。在缺乏营养的培养基上,如半强度的玉米粉琼脂,分支链内的某些细胞可转化产生球状瓶梗。

治疗

着色芽生菌病主要治疗方法为抗真菌药物。

一线治疗

伊曲康唑(100～200mg/d)或特比萘芬(250mg/d)通常有效,如果致病菌是卡氏枝孢瓶霉则效果更好[11,12]。单独使用氟胞嘧啶或与两性霉素 B 联合[13]使用均有效,但单独使用氟胞嘧啶可能产生耐药性。

二线治疗

其他的治疗方法包括使用冷冻疗法,或每日使用保温胶袋进行热疗,使局部保持在一个温暖而舒适的温度,从而诱导病灶收缩。这通常需要 2～3 个月[14]。手术切除法尚有争议,对于较大的斑块采用这种方法存在风险,因为可能在切除部位周围形成卫星病灶。手术只适用于很小的病灶,并仍应与药物治疗相结合。

> **阶梯治疗**
>
> **一线治疗**
>
> • 伊曲康唑 100～200mg/d 至临床治愈
>
> 或
>
> • 特比萘芬 250mg/d 至临床治愈
>
> **二线治疗**
>
> • 热疗

暗色丝孢霉病

定义与术语

暗色丝孢霉病是一种罕见的、通常局限于皮下组织或肌肉内的感染,常由一系列褐色(暗色)真菌引起,形成囊肿或脓肿[1]。另有系统性暗色丝孢霉病。

> **同义名**
>
> • 暗色真菌性皮下囊肿(Phaeomycotic subcutaneous cyst)

流行病学

感染最常见于热带地区患者。部分患者免疫功能低下,通常有糖皮质激素治疗史。被报道可致暗色丝孢霉病的真菌越来越多,一篇综述列出了 104 种[2]。最常见致病菌见框图 32.5。

> **框图 32.5 暗色丝孢霉病的主要病原菌**
>
> • 甄氏外瓶霉(*Exophiala jeanselmei*)
> • 皮炎外瓶霉(*Exophiala dermatitidis*)
> • 班替枝孢瓶霉(*Cladophialophora bantiana*)
> • 瓶霉属(*Phialophora* spp.)
> • 双极霉属(*Bipolaris* spp.)
> • 突脐蠕孢属(*Exserohilum* spp.)
> • 链格孢属(*Alternaria* spp.)

年龄、性别与种族

该病罕见,尚缺乏个体易感性相关数据。

病理生理学

暗色丝孢霉病是由环境中的病原体通过创伤性植入而造成的感染。

病理学

致病真菌多见于皮下组织的炎性囊肿中。其边界较清楚，周围纤维化形成，伴有多核巨细胞、淋巴细胞和巨噬细胞在内的混合性炎细胞浸润，中性粒细胞浸润也常出现。真菌通常出现在囊肿的内部。它们在体内为着色菌，HE染色下可见，但并不容易找到，因此仍建议使用PAS等特殊真菌染色法。

致病微生物

包括甄氏外瓶霉、皮炎外瓶霉、双极霉属、互隔链格孢及其他能在组织中形成暗色菌丝的病原菌（框图32.5）[1]。

临床特征

患者表现为躯干或四肢界限清楚的单发囊性病变[3]。通常无痛但影响美观，且能增大至有必要切除的程度，此时容易做出诊断。

鉴别诊断

需与腘窝囊肿或大的毛发囊肿相鉴别。

病程与预后

虽不致命，但该病不可自愈。

辅助检查

这些微生物通常并不难从病灶中培养出来，但有太多不同的菌种可致病，以及一些病原菌在原代培养中无法形成孢子，因此其鉴定可能需要专业实验室的帮助。Rinaldi对主要的暗色致病菌进行了详细的综述[2]。

甄氏外瓶霉（*Exophiala jeanselmei*）。菌落：属于有时被称为“黑酵母”的一类真菌。初起为黑色光滑或潮湿的菌落，随培养时间增加逐渐变成丝状，最终被灰色天鹅绒般的菌丝所覆盖。镜检：最初由单细胞组成，通过出芽的方式环痕产孢。丝状阶段时，棕色分隔菌丝产生细长的环痕梗，形成椭圆形分生孢子，在产孢细胞的顶端聚集成团，或沿着环痕梗的一侧向下排列成一排。生理测试：在40℃时不会生长。

双极霉属（*Bipolaris* species）。菌落：菌落生长迅速。初为灰白色绒毛状菌落，之后表面和背面均逐渐变暗至橄榄灰或黑色。镜检：产孢细胞弯曲呈膝状，合轴产生棕色的多细胞性分生孢子。分生孢子底部的脐点仅稍微突起。

治疗

常规治疗方法为切除病灶。目前虽无研究证实疗效，但常在手术后给予适当的抗真菌药物如伊曲康唑。

洛博真菌病

定义与术语

这种罕见的疾病是由罗伯副球孢子菌（*Lacazia loboi*）所致，其特点是局限性瘢痕疙瘩样皮肤病变，不影响患者一般状况。

> **同义名**
> - 瘢痕疙瘩性芽生菌病（Keloidal blastomycosis）
> - 罗伯病（Lobo disease）

流行病学

1931年在亚马逊流域一位患者身上首次发现该菌。在那里及南美洲的中部和北部均发现了其他病例[1]。

病理生理学

致病菌可能与水有关，并通过伤口进入人体[2]。大多数病例中该病已存在多年。虽然该病有明确的向温带水域延伸的流行迹象，可能与不同的分支（变种）有关，但已有淡水海豚感染的报道[3]。

病理学

在HE染色切片中可见淋巴细胞、巨噬细胞和含有真菌细胞的巨细胞呈弥漫性浸润，直径为5～10μm。在真菌染色中，3～8个卵圆形或圆形细胞排列呈短链状为其特征性外观，其间由短管状结构相连接。

致病微生物

致病真菌是罗伯副球孢子菌（*Lacazia loboi*）[4]，尚未被成功分离培养。

临床表现

病变可发生在身体任何部位，但通常在暴露部位如腿、手臂和面部[1]。大多数病例与皮肤损伤有关，并可在受伤后通过自体接种传播到另一个部位。无明显淋巴管炎及内脏播散。陈旧慢性病灶表现为高于皮肤的带有痂真菌样斑块。

鉴别诊断

临床上与着色芽生菌病最为相似。

并发症与合并症

慢性病灶偶尔可进展为鳞状细胞癌[1]。

病程与预后

该病不会广泛传播，但能在局部存在多年或缓慢扩大。

辅助检查

在显微镜下对活检样本进行检查可做出诊断。该真菌尚未在培养中分离出来，确认致病真菌主要依赖于在组织中找到典型的罗伯副球孢子菌。可直接使用氢氧化钾固定表皮痂或组织切片后观察，无需特殊染色。

治疗

目前无有效的药物治疗，可手术切除可疑病变。

鼻孢子菌病

定义

鼻孢子菌病是由西伯鼻孢子菌（*Rhinosporidium seeberi*）引起的慢性肉芽肿感染，可导致黏膜息肉。该菌从未在体外被分离出来，但通过遗传学研究，对其的分类定位更为清晰，目前认为该致病菌是一种水生的原生生物，而不是真菌。

流行病学

鼻孢子菌病在世界范围很少且零散发生，但在印度和斯里兰卡[1]流行。在一篇综述中描述了 51 例来自于乌干达的病例[2]。

年龄、性别

成年、男性、工人最可能被感染。

临床表现

可发生于任何黏膜表面的，表现为带蒂的血管性息肉[3]。3/4 的病例累及鼻黏膜、鼻咽部或软腭，其余的部分病例累及结膜或泪囊。病变也见于其他黏膜表面，如喉部、阴茎、阴道和直肠，有时也见于皮肤，可能是从附近的黏膜原发部位扩散而来[4]。病灶为增生性的，可增生至巨大的尺寸，可从鼻孔延伸至咽部，或向外超过嘴唇[5]。粉色或红色的表面呈分叶状、菜花状外观。近距离观察表面可见白色小斑点，为成熟的真菌孢子囊。该病可持续多年，有自行消退的病例但很罕见，不传染。患者常诉呼吸困难。在生殖器上的病变外形类似湿疣。如眼部受累可出现结膜炎和畏光症，且由于息肉的重量可致眼睑外翻。

鉴别诊断

典型的病变很容易识别，为内含白色孢子囊的粉红-紫色息肉，质地易脆。非典型病变应与疣、湿疣和痔鉴别。

辅助检查

致病微生物无法培养，诊断取决于组织病理学——在息肉表面或组织切片中识别出孢子囊。根据成熟程度的不同，它们的直径可达 0.5mm，此时肉眼即可清楚识别，表现为表皮上或紧邻表皮下的坚实的白色囊肿。显微镜下表现为单个厚壁球形，完全分化后其内充满大量直径 6～7μm 的圆形内生孢子。也可见未成熟和塌陷后排出的孢子囊[6]。

治疗

首选根治性切除术。

蛙粪霉和耳霉导致的皮下组织真菌病

定义与术语

这是一种局部的、皮下的、主要发生于热带地区的真菌病，其特征是皮下组织的慢性木质性肿胀。

同义名

- 皮下接合菌病（Subcutaneous zygomycosis）
- 蛙粪霉菌病（Basidiobolomycosis）
- 皮下藻菌病（Subcutaneous phycomycosis）
- 虫霉病（Conidiobolomycosis）
- 鼻藻菌病（Rhinoentomophthoromycosis）

流行病学

由蛙粪霉菌（*Basidiobolus ranarum*）引起的皮下组织感染，最初在印度尼西亚报道[1,2]，但此后相继于非洲和东南亚国家发现。由冠状耳霉（*Conidiobolus coronatus*）引起的皮下组织感染是另一种局限性的接合菌感染[3]，人和动物均可受累。据来自西印度群岛、非洲、印度和南美洲的报道，该病首先累及鼻黏膜或鼻窦，最后出现无痛性面部肿胀，又称为鼻藻菌病（rhinoentomophthoromycosis）。

病理生理学

自然环境中，致病的蛙粪霉菌和冠状耳霉都与腐烂的植物和青蛙的胃肠道有关。

临床表现

表现为缓慢扩大的无痛性皮下组织肿胀，而无其他明显的临床症状[6-8]。可单发，也可形成多发的卫星病灶。圆盘状肿块的硬度均匀一致[9]，愈后不留瘢痕。光滑的圆形边缘可呈分叶状，将手指置于下方可使其抬高。疼痛和压痛不明显，但少数情况下可非常显著。上覆皮肤可紧张、水肿、脱屑、色素沉着或正常。不形成溃疡，局部淋巴结通常不肿大[10]。

在蛙粪霉属感染中，病灶通常累及肢体或腰带处，最常见于儿童。耳霉属感染的临床特征与之相似，但可影响面部，从下鼻甲区域扩散至中央面部组织，主要见于年轻人。这两种皮下组织感染均为损容性的。

鉴别诊断

确诊需要组织学和真菌学检查。但必须与淋巴水肿（缺乏明显边缘）、皮下恶性淋巴瘤（生长较快）和感染部位周围硬化（有疼痛和压痛）相鉴别[11]。

并发症与合并症

有罕见的深部侵袭性耳霉属感染被报道，但它们通常与皮损无关[12]。

辅助检查

常经组织学活检确诊，但培养并不难。组织学改变为位于皮下组织深处的嗜酸性肉芽肿，大量取代脂肪组织。肉芽肿内散在分布着宽的少隔菌丝，呈直角分支（图 32.56），通常可见致密的纤维变性[4,5]。

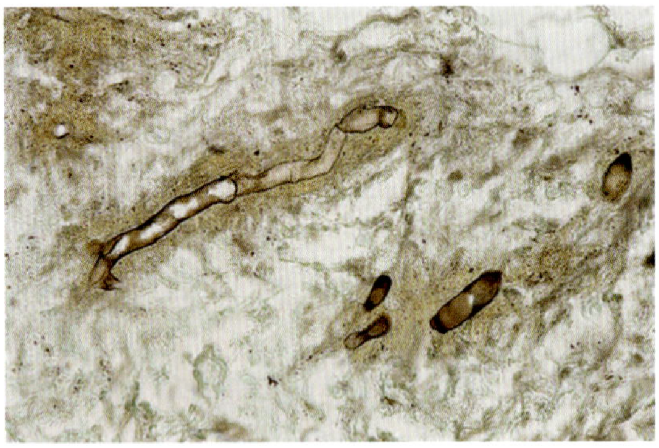

图 32.56 皮下蛙粪霉属感染的组织切片

宽的无隔菌丝在银浸染法（GMS）下呈黑色，为接合菌感染的特征。（英国伦敦国王学院圣约翰皮肤病研究所医学真菌学系提供）

蛙粪霉菌（*Basidiobolus ranarum*）。菌落：在30℃无放线菌酮的培养基增长迅速，形成具有许多放射状褶皱的蜡样的奶油色或黄色菌落。显微镜检查：直径 8～20μm 的宽菌丝，少有隔膜。10～14d 后，可产生具有喙状突的有性接合孢子。此外，单细胞孢子囊形成，并从孢囊梗的顶端被喷射至空气中。

冠状耳霉（*Conidiobolus coronatus*）。菌落：蜡样白色至灰色，随着短的气生菌丝体的发育，逐渐变成米黄色粉末状。显微镜检查：可见宽的少隔菌丝。孢子囊被排出后撞击在培养皿的侧面和盖子上。有些孢子囊在其表面可形成小的突起或绒毛。

治疗

伊曲康唑对此类疾病有效。口服碘化钾也通常有效，剂量类似于治疗孢子丝菌病。有证据表明，复方磺胺甲噁唑可用于治疗虫霉病。

系统性真菌病

系统性真菌病是累及深部器官组织结构的真菌感染性疾病，通常具有播散倾向，从原发感染部位通过血源性播散，包括两大类疾病：地方性真菌病和机会性系统性真菌病。

病理生理学

地方性真菌病通常通过吸入致病病原真菌而获得，因此这类真菌感染性疾病通常具有共同的发病模式。多数情况下，表现为无症状感染，寻找原发感染灶通常比较困难。此类疾病多为回顾性诊断，与肺结核诊断类似，通过皮肤试验，试验阳性者考虑既往曾感染。地方性真菌病有明确的流行地域，这些流行地区常常具有独特的气候特征、动植物群落。主要的地方性真菌病包括组织胞质菌病（经典型和非洲型组织胞质菌病）、芽生菌病、球孢子菌病、副球孢子菌病和马尔尼菲篮状菌（旧称马尔尼菲青霉菌）引起的感染。此类真菌感染性疾病的临床表现与患者的基础状态具有相关性；且这类感染多发生于免疫缺陷患者，特别是艾滋病患者中。

隐球菌病既具有地方性真菌病的特征，又具有机会性真菌病的特征。它不但可以影响健康人群，而且是由一种具有特定生态位的真菌所引起的原发性呼吸道感染，因此本文将该病归为地方性感染真菌病。

机会性系统性真菌病是指仅仅发生在具有潜在易感人群的全身性系统性真菌感染，与地方性真菌病不同的是，该类疾病可发生在任何地理区域；由于真菌感染的模式及易感性差异，其临床表现变化很大。

鉴定

导致地方性真菌病的双相真菌非常罕见，但需谨记，这类真菌对实验室工作人员有潜在风险，现在已有实验室感染和死亡的报道，因此，与这类真菌相关的操作必须在生物安全三级实验室进行。此类真菌不应用培养皿进行培养，这种培养方法可引起气溶胶传播。该类真菌应用带瓶盖的瓶子或者试管进行培养。如果怀疑此类双相真菌感染的标本送实验室待检时，必须提醒实验室相关人员注意！

血清学检查

血清学检查在地方性真菌病的诊断中具有相当大的价值。在地方性感染，免疫扩散试验可以检测特定的沉淀带，例如组织胞质菌病中的 H 和 M 条带；补体凝集试验在疑似组织胞浆菌病和球孢子菌病中被列为常规检查项目。但需注意有可能存在真菌抗原交叉反应，如皮炎芽生菌常与其他的双相致病真菌具有交叉抗原反应。

在机会性系统性真菌病中，血清学检测也很有价值，但结果可能更难解释。如果将正常个体暴露于念珠菌属种真菌的环境中，许多正常人群的念珠菌抗体也呈现阳性反应，因而检测抗体滴定度变化比单次抗体阳性检测更有意义；并且很多由念珠菌属或曲霉菌属引起的机会性感染患者无法产生抗体反应。因此，目前检测抗原或真菌代谢物的方法备受人们关注。但抗原血症往往非常短暂，抗原的检测可能需要连续取样。

隐球菌病的检测与上述检测方法恰好相反，该病的诊断依靠抗原检测而非检测抗体。目前常规使用的检测隐球菌抗原的方法包括：商业化的乳胶颗粒凝集试验、酶联免疫吸附试验（ELISA）或侧向层析检测。

直接检查和组织病理学

与皮下感染一样，制作痰或支气管肺泡灌洗液湿片，显微镜下观察，便可发现真菌特有的结构。例如，隐球菌病在脑脊液中可发现具有荚膜的酵母细胞，痰液中可找到粗球孢子菌的小球样结构。组织病理学检测几乎可识别所有双相真菌，以及接合菌和隐球菌，但不能区分一些罕见的病原体如镰刀菌、曲霉菌和尖端赛多孢子菌（*Scedosporium apiospermum*）。

分离株的培养和鉴定

引起皮下组织感染的真菌，其所需要的培养条件非常相似。选择合适的培养基，应同时在 30℃左右和 37℃进行培养。很多机会性致病真菌病原体会在几天内生长，但有些双相真菌生长相对缓慢，培养时间至少需要 4～6 周。

双相真菌的分离培养具有重要的意义，但 5 种主要双相真菌的分离鉴定在某些情况下非常复杂，主要因在形态上可能不典型或呈不育状态。外源性抗原的检测和用于鉴定这些病原体的特异性核酸探针已经开发。这些技术一般不需要分离培养病原菌，比传统分离鉴定方法更快出结果。

机会性真菌感染的情况有很大不同，因为这些病原体在环境中广泛存在。从非无菌部位，如痰中，分离出曲霉属菌落结果可能难以确定感染。但如在正常无菌部位分离出机会性病原真菌应予以重视。

虽然目前缺乏统一的标准，但基于 PCR 技术等分子学诊断方法的应用，在系统性真菌病诊断中的应用逐渐增多。这些诊断方法在部分实验室中用于常见真菌病如系统性念珠菌感染和念珠菌血症的诊断。因其敏感性高且具有特异性，与传统分离培养的方法相比可快速诊断。病理学检查仅能确定感染，但分子生物学方法目前可确定感染的致病菌种。

组织胞浆菌病（Histoplasmosis）

定义和命名

该病是由荚膜组织胞浆菌（*Histoplasma capsulatum*）引起的具有高度传染性的真菌病，主要感染肺部，往往无全身症状[1]。荚膜组织胞浆菌属于胞内菌，侵犯网状内皮系统，如脾、肝、肾、中枢神经系统和其他器官。该病较为少见、可慢性病程或呈进展型，严重者可引起死亡。

同义名

- 达林病
- 荚膜组织胞浆菌病

介绍和说明

组织胞浆菌病是由双相真菌荚膜组织胞浆菌（*H. capsulatum*）感染引起的疾病。以前的研究认为该菌存在两个变种，即荚膜组织胞浆菌荚膜变种（var. *capsulatum*）和荚膜组织胞浆菌杜波变种（var. *duboisii*）。这两个变种在酵母相其细胞大小不同，荚膜变种较杜波变种酵母细胞体积小。最近的分子分类学研究表明在荚膜组织胞浆菌有 3 个分支（包括在马身上分离的组织胞浆菌假皮疽变种 var. *farciminosum* 和杜波变种 var. *duboisii*），在系统发育上并没有相关性[2]。非洲进化支包含以前被归类为荚膜组织胞浆菌杜波变种（*H. capsulatum* var. *duboisii*）、荚膜组织胞浆菌荚膜变种（*H. capsulatum* var. *capsulatum*）、荚膜组织胞浆菌假皮疽变种（*H. capsulatum* var. *farciminosum*）。荚膜变种和杜波变种在流行病学和临床表现之间存在重要的差异；尽管两者的菌丝相同，但其抗原存在一些细微的差异，因此仍然沿用旧的术语，var. *capsulatum* 和 var. *duboisii*。

流行病学

组织胞浆菌病是指由荚膜组织胞浆菌荚膜变种引起的疾病，又称为小型组织胞浆菌病，广泛分布于世界各地，更多发生在温带和美洲，非洲和澳大利亚等热带国家[1]。该病在美国被广泛研究，据估计人类感染的数量约为 3000 万。美国的流行地区为密西西比河和俄亥俄州的山谷。在某些地区，通过组织胞浆菌素皮肤试验，发现超过 80%的人口曾感染该病[3]。

杜波组织胞浆菌病，又称非洲型组织胞浆菌病或大型组织胞浆菌病，仅非洲有发病报道。

年龄

婴儿和儿童经常被感染。

性别

在成年人中，男性农业工人的比例最高。

种族

没有种族倾向。

相关疾病

淋巴瘤患者似乎容易发生此类感染[4]。此外，组织胞浆菌病是艾滋病患者的一种重要并发症[5,6]。

病理生理学

病理

组织胞浆菌病最易感染肺部，肺部感染后通过血液播散感染其他部位。原发皮肤感染少见，原发性皮肤感染见于实验室工作人员，通常是由于操作该菌过程中意外导致皮肤接种所致，可伴发局部淋巴结增大。

致病病原菌

荚膜组织胞浆菌（*Histoplasma capsulatum*）是自然界中腐生菌，已经从土壤中分离出该菌；该菌的自然栖息地为富含鸡毛或鸟粪的土壤（如椋鸟、蝙蝠等）。

遗传学

没有已知的遗传倾向。

环境因素

该菌已在蝙蝠居住的洞穴土壤中分离出来。在流行区，组织胞浆菌病是危害洞穴探险者的一种疾病。荚膜组织胞浆菌荚膜变种（*H. capsulatum* var. *capsulatum*）已经从巴拿马家居蝙蝠的器官和粪便中分离出来。它的孢子不仅可引起人的感染，也能感染小型动物如狗、猫和老鼠。这种病不通过人与人直接传播或从动物传播到人，而是由于吸入空气中的分生孢子感染。该病多由于人体暴露于充满真菌孢子的空气，如人进行洞穴探险或者清理鸟粪时而发生感染。实验室工作人员，可由于皮肤黏膜直接接种孢子而发生皮肤感染。

临床特征[1]

病史

通过钙化痊愈的良性组织胞质菌病，在X线片上难以与结核病鉴别。该病的谱系范围从无症状感染、有症状的良性感染到逐渐扩散、血液播散至全身各器官的感染，所有类型均与结核病类似。

临床表现

杜波变种感染引起的皮肤损害较荚膜变种更为多见；事实上，除艾滋病患者外，组织胞浆菌病极少累及皮肤，但非洲型组织胞浆菌病则常累及皮肤。

在组织胞浆菌病中，大部分皮肤感染是由于肺部感染后发生全身播散累及皮肤所致，极少出现原发性皮肤感染。原发性皮损表现为肉芽肿样改变或溃疡；播散或继发性皮损呈多样性，可表现为丘疹、溃疡、结节、肉芽肿、脓肿、瘘、瘢痕和色素沉着等。另外骨髓炎破溃累及皮肤，亦可形成继发性皮肤损害[7]。一些免疫抑制的患者发生皮肤感染可呈蜂窝织炎样表现[7]。

在流行地区，无症状型组织胞浆菌病较为多见；此类患者无感染的相关证据，但由于患者的组织胞浆菌素试验呈阳性反应，提示患者曾罹患该病[3]。若未接触大量致病菌（暴露在蝙蝠感染的洞穴中）或宿主不存在免疫缺陷，一般情况下流行地区的感染，多呈无症状型。

临床亚型

四个主要临床亚型为：急性肺组织胞浆菌病、急性播散性组织胞浆菌病、慢性肺组织胞浆菌病和慢性播散型组织胞浆菌病。

急性肺组织胞浆菌病

患者可表现为常见的急性肺部感染症状，胸部X线检查显示弥漫性斑点和局部浸润。但此类急性肺组织胞浆菌病并不多见，因为在流行地区大多数人组织胞浆菌素试验呈阳性，并通常被认为是通过肺部呼吸道感染的，然而这类人群往往无任何症状和体征。即使在急性肺部感染情况下，组织胞浆菌也不局限于肺部而是播散至网状内皮系统的各个部位。一些患者可以出现多形性红斑或结节性红斑。这种皮肤反应多发生在疾病的早期，但其与组织胞浆菌病的关系可能在数周内并不明显。

急性播散性组织胞浆菌病

这种类型较为少见，通常因肺部吸入大量组织胞浆菌孢子而引起肺的感染，通常肺部症状突出，但其他临床表现多样，可伴肝脾肿大、发热、贫血、食欲不振和全身淋巴结增大等。肺部临床表现可类似粟粒性肺结核。口、鼻和喉通常有特征性的顽固性肉芽肿性溃疡[8]。在数周或数月之后，由于肠胃受累，常引起渐进性消瘦，严重者可以致命。在播散性的病例中通常可见皮肤或黏膜肉芽肿性改变[9,10]。急性播散性组织胞浆菌病多见于艾滋病患者[11]。与其他患者相比，艾滋病患者中，多发性皮肤小结节更为多见[4,5]，丘疹中央通常有软化。

慢性肺组织胞浆菌病

该型多见于成年人；慢性肺部组织胞浆菌病与肺

结核非常相似。

慢性播散性组织胞浆菌病

此型多在患者离开流行区后数月或数年内发病。最常见的临床表现为口腔溃疡，并可引起肾上腺的破坏导致艾迪生病。口腔溃疡很大且呈慢性病程[8]；另外也可累及喉部，表现为溃疡或肉芽肿形成。在首次治疗过程中可能出现肾上腺功能不全的表现，因此应对患者进行相关的检查；超声检查可用于筛查肾上腺的增大[12]。

原发性皮肤组织胞浆菌病

原发性皮肤感染非常罕见，由组织胞浆菌接种皮肤后引起。原发性皮损表现为结节或硬结溃疡，常伴有局部淋巴结增大[1]。

其他形式的组织胞浆菌病

感染后可很快发生播散，或经过多年潜伏期后再发生播散。而且病情的严重程度可能受到各种发病诱因的影响，如白血病、糖皮质激素治疗、淋巴瘤、糖尿病、肿瘤、艾滋病和全身性胶原病[11,13]。

非洲型组织胞浆菌病

非洲型组织胞浆菌病临床表现多样，而且为散发，不常见[14]。该病局限在撒哈拉以南和赞比西河以北的地区。尽管非洲型组织胞浆菌病可累及淋巴结、肺部，但是临床上最常累及的部位是皮肤和骨骼[15]。皮肤可表现为类似传染性软疣样的小丘疹、脓肿或溃疡[16]。进行骨扫描或 X 线检查可排除骨感染病灶[17]。该病通常呈慢性病程，但一些患者病程可进展快速、呈播散性感染。非洲型组织胞浆菌病在艾滋病患者中很少见到。可通过直接显微镜检查、组织病理学检查和病原菌培养明确诊断，但该型常规血清学检测通常呈阴性反应。

鉴别诊断

需要与其他系统性真菌病进行鉴别，如篮状菌感染和隐球菌病。这两种疾病的皮肤病变也可类似于传染性软疣。

检查

从痰液、外周血、骨髓或组织切片，包括淋巴结穿刺等标本中发现位于细胞内小的组织胞浆菌酵母细胞(2～5μm)，即可诊断组织胞浆菌病。在马尔尼菲篮状菌高发地区，应特别注意与该菌的鉴别。两种菌大小相似，但马尔尼菲篮状菌有特征性的隔膜，而不出芽。组织胞浆菌是一种胞内菌，在网状内皮细胞内生长为椭圆形酵母(图 32.57)。所有网状内皮系统的吞噬细胞均可感染组织胞浆菌，因此可累及肝脏、脾脏、淋巴结和骨髓。因这些组织中细胞内含有大量的真菌细胞，其细胞质出现肿胀。感染初期，组织炎症反应轻微；但随后发生组织坏死，继而形成肉芽肿样改变和纤维化。杜波组织胞浆菌(*H. duboisii*)在组织中体积较大。它常引发炎症反应，其中巨细胞占优势。可通过银染色和 PAS 染色观察细胞内的酵母细胞。确定病原体通常需要分离培养。此类致病菌通常需要培养 4～6 周，但部分学者认为，若怀疑组织胞浆菌感染，培养至少需要 12 周，才能报阴性结果。

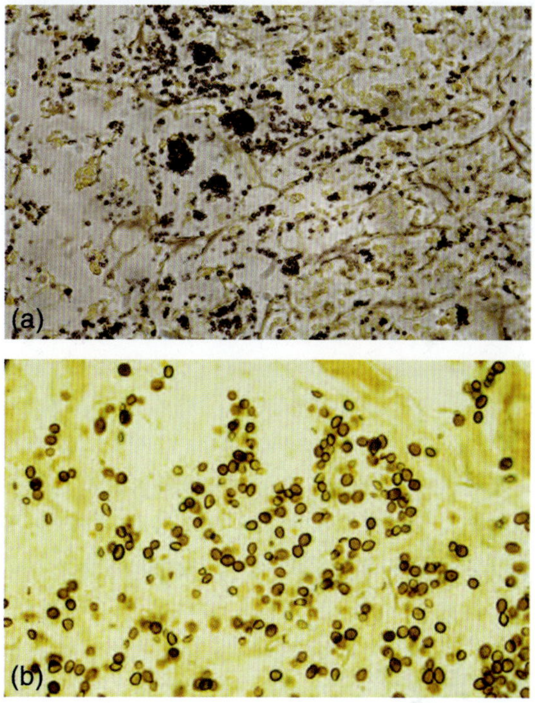

图 32.57 组织胞浆菌病(荚膜组织胞浆菌荚膜变种感染) (a)组织切片：GMS 染成黑色微小的酵母，主要见于胞内；(b)油镜观察：典型的出芽酵母清晰可见。可与马尔尼菲篮状菌感染鉴别(见图 32.62)。(英国伦敦大学国王学院圣约翰皮肤病研究所医学真菌学部提供)

荚膜组织胞浆菌(*Histoplasma capsulatum*)。菌落：在 30℃下培养，最初呈蜡样，后呈白色或棕褐色棉花状菌落。显微镜下观察：可见 2 种类型的分生孢子。大分生孢子直径为 8～15μm、圆形或偶尔呈梨形，单细胞，结节状大分生孢子；小分生孢子呈椭圆形，光滑或粗糙。生理试验：该菌经过培养，利用外源性抗原洗脱组织胞浆菌特异性抗原或者核酸杂交试验可确定该病原菌。但如果没有此类技术，可通过转化培养基(脑心浸液琼脂，含 10%羊血、1%葡萄糖和 0.1%半胱氨酸)诱导酵母相形成。血清学试验：皮内组织胞浆菌素试验可用于流行病学调查，但在播散性组织胞浆菌病患者，该试验经常为阴性，没有诊断价值。血清补体滴度的升高提示疾病可能发生了播散。

免疫沉淀试验也有一定的诊断价值，一些抗原，如 H 和 M 沉淀带与疾病的活动或近期感染密切相关[18]。应在血清学试验结束后，再进行组织胞浆素皮肤试验，因为后者可导致血清学滴度上升。目前已有商品化补体结合试验和双扩散试验试剂盒，可进行血清学检查。另外一项重要的进展是可用血清学试验检测循环中的组织胞浆菌抗原[19]，尤其对艾滋病合并此类真菌感染的患者有诊断价值。该试验可用于血清或尿液检验，但目前仅有一家实验室提供商业化试剂。

治疗

虽然有部分急性肺组织胞浆菌病未经治疗就可自愈，但推荐所有类型的组织胞浆菌病都进行抗真菌药物的治疗。

一线治疗

近年来，组织胞浆菌病的治疗方法逐渐增多。对于许多播散性组织胞浆菌病或局部组织胞浆菌的患者，口服伊曲康唑非常有效[20]，包括 HIV 患者的组织胞浆菌病，但这类患者往往需要进行长期治疗。如使用 HAART 方案进行治疗的 HIV 患者，可减少伊曲康唑的维持治疗剂量。泊沙康唑和氟康唑可作为替代治疗药物[20]。两性霉素 B 治疗有效，主要用于播散性感染患者和严重感染病例[3]。组织胞浆菌病的急性肺部感染患者不需要特殊的抗真菌治疗。

在非洲，也有证据表明伊曲康唑或酮康唑治疗组织胞浆菌病有效[21]。在严重感染病例中，用两性霉素 B 替代方案治疗[16]。虽然在一般情况下应该抗真菌治疗，但部分孤立性皮肤感染的患者手术切除皮损后无需抗真菌药物治疗亦可康复。

> **阶梯治疗**
>
> **一线治疗**
> - 伊曲康唑每日 100mg，直至临床缓解
> - 对于病情严重的患者，两性霉素 B 0.5～1mg/(kg · d)［或两性霉素 B 脂质体 3mg/(kg · d)］2 周。然后，伊曲康唑 200mg，每日 1 次或 2 次，根据临床反应确定用药时间
> - 对于轻度感染，患者可以直接服用伊曲康唑每天 200mg，根据临床反应调整用药时间
>
> **二线治疗**
> - 氟康唑 800mg，每日 1 次，使用 3 个月，然后每天 400mg 直到临床缓解
> - 目前尚没有足够的证据推荐使用泊沙康唑

芽生菌病(Blastomycosis)

定义和命名

芽生菌病是由皮炎芽生菌(*Blastomyces dermatitidis*)引起的慢性肉芽肿和化脓性真菌病。主要影响肺部，但播散型可以累及皮肤、骨骼、中枢神经系统和其他部位。

> **同义名**
> - 北美芽生菌病
> - Gilchrist 病

流行病学

发病率和患病率

最初认为，芽生菌病仅发生于北美大陆、加拿大，尤其是魁北克，墨西哥和中美洲偶有该病的报道，但这些患者具有美国旅居史；以美国的密西西比州山谷的病例数量最多[1]。然而，近年发现芽生菌病也广泛分布于非洲，其中津巴布韦病例数最多[2,3]，中东[4]、印度[5]和波兰也有此类病例报道。在农村地区发病率最高[1]，多为从事农业生产者。未见人与人之间直接传播。已从家畜(例如狗)分离到该致病的病原菌。

年龄

与大多数系统性真菌病一样，86%的病例为男性患者，好发年龄为 30－50 岁。

相关疾病

芽生菌病在 HIV/AIDS 患者中并不常见。

病理生理学

皮炎芽生菌(*Blastomyces dermatitidis*)很少从环境中分离出来。研究表明，它的天然储藏地可能是木材碎片或靠近河流或污染的土壤[6,7]。该菌可在实验室的无菌土壤中生长。目前认为患者多为吸入腐生环境中的孢子而感染。然而，也会发生原发性皮肤感染，尤其见于实验室工作人员或病理学家。

发病诱因

健康人和免疫抑制患者均可发病。

病理

患者的免疫状态影响组织反应、最终病程和预后。原发感染通常发生在肺部，有时为原发性皮肤感染，多在感染后 1～3 周出现皮损，并伴有局部淋巴结增大。

临床特征[8]

既往史

由于尚未知道暴露源，因此没有已知的潜伏期。

临床表现

有 3 种形式的芽生菌病：原发性皮肤型、肺型和

播散型。

临床亚型

原发性皮肤芽生菌病

此种类型非常罕见，主要由于皮肤外伤引起真菌直接接种所致。主要见于实验室工作人员(例如进行尸检的病理学家)[9]。接种后，接种部位出现红斑，在1～2 周内呈现硬下疳样皮损，并伴有周围淋巴管炎和淋巴结增大。本病预后较好，有自愈倾向。

肺芽生菌病

该病与肺结核非常相似。可能没有症状或有低热、胸痛、咳嗽和咯血。偶尔可出现结节性红斑[8]。肺部病变可恢复，或形成肺脓肿腔。多数患者可累及其他器官[10]。如果不治疗，可以播散并致死。轻度、无症状或自限性感染，常见于组织胞质菌病和球孢子菌病，也可见于肺芽生菌病，但可能不常见[11]。

播散型芽生菌病

感染可以自肺部播散至其他组织器官，常累及皮肤、骨骼和中枢神经系统[12]，但黏膜极少受累。皮肤损害可单发或多发[13]。皮损通常是对称的，常发生于躯干部位而非暴露区。起始皮损为丘疹或结节，并可能形成溃疡并排出脓液。皮损逐渐向周围扩大，中央愈合形成瘢痕。最终，经数月的进展，皮损边缘逐渐隆起，呈疣状(图 32.58)，并出现粟粒状的紫罗兰色边缘，其内有很多的小脓肿，内含有病原菌[8]。部分患者皮损可表现为结节和脓肿。非洲芽生菌病患者主要累及皮肤和骨骼[2]。

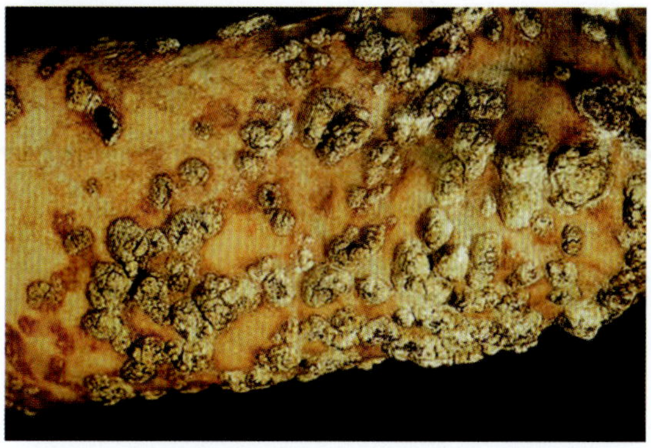

图 32.58 皮肤芽生菌病(由英国雷丁皇家伯克郡医院 James 博士提供)

鉴别诊断

微脓肿是该病特有的临床特征，但是皮肤呈慢性肉芽肿性改变时必须注意与皮肤结核、梅毒、麻风病、坏疽性脓皮病进行鉴别，另外也要注意和由溴化物或碘化物引起的药物反应进行鉴别。持续的肺部病变需要进行胸部 X 射线检查，注意与结核病、其他感染性疾病或肿瘤进行鉴别。皮肤病变的诊断可取脓液进行 10% 氢氧化钾直接涂片镜检，真菌培养或皮肤活检可确诊该病。

检查

在脓液或刮屑的氢氧化钾涂片中，可观察到厚壁、圆形、具有折射性的宽的基底、表面出芽的球形酵母细胞。组织切片必须仔细镜下扫描，避免遗漏病原菌(图 32.59)。皮炎芽生菌(*B. dermatitidis*)具有特征的出芽酵母细胞，该细胞有宽的基底、单极出芽。由于血流播散引起的皮肤病变有明显的表皮增生，增生显著者可呈假上皮瘤样增生。表皮内和表皮下可见脓肿形成并在真皮内可见肉芽肿性炎症浸润。浸润的细胞包括朗格汉斯巨细胞，其胞内含有圆形或椭圆形、厚壁、具有折光性的病原菌。播散性的皮肤病变也可形成脓肿，内含病原菌，在巨细胞内也可发现病原菌，或呈非特异性的肉芽肿性炎症浸润。

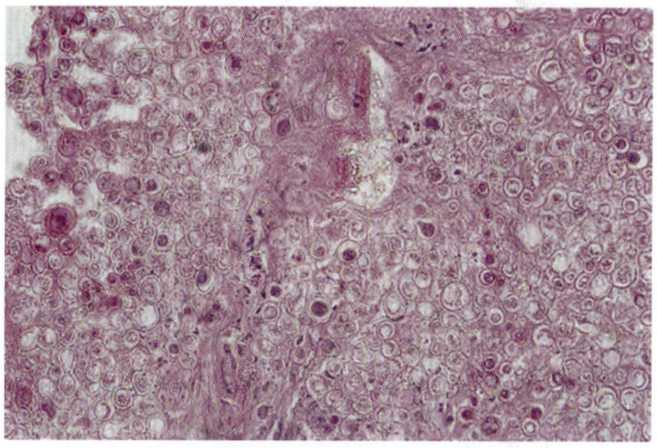

图 32.59 北美芽生菌病：组织切片

PAS 染色可见染成粉红色的大型酵母细胞，以宽基底出芽为特征。(由英国伦敦国王学院圣约翰皮肤病研究所医学真菌学系提供)

皮炎芽生菌(*Blastomyces dermatitidis*)

菌落：30℃ 培养，呈丝状菌落，菌落最初是蜡状的，然后呈棉花状，颜色由白色到棕褐色。显微镜下观察：在与菌丝呈直角的短茎上可见小的圆形或梨形分生孢子(直径 2～5μm)。生理测试：外源抗原试验或核酸探针可用于安全和快速鉴定病原体。此外，在血半胱氨酸琼脂上皮炎芽生菌可转化为酵母相。血清学试验：免疫扩散试验可检测感染患者血清中存在的抗 *B. dermatitidis* 抗体，阳性者呈特征性的 E 带，在感染患者中 E 带阳性率很高[8]。

治疗

该病的所有临床类型都需要治疗。

一线治疗

大多数情况下，伊曲康唑治疗是有效的，并具有口服给药优势[14]。尚无公认的最佳治疗方案，但初始治疗剂量至少 400mg。

二线治疗

两性霉素 B 用于广泛播散性芽生菌病的治疗[8]。酮康唑可作为替代治疗药物[15]。

阶梯治疗

一线治疗

- 伊曲康唑每日 200～400mg，直至临床缓解
- 对于病情严重的患者，两性霉素 B 每天 0.5～1mg/kg，持续 2 周；然后再使用伊曲康唑治疗，治疗时间取决于临床反应

球孢子菌病（Coccidioidomycosis）

定义和命名

该病是由粗球孢子菌（*Coccidioides immitis*）和波萨达斯球孢子菌（*C. posadasii*）引起的原发性呼吸道真菌感染性疾病，可以快速进展、播散，严重者可致死。

同义名

- 球孢子菌肉芽肿
- 山谷热
- 圣华金山谷热
- 沙漠风湿病

流行病学

球孢子菌病是一种地方性真菌病，流行于美国西南沙漠地区、南美洲的中部和南部地区[1]。分子生物学研究表明，球孢子菌病的致病菌主要为两种：粗球孢子菌，这种菌引起的疾病仅发生在加利福尼亚州；波萨达斯球孢子菌引起的感染可发生在其他地区[2]。但是，单纯根据临床和微生物学特征并不能区分两种致病菌。在流行地区以外的病例多为输入性感染的患者。流行地区具有特征性的气候，1－7 月份平均气温高，年降雨量 12～50cm。有明确证据表明，仅因为在流行地区非常短暂的居住，甚至一次旅行人类便可发生感染。随着全球旅行的增加，球孢子菌病的病例在世界很多地方都有报道。皮肤试验表明，流行地区的发病率可能高达 95%。该病是这些流行区域一种广泛而重要的疾病。

年龄

发生于任何年龄。

性别

孕妇发生播散性的风险较高。

种族

拉丁美洲人、美洲原住民和非洲裔美国人易于发生播散型感染。

病理生理学

该真菌可从土壤中分离出来，人类以及各种家养或野生动物均可通过大量吸入富含病原菌的尘埃颗粒感染。因此控制灰尘在该疾病预防中尤为重要[3]。原发性皮肤感染尽管很罕见，但也会发生[4]。吸入的孢子（腐生菌丝相的关节孢子）在肺组织内形成小球：大且圆，内生孢子结构，成熟时直径通常为 30～80μm（图 32.60）。暴露后 2～6 周，用真菌抗原——球孢子菌素进行皮内皮肤试验，患者可呈阳性表现。可出现原发病附近区域淋巴结增大，但通常不会进一步播散。如果发生继发性播散感染，可出现伴有巨细胞和上皮样细胞的肉芽肿性病变。

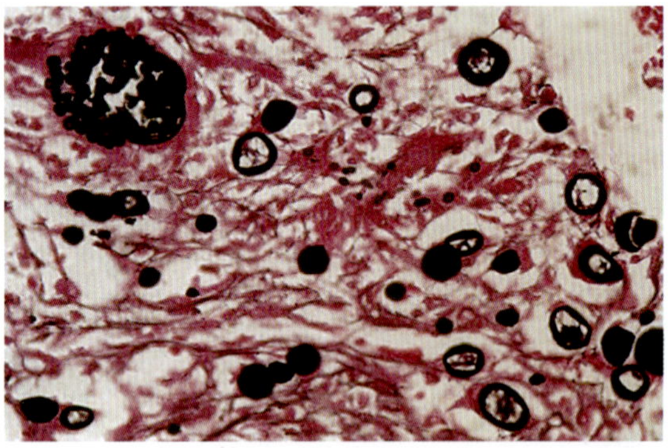

图 32.60 球孢子菌病组织切片：病原体染成黑色（GMS 染色），大小不同、呈小球状。在切片的左上角，可见新鲜释放的内生孢子（英国伦敦大学国王学院圣约翰皮肤病研究所医学真菌学系提供）

病理

活动期病变的常规染色组织切片，可发现具有内生孢子的小球；但常规染色难以发现病变中未成熟的、空的或退化的真菌小球。组织细胞或者异物巨细胞内可见小球样结构。特殊真菌染色如 PAS 或者银染色可更简单地识别真菌。

致病微生物

致病微生物是粗球孢子菌和波萨达斯球孢子菌。

临床特征[1]

病史

球孢子菌病严重程度不一，可表现为非常轻微、不明显上呼吸道感染或急性播散性致命感染。

临床表现

原发性肺球孢子菌病是最常见类型，患者有时无明显症状，也可出现流感样症状（第 47 章）或偶尔呈现肺结核样症状。3%～25%的患者，特别是女性，从第 3～7 周可发生多形性红斑或结节性红斑（第 99 章）。在流行地区，球孢子菌病是结节性红斑的最常见病因，并可伴有葡萄膜炎和关节痛。

当出现肺部症状时，表现为疼痛性胸膜炎，突发呼吸短促、咳嗽伴发热。此外可有全身酸痛、乏力和倦怠及严重的头痛。在疾病的早期，10%的患者可出现急性全身性红色斑疹。原发性皮肤病变非常罕见，通常在皮肤局部损伤后 1～3 周内出现无痛、坚实的硬结节，可伴有区域性淋巴结的肿大，但几周后可以自行消退[5]。

临床亚型

播散性球孢子菌病非常罕见，其发病人数不到感染者的 0.5%，多发生于黑人、菲律宾人或免疫抑制人群[6]。该病可由真菌孢子通过血液快速播散到全身所有组织器官，或者肺部隐匿性病变静止一段时间后再播散。急性播散型球孢子菌，或者伴有脑膜炎的患者其死亡率很高[7]。播散性损害可累及皮肤、皮下组织、骨骼、关节等其他器官和组织。皮肤病变可能表现为脓肿、肉芽肿、溃疡或排脓性窦道，特别是如果有潜在的骨骼或关节病变时[4]。

艾滋病患者罹患该病时，可出现长期持续的肺部感染和播散性感染，并可累及皮肤[8]。

鉴别诊断

该病的临床表现多样，需与大多数慢性感染性疾病进行鉴别。居住在流行区或曾去流行区旅行的个体出现上述临床表现时，应考虑该病的可能。

疾病病程和预后

原发性球孢子菌病预后很好；急性播散性球孢子菌病若未经治疗可引起死亡。

检查

痰、脑脊髓液或脓液的氢氧化钾涂片镜检可见大的（通常 30～80μm，偶尔更大）球状小体。确诊需依靠培养分离出球孢子菌。

粗球孢子菌和波萨达斯球孢子菌。菌落：粗球孢子菌和波萨达斯球孢子菌的菌落为丝状，生长迅速，最初呈蜡样，随后呈棉花样，菌落颜色可由白色至棕褐色[9]。显微镜检查：可见特征性厚壁关节孢子，这些孢子被空细胞彼此分隔。生理试验：外源抗原试验及核酸探针检测有助于诊断。必要时可使用改良转换培养基，菌落镜检可见球状体产生[10]。血清学检查：对疾病的诊断和预后有重要价值。在感染 2～4 周，阳性沉淀反应高达 90%，但维持时间较短；在严重感染的病例会出现补充结合（CF）抗体，并在感染后 6 个月到达峰值。CF 滴度上升可能表明存在感染播散，而临床症状减轻时其滴度随之降低。

球孢子菌素皮肤试验的诊断价值较小。对于来自流行地区的个体，阳性反应往往没有诊断价值，但对于近期短暂去过流行地区的受试者有一定的诊断价值[1]。球孢子菌病患者可能对组织胞浆菌素产生交叉反应，但反应通常比较温和，与球孢子菌素特异性反应不易混淆。据报道，在流行病学调查和临床应用中，从组织中提取的球孢子菌抗原（Spherulin）在检测皮肤过敏方面优于球孢子菌素[11]。在严重感染的病例，通常不会出现皮肤过敏反应[12]。

治疗[1]

原发性肺部感染的患者无需特殊治疗，通过休息后可痊愈。几乎没有证据表明口服唑类药物，如伊曲康唑可减轻结节性红斑患者的全身症状，相反口服唑类药物可能会加重全身症状。对于播散型的治疗，则取决于疾病的类型。

一线治疗

口服伊曲康唑（200～400mg/d）、氟康唑（400～800mg/d）对某些局部感染有效，如固定播散性皮肤病变[5]，其治疗持续时间取决于临床反应。伊曲康唑在其他播散型的病例中也是有效的[13]。目前新型抗真菌药物，如伏立康唑和泊沙康唑为二线推荐治疗药物，尚无最佳的推荐治疗剂量。严重球孢子菌病患者可静脉注射两性霉素 B（每日 0.5～1mg/kg）或两性霉素 B 脂质体（每日 3mg/kg），治疗 2～4 周[14]。该病最严重并发症是脑膜炎和关节感染。尽管目前尝试了一些新的治疗方法，但是仅可获得暂时性缓解。

副球孢子菌病（Paracoccidioidomycosis）

定义和命名

该病是由巴西副球孢子菌引起的皮肤、黏膜、淋巴结系统和内脏器官慢性肉芽肿性疾病[1]。

> **同义名**
> - 南美芽生菌病
> - 副球孢子菌肉芽肿

流行病学

副球孢子菌病见于大部分拉丁美洲国家，但最常见于巴西，特别是圣保罗州[2]，哥伦比亚和阿根廷。

在其他地区仍然鲜见报道。未见人与人之间的传播报道。该病多发生于农村地区。

年龄

该病儿童中很少见。

性别

尽管男性与女性的暴露概率相同，但20—50岁的成年男性最常受累[3]。该疾病在女性中非常罕见。

病理生理学

巴西副球孢子菌是一种植物或土壤中的腐生菌[4]。与其他的双相真菌感染类似，该菌通过呼吸道进入机体。个体对巴西副球孢子菌易感可能与人类白细胞抗原-A9(HLA-A9)有关。与肺外受累患者相比，HLA-A9抗原多见于肺部感染的患者。于该菌与雌激素的结合部分抑制酵母相(人体内的菌体形态)，这可能解释了该病的男性易感[3]。

临床表现

既往史

尽管皮肤和黏膜(黏膜型)或淋巴结(淋巴管型)也经常受累，但最常见的感染部位为肺(肺型)[4,5]。

临床表现

很多患者呈混合型感染，伴多器官受累。在大部分患者中，该病进展缓慢。

临床亚型

肺部感染患者临床多表现为体重减轻和慢性咳嗽。X线检查可见双侧肺部的结节状改变，并常有广泛肺纤维化[6]。皮肤黏膜感染可以单独发生，也可发生于肺部感染的患者。皮肤黏膜型副球孢子菌病：感染多发生于口腔及其周围，也可发生在鼻、结膜或肛门。病变可局限或弥漫。口腔皮损表现为严重的疼痛性溃疡性口腔炎。溃疡逐渐演变成肉芽肿性改变且逐渐增多并播散至口腔黏膜(呈现“桑椹样侵蚀”)。牙龈的病变很常见：表现为牙龈松动、牙齿脱落。舌头亦可受累。皮损病变可以由黏膜部位扩展，如从口腔黏膜、皮肤黏膜交界处而扩散至皮肤，另外由于自体接种，可出现卫星灶[7]。发生血源性或淋巴扩散可形成皮下脓肿。在疾病的早期，即可出现颈部淋巴结的肿大。这些肿大淋巴结是可触及的、疼痛性的，可以引起皮肤粘连，最终可形成慢性化脓窦道。如发生系统性播散，可以累及脾脏、肠道、肺和肝脏；肠道被累及后，病变可侵蚀管腔。另外其他器官如骨、肾上腺及中枢神经系统均可受累[1]。

若未进行治疗，43%的确诊病例在数月至数年内死亡[6,7]。广泛的疼痛性口腔病变、牙齿脱落会影响患者进食，最后导致恶性营养不良。副球孢子菌病较为少见，但艾滋病患者可罹患此病；而一些没有明显发病诱因的年轻成人或大龄儿童可发生广泛感染。

鉴别诊断

口腔和牙龈与牙齿脱落相关的频率，中央无瘢痕，淋巴结炎和淋巴结增大，可以将副球孢子菌病与芽生菌病相区别。同时也应注意与其他疾病进行鉴别，如肺结核、梅毒、组织胞浆菌病、放线菌病、孢子丝菌病、鼻窦炎和利什曼病。活检标本及皮肤黏膜刮屑中可以发现病原菌。淋巴结穿刺的脓液也可以进行显微镜检和培养。

并发症和合并症

参见临床亚型。副球菌孢子菌病经常伴有严重的纤维化，并伴有口咽部病变挛缩，在治疗期间或治疗后可发生喉狭窄。

疾病病程和预后

该病呈慢性病程，但是播散型可以致死。

检查

脓液、渗出液和刮屑的氢氧化钾溶液涂片镜检可见圆形细胞，且具有折光性；应与皮炎芽生菌(*Blastomyces dermatitidis*)进行鉴别，副球孢子菌可见特征性多芽生的大的圆形细胞，酵母的直径范围为2～30μm。

巴西副球孢子菌(*Paracoccidioides brasiliensis*)。菌落：与皮炎芽生菌相比，其菌落生长速度更为缓慢。最初菌落呈平坦或皱褶的皮革样，形成一簇白色至棕色的气生菌丝体。显微镜检查：透明单细胞，梨形分生孢子(3～4μm)，直接在菌丝上产孢或在菌丝短茎产孢。很少产生分生孢子。生理测试：外源性抗原测试可用于鉴定分离株，或者可以在脑心浸液琼脂上加入10%羊血诱导转化。血清学检查：补体结合试验和免疫扩散试验可有助于诊断；目前一些抗原检测方法仍然在开发中[8]。在组织切片中，与芽生菌病反应类似，即伴有化脓性炎症的肉芽肿形成。在巨细胞内可见圆形的出芽细胞。某些情况下，这些细胞的直径可达60μm。如果在组织切片中发现多芽真菌孢子，有助于诊断(图32.61)。皮肤和黏膜呈假性上皮瘤样增生并伴有严重肉芽肿性炎症；上皮可形成脓肿，这些脓肿与表皮相通排出脓液。

治疗

所有临床类型都需要抗真菌治疗。

一线治疗

通常可选择伊曲康唑治疗，每日1次，每次200～400mg，可在3～6个月内缓解[9,10]。替代治疗：酮康唑每日200mg。该病易于复发，应进行长期监测。部分患者，特别是进展快速且广泛感染的患者，

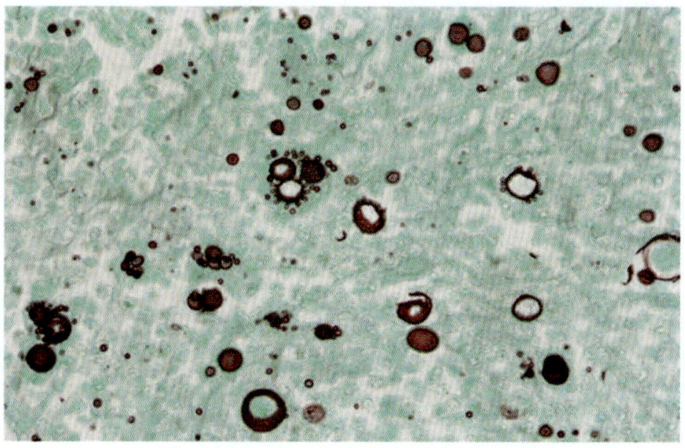

图 32.61　副球孢子菌病：GMS 染成黑色的酵母细胞，典型特征：酵母细胞周围大量芽生孢子（英国伦敦大学国王学院圣约翰皮肤病研究所医学真菌学系提供）

可选择两性霉素 B 0.5～1 mg/kg，持续 2 周，之后口服伊曲康唑 200mg 口服，每日 1 次[1]。

马尔尼菲篮状菌引起的感染性疾病

定义和命名

马尔尼菲篮状菌（*Talaromyces marneffei*）（以前称为马尔尼菲青霉菌 *Penicillium*）是一种较近发现的真菌病原体，可引起健康和免疫缺陷者的系统性感染[1]。该病与艾滋病具有密切相关性。

> **同义名**
> - 青霉病
> - 篮状菌病

流行病学

人类马尔尼菲篮状菌感染局限于东南亚，特别是泰国、中国南部和越南[2,3]。但是，其他亚洲国家、欧洲和美国也有输入性感染病例的报道[4]。自然感染发生在地下居住的大型啮齿动物竹鼠身上。感染可发生于健康人，但较多发生于流行地区严重免疫缺陷的患者。

该病儿童中很罕见，男性女性均可发病。HIV/AIDS 可能与该病具有相关性。

病理生理学

虽然认为该致病微生物来源于土壤，但目前尚未从土壤中分离出致病菌。

临床表现

病史

目前尚不清楚这种感染是否存在临床亚型（参见组织胞浆菌病）。

临床症状

患者可能出现呼吸道症状如咳嗽、胸痛和发热等，或全身播散的症状如贫血、多发性皮肤丘疹和肝脾肿大。超过 50% 的病例发生皮肤病变，表现为小丘疹、溃疡或类似传染性软疣样的病变。皮损通常广泛分布于面部和躯干。该菌感染也见于流行区的旅行者。

鉴别诊断

主要与其他播散性真菌病如组织胞浆菌病和隐球菌病进行鉴别，后两者常发生于该病的流行地区，也可发生于艾滋病患者。诊断依靠组织活检，必要时需要分离培养以确定病原菌。

并发症和合并症

包括真菌血症和其他组织器官的播散性感染。

疾病病程和预后

如不治疗，此类感染可致命。

检查

马尔尼菲篮状菌在组织中形成特征性的中间具有分隔的细胞（图 32.62），但不出芽。组织切片中的大多数病原菌体积小、呈椭圆形，且细胞大小与组织胞质菌大小类似。偶尔见大的香蕉形细胞。通过适

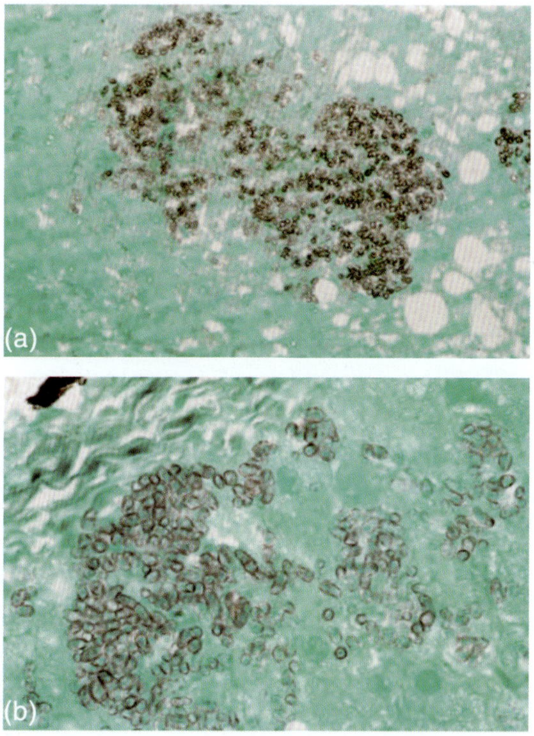

图 32.62　马尔尼菲篮状菌（旧称马尔尼菲青霉菌）感染
（a）组织切片：细胞内病原体，大小与组织胞浆菌类似。（b）油镜：菌体被中央隔膜分开，无出芽。香肠形细胞也清晰可见。（英国伦敦大学国王学院圣约翰皮肤病研究所医学真菌学系提供）

当的组织活检切片、骨髓涂片和外周血涂片可进行诊断；根据经验，通过简单的染色若发现典型的细胞，可区分其他的病原体，如利什曼原虫。

马尔尼菲篮状菌。菌落：马尔尼菲篮状菌在葡萄糖-蛋白胨琼脂生长快速，绿色或灰色丝状菌落。它可产生红色素弥散至整个培养基。显微镜检查：典型的篮状菌产生分生孢子和瓶颈产孢。生理试验：37℃，葡萄糖-蛋白胨琼脂培养 14d 后，呈干燥的酵母样菌落。细胞呈圆形到椭圆形，并具有折光性。专业的机构进行的血清学检查，如蛋白质印迹试验可协助诊断。

治疗

所有病例均应进行抗真菌治疗。

一线治疗

在严重的情况下，必须用两性霉素 B 治疗。部分患者也对伊曲康唑的治疗反应良好，伊曲康唑 200～400mg/d，直到临床缓解，但常需要治疗更长时间以防止复发。HIV 患者使用抗逆转录病毒药物时，一旦病变恢复，也可停用伊曲康唑。

隐球菌病（Cryptococcosis）

定义

隐球菌病是由新生隐球菌（*Cryptococcus neoformans*）引起的急性、亚急性或者慢性感染。新生隐球菌是有荚膜的酵母菌，且好侵犯中枢神经系统。另外该菌也可累及肺脏、皮肤和其他组织器官。

流行病学

与许多其他系统性真菌病不同，隐球菌病遍布全球[1]。该病并不罕见，但常被漏诊。它与艾滋病具有相关性，多见于未接受抗病毒治疗的艾滋病患者。

年龄

该病通常发生在 30－60 岁之间的人群，儿童发病少见。

相关疾病

机体免疫缺陷和肿瘤性疾病（特别是霍奇金淋巴瘤）极大地增加了该病的易感性。发病诱因包括艾滋病、恶性淋巴瘤、结节病、胶原病和系统性应用糖皮质激素[2]。隐球菌病也可发生于肾移植后免疫抑制状态的患者。但与此病相关的基础性疾病主要是艾滋病[3]。在不同国家和地区，艾滋病患者的隐球菌病发病率不尽相同，如美国为 3%～5%，英国为 4%，然而在部分非洲国家（如扎伊尔）和泰国，其发病率高达 12%以上。尽管抗逆转录病毒药物被广泛应用，该病的感染率在下降，但患者总数还是呈现上升趋势。

病理生理学

呼吸道通常是隐球菌侵入人体的门户，也可引起原发性皮肤感染。新生隐球菌是不常见的致病真菌，易于侵袭中枢神经系统。皮肤病变多为血清 D 型菌株，其中 10%～15%的病例发生播散性隐球菌病。

致病微生物

新生隐球菌病主要致病种为新生隐球菌和格特隐球菌（*C. gattii*）。这些菌对应的以前新生隐球菌血清型分为 A、D、B 和 C[1]：新生隐球菌 grubii 变种（*C. neoformans* var. *grubii*）对应血清 A 型[4]，新生隐球菌格特变种（*C. neoformans gattii*）对血清 B 和 C 型，而新生隐球菌新生变种（*C. neoformans* var. *neoformans*）则对应血清 D 型。非常有趣的是在欧洲和美国，主要为新生变种和 *grubii* 变种，而在很多热带地区，包括非洲，则以格特变种多见[5]。随着艾滋病毒感染的蔓延，在艾滋病患者中发现存在 *grubii* 和新生变种。新生和 *grubii* 变种在自然界中作为腐生菌存在于土壤中，在富含鸽粪的土壤中尤为丰富。而新生隐球菌格特变种从赤桉树（red gum tree）的树叶及树皮碎片中分离出来。隐球菌属于担子菌，在病原真菌中较为少见。目前尚不清楚是否存在有性阶段产孢（担孢子）构成传染性繁殖体。体外研究表明新生隐球菌酵母细胞对土壤微生物，包括细菌和变形虫敏感。

尚未有动物-人或人-人直接传播的报道。鸟粪是隐球菌优良的培养基，被认为是重要的传染源。新生隐球菌感染主要途径可能是吸入已雾化的小的酵母细胞。目前认为新生隐球菌格特变种感染也遵循类似的感染途径，但其确切的发病机制尚不清楚。

病理

炎症反应轻微。特征性的病变由荚膜包裹的芽殖细胞和结缔组织混合组成，可逐渐扩大并压迫周围组织[6]。可用荚膜黏蛋白进行特异性染色（图 32.63）。另外可表现为肉芽肿样改变，但无干酪样坏死[7]。这些细胞簇在大多数组织器官中均可见，特别是中央神经系统。在极少数情况下，隐球菌可能会以无荚膜的芽殖细胞感染组织。也可见急性炎症或肉芽肿反应，与芽生菌病或组织胞浆菌病相似。

临床表现

病史

潜伏期不详。

临床表现

常见全身系统性感染。中枢神经系统最易受到累及，通常表现为慢性脑膜炎或局灶性脑部损害，类似肿瘤占位。伴有低热，健康状况普遍恶化，通常在

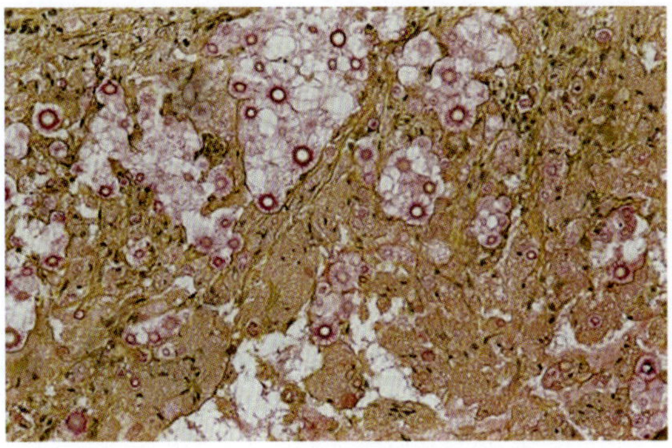

图 32.63 隐球菌病：组织切片

黏蛋白染色可显示荚膜。放射状结构是由制片过程中收缩引起的。（由英国伦敦国王学院圣约翰皮肤病研究所医学真菌学系提供）

一年之内出现昏迷、死亡，但有时经历多次反复后可有多年的缓解期。肺或泌尿道隐球菌病的发生可不伴中枢神经系统受累，这两种感染通常被认为是皮肤感染的罕见形式，预后良好。在播散性感染病例，皮肤病变可发生在中枢神经系统和肺部感染之前或者之后。约 10%和 3%的病例可发生皮肤和黏膜病变，但这些皮损很少具有特征性[6-10]。最常见的病变类型为坚实的或囊性、缓慢生长的皮下结节性红斑样肿胀。播散性系统感染的皮损常表现为特征性的痤疮样丘疹或脓疱，这些皮损多发生在鼻和口周，并可发生溃疡；但在未受累的皮肤也可发生溃疡。这种溃疡的边缘多呈独特的卷边状，有些皮损类似于传染性软疣。骨感染可直接引起皮肤和黏膜受累。

临床亚型

原发性皮肤隐球菌病通常被错误地描述为孤立的皮肤病变。在许多此类病例中，播散性皮损常提示原发性肺部感染经过血液发生了系统性播散，从而累及皮肤[1]。有文献记录的由接种引起的原发性皮肤感染病例除外。

在艾滋病患者中，隐球菌病的临床表现与其他感染人群的临床表现没有太大不同。然而脑膜炎症状通常很轻微，存在广泛播散感染的证据，如血培养阳性或多发性皮损[1,11]。皮损通常为丘疹伴中央软化。

鉴别诊断

脓液和脑脊髓涂片中可以发现隐球菌。当皮肤受累时，很容易地从活组织中查见并培养分离出隐球菌。确诊依靠培养分离出病原菌。特别是艾滋病患者发生炎症性结节或溃疡时，应考虑隐球菌病的可能。然而，应注意鉴别其他系统性真菌病引起的皮肤病变，如组织胞浆菌病和由马尔尼菲篮状菌感染引起的类似皮肤损害。

疾病病程和预后

该病呈慢性经过，若不治疗则是致命的。

检查

脑脊液或脓液标本经印度墨水或苯胺黑染色后直接镜检可以观察到大的出芽细胞（5～15μm）及其特征性荚膜。怀疑新生隐球菌时，培养时不应加放线菌酮，因放线菌酮可以抑制该菌生长。需在 30℃，培养 4 周。

新生隐球菌。菌落：松软，奶油色到淡褐色，常呈黏液样。添加各种色素前体的选择性培养基可以诱导新生隐球菌形成棕色菌落（例如 *Guizotia* 种子或咖啡酸培养基）。显微镜检查：仅形成酵母；无菌丝。生理学实验：能在 37℃生长，可产生脲酶、酚氧化酶；可同化利用肌酐和各种碳水化合物。和念珠菌属的鉴定类似，目前有商业试剂盒广泛用于新生隐球菌的鉴定。利用传统培养技术无法区分格特隐球菌，只能通过分子生物学的方法鉴定。血清学检查：血清学检测快速、特异、实用，特别对于播散性或中枢神经系统感染的病例。血清学主要检测隐球菌荚膜抗原，主要方法包括乳胶凝集试验、ELISA 检测或新引入的横流装置。在艾滋病患者血清和脑脊液中抗原滴度很高。然而，在仅有单一局部皮损的非艾滋病患者中，抗原检测经常为阴性。

治疗

所有患者均应接受抗真菌治疗。

一线治疗

非艾滋病患者的主要治疗是静脉注射两性霉素 B 联合氟胞嘧啶[12]，推荐大多数患者使用。若患者无潜在基础性疾病，仅有局灶性感染，如皮肤病变，并且没有系统性播散的证据，可以使用氟康唑 400～600mg/d。在艾滋病患者中，感染可以快速得到控制，但在快速控制后，仍然需要长期维持治疗，即使在 HAART 治疗缓解的艾滋病患者，仍然需要长期

阶梯治疗

一线治疗

- 两性霉素 B 每日 0.5～1mg/kg，持续 4～6 周或两性霉素 B 每日 0.2～1mg[或两性霉素 B 脂质体 3mg/(kg · d)]，持续 2 周
- 随后每天服用氟康唑 400mg，持续 4 周或服用直至缓解

二线治疗

- 每日 800mg 氟康唑，持续 6～8 周

维持治疗[13]。目前多采用两性霉素B,联合氟胞嘧啶或氟康唑连续治疗7~14d诱导缓解,然后长期口服氟康唑400 mg/d进行维持治疗。

二线治疗

使用更大剂量氟康唑每日800~2000mg单药治疗,但效果较差。

系统性念珠菌病

系统性白念珠菌感染超出了本章范围,但因某些情况下与皮肤科医师具有相关性,仍然列在本章进行讲解[1,2]。

定义

系统性念珠菌病是一种深部器官的念珠菌感染,包括血源性念珠菌感染。

病理生理学

在大多数系统性念珠菌病中,致病菌多来自于患者自身的胃肠道,在一些罹患白血病或者其他既往患有严重皮肤黏膜念珠菌病的患者,要警惕发生系统性念珠菌病的可能,应及时给予预防性口服抗念珠菌的药物。沿着静脉输液管道侵入也是念珠菌感染的重要途径,其邻近区域的皮肤浸渍或提示有皮肤念珠菌病的体征时,应被高度重视。吸毒成瘾者也是易感人群。

临床表现

典型的皮损初起为斑片,后变成丘疹或结节状,中心可变成苍白。部分皮损呈出血性,并可溃烂形成臁疮坏疽样皮损。角膜下脓疱并非是特征性皮损;念珠菌对毛囊的侵袭可导致头皮、胡须、腋窝和会阴部等粗糙毛发区域出现脓疱和结节,这可能是海洛因滥用者念珠菌败血症的特征[3]。任何免疫受损患者出现发热、弥漫性肌肉压痛和红斑,提示需要快速进行活检。

调查

通常在血培养阳性之前,皮疹组织学检查显示真皮中存在念珠菌细胞,可提供快速诊断。遗憾的是只有少数念珠菌败血症患者有皮肤病变,但当出现皮肤病变时应予以足够重视。

治疗

治疗可静脉注射两性霉素B、卡泊芬净或唑类药物。如果氟康唑治疗效果不佳,应分离培养念珠菌进行药物敏感实验。

毛霉病

定义和命名

毛霉病是由毛霉菌属引起的系统感染。

> **同义名**
> - 接合菌病
> - 系统性毛霉病
> - 藻菌病

病理生理学

毛霉病主要致病真菌包括:根毛霉(*Rhizomucor*)、横梗霉(*Lichtheimia*)(旧称犁头霉 *Absidia*)和根霉。灰色小克银汉霉(*Cunninghamella bertholletiae*)和撒氏瓶霉(*Saksenaea vasiformis*)是较为少见的致病菌。虽然这些真菌在自然环境中经常出现,但极少致病。此类真菌引起侵袭性感染多发生在血糖控制较差的糖尿病、中性粒细胞减少症或肾病的患者[1,2]。

有大面积烧伤患者罹患该病死亡的报道。除了由于大面积烧伤或者严重创伤后,例如山体滑坡,接触土壤中的病原菌引起皮肤感染外,皮肤毛霉病并不多见。已有报道因使用根霉须状变种(*Rhizopus rhizopodiformis*)[3]污染的敷料和小孢根霉(*R. microsporus*)[4]污染的木制刮刀导致皮肤坏死性感染。也有淋巴瘤和肾移植患者皮肤感染的病例报道。

临床表现

病变是进行性坏死性溃疡,类似于坏死性筋膜炎。

检查

毛霉病通常是通过尸检或活检组织切片发现宽、无分隔的菌丝进行确诊。

治疗

早期治疗至关重要,建议利用皮肤病变冰冻切片进行快速组织病理学检查。但是如果足够多的组织样本,可以进行分离培养。静脉注射两性霉素B对毛霉菌感染可能有效,而最近两性霉素B脂质体治疗毛霉病取得了令人满意的疗效。

引起皮肤病变的少见机会性系统性真菌病

大多数病原菌可侵犯免疫功能低下患者,引起皮肤病变。其中一些感染,如念珠菌病、毛霉病和隐球菌病,已经在前面进行描述。然而,其他真菌也可以导致皮肤疾病,包括曲霉菌(*Aspergillus*)[1,2]、毛孢子菌(*Trichosporon*)[3]和镰刀菌(*Fusarium*)[4];此类真菌都可以感染中性粒细胞减少患者。

曲霉菌和毛孢子菌感染通常形成大的、散在的坏死性病变，虽然毛孢子菌感染也可出现小的丘疹和脓疱。镰刀菌和更罕见的顶孢霉（*Acremonium*）感染，可呈现靶形损害伴中央坏死。在一些镰刀菌感染的病例中，皮损可散在分布，部分可伴有蜂窝织炎，或者由该菌引起的白色甲真菌病。

皮肤受累也见于一些其他的侵袭性真菌感染，如由皮炎外瓶霉（*Exophiala dermatidis*）引起的鼻窦炎。在这类感染中皮肤病变见于重症患者。皮肤活检可有助于确诊。常用两性霉素 B 治疗此类真菌感染。镰刀菌和毛孢子菌对于两性霉素 B 效果欠佳，常选择两性霉素 B 脂质体治疗。

耶氏肺孢子菌引起的皮肤感染

定义

耶氏肺孢子菌（*Pneumocystis jiroveci*）是一种机会性致病真菌，其引起的感染多见于免疫功能低下者，包括新生儿，实体器官移植受者和艾滋病患者。

病理生理学

耶氏肺孢子菌以前被认为是原虫，尽管耶氏肺孢子菌细胞膜结构与真菌结构不同，但是越来越多的分子生物学证据表明它是一种真菌。

临床表现

通常引起肺部感染，在艾滋病患者中较少引起皮肤感染[1]。

检查

六胺银染色显示耶氏肺孢子菌为圆形，无芽结构，直径 5～10μm。

治疗

用复方新诺明或喷他脒进行治疗。

腐霉（*Pythisum insidiosum*）引起的感染

定义和命名

1884 年首次报道了由腐霉属真菌引起动物感染，主要感染马和骡子。自 1987 年以来，有了人类感染的相关报道，而且几乎所有人感染病例均来自泰国和暴露于沼泽地区的农民。

同义名
- 沼泽癌症
- 佛州马蛭病

病理生理学

致病菌似乎以稀疏的直径 3～20μm 的粗大分隔菌丝侵入血管，与接合菌病中的致病菌类似。然而，现在已经认识到病原菌并不是真正的真菌，可能与藻类更为类似。可以在葡萄糖-蛋白胨琼脂上分离出 *P. insidiosum*，但若是想产生特征性运动双鞭毛游动孢子，需要特殊的培养和分离培养基[1]。

临床表现

受累的患者感染往往非常严重伴有下肢坏疽。大多数感染患者都有潜在的血红蛋白病，如地中海贫血[2]。

治疗

除大剂量应用两性霉素 B 和截肢外，尚无有效治疗方法。

无绿藻病（Protothecosis）

定义

原绿藻（*Prototheca*）通常被认为是一种藻类，在全球分布，该属主要包括三种：小型原绿藻（*P. wickerhamii*）、中型原绿藻（*P. zopfii*）和 *P. stagnora*。小型无绿藻和中型无绿藻被认为是人类罕见的机会性病原体[1]。虽然有感染绿藻和蓝绿藻的病例记录，但仍然比较少见。

临床表现

皮损通常局限于暴露部位，累及皮肤和皮下组织，感染可能与外伤有关[2,3]。皮损可表现为丘疹、结节、溃疡和多发性肉芽肿。在这些报道的感染病例中，病原菌可见于皮损的真皮和表皮。目前也有鹰嘴囊受伤后引起的无绿藻性滑囊炎的报道。另外也有一些免疫受损患者，包括艾滋病患者皮肤、皮下组织广泛感染或者深部组织感染的病例报道[4]。有报道发现原绿藻可在指甲上定植，该菌也在皮肤上可短暂定植。

治疗

尽管目前有 1 例皮肤感染自发恢复的报道，但仍然建议手术切除局部病变；系统性应用两性霉素 B、酮康唑[5]或伊曲康唑有时被证明是有效的。

术语汇编

无性	无性状态
亲人性的	多寄生于人类
关节孢子	由菌丝细胞壁变厚并分隔成长方形节段而形成，多出现于陈旧的培养物中
无性的	繁殖不涉及两个核的提前结合

芽生孢子 以出芽形式进行营养繁殖所产生的一种孢子
脑形状 复杂的折叠类似于大脑表面
厚壁孢子 一种厚壁细胞，中间或末端含有储存的胞质，具有孢子的功能
棍棒状 棒球形状
闭囊壳 一种与癣菌有性期相关的繁殖结构
分生孢子 一种复杂程度各异的特殊结构，可产生分生细胞
孢子 无性孢子
皮肤癣菌 癣的致病真菌
双相型 有两种不同的形态，通常分别对应于腐生和寄生相
绒毛状的 蓬松的
发外的 皮肤癣菌感染头发，其菌丝侵入发干内并在发外形成菌鞘
内生孢子 内部形成的孢子(如孢子囊孢子)
发内的 皮肤癣菌感染头发时，菌体侵犯的部位局限于头发内部
蜂窝状 某些皮肤癣菌呈蜡状，生长受限制，蜂窝状生长
絮状 棉花样
梭形 纺锤状的
亲土性 多栖息于土壤
无毛的 光滑、似皮革
谷物状 在体内形成的一种真菌或放线菌性的紧密聚集物
粒状 质地类似于糖粉
菌丝 一种分支的丝状结构，有分隔或无分隔，构成霉菌的营养菌丝
中间的 不是末端
脓癣 一种炎症反应强烈的癣病
大分生孢子 在产生大、小孢子的真菌中两种分生孢子中较大的一种
小分生孢子 在产生大、小孢子的真菌中两种分生孢子中较小的一种
菌丝体 由许多菌丝连结在一起组成的营养体类型，是菌丝集合的总称
真菌病 真菌感染性疾病
倒卵形 倒置的蛋形状
多形性 严格拥有两种或两种以上形态；经常用于描述非产孢(无菌)的皮肤癣菌
粉状 像面粉一样的质地
假菌丝 酵母型真菌进行出芽生殖时，子母细胞不立即分离而以狭小的面积相连，则称这种藕节状的细胞串为假菌丝
梨形 梨形
无梗 没有茎
螺旋状 螺旋状的营养菌丝
孢子囊 接合菌的无性繁殖体
孢子 通过有性或无性繁殖产生的一种生殖细胞，有时为多细胞的
子实体 是高等真菌的产孢构造，即果实体，由已组织化了的菌丝体组成
疣状突起的 覆盖着像钉子一样的分枝
亲动物的 多寄生于动物

(**译者**：冉玉平 虞亦武 廖宁馨 胡小平 史冬梅 **一审**：冉玉平 虞亦武 符文好 杨闰平 乔建军 李凡 刘维达 **二审**：冉玉平 庄凯文 冉昕 唐教清 涂瑶筠 **三审**：崔勇 王文菊 沈雪 **润色**：王千)

参考文献

所有文献请查阅网址：www. rooksdermatology. com.
以下列出的是重要参考文献。

Introduction

[2] De Hoog GS, Guarro J, Gene J, Figueras MJ. *Atlas of Clinical Fungi*. Baarn: Centraalbureau voor Schimmelcultures, Universitat Rovira I Virgili, 2000.

[3] Reiss E, Shadomy HJ, Lyon GM. *Fundamental Medical Mycology*. Hoboken, NJ: Wiley Blackwell, 2012.

[4] Anaissie EJ, McGinnis MR, Pfaller MA. *Clinical Mycology*. Amsterdam: Churchill Livingstone, Elsevier, 2009.

[5] Kirk PM, Cannon PF, Minter DW, Stalpers JA. *Ainsworth and Bisby's Dictionary of the Fungi*, 10th edn. Wallingford, UK: CAB International, 2008.

Basic biology

Nomenclature

[2] International Mycological Association. *IMA Fungus Report. One Fungus = Which Name?* 2012. http://www.imafungus.org/Issue/31/05.pdf (last accessed October 2014).

Skin disease caused by *Malassezia* species

Pityriasis versicolor

[11] Crespo Erchiga V, Delgado Florencio V. *Malassezia* species in skin diseases. *Curr Opin Infect Dis* 2002; 15: 133-42.

Other cutaneous disorders associated with Malassezia *yeasts*

[8] Crespo Erchiga V, Delgado Florencio V. *Malassezia* species in skin diseases. *Curr Opin Infect Dis* 2002; 15: 133-42.

Dermatophytosis

Basic biology

[3] Mycology Online. *Dermatophytsis*. University of Adelaide. http://www.mycology.adelaide.edu.au/Mycoses/Cutaneous/Dermatophytosis (last accessed October 2014).

Identification

[1] De Hoog GS, Guarro J, Gene J, Figueras MJ, eds. *Atlas of Clinical Fungi*. Baarn: Centraalbureau voor Schimmelcultures/Universitat Rovira i Virgili, 2000.

Tinea capitis

[3] Elewski BE. Tinea capitis: a current perspective. *J Am Acad Dermatol* 2000; 42: 1-20.

Onychomycosis caused by other non-dermatophyte moulds

[8] Gupta AK, Simpson FC. New therapeutic options for onycho-

mycosis. *Expert Opin Pharmacother* 2012;13:1131-42.

Candidosis

Management

[1] Edwards JE. *Candida species*. In: Mandell GL, Bennett JE, Dolin R, eds. *Principles and Practice of Infectious Diseases*, 5th edn. Philadelphia: Churchill Livingstone, 2000: 2656-74.

Subcutaneous mycoses

Identification

[3] Carol A. Kauffman, Peter G. Pappas, Jack D. *Sobel Essentials of Clinical Mycology*. New York: Springer, 2011.

[4] Anaissie EJ, McGinnis MR, Pfaller MA, eds. *Clinical Mycology*. Amsterdam: Churchill Livingstone, Elsevier 2009.

第 33 章

寄生虫病

33

Christopher Downing, Stephen Tyring

University of Texas Health Science Center, Houston, TX, USA

人类线虫感染

在这类传染性疾病中，人类是寄生虫生活史中某一阶段的强制宿主。一些寄生虫如蠕虫，包括线虫可以长期存活。其中，血吸虫属可存活长达 30 年，盘尾丝虫属可存活长达 17 年。在疾病流行国家或地区，反复再感染导致蠕虫病诊治困难，给社会带来沉重的经济负担。所有线虫都要在人体外（或在土壤里、在水中，或在昆虫、甲壳纲动物或脊椎动物的中间宿主体内）度过自己的一部分生命周期。但类圆线虫属例外，这种蠕虫的自体感染可使人类终身感染。一些线虫能逃避免疫识别，致使临床症状微乎其微，但人体却会承受较大的寄生虫数。有一些线虫，虫体自然死亡或其后代引起的炎症反应，会导致人体并发严重的疾病。相比之下，有一些寄生虫则对人体的营养储备有着过高需求。

引起人线虫感染的微生物和疾病的概述见表 33.1。

表 33.1 造成线虫感染的病原体和对应疾病

疾病	病原体
盘尾丝虫病	旋盘尾丝虫
链尾丝虫病	链尾丝虫
淋巴丝虫病	班氏丝虫
	马来丝虫
	帝纹丝虫
罗阿丝虫病	罗阿丝虫
麦地那龙线虫病	麦地那龙线虫
蛲虫病	蛲虫
钩虫病	十二指肠钩虫（十二指肠钩口线虫）
	美洲钩虫（美州板口线虫）
	粪类圆线虫（蛔虫）
类圆线虫病	粪类圆线虫

盘尾丝虫病

定义和术语

盘尾丝虫病又称“河盲症”，是由线虫动物门的旋盘尾丝虫引起。由黑蝇病媒在水流湍急的河流和小溪附近繁殖。作为一种传染性致盲病原，此病在世界上排名第二，仅次于沙眼。该病多见于农村社区，尤其是在非洲撒哈拉以南地区[1]，是导致失明和皮肤疾病的主要原因。

同义名
- 河盲症
- 旋盘尾丝虫
- 瞎眼丝虫病
- 罗伯斯病（Robles 症）

流行病学

发病率和患病率

2006 年，全球感染者的数量估计为 3700 万[2]。99%以上的被感染病例来源于非洲撒哈拉以南的 27 个国家，在也门、中美洲、墨西哥、哥伦比亚、厄瓜多尔和委内瑞拉也有少数病例出现。大约有 50 万人因患该疾病导致失明。

病理生理学

病理学[3,4]

在真皮内，可见由成虫和微丝蚴形成的肉芽肿性结节（onchocercal 结节）。在中美洲宿主常见于头皮，但在非洲宿主常见于躯干和四肢的骨突或臀沟。结节直径为 3～35mm，外层由成纤维细胞构成，其中纤维素性渗出物中包含有寄生虫。虫体周围常见炎症细胞，有时有巨噬细胞聚集，也可发生钙化。

微丝蚴主要在真皮内迁移。它们的死亡会引发炎症反应。病程越长，这些炎性改变就越容易被表皮、真皮的纤维化和萎缩所取代[4,5]。

微丝蚴的病原体载量变化很大。有时，在血管周围充满致密的单核细胞和嗜酸性粒细胞，却很少见到微丝蚴[6]。严重时，还会伴有明显的角化过度和棘层肥厚。造成这种极端反应的原因尚不清楚。但是这种盘尾丝虫病患者的血清中可以检测到其特定基因表达的胶原蛋白抗原，这表明盘尾丝虫属抗体和人胶原蛋白之间的交叉反应可能在盘尾丝虫病的发病机制中发挥着一定的作用[7]。在一些个体中，临床皮损和皮肤炎症常常表现极轻，但真皮的微丝蚴密度却最高（图 33.1）。有证据表明，这些患者的 T 淋巴细胞会受到某些丝虫抗原的刺激造成缺陷，但也可以通过治疗发生逆转[8]。相反，T 细胞介导通路的激活与苔藓样盘尾丝虫皮炎（LOD）所形成的致密炎症有关。

微丝蚴也可侵入眼内引起角膜炎，导致后脉络膜炎、葡萄膜炎和视神经炎，进而导致失明。游离的微丝蚴还可穿透浅表淋巴管，并可在尿液、泪液、痰液、

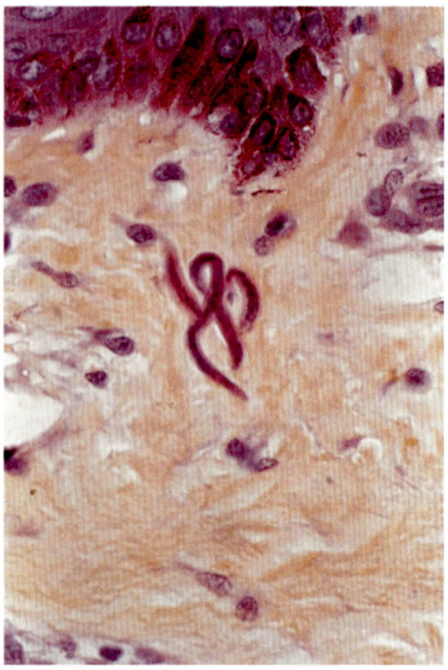

图 33.1 在真皮上部可见盘尾丝虫的微丝蚴。注意病原体周围无炎症细胞浸润（本图由英国牛津大学斯莱德医院 C. McDougall 博士提供）

脑脊液（CSF）中发现，偶尔也可在阴道涂片或冲洗的沉渣中发现。

病原体

- 盘尾丝虫，一种线虫。

人类通过被黑蝇（蚋属）咬伤而感染盘尾丝虫。幼虫在黑蝇的胸肌内发育，感染后 7d 长出喙、唇。黑蝇可将有感染性的幼虫寄生于人体皮肤，6～12 个月后发育为成虫（微丝蚴）。雌虫生活在皮下或肌肉组织中，并被纤维囊包裹。雄虫不会休眠，相反，它们从一个包囊迁移到另一个包囊，使雌性幼虫受精。

初始感染 10～12 个月后，成年雌虫开始繁殖。其后代（微丝蚴）通过皮下组织迁移。成虫可以生存长达 15 年，每只雌虫每天可生产 1000～3000 个微丝蚴。严重感染患者的皮肤上可能会有超过 1 亿个微丝蚴[1]（图 33.2）。

临床特征

疾病概述[4,9-11]

在高发区域，患者最常见的症状和体征是瘙痒、盘尾丝虫皮炎、结节和失明。该病最小患者为 6 月龄婴儿，临床表现为瘙痒。皮损通常局限于肢体或身体其他部位，以及因抓挠而恶化非特异性丘疹性皮疹。

然而，临床上有许多患者的皮肤表现无明显异常，但在皮肤活检组织中却发现大量的微丝蚴。盘尾丝虫病的皮肤表现随患者的年龄、表皮感染的部位、

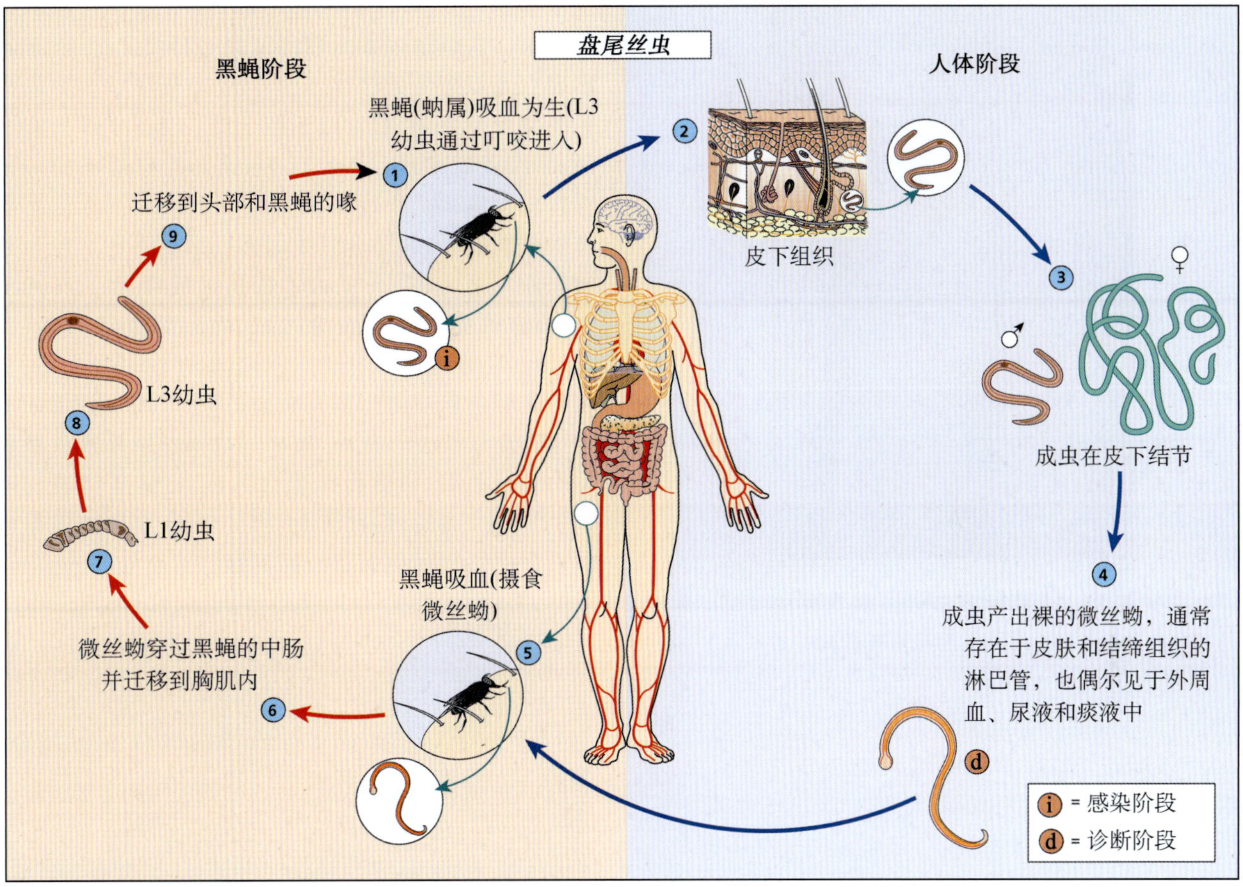

图 33.2　**盘尾丝虫病的生命周期(由美国疾病预防和控制中心提供。http://www.cdc.gov/dpdx/onchocerciasis/2014 年 10 月获取)**

感染发生的地域和气候的改变而改变。尽管盘尾丝虫病在不同地区的临床表现各不相同，但是我们可以定义该病所共有的一些特征。这些特征已经被分类为急性丘疹性盘尾丝虫皮炎(APOD)(图 33.3)、慢性丘疹性盘尾丝虫皮炎(CPOD)(图 33.4)、苔藓样盘尾丝虫皮炎、萎缩和色素减退[11]。在儿童和流行地区最早的病例中，皮肤有浸润表现，且皮纹消失。APOD 局限于皮肤一定的区域，通常伴有瘙痒性小丘疹或脓疱。该病可伴有局部水肿，在欧洲人中水肿特征通常更为明显[12]。在欧洲，斑点状红斑和风团样丘疹是常见的早期症状。初发皮疹常见于暴露部位，如肩部和骨盆周围。在中美洲急性期的表现可在面颊部出现急性水肿性红斑伴瘙痒，被称为"海岸丹毒"。

患者可在疾病早期的几个月或几年里持续出现这些症状。

随着感染进一步发展，局部皮损会出现瘢痕和慢性丘疹性盘尾丝虫皮炎(CPOD)。同时也可暴发急性丘疹，但在慢性病灶中皮损表现为色素沉着和苔藓化的剥脱性丘疹和扁平瘢痕。臀部和肩部是皮疹的常见部位。

图 33.3　**尼日利亚一例急性丘疹性盘尾丝虫皮炎。在疾病早期皮疹通常是风团**

苔藓样盘尾丝虫皮炎(LOD)可能代表最终临床症状的一种极端形式，当它完全发展时，就形成了局限于单侧肢体或连续部位的苔藓化瘙痒性皮疹(图 33.5)，通常见于腿部，但有时会累及两个或两个以上的部位[8,13]。皮疹由瘙痒性丘疹和结节组成，并可互

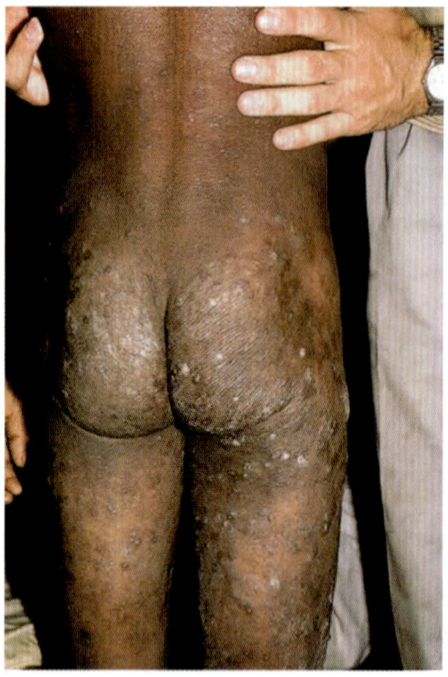

图 33.4 慢性丘疹性盘尾丝虫皮炎。皮损开始苔藓化

相融合。病变的特征是色素沉着在阿拉伯语地区被称为“Sowda”。局部淋巴结增大也是其一个重要的特征。有趣的是，这种临床表现主要见于东非（苏丹[14]，埃塞俄比亚）和也门，在西非或南美并不常见。有证据表明，这种皮肤变化的模式与极低的微丝蚴病原体载量有关；随着病程进展，其可能症状上有所改善，表现为瘙痒和苔藓化现象的消失，但微丝蚴病原体载量会增加。LOD 主要见于青少年和青壮年。

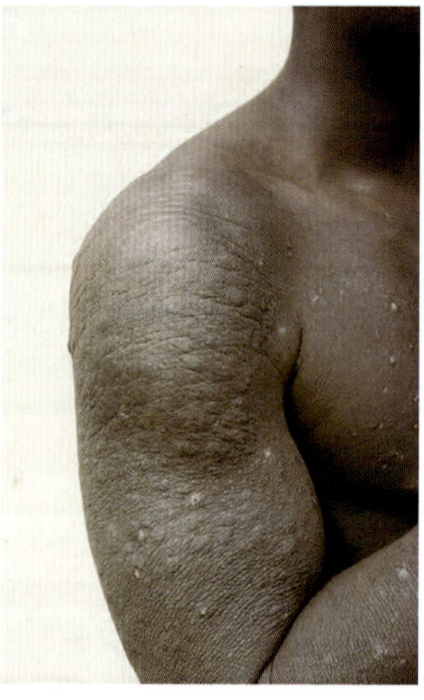

图 33.5 晚期苔藓样盘尾丝虫皮炎（皮肤肥厚）

萎缩（图 33.6）可能是盘尾丝虫病长期存在的一种结果。它可出现在上述的任何一种模式之后，或者出现在看似正常但已感染的皮肤，早期萎缩改变最常见的部位是臀部、肩部或下肢。皮肤变得干燥而有光泽，细纹就像薄纸。人们认为，继发性鱼鳞病的一种特殊皮损形式是蜥蜴皮，是由于退行性改变导致真皮弹性纤维丧失，并结合其他因素而形成。色素脱失是盘尾丝虫病晚期[16]常见的特征。最常见于双侧胫前，但也可能累及腹股沟区域、骨突部位和肩部（图 33.7）。色素减退斑呈斑点状，其间存在正常皮岛，但疾病晚期色素减退会相互融合成片，常用“豹皮”来描述这种皮肤改变。此外，重要的是要鉴别导致色素脱失的其他原因，如淀粉样蛋白沉积，在某些地域也可产生“豹皮”表现，但社区中“豹皮”的存在仍被用作判断人群中盘尾丝虫病流行的指标。

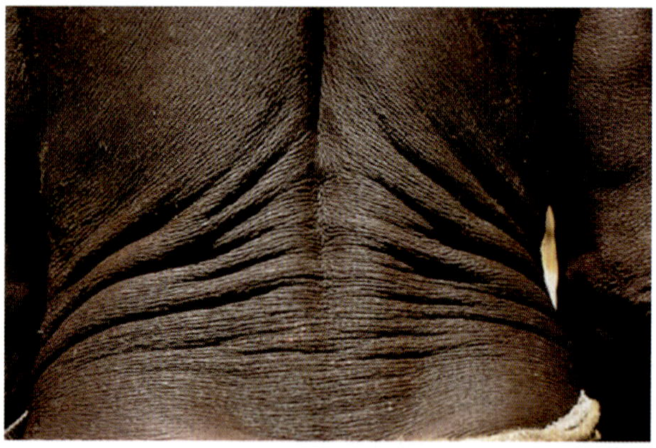

图 33.6 晚期盘尾丝虫皮炎。皮肤萎缩，结缔组织受损使皮肤褶皱下垂（蜥蜴皮）

许多（即使不是大多数）慢性盘尾丝虫病患者可能感到结节内含有成虫（图 33.8）。成虫通常出现在骨盆或胸廓区域，臀沟顶部也通常是容易发现它们的部位。在南美及中美地区的病例中，结节常发现于患者头部。

在盘尾丝虫病流行地区，多数人可能会被感染，他们还会患有其他皮肤疾病。尚无明确证据表明盘尾丝虫病会影响其他疾病的临床表现。然而，有人认为瘤型麻风[17]和泛发的体癣[10]在某些盘尾丝虫病患者中更为常见。

临床变化

盘尾丝虫病也可能出现其他临床变化，其中包括在扎伊尔所见的急性荨麻疹暴发，以及在中美洲的一种炎性皮疹伴有色素沉着过度，称为“mal morado”。其中包括在扎伊尔所见的急性荨麻疹暴发，以及在中美洲的一种炎性皮疹伴有色素沉着过度，称为“mal morado”。

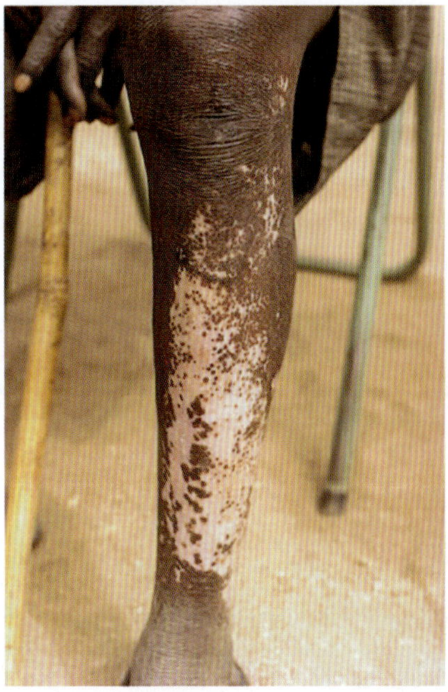

图 33.7　盘尾丝虫病晚期胫前皮肤色素减退斑(豹皮)。在非洲流行地区很常见。注意这个盲人的手杖

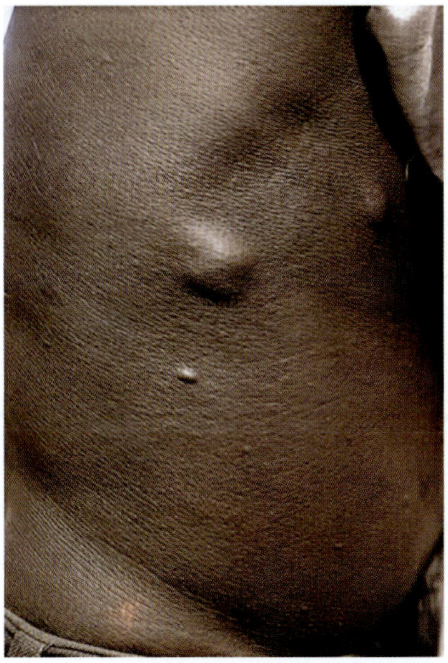

图 33.8　尼日利亚盘尾丝虫病患者的皮肤水肿和皮内、皮下结节

鉴别诊断

包括麻风病、罗阿丝虫感染、淋巴丝虫病、疥疮、梅毒和雅司病。

并发症和伴随疾病

盘尾丝虫病的主要并发症是严重的视力损害和失明,这是疾病流行地区最常见的致盲原因。眼部表现有点状和硬化性角膜炎,与角膜和前房中微丝蚴的存在有关,直到视网膜色素沉着,视神经萎缩,瘢痕和失明。在流行地区,盘尾丝虫病的致盲率可达5%～10%[18]。

疾病预后

在流行地区,直到 50 岁,感染率都一直在上升,并且不会获得相应的免疫力。如果不治疗,症状就会不断加重,直到皮肤完全萎缩。

实验室检查

临床上,诊断通常是明确的,但是必须排除引起长期瘙痒和苔藓样变的其他原因,尤其是疥疮。在疥疮患者中,典型的隧道可能难以发现,要找到疥螨需要很大的耐心。使用角巩膜吻合器夹取或者用针扎起一个小小的皮肤"帐篷"可抓取活跃的微丝蚴。然后用非常锋利的刀片将其刮掉,而不会出血,将其置于用透明胶带覆盖的微量滴定孔中的生理盐水中,或置于盖玻片下,1～4h 后进行显微镜检查。臀部和腿部通常是感染最严重的部位,也最容易产生微丝蚴。切除结节可以行组织病理学检查成虫和微丝蚴。白细胞计数显示,白细胞计数增多伴相应的嗜酸性粒细胞增多。免疫荧光试验或酶联免疫吸附试验(ELISA)在 60%～90%的病例中可呈阳性。

治疗

伊维菌素,是一种抗寄生虫药物,该药物的应用使盘尾丝虫病的疗效有了显著的改善。单次口服剂量为 100～200μg/kg[19]。它可以使皮肤活检组织中微丝蚴计数被长期抑制,也可使皮肤症状发生改善和眼部症状出现可逆性变化[20]。微丝蚴计数在 6 个月内保持非常低的水平月,然后缓慢上升,但在 1 年内不会达到治疗前的数值。患者应该每 6～12 个月治疗一次,直到无症状为止。对流行地区的患者,可能需要治疗 10 年或更长时间。对于微丝蚴载量低的患者,如从流行国家返回的游客,每次治疗[21]后大约30%不会复发。该药耐受性好,很少出现严重的不良反应。不良反应包括瘙痒、皮肤水肿、关节痛、身体不适和发热。优势是治疗中没有急性眼部变化[22]。伊维菌素已成为以人群为基础的具有显著疗效的控制和消除盘尾丝虫病治疗方案[23]。

另一种新的主要治疗方法是使用盐酸多西环素,它能针对体内寄生虫,使雌性成虫绝育。一项药物临床试验观察结果已经证实,在实验人群中使用盐酸多西环素治疗可以有效降低微丝蚴的载量[24]。一项对 93 名盘尾丝虫病患者的研究结果显示,盐酸多西环素 100mg/d,连续口服 6 周,随后单次口服伊维菌素,可以清除微丝蚴长达 19 个月，并完全消除体内寄生虫[25]。

苏拉明是一种杀死成虫的药物（杀虫剂）。然而，它会引起严重的不良反应，因此现在很少使用。另一种现在很少使用的方法是结节切除术，通常与微杀线虫剂混合使用。在南美，有一些研究表明，单独采用结节切除术而不使用药物，术后 5 个月可将微丝蚴水平降低 60%以上[26]。它可以减轻眼病的负担，但不能治愈该病，也不能减少传播。

阶梯治疗

一线治疗

- 盐酸多西环素，100mg/d，连续口服 6 周，随后伊维菌素 100～200μg/kg，每 6～12 个月重复治疗，直到无症状

二线治疗

- 伊维菌素 100～200μg/kg，每 6～12 个月重复治疗，直到无症状

三线治疗

- 苏拉明，结节切除术

链尾丝虫病

定义

链尾丝虫病是一种由线虫动物门的链尾曼森线虫感染引起的疾病。这种疾病多见于非洲中西部的热带雨林地区，那里的大多数人口中都有该病[1]。在流行地区，黑猩猩也可能被感染。

概述

关于链尾丝虫，仍有很多未知，包括它在流行地区的流行情况。

然而已知该病是具有皮肤表现的常见寄生虫病，它可引起皮下丝虫病，罗阿丝虫和旋盘尾丝虫是引起人类感染的另外两种病原体。

流行病学

发病率和患病率

链尾丝虫病是非洲中西部热带雨林的流行病，疾病的患病率尚不清楚。

病理生理学

病理学

链尾丝虫病通过蚊蠓（库蠓属）叮咬传播，可引起人的皮下丝虫病，成虫位于躯干上部和肩部的真皮，微丝蚴位于皮肤中。

病原体

- 链尾曼森线虫。

临床特征

概述

大多数患者感染链尾丝虫后是无症状的。最常见的自觉症状就是瘙痒。皮疹类似于盘尾丝虫病，急性或苔藓样的瘙痒性丘疹（图 33.9）。也可表现为泛发的苔藓样变，色素减退斑也常见。许多患者还可出现局部淋巴结继发性肿大。

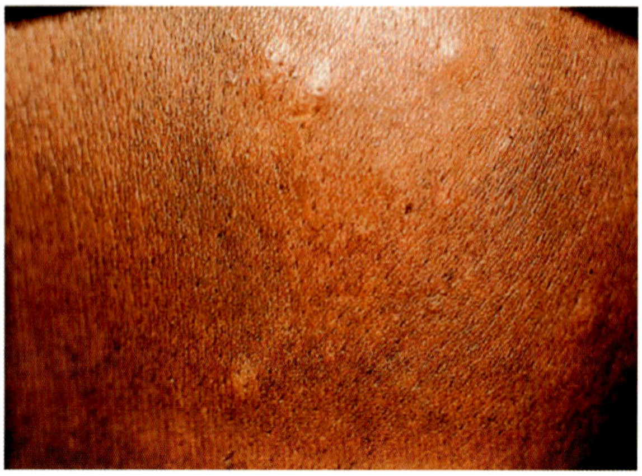

图 33.9 链尾丝虫病

扎伊尔一患者的色素改变和结节。（由美国华盛顿特区武装部队病理学研究所提供）

实验室检查

可以通过皮肤组织活检找到微丝蚴来进行诊断。链尾丝虫远不如盘尾丝虫活跃，微丝蚴末端卷曲成典型的“牧羊杖”外观。

治疗

乙胺嗪（DEC）治疗链尾丝虫有效，它能杀死微丝蚴和成虫。伊维菌素可以降低微丝蚴载量，但其功效仍不明确[1]。

阶梯治疗

一线治疗

- 乙胺嗪 6 mg/(kg・d)，使用 12d

二线治疗

- 伊维菌素（150μg/kg 单次）

淋巴丝虫病

定义和术语

淋巴丝虫病是由班氏丝虫、马来丝虫、帝纹丝虫等蠕虫引起的疾病，其中班氏丝虫最常见[1]。这些微生物侵犯人类的淋巴系统，并可引起象皮肿。由班氏丝虫引起的感染比其他感染[2]更广泛。

同义名
- 热带象皮病。

流行病学

发病率和患病率

丝虫感染多发生在北纬 40°和南纬 30°之间。发病率最高的地区为东南亚和撒哈拉以南非洲。在西半球：圭亚那、海地和巴西部分地区的地方性疫源较少。在其他一些国家和地区如中国台湾和日本，该病已经得到了控制。据估计，大约有 2.5 亿人受到感染。马来丝虫主要分布在东南亚和东南亚以北至韩国特别是在农村热带雨林地区[4]。在这一组丝虫中，感染最局限的是帝纹丝虫，仅在印尼群岛的某些地方被发现[3]。

病理生理学

病理学

淋巴管中存在成虫并引起炎症反应，是主要病理特征——淋巴管阻塞（图 33.10）。淋巴外溢可引起组织损伤。然而，微丝蚴在血液循环中几乎无影响，肺部的微丝蚴可能导致热带性肺嗜酸性粒细胞增多症。

病原体（图 33.11）
- 班氏丝虫
- 马来丝虫
- 帝纹丝虫

该疾病由库蚊属、伊蚊属、曼索尼亚属和按蚊[3]属的许多嗜人类蚊虫传播。在吸食人体血液时摄入

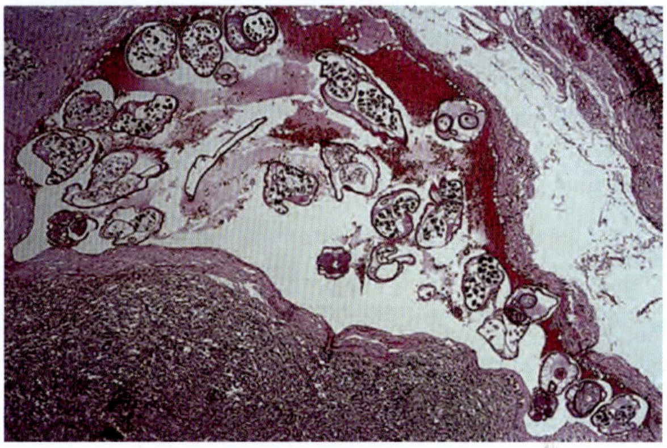

图 33.10 **淋巴丝虫病（低倍镜，HE）**
淋巴结窦道内班氏丝虫雌性成虫。可见蠕虫的多个横截面。（由英国伦敦国王学院 S. B. Lucas 教授提供）

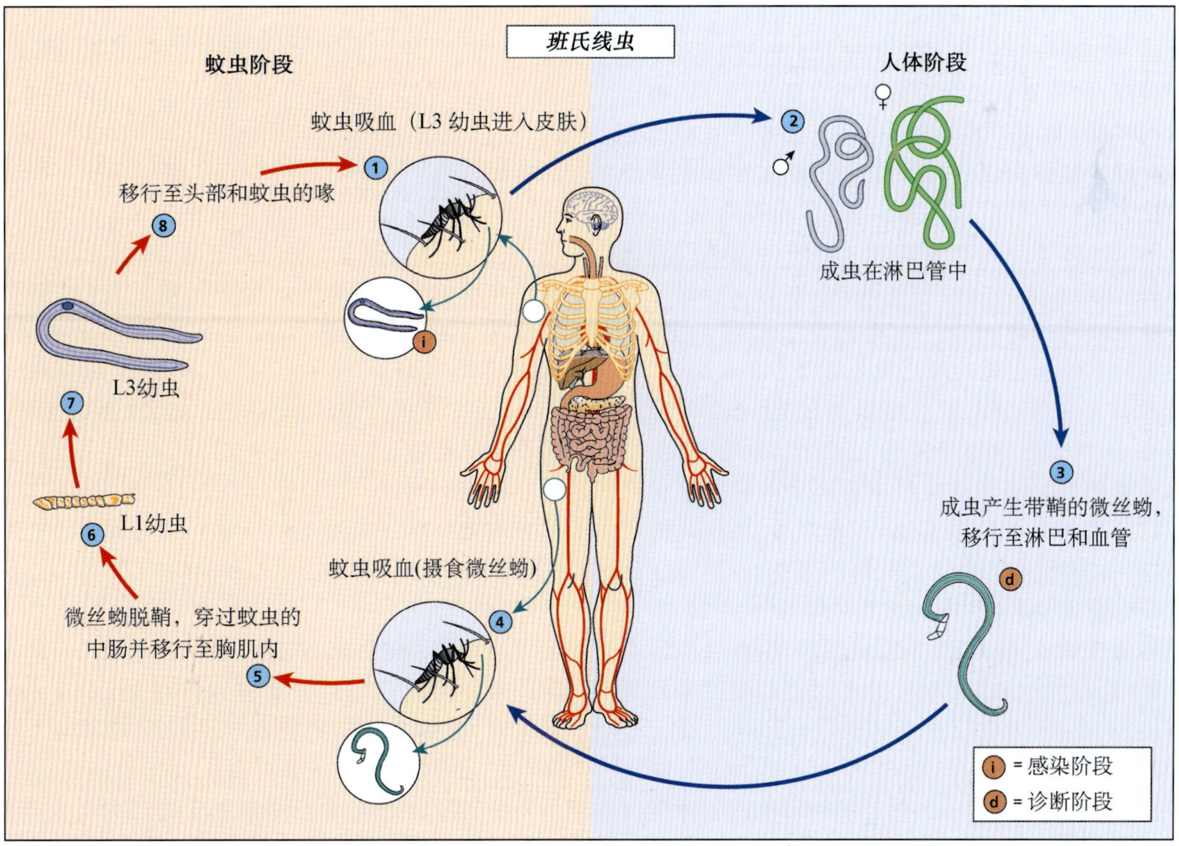

图 33.11 **班氏丝虫的生活周期（由美国疾病预防和控制中心提供。http://www.cdc.gov/dpdx/onchocerciasis/2014 年 10 月获取）**

微丝蚴，病原体在蚊虫的胃里脱鞘，并于 24h 之内进入胸肌。蚊虫感染 10d 后，蜕变开始，成熟的幼虫便迁移至唇瓣。在这里，它们已经准备好通过叮咬被传送给下一个人。

在人体中，幼虫穿过外周的淋巴管，在中央发育并迁移，最终发育为成虫，并在淋巴结附近的淋巴管中交配。首次感染 12 个月后，可在患者的外周血中发现受精后的雌虫排出微丝蚴。微丝蚴呈周期性排出，主要发生在夜间。这些微丝蚴也可通过胎盘屏障。也会发现成虫盘绕在扩张的淋巴管中。

丝虫感染的免疫过程很复杂。在流行区内，健康个体同时具有抗体和 T 淋巴细胞介导的免疫反应。相比之下，表现为活动性感染和偶然微丝蚴血症的患者，其细胞免疫功能下降，这提示来自病原体的抗原可调节免疫。蠕虫也可能携带沃尔巴克氏菌属的共生细菌。这些均为抗原，但它们对炎症反应的作用尚不清楚。

临床特征

概述

许多患者为无症状感染者，并且患者间表现的症状差异很大[5-7]。初始症状通常是手臂、下肢或阴囊的肿胀、压痛和红斑。肿胀可能是坚实的，故在这个阶段也可出现固定结节和荨麻疹。蜂窝织炎也常见，可轻可重，常复发。最严重的表现为发热、出汗、淋巴结增大疼痛，尤其是腹股沟淋巴结。也可伴发淋巴管炎。轻度蜂窝织炎伴局限性红斑和轻微肿胀也会反复发生。其他并发症包括睾丸炎，常伴有阴囊水肿，以及复发性附睾炎。肢体肌肉深部的浅表淋巴管出现脓肿。

并发症和共病

水肿和蜂窝织炎的反复发作常伴有指状裂纹，也有可在数年之后出现淋巴梗阻的证据（图 33.12）。在男性，通常表现为阴囊鞘膜积液，但也可能发生小腿水肿和象皮肿阴囊鞘膜积液或阴囊皮肤增厚在许多流行地区的患者中很常见，可影响多达 25% 的成年男性[8]。不同程度和性质的肢体水肿也很常见，反复发作的继发性感染，皮肤出现疣状增厚，可发展成严重的象皮病。腿部通常会受到影响，但也可能影响到手臂、乳房和生殖器。另一个并发症是腹腔淋巴管扩张破裂。

实验室检查

在流行地区，血液中出现微丝蚴之前的临床阶段以及慢性病程均可根据其临床特征进行诊断，肿大的淋巴结活检也可以诊断。

在患者血液中可以发现微丝蚴，尤其是急性病例中。通过厚的血液涂片或者经过微孔过滤器过滤所得的肝素化血液中，可以很容易地在显微镜下看到微丝蚴。如属周期性丝虫，应于午夜 12 时至凌晨 2 时之间抽取血液样本。

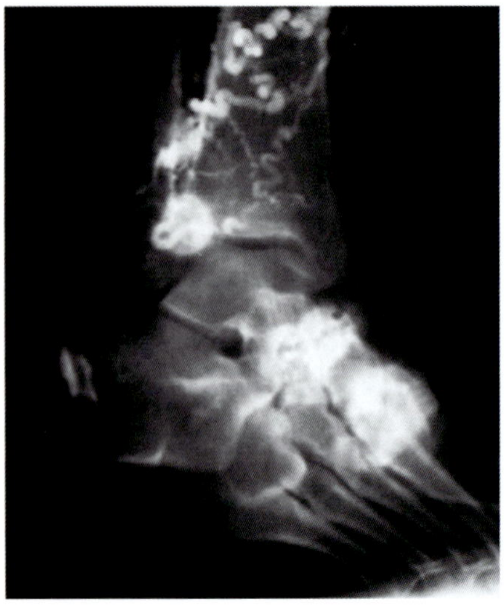

图 33.12 淋巴管造影显示腿部淋巴管纡曲扩张。来自毛里求斯的一名淋巴丝虫病患者

另外一种方法是在单剂量口服乙胺嗪（DEC）100mg，1h 后重复血液涂片，更多的微丝蚴被释放到循环中。然而，有些丝虫病例的微丝蚴血症可检测不到病原体也可以通过血清学方法进行诊断。其中，间接免疫荧光法或 ELISA 感染者群中呈阳性的比例很高，但它并不是对每一种病原体都具有特异性。抗原检测系统也是可用的[9]。聚合酶链式反应（PCR）方法常用于血液中班氏丝虫基因组 DNA 的检测[10]。目前还没有任何一种检测手段的准确率能达到 90%，因此意识到确诊该病所需的实验室检查仍有不足是十分重要。

根据病原体入侵途径的特点，丝虫性淋巴管炎必须与细菌性淋巴结炎进行鉴别。生殖器病变可能与性病淋巴肉芽肿的淋巴结水肿（横痃）相似。

治疗

治疗和消除淋巴丝虫病已成为相关研究机构的重要任务，包括政府组织、非政府组织（NGOs）和慈善机构，统称为消除淋巴丝虫病全球联盟[11]。其实施计划分为两个阶段：消灭寄生虫和控制发病率，并已开始实施。寄生虫的清除主要通过大规模药物配给（MDA）来进行化学治疗，这种方法也用于治疗个体患者。乙胺嗪一直是主要治疗措施[12,13]，通常与阿苯达唑联用或作为 MDA 方案中的强化盐。

个体患者的剂量与治疗盘尾丝虫病的剂量相同，尽管已按月给药，但这种药物主要影响微丝蚴的生育能力，对成虫作用就很小。如果几个月后微丝蚴在血液中重新出现，则有必要再重复治疗。

乙胺嗪(DEC)的不良反应包括厌食症、恶心、呕吐、头晕、头痛、嗜睡，以及因微丝蚴和成虫死亡所引起的急性过敏反应。鉴于乙胺嗪(DEC)治疗后期[8]潜在的严重不良反应，应特别注意在淋巴丝虫病和盘尾丝虫病并存地区的患者。

经验证明，伊维菌素治疗淋巴丝虫病也是有效的。这种药物比 DEC 见效快，且治疗后 6 个月微丝蚴血症减少到治疗前的 14%～30%。伊维菌素治疗此病患者也会有类似的不良反应，剂量通常是 400μg/kg。伊维菌素不能杀死成虫，所以微丝蚴血症复发较为常见，通常需进一步治疗[14]。使用 DEC 大规模药物配给(MDA)是一种行之有效的方法。

发病率的控制需要结合下肢锻炼和定期清洁，同时应治疗潜在进入的病原菌，例如可能由真菌或细菌感染引起的被感染网状间隙[15]。有证据表明，这样可以大大减少肢体肿胀，即使是在疾病的后期。这些治疗方法在流行地区正在进一步应用中。在已确定的象皮病，外科手术可以改善早期阶段的患肢外观，通过淋巴-静脉转流，或者皮下组织移除，将皮瓣转接到肌肉床上增加血供及回流(Charles 手术)[16]。严重的阴囊积水可能需要重复引流及手术。

阶梯治疗

一线治疗

- 乙胺嗪(DEC)，200mg 口服，每 12 小时一次，连用 12d；停药 10d 后重复治疗一次

注意：同时合并盘尾丝虫病感染时禁用。对于同时患有这两种疾病的患者，会发生严重的炎症反应)

二线治疗

- 伊维菌素，0.15～0.2 mg/kg，单次口服(同时合并盘尾丝虫病患者的治疗选择)

罗阿丝虫病

定义和术语

罗阿丝虫病是由罗阿丝虫引起，通过斑虻属蝇叮咬传播。该病的特点是皮下水肿，成虫多通过眼结膜下组织移行。

同义名

- 卡拉巴丝虫肿
- 短时性肿胀
- 罗阿丝虫病
- 非洲眼虫

流行病学

人类罗阿丝虫病主要分布于赤道以北 8°到赤道以南 5°的非洲中西部潮湿的森林地区，从几内亚湾横跨非洲五大湖[1,2]。尤其在喀麦隆和奥古韦河上盛行，它的分布范围包括沿海平原，并沿着扎伊尔河向内陆延伸约 800km(500 英里)。苏丹南部也有分布。

病理生理学

病原体

- 罗阿丝虫。

罗阿丝虫，眼蠕虫，通过斑虻属的虻蝇(鹿蝇、马蝇和红树林蝇，主要为静斑虻和分斑虻)在白天叮咬人吸血而传染给人类。感染通过蝇在人与人之间传播，在森林树冠层或开阔的人工林中建造的山顶房屋是特别容易感染该疾病的区域。斑虻属虻蝇将唇瓣压到皮肤上以吸血时释放出幼虫[1,3]，然后它们将口器刺入组织。感染宿主大约 1 年后，成虫可在皮下或结膜下出现，但直到 5 个月后才能发现血液中的微丝蚴[4]。寄生虫在筋膜层移行，微丝蚴就从这里被释放并沿着淋巴管进入血液再进入肺部。

临床特征

概述

成虫常经皮肤结缔组织移行，多见于手指、躯干、头皮、舌系带、松弛的阴茎皮肤、眼睑、结膜下及眼前房[5]。这些迁移可能会引起刺痛、瘙痒和蚁行感或者可能没有症状；大多数罗阿丝虫感染患者无症状或症状很轻。然而，当成虫出现在结膜时，通常会引起严重的刺激症状。当眼睛受累时，可能出现单侧眼睑水肿，甚至可以看到成虫穿过眼睛(图 33.13)。

在某些患者，包括到流行地区居住的外籍人士，这些旅居造成了暂时性、移动性、水肿性肿胀——卡拉巴丝虫性肿块，主要影响手臂和手部(图 33.14)，但也可出现在身体的任何部位。皮损发展迅速，可能伴有持续数天的疼痛或瘙痒。

过敏表现，如嗜酸性粒细胞增多症和血管性水肿，在来自非流行区的游客通常表现得更为严重。这与高免疫球蛋白 G(IgG)和高 IgE 水平有关，并增加淋巴细胞转变成丝虫抗原的比率[6]。

成虫可能死亡并钙化。据报道，罗阿丝虫病还可

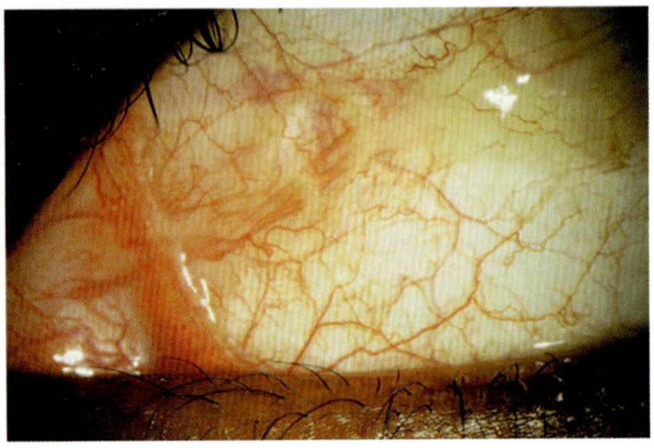

图 33.13 罗阿丝虫乳白色成虫穿过一尼日利亚患者的眼结膜

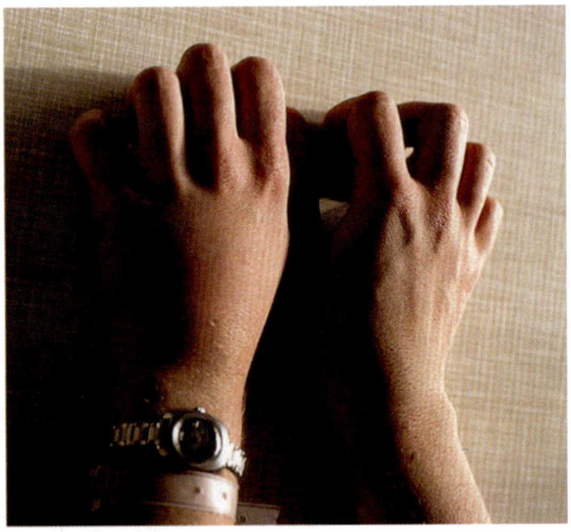

图 33.14 欧洲罗阿丝虫病患者左手背卡拉巴丝虫性肿块。该患者的血液中没有发现微丝蚴

出现脑炎、脑膜炎和肾小球肾炎等其他并发症[7]。

病程与预后

成虫的预期寿命至少为 4 年，也可能长达 15 年。澳大利亚、津巴布韦和北美已报道了移民病例[5,8]。

治疗

乙胺嗪(DEC)治疗一个疗程通常可以治愈。不良反应少且温和，但可能有过敏反应，同时伴随着一个或多个卡拉巴丝虫性肿块、发热、不适、关节肿胀、关节疼痛和瘙痒。严重感染伴头痛、头晕、呕吐、紫癜和嗜酸性粒细胞增多症时有发生脑炎的风险。DEC 治疗后，皮下结节仍长期存在，表明可能有成虫存在[8]。

阿苯达唑是治疗罗阿丝虫病的第二种理想药物[9]。这种药物的不良反应较小，因为它主要具有杀灭成虫的活性。其杀灭微丝蚴活性较低，因此该疗法无大量抗原释放。

伊维菌素也能有效地治疗罗阿丝虫病，它可减少微丝蚴血症[10]。常用剂量为 200μg/kg。虽然它的一般耐受性良好，但在血微丝蚴[11]载量较高的患者也会出现不良反应，如意识状态受损和关节痛。但是，伊维菌素不能杀死成虫。成虫可通过手术从结膜切除。

阶梯治疗

一线治疗

- 乙胺嗪，9mg/(kg · d)，分 3 次口服，连用 21d

二线治疗

- 阿苯达唑，200mg，口服，每日 2 次，连用 21d

三线治疗

- 伊维菌素，200μg/kg，口服 2d

麦地那龙线虫病

定义和术语

麦地那龙线虫病是一种人类慢性传染病，这是因为麦地那龙线虫是人类感染时间最长的线虫之一[1]。成熟的雌虫沿皮下组织移行，形成溃疡性水疱，伴疼痛。

同义名

- 龙线虫病
- 麦地那龙线虫
- 麦地那虫
- 龙虫

流行病学

本病在苏丹最为流行，2012 年曾报道有 500 多例感染病例。马里、埃塞俄比亚和乍得[2]只有不到 10 例。

病理生理学

病原体[3]

- 麦地那龙线虫(图 33.15)。

成年雌虫在人体内发育超过 1 年后即可透过皮肤溃疡病灶排出幼虫，尤其是在接触水后可产生数百万幼虫。这些幼虫能存活 3～4d，并能在桡足类动物或水蚤(剑水蚤属，如中剑水蚤)中进一步发育。被剑水蚤摄入后，它们再经历两个发育阶段，2 周后达到感染第三阶段(L3)。人类是通过饮用含有剑水蚤的水而被感染；幼虫被释放并穿过肠道，在腹膜后间隙或其他部位进一步发育成熟；大约3个月后发生交

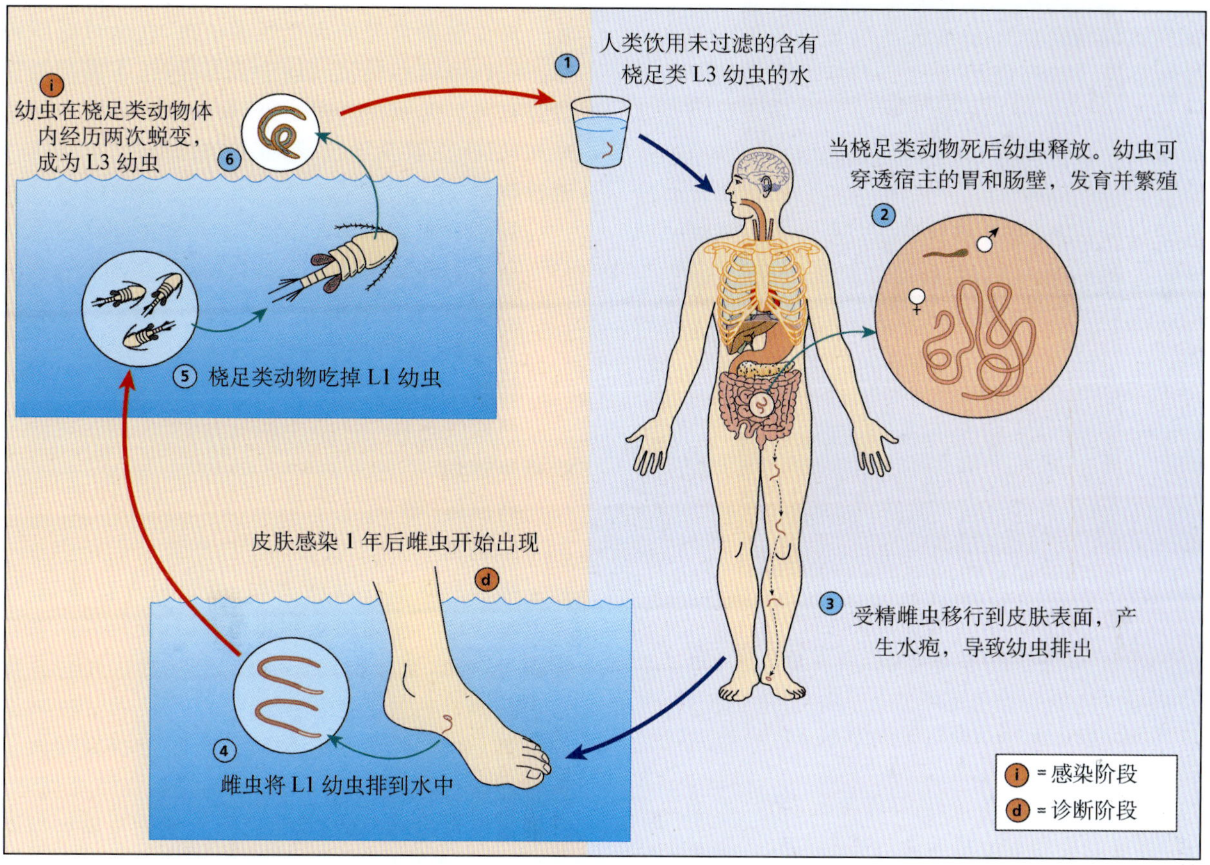

图 33.15 麦地那龙线虫的生命周期（由美国疾病预防和控制中心提供。http://www.cdc.gov/dpdx/dracunculiasis/index.html 2014 年 10 月获取）

配，雄虫随之死亡。雌虫生长并向下移行，通常移行至下肢，但也可能发生异常移行[4]。雌虫可穿破腿部皮肤并在接触水后排出幼虫，每只雌虫包含 200 万～300 万只幼虫。移行的成虫和幼虫通常无明显临床症状。本病与下肢皮下组织中存在成年雌虫相关。

环境因素

麦地那龙线虫病是一种常见于贫困农村人口的疾病，尤其是在苏丹。它可以散布在公共饮水区、洗涤区或水井各处。

临床特征

病史[1]

部分雌虫穿透皮肤前，会出现发热、瘙痒、荨麻疹和水肿[5]等全身症状，也可伴有呼吸困难。感染的首发症状通常是皮肤出现一个小丘疹或水疱，经过 4～5d 扩张并破裂。这种症状主要表现为伴有局部剧烈的瘙痒。随之而来的往往是一部分雌虫穿出皮肤（图 33.16）。覆盖在溃疡周围腐肉会造成继发性感染。蠕虫体通常是显而易见的，也可能发生两个以上的蠕虫感染。最终，这些蠕虫可能会被再吸收或钙化。继发性感染很常见，可使患者丧失行为能力，也是发病的主要原因。常见的是金黄色葡萄球菌感染，开放性伤口也可感染破伤风。有时，麦地那龙线虫也可进入其他部位[6]，如膝关节，从而引起关节内部感染。

实验室检查

典型症状是皮下出现蠕虫。可以诱导成虫将幼虫排逸到载玻片上，加水挤压幼虫伸出端在显微镜下检查可看到杆状蚴。X 线检查可看到组织中钙化的蠕虫[7]。血常规检查通常有嗜酸性粒细胞增多。

治疗

治疗的目的是清除蠕虫。现在通过口服苯并咪唑类药物，如甲硝唑，来促进治疗。几天后，炎症减轻，可以轻轻取出虫体。如果使用甲硝咪唑[8]可能很难取出虫体。更传统的方法是用水或氯乙烷诱导蠕虫排出幼虫，然后将幼虫的游离端缠绕在火柴棒或其他小棒上，并逐渐使整个虫体缠绕在小棒上，然后将虫体完整拉出。注意不要用力过猛，否则蠕虫会断裂，并引起严重的过敏性蜂窝织炎。因此，这个过程要在几天内缓慢地进行，直至将所有幼虫拉出。

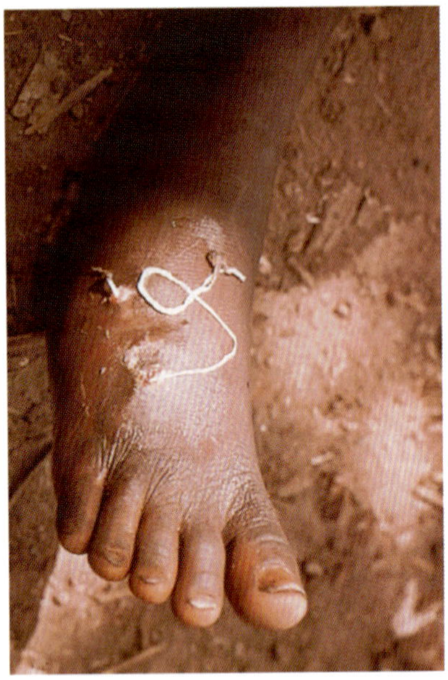

图 33.16 麦地那龙线虫

成年雌性麦地那龙线虫出现在尼日利亚患者的皮肤上。(由英国圣奥尔本斯 CAB 国际寄生虫学研究所 Dr R. Muller 提供)

此外,所有病例均应使用局部抗菌剂、破伤风类毒素,必要时使用广谱抗生素[5]进行治疗。上述药物治疗不影响幼虫或阻止其传播。实施过滤去除剑水蚤提供清洁饮用水的公共卫生方案是预防感染和阻止疾病传播的最佳途径。使用杀幼虫剂如双硫磷化学处理剑水蚤也是可行的。通过建立公共卫生措施有效控制麦地那龙线虫病,在过去的十年里已经取得了相当大的进步。自 1986 年以来,估计患病率已经由最初的 350 万降低了 99.9%[2]。

蛲虫病

定义和术语

蛲虫,俗称寸白虫,是世界上最常见的肠道内寄生虫感染病之一,是由线虫中的蛲虫感染引起。是一种儿童期常见疾病,可以无症状,严重时会出现程度不等的肛门和肛周瘙痒。与其说是严重的感染,倒不如说这更像是件麻烦事。

同义名

- 寸白虫
- 蛲虫
- 蠕型住肠蛲虫
- 尖尾线虫病

概述

蛲虫是最常见的人类肠道蠕虫,在全球范围内流行。它在温带和热带气候中普遍存在,主要与拥挤和贫穷有关。儿童最易受感染,女性多于男性。整个家庭和社区,尤其是学校,都可能被感染[1]。

流行病学

发病率和患病率

在西欧和美国最常见肠虫感染。据估计,美国有 4000 万感染者。该病可出现在所有社会经济群体中,但生活在拥挤环境中的人群更容易感染。

年龄

最常发生在 5—10 岁的儿童中。

病理生理学

病原体(图 33.17)

- 蛲虫

雄虫和雌虫在盲肠发育,摄食可育卵子后 2~8 周发育成熟。受精雌虫移行至肛门,夜间爬出在肛周皮肤上产卵,最多能产 16 000 个卵然后死亡。卵在数小时内成熟。最常见的感染方式是通过摄入虫卵而传播,多因睡眠时瘙痒搔抓,由指甲携带摄入。手也可能通过共用一张床或卧室而受到污染。偶尔,也可通过空气中感染的尘埃传播,尘埃中虫卵可以存活长达 13d,成虫存活 6~12 周。

在皮肤上移行的受精雌虫会引起部分患者剧烈的瘙痒,但目前还不太清楚是否会引起过敏反应。成虫可能会进入阑尾或者肠道的黏膜下层,但目前尚不明确是否与炎症有关。雌虫可从肛门移行到阴道,引起炎症刺激反应,并从阴道移行至输卵管甚至腹腔,导致输卵管炎,偶尔也会出现腹膜囊肿。

临床特征

概述

主要症状为夜间肛门、会阴瘙痒,可引起失眠、烦躁。也可能出现会阴部擦烂、夜尿症、抓痕、继发感染、限局性荨麻疹[2]、外阴刺激症状和黏液分泌物增多[3],也有报道出现腹膜炎和输卵管炎[4,5]。重点是要认识到,大多数受感染的儿童是无症状者。

诊断

夜间有时在会阴、厕纸或粪便上看到 10mm 长的雌虫即可诊断。如有条件,应积极在实验室中对虫体进行鉴定,以避免与犬复孔绦虫的节片混淆。黏性纤维素胶带缠绕在试管或木质药匙末端上,将有黏性的一面朝外,摩擦肛周皮肤,然后将胶带铺在载玻片上,滴一滴甲苯,在显微镜下观察,可发现有虫卵和成虫。

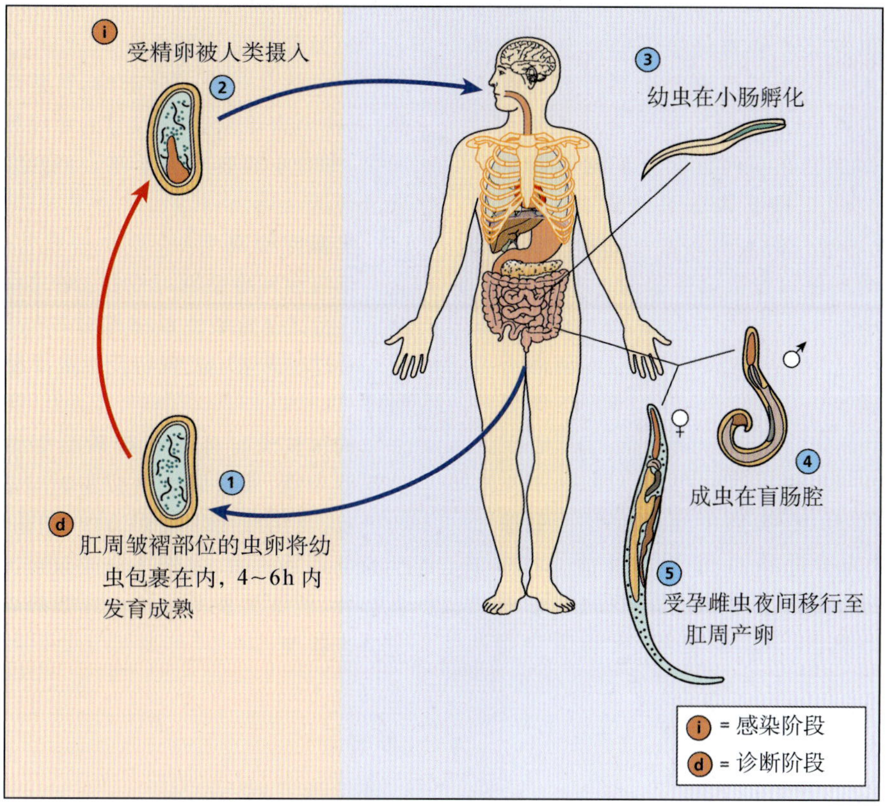

图 33.17　**蛲虫的生活周期(由美国疾病预防和控制中心提供。http://www.cdc.gov/dpdx/dracunculiasis/index.html 2014 年 10 月获取)**

治疗

在有效的几种驱虫药中，甲苯达唑或阿苯达唑可能是对所有阶段的虫体都有效的药物，两种药物均为单次给药，2 周后重复治疗。单次治疗就有很高的治愈率，而 2 次重复给药治疗后，治愈率几乎是 100%。应该对整个家庭成员进行治疗，以防止再感染。应谨记于起床后、便后、饭前清洗手及指甲。每次给药后，都应更换床上用品，用吸尘器清理卧室。即便如此，也可能出现复发并需要周期性再治疗。双羟萘酸噻嘧啶是一种合适的替代药物，有效率在90%左右。

> **阶梯治疗**
>
> **一线治疗**
> - 阿苯达唑 400mg，口服 1d，2 周重复给药
> - 甲苯达唑 100mg，口服 1d，2 周重复给药
>
> **二线治疗**
> - 双羟萘酸噻嘧啶：剂量随体重变化(11mg/kg；最大剂量 1g)，顿服，2 周重复给药
>
> **三线治疗**
> - 伊维菌素，0.2 mg/kg，每日两次，连用 10d

罕见的不良反应包括神经毒性和一过性转氨酶升高。尽管在一项研究中证实伊维菌素的疗效达 100%[6]，但通常不用于治疗蛲虫。

钩虫病

定义和术语

“地痒疹”“钩虫痒病”和“钩虫皮炎”都记述了钩虫(十二指肠钩虫和美洲钩虫)和蛔虫(粪类圆线虫)的幼虫穿透皮肤引起的形态多样、短暂的皮疹。当钩虫大量存在时，它们会吸食肠壁中的血液，从而引起宿主缺铁。

> **同义名**
> - 钩虫病
> - 隧道病
> - 矿工贫血
> - 地痒疹
> - 钩虫痒病
> - 钩虫皮炎

流行病学

十二指肠钩虫和美洲钩虫是热带和亚热带地区非常广泛分布的人类钩虫。美洲钩虫主要分布在中非、南非、南亚和美拉尼西亚地区，几乎是西半球和波利尼西亚唯一的钩虫。在一些社区该病对人群的影响与疟疾相当[1]。十二指肠钩虫是欧洲、地中海沿岸、亚洲中部和北部唯一的人类钩虫，在中国、日本和印尼部分地区比美洲板口线虫属更普遍。

病理生理学

病原体

- 十二指肠钩虫
- 美洲钩虫
- 粪类圆线虫（蛔虫）

成虫生活在空肠中，头部牢固地附着在黏膜上致黏膜出血。每条美洲钩虫每天可吸食 0.03 ml 血液，十二指肠钩虫则为 0.2 ml。它们的寿命可达 5 年[2]。出血导致贫血、低蛋白血症、胃肠道功能紊乱和发育迟缓[3]。成千上万的虫卵通过粪便排出。虫卵可以在寒冷或干旱的不同气候环境中生存，但在温暖潮湿的适宜条件下，可孵化成有活性的杆状蚴。经过 5d 甚至更长时间蜕变为感染性丝状幼虫。它们通过土壤和草地传播，人体接触 5～10min 后，即可被穿透皮肤。赤脚走路是最常见的感染方式。

幼虫穿透皮肤后，会在一天或两天内通过血液移行到肺部，再上行至支气管，被吞咽后经过食管到达十二指肠和空肠，并在此等待 4～6 周成熟。通过肺部时还可引起急性肺泡炎或肺炎。

环境因素

房屋周围的土壤及工作场所，如种植园和已耕种的牧场和矿山是疾病传播的有利场所。尤其是在英国夏天长期高温的环境中，该病会在运动场或野餐地点以及 20℃以上的矿井里传播[4]。

临床特征

概述

幼虫穿透皮肤引起钩虫皮炎：表现为剧烈瘙痒伴有红斑，常为丘疹或丘疱疹[5]。皮疹最常见于足部，可伴有全身泛发性荨麻疹。较为常见的是板口线虫属感染引起的皮疹，并可因搔抓导致继发感染。幼虫通过肺部会引起咳嗽、喘息、呼吸困难等综合征，持续数天。成虫寄生于肠道内会引起腹痛、腹泻，偶尔还会出现黑粪。之后会导致缺铁性贫血，血红蛋白水平低至 5g/dl，低蛋白血症继续发展可出现面色苍白、水肿、面部水肿及精神萎靡。皮肤和头发的变化类似于恶性营养不良病的临床表现[6]。

临床变异

- 吕弗勒综合征

当虫体移行经过肺部时，该病可引起吕弗勒综合征，一种因寄生虫蓄积引起的单纯性肺嗜酸粒细胞浸润症，患者主要表现为干咳，一般症状 2～3d 后消失，也可长达 3 周。

实验室检查

临床和环境证据可支持诊断钩虫皮炎。吕弗勒综合征的特征是嗜酸性粒细胞增多和 X 线片可见片状肺炎。通过在粪便中发现特征性虫卵也可确诊感染。

治疗

钩虫皮炎可外用止痒软膏如含 1%氢化可的松的克罗米通，或口服抗组胺药物对症治疗。若肺部症状严重，可用糖皮质激素治疗，用药数天后即可显效。已确定阿苯达唑、甲苯达唑或双羟萘酸噻嘧啶[7]对感染有效，伊维菌素治疗钩虫疗效较差。缺铁的患者给予口服铁剂。

> **阶梯治疗**
> - 阿苯达唑 400mg，口服，1 次[8]
> - 甲苯达唑 100mg，口服，每日 2 次，连用 3d
> - 双羟萘酸噻嘧啶 11mg/(kg·d)，连用 3d

类圆线虫病

定义和术语

类圆线虫病是由类圆线虫引起的一种胃肠道感染性疾病，通常伴随肠道表现、过敏反应，也会累及皮肤。

> **同义名**
> - 类圆线虫地痒疹
> - 幼虫流

概述

大约 2/3 的类圆线虫感染者无临床症状，因此受感染的个体可能发展成慢性感染和终身潜伏感染。出现感染症状或体征的患者，往往提示有过敏反应[1]。

流行病学

发病率和患病率

类圆线虫病发生在温暖而又潮湿的气候中，如西非、加勒比海、亚马逊河流域，尤其是东南亚地区。在流行地区，特别是在农村，有高达 20%的人口会被感染。

病理生理学

病理学[2,3]

丝状蚴虫穿入皮肤可引起皮炎。成虫可导致十二指肠炎和空肠炎，从而引起腹泻和吸收不良。幼虫在皮肤上移行可引起沿其行进路径分布的移行性线状风团。严重感染可导致重症肠炎、脱水、麻痹性肠梗阻、肺炎、脑膜脑炎，继发性革兰阴性细菌败血症合并休克和弥散性血管内凝血（DIC）。

病原体（图 33.18）

• 粪类圆线虫

粪类圆线虫是一种分布广泛的寄生蛔虫，其生命周期和分布与钩虫相似，但又有重要区别，雄成虫和雌成虫长 3mm。寄生在十二指肠和空肠的黏膜隐窝中；虫卵孵化迅速，呈杆状蚴在粪便中传播。在土壤中，它们或者蜕变成感染性丝状蚴，或者建立自由生活周期，同时产生更多感染性幼虫。感染性幼虫会穿透人体皮肤，造成新的感染或加重已有的感染。此外，幼虫在肠道中成熟并通过穿透黏膜或肛周皮肤再次感染患者。这种自体感染能够无限期的维持感染状态，并易于诱发过度感染综合征[2]。

临床特征

概述

初次感染的类圆线虫与钩虫病相似。肠道感染可引起腹痛、腹泻，严重时可导致体重减轻或儿童发育迟缓[5]。相关的过敏现象很常见。在感染超过 45 年[6]的类圆线虫病患者中有 66% 的病例出现荨麻疹和 IgE 水平升高。这些患者中有 30% 会出现幼虫流、荨麻疹样风团和皮下幼虫移行所致的皮疹。在膝盖和乳头之间的任何皮肤都可以看见移行的痕迹（图 33.19），尤其是肛周和臀部。它们以每小时几厘米的速度移动，可以在一天内穿越腹部，第二天出现皮疹：这是其区别于幼虫移行症的皮疹特征。移行痕迹可长达几厘米，或者仅仅由一个或多个荨麻疹样丘疹组成；可呈线形或匍行，但皮疹可以模拟药疹[7]，并不具有特征性。

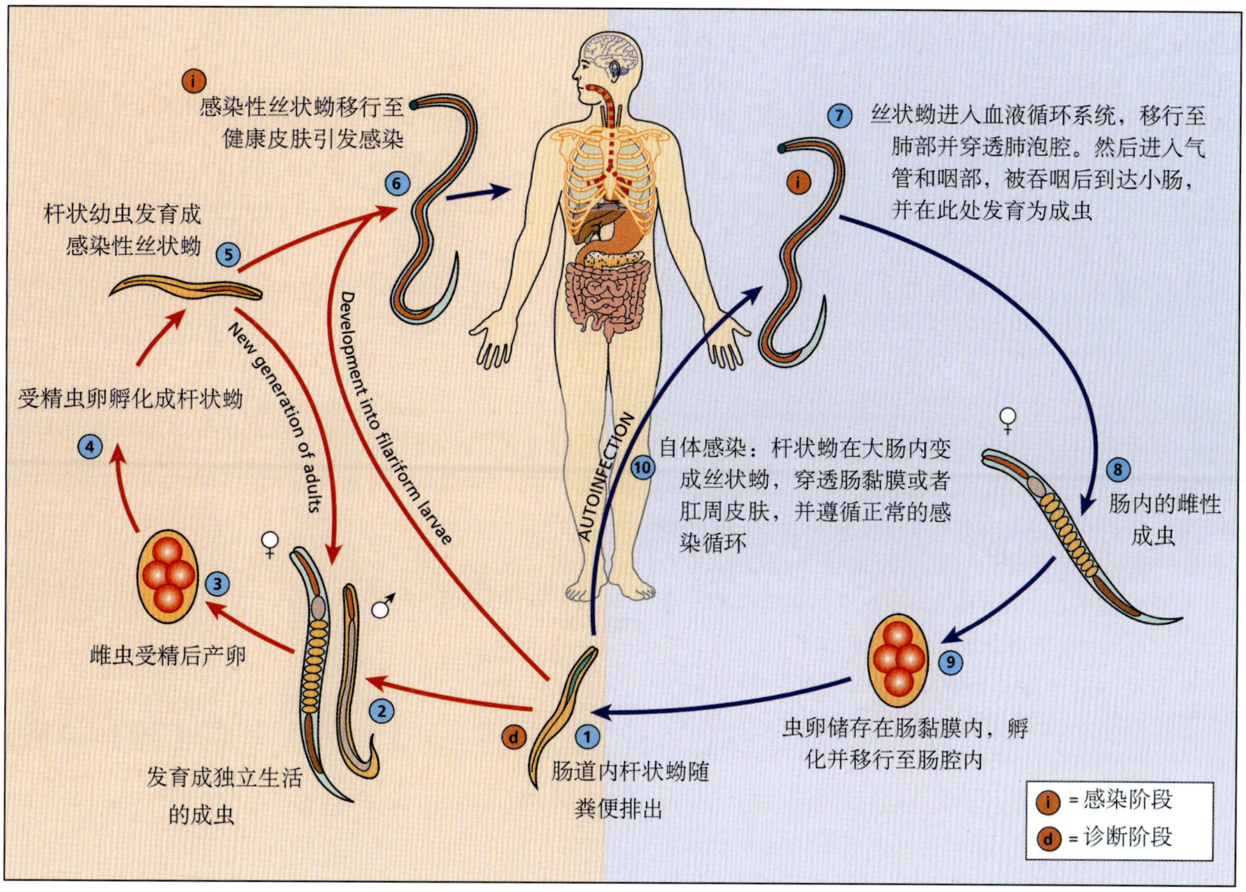

图 33.18 类圆线虫的生活周期。由美国疾病控制和预防中心提供（http://www.cdc.gov/parasites/strongyloides/biology.html[4] 2014 年 10 月获取）

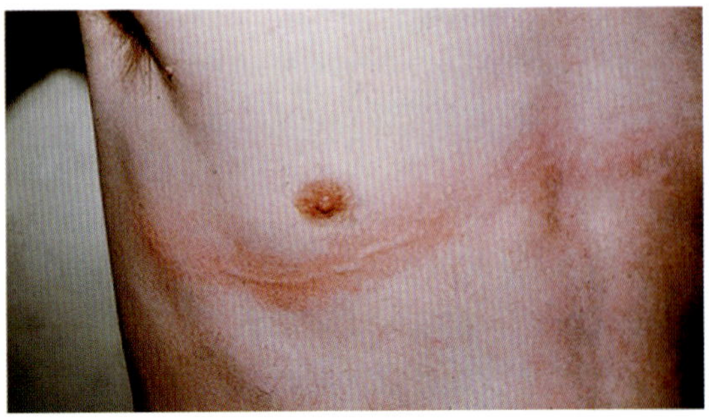

图 33.19 类圆线虫幼虫皮疹。风团和皮疹将在数小时后消失

并发症和合并症

在重度感染或播散性类圆线虫病中，极重的虫体载量蓄积，会导致寄生虫由肠道播散至其他器官。这种严重的综合征可能发生于因使用糖皮质激素类药物、淋巴瘤、白血病、HIV 感染或人类嗜 T 细胞病毒Ⅰ型(HTLV-1)感染而产生免疫抑制的患者，或因高龄、肺结核或其他严重感染、癌症、营养不良或烧伤[3]引起身体虚弱的患者。重度感染者可导致严重腹泻、水电解质紊乱；甚至可能出现肠梗阻；也可出现发热、腹胀、咳嗽、呼吸困难、精神障碍和神志不清，甚至休克。休克通常提示合并革兰阴性杆菌感染败血症。咳嗽、呼吸困难和胸部不适提示肺炎。还可见广泛分布的瘀点或紫癜性皮疹[8]。在 HIV 阳性的类圆线虫感染患者中，通过抗逆转录病毒治疗触发的免疫重建综合征，也与全身症状增加和瘙痒[9]有关。

实验室检查[10]

在粪便中可检测到类圆线虫的幼虫和虫卵，但其浓度可能较低，且直接检查的灵敏度通常低于 50%，可以通过几种浓缩方法或培养技术提高检出率。类圆线虫抗体试验是可行的，但通常仅限于实验室参考。在严重或紧急情况下，可以通过更具侵袭性的方法来获得较高的诊断率，例如，检查空肠液样本(最方便，通过“吞线试验”或肠溶测试胶囊获得)、空肠活检或胶囊内镜。除过度感染综合征外，嗜酸性粒细胞增多症也较常见，吸收不良检测结果也可能是阳性。

治疗

伊维菌素治疗，200μg/kg，单剂量口服，第 2 天或第 14 天重复治疗[11]。阿苯达唑也有效，400mg/d，口服，连用 3～7d，且无毒性。对于重度感染的患者，每日服用伊维菌素，直到症状消失。如果治疗反应良好，嗜酸性粒细胞计数和抗体水平应降低。应在 3～6 个月后检测粪便及空肠标本中的幼虫，以便确定是否治愈。

其他动物线虫感染

不寄生于人体的线虫通常不能完全成熟或全面发育，或不能寄生在体内的正常部位。从生物学上讲，人类是终宿主。感染性幼虫移行往往会引起幼虫移行症中的某一种表现，或成虫移行引发移行过敏现象。蠕虫可以到达不寻常的部位引起嗜酸性肉芽肿，偶尔发生在重要部位，如眼睛导致失明，或肺部引起胸片异常。在其他感染中，虫体可完全发育，人类作为临时的中间宿主。

由其他动物线虫感染引起的病原体和疾病概述见表 33.2。

表 33.2 其他动物线虫感染的病原体和疾病

疾病	病原体
皮肤幼虫移行病	巴西利亚钩虫 犬钩口钩虫 锡兰钩口钩虫 狭头钩虫 牛仰口钩虫
内脏幼虫移行症	犬弓蛔虫
弓蛔虫病	犬弓首线虫 马来西亚弓蛔虫
腭口线虫病	刚刺腭口线虫 日本腭口线虫
恶丝虫病	皮下恶丝虫病：细弱恶丝虫 匍行恶丝虫 肺部疾病：犬恶丝虫
旋毛虫病	旋毛虫

皮肤幼虫移行症

定义和术语

皮肤幼虫移行症是多种病因所致的一种独特皮损。独特皮损是一个临床术语，顾名思义其主要特征是皮损会随寄生虫在皮肤中移动而蔓延和移行。也会发生内脏幼虫移行症。

同义名
- 匍行疹
- 沙虫病
- 管道工痒疹
- 猎鸭人痒疹

流行病学

发病率和患病率

感染最常见于非洲、南美、东南亚和加勒比以及美国东南部的热带和亚热带气候地区。幼虫常见于沙箱和海滩。

病理生理学

病原体[1]

- 巴西利亚钩虫
- 犬钩口钩虫
- 锡兰钩口钩虫
- 狭头钩虫
- 牛仰口钩虫

引起皮肤幼虫移行症的病原体包括巴西利亚钩虫、犬钩口钩虫、锡兰钩口钩虫、狭头钩虫、牛仰口钩虫。这些都是来自各种动物的钩虫，其中最常见的是狗钩虫，是人类皮肤幼虫移行症最常见的病因。在远东地区猴子身上的一种寄生虫——猿猴皮肤线虫，也是一个罕见的病因。粪类圆线虫引起一种特殊类型的皮肤幼虫移行症。匍行恶丝虫和迭宫绦虫移行缓慢，可引起皮下血肿。腭口线虫属及罗阿丝虫可引起移行性逐渐消失的皮下肿胀。由马蝇属和牛蝇属的幼蝇引起的皮肤蝇蛆病可能引起与动物钩虫类似的匍行疹。本文只涉及由蠕虫引起的匍行疹。

成年钩虫寄生在猫狗的肠道中，其卵被储存在动物粪便中。在适当的湿度和温度条件下，卵孵化成感染性幼虫，并穿入人体皮肤。

环境因素

多沙、温暖、潮湿、阴凉的地区尤其适宜疾病流行。沙坑里的儿童、房屋下的管道工、室外劳作的农场工人、躲在兽皮里的猎人、接触泥土的园丁，在潮涨潮落的沙滩沐浴者易感染者。感染发生常见于温暖的气候中，在北欧炎热的夏天也可能发生。度假者群体内的暴发是由于在热带海滩度假期间通过皮肤直接接触受感染的沙子而患病的[2]。

临床特征

概述[3]

患者在接触到感染性土壤的皮肤处，幼虫穿透皮肤可引起瘙痒性红斑丘疹。常见于手、足和臀部。此后虫体或静止数周至数月，或者马上开始移行活动，产生一条大约 3mm 宽的匍行疹。皮损剧痒，略隆起于皮面，呈皮色或粉红色，并形成奇异的蛇形图案。大量幼虫可在同一时间活动，形成一系列杂乱无章的环形和曲折的隧道(图 33.20)。

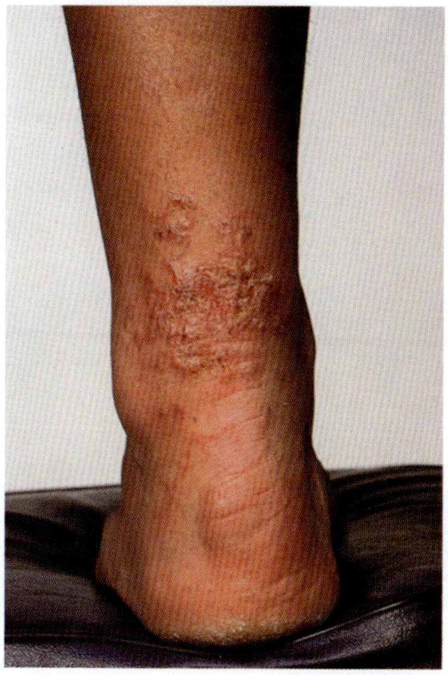

图 33.20　皮肤幼虫移行症(匍行疹)　有几个曲折的、硬化发炎的蠕虫隧道，其中可在部分隧道的前端看到特征性水疱。

幼虫在隧道的前端以每天几毫米到几厘米的速度前进。单个幼虫的移行通常被局限在小范围内，但特殊情况下它的移行区域更广。瘙痒可引起抓痕、继发性皮炎和细菌感染。在后期很难看到典型的隧道，移行路径上间断出现小的痒疹、结节。

本病具有自限性，自然病程变化多端。其原因尚不清楚，主要取决于观察到的幼虫种类。一项研究显示，25%～33%的幼虫每 4 周死亡一次，而在另一研究(假定由巴西利亚钩虫引起)81%的皮损在 4 周内消失[4]，有些却持续数月。

临床异型

幼虫移行症可伴有肺嗜酸性粒细胞增多的 Loeffler 综合征(吕弗勒综合征)，尤其在严重感染时[5]。

鉴别诊断

主要与类圆线虫病的幼虫流(“奔跑的幼虫”)进行鉴别。这两种疾病的主要的区别在于幼虫的移行速度。幼虫流以其独特的速度著称，幼虫移动速度约 0.2 cm/min，皮损延伸可达 5～15cm/h。在皮肤幼虫移行症中，幼虫移行速度约 1cm/h，皮损每日仅延长几毫米至几厘米长。

诊断

经典的瘙痒性、皮损蜿蜒曲折前行的临床特征很容易诊断，但也可能被水疱、鳞屑、抓痕和继发性感染掩盖呈非典型性皮损。

必须区分幼虫流和迁徙蝇蛆病，在东方还需与腭口线虫病进行鉴别。

治疗

驱虫治疗主要是为保证减轻症状，同时减少继发细菌感染概率。伊维菌素是首选治疗方案，0.15～0.2mg/(kg·d)，口服 1d 或 2d[6]。阿苯达唑，400mg/d，口服，连服 3d，也有疗效，但有时疗效欠佳。

> **阶梯治疗**
>
> **一线治疗**
>
> • 伊维菌素，200μg/kg，口服，每天 1 次，口服 1d 或 2d
>
> **二线治疗**
>
> • 阿苯达唑，400mg，口服，连服 3d

内脏幼虫移行症

定义和术语

许多非人类和人类寄生虫在其生命周期的某个阶段会在人体器官内移行，但内脏幼虫移行症的症候群等同于弓蛔虫病的严重症状。

> **同义名**
>
> • 弓蛔虫病

流行病学

发病率和患病率

人类感染的发病率尚未确定，但是对无明显临床表现的受试者进行皮肤测试显示，英国普通人群中至少有 2%的人被感染[2]。与动物密切接触者发病率较高，尤其是在原始生活条件下的人。在宾夕法尼亚州的农村人口中有 54%的人被感染[3]。

病理生理学

病理学

在人体中，第二阶段的幼虫可从肠道转移到身体的许多部位，尤其是肝、肺、肌肉和大脑，并最终因嗜酸性粒细胞肉芽肿而死于这些部位。

病原体

• 犬弓蛔虫
• 猫弓蛔虫
• 马来弓蛔虫

传染由犬弓蛔虫、猫弓蛔虫和马来弓蛔虫引起，常见于狗、猫和野生食肉动物的蛔虫。家犬被认为是人类最重要的传染源。狗的感染率可能很高，在纽约州可高达 73%，在布里斯班幼犬感染[1]可达 100%。由于胎盘传染，幼犬的感染很严重，母乳和受污染的垫料会加剧这种传染。虫卵经由狗的粪便排出。

环境因素

人类最常见的感染途径是通过摄食土壤中或受污染的食物或水中的虫卵。儿童在公园或其他犬经常出没的地方玩耍，或接触没有定期驱虫的家养幼犬，被传染的危险性会更大。虫卵的传染力可在土壤中维持数月。

临床特征

概述

大多数人类感染是无症状的，或者至少未发现有症状。然而，持续性嗜酸性粒细胞增多症可能是不可避免的[4]，通常计数超过 25×10^9/L。在一定比例的感染儿童中，发展为内脏幼虫移行综合征。除嗜酸性粒细胞增多症外，其基本特征是咳嗽、呼吸困难、体重减轻、肌肉疼痛和间断发热。肝脏肿大、高球蛋白血症时有发生。如果能预防再感染，几个月后这种症状就能自然消退。

由于有许多病例是未确诊的，故皮肤表现的发病率尚不清楚。最常报道的是全身瘙痒，躯干、腿部出现荨麻疹或泛发丘疹。尽管报道罕见，移行性脂膜炎是有明确的特征：质实、柔软，1 或 2 周后皮下结节消失[3,5]。

并发症和合并症

在少数从未经历内脏幼虫移行的感染个体中，可能表现为眼部弓蛔虫病游移不定的幼虫可引起类似肿瘤的眼部肉芽肿，也可引起更强烈的炎症反应，如葡萄膜炎[6]。

检查/诊断

依据肝脏或皮肤结节活检可确定诊断。荧光抗体和 ELISA 技术也对诊断有帮助[7]。分子学方法在区分主要病原体[8]方面有一定的应用前景，但目前尚未应用于临床。

治疗

疗效往往不能令人满意。迄今为止，关于该病的治疗数据有限。症状较轻的患者通常不需要治疗，因为它们通常会在几周内自行消失。对于需要治疗的患者，首选阿苯达唑[9]；眼部感染的患者，需玻璃体切除术和药物治疗相结合。中枢神经系统受累的患者，同时加用泼尼松龙是十分必要的。甲苯达唑是阿苯达唑的替代药物，但它不能穿过血脑屏障。使用乙胺嗪(DEC)的治愈率很低。

阶梯治疗

一线治疗

- 阿苯达唑,800 mg,口服,每日 2 次,连服 2 周
- 如果临床需要,可加用泼尼松龙

二线治疗

- 甲苯达唑,200 mg,口服,每日 2 次,连用 5d(该药不能通过血脑屏障,因此不推荐用于眼部和神经系统受累的患者)

三线治疗

- 乙胺嗪,4 mg/(kg · d),连服 21d

腭口线虫病

定义

腭口线虫病是由棘腭口线虫、刚棘腭口线虫、日本腭口线虫引起的感染所致,其终末宿主是猫、野生猫科动物、狗和某些其他食用鱼、蛇、青蛙的动物[1]。

流行病学

发病率和患病率

人类腭口线虫病发生在东南亚,东亚包括孟加拉国、中国、日本、印度尼西亚和菲律宾。病例最多的是泰国。也有病例来自墨西哥、瓜地马拉和厄瓜多尔,以及从任何疫区返回的旅行者[1,2]。

病理生理学

病理学

幼虫被人摄入后主要在皮下组织和肌肉中移行,形成深隧道、炎症或脓肿。组织学显示有大量的中性粒细胞、浆细胞、慢性炎症细胞,尤其是嗜酸性粒细胞浸润。脑和眼的感染较少见。

病原体(图 33.21)

- 刚棘腭口线虫
- 日本腭口线虫

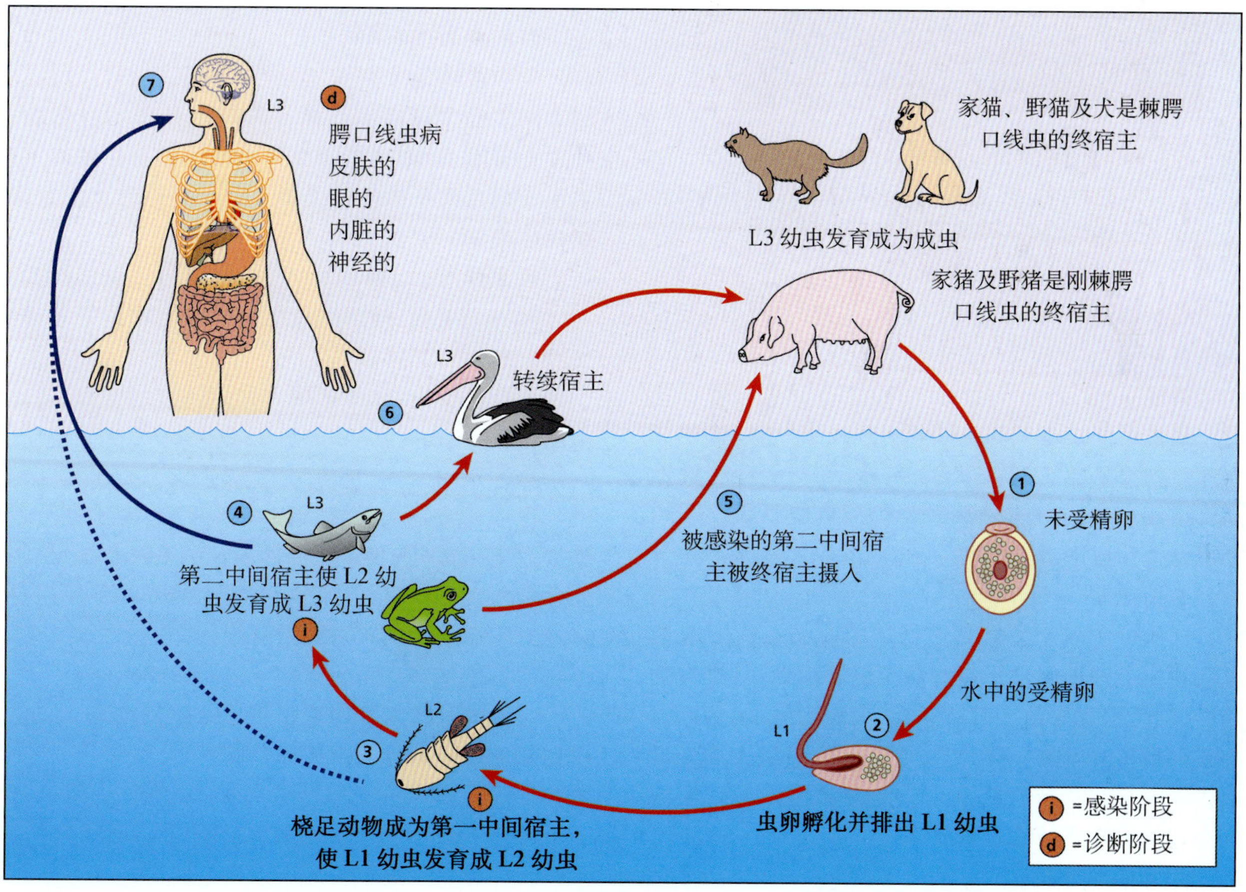

图 33.21 棘腭口线虫、刚棘腭口线虫的生命周期(美国疾病预防和控制中心提供:http://www.cdc.gov/parasites/gnathostoma/biology.html 2014 年 10 月获取)

成虫生活在食肉动物的胃里。虫卵在粪便中传播，在水中孵化并被剑水蚤属摄入，然后在其体内进一步发育。当剑水蚤属被青蛙、蛇或鱼吞食时，幼虫在动物体内发育到第三阶段，而动物反过来又被终末宿主吃掉，从而完成生命周期的循环。摄入水中的剑水蚤属或食用未充分煮熟的中间宿主的肉均可导致人类被感染。人体内的虫体最常见的是第三阶段幼虫或未成熟成虫，2～4mm 长，因摄食血液而呈铁锈棕色。虫体的头部有 4～8 排小钩子（图 33.22），且身体的前半部分覆盖着叶状刺。比较罕见，但目前已有发现，有成熟雄虫可长达 12mm[3]。

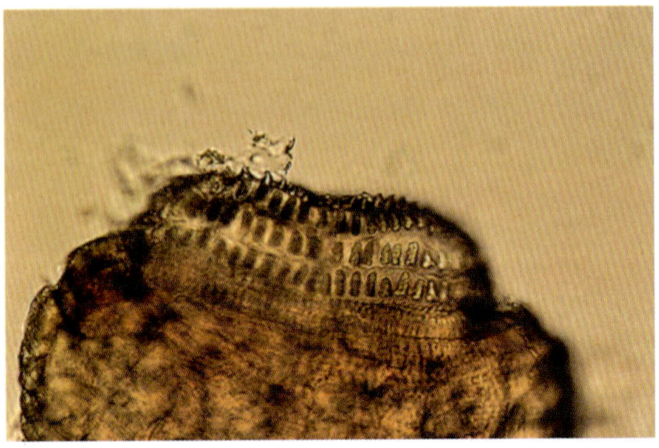

图 33.22 棘腭口线虫

孟加拉国的一名患者皮下肿胀处被挤压的成虫头部。顶部的小钩子是其特征。（由英国伦敦热带病医院 P. L. Chiodini 博士提供）

临床特征

概述

最常见的表现是间歇性移行性皮下肿物，直径几厘米。皮损坚实、发热、发红、疼痛，消失并返回附近前可持续 4 周。最常见于身体上半部，包括眼眶。脓肿可发生在皮下或肌肉内[4]。

鉴别诊断

其他可能引起类似临床特征的线虫包括引起苏里南和中美洲地区皮下脓肿的小兔唇蛔虫；结膜吸吮线虫，寄生于远东地区的结膜囊；美丽筒线虫，猪、熊、刺猬和猴子身上的一种世界性寄生虫，引起人类[5]口咽黏膜下层的移行性病变。孤立的肿物应与其他内脏器官的炎症或肿瘤疾病鉴别。

并发症和合并症

已报道有致命的脑脊髓炎病例[6]。

诊断

依据患者所处地域、临床特征和外周血嗜酸性粒细胞增多进行诊断，外科手术取出虫体可被确诊。有时，虫体会通过皮肤排出体外。也可通过一些专业机构[2]进行可靠的血清学检测。

治疗

阿苯达唑，400mg/d，顿服，连服 21d；或伊维菌素，200μg/kg，单次口服，有效[7]。其他药物尚未被证明有效。蠕虫可以通过外科手术切除。面部的腭口线虫的治疗很重要，以防眼睛受累[8]。

恶丝虫病

定义

恶丝虫病是由恶丝虫属的线虫引起的一种传染病。包括以下两种类型：

1. 皮下恶丝虫病：由细薄恶丝虫（结膜恶丝虫）、熊恶丝虫、皮下恶丝虫和匍行恶丝虫引起。

2. 肺恶丝虫病：由犬恶丝虫引起。

熊恶丝虫及其相关的皮下恶丝虫分别是熊和豪猪的天然寄生虫。

流行病学

发病率和患病率

大多数病例来自美国南部，但也有来自非洲、亚洲和南美的零星病例。匍行恶丝虫是猫狗身体的一种皮下寄生虫，细薄恶丝虫是美国浣熊身体的皮下寄生虫。通过蚊子传播给人类。

病理生理学

病原体

- 皮下疾病：细薄恶丝虫、熊恶丝虫、皮下恶丝虫和匍行恶丝虫
- 肺部疾病：犬恶丝虫

临床特征

概述

皮损通常是个柔软、偶尔可移行的皮下结节，可持续数周。常见于眼睑、阴囊、乳房、手臂和腿部。虫体也可出现在结膜，结节内可见异物肉芽肿反应（图 33.23）。血液中没有发现微丝蚴。

检查

主要通过从病灶中取出虫体来做出诊断，或通过所切除标本[1]进行组织病理诊断。

治疗

治疗方法是手术切除结节。

旋毛虫病

定义和术语

旋毛虫病是一种由旋毛虫感染肠道和肌肉而引起的一种寄生虫病。旋毛虫是世界范围内广泛分布于食

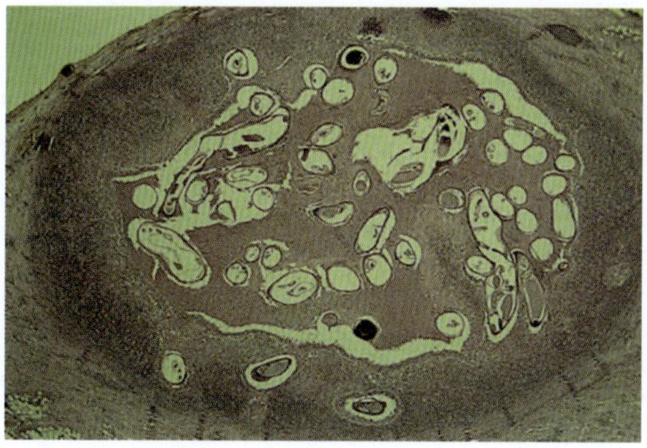

图 33.23 恶丝虫病

低倍镜下看到一个来自于面颊部的冷脓肿，可见恶丝虫盘绕在脓肿内，周围可见淋巴细胞浸润和纤维化。

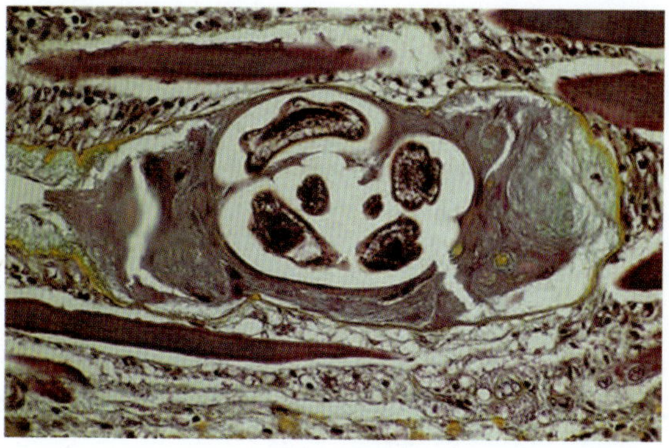

图 33.24 旋毛虫病

中倍镜下，Movat 染色，骨骼肌的“营养细胞”中可见旋毛虫。周围有水肿、肌肉裂解和淋巴细胞浸润。(由英国伦敦国王学院 S. B. Lucas 教授提供)

肉动物体内的一种天然寄生虫。人类通常是其终末宿主。人类感染以各种各样的过敏现象为特征。

同义名
- 旋毛虫病
- 毛线虫病
- Trichinellosis

流行病学

发病率和患病率

旋毛虫病分布于世界各地。在欧洲和美国是一种重要的疾病，在非洲、撒哈拉以南地区也有发现。

病理生理学

发病诱因

人类通过生吃或进食未煮熟的被旋毛虫感染的肉类而感染这种疾病——如非洲灌丛野猪，在阿拉斯加和北极的北极熊和黑熊。据报道，进食北极熊后，整个极地探险队员都死于感染该病。

病理学

肠道感染引起部分绒毛萎缩、黏膜及黏膜下层炎症。幼虫在肌肉中沉积与水肿、横纹肌溶解和嗜碱性变性有关(图 33.24)。卷曲盘绕的幼虫周围被淋巴细胞、巨噬细胞等炎症细胞浸润，直至虫体被彻底包裹。

病原体(图 33.25)

- 旋毛虫

旋毛虫的包囊幼虫随肉类被摄入，在十二指肠孵化，穿透黏膜下层，并在 5d 内成熟并交配，随之产生 200～2000 个侵袭性幼虫，这些幼虫到达肌肉形成包囊，并在 21d 内开始感染新宿主，成虫存活不到 2 个月，包囊可能会钙化，但幼虫可以存活多年，并且可以比它们死亡后仍能存活 10d[1]。

临床特征

概述

该病可能无症状或症状轻微，但通常在中度感染“肌肉蠕虫”后，会迅速产生类似急性食物中毒的严重症状。这些症状之后 1 周内会出现急性发热，全身肌肉疼痛和压痛，出汗，眶周水肿，结膜炎，舌、下颌和呼吸肌的肌肉麻痹，四肢短暂的斑丘疹及甲下出血。

临床变异

严重感染时，心脏和中枢神经系统会受累。还会出现类似于经典的结节性多动脉炎[2]的血管坏死病变。

检查

临床特征可提示诊断，即在 1 周内食用未充分煮熟的肉，尤其是猪肉。可在感染第 2～4 周的粪便或感染 4 周后肌肉活检中发现虫体。嗜酸性粒细胞计数、红细胞沉降率、血清肌酸磷酸酶均升高。3 周后可检测到抗体，ELISA 和间接荧光抗体检测是最常用的方法[3]。

治疗

由于大多数旋毛虫感染不复杂且自限，这些患者不需要抗寄生虫治疗。针对发热和疼痛症状，可以通过解热镇痛药来对症治疗。

治疗具有全身症状的疾病，如中枢神经系统受累，心脏炎症或肺部浸润，可联合使用皮质类固醇和抗寄生虫药。皮质类固醇可以抑制幼虫扩散高峰期的过敏反应，从而挽救生命。在急性病程早期，足量给予甲苯达唑和阿苯达唑可以减轻重度感染，但阿苯达唑可能更有效[4,5]。一旦寄生虫被包裹在肌肉中，抗寄生虫药物治疗是无效的。

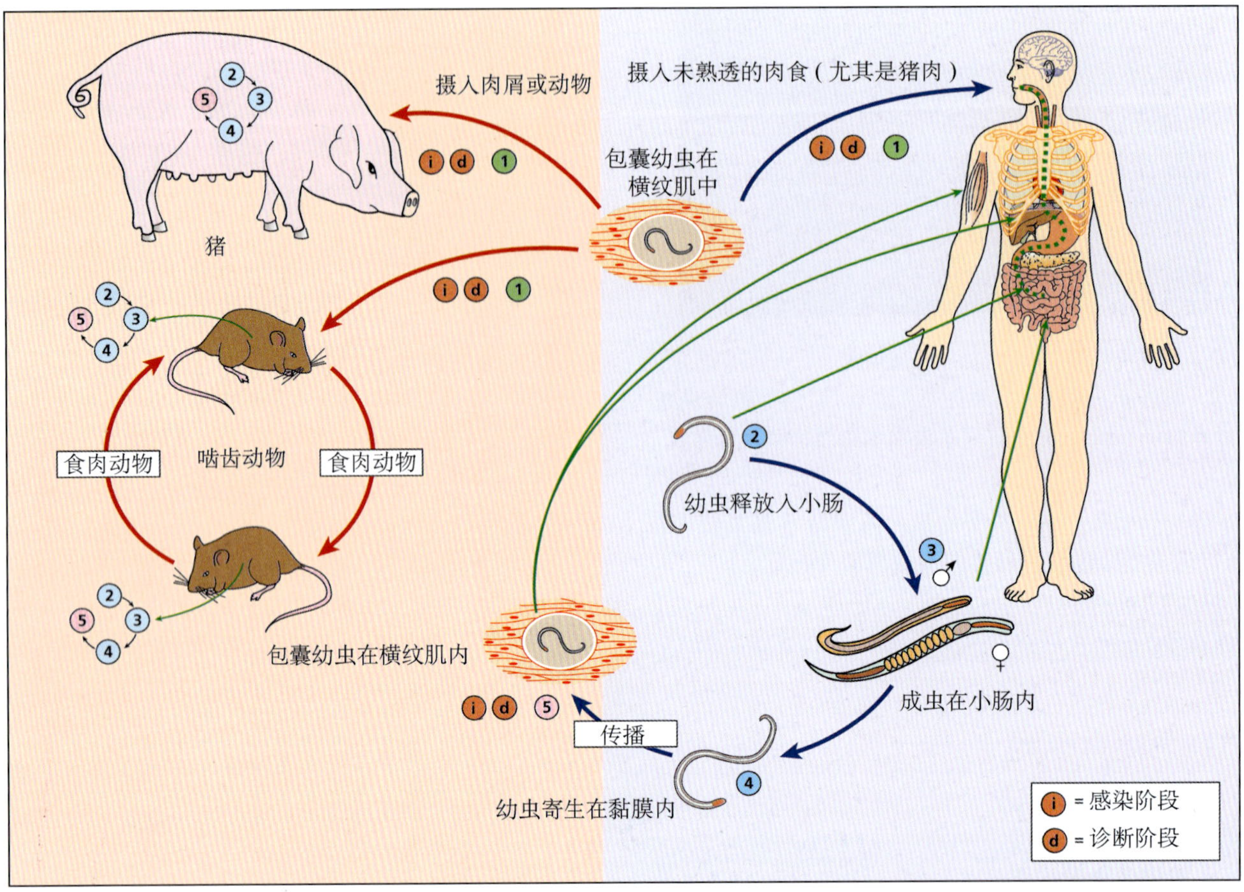

图 33.25 旋毛虫的生命周期（由美国疾病预防和控制中心提供：http://www.cdc.gov/parasites/trichinellosis/biology.html 2014 年 10 月获取）

吸虫感染

同义名
- 吸虫
- 扁形虫

吸虫是一种非分节单性别蠕虫，扁平如叶子，没有正式的附着器官。一对成虫往往生活在中空的内脏中（如静脉、肠道、胆管或肺），虫卵从这些部位进入粪便、尿液或痰液中。虫卵必须进入水中，孵化并感染一种钉螺，在钉螺体内发育和繁殖，最终导致运动尾蚴的释放。它们穿透人的皮肤或在水生植物、鱼或甲壳类动物中进入休眠期，后被食用。吸虫是重点且常见的人类寄生虫，尤其在非洲和远东地区由于其尾蚴穿透皮肤后，成虫或卵的异位沉积或过敏现象可引起皮肤病。

由吸虫感染引起的疾病及其病原体见表 33.3。

表 33.3 病原体和由吸虫感染引起的疾病

疾病	病原体
血吸虫病	曼氏血吸虫
	日本血吸虫
	埃及血吸虫
	湄公血吸虫（罕见）
尾蚴皮炎	日本血吸虫（鸟类和哺乳动物类）
肺吸虫病	卫氏肺吸虫
	非洲肺吸虫
	秘鲁肺吸虫
	四川肺吸虫

血吸虫病

定义和术语

血吸虫病或裂体吸虫病是由不同种类的人类裂体吸虫或血吸虫所引起的一种严重的系统性疾病[1]。在疾病侵袭阶段，当尾蚴穿入皮肤时可出现皮疹。随后，附近的皮肤黏膜交界处可能受累。在虫卵播散后，躯干远端部位皮疹并不常见。第二组非人类血吸虫仅引起皮肤症状。在尾蚴穿透皮肤后人体中吸虫的发育受到限制，并不产生后遗症，"游泳者痒疹"或尾蚴皮炎就是此过程的例证。

同义名
- 裂体吸虫病

流行病学

发病率和患病率

该病常由曼氏血吸虫引起，在非洲和南美洲（尤其是尼罗河三角洲和巴西东北部）流行。日本血吸虫出现于远东地区，埃及血吸虫广泛存在于非洲（尤其是尼罗河和裂谷）、阿拉伯、马达加斯加和印度西南部[2]。

病理生理学

病原体（图 33.26）

- 曼氏血吸虫
- 日本血吸虫
- 埃及血吸虫
- 湄公血吸虫（罕见）
- 间插血吸虫（罕见）

曼氏血吸虫和日本血吸虫通过感染者粪便排出虫卵，埃及血吸虫通过感染者尿液排出虫卵。虫卵在与水接触时发育成毛蚴，进一步在某些水生钉螺体内发育。在此处，自由游动的尾蚴被释放，并穿透人体皮肤引发感染[3]。病原体可迅速通过表皮，并在与人体皮肤接触后 24h 内进入静脉血液。然后幼虫通过心脏和肺部，并在门静脉系统的肝内部分发育成熟为吸虫。

第3部分

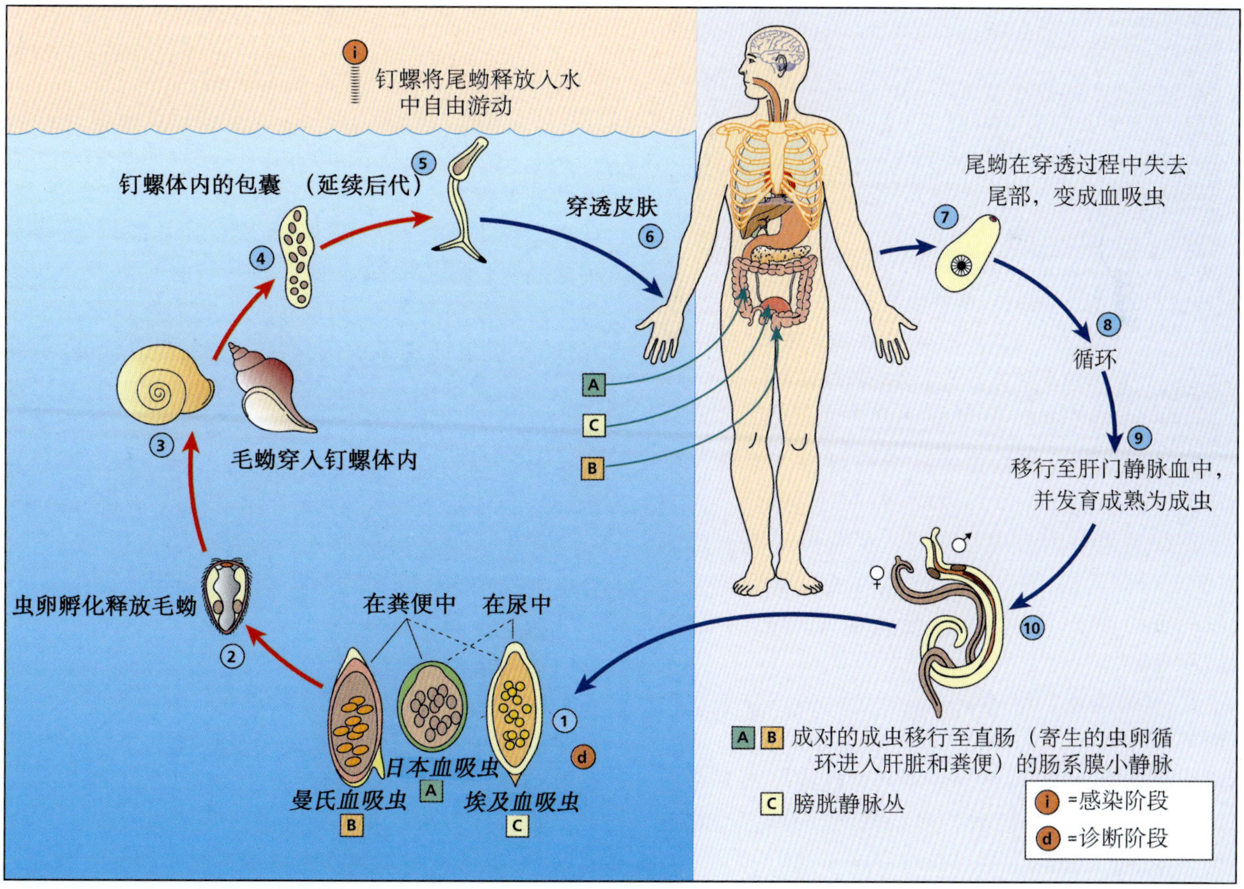

图 33.26 血吸虫生命周期（疾病预防和控制中心提供：http://www.cdc.gov/parasites/schistosomiasis/biology.html 2014 年 10 月获取）

最后，成熟的吸虫从门静脉系统进入盆腔静脉，并在这里产卵。曼氏血吸虫和日本血吸虫主要寄生于直肠和结肠周围的静脉，而埃及血吸虫病侵入膀胱，有时侵入直肠静脉，并伴随血尿和其他泌尿系统症状。虫卵从静脉进入组织，并形成非结核性肉芽肿，其中央为特征性卵细胞，周围排列有大量的嗜酸性粒细胞、组织细胞等炎细胞浸润，偶见巨噬细胞[4]。

临床特征

概述

这种热带和亚热带分布的常见病的皮肤表现是本病的附带特征。它们可以进行如下[5]分组。

1. 血吸虫皮炎。
2. 疾病最初几周内的荨麻疹反应。
3. 会阴生殖器肉芽肿和窦道。
4. 异位皮肤血吸虫病(病灶远离虫卵沉积的特征部位称为异位；图 33.27)。

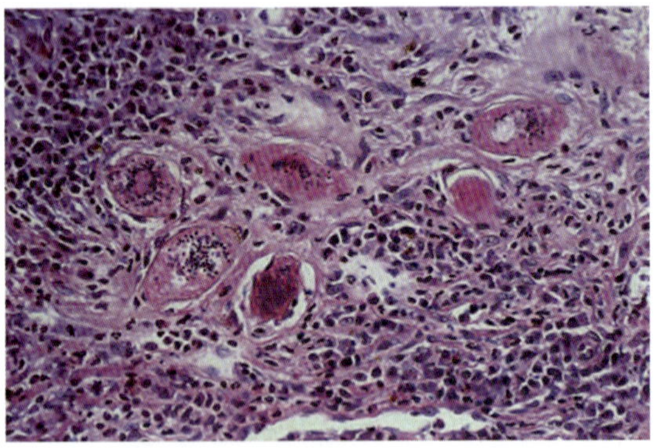

图 33.27 外阴血吸虫病(中倍镜下，HE 染色)显示：6 个血吸虫卵周围淋巴细胞、浆细胞浸润(由英国伦敦国王学院 S. B. Lucas 教授提供)

卵异位沉积可能是由于成虫通过椎旁静脉丛移行产生。

皮肤受累可因钉螺热[6]——水源传染游离尾蚴(生活史中间阶段)最初侵入皮肤时免疫复合物介导阶段的感染现象，或因感染后期虫体或虫卵[7]异位沉积后所导致。

1. 尾蚴皮炎。尾蚴穿透与水接触的部分表皮时可能不会被注意，或者与游泳者痒疹难以区别(非人类吸虫的尾蚴皮炎)。瘙痒症状通常在离开水几个小时后消失，轻度红斑持续时间可能会长一些。但在敏感个体，丘疹和瘙痒大约可持续存在 1 周[5]。

2. 荨麻疹样反应。尾蚴穿透皮肤 4～8 周后可发生荨麻疹。在日本血吸虫感染中这尤其严重，还伴有发热、紫癜、全身乏力、关节痛、腹部绞痛、腹泻和肝脾肿大。在一些地区，例如中国和日本，这一特征尤其突出，以至于这种疾病被称为“荨麻疹热”或钉螺热。嗜酸性粒细胞增多也是一个典型特征。症状在 4～6 周内消失。

3. 会阴生殖器肉芽肿和窦道。在高度流行的地区，会阴及生殖器的皮肤血吸虫病并不少见[8,9]。这是由于成年吸虫直接扩散到邻近的脉管系统。通常在会阴、腹股沟或臀部可出现生殖器疣状肉芽肿性增生，广泛的硬块状的瘘管和蜂窝状窦道(图 33.28)。

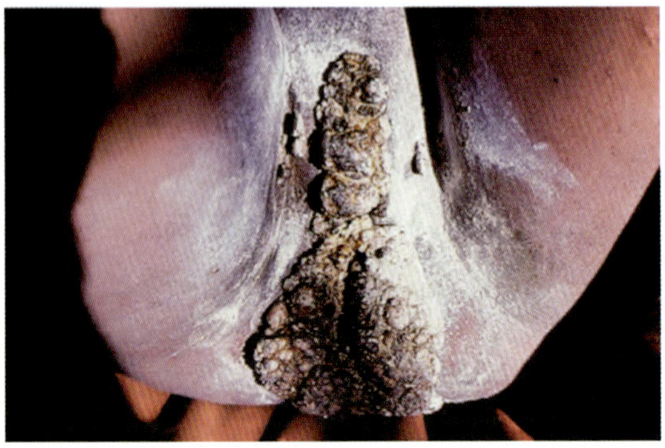

图 33.28 外阴和肛门的血吸虫病

血吸虫卵周围的包含肉芽肿的湿疣样皮损。(英国利物浦大学热带医学院 G. Nelson 教授提供)

4. 异位皮肤血吸虫病[10,11-13]。虫卵可能沉积在皮肤和其他异位部位，如结膜、肺和中枢神经系统。成人出现虫卵栓塞后，虫卵沉积在异常部位，如椎旁神经丛[5]。异位皮肤血吸虫病几乎总是累及躯干部位。原发性病变为 2～3mm 大小的皮色卵圆形坚实丘疹，可聚集形成不规则轻度隆起的斑块。之后，一些斑块表面突起颜色加深，仍保留不规则的卵形轮廓。陈旧的皮肤结节可有过度色素沉着和鳞屑，之后可形成溃疡。脐周是皮损常见的一个部位[10]，但也可累及其他部位(图 33.28)。在一些患者中，病变可呈节段性或带状分布[12,13]。经治疗，这些皮损在 5 个月内逐渐消失。也可出现面部色素减退性斑块。

并发症和合并症

血吸虫病的主要并发症是感染累及肝脏(纤维化)、肠道和膀胱，可能导致膀胱癌。其他受累部位包括肾脏、心脏、中枢神经系统和视网膜[3]。

检查

特征性虫卵可在粪便或尿液中发现(图 33.29)。有时，直肠活检是发现具有典型形态学特征虫卵的一种替代方法。免疫荧光和 ELISA 等血清学方法常用于疾病筛查。异位皮肤血吸虫病常通过皮损活检进行诊断，组织病理显示含有退化卵的上皮细胞样肉芽肿(图 33.27)。

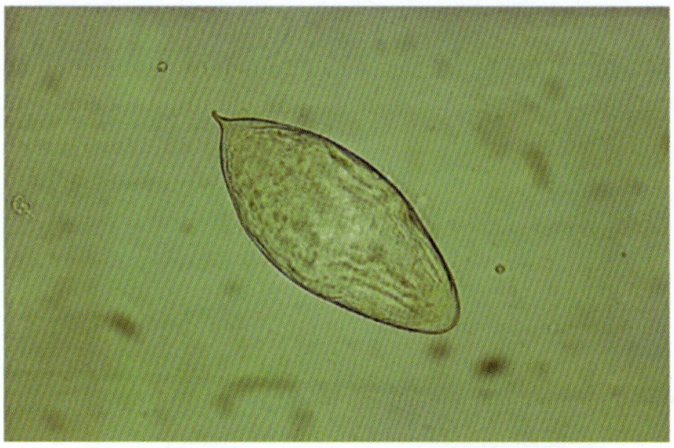

图 33.29 尿液中的埃及血吸虫虫卵(由英国伦敦热带病医院 A.H.Moody 先生提供)

治疗

所有的血吸虫类感染均可选择吡喹酮治疗。单次口服剂量为 20mg/kg,1 日 2 次;由日本血吸虫引起的感染,口服剂量为 20mg/kg,1 日 3 次[14]。该药治愈率很高,且不良反应轻微,可有腹部不适和头痛。但有关治疗失败的报道越来越多,且在实验室检测中发现了耐药现象[15]。对于早期感染,疗效极佳,但仍存在再感染的持续性风险。由于瘢痕形成,许多感染的并发症如肝纤维化、门静脉高压和输尿管狭窄是不可逆的。

阶梯治疗

- 吡喹酮 20mg/kg,口服
- 间隔 4~6h 服用 3 次(日本血吸虫)

尾蚴皮炎

定义

尾蚴皮炎是一组皮肤疾病名称,其具有共同病因——非人型血吸虫的游离尾蚴阶段侵入皮肤所致[1]。该病有很多地域名称,例如游泳者痒疹,挖蛤者痒疹,莎草池痒疹,Koganbyo 痒疹和稻田痒疹。这种疾病症状轻微不典型,通常不会持续超过 1 周。

同义名

- 湖水痒疹
- 鸭痒疹
- 游泳者痒疹
- 稻田痒疹
- Koganbyo 痒疹
- 挖蛤者痒疹
- 莎草池痒疹

病理生理学

尽管临床反应的动力学提示涉及致敏作用,但尾蚴性皮炎的发病机制尚未完全了解。表皮穿透的第一阶段伴有皮肤水肿,随后是轻度的中性粒细胞反应。

病原体

- 见临床变种。

环境因素

试图找到尾蚴感染可能的地域性共同特征,尚未完全成功。显而易见的是,尾蚴皮炎的流行地区通常具有包含中间宿主的丰富的水草植被。炎热的气候也会增加症状发生的风险[2]。

临床特征

概述

尽管每个患者的临床症状轻重不一,但大多数尾蚴皮炎具有共同的特征[3]。感染的首发症状是与水接触后产生刺痛感。持续约 1h 后,可出现有细小斑状的红斑。在 10~15h 后,进入第二阶段,多发性丘疹,周围有红斑,并可能演变成水疱或出现水肿。皮损持续 1 周后会逐渐消退。这种丘疹非常类似于小昆虫叮咬后的皮损,没有长期后遗症。

临床类型

1. 淡水禽类尾蚴皮炎[3,4]。这是由于禽血吸虫尾蚴穿透皮肤引起。中间宿主是淡水软体动物。这些血吸虫属于特别是美国、加拿大、欧洲、非洲和远东地区的湖泊地区毛毕属、巨毕属和东毕属。世界上许多地区都有报道这种尾蚴皮炎,包括北美洲[3,5]。在一些国家,它影响到具有特定职业的患者,例如在稻田中工作的稻农。

2. 海水禽类尾蚴皮炎[6]。明确的是终末宿主为海鸟的血吸虫穿透皮肤而引起。虽然其报道的感染频率低于淡水禽类尾蚴引起的感染,但可以解释这种状况,在美国的大西洋沿岸将其称之为"挖蛤者痒疹"。中间宿主是海洋软体动物。由于患者可在海水浴后产生各种不同类形态的皮疹而将其称之为"海水浴痒疹",它可包括从水母皮炎到有毒藻类痒疹等多种不同的皮损。因此,海水尾蚴皮炎是海水浴痒疹的一个病因[1]。

3. 淡水哺乳动物尾蚴皮炎[5]。这种病例报道主要来自远东地区,血吸虫的终末宿主是水牛等哺乳动物。

治疗

对症治疗为主要原则。虽然用干毛巾轻擦皮肤可以改善症状,但没有证据表明它会阻止第二阶段的反应[1]。患者可口服抗组胺药或局部外用氢化可的松进行治疗。由于感染往往是零星发生的,因此很少

第3部分

需要采取预防措施。在流行地区，控制植被或水螺数量是可行的，但除非还存在更严重的血吸虫病问题，否则很少实施。

阶梯治疗

- 止痒乳膏(1%氢化可的松)涂于患处，1 日 2 次，连用 1 周
- 羟嗪 25mg 口服，根据瘙痒情况可每 6 小时 1 次，疗程 1 周

肺吸虫病

定义

肺吸虫病是一种由食用生的或未煮熟的小龙虾及螃蟹导致的吸虫传染病。该病是由肺型吸虫感染宿主的肺部而引起，通常无症状，或症状轻微但是当寄生虫进入中枢神经系统时，可发生严重的症状。

流行病学

发病率及患病率

在远东、西太平洋以及印度部分地区和非洲中部发现是由肺吸虫，即卫氏并殖吸虫(*Paragonimus westermani*)引起的感染[1]。在喀麦隆和中南美洲分别是由类似物种的非洲并殖吸虫(*P. africanus*)和秘鲁并殖吸虫(*P. peruviana*)引起的疾病[2]。国内曾记录有四川并殖吸虫和会同并殖吸虫两种罕见亚型引起人类迁移性皮下结节的案例。

病理生理学

致病病原体

- 卫氏并殖吸虫(*Paragonimus westermani*)
- 非洲并殖吸虫(*P. africanus*)
- 秘鲁并殖吸虫(*P. peruviana*)
- 四川并殖吸虫(*P. szechuanensis*)
- 会同并殖吸虫(*P. hueitungensis*)

成虫寄生于呼吸道，虫卵可经呼吸道咳出，或随痰吞咽后通过粪便排出。虫卵入水后进一步发育并释放毛蚴，毛蚴借其纤毛在水中游动寻找和侵入第一个中间宿主螺类。随后从第一中间宿主螺类中释放尾蚴，尾蚴随后侵入第二中间宿主淡水甲壳类动物(如小龙虾)的肌肉，并在此发育成囊蚴。人类食用未煮熟的螃蟹和小龙虾被感染，囊蚴进入小肠后脱囊，脱囊后的尾蚴穿透肠壁进入腹腔发育后再穿过膈肌进入肺部。

临床特征

概述

成虫在肺中形成包囊(图 33.30)，引起慢性咳嗽，并伴有发热和出汗，咳褐色痰为其特征。肺吸虫也可到达异位部位，如腹膜、大脑或皮肤。

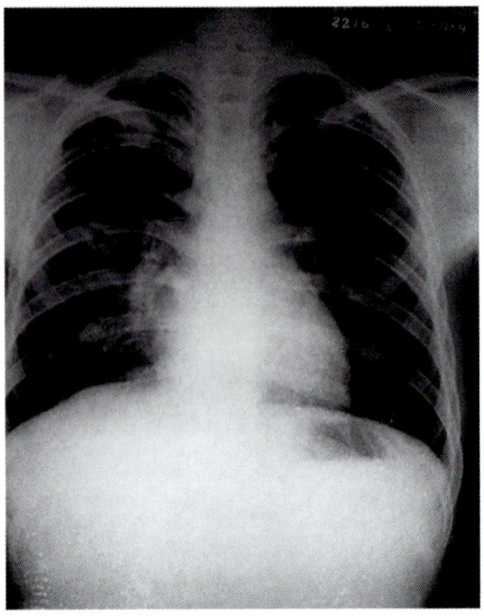

图 33.30 肺吸虫病。胸片可见 3 个离散的团块影，其中 2 个呈空洞化，在泰国这是该病的特征(由 Professor D. A. Warrell，Oxford Radcliffe Hospital，Oxford，UK. 提供)

肺吸虫病引起的皮损是一种较大的活动性皮下结节，可进一步发展为冷脓肿[3]。皮损可以发生在包括结膜在内的任何部位，直径可迅速增大至 10cm 及以上。较大的皮损往往伴有疼痛，也可自发破裂。

治疗

首选吡喹酮，25mg/(kg · d)，分 3 次服用，连续服用 3d[4]。甲苯咪唑治疗无效。噻苯咪唑作为不能耐受吡喹酮患者的一种二线治疗用药，此药只能通过美国疾病控制和预防中心获得。脑型肺吸虫病的患者抗惊厥治疗是必要的。

阶梯治疗

一线治疗

- 吡喹酮，25mg/(kg · d)，分 3 次口服(每 8 小时 1 次)，疗程 3d

二线治疗

- 噻苯咪唑，10mg/kg，口服 1 或 2 剂

绦虫感染

同义名

- 绦虫(*Tapeworms*)

绦虫为扁平的带状蠕虫，由数量不等的节片组成。虫体前端包括头节(scolex)，头节附有钩子或吸盘，用于附着于肠黏膜，头节之后是一个狭窄的颈部(neck)，从颈部发育出节片(proglottids)。当雌雄同体的节片发育成熟时，节片会变成充满虫卵的可脱落的孕节，这些孕节从虫体脱离经过蠕动通过肛门随粪便排出。绦虫成虫寄生在多种自然宿主的肠道内。虫卵被中间宿主摄入，并经历复杂的幼虫发育过程；在某些绦虫亚种中，可能需要两个或更多的中间宿主，每一种中间宿主都是幼虫发育不同阶段所必需的。人类是某些绦虫的天然宿主，也是其他种类绦虫的偶然宿主。一般来说，感染成虫时很少或不引起疾病，但感染幼虫可能引起严重的临床疾病[1]。

感染人类的绦虫可以分为两类，圆叶目(Cyclophyllidea)和假叶目(Pseudophyllidea)，几乎都可引起皮肤疾病(框图 33.1)。

框图 33.1　感染人类的绦虫

圆叶目(Cyclophyllidea)

- 细粒棘球绦虫(*Echinococcus granulosus*)和多房棘球绦虫(*E. multilocularis*)。分别以狗和狐狸为终末宿主的绦虫。幼虫阶段会导致棘球蚴病或人类的包虫病
- 肥胖带绦虫，又叫牛带绦虫(*Taenia saginata*)。人型牛肉绦虫，引起绦虫病，而不引起皮肤病变
- 链状带绦虫，又叫猪带绦虫(*Taenia solium*)。人型猪肉绦虫，引起绦虫病和囊尾蚴病
- 多头绦虫(*Multiceps multiceps*)。一种以狗和狼为终末宿主的绦虫。其幼虫期[多头蚴(coenurus)]可能寄生于人脑及其他器官[2]
- 链形多头绦虫(*Multiceps serialis*)。一种以狗、狼和狐狸为终末宿主的绦虫，其幼虫期可寄生于人体肌肉或皮下组织[3]
- 布氏多头绦虫(*Multiceps brauni*)。以狗为终末宿主的绦虫，其多头蚴可寄生于人的皮下组织和眼睛[2,4,5]

假叶目(Pseudophyllidea)

- 迭宫绦虫(*Spirometra* spp.)。以食肉动物为终末宿主的绦虫。幼虫(裂头蚴)引起人类裂头蚴病
- 阔节裂头绦虫(*Diphyllobothrium latum*)。裂头蚴寄生于鱼类，成虫主要寄生于犬科，也可寄生于人类引起阔节裂头绦虫病

棘球蚴病

定义

棘球绦虫属中有两种可寄生于人类并形成包虫，即细粒棘球绦虫(*E. granulosus*)和多房棘球绦虫(*E. multilocularis*)[1]。细粒棘球绦虫成虫生活在狗的肠道中，如果虫卵被人类或其他动物偶然吞食，就会导致包虫病。羊是最常见的中间宿主。同样，多房棘球绦虫成虫生活在赤狐和北极狐的肠道内。老鼠、田鼠和旅鼠是中间宿主。

同义名

- 包虫病(hydatid disease)

病理生理学

致病病原体

- 细粒棘球绦虫(*E. granulosus*)
- 多房棘球绦虫(*E. multilocularis*)

人类通过摄入被犬的粪便污染了的含有虫卵的食物或水而感染。在疾病流行的国家，特别是那些没有按照严格规定养羊的国家，孩子们的手很容易从犬的皮毛上沾染虫卵。虫卵在胃酸中孵化，穿透十二指肠肠壁，并通过血液播散，主要分布在肝脏和肺部，但骨骼和其他器官也有可能被感染。幼虫发育成充满液体的包囊，其生发层产生大量原头蚴(protoscolex)，被终末宿主摄入后可成为成虫的头节。

细粒棘球绦虫的包囊生长缓慢，向内萌发，产生子囊。多房棘球绦虫的包囊则向外萌发，像恶性肿瘤一样向组织器官播散。

临床特征

概述

最常见的表现是肝肿大。从包囊中渗出的具有抗原性的液体可引起咳嗽、荨麻疹、腹痛和嗜酸性粒细胞增多症。临床症状常取决于包囊在体内的位置。包囊破裂可以引起局部症状和过敏反应。棘球蚴(图 33.31)可在肌肉或皮下组织中触及，通常为橙子大小的坚实无痛性肿物，可触及波动，皮损表面的皮肤通常是正常的。

诊断

X 线和 CT 检查肺部，腹部超声检查肝脏是临床的辅助诊断手段[2]。超声表现为无回声的光滑的圆形囊肿。包虫囊膜从囊壁分离，塌陷的包囊和多个子包囊的存在均提示棘球蚴病[3]。CT 是检测肝外囊肿

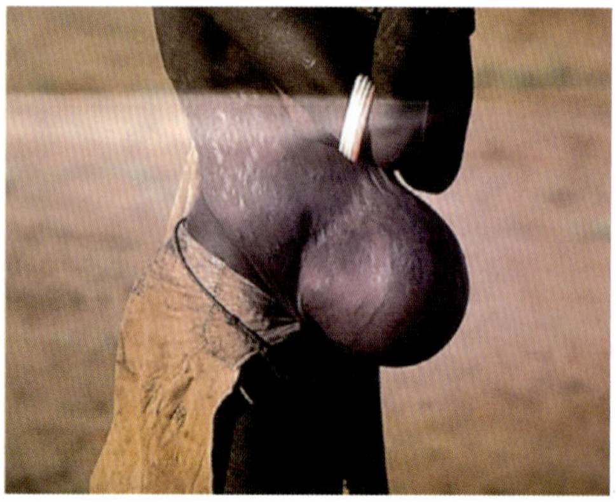

图 33.31 **包虫病**

来自肯尼亚图尔卡纳的一名妇女，形如疝的皮下包虫囊肿。（由英国利物浦热带病医学院 C. N. L. MacPherson 博士提供）

的首选方法，且能准确描述包囊的数目、大小和位置。CT 也常用于患者治疗过程的监测。皮下包囊首选手术切除，但要注意手术期间不能有任何囊液溢出，否则可能会引发继发性棘球蚴病。血清学检测方法有补体结合试验和 ELISA 法。

治疗

治疗方法包括手术切除、包囊经皮穿刺引流、药物治疗和随访。治疗方法的选择取决于包囊的大小和分类。手术的目的是清除包囊并消除残腔。疾病可能会复发，因此应随访 3～5 年。

囊尾蚴病

定义和命名法

猪带绦虫（Taenia solium），是引起人类肠道感染绦虫（绦虫病）的罪魁祸首，囊尾蚴可在许多器官中寄生，特别是皮下组织、肌肉和大脑，随之产生囊尾蚴病。

> **同义名**
> • 猪囊虫病

流行病学

发病率及患病率

猪带绦虫是一种重要的人类寄生虫，其分布范围虽在缩小，但仍很广泛。常见于东欧、中国（东北）、巴基斯坦、印度、墨西哥和中南美洲。本病流行与人类粪便的不卫生处理和食用未煮熟的猪肉相关。

病理生理学

病理学

囊虫病最常见于皮下组织和肌肉，但也可发生于身体的任何器官，特别是大脑。囊尾蚴生长时引起非特异性炎症反应，随后可进一步发生纤维化，最终钙化。

致病病原体

• 猪带绦虫

在绦虫病中，成虫寄生在小肠上段，以头节固着于肠壁上，虫体可长达 7m。食用未煮熟或冷冻的猪肉是人类感染成年绦虫的唯一途径，但人类和其他灵长类动物也是囊尾蚴阶段的宿主。

人类感染猪囊尾蚴的原因是：异体感染，摄入了被虫卵污染的食品或饮料；自体外感染，虫卵由个体自身的肠道排出后通过污染手后经口感染自体内感染，因呕吐而引起（肠道内的孕节逆向蠕动进入胃中）——虫卵必须在胃酸中消化。

临床特征

概述

成年绦虫在肠道内寄生时很少或不引起临床症状，虽然蠕动的节片可能会令人不适。囊尾蚴可在皮下组织（很少伴有广泛的肌肉肿胀）、眼[1]、眼睑[2]、肺、脑及其他器官中形成结节，但对器官功能的影响取决于皮损的位置。随着囊尾蚴的死亡，可出现癫痫或颅内压增高等严重的症状。发生在皮肤的被称为皮肤猪囊尾蚴病，皮损为直径 1～2cm 的皮下结节（图 33.32），质地坚实、圆形、无痛，可保持数年不变。病灶的数量从一个到数百个不等，一旦确诊，必须全面检查其他部位有无皮损。

绦虫病预后良好，但囊尾蚴病在累及重要器官时预后较差。

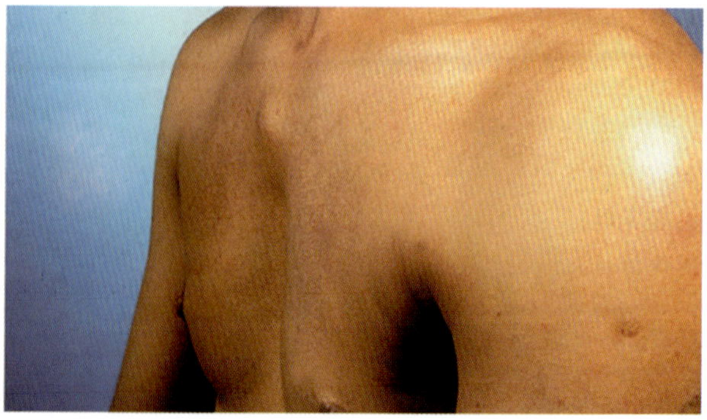

图 33.32 **来自印度北部一名男性的囊尾蚴病**

锁骨上方可见皮下囊肿。（由 Dr A. P. Hall Hospital for Tropical Diseases，London，UK. 提供）

检查

粪便中的虫卵在形态学上不能与牛带绦虫的虫卵相鉴别，但是通过对孕节的检查可以鉴别在囊尾蚴病中，切除的包囊的组织学检查具有诊断意义。血清学有一定价值，但与包虫病存在交叉反应。

X 线检查常发现肌肉的钙化（图 33.33），大脑中则少见。CT 可呈现脑组织和肌肉的典型表现。在脑组织中，囊尾蚴通常存在于大脑皮质或脑干内。包囊通常为直径在 3～15mm 的圆形的非增生性低密度病变。随着包囊的变性，病变可转变为高密度伴水肿。在肌肉中，典型的雪茄状钙化灶符合神经系统外囊尾蚴病。

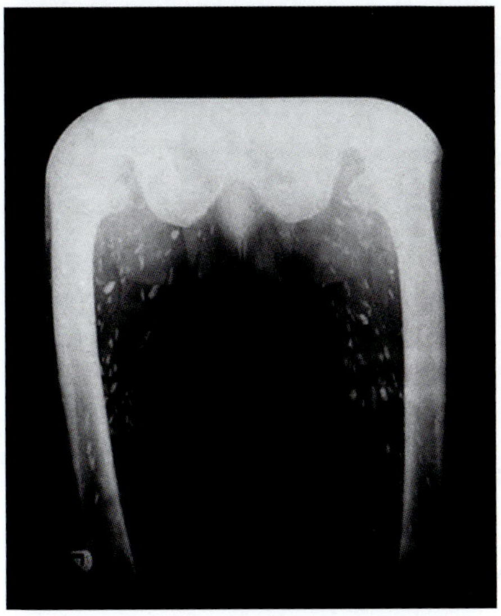

图 33.33　大腿和骨盆肌肉的囊尾蚴钙化

治疗

皮下囊尾蚴病之所以重要，是因为它们提示可能有严重的脑部感染，后者需要进行筛查。可以选择手术切除单个的皮下包囊。脑部囊尾蚴病口服吡喹酮，50mg/(kg · d)，连续治疗 10d，同时合用类固醇素。类固醇的使用可以减轻因囊尾蚴死亡引起的相关炎症。如果患者出现癫痫性脑卒中发作，也需要进行抗癫痫治疗[3]。成虫需用吡喹酮 10 mg/kg，单次治疗。脑梗死需要手术治疗。

阶梯治疗

- 阿苯达唑 15 mg/(kg · d)，持续 7～14d
- 吡喹酮 50～100 mg/(kg · d)，分 3 次，每 8 小时 1 次，持续 14d
- 糖皮质激素应与抗寄生虫治疗一起使用，以减少因囊尾蚴坏死引起的肌肉或脑组织的炎症

裂头蚴病

定义

裂头蚴病（Sparganosis）是一种由假叶目迭宫属绦虫的全尾蚴幼虫或裂头蚴引起的组织感染。Patrick Manson 于 1882 年在中国厦门首次报道了第一例裂头蚴病。希腊单词“sparganon”的意思是绷带状的衣服，用来描述幼虫细长如带的特征。一旦感染，幼虫就会移行至皮下组织，并发展为疼痛性结节。

流行病学

发病率及患病率

迭宫属绦虫在世界各地广泛分布，但人类裂头蚴病大多数发生在东南亚和东非。在这些地区，接触或食用受感染的中间宿主非常常见。

病理生理学

致病病原体（图 33.34）

- 迭宫绦虫属

迭宫绦虫属成虫寄生于犬科和猫科动物的肠道。虫卵随粪便排泄进入水中，在水中孵化出钩球蚴（coracidum），钩球蚴经镖水蚤属（*Diaptomus*）和剑水蚤（*Cyclops*）等桡足类宿主中发育成原尾蚴（procercoid）。带有原尾蚴的蚤类被第二宿主或转续宿主如青蛙、蜥蜴、蛇、鸟类和一些哺乳动物（包括老鼠和猴子）吞食后，原尾蚴在这些第二宿主的肌鞘中发育为裂头蚴。人类是通过将生肉涂抹在皮肤或眼睛上（通常作为药用膏药），或通过食用未煮熟的肉或饮用含有被感染桡足类动物（剑水蚤）的水而感染的。

人类在食用被感染的肉或饮用含有被感染的桡足类动物的水后而感染本病，但发病的时间长短不一[1]。原尾蚴穿透肠壁，在皮下组织和肌肉中发育成裂头蚴。被侵入的区域会变得肿胀，并形成疼痛性肿块，肿块中心有白色丝带状的裂头蚴移动。裂头蚴的死亡会引起非常严重的炎症反应，导致组织破坏和大量嗜酸性粒细胞趋化[2]。

临床特征

概述

皮下组织受累通常表现为前腹壁孤立的缓慢生长的游走性皮下结节或包块[3]，其表面皮肤正常。眼部皮损是最常见的表现，1/3～1/2 的病例表现为眼外（眼睑）肿块。

临床上，起病隐匿，皮损呈多发结节，可持续数年，也可以迁移。病变部位通常伴有疼痛。淋巴浸润可引起局部象皮肿。

第3部分

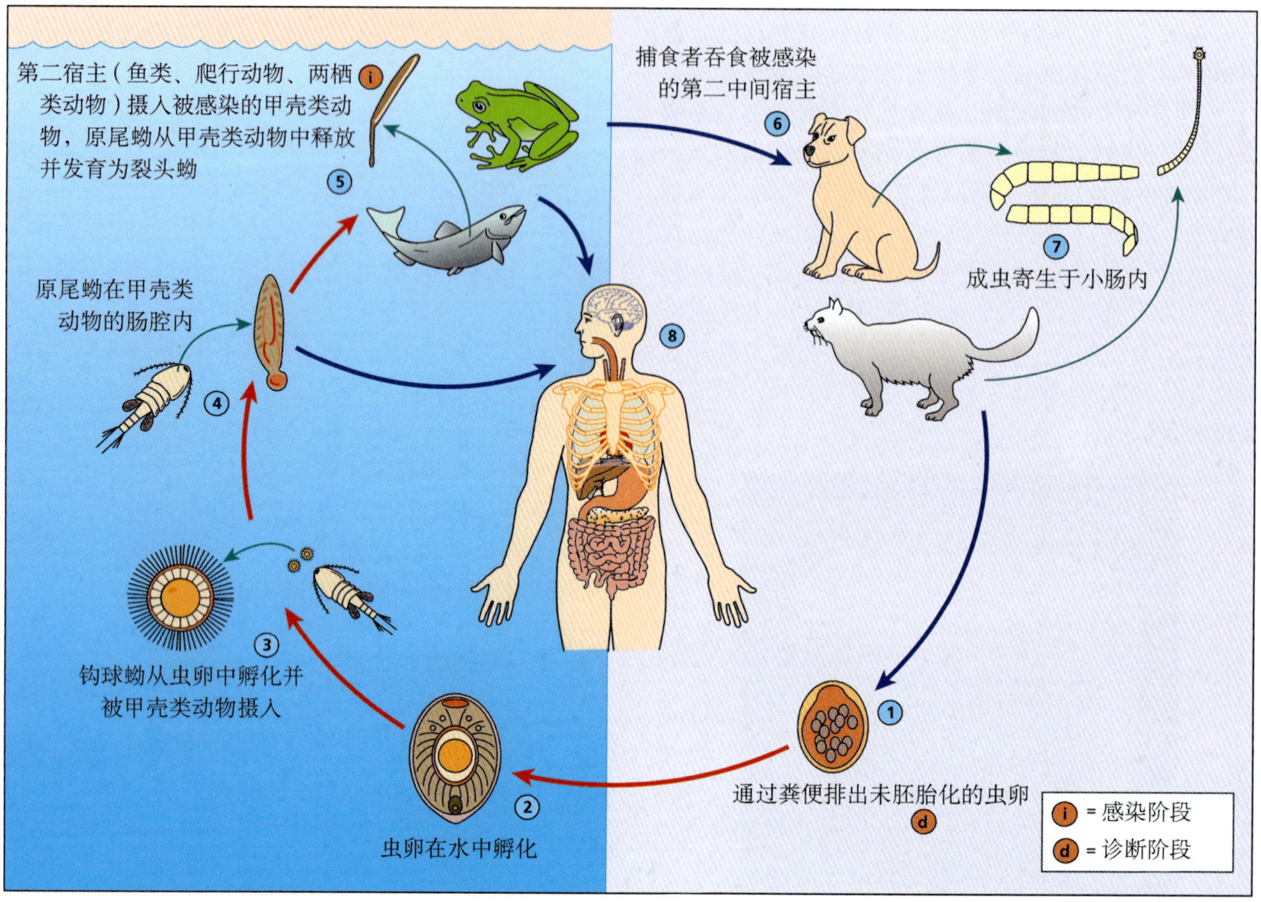

图 33.34 裂头绦虫的生活史（由美国疾病预防和控制中心提供。http://www.cdc.gov/dpdx/sparganosis/2014 年 10 月获取）

临床变异型

1. 敷贴型裂头蚴病 裂头蚴移行至炎症部位，立即引起严重的局部瘙痒。随后，裂头蚴病的症状很难与应用果肉膏剂所产生的原发性炎症区别开来。此后几天或几周内，潮红、疼痛和肿胀的严重程度会逐渐加重，虫体会局限在脓性小结节中（图 33.35）。眼裂头蚴病常导致全眼炎和眼球破溃。

2. 增殖型裂头蚴病 这是一种罕见的裂头蚴分支和分化形式，产生数以千计的皮下裂头蚴，形成皮下结节和瘙痒性丘疹[4]。可引起伴有发热和嗜酸性粒细胞增多的严重的全身性疾病。

诊断

根据病史（了解有无敷贴蛙皮、蛙肉，饮用生水或生食蛙、蛇、鸟等）和局部活检出裂头蚴为主要依据。组织学上可见肉芽肿性脂膜炎和皮炎，局部可见裂头蚴[5]。目前已有使用裂头蚴特异性单克隆抗体的 ELISA 血清学研究。绦虫的长度通常小于 10cm，但最长可达 70cm。绦虫通常呈典型的白色、有皱纹、带状的。

治疗

治疗方法是手术切除和引流。吡喹酮的治疗效果欠佳。

原虫感染

引起皮肤病或可能间接引起皮肤病的原虫，只有利什曼原虫是天然的人类寄生虫，从某种意义上说，它们生命周期的一部分必须依赖于人类。即便如此，人类往往只是人畜共患疾病中的一个偶然宿主。溶组织内阿米巴原虫偶尔会侵入皮肤，通常只是内脏损害的一个继发性病变。棘阿米巴属的自由生活的阿米巴原虫，在侵入大脑之前可能会在皮肤、眼睛或耳朵引起原发性损害[1]。在非洲和美洲感染人类的锥虫属，可能在感染后不久就引起鲜红的锥虫下疳，随后会间接引起皮疹。弓形虫在感染的第二阶段会引起皮疹，毛滴虫是一种黏膜寄生虫，可引起皮肤黏膜交界部位的黏

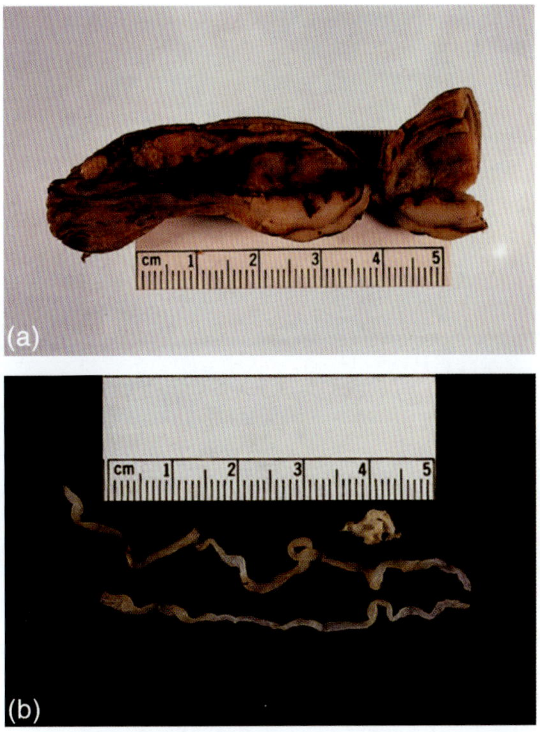

图 33.35　(a)腹股沟纤维包裹性冷脓肿，(b)其中含有 1 条 22cm 长的裂头蚴(由 Professor S.B. Lucas, King's College London, UK.提供)

膜炎症。由几种疟原虫引起的疟疾，其皮肤表现只是反映了系统性感染的严重程度或药物毒性。

表 33.4 为原生动物感染引起疾病及病原体的概述。

表 33.4　原生动物感染的疾病与病原体

疾病	病原体
疟疾	疟原虫(*Plasmodium*)
阿米巴病	溶组织内阿米巴原虫(*Entamoeba histolytica*)
滴虫病	阴道毛滴虫(*Trichomonas vaginalis*)
锥虫病	非洲：冈比亚锥虫(*Trypanosoma gambiense*)，罗得西亚锥虫(*T. rhodesiense*) 美国：克氏锥虫(*Trypanosoma cruzi*)
利什曼病	东半球：硕大利什曼原虫(*Leishmaniasis major*)，热带利什曼原虫(*L. tropica*)，埃塞俄比亚利什曼原虫(*L. aethiopica*)，婴儿利什曼原虫(*L. infantum*) 西半球：巴西利什曼原虫(*Leishmaniasis braziliensis*)，巴拿马利什曼原虫(*L. vianna panamensis*)，墨西哥利什曼原虫(*L. mexicana mexicana*) 内脏利什曼病：杜氏利什曼原虫指名亚种(*Leishmania donovani donovani*)，杜氏利什曼原虫婴儿亚种(*L. donovani infantum*)
弓形虫病	弓形虫(*Toxoplasma gondii*)

疟疾

定义

疟疾是由疟原虫属寄生虫感染引起，主要通过被按蚊属的蚊虫叮咬传播给人类。是一种高热性的全身性疾病。在热带流行地区，患有此类疾病的外籍人士和儿童可能会致命，也是导致慢性疾病的主要原因[1]。

临床特征

概述

蚊虫叮咬可引起严重的皮肤反应，而疾病本身也有许多皮肤表现。间日疟(*P. vivax*)分三期：寒战期，早期可有血管收缩和起鸡皮疙瘩；发热期，面部潮红，其他部位的潮红程度较轻；出汗期，表现为大汗淋漓。这些症状在所有由内毒素或内毒素样物质释放引起的疾病都是常见的。疟疾通常会引起黄疸，欧洲人和亚洲人的皮肤可能会出现特殊的灰色或绿色改变。在严重的疟疾中，可能会有牙龈或胃肠道出血，也可出现结膜出血，但皮肤瘀点很少见。可出现单纯疱疹，偶尔也会发展成带状疱疹。

治疗

一些用于治疗疾病或化学预防的药物会引起皮肤改变。氯喹会引起皮肤瘙痒，尤其是黑色肤色者，常常严重到需要停止治疗[2]。抗组胺药物会有效，尽管原因不明，但从未出现皮疹。在银屑病患者中应谨慎使用，可能会出现各种各样的皮疹，也可能会加重病情。治疟宁(又名凡西达，Fansidar)含有乙胺嘧啶和磺胺嘧啶，可引起表皮坏死松解症和重症多形红斑综合征的发生，甚至有时会致命[3]。奎宁可能引起皮疹，尤其是毒性红斑和荨麻疹。

治疗取决于疾病发生的地区。多米尼加共和国、海地和巴拿马运河以北的中美洲地区的患者对氯喹治疗敏感。对氯喹耐药的疟疾，目前有几种一线治疗的方案。青蒿素联合疗法(ACTs)是所有治疗方案中清除疟原虫最迅速的方法；有几种口服的青蒿素衍生物，包括青蒿琥酯和蒿醚醚。这些治疗方法结合使用以消除耐药性。世界卫生组织建议使用以下联合疗法[4]。

- 青甲醚＋苯芴醇
- 青蒿琥酯＋阿莫地喹
- 青蒿琥酯＋甲氟喹
- 青蒿琥酯＋磺胺嘧啶

阿米巴病

定义

阿米巴病是由溶组织内阿米巴原虫引起的大肠感染。这种疾病通常会导致果酱样腹泻，也可转移到肝脏、肺、大脑和皮肤。通常可引起溃疡，并会进一步坏死并伴有边缘疣状增生，也可出现皮下包块。

概述

由溶组织内阿米巴引起的阿米巴病是仅次于疟疾和血吸虫病的人类第三大寄生虫感染，在东南亚和中美洲地区尤为流行。这种病原微生物在世界上所有的热带、亚热带和温带地区，尤其是卫生条件差的地区都有发现[1,2]。

流行病学

任何年龄都可被感染。患有阿米巴痢疾的婴儿外阴尤其容易受到侵犯。有男男性行为者可发生阴茎阿米巴病，但侵袭性阿米巴病在男男性行为者或HIV感染者中并不常见[4]。

病理生理学

病理学

在一定条件下，致病性酶谱型的滋养体可以侵入大肠黏膜，导致阿米巴痢疾[5]。阿米巴原虫从肠道进入血液可能会引起转移性病变，从而发展成脓肿，最常见于肝脏。当侵袭性阿米巴原虫从肠道逃逸至邻近皮肤时引起皮肤阿米巴病（图 33.36）[6]，通常在肛门或结肠造口周围，或阑尾切除术后，或阿米巴原虫被植入另一黏膜时，最常见的是阴道、子宫颈或龟头阴茎，口腔少见。阿米巴脓肿的破裂或手术治疗是罕见的皮肤感染源。阿米巴原虫分解皮肤、皮下组织和黏膜，导致坏死和坏疽。溶组织内阿米巴就其溶解能力而言，是最强大的生物体之一，这是阿米巴原虫介导的通过类似凝集素的方式与宿主组织结合的结果[7]。

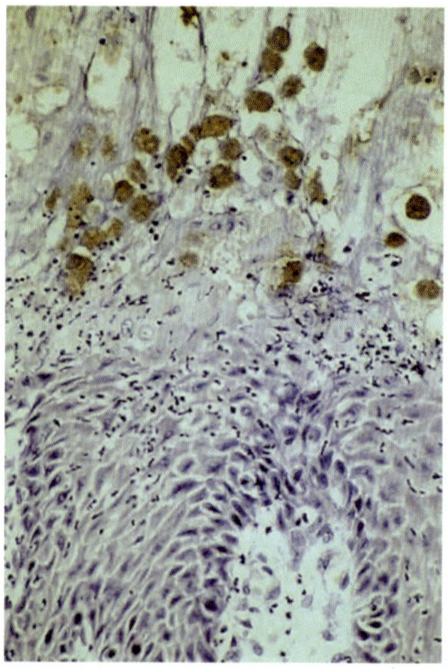

图 33.36 皮肤阿米巴病

高倍镜下皮肤活检，可见表皮内溶组织内阿米巴滋养体，引起坏死。阿米巴原虫被过氧化物酶染色后呈棕色。（由 Professor S. B. Lucas, King's College London, UK. 提供）

致病微生物

- 溶组织内阿米巴原虫

溶组织内阿米巴寄生于人类盲肠、结肠和直肠的肠腔内，自由活动的滋养体直径为 10～60μm，在肠腔内形成包囊并进行二分裂增殖。粪便中的包囊可存活 30d，这取决于湿度和温度条件，并可耐受氯化处理。它们通过受污染的水或食物传播，特别是沙拉，或通过手、苍蝇或肛交传播。摄入经过胃酸后存活的包囊也可完成整个生活史。对培养的病原体进行同工酶电泳分析显示，它分为致病性酶谱型溶组织内阿米巴和非致病性酶谱型，但在形态学上二者无法被区分[8]。

临床特征

概述[6,9]

通常情况下，在肛门或臀部出现一个或多个皮损，并随着溃疡的破溃而播散[10]（图 33.37）。病程 2 周至 2 年不等，年轻人的病变发展更为迅速和严重。皮损本身不能作为诊断依据，可以是一种深在性侵袭性的溃疡，也可以是溃疡性肉芽肿（阿米巴脓肿）。通常是一种匍行性溃疡，伴有明显的隆起、增厚，通常边缘被破坏，并有大约 2cm 宽的红斑性边缘及血脓性渗出物和坏死脱落组织，伴有剧烈疼痛。局部淋巴腺炎常见。

鉴别诊断

单个皮损可被误诊为上皮瘤或疣状皮肤结核。阴茎局部淋巴结增大时，可被误诊为梅毒或性病性淋巴肉芽肿，应进行鉴别诊断。

病程与预后

在漏诊病例中，尤其是婴儿，预后很差，但若早期诊断和治疗则预后好。重要的是腹泻病史并不是诊断皮肤阿米巴病的必要条件。

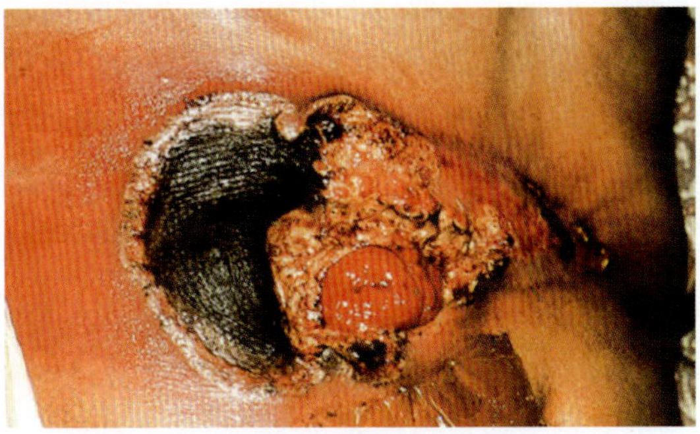

图 33.37 皮肤阿米巴病

肠阿米巴病患者结肠造口周围迅速形成播散性溃疡。[由 Meddia(Medical and Diagnostic Services), Basel. 提供]

检查

定期检查新鲜的皮损组织能发现阿米巴原虫。应从溃疡边缘取材,避开坏死组织,并立即在显微镜下检查。镜下看到含有红细胞的可蠕动的滋养体即可诊断。溃疡边缘组织中可见阿米巴原虫,但在 HE 染色的切片中难以识别阿米巴原虫(图 33.36)。在粪便、活检组织、尸检或脓肿抽吸物中找到阿米巴滋养体,比通过免疫荧光或过氧化物酶染色检查更为准确。血清学检查对诊断有所帮助,间接免疫荧光抗体检测在约 100%的阿米巴肝脓肿患者和约 70%的肠阿米巴病患者的血清中呈阳性。需进行连续多次的粪便检查。

皮肤阿米巴病可迅速传播并最终致命,因此早期诊断很重要。

治疗

所有感染者包括无症状感染者均应进行治疗。治疗的目的是清除入侵的滋养体,阻断传染源。甲硝唑用于治疗侵袭性阿米巴病[11],推荐的成人剂量为 800mg,每日 3 次,连续服用 10d。紧随其后使用或联合使用一种治疗肠道包囊的药物,如糠酯酰胺,每日 3 次,每次 500mg,或口服二碘喹啉,每日 3 次,每次 650mg,持续 21d,以清除肠道包囊。

阶梯治疗

一线药物

- 甲硝唑,随后使用腔内制剂,如巴龙霉素、二碘喹啉或糠酯酰胺

二线药物

- 替硝唑,2000 mg,口服,每日 1 次,连续 3~5d
- 硝唑嗪,500mg,每日 2 次,连续服用 3d

局部皮肤溃疡可用抗菌剂冲洗。

若肝脓肿需要引流时,最安全的方法是针吸。

经过有效的治疗后,皮损通常能够完全愈合,不需要整形手术。

阴道毛滴虫病

定义

阴道毛滴虫病是工业化国家最常见的人类寄生虫感染性疾病。临床医师认识到该疾病是女性患者最常见的阴道疾病之一。男女之间的感染率相同,但男性的典型表现是无症状的尿道炎。

流行病学

年龄

本病可发生于任何年龄,但常见于 20—40 岁的成年人。据报道,在 1d 至 11 月龄的婴儿中,感染者接近 17%。许多成年人是无症状的携带者,尤其是男性。阴道毛滴虫可以从多达 15%的男性非特异性尿道炎患者分离出来,男性患者分泌物很少。

伴发疾病

阴道毛滴虫病常与淋病有关[1](第 30 章)。通过性行为传播,潜伏期为 4~21d;偶有非性接触传播的报道。在男性中,发生非特异性尿道炎的病例高达 5%,也可表现为龟头炎[2]。该病原体可藏匿在前列腺内,而不引起临床症状。

病理生理学

致病微生物

- 阴道毛滴虫

临床特征

概述

阴道毛滴虫病的特点是阴道内大量分泌物,并伴有阴道刺痛和尿频症状。分泌物呈灰黄色、泡沫状,伴有臭味,尽管异味不是该病特有的表现。在许多情况下,可在分泌物中看到气泡,阴道黏膜和宫颈表面受到感染时,表面覆盖有点状出血;然而,"草莓状子宫颈"只在 2%的病例中出现。分泌物的 pH 值通常高于正常(正常值为 4.5)。

检查

对于女性,通常很容易通过相位对比或暗视野显微镜下的湿片检查来确诊[3];在 Feinberg-Whittington 培养基中培养出病原体是最可靠的诊断。相反,在男性患者中,尿液离心或前列腺液检查偶尔呈阳性,因此许多男性并无法做出临床诊断。检查着色的干片既不容易也不可靠。

应始终对性伴侣进行检查,并对双方均采集样

本，以排除其他性传播疾病。

治疗[4]

标准治疗方法为：甲硝唑，2g，单次口服；或甲硝唑，500mg，口服，每天 2 次，连用 7d。大多数临床医师更喜欢单剂量口服，这样的依从性会更高。无论给予何种治疗，患者应自开始使用抗生素后 7d 内避免性接触。此类药物常引起胃肠不适。服药期间应避免饮酒，以免发生双硫仑样反应。在妊娠期的前 3 个月应避免使用苯并咪唑类药物。

克霉唑已被证明可以缓解疾病的症状，但不能根除病原体[2]。替硝唑可用于对甲硝唑治疗无效的患者，但价格更昂贵[5]。

所有性伴侣都应接受治疗，因为性伴侣的感染率很高。没有必要在性伴侣中鉴定该病原体。患者还应评估并发淋病和衣原体感染的可能性。

阶梯治疗

一线治疗

- 甲硝唑，2g，单次口服

二线治疗

- 甲硝唑，500mg，口服，每日 2 次，连续服用 7d

三线治疗

- 替硝唑，2g，单次口服（克霉唑不能清除病原体）

锥虫病

定义

锥虫病是由锥虫属原生动物感染引起，分为非洲锥虫病和美洲锥虫病。

同义名

- 昏睡病（非洲锥虫病）
- Chagas 病（美洲锥虫病）

流行病学

发病率及患病率

非洲锥虫病

锥虫病在非洲呈带状流行，局限在北纬 15°至南纬 15°之间。冈比亚锥虫是造成西非锥虫病的主要原因，而东非的罗得西亚锥虫致病性更强，主要分布在维多利亚湖的东部和南部[1]。在非锥虫病流行的国家偶尔会有输入性病例[2]。

年龄、性别、种族和职业对锥虫病的易感性没有差异，除非他们暴露于舌蝇中。冈比亚锥虫昏睡病是一种地方病，而罗得西亚锥虫昏睡病则在牧民、猎人和游客中农村地区局部暴发引起零星感染。在“舌蝇带”地区的发病率很高，由于同一种蝇类可将牛锥虫病传播给牲畜，农民无法饲养牲畜，导致贫困和营养不良现象普遍存在。

美洲锥虫病

昆虫媒介广泛分布于美国北纬 42°至阿根廷南纬 43°的美洲大陆。克氏锥虫侵袭人类和其他哺乳动物，所导致的疾病被视称为人畜共患病。这种疾病的分布区域比其传播媒介吸血猎蝽虫的分布范围更局限，因为在大陆两极发现的是野生型，而涉及传染人类的生活型则主要分布在墨西哥北纬 25°和阿根廷南纬 28°之间。

病理生理学

病理学

后循环锥虫侵入机体组织后几乎立即产生反应，出现局部水肿和细胞浸润，导致皮下水肿。感染迅速扩散到淋巴管，局部腺体肿胀，浆细胞和淋巴细胞浸润，肝脾肿大。锥虫直接穿透接种部位的网状内皮系统细胞，转化为利什曼原虫的形态，随后又以锥虫的形式返回到接种部位的细胞间隙和血液中，再次穿透细胞，在不同的器官和系统中重复这个循环。主要侵袭的是脾脏巨噬细胞、肝脏的巨噬细胞和横纹肌细胞[4]。心肌被侵袭后引起的炎症和瘢痕将会造成严重的后果。

致病微生物

非洲锥虫病（图 33.38）

- 冈比亚锥虫（西非）。
- 罗得西亚锥虫（东非）。

锥虫在舌蝇叮咬的部位发育，从后循环期到成熟期大约需要 10d，然后进入血液循环。此阶段，患者产生针对感染的锥虫抗体。皮肤对锥虫的免疫反应产生锥虫下疳。锥虫侵入血液时全身性症状随之发生。早期的病理改变主要发生在淋巴结，首先是溃疡部位引流的淋巴结，然后通常会伴有淋巴细胞和浆细胞的增多，但外观并无特异性，组织学上也很难找到锥虫。罗得西亚锥虫感染时，在心肌中可见淋巴细胞浆细胞浸润，这种心肌炎可能是致命的。在锥虫病晚期，脑膜受到同样的侵害，然后是大脑，尤其是基底神经节周围。神经胶质增生和脑萎缩紧随其后。尽管已知存在多克隆 B 淋巴细胞活化与生产高水平的 IgM 和循环免疫复合物，这些病理变化的原因仍尚不清楚[5]。

美洲锥虫病（图 33.39）

- 克鲁斯锥虫

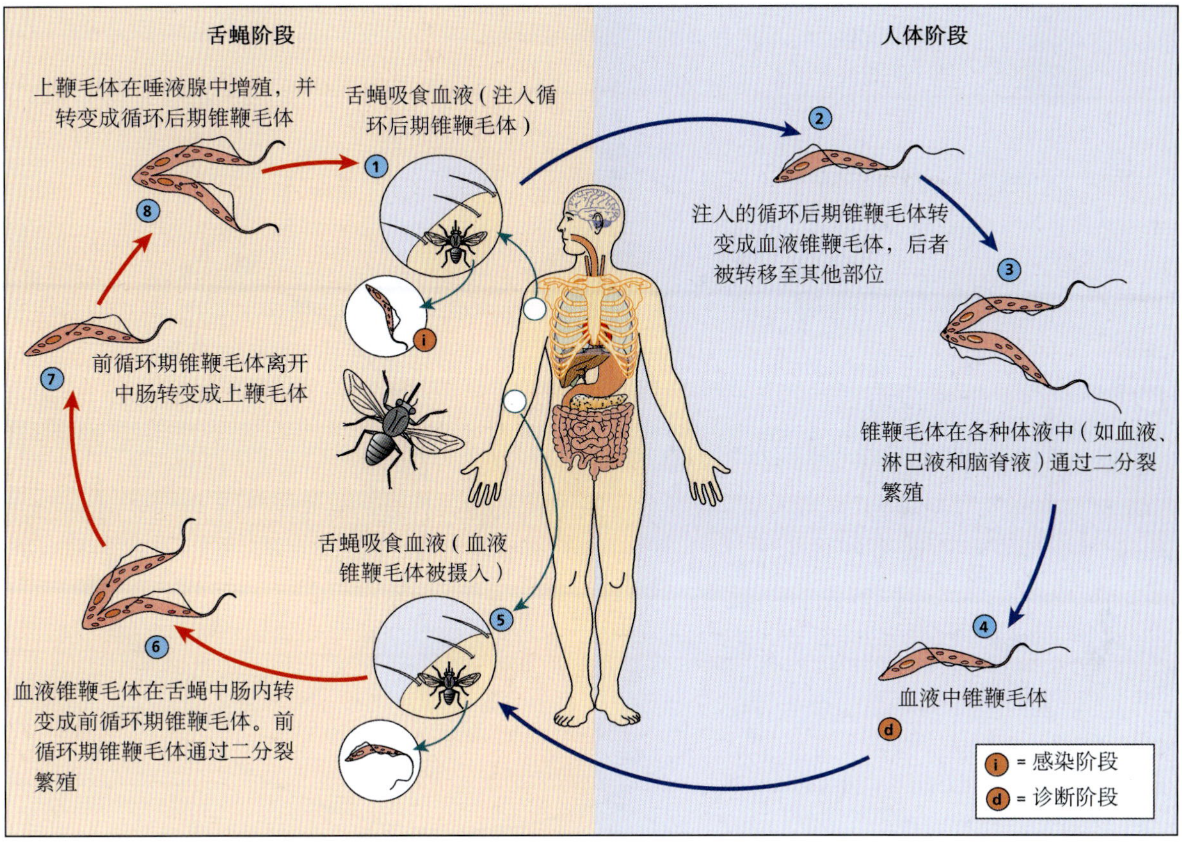

图 33.38 非洲锥虫病寄生虫生活史（由美国疾病预防和控制中心提供 http://www.cdc.gov/parasites/sleeping-sickness/2014 年 10 月获取）

该病是由大型吸血昆虫传播的：半翅目，吸血猎蝽虫（刺吸虫），属于猎蝽科，尤其大锥蝽（巴西），骚扰锥蝽（巴西南部，乌拉圭，巴拉圭，玻利维亚，秘鲁南部，智利和阿根廷）[3]和长红锥蝽（委内瑞拉、哥伦比亚、圭亚那和中美洲）。幼虫、若虫和成虫均可传播感染，且在夜间活跃。锥虫感染后，通过二分裂增殖形式在虫媒的肠道内繁殖，并在 3～4 周内转化为对人类具有传染性的后循环期。昆虫一旦被感染，将终身携带传播。本病有许多非人类的宿主，包括猫、狗、猴子、猪、松鼠、老鼠、臭鼬、浣熊、负鼠、豪猪和犰狳、锥蝽通过将含有循环后期锥虫的粪便排泄，经污染皮肤上的小伤口和擦伤，或经被叮咬的伤口，或经接触眼睛和口腔黏膜传播锥虫。锥蝽通过将含有循环后期锥虫的粪便排泄，经污染皮肤上的小伤口和擦伤，或经被叮咬的伤口，或经接触眼睛和口腔黏膜传播锥虫[6]。锥虫叮咬的伤口本身也可作为侵入途径[3]。

临床特征

概述[7,8]

非洲。被叮咬感染后的几天内，开始形成锥虫下疳（图 33.40）。它是一个红色、发热、质软的圆形隆起性病灶，直径 2～5cm 或更大，可在几天后蔓延至整个前臂。皮损中央可有一个微小凹陷，表面出现一个含有丰富锥虫液体的水疱。70%～90%感染了罗得西亚锥虫的人会出现锥虫下疳，而感染冈比亚锥虫的人则很少出现，几周内锥虫下疳就会消退。通常伴有局部淋巴结增大。

锥虫下疳预示着发热和全身性疾病的开始及全身淋巴结增大，这是疾病的第二阶段的特征。罗得西亚锥虫感染发生迅速，且严重；但冈比亚锥虫感染时则表现为缓慢、轻微和间歇性，甚至无临床表现[9]。

该阶段，可能会出现手、足、面部水肿，以及短暂的红斑或荨麻疹皮疹，通常呈环状，中央呈苍白色，最常见于躯干。皮疹也可能是出血性的（图 33.41）。但在非洲人的皮肤上很难发现上述皮疹。当中枢神经系统受累时，患者会出现行为改变、睡眠模式改变、锥体外系体征和昏迷。若患者未在锥虫感染的第二阶段死亡，中枢神经系统受累症状将会在冈比亚锥虫感染后 1～3 年内，而罗得西亚锥虫感染后的几个月内出现。若患者未在锥虫感染的第二阶段死亡，中枢

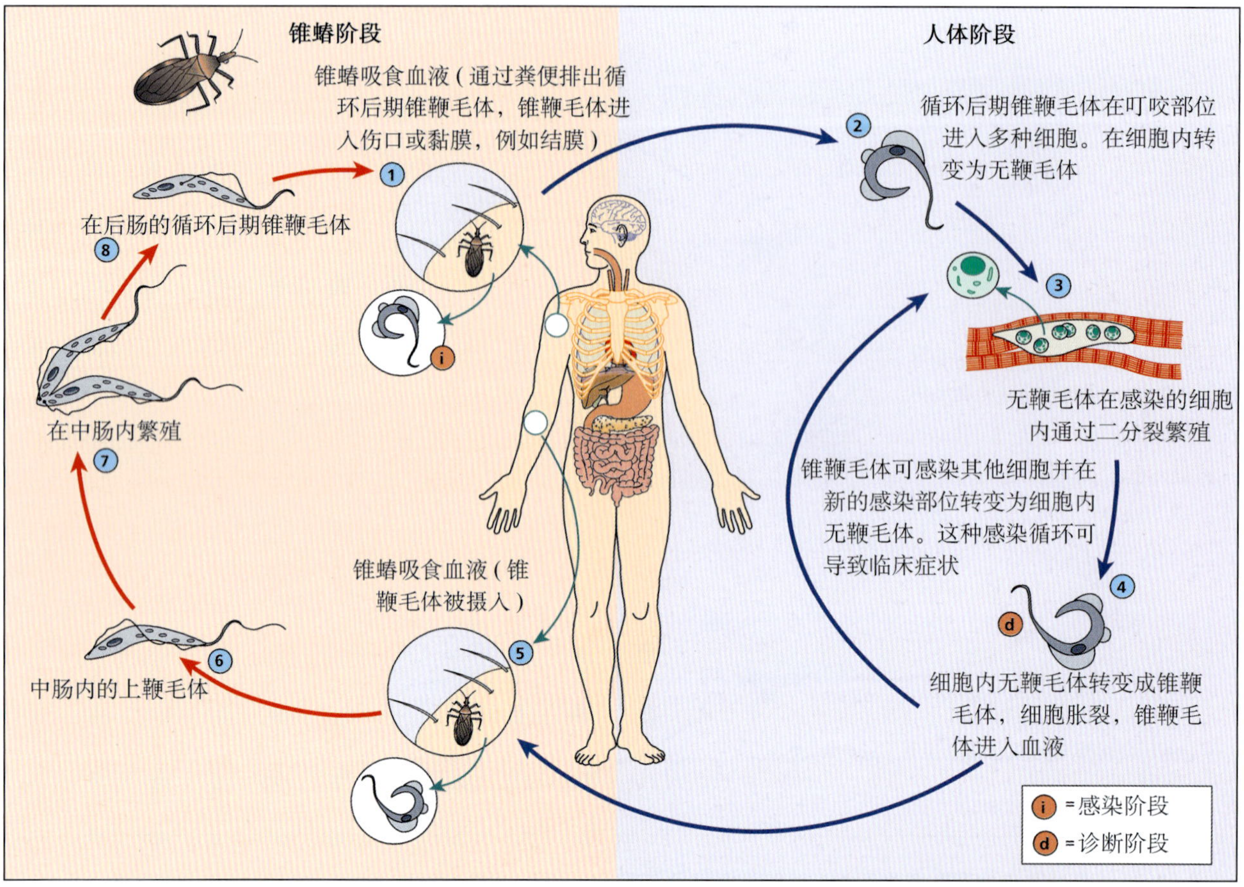

图 33.39 美洲锥虫病寄生虫生活史（由美国疾病预防和控制中心提供 http://www.cdc.gov/parasites/chagas/biology.html 2014 年 10 月获取）

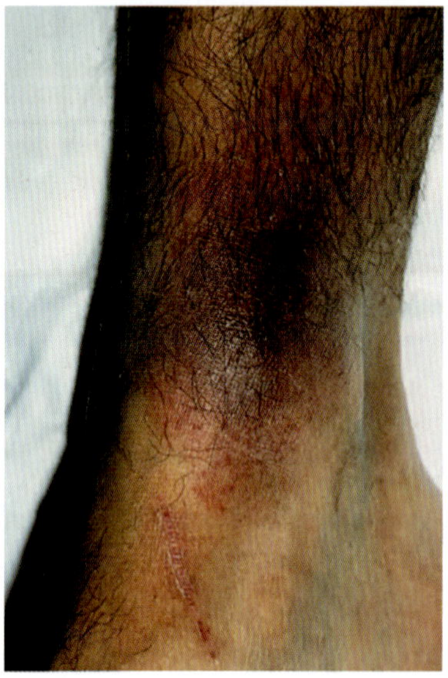

图 33.40 罗得西亚锥虫感染导致的锥虫下疳，于舌蝇叮咬 6d 后出现。皮损红肿并伴有出血

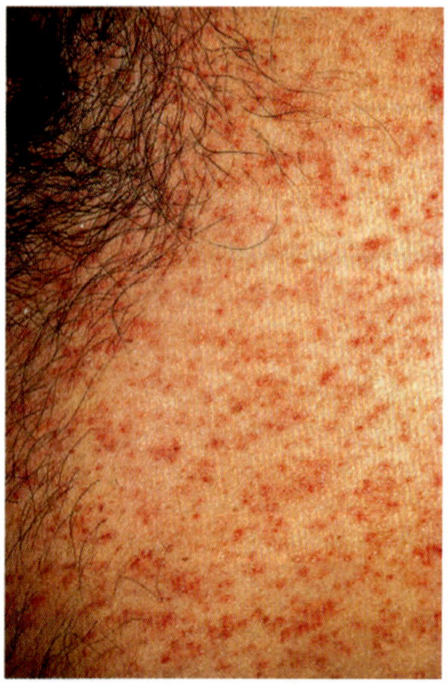

图 33.41 锥虫病皮疹（与图 33.38 为同一患者）。斑丘疹逐渐出血

神经系统受累症状将会在冈比亚锥虫感染后 1～3 年内，而罗得西亚锥虫感染后的几个月内出现上述症状。此阶段，消瘦和由瘙痒引起的搔抓和脱屑均为常见表现，免疫抑制引起的继发感染导致死亡。

在美洲，绝大多数感染在早期没有任何临床表现。疾病早期症状出现在感染后的第 5 天。80%的急性病例显示有眼结膜感染，表现为“眼征”或“罗曼尼”。既有局部症状。也有全身症状。亚氏征(偏侧性睑结膜炎)，也称为“眼神经节复合体”(眼腺复合体)，其特征是单侧眼睑水肿和泪腺炎症(图 33.42)。经皮肤感染导致的“皮肤腺体综合征”或“接种 Chagas 肿”则较少见。一般表现为中度至高热伴有头痛、肌痛和无力，在儿童中尤为明显，可因急性脑膜脑炎或心肌炎而致命。常见肝脾肿大、水肿和多形性皮疹(schizotripanides)[3]。已有报道该病可以有水肿、神经精神疾病、脑膜脑病、呼吸系统症状、胃肠道症状和假伤寒等临床表现[6]。亚急性期和慢性期几乎总伴有心脏(南美锥虫病心肌炎)和消化道(如巨结肠和巨食管)症状。“巨大综合征”在巴西常见，但在委内瑞拉并不多见。通过胎盘或母乳传播的先天性疾病罕见。

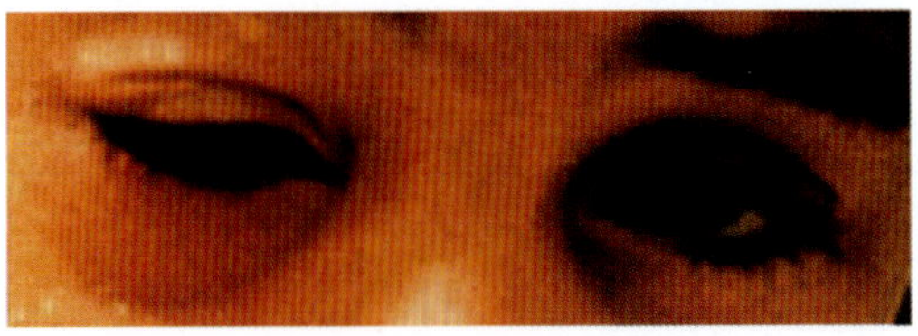

图 33.42 Chagas 病

单侧眼睑及眼眶水肿(Romana 征)。(由 Professor M. Miles, London School of Hygiene and Tropical Medicine, London, UK. 提供)

实验室检查

非洲。在开始发热的几天内，使肝外周血薄膜涂片用直接镜检找到锥虫即可确诊罗得西亚锥虫感染。冈比亚锥虫感染时，则需要用外周血厚膜涂片(图 33.43)或使用浓集法检查[10]。更为有效的方法是颈后肿大的淋巴结穿刺和针吸。在湿片检查中，可见锥虫在淋巴细胞之间活动，或吉姆萨染色时易见。脑组织受累的特征是脑脊液中蛋白质升高，IgM 抗体阳性，由淋巴细胞和桑葚胚细胞(含有 IgM 囊泡的浆细胞)为主的细胞计数升高。ELISA 和免疫荧光等血清学检测，对诊断有辅助作用。血清 IgM 水平通常明显升高，可能伴有贫血。诊断时，必须进行腰椎穿刺，以明确中枢神经系统是否受到侵犯。

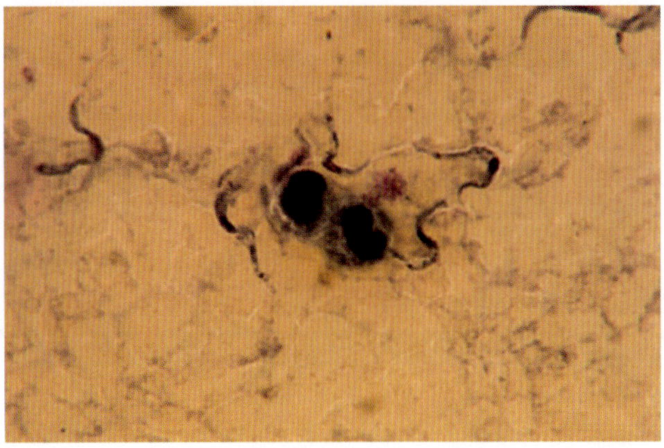

图 33.43 Giemsa 染色的厚血涂片中显示的锥虫(由英国伦敦热带病医院 P.L. Chiodini 医生提供)

美洲。在急性期，通过直接检查血液厚/薄膜血涂片染色、淋巴结活检、血培养和动物接种发现寄生虫即可确诊。也可通过所谓的异体接种诊断法：即用在实验室中生长的未受感染的锥蝽叮咬疑似感染者的前臂，以其血液为食，30～60d 后检查这些锥蝽的粪便中是否有后循环期锥虫[6]。在亚急性期和慢性期，实验室检查对诊断会有很大帮助，尤其是用培养的克氏锥虫的抗原进行补体结合试验(马-格试验，Machado-Guerreiro's test)。

阶梯治疗

非洲

中枢神经系统受累前，单用苏拉明或依西酸喷他脒疗效较好，但这两种药物都有严重的毒不良反应[11]

一线治疗

- 苏拉明钠 200mg 静脉注射(试验剂量)，随后每周 1g，共 5 次

二线治疗

- 依西酸喷他脒，4mg/kg，肌内注射，隔日 1 次，共 5 次。
- 中枢神经系统受侵犯后，使用硫砷嘧胺[10,11]，且常与糖皮质激素联用[12]

美洲

急性期(包括先天性恰加斯病和急性输血症)，应口服硝呋替莫(Lampit®)或苄硝唑(Rochagan®)等杀灭锥虫的药物治疗。罕见的不良反应是剥脱性皮炎。这两种药物都会引起厌食症、体重减轻、头痛头晕、胃肠刺激，偶尔还会引起周围神经炎(12%～30%)

一线治疗

- 硝呋替莫(Lampit)，口服，8mg/kg，疗程 60～90d
- 苄硝唑(Rochagan)，口服，6mg/kg，疗程 30～60d

利什曼病

皮肤利什曼病

定义

利什曼病是一种由白蛉媒介传播的原虫传染性疾病。利什曼病有多种传播媒介，但每一种传播媒介的感染都有特定的动物地理区域。本病在全球 88 个国家流行，最常见于热带和亚热带地区。临床表现从侵袭性皮肤溃疡到全身多器官疾病。

概述

人类利什曼病通常分为皮肤型和内脏型，但引起内脏疾病的亚型也可能引起皮肤损伤。在南美洲和中美洲，巴西利什曼原虫引起的皮肤病可能是由于黏膜或皮肤黏膜损害的转移而变得复杂。黏膜疾病在其他种类中相对少见[1]。

尽管某些疾病特征可能与感染的特定物种相关[2]，但临床特征不能完全对应其种类。利什曼原虫(Leishmania spp.)在雌性白蛉的肠道内经历一个发育周期，东半球以中华白蛉属为主，西半球以罗蛉属及毛蠓科白蛉属为主。这些物种形态相同，通过同工酶酶谱和 DNA 分析加以区分。单克隆抗体也被证明对分离株的快速鉴定有用，特别是在该领域[3]。

在利什曼原虫的脊椎动物宿主中，寄生虫的无鞭毛体形式存在于网状内皮细胞中、虫荷过大的真皮和坏死的单核细胞中。无鞭毛体呈圆形或椭圆形，直径 2～3μm，没有伸出体外的鞭毛。细胞核和着丝点可以被 Romanovsky 着色剂深染，呈现病原体特有的外观。在白蛉和人工培养基中，利什曼原虫属以前鞭毛体形式存在，呈梭形，前端有一根伸出体外的具有运动能力的鞭毛。白蛉在各种各样的生态环境中能找到适合自身生长发育的温度和湿度。通常在啮齿类动物的洞穴，东半球河岸、树木和房屋的裂缝中，在西半球通常存在于树冠和森林垃圾中[4]。通常在夜间和室外通过白蛉叮咬传染。如果受到干扰，被感染的虫媒可以在白天叮咬吸食血液，导致在室内环境中感染寄生虫。通常，传染可引起人畜共患疾病；一种利什曼原虫可能有一种或多种脊椎动物宿主，这些宿主均为传染源。人类通常是偶然宿主，一定条件下也可成为人源传染源。由于这些原因，人类利什曼病具有非常广泛的地理分布、气候范围和海拔高度(图 33.44a～c)以及不同的流行病学模式(表 33.5)[5]。

表 33.5 利什曼病流行病学(由 Weatherall 等提供[5])

病原体	地区	宿主	传播媒介
东半球			
杜氏利什曼原虫	印度东北，孟加拉国，缅甸	人类	银足白蛉
婴儿利什曼原虫	地中海盆地，中东，中国，中亚	狗、狐狸、豺	*P. ariasi*，*P. perniciosus*
杜氏利什曼原虫(非洲)	苏丹，肯尼亚，非洲之角，塞内加尔	苏丹的啮齿动物？犬科动物？人类？	*P. orientalis*，*P. martini*
硕大利什曼原虫	中东半沙漠，印度北部，巴基斯坦，北非，苏丹，中亚	沙鼠(特别是菱形沙鼠、子午线沙鼠)	巴浦白蛉
硕大利什曼原虫	撒哈拉沙漠以南的草原，苏丹	啮齿类动物(特别是 Arvicanthus，Tatera)	*P. duboscqi*
热带利什曼原虫	中东的城镇，地中海盆地，中亚	人类、狗？	*P. sergenti*
埃塞俄比亚利什曼原虫	肯尼亚高地，埃塞俄比亚	岩狸(Procavia Heterohyrax)	*P. longipes*，*P. pedifer*
西半球			
恰氏利什曼原虫	中美洲，南美洲北部，特别是巴西，委内瑞拉	狐狸	长须罗蛉
墨西哥利什曼原虫	尤卡坦半岛、伯利兹、危地马拉	森林啮齿动物(尤指大耳攀鼠属和尤卡白足鼠)	*Lu. olmeca*，*Lu. cruciata*
亚马逊利什曼原虫	南美洲的热带森林	森林啮齿动物(特别是地棘鼠属和稻鼠属)	*Lu. flaviscutellata*

（续 表）

病原体	地区	宿主	传播媒介
巴西利什曼原虫指名亚种	南美洲和中美洲的热带森林	森林啮齿动物?	惠尔康白蛉，*Lutzomyia* spp.
巴西利什曼原虫圭亚那亚种	圭亚那，苏里南，巴西，委内瑞拉	树懒（食蚁兽），树栖食蚁兽（*Tamandna*）	*Lu. umbratilis*
巴西利什曼原虫巴拿马亚种	巴拿马，哥斯达黎加，哥伦比亚	树懒（食蚁兽）	*Lu. trapidoi*
巴西利什曼原虫秘鲁亚种	秘鲁的西安第斯山脉，阿根廷高地	犬类	*Lu. verrucarum*，*Lu. peruensis*

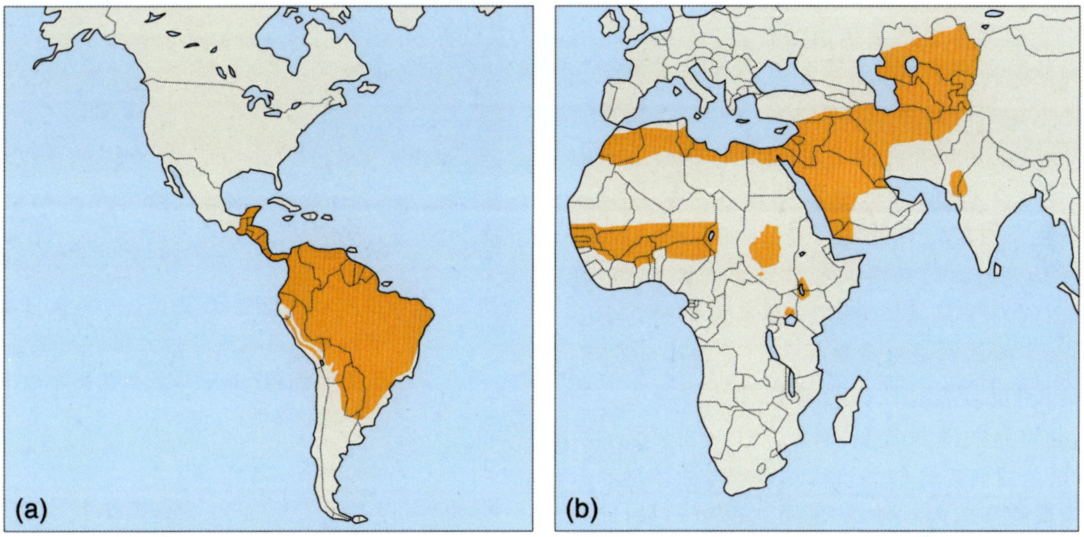

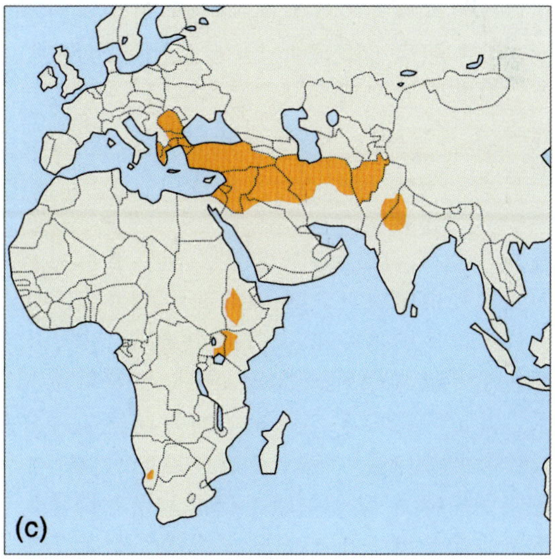

图 33.44 (a)西半球皮肤和黏膜利什曼病的地理分布 (b)东半球由硕大利什曼原虫导致的皮肤利什曼病地理分布。(c)东半球由热带利什曼原虫及其亚种以及埃塞俄比亚利什曼原虫导致的皮肤利什曼病地理分布(由世界卫生组织提供。http://www. who. int/leishmaniasis/leishmaniasis_ maps/en/index. html 2014 年 11 月获取)

流行病学

发病率及患病率

据估计，每年新发皮肤利什曼病 150 万例，80%以上的病例发生在发展中国家。巴西、伊朗、阿富汗和苏丹的患病率最高，该疾病是世界所有高度流行区域公共卫生的首要隐患。

这种疾病通常是由移民和回国旅客输入非流行国家。

东半球

东半球的皮肤利什曼病主要是由硕大利什曼原

虫、热带利什曼原虫、埃塞俄比亚利什曼原虫和婴儿利什曼原虫引起的，是希腊以西地中海北部沿海所有皮肤利什曼病和北非部分疾病的发病原因[6,7]（见表 33.5）。

美洲皮肤利什曼病和黏膜皮肤利什曼病

西半球利什曼原虫在白蛉肠道内发育的部位与东半球白蛉不同，这些寄生虫被重新命名为新增的维也纳亚种，例如巴西利什曼原虫[8]，但在这一章中，保留了更古老、更简单的术语，因此引起人类利什曼病的寄生虫分为巴西利什曼原虫和墨西哥利什曼原虫。美洲利什曼病是南美洲和中美洲潮湿森林国家的一种地方病，主要发生在农村[8]。本病逐渐在森林中工作的年轻人中传播流行，包括 25% 的在特定森林区域作战的士兵和一些从热带雨林开拓出来的陆地上定居的村民。最佳的传播时间是雨季之后。此外，巴西利什曼原虫与它们的偶然宿主一起（狗和驴等），越来越多分布在城市周边地区[9]（终末宿主还不完全清楚）。相比之下，巴西利什曼原虫是寄生于家犬中的山区人畜共患病的部分病原体，导致人类流行传染病，儿童尤甚。传播媒介和终末宿主如表 33.5 所示。随着越来越多的新物种被发现，越来越清楚的是，每一种疾病都有自己的宿主和白蛉媒介。

年龄

在传播稳定的流行地区，儿童更易被传染，通过瘢痕和利什曼素皮内试验阳性确诊的累积感染率接近 100%。在不太稳定的情况下，例如在绿洲周围，该病可在所有年龄和性别人群中发生[10]。

病理生理学

病理学

东半球

白蛉在人类真皮的浅表血管网吸血时，释放具有传染性的后循环前鞭毛体。接种的前鞭毛体被组织细胞和移行的单核细胞吞噬，并在其中繁殖。由于大多数接种似乎不会导致临床疾病，补体-介导可杀死利什曼原虫并清除感染。少数成功的病原体接种导致局部或播散的临床皮肤利什曼病。一段时间后根据利什曼原虫的种类、接种前鞭毛体的数量和宿主的细胞免疫反应程度可产生不同临床表现。皮损为含有前鞭毛体的巨噬细胞、淋巴细胞和浆细胞组成的无结构组织（图 33.45）[11]。随着时间的推移，感染的细胞会出现局灶性或片状坏死，这可能是抗体依赖性细胞免疫的结果。病变上部的表皮角化过度并破溃，形成溃疡。溃疡表面覆盖有角化过度的鳞屑、浆痂、坏死细胞，以及活着的和死亡的寄生虫组成的外壳。活动性病变持续数月后，进入静止期。在其他情况下，特别是慢性期，病变为典型的上皮样细胞，有时是巨细胞肉芽肿，发生坏死相对较少，但有类似的表皮改变（图 33.46）。在这些情况下，寄生虫是很难被发现[12]。在弥漫性皮肤利什曼病中，当细胞介导的免疫系统无法建立时，组织学显示大量被寄生的、通常呈空泡状的巨噬细胞，几乎无淋巴细胞浸润，表皮正常或变薄[13]。

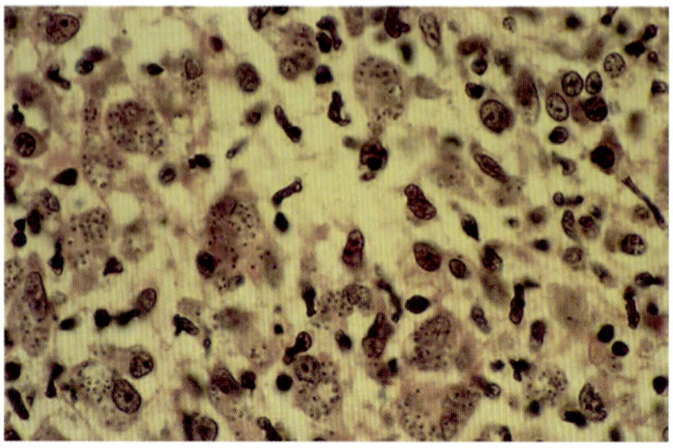

图 33.45 皮肤利什曼病（高倍镜，HE 染色）；早期皮损活检显示巨噬细胞内大量的无鞭毛体，以及少数浆细胞（由英国伦敦国王学院 S.B. Lucas 教授提供）

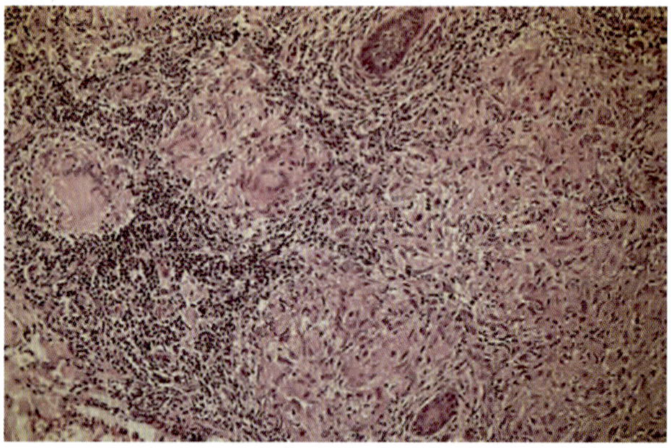

图 33.46 慢性皮肤利什曼病

无坏死的肉芽肿性皮炎。在本例中未发现无鞭毛体，因此与其他肉芽肿性皮炎之间的鉴别诊断比较困难。（由英国伦敦国王学院 S. B. Lucas 教授提供）

美洲皮肤利什曼病和黏膜皮肤利什曼病

皮肤病理变化与东半球疾病的组织病理无明显差异，皮损表面表皮溃疡的坏死模式常见[11]。尽管愈后可获得同种寄生虫再感染的抵抗力，但这种早期并不能充分阻止巴西利什曼原虫亚种通过血液转移或扩散，免疫过程尤其是巴西利什曼原虫，转移到鼻、口、腭或喉的黏膜。在这些部位,原虫可能会开始繁殖,并造成严重的破坏性损害,称为鼻咽黏膜利什曼病(葡萄牙语:海绵)[14]。黏膜病变的组织学[15]表现为鼻黏膜下小动脉周围淋巴细胞和浆细胞的聚集,血管内皮细胞中偶见利什曼原虫。血管内皮会进一步水肿、充血和增生,导致黏膜及其下的软骨坏死脱落。动脉内膜炎和血栓形成增加了组织的破坏,血供减少,以至仅纤维组织残留。

临床特征

概述

东半球[16]

易感人群大多为先前未受感染者。潜伏期通常为数月,但也可以几天到一年多不等。皮损可以是单个或多个病变,通常发生在皮肤暴露部位,尤其是容易被白蛉叮咬的肢端骨性突起的皮肤上,多见于儿童。面部、颈部和手臂是最常见的白蛉叮咬目标。皮损不一定完全在同一时间发生,但在流行地区,患者的病史明显可见,一个家庭中的所有儿童可能在同一房间同一晚上被白蛉叮咬而感染,并出现皮损。四种利什曼原虫亚型引起的各种病变的自然进程趋于不同,但有很多重叠,体现了宿主反应的多样性[2],所以病变及其转归并不总是其感染的病原体种类特征[5](表 33.6)。结节、结痂、溃疡和瘢痕愈合是所有自愈性溃疡的常见过程。

表 33.6 皮肤利什曼病的临床特点(由 Weatherall 等提供[5])

寄生虫和病变	自然转归	治疗
硕大利什曼原虫		
自愈性田园性溃疡	3~5 个月 致残性瘢痕	全身/局部/IL/nil 锑剂 20 mg/(kg·d)×2~3 周 (部分患者不敏感,但原因不明)
热带利什曼原虫		
自愈性城镇性溃疡	10~14 个月	全身/局部/IL/nil 锑剂 20 mg/(kg·d)×2~3 周
复发性利什曼病	>10 年,破坏性	锑剂 20 mg/(kg·d)×3~6 周
埃塞俄比亚利什曼病		
自愈性结节	2~5 年	全身/局部/IL/nil
皮肤黏膜利什曼病	>10 年,破坏性	戊烷脒 4 mg/(kg·周)×8
弥漫性皮肤利什曼病	持续性,破坏性	戊烷脒 4 mg/(kg·周)×数月
墨西哥利什曼原虫		
自愈性	6~8 个月	全身/局部/IL/nil 锑剂 20 mg/(kg·d)×2~3 周
Chiclero 耳	>10 年,破坏性	锑剂 20 mg/(kg·d)×数周至数月
亚马逊利什曼原虫		
自愈性	? 持续性	? 锑剂 20 mg/(kg·d)×3 周
弥漫性皮肤利什曼病	持续,复发,损毁	锑剂 20 mg/(kg·d)×数月
巴西利什曼原虫		
自愈性	? 持续性,迟发黏膜利什曼病	锑剂 20 mg/(kg·d)×3~4 周
皮肤黏膜利什曼病	持续性,破坏性	锑剂 20 mg/(kg·d)×4 周或两性霉素 B
巴西利什曼原虫圭亚那亚种		
自愈性	? 6~8 个月	锑剂 20 mg/(kg·d)×3 周
淋巴结节“雅司病”	? 晚期鼻咽黏膜利什曼病	若个体反应差,可用戊烷脒
巴西利什曼原虫巴拿马亚种		
自愈性	? 持续性 ? 晚期鼻咽黏膜利什曼病	锑剂 20 mg/(kg·d)×3 周
巴西利什曼原虫秘鲁亚种		
自愈性	? 持续性	全身/局部/IL/nil 锑剂 20 mg/(kg·d)×2~3 周

IL. 病灶内注射治疗;nil. 无治疗

临床变异

东半球

由硕大利什曼原虫引起的皮肤利什曼病：潮湿型、农村型或人畜共患病型（动物源型）皮肤利什曼病[17,18]。不足 2 个月的短暂潜伏期后，在接种部位出现一个红色的“疖”状结节（图 33.47）。2 周后，中心形成痂皮，痂皮可能持续存在（图 33.48），或脱落暴露下方溃疡（图 33.49）。溃疡及隆起的红色边缘在接下来的 2～3 个月会逐渐扩大，病变直径可达 3～6cm。有时淋巴管周围可见继发的多发性小结节（2～4mm）。2～6 个月后皮损愈合，遗留瘢痕，该类型皮肤利什曼病多发于农村地区。其病原体也是啮齿动物寄生虫，对人类的适应能力很差，它是人畜共患病的一个例子。

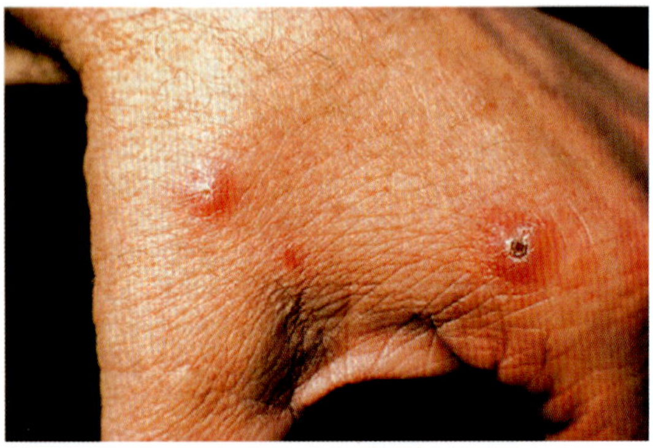

图 33.47 硕大利什曼原虫感染导致的皮肤利什曼病。早期丘疹，其中之一开始出现中心结痂

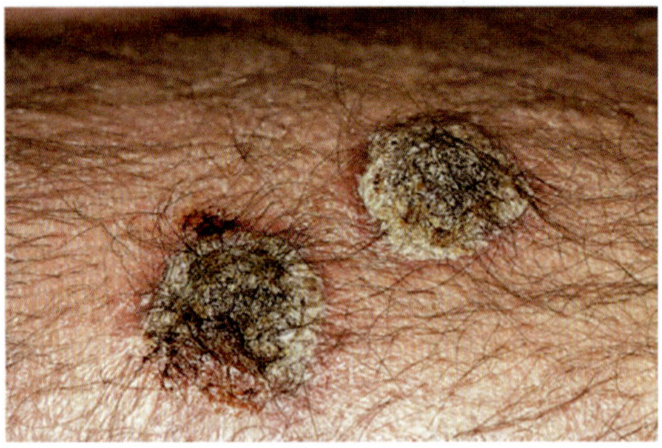

图 33.48 来自沙特阿拉伯的硕大利什曼原虫感染导致的皮肤利什曼病，皮损呈明显而持续的结痂

由热带利什曼原虫引起的皮肤利什曼病：干燥型，城市型或人源性皮肤利什曼病[19]。在超过 2 个月的潜伏期后，出现一个褐色小结节，约 6 个月后逐渐扩展为直径 1～2cm 的斑块。在这一阶段，中央出现浅表溃疡，上覆紧密附着的痂皮。继发性多发小结节的发生频率远低于“湿结节（潮湿型）”。8～12 个月后，皮损开始消退，溃疡愈合，留下瘢痕。从结节愈合到瘢痕形成的平均时间约为 1 年，大约是潮湿型的 2 倍。曾在中东参战的退役军人被热带利什曼原虫感染可引起罕见的嗜内脏性利什曼病——印度黑热病[20]的案例中也有类似报道。

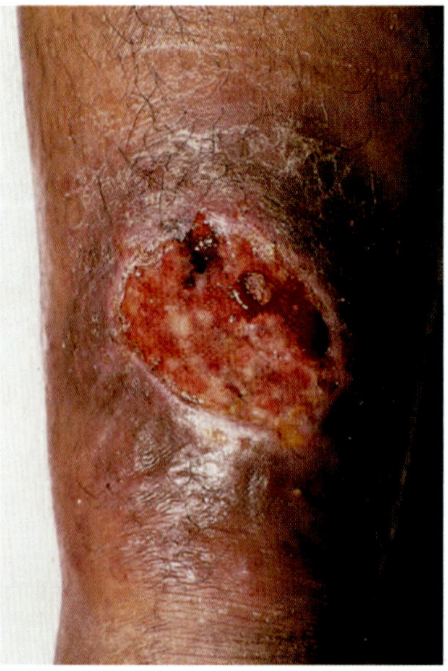

图 33.49 来自苏丹的硕大利什曼原虫感染导致的皮肤利什曼病。皮损呈边缘隆起的溃疡

由埃塞俄比亚利什曼原虫引起的皮肤利什曼病[13]。皮损多集中于面部，且单发。周围可出现卫星状丘疹，积聚形成一个大的播散结节，可不发生结痂或溃疡（图 33.50）。皮损很少出现炎症反应，愈合时间需 2～5 年以上。如果鼻部或口唇黏膜边缘被白蛉叮咬，则可发生原发性皮肤黏膜利什曼病，引起口

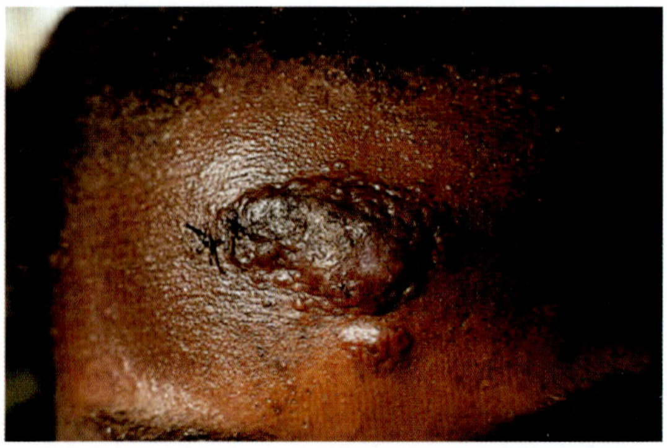

图 33.50 来自肯尼亚的埃塞俄比亚利什曼原虫感染导致的皮肤利什曼病。皮损呈一个巨大的结节，伴有许多卫星丘疹及大量的寄生虫

唇或鼻部肿胀，并可持续多年(图 33.51)，但没有巴西利什曼原虫在拉丁美洲造成的破坏严重。

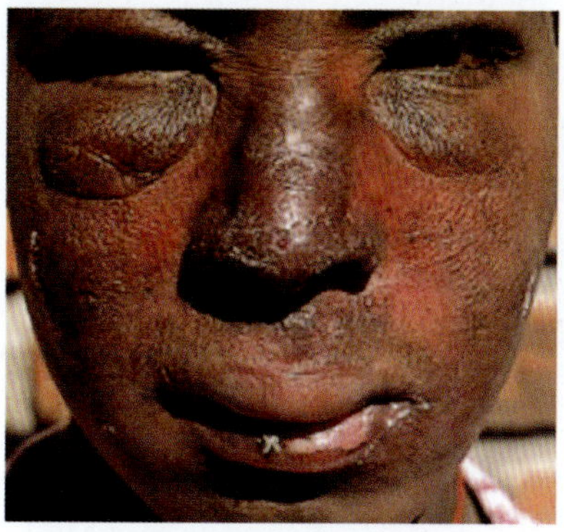

图 33.51 由埃塞俄比亚的埃塞俄比亚利什曼原虫导致的利什曼病，累及鼻部，并伴有明显的炎性水肿

由婴儿杜氏利什曼原虫引起的皮肤利什曼病[7]。婴儿感染这种寄生虫容易患内脏利什曼病，而成人则更有可能发展成简单的可自愈的皮肤利什曼病，而不并发或继发内脏感染。与在北非共存的由硕大利什曼原虫引起的皮肤利什曼病相比时，皮损的发生发展通常是缓慢而温和的(图 33.52)。独立的黏膜病变偶尔也有报道[1]。

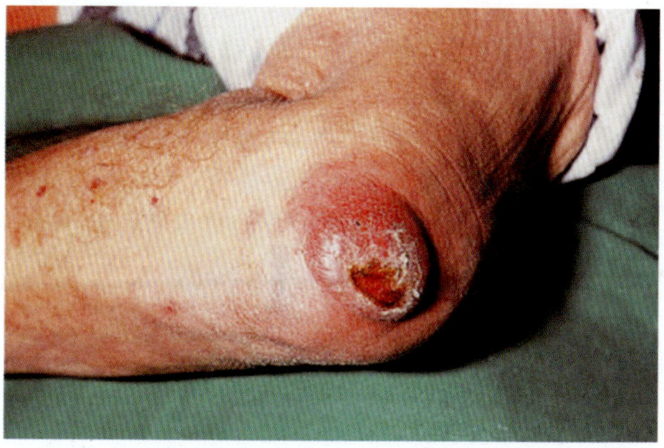

图 33.52 来自西班牙的婴儿利什曼原虫感染导致的皮肤利什曼病。其特征性表现为肉质结节，炎症相对较轻

除了典型的自愈性溃疡外，还有两种皮肤利什曼病是慢性的，可能不会自行愈合。

复发性利什曼病：慢性利什曼病、狼疮样利什曼病[12]。据估计，来自伊朗和阿富汗的热带利什曼原虫感染中，约有 4% 会发展成这种慢性疾病。在皮肤利什曼病的陈旧性皮损瘢痕附近或瘢痕上可出现红棕色或棕黄色的丘疹。这些丘疹可融合形成斑块，类似于寻常狼疮的皮损，甚至形成果酱样结节(图 33.53)。夏季皮损常加重，可发生溃疡或同心环样损害。也有报道下肢可出现瘢痕疙瘩和疣状增生性改变。也会发生银屑病样皮损，并可能覆盖身体的大部分区域。

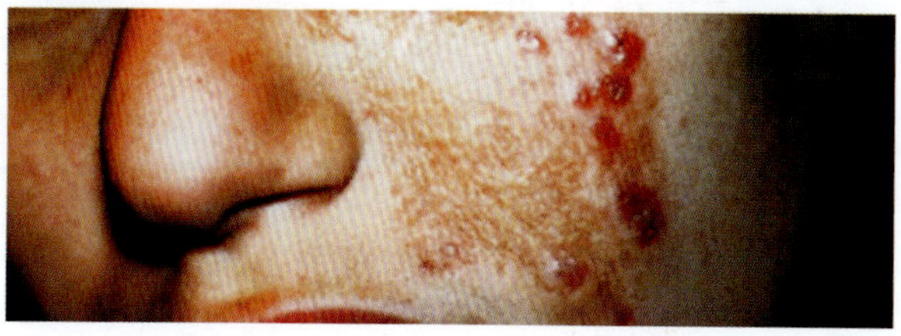

图 33.53 来自巴格达的复发性利什曼病(狼疮样利什曼病)，显示已愈合的溃疡瘢痕边缘有活跃的丘疹种植(由 G. Rahim 教授提供)

复发性损害是一种特殊的宿主免疫反应的结果。尽管存在过度的超敏反应，但这种细胞免疫并不能清除病原体。虽然不像寻常狼疮那样具有破坏性，但狼疮样利什曼病可能会持续多年并缓慢播散[21]。研究表明，在受感染的皮肤中利什曼原虫或利什曼原虫的 DNA 通常是阴性的。

弥漫性皮肤利什曼病：播散性皮肤利什曼病。在东半球，这类疾病是由埃塞俄比亚利什曼原虫感染引起，并具有以下的特征[13]。

1. 初发皮损为限局性病变，可由局部向周围皮肤扩散，并会大面积播散(图 33.54)。
2. 非溃疡性结节。
3. 皮损内有大量的利什曼原虫。

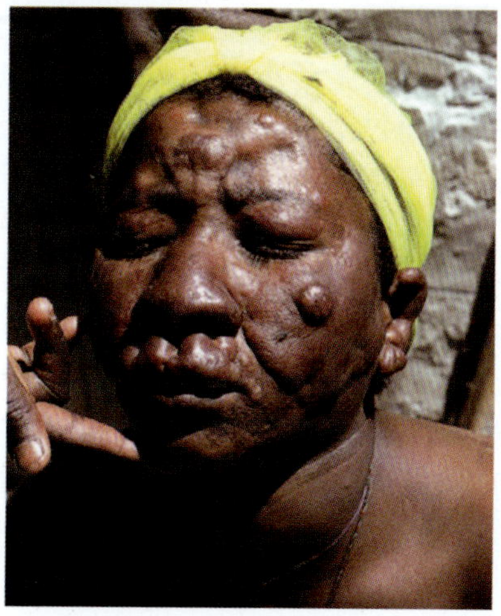

图 33.54 在埃塞俄比亚感染埃塞俄比亚利什曼原虫导致的弥漫性皮肤利什曼病。面部布满浸润和结节，但没有溃疡

4. 组织学特征为巨噬细胞内含有大量的无鞭毛体。

5. 不侵犯内脏器官，也无黑热病病史。

6. 利什曼素皮肤内试验和其他特异性细胞免疫试验均为阴性。

7. 慢性病程，进展缓慢。

8. 疗效轻微、缓慢、短时，复发是常态。

经过治疗，部分患者皮损的组织学表现转变为结核样结节，并可完全康复。

已有利什曼病合并麻风病的相关病例报道，而且发现二者的免疫功能各具特异性[22]。

美洲皮肤利什曼病和皮肤黏膜利什曼病

由墨西哥利什曼亚种引起的皮肤利什曼病。墨西哥利什曼原虫的虫媒很少叮咬人类，只有那些长时间在森林里生活如收集树胶的人群，才会有感染的风险。皮损表现与硕大利什曼原虫病及热带利什曼原虫病相似，大多数位于面部侧面或耳后（见表 33.6）。耳廓损伤可能侵犯软骨，需要多年的时间才能治愈和破坏耳廓[23]。墨西哥利什曼原虫亚马逊亚种在森林啮齿动物中极为常见，但这种虫媒并不喜欢叮咬人，因此人类感染很罕见。墨西哥利什曼原虫中的大部分亚种都可以引起弥漫性皮肤利什曼病，但它与位于东半球的相对应的埃塞俄比亚利什曼原虫引起的皮损并无明显的差别[24]。

巴西利什曼原虫亚种所致的皮肤利什曼病[25]。皮损通常为大而深的溃疡，边缘隆起。巴西利什曼原虫圭亚那亚种引起的溃疡通常发生在四肢，皮损肥厚突起，且常多发，与雅司病类似，即美洲利什曼病[26]。沿淋巴管走行的皮损多与巴西利什曼原虫的圭亚那亚种和巴拿马亚种相关，但也可发生于任何亚型。淋巴管病变可能是分散的小结，也可同原发病变相同，发炎并破溃。淋巴结病很少见。

巴西利什曼原虫秘鲁亚种引起的皮肤利什曼病：尤塔[27]。损害程度较巴西利什曼原虫巴西利亚亚种轻。皮损可以自愈，但目前还不明确是否会导致黏膜利什曼病。

实验室检查及诊断

在流行地区或从流行地区返回的旅行者中，对典型溃疡的临床诊断并不困难。大多数情况下，皮肤利什曼病（东半球和西半球分型）可通过以下一项或多项标准进行诊断：

1. 在过去几周至几个月内有疫区接触史。

2. 过去几周至几个月内有白蛉叮咬史。

3. 高风险活动史，如户外野营、丛林或沙漠徒步旅行等。

4. 持续 4～6 周或更长时间的非愈合性慢性结节性紫色溃疡。

5. 皮损组织涂片吉姆萨染色直接镜检找到无鞭毛体。

6. 皮损组织病理切片，HE 染色，在真皮层细胞内找到无鞭毛体。

7. 皮损组织病理切片，HE 染色，在真皮中找到利什曼肉芽肿。

8. 皮损组织接种于 NNN（Nicolle-Novy-MacNeal）培养基中，有前鞭毛体生长。

9. 用 PCR 法检测利什曼原虫的 DNA。

较深的皮下溃疡（即火山样病变）淋巴扩散引起的溃疡和以瘢痕为主的慢性溃疡难以分辨，找到寄生虫是确诊的关键。通常最有效的方法是用溃疡表面的分泌物涂片，而后用赖特染色、吉姆萨染色或利什曼染色剂染色进行直接镜检。采用溃疡表面的渗液涂片检查即可，因为很少继发细菌感染，因此即使用脓性分泌物检查也常常是阳性的。此外，和检查麻风杆菌一样，皮损组织切片染色并小心避免从病灶的结节部位出血。通常很容易在尚未开始愈合的溃疡中发现寄生虫，一旦皮损愈合，很难再发现。或者，通过针刺或牙钻获得检查所需的组织[28]。理想情况下，病变组织应在 NNN 或类似的培养基上培养。在皮损处进行皮肤活检组织学检查时，应取一部分组织进行培养，另一部分组织切片后固定并用 dab 染色。切片比涂片更难发现和鉴别利什曼原虫。特别是在慢性利什曼病中，组织学可能无法区分利什曼病与结节病、结核病或其他结核样疾病。然而，在急性期，无论是否有无鞭毛体，肉芽肿样改变的存在具有很高的诊断敏感性。

在所有类型的皮肤利什曼病中，皮损一旦进入结痂阶段，利什曼素内试验均为阳性[28]。但在弥漫性无免疫反应型时则呈阴性。利什曼素皮肤试验也称为 Montenegro 试验，尤其适用于中美洲和南美洲。混悬液每毫升由 0.5%苯酚和 5×10^6 培养的利什曼原虫（东半球的硕大利什曼原虫用于诊断）前鞭毛体制备成。取 0.1 ml 混悬液注射到前臂掌侧，48～72h 后读取结果。抗原通常是标准化的，通过圆珠笔技术测量，若硬结≥5mm 时为阳性[3]。在评判每个患者的试验结果时，参考人群中患病率是重要的。这种皮内试验对皮肤利什曼病的现症感染的诊断没有帮助，阳性结果可能表明既往感染史。此外，在不同的利什曼原虫之间也存在交叉反应的问题，因此 Montenegro 试验不适用于有不同利什曼原虫重叠感染的流行区域。

利用 PCR 技术检测利什曼原虫 DNA 的分子诊断试验已开展多年。可以通过核 DNA 进行检测，近年来，通过使用动质体微环 DNA 检测显著提高了诊断的灵敏度[29]。有些作者报道，本试验的灵敏度为 92%～98%，特异性达 100%[29]。各种临床标本，包括棉签、涂片标本或石蜡包埋的皮肤切片，均可作为 PCR 诊断 DNA 的来源。理想情况下，皮肤利什曼病的诊断应达到种和亚种的特异性水平，才会对治疗和预后具有意义。

治疗[4]

东半球

大多数溃疡会自行愈合，但尚不能预测每个患者的病程。合理的做法是尝试局部治疗单一的溃疡，对于多发难治性溃疡需要系统口服五价锑化合物进行治疗，它包括瘢痕导致的残疾或严重变形的溃疡；小腿或关节表面的不易愈合的溃疡；黏膜或软骨的溃疡；或由巴西利什曼原虫种属的寄生虫引起的溃疡等。可以每天将溃疡皮损加热到 40～42℃，持续几个小时以促进伤口愈合，但从技术层面上来看很难做到[30]。单个小溃疡可以用二氧化碳雪冷冻治疗[31]。局部麻醉下用刮勺刮除[32]，或用 1～2ml 葡萄糖酸锑钠或葡甲胺锑酸盐局部注射，一次或间隔几天再用一次，但需注意注射的技巧[33]。初步研究发现，使用氨基糖苷、氨基西汀或帕罗霉素软膏治疗本病具有应用前景，但其配方问题尚未得到解决[34]。

静脉或肌内注射葡萄糖酸锑钠或葡甲胺锑酸盐进行全身系统治疗，每日单次剂量为 20mg(锑含量)/kg，直到达到临床和病原学痊愈，并延长几天，通常为 15～21d[35]。由巴西利什曼原虫引起的溃疡应治疗整 21d。埃塞俄比亚利什曼原虫对上述治疗剂量的锑剂不敏感[37]，需要调整全身治疗方案，患者应使用戊烷脒，每次 4mg/kg，每周 1 次，疗程应足够长[37]。弥漫性皮肤利什曼病患者在临床治愈和可证实的病原学治愈之后，还需要进行数月的治疗[38]。复发性利什曼病(狼疮样利什曼病)可在结节切除术后局部注射锑剂或系统使用锑剂，同时使用类固醇对某些病例有所帮助[18]。严重的瘢痕可能需要整形修复。痊愈后，患者通常对同一种类的病原体的再次感染具有免疫力；已有报道，老年人可出现第二次溃疡，可能是由于不同酶谱型的病原体感染引起。免疫功能受损的宿主可能在暴露于感染性叮咬的多年后才会出现皮肤利什曼病。

很明显，现有的皮肤利什曼病治疗手段远远不能令人满意。更严重的问题是，在印度内脏利什曼病流行地区，有关使用五价锑剂治疗失败的病例报道日益增长，这一问题同样困扰从西半球旅行归国的英国皮肤利什曼病患者[39]。目前，也有使用锑剂和免疫增强剂联合治疗的新方案。静脉注射五价锑剂可导致许多常见的不良反应，包括肝、胰腺、肌肉骨骼和心脏毒性。中老年患者更容易出现上述症状，且较严重。

美洲皮肤利什曼病和黏膜皮肤利什曼病[16]

总结见表 33.6。巴西利什曼原虫圭亚那亚种引起的病变尤其容易复发。巴西利什曼原虫指名亚种引起的病变应在寄生虫学治愈后进行 1 周的系统治疗，以防止黏膜皮肤利什曼病的发生[40]。五价锑剂对从未经治疗的黏膜皮肤利什曼病患者有效，剂量为 20mg/(kg · d)，每天给药，持续 3～4 周[41]。但只有 20%的复发患者对该药有效。两性霉素是第二选择的药物，剂量为 1mg/kg，隔日服用，连续 2 个月。如果治疗剂量或疗程不足会导致复发和产生耐药。继发性感染应对症治疗。皮质类固醇有助于预防喉部水肿，否则会使喉部疾病的治疗复杂化。

米替福斯(Miltefosine)是一种口服烷基磷酸胆碱类药物，对皮肤、黏膜皮肤和内脏利什曼病均有一定的治疗作用。磷酸胆碱类似物，被认为能够干扰细胞信号通路，并可能干扰寄生虫脂质生物合成酶的合成。米替福斯对巴西利什曼原虫巴拿马亚种、巴西利什曼原虫圭亚那亚种和巴西利什曼原虫指名亚种感染均有一定的抑制作用[42-45]。有关米替福斯治疗东半球利什曼病疗效的证据有限。米替福斯的不良反应包括厌食、恶心、呕吐和腹泻。孕妇禁用此药。本品口服剂量为 2.5 mg/kg(最大剂量 150 mg)，每日 1 次，连续 28d。

旅游者皮肤利什曼病

在全球非流行地区，越来越多的常见和罕见类型的皮肤利什曼病被报道。伦敦热带病医院最近的一项回顾性研究发现有 50 多例新发病例，包括由热带利什曼原虫、巴西利什曼原虫指名亚种、硕大利什曼原虫和杜氏利什曼原虫种属引起的东西半球的皮肤感染。在西半球获得感染的患者表现出更严重的临床症状，因此在早期阶段就获得了医疗转诊。通过四个标准的检查确定诊断，包括吉姆萨染色涂片直接镜检、组织病理学 HE 染色，寄生虫培养和 PCR 分子生物学诊断。静脉注射或局部注射葡萄糖酸锑钠和其他不常使用的药物治疗，大多数患者能够被治愈。每日口服伊曲康唑或别嘌醇，并联合每周一次局部注射葡萄糖酸锑钠，治疗单纯性皮肤利什曼病已取得成功。在英国，采取提高全科医师、皮肤科医师的专业素质，并对公众进行宣传教育的策略，旨在提高全民对皮肤利什曼病的防范意识。

内脏利什曼病

定义和命名法

杜氏利什曼原虫指名亚种及其近亲杜氏利什曼原虫婴儿亚种与其他感染人类的利什曼原虫不同，通常具有嗜内脏性，可引起严重的全身感染，并伴有皮肤表现。

> 同义名
> - 黑热病
> - 热死病
> - Dum-dum 热

流行病学

发病率及患病率

内脏利什曼病主要分布在 4 个动物地理学区域（见表 33.5）。传播仅限于人类住所周围，在地中海地区发病趋于稳定。犬类是利什曼原虫的宿主。儿童易感性最高。

年龄

被传染的成年人往往会产生自愈性的皮肤溃疡。在巴西人类住所周围的传播主要由于猎狐行为导致被传染年长孩子。东非也有类似的年龄组发病，但其疾病传播发生在夜间的室外。在印度，人类是利什曼原虫的宿主，大约每 15 年发生一次暴发，且任何年龄段的未感染者均有易感性，在这四个地域内，任何年龄的旅行者和游客都容易受到感染。

病理生理学

病原体（图 33.55）

- 杜氏利什曼原虫指名亚种
- 杜氏利什曼原虫婴儿亚种

90%以上的患者为亚临床感染，皮肤超敏反应和免疫反应启动[1]。在另外一些患者，特别是营养不良的人杜氏利什曼原虫，侵入并在脾脏、肝脏、淋巴组织、骨髓和肠黏膜下层的网状内皮细胞中繁殖。网状内皮系统的受损与多克隆 IgG 的过度产生、特异性抗体的产生以及高滴度免疫复合物和各种自身抗体的形成有关。

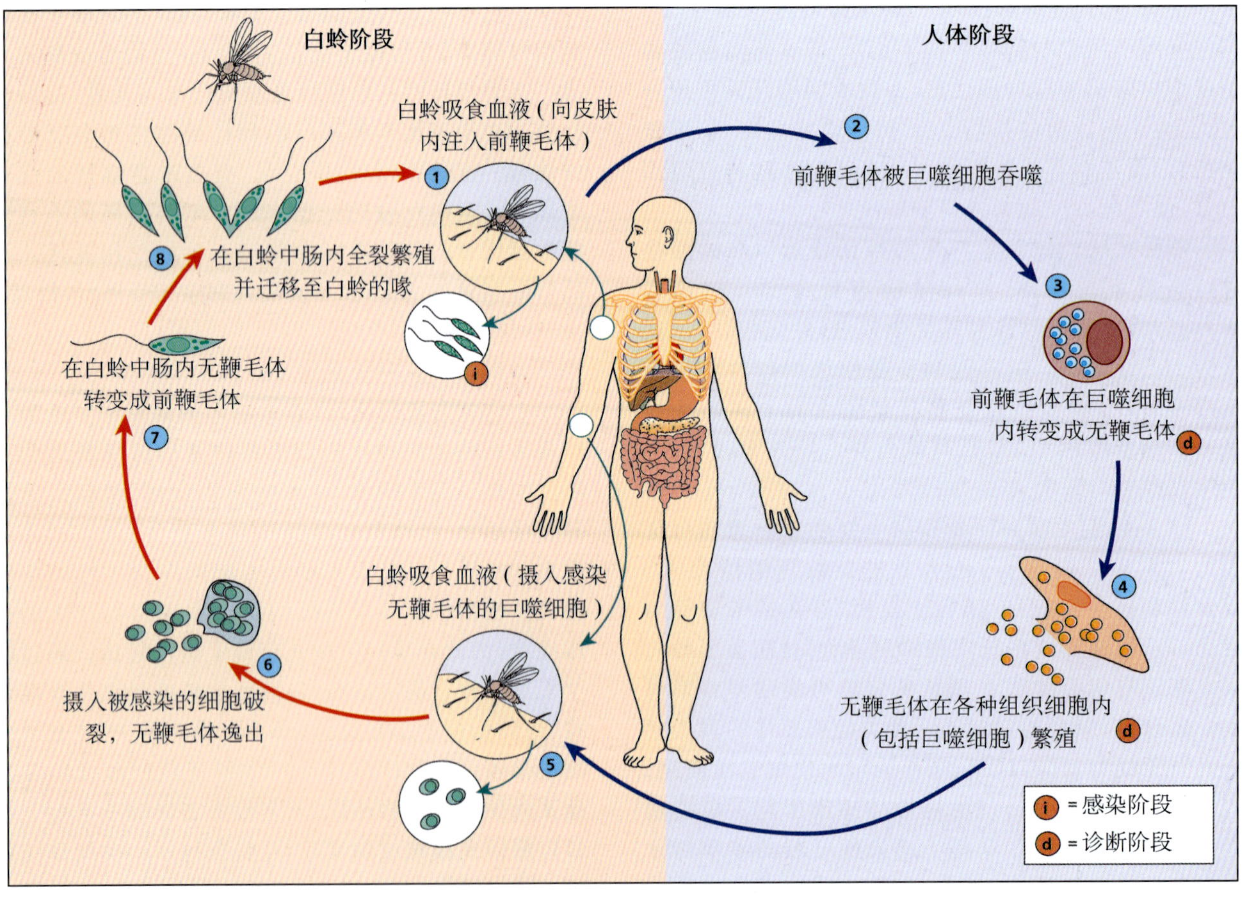

图 33.55 利什曼原虫生活史（由疾病预防和控制中心提供。http://www.cdc.gov/parasites/leishmaniasis/biology.html 2014 年 10 月获取）

临床特征

概述[2]

经过数周至数月，有时甚至超过一年的潜伏期后发热可呈隐匿或暴发性。最常见的伴随症状是乏力、脾大引起的不适、咳嗽、腹泻和鼻衄。脾大是主要的体征；在一些流行地区，患者也会出现肝肿大、淋巴结增大和营养不良的症状，包括足部水肿、非洲人红直发和消瘦。脾功能亢进导致贫血、白细胞减少和血小板减少。直到疾病晚期才会出现器官功能的衰竭，但细胞介导的特异性和非特异性免疫功能会受到抑制。继发性感染很常见，并且往往是致命的[3]。

在非洲，少数皮肤利什曼病患者以皮肤溃疡为原发损害的病例已有报道，罕有患者同时伴发黏膜损害。尤其是在印度人，面部、手足和腹部的皮肤会有色素沉着，甚至变黑(即黑热病就是黑色的疾病)。尽管有时会有鼻衄和黄疸，但没有皮肤出血的证据。在伊朗，泛发皮肤损害的病例已经被发现[4]。

临床变异

黑热病后皮肤利什曼病(PKDL)(利什曼皮疹)

5%的东非患者和 20%的印度患者皮疹会在内脏疾病自发或经治疗痊愈后出现。但有一小部分 PKDL 患者没有内脏疾病的病史。在非洲[5]，皮疹开始出现于恢复期，发生在脸颊、下颌、耳廓、前臂伸侧、臀部和小腿部位(图 33.56)。通常，皮损由散在的丘疹组成，组织病理学上表现为结核样结节，很少见到病原体。利什曼素皮肤试验呈阳性。经过数个月，皮疹可自愈。据推测，它代表了获得特异性细胞免疫，清除残留在皮肤上分散的病原体。细胞免疫和五价锑剂在皮肤中的疗效均低于内脏。

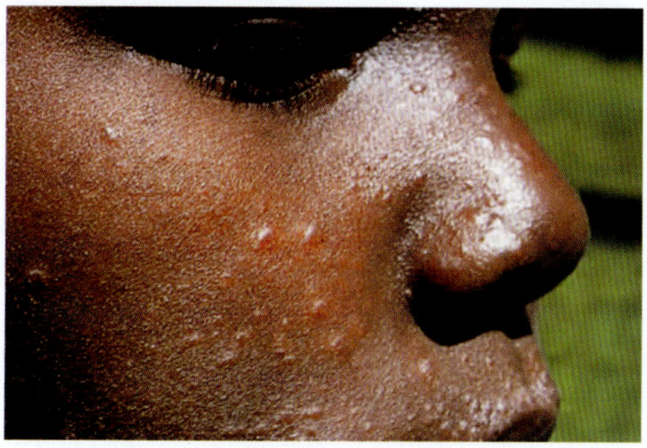

图 33.56　黑热病后皮肤利什曼病

来自一个肯尼亚人经治疗 6 周后面部出现典型的丘疹并且自愈。(由 J. D. Chulay 医生提供)

相比之下，在印度，皮疹出现于疾病痊愈后 1～2 年，为色素减退斑，其外观和分布与瘤型麻风相似(图 33.57)。经过数年或数月的时间，这些斑点开始发展为弥漫性结节(图 33.58)。皮疹是多年来逐渐形成的，很少能自行愈合。可累及舌部、上腭和生殖器。可有淋巴结增大，但不累及内脏，既往全身性感染没有复发的特点。据推测，这可能是由于细胞免疫对杜氏利什曼原虫皮肤突变体产生抵抗的原因。PKDL被

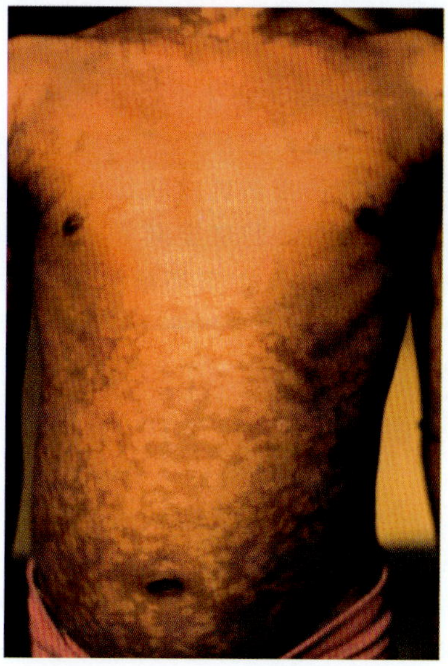

图 33.57　印度人感染黑热病后的皮肤利什曼病，显示广泛的色素减退性斑疹

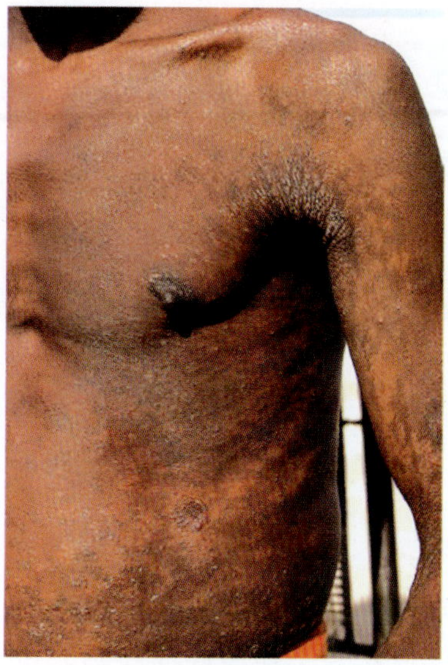

图 33.58　印度人感染黑热病后的皮肤利什曼病。比图 33.59 所示的更晚期阶段，丘疹开始形成

第3部分

认为是印度内脏利什曼病的传染源。组织学显示慢性炎症细胞低分化浸润，真皮巨噬细胞中可见数量不等的利什曼原虫[6]。利什曼虫素皮肤试验通常为阴性，但在成功治疗后变为阳性[7]。

并发症及合并症

HIV 患者合并内脏利什曼病[8]（第 31 章）

这两种重叠感染的主要区域在欧洲南部，特别是西班牙。利什曼病可在感染 HIV 之前或之后获得，因此可能是原发性感染或 HIV 病毒感染后的继发性感染。部分患者无发热和脾肿大的典型特征，血清学检查呈阴性。有时，这种寄生虫也会偶然在卡波西肉瘤活检组织中被发现。已有报道，内脏杜氏利什曼原虫合并艾滋病患者的播散性皮肤纤维瘤样皮损中含有无鞭毛体[9]。骨穿和脾脏穿刺可见大量的利什曼原虫。本病复发率和死亡率都很高，应延长治疗时间，并通过脾穿刺进行监测。

检查

在内脏利什曼病，依次可在脾脏、骨髓、肝脏或淋巴结穿刺物中发现数量不等的利什曼原虫（图 33.59）。在 PKDL 中，皮损组织切片染色通常为阳性。利什曼原虫的抗体可通过多种技术检测：通常采用间接免疫荧光法、ELISA 法和直接凝集反应试验[10]。除非洲 PKDL 外，利什曼素皮内试验为阴性。

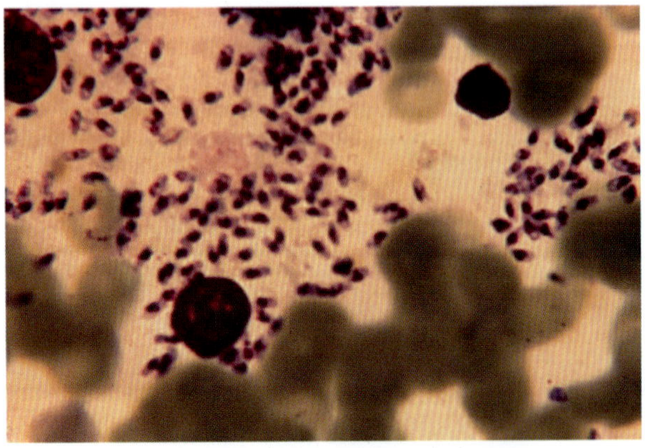

图 33.59 婴儿利什曼原虫无鞭毛体骨髓涂片，来自内脏利什曼病合并艾滋病患者（由英国伦敦热带病医院 A. H. Moody 医生提供）

治疗

对于内脏利什曼病，两性霉素 B 脂质体是具有最高的治疗价值和安全性最好的药物[11]。含锑类药物，如葡萄糖酸锑钠和葡甲胺锑酸盐仍然是最广泛使用的药物。未经治疗的患者病死率超过 90%。对伴发的贫血、出血和继发性感染的患者给予支持治疗都是最佳治疗方案的一部分。

米替福斯（Miltefosine）是另一种经批准的口服药物用于治疗杜氏利什曼原虫感染导致的体重超过 30kg 的成人内脏利什曼病，美国食品药品监督管理局推荐方案为：体重 30～44kg 的患者使用剂量为 50mg，每天 2 次，持续 28d；体重 45kg 以上的患者，推荐剂量为 50mg，每天 3 次，持续 28d[12]。这种疗法的作用机制尚不清楚。磷酸胆碱类似物，被认为可干扰细胞信号通路，并可能干扰寄生虫脂质生物合成酶的合成[13]。印度的一项临床试验显示，在 299 例患者的队列研究中，这种药物 6 个月的治愈率为 94%[14]。

阶梯治疗

一线治疗

- 两性霉素 B 脂质体，3mg/(kg · d)，7～10d
- 米替福斯，对于感染杜氏利什曼原虫体重≥30kg 的成年患者：30～44kg 者，50mg，每日 2 次，连用 28d；≥45kg 者，50mg，每日 3 次，连用 28d

二线治疗

- 两性霉素 B 去氧胆酸盐，0.75～1.0mg/kg，静脉注射，隔日 1 次，持续 30d
- 葡萄糖酸锑钠，每日 20mg/kg，静脉注射或肌内注射，持续 28d

弓形虫病

定义

弓形虫病是由胞内原生动物刚地弓形虫引起的。大多数感染者没有症状，皮肤受累罕见。描述如下。

病理生理学

病理学

弓形虫容易侵犯网状内皮系统和血管内皮，形成肉芽肿，受累组织坏死。

致病病原体

- 刚地弓形虫

本病由刚地弓形虫引起。刚地弓形虫是一种微小的孢子体，通常呈新月形。1908 年首次在北非啮齿动物刚地梳趾鼠身上发现。猫是明确的宿主，在猫的粪便中可以发现弓形虫包囊。啮齿动物和鸟类是中间宿主。包括人类在内的大型哺乳动物通过食用受感染的生肉或食用受污染的食物或水进而摄入虫卵而感染。

临床特征

概述

弓形虫病在人类表现为四种类型的病变[1]。

1. 急性发热性淋巴结病。

2. 胎儿感染，造成脑组织损伤。

3. 眼病，通常是由于胎儿感染的复发。

4. 免疫缺陷患者中发生播散性疾病，包括 HIV 感染者，引起暴发性脑炎。

皮损不常见，也无特异性。先天性弓形虫病，以黄疸和出血性皮疹为主[1]。偶尔可见异常的毛发生长和剥脱性皮炎。获得性弓形虫病(后天弓形虫病)，会出现黄疸、斑丘疹、丘疹和出血热，并可继之出现猩红热样脱屑。本文描述了一种皮肌炎样综合征[2,3]，并报道了一例与移植物抗宿主病临床症状相似的病例[4]。其他多种多样的皮损也已被报道，包括水疱和大疱[5]、结节[6,7]、网状青斑、荨麻疹和一种突发性苔藓样糠疹样损害。是否存在因果关系尚不明确。

检查

诊断以临床证据为依据，可通过淋巴结、肝脏、脾脏、骨髓、脑脊液和心包液活检，找到病原体进行确诊。通常采用血清学方法进行诊断。包括以下几种方法。

1. Sabin-Feldman 染色试验检测抗体，主要检测 IgG 抗体，早期可呈阳性，1～2 年后呈下降趋势。

2. 寄生虫直接凝集素反应试验，检测 IgM 和 IgG 抗体，用于疾病筛查。

3. 间接免疫荧光法，简便、安全，可用于 IgM 抗体与 IgG 抗体的鉴别，也可用 ELISA 法检测 IgM 抗体。

治疗

磺胺类药物和乙胺嘧啶(达拉匹林®)联合治疗有效[4]。严重的不良反应是由于乙胺嘧啶拮抗叶酸代谢所致，因此服用乙胺嘧啶的患者应同时服用亚叶酸。免疫正常的感染者通常不需要治疗。

复方磺胺甲噁唑是治疗免疫功能低下患者中枢神经系统弓形虫病的首选药物。

(译者：冯文莉 李永荷 吕亚萍 杨璐 **一审：**李永荷 冯文莉 **二审：**王兴旺 **三审：**王清玉 **润色：**陈垚)

参考文献

所有文献请查阅网址：www. rooksdermatology. com.
以下列出的是重要参考文献。

Infection with human nematodes

Onchocerciasis

[1] Brattig NW. Pathogenesis and host responses in human onchocerciasis: impact of Onchocerca filariae and Wolbachia endobacteria. *Microbes Infect* 2004;6:113.

[2] Basáñez MG, Pion SD, Churcher TS, *et al*. River blindness: a success story under threat? *PLoS Med* 2006;3:e371.

[3] Connor DH, Morrison NE, Kerdel-Vegas F, *et al*. Onchocerciasis. Onchocercal dermatitis, lymphadenitis and elephantiasis in the Ubangi territory. *Hum Pathol* 1970;1:553-79.

[4] Gibson DW, Heggie C, Connor DH. Clinical and pathologic aspects of onchocerciasis. *Pathol Annu* 1980;15:195-240.

[5] Mackenzie CD. Eosinophil leukocytes in filarial infections. *Trans R Soc Trop Med Hyg* 1980;74:51-8.

[6] Connor DH, Gibson DW, Neafie RC, *et al*. Sowda-onchocerciasis in North Yemen. A clinicopathologic study of 18 patients. *Am J Trop Med Hyg* 1983;32:123-37.

[7] Garate T, Conraths FJ, Harnett W, *et al*. Identification of *Onchocerca volvulus* collagen as an antigen mainly recognised by antibodies in chronic hyper-reactive onchodermatitis(sowda). *Am J Trop Med Hyg* 1996;54:490-7.

[8] Akuffo H, Maasho K, Lavebratt C, *et al*. Ivermectin-induced immunopotentiation in onchocerciasis; recognition of selected antigens following a single dose of ivermectin. *Clin Exp Immunol* 1996;103:244-52.

[9] Boatin BA, Richards FO Jr. Control of onchocerciasis. *Adv Parasitol* 2006;61:349-94.

[10] Hay RJ, Mackenzie CD, Guderian R, *et al*. Onchodermatitis-correlation between skin disease and parasitic load in an endemic focus in Ecuador. *Br J Dermatol* 1989;121:187-98.

Lymphatic filariasis

[1] Sasa M, ed. *Human Filariasis. A global survey of epidemiology and control*. Baltimore: University Park Press, 1976.

[2] Wilson T. Filariasis in Malaya-a general review. *Trans R Soc Trop Med Hyg* 1961;55:154-9.

[3] Dennis DT, Partono F, Atmosoedjono PS, Saroso JS. Timor filariasis: epidemiologic and clinical features in a defined community. *Am J Trop Med Hyg* 1976;25:797-802.

[4] Denham DA, McGreevey PB. Brugian filariasis. Epidemiology and experimental studies. *Adv Parasitol* 1977;16:243-52.

[5] Davis BR. Filariasis. *Dermatol Clin* 1989;7:313-21.

[6] Feinsod FM, Faris R, Gad A, *et al*. Clinical manifestations of Wucheria bancrofti filariasis in an endemic village in the Nile delta. *Ann Soc Belge Med Trop* 1987;67:259-65.

[7] Partono F. Filariasis in Indonesia. Clinical manifestations and basic concepts of treatment and control. *Trans R Soc Trop Med Hyg* 1984;78:9-12.

[8] Ciba Foundation. Filariasis. *Ciba Found Symp* 1987;127:1-305.

[9] Weil, GJ, Ramzy RMR. Diagnostic tools for filariasis elimination programs. *Trends Parasitol* 2007;23:78-82.

[10] Zhong M, McCarthy J, Bierwert L, *et al*. A polymerase chain reaction assay for detection of the parasite *Wuchereria bancrofti* in human blood. *Am J Trop Med Hyg* 1996;54:357-63.

Infection with trematodes

Schistosomiasis

[1] Mahmoud AAF, ed. Schistosomiasis. In: Mahmoud AAF, ed. *Clinical Tropical Medicine and Communicable Diseases*. London: Baillière Tindall, 1987:1-32.

[2] World Health Organization(WHO). *Atlas of the Global Distribution of Schistosomiasis*. Geneva: WHO Parasitic Diseases Programme, 1987.

[3] Davis A. Recent advances in schistosomiasis. *Q J Med* 1986;58:95-110.

[4] Warren KS, Domingo EO, Cowan RBT. Granuloma formation around schistosome eggs as a manifestation of delayed hyper-

第3部分

sensitivity. *Am J Pathol* 1967;51:735-81.

[5] Gonzalez E. Schistosomiasis, cercarial dermatitis and marine dermatitis. *Dermatol Clin* 1989;7:291-300.

[6] Colley DG, Savage AM, Lewis FA. Host responses induced and elicited by cercariae, schistosomata and cercarial antigen preparations. *Am J Trop Med Hyg* 1977; 26 (Suppl.): 88-91.

[7] Torres VM. Dermatological manifestations of *Schistosomiasis mansoni*. *Arch Dermatol* 1976;112:1539-42.

[8] Adeyemi-Doro FAB, Osoba AO, Junaid TA. Perigenital cutaneous schistosomiasis. *Br J Vener Dis* 1979;55:446-9.

[9] Davis-Reed L, Theis JH. Cutaneous schistosomiasis: report of a case and review of the literature. *J Am Acad Dermatol* 2000;42:678-80.

[10] MacDonald DM, Morrison DA. Cutaneous ectopic schistosomiasis. *BMJ* 1976;2:619-20.

Infection with cestodes

Sparganosis

[3] Nelson S, Warschaw K. Protozoa and worms. In: Bolognia J, Jorizzo J, Schaffer J. *Dermatology*, 3rd edn. Philadelphia: WB Saunders/Elsevier, 2012.

[5] Griffin MP, Tompkins KJ, Ryan MT. Cutaneous sparganosis. *Am J Dermatopathol* 1996;18(1):70-2.

Infection with protozoa

Trypansomiasis

[1] Foulkes JR. Human trypanosomiasis in Africa. *BMJ* 1981; 283:1172-4.

[2] Spencer HC, Gibson JJ, Brodsky RE, *et al*. Imported African trypanosomiasis in the United States. *Ann Intern Med* 1975; 82:633-8.

[3] Romaña C. *Enfermedad de Chagas*. Buenos Aires, Argentina: Lopez Libreros Editores, 1963.

[4] Losavio A, Jones MC, Sanz OP, *et al*. A sequential study of the peripheral nervous system involvement in experimental Chagas' disease. *Am J Trop Med Hyg* 1989;41:539-47.

[5] Greenwood BM, Whittle HC. The pathogenesis of sleeping sickness. *Trans R Soc Trop Med Hyg* 1980;74:716-25.

[6] Pifano F. *Aspectos de Medicina Tropical de Venezuela*. Caracas: OBE, 1964.

[7] Gelfand M. The early clinical features of rhodesiense trypanosomiasis with special reference to the 'chancre' (local reaction). *Trans R Soc Trop Med Hyg* 1966;60:376-9.

[8] Merklen FP, Riou MV, Solente G, *et al*. Trypanosomiase cutaneé, type d'érythme annulaire centrifuge avec manifestations ganglionnaires discretes. *Bull Soc Fr Dermatol* 1956; 63:424-5.

[9] Scott JA, Davidson RN, Moody AH, *et al*. Diagnosing multiple parasitic infections: trypanosomiasis, loiasis and schistosomiasis in a single case. *Scand J Infect Dis* 1991; 23: 777-80.

[10] Greenwood BM. African trypanosomiasis. In: Weatherall DJ, Ledingham JGG, Warrell DA, eds. *Oxford Textbook of Medicine*, 2nd edn. Oxford: Oxford University Press, 1987.

Leishmaniasis

Cutaneous leishmaniasis

[1] Rioux JA, Groubert JR, Lanotte G, *et al*. Un cas de leishmaniose autochtone de la muqueuse nasale. *Les Cahiers D'orl* 1980;15:423-5.

[2] Bryceson ADM. Clinical variations associated with various taxa of Leishmania. In: *Coll Int CNRS/INSERM*, 1984. Montpelier, France: IMEEE, 1986:221-8.

[3] Leewenberg J, Bryceson ADM, Mbugua GG, *et al*. The use of the leishmanin test to define transmission in Baringo District, Kenya. *E Afr Med J* 1983;60:81-4.

[4] Lainson R. The American leishmaniases. Some observations on their ecology and epidemiology. *Trans R Soc Trop Med Hyg* 1983;77:569-96.

[5] Weatherall DJ, Ledingham JGG, Warrell DA, eds. *Oxford Textbook of Medicine*, 2nd edn. Oxford: Oxford University Press, 1987.

[6] Bellazoug S, Ammar-Khodja A, Belkoid M, *et al*. La leishmaniose cutanée du nord d'Algerie. *Bull Soc Pathol Exot Filiales* 1985;75:615-22.

[7] Briffa CV. Cutaneous leishmaniasis in the Maltese Islands. *Br J Dermatol* 1985;113:370-1.

[8] Lainson R, Shaw JJ. Evolution, classification and geographical distribution. In: Peters W, Killick-Kendrick R, eds. *The Leishmaniases in Biology and Medicine*, Vol. 1. London: Academic Press, 1987:1-120.

[9] World Health Organization (WHO). *The Leishmaniases. Report of WHO Expert Committee*. Technical Report Series, 701. Geneva: WHO, 1984.

[10] Bellazoug S. Une épidemie de leishmaniose cutanée dans la région de M'Sila (Algérie). *Bull Soc Pathol Exot* 1983;75: 497-504.

Visceral leishmaniasis

[1] Pampiglione S, Manson-Bahr PEC, La Placa M, *et al*. Studies on Mediterranean leishmaniasis. 3. The leishmanin test in kala-azar. *Trans R Soc Trop Med Hyg* 1975;69:60-8.

[2] Rees PH, Kager PA. Visceral leishmaniasis and postkala-azar dermal leishmaniasis. In: Peters W, Killick-Kendrick R, eds. *The Leishmaniases in Biology and Medicine*, Vol. 2. London: Academic Press, 1987:114-22.

[3] Ho M, Koech DK, Iha DW, *et al*. Immunosuppression in Kenyan visceral leishmaniasis. *Clin Exp Immunol* 1983;51:207-14.

[4] Kumar PV, Sadeghi E, Torabi S. Kala azar with disseminated dermal leishmaniasis. *Am J Trop Med Hyg* 1989;40:150-3.

[5] Rashid JR, Chunge CN, Oster CN, *et al*. Post kala-azar dermal leishmaniasis occurring after long cure of visceral leishmaniasis in Kenya. *E Afr Med J* 1986;63:365-71.

[6] Sen Gupta PC, Bhattacharjee B. Histopathology of post kala-azar dermal leishmaniasis. *J Trop Med Hyg* 1953; 56: 110-16.

[7] Haldar JP, Ghose S, Saha KC, *et al*. Cell mediated immune response in Indian kala azar and post-kala-azar dermal leishmaniasis. *Infect Immun* 1983;42:702-7.

[8] Montalban CK, Martinez-Fernandez R, Calleja JL, *et al*. Visceral leishmaniasis (kala-azar) as an opportunistic infection in patients infected with the human immunodeficiency virus in Spain. *Rev Infect Dis* 1989;11:655-60.

[9] Forsyth SF, Lawn SD, Miller RF, *et al*. Multiple dermatofibroma-like lesions in a HIVpositive patient coinfected with visceral leishmaniasis. *Br J Dermatol* 2003;148:185-6.

[10] Ho M, Leewenberg J, Mbugua G, *et al*. An enzyme-linked immunosorbent assay (ELISA) for field diagnosis of visceral leishmaniasis. *Am J Trop Med Hyg* 1983;32:943-6.

第3部分

34

第 34 章

节肢动物

Gentiane Monsel[1], Pascal Delaunay[2], Olivier Chosidow[1]

[1] UPEC-Université Paris-Est Créteil Val de Marne, Department of Dermatology, Hôpital Henri Mondor, Créteil, France

[2] Department of Parasitology-Mycology, Centre Hospitalier Universitaire de Nice, Hôpital de l'Ardet, Nice, France

节肢动物皮肤病

定义

节肢动物是最古老的动物之一。其特点是身体分段，成对、分节的附肢（腿和触角），体表覆盖几丁质外骨骼，两侧对称。它们只能通过蜕皮方式生长。节肢动物通常经历以下生命阶段：卵、幼虫或蛹，最后成为成虫（雄性或雌性）。节肢动物门是最多样化的动物门类，大多数种类属于昆虫纲。节肢动物可分为两类：具有触角的具颚动物和没有触角的螯肢动物。具颚动物包括昆虫类、唇足类和倍足类。螯肢动物包括蝎子、蜘蛛和螨虫。

病理生理学

节肢动物通过多种机制[1-4]侵犯皮肤，多种机制可同时发生。

机械损伤

节肢动物穿透皮肤产生的刺伤或割裂伤几乎很少对宿主产生严重的后果。损伤类型取决于动物的口器，不同物种间差异显著。它们有两种吸血途径：“血管吸食者”将口器的尖端插入毛细血管吸食血液，而“储池吸食者”则撕裂皮肤，损坏血管，吸食破损血管溢出的血液。血管吸食者包括吸血虱子（虱目）和大多数蚊子，储池吸食者包括螯蝇和舌蝇。

刺激性、细胞毒性或药理活性物质的注入

节肢动物通过叮咬注入机体的物质可能含有药理活性，这些物质能够产生局部反应，如果剂量足够，也可引起系统性效应。它们的唾液分泌物和毒液可能含有各种酶，如透明质酸酶、蛋白酶、肽酶和磷脂酶，激肽，组胺释放剂，组胺，5-羟色胺或乙酰胆碱。

潜在过敏原的注入

宿主被节肢动物咬伤或螯伤后的大多数反应取决于体内是否存在针对节肢动物唾液或毒液中抗原物质的特异性抗体。使用现代免疫学技术对许多物种的毒液囊和唾液腺的提取物进行研究表明，提取物中存在许多抗原，一些是针对单个物种的特异性抗原，另一些是针对几个相关物种或者是相关属的共同抗原[5]。

由节肢动物咬伤或蜇伤的个体患者引起的反应类型主要取决于先前接触相同或相关物种的情况。当个体被唾液分泌物不含直接有害物质的物种第一次叮咬时，通常不会有任何反应。反复叮咬后，过敏症状开始显现，表现为每次叮咬后约 24h 出现瘙痒性丘疹，并持续数天。随着暴露时间的延长，发生即刻风团样症状，随后出现延迟丘疹反应。继续暴露一段时间后，延迟反应不再发生，直至最终完全没有反应。患者因此获得了免疫。Mellanby[6]用蚊子叮咬证明了这一系列事件，在许多其他节肢动物的叮咬中也显示了类似的反应。

一些患者表现出对节肢动物过敏原的严重全身过敏反应。膜翅目（蜜蜂、黄蜂、大黄蜂）的毒液中的抗原物质比大多数其他昆虫的抗原更有可能引起严重的全身超敏反应。

患者对抗原刺激的反应能力也是决定对节肢动物反应的一个重要因素。由于疾病或治疗而导致免疫抑制的患者的反应会发生改变。这方面的例子包括在免疫抑制个体中发生厚痂性疥疮，以及慢性淋巴细胞白血病、HIV 感染和 EB 病毒相关的自然杀伤细胞白血病/淋巴瘤患者被咬伤后的反应。在 HIV 感染的个体中，瘙痒性丘疹可能是被节肢动物叮咬后引起的反应。最广为接受的假设是，在易感 HIV 感染者亚群中，对节肢动物抗原的免疫反应发生了改变和夸大[7]。

“虫咬过度反应”，又称“虫咬样反应”或“嗜酸性粒细胞增殖暴发性疾病”，是慢性淋巴细胞白血病患者中较为常见且令人烦扰的皮肤反应[8]。它可能与慢性淋巴细胞白血病伴发的免疫失调有关，并因外界因素进一步加剧，包括现实中的昆虫叮咬、化学免疫治疗和化脓性感染。本诊断的依据是嗜酸性粒细胞浸润性皮炎的临床特征及活检结果[9]。

继发感染

细菌感染可能在机体被咬伤时就已出现，但通常是由于搔抓所致，并可能使临床表现更易混淆。由链球菌蜂窝织炎合并昆虫叮咬引起的腔室症候群已有报道[10]。

入侵宿主组织

某些苍蝇会引起蝇蛆病，系因其幼虫入侵宿主组织而发病。

接触反应

仅仅接触某些节肢动物的分泌物，或与它们的活体或尸体接触，即可引起刺激性或过敏性接触反应。例如，水疱甲虫的分泌物会产生严重的刺激性反应，反复接触蟑螂会诱发接触性荨麻疹和皮炎。

残留口器的反应

持续的肉芽肿性丘疹或结节可由残留的口器，例如蜱的口器引起。

疾病的传播

节肢动物是许多疾病的媒介，例如疟疾（蚊子）、利什曼病（沙蝇）和斑疹伤寒（虱子）（表 34.1）。

表 34.1 经节肢动物传播的主要疾病

节肢动物	传播的疾病
昆虫纲	
蚊子和苍蝇	疟疾，黄热病，登革热，病毒性脑炎，盘尾丝虫病，利什曼病，昏睡病，西尼罗热
跳蚤	鼠疫，斑疹伤寒
虱子	斑疹伤寒，战壕热，回归热
猎蝽虫	恰加斯病
蟑螂	细菌？
蛛形纲	
蜱类	莱姆病，落基山斑疹热，蜱虫麻痹，科罗拉多蜱虫热，巴贝西虫病，埃利希虫病，Q热，兔热病
螨虫	恙虫病

环境因素

个体所接触到的节肢动物物种的范围，是由许多环境和社会因素决定的。

生活和工作在热带气候的人往往穿较少的衣服，因此身体存在更多的暴露部位被叮咬和螫伤。衣服本身对于体虱的生存是必不可少的，衣服收紧的部位会影响由某些螨虫(如收获螨虫)引起的皮肤损伤的分布。

某些职业对节肢动物的反应风险增加[11]。例如，林业工人更可能接触到某些鳞翅目毛虫的螯毛，装卸食品的码头工人更可能会受到货物上的螨虫的攻击。

在一些社群中，人们受到与他们同居的家畜身上的寄生虫的攻击。

房屋因素会在许多方面影响着人们是否暴露于节肢动物的攻击之下。过于拥挤的家庭有利于外寄生虫的传播，如虱子和疥螨，而破旧房屋为臭虫提供了一个理想的栖息地。蜘蛛和蝎子喜欢栖息在车库、室外房屋和木桩中。

宿主吸引节肢动物的途径包括体热、呼出空气中的二氧化碳(例如，蚊子、蜱、跳蚤、臭虫)、视野(例如，采采蝇)以及由宿主引起的空气移动或振动(例如，跳蚤)[12]。人类的汗水含有蚊子引诱剂，止汗剂可以避免吸引蚊子叮咬[13,14]。人类皮肤微生物群可能负责产生吸引蚊子的化合物，并且由于个体之间的微生物群存在差异，有体味的个体更易遭受叮咬[15,16]。最近的研究表明，感染疟疾的蚊子对人体气味表现出更强的兴趣[17]。人类的气味似乎在吸引沙蝇方面也起到了一定的作用[18]。孕妇似乎较普通人对蚊子更有吸引力[19,20]。

另外，接受抗逆转录病毒治疗并患有脂肪萎缩的艾滋病病毒感染者更容易被蚊子叮咬[21]。

摄入酒精似乎也能增加对蚊子的吸引力[22]。

某些种类的苍蝇被皮肤溃疡和脓性物质所吸引，它们在这些物质中产卵。

昆虫信息素在大量膜翅目昆虫的攻击中起作用。蜜蜂在螫人的时候，会从其螫室的腺体中释放出一种报警信息素，这种信息素会引导其他蜜蜂攻击入侵者。

病理[23-25]

节肢动物咬伤相关的组织病理学改变取决于许多因素，包括所涉及的节肢动物、引起的免疫反应类型和损伤的持续时间。急性期为呈楔形的浅、深层血管周围及间质的炎性浸润。通常伴有大量淋巴细胞和嗜酸性粒细胞混合浸润，但也可见中性粒细胞和组织细胞。中性粒细胞在对跳蚤、蚊子、火蚁和棕色隐遁蛛的反应中可能占主导地位。

被节肢动物咬伤后急性发热性嗜中性皮病样反应也有报道[26]。最明显的浅层浸润处可见海绵水肿，有时伴有囊泡形成或表皮坏死。

丘疹性荨麻疹有明显的乳头状真皮水肿和血管周围慢性炎性浸润，伴有大量嗜酸性粒细胞。大疱性反应或多或少发生在完整表皮之下，可能是多房的。

在陈旧病灶中，搔抓可能会改变皮肤损伤的区域，导致角化异常和中性粒细胞和淋巴细胞的真皮浸润。

慢性反应常呈假性淋巴瘤样外观。真皮内有淋巴细胞和组织细胞浸润，伴有嗜酸性粒细胞和浆细胞，以及核深染的非典型单核细胞浸润。有时形成具有生发中心的次生淋巴滤泡。也可能有多核细胞浸润。如果存在残留的口器，也可能存在异物巨细胞。

与节肢动物相关的其他组织病理学特征在本章的相关章节中均有注明。

临床特征

节肢动物种类繁多，觅食习性不同。个体患者对注入的各种刺激物和过敏原的反应不同，决定了临床特征的多样性。任何节肢动物咬伤都可能是完全无症状的。个别节肢动物产生的病变的类型和分布将在本章的相关章节中讨论。表 34.2 为主要的节肢动物咬伤的临床及流行病学特征。节肢动物咬伤的临床特征没有特异性，所以诊断依赖于一系列论据，这些论据本身并不特定；具有提示作用的是诊断要素的协同。

表 34.2 节肢动物咬伤：主要临床症状和流行病学特征

节肢动物	体检临床特征	部位	瘙痒时间	发病环境
臭虫	3～4 个咬合点，呈直线或曲线	未遮盖区域	早晨	旅行
跳蚤	3～4 个咬合点，呈直线或曲线	潜在的任何地方	白天	宠物主人或农村居民
蚊子	非特异性丘疹	潜在的任何地方	按蚊属，夜晚；库蚊属，夜晚；伊蚊属，白天	全球分布
头虱[42]	虱卵附着在头发上，头上长有活虱，并伴有瘙痒、皮损	头皮、耳朵和脖子	全天	儿童、家长或与儿童接触者
体虱[42]	鳞屑丘疹和色素沉着，衣服内有虱子	背部	全天	无家可归者，发展中国家
疥疮[42]	囊肿、隧道、结节和非特异性继发性病变	指间间隙，前臂，乳房，生殖器	晚上	性传播、家庭或机构
蜱	移行红斑或溃疡	可能在任何地方	无症状的	宠物主人或徒步旅行者
球腹蒲螨[43]	彗星征，线性红斑性斑束	衣服下面	在栖息地内的任何时候	接触受木蛀虫污染家具的人士（腹侧痆原虫是一种木蛀虫寄生虫）
蜘蛛	坏死（罕见）	脸和手臂	立刻疼痛，不痒	农村生活

改编自 Bernardeschi[41] 等。资料来源和版权所有者：BMJ 出版集团有限公司。

最常见的反应是丘疹性荨麻疹（图 34.1）。起初，在被咬的部位会出现一种极度瘙痒的荨麻疹病灶，随后会出现一种坚硬的瘙痒丘疹，通常持续数天。肿块和丘疹可显示中央出血点，丘疹上可有小疱覆盖。病灶通常成簇出现，并以不规则的间隔在一簇中发展。

咬伤造成的皮肤损伤的数量和分布取决于暴露的类型和相关节肢动物的进食习惯。同一物种的重新叮咬通常会导致现有病变复发。

大疱性反应常见于小腿（图 34.2），但也可能发生在其他部位，尤其是儿童。下肢静脉高压时，可出现出血或溃疡性病变。有时可发现更严重的局部病变如蜂窝织炎和淋巴管炎，不伴有继发感染。据报道，暴发性假血管瘤样病变也是对节肢动物咬伤的反应[27,28]。

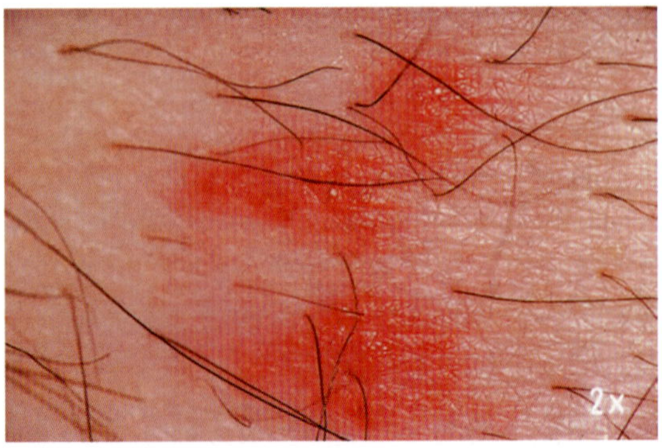

图 34.1 典型的丘疹性荨麻疹。图示情况是跳蚤叮咬后的反应

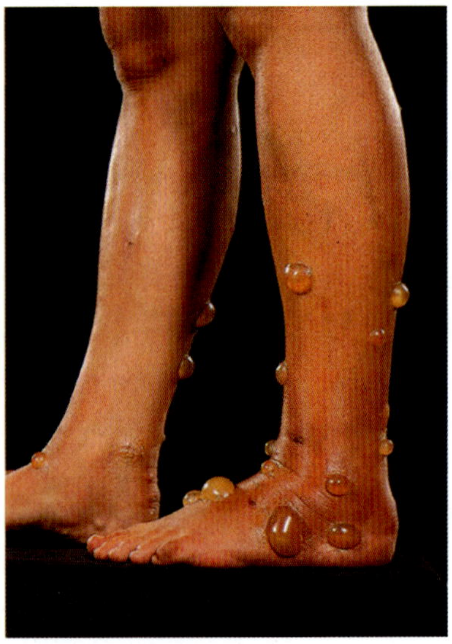

图 34.2 节肢动物咬伤后的大疱性病变（英国达勒姆 F. A. Ive 博士提供）

刺激持续存在,摩擦和抓挠可能会增加炎症的变化,并诱发湿疹。当叮咬非常多,或者局部反应严重时,可能会出现发热和不适。

继发性感染是常见的并发症,可表现为脓疱、毛囊炎、蜂窝织炎和淋巴管炎。

除了被膜翅目昆虫叮咬,过敏性休克是不常见的,但偶尔也见于一些其他节肢动物叮咬后的并发症。

咬伤反应可持续数月。蜱附着位置,即口器可能残留的部位,反应最有可能持续进行,但是蚊子和其他节肢动物的叮咬也可能如此。

调查

节肢动物咬伤的诊断通常是显而易见的,例如,炎热的夏日里,患者在花园中度过了一个下午,随后在皮肤暴露的区域出现典型的病变。然而,当咬伤来源不明确时,诊断就会出现困难。只有良好的临床观察和特定的问题会提示某种特定昆虫的侵入,收集这种昆虫对后续检查十分必要。

咬伤的分布可以为病因的确定提供某些线索(见表 34.2)。例如,当皮损位于腹部或大腿时,可能提示患者患有姬螯螨皮炎或与犬疥癣有过接触史;当皮损累及小腿时,病变可能由猫、狗身上的跳蚤引起。医师应该仔细询问患者及经常与患者往来的亲戚家中养宠物的情况,因为与宠物动物有关的体外寄生虫经常是节肢动物持续咬伤的来源。如果叮咬不是局部的,而是分散在全身各处,医师要考虑一下这可能是患者被卧室内节肢动物叮咬后的反应,比如鸟蚤、鸟螨或臭虫。询问患者最近是否搬家。这可能是新家的前主人饲养宠物动物,并留下了家养跳蚤。即使在新主人入住之前,房子里空了很长一段时间,跳蚤也会像茧一样等待新主人的到来。成年跳蚤在饥饿中存活的时间长短取决于物种和环境条件[12,29]——一种新出现的、未喂食的犬栉头蚤将存活大约 60d。如果没有它们的天然宿主,这种动物跳蚤种群通常只能存活几个月。

如果病史和检查没有提示问题的可能来源,或者如果皮肤科医师希望确认可疑来源,下列程序可能是有用的[30,31]。

1. 如果可能,应该检查患者的宠物动物是否有皮肤病的迹象。患姬螯螨皮炎和犬疥疮的动物会产生特征性变化[32]。皮肤刮伤将证实兽疥癣,用力梳理患有姬螯螨皮炎的狗皮毛上的鳞屑(图 34.3)将获取可识别姬螯螨属的材料。如果不能对动物进行检查,则应向患者提供一张黑色的纸,并要求患者收集刷了动物皮毛的刷子或梳子,以便随后进行检查。

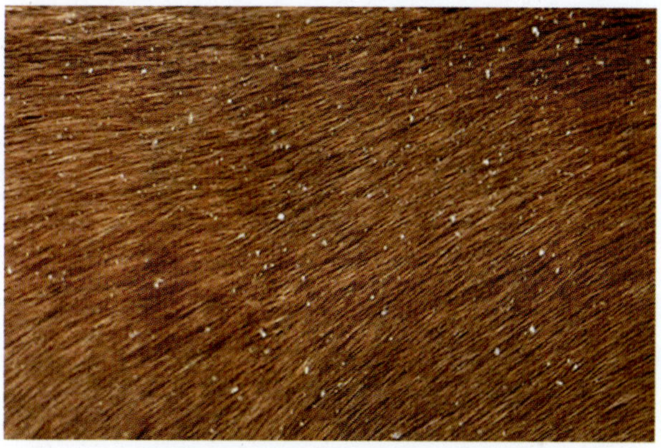

图 34.3 受姬螯螨感染的狗的皮毛中典型的重度鳞屑

2. 如果怀疑家猫或狗身上有跳蚤,通常可以通过检查宠物床上用品的碎屑来证实。给患者一个大的塑料袋,并指示他把宠物的被褥放在袋子里,用力摇晃几分钟。然后取出被褥,封好袋子,交给皮肤科医师进行碎片的显微镜检查。从宏观上看,跳蚤卵和粪便呈“胡椒和盐”状(图 34.4),幼虫为蛴螬样的。为了鉴定,成年跳蚤应在 10% 氢氧化钾中“净化”24h,以除去大部分色素并暴露解剖细节。猫和狗的跳蚤很容易识别,但如果遇到不熟悉的物种,应寻求对管翅目昆虫感兴趣的昆虫学家的帮助。正确的蚤类鉴定对于采取合理的防治措施具有重要意义[33]。

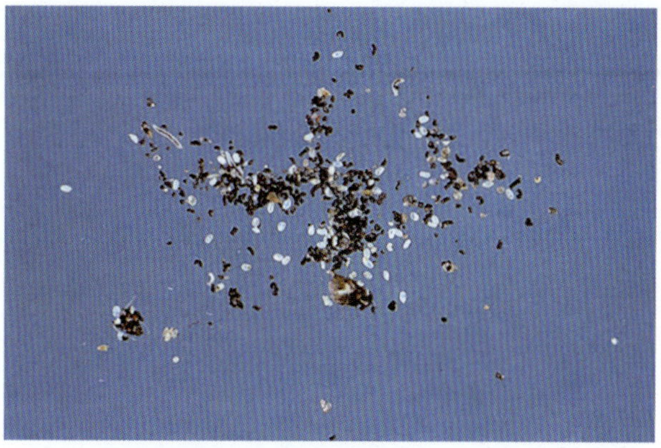

图 34.4 猫寝具碎片中跳蚤卵和粪便的典型“胡椒和盐”外观

3. 如果怀疑是寄居在鸟类身上的跳蚤或螨虫引起的问题,检查用吸尘器吸出卧室里的灰尘通常是有价值的。然而,这很费时,而且需要一些专业知识。

4. 如果有必要,可以到患者家中检查屋檐下是

第3部分

否有鸟窝，这些鸟窝可能是跳蚤或螨虫的来源，或从家庭宠物身上采集标本。

5. 与人类皮肤病可能有关的螨虫可以通过 Hewitt 等[34]所描述的技术从衣服、家具或床上用品中分离出来。

昆虫学家的帮助在这些情况下往往很有价值，不仅可以鉴定节肢动物，而且还可以就它们与这种情况的相关性提出建议。在“犯罪现场”发现的节肢动物可能是无关者。

在某些情况下，尽管进行了广泛的努力，咬伤的来源仍然不明，皮肤科医师只能用口服抗组胺药、局部止痒药和驱虫药对症治疗。

管理

预防：驱虫药[35-38]

几种策略可以用于避免节肢动物咬伤/螫伤和与节肢动物有关的疾病传播，包括防护服、浸渍杀虫剂的网和驱虫剂。关于后者，市售的驱虫剂主要有两类：植物源精油和合成化学品。前者包括香茅油、桉树油、薄荷油、茶树油、薰衣草、大豆油和印楝油。后者中的 DEET[N，N-二乙基间甲苯甲酰胺（或 N，N-二乙基 3-甲基苯甲酰胺）]则是最广泛使用的驱避剂。

最近推出的驱避剂包括 DEPA（N，N-二乙基苯乙酰胺）、PMD（对薄荷基-3，8-二醇）和辣椒合成衍生物苦味素。

遗憾的是，哪怕有这么多的药剂，它们的挥发性意味着驱避效果的短暂性（在 4～8h 之间），因此如果想要效用持久，只有通过反复涂抹来维持。

此外，有效性通常限于检测二氧化碳的窄谱敏感节肢动物（例如，蚊子、蜱、白蛉）。

综合管理

物种特异性治疗将在本章相关章节中讨论。

一般处理原则包括[39]：

- 通过清洗、去除残留的节肢动物部分来进行局部伤口护理。
- 通过使用冰袋、局部应用皮质类固醇、全身抗组胺药、局部注射麻醉药或有时使用全身镇痛药来处理疼痛和患者不适。
- 过敏（过敏反应）或中毒反应时的支持措施。
- 继发性感染的抗生素治疗。
- 针对特定种类的抗毒液血清注入，提供抗毒药物。
- 必要时预防破伤风。
- 使用提取的昆虫毒液进行毒液免疫疗法脱敏。这可能是一种有效的治疗方法，以防止进一步的过敏反应昆虫叮咬，可以提高生活质量[40]。

昆虫纲

蚊子、蚋、蠓和苍蝇（双翅目）

定义

双翅目是昆虫纲中最大的目之一。双翅目是双翅的苍蝇，有一对膜质前翅，后翅修饰为平衡器官（茎）。大多数以花蜜、植物分泌物或腐烂的动植物为食，但有些是吸血的，有些幼虫寄生在人体上。对于皮肤科医师来说，双翅目昆虫是重要的叮咬类昆虫，除了具有传播疾病的能力外，还是蝇蛆病的主要病因（表 34.3）。双翅目昆虫目前通常根据幼虫、蛹和成虫的特征分为两个亚目——长角亚目和短角亚目。关于双翅目昆虫的形态学、生物学和医学重要性的详细信息，可以在 Kettle[1]、Lane 和 Crosskey[2]等综合文献中找到。

表 34.3 双翅目昆虫主要传播疾病

亚目	科	种	传播疾病
长角亚目	蚊科	按蚊、库蚊、伊蚊	疟疾，黄热病，丝虫病，登革热，切昆贡亚热，西尼罗病毒病毒，裂谷热，乙型脑炎
	毛蠓科（沙蝇）	白蛉	皮肤和内脏利什曼病，托斯卡纳热
		罗蛉	皮肤和内脏利什曼病，新大陆巴尔通病（腐肉病）
	蚋科（黑蝇）	蚋属	盘尾丝虫病，兔热病
短角亚目	舌蝇科	舌蝇属	昏睡病
	虻科	虻属（马蝇）	兔热病
		斑虻属（斑虻）	罗阿丝虫病，兔热病
	蝇科	厕蝇属蝇类	蝇蛆病

（续 表）

亚目	科	种	传播疾病
	丽蝇科	锥蝇属	蝇蛆病
	麻蝇科	麻蝇属	蝇蛆病
	狂蝇科	皮蝇属	蝇蛆病
		胃蝇属	
		狂蝇属	
		皮蝇属	

分类

长角亚目（长角蝇）

长角蝇是一种小蝇，有长而多节的丝状触角。除了少数例外，医学上主要关注的物种是吸血动物。

库蚊科（蚊子）

蚊科（蚊子）在世界各地都有分布，并导致了包括疟疾（第 33 章）、丝虫病、黄热病、西尼罗河病毒、奇昆古尼亚热病和登革热在内的许多人类疾病的传播。蚊属有三种：按蚊、库蚊和伊蚊。人类疟疾仅由按蚊传播。雄性蚊子和雌性蚊子都会从花或成熟的水果中吸取甜汁，但只有雌性蚊子会穿透皮肤，吸食脊椎动物的血液来产卵。大多数蚊子是夜间觅食的，但伊蚊属的物种（伊蚊）是昼行性的。蚊子的卵沉积在水上或水附近，成虫通过水生幼虫和蛹阶段发育而来。

毛蠓科（沙蝇）

沙蝇是很小的（2～3mm 长）有毛苍蝇，翅膀矛尖状，腿长。它们分布广泛，特别是在热带和亚热带地区。

白蛉属。白蛉属物种是东半球型皮肤和内脏利什曼病（第 33 章）的媒介。1971 年，白蛉物种经鉴定是托斯卡纳热的（TOSV）的媒介[3]。在以色列及其周边国家，白蛉叮咬会引起一种叫作白蛉皮炎（荨麻疹）的疾病。

罗蛉属。罗蛉属物种是西半球型皮肤和内脏利什曼病（第 33 章）和巴尔通体病的媒介。

蚋科[4]

广为人知的黑蝇分布于世界各地，是一种小型（2～6mm）苍蝇，具有特征性的驼背胸和短而宽的翅膀。它们只在快速流动的水域繁殖，并且在白天咬人。

在热带的大部分地区，几种黑蝇是盘尾丝虫病的传播主力（第 33 章）——主要是西非的黑蝇复合体（几种密切相关的物种），东非的蟹蚋，委内瑞拉的金蚋，危地马拉的淡黄蚋。被蚋叮咬后会引起机体的极度不适。在温带地区，一些物种在一年中的某段时候能产生非常持久的损害，以至于它们能使大片区域不适合居住或工作。在南斯拉夫，戈鲁巴茨多瑙河畔繁殖的臭名昭著的戈鲁巴茨苍蝇（*S. columbaczense*）可以造成牲畜死亡，当地居民也饱受其折磨，直至环境变化消除了它们。在北美洲，最令人烦恼的叮咬物种是媚蚋，它位于全北极，从阿拉斯加到格陵兰岛，南至得克萨斯州和南卡罗来纳州，还有就是发现于美国东北部和加拿大东部的原蚋属混合体。模拟蚋（布兰德福德苍蝇），原名奥斯汀·爱德华兹蚋属，广泛分布于欧洲和俄罗斯的欧洲部分。在英格兰，人们从东英吉利经牛津郡到多塞特的一条弧线上发现了它的身影。在多塞特的斯托尔河谷地区，特别是在布兰德福德论坛地区，苍蝇因其叮咬的严重反应而臭名昭著[5,6]。在 20 世纪 60 年代以前，它在英国并不被认为是一种害虫。其卵产在垂直河岸的裂缝中，离水面很近[7]。这些幼虫集中于紧靠在拦河坝和堰下游的一段快速流动的水中，它们附着在杂草或石头上，以浮游植物为食。成虫 5 月孵化，5 月、6 月和 7 月初羽化。雌性在产卵前需要血餐，虽然它们会叮咬各种野生动物和家畜，但它们似乎更喜欢人和狗。在 20 世纪 90 年代，选择性地使用针对蝇幼虫的细菌（苏云金芽孢杆菌以色列变种）进行生物防治，显著降低了问题的严重性。

蠓科（咬蠓，“蠓类”，“看不到”）

这些小苍蝇（1～3mm 长）分布在世界各地，并且作为咬人害虫而臭名昭著。例如，苏格兰西高地的蚊子（其中最常见的种类是短吻库蠓）是一种令人无法忍受的讨厌动物，给苏格兰的旅游业带来了麻烦[8]。雄性和雌性以花蜜为食，但大多数雌性需要血餐来使卵巢成熟和产卵。吸血动物有四属：库蠓属、细蠓属、蠓属和钳蝇属（蠛蠓亚属）。它们在河流、水洼和沼泽中繁殖；经常成群出现，随意攻击它们附近的任何哺乳动物。少数物种进入居住场所并在夜间咬人。库蠓属分布广泛，细蠓属物种主要局限于东西半球较温暖的地区。蠓属只包含一种，仅限于澳大利亚西部。蠛蠓属主要与热带和亚热带雨林有关。

短角亚目（圆缝蝇，有瓣蝇和短角苍蝇）

短角亚目蝇类是体形粗壮、触角短的苍蝇，通常由三节组成，且不超过六节。

虻科

该科的三个属的许多物种会攻击人类——虻属（马蝇）、斑虻属（鹿蝇）和麻虻属（虻类）。它们是大苍蝇，分布在世界各地。只有雌性吸血。虻蝇是罗阿丝虫病（第 33 章）和兔热病（第 26 章）的传播媒介，一些物种可以机械地传播炭疽[9]。

鹬虻科(鹬蝇)

古北区和新北区的北美鹬虻属种类是凶猛的咬虫,鹬虻属是新北区和新热带地区的另一个吸血种属,科属吸血蝇在澳大利亚是个很令人烦恼的物种。

黄潜蝇科(目蝇,玻璃蝇)

这些苍蝇大约 2mm 长。一些物种的成虫被开放性溃疡、身体分泌物和眼睛所吸引,特别是有大量分泌物的眼睛。潜蝇属和小蝇属物种与人类有关,可作为雅司病、结膜炎和链球菌皮肤感染的机械媒介。

蝇科(家蝇,螯蝇,采采蝇)

这个家族包括我们熟悉的家蝇和小家蝇夏厕蝇。它们不咬人,但可以作为疾病的机械传播媒介。厩螯蝇类(螯蝇)和黑角蝇属(角蝇)的口器都经过了改良,可以吸血。它们通常以大型四足动物为食,但也会给人类造成痛苦的咬伤。采采蝇是锥虫病的媒介(第 33 章)。它们的分布仅限于撒哈拉以南的非洲。

虱蝇科(扁蝇,虱蝇,羊蜱蝇)

这个家族的成员是吸鸟类和动物血的体外寄生虫。有记录表明,几种羊蜱蝇会咬人[10,11]。

双翅目其他几个科的成员很重要,因为它们的幼虫可能引起蝇蛆病。

病理

对蚊虫叮咬的诊断很少在急性期进行,但组织病理学检查可显示由淋巴细胞、组织细胞、嗜酸性粒细胞和肥大细胞组成的真皮上部血管周围浸润。真皮可能出现轻度水肿,肥大细胞和嗜酸性粒细胞略有增加。上覆表皮可能显示出海绵状病变,有时甚至有水疱形成。在较老的病灶中,剥脱导致的表皮坏死和结痂时常伴有淋巴细胞和中性粒细胞的真皮浸润。此外,研究还表明,唾液在病原体向宿主的传播中起着重要作用[12]。

临床特征[13,14]

这种大而多样的昆虫叮咬的临床特征各不相同。注射的药理活性物质的性质和唾液中对抗原物质的获得性过敏性程度是决定反应的主要因素。对大多数双翅目昆虫来说,过敏性成分更为重要。任何注射的毒素的性质通常是未知的,并且归因于它们的影响通常是轻微的。临床情况也会受到有关物种的叮咬习惯的影响。

对蚊子叮咬的反应由先前的接触决定,多次叮咬之后的事件顺序由 Mellanby[14] 阐明。对于以前没有接触过的个体,叮咬不会产生任何反应。在随后的叮咬中,会发生由瘙痒性丘疹组成的延迟反应,这些丘疹在叮咬后约 24h 发展并持续数天。重复被咬几周后,反应发生变化,在咬伤部位出现即刻痊愈。反应大约在 2h 后缓解,由延迟反应代替。进一步的接触会引起即时反应,而不是延迟反应。最终机体会获得耐受性,并且不发生反应。与年龄相关的咬伤反应的研究表明,即时反应从儿童早期到青春期的阶段呈增加态势,此后则减少。延迟反应的出现和强度随着年龄的增长而降低[15]。目前已经明确证明,蚊子的唾液腺是引起叮咬反应的抗原的来源[16]。

蚊子叮咬引起的过敏反应很少见[17]。Gaig 等报道了一名患有血清病样疾病的患者,这种疾病与蚊子叮咬有关[18]。严重的局部反应并不罕见,在高度敏感的受试者中,大疱、蜂窝织炎和湿疹经常出现,尤其是在腿部。重力因素可能在腿部大疱的发生中起作用[19]。

据报道,慢性淋巴细胞白血病患者对蚊虫叮咬会发生过度超敏反应[20-23]。虽然这些病变常常在白血病诊断后几个月出现,并且与其病程和治疗无关,但它们也可以预示白血病或淋巴瘤的发展或复发[24]。虽然临床图像和组织学特征提示典型的节肢动物咬伤,但在许多情况下,患者不记得被咬的事情[22,25]。HIV 感染者对蚊子叮咬的过度反应也有相关报道[26-28],南佛罗里达州艾滋病患者暴发的慢性瘙痒性皮疹就归因于蚊子叮咬[29]。

近年来,日本的许多报道称,在恶性组织细胞增生症发展之前,机体对蚊虫叮咬会非常敏感[30,31]。这种症状现已被定义为一种疾病,表现为对蚊虫叮咬过敏、慢性 EB 病毒感染和自然杀伤细胞白血病/淋巴瘤[32-34,35]三联征。它主要影响日本人的前 20 年的生活。皮肤病灶表现为在蚊子叮咬处形成大疱,发生坏死,并伴有残余瘢痕愈合[36]。伴随皮肤病变的还有全身性特征,主要是高热和全身不适。患者通常死于噬血细胞综合征(恶性组织细胞增多症)。对于非节肢动物咬伤反应患者,应考虑筛查血液恶性肿瘤、潜伏性 EB 病毒感染和自然杀伤细胞淋巴细胞增多症[34,36]。

咬伤部位常有小血痂,周围有瘀斑。几个小时之内,瘙痒性小丘疹就会形成,几天后消退[37]。然而,严重的反应与明显的肢体水肿和体液紊乱偶尔发生,在某些情况下,咬伤区域结节和盘状湿疹可持续数月[38]。布兰德福德苍蝇的叮咬最常发生在腿上,女性主要受此影响[5,6]。这种叮咬常常引起严重的局部反应,伴有水肿和水疱,并可能伴有全身症状,包括发热、关节痛和脑膜炎。

蠓科的叮咬蠓一般在暴露的皮肤部分引起小的丘疹状病变,但风团和大疱形成可能发生在致敏个体上。在加利福尼亚,人类被 torrens 细蠓属(*Leptoconops torrens*)叮咬后可以出现风团样病灶、丘疹和持续性结节[39]。

摇蚊科的细蚊属种与蠓有密切的亲缘关系。这些蚊不咬人，但对其幼虫极度敏感，通常被用作水族馆鱼类的食物和饵料[40,41]，它们可以引起接触性荨麻疹[42]和蛋白接触性皮炎[43]。最近一项研究表明，职业暴露(接触摇蚊)可引起污水处理工人对循环免疫球蛋白 E(IgE)抗体的致敏[44]。

人类被羊蜱蝇咬伤之后可能出现持续的瘙痒性丘疹[11]。

马蝇和螯蝇的叮咬常常疼痛明显，并经常继发感染。据报道，两名被确诊对刺膜翅目毒液过敏的患者对马蝇也过敏，这表明膜翅目毒液和蚊子唾液之间存在交叉过敏原[45]。

据报道，暴发性假血管瘤样病变也为蚊子叮咬后的反应[46,47]，并且已经证实与库蚊叮咬有关[48]。

管理[49-51]

双翅目咬伤应彻底用肥皂和水清洗，以避免二次感染。短期局部类固醇和全身性抗组胺药可用于控制瘙痒。罕见的过敏反应应积极治疗。预防性服用抗组胺药物已在研究中得到证实能减少蚊子叮咬后皮肤风团的形成和伴随的瘙痒[52,53]。

预防蚊子和沙蝇叮咬需要使用防护服和化学驱避剂，以及减少特定地区苍蝇和蚊子数量。由于携带疟疾的按蚊大多在夜间叮咬，所以晚上在室内休息对疾病预防起着重要作用。驱虫剂和除虫菊酯浸渍的蚊帐也能防止传播。所有前往疟疾流行区的旅行者都应该服用推荐的化学预防药物。与按蚊不同，携带登革热的伊蚊在白天叮咬人类。在登革热流行地区，必须使用驱虫剂和防护服来防止传播。

预防叮咬措施的等级取决于旅行或停留时的情况(例如，地点、季节、长度、方式)和人员(例如，年龄、怀孕、其他异常状态)等因素。推荐使用皮肤驱虫剂，里面含有一种已被评估为无毒(低毒性、遗传毒性、生态毒性)的活性成分。目前正在评估的活性成分是 DEET、苦味素(淫羊藿苷或 KBR3023)、3-(N-乙酰基-N-丁基)氨基丙酸乙酯(IR35/35)和 PMDRBO(顺式和反式-对薄荷基-3,8-二醇的混合物)[54]。

蝇蛆病

定义

蝇蛆病是双翅目昆虫幼虫(蛆)对动物机体组织的侵害[1-3,4]。人类有时会受到感染，这取决于他们的行为、环境或临床状况。在寄生虫学上，苍蝇可分为两大类：专性和兼性。专性蝇蛆病——生产者总是寄生在动物体内度过幼虫期。兼性蝇蛆病的幼虫——通常在腐肉或蔬菜上生长，但也可能感染伤口。

临床上，蝇蛆病可根据感染部位进行分类。皮肤蝇蛆病包括创伤性蝇蛆病、疖性蝇蛆病和移行性蝇蛆病，幼虫侵入皮肤内并发育。第二种是空腔蝇蛆病。在鼻咽部蝇蛆病中，受感染的是鼻、鼻窦和咽部，眼肌蝇蛆病累及眼、眶和眶周组织。肠和泌尿-生殖器蝇蛆病累及侵犯消化道或泌尿-生殖器系统。

分类

所有种类的特异性蝇蛆病和大多数兼性蝇蛆病都属于有瓣蝇类。有瓣蝇类的分类划分见表 34.4。

表 34.4 有瓣蝇的分类划分

总科	科	亚科或种群	种
蝇总科	家蝇科		腐蝇类 普通家蝇(家蝇)
	厕蝇科		灰腹厕蝇 夏厕蝇
狂蝇总科	狂蝇科	疽蝇属	人肤皮蝇(人肤蝇) 黄蝇类 *Alouattalyia baeri*
		胃蝇属	胃蝇类(马蝇)
		皮蝇属	牛肤蝇(牛胃蝇) 纹皮蝇 驯鹿皮蝇
		狂蝇属	狂蝇类(羊鼻肉蝇)
	麻蝇科		黑须壮丽污蝇(斑点果蝇) 大灰污蝇 暗黑污蝇 斜纹夜蛾
	丽蝇科		伏蝇 原伏蝇 蛆症金蝇 大头金蝇 白头裸金蝇 红颜裸金蝇 美洲锥蝇(新大陆螺旋虫)
		黄尘蝇属	塞内加尔火蝇(刚果地板蛆)
		绿蝇属	绿蝇类
		丽蝇属	丽蝇类
		丽蝇族	皮蛆蝇瘤蝇(盾波蝇) 瘤蝇(伦德蝇)

改编自 Francesconi 和 Lupi[54]。此表改编自原作的版权所有人：美国微生物学会。

蝇科

夏厕蝇(小家蝇)和家蝇(普通家蝇)的卵会在溃疡上沉积,导致伤口蝇蛆病[5]。

丽蝇科(丽蝇)

锥蝇属(锥蝇)。这些西半球旋皮蝇蚴分布在美洲,随着人工释放大量不育雄蝇后,旋皮蝇蚴在北美已经不存在了。蝇蛆病的病例只涉及两种锥蝇属的幼虫:腐败锥蝇和嗜人锥蝇(美洲)。腐败锥蝇的幼虫是一种兼性寄生虫,可能与伤口的二次感染有关。嗜人锥蝇的幼虫是专性寄生虫,以活组织为食,能穿透未破的皮肤[6-8],但也可能感染伤口。

金蝇属。东半球锥蝇属的对等生物,贝齐亚纳金蝇属,即东半球旋皮蝇蚴,在医学上很重要,因为它的幼虫是伤口中的专性寄生虫。

瘤蝇属。噬人瘤蝇,即皮蛆瘤蝇,广泛分布在撒哈拉以南的热带非洲[9],大多数报道的嗜人瘤蝇蝇蛆病病例是在非洲获得的[10,11]。然而,也有报道称在其他地方感染了蝇蛆病,包括西班牙[12]、葡萄牙[13]和沙特阿拉伯[14]。有两个从未去过非洲的男孩患了皮蛆瘤蝇病,这可能是由于他们的父亲经常去非洲旅行,把皮蛆瘤蝇蝇卵带回了他的家中而导致的[15]。瘤蝇属(*Stasisia*)*Rodhani* 是已知的唯一一种感染人类的瘤蝇属物种,在非洲热带地区(主要是雨林地区)的分布较为有限。据报道,一名在埃塞俄比亚工作的意大利男子因感染了隆德蝇导致广泛疖性蝇蛆病[16]。卵不产在宿主身上,而是产在沙子或土壤上,特别是被尿液或粪便污染处。人们最常在雨季被该物种寄生。游客可能会因为穿着潮湿的衣服而感染,因为成年苍蝇往往会在肮脏潮湿的衣服上产卵。孵化后,幼虫抬起头来寻找合适的寄主。在野外,老鼠是常见的宿主,但在人类居住地周围,狗和人类是常见的宿主。幼虫通过口钩附着,并迅速穿透皮肤。当发育完成后,通常在 14~16d 内,它会掉到地上化蛹。影响分布的一些因素包括不卫生的环境、高湿度、贫穷和穿着脏衣服[17]。

黄尘蝇属。虽然严格地说,这并不是导致蝇蛆病的原因,但塞内加尔火蝇(刚果地板蛆)的幼虫是一种吸血寄生虫。这种苍蝇遍布整个非洲热带地区,它们生活在当地的小屋里,在地面的土壤里产卵。幼虫白天藏于土里,晚上出来吸食茅屋里熟睡的人的血。一旦吃饱,它们就会从寄主身上掉下来,钻回土壤里。

其他种属。伏蝇属(黑蝇)成员的幼虫[18-20]、绿蝇属(叉叶绿绳)和丽蝇属(反吐丽蝇)也可能是人类伤口的继发入侵者。在一项关于美国城市和郊区伤口蝇蛆病(无家可归、酗酒和末梢血管疾病是常见的辅助因素)的研究中,鉴定的物种大多数是绿蝇属,最常见的是丝光绿蝇[21]。最近,人们对使用蛆(通常是叉叶绿绳,丝光绿蝇)进行伤口清创的兴趣重新高涨,其额外的好处是摄入了耐甲氧西林金黄色葡萄球菌[22]。临床使用前,必须将幼虫准备好并保持在无菌状态下[23]。活蛆疗法对伤口有以下三个核心的有益作用:清除坏死组织、消毒和促进伤口愈合。

麻蝇科(果蝇)

麻蝇属。偶尔也有关于该属成员感染伤口的报道[24]。

污蝇属。这些苍蝇与麻蝇属相似,是骆驼和绵羊身上引起蝇蛆病的重要原因。壮丽污蝇的幼虫可以寄生在耳朵、眼睛或鼻子中,导致健康组织的广泛破坏。Delir 等报道了一名伊朗妇女,她的左大阴唇有一个洞,被许多壮丽污蝇幼虫占据[25]。壮丽污蝇出现在东南欧、俄罗斯的南部和亚洲部分地区、中东和北非。大灰污蝇和暗黑污蝇是北美物种,它们的雌虫将幼虫寄生在幼小动物的皮肤上,导致疖性蝇蛆病。病变与皮蝇属相同。由于幼虫无法穿透成人皮肤[26],所以只有幼小的婴儿才会发生疖性蝇蛆病。

狂蝇科

疽蝇属(啮齿动物或家兔马蝇)。兔子和啮齿类动物是这些苍蝇幼虫的天然宿主,这些苍蝇有时会导致人类疖性蝇蛆病[27-29]。Baird 等[30]回顾了 54 例北美蝇蛆病。

皮蝇属(人肤蝇)。人皮蝇是该属中唯一的物种。这是一种像反吐丽蝇的苍蝇,发现于西半球的新热带地区,从墨西哥南部到阿根廷北部都是它的活动范围。在温度和湿度相对较高的地区才能发现它的踪迹,主要是洼地森林。人皮蝇在包括人类在内的许多哺乳动物宿主中引起皮肤蝇蛆病,作为牛的寄生虫尤其重要。

雌蝇不直接产卵于宿主,而是利用其他昆虫,如白天飞行的蚊子和吸血苍蝇,作为媒介将卵带到宿主体内。这种现象被称为“携播现象”,并解释了损伤优先定位于身体暴露区域,不同于非洲蝇蛆病是由污染覆盖区域的嗜人瘤蝇引起的。雌蝇在半空中抓住昆虫载体,并在其腹部产卵。当病媒随后以潜在宿主为食时,卵孵化,幼虫迅速钻进皮肤(图 34.5)。幼虫的发育持续 50~60d,随后幼虫出现,落到地面并孵化。在最近从疫区返回的患者中,人肤蝇蝇蛆病应始终被认为是引起脓肿样病变的原因[31-36,37]。

胃蝇属(马胃蝇)。一种被称为“匍行疹”的游走性皮肤蝇蛆病,是由胃蝇属幼虫引起的。胃蝇主要寄生于马的消化道,但偶尔也有胃蝇属某些种类的幼

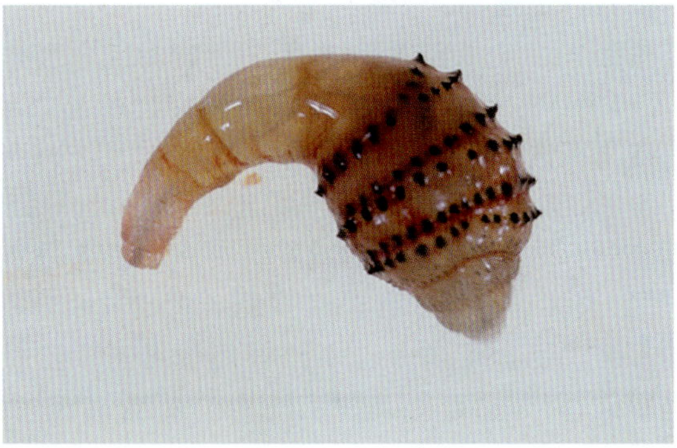

图 34.5　**人皮蝇的三龄幼虫(人皮蝇)。注意一排排倒刺**

虫,如红尾胃蝇和兽胃蝇,会侵入人体皮肤。

狂蝇属(羊鼻蝇)在绵羊和山羊的鼻咽通道中发育的羊狂蝇和寄生于马的紫鼻蝇,偶尔会导致人类蝇蛆病,尤其是眼羊狂蝇蛆病。苍蝇将其幼虫(而不是卵)直接留在眼睛里,患者抱怨有轻微或严重的异物感、红肿、流泪或眼睑肿胀。可以在昏暗的光线下检测并去除眼睛外表面上的幼虫。幼虫可以隐藏在眼睛的穹窿部[38,39]。

牛皮蝇属(皮蝇)。牛皮蝇种类的幼虫是牛的专性寄生虫。人是牛皮蝇的异常宿主,幼虫尚未完全成熟。在穿透皮肤后,幼虫会引起游走性皮下肿胀[40,41]。它们也可能侵入眼睛(眼羊狂蝇蛆病),造成严重损伤[41,42]。伴随着感染,可有明显的嗜酸性粒细胞增多,Starr 等[43]报道了一位患病牧牛场主,有以胸膜炎、心包炎和肌炎为特征的疾病,并因被牛蝇感染,而出现类似嗜酸性粒细胞增多综合征的表现。据报道,最近挪威或瑞典的驯鹿(也叫北美驯鹿)放牧区有 5 名儿童因驯鹿皮蝇(一种类似大黄蜂的苍蝇,在亚北极地区很常见)而患上眼羊狂蝇蛆病并伴有眼部损伤。也报道了输入性人类疾病病例。

临床特征[1-4,32]

苍蝇及其幼虫的习性决定了相应的临床表现的变化。

皮蝇蛆病

外伤或创伤性蝇蛆病是热带地区战争创伤的一种严重并发症,然而在世界大部分地区,时而见于被忽视的溃疡或伤口中。嗜人锥蝇、蛆症金蝇和壮丽污蝇是全世界最常见的蝇类,它们会引起专性创伤性蝇蛆病。当苍蝇在坏死、出血或充满脓液的病变中产卵时,伤口蛆病最容易发生[46]。对于开放性伤口,最重要的致伤因素是卫生条件缺乏和较差的社会经济状况[46]。专性皮肤蝇蛆病主要有两种临床表现形式(疖性蝇蛆病和游走性蝇蛆病);两者都有轻微的全身症状和嗜酸性粒细胞增多。这两种情况主要发生在暴露的皮肤上——通常是面部、头皮、手臂或腿部[47]。疖样病变在几天内逐渐发展。每个病灶中央有一个小点,排出血性液体。幼虫的尾部有一组呼吸孔,通常在小点处可见,患者可感知到其运动(图 34.6)。病变通常情况下非常痛,但有时无痛觉产生。病变周围的炎症反应可能伴有淋巴管炎和局部淋巴结增大和(或)全身症状[48]。可能的并发症是继发性细菌感染。一旦幼虫钻出或被移除,病灶就会迅速消失。引起人类疖性蝇蛆病的蝇类是人肤皮蝇,疽蝇属,皮蛆蝇瘤蝇,瘤蝇属,污蝇种类和牛皮蝇种类。

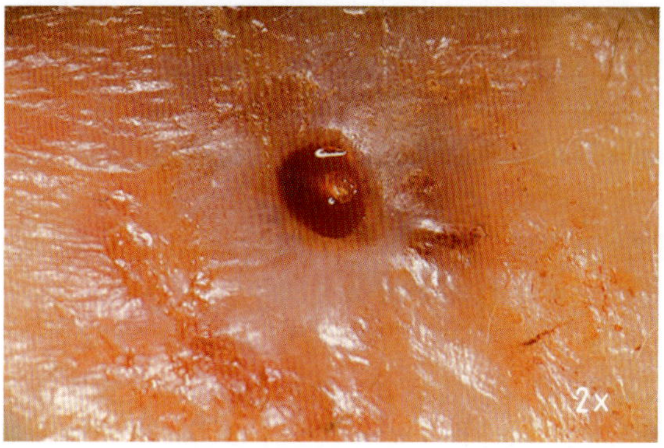

图 34.6　**人肤蝇引起的疖样病变。病变中心可见幼虫尾部**

第二种主要临床形式(游走性蝇蛆病)是一种类似于皮肤幼虫移行痕迹的匍行疹(见第 33 章),表现为一条末端带有水疱的曲折的线状红线,其标志着幼虫穿过皮肤的隧道。幼虫在外观正常皮肤上位于水疱前面[49]。幼虫可在人体皮肤中存活数月,每天可迁移 1～30cm。感染可表现为脓疱、结节或复发性肿胀[50]。这种蝇蛆病的表现形式是由胃蝇属幼虫产生的。牛皮蝇类引起的炎性结节病变是游走性的。

腔蝇蛆病

自然体腔的感染称为腔蝇蛆病。腔蝇蛆病根据受影响的解剖区域有特定的名称。内脏也可能受到影响。长尾管蚜蝇,一种叫作"蜂蝇"的苍蝇,可以引起肠道、胃或泌尿系统的蝇蛆病。它是一种意外发生的蝇蛆病,与进食受污染的生食物或含有蝇蛆的水有关。罕见病例主要报道来自印度、非洲或欧洲[51-53]。

调查[54]

疖性蝇蛆病

临床特征通常足以诊断疖性蝇蛆病,特别是在流行地区。在诊断困难的情况下,皮肤镜检查可能有所帮助,皮肤镜下显示为淡黄色结构,带有黑色倒钩状

第3部分

刺[55,56]。超声波已用于疖性蝇蛆病的确诊，可能有助于去除幼虫[57,58]。当超声波未能检测到幼虫时，彩色多普勒超声检查能够观察到幼虫内部液体的连续运动并确认诊断[59]。

游走性蝇蛆病

诊断依赖于双翅目幼虫的鉴定。放大镜可使寄生虫显示清晰。在牛皮蝇疖性病灶中，超声波可能有助于检测幼虫[44]。

伤口蝇蛆病

通过对伤口的临床检查，很容易做出诊断。

管理

疖性蝇蛆病

对病灶边缘的用力挤压可使瘤蝇属幼虫暴露出来，但有时排出点可能需要通过手术扩大。人肤皮蝇幼虫的球根前端有一排刺(图 34.7)，这些刺有助于将自身固定在皮肤中，并使其难以通过手动压力清除。传统的治疗方法包括用猪油堵塞排出点[60,61]，堵塞幼虫的呼吸孔，刺激幼虫提前排出。矿物油、凡士林或黄油也能起到类似的效果。最常推荐的手术治疗方法是：通过十字形切口扩大排出点，这样可以完整切除幼虫[62]。在结节下注射利诺卡因(利多卡因)可能足以将幼虫排出体外[63]，而 Loong 等[64]也发现，在空腔的盲端注射 2 ml 2%的利多卡因有助于非手术方式除去幼虫。

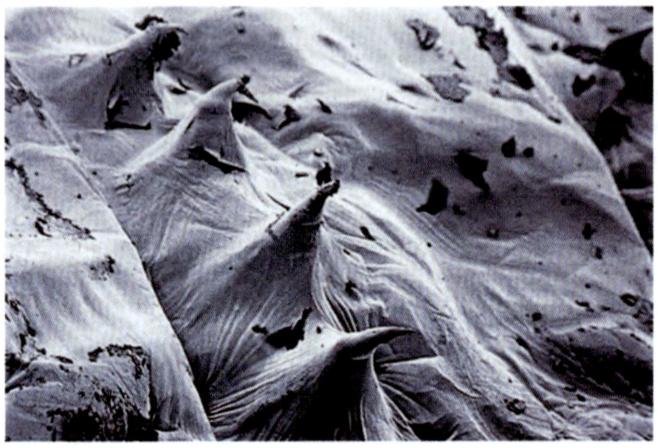

图 34.7 人肤蝇幼虫刺的扫描电子显微照片

游走性蝇蛆病[54]

在确定其位置后，可以用针清除幼虫。牛肤蝇幼虫的取出可能需要十字形切口，一般只有发生疖性损害时才需要此操作。然而，在大多数情况下，手术切除是必要的。如果由于幼虫进入组织太深而无法取出，口服伊维菌素或阿苯达唑可能会有所帮助[44]。

伤口蝇蛆病

伤口蝇蛆病需要清创和冲洗以清除幼虫，并治疗继发感染。

眼羊狂蝇蛆病

治疗方法就是简单地去除所有的幼虫。根据需要，也可使用抗组胺滴剂和(或)局部抗生素。

依维菌素

伊维菌素已用于局部和口服治疗蝇蛆病[33,41,42,65-70]。人蝇蛆病的口服治疗是以经验报道为基础的，大多数经验来自兽医。蝇蛆病的多种治疗方案中都采用了伊维菌素。不推荐用伊维菌素治疗疖性蝇蛆病，因为它可能杀死病灶内的幼虫，从而引起炎症反应。

跳蚤(蚤目)

定义

跳蚤是一种小型(1～8mm 长)无翅昆虫，两侧扁平，便于在动物毛发之间移动。雄性和雌性成虫是哺乳动物和鸟类的体外吸血寄生虫。目前已知约有 2000 个种类及亚种。卵、幼虫和茧期在地面发育。跳蚤的幼虫不是寄生的，而是以它们在宿主的巢穴或居所中发现的有机物质为食[1,2]。

分类

蚤目包含三个重要的医学科。

蝇科

这一科包括了能在人类皮肤中挖掘隧道的热带物种(见穿皮潜蚤病)。

蚤科

这个家族的成员遍布世界各地，一些物种传播鼠疫(鼠疫耶尔森菌)(见第 26 章)和鼠伤寒(立克次体伤寒)(见第 26 章)[3-5]。跳蚤也在美国地方流行性斑疹伤寒(普氏立克次体斑疹伤寒)的传播中发挥作用[6]。近年来，由猫立克次体作为致病原的跳蚤性斑疹热已经出现并波及世界各地[7]。猫跳蚤已被证明是亨氏巴尔通体的生物媒介，亨氏巴尔通体是引起猫抓病和细菌性血管瘤病的病原体[8,9]。尽管体虱是五日热巴尔通体的主要媒介，但在猫蚤[10]和人蚤[11]中也检测到了该病原体。五日热巴尔通体的再感染，主要发生在欧洲和美国城市的无家可归人群中[12]。兔蚤(欧洲兔蚤)可能是阿尔萨斯巴尔通体菌的一个潜在媒介，阿尔萨斯巴尔通体菌导致人类的心内膜炎和淋巴结炎[13,14]的发生。许多物种之所以花大量精力进行研究，只是因为被它们叮咬后会发生过敏反应。最常寄生于人类的物种是人蚤、人致痒蚤(主要在热带地区)、猫跳蚤和狗跳蚤、猫栉首蚤和犬栉头蚤(主要在西方地区)，但其他物种在没有正常宿主的情况下也会咬人。热带鼠跳蚤-印度鼠蚤，是黑死病的传播媒介。

成年雌跳蚤在取食寄主时产卵，卵落在地上，幼虫的重要食物来源是成年跳蚤的粪便。幼虫随后形成茧，在适宜的温度和湿度条件下，生命周期可在几周内完成。然而，茧期有时可以持续长达 1 年之久，跳蚤一般只在可能的宿主运动产生振动时出现。

在一个有受感染宠物狗或猫出没的家庭中，在动物的床上用品、地毯和柔软的家具上都发现了处于不同发育阶段的跳蚤。在 2005 年英国进行的一项调查中，家猫跳蚤感染的流行率为 21.1%(98.9%的跳蚤为猫蚤)，而狗跳蚤感染的流行率为 6.8%(93.1%的跳蚤为猫蚤)[15]。到目前为止，在西班牙还没有出现鼠伤寒的临床病例，而在猫和跳蚤身上发现了普氏立克次体[16]。

角叶蚤科

这个科的物种主要寄生于啮齿动物和鸟类。鸟蚤在鸟巢的茧中越冬，春天苏醒。在这个时候，它们可能成为家庭害虫，因为它们可能从屋檐下的巢穴进入卧室。

流行病学

人体跳蚤(致痒蚤)的感染主要发生在卫生标准较低的拥挤社区。在发达国家现在很少见。然而，家养的猫和狗身上跳蚤却很常见。

动物跳蚤在全世界都很多见，与家畜接触的人经常被咬。搬进一间长期空置且之前经常有宠物猫、狗出没的房屋后，新房客有时会受到致痒蚤的严重攻击。脚步声引起的震动会促使跳蚤从茧中复苏。当跳蚤无法接触到它们熟悉的宿主时，便有可能对人类发起攻击。室内感染的鸟蚤可以源自屋顶或房屋附近的巢、巢箱[17]，工作场所也可能出现类似的问题[18]。有报道一所幼儿园暴发丘疹性荨麻疹，经调查起因是大楼下面的一个狐狸洞里有狗蚤出没[19]。猫蚤也可经生活在两栋房屋之间打通的地道中的浣熊进入房屋引起类似的事件[20]。

临床特征[6,21]

跳蚤叮咬通常会引发致敏个体的典型丘疹性荨麻疹。偶尔反应比较剧烈，可能发生大疱。病变可分为线状或不规则簇状。猫和狗的跳蚤叮咬部位主要为腿或臀部，脚踝周围的跳蚤数量最多(图 34.8)，有时候也发生在前臂。由于裤子和袜子可以保护腿部肌肤，女性被蚤类叮咬的概率大于男性。鸟类跳蚤叮咬的范围往往更广，因为卧室里睡觉的人通常会暴露更大面积的裸露肌肤。

调查[22]

如果怀疑宠物身上有跳蚤，可以通过显微镜观察

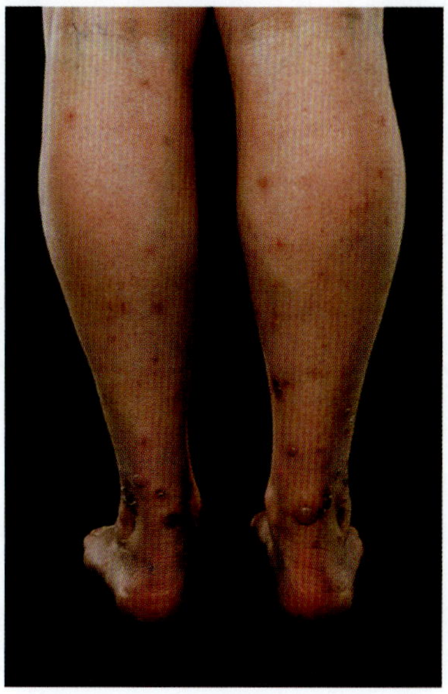

图 34.8　猫或狗跳蚤咬伤腿的典型分布

动物床上用品的碎片来确认。

被跳蚤感染的主要迹象是在动物皮毛上出现干燥的跳蚤粪便凝固物。有些动物也会有跳蚤过敏性皮炎的症状，伴随结痂和脱发，最常见于下背部和尾巴根部。

如果怀疑其他来源的跳蚤会引起叮咬，可能有必要检查用真空吸尘器从房间中采集的样本，或前往可疑场所。重要的是要确定造成虫害的跳蚤种类，以便消灭工作可以针对源头[23]。猫蚤(图 34.9)、狗蚤和普通鸟类蚤在 10%氢氧化钾中“净化”48h 后很容易被识别出来[4]，最好寻求昆虫学家的帮助。

管理[24]

诸如氟虫腈、吡虫啉、虱螨脲和司拉克丁等外用和口服药物的发展，彻底改变了家猫、狗跳蚤的防控状况[25]。最近，新的防控跳蚤产品已经上市，如替诺

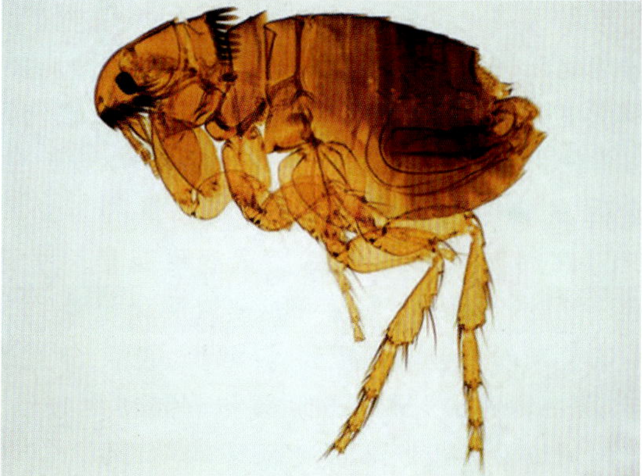

图 34.9　栉头蚤属，猫蚤

呋喃、氰氟虫腙、乙基多杀菌素和多杀菌素[26,27]。然而，跳蚤防控任务仍然艰巨。跳蚤控制计划还必须考虑到动物的年龄、生活方式和过敏状态、家庭中其他同伴的存在以及主人的能力和资源。

害虫控制公司将处理其他来源的跳蚤感染。在私人住宅中，可以采取个人行动，使用吸尘器和地板布对猫或狗休息处（床、沙发、地毯）仔细清洁，以去除虫卵、幼虫和茧。

潜蚤病

简介及一般说明

潜蚤病由沙地跳蚤引起，也被称为恙螨或沙蚤。

流行病学

潜蚤病最初流行于南美洲，后来蔓延到非洲[28,29]、加勒比海和印度。在墨西哥，潜蚤病卷土重来[30]，最后一次关于该病的记录是在 1948 年。全球旅行交通的便利促成了在非疫区发生潜蚤病[28,29,31-38]。

病理生理学

穿皮潜蚤是已知最小的跳蚤（1mm 长）。幼虫在干燥的沙土中发育，在适宜的条件下，从卵发育为成体需要 3 周左右。受孕的雌性跳蚤钻入哺乳动物的脚中，尤其喜欢人类和猪。在人类中，跳蚤会在脚趾之间、指甲下面和脚底上安营扎寨，但身体的其他部位可能会受到影响。跳蚤一旦嵌入皮肤，其腹部就会扩大到豌豆大小，并产生大量的卵。卵随后在 2 周内逐渐被排出，雌跳蚤死亡并从皮肤上脱落[39]。

病理

跳蚤的解剖构造非常独特，可以通过组织学特征对其进行诊断[40]。其特征是带有气管环和相邻卵的嗜酸性表皮。邻近组织出现基底表皮增生[41]。

临床特征[28,42]

跳蚤的存在会引起强烈的刺激。单个病变的典型外观最初是一个黑点，周围有红斑晕，随后扩大形成珍珠色丘疹母样，中心有一个暗点，由扩大的跳蚤腹部产生（图 34.10）。继发性感染很常见，破伤风在过去常使潜蚤病复杂化[43]。在严重的情况下，脚可能会因多处损伤呈蜂窝状，造成严重的不适和残疾[44]。在资源贫乏的社区，潜蚤病可能是一个严重的健康问题，在那里，儿童可能被取笑和羞辱[45]。潜蚤病的鉴别诊断包括蝇蛆病、寻常疣、嵌甲、急性甲沟炎、真菌性肉芽肿、恶性黑素瘤和节肢动物咬伤[46]。皮肤镜通过显示皮肤表面特征来辅助诊断[47-49]。潜蚤病可作为细菌双重感染的入口，例如坏死性筋膜炎[45]。

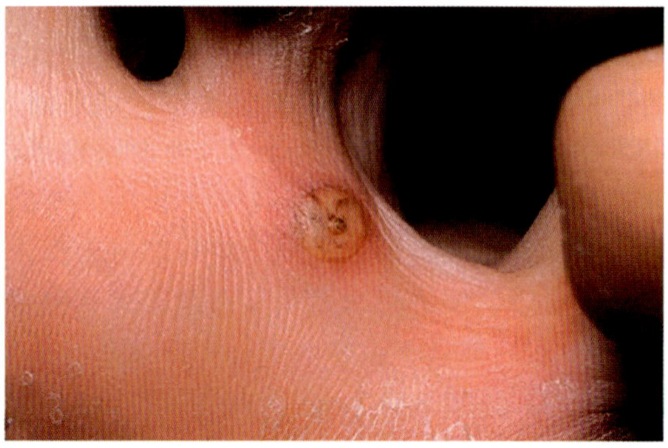

图 34.10 潜蚤病，图片显示脚底的特征性病变（由英国卡莱尔坎伯兰医务室 N. H. Cox 博士提供）

管理[50,51]

治疗潜蚤病的最好方法是钝性切除完整的寄生虫。感染流行区域的当地人非常擅长这样做，通常用针或木片。这也可以通过扩大表面穿刺点，用镊子、刮匙、烧灼或切除来拔出跳蚤。

于巴西评估的一种植物性驱避剂在预防穿皮潜蚤病感染方面非常有效[52]。

粗心的旅行者很可能会患上潜蚤病。那些到流行地区旅游的人必须穿着结实的鞋子，不要席地而坐。

蜜蜂、黄蜂和蚂蚁（膜翅目）

定义

这一大目昆虫中许多种类的成虫已进化出一种螯器。螯针可以锋利，也可以不锋利。一些种类用刺来防御，另一些则用它来猎食。雄性没有螯器。人类经常被这些昆虫蜇伤，其反应从局部不适到致命的过敏反应不一。

膜翅目昆虫很容易通过连接腹部和胸部的细腰（峡部）来识别。下面将介绍一些更重要的家族。

分类

蜜蜂总科（蜜蜂）

蜜蜂（意蜂）

蜜蜂带有倒刺。当蜇人时，蜜蜂常常无法将螯针从身体脱离。在蜜蜂挣扎的过程中，倒刺和毒液装置从它的腹部被撕下，但是毒液装置继续工作并泵入更多的毒液。

“非洲化”的蜜蜂是南非蜜蜂和欧洲蜜蜂杂交的产物，它们已经造成了严重的问题[1]。这些好斗的“杀手”蜜蜂具有其非洲祖先的特征，包括强大的群体防御行为，它们已经从巴西向北迁移到美国南部，最近又迁移到北美的几个州[2]。这些被非洲化的蜜蜂可能会产生一些负面作用，例如成群结队、攻击性行为以及大规模攻击的能力，从而对人和动物产生严重而致命的毒害[2]。

小蜜蜂，大黄蜂（熊蜂属）

因为大黄蜂的刺不是倒刺，所以能够反复螫人。大多数种类都不伤人，只有在受到严重激惹时，才会防卫性地螫人。

胡蜂总科

胡蜂科（群居黄蜂）

这个家族包括胡蜂、黄蜂和马蜂。黄蜂，黄胡蜂属和马蜂属种类会造成痛苦的螫伤痛。黄蜂也会反复刺人，因为它们的刺上要么是小倒刺，要么根本没有倒刺。

在欧洲，黄蜂是蜜蜂的捕食者，自 2006 年以来，它们从法国西南部迅速传播开来，对人类的蜇伤也越来越多[3]。

肿腿蜂总科

这些是独居的小黄蜂。它们有时在木蛀虫出没的房子里大量存在；它们确实寄生在鳞翅目和鞘翅目的幼虫上。驯化骨肿腿蜂属（图 34.11），小黑膜翅虫和头肿腿蜂属能够制造麻烦的螫伤。骨肿腿蜂属咬伤在机体上没有典型的定位。这种室内害虫通常在夏季被发现。治理一定要处理有木蛀虫的家具。这种做法很少被推荐，因为这些昆虫被误认为是蚂蚁[4]。

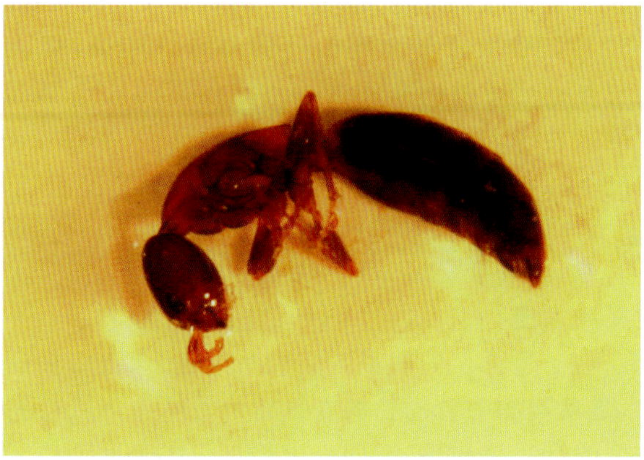

图 34.11 驯化骨肿腿蜂属

土蜂总科

蚁科（蚂蚁）

许多蚂蚁品种都有强大的刺，包括澳大利亚跳伞蚁、公牛蚁[5,6]和火蚁属。火蚁因其螫针造成的灼痛而得名，近年来在美国成了尤为突出的问题。在美国本土有几种火蚁，但从南美无意中引入美国的红火蚁和黑火蚁“入侵红火蚁”和“外引黑火蚁”，已成为令人讨厌的害虫[4,7]。红火蚁在澳大利亚布里斯班地区两个地方也已发现[11]。从南美洲进口的木材是引起西班牙马拉加市的一名妇女过敏反应的火蚁的来源[12]，最近在加拿大发生了一例进口火蚁引起过敏反应的病例[13]。一个有多处火蚁叮伤的儿童出现过敏反应和全身中毒症状的发展迹象，包括横纹肌溶解和肾衰竭，从而说明了膜翅目中毒症候群潜在的危害[14]。

火蚁首先用它强有力的上颚抓住猎物，并将它的无倒钩的刺刺入猎物皮肤。然后，它围绕着上颚的附着点旋转，并以打转的方式施加进一步螫伤[8-10,15]。虽然大部分昆虫在室外活动，但火蚁可以移居住所，给居民带来麻烦[16]。收获蚁属（农田蚁类）可以造成复杂痛苦的螫伤[4]。

病理生理学

毒液[17-31]

毒液的成分很复杂。药物活性物质和抗原物质都存在，个体对毒刺的反应部分取决于前者的数量，部分取决于后者获得性超敏反应的程度。膜翅目毒液含有血管活性胺、小多肽和较大的蛋白质分子。胡蜂（胡蜂、黄蜂和马蜂）毒液的成分包括组胺、5-羟色胺、肥大细胞脱颗粒肽、胡蜂激肽、磷脂酶、透明质酸酶和抗原 5。黄蜂毒液中的三种主要过敏原是磷脂酶、透明质酸酶和抗原 5。蜜蜂的毒液含有组胺、肥大细胞脱粒肽、蜂毒素、磷脂酶 A_2、透明质酸酶和酸性磷酸酶。蜂毒中三种重要的过敏原是磷脂酶 A_2、透明质酸酶和酸性磷酸酶。此外，蜂毒肽也具有抗原性。大黄蜂毒液似乎在化学和抗原上与蜜蜂毒液有关[26]。

多年以来，火蚁毒液的研究一直难以推进，因为获取足够量的毒液极度困难。毒液由 90%～95% 不溶于水的哌啶生物碱[27]组成，不会引起过敏，但却是形成速发性荨麻疹的罪魁祸首，并在叮咬部位形成脓疱[32]。在近来的课题中，生物碱成分被重新研究，实际情况比以前想象的复杂得多[33,34]。不同种类的火蚁的生物碱成分不同。当商用级毒液上市后，几种有效的致敏蛋白才被鉴定出来[9,24]。火蚁毒液、蜜蜂和黄蜂毒液和蝎子毒液之间的抗原相似性已被证实[25,28]。

膜翅目毒液过敏是由 IgE 抗体介导的。许多膜翅目昆虫的毒液中的抗原物质比大多数其他昆虫的抗原更容易引起强烈的速发性超敏反应。一些危险因素与严重的全身过敏性叮咬反应的发生有关[35]：

胡蜂叮咬、老年人[36]、胰蛋白酶浓度升高[36]、男性患者[36]、特殊药物(血管紧张素转换酶抑制药)[36]和肥大细胞增多[37,38]。先前较轻微的全身反应也可能使患者具有发生更严重的反应的倾向[36]。

临床特征[17,18,29,30]

机体对蜜蜂和黄蜂叮咬的反应可分为局部反应和全身反应。两者都可能具有毒性或过敏机制。毒液的药理活性成分所产生的典型局部毒性反应是灼痛,可能非常严重,随后出现红斑和水肿。局部反应通常在几个小时内消退。多次螫伤的全身效应包括低血压、全身血管扩张、严重头痛、呕吐、腹泻和休克,大量螫伤的累积效应很可能致命,尤其是儿童。

在某些情况下,超敏反应只会产生更强烈的局部反应,表现为水肿加重,通常在前半小时内出现,但偶尔会延迟几个小时。如果出现全身性过敏反应,通常是在螫伤几分钟之内。全身反应的表现可分为皮肤(瘙痒、红斑、荨麻疹和血管水肿)、呼吸(喉水肿、支气管痉挛)或血管(心动过速、低血压、休克)。这些特征可能单独出现或组合出现,并具有不同程度的严重性。

偶尔会出现对螫伤的迟发性反应[19]。在一些患者中,螫伤几小时后会出现荨麻疹反应,在另一些患者中则会出现血清病样反应,伴有荨麻疹、关节肿胀和关节痛。

据报道,一名患者在多次被蜜蜂叮咬后出现异物肉芽肿和 IgE 假性淋巴瘤[39]。韩国传统医学采用蜂蜇疗法(主动进行多次蜂蜇)治疗了一名患者,该患者后来出现了嗜酸性异物肉芽肿[40]。

火蚁引起的皮肤损伤通常成簇出现[8-10]。上颚附着的位置可标记为 2min 出血点。对螫伤的最初反应是形成一个红肿伤痕,然后在几个小时内形成一个水疱。水疱中的液体逐渐变浑浊,8~10h 后,典型的病变是红色水肿基底上的脐状脓疱。脓疱随后破裂,形成硬痂,几天后病变愈合,经常留下小瘢痕。有记载手-足综合征与多种火蚁叮伤有关[41]。

全身性超敏反应也可能发生,表现为全身性荨麻疹和血管水肿、喘息、恶心呕吐和低血压[8,42,43]。这些症状会随着持续发作而加重,并可能发生致命的过敏反应[10,13,14]。

管理[30,35,44,45]

重大局部反应的管理

关于蜜蜂蜇伤的传统建议是应该立即将螫刺除去,千万不要挤捏伤口,因为残留的毒液可能会被再次接种于人体;但 Visscher 等的一项研究表明,去除毒液的方法并不影响所吸收的毒液量,因此并不重要;只要尽快拔出蜂刺即可。在用湿敷料或冷敷袋冷却螫伤部位之前,通常建议使用强力局部皮质类固醇。即使没有对照研究,也可以推荐口服抗组胺药和(或)全身皮质类固醇;人们公认这种治疗应该在螫伤后尽快开始[35]。

全身过敏反应的处理

过敏反应的首选治疗方法是肌注肾上腺素(肾上腺激素)(成人应给予 0.5ml 1∶1000 溶液,在没有临床改善或初始治疗后出现恶化的情况下,约 5min 后重复),然后是氯苯那敏(10~20mg,肌内注射或缓慢静脉注射)和氢化可的松(100~500mg,肌内注射或缓慢静脉注射)[45]。对膜翅目叮伤有过敏反应风险的患者应佩戴医疗报警手环等设备,以便被蜇伤失去意识时可以得到医疗救援。他们还应该携带一个包含抗组胺药和口服皮质激素的螫伤急救箱,最重要的是,对于所有有全身过敏反应史的患者可自主注射肾上腺素。因此,他们应该接受肾上腺素自我管理的指导。

毒液免疫疗法

引入毒液免疫疗法降低了膜翅目敏感患者发生过敏反应的风险。一般认为这种疗法通过刺激针对抗毒液过敏原的 IgG(阻断)抗体的发展来发挥其有益的作用。这种预防措施适用于有螫伤威胁生命反应史、皮肤测试呈阳性以及存在毒液特异性血清 IgE 的患者。然而,这种治疗只能在专业机构进行。

根据目前的欧洲指南,毒液免疫疗法只推荐有中度至重度反应史的患者使用。对于仅局限于皮肤的轻微反应,毒液免疫治疗不做强制要求。Golden 等[48]建议扩大毒液免疫治疗的临床适应证,将昆虫叮咬导致严重发病率并影响生活质量的大型局部反应纳入其中。

虱子(虱目)

定义和术语

虱子是虱目的成员。它们是无翅、背腹扁平的昆虫,是鸟类和哺乳动物的专性体外寄生虫。虱目具有高度的宿主特异性,它们一生都在宿主身上度过。虱亚目的成员是哺乳类体外吸血寄生虫。

同义名

- 虱病

分类

人类被虱目中的两大种类寄生:人虱和阴耻部

虱。其中人虱分为人类头皮吸血虱（头虱）和人类体虱（衣虱或体虱）；阴耻部虱分为阴虱或蟹虱。头虱和衣虱在形态和生物学上相似，但有不同的生态学。它们具有几乎相同的基本遗传信息，也就是相同物种（人体虱）的生态类型[1]，即使它们表达的某些基因存在差异。它们能够杂交，但在宿主身上，它们保持着自己的地域偏好。阴虱在形态学上与体虱有很大区别。在昆虫世界中，阴虱的近亲单一，是一种生活在大猩猩（*Pthirus gorillae*）和人类祖先身上的阴虱物种。人们认为，我们的人类祖先从大猩猩身上获得了阴虱，可能是由于接触了它们的寝具，或者是由于人们喂养大猩猩造成的。有趣的是，黑猩猩，我们最亲近的灵长类亲属，被体虱种类（*P. schaeffi*）寄生，而不是阴虱，而且大猩猩身上也没有虱子[2]。

Pthirus 是阴虱的官方动物学名称——它的原本名字应该是 Phthirus，但一个印刷错误被国际动物命名委员会无意中采纳了。

吸血虱类是一种血管内吸食性动物（吸食动物），它们将自己的口器直接插入血管中以抽取血液[3,4]。负责探测皮肤和刺穿血管的部分是一组口针，除非昆虫进食，否则口针会回缩在头部内。在头部前面是一个小的管状嘴，吸器柔软，易翻，有牙齿。虱子即将进食时，吸器外翻，口腔牙齿向外旋转（图 34.12a）。牙齿咬开表皮，吸器进入皮肤。它最终在口腔牙齿完全外翻的情况下静止，固定住口器（图 34.12b）。一旦固定在皮肤上，虱子头部的量角肌会将一束口针通过吸器的开口向前推进（图 34.12c）。口针以单个束或簇的形式进入真皮，探查小血管。

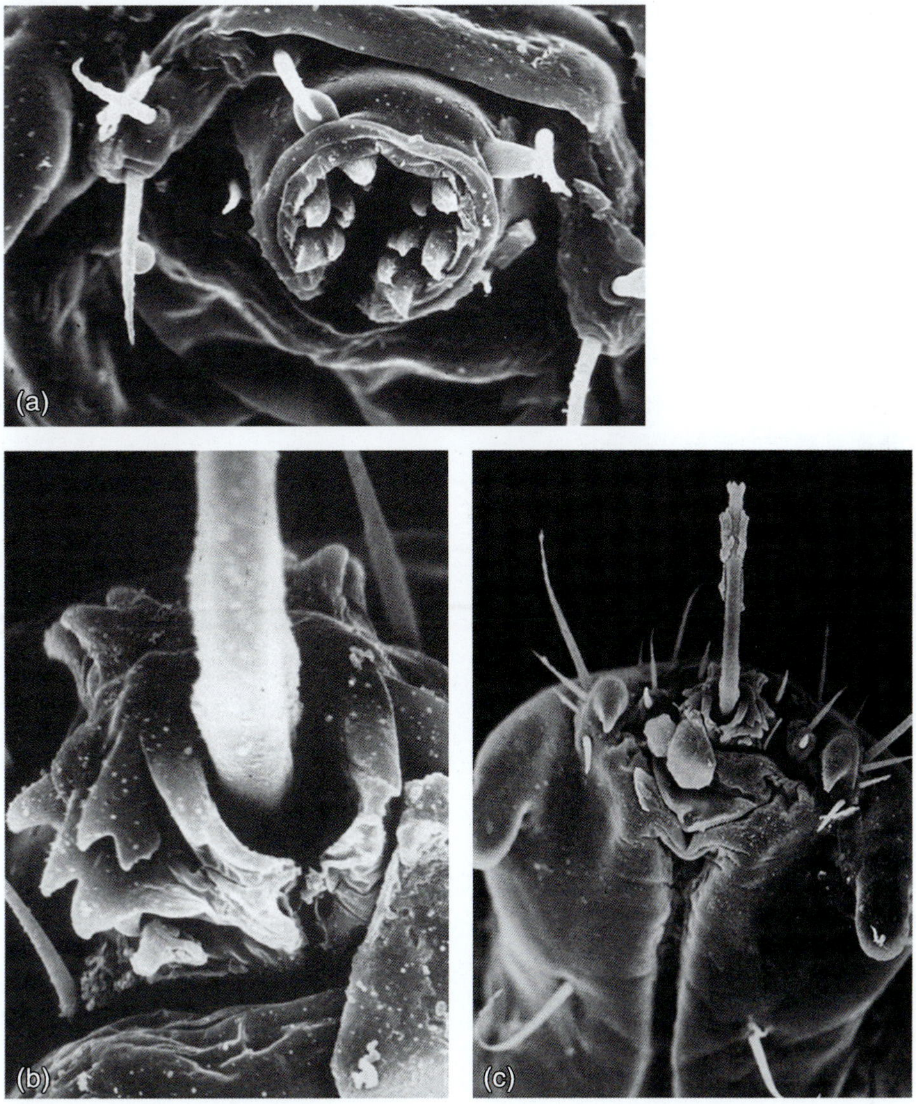

图 34.12　蟹虱的扫描电镜显示：(a)有颊齿的吸器；(b)外翻的颊齿；(c)突出的针束

头虱

流行病学

发病率和患病率[5-7]

头虱在世界范围内广泛分布，在发达国家和发展中国家头虱感染（头虱病）很常见。然而，目前流行率的精确数据相对较少。传统观念认为头虱是一种寄生虫病，只与社会经济地位低下的学龄儿童有关，这一观念现在受到了挑战[8]。

据美国、加拿大和其他一些国家报道，头虱感染率很高；Gratz[5]的一份综述就已发表的流行率信息进行了全面的调查。

在英国，患病率为 2%，年发病率为 37%[9]。在澳大利亚，报告的学龄儿童患病率为 13%；在巴西，2005 年贫民窟的患病率为 43%，渔村的患病率为 28%[10]；在中国，患病率为 14%（范围为 0～52%）[11]。

年龄/性别

头虱在儿童身上更常见，尤其是 3—11 岁的儿童，比成年人要常见。大多数调查显示，女孩比男孩更容易感染头虱。不同年龄的女孩和男孩的行为模式可能影响感染率[12]。例如，在小学，孩子们围绕课桌被分成一个个小组，经常进行面对面的接触。此外，女孩之间可能比男孩之间更容易发生头发的接触。年龄较大的孩子往往更独立，与同龄人的社交距离也更大。头发长度对感染的影响是有争议的。一些研究表明，头发长度和虱子感染率之间没有任何相关性。但在另外一些研究中，头发较长的儿童有较高的感染率。在以色列的一项调查中，通过使用虱梳而不是肉眼直接观察来检测感染，研究人员发现中长发儿童的感染率明显高于短头发的儿童[13]。

种族

几位作者注意到尽管非洲黑人的感染率很高，但美国黑人头虱感染率较低[14,15]。有人认为，美国黑人使用的润发油提供了一种不适合建立感染的环境[14]，但是在印度次大陆，头虱很常见，那里经常使用发油和面霜[16]。巴西的一项调查发现，黑人的患病率与白人相同[17]。

并发症

头虱不会传播任何人类病原体。然而，在无家可归者和尼泊尔贫民窟儿童的头虱中发现了五日热巴尔通体[18,19]。2008—2009 年在巴黎进行的一项研究中，从学龄儿童头部采集的 288 个成人头虱的 DNA 样本中，共有 95 个样本（33%）检测到了鲍曼不动杆菌，而不是昆塔纳不动杆菌。在头虱中发现鲍曼不动杆菌的意义尚不确定[20]。

病理生理学[2,7,21-23]

成年雌虫为灰白色昆虫，体长 3～4mm（图 34.13）。雄性略小一些。腿上的爪子是用来附着头发的。在大约 40d 的寿命中，雌性平均每天产 7 个卵。卵通过雌性附属腺体分泌的几丁质胶合材料粘合到发干上[23]（图 34.14a）。在温和的气候条件下，为了提供合适的孵化温度，这些卵附着在靠近头皮表面的头发上。卵呈椭圆形，肉色，有盖，盖在卵的游离端（图 34.14b）。盖被新生的虱子若虫推开。一旦虱子出来，空的卵壳或“虱卵”就会呈现白色，比接近头皮表面的完整的卵更容易显现。卵大约在 8d 内孵化，随后经过 3 次蜕皮，虱子若虫大约在 10d 内成熟。

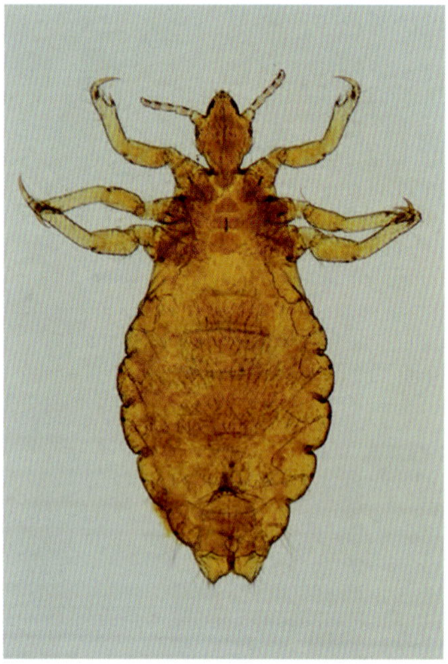

图 34.13 吸血虱，头虱

据称，大多数头虱感染是通过头对头的直接接触获得的，最理想的转移条件是毛发平行且缓慢移动[24]。在发展中国家，贫穷、卫生条件差和过度拥挤助长了虱子的传播。仅仅是卫生状况糟糕并不会促使头虱的感染。

关于污染物在头虱传播中的重要性存在着相互矛盾的观点[25]，在实践中，帽子、围巾、梳子和刷子的作用难以证实或驳斥。

在澳大利亚，有一项实验，使用装有过滤器的真空吸尘器对学校教室地板进行的检查没有发现地板上有虱子[26]，表明地毯和地板上不需要采取防虱措施。在这些学校，头虱的患病率为 20.9%。

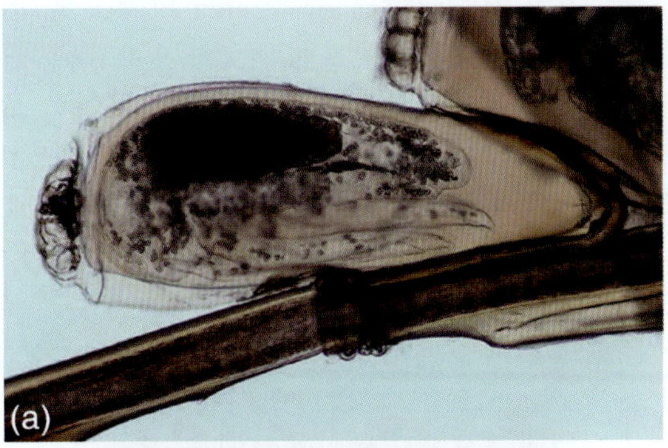

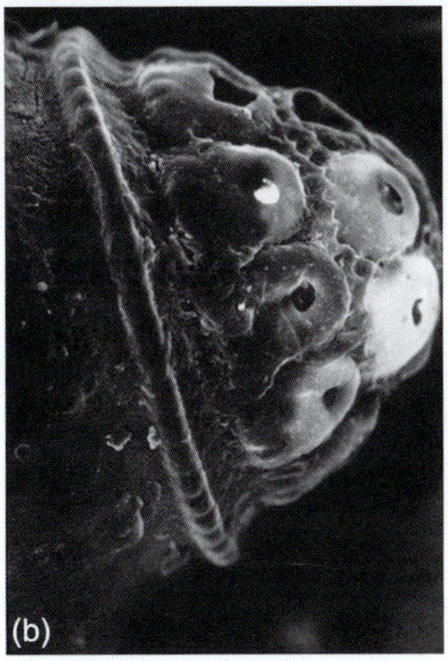

图 34.14 (a)头部虱子卵粘在发干上。(b)头虱卵上盖的扫描电子显微照片

临床特征

尽管许多人没有症状[27]，头皮瘙痒仍是头虱感染的典型表现。继发性细菌感染可能是由于搔抓引起的，在头皮脓疱的病例中，必须始终考虑伴随的头虱感染。瘙痒性丘疹病变可能发生在后颈部，偶尔会出现广泛的非特异性瘙痒性皮疹[28]。在严重被忽视的病例中，脓液和渗出液可能会导致毛发无光泽——这种情况在 20 世纪初的波兰很常见，被称作“微丝蚴糠疹”。然而，在没有虱子感染的情况下，头发也会毛糙，所以有人建议应该将这个术语废弃[29]。

空卵壳(虱卵)在头顶部和枕部区域密度最大(图 34.15)。但是，在肉眼观察中，它们可能会与毛周角蛋白脱落物(“假虮病”；发套)[30,31]或廉价发漆的干球相混淆。

调查

对成年虱子和若虫的检测提供了“活动”感染的证据，而卵和卵壳的存在仅表明感染在某个时间发生过。

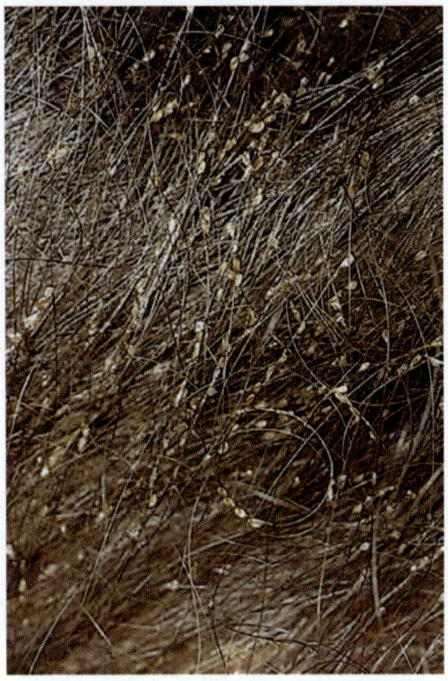

图 34.15 大量头虱卵和空卵壳

诊断当前活动性感染最可靠的方法是对梳毛的检测，这种方法已被证明优于直接肉眼检查头发和头皮[13,32-34]。这是一个重要的标准，原因如下：

1. 没有活动感染证据的个人不应接受化学药品处理[34]。

2. 参加杀虱剂临床试验的受试者在参加试验前，头上应该有活的虱子，而不仅仅是虱卵。

3. 对没有感染证据的儿童采取休学的措施可能很不适当[34-36]。

管理

管理原则[6,7,22,34,37-40]

由于缺乏有效的比较研究，且虱类对拟除虫菊酯的抗药性已经出现，因此头虱的防治工作十分困难。2007 年，一篇关于灭虱剂的原始 Cochrane 系统综述被撤回[41]，新的综述正在进行中[42]。

理想的治疗方法应该是完全安全的，没有有害化学物质，容易获取，易于使用和经济实惠。当局部发生耐药性变化时，这种治疗方法也应该是奏效的。

使用化学灭虱剂的一般准则包括建议在 7～10d 内重复治疗[43]，因为杀卵活性有限；洗剂和液体制剂比洗发水更好，后者对昆虫而言杀虫剂浓度相对低，后续效果不佳。从长远来看，可能更易产生耐药性。含水基的制剂比含酒精溶液更温和，不刺激哮喘患者的支气管，也不易燃。喷雾剂不适用于哮喘患者。

家庭成员应接受检查，只有当他们被活虱子感染时，才应接受治疗。可使用细齿梳子去除虱卵。使用正确的治疗方式并且所有受感染的家庭成员同时治疗最有可能提高治疗成功率。建议患者在完成一个疗程后的第2天进行检测梳理，并在间隔7d后再次检查治疗是否成功(http://cks.nice.org.uk/head-lice，获取时间为2014年10月)。

接触受感染者头部的所有材料，如帽子、围巾、床上用品和垫子，必须在热水(至少50℃)中彻底清洗[44]。存放于塑胶袋内3d的受感染物料，均可安全使用。头发梳理工具，如刷子、梳子和卷发器，应丢弃或用杀虫粉消毒。

杀虫剂的获得性耐药性

20世纪80年代以来，传统杀虫剂如二氯二苯三氯乙烷(DDT)、林丹、甲萘威和马拉硫磷逐渐被除虫菊酯和拟除虫菊酯杀虫剂所取代。这些杀虫剂具有高效、安全、方便和经济等特点。现有配方包括1%氯菊酯和除虫菊酯加上胡椒基丁醇。然而，在20世纪90年代初出现了具有拟除虫菊酯抗性表型的虱子[45]。现有证据表明，除虫菊酯普遍存在耐药性，马拉硫磷出现耐药性的情况没那么常见[45-52]。

拟除虫菊酯是一种神经毒素，能改变虱子的电压门控钠通道(VGSC)，导致痉挛性麻痹和死亡。头虱对氯氢菊酯的耐药性主要是由电压门控钠通道α亚基基因[53]的三点突变(M815I-T917I-L920F)引起的击倒抗性(kdr)所致。击倒抗性类虱子等位基因的流行程度尚不清楚，但似乎非常多变，主要取决于地理区域[54,55]。

替代治疗

头虱对杀虫剂的耐药性促使研究人员寻找替代品。

物理治疗是化学药剂使用的替代方法，在英国，"驱虫"(社区卫生问题，英国伦敦)湿梳法已被推广为头虱的治疗方法。这项技术包括普通的洗发，然后使用大量的护发素，并用细齿梳子梳理去虱子。每4天重复一次，持续2周[56-60]。受心理社会的影响，患者通常不能接受剃光头。二甲基硅油(在挥发性硅酮基中加入4%长链线性硅酮)[61-63]能阻断虱子的外呼吸道，从而导致水分丢失，导致生理应激和死亡[64]。椰油乳液香波、5%苯甲醇洗液和多杀菌素润发乳也可以使用[65-67]，此外，肉豆蔻酸异丙酯和环甲硅脂也可一起使用[68]。

其他容易获得的封堵物质，如油和人造黄油，已被建议使用，但其有效性不可考。在一项对醋、异丙醇、橄榄油、蛋黄酱、融化的黄油和凡士林进行检测的研究中，使用凡士林造成的虱卵死亡率最高，仅有6%的卵孵化[69]。

精油在传统医学中已被广泛用于根除头虱，但由于其成分的多样性，其效果可能无法重现[70]。市面上销售的包括薰衣草油和茶树油在内的几种产品均用于治疗头虱，并被广泛使用。许多植物天然产生杀虫剂用于自我防御。这些杀虫剂可以合成供人类使用，如拟除虫菊酯，但其中一些化学杀虫物质会产生毒性作用。

伊维菌素是一种用于丝虫病和淋巴丝虫病的抗寄生虫药(第33章)。它通过阻断神经传递，作用于谷氨酸门控或γ-氨基丁酸门控氯通道，诱导节肢动物和线虫瘫痪和死亡。在最近一项针对使用杀虫剂无效的难治性头虱患者的整群随机对照试验中，单次口服伊维菌素400μg/kg并连续使用7d。第15天的测得的无虱率高于0.5%马拉硫磷(95.2%对85.0%)和他们的家庭成员(92.4%比79.1%)[71]。

这种剂量的伊维菌素的"超纲"使用，其在头虱感染患者中的安全性仍然未知。在最近的一项随机对照试验中，局部伊维菌素的疗效优于安慰剂，并于2012年获得美国食品和药物管理局的批准[72,73]。本品使用方便(即涂抹于干燥的头发上，静置10min后用水冲洗)，可增加柔顺性。

一线

在英国，对特定治疗策略的选择将取决于年龄、个人或父母的偏好、成本以及以往治疗的成败。目前只有有限的证据支持所推荐的每种治疗方案的有效性。没有一种方法在有效性上明显优于或低于其他方法，每种方法都有优点和缺点，没有一种方法能够保证成功。治疗方法包括：二甲基硅油、灭虫、肉豆蔻酸异丙酯和环甲基硅油、椰肉或马拉硫磷(http://cks.nice.org.uk/head-lice 获取时间为2014年10月)。2015年美国儿科学会推荐使用1%氯菊酯或除虫菊酯杀虫剂作为一线治疗[74]。如果治疗失败，在考虑对杀虫剂产生获得性耐药性之前，应放弃其他选择，例如依从性低、配方错误、疗程不足、再感染(框图34.1)。如果已证明存在社区耐药性，或在治疗结束后1d出现活虱子，则可能需要改用马拉硫磷。

二线

在英国，二线治疗取决于一线的使用方案。在美国，第二种选择包括采用湿梳或二甲基硅油或其他外用制剂治疗，这取决于国内药剂的供应情况。

三或四线

伊维菌素(视国家而定)应是最后的选择，无论是外用(针对仍处于感染的患者)还是口服(尤其是针对大规模治疗，超处方说明)。

框图 34.1　头虱治疗失败原因

- 对操作指南的误解
- 不合规范
- 耐药性
- 头虱产品或卫生专业人员的不当说明
- 产品成本高
- 误诊
- 精神性瘙痒
- 杀卵不彻底
- 制剂使用不当(如洗发水)
- 剂量不足——使用产品的时间、频率和(或)数量
- 重复治疗失败
- 再感染
- 活卵未去除

改编自 Chosidow，2000[6]。原创作品版权：Elsevier.

Resources

Further information

www.cdc.gov/parasites/lice/head/

http://cks.nice.org.uk/head-lice

(Both last accessed October 2014.)

衣虱/体虱(体虱属)

流行病学[22]

发病率与流行

由于体虱与恶劣的社会经济条件有关，仅在未定期更换或清洗衣服(衣虱病)时才会发生感染，因此贫困、无家可归和难民营人口主要受其影响。在更发达的国家，体虱的流行率被低估，随着无家可归者人数的增加，虱子传播的传染病也在上升。分子学方法是现行研究虱媒细菌流行病学的便利工具[75]。

并发症

体虱可传播几种重要疾病。第一个是由普氏立克次体引起的流行性斑疹伤寒(见第 26 章)。症状包括头痛、发热、神志不清和皮疹。这种疾病通常在居住条件恶劣拥挤的人群中流行。1995－1997 年，布隆迪暴发了大规模的流行性斑疹伤寒(以及战壕热，但不是回归热)，首先影响到监狱囚犯，然后是 4.5 万多名难民营难民[76]。回归热是由螺旋体、回归热包柔氏螺旋体引起的。最近的疫情发生在埃塞俄比亚和苏丹南部[77]。战壕热与五日热巴尔通体有关。第一次世界大战期间首次发现该病，症状包括发热、肌痛、头痛、脑膜炎、慢性腺病和短暂性斑丘疹，但可能无症状。心内膜炎有时也会发生[78]。长期酗酒的无家可归者面临危险。

病理生理学

这种虱子在外观上与头虱几乎完全相同，但是衣虱的体型通常稍大一些，而且它们的发育过程也很相似。它的自然栖息地是宿主的衣服，它只到皮肤上觅食。它的卵被粘在衣服的纤维上，偏爱紧贴皮肤的衣服。衣物的接缝是产卵的有利部位。在卫生条件恶劣的情况下，它会茁壮成长。这种虱子和它的卵经不起高温的洗涤和熨烫，而且不能忍受环境中的温度变化。因此，它是一种特定寄生虫，其宿主衣服很少更换或清洗。衣服上虱子和虫卵的数量差异很大。在大多数受感染的个体中，数量很少，但在一些个体中可能有成千上万只虱子。

临床特征[22,79]

大多数感染者的主诉是瘙痒。瘙痒是对虱子唾液中抗原物质敏感的结果。另一些，没有致敏或对叮咬已获得耐受性的人则无症状。皮肤上经常存在抓痕则有可能发生继发性细菌感染。那些衣服长期藏有虱子的人，皮肤通常色素过度沉着(所谓的“流浪汉病”；莫尔布斯综合征)，这可能是一种炎症后现象。

应在衣服中寻找虱子和虫卵(图 34.16)。

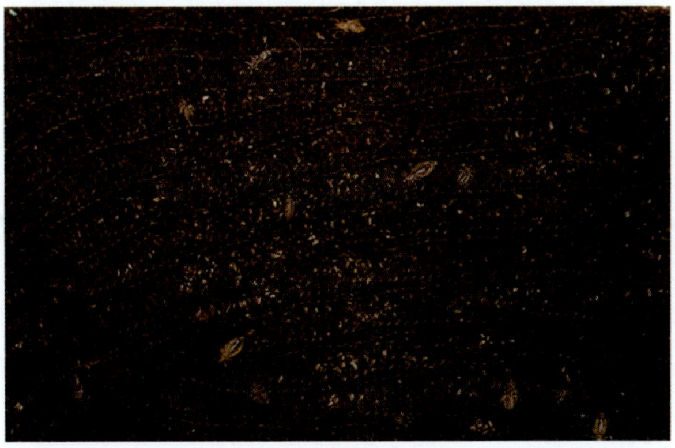

图 34.16　衣虱和卵

管理[6]

与其他形式的虱子感染不同，由体虱引起的损伤是治疗的重点。治疗虱子传播的传染病需用抗生素。床上用品和衣服应该系统地进行清洁，这对一些医师来说已经足够了。其他人建议用肥皂彻底清洗身体，然后使用除虫菊酯/拟除虫菊酯或马拉硫磷 8～24h。最近，伊维菌素(3 剂，每剂 12mg，用药间隔 7d)被证明可以减少感染无家可归的男性人群身上虱子的数

量。这种治疗可能有效地抑制住在机构中或定期返回治疗中心或庇护所的患者身上虱子的生存能力[80]。根据受感染个体的地理位置和他或她与其他同样受感染个体的接触,医师应考虑虱子传播疾病的可能性。受感染的家具、床垫和弹簧盒应丢弃或熏蒸,以消灭虱子和虱卵。受感染的物料密封于塑胶袋内,3d 后可安全使用。

Resources

Further information

www. cdc. gov/parasites/lice/body/(last accessed October 2014).

阴虱病(阴虱)

流行病学[22]

阴虱是通过密切的身体接触传播的,通常是性接触,而感染这些虱子的情况在性活跃的年轻人中最为常见。监测包括阴虱在内的性传播疾病的患病率,是泌尿生殖医学(GUM)诊所的常规实践内容。英国一个部门的女性病例数量显著下降,这使得人们认为,为阴毛打蜡,尤其是被称为"巴西风"的时尚,是导致女性病例减少的一个重要因素[81]!

由于就诊泌尿生殖医学诊所的许多阴虱感染患者,被发现患有其他性传染病[82,83],因此进行筛查就显得很有必要。

病理生理学

阴虱在外观(图 34.17)和习性上与其他虱属种类有很大的区别。它的身体是蹲踞的,第二对和第三对腿带有沉重的钳形爪子。当阴虱处于静止状态时,它们会用这些巨大的爪子紧紧抓住靠近皮肤表面的

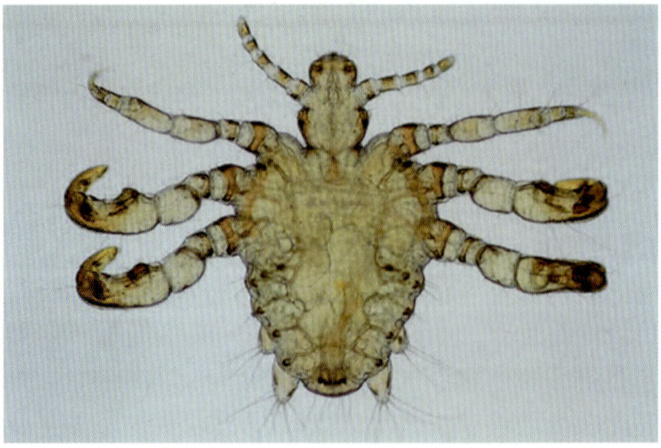

图 34.17 阴虱属,阴虱

毛发(图 34.18)。它的卵和其他虱属种类的比起来又粗又鼓。呈浅棕色,像头虱一样,附着在宿主的毛发上(图 34.19)。它适合生活在特定密度的头发中。头皮毛发,除头皮边缘外,是非常浓密的,但阴虱除了定植阴毛外,还会定植在腋毛、眉毛、睫毛、胡须、躯干和四肢毛发上。它大部分时间不爱活动,但在晚上寄主睡觉时会变得很活跃[84]。它通过将握持物从一根头发转移到另一根头发来移动。当从寄主身上被取下时,阴虱很难移动,而头虱和衣虱在寄主身上移动的很快。

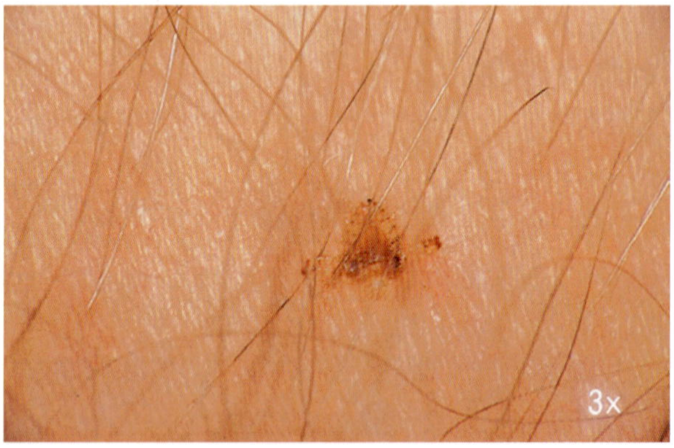

图 34.18 附着在腹部毛发上的阴虱

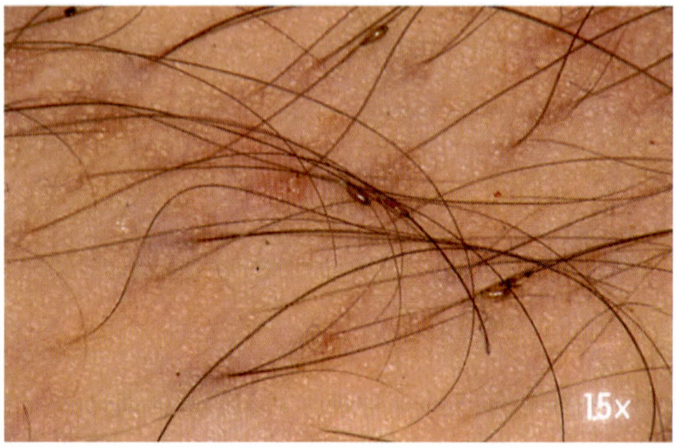

图 34.19 附着在腹部毛发上的阴虱卵

临床特征

瘙痒是主要的症状,主要发生在晚上和深夜。仔细检查受感染的区域,会发现虱子抓住皮肤表面的毛发,虱子卵附着在毛干上。虱子的粪便通常表现为皮肤和头发上看到的锈色斑点,内衣裤上可能有血迹。

当在阴部发现阴虱时,应检查身体其他多毛部位,因为这些虱子可能寄生在眉毛、睫毛(图 34.20)、胡须、腋窝、乳晕毛发和头皮边缘[85,86]。重度感染的

男性患者的躯干和四肢的毛发可能被广泛定植。有报道称,大量虱子的出现归因于不适当使用外用类固醇所致[84]。

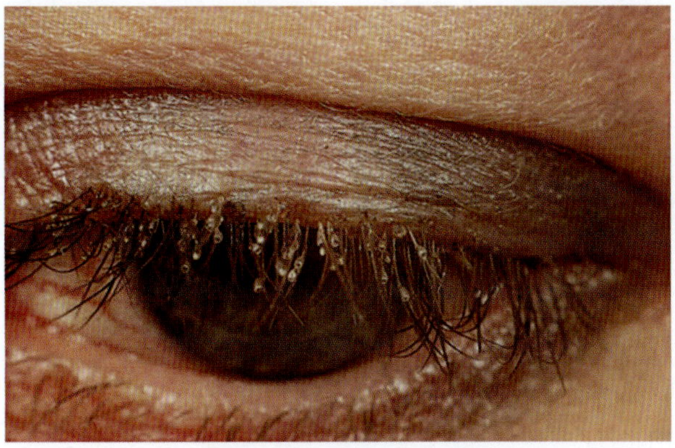

图 34.20 睫毛上的阴虱卵

蓝灰色斑疹(青斑)偶尔见于皮肤[87],但其确切发病机制尚不清楚。由阴虱引起的大疱性病变已有报道[88,89]。

在儿童中,阴虱可能寄生在睫毛和头皮上[90]。儿童感染通常是通过与受感染父母的密切身体接触而获得的。作为一个孤立的发现,这并不意味着性虐待,尽管这可能偶尔发生[91]。

管理[92,93]

用与头虱病相同的杀虫药膏或洗液处理阴虱,7~10d 后应重复使用,因为该产品的杀卵活性较差。对除虫菊酯的耐药性已被证实[94]。身体所有有毛的部位都应该同时治疗。当有大量的虱卵时,剃须有时是必要的。眼睫毛感染应使用 5% 氯菊酯霜(10min 后洗掉)或仅使用凡士林(每天 2 次,持续 8~10d)处理,然后机械去除虱卵[95-97]。一些笔者还会使用口服伊维菌素[98]。

与其他虱子感染一样,所有性接触者都应在必要时接受检查和治疗。床上用品和衣服应在热水(50℃)中清洗。青春期前出现虱子感染的儿童应评估是否可能是受虐儿童[91]。治疗失败通常是由于毛发区域未经处理或未经治疗的性接触导致的复发。此外,还应对患者进行相关的性传播疾病筛查。

Resources

Further information

www. cdc. gov/parasites/lice/pubic/

http://www. cdc. gov/mmwr/pdf/rr/rr5912. pdf

Department of Health, UK: http://cks. nice. org. uk/pubic-lice

(All last accessed October 2014.)

臭虫(半翅目)

定义

半翅目起源于希腊的半(一半)和翼(翅膀),因为它们的翅膀在基部附近硬化,近末端为膜质。

分类

半翅目亚目,即真正的昆虫,有两个科是人类的嗜血和体外寄生虫,有三个科是接触或咬伤后对健康有影响的:

- 臭虫科(包括臭虫)有四大属:
  臭虫属,燕臭虫属,细臭虫属和鸡臭虫属。
- 猎蝽科(包括吻蝽和刺椿象)
  三个主要属:锥蝽属、长红猎蝽和攀锥蝽属。
- 花蝽科通常被称为小花蝽或花蝽类昆虫。
- 蝽科,俗称臭虫。
- 负子蝽科,俗称巨型水蝽。

相对于大量的半翅目昆虫而言,吸血臭虫(床虱和猎蝽)数量较少,但它们对人类健康却有相当大的影响。自 20 世纪 90 年代以来,人们观察到臭虫在全球范围内死灰复燃,这对临床和病虫害控制都有影响。猎蝽是克氏锥虫的媒介,克氏锥虫是美洲锥虫病的寄生虫。

臭虫科(包括臭虫)

分类[1-3]

这一科包括 24 属和 110 个已知种[4]。臭虫科是一个世界性的大家庭。物种都是恒温脊椎动物的体外寄生虫。生命周期的所有阶段都是嗜血的。宿主通常非常特殊,主要包括鸟类和蝙蝠。有人认为,当穴居人与蝙蝠一起居住时,臭虫科属种开始适应以人类为血食。臭虫是臭虫科臭虫属的一个小分支。

臭虫属。温带臭虫(常见的臭虫)是一种世界性的臭虫。这里将讨论这个问题。

半翅目臭虫属(热带臭虫)对低温的耐受性不如温带臭虫。这种臭虫仅限于热带和亚热带地区,包括印度、缅甸、马来西亚、中国南部和中非,但由于世界贸易的紧密联系,在西方国家也有可能发生感染。

伏翼臭虫(蝙蝠臭虫)起源于一所房子里的蝙蝠

栖息地，它是其中一个住户皮肤瘙痒损伤的罪魁祸首[5]。

细臭虫属。鲍特细臭虫在西非的分布有限，寄生于人类和蝙蝠。

燕臭虫属。通常在鸟类和它们的巢穴中会发现一些物种，例如朱红冠毛兰臭虫属，岩燕臭虫和蓝舌飞蓬臭虫，燕虱。它们可能从屋檐下的巢穴侵入房屋，并随时咬人，但它们不太可能像臭虫那样在人的血液上完成生命周期，也不太可能像臭虫那样住在房屋里。

鸡臭虫属。该属中唯一的一种臭虫，也被称为墨西哥鸡臭虫。顾名思义，它的主要宿主是鸡，但如果人类居住地靠近鸡的巢穴，它就可能成为一种严重的害虫。

简介及一般说明

臭虫正在发达国家卷土重来[6]，这可能是由于国际旅行和虫害控制措施的变化[7]。臭虫病的诊断依赖于咬伤的临床表现和对节肢动物的直接观察，而被咬者很少能认识到这一点[8]。关于臭虫传播疾病的能力、消灭疾病的管理和虫害的经济影响，目前还缺乏相关证据证明。

流行病学

澳大利亚和欧洲的观察研究最近显示，害虫管理人员的干预措施有所增加。2001—2004 年间，澳大利亚实验室发现的臭虫数量也在不断增加[9-11]。这种复苏的原因尚不清楚。不同的因素可能起到了一定的作用：第一，国内和国际旅游[12]人数的增加。其次，拟除虫菊酯类杀虫剂耐药性的出现[7,13]，由于多种突变，也可能参与了虫害的传播[14]。最后，使用诱饵等新技术来控制其他昆虫，如蟑螂，可能也会导致臭虫种群的增长[15]。

臭虫可能会传播疾病。然而，它们的媒介作用还未阐述清晰[6]。在臭虫体内或体表检测到的病原菌有丙肝病毒[16]、曲霉菌属、耐甲氧西林金黄色葡萄球菌[17]、乙肝病毒和克氏锥虫[6]。

病理生理学[3]

臭虫身长 4～5mm，背腹扁平，呈椭圆形，前翅缩小成鳞片状，后翅消失。口器被修饰成适于穿刺和吮吸的喙。

雌性臭虫把它们珍珠般的白色长颈瓶状的卵藏在地板和墙壁的缝隙里，产在家具、床架和床垫上。每只雌虫在一生中大约产 300 个卵。卵大约 10d 后孵化；若虫期大约持续 6 周，在此期间，虫卵蜕皮 5 次(图 34.21)。

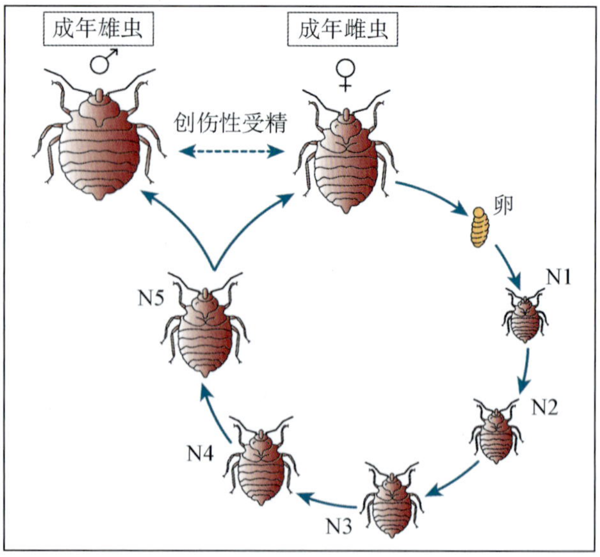

图 34.21 臭虫的生命周期（摘自 Bernadeschi 等 2013[21]。资料来源及版权所有人：BMJ 出版集团有限公司）

臭虫通常在夜间进食，一般是在黎明前约一小时，但如果环境适宜，它们也可能在白天进食。它们畏光，避免接触光滑的表面。白天，它们会躲在黑暗的地方，如家具和床垫的裂缝或剥落的墙纸内。寻找食物来源是不稳定的，很可能是在几厘米开外的地方随机选择的，但在最后接近宿主时，温度和气味都对吸引昆虫起到了作用。喂养时间较短(3～12min)。在喂食过程中，臭虫会注射含有抗凝药和麻醉药的唾液。

最近，一项研究表明，引起瘙痒和皮肤损伤的过敏原很可能包含在臭虫的唾液中。有趣的是，没有唾液腺的臭虫无法进食，这表明唾液在进食过程中是必不可少的。此外，仅通过局部应用，臭虫唾液就足以在不破坏皮肤的情况下，导致人类志愿者瘙痒和损害的发生[19]。

然而，在缺乏合适的食物供应的情况下，成年臭虫可以在理想情况下在饥饿中存活一年甚至更长时间。

在没有常见宿主的情况下，温带臭虫会攻击其他动物。通常寄生在其他宿主上的臭虫也同样时刻准备攻击人类，它们可以从鸟巢或鸡群中入侵房屋。

臭虫的传播可能是被动的，通常携带在衣服、行李和家具中。使用电线或通风管道也会发生主动传播。最近，在一些特定的地方，臭虫的数量急剧增加，比如廉价酒店、床和早餐处、夜车、游轮，甚至养老院[6,20,21]。近期在英国进行的一项调查强调，大多数人无法识别臭虫(图 34.22)[8]。

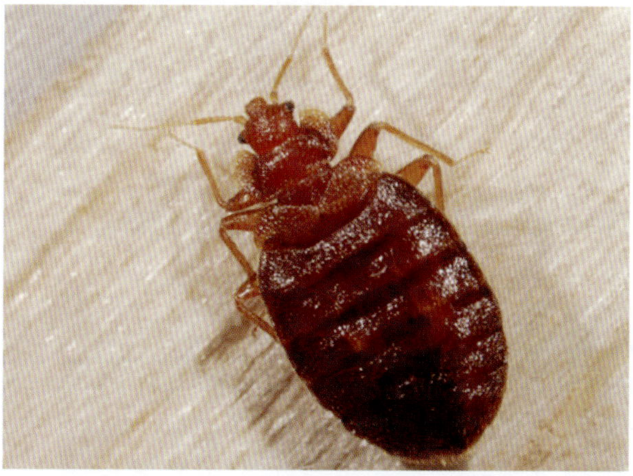

图 34.22 成年臭虫(5～7mm):温带臭虫

临床特征

介绍

由于臭虫唾液中含有麻醉药,所以最初的叮咬通常无法察觉。对唾液的过敏反应有时发生得较晚。虽然大多数患者在第一次叮咬后没有任何症状,但反应可能在 10d 后发生[22]。对臭虫最常见的反应是以叮咬为中心的瘙痒性斑丘疹样病变,可见出血点[7]。如果病灶按直线或曲线排列(如早餐-午餐-晚餐对齐",图 34.23a),则病灶的分布可能具有提示作用。然而,这种分布模式并不是臭虫特有的,可以在其他节肢动物感染中发现。大部分病灶分布在身体裸露的部位。结节(图 34.23b)、大疱病变(图 34.23c)或荨麻疹(图 34.23d)较少见[7,23]。很少有系统症状或过敏反应的病例被报告[7]。臭虫感染也可表现为孤立性瘙痒。患者通常会反映同床或同游的人身上也表现出相似的症状。此外,当改变睡眠位置时,病变通常消失。臭虫感染是通过对昆虫的识别来确认的,在大多数情况下不需要昆虫学家的帮助。

其他臭虫的叮咬本质上是相似的,但其分布取决于暴露方式。血液虹吸病是由鸡臭虫(墨西哥鸡臭虫)叮咬引起的皮肤损伤。多形性病变主要发生在机体暴露部位[24],包括肿块、丘疹、囊泡、脓疱和痂。

鉴别诊断

可以进行各种鉴别诊断。第一种是其他节肢动物咬伤[25],主要是疥疮。然而,它们的病变分布是不一样的,因为覆盖区域通常可见疥疮。此外,咬伤部位对应的中央点不像臭虫感染时那样明显。跳蚤感染容易混淆,因为病灶分布模式极为相似,都是位于一条直线或曲线上。

其他皮肤病鉴别诊断可能需要皮肤活检。它们包括急性发热性嗜中性皮肤病、多形性红斑或大疱性皮炎。

并发症和合并症

皮肤病变的继发性细菌感染(葡萄球菌或链球菌)是主要并发症[26]。对心理造成的影响需要重点关注,有时会导致寄生虫恐惧症,但这些尚未得到评估。

管理

臭虫叮咬的处理

臭虫叮咬的管理基于专家意见。局部应用类固醇用于缓解症状[27]。全身抗组胺药可能有助于缓解严重瘙痒的情况[27]。依据病情严重程度,继发性细菌感染可能需要局部或全身应用抗生素[28]。

臭虫感染管理

患者教育

由专业人员对患者进行教育是根本。应向患者解释可疑区域中节肢动物(图 34.24a)或其粪便痕迹(图 34.24b)的检测和识别[29]。

非化学干预

臭虫可以在不进食的情况下存活 1 年,因此,不建议将受感染的地方空置。处于不同生命阶段的臭虫都可以通过 60℃的洗涤、干洗或在 40℃下滚筒干燥等方式杀死[30]。即使没有科学证据证明其有效性,害虫管理者也建议对受感染的家具进行处理,物理去除臭虫并用吸尘器吸尘[31]。硅酸盐可能对臭虫的管理有帮助,但需要进一步的研究[32]。

化学处理

臭虫感染应使用杀虫剂,主要是拟除虫菊酯[33],氨基甲酸酯和昆虫生长调节剂。有机磷酸盐在欧洲已不再使用[34]。臭虫对所有杀虫剂的耐药性已被证实[13,35]。在这种情况下,最好将有用产品联合使用。由于杀虫剂对虫卵的杀灭效率很低,经常需要进行二次处理。两次处理之间的间隔期尚不清楚,根据受感染部位的温度,间隔时间从 4d 到 20d 不等。

预防感染[31]

防止臭虫传播的最好方法是及早发现。然而,预防程序的有效性尚未得到评价。传统建议在 60℃下清洗床垫套和床上用品。严格禁止购买二手床垫和家具。使用捕虫器也可能是一个有趣的方法,以防止虫害[36]。

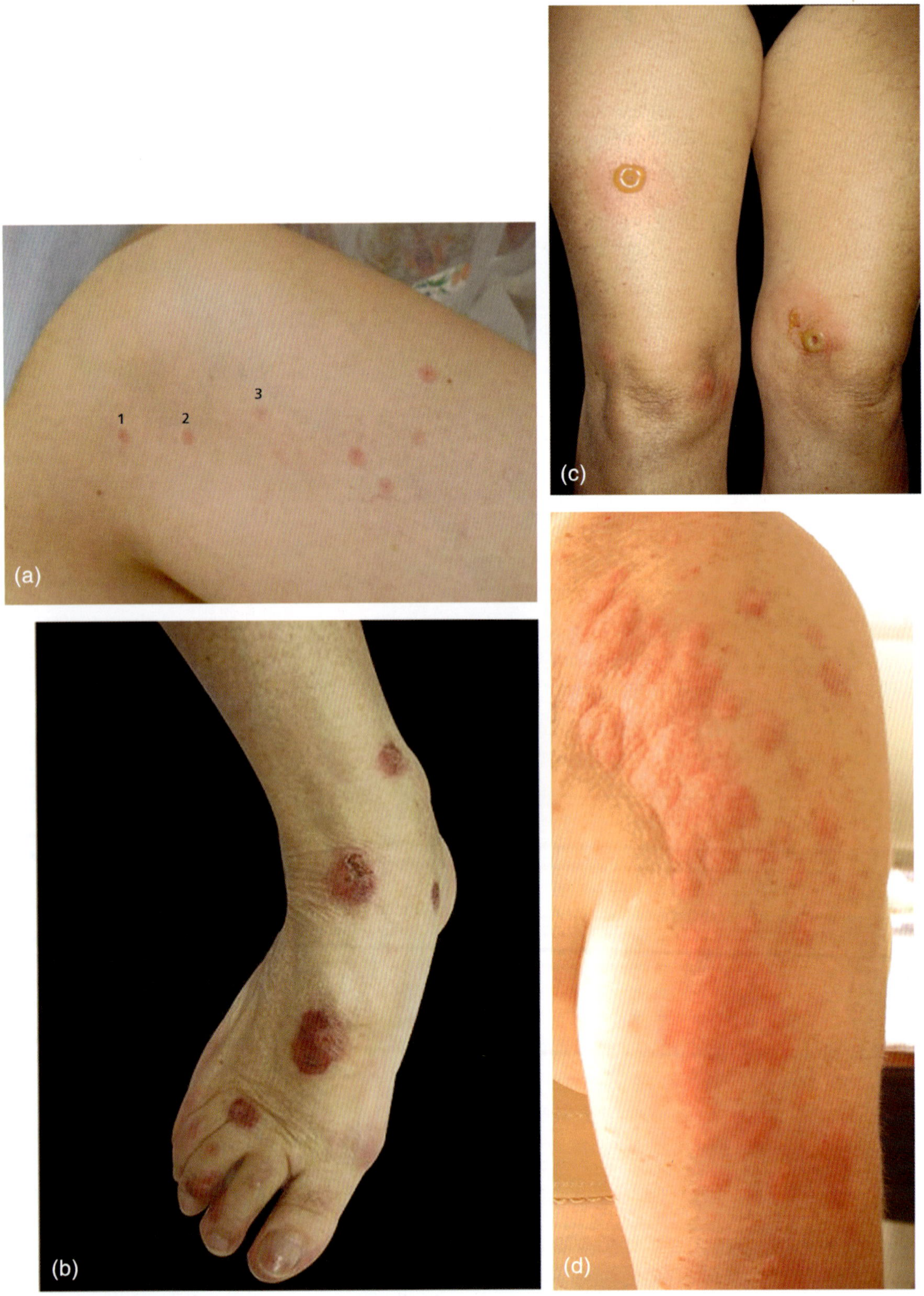

图 34.23　臭虫咬伤的临床表现：3～4 个皮肤损伤常见于“早餐(1)、午餐(2)、晚餐(3)”分布(a)或“车轮状”分布(b)。(c)非典型大疱性病变，(d)荨麻疹(摘自 Bernadeschi et al. 2013[21])

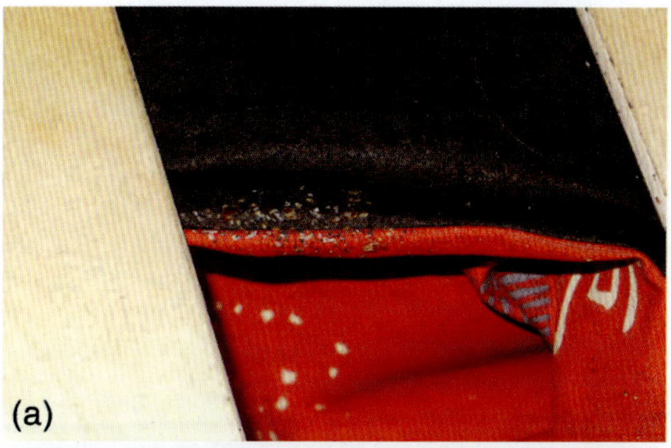

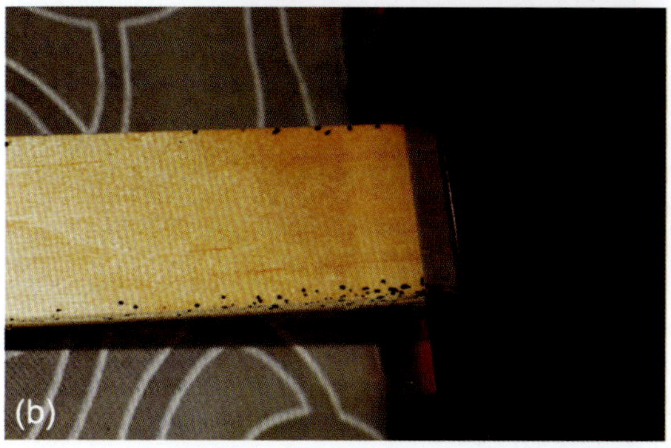

图 34.24 全科医师应向患者展示臭虫(a)及其典型的藏身之处(如布质沙发),(b)臭虫粪便在床架上的踪迹的图片,以教育患者采取“搜寻及消灭”的策略

Resources

Further information

University of Kentucky (www. ca. uky. edu/entomology/entfacts/entfactpdf/ef636. pdf) — comprehensive lesson on bedbugs.

Centers for Disease Control and Prevention (www. cdc. gov/nceh/ehs/topics/bedbugs. htm) — link to various articles on bedbugs.

NHS Choices (http://nhs. uk/conditions/bites — insect/pages/introduction. aspx) — clinical knowledge summary about insect bites.

(All last accessed October 2014.)

Patient resources

Up to Date

(www. uptodate. com/contents/bedbugs? source = search_result&search = bedbugs&s electedTitle = 1～10) — provides accurate general knowledge about bedbugs.

Bed-Bugs. co. uk (http://bed-bugs. co. uk/) — provides an interesting picture gallery of bedbugs and their bites, together with practical tips for eradication.

Pest Control UK (www. pestcontrol-uk. org/pests/bed—bugs) — DIY control of bedbugs.

Pest Control Australia (http://medent. usyd. edu. au/bedbug/)

(All last accessed October 2014.)

猎蝽科(吻蝽、猎蝽和锥鼻蝽)

流行病学

猎蝽科的大多数种类是其他昆虫的捕食者,因此通常被称为猎蝽,但也有一些攻击人类和其他动物。大多数物种分布在北美洲、中美洲和南美洲,但也有一些分布在非洲、中东和远东以及澳大利亚。锥猎蝽亚科是医学上最重要的分支,包括锥猎蝽属、红猎蝽属和锥蝽属三大类。这些种属仅靠吸食脊椎动物的血液为生。成年锥猎蝽亚科属种是一类大型昆虫,体长通常为 20～28mm。它们有一个细长的头部,突出的喙和长的四节触角。

锥猎蝽亚科在很大程度上局限于西半球,主要分布在北美洲、中美洲和南美洲。在美国,嗜血锥蝽分布最广,从东南部和大西洋中部各州向西延伸,包括得克萨斯州。锥蝽以多种寄主为食,家养物种以人和家养动物为食。在美洲锥虫病中,它们作为克氏锥虫的媒介在医学上具有重要意义[1,2]。这种疾病传统上仅限于拉丁美洲,但在美国也有报道。亚利桑那州最近的一项研究表明,在收集到的猎蝽中,有 41.5%(164 只)感染了克氏锥虫,这表明该地区的感染风险可能比之前认为的要高[3]。

病理生理学

在自然界中,锥蝽臭虫在宿主的栖息地形成群落,例如小型哺乳动物的巢穴或动物巢穴。在美国西南部,经常在木鼠的巢穴中发现感染。然而,有些物种已经完全被驯化,在人类的住所生活和繁殖,在地板和墙壁的裂缝和缝隙中产卵。幼虫孵化成若虫,是成虫的缩小版。若虫和成虫白天躲在裂缝里,晚上出来觅食。

临床特征[4,5]

猎蝽科虫类(猎蝽)捕食性物种的叮咬纯粹是防御性的,被咬后通常是极其痛苦的[6,7]。猎蝽之所以被称为接吻虫,因为它们有咬脸的倾向,尤其是嘴唇周围。然而,吸血锥蝽的叮咬是无痛的——如果寄生虫要在不受干扰的情况下进食,这是必不可少的技能。对于以前没有接触过叮咬的人,可能没有什么反应，但过敏反应是一个主要问题[8]。反复暴露后，会出现过敏反应，可能出现从瘙痒性丘疹到出血性结节和大疱等反应。一项普查研究显示，自我报道过敏症的高患病率可能与生活在锥蝽暴露的地区有关[9]。

花蝽科（俗称小花蝽或花蝽类昆虫）

花蝽科与臭虫科有关。这一科的昆虫大多捕食其他昆虫，且已知偶尔会咬人。田野细角花蝽是一种与人类密切相关的世界性物种，例如可以在干草堆和谷仓中发现它们[1]。原花蝽属和欧原花蝽也会咬人[2]。另一种花椿象科昆虫沟胸花蝽属攻击过英格兰东北部一家服装厂的许多工人[3]。此外，还报道了捕食性花蝽小花蝽属咬人的可能性[4]。

蝽象科（俗称臭虫）

这些虫子的胸部有腺体，会散发出一种难闻的化合物。这种防御有助于它们击退潜在的捕食者。一些蝽象科的昆虫，俗称 Marias-fedidas（“臭玛丽”），可以对人体皮肤造成严重的刺激，与发泡甲虫产生的刺激非常相似。红斑和水疱形成区伴有灼烧和瘙痒[1]。关于蝽象科分泌物的药理特性，目前尚无资料，但治疗方法与接触过隐翅虫或斑蝥素后的治疗方法相似。

红尾碧蝽（绿盾蝽）——这个家族的一员，据报道是造成一个幼儿口腔周围起水疱的原因[2]。

负子蝽科（巨型水蝽科）

巨型水蝽是稀有的世界性昆虫。它们通常出现在淡水溪流和池塘中。另一种叫法是“咬脚趾者”，因为他们会让人感到不舒服的刺痛；还有“电光虫”，因为他们被灯光吸引。巨型水蝽可能会对人体造成非常痛苦的损害，并可能造成感染[1,2]。负子蝽科和另一些科（潜水蝽科）是食肉昆虫，被怀疑在布路里溃疡的传播和溃疡分枝杆菌生态位的生态扩张中发挥作用。大多数叮咬和疑似感染传播病例发生在非洲，主要发生在贫穷的当地社区。亚洲、澳大利亚和南美洲也报道了其他病例[3-6]。

蓟马属（缨翅目）

定义

蓟马（雷蝇）是一种小型有翅昆虫，身长1～2mm，通常呈黄褐色或黑色。蓟马这个名字来源于希腊语，意思是“木虱”。缨翅目（边缘翅目）约有5000种，分布在世界各地。大多数以植物汁液为食，有些是重要的农业害虫[1]。

病理生理学

有些物种捕食其他节肢动物。少数物种似乎能够吸血，有许多报道表明蓟马可以导致皮肤损伤[2-6]。然而，大多数蓟马不能穿透人类表皮，可能只通过在皮肤表面的运动和努力从汗液中获得水分才能引起瘙痒和刺痛的感觉。

临床特征

蓟马咬伤发生于暴露的皮肤上，产生微小的斑点和粉红色的小斑点或丘疹[3]。在夏威夷的大量美军士兵出现了被白晕所包绕的轻度麻醉性丘疹病变，据推测是由古巴月桂蓟马引起的[7]。由于室内植物或观赏植物可能受到蓟马的侵染，因此蓟马感染有时可能与妄想症相混淆。虽然患者经常会向皮肤科医师讲述离奇的故事和展示装着“虫子”的塑料袋，但重要的是要彻底了解病史，对样本、房屋或环境进行仔细检查，以免得出“幻觉综合征”（埃克布姆综合征）的错误结论[8,9]。蓟马过去也被误认为是头虱[10]。

甲虫（鞘翅目）

定义

甲虫是一种前翅被改造为坚硬翅鞘的昆虫，拥有膜质或退化的后翅。已知该物种超过37万种，但很可能还有更多物种有待发现。它们主要生活在陆地上，大多数以腐烂的动植物类物质为食，但有些是以其他昆虫为食的。

分类

皮肤科医师最感兴趣的是致疱性和致敏性的物种。

致疱性物种[1-3]

芫菁科（油甲虫科；水疱甲虫）

这一群体中的大多数甲虫，只有在皮肤上被碾碎的时候才会起作用，但仍有一些甲虫未被碾碎仍可引起水疱。该群体很大，分布很广，其以农作物的叶子为食，比如西红柿和土豆，这使其与人类接触增多。许多物种均含有刺激性斑蝥素，通常被称为“西班牙苍蝇”。斑蝥素是一种致疱剂，来自于1500多种斑蝥科甲虫。它被吸收到角质形成细胞膜的脂质成分中，激活中性丝氨酸蛋白酶，导致桥粒变性，产生小水疱和大疱[4]。斑蝥素素有春药的恶名，这对一种能够严重毒性的化学物质是有负面影响的。它可以制作起疱的膏药及生发剂，已被用于治疗疣和传染性软疣。西班牙苍蝇（图34.25）可能是最著名的斑蝥。它是一种大型亮金属质感的绿甲虫，主要生活在地中海地区的白蜡树上，在更北的地方偶有发现，有时甚至远至英国。其他致疱性物种包括豆芫菁属(美国、墨西哥、印度、苏丹、塞内加尔)[5]和斑芫青属(尼日利亚、印度)[6,7]。

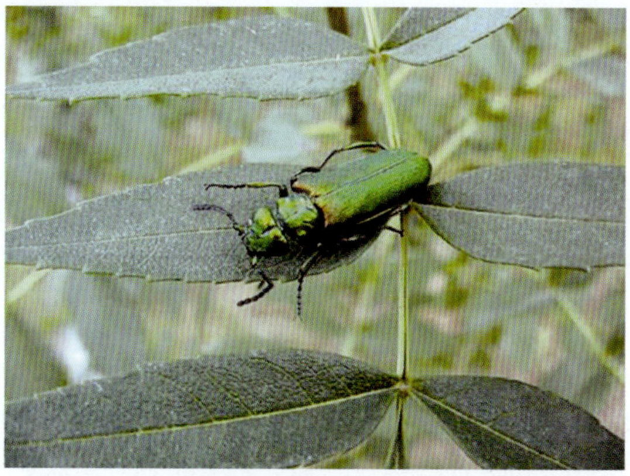

图 34.25 白蜡树上的西班牙苍蝇,最著名的芫菁(由法国尼斯 M. Cornet 博士提供)

隐翅虫科[8-10]

在世界范围内已经发现的毒隐翅虫属,包括许多含有致疱剂毒隐翅虫素(Pederin)的物种,其在化学上与斑蝥素不同。当甲虫被碾碎时毒隐翅虫素被释放出来,引发局部的急性刺激性接触性皮炎。皮损可能是斑块状、线形(当甲虫从皮肤上被刮掉后,皮肤表面会留下一层毒隐翅虫素)或"亲吻"状(甲虫被挤在两个屈侧面上)。1966 年在冲绳暴发的水疱性皮炎,可以追溯到隐翅虫接触史[11]。世界其他各地也有相关隐翅虫皮炎的其他报道[12-19],包括暴雨期间在亚利桑那沙漠接受训练的一个军事单位中暴发的疫情[20],以及暴发于伊拉克的一个军事基地的疫情[21]。澳大利亚北部地区,一场隐翅虫瘟疫曾迫使一个原著民社区的居民全部撤离[22]。隐翅虫也是几次非洲雨季结束时皮炎暴发的罪魁祸首[23-26]。

You 等[27]报道了一例患者使用碾碎的金龟子治疗白癜风后,诱发大疱性接触性皮炎。

隐翅虫皮炎的组织病理学改变,包括表皮内和表皮下水疱、表皮坏死和棘层松解[28]。在表皮的基底层和基底上层,也发现了有丝分裂和凋亡改变,如染色质凝聚和 DNA 降解[19]。据推测,《圣经》中埃及发生的第三、第四和第六次瘟疫均可能与隐翅虫及它们导致的大疱性皮损有关[29]。

拟天牛科[2]

据报道,甲虫(*Oxycopis vittata*)在波多黎各曾引起过一种水疱性皮炎。椰子甲虫曾在吉尔伯特群岛地区引发过水疱性皮炎[7]。在新西兰陆军人员中,*Thelyphassa lineata* 引起过大疱性皮肤病的流行[31]。有报道称夏威夷的水疱甲虫皮炎也是由该虫引起的[32]。

拟步甲科(暗甲虫)

许多物种栖息在树林、面粉和粮仓中。在处理黄麻包装袋的工作人员中发现,拟谷盗属甲虫("锈-红面粉甲虫")引发了一场痒疹的发作[33]。拟谷盗属甲虫的分泌物主要由醌类组成。琵琶甲属甲虫可以排出防御性分泌物,这些分泌物是刺激性的,会引起水疱。

临床特征[1-3]

通常,只有当甲虫在皮肤上被碾碎时才会产生损伤。迅速形成风团,12～24h 后出现水疱。水疱有时是线状的"鞭状皮炎"。亲吻状损伤是其典型特点,多为水疱与另一处正常部位接触所致。一个儿童身上的由二纹斑蝥素引起的水疱与斑蝥素中毒的严重系统表现有关。在隐翅虫皮炎中,水疱一般出现在斑块中心,并经常变成脓疱[18]。与斑蝥素皮炎形成对照,斑蝥素皮炎的特点是非炎症性水疱和大疱[17]。隐翅虫毒素引起的角膜炎也有报道[34]。临床的鉴别诊断包括急性变应性或刺激性接触性皮炎、热烧伤、化学性烧伤、带状疱疹、单纯疱疹和大疱性脓疱疮[17,21]。植物性日光性皮炎是一个需要考虑的重要鉴别诊断,因为这两种情况有许多相似之处,包括线性不对称红斑、水疱形成和色素脱失[35]。

管理

专家一致认为,治疗原则同刺激性接触性皮炎,立即用肥皂水冲洗,清除毒素。有学者提倡,通过提高疾病暴发期间的公众意识、减少夜间照明和使用蚊帐进行初级预防[18,21]。

致敏的物种

皮蠹科[36]

皮蠹科甲虫的分布遍及世界各地,以兽皮、羊毛材料和储存的食物为食。目前还不确定成年的甲虫是否会直接对人类造成伤害,但它们的幼虫身上覆盖着的毛发可能会导致皮肤损伤。

临床特征

皮肤损害不典型。皮炎、荨麻疹和丘疹性荨麻疹均可能发生。已有报道一名儿童的丘疹性荨麻疹,是由白腹皮蠹的幼虫引起的,但尚不确定其针对幼虫的毛的反应是刺激性的还是过敏性的[37]。秘鲁皮蠹定植于床铺,引起了一名男子的皮炎、血管炎、颈部淋巴结病和肺结节间质浸润等改变[38]。

地毯甲虫(花皮蠹属)幼虫的刺激性的毛也可能引起皮肤损伤[39-41]。也有报道关于花皮蠹属的幼虫对石蜡包埋组织标本的破坏作用,尤其是在角化过度性皮损的切片表面[42]。

蟑螂(网翅目)

定义

蟑螂属于网翅目,等翅目亚种。它们属于一个昆虫的原始目,与蟋蟀、蚱蜢、捕食螳螂和竹节虫是同类。蟑螂最初适应炎热的气候,但许多种类的蟑螂通过生活在温暖的人类栖息地而在寒冷的气候中生存下来。它们在夜间活动,并被任何可作为食物的有机物质所吸引。这在理论上使它们成为病原菌潜在的机械运输载体(也称寄载现象)[1-3]。主要害虫种类有美洲大蠊、澳大利亚大蠊、东方蜚蠊和德国小蠊。

临床特征[4,5]

有报道称,实验室工作人员或其他经常处理蟑螂的人员中曾发生接触性荨麻疹或接触性皮炎[6-8]。一名病案管理员在清理废弃棚屋的旧病例记录时,接触了大量含有德国小蠊的昆虫碎片,结果患了丘疹性荨麻疹[9]。一例儿童慢性荨麻疹被认为与蟑螂的超敏反应有关[10]。

蝗虫(直翅目)

定义

实验室接触蝗虫的工作人员的职业危害,主要为过敏反应,表现为哮喘和过敏性鼻炎[1-3]。主要的过敏源似乎来自于围食膜,它存在于肠道和周围的粪便中[2]。

临床特征

Monk 报道,一名实验室研究员在处理大量蝗虫标本后,产生了接触性荨麻疹[4]。该患者的针刺试验显示对蝗虫抗原呈阳性反应,与活蝗虫接触的部位也有明显的风团反应。与此类似的记载包括,一名实验室工作人员在研究特应性反应并接触蚱蜢时,哮喘恶化,并产生了荨麻疹[5]。

蝴蝶与蛾(鳞翅目)

定义和术语

鳞翅目这一大目中,其许多成员都是皮肤科医师研究的重点,因为毛虫的毛或刺具有刺激性,有时成虫也有刺激性。皮肤损伤通常是机械和药理共同作用的结果[1,2]。这些让人讨厌的毛虫分布在许多不同的昆虫科[1,3]。

> **同义名**
> • 鳞翅目昆虫症

分类

鳞翅目是昆虫中最大的目之一。毛虫是鳞翅目的蠕虫状幼虫。鳞翅目中毛虫、蛾子和蝴蝶的种类大概有 12.5 万至 15 万之间[4]。

流行病学

文献报道的病例很少,可能只报道反应严重的病例,因此至今尚不清楚毛虫和蛾类反应的真实病例数。

毛虫皮炎频繁的发生流行,这取决于不同物种的季节性分布特点。例如,舞毒蛾[5,6]、花旗松蛾毛虫(黄杉合毒蛾)[7]、绒蛾毛虫、巴克蛾毛虫(玛雅新天蚕蛾属)[8]、几种黄毒蛾属[9]和几种带蛾(异舟蛾属)(图 34.26)的周期性暴发。近年来由于气候变化和天气变暖的趋势,英国西南部到东北部的流行蔓延可能会持续扩张[10,11]。

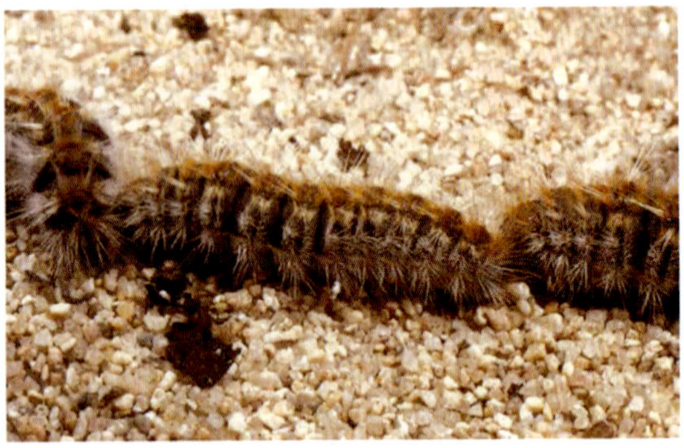

图 34.26 松异舟蛾(由法国尼斯的 M. Dutheil 博士提供)

有些物种通过风的扩散而广泛传播。这种现象也被称为“充气”[12]。

风也能驱散毛虫的刚毛,可能引起皮炎或结节性眼炎[13,14]。中国报道了由亚洲桑毒蛾(E. flava)的刚毛在空气传播,继而引起的皮炎大暴发[9]。

成虫引起的皮炎较少见。Dinehart 等停靠在委内瑞拉卡里波托的船员记述了卡里波托瘙痒,这种皮炎继发于雌性飞蛾(天蚕蛾科)的刚毛[15]。法属圭亚那有时会通报黄尾蛾的暴发[16]。毛虫皮炎在儿童中非常常见,但高发病率的原因尚不清楚,可能是由于家长的过度关注导致的报告增加[12,17]。

病理生理学

鳞翅目经历四个生命阶段:卵、毛虫、蛹或虫茧和成虫。鳞翅目昆虫症是指蛾子或蝴蝶在其生活史的任何阶段,其结构或某些部分的产物对人类产生的不良影响。一些作者用“毛虫反应”一词来形容毛虫的有害影响，用"鳞翅类反应"来形容成虫的有害影响。在大多数情况下，毛虫的"毛"(刚毛)对人体皮肤和黏膜的破坏是其穿透上皮细胞造成的。除了异物反应外，毒液也经常产生作用。刚毛是从表皮的毛原细胞发育而来的。它们是中空的，可以作为感觉感受器或与含有毒液的腺体细胞交流。它们通常有倒刺，刺穿皮肤后倒刺会固定住它们。在一些蛾科中，毛虫有一簇小得多的刚毛，称为"箭毛"或"针状体"，针状体的两端都是尖的，带有细小的倒刺。附着在毛虫上的点非常狭窄，容易折断；因此，与毛虫接触可能会释放出大量的这种微小镖毛。这种镖毛存在于许多物种中，包括褐尾蛾(棕尾毒蛾)和橡树带蛾毛虫(松异舟蛾)(图 34.26)。刚毛也被织进茧里和纺丝毛虫的网里。

体刺是毛虫表皮的延伸，含有毒液。这些刺的末端有一个由浓缩物质构成的终端塞，通过压力释放毒液；体刺上也存在一个脆点，当这个脆点处断裂，毒液也可以溢出。毒刺特别出现在蛾科的毛虫上(刺蛾科、天蚕蛾科、绒蛾科)。

鳞翅目毛虫的刚毛和体刺中存在的毒液已被研究过，但尚未完全阐明。有些含有组胺，组胺释放剂，血清素和蛋白酶。从橡树带蛾毛虫的毛中分离出一种名为异舟蛾素的蛋白质[18,19]。可以直接导致肥大细胞脱颗粒，并解释了这些毛虫的瘙痒特性。然而，IgE 介导的超敏反应似乎也与异舟蛾素的某些反应有关[20-22]。Moneo 等[23]在幼虫提取物中发现了一种 15 kDa 大小的 IgE 结合蛋白。茶毛虫毒液的提取物也被证实能够引起速发和迟发型超敏反应[24]。

在一些物种中(例如，天蚕蛾科的蛾子)，其刺激性刚毛由成虫携带。该属因在热带的南美洲引起"蝴蝶痒""蛾性皮炎"或"卡里波托痒"[15]的暴发而臭名昭著。

病理学

毛虫皮炎的病理表现通常是非特异性的[25,26]。当发现体刺嵌入时，组织学可能更特异[15]。肉芽肿可见于结节性眼炎[14]、松毛虫关节炎及 Pararamose 相关关节炎等情况。

临床特征[1,2,27]

临床表现

毛虫和蛾子引起的临床特征广泛，有局部刺痛反应、丘疹性荨麻疹、荨麻疹、出血倾向、结节性眼炎、松毛虫病、Pararamose 关节炎和口腔受累[27]。

局部的刺痛反应包括立即的轻微到严重的疼痛，持续数小时到数天。系统性症状有时是相关的。接触绒蛾科蛾[28]可立即产生强烈的局部烧灼痛，并伴有穿刺部位周围的红斑扩散。受影响的区域变得水肿，经常有淋巴管炎和局部淋巴结病。局部改变可能伴有发热、头痛、恶心、呕吐，尤其是儿童[29]。

丘疹性荨麻疹表现为轻度至中度局限性瘙痒性丘疹或湿疹性病变，主要表现在暴露部位。病灶是由毛虫或刚毛虫或成虫的刚毛引起的。3 种带蛾(均属异舟蛾属)均有荨麻疹和血管性水肿。这些皮损继发于 I 型超敏反应[22,30-32]。系统症状也时有报道[33-35]。

术语"lonomism"指伴有颅内出血的严重出血素质，仅次于在巴西和委内瑞拉发现的天蚕蛾毛虫[32]。

松毛虫病合并皮炎和风湿性疾病(关节痛和关节炎)，是与在中国发现的马尾松毛虫(松毛虫属)接触引起的[36]。Pararamose 也很相似，皮疹和关节炎是由与巴西蛾类 *Premolis semirufa* 接触引起的[10,37]。

毛虫的刚毛可以引起多种变化的眼病，从结膜炎到结节性眼炎[13,14,38]，甚至是全眼炎。

口腔受累是罕见的，最常见的接触部位是舌头和嘴唇。大多数病例发生在儿童[27]。

鉴别诊断

鉴别诊断可能是广泛的，因为皮肤病变和组织学改变不是特异性的。应询问患者是否有毛虫接触史。这是诊断的关键。

管理[27]

鳞翅目病的治疗主要以专家意见为依据，主要是对症治疗。经典的建议是立即用肥皂水清洗。轻症可以应用局部类固醇和口服抗组胺药以控制瘙痒。去除嵌入的刚毛，有时需借助于胶带。对于重症反应可以系统使用类固醇激素。绒蛾毛虫蜇伤可能需要阿片类镇痛药。

结节性眼炎可能需要手术切除形成的肉芽肿。

针对可能致命的 lonomia 毒液螫入，使用特异性抗蛇毒血清是必要的[39]。

蛛形纲

蛛形纲很容易区别于昆虫，因为它们的成虫没有翅膀或触角，有四对腿。与昆虫的身体分为三部分(头、胸、腹)不同，蛛形纲虫体只有两个部分，头胸和腹部。蛛形纲分为七个目，其中只有三个目具有医学意义。

1. 蜘蛛亚纲(蜘蛛目)
2. 蝎子亚纲(蝎子目)
3. 蜱螨亚纲(蜱螨目)

蜘蛛(蜘蛛目)

简介及一般说明

许多大型蜘蛛的出现会引起人类的恐惧或厌恶，

但实际上，成千上万种蜘蛛中，对人类造成危险的很少[1,2]。这就是为什么许多人在观察一个大的皮肤咬伤时，在没有科学、临床或昆虫学证据的情况下，就会怀疑是否是蜘蛛咬伤。来自不同物种的叮咬会导致坏死性溃疡的说法可能并不完全正确[2]。事实上，被平甲蛛属蜘蛛叮咬，可以导致坏死性蛛毒中毒，有时还会导致全身性疾病，但许多蛛毒中毒病例仅被怀疑而未被证实过[3]。蜘蛛大多很胆小，避免与人类接触。几乎所有的咬伤都是有毒的，但只有少数蜘蛛的螯角有足够的咀嚼力穿透人体皮肤，而且大多数情况下咬伤并不严重。澳大利亚最近的一项研究描述了750 例被蜘蛛咬伤的案例，涉及 26 个蜘蛛科，结果显示，大多数情况下症状极少[4]。欧洲狼蛛——大利狼蛛，曾是中世纪意大利塔兰泰拉舞曲的灵感来源，可以造成暂时性疼痛但无害的咬伤。

南美的一些狼蛛，例如安地布卡那狼蛛，会引起严重的肿胀和淋巴管炎。在美国，“狼蛛”一词被错误地用于捕鸟蛛科的大型“鸟蛛”或“蟹蛛”，它们只有在受到有力的挑衅时才会发起攻击，它们的咬伤可能很痛，但并不危险。一些颜色鲜艳的品种，比如墨西哥红膝鸟蛛，常被当作宠物饲养，是几种长有螯毛且可引起长时间瘙痒的品种之一。许多蜘蛛的咬伤是危险的，有时是致命的，它们很小，不显眼，也不引人注目。

临床特征

蜘蛛咬伤后的临床症状称为蛛毒中毒[5-8]。平甲蛛科蛛毒中毒被称为 loxoscelism，寡妇蜘蛛蛛毒中毒被称为 latrodectism[9]。空运成箱的水果和其他材料可能会将外来物种引入一些国家。在这些国家，它们无法繁殖但能够长久存活攻击人类。

诊断[2]

蜘蛛咬伤的诊断是基于明确的蜘蛛咬伤史，最好能采集并正确识别咬人的蜘蛛，这有时需要昆虫学家的帮助。一般人可以识别一些区域的蜘蛛，例如寡妇蜘蛛。在人体组织中鉴定蜘蛛毒液不可行。

鉴别诊断

鉴别诊断广泛，包括坏疽脓皮病、单纯疱疹和带状疱疹、葡萄球菌或链球菌感染、淋巴瘤样丘疹病、化学烧伤和鳞状细胞癌。

球腹蛛科

寇蛛属(寡妇蜘蛛)

流行病学

这个属的蜘蛛分布在世界各地。黑寡妇蜘蛛(*Latrodectus mactans*)，也叫红斑寇蛛，遍布亚热带和热带地区。有与它类似的物种，这些物种的活动足迹甚至拓展至俄罗斯和加拿大的温带地区，但分布范围仍不及黑寡妇蜘蛛。成年雌性蜘蛛的叮咬对人类的伤害最大，但澳大利亚也有报道称雄性蜘蛛的叮咬造成的后果也很严重[10]。

病理生理学

雌性黑寡妇蜘蛛，呈黑色，有光泽，体长1.5cm，腿长 5cm。它通常在空旷的洞穴里或石头下面织网，但也可能在谷仓、车库、储藏室或室外厕所的黑暗角落里发现它的踪迹。它咬人只是为了自卫。寡妇蜘蛛的毒液被认为是最强大的毒素之一，其毒性超过了蛇毒，但注射的剂量与人类受害者的体重相比微不足道。研究过的所有种类的寡妇蜘蛛的毒素似乎都是密切相关的，中毒的症状也很相似。

红背蜘蛛(*Latrodectus hasselti*)在澳大利亚很常见[11,12]。棕色寡妇蜘蛛(*Latrodectus geometricus*)虽然不常咬人，但对南非的葡萄园工人来说，偶尔还会带来麻烦。

临床特征(毒蛛中毒)[5-7,13-15]

在室外如厕的年代，寡妇蜘蛛结成的网经常在如厕的位置上缠绕，这导致了臀部和生殖器经常被咬伤。该物种的咬伤最初是无痛的，但在几分钟内，疼痛越来越严重，疼痛部位通常在咬伤的部位，但也会蔓延至邻近区域，甚至波及背部、胸部或腹部。痉挛样疼痛或腹部绞痛尤为常见。咬伤处可见小点，局部红斑水肿。经常伴随大量出汗，神经肌肉受累引起感觉异常、不协调和瘫痪。疼痛在 24h 内开始消退，其他症状在 2～3d 内消失，虚弱和嗜睡的症状可能会持续更长时间。以往有过致命性心肌损伤的报道，但只发生在一些特殊种类的寡妇蜘蛛中，如间斑寇蛛(图 34.27)[16,17]。

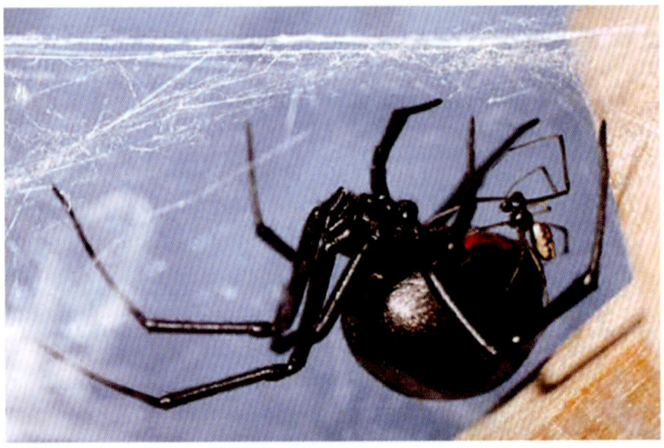

图 34.27　间斑寇蛛，雌性，位于其腹部的是小的雄性蜘蛛(由法国佩隆的 J. J. Peres 博士提供)

管理[2]

关于如何管理，目前还没有共识，因为证据很少，也没有对照试验。目前使用的治疗方法包括使用镇痛药和苯二氮䓬类药物等一般治疗措施，以及抗蛇毒血清[18,19]、钙剂和镁剂等具体治疗措施。

寡妇蜘蛛抗蛇毒血清的有效性有待评估[18,19]。此外，关于抗蛇毒血清过敏反应的相关报道引发了人们对于这些抗蛇毒血清耐受性的担忧[20-22]。

异纺蛛科(六疣蜘科)

漏斗蛛属(澳大利亚和南太平洋)和粒突蛛属(中国台湾和东亚部分地区)-漏斗网蜘蛛

悉尼漏斗网蜘蛛(*Atrax robustus*)广为人知[11]，是一种大型攻击性蜘蛛，夜间活动，主要以昆虫为食。它通常生活在岩石和原木下，悉尼城郊化的扩张虽然侵占了它的栖息地，但在人类屋檐之下为它提供了与之前相似的栖身之所。漏斗网蜘蛛是世界上最致命的蜘蛛。

临床特征[8,23]

漏斗蛛的叮咬总是很痛的。大多数的叮咬，特别是雌蜘蛛的叮咬，没有一般的症状，恢复也很顺利。然而，雄性蜘蛛分泌的大量毒液可能会引起严重的全身症状。恶心呕吐是早期症状，伴有腹痛、大量出汗、毛发直立、肌肉颤动、流泪、唾液分泌过多、呼吸困难和肺水肿。在研制出抗毒血清之前，曾有几例病例死亡。

管理

压缩绷带-夹板急救方法可以有效地延迟蛛毒中毒，且可能增强毒液的局部灭活。严重病例需要住院以及充分的支持治疗。任何严重蛛毒中毒的患者都应紧急给予漏斗蛛抗毒血清[24]，因为这可以降低死亡风险、减少住院时间。

蛛科(原平甲蛛科)

丝蛛属(小提琴蜘蛛、小提琴样蜘蛛、褐色隐士蜘蛛)

全球范围内已经发现超过 100 种丝蛛种类，但大部分在北美洲及南美洲，这些地方的丝蛛中毒是一项重大健康问题。

丝蛛的识别是基于身体上半部分(前体)的六对弯曲的眼睛。最近有人提出，鉴于未来气候变化的大趋势，蜘蛛的分布区域可能会向北扩张，入侵美国以前未受影响的地区[25]。已知的几种可诱导人类皮肤坏死的物种有：*L. reclusa*，*L. laeta*，*L. deserta*，*L. arizonica* 和 *L. rufescens*[3,8]。最臭名昭著的是 *L. reclusa*，也叫棕色隐士蜘蛛，它的颜色是棕褐色到棕色，在头胸的背部有一个深棕色的小提琴形状的标记——因此得名“提琴背”和“小提琴”蜘蛛。棕色隐士蜘蛛主要在夜间活动，大多数叮咬发生在蜘蛛被困在人身上时[3]。它的自然栖息地在岩石下、洞穴和洞穴里的黑暗地带。它也存在于家庭中黑暗，肮脏和不受干扰的地区，如阁楼、橱柜和车库。

L. laeta 毒蛛在南美洲广泛分布，而 *L. rufescens* 毒蛛则广泛分布于澳大利亚南部地区或地中海地区[26]。

临床特征(棕斜蛛咬中毒)[5-8,14,27]

临床上有两种不同的表现形式：坏死性皮肤型与不常见的内脏皮肤型。其临床表现取决于患者的年龄和健康状况，注射毒液的量和咬伤部位，如大腿近端和臀部等脂肪区，皮肤反应较强烈，受累范围遍及皮下全层。

坏死性皮肤型蛛毒中毒，对皮肤和皮下组织有局部损伤，但全身症状较轻。蜘蛛的咬伤通常是相对无痛的。然而，每隔几分钟或几小时，该部位就会出现剧烈疼痛，伴有红斑、水肿和中央大疱。在严重的中毒反应中，可以看到一个“靶样”病灶——中央为蓝色/紫色变色，周围有缺血晕和红斑外圈(“红、白、蓝”标志)。3～4d 后，中央区域坏死，形成痂。痂最终脱落，留下溃疡，愈合可能需要相当长的时间。最大坏死面积的大小似乎预示着完全愈合的时间[27]。Robb 等描述了一名患者在被棕色隐士蜘蛛咬伤后出现泛发性发疹性血管炎。隐褐毒株中毒后出现急性泛发性发疹性脓疱病也有报道[29]。

儿童较成人更为常见的内脏皮肤型及全身型棕斜蛛咬中毒主要有发热、严重不适、不安、头痛等一般症状。在一般症状出现 24h 内，出现瘀斑、黄疸、血尿和血红蛋白尿等体征提示大量血管内溶血，可导致急性肾功能衰竭和死亡[30-35]。

管理[3,8,14]

休息、冰敷和抬高患处(RICE 疗法)有助于减轻炎症和疼痛。其他治疗方法包括抗蛇毒血清、皮质类固醇、氨苯砜、抗组胺药、抗生素、镇痛药、高压氧治疗、电击、刮除和手术切除[36-38]。

然而，由于没有 RCT 随机对照试验的支持，这些疗法的疗效并没有达成共识。在此背景下，抗蛇毒血清的效力及使用时间尚未得到明确的证明[39,40]。治疗严重的皮肤型蛛毒中毒患者的皮肤溃疡，负压治疗可能有帮助[41]。

狼蛛科

有少数被狼蛛属成员咬伤的报道[8,42,43]。它们通常只引起局部疼痛、肿胀和红斑，没有皮肤坏死或明显的全身症状。

其他有毒物种[7,8,11,44-47]

其他几科的蜘蛛可能会造成麻烦的咬伤。长脚袋蛛科红螯蛛属蜘蛛在世界许多地方都有发现，可引起局部疼痛、水肿和小面积坏死[8,46]。草蛛科流浪汉蜘蛛，也叫攻击性家蛛，是美国西北部坏死性蛛毒中毒的一个病因[8,45,46]。漏斗网蜘蛛咬伤伴有头痛和呕吐的病例最近亦有报道[48]。鹫蛛科、跳蛛科、巨蟹蛛科（猎人蜘蛛）和猫蛛科（山猫蜘蛛）都偶尔会咬人，但这种影响通常是轻微的，除非伴有继发性细菌感染。

公众对白尾蜘蛛（*Lampona cylindrata* 和 *L. murina*）毒性作用的担忧并未得到研究的证实。这些研究表明，白尾蜘蛛不太可能导致坏死性蛛毒中毒[49,50]。

蝎子（蝎目）

定义

蝎子是蛛型纲蝎目种类的统称。它们广泛分布在热带和亚热带地区。全世界大约有 1500 种蝎子。只有少数物种对人类有潜在的危险。除了一种东亚钳蝎，其他危险的蝎子都属于钳蝎科，分布于新旧大陆[1,2-5]。毒液通常贮存在尾巴尖端弯曲的刺内，在蝎子的头上摆动以袭击猎物。主要成分是神经毒素[5,6]，但一些毒液也含有 5-羟色胺、组胺和激肽。

流行病学

许多蝎子是无害的，被它们螫伤的后果也不严重。然而，世界上有些地区被蝎子叮咬的风险很高，这些地区包括非洲（北撒哈拉、撒哈拉以南地区、南非）、近东和中东、印度南部和美洲（墨西哥和南美南部和东部）。在世界范围内，被蝎子严重咬伤的人群估计超过 120 万人，其中 3250 人死亡[1]。肥尾蝎属和钳蝎属（图 34.28）在中东和北非非常重要，而刺尾蝎属在美国南部和墨西哥[7]地区经常给当地居民带来麻烦。

病理生理学

在巴西和委内瑞拉[8]，巴西蝎曾引发过大量毒素螫入事件。巴西蝎的毒液是毒性最强的，其毒性主要源自钛蝎毒。这种毒素通过与电压依赖性的钠和钾离子通道结合而起作用，导致流涎、流泪和流鼻涕[9]。驻扎在伊拉克和阿富汗的美军曾遭遇过蝎子的蜇伤[10]。在这个地区，瘦肉天蝎的蜇伤会引起许多皮肤损伤，包括紫癜、坏死和大疱或溃疡的形成[11]。瘦肉天蝎可以产生半钙素，后者是一种作用于利阿诺定

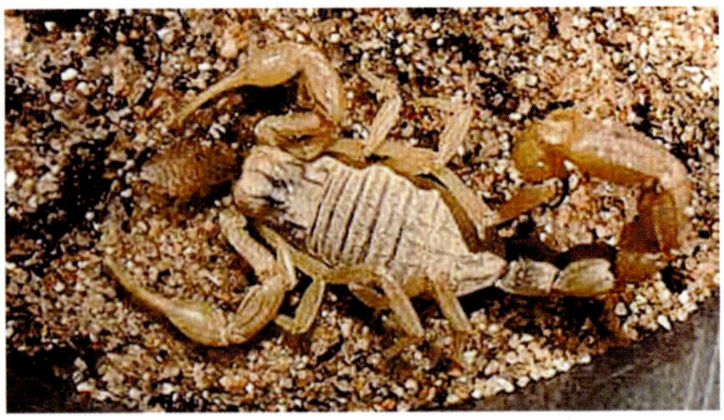

图 34.28 地中海黄蝎（由法国佩隆的 J. J. Peres 博士提供）

敏感性钙通道的神经毒素[12]。

蝎子螫伤在澳大利亚[13]的发生率较低，那里没有危险种类的蝎子[14]。虽然成年人更容易被咬伤，但儿童会经历更严重的毒液螫入，死亡率也更高[1]。

临床特征[1,15-19]

蝎子螫伤的影响可能是局部的，也可能是全身的，与蝎子种属相关。局部的影响通常是立即出现严重的灼痛和感觉过敏，并可能有明显的肿胀。疼痛往往是唯一的症状。在最初几小时内出现消化系统症状（发病率 5%）标志着患者进入了严重的感染阶段。全身效应包括坐立不安、大量出汗、肌肉痉挛、说话困难、唾液和泪腺分泌明显增多、恶心、呕吐、抽搐、高血压、心律失常、心肌炎和肺水肿。死亡原因通常是呼吸衰竭或心力衰竭。

管理[1,14,16,18,20-23]

预防是重要的，首先是基于个人的预防措施。人们在穿衣服时必须检查衣服和鞋子。集体措施也很重要：房子的墙壁应该涂上光滑的涂料，以防止蝎子进入，房子的门口应该定期检查和清洁。杀虫剂的好处尚未得到证实。

一旦咬伤，早期治疗包括尽快中和循环中的毒素，对抗中毒症状和一般的支持措施。应使用冰袋。在刺痛部位周围注射不添加血管收缩药的局部麻醉药将有助于减轻疼痛。特定的抗蛇毒血清是可以使用的，适用于所有严重情况。针对性的对症治疗可能不足以预防致命后果。然而，在蝎子中毒是一个严重的公共健康问题的国家，抗毒血清和支持性治疗显著降低了死亡率。

蜱（蜱螨亚纲）

定义[1]

蜱是大型蜱螨亚纲昆虫，寄生于脊椎动物的体外

进行吸血。它们是疾病的重要媒介，如蜱传回归热，也与许多病毒、立克次体（第 26 章）和包柔螺旋体感染（第 26 章）（莱姆病）有关。

分类

蜱是典型的蛛形纲动物，其口器称为头状体，是一种未分割的身体，成虫有足 4 对。蜱幼虫有足 3 对。

有两大类：硬蜱科和软蜱科。“硬”一词指的是脊背硬壳样的保护物或盾板，存在于硬蜱科，但不存在于软蜱科（图 34.29 和图 34.30）。在硬蜱科中，雄性的盾板覆盖了整个背部，而雌性的盾板只覆盖了后背前部的一小部分。在软蜱科中，两性之间几乎没有区别。硬蜱的口器（头状体）向前突出，从上面很容易看到，而软蜱虫只能从下面看到。口器的一个显著组成部分是齿状口下板（图 34.31 和图 34.32）。

(a) (b)

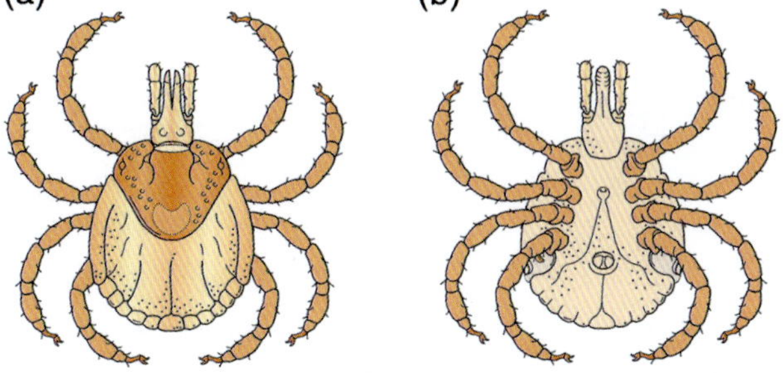

图 34.29 硬蜱科：硬蜱

“硬”一词指的是脊背硬壳样的保护物或盾板。硬蜱的口器（头）向前突出，从上面很容易看到。（改编自 Rodhain and Perez 1985[36]。版权所有人：Maloine）

(a) (b)

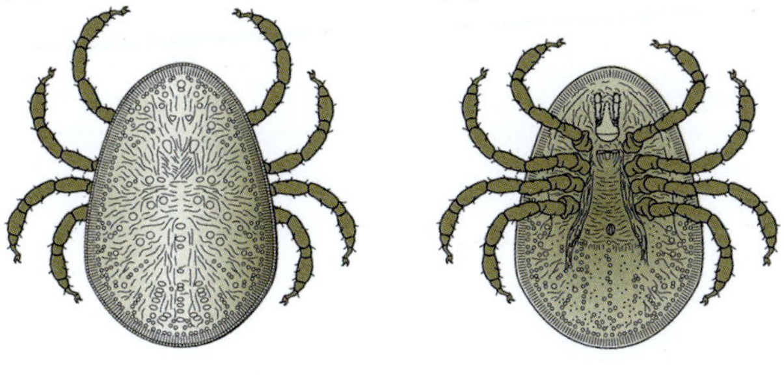

图 34.30 软蜱科：软蜱

“软”一词指的是没有鳞甲。口器（头）只能从下面看到。（改编自 Rodhain and Perez 1985[36]。版权所有人：Maloine）

简介及一般说明

硬蜱的生命周期有四个阶段：卵、幼虫、若虫和成虫。幼虫和若虫需要血餐才能进一步发育，成年雌虫

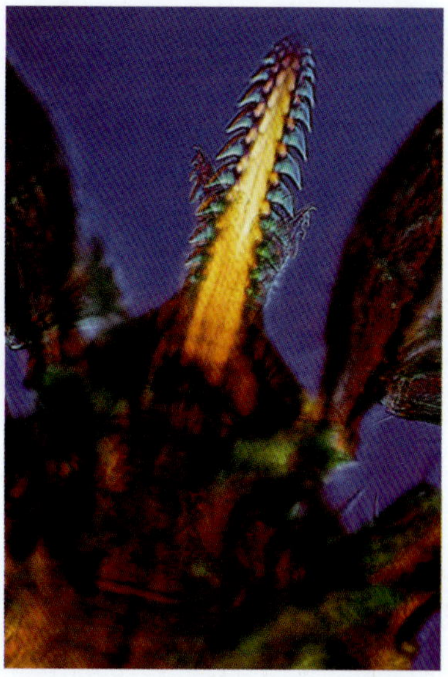

图 34.31 篦子硬蜱若虫的口器显示齿状口下板（干涉对比显微镜）

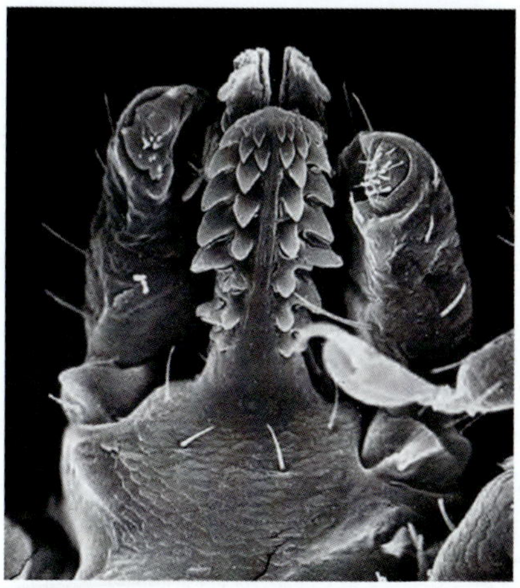

图 34.32 蜱口器扫描电镜

在产卵前也需要血餐（图 34.33）。雌性产下一大批卵，然后死亡。一些硬蜱虫在幼虫、若虫和成虫阶段（单宿主蜱虫）寄生于一个宿主，而另一些硬蜱则需要两个或更常见的三个不同的宿主。

为了找到合适的宿主，幼虫、若虫和成虫爬上低矮的植被，抬起具有感觉器官（哈氏器）的第一对足（“探寻”）。这些器官对许多刺激都很敏感，包括潜在宿主呼出的二氧化碳。如果宿主擦过植物，蜱虫会立即附着在其外衣上。软蜱科经历了几个若虫期，成年雌蜱一生中会多次进食，产卵数批。硬蜱以宿主为食的时间从几天到几周不等（通常是 2～4d），取决于宿主的生命阶段、寄主类型和蜱虫种类等因素。而软蜱则是在夜间造访它们的宿主，以便在宿主上短时间进

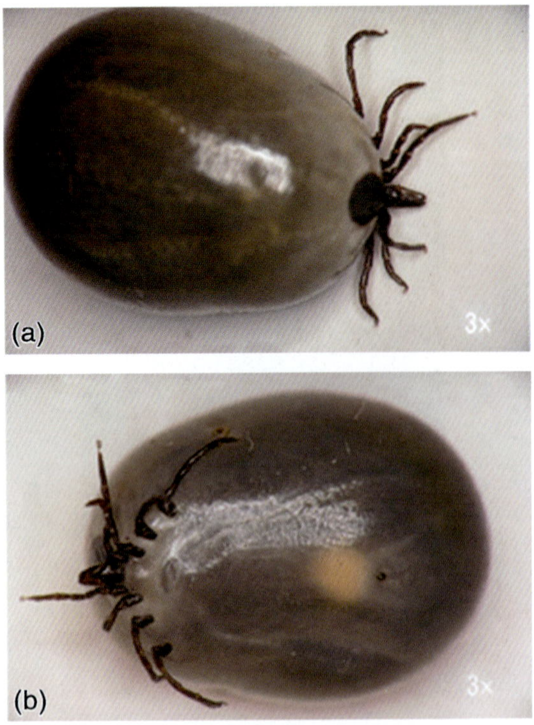

图 34.33 篦子硬蜱，羊蜱(饱食的雌性)
(a)背侧观。(b)腹侧观。

食，根据相同的因素(阶段、宿主、蜱虫)，从几分钟到几天不等(通常是 1~2h)。软蜱主要是鸟类、蝙蝠和人类的寄生虫。大多数蜱虫本质上是野生动物的寄生虫，而人类是偶见宿主。

蜱虫附着在宿主身上时，先用它有齿的螯角切开表皮，然后将口下板插进开口处，直至穿透真皮。口下板由唾液腺分泌的一种蛋白胶结物固定。这种蛋白胶结物在口下板周围形成一个圆锥体，并与牙齿相连[1,2]。软蜱是快速进食动物，它们不像硬蜱那样牢固地附着在宿主身上。

蜱作为病媒[1,3,4](表 34.5)

蜱传疾病是高度区域性的疾病，新的疾病和流行的地理区域不断出现[5]。候鸟与疾病向新区域的传播有关[6]。硬蜱大家族中有几个具有医学意义的属，包括血蜱属、扇头蜱属、革蜱属、硬蜱属、花蜱属、璃眼蜱虫属。蜱虫的清除和鉴定是传染病管理中的一个重要步骤(图 34.34)。

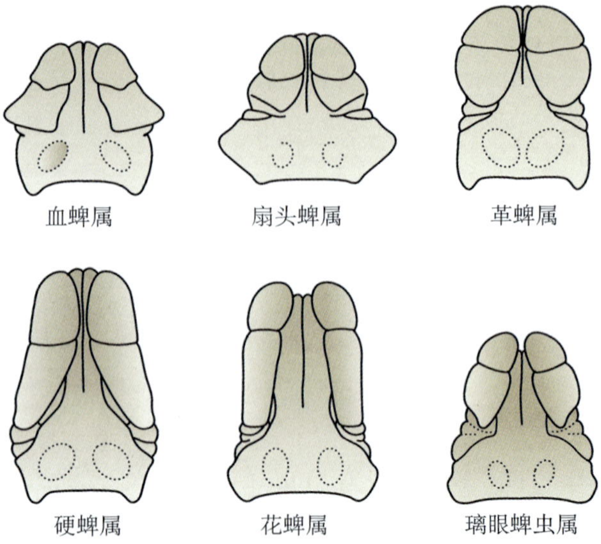

图 34.34 硬蜱科蜱头和硬蜱属的形态表现
在硬蜱大家庭中，有几个具有重要医学意义的属，包括血蜱属(*Haemaphysalis*)、扇头蜱属(*Rhipicephalus*)、革蜱属(*Dermacentor*)、硬蜱属(*Ixodes*)、花蜱属(*Amblyomma*)、璃眼蜱虫属(*Hyalomma*)。(改编自 Rodhain and Perez 1985[36]。作品版权所有人：Maloine)

表 34.5 重要的蜱传疾病

疾病	病源	带菌者	分布特征
非洲蜱咬热	非洲立克次体	希伯来花蜱和彩饰花蜱	撒哈拉以南非洲，西印度群岛
澳洲蜱型斑疹伤寒	*R. marmionii*	血蜱与软刺新鳗鲶	澳大利亚
巴贝西虫病	微小巴贝虫，巴贝西虫 WA-1	肩突硬蜱	美国的东部、中西部及西部，欧洲
克里米亚-刚果出血热	内罗病毒属	边纹璃眼蜱	亚洲、非洲和欧洲
人单核细胞埃立克体病	埃立克体属	美洲花蜱	美国东部、南部、中西部、欧洲和非洲
人粒细胞埃利希体病	伊氏埃立克体，马埃利希体，吞噬胞埃里希氏体	硬蜱属	东部，中西部，美国西部，欧洲
日本斑疹热	日本斑点热立克次体	卵形硬蜱(中国台湾革蜱属，长角血蜱和黄血蜱)	日本

(续 表)

疾病	病源	带菌者	分布特征
莱姆病	伯氏疏螺旋体,加里疏螺旋体,疏螺旋体	肩突硬蜱	东北,太平洋海岸,中西部,美国中北部,欧亚大陆北部
地中海热	康氏立克次体	血红扇头蜱	地中海地区和非洲到印度
昆士兰蜱虫斑疹伤寒	澳洲立克次体	全环硬蜱和塔斯马尼亚硬蜱	次大陆
落基山斑疹热	立式立克次体	变异革蜱属,安氏革蜱属,花蜱属和扇头蜱属	澳大利亚、塔斯马尼亚
西伯利亚的蜱虫斑疹伤寒	西伯利亚立克次体	草原革蜱边缘革蜱、森林革蜱及嗜群血蜱	广泛分布于北亚
南方蜱虫相关的皮疹疾病	*B. lonestari*	美洲花蜱	美国东南部,中南部
蜱传回归热	赫姆斯疏螺旋体,墨西哥疏螺旋体,帕克氏螺旋体,斯洛伐克立克次体,*R. raoultii*,及西班牙里奥哈立克次体	钝缘蜱	美国西部
蜱传淋巴结病(TIBOLA)	土拉弗朗西斯菌	边缘革蜱	欧洲南部和东部,亚洲
土拉菌病	土拉热杆菌	美洲花蜱,安氏革蜱属,变异革蜱属	遍布美国、欧洲和亚洲

革蜱属是多种疾病的媒介,包括落基山斑疹热(第 26 章)、蜱传淋巴结病(TIBOLA),也称为革蜱传播的坏死性红斑淋巴结病(DEBONEL)[7]、西伯利亚蜱斑疹伤寒、科罗拉多蜱热和几种病毒性脑炎。

血蜱还可能传播落基山斑疹热、西伯利亚蜱斑疹伤寒和科罗拉多蜱热。

血红扇头蜱(棕狗蜱)能传播康氏立克次体,后者是一种南欧斑疹热(地中海斑疹热)的病原体。血红扇头蜱通常局限于热带地区,但它也可能出现在温带地区集中供暖的房屋[8]。传播非洲立克次体的花蜱属的蜱虫,是一种导致非洲蜱叮咬热、土拉菌病和人单核细胞埃立克体病(ehrlichiosis)的生物体[9-11]。美洲花蜱(孤星蜱)被认为是包柔螺旋体的媒介,这种生物被认为是南方蜱相关性皮疹病(STARI)的罪魁祸首,这是一种莱姆病样感染[12],尽管经过多年的研究[13],它仍然是一个谜。

硬蜱是某些出血热和病毒性脑炎以及莱姆病的重要媒介(第 25 章和第 26 章)。它们也可能将巴贝斯病传播给人类[14]。莱姆病的主要媒介是欧洲的绵羊蜱-蓖子硬蜱、美国东海岸的达米尼硬蜱和西海岸的太平洋硬蜱。软蜱科的部分种类也可能是疾病的媒介,最重要的是钝缘蜱属,它们传播蜱传回归热。在以色列,中东地区地方性流行的 *O. tholozani*(穴居蜱)是包柔螺旋体的媒介,后者是回归热的病原体[15]。

病理生理学

急性蜱虫咬伤的病理生理学尚不清楚。蜱虫叮咬部位可以深入真皮,使这些组织层暴露在口器和唾液抗原之下。根据宿主和特定蜱种之间的相互作用,反应可能会有所不同。

病理学[3]

在蜱虫的口器穿刺点,表皮和真皮乳头层会发生凝固性坏死[16]。口下板周围是均匀的水泥样结构[17]。穿刺表皮后皮肤表现为角化不全、海绵形成,常伴有假性上皮瘤样增生。真皮浅层血管明显扩张,血管周围有密集的中性粒细胞和淋巴细胞浸润。蜱虫被清除数周后咬伤部位的组织学表现为血管周围和腺体周围淋巴细胞、浆细胞和组织细胞浸润[18,19]。也可能存在异物巨细胞浸润。如果蜱虫的口下板在清除过程中被破坏,可能会看到口器碎片。

临床特征[3,5,20]

当硬蜱附着在人体时,通常是寄生虫本身吸引了患者的注意力。幼虫、若虫或成虫可能附着在皮肤上,人类通常在经过或坐在含有蜱虫的区域时偶然成为宿主[21]。蜱幼虫,有时被称为"蜱虫种子",非常小,除非大量存在,否则可能不会被发现[22-24]。被软蜱叮咬可能会特别疼[25],可能是因为它们的进食速度很快,或者唾液成分独特。蜱虫饱食后的颜色使患者怀疑他们患有黑素瘤[26]。

蜱咬反应的类型和强度可能与几个因素有关。它们包括:喂养时间、口器大小、蜱虫种类、以前的接触史和个体敏感性。皮肤病可能是急性或慢性的，也可能发生在蜱虫最初叮咬的地方以外。

急性病变包括红斑、丘疹或结节、组织坏死和溃疡。红斑、斑块可能很难与游走性红斑鉴别，因为它们可以扩展到几厘米。然而，这些红斑斑块并没有像游走性红斑那样，有中心清除的趋势[16]。有时可能出现局灶性坏死并导致坏死性溃疡[25]，但咬伤部位更常见的反应是轻度水肿、水疱或大疱形成[27,28]。在Fisher 等[29]报道的一例蜱虫幼虫叮咬病例中，瘙痒性丘疹是蜱虫叮咬的一个显著特征。据报道，浆果采摘者[30]对蜱虫会产生丘疹性荨麻疹反应，接触大量蓖子硬蜱幼虫几天内，可以观察到丘疹性荨麻疹发生。被穴居蜱叮咬后，会产生典型的深红色结痂性丘疹或结节，中央有一个小孔[15]。炎症后色素沉着在急性病变后可持续数月。

急性病变有时会持续并成为慢性病变。慢性病变包括斑块、丘疹和结节[25]。蜱咬肉芽肿的形成可能是这些病变的原因，这些病变可能持续数月或数年。肉芽肿形成的病理生理学尚不清楚，但可能是由于蜱口器或角质层碎片在真皮深部的持久存留[17]。

据报道，自身免疫性湿疹与蜱咬肉芽肿[31]有关。头皮上附着蜱虫的部位周围可能会出现暂时性脱发[19,32]。脱发的病因尚不清楚。

蜱咬伤的主要并发症是继发性感染（金黄色葡萄球菌和 A 组链球菌），如脓疱疮、脓皮病、丹毒、蜂窝织炎和双重感染坏死性溃疡[21,25]。这些继发性感染可能是由于蜱虫物质在真皮中持续存在或宿主抓挠所致。

最后，蜱虫叮咬除了皮肤损害，还可导致如过敏反应、瘫痪和其他全身症状等[33]。蜱麻痹是一种上升性弛缓性麻痹，可能是由蜱虫咬伤时螯入的神经毒素引起[34,35]。偶尔会发生延髓麻痹、呼吸衰竭和死亡。毒素的作用部位似乎在神经肌肉突触的区域。如果蜱虫被清除，所有的症状通常很快消失，但有时恢复缓慢。儿童比成人更容易受到影响。

蜱麻痹仅发生在特定蜱相关的特殊区域[3]。特定的蜱物种包括安氏革蜱属和变异革蜱属（美国）；全环硬蜱（澳大利亚）；多毛硬蜱（南非）；蓖子硬蜱、六角硬蜱和扇头蜱属（欧洲）。

管理[5]

蜱虫的去除

去除多个蜱虫可能比较困难。避免突然强力去除蜱虫，因为这通常会使蜱虫口器留在皮肤内。最好是把蜱虫完整地去掉。这可能需要借助镊子或其他特殊设备的帮助。尽可能将蜱虫紧贴皮肤夹紧，温和地进行牵拉，这样大概率能成功。如果蜱虫在 24h 内被清除，蜱媒传播疾病的风险是很小的。使用指甲、热火柴或异丙醇从未证明可以有效去除蜱虫。

治疗

除了病毒性发热和巴贝西虫病，四环素是大多数蜱传疾病的抗生素选择。抗生素治疗过晚可能会致命，特别是在落基山斑疹热，所以如果在地方性流行区域出现发热和头痛，应迅速开始治疗，而无需等待实验室诊断结果。

预防

避免蜱虫在地方的滋生，使用驱虫剂和快速清除蜱虫是一级预防的关键。二级预防是基于预防性抗生素的使用，或在出现症状时迅速应用抗生素。

螨（蜱螨亚纲）

疥螨科：人类经典疥疮

定义

人类和其他动物的疥疮是由疥螨科的螨虫引起的，其中包括人疥螨（*Sarcoptes scabiei*）、疥螨、猫耳螨（一种猫的兽疥螨）。引起人类疥疮的疥螨和许多其他动物疥疮的兽疖螨是单一物种 *S. scabiei* 的生理变异。它们的宿主特异性并不完全，但它们通常在另一个宿主身上只能存活很短的时间。

简介及一般说明[1-11]

疥疮是由疥螨变种引起的人体外寄生虫感染。成年雌性体长约 0.4mm，宽 0.3mm，较小的雄性体长 0.2mm，宽 0.15mm。身体呈乳白色，有横向褶皱，背部有刚毛和刺。有四对短足；前两对足有爪样小吸盘。雌性的后两对足末端有长鬃毛（刚毛）（图 34.35），而雄性的刚毛长在第三对足上，第四对上有具长柄的爪垫（吸垫）。

交配发生在雌性疥螨挖掘的小隧道中。隧道并不局限于角质层，而是向下延伸至表皮。在 4～6 周的寿命内，每只雌性产卵 40～50 颗。卵在 3～4d 后孵化成幼虫，幼虫在皮肤表面挖出新的隧道。在那里幼虫大约 4d 内发育成成虫。然后，这些成虫要么留在宿主体内，要么被抓掉并转移到新宿主。成年雌虫可以在宿主体内生活 1 个月。生命周期为 14～21d。螨虫喜欢在特定的地点挖洞，而且似乎会避开毛囊皮脂腺密度高的地方。在患有常见疥疮的个体上，成年雌性螨虫的平均数量约为 12 只[10,11]。只有在结痂疥疮中才会有大量的螨虫。就患者个人而言，瘙痒是一种困扰。传染、脓疱化、心理社会影响和潜在的相关

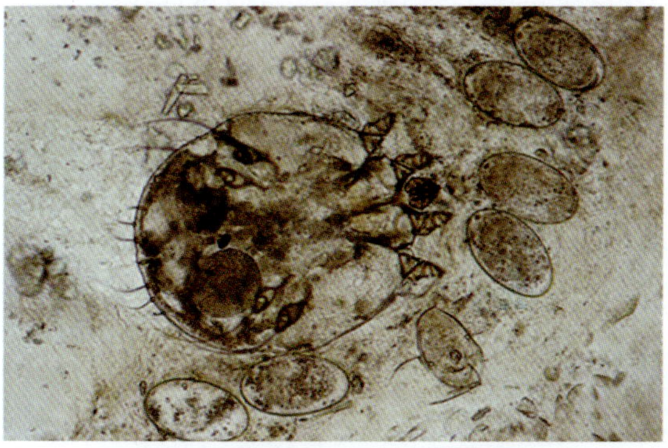

图 34.35　疥螨。带有卵的雌性疥螨

性传播疾病的危险值得关注。

人类疥疮在历史上扮演了一个温顺但相当重要的角色；关于疥疮的故事，Hebra[1]、Beeson[2]、Heilesen[3]、Friedman[4]及 Parish[5]进行了详细的叙述。

流行病学[8,12-16]

发病率和患病率

全世界约有 1 亿至 3 亿人受疥疮影响，但很难获得有关疥疮流行的准确数字。Downs 等[17]对 1967—1996 年英国收集的数据进行研究显示，20 世纪 60 年代末至 70 年代初，英国疥疮的发病率较高，80 年代有所下降，整个 90 年代呈上升趋势。丹麦的一项研究[18]评估了 1900－1975 年间收集的数据。该研究显示，20 世纪 60 年代和 70 年代的发病率与英国的研究类似，而且在两次世界大战期间发病率很高。然而，这两次事件的发生率都是在战争两年前开始上升的。来自英国爱丁堡保存的记录数据也显示，与世界大战相关的发病率也在上升，但这恰好与二次世界大战爆发的时间相吻合[19]。

其他一些研究也注意到了季节性变化[20,21]。发达国家患病率周期性变化的一种合理解释是"群体免疫"理论[13,22]。这表明疥疮的流行能带来一定程度的免疫力，因此，在新的易感人群出现之前，不会发生进一步的流行。然而，在许多不发达国家疥疮的持续高发病率，且没有任何明显的周期性变化，是不支持这一观点的。人们提出了许多因素来确定赤贫社区疥疮的流行病学特征，包括社会态度、人口流动、营养不良、缺乏卫生保健、治疗不足和医疗不足，但到目前为止，这些假设尚未得到证实[23]。

年龄

疥疮发生在所有年龄阶段。然而，在老年人居住区和养老院环境中，疥疮的发病增多。在 2000 年[24]报告的一项针对英国医院皮肤科医师的问卷调查中，受访者估计他们遇到的所有疥疮病例中约有 30％发生在养老院和医院等机构。虽然有些疾病的暴发与结痂性疥疮有关，但另一些似乎是源于寻常疥疮，常伴随多发的皮肤隧道和大量螨虫，或由特殊的受感染的职业引起。最近的一项研究[25]强调，在开放性研究中，一些国家至少有 1 例疥疮流行的卫生保健机构比例可能达到 45％。

性别比例

尽管在家庭中母亲比父亲更容易受到影响，但整体的性别发生率可能是相等的。

种族

虽然各种族都易受影响，但受影响程度会有一些差异，可能与风俗习惯和社会因素有关，而不是与固有的易感性有关。一些报告显示，美国黑人似乎不那么容易受到影响[26,27]，但这是有争议的[28]。在一项对夏威夷多种族人群的研究[29]中，白人和夏威夷人比日本人和菲律宾人更容易患疥疮，这被认为与家庭规模和社会习俗有关。

病理生理学[6,8,9,16,30,31]

疥疮通常是通过密切身体接触传播的，例如长时间握手或共用一张床。通常认为受精的雌性螨虫是传播的原因，尽管没有确凿的证据来支持这一论点，但鉴于雌虫的数量相对较少，而且倾向于留在隧道内，这似乎不太可能。离开宿主，疥螨在室温条件下(21℃和相对湿度 40％～80％)可生存 24～36 h[32]，在感染患者家中的灰尘中，可以发现活的疥螨[33]。

对螨虫或其产物的过敏反应，似乎在决定除隧道以外的病灶的发展和瘙痒起着重要作用。然而，免疫事件的因果关系尚不清楚，需要进一步阐明。

有证据表明，速发型和迟发型超敏反应均与此有关。用螨虫提取物做的皮肤试验给出了模棱两可的结果。尽管在疥疮感染的几个月内，患者对皮内试验的即时反应常常呈现阳性。在一组疥疮患者中报告了正常的 IgE 水平[34]，但后来的研究显示许多个体的 IgE 水平显著升高[35-37]。对疥螨感染的易感性或耐药性表现出一定的遗传易感性。这可以假定为与 IgE 介导的 Th2 型反应主导的重病易感性或干扰素 γ 介导的 Th1 反应的感染抗性有关。这可能通过皮肤中的细胞因子调节和其他免疫机制调控的[38]。疥螨生物学的最新进展表明，宿主、寄生虫及其相关微生物群之间，存在复杂的相互作用。动物和体内感染模型应该有助于更好地理解宿主-寄生虫之间的相互作用，这对于改进疥疮的治疗至关重要[39,40]。

临床特征[12,14]

临床表现

瘙痒是疥疮最明显的表现，通常成人经典疥疮不发生在面部。晚上和患者暖和的时候情况通常最糟。发病出现在感染后 3～4 周。然而，先前被治愈的个体再次感染疥螨可能会引起速发的症状[14]。病变的典型部位是指缝（图 34.36a）、腕、肘的屈侧，腋窝、臀部及生殖器（图 34.36b）和女性乳房（图 34.36c）。疥疮的典型病灶为隧道（图 34.36d，e），表现为轻度隆起的褐色弯曲病灶。典型的表现为男性生殖器部位的炎症性瘙痒性丘疹或结节（有时被隧道覆盖）。因此，一旦怀疑有疥疮，应对男性生殖器进行系统检查。在没有隧道或难以发现隧道的情况下，这些病变可能提供重要的诊断线索。结节是非常痒的，在疥疮得到有效治疗后，仍可能持续瘙痒数周或数月[14]。继发性病变不具有特异性。它们包括表皮剥脱、湿疹化（图 34.36f）和发生脓疱化，可能发生在任何地方。

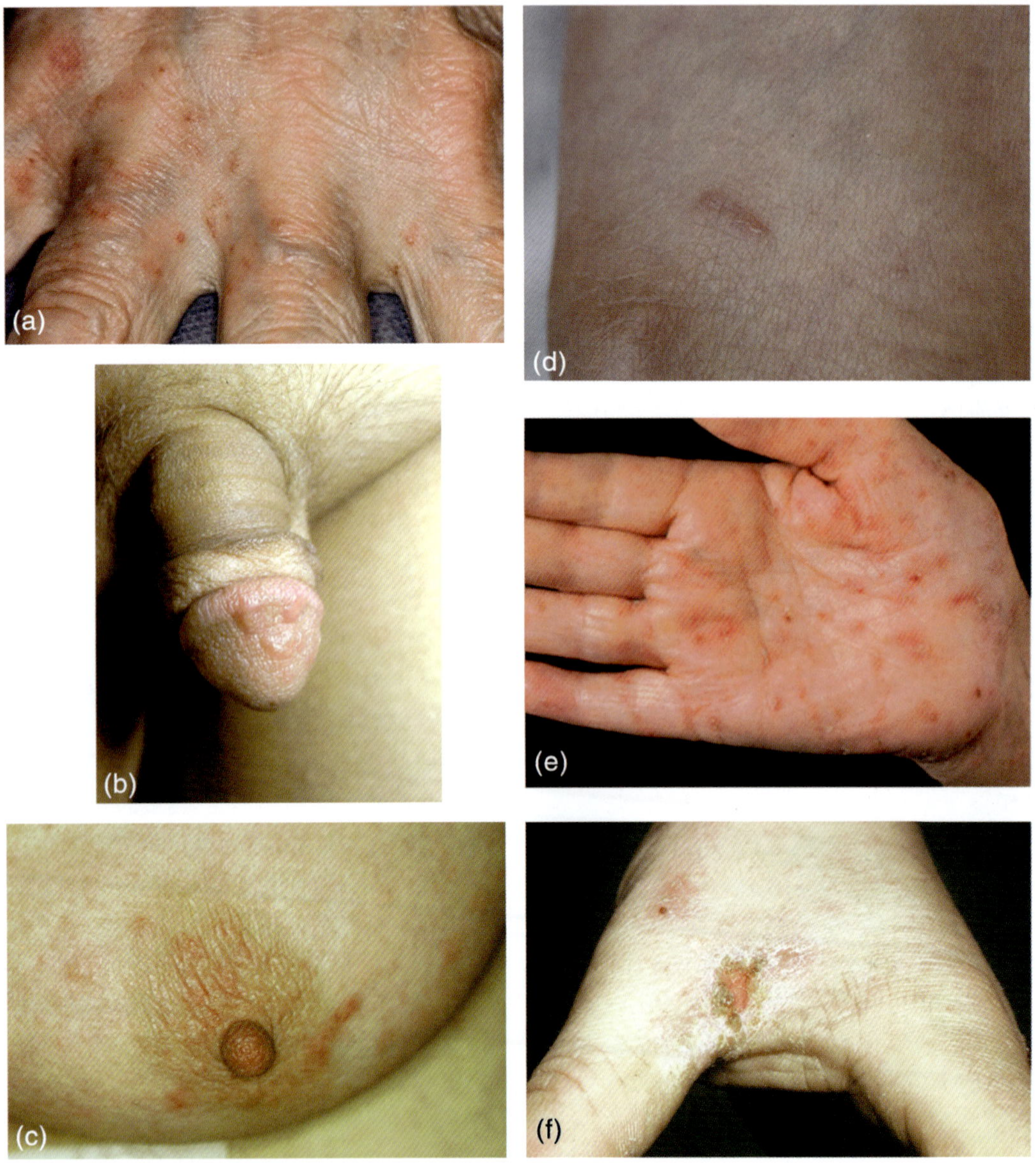

图 34.36　(a)位于指蹼的经典性疥疮。(b)疥疮滋生时阴茎上的瘙痒性丘疹和结节。对怀疑疥疮感染的所有病例应检查生殖器，特别是当患者发痒时。(c)乳头和乳晕上的丘疹病变是妇女疥疮的常见部位。鉴于这名妇女有瘙痒病史，在这个地方发现疥螨，则很容易就能确诊。(d)典型的线性隧道，在远端有一个小水疱。(e)手掌上有许多疥疮隧道。如此明显的病灶很少见到，因为它们通常被湿疹、脓疱或两者并存所掩盖。更常见的疥疮表现为因搔抓导致的疥疮病灶的湿疹化(f)。慢性疥疮瘙痒可立即引起搔抓，这也解释了为何湿疹经常出现（摘自《新英格兰医学杂志》，Chosidow O，2006；354：1718-27. 版权所有：麻省医学院。允许转载）

在非洲撒哈拉以南地区，疥疮的发病率很高。一份报告发现，弥漫性瘙痒伴随皮肤病变和两个典型部位的感染，或弥漫性瘙痒伴随一个家庭成员同时瘙痒，对于诊断疥疮具有高度敏感性（100%）和特异性（97%）[41]。

临床变异（图 34.37a～c）

非典型疥疮时有发生[42]（表 34.6）且难以诊断。婴幼儿疥疮的临床特征在某些方面不同于大龄儿童和成人。除上述分布较为广泛的隧道外，手足部水疱、脓疱病变多见，常伴有广泛的湿疹，躯干、四肢可能有多处结痂性结节。在老年人中，隧道通常发生在手掌和脚底，且数量可能非常多。躯干部位的丘疹鳞状病灶十分常见，常被隧道覆盖。继发性湿疹往往很麻烦。结痂性疥疮将单独讨论（见下文）。

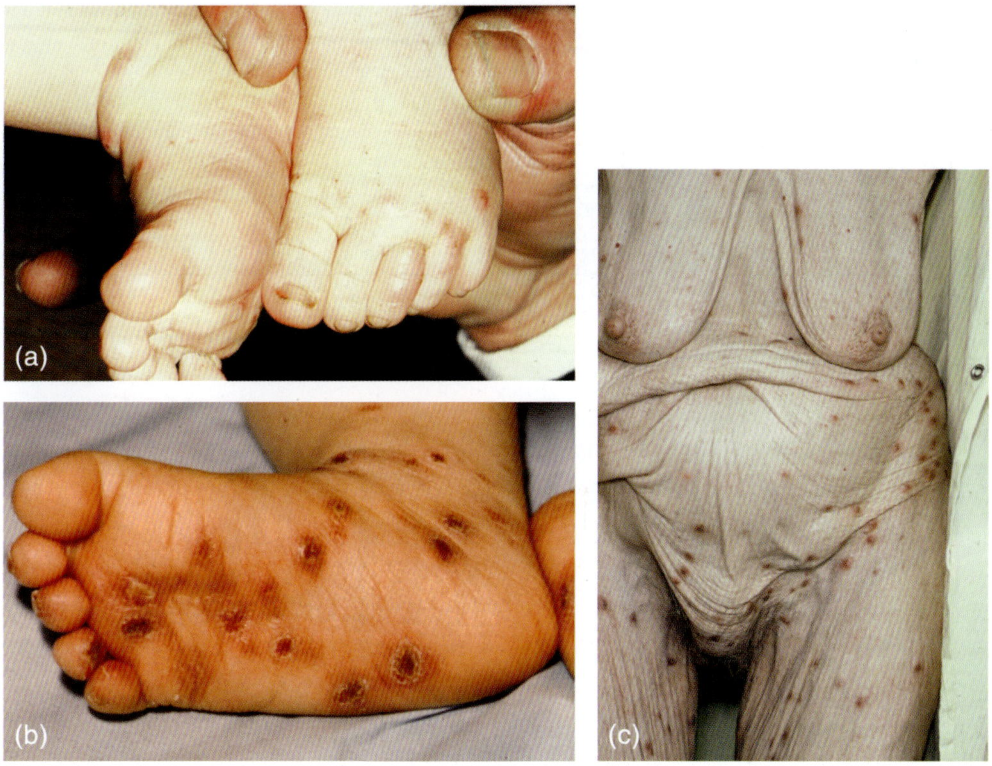

图 34.37　疥疮：临床变异

（a）婴儿疥疮。在这种形式的疥疮中，足底、面部、头皮和手掌也可受累。（b）婴儿足部疥疮双重感染，表现为脓疱疮。在发展中国家，需要注意这些患者发生致肾炎性链球菌菌株相关的肾小球肾炎的风险。（c）一名背部也有类似病变的老年妇女的非典型丘疹性疥疮。因为合并老年皮肤瘙痒症，难以对这类患者下疥疮的诊断。（摘自《新英格兰医学杂志》，Chosidow O，2006；354：1718-27. 版权所有：麻省医学院。允许转载）

表 34.6　疥疮的特殊形式

变量	主要临床特征
感染的人群	
婴幼儿[88]	皮损表现为水疱、脓疱和结节，但其分布可能不典型。湿疹化和脓疱疮是常见的；疥疮可合并特应性湿疹或肢端脓肿。瘙痒可能是非常严重的，婴儿可能会易怒和饮食不良
无家可归人群	湿疹化、脓疱疮是非常常见的。在无家可归人群中，发生的广泛的剥蚀性皮损，并不一定表明一定是疥疮，但瘙痒症状应高度提示疥疮的可能
老年人	非典型表现是常见的。在疗养院疥疮经常发生流行，其中一名结痂性疥疮患者可能是导致其他居民以及卫生保健工作者及其家属感染的主要原因
免疫功能低下的人群	严重的疥疮（即不典型丘疹疥疮或结痂性疥疮）主要发生在接受局部或全身糖皮质激素治疗的患者、艾滋病毒感染者、器官移植受体和高龄患者中。可能是轻微瘙痒或无瘙痒（即隐匿性疥疮）

（续 表）

变量	主要临床特征
原住民[a]	疥疮，不论是否结痂，都可能是地方性的（例如，危险因素包括营养不良、医疗设施不足和过度拥挤）。例如，在澳大利亚北部的原住民、非洲或所罗门群岛的儿童以及印度新德里的安置区中，该病的发病率可能很高。由于疥疮的重复感染率高，澳大利亚原住民社区是世界上链球菌感染后肾炎发病率最高的地区
不典型表现	
头皮疥疮	疥疮可能伴随或表现为头皮脂溢性皮炎或皮肌炎；婴儿、儿童、老年人、艾滋病患者和结痂性疥疮患者可能受到影响
疥疮结节	在腹股沟、腋窝和男性生殖器，常可见少量紫色瘙痒性结节；它们表现为对螨虫抗原的过敏反应，在治疗后几周或几个月仍存在
与疥疮相类似的免疫介导相关性疾病	大疱性类天疱疮、荨麻疹、慢性淋巴细胞白血病、单克隆浸润的 B 细胞淋巴瘤、$CD30^+$ 淋巴样增生、坏死性脉管炎[89,90]和红斑狼疮均可有疥疮的临床表现

摘自：Chosidow，N Engl J Med，2006 [12]. 版权所有：麻省医学院。

[a]疥疮已被 WHO 列入易被忽视的热带病名单（www. who. int/neglected_diseases/diseases/scabies/en/）。

并发症

除了这些主要表现外，还可能出现次要特征，并可能引起临床误诊。湿疹改变是常见的，可能是广泛并严重的。局部类固醇的不当使用可能会进一步改变临床情况，和其他皮肤病表现相似造成混淆（见下面结痂疥疮章节）——即所谓的“隐匿性疥疮”[16]。继发性感染，表现为毛囊炎或脓疱疮，也可能是严重和广泛的。在热带和亚热带地区，致肾炎的 β 溶血性链球菌菌株可能诱发继发性脓疱疮、血尿相关肾小球肾炎，成为疥疮的并发症[43]。

调查[12,16,44-46]

典型的瘙痒伴夜间加重的病史、家庭内患者的接触史以及典型部位炎性丘疹的发作，均可提示诊断。男性生殖器病变或女性乳腺皮肤结节的存在具有高度提示意义。只有发现隧道和（或）显微镜检查才能确诊。用钝手术刀从皮肤上轻刮隧道，滴加矿物油后，镜下观察，如发现螨虫、虫卵、卵壳碎片或粪块的存在，均可证实。找不到螨虫也很常见，但不能排除疥疮的存在[12,46]。如果可能，应对所有病例进行寄生虫学诊断确认，尤其要对结痂性疥疮以及卫生保健机构中的病例进行检测。

皮肤镜对发现隧道和肉眼观察疥疮很有用，螨虫在隧道里像一个“飞机喷射轨迹云”（40 倍视野）[47]。最近研究认为，低倍（10×）标准手持皮肤镜设备，用于诊断常见的疥疮[48]，可能非常有价值。在低倍镜下，这种带有回旋弯曲的图像（如法语字母“ Ô”）代表螨虫的头部和两对前腿。结果表明，该技术的敏感性为 91%，特异性为 86%[49]。然而，这项由专业的研究人员进行的单中心研究的有效性仍需要在其他中心得到证实。皮肤镜检查，因为可以快速筛查许多部位，比皮肤刮片更省时，且对患者造成的不适较少，更易被接受。然而，皮肤镜的使用受到皮肤镜成本的限制，对于没有经验的人，灵敏度可能会下降。

胶带试验在特殊情况下可能有用。将胶带的黏附面牢固粘贴于患者适当的皮损处后，撕下胶带，直接转移到载玻片上进行显微镜观察（将黏附下来的皮肤角质层粘贴到玻片上）。本方法简单，可用于长期护理单位的严重疥螨感染的诊断，但其灵敏度较低。

这些新方法（皮肤镜和胶带试验）可以提高皮肤刮片试验的敏感性，减少假阴性结果[49,51]。然而，现阶段仍缺乏诊断标准，不能比较不同诊断方法的准确性，因此仍难有定论[52,53]。

皮肤活检如果发现虫体或部分虫体，即可确诊。然而，在大多数病例中，组织学表现常缺乏特异性，包括表皮海绵状增生，乳头状水肿，真皮浅层和深层血管周围炎性细胞浸润，伴有大量嗜酸性粒细胞[54]。

近年来，共聚焦显微镜被用于临床疥疮的诊断[55-57]，但其表现仍需在大样本研究中进行评价[52]。它的使用也受到成本的限制。

在未确诊尘螨的情况下，目前的诊断完全基于临床和流行病学的结果。鉴于鉴别诊断的广泛性，临床诊断的特异性往往较差，尤其是对于那些缺乏疥疮诊断经验的医师们[46]。另外，在区分活动性感染、皮肤残余反应和再感染方面也存在困难。虽然诊断测试的敏感性相对较低，但对于全身瘙痒的患者不推荐进行经验性治疗[12]。

管理[8,12,16,44,58-63]

治疗指示

即使没有瘙痒或皮肤损伤，也应给患者及密切接触者开具治疗处方。

患者教育

在患者及其家属和性伴侣得到治疗之前，应建议他们避免亲密身体接触。应向患者提供有关疥疮感染的详细口头和书面信息[64]。

治疗方案

虽然缺乏严格的应用指导研究，但是仍可以购买到口服药及外用药。外用药包括氯菊酯、林丹、苯甲酸苄酯、烯丙菊酯(生物烯丙菊酯)、克他米通和沉淀硫。局部杀螨剂对螨虫有神经毒性作用。表 34.7 总结了疥疮治疗中常用药物的剂量和不良反应。

目前尚不清楚口服或局部治疗是否更有利于提高疗效、耐受性或便捷性[61,65-67]。尽管试验方法的质量不同，最新的 meta 分析表明外用氯菊酯是最有效的[61]。在最近的一项试验中，比较了两种不同剂量的氯菊酯与单剂量的伊维菌素的疗效，结果发现氯菊酯的优势非常小且不显著(93% vs. 86%)[68]。这些结果与其他临床试验报告的第 14 天疗效为 26%～100%形成了明显对照[69-71]。Chhaiya 等[70]也对 1%伊维菌素的外用进行了研究，发现其比单剂量口服伊维菌素更有效。

口服伊维菌素阻断了许多寄生虫(包括螨虫)的γ氨基丁酸诱导的神经传递，但不是所有国家均获批治疗疥疮。年龄>2 岁且体重>15kg 的患者，仅使用单剂量 200μg/kg 即可。由于该药物没有杀卵作用，7～14d 后需要再次用药[12,63]。食物摄入可使伊维菌素的生物利用度增加 2 倍[72]，因此与食物同服可增强药物对表皮的渗透作用。伊维菌素显然是一种安全的药物，不良反应发生率低。许多报道的不良反应发生于使用伊维菌素治疗丝虫病的个体中，这些个体发生的严重不良反应目前认为与寄生虫的死亡相关[73]。一份报告提示，为控制疥疮暴发，在一个老年人居住区内使用伊维菌素，结果导致死亡的老年人人数过多，这引起了人们对其安全性的担忧[74]。然而，该结论受到了质疑[75,76]，其他研究人员认为其安全性值得信赖[77,78]。有研究表明，破坏诸如幼年哺乳动物血脑屏障的完整性，可能会导致药物进入中枢神经系统[79-81]。因此，一些作者建议 5 岁以下或 15kg 以下的儿童以及哺乳期妇女禁用该药。然而，儿童服用伊维菌素似乎是安全的[82-84]，在美国不鼓励孕妇使用[85,86]，但在法国则是被允许的[85,86]。

最后，氯菊酯或伊维菌素可用于治疗经典疥疮。如没有氯菊酯，可使用苯甲酸苄酯。口服伊维菌素费用更贵，而且在大多数国家未获许可；然而，对于不能耐受局部治疗或不太可能坚持该治疗方案的患者，这种制剂可能是首选[12,63]。针对经典疥疮，外用药联合口服伊维菌素与单独用药进行比较的临床试验从未进行过。表 34.8 根据临床表现给出了治疗策略。

表 34.7　常用治疗疥疮的药物

药物名称	剂型	使用方法	禁忌证	优点	缺点	注解
扑灭司林或氯菊酯	5%霜	8～12h 后冲洗干净	—	有效、耐受性好、安全	使用时瘙痒及刺痛	规定首次使用后的一周再开始第二次使用
林丹	1%乳液或霜	6h 后冲洗干净	孕妇，婴儿，癫痫	有效便宜	儿童的抽筋、头晕、癫痫发作	由于担心神经毒性已退出欧盟国家
苯甲酸苄酯	25%软膏	24h 后冲洗干净(一次或多次)	孕妇及幼儿(只使用 12h)	有效便宜	剧烈皮肤刺激性	加拿大现阶段难以购买，而在欧洲已获批
生物丙烯菊酯	0.6%气雾剂	12h 后冲洗干净	哮喘患者	—	—	—
克罗米通	10%软膏	使用 24h 后冲洗干净，再额外使用 24h	—	婴儿耐受性好	功效可疑	常用于儿童的疥疮结节

（续 表）

药物名称	剂型	使用方法	禁忌证	优点	缺点	注解
沉淀硫	2%～10%沉淀硫在石油基质内	24h后冲洗干净，然后在接下来的2d里每24h重新使用一次（每次使用之间洗一次澡）	—	婴儿，孕妇及哺乳期妇女均可安全使用	功效可疑及皮肤刺激性	—
伊维菌素	片剂	200 μg/kg在第7天、第14天重复使用	15kg以下儿童；孕妇或哺乳期妇女	良好的患者耐受性	昂贵	在很多国家不被认可

摘自：Chosidow，N Engl J Med，2006[12]，版权所有：麻省医学院。

额外的措施

由于疥疮被认为是性传播疾病，应进行查体和实验室检查以寻找其他性传播感染[60]。

局部治疗必须应用于整个皮肤表面，包括头皮、所有褶皱、腹股沟、肚脐、外生殖器以及指甲下的皮肤。婴儿的面部治疗至关重要，因为传播可能通过母乳喂养发生。对于患有典型疥疮的成年人来说可能是不必要的。治疗期间不要洗手，否则要重新用药。如果由另一个人抹药，建议这个人戴防护手套。所有的衣物和床上用品必须高温消毒（>50℃）或密封在一个塑料袋72 h。其他不能洗的材料或污染物，应该用杀虫剂。治疗后根除寄生虫的时间进程尚不清楚。然而，接受口服伊维菌素治疗的患者可能比接受局部治疗的患者具有更持久的传染性[12,63]。

治疗的特殊注意事项

表34.8根据临床特点或情况给予建议的治疗方案。

儿童

苯甲酸苄酯、烯丙菊酯和氯菊酯可用于婴儿。2岁以下儿童可安全使用苯甲酸苄酯和烯丙菊酯，但服用时间应限制在12h。伊维菌素在15kg以下儿童中禁用。

脓疱疮

这种情况下应首选口服伊维菌素。如选择外用药治疗，应先进行化脓性链球菌和金黄色葡萄球菌的抗感染治疗。

妊娠或哺乳期妇女

氯菊酯、苯甲酸苄酯和硫在妊娠期使用似乎是安全的，尽管证据有限[87]。口服伊维菌素在美国未获批准，但在法国获准使用[85,86]。

机构暴发

对机构性暴发的管理主要以专家的一致性意见为基础。它需要对所有相关人员进行协调和充分教育，并为迅速控制疫情作出持续努力。在及时准确识

表 34.8 根据疥疮的临床特征或临床情况选择治疗方案

治疗的目标人群	推荐方案	替代方案	具体的相关措施	注释
经典疥疮	5%扑灭司林或苯甲酸苄酯	单剂量口服伊维菌素200μg/kg，治疗2次，第1天和治疗7～14d	—	对于有密切身体接触的人，即使无症状，也应同时接受治疗
2岁以下幼儿	扑灭司林或苯甲酸苄酯（仅使用12h）	15kg以下儿童禁用伊维菌素	外用于面部，避开口周、眼周	克罗米通软膏用于儿童疥疮结节
孕妇	扑灭司林、苯甲酸苄酯（仅使用12h）和硫磺软膏	美国禁用伊维菌素，但法国允许	—	—
双重感染	若皮肤累及，更倾向于口服伊维菌素	局部治疗前的抗生素治疗	—	链球菌感染后肾小球肾炎和全身性败血症的风险
机构内疥疮暴发	治疗临床病例如经典疥疮和结痂性疥疮	—	同时治疗所有病例和所有接触者	成立疫情管理小组

摘自 Monsel 与 Chosidow，2012[58]。

别感染的情况下，组建疫情管理团队，确定疫情的波及范围和传播风险因素，迅速实施控制措施。与此同时，积极救治所有感染病例、暴露患者以及环境消杀是控制卫生保健机构中疥疮流行的关键因素[25]。

随访

疥疮治疗后瘙痒仍可能持续数周，这应该清楚地向患者进行解释。保湿剂可改善皮肤刺激。4 周后仍持续瘙痒需要重新评估（表 34.9）。

表 34.9　抗疥螨治疗后持续瘙痒的原因与管理

病因		处理
皮肤刺激	过度治疗	加强保湿剂的应用
	湿疹化	加强保湿剂的应用
	接触性皮炎	外用糖皮质激素
治疗失败	依从性较差不合理或不充分的治疗	加强外用抗疥螨的药物治疗
	抗疥螨药抵抗	换药
	再次感染或复发	加强外用抗疥螨药物治疗
心因性瘙痒	寄生妄想	抗精神病药物[由皮肤科医师和（或）精神病医师开出]
	非寄生虫相关的皮肤病	治疗潜在的原因

摘自 Chosidow，2000[14]。

疥螨科：人类结痂性疥疮

同义名

- 挪威疥疮

简介及一般说明

“挪威”一词来源于 Danielssen 和 Boeck[1] 在挪威对一种疥疮的描述，在这种疥疮患者身上有大量的螨虫。von Hebra 将其称为“挪威疥疮”[2]。和其他人一样，我们强烈建议弃用“挪威疥疮”这一命名，并以“结痂的”或“角化过度的”取代，即结痂疥疮或角化过度疥疮[3,4]。

结痂疥疮是一种罕见疾病，多发于极度体弱的患者，其特点是大量螨虫感染，表现为角化过度样的皮肤痂壳。未确诊的结痂疥疮可能是普通疥疮暴发的原因。

病理生理学[5,6]

在普通疥疮中，螨虫很少，可能是因为抓挠破坏了隧道。结痂疥疮发生在对螨虫免疫反应不充分的人身上，使它们得以繁殖。它是一种严重的疾病，发病率明显高于普通疥疮。

智力迟钝或患有痴呆的患者可能会发生结痂性疥疮[7]，而唐氏综合征是一种常见的关联[3,8]。这种与精神异常相关的原因尚不清楚，但无法感知瘙痒可能是重要因素。

结痂疥疮可能发生在免疫抑制的患者中，这些患者可能是疾病所致[9-11]，也可能是治疗导致的免疫抑制[11-14]，包括使用英夫利昔单抗和托珠单抗[15,16]。近年来，在 HIV 感染患者中有大量的报道，在免疫重建炎症综合征[17]中也有报道，它也是人类 T 淋巴细胞病毒（HTLV-1）感染的一个指标[18-20]。外用类固醇激素[21]和吡美莫司[22]也会导致结痂疥疮。

结痂疥疮有时甚至发生在原本健康的个体[23,24]，而在澳大利亚北部，结痂疥疮困扰土著居民的一个问题。在 78 例患者报告中，42%的患者没有明确可识别的危险因素[25]。

临床特征[25-28]

在手（图 34.38a）和脚（图 34.38b，c）上形成大的疣状痂壳，手掌和脚底可能不规则增厚和裂开。指甲剪经常受到影响，因为在变厚和变色的指甲下面聚集大量角质碎片（图 34.38d）。面颈部、头皮（图 34.38e）和躯干均出现红斑和鳞屑，可泛发。红皮病和疣状斑块的程度差异很大，任一种均可能成为更主要的临床表现。结痂疥疮也可能只有局部反应，仅影响头皮、面部、手指、趾甲或脚底[28]。瘙痒通常不存在或轻微，但有时可能是严重的。在某些病例中存在广泛的淋巴结病，常见血嗜酸性粒细胞增多和 IgE 水平升高。

结痂疥疮可表现为角化过度性湿疹、银屑病、Darier 病[29]、接触性皮炎[30]和朗格汉斯细胞组织细胞增多[31]。通过鳞屑刮片发现疥螨及卵，诊断非常容易。

管理[32-39]

一般原则

由于结痂疥疮有可能通过身体接触传染给其他人，患者必须接受住院治疗并进行隔离。所有确诊病患接触过的人都应该得到治疗。应使用水杨酸制剂等角化剥脱剂治疗角化过度。指甲应该剪短，抹上疥螨除剂[34]。虽然没有相关研究证据，但专家一致建议联合局部和口服治疗[35]。外用杀菌剂应重复使用，直到间隔 3d 的两次寄生虫学试验均呈阴性。伊维菌素的给药方案应根据感染严重程度[40]；建议服用 3～7 剂[27]。然而，Currie 等[41]报道了两名接受多次伊维菌素治疗疥疮复发的患者对其产生耐药性的

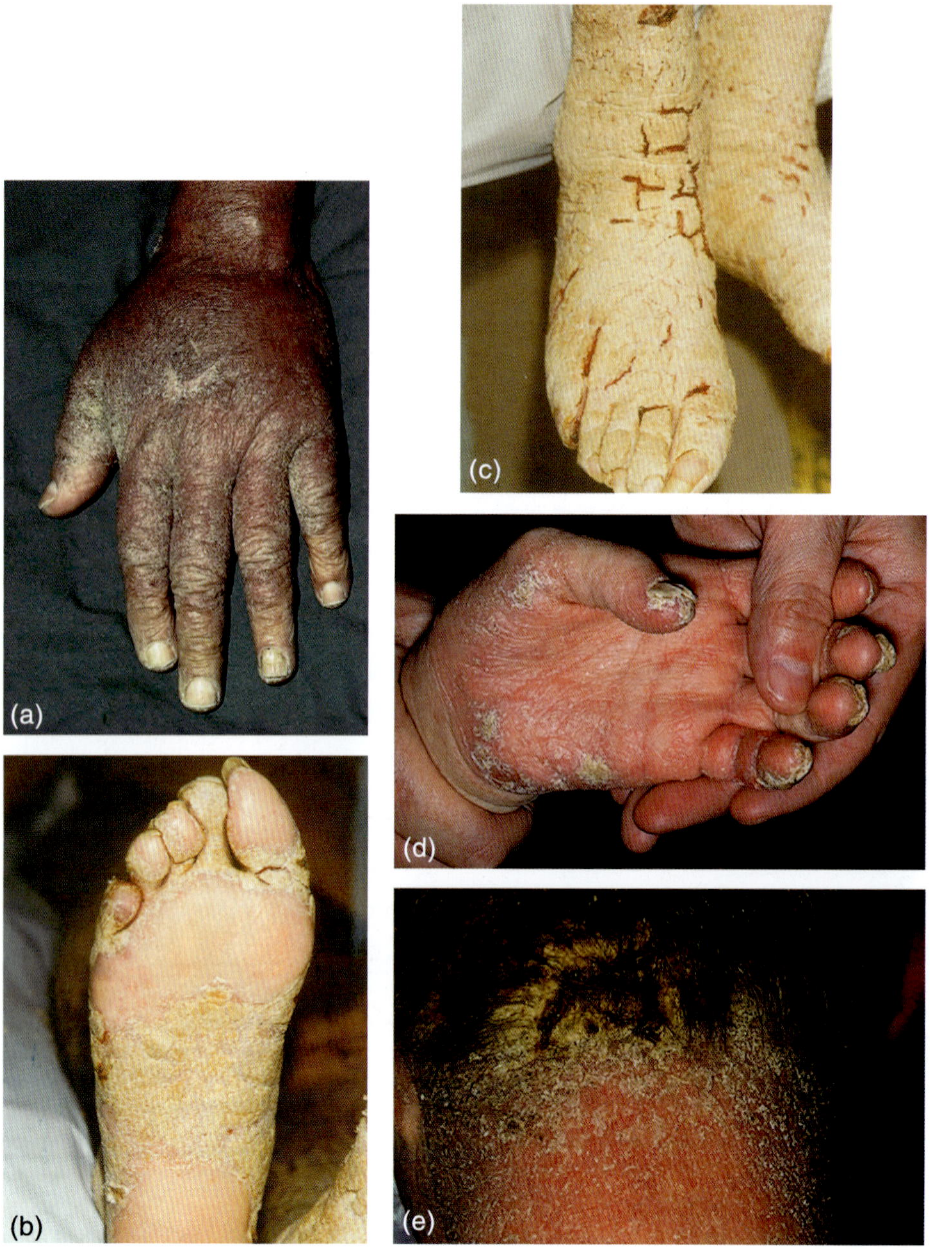

图 34.38　结痂(挪威)疥疮手(a)和脚(b,c)的表现;(d)结痂疥疮中指甲呈现严重营养不良表现;(e)结痂疥疮累及头皮的严重表现

证据。最近,提出了一种简单的临床分级量表,这对于结痂疥疮患者的管理是大有助益的[42]。

疥螨科:动物疥疮

简介及一般说明

由于螨虫宿主的相对特异性,将动物疥疮传播给人类可能很罕见[1]。然而,反复暴露于动物的疥螨可造成诊断困难等一系列麻烦。致病的疥螨种类,包括以下:

1. 在马、牛、水牛、猪、骆驼、猴子、绵羊和山羊中引起疥螨病的兽疥螨[2-7]。

2. 犬疥螨,人类与受感染犬接触时,常引起短暂的皮肤损伤[8-14]。特殊情况下,人类皮肤的鳞屑刮片可见螨虫和虫卵,停止动物接触后症状持续存在[15]。犬疥疮已被实验证实可以转移到人类[16]。受感染的动物的耳朵、面部及四肢有脱屑和毛发的脱失。

3. 猫耳螨是猫长疥疮的病因,在英国几乎不为人知,但在猫群流行地,如印度[18]和日本[19],可能会导致人类皮肤发生病变。

临床特征

接触动物疥疮引起的皮肤损伤，根据暴露方式的不同，其范围和分布也不同。皮损通常由小的瘙痒风团或丘疹组成，常被抓破，类似人类疥疮，但无隧道。狗的犬疥螨和猫的耳螨兽疥癣所造成的损害通常发生在与动物接触的部位，主要是胸部、腹部、大腿和前臂。

管理

如果怀疑与动物疥疮接触，诊断只能通过检查动物和疑似动物的鳞屑刮片来确定。受累动物应由兽医治疗。

人类的皮肤损伤是有自限性的，一旦停止接触感染的动物或治疗后，皮损就会自行消失。尽管有自限性，皮肤损害也会给患者带来痛苦，局部治疗如 5% 氯菊酯霜将加速恢复[20]。单剂量使用口服伊维菌素(200μg/kg)[20,21]，局部应用皮质类固醇或薄荷醇制剂，口服抗组胺药均得以缓解症状[22]。

膝螨科

突变膝螨导致家禽腿部脱屑，而 *Mesoknemidokoptes laevis* 是引起家禽秃羽癣的一种密切相关的螨，这两种均对人体皮肤造成了损害。

痒螨科

痒螨科螨虫在家畜中引起兽疥癣。牛、马和羊的痒螨种类偶尔也会影响人类[1,2]。耳痒螨是一种常见的猫耳或狗耳寄生虫，在一名外耳炎患者的耳朵中被发现[3,4]。如果患者家中的狗感染了耳痒螨，那么该患者患瘙痒性皮肤病的原因也会被归为耳痒螨感染。痒螨皮肤病类似疥疮感染。皮炎的分布取决于与动物密切接触的部位[5]。

兽螨科

囊凸牦螨是家兔的一种常见寄生虫[6]，据报道它可导致儿童出现丘疹性荨麻疹[7]。

储物螨[1,2]

简介及一般说明

在某些职业，包括农民、粮仓工人和面包师，储藏螨过敏是一个公共问题。除了呼吸道过敏，继发于咬伤或接触过敏原的皮损也可能发生。这些螨虫在温暖潮湿的环境中繁殖(相对湿度为 80%，温度 25～30℃)，以草类、真菌为食，是高水分储藏食品中的害虫。

分类

粉螨科

这些螨虫攻击面粉、谷物、干肉、奶酪和干果。粗足粉螨是储藏场所最重要的害虫，常出没于面粉、谷物中，偶尔也出没于奶酪中。它可能会对使用这些产品的人造成皮肤损伤。

腐食酪螨[3-6]主要存在于富含脂肪和蛋白质的储藏食品中，如干鸡蛋、火腿、鲱鱼粉、奶酪、坚果和椰肉。干酪、谷物、干草和椰肉干中都含有长食酪螨[7]。

纳氏皱皮螨尤其与小麦花粉和麸皮有关，并已被记载为引起人类皮炎的病因[8]。

根螨属出现在花的鳞茎上，并在处理贮藏鳞茎的人身上引起皮炎。

果螨科

甜果螨(乳果螨)存在于各种干果上，可引起皮炎[9,10]。

食甜螨科

家食甜螨是一种分布广泛的物种，经常可以在房屋和马厩的动植物遗骸上大量发现它们。它们还存在于面粉、小麦、干草、烟草、奶酪和火腿中。在干草、稻草和谷物中，通常含有大量的粉尘螨。

病理生理学

有研究表明，这些螨虫引起的皮炎并非嗜血性的，而是由螨虫的粪便或分泌物[5]刺激所致。储藏螨提取物中含有内毒素，可调节微血管内皮细胞对细胞黏附和细胞因子分泌。这些调节特性在不同种类的螨虫中有所不同[11]。

处理储存食物的码头工人和仓库工人面临的风险最大，但店主和家政工人偶尔会受到影响。

临床特征[12]

由这些螨虫引起的皮损暴发，有时被称为"椰子螨皮炎"或"杂货商瘙痒"，通常是由身体暴露部位的小而强烈的瘙痒丘疹或丘疱疹形成的，主要是在头颈部和前臂，但有时更广泛。面部皮疹的表现可能提示急性接触性皮炎。

屋尘螨

简介及一般说明

屋尘螨是一种室内尘螨，由 Trouessart 在哺乳动物棕褐色皮肤上的尘土中首次发现。随后证实广泛分布于人类环境中的室内灰尘和床铺[2,3]。

流行病学

它发生在世界各地，在所有有人群居住的大陆均有报道[4]。它通常与埋内欧尘螨(*Euroglyphus maynei*)和粉尘满(*Dermatophagoides farinae*)有亲缘关系，来源于尘螨科同一属类。在美国，室内灰尘中的粉尘螨似乎比户尘螨[5]更加丰富。

病理生理学

螨虫数量最多的地方是潮湿、阴冷的房子里[4]。螨虫数量随季节变化，初夏增多，初秋达到最高值。在英国，冬季数量较少，春季温度和相对湿度上升时，数目增多[6]。屋尘螨的主要食物是人体皮肤鳞屑[7]。耐旱性霉菌，特别是帚状曲霉，是屋尘螨生长和生存的必要条件。霉菌消化鳞屑上对螨虫有毒的脂质。主要的屋尘螨过敏原（Der p1 和 Der f1）存在于其粪球中。

临床特征

屋尘螨在特应性湿疹发病机制中的作用仍有争议[8-13]（第 41 章）。梅氏嗜霉螨的过敏原被认为对特应性湿疹的临床症状的致敏和诱导起作用[14,15]，最常引起特应性湿疹的螨虫为屋尘螨和粉尘螨[16]。

几项研究已经表明，通过减少屋尘螨暴露的技术，可以明显改善个体状况[17-22]，即使儿童的临床获益似乎比成人多[14]，仍不可能预测何种患者将会受益。一项研究表明，中重度特应性湿疹患者家中的尘螨数量多于对照组[23]。最近的一篇评价性文章得出结论，没有足够的证据支持减少室内尘螨在治疗特应性湿疹[24]中的作用。系统评价也正在进行中[25]。

管理

减少屋尘螨过敏原负荷的措施含有对地毯进行定期真空吸尘器清洁或去除地毯，使用由微孔 Gore-tex 等材料制成的床上用品，以及杀螨剂。杀螨剂包括苯甲酸苄酯和氯菊酯[26]。

蒲螨

简介及一般说明

蒲螨属螨虫主要是昆虫或其幼虫的寄生虫。只有当人类接触到自然宿主的食物时，它们才会对人类产生影响。这种麦蒲螨以多种昆虫的幼虫为食，主要寄生在谷物、稻草或干草上，以及储存的食物中。另一种是球腹蒲螨，它以蛀木甲虫的幼虫为食，包括常见的家具虫，也叫家具窃蠹。

流行病学

在铲粮食或接触受感染的秸秆[1]和稻壳[2]时，会引起螨虫皮炎。皮炎有许多术语，包括“大麦瘙痒”“铲粮食者瘙痒”“谷物瘙痒”“麦秆瘙痒”“棉籽皮炎”和“荨麻疹样螨虫皮炎”。有报道称，商店工人接触用于装饰目的的小麦时，会发生皮炎[3-5]。在养猪场食物混合棚工作的工人身上发生的皮炎是由危害家蚕的赫氏蒲螨（*P. herfsi*）引起的[6]，茨氏蒲螨（*P. zwoelferi*）诱发的皮炎则与接触风干花[7]有关。一名渔民在处理樱桃木制成的蟹盆时出现皮炎，这可能是由博氏蒲螨（*P. beckeri*）[8]引起的。

澳大利亚昆士兰的一家小医院暴发了蒲螨皮炎，起源于附近一个粮食储存地[9]。Rodriguez Casado 等[10]描述了学校中的木桌受家具窃蠹（*A. punctatum*）的侵蚀并与此相关的蒲螨皮炎的暴发。最近，法国南部-东部[11]地区报道了与家具窃蠹有关的球腹蒲螨（*P. ventricosus*）感染暴发（图 34.39）[11]。

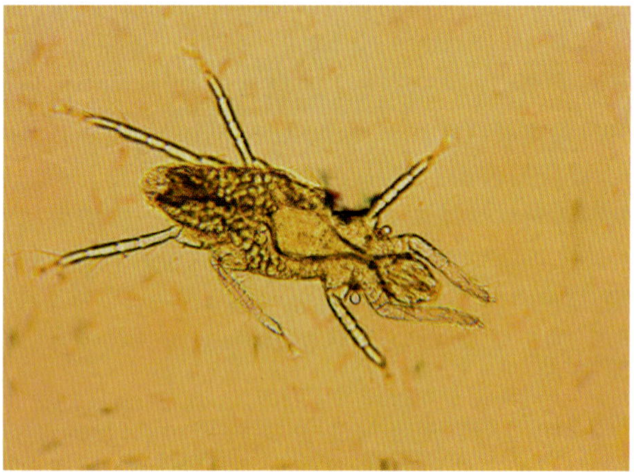

图 34.39 球腹蒲螨

从 20 世纪初开始，普遍认为蒲螨会引起皮炎。在以往记载的皮炎暴发中，以植物为食的体表寄生虫的幼虫是接触农产品的工人发生皮炎的原因[1,8,9]。关于蒲螨引起皮炎的报道很少，一般与屋内的球腹蒲螨、家具窃蠹感染有关[11]。

临床特征[12,13]

病灶为红色瘙痒性斑点或表面有小水疱的丘疹性荨麻疹；有时可能是大疱。这些病变有时与一种称为“彗星征”的特定线状红色斑点样通道相关[11,14,15]（图 34.40）。这个体征可能预示着特异性淋巴管炎的出现，但通常情况下不是。这个体征是否是蒲螨类或球腹蒲螨性皮炎所特有的仍不清楚[11]。皮损通常非常多，其分布在身体的覆盖部位，取决于暴露的方式。通常位于种谷物的农民的前臂和颈部，但可能在腰部和腹股沟地区大量出现。如果螨虫的来源被清除，皮损可以自限，应该在 1～3 周内缓解。全身症状很罕见，但可能包括发热、寒战、不适和腹泻[4]。

管理

对症治疗，包括局部外用皮质类固醇、抗组胺药、消除感染螨虫的来源[2]。为了消灭屋尘螨，感染区域可以使用杀螨剂和（或）移除受感染的家具。

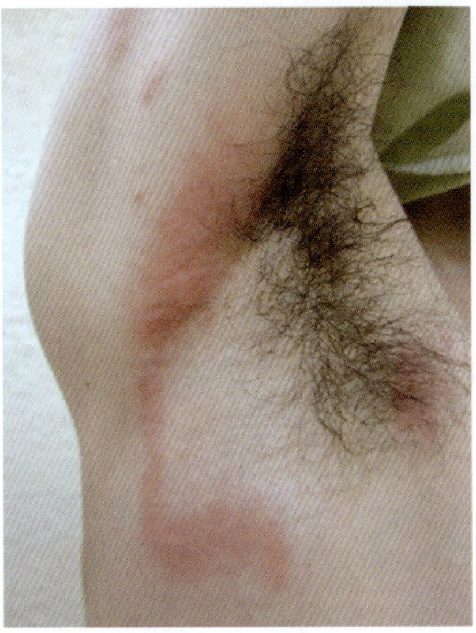

图 34.40 “彗星征”

镰螯螨科

在意大利佩鲁贾的八名木材工人皮炎是由于接触了从北美进口木材[1]上的 *Pronematus davisi* 螨。这种螨虫遍布世界各地，在北美洲也很普遍，通常生活在树皮下。

植物螨

一些叶螨科的螨（“蜘蛛螨”）会引起人类皮肤刺激或荨麻疹[1-4]。这些螨虫以植物为食，常见于各种作物和观赏植物上[5]。“蜘蛛螨”这个名字来源于它们从触须的腺体中产生的丝状物。

姬螯螨

简介及一般说明

姬螯螨专性寄生于一些哺乳动物（主要是狗、猫和兔子）体表，非穴居性，因此没有隧道。整个生命周期在宿主体表完成。每只卵都被一根细细的线连在一根毛干上，这些细细的线被雌螨编织成茧状结构。发育为成虫需要通过幼虫期和两个若虫期。成虫在角质碎屑的假隧道中快速地在皮肤表面移动。它们利用类似钩子的触须附着在宿主上，同时以组织液为食[1,2]。

流行病学

哥本哈根的 Lomholt[3] 首次报道了姬螯螨属螨虫攻击人类的病例，1938 年，英国[4]报道了一例。越来越明显的是，在大多数欧洲国家、美国[5]、加拿大[6]和澳大利亚，犬、猫、兔的姬螯螨感染较为常见[7,8]。这些螨虫很可能分布在世界各地。许多早期研究报道错误地将该物种识别为寄食攫螨，而实际上它可能是牙氏姬螯螨。目前已知寄食攫螨主要感染兔子，牙氏姬螯螨感染狗，布氏姬螯螨感染猫[9,10]。这三个物种在形态学上非常相似，但可以通过第Ⅰ膝节背面的一个特殊感觉器官的形状来区分[10-12]。

从现有的有限数据来看，这些螨虫的发病率是否在增加，或者是否越来越频繁地被发现，这些仍不清楚。荷兰的一项调查显示[13]，在饲养了两只或更多猫的 41 个家庭中，有 27 个家庭的动物感染了姬螯螨，其中 20% 的人类接触者有皮损。任何年龄、品种或性别的动物都可能受到影响。在狗类动物中，姬螯螨感染在拳师犬中尤为常见。

大多数受累动物是无症状的，但一些可能发生瘙痒。最明显的感染迹象是皮屑过多，尤其是背部，这通常被兽医皮肤科医师称为“行走性头皮屑”[14]或“移动性头皮屑”。

人类临床特征[15-17]

典型的临床表现为大量伴随强烈瘙痒的丘疹（图 34.41）。丘疹表面可能有小疱，较老的病灶可能有小

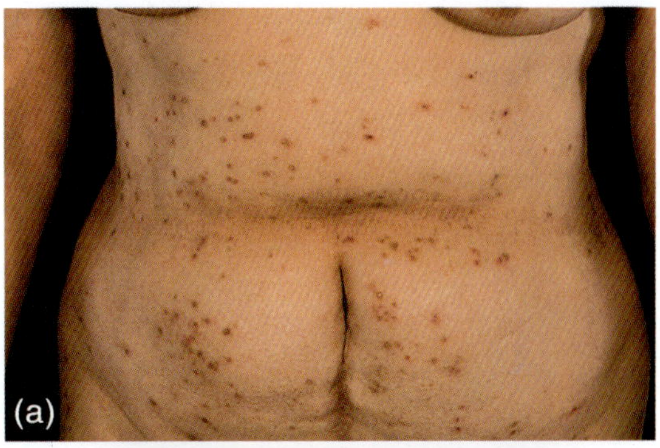

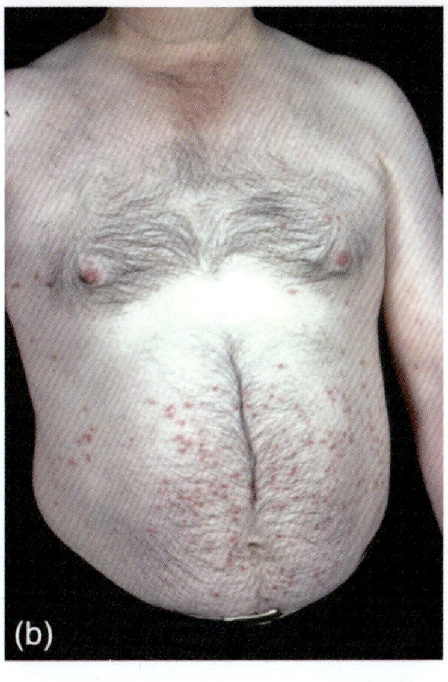

图 34.41 (a,b)姬螯螨病的腹部皮损

范围的坏死。可能出现大疱性病变[18,19]。病灶的分布与受感染动物的接触部位相对应，由于动物常坐在主人的腿上，腹部和大腿经常受到感染。胸部和手臂也可能因为主人常抱着动物而受到影响。Dobrosavljevic 等[20]报道了一名女性，她的皮肤病变伴有嗜酸性粒细胞增多、“免疫复合物增加”和风湿病症状。在一个大面积皮损的病例中，用姬螯螨提取物进行针刺实验，产生了立即和延迟的过敏反应[21]。

调查[22]

通过梳理检查动物皮毛上是否有螨虫，可以确诊。可疑的动物应放在一张黑色的纸上，皮毛，尤其是背部，应大力梳理，最好使用细齿梳子。收集到的碎片可以用显微镜检查(图 34.42)。

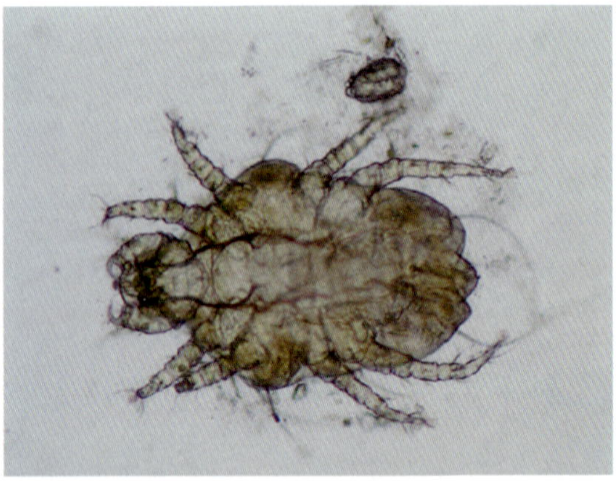

图 34.42 姬螯螨

管理

受累的动物应由兽医使用杀体表寄生虫洗发水和浸泡液治疗。据报道，在宿主动物身上偶尔会发现螨虫，所以彻底清理宠物的睡觉区域是明智的，可以防止再次感染。皮肤损伤可以用局部止痒药治疗。一旦动物得到有效的治疗，在 3 周内，主人不会再有任何损伤[23]。

收割螨(恙螨科)

同义名

- 恙螨
- 收割臭虫
- 收割虱
- 跳蚤
- 红臭虫

简介及一般说明

收割螨属恙螨科。已发现了超过 1200 种的痒螨，许多可能攻击人类或牲畜[1]。

收割螨的幼虫需寄生，而若虫和成虫可自由存活。幼虫可引起令人讨厌的皮炎(恙螨病，沙螨皮炎)，一些是立克次体疾病的重要媒介。它们在世界各地有许多普遍的名字，如橙黄褐(爱尔兰)，恙螨或红臭虫(美国)。

卵是生在土壤里的。六足幼虫爬上低矮的植被，等待合适的脊椎动物宿主。在宿主身上，幼虫会转移到皮肤较薄的地方，如耳朵、腋窝、腹股沟和生殖器。在那里，它们用螯爪刺穿皮肤，并将具有溶细胞特性的唾液注入表皮[2]。这种作用形成了一个管状通道，螨虫通过该通道并以组织液和细胞碎片为食。一旦吃饱，它们就会掉到地上，通过若虫期发育成 8 条腿的成虫。若虫和成虫以植物碎片、昆虫和其他节肢动物的卵为食。

流行病学

秋季新恙螨(*Neotrombicula autumnalis*)是一种欧洲收割螨，广泛分布于欧洲各地。在英国的，幼虫螨的数量在 5—10 月份最多，9 月份达到高峰[3]。最受欢迎的自然宿主是兔子。秋季新恙螨还不知道是否会传播疾病。

阿氏真恙螨(*Eutrombicula alfreddugesi*)和华丽真恙螨(*E. splendens*)是美国最常见的攻击人类的恙虫，而 *E. batatas* 是南美洲一种可以产生皮炎的重要物种。

在东南亚、澳大利亚和太平洋岛屿上，恙螨病通常是由维氏恙螨、巨螯齿恙螨属和棒恙螨属引起的[4,5]。

纤恙螨属，包括红恙螨、苍白纤恙螨和地里纤恙螨是恙虫病东方体引起的恙虫病(斑疹伤寒)的重要媒介[6]。红恙螨分布广泛，从日本和中国向南至东南亚至印度尼西亚，向东至菲律宾至新几内亚。地里纤恙螨常见于中国、印度次大陆、马来亚、印度尼西亚、菲律宾、新几内亚和澳大利亚。红恙螨和地里纤恙螨的自然宿主是啮齿动物和食虫动物。据报道，近正方形纤恙螨是南非的犬类和人类瘙痒和皮炎的病因之一[7]。

临床特征[4,8,9]

人类在草地或低矮的植被中工作或行走时受到感染。对螨虫叮咬的反应似乎取决于螨虫唾液的刺激性作用和对唾液抗原的获得性过敏反应。几小时后，咬伤处出现红斑，并逐渐发展为极痒的丘疹或丘疱疹。病灶的分布取决于螨虫对薄皮肤和宿主衣物的偏好。损伤通常发生在脚和脚踝周围、腹股沟、生殖器、腋窝、手腕和肘前窝，以及衣物较紧的区域，如腰部。在严重感染病例，全身均可能被病灶覆盖。

在美国，儿童阴茎上的恙虫叮咬会引起季节性的急性超敏反应，被称为“夏季阴茎综合征”[10]。

恙螨咬伤曾间接为嫌疑人涉嫌谋杀提供了证据[11]。

管理[12,13]

治疗恙螨叮咬旨在缓解症状。局部麻醉药、局部止痒剂、局部或病灶内皮质类固醇、口服抗组胺药或抗刺激药都可以使用。

预防方法包括避免进入高危区域和在衣服、皮肤上使用驱虫剂。

鸟、啮齿动物及爬虫螨(革螨目)

简介及一般说明

皮刺螨科[1,2]

皮刺螨是鸟类和哺乳动物的嗜血性寄生虫。鸡皮刺螨(鸡螨)(图 34.43)是一种红禽螨，是家禽和野生鸟类的常见寄生虫。家禽饲养员、兽医和其他直接接触禽类的人有时会受到攻击。其他引起皮炎的皮肤螨包括燕皮刺螨(*D. hirundinis*)和 *D. americanus*。鸟类螨虫在炎热的季节大量增加。它们离开羽毛或巢穴以便播散。在这种情况下，它们可能通过窗户、通风口或空调进入建筑物，对居民造成皮肤损伤，并可以在这些住户家中的窗户边缘或家具中发现上百只螨虫[3-8]。Lucky 等[9]报道了与感染了鸡皮刺螨和林禽刺螨的宠物沙鼠接触所引起的瘙痒性丘疹性病变，并回顾了其他报道的鸟类螨虫咬伤病例。鸡皮刺螨可能是一个公共卫生问题，因为它可以作为人畜共患病的潜在传播载体：鹦鹉热衣原体、猪红斑丹毒丝菌，大肠埃希菌和沙门菌，志贺杆菌和葡萄球菌等物种已经从螨虫的血液中分离出来，目前认为鸡皮刺螨与螺旋体病、水痘、纽卡斯尔疾病、伤寒、禽霍乱和马脑炎有关，导致疾病在鸟类之间传播。目前还没有向人类传播的病例报道[10,11]。

鼠螨是一种小型啮齿动物的体表寄生虫。它具有重要的医学意义，因为它是小株立克次体的媒介，后者是引起立克次体病的病原体。

巨刺螨科[1]

巨刺螨科的成员是鸟类、哺乳动物和爬行动物的食血体表寄生虫。

林禽刺螨(北方鸟螨)和囊禽刺螨(热带鸟螨)是家养和野生鸟类的害虫，偶尔会袭击人类[12-14]。柏氏禽刺螨，虽然被称为热带鼠螨，分布却遍及世界各地，可活跃于热带和温带地区。有许多报道说，在有受感染的大鼠、小鼠、仓鼠和沙鼠出没的地方，它可对人类产生影响[15-21]。

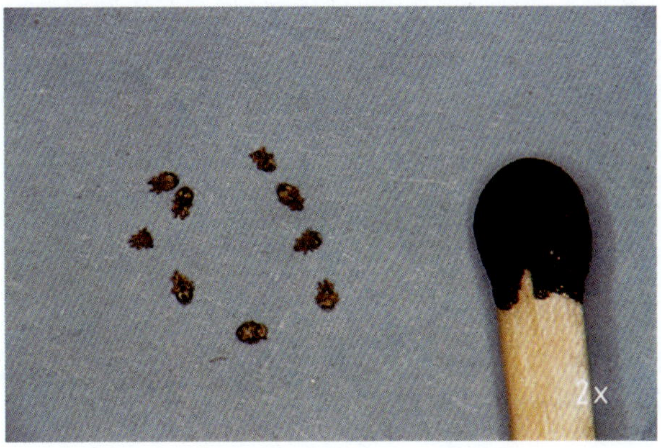

图 34.43 鸡皮刺螨：与火柴头大小比较

蛇刺螨，一种蛇螨，在一个拥有蟒蛇宠物的家庭中可引起皮肤损伤[22]。

临床特征[2,17,23,24]

感染途径、感染的严重程度及宿主反应剧烈程度不同，其临床表现也不同。最常见的是，剧烈瘙痒的小风团或小丘疹大量暴发，有时是簇集性的，通常不对称。病变可能有一个中央点，丘疹中心有时会出现小疱，尤其是儿童。因为瘙痒剧烈，表皮剥脱非常常见，并可能发生继发感染。经仔细检查，螨可被识别为病灶中心的一个小红点。

没有特征分布，因为这是由被叮咬的情况决定的。处理受感染家禽的人往往手和前臂有损伤，而被褥中被螨虫攻击的人会发生更广泛的叮咬。有时，病灶集中在腰部与衣物紧贴的部位。Rossiter[25]报道了两个养鸡人发生了与鸡皮刺螨感染相关的外耳炎。

调查

在严重的虫害中，受感染的人往往首先发现致病的螨虫，任何获得的标本都应该送到熟悉蜱螨的昆虫学家那里进行鉴定。当没有标本却怀疑螨虫感染，有必要访问患者的家或工作地，以确定问题的根源。

管理

鸟类螨虫皮炎可用皮质类固醇局部治疗，瘙痒可通过口服抗组胺药物消退[3,8,9,14,24]。局部杀螨剂的使用是有争议的，因为这种螨不能在人类身上生存或繁殖，但尽管如此，一些作者仍建议局部使用 1%～5%的氯菊酯[26]。

毛囊螨科(蠕形螨科)

毛囊蠕形螨(Simon)是人类毛囊皮脂腺的专性寄生虫。1841 年，解剖学家 Jakob Henle 首次在耳垢中发现了这种寄生虫，但 1842 年，皮肤科医师 Gustav Simon 首次完整地描述了这种寄生虫，并将其命名为滤泡螨（毛囊脂螨）[1,2]。通用名称蠕形螨是在 1843 年由动物学家 Richard Owen 命名的。

引言及一般说明[1,3]

毛囊蠕形螨（*Demodex folliculorum*），体长 0.3～0.4mm，腹部有细长的条纹，外形酷似蠕虫（图 34.44）。皮脂蠕形螨（*D. brevis*）已被确认为形态学上不同的另一个物种[4]。毛囊蠕形螨侵占毛囊，较小的皮脂蠕形螨则侵占皮脂腺和睑板腺。毛囊蠕形螨的寿命大约是 2 周。心形卵孵化产生六足幼虫，八条腿的成虫则需经过两个幼虫期的发育。

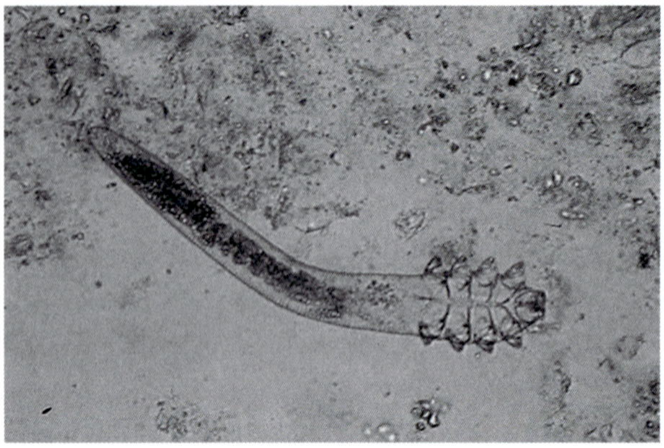

图 34.44 毛囊蠕形螨，即毛囊螨

它偏爱皮脂溢出高的部位[5]，且已被证实含有脂肪酶[6]。它们在前额、脸颊、鼻和鼻唇沟中数量最多，但也存在于头皮、外耳、睫毛、睑板腺、胸部和乳头处。在阴茎、女性阴阜部、臀部和颊黏膜[7]的异位皮脂腺上也发现了它们。毛囊蠕形螨在毛囊中呈头朝下的体位，通常腹部尖端从毛囊口突出。毛囊螨具有很强的运动能力，从一个毛囊迁移到另一个毛囊。大多数受感染的毛囊含有 2～6 个螨虫，但有时数量更多。毛囊蠕形螨和皮脂蠕形螨的患病率随着年龄的增长而增加[8,9]，通过适当的取样技术，很可能在整个成年人群的某些毛囊中发现螨虫。皮肤活检技术是一种评估蠕形螨种群密度和分布的有效方法[10,11]。

新的成像技术，如高清晰度光学相干断层扫描或共聚焦激光扫描显微镜，可能有助于在体检测蠕形螨。它能快速、无创地识别蠕形螨，可能成为蠕形螨相关皮肤病诊断和治疗监测的有用工具[12-14]。

病理生理学

已证实毛囊蠕形螨参与了毛囊性糠疹的发病机制[15,16]。这种情况最初被描述为主要发生在中老年妇女，她们很少洗脸，但使用大量化妆品和洁面乳。洗脸次数少和过度使用面部化妆品被归结为病因，但随后在经常洗脸的女性中也发现了类似的情况[16,17]。这种皮肤病的特点是面部的弥漫性红斑，毛囊角质栓和水疱脓疱，使皮肤呈现“肉豆蔻碎粒”的外观。这些螨虫存在于面部区域，如前额、眉毛、眼睑、下巴和鼻子。偶尔可在口腔黏膜周围、耳道、胸部等其他部位发现。在报告的病例中，皮肤刮片处含有数量异常多的蠕形螨，使用局部杀螨剂治疗情况明显改善。

关于蠕形螨在酒糟鼻中的致病作用（见第 91 章）一直存在争议[18-20]。尽管表皮活组织研究提示，相比正常对照，面部酒渣鼻患者的蠕形螨密度显著增加，差异有统计学意义[10,11,21,22]，但仍不清楚酒渣鼻是不是仅仅提供一个合适的适宜螨虫生长的环境，还是螨虫在疾病初始发挥着促进作用。在用硫黄进行局部治疗后，取自酒渣鼻患者的皮肤病理结果没有提示临床改善与螨虫数量减少存在相关性[23]。在大量关于酒渣鼻组织病理学的研究中[24,25]，蠕形螨并不存在于炎症区域。最近的一项 meta 分析似乎显示了蠕形螨感染与发生酒渣鼻相关，结果具有统计学意义[26]。

有人建议，对蠕形螨抗原的局部迟发性过敏反应，可能部分参与了酒渣鼻炎症的构成[24]，在蠕形螨感染的毛囊外的肉芽肿中，大多数是辅助性诱导 T 细胞浸润，这支持了酒渣鼻的发病机制涉及细胞介导的免疫反应的假设[27]。一份报道还指出，从毛囊蠕形螨中分离出的鼠棒状杆菌相关的细菌抗原，有可能刺激丘疹脓疱性酒渣鼻患者的炎症反应[28]。

虽然可以在酒渣鼻肉芽肿病变中发现非滤泡蠕形螨或蠕形螨碎片[29]，但其诱导作用尚未确定。螨虫可能只是被转移了，因为毛囊已经被炎症过程破坏了。甲硝唑在酒渣鼻中的有益作用可能是通过作用于蠕形螨介导的[30]，但体外实验发现螨虫可以在高浓度的甲硝唑中存活[31]这一发现并不支持这一观点。

临床特征

已经证实，酒渣鼻样皮损中，可以发现大量螨虫，使用杀螨剂[15,32-35]或甲硝唑[36]治疗有效。皮肤活检[37]可评价杀螨剂的疗效。

在免疫抑制人群，包括儿童白血病[38-41]患者、蕈样肉芽肿肿瘤期[42]、AIDS 感染患者[43-46]，蠕形螨被提示与丘疹及丘脓疱疹样皮损有关。

在具有免疫力的儿童中，蠕形螨引起的面部病变已被描述为局部鳞屑样斑块[47]，类似酒渣鼻和毛囊性糠疹样皮损[48]，以及另一名儿童中类似黄癣的头皮病变[49]。

研究表明，口周皮炎患者的毛囊蠕形螨密度增加，这可能继发于外用类固醇激素软膏，也表明螨虫密度的增加与治疗时间有关[50]。

蠕形螨存在于睫毛毛囊中，与一些患者的睑缘炎的发病机制也有关，尽管其作为病因的重要性存在争议[51]。口服伊维菌素可作为毛囊蠕形螨合并眼部表现的一种补充治疗[52,53]。局部伊维菌素的价值仍需在大样本人群中得到证实。

唇足纲（蜈蚣）和倍足纲（千足虫）

节肢动物门有颚亚门分为唇足亚纲类和倍足纲。

唇足类

简介及一般说明

唇足类是一个大约有 2500 种已知的蜈蚣的分类。蜈蚣是一种常见的唇足类，是陆生的、夜间活动的、以其他节肢动物或蠕虫为食的食肉动物。一些巨型物种也以小老鼠和鸟类为食。蜈蚣是细长的节肢动物，身体由许多节段组成，每节有足一对。第一对足经过进化，具有强大的中空爪子，用来抓住猎物，从足基部的毒腺注射毒液（图 34.45）。

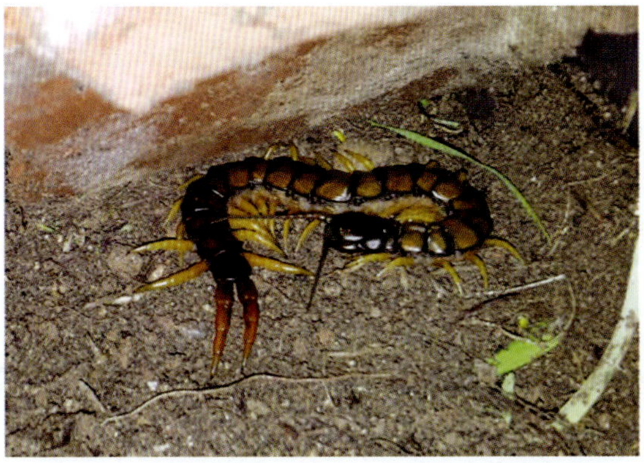

图 34.45 蜈蚣目 *cingulata* Latreille 1829，地中海地区最常见的蜈蚣（由法国尼斯的 Botterman 博士和 Melhem 博士提供）

临床特征

较小种类蜈蚣的爪子无法穿透人体皮肤，但一些热带和亚热带物种，主要是蚰蜒目和巨型蜈蚣目的成员，可以造成痛苦的“咬伤”[1-5]。咬伤引起局部疼痛、红斑和水肿，可能持续数小时。咬伤有时会导致坏死或迟发性超敏反应[6]。全身症状包括恶心、头晕和发热。在蜈蚣咬伤后出现急性心肌梗死[7,8]，甚至导致人类死亡[8-10]的病例非常罕见。继发性感染是蜈蚣中毒的主要并发症。

管理

现场立即应用肥皂和水清洗，以减少伤口污染的风险。冷敷和镇痛将有助于疼痛控制[11]。

多足类

简介及一般说明

多足类，已知约有 1 万多种千足虫。最常见的是陆栖在森林地面上的千足虫。千足虫有多节的身体，大多数节段有两对足。它们主要以腐烂的蔬菜为食，通常被认为是无害的，但一些大型热带物种在采取防御行动时也会对人类造成伤害。热带和亚热带地区的土著居民熟知，大型千足虫的防御性分泌物有伤害作用。千足虫有许多“讨厌的”腺体，分布于身体各处，它们提供化学防御。正是这些腺体的腐蚀性分泌物，可能导致皮肤烧伤或过敏。在大多数物种中，这些分泌物渗出并在腺孔周围形成液滴，但少数物种能够将液体喷射一段距离[12]。千足虫分泌物中含有苯醌类和氢醌。

临床特征[1,12-15]

儿童因为常常想抓住千足虫，因此极有可能被其腐蚀性的防御性分泌物烧伤。如果分泌物进入眼睛，可以产生严重的刺激性结膜炎。与皮肤接触会产生局部灼烧感和黄褐色斑点，逐渐变暗为深红褐色或紫棕色[16]。这种颜色是分泌物中的醌氧化反应产生的。病变在一两天内起疱，但无继发感染，10～14d 即可愈合脱皮。这种变色可能会持续数月[17]。在皮肤较黑的个体中，持续性色素减退更常见。

管理[12]

用大量的水清洗皮肤损伤处，以除去任何残留的分泌物，如果可能的话，用酒精（苯醌类溶剂）清洗。水疱可局部应用抗菌剂。因为严重的毒素螫入可导致失明，眼外伤应交由眼科医师处理[18]。

（译者：方润平 周艳 **一审：**夏旋 **二审：**王兴旺 **三审：**池佼妮 **润色：**陈垚）

参考文献

所有文献请查阅网址：www. rooksdermatology. com.
以下列出的是重要参考文献。

Skin disease due to arthropods

[15] Keystone JS. Of bites and body odour. *Lancet* 1996；347：1423.

[17] Smallegange RC，van Gemert G-J，van de Vegte-Bolmer M，*et al*. Malaria infected mosquitoes express enhanced attraction to human odor. *PLOS One* 2013；8：e63602.

[20] Martinez Espinosa F，Alecrim WD，Daniel-Ribeiro CT. At-

traction of mosquitoes to pregnant women. *Lancet* 2000;356:685.

[30] Burns DA. The investigation and management of arthropod bite reactions acquired in the home. *Clin Exp Dermatol* 1987;12:114-20.

[36] Fradin MS,Day JF. Comparative efficacy of insect repellents against mosquito bites. *N Engl J Med* 2002;347:13-18.

[37] Elston DM. Prevention of arthropod-related disease. *J Am Acad Dermatol* 2004;51:947-54.

[39] Steen CJ,Carbonaro PA,Schwartz RA. Arthropods in dermatology. *J Am Acad Dermatol* 2004;50:819-42;quiz 842-4.

[41] Bernardeschi C,Le Cleach L,Delaunay P,*et al*. Bed bug infestation. *BMJ* 2013;346:f138.

Mosquitoes,gnats,midges and flies(Diptera)

[2] Lane RP,Crosskey RW,eds. *Medical Insects and Arachnids*. London:Chapman and Hall,2012.

[25] Barzilai A,Shpiro D,Goldberg I,*et al*. Insect bite-like reaction in patients with hematologic malignant neoplasms. *Arch Dermatol* 1999;135:1503-7.

[27] Smith KJ,Skelton HG 3rd,Vogel P,*et al*. Exaggerated insect bite reactions in patients positive for HIV. Military Medical Consortium for the Advancement of Retroviral Research. *J Am Acad Dermatol* 1993;29:269-72.

[35] Asada H. Hypersensitivity to mosquito bites:a unique pathogenic mechanism linking Epstein-Barr virus infection,allergy and oncogenesis. *J Dermatol* Sci 2007;45:153-60.

[49] Elston DM. Prevention of arthropod-related disease. *J Am Acad Dermatol* 2004;51:947-54.

[51] Management of simple insect bites: where's the evidence? *Drug Ther Bull* 2012;50:45-8.

[54] PPAV Working Groups. Personal protection against biting insects and ticks. *Parasite* 2011;18:93-111.

Myiasis

[4] Burns DA. Myiasis. In:Faber WR,Hay RJ,Naafs B,eds. *Imported Skin Diseases*. Maarssen:Elsevier,2006:251-8.

[37] Maier H,Hönigsmann H. Furuncular myiasis caused by Dermatobia hominis,the human botfly. *J Am Acad Dermatol* 2004;50:S26-30.

[41] Kan B,Otranto D,Fossen K,*et al*. Dermal swellings and ocular injury after exposure to reindeer. *N Engl J Med* 2012;367:2456-7.

[42] Kan B,Asbakk K,Fossen K,*et al*. Reindeer warble fly-associated human myiasis,Scandinavia. *Emerging Infect Dis* 2013;19:830-2.

[49] McGraw TA,Turiansky GW. Cutaneous myiasis. *J Am Acad Dermatol* 2008;58:907-26;quiz 927-9.

[54] Francesconi F,Lupi O. Myiasis. *Clin Microbiol Rev* 2012;25:79-105.

[55] Bakos RM,Bakos L. Dermoscopic diagnosis of furuncular myiasis. *Arch Dermatol* 2007;143:123-4.

[67] Osorio J,Moncada L,Molano A,*et al*. Role of ivermectin in the treatment of severe orbital myiasis due to Cochliomyia hominivorax. *Clin Infect Dis* 2006;43:e57-9.

Fleas

[6] Bitam I,Dittmar K,Parola P,*et al*. Fleas and flea-borne diseases. *Int J Infect Dis* 2010;14:e667-76.

[7] Pérez-Osorio CE,Zavala-Velázquez JE,Arias León JJ,*et al*. Rickettsia felis as emergent global threat for humans. *Emerging Infect Dis* 2008;14:1019-23.

[10] Rolain J-M,Franc M,Davoust B,*et al*. Molecular detection of *Bartonella quintana*,*B. koehlerae*,*B. henselae*,*B. clarridgeiae*,*Rickettsia felis*, and *Wolbachia pipientis* in cat fleas, France. *Emerging Infect Dis* 2003;9:338-42.

[16] Nogueras MM,Pons I,Ortuño A,*et al*. Molecular detection of *Rickettsia typhi* in cats and fleas. *PLOS One* 2013;8:e71386.

[24] Siak M,Burrows M. Flea control in cats:new concepts and the current armoury. *J Feline Med Surg* 2013;15:31-40.

[45] Feldmeier H,Sentongo E,Krantz I. Tungiasis(sand flea disease):a parasitic disease with particular challenges for public health. *Eur J Clin Microbiol Infect Dis* 2013;32:19-26.

[50] Heukelbach J. Revision on tungiasis:treatment options and prevention. *Exp Rev Anti Infect Ther* 2006;4:151-7.

[51] Gibbs SS. The diagnosis and treatment of tungiasis. *Br J Dermatol* 2008;159:981.

Bees,wasps and ants

[29] Reisman RE. Insect stings. *N Engl J Med* 1994;331:523-7.

[31] Antonicelli L,Bilò MB,Bonifazi F. Epidemiology of Hymenoptera allergy. *Curr Opin Allergy Clin Immunol* 2002;2:341-6.

[32] Hoffman DR. Ant venoms. *Curr Opin Allergy Clin Immunol* 2010;10:342-6.

[35] Ruëff F,Chatelain R,Przybilla B. Management of occupational Hymenoptera allergy. *Curr Opin Allergy Clin Immunol* 2011;11:69-74.

[36] Ruëff F,Przybilla B,Biló MB,*et al*. Predictors of severe systemic anaphylactic reactions in patients with Hymenoptera venom allergy:importance of baseline serum tryptase-a study of the European Academy of Allergology and Clinical Immunology Interest Group on Insect Venom Hypersensitivity. *J Allergy Clin Immunol* 2009;124:1047-54.

[46] Visscher PK,Vetter RS,Camazine S. Removing bee stings. *Lancet* 1996;348:301-2.

[47] Bonifazi F,Jutel M,Biló BM,*et al*. Prevention and treatment of hymenoptera venom allergy:guidelines for clinical practice. *Allergy* 2005;60:1459-70.

[48] Golden DBK,Kelly D,Hamilton RG,*et al*. Venom immunotherapy reduces large local reactions to insect stings. *J Allergy Clin Immunol* 2009;123:1371-5.

Lice(Phthiraptera)

[1] Veracx A,Rivet R,McCoy KD,*et al*. Evidence that head and body lice on homeless persons have the same genotype. *PLOS One* 2012;7:e45903.

[6] Chosidow O. Scabies and pediculosis. *Lancet* 2000;355:819-26.

[12] Downs AM,Stafford KA,Stewart GH,*et al*. Factors that may be influencing the prevalence of head lice in British school children. *Pediatr Dermatol* 2000;17:72-4.

[34] Mumcuoglu KY,Barker SC,Burgess IE,*et al*. International guidelines for effective control of head louse infestations. *J Drugs Dermatol* 2007;6:409-14.

[37] Roberts RJ. Clinical practice. Head lice. *N Engl J Med* 2002;346:1645-50.

[71] Chosidow O,Giraudeau B,Cottrell J,*et al*. Oral ivermectin versus malathion lotion for difficult-to-treat head lice. *N Engl J Med* 2010;362:896-905.

[73] Pariser DM,Meinking TL,Bell M,*et al*. Topical 0.5% ivermectin lotion for treatment of head lice. *N Engl J Med* 2012;367:1687-93.

[74] Devore CD,Schutze GE;Council on School Health and Com-

mittee on Infectious Diseases, American Academy of Pediatrics. Head lice. *Pediatrics* 2015;135:e1355-65.

[78] Drancourt M, Mainardi JL, Brouqui P, *et al*. Bartonella(Rochalimaea) quintana endocarditis in three homeless men. *N Engl J Med* 1995;332:419-23.

[92] Scott GR, Chosidow O, IUSTI/WHO. European guideline for the management of pediculosis pubis, 2010. *Int J STD AIDS* 2011;22:304-5.

Bugs(Hemiptera)

[7] Goddard J, deShazo R. Bed bugs(Cimex lectularius) and clinical consequences of their bites. *JAMA* 2009;301:1358-66.

[15] Doggett SL, Dwyer DE, Peñas PF, *et al*. Bed bugs: clinical relevance and control options. *Clin Microbiol Rev* 2012;25:164-92.

[17] Lowe CF, Romney MG. Bedbugs as vectors for drug-resistant bacteria. *Emerging Infect Dis* 2011;17:1132-4.

[19] Goddard J, Edwards KT. Effects of bed bug saliva on human skin. *JAMA* Dermatol 2013;149:372-3.

[20] Delaunay P, Blanc V, Dandine M, *et al*. Bedbugs and health-care-associated dermatitis, France. *Emerging Infect Dis* 2009;15:989-90.

[21] Bernardeschi C, Le Cleach L, Delaunay P, *et al*. Bed bug infestation. *BMJ* 2013;346:f138.

[29] Seidel C, Reinhardt K. Bugging forecast: unknown, disliked, occasionally intimate. Bed bugs in Germany meet unprepared people. *PLOS One* 2013;8:e51083.

Family Reduviidae

[8] Klotz JH, Dorn PL, Logan JL, *et al*. "Kissing bugs": potential disease vectors and cause of anaphylaxis. *Clin Infect Dis* 2010;50:1629-34.

Thrips(Thysanoptera)

[5] Leigheb G, Tiberio R, Filosa G, *et al*. Thysanoptera dermatitis. *J Eur Acad Dermatol Venereol* 2005;19:722-4.

Beetles(Coleoptera)

[4] Moed L, Shwayder TA, Chang MW. Cantharidin revisited: a blistering defense of an ancient medicine. *Arch Dermatol* 2001;137:1357-60.

[15] Zargari O, Kimyai-Asadi A, Fathalikhani F, *et al*. Paederus dermatitis in northern Iran: a report of 156 cases. *Int J Dermatol* 2003;42:608-12.

[18] Huang C, Liu Y, Yang J, *et al*. An outbreak of 268 cases of Paederus dermatitis in a toy-building factory in central China. *Int J Dermatol* 2009;48:128-31.

[19] Assaf M, Nofal E, Nofal A, *et al*. Paederus dermatitis in Egypt: a clinicopathological and ultrastructural study. *J Eur Acad Dermatol Venereol* 2010;24:1197-201.

[28] Borroni G, Brazzelli V, Rosso R, *et al*. Paederus fuscipes dermatitis. A histopathological study. *Am J Dermatopathol* 1991;13:467-74.

[29] Norton SA, Lyons C. Blister beetles and the ten plagues. *Lancet* 2002;359:1950.

Cockroaches(Dictyoptera)

[2] Pai H-H. Multidrug resistant bacteria isolated from cockroaches in long-term care facilities and nursing homes. *Acta Trop* 2013;125:18-22.

[3] Tilahun B, Worku B, Tachbele E, *et al*. High load of multi-drug resistant nosocomial neonatal pathogens carried by cockroaches in a neonatal intensive care unit at Tikur Anbessa specialized hospital, Addis Ababa, Ethiopia. *Antimicrob Resist Infect Control* 2012;1:12.

[10] Tahan F. Chronic urticaria with cockroach hypersensitivity. *Pediatr Dermatol* 2006;23:300-1.

Locusts(Orthoptera)

[3] Lopata AL, Fenemore B, Jeebhay MF, *et al*. Occupational allergy in laboratory workers caused by the African migratory grasshopper Locusta migratoria. *Allergy* 2005;60:200-5.

Butterflies and moths(Lepidoptera)

[4] Gullan PJ, Cranston P. *The Insects: an outline of entomology*, 3rd ed. London: Wiley-Blackwell, 2004.

[11] Mindlin MJ, le Polain de Waroux O, Case S, *et al*. The arrival of oak processionary moth, a novel cause of itchy dermatitis, in the UK: experience, lessons and recommendations. *Public Health* 2012;126:778-81.

[12] Hossler EW. Caterpillars and moths: Part I. Dermatologic manifestations of encounters with Lepidoptera. *J Am Acad Dermatol* 2010;62:1-10; quiz 11-12.

[19] Rodriguez-Mahillo AI, Gonzaleoz-Muñoz M, Vega JM, *et al*. Setae from the pine processionary moth (Thaumetopoea pityocampa) contain several relevant allergens. *Contact Dermatitis* 2012;67:367-74.

[24] Natsuaki M. Immediate and delayed-type reactions in caterpillar dermatitis. *J Dermatol* 2002;29:471-6.

[27] Hossler EW. Caterpillars and moths: Part II. Dermatologic manifestations of encounters with Lepidoptera. *J Am Acad Dermatol* 2010;62:13-28; quiz 29-30.

[36] Huang DZ. Dendrolimiasis: an analysis of 58 cases. *J Trop Med Hyg* 1991;94:79-87.

Spiders

[1] Isbister GK. Necrotic arachnidism: the mythology of a modern plague. *Lancet* 2004;364:549-53.

[2] Isbister GK, Fan HW. Spider bite. *Lancet* 2011;378:2039-47.

[3] Swanson DL, Vetter RS. Bites of brown recluse spiders and suspected necrotic arachnidism. *N Engl J Med* 2005;352:700-7.

[20] Clark RF, Wethern-Kestner S, Vance MV, *et al*. Clinical presentation and treatment of black widow spider envenomation: a review of 163 cases. *Ann Emerg Med* 1992;21:782-7.

[24] Isbister GK, Gray MR, Balit CR, *et al*. Funnel-web spider bite: a systematic review of recorded clinical cases. *Med J Aust* 2005;182:407-11.

[36] Elston DM, Miller SD, Young RJ 3rd, *et al*. Comparison of colchicine, dapsone, triamcinolone, and diphenhydramine therapy for the treatment of brown recluse spider envenomation: a double-blind, controlled study in a rabbit model. *Arch Dermatol* 2005;141:595-7.

[40] Tambourgi DV, Gonçalves-de-Andrade RM, van den Berg CW. Loxoscelism: from basic research to the proposal of new therapies. *Toxicon* 2010;56:1113-19.

[49] Isbister GK, Gray MR. White-tail spider bite: a prospective study of 130 definite bites by Lampona species. *Med J Aust* 2003;179:199-202.

Scorpions(Scorpiones)

[1] Chippaux J-P, Goyffon M. Epidemiology of scorpionism: a global appraisal. *Acta Trop* 2008;107:71-9.

[18] Amitai Y. Clinical manifestations and management of scorpion envenomation. *Public Health Rev* 1998;26:257-63.

[20] Hiller K, Jarrod MM, Franke HA, *et al*. Scorpion antivenom administered by alternative infusions. *Ann Emerg Med* 2010;56:309-10.

[21] Brown N, Landon J. Antivenom: the most cost-effective treatment in the world? *Toxicon* 2010;55:1405-7.

[22] Tuuri RE, Reynolds S. Scorpion envenomation and antivenom therapy. *Pediatr Emerg Care* 2011;27:667-72; quiz 673-5.

[23] Haddad V Jr, Cardoso JLC, Lupi O, *et al*. Tropical dermatology: Venomous arthropods and human skin: Part II. Diplopoda, Chilopoda, and Arachnida. *J Am Acad Dermatol* 2012; 67:347. e1-9; quiz 355.

Ticks(Acari)

[5] Elston DM. Tick bites and skin rashes. *Curr Opin Infect Dis* 2010;23:132-8.

[7] Raoult D, Berbis P, Roux V, *et al*. A new tick-transmitted disease due to Rickettsia slovaca. *Lancet* 1997;350:112-13.

[9] Roux O, Desruelles F, Delaunay P, *et al*. Ticks and photo safari in South Africa. *Br J Dermatol* 2000;143:1109-10.

[11] Elston DM. Human infestation by larval Amblyomma ticks. *Arch Dermatol* 2006;142:497-500.

[13] Herman-Giddens ME. Southern tick-associated rash illness: further considerations. *Clin Infect Dis* 2012;54:887-8; author reply 888-9.

[20] McGinley-Smith DE, Tsao SS. Dermatoses from ticks. *J Am Acad Dermatol* 2003;49:363-92; quiz 393-6.

[25] Kain KC. Skin lesions in returned travelers. *Med Clin North Am* 1999;83:1077-102.

[29] Fisher EJ, Mo J, Lucky AW. Multiple pruritic papules from lone star tick larvae bites. *Arch Dermatol* 2006;142:491-4.

[34] Dworkin MS, Shoemaker PC, Anderson DE. Tick paralysis: 33 human cases in Washington State, 1946-1996. *Clin Infect Dis* 1999;29:1435-9.

[36] Rodhain F, Perez C. *Précis d'entomologie Médicale et Vétérinaire*. Paris: Maloine, 1985.

Mites

Human scabies

[8] Burgess I. Sarcoptes scabiei and scabies. *Adv Parasitol* 1994; 33:235-92.

[12] Chosidow O. Clinical practices. Scabies. *N Engl J Med* 2006; 354:1718-27.

[14] Chosidow O. Scabies and pediculosis. *Lancet* 2000; 355: 819-26.

[38] Walton SF. The immunology of susceptibility and resistance to scabies. *Parasite Immunol* 2010;32:532-40.

[39] Walton SF, Oprescu FI. Immunology of scabies and translational outcomes: identifying the missing links. *Curr Opin Infect Dis* 2013;26:116-22.

[46] Walton SF, Currie BJ. Problems in diagnosing scabies, a global disease in human and animal populations. *Clin Microbiol Rev* 2007;20:268-79.

[59] Workowski KA, Berman S, Centers for Disease Control and Prevention (CDC). Sexually transmitted diseases treatment guidelines, 2010. *Morb Mortal Wkly Rep* 2010;59:1-110.

[61] Strong M, Johnstone P. Interventions for treating scabies. *Cochrane Database Syst Rev* 2007:CD000320.

[62] Mounsey KE, McCarthy JS. Treatment and control of scabies. *Curr Opin Infect Dis* 2013;26:133-9.

[63] Currie BJ, McCarthy JS. Permethrin and ivermectin for scabies. *N Engl J Med* 2010;362:717-25.

Animal scabies

[20] Bandi KM, Saikumar C. Sarcoptic mange: a zoonotic ectoparasitic skin disease. *J Clin Diagn Res* 2013;7:156-7.

[21] Burroughs RF, Elston DM. What's eating you? Canine scabies. *Cutis* 2003;72:107-9.

[22] McClain D, Dana AN, Goldenberg G. Mite Infestations. *Dermatol Ther* 2009;22:327-46.

Family Knemidokoptidae, family Psoroptidae and family Listrophoridae

[2] Elston DM. What's eating you? Psoroptes mites. *Cutis* 2006; 77:283-4.

Mites of stored products

[2] Tee RD. Allergy to storage mites. *Clin Exp Allergy* 1994; 24:636-40.

House-dust mites

[14] Gutgesell C, Heise S, Seubert S, *et al*. Double-blind placebo-controlled house dust mite control measures in adult patients with atopic dermatitis. *Br J Dermatol* 2001;145:70-4.

[24] Garritsen FM, ter Haar NM, Spuls PI. House dust mite reduction in the management of atopic dermatitis. A critically appraised topic. *Br J Dermatol* 2013;168:688-91.

[25] Nankervis H, Smith EV, Boyle RJ, *et al*. House dust mite reduction and avoidance measures for treating eczema. Cochrane Library Protocol. http://www. thecochranelibrary. com. (last accessed October 2014).

Pyemotes mites

[2] Uenotsuchi T, Satoh E, Kiryu H, *et al*. Pyemotes dermatitis caused by indirect contact with husk rice. *Br J Dermatol* 2000;143:680-2.

[11] Del Giudice P, Blanc-Amrane V, Bahadoran P, *et al*. Pyemotes ventricosus dermatitis, southeastern France. *Emerging Infect Dis* 2008;14:1759-61.

[14] Del Giudice P, Caumes E, Boissy C, *et al*. An outbreak of creeping eruption in southern France. *Br J Dermatol* 2007;157:824-5.

[15] Bellido-Blasco JB, Arnedo-Pena A, González-Morán F, *et al*. Dermatitis outbreaks caused by Pyemotes. *Med Clin (Barc)* 2000;114:294-6.

Cheyletiella mites

[17] Wagner R, Stallmeister N. *Cheyletiella* dermatitis in humans, dogs and cats. *Br J Dermatol* 2000;143:1110-12.

[23] Elston DM. What's eating you? Cheyletiella mites. *Cutis* 2004;74:23-4.

Harvest mites

[12] Elston DM. What's eating you? Chiggers. *Cutis* 2006;77: 350-2.

[13] McClain D, Dana AN, Goldenberg G. Mite infestations. *Dermatol Ther* 2009;22:327-46.

Bird, rodent and reptile mites (Gamasida)

[14] Orton DI, Warren LJ, Wilkinson JD. Avian mite dermatitis. *Clin Exp Dermatol* 2000;25:129-31.

[17] Engel PM, Welzel J, Maass M, *et al*. Tropical rat mite dermatitis: case report and review. *Clin Infect Dis* 1998; 27: 1465-9.

[23] Collgros H, Iglesias-Sancho M, Aldunce MJ, *et al*. Dermanyssus gallinae (chicken mite): an underdiagnosed environmental infestation. *Clin Exp Dermatol* 2013;38:374-7.

[24] McClain D, Dana AN, Goldenberg G. Mite infestations. *Dermatol Ther* 2009;22:327-46.

Follicle mites (Demodicidae)

[10] Forton F, Seys B. Density of Demodex folliculorum in rosacea: a case-control study using standardized skin-surface biopsy. *Br J Dermatol* 1993;128:650-9.

[11] Bonnar E, Eustace P, Powell FC. The Demodex mite population in rosacea. *J Am Acad Dermatol* 1993;28:443-8.

[13] Sattler EC, Maier T, Hoffmann VS, *et al*. Noninvasive in vivo

第3部分

detection and quantification of Demodex mites by confocal laser scanning microscopy. *Br J Dermatol* 2012;167:1042-7.

[18] Burns DA. Follicle mites and their role in disease. *Clin Exp Dermatol* 1992;17:152-5.

[26] Zhao YE, Wu LP, Peng Y, *et al*. Retrospective analysis of the association between Demodex infestation and rosacea. *Arch Dermatol* 2010;146:896-902.

[37] Forton F, Seys B, Marchal JL, *et al*. Demodex folliculorum and topical treatment: acaricidal action evaluated by standardized skin surface biopsy. *Br J Dermatol* 1998;138:461-6.

[52] Holzchuh FG, Hida RY, Moscovici BK, *et al*. Clinical treatment of ocular Demodex folliculorum by systemic ivermectin. *Am J Ophthalmol* 2011;151:1030-4. e1.

Centipedes and millipedes

[6] Fung HT, Lam SK, Wong OF. Centipede bite victims: a review of patients presenting to two emergency departments in Hong Kong. *Hong Kong Med J* 2011;17:381-5.

[9] Undheim EAB, King GF. On the venom system of centipedes (Chilopoda), a neglected group of venomous animals. *Toxicon* 2011;57:512-24.

[11] Chaou C-H, Chen C-K, Chen J-C, *et al*. Comparisons of ice packs, hot water immersion, and analgesia injection for the treatment of centipede envenomations in Taiwan. *Clin Toxicol (Phila)* 2009;47:659-62.

[15] Elston DM. What's eating you? Millipedes (Diplopoda). *Cutis* 2001;67:452.

[16] De Capitani EM, Vieira RJ, Bucaretchi F, *et al*. Human accidents involving Rhinocricus spp., a common millipede genus observed in urban areas of Brazil. *Clin Toxicol (Phila)* 2011;49:187-90.

索　引

D

G

H

L

M

N

O

P

Q

R

S

T

U

V

W

X

Y

Z

扫一扫,查阅英文版索引